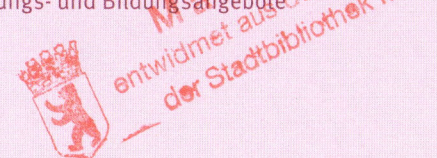

Altenpflege Heute

Lernbereiche I bis IV

3. Auflage

ELSEVIER

ELSEVIER

Hackerbrücke 6, 80335 München, Deutschland
Wir freuen uns über Ihr Feedback und Ihre Anregungen an books.cs.muc@elsevier.com

ISBN   978-3-437-28508-0
eISBN   978-3-437-18071-2

Wichtiger Hinweis für den Benutzer

Die Erkenntnisse in der Pflege und Medizin unterliegen laufendem Wandel durch Forschung und klinische Erfahrungen. Herausgeber und Autoren dieses Werks haben große Sorgfalt darauf verwendet, dass die in diesem Werk gemachten therapeutischen Angaben (insbesondere hinsichtlich Indikation, Dosierung und unerwünschter Wirkungen) dem derzeitigen Wissensstand entsprechen. Das entbindet den Nutzer dieses Werks aber nicht von der Verpflichtung, anhand weiterer schriftlicher Informationsquellen zu überprüfen, ob die dort gemachten Angaben von denen in diesem Werk abweichen und seine Verordnung in eigener Verantwortung zu treffen.
Für die Vollständigkeit und Auswahl der aufgeführten Medikamente übernimmt der Verlag keine Gewähr.
Geschützte Warennamen (Warenzeichen) werden in der Regel besonders kenntlich gemacht (®). Aus dem Fehlen eines solchen Hinweises kann jedoch nicht automatisch geschlossen werden, dass es sich um einen freien Warennamen handelt.

Bibliografische Information der Deutschen Nationalbibliothek
Die Deutsche Nationalbibliothek verzeichnet diese Publikation in der Deutschen Nationalbibliografie; detaillierte bibliografische Daten sind im Internet über http://www.d-nb.de/ abrufbar.

17   18   19   20   21   5   4   3   2   1

Planung und Konzept: Regina Papadopoulos, München; Bernd Hein, Buch am Buchrain
Projektmanagement: Martina Gärtner, Martha Kürzl-Harrison, München
Redaktion und Lektorat: Bernd Hein, Buch am Buchrain
Satz: abavo GmbH, Buchloe/Deutschland; TnQ, Chennai/Indien
Druck und Bindung: Dimograf, Bielsko-Biała, Polen
Umschlaggestaltung: SpieszDesign, Neu-Ulm
Titelfotografie: Foto Mitte: W. Krüper, Steinhagen; Foto rechts: Adobe Stock; Foto links: Colourbox

Aktuelle Informationen finden Sie im Internet unter **www.elsevier.de** und **www.elsevier.com**.

Vorwort

Geprüfte Kompetenz

ALTENPFLEGE HEUTE ist nun zum dritten Mal aufgelegt worden. SIE haben uns Ihr Vertrauen geschenkt, denn der Erfolg des Werks hat sich ungebrochen fortgesetzt. Umso wichtiger war es den Autorinnen und Autoren sowie dem Verlagsteam, an die Neuerungen in der Pflege anzuschließen. Viele der nationalen Expertenstandards sind inzwischen überarbeitet worden. Außerdem galt es, mit den zahlreichen gesetzlichen Änderungen Schritt zu halten, die sich erheblich auf die Altenpflege auswirken. Der Pflegebedürftigkeitsbegriff und das Begutachtungsverfahren mit der Einführung von Pflegegraden geben der Altenpflege maßgebliche Impulse.

Es ist unser Anliegen, den aktuellen Stand der Wissenschaft abzubilden und den Entwicklungen in der Praxis Rechnung zu tragen. So erzielte der Entbürokratisierungsansatz der Bundesregierung in vielen Einrichtungen durchschlagenden Erfolg. Viele Praktiker sind aber nach wie vor unsicher, welcher Weg die besten Möglichkeiten zur Verwirklichung einer angemessenen und personzentrierten Pflege bietet. **ALTENPFLEGE HEUTE** stellt bei diesen Neuerungen immer wieder den Brückenschlag zwischen Theorie und Praxis her – ohne die Wurzeln, z.B. herkömmliche Pflegemodelle, aus dem Blick zu verlieren.

Geblieben ist die bewährte Struktur: **ALTENPFLEGE HEUTE** entspricht im Aufbau weitgehend der bundeseinheitlichen Ausbildungs- und Prüfungsverordnung. Mit der Einführung von Lernfeldern wurde das Motiv gestärkt, theoretisches Wissen in Handlungszusammenhänge zu heben. Aus gegebenen Situationen für andere Bedingungen zu lernen erfordert hohe Transferleistung. Genau diese Fähigkeit ist erforderlich, um sich professionell mit der Altenpflege auseinanderzusetzen, die immer stärker von wissenschaftlichen Kriterien geprägt wird. Die Reflexionsfähigkeit der Pflegenden von morgen ist eine der wichtigsten Ressourcen, obwohl es dafür bisher noch keine fertigen Rezepte gibt, die stets als Handlungsanleitungen dienen könnten.

Deshalb sollten die Angehörigen pflegerischer Berufe alle Pflegemodelle kontextabhängig hinterfragen. Durch die selbstbewusste Anwendung der theoretischen Konstruktionen können sie beweisen, dass sie Expertenwissen erworben haben und ihre Interventionen konsequent an dem Wohl der pflegebedürftigen Menschen ausrichten. **ALTENPFLEGE HEUTE** vermittelt die Basis für eine verantwortungsbewusste Anwendung des in der Ausbildung erworbenen Wissens – unabhängig davon, für welches Konzept sich der jeweilige Arbeitgeber entschieden hat. In diesem Lehrbuch geht es vor allem darum, den Leserinnen und Lesern die Fähigkeit zu vermitteln, zielgerichtet tätig zu werden und die Konsequenzen des Handelns realistisch einzuschätzen.

Das Team von **ALTENPFLEGE HEUTE** ist für Zuschriften und Kommentare dankbar, die aus dem Pflegealltag kommen. Nur durch die unmittelbare Konfrontation mit der Pflegepraxis lassen sich Einsichten gewinnen, die das Werk noch handlungsorientierter werden lassen.

Folgende didaktische Elemente vermitteln den Schülern die Fähigkeiten von selbstbewusst und kompetent Pflegenden:

- Die Struktur der Texte, mit der Intention, das Lernen auf der Basis einer Handlungssituation zu beginnen
- Die Fallbeispiele, die häufig offen gestaltet sind, also auch nicht immer kritiklos hingenommen werden sollten
- Die Lerntippkästen, die Eigeninitiative und Reflexion fördern
- Die Basisbeispiele der verschiedenen Arbeitsbereiche, die anregen, Situationen in größeren Kontexten zu betrachten
- Der prozessorientierte Aufbau vieler Fallbeispiele zur Einübung des Pflegeprozesses.

Altenpflege – ein Beruf mit besten Zukunftsaussichten

Während die Altenpflege versucht, sich über veränderte Ausbildungsbedingungen neu zu situieren, sind die Auswirkungen des demografischen Wandels immer stärker zu spüren. Die Gesellschaft braucht gut ausgebildete Altenpflegerinnen, die engagiert und professionell arbeiten.

Hohe Anforderungen sind zu bewältigen: Immer mehr hochbetagte Menschen benötigen Pflege und der Beruf erfordert eine enorme Qualifikation, um den Bedürfnissen gerecht zu werden. Das spezifische Wissen über die Pflege alter Menschen gewinnt an Bedeutung. Pflegebedürftigen Menschen stehen menschenwürdige Lebensbedingungen genauso selbstverständlich zu, wie allen anderen Bürgern – ob zu Hause, in Alten- und Pflegeeinrichtungen oder im Krankenhaus. Die Ausbildungsinhalte der Altenpflege werden immer wichtiger.

ALTENPFLEGE HEUTE versucht, die Schüler fit zu machen für die wechselnden Anforderungen der Zukunft. Altenpflegerinnen benötigen umfassende Kompetenzen, um den rasanten Wandel der gesellschaftlichen Bedingungen zu begleiten und sie brauchen eine breite fachliche Wissensgrundlage. Dieses Buch vermittelt beides.

Zuverlässiger wissenschaftlich gestützter Inhalt

Die Autorinnen und Autoren stützen sich auf langjährige Erfahrung im Gesundheitswesen. Die meisten von ihnen arbeiten als Expertinnen und Experten in Einrichtungen der Pflege bzw. in verwandten Bereichen oder sind in der Pflegewissenschaft tätig. Wo es Unterschiede im Pflegeverhalten in Bezug auf verschiedene Altersgruppen gibt, wurden diese beachtet. Zusätzlich steuerten erfahrene Medizin-Autoren ihr Know-how bei. Deshalb hat **ALTENPFLEGE HEUTE** seine Qualität auch der Zusammenarbeit verschiedener Berufsgruppen zu verdanken – es entstand in einem multidisziplinären Team. Seine Entstehung gleicht der Berufsrealität von Altenpflegerinnen, die ebenfalls nur in einem Team mit vielen Professionen erfolgreich arbeiten können.

Aus den unterschiedlichen Curricula der Bundesländer wurden die Inhalte generiert, die für eine länderübergreifende Nutzung des Werkes am praktikabelsten sind.

Unser Wunsch – Ihre Kritik

Was wir Schülern und Pädagogen zumuten, wollen wir auch selbst leben. Die kritische Auseinandersetzung soll nicht stehenbleiben. Dies gilt auch für die 3. Auflage von **ALTENPFLEGE HEUTE.** Deshalb freuen wir uns über jede Information, die Sie dem Verlag über das Buch zukommen lassen. Positives Feedback oder differenzierte Kritik sind gleichermaßen willkommen.

Das Team von **ALTENPFLEGE HEUTE**
im April 2017

Geleitworte zur 3. Auflage

Prof. Christel Bienstein

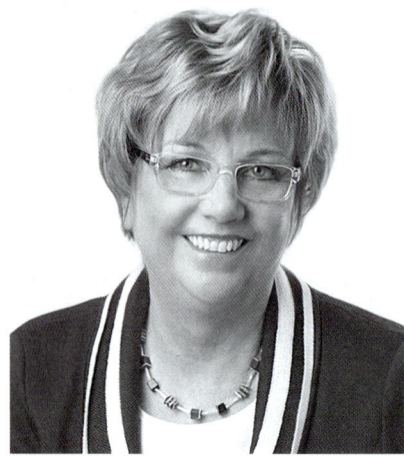

Die Gesundheit alter Menschen hat sich in den vergangenen Jahren deutlich verbessert. Mehr als zwei Drittel der Menschen leben selbstständig in ihrem eigenen Umfeld. Ein Pflegebedarf tritt bei den meisten erst nach dem achtzigsten Lebensjahr ein. Bundesweite Untersuchungen weisen nach, dass Bürgerinnen und Bürger so lange wie möglich in ihrer eigenen Häuslichkeit bleiben möchten. Das stellt hohe Anforderungen an die ambulanten Versorgungsdienstleister.

Ab dem 1.1.2017 greift das II. Pflegestärkungsgesetz, das einen sehr bedeutenden Schritt in der Versorgung pflegebedürftiger Menschen vorwärts gemacht hat. Pflegebedürftigkeit wird umfänglich definiert, das neu entwickelte Begutachtungsassessment ist dem Pflegebedürftigkeitsbegriff angepasst.

Auch wird die Finanzierung der ambulanten Versorgung deutlich besser unterstützt. So können Angebote der ambulanten Versorgung in der eigenen Häuslichkeit ebenso genutzt werden wie Tagespflegeangebote. Dies führt zu einer deutlichen Entlastung pflegender Angehöriger, die auch weiterhin die größte Leistung in die Versorgung alter Menschen einbringen.

Allerdings verändert sich die Situation von pflegebedürftigen Menschen in Einrichtungen der stationären Altenhilfe. Während vor 20 Jahren hier Menschen anzutreffen waren, die sich zumeist noch selber versorgen konnten, trifft man diese Menschen nur noch vereinzelt in Pflegeeinrichtungen an. Inzwischen sind die hier lebenden Menschen zumeist schwer krank. Sie leiden parallel an mehreren, überwiegend chronischen Erkrankungen. Neben Diabetes und beispielsweise Herzinsuffizienz betreffen immer stärker auch demenzielle Prozesse diese Menschen. Das bedeutet, dass Pflegefachpersonen umfängliche Kenntnisse in der Versorgung alter Menschen benötigen. Neben der Biografiearbeit treten pflegerische Konzepte wie Validation®, Basale Stimulation® und Kinästhetik® immer mehr in den Vordergrund – damit verbunden ist die Erfordernis umfänglicher Kenntnisse über somatische sowie psychische Bedingungen und Veränderungen.

Auch die Krankenhäuser werden zunehmend mit der Versorgung von Menschen mit demenziellen Prozessen herausgefordert. Darauf sind sie bis heute nur unzureichend eingestellt. Die Problemlage ist klar: Pflegefachpersonen müssen die somatischen, kognitiven, psychischen und spirituellen Bedürfnisse der ihnen anvertrauten Menschen kennen und einordnen können. Diesem Bedarf müssen auch die Aus- und Weiterbildungsangebote folgen. Jede Pflegefachperson muss Kenntnisse zur umfänglichen Versorgung von alten Menschen erlangen können. Einer an pflegerischen Kernkompetenzen orientierten Ausbildung müssen Möglichkeiten zur Vertiefung des Fachwissens folgen. Dies gilt im Bereich der Gerontopsychiatrie, bei der Begleitung sterbenskranker Menschen sowie bei der Förderung gesundheitlicher Möglichkeiten des einzelnen Menschen.

Pflege wird vielgestaltiger. Pflegefachpersonen werden in der Zukunft in Wohnungsbaugesellschaften, in der Beratung von Städten und Kommunen sowie in der direkten Versorgung von Menschen mit Pflegebedarf zu finden sein. Den Pflegeberuf zu erlernen ist eine Investition in die eigene Zukunft. Pflege wird immer gebraucht. Sie haben die richtige Entscheidung getroffen. Seien Sie stolz auf Ihre Berufswahl!

Witten, im März 2017

Prof. Christel Bienstein

Pflegewissenschaftlerin, Leiterin des Departments für Pflegewissenschaft an der Universität Witten-Herdecke

Prof. Dr. Bernd Reuschenbach

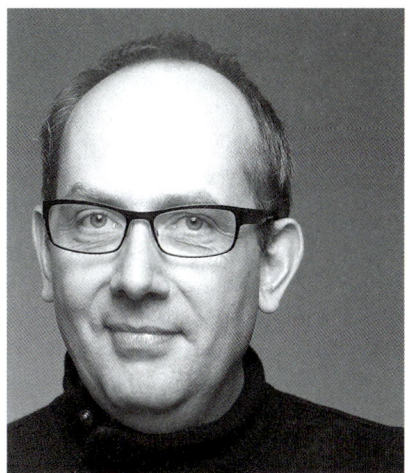

Wer die Ausbildung zur Altenpflegerin/ zum Altenpfleger beginnt, hat Großes vor: Menschen helfen, für andere da sein und einer sinnvollen Tätigkeit nachgehen (Reschl-Rühling, 1999). Diese Erwartung haben auch Pflegebedürftige und Angehörige an die Akteure in der Pflege. Gleichzeitig ist die Situation in der Praxis an vielen Stellen ernüchternd. So glaubt nur ein Drittel der Altenpflegerinnen, dass eine menschwürdige Pflege unter den derzeitigen Rahmenbedingungen möglich ist (Green, 2016). Für diesen Widerspruch zwischen Erwartung und Realität gibt es viele Gründe.

Ein wichtiger Grund ist meines Erachtens die historisch gewachsene Fremdbestimmung der Altenpflege, die sich an zwei Beispielen verdeutlichen lässt.

Das politische Ziel, die Versorgung pflegebedürftiger Menschen auf einem hohen Niveau durch gesetzliche Regelungen sicherzustellen, ist nachvollziehbar. Inzwischen bedroht aber die Vielzahl bürokratischer Anforderungen die Umsetzung dieses Qualitätsanspruchs. Vorsichtige Schätzungen gehen von 900 gesetzlichen Regelungen aus, die allein für den Bereich der stationären Altenpflege zu beachten sind – teilweise mit widersprüchlichen Umsetzungslogiken (Behr, 2015). Eingriffe in die Autonomie zeigen sich bei der Vorgabe von Minutenwerten für pflegerische Tätigkeiten ebenso, wie bei Vorschriften für Beleuchtungsstärken in Bewohnerzimmern oder Regularien für „nährstoffoptimierte" Menüs für Senioren. Das ist alles wohl begründet und gut gemeint, darf aber nicht dazu führen, die individuellen Bedürfnisse der Bewohnerinnen und Pflegebedürftigen zu missachten.

Ein weiteres Beispiel für die Fremdsteuerung der Altenpflege sind umfangreiche Vorschläge von fachfremden Gremien und Entscheidungsträgern, wie dem Personalmangel zu begegnen sei. Dass bis zum Jahr 2050 knapp 700 000 beruflich Pflegende fehlen werden (Prognos, 2012), ist inzwischen auch in der Öffentlichkeit und Politik angekommen. Lösungsvorschläge reichen von der Einbindung Behinderter und Langzeitarbeitsloser bis zum verstärkten Einsatz von Rentnerinnen als Helferinnen im Rahmen eines Freiwilligen Sozialen Jahrs. Man kann sich durchaus Einsatzfelder dieser Personengruppen vorstellen, aber sie werden kaum ausreichen, professionelle Altenpflegerinnen zu ersetzen. Was diesen Vorschlägen fehlt, ist die Kenntnis der tatsächlichen Anforderungen – die Innenperspektive und die Stimme einer starken pflegerischen Interessensvertretung.

Gesetzliche Überregulierungen und fachfremde Lösungen des Personalproblems sind zwei Beispiele, die eines gemeinsam haben: Sie bedrohen die Professionalität der Altenpflege. Mehr denn je braucht es selbstbewusste und wissende Altenpflegerinnen, die gegenüber Prüfbehörden, der Selbstverwaltung und der Politik angemessen und kompetent argumentieren können.

Der alte Leitsatz, Pflege sei ein Beruf mit Herz **UND** Verstand, zeigt schon, dass das intrinsische Motiv, „herzlich" zu sein, nicht ausreicht. Ergänzend braucht es Verstand, um die Versorgung Pflegebedürftiger zu verbessern, aber auch, um für bessere Bedingungen in der Altenpflege zu argumentieren. Die 3. Auflage von **ALTENPFLEGE HEUTE,** dem Standardwerk für die Ausbildung in diesem Beruf, leistet dazu einen wichtigen Beitrag. Dieses Werk systematisiert aktuelles Wissen, bemüht sich, neueste wissenschaftliche Erkenntnisse einzubinden und klärt über die gesellschaftliche Rolle der Altenpflege auf. Damit stärkt es Pflegenden den Rücken, und hilft ihnen, fachlich fundiert und selbstbewusst eine gute Versorgung sicherzustellen.

Literatur

1. Reschl-Rühling, G.: Erwartungen an die Ausbildung und den Beruf des Altenpflegers. In: Zeitschrift für Gerontologie und Geriatrie (März). Springer Verlag, Wiesbaden, 1999.
2. Green, C. E. D. A.: Auf dem Weg zu menschenwürdiger Pflege in deutschen Pflegeeinrichtungen. Josef und Luise Kraft-Stiftung, München, 2016; www.kraft-stiftung.de/download/ Kraft-Stiftung_ALL-RIGHT.pdf (letzter Zugriff, 15.2.2017).
3. Behr, T.: Komplexitätsbewältigung in Betrieben der Sozialwirtschaft. Springer Verlag, Wiesbaden, 2014.
4. Prognos AG Berlin: Pflegelandschaften 2030. VBW, München, 2012.

München, im Februar 2017

Prof. Dr. Bernd Reuschenbach

Krankenpfleger, Pflegewissenschaftler, Psychologe, Leiter des Masterstudiengangs „Pflegewissenschaft – Innovative Versorgungskonzepte" an der Katholischen Stiftungsfachhochschule München

Prof. Dr. Ursula Lehr

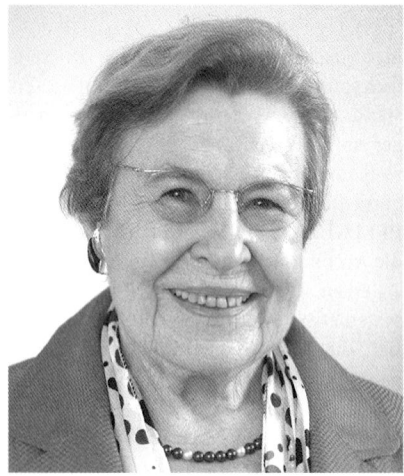

ALTENPFLEGE HEUTE, das äußerst differenzierte und umfassende Lehrbuch für die Altenpflegeausbildung, erscheint nun in der 3. Auflage. Es ist zu einem Standardwerk in der Pflegeausbildung geworden und vereint in gelungener Weise theoretische Grundlagen und überzeugende Praxisbeispiele.

Das Berufsbild der Altenpflege hat sich erst seit etwa 25 Jahren so richtig entwickelt. Altenpflege war noch bis in die Mitte des vergangenen Jahrhunderts allein Aufgabe der Familie. Die „Armen, Alten und Siechen", die keine Familie hatten, fanden im Mittelalter Aufnahme in Klöstern, die nur ein Dach überm Kopf und etwas zum Essen boten. Im 13. und 14. Jahrhundert entwickelte sich das Spitalwesen weiter; aus „Armenanstalten" wurden – meist durch Stiftungen von Begüterten – „Pfrund- und Versorgungshäuser", in die sich auch wohlhabende Bürger für ihren Lebensabend einmieten konnten. Im 19. Jahrhundert hatten Wohlfahrtsorganisationen großen Anteil an der Weiterentwicklung der "geschlossenen Altenfürsorge". Grund zur Aufnahme war jedoch oft nicht Pflegebedürftigkeit, „sondern vor allem asoziales Verhalten, aber auch sozialer und finanziel-

ler Notstand" (Doberauer, 1962). Die „Armenpfleger" und „Altenpfleger" arbeiteten dort ohne jede Ausbildung und meist unentgeltlich. Der körperliche und geistige Abbau der „Insassen" wurde als naturgegeben hingenommen.

Im letzten Drittel des 19. Jahrhunderts entstanden die ersten Altenheime in diakonischer Trägerschaft, ausgelöst durch die wachsende Binnenwanderung in Deutschland, die „die Generationen immer mehr auseinander riss, sodass die Altersversorgung durch den Familienverband nicht mehr greifen konnte" (B. Thau: „Das Jahrhundert der Alten – zur Geschichte diakonischer Altenhilfe").

Das Kuratorium Deutsche Altershilfe hat die Entwicklung der Alten- und Pflegeheime in der 2. Hälfte des 20. Jahrhunderts aufgezeigt: „Aktivierende Pflege" oder gar „Rehabilitation" kannte man bis in die 1980er-Jahre noch gar nicht. „Altenpflegerin" war keine geschützte Berufsbezeichnung, die Ausbildung in den einzelnen Bundesländern äußerst unterschiedlich: von mehrwöchigen Kursen und Kurzlehrgängen bis zu einer zwei- oder gar dreijährigen Ausbildung. Versuche Anfang der 1990er-Jahre, die Ausbildung bundeseinheitlich zu regeln, schlugen fehl, da der Bundesrat dem Bund die Zuständigkeit absprach, die er nur für rein medizinische Berufe hätte, nicht aber für Ausbildungen, die so viel psychologische und sozialpsychologische Kenntnisse vermitteln.

Erst zum 1.8.2003 konnten dann bundeseinheitliche Ausbildungs-und Prüfungsordnungen in Kraft treten. Doch die Föderalismusreform, die am 1.9.2006 rechtskräftig wurde, sprach den Bundesländern wieder mehr Zuständigkeit in der Aus- und Weiterbildung der Altenpflege zu.

Die Pflege alter Menschen – sei es im stationären oder ambulanten Bereich – ist eine sehr anspruchsvolle Aufgabe. Es werden hohe Anforderungen an Altenpflegerinnen und Altenpfleger gestellt, die aber leider noch nicht die ihnen gebührende Anerken-

nung erfahren. Altenpflege ist ein Beruf, der Zukunft hat, da immer mehr Menschen ein immer höheres Lebensalter erreichen und somit die Wahrscheinlichkeit zunimmt, einmal auf Hilfe und Pflege angewiesen zu sein.

Ein Preis zunehmender Hochaltrigkeit ist auch der Anstieg demenzieller Erkrankungen, die eine besondere Herausforderung für die Pflegenden bedeuten. Gleichzeitig wächst die Erkenntnis, dass durch präventive und rehabilitative Maßnahmen zumindest das Ausmaß der Pflegebedürftigkeit eingedämmt werden kann, eine Feststellung, die ständige Fort- und Weiterbildung des Pflegepersonals verlangt. Auf medizinische Grundkenntnisse bei der Altenpflege kann heutzutage und in Zukunft erst recht nicht verzichtet werden. Hospizbegleitung und Palliativversorgung müssen ausgebaut werden und sind zusätzliche Aufgaben. Darüber hinaus wird kultursensible Pflege immer notwendiger.

Auch wenn heute noch etwa 70 Prozent der Pflegebedürftigen ambulant und mit Hilfe von Familienangehörigen versorgt werden, so zeigt die demografische Entwicklung doch deutlich, dass in Zukunft oft keine Angehörigen vorhanden bzw. in Wohnortsnähe erreichbar sein werden. Die Gruppe der Menschen, die 80 Jahre und älter ist, ist weltweit die am stärksten wachsende. So rechnet man damit, dass in Deutschland die Zahl der Pflegebedürftigen von derzeit etwa 2,7 Millionen auf 3,5 Millionen im Jahr 2030 steigen wird.

Bonn, im Februar 2017

Prof. Dr. Ursula Lehr

Gerontologin,
Bundesgesundheitsministerin a.D.

Portraits:
C. Bienstein: © privat
B. Reuschenbach: © privat
U. Lehr: © Bundesarbeitsgemeinschaft der Senioren-Organisationen e.V. (BAGSO)

Bedienungsanleitung und Benutzerhinweise

ALTENPFLEGE HEUTE bietet einige didaktische Besonderheiten, die das Lernen und Lehren erleichtern.

Inhaltsverzeichnis

Alle Inhalte sind den **Lernbereichen I–IV** zugeordnet:
I. Aufgaben und Konzepte in der Altenpflege
II. Unterstützung alter Menschen bei der Lebensgestaltung
III. Rechtliche und institutionelle Rahmenbedingungen altenpflegerischer Arbeit
IV. Altenpflege als Beruf
Viele Lerninhalte können verschiedenen Lernfeldern zugeordnet werden, die Zuordnung in **ALTENPFEGE HEUTE** entspricht nur einer von vielen möglichen Varianten. Mit dem ausführlichen Inhaltsverzeichnis und dem detaillierten Index wird der passende Inhalt je nach Unterrichtserfordernis schnell und leicht gefunden.

Basisbeispiele

Als weitere Besonderheit finden Sie zu Beginn des Buches **Basisbeispiele** (siehe auch Abschnitt Textkästen). Sie erfüllen folgende Aufgaben:

- Auszubildenden noch vor dem ersten Praxiseinsatz einen kurzen Einblick in Einsatzorte der Altenpflegeausbildung zu geben und sie damit auf den ersten – oft schweren – Tag vorzubereiten
- Einen Rahmen zu bilden, auf den die Fallbeispiele in den Kapiteln zurückgreifen, ohne in jedem Fall weit ausholen zu müssen. Sie helfen, in Zusammenhängen zu denken, die größer als der Einzelfall sind. Obwohl die Fallbeispiele zu den Basisbeispielen passen, können sie allein stehen
- Der Tatsache Rechnung zu tragen, dass die genannten Pflegenden nicht nur Träger ihrer beruflichen Rolle sind, sondern komplexe, einzigartige Personen. Jeder Mensch steht im Mittelpunkt, nicht nur der Pflegebedürftige. Auch Altenpflegerinnen sind Persönlichkeiten mit vielfältigen Bedürfnissen.

Hinweis: Die Basis- und Fallbeispiele entspringen dem Erfahrungsschatz der Autoren und könnten deshalb aus der Praxis stammen. Sie sind jedoch frei erfunden. Orte und Namen sind so gewählt, dass sie sich nicht auf reale Situationen beziehen lassen. Falls trotzdem Ähnlichkeiten zu lebenden Personen und Institutionen bestehen, wäre dies zufällig und nicht beabsichtigt.

Pflegeplanungstabellen (Teil III der Fallbeispiele)

Der Verlag hat den Pflegekapiteln von **ALTENPFLEGE HEUTE** eine neue Ordnung gegeben. Darin bildet sich das Strukturmodell der Bundesregierung ab, nach dem die Lebensaktivitäten pflegebedürftiger Menschen in sechs Themenfelder gegliedert sind. Diese Änderung machte auch eine Neufassung der Pflegeplanungstabellen erforderlich, die in vielen Abschnitten zu finden sind.

Um die didaktischen Ansprüche dieses Lehrbuchs zu erfüllen, wurden zwei Tabellen-Varianten entwickelt. Sie unterscheiden sich deutlich, haben aber das gemeinsame Ziel, Auszubildenden in der Altenpflege einen raschen Überblick über die pflegerischen Strategien zur Einschätzung von Menschen mit klar definierten Diagnosen, Bedürfnissen und Defiziten sowie die daraus folgenden Maßnahmen zu geben. Damit stellen sie eine wichtige Hilfe zum Verständnis des Pflegeprozesses dar.

Tabellen-Variante 1

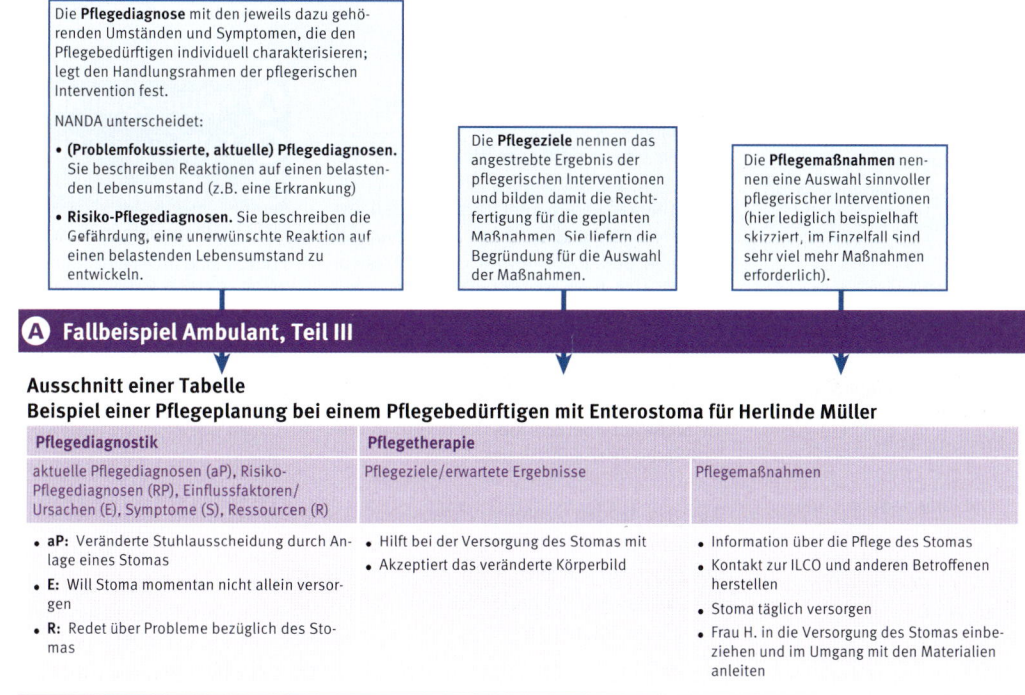

Die **Pflegediagnose** mit den jeweils dazu gehörenden Umständen und Symptomen, die den Pflegebedürftigen individuell charakterisieren; legt den Handlungsrahmen der pflegerischen Intervention fest.

NANDA unterscheidet:

- **(Problemfokussierte, aktuelle) Pflegediagnosen.** Sie beschreiben Reaktionen auf einen belastenden Lebensumstand (z.B. eine Erkrankung)
- **Risiko-Pflegediagnosen.** Sie beschreiben die Gefährdung, eine unerwünschte Reaktion auf einen belastenden Lebensumstand zu entwickeln.

Die **Pflegeziele** nennen das angestrebte Ergebnis der pflegerischen Interventionen und bilden damit die Rechtfertigung für die geplanten Maßnahmen. Sie liefern die Begründung für die Auswahl der Maßnahmen.

Die **Pflegemaßnahmen** nennen eine Auswahl sinnvoller pflegerischer Interventionen (hier lediglich beispielhaft skizziert, im Einzelfall sind sehr viel mehr Maßnahmen erforderlich).

Ⓐ Fallbeispiel Ambulant, Teil III

Ausschnitt einer Tabelle
Beispiel einer Pflegeplanung bei einem Pflegebedürftigen mit Enterostoma für Herlinde Müller

Pflegediagnostik	Pflegetherapie	
aktuelle Pflegediagnosen (aP), Risiko-Pflegediagnosen (RP), Einflussfaktoren/Ursachen (E), Symptome (S), Ressourcen (R)	Pflegeziele/erwartete Ergebnisse	Pflegemaßnahmen
• **aP:** Veränderte Stuhlausscheidung durch Anlage eines Stomas • **E:** Will Stoma momentan nicht allein versorgen • **R:** Redet über Probleme bezüglich des Stomas	• Hilft bei der Versorgung des Stomas mit • Akzeptiert das veränderte Körperbild	• Information über die Pflege des Stomas • Kontakt zur ILCO und anderen Betroffenen herstellen • Stoma täglich versorgen • Frau H. in die Versorgung des Stomas einbeziehen und im Umgang mit den Materialien anleiten

Tabellen-Variante 1 : In den Kapiteln I/29 – I/35 sind die Pflegeplanungstabellen an den Bedingungen der Pflegediagnostik orientiert. Ganz überwiegend liegen die aktuellen Diagnosen der NANDA zugrunde.

Tabellen-Variante 2

Die **Informationssammlung** nennt explizit die Erwartungen des Pflegebedürftigen (bzw. die Wünsche der Angehörigen). Diese Aussagen bestimmen neben der **pflegefachlichen Einschätzung** die Pflegeplanung ganz wesentlich.

In Anlehnung an das Strukturmodell der Bundesregierung erhält der **Verständigungsprozess** zwischen Pflegebedürftigen und Altenpflegerinnen bezüglich der Pflegeangebote und der damit angestrebten Ziele eine besondere Bedeutung.

Regelmäßig wiederkehrende **Pflegemaßnahmen** (mit (*) gekennzeichnet) lassen sich nach dem Strukturmodell der Bundesregierung in einem **Tagesstrukturplan** dokumentieren. Vorübergehend notwendige Interventionen erscheinen im Pflegebericht.

Ⓦ Fallbeispiel Wohngruppe, Teil III

Ausschnitt einer Tabelle
Beispiel einer Pflegeplanung bei beeinträchtigter Fähigkeit, sich zu bewegen für Annalena Blume

Informationssammlung	Pflegetherapie	
Wünsche, Gewohnheiten, Hilfebeschreibungen, pflegefachliche Einschätzungen	Pflegeziel/Verständigungsprozess/erwartete Ergebnisse	Pflegemaßnahmen/Pflegeangebote
• Kontakt zu ihren Kindern ist für sie sehr wichtig – wirkt sich motivationsfördernd aus • Mobilität der rechten Körperseite ist erhalten • Ist kontaktfreudig, besuchte gern die Gemeinschaftsräume der Wohngruppe und nimmt gern an Festen und Veranstaltungen teil • Möchte sich weiterhin innerhalb der Wohngemeinschaft bewegen **Pflegefachliche Einschätzungen:** • Beeinträchtigte Fähigkeit, sich zu bewegen • Schlaganfall mit nachfolgender Hemiparese links • Koordinierte Fortbewegung nicht möglich • Kann den linken Arm nicht bewegen und auf dem linken Bein kein Körpergewicht übernehmen	• Die derzeitige körperliche Mobilität ist erhalten • Ist ihren Wünschen gemäß mehrmals tgl. aktiviert und mobilisiert • Nimmt aktiv an pflegerischen Maßnahmen teil • Kann weiterhin an Festen und Veranstaltungen teilnehmen • Komplikationen wie Dekubitus, Kontrakturen sind vermieden • Bewegungsfähigkeit der betroffenen Extremitäten ist gefördert bzw. erhalten **Verständigung:** • Die Kontakte zu ihren Mitbewohnern bleiben erhalten, kann an Gemeinschaftsveranstaltungen, solange wie möglich teilnehmen und versteht, dass die Ziele aus der pflegefachlichen Einschätzung notwendig sind um ihre Wünsche zu stützen	• Über Möglichkeiten der Mobilisation und des Bobath-Konzepts informieren und die Angehörigen in die Benutzung des Rollstuhls einweisen. Die Angehörigen über die wichtigsten Punkte des Bobath-Konzepts beraten. • Pflegebedürftige und ihre Angehörigen über die Feste und Veranstaltungen in der Wohngruppe informieren und sie bitten, Frau Blume dorthin zu begleiten. Pflegebedürftige aufgrund ihrer Demenz kurzfristig informieren und sie fragen, ob sie teilnehmen möchte • Bei jeder Mobilisation dazu anregen, ihre Bewegungsfähigkeit trotz der Einschränkungen einzusetzen und Bewegungsabläufe aktiv mitzugestalten • (*) Mindestens 4 × tgl. die Mobilisation zu den Mahlzeiten in den Rollstuhl anbieten und zu den Mahlzeiten in die Gemeinschaftsräume bringen

(*) Diese Maßnahmen können mit entsprechenden Durchführungszeitpunkten in den Tagesstrukturplan eingetragen werden.

Tabellen-Variante 2: In den Kapiteln I/17 – /24 orientieren sich die Tabellen an den Begriffen, die im Strukturmodell der Bundesregierung sowie im Neuen Begutachtungsassessment gebräuchlich sind. Insbesondere die Selbsteinschätzung des pflegebedürftigen Menschen und seine individuellen Wünsche bezüglich der pflegerischen Unterstützung sind in den Vordergrund gerückt. Die im Strukturmodell der Bundesregierung nicht mehr genannten Pflegeziele wurden jedoch beibehalten, weil sich mit ihrer Hilfe Berufsanfängern leicht erschließt, aus welchen Gründen die genannten Maßnahmen erforderlich sind.

Textkästen

Farblich hinterlegte Textkästen gliedern die Informationen und heben wichtige Inhalte hervor. Die Markierungen ziehen sich als Orientierungshilfe durch das gesamte Werk.

❯❯ **Definitionen** geben eine knappe Erklärung eines (Fach)begriffs.

❯❯ **Besonders wichtige Informationen** aus dem Fachbereich der Altenpflege helfen, das Lernen zu strukturieren.

❯ **Vorsicht!** nennt Informationen, die auf Gefahren hinweisen oder Maßnahmen erklären, die in kritischen Situationen anzuwenden sind. Diese Kästen erfordern besondere Aufmerksamkeit.

❯❯ **Lern-Tipp oder Praktisches aus der Forschung**

bieten eine didaktische Hilfe, indem sie Ideen zur eigenständigen Bearbeitung eines Themas liefern oder dazu einladen, im Rahmen einer Gruppenarbeit komplexe Themen aufzubereiten. In diesen Kästen finden sich auch aktuelle Ergebnisse aus der Pflegeforschung.

Internet- und Lese-Tipp

liefern Hinweise für eine vertiefende Recherche und setzen die Themen in einen größeren Zusammenhang.

Auf den beiden hinteren Innenseiten des Buches finden Sie eine Übersicht mit Seiten- und Kapitelangabe aller im Buch behandelten Pflegediagnosen. So finden Sie diese Inhalte schnell und fokussiert.

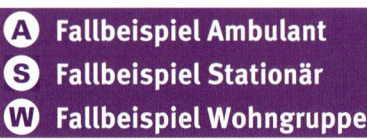

Ⓐ **Fallbeispiel Ambulant**
Ⓢ **Fallbeispiel Stationär**
Ⓦ **Fallbeispiel Wohngruppe**

Die **Fallbeispiele** in diesem Buch orientieren sich an den drei grundlegenden Formen der Wohnumgebung von pflegebedürftigen Menschen. Um die Bedingungen der pflegerischen Begleitung in ambulanter und stationärer Umgebung sowie in einer Wohngruppe möglichst anschaulich darzustellen, bietet **ALTENPFLEGE HEUTE** auf den ersten Seiten Basisbeispiele, in denen die Varianten idealtypisch dargestellt sind. In den Kapiteln beziehen sich alle Fallbeispiele auf eines dieser Basisbeispiele. Der didaktische Vorteil: Die Leserinnen und Leser müssen sich nicht in jedem Einzelfall auf neue Bedingungen einstellen, sondern treffen Personen, die in einem bereits bekannten Umfeld agieren. So können sie sich ganz auf das in den Fallbeispielen genannte Problem konzentrieren.

📖 Literaturnachweis und weiterführende Literatur

Am Ende eines jeden Kapitels finden Sie den Literaturnachweis. Die Angaben beziehen sich auf die Literatur, die die Autoren bei der Erstellung ihrer Texte verwendet haben. Um im Text die Literaturquellen eindeutig zuordnen zu können, sind die Nachweise nummeriert und mit dem Buchsymbol (📖) gekennzeichnet.

Pflegewissenschaft

Dem in vielen Ausbildungsverordnungen geforderten Anspruch, sich an den geltenden Erkenntnissen aus der Pflegewissenschaft zu orientieren, wird auch die 3. Auflage von **ALTENPFLEGE HEUTE** gerecht. Sie wurde von den Autoren nach den gültigen wissenschaftlichen Erkenntnissen, nach den aktuellen Expertenstandards und Pflegediagnosen sowie angelehnt an die Prinzipien des Strukturmodells der Bun-

desregierung überarbeitet. Das Buch regt dadurch die Leser an, ihr Wissen aktuell zu halten und den wissenschaftlichen Stand ihrer Kenntnisse immer wieder zu überprüfen.

Ringe und Uhren

Die Unfallverhütungsvorschriften schreiben vor, dass Schmuck oder Uhren bei Handlungen abzulegen sind, in denen sie eine Erhöhung der Infektions- oder Verletzungsgefahr bedeuten. Da jedoch nicht umfassend dargelegt wird, wann genau dies der Fall ist, werden die Vorschriften von Haus zu Haus unterschiedlich interpretiert und gehandhabt. In **ALTENPFLEGE HEUTE** finden sich Bilder, auf denen Personen Schmuck und Uhren tragen, weil sie in dem jeweiligen Haus bei diesen Verrichtungen als nicht infektions- oder verletzungsgefährdend angesehen werden und deshalb dort erlaubt sind. Dies gilt vor allem für glattgeränderte Eheringe, bei denen nach Ansicht vieler Experten die Infektions- und Verletzungsge-

fahr zu vernachlässigen ist. Da **ALTENPFLEGE HEUTE** in diesem Punkt keine allgemein verbindliche Aussage machen kann, sind die Leser aufgefordert, sich nach den Richtlinien des eigenen Hauses zu erkundigen und danach zu handeln.

Ansprache

Die Autorinnen und Autoren haben lange darüber nachgedacht, wie sie in der Schreibweise der Tatsache gerecht werden können, dass Pflegebedürftige, Altenpflegerinnen und Angehörige anderer Berufsgruppen Frauen **und** Männer sind. Die konsequenteste Lösung, nämlich die durchgängige Verwendung der femininen und maskulinen Schreibweise, würde die Lesbarkeit der Texte erheblich erschweren, z. B. Altenpfleger/Altenpflegerin, Betreuer/Betreuerin. Deshalb wird in diesem Buch immer nur eine Form oder ein neutraler Begriff, z. B. „Altenpflegerinnen", verwendet – gemeint sind dabei aber stets beide Geschlechter.

Autoren

Autoren der 3. Auflage

Dr. med. Ursula Becker Kap. I/13, I/22.3, II/5, IV/7
Ärztin für Allgemeinmedizin – Palliativmedizin, Systemische Paar- und Familientherapeutin (DGSF), Lizensierte Marte Meo®-Supervisorin, Alfter bei Bonn

Peter Bergen Kap. I/15
Hygienefachkraft,
Niedersächsisches Landesgesundheitsamt,
Hannover

Roland Breuer Kap. I/17, IV/1
Altenpfleger, Lehrer für Pflegeberufe,
Diakonisches Institut für Soziale Berufe
Berufsfachschule für Altenpflege,
Esslingen

Barbara Brieden M.A. Kap. II/14, II/15, II/16
Stabsstelle Demographie,
Kreisstadt Euskirchen

Birgit Dammshäuser Kap. I/31.11.1, Kap. I/31.11.12
Fachkrankenschwester in der Rehabilitation,
Pflegeaufbaukursinstruktorin Bobath
BIKA®, Haina

Brunhilde Dierkes-Zumhasch Kap. IV/9, IV/10, IV/11
Dipl.-Päd.,-Dipl.-Soz.-Päd., systemische
Therapeutin/Familientherapeutin,
Dozentin in der Altenpflege, Rheine

Stefanie Duesmann Kap. II/11, II/12, II/13
Altenpflegerin, Diplom-Pflegewirtin (FH),
Münster

Evelyn Franke Kap. I/24, II/7
Dipl.-Rehabilitationspädagogin, Palliative
Care, Ethikberaterin im Gesundheitswesen,
Kernen

Ilona Grammer Kap. I/7, I/9, I/30.1, I/31.1.1, I/31.2.1, I/31.3.1, I/31.4.1, I/31.5.1, I/31.6.1, I/31.7.1, I/31.8.1, I/31.9.1, I/31.10.1, I/32.1, I/34.1
M.Sc. Pflegewissenschaft, Dipl.-Pflegewirtin (FH), Freiburg

Prof. Dr. med. Elmar Gräßel Kap. II/10.4.14
Universitätsklinikum, Erlangen,
Zentrum für Medizinische Versorgungsforschung der Psychiatrischen und Psychotherapeutischen Klinik, Erlangen

Dr. med. Stefanie Gurk Kap. II/9, technikunterstütztes Wohnen in I/21.1.3
Fachärztin für Allgemeinmedizin TQM-Assessorin nach EFQM (Europäische Stiftung für Qualitätsmanagement),
Mitglied der Dt. Gesellschaft für Geriatrie,
Dozentin in der Altenhilfe, Inhaberin einer
Unternehmensberatung, Krefeld

Prof. Dr. phil. Wolfgang M. Heffels Kap. I/6, IV/8
Professur für Ethik und Erziehungswissenschaft /Berufspädagogik ,
Katholische Hochschule NRW, Fachbereich
Gesundheitswesen, Köln,
Katholische Hochschule Nordrhein-Westfalen, Köln

Heidi Heinhold Kap. IV/4
Kinderkrankenschwester, Journalistin,
Overath OT Vilkerath

Sandra Herrgesell Kap. III/7
Krankenschwester,
Dipl.-Pflegewissenschaftlerin,
Qualitätsauditorin, Drensteinfurt

Nikolaus Janz Kap. I/5
M.A. Gesundheitsmanagement und Rehabilitation, B.A. Sport, Gesundheit und Prävention,
Dozent in der Altenpflege, Akademie Gesundheitswirtschaft und Senioren,
Gummersbach

Dr. Ulrich Kastner Kap. I/33
Ärztlicher Direktor,
Chefarzt Psychiatrie, Psychotherapie und
Psychosomatik,
HELIOS Fachkliniken Hildburghausen

Prof. Dr. rer. cur. Peter König Kap. I/7, I/9, I/30.1, I/31.1.1, I/31.2.1, I/31.3.1, I/31.4.1, I/31.5.1, I/31.6.1, I/31.7.1, I/31.8.1, I/31.9.1, I/31.10.1, I/32.1, I/34.1
Professur für Pflege- und Rehabilitationsmanagement, Hochschule Furtwangen,
Fakultät Gesundheit, Sicherheit, Gesellschaft,
Studiengang Angewandte Gesundheitswissenschaften, Furtwangen

Christian Kolb Kap. I/16, I/20.8-20.10, I/21.3-21.4, II/8
Dipl.-Pflegewirt (FH), Fürth

Rita Löbach Kap. I/33
Bachelor of Arts Psychiatrische Pflege,
Case Managerin (DGCC),
Fachaltenpflegerin in der Psychiatrie/
Schwerpunkt Gerontopsychiatrie,
DCM Basic User,
Gerontopsychiatrisches Zentrum/
Ambulanz-LVR-Klinik Bonn

Dr. Nicole Menche Kap. I/14, I/26, I/27, I/28, I/30, I/31, I/32.2-32.4, I/34.2-34.5
Ärztin, Redakteurin und Fachbuchautorin,
Langen/Hessen

Kerstin Menker Kap. I/4, I/8, I/18.1–18.7, „Gendersensible Pflege" in I/22, „Demenz-Assessments " in I/33, I/35, II/4
Krankenschwester,
Dipl.-Pflegewirtin (FH),
Mitarbeit im Rahmen verschiedener Projekte der Altenpflege (grenzüberschreitende Pflege durch grenzüberschreitende Pflegeausbildung / dt-nl, GPA); Vereinbarkeit von Pflege und Beruf (KIT-Pflege); Teilhabe am Leben für Menschen mit Demenz (TaL): www.teilhabe-legden-asbeck.de; derzeit: Gemeinsam: Gestaltung einer professions- und sektorenübergreifenden Zusammenarbeit für Menschen mit Demenz: www. gemeinsam nrw.de,
Beratung Pflege mit dem Schwerpunkt soziales Umfeld,
Redakteurin Newsletter Altenpflege konkret beim Elsevier Verlag, Ahaus

Maria Möckl Kap. I/19.1–19.4, I/20.1–20.7
Krankenschwester,
Lehrerin für Pflegeberufe, Pflegepädagogin
(BA), München

Dr. phil. Ines Nöbel Kap. III/6
Dipl.-Gerontologin (univ.), Dipl.-Betriebs-
wirtin (FH), QM-Auditorin, Holzkirchen

Anja Palesch Kap. III/1, III/2, III/3, IV/5, IV/6
Krankenschwester, Pflegewissenschaftlerin
(FH), Coesfeld

Birgit Reichert Kap. II/10
Kinderkrankenschwester, Praxisanleiterin
in der Altenpflege, Lehrerin für Pflegeberufe,
Beckingen

Rechtsanwalt Prof. Ronald Richter Kap. III/5
Rechtsanwalt, Prof. für Sozialrecht und
Lehrbeauftragter an der Hochschule für
Angewandte Wissenschaften (HAW),
Hamburg

Bernd Sauerbrey Kap. I/29
Fachkrankenpfleger für Anästhesie und
Intensivpflege, Praxisanleiter, Poing

Melanie Straubmeier, Kap. II/10.4.14
Dipl.-Psych., Universitätsklinikum
Erlangen, Zentrum für Medizinische
Versorgungsforschung der Psychiatrischen
und Psychotherapeutischen Klinik,
Erlangen

Dr.-phil. Heike Schambortski Kap. I/12, IV/2
Krankenschwester, Arbeitspsychologin,
Supervisorin und Organisations-
entwicklerin, Berufsgenossenschaft für
Gesundheitsdienst und Wohlfahrtspflege
(BGW), Hamburg

Daniela Schlosser Kap. I/23.1– 23.2
Dipl. Berufspädagogin M.A.,
Fachhochschule Münster, Fachbereich
Gesundheit, Münster

Günter Schmitt Kap. I/1, II/1, IV/3
Fachkrankenpfleger für Intensivmedi-
zin und Anästhesie, Lehrer für Alten- Kin-
der- und Krankenpflege, Bobath-Therapeut,
Wachkoma-Experte, Pflegedienstleitung
Stationäre Altenpflege, Qualitätsmanager,
Bachelor Studiengang BBA sozial,
Spieleerfinder Arbeitsgruppe „Spritzige
Pflegespiele", Troisdorf

Gabriela Schmitz Kap. I/20.11–20.15, I/21.5
Diplompflegepädagogin, Pflegewissenschaftlerin MSc, Brandenburgische Technische Universität Cottbus Senftenberg
(BTU) – Institut für Gesundheit

Veronika Spanaus Kap. I/25, II/2, III/4
Dipl. Pflegewissenschaftlerin; Coach (ICI),
Halle/S.

Dr. Michael Städtler Kap. I/36
Arbeitskreis Notfallmedizin und Rettungs-
wesen e.V., München

Daniela Weis-Krebs Kap. I/10, I/18.8– 18.11, I/20.16–20.17, I/21.1–21.2, 21.6– 21.9, I/22.1–22.2, 22.4
Altenpflegerin, Lehrerin für Pflegeberufe,
Elsenfeld

Dr. Hans-Jürgen Wilhelm Kap. I/22.5–22.7
Soziologe (M.A.), Wirtschaftsjurist (LL.M
oec.) und Dr. (phil.), Geschäftsführer des
Elisabeth Alten- und Pflegeheim der Frei-
maurer 1795 e.V., Hamburg

Prof. Dr. phil. Andrea Zielke-Nadkarni Kap. II/3
Professorin für Pflegepädagogik/Pflege-
wissenschaft, Fachhochschule Münster,
Münster

Zur Verfügung standen auch Textgrundlagen von

Ursula Rothausen, Kinderkrankenschwester, Krankenschwester, Dipl.-Berufspäda-
gogin (FH), Erwachsenenbildung
M.A.,Gummersbach (Kap.I/5)

Christiane Schiedel, Qualeo.Pflege.Ma-
nagement, Dipl.-Pflegewirtin (FH), Master
Bildungsmanagement im Gesundheitswe-
sen, Organisationsberaterin, Dozentin
Fachhochschule Münster, Case Managerin
(DGCC), TQM-Auditorin, Fachkranken-
schwester Intensiv- und Anästhesiepflege,
Münster (Kap. I/20.1-20.7, I/25)

Cornelia Fichtl, Altenpflegerin, Dipl.-Pfle-
gepädagogin, Lektorin, München (Kap.
I/21.8-21.9, I/22.1, 22.2, 22.4, II/1, IV/3

Karlheinz Tschuchnig, Altentherapeut,
Gerontopsychiatrische Fachkraft, Markt In-
dersdorf (Kap. II/10)

Bernd Hein, Krankenpfleger, Journalist,
Buch am Buchrain (Basisbeispiele)

Gutachten

Kerstin Fischer (Kap. I/18, 40, 41)

Gabi Schmidl (Fallbeispiele, Entbürokratisierung)

Roland Breuer (Fallbeispiele, Entbürokratisierung)

Günter Schmitt (Fallbeispiele, Entbürokratisierung)

Veronika Lex (Fallbeispiele, Entbürokratisierung)

Abdruckgenehmigung

Die in den Kapiteln I/24.3 und I/30 bis
I/36 genannten NANDA-I-Pflegediagno-
sen inkl. „Bestimmender Merkmale"
und/oder „Beeinflussender Faktoren"
durften von den Autoren aufgrund der
freundlichen Genehmigung des Recom
Verlags verwendet werden.
Quelle:
NANDA-I-Pflegediagnosen: Definitionen &
Klassifikation 2015-2017. Recom Verlag
Kassel, Januar 2016.
Herausgegeben von T. Heather Herdman
und S. Kamitsuru.
Deutsche Ausgabe übersetzt von Dr. Holger
Mosebach unter Mitarbeit von Dr. Monika
Linhat und Dr. Pia Wieteck.

Abkürzungen

A., Aa.	Arterie, Arterien (lat. Arteria, Arteriae)
Abb.	Abbildung
BI	Begutachtungsinstrument zur Beurteilung von Pflegebedürftigkeit (früher Neues Begutachtungsassessment oder -instrument/NBA genannt)
BMI	Bodymass-Index
BSG	Blutsenkungsgeschwindigkeit
BTM	Betäubungsmittel (opioide Schmerzmittel)
BZ	Blutzucker (korrekt: Blutglukosekonzentration)
bzw.	beziehungsweise
ca.	zirka (etwa)
Ch	Charrière (1 Ch = 1/3 mm Durchmesser)
cm	Zentimeter
CRP	C-reaktives-Protein
CT	Computertomogramm
DBfK	Deutscher Berufsverband für Pflegeberufe
DPV	Deutscher Pflegeverband
DBVA	Deutscher Berufsverband für Altenpflege
d. h.	das heißt
EDV	elektronische Datenverarbeitung
EEG	Elektroenzephalogramm
EKG	Elektrokardiogramm
EMG	Elektromyogramm
engl.	englisch
evtl.	eventuell
f., ff.	folgende
franz.	französisch
ggf.	gegebenenfalls
griech.	griechisch
h	hora (Stunde)
Hb	Hämoglobin
HDL	high density lipoprotein

HNO	Hals-Nasen-Ohren-Heilkunde
i. A.	im Allgemeinen
i. a.	intraarteriell
i. c.	intrakutan
ICD	Internationale Klassifikation der Krankheiten
ICF	Internationale Klassifikation der Funktionsfähigkeit, Behinderung und Gesundheit
ICN	International Council of Nurses
ICNP	Internationale Klassifikation für die Pflegepraxis
IE	Internationale Einheit
i. m.	intramuskulär
i. v.	intravenös
Jhd.	Jahrhundert
kg	Kilogramm
kJ	Kilojoule
KG	Körpergewicht
l	Liter
LDL	low density lipoprotein
lat.	lateinisch
li.	links
M., Mm.	Muskel, Muskeln (lat. Musculus, Musculi)
m	Meter
max.	maximal
MDK	Medizinischer Dienst der Krankenversicherung
Min., min	Minute
mind.	mindestens
μg	Mikrogramm (10^{-6} Gramm)
μl	Mikroliter (10^{-6} Liter)
mg	Milligramm
ml	Milliliter
mm	Millimeter
mmHg	Millimeter Quecksilbersäule (1 mmHg $\hat{=}$ 1,36 cmH$_2$O)
ms	Millisekunde(n)
MRT	Magnetresonanztomogramm; Kernspin

NBA	Neues Begutachtungsassessment zur Beurteilung von Pflegebedürftigkeit; heißt inzwischen lediglich „Begutachtungsinstrument"
N., Nn.	Nerv, Nerven (lat. Nervus, Nervi)
NANDA	North American Nursing Diagnosis Association International (Nordamerikanische Vereinigung für Pflegediagnosen)
ng	Nanogramm (10^{-9} Gramm)
nl	Nanoliter (10^{-9} Liter)
o. Ä.	oder Ähnliches
o. B.	ohne Befund
OP	Operation
PEG	perkutane endoskopische Gastrostomie
pg	Pikogramm (10^{-12} Gramm)
®	geschützter Handelsname
re.	rechts
RR	Blutdruck (Riva Rocci)
s. c.	subkutan
Sek., s	Sekunde
SGB	Sozialgesetzbuch
Std.	Stunde
Supp.	Suppositorium (Zäpfchen)
Tab.	Tabelle
u. a.	unter anderem
usw.	und so weiter
u. U.	unter Umständen
v. a.	vor allem
V. a.	Verdacht auf
V., Vv.	Vene, Venen (lat. Vena, Venae)
Vit.	Vitamin(e)
WHO	Weltgesundheitsorganisation
z. B.	zum Beispiel
ZNS	zentrales Nervensystem
z. T.	zum Teil
ZVD	zentraler Venendruck

Inhaltsverzeichnis

Inhaltsverzeichnis

Lernbereich II: Unterstützung alter Menschen bei der Lebensgestaltung

Lernbereich III:
Rechtliche und institutionelle Rahmenbedingungen altenpflegerischer Arbeit

Lernbereich IV: Altenpflege als Beruf

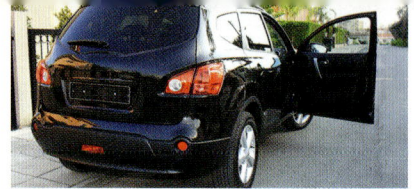

Ambulante Pflege

Name der Einrichtung

Pflegedienst „Ambulante Pflege Bogendorf"

Träger

„Ambulante Pflege Bogendorf" GmbH

Größe der Einrichtung

Der Pflegedienst ist in Bogendorf tätig, einer Gemeinde mit 16 000 Einwohnern. Außerdem versorgen die Mitarbeiter einige umliegende Dörfer, die in einer akzeptablen Entfernung liegen. Dafür steht ihnen ein Fuhrpark von 15 Kleinwagen zur Verfügung.

Mitarbeiter

Eine Geschäftsführerin; eine Pflegedienstleiterin (Krankenschwester mit der Qualifikation „Leitende Pflegefachkraft, Bereich Gesundheitswesen" und „Pflegeberaterin"); eine stellvertretende Pflegedienstleiterin (Altenpflegerin mit der Qualifikation „Leitende Pflegefachkraft, Bereich Gesundheitswesen"), 40 Pflegende, davon 22 Altenpflegerinnen und -pfleger, sieben Krankenschwestern und -pfleger, vier Altenpflegehelferinnen, vier Alltagsassistentinnen und drei Helferinnen im „Freiwilligen Sozialen Jahr" (FSJ). Viele der Mitarbeiter sind in Teilzeit beschäftigt.

Besonderheiten

Der Pflegedienst „Ambulante Pflege Bogendorf" wurde 1994 von einer Krankenschwester gegründet, die eine Versorgungslücke in der Gemeinde erkannt hatte. Damals war in der Region lediglich ein kirchli-

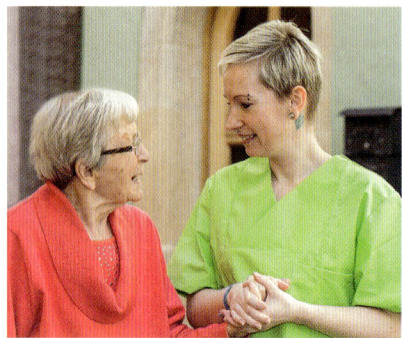

cher ambulanter Pflegedienst tätig gewesen, der seinen Sitz in der 15 Kilometer entfernten Kreisstadt hat. Zunächst begann die Krankenschwester allein mit den Versorgungen. Im Laufe der Zeit nahm die Zahl der Aufträge zu und das Unternehmen vergrößerte sich stetig. Seit einigen Jahren bleibt die Mitarbeiterzahl jedoch konstant, da die inzwischen ausschließlich administrativ in der Geschäftsführung tätige Gründerin eine Balance zwischen Unternehmensgröße und Nachfrage gefunden hat. In seltenen Fällen setzt sie Anfragen, die nicht so dringlich sind und sich aufgrund mangelnder Kapazität nicht sofort bewältigen lassen, auf eine Warteliste.

Ausgeklügelte Dienst- und Tourenpläne gewährleisten weitgehend den vereinbarten Umfang der Arbeitszeiten sowie relativ stabile Pflegebeziehungen, weil die Pflegebedürftigen meist von denselben Pflegenden betreut werden. Da viele der Mitarbeiter Familie haben, versucht die Pflegedienstleitung bei der Dienstplangestaltung, diese Verpflichtungen zu berücksichtigen.

Die Pflegedienstleiterin Yasmina Özdemir begleitet ihre Mitarbeiter gelegentlich unangemeldet auf ihren Touren und prüft so die Pflegequalität, aber auch die Zusammenarbeit von Pflegebedürftigen und ihren Angehörigen mit dem Pflegedienst. Beschwerden kommen beim Pflegedienst „Ambulante Pflege Bogendorf" nur selten vor. Das Unternehmen verfügt über eine Mitarbeiterin, die für die Palliativpflege ausgebildet ist und ist in das regionale Konzept der Überleitungspflege integriert. Schulungen und Fortbildungen für Mitarbeiter finden ebenso regelmäßig statt wie Pflegeberatungsgespräche mit Angehörigen und pflegenden Laien. Außerdem bietet der Dienst Kurse für pflegende Angehörige zur Körperpflege und zur Durchführung von Prophylaxen an, die sehr rege in Anspruch genommen werden. Hauswirtschaftliche Hilfe, Essen auf Rädern und Fahrdienste durch die Alltagsassistentinnen runden das Angebot ab.

Leitbild und Qualitätsanspruch

Das Leitbild des Pflegedienstes „Ambulante Pflege Bogendorf" hat die Gründerin selbst formuliert, nachdem sie die ersten beiden Mitarbeiterinnen eingestellt hatte. Wichtig war ihr die Betonung der konfessionellen Neutralität sowie der Grundsatz, dass in ihrem Unternehmen Männer und Frauen für gleiche Leistung den gleichen Lohn erhalten. Die angestrebte Qualität der Pflege beschrieb sie so: „Wir verstehen unter Pflege eine professionelle Tätigkeit, die Menschen zur Selbstständigkeit ermutigt, ihnen bei der Bewältigung des Alltags und ihrer Bedürfnisse assistiert, Leiden lindert und Gesundheit fördert. Wir orientieren unser Handeln an dem aktuellen Stand der Wissenschaft, indem wir uns regelmäßig fortbilden. Die unternehmensinternen Abläufe sind dynamisch und einer ständigen kritischen Überprüfung durch die Anforderungen der Praxis unterworfen. Alle Mitarbeiter sind aufgerufen, sich konstruktiv an der Verbesserung der Leistung zu beteiligen. Ihre Ideen sind ein wichtiges Kapital unseres Pflegedienstes."

Kurzportrait von Mitarbeitern der Einrichtung

Linda Müller, 32 Jahre, hat nach der Realschule bewusst den Beruf der Altenpflegerin gewählt. Sie wollte „mit Menschen arbeiten" und sich die Option von Weiterbildungen offen halten. Im Alter von 22 Jahren hat sie geheiratet und wurde bald schwanger. Jetzt sind ihre Kinder – 8 und 6 Jahre alt – „aus dem Gröbsten heraus". Linda Müller hat sofort nach dem Ende der Erziehungszeit wieder zu arbeiten begonnen, und sich zunächst für ein Anstellungsverhältnis auf Teilzeitbasis (50 % der regulären Arbeitszeit) entschieden. Die Idee, bei dem Pflegedienst anzufangen, entstand im Gespräch mit Dorothee Zenker, einer Altenpflegerin, die bereits seit einigen Jahren dort arbeitete. Linda Müller hatte die Kollegin im Elternbeirat des Kindergartens kennen gelernt. Die Frauen waren sich auf Anhieb sympathisch. Inzwischen sind sie befreundet und treffen sich häufig. Mit ihren Familien sind sie auch gemeinsam im Urlaub gewesen. Da Dorothee Zenker damals bereits eine Weiterbildung als Praxisanleiterin absolviert hatte, arbeitete sie Linda Müller in ihre Aufgaben ein.

Die flexible Gestaltung der Dienstpläne beim Pflegedienst „Ambulante Pflege Bogendorf" ermöglicht Linda Müller, Familie und Beruf optimal miteinander zu verbinden. Weil sie mit Leib und Seele Altenpflegerin ist, überlegt sie gemeinsam mit ihrem Mann schon seit geraumer Weile, ob es möglich wäre, die Arbeitszeit aufzustocken. Da sie jedoch ihren Rollen – als Altenpflegerin, Mutter und Ehefrau – gleichermaßen gerecht werden möchte und nicht will, dass

einer der Lebensbereiche leidet, hat sie zunächst alles so gelassen, wie es ursprünglich vereinbart war.

Die Pflegedienstleiterin Yasmina Özdemir würde Linda Müller gern stärker ins Team einbinden, da sie die Leistungen der Altenpflegerin sehr schätzt und sie als verlässliche Kollegin erlebt. In den regelmäßigen Mitarbeiterentwicklungsgesprächen gibt Frau Özdemir ihrer Mitarbeiterin immer wieder deutlich zu verstehen, dass sie ihre kommunikativen Kompetenzen und ihr Fachwissen als wertvoll für das Klima unter den Kollegen anerkennt.

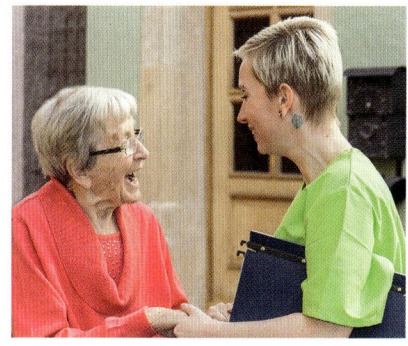

Ⓐ Montag, 13. März 2017 – Ein Vormittag beim Pflegedienst „Ambulante Pflege Bogendorf"

Linda Müller ist für eine Tour im Zentrum von Bogendorf eingeteilt. Leider hat es in der Nacht stark geschneit und der Räumdienst der Gemeinde hat bisher lediglich die Durchgangsstraßen frei gemacht. Die Altenpflegerin ist mit einem Kleinwagen des Unternehmens unterwegs. Obwohl sie Schneeketten aufgezogen hat und eigens früher als üblich von zuhause aufbrach, macht sie sich Sorgen, ob sie alle Pflegebedürftigen zeitgerecht erreichen wird. Die Wege zwischen den Wohnungen sind mit einem Computerprogramm berechnet worden und bieten normalerweise genügend Spielraum für eine reibungslose Bewältigung der geplanten Tour. Linda Müller überlegt, ob sie die Pflegebedürftigen telefonisch darüber informieren soll, dass es eventuell zu Verzögerungen kommen könnte, weil sie weiß, dass einige von ihnen auf ihren Besuch warten und es mit der Zeit sehr genau nehmen.

Glücklicherweise kommt sie überall gut auf den Straßen vorwärts und die Pflegebedürftigen sowie deren Angehörige zeigen großes Verständnis. Sie haben selbst schon

bemerkt, dass dieser Tag wettermäßig eine Ausnahme ist. Linda Müller hört von vielen: „Ach Sie Ärmste! Bei dem Wetter möchte ja niemand gern hinausgehen." Dieses Verständnis zeigt Linda Müller, dass die Pflegebedürftigen ihre Leistung zu schätzen wissen.

Später am Vormittag kommt sie zu dem vorletzten Pflegebedürftigen auf dieser Tour. Da der Mann allein wohnt und sich nur mit einem Rollstuhl fortbewegen kann, hat er den Mitarbeitern des Pflegedienstes einen Schlüssel für seine Wohnung überlassen. Linda Müller klingelt zunächst, um sich anzukündigen. Dann geht sie mit schnellen Schritten durch den Flur und öffnet die Schlafzimmertür. Das Bett ist leer. Sie hört ein Stöhnen aus dem Badezimmer. Dort liegt der Mann, zwischen Rollstuhl und Toilette – er umklammert seinen Unterarm, an dem die Altenpflegerin deutlich eine erhebliche Fehlstellung erkennen kann.

Zuerst beruhigt Linda Müller den alten Herrn und lagert ihn vorsichtig, so gut es geht. Sie fragt nach dem Hergang des Unfalls und ob er an anderen Körperstellen Schmerzen habe. Die Altenpflegerin sagt,

dass gleich Hilfe kommen werde und ruft schnell den Rettungsdienst. Während Linda Müller neben dem Mann kniet und ihm tröstend zuspricht, überprüft sie fortlaufend sein Befinden. Da er erzählt, dass der Sturz sich mitten in der Nacht ereignete, fragt die Altenpflegerin, ob er sich kalt fühle. Der Mann verneint dies und sagt, dass das Badezimmer zum Glück immer gut geheizt sei. Er müsse jedoch dringend Urin lassen. Linda Müller holt seine Urinflasche, die am Bett hängt, und legt sie in der richtigen Position an. Nachdem die Rettungsassistenten den Verunfallten auf die Trage gebettet haben und mit ihm ins Krankenhaus gefahren sind, dokumentiert Linda Müller das Ereignis, ihre Beobachtungen und die getroffenen Maßnahmen. Anschließend ruft sie die Pflegedienstleitung an und berichtet, was vorgefallen ist. Sie ist erleichtert, dass die Pflegedienstleitung sofort anbietet, Lindas letzte Anfahrt zu übernehmen. Als Linda Müller wieder im Büro ist, schlägt sie vor, nach dem Krankenhausaufenthalt mit dem Pflegebedürftigen über die Verwendung eines Hausnotrufs zu sprechen.

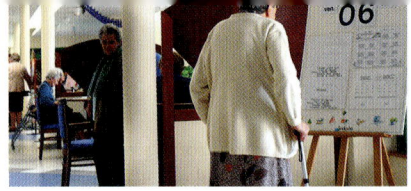

Stationäre Altenpflege

Name der Einrichtung

„Seniorenzentrum Maxeberg"

Träger

Seniorenwohnen und -pflege gGmbH, Maxeberg

Größe der Einrichtung

Insgesamt 100 Plätze auf drei Wohnbereiche verteilt; ein Wohnbereich mit 40 Einzelzimmern (einschließlich zehn Zimmer für Kurzzeitpflege); zwei Wohnbereiche mit jeweils zehn Einzelzimmern und zehn Zweibettzimmern. Alle Zimmer sind mit einer Nasszelle (Waschbecken, Toilette und Dusche) ausgestattet.

Mitarbeiter

Eine Heimleitung; eine Pflegedienstleitung mit der Qualifikation „Leitende Pflegefachkraft – Schwerpunkt stationäre Altenpflege"; eine stellvertretende Pflegedienstleitung, ebenfalls mit der Qualifikation „Leitende Pflegefachkraft"; drei Wohnbereichsleitungen mit der Qualifikation „Leitung eines Wohnbereichs/Station"; 15 Altenpflegerinnen; 20 Altenpflegehelferinnen; sechs Altenpflegeschülerinnen; zwei Betreuungskräfte (nach § 87 b SGB XI); drei Helferinnen im „Freiwilligen Sozialen Jahr" (FSJ).

Regelmäßig stehen zehn ehrenamtliche Mitarbeiter zur Verfügung, die im Helferkreis der benachbarten Kirchengemeinde St. Pankratius engagiert sind. Für Betreuung und Aktivitäten der Bewohner ist eine Sozialarbeiterin verantwortlich; eine Hauswirtschaftsleiterin, ein Hausmeister, ein

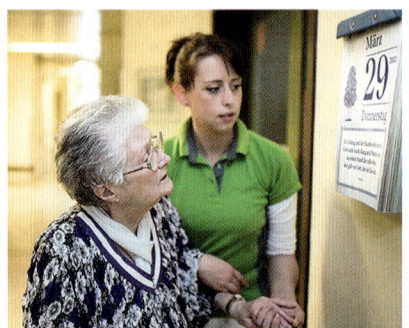

Koch sowie im Haus beschäftigtes Reinigungspersonal sichern die hauswirtschaftliche Versorgung. Zwei Mitarbeiterinnen der Verwaltung erledigen die Abrechnung und die Personalangelegenheiten.

Besonderheiten

Das Gebäude des Seniorenzentrums wurde im Jahr 1987 erbaut. Es befindet sich im Eigentum der Gemeinde Maxeberg, die damit ihren Pflichten zur Daseinsvorsorge gegenüber den Bürgern nachkommen wollte. Durch eine Modernisierung im Jahr 2003 wurde der Komplex vollständig nach den Prinzipien des „barrierefreien Wohnens" umgebaut. Die Gemeinde hatte dazu einen Wettbewerb ausgeschrieben, den ein Architekturbüro gewann, das über große Erfahrung mit seniorengerechten Projekten verfügt. Die Architekten bezogen, wie in ihrem Auftrag vereinbart, die Heim- und Pflegedienstleitung in die Planung ein. So konnten die Planer auch die Bedürfnisse von Bewohnern mit Demenzerkrankungen berücksichtigen und die Wohnbereiche übersichtlicher gestalten.

In einem neu erstellten Flügel machen die großen Fenster und die transparente Deckenkonstruktion den Wechsel der Jahreszeiten sowie den Tag-Nacht-Rhythmus im Inneren des Hauses erlebbar.

Ein ambulanter Hospizdienst ist an das Seniorenzentrum angeschlossen. Er ist für die Aufgaben der Sterbebegleitung in der Gemeinde Maxeberg und ihrer Umgebung zuständig.

Einbindung in die Infrastruktur der Gemeinde

Das „Seniorenzentrum Maxeberg" ist zentral an einer der Hauptstraßen des Ortes gelegen. In unmittelbarer Nähe befinden sich Geschäfte, Rathaus, evangelische und katholische Kirchen, Arztpraxen, Apotheken sowie zahlreiche andere Einrichtungen, in denen mobile Bewohner die Dinge des täglichen Bedarfs erledigen können. Eine Bushaltestelle sowie der Bahnhof sind ebenfalls nicht weit entfernt.

Leitbild und Qualitätsanspruch

Laut Unternehmensleitbild können die Bewohner bis zum Lebensende in den Zimmern leben, die sie beim Eintritt in das Seniorenzentrum bezogen haben. Ausnahmen von dieser Regel könnte es nur geben, wenn ein Maß an Pflegebedürftigkeit erforderlich würde, für das die Einrichtung außergewöhnlich spezialisiertes Fachpersonal zur Verfügung stellen müsste, z. B. bei einer Heimbeatmung. „Der Wille des Bewohners ist grundsätzlich in alle Pflegehandlungen einzubeziehen", heißt es wörtlich in dem Leitbild, „seine Würde darf niemals verletzt werden".

Verschiedene Qualitätszirkel im „Seniorenzentrum Maxeberg" haben interne Handlungsanweisungen ausgearbeitet, mit deren Hilfe die Mitarbeiter die Vorgaben der Nationalen Expertenstandards erfüllen. Die Kriterien des Medizinischen Dienstes der Krankenversicherung (MDK) zur Qualitätssicherung sind im Pflegekonzept umgesetzt.

Kurzportrait von Mitarbeitern der Einrichtung

Die 51-jährige Hermine Brauer ist seit etwas mehr als 30 Jahren in der Altenpflege tätig und immer noch mit ihrer Berufswahl zufrieden. Obwohl in der Vergangenheit ihr Privatleben auch schon mal mit dem Schichtdienst in Konflikt geriet, weiß sie, dass die Entscheidung für die Altenpflege richtig war. Einige ihrer Mitschülerinnen aus der Hauptschule, die sie beim jährlichen Klassentreffen sieht, fanden nicht zu beruflicher Zufriedenheit und fühlen sich mittlerweile zu alt, um noch etwas anderes auszuprobieren.

Hermine Brauer mag die Vielfalt, die ihr Beruf bietet. Sie hat schon in verschiedenen Bereichen gearbeitet und zahlreiche Fortbildungen absolviert. In der Fachpresse verfolgt sie auch neue Entwicklungen der Pflegeforschung. Da sie früher einmal einen Intensivkurs „Englisch" absolvierte, liest sie auch englischsprachige Artikel.

Hermine Brauer hat sich im Seniorenzentrum eine zentrale Stellung im Team erarbeitet. Die Kollegen wissen, dass sie sich auf Hermine Brauers Urteil verlassen können.

Hermine Brauer lebt seit ihrer Scheidung allein. Da ihr Ex-Mann Unterhalt zahlt, hat sie wirtschaftlich keine großen Probleme. Sie fährt gern mit ihren Freundinnen in den Urlaub. Sie suchen sich Ziele abseits der Touristenpfade. Auf diese Weise hat Hermine Brauer bereits viel von der Welt gesehen. In den Reiseländern ist sie nicht nur an den Sehenswürdigkeiten interessiert, sondern versucht oft auch herauszufinden, wie dort das Zusammenleben der Generationen organisiert ist. Besonders beeindruckt war Hermine Brauer von den Gepflogenheiten im buddhistischen Thailand und dem Willen zur gegenseitigen Unterstützung, der das Leben dort bestimmt. Die Altenpflegerin weiß, dass sich die Wertesysteme verschiedener Kulturen nicht beliebig übertragen lassen und betrachtet deshalb auch die Errungenschaften der christlich geprägten Gesellschaft als wertvoll.

Hermine Brauer kümmert sich im Seniorenzentrum intensiv um die Anleitung der Schülerinnen. Derzeit ist Hermine Brauer für die Schülerin Janine Guter zuständig, die sich im zweiten Jahr der Ausbildung befindet. Die 20-Jährige erkennt die Lebenserfahrung ihrer älteren Kollegin an und übernimmt gewissenhaft die Aufgaben, die Hermine Brauer ihr überträgt.

Die Einrichtungsleiterin hat Hermine Brauer eine Weiterbildung zur Praxisanleiterin angeboten, obwohl auch zwei jüngere Kolleginnen dafür in Frage kommen würden. Darin zeigt sich die Anerkennung für die Motivation, mit der Frau Brauer ihren Beruf ausübt. Sie blieb immer „am Ball", auch wenn sich seit ihren Lehrjahren in der Altenpflege gewaltige Änderungen vollzogen haben. Außerdem möchte die Leiterin damit ein Zeichen setzen: „Auch ältere Mitarbeiter werden bei uns gefördert!"

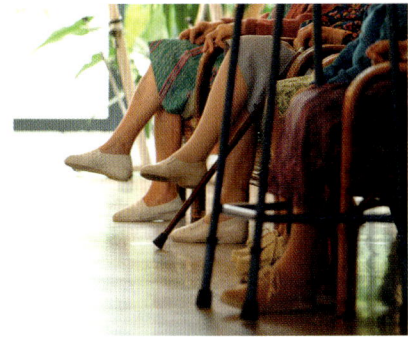

Ⓢ **Mittwoch, 15. März 2017 – Ein Vormittag im Wohnbereich des „Seniorenzentrums Maxeberg"**

Altenpflegerin Hermine Brauer und die Schülerin Janine Guter haben gemeinsam Frühdienst. Gleich nach der Übergabe beginnt Hermine Brauer mit dem Herrichten der Tropfen; auch für die Blutzuckerkontrollen ist sie an diesem Morgen zuständig.

Derweil kümmert sich die Schülerin um die Morgentoilette der Bewohner, die bereits vor dem Frühstück ihre Körperpflege erledigen möchten. Die Arbeit geht ihr leicht von der Hand. Sie bringt mehr als einmal auch die an Demenz erkrankten Bewohner zum Lachen.

Wenig später sitzen alle Bewohner, die ihre Mahlzeiten im Gemeinschaftsraum einnehmen, am Frühstückstisch. Dort hat Siegrid Ahrend, Helferin im Freiwilligen Sozialen Jahr, mit der Unterstützung beim Streichen der Semmeln begonnen. Einer der Bewohner leidet an einem so starken Zittern der Hände, dass er die Speisen nicht allein zum Mund führen kann. Altenpflegerin Hermine Brauer hat sich neben ihn gesetzt, um ihm zu assistieren. Gleichzeitig kann sie während dieser Tätigkeit beobachten, ob die Bewohner den gewohnten Appetit entwickeln.

In dem Wohnbereich leben zwei Pflegebedürftige, die bettlägerig sind und nicht am Essen im Gemeinschaftsraum teilnehmen können. Sie sind mit Ernährungssonden ausgestattet. Da Hermine Brauer die Altenpflegeschülerin bereits zur korrekten Handhabung der Sondenkost sowie der Ernährungspumpen angeleitet hat, kann Janine Guter heute die Verabreichung der Nahrung übernehmen. Zunächst überprüft sie die Durchgängigkeit der Sonden mit einer Blasenspritze und etwas Wasser.

Das Frühstück ist beendet. Auch die Mitarbeiter des Frühdienstes gehen in die Pause. Sie wechseln sich dabei ab, sodass für die Bedürfnisse der Bewohner stets ein Ansprechpartner zur Verfügung steht.

Anschließend stehen die Termine der Bewohner auf dem Programm, einige nehmen Beschäftigungsangebote wahr, andere wollen zum Friseur gehen, der an diesem Tag im Haus ist. Die FSJ-Helferin ist mit dem Begleitdienst beauftragt und wird dabei von einer Betreuungskraft unterstützt.

Gemeinsam mit der Schülerin Janine Guter widmet sich Hermine Brauer nun der sehr aufwändigen Pflege der beiden bettlägerigen und stark dekubitusgefährdeten Bewohner.

Bald darauf beginnen die Vorbereitungen zum Mittagessen. Dazu treffen sich erneut viele der Bewohner im Gemeinschaftszimmer. Während der Mahlzeit herrscht eine gelöste Atmosphäre.

Danach wollen einige Bewohner ins Bett gehen, um einen Mittagsschlaf zu halten. Hermine Brauer und Janine Guter helfen ihnen beim Entkleiden. Dann gehen sie noch zu den bettlägerigen Bewohnern, um den fälligen Positionswechsel durchzuführen.

Dank der guten Zusammenarbeit bleibt den beiden nun noch genug Zeit, um die Dokumentation zu vervollständigen – alle zeitnah zu erledigenden Eintragungen haben sie bereits im Zuge der Arbeitsgänge erledigt. So gewinnen die Pflegerinnen noch einmal Distanz zu dem zurückliegenden Vormittag und sammeln ihre Gedanken für das kommende Übergabegespräch. Janine Guter wird erstmals selbstständig von der Bewohnergruppe berichten, für die sie hauptsächlich zuständig war.

Zu Hermine Brauers Überraschung meldet sich Janine Guter auch während der Übergabe der beiden schwerpflegebedürftigen Bewohner zu Wort und merkt an, dass sie nicht wisse, ob es im Sinne dieser Menschen sei, Nahrung über eine Sonde zu bekommen.

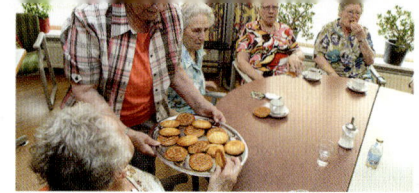

Wohngruppe

Basisbeispiel

Name der Einrichtung

Wohngruppe „Haus Wannestadt"

Initiator und Vermieter

Edeltraud-und-Karl-Heinz-Linse-Stiftung e. V., Wannestadt

Größe der Einrichtung

Zwölf Wohnplätze in Einzelzimmern. Alle Zimmer sind mit einer Nasszelle (Waschbecken, Toilette und Dusche) ausgestattet. Gemeinsam steht den Bewohnern ein großes Bad zur Verfügung, an dessen Badewanne ein Lifter installiert ist. Außerdem verfügt die Wohngruppe über eine Gemeinschaftsküche und einen Aufenthaltsraum. Einen Raum, der ausschließlich der Nutzung durch die Pflegenden vorbehalten ist, gibt es nicht.

Mitarbeiter

Eine Leiterin des Pflegeteams mit der Qualifikation „Leitende Pflegefachkraft, Bereich Gesundheitswesen"; zehn Altenpflegerinnen, davon drei mit gerontopsychiatrischer Weiterbildung, einige von ihnen sind in Teilzeit beschäftigt; eine Alltagsassistentin; regelmäßig hospitieren Praktikanten aus verschiedenen sozialen Berufen und mit unterschiedlichen Qualifikationen; eine teilzeitbeschäftigte Reinigungskraft für die gemeinschaftlich genutzten Räume (die Reinigung der Bewohner-Zimmer übernehmen die Angehörigen sowie die Pflegenden).

Besonderheiten

Die Edeltraud-und-Karl-Heinz-Linse-Stiftung stellte dem Wohnprojekt im Jahr 2006 ein Gebäude im Zentrum von Wannestadt zur Verfügung und ließ es vor dem Bezug

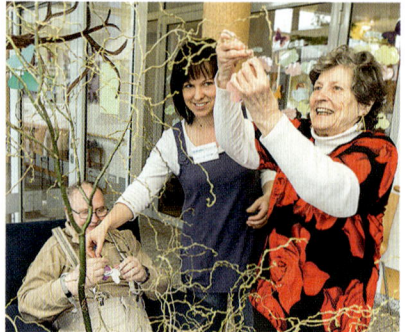

vollständig umbauen, um es an die Bedürfnisse von Menschen mit Demenz anzupassen. Der Wohnbereich ist auf einer Etage untergebracht, sodass die Atmosphäre der Wohngruppe nicht durch räumliche Barrieren gestört wird. Im „Haus Wannestadt" sind die Angebote Wohnen und Pflege organisatorisch voneinander getrennt. Die Stiftung tritt als Vermieterin auf und ist die Initiatorin des Projektes. Sie nimmt keinerlei Einfluss auf die organisatorische Gestaltung der Wohngruppe.

Die Bewohner bzw. deren Familien oder andere Personen, die mit der Betreuung beauftragt sind, mieten die Zimmer und anteilig auch die Gemeinschaftsflächen von der Edeltraud-und-Karl-Heinz-Linse-Stiftung. Der „Alzheimer-Hilfe Wannestadt e. V." stellt die pflegerische Versorgung sicher. Der Verein ist der Träger eines ambulanten Pflegedienstes und schließt Betreuungs- und Pflegeverträge mit den Bewohnern. Allerdings sieht die Konstruktion der Wohngruppe vor, dass die Angehörigen die ambulante pflegerische Dienstleistung und Betreuung frei wählen und jederzeit zu einem anderen Pflegedienst wechseln können.

Die Wohngruppe nimmt ausschließlich Bewohner auf, die an Demenzerkrankungen im mittelschweren oder schweren Stadium leiden. Die Mitarbeiter gestalten den Alltag gemeinsam mit den Bewohnern. Sie nehmen alle Mahlzeiten zusammen ein.

Dem pflegerischen Team kommt in der Wohngruppe eine Gastrolle zu, die Bewohner oder deren Angehörige bzw. Betreuer bestimmen die Leitlinien der Versorgung.

Einbindung in die Infrastruktur der Gemeinde

Das „Haus Wannestadt" befindet sich im Zentrum des Ortes. Es liegt am Rand eines Parks, sodass die Bewohner durch die Fenster ihrer Zimmer ins Grüne sehen können. Diese Situation entspricht dem Willen der Stiftungsgeber, die ausdrücklich gewünscht haben, die Themen „Alter" und „Krankheit" in der Mitte der Gesellschaft zu verankern. Von dem Gebäude der Wohngruppe aus sind alle Einrichtungen des täglichen Bedarfs in Wannestadt zu Fuß erreichbar.

Leitbild und Qualitätsanspruch

Die Edeltraud-und-Karl-Heinz-Linse-Stiftung ist finanziell sehr gut ausgestattet und hat im Laufe von fast zehn Jahren fünf Wohngruppen nach demselben Muster in der Region eingerichtet. Die Stiftungsgeber haben dazu ein klares Ziel in ihren Statuten festgelegt: „Die Edeltraud-und-Karl-Heinz-Linse-Stiftung möchte Menschen, die an Demenz leiden, ein Leben in Würde ermöglichen."

In dem Konzept der Wohngruppen tragen die Angehörigen nicht nur eine große Verantwortung, sondern sind auch ganz praktisch an der Gestaltung des Alltags sowie der pflegerischen Betreuung beteiligt. Sie wirken als unmittelbare Auftraggeber und bilden ein Gremium, in dem die Entscheidungen über alle Bereiche der Pflege und Lebensgestaltung der Bewohner fallen. Das pflegerische Team erfüllt eine beratende Funktion, ist aber an die Wünsche der Angehörigen gebunden.

Kurzportrait von Mitarbeitern der Einrichtung

Der 45-jährige Moritz Schmitz ist verheiratet und hat drei schulpflichtige Kinder. Er hatte unmittelbar nach dem Abitur Zivildienst in einer gerontopsychiatrischen Abteilung eines Krankenhauses geleistet. Obwohl er zunächst befürchtet hatte, vom Umgang mit den Erkrankten überfordert zu sein, fand Moritz Schmitz bald einen guten Draht zu Menschen mit Demenzerkrankungen. Er begriff in den zwei Jahren, dass sich das auffällige oder aggressive Verhalten der Erkrankten nicht in erster Linie gegen das Pflegepersonal richtet, sondern als Ausdruck einer Verunsicherung der Betroffenen zu verstehen ist. Also begann Moritz Schmitz schon als Zivildienstleistender, Bücher über die Pflege von Menschen mit Demenzerkrankungen zu lesen. So stieß er auch auf die ersten deutschsprachigen Veröffentlichungen über „Validation®" und eignete sich eine positiv geprägte Haltung gegenüber den Erkrankten sowie eine besondere Vorliebe für die anspruchsvolle pflegerische Versorgung dieser Menschen an.

Während der ersten Monate des Zivildienstes blieb Moritz Schmitz zunächst bei seinem ursprünglichen Plan, ein geisteswissenschaftliches Studium aufzunehmen. Doch je intensiver er sich mit den Erkrankten in der Abteilung beschäftigte, desto klarer wurde sein Wunsch, einen Pflegeberuf zu erlernen. Er entschied sich für die Altenpflege, weil ihn an dem Aufgabenspektrum vor allem die langfristige Begleitung von Menschen reizte. Er verstand die Altenpflege als einen Berufszweig, in dem es ihm möglich sein würde, sich ganz auf die Bedürfnisse der betreuten Menschen zu konzentrieren. Während der Ausbildung wurde Moritz Schmitz schon bald berufspolitisch aktiv. Er trat in den Berufsverband ein und empfand das Image der Altenpflege in der Öffentlichkeit als störend, weil es nach seiner Auffassung die Bedeutung des Berufs nicht korrekt wiedergibt. Als Moritz Schmitz die Ausbildung abgeschlossen hatte, arbeitete er zunächst einige Jahre in einem Wohnbereich des „Marienstifts" im

acht Kilometer entfernten Grafhofen. Dort hörte er, dass der ambulante Pflegedienst im „Haus Wannestadt" eine Stelle zu besetzen hatte.

Moritz Schmitz bewarb sich und wurde aufgrund seiner sehr guten Noten im Abschlusszeugnis der Altenpflegeschule und eines guten Zwischenzeugnisses aus dem „Marienstift" eingestellt.

Nach seiner Probezeit lässt er sich zur anstehenden Wahl des Betriebsrates aufstellen. Dass es ein solches Gremium in dem Pflegedienst der Einrichtung überhaupt gibt, geht auf den Willen der Initiatoren der „Alzheimer-Hilfe Wannestadt e. V." zurück, die davon überzeugt waren, dass selbstbewusste Mitarbeiter sich stärker an der Qualitätssicherung beteiligen.

Die kommunikativen Fähigkeiten von Moritz Schmitz wirken sich aus: Er wird Vorsitzender der Arbeitnehmervertretung. Aus dieser Position kann er Verbesserungen der Arbeitsbedingungen für die Pflegenden in die Wege leiten.

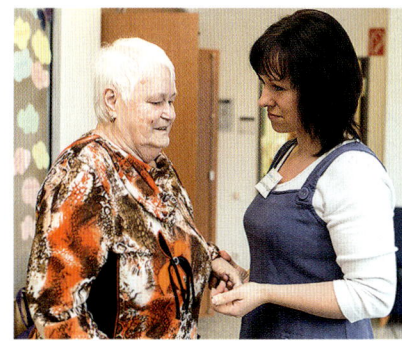

Die Krankenschwester Luzia Greber leitet das Pflegeteam der Einrichtung. Obwohl sie erst 25 Jahre alt ist und mit ihrem mädchenhaften Gesicht noch jünger wirkt, weiß sie sich energisch durchzusetzen. Da sie einen fairen Führungsstil pflegt und neben ihren Leitungsaufgaben in der Pflege genauso wie jeder andere mitarbeitet, ist sie bei ihren Kollegen sehr beliebt. Luzia Greber kommt es vor allem darauf an, den Bewohnern eine häusliche Atmosphäre zu vermitteln.

Ⓦ Donnerstag, 16. März 2017 – Ein Tag im „Haus Wannestadt"

Wie immer beginnt auch an diesem Montag der Tag im „Haus Wannestadt" ruhig. Um sieben Uhr treffen sich die Mitarbeiter des Frühdiensts in der Gemeinschaftsküche. Die Kollegin vom Nachtdienst hat Kaffee gekocht. Die Pflegenden hören den Bericht zur vergangenen Nacht. Über die meisten Bewohner gibt es nichts Besonderes zu sagen. Manche von ihnen waren noch bis nach Mitternacht wach, sind im Flur der Wohngruppe spazieren gegangen und haben einen Tee getrunken. Die Stimmung war allerdings ein wenig gedrückt, denn einer Bewohnerin geht es sehr schlecht. Sie hat bereits seit zwei Wochen ihr Bett nicht mehr verlassen. Der Zustand der 95-Jährigen deutet darauf hin, dass sie bald sterben wird. Die Kollegin vom Nachtdienst erzählt, dass die Tochter dieser Bewohnerin am Abend zu Besuch war. Später seien noch drei Enkelkinder vorbeigekommen. Die Familienmitglieder hätten einige Stunden am Bett gesessen, mit ihr gesprochen und ihre Hände gehalten. Die Frau sei sehr ruhig gewesen. Bereits am Vortag habe sie nicht mehr über Durst geklagt.

Wie im Hause üblich, hatten die Pflegenden den anderen Bewohnern vom Zustand der Frau berichtet und auch die Befürchtung geäußert, dass sie vielleicht sterben werde. Daraufhin hatte zunächst eine traurige Stimmung geherrscht.

Die Kollegin des Nachtdienstes sagt noch, dass die Sterbende nun schlafe, nachdem sie sie gegen fünf Uhr in der Früh noch einmal positioniert und die Lippen mit Tee betupft habe.

Die Pflegenden des Frühdienstes gehen an die Arbeit und unterstützen die Bewohner, die zum Frühstück gern gewaschen und vollständig angekleidet sein wollen. Anderen assistieren sie lediglich beim Toilettengang.

In kurzen Abständen schaut Moritz Schmitz, der für die sterbende Bewohnerin zuständig ist, in deren Zimmer, um zu überprüfen, ob sie noch schläft.

Gegen 10 Uhr kommen die Tochter und der Sohn der alten Dame. „Ihre Mutter schläft noch", sagt Moritz Schmitz. Er rückt zwei Stühle ans Bett. „Wir haben dem Pfarrer Bescheid gesagt", erklärt die Tochter. Eine Viertelstunde später kommt der Geistliche. Moritz Schmitz übergibt die anderen Bewohnerinnen an seine Kolleginnen, um Zeit für die Zeremonie zu haben. Der Geistliche segnet die Kranke und spricht ein Ge-

bet. Währenddessen bewegt sich die Sterbende nicht. Mit leisen Stimmen sprechen die Geschwister mit ihrer Mutter und auch Moritz Schmitz steht am Bett. Nach einiger Zeit verlässt er das Zimmer und bittet die Angehörigen darum, benachrichtigt zu werden, wenn sie das Gefühl haben, seine Unterstützung sei ihnen oder ihrer Mutter hilfreich.

Kurz vor dem Mittag kommt die Tochter weinend in die Küche. „Unsere Mutter ist gestorben, sie hat die Augen gar nicht mehr aufgemacht." Moritz Schmitz folgt ihr in das Zimmer und sieht sofort, dass die Frau Recht hat. Er drückt sein Beileid aus und fragt, ob er den Arzt rufen dürfe.

Nachdem dieser den Tod bestätigt hat, richtet Moritz Schmitz gemeinsam mit den Geschwistern die Verstorbene her und bezieht das Bett frisch. Er sagt ihnen, dass der Leichnam für 48 Stunden im Zimmer bleiben könne und die Familie deshalb genügend Zeit habe, sich von der Mutter zu verabschieden. „Wir werden auch den Bewohnern, die es wünschen, Gelegenheit zu einem Abschied geben. Ihre Mutter war bei allen sehr beliebt", sagt der Altenpfleger.

Lernbereich I
Aufgaben und Konzepte in der Altenpflege

I/1 Alter, Gesundheit, Krankheit, Behinderung und Pflegebedürftigkeit

I/1.1 Alter

A Fallbeispiel Ambulant

Die Altenpflegerin Linda Müller, die bei der „Ambulanten Pflege Bogendorf" arbeitet, hat private Sorgen. Ihre Schwiegermutter Sieglinde Siebert ist nach einem Oberschenkelhalsbruch im wahrsten Sinne des Wortes „nicht mehr richtig auf die Beine gekommen". Nun überlegt die ganze Familie, ob der Umzug in eine stationäre Einrichtung die beste Lösung wäre. Bei einem Familientreffen sitzt auch die Mutter der Altenpflegerin, Elisabeth Müller, mit am Tisch. Sie ist trotz Ihrer 75 Jahre im Vorstand des Sportvereins Protokollführerin, gestaltet in der Kirchengemeinde die Kindergottesdienste mit und kümmert sich aufgrund Ihrer Mitgliedschaft in einem großen Sozialverband um Belange von sozial schwachen Senioren. Elisabeth Müller bietet sofort Ihre Hilfe an: „Ich kann alle Einkäufe und Apothekengänge erledigen, wenn Sieglinde zu Hause wohnen bleibt."

Linda Müller, die sich durch Ihre eigenen Erfahrungen im Beruf befangen fühlt, blickt ins Leere. Mutter und Schwiegermutter sind im gleichen Jahr geboren. Trotzdem – zwischen den Frauen liegen Welten.

Altern ist ein Prozess, der schon bei der Entstehung des Lebens beginnt und durch die Lebensphasen hindurch bis zum Tod führt. Die Ursachen des Alterungsprozesses sind ein Gegenstand der Forschung. Ob das Altern eine genetische Voraussetzung hat, ob es auf einem Verschleiß oder einer zunehmenden Ansammlung von Giftstoffen im Körper beruht, ist nicht eindeutig geklärt.

Oft wird der Alterungsprozess einseitig an der Leistungsfähigkeit gemessen, die zwischen dem 40. und 50. Lebensjahr deutlich abnimmt. Diese Auffassung lässt jedoch außer Acht, dass die Abnahme der Leistungsfähigkeit eines Menschen schon nach seinem 20. Lebensjahr einsetzt – zu einer Zeit also, in der das Erwachsenenalter gerade begonnen hat.

I/1.1.1 Alter und Anpassungsfähigkeit

Natürliche Biologische Alterung des Menschen → Kap. I/14.5

Der Mensch ist verletzlich und endlich. Diese beiden Grundpositionen sind in der Gesellschaft nicht sonderlich beachtet.

Alter ist kein feststehender Begriff. Unter Alter verstehen Menschen sehr unterschiedliche Bedingungen und Zustände. Der Begriff des Alters hat sich in den vergangenen Jahren erheblich gewandelt. Alter steht für eine Lebensphase, eine Periode am Ende der menschlichen Biografie. Alter ist gekennzeichnet durch eine Abnahme der Anpassungsfähigkeit. In dem Sprichwort „Einen alten Baum soll man nicht verpflanzen" kommt dieses Anpassungsproblem bildhaft zum Ausdruck. Professionell betrachtet sind Altenpflegerinnen gefordert, sich älteren Menschen stärker anpassen als dass man es umgekehrt von jenen erwarten sollte.

I/1.1.2 Eingrenzung des Altersbegriffs

Der Eintritt ins Rentenalter – zurzeit noch mit 65 Jahren – gilt als der einzige offizielle Grenzbereich für das Alter (→ Tab. I/1.1). Seit dem Jahr 2012 wird das Rentenalter schrittweise auf 67 Jahre angehoben. Das Rentenzugangsalter von 67 Jahren wird im Jahr 2029 voll umgesetzt sein. Das statistische Bundesamt hat für das Jahr 2015 eine Erwerbstätigenquote von 52,3 % bei den 60- bis 65-jährigen Arbeitnehmern ausgewiesen. Im Jahre 2005 lag diese bei 28,1 %. Dies

ist eine starke Zunahme in nur wenigen Jahren. 📖 1

Die Menschen werden inzwischen deutlich älter als früher. Zu Beginn des 20. Jahrhunderts war eine Frau mit 40 schon alt, ein Mann mit 60 war ein Greis und dass ein Mensch 90 Jahre alt wurde, war die absolute Ausnahme.

Die mittlere Lebenserwartung der Deutschen verlängert sich jedes Jahr statistisch um etwa drei Monate. Derzeit geborene Mädchen haben eine Lebenserwartung von durchschnittlich 83 Jahren und einen Monat, Jungen von 78 Jahren und zwei Monaten. Vor 130 Jahren betrug Lebenserwartung nur die Hälfte (Statistisches Bundesamt, Sterbetafel 2012/2014). Damit wächst statistisch gesehen auch die Zeitspanne, die Ältere noch vor sich haben (→ Abb. I/1.1).

Untersuchungen Anfang der 1980er-Jahre zeigten, dass Intelligenz- und Gedächtnisleistungen von Alten mit denen von Jungen mithalten können, wenn diese intensiv und regelmäßig trainiert werden. Bereiche wie Fachwissen oder soziale Kompetenz können sich im Alter sogar verstärken.

Ergebnisse der Berliner Altersstudie

Mitte der 1990er-Jahre wurde die **Berliner Altersstudie** durchgeführt. Seit 2009 forscht BASE II (Berliner Altersstudie II) an dieser Stelle weiter. Mehr als 1 600 ältere und ca. 600 jüngere Menschen wurden von Wissenschaftlern unterschiedlicher Disziplinen untersucht. Das Ergebnis zeigte, dass der Anstieg der Lebenserwartung mit einem Gewinn an gesunden Jahren einher-

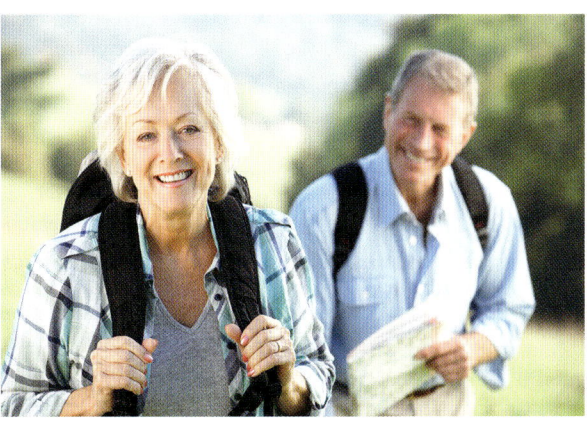

Abb. I/1.1 Viele ältere Menschen genießen die Zeit, in der sie von beruflichen Pflichten befreit sind. [J787]

Begriff	Definition
Alter: Ältere Menschen, alte Menschen	Älter als 65 Jahre
Drittes Lebensalter: Junge Alte	65–85 Jahre
Viertes Lebensalter: Höheres Alter, Hochbetagte, alte Alte	Ab 85 Jahren

Tab. I/1.1 Alters-Definitionen des Statistischen Bundesamts. 📖 2

geht. Ein Vergleich der Daten von Base I und II zeigt, dass die geistige Leistungsfähigkeit und das Wohlbefinden im Alter länger erhalten bleiben. 📖 3

Alter und Bewegungsfähigkeit

Da es keine verbindliche Einteilung des Alters gibt, wird in England eine Eingruppierung älterer Menschen anhand ihrer Gehfähigkeit vorgenommen. Jene, die ohne Hilfsmittel gehen und sich fortbewegen können, werden als „Go-goes" bezeichnet. Können sie sich unter Zuhilfenahme eines Hilfsmittels (z. B. Stock, Rollator, Rollstuhl) fortbewegen, wird ihnen die Wortschöpfung „Slow-goes" zugeordnet. Die komplette Immobilität oder Bettlägerigkeit wird mit dem Begriff „No-goes" belegt.

I/1.1.3 Das Bild vom alten Menschen

Altern als Veränderungsprozess → Kap. II/1

Viele Menschen haben ein negatives **Bild vom Alter.** Sie verbinden Alter mit Begriffen wie Krankheit, Vergesslichkeit und Schmerzen. Unter einem alten Menschen wird oft eine dunkel gekleidete, von der Last des Lebens gebeugte oder auf einer Bank sitzende Gestalt verstanden. Oder alte Menschen, die von ihren Fenstern auf die Straße schauen und dies jeden Tag, weil sie ihre Wohnung nicht mehr verlassen können (→ Kap. I/22).

Auch die Vorstellung, nicht mehr aus dem Bett aufstehen zu können und evtl. in die Abhängigkeit von fremden Menschen zu geraten, wirkt erschreckend.

Veränderung des Bildes vom Alter

Eine Allensbach-Studie im Auftrag des Generali Zukunftfonds hat 2013 in einer repräsentativen Befragung von über 4 000 Personen im Alter von 65–85 Jahren herausgefunden, dass auch im Alter die Vitalität höher ist, als es bei den Generationen davor der Fall war. Viele fühlen sich um zehn Jahre jünger als ihr biologisches Alter.

Materiell geht es vielen alten Menschen gut. Die Zufriedenheit mit dem Leben stuft diese Gruppe mit einem Wert von 7,4 auf einer Skala von null bis zehn ein. Die Vorteile des Alters werden in der Abnahme von Stress, mehr Ruhe sowie mehr Zeit für Familie, Partner und sich selbst gesehen.

Die Altersgruppe ist in der Regel an fünf Tagen pro Woche außer Haus unterwegs. 86 % haben ein eigenes Auto oder können auf ein Auto zurückgreifen. Die große Mehrheit hat neben engen familiären Bindungen auch einen stabilen Freundeskreis und widerspricht somit dem Bild der Vereinsamung im Alter. 📖 4 📖 5

> **❱❱ Lern-Tipp**
>
> Stellen Sie sich vor, Sie sind alt. Was wünschen Sie sich für diese Lebensphase? Schreiben Sie Ihre Gedanken auf und nehmen Sie den Zettel im Verlauf Ihrer Ausbildung immer wieder zur Hand, um Einträge zu ergänzen oder zu korrigieren. Sprechen Sie mit Ihren Mitschülern über die Ergebnisse.

Entwicklung der „Alten" in zwei Richtungen

Deutschland befindet sich wie viele Industrienationen in einem demografischen Wandel (→ Kap. II/2).

Die Deutschen werden immer älter und gleichzeitig werden immer weniger Kinder geboren. Da in Deutschland die Renten von den Erwerbstätigen erwirtschaftet werden, kommen auf jeden arbeitenden Menschen immer mehr Rentner. Im Jahre 2012 kamen auf einen über 65-Jährigen zwei Erwerbstätige zwischen 20 und 64 Jahren. 1962 kamen auf einen Rentner noch sechs Beitragszahler.

Trotz der Erhöhung des Renteneintrittsalters wird sich in Zukunft – vor allem durch den Renteneintritt der geburtenstarken Jahrgänge ab ca. 2020 – das Verhältnis weiter verschlechtern. 📖 6

Häufig wird die Zunahme der Lebensspanne als Problem im Sinne einer großen finanziellen Last gesehen.

Die Generationen geraten in die Auseinandersetzung um ihren jeweiligen Anteil an den Gütern (*Konflikt der Generationen*). Die Erwartungen an die älteren Menschen gehen immer mehr in die Richtung, dass man für seine Gesundheit im Alter selbst verantwortlich ist.

Alte Menschen als finanzkräftige Konsumenten

Die Gesellschaft erwartet, dass sich die ältere Generation verstärkt bei der Betreuung der Enkelkinder einsetzt und dass sie ihre freie Zeit für ehrenamtliche Tätigkeiten verwendet.

Gleichzeitig werden die Alten als neue Käuferschicht entdeckt. Die Rentnergeneration ist finanzkräftig, körperlich fit, gut ausgebildet und mobil. Sie wird zunehmend als **Konsumentengruppe** erkannt. Begriffe wie „Silver Ager" stehen für dieses Phänomen. Unter „Best Ager" oder „Generation 50plus" werden Konsumenten mit einem Lebensalter ab 50 Jahren und älter verstanden.

Diese Gruppe, die heute ca. 33 Millionen Deutsche oder 40 % der Bevölkerung umfasst, wird in Zukunft größer werden. Dadurch wird sie als Zielgruppe für Unternehmen immer interessanter.

Da bei den über 50-Jährigen die Nutzung des Internets eine besondere Rolle spielt, hat sich der Begriff „Silversurfer" herausgebildet. Etwa ein Fünftel der „Best Ager" sind regelmäßig im Internet unterwegs. Bevorzugt nutzen sie das Medium zum Nachschlagen und zum Versenden von E-Mails.

Angelegenheiten von zu Hause aus erledigen zu können, ist ein weiterer wichtiger Grund für die Nutzung des Internets. 📖 7

> ❱❱ „Das Alter ist längst nicht mehr grau sondern bunt und schillernd. Und die Lebenslagen älterer Menschen … sind so vielfältig und widersprüchlich wie die anderer Menschen auch. Das Bild des vereinsamten und von der Familie im Stich gelassenen und in ein Alten- und Pflegeheim abgeschobenen alten Menschen ist ebenso schief und verklärend, wie die Vorstellung vom ständig engagierten reisefreudigen kultur- und konsumfreudigen Aktivsenior. Die Wirklichkeit ist differenzierter. Die alten Menschen unterscheiden sich in ihren Kompetenzen und Bedürfnissen ihren Lebenslagen und Lebensstilen und auch in ihren Freiheiten und Zwängen. Einige stehen auf der Sonnenseite, andere auf der Schattenseite des Alters, wieder andere irgendwo dazwischen." 📖 8

I/1.1.4 Alterstheorien

Klassische gerontologische Konzepte

In den Anfängen der Altersforschung zu Beginn des vergangenen Jahrhunderts

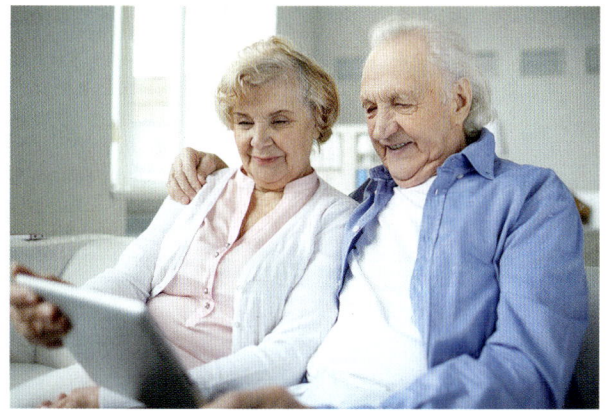

Abb. I/1.2 Es ist gleichgültig, ob man Senioren als „Silversurfer" oder „Best Ager" bezeichnet. Entscheidend für die Lebenszufriedenheit sind tragfähige persönliche Beziehungen. [J787]

stand im Vordergrund, dass Menschen im Alter gewisse Fähigkeiten verlieren. Es entsteht ein Defizit gegenüber jugendlichen und erwachsenen Menschen. Es zeigte sich eine verminderte körperliche und geistige Leistungsfähigkeit und eine zunehmende Anfälligkeit für Krankheiten.

Andere Altersforscher vertreten die Meinung, dass mit zunehmendem Alter nicht automatisch eine Abnahme der Arbeitsleistung zu erwarten ist.

Kompensationsmodelle gehen davon aus, dass ältere Menschen Leistungseinbußen in einzelnen Bereichen durch Stärken in anderen Bereichen ausgleichen können. So kann im Arbeitsleben die Arbeitszufriedenheit größer oder die Arbeitsunfallquote rückläufig sein.

Aktivitätstheorie

Die **Aktivitätstheorie** spricht davon, dass ein Zusammenhang zwischen Aktivität und Lebenszufriedenheit besteht. Darunter werden die Nähe und die Stärke sozialer Kontakte verstanden (→ Abb. I/1.2). Die Grundannahme ist, dass Menschen glücklich und zufrieden sind, wenn sie in der Lage sind, etwas aktiv zu leisten und das Gefühl haben, gebraucht zu werden. 📖 9

Disengagement-Theorie

Die **Disengagement-Theorie** besagt, dass Rollen- und Kontaktverluste älterer Menschen auch von ihnen selbst ausgehen bzw. individuell gesteuert werden. Die abnehmende Leistungsfähigkeit bewege ältere Menschen dazu, sich zurückzuziehen. Die Verfechter dieser Theorie vermuten, dass dieser Rückzug eine Voraussetzung für ein zufriedenes Altern und damit positiv ist. 📖 10

Kontinuitätstheorie

Die **Kontinuitätstheorie** stützt sich darauf, dass das zufriedene Altern von der Mög-

lichkeit abhängig ist, seinen gewohnten Lebensstil weitgehend beibehalten zu können. Der Gesellige wird auch im Alter gesellig bleiben wollen (→ Abb. I/1.3), der zurückgezogen Lebende wird auch im Alter bevorzugen, allein zu sein. Voraussetzung ist, dass der alte Mensch seinen Lebensstil und sein Verhalten selbst bestimmen kann. 📖 11

I/1.2 Gesundheit und Krankheit

Ⓢ Fallbeispiel Stationär

Inge Esser und Kathrin Vogt bewohnen im „Seniorenzentrum Maxeberg" ein Doppelzimmer. Da bei beiden die Rente für den Aufenthalt in einer stationären Einrichtung nicht reicht, erhalten sie den Differenzbetrag von der Sozialhilfe. Die Frauen können aufgrund Ihrer Erkrankungen das Zimmer nur noch im Rollstuhl verlassen. Eigentlich sind die beiden grundverschieden und dennoch sind sie über die vergangenen zwei Jahre zusammengewachsen. Kathrin Vogt ist eigentlich immer gut gelaunt, obwohl sie häufig Schmerzen wegen ihres Rheumas hat. Jetzt hat die Ärztin auch noch einen Darmtumor diagnostiziert. Frau Vogt soll in der kommenden Woche operiert werden. Als sie anfängt, ihren achtzigsten Geburtstag zu planen, der in zwei Monaten ansteht, sagt Inge Esser: „Das ist doch jetzt schon kein Leben mehr. Nichts als Krankheit. Wir haben in unserem Alter überhaupt keinen Grund, noch zu feiern."

Gesundheit und Krankheit werden häufig als Gegensatzpaar dargestellt. Dabei gilt die Gesundheit als der anzustrebende Teil und Krankheit als ein Ausdruck der Unangepasstheit an die äußere Lebenssituation (→ Kap. I/5.1.4).

Gesundheit ist aber nicht so sehr ein linearer Prozess, sondern zeigt eher einen sinusförmigen Verlauf, bei dem sich Gesundheit mit Krankheit abwechselt.

I/1.2.1 Definitionen von Gesundheit

Internationale Klassifikation der Funktionsfähigkeit, Behinderung und Gesundheit → Kap. I/5.1.4

> **❯ Gesundheit:** Zustand vollkommenen körperlichen, geistigen und sozialen Wohlbefindens und nicht nur allein das Fehlen von Krankheit und Gebrechen (WHO, 1948). 📖 12
> **Gesundheit:** Zustand des objektiven und subjektiven Befindens einer Person, der gegeben ist, wenn diese Person sich in den physischen, psychischen und sozialen Bereichen ihrer Entwicklung im Einklang mit den eigenen Möglichkeiten und Zielvorstellungen und den jeweils gegebenen äußeren Lebensbedingungen befindet (Klaus Hurrelmann). 📖 13

Die WHO hat mit diesem Satz eine allgemeingültige **Definition von Gesundheit** erstellt. Gesundheit ist nach der Erklärung der Menschenrechte der **Vereinten Nationen** (*UN*) ein Grundrecht. Die Bewahrung und Verbesserung der Gesundheit sind also Ziele von staatlichen Gesundheitssystemen. Die Qualität eines Gesundheitssystems kann an der Realisierung dieses Rechts für die Bürger eines Staates bewertet werden.

Die WHO-Definition von Gesundheit bewahrt vor einer Verengung der Begriffe auf rein körperliche Funktionsstörungen. Trotzdem bleibt sie eine Maximalforderung, nach der es kaum Gesunde geben kann.

Eine weitere Definition stammt vom deutschen Gesundheitsforscher Klaus Hurrelmann (siehe Definition).

I/1.2.2 Definitionen von Krankheit

> **❯ Krankheit:** Ein regelwidriger Körper- oder Geisteszustand, der ärztlicher Behandlung bedarf und/oder Arbeitsunfähigkeit zur Folge hat (Bundessozialgericht, 2005). 📖 14

In dieser **Definition von Krankheit** sind die Behandlungsbedürftigkeit und die Wiederherstellung stark betont. Krankheit wird als Abweichung von der Norm verstanden, wobei es oft schwierig ist, genau festzulegen, wo Gesundheit aufhört und Krankheit beginnt (→ Kap. I/26.1).

„Als Krankheit wird das Vorliegen von Symptomen und/oder Befunden bezeichnet, die als Abweichung von einem physiologischen Gleichgewicht oder einer Regelgröße (*Norm*) interpretiert werden können und die auf definierte Ursachen innerer oder äußerer Schädigungen zurückgeführt werden können."

Aber: „Abweichungen von einem physiologischem Gleichgewicht, einer Regelgröße, einer Organfunktion oder einer Organstruktur sind oft schwer zu beurteilen, weil manche physiologische Regelgrößen eine beachtliche Streuung aufweisen." 🗩 15

I/1.2.3 Ottawa-Charta der WHO

In der kanadischen Stadt Ottawa fand 1986 die erste internationale Konferenz zur Gesundheitsförderung statt. Am Ende wurde eine Charta verabschiedet, die als das zentrale Dokument der Gesundheitsförderung gilt. Die Grundidee der **Ottawa-Charta** liegt in einem eigenverantwortlichen und selbstbestimmten Umgang mit der Gesundheit. Gleichzeitig sollen die Lebensräume und die Gesundheitsdienste gesundheitsförderlich gestaltet werden.

In der Ottawa-Charta heißt es: „Gesundheitsförderung zielt auf einen Prozess, allen Menschen ein höheres Maß an Selbstbestimmung über ihre Gesundheit zu ermöglichen und sie damit zur Stärkung ihrer Gesundheit zu befähigen. Um ein umfassendes körperliches, seelisches und soziales Wohlbefinden zu erlangen, ist es notwendig, dass sowohl Einzelne als auch Gruppen ihre Bedürfnisse befriedigen, ihre Wünsche und Hoffnungen wahrnehmen und verwirklichen sowie ihre Umwelt meistern bzw. sie verändern können. In diesem Sinne ist die Gesundheit als ein wesentlicher Bestandteil des alltäglichen Lebens zu verstehen und nicht als vorrangiges Lebensziel. Gesundheit steht für ein positives Konzept, das in gleicher Weise die Bedeutung sozialer und individueller Ressourcen für die Gesundheit ebenso betont wie die körperlichen Fähigkeiten. Die Verantwortung für Gesundheitsförderung liegt deshalb nicht nur bei dem Gesundheitssektor, sondern bei allen Politikbereichen und zielt über die Entwicklung gesünderer Lebensweisen hinaus auf die Förderung von umfassendem Wohlbefinden".

Der Anspruch des „umfassenden Wohlbefindens" wurde oft als unrealistisch kritisiert, da bestimmte Faktoren wie Altern, Trennung oder Tod wenig beeinflussbar sind (→ Abb. I/1.3).

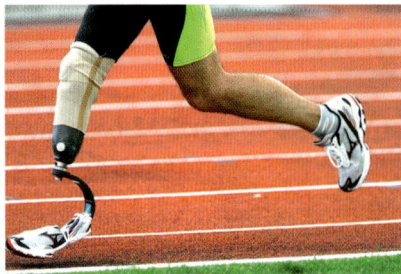

Abb. I/1.3 Menschen können trotz Krankheit oder Behinderung Wohlbefinden verspüren und sogar Extremleistungen erbringen. [J787]

Salutogenese

Krankheitslehre → Kap. I/26

In jüngster Zeit hat die WHO sich vermehrt den Aspekten der Lebensführung zugewandt, die den Menschen gesund erhalten. Aus diesen Überlegungen hat sich der Bereich der **Salutogenese** entwickelt. Der Arzt *Aaron Antonovsky* benennt die Grundvoraussetzungen für die Gesunderhaltung des Menschen mit dem Begriff **Kohärenzgefühl.** Dieses unterteilt er in:
• Gefühl der **Verstehbarkeit** als die Fähigkeit, Situationen und Gegebenheiten zu ordnen und zu strukturieren
• Gefühl der **Machbarkeit,** aktiv Situationen und Gegebenheiten bewältigen zu können, handlungsfähig zu sein
• Gefühl der **Sinnhaftigkeit** als Fähigkeit, etwas zu bewältigen, weil es sinnvoll ist.
Für die Ausprägung des Kohärenzgefühls müssen alle drei Aspekte vorhanden sein, wobei dem Aspekt der Sinnhaftigkeit die größte Bedeutung zukommt. 🗩 16

I/1.3 Der Begriff der Pflegebedürftigkeit

Ⓦ Fallbeispiel Wohngruppe

Kathrin Roth, 77 Jahre alt, ist vor kurzem in die Wohngemeinschaft „Haus Wannestadt" gezogen. Lange hatten die Angehörigen versucht, Frau Roth zu Hause zu pflegen, aber nachdem sie trotz der deutlichen Zeichen einer Demenz zunächst keinen Pflegegrad bestätigt bekamen, wurden ihnen nicht nur die Pflege, sondern auch die bürokratischen Hürden zu viel.

Vor allem die Angst vor der Zukunft führte dazu, dass sie im Einvernehmen mit Frau Roth die Entscheidung für den Einzug in die Wohngemeinschaft trafen.

Altenpfleger Moritz Schmitz erklärt den Angehörigen, dass sie wohl eine bessere Beratung in der Pflege gebraucht,

hätten, erklärt aber auch, dass der gesetzlich festgelegte Pflegebedürftigkeitsbegriff einige Schwächen aufweist. Zusammen mit dem Sozialdienst der Stadt soll nun ein Widerspruch formuliert werden. Die Verwandten von Frau Roth fragen sich, ob dieser Widerspruch Erfolgsaussichten haben wird.

Die Wahrscheinlichkeit, dass ältere Menschen pflegebedürftig werden, steigt statistisch betrachtet, mit zunehmendem Alter erheblich (→ Kap. I/4).

Das Statistische Bundesamt erwartet in einem Bericht von 2008 eine deutliche Verschiebung der Altersstruktur der Bevölkerung hin zu den höheren Altersklassen (→ Kap. II/2). Prognostiziert ist eine Zunahme der jüngeren Senioren von 60 bis unter 70 Jahren bis zum Jahr 2030 um knapp 26 %. Bei den 80–90-Jährigen wird mit einem Anstieg um 58 % gerechnet. Die mit Abstand stärkste Zunahme erwartet das Bundesamt bei den über 90-Jährigen. Diese Altersgruppe dürfte sich bis zum Jahr 2030 mehr als verdoppeln. Damit wird es mit hoher Wahrscheinlichkeit eine demografische Verschiebung geben, hin zu den Altersgruppen, die ein höheres Risiko haben, pflegebedürftig zu werden. 🗩 17

Altenpflege

Die Ausbildung in der **Altenpflege** soll die Kenntnisse, Fähigkeiten und Fertigkeiten vermitteln, die zur selbstständigen und eigenverantwortlichen Pflege einschließlich der Beratung, Begleitung und Betreuung alter Menschen erforderlich sind (→ Kap. IV/5). 🗩 18

Neue Definition des Pflegebedürftigkeitsbegriffs

» **Pflegebedürftigkeit: ** Pflegebedürftig ist, wer infolge fehlender Ressourcen, mit denen körperliche oder psychische Schädigungen, die Beeinträchtigung körperlicher oder psychischer Funktionen oder gesundheitlich bedingte Belastungen und Anforderungen kompensiert oder bewältigt werden können, dauerhaft oder vorübergehend zu selbstständigen Aktivitäten im Lebensalltag, selbstständiger Krankheitsbewältigung oder selbstständiger Gestaltung von Lebensbereichen und sozialer Teilhabe nicht in der Lage und deshalb auf professionelle Hilfe angewiesen ist (angelehnt an den Bericht des Expertenrats zur konkreten Ausgestaltung des Pflegebedürftigkeitsbegriffs vom 27. Juni 2013). 📖 19 📖 20

In der Vorbereitung auf die Reform der Pflegeversicherung hat das Bundesministerium für Gesundheit Ende 2006 einen Beirat beauftragt, den Begriff der Pflegebedürftigkeit neu zu formulieren und ein einheitliches Begutachtungsinstrument zu entwickeln (→ Kap. III/1). Das Instrument wurde um die Bereiche zur Ermittlung des Präventions- und Rehabilitationsbedarfs sowie um ein Verfahren zur Kinderbegutachtung erweitert.

Der Pflegebedürftigkeitsbegriff zielt auf eine Gleichstellung von psychisch-kognitiven und somatischen Beeinträchtigungen, womit eine Benachteiligung demenzkranker Menschen ausgeglichen werden soll. Das Hauptaugenmerk richtet sich darauf, die Fähigkeiten der Betroffenen stärker in den Blick zu nehmen als deren Defizite.

System der Pflegegrade

Die vier **Pflegestufen** des alten Systems sind durch fünf **Pflegegrade** abgelöst worden. (→ Tab. I/1.2).

Wie bei den Pflegestufen wird auch bei der Einordnung in Pflegegrade medizinisch überprüft, in welcher Ausprägung eine Pflegebedürftigkeit und eine eingeschränkte Alltagskompetenz nachweisbar sind.

Das dazu angewendete Verfahren heißt **Begutachtungsinstrument** (*BI*) und ist durch eine Abkehr von den bis dahin geltenden Zeitvorgaben für den täglichen Pflegeaufwand gekennzeichnet. An deren Stelle treten Punktwerte zur Darstellung der Selbstständigkeit eines Menschen.

Der Grad der Selbstständigkeit ist das maßgebende Kriterium für die Pflegebedürftigkeit. Grad 1 entspricht einer geringen Beeinträchtigung der Selbstständigkeit und Grad 5 bescheinigt die schwerste Beeinträchtigung der Selbstständigkeit.

Damit dies messbar wird, untersuchen die Gutachter Aktivitäten in sechs Bereichen des Alltags. Dazu zählen:

- Mobilität
- Kognitive und kommunikative Fähigkeiten
- Verhaltensweisen und psychische Problemlagen
- Selbstversorgung
- Bewältigung von und selbstständiger Umgang mit krankheits- und therapiebedingten Anforderungen und Belastungen
- Gestaltung des Alltagslebens und sozialer Kontakte.

Das zweite Pflegestärkungsgesetz ist am 1.1 2016 in Kraft getreten. Ab dem 1.1 2017 sollen der Pflegebedürftigkeitsbegriff und die BI angewendet werden. Das Ziel ist eine Leistungsverbesserung, von der vor allem Menschen mit Demenz profitieren.

Nach den Plänen der Bundesregierung stellt eine Erhöhung der Beiträge zur Pflegeversicherung um 0,2 Prozentpunkte die Finanzierung dieser Änderungen sicher. Für das Jahr 2017 sind 4,8 Milliarden Euro Mehrausgaben veranschlagt, danach sollen die Kosten jährlich 2,4 Milliarden Euro zusätzlich betragen. 📖 20

Statistische Entwicklung der Pflegebedürftigkeit im Alter

Die Pflegestatistik 2013 zeigt, dass mit zunehmendem Alter das Risiko der Pflegebedürftigkeit steigt. Während bei den 70- bis unter 75-Jährigen „nur" 5 % pflegebedürftig waren, wurde für die ab 90-Jährigen eine Pflegequote von 64 % ermittelt.

Auffallend ist, dass Frauen ab etwa dem 80. Lebensjahr eine deutlich höhere Pflegequote aufweisen – also eher pflegebedürftig sind als Männer dieser Altersgruppe. Die Pflegequote der 85- bis unter 90-jährigen Frauen liegt bei 42 %, während sie für Männer bei 30 % liegt.

Die Pflegestatistik 2013 des Statistischen Bundesamtes gibt einen Überblick über die Entwicklung der Pflegebedürftigkeit (→ Tab. I/1.3). Diese Werte werden seit der Einführung der Pflegeversicherung im Jahre 1999 alle zwei Jahre ermittelt und veröffentlicht.

I/1.4 Der Begriff der Behinderung

Menschen mit Behinderung im Alter → Kap. II/7

ⓢ Fallbeispiel Stationär

Hilmar Rost, 89 Jahre, wohnt seit einer Woche im „Seniorenzentrum Maxeberg". Nach einem Oberschenkelhalsbruch hat er sich nicht mehr allein nach Hause getraut.

Deshalb vermittelte der Sozialdienst im Krankenhaus ihm diesen Platz in der stationären Einrichtung. Vorher wohnte Herr Rost eine Straße entfernt von seiner Tochter und den Enkelkindern. Eigentlich war er zunächst mit seiner Entscheidung ganz zufrieden. Als die Altenpflegerin Hermine Brauer und die Schülerin Janine Guter eines Tages zu ihm ins Zimmer kommen, sehen sie, wie er erschrickt und sich schnell Tränen aus dem Gesicht wischt.

Auf die Frage, warum er traurig sei, erklärt Herr Rost, dass er seine Enkel vermisse. Er lebe nun ja auf der anderen Seite der Stadt. Da er lediglich eine sehr geringe Rente beziehe, könne er sich kein Taxi leisten. Hermine Brauer tröstet Herrn Rost und bietet an, einen ehrenamtlichen Helfer zu fragen, ob es möglich sei, ihn gelegentlich zum Haus der Tochter zu fahren. Dann fällt Herrn Rost selbst noch etwas ein. Vor Jahren hatte er sich einen Schwerbehindertenausweis ausstellen lassen, ihn aber nie verwendet. Hilmar Rost bittet Janine Guter, nach dem Dokument zu suchen, es müsse irgendwo bei seinen Unterlagen stecken. Weil Herr Rost vergessen hatte, dass es diesen Ausweis gibt, wusste auch kein Mitarbeiter des Seniorenzentrums darüber Bescheid. Eigentlich hätte die entsprechende Information im Überleitungsbogen stehen müssen.

In der Betrachtung des Wechselspiels von Gesundheit und Krankheit ist der Begriff der **Behinderung** nicht zu unterschätzen.

Bei einer ganzen Reihe von Krankheiten ist es von enormer Wichtigkeit, zu entscheiden, wann eine Krankheit in eine Behinderung übergeht.

Gegen eine Krankheit hat man sich mit allen gebotenen Mitteln zur Wehr zu setzen, mit dem Ziel, die Gesundheit wieder herzustellen. Dieses Ziel kann aber nicht immer erreicht werden. Die Akzeptanz dieser veränderten Situation kann durch eine Neubewertung wichtige Energien frei setzen, um

Pflegegrad (PG)	Beschreibung
PG 1	Geringe Beeinträchtigung der Selbstständigkeit
PG 2	Erhebliche Beeinträchtigung der Selbstständigkeit
PG 3	Schwere Beeinträchtigung der Selbstständigkeit
PG 4	Schwerste Beeinträchtigung der Selbstständigkeit
PG 5	Höchster Punktwert und besondere Bedarfskonstellation

Tab. I/1.2 Das System der Pflegegrade.

	2011	2013	Veränderung in %
Pflegebedürftige in Millionen	2,5	2,6	+ 5,0
Zu Hause versorgt	1,76	1,86	+ 5,9
Nur Angehörigenpflege	1,182	1,246	+ 5,4
Ambulante Pflegedienste	0,576	616 000	+ 6,9
Stationäre Pflege	0,743	764 000	+ 2,9

Tab. I/1.3 Pflegestatistik 2013. 📖 21

das Leben mit einer Behinderung gestalten zu können.

Definition von Behinderung

> **Behinderung:** Menschen sind behindert, wenn ihre körperliche Funktion, geistige Fähigkeit oder seelische Gesundheit mit hoher Wahrscheinlichkeit länger als sechs Monate von dem für das Lebensalter typischen Zustand abweichen und daher ihre Teilhabe am Leben in der Gesellschaft beeinträchtigt ist. Sie sind von Behinderung bedroht, wenn die Beeinträchtigung zu erwarten ist (§ 2 SGB IX). 📖 22

Diese **Definition der Behinderung** geht nicht auf die gesellschaftliche Dimension des Behindertenbegriffs ein, sondern lediglich auf die Schädigungen.

Behinderung ist aber auch ein Prozess, da eine Behinderung sich verbessern oder verschlechtern kann. Auch ist ein Mensch mit Behinderungen nicht in allen Bereichen des sozialen Lebens gleich behindert. In seiner Familie kann er mit entsprechender Akzeptanz und Einfühlungsvermögen ein Leben ohne Behinderung führen, jedoch in Schule oder Beruf behindert sein. Selbst in einzelnen Lebenssituationen kann die Behinderung eine mehr oder weniger große Rolle spielen.

Der Begriff „Behinderung" ist sehr komplex und dient oft nur zur Vereinfachung, um eine Zielgruppe für medizinische, pädagogische oder gesellschaftliche Interventionen zu benennen.

> Die Bedeutung des Wortes „Behinderung" hat sich im Laufe der Geschichte ständig verändert. Viele Betroffene fühlen sich durch den Begriff stigmatisiert und Menschen, die mit Behinderten arbeiten, finden den Begriff in seiner jetzigen Form inakzeptabel.

Unterteilung von Behinderungen

In vielen Ländern ist die Aufteilung des Begriffs „Behinderung" nicht sehr differenziert. Oft wird nur körperliche und geistige Behinderung unterschieden. In Deutschland aber haben sich zahlreiche Kategorien herausgebildet (→ Kap. II/7.1):

- Geistige Behinderung
- Hörbehinderung oder -schädigung
- Körperbehinderung
- Lernbehinderung
- Mehrfachbehinderung
- Schwerbehinderung
- Schwerstbehinderung
- Sehbehinderung oder -schädigung
- Sprachbehinderung.

Internationale Klassifikation der WHO

Die **Internationale Klassifikation** der Funktionsfähigkeit, Behinderung und Gesundheit (ICF) der WHO umfasst alle Aspekte der funktionalen Gesundheit.

Sie besagt, dass ein Mensch funktional gesund ist, wenn (vor dem Hintergrund der Kontextfaktoren):

- Seine körperlichen Funktionen – einschließlich des mentalen Bereichs – und Körperstrukturen denen eines gesunden Menschen entsprechen (*Konzepte der Körperfunktionen und -strukturen*)
- Er all das tut oder tun kann, was von einem Menschen ohne Gesundheitsproblem erwartet wird (*Konzept der Aktivitäten*)
- Er sein Dasein in allen Lebensbereichen, die ihm wichtig sind, in der Weise und dem Umfang entfalten kann, wie es von einem Menschen ohne gesundheitsbedingte Beeinträchtigung der Körperfunktionen oder -strukturen oder der Aktivitäten erwartet wird (*Konzept der Teilhabe an Lebensbereichen*).

Der Behinderungsbegriff der ICF ist der Oberbegriff zu jeder Beeinträchtigung der Funktionsfähigkeit eines Menschen. Er ist damit umfassender gestaltet als der Behinderungsbegriff des SGB IX. 📖 23

Schwerbehinderung

Die Definition der **Schwerbehinderung** geht vom Begriff der Behinderung aus dem SGB IX aus und beschreibt eine erhebliche Schwere der Behinderung (→ Kap. II/7.1).

Für die Definition der Schwerbehinderung benutzt das SGB IX eine Einteilung nach dem „Grad der Behinderung" (*GdB*). Dieser dient als Maß für die körperlichen, geistigen, seelischen und sozialen Auswirkungen der Funktionsbeeinträchtigung. Die Auswirkungen der Beeinträchtigungen im Alltag werden in Zehnergraden von 20 bis 100 eingestuft.

Ab einem GdB von 50 gilt ein Mensch als schwerbehindert. Einzelne Beeinträchtigungen werden nur aufgenommen, wenn sie einen GdB von mindestens 10 ausmachen.

Zeigen sich über mehr als sechs Monate dauerhafte Beeinträchtigungen in allen Bereichen des täglichen Lebens, kann die Anerkennung auf Schwerbehinderung beantragt werden. Die Anerkennung der Schwerbehinderung bringt eine Reihe von Rechtsansprüchen auf finanzielle Vergünstigungen und Hilfen mit sich. Gesetzliche Regelungen für Schwerbehinderte sind im **Schwerbehindertengesetz** (*SchwbG*) verankert. 📖 24 2013 waren 7,5 Millionen Menschen in Deutschland als Schwerbehinderte anerkannt (→ Abb. I/1.4). Ihr Anteil an der Gesamtbevölkerung betrug 9,4 %. Die Zahl der Schwerbehinderten nimmt in höherem Lebensalter zu. Bei den unter 18-Jährigen sind nur 2 % betroffen. Die Altersgruppe der 55- bis 75-jährigen stellt mit 45 % die größte Gruppe. Bei den Menschen die 75 Jahre sind und älter, sind 31 % betroffen. Bei 24 % wurde ein Grad der Behinderung von 100 % festgestellt. 62 % der Behinderungen waren auf körperliche Funktionen bezogen. 📖 1

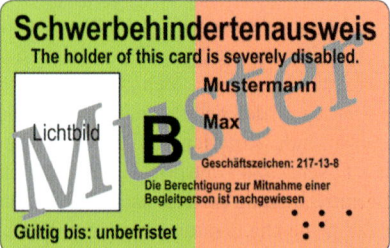

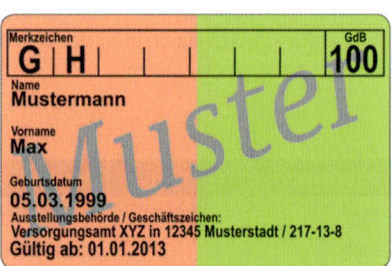

Abb. I/1.4 Menschen, die von den zuständigen Ärzten einen „Grad der Behinderung" bescheinigt bekommen, der bei mindestens 50 Punkten liegt, erhalten einen Schwerbehindertenausweis. [W855]

Gesetzliche Grundlagen zum Schutz behinderter Menschen

Im Jahr 2009 trat in Deutschland das „Übereinkommen der Vereinten Nationen über die Rechte von Menschen mit Behinderungen" und das dazugehörige Fakultativprotokoll zum Übereinkommen in Kraft. Das Übereinkommen basiert auf den zentralen Menschenrechtsabkommen der Vereinten Nationen und konkretisiert die dort verankerten Menschenrechte für die Lebenssituation von Menschen mit Behinderungen.

Das Übereinkommen verbietet die Diskriminierung von Menschen mit Behinderungen in allen Lebensbereichen und garantiert ihnen die bürgerlichen, politischen, wirtschaftlichen, sozialen und kulturellen Menschenrechte.

Das Behindertengleichstellungsgesetz von 2002 ist überarbeitet worden. Die Änderungen traten im Sommer 2016 in Kraft. Zu ihnen zählen Barrierefreiheit in Gebäuden von Bundesbehörden und Erleichterungen beim Zugang zum Arbeitsmarkt für Beschäftigte beschützter Werkstätten. 25 Behindertenverbände kritisierten das Gesetz als unzureichend.

Internationale Richtlinien

Die Kommission der Europäischen Gemeinschaften hat im Juli 2008 den „Vorschlag für eine Richtlinie des Rates zur Anwendung des Grundsatzes der Gleichbehandlung ungeachtet der Religion oder der Weltanschauung, einer Behinderung, des Alters oder der sexuellen Ausrichtung" vorgelegt. Der Richtlinienvorschlag hat zum Ziel, einen einheitlichen Schutz vor Diskriminierung auf EU-Ebene zu erreichen.

Er steht in einem engen Zusammenhang mit dem Übereinkommen der Vereinten Nationen über die Rechte von Menschen mit Behinderungen. Für diese sind insbesondere der erweiterte Geltungsbereich und der neue Diskriminierungsbegriff eine Verbesserung. 26

Wiederholungsfragen

1. Ab wann ist für Sie ein Mensch alt? (→ Kap. I/1.1)
2. Nennen Sie fünf Beispiele für Diskriminierungen im Alter. (→ Kap. I/1.1)
3. Welchen Beitrag können ältere Menschen für eine Gesellschaft leisten? (→ Kap. I/1.1.4)
4. Was tun Sie aktuell, um ihre Lebenssituation im Alter positiv zu gestalten? (→ Kap. I/1.1)
5. Welche Umschreibungen fallen Ihnen zum Thema Gesundheit ein? (→ Kap. I/1.2)
6. Was ist der Unterschied zwischen Krankheit und Behinderung? (→ Kap. I/1.4)
7. Nennen Sie drei Beispiele für Umstände, an denen man sehen kann, dass die Integration von Behinderten in die Gesellschaft verbessert werden könnte. (→ Kap. I/1.4)

Literaturverzeichnis

1. Statistisches Bundesamt: Statistisches Jahrbuch 2015, Deutschland und Internationales www.destatis.de/DE/Publikationen/StatistischesJahrbuch/StatistischesJahrbuch2015.pdf?__blob=publicationFile (letzter Zugriff: 9.5 2016).
2. Statistisches Bundesamt: Sterbetafeln, Ergebnisse aus der laufenden Berechnung von Periodensterbetafeln für Deutschland und die Bundesländer 2012/2014, Wiesbaden, 2016: www.destatis.de/DE/Publikationen/Thematisch/Bevoelkerung/Bevoelkerungsbewegung/PeriodensterbetafelnBundeslaender5126204147004.pdf?__blob=publicationFile (letzter Zugriff: 9.5 2016).
3. BASE II (Berliner Altersstudie II), 2016: www.base2.mpg.de/de (letzter Zugriff: 9.5 2016).
4. Generali Altersstudie „Neue Alte", 2013: www.altersstudie.generali-deutschland.de/ergebnisse/deutschlands-neue-alte/ (letzter Zugriff 9.5 2016).
5. Generali Altersstudie: Wie ältere Menschen leben, denken und sich engagieren. Fischer Taschenbuch Verlag, Frankfurt a. Main, 2012.
6. Demografie-Portal des Bundes und der Länder: Zunehmende Belastung der Beitragszahler in der gesetzlichen Rentenversicherung. www.demografie-portal.de/SharedDocs/Informieren/DE/ZahlenFakten/Beitragszahler_Altersrentner.html (letzter Zugriff: 9.5 2016).
7. www.zeit.de/online/2008/18/silversurver (letzter Zugriff: 9.5 2016).
8. Willems, H.: Lehr(er)buch Soziologie 2 – Für die pädagogischen und soziologischen Studiengänge. VS Verlag für Sozialwissenschaft, Wiesbaden, 2008.
9. Tartler, R.: Das Alter in der modernen Gesellschaft. Enke Verlag, Stuttgart, 1961.
10. Cumming, E.; Henry, W. E.: Growing old – the process of disengagement. Basic Books Inc., New York, 1961.
11. Atchley, R. C.: The social forces in later life – an introduction to social gerontology. Wadsworth California, 1977.
12. Gesundheitsdefinition der WHO: www.who.int/about/definition/en/print.html (letzter Zugriff: 9.5 2016).
13. Hurrelmann, K.: Gesundheitssoziologie. Juventa Verlag, Weinheim, 2000.
14. Bundessozialgericht: Urteil vom 10.5 2005, Aktenzeichen: B 1 KR 25/03 R.
15. Schmidt, R. F.; Unsicker, H.: Lehrbuch Vorklinik. Teil D: Medizinische Psychologie und Medizinische Soziologie. Deutscher Ärzte-Verlag, Köln, 2003.
16. www.bzga.de/botmed_60606000.html (pdf-Datei zum Download): Band 06: Was erhält Menschen gesund? Antonovskys Modell der Salutogenese. (letzter Zugriff: 9.5 2016).
17. Statistisches Bundesamt: Demografischer Wandel in Deutschland; Heft 2. Auswirkungen auf Krankenhausbehandlungen und Pflegebedürftige im Bund und in den Ländern, Ausgabe 2008.
18. Altenpflegegesetz in der Fassung der Bekanntmachung vom 25. August 2003 (BGBl. I S. 1690), zuletzt durch Artikel 12b des Gesetzes vom 17. Juli 2009 (BGBl. I S. 1990) geändert. http://bundesrecht.juris.de/bundesrecht/altpflg/gesamt.pdf (letzter Zugriff: 9.5 2016).
19. Bundesministerium für Gesundheit: Bericht des Expertenbeirats zur konkreten Ausgestaltung des neuen Pflegebedürftigkeitsbegriffs, 2013: www.bmg.bund.de/fileadmin/dateien/Publikationen/Pflege/Berichte/Bericht_Pflegebegriff_RZ_Ansicht.pdf (letzter Zugriff 9.5 2016).
20. Bundesministerium für Gesundheit: Das Zweite Pflegestärkungsgesetz www.bmg.bund.de/themen/pflege/pflegestaerkungsgesetze/pflegestaerkungsgesetz-ii.html (letzter Zugriff: 9.5 2016).
21. Statistisches Bundesamt: Pflegestatistik 2013 – Pflege im Rahmen der Pflegeversicherung – Deutschlandergebnisse. www.destatis.de/DE/Publikationen/Thematisch/Gesundheit/Pflege/PflegeDeutschlandergebnisse5224001139004.pdf;jsessionid=0F83C8C7619A45D58CAE773D224BA737.cae1?__blob=publicationFile (letzter Zugriff: 9.5 2016).

I

1

22. SGB IX: Rehabilitation und Teilhabe behinderter Menschen – (Artikel 1 des Gesetzes v. 19.6 2001, BGBl. I S. 1046). http://bundesrecht.juris.de/sgb_9/index.html (letzter Zugriff: 9.5 2016).

23. Deutsches Institut für Medizinische Dokumentation und Information: Internationale Klassifikation der Funktionsfähigkeit, Behinderung und Gesundheit/ ICF. (Stand Oktober 2005) www.dimdi.de/static/de/klassi/icf/index.htm (letzter Zugriff: 9.5 2016).

24. SGB IX – Rehabilitation und Teilhabe behinderter Menschen – (Artikel 2 des Gesetzes v. 19.6 2001, BGBl. I S. 1046). http://bundesrecht.juris.de/sgb_9/__2.html (letzter Zugriff: 9.5 2016).

25. Gesetz zur Weiterentwicklung des Behindertengleichstellungsrechts, 2016 www.bgbl.de/xaver/bgbl/start.xav?startbk=Bundesanzeiger_BGBl&jumpTo=bgbl116s1757.pdf#__bgbl__%2F%2F*%5B%40attr_id%3D%27bgbl116s1757.pdf%27%5D__1477914557371 (letzter Zugriff: 25.10 2016).

26. Bundesgesetzblatt Jahrgang 2006: Gesetz zur Umsetzung europäischer Richtlinien zur Anwendung des Grundsatzes der Gleichbehandlung vom 14. August 2006. www.bdzv.de/fileadmin/bdzv_hauptseite/positionen/richtlinien/Gleichbehandlungsgesetz.pdf (letzter Zugriff: 9.5 2016).

I/2 Konzepte, Modelle und Theorien in der Pflege

I/2.1 Pflegewissen – Pflegewissenschaft

Pflegeforschung → Kap. I/3

Ⓦ Fallbeispiel Wohngruppe

Lieselotte Bremer arbeitet seit kurzem im „Haus Wannestadt". Unter den Bewohnern befindet sich Gutberga Wölfle, eine ältere Dame, zu der die Altenpflegerin keinen Zugang finden kann. Frau Wölfle wirkt zunehmend *desorientiert* und zieht sich immer mehr zurück. Ein Kollege erzählt Lieselotte Bremer, dass Frau Wölfle einen gehörlosen Sohn hat, der im Ausland lebt und noch nie zu Besuch in die Wohngemeinschaft gekommen ist. Die Pflegebedürftige sehnt sich sehr danach, ihren Sohn wieder zu sehen, obwohl der Kontakt zu den anderen Familienmitgliedern sehr eng ist. Frau Bremer besinnt sich auf das psychobiografische Pflegemodell nach Erwin Böhm, von dem sie kürzlich einen Artikel in einer Pflegezeitschrift gelesen hat. Während ihrer Ausbildung vor 20 Jahren wurde dies noch nicht behandelt. Sie besorgt sich ein Fachbuch zu diesem Thema und unterhält sich mit einigen Kollegen über ihre Erfahrungen mit dem Pflegemodell. Zusätzlich recherchiert sie im Internet auf einer Seite des Gehörlosenbundes nach ein paar einfachen Zeichen in der Gehörlosensprache.

Aufgrund des Pflegemodells nach Erwin Böhm (→ Kap. I/2.2.9) weiß Lieselotte Bremer, dass sie versuchen kann, mit Frau Wölfle über ihre Erfahrungen, Gefühle und Bewältigungsstrategien in Kontakt zu treten. Sie versucht, eine Erhöhung des Selbstwertgefühls zu erreichen und verwendet dazu das Wissen über den gehörlosen Sohn.

Beim nächsten Kontakt macht Frau Bremer einige der Zeichen aus der Gebärdensprache, die sie im Internet gelernt hat. Tatsächlich kommt sie so mit der Bewohnerin ins Gespräch und tauscht sich über alte Erfahrungen aus. Frau Wölfle zeigt ihr noch ein paar andere Zeichen und sie lachen gemeinsam über ihre Versuche und Mimik. In der Folge zeigt sich, dass die Beziehung zwischen Lieselotte Bremer und Gutberga Wölfle deutlich an Tiefe gewonnen hat. Frau Wölfle wirkt insgesamt fröhlicher und ist mehr an ihrer Umgebung interessiert.

Es gibt mittlerweile eine **Vielfalt von Meinungen,** wie das Wesen der Pflege und das bereits vorhandene Pflegewissen zu beschreiben und zu strukturieren sind. Mit fortschreitender Pflegeforschung wächst auch die Zahl der Definitionen zu den einzelnen Fachbegriffen, weil Wissenschaftler unterschiedliche Meinungen vertreten. So werden manche Begriffe mehrfach und abweichend definiert und sorgen besonders in der Pflegepraxis, aber auch unter den Pflegewissenschaftlern selbst für Verwirrung.

Internet- und Lese-Tipp
Deutsches Institut für angewandte Pflegeforschung e. V.: www.dip-home.de

Probleme gibt es auch durch **Übersetzungen** aus dem angloamerikanischen Raum, da hier bereits beim Übersetzen entscheidende Ungenauigkeiten und Fehler auftreten können und so die ursprüngliche Bedeutung eines Begriffs möglicherweise verloren geht.

Hierarchisch strukturiertes Pflegewissen

Um Wissen zu strukturieren, wird in der Wissenschaft häufig eine **Hierarchie** (*Rangordnung*) verwendet. Eine Hierarchie kann z. B. vom **Abstrakten** (*begrifflich, nur gedacht*) zum **Konkreten** (*gegenständlich, anschaubar, greifbar*) verlaufen. Je nach Hierarchieebene ist das Pflegewissen aus Sicht der Pflegepraxis abstrakt und eher schwer verständlich oder aber konkret, anschaulich und in der Regel auch leichter nachvollziehbar.

Man kann das theoretische Pflegewissen grob in folgende Ebenen einteilen (→ Abb. I/2.1):
- Metaparadigma
- Konzeptuelle Modelle
- Theorien.

Weiterhin ist es sinnvoll, die Theorien nochmals anhand ihrer Reichweite aufzuteilen:
- Theorien mittlerer Reichweite
- Praxisnahe Theorien.

I/2.1.1 Metaparadigma

> ❱ **Metaparadigma** (griech. *meta = übergeordnet, hinter etwas stehend; paradigma = Beispiel, Muster*): Abstrakteste Ebene des hierarchisch strukturierten Pflegewissens. Vergleichbar mit einer Art „Weltbild", das allen Theorien der Pflege zugrunde liegt und einen Rahmen bildet. Innerhalb dieses Rahmens werden interessante Konzepte (für die Pflege: Person, Umwelt, Gesundheit, Pflege) benannt und in Beziehung zueinander gesetzt. Ein Metaparadigma bietet keine praktische Orientierung für konkrete Aktivitäten an.

Anforderungen an ein Metaparadigma

Jacqueline Fawcett, Professorin an der School of Nursing der University of Pennsylvania, stellt vier Anforderungen an ein Metaparadigma. Es muss:
- Seinen Geltungsbereich, z. B. die Pflege, deutlich vom Geltungsbereich anderer Disziplinen, z. B. von der Medizin, abgrenzen

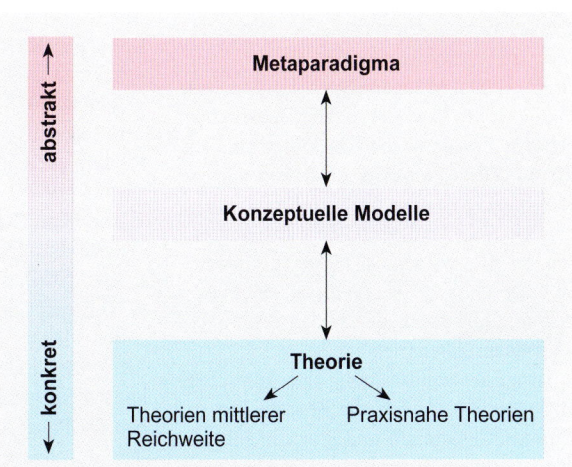

Abb. I/2.1 Verschiedene Ebenen von Theorien. [A400]

I 2

- In knapper Form alles Wesentliche der Disziplin umfassen
- „Perspektivneutral" sein, z. B. darf es kein bestimmtes Modell favorisieren
- International gültig sein, also keine nationalen oder kulturellen Wertvorstellungen spiegeln.

Metaparadigma für die Pflege

Ein **Metaparadigma für die Pflege** enthält Aussagen darüber, wie pflegerische Aspekte in eine Theorie eingebunden sein sollten. Person, Umwelt, Gesundheit und Pflege sind die derzeit gängigsten Eckpunkte, über die das Metaparadigma der Pflege eine Aussage trifft.

- Mit dem Begriff **Person** sind die Nutzer bzw. Empfänger pflegerischer Handlungen gemeint, nicht nur Einzelpersonen, sondern auch Familien, Gruppen und das Gemeinwesen
- Der Begriff **Umwelt** steht für die Bezugspersonen der Pflegebedürftigen, aber auch für die Umgebung, in der die Pflege stattfindet
- Mit **Gesundheit** ist der jeweilige gesundheitliche Status der Pflegebedürftigen gemeint. Dieser reicht von völligem Wohlbefinden über die Gesundheitsgefährdung und die akuten und chronischen Krankheiten bis hin zu Behinderungen und Sterben
- Der Begriff **Pflege** bezeichnet sowohl alle Aktivitäten, die ein Pflegender für einen Pflegebedürftigen ergriffen hat, als auch die Ziele und Ergebnisse dieser Aktivitäten. Sie sind Bestandteil des Pflegeprozesses (→ Kap. I/7) sowie der Interaktion im Rahmen des Beziehungsprozesses (→ Kap. I/2.1.6).

Kritik

Es gibt allerdings auch **Kritik** an den Inhalten des Metaparadigmas für die Pflege. Person, Umwelt und Gesundheit könnten ebenso zu einem Metaparadigma für Medizin, Public Health bzw. Gesundheitswissenschaft gehören. Erst durch die Verbindung mit dem Begriff „Pflege" wird klar, dass es sich um ein Metaparadigma ausschließlich für die Pflege handelt. Aber den Begriff Pflege zu benutzen, um das Metaparadigma Pflege zu erklären, ist nicht sehr sinnvoll und gleicht einer Doppelung, ähnlich einem „weißen Schimmel" oder einem „alten Greis".

Trotz der zahlreichen und kritischen Diskussionen werden die Begriffe Person, Umwelt, Gesundheit und Pflege in zahlreichen Veröffentlichungen zur Analyse und Beschreibung von **konzeptuellen Pflegemodellen** (→ Kap. I/2.1.2, → Kap. I/2.1.5) und **Pflegetheorien** (→ Kap. I/2.1.3) verwendet.

I/2.1.2 Konzeptuelle Modelle

Konzeptuelle Modelle in der professionellen Altenpflege → Kap. I/2.1.5

> **Modell:** Vereinfachte, oft bildhafte Darstellung komplexer Sachverhalte, um diese leichter verständlich zu machen.
> **Konzept:** Verschiedene Annahmen als „gedanklicher Entwurf" zur Erklärung eines Phänomens, z. B. der Pflege. Hieraus können überprüfbare Hypothesen (*Vermutungen*) abgeleitet werden, ohne dass ein objektiver Beweis zu erbringen ist.
> **Konzeptuelles Modell:** Da Pflegemodelle immer auf Konzepten aufbauen, werden sie auch als „konzeptuelle Modelle" bezeichnet.

Konzeptuelle Modelle geben den Pflegenden und der Öffentlichkeit eine grundsätzliche Orientierung darüber, welche Aufgaben, Zuständigkeiten und Verantwortungen die Berufsangehörigen der Disziplin Pflege haben. Sie bieten nicht nur systematische Strukturen für die wissenschaftliche Arbeit, sondern ebenso für das praktische Pflegehandeln.

So wird z. B. das Konzept „Angst" verwendet, um verschiedene Reaktionen und Verhaltensweisen des Pflegebedürftigen zu erklären. Dabei kann die Angst aber weder objektiv beschrieben (z. B. nicht als Angst vom Schweregrad 3,6) noch lokalisiert oder nachgewiesen werden (z. B. nicht „die Angst entsteht neben dem Hypothalamus").

Konzeptuelle Modelle gibt es nicht nur in der Pflege, sondern in sämtlichen Lebensbereichen und wissenschaftlichen Disziplinen.

Konzeptuelle Modelle der Pflege sind z. B.:

- Levine (1969): Konservationsmodell
- Rogers (1970): Wissenschaft vom unitären Menschen
- Orem (1971): Selbstpflegemodell
- King (1971): Allgemeines Systemmodell
- Neumann (Neumann & Young 1972): Systemmodell
- Roy (1976): Adaptionsmodell
- Johnson (1980): Verhaltenssystemmodell.

Alle diese Modelle wurden im angloamerikanischen Sprachraum entwickelt und haben die Pflege in vielen europäischen Ländern nachhaltig beeinflusst.

> Konzeptuelle Modelle der Pflege beschreiben das Wesen und den Gegenstand der Disziplin Pflege. Sie enthalten allgemeine, abstrakte Richtlinien, die zunächst zu konkretisieren sind, um für die Pflegepraxis direkt anwendbar zu sein.
> Nimmt man aus dem Metaparadigma z. B. das Konzept „Person", so haben die verschiedenen konzeptuellen Modelle meist stark voneinander abweichende Beschreibungen: Rogers geht von einer Person als Energiefeld aus, für Johnson sind Personen Verhaltenssysteme, Roy betrachtet Personen als anpassungsfähige Systeme.

I/2.1.3 Theorien

> **Theorie:** Wissenschaftliche Darstellung von Beobachtungen, um sie zu beschreiben, einheitlich zu erklären und Situationen vorherzusagen.
> Die Wirklichkeit wird hierbei vereinfacht dargestellt. Meist lassen sich mehrere Theorien von einem konzeptuellen Modell (→ Kap. I/2.1.2) ableiten.

Theorien mittlerer Reichweite

Im Gegensatz zu konzeptuellen Modellen bestehen **Theorien mittlerer Reichweite** aus relativ spezifischen Konzepten und Aussagen. Sie sind weniger abstrakt und berücksichtigen nur bestimmte Phänomene, z. B. Gesundheit, Umwelt oder zwischenmenschliche Beziehungen.

Daher sind Theorien mittlerer Reichweite zum einen schon überprüfbar, zum anderen aber abstrakt genug, um auf wissenschaftlicher Ebene theoretisch diskutiert zu werden.

Theorien mittlerer Reichweite sind z. B.:

- Newman (1986): Theorie der Gesundheit als sich ständig erweiterndes Bewusstsein
- Parse (1981/1992): Theorie des menschlichen Wachstums.

Praxisnahe Theorien

Praxisnahe Theorien sind konkreter als Theorien mittlerer Reichweite und enthalten nur eine begrenzte Zahl von Konzepten und Aussagen. Sie sind in der Praxis überprüfbar. Anhand einer praxisnahen Theorie lassen sich spezielle Pflegemaßnahmen formulieren, um ein bestimmtes Pflegeziel zu erreichen.

Zu den praxisnahen Theorien amerikanischen Ursprungs zählen z. B.:

- Orlando (1961): Theorie des abwägenden Pflegeprozesses
- Peplau (1952/1992): Theorie der zwischenmenschlichen Beziehungen
- Watson (1985): Theorie der menschlichen Fürsorge. 🐾 1 🐾 2 🐾 3

I/2.1.4 Einteilungen konzeptueller Modelle und Theorien

Konzeptuelle Modelle und **Theorien** werden von vielen Pflegewissenschaftlern synonym verwendet, die Diskussion darüber ist jedoch nicht abgeschlossen (→ Tab. I/2.1). Aus diesem Grund werden konzeptuelle Modelle, Theorien mittlerer Reichweite und praxisnahe Theorien in den historischen Übersichten und Einteilungen vermischt. In Deutschland ist es üblich, Modelle chronologisch oder aber systematisch nach entsprechenden Denkschulen darzustellen.

Historische Übersicht

Für die meisten der genannten Modelle und Theorien existieren deutsche Übersetzungen, z. B. Peplau, Rogers, Orem, Leininger, Roper et al. und Benner.

Aber auch im deutschsprachigen Raum wurden konzeptuelle Modelle entwickelt. So hat sich Liliane Juchli bereits seit 1973 darum bemüht, das Wesen der Pflege zu beschreiben. Sie hat mit ihren Lehrbüchern die Pflege hierzulande entscheidend beeinflusst. Monika Krohwinkel hat im Jahre 1988 das Rahmenmodell ganzheitlich fördernder Prozesspflege (→ Kap. I/2.2.2) als theoretischen Rahmen zu ihrer 1993 veröffentlichten Studie „Der Pflegeprozess am Beispiel von Apoplexiekranken" entwickelt.

Einteilung nach Meleis

Die bekannteste Einteilung der Modelle und Theorien stammt von *Afaf Meleis,* die 1942 in Alexandria, Ägypten, geboren wurde und Dekanin an der University of Pennsylvania ist. Sie unterscheidet Bedürfnis-, Interaktions- und Ergebnismodelle (→ Tab. I/2.2). Allerdings lassen sich nach diesem Schema nicht alle Modelle und Theorien eindeutig einteilen, da einige auch als Mischformen zu betrachten sind.

Jahr	Name	Konzeptuelles Modell, Theorie; Schlüsselwörter
1860	**Florence Nightingale**	**Moderne Krankenpflege** (→ Kap. I/2.2.3)
1950	**Madeleine Leininger**	**Transkulturelle und kultursensible Pflege** (→ Kap. I/2.2.4)
1952	**Hildegard E. Peplau**	**Psychodynamische Krankenpflege** (→ Kap. I/2.2.5)
1960	Faye G. Abdellah	Typologie der 21 Pflegeprobleme
1961	Ida Jean Orlando	Pflegeprozesstheorie
1964, 1970, 1977	Ernestine Wiedenbach	Die helfende Kunst der klinischen Krankenpflege
1966	Lydia E. Hall	Kern-, Pflege- und Heilungsmodell
1966, 1972, 1978	**Virginia Henderson**	**Grundregeln der Krankenpflege** (→ Kap. I/2.2.6)
1966	Joyce Travelbee	Mitmenschliches Beziehungsmodell
1967, 1973	Myra E. Levine	Vier Erhaltungsprinzipien
1970, 1980, 1983, 1989	Martha E. Rogers	Einheitliche Menschen
1971, 1980, 1985, 1991	**Dorothea E. Orem**	**Selbstpflege-Defizit-Theorie der Krankenpflege** (→ Kap. I/2.2.7)
1971, 1975, 1981	Imogene M. King	Zielerreichungstheorie
1974, 1976, 1980, 1984	Callista Roy	Adaptionsmodell
1976, 1980, 1985	**Nancy Roper, Winifred W. Logan, Alison J. Tierney**	**Die Elemente der Krankenpflege** (→ Kap. I/2.2.8)
1976	Josephine G. Patterson und Loretta T. Zderad	Humanistische Pflege
1977	Kathryn E. Barnard	Eltern-Kind-Interaktionsmodell
1977	Ramona T. Mercer	Übernahme der Mutterrolle
1978, 1980, 1981	Madeleine M. Leininger	Theorie der kulturellen Pflege
1979, 1985	Jean Watson	Philosophie und Wissenschaft der Krankenpflege
1979	Margaret A. Newman	Gesundheitsmodell
1979	Evelyn Adam	Konzeptionelles Pflegemodell
1980	Dorothy E. Johnson	Verhaltenssystemmodell
1980	Joan P. Riehl Sisca	Symbolischer Interaktionismus
1980	Betty Neumann	Systemmodell
1981, 1987	Rosemarie Rizzo Parse	Mensch-Leben-Gesundheit
1983	Joyce J. Fitzpatrick	Modell der Lebensperspektive
1983	Helen C. Erickson, Evelyn M. Tomlin, Mary Ann P. Swain	Modellbildung und Rollenmodellbildung
1986, 1988	Patricia Benner, Judith Wrubel	Vom Anfänger zum Experten – Stufen der Pflegekompetenz
1984, 1991, 1999	**Monika Krohwinkel**	**Modell der Aktivitäten, Beziehungen und existenziellen Erfahrungen des Lebens/ABEDL®** (→ Kap. I/2.2.2)
1996	Joyce M. Dungan	Modell der dynamischen Integration
1999	Erwin Böhm	Psychobiographische Pflege (→ Kap. I/2.2.8)
2014	**Elisabeth Beikirch**	**Strukturmodell** (→ Kap. I/2.2.1)

Tab. I/2.1 Historische Übersicht über konzeptuelle Modelle und Theorien. Die fett hervorgehobenen Modelle und Theorien sind im Kapitelteil I/2.2 vorgestellt.

- **Bedürfnismodelle** („Was ist Pflegen?"). Pflegerisches Handeln wird notwendig, wenn ein Bedürfnis vom Betroffenen selbst nicht mehr angemessen befriedigt werden kann. Bedürfnisorientierte Pflegemodelle basieren zumeist auf der Bedürfnishierarchie (→ Abb. I/2.2) von Abraham Maslow (1908–1970)
- **Interaktionsmodelle** („Wie soll gepflegt werden?"). Die Interaktion bzw. Beziehung zwischen Pflegebedürftigem und Pflegenden wird als herausragend wichtig betrachtet
- **Ergebnismodelle** („Zu welchem Resultat hat das pflegerische Handeln geführt?"). Hierbei steht das Ergebnis der Pflegemaßnahmen im Vordergrund.

Einteilung nach Marriner-Tomey

Ann Marriner-Tomey, Professorin an der Indiana State University, unterteilt die konzeptuellen Modelle und Theorien nach ihrem wissenschaftlichen Ansatz (→ Tab. I/2.3):
- **Philosophisch.** Prinzipien und Inhalte ethischen Handelns prägen die Theorie
- **Zwischenmenschliche Beziehungen.** Wechselbeziehung zwischen Handlungen von Personen steht im Vordergrund
- **Systemisch.** Das Zusammenwirken von verschiedenen Elementen eines Systems miteinander und mit der Umwelt wird beschrieben
- **Energiefelder.** Der Mensch und seine Umwelt bestehen aus Energiefeldern, die sich gegenseitig beeinflussen, sich verstärken können und bestimmte Strukturen aufweisen.

I/2.1.5 Konzeptuelle Modelle in der professionellen Altenpflege

„Altenpflege heute" bringt Altenpflegerinnen eine modellhafte Struktur für professionelle Altenpflege näher. Sie dient als theoretische Grundlage und praktische Richtschnur bei der Anwendung des Pflegeprozesses.

Angesichts der aktuellen Entwicklungen ist das Lehrbuch nun nach den Prinzipien des **Strukturmodells** (→ Kap. I/2.2.1) gegliedert. Dieses Modell ist von der Bundesregierung favorisiert und verbreitet sich mit erheblicher Geschwindigkeit in der deutschen Pflegepraxis.

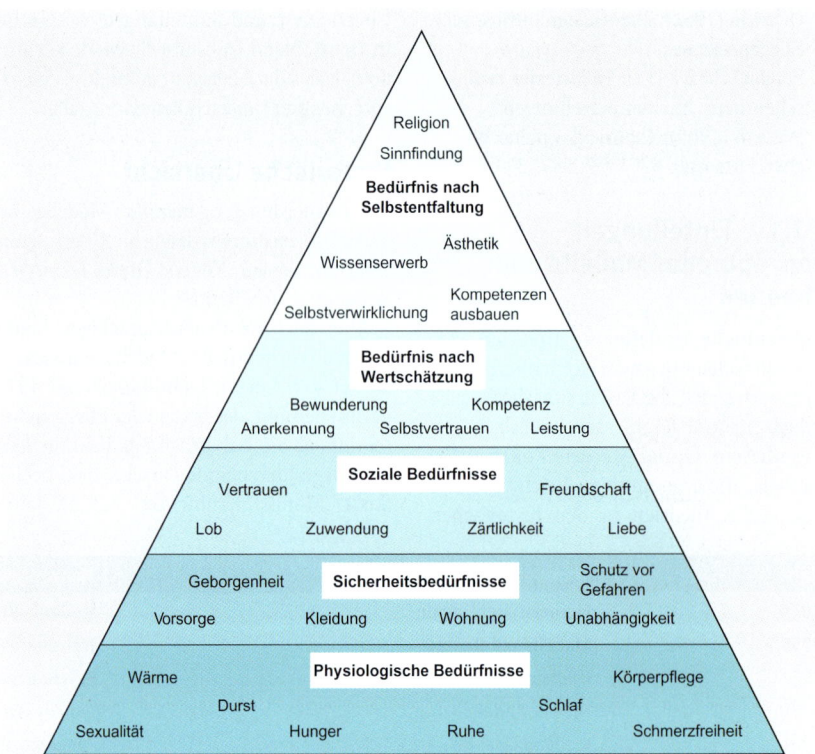

Abb. I/2.2 Bedürfnishierarchie nach Maslow. [A400]

Bedürfnismodelle	Interaktionsmodelle	Ergebnismodelle
• Abdellah	• Peplau	• Levine
• Hall	• Orlando	• Rogers
• Henderson	• Wiedenbach	• Roy
• Roper	• Travelbee, Patterson, Zderad	• Johnson
• Orem	• King	• Neuman
• Krohwinkel		

Tab. I/2.2 Einteilung der Pflegemodelle nach Meleis. (Vollständige Bezeichnung der Modelle bzw. Theorien → Tab. I/2.1)

Philosophisch	Zwischenmenschlich	Systemisch	Energetisch
• Nightingale	• Peplau	• Johnson	• Levine
• Henderson	• Travelbee	• Roy	• Rogers
• Abdellah	• Orlando	• King	• Fitzpatrick
• Hall	• Wiedenbach	• Neuman	• Newman
• Orem	• Riehl Sisca		
• Adam	• Erickson, Tomlin, Swain		
• Leininger	• Barnard		
• Watson	• Mercer		
• Rizzo Parse			
• Benner			

Tab. I/2.3 Einteilung der Pflegemodelle nach Marriner-Tomey (vollständige Bezeichnung der Modelle bzw. Theorien → Tab. I/2.1).

Ziele konzeptueller Modelle

- Altenpflegerinnen in der Diskussion zu Pflegetheorien und -modellen Orientierung geben und das Bewusstsein für die Inhalte und die Ausrichtung der Pflege fördern
- Ein Pflegemodell integrieren, das von der Fähigkeit alter Menschen zur Unabhängigkeit und damit verbunden auch der Selbstpflege ausgeht. Es berücksichtigt Wohlbefinden und vorbeugende Gesundheitspflege und Unterstützung bei Selbstpflegedefiziten
- Pflege und Betreuung in Übereinkunft zwischen Altenpflegerinnen und alten Menschen erfolgen lassen
- Eine einheitliche Pflegesprache und -struktur vermitteln, die gleichzeitig der Strukturierung des Pflegeprozesses dient

- Die praktische Gestaltung des Pflegeprozesses auf Basis von Pflegediagnosen vereinheitlichen und erleichtern (→ Kap. I/7, → Kap. I/9)
- Die Arbeit in multiprofessionellen Teams durch klare Begriffe und Strukturen der Pflege und Betreuung fördern
- Ein Konzept für die professionelle Altenpflegeausbildung anbieten.

Brückenschlag zwischen Theorie und Praxis

Wahl des richtigen Pflegemodells

Häufig werden Pflegemodelle gewählt, die nicht zu den Strukturen der Einrichtungen oder den Bedürfnissen der Pflegebedürftigen passen.

Die Wahl des Pflegemodells ist aber eine der entscheidenden Aufgaben für eine Einrichtung, weil das Pflegemodell Inhalt und Ausrichtung der Pflege und Betreuung festlegt. Ob die Entscheidung für ein spezifisches Modell in Arbeitsgruppen gemeinsam mit Mitarbeitern aus der Pflege, in einem multidisziplinären Team oder allein durch Projektbeauftragte erfolgt, ist abhängig von der Unternehmenskultur, den Strukturen und den in der Institution üblichen Umsetzungsprozessen.

Wenn eine Einrichtung sich noch nicht festgelegt hat, ist die Gründung einer Planungsgruppe „Pflegemodell" empfehlenswert. Sie kann weitreichende Vorarbeit leisten und bindet außerdem das Meinungsbild der Pflegenden in den Entscheidungsprozess ein, sodass das Ergebnis nicht als durch die Hierarchie vorgegeben fehlgedeutet werden kann.

Mögliche Aufgaben der Planungsgruppe:
- Zusammenführung der Betriebs- und Pflegeziele in der Einrichtung
- Auswertung der Pflegemodelle bezüglich ihrer Gültigkeit und Anwendbarkeit unter den vorliegenden Bedingungen
- Auswahl des passenden Pflegemodells als Grundlage für eine professionelle Pflegepraxis der Einrichtung
- Entwicklung eines Pflegeleitbilds (→ Kap. I/6.2.2) auf Basis des gewählten Pflegemodells, mit dem sich alle identifizieren, die mit Pflege und Betreuung befasst sind
- Benennung der Schritte des Pflegeprozesses in Anlehnung an dieses Modell
- Organisierung der Umsetzung des Pflegemodells durch Pflegeplanung (→ Kap. I/7)
- Festlegung der einzelnen Prozessschritte zur Umsetzung der ersten Phase in die Praxis durch

Fragen zur Überprüfung des Pflegemodells

1. Stimmen die inhaltlichen Aussagen überein mit:
- Gesellschaftlichen Vorstellungen von Gesundheit, Krankheit und Altenpflege?
- Den Anforderungen des Gesundheits- und Sozialwesens?
- Den ethischen Grundprinzipien der Altenpflege?

2. Sind die inhaltlichen Aussagen akzeptabel für die Mitarbeiter, die nach dem Modell arbeiten sollen?

3. Betont das Modell die eigenständigen Aufgaben der Altenpflege?

4. Gibt es realistische Entwicklungsmöglichkeiten für die Auffassung von Pflege unter den Bedingungen des Modells oder sind bereits Ansätze dafür vorhanden?

5. Kann die theoretische und praktische Ausbildung nach dem Modell durchgeführt werden?

6. Sind die beschriebenen Aufgaben und Ziele der Pflege und Betreuung im Berufsalltag möglich und umsetzbar?

7. Sind ablauforganisatorisch notwendige Entscheidungen möglich bzw. schon durchgesetzt? Beispiele:
- Mitarbeiterbesprechungen
- Ausreichend Zeit für Übergabe und Kontakt zu Bezugspersonen
- Fortbildungen
- Bezugspersonensysteme innerhalb des Pflegeteams

8. Sind notwendige organisatorische Instrumente vorhanden oder geplant? Beispiele:
- Pflegeprozess
- Pflegedokumentation
- Pflegediagnosen
- Pflegestandards

9. Kann die Einrichtung die notwendige Anpassung des Modells an Belange der täglichen Praxis leisten? Etwa durch:
- Fortbildung der Mitarbeiter
- Planungsgruppe
- Kontinuierliche Begleitung der Mitarbeiter
- Kontinuierliche Evaluation

Tab. I/2.4 Checkliste zur möglichen Anwendung eines konzeptuellen Modells in der Altenpflege (in Anlehnung an Hilde Steppe, 1990).

– Fortbildung von Mitarbeitern in Schlüsselpositionen zur Umsetzung des Pflegemodells, z. B. Qualitätsbeauftragte, Bereichsleitungen
– Entwicklung von Pilotprojekten in ausgewählten Abteilungen
– Begleitung von Pilotprojekten durch Berater vor Ort
– Fortbildungen zum Projekt in allen Abteilungen
– Entwicklung von Plänen für die Umsetzung in allen Bereichen unter besonderer Berücksichtigung einer einheitlichen Pflegedokumentation
– Integration des Modells in die praktische und theoretische Ausbildung.

Die folgende Checkliste gibt Anhaltspunkte zur Auswahl eines geeigneten konzeptuellen Modells (→ Tab. I/2.4).

Die Umsetzung eines Modells in die Praxis erfordert große zeitliche Ressourcen. Ein Projektplan, der das gesamte Projekt beschreibt und die einzelnen Projektumsetzungsschritte inhaltlich und zeitlich begrenzt sowie Verantwortungen klärt, ist deshalb sinnvoll. Die Steuerung der einzelnen Schritte im Projektplan erfolgt über den Projektleiter.

Gleichberechtigter Platz im therapeutischen Team

Einige Altenpflegerinnen haben die berufspolitischen und fachlichen Bedingungen geschaffen, unter denen der Pflegeprozess und die Pflegemodelle in die Praxis umgesetzt werden können. Professionelle Altenpflege bedeutet, einen eigenständigen, qualifizierten Platz im therapeutischen Team einzunehmen. Voraussetzung ist ein struktureller Rahmen, der diese Pflege ermöglicht.

Professionelle Pflege kann nur dann Qualität erbringen, wenn pflegespezifische Aufgaben in den Mittelpunkt gerückt werden können (→ Abb. I/2.3).

Dazu dient ein **Managementmodell,** das klare Strukturen aber auch Grenzen vorgibt.

Das Managementmodell in „Altenpflege heute" besteht aus fünf Bereichen:
- **Direkte Pflege,** das sind alle Arbeitsschritte im Pflegeprozess, Erarbeitung des pflegerischen Alltags und des Tagesablaufs gemeinsam mit den Bezugspersonen
- **Pflegedokumentation,** das sind alle pflegerischen Dokumentationen im Rahmen des Pflegeprozesses

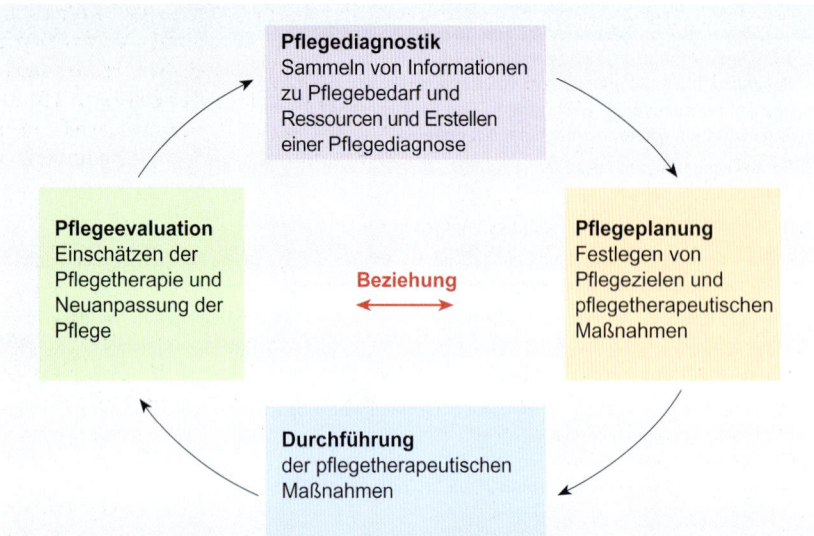

Abb. I/2.3 Professionelle Altenpflege als Problemlösungs- und Beziehungsprozess. [A400]

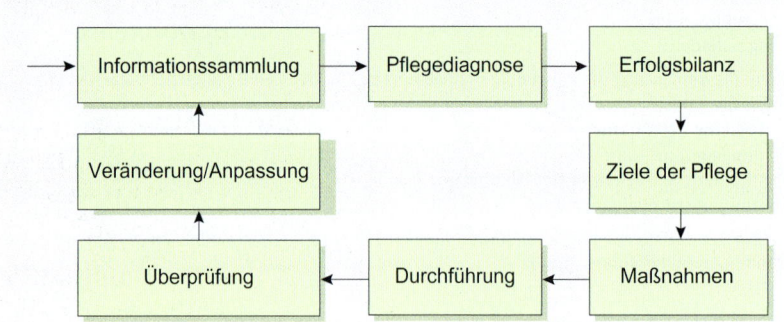

Abb. I/2.4 Die Ziele des Pflegeprozesses sind das Wohlbefinden und die Unabhängigkeit des Pflegebedürftigen. [A400]

- **Pflegerische Arbeitsorganisation,** das sind die Auswahl eines Pflegesystems, Arbeitsgestaltung im Rahmen einer Institution, z. B. einer Alten- und Pflegeeinrichtung
- **Medizinische Diagnostik und Therapie,** das bedeutet die Unterstützung ärztlicher Tätigkeiten
- **Kooperations- und Koordinierungsleistungen,** das sind die Abstimmungen mit anderen Berufsgruppen, um multiprofessionell tätig zu werden.

Aspekt der Personenorientierung

Altenpflege steht für eine personenorientierte Sicht, die den alten Menschen physisch, psychisch und insbesondere in seinen sozialen Bezügen sowie den lebensbeeinflussenden Erfahrungen umfasst. Die Ausrichtung auf rein medizinische Messdaten, z. B. Blutdruck, Puls und Körpertemperatur, würde den Dimensionen der Altenpflege ebenso wenig gerecht, wie die ausschließli-

che Betrachtung der sozialen oder der pflegerischen Aspekte.

Zu berücksichtigen ist, dass der Mensch mehr ist, als die Summe der einzelnen Teile, die man mit den Sinnesorganen fassen, sehen und hören kann.

I/2.1.6 Berücksichtigung des Pflegeprozesses

Pflegeprozess → Kap. I/7

Im Fokus der Altenpflegerinnen steht der alte Mensch. Es geht in erster Linie darum, seine individuellen Bedürfnisse und Fähigkeiten zu erkennen sowie seine spezifischen Ressourcen zu nutzen.

Die einzelnen methodischen Schritte (→ Abb. I/2.4):

- Die **Informationssammlung** (*Pflegediagnostik*). Erhebung einer gemeinsamen Informationsbasis mittels klar definierter **Kategorien der Bedürfnisse**
- Die **Pflegeplanung.** Gekennzeichnet durch die Auswertung der Daten aus der

Informationssammlung und der sich daraus ableitenden Ziele und Pflegemaßnahmen. Aus den gesammelten Daten und Informationen werden u. a. **Pflegediagnosen** bzw. **pflegebegründende Diagnosen** entwickelt

- Die **Durchführung** der Pflege. Ist orientiert an den festgelegten Maßnahmen einer personenzentrierten und fördernden Pflege. Eine Vereinheitlichung der Tätigkeiten mittels **Pflegestandards** und Handlungsanweisungen bewirken ein überprüfbares Vorgehen, sodass eine kontinuierliche Pflege und Betreuung zum Wohl des Pflegebedürftigen stattfinden kann
- Die **Überprüfung** der Pflege (*Evaluation*) ist der vorerst letzte Schritt des Pflegeprozesses. Die formulierten Ziele aus der Pflegeplanung (SOLL) werden gemeinsam mit dem Pflegebedürftigen regelmäßig mit der Realität (IST) abgeglichen und bewertet. Je nach Ergebnis der Evaluation schließen sich Änderungen in der Pflegeplanung an.

Berücksichtigung der Pflegebeziehungen

Die **Pflegebeziehungen** umfassen:

- Den Umgang mit allen an der Pflege und Betreuung beteiligten Personen, einschließlich des Pflegebedürftigen, seiner Angehörigen und sonstigen Bezugspersonen
- Den Informationsaustausch zwischen allen Beteiligten
- Die Ausrichtung auf ein gemeinsames Ziel.

Das Beziehungsdreieck (→ Abb. I/2.5) ist geprägt von Wertschätzung und Empathie. Es bezieht Einflussfaktoren, wie Gesundheits- und Krankheitsprozesse, Lebens- und Entwicklungsprozesse, Umgebungs- und Lebensverhältnisse sowie lebensbeeinflussende Erfahrungen ein.

Auf der pflegerischen Seite sollte das Bewusstsein geschaffen sein, die individuellen Erlebnisse und Gewohnheiten des Pflegebedürftigen in die gesamte pflegerisch-betreuende Beziehung einzubinden, die auf Wohlbefinden und Unabhängigkeit des Pflegebedürftigen abzielt.

Dies ist die Basis, auf der Altenpflegerinnen die Betreuung und Pflege wirklich individuell gestalten können. Die Weiterentwicklung und Anpassung des Modells an die sich verändernden Gegebenheiten erfolgen durch die erlebten und gelebten Erfahrungen im Beziehungsdreieck.

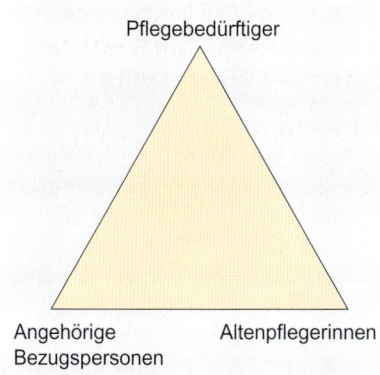

Abb. I/2.5 Beziehungsdreieck zwischen Pflegebedürftigem, Angehörigen und Bezugspersonen sowie Pflegenden. [A400]

I/2.2 Ausgewählte konzeptuelle Modelle und Theorien

Ⓢ Fallbeispiel Stationär

Adelheid Sohlig ist eine Bewohnerin des „Seniorenzentrums Maxeberg" und hält sich seit einiger Zeit bei der Gestaltung Ihrer Freizeitaktivitäten zurück. Ihre Freunde und Clubs besucht sie nur noch selten und sie wirkt zunehmend depressiv. Nach einer Untersuchung durch den Arzt und einem Gespräch mit den Familienangehörigen wird deutlich, dass sie eine stärker werdende Gehörlosigkeit verschwiegen hat. Sie hatte deshalb Schwierigkeiten, an den Gesprächen und Spielen teilzunehmen.

Nach einigem Zureden ist Adelheid Sohlig bereit, sich ein Hörgerät anpassen zu lassen und kommt einige Zeit später damit gut zurecht. Trotzdem schafft sie es aus eigenem Antrieb nicht mehr, zu ihrem gewohnten gesellschaftlichen Umgang zurückzukehren. Aufgrund Ihrer Kenntnisse der Selbstpflegedefizittheorie nach Orem (→ Kap. I/2.2.7) stellt die Altenpflegerin Hermine Brauer ein Selbstpflegedefizit fest. Zu den allgemeinen Selbstpflegeerfordernissen eines Menschen gehört nach Orem die Erhaltung des Gleichgewichts zwischen Alleinsein und sozialer Integration. Dieses Gleichgewicht hat sich bei Adelheid Sohlig verschoben und ihr Wohlbefinden ist beeinträchtigt, was sich durch eine zunehmende depressive Verstimmung zeigt. Zudem ist nach Orem für alle Menschen die „Förderung von Entwicklung und menschlichem Funktionieren innerhalb von sozialen Gruppen in Übereinstimmung

mit den menschlichen Möglichkeiten" wichtig. Nach der Theorie der Pflegesysteme kann Hermine Brauer teilweise kompensatorisch eingreifen, um die mangelnden Selbstpflegefähigkeiten von Frau Sohlig auszugleichen.

In einem Gespräch mit Frau Sohlig erklärt die Altenpflegerin, wie wichtig die Selbstständigkeit zur Pflege der Freundschaften ist. Gemeinsam überlegen sie, wie Frau Sohlig der Vereinsamungstendenz begegnen könnte. Im Sinne einer teilweise kompensatorischen Pflegehandlung plant Hermine Brauer ein Treffen mit einer alten Freundin von Frau Sohlig. Diese hat Verständnis und verspricht, Adelheid Sohlig zu unterstützen. Künftig begleitet sie die Bewohnerin zu den früher üblichen Treffen. Nach einiger Zeit übernimmt Frau Sohlig wieder einen aktiven Part und kann sich erneut nach ihren Möglichkeiten sozial integrieren.

Im Folgenden sind die wesentlichen Grundzüge der in Deutschland gängigen konzeptuellen Modelle und Theorien vorgestellt. Sie alle beziehen sich auf die in Kap. I/2.1.1 besprochenen Eckpunkte des Metaparadigmas:

- Person
- Umgebung
- Gesundheit
- Pflegerische Aufgaben, Pflegeprozess und pflegerisches Handeln.

I/2.2.1 Elisabeth Beikirch: Strukturmodell

Pflegeprozess → Kap. I/7

Elisabeth Beikirch hat als durch die Bundesregierung beauftragte Ombudsfrau das **Strukturmodell zur Entbürokratisierung der Pflege** mit Hilfe ausgewiesener Experten 2013 entwickelt. Ziel war es, die Pflegedokumentation zu vereinfachen und zu entbürokratisieren. Auslöser war die vielfache Kritik von Praktikern, Verbänden und seitens der Politik. Im Rahmen eines Praxistests wurde das Strukturmodell von September 2013 bis Februar 2014 in fünf Bundesländern in 31 ambulanten Diensten und 26 stationären Einrichtungen erprobt. Im Anschluss wurde das Projektbüro Ein-STEP unter Leitung von Elisabeth Beikirch gegründet, um das Strukturmodell bundesweit zu implementieren. Ein-STEP bedeutet „Einführung des Strukturmodells zur Entbürokratisierung der Pflegedokumentation" Aufgrund der guten Resonanz der Pfle-

geeinrichtungen war zum Redaktionsschluss dieses Buches klar, dass das Projekt bis Ende 2017 fortgeführt wird. Ausdrücklich wird hier darauf hingewiesen, dass die zugelassenen Pflegeeinrichtungen nicht verpflichtet sind, sich an der Initiative zu beteiligen.

Internet- und Lese-Tipp

Abschlussbericht zum Strukturmodell (mit Erläuterungen zur praktischen Anwendung) beim Patientenbeauftragten der Bundesregierung: www.patientenbeauftragter.de/images/pdf/anlagenband_zum_abschlussbericht_2014.pdf

Person

Kernpunkt des Modells ist die Personenzentrierung in der Planung der Pflege. Das bedeutet, die individuellen Wünsche und die spezielle Lebenssituation der Menschen sind der zentrale Ausgangspunkt aller pflegerischen Überlegungen.

Umgebung

In Anlehnung an das **Begutachtungsinstrument** (*BI* → Abb. I/2.4) im Rahmen der Feststellung des Pflegebedürftigkeitsbegriffs sind im Strukturmodell sechs relevante **Kontextkategorien** definiert:

1 Kognition und Kommunikation. Hier geht es um die Fähigkeit der Person, sich zu orientieren, zu interagieren sowie Risiken und Gefahren zu erkennen (→ Kap. I/18).

2 Mobilität und Bewegung. Hier geht es darum zu erfassen, inwieweit die Person in der Lage ist, sich frei innerhalb und außerhalb der Wohnung bzw. des Wohnbereichs zu bewegen. Dabei ist auch der Aspekt des herausfordernden Verhaltens zu berücksichtigen (→ Kap. I/19).

3 Krankheitsbezogene Anforderungen und Belastungen. In diesem Themenfeld wird erfasst, ob pflegerischer Unterstützungsbedarf durch die besondere gesundheitliche Situation entsteht, z. B. aufgrund von Wunden. Dabei sind die individuellen Belastungsfaktoren sowie die Fähigkeiten, mit der Situation umzugehen, zu berücksichtigen (→ Kap. I/20).

4 Selbstversorgung. Hier geht es um die Bereiche Körperpflege, Ankleiden, Essen und Trinken sowie Kontinenz. Zugrunde liegt die Frage, inwieweit die Person diese Bereiche selbstständig oder mit Unterstützung realisieren kann, und welche pflegerische Unterstützung notwendig ist (→ Kap. I/21).

5 Leben in sozialen Beziehungen. In diesem Themenfeld geht es darum, inwie-

I
2

weit die Person in ihrem Umfeld aktiv sein kann, wer sie dabei unterstützt und welchen Unterstützungsbedarf sie hat (→ Kap. I/22).

6a Haushaltsführung (ambulant). An dieser Stelle wird die Frage gestellt, ob die pflegebedürftige Person ihren eigenen Haushalt eigenständig oder mit Unterstützung organisieren kann. Hier ist auch zu berücksichtigen, welche Konflikte sich in diesem Zusammenhang ergeben können. Ein Beispiel ist, wenn die pflegebedürftige Person infolge ihrer psychischen oder sozialen Situation den Haushalt nicht mehr führen kann, jedoch selbst keine Notwendigkeit der Unterstützung sieht (→ Kap. I/23).

6b Wohnen/Häuslichkeit (stationär). In diesem Themenfeld geht es um die Frage, inwieweit die Person ihre Wünsche und ihren Bedarf in Hinblick auf Wohnen und Häuslichkeit umsetzen kann, und welchen Unterstützungsbedarf sie ggf. hat (→ Kap. I/23).

Gesundheitszustand

Eine explizite Definition zum Thema Gesundheit findet sich im Strukturmodell nicht.

Pflegerische Aufgaben, Pflegeprozess, pflegerisches Handeln

Ein vierschrittiger Pflegeprozess bildet die Grundlage des Strukturmodells.

Schritt 1. Hier erfolgt die **strukturierte Informationssammlung** (*SIS®*). Darüber hinaus erfolgt die **initiale Einschätzung** pflegerischer Risiken. Das bedeutet, die Altenpflegerin entscheidet auf der Grundlage ihrer Expertise, ob ein Risiko vorliegt oder nicht. Wenn sie diese Frage grundsätzlich mit „Ja" beantworten kann, zieht sie anerkannte Differential-Assessments hinzu, um eine tiefer gehende Einschätzung vorzunehmen. Anerkannt bedeutet, dass sie Assessments anwendet, die in den Expertenstandards empfohlen werden. Wesentlich ist im Rahmen der SIS®, dass zu Beginn die Sichtweise der pflegebedürftigen Person und ihre Wünsche und Bedarfe an Hilfe und Unterstützung bewusst erfragt und auch im Wortlaut erfasst werden. Ziel ist es, die Einschätzung des Betroffenen mit der fachlichen Perspektive zusammenzuführen.

Schritt 2. Es erfolgt eine individuelle Maßnahmenplanung auf der Grundlage

der Themen, die sich im Rahmen der SIS® als wichtig abgezeichnet haben. Hier ist es Aufgabe der Pflegeeinrichtung, eigene Strukturen zu entwickeln, um die Planung vorzunehmen. Allerdings sollte sich die Planung von der bisherigen Einteilung (z. B. analog zu den 13 ABEDL® nach Monika Krohwinkel) unterscheiden. Ziel ist es, nahtlos an die Ergebnisse der SIS® anzuknüpfen und die damit gewonnenen Erkenntnisse zu verarbeiten. Es ist also erforderlich, die fünf bzw. sechs Themenfelder als Struktur zu nutzen und dabei die festgestellten Risiken sowie die Sichtweisen und Bedürfnisse der pflegebedürftigen Person einzubeziehen. Gedanklich stellt sich die Altenpflegerin die Frage, welche Probleme und Ressourcen bestehen, und welche Ziele daraus abzuleiten sind. Die Ziele werden jedoch nicht schriftlich fixiert. Für die Maßnahmenplanung ist eine Tagesstrukturierung inklusive der nächtlichen Versorgung empfohlen.

Schritt 3. Erstellung des Pflegeberichts. Diesem kommt im Rahmen des Strukturmodells eine besondere Bedeutung zu. Hier sind ausschließlich Situationen zu dokumentieren, in denen die Altenpflegerin von der Maßnahmenplanung abweicht. Die Dokumentationspflicht bezieht sich auch auf die sachliche Begründung der ungeplanten Maßnahmen. In der grundpflegerischen Versorgung werden im Rahmen der Tagesstruktur wiederkehrende Handlungen in der Pflege und Betreuung (Immer-So-Routinen) dokumentiert, so dass diese sich erstens nicht im Bericht wiederfinden müssen, und zweitens nur einmal pro Schicht abzuzeichnen sind.

Schritt 4. Die Evaluation erfolgt in festgelegten Abständen unter Bezug auf die Schritte 1–3. Das bedeutet, die Altenpflegerin setzt aufgrund ihrer Einschätzung aktiv Evaluationszeiträume fest und bezieht dabei die Abweichungen im Pflegebericht ein. Ebenso können aufgrund der Risikoeinschätzung kurzfristig Evaluationen notwendig werden.

> **Lern-Tipp**
> Recherchieren Sie im Internet unter dem Stichwort „Entbürokratisierung" und „Strukturmodell". Informieren Sie sich insbesondere unter www.ein-step.de über die Initiative der Bundesregierung. Diskutieren Sie in Kleingruppen über die Vor- und Nachteile, die Sie in dem Modell sehen. Gleichen Sie das Modell mit dem ab, das Sie im Rahmen Ihrer Praxiseinsätze kennen gelernt haben.

I/2.2.2 Monika Krohwinkel: Rahmenmodell ganzheitlich fördernder Prozesspflege

Monika Krohwinkel (geb. 1941) hat als Professorin an der Fachhochschule Darmstadt ihr Rahmenmodell ganzheitlich fördernder Prozesspflege im Jahre 1988 entwickelt und der Studie „Der Pflegeprozess am Beispiel von Apoplexiekranken" zu Grunde gelegt. Elf Jahre später erweiterte sie ihr Modell, das seitdem von ABEDL® (*Aktivitäten, Beziehungen und existenzielle Erfahrungen des täglichen Lebens*) spricht.

Person

Die Person, für Krohwinkel Pflegebedürftige und Pflegende, ist von zentralem Interesse. Der Mensch ist mehr als die Summe seiner Teile und er ist fähig, sich zu entwickeln und selbst zu verwirklichen, wobei er in der Lage ist, selbstständig zu denken und zu handeln.

Umgebung

Krohwinkel sieht die Umgebung ganzheitlich und als wichtigste Komponente für die Gesundheit, das Wohlbefinden und das Leben des Menschen. Mensch und Umgebung sind offene Systeme, die sich gegenseitig beeinflussen. Zur Umgebung gehören andere Menschen und Lebewesen sowie physikalische, materielle und gesellschaftliche Faktoren, die Einfluss auf das Leben der Person haben.

Gesundheitszustand

Gesundheit und Krankheit gelten als dynamische Prozesse. Das Interesse richtet sich nicht nur auf die Defizite, sondern auch auf die Fähigkeiten der Person. Den medizinischen Befund bezieht das Modell zwar als Teil von Gesundheit ein, als pflegerisches Ziel nennt es jedoch den Teil der Gesundheit, den die Person selbst als Wohlbefinden und Unabhängigkeit ansieht und erfährt. Wohlbefinden und Unabhängigkeit sind nach Krohwinkel untrennbar miteinander verbunden.

Pflegerische Aufgaben, Pflegeprozess, pflegerisches Handeln

Krohwinkel spricht vom pflegerischen Handlungsprozess, dessen Ausgangspunkt die menschlichen Bedürfnisse, Probleme und Fähigkeiten sowie deren Auswirkungen auf Wohlbefinden und Unabhängigkeit sind. Bedürfnisse und Fähigkeiten werden nicht künstlich zerlegt in physisch-funktional, willentlich-emotional, kulturell oder sozial, sondern ganzheitlich gesehen.

Krohwinkel meint wie Orem (→ Kap. I/2.2.7), dass Menschen normalerweise Selbstpflegeaktivitäten entfalten, um für die Sicherheit von Gesundheit und Leben zu sorgen. Benötigt der Mensch professionelle pflegerische Hilfe, verweist Krohwinkel auf Orem, die Methoden und Hilfeleistungen anbietet, um den Pflegebedürftigen bei der Wahrnehmung seiner Selbstpflegeaktivitäten zu unterstützen.

Das **ABEDL®-Strukturierungsmodell** (**A**ktivitäten, **B**eziehungen und existenzielle **E**rfahrungen **d**es täglichen **L**ebens) besteht aus dreizehn Bereichen, die untereinander in Beziehung stehen und in das Rahmenmodell ganzheitlich fördernder Prozesspflege (→ Abb. I/2.6) eingebettet sind.

> ❯❯ **Aktivitäten, Beziehungen und existenzielle Erfahrungen des täglichen Lebens (ABEDL® nach Krohwinkel)**
>
> **Kategorie 1 – Lebensaktivitäten realisieren können:**
> - Kommunizieren
> - Sich bewegen
> - Vitale Funktionen aufrecht erhalten
> - Sich pflegen
> - Sich kleiden
> - Ausscheiden
> - Essen und Trinken
> - Ruhen, Schlafen, sich entspannen
> - Sich beschäftigen, Lernen, sich entwickeln
> - Die eigene Sexualität leben
> - Für sichere und fördernde Umgebung sorgen.
>
> **Kategorie 2 – Soziale Kontakte und Beziehungen aufrecht erhalten können** mit den Zusatzerläuterungen:
> - In Kontakt sein und bleiben
> - Mit belastenden Beziehungen umgehen
> - Unterstützende Beziehungen erhalten, erlangen, wiedererlangen.
>
> **Kategorie 3 – Mit existenziellen Erfahrungen des Lebens umgehen und sich dabei entwickeln können** mit den Zusatzerläuterungen:
> - Fördernde Erfahrungen machen
> - Mit belastenden Erfahrungen umgehen
> - Erfahrungen, welche die Existenz fördern oder gefährden, unterscheiden
> - Lebensgeschichtliche Erfahrungen einbeziehen.

Die Folge der Kategorien symbolisiert keine Hierarchie. Die ersten elf ABEDL® sind an die ATL von Liliane Juchli angelehnt, die ABEDL® „Soziale Kontakte und Beziehungen aufrecht erhalten können" und „Mit existenziellen Erfahrungen des Lebens umgehen und sich dabei entwickeln können" wurden von Krohwinkel hinzugefügt und durch die Klassifizierung in jeweils eigene Kategorien besonders betont. Die „sozialen Kontakte und Beziehungen" schließen auch die nachstationäre Versorgung und die Pflege durch Angehörige ein.

Die existenziellen Erfahrungen des Lebens unterteilt Krohwinkel in drei Gruppen und führt jeweils Beispiele an:
- **Existenzgefährdende Erfahrungen,** z. B. Verlust von Unabhängigkeit, Sorge, Angst, Misstrauen, Trennung, Isolation, Ungewissheit, Hoffnungslosigkeit, Schmerzen, Sterben
- **Existenzfördernde Erfahrungen,** z. B. Wiedergewinnung von Unabhängigkeit, Zuversicht, Freude, Vertrauen, Integration, Sicherheit, Hoffnung, Wohlbefinden
- **Erfahrungen, welche die Existenz fördern oder gefährden können,** z. B. kulturgebundene Erfahrungen, etwa Weltanschauung oder Glauben sowie lebensgeschichtliche Erfahrungen.

Das **Rahmenmodell ganzheitlich-fördernder Prozesspflege** (→ Abb. I/2.6) umfasst das ABEDL®-Strukturierungsmodell.

Im **primär pflegerischen Interesse** stehen die Bedürfnisse, Probleme (*Defizite*) und Fähigkeiten des Pflegebedürftigen in den Aktivitäten, Beziehungen und existenziellen Erfahrungen des Lebens sowie seine primären persönlichen Bezugspersonen. Ebenso sind folgende Einflussfaktoren genannt:
- Umgebung und Lebensverhältnisse
- Gesundheits- und Krankheitsprozesse
- Medizinische Diagnostik und Therapie (einschließlich Ressourcen und Defizite).

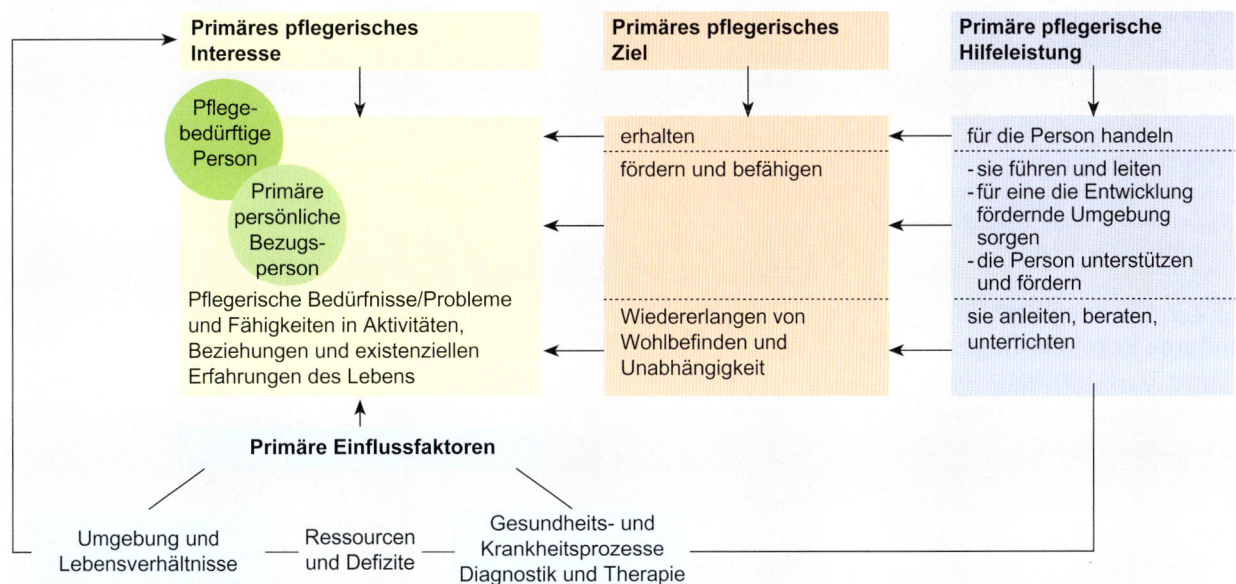

Rahmenmodell ganzheitlich fördernder Prozesspflege

Abb. I/2.6 Rahmenmodell ganzheitlich fördernder Prozesspflege von Monika Krohwinkel. [E165–001]

I

2

Die **primär pflegerischen Ziele** umfassen: Erhalten, Fördern und Befähigen bzw. Wiedererlangen von Unabhängigkeit und Wohlbefinden der Pflegebedürftigen in den ABEDL®, unabhängig davon, ob sie gesund, krank, behindert sind oder sterben. Krohwinkel betont, dass gerade aus diesem Grunde auch die Fähigkeiten der persönlichen Bezugspersonen gezielt und systematisch zu erfassen, zu stützen und zu fördern seien.

Zur **primär pflegerischen Hilfeleistung** (*Pflegemethodik*) gehören folgende Aspekte:
- Für den Pflegebedürftigen zu handeln
- Ihn zu führen und zu leiten
- Für eine Umgebung zu sorgen, die einer positiven Entwicklung förderlich ist
- Ihn zu unterstützen
- Ihn bzw. seine Bezugspersonen anzuleiten, zu beraten, zu unterrichten und zu fördern.

Ein wesentlicher Bestandteil im Rahmenmodell ganzheitlich-fördernder Prozesspflege ist zudem der **Pflegeprozess.** Krohwinkel hat dafür das Phasenmodell der WHO übernommen (→ Kap. I/2.1.6):
- Erhebung (*Informationssammlung*)
- Planung
- Durchführung
- Auswertung.

Der ersten Phase, der Erhebung, misst sie besondere Bedeutung bei, da sie das Fundament des gesamten Ablaufs bildet. Es werden pflegerelevante Probleme, ihre Ursachen und die Fähigkeiten des Pflegebedürftigen erfasst. Quelle dieser wichtigen Informationen ist der Pflegebedürftige selbst, er soll daher im Zentrum stehen und, wann immer möglich, einbezogen werden. Die Pflegeprozessdokumentation wird als Bestandteil ganzheitlich-fördernder Prozesspflege gesehen.

Krohwinkel entwickelte neben dem Modell ganzheitlich-fördernder Prozesspflege zudem ein Managementmodell, um für die Strukturbedingungen pflegerischen Handelns einen Rahmen, insbesondere aber die Aufgaben und Verantwortungen festzulegen (→ Abb. I/2.7). 📖 4

I/2.2.3 Florence Nightingale: Moderne Krankenpflege

Florence Nightingale (1820–1910), eine Tochter aus „gutem" Hause, wollte sich im viktorianischen England nicht der Rolle als Dame in der High Society anpassen, sondern hatte das Bedürfnis, etwas Sinnvolles zu tun. Also wandte sie sich der Kranken- und Armenpflege zu.

In ihrem Buch „Notes on Nursing" (1859) beschreibt sie Pflegerichtlinien bezüglich

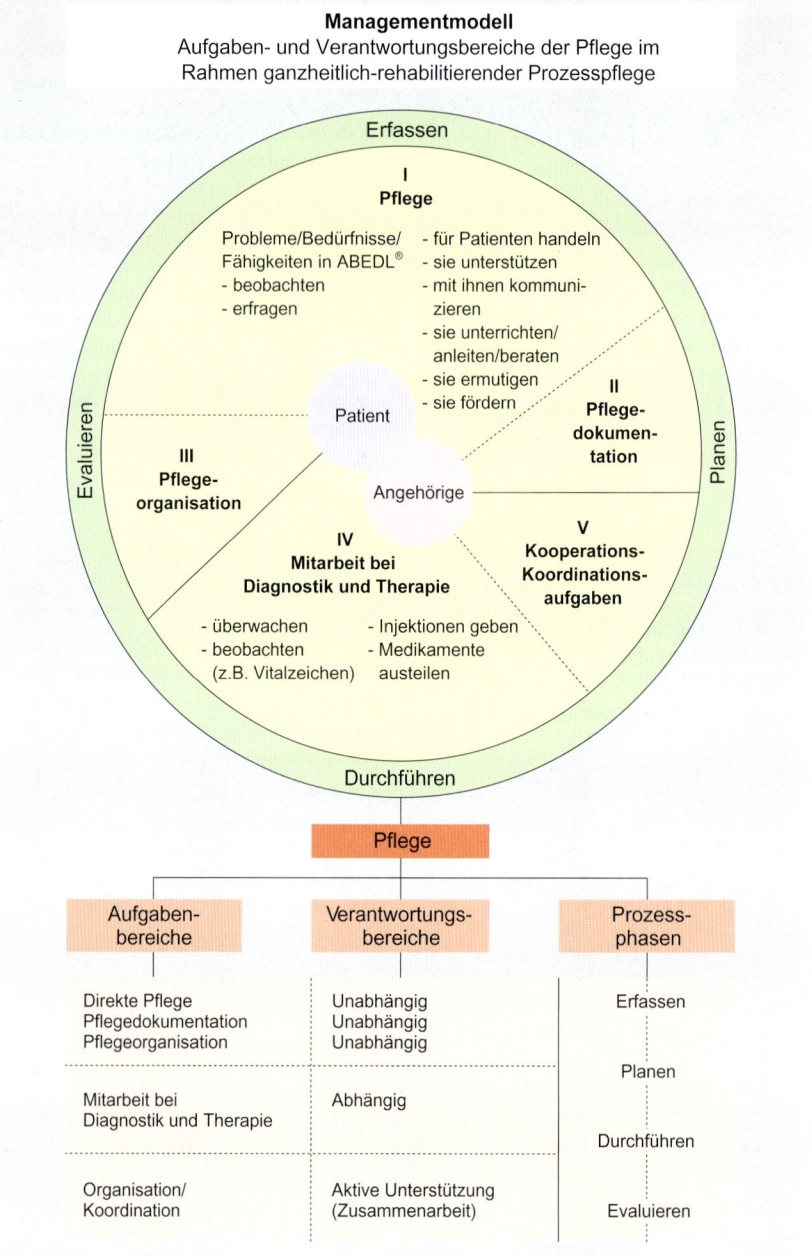

Abb. I/2.7 Managementmodell von Monika Krohwinkel. [E165–001]

Luft, Licht, Wärme, Ernährung, Sauberkeit und Geräuschen. Pflegende haben für eine schöne, ruhige und sichere Umgebung zu sorgen, damit der Erkrankte genesen kann.

Person

Der Mensch ist selbst verantwortlich für sein Leben und versucht, schöpferisch nach Gesundheit zu streben.

Umgebung

Die Umgebung beeinflusst den gesunden und kranken Menschen, Nightingale zufolge ist sie ein wichtiger Verursacher von Infektionen. Es ist daher wichtig, für Sauberkeit, gute Belüftung und frisches Wasser zu sorgen. Auch Licht, Ruhe und gesunder Ernährung misst sie große Bedeutung bei.

Gesundheitszustand

Gesundheit ist ein Zustand, in dem sich der Mensch wohl fühlt und seine Kräfte optimal einsetzen kann. Krankheit wird als reparativer Prozess verstanden, in den sich der Mensch durch ungesundes Verhalten gebracht hat.

Pflegerische Aufgaben, Pflegeprozess, pflegerisches Handeln

Das Ziel pflegerischen Handelns ist es, den Menschen beim Genesungsprozess zu unterstützen. Dabei ist es Hauptaufgabe der Pflegenden, für eine gesundheitsfördernde Umgebung zu sorgen.

I/2.2.4 Madeleine Leininger: Transkulturelle Pflege

Madeleine Leininger wurde am 13.7 1925 in Nebraska geboren und verstarb am 10.8 2012. Sie war Professorin für Krankenpflege und gilt als Pionierin auf dem Gebiet der transkulturellen Pflege.

Die transkulturelle Pflege (→ Kap. II/3) hat zum Ziel, die Gewohnheiten der Pflegebedürftigen unterschiedlicher Kulturen zu berücksichtigen. Zentrales Instrument ist das „Sunrise-Modell". Es dient dazu, die Besonderheiten der Kultur zu ermitteln. Madeleine Leininger hat damit viele wichtige Kulturen untersucht und die Erkenntnisse in ihre Theorie einfließen lassen. Kernfragen sind:

- Wie ist das Weltverständnis der jeweiligen Kultur?
- Welche Einflussfaktoren herrschen vor, z. B. wirtschaftliche, bildungsbedingte, soziale, religiöse, politische, philosophische?
- Welche Werte und Lebensweisen prägen die Kultur?
- Wie wird in der Kultur Pflege definiert und umgesetzt?
- Wie hat sich die Kultur entwickelt, wie ist der sprachliche Hintergrund?

Die Theorie Leiningers ist aus der Sicht vieler Kritiker sehr abstrakt und kann hier aufgrund ihrer Komplexität nicht annähernd genau dargestellt werden. Sie wird jedoch gewürdigt, weil ihr in Deutschland zunehmend Bedeutung beigemessen wird. Wichtige Stichworte sind:

- Kulturelle Vielfalt
- Migration
- Kommunikation und Verständigung zwischen den Kulturen
- Religiöse Hintergründe, die in die Pflege einfließen, z. B. Islam

In den vergangenen Jahren entstanden zunehmend Einrichtungen, die es sich zum Ziel gesetzt haben, Pflegebedürftige aus unterschiedlichen Herkunftsländern so zu versorgen, dass sie Gewohntes aus ihrer Kultur vorfinden. Beispiele sind Sprache, Ernährung oder Umgang mit dem Sterben.

> **❯❯ Lern-Tipp**
> Recherchieren Sie im Internet unter Stichworten wie „transkulturelle stationäre Pflege" oder „transkulturell ambulant" und sehen Sie sich die Konzepte und Leitbilder von Einrichtungen an, die Sie dabei aufrufen.
> Diskutieren Sie mit Ihren Mitschülern, welche Merkmale diese Einrichtungen ausmachen, und welche Vor- und Nachteile Sie für sich als Altenpflegerinnen sehen würden, wenn Sie in einer Einrichtung arbeiten würden, deren Konzept transkulturell angelegt ist.

Person

Der Mensch wird durch seine Kultur und die Werte und Normen, die in seinem Umfeld vorherrschen, geprägt. Er hat das Bedürfnis gemäß seinem kulturellen Hintergrund behandelt zu werden.

Umgebung

Die Umgebung bezieht sich auf alle Ereignisse und Erfahrungen, die innerhalb der Kultur auf den Menschen wirken. Kultur umfasst nach Leininger Werte, Überzeugen, Meinungen und Lebensweisen, die das Handeln des Pflegebedürftigen prägen.

Gesundheitszustand

Gesundheit ist ein Zustand des Wohlbefindens. Die Auffassung von Wohlbefinden wird kulturell stark geprägt. Wohlbefinden ist maßgeblich beeinflusst über die Fähigkeit des Menschen, innerhalb seiner Kultur seinen Platz einzunehmen.

Pflegerische Aufgaben, Pflegeprozess, pflegerisches Handeln

Die Aufgabe der Pflegenden besteht darin, das Wohlbefinden einzelner Menschen oder von Gruppen zu verbessern oder aufrechtzuerhalten. Ein wesentliches Ziel ist, die kulturelle Identität zu fördern und dem Pflegebedürftigen das Handeln entsprechend seiner kulturellen Wertvorstellungen zu ermöglichen. Zentraler Begriff ist hier die „kulturspezifische Fürsorge". Diese Fürsorge umfasst helfende, unterstützende und fördernde Verhaltensweisen, damit der Pflegebedürftige gesunde Lebensbedingungen erhalten, sowie mit Krankheit, Behinderung oder dem Sterben umgehen kann.

I/2.2.5 Hildegard Peplau: Psychodynamische Krankenpflege

Hildegard Peplau (1909–1999) absolvierte zunächst eine Krankenpflegeausbildung. 1936 begann sie interpersonale Psychologie zu studieren, während des zweiten Weltkriegs war sie Leutnant in einem Pflegecorps. 1953 schloss sie ein weiteres Studium mit dem Doktorgrad in „Education" ab, um ab 1960 an der Universität von New Brunswick zu lehren. Von 1974 bis 1976 war sie Gastprofessorin in Leuven, Belgien, wo sie den Aufbau von Pflegestudiengängen unterstützte.

1952 hat Peplau ihr **psychodynamisches Modell des Pflegens** veröffentlicht. Zu diesem Zeitpunkt wurde die Pflege stark durch medizinische Inhalte geprägt.

Person

Der Mensch ist ein selbstbestimmtes Wesen, das in einem instabilen physiologischen, psychologischen und sozialen Zustand lebt und während seines gesamten Lebens ein stabiles Gleichgewicht anstrebt.

Umgebung

Besondere Bedeutung haben die Beziehungen eines Menschen zu seinen Mitmenschen.

Gesundheitszustand

Gesundheit ist eine Voraussetzung für die weitere Entwicklung und das Wachstum einer Person.

Krankheit wird in diesem Zusammenhang als Symptom von körperlichem und psychischem Stress verstanden.

Pflegerische Aufgaben, Pflegeprozess, pflegerisches Handeln

Peplau betont, dass die Pflege darauf abzielt, die Entwicklung eines Menschen in Richtung eines kreativen, konstruktiven, produktiven persönlichen und gesellschaftlichen Lebens zu fördern.

Dieser kommt in den unterschiedlichen Phasen der Beziehung der Pflegenden zu einem Pflegebedürftigen zum Ausdruck.

- **Orientierung:** in dieser Phase werden Informationen gesammelt und der Pflegebedürftige bei der Konkretisierung seiner Probleme und Bedürfnisse unterstützt. Er lernt die unterschiedlichen Aspekte seines Problems und das Ausmaß

I
2

der Pflegebedürftigkeit kennen. Erlebt der Pflegebedürftige die Orientierungsphase bewusst, ist er z. B. in der Lage, die Erkrankung nicht zu verdrängen, sondern anzuerkennen

- **Identifikation:** der Pflegebedürftige identifiziert sich mit den Pflegekräften und bestimmt mit, inwieweit er abhängig bzw. unabhängig sein wird. Die Pflegenden unterstützen ihn dabei, indem sie seine Persönlichkeit stärken
- **Nutzung:** in dieser Phase ist der Pflegebedürftige bestrebt, seine Ziele mit dem Einverständnis der Pflegenden zu erreichen. Er versucht, die Angebote der Pflegenden maximal zu nutzen
- **Ablösung:** nach und nach wird der Pflegebedürftige unabhängig vom pflegerischen Handeln der Pflegenden. Alte Ziele sind erreicht, neue werden angestrebt und damit auch neue Schritte in Richtung auf ein kreatives, konstruktives, produktives persönliches und gesellschaftliches Leben.

Die Rolle der Pflegenden wechselt in Abhängigkeit von den sich im Verlauf des Pflegeprozesses ändernden Problemen und Bedürfnissen des Pflegebedürftigen.

- Die **Fremde:** sowohl Pflegende als auch Pflegebedürftiger begegnen sich während der Orientierungsphase zunächst als Fremde. Zu einer Vertiefung der Beziehung führen emotionale Unterstützung, Informationssammlung und menschlicher Umgang
- Die **Experten** mit Zugriff auf Hilfsmöglichkeiten: die Pflegekraft ist in der Lage, den Pflegebedürftigen bei der Differenzierung seines Problems zu unterstützen und kann auf die spezifischen Probleme Antworten geben, Dienste anbieten oder vermitteln
- Die **Unterrichtende:** um die weitere Entwicklung des Pflegebedürftigen zu erreichen, übernehmen Pflegende während der gesamten Beziehung die Rolle der Lehrenden. Das Lehren geht vom Wissensstand des Pflegebedürftigen aus
- Die **Leitende:** die Pflegekraft hat eine leitende Funktion, der Führungsstil ist demokratisch. Sie übermittelt Informationen und lässt es zu, dass sich der Pflegebedürftige aktiv am Geschehen und den Entscheidungen beteiligt
- Die **Stellvertreterin:** die Pflegekraft übernimmt stellvertretend das Handeln für den Pflegebedürftigen. Das Maß an Abhängigkeit bzw. Unabhängigkeit bestimmen Pflegende und Pflegebedürftiger gemeinsam

- Die **Begleiterin** (Beraterin): in dieser Rolle wenden die Pflegenden verschiedene Techniken an, um dem Pflegebedürftigen zu helfen, die neue Situation zu akzeptieren und ins gewohnte Leben zu integrieren. 📖 5

I/2.2.6 Virginia Henderson: Grundprinzipien der Krankenpflege

Virginia Henderson (1897–1996) begann während des ersten Weltkrieges ihre Krankenpflegeausbildung, die sie 1921 beendete. Anschließend arbeitete sie in der psychiatrischen Pflege, der Kinderkrankenpflege und der ambulanten Pflege in New York, wo sie auch von 1926 bis 1929 studierte und von 1930 bis 1948 Krankenpflege lehrte. Weltruhm erlangte sie vor allem mit ihren **„Grundprinzipien der Krankenpflege"**, die inzwischen in über 20 Sprachen übersetzt wurden.

Virginia Henderson ging es sehr darum, den Aufgabenbereich der Pflege von ärztlichen Aufgaben abzugrenzen und die Eigenständigkeit der Pflege zu beschreiben.

Person

Der Mensch ist ein Individuum und eine Gesamtheit aus Körper und Geist. Er und seine Familie sind eine Einheit.

Umgebung

Sämtliche äußeren Bedingungen können den Menschen beeinflussen. Gesunde können ihre Umgebung eigenständig kontrollieren, Kranke benötigen dabei Hilfe.

Gesundheitszustand

Der Mensch sollte ein physiologisches und emotionales Gleichgewicht anstreben. Gesundheit bringt Lebensqualität und Unabhängigkeit, Kranke hingegen sind abhängig und in ihrer Lebensqualität eingeschränkt.

Pflegerische Aufgaben, Pflegeprozess, pflegerisches Handeln

1955 veröffentlichte Henderson erstmals ihre **Definition** von Pflege.

> ❯❯ **Hendersons Definition von Pflege**
>
> „Die besondere Funktion der Schwester besteht in Hilfeleistung für den Einzelnen, ob krank oder gesund; in der Durchführung jener Handreichungen, die zur Gesundheit oder Genesung beitragen (oder

zu einem friedlichen Tod), welche der Kranke selbst ohne Unterstützung vornehmen würde, wenn er über die nötige Kraft, den Willen und das Wissen verfügte. Diese Hilfeleistung hat in der Weise zu geschehen, dass der Kranke so rasch wie möglich seine Unabhängigkeit wieder erlangt."

Dieses sei der Bereich, der der alleinigen Kontrolle der Pflegenden unterliege und in der sie die Meister seien. Daneben helfen sie dem Menschen, den ärztlichen Behandlungsplan durchzuführen. Henderson betont, dass die Einschränkungen in den Grundbedürfnissen zu ermitteln sind und das pflegerische Handeln zu planen ist.

So haben Pflegende dem Menschen zu helfen oder dafür zu sorgen, dass er imstande ist:

- Normal zu atmen
- Seinen Bedürfnissen entsprechend zu essen und zu trinken
- Auszuscheiden mit Hilfe aller Ausscheidungsorgane
- Sich zu bewegen und eine gewünschte Position einzuhalten (laufen, sitzen, liegen, Lage wechseln)
- Zu schlafen und zu ruhen
- Entsprechende Bekleidung auszuwählen, sich aus- und anzuziehen
- Normale Körpertemperatur durch jeweils dem Klima angepasste Kleidung aufrecht zu erhalten
- Den Körper sauber und gepflegt zu halten und die Haut zu schützen
- Gefahren in der Umgebung sowie Verletzungen anderer zu vermeiden
- Mit anderen Menschen zu verkehren und z. B. Empfindungen, Nöte und Befürchtungen kundzutun
- Gemäß dem persönlichen Glauben Gott zu dienen
- Etwas zu tun, das ein Gefühl der Befriedigung verschafft
- Zu spielen oder an verschiedenen Unterhaltungen teilzunehmen
- Zu lernen, entdecken oder die Begierde zu befriedigen, was zur „normalen" Entwicklung und Gesundheit führt.

I/2.2.7 Dorothea Orem: Selbstpflege-Defizit-Theorie

Dorothea Orem (1914–2007) absolvierte ihre Krankenpflegeausbildung in den 1930er-Jahren in Washington D. C., wo sie anschließend auch Pflegepädagogik studierte. Nach mehreren universitären Abschlüssen wurde sie Schulleiterin und Pflegedirektorin eines Krankenhauses in Detroit. Von 1949 bis 1959 war sie Pflegeberaterin des

US-Gesundheitsministeriums, später lehrte sie an verschiedenen Universitäten.

Zuerst wurde ihr Buch „Nursing: Concepts of Practice" veröffentlicht, aber sie entwickelte ihre Theorien immer weiter. Ihr Modell hat Einzug in die Lehrpläne und Pflegeleitbilder vieler Institutionen des Gesundheitswesens in zahlreichen Ländern der Welt gehalten.

Das konzeptuelle Modell von Dorothea E. Orem gliedert sich in drei Bereiche, international ist die Selbstpflege-Defizit-Theorie wohl am bekanntesten.

- Mit der **Selbstpflegetheorie** wird die Selbsthilfe erklärt und begründet
- Mit der **Theorie des Selbstpflegedefizits** wird erklärt und begründet, warum Pflege dem Menschen helfen kann
- Die **Theorie des Pflegesystems** erklärt Beziehungen, die vorhanden sein müssen, damit Pflege stattfinden kann.

Person

Der Mensch ist ein ganzheitliches Wesen, das von Orem als „Selbst" bezeichnet wird. Mit dem Begriff „Selbstpflege" sind das ganzheitliche Wesen und die Pflege verbunden.

Eine Person verfügt über Fähigkeiten zur Selbstpflege, die durch interne und externe Faktoren beeinflusst werden können.

Umgebung

Die Umwelt spielt bei der Prägung und Entwicklung einer Person eine entscheidende Rolle. Orem unterscheidet physikalische, chemische, biologische und soziale Merkmale. Die sozialen Merkmale umfassen unter anderem die gesellschaftlichen und kulturellen Aspekte.

Gesundheitszustand

Zur Gesundheit gehören nach Orem physische, psychische, zwischenmenschliche und soziale Aspekte. Gesundheit setzt sie nicht mit Wohlbefinden gleich:

- **Gesundheit** bedeutet, dass anatomische Strukturen, z. B. Organe, körperliche und mentale Funktionen oder Regelkreise unversehrt und funktionstüchtig sind
- **Wohlbefinden** hingegen ist ein Zustand der Zufriedenheit, der Freude und des Glücks.

Pflegerische Aufgaben, Pflegeprozess, pflegerisches Handeln

Pflege ist nach Orem ein menschlich-helfender Dienst, der auf dem Selbstpflegebedarf einer Person basiert. Die zentrale Auf-gabe der Pflege ist eine kontinuierliche Betreuung, die sich am individuellen Bedarf der Person an selbstpflegerischen Handlungen orientiert. Darüber hinaus hat Pflege die Aufgabe, für die Organisation und Gestaltung der Umgebung zu sorgen. Sie beschreibt sechs charakteristische Komponenten, die die Pflege von der Medizin und anderen Gesundheitsfachberufen unterscheidet:

- Die Wahrnehmung der Person über ihre eigene gesundheitliche Situation
- Die Wahrnehmung der Medizin über die gesundheitliche Situation der Person
- Der gesundheitliche Zustand der Person
- Die von der Person angestrebten gesundheitlichen Ziele
- Der therapeutische Selbstpflegebedarf
- Die aktuelle Einschränkung der Selbstpflege.

Orem teilt den Pflegeprozess (→ Kap. I/7) in vier Elemente ein:

- Pflegediagnose (Assessment)
- Pflegeverordnung (Planung)
- Pflegebehandlung (Intervention)
- Case Management (Auswertung).

Selbstpflegetheorie

Orem versteht unter Selbstpflege erlernte und zielgerichtete Aktivitäten eines Menschen, die auf sich selbst oder die Umgebung gerichtet sind und mit denen er Faktoren reguliert, die seine eigene Entwicklung oder lebenswichtige Funktionen, Gesundheit oder Wohlbefinden beeinträchtigen (→ Abb. I/2.8).

Menschliche Bedürfnisse erfordern einen bestimmten Bedarf an Selbstpflege, die Selbstpflegeerfordernisse. Darunter unterscheidet Orem drei Arten.

Allgemeine Selbstpflegeerfordernisse haben alle menschlichen Wesen während des gesamten Lebens. Hierzu zählen:

- Ausreichende Aufnahme von Luft
- Ausreichende Aufnahme von Wasser
- Ausreichende Aufnahme von Nahrung
- Aufrechterhaltung der Ausscheidung
- Erhaltung des Gleichgewichts zwischen Aktivität und Ruhe
- Erhaltung des Gleichgewichts zwischen Alleinsein und sozialer Integration
- Abwendung von Gefahren für Leben, menschliche Funktion und Wohlbefinden
- Förderung von Entwicklung und menschlichem Funktionieren innerhalb von sozialen Gruppen in Übereinstimmung mit den menschlichen Möglichkeiten.

Entwicklungsbedingte Selbstpflegeerfordernisse beeinflussen die jeweiligen Entwicklungsprozesse im Laufe der unterschiedlichen Lebensphasen (Embryo in der Gebärmutter, Säugling, Kleinkind, Kind im Vorschulalter, Kind im Schulalter, während der Jugend einschließlich Adoleszenz, Erwachsene bis ins hohe Alter). Zu den entwicklungsbedingten Selbstpflegeerfordernissen zählt Orem:

- Bedingungen, die einen positiven Einfluss auf die Entwicklung haben
- Bedingungen, die die menschliche Entwicklung nachteilig beeinflussen können.

Gesundheitsbedingte Selbstpflegeerfordernisse stehen im Zusammenhang mit funktionellen Einschränkungen, Erkrankungen sowie den Auswirkungen der medizinischen Diagnostik und Therapie:

- Bestehende oder zu erwartende Gesundheitsstörungen
- Information über die betreffende Störung
- Information über wirksame und effektive Durchführung der vorgeschriebenen Maßnahmen
- Information über Nebenwirkungen und deren Vermeidung bzw. Behebung
- Anpassung des Selbstbilds an die Gesundheitsstörungen und erforderlichen Behandlungen
- Lernen, mit den Folgen der Erkrankung zu leben und dadurch eine persönliche Entwicklung und Reifung zu bewirken.

Theorie des Selbstpflegedefizits

Selbstpflegefähigkeiten sind Kompetenzen, die notwendig sind, um den Selbstpflegeerfordernissen gerecht werden zu können. Zu den Kompetenzen gehören z. B.:

- Interesse und Aufmerksamkeit an inneren und äußeren Faktoren, die die Selbstpflege beeinflussen
- Motivation
- Fähigkeit, Entscheidungen zu treffen
- Fähigkeit, Wissen zu erwerben, zu erhalten und anzuwenden
- Fähigkeit, Prioritäten zu setzen.

❯ Ein Selbstpflegedefizit entsteht bei (→ Abb. I/2.8):
- Erhöhten Selbstpflegerfordernissen, z. B. durch eine Krankheit, sodass die vorhandenen Selbstpflegefähigkeiten nicht ausreichen
- Eingeschränkten Selbstpflegefähigkeiten bei Selbstpflegeerfordernissen auf gewohntem Niveau.

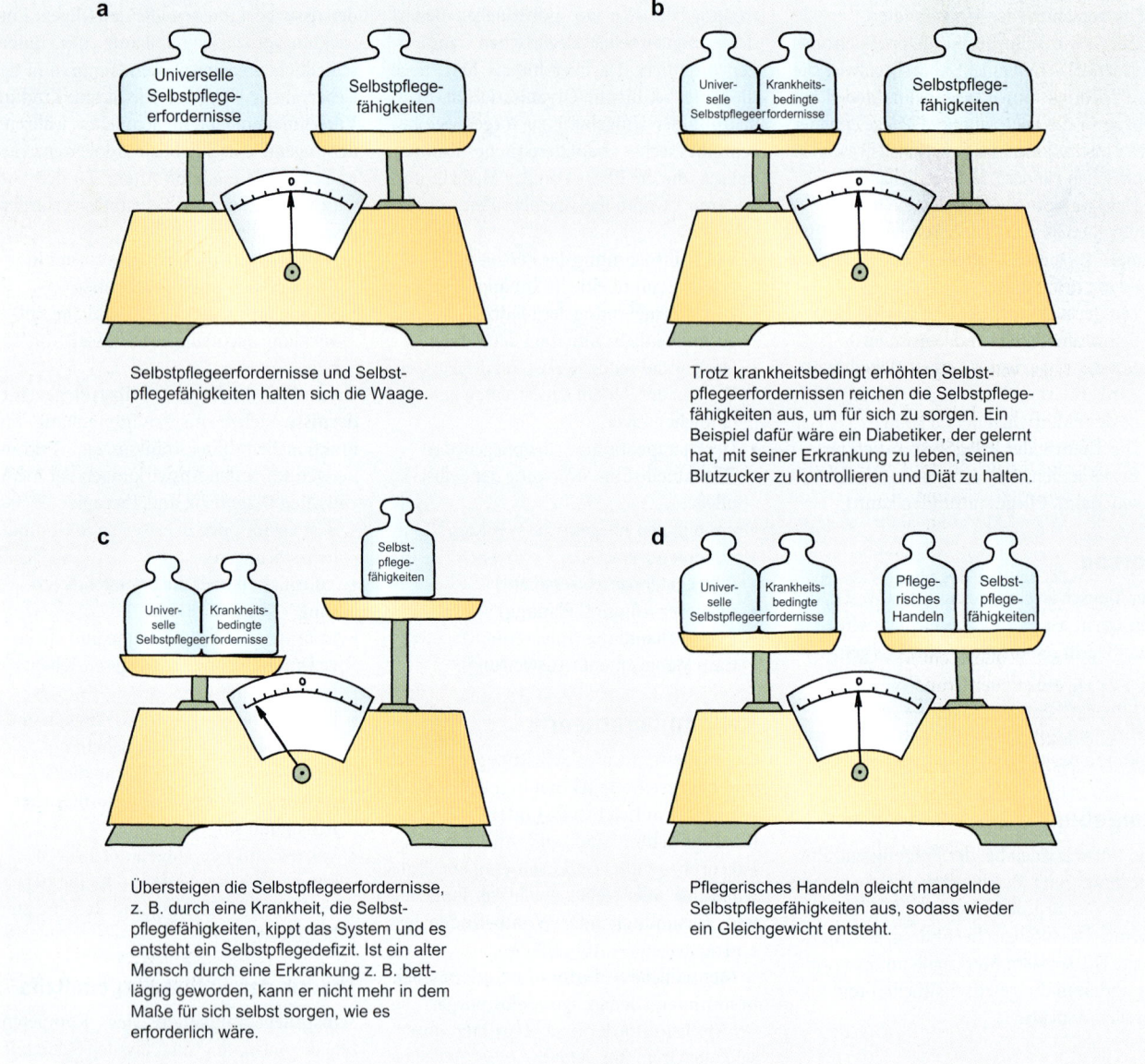

Abb. I/2.8 Selbstpflegetheorie nach Orem. [L119]

Theorie der Pflegesysteme

Je nach dem Maß des pflegerischen Handelns, das notwendig ist, um die mangelnden Selbstpflegefähigkeiten eines Menschen auszugleichen, benennt Orem drei Pflegesysteme (→ Abb. I/2.9):

- Das **vollständig kompensierende System** wird angewendet, wenn die Person die Selbstpflege nicht mehr durchführen kann. Dies bedeutet, dass die Pflegenden eine Tätigkeit vollständig für den Pflegebedürftigen übernehmen, z. B. das Essen anreichen
- Das **teilweise kompensierende System** wird angewendet, wenn die Person ihre Selbstpflege teilweise selbst durchführen

kann und daher nur in Teilbereichen der Hilfe bedarf. Das wäre z. B. der Fall, wenn die Pflegenden zwar das Essen zerkleinern, der Pflegebedürftige dann aber allein isst

- Das **unterstützende-erzieherische System** wird angewendet, wenn die Person die Selbstpflege grundsätzlich selbst durchführen kann, jedoch der Information bzw. Schulung bedarf. Die Pflegenden wirken unterstützend-erzieherisch, wenn sie den Pflegebedürftigen zum Umgang mit Hilfsmitteln beraten, z. B. Einhand-Bestecken, er dann aber nach diesen Informationen keinen weiteren Hilfebedarf hat und allein sein Essen zubereiten und verzehren kann. 📖 6

I/2.2.8 Nancy Roper et al.: Die Elemente der Krankenpflege

Nancy Roper (1918–2004) unterrichtete nach ihrer Krankenpflegeausbildung 15 Jahre an einer Krankenpflegeschule. Nancy Roper entwickelte ihr Modell gemeinsam mit Winifred Logan und Alison Tierney. Bereits 1987 lag eine erste deutsche Übersetzung aus dem Englischen vor. Aus den von Virginia Henderson bezeichneten **Grundbedürfnissen** (→ Kap. I/2.2.6) wurden bei Roper und ihren Mitarbeitern die **Lebensaktivitäten** (*LA*).

Der Grund hierfür war, dass Kritiker der Meinung waren, die Sorge um Grundbedürfnisse hätte eher eine abhängigkeitsfördernde Pflege zur Folge. Um dies zu verhin-

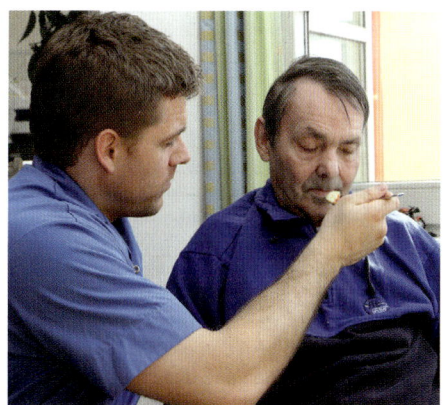 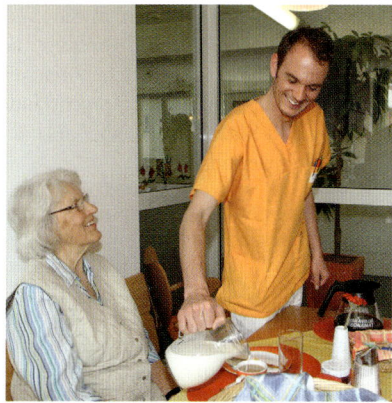 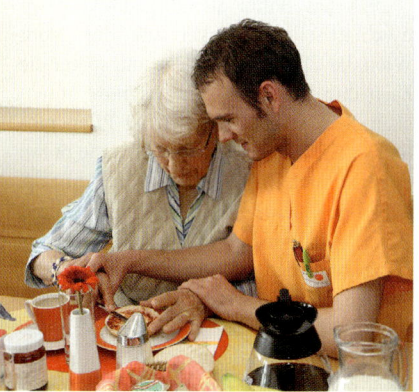

Abb. I/2.9 Links: Vollständig kompensierende Pflege. Mitte: Teilweise kompensierende Pflege. Rechts: Unterstützend-erzieherische Pflege. [K333]

dern, war nun von Lebensaktivitäten die Rede, die deutlich machen sollten, dass der Mensch grundsätzlich in der Erfüllung seiner Bedürfnisse aktiv ist und so schnell wie möglich wieder aktiv sein sollte. Zunehmend wurde zu diesem Zeitpunkt auch der Begriff **aktivierende Pflege** benutzt.

Roper et al. haben aber nicht nur die Lebensaktivitäten, auf die ihr Modell häufig reduziert wird, sondern ein Modell für die Krankenpflege auf der Grundlage eines Modells des Lebens entwickelt (→ Abb. I/2.10). Die Lebensaktivitäten sind lediglich ein Bestandteil dieses konzeptuellen Modells.

Das Modell von Roper et al. hatte einen erheblichen Einfluss auf die Arbeit von Liliane Juchli und damit auch auf die Ausbildung in Deutschland. Nach Juchli werden die Lebensaktivitäten als **Aktivitäten des täglichen Lebens** (*ATL*) bezeichnet.

Person

Der Mensch ist bei Roper et al. ein Individuum, das während seiner gesamten Lebensspanne seine Lebensaktivitäten wahrnimmt. Hierbei strebt er nach größtmöglicher Unabhängigkeit und Selbstverwirklichung bei jeder Lebensaktivität, wobei er ständig zwischen Abhängigkeit und Unabhängigkeit schwankt. Die Lebensspanne beginnt bei Roper et al. bereits mit der Empfängnis und sie endet mit dem Tod.

Umgebung

Der Umgebung erhält auf zweierlei Weise eine bedeutende Rolle zugewiesen. Zum einen steht die Lebensaktivität „Für eine sichere Umgebung sorgen" unter allen Lebensaktivitäten an erster Stelle. Zudem wird sie teilweise in den Faktoren berücksichtigt, die die Lebensaktivitäten beeinflussen können. Drei dieser **Einflussfaktoren** können der Umgebung zugeordnet werden:
* Soziokulturelle Faktoren
* Umgebungsabhängige Faktoren
* Politisch-ökonomische Faktoren.

Gesundheit

Gesundheit und Krankheit wurden von Roper et al. nicht explizit beschrieben, kommen allerdings durch zwei weitere im Modell des Lebens genannte Einflussfaktoren indirekt zum Ausdruck. Dies sind die:
* Körperlichen Faktoren
* Psychologischen Faktoren.
Zudem halten es Roper et al. für wichtig, im Rahmen des Pflegeprozesses gesundheitsbezogene Daten zu sammeln.

Pflegerische Aufgaben, Pflegeprozess, pflegerisches Handeln

Zu der pflegerischen Aufgabe gehört die Unterstützung des Menschen bei der Auf-

klärung, Vorbeugung, Handhabung und Lösung seiner Probleme in den Lebensaktivitäten. Dabei darf die Pflege nur so wenig wie möglich (auch in den Lebensstil der Person) eingreifen.

> **Lebensaktivitäten** (LA) nach Roper et al.:
> * Für eine sichere Umgebung sorgen
> * Kommunizieren
> * Atmen
> * Essen und Trinken
> * Ausscheiden
> * Sich sauber halten und kleiden
> * Körpertemperatur regulieren
> * Sich bewegen
> * Arbeiten und Spielen
> * Sich als Mann oder Frau fühlen und verhalten
> * Schlafen
> * Sterben.

Der **Individualität** eines Menschen trägt das Modell Rechnung, indem es fragt:
* Wie, wie oft, wo, wann und warum führt der Mensch die LA aus?
* Was weiß der Mensch über die LA?
* Was für Überzeugungen und Haltungen hat der Mensch in Bezug auf die LA?
Darüber hinaus ist die Individualität durch die Beachtung der Einflussfaktoren berücksichtigt. 📖📖 7

I/2.2.9 Erwin Böhm: Psychobiographisches Pflegemodell

Erwin Böhm (geb. 1940) absolvierte das Examen der Krankenpflege 1963 und im Anschluss daran eine Reihe von Zusatzausbildungen. Er hat mehr als vierzig Jahre in der Psychiatrie gearbeitet und ist einer der bedeutendsten österreichischen Pflegeforscher. Böhm lebt in Breitenau in Österreich. Er gründete die ENPP-Böhm Bildungs- und Forschungsgesellschaft mbH mit Sitz in Nordrhein-Westfalen.

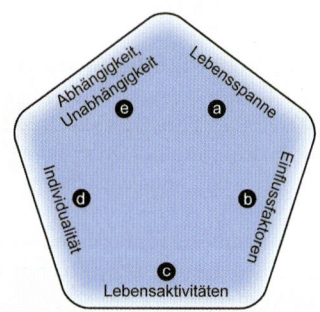

Lebensmodell nach Roper et al.

Abb. I/2.10 Diagramm vom Modell des Lebens nach Nancy Roper: Im Verlauf eines Lebens (a) üben verschiedene Faktoren (b) Einfluss auf die Lebensaktivitäten eines Menschen (c) aus, sodass seine Individualität (d) einen unterschiedlichen Grad an Abhängigkeit bzw. Unabhängigkeit (e) erreicht. [Zeichnung: L231]

1978 hat Böhm als Pflegedirektor am psychiatrischen Krankenhaus der Stadt Wien die Überleitungspflege und später die nach ihm benannte Pflegediagnose entwickelt. Sein **psychobiografisches Pflegemodell** ist ein „Seelenpflegemodell", wie Böhm es bezeichnet. Dabei erfragt er nicht nur die Lebensgeschichte eines Menschen, sondern auch, wie dieser Mensch mit seinem Leben fertig geworden ist und was ihm wichtig war im Laufe der Jahre. Pflegeziel ist die Wiederbelebung der Altersseele. Böhm stellt fest: „Viele Menschen, die somatisch noch nicht sterben können, sterben vorher psychisch. Sie wollen dann nicht mehr erreichbar, nicht ansprechbar sein und erscheinen ,verwirrt'. Ich denke, dass ein Mensch, der kein Motiv mehr zum Leben hat, … auch keine Lust mehr hat, seine Beine zu bewegen. – Wozu auch?" 🕮 8 🕮 9

Böhm hat eine Reihe von Kriterien gesammelt, die sehr wichtig und hilfreich sind für den Umgang mit alten und verwirrten Menschen, welche über den Verstand nicht mehr zu erreichen sind.

Person

Böhm betont, ebenso wie viele andere Autoren, wie wichtig es ist, nicht zuerst die Behinderungen und die Defizite der alten Menschen zu sehen, sondern ihre Stärken und Ressourcen. Er geht davon aus, dass Hirnleistungsstörungen sehr stark vom sozialen Umfeld und folglich auch von der seelischen Verfassung abhängen, und daher nicht generell irreversibel sind, wie fälschlicherweise oft behauptet werde.

Umgebung

Böhm beobachtete, dass viele alte Menschen zu früh und zu viel gepflegt und damit in die Hilflosigkeit und Regression gezwungen werden, z.B. wenn man ihnen zu viele Aktivitäten abnimmt. Er prägte schon vor Jahren den Begriff vom „Helfen mit der Hand in der Hosentasche" Damit meint er, dass es für den Pflegebedürftigen hilfreicher ist, wenn Pflegende zunächst nur begleiten, und erst eingreifen, wenn es wirklich nötig ist. Das kostet natürlich anfangs mehr Zeit und Geduld, verhindert aber frühzeitige Pflegebedürftigkeit und stärkt das Selbstbewusstsein und die Zufriedenheit des alten Menschen. So lässt sich langfristig sogar Zeit sparen. 🕮 10

Böhm hat betont, wie wichtig das Milieu ist, in dem alte Menschen gepflegt werden. Bei einer Pflege nach dem Normalitätsprinzip muss berücksichtigt werden, was in früheren Zeiten üblich und normal war, auch wenn es für jüngere Pflegende mitunter befremdlich wirken kann. Dazu gehören vertraute Möbel, Einrichtungsgegenstände, Kleidung und Küchengeräte, aber auch das Pflegen alter Gewohnheiten.

> Für einen hochbetagten Bewohner einer stationären Einrichtung kann es befremdlich und nicht nachvollziehbar sein, dass er jeden Tag duschen soll. Schließlich hat er sich sein ganzes Leben lang nur einmal wöchentlich gründlich gewaschen. Ein anderer Bewohner, ehemals Nachtportier, ist tagsüber müde und sucht ständig sein Bett. Wenn es abends dunkel wird, wird er munter, und in der Nacht vermisst er eine warme Mahlzeit.

Pflegerische Aufgaben, Pflegeprozess, pflegerisches Handeln

In der biografischen Arbeit mit alten Menschen ist es wesentlich, gefühlsbetont vorzugehen. Dabei fragen Altenpflegerinnen nicht chronologisch nach Fakten und Daten, sondern zuerst danach, was dem alten Menschen in seinem Leben wichtig war, und was ihm Freude und Genuss bereitet hat. Die Möglichkeit, etwas zu erzählen, weckt Erinnerungen, an die im Alltag angeknüpft werden kann. So können die Seele wiederbelebt und die Batterien wieder aufgeladen werden.

Im Umgang mit alten Menschen sollten immer auch die **Copings** (*Lebensbewältigungsstrategien*) berücksichtigt werden, die der Betreffende im Laufe seines Lebens entwickelt und regelmäßig eingesetzt hat.

Ähnlich wie Naomi Feil, Entwicklerin der Validation® (→ Kap. I/33.5.3), beschreibt auch Böhm mehrere Stadien und die entsprechenden Zugangsformen, mit denen man alte und an Demenz erkrankte Menschen bis zuletzt erreichen kann. Auch Böhm betont, wie wichtig Gefühle und Körperkontakt sind, vor allem bei Hochbetagten mit einer fortgeschrittenen Demenz.

> **Die sieben möglichen Erreichbarkeitsstufen (nach Böhm)**
>
> - **Sozialisation:** Kommunikation, Gespräch, aktives Zuhören
> - **Mutterwitz:** vergleichbar mit dem Sprachgebrauch von Jugendlichen. Die alten Menschen reden, „wie ihnen der Schnabel gewachsen ist" und sind oft noch sehr gut über Humor und Lachen zu erreichen
> - **Seelische und soziale Grundbedürfnisse:** vergleichbar mit sechs- bis zwölfjährigen Kindern. Die alten Menschen in diesem Stadium haben schon viele Fähigkeiten und Gewohnheiten abgelegt
> - **Prägungen:** vergleichbar mit Kindern im Alter von drei bis sechs Jahren. Die alten Menschen zeigen wiederholende Bewegungen und eingespieltes Verhalten. Rituale vermitteln ihnen Sicherheit
> - **Triebe:** ebenfalls vergleichbar mit Kindern im Alter von drei bis sechs Jahren. Was kann man den alten Menschen noch zumuten und was kann man fördern?
> - **Intuition:** vergleichbar mit Säuglingen und Kleinkindern. Gefühle, Märchen, Aberglaube und Bilder sind Brücken und schaffen oft einen Zugang zu diesen hochbetagten Menschen
> - **Urkommunikation:** vergleichbar mit Säuglingen. Alte Menschen in diesem fortgeschrittenen Stadium der Demenz sind noch sehr gut über Gefühle und Berührungen erreichbar, auch wenn die körperlichen Möglichkeiten schon sehr eingeschränkt sind. 🕮 11

Internet- und Lese-Tipp
Online-Magazin für die Pflege:
www.pflegen-online.de

Wiederholungsfragen

1. Was ist ein Metaparadigma? (→ Kap. I/2.1.1)
2. Was versteht man unter einem „konzeptuellen Modell"? (→ Kap. I/2.1.2)
3. Warum ist die Auswahl eines geeigneten konzeptuellen Modells für die Altenpflege so wichtig? (→ Kap. I/2.1.5)
4. Beschreiben Sie den Pflegeprozess des Strukturmodells nach Elisbeth Beikirch (→ Kap. I/2.2.1)
5. Was meinte Monika Krohwinkel mit „existenziellen Erfahrungen"? (→ Kap. I/2.2.2)
6. Welche Bedeutung hatte Virginia Henderson für den eigenständigen Aufgabenbereich der Pflege? (→ Kap. I/2.2.6)
7. Was versteht Dorothea Orem unter Selbstpflege und wann entsteht ein Selbstpflegedefizit? (→ Kap. I/2.2.7)
8. Warum nannte Nancy Roper die Grundbedürfnisse eines Menschen „Lebensaktivitäten"? (→ Kap. I/2.2.8)
9. Nennen Sie die sieben möglichen Erreichbarkeitsstufen alter und an Demenz erkrankter Menschen nach Böhm. (→ Kap. I/2.2.9)

Literaturverzeichnis

1. Fawcett, J.: Konzeptuelle Modelle der Pflege im Überblick. Hans-Huber-Verlag, Bern, 1998.
2. Kirkevold, M.: Pflegetheorien. Urban & Fischer Verlag, München, 1996.
3. Walker, L. O.; Avant, K. C.: Theoriebildung in der Pflege. Urban & Fischer Verlag, München, 1998.
4. Krohwinkel, M.: Rehabilitierende – Prozesspflege am Beispiel von Apoplexiekranken. Fördernde Prozesspflege als System. Hans-Huber-Verlag, Bern, 2008.
5. Simpson, H.: Pflege nach Peplau. Lambertus Verlag, Freiburg im Breisgau, 1997.
6. Cavanagh, S. J.: Pflege nach Orem. Lambertus Verlag, Freiburg im Breisgau, 1997.
7. Newton, C.: Pflege nach Roper, Logan, Tierney. Lambertus Verlag, Freiburg im Breisgau, 1997.
8. Böhm, E.: Psychobiographisches Pflegemodell nach Böhm. Band I: 1 Grundlagen, 3. Auflage. Verlag Wilhelm Maudrich, Wien, 2009.
9. Böhm, E.: Psychobiographisches Pflegemodell nach Böhm, Band II: Arbeitsbuch, 2. Auflage. Verlag Wilhelm Maudrich, Wien, 2009.
10. Böhm, E.: Verwirrt nicht die Verwirrten. Psychiatrie Verlag, Bonn, 2009.
11. Böhm, E.: Alte verstehen. Grundlagen der Pflegediagnose. Psychiatrie Verlag, Bonn, 2005.
12. Käppli, S.: Pflegewissenschaft in der Praxis. Hans-Huber-Verlag, Bern, 2011.
13. Leininger, M.: Kulturelle Dimensionen menschlicher Pflege. Lambertus-Verlag, Freiburg im Breisgau, 1998.
14. Schaeffer, D., Wingenfeld, K.: Handbuch Pflegewissenschaft. Juventa Verlag, Weinheim und München, 2014.
15. Neumann-Ponesch, S.: Modelle und Theorien in der Pflege. Facultas Verlag, Wien, 2013.

I
2

S. Herrgesell

I/3 Pflegeforschung

I/3.1 Einführung in die Pflegeforschung

Umsetzung der Pflegeforschung mittels Expertenstandards → Kap. III/7.2.2

Ⓢ Fallbeispiel Stationär

Die Leiterin des Pflegeteams, Luzia Greber, erhält einen Anruf von einer Kollegin, mit der sie seinerzeit die Fachweiterbildung absolvierte. Die Kollegin hat inzwischen das Studium der Pflegewissenschaft nahezu abgeschlossen und ist nun so weit, ihre Abschlussarbeit zu beginnen. Sie hat sich auf den pflegerischen Zugang zu dementen Menschen konzentriert und möchte gern im „Haus Wannestadt" eine Studie zur Aktivierung der Bewohner durchführen. Es geht vor allem darum, herauszufinden, welche Wirkung kurzzeitige Einzelaktivierung auf das Wohlbefinden dementer Menschen hat. Die Studie soll über ein halbes Jahr laufen. Luzia Greber ist sehr interessiert und bittet ihre Kollegin zu einem Besuch in die Wohngemeinschaft. Hier möchte sie mit den Angehörigen der Bewohner zunächst besprechen, wie die Studie angelegt ist, welche Vorbereitungen zu treffen wären und wie sich die Arbeit der Wissenschaftlerin auf den Tagesablauf in der Einrichtung auswirken könnte.

Ein wichtiger Aspekt der pflegewissenschaftlichen Entwicklung (→ Kap. I/3.2), der Weiterentwicklung der Pflegequalität und der Professionalisierung der Pflege (→ Kap. IV/5) ist die **Pflegeforschung** (→ Tab. I/3.1). Mit ihrer Hilfe können Pflegende neues Pflegewissen entwickeln und bestehendes Pflegewissen auf seine Gültigkeit und Aktualität überprüfen. Der Pflegeforschung kommt seit Mitte der 1990er-Jahre zunehmende Bedeutung zu, und sie hat sich als eigene Disziplin etabliert. Die Kernfragen, um die es in der Pflegeforschung geht, lassen sich bezogen auf die Altenpflege wie folgt zusammenfassen:
- Was bedeuten Krankheiten für die Pflegebedürftigen und ihr direktes Umfeld, z. B. die Angehörigen?
- Wie können die Pflegebedürftigen dabei unterstützt werden, gesundheitliche Beeinträchtigungen auszugleichen?
- Wie kann gesundheitlichen Beeinträchtigungen wirksam vorgebeugt werden?

- Wie können Altenpflegerinnen die Pflegebedürftigen in allen Lebensphasen begleiten?
- Es wird deutlich, dass Altenpflege ihre eigenen Fragen formulieren kann, die sich von denen der Medizin und anderer Disziplinen unterscheiden. Um diese Eigenständigkeit haben Pflegende als heterogene Berufsgruppe lange gerungen. Seit Mitte der 1990er-Jahre wurden und werden zahlreiche Forschungsprojekte durchgeführt, z. B. zum Thema Demenz. Im Rahmen der Arbeit des DNQP und der Entwicklung nationaler Expertenstandards wurden zahlreiche Forschungsergebnisse miteinander verglichen und im Hinblick auf ihre Bedeutung für die Praxis ausgewertet. Ein Blick in die jeweiligen kommentierten Literaturanalysen der einzelnen Expertenstandards ermöglicht es, sich einen Überblick über die Forschungslage zum jeweiligen Thema zu verschaffen und bei Interesse weiter zu lesen. Zu aktuellen Forschungsprojekten können Informationen zu einem großen Teil kostenfrei direkt aus dem Internet bezogen werden.

Internet- und Lese-Tipp
Deutsches Institut für angewandte Pflegeforschung e. V.: www.dip.de
Bundesministerium für Gesundheit: www.bmg.bund.de

I/3.1.1 Forschungsansätze

Wie bei der wissenschaftlichen Betrachtung von konzeptuellen Modellen, Pflegemodellen und Pflegetheorien (→ Kap. I/2) gibt es in den Ansätzen der Pflegeforschung nicht immer eine einheitliche Meinung. Die folgenden Ausführungen vermitteln einen Überblick über wichtige Grundbegriffe der Pflegeforschung.

Deskriptive und experimentelle Forschung

> **Deskriptive Forschung:** Forschungsansatz, bei dem Situationen beschrieben und analysiert werden.
> **Experimentelle Forschung:** Forschungsansatz, bei dem durch gezielte Versuche neue Zusammenhänge erkannt werden.

Pflegeforschung lässt sich z. B. in **deskriptive** und **experimentelle** Ansätze einteilen.

Deskriptive Forschung beschreibt und entwickelt Hypothesen

Die **deskriptive Forschung** ist in der Pflege weit verbreitet, da sie meist dem experimentellen Ansatz vorausgeht und die Pflege noch eine recht junge Wissenschaft ist.

Der deskriptive Forschungsansatz wird verwendet, um zu beschreiben, wie etwas beschaffen ist, oder um Hypothesen für die experimentelle Forschung zu entwickeln. Eine Hypothese ist eine begründete, aber nicht bewiesene Annahme, z. B. „Altenpflegerinnen, die weniger dokumentieren müssen, sind zufriedener". Zu den deskriptiven Verfahren der Datenerhebung zählen z. B. Interviews, Fragebögen, systematische Beobachtungen oder Umfragen.

Experimentelle Forschung zur Überprüfung von Hypothesen

In der **experimentellen Forschung** greifen die Wissenschaftler bewusst in eine Situation ein, um anhand der Folgen eine Hypothese zu überprüfen. Dabei teilen die Untersucher meist eine Gruppe von Personen und unterziehen die eine Hälfte gezielt einer Maßnahme (*Intervention*), während sie die andere Hälfte, die nicht unter dem Einfluss dieser Maßnahme steht, zur Kontrolle beobachten. Dadurch lässt sich eine Aussage darüber treffen, wie wahrscheinlich es ist, dass bei der gewählten Maßnahme die gewünschte Wirkung eintritt. Es ist jedoch auch möglich, die gleiche Personengruppe einer gezielten Maßnahme zu unterziehen, und eine Vorher-Nachher Aussage zu treffen. Eine Kontrollgruppe gibt es in diesem Fall nicht.

> **Lern-Tipp**
> Formulieren Sie für das Fallbeispiel zum Anfang dieses Kapitels die Forschungshypothese. Überlegen Sie, worin im Beispiel der Unterschied zwischen einer deskriptiven und einer experimentellen Forschung bestehen würde, und wie die Forschung praktisch umgesetzt werden könnte.

Qualitative und quantitative Forschung

> **Qualitative Forschung:** Forschungsansatz, bei dem ein pflegerelevantes Phänomen untersucht und daraus ein vorläufiges Konzept oder eine vorläufige Theorie abgeleitet wird.

I

3

> **Quantitative Forschung:** Forschungsansatz, bei dem bei einer möglichst großen Zahl von Personen die Häufigkeit eines interessierenden Merkmals mit statistischen Methoden untersucht wird.

Die Unterscheidung der Pflegeforschung in **qualitative** und **quantitative Ansätze** (→ Tab. I/3.1) ist ebenfalls weit verbreitet.

Qualitative und quantitative Ansätze stehen nicht im Gegensatz zueinander, auch wenn es unter Wissenschaftlern manchmal Streitigkeiten in Bezug auf die Wertigkeit der einzelnen Verfahren gibt. Im Gegenteil ist es so, dass sich ein besseres Ergebnis erzielen lässt, wenn beide Ansätze sinnvoll miteinander kombiniert sind. Dies kann nacheinander geschehen, indem die Studienautoren z. B. auf der Grundlage von qualitativ gewonnenen Erkenntnissen ein standardisiertes Befragungsinstrument entwickeln. Es ist auch möglich, die Verfahren gleichzeitig durchzuführen. Aries und Ritter verschickten 1995 Fragebögen an 2 000 Pflegende, die den Burnout-Grad, die Arbeitssituation, Persönlichkeitsmerkmale und das Bewältigungsverhalten erfassen sollten. Zusätzlich untersuchten sie mit zehn Pflegenden das Phänomen Burnout in einer qualitativen Studie näher.

Qualitative Forschung in der Pflegeforschung

Zunehmend wählen Pflegewissenschaftler den **qualitativen** Forschungsansatz, weil pflegerelevante Phänomene bisher noch nicht ausreichend bekannt waren bzw. aus pflegerischer Sicht nur ansatzweise erforscht wurden. Solche pflegerelevanten Phänomene sind z. B.:
- Erbrechen
- Wirkung von Berührung oder Bewegung

- Ekel in der Pflege
- Angst
- Schamgefühl bei der Intimpflege.

Für viele dieser Phänomene fehlt bisher der für den quantitativen Forschungsansatz erforderliche theoretische Bezugsrahmen, denn wenn man nicht weiß, was ein solches Phänomen ausmacht, kann man auch nicht in einem Fragebogen danach fragen. Deshalb werden die pflegerelevanten Phänomene ausführlich und in all ihren möglichen Erscheinungsformen beschrieben, aber meist aus Zeitgründen nur an wenigen Personen untersucht.

Bezugsrahmen in der Pflegeforschung

Bei einem quantitativen Forschungsansatz sind das pflegerelevante Phänomen und ein theoretischer **Bezugsrahmen** bekannt, sodass die Daten bereits quantitativ, also an vielen Personen, erhoben werden können.

So sind z. B. zum Thema „Selbstpflege bei chronischen Wunden" der theoretische Bezugsrahmen, die Selbstpflegedefizit-Theorie nach Orem (→ Kap. I/2.2.7) und die medizinischen Erkenntnisse über chronische Wunden bekannt. Es werden viele Personen mit diesem Phänomen untersucht, um eine Vermutung (*Hypothese*) über dieses Phänomen als richtig oder falsch zu bestätigen.

I/3.1.2 Studiendesigns

Um zu entscheiden, ob die tägliche Pflegepraxis aufgrund einer Studie geändert werden soll, ist zunächst das **Studiendesign** (*Forschungsmethode, Gestaltung der Studie*) zu beurteilen.

Fragen, die sich mit einer Ursache, einer Prognose oder Prophylaxen und Maßnahmen auseinander setzen, lassen sich am besten mit einem quantitativen Design be-

antworten. Fragen zur Bedeutung oder zum Erleben von Krankheiten sind besser mit einem qualitativen Ansatz zu klären. Je zielgerichteter eine Studie angelegt ist, desto eher sollte die Pflegepraxis den neuen Erkenntnissen angepasst werden.

Quantitative Designs

Randomisierte kontrollierte Studie

Die **randomisierte kontrollierte Studie** (*RCT*) ist das stärkste Design für die Beantwortung einer Frage, die herauszufinden versucht, ob eine Pflegemaßnahme mehr nützt oder mehr schadet. Sie ist ein Experiment, in dem geeignete Personen per Zufallsverteilung (*Randomisierung*) in zwei Gruppen aufgeteilt werden. Geeignet bedeutet, dass sie das zu untersuchende Merkmal aufweisen, z. B. eine leichte Demenzerkrankung. Eine Gruppe erhält eine neue Therapie oder Maßnahme, die andere Gruppe die herkömmliche oder gar keine Therapie. Die Zufallsauswahl stellt sicher, dass sich die Gruppen nur in der Intervention unterscheiden. Die Untersucher beobachten die beiden Gruppen über einen festgelegten Zeitraum und erheben dann, ob Unterschiede in den Ergebnissen bestehen (→ Abb. I/3.1).

> **❯❯ Randomisierte kontrollierte Studie: Sturz (1)**
>
> Um herauszufinden, wie wirksam die Intervention „Kraft- und Balancetraining in der Gruppe" die Zahl der Stürze in stationären Pflegeeinrichtungen beeinflusst, wählen die Studienautoren eine Gruppe von Pflegebedürftigen aus und unterteilen sie in eine Kontroll- und eine Experimentalgruppe. Allen Gruppenteilnehmern ist die beginnende Demenz und uneingeschränkte Mobilität gemeinsam. Die Experimentalgruppe nimmt dreimal wöchentlich

	Ziel	Merkmale	Datenauswertung	Beispiel
Qualitativ	• Zusammenhänge beschreiben, interpretieren und verstehen	• Wenige Personen werden befragt oder beobachtet, um umfassende Informationen zu erhalten • Grundlage sind nicht standardisierte Erhebungsinstrumente • Zielt eher auf das Verstehen ab	• Gesammelte Daten werden interpretiert, um daraus Vermutungen und Erkenntnisse abzuleiten	• Mit Hilfe eines Interviewleitfadens soll untersucht werden, wie sich gute Kooperation der Lernorte Altenpflegeschule und praktischer Einsatzort auf die Motivation der Auszubildenden auswirkt
Quantitativ	• Über standardisierte Instrumente, z. B. zur Befragung, viele Datensätze erhalten, um objektiv Sachverhalte zu messen und Hypothesen zu entwickeln	• Viele Personen werden z. B. befragt oder beobachtet • Grundlage sind standardisierte Verfahren • Zielt eher auf das Erklären ab	• Daten werden „gezählt", mit Hilfe der Statistik ausgewertet und abschließend interpretiert	• Über einen Zeitraum von zehn Jahren wird mittels einer standardisierten Befragung ermittelt, wie sich die Inzidenz, also die Neuerkrankungen, des Dekubitus, in einer Stichprobe von 50 stationären Pflegeeinrichtungen nach Einführung des Expertenstandards „Dekubitusprophylaxe in der Pflege" verändert

Tab. I/3.1 Qualitative und quantitative Forschung im Vergleich.

zusätzlich zu den bereits eingeführten sturzprophylaktischen Maßnahmen an einer entsprechenden Gymnastikgruppe teil. Die Teilnehmer in der Kontrollgruppe erhalten diese Intervention nicht. Die Studienautoren beobachten beide Gruppen und vergleichen nach einer festgelegten Zeit, wie viele Personen gestürzt sind und aus welcher der Gruppen sie stammen.

Kontrollierte Studie

Ähnlich einer randomisierten kontrollierten Studie werden bei einer **kontrollierten Studie** zwei Vergleichsgruppen gebildet, wobei die eine Gruppe eine Maßnahme erhält und die andere nicht. Die Gruppen werden beobachtet, um herauszufinden, welche Probanden das interessierende Ergebnis aufweisen (→ Abb. I/3.2).

Der wichtige Unterschied zur randomisierten kontrollierten Studie ist der, dass die Teilnehmer nicht randomisiert ausgewählt werden, sondern sich entweder selbst einer Gruppe zuordnen oder von den Pflegenden zugeteilt werden. Dadurch kann es leicht dazu kommen, dass die Gruppen sich in mehr Merkmalen als nur der Intervention unterscheiden.

> ❯ **Kontrollierte Studie: Sturz (2)**
>
> Bei einer kontrollierten Studie über die Wirkung eines regelmäßigen Kraft- und Balancetrainings in Gruppen wird allen Pflegebedürftigen die regelmäßige Teilnahme an einer Gymnastikgruppe angeboten. Diejenigen die teilnehmen möchten, bilden die Interventionsgruppe und werden mit denen verglichen, die nicht teilnehmen wollen (*Kontrollgruppe*). Eine große Fehlerquelle kann sein, dass sich die Gruppenteilnehmer in mehreren Merkmalen unterscheiden, z.B. im Schweregrad der Demenz oder im Ausmaß der Mobilität.

Fall-Kontroll-Studie

Bei **Fall-Kontroll-Studien** werden Personen, die ein interessierendes Ergebnis aufweisen, und Personen ohne dieses Ergebnis ausgewählt (→ Abb. I/3.3). Forscher untersuchen, ob die Personen bestimmten Bedingungen ausgesetzt waren, die das interessierende Ergebnis hervorgerufen haben könnten. Dazu wählen sie Personen mit möglichst ähnlichen Merkmalen, z.B. Alter, Geschlecht und Gesundheitszustand, um das interessierende Ergebnis möglichst nur auf die unterschiedlichen Bedingungen zurückführen zu können.

Fall-Kontroll-Studien werden verwendet, wenn die interessierenden Ergebnisse selten sind oder lange Zeit brauchen, um sich zu entwickeln. Sie eignen sich z.B., um im Nachhinein Aufschluss über Ursachen und Risikofaktoren von Erkrankungen zu erhalten. Ebenfalls können Zusammenhänge zu Maßnahmen hergestellt werden, die bestimmte Ergebnisse verhindern. Das ist in der Pflege z.B. im Bereich der Prophylaxen von Bedeutung.

> ❯ **Fall-Kontroll-Studie: Sturz (3)**
>
> Bei einer kontrollierten Studie wird eine Gruppe von Pflegebedürftigen, die in der Vergangenheit ein oder mehrere Male gestürzt sind, mit einer Gruppe von Pflegebedürftigen, die nicht gestürzt ist, verglichen. Innerhalb der Studie werden Pflegebedürftige oder ihre Angehörigen befragt, die Medikation sowie die pflegerischen Maßnahmen werden miteinander verglichen. Die Studienautoren befragen Altenpflegerinnen im Hinblick auf die Ursachenzusammenhänge sowie Struktur- und Prozessqualität. Ein mögliches Ergebnis ist der Beleg für den Einfluss der Medikation auf das Sturzrisiko.

Kohortenstudie

Um festzustellen, wie wahrscheinlich es ist, dass Personen ein interessierendes Ergebnis entwickeln, wenn sie ein bestimmtes Merkmal haben, eignet sich eine **Kohortenstudie** (→ Abb. I/3.4). Hierbei wird eine Personengruppe über einen bestimmten Zeitraum untersucht und man beobachtet, ob das interessierende Ergebnis eintritt. Ein Teil der Gruppe weist das jeweilige Merkmal auf, der andere Teil nicht.

> ❯ **Kohortenstudie zum Thema Sturz und Sturzangst**
>
> 2010 untersuchte eine australische Forschergruppe (Delbaere et al.) 500 Frauen und Männer im Alter zwischen 70 und 90 Jahren und schätzte das Sturzrisiko

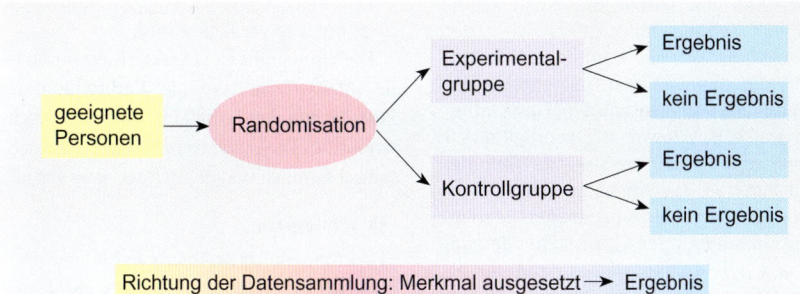

Abb. I/3.1 Randomisierte kontrollierte Studie. [A400]

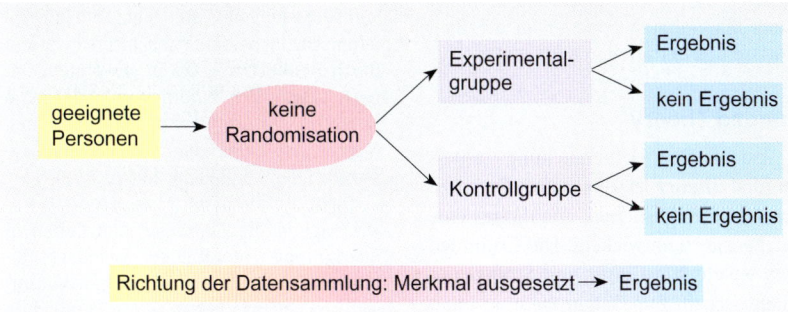

Abb. I/3.2 Kontrollierte Studie. [A400]

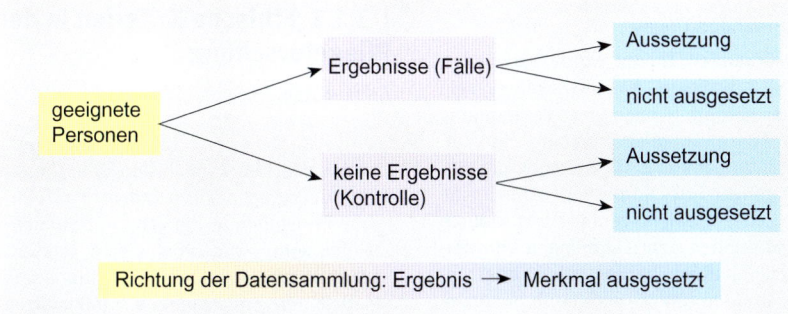

Abb. I/3.3 Fall-Kontroll-Studie. [A400]

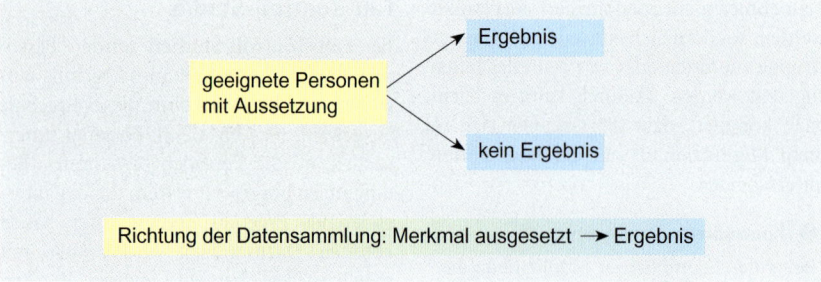

Abb. I/3.4 Kohortenstudie. [A400]

physiologisch ein. Mittels eines Fragebogens wurden die Teilnehmer aufgefordert zu erklären, wie groß sie selber ihr Risiko einschätzen, zu stürzen. Die Stichprobe wurde auf der Grundlage dieser Ergebnisse in vier Gruppen unterteilt, die sich auf den subjektiven Umgang der Teilnehmer mit ihrem Sturzrisiko bezogen (kräftig, ängstlich, stoisch, bewusst). Im Ergebnis zeigte die Studie, dass die Sturzwahrscheinlichkeit sowohl durch das physiologische Risiko, als auch durch die Wahrnehmung der Pflegebedürftigen beeinflusst wird.

Qualitative Designs

Qualitative Forschungsmethoden werden immer wichtiger, um Pflegewissen für die Praxis zu entwickeln, denn sie beantworten ein weites Feld pflegerischer Fragen über die Reaktion von Menschen auf aktuelle oder potenzielle Gesundheitsprobleme. Das Ziel qualitativer Studien ist, zu beschreiben, zu entdecken und untersuchte Phänomene zu erklären. Qualitative Forschungsfragen haben oft die Form „Was ist es?" oder „Was passiert hier?" und beschäftigen sich – im Gegensatz zu quantitativen Ansätzen – mehr mit den Prozessen als mit den Ergebnissen.

Im Folgenden sind drei Arten qualitativer Forschungsdesigns kurz vorgestellt.

Phänomenologie

Das Ziel eines **phänomenologischen Forschungsansatzes** ist es, die gelebten Erfahrungen von Menschen genau zu beschreiben, und nicht, Theorien oder Modelle des untersuchten Phänomens zu erstellen. Die Ursprünge liegen in der Philosophie, besonders in den Arbeiten von Husserl, Heidegger und Merleau-Ponty.

Weil die Hauptquelle der Daten die Lebenswelt einer untersuchten Person ist, bieten sich vor allem ausführliche Interviews zur Datensammlung an. Außerdem werden wichtige Themen nach der Datensammlung häufig noch einmal von den Teilnehmern selbst beurteilt, weil das Verständnis ihrer Lebenswelt eine zentrale Rolle in phänomenologischen Studien spielt und nur so Missverständnisse seitens der Untersucher reduziert werden können.

❯❯ Phänomenologie

Um der Forschungsfrage „Was ist die gelebte Erfahrung von Erwachsenen, die mit einem Verlust ihres Gehörs weiterleben mussten?" nachzugehen, wurden 32 Erwachsene mit einem Hörverlust unterschiedlichen Ausmaßes interviewt. In der Auswertung wurden Kernthemen formuliert, die dann einigen Teilnehmern zur Beurteilung vorgelegt wurden. Ein Kernthema war z.B. „Bewegen", geprägt durch Angst und Furcht, wechselnde Gefühle, Mut inmitten des Wechsels und eine erzwungene veränderte Lebensperspektive. Hierdurch erhält der Außenstehende eine genaue Schilderung, was es heißt, mit einem Hörverlust zu leben. Pflegende lernen durch die Ergebnisse solcher Studien die Lebenswelt von Pflegebedürftigen mit Hörstörungen besser verstehen und können so ihre Maßnahmen genauer an die Bedürfnisse des Betroffenen anpassen.

Grounded Theory

Die Absicht einer Untersuchung mittels **Grounded Theory** ist, qualitative Daten zu sammeln, zu vergle§ichen, und daraus eine neue Theorie zu entwickeln. Die Grounded Theory wurde von Glaser und Strauss um 1960 entwickelt. Zur Datenerhebung nutzt man überwiegend Beobachtungen und Interviews.

❯❯ Grounded Theory

Die **Grounded Theory** wurde verwendet, um sich der Frage „Wie entwickelt sich ein neues Körperbild nach einer Veränderung von Aussehen oder Funktion des Körpers?" zu nähern. 28 Teilnehmer, die Veränderungen ihres Körperbildes durch eine deutliche Gewichtsveränderung, durch Amputationen oder Lähmungen von Körperteilen, durch Narben oder Verletzungen erfahren hatten, wurden in bestimmten Zeitabständen interviewt.

Die neuen Erkenntnisse wurden in die nächsten Interviews eingearbeitet. Durch ständige Vergleiche der neu gewonnenen mit den vorhandenen Daten entwickelte sich eine Theorie, die die Entstehung des neuen Körperbildes in drei Phasen beschreibt:
- Zerstörung des Körperbilds
- Wunsch nach Wiederherstellung
- Entwicklung eines neuen Körperbilds.

Mit der Kenntnis dieser Phasen können Pflegende die Betroffenen besser verstehen und in den einzelnen Phasen gezielt unterstützen.

Ethnografie

Die **Ethnografie** wird verwendet, um etwas über eine Kultur von den Menschen zu erfahren, die in dieser Kultur leben. Die Ethnografie hat ihre Wurzeln in der kulturellen Anthropologie, die darauf zielt, Werte, Glauben und Handlungen von Kulturen zu beschreiben, wobei unter Kulturen auch Gesellschaften, Gemeinschaften und Organisationen zu verstehen sind.

Die Ethnografie ist charakterisiert durch eine intensive, andauernde Verbindung der Forscher mit den Teilnehmern der untersuchten Kultur. Die Daten werden durch Beobachtung gesammelt und durch Interviews vertieft.

❯❯ Ethnografie

Ein ethnografischer Ansatz wurde gewählt, um sich der Frage zu nähern, wie es ist, ein junger Amerikaner afrikanischer Abstammung zu sein, der mindestens eine AIDS-Erkrankung in seiner Familie hat. Es wurden von sechs jungen Leuten vier Jahre lang telefonisch, in persönlichen Interviews und durch Beobachtung Daten gewonnen. Danach zeigte sich eindrucksvoll, dass die Kultur, in der die Jugendlichen überleben mussten, so befremdend war, dass sie absichtlich den Kontakt mit HIV suchten.

Diese Untersuchung zeigte deutlich, wie wichtig die Einflüsse vom Leben in Randgruppen, gefühlloser gesellschaftlicher Politik und der geforderten Verantwortung auf das Leben von Jugendlichen sind. ▚▚1 ▚▚ 2 ▚▚ 3 ▚▚ 4

I/3.1.3 Ethische Kriterien in der Pflegeforschung

Ethik → Kap. I/6

❯❯ **Belmont-Report:** Bericht einer nordamerikanischen Kommission über grundlegende sittliche Verhaltensregeln (ethische Prinzipien) im Umgang mit Studienteilnehmern; wird von vielen wissenschaftlichen Disziplinen international als Modell für professionelle Ethikkodizes (eine Art „Ethikgesetz") verwendet.

In der Pflegepraxis haben schwierige Situationen, z. B. die künstliche Verlängerung des Lebens oder die Sondenernährung bei Nahrungsverweigerung, zahlreiche Debatten um ethische Belange ausgelöst. Auch in der Pflegeforschung werden ethische Bedenken geäußert – insbesondere vor dem Hintergrund der inakzeptablen Missachtung ethischen Verhaltens bei medizinischen Versuchen der Nationalsozialisten in Konzentrationslagern.

In diesem Kapitel sind einige der wichtigsten ethischen Grundsätze dargestellt, die bei der Durchführung oder Überprüfung von Studien Berücksichtigung finden sollten (→ Abb. I/3.5). Da für die deutsche Pflegeforschung keine einheitlichen Richtlinien existieren, wird hier auf den **Belmont-Report** zurückgegriffen. Dieser dient den unterschiedlichen Disziplinen dazu, einen eigenen Ethikkodex in Bezug auf die Forschung zu entwickeln. Die Ethikkommission der Deutschen Gesellschaft für Pflegewissenschaft e. V. arbeitet daran, einen Kodex für die Pflegeforschung im deutschsprachigen Raum zu entwickeln.

> **Internet- und Lese-Tipp**
> Entwurf eines Ethik-Kodex der Deutschen Gesellschaft für Pflegewissenschaft e. V.:
> www.dg-pflegewissenschaft.de/pdf/
> Ethikkodex-Entwurf.pdf

Wohlwollen

Das **Wohlwollen** ist eines der grundlegenden ethischen Prinzipien. Es folgt der Maxime, keinen Schaden bzw. Leiden zu verursachen und den potenziellen Nutzen zu erhöhen. Dazu gehört z. B., die Entscheidungen der Studienteilnehmer zu respektieren und Anstrengungen zu unternehmen, um ihr Wohl zu gewährleisten.

Unversehrtheit, Schutz vor Schmerzen und Schaden

Eine Untersuchung ist abzubrechen, wenn Grund zu der Annahme besteht, dass deren Fortsetzung zu Verletzung, Tod, Behinderung oder Leiden der Studienteilnehmer führen könnte. Es ist ein sensibles Vorgehen gefordert. Dabei gilt es, psychischen Schaden abzuwenden, indem Fragen in Interviews oder auf Fragebögen taktvoll formuliert sind und Nachbesprechungen angeboten werden. Manchmal empfiehlt es sich, auf Gesundheits- oder psychologische Dienste zu verweisen.

Schutz vor Ausbeutung

Das Prinzip des **Schutzes vor Ausbeutung** soll sicherstellen, dass die Teilnehmer der

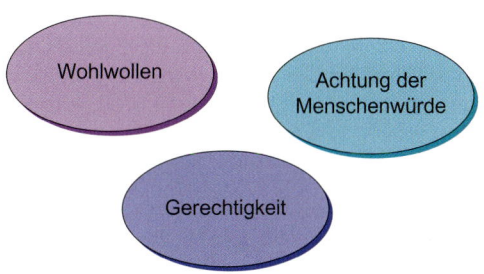

Abb. I/3.5 Grundlegende ethische Prinzipien. [A400]

Studie durch die Beteiligung nicht benachteiligt werden. Die Teilnahme selbst oder Aussagen, die Teilnehmer im Rahmen einer Untersuchung machen, dürfen zu keiner Zeit gegen sie verwendet werden.

> ❯ Beschreiben Studienteilnehmer ihre wirtschaftliche Situation, dürfen sie anschließend z. B. nicht der Gefahr ausgesetzt sein, ihre Sozialhilfeansprüche zu verlieren.

Risiko-Nutzen-Verhältnis

Das Ausmaß der Gefahr, dem die Teilnehmer ausgesetzt sind, sollte nie den möglichen Nutzen des zu gewinnenden Wissens überschreiten.

So sollten die Forschenden das Risiko-Nutzen-Verhältnis vor Beginn der Studie abwägen: Ist die Studie auf ein bedeutsames Thema gerichtet, das die Möglichkeit zur Verbesserung der Versorgung von Pflegebedürftigen bietet und die Mühen der Studienteilnehmer rechtfertigt? Dieses ethische Prinzip gilt es z. B. bei medizinischen Studien zu den Wirkungen neuer Medikamente zu berücksichtigen.

Achtung der Menschenwürde

Die **Achtung der Menschenwürde** von Studienteilnehmern ist ein weiteres im Belmont-Report formuliertes Prinzip.

Recht auf Selbstbestimmung

Menschen haben das **Recht auf Selbstbestimmung** und auf Behandlung als autonome Personen.

- Sie können sich frei entscheiden, an der Studie teilzunehmen oder dies abzulehnen, ohne Nachteile befürchten zu müssen
- Sie dürfen weder durch Strafen noch durch übermäßige Belohnung genötigt werden, an der Studie teilzunehmen
- Sie haben das Recht, Fragen zu stellen, Informationen zu verweigern oder ihre Teilnahme zu beenden

- Menschen mit eingeschränkter Selbstständigkeit haben ein Recht auf Schutz.

Informierte Zustimmung

Die Achtung der Menschenwürde umfasst das Recht eines Menschen, eine informierte freiwillige Entscheidung hinsichtlich der Studienteilnahme zu treffen. Das wiederum erfordert umfassende Informationen. Die Forscher sollten die potenziellen Studienteilnehmer über folgende Fakten in vollem Umfang informieren:

- Art, Inhalt und Zweck der Studie
- Verantwortung der Forschenden (z. B. Wahrung ethischer Prinzipien, telefonische Erreichbarkeit)
- Zeitaufwand
- Mögliche Vor- und Nachteile.

> ❯ In einer Studie soll die Wirksamkeit eines neuen Antidekubituspflasters untersucht werden. Es werden zwei Gruppen aus bettlägerigen Pflegebedürftigen mit einem Dekubitus gleichen Grades gebildet: Bei der einen soll neben der dreistündlichen Lageveränderung der Pflegebedürftigen zusätzlich das Pflaster verwendet werden, bei der anderen Gruppe nicht. So lässt sich einschätzen, ob das Pflaster einen zusätzlichen Heilungsvorteil bringt.
>
> In der Information an die Pflegebedürftigen muss hier klar ersichtlich sein, dass einige unbestimmte Teilnehmer **nicht** in die Gruppe mit der Pflasteranwendung kommen werden und somit ihr Dekubitus nicht schneller heilen wird als sonst auch. Nur wenn sich die Betroffenen dieses „Risikos" bewusst sind, gelten sie im ethischen Sinn als informiert.

Man spricht von einer **informierten Zustimmung,** wenn die Studienteilnehmer auf Grundlage umfangreicher Informationen, die sie verstehen können sowie aus freiem Willen an der Studie teilnehmen. Diese informierte Zustimmung wird durch eine **Einverständniserklärung** dokumentiert, die von den Teilnehmern zu unterzeichnen ist. Sind die Betroffenen, z. B. aufgrund kognitiver Einschränkungen, nicht in der Lage über eine Teilnahme zu entscheiden, ist es notwendig, dass sich die Forscher mit ihrer Anfrage an Angehörige oder Betreuer wenden.

Gerechtigkeit

Ein drittes Prinzip im Belmont-Report betrifft die Gerechtigkeit. Dabei geht es um das Recht auf eine faire Behandlung und das Recht auf Privatsphäre.

Recht auf faire Behandlung

Vor, während und nach ihrer Teilnahme haben die Studienteilnehmer das Recht auf eine faire und gerechte Behandlung. Sie umfasst folgende Punkte:

- Faire und nicht diskriminierende Auswahl von Teilnehmern
- Vorurteilslose Behandlung von Menschen, die eine Teilnahme ablehnen oder die bereits erteilte Zustimmung zurückziehen
- Die Einhaltung aller Übereinkünfte
- Möglichkeit der Kontaktaufnahme zu den Forschern zu jedem Zeitpunkt der Studie, um evtl. auftretende Fragen zu klären
- Angebot einer Nachbesprechung
- Achtung vor den Überzeugungen, Gewohnheiten und Lebensweisen von Menschen aus anderen Kulturen
- Allzeit höfliche und taktvolle Behandlung.

Recht auf Anonymität und Vertraulichkeit

Nahezu jede Studie mit Menschen stellt einen Eingriff in die Privatsphäre dar. Dabei ist zu gewährleisten, dass die Forscher nicht weiter als notwendig in das Leben der Studienteilnehmer eindringen. Die Teilnehmer können erwarten, dass alle von ihnen gelieferten Daten vertraulich behandelt werden. Dies kann entweder durch **Anonymität** oder durch andere Verfahren zur Wahrung der **Vertraulichkeit** geschehen.

Anonymität besteht, wenn selbst die Forschenden einen Teilnehmer nicht mit ihren Daten in Verbindung bringen können. So wird z. B. auf einem Fragebogen nicht nach Namen oder Anschrift gefragt. Manchmal kommt es vor, dass die Anonymität nicht gewährleistet werden kann. Dies ist häufig bei qualitativen Untersuchungen (→ Kap. I/3.1.2) der Fall, die deutlich kleinere Stichproben umfassen. Deshalb wird den Studienteilnehmern in die-

sen Fällen Vertraulichkeit zugesichert. Das bedeutet, dass sich die Forschenden verpflichten, alle Informationen, die sie von den Teilnehmern erhalten, weder öffentlich darzulegen noch Parteien zugänglich zu machen, die nicht an der Forschungsarbeit beteiligt sind.

Ethikkommissionen

Die meisten Kliniken, Universitäten und anderen Institutionen, an denen Forschung betrieben wird, verfügen über formelle Ethikausschüsse (*Ethikkommission*). Diese sichten die eingereichten Forschungsentwürfe einige Wochen vor dem Studienbeginn, überprüfen sie nach ethischen Gesichtspunkten und machen den Forschenden ggf. Vorschläge zur Verbesserung. Dies soll sicherstellen, dass ethische Standards im Zusammenhang mit dem Schutz der Studienteilnehmer eingehalten werden und keine „gefährliche" Forschung an den Einrichtungen durchgeführt wird. 📖 5 📖 6

I/3.1.4 Lesen und Verstehen von Forschungsberichten

Das regelmäßige Lesen von **Forschungsberichten** ist Altenpflegerinnen empfohlen, damit sie ihr professionelles Denken und Handeln an wichtigen Ergebnissen der Pflegeforschung orientieren und auf diese Weise die Pflegepraxis stetig verbessern. Solche Berichte vermitteln:

- Was in pflegewissenschaftlichen Studien untersucht wurde

- Wie es untersucht wurde
- Was herausgefunden wurde.

Vielen Pflegenden ohne Forschungserfahrung mag das Lesen von Forschungsberichten schwierig erscheinen. Durch viele Zahlen und Statistiken wirken vor allem quantitative Studien (→ Kap. I/3.1.2) häufig verwirrend. Dieses Kapitel soll dazu beitragen, Pflegenden den Zugang zu Forschungsberichten zu erleichtern und sie zu befähigen, deren Qualität einzuschätzen.

Arten von Forschungsberichten

Studienergebnisse werden auf verschiedenen Wegen verbreitet. Die häufigsten **Arten** sind:

- Zeitschriftenartikel
- Bücher, Buchkapitel
- Präsentationen auf Kongressen oder Tagungen
- Diplom-, Master-Arbeiten, Dissertationen.

Die häufigste und aktuellste Form der Verbreitung von Forschungsarbeiten für die Fachöffentlichkeit stellt der **Zeitschriftenartikel** dar. Dabei handelt es sich meist um Ausschnitte oder Kurzfassungen eines ausführlichen Forschungsberichts. Trotz Kürzungen sollte ein Artikel ausreichende Informationen enthalten, damit die Leser die Ergebnisse beurteilen und ihre Relevanz für die Praxis einschätzen können. Forschungsartikel in Zeitschriften folgen in der Regel einem bestimmten Aufbau (→ Abb. I/3.6) und haben einen eigenen, sachlichen Stil.

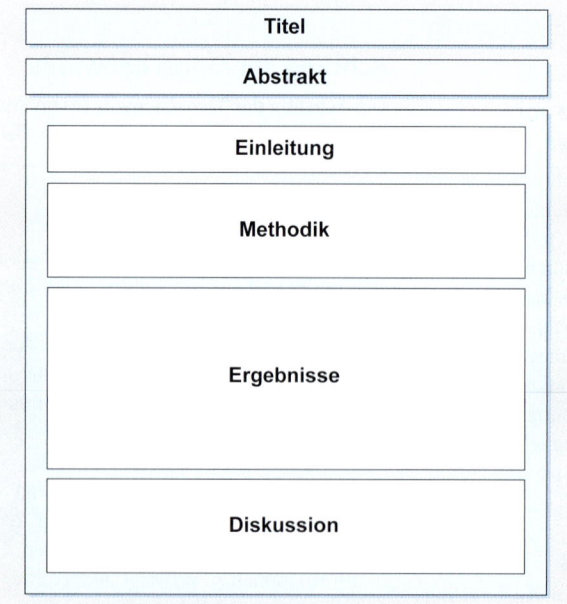

Titel

Abstrakt

Einleitung

Methodik

Ergebnisse

Diskussion

Abb. I/3.6 Typischer Aufbau eines Forschungsberichts. [A400]

Struktur von Forschungsberichten

Titel

Die **Titel** von Forschungsberichten sind oft sehr ausführlich und umfassen den Untersuchungsgegenstand (Phänomen oder Variablen) und die untersuchte **Personengruppe.**

❯ Der Titel einer Studie lautete: „Unterschiedliche Einstellungen beim Umgang mit herausforderndem Verhalten bei Demenz – Schilderungen von zwei Gruppen Pflegender." 📖 6

In diesem Beispiel sind die Einstellungen beim Umgang mit herausforderndem Verhalten bei Demenz der Forschungsgegenstand und die Pflegenden die untersuchte Personengruppe.

Abstrakt

Der **Abstrakt** stellt eine **kurze Inhaltsangabe** des Forschungsartikels dar und steht vor dem eigentlichen Text. Er sollte knapp, aber eindeutig formuliert sein und folgende Fragen beantworten:

- Was sind die Forschungsfragen? Beispiel: „Wie wird die Pflege in stationären Altenpflegeeinrichtungen von Bewohnern und Angehörigen bewertet? Welche Faktoren haben Einfluss auf diese Bewertung?" 📖 7
- Welche Forschungsmethoden wurden verwendet? (→ Kap. I/3.1.2)
- Was sind die wichtigsten Ergebnisse?
- Was bedeuten diese Ergebnisse für die Praxis?

Einleitung

In der **Einleitung** werden die Leser zum zentralen Thema hingeführt, indem sie den Hintergrund der Forschungsarbeit näher beschreibt. Die Beschreibungen umfassen gewöhnlich folgende Bereiche:

- **Gegenstand** der Forschung, d. h. was wurde untersucht?
- **Ziel** der Untersuchung
- **Literaturlage,** d. h. wie wird das Thema in der Fachliteratur diskutiert?
- **Theoretischer Bezugsrahmen** (→ Kap. I/3.1.1), z. B. Pflegemodell der ABEDL® nach Krohwinkel (→ Kap. I/2.2.2)
- **Praktische Bedeutung** der Studie.

Methodik

❯ **Grundgesamtheit:** Gesamtheit von Individuen oder Einheiten mit gemeinsamen Merkmalen, z. B. alle dementen Bewohner in deutschen Pflegeeinrichtungen.

❯ **Repräsentative Stichprobe:** Gruppe der Studienteilnehmer, deren Merkmale denen der Grundgesamtheit, aus der sie stammen, in hohem Maße ähnlich sind.

Der **Methodenabschnitt** beschreibt, welche Methodik von den Forschern verwendet wurde, um die Forschungsfragen zu beantworten. Der Methodenteil eines Forschungsberichtes ist in weitere Unterabschnitte gegliedert:

- Beim **Setting** handelt es sich um den pflegerischen und geografischen Schauplatz der Untersuchung, z. B. vier Altenpflegeeinrichtungen im Raum Berlin. Es sollte verdeutlicht werden, warum dieser Ort für die Studie ausgesucht wurde und welche Bedingungen dort für die Datensammlung herrschten
- Unter der **Stichprobe** versteht man die Gruppe der Studienteilnehmer. Hier wird erläutert, wie und weshalb die Forscher diese Personen für die Studie ausgewählt haben. Dabei sollten wichtige Merkmale (*Variablen*) der einzelnen Teilnehmer, z. B. Alter, Geschlecht und Erkrankung typisch (*repräsentativ*) für die gesamte zu untersuchende Gruppe (*Grundgesamtheit*) sein.

In quantitativen Studien empfiehlt es sich meist, Stichproben zu verwenden, die nach dem **Zufallsprinzip** (*Zufallsstichprobe*) ausgewählt worden sind. Dies ist in der Pflegeforschung aus pragmatischen Gründen sehr selten der Fall, häufig werden jene Personen für die Studienteilnahme ausgewählt, die am leichtesten verfügbar sind (*Gelegenheitsstichprobe*).

- Das **Forschungsdesign** (→ Kap. I/3.1.2) ist eine Art Gesamtplan der Datensammlung. Es legt das Programm fest, nach dem die Untersuchung durchgeführt werden soll, damit die Forscher die Forschungsfrage am Ende der Studie möglichst genau beantworten können. Das Design hängt demnach davon ab, ob die Forschung z. B. einer Beschreibung des Untersuchungsgegenstands dient (*deskriptives Design*) oder den Zusammenhang zwischen zwei Merkmalen untersucht (z. B. *quasi-experimentelles Design*)
- Die Abschnitte **Datenerhebung** und **Messinstrumente** beschreiben, wie die Daten in der Stichprobe gesammelt wurden. Übliche Erhebungsmethoden sind z. B. die **Befragung, Beobachtung** und **Dokumentenanalyse.** Im obigen Beispiel sind die Pflegenden-Gruppen von den Forschern zu ihren Einstellun-

gen mündlich befragt worden (*Interview*). Ihre Schilderungen bezeichnet man dann als Daten. In schriftlichen Befragungen von Studienteilnehmern wird ein Fragebogen eingesetzt, der in der Forschung als Messinstrument bezeichnet wird. Natürlich ist z. B. ein Fieberthermometer ebenfalls ein Messinstrument, wenn der interessierende Forschungsgegenstand die Körpertemperatur ist. Als Dokumentenanalyse sind z. B. Untersuchungen der Pflegedokumentation zu verstehen

- Die **Datenanalyseverfahren** dienen der Auswertung gesammelter Daten. Bei der quantitativen Forschung sind dies mathematische Verfahren, während in qualitativen Studien eher deutende (*interpretative*) Verfahren angewendet werden
- **Ethische Überlegungen** der Forscher (→ Kap. I/3.1.3).

Ergebnisse

Im Ergebnisteil werden die **Forschungsergebnisse** zusammengefasst, die anhand der Datenanalyse gewonnen wurden. Die wichtigsten Ergebnisse sind durch Tabellen und Grafiken hervorgehoben.

Ergebnisse von quantitativen Studien

Bei quantitativen Untersuchungen bestehen die Ergebnisse meist aus statistischen Angaben, z. B. **Häufigkeiten** (*Zahl*), Durchschnittswerten (*Mittelwert*), Merkmalszusammenhängen (*Korrelation*) oder anderen Werteverteilungen. Darüber hinaus finden sich mehrere Informationen zu den verwendeten statistischen Verfahren:

- Bezeichnung des angewendeten statistischen Tests. Ein statistischer Test (*Signifikanztest*) gibt Auskunft darüber, mit welcher Wahrscheinlichkeit die gefundenen Werte mit ihrer Aussage auch in der Grundgesamtheit zu finden sind, d. h. nicht nur bei den Studienteilnehmern. Es ist an dieser Stelle nicht nötig, die speziellen Namen der verschiedenen Testverfahren zu kennen, um deren Ergebnisse zu verstehen
- Das Testergebnis wird in der Regel durch Computerprogramme errechnet und als **numerischer Wert** angegeben
- Die **Signifikanz** (*Bedeutsamkeit*) ist die wichtigste Information. Besitzt ein Forschungsergebnis eine berechnete statistische Signifikanz, bedeutet dies, dass das Testergebnis mit einer gewissen Wahrscheinlichkeit auch bei anderen Personen aus der Grundgesamtheit wiederholbar ist

> ❯ Ist ein Ergebnis statistisch signifikant, sagt dies noch nichts darüber, inwieweit die Resultate tatsächlich feststellbar und in der Praxis von Bedeutung sind. Signifikanzwerte können auch keine inhaltlichen Aussagen ersetzen, sondern nur unterstützen.
>
> Signifikanztests dürfen nur bei Zufallsstichproben verwendet werden.

- Das **Signifikanzniveau** gibt die Wahrscheinlichkeit an, ein ähnliches Ergebnis bei anderen Studienteilnehmern zu finden.

> ❯ **Ausschnitt aus dem Ergebnisteil einer quantitativen Studie**
>
> „Durch das Überschlagen des Beines zeigte sich, dass der systolische und diastolische Blutdruck zusammen betrachtet signifikant anstiegen (F = 66,78, p < 0,00001)." 📖 8
>
> In diesem Beispiel weisen die Autoren darauf hin, dass Blutdruckmessungen höher ausfallen, wenn die Testpersonen ein Bein über das andere schlagen, anstatt beide Füße flach auf den Boden gesetzt halten. Die Wahrscheinlichkeit (p), dass dieses Ergebnis falsch ist, beträgt weniger als 1:10 000 (1:10 000 = 0,0001). Demnach ist dieses Ergebnis im hohen Maße zuverlässig. Um diese Information zu verstehen, muss man weder wissen, was die F-Statistik ist, noch was der Wert 66,78 zu bedeuten hat.

Ergebnisse von qualitativen Studien

In qualitativen Studien werden die Ergebnisse im laufenden Text beschrieben. Sie sind entsprechend den durch die Analyse herausgearbeiteten Themen, Kategorien oder Prozessen angeordnet. Zur Unterstützung der Beschreibung werden passende wörtliche Zitate von Interviewpartnern eingeflochten. Eingefügte Grafiken veranschaulichen komplexe Zusammenhänge zwischen den Themen und Kategorien. Bei den Beschreibungen der Ergebnisse ist es wichtig, dass sie für die Leser nachvollziehbar sind.

> ❯ **Ausschnitt aus dem Ergebnisteil einer qualitativen Studie**
>
> „Demente alte Frauen fühlen sich in stationären Einrichtungen häufig nicht zu Hause.
>
> Da es für die Pflegenden nicht so einfach ist, ein Verhalten auszuwählen, mit dem sie den Bewohnerinnen helfen können, und da diesen nicht so einfach – und fast nie nachhaltig – zu helfen ist, überfällt die Pflegenden ab und zu das Gefühl der Machtlosigkeit, das sie folgendermaßen

äußern: Hier ist es den Menschen deutlich, auf einer anderen Station wurde aber gesagt: Ich möchte nach Hause, aber das hat sich auch schnell wieder gelegt. Auf dieser Station sagen sie es immer wieder. Darauf weiß ich einfach nichts zu antworten. Dann kann ich zwar das eine oder andere erwidern, aber dann weiß ich, dass sie sich aufregen, weil ich sage: Aber Ihr Zuhause ist hier oder etwas Ähnliches (...)." 📖 9

Diskussion

Die **Diskussion** umfasst sowohl in qualitativen als auch in quantitativen Forschungsberichten folgende Elemente:

- **Interpretation** der Ergebnisse. Sie erklärt die Ergebnisse in ihrer theoretischen und praktischen Bedeutung
- **Implikationen** sind Empfehlungen, wie sich die Ergebnisse zur Verbesserung der Pflegepraxis anwenden lassen und welche Sachverhalte weiter zu erforschen sind. So kann am Ende einer Studie z. B. stehen, wie wirksam ein Standard zur Dekubitusprophylaxe ist oder wie Bewohner einer Pflegeeinrichtung die Körperpflege durch das Personal erleben
- Unter **Grenzen** der Studie würdigen die Autoren Stärken und Schwächen des Forschungsdesigns und dessen Umsetzung kritisch. Damit verdeutlichen sie, dass die Untersuchungsergebnisse nur im Licht dieser Einschränkungen interpretierbar, inwieweit sie aussagekräftig und übertragbar sind. 📖 5

I/3.2 Wissenschaftliches Arbeiten in der Pflege

Arbeitsfelder und Qualifizierungsmöglichkeiten → Kap. IV/5.2

🅐 Fallbeispiel Ambulant

Dieter Kästler, Pflegemanagement-Student und Altenpfleger, hospitiert seit zwei Wochen bei der Pflegedienstleitung der „Ambulanten Pflege Bogendorf". Yasmina Özdemir hatte an die Zusage für die Hospitationsstelle die Bedingung geknüpft, dass Dieter Kästler nicht nur als Lernender in die Einrichtung kommen solle, sondern im Gegenzug auch dem Pflegedienst einen Nutzen verschaffen müsse. In diesem Zusammenhang dachte sie vor allem daran, dass einige der Pflegestandards schon seit mehreren Jahren nicht mehr aktualisiert worden sind. Dieter Kästler bekommt also den Auftrag, sich die Mappe vorzunehmen

und den Aktualisierungsbedarf zu kontrollieren. Als Informationsquellen stehen ihm die Jahresbände von zwei Fachzeitschriften zur Verfügung, die Yasmina Özdemir säuberlich abgeheftet im Büro archiviert. Außerdem kann Dieter Kästler auf das Internet zurückgreifen sowie auf die guten Kontakte, die der Pflegedienst zu der unweit gelegenen Altenpflegeschule unterhält.

Unter der **Akademisierung** der Pflege versteht man die schrittweise Verlagerung der pflegerischen Aus- und Weiterbildung an eine Universität oder Hochschule, im weiteren Sinne auch die Erarbeitung von wissenschaftlichen Grundlagen für die Pflegepraxis.

> ❯ Pflegende benötigen wissenschaftlich fundiertes (*evidenzbasiertes*) Pflegewissen, weil nur auf dieser Basis ihr pflegerisches Handeln begründet werden kann.

Der Begriff der Evidenzbasierung leitet sich aus dem Lateinischen ab. Evident bedeutet so viel wie offenkundig, überzeugend, offenbar. Im Zusammenhang mit evidenzbasierter Pflege ist damit gemeint, dass pflegerisches Handeln sich auf wissenschaftlich gesicherte Erkenntnisse stützen sollte. Ein wichtiger Schritt in diese Richtung sind die nationalen Expertenstandards, die einen Handlungsrahmen für Altenpflegerinnen bilden. Die Standards dienen als Grundlage, um Maßnahmen auszuwählen, die wissenschaftlich nachweisbar den größten Nutzen für den Pflegebedürftigen versprechen.

Pflegewissenschaft hat die Aufgabe, das Pflegewissen zu entwickeln, zu beschreiben, zu untersuchen und auf seine Richtigkeit zu überprüfen. Hierzu bedient sich die Pflegewissenschaft der **Pflegeforschung** (→ Kap. I/3.1).

Pflegewissenschaft in Deutschland

Die Akademisierung der Pflege und ihre Entwicklung zur eigenständigen Wissenschaft hat mit der Einrichtung von **Studiengängen** (→ Kap. IV/5.2) an Universitäten und Fachhochschulen in Deutschland am Anfang der 1990er-Jahre begonnen. Es gibt Studiengänge mit dem Schwerpunkt:

- Pflege bzw. Pflegewissenschaft
- Pflegepädagogik
- Pflegemanagement.

Internet- und Lese-Tipp
Internet-Server für Pflege (Bundesministerium für Familie, Senioren, Frauen und Jugend): www.bmfsfj.de

Weil die Pflegewissenschaft in Deutschland eine sehr junge Wissenschaft ist, stehen noch immer vergleichsweise wenige deutsche pflegewissenschaftliche Erkenntnisse zur Verfügung. Ergebnisse deutscher pflegewissenschaftlicher Entwicklungen sind z. B. die Expertenstandards sowie Forschungsergebnisse in Bezug auf die Beobachtung des Wohlbefindens bzw. der Lebensqualität von Pflegebedürftigen, die an Demenz erkrankt sind. Ein Beispiel ist das Heidelberger Instrument zur Erfassung der Lebensqualität demenzkranker Menschen (H. I. L. D. E). Andere Forschungsarbeiten befassen sich mit Themen wie „Ekel in der Pflege" oder der Situation von Pflegebedürftigen anderer Kulturen in deutschen Pflegeeinrichtungen.

Eine Chance, die Professionalisierung in Deutschland voranzubringen, sind die neuen internationalen **Studienabschlüsse,** die nun überall eingeführt sind:
- Bachelor of Science in Nursing
- Master of Science in Nursing
- Diplom (früher üblich).

Wie in anderen Ländern ist für die Entwicklung der Pflegewissenschaft in Deutschland empfohlen, die Erstausbildung von Pflegenden, mit enger Kooperation von Pflegepraxis und Hochschule, an die Hochschulen zu verlegen. In Deutschland gibt es bereits die ersten Studiengänge, die das ermöglichen. Sie werden als duale Studiengänge bezeichnet.

Diese dualen Studiengänge leisten einer Vernetzung von Theorie und Praxis in Deutschland Vorschub. So wie Praktiker wissenschaftlich fundiertes (also evidenzbasiertes) Wissen benötigen, sollten die Pflegewissenschaftler den Bezug zur Pflegepraxis behalten, damit keine Kluft zwischen Theorie und Praxis entsteht.

Internet- und Lese-Tipp
Dekanekonferenz Pflegewissenschaft gem. e. V.: www.dekanekonferenz-pflegewissenschaft.org

» Halbwertzeit des pflegerischen Wissens

Aufgrund der Professionalisierung in der Pflege und der zahlreichen Forschungsaktivitäten hat das pflegerische Wissen derzeit nur eine Halbwertzeit von etwa fünf Jahren. Das heißt, spätestens in diesem Zeitraum ist mit neuen Erkenntnissen zu rechnen. Zur professionellen Ausübung

des Berufs Altenpflege gehört es daher, sich kontinuierlich fortzubilden, um das eigene Handeln auf fachlich gesicherte Erkenntnisse stützen zu können.

Importe pflegewissenschaftlicher Erkenntnisse

Sehr viele pflegewissenschaftliche Erkenntnisse werden aus dem Ausland, v. a. aus dem **angloamerikanischen Raum,** nach Deutschland importiert. Dort hat sich die Pflegewissenschaft bereits seit vielen Jahrzehnten etabliert und die Pflegeforschung (→ Kap. I/3.1) schon zahlreiche Ergebnisse hervorgebracht. Teilweise stehen deutsche Übersetzungen zur Verfügung, sodass die Pflegenden sich ohne Sprachbarrieren über die Erkenntnisse informieren und damit auseinander setzen können (→ Abb. I/3.7). Vor einer Übernahme dieser Erkenntnisse und vielleicht sogar einer Umsetzung von pflegerischen Handlungsempfehlungen ist allerdings die Übertragungsfähigkeit in den deutschen Kulturraum genau zu überprüfen. Unter den Einflüssen von Politik, Kultur und Gesellschaft können möglicherweise andere Ergebnisse entstehen, die sich nicht „eins zu eins" auf die deutsche Pflegekultur beziehen lassen.

I/3.2.1 Grundlagen der Literaturrecherche

» Literaturrecherche: Suche nach relevanter Literatur für bestimmte Fragen in unterschiedlichen Quellen.

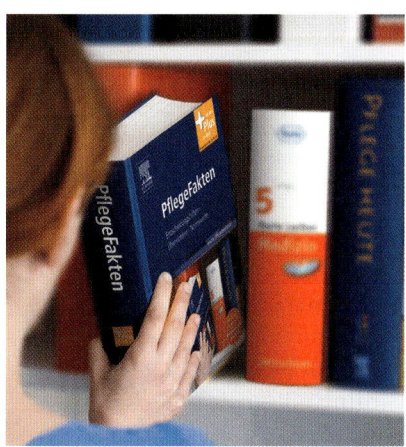

Abb. I/3.7 Viele Einrichtungen verfügen über eine gut sortierte und übersichtliche Sammlung von Fachliteratur, mit deren Hilfe sich viele Informationen auf kurzem Weg finden lassen. [K313]

In der täglichen Arbeit tauchen immer wieder Fragen und Probleme auf, die aus dem eigenen Erfahrungsschatz nicht beantwortet werden können. Vielleicht wirft eine Diskussion mit Kollegen um die richtige Technik von intramuskulären Injektionen Fragen auf, vielleicht sollen auch Informationen zu einer Idee der Lernfelder in der Altenpflegeausbildung gesammelt werden, oder der Begriff Snoezelen ist unklar.

So vielfältig, wie die Ursachen für die Suche nach Informationen sein können, so vielfältig sind auch die Möglichkeiten, diese zu finden. Um die manchmal zeitraubende Recherche etwas zu verkürzen, sind im Folgenden einige Möglichkeiten der Informationssammlung genannt. Kenntnisse über Wege der Informationsbeschaffung zu haben, ist für die professionelle Arbeit in der Altenpflege unabdingbar.

I/3.2.2 Mögliche Informationsquellen

Es gibt generell zwei Wege der Literaturrecherche: die computergestützte Form über **Datenbanken** oder das **Internet** (*online*) und die manuelle, papierbasierte Suche in **Bibliotheken.** Wo nach den jeweiligen Informationen zu suchen ist, hängt von der zu klärenden Frage ab. Generell gibt es aber für die Suche folgende Ansätze:
- Experten
- Bibliotheken
- Institutionen
- Firmen
- Internet
- Informationen auf Datenträgern.

Experten

Mit **Experten** sind alle Personen gemeint, die sich mit der jeweiligen Materie gut auskennen. Natürlich können diese ein Thema nur subjektiv darstellen, oft reicht das zur Klärung der Frage aber schon aus oder gibt einen Hinweis für die weitere Suche.

» Zuerst einen Experten zu befragen, spart oft viel Zeit und eine umständliche Suche in anderen Quellen. Insbesondere die zahlreichen Fachweiterbildungen, die in den vergangenen Jahren entwickelt wurden, sind hier bedeutsam. Viele Pflegeeinrichtungen verfügen z. B. über einen Wundexperten, einen Qualitätsbeauftragten oder eine Fachkraft für Gerontopsychiatrie.

Bibliotheken

Bibliotheken stellen eine gute Quelle für die Literatursuche dar. Häufig archivieren Bibliotheken nicht nur Monografien (*wis-*

senschaftliche Darstellung zu einer Sache oder Person), sondern bieten in Fachbibliotheken auch ein großes Sortiment wissenschaftlicher Zeitschriften an. Dort können Nutzer manuell über den Bibliothekskatalog suchen oder online über eine Datenbank.

> ❱❱ Häufig haben Ausbildungseinrichtungen und größere Institutionen auch eine eigene kleine Fachbibliothek. Sie ist meist sehr übersichtlich, gut sortiert und vor allem direkt vor Ort (→ Abb. I/3.7).

Institutionen

Institutionen, z. B. Ministerien, Stiftungen oder Krankenkassen, halten Informationsmaterialien bereit, die sie kostenlos oder gegen eine sehr geringe Gebühr abgeben. Viele Adressen zu wichtigen Institutionen sind auch in diesem Lehrbuch als Internet- und Lese-Tipps bei den jeweiligen Themen zu finden.

Firmen

Firmen haben für ihre Produkte oft umfangreiches Informationsmaterial zusammengestellt. Bei Fragen zu medizinischen Produkten (z. B. Kathetersysteme, Hörgeräte) können die Angaben der Hersteller sehr hilfreich sein. Dabei ist allerdings zu beachten, dass der Blickwinkel von Firmeninformationen eventuell sehr einseitig auf die Anwendung der eigenen Produkte ausgerichtet ist.

> ❱❱ **Lern-Tipp**
> Suchen Sie ein pflegerisches Thema, z. B. „Erfassung der Schmerzintensität bei Menschen mit Demenz". Schauen Sie nach, was die Ihnen zur Verfügung stehenden Lehrbücher zu diesem Thema anbieten. Anschließend beginnen Sie auf den in diesem Kapitel genannten Wegen zu recherchieren, um den aktuellen Stand der Wissenschaft in Erfahrung zu bringen. Achten Sie vor allem darauf, die Ergebnisse ihrer Informationssuche durch Vergleiche abzusichern.

Internet

Das **Internet** ist eine der umfangreichsten Quellen für Informationen zu fast allen Themen. Auch für die Altenpflege gibt es mittlerweile viele interessante Internetseiten und es werden immer mehr. Das Informationsangebot ist allerdings schlecht zu überschauen und mühselig zu sortieren. Bei Internetseiten privater Anbieter ist die Richtigkeit der Angaben zudem nicht garantiert.

Aber die Informationen sind jederzeit verfügbar und meist allgemein zugänglich, bis auf Datenbanken, deren Nutzung kostenpflichtig ist oder zumindest eine Anmeldung erfordert.

> ❱❱ **Lern-Tipp**
> Recherchieren Sie im Internet z. B. in der Suchmaschine Google®, welche großen Suchmaschinen für die Internetrecherche zur Verfügung stehen. Geben Sie in drei der Suchmaschinen den Begriff „H. I. L. D. E" ein. Vergleichen Sie, wie viele Treffer Ihnen die Suchmaschinen anzeigen. Sehen Sie sich jeweils die ersten drei Treffer an und überlegen Sie, welche Suchmaschine aus Ihrer Sicht für Sie in kurzer und übersichtlicher Form die wichtigsten Informationen geliefert hat. Formulieren Sie abschließend kurz, was „H. I. L. D. E" bedeutet.

Wichtige Datenbanken für Management und wissenschaftliche Schriften in der Pflege sind z. B. CareLit® oder WISE®. Die Recherche in WISE® ist über das Deutsche Institut für angewandte Pflegeforschung möglich.

> **Internet- und Lese-Tipp**
> • CareLit®; Literaturdatenbank für Management und Pflege (deutschsprachig): www.carelit.de
> • Deutsches Institut für angewandte Pflegeforschung e. V.: www.dip.de

I/3.2.3 Beschaffung von Literatur

Nach der Literaturrecherche folgt die Beschaffung der gefundenen Literaturquellen. Je nachdem, an welcher Literatur Interesse besteht, kommen dafür unterschiedliche Anbieter in Frage:
• Bibliotheken für Bücher und Zeitschriftenartikel
• Bestelldienste für Buchseiten und Zeitschriftenartikel
• Online-Buchhändler, z. B. www.amazon. de, www.buecher.de
• Verlage für Bücher und Zeitschriftenartikel
• Direktes Lesen oder Ausdrucken aus dem Internet, z. B. aus kostenpflichtigen Datenbanken.

Literaturbeschaffung in Bibliotheken

Unter den **Bibliotheken** kann schon die der eigenen (Ausbildungs-)Einrichtung interessant sein. Als nächste Anlaufstelle reicht manchmal die jeweilige Stadtbibliothek aus. Dort können Nutzer in Katalogen recherchieren und bei Fragen helfen die Mitarbeiter weiter.

Ist ein Buch oder eine Zeitschrift dort nicht vorhanden, besteht die Möglichkeit der **Fernleihe.** Öffentliche Bibliotheken leihen sich in diesem System gegenseitig Bücher aus, d. h. in München ist auch ein Buch aus einer Bibliothek in Hamburg erhältlich.

Eine Sonderstellung nimmt die „Deutsche Zentralbibliothek für Medizin" in Köln ein. Sie verfügt über den deutschlandweit größten Bestand gesundheitsrelevanter Fachliteratur. Hier besteht die Möglichkeit, sich kostenpflichtig Kopien von Artikeln anfertigen zu lassen.

Literaturbestellung im Internet

Besteht keine Möglichkeit, eine Bibliothek aufzusuchen oder die Quellen anderweitig zu beziehen, lässt sich die Literatur auch online über das Internet bestellen. Dafür kommen mehrere Anbieter in Frage:

Fernleihe Zeitschriftenaufsätze z. B. über den Literaturbestelldienst der Universitätsbibliothek Dortmund (siehe Internet- und Lese-Tipp).

> **Internet- und Lese-Tipp**
> Literaturbestelldienst der Universitätsbibliothek Dortmund:
> www.ub.uni-dortmund.de/literatursuche/ fernleihe_zeitschriftenaufsaetze.html

Die Preise für die Bestellung eines Artikels sind gestaffelt (z. B. gewerbliche oder private Nutzung, Studentenstatus) und liegen bei etwa 1,50 Euro. Der Bestellvorgang ist auf der Internetseite genau erklärt, die Lieferung des Artikels findet elektronisch statt, es wird z. B. eine E-Mail mit dem Artikel verschickt, der dann ausgedruckt werden kann.

Subito ist ein bundesweiter Bibliotheksverbund und stellt neben Artikeln auch Buchseiten zur Verfügung. Der Bestand ist größer als beim Literaturbestelldienst der Universitätsbibliothek Dortmund, die Preise sind etwas höher, ab ca. vier Euro pro Artikel oder acht Euro pro Buch, je nach Nutzergruppe. Die Nutzung verlangt eine vorherige Registrierung, die Bezahlung erfolgt monatlich per Rechnung. Auch hier ist der Bestellvorgang auf der Internetseite genau erklärt. Über Subito kann man z. B. auch in der für die Altenpflege wichtigen Datenbank **Gerolit** recherchieren. Gerolit enthält 59 000 Quellenangaben und umfasst den Zeitraum von 1979 bis zur Gegenwart mit dem Schwerpunkt „Alter", Anbieter ist das **Deutsche Zentrum für Altersfragen** (siehe Internet- und Lese-Tipp).

Internet- und Lese-Tipp
- Literaturbestelldienst Subito: www.subito-doc.de
- Deutsches Zentrum für Altersfragen e. V.: www.dza.de
- Deutsches Institut für Medizinische Dokumentation und Information: www.dimdi.de
- Deutsche Zentralbibliothek für Medizin: www.zbmed.de

Ein wichtiger Aspekt bei der Literaturrecherche ist, aus den Informationen in den Artikeln die richtigen Schlüsse zu ziehen. Normalerweise reicht jeder Fachautor seine Artikel vor der Veröffentlichung bei einer unabhängigen Jury ein. Man kann also davon ausgehen, dass die Angaben überprüft wurden. Allerdings ist es trotzdem wichtig, auch Gegenstimmen zu dem Thema zu lesen, um sich ein vollständiges Bild machen zu können.

❯❯ Ein Problem hat immer zwei Seiten, darum sind für die eigene Entscheidung auch kritische Stimmen wichtig.

I/3.2.4 Internetrecherche

Medienangebote → Kap. II/13

Die Kunst bei der **Internetrecherche** besteht darin, in der Datenflut die relevanten Informationen ausfindig zu machen, was manchmal nicht leicht ist (→ Abb. I/3.8). In Zukunft wird die Fähigkeit, schnell die richtige Information zu finden, wichtiger sein als Faktenwissen. Dies gilt auch für die Recherche von Literatur im Internet.

Auf eine Einführung in das Medium Internet wird an dieser Stelle verzichtet. Informationen dazu sind ebendort zu finden (siehe Internet- und Lese-Tipp).

Internet- und Lese-Tipp
Allgemeine Informationen zum Internet:
- www.bsi-fuer-buerger.de/internet/01_03.htm
- www.netplanet.org

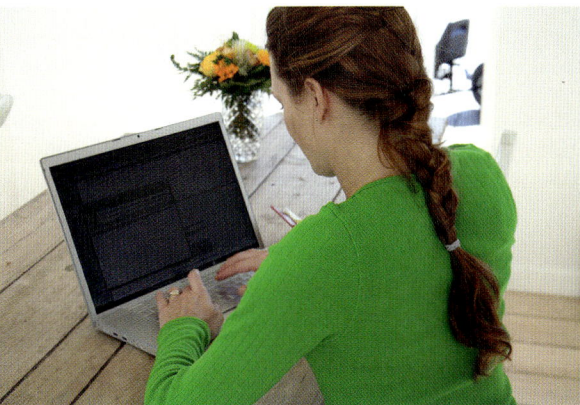

Abb. I/3.8 Im Internet finden Altenpflegerinnen viele pflegespezifische Informationen. Allerdings obliegt es den Nutzern, die Inhalte auf Korrektheit zu überprüfen. [J787]

Hilfreiche Informationen zur Internetrecherche:
- http://elokron.de/education/suchstrategien.html
- www.suchmaschinen-doktor.de/suchmaschinen/suchen.html
- http://recherchenblog.ch/index.php/weblog/tipps_und_tricks_zur_googlesuche/

I/3.2.5 Datenbanken

Eine **Datenbank** ist ein Speicher, in dem der Betreiber Informationen verwaltet und leicht auffindbar macht. Für die Literatursuche sind Datenbanken eine große Hilfe. Eine einzelne Literaturangabe in einer Datenbank bezeichnet man als **Datensatz.** Er setzt sich z. B. aus den Angaben zu Autor, Titel, Zeitschrift, Erscheinungsdatum und Seitenangabe zusammen.

Schlagwort

Schlagwörter geben den charakteristischen Inhalt von Texten wieder. Sie finden besonders in Datenbanken Verwendung, da der gesamte Text für eine Aufnahme in die Datenbank zu umfangreich wäre. Damit ein Artikel in einer Datenbank gefunden werden kann, ist er mit den passenden thematischen Schlagwörtern verknüpft.

❯❯ **Internetrecherche nach Schlagwörtern**

Ein Artikel, der über den Unterricht zur Bobath-Positionierung in der Altenpflegeausbildung berichtet, könnte mit folgenden Schlagwörtern verknüpft sein: „Positionierung", „Bobath", „Ausbildung" und „Unterricht".

Schlagwörter helfen, Artikel zu sortieren und sie den Fachbereichen thematisch zuzuordnen. Der im Beispiel genannte Artikel wäre sowohl mit dem Schlagwort „Ausbildung" als auch unter dem Schlagwort „Bobath" zu finden. Datenbanken wie CareLit®

enthalten einen eigenen Schlagwortkatalog, mit dem die Suche verfeinert werden kann. Oft sind Kombinationen von Schlagwörtern sinnvoll, um die Suche einzugrenzen. Diese Verknüpfung von Schlagwörtern geschieht mit den **„Boole'schen Operatoren"**.

Boole'sche Operatoren

Mit Hilfe **Boole'scher Operatoren** lässt sich die Suche in den meisten Datenbanken und in Internet-Suchmaschinen eingrenzen. Die Operatoren sind Befehle, die mit den Wörtern „UND", „ODER" und „NICHT" (auf Englisch „AND" „OR" und „NOT") gegeben werden. Begriffe, die mit diesen Wörtern verbunden sind, geben der Datenbank bzw. Suchmaschine klare Anweisungen. Bei mit „UND" verknüpften Begriffen werden nur Datensätze bzw. Webseiten als Suchergebnis ausgegeben, die beide Begriffe enthalten, mit „ODER" lassen sich alternative Begriffe in die Suche einschließen, mit „NICHT" lassen sich einzelne Begriffe ausschließen.

❯❯ **Lern-Tipp**
Suchen Sie Artikel zur Sterbebegleitung in einem Hospiz. Es sollen aber nur Erfahrungsberichte von Angehörigen sein. Die Suchformel dafür könnte wie folgt aussehen: „Sterbebegleitung" UND „Hospiz" UND „Angehörige" UND „Erfahrungsbericht".

Erfolg könnte auch folgende Kombination haben: „Sterben" ODER „Sterbebegleitung" UND „Hospiz" NICHT „Krankenhaus" UND „Erfahrungsbericht".

Probieren Sie einen solchen Suchlauf aus und überprüfen Sie Ihre Ergebnisse auf Relevanz sowie Zuverlässigkeit der Informationen.

Je nach Ergebnisliste verändert der Suchende die Formel eventuell noch einmal. Ist die Suche durch zu viele Begriffe zu stark eingeschränkt, und ist zum Thema noch dazu wenig zu finden, kann die Suche ergebnislos bleiben. Dann ist es hilfreich, die Zahl der Suchbegriffe zu reduzieren. Bei einer allgemeinen Suche mit nur einem Suchbegriff ist die Ergebnisliste länger.

Internet- und Lese-Tipp
Informationen und Erklärungen zu Boole'schen Operatoren mit Beispielen: www.suchfibel.de/2kunst/boolesche_operatoren.htm

I
3

I/3.2.6 Verständnis von wissenschaftlichen Artikeln

Bei der Literaturrecherche werden vielleicht auch wissenschaftliche Artikel von Interesse sein. Die Zeitschrift „Pflege" z. B. veröffentlicht auch Ergebnisse von wissenschaftlichen Studien. Diese sind ohne weitere Erklärung meist schwer verständlich. Statistische Fachausdrücke und ungewohntes Vokabular behindern die Interpretation der Aussagen (→ Kap. I/3.1.4). Falls der Artikel auf Englisch geschrieben ist, kann ein Lexikon weiterhelfen, das z. B. ebenfalls online zur Verfügung steht. 🕮 5 🕮 6

Internet- und Lese-Tipp
Suchmaschinen
- www.google.de
- www.alltheweb.com
- www.metager.de

Recherchemöglichkeit für Pflegeliteratur
- Medline, National Library of Medicine: www.nlm.nih.gov
- Caritasbibliothek für Soziales: www.caritasbibliothek.de
- Recherche im KDA-Bibliothekskatalog: www.kda.de

Nützliche Bibliotheksangebote
- Digitale Bibliothek: www.digibib.net
- Hochschulbibliothekszentrum Nordrhein-Westfalen: www.hbz-nrw.de
- Elektronische Zeitschriftenbibliothek: http://rzblx1.uni-regensburg.de/ezeit/ezb.phtml
- 360 gebührenfreie Datenbanken: www.internet-datenbanken.de
- Virtueller Katalog der Unibibliothek Karlsruhe: www.ubka.uni-karlsruhe.de/kvk.html

Interessante Pflegeseiten
- Links zu pflegerelevanten Webseiten: www.pflegelinks.de
- Internetserver für Pflege: www.pflegenet.com
- Sammlung von Pflegewissen: www.altenpflegeschueler.de (Internet-Nutzer schreiben für Internet-Nutzer)

Englisch-Deutsch-Lexika:
- LEO: http://dict.leo.org (kostenlos)
- Beolingus: http://dict.tu-chemnitz.de (kostenlos)

Wiederholungsfragen

1. Phänomenologie: Versuchen Sie den Begriff mit Leben zu füllen und zu beschreiben. Suchen Sie Informationen in der Literatur und im Internet und stellen Sie sich die Ergebnisse gegenseitig vor. Vielleicht stoßen Sie dabei auf eine phänomenologische Studie? (→ Kap. I/3.1.2)
2. Sprechen Sie über Ihre eigenen Erfahrungen im Umgang mit ethischen Grenzfällen. Haben Sie schon z. B. eine Zwangsernährung miterlebt, bzw. gesehen? (→ Kap. I/3.1.3)
3. Was versteht man unter „informierter Zustimmung"? (→ Kap. I/3.1.3)
4. Wie ist der typische Aufbau eines Forschungsberichts? (→ Kap. I/3.1.4)
5. Was ist ein statistischer Test bzw. „Signifikanztest"? Was sagt ein statistisch signifikantes Ergebnis über die Bedeutung für die Praxis aus? (→ Kap. I/3.1.4)
6. Welche Quellen kommen für eine Literatursuche in Frage? (→ Kap. I/3.2.2)

Literaturverzeichnis

1. Zegelin, A.: Sprache und Pflege. Hogrefe Verlag, Göttingen, 2005.
2. Karzauninkat, S.: Die Suchfibel, Wie findet man Informationen im Internet? Ernst Klett Verlag, Leipzig, 2011.
3. Brandenburg, H., Panfil, E-V.: Pflegewissenschaft 2 – Lehr- und Arbeitsbuch in die Methoden der Pflegeforschung. Hogrefe Verlag, Göttingen, 2012.
4. Panfil, E. M.: Wissenschaftliches Arbeiten in der Pflege, Lehr- und Arbeitsbuch für Pflegende. Hans-Huber-Verlag, Bern, 2013.
5. Schnell, S., Hill, P. B., Esser, E.: Methoden der empirischen Sozialforschung. Weltbild GmbH & Co. KG, Augsburg, 2013.
6. Behrens, J.; Langer, G.: Evidence-based nursing. Hans-Huber-Verlag, Bern, 2013.
7. Pflegeforschung kennenlernen: Elemente und Basiswissen für die Grundausbildung. Facultas Verlag, 2013.
8. Brandenburg, H.: Pflegewissenschaft 1 – Lehr- und Arbeitsbuch zur Einführung in das wissenschaftliche Denken in der Pflege. Hogrefe Verlag, Göttingen, 2015.
9. Bosch, C. F. M.: Vertrautheit – Studie zur Lebenswelt dementierender alter Menschen. Ullstein Medical Verlag, Wiesbaden, 1998.

K. Menker

I/4 Gesundheitsförderung und Prävention

I/4.1 Bedingungen in der Altenpflege

Ⓐ Fallbeispiel Ambulant

Die Altenpflegeschülerin Maxi Mayer begleitet die Altenpflegerin Linda Müller auf ihrer Tour durch Bogendorf. Auf dem Tourenplan steht der 82-jährige Heinz Holtkamp, der mit seiner Ehefrau in einer ebenerdigen, altengerechten Wohnung lebt. Herr Holtkamp leidet seit mehreren Jahren an Parkinson. Noch schafft das Paar die alltägliche Versorgung, lediglich zweimal in der Woche kommt Linda Müller, um Herrn Holtkamp beim Duschen zu unterstützen. Nach dem heutigen Duschen sitzt Herr Holtkamp erschöpft auf seinem Duschstuhl und äußert die Bedenken, er würde immer wackeliger auf den Beinen und hätte Angst, zu stürzen. Seine Frau könne ihm auch keine große Stütze mehr sein.

Gesundheitsförderung und Prävention, vor allem auch bezogen auf alte Menschen, sind Themen, die mehr und mehr in die öffentliche Diskussion rücken. Dabei spielt die **Interdisziplinarität,** also die Zusammenarbeit verschiedener Gesundheitsberufe, eine maßgebliche Rolle. Die zentrale Bedeutung der Pflege bei Gesundheitsförderung und Prävention ist unumstritten. Altenpflegerinnen haben – wie Angehörige anderer Berufsgruppen – die Aufgabe, gesunde und kranke Menschen zu motivieren, ihre Gesundheit zu erhalten und wieder herzustellen. Ziel ist es, Bedingungen zu schaffen, die der Gesundheit dienen und Krankheiten durch gesundheitsförderndes Verhalten vermeiden.

Bereits Florence Nightingale erwähnte den Begriff der Gesundheitspflege und wollte nicht nur Kranke pflegen, sondern einen eigenständigen professionellen Beitrag zur Gesundheit leisten. In den ethischen Grundregeln für die Krankenpflege formulierte der ICN im Jahre 1973 vier grundlegende Aufgaben von Krankenschwestern: „Gesundheit zu fördern, Krankheit zu verhüten, Gesundheit wieder herzustellen, Leiden zu lindern". 📖 1

Auch wenn sich Pflegende in Deutschland lange Zeit sehr stark an der Profession der Medizin orientierten und fast aus-

schließlich therapeutische Dienste unterstützten, nehmen inzwischen die Aufgaben der Gesundheitsförderung und Prävention einen hohen Stellenwert ein. Pflegende haben die Möglichkeiten der Beratung und Unterstützung sowie der verantwortungsvollen Mitgestaltung des Verhaltens von Pflegebedürftigen und ihrer Angehörigen im Alltag. Dies ergibt sich aus der besonderen Position der Pflegenden, die gerade in der Altenpflege die Möglichkeit haben, einen intensiven Kontakt zu Pflegebedürftigen herzustellen. Ihnen wird deshalb ein erhöhtes Maß an Vertrauen entgegengebracht. Neben der Erstausbildung und den sich daraus ergebenden Tätigkeit gibt es inzwischen zahlreiche Möglichkeiten der Qualifizierung, z. B. die Fortbildungen zur Pflegeberaterin, die Weiterbildung zur Familienpflegerin oder Bachelor- und Masterstudiengänge in den Bereichen Public Health (*Gesundheitswissenschaften*).

Einflüsse des demografischen Wandels

Dem **demografischen Wandel** entsprechend wird in den kommenden Jahrzehnten die Zahl der älteren Menschen stetig zunehmen (→ Kap. II/2). Aufgrund einer allgemein gesünderen Lebenslage bezogen auf Ernährung, Hygiene und Arbeitswelt, der sozialen und materiellen Sicherung sowie großen medizinischen Fortschritten steigt die Lebenserwartung.

Nicht zuletzt geht damit die Zunahme sowohl körperlich als auch psychisch versorgungsbedürftiger Menschen einher. Gleichzeitig nimmt die Zahl Pflegender ab, sowohl im professionellen Bereich als auch in der Angehörigenpflege. Allein diese Tatsache erfordert einen Paradigmenwechsel, weg von einer somatisch, kurativ orientierten Pflege hin zu fähigkeitsorientierter, vorsorgender Gesundheitsarbeit mit edukativen Aspekten.

Die Aufgaben der vorsorgenden, professionellen Pflege setzt dabei nicht nur bei den Pflegebedürftigen selbst an, sondern zunehmend, vor allem im ambulanten Bereich, bei der Beratung und Stärkung der pflegenden Angehörigen. Dieser Ansatz ist nicht nur wichtig, weil die Zahl älterer Menschen steigt und mit dem Alter – im Rahmen des normalen Alterungsprozesses – die geistige Leistungsfähigkeit sinkt. Mit

immer mehr alten Menschen steigt auch die Zahl von Menschen mit Demenz. Angehörige bilden eine wichtige Schnittstelle zwischen professionell Pflegenden und Pflegebedürftigen und müssen befähigt werden, die familiäre Situation zu stützen und zu stärken (→ Kap. II/5).

Gesellschaftliche und politische Aktivitäten

Nachdem über viele Jahrhunderte die Menschen das Ziel verfolgt haben, ein hohes Alter zu erreichen, rückt zunehmend die Frage in den Vordergrund, wie Menschen gesund alt werden können. Zahlen belegen, dass mit zunehmendem Alter das Risiko vieler Erkrankungen steigt, z. B. Inkontinenz und Demenz. Multimorbidität bedingt auch die Abhängigkeit von der Pflege und Hilfe anderer. Vielfach werden nun Kräfte mobilisiert, die darauf abzielen, „gesund alt" zu werden.

Gesundheitsziele sind ein wichtiges Steuerungsinstrument für die Entwicklung langfristiger Perspektiven und die Festlegung von Prioritäten im Gesundheitswesen. Dies geschieht sowohl auf internationaler Ebene, auf Bundes- und Länderebene. Mittlerweile beteiligen sich mehr als 120 Akteure im deutschen Gesundheitssystem, also Politik, Kostenträger, Leistungserbringer, Selbsthilfe- und Patientenorganisationen, bei der Verfassung und Aktualisierung von Gesundheitszielen, deren übergeordnetes Ziel die Gesundheit der Bevölkerung in definierten Bereichen oder für bestimmte Gruppen ist. Beruhend auf wissenschaftlich gesicherten Erkenntnissen werden für diese Ziele Empfehlungen formuliert und Maßnahmenkataloge erstellt.

Internet- und Lese-Tipp
- Gemeinsame Ziele für mehr Gesundheit: www.gesundheitsziele.de
- Entwicklung nationaler Gesundheitsziele beim Bundesministerium für Gesundheit (BMG): www.bmg.bund.de/gesundheitssystem/gesundheitsziele.html

Seit 2007 ist **gesundheitsziele.de** ein auf Dauer angelegter Kooperationsverbund mit mehr als 120 Organisationen, der sich für die fortlaufende Erarbeitung und Umsetzung der Gesundheitsziele engagiert. Seit

I

4

2003 wurden folgende nationale Gesundheitsziele beschlossen:

- Diabetes mellitus Typ 2: Erkrankungsrisiko senken, Erkrankte früh erkennen und behandeln
- Brustkrebs: Mortalität vermindern, Lebensqualität erhöhen
- Tabakkonsum reduzieren
- Gesund aufwachsen: Lebenskompetenz, Bewegung, Ernährung
- Gesundheitliche Kompetenz erhöhen, Patientensouveränität stärken
- Depressive Erkrankungen: verhindern, früh erkennen, nachhaltig behandeln
- Gesund älter werden
- Alkoholkonsum reduzieren.

Die Entwicklung des Gesundheitsziels „Patientensicherheit" wurde 2014 begonnen.

Gesundheit ist damit eine Gemeinschaftsaufgabe, für die nicht zuletzt auch Pflegende verantwortlich sind. So benennt z. B. das Gesundheitsziel „Gesund älter werden" als Teilziel und Maßnahme explizit die gesundheitliche und pflegerische Versorgung.

Seit Mitte 2015 gibt es das Gesetz zur Stärkung der Gesundheitsförderung und der Prävention (Präventionsgesetz – PrävG), das auch die Gesundheitsziele enthält. Verschiedene Ziele werden mit dem Präventionsgesetz, auch im Hinblick auf den neuen Pflegebedürftigkeitsbegriff (→ Kap. I/1.3) verfolgt. Beispiele sind die Stärkung der interdisziplinären Zusammenarbeit, der Präventionsauftrag an die Pflegeversicherung, um auch Menschen in stationären Einrichtungen gesundheitsfördernde Angebote zu machen sowie einer starken finanziellen Förderung von Aufgaben der Gesundheitsförderung und Prävention vor allem in Kindertagesstätten, Schulen, Kommunen, Betrieben und Pflegeeinrichtungen.

Internet- und Lese-Tipp
Informationen zum Präventionsgesetz: www.bmg.bund.de/themen/praevention/praeventionsgesetz.html

Trotz zunehmender politischer Aktivitäten werden die Kompetenzen Pflegender nur zögerlich einbezogen. Doch auch der Sachverständigenrat zur Begutachtung der Entwicklung im Gesundheitswesen (SVR) fordert, die präventiven und gesundheitsfördernden Potenziale der Pflegeberufe stärker zu nutzen.

Internet- und Lese-Tipp
Sachverständigenrat zur Begutachtung der Entwicklung im Gesundheitswesen: www.svr-gesundheit.de

Standpunkte der Pflegewissenschaft

Auch in der **Pflegewissenschaft** (→ Kap. I/3) sind die Ideen der Gesundheitsförderung und Prävention fest verankert und zentrale und selbstverständliche Aufgaben der Pflegenden. Allen Pflegemodellen ist gemeinsam, dass sie als allgemeines und übergeordnetes Ziel die größtmögliche Gesundheit des Menschen beschreiben, die durch die Förderung vorhandener Ressourcen erreicht wird (→ Kap. I/2.2). Unterschiede bestehen in der Bewertung der Rolle, die dabei der Mensch und seine Umgebung (z. B. Angehörige, Freunde, spezifische Situation) spielen.

In vielen Modellen wird die beratende und anleitende Funktion von Pflegenden betont (Roper, Logan, Tierney → Kap. I/2.2.8, Krohwinkel → Kap. I/2.2.2). Außerdem sollen die Menschen zu eigenverantwortlichem Handeln befähigt werden (Orem → Kap. I/2.2.7). Gesundheitsförderung und Prävention wird als grundlegende Aufgabe und unverzichtbarer Bestandteil professioneller Pflege begriffen.

Rechtlicher Rahmen

Neben der Verankerung der Gesundheitsförderung und Prävention in den Gesetzen, z. B. dem Sozialgesetzbuch V (SGB V), in denen die Aufgaben der Prävention und Selbsthilfe der gesetzlichen Krankenversicherung beschrieben sind, dem SGB VII mit der Beschreibung der Präventionsaufgaben der gesetzlichen Unfallversicherung und dem SGB IX, das sich auf die Rehabilitation und Teilhabe behinderter Menschen bezieht, ist die Gesundheitsförderung auch als Teilbereich der Altenpflege gesetzlich festgehalten. Im SGB XI, dem Gesetz der Pflegeversicherung, ist in § 5 „Vorrang von Prävention und medizinischer Rehabilitation" darauf verwiesen, dass frühzeitig alle geeigneten Leistungen der Prävention eingeleitet werden müssen, um eine Pflegebedürftigkeit zu vermeiden. 📖 2

Erste Berücksichtigung und Finanzierungsmöglichkeit im SGB XI bringt das Pflege-Weiterentwicklungsgesetz (PfWG, 2008), mit dem 2009 ein Rechtsanspruch auf Pflegeberatung für alle Menschen mit Pflege-, Versorgungs- oder Betreuungsbedarf eingeführt wurde, die Leistungen nach dem SGB XI beziehen oder diese beantragt haben. Mit Inkrafttreten des Pflegestärkungsgesetzes II am 1.1 2017 sind die gesetzlichen und privaten Pflegekassen ver-

pflichtet, innerhalb von zwei Wochen nach Antragsstellung auf Pflegebedürftigkeit einen konkreten Beratungstermin anzubieten oder Beratungsgutscheine auszustellen. Auch Angehörige haben dann einen Anspruch auf Pflegeberatung. Des Weiteren erhält die soziale Pflegeversicherung einen neuen Präventionsauftrag (verankert im Präventionsgesetz), um primärpräventive Leistungen in stationären Einrichtungen zu erbringen (→ Kap. IV/4).

Das Altenpflegegesetz (AltPflG) weist auf die Bedeutung der Gesundheitsförderung in der Altenpflege-Ausbildung hin. In der Zielformulierung für die Ausbildung heißt es, dass Kenntnisse, Fähigkeiten und Fertigkeiten zur selbstständigen und eigenverantwortlichen Pflege einschließlich der Begleitung, Beratung und Betreuung alter Menschen vermittelt werden sollen. Dies umfasst die Gesundheitsvorsorge einschließlich der Ernährungsberatung sowie die Hilfe zur Erhaltung und Aktivierung der eigenständigen Lebensführung einschließlich der Förderung sozialer Kontakte (→ Abb. I/4.1).

Internet- und Lese-Tipp
Gesetze zur Verbesserung der Pflege und Prävention beim Bundesministerium für Gesundheit: www.bmg.de
Gesetz über Berufe in der Altenpflege (AltPflG) beim Bundesministerium für Familie, Senioren, Frauen und Jugend: www.bmfsfj.de

Handlungsfelder der Pflege in Prävention und Gesundheitsförderung

Im Rahmen des Paradigmenwechsels von der rein kurativen Sicht der Pflege zu einem vorsorgenden Herangehen haben sich verschiedene pflegerisch ausgerichtete Berufsfelder im Rahmen der Altenpflege entwickelt, deren Aufgaben Prävention und Gesundheitsförderung umfassen. Dabei sind Zugangsvoraussetzungen, Inhalte und Umfänge sehr unterschiedlich. Für das Berufsfeld der Altenpflege sind vor allem die Pflegeberatung, Familiengesundheitspflege und Public Health interessant.

Das derzeit bekannteste Handlungsfeld ist die **Pflegeberatung.** Vor dem Hintergrund einer abgeschlossenen Berufsausbildung können sich Pflegekräfte mit einer mindestens 400 Unterrichtsstunden umfassenden Weiterbildungsmaßnahme zur Pflegeberaterin bzw. zum Pflegeberater weiterbilden und zertifizieren lassen.

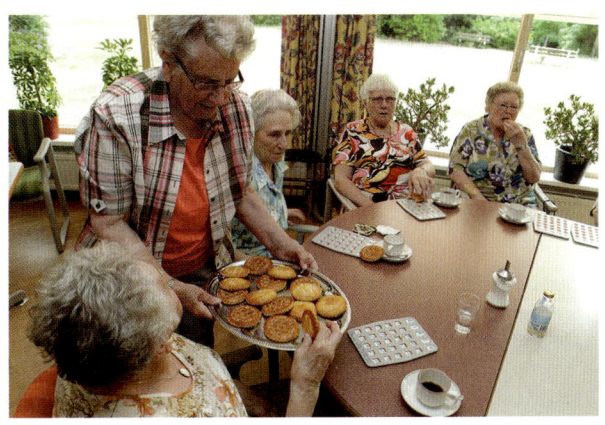

Abb. I/4.1 Wichtig ist, dass jeder Mensch seine Lebenswelt als „uneingeschränkt" empfindet. [J787]

Zur **Familiengesundheitspflegerin** können sich Pflegende oder Hebammen ausbilden lassen, die nach ihrer Ausbildung mindesten zwei Jahre Berufserfahrung bei 50-prozentigem Beschäftigungsumfang absolviert haben. Die fast zwei Jahre dauernde Ausbildung umfasst 1 560 Stunden in Theorie und Praxis. Ziel ist die Spezialisierung für die aufsuchende, salutogenetisch und systemisch orientierte Arbeit mit Familien, um vor allem gesundheitlich, sozial oder wirtschaftlich benachteiligten Familien, Einzelpersonen und Gruppen den Zugang zu Gesundheitsangeboten und Leistungen des Sozial- und Gesundheitswesens zu erleichtert. Im Speziellen können das z. B. Kinder und Jugendliche, alleinerziehende Mütter und Väter, Familien mit Migrationshintergrund oder auch alleinstehende alte Menschen sein.

Die Gesundheitsförderung des öffentlichen Bereichs ist Aufgabe der **Public Health** (*Gesundheitswissenschaften*). Anders als in den anderen Handlungsfeldern ist Public Health nicht primär auf die direkte Pflege von einzelnen Personen sondern auf die Unterstützung der direkten Pflege ausgerichtet, indem sie die Bedürfnisse von Personen in bestimmten Bevölkerungsgruppen einschätzt und evaluiert. Sie entwickelt Konzepte zur Gesundheitsförderung und wirkt an der Umsetzung mit. Zentral ist dabei die Zusammenarbeit mit anderen Berufsgruppen, Public Health ist immer interdisziplinär. So hat die **Public-Health-Nurse** z. B. die Aufgabe, Gesundheitsbedürfnisse von Einzelnen oder Gruppen zu erkennen, zu ermitteln und zu bewerten sowie Prioritäten für Gesundheitsinterventionen zu setzen, Gesundheitsbildung, -aufklärung und -beratung zu betreiben. Zusätzlich sind Public-Health-Nurses qualifiziert, Gesundheitsprojekte und -programme zu initiieren, zu begleiten und zu evaluieren oder die Selbsthilfekompetenz unterschiedlicher Be-

völkerungsgruppen zu fördern (z. B. von Menschen mit chronischen Erkrankungen oder Behinderungen, pflegenden Angehörige oder Migranten). Die Qualifizierung zur Public-Health-Nurse kann man über eine 200 Stunden umfassende Ausbildung, ein berufsbegleitendes Studium oder einen Aufbaustudiengang erreichen. Die Absolventen erwerben damit eine Anerkennung für alle EU-Länder.

Begriffsbestimmungen

Definitionen von Gesundheit → Kap. I/1.2.1

> ❯ Gesundheit (*nach Krohwinkel*): Krankheit und Gesundheit sind „dynamische Prozesse", die für die Pflegenden als Fähigkeiten und Defizite erkennbar sind. In diesem Zusammenhang sind „Wohlbefinden" und „Unabhängigkeit" als subjektiv empfundene Teile der Gesundheit zu begreifen (→ Kap. I/2.2.2).

Dimensionen der Gesundheit

Die wohl bekannteste Definition von Gesundheit stammt von der **Weltgesundheitsorganisation** (*WHO*). Sie beschreibt den Begriff als Vollkommenheit des gesamten menschlichen Umfeldes (→ Kap. I/1.2.1).

Jedoch ist diese Bedingung wohl bei keinem Menschen zu finden und daher illusorisch.

Monika Krohwinkel (→ Kap. I/2.2.2) hat aus diesem Verständnis heraus einen umfassenden und dynamischen Gesundheitsbegriff definiert. In diesem konzentriert sie sich nicht allein auf die pathologischen Abweichungen (*Defizite*) des Menschen, sondern vor allem auf seine Fähigkeiten. Das bedeutet, dass z. B. auch ein Mann mit einem amputierten Bein oder eine Frau mit einer frühen Demenz sich als gesund begreifen können, wenn sie und ihr soziales Umfeld lernen, das Defizit mit den vorhan-

denen Fähigkeiten zu kompensieren und sie (sich) würdig und wert schätzen.

> ❯ Ziel der Altenpflege ist es, einen Zustand an Gesundheit zu erreichen, der vom alten Menschen selbst als Wohlbefinden und Unabhängigkeit erfahren wird.

Gesundheit wird so zu einem Entwicklungsprozess, bei dem der Mensch in stetiger Wechselbeziehung zu seiner Umwelt ein dynamisches Gleichgewicht anstrebt.

Dimensionen von Gesundheitsförderung und Prävention

> ❯ **Gesundheitsförderung:** Maßnahmen und Aktivitäten, mit denen die Stärkung der Gesundheitsressourcen und -potenziale der Menschen erreicht werden soll. **Prävention** (lat. *praevenire = zuvorkommen, verhüten*): Anwendung vorbeugender Maßnahmen, um ein unerwünschtes Ereignis oder eine unerwünschte Entwicklung zu vermeiden.

Gesundheitsförderung und **Prävention** sind Strategien zur Verbesserung und Erhaltung der Gesundheit des Einzelnen und von Bevölkerungsgruppen (→ Abb. I/4.2). Aber auch wenn sich Ziele und einige Methoden überschneiden, muss man doch die Begriffe unterscheiden.

Gesundheitsförderung setzt direkt bei den positiv fördernden Bedingungen für die Gesundheit an und stärkt die Gesundheit des Menschen im Allgemeinen. Sie ist nicht auf Risiken gerichtet, sondern auf Ressourcen für die Gesundung oder Gesunderhaltung.

Mit dem Ziel, personale und soziale Ressourcen zu stärken und Handlungsspielräume zu erweitern, ist der Begriff der Gesundheitsförderung thematisch breiter angelegt als der Begriff der Prävention. Gesundheitsförderung ist somit ein lebensbezogener und erlebbarer Prozess, der alle Maßnahmen zur Beeinflussung des Verhaltens eines Menschen und alles umfasst, was der Information, Aufklärung, Belehrung und Beeinflussung gesundheitsfördernden Verhaltens dient.

Prävention zielt im Allgemeinen auf die Vorbeugung oder Früherkennung von Krankheit. Ausgehend von spezifischen Erkrankungen hat sie zum Ziel, das Risiko für diese Krankheiten zu minimieren.

Darunter fallen z. B. Impfungen, Früherkennung oder eine spezifische Ernährung. In der Altenpflege sollte Prävention sich al-

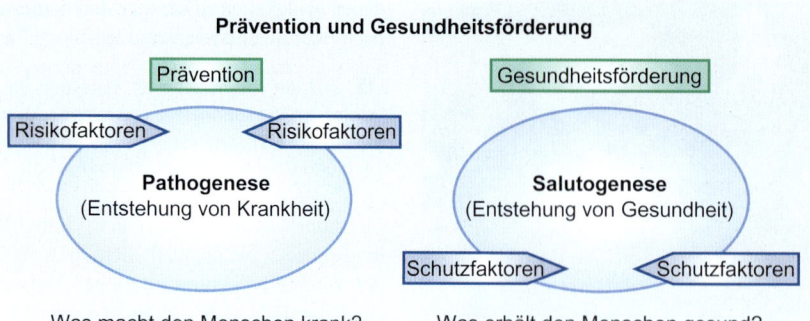

Präventation und Gesundheitsförderung

Abb. I/4.2 Verhältnis von Gesundheitsförderung und Prävention. [L138]

lerdings nicht nur auf die Krankheitsvermeidung konzentrieren, sondern alle drohenden oder wirklichen Verluste von körperlicher oder mentaler Fitness und damit verbundener Integrationsprobleme berücksichtigen. In den vergangenen Jahren hat sich in der Pflege außerdem der Begriff der **Pflegeprävention** etabliert. Bei der Pflegeprävention steht die pflegerische Perspektive im Vordergrund und verfolgt das Ziel, Pflegebedürftigkeit vorzubeugen.

❯❯ Trotz der begrifflichen Unterscheidung von Gesundheitsförderung und Prävention sollten die Verminderung von Risiken und die Vermehrung von Ressourcen als ein einander ergänzendes Herangehen betrachtet werden. Pflegende stellen sich also immer die Frage, welche Belastungen im Hinblick auf eine Krankheitsvermeidung gesenkt und welche Ressourcen gestärkt werden können.

I/4.2 Ansätze in Gesundheitsförderung und Prävention

Ⓐ **Fallbeispiel Ambulant**

Altenpflegerin Linda Müller war soeben zum Erstgespräch bei Rosa Penzling, einer 74-jährigen Frau, die in einem kleinen Häuschen am Ortsrand wohnt. Die Frau hat keine unmittelbaren Nachbarn. Sie leidet an erheblichem Übergewicht und einem Diabetes mellitus, der erst seit wenigen Wochen mit Insulin behandelt wird. Der Pflegedienst war eingeschaltet worden, weil der Arzt den Eindruck hatte, dass Frau Penzling mit den Injektionen nicht zurechtkommt und weil die Blutzuckerwerte vollständig außerhalb der Norm waren. Die Wohnräume von

Frau Penzling sind nicht gerade in bestem Zustand. Neben schmutziger Kleidung liegen auch alte Nahrungsmittel der letzten Tage herum. Auf dem Küchentisch befinden sich Frau Penzlings Insulinpens, einige von ihnen ohne Schutzkappe, neben schmutzigem Geschirr und Zigarettenstummeln. Während des Aufnahmegesprächs kann Linda Müller einen Blick ins Bad und ins Schlafzimmer werfen. Auch hier findet sich alte Wäsche. Neben der Toilette liegen Binden auf dem Boden und es riecht nach Urin. Die Altenpflegerin bleibt freundlich, aber sie weiß schon jetzt, dass hier viel mehr notwendig sein wird, als nur die täglichen Besuche zur Insulingabe.

In der Gesundheitsförderung unterscheidet man wie in der Prävention zwischen dem **Verhalten** des Menschen und den **Verhältnissen,** in denen er lebt.

Die **Verhaltensprävention** zielt auf die Vermeidung und Veränderung von gesundheitsgefährdendem Verhalten von Einzelnen oder Gruppen, z. B. durch Hinweise auf die Gesundheitsschädigung durch Rauchen, Trinken und falsche Ernährung.

Maßnahmen, die auf die Lebenswelt bezogen sind (z. B. Wohnbedingungen, Zugang zu Gesundheitsleistungen, Hygiene) sind der **Verhältnisprävention** zugeordnet.

Für eine erfolgreiche Gesundheitsförderung genügt es nicht, gesundheitsfördernde Umstände zu schaffen (Verhältnisse), sondern die besseren Möglichkeiten auch einzuüben und zu nutzen (Verhalten). So reicht es z. B. nicht, Materialien, wie den Patientenlifter, anzuschaffen (Änderung des Verhältnisses), sondern der Umgang mit diesem muss auch eingeübt werden (Änderung des Verhaltens).

Verhaltensänderungen herbeizuführen kann ein anstrengender und manchmal auch enttäuschender Prozess sein, denn fast alle Menschen verhalten sich mehr oder weniger gesundheitsschädlich, indem sie sich z. B. ungesund ernähren, dem Stress aussetzen, ohne einen Ausgleich durch Ruhe und Entspannung zu suchen, mangelnden Bewegungsausgleich haben oder schwierige Lebenssituationen nicht verarbeiten können.

❯❯ Pflegende können versuchen, mit Hilfe vorhandener Ressourcen Verhaltensänderungen bei alten Menschen und Pflegebedürftigen herbeizuführen.

Häufig sind verschiedene Wege bekannt, um eine Krankheit zu bekämpfen bzw. die Gesundheit zu erhalten. Neben wissenschaftlichen Erkenntnissen haben sich auch unterschiedlich wirksame Methoden im Volkswissen verbreitet, die manchmal mehr Schaden als Heilung bringen. Die Aufgabe von Altenpflegerinnen ist es, hier korrigierend einzugreifen.

In Anlehnung an das Ziel der Gesundheitsförderung, den Menschen zu eigenverantwortlichem Handeln zu erziehen, sind nicht mehr nur die reine Informationsweitergabe und der Abbau von Risikofaktoren als geeignete Maßnahmen anzusehen. Wichtiger ist es, zu versuchen, den alten Menschen durch umfassende Maßnahmen in seinem Verhalten positiv zu beeinflussen und von einer Verhaltensänderung zu überzeugen.

❯❯ Erst **Überzeugungsarbeit,** die in eine veränderte Grundeinstellung des Betroffenen mündet, gilt als erfolgreiche Gesundheitserziehung.

Da Gesundheitsverhalten einen Teil des Alltagshandelns bildet, ist es sinnvoll, die Erziehungsmaßnahmen in das soziale Umfeld und den Alltag der Personen zu integrieren. Altenpflegerinnen stimmen sie auf die individuellen Verhaltensmuster des alten Menschen ab, um die erwünschte Verhaltensänderung zu erreichen.

❯❯ **Lern-Tipp**
Die Altenpflegerin Linda Müller möchte bei Frau Penzling die Verhältnisse und das Verhalten verändern. Erklären Sie den Unterschied und das mögliche Vorgehen.

I/4.2.1 Theoretische Grundlagen der Gesundheitsförderung

Modell der Salutogenese

Salutogenese nach Antonovsky → Kap. I/26.1.2

» **Salutogenese** (lat. *salus = Gesundheit, Wohlergehen; genesis = Schöpfung*): Lehre der Gesundheitsentstehung.

Im Gegensatz zur **Pathogenese,** der Frage danach, was den Menschen krank macht, wie man Krankheit verhindert oder behandelt, entwickelte Aaron Antonovsky in den 1970er-Jahren das Modell der **Salutogenese:** „Was hält den Menschen gesund?"

Antonovsky geht davon aus, dass sich der Mensch ständig in einem Balanceakt zwischen „mehr gesund" und „weniger gesund" bewegt (→ Abb. I/4.3). Das Gleichgewicht sollte möglichst stabil oder in Richtung „mehr gesund" ausschlagen.

Jeder Mensch wird in seinem Leben mit schädigenden Einflüssen und Stressfaktoren konfrontiert, zu deren Bewältigung unterschiedliche Ressourcen zur Verfügung stehen. Antonovsky sagt, dass die schädigenden Einflüsse und Stressoren sehr unterschiedlich wahrgenommen und die Ressourcen auf sehr subjektive Weise genutzt werden: der **Kohärenzsinn** (*Sence of Coherence, SOC*) ist bei jedem Menschen unterschiedlich stark ausgeprägt. Das bedeutet: Selbst wenn zwei Menschen das gleiche Schicksal erleben, erfahren sie doch durch ihre verschiedenen Lebenseinstellungen und das unterschiedliche Vertrauen in sich selbst jeweils andere Veränderungen des Schicksals zum Positiven oder Negativen.

Konkret: Nach einem Oberschenkelhalsbruch zweier ansonsten gesunder 70-Jähri-

ger, ist der eine schon nach wenigen Wochen genesen, während der andere noch bettlägerig ist. Der Kohärenzsinn setzt sich aus drei Komponenten zusammen:

- **Verstehbarkeit.** Das Leben wird als strukturiert, vorhersehbar und erklärbar empfunden. Ergibt sich z. B. ein negatives Ereignis wie der Tod eines geliebten Mitmenschen, kann dies erklärt und eingeordnet werden. Das Leben wird verstanden
- **Handhabbarkeit.** Um einer Anforderung zu begegnen, stehen die dafür notwendigen Ressourcen zur Bewältigung zur Verfügung. Im Falle des Todes eines geliebten Mitmenschen gibt es z. B. weitere Menschen, zu denen eine gute Beziehung existiert und die einen auffangen. Man geht davon aus, dass bedauerliche Dinge im Leben nun einmal geschehen, der Mensch mit diesen aber umgehen kann
- **Bedeutsamkeit.** Das Ausmaß, in dem das Leben als sinnvoll empfunden wird. Anforderungen werden als Herausforderungen gesehen, für die sich Anstrengung und Engagement lohnen.

Nach Aaron Antonovsky geht es also nicht darum, krankheitsbedingte Faktoren und Stressoren auszuschalten, sondern sich mit ihnen auseinander zu setzen und möglicherweise an den Erfahrungen daran zu reifen, um im Balanceakt wieder Richtung „mehr gesund" zu gelangen.

Für Pflegende bedeutet dies, pflegebedürftige Menschen nicht als kranke, alte Menschen zu betrachten, sondern als Persönlichkeiten mit einer Geschichte, auf der ständigen Suche nach der Balance zwischen mehr und weniger gesund.

» Trotz vieler Anforderungen haben alte Menschen ihr Leben individuell gemeistert und sind relativ gesund geblieben. Bestimmte Lebensbereiche sind für sie wichtig. Aufgabe der Pflegenden ist es, diese Bereiche herauszufinden, verständlich zu machen und entsprechende Ressourcen zur Bewältigung zur Verfügung zu stellen.

I/4.2.2 Theoretische Grundlagen der Prävention

Risikofaktorenmodell

Als wichtigste Handlungsgrundlage der Prävention gilt das **Risikofaktorenmodell.** Dazu ermittelt man in größeren Be-

völkerungsgruppen statistisch Risiken und empfiehlt pauschal für die ganze Gruppe präventive Maßnahmen. Diese sind nicht zwingend auf einen Einzelnen übertragbar und unter Umständen besteht die Gefahr, dass gesunde Menschen geschädigt werden (z. B. Impfschäden). Die präventive Maßnahme darf daher nur empfohlen werden, wenn der zu erwartende Nutzen höher ist als die unerwünschten Wirkungen.

Klassifikationen der Präventionsmaßnahmen

Je nach Interventionszeitpunkt, Ziel der Intervention und den Adressaten unterscheidet man in der Prävention drei Ebenen. Abhängig von der Definition einer Situation können sich diese Ebenen überschneiden.

Primärprävention

Zur **Primärprävention** gehören alle Maßnahmen, die das Neuauftreten einer Krankheit verhindern. Gesundheitsschädigende Situationen sollen vermieden und der Mensch in der Krankheitsverhütung unterstützt werden. Beispiele für die primäre Gesundheitsvorsorge sind das tägliche Zähneputzen zur Vermeidung von Karies und Parodontose, die Schaffung rückengerechter Arbeitsplätze, Impfprogramme oder der Verzehr kalziumreicher Nahrungsmittel zur Vermeidung von Osteoporose.

Sekundärprävention

Unter **Sekundärprävention** versteht man die Krankheitsfrüherkennung bzw. Früherkennung von Risikofaktoren einer Krankheit, um Behandlungschancen zu verbessern. Dazu gehören regelmäßige Vorsorgeuntersuchungen zur Krebsfrüherkennung und Gesundheits-Checks.

Tertiärprävention

Aufgaben der **Tertiärprävention** beziehen sich darauf, zu vermeiden, dass eine bestehende Krankheit sich verschlimmert, Rückfällen vorzubeugen sowie Erkrankte zu unterstützen, dass sie lernen, mit der Krankheit zu leben, also eine soziale Wiedereingliederung zu bewirken. Dies geschieht z. B. durch Bewegungstraining nach einem Schlaganfall oder die behindertengerechte Ausstattung von Wohnungen.

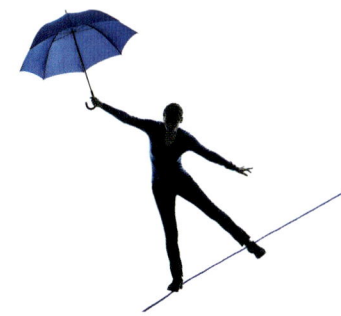

Abb. I/4.3 Nach Aaron Antonovsky bewegt sich jeder Mensch in einem ständigen Balanceakt zwischen mehr oder weniger gesund. [J748–027]

I 4

I/4.3 Ziele von Prävention und Gesundheitsförderung in der Altenpflege

Ottawa-Charta → Kap. I/1.2.3

Ⓢ Fallbeispiel Stationär

Im „Seniorenzentrum Maxeberg" findet ein Vortrag mit dem Titel „Gesund durch Vollwertkost" statt. Altenpflegeschülerin Janine Guter, die sich schon seit einigen Monaten vorgenommen hat, trotz der Zeitknappheit durch den Schichtdienst wieder mehr selbst zu kochen, anstatt nur schnell eine Dose aufzumachen oder eine Fertigpizza in den Ofen zu schieben, hört auch zu. Während der Pause sieht sie, dass die Referentin, Ernährungsberaterin einer Krankenkasse, vor die Tür geht, um eine Zigarette zu rauchen. Janine Guter hört, wie sich zwei Bewohnerinnen darüber unterhalten: „Die erzählt uns was von Gesundheit und geht dann hinaus, um zu rauchen. So was gibt's ja wohl nicht!"

Die **Ziele von Gesundheitsförderung und Prävention in der Altenpflege** liegen in der Vorbeugung von Erkrankungen, der Verbesserung von Lebensqualität und des Wohlbefindens sowie der Verlängerung der bei guter Gesundheit verbrachten Lebenszeit. Gerade in Bereichen der Altenpflege zielt Gesundheitsförderung und Prävention auf eine Verlängerung der Lebenserwartung und Verbesserung der Lebensqualität im Sinne von **„Gesund alt werden".**

❯ In der Altenpflege steht nicht die Frage im Vordergrund, wie alt ein Mensch wird, sondern **wie** er alt wird.

Nach dem Leitsatz: „Altern ist keine Krankheit" sollen chronische körperliche und geistige Erkrankungen vermieden bzw. reduziert werden. Um Einfluss auf eigene und fremde Verhaltensweisen und Werte nehmen zu können, ist es notwendig, dass sie dem alten Menschen sowie seinen pflegenden Angehörigen zunächst bewusst werden. Pflegende können helfen, den grundsätzlichen Wunsch nach einer gesunden Lebensführung zu wecken. Eine Vertiefung des Wissens über Körperfunktionen, Gesundheit, Krankheit und Gesundheitsschutz kann die Entwicklung einer gesundheitsfördernden Lebensweise bei alten Menschen und den Angehörigen, die sich um sie kümmern, unterstützen. Durch eine Aufwertung des Selbstwertgefühls können Pflegende die

pflegebedürftigen Menschen zu einer gesunden Lebensführung anregen. 📖 4

I/4.3.1 Gesundheitsförderndes Handeln

Voraussetzung für eine wirkungsvolle Gesundheitserziehung ist die Beachtung einiger wichtiger Regeln. Grundsätzlich sollten die subjektiven Erwartungen eines alten Menschen bekannt sein und in die objektiv notwendigen Maßnahmen einbezogen werden. Die Altenpflegerinnen stecken klar umrissene und verständliche Ziele, die zumutbar und praktikabel, also umsetzbar sind. Geeignete Maßnahmen sollten zur Verfügung stehen und eine langfristige Strategie sollte erkennbar sein.

Konkret geschieht Gesundheitserziehung in folgenden Schritten:
- Vermittlung von Wissen
- Beeinflussung der Einstellung
- Bewusstmachen der Eigenverantwortung im Rahmen der sozialen Norm
- Verhaltensänderung
- Beibehalten veränderten Verhaltens.

Vermittlung von Wissen

Die zentrale Maßnahme zur Verhaltensänderung ist das Aufklärungsgespräch. Darin vermitteln z. B. Pflegende Wissen über gesundheitsfördernde bzw. gesundheitsschädigende Formen der Lebensführung (→ Abb. I/4.4). Außerdem sollte nicht nur die Verhaltensänderung Thema des Gesprächs sein, sondern immer auch die mögliche Belastungsreduktion, Verminderung von Gefährdungen und Veränderungen der Rahmenbedingungen. Wichtig ist dabei besonders die Ursachenbekämpfung, um so die Belastungsfaktoren zu reduzieren. Manchmal führen schon geringfügige Wissenslücken zu einem Fehlverhalten, auf das alte Menschen durch Pflegende aufmerk-

sam gemacht werden können. Häufig genügt bereits ein kleiner Anstoß, um das Verhalten zu ändern.

❯ Zu beachten ist das Recht des Menschen auf Selbstbestimmung. Ob er das gelernte Wissen umsetzt, bleibt seine eigene Entscheidung. Diese haben Pflegende in jedem Fall zu akzeptieren, auch wenn sie nicht der Vernunft entspricht.

Beratung

Eine wesentliche Voraussetzung für die Durchführung präventiver und gesundheitsförderlicher Maßnahmen ist die **Beratung.** Anders als bei der Vermittlung von Wissen ist das Ziel der professionellen Beratung nicht die reine Information, sondern die Stärkung der Eigenständigkeit und Unterstützung der Pflegekompetenz. Ratsuchende werden befähigt, das aktuelle Problem eigenverantwortlich und selbstständig zu bewältigen. Ergebnisse einer Beratung können daher z. B. die Problemlösung durch Wissensvermittlung, die Unterstützung bei einem Perspektivwechsel, die Vermittlung von Kompetenzen, Unterstützung, Begleitung, Verbesserung des Selbstmanagements, die Stabilisierung einer Situation, Chancengleichheit oder Teilhabe sein.

Internet- und Lese-Tipp
Das Zentrum für Qualität in der Pflege (ZQP) hat einen Qualitätsrahmen für Beratung in der Pflege entwickelt (2016): www.zqp.de/upload/content.000/id00502/attachment01.pdf

Der Ablauf einer Beratung orientiert sich am Problemlösungsprozess.

Die Analyse des Ist-Zustands ist das zentrale Element einer professionellen Beratung (→ Abb. I/4.5). Mit Hilfe von wissenschaftlich fundierten Assessmentinstrumenten

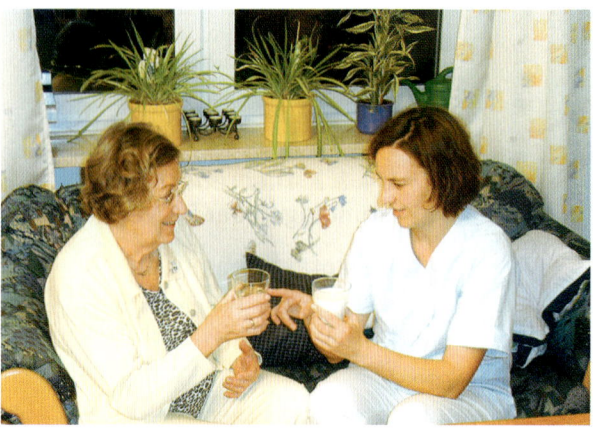

Abb. I/4.4 Die Vermittlung von Wissen über gesunde Ernährung gehört zu den Grundlagen der Gesundheitserziehung. [O359]

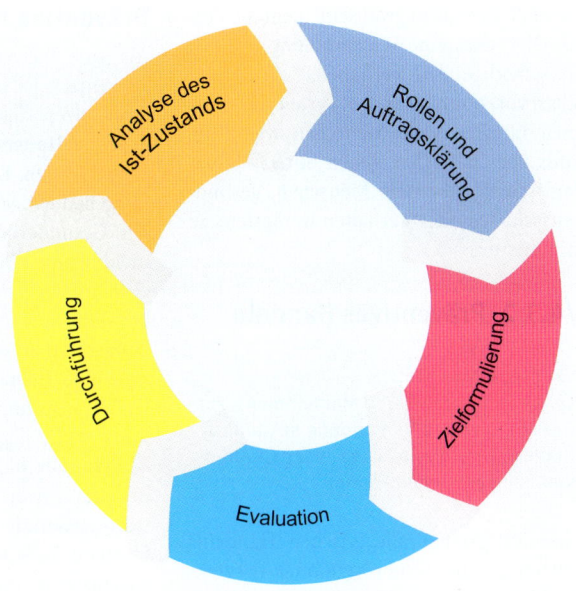

Abb. I/4.5 Der Beratungsprozess. [L138]

❯❯ Gerade bei gewünschten Verhaltensänderungen, die langfristige Auswirkungen mit sich bringen, ist eine Beeinflussung schwierig.

Bewusstmachen der Eigenverantwortung im Rahmen der sozialen Norm

Da alle Menschen zu sozialen Gruppen gehören, unterliegen sie automatisch sozialen Normen, d. h., sie sind durch andere beeinflusst, ohne sich dessen unbedingt bewusst zu sein (z. B. Alkoholkonsum). Um eine Verhaltensänderung bewirken zu können, ist es sinnvoll, die soziale Umgebung einzubeziehen (z. B. sollten auch Angehörige bei einer Ernährungsumstellung eingebunden sein). Leider ist dies nicht immer möglich. Dann wäre es wichtig, die Menschen in ihrem Selbstbewusstsein zu stärken. Sie sind ihrer sozialen Umgebung nicht wehrlos ausgeliefert und sollen lernen, sich sozialen Normen zu widersetzen.

Verhaltensänderung

Nachdem die voran stehenden Schritte ausgeführt wurden, kann es zu einer tatsächlichen **Verhaltensänderung** kommen. Hierzu formulieren Pflegende zusammen mit dem alten Menschen konkrete und verständliche Ziele und solche Maßnahmen, die tatsächlich in überschaubarer Zeit umsetzbar sind. Es ist sinnvoll, die abgesprochenen Vereinbarungen schriftlich festzuhalten.

werden die Bedürfnisse und die Bedarfslage des Betroffenen erfasst. Je nach Situation kann es wichtig sein, nicht nur mit dem Bedürftigen selbst, sondern auch mit Menschen zu sprechen, die ihm nahe stehen. Aus der Erfassung des Hilfebedarfs leitet sich die Rollen- und Auftragsklärung ab. Möglicherweise wird nur eine einfache Information benötigt, vielleicht erfordert die Situation eine umfassende und möglicherweise sich wiederholende Beratung oder es muss sogar die Methode des Case Managements greifen (→ Kap. I/25.1). Ebenfalls leiten sich aus dem Assessment die Ziele der Beratung ab und ein umfassender Hilfe- und Versorgungsplan wird erstellt (Planung der Maßnahmen). Nach der Durchführung der Beratung sollte auf jeden Fall mit der Evaluation (Kontrolle der Ergebnisse) geprüft werden, ob die gesetzten Beratungsziele erreicht wurden oder möglicherweise eine weitere Beratung notwendig wird. Bei allen Beratungsschritten wird der Ratsuchende einbezogen, um mit ihm gemeinsam eine individuelle Lösung zu finden.

Beratungsinhalte können stark variieren und allgemeine oder sehr konkrete Fragen betreffen. Häufig vorkommende Themen sind Leistungen der Pflegeversicherung, Unterstützungsmöglichkeiten bei Pflegebedürftigkeit, Fragen zur Pflege, die Empfehlung von Pflegehilfsmitteln, Diabetes-, Dialyse-, Stoma- und Kontinenzberatung oder auch die Stärkung und Unterstützung pflegender Angehöriger. Nicht zuletzt spielt die Beratung in speziellen Lebenslagen eine immer größere Rolle, z. B. im Bereich der gerontopsychiatrischen Krankheitsbilder oder bei Sucht.

Bei einer präventiven Beratung geht es darum, dass der Beratende von sich aus zentrale Themen anspricht, z. B. die familiäre Situation, Finanzierung der Pflege, pflegepraktische Fragen, oder Möglichkeiten zur Entlastung der Angehörigen.

Ort der Beratung kann ein Pflegestützpunkt, eine andere Beratungsstelle oder die häusliche Umgebung des Ratsuchenden sein (aufsuchende Beratung). Auch die (videogestützte) Onlineberatung wird zunehmend gängiger (→ Abb. I/4.6).

Wird über die unterstützende oder begleitende Beratung hinaus eine Weitervermittlung in Netzwerke, eine Koordinierung von Abläufen und Interessensvertretung des Beratungssuchenden notwendig, greift das Case Management (→ Kap. I/25.1).

Beeinflussung der Einstellung

Um eine Einstellung oder ein Verhalten beeinflussen zu können, sind die jeweiligen Vor- und Nachteile kritisch abzuwägen (z. B. kurzfristige und langfristige Folgen von Ernährungsumstellungen oder das Erlernen von Entspannungstechniken). Die Aufzählung von Argumenten sollte möglichst konkret und nicht zu allgemein gehalten sein. Es ist wichtig, auch auf Gegenargumente einzugehen, allerdings sind die positiven Aspekte hervorzuheben. Oft ist eine häufige Wiederholung der Argumente sinnvoll.

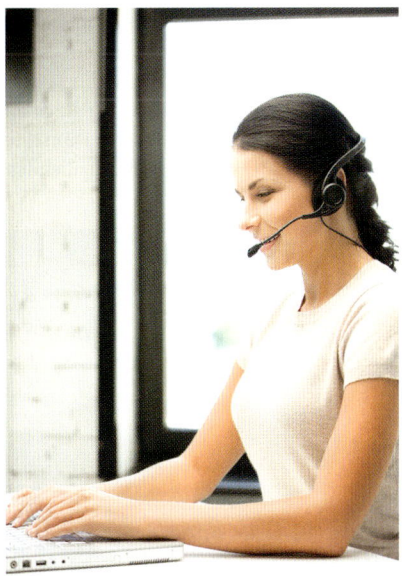

Abb. I/4.6 Videogestützte Beratung wird immer gängiger. [J787]

Für eine gute Umsetzbarkeit der Verhaltensänderungen spielen einige Faktoren eine wichtige Rolle, die Einfluss auf die individuelle Zielformulierung nehmen.

So ist zu berücksichtigen, ob der Mensch über genügend Willensstärke und Motivation verfügt, das Ziel mit den vereinbarten Maßnahmen zu erreichen. Behindernd für eine Verhaltensänderung können z. B. Gefühle wie Angst sein. Aber auch die tatsächlichen Möglichkeiten zur Umsetzung des neuen Verhaltens sind zu überprüfen, d. h. der Mensch sollte über entsprechende Fertigkeiten verfügen, die er häufig erst unmittelbar vor der Verhaltensänderung zu lernen hat (z. B. Zubereitung gesunder Nahrung). Auch andere Barrieren dürfen die Umsetzung des neuen Verhaltens nicht behindern.

Hilfreich bei der Umsetzung von Verhaltensänderungen kann die Unterstützung durch „Leidensgenossen" sein (→ Abb. I/4.7). Die Vermittlung von Selbsthilfegruppen oder die Kontaktaufnahme zu ambulanten Diensten oder anderen Institutionen ist häufig sinnvoll. Es ist nachgewiesen, dass eine Unterstützung durch kleine soziale Netze eine wichtige Funktion im Rahmen der Gesundheitsförderung hat (→ Kap. II/15).

Beibehalten des veränderten Verhaltens

Verändertes Verhalten beständig beizubehalten, erfordert eine dauerhafte Anstrengung und stellt sich in der Praxis oft schwierig dar. Gerade in Belastungssituationen kommt es oft zu Rückfällen (z. B. Jo-Jo-Effekt: schnelle Abnahme und ebenso schnelle Zunahme von Körpergewicht im Laufe einer Diät). Zu bedenken ist allerdings, dass ein einmaliger Rückfall nicht ein Rückfall für immer sein muss. Bleibt der gewünschte Erfolg aus, sollte die Enttäuschung über den Rückfall nicht allzu groß sein, denn die Praxis zeigt, dass eine Wiederholung gesundheitsschädigenden Verhaltens leider nicht selten vorkommt (z. B. trotz großer Kampagnen rauchen viele Menschen weiterhin, Infos über Safer Sex gehen unter). Trotzdem schaffen es viele Menschen, gesundheitsschädigendes Verhalten wenigstens zu minimieren. 📖 5

I/4.3.2 Präventives Handeln

> **Prophylaxe** (lat. *praevenire = zuvorkommen, verhüten*): Maßnahmen zur Bewältigung und Vermeidung sekundärer Krankheiten, die im Zuge einer Grunderkrankung entstehen können.

Viele Tätigkeiten pflegerischen Handelns fallen in den Bereich Prävention, z. B. Infektionsprävention und Hygiene (→ Kap. I/15), die Kontinenzberatung (→ Kap. I/20.11.2) die präventive Beratung (→ Kap. I/13), das Schmerzmanagement (→ Kap. I/35) und die persönliche Gesundheitsförderung (→ Kap. IV/10).

> **Praktisches aus der Forschung**
> Das Zentrum für Qualität in der Pflege (ZQP) veröffentlichte 2013 die Studie „Prävention in der Pflege – Maßnahmen und ihre Wirksamkeit". In der Studie wird Effektivität unterschiedlicher konkreter Präventionsmaßnahmen, z. B. Kontinenztraining oder Einsatz von Licht und Musik in der ambulanten, akut stationären oder langzeitstationären Pflege untersucht und Empfehlungen für Wissenschaft und Praxis gegeben:
> www.zqp.de/index.php?pn=project&id=381

> Um Risikofaktoren identifizieren zu können, sind das geriatrische Assessment (→ Kap. I/27.2.4) und die präventiven Hausbesuche (siehe Text) von besonderem Interesse.

Präventive Hausbesuche

Als eine vielversprechende Methode der Prävention ist in den vergangenen Jahren das Konzept des **präventiven** (auch vorsorgenden) **Hausbesuchs** entwickelt und erprobt worden. Er richtet sich an noch nicht pflegebedürftige Senioren, die über Themen der Gesunderhaltung und Krankheitsvermeidung informiert werden – mit dem Ziel, eine möglichst lange, selbstständige Lebensführung in der eigenen häuslichen Umgebung zu erhalten. Die Teilnahme ist freiwillig. Themen sind z. B. die Sturz- und Unfallverhütung, und damit die Vermeidung von Pflegeeinrichtungs- und Krankenhausaufenthalten. Zentrales Konzept des präventiven Hausbesuches ist das **multidimensionale Assessment,** also die umfassende Einschätzung von körperlichen, psychischen, sozialen, medizinischen und umgebungsbezogenen Faktoren sowie der vorhandenen Fähigkeiten.

Dabei werden z. B. die Mobilität (etwa Gangsicherheit, körperliche Betätigung), die ökonomische Situation (etwa Bedarf der Unterstützung bei Anträgen), die Wohnsituation (etwa Sicherheitsgefühl, Sturzgefahr, Wohnumfeld), die Ernährung (etwa Ernährungsgewohnheiten) und der psychosoziale Bereich (etwa soziale Kontakte) ins Auge gefasst und zu diesen Themen Empfehlungen für geeignete Präventionsmaßnahmen sowie Informationen über bestehende Präventionsangebote gegeben. Das Konzept des präventiven Hausbesuchs umfasst auch Folgebesuche, um z. B. bei der Umsetzung der Empfehlungen behilflich zu sein und eine Veränderung der Situation rechtzeitig zu erfassen. 📖 6

Internet- und Lese-Tipp
Eine umfassende Beschreibung präventiver Maßnahmen innerhalb eines Leistungskonzepts sind zu finden in einer Publikation des Zentrums für Qualität in der Pflege: Präventive Hausbesuche. 2013: www.zqp.de/upload/content.000/id00158/attachment00.pdf

Gesundheitsförderung für pflegende Angehörige

Im Fokus pflegerischer Handlungen steht nicht nur das gesunde Verhalten alter Menschen sondern auch das ihrer – oft jüngeren – pflegenden Angehörigen (→ Kap. II/5). Um pflegende Angehörige zu stärken und ihre körperliche sowie psychische Gesundheit zu fördern und zu erhalten ist es notwendig, gesundheitsförderndes und präventives Verhalten zu vermitteln.

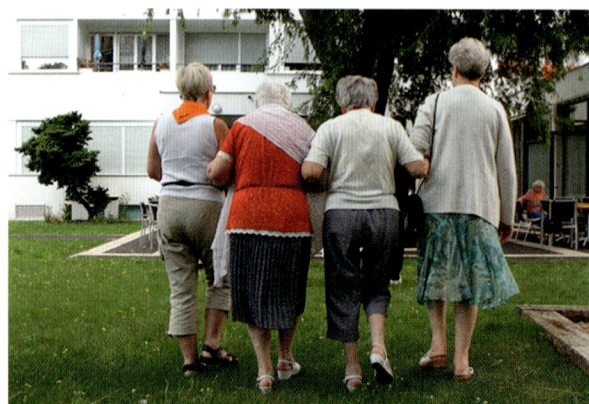

Abb. I/4.7 Gesundheitsförderndes Verhalten sollte zur Gewohnheit werden. Diese Seniorinnen motivieren sich gegenseitig zum täglichen Spaziergang. [J787]

> Einfache Hinweise auf rückenschonende Transfers vom Bett auf den Toilettenstuhl können die Gesundheit eines pflegenden Angehörigen über Jahre hinweg günstig beeinflussen.

Internet- und Lese-Tipp
Einige pflegewissenschaftliche Projekte legen ihren Fokus auf die Unterstützung pflegender Angehöriger durch professionell Pflegende. Im Projekt „Familiale Pflege" (seit 2001) werden pflegende Angehörige beim Übergang vom Krankenhaus in die poststationäre Versorgung begleitet und ihre pflegerischen Kompetenzen gefördert: www.uni-bielefeld.de/ erziehungswissenschaft/ag7/familiale_ pflege/

Grenzen von Prävention und Gesundheitsförderung

Bei dem Versuch, Menschen von einer gesunden Lebensweise zu überzeugen, ist Vorsicht geboten. Pflegende laufen gerade im Umgang mit alten Menschen häufig Gefahr, diese zu bevormunden oder wie Kinder zu behandeln und Verhaltensänderungen erzwingen zu wollen. In solchen Fällen wird es dem alten Menschen schwer fallen, einen Rat anzunehmen und nicht mit Trotz darauf zu reagieren. Um dies zu vermeiden, ist es wichtig, Respekt und Achtung zu wahren und persönliche Grenzen zu respektieren.

> **Vorsicht!**
Pflegende dürfen – auch wenn sie scheinbar zum Besten eines anderen Menschen handeln – niemals die Freiheit des Betroffenen und sein Recht auf Selbstbestimmung einschränken.

Gesundheitsförderung kann den alten Menschen Chancen zu besserem Wohlbefinden und einer höheren Lebensqualität vermitteln. Dabei sollte jeder die Angebote frei annehmen oder ablehnen können. Grundsätzlich dürfen Pflegende nicht vergessen, dass nicht sie die Verantwortung für das (un-) gesunde Verhalten ihres Gesprächspartners tragen, sondern letztlich immer der Pflegebedürftige selbst seine Entscheidungen und sein Handeln verantwortet, solange er geistig dazu in der Lage ist.

Zurückhaltung ist auch geboten, weil sich viele Auffassungen rasch wandeln. Was aktuell als gesund gilt, erweist sich vielleicht innerhalb kurzer Frist als ungesund.

Eine weitere Grenze der Gesundheitsförderung liegt in der **Realität des täglichen Lebens.** Sie ist z. B. durch eine starke Dominanz der Medien geprägt. Sicht-

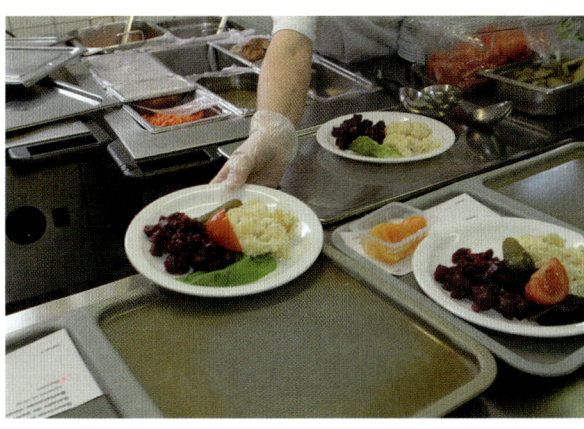

Abb. I/4.8 Eine gesunde Ernährung ist nicht immer einfach, wenn z. B. das Essen aus Großküchen geliefert wird. [J787]

bar wird diese Vormachtstellung, wenn man z. B. die hohe Zahl der an Ernährungsstörungen erkrankten Menschen mit der übermäßigen Werbung für Diäten und Produkten zum Abnehmen vergleicht (→ Abb. I/4.8).

Vorbildfunktion der Pflegenden

Persönliche Gesundheitsförderung → Kap. IV/10.2
Rücken-Prävention → Kap. IV/10.5.3

Pflegende sind aufgerufen, als glaubwürdiges Beispiel für Gesundheitsförderung und Prävention zu wirken. Das bedeutet, selbst gesundheitsförderndes Verhalten zu verinnerlichen, von dieser Einstellung überzeugt zu sein und bewusst danach zu handeln. Dieses Verhalten spiegelt sich in jeder Pflegesituation und hilft so, gesundheitserzieherisch tätig zu sein und Denkweisen und Verhaltensmuster auf den alten Menschen zu übertragen. Idealerweise beginnt die Integration gesunden Verhaltens bereits in der Pflegeausbildung. Authentisch wirkt das Vorgehen einiger Ausbildungsstätten, die Gesundheitsförderung und Prävention nicht nur lehren, sondern in den Schulalltag integrieren. Auszubildende entwickeln sich so zu Experten ihrer eigenen Gesundheit und gewinnen ein Gespür dafür, wie Pflegebedürftige und ihre Angehörigen in Gesundheitsfragen zu beraten sind. 📖 9 📖 10

Sie erfahren auch, dass Gesundheitsförderung und Prävention Grenzen haben und lernen, damit umzugehen. Sie verstehen, dass sich Gesundheits- und Verantwortungsbewusstsein häufig nur langsam und in kleinen Schritten entwickelt.

Internet- und Lese-Tipp
Mittlerweile gibt es viele Initiativen, die Gesundheitsförderung und Prävention in den Ausbildungsalltag integrieren. Einen guten Überblick verschafft das Deutsche

Institut für angewandte Pflegeforschung e. V. (DIP) mit dem Symposiumsbericht „Gesundheitsförderung und Prävention – Eine Herausforderung für die Pflegeausbildung" vom 2. März 2007: www.dip.de/fileadmin/data/pdf/material/reader_koeln 02032007.pdf

Wiederholungsfragen

1. Welche neuen Gesetze sorgen für eine Verankerung von Prävention und Gesundheitsförderung in der Pflege? (→ Kap. I/4.1)
2. Beschreiben Sie drei spezialisierte Handlungsfelder der Pflege, die sich der Gesundheitsförderung und Prävention widmen. (→ Kap. I/4.1)
3. Erklären Sie die Begriffe „Gesundheitsförderung" und „Prävention" und arbeiten Sie dabei insbesondere deren Bedeutungsunterschiede heraus. (→ Kap. I/4.1)
4. Was sind nationale Gesundheitsziele? (→ Kap. I/4.1)
5. Was bedeutet „Salutogenese"? (→ Kap. I/4.2.1)
6. Erklären Sie die unterschiedlichen Sichtweisen des Risikofaktorenmodell im Vergleich zur Salutogenese. (→ Kap. I/4.2.2)
7. Erklären Sie die Bedeutung von Primär-, Sekundär- und Tertiärprävention. (→ Kap. I/4.2.2)
8. Erklären Sie den Unterschied zwischen Vermittlung von Wissen und Beratung. (→ Kap. I/4.3.1)
9. Welche Möglichkeiten des gesundheitsfördernden Handelns stehen Altenpflegerinnen zur Verfügung? (→ Kap. I/4.3.1)
10. Was ist das Ziel präventiver Hausbesuche? (→ Kap. I/4.3.2)

I 4

11. In welcher Weise können Altenpflegerinnen ein Vorbild für Pflegebedürftige sein? (→ Kap. I/4.3.2)

Literaturverzeichnis

1. ICN Ethik-Kodex: www.pflege-charta-arbeitshilfe.de/material/M5-ICN-Ethikkodex-DBfK.pdf (letzter Zugriff: 30.8 2016).

2. Sozialgesetzbuch (SGB) – Elftes Buch (XI) – Soziale Pflegeversicherung: www.gesetze-im-internet.de (letzter Zugriff: 30.8 2016).

3. Hurrelmann, K.; Razum, O. (Hrsg.): Handbuch Gesundheitswissenschaften. Beltz Verlag, Weinheim, 2012

4. Kruse, A.: Gesund altern. Stand der Prävention und Entwicklung ergänzender Präventionsstrategien. Bundesministerium für Gesundheit und Soziale Sicherung. Bd. 146. Nomos Verlagsgesellschaft, Baden Baden, 2002.

5. Gutachten des Sachverständigenrates zur Begutachtung der Entwicklung im Gesundheitswesen: www.svr-gesundheit.de (letzter Zugriff: 30.8 2016).

6. Deutsches Institut für angewandte Pflegeforschung e. V. (Hrsg.): Beraterhandbuch – Präventive Hausbesuche bei Senioren. Schlütersche Verlagsgesellschaft, Hannover, 2009.

7. Deutsches Institut für angewandte Pflegeforschung e. V. (Hrsg.):Präventive Hausbesuche bei Senioren. Projekt mobil – der Abschlussbericht. Schlütersche Verlagsgesellschaft, Hannover, 2008.

8. Zentrum für Qualität in der Pflege: Präventive Hausbesuche. Entwicklung eines methodisch fundierten Dienstleistungskonzepts für Präventive Hausbesuche. Berlin, 2013: www.zqp.de/upload/content.000/id00158/attachment00.pdf (letzter Zugriff: 16.4 2016).

9. Hasseler, M.; Meyer, M.: Prävention und Gesundheitsförderung? Neue Aufgaben für die Pflege. Schlütersche Verlagsgesellschaft, Hannover, 2006.

10. Hurrelmann, K.; Klotz, T.; Haisch, J. (Hrsg.): Lehrbuch Prävention und Gesundheitsförderung. Hans-Huber-Verlag, Bern, 2007.

11. Bonse-Rohmann, M.; Freese, C. (Hrsg.): Gesundheitsförderung für Gesundheitsberufe: Beiträge zur gesundheitlichen Bildung. Verlag für Gesundheitsförderung, Hamburg, 2005.

12. Deutsches Institut für angewandte Pflegeforschung e. V. (Hrsg.): Gesundheitsförderung und Prävention: Eine Herausforderung für die Pflegeausbildung. Symposiumsbericht 2007: www.dip.de/fileadmin/data/pdf/material/reader_koeln02032007.pdf (letzter Zugriff: 30.8 2016).

13. Deutscher Berufsverband für Pflegeberufe e. V. (Hrsg.): Gesundheitsförderung und Prävention – Handlungsfelder der Pflege. Berlin, 2011.

N. Janz, U. Rothausen

I/5 Rehabilitation

I/5.1 Gesetzliche Grundlagen und internationale Klassifikation

Begriff der Behinderung → Kap. I/1.4

A Fallbeispiel Ambulant

Eugen Bauer, 76 Jahre, befindet sich zur medizinischen Akutversorgung in der Klinik, in die er aufgrund eines Schlaganfalls vor einigen Tagen eingeliefert wurde.

Die Symptome sind eine beinbetonte Hemiplegie links, die mit einer Gehunfähigkeit einhergeht, eine Störung der Harnausscheidung, eine Schluckstörung, die Unfähigkeit allein das Bett zu verlassen sowie ein geschwächter Allgemeinzustand. Wegen der Harnausscheidungsstörung hat er einen suprapubischen Katheter und wegen der Schluckstörung eine perkutane endoskopische Gastrostomie (*PEG*) erhalten.

Herr Bauer scheint sehr ängstlich zu sein, denn häufig klammert er sich an den Pflegenden fest. Sie beobachten, dass er schnell verstört ist und leicht weint. Er zeigt eine Sprachstörung im Sinne einer Aphasie (→ Kap. I/31.11.11)

Eugen Bauer lebte zuvor mit seiner Frau in einer nicht sehr geräumigen Wohnung im zweiten Stock eines Mehrfamilienhauses. Die Ehefrau sorgt sich darum, wie sich die Situation nach Entlassung ihres Mannes gestalten wird. Sie weiß nicht, wie ihr Ehemann in den zweiten Stock gelangen wird und wie sie ihn in der engen Wohnung im Rollstuhl bewegen soll.

Heute will sie unbedingt mit dem behandelnden Arzt sprechen und ihn um eine anschließende stationäre Rehabilitation für ihren Mann bitten. Frau Bauer erhält einen Termin. Der Stationsarzt erklärt, dass die Rehabilitation grundsätzlich sinnvoll sei, aber dass zunächst geklärt werden müsse, ob diese nach den Kriterien der Rehabilitationsbedürftigkeit, der Rehabilitationsfähigkeit, des Rehabilitationsziels und der Rehabilitationsprognose erfolgreich sein könnte. Die Überprüfung der Kriterien soll in den nächsten Tagen erfolgen. Um eine Perspektive für die Zeit nach der Rehabilitationsbehandlung zu eröffnen, schlägt der

Arzt vor, auch einen Termin mit der Sozialarbeiterin zu vereinbaren. Der Arzt weiß, dass die Sozialarbeiterin Kontakte zu ambulanten Pflegediensten unterhält und in solchen Situationen stets die Überleitungspflegende der in Frage kommenden Dienste zum Gespräch bittet.

> **Rehabilitation** (lat. *rehabilitare = wieder tauglich machen*): „Die Rehabilitation ist ein umfassender und einheitlicher Prozess, in dem ein körperlich, seelisch, geistig oder sozial bleibend oder langfristig Behinderter oder ein von Behinderung Bedrohter mit differenzierten und fachgerechten Hilfen der Gesellschaft lernt, seine Behinderung zu beheben oder zu verringern und soweit möglich durch Entfaltung verbliebener Fähigkeiten und Begabungen auszugleichen, sowie eine der bleibenden Behinderung angepasste Stellung in der Gesellschaft, und wenn möglich im Arbeitsleben, (wieder) einzunehmen." 📖 1

Die Herstellung der Leistungsfähigkeit erfolgt durch medizinische, soziale, pädagogische und berufliche **Rehabilitation** (→ Abb. I/5.1). Das angestrebte Ziel nach WHO ist der bestmögliche Gesundheitszustand für alle.

Grundlegend für den gesetzlichen Anspruch ist das Sozialgesetzbuch IX. In § 1 werden die Ziele der Rehabilitation präzisiert. Rehabilitation verfolgt demnach das Ziel, Behinderte und von Behinderung bedrohte Menschen durch die Förderung der Selbstbestimmung und der gleichberechtigten Teilhabe am Leben zu unterstützen und möglichen Benachteiligungen entgegenzuwirken. Es gliedert sich in die Teile 1 und 2. Teil 1 des SGB IX enthält allgemeine Rege-

lungen, z.B. den Vorrang der Prävention vor Rehabilitation, die Nennungen der Leistungsgruppen und Leistungsträger, das Wunsch- und Wahlrecht der Leistungsberechtigten, die Verpflichtung der Koordinierung der Leistungen durch die zuständigen Rehabilitationsträger. 📖 2

Des Weiteren trifft die gesetzliche Grundlage Aussagen über gemeinsame Servicestellen aller Rehabilitationsträger. Ziel dieser trägerübergreifen Servicestellen ist, eine gebündelte, unabhängige und umfassende Beratung für die Betroffenen. Darüber hinaus besitzen die großen Träger meist noch eigene, zusätzliche Beratungsstellen.

Teil 2 des SGB IX enthält die besonderen Regelungen zur Teilhabe schwerbehinderter Menschen (Schwerbehindertenrecht).

Dieses Kapitel stellt die wesentlichen Ansprüche und Arten der Finanzierung geriatrischer Rehabilitation dar. Dabei werden neben den gesetzlichen Grundlagen der Rehabilitation auch die Grundlagen der Krankenhausbehandlung, der Frührehabilitation im Krankenhaus, der häuslichen Pflege und der Leistungen der Pflegeversicherung beleuchtet.

I/5.1.1 Aufgaben der gesetzlichen Krankenversicherung

Die Versicherten haben nach § 27 SGB V Anspruch auf Krankenbehandlung, wenn dies zur Erkennung, zur Heilung und zur Verhütung oder zur Linderung von Krankheitsbeschwerden notwendig ist. Dies umfasst neben ärztlicher und psychotherapeutischer Behandlung sowie zahnärztlicher Behandlung auch:

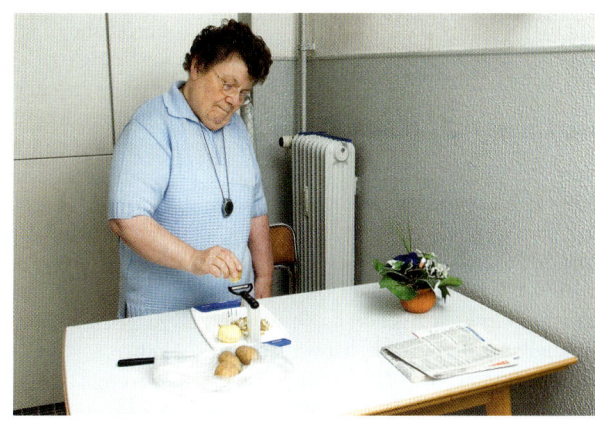

Abb. I/5.1 Die Rehabilitation eines Pflegebedürftigen ist darauf ausgerichtet, seine Fähigkeiten zur Bewältigung des Alltags wieder herzustellen. Dazu zählt auch das Training von Fähigkeiten, die zur Führung eines Haushalts nötig sind. [K115]

51

- Die Versorgung mit Arznei-, Verband-, Heil- und Hilfsmitteln
- Häusliche Krankenpflege und Haushaltshilfe
- Krankenhausbehandlung
- Leistungen zur medizinischen Rehabilitation und ergänzende Leistungen. 🕮 3

Krankheit ist hier definiert als ein regelwidriger körperlicher, geistiger oder seelischer Zustand, der behandlungsbedürftig ist, der aber auch mit Arbeitsunfähigkeit einhergehen kann.

Krankenhausbehandlung

Der Anspruch auf **Krankenhausbehandlung** besteht, wenn die Erkrankung nur im Krankenhaus behandelt werden kann. Das Ziel ist die Besserung oder Heilung, die Verhinderung einer Verschlimmerung, die Lebensverlängerung oder die Linderung der Krankheitsbeschwerden.

Ein zugelassenes Krankenhaus kann die Behandlung als Regelleistung der Krankenkasse vollstationär und teilstationär erbringen. Vollstationäre Krankenhausbehandlung wird immer notwendig, wenn z. B. durch häusliche Krankenpflege das Behandlungsziel nicht erreicht werden kann.

Frührehabilitation im Krankenhaus

Die gesetzliche Grundlage für **Frührehabilitation im Krankenhaus** ist durch die Verbindung von SGB IX und § 39 Abs. 1 SGB V geschaffen worden.

Die Leistungen zur Frührehabilitation umfassen alle Maßnahmen, die das Rehabilitationspotenzial des Krankenhauses nutzen, bis der Erkrankte entlassen oder in eine Rehabilitationseinrichtung verlegt werden kann. Dadurch wird das Bestreben deutlich, dem Prinzip der frühzeitigen und nahtlosen Rehabilitation gerecht zu werden. Häufig erfolgt eine Verlegung in eine fächerübergreifende Rehabilitationsabteilung im Krankenhaus. Dabei ist nicht beabsichtigt, dass das Krankenhaus die Rehabilitationseinrichtung ersetzt.

Häusliche Krankenpflege

Versicherte erhalten nach § 37 Abs. 1 SGB V **häusliche Krankenpflege,** wenn ein Krankenhausaufenthalt notwendig aber nicht möglich ist, oder wenn dieser vermieden oder verkürzt werden soll. Die häusliche Krankenpflege, dazu gehört die Grund- und Behandlungspflege sowie hauswirtschaftliche Versorgung, wird durch dazu geeignete Personen durchgeführt. Zur Sicherstellung ärztlicher Behandlung erhalten Pflegebedürftige Behandlungspflege.

Leistungen zur medizinischen Rehabilitation

Wenn kein anderer Rehabilitationsträger vorrangig zuständig ist, übernehmen die gesetzlichen Krankenkassen **Leistungen zur medizinischen Rehabilitation** (§ 40 Abs. 4 SGB V). Die geriatrische Rehabilitation wird allerdings in der Regel im Gegensatz zur indikationsspezifischen Rehabilitation von den Krankenkassen übernommen.

Führt eine ambulante Krankenbehandlung nicht dazu, eine Behinderung oder Pflegebedürftigkeit bzw. deren Folgen zu verhindern, zu beseitigen, zu mildern oder auszugleichen, können aus medizinischen Gründen ambulante Rehabilitationsleistungen in Einrichtungen (§ 40 Abs. 1 SGB V), für die ein Versorgungsvertrag besteht, erbracht werden.

Reicht aber dennoch die ambulante Rehabilitation nicht aus, kann die Krankenkasse stationäre Rehabilitationsleistungen gewähren (§ 40 Abs. 1 SGB V).

Es besteht für den Versicherten Zuzahlungspflicht sowohl bei der stationären als auch bei der ambulanten medizinischen Rehabilitation sowie im Rahmen der Anschlussrehabilitation (§ 40 Abs. 5 SGB V). 🕮 3

Prävention und Gesundheitsförderung

Im Allgemeinen gilt der Grundsatz **Rehabilitation vor Pflege.** Ebenso gilt **Prävention vor Rehabilitation.** Diesem Grundsatz liegt seit dem 17.7 2015 auch ein Gesetz zu Grunde, das Gesetz zur Stärkung der Gesundheitsförderung und der Prävention, auch PrävG genannt.

Ziel des Gesetzes ist unter anderem die engere Zusammenarbeit der Akteure in Prävention und Gesundheitsförderung. Eingebunden sind die gesetzlichen Krankenversicherung sowie die gesetzliche Rentenversicherung und die gesetzliche Unfallversicherung, die soziale Pflegeversicherung und die Unternehmen der privaten Krankenversicherung. Mit Einführung des Gesetzes erhält die soziale Pflegeversicherung einen neuen Präventionsauftrag. Künftig sollen auch Menschen in stationären Pflegeeinrichtungen Zugang zu gesundheitsfördernden Angeboten erhalten.

Sowohl Krankenkassen als auch Pflegekassen werden künftig mehr als 500 Mio. Euro für Gesundheitsförderung und Prävention investieren. Der Schwerpunkt liegt dabei auf der Gesundheitsförderung in den jeweiligen Lebenswelten; darunter fallen z. B. Kitas, Schulen, Kommunen und Betriebe (insbesondere auch Pflegeeinrichtungen). 🕮 4

Pflegestärkungsgesetz II

Seit dem 1.1 2016 gilt das zweite Pflegestärkungsgesetz. Neben der großen Veränderung von Pflegestufen auf Pflegegrade und der Veränderung des Pflegebedürftigkeitsbegriffs umfasst das Gesetz eine Verbesserung beim Zugang von Pflegebedürftigen zu Maßnahmen der Rehabilitation. Die Pflegekassen und die Medizinischen Dienste müssen mit der Einführung des Begutachtungsinstruments wirksame Verfahren zur Klärung des Rehabilitationsbedarfs anwenden und somit innerhalb des Einstufungsverfahrens die Notwendigkeit von Rehabilitation prüfen.

Die Überprüfung ist auch Teil des bisherigen Begutachtungsverfahrens wird jedoch durch das Pflegestärkungsgesetz II nochmal hervorgehoben und verbessert. 🕮 5

I/5.1.2 Aufgaben der gesetzlichen Pflegeversicherung

Die **gesetzliche Pflegeversicherung** hat die Aufgabe, Pflegebedürftigen Hilfe zu gewähren, wenn sie diese auf Grund der Schwere der Pflegebedürftigkeit benötigen. Die Pflegeversicherung gehört nicht zu den Rehabilitationsträgern und kann demzufolge auch keine Rehabilitationsleistungen gewähren. **Leistungen** zur Rehabilitation anderer Leistungsträger haben ausdrücklich **Vorrang** vor den Leistungen der Pflegeversicherung. 🕮 6

Das Ziel einer pflegerischen Versorgung ist jedoch die Wiedergewinnung oder Erhaltung der körperlichen, geistigen und seelischen Kräfte, und in diesem Sinne kann von einem rehabilitativen Ziel ausgegangen werden.

Vorrang der Rehabilitation vor Pflege

Die Pflegekassen haben die Aufgabe zu überprüfen, ob und welche Leistungen zur medizinischen Rehabilitation und ergänzenden Leistungen notwendig sind, um Pflegebedürftigkeit zu vermeiden, zu mindern oder die Verschlimmerung zu verhüten (§ 31 Abs. 1 Satz 1 SGB XI). Ebenso besteht die Aufgabe der Pflegekasse darin, die Versicherten bei der Antragstellung zu unterstützen. 🕮 7

Vorläufige Leistungen zur medizinischen Rehabilitation

Um eine Pflegebedürftigkeit abzuwenden oder zu mildern, erbringt die Pflegekasse **vorläufige Leistungen zur medizinischen Rehabilitation,** wenn eine sofortige Leistung notwendig ist.

I/5.1.3 Sozialhilfe

Das Inkrafttreten des SGB IX hat zur Folge, dass die Träger der Sozialhilfe auch Leistungsträger der Rehabilitation geworden sind.

Leistungen der Eingliederungshilfe

Die Aufgabe der **Eingliederungshilfe** besteht neben der Verhütung einer drohenden Behinderung, der Beseitigung und Milderung der Behinderung und der sich daraus ergebenden Folgen auch in der Ermöglichung der Teilnahme am Leben in der Gemeinschaft. Weiter ist es ihre Aufgabe, die Wiedereingliederung in den Beruf oder die Hilfe zur Ausübung einer Tätigkeit ebenso zu gewähren, wie Leistungen, die es dem behinderten oder von Behinderung bedrohten Menschen gestatten, soweit wie möglich von Pflege unabhängig leben zu können.

Entsprechend ihrer Zuständigkeit erbringen die Rehabilitationsträger der Sozialhilfeleistungen:

- Zur medizinischen Rehabilitation
- Zur Teilhabe am Arbeitsleben
- Im Arbeitsbereich einer Werkstatt für behinderte Menschen
- Zur sozialen Teilhabe.

Hilfe zur Pflege

Besteht Pflegebedürftigkeit, leistet die Sozialhilfe nach SGB XII Hilfe. Diese entspricht grundsätzlich den Regelungen nach SGB XI. Der Hilfebedarf wird, im Unterschied zu SGB XI, allerdings auch geleistet

- Bei einer Pflegebedürftigkeit, die voraussichtlich weniger als sechs Monate besteht
- Bei einem geringeren Hilfebedarf als der Zuordnung zur Pflegestufe 1 nach SGB XI entsprechen würde
- Wenn Hilfebedarf für andere als die in SGB XI genannten Verrichtungen besteht. 🕮 8

I/5.1.4 Internationale Klassifikation der Funktionsfähigkeit, Behinderung und Gesundheit

Die **internationale Klassifikation der Funktionsfähigkeit, Behinderung und Gesundheit** (*ICF*) wurde 2001 von der WHO veröffentlicht und liegt seit 2005 auch in deutscher Sprache vor. Sie ist die Weiterentwicklung der „International Classification of Impairment, Disabilities and Handicaps" (ICIDH) von 1980. 🕮 9

Zudem ergänzt sie die ICD-10, die **Internationale Klassifikation der Krankheiten,** 10. Revision. Das biomedizinische Modell der ICD ist Grundlage zur Verschlüsselung von Krankheiten, deren Ursachen, Verläufen und Krankheitsmanifestationen.

Nach der Definition der Rehabilitation in SGB IX ist das Ziel der Rehabilitationsleistungen die Selbstbestimmung und gleichberechtigte Teilhabe am Leben in der Gesellschaft. Im Zentrum steht also nicht mehr nur das Defizit eines Menschen, sondern die Teilhabe (*Partizipation*). Dies verweist auf einen sehr zentralen Aspekt im Modell der ICF.

Leistungen nach SGB IX werden also dann erbracht, wenn die Teilhabe z. B. am Erwerbsleben oder in Bezug auf die Selbstversorgung gefährdet oder gemindert ist. Die ausschließlich auf Defizite gerichtete Betrachtung der Krankheiten ist demnach nicht mehr ausreichend. Erforderlich ist es dagegen, die krankheitsbedingten bio-psycho-sozialen Auswirkungen in den Blick zu nehmen.

Die Erweiterung um diese ganzheitliche Sicht wurde aufgrund der Veränderung der Altersstruktur der Bevölkerung und der Zunahme chronischer Erkrankungen einschließlich ihrer Folgen notwendig. Sowohl die Krankheiten als auch deren Auswirkungen und Behinderungen werden im Modell der ICF vor dem Hintergrund der Lebenswelt des betroffenen Menschen gesehen und in einen Zusammenhang gebracht.

Zur Begutachtung von Anträgen zur Rehabilitation bzw. zur Klärung der Frage eines möglichen Rehabilitationsbedarfs wird das bio-psycho-soziale Modell der ICF als Bezugssystem herangezogen (→ Tab. I/5.1). Es ermöglicht eine systematische Beschreibung der gesundheitlichen Einschränkung in den Bereichen der Funktionen, der Aktivitäten und der sozialen Teilhabe im Zusammenhang mit der Lebenswelt eines Menschen. Die Rehabilitationsverordnung gründet auf den Rehabilitations-Richtlinien vom April 2004, die auf der Basis der ICF erstellt worden sind.

Das Modell der ICF umfasst zwei Teile mit der Zuordnung von je zwei Komponenten (→ Abb. I/5.2).

Teil 1:
- **Funktionsfähigkeit und Behinderung** mit den Komponenten
  - Körperfunktionen und -strukturen
  - Aktivitäten und Teilhabe.

Teil 2:
- **Kontextfaktoren** mit den Komponenten
  - Umweltfaktoren
  - Personenbezogene Faktoren.

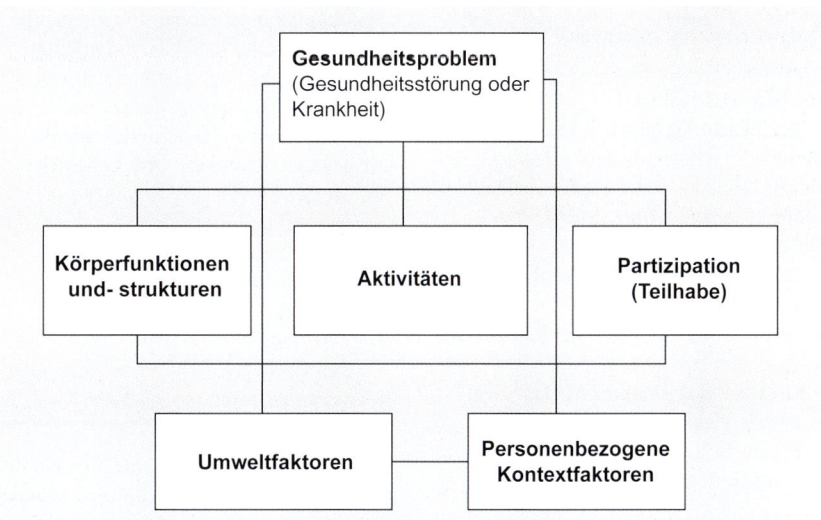

Abb. I/5.2 Wechselwirkungen zwischen den Komponenten der internationalen Klassifikation der Funktionsfähigkeit, Behinderung und Gesundheit (*ICF*). [W203–002] 🕮 10

I
5

ICF – Grundbegriffe

Funktionsfähigkeit erfasst als Oberbegriff die Körperfunktionen und -strukturen sowie Aktivitäten und Teilhabe. Bezeichnet das positive Zusammenspiel der Interaktion zwischen einer Person, bei der ein bestimmter Gesundheitszustand vorliegt und ihre individuellen Kontextfaktoren (alle Lebensumstände eines Menschen).

Behinderung ist ein Oberbegriff, der für die Schädigungen der Körperfunktionen und -strukturen sowie der Beeinträchtigung der Aktivität und Teilhabe steht. Bezeichnet einen negativen Zusammenhang der Interaktion zwischen einer Person mit einem bestimmten Gesundheitszustand und ihre jeweiligen Kontextfaktoren.

Kontextfaktoren umfassen die Komponenten Umweltfaktoren und personenbezogene Faktoren. Sie üben entweder positive oder negative Einflüsse auf die Person mit ihrem jeweiligen Gesundheitszustand aus.

Umweltfaktoren sind die Faktoren, die die materiellen, sozialen und einstellungsbezogenen Aspekte der Umwelt eines Menschen darstellen.

Personenbezogene Faktoren sind die Faktoren, die eine Person kennzeichnen, aber nicht Teil ihres Gesundheitsproblems oder -zustands sind. Dies sind insbesondere das Alter, das Geschlecht, der Lebensstil, das Coping (*Bewältigungsstrategie*), der soziale Hintergrund, die Bildung, die Ausbildung sowie Beruf und Erfahrung. Die Faktoren haben einen Einfluss auf das Maß der Behinderung.

Körperfunktionen erfassen die physiologischen Funktionen von Körpersystemen, auch der psychischen Funktionen.

Körperstrukturen erfassen Organe und Extremitäten, die anatomischen Teile des Körpers.

Schädigungen sind Einschränkungen der Körperfunktionen und der Körperstrukturen.

Aktivitäten bezeichnen die Durchführung der Aufgaben und Handlungen durch einen Menschen.

Beeinträchtigungen der Aktivität bezeichnen Schwierigkeiten, die ein Mensch bei der Durchführung der Aktivitäten haben kann.

Teilhabe bezeichnet das Einbezogensein einer Person in eine Lebenssituation oder einen Lebensbereich.

Beeinträchtigungen der Teilhabe sind Probleme, die eine Person bei Einbezogensein in eine Situation oder einen Lebensbereich erlebt.

Tab. I/5.1 Grundbegriffe der internationalen Klassifikation der Funktionsfähigkeit, Behinderung und Gesundheit (*ICF*).

Aspekte der funktionalen Gesundheit und ihre Zusammenhänge stehen im Mittelpunkt der ICF (engl. *functioning = Funktionsfähigkeit*). Eine Person ist demnach funktional gesund, wenn

- Die Körperfunktionen und -strukturen der (statistischen) Norm entsprechen
- Sie in der Lage ist, alles das zu tun, was ein Mensch ohne Gesundheitsprobleme in der Lage ist zu tun (betrifft die Komponente der Aktivität)
- Sie ihr Dasein in den für sie wichtigen Lebensbereichen nach ihrer Vorstellung gestalten kann, wie es von Menschen ohne Beeinträchtigungen der Komponenten Körperfunktionen, -strukturen oder Aktivitäten erwartet werden kann.

Die Bedeutung der ICF

Vorrangiges Ziel der ICF ist es, eine einheitliche Sprache zu finden, mit der sich der funktionale Gesundheitszustand einer Person beschreiben lässt.

Die Bedeutung der ICF bezieht sich auf die Wiederherstellung bzw. erhebliche Besserung der Aktivität und der Teilhabe als zentrale Rehabilitationsaufgabe.

Daher ist die ICF wichtig

- Für die Feststellung des Rehabilitationsbedarfs
- Im Zusammenhang mit der Rehabilitationsdiagnostik
- Für das Rehabilitations-Management
- Für die Planung der Interventionen
- Für die Evaluation der Rehabilitationsmaßnahmen.

I/5.2 Geriatrische Rehabilitation

A Fallbeispiel Ambulant

Waltraud Rubauer, eine 72-jährige, sehr energische Dame, ist nach der Akutbehandlung ihres Schlaganfalls und dem anschließenden Aufenthalt in der Rehabilitationsklinik nach Hause zurückgekehrt. Sie benötigt die Assistenz des ambulanten Pflegedients beim Waschen und Ankleiden, weil sie eine armbetonte linksseitige Hemiparese zurückbehalten hat. Beim ersten Besuch fällt der Altenpflegerin Linda Müller auf, dass Frau Rubauer außerordentlich unausgeglichen wirkt. Immer, wenn sie an eine Grenze ihrer Fähigkeiten stößt, schimpft sie lauthals gegen das Schicksal, das ihr den Schlaganfall beschert hat. Der Ehemann steht recht ratlos daneben. Er berichtet, dass es seiner Ehefrau bereits sehr viel besser gehe, als in den Wochen nach dem Schlaganfall. Insbesondere die Beweglichkeit des linken Arms habe sich infolge der Physio- und Ergotherapie in der Rehabilitationsklinik deutlich verbessert. Frau Rubauer hat auch eine Mappe mit Vorschlägen für gezielte Übungen aus der Klinik mitgebracht. Der Ehemann berichtet, man habe seiner Frau ans Herz gelegt, besonders den Arm jeden Tag zu trainieren.

Wie bereits angesprochen, hat sich ein demografisch-epidemiologischer Wandel (→ Kap. II/2) vollzogen, der einhergeht mit der Zunahme von chronischen Erkrankungen im mittleren und höheren Lebensalter. Dies hat zur Folge, dass zur Behandlung dieser Altersgruppen nicht die kurative Medizin im Zentrum steht, sondern die medizinische Rehabilitation, die in Deutschland indikationsspezifisch ausgerichtet ist. Nun hat die geänderte Perspektive die **geriatrische Rehabilitation** in den Vordergrund gerückt.

Die in der Vergangenheit gemachten Erfahrungen mit der geriatrischen Rehabilitation bestätigen deren Wirksamkeit in Bezug auf die Verbesserung der Alltagskompetenz. ▨▨ 11

Der gesetzliche Auftrag gibt entsprechend dem Grundsatz „Rehabilitation vor Pflege" (SGB XI) das Ziel der Bemühungen vor.

Der geriatrische Rehabilitationsbedürftige

Zwei Kriterien kennzeichnen einen Menschen mit geriatrischem Rehabilitationsbedarf:

- Alter in der Regel > 70 Jahre
- Geriatrietypische Multimorbidität liegt vor (geriatrisches Syndrom → Kap. I/27.1.2)

Werden zudem die Indikationskriterien Rehabilitationsbedürftigkeit, Rehabilitationsfähigkeit, Rehabilitationsziele und eine positive Rehabilitationsprognose erfüllt, spricht man von den Betroffenen als geriatrischen **Rehabilitanden.**

Multimorbidität liegt vor, wenn eine Schädigung nach ICF bei mindestens zwei behandlungsbedürftigen Erkrankungen gegeben ist.

Eine **geriatrietypische** Multimorbidität (→ Kap. I/5.3) bezeichnet eine Kombination von typischen, im Alter auftretenden Schä-

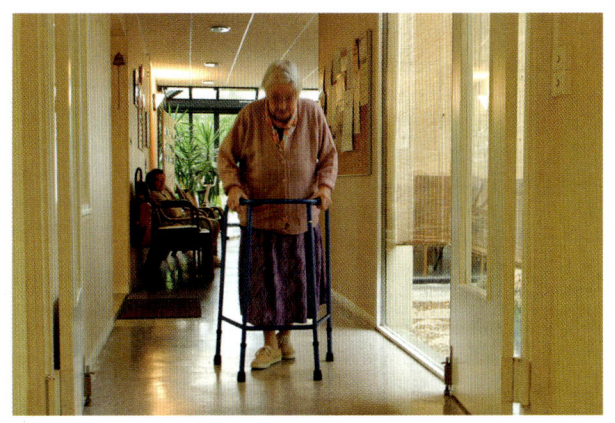

Abb. I/5.3 Menschen mit einem geriatrischen Rehabilitationsbedarf sind meist älter als 70 Jahre und leiden an mindestens zwei behandlungsbedürftigen Erkrankungen (Multimorbidität). [J787]

digungen und Beeinträchtigungen evtl. zusammen mit Einschränkungen der Selbstständigkeit einschließlich der Pflegebedürftigkeit und der erhöhten Gefahr des Auftretens von Komplikationen.

Medizinische Aspekte der geriatrischen Rehabilitation

Diagnostische und therapeutische Maßnahmen als Aspekte medizinischer Maßnahmen gehen häufig einher mit der Verordnung von mehreren Arzneimitteln. Dies bedingt ein erhöhtes Risiko unerwünschter Wirkungen, durch die ein geriatrischer Pflegebedürftiger zum Risikopatienten werden kann.

Darüber hinaus haben geriatrische Pflegebedürftige ein erhöhtes Risiko, Komplikationen zu erleiden. Weitere Krankheiten und Komplikationen erfordern weitere medizinische Behandlungen, wie dies z. B. bei der Depression der Fall ist, die nach einem Hirninfarkt auftreten kann.

Psychosoziale Aspekte der geriatrischen Rehabilitation

Für eine Rehabilitation, die auf das Wiedererlangen der Teilhabe zielt, ist die Berücksichtigung psychischer und sozialer Faktoren von entscheidender Bedeutung. Eine geringe soziale Unterstützung wird als gleichwertig gegenüber anderen medizinischen Risikofaktoren eingestuft und trägt z. B. zur erhöhten Mortalitätsrate während des ersten Jahres nach einem Herzinfarkt (→ Kap. I/31.5.10) bei.

Demenz und Rehabilitation

Aktuellen Schätzungen zufolge leben in Deutschland etwa 1–1,5 Millionen Menschen mit Demenz, Tendenz steigend. Es ist davon auszugehen, dass immer mehr demente Menschen auch in geriatrischen Rehabilitationseinrichtungen zu finden sein werden. 📖 10 📖 12 📖 13

Die geriatrische Rehabilitation ist nach §40 Sozialgesetzbuch (SGB V) eine Pflichtleistung der gesetzlichen Krankenversicherung. Dennoch erhalten Demenzkranke häufig keine Rehabilitationsleistungen. Dies wird begründet mit der Einschätzung, dass erhebliche körperliche und kognitive Einschränkungen eine erfolgreiche Rehabilitation verhindern. 📖 10 📖 11 📖 13

Die Ermittlung des Versorgungsbedarfs von Menschen mit geriatrischen Problemen mit verschiedenen Hauptdiagnosen außer Demenz ergab, dass die am häufigsten auftretenden Hauptdiagnosen Schenkelhalsfrakturen und Hirninfarkte sind, die häufigsten Nebendiagnosen die Hypertonie und der Diabetes. Die Nebendiagnose Demenz wurde dabei nicht festgestellt. 📖 10 📖 13

Obwohl die Ermittlung des Behandlungsbedarfs sinnvoll wäre, unterbleibt die systematische Erfassung vor allem von Seiten nicht geriatrischer Fachdisziplinen. Die konkrete Beeinflussung des Rehabilitationsverlaufs bei anderen Grunderkrankungen bei gleichzeitig bestehender Demenzerkrankung ist kaum erfasst.

Demenz erschwert die Rehabilitation. Die an der Behandlung beteiligten Therapeuten benötigen ein hohes Maß an Einfühlungsvermögen und Flexibilität. Dennoch ist dies nach Auffassung von Experten kein Ausschlusskriterium für eine Rehabilitation. 📖 10 📖 11

Im Health Technology Assessment (HTA) – Bericht wird auf der Grundlage der aktuellen Datenlage hinsichtlich der Rehabilitationserfolge von Menschen mit der Nebendiagnose Demenz eine positive Bilanz gezogen. Vor allem leicht bis moderat demente Menschen profitieren von Rehabilitationsmaßnahmen, wenn auch möglicherweise in geringerem Umfang als Menschen mit geriatrischen Problemen ohne Demenz. 📖 10

Für Menschen im fortgeschrittenen Demenzstadium können keine Aussagen getroffen werden, da sie in den ausgewerteten Studien ausgeschlossen wurden. Deshalb wird flächendeckend die Umsetzung des Grundsatzes „Rehabilitation vor Pflege" gerade auch für die Zielgruppe der Menschen mit Demenz gefordert, zumal dies auch aus medizinethischer Perspektive vertreten werden muss. 📖 13

Es wird gefordert, dass die Rehabilitationsprogramme an die speziellen Bedürfnisse der dementen Menschen anzupassen sind. Dies ist zu begründen mit den besseren Behandlungserfolgen und der Vermeidung von demenzbedingten Komplikationen, z. B. Stürzen.

Rehabilitationsprogramme, die neben körperlichen Fitnesstrainings die Förderung kognitiver Fähigkeiten enthalten, führen bei den Betroffenen zu größerer Selbstständigkeit in der Ausübung der Aktivitäten des täglichen Lebens und zu größerer Zufriedenheit.

Der Einbezug und die Schulung der pflegenden Angehörigen zeigen sich als besonders nachhaltig für den Behandlungserfolg, weil sie positive Effekte sowohl für die Erkrankten als auch die Angehörigen mit sich bringen. Die Ausrichtung der Rehabilitationsmaßnahmen an die persönlichen Ziele der Betroffenen wie die abschließende Messung des Rehabilitationserfolgs führt einem individualisierten Ansatz zufolge zu guten Ergebnissen und zu einer hohen Zufriedenheit, da die individuell festgelegten Ziele erreicht wurden.

Ein anderer Ansatz erzielt eine Verbesserung der Situation dementer Menschen durch das Abstellen beeinflussender Stressfaktoren. Auch hier werden die Angehörigen einbezogen. Bei ihnen zeigt sich auch der Langzeiteffekt in der Weise, dass eine Verbesserung des Lebens allgemein empfunden wird, dass mehr Verständnis für die Demenzkrankheit besteht und eine größere Sicherheit im Umgang mit den erkrankten Angehörigen gegeben ist.

Auch beim Betreuungspersonal treten Unsicherheiten und Kommunikationsprobleme im Umgang mit Demenzkranken auf. Schulungen, Coachings und Kommunikationstrainings für Therapeuten und Pflegende tragen zu einer Verbesserung bei.

Eine weitere Empfehlung des HTA-Bereichs ist die Verbesserung der Überleitung aus der stationären Rehabilitation in die eigene Häuslichkeit bzw. in eine stationäre Pflegeeinrichtung. Der Rehabilitationserfolg wird durch Hausbesuche der Therapeuten langfristig gesichert. 📖 10

Alzheimer Therapiezentrum (ATZ) der Neurologischen Klinik Bad Aibling

Das Alzheimer Therapiezentrum der Schön Klinik Bad Aibling ist eine der größten neurologischen Rehabilitationseinrichtungen Europas. Besonderes Merkmal des Therapiekonzepts sind die Begleitung und Schulung der Angehörigen von Menschen mit Demenz.

Realistische Rehabilitationsziele des ATZ sind:

- Ressourcenorientierung – Analyse und Nutzung der verbliebenen Fähigkeiten zur Bewältigung der alltäglichen Aktivitäten
- Weitgehende Verhinderung von sekundären Komplikationen
- Umweltanpassung an die aktuellen Beeinträchtigungen.

Daraus folgt, dass sowohl Erkrankte als auch deren Angehörige professionelle Unterstützung durch ein interdisziplinäres Team erhalten. Multimodale Behandlungsprogramme umfassen medikamentöse, rehabilitative und psychoedukative Interventionen.

Die meisten Erfahrungen in Deutschland mit dieser integrativen Behandlung von Menschen mit Demenz liegen dem Alzheimer Therapiezentrum Bad Aibling vor. Die Grundlage dieses Behandlungskonzepts ist die **Selbsterhaltungstherapie** (SET) nach Barbara Romero.

Im Mittelpunkt stehen die an Ressourcen orientierten Ziele, die Unterstützung der Integrität der betroffenen Person und die Beschreibung der dazu notwendigen Bedingungen und Maßnahmen. Begleitende Studien haben gezeigt, dass neuropsychiatrische Symptome bei Erkrankten, z. B. Depressivität und die Belastung der begleitenden Angehörigen deutlich reduziert werden konnten.

Voraussetzungen der Verordnung geriatrischer Rehabilitation

Ist ein Mensch mit geriatrischen Problemen älter als 70 Jahre und liegt eine geriatrietypische Multimorbidität vor, sind Indikationen anzuwenden, die einen Rehabilitationsbedarf begründen.

Eine geriatrische Rehabilitation ist angezeigt, wenn zusätzlich die allgemeinen Kriterien Rehabilitationsbedürftigkeit, Rehabilitationsfähigkeit, alltagsrelevante Rehabilitationsziele und eine positive Rehabilitationsprognose erfüllt sind.

Rehabilitationsbedürftigkeit

Eine **Rehabilitationsbedürftigkeit** liegt vor, wenn nicht nur vorübergehend eine alltagsrelevante Beeinträchtigung der Aktivitäten gegeben ist, die die Beeinträchtigung der Teilhabe nach sich zieht oder wenn diese bereits besteht oder wenn die medizinische Versorgung nicht erfolgreich gewesen ist.

Die Beeinträchtigungen müssen unter Berücksichtigung des sozialen Umfelds, z. B. der häuslichen Umgebung, alltagsrelevant sein und die Selbstständigkeit in den Lebensaktivitäten einschränken. Zu ihnen gehören z. B. die Selbstversorgung, die Mobilität und das Kommunikationsverhalten.

Rehabilitationsfähigkeit

Menschen mit Bedarf an geriatrischer Rehabilitation sind im Gegensatz zu indikationsspezifischen Rehabilitanden weniger belastbar und durch eine größere Hilfsbedürftigkeit gekennzeichnet. **Rehabilitationsfähigkeit** ist gegeben, wenn

- Die Vitalwerte stabil sind
- Bestehende Erkrankungen, Einschränkungen und Komplikationen gut behandelt werden können
- Der Betroffene fähig ist, mehrere Male täglich an Rehabilitationsmaßnahmen teilzunehmen.

Ausschlusskriterien sind z. B. fehlende Motivation, fehlende Belastungsfähigkeit, Begleiterkrankungen, die die aktive Beteiligung an Rehabilitationsmaßnahmen erschweren, z. B. Desorientierung, Hinlauftendenz, Depressionen sowie größere Dekubitalgeschwüre.

Rehabilitationsziele

Die allgemeinen **Rehabilitationsziele** sind die Wiedergewinnung, Verbesserung oder Erhaltung der Selbstständigkeit in Bezug auf die Alltagsverrichtungen, sodass der Betroffene in seiner gewohnten Umgebung bleiben kann. So soll die Mobilität, die soziale Integration und das Vermeiden der Abhängigkeit von Pflegepersonen erreicht werden.

Alltagsrelevante Ziele können z. B. sein, Stehfähigkeit erreichen, eine der Situation angemessene Mobilität, Selbstständigkeit der Nahrungsaufnahme, selbstständiges An- und Auskleiden und Tagesstrukturierung.

Rehabilitationsprognose

Die **Rehabilitationsprognose** ist eine Wahrscheinlichkeitsaussage, die die Erkrankung, den Verlauf und die Verbesse-

rung der Einschränkungen und den Einbezug der persönlichen Ressourcen bei der Erreichung des Rehabilitationsziels berücksichtigt. Positive Aussagen können gemacht werden, wenn entweder die Beeinträchtigungen sich zurückbilden, sich Kompensationsfähigkeiten entwickeln oder Adaptionsmöglichkeiten zur Verfügung stehen.

> » Die Rehabilitationsziele lassen sich mit der Anwendung des Rehabilitationskonzepts erreichen:
> - Wenn möglich, soll der Pflegebedürftige seine ursprünglichen Fähigkeiten wieder gewinnen (**Restitution**)
> - Falls dies nicht möglich ist, erlernt der Pflegebedürftige Ersatzstrategien, um die fehlenden Fähigkeiten zu kompensieren (**Kompensation**), z. B. Trinken mit Strohhalm, Rollstuhltraining
> - Die Anpassung des Umfelds an die Bedürfnisse des Pflegebedürftigen (**Adaption**), z. B. barrierefreie Dusche; zählt ebenfalls zum Rehabilitationskonzept.

Rehabilitationsteam

Das **Rehabilitationsteam,** also die Mitglieder der an der Rehabilitation beteiligten Berufsgruppen, müssen durch regelmäßige Besprechungen Interventionen und Therapieziele vereinbaren und in interdisziplinärer Arbeit gemeinsam auf diese hinwirken.

Ärztliche Versorgung

Der niedergelassene Arzt, der behandelnde Krankenhausarzt und der geriatrische Arzt haben die Aufgabe, Schädigungen und Beeinträchtigungen rechtzeitig durch Diagnostik und Assessment zu erkennen, zu beraten und therapeutische Maßnahmen einzuleiten. Innerhalb des Rehabilitationsteams nimmt der Arzt eine zentrale Stellung als Leiter des Teams ein. Er trägt alle erforderlichen Patienteninformationen zusammen und benötigt über sein Fachwissen hinaus Wissen über die jeweiligen therapeutischen Disziplinen Der Rehabilitationsplan wird dann mit der Unterstützung des gesamten therapeutischen Teams umgesetzt und evaluiert. Da Multimorbidität häufig eine Vielfachmedikation notwendig macht, ist vor allem auf die dadurch bedingt auftretenden unerwünschten sowie Wechselwirkungen zu achten. Die Überprüfung der Medikation ist eine wesentliche Aufgabe des geriatrischen Mediziners. 📖 14

Pflegerische Versorgung

Die Pflegenden stellen die Berufsgruppe, die den engsten Kontakt zum Erkrankten hat und die meiste Zeit des Tages mit ihm verbringt. Kennzeichnend für die spezifische Pflege während der Rehabilitation ist ihre aktivierende, geriatrisch-rehabilitative Funktion, z. B. durch die Anwendung des Bobath-Konzepts (→ Kap. I/31.11.1) bei Menschen nach Schlaganfall.

Die Schaffung eines therapeutischen Milieus durch professionelle Pflege unterstützt die Rehabilitationsbemühungen. Um die pflegerische Fachkompetenz zu optimieren, ist die Teilnahme an einer berufsbegleitenden Fachweiterbildung zur (geriatrischen) Rehabilitation förderlich.

Aufgaben rehabilitativer Pflege sind u. a.:
- Unterstützung der älteren Menschen bei Diagnostik und Therapie
- Aktivierung des älteren Menschen, sodass sie die Aktivitäten des Lebens wieder übernehmen können
- Motivation und Begleitung zu Präventionsangeboten und Maßnahmen der allgemeinen Gesundheitsförderung
- Unterstützung bei Pflege, Transfer und Positionierung
- Prophylaxen, um z. B. Dekubitus, Inkontinenz, Obstipation und Exsikkose zu verhindern
- Einbeziehung der Angehörigen, um sie auf die häusliche Situation vorzubereiten.

Therapeutisch aktivierende Pflege setzt eine vertrauensvolle Beziehung zwischen Pflegenden und Pflegebedürftigen voraus.

Die therapeutisch aktivierende Pflege benötigt einen hohen Zeitaufwand, bedingt durch die nachlassenden Funktionen der Sinnesorgane und durch das rehabilitative Ziel, den Pflegebedürftigen Dinge tun zu lassen, die er selbst tun kann, auch wenn sie dann langsamer erfolgen.

Pflegeplanung über 24 Stunden und interdisziplinäre Zusammenarbeit ermöglichen eine Verständigung im therapeutischen Team über einen gemeinsamen Maßnahmenplan sowie Fortschritte und Schwierigkeiten. 📖 14

Physiotherapie

Das Ziel der **Physiotherapie** ist die Wiederherstellung einer möglichst funktionsgerechten Bewegung (→ Abb. I/5.4). Diese wird ebenso geschult wie Kraft, Ausdauer und Geschicklichkeit. Die Normalisierung des Muskeltonus, die Anregung normaler Bewegungen und die Hemmung pathologischer Bewegungsmuster wirken günstig auf zentralnervöse Erkrankungen. 📖 14

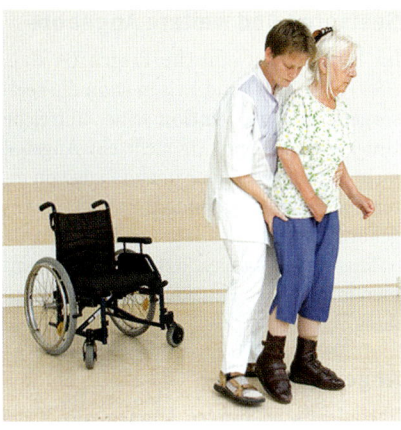

Abb. I/5.4 Physiotherapeuten versuchen, mit dem Pflegebedürftigen möglichst funktionsgerechte Bewegungen einzuüben. [K115]

Physikalische Therapie

In der **physikalischen Therapie** werden verschiedene physikalische Reize verwendet, die Schmerzen lindern und Selbstheilungskräfte aktivieren sollen. Reizverfahren sind z. B. Kälte- und Wärmetherapie, etwa als Bäder und Güsse, aber auch Verfahren mit mechanischen und elektrischen Reizen. Sie sollen die Durchblutung fördern, die Muskulatur lockern und den Tonus schlaffer Muskeln erhöhen. Eine weitere adäquate physikalische Therapiemaßnahme ist die Lymphdrainage. Insbesondere bei Stauungsbeschwerden ist mit ihrer Hilfe oft eine deutliche Abschwellung der betroffenen Extremitäten zu erreichen.

Die durch physikalische Therapie erzielte Schmerzreduktion ermöglicht die Fortführung weiterer therapeutisch-rehabilitativer Maßnahmen. 📖 14

Ergotherapie

Im Zentrum der **Ergotherapie** stehen das Training und Erlernen von Selbsthilfefertigkeiten und der Umgang mit Hilfsmitteln.

Die durch Krankheit gestörten Bewegungen werden trainiert bzw. wiedererlernt, aber auch kompensiert. Selbstständig ausgeführte Alltags- und Selbstpflegehandlungen sind das therapeutische Ziel. Darin ergänzen sich Physiotherapie und Ergotherapie.

Bei komplexen Erkrankungen, die mit neurologischen und motorischen Störungen einhergehen, z. B. Schlaganfall (→ Kap. I/31.11.1), wird dies besonders deutlich. Es müssen sowohl die motorischen Einschränkungen als auch die sensorischen Störungen behandelt werden, die sich als Sensibilitäts- und Wahrnehmungsstörungen äußern können.

Der Umgang mit den Hilfsmitteln wird zur Erreichung einer größeren Selbstständigkeit ebenfalls trainiert. Dies betrifft Hilfsmittel, die die Sicherheit erhöhen z. B. Haltegriffe, der Fortbewegung dienen, z. B. Rollatoren, sowie jener, die die Alltagsfertigkeiten unterstützen, z. B. ergonomisch geformte Gegenstände.

Komplexere Aktivitäten, die Ergotherapeuten mit dem Pflegebedürftigen üben, sind z. B. der Umgang mit dem Telefon, die Hausarbeiten und das Kochen.

Bei allen Aktivitäten stehen die individuellen Bedürfnisse und Möglichkeiten des Pflegebedürftigen im Vordergrund. Dies kann auch die Anpassung der häuslichen Situation an die Belange des Rehabilitanden sein, sodass die Rückkehr in das soziale Umfeld erleichtert ist. 📖 14

Logopädie

Als Folgen von Schlaganfällen treten Stimm-, Sprach-, Sprech- und Sprachverständnisstörungen ebenso wie Ess- und Schluckstörungen auf. Das Ziel der **Logopädie** ist eine funktionierende Kommunikation. Darunter ist auch eine Verständigung durch einzelne Wörter, Zeichen oder kurze Sätze zu verstehen, nicht nur die perfekte Kommunikationsfähigkeit.

Die logopädische Therapie schließt an verbliebene Fähigkeiten an und baut auf diesen auf. Wiederholungen werden ausgeführt, bis die erlernten Fähigkeiten für den alltäglichen Gebrauch automatisiert wurden.

Damit Angehörige ein Verständnis für die Störungen entwickeln und die Betroffenen unterstützen können, sollten sie bei den therapeutischen Behandlungen anwesend sein. Schluckstörungen werden nach Diagnostik logopädisch behandelt (→ Abb. I/5 5), sodass sich die Gefahr einer Pneumonie durch Aspiration verringert (→ Kap. I/17.8). 📖 14

Psychologie und Neuropsychologie

Störungen der Krankheitsverarbeitung und familiäre Konflikte sind Gegenstand von Interventionen durch **Psychologen,** z. B. in Form von Gesprächstherapien.

Neuropsychologische Störungen treten häufig in Kombination auf und zeigen sich als Aufmerksamkeits-, Konzentrations-, Gedächtnisstörungen, Neglect und räumlich-konstruktiven Störungen, die den Erfolg anderer Therapien einschränken können. Deshalb ist ihre Behandlung von

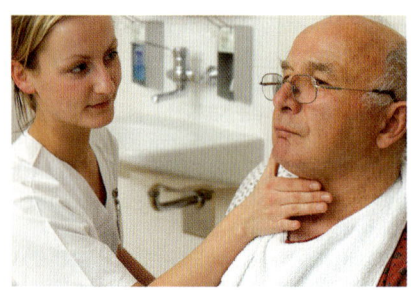

Abb. I/5.5 Gezielte Stimulation des Mundraums durch die Logopäden verbessert die Sprechfähigkeit und wirkt sich günstig auf Schluckstörungen aus. [K115]

grundlegender Bedeutung für das Gesamtziel der Rehabilitation. 📖 14

Sozialdienst

Zu den Aufgaben von Sozialarbeitern und Sozialpädagogen gehört die Beratung des Betroffenen und seiner Angehörigen über personelle, materielle und finanzielle Hilfen, aber auch über mögliche Versorgungsformen nach Rückkehr in die Häuslichkeit. Hilfen bei der erforderlichen Einrichtung einer Betreuung ist ebenfalls Aufgabe des **Sozialdiensts.** Zur Sicherung des Rehabilitationserfolgs bereitet der Sozialdienst durch Gespräche mit Betroffenen und ihren Angehörigen die Rückkehr in die häusliche Umgebung vor. Die Hilfen sollen die selbstständige Lebensführung unterstützen. 📖 14

Diätassistenz

Im Rahmen von Erkrankungen des Stoffwechsels, z.B. Diabetes mellitus, oder des Magen-Darm-Trakts, z.B. Schluckstörungen nach Schlaganfall, ist eine entsprechende Ernährung erforderlich.

In Zusammenarbeit mit Logopäden wird für Pflegebedürftige mit Schluckstörungen die jeweils angemessene Kost verordnet. Kostaufbau und Konsistenz der Nahrung werden dem Betroffenen mit seinen krankheitsbedingten Einschränkungen angepasst. Die Diagnostik der Mangelernährung wird mit Hilfe von anthropometrischen (z.B. Körpergewicht, Armumfang), biochemischen (Proteine) und anamnestisch-klinischen (z.B. Ernährungsgewohnheiten, Zahnstatus, Schluckvermögen) Parametern durchgeführt (→ Kap. I/16.1).

Eine der Ursachen für das Verfehlen der therapeutischen Ziele bzw. der Verlangsamung der therapeutischen Fortschritte ist die unzulängliche Behandlung einer bestehenden Mangelernährung. Eine in diesem Zusammenhang bestehende Gefahr ist das Sturzrisiko. 📖 14

Seelsorge und weitere Angebote

Im Hinblick auf ethische Fragen (→ Kap. I/6, → Kap. IV/8) und Krisen kann die **seelsorgerliche Intervention** eine hilfreiche Unterstützung sein. Sie stellt ein Angebot nicht nur für Betroffene unabhängig von ihrer Konfession dar, sondern ebenso für Angehörige.

Musik- und tiergestützte Therapie kommen in einzelnen Rehakliniken zur Anwendung. 📖 14

Angehörige

Therapeutische Erfolge können durch die Hilfe von **Angehörigen** ermöglicht, unterstützt, aber auch verhindert werden. 📖 14

> **》 Lern-Tipp**
> Konstruieren Sie das Beispiel eines Pflegebedürftigen, der aufgrund eines Schlaganfalls rehabilitationsbedürftig geworden ist. Nach dem Aufenthalt im Krankenhaus und der Anschlussheilbehandlung soll er in der häuslichen Umgebung versorgt werden. Wie können Sie die Angehörigen auf ihre künftigen Aufgaben einstimmen?

Aspekte, die den Betroffenen unterstützen:

- **Aufrichtigkeit** gegenüber den Angehörigen. Verharmlosung aber auch Leugnung der Probleme erschweren den Fortschritt. Die Bestätigung auch kleinster Erfolge ermutigt zum Weitermachen, z.B. mit dem Satz: „Das hast du wieder geschafft". Das Loben von Selbstverständlichkeiten kann jedoch nachteilig wirken
- **Mitarbeit** bei der Therapie. Die motivierende, mittragende Unterstützung durch Angehörige hilft dem Betroffenen, wenn er therapiemüde geworden ist
- **Hilfe zur Selbsthilfe.** Für die Angehörigen ebenso wie für den älteren Menschen ist die Umsetzung dieses Grundsatzes wichtig
- **Überbehütung.** In genanntem Zusammenhang verbietet sich die Überbehütung, da sie der Aktivierung eigener Fähigkeiten im Wege steht und den Betroffenen auch entmündigen kann
- **Geduld, Achtung** und **Verständnis.** Das Erlebnis dieser Haltung hilft dem Betroffenen bei der Verarbeitung der Auswirkungen seiner Krankheit, die ihn zuweilen auch aggressiv und verletzend werden lassen. Für Angehörige ist es nicht immer einfach, dem älteren Menschen bei der oft anstrengenden Bewältigung der täglichen Aktivitäten zuzuschauen und nicht eingreifen zu können oder zu

sollen, aber ihm auch das richtige Maß an Hilfe zukommen zu lassen
- **Enttäuschungen.** Der angemessene Umgang mit Verlusten und bleibenden Einschränkungen muss gelernt werden, aber auch der Umgang mit der damit verbundenen Trauer und der depressiven Verstimmung. Hier können Angehörige helfen, indem sie Stimmungen zulassen, nicht oberflächlich trösten, Perspektiven zeigen und sich selbst entlasten, indem sie darüber mit Freunden sprechen
- **Eigenverantwortung.** Der Hinweis, dass der Betroffene aufgerufen ist, selbst Verantwortung zu übernehmen, wirkt einer Überlastung der Angehörigen entgegen. Hilfe sollte nur angeboten werden, wenn sie wirklich notwendig ist
- **Unabhängigkeit.** Angehörige müssen darauf achten, Kontakte und Freizeitaktivitäten aufrecht zu erhalten. Dies erhält ihre Gesundheit und hilft so auch dem Betroffenen
- **Hilfe.** Für die Gesundheit der Angehörigen ist entscheidend, Unterstützung in Anspruch zu nehmen, bevor sie die Belastung nicht mehr ertragen können. Die Pflegeversicherung bietet z.B. Kurzzeit- oder Verhinderungspflege an, die den Angehörigen Urlaube ohne Pflege-Verpflichtung ermöglichen. 📖 14

Technische Hilfsmittel

Hilfsmittel sollen einer drohenden Behinderung vorbeugen oder eine Behinderung ausgleichen, sodass eine Teilnahme an der Rehabilitation möglich ist und der Rehabilitationserfolg gesichert werden kann.

Technische Hilfsmittel:
- Unterstützung der Kommunikation (z.B. Telefon mit Blindentastatur)
- Ermöglichung und Erleichterung der Versorgung im Haushalt (z.B. höhenverstellbare Arbeitsflächen)
- Erleichterung der Körperpflege (z.B. Badewannenlifter)
- Ersatz von Körperfunktionen (z.B. Beinprothese)
- Ersatz von Sinnesorganen (z.B. weißer Stock).

Krankenkassen stellen einige Hilfsmittel auch leihweise zur Verfügung oder bezahlen sie nach ärztlicher Verordnung.

Der Anspruch auf Hilfsmittel ist im § 3 SGB V im Zusammenhang mit dem § 139 SGB V (*Hilfsmittelverzeichnis*) geregelt. Pflegehilfsmittel gehen zu Lasten des SGB XI, §§ 40 und 78. 📖 14

Wiederholungsfragen

1. Welches Sozialgesetzbuch regelt den grundsätzlichen Anspruch auf Rehabilitation und was soll durch rehabilitative Bemühungen gefördert werden? (→ Kap. I/5.1)

2. Welcher Rehabilitationsträger ist für die Leistungsübernahme zuständig, wenn kein anderer Leistungsträger in Frage kommt? (→ Kap. I/5.1)

3. Welche Aufgabe in Bezug auf die Rehabilitation hat die Pflegeversicherung nach SGB XI? (→ Kap. I/5.1.2) Erklären Sie die Komponenten der ICF (Internationale Klassifikation der Funktionsfähigkeit, Behinderung und Gesundheit) und setzten Sie diese in einer Grafik in Beziehung zueinander. (→ Kap. I/5.1.4)

4. Ermitteln Sie mit Hilfe der Kriterien Rehabilitationsbedürftigkeit, -fähigkeit, -ziele und -prognose, ob die Rehabilitation einer Ihnen bekannten Person aufgrund Ihrer Einschätzung mit großer Wahrscheinlichkeit erfolgreich sein wird. (→ Kap. I/5.2)

5. Die Pflegenden haben den engsten Kontakt zum Pflegebedürftigen und sie verbringen viel Zeit mit ihm. Welche Aufgaben fallen dem Pflegeteam deshalb im Hinblick auf die Rehabilitation zu? (→ Kap. I/5.2)

6. Beschreiben Sie die unterstützenden Aufgaben der Angehörigen, die diese übernehmen sollen, um auf eine erfolgreiche Rehabilitation hinzuwirken. (→ Kap. I/5.2)

7. Was kennzeichnet aktuell in Deutschland die Rehabilitation von Menschen mit Demenz? (→ Kap. I/5.2)

Literaturverzeichnis

1. Blumenthal, W.; Jochheim, K. A.: Rehabilitation. In: Blohmke M. et al. (Hrsg) Handbuch der Sozialmedizin. Enke Verlag, Stuttgart, 1976.

2. www.gesetze-im-internet.de/sgb_9/ (letzter Zugriff: 5.5 2016).

3. www.gesetze-im-internet.de/sgb_5/ (letzter Zugriff: 5.5 2016).

4. Bundesgesetzblatt Jahrgang 2015 Teil I Nr. 31, ausgegeben zu Bonn am 24. Juli 2015. In: www.bgbl.de (letzter Zugriff: 11.5 2016).

5. Pflegestärkungsgesetz: www.bmg.bund.de/themen/pflege/pflegestaerkungsgesetze/pflegestaerkungsgesetz-ii.html (letzter Zugriff: 11.5 2016).

6. Bundesarbeitsgemeinschaft Rehabilitation (Hrsg.): ICF-Praxisleitfaden. Trägerübergreifender Leitfaden für die praktische Anwendung der ICF (Internationale Klassifikation der Funktionsfähigkeit, Behinderung und Gesundheit) beim Zugang zur Rehabilitation. Frankfurt am Main, 2006. In: www.bar-frankfurt.de (letzter Zugriff: 30.8 2016).

7. www.gesetze-im-internet.de/sgb_11/ (letzter Zugriff: 5.6 2016).

8. www.gesetze-im-internet.de/sgb_12/ (letzter Zugriff: 5.6 2016).

9. Deutsches Institut für Medizinische Dokumentation und Information: www.dimdi.de (letzter Zugriff: 6.5 2016).

10. Korczak, D.; Steinhauser, G.; Kuczera, C.: Schriftenreihe Health Technology Assessment (HTA) in der Bundesrepublik Deutschland. Effektivität der ambulanten und stationären geriatrischen Rehabilitation bei Patienten mit der Nebendiagnose Demenz. Herausgegeben vom Deutschen Institut für Medizinische Dokumentation und Information (DIMDI). Köln, 2012: www.dimdi.de (letzter Zugriff: 6.5 2016).

11. Kompetenz-Centrum Geriatrie (KCG): Explorative Analyse vorliegender Evidenz zu Wirksamkeit und Nutzen von rehabilitativen Maßnahmen bei Pflegebedürftigen im Hinblick auf eine mögliche Anwendbarkeit im Rahmen der Feststellung des Rehabilitationsbedarfs bei der Pflegebegutachtung. Hamburg, Medizinischer Dienst des Spitzenverbandes Bund der Krankenkassen e.V (MDS), Essen, 2015.

12. Robert Koch-Institut (Hrsg): Gesundheit in Deutschland. Gesundheitsberichterstattung des Bundes. Gemeinsam getragen von RKI und Destatis. RKI, Berlin, 2015.

13. Bundesarbeitsgemeinschaft Rehabilitation (Hrsg.): Arbeitshilfe zur geriatrischen Rehabilitation, Schriftenreihe der Bundesarbeitsgemeinschaft für Rehabilitation Heft 6. Frankfurt am Main, 2008.

14. Medizinischer Dienst der Krankenversicherungen (Hrsg.): www.mds-ev.de/fileadmin/dokumente/Publikationen/GKV/Rehabilitation/Gutachten_Reha_bei_Pflegebeduerftigkeit_KCG.pdf (letzter Zugriff: 5.5 2016).

W. M. Heffels

I/6 Grundlagen der Ethik

Ethische Herausforderungen in der Altenpflege → Kap. IV/8

> **Ethik:** Wissenschaftliche Lehre vom guten Leben und rechten Handeln.
> **Ethisch:** Individueller Denkprozess über das, was man für gut halten soll.
> **Wert:** Ausdruck für das, was innerhalb einer Gruppe oder von einem Menschen für wichtig oder bedeutsam gehalten wird.

Der konkrete Umgang mit anderen Menschen umfasst auch immer eine ethische Komponente. Diese allgemeine Aussage erhält im beruflichen Kontext der Altenhilfe eine besondere Bedeutung. In der stationären Pflege geht es immer um Menschen, die aufgrund ihres Alters ihr Zuhause mit ihren gewohnheitsmäßigen Tagesabläufen, ihre gewohnte Umgebung, lieb gewonnene Erinnerungsstücke und ihre alltäglichen sozialen Kontakte aufgegeben haben. Zu diesen Erscheinungen treten alters- und krankheitsbedingte Leiden hinzu, die das Leben zusätzlich erschweren.

Pflege als eine Dienstleistung von Menschen für Menschen erfordert eine spezielle Tätigkeitsausführung und bedarf neben dem Fachwissen eine geklärte Position zur Dienstleistung.

Altenpflegerinnen müssen eine Haltung zum Beruf, eine Einstellung zu jedem hilfe- und pflegebedürftigen Menschen sowie ein bewusstes Abwägungsvermögen erwerben. Dadurch wird die Qualität des Miteinanderhandelns bestimmt (→ Abb. I/6.1).

> Mithin geht es in der Altenpflege darum, sein Tun und Lassen auf ein „Gutes hin" bestimmen, ausführen und bewerten zu können.

In diesem Kapitel werden allgemeine Aspekte zum ethischen Handeln vorgestellt, die als erforderliches Hintergrundwissen für Altenpflegerinnen angesehen werden können. In diesem Zusammenhang lässt sich von einer **Pflegeethik** sprechen. Dabei handelt es sich um eine Berufsethik, die insbesondere den pflegerischen Zugang zu erkrankten Menschen in den Blick nimmt. Die Pflegeethik ist nicht in allen Dimensionen von der **Medizinethik** abzugrenzen, da viele Aspekte der verantwortungsbewussten ärztlichen und pflegerischen Haltung von identischen Voraussetzungen ausgehen. Mithilfe pflegeethischer Abwägungen lassen

sich Leitlinien für das Handeln entwickeln, die allen Menschen ungeachtet ihrer aktuellen Lebensumstände ein unverbrüchliches Recht auf Würde zumessen und die alle Pflegenden verpflichten, sich uneingeschränkt für das Wohl der betreuten Menschen einzusetzen. Dabei geht es in erster Linie darum, ethische Werte zu erkennen und sie zu wahren. 📖 1

I/6.1 Gesellschaftliches Grundverständnis von pflegebedürftigen Menschen

Ⓐ Fallbeispiel Ambulant

Seit einigen Wochen betreut Linda Müller, Altenpflegerin der „Ambulanten Pflege Bogendorf", den 62-jährigen Alfons Schusterbäck.

Herr Schusterbäck ist hochgradig alkoholabhängig und leidet außerdem an einer peripheren arteriellen Verschlusskrankheit, die zu einem großen Ulcus cruris an seinem rechten Fuß geführt hat.

Linda Müller kommt einmal am Tag, um die Wunde zu inspizieren oder zu verbinden. Sie sieht, dass Herr Schusterbäck eigentlich nicht mehr in der Lage ist, seinen Haushalt allein zu versorgen. Er lehnt jedoch weitergehende Hilfe kategorisch ab. Manchmal bleibt er über Nacht stark alkoholisiert im Garten seines kleinen Siedlungshäuschens liegen, das er allein bewohnt. Dort sind deutliche Spuren der Verwahrlosung zu bemerken. Als Linda Müller eines Tages

zum Verbandswechsel kommt, lehnt sich die Nachbarin über den Zaun. „Eine Schande ist das, den Mann frei herumlaufen zu lassen. Der gehört eingesperrt – besser heute als morgen", schimpft sie.

Das **gesellschaftliche Grundverständnis** im Umgang mit dem Phänomen Hilfe- und Pflegebedürftigkeit lässt sich aus fünf Perspektiven vorstellen. Zusammengenommen ergeben sie ein Gesamtbild, aus dem hervorgeht, dass insbesondere der hilfe- und pflegebedürftige Mensch der Mitmenschlichkeit bedarf, d.h. aus der Solidarität der Menschen untereinander bedarf der Einzelne der Wachheit des Gegenübers, damit er sich in seiner ihm eigenen Art angenommen und beachtet fühlt.

I/6.1.1 Menschenrechtsdeklaration der Vereinten Nationen

Am 25. April 1945 traten auf Einladung der vier Großmächte USA, UdSSR, China und Großbritannien 282 Delegierte aus 41 Nationen im Kriegsveteranen-Gebäude zu San Francisco zusammen. Sie unterschrieben die **Menschenrechtsdeklaration der Vereinten Nationen** (*UN-Charta*) am 26. Juni 1945. Am 10. Oktober 1948 wurde das Dokument ratifiziert.

> **Lern-Tipp**
> Recherchieren Sie die UN-Charta im Internet (www.ohchr.org/EN/UDHR/Pages/Language.aspx?LangID=ger). Listen Sie alle darin genannten Menschenrechte auf und bilden Sie eine Rangfolge, beginnend mit dem wichtigsten Recht bis zu dem, das nach ihrer Einschätzung am wenigsten bedeutend ist. Bilden Sie mit anderen Schülern eine Arbeitsgruppe und diskutieren Sie Ihre Ergebnisse. Anschließend können Sie die Diskussion auch auf die gesamte Klasse ausweiten.

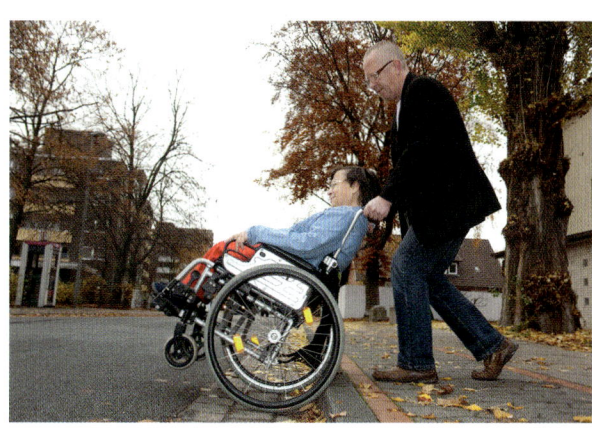

Abb. I/6.1 Solidarität zwischen schwachen und starken Mitgliedern der Gesellschaft sichert die Menschenwürde. [K157]

Alle Länder und Staaten sind gehalten, dem Anspruch dieser „Umfassenden Deklaration der Menschenrechte" (*Universal Declaration of Human Rights*) gerecht zu werden.

Zum Zeitpunkt der Verabschiedung dieser Übereinkunft lag das Ende des zweiten Weltkrieges gerade erst drei Jahre zurück. Die Gründung der UNO sowie die Verabschiedung der Menschenrechtsdeklaration waren eine unmittelbare Folge des zweiten Weltkrieges und der Verfolgung und Ermordung von Millionen Menschen. Insofern ist die Menschenrechtsdeklaration als „beschlossene Schutzbestimmung" zu verstehen, die der Idee der Menschlichkeit Ausdruck verleiht. Sie diente auch als Grundlage für das Grundgesetz der Bundesrepublik Deutschland (→ Kap. III/5.1.1).

Begriff der Würde im Grundgesetz

> „Die Würde des Menschen ist unantastbar. Sie zu achten und zu schützen ist Verpflichtung aller staatlichen Gewalt."
> **Art. 1 Abs. 1 Grundgesetz** (*GG*)

Entgegen der im Grundgesetz geäußerten Absicht erfährt der Begriff **Würde** im täglichen Miteinander eine inflationäre Auslegung, z. B. kann sich ein Mensch nicht würdig behandelt fühlen, wenn er Respektlosigkeit durch andere erfährt. Landläufig bezeichnet man ein Leben als „unwürdig", in dem z. B. ein zuvor stattlicher Mensch schwer erkrankt und möglicherweise unter starken Schmerzen, einer Inkontinenz oder Demenz leidet.

Der Lebensweltbezug vereint diese beiden Beispiele.

Konkrete Ereignisse können dazu führen, dass entweder in der Art und Weise wie Menschen miteinander kommunizieren, ein unwürdiges Miteinander entsteht, oder aber der Mensch z. B. aufgrund von körperlichem oder seelischem Verfall seine Würde verliert.

Dieser Lebensweltbezug verweist auf eine Bewertung, die einerseits auf grundlegende Umgangsformen des Mitmenschlichseins Bezug nimmt, oder aber den Wert des Lebens eines Menschen betrifft (*unwertes Leben*).

Die in der Menschenrechtsdeklaration und dem Grundgesetz der BRD beschriebene „Unantastbarkeit der Würde eines Menschen" ist nicht auf einen konkreten Lebensbezug abgestellt, sondern gilt unabhängig von Krankheiten, Behinderungen und sozialen Umständen.

Hier ist der Mensch in seinem Menschsein gemeint, d. h. weil der Mensch ein Mensch ist, hat er Würde. Diese allgemeine Wertzuschreibung verleiht dem Menschen einen grundlegenden, normativen (*von allen zu achtenden*) Schutz.

Der Philosoph *Immanuel Kant* schrieb: „alles hat seinen Preis, nur die Würde nicht" und meinte damit, dass jeder Mensch, weil er zur Gattung der Menschen gehört, zu achten ist.

Der evangelische Theologe und Arzt *Albert Schweitzer* erweiterte diesen Anspruch mit seiner Formulierung „die Achtung vor dem Leben" auf alle lebendigen Wesen.

Hiermit verbunden ist die Anerkennung des Menschen als Mensch, unabhängig von seinen Taten und seinem Leistungsvermögen. Dadurch findet im Normalfall die Andersartigkeit des Anderen Beachtung und außerdem resultiert aus diesen Forderungen ein „Tötungsverbot".

> **Würdiger Umgang** miteinander heißt demnach: Anerkennung der Andersartigkeit und Berücksichtigung dieser Andersartigkeit im Handeln.
>
> Würde bedeutet als absoluter (*normativer*) Begriff, dass der Mensch als Mensch einen grundlegenden Wert hat, den es immer und zugleich zu beachten und zu beschützen gilt.
>
> Als relativer (*lebensweltlicher*) Begriff bedeutet sie, dass der Mensch seinen grundlegenden Wert durch definierte Umstände verlieren kann.

I/6.1.2 Charta der Rechte hilfe- und pflegebedürftiger Menschen

Auf Initiative des Bundesministeriums für Familie, Soziales, Frauen und Jugend und des Bundesministeriums für Gesundheit entstand zwischen 2003–2005 durch die Akteure des „Runden Tisches Pflege", Exper-

ten aus Ethik, Recht und Pflegewissenschaft, die **„Charta der Rechte hilfe- und pflegebedürftiger Menschen"** (→ Abb. I/6.2).

Ziel dieses Konsensusverfahrens war es, die grundlegenden Ansprüche von hilfe- und pflegebedürftigen Menschen darzustellen, um hierdurch zur verbesserten Pflege und Betreuung dieser Menschen beizutragen.

Internet- und Lese-Tipp
Charta der Rechte hilfe- und pflegebedürftiger Menschen: www.pflege-charta.de

Die Aussagen dieser Charta stellen formulierte, allgemeine Erwartungen der Gesellschaft an alle Einrichtungen und Personen dar, die sich hilfe- und pflegebedürftiger Menschen annehmen. Diese Grundsätze können als Konkretisierungen der allgemeinen Menschenrechte für den Sektor hilfe- und pflegebedürftige Menschen interpretiert werden.

I/6.1.3 Grundverständnis von Altenpflegeeinrichtungen

Pflegerisches Handeln findet immer in einem Kontext statt. Der allgemeine Kontext der Altenpflegeeinrichtungen stellt einen Rahmen dar, in dem die darin lebenden Personen gepflegt werden und die darin tätigen Menschen ihre Arbeit verstehen. Das Grundverständnis von Altenpflegeeinrichtungen repräsentiert deren Selbstverständnis.

Konträr hierzu sind Altenpflegeeinrichtungen im Allgemeinen immer noch von vielen Menschen negativ bewertet. So ziehen pflegebedürftige oder ältere Menschen einen Einzug in eine stationäre Einrichtung nur in Erwägung, wenn die Verrichtung täglicher Lebensaktivitäten im häuslichen Umfeld nicht mehr zu gewährleisten ist.

Ungeachtet solcher Vorbehalte gegen Altenhilfeeinrichtungen haben diese in den

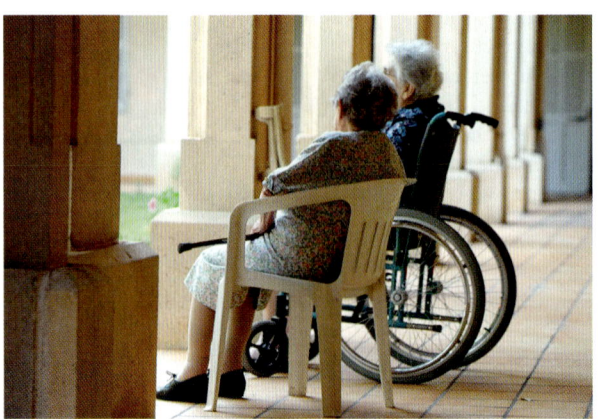

Abb. I/6.2 Die „Charta der Rechte hilfe- und pflegebedürftiger Menschen" betont, dass die Mitmenschlichkeit eine Aufgabe für die gesamte Gesellschaft und die Politik ist. Daraus folgt eine unbedingte Anerkennung des Menschen – unabhängig von seinem Leistungsvermögen. [J787]

vergangenen 50 Jahren einen erheblichen Wandel vollzogen, und ein neues Selbstverständnis ausgebildet:

- In den 60er-Jahren des 20. Jahrhunderts trat die **erste Generation** als „Versorgungseinrichtung" in Erscheinung. Sie entstanden in einer Zeit des Pflegeplatzmangels und waren gekennzeichnet durch eine hohe Belegungsdichte, räumliche Enge und funktionale Ausstattung. Gemeinschaftsräume fehlten gänzlich und man benutzte Begriffe wie „Verwahranstalt" und „Heiminsassen". Die Pflege erfolgte unter schwierigen Bedingungen und war darauf ausgerichtet, den alten Menschen im Kontext einer minimalen Ausstattung einen Schlafplatz, Essen und pflegerische Leistungen zur Verfügung zu stellen (Drei-S-Pflege: Still-Satt-Sauber) 📖 2
- Die **zweite Generation** der Altenpflegeeinrichtungen entstand um 1970 aus den erkannten Mängeln der ersten Generation. Aus den Heiminsassen wurden Patienten und aus der Versorgung wurden Behandlungen. Diese Sprachwendung macht deutlich, dass sich die Altenpflegeeinrichtungen nun am Leitbild der Krankenhäuser orientierten. Die Räumlichkeiten erhielten weitgehend Krankenhauscharakter und das Defizit-Modell (ausgelegt auf die Behebung oder Kompensation der Einschränkungen des Patienten), war das vorherrschende Verständnis in der Altenpflege
- Die **dritte Generation** der Altenpflegeeinrichtungen entwickelte sich aus der gerontologischen Forschung in den 1980er-Jahren. In dieser Neuorientierung fand eine Ausrichtung an der von *Ursula Lehr* bestimmten Interventionsgerontologie (1979) statt. Zentral hierbei war der Versuch, Wohnbedürfnisse und Pflegeanforderungen miteinander zu verbinden. Der Fokus wurde auf die räumliche Gestaltung des Wohnumfeldes gelegt, sodass die Gestaltung der Einrichtung an der Privatheit und Individualität (z. B. eigene Möbel) der alten Menschen ausgerichtet wurde. Das Defizit-Modell wurde durch ein Kompetenz-Modell ersetzt (→ Kap. II/1). Dies führte zur Entwicklung unterschiedlicher Wohn- und Kommunikationskonzepte. Die Einrichtung orientierte sich an den Bedürfnissen seiner Bewohner (*Lebensweltorientierung*)
- In der aktuellen, **fünften Generation** der Altenpflegeeinrichtungen wird das sozia-

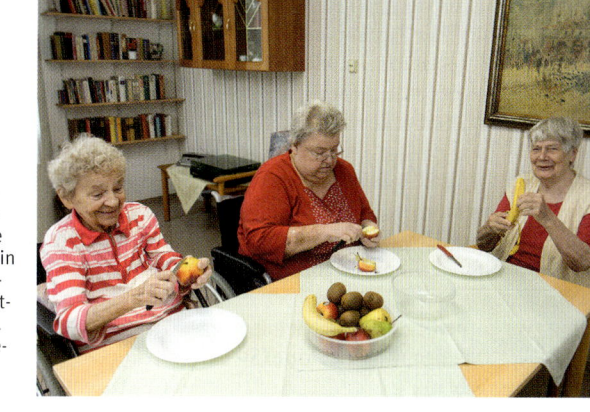

Abb. I/6.3 In vielen modern ausgerichteten Einrichtungen der Altenhilfe leben die Bewohner wie in Hausgemeinschaften zusammen. Die familiäre Atmosphäre zeigt sich z. B. in der gemeinsamen Erledigung der Hausarbeit. [K157]

le Miteinander besonders betrachtet. Man spricht nun von Hausgemeinschaften (→ Abb. I/6.3). Die Einrichtung ist ein Ort, an dem Gemeinschaft gelebt wird. Analog zur Familie soll nun das soziale Miteinander aktiv gestaltet werden. Ziel ist es, ein ausgewogenes Verhältnis zwischen sinnstiftender Gemeinschaft und der Möglichkeit des persönlichen Rückzugs zu schaffen. 📖 3

I/6.1.4 Rechtliche Grundlagen

Rechtliche Rahmenbedingungen altenpflegerischer Arbeit → Kap. III/5
Berufsgesetze der Altenpflege → Kap. IV/4
Die Bewohner schließen mit der Einrichtung einen (Heim)Vertrag und die Mitarbeiter haben als Grundlage ihres Tätigwerdens einen Arbeitsvertrag abgeschlossen. Alle Verträge müssen den gesetzlichen Bestimmungen entsprechen, ansonsten wären sie unwirksam. Allerdings besteht keine vertragliche Beziehung zwischen Mitarbeitern und Bewohnern. Deshalb bestimmt keine vertragliche, sondern eine mitmenschliche Bindung das Miteinander (→ Abb. I/6.4).

❯ Verträge werden geschlossen, damit sich die Vertragspartner im Falle eines Streits möglicherweise mithilfe eines Gerichts einigen können.

Grundlage aller rechtlichen Bestimmungen ist die Idee, das Faustrecht zum Vertragsrecht zu wandeln, d. h. rechtliche Bestimmungen sind Schutzbestimmungen. Sie sollen im Interessensausgleich die Bewohner, die Mitarbeiter und die Einrichtung schützen. In diesem Zusammenhang müssen das Strafrecht und das Zivilrecht dahingehend unterschieden werden, dass ein Straftatbestand immer ein öffentliches Interesse hervorruft und somit die Staatsanwaltschaft involviert ist, während es im Zivilrecht um die Interessen mindestens zweier Personen oder Organe geht, die über Anwälte vor Gericht um ihr Recht streiten.

Für die Altenpflege treten in der allgemeinen Rechtsprechung einige Themen in besonderer Weise hervor:
- Schutz des Lebens (Tötungsverbot)
- Schutz der Unversehrtheit des Menschen. Hintergrund ist die Würdehaftigkeit eines Menschen, die dazu führt, dass

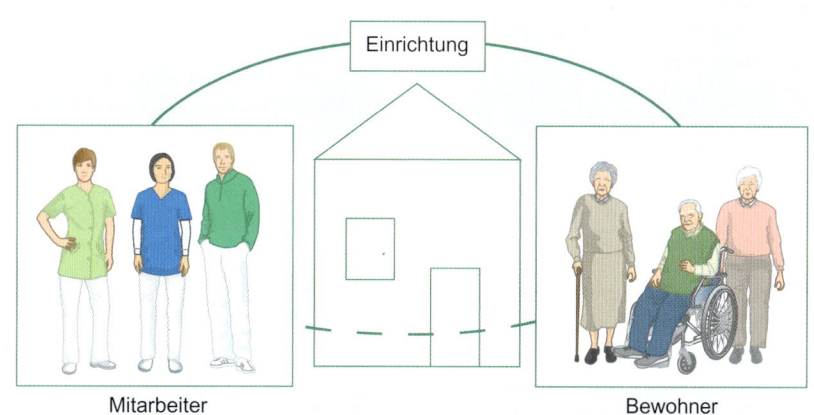

Einrichtung

Mitarbeiter

Bewohner

Abb. I/6.4 Die rechtlichen Grundlagen in der beruflichen Altenpflegearbeit können in einer Dreiecksbeziehung dargestellt werden. [L138]

jede medizinisch-pflegerische Intervention grundsätzlich der Zustimmung des Hilfe- und Pflegebedürftigen oder der Zustimmung eines dazu berechtigten Dritten bedarf (Verbot der Körperverletzung)

- Schutz der Freiheit des Einzelnen, vor allem in der Bestimmung seines Aufenthalts und seiner Bewegungsaktivitäten (Umgang mit freiheitsentziehenden Maßnahmen → Kap. I/29.2)
- Schutz vor körperlicher, seelischer oder materieller Schädigung durch Dritte (Sicherheitsvorgaben)
- Schutz vor Weitergabe vertraulicher Daten (Datenschutzbestimmungen, Schweigepflicht)
- Schutz der Mitarbeiter vor Überforderung und Ausbeutung (Arbeitsrechte und Arbeitspflichten).

Diese beispielhafte Auflistung verdeutlicht das Anliegen des Gesetzgebers, auf der Basis des Grundgesetzes allgemeine Rechtsnormen derart zu erlassen, dass die Grundrechte des einzelnen Menschen geschützt werden. Dies bedeutet für die Personen, die mit hilfe- und pflegebedürftigen Menschen umgehen, dass sie den rechtlichen Schutzbestimmungen zu entsprechen haben, wollen sie nicht Gefahr laufen, verklagt zu werden. Und hier tut sich der Unterschied zwischen **Legalität** und **Legitimität** auf.

Legalität und Legitimität

> ❯ **Legalität:** Eine Handlung entspricht den rechtlichen Bestimmungen.
> **Legitimität:** Eine Handlung entspricht einer ethischen Überlegung.

Nach den sich ergänzenden Prinzipien **Legalität** und **Legitimität** kann eine Handlung:

- Legal aber nicht legitim sein, z. B. eine Altenpflegerin tritt einem Bewohner unfreundlich entgegen
- Legal und legitim sein, z. B. ein Mitarbeiter der Einrichtungsleitung bespricht den rechtlich einwandfreien Heimvertrag mit dem Bewohner in verständlicher Weise
- Illegal aber legitim sein, z. B. eine Altenpflegerin teilt einem Verwandten eine Information über einen Bewohner mit, ohne dessen Einverständnis eingeholt zu haben
- Illegal und illegitim sein, z. B. eine Altenpflegerin tötet einen Bewohner, etwa durch aktive Sterbehilfe.

Zu diesem kurzen Aufriss der rechtlichen Grundlagen ist anzumerken:

- Das Rechtsempfinden kann nicht gleichgesetzt werden mit dem Rechtsurteil, d. h. individuelle Gefühle können vom Rechtsurteil abweichen
- Die Abweichung spiegelt den Unterschied zwischen **Empfinden** und **Fairness,** d. h. Rechtsprechung erfolgt nach bestimmten Regeln (*Fairness*) und erlaubt nur in bestimmten Grenzen einen richterlichen Ermessensspielraum (*Gerechtigkeitserwägungen*)
- Gesetze entstehen aufgrund von gesellschaftsrelevanten Problemen und werden nach Interessensüberzeugungen durch Volksvertreter erlassen, d. h. die Mehrheit der Volksvertreter entscheidet darüber, welche legitime Norm legal und damit einklagbar werden soll.

I/6.1.5 Berufsethik Pflege

Die Pflegenden in der BRD sind auf der gesellschaftspolitischen Ebene vom **Deutschen Pflegerat** (*DPR*) vertreten. Der Deutsche Pflegerat ist ein Zusammenschluss vieler Berufsverbände bzw. Berufsorganisationen der Pflegenden. Als ein wesentliches Instrument zur Darstellung der Pflege als Berufsgruppe hat der Deutsche Pflegerat einen Entwurf für eine Rahmenberufsordnung entwickelt (→ Kap. IV/6).

Damit dieser Entwurf rechtlich wirksam werden kann, muss dieses Instrument von den jeweiligen Bundesländern ratifiziert werden. Dies ist in einigen Bundesländern bereits erfolgt.

In der Berufsordnung werden Verhaltensgrundsätze für die Berufsangehörigen festgeschrieben. Die Berufsordnung basiert auf den Aussagen des internationalen Ethik-Kodex des ICN (*International Council of Nurses*).

Die Berufsordnung des DPR befasst sich u. a. mit folgenden Schwerpunkten:

- Geltungsbereich und Aufgaben der Pflege. Diese Berufsordnung gilt für Altenpflegerinnen, Gesundheits- und Kinderkrankenpflegerinnen sowie Gesundheits- und Krankenpflegerinnen, die in der Bundesrepublik Deutschland ihren Beruf ausüben
- Professionell Pflegende sind verpflichtet, ihren Beruf entsprechend dem allgemein anerkannten Stand pflegewissenschaftlicher, medizinischer und weiterer bezugswissenschaftlicher Erkenntnisse auszuüben. Sie müssen sich über die für die Berufsausübung geltenden Vorschriften

informieren und sie beachten. Professionell Pflegende üben die Pflege ohne Wertung des Alters, einer Behinderung oder Krankheit, des Geschlechts, der sexuellen Orientierung, des Glaubens, der Hautfarbe, der Kultur, der Nationalität, der politischen Einstellung, der Rasse oder des sozialen Status aus

- Eigenverantwortliche Aufgaben professionell Pflegender, z. B.:
  – Feststellung des Pflegebedarfs, Planung, Organisation, Durchführung und Dokumentation der Pflege
  – Evaluation der Pflege, Sicherung und Entwicklung der Qualität der Pflege
  – Beratung, Anleitung und Unterstützung von Leistungsempfängern und ihrer Bezugspersonen
  – Einleitung lebenserhaltender Sofortmaßnahmen bis zum Eintreffen des Arztes
- Aufgaben im Rahmen der Mitwirkung, z. B.:
  – Eigenständige Durchführung ärztlich veranlasster Maßnahmen
  – Maßnahmen der medizinischen Diagnostik, Therapie oder Rehabilitation
  – Maßnahmen in Krisen- und Katastrophensituationen
- Interdisziplinäre Zusammenarbeit professionell Pflegender mit anderen Berufsgruppen. Pflegende entwickeln multidisziplinäre und berufsübergreifende Lösungen von Gesundheitsproblemen.

Nach der Berufsordnung des DPR unterliegen die Pflegenden darüber hinaus der

- Schweigepflicht (→ Kap. III/5.1.8)
- Fortbildungspflicht
- Auskunfts- und Beratungspflicht
- Dokumentationspflicht
- Verbot einer geldwerten Vorteilsnahme.

> ❯ **Lern-Tipp**
> Lesen Sie den Ethikkodex für Pflegende aufmerksam. Stimmen Sie mit seinen Aussagen überein? Sehen Sie Unterschiede zwischen seinem Anspruch und der Realität, die Sie in Ihrer Einrichtung erleben? Diskutieren Sie in der Gruppe darüber.

ICN-Ethikkodex für Pflegende

Erstmals wurde ein internationaler **Ethikkodex für Pflegende** 1953 vom **International Council of Nurses** (*ICN*) verabschiedet. Der Kodex wurde seither mehrmals überprüft und bestätigt. Die neueste Fassung wurde im Jahr 2012 veröffentlicht.

In Bezug auf die Frage, wie die Aufgaben der Pflegenden wahrgenommen werden sollen, gibt der Ethikkodex detaillierte Antworten, die in der Präambel sowie den vier wesentlichen Elementen der Wirkung pflegerischer Arbeit zusammengefasst sind:

- Pflegende und ihre Mitmenschen
- Pflegende und die Berufsausübung
- Pflegende und die Profession
- Pflegende und ihre Kollegen.

Internet- und Lese-Tipp

- Ethikkodex für Pflegende (ICN): www.dbfk.de/media/docs/download/ Allgemein/ICN-Ethikkodex-2012-deutsch.pdf
- Rahmenberufsordnung des Deutschen Pflegerates: www.deutscher-pflegerat.de

❯❯ Die Präambel des Ethikkodexes sagt wörtlich: Pflegende haben vier grundlegende Aufgaben
- Gesundheit zu fördern
- Krankheit zu verhüten
- Gesundheit wiederherzustellen
- Leiden zu lindern.
Es besteht ein universeller Bedarf an Pflege.

Beide Dokumente, die Berufsordnung des DPR und der Ethikkodex des ICN, unterscheiden sich nicht im Charakter der moralischen Anforderungen an die Pflegenden, sondern vor allem dadurch, dass die Berufsordnung als ein Instrument im Rahmen der berufspolitischen Umsetzung eines eigenständigen Vertretungsorgans im Sinne einer Pflegekammer dient, während der ICN-Kodex eine weltweit gültige Selbstverpflichtung von Pflegenden formuliert. Beiden gemein ist die Auffassung, dass Pflegende für ihr Tun und Lassen verantwortlich sind.

I/6.2 Kulturbezogene Einflüsse auf das pflegerische Handeln

Ethniespezifische und interkulturelle Aspekte → Kap. II/3

Ⓦ Fallbeispiel Wohngruppe

Seit zwei Wochen wohnt der 81-jährige Kemal Aktan im „Haus Wannestadt". Er leidet an einer hochgradigen Demenz. Jahrelang hatte seine Tochter ihn gepflegt, doch sie war zunehmend an die Grenzen ihrer Leistungsfähigkeit geraten.

Herr Aktan verkennt auch engste Verwandte und hatte sich außerdem zu einem sehr aggressiven Despoten gewandelt. Mehrmals konnten seine Tochter und der Schwiegersohn nur mit Mühe den körperlichen Angriffen entgehen.

Das Team des Pflegedienstes, der die Wohngemeinschaft betreut, hat keine Erfahrung mit muslimischen Bewohnern und vereinbart noch während der Eingewöhnungsphase einen langen Gesprächstermin mit der Familie um Informationen zu erhalten und Fragen zu klären, die sich bereits in den ersten Tagen ergeben haben.

❯❯ **Kultur** (lat. *colere = pflegen, den Acker bestellen*): Alle Bedingungen, die der Mensch gestaltend schafft. Sie stehen im Gegensatz zur Natur als Überbegriff für jene Bedingungen, die der Mensch weder hervorgebracht noch verändert hat.

Kultur steht im Gegensatz zur Natur. Der Kulturbegriff sowie dessen Inhalt beziehen sich immer auf ein Kollektiv, z. B. eine Gruppe, eine Organisation, eine Region, ein Land, internationale Vereinigungen. Der Kulturbegriff umschließt nicht das Visionäre als ein ideell Gedachtes, sondern die faktische Kraft des Normativen, d. h. all dessen, was ein Kollektiv wertschätzt und lebt und bei Nichteinhaltung sanktioniert (→ Abb. I/6.5).

Beispiel: In unterschiedlichen Familien können in Bezug auf das Essen oder die Gesprächsführung andere kulturelle Übereinkünfte vorherrschen als in der Peergroup eines Kindes der Familie.

Jedes Kollektiv bildet eine eigene Kultur aus und beeinflusst hierüber das Handeln seiner einzelnen Mitglieder. Wie stark die Unterschiede sein können, spürt ein Mensch deutlich, wenn er plötzlich in eine neue Gruppe hinein kommt. Derartige Klärungsprozesse führen dazu, dass jeder Einzelne zu wissen meint, wie das jeweilige Gruppenleben funktioniert und welche Regeln bestehen (*Enkulturation* durch Sozialisation).

I/6.2.1 Persönlichkeit, Person und Kultur des hilfe- und pflegebedürftigen Menschen

❯❯ **Person:** Eine über Kommunikation stattfindende Typisierung eines Menschen.
Persönlichkeit: Unverwechselbarkeit eines Menschen durch die Herausbildung seines Charakters (der Summe seiner Haltungen und Einstellungen).

Entwicklung der Persönlichkeit

Innerhalb der kulturellen Vorgaben bildet jeder Mensch seine **Persönlichkeit** auf der Grundlage seiner Gene, seiner geistigen und manuellen Potenziale (*Talente*) sowie seiner Neigungen auf dem Wege der Kommunikation und der psychischen Verarbeitungsprozesse aus.

Die so entstandene Persönlichkeit kann sich nur durch die Aktivitäten des jeweiligen Menschen verändern. Sie stellt ein inneres, selbst erwirktes Wertbild von sich, anderen und der Welt dar. Dieses Wertbild umfasst z. B.:

- Was der Einzelne von sich hält
- Wie er sich sieht
- Was er sich zutraut
- Wie er was erlebt und empfindet
- Wie er denkt
- Woran er glaubt
- Was und wie er liebt
- Was er seinem Leben für eine Ausrichtung gibt
- Was er für gut und böse hält.

Die Persönlichkeit eines Menschen entsteht mit der Geburt, wird durch Denk- und Empfindungsprozesse des Menschen gebildet und bezieht sich letztlich auf Wert-Festlegungen, der Herausbildung seiner Persönlichkeit, eines Selbst, seines Charakters.

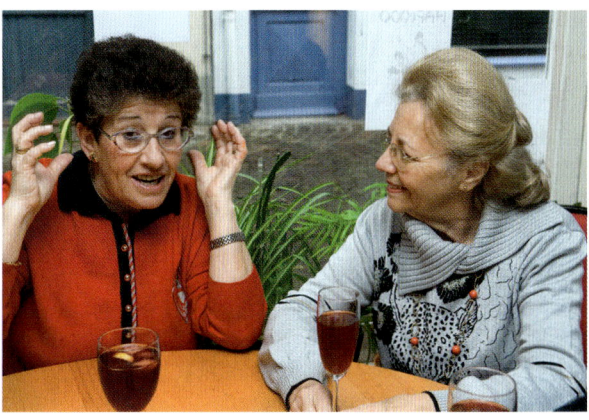

Abb. I/6.5 Kulturelle Einflüsse und Traditionen führen zu unterschiedlichen Wertmaßstäben. Wenn Menschen verschiedener Kulturen aufeinander treffen, vollzieht sich zunächst ein Klärungsprozess, in dem die Beteiligten die Maßstäbe des jeweiligen Gegenübers mit Ihren eigenen Koordinaten vergleichen. [K157]

In diesen auf Dauer gestellten Wertfestlegungen positioniert sich der Einzelne in drei Bereichen:

- **Einstellungen** – Dauerhafte Bewertung von Dingen, Vorgängen und anderen Menschen, z. B. machen sie deutlich, wie man zu Automarken, einem Kleidungsstil, den Nachbarn steht
- **Haltungen** – Abstrakte Vorstellungen über Ideen zu Gerechtigkeit, Frieden, Krankheit, Tod und Sterben, Reichtum, Bildung, Sexualität, Macht. Beantworten z. B. die Frage, ob man Meinungsverschiedenheit mit Gewalt lösen darf
- **Sinnvorstellungen** – Orientierung darüber, was das eigene gute Leben auszeichnet, was dasjenige ist, das dem konkreten Handeln eine erstrebenswerte Komponente verleiht.

Die Persönlichkeit (*Charakter*) eines Menschen ist nicht direkt beobachtbar, sondern kann von anderen Menschen nur über ein Rückschlussverfahren eingeschätzt werden.

Person-Sein

Das **Person-Sein** ist beobachtbar. Es wird gebildet durch die Bewertungen der verbalen und nonverbalen Kommunikation eines Menschen. Die Bewertung der Beobachtung führt dazu, dass unterschiedliche Merkmalsausprägungen gebündelt und in einen Typus überführt werden. Ein Mensch z. B., der ruhig ist, kaum etwas sagt und den Eindruck einer inneren Versunkenheit nach außen zeigt, könnte als stiller, in sich zurückgezogener Typ charakterisiert werden. Insofern hat das Person-Sein ein Zweifaches: einerseits die Zuschreibung aus dem Sozialen (*Fremdbewertung*) und andererseits die eigene Zuschreibung (*Eigenbewertung*).

Das Person-Sein erfasst die Erscheinung eines Menschen. Sie ist das Tor, über ein Rückschlussverfahren die Persönlichkeit eines Menschen einschätzen zu können. Der kulturelle Rahmen, in dem sich der Mensch aufhält, gibt Hinweise auf die Lebensart und die damit verbundenen Lebensvorstellungen eines Menschen.

Hieraus lässt sich ableiten, dass

- Eine „Person" aus der Summe von Beobachtungsergebnissen gebildet wird
- „Person-Sein" durch Zuschreibungen im sozialen Umfeld konstituiert wird
- Jede Person unterschiedliche Merkmale hat
- Vergleichbare Merkmalszuschreibungen von Personen zu Typisierungen führen
- Die Persönlichkeit eines Menschen nicht beobachtbar ist, nur einschätzbar

- Die Entwicklung der Persönlichkeit (eines Charakters) durch auf Dauer gestellte Positionierungen entsteht (Einstellungen, Haltungen, Sinnvorstellungen)
- Die den Menschen umgebende Kulturen maßgeblichen Einfluss auf sein Person-Sein und die Entwicklung seiner Persönlichkeit nehmen.

Einflüsse der Kultur

Eine Person wird in eine **Kultur,** bestehend aus Moralvorstellungen (z. B. was richtig und falsch ist) technischen Möglichkeiten (z. B. Internet, Handy), Vorstellungen vom guten Leben (z. B. reich sein, schön sein), in ein Gesellschaftssystem innerhalb einer Region und Familie hineingeboren.

In der Ursprungsfamilie erlebt und erfährt der Einzelne das, was in dieser Ursprungsfamilie gelebt und gepflegt wird, z. B. die Regeln, nach denen gesprochen, gegessen, gestritten und miteinander gelebt wird (→ Abb. I/6.6). Diese kulturelle **Primärerfahrung** wird dann durch kulturelle **Sekundärerfahrungen** außerhalb der Familie erweitert. Für den Menschen bedeutet dies, dass er immer Mitglied unterschiedlicher Kulturen ist.

Einem Menschen „gerecht" werden heißt, ihn so weit wie möglich vorurteilsfrei wahrzunehmen, sich in ihn hineinzuversetzen, ihn als den zu erkennen, der er geworden ist. Übertragen auf die Altenpflege bedeutet dies, wissen zu wollen, wie ein hilfe- und pflegebedürftiger Mensch denkt und empfindet sowie zu ermitteln, was ihm wichtig und sinnhaft erscheint.

Ein derartiger Perspektivwechsel vom Ich zum Du bedarf des Wissens über die den Menschen begleitenden Kulturen, der aufmerksamen Beobachtungen und vorsichtiger Einschätzungsversuche. Einen hilfe- und pflegebedürftigen Menschen näher

kennen zu lernen erfordert **Biografiearbeit** (→ Kap. I/10).

Biografiearbeit ist der Versuch, das Kulturelle mit dem Individuellen abzugleichen, z. B. zu wissen, welche Bedeutung der Sabbat für Juden im Allgemeinen hat und ganz konkret in Erfahrung zu bringen, wie der Einzelne diese Regeln in seinem Leben umgesetzt hat.

Mögliche Fragen in diesem Zusammenhang sind:

- Wo und wie ist er erwachsen geworden?
- Was hat ihn in seiner Jugend besonders geprägt?
- Wie ist sein Leben verlaufen?
- Was war oder ist ihm besonders wichtig?
- Welche Lebensphilosophie hat er?
- Was versteht er unter einem erfüllten Leben?
- Wie steht er zu Krankheit, Tod oder Trauer?

Diese und weitere Aspekte können darüber Aufschluss geben, wie der jeweilige Mensch denkt, fühlt und welche Lebensideologie er verfolgt.

I/6.2.2 Kultur der Altenpflegeeinrichtungen

Die **Kultur der Altenpflegeeinrichtungen** ergibt sich aus der Summe unterschiedlicher Kulturelemente der Institution. Die Bewohner erleben die Kultur der Einrichtung in Abhängigkeit von ihrer Mobilität und Geistigkeit. Sie erfahren, was von ihnen in dieser Einrichtung erwartet wird und inwieweit Ihre Belange und Bedürfnisse berücksichtigt werden.

Die Mitarbeiter der Einrichtung erfahren tagtäglich, abhängig von ihrer Funktion, was von ihnen erwartet wird. Diese Erwartungsanforderungen können als Dienstobliegenheit oder Dienstpflichten verstanden werden.

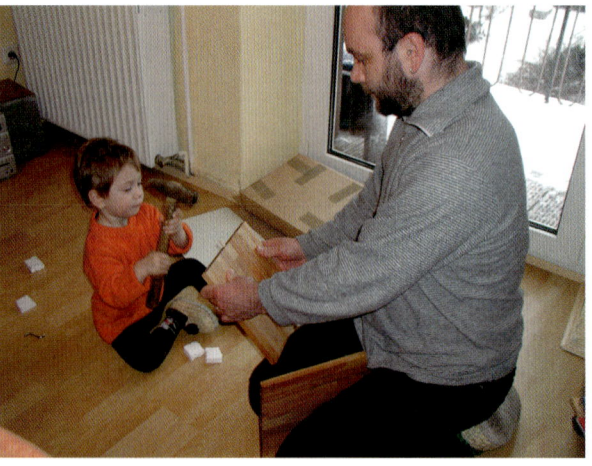

Abb. I/6.6 Die kulturelle Erziehung nimmt ihren Anfang in der Familie. In der folgenden Zeit kommen Einflüsse von außerhalb dazu, bis der Mensch ein vollständiges Bild von den Bedingungen seiner Umwelt erworben hat. [M294]

Kulturelemente

Kultur beschreibt in der Summe, welche Aufgaben in einem Sozialgefüge wie gelebt werden und welche Regeln zu beachten sind. Zur Übersiedlung alter Menschen in eine stationäre Einrichtung fand das Marktforschungsinstitut Infratest 2005 heraus, dass der Grund bei

- 66 % der Bewohner ein schlechter Gesundheitszustand war
- 38 % der Bewohner ungenügendes Helferpotenzial in der häuslichen Umgebung war
- 27 % der Bewohner eine akute Überlastung der pflegenden Angehörigen war.

In Bezug auf das Kulturelement Einzug in eine stationäre Einrichtung kann die Frage gestellt werden: „Wie wird der Einzug organisiert, durchgeführt und evaluiert?" Nach der Erfassung lässt sich feststellen, welche Routinen in der jeweiligen Einrichtung gelebt, beachtet und bei Nichteinhaltung negativ bewertet werden. Das bedeutet, dass hinter jedem Kulturelement ein Regelwerk steht, das den jeweiligen Prozess steuert.

In der Durchleuchtung der Arbeitsprozesse von Altenpflegeeinrichtungen können unterschiedliche Kulturelemente beschrieben werden.

In der **direkten** Pflege:

- Einzug in die stationäre Einrichtung
- Tagesstruktur
- Freizeitangebote
- Einbezug von Angehörigen und Bezugspersonen
- Umgangsformen, insbesondere in der verbalen Kommunikation
- Umgang mit Sterben, Tod, Trauer
- Dienstkleidung, Erscheinungsbild
- Hauswirtschaftliche Versorgung.

In der **indirekten** Pflege:

- Kooperation mit den Kollegen, den unterschiedlichen Abteilungen, Therapeuten, Ärzten
- Haus- und Raumgestaltung
- Umgang mit Problemen und Fehlverhalten
- Variation zwischen der Gesamtheit von Arbeiten und bewohnerorientierten Ansprüchen.

Diese beispielhaft aufgeführten Kulturelemente verdeutlichen, dass die Kultur einer Altenpflegeeinrichtung sich aus der Summe vieler Kulturelemente zusammensetzt. Hierbei enthält jedes Kulturelement mehrere übergeordnete Aspekte, die in unterschiedlicher Weise Geltung beanspruchen:

- **Menschlichkeit,** als Berücksichtigung individueller Gewohnheiten, Wünsche und Bedürfnisse hilfe- und pflegebedürftiger Menschen
- **Wirtschaftlichkeit,** als betriebswirtschaftliche Überlebenssicherung des Unternehmens (→ Kap. III/6)
- **Fachlichkeit,** als Dienstleistung, die dem aktuellen Stand der Wissenschaft entspricht
- **Organisierbarkeit,** als Ausbildung von Betriebsroutinen zur regelgerechten Bearbeitung bestimmter Probleme im Sinne der Einrichtung
- **Rechtlichkeit,** als Aspekt zur Einhaltung gesetzlicher Vorgaben und zur Vermeidung von Klagesituationen.

> ❯❯ Die Kultur einer Einrichtung als Summe der gelebten Kulturelemente wird auf eine Idee des Guten hin bezogen. Diese Idee des Guten wird explizit über das Leitbild der Einrichtung transportiert. Insofern ist das Leitbild die Vision der Einrichtung. Die zu implementierenden Managementkonzepte stellen die Mission zur Visionsanstrebung und zur Veränderung der Kultur dar. Der Alltag der Einrichtung spiegelt die Kultur in einer gelebten Praxis. Die Kultur zu erfassen ist die Aufgabe einer deskriptiven (*beschreibenden*) Ethik.

Kulturelement Leitbild

Leitbilder sind formulierte Absichtserklärungen von Organisationen (→ Kap. I/6.3.5). In ihnen wird beschrieben, mit welchen Intentionen die Organisation ihren Auftrag wahrnehmen möchte. Da die Leitbilder sich auf allgemeine Vorstellungen beziehen, sind sie symbolisch, d. h. sie enthalten eine allgemeine Aussage, die in konkreten Kontexten der Interpretation unterliegt (→ Abb. I/6.7).

Wie werden derartige Absichtserklärungen eines Leitbildes in die gelebte Wirklichkeit, also die Kultur einer Altenpflegeeinrichtung, überführt? Hierzu dienen insbesondere drei, miteinander zu kombinierende Bereiche:

- Konzeptbildung; z. B. Einzug in die Einrichtung, Sterbebegleitung, Umgang mit Demenzphänomenen
- Führung- und Leitung; verantwortlich für die Realisierung der Konzepte durch Routinebildung
- Das personale Handeln der einzelnen Mitarbeiter.

> ❯❯ **Lern-Tipp**
> Vergleichen Sie verschiedene Leitbilder von Einrichtungen der Altenhilfe. Wo sehen Sie Gemeinsamkeiten oder Unterschiede? Welche Inhalte der Leitbilder entsprechen Ihrer eigenen Auffassung am ehesten?

I/6.3 Moral, Ethos, Ethik und verantwortliches Handeln

🄢 Fallbeispiel Stationär

Altenpflegeschüler Jens Breitscheid verlässt nach dem Spätdienst das „Seniorenzentrum Maxeberg". Auf dem Weg zum Tor des Grundstücks tritt er auf einen weichen Gegenstand, den er nicht bemerkt hatte, weil er außerhalb des Lichtkegels der Straßenlaterne lag. Als er sich bückt, sieht er, dass es sich um eine Geldbörse handelt. Darin steckt ein Bündel großer Geldscheine. Jens Breitscheid zählt sie – er hält fast 1 600 Euro in der Hand. Außer dem Geld befindet sich nichts in der Börse, kein Ausweis, kein Zettel, von dem aus er auf den Besitzer schließen könnte. Langsam radelt Jens Breitscheid nach Hause. Er überlegt: „Für das Geld müsste ich mehr als zwei Monate arbeiten. Niemand hat gesehen, dass ich die Tasche gefunden habe. Wer weiß, wem das Geld gehört? Vielleicht sind es die gesamten Ersparnisse des Verlierers?" Bis zum Frühdienst am nächsten Tag muss Jens Breitscheid eine Entscheidung fällen.

> ❯❯ **Moral:** Summe der Erwartungen an die einzelnen Mitglieder einer Gruppe von Menschen.

Warum soll ich den Tisch decken? Warum soll ich mein Zimmer aufräumen? Warum soll ich mich bei Person X entschuldigen? Diese oder ähnlich formulierte Fragen hat sich jeder schon einmal gestellt.

In ihnen kommt zum Ausdruck, dass Erwartungen an eine Person gerichtet sind, die sie hinterfragen oder von denen sie sich distanzieren kann. Es geht also darum, das Tun an Regeln auszurichten aber ihnen nicht blindlings zu folgen.

I/6.3.1 Moral als Regelwerk des sozialen Miteinanders

> ❯❯ **Norm:** Anforderung an ein Gemeinschafts- oder Gruppenmitglied.

Jede Gruppe hat Regeln, nach denen ihr soziales Miteinander funktioniert. **Moral** ist der Oberbegriff für alle Normen, durch die das Zusammenleben in einer Gruppe von Menschen bestimmt wird.

Moral lässt sich als wertneutraler, empirischer Begriff verstehen. Moral ist die normative Kraft des Faktischen, das heißt, Moral wird durch Normen gebildet, wobei eine Norm eine definierte Aussage zu einem erwünschten Verhalten macht.

Beispiel: Die Moral in einer Gruppe von Kriminellen könnte darin bestehen, dass jeder der Kriminellen die Rechte von Menschen missachten darf, die außerhalb der Gruppe leben. Und wenn ein Mitglied der Gruppe bei einer kriminellen Handlung ertappt wird, darf es die Gruppenmitglieder nicht verraten.

> ❯
> - Normkonformes Verhalten = moralisch
> - Nonkonformes Verhalten = unmoralisch.

In diesem Beispiel sind zwei Normen als Erwartungen an das Verhalten der Gruppenmitglieder aufgeführt:
- Du darfst Rechte anderer missachten
- Du darfst Gruppenmitglieder nicht verraten.

> ❯ Moralisch ist ein Mensch immer dann, wenn er den sozialen Normen entsprechend handelt. Und unmoralisch dann, wenn er soziale Normen außer Acht lässt.

In diesem Sinne sind alle Regelwerke, die das soziale Miteinander bestimmen, moralische Aussagen. Gruppenspezifische Erwartungen im Sinne von klaren Verhaltensanweisungen zur Mitgliedschaft in Gruppen sind **Konventionen** (→ Abb. I/6.8):
- Im Sinne von unausgesprochenen und allgemeingültigen Verhaltensweisen und Kommunikationsregeln
- Im Sinne von Brauchtümern als tradierte Verfahrens- und Verhaltensweisen
- Im Sinne von sittlichen Normen zur Wahrung des friedlichen Miteinanders
- Im Sinne von Gesetzen als Sicherheitsbestimmungen zur Vermeidung von Faustrechtsregelungen.

Alle diese Regelwerke, die das konkrete Miteinander von Gruppenangehörigen bestimmen, sind sozial wirksam, d.h. sie sind solange gültig und existent, wie sie bei Nichteinhaltung von den Gruppenmitgliedern sanktioniert werden. Normen, die aufgestellt werden, aber keine Beachtung finden, sind moralisch nicht wirksam.

I/6.3.2 Ethos als individuelle Überzeugung

Persönlichkeit als die einmalige und unverwechselbare Identität eines Menschen entsteht durch festgelegte Wertungsvorgänge.

Die Struktur
Das Konstanzer Pflegeheim St. Marienhaus ist eine stationäre Altenpflegeeinrichtung für Menschen, die Pflege und Betreuung benötigen, weil sie durch Alter, Gebrechlichkeit oder Behinderung in der Fähigkeit, ihr Leben und ihren Alltag selbstständig zu gestalten, eingeschränkt sind.
Die Einrichtung ist in die kirchlichen und politischen Gemeinden in Konstanz eingebunden und ist für alle Begegnungen offen.

Die BewohnerInnen
Im Mittelpunkt unseres Denkens und Handelns steht der Mensch. Er soll in freundlicher familiärer Umgebung Geborgenheit und Sicherheit finden. Durch Freude bei der Arbeit sind wir bestrebt, eine entsprechende Atmosphäre zu schaffen, in der sich BewohnerInnen, Angehörige und Gäste des Hauses wohl fühlen können. Wir sehen die BewohnerInnen als vollwertige Mitglieder der Gesellschaft, die sowohl mit ihrer individuellen Geschichte als auch in ihrer aktuellen Lebenssituation ernst genommen werden.
Die Bedürfnisse der BewohnerInnen stehen im Mittelpunkt unseres Handelns. Dies beinhaltet für uns, den Bewohnerinnen und Bewohnern unseres Hauses mit Respekt und Würde zu begegnen und ihnen die Möglichkeit zu bieten – im Rahmen ihrer Fähigkeiten und Bereitschaft – Verantwortung für sich zu tragen.

Die MitarbeiterInnen
Die Basis unserer Arbeit ist gemeinschaftliches, professionelles und verantwortungsbewusstes Handeln. Unser Ziel sind einsatzbereite, kreative und teamorientierte MitarbeiterInnen. Wir erreichen dies durch ihre Beteiligung an Entscheidungsprozessen und durch das Übertragen von Verantwortung.
Die Qualität unserer Leistungen sichern wir durch fachlich gut ausgebildetes und motiviertes Personal. Wir sind bestrebt, die Qualität und die Ergebnisse unserer Arbeit transparent zu machen. Qualitätssicherung gehört zu unseren wesentlichen Aufgaben mit dem Ziel, das Leben der uns anvertrauten Menschen in Sicherheit und Geborgenheit zu begleiten. Dafür organisieren wir regelmäßige Fort- und Weiterbildung.

Die Angehörigen
Die Angehörigenarbeit hat für uns einen hohen Stellenwert, den wir durch entsprechende Strukturen sicherstellen. Die Beziehungen zwischen BewohnerInnen und Angehörigen haben Vorrang vor den Beziehungen zwischen BewohnerInnen und MitarbeiterInnen.
Die Angehörigen und die ehrenamtlichen MitarbeiterInnen bereichern den Alltag unserer BewohnerInnen. Wir schätzen ihre Bereitschaft und begleiten sie dankbar. Damit wird unser Haus offen.

Die Dienste der Seelsorge
Unser Haus ist vom christlichen Menschenbild geprägt. Deshalb liegt uns auch die Seelsorge am Herzen. Wir fördern das religiöse Leben durch vielfältige Dienste der Seelsorge. Die Kapelle ist ein zentraler Punkt unseres Hauses.
Das Sterben ist ein Teil des Lebens. Auf ihrem letzten Weg lassen wir unsere BewohnerInnen nicht alleine und begleiten sie.

Abb. I/6.7 Leitbild Altenpflegeheim St. Marienhaus GmbH, Konstanz. [W856]

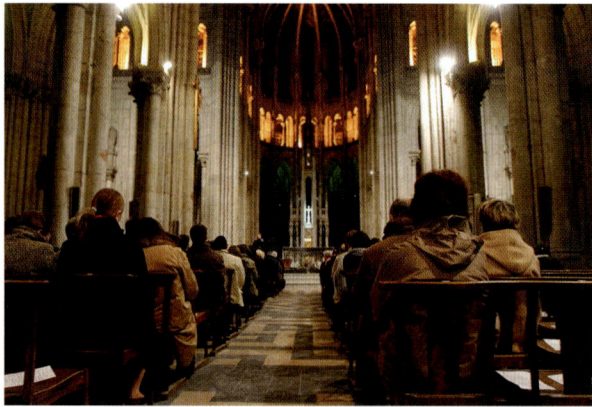

Abb. I/6.8 Konventionen, z. B. der sonntägliche Gottesdienstbesuch, haben über eine lange Zeit nahezu unverändert gegolten und das gesellschaftliche Leben der Menschen bestimmt. [J787]

Ein Wert ist das, was der einzelne Mensch für sich als wichtig und damit wertig festlegt. „Mir ist es wichtig", sagt der Verliebte, „mit dir Zeit zu verbringen." Dieser Mensch hat sich in einen anderen Menschen verliebt, bekennt sich zu ihm, relativiert durch die Zeitnahme andere Werte und legt sich fest. In dieser Art von Festlegung kommen Einstellungen, Haltungen und Sinnvorstellungen vor. Welche Einstellung habe ich zu mir, zu meinem Gegenüber, zu meiner Arbeit? Welche Haltung habe ich zur Gerechtigkeit, zur Bildung, zur Wahrheit? Welchen Sinn gebe ich meinem Leben? Solche Wertfestlegungen stellen die Überzeugungen des einzelnen Menschen dar. Das Ethos als individuelle Überzeugung hat folglich drei Dimensionen: Einstellungen, Haltungen, Sinn des Lebens. Hierbei sind die Wertanbindungen des Einzelnen nicht flüchtig, sondern auf Dauer ausgerichtet. Jedoch sind Änderungen darin möglich.

Neben den auf Dauer gestellten Wertungsvorgängen, gibt es auch solche von flüchtiger Natur. Hierbei handelt es sich um situative Entscheidungen, die durch ein aktuelles Geschehen in einem Menschen zu Wertungen führen, die der Spontanität des Einzelnen unterliegen.

Ein empfundenes unmögliches Verhalten eines Lehrers gegenüber einem befreundeten Mitschüler kann zu einer spontanen Äußerung des Missfallens gegenüber dem Lehrer führen. Diese Missbilligung, die man im Nachhinein rechtfertigen kann, könnte aber bei näherer Betrachtung dazu führen, dass die Missfallensäußerung besser in ein konstruktives Konfliktgespräch hätte überführt werden sollen, damit der bestehende Konflikt zwischen Schüler und Lehrer sich nicht vertieft, sondern einer Klärung zugeführt wird. Situatives Werten und Handeln steht also den grundsätzlich auf Dauer gestellten Wertanbindungen gegenüber. Hieraus resultieren drei Möglichkeiten für den Menschen, die einander im Entscheidungsvorgang ausschließen:

- Prinzipiell, also nur nach dem eigenen Ethos zu handeln
- Willkürlich, also nur nach dem zu handeln, was situativ wichtig erscheint
- Abwägend, also nur im Blick auf die bestmögliche Option zu handeln

I/6.3.3 Ethik als Lehre vom rechten Tun und guten Leben

Ethik ist als die Lehre vom guten Leben und rechten Handeln zu verstehen. Sie ist eine Theorie, die sich mit der Rechtfertigung von Lebensentwürfen und Handlungsweisen beschäftigt. Analog zu anderen wissenschaftlichen Disziplinen untersucht die Ethik einen Lebensbereich und stellt ihre methodisch gewonnenen Erkenntnisse vor. Diese Erkenntnisse sind methodenabhängige Wahrheiten, die vom Einzelfall abstrahiert sind. Wissenschaft schafft methodisch abgesichertes, allgemeines Wissen.

Ethik als Lehre vom guten Leben bezieht sich auf die Lebensgestaltungsverantwortung des Menschen innerhalb einer gelebten Kultur und Gemeinschaft.

„Was ist der Sinn des Lebens?" oder „Was kann der Mensch hoffen?" Beide Fragen verweisen darauf, wohin das Leben des Einzelnen ausgerichtet wird oder werden soll (*präskriptive* oder *normative Ethik*).

Unterschiede zur Theologie

Im **Unterschied zur Theologie** beziehen sich die Aussagen der Ethik als Teilbereich der Philosophie nicht auf einen Glauben, sondern auf das, was der Mensch mit Vernunft und Verstand hervorbringen kann.

Hierbei ist der einzelne Mensch nicht das Maß aller Dinge, sondern nur durch den Bezug auf andere Menschen denkbar. Menschsein heißt, mit anderen Menschen sein „Dasein" im „Sosein" gestalten. „Dasein" bedeutet die Existenz des Menschen an sich und das „Sosein" beschreibt das Agieren und Reagieren des Menschen, das grundsätzlich nicht festgelegt ist, sondern dem freien Willen unterliegt.

Die Lebensgestaltung umfasst eine Lebensplanung und -führung, die auf eine Sinndimension ausgerichtet ist. Wenn z. B. einem Menschen eine bestimmte Ausbildung oder ein Studium erstrebenswert erscheint, hat diese Sinndimension als Lebensplan eine Auswirkung auf die aktuelle Lebensausführung. Andere Ziele als die Ausbildungs- bzw. Studiumsinteressen sind dieser Sinngebung untergeordnet. Von Fall zu Fall wird dieser Mensch abwägen, inwieweit andere Gestaltungsformen sein Hauptinteresse beeinflussen. Hierbei ist entscheidend, wie klar und damit intensiv die handlungsleitende Sinngebung ist. Eine irgendwie geartete Berufsausbildung würde einen Schulabschluss implizieren, während ein bestimmtes Studium einen Numerus clausus bedeuten könnte. Insofern ist die Entwicklung einer eigenen, klaren Vorstellung von dem, was sinnvoll ist, die entscheidende Größe zur Anstrebung dessen, was man als erfülltes Leben bezeichnen kann.

Dieses erfüllte Leben hat immer zwei Blickrichtungen:

- Eine in die Zukunft schauende, erstrebenswerte Perspektive (Sinn und Hoffnung)
- Eine nach rückwärts gerichtete, bewertende Perspektive (Stolz oder Unzufriedenheit).

Stolz kann ein Mensch sein, wenn er seine Sinnperspektive erreicht hat, z. B. etwas Besonderes geleistet zu haben. Schwere Enttäuschungen aber führen zur Unzufriedenheit.

Gutes wollen und Gutes tun

Ethik als **Lehre vom rechten Handeln** umfasst das „Gute zu wollen" und das „Gute zu tun". In diesem wissenschaftlichen Bereich wird untersucht, welche allgemeinen Gründe für eine Handlung aufzuführen sind, damit sie als „gut" klassifiziert werden kann.

Ausgangspunkt aller ethischen Theorien ist es, das Gute zu wollen. *Immanuel Kant* schreibt deshalb im ersten Satz des ersten Abschnitts in der Grundlegung zur Metaphysik der Sitten: „Es ist überall nichts in der Welt, ja und überhaupt außer derselben zu denken möglich, was ohne Einschränkung für gut könnte gehalten werden, als alleine ein guter Wille."

Dieser „gute Wille" ist als Voraussetzung im Menschsein notwendig, Gutes zu bewirken. Aber wonach lässt sich Handeln als gut bemessen? Diese Frage führt zu unterschiedlichen Argumenten. Zur Illustration soll das folgende Beispiel dienen.

» Lern-Tipp

Olga Blaschner, 86 Jahre, verwitwet, lebt seit zwei Jahren in einer Altenpflegeeinrichtung. Sie ist geistig orientiert, aber durch eine Gelenkerkrankung hat sie stark ausgeprägte Kontrakturen in allen großen Gelenken. Schmerzen begleiten ihr Leben. Die tägliche Mobilisation vom Bett in den Stuhl stellt für die Bewohnerin eine starke Belastung dar. Plötzlich sagt sie zur Altenpflegerin Grete Weill: „Ich will das nicht mehr – immer diese Schmerzen – lassen Sie mich doch bitte im Bett liegen!" In der Dienstübergabe berichtet die Altenpflegerin über diese Aufforderung und es kommt zu folgender Auseinandersetzung:

Altenpflegerin Anja Börne: „Ja, das kann ich mir gut vorstellen. Ich hätte auch keine Lust auf diese Quälerei!" (1)

Altenpflegerin Grete Weill: „Klar. Aber man muss sie doch mobilisieren, ansonsten wird's nur noch immer schlimmer." (2)

Altenpfleger Patrick Kästner: „Ach – Grete, es geht doch nicht mehr um Gesunderhaltung – lassen wir der Bewohnerin doch ihren Willen." (3)

Altenpflegerin Grete Weill: „Und am Ende dürfen wir uns vor dem Richter verantworten, wegen unterlassener Hilfeleistung, oder so was." (4)

Altenpflegerin Sabrina Placker: „Wisst ihr, das ist nicht unser Problem, lassen wir doch den Hausarzt entscheiden." (5)

Altenpflegerin Grete Weill: „Wie auch immer, wir müssen mit der Arbeit weitermachen. Die anderen Bewohner brauchen auch unsere Zuwendung!" (6)

Unterstellt man, dass alle beteiligten Personen das Beste für die Bewohnerin „tun wollen" (*Absicht*), wird auch in dieser kurzen Sequenz einer Teamsitzung deutlich, dass das „gute Tun" (*rechtes Handeln*) aufgrund unterschiedlicher Argumente nicht eindeutig bestimmbar ist. Welche Argumente stehen hinter den konkreten Äußerungen?

1. Lust. Ich finde gut, was mir gefällt
2. Patientenwohl. Ich finde gut, was der Wissenschaft entspricht
3. Patientenwille. Ich finde gut, dass der einzelne Mensch über sich entscheiden kann
4. Legalität. Ich finde gut, dass wir nur das tun, was juristisch haltbar ist
5. Delegation. Ich finde gut, dass Entscheidungen auf andere Menschen übertragen werden können
6. Allgemeinwohl vor Einzelwohl. Ich finde gut, wenn es den meisten Bewohnern gut geht, auch wenn es Einzelne gibt, die sich nicht so wohl fühlen.

Jede Äußerung folgt hier auch einer bestimmten ethischen Argumentation. Jede Argumentation für sich genommen ist zutreffend. Aber was ist das Gute in der oben beschriebenen Situation? Was sollte man tun?

Die Ethik kann über ihre Theorien Hinweise geben, aber die ethische Bestimmung zum rechten Handeln obliegt dem, der handelt.

Die **Verantwortungsethik** ist eine Ethiktheorie, die davon ausgeht, dass das Gute gewollt und nach vertretbaren Argumenten zur Bestimmung der bestmöglichen Handlungsoption gefragt wird – einschließlich der absehbaren Folgen einer Handlung. Die Verantwortungsethik sucht nach der bestmöglichen Handlung.

Im obigen Beispiel geht es zunächst einmal darum, der erlebten belastenden Situation der betagten Bewohnerin Rechnung zu tragen, d.h. wahrzunehmen, anzuerkennen und danach zu fragen, was geschehen kann, damit sich die Mobilisation für die Bewohnerin angenehmer gestaltet. Vor dem Hintergrund des eigenen Fachwissens wären Alternativen der Mobilisation zu überdenken. Mit dem Hausarzt wäre zu klären, ob die Schmerztherapie optimiert werden kann. Aus den so gewonnenen Erkenntnissen würden unter Berücksichtigung der Autonomie eines Menschen mit der Bewohnerin Alternativen erörtert und vereinbart werden.

Theorien für das rechte Handeln

Gesinnungsethik

Eine **Gesinnungsethik** legt den Menschen fest (→ Abb. I/6.9). Hier wird das konkrete Handeln an eine bestimmte Gesinnung gebunden. Gesinnungsethisches Handeln heißt dann, den Vorschriften Taten folgen lassen. Beispiel: Bestimmte Religionsgemeinschaften lehnen z.B. Bluttransfusionen ab, andere entziehen sich dem technischen Fortschritt.

Prinzipien-Ethik

Bei einer **Prinzipienethik** werden oberste, nicht weiter hinterfragbare Prinzipen gesetzt, vor denen der Mensch sein Handeln rechtfertigen muss. Die Prinzipienethik, wie sie von *Tom L. Beauchamp* und *James F. Childress* in ihren „Principles of Biomedical Ethics" (1979, 2001) repräsentiert wird, hat sich weltweit in der Bio- und Medizinethik zum Standardmodell entwickelt.

Darin bilden die vier Prinzipien des Nicht-Schadens, der Wohltätigkeit, der Respektierung der Selbstbestimmung von Personen und der Gerechtigkeit den konzeptionellen Rahmen für die Behandlung von medizinethischen Problemen. Es handelt sich um „mittlere" Prinzipien, die bezüglich ihrer Reichweite und Begründungstiefe zwischen umfassenden Theorien und Einzelfallurteilen stehen. Um auf konkrete Themen und Fälle angewendet werden zu können, bedürfen sie einer Spezifikation in ver-

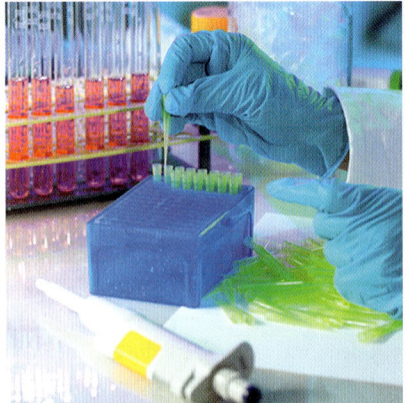

Abb. I/6.9 Eine kritische Einstellung zum wissenschaftlichen Fortschritt kann in der Gesinnungsethik verankert sein. [J787]

schiedene Unterprinzipien, Varianten und Regeln.

Im Einzelfall gelten alle vier Prinzipien und ihre Spezifikationen gleichermaßen, sie können jedoch bei der Anwendung in Konflikt geraten. Medizin- und bioethische Probleme werden in der Prinzipienethik generell als Normenkonflikte charakterisiert. Zur Lösung solcher Konflikte können entweder die miteinander streitenden Prinzipien spezifiziert und somit besser gegeneinander abgegrenzt werden, oder es muss eine situationsspezifische Abwägung (*verantwortungsethisches Handeln*) erfolgen.

Hedonismus

In der ethischen Theorie des **Hedonismus** geht es um die individuelle Vermeidung von Schmerz oder Frustration und damit zugleich um die Vermehrung von Glück. Maßstab ist das eigene Empfinden. Hiernach ist zu rechtfertigen, dass die Vermehrung von Glück ethisch ist. Da der Mensch aber nicht allein auf der Welt existiert, ist bei der Anwendung dieser ethischen Theorie die nachfolgende zu beachten.

Erfolgs- oder Folgenethik

Die **Erfolgsethik** bezieht sich auf die absehbaren Folgen des Handelns. Hierbei geht es darum, dass die Mehrheit der von der Entscheidung betroffenen Menschen von den Folgen des Handelns profitieren können muss, damit die Handlung gerechtfertigt werden kann.

Werteethik

Werte sind im Allgemeinen das, was Menschen für wichtig und bedeutsam erachten. Hierbei sind drei Bereiche zu unterscheiden:

- Das situativ für bedeutsam Gehaltene
- Das im Allgemeinen für bedeutsam Gehaltene
- Die normative Festlegung von Menschen darauf, was bedeutsam sein soll.

Formale Ethiken

Wenn der Ethik Formeln zugrunde liegen, die man bei der Urteilsbildung zu beachten hat, handelt es sich um **formale Ethiken.** Eine Auswahl:

- **Goldene Regel.** Was du nicht willst, das man dir tu, das füg auch keinem anderen zu
- **Kategorischer Imperativ.** „Handle nur nach derjenigen Maxime, durch die du zugleich wollen kannst, dass sie ein allgemeines Gesetz werde." Dieser Imperativ,

formuliert von *Immanuel Kant,* gebietet allen Menschen, Handlungen darauf zu prüfen, ob sie logisch (inhaltlich stimmig) und verallgemeinerbar (für alle Menschen gleichermaßen gültig) sind

- **Diskursethik.** Sucht in einem Kreis gleichgestellter Personen nach der bestmöglichen Handlungsoption zur Lösung eines sozialen Normkonfliktes. Es herrscht der Zwang zum besten Argument
- **Dialogethik.** Mindestens zwei Personen beraten über ein Problem, wobei derjenige, der das Problem hat, die Entscheidung über die Lösung fällt. Die Gesprächspartner führen einen Dialog im Sinne eines vertraulichen Gesprächs mit innerer Beteiligung (→ Abb. I/6.10)
- **Kontraktethik.** Ein Kontrakt besteht immer dann, wenn das Miteinander durch eine Vereinbarung geregelt ist. Sie kann entweder als Gesetz vorliegen (z. B. Pflegeversicherung mit der Leistungsgewährung im Bedarfsfall) oder durch eine Willensbekundung geschäftsfähiger Personen (z. B. Heimvertrag, Patientenverfügung). Da Gesetze und Verträge gemacht werden, damit man eine Einigung erzielen kann, wenn man im Verfahren plötzlich unterschiedlicher Auffassungen ist, enthält die Kontraktethik die ethischen Kriterien „Fairness" und „Rechtmäßigkeit". Fairness bezieht sich auf die Aushandlung der Vereinbarung, d. h. beide Parteien kennen die jeweiligen Bestimmungen und ihre Bedeutungen. Die Rechtmäßigkeit bedeutet, dass die Bestimmungen nicht gegen geltende Gesetze verstoßen. Die Rechtmäßigkeit ist einklagbar, mangelnde Fairness ist bedauerlich
- **Verantwortungsethik.** Wesentlich ist die These, dass ein Mensch für die Entwicklung seiner Persönlichkeit, die Gestaltung seines Lebens sowie für sein Tun und Lassen verantwortlich ist. Verantwortungsethisch handelt ein Mensch, der alle Aspekte berücksichtigt, die in der jeweiligen Situation von Bedeutung sind, umsichtig agiert und für sein Handeln einsteht. Die Verantwortungsethik bezieht alle anderen Ethiken ein.

I/6.3.4 Verantwortliches Handeln

Bevor die Aspekte des **verantwortlichen Handelns** zur Sprache kommen, ist zu klären, was eigentlich unter ethischem Handeln zu verstehen ist. Der Begriff „ethisches Handeln" setzt sich aus dem Adjektiv

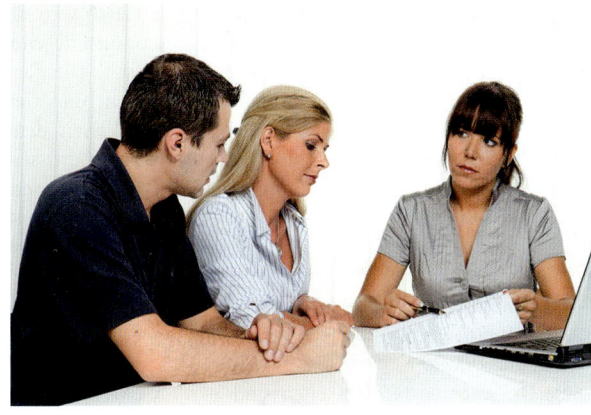

Abb. I/6.10 Dialogethik erfordert Kompromisse von den Gesprächspartnern. [J787]

„ethisch" und dem Substantiv „Handeln" zusammen.

- **Handeln** wird als ein „bewusstes Tun" im Sinne von überlegt und durchdacht verstanden. Also grenzt sich Handeln vom „routinemäßigen Tun", auch „Verhalten" genannt, ab. Wenn man etwas macht, ohne großartig darüber nachzudenken, spricht man von Verhalten. Überlegt man, was zu tun ist, dann ist Handeln im Spiel. Fraglich bleibt jedoch, wie intensiv man sich mit welchen Inhalten gedanklich auseinandersetzt. Handeln erfordert ein Durchdenken einer situativen Aufforderung. Verhalten ist ein gewohnheitsmäßiges Reagieren in einer bestimmten Situation
- **Ethisches Handeln** bestimmt näher, worauf sich das Handeln richtet, es ist mit guten Gründen zu rechtfertigen.

Es geht also darum, Gutes zu tun. Wie aber bestimmt man das, was das jeweils Gute in der entsprechenden Situation ist? Auf diese Frage gibt es keine eindeutige Antwort. Eine Annäherung gelingt dem Handelnden durch die Bestimmung von

- Zielen, auf die er sein Handeln richtet (*Sinndimension*)
- Inhalten, die in seine Denkprozesse einfließen (*Verstandesdimension*)
- Abwägungsprozessen zur Ermittlung des Guten (*Vernunftdimension*).

Damit alle drei Dimensionen immer und überall wirksam werden, bedarf es einer vierten Dimension, einer Haltung zum verantwortlichen Handeln, einem **Ethos**. Dies ist das Bewusstsein, dass man für sein Tun und Lassen verantwortlich ist. Es treibt als Motor sozusagen die drei anderen Dimensionen an.

❯❯ Verantwortliches Handeln ist ein ethisches Handeln und erfordert die Beachtung mehrerer Dimensionen.

Sinndimension

Das pflegerische Handeln ist ein bewusstes Tätigwerden zugunsten eines anderen Menschen. Ein Mensch hilft dem anderen.

Der Pflegende, der möglicherweise einen anderen Menschen in seinen Aktivitäten unterstützt, bedarf eines Regulativs, um zu erkennen, worauf seine Maßnahmen gerichtet sein sollen. Gemäß den Bereichen der Gesundheitsförderung (Ottawa-Charta → Kap. I/1.2.3) kann pflegerisches Handeln grundsätzlich vier Zielen dienen:

- **Präventiver Pflegebereich.** Hier liegen noch keine pflegerelevanten Probleme vor, jedoch lassen sich durch präventive Maßnahmen künftige pflegerische Probleme reduzieren bzw. hinauszögern. Beispielhaft sind hier alle Projekte anzuführen, die Mobilität, Geistigkeit und soziale Integration von Menschen fördern
- Kurativer Pflegebereich. Beim hilfe- und pflegebedürftigen Menschen bestehen medizinisch-pflegerische Probleme. Pflegerische Handlungen können gesundheitsfördernde Aspekte realisieren. So können Pflegende einen Menschen nach einem Schlaganfall so versorgen, dass die Auswirkungen der Krankheit sich reduzieren
- Rehabilitativer Pflegebereich. Die pflegerischen Maßnahmen sind darauf ausgerichtet, den Menschen derart zu fördern, dass er sich selbst – so weit wie möglich – eigenständig versorgen kann. Hier geht es vor allem darum, die Folgen einer Krankheit unter dem Motto „Hilfe zur Selbsthilfe" zu kompensieren
- Palliativer Pflegebereich. Das Ziel pflegerischer Intervention ist auf die Sterbebegleitung gerichtet. Hauptanliegen sind, dem Sterbenden beizustehen, Leid zu lindern, zusätzliches Leid zu vermeiden und die noch möglichen Lebensaktivitäten zu unterstützen.

Diese vier Pflegebereiche sind nur analytische Kategorien, d. h. im Pflegealltag können sie durchaus gleichzeitig in einem Wohnbereich oder sogar bei einem einzigen pflegebedürftigen Menschen auftreten.

Durch die Berücksichtigung dieser Kategorien erhält die berufliche Pflege eine konkrete Ausrichtung:

- Vermeidung pflegerelevanter Probleme
- Mitwirkung bei der Verringerung von krankheitsbezogenem Leid
- Aktivierende Pflege
- Palliative Pflege.

Diese Orientierungsmöglichkeiten sind jedoch den individuellen Bedürfnissen pflegebedürftiger Menschen anzupassen. Ihre Vorstellungen von einem sinnerfüllten Leben können sich durchaus von einer professionellen Sicht unterscheiden oder mit ihr nur teilweise übereinstimmen. Wesentlich ist deshalb, dass die pflegerische Intervention im Einvernehmen mit dem Pflegebedürftigen bzw. dessen Betreuer stattfindet.

Verstandesdimension

Der Verstand eines Menschen umfasst das Gedächtnis und das Vermögen, sich mit einem Thema inhaltlich auseinanderzusetzen (→ Abb. I/6.11). Alles, was nach logischen, mathematischen, grammatikalischen und sonstigen Regeln auf seine Richtigkeit geprüft werden kann, ist Gegenstand des Verstandes. Mithilfe des Verstandes entschlüsselt der Mensch lebensweltliche Phänomene.

Nach den Verstandesinhalten kann „sicheres Wissen" vom „Meinungswissen" unterschieden werden. Sicheres Wissen besteht unabhängig von der Person, die darüber verfügt, z. B.: „die Erde dreht sich in 24 Stunden einmal um ihre Achse". Das Meinungswissen hingegen bildet Realität nicht zwingend zuverlässig ab. Man meint zu wissen, dass z. B. ein Freund 42 Jahre alt ist, ist sich letztlich aber nicht völlig sicher, wenngleich man es nach außen behauptet.

Übertragen auf Pflegesituationen heißt das, für Pflegende ist entscheidend, was sie wissen. Die Redewendung „nach bestem Wissen und Gewissen" nennt zum einen das Wissen, den Verstand, und zum anderen das Gewissen, die Vernunft.

In der Wissensdimension unterscheiden sich denn auch formal qualifizierte Pflegende von jenen, die diese Arbeit nicht berufsmäßig ausüben. Folgende Stufen sind zu unterscheiden:

- Pflegende Laien erwerben formal ein minimalistisches Wissen von der Pflege (Nachahmungswissen)
- Einjährig qualifizierte Pflegehelfer können auf Anweisungen einfache pflegerische Tätigkeiten (z. B. Grundpflege) sicher ausführen (Unterstützungswissen)
- Dreijährig qualifizierte Pflegende können alltäglich vorkommende Pflegesituationen nach standesüblichen Verfahren gestalten
- Akademisch qualifizierte Pflegende können den Alltag übersteigende, komplexere Pflegesituationen nach wissenschaftlichen Kriterien gestalten.

In der Anwendung auf den hilfe- und pflegebedürftigen Menschen bedeutet diese Unterteilung, dass Pflegende je nach Qualifizierungsgrad unterschiedliches Wissen in Bezug auf die folgenden Kategorien besitzen:

- Medizinisches Wissen
- Pflegewissenschaftliches Wissen
- Wissen über den hilfe- und pflegebedürftigen Menschen
- Kulturbezogenes Wissen über die Menschen
- Organisationsbezogenes Wissen
- Wissen über das Gesundheits- und Sozialwesen
- Wissen über Ethik
- Rechtliches und gesellschaftspolitisches Wissen
- Wissen über internationale Regelungen/Konventionen.

Vernunftdimension

Die **Vernunftdimension** ist der Teil der Entscheidung, der nicht nur mit dem Verstand zu fällen ist. „Vernünftig sein" bedeutet, Rechtfertigungsgründe anzufügen, warum man für oder gegen eine bestimmte Sache oder Handlung ist. Der Gebrauch der Vernunft fungiert folglich wie eine Prüfstelle.

Durch diese Vernunftdimension verfügt der Mensch über eine innere und äußere Freiheit. Die innere Freiheit gewährt ihm seine Charakterausprägung. Die äußere Freiheit schafft die Möglichkeit, das Tun in vergleichbaren Situationen auch anders gestalten zu können und damit der Situation angemessene, eigenständige Entscheidungen zu treffen.

> ❯ Verantwortung zu übernehmen heißt, sich vor sich selbst und anderen für sein Tun und Lassen rechtfertigen zu können und für seine Handlungen einzustehen.

Beispiel: Das Anziehen von Winterkleidung in den kalten Monaten ist keine Vernunftentscheidung, sondern eine, die über den Verstand herstellbar ist: „Niedrige Außentemperatur erfordert warme Kleidung."

Vernünftig aber ist z. B., während eines Konfliktes zunächst die eigenen Emotionen ruhiger werden zu lassen, bevor man sich äußert. Dies schafft Raum, um über angemessene Reaktionen nachzudenken.

Insofern setzt Vernunft Besonnenheit und Übersicht voraus. Im Gebrauch der Vernunft zeigen sich Art und Weise, wie einzelne Entscheidungen zustande kommen. In Bezug auf soziale Entscheidungen, von denen auch andere Menschen betroffen sind, vereint die Vernunftdimension vier Entscheidungsebenen:

- Grundlage und Voraussetzung
  - Weiß ich genug von der Sache, um die es geht?
  - Kenne ich mein Gegenüber? Wie denkt, empfindet er?
- Erwartungsklärung
  - Wer erwartet was von wem?
  - Was ist das eigentliche Problem?
- Gemeinwohlorientierung
  - Welche allgemeinen Gesetze sind zu beachten?
  - Welche allgemeinen ethischen Verlautbarungen sind zu berücksichtigen?
- Handlungsentscheidung
  - Welches Ziel soll erreicht werden?
  - Welche Handlungsmöglichkeiten bestehen?
  - Welche von den genannten Handlungsmöglichkeiten lässt sich als die beste Handlung rechtfertigen?

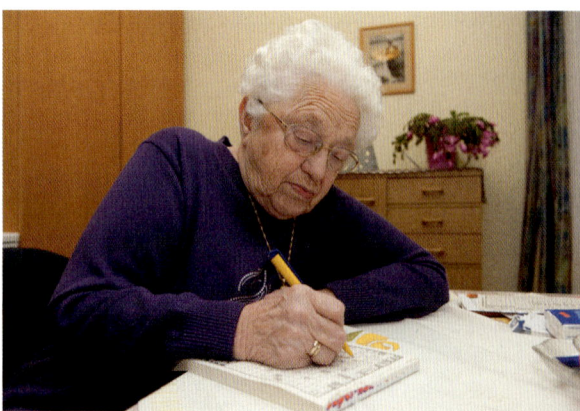

Abb. I/6.11 Mit seinem Verstand löst der Mensch intellektuelle Probleme, deshalb ist es wichtig, kognitive Leistungen zu trainieren. [K157]

Ethos des verantwortlichen Handelns

Das **Ethos des verantwortlichen Handelns** kann als eine Instanz im Menschen beschrieben werden, die ihn dazu veranlasst, verantwortlich zu handeln.

Diese Norm führt dazu, dass bei Nichteinhaltung dieser Ausrichtung der Handlung ein schlechtes Gewissen entstehen kann.

In der Charakterbildung des Normsubjekts, also dem, was man sich selber und anderen zugesteht, geht es um die Herausbildung seiner eigenen festgesetzten Werte in selbst gesetzten Normen.

In Anlehnung an den kategorischen Imperativ von Kant wäre bei der Normbildung zu beachten, dass nur jene Sätze zur Norm erhoben werden sollten, die im Sinne eines Gesetzes von jedem Menschen gerechtfertigt werden könnte. Ist Lügen grundsätzlich zur Norm zu erheben? Nein, wer möchte schon ständig belogen werden – oder lügen müssen?

Darf man andere Menschen zu seinen Zwecken manipulieren? Nein, weil man dies selber auch nicht erfahren möchte.

In der Goldenen Regel „Was du nicht willst, das man dir tu, das füg auch keinem anderen zu" kommt eine derartige Norm zum Ausdruck. Aber hier ist nicht die Allgemeinheit im Sinne des Gesetzes zum Maßstab erhoben, sondern die eigene Werthaltung. Insofern zählt in diesem Fall der Verallgemeinerungsgrundsatz nur bedingt und soweit, wie er mit den eigenen Vorstellungen einhergeht.

In der Pflege findet das Ethos als Haltung in alltäglichen Fragen seine Bestimmung:

- Wie ist das mit der Wahrheit am Krankenbett?
- Wie ist das mit der Wahrnehmung des hilfe- und pflegebedürftigen Menschen in jeder Pflegesituation?
- Wie ist das mit der aktivierenden Pflege, wenn nicht genügend Personal im Dienst ist?
- Wie ist das mit meinen Stimmungen und Launen gegenüber Kollegen, Bewohnern oder Angehörigen? Wie weit darf ich mich gehen lassen?

Das Gewissen schlägt eigentlich nur an den Polen „besonders gut" oder „besonders schlecht" deutlich aus. „Besonders gut" wird von einem positiven Gefühl – „das habe ich richtig gut gemacht" – begleitet, während eine Handlung, die das Gewissen ablehnt, mit einem negativen Gefühl einhergeht. Diese positiven und negativen Ausschläge sind als Befolgung oder Nichtbefolgung selbst gesetzter Normen zu verstehen. „Ich bin mir etwas schuldig geblieben" oder „ich habe wieder zu schnell reagiert".

Wenn jedoch die positiven oder negativen Ausschläge häufiger vorkommen, werden sie in ihrer Wirkung gemildert. Dies geht mit der Konsequenz einher, dass bei ständig negativer Rückmeldung das Gewissen abstumpft und bei ständig positiver Rückmeldung noch sensibler reagiert. Bleibt man im Mittelfeld, besteht aus Gewissensgründen kein Anreiz zur Veränderung der Normstruktur.

I/6.3.5 Organisationsethik

> **Organisationsethik:** Lehre von der Normbildung bzw. Morallehre in einem Unternehmen.

Die **Organisationsethik** beschäftigt sich mit der Art und Weise, wie diese ihre Dienstleistungen erbringt und sichert die Auftragserfüllung in Organisationen. Im Bereich des Gesundheits- und Sozialwesens geht es um das Zusammenspiel zwischen Fachlichkeit, Wirtschaftlichkeit und Mitmenschlichkeit.

Die Trennung zwischen „Organisationsethik" und „personalem Handeln" (*ethischem Handeln*) betont lediglich, dass die organisationsethischen Regelungen das individuelle Handeln der Einzelnen in der Organisation umgeben. Insofern stellen organisationsethische Regelungen durch Kulturbildung die Rahmenbedingungen für personales Handeln zur Verfügung.

In der Mitte des zwanzigsten Jahrhunderts wurde den Institutionen im Gesundheits- und Sozialwesen sowie den darin tätigen Personen eine ethische Kompetenz zugesprochen. Man ging davon aus, dass diese Einrichtungen ihren humanitären Auftrag erfüllen.

Inzwischen, und das hat auch mit den zahlreichen Beispielen für inhumanes Handeln in der Pflege zu tun, sind die Einrichtungen gefordert, ihre „gelebte Mitmenschlichkeit" nachzuweisen.

Das Programm der Weltgesundheitsorganisation (*WHO*) „Gesundheit 2000", forderte bereits 1984 eine effektive Qualitätssicherung in der Patientenversorgung. Gesetzlich wurden die Einrichtungen der Altenhilfe mit der Einführung des § 80 SGB XI im Jahre 1995 verpflichtet, ein Qualitätsmanagementsystem nachzuweisen. Hierdurch sind die Leistungserbringer gefordert, interne und externe Qualitätssicherungsmaßnahmen und -prüfungen durchzuführen. Die drastische Veränderung besteht darin, dass die humanitäre Ausrichtung der Dienstleistung nun nachgewiesen werden muss. Noch vor wenigen Jahrzehnten wurde sie einfach zugesprochen.

Demnach erfolgt die Kulturbildung in der Einrichtung – als gelebtes und wertgeschätztes Verfahren – im Zusammenspiel von Personal- und Organisationsentwicklung. Veränderungen bedürfen nicht nur der Einsicht der Mitarbeiter, sondern aller in einem Wohnbereich oder einer Hausgemeinschaft tätigen Personen. Erst wenn alle Mitarbeiter „das Neue" als bleibende Veränderung verinnerlicht haben und sich selbstverständlich danach richten, ist die Kulturbildung abgeschlossen.

Da Ethik in Unternehmen keinen eigenständigen Bereich einnimmt, sondern allen Arbeitsabläufen immanent ist, können alle Arbeitsabläufe vor den Prinzipien Fachlichkeit, Wirtschaftlichkeit und Mitmenschlichkeit angeschaut und (anders) entwickelt, organisiert und evaluiert werden.

> Organisationsethische Überlegungen führen zur Normierung von Abläufen im Hinblick auf eine humane Dienstleistung. Entsprechend wurden in den vergangenen Jahren zunehmend die aus dem anglo-amerikanischen Raum kommenden Elemente „Ethikkomitee" und „ethische Fallbesprechung" in Einrichtungen des Gesundheits- und Sozialwesens eingeführt.

Ethikkomitee

> **Ethikkomitee:** Gremium zur Entwicklung von ethischen Empfehlungen.

Das **Ethikkomitee** setzt sich aus 10–20 Personen zusammen. Darunter sind Angehörige der Berufsgruppen, die in der Einrichtung arbeiten sowie ausgewählte Bürgervertreter. Ethikkomitees haben vier Hauptfunktionen:

- Trägerspezifische ethische Leitlinien entwickeln
- Ethische Fortbildungen organisieren
- Berichterstattung an den Träger und die Öffentlichkeit
- Moderation von ethischen Fallbesprechungen (sofern erforderlich).

Das Ethikkomitee ist im Gegensatz zur medizinischen Ethikkommission nicht für die Beurteilung von Forschungsvorhaben zuständig, sondern zur Entwicklung von Entscheidungskriterien, an denen sich z. B. Pflegende orientieren können.

Ethikkomitees setzen sich z. B. mit folgenden Themen auseinander:

- Entwicklung eines Fragebogens zur ethischen Fallbesprechung
- Entwicklung von Dokumentationsinstrumenten
  - Zur ethischen Fallbesprechung
  - Zur Aufklärung von Bewohnern
- Umgang mit Patientenverfügungen, Vorsorgevollmachten, Betreuungsvollmachten
- Umgang mit ethischen Konflikten am Lebensende und Änderungen von Behandlungszielen
- Anlage einer PEG (→ Abb. I/6.12)
- Umgang mit Notfallsituationen in der stationären Pflegeeinrichtung.

Die Ergebnisse solcher Auseinandersetzungsprozesse unterbreitet das Ethikkomitee der Geschäftsführung bzw. dem Träger in Form einer ethischen Verfahrensbeschreibung. Diese kann dann vom Geschäftsführer bzw. Träger der Einrichtung mit unterschiedlicher Verbindlichkeit ins Unternehmen eingeführt werden:

- **Ethische Empfehlung.** Die Mitarbeiter müssen diese Aussagen zur Kenntnis nehmen
- **Ethische Leitlinie.** Die Mitarbeiter müssen die Aussagen berücksichtigen, können aber in der Pflegepraxis davon abweichen
- **Ethische Richtlinie.** Die Mitarbeiter müssen diese Aussagen in der Pflegepraxis befolgen.

Ziel und Zweck der ethischen Verfahrensbeschreibungen ist, dass die Mitarbeiter eine Orientierung an die Hand bekommen, aus der sie ablesen können, welche Auffassung für das Unternehmen gilt und wie sie mit einem bestimmten ethischen Problem umgehen sollen.

Das Ethikkomitee gibt mit seinen Verlautbarungen der humanitären Dienstleistung eine Richtung und schützt das Unternehmen zugleich vor möglichen Klagefällen.

Legitimität und Legalität bestimmen die Entscheidungen des Ethikkomitees.

> **Internet- und Lese-Tipp**
> Formulierung der ethischen Leitlinie für den Umgang mit Patientenverfügungen am Klinikum Stuttgart (Stand September 2009): www.klinikum-stuttgart.de/fileadmin/user_upload/leitline_patientenverfuegung.pdf

Ethische Fallbesprechung

Die **ethische Fallbesprechung** kann Lösungen erzielen, wenn eine Pflegesituation entsteht, in der der Bewohnerwille nicht eindeutig erkennbar, aber eine Therapieentscheidung notwendig ist. Die Besprechung dient dann als „Versicherungsinstanz" zur Eruierung des Bewohnerwillens. Das Ziel ist es, zu ergründen, wie der Bewohner wohl selbst entscheiden würde, wenn er sich noch äußern könnte.

Die ethische Fallbesprechung wird zeitnah zum auftretenden Problem einberufen und von einem oder zwei fortgebildeten Mitarbeitern strukturiert und moderiert. Teilnehmer können z. B. Vertreter des Pflegepersonals, des Sozialdiensts, der Seelsorge, Hausarzt, Einrichtungsleitung sein. Ob es günstig ist, auch Angehörige zu beteiligen, wird in der Literatur kontrovers diskutiert.

Eine Fallbesprechung dauert etwa eine Stunde und wird anhand eines Leitfadens strukturiert durchgeführt (→ Tab. IV/8.2). Ihre Elemente sind:

- **Klärung der Ausgangslage.** Warum und von wem wurde die ethische Fallbesprechung einberufen? Wie sehen die anderen Beteiligten das Problem? Durch die Erhebung der Fakten unter verschiedenen Gesichtspunkten (z. B. pflegerische, medizinische, biografische, psychosozia-

le, seelsorgische) können die Teilnehmer die Sachlage gemeinschaftlich einschätzen. Auf dieser Basis lässt sich ein verantwortungsvoller und ergebnisoffener Diskurs beginnen

- **Feststellung des ethischen Problems.** Im ersten Schritt des Diskurses verlassen die Teilnehmer die intuitive Ebene und beginnen mit dem Austausch der Argumente
- **Ermittlung des mutmaßlichen Bewohnerwillens.** Es geht zunächst darum, die Informationen über den Bewohner zusammenzutragen, die einen Hinweis auf die Beantwortung des Problems geben können: „Wie würde der Bewohner entscheiden, wenn er noch entscheidungsfähig wäre?"
- **Sammlung möglicher Handlungsoptionen.** Die Teilnehmer verschaffen sich einen Überblick über alle (ggf. auch gegensätzliche) Handlungsoptionen
- **Bewertung der Handlungsoptionen.** Unter Berücksichtigung ethischer Prinzipien (Beauchamp und Childress → Kap. I/6.3.3), des Leitbildes der Einrichtung, gesetzlicher Bestimmungen und des vermutlichen Bewohnerwillens ermitteln die Teilnehmer die bestmögliche Handlungsoption
- **Formulierung einer Empfehlung für den Entscheidungsträger.** Das Ergebnis der ethischen Fallbesprechung wird dem Entscheidungsträger schriftlich mit Anführung der Gründe mitgeteilt. Ob diese Empfehlung anschließend umgesetzt wird, ist abhängig von der Festlegung dieses Trägers, wie mit den Ergebnissen einer ethischen Fallbesprechung umzugehen ist (siehe Organisationsethik).

> **» Lern-Tipp**
> Erinnern Sie sich an eine ethisch problematische Situation in ihrer Praxis? Berichten Sie in der Gruppe detailliert über diesen Fall. Stellen Sie eine ethische Fallbesprechung nach. Folgen Sie der Anleitung in diesem Kapitel und formulieren Sie als Ergebnis eine Empfehlung an die Entscheidungsträger.

Ethik-Koordinator

Im Gegensatz zur Situation in Krankenhäusern sind in der stationären Altenhilfe oft weder Ärzte noch Angehörige oder Betreuer unmittelbar verfügbar. Diese Besonderheit führt zur Notwendigkeit, gesonderte Experten mit der Lösung ethischer Fragen im pflegerischen Alltag zu betrauen.

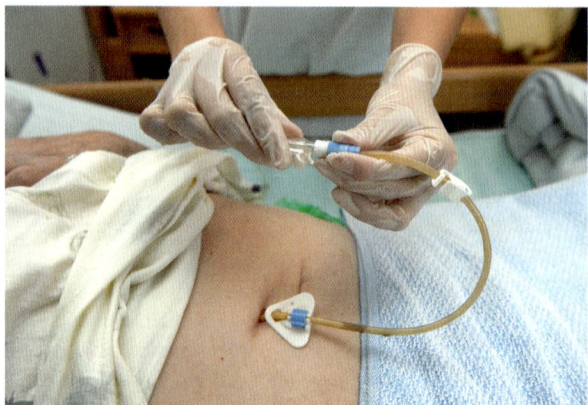

Abb. I/6.12 Die Anlage einer PEG kann unter ethischen Gesichtspunkten durchaus kontrovers zu diskutieren sein, wenn z. B. das Menschenrecht auf Leben dem Menschenrecht auf Selbstbestimmung gegenübersteht. [K157]

Ethik-Koordinatoren streben die Lösung eines ethischen Problems entweder durch eine ethische Fallbesprechung am runden Tisch (Moderatorenfunktion) an, oder sie führen Einzelgespräche mit den beteiligten Personen und erarbeiten daraus eine Konsenslösung.

Ethik-Koordinatoren benötigen eine grundlegende ethische Weiterbildung, die sie zu Experten in den Fragen um ethische Methoden macht.

Im Unternehmen nehmen Ethikkoordinatoren entweder eine Stabstelle ein oder sie erhalten eine spezielle Funktionszuweisung. Ihre zentrale Funktion ist die Entlastung der Pflegenden bei der Lösung konkreter ethischer Probleme.

Wiederholungsfragen

1. Welche Aussage trifft das deutsche Grundgesetz bezüglich der Menschenwürde? (→ Kap. I/6.1.1)
2. Nennen Sie die Kernaussagen des ICN-Ethikkodexes für Pflegende. (→ Kap. I/6.1.5)
3. Wie nimmt der persönliche kulturelle Hintergrund Einfluss auf das pflegerische Handeln? (→ Kap. I/6.2)
4. Welche Bedeutung hat ein Leitbild auf die Ausrichtung einer Pflegeeinrichtung? (→ Kap. I/6.2.2)
5. Beschreiben Sie den Begriff „Ethos". (→ Kap. I/6.3.2)
6. Nennen Sie zwei Theorien für das „rechte Handeln" und führen Sie deren Inhalte aus. (→ Kap. I/6.3.3)
7. Welche Instrumente stehen Altenpflegerinnen zur Verfügung, um die Organisationsethik einer Einrichtung zu gestalten? (→ Kap. I/6.3.5)

Literaturverzeichnis

1. Lubatsch, H. (Sozialwissenschaftliches Institut der evangelischen Kirche in Deutschland): Pflegeethik – Definition und Geschichte. www.ekd.de/sozialethik/download/Pflegeethik_red-1_24_8_.pdf (letzter Zugriff: 30.8 2016).
2. Bundesministerium für Familien, Senioren und Jugend (Hrsg.): Erster Bericht über die Situation der Heime und die Betreuung der Bewohnerinnen und Bewohner 2006. www.bmfsfj.de/bmfsfj/generator/Publikationen/heimbericht/root.html (letzter Zugriff: 30.8 2016).
3. Maciejewski, B.; Sowinski, C.; Besselmann, K.; Rückert, W.: Qualitätshandbuch Leben mit Demenz: Zugänge finden und erhalten in der Förderung, Pflege und Begleitung von Menschen mit Demenz und psychischen Veränderungen. Kuratorium Deutsche Altershilfe, Köln, 2001 http://alzheimerforum.de/3/3/handbuchdemenz.pdf (letzter Zugriff: 30.8 2016).

(

I. Grammer, P. König

I/7 Pflegeprozess

I/7.1 Generelle Aspekte zum Pflegeprozess

> **» Pflegeprozess:** Denk- und Handlungsstrategie mit der Altenpflegerinnen – nach Möglichkeit gemeinsam mit den Pflegebedürftigen – zielgerichtet und strukturiert arbeiten, um:
> - Durch die Sammlung von Informationen (Ressourcen und Defizite) die Pflegebedürftigkeit zu erheben und einzuschätzen und sie dann ggf. als Pflegediagnose zu formulieren
> - Auf Grund des festgestellten Pflegebedarfs Ziele festzulegen, die anhand der zu planenden Pflegemaßnahmen erreicht werden können
> - Die Pflegemaßnahmen durchzuführen und auf ihren Erfolg hin zu überprüfen, um sie dann der ggf. neuen Situation anzupassen.
>
> Mit dem Pflegeprozess werden die „Abläufe" des Handelns festgelegt, die Altenpflegerinnen hingegen definieren dessen Inhalte.

Der Begriff **Pflegeprozess** bezeichnet zunächst ganz allgemein all das, was sich zwischen Pflegebedürftigen, Angehörigen und Altenpflegerinnen vom ersten Kontakt bis zum Ende der Beziehung abspielt (→ Abb. I/7.1). Um dieses komplexe Geschehen besser verstehbar zu machen, haben Pflegende immer wieder versucht, den Prozess in Phasen einzuteilen. In diesem Sinne stellt der Pflegeprozess eine grundsätzliche Denk- und Handlungsstrategie (Arbeitsmethode)

in der Pflege dar. Er beruht auf der Interaktion zwischen Pflegenden und Pflegebedürftigen im Sinne eines fortlaufenden Beziehungsprozesses.

Das prozessorientierte Arbeiten zielt darauf ab, dem Pflegebedürftigen so weit wie möglich seine eigenen Fähigkeiten zur Problemlösung bewusst zu machen und diese für die Förderung seiner Gesundheit zu nutzen, bzw. bei Selbstfürsorgedefiziten die Versorgung für ihn zu übernehmen.

Aufgrund ihrer fachlichen bzw. kommunikativen Kompetenzen (→ Kap. I/13) unterstützen und begleiten die Pflegenden den Pflegebedürftigen in der Gestaltung des gesamten Prozesses. Darüber hinaus sollten Angehörige und Bezugspersonen so weit wie möglich in den Pflegeprozess eingebunden werden.

Durch das prozessgeleitete Handeln entsteht eine **Pflegeplanung**, die dem Pflegebedürftigen die Pflege zukommen lassen soll, die er in der individuellen Situation benötigt.

> **»** Das systematische und zielgerichtete Vorgehen im Rahmen des Pflegeprozesses macht deutlich, in welcher Weise sich berufliche Pflege von nichtberuflicher Pflege unterscheidet.

I/7.1.1 Entstehung eines Modells zum Pflegeprozess

Der **Pflegeprozess** wurde in den 1950er-Jahren von Pflegewissenschaftlern in den USA als Modell definiert. Zu dieser Zeit begann sich die Auffassung durchzusetzen, dass Pflege als ein systematisch zu planender Prozess zu verstehen sei. Durch die beginnende Akademisierung und die damit verbundene Entwicklung der Pflegewissenschaft wurde das Verständnis von Pflege intensiv diskutiert. Es setzte sich nach und nach die Auffassung durch, dass Pflege neben der Medizin als eigenständige Profession im Gesundheitswesen anzusehen sei.

Für Altenpflegerinnen bedeutete dies konkret, mehr Verantwortung für die umfassende pflegerische Betreuung von Pflegebedürftigen zu übernehmen. Solange Pflege als eine reine Assistenztätigkeit für den Arzt angesehen wird, liegt die Verantwortung für einen Pflegeplan außerhalb ihrer Kompetenz. Wenn hingegen die Kernbereiche der Pflege als eigenständige Aufgaben des Berufsstandes verstanden werden, erwächst daraus die Notwendigkeit eines gezielten und geplanten Handelns. Demzufolge entstand der Bedarf, den Pflegenden Arbeitshilfen an die Hand zu geben, die ein selbstständiges, systematisches und zielgerichtetes Handeln fördern. 📖1

Altenpflegerinnen sollten darin unterstützt werden, Pflegesituationen bei alten Menschen erkennen, erfassen und bewerten zu können. Dadurch lässt sich unreflektiertes Handeln, das ausschließlich auf eigene Erfahrungen gestützt ist, wirksam vermeiden. Die prozessorientierte Gestaltung der Pflege fördert die kritische Reflexion des eigenen Tuns und unterstützt die Anwendung aktuellen Pflegewissens. Der Pflegeprozess hat auch 60 Jahre nach seiner Entstehung eine ungebrochen zentrale Bedeutung bei der Ausgestaltung professioneller Pflege.

I/7.1.2 Zweck des Pflegeprozesses

Der Regelkreis zum prozessorientierten Handeln dient als Arbeitsinstrument für folgende Zwecke:
- Pflege systematisch und zielgerichtet zu planen, durchzuführen und auszuwerten
- Pflege umfassend und geordnet zu dokumentieren (→ Kap. I/11)
- Pflege individuell auf den einzelnen Menschen abzustimmen
- Festzustellen, welche Art von Hilfe sinnvoll ist und wer diese am besten gewährleistet

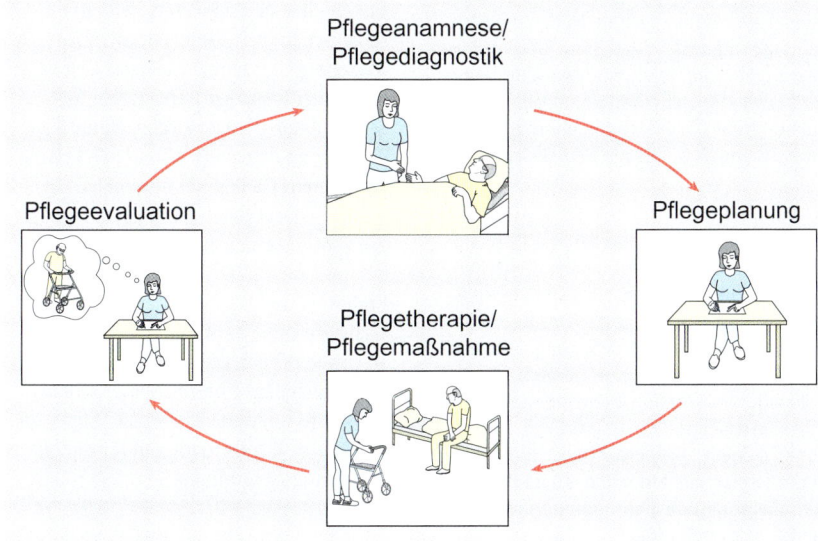

Abb. I/7.1 Beispiel eines Pflegeprozesses bei der Mobilisierung eines alten Menschen. [L143]

Pflegeanamnese/ Pflegediagnostik

Pflegeevaluation

Pflegeplanung

Pflegetherapie/ Pflegemaßnahme

- Anforderungen an ein Qualitätsmanagementsystem in diesem Bereich umzusetzen und die Qualität zu verbessern
- Pflege transparent zu machen gegenüber den Pflegebedürftigen, deren Angehörigen, den Kollegen, anderen Berufsgruppen, den Kostenträgern sowie Prüfinstanzen, z. B. MDK (Pflegegrad nachweisen → Kap. III/1)
- Eine gezielte Abstimmung zwischen den Altenpflegerinnen zu sichern, sodass die Pflegemethoden nach dem neuesten Stand der Erkenntnis durchgeführt werden
- Personalressourcen sinnvoll zu verteilen
- Berufliche Identität zu stärken. 📖📖2

I/7.1.3 Pflegeprozess und Pflegedokumentation – Rechtliche Einordnung

Pflegedokumentation → Kap. 1/11
Rechtliche Grundlagen des Pflegeprozesses bilden sich ab:
- Im Altenpflegegesetz (§ 3)
- In den Ausführungen zu den Maßstäben und Grundsätzen zur Sicherung und Weiterentwicklung der Pflegequalität nach § 113 SGB XI
- In den Grundlagen der MDK-Qualitätsprüfungen, hier insbesondere die Qualitätsprüfungs-Richtlinien für die ambulante und stationäre Pflege. Nach § 114a Abs. 3 SGB XI ist auch die Auswertung der Pflegedokumentation vorgesehen (→ Kap. I/9.2.1)
- In den Vorgaben der Heimaufsichtsbehörden auf der Grundlage der jeweiligen Landesheimgesetze.

Der Erhebungsbogen zur Prüfung der Qualität nach den §§ 114 ff. SGB XI, der für den Medizinischen Dienst der Krankenversicherung die Prüfgrundlage im ambulanten und stationären Bereich bildet, bewertet den Pflegeprozess im Hinblick auf die Verantwortung der Altenpflegerinnen. Gefragt wird nach der Organisation der fachlichen Planung, Durchführung und Evaluation der Pflegeprozesse und der fachgerechten Führung der Pflegedokumentation.

> ❯ Nicht dokumentierte Pflege führt in einem Zivilrechtsstreit zu einer Beweislastumkehr, sodass die Altenpflegerinnen bzw. der Einrichtungsträger die fachgerechte Durchführung der Pflege beweisen müssen.

Der Spitzenverband Bund der Krankenkassen (GKV-Spitzenverband) hat mit den Maßstäben und Grundsätzen für die Qualität und die Qualitätssicherung und für die Entwicklung eines einrichtungsinternen Qualitätsmanagements nach § 113 SGB XI in der ambulanten und vollstationären Pflege Hinweise zur prozesshaften Pflege formuliert. Dienste und Einrichtungen sind verpflichtet, ein praxistaugliches Pflegedokumentationssystem vorzuhalten. Die Pflegedokumentation ist sachgerecht und kontinuierlich zu führen und umfasst die Bereiche:

- Stammdaten
- Pflegeanamnese und Informationssammlung inkl. Erfassung von pflegerelevanten Biografiedaten
- Pflegeplanung
- Pflegebericht
- Leistungsnachweis mit Durchführungskontrolle.

Innerhalb dieser Bereiche werden alle für die Erbringung der vereinbarten Leistungen notwendigen Informationen im Rahmen des Pflegeprozesses erfasst und bereitgestellt. Das Dokumentationssystem ist in Abhängigkeit von bestehenden Pflegeproblemen im Rahmen der vereinbarten Leistungen ggf. zu erweitern.

Aus den Unterlagen der Pflegedokumentation müssen jederzeit der aktuelle tägliche Verlauf und der Stand des Pflegeprozesses ablesbar sein (→ Abb. I/7.2). 📖📖3

> ❯ Darüber hinaus dient die Pflegedokumentation auch der Prüfung durch die Pflegekassen. Zur Überprüfung der Pflegebedürftigkeit ist der Medizinische Dienst der Krankenversicherung berechtigt, Auskünfte und Unterlagen über Pflegeziele und Pflegemaßnahmen mit Einwilligung des Versicherten bei der Pflegeeinrichtung einzuholen. Üblicherweise findet bei einer ambulanten oder stationären Einrichtung einmal jährlich eine Qualitätsprüfung gemäß § 114 SGB XI durch den Medizinischen Dienst der Krankenversicherung statt. Neben der Inaugenscheinnahme des pflegebedürftigen Menschen, der Auskunft der Mitarbeiter und des Pflegebedürftigen selbst wird immer auch die Pflegedokumentation zur Auswertung angemessen berücksichtigt.

> ❯ Vorsicht!
> Die vollstationäre Pflegeeinrichtung hat die Pflegedokumentation nach der geltenden Regelung gemäß § 113 SGB XI mindestens drei Jahre nach Ablauf des Kalenderjahres der Leistungserbringung aufzuwahren. Im ambulanten Bereich ist die Pflegedokumentation beim pflegebedürftigen Menschen aufzubewahren. Soweit eine sichere Aufbewahrung dort ausnahmsweise nicht möglich ist, ist die Pflegedokumentation beim ambulanten Pflegedienst zu hinterlegen.

I/7.1.4 Ärztliche Anordnungen und der Pflegeprozess

Neben den Bereichen in der Pflege, die eigenständig geplant, durchgeführt und ausgewertet werden, gibt es viele Tätigkeiten, die aufgrund einer ärztlichen Anordnung zu erledigen sind. Pflegerisches Handeln bewegt sich immer in einem Spektrum von selbstständigen Handlungen, kooperativem Handeln und Ausführung von Weisungen. Die Ausführung von ärztlichen Anweisungen ist nicht mit dem Modell des Pflegeprozesses abzubilden, sondern wird zusätzlich in den Behandlungsplan eingebaut (z. B. die verordnete medizinische Behandlungspflege, die Gabe verordneter Medikamente und die entsprechenden Durchführungsnachweise).

In der Pflegedokumentation muss deutlich erkennbar sein, welche Tätigkeiten aufgrund einer ärztlichen Anordnung durchgeführt werden (→ Abb. I/7.3) und welche auf der eigenständigen Planung der Altenpflegerinnen beruhen. Darüber hinaus ist es für manche Themen sinnvoll, Ziele multiprofessionell festzulegen, Maßnahmen durchzuführen und auszuwerten (z. B. zusammen mit Alltagsbegleitern, zusätzlichen Betreuungskräften oder Ergotherapeuten).

I/7.2 Pflegetheoretischer Bezugsrahmen

Theorien, Konzepte, Modelle → Kap. I/2
Pflegeforschung → Kap. I/3

Ⓢ Fallbeispiel Stationär, Teil I

Botho Rilling, ein 82-jähriger Vater von zwei Kindern und Großvater von drei Enkeln, hat sich schweren Herzens entschieden, in das „Seniorenzentrum Maxeberg" zu ziehen. In letzter Zeit ist es ihm zunehmend schwer gefallen, sich selbst zuhause zu versorgen. Heute ist der Tag, an dem Herr Rilling den Umzug von seinem Haus in die stationäre Einrichtung vornehmen lässt. Er hat von der Einrichtung einen guten Eindruck, denn er kennt sie durch frühere Besuche bei Freunden und Bekannten. In einem Gespräch mit Herrn Rilling versucht Hermine Brauer, die zuständige Altenpflegerin, einen Überblick über sein bisheriges Leben und seine Erwartungen zu erhalten und Informationen für die Pflegeplanung zu sammeln.

Daten der Einrichtung

IK Nr. | Bewohner-Nr.
Aufenthalt ab | bis
Wohnbereich:
Zi-Nr.: | Tel.:

Persönliche Daten ○ Frau ○ Herr

Name | Geburtsname
Vorname
Geb.-Datum | Geb.-Ort
Fam.-Stand | Konfession
Staatsangehörigkeit
Bisherige Anschrift

mitgebrachte Dokumente (Eigentum ○ siehe Anlage)
○ Personalausweis gültig bis:
○ Schwerbehindertenausweis gültig bis:
○ Versichertenkarte gültig bis:
○

Angehörige	zu benachrichtigen	am Tag	in der Nacht

Vorsorgevollmacht: Name des Angehörigen
○ Gesundheitsfürsorge ○ Vermögenssorge
○ Aufenthaltsbestimmung ○

Gesetzliche Betreuung | Betreuer | Tel.
○ Gesundheitsfürsorge
○ Vermögenssorge
○ Aufenthaltsbestimmung
○
○

Patientenverfügung ○ **ja** ○ **nein** Aufbewahrungsort

Kassendaten

AOK	LKK	BKK	IKK	VdAK	AEV	Knapp-schaft	UV

Anschrift
Tel.-Nr.
KV Nr. | PV Nr.
Kostenträger
Rezeptgebühr befreit ab Eigenanteil von ○ 1% oder ○ 2%
Datum | Datum | Datum | Datum | Datum | Datum | Datum
Fahrtkostenbefreiung für das Jahr:
Datum | Datum | Datum | Datum | Datum | Datum | Datum

Datum	Pflegegrad	Datum	Pflegegrad	Datum	Pflegegrad

○ **zusätzliche Betreuung und Aktivierung nach § 43b SGB XI ab:**

Inkontinenzbescheinigung:
○ Vollstationäre Pflege nach § 43 SGB XI
○ Kurzzeitpflege nach § 42 SGB XI von bis

Pflegedaten

○ Freiheitsentziehende Maßnahmen
○ mit Einwilligung des Bewohners, vom
○ mit Entscheidung des Gerichtes, bis
○ Brille / Kontaktlinsen | Zahnprothesen ○ oben ○ unten
○ Arm-/Beinprothesen | Hörapparate ○ rechts ○ links
○ Herzschrittmacher ○

Allergien/Unverträglichkeiten/krankheitsbedingte Besonderheiten z. B. Heparin
○ z. Zt. keine bekannt

Impfungen:

Erstgespräch erfolgte am: | **durch:**

Datum | **Kostform**
○ alternativ siehe Informationssammlung

Ärzte | Notarzt | Tel. 112
Behandelnde Ärzte
Zahnarzt
Konsiliarärzte

Hilfsmittel (Leihgeräte)	Leihsteller/Eigentum	von - bis

Seelsorge
Pfarrer | der Gemeinde
Besuchsdienst
Bestattungswünsche

www.danprodukte.de
DAN Produkte GmbH · Postfach 22 34 80 · 57040 Siegen · Tel. (02 71) 880 980 · Fax (02 71) 880 98 98

Stammblatt **3130**

Bei Einzug:
Größe | Gewicht | BMI | RR | Puls | Bz
Medikation
Pflegediagnosen
Therapien
○ alternativ siehe Informationssammlung

Diagnose	Datum	Arztname/Quelle	Hdz.	Diagnose	Datum	Arztname/Quelle	Hdz.

○ alternativ siehe Informationssammlung

Krankenhaus (Grund der Einweisung)	Aufenthalt von	bis	Angehörige/Betreuer verständigt	Wen?	Hdz.	Info, dass Bewohner zurück	Hdz.
			ja, am			am	
			ja, am			am	
			ja, am			am	
			ja, am			am	
			ja, am			am	
			ja, am			am	
			ja, am			am	
			ja, am			am	
			ja, am			am	
			ja, am			am	

Therapien

Bezugspflegeperson | Name von – bis | Name von – bis | Name von – bis

Pflegevisite durchgeführt am
Beratungsgespräche (mit Angabe des Sachverhalts) durchgeführt am:

Besonderes (z. B. Grund des Einzuges / der Aufnahme):

Datum der Erstellung ________ Unterschrift ________

Abb. I/7.2 Ausschnitt aus einem Pflegedokumentationsbogen. [V099]

I
7

Stempel der Einrichtung

Vor-/Nachname: _____

Legende zur Verabreichungsform

B = Brausetablette   D = Dragées   G = Gel   Kt = Kautablette   K = Kapseln   L = Lösung   Pa = Paste   Pu =Puder   S = Saft   Sa = Salbe   T = Tabletten   Tr = Tropfen   Z = Zäpfchen   Jahr 20 _____ Nr. _____

Ver-ord. Datum	Arzt	Medikament	Verabr. form	mor.	vorm.	mitt.	nachm.	abends	nachts	Hdz. Arzt	Hdz. Pfl.	Absetz-datum	Hdz. Arzt	Hdz. Pfl.	Bemerkungen	Hdz.

Ver-ord. Datum	Arzt	Bedarfsmedikament mit Indikation und Risikofaktoren	Verabr. form	Einzel-dosis		Max. Dosis in 24 Std.		Hdz. Arzt	Hdz. Pfl.	Absetz-datum	Hdz. Arzt	Hdz. Pfl.	Bemerkungen	Hdz.

www.danprodukte.de

Ärztl. Verordnung   3013

Ver-ord. Datum	Arzt	Medikament	Dosierung	Uhrzeit	Injektion s.c.	i.m.	Infusion Tropfgeschw.	Hdz. Arzt	Hdz. Pfl.	Absetz-datum	Hdz. Arzt	Hdz. Pfl.	Bemerkungen	Hdz.

Ver-ord. Datum	Arzt	Sonstige Ärztl. Verordnungen	Art der Anwendung/Häufigkeit		Hdz. Arzt	Hdz. Pfl.	Absetz-datum	Hdz. Arzt	Hdz. Pfl.	Bemerkungen	Hdz.

Stempel der Einrichtung

Vor-/Nachname:

Abb. I/7.3 Ausschnitt aus einem Dokumentationsbogen für ärztliche Anordnungen. [V166]

Pflegetheorien sollen Aussagen zu Tatsachen oder Erscheinungen in der Pflege erklären. In der Anwendung kann eine Theorie eine Hilfe geben, systematisch, bewusst und effektiv zu denken, zu kommunizieren und zu handeln. Mit den verschiedenen **Pflegetheorien** sind unterschiedliche Auffassungen verbunden, wie Pflege verstanden und erklärt wird. Daraus ergeben sich für die Umsetzung einer theoriegestützten Pflege unterschiedliche Schwerpunkte und Handlungsempfehlungen. So wird Pflege von einigen Theoretikern als dynamischer Interaktionsprozess zwischen Pflegenden und Pflegebedürftigen verstanden, von anderen als Prozess zur Befriedigung der Bedürfnisse Pflegebedürftiger.

Eine pflegetheoretische Grundausrichtung kann sich z. B. in Pflegekonzepten, Pflegeleitbildern und auch in der Umschreibung dessen, was zur Pflege gehört, verdeutlichen. Darüber hinaus haben Pflegetheorien die Gestaltung der Pflegediagnostik und der pflegerischen Dokumentation beeinflusst.

Zur übersichtlichen Gliederung der Informationssammlung können Elemente aus Pflegetheorien hilfreich sein. Da jeder Pflegetheorie ein bestimmtes Pflegeverständnis zugrunde liegt, können sich unterschiedliche Gewichtungen einzelner Aspekte ergeben. In der Informationssammlung werden entsprechend je nach pflegetheoretischer Grundlage bestimmte Themen stärker und andere schwächer betont:

- Nach Roper (→ Kap. I/2.2.8) bzw. Juchli können die Aktivitäten des täglichen Lebens als Kriterien herangezogen werden. Für jede Aktivität wird überprüft, wo genau der Pflegebedürftige eingeschränkt ist und wo er ohne Unterstützung zurechtkommt
- Nach Orem (→ Kap. I/2.2.7) achten die Pflegenden insbesondere auf Selbstpflegeerfordernisse und identifizieren Selbstpflegefähigkeiten und Selbstpflegedefizite
- Nach Friedemann mit ihrer Familien- und umweltbezogenen Pflege ist die Erhaltung und Förderung der Selbstständigkeit in den Familien ein zentrales Ziel. Jede vorhandene, aber auch potenzielle Ressource und Fähigkeit des Pflegebedürftigen, seiner Familie und ihrer Mitglieder – im System – wird ermittelt und beachtet
- In der Altenpflege des deutschsprachigen Raums findet die Pflegetheorie von Monika Krohwinkel große Beachtung. Sie versteht Pflege als einen Prozess, durch

den Pflegebedürftige so gefördert werden, dass sie ein möglichst großes Maß an Autonomie, Wohlbefinden und Lebensqualität erreichen. Zur Strukturierung des Pflegeprozesses auf der Grundlage dieser Annahmen entwickelte sie das Modell der „Aktivitäten und existentiellen Erfahrungen des Lebens" (AEDL) das ebenfalls eine Orientierung zur Erfassung der aktuellen Lebenssituation eines Menschen bietet. Später modifizierte Krohwinkel ihr Modell, das danach von „Aktivitäten, Beziehungen und existenziellen Erfahrungen des täglichen Lebens" (ABEDL®) sprach (→ Kap. I/2.2.2).
- Der Pflegebevollmächtigte der Bundesregierung hat im Rahmen der Entbürokratisierung der Pflegedokumentation das Projektbüro EinSTEP beauftragt, ein neues Gesamtkonzept zur Gestaltung des Pflegeprozesses zu entwickeln. Dieses Modell unterscheidet sechs pflegebezogene Themenfelder (→ Kap. I/2.2.1). 📖4

Alle diese Gliederungen dienen als Unterstützung zur systematischen Darstellung von pflegebezogenen Themen. Sie haben die Funktion einer Hilfe für Altenpflegerinnen, die jedoch in jedem einzelnen Fall selbst entscheiden, wie sie ihre Schwerpunkte setzen. Die Zuordnung (z. B zu ABEDL® oder anderen Ordnungssystemen) ist manchmal nicht eindeutig zu klären (z. B. Schmerzen bei Bewegung).

❯ Lern-Tipp

Welche Art des Pflegeprozesses kennen Sie aus Ihrer praktischen Arbeit? Ordnen Sie bitte im Gespräch mit anderen Auszubildenden ein, wie Ihrer Meinung nach ein zielorientierter Prozess zu gestalten wäre.

Struktur des Pflegeprozesses

Je nach pflegetheoretischer Ausrichtung kann auch der Prozess, der sich zwischen den Altenpflegerinnen und dem Pflegebedürftigen vollzieht, unterschiedlich gedeutet und differenziert werden. Es besteht jedoch weitgehend Einigkeit darüber, dass der Pflegeprozess zunächst in vier Kernphasen eingeteilt werden kann (von Yura und Walsch erstmals beschrieben).

Die **Weltgesundheitsorganisation** (*WHO*) hat das Modell 1974 in dieser Form aufgegriffen und weltweit verbreitet (→ Tab. I/7.1).

Zur weiteren Differenzierung und besonderen Herausstellung bestimmter Aspekte wurde der Prozess von verschiedenen Autoren in fünf (z. B. Ruth Brobst, 1997) oder sechs Schritte aufgeteilt (→ Tab. I/7.1).

In der amerikanischen Literatur wird häufig ein Modell mit fünf Schritten verwendet, in dem die Pflegediagnose als ein eigener Schritt beschrieben ist. Dies unterstreicht die Bedeutung einer abschließenden Beurteilung der Einschätzungsphase, die Aufschluss über die Pflegebedürftigkeit eines Menschen gibt und gleichzeitig den folgenden Pflegeplan begründet.

Ein sechsstufiges Modell des Pflegeprozesses wurde in den 1960er-Jahren von *Verena Fiechter* und *Martha Meier* entworfen und in der Folgezeit weiterentwickelt (→ Tab. I/7.1). In dieser Darstellung ist speziell der Schritt der Zielsetzung zusätzlich herausgehoben. Die Beschreibung von Fiechter und Meier hat im deutschsprachigen Raum große Beachtung erlangt und wird in vielen Einrichtungen als Richtlinie für die Ausgestaltung des Pflegeprozesses und der Pflegedokumentation zu Grunde gelegt. Wilkinson unterscheidet ebenfalls sechs Schritte und verwendet für die Planung der Ziele den Ausdruck „Ergebnisplanung" (→ Tab. I/7.1).

In der Altenpflege hat sich eher die Gliederung in vier Phasen durchgesetzt, wobei die einzelnen Phasen immer genauer differenziert und beschrieben werden. Das Strukturmodell als Initiative zur Entbürokratisierung der Pflegedokumentation ist ebenfalls als vierstufiges Modell aufgebaut.

❯ Perspektive des Pflegebedürftigen

- In der Pflege und Betreuung von Menschen mit Demenz in stationären Einrichtungen ist die Wahrnehmung und Dokumentation der Perspektive des Pflegebedürftigen und seiner Bezugspersonen wichtig. Es kann hilfreich sein, in der Pflegedokumentation eine Spalte für die „Sicht des Pflegebedürftigen" zu schaffen und dadurch den Blick der Altenpflegerinnen immer wieder auf die Bewohnerperspektive zu lenken. So können seine Vorstellungen zum Hilfebedarf und seine individuellen Wünsche berücksichtigt werden
- Die Sicht des Pflegebedürftigen zu den einzelnen Problemen und damit verbundenen Zielen und Maßnahmen spielt gerade bei psychisch veränderten Menschen eine entscheidende Rolle für den Erfolg der eingeleiteten Maßnahmen. Damit wird eine effiziente und effektive Pflegedokumentation bei Menschen mit Demenz zur Basis für eine qualitativ hochwertige und an der Lebensqualität des Betroffenen orientierten Pflege und Betreuung.

I
7

4-Schritt-Modell der WHO und nach Roper	4-Schritt-Modell nach Krohwinkel	5-Schritt-Modell nach Brobst	6-Schritt-Modell nach Fiechter/Meier	Strukturmodell (Bundesministerium für Gesundheit)	In diesem Buch
Assessment (*Pflegebedürftigkeit einschätzen*)	Erhebung/ Pflegediagnose	Einschätzung	Informationen sammeln	Strukturierte Informationssammlung (SIS®) und Risikoeinschätzung	Informationssammlung bzw. Pflegediagnostik (inkl. Pflegeanamnese, Biografiearbeit und Risikoeinschätzung)
	Pflegediagnose		Probleme und Ressourcen finden, Pflegediagnosen stellen		Ermittlung des Pflege- und Betreuungsbedarfs Konkretisiert in: Pflegediagnosen bzw. pflegefachliche Einschätzung
Planning (*Pflege planen*)	Planung	Planung	Ziele festlegen		Pflegetherapie (Verständigungsprozess, Ziele festlegen, Maßnahmen planen)
			Maßnahmen planen	Individuelle Maßnahmenplanung	
Intervention (*Pflege durchführen*)	Durchführung/ Pflegetherapie	Umsetzung	Maßnahmen durchführen	Berichteblatt mit Fokus auf Abweichungen	Pflegemaßnahmen durchführen
Evaluation (*Beurteilen, Verbessern*)	Auswertung/ Evaluation	Auswertung	Überprüfen und verbessern	Evaluation (individuell)	Pflegeevaluation

Tab. I/7.1 Die Pflegeprozess-Modelle der WHO, von Krohwinkel, Brobst und Fiechter/Meier und Yura und Walsch (Strukturmodell).

❯ Das **Strukturmodell** ist eine Alternative zur Steuerung des Pflegeprozesses, die sich in Form einer Weiterentwicklung der Dokumentationspraxis niederschlägt. Die Grundstruktur der Pflegedokumentation baut auf einen vierphasigen Pflegeprozess auf und hebt die Personenzentrierung in der Planung besonders hervor:

- Einstieg in den Pflegeprozess mithilfe der strukturierten Informationssammlung (SIS® → Abb. I/7.4). Der Pflegebedürftige wird zu einer narrativen Erzählweise und Eigeneinschätzung aufgefordert. Eine pflegefachliche Einschätzung entlang der sechs Themenfelder und eine Risikoeinschätzung ergänzen die Informationssammlung
- Individuelle Maßnahmenplanung auf der Basis der Erkenntnisse der SIS®
- Berichteblatt mit dem Fokus auf die Abweichungen von regelmäßig wiederkehrenden Pflege- und Betreuungsabläufen in der Maßnahmenplanung. Alle pflegerischen Tätigkeiten, die regelmäßig wiederkehren, lassen sich nach dem Immer-So-Prinzip in einem Tagesstrukturplan abbilden (→ Tab. I/11.2). Lediglich Abweichungen und Maßnahmen der Behandlungspflege sind gesondert zu dokumentieren
- Evaluation. Im Strukturmodell werden die bisher üblichen ersten drei Schritte des sechsstufigen Pflegeprozesses (Informationssammlung, Problem/Ressourcen, Ziele) im Element 1, der strukturierten Informationssammlung zusammengefasst (→ Tab. I/7.1).

Internet- und Lese-Tipp
Ausführungen zum Strukturmodell:
www.ein-step.de

I/7.3 Phasen des Pflegeprozesses

Ⓢ Fallbeispiel Stationär, Teil II

Botho Rilling erzählt der Altenpflegerin Hermine Brauer im Erstgespräch, dass er ungern in die Altenpflegeeinrichtung gehe, da er sein Haus und den schönen Garten vermissen werde. Früher war er Gärtner. Er habe sich für den Umzug entschieden, da er allein lebe und seit geraumer Zeit nach einem Schlaganfall fremde Hilfe benötige. Er habe eine Tochter, die in Amerika wohne und einen Sohn, zu dem er keinen Kontakt pflege.

Ein Neffe besuche ihn regelmäßig und versorgte ihn daheim mit Lebensmitteln und frischer Wäsche. Ein regelmäßiger Kirchenbesuch ist für Herrn Rilling sehr wichtig und er hofft, dass er dies fortsetzen kann. Er kann nicht mehr selbstständig laufen, da er sein linkes Bein und seinen linken Arm nicht richtig spürt. Das Sprechen fällt ihm schwer. Die Mahlzeiten hatte der ambulante Pflegedienst für ihn mitgebracht und vorbereitet. Er mag keinen Spinat und hat kaum Appetit. Das Essen fällt ihm noch schwer, aber er ist zuversichtlich, dass es ihm bald besser gehen wird.

Der **Pflegeprozess** (→ Abb. I/7.5) beginnt mit dem ersten Kontakt zwischen den Altenpflegerinnen und dem Pflegebedürftigen. Für die umfassende Pflegediagnostik bzw. Informationssammlung sind die ersten Gespräche, in denen sich der Pflegebedürftige und die Pflegenden kennen lernen, grundlegende Schritte beim Aufbau einer professionellen Vertrauensbasis. Zu Beginn werden richtungsweisende Informationen über Gewohnheiten, Fähigkeiten, Pflege- und Hilfebeschreibung sowie Erfahrungen des Pflegebedürftigen und dessen Umfeld erhoben.

Die Informationssammlung darf nicht in ein bloßes Abfragen einer Checkliste münden. Vielmehr geht es hier um einen sensibel zu gestaltenden Erstkontakt, der die Basis für ein sich weiter aufbauendes Vertrauensverhältnis sein soll (→ Abb. I/7.4).

Inzwischen haben alle Anbieter von Pflegedokumentationssystemen die Möglichkeit in ihr Programm aufgenommen, das Strukturmodell einzusetzen, das von der damaligen Ombudsfrau im Bundesgesundheitsministerium zur Entbürokratisierung der Pflege in Zusammenarbeit mit Pflegewissenschaftlern und Praktikern aus der Pflege entwickelt wurde (→ Kap. I/2.2.1). Aus diesem Grund ist hier die **Strukturierte Informationssammlung** (SIS®) als Element 1, der vier Elemente des Strukturmodells (SIS®, Maßnahmenplan, Berichteblatt, Evaluation), abgebildet. Die SIS® stellt als Kernstück des Strukturmodells den Einstieg in den Pflegeprozess dar.

In weiteren Gesprächen und Beobachtungen müssen diese Informationen ergänzt und vertieft werden. Eine korrekte Beschreibung der Pflegebedürftigkeit eines Menschen kann nur erfolgen, wenn ausreichend Informationen vorliegen. Diese können durch verschiedene Methoden gewonnen werden. Eine Pflegeplanung baut auf

SIS – **stationär** –

Strukturierte Informationssammlung | Name der pflegebedürftigen Person | Geburtsdatum | Gespräch am/Handzeichen Pflegefachkraft | pflegebedürftige Person/Angehöriger/Betreuer

Was bewegt Sie im Augenblick? Was brauchen Sie? Was können wir für Sie tun?

Themenfeld 1 – kognitive und kommunikative Fähigkeiten

Themenfeld 2 – Mobilität und Beweglichkeit

Themenfeld 3 – krankheitsbezogene Anforderungen und Belastungen

Themenfeld 4 – Selbstversorgung

Themenfeld 5 – Leben in sozialen Beziehungen

Themenfeld 6 – Wohnen/Häuslichkeit

Erste fachliche Einschätzung der für die Pflege und Betreuung relevanten Risiken und Phänomene

	Dekubitus		weitere Einschätzung notwendig		Sturz		weitere Einschätzung notwendig		Inkontinenz		weitere Einschätzung notwendig		Schmerz		weitere Einschätzung notwendig		Ernährung		weitere Einschätzung notwendig		Sonstiges		weitere Einschätzung notwendig	
	ja	nein	ja	nein	ja	nein	ja	nein	ja	nein	ja	nein	ja	nein	ja	nein	ja	nein	ja	nein	ja	nein	ja	nein
1. kognitive und kommunikative Fähigkeiten	☐	☐	☐	☐	☐	☐	☐	☐	☐	☐	☐	☐	☐	☐	☐	☐	☐	☐	☐	☐	☐	☐	☐	☐
2. Mobilität und Beweglichkeit	☐	☐	☐	☐	☐	☐	☐	☐	☐	☐	☐	☐	☐	☐	☐	☐	☐	☐	☐	☐	☐	☐	☐	☐
3. krankheitsbezogene Anforderungen und Belastungen	☐	☐	☐	☐	☐	☐	☐	☐	☐	☐	☐	☐	☐	☐	☐	☐	☐	☐	☐	☐	☐	☐	☐	☐
4. Selbstversorgung	☐	☐	☐	☐	☐	☐	☐	☐	☐	☐	☐	☐	☐	☐	☐	☐	☐	☐	☐	☐	☐	☐	☐	☐
5. Leben in sozialen Beziehungen	☐	☐	☐	☐	☐	☐	☐	☐	☐	☐	☐	☐	☐	☐	☐	☐	☐	☐	☐	☐	☐	☐	☐	☐

Konzept: Beikirch/Roes Nutzungsrechte: BMG Version 1.2/2015

Abb. I/7.4 Dokumentationsblatt nach dem System des Strukturmodells der Bundesregierung. [V738]

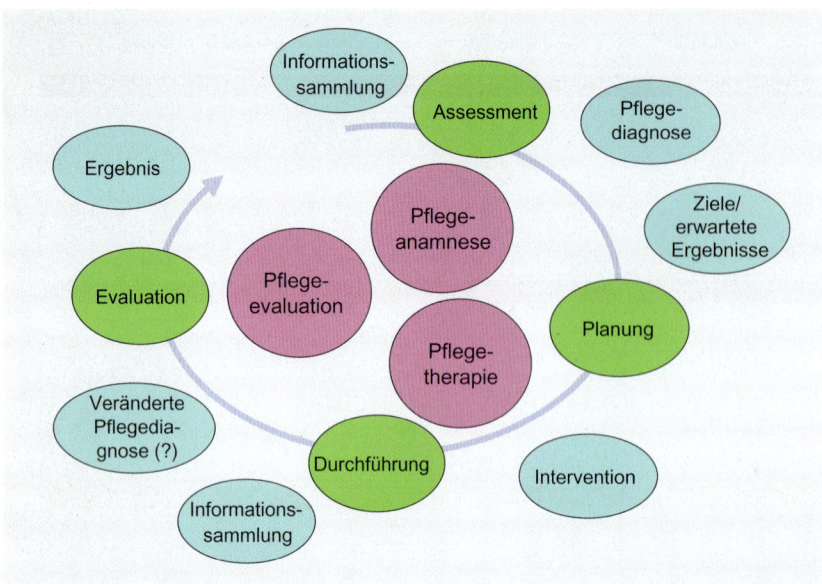

Abb. I/7.5 Der Pflegeprozess. [M595]

korrekt erfassten pflegerelevanten Informationen auf.

Insbesondere lebensgeschichtliche Aspekte sind bei Gesprächen mit alten Menschen wie ein Türöffner für Wünsche und Bedürfnisse. Wenn ältere Menschen über wichtige Ereignisse in ihrem Leben erzählen, können Altenpflegerinnen sich ein Bild machen über die Einstellungen, Werte und Bedürfnisse des Betroffenen. Biografiegeleitetes Arbeiten verlangt die Zustimmung des Pflegebedürftigen, diese Informationen als Bestandteil der Pflegediagnostik bzw. Informationssammlung dokumentieren zu dürfen (➝ Abb. I/7.6). Sie bieten für alle Mitarbeiter und Beteiligten eine wertvolle Grundlage zum Verständnis des Verhaltens des jeweiligen Menschen (➝ Kap. I/10).

> ❯ Ausgangspunkt und Beginn des Pflegeprozesses sind die aktuelle pflegerische Situationseinschätzung/Assessment und die Wünsche des Pflegebedürftigen. Der Bedarf an Pflege wird einerseits durch die festgestellte Pflegebedürftigkeit und andererseits durch das Leistungsspektrum der Altenpflegeeinrichtung sowie den Auftragsumfang durch den Pflegebedürftigen bzw. seine Angehörigen bestimmt.

Einschätzung versus Assessment in der Pflege

> ❯ **Pflegeassessment:** Einschätzung der Selbstständigkeit bzw. Pflegebedürftigkeit sowie der Risikopotenziale des Menschen anhand kriterienorientierter und strukturierter Verfahren, z.B. standardisier

ter Schemata (Assessmentinstrumente) sowie Bestimmung der notwendigen pflegerischen Unterstützung.

Der Begriff **Assessment** wird häufig verwendet, um die Einschätzungsphase systematisch zu beschreiben. Ursprünglich wurde der erste Schritt des Pflegeprozesses im Englischen mit Assessment bezeichnet und mit „Einschätzung" ins Deutsche übersetzt. Inzwischen wird der Begriff Assessment als englischer Fachbegriff direkt verwendet. In diesem Sinn ist Assessment als differenzierte Erfassung bestimmter gesundheitsbezogener Probleme zu begreifen, die als Grundlage der Pflegeplanung dienen.

I/7.3.1 Pflegediagnostik

> ❯ **Pflegediagnostik:** Prozess der Informationssammlung von der ersten Erhebung von Informationen bis zur Feststellung der Pflegebedürftigkeit anhand einer (oder mehrerer) Pflegediagnose(n).

Dem Erstgespräch mit dem Pflegebedürftigen in der **Pflegediagnostik** kommt eine zentrale Bedeutung zu. Die Strukturierte Informationssammlung bietet eine sinnvolle Unterstützung zur systematischen Erfassung. Weiterhin können Informationen zunächst aus schriftlichen Unterlagen gewonnen werden, die der Pflegebedürftige mit sich führt. Dieser Erstkontakt umfasst neben der Befragung des Pflegebedürftigen auch eine körperliche Untersuchung und, wenn sinnvoll, eine Einbeziehung von Angehörigen und anderen Bezugspersonen (➝ Abb. I/7.7).

Viele Informationen werden allerdings erst später zugänglich, wenn sich die Beziehung zu dem Pflegebedürftigen über einen Zeitraum entwickelt hat (Folgegespräch). Außerdem kommen täglich neue Informationen hinzu, z.B. die Reaktion des Pflegebedürftigen auf die angebotene Pflege.

Idealerweise entwickelt sich eine Beziehung und Vertrauensbasis zwischen dem Pflegebedürftigen und den Pflegenden und weitere Informationen aus der Biografie kommen hinzu und vervollständigen so die Pflegeanamnese.

Neben dem Aufnahmegespräch ist die **Pflegevisite** ein wichtiges Instrument zur Informationssammlung und Überprüfung der weiteren Schritte.

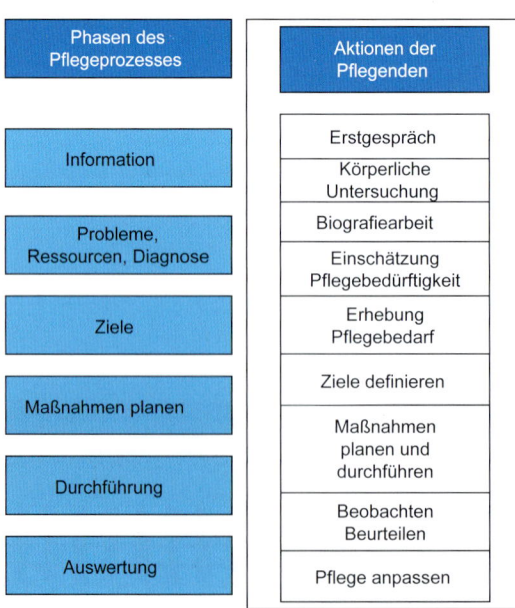
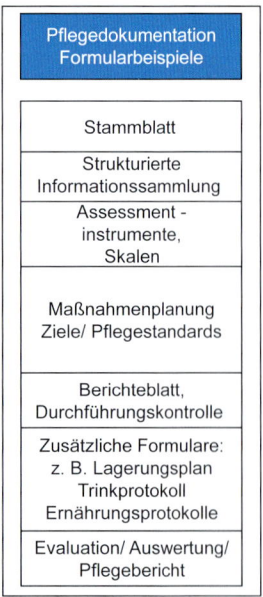

Abb. I/7.6 Die Umsetzung des Pflegeprozesses in der Pflegedokumentation. [M595]

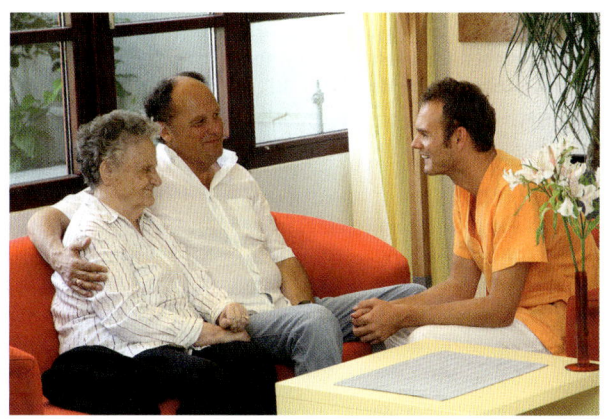

Abb. I/7.7 Oft können Altenpflegerinnen eine vollständige Pflegeanamnese und -diagnostik nur mithilfe der Angehörigen erheben. [K333]

Kommen neue Informationen hinzu, überprüfen Altenpflegerinnen, ob die Pflegeplanung auf Grund dieser Informationen geändert werden muss. Die Informationssammlung ist demzufolge nie abgeschlossen, sondern ein kontinuierlicher Prozess.

> ❯ Die Qualität der **Informationssammlung** ist entscheidend für alle weiteren Schritte des Pflegeprozesses. Stellen sich bei der Durchführung nachfolgender Schritte Umsetzungsprobleme ein, ist dies häufig auf das Fehlen von wichtigen Informationen zurückzuführen.

Altenpflegerinnen nutzen folgende **Informationsquellen:**
- Befragungen des Pflegebedürftigen und seiner Angehörigen z. B. in Form einer Selbsteinschätzung der pflegebedürftigen Person
- Beobachtung des Verhaltens z. B. in der Einrichtung und in seinem sozialen Umfeld
- Spontane Äußerungen des Pflegebedürftigen, seiner Angehörigen oder Mitbewohner und sonstige Gespräche
- Medizinische Diagnosen, Krankengeschichte und Untersuchungsergebnisse
- Pflege- und Überleitungsberichte von anderen Einrichtungen, Krankenhausaufenthalten oder betreuenden ambulanten Pflegediensten
- Teammitglieder und Angehörige anderer therapeutischer Berufe, die Kontakt mit dem Pflegebedürftigen haben, z. B. Sozialer Dienst, Seelsorger, Physiotherapeuten.

Die Informationen lassen sich einteilen nach der Informationsquelle in direkte und indirekte Informationen und nach dem Informationstyp in subjektive und objektive Informationen.
- **Direkt:** Informationen, die vom Pflegebedürftigen selbst erfahrbar sind
- **Indirekt:** Informationen, die nicht direkt vom Pflegebedürftigen kommen, sondern z. B. über Krankenakten, Arztbriefe, Pflegeberichte, Überleitungsbogen, Informationen von Angehörigen
- **Subjektiv:** vom Pflegebedürftigen kommunizierte Empfindungen, die schwer oder nicht messbar sind, z. B. Schmerzen, Angst, Wut, Trauer, Übelkeit
- **Objektiv:** messbare Informationen über Vitalfunktionen, z. B. Blutdruck, Puls, Temperatur, Harnmenge, gemessene Risiken (Assessmentinstrumente).

Zur Erfassung der gesamten Lebenssituation des Pflegebedürftigen müssen Informationen aus verschiedenen Bereichen kontinuierlich erhoben werden:
- **Persönliche Daten,** wie Name, Vorname, Alter, Anschrift, Religionszugehörigkeit, Beruf, Wohnort, Versicherung
- **Soziale Situation,** sie beschreiben das aktuelle gesellschaftliche Leben des Pflegebedürftigen, z. B.: allein lebend, verheiratet, verwitwet, Lebenspartner, Angehörige, Bezugspersonen, Kinder, Freunde
- **Analyse der physischen Verfassung,** z. B. akute und chronische Krankheiten, ärztliche Befunde, körperliche Einschränkungen
- **Analyse der psychischen Verfassung,** z. B.: Angst, Optimismus, Nervosität
- **Analyse der Gewohnheiten,** wie Vorlieben und Abneigungen
- **Lebensgeschichte** (*Biografie*), die einen Zugang zum Pflegebedürftigen sowie Verständnis für seine Persönlichkeit ermöglichen (→ Kap. I/10).

Leitfaden zur Gliederung der Informationssammlung

Pflegetheorien bilden idealerweise die Grundlage einer professionellen Pflege und systematischen Informationssammlung.

In vielen Einrichtungen werden die ABEDL® (→ Kap. I/2.2.2) zur übersichtlichen Gestaltung von Formularen oder Checklisten verwendet, um den Pflegenden die Sortierung und Dokumentation der gewonnenen Informationen zu erleichtern.

Manche Pflegende benutzen diese Vorlagen für die Sammlung pflegerelevanter Informationen im Gespräch mit dem Pflegebedürftigen. Dies kann als Gedankenstütze sinnvoll sein, birgt aber die Gefahr eines „Abarbeitens". Aus diesem Grund überlegen Altenpflegerinnen vor dem Gespräch, ob die Verwendung einer Checkliste bei dem jeweiligen Pflegebedürftigen wirklich angebracht ist und wenn ja, welche Fragen zu stellen sind. So ist es nicht notwendig, einen Pflegebedürftigen, der seine Körperpflege selbstständig vornehmen kann, nach seinen Gewohnheiten beim Waschen zu fragen. Außerdem beschränken Altenpflegerinnen ihre Beobachtungen nicht auf die Checkliste, sondern stellen Fragen, die darüber hinausgehen und beobachten den Pflegebedürftigen während des Gesprächs.

Mit dem Strukturmodell ist eine weitere Möglichkeit zur Gliederung der Informationssammlung geschaffen. In diesem Modell besteht die pflegefachliche Einschätzung aus sechs Themenfeldern (→ Abb. I/7.4):
- Kognitive und kommunikative Fähigkeiten
- Mobilität und Beweglichkeit
- Krankheitsbezogen Anforderungen und Belastungen
- Selbstversorgung
- Leben in sozialen Beziehungen
- Haushaltsführung/Wohnen/Häuslichkeit.

Weitere Kernelemente sind die Eigeneinschätzung der pflegebedürftigen Person und die pflegefachliche Risikoeinschätzung anhand einer Matrix. Alle wichtigen Informationen und Formularbeispiel sind auf der Homepage www.ein-step.de hinterlegt.

Assessmentinstrumente und Skalen

In den vergangenen Jahren wurde eine große Zahl von Instrumenten entwickelt, mit deren Hilfe sich die Situation eines Pflegebedürftigen recht genau beschreiben lässt. Systeme wie der **Functional Independence Measure** (*FIM*) oder der **Barthel-Index** (→ Kap. I/27.2.4) dienen dazu, den Grad der Selbstständigkeit bzw. Abhängigkeit eines Pflegebedürftigen zu beschreiben und einzustufen. Zur Einschätzung des kognitiven Status wird darüber hinaus der Mini-Mental-Status (*MNS*) eingesetzt. Noch komplexer sind Systeme wie das Residence Assessment Instrument (*RAI*) oder Planification informatisée des soins infirmiers requis (*Plaisir*), die teilweise in der Langzeitpflege und Altenpflege benutzt werden und möglichst genau den Pflegebedarf der Bewohner spiegeln sollen. Die Anwendung von solchen wissenschaftlich entwickelten Instrumenten wird immer mehr zum fachlichen Standard, um eine möglichst stabile Qualität der Einschätzung von Pflegebedürftigkeit und Pflegebedarf zu gewährleisten sowie die Wirksamkeit von Pflegemaßnahmen messen zu können (→ Kap. I/9). Im Strukturmodell sind für die Risikobereiche Dekubitus, Sturz, Inkontinenz, Schmerz und Ernährung Möglichkeiten zur Ersteinschätzung vorgesehen (Risikomatrix → Abb. I/7.4). Bei Vorliegen eines Risikos werden geeignete Assessmentinstrumente angewendet.

> » Pflegebedürftig nach dem **Pflegeversicherungsgesetz** (§ 14 SGB XI) sind Personen, die gesundheitlich bedingte Beeinträchtigungen der Selbstständigkeit oder der Fähigkeiten aufweisen und deshalb der Hilfe durch andere bedürfen. Die Personen können die körperlichen, kognitiven oder psychischen Beeinträchtigungen oder gesundheitsbedingten Belastungen oder Anforderungen nicht selbstständig kompensieren oder bewältigen. Maßgeblich sind Beeinträchtigungen der Selbstständigkeit in den sechs Bereichen (Module):
> • Mobilität
> • Kognitive und kommunikative Fähigkeiten
> • Verhaltensweisen und psychischen Problemlagen
> • Selbstversorgung
> • Bewältigung von und selbstständiger Umgang mit krankheits- oder therapiebedingten Anforderungen und Belastungen
> • Gestaltung des Alltagslebens und sozialer Kontakte.
> Die Pflegebedürftigkeit muss auf Dauer, voraussichtlich für mindestens sechs Monate bestehen.

Assessmentinstrumente können sinnvoll angewendet werden, wenn die Anwender mit den Hintergründen vertraut sind. Instrumente können jedoch nicht die Kompetenzen der Altenpflegerinnen ersetzen, die nötig sind, Informationen bei jedem Einzelfall richtig zu verstehen und zu interpretieren. Die Anwendung eines Assessmentinstruments muss in Beziehung zum weiteren praktischen Handeln stehen. Nach Durchführung von Pflegemaßnahmen erfolgt eine erneute Einschätzung mithilfe eines Assessmentinstrumentes (Evaluation).

> » **Instrument zur Messung der funktionalen Selbstständigkeit im Alltag: Functional Independence Measure (FIM)**
>
> Der **FIM** ist ein Assessmentinstrument in der Geriatrie, auf dessen Basis Fähigkeiten der Selbstversorgung bewertet werden können. Es werden 18 Merkmale abgefragt, die in sechs Gruppen aufgeteilt sind. Die sechs Gruppen sind:
> • Selbstversorgung
> • Kontinenz
> • Transfer
> • Fortbewegung
> • Kommunikation
> • Kognitive Fähigkeiten
> Der Grad der Selbstständigkeit, die für die Ausübung dieser Merkmale besteht, wird in sieben Stufen angegeben, die jeweils genau definiert sind.
>
> Das Instrument eignet sich für strukturierte und einheitliche Einschätzungen und lässt damit auch Vergleiche über einen Zeitraum zu (z.B. Schweregrad einer Behinderung, Veränderung im Laufe der Rehabilitation). Bewertet wird nur, was der Pflegebedürftige tatsächlich aus eigenem Antrieb in seiner aktuellen Situation kann, nicht was er mit seiner Motorik theoretisch oder unter anderen äußeren Bedingungen könnte. Somit kann festgestellt werden, welche Fähigkeiten selbst ausgeführt werden können und für welche Aktionen ein bestimmter Bedarf an Hilfe und Pflege besteht. Der FIM dient auch als Instrument zur Unterstützung der Pflegeplanung und Evaluation. Im Vergleich zum Begutachtungsinstrument im SGB XI (→ Kap. III/1) umfasst der FIM deutlich weniger Kriterien, wird jedoch in der Praxis häufig von Therapeuten und Ärzten angewendet.

Formulierung von Pflegediagnosen als Ergebnis der Einschätzungsphase

Aus den gesammelten Informationen werden in einem nächsten Schritt die Gewohnheiten, Fähigkeiten und Pflege- und Hilfebeschreibungen herausgearbeitet. Ein Pflegeproblem besteht, wenn die Selbstständigkeit eines Menschen in einem Lebensbereich eingeschränkt ist, er das Problem nicht selbst lösen kann und das Problem durch pflegerische Maßnahmen kompensiert oder teilweise kompensiert werden kann, z.B. durch Unterstützung, Anleitung oder Übernahme der Tätigkeit.

Das Herausfiltern von relevanten Informationen erfordert ein gründliches und überlegtes Vorgehen der Altenpflegerinnen. Die gewonnenen Informationen werden zunächst sortiert, auf ihre Bedeutung geprüft, dann mit anderen Informationen verglichen und in Beziehung gesetzt und schließlich interpretiert.

Am Ende dieses diagnostischen Prozesses steht die abschließende Gesamtbeurteilung, um welche zentralen Pflegeprobleme – wenn denn welche vorhanden sind – es sich im vorliegenden Fall handelt. Die Altenpflegerinnen halten diese stichwortartig, aber für alle Mitglieder des Teams verständlich im Dokumentationssystem fest und führen, wenn möglich, auch die Ursachen an. So kann z.B. ein Flüssigkeitsdefizit ganz verschiedene Ursachen haben, etwa Verletzungen der Hand, Erbrechen oder Demenz, und deshalb ganz unterschiedliche Handlungen erforderlich machen.

Die Dokumentation eines Pflegeproblems kann auch standardisiert in Form einer Pflegediagnose (→ Kap. I/9) erfolgen.

I/7.3.2 Pflegetherapie

Unter **Pflegetherapie** wird in diesem Buch die Formulierung der Ziele sowie die Planung und Durchführung der pflegerischen Maßnahmen verstanden. Therapie umfasst nach diesem Verständnis die systematische Planung von Pflege als Basis für alle pflegerischen Maßnahmen.

Pflegeplanung

Unter **Pflegeplanung** versteht man die konsequente und zielgerichtete Planung, Durchführung und Bewertung von Pflege. Sie ist die gemeinsame Grundlage der Altenpflegerinnen für eine strukturierte Arbeitsweise und dient als ein zentrales Instrument der Qualitätssicherung. Das Ergebnis einer Pflegeplanung ist der schriftliche Pflegeplan, in dem alle wesentlichen Pflege- und Unterstützungsaufgaben sowie die Ressourcen übersichtlich dargestellt sind.

> » Die Pflegeplanung dient zur Organisation der Pflege und ist Teil des Pflegeprozesses in der professionellen Pflege.

Die Pflegeplanung wird z.B. von einer Altenpflegerin, der Bezugspflegenden oder der Wohnbereichsleitung erstellt. Eine Einbindung der anderen Fachdisziplinen (z.B. Ärzte, Physiotherapeuten) geschieht häufig im Rahmen von (Pflege-)Visiten oder Fallbesprechungen und ermöglicht eine bewohnerorientierte multiprofessionelle Betreuung. ▨5 ▨6

Formulierung von Zielen

> **Pflegeziele:** Auf die Zukunft gerichtete konkrete Vorstellungen, die eine Veränderung der Lebenssituation eines Pflegebedürftigen beschreiben. Sie definieren ein realistisches, erreichbares und überprüfbares Pflegeergebnis. Leitmotiv und übergeordnetes Ziel in der Versorgung von alten Menschen ist der Erhalt ihrer Selbstständigkeit, ihrer Selbstbestimmung und Teilhabe am sozialen Leben. Im EinSTEP-Modell ist keine gesonderte Festlegung von Pflegezielen vorgesehen. Es wird davon ausgegangen, dass sich die Ziele aus der Maßnahmenplanung und durch den Abgleich mit den Wünschen der pflegebedürftigen Person ableiten (→ Kap. I/9).

Die **Pflegeziele** können vom Pflegebedürftigen selbst, in Zusammenarbeit mit den Angehörigen oder von den Pflegenden formuliert werden. Die formulierten Ziele sollten nach Möglichkeit zwischen den Beteiligten ausgehandelt werden. Bereiche, auf die sich Pflegeziele beziehen, sind z. B.:
- **Körperlicher Zustand** des Pflegebedürftigen (z. B. hat intakte Haut; Wunddurchmesser ist bis zum … reduziert um 1 cm)
- **Messbare Veränderungen** (mittels Assessmentinstrumenten, z. B. Nutri-Risiko-Assessment, feststellbar)
- **Fähigkeiten** des Pflegebedürftigen (z. B. kann Transfer aus dem Bett selbstständig durchführen, kann Gesicht und Oberkörper selbst waschen)
- **Wissen** des Pflegebedürftigen (z. B. kennt die Wirkung des Insulins, erkennt die Zeichen einer Hypoglykämie)
- **Verhalten** und der **Entwicklungsprozess** des Pflegebedürftigen (z. B. kann Ängste vor der Pflegeabhängigkeit äußern, akzeptiert die mehrmals am Tage durchzuführenden Blutzuckerkontrollen)
- **Wollen** (Adhärenz = Einhaltung gemeinsamer Therapieziele) des Pflegebedürftigen (z. B. ist bereit 1,5 Liter am Tag zu trinken).

Um später überprüfen zu können, ob der Pflegebedürftige die **Pflegeziele** tatsächlich erreicht hat, werden diese genau festgelegt.

Ein korrekt formuliertes Pflegeziel genügt folgenden Anforderungen:
- **Passend.** Es ist auf ein Problem bezogen
- **Bewohnerorientiert** und **realistisch.** Es ist für diesen Pflegebedürftigen tatsächlich erreichbar
- **Positiv.** Es legt fest, was erreicht und nicht, was vermieden werden soll

- **Überprüfbar.** Es enthält eine Zeitangabe, bis wann es erreicht sein soll, und darüber hinaus eine präzise Beschreibung des bis dahin erreichten Zustands, der bis dahin erreichten Verfassung oder der vom Pflegebedürftigen auszuübenden Tätigkeit.

> „Herr S. geht in zwei Wochen (konkretes Datum benennen) in Begleitung zur Toilette."
>
> „Frau K. injiziert sich in fünf Tagen selbstständig Insulin s. c."
>
> Es darf dabei nicht stören, dass z. B. Herr S. im Moment noch mit dem Rollstuhl zur Toilette gefahren wurde oder dass Frau K. noch zur s. c.-Injektion angeleitet wird und sie noch nicht selbstständig ausführt. Es handelt sich ja um Ziele und nicht um Eintragungen in den Pflegebericht, in dem Tatsächliches festgehalten wird. Die Tatsache, dass diese Ziele noch nicht erreicht sind, wird durch die Eintragung an der im Dokumentationssystem für Ziele vorgesehenen Stelle zum Ausdruck gebracht. Hilfsverben wie „sollen", „müssen" oder „können" sind nicht notwendig.
>
> Schlagwörter wie „größtmögliche Selbstständigkeit" oder „baldige eigenständige Versorgung" gelten im Prinzip für alle Pflegebedürftigen und können die Aufgabe einer Zielbeschreibung, nämlich die Auswahl geeigneter Maßnahmen zu erleichtern und den Pflegebedürftigen zu motivieren, nicht erfüllen.
>
> In Abhängigkeit vom Pflegeziel verständigen sich Altenpflegerinnen mit den Pflegebedürftigen dann über entsprechende Pflegemaßnahmen.

Pflegeziele haben einen prozesshaften Charakter, d. h. sie werden regelmäßig aktualisiert. Dabei spielt die Umsetzung der Pflegeplanung eine wichtige Rolle.

Pflegeziele können in Bezug zur Lebenssituation eines Pflegebedürftigen unterschieden werden in:
- **Fördernde Ziele**
- **Präventive** (*vorbeugende*) **Ziele**
- **Kurative** (*heilende*) **Ziele**
- **Rehabilitative** (*wiederherstellende*) **Ziele**
- **Palliative** (*erleichternde*) **Ziele.**

Planung der Pflegemaßnahmen

> **Pflegemaßnahmen** (*Pflegeinterventionen*): Tätigkeiten, die dem Erreichen der Pflegeziele dienen. Art und Zeitpunkt der Pflegemaßnahmen sind in der Pflegeplanung festzulegen. Pflegemaßnahmen werden nach der Festlegung der angestrebten Pflegeziele geplant.

Gemeinsam mit dem Pflegebedürftigen und ggf. seinen Bezugspersonen werden konkrete **Pflegemaßnahmen** vereinbart. Die Planung erfolgt insbesondere bei Menschen mit Demenz in enger Abstimmung mit den Bezugspersonen und den Betreuern (→ Abb. I/7.8).

Die zwischen Pflegebedürftigem und Altenpflegerinnen besprochenen Pflegemaßnahmen werden konkret als Antwort auf folgende W-Fragen formuliert: „**Wer** macht **wann, was, wie, womit?**" Die Formulierung ist so knapp wie möglich und so ausführlich wie nötig.

Pflegemaßnahmen können entweder individuell für jede Pflegesituation formuliert oder mithilfe eines vorhandenen Pflegestandards geplant, durchgeführt und dokumentiert werden. Im EinSTEP-Modell wird darüber hinaus vorgeschlagen, Tagesstrukturpläne aufzustellen. Im **Tagesstrukturplan** werden notwendige Maßnahmen handlungsleitend geplant. Im Folgenden werden nur noch die Abweichungen von diesem Plan dokumentiert. Einzelleistungsnachweise sind nicht nötig, sofern die Tagesroutine erhalten bleibt (→ Kap. I/11.4).

Die Einflussfaktoren auf die individuelle Maßnahmenplanung auf der Grundlage des Verständigungsprozesses sind:
- Berücksichtigung von Wünschen der pflegebedürftigen Person
- Maßnahmen des Risikomanagements und der Beobachtung
- Maßnahmen der Behandlungspflege
- Psychosoziale Betreuung und zusätzliche Betreuungsleistungen
- Regelmäßig wiederkehrende Abläufe der grundpflegerischen und ggf. hauswirtschaftlichen Versorgung (ambulant).

Ein **Pflegestandard** ist eine präzise Anweisung in der die Maßstäbe für das pflegerische Handeln beschrieben sind. Mit einem

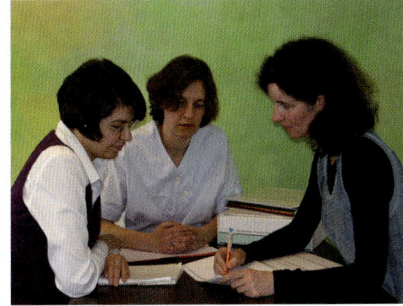

Abb. I/7.8 Pflegeplanung durch ein Team erhöht die Pflegekompetenz. Der Austausch von Meinungen und Erfahrungen erleichtert es allen Beteiligten, die ausgehandelten oder mit dem Pflegebedürftigen vereinbarten Ziele und Maßnahmen zu akzeptieren. [O408]

Pflegestandard werden die Qualität, die Art und der Umfang pflegerischer Handlungen festgelegt. Die Inhalte der Pflegestandards basieren auf Forschungsergebnissen und bedürfen der laufenden Aktualisierung (→ Kap. III/7.2.2).

(In den vergangenen Jahren wurden zunehmend nationale Expertenstandards entwickelt, die eine wichtige Grundlage zur Ausgestaltung der einrichtungsinternen Pflegestandards bilden.)

> Altenpflegerinnen treffen ihre Entscheidung für oder gegen eine bestimmte Pflegemaßnahme auf Grund ihrer Erfahrung und Intuition sowie unter Berücksichtigung des aktuellen pflegerischen Wissens. Dieses können sie z. B. aus Pflegediagnosen (→ Kap. I/9) ableiten, in denen die Begründungen für die Auswahl der Pflegemaßnahmen enthalten sind.

Eine Überprüfung, ob die Maßnahmen eindeutig und präzise formuliert sind, sollte regelmäßig stattfinden, z. B. im Rahmen einer Pflegevisite. Floskeln und Redewendungen wie „psychische Betreuung" oder „Angst nehmen" erfüllen die Kriterien einer eindeutig formulierten Maßnahme ebenso wenig wie „man sollte den Seelsorger rufen" oder „versuchen, auf Frau B. einzuwirken". Besser sind Aussagen wie „Herrn Z. zu den Mahlzeiten an den Tisch setzen" oder „Die Wohnbereichsleitung motiviert die Bewohnerin für ein Vollbad am Dienstag."

Kategorien der Pflegemaßnahmen

Pflegemaßnahmen werden im Sinne von Monika Krohwinkel „physisch-funktionalen" (unterstützenden) oder „willentlich-emotionalen" (lehrenden) Dimensionen zugeordnet.

Die **physisch-funktionale Dimension** beschreibt Methoden und Hilfsmittel der Pflegenden und hinterfragt die Auswirkungen auf den Pflegebedürftigen. Die Methode des **unterstützenden Pflegehandelns** drückt sich aus in der Beaufsichtigung, teilweiser Übernahme oder vollständiger Übernahme von Tätigkeiten.

- **Beaufsichtigung** meint, dass die Tätigkeit vom Pflegebedürftigen selbstständig durchgeführt wird, er aber durch Altenpflegerinnen beobachtet wird, die jederzeit auch eingreifen können, um Schaden abzuwenden
- **Teilweise Übernahme** ist gekennzeichnet durch die Unterstützung der Tätig-

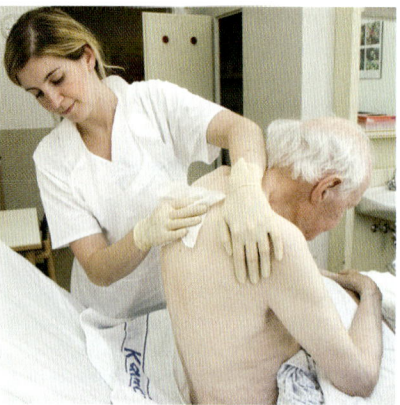

Abb. I/7.9 Bei der „vollständigen Übernahme" führen Altenpflegerinnen eine Handlung ohne aktive Beteiligung des Pflegebedürftigen aus. [K115]

keiten des Pflegebedürftigen, z. B. wenn sich ein alter Mensch Gesicht und Oberkörper selbstständig waschen kann, aber Unterstützung bei der Reinigung im Intimbereich benötigt
- **Vollständige Übernahme** von Tätigkeiten beschreibt die umfassende Übernahme von Tätigkeiten, z. B. die Haarwäsche bei einem bettlägerigen alten Menschen (→ Abb. I/7.9).

Die **willentlich-emotionale Dimension** greift den pädagogisch-psychologischen Aspekt des pflegerischen Handelns im Hinblick auf Förderung von Selbstwertgefühl, Hoffnung und Ermutigung im Zusammenhang mit Unabhängigkeit und Wohlbefinden auf. Dieses „befähigende" Pflegehandeln zeigt sich in Information, Beratung, Anleitung und Motivation.

- **Information** (I) umfasst z. B. Möglichkeiten, wie Pflegebedürftige vor Verletzungen bei erhöhter Blutungsneigung durch angepasstes Verhalten geschützt werden können
- **Beratung** (B) bezieht sich z. B. auf den Einsatz von Hilfsmitteln bei Bewegungseinschränkung
- **Motivation** (M) lenkt die Aufmerksamkeit des Pflegebedürftigen z. B. auf die Teilnahme an Beschäftigungsangeboten in einer Altenpflegeeinrichtung
- **Anleitung** (A) schließt Beratung des Pflegebedürftigen oder seiner Bezugspersonen ein, z. B. das Aufstehen aus dem Bett für einen Menschen mit rechtsseitiger Parese nach Schlaganfall. Hier gilt es aufzuklären, zu üben und auch den Hilfsmitteleinsatz zu prüfen.

Diese beiden Dimensionen, das befähigende und das unterstützende Pflegehandeln,

spiegeln sich idealtypisch im Pflegeverhalten. ■■7 ■■8 ■■9

Die Maßnahmenplanung im Rahmen des Strukturmodells unterscheidet sich grundlegend von der bisherigen Praxis. Diese neue Form kann zur Übersichtlichkeit und damit zur Akzeptanz im Alltag beitragen und bindet sich nahtlos in die Erkenntnisse aus der SIS® ein. Die Planung umfasst jetzt diejenigen Maßnahmen, die sich als Erkenntnisse aus Erst- und Folgegesprächen in Verbindung mit den wissenschaftsbasierten Themenfeldern und dem sechsten Themenfeld, unter Einbezug der Matrix zur Erfassung der Risiko- und Pflegephänomene und der Abstimmung zu den Sichtweisen, Bedürfnisse und Vorgaben der pflegebedürftigen Person aus der SIS® ergeben.

> Irrtümlicherweise wird häufig angenommen, dass auch die vom Arzt angeordneten Maßnahmen (z. B. das Verabreichen von Injektionen oder das Anlegen eines Verbands) in den Pflegeplan einbezogen werden müssten.
> Beim Verständnis der Pflegeplanung als **Planungsinstrument der Pflege** kann das aber nicht sein, da die Pflegenden hier ja keinen Entscheidungsspielraum haben. Sie führen die vom Arzt angeordneten Maßnahmen trotzdem selbstverständlich genauso gewissenhaft aus wie die von ihnen selbst geplanten Interventionen und dokumentieren die Durchführung auf dem Durchführungskontrollblatt (→ Abb. I/7.3).

Altenpflegerinnen haben ein individuelles Verständnis davon, was sie unter guter Pflege verstehen. Ihre eigenen Erfahrungen aus der Pflegepraxis spielen dabei eine Rolle, dürfen aber nicht unkritisch für jeden pflegebedürftigen Menschen übernommen werden. Es ist sinnvoll, die Pflegeplanung im Pflegeteam gemeinsam zu erstellen und zu bewerten.

I/7.3.3 Durchführung der Pflegemaßnahmen

> Nach Festlegung von Zielen und Pflegemaßnahmen führen Altenpflegerinnen die entsprechenden Pflegehandlungen durch. Zur korrekten Durchführung können die Richtlinien in den Pflegestandards zu Hilfe genommen werden. Wird eine Pflegemaßnahme durchgeführt, ist immer das aktuelle Befinden des Pflegebedürftigen zu berücksichtigen und die Pflegemaßnahme ggf. anzupassen.

Ⓢ Fallbeispiel Stationär, Teil III, Variante 1

Pflegeplanung im Sinne des Pflegeprozesses zum Fallbeispiel von Botho Rilling

Pflegediagnostik	Pflegetherapie		Pflegeevaluation
	Ziele festlegen	Maßnahmen planen	
Altenpflegerin Hermine Brauer hat im Erstgespräch folgende Pflegeprobleme und Ressourcen herausgearbeitet, die sich an den ABEDL® von Krohwinkel orientieren. Sie kann folgende **Pflegediagnosen** stellen:	Frau Brauer hat mit Botho Rilling folgende Pflegeziele nach den ABEDL® von Krohwinkel herausgearbeitet:	Frau Brauer formuliert die Pflegeplanung für die ersten vier Wochen und bespricht diese mit dem Pflegebedürftigen und mit dem Pflegeteam. Folgende Maßnahmen hat sie geplant:	Herr Rilling und Frau Brauer führen nach vier Wochen ein erstes Auswertungsgespräch, in dem sie besprechen, ob die einzelnen Pflegeziele erreicht wurden. Folgende Informationen ergaben sich aus dem Gespräch: Folgende **Ergebnisse** können nach vier Wochen festgehalten werden:

Kommunizieren

• Sprachschwierigkeiten nach einem Schlaganfall **Pflegediagnose:** • Beeinträchtigte verbale Kommunikation	• Kann besser sprechen • Aussprache ist verständlich	• Logopädin: montags und donnerstags von 10–11 Uhr • Dreimal täglich Schluck- und Sprechtraining durch das Pflegeteam	• Die Rückmeldungen der Logopädin sind positiv, die Schluck- und Sprechbewegungen erfolgen koordinierter. Herr Rilling benötigt weitere Behandlung. • Herr Rilling übt regelmäßig das Sprechen mit den Altenpflegern. Die Aussprache ist zwar noch unklar, aber relativ verständlich **Ergebnisse:** • Kann besser sprechen • Aussprache ist verständlich

Sich bewegen

• Begrenzter Bewegungsumfang und Gleichgewichtsstörungen aufgrund einer Halbseitenlähmung links **Pflegediagnose:** • Beeinträchtigte körperliche Mobilität	• Hält das Gleichgewicht beim Stehen • Kennt den Sinn und Zweck der rehabilitierenden Pflege nach Bobath	• Dreimal täglich Mobilitätsübungen unter kinästhetischen Aspekten • Erklärung und Beratung bezüglich des Bobath- und Kinästhetikkonzepts täglich	• Das Gleichgewicht bei der Mobilisierung zwischen Stuhl und Bett zu halten, fällt Herrn Rilling noch schwer. Hierzu braucht er noch regelmäßige Unterstützung. • Herr Rilling ist motiviert und zeigt sich im Rahmen der rehabilitierenden Pflege sehr kooperativ **Ergebnisse:** • Noch kein Gleichgewicht beim Stehen • Kennt den Sinn und Zweck einer rehabilitierenden Pflege nach Bobath

Vitale Funktionen aufrecht erhalten

• Kein Pflegeproblem vorhanden			

Sich pflegen

• Kann sich nicht selbstständig waschen **Pflegediagnose:** • Selbstversorgungsdefizit Körperpflege durch Hemiparese	• Kann sich Gesicht und Oberkörper selbst waschen	• Anleitung zur Körperpflege nach Standard: Körperpflege Hemiparese	• Kann sich noch nicht selbstständig pflegen, braucht Anleitung und teilweise Unterstützung **Ergebnisse:** • Kann sich Gesicht und Oberkörper selbst waschen

Sich kleiden

• Kann die Kleidungsstücke nicht selbstständig wechseln **Pflegediagnose:** • Selbstversorgungsdefizit Kleiden	• Kleidet Oberkörper selbstständig an • Bestimmt selbstständig die Kleiderauswahl	• Anziehtraining nach Standard	• Ärgert sich, dass er den Arm nicht durch den Ärmel bekommt **Ergebnisse:** • Benötigt noch Unterstützung

Ausscheiden

• Kann Toilette nicht selbstständig benutzen **Pflegediagnose:** • Selbstversorgungsdefizit Toilettenbenutzung	• Kann Toilettengang eigenständig durchführen	• Unterstützung und Anleitung beim Transfer vom Rollstuhl zur Toilette	• Herr Rilling findet sich in der Behindertentoilette zurecht **Ergebnisse:** • Gleichgewicht reicht aus für Sitzen auf der Toilette. Transfer ist nur mit Unterstützung möglich • Teil-Unterstützung bei Hygienemaßnahmen

I

7

Pflegediagnostik	Pflegetherapie		Pflegeevaluation
	Ziele festlegen	Maßnahmen planen	

Essen und Trinken

Pflegediagnostik	Pflegetherapie		Pflegeevaluation
• Essen bleibt in der Mundhöhle, Husten, Verschlucken **Pflegediagnose:** • Schluckstörung	• Kann feste und flüssige Nahrung vom Mund zum Magen befördern • Körpergewicht bleibt stabil • Nimmt die Mahlzeiten in der Wohngruppe ein	• Mahlzeiten so vorbereiten, dass Herr Rilling sie mit der rechten Hand essen kann • Zum richtigen Umgang mit einem rutschfesten Brett anleiten	• Das Essen schmeckt Herrn Rilling sehr gut. Er verschluckt sich nicht mehr so häufig. • Herr Rilling kann selbstständig mit der rechten Hand essen. Er benötigt weiterhin Unterstützung im Umgang mit dem rutschfesten Brett • Herr Rilling hat zwei Kilo zugenommen **Ergebnisse:** • Gewichtszunahme erreicht • Kann zum Essen in der Wohngruppe motiviert werden und entscheidet bei jeder Mahlzeit erneut, wo er essen möchte • Noch keinen sicheren Umgang mit rutschfestem Brett. Beratung mit Ergotherapie planen

Ruhen, Schlafen, sich entspannen

• Kein Pflegeproblem vorhanden

Sich beschäftigen, Lernen, sich entwickeln

Pflegediagnostik	Pflegetherapie		Pflegeevaluation
• Beschäftigungsdefizit	• Findet eine sinnvolle Beschäftigung in neuer Umgebung • Hält sich auch in der Wohngruppe auf	• Teilnahme an folgenden Freizeitaktivitäten der Einrichtung vorschlagen: Seniorentreffs (mit Musik, Gesang, Vorträgen) mittwochs um 16 Uhr, Ausflüge samstags um 10 Uhr • Eine ehrenamtliche Person finden, die die Gottesdienstbegleitung am Sonntag übernimmt	• Hat erste Kontakte mit anderen Bewohnern geknüpft. **Ergebnisse:** • Nimmt an dem Singkreis teil und singt gern Kirchenlieder • Gottesdienstbegleitung durch Ehrenamtliche ist noch nicht fest geplant

Die eigene Sexualität leben

• Kein Pflegeproblem vorhanden

Für eine sichere und fördernde Umgebung sorgen

Pflegediagnostik	Pflegetherapie		Pflegeevaluation
• Wirkt zurückgezogen und deprimiert, trauert seiner eigenen Wohnung nach **Pflegediagnose:** • Ortswechselbedingtes Stresssyndrom	• Fühlt sich in der Einrichtung sicher	• Maßnahmen siehe Einzugskonzeption	• Herr Rilling kennt die Räumlichkeiten und den Tagesablauf sehr gut, kann über den Verlust seiner eigenen Wohnung sprechen **Ergebnisse:** • Beginnt, sich mit seiner neuen Situation abzufinden

Soziale Kontakte und Beziehungen aufrecht erhalten können

Pflegediagnostik	Pflegetherapie		Pflegeevaluation
Ressource: • Spiritualität: Möchte regelmäßig die Kirche besuchen	• Kann einmal wöchentlich die Kirche besuchen • Erhält Kontakt zum zuständigen Seelsorger	• Begleitung zum sonntäglichen Kirchenbesuch • Information über neuen Bewohner an den zuständigen Seelsorger weitergeben	• Herr Rilling nimmt gern und regelmäßig an den Freizeitaktivitäten teil • Die Ausflüge am Samstag hat Herr Rilling bisher abgesagt, weil er samstags immer Besuch von seinem Neffen bekommt **Ergebnisse:** • Kann einmal wöchentlich die Kirche besuchen

Mit existenziellen Erfahrungen des Lebens umgehen und sich dabei entwickeln können

Kein Pflegeproblem vorhanden

Ⓢ Fallbeispiel Stationär, Teil III, Variante 2

Pflegeplanung im Sinne des Pflegeprozesses nach dem Strukturmodell zum Fallbeispiel von Botho Rilling

Strukturierte Informationssammlung	Pflegetherapie/Maßnahmenplanung	Evaluation
Altenpflegerin Hermine Brauer hat im Erstgespräch folgende Pflegeprobleme und Ressourcen herausgearbeitet, die sich an den Themenfelder der Strukturierten Informationssammlung (SIS®) und Risikoeinschätzung orientieren	Frau Brauer formuliert die Maßnahmenplanung für die ersten vier Wochen und bespricht diese mit dem Pflegebedürftigen und mit dem Pflegeteam. Folgende Maßnahmen hat sie geplant:	Herr Rilling und Frau Brauer führen nach vier Wochen ein erstes Auswertungsgespräch, in dem sie besprechen, ob die einzelnen Pflegemaßnahmen erfolgreich waren. Folgende Informationen ergaben sich aus dem Gespräch. Folgende **Ergebnisse** können nach vier Wochen festgehalten werden.

Was bewegt Sie im Augenblick? Was brauchen Sie? Was können wir für Sie tun?

Herr Rilling hat sich schweren Herzens entschieden, in das „Seniorenzentrum Maxeberg" zu ziehen. In letzter Zeit ist es ihm zunehmend schwer gefallen, sich selbst zuhause zu versorgen. Heute fällt Herrn Rilling der Abschied von seinem Haus noch sehr schwer. Er hofft, dass er sich in seinem Zimmer und dem neuen Zuhause bald zurecht findet. Er wünscht sich eine verlässliche Ansprechpartnerin und dass er bald Kontakt zu den anderen Bewohnern bekommt. Er bittet darum, dass sein Neffe umgehend über den Umzug informiert wird und dass die defekte Bremse an seinem Rollstuhl bald repariert wird.

Themenfeld 1: Kognitive und kommunikative Fähigkeiten

Sprachschwierigkeiten nach einem Schlaganfall **Pflegeproblem:** • Beeinträchtigte verbale Kommunikation	• Logopädin: montags und donnerstags von 10–11 Uhr • Dreimal täglich Schluck- und Sprechtraining durch das Pflegeteam	• Die Rückmeldungen der Logopädin sind positiv, die Schluck- und Sprechbewegungen erfolgen koordinierter. Herr Rilling benötigt weitere Behandlung • Herr Rilling übt regelmäßig das Sprechen mit den Altenpflegerinnen. Die Aussprache ist zwar noch unklar, aber relativ verständlich **Ergebnisse:** • Kann besser sprechen • Aussprache ist verständlich

Themenfeld 2: Mobilität und Beweglichkeit

• Begrenzter Bewegungsumfang und Gleichgewichtsstörungen aufgrund einer Halbseitenlähmung links **Pflegeproblem:** • Beeinträchtigte körperliche Mobilität	• Dreimal täglich Mobilitätsübungen unter kinästhetischen Aspekten • Erklärung und Beratung bezüglich der Bobath- und Kinästhetikkonzepte täglich	• Das Gleichgewicht bei der Mobilisierung zwischen Stuhl und Bett zu halten, fällt Herrn Rilling noch schwer. Hierzu braucht er noch regelmäßige Unterstützung. • Herr Rilling ist motiviert und zeigt sich im Rahmen der rehabilitierenden Pflege sehr kooperativ **Ergebnisse:** • Noch kein Gleichgewicht beim Stehen • Kennt den Sinn und Zweck einer rehabilitierenden Pflege nach Bobath

Themenfeld 3: Krankheitsbezogene Anforderungen und Belastungen

• Kein Pflegeproblem vorhanden • Herr Rilling nimmt seine Medikamente selbstständig	• Vitalzeichenkontrollen auf Anordnung des Arztes	

Themenfeld 4: Selbstversorgung

• Kann sich nicht selbstständig waschen **Pflegeproblem:** • Selbstversorgungsdefizit Körperpflege durch Hemiparese • Kann die Kleidungsstücke nicht selbstständig wechseln **Pflegeproblem** • Selbstversorgungsdefizit sich Kleiden • Kann Toilette nicht selbstständig benutzen • Selbstversorgungsdefizit Toilettenbenutzung • Essen bleibt in der Mundhöhle, Husten, Verschlucken **Pflegeproblem:** • Schluckstörung	• Anleitung zur Körperpflege nach Standard „Körperpflege Hemiparese" • Anziehtraining nach Standard • Unterstützung und Anleitung beim Transfer vom Rollstuhl zur Toilette • Mahlzeiten so vorbereiten, dass Herr Rilling sie mit der rechten Hand essen kann • Zum richtigen Umgang mit einem rutschfesten Brett anleiten	• Kann sich noch nicht selbstständig pflegen, braucht Anleitung und teilweise Unterstützung **Ergebnisse:** • Kann sich Gesicht und Oberkörper selbst waschen • Ärgert sich, dass er den Arm nicht durch den Ärmel bekommt, Benötigt noch Unterstützung • Herr Rilling findet sich in der Behindertentoilette zurecht **Ergebnisse:** • Gleichgewicht reicht aus für Sitzen auf der Toilette • Transfer ist nur mit Unterstützung möglich • Teil-Unterstützung bei Hygienemaßnahmen • Das Essen schmeckt Herrn Rilling sehr gut. Er verschluckt sich nicht mehr so häufig • Herr Rilling kann selbstständig mit der rechten Hand essen. Er benötigt weiterhin Unterstützung im Umgang mit dem rutschfesten Brett • Herr Rilling hat zwei Kilo zugenommen **Ergebnisse:** • Gewichtszunahme erreicht • Kann zum Essen in der Wohngruppe motiviert werden und entscheidet bei jeder Mahlzeit erneut, wo er essen möchte • Noch keinen sicheren Umgang mit rutschfestem Brett. Beratung mit Ergotherapie planen

Strukturierte Informationssammlung	Pflegetherapie/Maßnahmenplanung	Evaluation
Themenfeld 5: Leben in sozialen Beziehungen		
• Hat Sorge, dass es ihm langweilig wird, er weiß nicht so recht, mit was er sich beschäftigen könnte **Pflegeproblem:** • Beschäftigungsdefizit **Ressource:** • Spiritualität: Möchte regelmäßig den Gottesdienst besuchen	• Teilnahme an folgenden Freizeitaktivitäten der Einrichtung vorschlagen: Seniorentreffs (mit Musik, Gesang, Vorträgen) mittwochs um 16 Uhr, Ausflüge samstags um 10 Uhr • Begleitung zum sonntäglichen Kirchenbesuch • Information über neuen Bewohner an den zuständigen Seelsorger weitergeben	• Hat erste Kontakte mit anderen Bewohnern geknüpft. **Ergebnisse:** • Nimmt an dem Singkreis teil und singt gern Kirchenlieder • Gottesdienstbegleitung durch Ehrenamtliche ist noch nicht fest geplant • Herr Rilling nimmt gern und regelmäßig an den Freizeitaktivitäten teil • Die Ausflüge am Samstag hat Herr Rilling bisher abgesagt, weil er samstags immer Besuch von seinem Neffen bekommt **Ergebnisse:** • Kann einmal wöchentlich die Kirche besuchen
Themenfeld 6: Wohnen und Häuslichkeit		
• Wirkt zurückgezogen und deprimiert, trauert seiner eigenen Wohnung nach **Pflegeproblem:** • Ortswechselbedingtes Stresssyndrom	• Maßnahmen (siehe Einzugskonzeption)	• Herr Rilling kennt die Räumlichkeiten und den Tagesablauf sehr gut, kann über den Verlust seiner eigenen Wohnung sprechen **Ergebnisse:** • Beginnt, sich mit seiner neuen Situation abzufinden

Zur Pflegeplanung nach dem Strukturmodell gehört immer das Ausfüllen der Risikomatrix (→ Abb. I/7.4). Dabei sind alle Felder anzukreuzen, entweder mit „ja" oder „nein", um Eindeutigkeit herzustellen.

Das Strukturmodell macht keine Vorgaben zum konkreten Aufbau des Maßnahmenplans. Es dient der Übersichtlichkeit und schnellen Orientierung zu individuellen Maßnahmen aus den Erkenntnissen der SIS®. Für die Strukturierung der stationären Maßnahmenplanung haben sich inzwischen drei Varianten herausgebildet.

- **Maßnahmenplanung nach Themenfeldern kompakt:** Die individuellen Wünsche und Vorlieben der Pflegebedürftigen sind in der individuellen Tagesstrukturierung als eine „Grundbotschaft" vorangestellt. Die alltäglichen pflegerischen Handlungen und Betreuungsangebote strukturieren sich gemäß den Themenfeldern. Hierzu zählen auch eventuelle Prophylaxen, die in den Ablauf der pflegerischen Handlung eingebunden sind. Maßnahmen der Behandlungspflege sind gesondert aufgeführt
- **Maßnahmenplanung nach Tagesstruktur kompakt:** Der gesamte Tagesablauf wird mit den alltäglichen pflegerischen Handlungen und Betreuungsangeboten in der zeitlichen Reihenfolge für 24 Stunden einmal beschrieben. Individuelle Festlegungen der Leistungserbringung zu gewünschten Zeitpunkten und Maßnahmen der Behandlungspflege sowie eventuelle Prophylaxen sind integriert
- **Maßnahmenplanung nach Tagesstruktur rational:** Voranstellen der individuellen Wünsche und eine ausführliche Beschreibung der 24-Stunden-Versorgung, wobei regelhaft wiederkehrende pflegerische Handlungen der Pflege im Tagesablauf nur einmal beschrieben werden und in der Folge durch ein Kürzel im weite-

ren Tagesverlauf gekennzeichnet werden. Individuelle Festlegung der Leistungserbringung zu gewünschten Zeitpunkten und Maßnahmen der Behandlungspflege sowie eventuelle Prophylaxen sind integriert.

Die Struktur der **Maßnahmenplanung** im ambulanten Bereich orientiert sich an den Rahmenbedingungen der häuslichen Versorgung und an Art und Umfang der individuell vereinbarten Leistungen (gemäß dem abgeschlossenen Pflegevertrag). Eine Strukturierung nach individuell ausgestalteten Leistungskomplexen in Kombination mit den Themenfeldern der SIS® erweist sich als brauchbar.

Eine möglichst große Flexibilität seitens des Dokumentationssystems ist wünschenswert, damit die Einrichtungen im Rahmen eines Lernprozesses die für sie optimale Lösung finden können.

Kontinuität als Qualitätsmerkmal

Um Pflege und Betreuung anbieten und kontinuierlich durchführen zu können, sind die Maßnahmen mit allen Bezugspersonen zu besprechen und der Sinn des Vorgehens zu verdeutlichen und von allen zu akzeptieren.

Es geht nicht darum, Leistungen oder Maßnahmen gegen den Willen des Pflegebedürftigen durchzuführen. Lehnt ein Pflegebedürftiger eine Pflegemaßnahme ab, sollte diese Entscheidung dokumentiert werden. Das Team hinterfragt, wieso der Betroffene die Pflegemaßnahme ablehnt und sucht nach Alternativen.

❯ Altenpflegerinnen dokumentieren die erbrachten Leistungen (mit ihrem Handzeichen) nach den Regeln des Medizinischen Dienstes der Spitzenverbände (MDS) zeitnah (→ Kap. I/11).

Die Durchführung der Pflegemaßnahmen sollte getragen sein von Wärme, Akzeptanz, Einfühlungsvermögen (*Empathie*) und Respekt. Diese Einstellungen unterstützen eine konstruktive Pflegebeziehung. Emotionale Unsicherheiten, Nichtachtung, Ablehnung und mangelnder Respekt gegenüber dem Pflegebedürftigen können sich negativ auf die Pflegebeziehung auswirken.

Die praktische Umsetzung der Maßnahmen unterliegt dem Einfluss von Arbeitsbedingungen, Fortbildungsmöglichkeiten und dem persönlichen Pflegeverständnis der Altenpflegerinnen. Außerdem ist bei Betreuung der Menschen mit Demenz die jeweilige Beziehung zu den Pflegepersonen sehr bedeutsam. Sie entscheidet oft, ob und wie die Pflegemaßnahmen durchgeführt werden können.

❯ **Immer-so-Prinzip**

Qualitätsmanagement und Pflegemanagement sorgen durch die Festlegung von definierten Leistungsbeschreibungen (z. B. bestimmte pflegerische Maßnahmen) dafür, dass diese festgelegten Grundsätze gelten und nicht noch einmal in der Pflegedokumentation einzeln beschrieben werden müssen. Hierüber sind die Pflege- und Betreuungskräfte informiert und deren Kenntnisnahme davon durch Gegenzeichnung ist im Rahmen der Organisationsverantwortung hinterlegt. Im Qualitätsmanagement sind die organisatorischen Strukturen und Abläufe sichergestellt.

Das **Immer-so-Prinzip** dient dem Nachweis, dass die grundpflegerischen Elemente in ihrem Ob und Wie beschrieben werden können. Damit kann einem etwaigen Dokumentationsmangel fachlich und organisatorisch begegnet werden.

I/7.3.4 Evaluation

ⓢ Fallbeispiel Stationär, Teil IV

Nach der erfolgten Auswertung des Pflegeplans gemeinsam mit Botho Rilling wurden neue Pflegeziele für die kommenden vier Wochen formuliert:

- **Kommunikation/Kognition**
  - Die Aussprache ist so deutlich, dass alle Kontaktpersonen Herrn Rilling verstehen
- **Bewegung/Mobilisation**
  - Hält das Gleichgewicht beim Stehen
- **Selbstversorgung**
  - Kann die Intimpflege am Waschbecken selbstständig durchführen
  - Kann sich ohne Hilfe an- und ausziehen
  - Kann ohne Hilfe vom Rollstuhl auf die Toilette und zurück gelangen
  - Kann mit einem rutschfesten Brett während der Nahrungsaufnahme umgehen.

❯ Evaluation: Phase des Pflegeprozesses, in der die geplante und durchgeführte Pflege ausgewertet und beurteilt wird. Ziel ist die Erfassung der aktuellen Situation bzw. von Veränderungen, um den Pflegeplan anzupassen und ggf. neue Pflegediagnosen zu stellen. Mit einer Evaluation verständigen sich Altenpflegerinnen und Pflegebedürftige über die Pflegeergebnisse. Dies kann an dem Grad der Zielerreichung verdeutlicht werden. Ziele können hierbei teilweise oder vollständig erreicht sein oder es entstehen in der Evaluation neue Ziele. Überwiegend sind die Ziele ein Ergebnis des Verständigungsprozesses.

Zur **Evaluation** (*Auswertung*) gehören:
- **Überprüfung,** inwieweit die erwarteten Ergebnisse eingetreten sind (Zielerreichung)
- **Suche nach Gründen,** warum sie evtl. nicht eingetreten sind
- **Veränderung des Pflegeplans** entsprechend den neu gewonnenen Erkenntnissen. Dazu stellen sich die Pflegenden folgende Fragen:
  - Sind seit der vergangenen Planung neue Informationen hinzugekommen?

- Sind neue Probleme aufgetreten? Lassen sich neue Pflegediagnosen stellen?
- Konnten neue Ressourcen entdeckt werden?
- Sind die angestrebten Ziele erreicht worden und wenn nicht, warum nicht?
- Können Maßnahmen abgesetzt bzw. müssen neue Maßnahmen ergriffen werden?
- Waren die Maßnahmen wie geplant durchführbar?

❯ Die Bewertung von Pflegeergebnissen gewinnt an Bedeutung. Mit internen und externen Qualitätsprüfungen (interne Audits, Qualitätsprüfungen von MDK und Heimaufsicht) sollen die Ergebnisse von Pflege bewertet werden (→ Kap. III/7). Die Diskussion um die relevanten und aussagekräftigen Kriterien, die sich sowohl auf die beeinflussbaren Pflegeergebnisse als auch auf die Fragen der Lebensqualität im Alter beziehen, ist in der Altenpflege noch nicht abgeschlossen.

Der Zeitpunkt für die Auswertung der erfolgten Pflege sollte individuell festgelegt werden. Es gibt Zeitpunkte während des stationären Aufenthalts, an denen eine Überprüfung besonders sinnvoll ist, z. B. am Ende einer Einzugsphase in die Einrichtung, nach einem Krankenhausaufenthalt oder zu Beginn der Rehabilitationsphase.

Die Beurteilung der individuellen Pflege findet durch die Gespräche im Pflegeteam (z. B. Übergabe, Fallbesprechungen, Pflegevisite) und in Gesprächen mit dem Pflegebedürftigen und seinen Angehörigen statt. Im Pflegebericht werden die Beobachtungen über den Pflegebedürftigen gesammelt und dokumentiert. Dabei bewerten Altenpflegerinnen die Pflegemaßnahmen mit Blick auf die Pflegeziele auf ihre Wirkung und passen sie bei Bedarf an. Nach der Beurteilung der Pflege erhalten Altenpflegerinnen neue Informationen über die aktuelle Situation des Pflegebedürftigen und können bestehende Pflegeziele und die Planung der Maßnahmen bei Bedarf überarbeiten.

❯ In der Langzeitpflege ergeben sich Veränderungen oft in längeren Zeiträumen. Für die Evaluation sind sinnvolle Regelung zu definieren, z. B. 1× im Monat (Termin festlegen). Veränderungen oder akute Ereignisse müssen zeitnah berücksichtigt werden.

I/7.4 Chancen und Grenzen des Pflegeprozesses

In den vergangenen vierzig Jahren haben die Gestaltung des Pflegeprozesses und die

Pflegeplanung Einzug ins Berufsrecht gehalten. Diese Aufgaben wurden in den Novellierungen der Berufszulassungsgesetze der Altenpflege zunehmend dem eigenverantwortlichen Tätigkeitsbereich der Berufsangehörigen zugeordnet.

Als Technik der Auftragsgestaltung, Problemlösung und Entscheidungsfindung in der Praxis hat sich der Pflegeprozess in Deutschland noch immer nicht endgültig durchgesetzt. Viele Pflegende sind nicht ausreichend bereit, darauf einzugehen und nehmen sich dadurch die Chance, erkennen zu können, welche Vorteile in der bewussten Anwendung liegen. Hinderungsgründe sind des Öfteren auch die komplexen Dokumentationsvorgaben. In diesem Zusammenhang empfiehlt es sich, immer wieder kritisch nachzuprüfen, ob womöglich mehr als erforderlich dokumentiert wird (z. B. Doppeldokumentation).

Prioritäten setzen

Zeitmanagement → Kap. IV/2

Oft wird von Pflegenden der Zeitdruck beklagt ("Wir sind nie fertig mit unserer Arbeit, wir hören nur auf"). Für eine **bewusste Entscheidung,** welche Maßnahmen bei Zeitmangel zurückgestellt werden können, muss die Bedeutung der Maßnahme für den Versorgungsprozess erkannt werden. Taucht in einer Pflegeplanung bei verschiedenen Problemen immer wieder die gleiche Maßnahme auf, gewinnt sie gegenüber den anderen Maßnahmen an Gewicht und kann nicht weggelassen werden.

Ohne das bewusste Setzen von Prioritäten folgt Pflege oft einem Routine-Tagesablauf: Mindestens einmal am Tag werden Bewohner gewaschen, werden Vitalzeichen kontrolliert und wird nach Stuhlgang gefragt. Und dies, obwohl vielleicht ein Spaziergang durch den Park oder ein offenes Gespräch viel wichtiger wären.

Ökonomisch arbeiten

Auch der gezielte Einsatz knapper Materialien und Zeitressourcen wird durch eine systematische Pflegeplanung erleichtert. Die Entscheidung, welche der dekubitusgefährdeten Bewohnern regelmäßig entsprechend ihres individuellen Risikos zu lagern und zu überwachen sind, kann am besten getroffen werden, wenn die Dekubitusgefährdung bei allen Bewohnern nach den gleichen Grundlagen beurteilt worden ist. Nur so kann diese Entscheidung sachlich gefällt und auch Dritten gegenüber vertreten werden. Diese Forderung entspricht auch dem Ziel des Strukturmodells zur Entbürokratisierung der Pflege (→ Kap. I/2.2.1).

I 7

Pflegekompetenz ausbauen

Zunehmende Erfahrungen mit der Pflegeplanung, insbesondere der Evaluation (Auswertung), führen zu einer immer größeren Sicherheit bei den Entscheidungen. Erfolgt die Überprüfung der Wirksamkeit der Pflegemaßnahmen gemeinsam, ist das gesamte Pflegeteam über das Vorgehen und die Ergebnisse informiert und der Erfahrungsschatz aller beteiligten Kollegen erweitert sich.

Pflegeplanung schult die Fähigkeit, begründet zu entscheiden. Wurde eine Entscheidung für eine Pflegemaßnahme bewusst getroffen, fällt es leichter, sie gegenüber anderen Berufsgruppen wie Ärzten oder der Verwaltung zu vertreten. Anhand einer systematischen Dokumentation, ggf. mit ausgewiesenen Pflegediagnosen, kann die Entscheidung für eine Handlung noch Jahre später nachvollzogen werden.

Wirksamkeit von Pflege nachweisen

Durch konsequent geplante Ziele und Maßnahmen soll eine kontinuierliche Versorgung gewährleistet werden. Viele Pflegemaßnahmen zeigen erst Wirkung, wenn sie konsequent und einheitlich durchgeführt werden. Wechseln die Maßnahmen je nach Vorlieben der zufällig diensthabenden Altenpflegerinnen, bleibt zum einen die Wirkung aus, zum anderen kann ihre Wirksamkeit nicht überprüft werden (ganz zu schweigen davon, dass der Pflegebedürftige und seine Angehörigen durch die für ihn nicht nachvollziehbaren Wechsel der Interventionen verunsichert werden).

Pflegeergebnisse transparent machen

Nicht immer können Altenpflegerinnen direkte Erfolge ihrer Arbeit nachweisen. Möglicherweise kann dies auch eine Ursache für ein „Burnout" sein (→ Kap. IV/9.2.5). Dies ist insbesondere in der Altenpflege ein bedeutsames Thema, da sich die Pflegebedürftigen meist in einem Lebensabschnitt befinden, der eher von Abbau und Verlust von Fähigkeiten gekennzeichnet ist und kurativer Erfolg nicht immer im Vordergrund steht. Daher ist es sinnvoll, erzielte und mittels Evaluation auch nachweisbare Erfolge ins Bewusstsein aller Mitarbeiter zu rücken. Dabei ist „Erfolg" nicht nur gleichzusetzen mit Heilung und Genesung, sondern je nach Umständen z. B. auch mit der erfolgreichen Vermeidung von Komplikationen oder ei-

ner guten Sterbebegleitung (→ Kap. I/18.8.2), durch die der Pflegebedürftige friedlich einschlafen konnte.

> ❯ **Lern-Tipp**
> Ein Bewohner kommt nach einem Schlaganfall und einem Krankenhausaufenthalt in die Pflegeeinrichtung zurück. Er kann seine rechte Körperhälfte nicht mehr bewegen und auch nicht mehr sprechen. Er ist im Moment noch bettlägerig. Eine mögliche Sichtweise ist nun: „Im Krankenhaus wurde kontinuierlich mit dem Pflegebedürftigen gearbeitet, aber was haben die Kollegen erreicht?"
> Für die Pflegenden ermutigender wäre aber sicherlich folgende Sicht: „Zwar kann der Bewohner noch nicht sprechen und ist auch noch bettlägerig, aber es ist erreicht, dass er keine Lungenentzündung bekommen hat, seine Haut ist intakt, und er fühlt sich so wohl, wie es die Schwere der Erkrankung erlaubt. Er ist gut gepflegt!". Weitere Ziele lassen sich nun, nach dem akuten Geschehen, gemeinsam mit dem Bewohner vereinbaren.

I/7.5 Entwicklung von Pflegefachsprache und Begriffssystemen

Die Pflege hat sich als Fachgebiet in den vergangenen Jahrzehnten enorm entwickelt und differenziert. Bis ungefähr zur Mitte des 20. Jahrhunderts wurde fachliches Wissen meist mündlich in Form von Erfahrungswissen von den alten an die jungen Kollegen weitergegeben. In den nachfolgenden Jahrzehnten wurde das Wissen der Pflege zunehmend systematisch gesammelt und ausgebaut. Zu vielen Themen erscheinen Fachbücher, in denen das Wissen sehr differenziert aufbereitet ist.

Diese Entwicklung lässt ein starkes Bemühen erkennen, Begriffe, mit denen Pflegende täglich in Theorie und Praxis zu tun haben, genauer zu beschreiben und zu definieren. Begriffsdefinitionen haben den Sinn, dass z. B. innerhalb einer Berufsgruppe ein gemeinsames Verständnis zu einem Begriff (z. B. „Dekubitus") hinterlegt wird. Sicher hat jeder schon die Erfahrung gemacht, dass es gar nicht so leicht ist, einen Sachverhalt treffend und eindeutig zu beschreiben, sodass ihn Gesprächspartner gut verstehen können. In der Alltagssprache bedient man sich sehr vieler Ausdrücke, die nur vage definiert sind und die man unterschiedlich verstehen kann. 🗨🗨10

> ❯ **Lern-Tipp**
> Wählen Sie fünf – zehn Fachbegriffe der Pflege aus. Dazu können Sie dieses Lehrbuch verwenden. Erstellen Sie mithilfe einer Literaturrecherche und auf der Basis Ihres eigenen Wissens eine Definition dieser Begriffe. Diskutieren Sie ihre Ergebnisse mit anderen Schülern, die Definitionen für dieselben Begriffe erarbeitet haben. Denken Sie daran, dass Definitionen präzise und gleichzeitig allgemeingültig sein sollen.

In vielen Berufszweigen wurde deshalb im Laufe der Jahre eine **Fachsprache** entwickelt. Sie verfolgt das Ziel, innerhalb eines Fachgebiets, z. B. der Pflege, der Informatik oder der Medizin, Begriffe möglichst eindeutig zu definieren und den Unterschied zu ähnlichen Begriffen deutlich zu machen.

Dadurch wird eine fachliche Kommunikation auf hohem sprachlichem Niveau ermöglicht. Ärzte z. B. brauchen sich nicht darüber zu unterhalten, was unter einem „Myokardinfarkt" zu verstehen ist, da der Begriff innerhalb der Berufsgruppe eindeutig definiert ist.

Es gibt viele Aktivitäten zur Entwicklung einer Pflegefachsprache, allerdings ist es bis jetzt nur vereinzelt gelungen, Fachbegriffe allgemeingültig durchzusetzen und im Sprachgebrauch der Berufsangehörigen zu verankern.

> ❯ Fachsprache ermöglicht den Austausch von Informationen über Landes- und Sprachgrenzen hinweg.

I/7.5.1 Begriffssysteme

Wenn viele fachliche Begriffe zusammenfassend dargestellt werden, redet man von **Begriffssystemen.** Einfache Begriffssysteme sind z. B. eine alphabetische Liste mit Fachausdrücken (Glossar, Liste mit Pflegediagnosen) oder ein Fachlexikon. In komplexeren Begriffssystemen werden auch die Beziehungen zwischen den einzelnen Begriffen definiert. Dann spricht man von Klassifikationssystem oder Terminologie.

> ❯ Eine Fachsprache ist für den fachlichen Austausch mit Kollegen gedacht. Wird die Fachsprache für die Kommunikation mit Bewohnern oder Angehörigen benutzt, kann dies zu Kommunikationsbarrieren führen. Nicht jeder Mensch kennt die Bedeutung von Fachbegriffen. Fachsprache kann als Mittel zur Machtausübung missbraucht werden, wenn der Gesprächspartner den Sinn der Worte nicht verstehen kann. Kommunikative Fähigkeiten von Altenpflegerinnen zeigen sich darin, für jeden Anlass die passende Sprache auszuwählen, die zu einer gelungenen Kommunikation beiträgt.

I/7.5.2 Internationale Pflegeklassifikationen

Ist die Entwicklung einer Fachsprache in einem Fachgebiet weit fortgeschritten, werden die einzelnen Begriffe sortiert und zueinander in Beziehung gesetzt. Die Begriffe werden **klassifiziert,** d.h. man fügt sie in ein Klassifikationssystem ein.

Umgangssprachlich werden Klassifikationen mit einem **Ordnungsschema** oder einer **Struktur** gleichgesetzt. Im wissenschaftlichen Sinne zeichnen sich Klassifikationen dadurch aus, dass sie eine systematische Ordnung von Begriffen ermöglichen, die miteinander in Verbindung stehen. Die Begriffe können in Gruppen und Untergruppen aufgeteilt werden.

Das Ergebnis ist ein „Baum" von Begriffen, der die Themen z B. eines Fachbereichs systematisch darstellt. Begriffe werden definiert und benannt, erhalten eine Nummer (Notation) und die einzelnen Begriffe stehen miteinander in Verbindung (Relation). (→ Abb. I/7.10).

Das bekannteste Klassifikationssystem im Gesundheitswesen ist die **Internationale statistische Klassifikation der Krankheiten und verwandter Gesundheitsprobleme** (*ICD*), die weltweit Anwendung findet und für sehr viele Zwecke verwendet wird.

Für die Pflege befinden sich ebenfalls verschiedene Klassifikationen in Entwicklung. Klassifikationen können sehr umfangreich für ein ganzes Fachgebiet wie „Pflege" oder nur für ein Teilgebiet, z.B. „Formen der Harninkontinenz" gebildet werden. Viele Pflegewissenschaftler haben sich mit der Frage beschäftigt, in welcher Form das gesamte Pflegewissen klassifiziert werden könnte. Das Modell von McCloskey und Bulechek (1992) hat in diesem Zusammenhang große Bedeutung erlangt. Die Pflegeklassifikationen werden demzufolge für die drei Wissensbereiche **Pflegediagnosen, Pflegeinterventionen** und **Pflegeergebnisse** gebildet und entsprechen somit auch dem Kernmodell des Pflegeprozesses (→ Abb. I/7.11).

Nutzen von Pflegeklassifikationen?

> „If we cannot name it, we cannot control it, finance it, teach it, research it or put into public policy."
> „Wenn wir etwas nicht benennen können, können wir es nicht kontrollieren, nicht finanzieren, nicht lehren, nicht erforschen und auch nicht in die Politik einbringen." **Norma Lang**

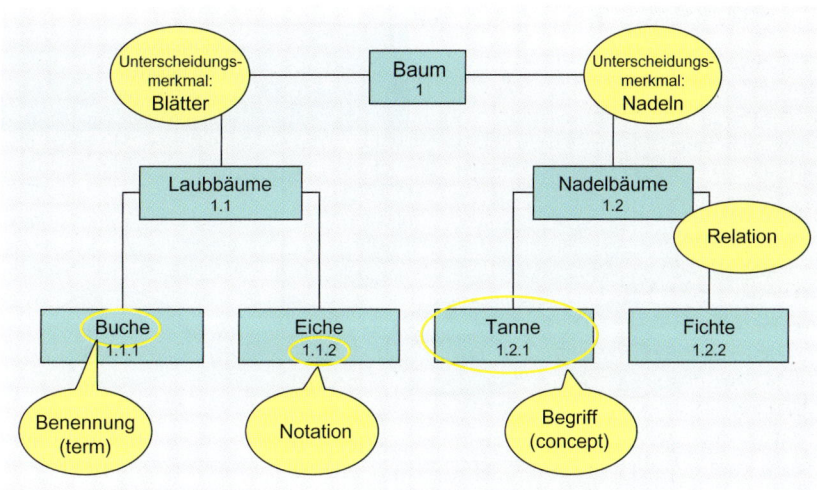

Abb. I/7.10 Einfaches Beispiel zum Aufbau einer Klassifikation. [M595]

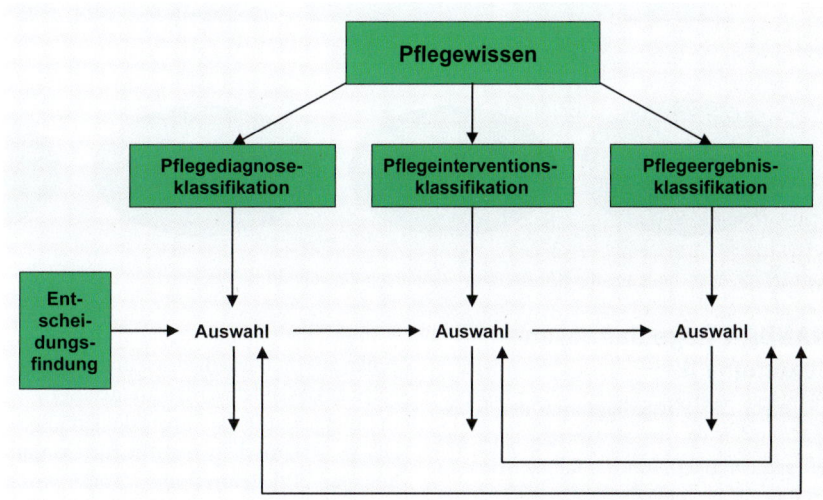

Abb. I/7.11 Pflegewissens- und Entscheidungsmodell.

Manche Klassifikationen enthalten nur Begriffe der Pflegediagnosen, z.B. die NANDA-Klassifikation. Andere enthalten Pflegemaßnahmen, z. B. die Nursing Intervention Classification (*NIC* → Kap. I/33.5.1, → Kap. I/33.5.9), wieder andere umfassen Pflegeergebnisse, z. B. die Nursing Outcome Classification (*NOC*). ▨11 ▨12

Einige Klassifikationen enthalten auch Begriffe aus allen drei Bereichen, z.B. die Internationale Klassifikation für die Pflegepraxis (*ICNP*) oder die Clinical Care Classification (*CCC*).

Pflegeklassifikationssysteme werden in der Regel für einen ganz speziellen Zweck entwickelt, der im Einzelfall sehr unterschiedlich aussehen kann. So sind im Laufe der Jahre viele verschiedene Systeme entstanden, die jeweils auf einen bestimmten Schwerpunkt ausgerichtet sind. Sie sollen z. B.:

- Die Professionalisierung der Pflege fördern
- Eine einheitliche – auch internationale – Fachsprache hervorbringen
- Als Grundlage für die Begriffsentwicklung dienen
- Klinische Entscheidungen erleichtern
- Ergebnisqualität beschreiben
- Vergleichbare Daten liefern für Datenbanken in Management, Lehre, Forschung (→ Kap. I/3) und Praxis
- Pflegeleistungen messbar machen
- Die Einführung EDV-gestützter Pflegedokumentation (→ Kap. I/11.2) erleichtern

Die zwei im deutschsprachigen Raum bekanntesten Klassifikationen sind die der **NANDA-Pflegediagnosen** (→ Abb. I/7.12) und die **Classification for Nursing Practice** (*Internationale Klassifikation für die Pflegepraxis,* **ICNP®**).

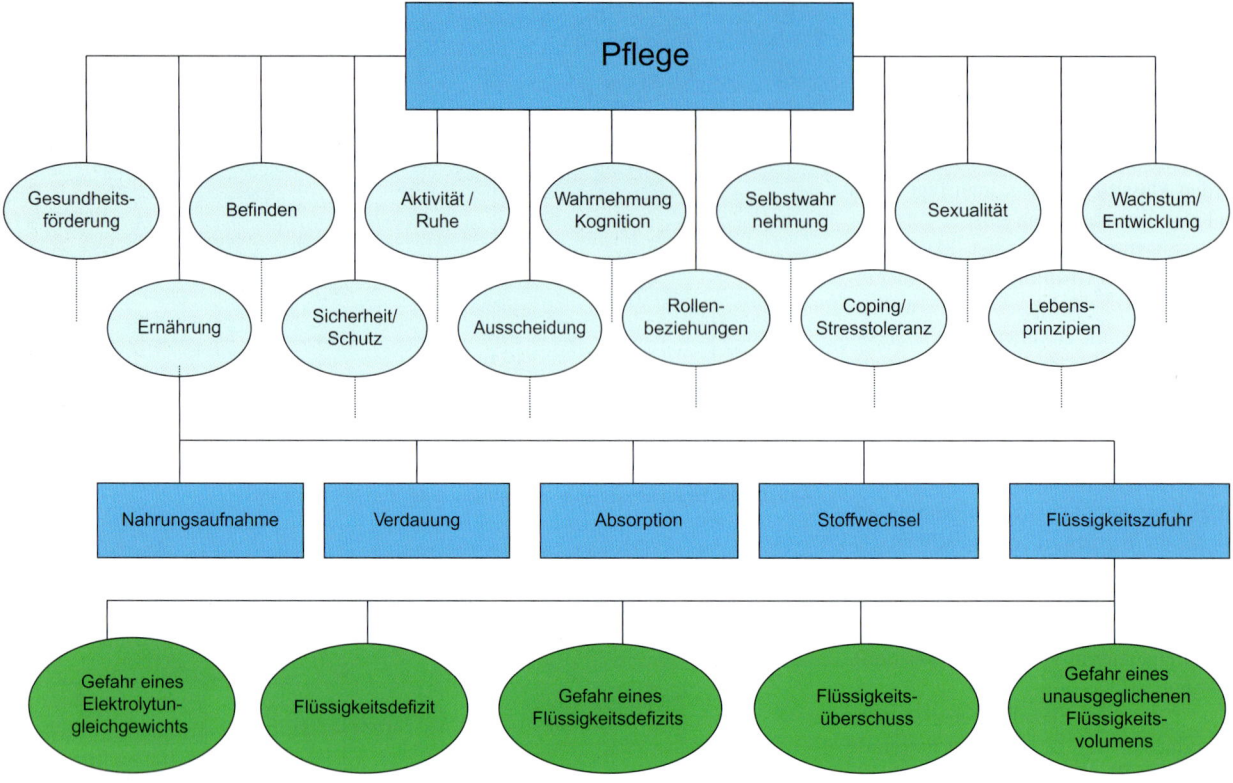

Abb. I/7.12 Ausschnitt aus der NANDA-Pflegediagnosen-Klassifikation. [M595]

NANDA-Pflegediagnosen – Taxonomy II

Die mehr 235 **Pflegediagnosen der NANDA** wurden von einer Arbeitsgruppe aus Pflegetheoretikern und -praktikern in 13 Gruppen „gesundheitsbezogener Verhaltensmuster" gegliedert, die jeweils mehrere Untergruppen enthalten, in denen schließlich die Titel der Pflegediagnosen abgebildet sind.

ICNP®

Der **Weltbund der Krankenschwestern und Krankenpfleger** (*ICN*) arbeitet seit 1989 an einem Klassifikationssystem, das als **Internationale Klassifikation für die Pflegepraxis** bezeichnet wird. Langfristiges Ziel ist die Entwicklung einer weltweiten Fachsprache der Pflege und die Anerkennung als internationale Klassifikationen der Pflege durch die WHO, wie dies z. B. bei der ICD der Fall ist.

Dazu muss die ICNP®:
- Den unterschiedlichen Bedürfnissen verschiedener Länder gerecht werden
- Den Bedürfnissen der Pflegenden im Alltag in Strukturierung und Beschreibung angepasst werden und damit auch im Pflegealltag einsetzbar sein

- In sich logisch und verständlich unabhängig von Pflegetheorien und -modellen angewendet werden können.

In Europa wurde die Entwicklung maßgeblich vom **Dänischen Institut für Gesundheits- und Pflegeforschung** (*Danish Insitute for Health and Nursing Research,* kurz *DIHNR*) unterstützt. Inzwischen ist die ICNP® in ca. 30 Sprachen übersetzt und in vielen Ländern laufen Projekte zur Erprobung und Weiterentwicklung der ICNP®. Für die Schweiz, Österreich und Deutschland wurde 2003 das ICNP®-Center gegründet, das als Kommunikationsplattform für Projekte im deutschsprachigen Raum dient (www.icnp.info).

Aufbau der ICNP®

Die ICNP® umfasst sieben Hauptgruppen, in denen die Pflegebegriffe gelistet sind. Durch die Kombination einzelner Begriffe können Pflegediagnosen, Pflegehandlungen und Pflegeergebnisse beschrieben werden. Die ICNP® zeichnet sich deshalb als ein umfassendes Begriffssystem für pflegebezogene Ausdrücke aus.

Das Klassifikationssystem bedarf einer umfassenden Weiterentwicklung. Es ist noch nicht absehbar, wann seine Entwicklung abgeschlossen sein wird.

Die Bedeutung der internationalen Klassifikationen ist im deutschsprachigen Raum noch nicht sehr groß. Allerdings ist eine deutliche Tendenz erkennbar, dass Klassifikationen für immer mehr Zwecke eingesetzt werden. 📖13 📖14 📖15 📖21

Wiederholungsfragen

1. Welchen Zweck erfüllt der Pflegeprozess? (→ Kap. I/7.1.2)
2. Nennen Sie mögliche Schritte des Pflegeprozesses und erläutern Sie deren Sinn. (→ Kap. I/7.2)
3. Welche Bedeutung hat die Pflegediagnostik für das geplante Vorgehen in der Pflege? (→ Kap. I/7.3.1)
4. Nennen Sie die vier Kategorien möglicher Pflegeziele. (→ Kap. I/7.3.2)
5. In welcher Weise beeinflusst der Pflegeprozess die Kompetenzen von Altenpflegerinnen? (→ Kap. I/7.4)
6. Welche Vorteile ergeben sich aus der Entwicklung einer Fachsprache für die pflegerische Praxis? (→ Kap. I/7.5)

Literaturverzeichnis

1. Kruijswijk Jansen, J.: Pflegeprozess. Ullstein Mosby Verlag, Berlin/Wiesbaden 1997.

2. Medizinischer Dienst der Krankenkassen e. V. (MDS): Grundsatzstellungnahme. Pflegeprozess und Dokumentation. Handlungsempfehlungen zur Professionalisierung und Qualitätssicherung in der Pflege. Download unter: www.mdk.de/media/pdf/P42Pflegeprozess.pdf (letzter Zugriff: 30.8 2016).

3. Brobst, R. A. (et al.): Der Pflegeprozess in der Praxis. Aus dem Amerikanischen von Elisabeth Brock. Dt. Ausgabe Hrsg. von Jürgen Georg. Hans-Huber-Verlag, Bern, 2007.

4. EinSTEP Projektbüro c/o IGES Institut GmbH. Einführung des Strukturmodells zur Entbürokratisierung der Pflegdokumenation: www.ein-step.de (letzter Zugriff: 22.11 2016).

5. Fiechter, V.; Meier, M.: Pflegeplanung, Recom Verlag, Fritzlar, 1998.

6. Budnik, B.: Pflegeplanung leicht gemacht. Urban & Fischer Verlag, München, 2003.

7. Krohwinkel, M.: Der Pflegeprozess am Beispiel von Apoplexiekranken. Eine Studie zur Erfassung und Entwicklung ganzheitlich-rehabilitierender Prozesspflege. Agnes-Karll-Institut, DBfK, Baden-Baden, 1993.

8. Roper, N.: Pflegeprinzipien im Pflegemodell. Hans Huber Verlag, Bern, 1997.

9. Roper, N.; Logan, W. W.; Tierney, A. J.: Das Roper-Logan-Tierney-Modell basierend auf Lebensaktivitäten (LA). Hans-Huber-Verlag, Bern, 2009.

10. Abt-Zegelin, A.; Schnell, M. W. (Hrsg.): Die Sprachen der Pflege. Schlütersche Verlagsgesellschaft, Hannover, 2006.

11. McCloskey-Dochterman, J.; Bulecheck, G. M.; Butcher, H. K.: Pflegeinterventionsklassifikation (NIC). Hans-Huber-Verlag, Bern, 2015.

12. Moorhead, S.; Johnson, M.; Maas, M. L.: Pflegeergebnisklassifikation (NOC). Hans-Huber-Verlag, Bern, 2013.

13. Herdman, T. H.; Kamitsuru, S. (Hrsg.): Pflegediagnosen: Definitionen und Klassifikation 2015–2017. Recom Verlag, Kassel, 2016.

14. Ehmann, M.: Pflegediagnosen in der Altenpflege. Urban & Fischer Verlag, München, 2004.

15. Gordon, M.; Bartholomeyczik, S.: Pflegediagnosen. Ullsten Mosby Verlag, Berlin/Wiesbaden, 2001.

16. Wilkinson, J. M.: Der Pflegeprozess. Hans-Huber-Verlag, Bern, 2012.

17. Medizinischer Dienst des Spitzenverbandes Bund der Krankenkassen e. V. (MDS) (Hrsg): Pflege und Betreuung von Menschen mit Demenz in stationären Einrichtungen. 2009.

18. Medizinischer Dienst des Spitzenverbandes Bund der Krankenkassen: DAS NEUE BEGUTACHTUNGSINSTRUMENT DER SOZIALEN PFLEGEVERSICHERUNG. Die Selbstständigkeit als Maß der Pflegebedürftigkeit, 2016. www.mds-ev.de/fileadmin/dokumente/Publikationen/SPV/Begutachtungsgrundlagen/Fachinfo_PSGII_web.pdf (letzter Zugriff: 22.11 2016).

19. Friedemann, M. L.; Köhlen, C.: Familien- und umweltbezogene Pflege. Hans-Huber-Verlag, Bern, 2003.

20. Die Maßstäbe und Grundsätze für die Qualität und die Qualitätssicherung sowie für die Entwicklung eines einrichtungsinternen Qualitätsmanagements nach § 113 SGB XI vom 27. Mai 2011. Quelle: Schiedsspruch der Schiedsstelle Qualitätssicherung Pflege über die Vereinbarung von Maßstäben und Grundsätzen für die Qualität und die Qualitätssicherung in der ambulanten und stationären Pflege sowie für die Entwicklung eines einrichtungsinternen Qualitätsmanagements vom 27.5 2011.

21. Müller-Staub, M.; Schalek, K.; König, P.: Pflegeklassifikationen. Hans-Huber-Verlag, Bern, 2016.

K. Menker

I/8 Wahrnehmung und Beobachtung

Wahrnehmung und **Beobachtung** gehören zu den wichtigsten pflegerischen Aufgaben, da sie die Grundlage für alle weiteren Maßnahmen bilden. Während die Wahrnehmung die unspezifische Aufnahme von Sinneseindrücken ist, handelt es sich bei der Beobachtung in pflegerischen Kontexten um die gezielte Aufnahme von Informationen für eine systematische und gut geplante Pflege (→ Kap. I/7). Die Wahrnehmung geht immer der Beobachtung voraus, die sich im pflegerischen Handeln gezielt anschließt.

I/8.1 Wahrnehmung

Ⓢ Fallbeispiel Stationär

Zwei Bewohnerinnen des Seniorenzentrums Maxeberg klingeln gleichzeitig während des Nachtdienstes. Die Altenpflegerin Hermine Brauer sieht im ersten Zimmer eine Pflegebedürftige, die sich beim Schälen eines Apfels tief in die linke Hand geschnitten hat. Die Wunde blutet heftig. Auf dem Weg zum Verbandskasten kommt sie an dem Zimmer der anderen Pflegebedürftigen vorbei, die ebenfalls geklingelt hat. Hermine Brauer tritt ins Zimmer und sieht die Frau mit bleichem Gesicht und schmerzgekrümmt auf dem Bett liegen. Nun muss die Altenpflegerin entscheiden, welche der beiden Frauen ihre Hilfe dringender benötigt.

❱ **Wahrnehmung:** Zufällige, ungezielte Aufnahme von Sinneseindrücken aus der Umwelt (*äußere Wahrnehmung*) eines Menschen und aus seinem Inneren (*innere Wahrnehmung*) sowie die integrative Verarbeitung von Umwelt- und Körperreizen durch das Nervensystem.

Wahrnehmungsprozess

Wahrnehmung ist für die menschliche Existenz lebensnotwendig. Sie dient der Orientierung in der Umwelt und dem Überleben. Bei der Wahrnehmung strömen ständig neue Informationen auf den Menschen ein. Damit es nicht zu einer Reizüberflutung im Gehirn kommt, werden die meisten Reize nur unbewusst wahrgenommen.

Lediglich Reize, die notwendig oder von Interesse sind, erreichen das Bewusstsein. Entgegen der langjährigen Annahme, dass die auf diese Weise aussortierten Wahrnehmungen direkt vom Gehirn gelöscht werden, weiß man nun, dass sie unbewusst gespeichert werden und sich später als „Bauchgefühl" bemerkbar machen können.

Der Ablauf der Wahrnehmung geschieht prozesshaft, wobei die einzelnen Schritte gleichzeitig bestimmte Schutzmechanismen erfüllen, die vor einer Reizüberflutung bewahren (→ Abb. I/8.1).

- **Empfinden:** zunächst strömen unspezifische, unsortierte Reize über Sinneszellen und Nervenbahnen zum Gehirn
- **Organisieren:** durch **Selektion** (einige Informationen werden zugunsten anderer ausgeblendet, um dem Gehirn die Verarbeitung zu ermöglichen) und **Ergänzungen** (Wahrnehmungen, die lü-

ckenhaft sind, werden mit vertrauten Inhalten aus dem Gehirn ergänzt) werden einzelne Reize zu einem Gesamtbild zusammengefügt
- **Interpretieren:** die strukturierten Informationen werden im Gehirn miteinander verknüpft und mit bereits Bekanntem verglichen. Auch wenn jede blutende Hand anders aussieht, so wird sie doch als eine solche erkannt
- **Einordnen:** an dieser Stelle verleiht das Gehirn der blutenden Hand eine Bedeutung und man erkennt, dass die Hand mit einem Verband oder einem Pflaster zu versorgen ist.

❱ Dadurch, dass das Gehirn Einzelwahrnehmungen zu einem Gesamtbild zusammensetzt, kann der Mensch eine Gesamtempfindung erleben.

Nimmt allerdings der Informationsfluss überhand, d. h. wenn das Gehirn über einen längeren Zeitraum zu viele Reize gleichzeitig verarbeiten muss, kann es zu gesundheitlichen Störungen kommen, man spricht von **sensorischer Überstimulation** oder auch **Reizüberflutung.**

Die Folgen sind oft Nervosität, Aggressivität oder auch gestörte Orientierung. Andererseits kann die Unterversorgung mit Reizen gesundheitliche Schäden, eine **sensorische Deprivation** verursachen. Bei bettlägerigen Menschen kann das passieren, wenn sie lange nur sich selbst und ihre möglicherweise reizarme Umgebung wahrnehmen, z. B. weiße Decken und Wände. Sie erleben zu wenig Stimulation, das Gehirn beginnt, eigene Impulse zu produzieren, etwa schwarze Pünktchen, die möglicherweise als Insekten wahrgenommen werden (→ Kap. I/17.9.1). Daher ist es wichtig, ein ausgewogenes Mittelmaß an Reizen zu finden.

Wahrnehmungsarten

Äußere Wahrnehmung

Die **äußere Wahrnehmung** ist der aktuelle sensorische Kontakt mit Gegenständen und Abläufen des gegenwärtigen Augenblicks, das was man sieht, hört, riecht, schmeckt oder berührt, also die Wahrnehmung über die fünf Sinnesorgane. Dabei werden 90 % aller Informationen über das Auge und das Ohr an das Gehirn weiterge-

Empfinden	Organisieren	Interpretieren	Einordnen
grün			
laut			
warm			
duftend			
nass			
pulsierend			
hell			
feingliedrig			
scharf			

Abb. I/8.1 Der Wahrnehmungsprozess. [L190]

leitet. Nur 10 % aller Informationen erreichen das Gehirn über andere Wahrnehmungskanäle.

> **Lern-Tipp**
> Tauchen Sie eine Hand zwei Minuten lang in eine Schüssel mit heißem Wasser, anschließend in eine Schüssel mit lauwarmem Wasser. Im Anschluss daran machen Sie den gleichen Versuch, nur dass Sie zunächst Ihre Hand zwei Minuten in kaltes Wasser und dann in die Schüssel mit lauwarmem Wasser halten. Beschreiben Sie anhand dieses Versuchs den Begriff „subjektives Empfinden".

Innere Wahrnehmung

Die **innere Wahrnehmung** bezieht sich auf die Gefühle eines Menschen, z.B. Freude, Unbehagen. Sie trägt zur Entstehung eines subjektiven Weltbilds bei. Leidet man gerade unter starken Schmerzen oder ist traurig oder ängstlich, nimmt man die Schönheit der Natur um sich herum kaum wahr. Gerade für den Beruf der Altenpflege sind innere Haltungen wie Achtsamkeit, Wachsamkeit und Offenheit von Bedeutung. Durch sie können neue, zusätzliche Informationen erfasst werden. Es lassen sich auch verschlüsselte oder verdeckte Botschaften über die innere Wahrnehmung wahrnehmen.

Wahrnehmung auf Phantasie gegründet

Neben der äußeren und der inneren Wahrnehmung gibt es noch die Wahrnehmung, die sich auf **Phantasie** gründet. Bei dieser Wahrnehmung dreht es sich um alles, was man der gegenwärtigen Realität nicht entnehmen kann, sondern nur durch eine mentale Aktivität, z.B. Vorstellungen, Vermutungen, Planungen, Erinnerungen an Vergangenes und Vorstellungen für die Zukunft. Auch die phantasievolle Wahrnehmung prägt das Wesen eines Menschen maßgeblich.

Faktoren, die die Wahrnehmung beeinflussen

> Es ist nicht das Auge, das sieht, und nicht das Ohr, das hört, sondern immer der ganze Mensch, der komplexe Situationen wahrnimmt. 📖📖1

Viele Menschen gehen davon aus, dass ihre Sicht der Welt der Realität entspricht und von allen anderen Menschen geteilt wird. In Wirklichkeit macht sich jeder Mensch ein

ganz eigenes Bild von der Welt. Auch mit intensiver Anstrengung gelingt es dem Gehirn nicht, ein ganz genaues Abbild der Umwelt zu erstellen. Es bleibt bei einer Annäherung an das, was tatsächlich vorhanden ist. Abhängig davon, welche Erfahrungen ein Mensch gemacht hat, in welcher Verfassung er sich befindet oder welchen Einflüssen er gerade ausgesetzt ist, wird sich sein Eindruck von der Realität verändern.

Psychisch beeinflusst wird die Wahrnehmung vor allem durch:

- **Aktuelle Bedürfnisse.** Je nachdem wie stark das eigene aktuelle Bedürfnis ist, wird auch die Wahrnehmung darauf gerichtet sein
- **Aktueller emotionaler Zustand.** Stimmungen wie Wut, Depression, Freude und Sorge haben erheblichen Einfluss auf die Wahrnehmung
- **Motivation.** Je motivierter der Mensch eine Sache angeht, desto eher nimmt er die positiven Aspekte wahr
- **Biografie und Lebenserfahrung.** Eigene Erlebnisse lenken die Wahrnehmung in eine bestimmte Richtung (→ Abb. I/8.2)
- **Interesse**
- **Persönliche Einstellungen und Wertvorstellungen.**

Da Wahrnehmung ungerichtet ist, unterliegt sie der Störung durch zahlreiche Fehlerquellen. Sie können einen vorurteilsfreien Zugang zur Realität behindern und auch Altenpflegerinnen, zu deren Aufgaben die professionelle Wahrnehmung gehört, irritieren.

I/8.2 Beobachtung in der Pflege

Ⓢ Fallbeispiel Stationär

Eine Bewohnerin klagt über Kopfschmerzen. Altenpflegerin Hermine Brauer beachtet in ihrer Reaktion auf diese Äußerung die Regeln der **professionellen Beobachtung**. Sie widmet der Pflegebedürftigen zunächst ihre volle Aufmerksamkeit (Wahrnehmen) und fragt nach der Intensität und der Lokalisation der Kopfschmerzen (Beobachten). Entsprechend der Angaben bewertet die Altenpflegerin die Kopfschmerzen als ernst zu nehmendes Symptom (Bewerten), leitet die Pflegebedürftige zu entspannenden Maßnahmen an und verabreicht ihr ggf. das vom Arzt verordnete Schmerzmedikament (Handeln). Im Rahmen einer **laienhaften Beobachtung** würden die Schritte Beobachten und Bewerten wegfallen. Nach einer flüchtigen Wahrnehmung der Kopfschmerzen würde die Bewohnerin vielleicht nur einen kühlen Waschlappen gereicht bekommen.

> **Beobachten:** Gezielte Aufnahme von Informationen und deren Beurteilung.

Beobachtung ist für die meisten Menschen eine unbewusste Alltagshandlung. Manche Menschen beobachten genauer, andere ungenauer oder vielleicht gar nicht. Oft wer-

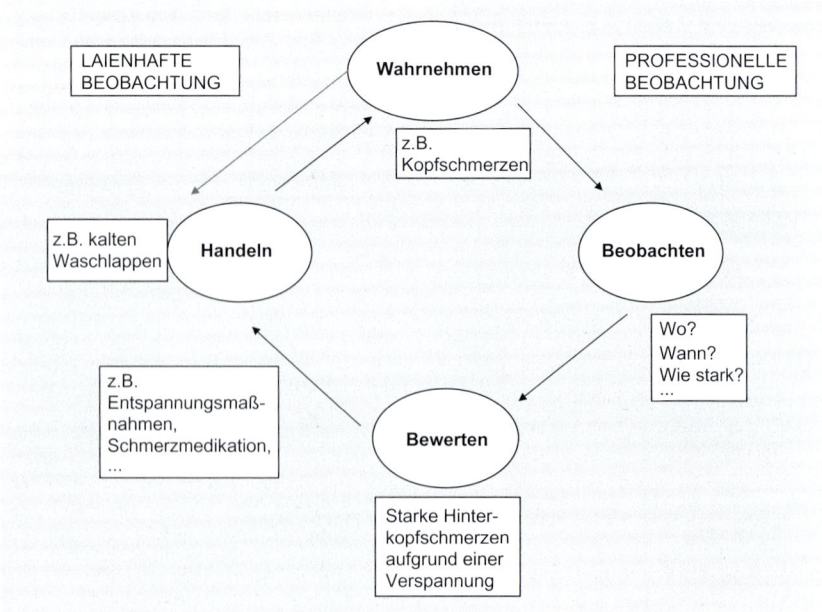

Abb. I/8.2 Der Beobachtungsprozess. [M594]

den Umgebung, Menschen, Situationen oder Reaktionen anderer Menschen auf das eigene Verhalten unbewusst beobachtet. Dabei liegen der Beobachtung keine besonderen Maßstäbe oder Bewertungskriterien zugrunde.

Für Pflegende ist die gezielte Beobachtung, die sich an die Wahrnehmung anschließt, von Bedeutung. Erst durch die tägliche Beobachtung können sie pflegerische und therapeutische Maßnahmen planen, durchführen und feststellen, ob die gesetzten Ziele mit den erfassten Pflegemaßnahmen realisierbar sind bzw. andere Maßnahmen ergriffen werden sollten.

Beobachtung hilft, mögliche Gefährdungen rechtzeitig zu erkennen, sodass Vorbeugung möglich wird. Die Beobachtung erstreckt sich auf den Pflegebedürftigen in seiner Ganzheit, auf die körperlichen, psychischen und sozialen Ebenen.

Das gezielt Beobachtete wird nach der Aufnahme der Informationen in einen Vergleich zu bekannten Situationen gesetzt und beurteilt, um so Veränderungen und Abweichungen zu erkennen.

Misst eine Altenpflegerin z. B. eine Körpertemperatur von 38,5 °C, vergleicht sie diesen Wert mit denen in der Dokumentation und beurteilt daraufhin die gemessene Temperatur als zu hoch, der Pflegebedürftige hat Fieber. Um also nicht nur intuitiv und subjektiv zu beobachten, ist es wichtig, den **Beobachtungsprozess** in jede Phase des Pflegeprozesses zu integrieren (→ Abb. I/8.2).

Auch in der Zusammenarbeit mit anderen Berufsgruppen ist der Austausch nur durch sachlich korrekte und aussagefähige Informationen möglich.

❯ Beobachten geht über Wahrnehmen hinaus, da es:
- **A**bsicht voraussetzt
- **A**ktivität voraussetzt
- **A**ufmerksamkeit verlangt
- **A**nwendung fester Kriterien verlangt
- **A**uswertung erfordert.

Ziel der Beobachtung in der Pflege

In der Pflege ist das bewusste Hinsehen, Messen und Kontrollieren anhand festgelegter Beobachtungsparameter notwendig, also eine gezielte Beobachtung, um:
- Selbstpflegefähigkeit oder Pflegebedürftigkeit einschätzen zu können
- Wünsche und Bedürfnisse eines Pflegebedürftigen zu erkennen
- Veränderungen festzustellen und zu beschreiben

- Pflegebedürftige zu überwachen und drohende Probleme, Gefahren und Komplikationen festzustellen
- Therapieerfolge festzustellen
- Notwendige Daten für die Einschätzung der Pflegebedürftigkeit nach § 112 ff. SGB XI zu liefern
- Für die Abrechnung der DRGs die erforderliche und gewünschte Qualität der Leistungen zu erhalten.

Auf die Beobachtung erfolgt immer auch eine Konsequenz. Wird z. B. bei einem Pflegebedürftigen verminderte Hörfähigkeit festgestellt, müssen auf jeden Fall eine Ursachenüberprüfung und z. B. die Anpassung eines Hörgeräts erfolgen.

Beobachtungsprozess

Die Beobachtung ist nicht nur ein Bestandteil jeder Phase des Pflegeprozesses (→ Kap. I/7) sondern läuft selbst prozesshaft ab. Erst wenn nach einer Wahrnehmung eine gezielte Beobachtung erfolgt, kann eine gute Qualität in der Pflege entstehen (→ Abb. I/8.2). Die Wahrnehmung ist also die Voraussetzung für eine Beobachtung.

Wahrnehmen

Die Wahrnehmung geschieht, wie in → Kap. I/8.1 beschrieben, mit den Schritten der Sinnesaufnahme, Selektion, Ergänzung, Interpretation und Einordnung.

Beobachten

Mit Hilfe des vorhandenen Fachwissens und ihrer bisherigen Erfahrungen beobachten Altenpflegerinnen gezielt.

Bewerten

Nach der Beobachtung kommt es zu einer Bewertung, bei der die beobachteten Merkmale beurteilt werden.

Handeln

Um professionell pflegerisch Handeln zu können, planen Altenpflegerinnen geeignete Pflegemaßnahmen und veranlassen entsprechende Schritte.

Beeinflussende Faktoren

Die Beobachtung unterliegt zunächst den gleichen **beeinflussenden Faktoren** wie die Wahrnehmung, da die Wahrnehmung der Beobachtung zu Grunde liegt. Neben den Faktoren, die schon bei der Wahrnehmung von Bedeutung sind, führen folgende Einflüsse zu einer subjektiven Beobachtung:
- **Mangelndes Vorwissen und Vorkenntnisse** (*Erfahrungswerte*). Erst durch eine

hohe fachliche Kompetenz können beobachtete Sachverhalte interpretiert und professionell beurteilt werden
- **Eigenes Befinden** während des Beobachtungsprozesses (z. B. Müdigkeit)
- **Konzentration und Aufmerksamkeit**
- **Prozesshaftigkeit.** Ist das Phänomen neu oder bekannt?
- **Einstellung zum Betroffenen** (Sympathie und Antipathie)
- **Bisheriger Verlauf der Beobachtung** (Erwartungen an den Pflegebedürftigen, aber auch Vorurteile)
- **Alleiniges Beobachten** anstatt der Zusammenarbeit im Team
- **Einsatz objektivierender** und **rückversichernder Maßnahmen.** 📖2

❯ Einem Pflegenden, der gerade selbst eine große Portion zu Mittag gegessen hat, erscheint die Portion eines Pflegebedürftigen kleiner als einem Pflegenden, der selbst gerade nur eine kleine Portion gegessen hat.

Unter professioneller Pflege versteht man auch das Bewusstsein, dass die gleiche Beobachtung bei verschiedenen Menschen ein unterschiedliches Bild hervorruft. Professionell Pflegende sind sich dieser Tatsache bewusst, tolerieren die unterschiedlichen Wahrheiten, erkennen sie an und versuchen über die Anwendung verschiedener Beobachtungshilfen zu einem gemeinsamen, objektiveren Bild zu kommen.

Beobachtungshilfen

Sinnesorgane

Zunächst findet Beobachtung mit den **Sinnesorganen** (→ Kap. I/30), primär mit den Fernsinnen statt:
- Mit dem **Auge** sieht man z. B. Ernährungs- und Allgemeinzustand, Bewegung und Körperhaltung, Wunden, Aussehen der Haut. Diese nonverbalen Äußerungen lassen sich besonders bei bewusstseinseingeschränkten Menschen als wertvolle Informationsquellen nutzen
- Mit dem **Ohr** beurteilen Pflegende Sprache, bzw. Stimme und unterscheiden verschiedene Geräusche, z. B. Äußerungen (Biografie, Probleme, Ressourcen, Aussagen von Angehörigen), Atemgeräusche, Husten oder Schmerzäußerungen (Jammern, Schreien, Stöhnen, Klagen)
- Mit der **Haut,** vor allem mit den Fingern, tasten Pflegende z. B. den Puls, die Hauttemperatur oder Feuchtigkeit
- Mit der **Nase** nehmen Pflegende z. B. Atem- und Körpergerüche wahr.

Die Beobachtung mit den Sinnesorganen ist zunächst subjektiv, erfasst jedoch den Menschen als Ganzes. Flankierend können Altenpflegerinnen verschiedene objektivierende Techniken einsetzen.

Selbstbeobachtung

Vor der Anwendung von Instrumenten und der Absprache im Team sollte allerdings immer die **Selbstbeobachtung** stehen. Dabei reflektieren Pflegende ihr pflegerisches Handeln und mögliche Fehlerquellen. Sie setzen sich mit eigenen Gefühlen im Verhältnis zu dem hilfsbedürftigen Menschen auseinander. Auch erfahrene Pflegende müssen immer wieder ihr Pflegehandeln reflektieren, da Berufserfahrung zwar die Beobachtung erleichtert, aber durch die Routine auch betriebsblind machen kann. Die Selbstbeobachtung ist damit eine wichtige Basis für den Beziehungsaufbau zwischen Pflegendem und Pflegebedürftigem und Grundlage für eine professionelle Pflege.

Besprechung im Team

Zunächst hilft die **Besprechung im Team.** Kommen mehrere Personen unabhängig voneinander aufgrund eindeutiger Kriterien zu dem gleichen Ergebnis, kann man von einer Objektivierung sprechen.

Hilfsmittel und technische Instrumente

Die größtmögliche Objektivität wird bei messbaren Faktoren erreicht. **Hilfsmittel** und **technische Instrumente** zur Beobachtung dieser Faktoren sind z. B. spezielle Geräte zur Dauerüberwachung (*Monitoring*), das Blutdruckmessgerät, eine Uhr, eine Waage, Teststreifen oder Fieberthermometer. Spezielle Überwachungsbögen helfen, einen Zeitrhythmus einzuhalten und die Beobachtungen zu dokumentieren. Obwohl diese technischen Hilfsmittel eine gewisse Objektivität der Beobachtung erzielen, erfassen sie leider in der Regel nur einen begrenzten Messbereich. Im Vergleich dazu ist die Beobachtung mit den Sinnesorganen eher ganzheitlich angelegt. Altenpflegerinnen können mithilfe ihrer Sinnesorgane Aussagen über körperliche und psychische Phänomene gleichermaßen treffen.

Gespräch mit dem Pflegebedürftigen oder seinen Angehörigen

Eine weitere Möglichkeit zur Objektivierung der Beobachtungen ist das **Gespräch mit dem Pflegebedürftigen oder seinen Angehörigen.** Die Beobachtungen lassen sich auf diese Weise mit dem Empfinden des Beobachteten oder zumindest mit der Einschätzung von Menschen, die ihm nahe stehen, abgleichen.

> ❯❯ **Lern-Tipp**
> Beobachten Sie einen Pflegebedürftigen mit Schmerzen (→ Kap. I/35) und dokumentieren Sie Ihre Beobachtungen. Lassen Sie ihn gleichzeitig selbst ein Schmerztagebuch führen. Vergleichen Sie nun die Selbst- und die Fremdwahrnehmung, reflektieren Sie ihre eigenen Beobachtungen und ermitteln Sie mögliche Ursachen im Falle unterschiedlicher Ergebnisse.

Systematik

Durch verschiedene beeinflussende Faktoren kann es sein, dass einige Beobachtungskriterien stark in den Vordergrund rücken und andere vergessen werden. Vor allem eine Fokussierung auf kranke oder veränderte Merkmale ergibt keine vollständige Beobachtung. Erst die Beobachtung der Gesamtsituation des Menschen ist qualitativ hochwertig. Das systematische Vorgehen bei der Beobachtung dämmt solche Fehlerquellen ein.

Je nach Bedarf können Altenpflegerinnen dazu „von Kopf bis Fuß" jeden Abschnitt des Menschen inspizieren, Checklisten abarbeiten, oder den Pflegebedürftigen anhand von Pflegemodellen beobachten. Unabhängig von der angewendeten Systematik führen Altenpflegerinnen alle Beobachtungen zu einer Gesamteinschätzung zusammen.

> ❯❯ **Lern-Tipp**
> Wählen Sie bei sich selbst oder einem Partner einen Beobachtungsbereich aus (z. B. die Haut) und beobachten diesen Bereich systematisch unter Einsatz Ihrer Sinnesorgane.

Dokumentation und Weitergabe

Alle Beobachtungen, auch die subjektiven, sind für die Pflege von Bedeutung und werden so früh und präzise wie möglich für die Verwendung im Team dokumentiert. Beobachtungen werden dadurch transparent. Außerdem gewinnen sie oft erst im Zusammenhang mit anderen Beobachtungen an Bedeutung. Dabei ist das Eintragen objektiv gemessener Beobachtungsergebnisse wesentlich einfacher als die Beschreibung von beobachtetem Verhalten oder der Wirkung der Pflege (→ Kap. I/11.1).

Vor allem in der ambulanten Pflege ist die Dokumentation häufig die einzige Informationsquelle für wichtige Beobachtungsmerkmale. Immer geht es darum, auf Veränderungen adäquat zu reagieren und die weitere Pflege und Therapie anzupassen. 📖1

> ❯❯ Erst die mehrmalige Beobachtung und Dokumentation von z. B. ungewöhnlichen Äußerungen (etwa die Ablehnung der Körperpflege) gibt Aufschluss darüber, dass ein Pflegebedürftiger die Realität derzeit nicht erfassen kann.

Wiederholungsfragen

1. Nennen Sie die Schritte des Wahrnehmungsprozesses (→ Kap. I/8.1)
2. Was bedeutet innere Wahrnehmung? (→ Kap. I/8.1)
3. Nennen Sie drei Faktoren des psychischen Erlebens, die die Wahrnehmung eines Menschen beeinträchtigen. (→ Kap. I/8.1)
4. Worin unterscheidet sich die pflegerische Beobachtung von der Wahrnehmung? (→ Kap. I/8.2)
5. Welche Sinnesorgane dienen der pflegerischen Beobachtung und was kann man mit ihnen jeweils wahrnehmen? (→ Kap. I/8.2)

Literaturverzeichnis

1. Sander, K.; Schneider, K.: Wahrnehmen, beobachten, handeln – Unterrichtskonzept und Lernsituation. In: Unterricht Pflege, 5/05, Prodos Verlag, Brake.
2. Lauber, A.; Schmalstieg, P.: Wahrnehmen und Beobachten. Georg Thieme Verlag, Stuttgart, 2007.

I/9 Pflegediagnostik

> **Diagnostik** (griech. *diagnossi = Durchforschung*): Erkennen und Benennen eines Zustands. Durch die Zuordnung von Zeichen und Symptomen zu einem Thema, das ein Gesundheitsproblem beschreibt, entsteht zusammen mit der vermuteten Ursache eine Pflegediagnose.

Unter **Pflegediagnostik** ist der Prozess der Informationssammlung von der ersten Erhebung von Informationen bis zur Feststellung der Pflegebedürftigkeit anhand einer (oder mehrerer) Pflegediagnose zu verstehen (→ Abb. I/9.1).

Pflegediagnostik umfasst somit die Auswertung von schriftlichen Informationen, die der Pflegebedürftige mitbringt, Gespräche mit dem Pflegebedürftigen und dessen Angehörigen (und hier speziell das Anamnesegespräch) sowie eine körperliche Untersuchung (z. B. Begutachtung einer Wunde). Der pflegediagnostische Prozess wird als ein komplexes Geschehen verstanden, zu dem die konsequente Analyse und Interpretation von Informationen auf der Basis von Pflegewissen und der sinnvolle Einsatz von Erfahrung und Intuition gehören.

Pflegediagnostik basiert im Unterschied etwa zur Biografiearbeit (→ Kap. I/10) auf

einer analytischen und zielgerichteten Arbeitsweise, um die Pflegebedürftigkeit möglichst zuverlässig zu erfassen. Der Schwerpunkt liegt also beim Erkennen und Benennen des Zustands des Pflegebedürftigen, während die therapeutischen Ansätze im nächsten Schritt des Pflegeprozesses beschrieben werden.

Ziel der Pflegediagnostik ist es, das Maß der Pflegebedürftigkeit eines Pflegebedürftigen zu erheben und als Pflegeproblem mithilfe von Pflegediagnosen zu beschreiben. Darüber hinaus ermitteln Pflegende die individuellen Ressourcen, die dazu beitragen, dass der Pflegebedürftige eine größtmögliche Selbstständigkeit erhalten kann.

Neben dem hier verwendeten Begriff Pflegediagnostik wird diese Phase auch als Einschätzungsphase, Pflegeanamnese oder Pflegeassessment bezeichnet. Alle diese Begriffe bezeichnen den Prozess der Erhebung der Pflegebedürftigkeit und der Feststellung des Pflegebedarfs.

> Wenn keine Pflegebedürftigkeit besteht, lässt sich natürlich auch keine Pflegediagnose stellen. Möglicherweise besteht jedoch ein Unterstützungsbedarf.

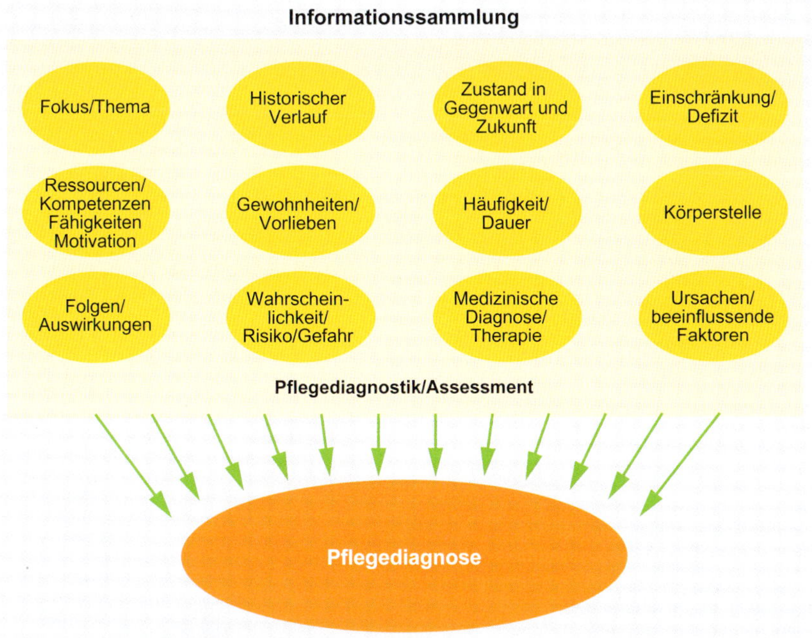

I/9.1 Sammlung von Informationen

Ⓐ Fallbeispiel Ambulant

Erika Schramm ist 83 Jahre alt und wohnt allein in ihrer 3-Zimmer-Wohnung in der Nähe des Stadtzentrums. Sie wird von der Altenpflegerin Linda Müller betreut, die sie drei Mal pro Woche besucht. In letzter Zeit macht Frau Schramm einen abgeschlagenen Eindruck und erzählt, dass sie schlecht schlafen kann. Daraufhin möchte sich Frau Müller ein genaueres Bild über das Thema Schlaf machen und fragt gezielt nach. Dabei erhebt sie folgende Daten:

Frau Schramm gibt an, früher immer gut geschlafen zu haben. Seit ihr Mann gestorben ist, hat sich das verändert (*historischer Verlauf*). Jetzt schläft sie sehr schlecht (*Statuserhebung*). Sie wacht nachts öfter auf und kann danach lange nicht mehr einschlafen. Morgens möchte sie gern ausschlafen, kann dann aber nicht mehr einschlafen und fühlt sich wie gerädert (*Einschränkungen, Defizite*). Sie hat sich schon Gedanken gemacht, wie sie sich selbst helfen könnte und hat Baldriantropfen ausprobiert und ist auch offen für andere Angebote (*Ressourcen, Motivation*). Besonders gern schläft sie bei offenem Fenster mit einem dicken Federbett (*Gewohnheiten, Vorlieben*). Das nächtliche Erwachen besteht jetzt schon seit einem halben Jahr und tritt zwei-/dreimal pro Nacht auf (*Häufigkeit, Dauer*). In der Folge kann sie sich tagsüber schlecht konzentrieren und fühlt sich weniger leistungsfähig (*Folgen, Auswirkungen*). Frau Schramm berichtet weiterhin, dass sich ihr Leben nach dem Tod ihres Mannes sehr verändert habe und dass sie sich manchmal sehr allein fühle. Außerdem habe der Verkehrslärm vor ihrem Fenster deutlich zugenommen (*beeinflussende Faktoren*).

Die Altenpflegerin Linda Müller stellt aus dieser Informationssammlung die Pflegediagnose „Schlafstörung" und macht sich Gedanken zu einem geeigneten Pflegeplan.

Mit der **Sammlung von Informationen** wird das Ziel verfolgt, einen möglichst umfangreichen Einblick in die Situation des zu betreuenden Menschen zu erlangen. Alten-

Informationssammlung

Fokus/Thema · Historischer Verlauf · Zustand in Gegenwart und Zukunft · Einschränkung/Defizit · Ressourcen/Kompetenzen Fähigkeiten Motivation · Gewohnheiten/Vorlieben · Häufigkeit/Dauer · Körperstelle · Folgen/Auswirkungen · Wahrscheinlichkeit/Risiko/Gefahr · Medizinische Diagnose/Therapie · Ursachen/beeinflussende Faktoren

Pflegediagnostik/Assessment

Pflegediagnose

Abb. I/9.1 Pflegediagnostik im Pflegeprozess. [M595]

pflegerinnen können Informationen durch Wahrnehmung, Beobachtung (→ Kap. I/8) sowie Kommunikation mit dem Pflegebedürftigen, seinen Angehörigen und seinem relevanten Umfeld erhalten. Die Kunst besteht darin, die Informationen herauszufiltern, die für das Verständnis der Situation des Pflegebedürftigen wichtig sind. Das Herausfiltern von relevanten Informationen erfordert ein gründliches und überlegtes Vorgehen der Pflegenden. Die gewonnenen Informationen werden zunächst sortiert, auf ihre Bedeutung geprüft, dann mit anderen Informationen verglichen und in Beziehung gesetzt und schließlich interpretiert. Fähigkeiten, Bedürfnisse und geäußerte Probleme dürfen nicht als einzelne Ergebnisse isoliert nebeneinander festgehalten werden, sondern sollten immer miteinander verknüpft werden. Erst die Summe der einzelnen Informationen bildet den pflegebedürftigen Menschen insgesamt ab. Am Ende dieses diagnostischen Prozesses steht die Gesamtbeurteilung, um welche zentralen Pflegeprobleme – wenn denn welche vorhanden sind – es sich im vorliegenden Fall handelt und welche Ressourcen der Pflegebedürftige hat, die er zur Bewältigung dieser Probleme einsetzen könnte. Altenpflegerinnen halten diese stichwortartig,

aber für alle verständlich im Dokumentationssystem fest und führen, wenn möglich, auch die Ursachen an. So kann ein Flüssigkeitsdefizit verschiedene Ursachen haben, z. B. Verletzungen der Hand, Erbrechen oder eine demenzielle Veränderung, und erfordert dann unterschiedliche Handlungsstrategien.

Die Dokumentation eines Pflegeproblems kann auch standardisiert in Form einer Pflegediagnose erfolgen (→ Abb. I/9.2).

> In der Phase der Informationssammlung machen Altenpflegerinnen den Pflegebedürftigen und sich selbst die Fähigkeiten und Bedürfnisse (Ressourcen) bewusst, um diese gezielt im weiteren Prozess zu berücksichtigen.

Altenpflegerinnen können Informationen erheben, die sich in verschiedene Arten unterteilen lassen. Die Unterscheidung macht auch transparent, welche unterschiedlichen Möglichkeiten bei der Sammlung von Informationen bestehen:

- **Fokus/Thema.** Informationen beziehen sich in der Regel auf ein bestimmtes Thema (z. B. Schlaf, Mobilität, Hautzustand), das als Ausgangspunkt für alle näheren Beschreibungen dient (→ Tab. I/9.1)

- **Individuelle Sicht.** Wahrnehmungen des Pflegebedürftigen zu seiner individuellen Situation, seinen persönlichen Vorstellungen von Hilfe und Pflege (*narrative Erzählweise*)
- **Historischer Verlauf.** Die Anamnese (*Vorgeschichte*) beschreibt den pflegebezogenen Zustand eines Menschen in der Vergangenheit. Sie dient als Herleitung zum besseren Verständnis des Befindens des Pflegebedürftigen. Die Informationen über den früheren Zustand eines Menschen bilden für sich allein nicht die Grundlage der Pflegeplanung
- **Zustand in Gegenwart und Zukunft** (*Statuserhebung*). Informationen, die sich auf die momentane oder künftige Situation des Pflegebedürftigen beziehen, bilden die Grundlage der Pflegeplanung
- **Ressourcen, Kompetenzen, Fähigkeiten, Motivation.** Zu einem bestimmten Thema wird eine positive Bewertung des pflegebezogenen Zustands vorgenommen. Diese kann in direktem Bezug zu einem Defizit erfolgen oder als eigenständiger Punkt dokumentiert sein
- **Einschränkung, Defizit** (bei Pflegediagnosen: bestimmende Merkmale). Zu ei-

Themenfelder nach dem Strukturmodell	Pflegediagnosen
Themenfeld 1: **Kognition und Kommunikation**	• Wahrnehmungsstörung, etwa – Hören (→ Kap. I/18.3) – Sehen (→ Kap. I/18.4) – Tasten (→ Kap. I/18.5) – Riechen und Schmecken (→ Kap. I/18.6) • Sprechen (→ Kap. I/18.7) • Chronisch geringes Selbstwertgefühl (→ Kap. I/33.6.1) • Gefahr eines situationsbezogen geringen Selbstwertgefühls • Störung des Selbstwertgefühls (→ Kap. I/18.8) • Körperbildstörung (→ Kap. I/18.9) • Gefahr eines ortswechselbedingten Stresssyndroms • Verlegungsstress-Syndrom (→ Kap. I/18.10) • Gefahr einer Machtlosigkeit • Machtlosigkeit (→ Kap. I/18.11) • Suizidgefahr (→ Kap. I/33.12.1) • Gefahr einer Sinnkrise • Sinnkrise • Beeinträchtigte Gedächtnisleistung (→ Kap. I/33.7.1) • Entscheidungskonflikt • Hoffnungslosigkeit • Angst (→ Kap. I/33.9.1) • Furcht • Wissensdefizit (→ Kap. I/31.3.1)
Themenfeld 2: **Mobilität und Bewegung**	• Beeinträchtigte Fähigkeit, sich zu bewegen (→ Kap. I/19.3) • Beeinträchtigte Gehfähigkeit • Beeinträchtigte Mobilität im Bett • Gefahr eines Immobilisationssyndroms (→ Kap. I/19.4) • Beeinträchtigte Mobilität mit dem Rollstuhl • Beeinträchtigte Transferfähigkeit • Gefahr einer Aktivitätsintoleranz (reduzierte Belastbarkeit gegenüber Aktivität) • Aktivitätsintoleranz (Reduzierte Belastbarkeit gegenüber Aktivität) • Neglect (Halbseitige Vernachlässigung → Kap. I/31.11.1) • Ruheloses Umhergehen (→ Kap. I/33.1)

Themenfelder nach dem Strukturmodell	Pflegediagnosen
Themenfeld 3: **Krankheitsbezogene Anforderungen und Belastungen**	• Dyspnoe (→ Kap. I/20.3) • Aspirationsgefahr (→ Kap. I/20.4) • Unterkühlungsgefahr (→ Kap. I/20.5) • Fieber (→ Kap. I/20.6) • Risiko einer unausgeglichenen Körpertemperatur • Hypothermie, Hyperthermie (→ Kap. I/32.1) • Bewusstseinsstörungen/Apallisches Syndrom (→ Kap. I/20.7) • Überernährung (→ Kap. I/20.8) • Unter- und Mangelernährung (→ Kap. I/20.9) • Schluckstörung (→ Kap. I/20.10) • Harninkontinenz (→ Kap. I/20.11) • Beeinträchtigte Harnausscheidung • Stressharninkontinenz • Reflexharninkontinenz • Gefahr einer Drangharninkontinenz • Drangharninkontinenz • Funktionelle Harninkontinenz • Überlaufinkontinenz • Harnverhalt (akut/chronisch) • Stuhlinkontinenz (→ Kap. I/20.12) • Obstipation (→ Kap. I/20.13) • Obstipationsgefahr • Subjektive empfundene Obstipation • Diarrhö (→ Kap. I/20.14) • Erbrechen (→ Kap. I/20.15) • Sterben und Tod (→ Kap. I/20.16) • Trauer (→ Kap. I/20.17) • Erschwertes Trauern (→ Kap. I/20.17) • Infektionsgefahr (→ Kap. I/17.7.1) • Verletzungsgefahr • Vergiftungsgefahr • Sturzgefahr • Unwirksamer Selbstschutz • Unwirksames Management der eigenen Gesundheit • Kontamination • Kontaminationsgefahr • Durchblutungsstörung, periphere (→ Kap. I/31.6.1) • Unwirksame Selbstreinigung der Atemwege • Unwirksamer Atemvorgang • Risiko eines instabilen Blutglukosespiegels • Verminderte Herzleistung (→ Kap. I/31.5.1) • Gefahr einer Hautschädigung (→ Kap. I/31.2.1) • Gefahr eines Dekubitus (→ Kap. I/31.2.1) • Hautschädigung (inkl. Dekubitus Grad 1 und 2) • Gefahr einer Gewebeschädigung • Gewebeschädigung (inkl. Dekubitus Grad 3 und 4) • Geschädigte Mundschleimhaut (→ Kap. I/17.6.1) • Unwirksames Gesundheitsmanagement • Orientierungsstörung • Akute Verwirrtheit • Beeinträchtigte Gedächtnisleistung • Akuter Schmerz (→ Kap. I/35.1) • Chronischer Schmerz (→ Kap. I/35.1)
Themenfeld 4: **Selbstversorgung**	• Selbstversorgungsdefizit bei der Ernährung (→ Kap. I/21.3) • Flüssigkeitsdefizit (→ Kap. I/21.4) • Gefahr eines Flüssigkeitsdefizits (→ Kap. I/21.4) • Gefahr eines unzureichenden Flüssigkeitsvolumens • Flüssigkeitsüberschuss (→ Kap. I/31.9) • Selbstversorgungsdefizit beim Ausscheiden (→ Kap. I/21.5) • Selbstversorgungsdefizit bei der Körperpflege (→ Kap. I/21.6) • Selbstversorgungsdefizit beim Kleiden (→ Kap. I/21.7) • Selbstversorgungsdefizit beim Ruhen und Schlafen (→ Kap. I/21.8) • Schlafstörungen (→ Kap. I/21.9) • Gestörtes Schlafmuster • Schlafmangel • Fatigue (Erschöpfung)

Themenfelder nach dem Strukturmodell	Pflegediagnosen
Themenfeld 5: **Leben in sozialen Beziehungen**	• Soziale Isolation (→ Kap. I/22.3) • Beschäftigungsdefizit/potenzielles Beschäftigungsdefizit (→ Kap. I/22.4) • Sexualverhalten (→ Kap. I/22.5) • Sexuelle Funktionsstörung • Unwirksames Rollenverhalten • Posttraumatisches Belastungssyndrom aufgrund sexueller Gewalt (→ Kap. I/22.6) • Störung der Rollenerfüllung (→ Kap. I/22.7) • Beeinträchtigte soziale Interaktion (→ Kap. I/24.3) • Unterbrochene Familienprozesse • Gefahr der Rollenüberlastung der pflegenden Bezugsperson • Rollenüberlastung der pflegenden Bezugsperson (→ Kap. I/34.1) • Unwirksame Verleugnung (→ Kap. I/33.11.1) • Vereinsamungsgefahr • Verhindertes familiäres Coping • Gefährdendes familiäres Coping • Unwirksames gemeinschaftliches Coping • Unwirksames Coping
Themenfeld 6 (a und b): Haushaltsführung/ **Wohnen/Häuslichkeit**	• Verwahrlosungsgefahr (→ Kap. I/23.3) • Beeinträchtigte Haushaltsführung

Tab. I/9.1 Häufig gestellte Pflegediagnosen (v. a. nach NANDA) in der Altenhilfe zugeordnet (hier nach dem Strukturmodell der Bundesregierung).

nem bestimmten Thema wird eine negative Bewertung des pflegebezogenen Zustands vorgenommen

- **Gewohnheiten, Vorlieben.** Diese beziehen sich nicht unbedingt auf ein vorher benanntes Thema
- **Häufigkeit und Dauer.** Es wird beschrieben, wie häufig oder seit wann ein bestimmter Zustand auftritt
- **Körperstelle.** Es wird beschrieben, in welcher Lage (z. B. lateral, dorsal) oder an welcher Stelle ein Zustand auftritt
- **Folgen/Auswirkungen.** Es wird beschrieben, welche Folgen oder Auswirkungen bezogen auf ein vorher benanntes Thema zu erwarten sind
- **Wahrscheinlichkeit, Risiko, Gefahr.** Es wird eingeschätzt, wie groß die Wahrscheinlichkeit ist, dass ein bestimmter Zustand in der Zukunft auftritt
- **Medizinische Diagnosen oder Therapie.** Medizinische Diagnosen werden als Bezugsthema oder als Ursache eines Zustands benannt
- **Ursachen** (bei Pflegediagnosen: *beeinflussende Faktoren*). Es wird beschrieben, welche Ursache, welche auslösenden oder in Beziehung stehenden Faktoren bezogen auf ein vorher benanntes Thema in Frage kommen.

❯ Diese Gliederung erleichtert die systematische Beschreibung und Analyse von Daten in der Pflegedokumentation. Sie kann als Grundlage zur Entwicklung von Formularen oder von EDV-gestützten Pflegedokumentationssystemen eingesetzt werden. Es gibt mehrere Möglichkeiten, Pflegeinformationen in der Pflegediagnostik darzustellen (→ Abb. I/9.2).

Hilfen zur Gliederung der Informationssammlung

Damit bei der Informationssammlung (→ Kap. I/7.3.1) keine wichtigen Themen vergessen werden, benutzen Altenpflegerinnen Leitfäden, Checklisten, Assessmentinstrumente oder Formulare, auf denen die Themen aufgeführt sind, die erfragt werden sollen. Häufig werden die einzelnen Kategorien des ABEDL®-Strukturmodells von Krohwinkel oder die Themenfelder des Strukturmodells benutzt (→ Kap. I/2.2.2, → Kap. I/7). Es können jedoch auch andere Gliederungshilfen sinnvoll eingesetzt werden (z. B. die Strukturierte Informationssammlung/SIS® mit den sechs Themenfeldern kognitive und kommunikative Fähigkeiten, Mobilität und Beweglichkeit, krankheitsbezogene Anforderungen und Belastungen, Selbstversorgung, Leben in sozialen Beziehungen und Haushaltsführung/Wohnen/Häuslichkeit oder gemäß der Selbstpflegeerfordernisse nach Orem → Kap. I/7.2). Altenpflegerinnen benutzen entweder einen Anamneseleitfaden, den sie zum Nachschlagen mit sich führen oder sie orientieren sich am Aufbau des Formulars in der Pflegedokumentation (→ Kap. I/11). Dieses Vorgehen bietet den Vorteil, dass alle wichtigen Punkte benannt werden, es birgt jedoch die Gefahr, dass die einzelnen Kriterien ohne viel Nachdenken „abgefragt" werden.

Gliederungshilfen bieten nur dann einen Vorteil, wenn man sie individuell auf die Situation und den Pflegebedürftigen angepasst anwendet. Die Kompetenz der Altenpflegerinnen zeigt sich bei der Pflegediagnostik dadurch, dass sie die wichtigen Themen im Gespräch herausfiltern (→ Tab. I/9.2).

I/9.2 Assessmentinstrumente

ⓢ Fallbeispiel Stationär

Die Pflegedienstleiterin des „Seniorenzentrums Maxeberg" möchte den pflegerischen Aufwand, der zur Versorgung der Bewohner notwendig ist, genauer bestimmen. Bislang liegen ihr lediglich die Begutachtung durch den Medizinischen Dienst der Krankenversicherung vor, aus dem sich die Vergütung für die Altenpflegeeinrichtung ableitet. Die Pflegegrade lassen jedoch nur bedingt Rückschlüsse auf den tatsächlich vorliegenden Pflegebedarf der einzelnen Bewohner zu. Gemeinsam mit der Einrichtungsleitung hat die Pflegedienstleitung nun beschlossen, eine Arbeitsgruppe zu bilden, an der auch erfahrene Mitarbeiter des Pflegedienstes beteiligt sein sollen. Dieses Gremium soll sich mit den verfügbaren Assessmentinstrumenten auseinandersetzen, die am besten geeigneten auswählen und in den Pflegealltag integrieren.

❯ **Pflegeassessment:** Einschätzung der Selbstständig- bzw. Pflegebedürftigkeit eines Menschen.
Assessmentinstrumente: Standardisierte Schemata, mit deren Hilfe sich Zustände strukturiert und möglichst eindeutig erfassen lassen. Häufig wird das Ergebnis anhand eines Zahlenwerts dargestellt (Punkteskala). Solche Instrumente ermöglichen die Objektivierung von Beobachtungen.

Pflegeanamnese ATL 3230

DAN PRODUKTE GmbH · Postfach 22 34 80 · 57040 Siegen · Tel. (02 71) 880 980 · Fax (02 71) 880 98 98

Vor-/Nachname: _____

Hilfebedarf bitte in der Spalte Hilfegrad ankreuzen: 0 = Selbstständig / Unbeeinträchtigt 1 = Überwiegend selbstständig / Fähigkeit größtenteils vorhanden 2 = Überwiegend unselbstständig / Fähigkeit im geringen Maße vorhanden 3 = Unselbstständig / Fähigkeiten nicht vorhanden

ATL 1 Wach sein und schlafen

ATL 2 Sich bewegen

ATL 3 Sich waschen und kleiden

ATL 4 Essen und Trinken

ATL 5 Ausscheiden

www.danprodukte.de

Pflegeanamnese ATL 3230

Abb. I/9.2a Teil eines Formulars zur Dokumentation der Pflegediagnostik. [V099]

107

Hilfebedarf bitte in der Spalte Hilfegrad ankreuzen: 0 = Selbstständig / Unbeeinträchtigt 1 = Überwiegend selbstständig / Fähigkeit größtenteils vorhanden 2 = Überwiegend unselbstständig / Fähigkeit im geringen Maße vorhanden 3 = Unselbstständig / Fähigkeiten nicht vorhanden

ATL 6 Körpertemperatur regulieren

Problembeschreibung	Fähigkeiten	Hilfsmitteleinsatz	Hilfegrad	Pflegeplan
			0	ja ☐
			1	
			2	Vitalwerte ☐
			3	
				☐
Individuelle Vorlieben, Rituale				
Pflegediagnose:				

ATL 7 Atmen, Puls und Blutdruck

Problembeschreibung	Fähigkeiten	Hilfsmitteleinsatz	Hilfegrad	Pflegeplan
○ Pneumoniegefahr			0	ja ☐
			1	
			2	Vitalwerte ☐
			3	
				☐
Individuelle Vorlieben, Rituale				
Pflegediagnose:				

ATL 8 Sich sicher fühlen und verhalten

Problembeschreibung	Fähigkeiten	Hilfsmitteleinsatz	Hilfegrad	Pflegeplan
○ Sturzgefahr			0	ja ☐
			1	
○ Orientierung (zeitlich, örtlich, persönlich, situativ)			2	Sturzrisiko-faktoren
			3	
○ Umgang mit Hilfsmitteln				Freiheits-entziehende Maßnahm.
○ Medikation				
○ Entscheidungsvermögen				
Individuelle Vorlieben, Rituale				☐
Pflegediagnose:				

ATL 9 Raum u. Zeit gestalten - arbeiten u. spielen

Problembeschreibung	Fähigkeiten	Hilfsmitteleinsatz	Hilfegrad	Pflegeplan
			0	ja ☐
			1	
			2	Angebots-nachweis
			3	
bisherige Tages- und Nachtstruktur:				☐
Pflegediagnose:				

ATL 10 Kommunizieren

Problembeschreibung	Fähigkeiten	Hilfsmitteleinsatz	Hilfegrad	Pflegeplan
○ Sehvermögen		○ Brille	0	ja ☐
			1	
			2	Schmerz-erfassung ☐
○ Hörvermögen		○ Hörgerät rechts	3	
		○ Hörgerät links		
○ Verständigung				☐
○ Schmerzen (akut, chronisch oder zu erwartender Schmerz)	Kontakt zu:			
Muttersprache ist: _____ weitere Sprachen: _____				
Individuelle Vorlieben, Rituale				
Pflegediagnose:				

ATL 11 Frau, Mann sein

Problembeschreibung	Fähigkeiten	Hilfsmitteleinsatz	Hilfegrad	Pflegeplan
○ gleichgeschlechtliche Pflegeperson notwendig oder gewünscht			0	ja ☐
			1	
			2	
			3	☐
Individuelle Vorlieben, Rituale				
Pflegediagnose:				

ATL 12 Sinn finden im Werden, Sein, Vergehen

Problembeschreibung	Fähigkeiten	Hilfsmitteleinsatz	Hilfegrad	Pflegeplan
○ Krisenbewältigung			0	ja ☐
			1	
○ Vereinsamung			2	Angebots-nachweis
			3	
Individuelle Vorlieben, Rituale				☐
Pflegediagnose:				

Datum der Erstellung von _____ **bis** _____ **Unterschrift der Pflegefachkraft** _____

An der Erstellung beteiligten Personen:

Informationen des Erstgespräches haben die Farbe: _____ und sind vom _____ Unterschrift _____

Abb. I/9.2b Teil eines Formulars zur Dokumentation der Pflegediagnostik. [V099]

Pflegediagnose: Relokationsstresssyndrom (Ortswechselbedingtes Stresssyndrom)

Definition: Physiologische und/oder psychosoziale Störung, die aus der Verlegung, dem Wechsel von einer Umgebung in eine andere resultiert.

Bestimmende Merkmale

Abhängigkeit	Unsicherheit
Alleinsein	Veränderung des Schlafmusters
Angst (z. B. Trennung)	Verlust des Selbstwertgefühls
Depression	Vermehrtes Äußern der Bedürfnisse
Einsamkeit	Verschlechterung der Krankheit
Entfremdung	Verstärkte psychische Symptome
Frustration	Situationsbedingtes geringes Selbstwertgefühl
Furcht	Äußert Widerwillen, umzuziehen
Identitätsverlust	Wut
Pessimismus	Rückzug
Schlafstörung	Sorge
Sorge wegen Relokation	Geringes Selbstwertgefühl

Beeinflussende Faktoren

Beeinträchtigte psychosoziale Funktion	Wechsel von einem Umfeld in ein anderes
Unzureichend vorbereitende Beratung	Sprachbarriere
Machtlosigkeit	Unvorhersagbarkeit der Erlebnisse
Soziale Isolation	Verlust in der Vorgeschichte
Unzureichende Unterstützungssysteme	Beeinträchtigter Gesundheitszustand
Unwirksame Coping-Strategien	

Tab. I/9.2 Pflegediagnose „Relokationsstresssyndrom (Ortwechselbedingtes Stresssyndrom)" aus NANDA-I 2015–2017 [G605].

In den vergangenen Jahren wurde eine große Zahl von Instrumenten entwickelt, mit deren Hilfe die Pflegesituation eines Pflegebedürftigen möglichst genau beschrieben werden soll (→ Kap. I/7.3).

Es gibt Instrumente, die nur einen einzigen Aspekt der Pflege (z. B. Oral Health Assessment Tool für das Risiko von Mundkrankheiten) berücksichtigen, aber auch solche, die einer umfassenden Erhebung der Pflegebedürftigkeit oder des Pflegebedarfs dienen (z. B. RAI → Kap. I/9.2.2).

Die meisten dieser Instrumente fragen nur einzelne Kriterien ab, ermöglichen eine Bewertung mit einem Punktesystem und lassen anhand der Punkte-Summe eine Beurteilung zu. Es gibt aber auch Instrumente, bei denen es weniger um das Messen von Werten, als vielmehr um das Verstehen eines Pflegeproblems geht. Diese können eher als Leitfaden für die Informationssammlung dienen. 🏠🏠1

Darüber hinaus unterscheiden sich Instrumente bezüglich ihres Differenzierungsgrades. Manche Instrumente sind sehr kurz und haben z. B. den Sinn, gefährdete Personen aus einer Gruppe herauszufiltern. Solche Instrumente werden häufig als **Screeninginstrumente** bezeichnet (z. B. Mangelernährung, Mini-Mental-Status-Test → Kap. I/9.2.4). Eine genauere Untersuchung des Problems muss im Anschluss erfolgen.

Wichtige Beweggründe für die Entwicklung von Assessmentinstrumenten:
- Genaue und strukturierte Erhebung eines Risikos oder Pflegeproblems
- Verbesserung der Messbarkeit vom Ausmaß eines Risikos oder Problems
- Bessere Qualität der Pflegediagnostik
- Mehr Gerechtigkeit bei der Zuteilung von Leistungsansprüchen
- Vereinfachte Integration in EDV-gestützte Pflegedokumentationsprogramme (→ Kap. I/11.1)
- Verbesserte Vergleichbarkeit von Pflegebedürftigkeit
- Nachweis von Veränderungen.

❯❯ Lern-Tipp

Werden in Ihrer Einrichtung Assessmentinstrumente verwendet? Lassen Sie sich von erfahrenen Kollegen in die Benutzung einweisen. Dann wenden Sie die Instrumente auf eine Gruppe von 4–5 Pflegebedürftigen an. Vergleichen Sie Ihre Ergebnisse mit der in der Einrichtung vorliegenden Erhebung. Wenn an Ihrem Praxisort keine Assessmentinstrumente verwendet werden, können Sie die Übung auch anhand eines konstruierten Fallbeispiels ausführen. Erstellen Sie dazu eine detaillierte Pflegeplanung. Dieses Projekt ist besonders gut als Gruppenarbeit geeignet. Sie können auf diese Weise auch Ergebnisse vergleichen, die sich aus verschiedenen Assessmentinstrumenten ergeben.

I/9.2.1 Begutachtungs-Richtlinien des GKV-Spitzenverbands zur Begutachtung von Pflegebedürftigen gemäß SGB XI

Ein umfangreiches und bedeutendes Instrument in der Pflegeversicherung ist das Assessment zur Begutachtung von Pflegebedürftigkeit im Zusammenhang mit der Ermittlung des Pflegegrades. Diese Richtlinien zum Verfahren der Feststellung der Pflegebedürftigkeit sowie zur pflegefachlichen Konkretisierung der Inhalte des Begutachtungsinstruments nach SGB XI (Begutachtungsrichtlinien/BRi) haben zum Ziel, eine Begutachtung nach einheitlichen Kriterien zu gewährleisten. Zur Feststellung der Pflegebedürftigkeit im Sinne der SGB XI wird eine umfangreiche Datenerhebung zu den Lebensumständen und der Pflegebedürftigkeit des Antragstellers durchgeführt.

Begutachtung zur Feststellung von Pflegebedürftigkeit

Die zentrale Aufgabe des Medizinischen Dienstes im Rahmen des SGB XI ist die Prüfung und Feststellung der Pflegebedürftigkeit. Dabei hat der MDK folgende Prüfungs- und Feststellungsaufgaben:
- Pflegerelevante Fremdbefunde
- Pflegerelevante Vorgeschichte (Anamnese), medizinische und pflegerische Angaben unter Berücksichtigung der Auswirkungen auf die Selbstständigkeit oder die Fähigkeiten
- Vorhandene Hilfsmittel, Pflegehilfsmittel sowie ihre Nutzung
- Pflegerelevante Aspekte der Versorgungs- und Wohnsituation.

Pflegebedürftigkeit im Sinne des SGB XI

Die gesetzlichen Grundlagen der Pflegebedürftigkeit und deren Begutachtung haben sich nach 20 Jahren geändert. Der bisherige, überwiegend auf körperliche Beeinträchtigungen fokussierte Pflegebedürftigkeitsbegriff ist zum 1.1 2017 aufgehoben. Künftig ist der Grad der Beeinträchtigung der Selbstständigkeit entscheidend. Bei der Begutachtung werden die Beeinträchtigungen der Selbstständigkeit oder der Fähigkeiten der Menschen in sechs Bereichen beurteilt (→ Tab. I/9.3):
- Mobilität: körperliche Beweglichkeit
- Kognitive und kommunikative Fähigkeiten: verstehen und reden
- Verhaltensweisen und psychische Problemlagen

I

9

- Selbstversorgung
- Bewältigung von und selbstständiger Umgang mit krankheits- oder therapiebedingten Anforderungen und Belastungen
- Gestaltung des Alltagslebens und sozialer Kontakte.

Beurteilung von Selbstständigkeit

Für die Zwecke der Beurteilung ist eine Person selbstständig, die eine Handlung bzw. Aktivität allein, d. h. ohne Unterstützung durch andere Personen oder unter Nutzung von Hilfsmitteln, durchführen kann.

Für das Begutachtungsverfahren liegt eine Beeinträchtigung von Selbstständigkeit nur dann vor, wenn personelle Hilfe erforderlich ist. Unter personeller Hilfe versteht man alle unterstützenden Handlungen, die eine Person benötigt, um die betreffenden Aktivitäten durchzuführen. Zu bewerten ist, ob die Person die jeweilige Handlung bzw. Aktivität praktisch durchführen kann. In der Regel sind dazu sowohl somatische als auch mentale Fähigkeiten erforderlich.

❯❯ Ob personelle Hilfe durch Pflegepersonen oder Altenpflegerinnen erbracht wird, ist für die Bewertung nicht relevant. Diese Frage spielt allerdings für die Pflege- und Hilfeplanung eine Rolle.

Bewertung von Selbstständigkeit

Selbstständigkeit wird in den Modulen 1, 4 und 6 mittels einer vierstufigen Skala mit folgenden Ausprägungen bewertet. Das Einschätzungsinstrument umfasst in den Modulen 2, 3 und 5 abgewandelte Formen dieser Skala, die an den entsprechenden Stellen erläutert werden (→ Tab. I/9.3).

Durchgängig gilt bei diesen Skalen, dass der Grad der Beeinträchtigung mit dem jeweiligen Punktwert steigt. „0" bedeutet stets, dass keine Beeinträchtigungen der Selbstständigkeit oder der Fähigkeiten bzw. sonstigen Probleme bestehen.

Internet- und Lese-Tipp
Informationsportal der Medizinischen Dienste zur Pflegebegutachtung: www.pflegestaerkungsgesetz.de
Neben den Begutachtungs-Richtlinien sind z. B. weitere Informationen zur Pflegebegutachtung, eine Checkliste für den MDK-Besuch und ein Film zur Pflegebegutachtung einsehbar.

Aufbau des Formulargutachtens

Das **Formulargutachten** zur Feststellung der Pflegebedürftigkeit gliedert sich in folgende Bereiche, die inhaltlich aufeinander aufbauen:

- Pflegerelevante Vorgeschichte und derzeitige Versorgungssituation
- Gutachterlicher Befund
- Pflegebegründende Diagnose(n)
- Module des Begutachtungsinstruments
- Ergebnis der Begutachtung (Gegliedert in die Informationen zum Pflegegrad und zum Pflegeaufwand der Pflegepersonen. Auch geklärt wird, ob die Pflege in geeigneter Weise sichergestellt ist und ob weitere Hinweise auf Ursachen der Pflegebedürftigkeit vorliegen)
- Erhebung weiterer versorgungsrelevanter Informationen
- Empfehlungen zur Förderung oder zum Erhalt der Selbstständigkeit oder der Fähigkeiten, Prävention und Rehabilitation (über die bisherige Versorgung hinausgehend).

❯❯ Für die Feststellung eines Pflegegrades nach dem SGB XI ist nur ein dauerhaft bestehender Hilfebedarf (sechs Monate) relevant. Der Grad der Pflegebedürftigkeit richtet sich nach der Schwere der Beeinträchtigung der Selbstständigkeit bzw. der Fähigkeiten.

I/9.2.2 Residence Assessment Instrument

Das **Residence Assessment Instrument** (*RAI*) kann als ein Beispiel für ein sehr umfangreiches Assessmentinstrument gelten. Es soll die unstrukturierte Beurteilung Pflegebedürftiger ersetzen und wurde für die stationäre bzw. ambulante Altenpflege ursprünglich in den USA entwickelt. RAI erfasst die Bedürfnisse, Ressourcen und Potenziale von hilfe- und pflegebedürftigen alten Menschen. Dadurch soll eine umfassende Einschätzung der Pflegesituation ermöglicht werden. Es besteht aus drei Teilen, über die die Erhebung der Daten vorgenommen wird:

- Ein Beurteilungsbogen, in dem pflegerelevante Themenbereiche abgefragt werden (Minimum Data Set)
- Achtzehn Abklärungshilfen, mit denen wichtige Problembereiche genauer untersucht werden
- Ein Alarmsystem, das Pflegende auf Probleme hinweist.

Die Einschätzung von Pflegebedürftigen kann in bestimmten Zeitabständen wiederholt werden, sodass sich ein zeitlicher Verlauf ablesen und dadurch auch eine Aussage zu pflegebezogenen Ergebnissen

Module (Begutachtungsinstrument/BI)	Merkmalsausprägung
Modul 1 **Mobilität** (5 Fragen)	Selbstständigkeit • selbstständig • überwiegend selbstständig • überwiegend unselbstständig • unselbstständig
Modul 2 **Kognitive und kommunikative Fähigkeiten** (11 Fragen)	Fähigkeit • vorhanden • größtenteils vorhanden • in geringem Maße vorhanden • nicht vorhanden
Modul 3 **Verhaltensweisen und psychische Problemlagen** (13 Fragen)	Häufigkeit • nie oder sehr selten • selten • häufig • täglich
Modul 4 **Selbstversorgung** (13 Fragen)	Selbstständigkeit • selbstständig • überwiegend selbstständig • überwiegend unselbstständig • unselbstständig
Modul 5 **Krankheits- und therapiebedingte Anforderungen** (16 Fragen)	Häufigkeiten • Anzahl täglicher, wöchentlicher, monatlicher Maßnahmen
Modul 6 **Gestaltung des Alltagslebens, soziale Kontakte** (6 Fragen)	Selbstständigkeit • selbstständig • überwiegend selbstständig • überwiegend unselbstständig • unselbstständig

Tab. I/9.3 Kategorien zur Bewertung der Selbstständigkeit pflegebedürftiger Menschen in den verschiedenen Themenfeldern des Begutachtungsinstruments.

4 Module des Begutachtungsinstruments

4.1 Modul 1: Mobilität
Die Einschätzung richtet sich bei den Kriterien 4.1.1 bis 4.1.5 ausschließlich danach, ob die Person in der Lage ist, ohne personelle Unterstützung eine Körperhaltung einzunehmen oder zu wechseln und sich fortzubewegen.

Zu beurteilen sind hier lediglich Aspekte wie Körperkraft, Balance, Bewegungskoordination etc. und nicht die zielgerichtete Fortbewegung.

	selbständig	überwiegend selbständig	überwiegend unselbständig	unselbständig
4.1.1 Positionswechsel im Bett	☐ 0	☐ 1	☐ 2	☐ 3
4.1.2 Halten einer stabilen Sitzposition	☐ 0	☐ 1	☐ 2	☐ 3
4.1.3 Umsetzen	☐ 0	☐ 1	☐ 2	☐ 3
4.1.4 Fortbewegen innerhalb des Wohnbereichs	☐ 0	☐ 1	☐ 2	☐ 3
4.1.5 Treppensteigen	☐ 0	☐ 1	☐ 2	☐ 3

Erläuterung:
....
....

4.1.6 Besondere Bedarfskonstellation
Gebrauchsunfähigkeit beider Arme und beider Beine

☐ ja   ☐ nein

Erläuterung(en):
....
....

Summe der Einzelpunkte: ☐   Gewichtete Punkte: ☐

4.2 Modul 2: Kognitive und kommunikative Fähigkeiten
Die Einschätzung bezieht sich bei den Kriterien 4.2.1 bis 4.2.8 ausschließlich auf kognitive Funktionen und Aktivitäten.

Zu beurteilen sind hier lediglich Aspekte wie Erkennen, Entscheiden oder Steuern etc. und nicht die motorische Umsetzung.

Bei den Kriterien zur Kommunikation 4.2.9 bis 4.2.11 sind auch die Auswirkungen von Hör-, Sprech- oder Sprachstörungen zu berücksichtigen.

	Die Fähigkeit ist:			
	vorhanden/ unbeein- trächtigt	größtenteils vorhanden	in geringem Maße vorhanden	nicht vorhanden
4.2.1 Erkennen von Personen aus dem näheren Umfeld	☐ 0	☐ 1	☐ 2	☐ 3
4.2.2 Örtliche Orientierung	☐ 0	☐ 1	☐ 2	☐ 3
4.2.3 Zeitliche Orientierung	☐ 0	☐ 1	☐ 2	☐ 3
4.2.4 Erinnern an wesentliche Ereignisse oder Beobachtungen	☐ 0	☐ 1	☐ 2	☐ 3
4.2.5 Steuern von mehrschrittigen Alltagshandlungen	☐ 0	☐ 1	☐ 2	☐ 3
4.2.6 Treffen von Entscheidungen im Alltagsleben	☐ 0	☐ 1	☐ 2	☐ 3
4.2.7 Verstehen von Sachverhalten und Informationen	☐ 0	☐ 1	☐ 2	☐ 3
4.2.8 Erkennen von Risiken und Gefahren	☐ 0	☐ 1	☐ 2	☐ 3
4.2.9 Mitteilen von elementaren Bedürfnissen	☐ 0	☐ 1	☐ 2	☐ 3
4.2.10 Verstehen von Aufforderungen	☐ 0	☐ 1	☐ 2	☐ 3
4.2.11 Beteiligen an einem Gespräch	☐ 0	☐ 1	☐ 2	☐ 3

Erläuterung:
....
....

Summe der Einzelpunkte: ☐   Gewichtete Punkte: ☐

Abb. I/9.3 Auszüge aus dem Formulargutachten des MDK. [W295-001]

---

treffen lässt. In Deutschland wird das Verfahren seit einigen Jahren diskutiert, ist aber bis jetzt kaum in die Praxis umgesetzt. 📖📖2

I/9.2.3 Pflegeabhängigkeitsskala

Auch die **Pflegeabhängigkeitsskala** (*PAS*) versteht sich als ein Instrument, das einen Gesamtüberblick über die Pflegeabhängigkeit bzw. -unabhängigkeit geben soll (→ Tab. I/9.4). Es wurde in den Niederlanden ursprünglich zur Erfassung der Pflegebedürftigkeit von Menschen mit Demenz und Menschen mit Behinderungen entwickelt. Die Struktur basiert auf den Grundbedürfnissen nach der Pflegetheoretikerin Virginia Henderson. Insgesamt werden 15 Themen abgefragt. Mit dem Instrument soll genau definiert werden, welchen Grad an Unterstützung ein Pflegebedürftiger benötigt und wie die Selbstpflegekompetenzen gestärkt werden können. In Deutschland wird das Instrument bis jetzt nur punktuell angewendet. 📖📖3

I/9.2.4 Mini-Mental-Status-Test

Der **Mini-Mental-Status-Test** (*MMST*) kann als Beispiel für ein Assessmentinstrument bezeichnet werden, das einen bestimmten Aspekt fokussiert. Im Kern geht es um ein Screeningverfahren zur Feststellung kognitiver Defizite.

Das Instrument wird meist bei einem Verdacht auf eine Demenz bei den hausärztlichen oder neurologischen Untersuchungen eingesetzt. Der psychometrische Test eignet sich auch, um bei einer bereits diagnostizierten Demenz das Fortschreiten der Erkrankung zu überwachen.

Für den Mini-Mental-Status-Test wird ein Interview mit dem Patienten durchgeführt. Mittels neun Aufgabenkomplexen werden kognitive Funktionen überprüft (zeitliche und räumliche Orientierung, Merk- und Erinnerungsfähigkeit, Aufmerksamkeit, Sprache und Sprachverständnis, Lesen, Schreiben, Zeichnen und Rechnen). Zur Bewertung werden Punkte vergeben.

Internet- und Lese-Tipp
Testunterlagen für den MMST (→ Kap. I/27.2.4): www.dgho.de/informationen/dokumente-der-arbeitskreise/geriatrische-onkologie/MMSE Folstein.pdf

I/9.2.5 Instrument zur Erfassung der Ernährungssituation in der stationären Altenpflege

Das Instrument **Pflegerische Erfassung von Mangelernährung und deren Ursachen** (*PEMU*) greift das zentrale Thema drohender Ernährungsdefizite in der stationären Altenpflege auf (→ Kap. I/21.2.1). Beim PEMU handelt es sich um eine Entwicklung zur Erfassung der Ernährungssituation bei alten und pflegebedürftigen Menschen, die als Instrument im Rahmen des nationalen Expertenstandards „Ernährungsmanagement zur Sicherstellung und Förderung der oralen Ernährung in der Pflege" vom DNQP empfohlen wird. Mit dem zweiteiligen Instrument suchen Altenpflegerinnen zunächst anhand weniger Fra-

I

9

	Völlig ab-hängig	Überwiegend abhängig	Teilweise abhängig	Überwiegend unabhängig	Völlig unab-hängig
	(jeweils 1 Punkt)	(jeweils 2 Punkte)	(jeweils 3 Punkte)	(jeweils 4 Punkte)	(jeweils 5 Punkte)
Essen und Trinken					
Kontinenz					
Körperhal-tung					
Mobilität					
Tag- und Nachtrhyth-mus					
An- und Aus-kleiden					
Körpertem-peratur					
Körperpflege					
Vermeiden von Gefahren					
Kommunika-tion					
Kontakte mit anderen					
Sinn für Re-geln und Werte					
Alltagsakti-vitäten					
Aktivitäten zur sinnvol-len Beschäf-tigung					
Lernfähigkeit					

Tab. I/9.4 Die Pflegeabhängigkeitsskala (PAS) berücksichtigt Kompetenzen in 15 Bereichen. In je-der Kategorie kann ein Pflegebedürftiger 1 (völlig abhängig) bis 5 (völlig unabhängig) Punkte errei-chen. Zwischen 15–44 Punkten liegt eine hohe, zwischen 45–59 Punkte eine mittlere und zwi-schen 60–75 Punkten eine niedrige Pflegeabhängigkeit vor [F050-001].

gen nach Personen, die das Risiko einer Mangelernährung tragen. Falls ein Ver-dacht auf Mangelernährung besteht, erfas-sen die Altenpflegerinnen mit einem zwei-ten Teil des Instruments die Verzehrmen-gen und identifizieren Gründe für eine zu geringe Nahrungs- und Flüssigkeitsaufnah-me. Dies liefert Anhaltspunkte für eine ge-eignete Maßnahmenplanung. 📖📖5

▶ Die Ergebnisse eines Assessments kön-nen für die Einschätzung der Pflegebedürf-tigkeit genutzt werden. Um eine angemes-sene Entscheidung zum weiteren Vorge-hen treffen zu können, müssen Altenpfle-gerinnen ihr erfahrungsbasiertes Wissen und die Lebenswelt des Betroffenen ein-beziehen. Fallkonferenzen im Team beim Thema Ernährungsmanagement z. B. unter Hinzuziehen von Mitarbeitern aus Küche und Hauswirtschaft, können dazu beitra-gen, dass möglichst viele Ansatzpunkte zur weiteren Versorgung gefunden und be-raten werden können.

I/9.2.6 Weitere Instrumente

Neben den oben exemplarisch dargestellten Assessmentinstrumenten gibt es eine Reihe weiterer wichtiger Instrumente, die in der Altenpflege Anwendung finden.

Umfassendes Instrument

- Planification informatisée des soins infir-miers requis (Plaisir; EDV-gestützte Pla-nung des erforderlichen Pflegeaufwands).

Erfassung einzelner Probleme

- Dementia Care Mapping (Messung des relativen Wohlbefindens von Menschen mit Demenz)
- Functional Independence Measure (FIM) (Selbstständigkeit → Kap. I/7.3.1)
- Oral Health Assessment Tool (OHAT) (Mundschleimhaut → Tab. → I/17.10)
- Borg-Skala (Atmung → Abb. I/20.11)
- Glasgow-Koma-Skala (Bewusstsein → Kap. I/31.11.36)

- Ernährungsprotokoll (→ Tab. I/21.4)
- Bodymass-Index (BMI) (Körpergewicht, Ernährungszustand → Kap. I/21.2.1)
- Mini Nutrition Assessment (MNA-SF-Fragebogen; Ernährungszustand → Abb. I/21.17)
- Verschiedene Instrumente zum Schmerz-assessment (z. B. Schmerz-Smileys-Skala → Abb. I/35.6, BESD → Abb. I/35.8)
- Belastungscheck bzgl. Burnout (→ Tab. IV/9.2)
- Braden Skala (Dekubitusrisiko → Tab. I/17.3).

Instrumente aus der geriatrischen Medizin

Neben den Instrumentenentwicklungen aus der Pflege gibt es eine große Zahl von Instrumenten aus anderen Disziplinen. Von besonderer Bedeutung ist das geriatri-sche Assessment, das von Ärzten für die umfassende Diagnostik für ältere multi-morbide Menschen entwickelt wurde. Es besteht aus einem ersten Fragebogen, in dem wichtige Themen mit wenigen Fragen geprüft werden (Geriatrisches Screening nach Lachs → Tab. I/27.1). Sind Probleme vorhanden, folgt in einem zweiten Schritt das Basis-Assessment, in dem themenbezo-gen einzelne Probleme genauer diagnosti-ziert werden. Diese werden in der Regel vom Arzt erhoben, können jedoch auch durch andere Berufsgruppen genutzt wer-den. Hierzu gehören folgende Instrumente:

- Mobilitätstest nach Tinetti (allein aufste-hen und gehen, Sturzrisiko → Kap. I/27.2.4)
- Timed-up-and-go-Test Fähigkeit (aufstehen und setzen, Gleichgewicht → Kap. I/27.2.4)
- Barthel-Index (Selbstständigkeit → Tab. I/27.2)
- Mini-Mental-Status-Test (Orientierung, Aufmerksamkeit, lesen, schreiben → Kap. I/27.2.4)
- Geriatrische Depressionsskala (Wahr-scheinlichkeit einer Depression → Kap. I/27.2.4)
- Zeichnen der Ziffern einer Uhr (Aufga-benverständnis, Denkfähigkeit, Beweg-lichkeit der Hand)
- Handkraft (Stärke des Händedrucks → Kap. I/27.2.4).

I/9.2.7 Möglichkeiten und Grenzen von Assessmentinstru-menten

Durch die gestiegenen Anforderungen bei externen Qualitätssicherungsmaßnahmen haben sich viele Einrichtungen für die ra-sche Einführung von Assessmentinstrumenten entschieden. Grundsätzlich ist diese Entwicklung zu begrüßen. Altenpflegerinnen müssen jedoch geeignete Instrumente auswählen und diese korrekt anwenden können. Diese Instrumente sind in der Pflegewissenschaft entwickelt und in der Regel auf ihre Güte (Zuverlässigkeit und Genauigkeit) getestet worden, da sie sonst zu falschen Messergebnissen und Konsequenzen führen könnten. Darüber hinaus ist zu klären, ob die zu erhebenden Informationen nicht ohnehin schon in der Pflegedokumentation vorhanden sind. Eine Doppeldokumentation sollte möglichst vermieden werden.

Trotz der großen Fortschritte bei der Entwicklung solcher Assessmentinstrumente wird bis jetzt keines der bestehenden Systeme allen Anforderungen gerecht. Zum einen ist es schwierig, Pflegebedürftigkeit, Umweltfaktoren und Pflegeziele umfassend abzubilden und zu bewerten, zum andern lassen sich bestimmte Zustände, z.B. Gefühle, nicht ohne weiteres mit einer Messskala erfassen. Instrumente können auch dazu verleiten, Messergebnisse allzu unkritisch zu übernehmen. Obwohl schon viel Forschungsarbeit geleistet wurde, ist nicht für alle Instrumente nachgewiesen, ob sie zuverlässig sind und tatsächlich das messen, was sie messen sollen.

Dies führt zu der Erkenntnis, dass Assessmentinstrumente nur dann sinnvoll eingesetzt werden können, wenn Altenpflegerinnen die fachliche Kompetenz besitzen und eine genaue Bewertung der Ergebnisse vornehmen.

Anfangs war der Einsatz von Assessmentinstrumenten grundsätzlich umstritten, da sich vielen Pflegenden ihr Sinn nicht erschloss. In neuerer Zeit ist der grundsätzliche Nutzen kaum mehr umstritten, es geht vielmehr darum, das am besten geeignete Instrument für den richtigen Zweck zu finden. Dabei spielt die Diskussion zu der Frage, ob das Verhältnis zwischen Aufwand und Nutzen stimmt, eine zunehmende Rolle.

Abgesehen von dieser Kritik gewinnen die Instrumente an Bedeutung, da solche standardisierten Möglichkeiten der Erhebung und Einschätzung auch benötigt werden, um die Wirksamkeit von Pflegemaßnahmen zu messen bzw. die Risiken systematisch zu erfassen (Risikopotenzialanalyse).

❯❯ Standardisierte Instrumente bilden die Lebenssituation des Pflegebedürftigen immer nur vereinfacht und lückenhaft ab. Ob die Verwendung eines Instruments einen Nutzen bringt, hängt von den Fähigkeiten und Kenntnissen der Altenpflegerinnen und der Qualität des Instruments ab.

I/9.3 Erfassen von Pflegeproblemen und Ressourcen, Stellen von Pflegediagnosen

Ⓐ Fallbeispiel Ambulant

Peter Sennel, 71 Jahre alt, leidet seit längerer Zeit an einem Morbus Parkinson. Inzwischen hat er erhebliche Probleme beim Gehen und sein auffälliges Bewegungsbild ist ihm sehr peinlich. Deshalb verlässt er nur ungern das Haus, in dem er zusammen mit seiner Tochter und deren Familie wohnt. Die verordneten Arzneimittel helfen ihm zwar über die Anlaufschwierigkeiten am Morgen hinweg, doch sie sind schon längst nicht mehr ausreichend, die Zeichen der Erkrankung zum Verschwinden zu bringen. Tage, an denen er sich nicht gut fühlt und an denen seine Bewegungshemmungen besonders stark zum Vorschein kommen, verbringt Peter Sennel am liebsten im Bett. Altenpflegerin Linda Müller betreut Herrn Sennel. Sie ist besorgt, dass die langen Phasen mangelnder Bewegung sich schädlich auf den Krankheitsverlauf und die verbliebenen Fähigkeiten des Pflegebedürftigen auswirken könnten. Den Motivationsversuchen der Altenpflegerin gegenüber ist Herr Sennel nicht besonders aufgeschlossen. Die Versuche der Aufmunterung beantwortet er unwirsch und mit dem Hinweis, dass er selbst am besten wisse, was gut für ihn sei und dass er keine Lust habe, nach der Pfeife anderer Leute zu tanzen. Linda Müller empfindet es als schwierig, den tatsächlichen Zustand von Herrn Sennel zu bestimmen, weil er offensichtlich nur einen kleinen Teil seiner Ressourcen im Alltag anwendet.

❯❯ **Pflegeproblem:** Beeinträchtigung der Selbstständigkeit eines Menschen, sowie die Unfähigkeit, seine Bedürfnisse selbst zu befriedigen oder für das eigene Wohlbefinden zu sorgen. Von Pflegeproblemen wird dann gesprochen, wenn die Beeinträchtigungen durch Pflegemaßnahmen beeinflusst werden können und sie in den Kompetenzbereich der Pflege fallen.
Hermeneutisches Fallverstehen: Fähigkeit der Altenpflegerinnen, die Situation des Pflegebedürftigen aus seiner Perspektive zu verstehen. In diesem Verständnis gleicht streng genommen keine Situation der anderen. Die Aufmerksamkeit wird auf die individuelle Erscheinungsform und die Probleme vor dem Hintergrund der Biografie gelenkt. Die wissenschaftliche Kompetenz

(anwendbares Wissen) und das Verstehen der Bedeutung aus der Sicht des Betroffenen und seinem sozialen Umfeld ergänzen sich und ermöglichen dann eine professionelle Fallarbeit.

In der Pflegepraxis erfolgen die Sammlung von Informationen und die **Formulierung von Pflegeproblemen** oft zeitnah und ohne, dass die Altenpflegerinnen lange darüber nachdenken müssen. Wenn man sich aber vor Augen führt, wie wichtig es ist, dass im Sinne des Pflegebedürftigen die richtigen – und nicht voreilige – Schlüsse gezogen werden, lohnt es sich, den diagnostischen Prozess genauer zu betrachten und darauf zu achten, dass man sein eigenes Handeln kritisch hinterfragt.

❯❯ **Praktisches aus der Forschung**
Studie „Entwicklung und Erprobung von Instrumenten zur Beurteilung der Ergebnisqualität in der stationären Altenhilfe": www.bagfw.de/fileadmin/user_upload/Abschlussbericht_Ergebnisqualitaet_.pdf

Die gesammelten Informationen liegen bildlich gesehen zunächst wie Puzzleteile verstreut. Die Altenpflegerinnen müssen zunächst prüfen, ob es sich bei einer Information um eine solche handelt, die sie zum Pflegeprozess benötigen oder nicht (Analyse). Danach überlegen sie, zu welchem Themenfeld die Information zuzuordnen ist (Interpretation) und welche anderen Informationen ebenfalls zur Beschreibung dieses Themas genutzt werden können (Synthese). Falls sich dann kein klares Bild ergibt, sammeln sie zusätzliche Informationen.

Letztlich fügen sie die Erkenntnisse zusammen und formulieren eine abschließende Beurteilung. Falls sich deutliche Defizite gezeigt haben, formulieren sie ein Pflegeproblem, bzw. eine Pflegediagnose (→ Abb. I/9.4).

❯❯ Beim diagnostischen Prozess handelt es sich nicht um einen linearen Denk- und Problemlösungsprozess, auch wenn → Abb. I/9.4 diesen Eindruck vielleicht vermittelt, sondern um ein vielschichtiges und komplexes Geschehen (*hermeneutisches Fallverstehen*). Der Prozess kann sowohl bewusst als auch unbewusst, sowohl rational als auch intuitiv ablaufen. Wird er als eine gemeinschaftliche Aktivität zwischen den Altenpflegerinnen und dem Pflegebedürftigen aufgefasst, kann sich die Qualität der formulierten Pflegediagnosen verbessern, da der Pflegebedürftige die Bewertung der Altenpflegerinnen überprüft und zurückmeldet.

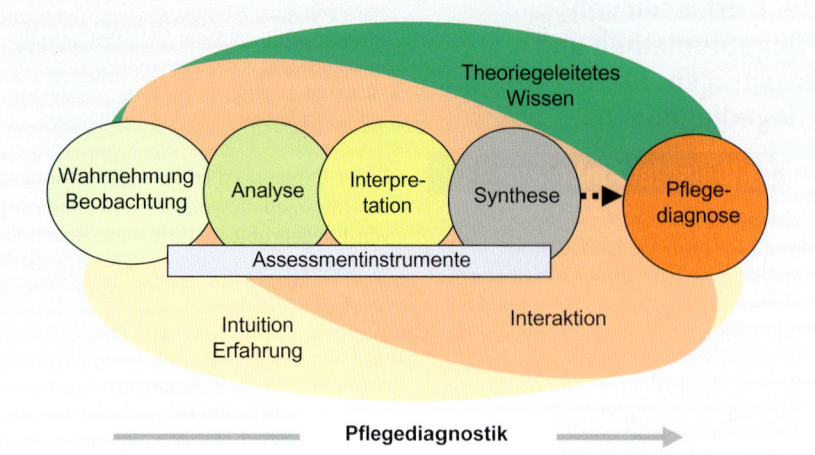

Abb. I/9.4 Phasen des diagnostischen Prozesses bis zur Diagnose. [M595]

> ❯ **Lern-Tipp**
> Wählen Sie einen Pflegebedürftigen Ihrer Einrichtung aus und erstellen Sie modellhaft eine vollständige Pflegeplanung, indem sie seine Pflegeprobleme detailliert erfassen und die dazu gehörigen Pflegediagnosen stellen. Wenn möglich, besprechen Sie das Ergebnis mit erfahrenen Kollegen, die den so beschriebenen Menschen ebenfalls kennen. Alternativ ist es möglich, in der Gruppe die methodischen Probleme bei der Anwendung von Pflegediagnosen zu diskutieren.

I/9.3.1 Generelle/individuelle Probleme und Ressourcen

> ❯ **Generelle Pflegeprobleme:** Betreffen alle Pflegebedürftigen unter den gleichen Bedingungen, z. B. Pneumoniegefahr bei allen älteren immobilen Pflegebedürftigen, erhöhte Infektionsgefahr bei allen abwehrgeschwächten Pflegebedürftigen.
> **Individuelle Pflegeprobleme:** Spezifische Probleme einzelner Pflegebedürftiger, die aus ihrer persönlichen Lebenssituation entstehen und nicht zuletzt aus den generellen Pflegeproblemen erwachsen können.
> **Ressource** (franz. *Hilfsquelle, Rohstoffquelle*): Fähigkeit des Pflegebedürftigen, zur Lösung eines gesundheitlichen Problems beizutragen.

Pflegeprobleme können in **generelle** und **individuelle Probleme** unterteilt werden.

Ebenso wichtig wie das Feststellen von Pflegeproblemen ist das Feststellen der **Ressourcen,** um eine umfassende und insbesondere aktivierende Pflege leisten zu können. Die Erfassung von Ressourcen ist fester Bestandteil der Informationssammlung.

Dabei lassen sich Ressourcen nicht immer so offensichtlich erkennen wie in dem oben aufgeführten Beispiel: Das Pflegeproblem besteht darin, dass bei Herrn Sennel eine Dekubitusgefahr besteht, da er antriebslos ist und häufig im Bett liegt. Die Ressource ist die Fähigkeit von Erich Sennel, sich im Bett selbst zu bewegen. Entsprechend erstellen die Altenpflegerinnen einen Bewegungsplan und überlegen sich, wie sie den Pflegebedürftigen dazu motivieren können.

Etwas versteckter ist schon die Ressource eines Lieblingsgetränks bei einem Pflegebedürftigen, der nicht trinken mag, die Ressource einer erkennbaren Einsicht in die Notwendigkeit einer bestimmten Diät oder die Ressource, dass Angehörige zur Unterstützung bereit sind. Falls Schwierigkeiten bestehen, Ressourcen zu finden, helfen z. B. folgende Fragen weiter:

- Welche Tätigkeiten kann der Pflegebedürftige selbst ausüben bzw. über welche Selbstpflegefähigkeiten verfügt er? Welche Rolle spielt dabei seine Selbstbestimmung?
- Wie lässt sich der Pflegebedürftige motivieren?
- Welche Dinge oder Umstände erleichtern es dem Pflegebedürftigen, Unangenehmes zu ertragen, das sich (vorerst) nicht überwinden lässt?

I/9.3.2 Pflegediagnosen

> ❯ **Pflegediagnose:** „Eine Pflegediagnose ist eine klinische Beurteilung (*clinical judgement*) einer menschlichen Reaktion auf Gesundheitszustände/Lebensprozesse oder die Vulnerabilität eines Individuums, einer Familie, Gruppe oder Gemeinschaft für diese Reaktion. Pflegefachpersonen diagnostizieren Gesundheitsprobleme,

Risikozustände und die Bereitschaft für die Gesundheitsförderung." 📖📖6
> **NANDA** (*North American Nursing Diagnosis Association*): Organisation in Nordamerika, die sich mit der Bildung, Entwicklung und Klassifikation von Pflegediagnosen befasst (www.nanda.org).

Die Pflegebedürftigkeit eines alten Menschen kann auch mithilfe von **Pflegediagnosen** beschrieben werden. Pflegediagnosen sind somit zunächst nichts anderes als die Bezeichnung von Pflegeproblemen. Mit Pflegediagnosen möchte man eine systematische und qualitätsgesicherte Pflegediagnostik unterstützen. Pflegeprobleme werden durch die Verwendung von Pflegediagnosen einheitlich definiert und als fachsprachliche Begriffe hinterlegt. Sie sollen dazu beitragen, dass in der Pflege eine übergreifende Fachsprache entwickelt wird, ähnlich der in der Medizin oder in der Psychologie (→ Kap. I/7).

Der Begriff Pflegediagnose wurde erstmals in den USA 1953 geprägt. Zu dieser Zeit begannen Pflegende, sich mit der Frage zu beschäftigen, ob Pflege ein Beruf mit eigenständigen Kompetenzen oder ein reiner Assistenzberuf sei. Die ersten Pflegewissenschaftler in den 1960er- und 1970er-Jahren hatten begonnen, Pflege als eine eigenständige Disziplin neben der Medizin zu begreifen. Entsprechend wurde es notwendig, pflegerisches Handeln systematisch zu beschreiben. Dies wurde durch das Modell des Pflegeprozesses erreicht.

> ❯ Der Begriff **Diagnose** wird von verschiedenen medizinischen Disziplinen ganz selbstverständlich genutzt. Damit der Begriff von unterschiedlichen Berufsgruppen verwendet werden kann, muss klar sein, dass eine Diagnose nicht immer mit einer medizinischen Diagnose gleichzusetzen ist. Eine medizinische Diagnose bezeichnet eine Krankheit, eine Pflegediagnose ein Pflegeproblem. In diesem Sinne lassen sich Pflegediagnosen auch im Fachgebiet der Altenpflege anwenden.

Als besonders wichtiger Bestandteil selbstständigen pflegerischen Handelns wurde die Erhebung des Pflegebedarfs zur Begründung pflegerischer Maßnahmen angesehen. Altenpflegerinnen sollten darin geschult werden, Pflegeprobleme erkennen zu können. Um professionelle Pflegediagnostik zu ermöglichen, wurde die Systematik des diagnostischen Prozesses verfeinert. Man entwickelte immer mehr Pflegediagnosen.

Bereits in den 1970er-Jahren formierte sich in den USA eine Gruppe von Pflegewissenschaftlern, die das Ziel verfolgte, ein einheitliches Vorgehen bei der Dokumentation von Pflegediagnosen zu erreichen. In den 1980er-Jahren wurde dann Diagnostizieren – das Erkennen, Beschreiben und Beurteilen des (pflegebezogenen) Zustands eines Pflegebedürftigen – vom amerikanischen Pflegeberufsverband (American Nursing Association) als pflegerischer Aufgabenbereich offiziell benannt.

In den USA wurde ein Konsens zu einer gemeinsam getragenen Struktur in der Pflegediagnostik geschlossen, die sich in den NANDA-Pflegediagnosen ausdrückt. Sie bestehen aus einem kurzen, prägnanten Titel, einer Definition sowie einer Sammlung von Kennzeichen und Ursachen.

Die North American Nursing Diagnoses Association (NANDA) wurde als Institut eingerichtet, das für die Entwicklung, Überprüfung und Veröffentlichung von Pflegediagnosen zuständig ist. Alle zwei Jahre stellt das Institut neue Forschungsergebnisse auf internationalen Kongressen vor. Inzwischen haben Pflegediagnosen auch international Bedeutung gewonnen. Der erste NANDA-Kongress außerhalb der USA hat 2010 in Madrid stattgefunden. Inzwischen sind 235 NANDA-Pflegediagnosen für alle Bereiche der Pflege entwickelt worden und in einem Klassifikationssystem hinterlegt (→ Kap. I/7.5).

Der Einsatz von Pflegediagnosen ist in Deutschland nicht weit verbreitet und stellt ein neues Feld im Rahmen des professionellen Arbeitens in der Pflege dar. Noch vor 20 Jahren waren Pflegediagnosen in Deutschland fast unbekannt. Inzwischen gibt es diverse Beispiele, wie Pflegediagnosen in der Praxis eingesetzt werden können. In der Schweiz werden NANDA-Pflegediagnosen in vielen Einrichtungen benutzt und in Österreich besteht sogar die gesetzliche Verpflichtung, mit Pflegediagnosen zu arbeiten.

❯ Um ihre Beobachtungen und Einschätzungen kritisch zu überprüfen und abzusichern, informieren sich Altenpflegerinnen in Lehrbüchern, Fachzeitschriften oder – in kompakter Form – in Pflegediagnose-Handbüchern über den aktuellen Wissensstand und evidenzbasierte Informationen.

I/9.3.3 Aufbau und Struktur von Pflegediagnosen

Pflegende diagnostizieren Gesundheitsprobleme, Risikozustände und die Bereitschaft für die Gesundheitsförderung. Nach der Definition der NANDA bestehen **Pflegedia-**

Bestandteile einer Pflegediagnose (NANDA)

☒ Titel
☒ Definition

☒ bestimmende Merkmale
☒ beeinflussende Faktoren
Gesundheitsprobleme

☒ bestimmende Merkmale
☒ beeinflussende Faktoren (teilweise)
Bereitschaft für Gesundheitsförderung

Risikozustände

Abb. I/9.5 Aufbau von aktuellen und Risiko-Pflegediagnosen nach NANDA. [M595]

gnosen für Gesundheitsprobleme aus (→ Abb. I/9.5):
- **Pflegediagnosentitel** und **Definition.** Benennung und Beschreibung eines Gesundheitsproblems oder des Gesundheitszustands eines Individuums, einer Familie oder einer Gemeinschaft
- **Ätiologischen** oder **beeinflussenden Faktoren:** Zusammenstellung von Faktoren, die ursächlich für dieses Problem sind oder mit ihm in Zusammenhang stehen und gleichzeitig Mittelpunkt der pflegerischen Behandlung sind
- **Kennzeichen** oder **bestimmenden Merkmalen,** die von außen beobachtbar sind oder vom Pflegebedürftigen beschrieben werden können. Sie tragen dazu bei, festzustellen, ob eine Pflegediagnose vorliegt oder nicht. Mit Kennzeichen werden Argumente gesammelt, um die Pflegediagnose zu begründen.

Der Aufbau einer Pflegediagnose durch diese drei Komponenten wird abgekürzt als PES- oder PÄS-Format (Problem, Etiology [Ätiologie], Kennzeichen und Symptome) bezeichnet. Darüber hinaus empfiehlt die NANDA, die Situation des Pflegebedürftigen exakter zu beschreiben, in dem ein Grad, eine Stufe oder die Intensität eines Problems oder einer Ressource angegeben wird. Auch die Erscheinungsform und der zeitliche Verlauf unterstützen die präzise Beschreibung. Mit dieser Form der Beschreibung kann die Situation eines Pflegebedürftigen trotz Verwendung von vorformulierten Texten individuell abgebildet werden.

Eine Pflegediagnose bei Risiken nennt Zustände, die vorhergesagt werden können, aber noch nicht eingetreten sind. Die Struktur einer Pflegediagnose bei Risikozuständen besteht aus zwei Teilen:

- **Pflegediagnosentitel** und **Definition.** Beschreibung einer Gefahr für den Pflegebedürftigen
- **Risikofaktoren** Auflistung von Faktoren, die die Gefahr für den Pflegebedürftigen erhöhen können.

Daneben gibt es z. B. **Diagnosen bei Bereitschaft für die Gesundheitsförderung,** bei denen keine gesundheitliche Einschränkung vorliegt, jedoch auf der Seite des alten Menschen der Wunsch besteht, durch Beratung und Unterstützung den gesundheitlichen Zustand zu verbessern. Diese Diagnosen bestehen aus Pflegediagnosetiteln, Definitionen, bestimmenden Merkmalen und teilweise ergänzend aus beeinflussenden Faktoren.

Internet- und Lese-Tipp
In einer Grundsatzstellungnahme zum Pflegeprozess des Medizinischen Dienstes der Spitzenverbände der Krankenkassen e. V. wird empfohlen, zur Pflegediagnostik das „PESR-Format" zu benutzen. Es stützt sich auf das PES-Format der Pflegediagnosen und ergänzt es durch die Ressourcen des Pflegebedürftigen und seiner sozialen Umgebung. „P" steht für „Problem", „E" für „Einflussfaktoren/Ursachen" (ursprünglich Etiology), „S" für „Symptome", „R" für „Ressource": www.mdk.de/media/pdf/P42Pflegeprozess.pdf

❯ NANDA-Pflegediagnosen sind in der Literatur üblicherweise mit ihren bestimmenden Merkmalen und beeinflussenden Faktoren dargestellt (→ Tab. I/9.2). Das bedeutet bei der praktischen Anwendung jedoch nicht, dass bei einem Pflegebedürftigen alle Merkmale auftreten müssen. Als Faustregel kann gelten: je mehr Merkmale zutreffen, desto höher ist Wahrscheinlichkeit, dass eine Pflegediagnose zutrifft.

I **9**

I/9.3.4 Stellen von Pflegediagnosen

In der praktischen Arbeit mit Pflegebedürftigen ist es nicht immer einfach, **Pflegediagnosen** zuverlässig zu **stellen.** Wie bei allen Beurteilungen gibt es auch bei der Benennung von Pflegeproblemen ein gewisses Risiko, dass man mit dem eigenen Urteil falsch liegt. In der Realität ist es oft so, dass nicht alle Informationen gesammelt werden können, die eine hundertprozentige Sicherheit gewährleisten. Deshalb müssen sich Altenpflegerinnen oft mit der Wahrscheinlichkeit begnügen, dass sie mit ihrer Beurteilung richtig liegen. Pflegediagnosen sollten nur dann gestellt werden, wenn mehrere Merkmale nachzuweisen sind und der Text der Definition auf die Situation des Pflegebedürftigen übertragbar ist. Darüber hinaus ist die professionelle Urteilsfähigkeit der Altenpflegerinnen gefragt. Zusätzliche Sicherheit lässt sich durch Rückfragen beim Pflegebedürftigen oder in der Diskussion mit Kollegen erreichen.

Altenpflegerinnen planen bei der Anwendung von Pflegediagnosen die Pflegemaßnahmen insbesondere aufgrund der beeinflussenden Faktoren. Sind dies bei der Diagnose „Beeinträchtige körperliche Mobilität" z.B. die beeinflussenden Faktoren „Veränderung der kognitiven Funktion" oder „reduzierte Muskelkraft", setzen die Altenpflegerinnen dort jeweils mit den entsprechenden Pflegemaßnahmen an.

Pflegediagnosen und Pflegeprobleme werden entweder bereits auf dem Formular für die Pflegediagnostik oder auf dem Pflegeplanungsblatt dokumentiert. Die Ausgestaltung kann von Einrichtung zu Einrichtung sehr unterschiedlich ausfallen (→ Kap. I/11).

❯❯ Medizinische Diagnosen und Pflegediagnosen unterscheiden sich deutlich. So ist der Ausdruck „apoplektischer Insult" eine medizinische Diagnose und bezeichnet eine Krankheit. Pflegediagnosen beziehen sich hingegen auf die Folgen der Krankheit, auf die Reaktionen des Menschen auf das gesundheitliche Problem. Die medizinische Diagnose „apoplektischer Insult" sagt darüber zunächst wenig aus. Mit Pflegediagnosen kann das genauer beschrieben werden. Als Pflegediagnosen können – müssen aber nicht – beim Apoplex z.B. auftreten:
- Körperbildstörung
- Sinnkrise
- Beeinträchtigte verbale Kommunikation
- Neglect

- Beeinträchtigte körperliche Mobilität
- Selbstversorgungsdefizit Körperpflege
- Selbstversorgungsdefizit Toilettenbenutzung
- Beeinträchtigte Harnausscheidung
- Gefahr einer Rollenüberbelastung der pflegenden Bezugsperson.

Der Bedarf an professioneller Pflege ist in den vergangenen Jahren erheblich gestiegen. Doch „ohne eigene Fachsprache bleibt Pflege unsichtbar". Dieser Satz, vom **International Council of Nurses** (*ICN*) 1994 veröffentlicht, hat nichts von seiner Gültigkeit verloren. Auch Altenpflegerinnen können ihre Aufgaben nur dann bewältigen und nach außen deutlich begründen, wenn sie ihren eigentlichen Aufgaben nachkommen. Hierzu gehört, die Dokumentation und Kommunikation der pflegerischen Arbeit nicht nur exakter, sondern auch effektiver zu gestalten.

I/9.3.5 Zweck von Pflegediagnosen

- Helfen, das Pflegewissen zu strukturieren
- Unterstützen die pflegerischen Entscheidungen bei der Auswahl von Maßnahmen
- Stellen wissenschaftlich fundiertes Pflegewissen dar
- Schaffen objektive und vergleichbare Daten
- Helfen, die Qualität der Pflegediagnostik zu verbessern
- Gewährleisten auch bei Verlegungen in andere Einrichtungen die Kontinuität der Informationen
- Ermöglichen gleiche Rahmenbedingungen für die Anwendung des Pflegeprozesses
- Grenzen den pflegeeigenen Bereich und die Rolle der Pflegenden von anderen Gesundheitsberufen ab
- Unterstützen die Professionalisierung der Pflege
- Ermöglichen eine einheitliche Pflegefachsprache
- Ermöglichen einen fachlichen Austausch mit anderen Berufsgruppen
- Tragen dazu bei, Altenpflege gegenüber Berufsfremden, Sozialämtern, Pflege- und Krankenkassen transparenter zu machen
- Können einen Beitrag leisten zur leistungsgerechten Vergütung
- Bilden die Grundlage für Pflegestatistiken.

Internet- und Lese-Tipp
- North American Nursing Diagnosis Association: www.nanda.org
- Netzwerk-Arbeitsgruppe der Schweiz: www.netzwerk-pflegediagnosen.ch
- Kuratorium Deutsche Altershilfe (Pflegediagnosen in der Altenpflege): www.kda.de
- Ehmann, M.; Völkel, I.: Pflegediagnosen in der Altenpflege – Für Ausbildung und Praxis. Elsevier Verlag, München, 2016.

I/9.3.6 Anwendung von Pflegediagnosen in der Praxis

Beispiele aus Deutschland zeigen, dass zu einer erfolgreichen Einführung von Pflegediagnosen in einer Einrichtung viel Vorarbeit und Überzeugung nötig ist. Wenn Altenpflegerinnen mit Pflegediagnosen arbeiten sollen, muss zunächst der Umgang mit dem Pflegeprozess als Grundlage verinnerlicht sein. Darüber hinaus sollten Wahrnehmung, Beobachtung und Kommunikation mit dem Pflegebedürftigen und dessen Angehörigen eingeübt sein. Außerdem sind ein kritischer Umgang mit der eigenen Urteilsfähigkeit und die Bereitschaft zur Reflexion über das eigene Handeln gefragt. Der Austausch mit Kollegen zur bestmöglichen Zustandsbeschreibung des Pflegebedürftigen sollte selbstverständlich sein. Auf dieser Basis ist es durchaus möglich, mit vertretbarem Aufwand Pflegediagnosen in der Praxis einzusetzen. Vor dem Start eines solchen Projekts müssen zuvor jedoch wichtige Arbeitsschritte erfolgen. Dazu gehören:
- Absprachen mit dem Träger der Einrichtung
- Ziele diskutieren und festlegen, die man mit der Einführung von Pflegediagnosen vordringlich erreichen möchte
- Anpassung des Anamneseleitfadens der Einrichtung
- Anpassung der Pflegedokumentationsformulare
- Auswahl von relevanten Pflegediagnosen (nicht alle NANDA-Pflegediagnosen sind für die Altenpflege bedeutend und nicht alle Pflegediagnosen können von Altenpflegerinnen in Deutschland diagnostiziert werden)
- Sortierung der Pflegediagnosen nach einem pflegetheoretischen Ansatz, um das Auffinden der Themen zu erleichtern (→ Tab. I/9.3)
- Einfache und übersichtliche Darstellung der Pflegediagnosen für die Altenpflegerinnen

- Einführungsseminare für die Mitarbeiter
- Probephase zusammen mit den Kollegen definieren und auswerten
- Nötige Anpassungen vornehmen
- Begleitung auch nach der Einführung fortführen
- Pflegediagnostik zum Inhalt der regelmäßigen Pflegevisiten machen.

I/9.3.7 Diskussion um Pflegediagnosen in Deutschland

Die von der NANDA anerkannten Pflegediagnosen liegen seit 1992 in deutscher Übersetzung vor. Seitdem werden sie kontrovers diskutiert, und einige Kliniken, Altenpflegeeinrichtungen und Sozialstationen in Deutschland haben sich dafür entschieden, mit ihnen zu arbeiten. Im Unterschied dazu sind z. B. in Österreich Pflegediagnosen gesetzlich verankert und weit verbreitet. Auch in der Schweiz und anderen europäischen Ländern werden sie in manchen Einrichtungen angewendet.

Argumente, die gegen die Einführung von Pflegediagnosen angeführt werden, sind:

- Das Tätigkeitsspektrum der Pflegenden in den USA unterscheidet sich deutlich von dem in Deutschland; Pflegediagnosen müssten also zuerst auf deutsche Verhältnisse übertragen werden. So fallen einige in Deutschland als ärztliche Aufgaben definierte Tätigkeiten in den USA in den Aufgabenbereich der Pflegenden. Inzwischen sind bereits einige Anpassungen vorgenommen worden
- Geringere Berücksichtigung der Individualität der Pflegebedürftigen, da viele Texte vorgegeben sind.

Befürworter der Pflegediagnosen führen insbesondere die Verwendung fundierten pflegerischen Wissens und eine verbesserte Qualität der Pflegedokumentation an. Gerade Berufsanfängern sind Pflegediagnosen eine gute Hilfe beim Beschreiben und Benennen der Pflegeprobleme. Darüber hinaus können mit Pflegediagnosen eine einheitliche Pflegesprache, die Vergleichbarkeit von Daten und der bessere Nachweis von Leistungen vorangetrieben werden. Zur Umsetzung einer EDV-gestützten Pflegedokumentation sind standardisierte Texte dringend erforderlich.

Die Akzeptanz der Pflegediagnosen hält sich bei vielen Pflegenden eher in Grenzen, was aber häufig mit dem Umstand zu erklären ist, dass oft nur Halbwissen zum Thema vorhanden ist. Hemmend auf die Umsetzung von Pflegediagnosen wirkt sich auch aus, dass im Altenpflegegesetz und im Krankenpflegegesetz zwar das Einschätzen von Pflegeproblemen verlangt wird, Pflegediagnostik jedoch nicht ausdrücklich als Begriff auftaucht.

Wiederholungsfragen

1. Was ist unter dem Begriff „Pflegediagnostik" zu verstehen? (→ Kap. I/9)
2. Nennen Sie fünf Arten von Daten in der Informationssammlung. (→ Kap. I/9.1)
3. Welcher Unterschied besteht zwischen Assessmentinstrumenten im Allgemeinen und Screeninginstrumenten im Speziellen? (→ Kap. I/9.2)
4. Nennen Sie drei Assessmentinstrumente, die in der Altenpflege von Bedeutung sind und erklären Sie deren Anwendung. (→ Kap. I/9.2.6)
5. Erläutern Sie die Eigenschaften von Pflegediagnosen und listen Sie Vor- und Nachteile der Verwendung dieser Instrumente auf. (→ Kap. I/9.3)

Literaturverzeichnis

1. Bartholomeyzcik, S.; Halek, M.: Assessmentinstrumente in der Pflege. Schlütersche Verlagsgesellschaft, Hannover, 2009.
2. Garms-Homolová, V.: Resident Assessment Instrument – Home Care. Hans-Huber-Verlag, Bern, 2002.
3. Eichhorn-Kissel, J.; Lohrmann, C.: Die Pflegeabhängigkeitsskala. In: Bartholomeyzcik, S.; Halek, M.: Assessmentinstrumente in der Pflege. Schlütersche Verlagsgesellschaft, Hannover, 2009.
4. Halek, M.; Bartholomeyzcik, S.: In: Bartholomeyzcik, S.; Halek, M.: Assessmentinstrumente in der Pflege. Schlütersche Verlagsgesellschaft, Hannover, 2009.
5. Schreier, M. M.; Volkert, D.; Bartholomeyzcik, S.: In: Bartholomeyzcik, S.; Halek, M.: Assessmentinstrumente in der Pflege. Schlütersche Verlagsgesellschaft, Hannover, 2009.
6. Herdmam, T. H.; Kamitsuru, S.; (Hrsg.): NANDA-I Pflegediagnosen: Definitionen und Klassifikation 2015–2017. Recom Verlag, Kassel, 2016.
7. Ehmann, M.; Völkel, I.: Pflegediagnosen in der Altenpflege – Für Ausbildung und Praxis. Elsevier Verlag, München, 2012.
8. Medizinischer Dienst der Spitzenverbände der Krankenkassen e. V. (Hrsg.): Grundsatzstellungnahme Pflegeprozess und Dokumentation Handlungsempfehlungen zur Professionalisierung und Qualitätssicherung in der Pflege, 2005.
9. Reuschenbach, B.; Mahler, C.: Pflegebezogene Assessmentinstrumente. Hans-Huber-Verlag, Bern, 2012.
10. Richtlinien des GKV-Spitzenverbandes zur Feststellung der Pflegebedürftigkeit nach dem XI. Buch des Sozialgesetzbuches 2016: www.pflegebegutachtung.de/fileadmin/dokumente/AA_Website_NBA/Beg-Richtlinie/_16-08-31_BRi_Pflege_Internet_LZ.pdf (letzter Zugriff: 20.11 2016).

I 9

I/10 Biografiearbeit

I/10.1 Bedeutung und Einflussfaktoren

⑤ Fallbeispiel Stationär

Frieda Arnold ist eine mobile Bewohnerin im „Seniorenzentrum Maxeberg". Tagsüber ist die demenziell erkrankte, 82-jährige Frau meist müde, isst wenig und liegt oft in ihrem Bett. Gegen Abend wird sie munter und begleitet den Nachtdienst unaufgefordert bei seinen Rundgängen.

Bei der morgendlichen Übergabe berichtet der Altenpfleger Markus Wagner: „Frau Arnold hat mich vergangene Nacht immer wieder von der Arbeit abgehalten. Ständig hat sie mir gesagt, was ich besser machen könne. Ich war richtig genervt". Die Altenpflegeschülerin Janine Guter fragt ihren Kollegen erstaunt: „Weißt du denn nicht, dass Frau Arnold von Beruf Krankenschwester ist? Sie hat viele Jahre als Dauernachtwache in einer Rehabilitationsklinik gearbeitet …"

> **» Biografie:** Beschreibung der Lebensgeschichte eines Menschen im gesellschaftlich-historischen, sozialen und kulturellen Kontext.
> **Biografiearbeit:** Sozialwissenschaftliche Methode, die sich mit der Lebensgeschichte eines Menschen beschäftigt. Der Prozess des biografischen Arbeitens in der Altenpflege erleichtert den Zugang zu den alten Menschen und ermöglicht Verständnis für ihre Persönlichkeiten.

Biografisches Arbeiten bedeutet mehr als das Sammeln von Daten und Fakten aus dem Lebenslauf eines Menschen. Es ist eine **Grundhaltung** ihm gegenüber. Diese ist geprägt von Wertschätzung und echtem Interesse am alten Menschen, an seinen Erinnerungen, Erlebnissen, Prägungen und Lebenserfahrungen (→ Abb. I/10.1).

Voraussetzung für gelingendes biografisches Arbeiten in der Altenpflege ist gegenseitiges Vertrauen. Altenpflegerinnen können durch Zuwendung, Feingefühl, respektvolles Verhalten und Diskretion viel dazu beitragen, eine gute Vertrauensbasis zu schaffen. Das biografische Arbeiten hat Auswirkungen auf die Pflegenden und die Pflegebedürftigen.

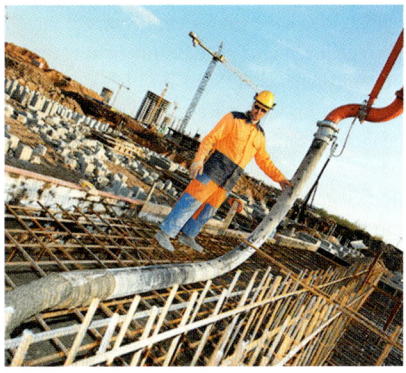

Abb. I/10.1 Arbeit prägt die Menschen. Wenn Altenpflegerinnen wissen, in welchem Bereich ein Pflegebedürftiger gearbeitet hat, finden sie leichter Anknüpfungspunkte für Gespräche. [J787]

I/10.1.1 Ziele der Biografiearbeit

Die ganzheitliche Betrachtung der Biografie des pflegebedürftigen Menschen führt dazu, dass Altenpflegerinnen in die Lage versetzt werden, die ihnen anvertrauten Menschen als Individuen zu sehen und als solche mit ihnen umzugehen. Die alten Menschen können dadurch im Rahmen der Pflege und Lebensbegleitung gezielt individuell unterstützt werden.

Pflegende können mit Hilfe des biografischen Arbeitens verschiedene Ziele erreichen:

- Kennenlernen des alten Menschen, seiner Bedürfnisse und Wünsche
- Schaffen von gegenseitigem Vertrauen
- Verbesserte Kommunikationsfähigkeit
- Individuellere Planung und Gestaltung von Pflege und Therapie
- Erhöhung der Bereitschaft des alten Menschen, aktiven Anteil an seiner Versorgung zu nehmen (*Adhärenz*)
- Abbau von ablehnendem oder herausforderndem Verhalten, Ängsten und depressiven Verstimmungen
- Nachvollziehbarkeit des Verhaltens demenziell erkrankter alter Menschen
- Zusammenführen von Vergangenheit und Gegenwart der Lebensgeschichte der alten Menschen, dadurch besteht für diese die Möglichkeit der Sinnfindung und positiver Einstellung für die Zukunft
- Biografisches Arbeiten hilft Pflegebedürftigen, sich an gute, alte Zeiten zu erinnern

- Die Beziehung zu den Angehörigen kann enger werden
- Je nach Methode ist die soziale Integration gefördert oder erhalten.

I/10.1.2 Biografische Selbstreflexion

Die Beschäftigung mit der Biografie eines alten Menschen berührt auch die Lebensgeschichte der Pflegenden. Deshalb ist die Auseinandersetzung mit dem eigenen Lebenslauf Voraussetzung für deren Fähigkeit, biografisch zu arbeiten.

Das Konzept der **biografischen Selbstreflexion** macht eigene prägende Erfahrungen im Lebenslauf bewusst. Das können sowohl positive als auch negative Erfahrungen sein. Die Erinnerungen können reflektiert werden und zu einem besseren Verständnis für die eigene Person führen. Eigenes Verhalten in bestimmten Situationen ist dadurch genauer nachzuvollziehen. Möglichkeiten zu Veränderungen in der Entwicklung können erkannt werden.

Pflegende benötigen zur biografischen Selbstreflexion verschiedene Fähigkeiten:

- Einfühlungsvermögen (*Empathie*)
- Fähigkeit zum Perspektivwechsel
- Wertschätzung gegenüber sich selbst und anderen Menschen
- Verständnis für sich selbst und andere Menschen.

Kennen und verstehen die Pflegenden sich selbst, können sie Verständnis für die subjektive Sicht anderer Menschen aufbringen.

I/10.1.3 Lebenslauf und Zeitgeschichte

Biografisches Arbeiten umfasst zwei Aspekte:

- Individuelle Lebensgeschichte (*subjektive Empfindungen* und *Einstellungen*)
- Äußere Lebensumstände (*Zeitgeschichte*).

Die individuelle Lebensgeschichte eines Menschen ist von den jeweiligen zeitgeschichtlichen, sozialen und kulturellen Verhältnissen beeinflusst.

Der zeitliche Ablauf der Lebensgeschichte lässt sich in vier Phasen teilen:

- Kindheit
- Jugend
- Erwachsenenalter
- Ruhestand.

Bedeutende Lebensereignisse eines Menschen sowie historische Ereignisse können in Jahren (*chronologisch*) auf einer biografischen Linie dargestellt werden. Die Lebensverhältnisse in den Bereichen Wohnen, Arbeit, Freizeit und Bildung haben dabei besondere Bedeutung.

> ❯❯ Lebensereignisse, die für den alten Menschen besondere Bedeutung haben und mit starken Empfindungen und Gefühlen verknüpft sind, erhalten viel Platz in seinen lebensgeschichtlichen Erinnerungen. Der genaue Zeitpunkt, an dem das Ereignis stattfand, wird jedoch oft vergessen oder falsch zugeordnet.

Alte Menschen erinnern sich meist sehr gut an herausragende zeitgeschichtliche Ereignisse. Viele Menschen kennen z. B. genau den Tag der ersten Mondlandung 1969. Sie erinnern, womit sie zu diesem Zeitpunkt beschäftigt waren, was sie damals dachten und fühlten und wo sie sich befanden. Als weniger bedeutend empfundene Ereignisse hingegen bleiben nur teilweise im Gedächtnis oder verschwinden ganz daraus.

Biografisches Arbeiten mit alten Menschen erfordert von Altenpflegerinnen den Erwerb von umfassenden Kenntnissen der Geschichte der vergangenen hundert Jahre.

Von Bedeutung sind:
- Politische Veränderungen
- Gesellschaftliche Veränderungen
- Regionale Herkunft und Milieu
- Interkulturelle und religiöse Aspekte
- Traditionen und Werte.

> ❯❯ **Generationenansatz**
> Alte Menschen desselben Jahrgangs sind durch die dieselben zeitgeschichtlichen Einflüsse geprägt. Zum Beispiel erlebten alle 1930 geborenen Menschen in Deutschland das Ende des zweiten Weltkriegs als Fünfzehnjährige. Sie erlebten in ihrer Prägezeit Not, Hunger, Zerstörung, Vertreibung, Flucht, Gewalt und Tod aber auch Hoffnung auf einen Neubeginn.
>
> Dieses Wissen ist für Altenpflegerinnen von Bedeutung, um Verständnis für alte Menschen entwickeln zu können, über deren Lebensgeschichte nur sehr wenig oder nichts bekannt ist.

Heute leben in Alten- und Pflegeeinrichtungen Menschen aus verschiedenen Generationen miteinander, z. B. 60-jährige Pflegebedürftige aufgrund verschiedener Erkrankungen neben Hundertjährigen. Zwischen deren Biografien liegt nicht nur fast ein halbes Jahrhundert, sie trennen oft ganze Welten.

I/10.1.4 Lebensrückschau und Lebensbilanz

Mit zunehmendem Alter betrachtet der Mensch seinen Lebensweg. „Woher komme ich?", „Was habe ich für ein Leben geführt?", „Wo gehe ich hin?" Die Beantwortung dieser Fragen dient dazu, Sinn im bisher gelebten Leben zu finden (→ Kap. II/4.1). Erinnerungen und Erfahrungen helfen dem alten Menschen dabei. Gelingt es ihm, Vergangenheit und Gegenwart in Einklang zu bringen und innere Stärke zu finden, fällt die Bilanz seines eigenen Lebens positiv aus.

> ❯❯ **Lern-Tipp**
> Sprechen Sie mit älteren Familienangehörigen darüber, wie sich ihre ursprünglichen Lebenspläne in ihrer Biografie verwirklicht haben.

Unerledigt gebliebene Aufgaben und ungelöste Konflikte alter Menschen führen nach den von Naomi Feil formulierten „Lebensaufgaben" zu dem Gefühl, mit sich selbst nicht „eins" zu sein (fehlende Ich-Integrität; Validation® → Kap. I/33.5.3). Die Vergangenheit „lässt sie nicht in Ruhe". Am liebsten möchten Sie ihr Leben noch einmal von vorn beginnen.

Das Verhalten dieser alten Menschen ist geprägt von einem Mix aus Misstrauen, Angst, Wut und Schuldgefühlen. Psychosomatische Beschwerden und eine Neigung zur Hypochondrie können die Folge sein. Alte, demenziell erkrankte Menschen, die ihre Vergangenheit nicht aufarbeiten konnten, sind meist nicht in der Lage, ihr emotionales Befinden adäquat sprachlich auszudrücken. Sie leiden darunter, von ihrem Umfeld nicht verstanden zu werden. Unangemessenes, ablehnendes oder herausforderndes Verhalten können die Folgen sein.

Traumatische Erlebnisse

> ❯❯ „Ein Trauma entsteht dann, wenn das Opfer von einer überwältigenden Macht hilflos gemacht wird, es eine Bedrohung für das Leben oder die körperliche Unversehrtheit erfährt. Ein psychisches Trauma ist immer begleitet von Gefühlen intensiver Angst, Hilflosigkeit, Kontrollverlust und drohender Vernichtung." (Judith Herman)

Mögliche **traumatische Erlebnisse** sind u. a.:
- Naturkatastrophen
- Kriegserlebnisse und Kriegsfolgen
- Opfer einer Gewalttat oder Zeuge einer Gewalttat sein

- Schwere Krankheit
- Tod eines nahestehenden Menschen
- Unfall
- Gewalttätige Auseinandersetzung
- Sexuelle Gewalt.

Menschen können ihre traumatischen Erlebnisse für Jahrzehnte aus dem Bewusstsein verdrängen. Im Pflegealltag ist es möglich, dass alte Menschen unfreiwillig besonders belastende, traumatische Erlebnisse aus ihrer Vergangenheit erinnern und wieder erleben. Dies geschieht z. B. in Form von Bildern und Albträumen (*Flashbacks*) und geht mit Ängsten einher.

Die Menschen wissen häufig selbst nicht, warum sie in bestimmten Situationen, Umgebungen oder auf die Anwesenheit mancher Mitmenschen ängstlich, aggressiv oder panisch reagieren. So können z. B. Gerüche nach Desinfektionsmittel oder Brandgeruch, Geräusche von Sirenen oder Feuerwerk, Stimme, Statur oder Gesten eines Menschen ein lange verdrängtes Trauma reaktivieren (→ Abb. I/10.2). Das Gefühl des Ausgeliefertseins im Alter spielt ebenfalls eine Rolle bei der „Trauma-Reaktivierung". Menschen mit Demenz können aufgrund verminderter kognitiver Leistungsfähigkeit die Zusammenhänge oft nicht erkennen. Dadurch sind sie verunsichert und ängstlich. Die Folge sind eine Reihe von möglichen Verhaltensauffälligkeiten, z. B. selbstverletzendes Verhalten, wiederholtes lautes Schreien oder ständiges Weglaufen.

Altenpflegerinnen versuchen immer, eine Wiederholung der traumatischen Erlebnisse durch Unachtsamkeit zu vermeiden.

> ❯❯ **Opfer des Nationalsozialismus**
> Menschen, die in der Zeit des Nationalsozialismus verfolgt wurden haben besondere Bedürfnisse, wenn sie Pflege in Anspruch nehmen. Besonders sensibel sind diese Menschen gegenüber offiziellen Personen, z. B. Ärzten und Pflegern, uniformer Kleidung sowie Institutionen. NS-Verfolgte können den Einzug in eine Pflegeeinrichtung als Rückkehr ins Lager oder Gefängnis erleben, also eine Trauma-Reaktivierung erfahren. Auch die gleichzeitige Anwesenheit von Kriegsveteranen oder Gespräche anderer Bewohner über die „gute, alte Zeit" ist für ehemals NS-Verfolgte äußerst belastend. Pflegende achten hier besonders auf individuelle Biografiearbeit, die bloßes Abfragen von Lebensdaten vermeidet und dem betroffenen Menschen Raum gibt, seine Bedürfnisse erklären zu können. Weiterhin beachten Pflegende die besonderen Bedürfnisse hinsichtlich der religiösen Alltagsgestaltung. Die Biografiearbeit berücksichtigt

I
10

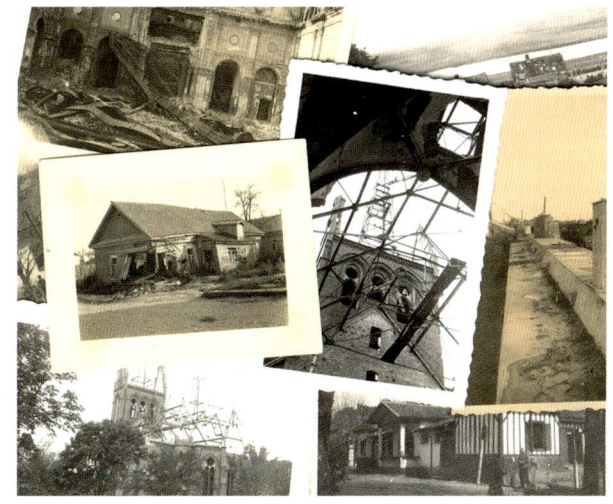

Abb. I/10.2 Menschen, die die Bombardements des zweiten Weltkriegs erlebt haben, sind oft zeitlebens traumatisiert. Andere verbinden schöne Erinnerungen an die Trümmerlandschaften, in denen sie als Kinder spielten. [J745–044]

vor allem die Nahrungsaufnahme, da die Ernährung im Leben von Menschen, die Hunger erlebt haben, eine große Rolle spielt. Die Pflege von Opfern des Nationalsozialismus erfordert von den Pflegenden ein hohes Maß an Empathie und sehr viel Feingefühl, um die Abhängigkeitssituation für die zu Pflegenden so erträglich wie möglich gestalten zu können und ihrem großen Sicherheitsbedürfnis gerecht werden zu können.

❯❯ Lern-Tipp
Informieren Sie sich zur Situation pflegebedürftiger Opfer des Nationalsozialismus im Internet unter: www.yadvashem.org und www.nsberatung.de

Tabuthemen

In der gegenwärtigen Gesellschaft gibt es kaum noch **Tabuthemen.** Es wird offen über sexuelle Vorlieben, Seitensprünge, Abhängigkeitserkrankungen, Schwangerschaftsabbrüche und mehr gesprochen. Während Erwachsenen mittleren Alters und jungen Menschen diese Themen fast selbstverständlich sind, haben alte Menschen aufgrund ihrer Prägung meist große Probleme mit deren Enttabuisierung. Sie haben gelernt, dass „*darüber*" nicht gesprochen werden darf. Selbst Angehörige erfahren die gut gehüteten Geheimnisse nur selten.

❯❯ Im Prozess biografischen Arbeitens rühren Pflegende manchmal unwissentlich an Tabuthemen. Die Fähigkeit zu empathischem Verhalten ist dann besonders wichtig.

Beobachtungen des Verhaltens, der verbalen, paraverbalen und nonverbalen Signale der alten Menschen sind die Grundlage für einen wertschätzenden und respektvollen Umgang mit ihnen.

Für den verständnisvollen pflegerischen Umgang ist es ohne Bedeutung, ob Altenpflegerinnen alle Geheimnisse der alten Menschen genau kennen.

Reminiszenztherapie

❯❯ Reminiszenz: Erinnerung, die bedeutsam ist; im weiteren Sinne auch ähnlicher Zug, Ähnlichkeit, Anklang.

Reminiszenztherapie (*REM*) ist eine spezielle Form der Erinnerungsarbeit für Menschen mit Depressionen und Demenz. Lebenserinnerungen werden bei der REM therapeutisch eingesetzt, um intrapsychische Konflikte aus der Vergangenheit aufzuarbeiten und das Selbstwertgefühl zu stärken. Die gesprächsorientierte biografische Informationssammlung dient als Grundlage für die REM. Bei problematischen Biografien kann eine Retraumatisierung ausgelöst werden, deshalb sind zur Durchführung der REM Pflegende mit umfassender psychotherapeutischer Kompetenz erforderlich.

I/10.1.5 Biografiearbeit als Teil des Pflegeprozesses

Im Rahmen der **strukturierten Informationssammlung** (*SIS®*) erfolgt anhand von Leitfragen und Leitgedanken die Erfassung der IST-Situation der pflegebedürftigen Person. In den sechs Themenfeldern werden immer relevante biografische Aspekte berücksichtigt:
- Kognitive und kommunikative Fähigkeiten
- Mobilität und Beweglichkeit

- Krankheitsbezogene Anforderungen und Belastungen
- Selbstversorgung
- Leben in sozialen Beziehungen
- Wohnen und Häuslichkeit.

Altenpflegerinnen berücksichtigen die erhobenen Daten der Lebensgeschichte der Pflegebedürftigen in allen weiteren Phasen des Pflegeprozesses (→ Kap. I/7) und unterziehen auch diese einer regelmäßigen Evaluation. Die Berücksichtigung der Biografie der Pflegebedürftigen soll in der Pflegeplanung und dem Pflegebericht zu erkennen sein.

Datenschutz

Bei der Dokumentation der erhobenen biografischen Daten halten Altenpflegerinnen die Richtlinien zum **Datenschutz** ein.

Lebensereignisse, die von Pflegebedürftigen im Vertrauen erzählt werden, behandeln Altenpflegerinnen mit Feingefühl und Diskretion. Das bedeutet, genau abzuwägen, ob solche Informationen in der Pflegedokumentation schriftlich festgehalten werden oder nicht.

I/10.2 Kommunikation im Lebenslauf

Unterstützung alter Menschen beim Kommunizieren → Kap. I/18

Ⓐ Fallbeispiel Ambulant

Gerlinde Albrecht ist in Anbetracht ihrer 95 Jahre noch sehr rüstig. Allerdings kann sie kaum noch sehen. Deshalb kommt Altenpflegerin Linda Müller einmal am Tag zu ihr, um die Tabletten für den Tag zu richten und Blutdruck zu messen. Meistens ist Frau Albrecht sehr guter Laune. Sie lässt aber immer wieder erkennen, dass sie sehr ängstlich ist und am liebsten ihre Wohnung gar nicht verlassen würde. Linda Müller versucht oft, ihr gut zuzureden und die alte Dame zu einem nachmittäglichen Spaziergang durch den nahen Park zu überreden. Solche Versuche wehrt Gerlinde Albrecht stets ab: „Ja, ja, junges Blut hat viel Mut."

Die Art, wie ein Mensch mit anderen umgeht, Kontakte knüpft und Gespräche führt, ist abhängig von den Erfahrungen, die er im Laufe seines Lebens im Umgang mit anderen Menschen gemacht hat.

Beziehungen im Alter sind geprägt durch:

- Frühere gescheiterte Beziehungen
- Beziehungen in der Fantasie
- Fähigkeiten, sich an Neues und Fremdes anpassen zu können
- Unterschiede, z. B. Alter, Gesundheit, Attraktivität, Intelligenz, Macht
- Schmerzliche Einsamkeit, evtl. Versuch der Kompensation
- Furcht vor Nähe
- Furcht vor Abhängigkeit und Bevormundung.

Dabei spielen Familienklima und Familienkonstellation eine wesentliche Rolle, z. B. Geschwisterkonflikte, die dann Jahrzehnte später vielleicht auf dem Rücken der Pflegenden ausgetragen werden.

Oft äußern Pflegebedürftige Unterdrückungsgefühle, z. B.:

- Ich fühle mich wie das fünfte Rad am Wagen
- Ich war immer das schwarze Schaf
- Ich hab immer den Kürzeren gezogen
- Ich muss immer für Ordnung sorgen
- Ich muss immer vermitteln und für Harmonie sorgen
- Ich war immer die Kleine
- Ich sage immer, was ich denke und mache mich damit oft unbeliebt.

Bei **verbalen Angriffen** kann es sehr entlastend sein, wenn Pflegende sich immer vor Augen halten, dass sie nicht persönlich gemeint sind, sondern den Pflegebedürftigen meistens nur als Ventil für Gefühle dienen, weil sie eben als Ansprechpartner zufällig anwesend sind. Das herausfordernde Verhalten richtet sich zumeist gegen einen anderen Menschen und ist häufig als Ausdruck unbewältigter Konflikte der Vergangenheit zu werten.

Der **psychoanalytische Ansatz** untersucht die Hintergründe und vor allem die Art, wie eine Biografie verarbeitet wurde. Auf diese Weise lassen sich folgende Motive für z. B. Aggressionen oder anderes auffälliges Verhalten herausarbeiten:

- Angst vor eigenen Gefühlen
- Störungen der zwischenmenschlichen Beziehungen
- Störungen des Ich.

> **» Vorsicht!**
> Neurotische Reaktionsmuster bestehen ein Leben lang und sind nicht demenzbedingt.
> Psychotherapie gehört in die Hände von Fachleuten. Nach neuerer Erkenntnis können auch Menschen im höheren Alter von einer Psychotherapie profitieren.

I/10.2.1 Biografisches Arbeiten mit demenzerkrankten alten Menschen

Pflege bei Demenz → Kap. I/33.5

Pflegebedürftige mit kognitiven Veränderungen aufgrund einer Demenzerkrankung können oft nicht mehr unterscheiden zwischen Vergangenheit und Gegenwart, zwischen Bildern aus dem Inneren und der momentanen Realität.

Gefühle von früher vermischen sich mit aktuellen Gefühlen. Die Folgen sind häufig:

- Affektlabilität, z. B. Gefühlswechselbäder, instabile Gefühlswelt
- Stimmungslabilität, z. B. himmelhoch jauchzend – zu Tode betrübt
- Unfähigkeit, Gefühle verbal zu äußern
- Mangelndes Einfühlungsvermögen in andere Menschen.

Aufgrund der kognitiven Einschränkungen kann die Hemmschwelle sinken, die soziale Kontrolle kann nachlassen. Jetzt kann der alte Mensch endlich einmal sagen, was er ein Leben lang schon sagen wollte. Dies kann sich auch in Jammern, Wut, Schreien, Schlagen, Beschuldigen, Beklagen, Streiten, Weinen oder trotziger Verweigerung äußern.

Der Pflegebedürftige ist nicht mehr imstande, logisch und rational zu argumentieren. Er kommuniziert ausschließlich auf der Gefühlsebene. Problematisch wird es, wenn die „gesunde Umwelt" weiterhin auf der Sachebene kommuniziert und den Betroffenen immer wieder mit der Realität konfrontiert. Auch Rechthaberei, ständiges Korrigieren sowie häufige Hinweise auf Fehler verstärken die Abwehr des Pflegebedürftigen. Er fühlt sich unverstanden und reagiert deshalb wütend, mit Rückzug oder Depressivität.

I/10.2.2 Sprichwörter und Redensarten

Altenpflegerinnen können Vertrautheit und Sicherheit durch den Einsatz von **Sprichwörtern** und **Redensarten** sowie bekannten Zitaten, Lied- und Gedichtanfängen herstellen und verstärken (→ Kap. II/10.4.3).

Oft sind diese formelhaften Sätze ein wichtiger Bestandteil der Kommunikation alter Menschen. Beispiele:

- Ordnung ist das halbe Leben
- In der allergrößten Not schmeckt die Wurst auch ohne Brot
- Dem Glücklichen schlägt keine Stunde
- Morgenstund' hat Gold im Mund

- Besser schlecht gefahren als gut gelaufen
- Geteiltes Leid ist halbes Leid, geteilte Freude ist doppelte Freude.

Alte Menschen verwenden solche Sätze, deren Aussage zu dem Erfahrungsschatz ihres Lebens gehören, nicht nur selbst gern, sondern sie reagieren auch ausgesprochen positiv, wenn sie diese Sinnsprüche hören. Deshalb sollten Altenpflegerinnen sie ebenfalls gelegentlich verwenden. Man kann daraus auch ein Spiel für das Gedächtnistraining machen (→ Kap. II/10.4.3).

Außerdem sind Sprichworte auch ein gutes Mittel, um Humor in die Kommunikation zu bringen. Eine Verfremdung von Redewendungen kann ein schöner Anlass zum Lachen sein:

- Stöhnen ist die halbe Arbeit
- Wer nicht arbeitet, soll wenigstens gut essen.

Auch bekannte Liedtexte lassen sich mit ein wenig Phantasie verändern und auf eine Situation anwenden:

- „Wasser ist zum Waschen da, falleri und fallera … auch zum Zähneputzen, kann man es benutzen"
- „In meiner Badewanne bin ich Kapitän". Damit erreichen Altenpflegerinnen einen doppelten Effekt. Sie sprechen die Erinnerungen und Erfahrungswelt der Pflegebedürftigen direkt an und bringen gleichzeitig Heiterkeit in das Gespräch.

Erich Böhm spricht in diesem Zusammenhang von **Folkloresprüchen,** als Weisheiten aus dem Volksmund und Spiegel der Seele und des kollektiven Bewusstseins. 📖 1

Wenn Pflegende den Dialekt oder die Muttersprache der Pflegebedürftigen verstehen und sogar selbst sprechen können, erleichtert das den Zugang und die Kommunikation erheblich. Daraus entstehen vielfältige Möglichkeiten der Anregung und es begünstigt die Qualität der Pflegebeziehung.

Der Austausch über regionale Begriffe oder Kochrezepte kann zum Thema für eine ganze Gruppe werden. Beispiele:

- Wie sagt man bei Ihnen zu Frikadellen?
- Kennen Sie Kirschmichel oder arme Ritter?
- Gab es bei Ihnen zu Hause schon Pizza?
- Wann haben Sie zum ersten Mal Paprika, Knoblauch oder Kürbis gegessen?

Bei der Biografiearbeit geht es nicht darum, aus den Pflegebedürftigen „brauchbares Material" herauszubekommen, sondern die Menschen ins Gefühl zu bringen.

Der beste Weg zum alten Menschen ist der über echtes Interesse und Einfühlungsvermögen (Psychobiografisches Pflegemodell nach Böhm → Kap. I/2.2.9). 📖📖 2

I/10.2.3 Umgang mit Gefühlen und Antrieben

Altenpflegerinnen begleiten demenzerkrankte alte Menschen mit einer wertschätzenden, respektierenden Haltung. Das Arbeiten nach dem Ansatz der integrativen Validation® nach Nicole Richard (IVA®) erfordert von den Altenpflegerinnen, das zugrundeliegende Gefühl des alten Menschen sowie dessen Antriebe erkennen und benennen zu können. Wichtig ist hierbei die Kongruenz (*Echtheit*) der gesendeten verbalen, paraverbalen und nonverbalen Signale. Im Gegensatz zur Methode der Validation® nach Naomi Feil (Validation® → Kap. I/33.5.5) stellt die IVA® nicht die Verarbeitung unerledigter Lebensaufgaben in den Mittelpunkt.

Bei Anwendung dieser Methode sollen keine inhaltlichen Probleme gelöst werden. Es geht vor allem darum, dass Pflegende kurzfristig mit bestimmtem, auch herausforderndem Verhalten des Pflegebedürftigen wertschätzend und empathisch umgehen können.

Beispiel: Eine demenzerkrankte alte Dame möchte nach Hause. Sie sagt: „Meine Kinder warten auf mich." Altenpflegerinnen erkennen das Gefühl *Sorge* und die Antriebe *Verlässlichkeit* und *Pflichtbewusstsein:* „ Sie sind sehr in Sorge" „Auf Sie ist Verlass." „Sie tun ihre Pflicht."

Die Kinder (der Inhalt) werden absichtlich nicht erwähnt, um das „Gefühlschaos" des alten Menschen nicht zu verstärken (→ Tab. I/10.1, → Tab. I/10.2).

Besitzerleben

Der Wunsch, etwas zu besitzen und zu behalten sowie das Sammeln von Lebensmitteln oder anderen „Besitztümern" können der eigenen Befriedigung, dem Gefühl von Sicherheit und der Angstabwehr dienen. Oft sind diese Gefühle verbunden mit der Vorstellung, dass andere für einen sorgen müssen.

Da viele der aktuell Hochbetagten Krieg und Hunger hautnah erlebt haben, ist es verständlich, wenn diese Menschen Brotstücke, Käseecken und andere Essensreste z. B. in ihrem Nachtschränkchen sammeln: „Wer weiß, ob es morgen noch etwas gibt!".

Viele alte Menschen hängen an allen Gegenständen, die sie sich mühevoll ange-

Gefühle	Beispiele, wie Pflegende auf die Gefühle des verwirrten alten Menschen eingehen können
Trauer	„Sie sind traurig."
Angst	„Da hat man Angst."
Sehnsucht	„Sie denken an damals."
Heimweh	„Daheim ist daheim."
Misstrauen	„Man kann niemandem trauen."
Sorge	„Sie sind sehr in Sorge."
Liebe	„Sie haben viel Liebe zu geben."
Schmerz	„Das tut weh, so etwas zu erleben."
Wut	„Sie sind sauer."

Tab. I/10.1 Gefühle alter Menschen und mögliche Antworten der Pflegenden.

Antriebe	Mögliche Redewendungen und Lebensthemen
Fürsorge	„Sie sorgen für alle."
Pflichtbewusstsein	„Sie tun immer ihre Pflicht."
Verlässlichkeit	„Auf Sie ist Verlass."
Ordnungsliebe	„Ordnung ist das halbe Leben."
Gerechtigkeitssinn	„Bei Ihnen kommt keiner zu kurz."
Humor	„Humor ist, wenn man trotzdem lacht."
Religiosität	„Der Mensch denkt, und Gott lenkt."

Tab. I/10.2 Antriebe alter Menschen und mögliche Antworten der Pflegenden.

schafft haben und die mit zahlreichen Erinnerungen verbunden sind.

Deshalb sollte man ihnen so viel wie möglich belassen, Stock, Handtasche, Schlüssel, auch Dinge, die nach der Meinung der Pflegenden eigentlich völlig unnötig sind. Auch scheinbare Kleinigkeiten besitzen oft einen hohen Symbolwert, z. B. eine zwischen Buchseiten gepresste Blume, die das erste Geschenk des längst verstorbenen Ehemannes war.

I/10.3 Methoden der Biografiearbeit

Altenpflegerinnen steht eine Fülle von **Methoden** zur Verfügung, wenn sie biografisch arbeiten wollen:
- **Gesprächsorientierte Methoden**
  - Einzelgespräche
  - Gruppengespräche
- **Aktivitätsorientierte Methoden**
  - Themenbezogene Gruppenarbeit
  - Malen
  - Basteln
  - (Kunst-)handwerkliche und hauswirtschaftliche Tätigkeiten
  - Museumsbesuche
  - Alte Filme, vertraute Musik, z. B. Kinderlieder, Volkslieder, alte Schlager
  - Literatur
- **Dokumentationsorientiertes Arbeiten**
  - Fotoalben
  - Tagebücher
  - Alte Poesiealben
  - Das Niederschreiben der eigenen Lebensgeschichte
  - Andenken, z. B. Orden
- **Milieugestaltung**
  - Vertraute Möbel und Gegenstände aus der „guten alten Zeit"
  - Erinnerungszimmer
- **Einbeziehen alter Gewohnheiten**
  - Essenszeiten, Leibspeisen
  - Die Zigarette nach dem Essen
  - Langes Ausschlafen
- **Einbeziehen der Sinne**
  - Hören, Sehen, Riechen, Schmecken, Fühlen.

Welche Methode angewandt wird, ist von verschiedenen Faktoren abhängig. Findet das biografische Arbeiten z. B. spontan statt oder als geplantes Projekt? Ist die vorgesehene Methode dem einzelnen Pflegebedürftigen angemessen? Alle Methoden haben eines gemeinsam: „… das der Mensch im Mittelpunkt steht. Seine Erfahrungen, Erlebnisse, Urteile und Bilanzen werden für einen kürzeren oder längeren Moment herausgehoben, aus und vor alle anderen Zusammenhänge." 📖📖 3

Da biografisches Arbeiten vor allem über das Erzählen stattfindet, sind die meisten Methoden gesprächsorientiert. Werden Erinnerungen geplant und zielgerichtet über aktives Tun geweckt, spricht man von aktivitätsorientierter Biografiearbeit. In der Praxis werden meist beide Methoden vereint, z. B. bei der biografischen Gruppenarbeit.

I/10.3.1 Gesprächsorientierte Methoden

Altenpflegerinnen können mithilfe eines Biografiebogens ein geplantes Einzelgespräch, evtl. auch unter Einbeziehung von Angehörigen oder Freunden, mit dem Pflegebedürftigen führen (*Interview*). Dabei achten sie darauf, dass das **Interview** in einer angemessenen Umgebung ohne Störungen stattfinden kann. Formulare zur Erhebung der Biografie enthalten vorbereitete Fragen oder Stichpunkte zur Lebensgeschichte des alten Menschen.

Ein solcher Gesprächleitfaden hat den Vorteil, gut strukturiert zu sein. Ungünstig ist, dass der Pflegebedürftige sich abgefragt fühlen kann. Dies kann dazu führen, dass der ausgefüllte „Fragebogen" lediglich bruchstückhafte Fakten enthält.

Über die „gefühlte" Lebensgeschichte erzählen Pflegebedürftige häufig erst, wenn sie Vertrauen zu den Pflegenden aufbauen konnten. **Spontane biografische Gespräche** finden meist dann statt, wenn die Pflegenden es gar nicht erwarten, z. B. bei der Körperpflege oder anderen pflegerischen Tätigkeiten.

I/10.3.2 Aktivitätsorientierte Methoden

Das Zusammentreffen in Gruppen, in denen gebastelt, gemalt, gesungen und gespielt wird, ist für viele Pflegebedürftige ein wichtiger und liebgewordener Teil der Alltagsgestaltung. Hier kann Aktivität doppelt stattfinden, sowohl geistig als auch körperlich. **Aktivitätsorientierte Methoden** biografischen Arbeitens orientieren sich meist am Generationenansatz. In den 1950er-Jahren waren z. B. die meisten Mütter auch Hausfrauen. Es wurde selbst geschneidert, Kochen, Backen und der blitzsaubere Haushalt waren Teil des Selbstkonzepts jener Frauen.

> ❯ Eine Möglichkeit themenbezogener Gruppenarbeit ist z. B. die „Geschichtswerkstatt" . Die Pflegebedürftigen kommen in regelmäßigen, geplanten Abständen zusammen, um sich gemeinsam an vergangene Zeiten zu erinnern. Wie wurde z. B. vor 40 Jahren das Wochenende verbracht, welche Filme liefen im Kino oder welche Kochrezepte waren damals modern? Die Ergebnisse zu den verschiedenen Themen können gesammelt und in der Einrichtung öffentlich gemacht werden. Die alten Menschen erhalten dadurch Anerkennung für ihre (Erinnerungs-)arbeit.

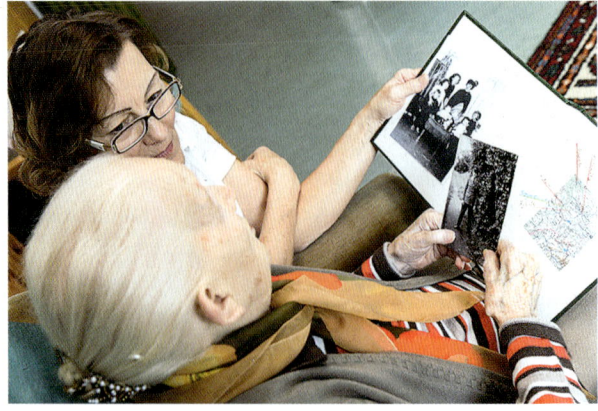

Abb. I/10.3 Fotoalben lassen Erinnerungen an die gelebte Biografie und den Wandel der Zeit während der Lebensspanne aufleben. [K157]

Dokumentationsorientiertes Arbeiten

Altenpflegerinnen nutzen vorhandene Dokumente, z. B. alte Akten, Fotos (→ Abb. I/10.3), Plakate, Tagebücher, um Erinnerungen bei den Pflegebedürftigen zu wecken. Bei alten Filmplakaten geraten viele alte Menschen häufig ins Schwärmen über den bekannten und beliebten Filmstar aus ihrer Jugendzeit.

Milieugestaltung

Milieugestaltung (→ Kap. I/33.5.1)

Milieugestaltung kann das biografische Arbeiten unterstützen und erleichtern. Ziel der Milieugestaltung ist es, eine Atmosphäre zu schaffen, in der sich der Pflegebedürftige heimisch fühlt. Zum einen ist dazu eine intakte Beziehung zwischen Pflegenden und Pflegebedürftigem notwendig. Zum anderen trägt auch die Gestaltung der Umgebung dazu bei, dass der Pflegebedürftige einen Bezug zu seiner eigenen Biografie findet, z. B. indem er in seinem Zimmer Platz für eigene Gegenstände hat und es entsprechend seinem Geschmack einrichten und dekorieren kann.

In manchen Pflegeeinrichtungen gibt es **Erinnerungszimmer** z. B. mit altem Porzellan, gestickten Decken, Grammophon (→ Abb. I/10.4). Sie können alten Menschen ein Daheimgefühl vermitteln. Dabei darf aber nicht vergessen werden, dass die jetzt 80–90-Jährigen aus sehr unterschiedlichen Milieus und Wohnumgebungen kommen.

Beispiel: Ein Mensch, der derzeit etwa 85 Jahre alt ist, wurde 1930 geboren, war Mitte der 1950er-Jahre 35 Jahre alt und hat sich vielleicht nach den Entbehrungen der Nachkriegsjahre nach und nach neu eingerichtet, mit Nierentisch, Tütenlampen und Musikschrank. Während viele Frauen heute noch Kittelschürzen anziehen, trugen wieder andere damals schon Petticoat und Jeans. Als ungefähr Vierzigjährige erlebten sie die 1968er-Jahre, die Beatles und den Einfluss des Sexualtherapeuten Oswald Kolle. Gleichzeitig waren viele immer noch geprägt von der Ideologie der Nazizeit.

Einbeziehen alter Gewohnheiten

Menschen halten gern an **Gewohnheiten** fest, z. B. beim Tagesablauf vom Aufstehen

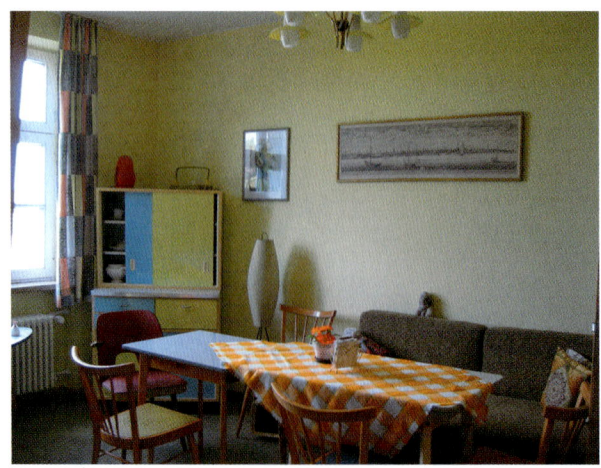

Abb. I/10.4 Die vielen vertrauten Gegenstände im Erinnerungszimmer einer Alteneinrichtung können den Bewohnern ein Heimatgefühl vermitteln. [T385]

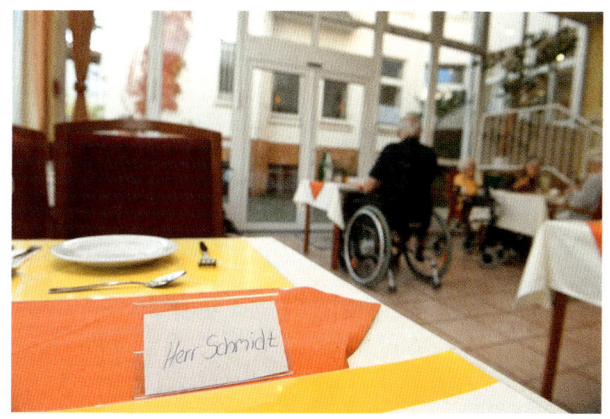

Abb. I/10.5 In den meisten Speisesälen der Pflegeeinrichtungen gibt es eine feste Sitzordnung. Es ist vielen alten Menschen wichtig, bei den Mahlzeiten stets von denselben Gesprächspartnern umgeben zu sein. [K157]

bis zum Schlafengehen, beim Essen, bei der Körperpflege und Kleidung, bei Hobbys und im Krankheitsfall.

Diese wiederkehrenden Handlungen vermitteln vor allem alten Menschen ein Gefühl von Vertrautheit und Sicherheit. Wichtig ist auch hier das Daheimgefühl. Selbst jüngere Menschen entwickeln bereits Gewohnheiten, von denen sie sich keinesfalls trennen wollen, z.B. ihren Lieblingsduft, den Stammplatz am Tisch (→ Abb. I/10.5), einen festen Tagesrhythmus, Lieblingsbeschäftigungen, Wachmacher oder Entspannungshilfen, jahreszeitliche Riten.

> ❯ Das bedeutet für den pflegerischen Alltag: Altenpflegerinnen berücksichtigen bei allen Alltagsaktivitäten und bei jedem Aspekt der Unterstützung immer die lebenslangen Gewohnheiten des alten Menschen.

Altenpflegerinnen beachten jedoch, dass nicht alle alten Menschen um jeden Preis an ihren Ritualen festhalten wollen, selbst wenn sie über die Jahre so etwas wie ein strukturgebendes Element im Tagesablauf geworden sind.

Manchmal nutzen alte Menschen die Freiheit der späten Jahre, um endlich mal das zu tun, was ihnen Spaß macht. Wer nicht mehr Rücksicht nehmen muss auf Eltern, Partner, Kinder, Nachbarn und Kollegen und auf seinen guten Ruf, der ist vielleicht froh, wenn er am Sonntag nicht mehr zur Kirche gehen muss. Oder er fängt trotz vermeintlich fehlender Begabung noch zu Singen, zu Malen oder zu Modellieren an. Wer immer sparen musste, lernt vielleicht doch noch, sich ab und zu mal etwas zu gönnen. Die Hausfrau, die immer für alle da war, kann es im Alter auch als Entlastung ansehen, wenn sie bekocht und bedient wird. Wer sich jahrzehntelang einem reiselustigen oder sportlichen Partner angepasst hat, ist jetzt vielleicht froh, wenn er den Sommer auf dem Balkon im Liegestuhl verbringen kann.

Einbeziehen der Sinne

Aus der **Basalen Stimulation**® (→ Kap. I/18.1.2) stammt der Begriff „Sensobiografie" (*Sinnesbiografie*). Pflegende finden heraus, welche Sinneseindrücke für den Pflegebedürftigen persönlich bedeutsam sind und erkennen, welcher der bevorzugte Sinn des alten Menschen ist. Die folgenden Redewendungen sind hierfür beispielhaft:

- Riechen: „Der Duft der der großen, weiten Welt"
- Schmecken: „Das schmeckt mir gar nicht"
- Sehen: „Jemanden mit den Augen verschlingen"
- Fühlen: „Da stehen einem die Haare zu Berge"
- Hören: „Das lässt sich hören."

Mithilfe der Basalen Stimulation® können Altenpflegerinnen alle fünf Sinne ansprechen, und die Wahrnehmung der alten Menschen anregen, z.B. durch vertraute und beliebte Gerüche, Materialien zum Anfassen, durch Tasten, Streicheln, durch Geräusche und Musik, Bilder und Blumen, Filme zum Anschauen und Bewegungen, wie Gehen, Tanzen oder auch nur das Wiegen im Schaukelstuhl.

Auch beruhigende oder belebende Waschungen sowie Massagen können bei der Basalen Stimulation® eingesetzt werden (→ Kap. I/18.1.2). Sehr gut lässt sich die Wirkung mit Zusätzen in bevorzugten Duftnoten kombinieren.

Wiederholungsfragen

1. Was versteht man unter „biografischer Selbstreflexion"? (→ Kap. I/10.1.2)
2. Welche Bedeutung hat die Lebensbilanz für ältere pflegebedürftige Menschen? (→ Kap. I/10.1.4)
3. Welche traumatischen Erlebnisse können Menschen beeinträchtigen? (→ Kap. I/10.1.4)
4. Wie beeinflusst eine Demenzerkrankung das biografische Arbeiten mit pflegebedürftigen Menschen? (→ Kap. I/10.2.1)
5. Welche Bedeutung hat Kongruenz im Umgang mit demenzkranken Menschen und wie stellen Pflegende sie her? (→ Kap. I/10.2.3)
6. Beschreiben Sie zwei Methoden der Biografiearbeit sowie die Wege, auf denen sie den Zugang zu alten Menschen eröffnen. (→ Kap. I/10.3)

Literaturverzeichnis

1. Böhm, E.: Psychobiografisches Pflegemodell nach Böhm. Band I: Grundlagen. Verlag Wilhelm Maudrich, Wien, 2004.
2. Böhm, E.: Psychobiografisches Pflegemodell nach Böhm. Band II: Arbeitsbuch. Verlag Wilhelm Maudrich, Wien, 2002.
3. Ruhe, H.: Methoden der Biografiearbeit. Lebensspuren entdecken und verstehen. Beltz Verlag, Weinheim, 2003.

S. Herrgesell

I/11 Pflegedokumentation

I/11.1 Funktionen der Pflegedokumentation

Ⓢ Fallbeispiel Stationär

Die Altenpflegerin Anita Loh ist teilzeitbeschäftigt im „Seniorenzentrum Maxeberg". Sie war drei Tage nicht im Dienst und kommt nun zum Zwischendienst um acht Uhr zur Arbeit. Die mündliche Übergabe vom Nachdienst an den Frühdienst hat bereits früher stattgefunden. Keine ihrer Kolleginnen hat im Moment Zeit, von den neuesten Entwicklungen der Pflegebedürftigen zu berichten.

Sie soll zunächst eine an Demenz erkrankte Pflegebedürftige, Frau Arndt, pflegerisch versorgen und im Anschluss daran zum Frühstück in den Gemeinschaftsraum begleiten.

Aus der Pflegedokumentation geht hervor, dass die Pflegebedürftige sich mit Anleitung am Waschbecken selbstständig den Oberkörper waschen kann, und dass die Intimpflege durch Altenpflegerinnen übernommen wird. Sehr hilfreich ist für Anita Loh die Information, dass die Pflegebedürftige immer deutlich, ruhig und mit Blickkontakt angesprochen werden muss, sowie kurze Informationen benötigt. Ansonsten zeige sie schnell die Tendenz, pflegerische Maßnahmen abzulehnen, oder auch zu weinen und sich zurückzuziehen. Aus der Pflegeplanung geht ebenfalls hervor, dass die Pflegebedürftige gern Parfüm aufträgt, Röcke und Schmuck liebt und ihr Haar meist hochgesteckt trägt. Weil Anita Loh diese Wünsche berücksichtigt und behutsam mit der Pflegebedürftigen kommuniziert, ist die Morgentoilette innerhalb von 20 Minuten abgeschlossen. Die Pflegebedürftige macht einen zufriedenen Eindruck, erzählt viel und lächelt.

Frau Loh begleitet sie in den Frühstücksraum und entnimmt dem dortigen Ess- und Trinkplan die Vorlieben der Pflegebedürftigen in Bezug auf ihr Frühstück. Frau Loh unterstützt beim Herrichten der Brötchen, gießt Kaffee ein und hilft der Pflegebedürftigen, ihre Medikamente einzunehmen.

Im Laufe des Vormittags versorgt Frau Loh noch weitere Pflegebedürftige. Jedes Mal ist ihr die Pflegedokumentation und insbesondere die Pflegeplanung eine große Unterstützung, um die Pflegebedürftigen ihren Bedürfnissen und Gewohnheiten entsprechend versorgen zu können.

In der Mittagszeit schreibt die Altenpflegerin die Durchführungsnachweise und dokumentiert Abweichungen von der täglichen Routine im Pflegebericht. Anschließend übergibt sie die von ihr versorgten Pflegebedürftigen an den Spätdienst. Dabei zieht sie die Pflegedokumentation hinzu.

Arbeitsmittel und Informationsmedium

> ❯ **Pflegedokumentation:** Aufzeichnung bzw. Sammlung von Daten zur Sicherung von Informationen über den Pflegeprozess; Instrument einer prozessorientierten Pflegeplanung sowie Teil des Informationsmanagements.

An der Pflege und Therapie eines alten Menschen sind viele Personen und Berufsgruppen beteiligt, z.B. Altenpflegerinnen, Physiotherapeuten, Ergotherapeuten und Sozialarbeiter. Alle Informationen, die über diesen Menschen verfügbar sind, werden schriftlich in einem **Dokumentationssystem** zusammengefasst. Die vielen Einzelinformationen aus jeder Disziplin ergeben das Gesamtbild. Auf diese Weise gehen keine Informationen verloren und alle Mitglieder des therapeutischen Teams können sich schnell über die aktuellen Bedürfnisse des Pflegebedürftigen informieren.

Beweismittel

Die Pflegedokumentation ist **gesetzlich** für jeden Pflegebedürftigen in jeder Einrichtung des Gesundheitswesens vorgeschrieben.

> ❯ **Gesetzliche Grundlagen der Pflegedokumentation**
> - Rahmen-Berufsordnung des deutschen Pflegerats: § 2
> - SGB XI: § 113, insbesondere die gemeinsamen Maßstäbe und Grundsätze für die Qualität und Qualitätssicherung
> - SGB V: Verpflichtung laut Rahmenvertrag gemäß § 132a
> - Altenpflegegesetz: § 3
> - Krankenpflegegesetz: § 3
> - Landesheimgesetze.

Haftungsrechtliche Aspekte ergeben sich, weil die Dokumentation eine Nebenpflicht ist, wenn der Träger der Pflegeeinrichtung und der Pflegebedürftige bei der Aufnahme den Vertrag abschließen.

Für Altenpflegerinnen hat die Dokumentation einen wichtigen Stellenwert, weil sie die Grundlage ist, um die Professionalität des pflegerischen Handelns nachzuweisen. Altenpflegerinnen unterliegen der **Durchführungsverantwortung,** die nur durch eine regelgerechte Pflegedokumentation nachzuweisen ist. Im Falle einer Schadensersatzklage, liegt die Beweislast beim Klagenden. Ist die Dokumentation allerdings mangelhaft, kommt es zur Beweislastumkehr und die Einrichtung muss nachweisen, dass die pflegerischen Maßnahmen ordnungsgemäß erbracht wurden.

Ⓢ Fallbeispiel Stationär

Die Schwiegertochter von Frau Arndt hat sich bei der Heimaufsicht beschwert. Ihre Schwiegermutter habe sehr stark abgenommen, die Kleidung passe nicht mehr. Es sei unklar, ob sie genug zu essen und zu trinken erhalte. Die Heimaufsicht führt auf der Grundlage der Beschwerde im Seniorenzentrum „Maxeberg" eine anlassbezogene Überprüfung durch. Dabei geht es um die Ernährung der Pflegebedürftigen. Herangezogen werden Risikoerhebungen, die Pflegediagnostik und Pflegeplanung, sowie Trink- und Essprotokolle. Aus der Dokumentation geht eindeutig hervor, dass Frau Arndt zwar innerhalb von drei Monaten 5 kg abgenommen hat, die Pflegenden jedoch entsprechend der individuellen Gewohnheiten von Frau Arndt angemessene und ausreichende Angebote gemacht haben. Darüber hinaus ist ein Gespräch mit dem Hausarzt für die kommende Woche geplant. Die Heimaufsicht bestätigt der Einrichtung ein professionelles Ernährungsmanagement und meldet dies der Schwiegertochter von Frau Arndt zurück.

Instrument der Professionalisierung und des Qualitätsmanagements

Die Pflegedokumentation dient als **Professionalisierungsinstrument,** um die eigenständigen pflegerischen Handlungen gegenüber anderen Berufsgruppen darzustellen.

127

Die Pflegeprozessdokumentation, verschafft durch ihren analytischen Charakter der Pflege mehr **Transparenz** und kann somit die Eigenständigkeit pflegerischer Handlungen nachweisen. Für Altenpflegerinnen ergibt sich durch den Arbeitsvertrag die Verpflichtung, die ihnen übertragenen Aufgaben entsprechend aktueller wissenschaftlicher Erkenntnisse durchzuführen. Hierzu gehört auch die sach- und fachgerechte Pflegedokumentation (→ Tab. I/11.1). Arbeitgeber können voraussetzen, dass sie auf der Grundlage der Ausbildung beherrscht wird.

Mit der Professionalisierung eng verzahnt ist das Qualitätsmanagement. Bestandteil der Qualitätsentwicklung in jeder Pflegeeinrichtung ist immer auch, die Qualität der Dokumentation zu gewährleisten und zu entwickeln.

I/11.2 Systeme der Pflegedokumentation

Elektronische oder papierbasierte Dokumentationssysteme können von verschiedenen Firmen eingekauft (z. B. Standard-Systeme® oder GODO Systems®) oder von den Einrichtungen selbst entwickelt werden. Die Entwicklung eines eigenen Dokumentationssystems ist zwar zunächst sehr aufwändig, zahlt sich aber in der Folge aus. Ein gut funktionierendes Informationssystem, das optimal an die Verhältnisse der Einrichtung und die Bedürfnisse der Altenpflegerinnen angepasst ist, spart bei der Dokumentation viel Zeit und kann jeweils auch schnell individuell verändert und aktualisiert werden.

Aufbau eines Pflegedokumentationssystems

Die meisten Dokumentationssysteme sind vergleichbar aufgebaut und umfassen Formulare, die für alle Pflegebedürftigen benötigt werden, sowie zusätzliche bedarfsorientierte, z. B. für die Wunddokumentation (→ Tab. I/11.1). Unabhängig davon, ob die Dokumentation elektronisch oder papierbasiert ist, gibt es nach anerkanntem pflegewissenschaftlichem Stand und mit Bezug auf bestehende Expertenstandards Mindestanforderungen an die Bestandteile der Dokumentation.

> **» Vorsicht!**
>
> Es ist eine Vielzahl an Formularen auf dem Markt, um pflegerische Risiken zu erheben. Im Zuge neuerer wissenschaftlicher Erkenntnisse wird der *klinischen Einschätzung* der Altenpflegerinnen der Vorrang gegeben vor einer Ermittlung eines Risikos über Punktwerte. Das bedeutet, Risikoassessments (z. B. die Braden-Skala) können zur Orientierung herangezogen werden. Zusätzlich ist aber ein Abgleich mit der individuellen Situation und Einschätzung durch die bezugspflegende Altenpflegerin durchzuführen.

Die einzelnen Formulare werden in einer Planettentasche zusammengestellt und können z. B. bei der Bereichspflege in Planetten eingeordnet sein (→ Abb. I/11.1).

Je nach Dokumentationssystem bieten die Planettentaschen auch Orientierungs- und Erinnerungshilfen in Form von **Signalreitern** (→ Abb. I/11.2). Diese zeigen einen bestimmten Pflegeaufwand an, ohne dass Pflegende erst lange in der Dokumentation nachschlagen müssen.

So ist z. B. anhand der Signalreiter auf den ersten Blick zu sehen, bei welchen Pflegebedürftigen regelmäßig Blutdruck oder Blutzucker zu messen ist, oder wer Sondenkost erhält.

> **»** In Altenpflegeeinrichtungen, die nach dem Strukturmodell der Bundesregierung (→ Kap. I/2.2.1) arbeiten, erhält der **Pflegebericht** eine besondere Bedeutung. Die täglich oder in regelmäßigen Abständen wiederholten Pflegehandlungen sind im Tagesstrukturplan (→ Tab. I/11.2) hinreichend und regelkonform abgebildet. Altenpflegerinnen müssen sie außerhalb dieses Plans nicht eigens dokumentieren. Im Pflegebericht hingegen erscheinen sämtliche Abweichungen von der Tagesroutine. Wenn sich der Zustand oder der

	Formular	Funktion
Allgemein	Stammblatt	Enthält grundlegende Informationen, wie Personalien, Kontaktdaten, Versicherungsdaten, Diagnosen, Hilfsmittelversorgung
	Anamnese und Biografie	Dient dazu, Ressourcen, Vorlieben, Abneigungen sowie biografische Besonderheiten zu erfassen
	Risikoformulare/ Assessments	Dienen dazu, vorliegende pflegerische Risiken zu ermitteln und zu beurteilen, z. B. im Hinblick auf das Dekubitusrisiko, Sturzrisiko oder Ernährungsrisiken
	Pflegeplanung oder Tagesstrukturplan (→ Tab. I/11.2)	Dient dazu, auf der Grundlage der vorliegenden Ressourcen und Probleme Pflegeziele zu entwickeln und pflegerische Maßnahmen zu planen, sowie den Erfolg dieser Maßnahmen auszuwerten. Die Aspekte der sozialen Betreuung können integriert oder mit Hilfe separater Formulare dargestellt werden
	Pflegebericht	Dient dazu, Beobachtungen und Abweichungen von der geplanten Pflege zu dokumentieren
	Durchführungsnachweise	Dienen dazu, per Handzeichen die durchgeführten Pflegemaßnahmen abzuzeichnen und nachzuweisen
Bedarfsorientiert	**Behandlungspflege**	**Dient dazu ärztliche Anordnungen und deren Ausführungen zu dokumentieren, z. B. Arzneimittelgabe**
	Wunddokumentation	Dient dazu, auf der Grundlage der ärztlichen Anordnungen den Wundheilungsverlauf zu dokumentieren
	Sturzereignisprotokoll	Dient dazu, im Falle von Stürzen die Sturzursachen, Sofortmaßnahmen und festgestellten Sturzfolgen zu dokumentieren
	Bewegungs- und Mobilitätspläne	Dienen dazu, individuelle Maßznahme zur Bewegungsförderung zu dokumentieren
	Ernährungs- und Trinkprotokolle	Dienen bei festgestellten Ernährungsrisiken dazu, zu dokumentieren, was der Pflegebedürftige zu sich genommen hat
	Vitalzeichen	Dient dazu, gemäß ärztlichen Anordnungen oder im Rahmen der Krankenbeobachtung gewonnene Ergebnisse von Vitalzeichenkontrollen wie Blutdruck, Puls und Temperatur, zu dokumentieren
	Soziale Betreuung gemäß §45 oder 87 SGBXI	Betreuungsleistungen für Menschen mit erheblich eingeschränkter Alltagskompetenz werden in vielen Dokumentationssystemen über separate Formulare dokumentiert

Tab. I/11.1 Bestandteile der Pflegedokumentation.

Frühdienst (6 Uhr–13:45 Uhr)		
Uhrzeit	**Pflegemaßnahmen**	**Handzeichen**
6:30 Uhr	• Assistenz bei der Körperpflege am Waschbecken • Zahnprothese aus der Lösung nehmen und abspülen; dann anreichen • Intimpflege vollständig übernehmen; geschlossene Inkontinenzhose ausziehen • Pflegebedürftige bei allen Anweisungen ruhig und mit möglichst kurzen Sätzen ansprechen; dabei Blickkontakt halten • Assistenz beim Kämmen und Hochstecken der Haare • Kleidung für den Tag auswählen (Pflegebedürftige bevorzugt Röcke) • Inkontinenzeinlage in den Slip geben • Für montags ist ein Duschbad vereinbart (Assistenz erforderlich) • Bett herrichten (mittwochs frisch beziehen)	AL
7:15 Uhr	• Begleitung in den Speisesaal zum Frühstück • Assistenz bei der Auswahl des Frühstücks (Pflegebedürftige bevorzugt zwei helle gebutterte Semmeln, eine mit Marmelade, die andere mit Honig); eine große Tasse Kaffee mit Milch, ohne Zucker herrichten • Arzneimittel bereitstellen und an die Einnahme erinnern (anschließende Kontrolle bzw. Assistenz bei der Einnahme) • Begleitung zur Toilette (nach Stuhlgang ggf. Assistenz bei der Intimhygiene; Frau Arndt hat meist jeden zweiten Tag Stuhlgang)	AL
8/8:15 Uhr	• Begleitung zur Gymnastikgruppe (montags) • Begleitung zur Werkgruppe (dienstags) • Begleitung zum Gesprächskreis (mittwochs) • Begleitung zur Aktivierungsgruppe (freitags) • Begleitung zum Gottesdienst (sonntags)	AL
9 Uhr	• An den Toilettengang erinnern (ggf. begleiten und Inkontinenzeinlage wechseln) • Begleitung in den Gemeinschaftsraum, dort trifft Frau Arndt andere Bewohnerinnen, mit denen sie sich gern unterhält • Donnerstags und freitags geht Frau Arndt bereits um 8 Uhr in den Gemeinschaftsraum • Getränke anbieten (bevorzugt stilles Mineralwasser)	AL
11:30 Uhr	• Begleitung in den Speisesaal zum Mittagessen • Einmal pro Woche Assistenz bei der Bestellung der Menüs für die kommende Woche (Frau Arndt schätzt Hausmannskost, Fleisch möchte sie nur jeden zweiten Tag essen) • Arzneimittel bereitstellen und an die Einnahme erinnern (anschließende Kontrolle bzw. Assistenz bei der Einnahme) • Bereitstellung von Getränken, bevorzugt stilles Mineralwasser • Anschließend an den Toilettengang erinnern (ggf. begleiten und Inkontinenzeinlage wechseln)	AL
12:30 Uhr	• Begleitung ins Zimmer; Frau Arndt legt sich bekleidet für eine Mittagspause aufs Bett • Getränke in Griffweite stellen (bevorzugt Kirschsaft-Schorle)	AL
Spätdienst (13 Uhr–20:45 Uhr)		
Uhrzeit	**Pflegemaßnahmen**	**Handzeichen**
14 Uhr	• An den Toilettengang erinnern (ggf. begleiten und Inkontinenzeinlage wechseln) • Begleitung in den Gemeinschaftsraum, dort trifft Frau Arndt andere Bewohner • Teilnahme an Gemeinschaftsaktivitäten • Getränke in Griffweite stellen (bevorzugt Kräutertee)	AL
17:30 Uhr	• An den Toilettengang erinnern (ggf. begleiten und Inkontinenzeinlage wechseln)	AL
18 Uhr	• Begleitung in den Speisesaal zum Abendessen • Arzneimittel bereitstellen und an die Einnahme erinnern (anschließende Kontrolle bzw. Assistenz bei der Einnahme)	AL
19 Uhr	• Begleitung aufs Zimmer; Frau Arndt schaut meistens Fernsehen (bevorzugt Serien, immer die Nachrichten, danach zappt sie durch das Programm) • Manchmal mag Frau Arndt ein Glas Rotwein trinken, den ihr die Tochter regelmäßig bringt; ggf. ein Glas einschenken und in Griffweite stellen • An den Toilettengang erinnern (ggf. begleiten und Inkontinenzeinlage wechseln)	AL
Nachtdienst (20:30 Uhr–6:15 Uhr)		
Uhrzeit	**Pflegemaßnahmen**	**Handzeichen**
21 Uhr	• Fragen, ob Frau Arndt etwas benötigt • Ggf. Hilfe beim Auskleiden; Toilettengang; Inkontinenzhose anlegen • Assistenz bei der Mundpflege (Prothese in die Reinigungslösung legen) • Getränk auf den Nachttisch stellen • Frau Arndt schaut manchmal noch einige Zeit Fernsehen oder sie geht sofort zu Bett	AL
1 Uhr	• Kontrollgang; wenn Frau Arndt wach ist ggf. auf die Toilette begleiten	AL
5 Uhr	• Kontrollgang; wenn Frau Arndt wach ist ggf. auf die Toilette begleiten	AL

Tab. I/11.2 Tagesstrukturplan für Frau Arndt (siehe Fallbeispiel).

I
11

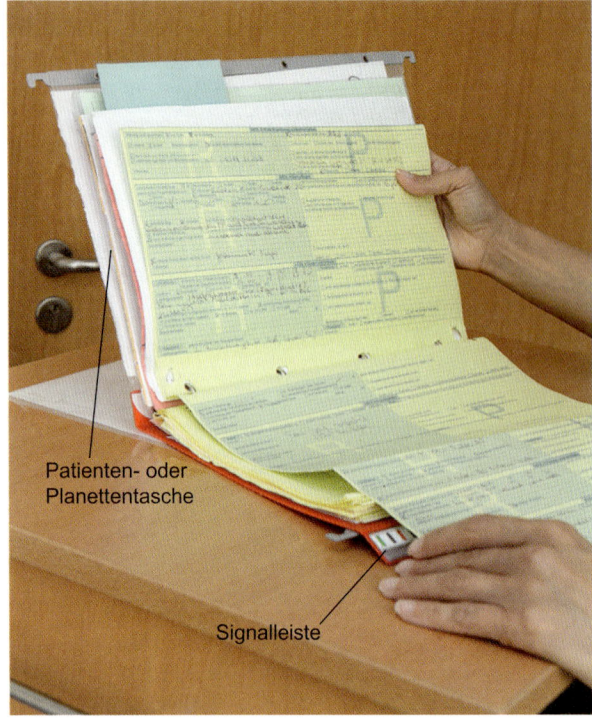

Patienten- oder
Planettentasche

Signalleiste

Abb. I/11.1 Planette mit den Taschen für Pflegebedürftige einer Pflegegruppe. [K157]

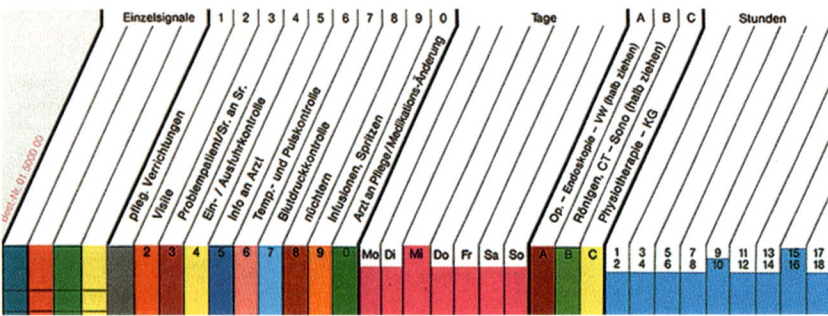

Abb. I/11.2 Signalleiste mit möglichen Bedeutungen. [V161]

Hilfebedarf eines Pflegebedürftigen dauerhaft ändert, erfolgt eine Evaluation der Pflegemaßnahmen und der Tagesstrukturplan ist entsprechend anzupassen. Dieses System (also die Zusammenschau von Pflegeberichten und Tagesstrukturplänen) gestattet eine nachvollziehbare Überprüfung der Dokumentation.

❯ Lern-Tipp
Nehmen Sie sich Zeit, die einzelnen Teile des Dokumentationssystems in der Einrichtung, in der Sie eingesetzt sind, kennen zu lernen. Lesen Sie alle verfügbaren Formulare genau durch. Wenn dabei Fragen entstehen, wenden Sie sich an Kollegen, die mit dem System vertraut sind.

Denken Sie darüber nach, ob das gewählte System den Anforderungen der Einrichtung entspricht und stellen Sie fest, worin die Unterschiede zu den Systemen anderer Einrichtungen bestehen. Dies kann auch eine Gruppenaufgabe in der Klasse sein.

Elektronische Pflegedokumentation

Die **elektronische Pflegedokumentation** ist meist eingebettet in ein Computersystem mit Schnittstellen zur Verwaltung oder zur Dienst- und Tourenplanung. Besonders den Berufsgruppen, die eng mit den Pflegenden zusammenarbeiten, wird durch eine elektronische Dokumentation eine harmonischere Gesamtbetreuung des Pflegebedürftigen ermöglicht. Dazu zählen z. B. Hausärzte. Das aktuelle Befinden des Pflegebedürftigen, Termine oder Medikamentengaben sind von überall und sofort ersichtlich und benötigen keinen direkten Kontakt oder eine vorherige Absprache mit den zuständigen Altenpflegerinnen. Viele ursprünglich medizinisch ausgerichtete Dokumentationssysteme haben ihr Angebot erweitert und bieten nun auch Pflegedokumentation an. Je nachdem, ob es um ambulante oder stationäre Pflege geht, lassen sich die

Systeme an die unterschiedlichen Ansprüche anpassen. Die Entwicklung der Programme schreitet rasant fort und bietet immer vielfältigere und flexiblere Lösungen. Für die **ambulante Pflege** hat es in den letzten Jahren deutliche Verbesserungen im Bereich der elektronischen Pflegedokumentation gegeben. Ein Anbieter ist z. B. die Firma MEDIFOX®.

Im Rahmen dieses Lehrbuches ist es nicht möglich, eine systematische Übersicht der am Markt vorhandenen Produkte zu geben. Beispielhaft ist aber das Programm erwähnt, das in Zusammenarbeit mit der Pflegewissenschaftlerin Monika Krohwinkel von der Firma GODO Systems® GmbH entwickelt worden ist und speziell den Pflegeprozess der „Fördernden Prozesspflege" abbildet (→ Kap. → I/2.2.2, → Abb. I/11.3, → Abb. I/11.4, → Abb. I/11.5).

Internet- und Lese-Tipp
- Standard-Systeme: www.standardsysteme.de
- DAN Produkte® Pflegedokumentation GmbH: www.danprodukte.de
- GODO Systems® GmbH: www.godo-systems.de
- MEDIFOX®-Softwarelösungen für das Sozialwesen: www.medifox.de

Kritik an der elektronischen Pflegedokumentation

Die elektronische Verarbeitung von Daten ist aber durchaus kritisch zu betrachten. Problematisch können dabei folgende Punkte sein:
- Durch Programme vorgegebene Standardformulierungen können dazu führen, dass die Individualität des Pflegebedürftigen nicht aus der Dokumentation hervorgeht
- Hoher Schulungsaufwand, insbesondere wenn Mitarbeiter im Umgang mit dem Computer ungeübt sind
- Hohe Kosten für Installation und Wartung von Soft- und Hardware
- Zu Beginn der Einführung müssen elektronische und papiergebundene Pflegedokumentation parallel geführt werden. Dies kann die Motivation der Mitarbeiter reduzieren.

Vorteile der elektronischen Pflegedokumentation

Im Allgemeinen überwiegt jedoch der Gewinn, den Pflegende aus der elektronischen Dokumentation ziehen, den Aufwand der Einführungsphase:
- Daten eines Pflegebedürftigen sind von jedem angeschlossenen Computer aus

I
11

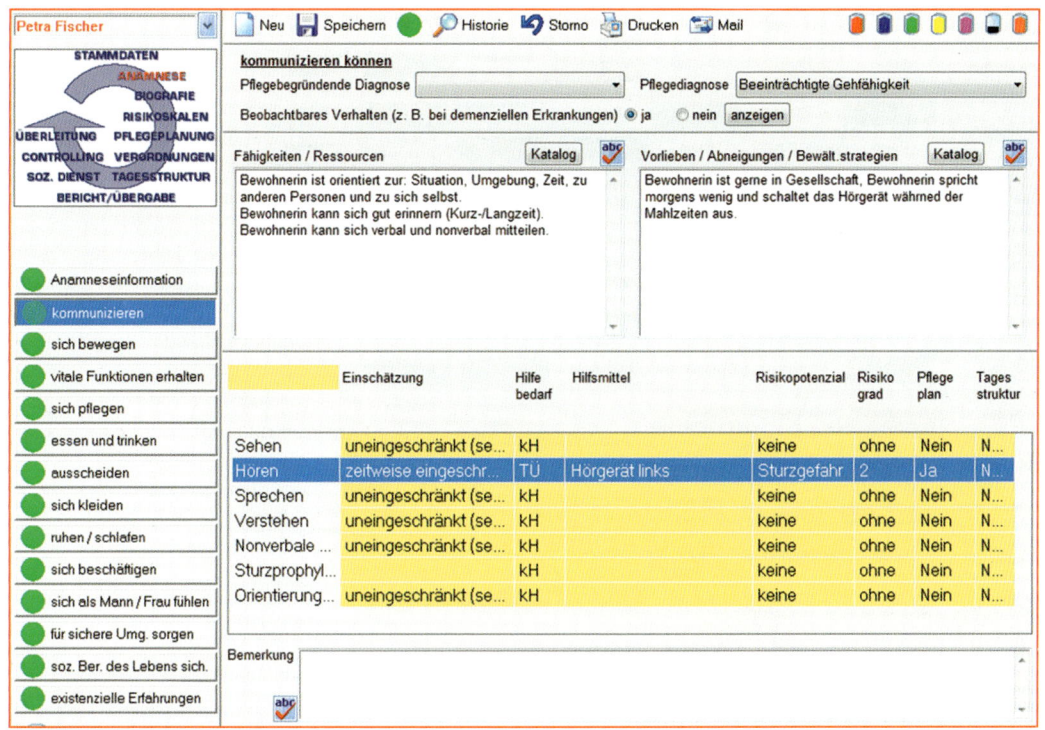

Abb. I/11.3 Anamnese-Maske einer elektronischen Pflegedokumentation (GODO Systems®). Hier sind die Fähigkeiten und Ressourcen sowie Vorlieben und Abneigungen erfasst und anschließend beurteilt. Die Informationssammlung ist mit dem Risikomanagement verknüpft, d. h. der Nutzer springt von dieser Maske sofort in eine Risikoeinschätzung. [V430]

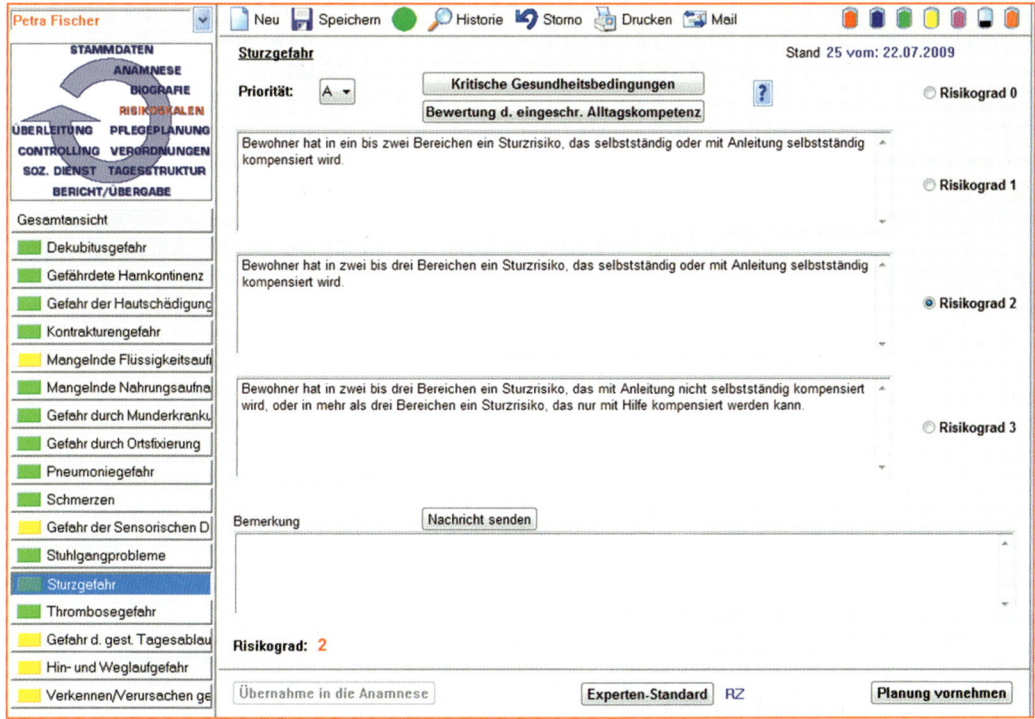

Abb. I/11.4 Risikoskalen in einer elektronischen Pflegedokumentation (GODO Systems®). Die Risikoeinschätzung ist nach den Risikograden 0 bis 3 unterschieden. So kann eine Pflegeplanung erfolgen, die an den wesentlichen Problemen orientiert ist. Darin sind die einzelnen Punkte nicht nach ihrer Reihenfolge, sondern nach der Bedeutung für den Pflegebedürftigen geordnet. Bei Bedarf können Pflegende die Risikoeinschätzung mit den Aussagen des jeweiligen Expertenstandards unterfüttern. [V430]

I
11

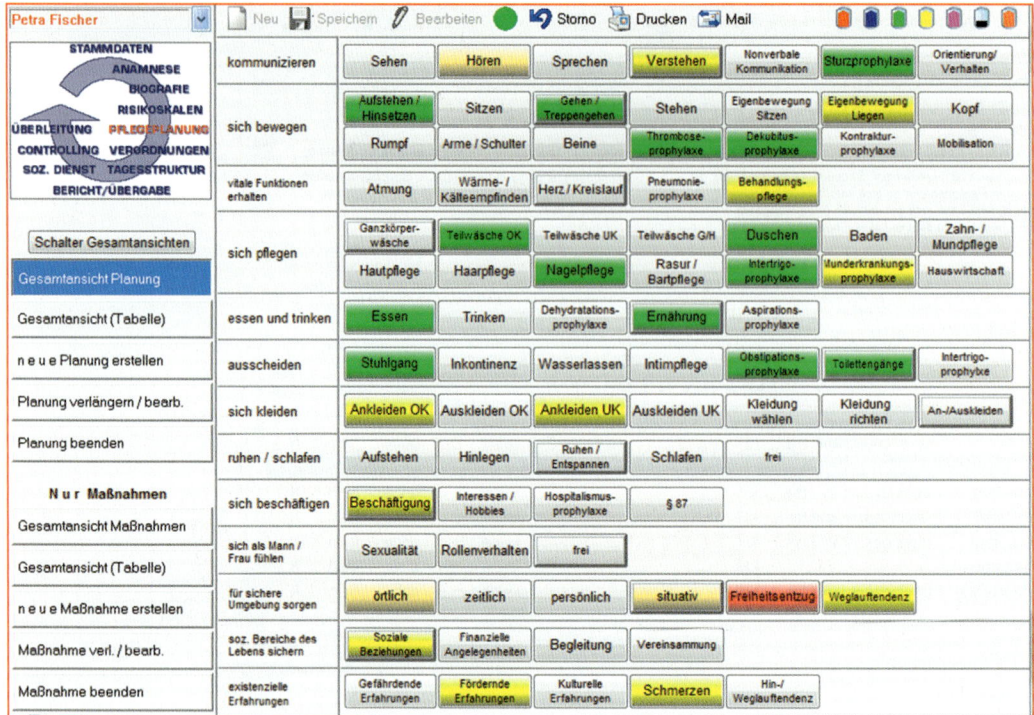

Abb. I/11.5 Pflegeplanung in einer elektronischen Pflegedokumentation (GODO Systems®). In Abhängigkeit der Risikograde schlägt die Software eine Pflegeplanung vor, die individuell zu ergänzen ist. In der Pflegeplanung sind die Planungen und deren Status sichtbar. Die farbigen Buttons bedeuten: grün = alles o. k., die Planung läuft; hellgelb = in der Informationssammlung oder Risikoeinschätzung wurde ein Problem definiert, es muss noch eine Pflegeplanung erfolgen; dunkelgelb = demnächst ist die Pflegeplanung zu evaluieren; rot = die Pflegeplanung wurde nicht evaluiert. [V430]

einzusehen. Dadurch ergibt die sofortige Verfügbarkeit für alle an der Versorgung beteiligten Berufsgruppen
- Dokumentation ist besser lesbar
- Pflegeprozess wird vollständiger dargestellt
- Interdisziplinäre Dokumentation ist besser strukturiert
- Transparenz der Dokumentation ist verbessert
- Dokumentationsaufwand wird reduziert
- Das Risiko von Übertragungsfehlern ist minimiert
- Haftungsrechtliche Kriterien sind automatisch erfüllt, da die Software z. B. Uhrzeit der Eingabe und Personenidentifikation sicher speichert
- System schafft Zugang zu vielen Informationsquellen, z. B. Internet, Bücher
- System sammelt die Daten für das Pflegemanagement automatisch, das heißt die Pflegedienstleitung kann z. B. schnell erkennen, welcher Pflegebedürftige einen Dekubitus hat
- Professionalität steigt.

I/11.3 Umgang mit der Pflegedokumentation

Alle Leistungen, die am Pflegebedürftigen durchgeführt werden, müssen schriftlich, mit Datum und Handzeichen der ausführenden Pflegenden versehen, in einem eigens dafür vorgesehen Dokumentationssystem festgehalten werden.

Allgemeine Regeln für die Pflegedokumentation

- In der Pflegedokumentation ist pflegerische und medizinische Fachterminologie zu verwenden
- Innerhalb einer Einrichtung ist eine Einigung auf bestimmte pflegetheoretische Begriffe sinnvoll
- Alle an der Betreuung des Pflegebedürftigen beteiligten Personen nehmen ihre Eintragungen vor
- Medizinische Anordnungen sind vom Arzt einzutragen und abzuzeichnen. Bei telefonischen Anordnungen ist die Unterschrift des Arztes nachzufordern
- Im Falle von Rechtsstreitigkeiten gilt nicht dokumentierte Pflege als nicht erbrachte Pflege
- Die Formulierungen sind knapp und präzise zu halten
- Die Dokumentation muss unmittelbar auf den Pflegebedürftigen bezogen sein. Bewertungen und Interpretationen sind zu vermeiden. Die Aussagen des Pflegebedürftigen sind ggf. zu zitieren und in Anführungsstriche zu setzen

- Die Pflegebedürftigen haben grundsätzlich ein Einsichtsrecht in ihre Pflegedokumentation
- Formulierungen sind beschreibend und wertneutral zu wählen
- Es ist lückenlos und logisch nachvollziehbar zu dokumentieren
- Es sind die üblichen pflegerischen oder medizinischen Abkürzungen zu verwenden, hausinterner Sprachgebrauch ist nicht geeignet
- Ein Abkürzungsverzeichnis soll auf jeder Pflegeeinheit hinterlegt sein
- Altenpflegerinnen dokumentieren zeit- und ortsnah. Als Faustregel gilt hier, spätestens am Ende der Schicht sollen die Eintragungen erfolgen
- Aktuelle Probleme und die daraus resultierenden Maßnahmen (evtl. vom Arzt angeordnete Medikamente) und deren weiterer Verlauf sind sofort zu dokumentieren.

Regeln für die papiergestützte Dokumentation

- Altenpflegerinnen verwenden dokumentenechte Kugelschreiber
- Fehler bei der Dokumentation sind sauber durchzustreichen, der Text soll darunter lesbar bleiben
- Radierungen, Überklebungen und der Gebrauch von Tipp-Ex® sind verboten

- Die Eintragungen sind mit Datum und Handzeichen zu versehen. Die Handzeichen sind den Altenpflegerinnen klar zuzuordnen
- Eine Liste der aktuellen Handzeichen soll auf jeder Pflegeeinheit hinterlegt sein.

Regeln für die elektronische Dokumentation

> **Touchscreen** (*Sensorbildschirm, Tastschirm*): Eingabegeräte z. B. für die elektronische Pflegedokumentation. Sie sind bekannt durch Smartphones oder Geldautomaten und erleichtern gerade unerfahrenen Computer-Benutzern die intuitive Bedienung des Systems. Tastbildschirme verfügen über eine berührungsempfindliche Beschichtung und lassen sich per Fingerdruck steuern.

Viele Regeln sind in der Dokumentationssoftware von vornherein festgelegt. Altenpflegerinnen müssen sie sich deshalb nicht gesondert in Erinnerung rufen. So ist eine spezielle Kennzeichnung der Eintragung meist nicht nötig, da der Computer vor jeder Eintragung eine Personenidentifikation fordert und somit alle Eintragungen personengebunden erfolgen. Ausnahmen bilden manchmal die **Touchscreens** (→ Kap. I/11.2) direkt an den Pflegebetten.

Sie sind zwar angenehm zu bedienen, und Pflegemaßnahmen lassen sich unaufwendig per Fingertouch bestätigen, bergen aber unter anderem den Nachteil, dass sich pflegerische Dienstleistungen möglicherweise nicht den Pflegenden zuordnen lassen, die sie erbracht haben.

Elektronische Dokumentationssysteme erfordern eine intensive Schulung der Mitarbeiter, um sicherzustellen, dass die Bedienung der Software problemlos gelingt.

I/11.4 Entbürokratisierung

Ⓢ Fallbeispiel Stationär

Im Seniorenzentrum „Maxeberg" unterhalten sich die Altenpflegerinnen Frau Arndt und Frau Möller. „Meine Güte", sagt Frau Möller „Ich habe heute das Gefühl ich hätte mehr geschrieben, als Kontakt zu den Pflegebedürftigen gehabt". „Das geht mir auch so", sagt Frau Arndt, „Ich blicke auch langsam nicht mehr durch. Durch die Expertenstandards kommen dauernd neue Formulare hinzu, und die Pflegeplanung wird auch immer länger". „Vielleicht sollten wir einen

Qualitätszirkel ins Leben rufen, und überlegen, wo wir vielleicht doppelt dokumentieren, und wie wir uns die Arbeit leichter machen können" überlegt Frau Möller. „Prima Idee, bei so was würde ich gerne mitarbeiten, wir sprechen unsere Wohnbereichsleitung an".

Sowohl in der ambulanten als auch in der stationären Altenpflege beklagen die Pflegenden, dass der Dokumentationsaufwand immer höher werde. Aktuelle pflegewissenschaftliche Erkenntnisse lassen den Anteil an Formularen steigen. Darüber hinaus haben die Qualitätsprüfungen durch den Medizinischen Dienst der Krankenversicherung dazu geführt, dass in den Einrichtungen die Pflegedokumentationen stark angepasst wurden. Ziel ist es dabei, möglichst gute Noten zu erreichen. Nicht immer ist der dabei entstehende Aufwand zielführend und im Interesse der Pflegebedürftigen.

Strukturmodell zur Entbürokratisierung

Strukturmodell der Bundesregierung → Kap. I/2.2.1

Das wichtigste Projekt zur Entbürokratisierung der Pflegedokumentation ist die Initiative zur Entwicklung und Einführung des **Stukturmodells** unter der Federführung von *Elisabeth Beikirch*.

> **Lern-Tipp**
> Vergleichen Sie die traditionellen Pflegeplanungen, z. B. anhand der 13 ABEDL® von Monika Krohwinkel, mit einem Tagesstrukturplan (→ Tab. I/11.2) und mit der Strukturierten Informationssammlung (SIS®) wie sie im Strukturmodell enthalten ist. Alle notwendigen Informationen erhalten Sie auf der Homepage des Projektbüros www.ein-step.de. Diskutieren Sie die Vor- und Nachteile, die sich aus Ihrer Sicht aus Tagesstrukturplänen ergeben.

Internet- und Lese-Tipp
Im Jahr 2005 hat der Medizinische Dienst der Spitzenverbände der Krankenkassen e.V. ein Positionspapier zur Pflegedokumentation herausgegeben. Es hat zum Ziel, die Funktionen und den Aufbau der Pflegedokumentation als Arbeitsmittel darzustellen sowie die Entbürokratisierung zu unterstützen. Auch wenn das Papier inzwischen einige Jahre alt ist, enthält es interessante Gedankenansätze. Laden Sie es sich im Internet herunter, und lesen Sie es. Sie werden viele Anregungen rund um das Thema Pflegeprozess und Pflegedokumentation erhalten:

www.mds-ev.de/fileadmin/dokumente/Publikationen/SPV/Grundsatzstellungnahmen/30_Pflegeprozess_Dok_2005.pdf

Wiederholungsfragen

1. Partnerarbeit im Rollenspiel. Ein Pflegebedürftiger und eine Altenpflegerin in einer Altenpflegeeinrichtung: Der Pflegebedürftige beschwert sich bei der Altenpflegerin über die Körperpflege am Morgen, sie war ihm zu häufig, zu selten, falsche Pflegeperson, zu nass …, denken Sie sich etwas aus. Die Altenpflegerin versucht, den Inhalt des Gesprächs für ihre Kollegen im Stil eines Pflegeberichts festzuhalten. Wechseln Sie danach die Rollen und lesen Sie sich ihre Texte gegenseitig vor und prüfen Sie den Inhalt auf Verständnis, Objektivität und auf inhaltliche Richtigkeit. (→ Kap. I/11)

2. Nehmen Sie sich die Dokumentationsformulare eines Ihnen unbekannten Pflegebedürftigen vor und lesen Sie die gesamte Dokumentation der vergangenen ein bis zwei Wochen. Haben Sie das Gefühl, ein klares Bild vom Pflegebedürftigen zu bekommen? Welche Informationen fehlen? Besprechen Sie dies mit den zuständigen Pflegenden oder Ansprechpartnern in der Praxis. (→ Kap. I/11.3)

3. Nehmen Sie sich die Pflegedokumentation eines Pflegebedürftigen vor und prüfen Sie die verwendeten Abkürzungen und pflegetypischen Fachtermini. Sind Sie Ihnen alle bekannt? Erstellen Sie eine eigene Liste und suchen Sie die entsprechenden Übersetzungen, Erklärungen oder Begriffe heraus, die Sie nicht kennen. (→ Kap. I/11.3)

Literaturverzeichnis

1. Güttler, K.; Schoska, M.; Görres, S.: Pflegedokumentation mit IT-Systemen. Eine Symbiose von Wissenschaft, Technik und Praxis. Hans-Huber-Verlag, Bern, 2010.
2. Krohwinkel, M.: Der Pflegeprozess am Beispiel von Apoplexiekranken. Eine Studie zur Erfassung und Entwicklung ganzheitlich-rehabilitierender Prozesspflege. Agnes-Karll-Institut, DBfK, Baden-Baden, 1993.
3. Schmitt, G.: Pflege sicher und professionell dokumentieren: Pflegeberichte – Leistungsnachweise – Dokumentationsbögen. Elsevier Verlag, München, 2010.
4. Rösen, E. E.: Pflegedokumentation in der Altenpflege: Sachgerecht, sicher und professionell. Elsevier Verlag, München, 2015.

H. Schambortski

I/12 Grundlagen der Psychologie

S Fallbeispiel Stationär

Helena Mayer, 83 Jahre alt und Bewohnerin des Seniorenzentrums „Maxeberg", gilt als schwierige Person. Sie ist zwar geistig rege und am Tagesgeschehen interessiert, aber aufgrund rheumatischer Beschwerden und einer fortgeschrittenen Herzinsuffizienz körperlich stark beeinträchtigt. An die Gepflogenheiten und Abläufe des Seniorenzentrums mag sie sich überhaupt nicht anpassen. Ständig schimpft sie lautstark über das Essen. Die Versuche des Pflegepersonals, ihr bei der Körperpflege behilflich zu sein, wehrt sie ab. Mitbewohner haben sich bereits über ihren Körpergeruch beschwert. Der ungepflegte Zustand der Mutter war auch schon häufiger Thema in Auseinandersetzungen zwischen der Tochter und dem Pflegepersonal. Die Tochter ist der Meinung, ihre Mutter werde vernachlässigt. Im Pflegeteam sind die Konflikte mit und um Helena Mayer häufig Gegenstand von Diskussionen. Dabei prallen unterschiedliche Positionen aufeinander. Frau Mayer sei egozentrisch und verwöhnt, so die Einschätzung des Altenpflegers Fritz Muth. Sie sei schon immer so gewesen, das wisse er von seinem Schwager, der früher in ihrer Nachbarschaft gelebt hat. Im Alter würden sich solche Eigenschaften verstärken. Hermine Brauer hält einen Konflikt zwischen Mutter und Tochter für die Ursache des Verhaltens. Helena Mayer sei wütend darüber, dass ihre Tochter sie so selten besucht und fühle sich von ihr abgeschoben. Der Praktikant Peter Krause vermutet, dass sich Frau Mayer mit ihrem Verhalten Aufmerksamkeit sichern möchte.

Alltagspsychologie und wissenschaftliche Psychologie

> **Alltagspsychologie:** Allgemein verbreitete Vorstellungen, die das Handeln und Verhalten der Mitmenschen in umgangssprachlicher Form erklären.
> **Wissenschaftliche Psychologie:** Beschreibt und erklärt menschliches Erleben (Denken, Fühlen) sowie das dadurch ausgelöste Verhalten nach objektivierbaren Kriterien. Betrachtet auch die Entwicklung des Menschen sowie die dafür erkennbaren Ursachen.

Warum Menschen sich so und nicht anders verhalten, was sie denken und fühlen, was sie antreibt, wie sie sich entwickeln und lernen, all das sind Themen, mit denen sich die Psychologie beschäftigt. Das einführende Beispiel zeigt die Bedeutung psychologischer Fragen und Erkenntnisse für die Praxis der Altenpflege. Am Beispiel ist auch zu sehen, dass alltagspsychologische Erklärungsmodelle Eingang in Laiengespräche gefunden haben.

Alltagspsychologie beruht auf subjektiven Einschätzungen und eigenem Erleben, ist praktisch erprobt und dient der schnellen Orientierung bei der täglichen Lebensbewältigung. Sie unterliegt jedoch gleichzeitig der Gefahr, die eigene Wahrnehmung und Erfahrung zu verallgemeinern und Vorurteile zu produzieren.

Die **wissenschaftliche Psychologie** hat deshalb das Ziel, Annahmen (*Hypothesen*) durch geeignete Versuchsanordnungen und mit angemessenen wissenschaftlichen Methoden zu überprüfen. Ob ein Ergebnis zufällig und vereinzelt auftritt oder ob es systematische, verallgemeinerbare Zusammenhänge zwischen Ereignissen gibt, klären psychologische Forschungen mit statistischen Methoden.

Menschenbilder in der Psychologie

Die unterschiedlichen Interpretationen des Verhaltens der Bewohnerin Helena Mayer (siehe Fallbeispiel) im Pflegeteam sind gleichzeitig Ausdruck verschiedener psychologischer Ansätze und **Menschenbilder.** Diese finden sich auch in der wissenschaftlichen Psychologie. Den Charakter eines Menschen als mehr oder weniger unveränderliche und überdauernde Größe vorauszusetzen, entspricht den eigenschaftstheoretischen Ansätzen der Persönlichkeitspsychologie. Demnach gibt es grundlegende Persönlichkeitsmerkmale wie Neurotizismus, Extraversion, Offenheit für Erfahrungen, Verträglichkeit und Gewissenhaftigkeit (Big Five). Mit Fragebögen wird die Ausprägung dieser Eigenschaften bei der einzelnen Person gemessen.

Lerntheoretische Modelle gehen davon aus, dass Menschen sich ihr Verhalten durch Lernen aneignen. Verhalten kann durch Belohnung verstärkt werden. Im obigen Beispiel ist die Belohnung die Aufmerk-

samkeit des Personals. Andere Modelle sehen den Menschen als Wesen, die Informationen (*Input*) aufnehmen, verarbeiten und auf der Grundlage von rationalen Entscheidungen handeln (*Output*). Demnach hat der Mensch die Fähigkeit, zu denken und Schlussfolgerungen zu ziehen. Er reagiert nicht nur auf Reize wie Belohnung oder Bestrafung (Behaviorismus) sondern kann auf der Grundlage von Informationen eigenständig entscheiden.

Psychoanalytische Ansätze wiederum konzentrieren sich auf typische Konflikte und Phasen in der kindlichen Entwicklung: Lustgewinn durch Nahrungsaufnahme (*orale Phase*), die Reinlichkeitserziehung (*anale Phase*), das Verhältnis zum gegengeschlechtlichen Elternteil (*ödipale Phase*) prägen nach Auffassung der Psychoanalyse die Persönlichkeit und das Verhalten des erwachsenen Menschen.

Die **humanistische Psychologie** geht von der Annahme aus, dass Menschen, wenn die Grundbedürfnisse wie Nahrungsaufnahme, Sicherheit oder soziale Kontakte befriedigt sind, nach Selbstverwirklichung und persönlicher Entwicklung streben. Eng verbunden mit diesem Ansatz ist die **klientenzentrierte Gesprächspsychotherapie** von *Carl Rogers.* Die Grundpfeiler der vertrauensvollen Gesprächsführung (→ Kap. I/13.1) Einfühlungsvermögen, Akzeptanz und Echtheit gehen auf ihn zurück. Rogers geht davon aus, dass Menschen das Potenzial haben, ihre Probleme selbst zu lösen. Gespräche mit psychologisch qualifizierten Personen können helfen, die Gedanken zu ordnen und einen eigenen Weg zu finden, aus einer Krise herauszukommen. Sie geben deshalb dem Klienten keine Ratschläge, sondern befähigen ihn seine individuellen Ressourcen zur Gesundung einzusetzen.

Aus diesem Grund nennt sich diese Form der Therapie auch „nicht direktive" Gesprächsführung. Das Ergebnis ist offen. Der betroffene Mensch ist Experte für die Lösung seiner Probleme und nicht der Therapierende.

Die menschlichen Bedürfnisse stellt ein anderer Vertreter der humanistischen Psychologie, *Abraham Maslow,* in den Mittelpunkt seiner Theorie, nach der Grundbedürfnisse wie Nahrungsaufnahme oder Schlaf die Basis einer Pyramide bilden, während das Bedürfnis nach Selbstentfaltung an der Spitze steht (→ Abb. I/2.2). Erst wenn die Grundbedürfnisse befriedigt sind, entwickelt der Mensch z. B. das Bedürfnis nach Selbstentfaltung. Diese hierarchische Anordnung der menschlichen Bedürfnisse, die allerdings in der Fachwelt umstritten ist, hat eine Vielzahl von Pflegetheorien beeinflusst, unter anderem die Modelle von Krohwinkel und Orem (→ Kap. I/2).

Auch auf die **systemische Psychologie** beziehen sich einige Pflegemodelle (→ Kap. I/2.1.4). Hier steht das Zusammenspiel von Mensch und Umfeld im Vordergrund.

Die **systemische Familientherapie** sieht das kranke Familienmitglied als Symptomträger eines gestörten Familiensystems, dem isoliert nicht geholfen werden kann. Nur die Einbeziehung des gesamten Systems in die Therapie ist demzufolge erfolgversprechend. Die philosophischen Wurzeln der systemischen Ansätze liegen im **Konstruktivismus.** Demnach konstruiert sich jeder Mensch seine eigene subjektive Realität. Nicht die reale Umwelt hat Einfluss auf Gefühle und Verhalten, sondern die persönliche Interpretation derselben. Wenn im oben geschilderten Fallbeispiel Frau Mayer die fürsorglich gemeinten Bemühungen des Pflegepersonals als Angriff auf ihre Selbstständigkeit interpretiert, reagiert sie aus dieser Weltsicht darauf und wehrt sich dagegen. Wenn Pflegende dieses Wehren als Aggressivität interpretieren und mit noch mehr Druck agieren, befinden sich alle Handelnden in einem Teufelskreis. Aus systemischer Sicht hilft es hier, durch den Einsatz von Fragetechniken die

Betroffenen zu einer Neuinterpretation der Situation anzuregen.

> Es gibt bisher keine geschlossene Wissenschaft der Psychologie. Jede der „psychologischen Schulen" hat eine bestimmte Sicht auf den Gegenstand der Psychologie und einen bestimmten methodischen Zugang. Die Zeit der strengen Trennung zwischen den Schulen ist jedoch mittlerweile vorbei. In der Psychotherapie verbindet man häufig verschiedene Ansätze.

Stark vereinfacht können die Hauptströmungen der Psychologie und ihr Menschenbild folgendermaßen gegenübergestellt werden (→ Tab. I/12.1).

Menschliche Psyche und Gesellschaft

Der Mensch ist ein gesellschaftliches Wesen. Psychologische Annahmen müssen dieser Besonderheit der Gattung Mensch Rechnung tragen, fordert die **Kritische Psychologie.** Die Gesellschaft steht nicht im Gegensatz zur menschlichen Natur, wie es z. B. die Psychoanalyse annimmt, sondern ist Voraussetzung für die menschliche Lebensweise. Auch das menschliche Verhalten lediglich als Antwort auf positive oder negative Reize zurückzuführen, ist dieser psychologischen Schule zufolge eine unzulässige Vereinfachung, die die Möglichkeit einer bewussten Entscheidung des Menschen ausklammert. Menschen sind dabei

nicht völlig frei in ihren Handlungsmöglichkeiten. Gesellschaftliche Verhältnisse legen ihnen bestimmte Entscheidungen nahe. Sie haben jedoch die relative Freiheit, sich innerhalb bestimmter Möglichkeiten bewusst zu entscheiden.

Eine Annahme der Kritischen Psychologie ist, dass Menschen sich nicht bewusst schaden können, auch wenn Außenstehende das anders wahrnehmen. Die Weigerung von Helena Mayer (siehe Fallbeispiel) sich bei der Körperpflege unterstützen zu lassen, ist kein Ausdruck dafür, dass sie sich selbst beschädigen will. Vom Standpunkt der handelnden Person aus hat das jeweilige Verhalten immer einen positiven Sinn. In einer Situation, in der durch Krankheit und die Rahmenbedingungen der Einrichtung ihre Handlungsmöglichkeiten eingeschränkt werden, verschafft sich Frau Meyer durch ihre Weigerung Autonomie, also das Gefühl, Dinge in ihrem Sinn beeinflussen zu können.

Wenn man das Verhalten eines Menschen verstehen will, sollte man sich fragen, welche Funktion es für ihn hat. 📖1

Anknüpfungspunkte zwischen Psychologie und Altenpflegepraxis

Psychologie ist eine wichtige Bezugswissenschaft für die Pflegeforschung. Die Menschenbilder der Pflegetheoretiker können den Hauptströmungen der Psychologie zugeordnet werden und sind z. T. von diesen

Psychologische Schule	Menschenbild	Wichtige Vertreter
Tiefenpsychologie *(Psychoanalyse)*	• Der Mensch als triebhaftes Wesen • „Unbewusste Vorgänge" wirken sich auf das Verhalten und die Persönlichkeit aus	• Sigmund Freud (1856–1939) • Alfred Adler (1870–1937) • Carl Gustav Jung (1875–1961) • Erich Fromm (1900–1980)
Behaviorismus	• Der Mensch als Produkt seiner Umwelt • Verhalten ist gelernt und kann wieder verlernt werden • Positive und negative Verstärker beeinflussen das Lernen	• John B. Watson (1878–1958) • Iwan P. Pawlow (1849–1936) • Burrhus F. Skinner (1904–1990)
Eigenschaftstheoretische Persönlichkeitspsychologie	• Menschliche Eigenschaften lassen sich auf eine begrenzte Zahl von Grundeigenschaften reduzieren • Diese Eigenschaften sind universell • Das Individuum hat einen überdauernden Eigenschaftskern	• Joy Paul Guilford (1897–1987) • Raymond B. Cattell (1905–1998) • Hans Eysenck (1916–1997)
Kognitive Psychologie	• Der Mensch als informationsverarbeitendes Wesen • Der Mensch konstruiert seine subjektive Realität • Bewusste Entscheidungsprozesse steuern das Verhalten	• Noam Chomsky (*1928) • Albert Bandura (*1925) • Ulrich Neisser (*1928–2012)
Humanistische Psychologie	• Der Mensch als autonomes sich selbst verwirklichendes Wesen • Die subjektive Interpretation der Realität steuert das Verhalten	• Abraham Maslow (1908–1970) • Carl R. Rogers (1902–1987) • Ruth C. Cohn (1912–2010)
Systemische Psychologie	• Der Mensch als Teil eines Beziehungsfeldes *(Systems)* • Die Elemente des Systems stehen in wechselseitiger Beziehung und beeinflussen sich gegenseitig • Es gibt keine einfachen Ursache-Wirkungs-Zusammenhänge, die das Verhalten steuern	• Paul Watzlawick (1921–2007) • Virginia Satir (1916–1988) • Insoo Kim Berg (1934–2007) • Steve de Shazer (1940–2005)

Tab. I/12.1 Überblick über die Hauptströmungen der Psychologie. 📖📖2

direkt beeinflusst (→ Kap. I/2.1.4). Darüber hinaus helfen psychologische Erkenntnisse bei der professionellen Pflege und beim Umgang mit der eigenen Person (*Selbstpflege*).

Dies veranschaulichen einige Beispiele von Themen und Arbeitsgebieten der Psychologie.

Schmerz

Schmerz ist das, was der Mensch als Schmerz empfindet. Dass Schmerzen unabhängig von der medizinischen Diagnose sehr unterschiedlich erlebt werden, ist durch wahrnehmungspsychologische Forschungen belegt (→ Kap. I/35).

Stress

Wenn Belastungen und Anforderungen den Menschen mehr beanspruchen, als er bewältigen kann, entsteht **Stress.** Das betrifft Pflegebedürftige ebenso wie Pflegende (→ Kap. IV/10). Dem Stressmodell liegt eine psychologische Theorie von *Richard S. Lazarus* (1922–2002) zugrunde.

Kommunikation

Auf welchen Kanälen kommunizieren Menschen? Was fördert Missverständnisse und warum reden Menschen häufig aneinander vorbei? Auf diese Fragen hat die Kommunikationspsychologie interessante Antworten (→ Kap. I/13).

Entwicklungspsychologie

Früher endete das Forschungsinteresse der **Entwicklungspsychologie** mit dem Erwachsenenalter. Doch mittlerweile spricht man von der lebenslangen Entwicklung des Menschen. Die Entwicklungsaufgaben des letzten Lebensabschnitts und die damit einhergehenden Veränderungen des Denkens, Fühlens und Verhaltens rücken zunehmend in das Blickfeld der Entwicklungspsychologen.

Interaktion

Wie Menschen miteinander in Beziehung treten und welche Störungen dabei entstehen können, ist ebenfalls ein Thema mit dem sich die Psychologie befasst. Sie untersucht auch das Verhalten von Menschen in Gruppen und die spezielle Dynamik, die im Zusammenspiel unterschiedlicher Rollen in einer Gruppe entsteht. Wenn Pflegende Gruppenaktivitäten planen (→ Kap. I/22.4.2, → Kap. II/10.4) ist dieses Wissen hilfreich.

Motivation

Die Motivationspsychologie untersucht, was Menschen zum Handeln antreibt. Mit Hilfe dieser Erkenntnisse kann z.B. das eigene Lernen besser geplant werden (→ Kap. IV/1). Es ist aber auch Hintergrundwissen für das „befähigende Pflegehandeln", aus dem sich die Frage ableitet, wie pflegebedürftige Menschen zu Aktivitäten motiviert werden können (→ Kap. I/22.4.2).

Wiederholungsfragen

1. Mit welchen Fragen befasst sich die Psychologie? (→ Kap. I/12)
2. Was ist Alltagspsychologie? (→ Kap. I/12)
3. Welche Beispiele für psychologische Erkenntnisse, die hilfreich für die Altenpflege sind, kennen Sie? (→ Kap. I/12)
4. Mit welcher Altersgruppe befasst sich die Entwicklungspsychologie? (→ Kap. I/12)
5. Wann entsteht Stress? (→ Kap. I/12)
6. Wie arbeitet die klientenzentrierte Gesprächspsychotherapie? (→ Kap. I/12)

Literaturverzeichnis

1. Gesellschaft für subjektwissenschaftliche Forschung und Praxis: www.kritische-psychologie.de (letzter Zugriff: 6.3 2016).
2. Gerrig, R. J.: Psychologie. Pearson Deutschland, Hallbergmoos, 2015.

I
12

U. Becker

I/13 Grundlagen der Kommunikation und Gesprächsführung

» Kommunikation (lat. *communicare = teilen, mitteilen, teilnehmen lassen, gemeinsam machen, vereinigen*): Sozialhandlung zwischen Lebewesen und von daher immer mit Interaktion verbunden. Interaktion steht für „aufeinander bezogenes Handeln zweier oder mehrerer Personen".

Jedes menschliche Miteinander ist **Kommunikation.** Ziel von Kommunikation ist es, Beziehung herzustellen und Informationen zu vermitteln. Die verwendeten Worte dienen in erster Linie den Sachinformationen. Tonfall, Tonmelodie, Lautstärke und ganz besonders die non-verbale Kommunikation hingegen transportieren in erster Linie die Beziehungsinformationen. Über die Beziehungsinformationen erfährt das Gegenüber etwas über seine innere Welt, seine Beziehung zum Gesprächspartner, erlebt sich idealerweise als wahr- und angenommen, von Bedeutung und liebenswert. Die Sachinformationen helfen, die äußere Welt, die Umwelt zu erfassen. Auf diese Weise erhalten Menschen immer wieder Orientierung zu ihrer inneren und äußeren Welt und können sich ein Bild von ihrer Person und ihrer Umgebung machen (→ Abb. I/13.1, → Abb. I/13.2). 📖📖1

Kommunikation in der menschlichen Entwicklung

Wesentliches Ziel der sozialen Erziehung ist die **Beziehungsfähigkeit.** Hierzu muss sich das Kind zunächst selber kennenlernen. Das tut es im Spiegel seiner Eltern. Je kleiner ein Kind ist, desto mehr „spiegeln" die Eltern sein Verhalten, seine Äußerungen und seine Gefühle. Dies vermittelt einem Kind die Beziehungsbotschaft „Du bist bedeutsam, du bist interessant", denn die Eltern reagieren hierbei auf die kindlichen Signale. Gleichzeitig erhält das Kind in diesen Momenten Worte, die ihm helfen, ein Bild von sich zu entwickeln, sich seiner selbst bewusst zu werden und dies auch in Worte zu fassen. Erst wenn es ausreichend innere Selbstwahrnehmung und Sicherheit (Bindung) gewonnen hat, wird es sich auf den Weg machen, die Welt zu erkunden. Dabei entfernt es sich immer häufiger und immer länger von seinen Bezugspersonen (Autonomie). Damit einher geht die Entwicklung des Konzepts von „Ich und Du", d.h. das Kind

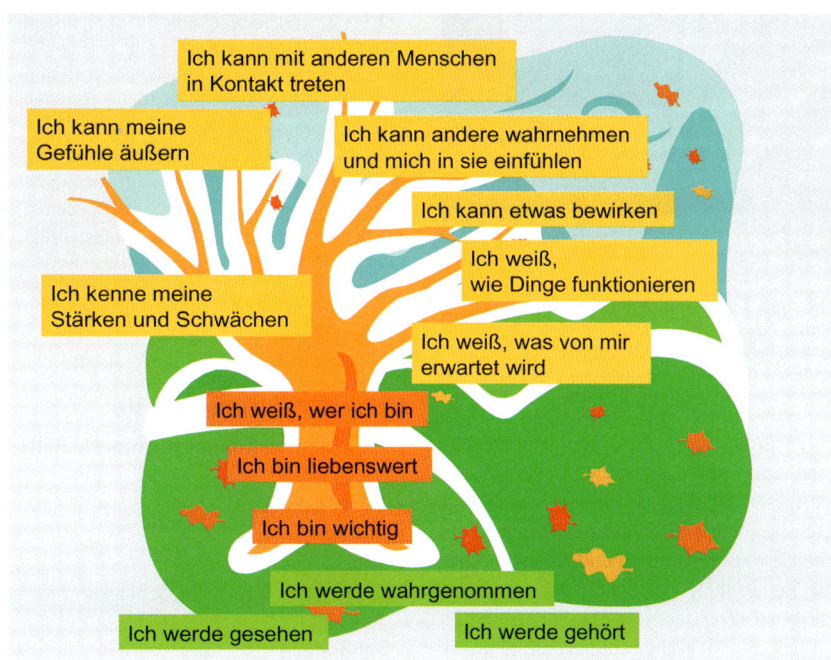

Abb. I/13.1 Unterstützende Kommunikation ermöglicht Selbstwahrnehmung und Wahrnehmung der Umwelt. Basis dafür ist immer die Wertschätzung des Gesprächspartners. [M630]

lernt, dass seine Wahrnehmung und seine Gefühle nicht von allen Menschen geteilt werden. Empathische, einfühlsame Eltern vermitteln ihrem Kind, dass seine Gefühle und Wahrnehmungen respektiert werden, ohne dass sie die Dinge zwangsläufig genau so sehen bzw. ihr Handeln nach denselben Prinzipien ausrichten müssten (→ Abb. I/13.3).

In der Beziehung zu den Eltern bzw. anderen wichtigen Personen lernt ein Kind Sozialverhalten, z.B. auf andere zuzugehen, zuzuhören, mit Gefühlen umzugehen, Konflikte zu lösen. Es lernt auch Handlungsmodelle, z.B. sich anziehen, Schuhe binden, einkaufen. Erst im Lauf der Zeit entwickelt sich die Fähigkeit, sich auch abstrakt Wissen und Fähigkeiten anzueignen, z.B. durch Lesen. Dann ist es auch zunehmend in der Lage, auch unter ungünstigen Bedingungen Informationen aufzunehmen.

Das Bedürfnis, in seinen Gefühlen wahrgenommen zu werden, bleibt dem Menschen lebenslang erhalten. Wird dieses Bedürfnis im Kontakt mit anderen befriedigt, wächst die Offenheit für die Umwelt. Auch Erwachsenen macht es mehr Spaß, Neues

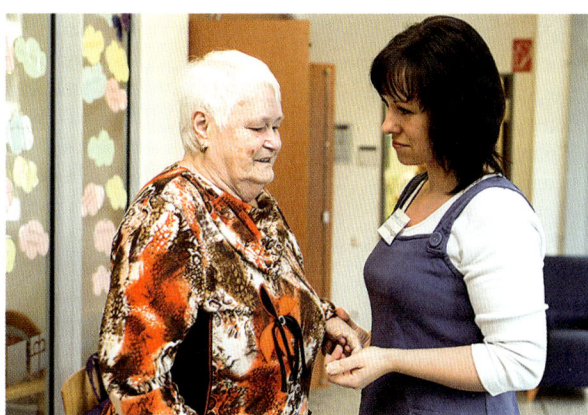

Abb. I/13.2 Pflegende zeigen auch durch ihr Verhalten, wie sie zu alten Menschen stehen. [K157]

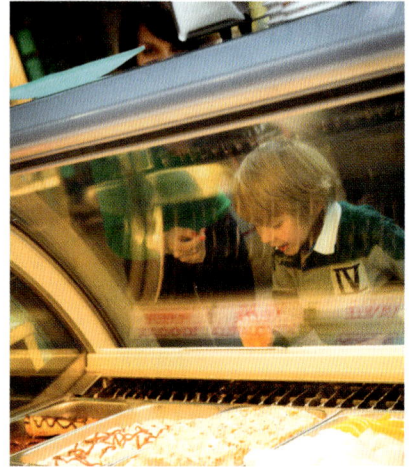

Abb. I/13.3 Mutter und Kind vor einem Eisstand: „Ja, ich weiß, dass du so gerne Eis magst. Heute geht es leider nicht; du hattest morgens noch Bauchschmerzen und musst noch einen Tag warten!" [J751]

zu erfahren, wenn dies in einer angenehmen Atmosphäre stattfindet, in der sie sich wertgeschätzt erleben. Dies gilt auch und ganz besonders für negative Gefühle. Werden sie wahrgenommen und respektiert, ist die Bereitschaft viel höher, unangenehme Dinge zu akzeptieren (→ Abb. I/13.3). 📖2

Viele alte Menschen sind in Familien aufgewachsen, in denen nur selten Gefühle geäußert wurden. Lachen war verpönt, Männer durften nicht weinen, Umarmungen waren selten, und bei Tisch durften Kinder oft gar nicht reden. So haben sie schon aufgrund ihrer Biografie ein besonders großes Bedürfnis, wahr-genommen zu werden. Dieses Bedürfnis wird durch die Erfahrung von Krankheit und Gebrechlichkeit zusätzlich gesteigert (→ Kap. II/5).

I/13.1 Interaktion und Kommunikation

Ⓦ Fallbeispiel Wohngruppe

Altenpfleger Moritz Schmitz hat heute die Aufgabe übernommen, der 86-jährigen Gudrun Mälzer das Essen einzugeben, da die Bewohnerin nur selten an den gemeinsamen Mahlzeiten in der Wohnküche teilnimmt. Frau Mälzer sitzt bereits am Tisch, als der Altenpfleger mit dem Essenstablett in der Hand ihr Zimmer betritt. Zunächst isst die Bewohnerin gleichmütig mehrere Löffel Suppe. Plötzlich schlägt sie dem Altenpfleger so fest auf die Hand, dass die Suppe vom Löffel spritzt. „Erdäpfel, Erdäpfel! Jaja, erst kommt das Fressen, dann kommt

die Moral", ruft sie. Moritz Schmitz weiß, dass Frau Mälzer aus einer Gastwirtsfamilie stammt und als kleines Kind häufig den Zudringlichkeiten betrunkener Gäste ausgesetzt war.

❯ Erfolg und Befriedigung in der pflegerischen Arbeit hängen zu einem großen Teil von den zwischenmenschlichen Beziehungen ab. Wenn zwei Menschen zusammen sind, treten sie immer, gewollt oder ungewollt, in Beziehung zueinander. Das Bild, das sich jeder vom anderen macht, wird dabei von mehreren Einflüssen, z.B. Aussehen, Stimme, Haltung, Rollenvorstellung geprägt. Auch frühere Erfahrungen mit diesem Menschen bzw. vergleichbaren Situationen prägen dieses Bild.

Kommunikationskanäle

Die wichtigsten **Kommunikationskanäle:**
- Lautsprache
- Körpersprache
- Hören
- Sehen
- Tasten, z.B. Streicheln, Schlagen
- Riechen
- Schmecken.

Beim Kommunizieren tauschen zwei oder mehr Partner **Botschaften** aus und beeinflussen sich dabei gegenseitig. Diese Wechselwirkung wird auch **Interaktion** genannt. Dabei ist eine Person immer gleichzeitig **Sender und Empfänger.** Als Empfänger nimmt sie Informationen auf, verarbeitet sie und gibt dem Sender Rückmeldung (*Feedback*).

Es kann leicht zu Missverständnissen kommen, wenn die beiden Gesprächspartner nicht über die gleichen Kommunikationsmittel verfügen, z.B. nicht den gleichen Wortschatz gebrauchen.

Wie eine Nachricht vermittelt wird, und wie sie beim Empfänger ankommt, wird zum einen von der Gesprächssituation und der psychischen Verfassung der Kommunikationspartner, zum anderen von deren Motivation und Absicht beeinflusst.

Die amerikanischen Kommunikationstheoretiker Watzlawick, Beavin und Jackson bauen ihren **kommunikationstheoretischen Ansatz** auf fünf Grundannahmen (*Axiomen*) auf:
- Man kann nicht nicht kommunizieren
- Jede Kommunikation hat einen Inhalts- und Beziehungsaspekt
- Die Beziehung ist durch Annahmen (*Vorurteile*) über den anderen geprägt
- Kommunikation ist sowohl eindeutig (*Logik*) wie vieldeutig (*Gefühle*)

- Kommunikation verläuft auf gleicher oder auf hierarchischer Ebene.

❯ „Im Zusammenleben mit anderen Menschen ist jedes Verhalten Kommunikation. Auch Schweigen, Bewegungslosigkeit, Sich-Abwenden oder Nicht-Antworten sind Kommunikation. Sie teilen dem anderen z.B. mit: Lass mich in Ruhe, ich will jetzt nicht reden." *Paul Watzlawick*

Jede Kommunikation besteht aus einem Inhalts- und einem Beziehungsaspekt.
- **Sachebene,** d.h. Inhalt: Was wird gesagt?
- **Beziehungsebene,** d.h. nonverbale und paraverbale Kommunikation: Wie sind Mimik, Gestik und Körperhaltung? Wie wird etwas gesagt, z.B. laut, leise, ärgerlich oder hektisch?

Wohlwollen, Verständnis, Sympathie oder Ungeduld, Verärgerung und Vorwürfe werden häufig ohne Worte, also „zwischen den Zeilen" vermittelt (→ Abb. I/13.4).

Der deutsche Psychologe *Friedemann Schulz von Thun* beschreibt vier Aspekte der Kommunikation. Ein Pflegebedürftiger sagt zur Altenpflegerin: „Ich habe noch kein Frühstück bekommen."
- **Sachaspekt** (Inhalt): Ich habe noch kein Frühstück bekommen
- **Appell:** Bitte bringen Sie mir mein Frühstück!
- **Beziehung:** Sie sorgen nicht gut für mich. Oder: Ich passe selber auf, dass ich genug bekomme; Sie brauchen keine Angst zu haben
- **Selbstoffenbarung:** Ich habe Hunger.

Menschen neigen dazu, zunächst den Beziehungsaspekt einer Nachricht wahrzunehmen. Altenpflegerinnen als Empfänger der Nachricht hören dann vielleicht: „Sie lassen mich immer so lange warten. Ich fühle mich benachteiligt." 📖3

Ihre Reaktion kann unter diesen Umständen verärgert oder gereizt ausfallen, auch wenn der Pflegebedürftige eine solche

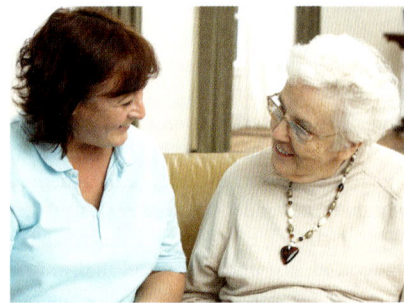

Abb. I/13.4 Empathie vermittelt dem Pflegebedürftigen das Gefühl, verstanden und als ganzer Mensch angenommen zu werden. [J787]

Information überhaupt nicht vermitteln wollte.

Man unterscheidet die **verbale** (*sprachliche, auch digitale*) Kommunikation, z. B. Sprache und Schrift, Sprechen, Hören, Schreiben und Lesen von der **nonverbalen** (*nichtsprachlichen, analogen*) Kommunikation oder **Körpersprache,** z. B. Mimik, Blickkontakt, physiologische Zeichen (Erröten, Tränen), Gestik, Körperhaltung, Nähe und Hautkontakt. Unter der **paraverbalen Sprache** versteht man die hörbaren Aspekte wie Tonfall, Stimme, Lautstärke. Die verbale Kommunikation dient in erster Linie der Wissensvermittlung, die para- und nonverbale Kommunikation der Beziehungsgestaltung.

❯ Es gibt auch stumme Verständigungsformen, die sprachlich sind, z. B. „Bilder-Sprache", Piktogramme, Gebärdensprache für Gehörlose, das Fingeralphabet für Taubblinde. Sie erfordern ebenfalls sprachliches Denkvermögen.

Kommunikationsstörungen

Die meisten Konflikte entstehen durch **Kommunikationsstörungen.** Da das Kommunikationsgeflecht komplex und mehrschichtig ist, verheddern sich viele Kommunikationspartner in Erwartungen und Schuldzuweisungen, die nur zu oft vom jeweiligen Gegenüber nicht eingelöst oder verstanden werden (können), weil der seinerseits Vorstellungen verfolgt, die mit denen des Gesprächspartners nicht konform sein müssen.

Kommunikationsstörungen können auftreten, wenn:
- Eine Sprach- oder Sprechstörung vorliegt (→ Kap. I/31.11.11)
- Ein Gesprächspartner schwerhörig oder taub ist (→ Kap. I/18)
- Eine Botschaft vom Empfänger missverstanden wird
- Sich die Botschaft der Beziehungsebene und die Botschaft der Sachebene widersprechen.

Wenn zwischen zwei Menschen Spannungen, Konflikte, Antipathien oder andere negative Gefühle vorherrschen, ist ein „nur sachliches" Gespräch nicht möglich (→ Abb. I/13.5). Man hört und sieht **nur das, was man hören will** und was die bereits bestehende Meinung über den anderen bestätigt (→ Abb. I/13.6).

Deshalb überwiegt bei einer gestörten Beziehung der **Beziehungsaspekt** der Kommunikation über den sachlichen Aspekt. Die Kommunikationspartner können

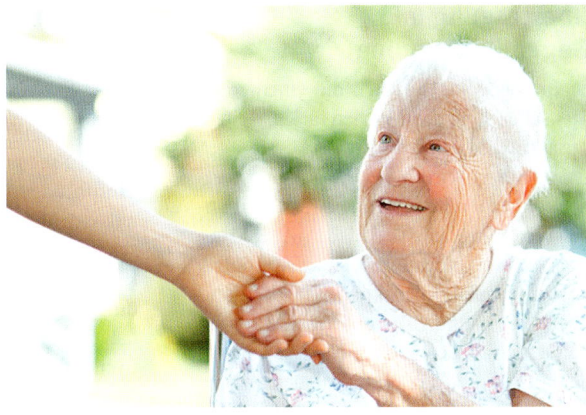

Abb. I/13.5 Vom ersten Eindruck hängt es meistens ab, ob eine gute zwischenmenschliche Beziehung entsteht oder nicht. [J745–036]

die Informationen nicht wirklich aufnehmen.

❯ Alter Herr: „Die Salbe riecht aber unangenehm." (*Sachebene*)
Altenpfleger: „Wenn Ihnen etwas nicht passt, müssen Sie sich beim Doktor beschweren." (*Beziehungsebene*)
Der Altenpfleger hat die Botschaft nicht auf der Sachebene, sondern auf der Beziehungsebene wahrgenommen. Er hörte Unzufriedenheit, Vorwurf, Kritik, und die Forderung nach einer anderen Salbe. Diese Botschaft muss der alte Mensch nicht unbedingt gesendet haben.

Besonders problematisch, aber weit verbreitet, ist die **paradoxe Kommunikation,** die eine **Beziehungsfalle** darstellt. Dabei ist die Botschaft in sich unstimmig (*inkongruent*). Die sprachlichen und nichtsprachlichen Signale stehen im Widerspruch zueinander, oder der Sender übermittelt gleichzeitig zwei sich widersprechende Botschaften (→ Abb. I/13.8). Das verdeutlicht ein Sprichwort: „Wasch mir den Pelz, aber mach mich nicht nass!" Der Empfänger gerät in eine Zwickmühle und ist verwirrt. Was er auch tut, es ist falsch.

Auch das Verhalten eines Pflegenden verrät meist unausgesprochen seine Ein-

stellung zum alten Menschen. Geradezu paradox ist es, wenn Bekundungen des Wohlwollens ausgesprochen werden, Gesten und Mimik aber Geringschätzung und Ablehnung zeigen. Alte und kranke Menschen nehmen solche nicht sprachlichen Signale besonders sensibel wahr und fühlen sich dadurch in erster Linie abgewertet.

❯ Eine alte Dame mit Kniegelenksarthrose bittet die Altenpflegerin um ihre Schuhe. Diese holt die Schuhe und zieht sie der Frau an, ohne zu fragen, macht auch noch die Schnürsenkel zu und bemerkt dann: „So lernen Sie es nie, sich wieder allein die Schuhe anzuziehen!" Die Botschaft der Altenpflegerin ist doppeldeutig, und die Frau ist nun unsicher. Sie fragt sich:
- Was hab' ich verkehrt gemacht? (*Schuldgefühle*)
- Was will sie denn von mir? (*Misstrauen*)
- Kann ich das noch nicht? (*Ängstlichkeit*)
- Das ist ja schließlich deren Aufgabe! Oder: Warum lässt sie mir nicht die Zeit die Schuhe selber anzuziehen? (*Ärger*).
Mögliches Folgeverhalten:
Die Frau schweigt, zieht sich zurück, wird passiv.

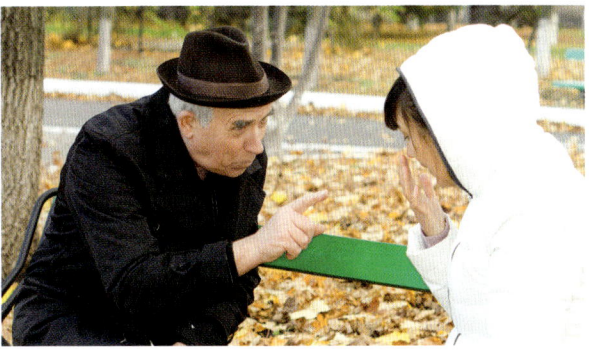

Abb. I/13.6 Streiten verbindet, wenn den Teilnehmern die Sachebene nicht völlig aus dem Sinn gerät. [J787]

I 13

Übertragung und Gegenübertragung

Schon das erste Gespräch mit einem alten Menschen stellt die Weichen für die weitere Zusammenarbeit.

Dabei registrieren beide Gesprächspartner vom ersten Kontakt an bewusst und unbewusst Aussehen, Geschlecht, Alter, Haltung, Bewegung, Lage, Sprache, Tonfall, Gestik, Mimik und Reaktionen ihres Gegenübers, die häufig zu „Vor-Urteilen" führen können. Manchmal stammen diese aus früheren Erlebnissen und Erfahrungen mit den eigenen Eltern, Geschwistern und anderen wichtigen Bezugspersonen. Sie werden dann auf neue Beziehungen „übertragen".

Der Gesprächspartner kann darauf ebenfalls mit Gefühlen aus der Vergangenheit reagieren. Diese Phänomene nennt man **Übertragung** und **Gegenübertragung.** Sie sind sehr oft Ursache für zwischenmenschliche Störungen. Beiden Gesprächspartnern ist es meist nicht bewusst, dass diese Gefühle gar nicht ihnen, sondern früheren Bezugspersonen gelten.

❯ Oft sind es Kleinigkeiten, die über Sympathie oder Antipathie entscheiden. Wichtig ist es besonders für die Pflegenden, sich diese Gefühle oder Vorurteile bewusst zu machen, zu hinterfragen und bei Bedarf zu korrigieren.

Gespräche führen

Schon bei einem ausführlichen Aufnahmegespräch können Altenpflegerinnen zeigen, dass sie sich für die gesamte Persönlichkeit des alten Menschen interessieren, für seine Lebensgeschichte, Gewohnheiten und Vorlieben und nicht nur für seine Krankheit oder die Defizite. Das fördert die Kontaktaufnahme und das gegenseitige Kennenlernen (→ Kap. I/10).

Ein helfendes, auch klienten- oder partnerzentriertes **Gespräch** genannt, braucht zuerst eine Vertrauensbasis.

Die **drei Grundpfeiler** dafür sind:
- **Echtheit** heißt, keine Rolle zu spielen, sondern man selbst zu sein
- **Einfühlungsvermögen** (*Empathie*) seitens der Pflegenden schafft eine Atmosphäre von Vertrauen und Verständnis. Hier kann ein alter Mensch seine Erwartungen, Ängste und Bedürfnisse von Anfang an einbringen ohne Angst vor negativen Folgen
- **Akzeptanz** heißt, einen Menschen so annehmen, wie er ist, ihn ernst nehmen und respektieren. Das kostet zusätzliche Kraft, Geduld und Zeit. Aber diese hilfreiche Kommunikation kann häufig neben oder während der täglichen Pflege geschehen.

Pflegebedürftige Menschen, die sich verstanden und akzeptiert fühlen, bringen in der Regel auch dem Pflegeteam mehr Verständnis und Akzeptanz entgegen, sind kooperativer, bei besserer Stimmung und dadurch auch „pflegeleichter" (→ Abb. I/13.7).

❯ Akzeptanz heißt: immer wieder hinhören und hinsehen, was den anderen Menschen bewegt, was ihn interessiert und **mit** ihm reden anstatt **über** ihn oder über seinen Kopf hinweg.

Ehrlichkeit und Echtheit bedeutet, dass Reden und Handeln übereinstimmen (*Kongruenz*). Eigene Schwierigkeiten, Ärger, Unsicherheit werden nicht nur gezeigt, sondern auch offen angesprochen und nicht hinter einer lächelnden Fassade versteckt.

In der täglichen Praxis bedeutet das für Altenpflegerinnen, dass sie die alten Menschen informieren, wenn sie sich durch Hektik, gesundheitliche Probleme oder private Sorgen belastet fühlen. Die meisten alten Menschen haben dafür Verständnis und

missdeuten das Verhalten der Pflegenden dann nicht als persönliche Ablehnung.

Statt gekünstelter, aufgesetzter Freundlichkeit kann Spontanität, Natürlichkeit und der Mut, „Man selbst zu sein", die alten Menschen zur Nachahmung ermutigen.

Um unnötigen Ängsten und Unsicherheiten vorzubeugen, informieren Pflegende den alten Menschen vor jeder pflegerischen Handlung ausreichend, z. B. über Ablauf, Dauer, Notwendigkeit und ob die Maßnahme schmerzhaft oder unangenehm werden kann. Sie denken auch daran, dass der alte und besonders der demente Mensch vielleicht nicht mehr weiß, woraus die einzelnen Schritte dieser Handlung bestehen und informieren deshalb „Schritt für Schritt", sodass der alte Mensch dem Ablauf folgen kann. Sie ähneln darin einem guten Beifahrer, der immer rechtzeitig die nötige Information gibt.

❯ Wer kontaktfreudig ist und gut auf andere Menschen zugehen kann, betrachtet dies zu Recht als Stärke. Zur Schwäche kann es werden, wenn der Partner mehr Distanz wünscht, sich überrumpelt und eingeengt fühlt oder gar nicht erst zu Wort kommt.

Kommunikationsregeln für die Pflege

Im Gespräch mit alten Menschen, sind folgende **Regeln** hilfreich:
- Bei Informationen immer eine leicht verständliche Alltagssprache benutzen, z. B. Fremdworte vermeiden oder erklären. Dabei Herkunft, Kulturkreis, Muttersprache und Dialekt des alten Menschen berücksichtigen, evtl. Dolmetscher hinzuziehen
- Behinderungen berücksichtigen, z. B. Schwerhörigkeit, Sehbehinderung (→ Kap. I/18). Wachsam sein für nichtsprachliche Signale und „Hilferufe". Die Körpersprache eines Menschen beachten und verstehen lernen
- Entscheidungsspielraum einräumen. Das geschieht oft durch Fragen. Alte Menschen sind aber häufig durch zu viele Fragen überfordert. Ihnen tut es gut, wenn man ihnen Angebote macht und dann wartet. Warten gibt ihnen die Zeit zu verstehen und eigene Ideen zu entwickeln
- Eigene Hilflosigkeit eingestehen, z. B.: „Das weiß ich nicht, da bin ich überfragt, das kann ich nicht, das hab' ich noch nie gemacht. Ich werde mich erkundigen. Ich hole einen Experten zu Hilfe"

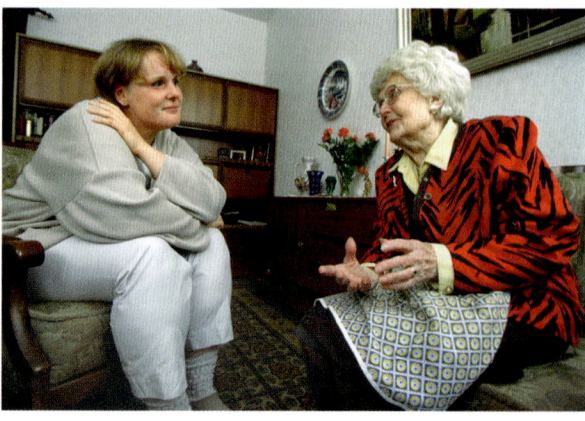

Abb. I/13.7 Altenpflegerinnen, die mit den Regeln der Gesprächsführung vertraut sind, können eine Beziehung zu den Pflegebedürftigen aufbauen, die von Vertrauen geprägt ist. [K115]

- Keine persönlichen oder peinlichen Fragen in Gegenwart Dritter stellen
- Trauer und Schmerz des Betroffenen aushalten, ohne ihn vorschnell trösten zu wollen und damit das Gespräch letztlich ins Leere laufen zu lassen.

Auch ohne Worte können Altenpflegerinnen Betroffenheit zeigen, z. B. durch Schweigen. Ermutigende Gesten sind z. B.: Hand auf die Schulter legen, Hände entgegenstrecken.

Freude und Bestätigung kann man zeigen durch **Blickkontakt auf Augenhöhe,** Lächeln, Kopfnicken, Augenzwinkern. Bei Körperkontakt, z. B. Händeschütteln, Berühren, Streicheln, berücksichtigen Altenpflegerinnen sensibel die Bedürfnisse und Abneigungen des alten Menschen und sein Schamgefühl.

> **❯ Zugewandt sein**
> - Die Einstellung dem anderen Menschen gegenüber ist Grundlage aller Kommunikation
> - Der Ton macht die Musik! Nicht allein was gesagt wird, sondern das „Wie" ist entscheidend
> - „Schmerzhafter" als offen geäußerte Kritik ist Nicht-beachtet-Werden
> - Die Persönlichkeit der Pflegenden ist eines der wichtigsten Instrumente der Pflege.

Das helfende Gespräch in der Pflege

- Die meisten Gespräche in der Pflege finden statt, während eine Pflegehandlung durchgeführt wird. Oftmals ermöglicht erst die Berührung seines Körpers einem alten Menschen, sich zu öffnen. Dann kommt es zu einem Gespräch „ganz nebenbei". Viele Menschen können in einem solchen Setting leichter über sich sprechen als in einem Beratungsgespräch, bei dem man sich gegenüber sitzt und in die Augen schaut
- Um sich zu öffnen, braucht der alte Mensch (wie jeder Mensch) in erster Linie das Gefühl, angenommen zu sein. Hierzu haben sich folgende, von *Maria Aarts* formulierte Türöffner bewährt:
  - Ein gutes Gesicht, eine gute Stimme signalisieren dem Gegenüber: „Es ist schön, dass Sie da sind; ich bin gerne mit Ihnen zusammen"
  - Das Benennen von dem, was der andere gerade wahrnimmt bzw. von sich zeigt, ermöglicht, an seinen Gedanken anzuschließen (z. B. „Ich sehe, Sie schauen gerade zum Fenster hinaus – der Baum verliert immer mehr seine Blätter." Oder „Wenn ich Ihr Gesicht

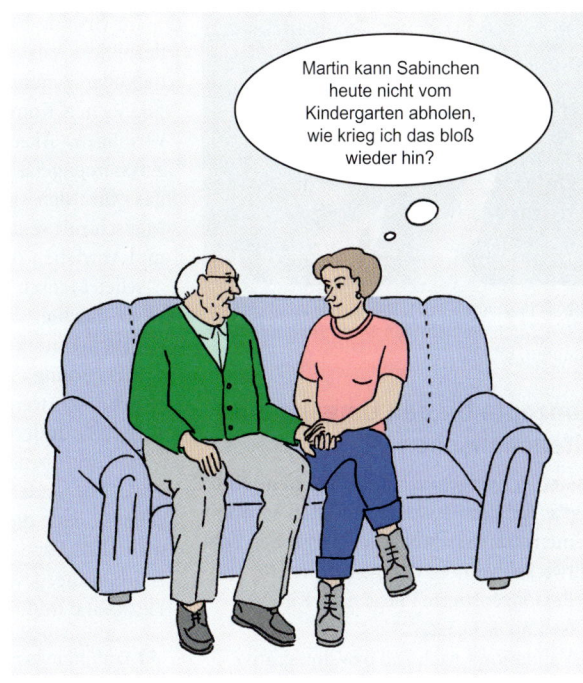

Abb. I/13.8 Sprachliche und nichtsprachliche Signale müssen übereinstimmen, damit eine Botschaft in sich stimmig ist. [L119]

so anschaue, wirkt das ganz traurig auf mich.") und vermittelt Wertschätzung für seine Interessen
  - Warten gibt gerade einem alten Menschen das Gefühl, dass sein Tempo respektiert wird; dass er Zeit bekommt zu verstehen und eigene Gedanken zu entwickeln
  - Wiederholen der letzten Worte eines Satzes oder das Verstandene in eigenen Worten nochmal zu sagen, ermöglicht zu überprüfen, ob man wirklich richtig verstanden hat 📖 4
- Pflegende fühlen sich häufig gefordert, zu trösten und Lösungen für die Probleme zu finden. Ein schneller Trost und rasche Lösungen vermitteln dem alten Menschen aber leicht, dass in den Augen anderer seine ihm schwerwiegend scheinenden Probleme gar nicht so schlimm seien und er lediglich bisher noch nicht auf die naheliegende Lösung gekommen sei. Dann fühlt er sich nicht auf Augenhöhe. Respektvolles Zuhören dagegen bedeutet auch, Schweres gemeinsam zu tragen und auszuhalten, dass es nicht immer gute Lösungen gibt und der Pflegende dem alten Menschen zutraut, selbst herauszufinden, was ihm gut tut.

> **❯ Vorsicht!**
> Ratschläge können auch Schläge sein, wenn sie den alten Menschen unselbstständig machen, wenn Pflegende signalisieren, nur sie wüssten, was für den alten Menschen gut und richtig ist.

> **❯ Lern-Tipp**
> Suchen Sie einen Gesprächspartner in der Klasse. Denken Sie sich ein entsprechendes Problem aus (möglichst detailliert, ggf. notieren Sie dazu Stichpunkte auf einem Zettel). Dann verteilen Sie die Rollen des Pflegebedürftigen und der Altenpflegerin untereinander. Führen Sie das Gespräch als ernsthaft angelegtes Rollenspiel. Danach wechseln Sie die Rollen und unterhalten sich über ein anderes Thema. Analysieren Sie anschließend die Gesprächsverläufe.

Es ist sinnvoll, wenn man sich vor jedem Gespräch bewusst macht, welche Bedürfnisse der alte Mensch hat und wo der Schwerpunkt der Hilfe gesetzt werden soll (→ Abb. I/13.9).

Nach schwierigen Gesprächen kann es eine große Hilfe sein, wenn man sich einige Notizen dazu macht, z. B.:

- Wie habe ich mich bei dem Gespräch gefühlt?
- Was hat diese Gefühle ausgelöst?
- War mir mein Anliegen bewusst?
- Habe ich es meinem Gegenüber vermitteln können?
- Was hätte ich ihm noch gern sagen wollen, und was hat mich daran gehindert?
- Was würde ich jetzt nach dem Gespräch noch gern loswerden?
- Wie wird sich wohl mein Gesprächspartner fühlen?

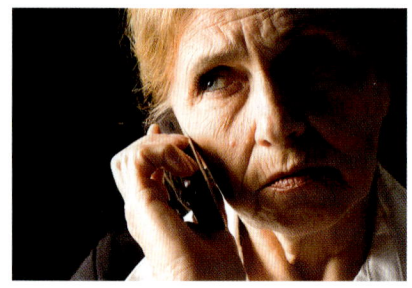

Abb. I/13.9 Auch am Telefon können alte Menschen durch die richtigen Worte Trost und Hilfe erfahren. [J787]

Konzepte für den Umgang mit alten Menschen

In den vergangenen Jahren sind **neue Konzepte** für den Umgang mit alten und mit demenzkranken Menschen in großer Zahl entwickelt worden. Einige Beispiele:

- Personzentrierte Pflege nach Kitwood (→ Kap. I/33.5.2)
- Validation® nach Feil bzw. integrative Validation nach Richard (→ Kap. I/33.5.5)
- Marte Meo® nach Maria Aarts
- Psychobiographisches Pflegemodell nach Böhm (→ Kap. I/2.2.9, → Kap. I/33.5.3).
- Mäeutik nach Cora von der Kooij.

Das von der Niederländerin *Maria Aarts* entwickelte **Marte Meo®-Konzept** kommt ursprünglich aus dem pädagogischen Bereich. Es setzt an den kleinen, meist intuitiven Momenten der Interaktion an, in denen Menschen mit besonderen Bedürfnissen erfahren, dass Sie auf wertschätzende Art wahrgenommen werden und ggf. die nötige Unterstützung erhalten, um Anforderungen zu bewältigen. Mit Hilfe kurzer Videos aus Alltagssituationen wird den Ratsuchenden gezeigt, wann und wie sie diese Elemente bereits nutzen und welche Auswirkungen dies auf die von ihnen abhängigen Menschen hat. Im pädagogischen Bereich wird hierdurch Entwicklung angeregt, im Bereich der Altenpflege können verlorengegangene Fähigkeiten auf diese Weise gut kompensiert bzw. erneut angeregt werden. 📖📖2

Die von *Cora von der Kooij* entwickelte **Mäeutik** in der Pflege hat ebenfalls die intuitiven Fähigkeiten der Pflegenden im Blick. Das Konzept geht von zwei Erlebniswelten aus – der des Bewohners und der der Betreuenden. Diese Erlebniswelten stehen in Wechselwirkung. Ziel ist ein positiver Austausch beider Erlebniswelten. Geleitet von der Intuition Pflegender lädt das Konzept die Mitarbeiter dazu ein, hilfreiches intuitives Verhalten zu erkennen, reflektieren und darüber auch für andere verfügbar zu machen. 📖📖5

Im Grunde bauen **alle** Konzepte, die in der Pflege zur Anwendung kommen, auf den oben genannten Grundsätzen einer erfolgreichen Kommunikation (Einfühlungsvermögen, Akzeptanz und Echtheit) auf. Zusammengefasst und vereinfacht heißt das für den pflegerischen Alltag: Der Mensch mit seinen Bedürfnissen, Gefühlen und Antrieben steht im Mittelpunkt.

Jeder Mensch hat drei **Grundbedürfnisse.** Er möchte:

- Anerkennung und Zugehörigkeitsgefühl, Zuwendung
- Gebrauchtwerden und Nützlichsein
- Gefühle äußern können und dabei gehört und ernst genommen werden.

Viele Pflegende arbeiten schon seit Jahrzehnten nach diesen Prinzipien der humanistischen Psychologie, d. h. auch mit Herzensbildung, gesundem Menschenverstand, Flexibilität und Phantasie.

> ❯ Einfühlungsvermögen schafft Vertrauen.
> Vertrauen gibt Sicherheit.
> Sicherheit gibt Stärke.
> Stärke gibt mehr Selbstwertgefühl.
> Selbstwertgefühl verringert Stress.

I/13.2 Beratung und Anleitung von Angehörigen und Bezugspersonen

Ⓐ Fallbeispiel Ambulant

Herta Litwin, eine 78-jährige Frau, leidet unter nächtlichen Atempausen (*Schlafapnoe*) und hat vom Arzt zur Behandlung ein Beatmungsgerät mit Maske verordnet bekommen. Sowohl sie als auch ihr Mann stehen völlig ratlos vor dem Gerät mit seinem blinkenden Display. Zwar hat der Medizingeräte-Lieferant ihnen eine halbstündige Einweisung gegeben, aber beide waren viel zu aufgeregt, als dass sie sich hätten merken können, was der Mann erklärte. Da Frau Litwin hochgradig sehbehindert ist, kann sie ohnehin die Beschriftung der Knöpfe nicht erkennen. Altenpflegerin Dorothee Zenker weiß also, dass der Ehemann die Einstellungen übernehmen muss. Weil der Tourenplan in den geteilten Diensten, die sie derzeit macht, vormittags immer sehr eng ist, verspricht sie dem Ehepaar, sich am Abend ausreichend Zeit zu nehmen, um das Gerät noch einmal in aller Ruhe zu erklären.

Anleitung

Wenn Pflegende einen alten Menschen oder dessen Angehörige **anleiten,** z. B. bei pflegerischen Verrichtungen, bei der Durchführung von Verordnungen oder bei der Medikamentengabe, dann bieten diese Tätigkeiten gleichzeitig die Möglichkeit, miteinander ins Gespräch zu kommen.

Dabei zeigt es sich immer wieder, dass nicht nur der alte Mensch, sondern auch die pflegenden Angehörigen ein starkes Bedürfnis haben, von sich und ihrer gegenwärtigen Situation, aber auch von ihrer Lebensgeschichte zu erzählen. Deshalb kann es oft viel sinnvoller sein, zuerst ein offenes Ohr zu haben und echtes Interesse zu zeigen, als gleich „mit der Tür ins Haus zu fallen".

Ist erst einmal ein gutes Vertrauensverhältnis aufgebaut, und fühlt sich ein Mensch ernst genommen und verstanden, wird er auch viel motivierter und aufnahmefähiger sein, wenn es um konkrete Anleitungen und Empfehlungen geht.

> ❯ In der pflegerischen Praxis zeigt sich immer wieder: Wenn Pflegende genügend Zeit in eine Beziehung investieren, können sie die an anderer Stelle einsparen, z. B. indem Widerstand oder fruchtlose Debatten gar nicht erst aufkommen.

Die zuständigen Bezugspersonen sind oft selbst schon alt, z. B. Ehepartner, Geschwister, Freunde, aber auch Kinder, die vielleicht schon 60 Jahre alt und älter sind. Deshalb sollten immer deren individuelles Tempo, ihre Fähigkeiten, Ressourcen, aber auch Einschränkungen, z. B. verminderte Aufnahmefähigkeit, Gedächtnisschwäche, Schwerhörigkeit, Sehbehinderung, berücksichtigt werden.

Hilfreich sind dabei: Langsames, deutliches Sprechen, kurze, einfache Sätze ohne Fremdworte oder Fachjargon, praktisches Vorführen, Skripte und Broschüren in Großdruck, evtl. mit leicht verständlichen Abbildungen oder Videos bzw. DVDs.

Sinnvoll ist es auch, das Gehörte wiederholen und praktische Verrichtungen in Gegenwart der Fachleute durchführen zu lassen. Auch nach Tagen und Wochen sollten Altenpflegerinnen immer wieder beobachten, ob die Angehörigen und der Pflegebedürftige sich noch an die Anleitungen halten.

Beratung

Pflegende Angehörige sind immer Teil eines Systems. Sie gehören zur Familie und haben eine gemeinsame Geschichte mit dem Pflegebedürftigen. Es hat sich bewährt, sich in der **Beratung** auf die Grundzüge der **systemischen Gesprächsführung** zu stützen. Diese sind:

- Es geht zunächst darum, bei den Pflegebedürftigen anzuschließen. Sie wollen in ihrer besonderen Situation wahrgenommen werden
- Beratungsangebot in Beratungsauftrag umwandeln; Beratende arbeiten sehr häufig „ohne Auftrag". Sie haben viele gute Ideen zur Veränderung und übersehen dabei, dass die pflegebedürftigen Menschen möglicherweise erst einmal ganz kleine Schritte machen wollen oder können
- Zielvereinbarungen entwickeln; es ist hilfreich, mit den Pflegebedürftigen zu überlegen, was sich verändern müsste und woran beide Seiten erkennen könnten, dass der eingeschlagene Weg hilfreich ist
- Ein Bewusstsein für die Auswirkungen von Veränderungen schaffen – auch bezogen auf die anderen Familienmitglieder
- Lösungsorientierte Beratung leisten, die nicht grundsätzlich die Beseitigung des Problems im Blick hat, sondern kleine Schritte aufzeigt, die helfen, mit der Situation besser leben zu können
- Die wesentliche Frage im Blick behalten: Die pflegebedürftigen Menschen und ihre (pflegenden) Angehörigen haben in ihrem Leben schon viel geschafft. Wie ist ihnen das bisher gelungen? ▲▲6

> ❯❯ Wer in familiären Strukturen arbeitet, muss wissen: die Gefahr ist groß, Partei zu ergreifen. Stattdessen empfiehlt sich eine Haltung der Allparteilichkeit: alle Beteiligten haben ihre eigene Sichtweise und es geht nicht darum, zu entscheiden wer „Recht" hat, sondern eine Lösung zu finden, die für alle tragbar ist.

Anleitung von Pflegeassistenten

Zusammen mit Alten- und Krankenpflegerinnen arbeiten in allen Bereichen der Altenhilfe und Altenpflege auch Pflegende, die eine einjährige (Pflegehelfer) oder gar keine Ausbildung absolviert haben. Sie benötigen auf ihren Kenntnisstand abgestimmte Informationen, um nicht orientierungslos und demotiviert umherzuirren oder anderen im Weg zu stehen. Außerdem lassen sich durch eine angemessene, aufgabenbezogene und sorgfältige Anleitung Fehler und damit verbundene Vorurteile vermeiden.

Die **Pflegeassistenten** erfahren:

- Wofür sie genau zuständig sind, was in ihren Kompetenzbereich gehört und was nicht
- Wo sich was im Arbeitsbereich befindet
- Wie die Arbeit anderer Mitarbeiter im Einsatzbereich organisiert ist
- Wer Ansprechpartner für welche Fragen ist
- Wann es ratsam ist, eine weisungsbefugte Altenpflegerinnen zu Rate zu ziehen.

Idealerweise ist ein Teammitglied mit der Qualifikation als **Mentor** oder **Praxisanleiter** für die Begleitung und Einweisung dieser Mitarbeiter verantwortlich. Inzwischen verfügen die meisten Einrichtungen über entsprechend geschulte Mitarbeiter.

Zur Einarbeitung gehören zu Beginn des Arbeitsverhältnisses (idealerweise startet die Einweisung am ersten Arbeitstag) die Vorstellung aller Kollegen und der Pflegebedürftigen im Einsatzbereich, außerdem die Besichtigung der Räume und die Erläuterung der Einsatzpläne.

Die neuen Mitarbeiter werden individuell, je nach ihren Berufs- und Lebenserfahrungen, Begabungen und Kenntnissen eingesetzt und angeleitet. Sie benötigen anfangs vielleicht etwas mehr Zeit für die Bewältigung der Aufgaben.

Die beste Anleitung ist immer noch **ein positives Beispiel.** Was ein Mitarbeiter sich bei höher qualifizierten Kollegen abschauen kann, lernt er leichter als theoretische Erklärungen.

Das bedeutet auch, alle unnötigen Fremdworte und unverständlichen Fachjargon zu vermeiden oder unmittelbar zu übersetzen, z. B. einen zentralen Begriff wie Dekubitus.

Eine kleine Auswahl leicht verständlicher Fachliteratur zum Nachschlagen, regelmäßige Fortbildungen und eine Plattform für den **Erfahrungsaustausch** fördern die Kompetenz und Sicherheit, aber auch Motivation und Freude an der Arbeit (Supervision → Kap. IV/11.1).

Wiederholungsfragen

1. Welchem Ziel dient Kommunikation? (→ Kap. I/13.1)
2. Welche vier Aspekte der Kommunikation nennt der deutsche Psychologe Friedemann Schulz von Thun? (→ Kap. I/13.1)
3. Welchem Ziel dient die verbale Kommunikation, welchem Ziel die paraverbale und nonverbale Kommunikation? (→ Kap. I/13.1)
4. Welches sind die „Türöffner" für ein helfendes Gespräch? (→ Kap. I/13.1)
5. Welche Aspekte umfasst die Anleitung von Pflegeassistenten? (→ Kap. I/13.2)

Literaturverzeichnis

1. Becker, U.: Die kleinen entscheidenden Momente. pflegen: demenz 33/2014.
2. Aarts, M.: Marte Meo® – Ein Handbuch. Aarts Productions, Eindhoven, 2016.
3. Schulz von Thun, F.: Miteinander reden (Bd. 1) – Störungen und Klärungen. rororo Verlag, Reinbek bei Hamburg, 1995.
4. Berther, C. (et al.): Marte Meo® in der Pflege. Hogrefe-Verlag, Göttingen, 2015.
5. von der Kooij, C.: Ein Lächeln im Vorübergehen. Hogrefe-Verlag, Göttingen, 2012.
6. Zwicker-Pelzer, R. (et al.): Systemische Beratung in Pflege und Pflegebildung. Budrich-Verlag, Leverkusen, 2011.
7. Altmeyer, S.; Hendrischke A.: Einführung in die systemische Familienmedizin. Carl-Auer-Verlag, Heidelberg, 2012.
8. Weakland, J. H.; Herr J. J.: Beratung älterer Menschen und ihrer Familien. Hans-Huber-Verlag, Bern, 1988.

N. Menche

I/14 Grundlagen der Anatomie, Physiologie, Chemie und der biologischen Alterung

I/14.1 Begriffe und Größen zur Beschreibung des Menschen

S Fallbeispiel Stationär

Die Altenpflegeschülerin Janine Guter nimmt den Arztbrief entgegen, den die Bewohnerin Brunnhilde Klüpfel aus dem Krankenhaus mitgebracht hat. Die 79-jährige alte Dame war nach einer Fraktur des Unterschenkels, die sie sich bei einem Spaziergang auf den eisglatten Wegen des nahegelegenen Parks zugezogen hatte, zur operativen Versorgung der Verletzung dorthin eingeliefert worden.

Der behandelnde Chirurg hat in dem Brief alle bestehenden Diagnosen von Brunnhilde Klüpfel aufgeführt, zu denen ein Diabetes mellitus Typ 2, ein Glaukom und eine koronare Herzerkrankung gehören. Die Altenpflegerin versteht die dafür verwendeten Begriffe gut, stolpert aber bei der Beschreibung der Fraktur, die als „Mediale Spaltfraktur des Tibiakopfes rechts" bezeichnet ist.

Für ein besseres Verständnis der folgenden Kapitel ist es zunächst notwendig, einige Grundbegriffe zu erklären und einen Überblick über den Aufbau des menschlichen Körpers zu geben.

I/14.1.1 Kennzeichen von Lebewesen

Was ist Leben? Wo liegt die Grenze zwischen einem unbelebten Gegenstand und einem Lebewesen? Diese Fragen wurden und werden durchaus unterschiedlich beantwortet.

Die meisten Biologen definieren Lebewesen durch das Vorhandensein *aller* folgenden Kennzeichen (→ Abb. I/14.1):
- Aufbau aus Zellen
- Stoffwechsel
- Erregbarkeit
- Aktive Beweglichkeit
- Wachstum
- Fortpflanzung.

Aufbau aus Zellen

Alle Lebewesen sind aus einer oder mehreren **Zellen** aufgebaut, die durch eine **Biomembran** (→ Kap. I/14.3.2) abgegrenzt sind.

Stoffwechsel

Lebewesen sind in der Lage, Substanzen aus der Umgebung aufzunehmen, sie in chemischen Reaktionen um- und abzubauen, andere Substanzen aufzubauen und schließlich Stoffe an die Umgebung abzugeben. Die Gesamtheit dieser Vorgänge wird als **Stoffwechsel** (*Metabolismus*) bezeichnet.

Erregbarkeit

Erregbarkeit ist die Fähigkeit, äußere Reize wahrzunehmen und auf sie zu reagieren (z. B. die Orientierung nach einer Lichtquelle).

Bei Organismen aus mehreren Zellen kann auch der Informationsaustausch innerhalb des Organismus, z. B. durch Hormone oder andere Botenstoffe, zur Erregbarkeit gerechnet werden.

Aktive Beweglichkeit

Gegenstände, z. B. Knetmasse, sind lediglich passiv verformbar. Lebewesen aber zeigen **aktive Beweglichkeit,** d. h. sie können sich ohne Zutun von außen verformen und fortbewegen.

Bereits Einzeller können sich durch Zellausstülpungen („Zellfüßchen", *amöboide Beweglichkeit*) oder **Geißeln** (fadenförmige Zellanhängsel) fortbewegen. Der Mensch

hat mit dem Muskelgewebe sogar ein spezielles Gewebe, das sich stark verkürzen (*kontrahieren*) und dadurch den Gesamtorganismus fortbewegen kann.

Wachstum

Einzeller können durch Vergrößerung wachsen. **Wachstum** erfolgt bei Mehrzellern wie auch dem Menschen über Vergrößerung vorhandener Zellen, Erhöhung der Zellzahl und Vermehrung nichtzellulärer Substanzen (z. B. Mineralsubstanz des Knochens).

Wachstum durch Erhöhung der Zellzahl (der Mensch besteht aus vielen Zellen, die sich durch sehr viele Teilungen aus ursprünglich einer einzigen Zelle entwickelt haben) ist eng verbunden mit **Differenzierung.** Die Zellen spezialisieren sich dabei zunehmend in ihrer Funktion (z. B. Sehen, Hören, aktive Bewegungen).

Fortpflanzung

Auch **Fortpflanzung** (*Reproduktion*) zählt zu den Kennzeichen von Lebewesen. Sie basiert letztlich immer auf der **Zellteilung** (→ Kap. I/14.3.8). Mit der Zellteilung eng verbunden ist die **Vererbung.**

I/14.1.2 Aufbauebenen des menschlichen Körpers

Atome

Die kleinsten chemischen Bausteine des Körpers sind die **Atome.** Den Hauptanteil machen dabei Sauerstoff, Kohlenstoff, Wasserstoff und Stickstoff aus (→ Abb. I/14.2).

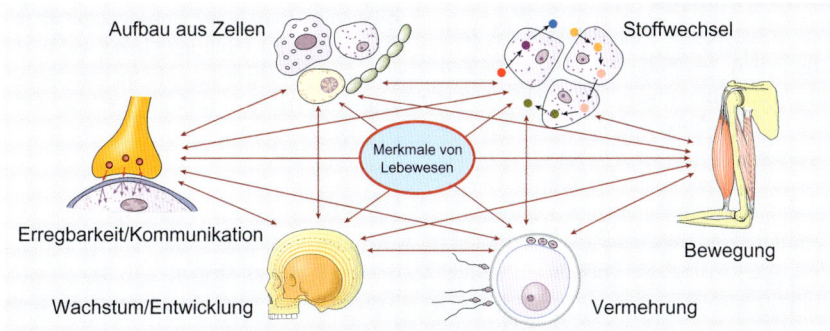

Abb. I/14.1 Die sechs Merkmale von Lebewesen. [L190]

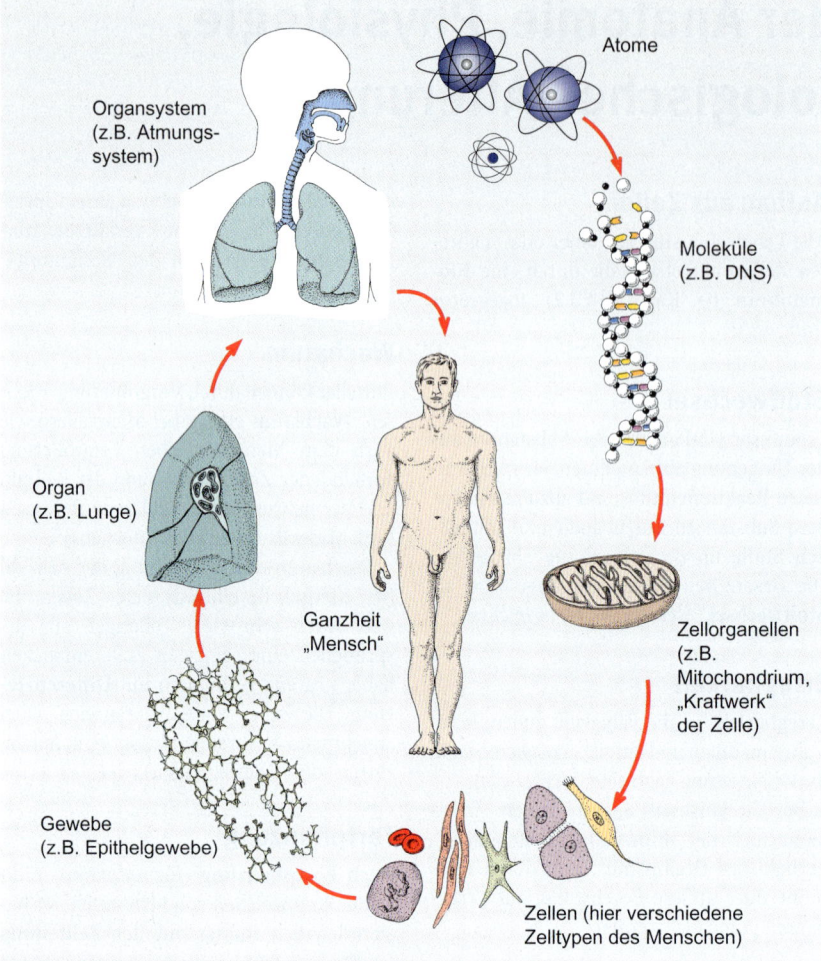

Abb. I/14.2 Der Aufbau des menschlichen Körpers mit Beispielen für die unterschiedlichen Organisationsstufen vom Atom bis zum Organsystem. [L190]

Moleküle

Die Atome schließen sich zu größeren Verbänden, den **Molekülen,** zusammen. Beispiele für lebenswichtige Moleküle sind die Eiweiße, Kohlenhydrate und Fette (→ Abb. I/14.2).

Zellorganellen

Die nächstgrößere Einheit bilden die **Zellorganellen** (→ Abb. I/14.2). Sie werden durch den Zusammenschluss vieler chemischer Verbindungen gebildet und sind im Gegensatz zu bloßen Molekülansammlungen durch eine Biomembran von ihrer Umgebung abgeteilt. Zellorganellen haben eine definierte Funktion, beispielsweise Produktion, Speicherung oder Ausscheidung einer bestimmten Substanz.

Beispiele für Zellorganellen sind die Mitochondrien zur Energiegewinnung und die Ribosomen zur Eiweißherstellung.

Zellen

Mehrere Organellen verbinden sich zu einer **Zelle** (→ Abb. I/14.2), der Grundeinheit aller lebenden Organismen (→ Kap. I/14.3).

Gewebe

Als **Gewebe** bezeichnet man Verbände von Zellen und Zwischenzellsubstanz mit ähnlichem Bau und Funktion. Dabei kann ein Gewebe, z. B. Muskelgewebe, in verschiedenen Körperteilen vorkommen (→ Abb. I/14.2).

Organe

Mehrere räumlich beieinander liegende Gewebe bilden ein **Organ,** z. B. Leber oder Niere. Organe sind aus unterschiedlichen Geweben zusammengesetzt, die jedoch eine gemeinsame Funktion erfüllen (→ Abb. I/14.2).

Organsysteme

Unter einem **Organsystem** (→ Abb. I/14.2, → Tab. I/14.1) versteht man mehrere Organe, die in enger Beziehung zueinander stehen, indem sie eine gemeinsame Funktion erfüllen. So dienen z. B. die Organe des Atmungssystems (Nase, Rachen, Kehlkopf, Luftröhre, Bronchien, Lungen) dem Gasaustausch mit der Umgebung.

I/14.1.3 Orientierung am menschlichen Körper

> **Anatomie** (griech. *anatemnein = zerschneiden*): Lehre vom Bau des (menschlichen) Körpers. Umfasst unter anderem die **Topografie,** d. h. die Lehre von der Lage und den Lagebeziehungen der Körperteile, die **Zytologie,** d. h. die Lehre von den Zellen (→ Kap. I/14.3) und die **Histologie** (*Gewebelehre* → Kap. I/14.4).
> **Physiologie** (griech. *physis = die Natur und logos = die Lehre*): Lehre von den normalen, gesunden Lebensvorgängen.

Krankheiten und deren Behandlung sowie die Pflege und Fürsorge für alte und kranke Menschen haben Menschen zu allen Zeiten beschäftigt. Es ist aber ein relativ neuer Gedanke, dass systematisches Wissen und das Verständnis von Organen und körperlichen Funktionen Voraussetzungen für eine fachgerechte Pflege von Betagten und Kranken sind.

Um den Bau des Körpers, aber z. B. auch die Lage von Krankheitsherden exakt beschreiben zu können, benötigt man einige Fachbegriffe für die Lagebeschreibung und zur Orientierung am menschlichen Körper. Sie beziehen sich alle auf die **anatomische Standardposition:** Hierbei steht der Mensch aufrecht, seine Handflächen und sein Gesicht sind dem Betrachter zugewandt.

Lage- und Richtungsbezeichnungen

Für die **Lage- und Richtungsbezeichnungen** (→ Abb. I/14.3) sind zahlreiche Fachbegriffe üblich. Die folgende Liste nennt die wichtigsten Bezeichnungen.

- **Anterior:** nach vorne, vorderer
- **Posterior:** nach hinten, hinterer
- **Ventral:** bauchwärts
- **Dorsal:** rückenwärts
- **Kranial:** kopfwärts
- **Kaudal:** steißwärts

Organsystem	Zugehörige Strukturen	Wichtige Aufgaben
Haut	Haut und Hautanhangsgebilde (Haare, Nägel, Schweiß-, Talg- und Duftdrüsen)	• Schutz des Körpers vor Außeneinflüssen • Sinnesorgan u. a. für Temperatur, Druck und Schmerz • Mitregulation von Körpertemperatur, Flüssigkeitshaushalt • Beteiligung an der Bildung von Vitamin-D-Hormon • Fettspeicher (Unterhaut)
Bewegungs- und Stützapparat	Skelett (aus Knochen und Knorpel) samt der sie verbindenden Bänder sowie den Sehnen und Muskeln	• Halte- und Stützfunktion, Aufrechterhaltung der Körpergestalt • Ort der Blutzellbildung (Knochenmark) • Mineralspeicher • Aktive Körperbewegungen • Wärmeproduktion
Nervensystem und Sinnesorgane	Gehirn (Großhirn, Zwischenhirn, Kleinhirn, Hirnstamm), Rückenmark, Nerven (Hirn- und Rückenmarknerven), Sinnesorgane (z. B. Augen, Ohren)	• Erfassung der Umwelt durch Sinnesorgane • Informationsverarbeitung • Steuerung und schnelle Regulation fast aller Körperaktivitäten • Regulationszentrum für das innere Milieu • Ursprung aller willkürlichen Bewegungen • „Sitz" des Bewusstseins und der Psyche (Seele)
Hormonsystem	Einzelzellen, Zellgruppen und Drüsen, die Hormone und hormonähnliche Stoffe produzieren	• Langsame und mittelschnelle Regulation vor allem von Stoffwechselaktivitäten
Immunsystem (*Abwehrsystem*)	Lymphgefäße, Lymphknoten, weiße Blutkörperchen, Knochenmark, Thymus, Milz, Mandeln und andere Abwehrgewebe der Schleimhäute	• Schutz des Körpers vor körperfremden, (potenziell) schädlichen Stoffen, z. B. vor Bakterien und Viren • Schutz des Körpers vor veränderten körpereigenen Strukturen (z. B. Tumorzellen) • Unterstützung von Entzündungs- und Heilungsprozessen
Atmungssystem	Atemwege (Nase, Rachen, Kehlkopf, Luftröhre, Bronchien) und Lungen	• Gasaustausch mit der Umgebung (Sauerstofftransport von der Außenwelt zu den Lungenbläschen, Kohlendioxidabtransport in umgekehrter Richtung) • Mitregulation des Säure-Basen-Gleichgewichts
Herz-Kreislauf-System	Herz, Blutgefäße, (Blut)	• Transport von Sauerstoff und Nährstoffen zu den Zellen, Abtransport von Stoffwechselprodukten • Verschluss von Blutungsquellen • Aufnahme von Lymphe in den venösen Kreislauf • Mitregulation der Körpertemperatur
Verdauungssystem	Mund, Speiseröhre, Magen, Dünn-, Dick-, Mastdarm, Leber, Verdauungsdrüsen	• Aufnahme, Verdauung und Resorption von Nährstoffen • Aufnahme und Resorption von Flüssigkeit • Ausscheidung • Leber: vielfältige chemische Auf-, Um- und Abbauvorgänge
Harntrakt	Nieren, Harnleiter, Harnblase, Harnröhre	• Harnbildung und -ausscheidung • Regulation des Flüssigkeits- und Elektrolythaushalts • Beteiligung an der Aufrechterhaltung des Säure-Basen-Gleichgewichts • Mitwirkung an der Blutdruckregulation
Fortpflanzungssystem	**Mann:** Hoden, Nebenhoden, Samenleiter, Geschlechtsdrüsen, Penis, Hodensack **Frau:** Eierstock, Eileiter, Gebärmutter, Scheide, Schamlippen, Klitoris, Brustdrüse	• Unterschiedliches Aussehen von Mann und Frau • Libido (Geschlechtstrieb) • Fortpflanzung des Organismus • Erhaltung der Art

Tab. I/14.1 Die Organsysteme des Menschen. [L190]

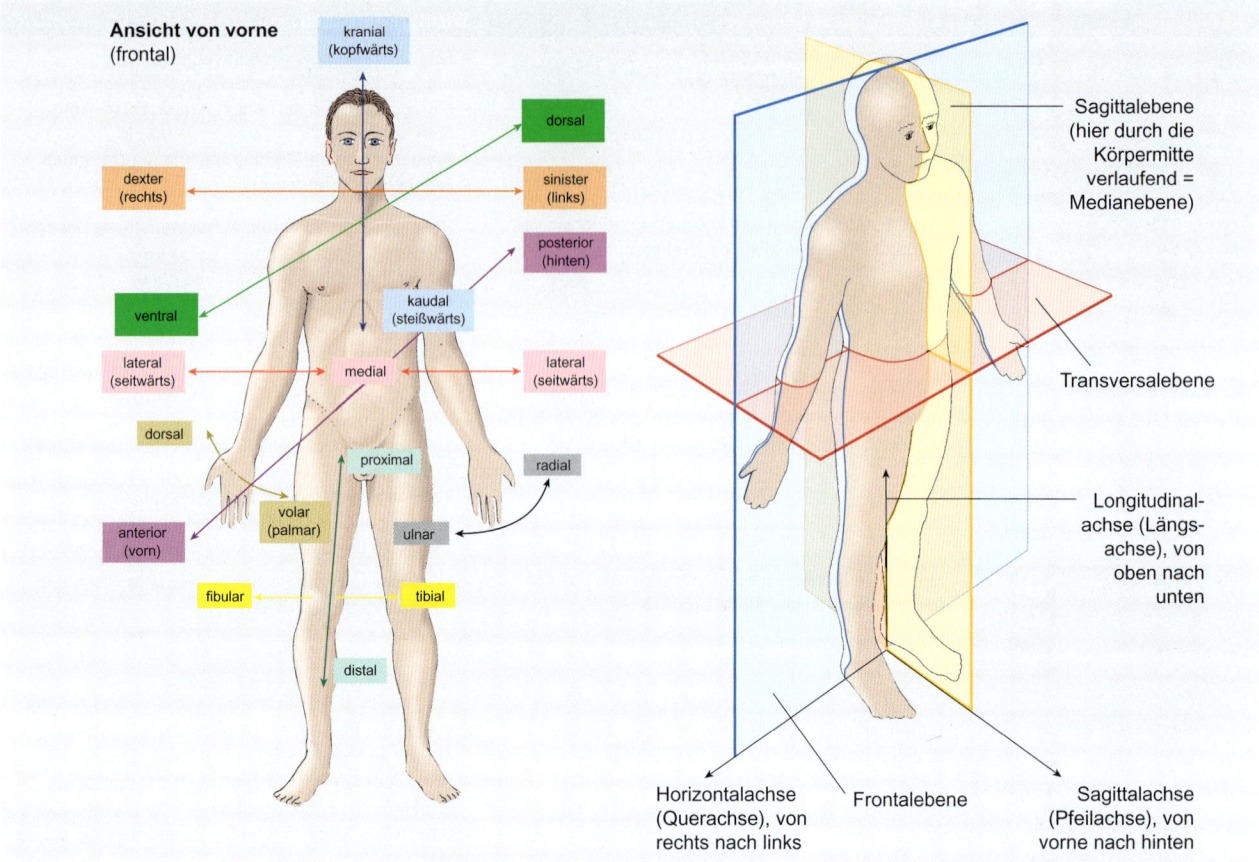

Abb. I/14.3 Links die wichtigsten Lage- und Richtungsbezeichnungen, rechts die Hauptachsen und -ebenen des menschlichen Körpers. [L190]

- **Superior:** nach oben (bei aufrechtem Körper)
- **Inferior:** nach unten (bei aufrechtem Körper)
- **Proximal:** auf den Rumpfansatz der Gliedmaßen zu
- **Distal:** von der Rumpfmitte weg
- **Dexter:** rechts
- **Sinister:** links
- **Lateral:** von der Mitte weg, seitwärts
- **Medial:** zur Mitte hin, auf die Medianebene zu
- **Median:** innerhalb der Medianebene
- **Temporal:** schläfenwärts
- **Nasal:** nasenwärts
- **Fibular:** zum Wadenbein (Fibula) hin
- **Tibial:** zum Schienbein (Tibia) hin
- **Radial:** zur Speiche (Radius) hin
- **Ulnar:** zur Elle (Ulna) hin
- **Peripher:** auf den Rand des Körpers zu, von der Mitte weg
- **Zentral:** auf das Innere des Körpers zu, zur Mitte hin
- **Palmar** oder **volar:** zur Hohlhand (Handfläche) hin
- **Plantar:** zur Fußsohle hin.

Hauptachsen und -ebenen des Körpers

Die **Hauptachsen** des Körpers (→ Abb. I/14.3) sind:
- **Longitudinalachse** (*Längs-, Vertikalachse*) von oben nach unten
- **Horizontalachse** (*Querachse*) von rechts nach links
- **Sagittalachse** (Pfeilachse) von vorne nach hinten.

In vergleichbarer Weise gibt es **Hauptebenen** des Körpers (→ Abb. I/14.3):
- **Sagittalebene.** Die Sagittalebene wird durch Logitudinal- und Sagittalachse gebildet. Sonderfall ist die Sagittalebene, die exakt durch die Körpermitte verläuft. Sie wird auch als **Medianebene** bezeichnet.
- **Frontalebene.** Diese Ebene liegt parallel zur Stirn und wird aus Horizontal- und Longitudinalachse gebildet
- **Transversalebene.** Diese wird aus Sagittal- und Horizontalachse gebildet und entspricht einem Querschnitt durch den Körper.

I/14.1.4 Maßeinheiten

Allen Körperfunktionen liegen physikalische und chemische Gesetzmäßigkeiten zugrunde. Um die Abläufe im menschlichen Körper näher erklären und beschreiben zu können, bedarf es daher physikalischer Größen und **Maßeinheiten.**

Um ständiges Umrechnen der historisch gewachsenen, von Land zu Land unterschiedlichen Maßeinheiten zu vermeiden und die Kommunikation zu erleichtern, wurde von einem internationalen Komitee ein System von Grundeinheiten (SI-Einheiten) erarbeitet.

Unterschieden werden die Grundeinheiten des SI-Systems und davon abgeleitete Einheiten (Übersicht → Tab. I/14.2, → Tab. I/14.3), die bei Bedarf um Standardvorsilben ergänzt werden (→ Tab. I/14.4). In Teilbereichen der Medizin werden allerdings nach wie vor verschiedene Maßeinheiten benutzt, z. B. für die Blutdruckmessung sowie die Angabe des Drucks anderer Körperflüssigkeiten die Einheit Millimeter Quecksilbersäule (mmHg).

Länge, Fläche, Volumen

SI-Einheit für die Messung von **Längen** ist der **Meter** (m), Bruchteile bzw. das Vielfache davon werden mit den entsprechenden Standardvorsilben beschrieben.

Von der Länge abgeleitete Größen sind die Fläche und das Volumen.

- Einheit der **Fläche** ist der **Quadratmeter** (1 m Länge × 1 m Breite = 1 m² Fläche)
- Einheit des **Volumens** (*Rauminhalt*) ist der **Kubikmeter** (1 m Länge × 1 m Breite × 1 m Höhe = 1 m³ Volumen).

Eine Sondergröße für Flüssigkeits- oder Gasvolumina ist der **Liter** (*l, L*). Der Liter gehört nicht zu den SI-Einheiten, ist aber weithin gebräuchlich und akzeptiert. Ein Liter entspricht dem Rauminhalt eines Würfels von je 10 cm Länge, Breite und Höhe.

> 1 Liter (1 l) = 1 dm³ = 1000 cm³ = 10^{-3} m³
> 1 Milliliter (1 ml) = 1 cm³
> 1 Mikroliter (1 µl) = 1 mm³

Masse

Die Maßeinheit für die Bestimmung von **Massen** ist das **Kilogramm** (kg). Besonderheit hier ist, dass die Standardvorsilben häufig nicht auf 1 Kilogramm, sondern auf 1 Gramm bezogen werden (Milli-, Mikrogramm).

Stoffmenge

SI-Einheit der Stoffmenge ist das **Mol** (mol). 1 Mol bedeutet, dass die Zahl der Teilchen in dieser Menge gleich der Zahl der Kohlenstoffatome in 12 g Kohlenstoff mit dem Isotop ^{12}C („Atomarten" des gleichen Elements, ➔ Kap. I/14.2.2) ist, nämlich $6,023 \times 10^{23}$. Diese Zahl von Teilchen (Atome bzw. Moleküle) ist in einem Mol Zucker, einem Mol Salzsäure oder einem Mol Wasser enthalten.

Die Umrechnung von Mol in Gramm läuft aber viel einfacher über das **Periodensystem** der Elemente (➔ Abb. I/14.7). Dort steht bei jedem Element seine durchschnittliche (relative) **Atommasse,** also wie viel schwerer ein Atom dieses Elements im Vergleich zu $^{1}/_{12}$ eines ^{12}C-Atoms ist. Diese Zahl ist oft keine ganze Zahl, weil viele Elemente mehrere unterschiedlich schwere Isotope haben. Beispielsweise hat Wasserstoff die Atommasse 1,008. Versieht man diese Zahl mit der Einheit g (Gramm), so erhält man die Wasserstoffmasse, die einem Mol entspricht: 1 mol H entspricht 1,008 g H. Bei Molekülen werden die Massenzahlen addiert, für Wasser (H_2O) z.B. 2 × 1,008 g + 15,999 g = 18,015 g.

Größe	Name	Symbol
Länge	Meter	m
Masse	Kilogramm	kg
Zeit	Sekunde	s
Elektrische Stromstärke	Ampere	A
(Thermodynamische) Temperatur	Kelvin	K
Lichtstärke	Candela	cd
Stoffmenge	Mol	mol

Tab. I/14.2 Die sieben Grundeinheiten (SI-Einheiten) des weltweit gültigen internationalen Systems der Einheiten (*Système International d'Unités*).

Größe	Name	Symbol
Fläche	Quadratmeter	m²
Volumen	Kubikmeter	m³
Flüssigkeitsvolumen	Liter	l
Massenkonzentration	Kilogramm/Liter oder Kilogramm/Kubikmeter	kg/l, kg/m³
Stoffmengenkonzentration	Mol/Liter	mol/l
Elektrische Spannung	Volt	V
Kraft	Newton	N
Druck	Pascal	Pa
Energie	Joule	J
Leistung	Watt	W
Frequenz	Hertz	Hz

Tab. I/14.3 Aus den SI-Einheiten abgeleitete Maße.

Vorsilbe	Kurzzeichen	Bedeutung		
Giga	G	Milliardenfach	= 10^9	= 1 000 000 000
Mega	M	Millionenfach	= 10^6	= 1 000 000
Kilo	k	Tausendfach	= 10^3	= 1000
Hekto	h	Hundertfach	= 10^2	= 100
Deka	da	Zehnfach	= 10^1	= 10
–	–	Einfach	= 10^0	= 1
Dezi	d	Zehntel	= 10^{-1}	= 0,1
Zenti	c	Hundertstel	= 10^{-2}	= 0,01
Milli	M	Tausendstel	= 10^{-3}	= 0,001
Mikro	µ	Millionstel	= 10^{-6}	= 0,000 001
Nano	n	Milliardstel	= 10^{-9}	= 0,000 000 001
Piko	p	Billionstel	= 10^{-12}	= 0,000 000 000 001
Femto	f	Billiardstel	= 10^{-15}	= 0,000 000 000 000 001

Tab. I/14.4 Die Standardvorsilben für dezimale Vielfache und Teile von SI-Einheiten. 1 Zentimeter (1 cm) ist also ein Hundertstel Meter, ein Milligramm ist ein Tausendstel Gramm.

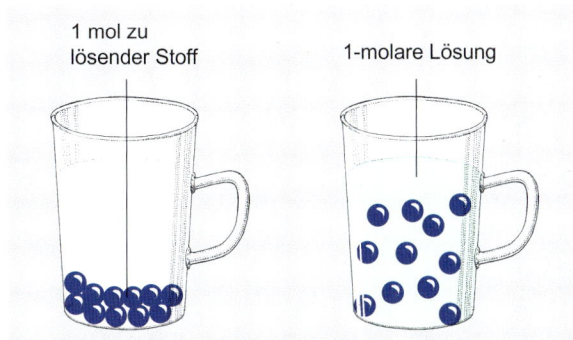

1 mol zu lösender Stoff

1-molare Lösung

Abb. I/14.4 Zur Herstellung einer 1-molaren Lösung gibt man 1 mol der Substanz in ein Gefäß und füllt dann mit dem Lösungsmittel (z. B. Wasser) auf ein Gesamtvolumen von 1 l auf. [L190]

Konzentrationsangaben

Stoffmengenkonzentration

Unter der **Konzentration** versteht man ganz allgemein den Gehalt einer bestimmten Substanz in einer Mischung oder Lösung. Bezugsgröße ist dabei das *Gesamtvolumen* der Mischung bzw. Lösung.

In den Körperflüssigkeiten liegen die meisten Stoffe in gelöster Form vor. Die **Stoffmengenkonzentration** (*Molarität*) gibt an, welche Stoffmenge in einem Liter Lösung vorhanden ist. Beträgt die Konzentration eines Stoffes 1 mol/l, so spricht man von einer 1-molaren Lösung (→ Abb. I/14.4).

> ❯ 1 mol/l = 1 mmol/ml
> 1 mmol/l = 1 µmol/ml

Weitere Konzentrationsangaben

- Die **Massenkonzentration** ist definiert als Masse pro Volumen Mischung oder Lösung (kg/l, g/l)
- Die **Volumenkonzentration** gibt das Volumen einer Flüssigkeit in einem Flüssigkeitsgemisch an (l/l).

Druck

Das **Pascal** (*Pa*) ist die internationale Einheit für Druck. Ein Pascal entspricht dem Druck eines **Newton** auf die Fläche eines Quadratmeters.

Keine SI-Einheiten, aber akzeptiert sind **Bar** (*bar*) und – für die Blutdruckmessung sowie die Angabe des Drucks anderer Körperflüssigkeiten – **Millimeter Quecksilbersäule** (*mmHg*).

> ❯ 1 bar = 100 kPa = 10^5 Pa
> 1 Pascal (1 Pa) = 0,01 mbar = 0,0075 mmHg
> 1 Millimeter Quecksilbersäule (1 mmHg)
> = 133 Pa = 1,33 mbar
> 1 Millibar (1 mbar) = 0,75 mmHg = 100 Pa

Zeit

Die Einheit der **Zeit** ist die **Sekunde** (*s*). Gebräuchlich, aber nicht SI-Einheiten, sind außerdem Minute (min), Stunde (h), Tag (d) und Jahr.

> ❯ 1 Minute (1 min) = 60 s
> 1 Stunde (1 h) = 60 min = 3600 s
> 1 Tag (1 d) = 24 h = 1440 min = 86400 s
> 1 Jahr (1 J) ≅ 365,25 d

Temperatur

Grundeinheit der (**thermodynamischen**) **Temperatur** ist das **Kelvin** (*K*). Abgeleitete SI-Einheit ist **Grad Celsius** (*°C*), wobei gilt:

> ❯ Temperatur in °C = Temperatur in K −273,15
> Bei Temperaturdifferenzen: 1 °C = 1 K

I/14.2 Chemische und biochemische Grundlagen

Ⓢ Fallbeispiel Stationär

Die Altenpflegeschüler Janine Guter und Jens Breitscheid besuchen dieselbe Klasse in der Berufsfachschule und sind derzeit im gleichen Wohnbereich zur praktischen Ausbildung eingesetzt. Während der Frühstückspause kommen sie auf den vergangenen Unterrichtstag zu sprechen. „Weißt du noch, wodurch sich organische und anorganische Materie unterscheiden?", fragt Jens. Janine kann sich nur erinnern, dass es dabei um bestimmte Moleküle oder Verbindungen ging.

Chemisches Element (Symbol)	Ungefährer Anteil am Körpergewicht	Biologische Funktion
„Schlüsselelemente" (ca. 96 %)		
Sauerstoff (O)	65,0 %	Bestandteil des Wassers und vieler organischer Moleküle
Kohlenstoff (C)	18,5 %	Bestandteil jedes organischen Moleküls
Wasserstoff (H)	9,5 %	Bestandteil des Wassers und organischer Moleküle; als Ion (H^+) ist es für die Säureeigenschaft einer Lösung verantwortlich
Stickstoff (N)	3,2 %	Bestandteil vieler organischer Moleküle, z. B. aller Eiweiße und Nukleinsäuren
Mengenelemente (ca. 3 %)		
Kalzium (Ca)	1,5 %	Bestandteil der Knochen und Zähne; vermittelt die Synthese und Freisetzung von Überträgerstoffen im Nervensystem (Neurotransmitter); an allen Muskelkontraktionen beteiligt
Phosphor (P)	1,0 %	Bestandteil vieler Biomoleküle, z. B. Nukleinsäuren, ATP und zyklischem AMP; Bestandteil der Knochen und Zähne
Kalium (K)	0,4 %	Hauption in den Zellen; erforderlich zur Weiterleitung von Nervenimpulsen und für Muskelkontraktionen
Schwefel (S)	0,3 %	Bestandteil vieler Eiweiße, besonders der kontraktilen Filamente („Eiweißfäden") des Muskels
Natrium (Na)	0,2 %	Notwendig zur Weiterleitung von Nervenimpulsen sowie für Muskelkontraktionen; Hauption außerhalb der Zellen, das wesentlich zur Aufrechterhaltung der Wasserbilanz benötigt wird
Chlor (Cl)	0,2 %	Wesentlich an der Aufrechterhaltung der Wasserbilanz zwischen den Zellen beteiligt
Magnesium (Mg)	0,1 %	Bestandteil vieler Enzyme
Spurenelemente (ca. 1 %)		
Chrom (Cr) Eisen (Fe) Fluor (F) Jod (J) Kobalt (Co) Kupfer (Cu) Mangan (Mn) Molybdän (Mo) Selen (Se) Zink (Zn)	Jeweils weniger als 0,1 %	Die links genannten Spurenelemente sind essenzielle, also lebensnotwendige Spurenelemente (biologische Funktionen → Kap. I/16.4.7) Fraglich essenzielle Spurenelemente sind z. B. Arsen (As), Nickel (Ni), Silicium (Si), Vanadium (V) und Zinn (Sn). Sie kommen im Körper vor und werden über die Nahrung aufgenommen, der tägliche Bedarf beim Menschen sowie Mangelsymptome sind aber nicht bekannt

Tab. I/14.5 Die chemischen Elemente des menschlichen Körpers.

Alle Gegenstände und Lebewesen bestehen aus **Materie,** also etwas, das Raum beansprucht und Masse besitzt. Materie kann in flüssigem, festem oder gasförmigem Zustand vorliegen. Alle Materie besteht letztlich aus kleinsten, chemisch nicht weiter teilbaren Bausteinen, den Atomen (→ I/14.2.2).

I/14.2.1 Chemische Elemente

> **Chemisches Element:**
> - Stoff, der durch gewöhnliche chemische Reaktionen nicht weiter in andere Stoffe zerlegt werden kann (ältere Definition)
> - Stoff, dessen Atome alle die gleiche Anzahl von Protonen (positiv geladenen Teilchen) im Atomkern haben (modernere Definition).
>
> Wird gewöhnlich durch ein **chemisches Symbol** (*Elementsymbol*) abgekürzt.

Gegenwärtig nachgewiesen sind mehr als 110 **chemische Elemente**. Davon enthält der menschliche Körper lediglich gut zwei Dutzend, und das in sehr unterschiedlichen Mengen (→ Tab. I/14.5).

- Den Hauptteil der Körpermasse, nämlich rund 96 %, machen nur vier Elemente aus: Sauerstoff (chemisches Symbol: O), Kohlenstoff (C), Wasserstoff (H) und Stickstoff (N)
- Eine Gruppe von weiteren sieben Elementen – Kalzium (Ca), Phosphor (P), Kalium (K), Schwefel (S), Natrium (Na), Chlor (Cl) und Magnesium (Mg) – bilden noch einmal etwa 3 % der Körpermasse. Sie werden oft als **Mengenelemente** bezeichnet
- Das verbleibende Prozent bilden die **Spurenelemente,** die nur „in Spuren" im Körper anzutreffen sind. Mengen- und Spurenelemente werden als **Mineralstoffe** zusammengefasst.

I/14.2.2 Aufbau der Atome

> **Atom:** Mit mechanischen und chemischen Mitteln nicht mehr teilbare kleinste Grundeinheit der chemischen Elemente und jeder Materie. Besteht aus dem **Atomkern** im Zentrum und der **Elektronenhülle,** die den Atomkern umgibt.

Jede Materie ist aus winzig kleinen Bausteinen aufgebaut, den **Atomen.**

Jedes Atom besteht aus einem Atomkern und einer Elektronenhülle (→ Abb. I/14.5):

- Der sehr kleine, aber schwere **Atomkern** enthält elektrisch positiv geladene **Protonen** sowie elektrisch neutrale **Neutro-**

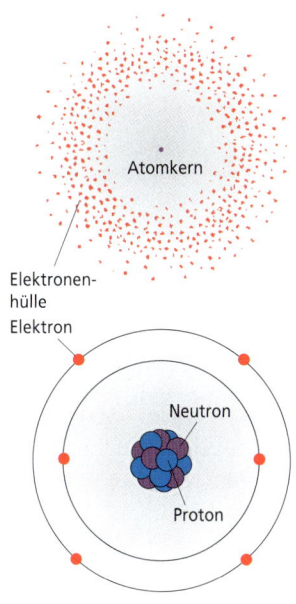

Abb. I/14.5 Der Aufbau eines Atoms. Oben mit eher realitätstreuen Proportionen (tatsächlich müsste der Abstand zwischen Atomkern und Elektronenhülle noch viel größer sein) und unten mit stark vergrößertem Kern, sodass Protonen und Neutronen erkennbar sind. Weiterhin sind schematisch zwei Elektronenschalen mit den sich darin bewegenden Elektronen dargestellt. [L190]

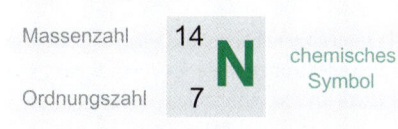

Abb. I/14.6 Chemisches Symbol, Ordnungszahl und Massenzahl am Beispiel des Elements Stickstoff. [L190]

nen. Somit ist der Kern insgesamt positiv geladen
- Der Kern wird umgeben von der größeren **Elektronenhülle. Elektronen** sind negativ geladene, sehr leichte Teilchen, die den Kern umkreisen. Die Anzahl der negativ geladenen Elektronen entspricht immer der der positiv geladenen Protonen. Die Ladungen gleichen sich also aus, und das Atom als Ganzes ist nach außen elektrisch neutral.

Die einzelnen **Elemente** unterscheiden sich in der Zahl der Protonen und Elektronen. Die Zahl der Protonen eines Atoms wird als **Ordnungszahl** (*Kernladungszahl*) bezeichnet. Die Summe der Protonen und Neutronen heißt **Massenzahl.** Die Masse der Elektronen kann vernachlässigt werden, da sie über tausendmal kleiner ist als die der Protonen und Neutronen.

Beispielsweise hat Stickstoff (N) die Ordnungszahl 7 und die Massenzahl 14, da sich

neben den sieben Protonen auch sieben Neutronen im Kern befinden (→ Abb. I/14.6).

Es kann sein, dass die Atome des gleichen Elements zwar die gleiche Zahl an Protonen, aber unterschiedlich viele Neutronen haben.

Diese verschiedenen Atomarten heißen dann **Isotope** des betreffenden Elements. Bei Elementen mit mehreren Isotopen unterscheiden sich durchschnittliche Atommasse und Massenzahl etwas voneinander.

Manche Atomkerne sind instabil, zerfallen von selbst und geben dabei Energie ab, man spricht von **radioaktiven Nukliden** oder **radioaktiven Isotopen.** Einige radioaktive Nuklide werden in der Medizin diagnostisch und therapeutisch genutzt.

I/14.2.3 Periodensystem der Elemente

> **Periodensystem:** Tabellarische Aufstellung der chemischen Elemente nach steigender Ordnungszahl und ähnlichen Eigenschaften, die letztlich durch die Elektronenanordnung erklärbar sind.

Das **Periodensystem der Elemente** stellt die über 110 bekannten chemischen Elemente übersichtlich in einer Tabelle dar. Maßgeblich für die Sortierung waren dabei vor allem zwei Kriterien:
- Die (steigende) Ordnungszahl – dies allein hätte aber nur eine lange Liste ergeben
- Ähnliche chemische Eigenschaften, welche die Chemiker schon lange kannten und die regelmäßig wiederkehrend (*periodisch*) bei jedem achten Element der Liste auftraten. Diese ähnlichen Elemente wurden untereinander gestellt, sodass sich eine Tabelle ergab – das Periodensystem der Elemente (→ Abb. I/14.7).

Die waagerechten Zeilen mit von links nach rechts steigender Ordnungszahl werden als **Perioden** bezeichnet. Es gibt insgesamt sieben Perioden.

Die senkrechten Spalten heißen **Gruppen.** Nach einer älteren Schreibweise werden 8 **Hauptgruppen** und 10 **Nebengruppen** unterschieden, dargestellt mit römischen Ziffern und Buchstaben. Eine neuere Schreibweise nummeriert die 18 Gruppen einfach mit arabischen Ziffern von links nach rechts durch. Die chemischen Ähnlichkeiten der Elemente einer Gruppe sind durch die Anordnung der Elektronen in der Hülle erklärbar.

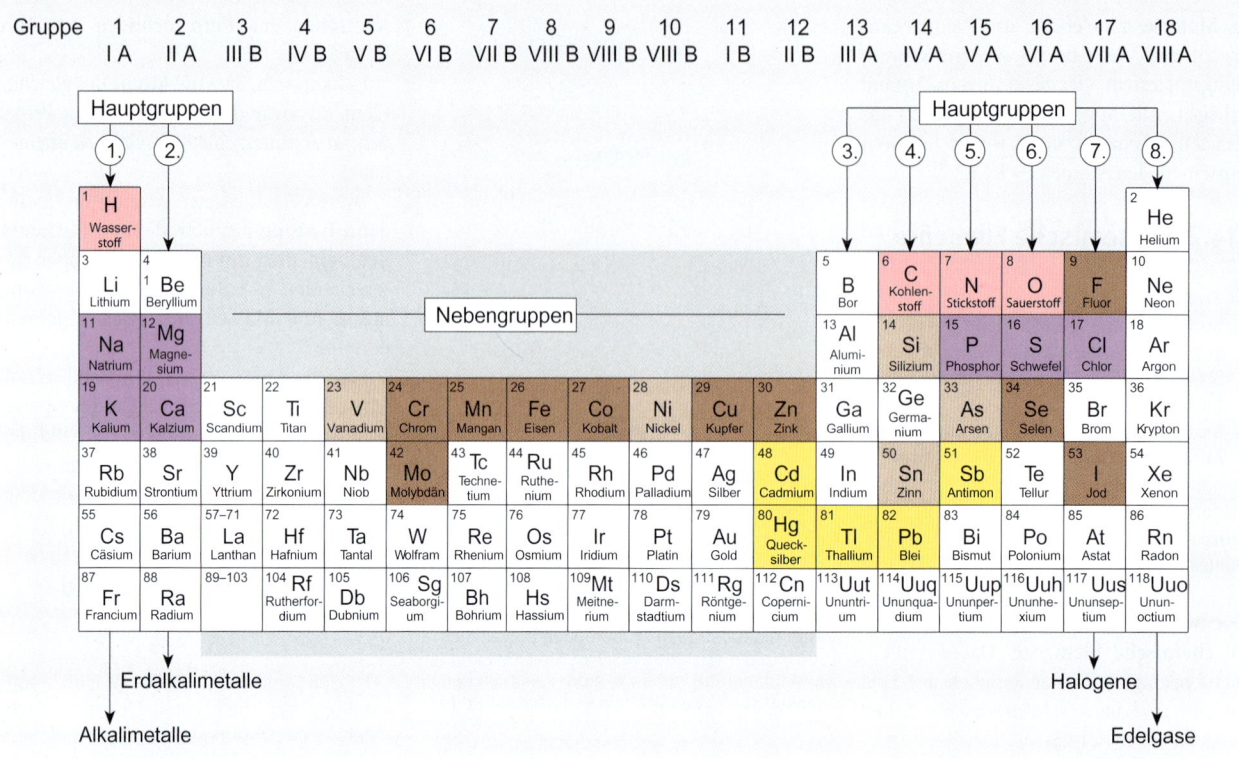

Abb. I/14.7 Auszug aus dem Periodensystem der Elemente. Die Elemente, die waagerecht auf einer Linie stehen, bilden jeweils eine Periode. Die Elemente, die senkrecht in einer Spalte stehen, bilden jeweils eine Gruppe. Die vier Schlüsselelemente des Lebens sind rosa, die sieben wichtigsten Mineralien violett, die Spurenelemente braun, fragliche Spurenelemente hellbraun und einige wichtige giftige Elemente gelb gefärbt. [A400]

Schalenmodell der Elektronenhülle

Ein Elektron, das den Atomkern umkreist, bewegt sich nicht auf einer einfachen Bahn, sondern nimmt einen größeren Raum ein. Modellhaft stellt man sich diesen Raum als **Elektronenschale** vor. Elektronen mit gleicher Energie bewegen sich in der gleichen Elektronenschale.

Die Atome bzw. Elemente der ersten Periode (Wasserstoff und Helium) besitzen nur eine Elektronenschale mit Platz für höchstens zwei Elektronen (2×1^2, 1 weil erste Schale). In der zweiten Periode kommt außen eine weitere, größere Schale mit maximal acht Elektronen dazu (2×2^2, 2 weil zweite Schale, allgemein $2 \times n^2$, wobei n die Zahl der Schalen ist). Somit ist bei zwei Schalen insgesamt Platz für zehn Elektronen.

In jeder weiteren Periode ist eine Schale hinzugefügt, bis zu sieben Schalen in der siebten Periode. Zuerst werden die ersten beiden Schalen voll besetzt. Danach ist es unterschiedlich. Auf der äußersten Schale finden maximal acht Elektronen Platz. Die Elektronenzahl in der äußeren Schale ist maßgeblich für die chemischen Eigenschaften eines Elements, weshalb man auch von **Valenzelektronen** spricht. Elemente der gleichen

Hauptgruppen haben die gleiche Zahl von Valenzelektronen in der äußeren Schale, was ihre chemische Ähnlichkeit erklärt.

Alkali- und Erdalkalimetalle

So stehen in der ersten Hauptgruppe lauter weiche Metalle mit Natrium und Kalium als Hauptvertretern. Alle diese **Alkalimetalle** besitzen auf ihrer äußersten Elektronenschale ein Elektron.

Die Elemente der zweiten Hauptgruppe besitzen in ihrer äußersten Elektronenschale zwei Elektronen und werden als **Erdalkalimetalle** bezeichnet. Die wichtigsten Vertreter im menschlichen Körper sind das Magnesium und das Kalzium, die im Unterschied zu den Alkalimetallen deutlich härter sind.

Halogene und Edelgase

Die Elemente der siebten Hauptgruppe haben sieben Elektronen auf ihrer äußersten Schale. Diese Elemente werden auch als **Halogene** (*Salzbildner*) bezeichnet, weil sie sich leicht mit Metallen zu Salzen umsetzen lassen. Zu ihnen zählen z. B. das Chlor und das Fluor.

Die Elemente der achten Hauptgruppe, die **Edelgase,** besitzen in ihrer äußersten

Elektronenschale acht Elektronen. Eine solche voll besetzte äußerste Schale stellt einen extrem stabilen Zustand her, die **Edelgaskonfiguration.** Sie ist der Grund, dass die Edelgase praktisch keine chemische Reaktion eingehen. Deshalb spielen sie auch im Stoffwechsel des Körpers keine Rolle. Edelgase sind beispielsweise Helium, Neon und Argon.

Elektronegativität

Auch die übrigen Elemente versuchen diesen stabilen Elektronenzustand der Edelgase zu erreichen, und zwar umso stärker, je näher sie dieser Edelgaskonfiguration bereits sind. Die Zahl der Elektronen auf der äußeren Schale und die Zahl der Elektronen, die zum Erreichen der Edelgaskonfiguration fehlen, hat bei allen chemischen Prozessen eine enorme Bedeutung. Elemente wie Fluor oder Sauerstoff, die im Periodensystem auf der rechten Seite stehen, sind bestrebt, Elektronen aufzunehmen. Sie sind sehr reaktionsfreudig und üben eine große Anziehungskraft auf fremde Elektronen aus, um sie auf ihre äußerste Elektronenschale herüberzuziehen. Diese Anziehungskraft heißt **Elektronegativität.** Nimmt ein Stoff Elektronen auf, sagt der Chemiker auch, der Stoff wird **reduziert.** Gibt er Elektronen ab, wird er **oxidiert.**

> Oxidation und Reduktion sind untrennbar miteinander verbunden. Immer wenn eine Substanz oxidiert wird, muss eine andere reduziert werden.

I/14.2.4 Chemische Bindungen

> **Chemische Bindung:** Zusammenschluss einzelner Atome. Leitende Kraft ist das Bestreben der Atome, durch Elektronenabgabe oder -aufnahme die chemisch stabile Edelgaskonfiguration mit acht Elektronen auf der Außenschale zu erreichen.

Wie oben erläutert, ist jedes Atom ab der zweiten Periode bestrebt, auf seiner äußersten Elektronenschale genau acht Elektronen zu haben (→ Abb. I/14.8). Dies kann im Wesentlichen auf drei Wegen gelingen:

• Indem es von anderen Atomen Elektronen aufnimmt
• Indem es Elektronen abgibt und so seine äußerste Schale entleert. Dadurch gelangt die nächst untere, voll besetzte Schale an die Oberfläche
• Indem es Elektronen gemeinsam mit anderen Atomen benutzt.

Alle drei Formen führen zu einer **Bindung** von Atomen aneinander. Welche Form der chemischen Bindung eingegangen wird, bestimmen die zwischen Atomen wirkenden **Bindungskräfte.** Im Folgenden sind einige Formen der chemischen Bindung beschrieben.

Ionenbindung

> **Ionenbindung:** Chemische Bindung durch Anziehung gegensätzlich geladener Teilchen.
> Durch Elektronenübergang (Elektronenaufnahme bzw. -abgabe) kommt es zunächst zur Bildung positiv und negativ geladener Teilchen (*Ionen*). Diese üben aufgrund ihrer unterschiedlichen Ladungen so starke **elektrostatische Anziehungskräfte** aufeinander aus, dass es zur Molekülbildung kommt.
> **Ion:** Positiv (*Kation*) oder negativ (*Anion*) geladenes Atom oder Molekül.

Natrium steht in der ersten Hauptgruppe des Periodensystems und hat demgemäß ein Elektron auf seiner äußersten Elektronenschale. Chlor steht in der siebten Hauptgruppe und hat entsprechend sieben Elektronen auf seiner äußersten Schale. Treffen

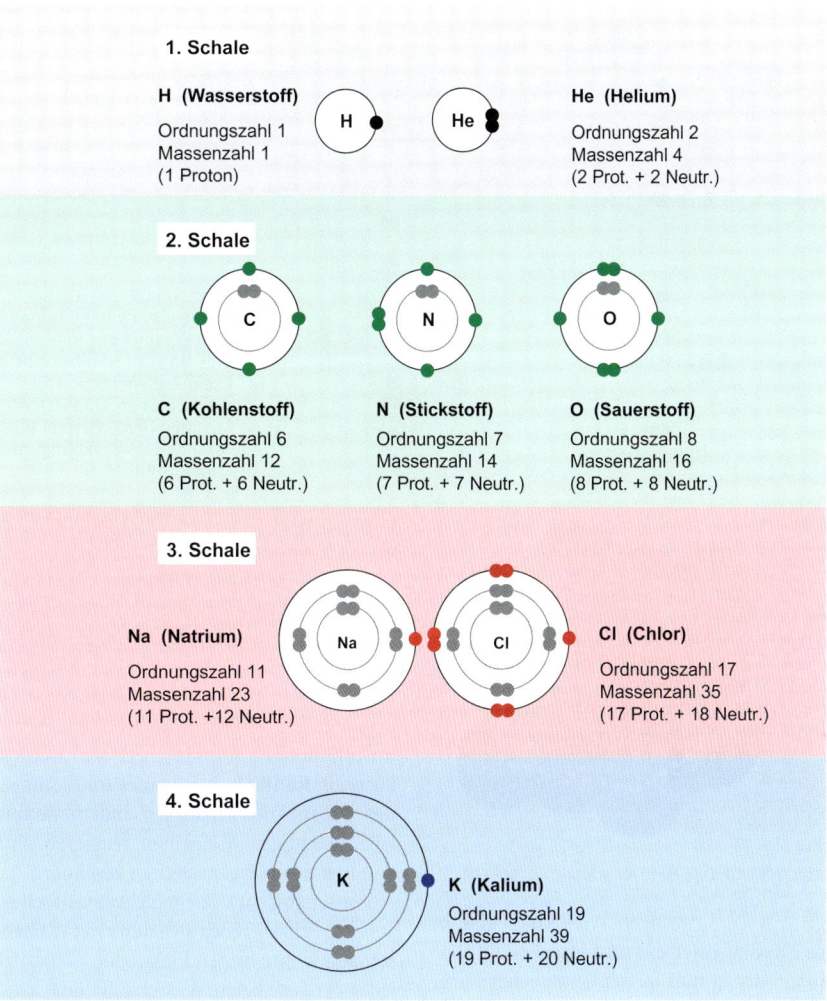

1. Schale

H (Wasserstoff)
Ordnungszahl 1
Massenzahl 1
(1 Proton)

He (Helium)
Ordnungszahl 2
Massenzahl 4
(2 Prot. + 2 Neutr.)

2. Schale

C (Kohlenstoff)
Ordnungszahl 6
Massenzahl 12
(6 Prot. + 6 Neutr.)

N (Stickstoff)
Ordnungszahl 7
Massenzahl 14
(7 Prot. + 7 Neutr.)

O (Sauerstoff)
Ordnungszahl 8
Massenzahl 16
(8 Prot. + 8 Neutr.)

3. Schale

Na (Natrium)
Ordnungszahl 11
Massenzahl 23
(11 Prot. +12 Neutr.)

Cl (Chlor)
Ordnungszahl 17
Massenzahl 35
(17 Prot. + 18 Neutr.)

4. Schale

K (Kalium)
Ordnungszahl 19
Massenzahl 39
(19 Prot. + 20 Neutr.)

Abb. I/14.8 Aufbau der Elektronenschalen bei einigen wichtigen Elementen. Die Elektronen sind jeweils paarweise dargestellt. [L190]

diese beiden aufeinander, so findet wegen der starken Anziehungskraft des Chloratoms auf weitere Elektronen ein Elektronenübergang statt: Das Außenelektron des Natriumions wird vom Chloratom „eingefangen". Natrium tritt in dieser Reaktion als Elektronenspender, Chlor als Elektronenempfänger auf. Dadurch haben beide Partner die Edelgaskonfiguration erreicht (→ Abb. I/14.9).

Das Chlor besitzt damit insgesamt 18 Elektronen, jedoch nur 17 Protonen im Kern (Ordnungszahl 17). Damit ist ein elektrisch negativ geladenes **Anion** entstanden, das **Cl⁻**.

Das Natrium hingegen hat bei dieser Reaktion ein Elektron verloren und somit nur noch zehn Elektronen. Dem stehen elf Protonen im Kern (Ordnungszahl 11) gegenüber, sodass ein **Kation** mit positiver Ladung entstanden ist. Man schreibt **Na⁺**.

Elektrisch geladene Teilchen heißen ganz allgemein **Ionen.** Die Bindung, die durch die elektrostatische Anziehung der gegen-sätzlich geladenen Ionen entsteht, ist die **Ionenbindung.** Verbindungen, die durch Ionenbindung zusammengehalten werden, heißen **Salze.**

Kochsalz im Kristallgitter

Eine dieser Verbindungen ist das im Volksmund als „Salz" bezeichnete **Kochsalz** (Na^+Cl^- oder kurz NaCl). Es besteht aus Na^+- und Cl^--Ionen in einem festen Mengenverhältnis von 1 : 1.

Die Ionen des Kochsalzes bilden, wie die meisten Salze, bei Raumtemperatur ein räumlich geordnetes Kristallgitter. Dieser Gitterverband ist insgesamt elektrisch neutral, und die Ionen sind nicht beweglich, da sie im Gitterverband festgehalten werden (→ Abb. I/14.10).

Auflösung des Kristallgitters in Wasser

Löst man Kochsalzkristalle (oder Kristalle anderer Salze) in einer ausreichenden Men-

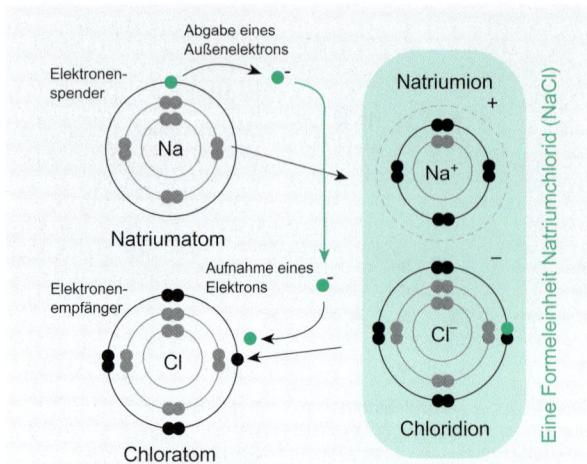

Abb. I/14.9 Die Ausbildung einer Ionenbindung am Beispiel des Ionenpaares Na⁺-Cl⁻. Natrium gibt sein Außenelektron an das Chlor ab. Dadurch erreichen beide Partner die stabile Edelgaskonfiguration. [L190]

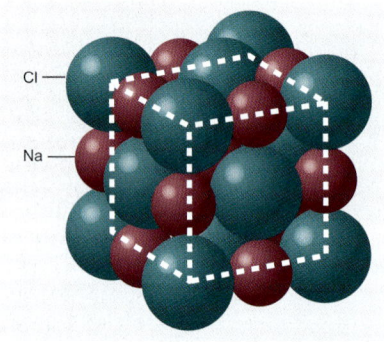

Abb. I/14.10 Das NaCl-Kristallgitter. [L157]

ge Wasser, so dringen Wassermoleküle in das Kristallgitter ein und lösen es auf. Die Ionen liegen nun in frei beweglicher Form vor und sind dadurch in der Lage, Strom zu leiten (oder anders ausgedrückt Elektronen zu transportieren).

Substanzen, die wie das Kochsalz in wässriger Lösung in Ionen zerfallen und den Strom leiten, heißen **Elektrolyte.**

Kovalente Bindung

> **Kovalente Bindung** (*Elektronenpaarbindung, Atombindung*): Chemische Bindung durch gemeinsame Benutzung von Elektronen. Häufigste chemische Bindungsart bei organischen Verbindungen (➔ Kap. I/14.2.8).

Zwischen Elementen wie Wasserstoff und Kohlenstoff, die nur einen geringen Unterschied in der Elektronegativität (➔ Kap. I/14.2.3) aufweisen, sind keine Elektronenübergänge möglich. Dasselbe gilt natürlich auch, wenn sich Atome des gleichen Elementes miteinander verbinden. Sie gehen deshalb eine **kovalente Bindung** (*Elektronenpaarbindung, Atombindung*) ein. Die kovalente Bindung kommt im menschli-

chen Organismus wesentlich häufiger vor als die Ionenbindung.

Bei einer kovalenten Bindung rücken die beteiligten Atome so eng zusammen, dass sie ein oder mehrere Elektronen gemeinsam benutzen. Damit ist ein stabiler, edelgasähnlicher Zustand entstanden. Die so entstandenen **Moleküle** sind stabiler als die unverknüpften Atome. Letztere werden auch als **Radikale** bezeichnet und können den Organismus schädigen, indem sie mit lebenswichtigen Molekülen reagieren und dadurch deren Eigenschaften verändern.

Wasserstoff hat z. B. ein Elektron auf seiner äußeren Schale. Teilen sich nun zwei Wasserstoffatome ihre beiden Elektronen, so besitzt jedes der beteiligten Wasserstoffatome zwei Elektronen auf seiner Schale, die damit voll besetzt ist. Das Teilchen H–H oder H_2 heißt Wasserstoffmolekül (➔ Abb. I/14.11).

Sauerstoffmoleküle werden vergleichbar gebildet: Sauerstoff steht in der sechsten Hauptgruppe und hat entsprechend sechs Elektronen auf seiner äußersten Schale. Zur stabilen Edelgaskonfiguration fehlen jedem Sauerstoffatom zwei Elektronen. Deshalb werden von jedem Sauerstoffatom nicht nur ein, sondern zwei Elektronen gemeinsam benutzt. Man spricht von einer **Doppelbindung** (O=O oder O_2).

Auch die Bildung des Stickstoffmoleküls (N_2) erfolgt analog, nur dass hierbei sogar eine **Dreifachbindung** (drei gemeinsame Elektronenpaare, ➔ Abb. I/14.11) ausgebildet werden muss.

Moleküle der Luft

Luft ist ein Gasgemisch aus ca. 78 % Stickstoff und 21 % Sauerstoff (➔ Abb. I/14.12). Beide Anteile liegen nicht in atomarer Form, sondern in der stabilen Molekülform (O_2 bzw. N_2) vor.

I/14.2.5 Chemische Reaktionen

Bei **chemischen Reaktionen** werden neue Bindungen zwischen Atomen geknüpft oder umgekehrt bestehende chemischen Bindungen aufgebrochen. Solche Reaktionen finden in jeder menschlichen Zelle ständig und in großem Ausmaß statt. Nur mit Hilfe von chemischen Reaktionen kann der Organismus überhaupt funktionieren.

Bei einer chemischen Reaktion geht nichts verloren, d. h. die Gesamtzahl der Atome bleibt gleich. Es ändert sich aber die Verknüpfung zwischen den Atomen, wodurch neue Moleküle mit neuen Eigenschaften entstehen.

Anabole Reaktionen

> **Anabole Reaktion** (*Aufbaureaktion*): Zusammenschluss mehrerer Atome, Ionen oder Moleküle zu einer größeren Einheit.

Bei einer **anabolen Reaktion** werden aus Atomen oder kleineren Molekülen größere Moleküle gebildet (*synthetisiert*). Es wird etwas Neues aufgebaut. Dazu wird meist Energie benötigt.

Ein einfaches Beispiel ist die Bildung des Ammoniaks (NH_3) aus einem Atom Stickstoff (N) und drei Atomen Wasserstoff (H): $N_2 + 3\,H_2 \rightarrow 2\,NH_3$.

Ein Beispiel für eine anabole Reaktion im menschlichen Organismus ist der Aufbau der Körpereiweiße: Sie sind **Riesenmoleküle** (*Makromoleküle*), die durch die Verbindung zahlreicher kleinerer Moleküle, der Aminosäuren, entstanden sind.

Katabole Reaktionen

> **Katabole Reaktion** (*Abbaureaktion*): Spaltung eines komplexen Moleküls in einfachere. Gegenteil anaboler Reaktionen.

Als einfaches Beispiel kann man die beschriebene Ammoniak-Synthesereaktion heranziehen, die unter geeigneten Bedingungen auch in umgekehrter Richtung verläuft: $2\,NH_3 \rightarrow N_2 + 3\,H_2$

Im menschlichen Organismus spielen katabole Reaktionen z. B. bei der Verdauung eine große Rolle. Die meist riesigen Nährstoffmoleküle (Fette, Eiweiße und Kohlenhydrate) werden in kleinere Stücke gespalten, die dann von der Darmschleimhaut ins Blut überführt werden können.

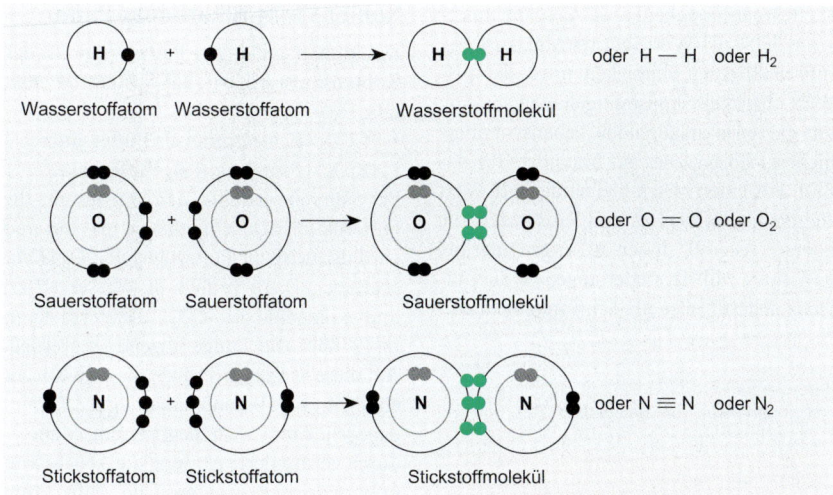

Abb. I/14.11 Wasserstoff-, Sauerstoff- und Stickstoffatome bilden untereinander kovalente Bindungen. [L190]

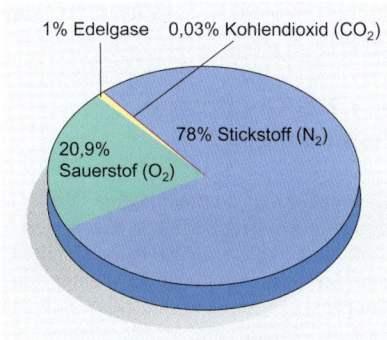

Abb. I/14.12 Zusammensetzung trockener Luft (Kuchendiagramm). Normal temperierte Raumluft enthält ferner 1–2 % Wasserdampf, Ozon und Staub. [L190]

Bei katabolen Reaktionen wird in aller Regel Energie frei, man sagt auch, sie liefern Energie.

Bei gleichzeitigem Sauerstoffverbrauch spricht man von **oxidativer Energiegewinnung** oder (chemisch nicht ganz korrekt) **Verbrennung.**

Energiebereitstellung durch ATP

Anabole Reaktionen sind wie erwähnt üblicherweise an die Zufuhr von Energie gebunden, die vom „Zellakku" **ATP** (*Adenosintriphosphat* → Kap. I/14.2.8) bereitgestellt wird.

Im Gegensatz dazu wird bei katabolen Reaktionen Energie frei, die in der Regel zur Regeneration des verbrauchten ATP verwendet wird. Der Wirkungsgrad dieser Energieumwandlung in ATP ist jedoch nicht 100-prozentig, sodass als Nebenprodukt Wärme anfällt.

I/14.2.6 Chemische Verbindungen

❯❯ Chemische Verbindung: Stoff, der aus mindestens zwei Elementen in immer gleichem Verhältnis zusammengesetzt ist.

Kovalente Bindungen existieren nicht nur zwischen zwei gleichen Atomen eines Elements, sondern können zwischen unterschiedlichen und auch beliebig vielen Atomen eingegangen werden.

Beim Wassermolekül z. B. treten zwei Wasserstoffatome mit einem Sauerstoffatom in Kontakt, wobei zwei kovalente Bindungen ausgebildet werden (H_2O). Derartige Moleküle, die aus Atomen verschiedener Elemente bestehen, nennt man **chemische Verbindungen** (→ Abb. I/14.13).

Chemische Verbindungen werden in zwei Hauptklassen geteilt: anorganische und organische Verbindungen. Beide sind lebensnotwendig für die Funktionen des Stoffwechsels.

I/14.2.7 Anorganische Verbindungen

Wasser im Rahmen der Ernährung → Kap. I/16.4
Wasserhaushalt → Kap. I/31.9.5

❯❯ Anorganische Verbindungen: Verbindungen, die (von Ausnahmen abgesehen) keinen Kohlenstoff enthalten. Zu den anorganischen Verbindungen gehören Wasser, viele Salze, Säuren, Laugen und als Ausnahme einige einfache Kohlenstoffverbindungen wie Kohlendioxid (CO_2) und Kohlenmonoxid (CO).

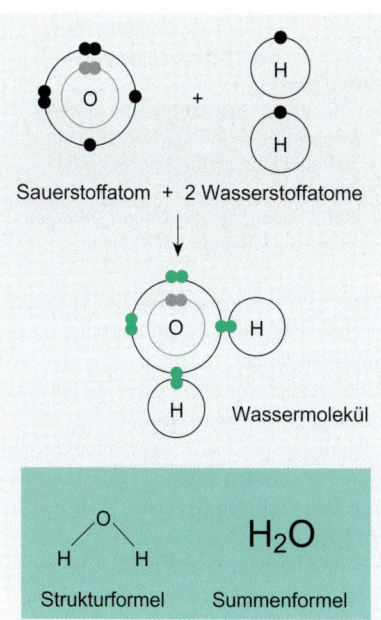

Abb. I/14.13 H_2O (Wasser): kovalente Bindung von zwei Wasserstoffatomen mit einem Sauerstoffatom. [L190]

Wasser ist ein wesentlicher Bestandteil der Zellen (*intrazelluläres Wasser*) und noch mehr des Raums außerhalb der Zellen (*extrazelluläres Wasser*). Folglich spielen sich alle chemischen Reaktionen und damit alle Lebensvorgänge im Organismus in einem wässrigen Milieu ab.

- Wasser ist ein ausgezeichnetes Lösungsmittel. Lebenswichtige Substanzen wie Sauerstoff- oder Nährstoffmoleküle können über die extrazelluläre Flüssigkeit alle Zellen erreichen und von diesen verwertet werden. Andererseits können Stoffwechselabfallprodukte, etwa Kohlendioxid, auf umgekehrtem Wege abtransportiert und schließlich ausgeschieden werden
- Wasser ist unverzichtbarer Reaktionspartner bei vielen chemischen Reaktionen. Oft ermöglicht es den beteiligten Molekülen überhaupt erst die räumliche Annäherung
- Wasser isoliert: Es nimmt Wärme nur relativ langsam auf und gibt sie ebenso langsam wieder ab
- Wasser ist ein Hauptbestandteil von Schleimstoffen und dient dadurch als Schmiermittel.

Säuren und Basen

❯❯ Säuren:
- Chemische Substanzen, die in wässriger Lösung H⁺-Ionen (*Protonen*) abgeben können (Definition nach Brönsted)

- Substanzen, die Elektronen aufnehmen können (Definition nach Lewis).

Basen (*Laugen*):

- Chemische Substanzen, die in wässriger Lösung H⁺-Ionen (*Protonen*) aufnehmen können (Definition nach Brönsted)
- Substanzen, die Elektronen abgeben können (Definition nach Lewis).

Werden Salze (→ Kap. I/14.2.4) in Wasser gegeben, lösen sich die im Kristallgitter gebundenen Ionen voneinander und liegen frei beweglich vor. Ein solcher Zerfall eines Moleküls heißt **Dissoziation.**

Ähnliches geschieht, wenn anorganische Säuren oder Basen in Wasser gelöst werden. Sie geben Protonen (H⁺) oder Hydroxid-Ionen (OH⁻) ab:

- Beim Chlorwasserstoff (HCl) z. B. werden H⁺-Ionen (*Protonen, Wasserstoffionen*) frei. Das Wasser wird sauer, es entsteht *Salzsäure*
- Beim Natriumhydroxid (NaOH) werden dagegen Hydroxid-Ionen (OH⁻) frei, welche H⁺-Ionen aufnehmen können. Das Wasser wird basisch und es entsteht *Natronlauge.*

Je mehr H⁺-Ionen sich in einer Lösung befinden, desto **saurer** (*azider*) ist diese Lösung. Je weniger H⁺-Ionen sich darin befinden, desto **basischer** (*alkalischer*) ist die Lösung.

Der Säuregrad einer Lösung wird auch als **Azidität** bezeichnet, die basische Eigenschaft als **Alkalität** (*Basizität*).

pH-Wert

Der Säuregrad einer Lösung lässt sich messen. Als Maßeinheit wurde der **pH-Wert** festgelegt. Dabei gilt:

- Saure Lösungen haben einen pH-Wert < 7
- Neutrale Lösungen (z. B. reines Wasser) haben einen pH-Wert von 7,0
- Alkalische Lösungen haben einen pH-Wert > 7.

Je kleiner also der pH-Wert einer Flüssigkeit ist, desto saurer ist sie.

Puffer

> **Puffer:** Substanzen, die bei Zugabe von Säuren oder Basen überschüssige H⁺-Ionen abfangen bzw. abgeben und dadurch pH-Wert-Änderungen durch die Säure bzw. Base verringern können. Es handelt sich dabei entweder um Säure-Basen-Gemische oder Substanzen, die sich je nach Reaktionspartner entweder wie eine Säure oder eine Base verhalten.

Die Körperflüssigkeiten weisen ganz unterschiedliche pH-Werte auf (→ Abb. I/14.14). Innerhalb einer Flüssigkeit muss der pH-Wert aber meist konstant gehalten werden, um die darin ablaufenden Lebensvorgänge nicht zu stören. Dies gilt besonders für das Blut. Für einen gleich bleibenden pH-Wert sorgen die **Puffer.** Das sind Substanzen, die überschüssige H⁺-Ionen auffangen oder bei basischem Milieu wieder abgeben. Sie puffern („federn") also pH-Schwankungen ab.

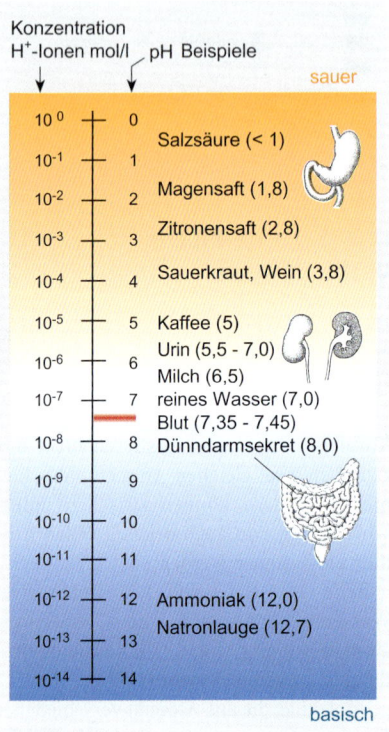

Abb. I/14.14 Die pH-Werte verschiedener Körperflüssigkeiten sind sehr unterschiedlich. Eine neutrale Lösung mit gleich vielen (nämlich 10⁻⁷) H⁺- und OH⁻-Ionen hat einen pH-Wert von 7. [L190]

Kohlensäure-Bikarbonat-Puffer

Das klinisch wichtigste Puffersystem ist das **Kohlensäure-Bikarbonat-System** (→ Abb. I/14.15):

- H_2CO_3 (*Kohlensäure*) als **Puffersäure**
- HCO_3^- (*Bikarbonat*) als **Pufferbase.**

Bei Säureüberladung (*Azidose*) nimmt die Pufferbase HCO_3^- (*Bikarbonat*) H⁺ auf und wird dadurch zur Puffersäure H_2CO_3 (*Kohlensäure*). Diese zerfällt in Wasser (H_2O) und Kohlendioxid (CO_2). Letzteres kann rasch über die Lunge abgeatmet werden. Auf diese Weise wird Säure aus dem Körper entfernt. Bei Basenüberladung (*Alkalose*) dagegen kann – in begrenztem Maße – durch verminderte Atmung die Abgabe von CO_2 gedrosselt werden. Die Puffersäure H_2CO_3 reichert sich an und gibt H⁺ ab. Ferner kann die Niere die Ausscheidung sowohl von H⁺ als auch HCO_3^- regulieren, allerdings wesentlich langsamer (→ Kap. I/31.9.2).

I/14.2.8 Organische Verbindungen

> **Organische Verbindungen:** Verbindungen, die hauptsächlich aus Kohlenstoff- und Wasserstoffatomen bestehen und überwiegend durch kovalente Bindungen zusammengehalten werden (→ Kap. I/14.2.4). Alle Schlüsselmoleküle des Lebens wie Kohlenhydrate, Fette, Eiweiße und die Erbsubstanz, die Nukleinsäuren, sind organische Verbindungen.

Kohlenhydrate

Kohlenhydrate sind aus Kohlenstoff (C), Wasserstoff (H) und Sauerstoff (O) zusammengesetzt.

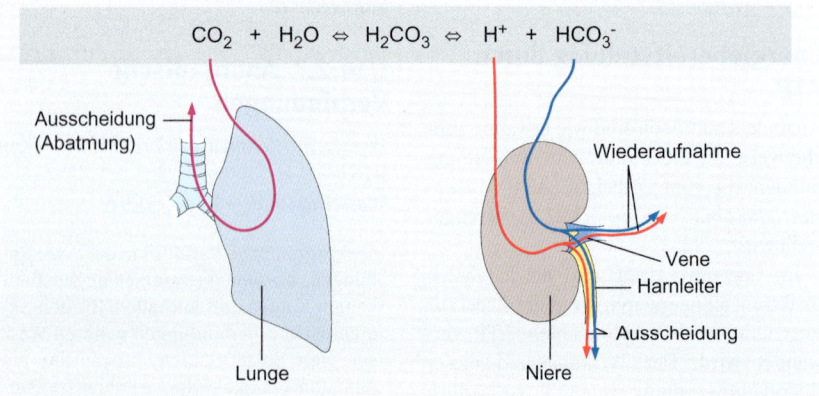

Abb. I/14.15 Der Kohlensäure-Bikarbonat-Puffer ist eines der wichtigsten Puffersysteme im menschlichen Organismus. Kohlensäure (H_2CO_3) ist die Puffersäure, Bikarbonat (HCO_3^-) die Pufferbase. [L190]

Kohlenhydrate sind die Hauptenergiequelle des menschlichen Organismus. Angelagert an Fette oder Eiweiße (**Glykolipide** bzw. **Glykoproteine**) sind sie außerdem Bestandteile z. B. von Zellmembranen oder Hormonen. Vor allem bei Pflanzen sind Kohlenhydrate außerdem eine Gerüstsubstanz (und wirken bei Verzehr durch den Menschen dann als Ballaststoffe).

Wegen ihrer großen Bedeutung für die Ernährung werden die Kohlenhydrate (Einteilung, Struktur) ausführlich im Rahmen der Ernährung dargestellt (→ Kap. I/16.4.1).

Fette und fettähnliche Stoffe

Neben Kohlenhydraten werden vor allem **Fette** (*Lipide*) von den Zellen zur Energiegewinnung herangezogen. Diese Energie kann allerdings nicht so leicht freigesetzt werden wie bei den Kohlenhydraten, da die in den Fetten enthaltenen Fettsäuren schwer abbaubar sind.

Die größte Gruppe der natürlich vorkommenden Fette sind Gemische von **Neutralfetten** (*Triglyzeriden*). Der menschliche Organismus kann im Fettgewebe große Mengen Neutralfette und damit Energie speichern.

Zu den Fetten gehören noch die fettähnlichen Stoffe, von denen das **Cholesterin** und die **Phospholipide** die wichtigsten Vertreter sind.

Auch die Fette werden im Ernährungskapitel detailliert abgehandelt (→ Kap. I/16.3.1)

Eiweiße

Im Gegensatz zu den Kohlenhydraten und Fetten spielen **Eiweiße** (*Proteine*) im menschlichen Körper als Energieträger nur eine untergeordnete Rolle. Sie sind vielmehr für viele Strukturen (z. B. Bindegewebe) und Funktionen des menschlichen Körpers unverzichtbar. Ohne Eiweiße als Enzyme wären viele chemische Reaktionen zu langsam, Eiweiße haben z. B. Transportfunktion im Blut, bilden die Gerinnungsfaktoren und kontrollieren in den Zellmembranen die Passage von Stoffen in die Zelle und aus der Zelle heraus.

Aminosäuren als Bausteine der Eiweiße

Eiweiße sind aus **Aminosäuren** zusammengesetzt. Alle Aminosäuren sind prinzipiell gleich aufgebaut. Sie besitzen ein zentrales Kohlenstoffatom, das mit vier verschiedenen Gruppen bzw. Atomen verbunden ist (→ Abb. I/14.16):

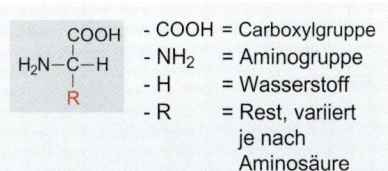

Abb. I/14.16 Aufbau einer Aminosäure. [L190]

- Einer **Carboxylgruppe** (*COOH-Gruppe*)
- Einer **Aminogruppe** (*NH₂-Gruppe*)
- Einem Wasserstoffatom
- Einem variablen **Rest** R.

Durch den Rest unterscheiden sich die 20 Aminosäuren, die in menschlichen Eiweißen vorkommen (→ Kap. I/16.4.4).

Verkettung der Aminosäuren

Reagieren zwei Aminosäuren miteinander, entsteht ein **Dipeptid** (→ Abb. I/14.17). Die Bindung, die hierdurch unter Wasserabspaltung entsteht, heißt **Peptidbindung.** Jedes Peptid besitzt an seinen freien Enden eine COOH- und eine NH₂-Gruppe, an denen weitere Aminosäuren in gleicher Weise anlagern können. Wird so eine dritte Aminosäure angelagert, entsteht ein **Tripeptid.**

Aminosäureketten aus weniger als zehn Aminosäuren heißen **Oligopeptide.** Sind 10–100 Aminosäuren miteinander verbunden, spricht man **Polypeptiden,** darüber von **Eiweißen.**

Proteide enthalten neben den Aminosäuren noch Nichteiweißanteile, etwa Zucker (*Glykoproteine,* z.B. die Blutgruppenantigene in der Zellmembran der roten Blutkörperchen), Fette (*Lipoproteine,* z. B. im Blut) oder Farbstoffe (z. B. der rote Blutfarbstoff Hämoglobin).

Die meisten menschlichen Eiweiße bestehen aus 100–500 Aminosäuren. Da einerseits 20 verschiedene Aminosäuren für den Aufbau von Proteinen verwendet werden und andererseits die Reihenfolge der einzelnen Aminosäuren veränderlich ist, ergibt sich eine riesige Zahl unterschiedlicher Proteine.

Für die Funktionsfähigkeit des Proteins ist entscheidend, dass sich diese Aminosäurekette zu einem dreidimensionalen Gebilde faltet, etwa einer wollknäuel- oder faltblattähnlichen Struktur.

Geht die dreidimensionale Struktur verloren, z.B. durch Hitzeeinwirkung, kann das Eiweiß seine biologische Funktion nicht mehr erfüllen.

Deshalb lassen sich durch Hitze im Rahmen der Desinfektion und Sterilisation Bakterien- und Virusproteine unschädlich machen (→ Kap. I/15.2.3, → Kap. I/15.2.4). Man spricht von **Eiweißdenaturierung** durch Hitze.

Enzyme

> **Enzyme** (*Biokatalysatoren*): Große Moleküle, meist Eiweiße, die im Stoffwechsel chemische Reaktionen beschleunigen und oft erst ermöglichen, ohne selbst verändert zu werden.
>
> **Coenzyme:** Hilfsmoleküle der Enzyme. Im Gegensatz zu den Enzymen sind die Coenzyme keine Eiweiße (häufig leiten sie sich von Vitaminen ab → Kap. I/16.4.6) und werden bei der chemischen Reaktion verändert.

Bei Körpertemperatur laufen viele chemische Reaktionen gar nicht oder für die Stoffwechselbedürfnisse zu langsam ab. Sie ließen sich zwar durch Wärmezufuhr beschleunigen, das geht jedoch nicht, da der Körper keine großen Temperaturschwankungen erträgt.

Der Stoffwechsel beschleunigt deshalb bestimmte chemische Reaktionen um das Tausend- bis Hunderttausendfache durch **Enzyme** (Mechanismus → Abb. I/14.18).

Viele Enzyme sind ihrerseits auf einen „Helfer" angewiesen, das **Coenzym.** Nur das Coenzym wird bei der Reaktion chemisch verändert, nicht das Enzym.

Coenzyme sind meist sehr komplizierte organische Moleküle und im Gegensatz zu den Enzymen grundsätzlich keine Eiweiße. Häufig leiten sie sich von Vitaminen (→ Kap. I/16.4.6) ab.

Nukleinsäuren

> **Nukleinsäure:** In jeder Zelle, aber auch in Bakterien und Viren enthaltenes Makromolekül. Unterteilt in **DNS** (*Desoxyribonukleinsäure*) und **RNS** (*Ribonukleinsäure*).

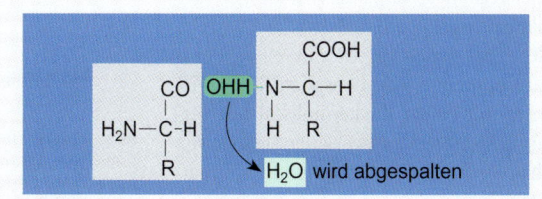

Abb. I/14.17 Aufbau eines Dipeptids aus zwei Aminosäuren. Die Peptidbindung entsteht unter Abspaltung von Wasser. [L190]

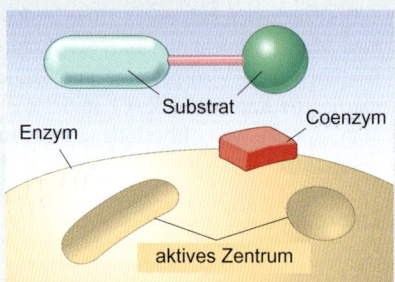

Substrat und Enzym passen zusammen wie der „Schlüssel zum Schloss"...

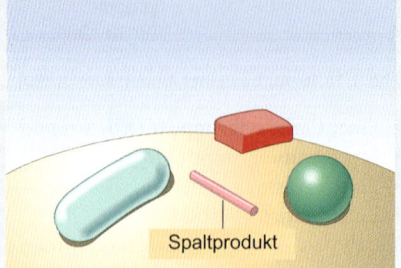

... sie verbinden sich; dabei werden chemische Bindungen im Substratmolekül aufgebrochen...

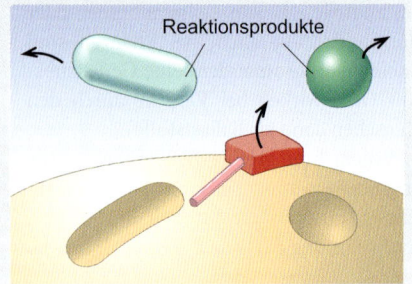

... die Reaktionsprodukte des Substrats verlassen das Enzym, das Coenzym greift das Spaltprodukt der Bindung auf und trennt sich vom Enzym.

Abb. I/14.18 Enzymvermittelte Spaltung eines Substrates (einer von einem Enzym umgesetzten Substanz) mit beteiligtem Coenzym. Die neu gebildeten Moleküle (Reaktionsprodukte) entfernen sich von der Enzymoberfläche und das unveränderte Enzym kann neue Substratmoleküle binden. [L190]

> Die DNS ist beim Menschen die Erbsubstanz und enthält praktisch alle für den Organismus notwendigen Informationen.

Wie oben erwähnt sind Eiweiße für Gestalt und Funktion des menschlichen Körpers unverzichtbar. In den **Nukleinsäuren** sind die Informationen verschlüsselt, die zur Bildung der Eiweiße benötigt werden. Nukleinsäuren fungieren außerdem z. B. als Signalüberträger oder als Hilfsmoleküle bei der Eiweißherstellung.

Man unterscheidet zwei Formen von Nukleinsäuren: die **DNS** (*Desoxyribonukleinsäure*) und die **RNS** (*Ribonukleinsäure*).

> ❯❯ Die Benennung der Nukleinsäuren führt häufig zu Verwirrung. In der Literatur gehen die Abkürzungen DNS/DNA und RNS/RNA wild durcheinander. Tatsächlich bedeuten sie das gleiche. Auf Deutsch heißt es **D**esoxyribo**n**ukleins**ä**ure und **R**ibonukleins**ä**ure – ist also als **DNS** bzw. **RNS** abzukürzen. Im Englischen bezeichnet man sie als **d**eoxyribo**n**ucleic **a**cid und **r**ibonucleic **a**cid und kürzt sie entsprechend mit **DNA** bzw. **RNA** ab.

Aufbau der DNS

Die **DNS** kann in ihrem Aufbau mit einer Strickleiter verglichen werden, deren Stränge sich schraubenartig umeinanderwinden (→ Abb. I/14.19). Jeder dieser beiden Stränge besteht aus zwei unterschiedlichen Arten von Molekülen, nämlich:
- Zuckermolekülen (*Desoxyribose*)
- Phosphatgruppen.

Jedes Zuckermolekül ist mit einer Phosphatgruppe und jede Phosphatgruppe wiederum mit einem Zuckermolekül fest verknüpft. So entstehen zwei lange Stränge von sich abwechselnden Zucker- und Phosphatmolekülen.

Die „Sprossen" dieser Strickleiter gehen jeweils von den Zuckermolekülen aus und werden von je zwei stickstoffhaltigen Basen gebildet, und zwar:
- **Adenin** (*A*) und **Thymin** (*T*)
- **Guanin** (*G*) und **Cytosin** (*C*).

Aufgrund der Größe und chemischen Struktur der Basen kann sich Adenin nur mit einem gegenüberliegenden Thymin und Guanin nur mit Cytosin paaren. Dadurch bestimmt die **Basensequenz** (*Reihenfolge der Basen*) des einen Stranges immer auch die des anderen – beide Stränge sind einander **komplementär**, vergleichbar mit dem Negativ und dem Positiv einer Fotografie.

Nukleotid und Gen

Base plus Zuckermolekül plus Phosphatgruppe bilden ein **Nukleotid.** Da in der DNS nur vier verschiedene Basen vorkommen, gibt es in ihr auch nur vier verschiedene Nukleotide.

Die beiden DNS-Stränge sind aus vielen Millionen solcher Nukleotide zusammengesetzt.

Ein DNS-Abschnitt von ungefähr 1 000 Nukleotiden bildet eine Erbeinheit, die als **Gen** bezeichnet wird. Der Mensch hat ca. 21 000 Gene.

Aufbau der RNS

Die **RNS** (*Ribonukleinsäure*) ist die zweite Form von Nukleinsäuren. Sie unterscheidet sich von der DNS in mehreren Punkten:
- Im Gegensatz zur doppelsträngigen DNS ist die RNS nur einsträngig
- Anstatt des Zuckermoleküls Desoxyribose findet man in der RNS die **Ribose**
- Die Base Thymin ist in der RNS durch **Uracil** ersetzt

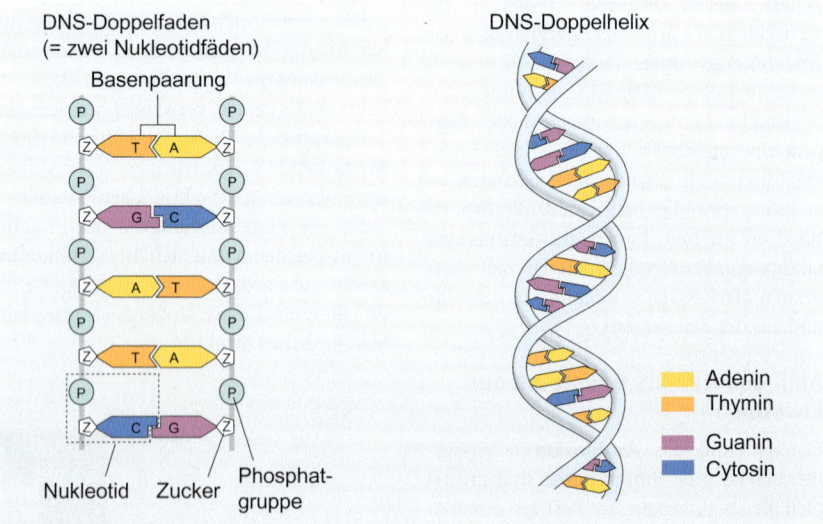

Abb. I/14.19 Links Aufbau der DNS (chemische Struktur). Zuckermoleküle (Z) und Phosphatgruppen (P) sind abwechselnd aneinander geheftet und bilden zwei Stränge. Von den Zuckermolekülen ausgehend bilden Basenpaare die „Sprossen" des strickleiterartigen Moleküls. Rechts der gewundene DNS-Doppelstrang. [L190]

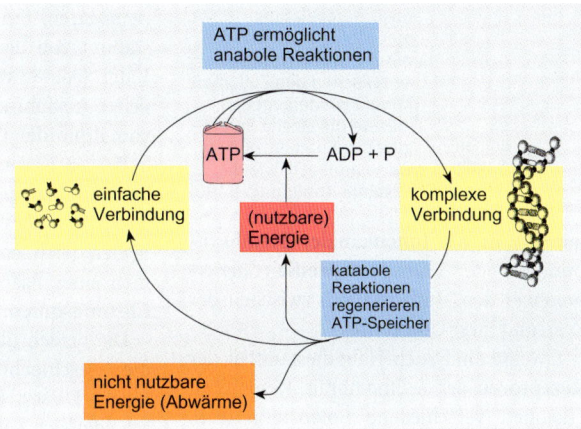

Abb. I/14.20 Aufbau des ATP, bestehend aus Adenin und Ribose, die zusammen als Adenosin bezeichnet werden, sowie drei Phosphatgruppen. ADP besitzt dagegen nur noch zwei Phosphatgruppen. [L190]

Abb. I/14.21 Katabolismus, Anabolismus und ATP. Bei der Aufspaltung großer Moleküle im Rahmen von katabolen Reaktionen wird Energie frei. Diese wird teilweise als Wärme abgegeben, zum anderen Teil aber als nutzbare Energie zur Regenerierung des Energiespeichers ATP (*Adenosintriphosphat*) verwendet. Die im ATP gespeicherte Energie steht für energieverbrauchende anabole Reaktionen zur Verfügung. [L190]

- Es gibt verschiedene Arten von RNS mit unterschiedlichen Funktionen (z. B. rRNS, mRNS, tRNS, → Kap. I/14.3.7).

Genetischer Code

Jeweils drei aufeinander folgende Basen des Nukleinsäurestranges (*Basentriplett*) bezeichnen eine Aminosäure: GUU bedeutet z. B. die Aminosäure Valin, GCU hingegen die Aminosäure Alanin. Diese Zuordnung der Basentripletts zu den Aminosäuren heißt **genetischer Code.**

Adenosintriphosphat (ATP)

Nukleotide sind nicht nur an der Erbsubstanz beteiligt. Auch im Energiehaushalt stellen sie eine der Schlüsselsubstanzen dar, und zwar in Form von **Adenosintriphosphat** (*ATP* → Abb. I/14.20).

Leben ist an die Anwesenheit von Energie und damit von ATP gebunden – man findet es deshalb nicht nur in menschlichen Zellen, sondern in allen Organismen auf der Erde. ATP speichert Energie und gibt sie im Bedarfsfall wieder ab. Es hat also gewissermaßen die Funktion eines „Akkus" der Zelle (→ Abb. I/14.21).

ATP besteht aus der stickstoffhaltigen Base Adenin, dem Zuckermolekül Ribose und drei Phosphatgruppen. Die Bindungen zwischen den Phosphatgruppen sind sehr energiereich. Wird die dritte Phosphatgruppe unter Mithilfe von Wasser in einer **hydrolytischen Reaktion** abgespalten, so wird Energie verfügbar, welche von der Zelle für energieverbrauchende Vorgänge verwendet wird.

Es entsteht **ADP** (*Adenosindiphosphat*), das anschließend unter Energieaufwand wieder regeneriert werden muss. Diese Energie stammt aus der Verbrennung energiereicher Nährstoffmoleküle (v. a. Traubenzucker) in der Zelle unter Verbrauch von Sauerstoff (→ Kap. I/16.3.1).

I/14.3 Zelle

Ⓢ Fallbeispiel Stationär

Die Altenpflegerin Hermine Brauer versorgt zusammen mit Schülerin Janine Guter eine bettlägerige Bewohnerin. Der Auszubildenden fallen die stark geschwollenen Unterschenkel und Füße der Frau auf. Als sie beim Lagern das

rechte Bein der Frau anhebt, verursachen ihre Finger tiefe Eindrücke in der Haut. Später fragt Janine die Praxisanleiterin, wie es zu solchen Ödemen kommt. Hermine Brauer weiß, dass in diesem Fall eine schwere Herzinsuffizienz der Auslöser ist, kann aber den Flüssigkeitstransport zwischen den Zellen nicht genau erklären. Sie verspricht, das Thema nachzuschlagen.

I/14.3.1 Kennzeichen von Zellen

❯ Zelle: Kleinste lebensfähige Einheit sämtlicher Lebewesen, aufgebaut aus:
- **Zellkern** mit dem Erbgut
- **Zytoplasma** mit **Zytosol** (*wässrige Grundsubstanz*) und **Organellen,** die verschiedene Teilaufgaben der Zelle übernehmen
- **Zellmembran,** welche die Zelle nach außen abgrenzt.

Zellen können Stoffe aufnehmen, umbauen und freisetzen. Außerdem können die meisten Zellen wachsen, sich teilen und auf Reize aus ihrer Umgebung reagieren.

❯ Der Mensch besteht nicht aus besonders großen, sondern aus besonders vielen Zellen, nämlich etwa 10^{13} (10 000 Milliarden) Zellen. Um die vielen Körperfunktionen erfüllen zu können, haben sich die Zellen zu gut 200 Zelltypen im Dienste des Gesamtorganismus mit unterschiedlicher Form, Gestalt und Größe spezialisiert (*differenziert* → Abb. I/14.22). 📖1
Zellen mit gleicher Differenzierung und Funktion bilden üblicherweise Zellverbände, die Gewebe (→ Kap. I/14.4).

Trotz dieser Formenvielfalt haben alle Zellen grundlegende Gemeinsamkeiten.

Alle Zellen werden von einer **Zellmembran** begrenzt. Die Zellmembran ist nicht einfach eine passive Barriere wie eine Mauer, sondern eine flexible Struktur mit vielfältigen Funktionen. Man spricht allgemein von **Biomembranen.**

Die Zellmembran umgibt das **Zytoplasma,** welches aus dem flüssigen **Zytosol** (*Grundsubstanz*), den festen **Zellorganellen** und dem **Zellskelett** besteht:
- Das Zytosol besteht zu 70–95 % aus Wasser. Den Rest bilden die darin gelösten Moleküle, die die Zelle benötigt (vor allem Eiweiße, Fette, Kohlenhydrate und Ionen)
- Die Zellorganellen sind durch eine Biomembran umschlossene Strukturen, die

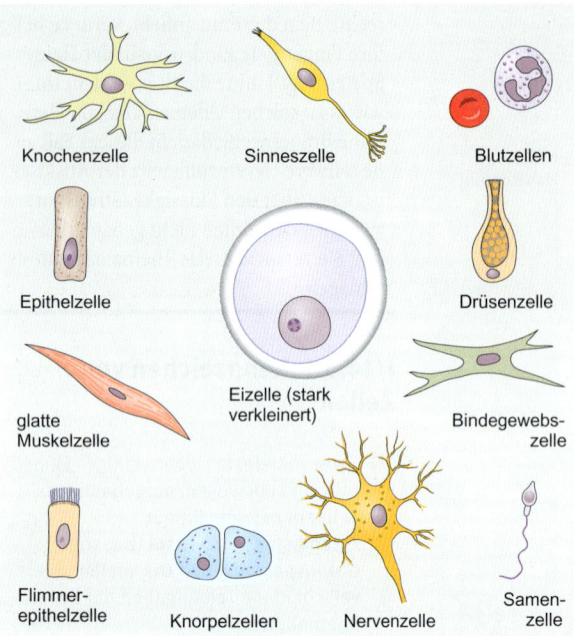

Knochenzelle

Sinneszelle

Blutzellen

Epithelzelle

Drüsenzelle

glatte
Muskelzelle

Eizelle (stark
verkleinert)

Bindegewebs-
zelle

Flimmer-
epithelzelle

Knorpelzellen

Nervenzelle

Samen-
zelle

Abb. I/14.22 Beispiele für die Differenzierung menschlicher Zellen. Wären die Größenverhältnisse zwischen den Zelltypen korrekt wiedergegeben, müsste die Eizelle im Vergleich zur Samenzelle etwa so groß sein wie die gesamte Abbildung. [L190]

für die Zelle bestimmte Aufgaben wie etwa Energiegewinnung oder Eiweißbildung erfüllen
- Das Zellskelett durchzieht mit seinen fadenförmigen Strukturen netzartig das Zytoplasma und verleiht der Zelle Stabilität.

Außerdem enthält jede Zelle einen **Zellkern,** der gewissermaßen das Steuerzentrum der Zelle ist.

Es gibt einige „Zellen" im Körper, die ihren Zellkern während der Entwicklung verlieren, etwa die roten Blutkörperchen oder die Blutplättchen. Sie werden möglichst mit Bezeichnungen belegt, die nicht das Wort „Zelle" enthalten.

I/14.3.2 Zellmembran

Jede Zelle ist von einer hauchdünnen, etwa ein Hunderttausendstel Millimeter messenden Biomembran umschlossen, der **Zellmembran** (*Zytoplasmamembran, Plasmalemm*). Die Zellmembran gibt der Zelle eine flexible Hülle, schützt ihren Inhalt und kontrolliert den Durchtritt von Stoffen in die Zelle hinein und aus ihr heraus.

Aufbau der Zellmembran

Chemisch gesehen besteht die Zellmembran aus einer Doppelschicht von Fetten (*Lipiddoppelschicht*), v.a. Phospholipiden (→ Kap. I/16.4.2).

Darüber hinaus enthält die Zellmembran Eiweiße. Ein Teil dieser Eiweiße durchdringt die ganze Zellmembran. Sie kontrol-

lieren z.B. als **Ionenkanäle, Membranpumpen** oder **Transporteiweiße** (*Carrierproteine*) den Stoffaustausch zwischen der Zelle und ihrer Umgebung.

Eiweiße sind auch Hauptbestandteil der **Rezeptoren** der Zellmembran. Rezeptoren erkennen verschiedene Botenstoffe (z.B. Hormone) und setzen daraufhin bestimmte Reaktionen in der Zelle in Gang (→ Kap. I/31.3.2).

Durchlässigkeit der Zellmembran

Wasser kann die Zellmembran ungehindert passieren. Die meisten Substanzen jedoch, insbesondere große und geladene Teilchen, können nicht so ohne weiteres durch die Zellmembran hindurch. Sie kommen nur mit Hilfe von Ionenkanälen, Transporteiweißen oder anderen speziellen Mechanismen in die Zelle hinein.

Diese Eigenschaft der Zellmembran heißt **Semipermeabilität** (*selektive Permeabilität, Halbdurchlässigkeit*). Die Semipermeabilität der Zellmembran ist die Voraussetzung, um die für viele Stoffe unbedingt notwendigen Konzentrationsunterschiede zwischen dem Zellinneren und der äußeren Umgebung aufrecht zu erhalten.

I/14.3.3 Zellkern

Der **Zellkern** (*Nukleus*) ist die größte Struktur innerhalb der Zelle (→ Abb. I/14.23). Er enthält die Erbinformation (*genetische Information*). Wenn der Kern sich nicht gera-

de teilt, ist er von einer **Kernhülle** umgeben.

Hauptbestandteile des Kerninnenraums, des **Kernplasmas** (*Karyoplasma*), sind:
- Die Erbsubstanz DNS (→ Kap. I/14.2.8), die in 46 Untereinheiten, die **Chromosomen,** aufgeteilt ist
- Ein oder mehrere **Kernkörperchen** (*Nukleoli*), in denen RNS (→ Kap. I/14.2.8) gebildet wird.

Chromosomensatz des Menschen

Die 46 Chromosomen der menschlichen Körperzellen bestehen aus 23 Chromosomenpaaren. Ein Chromosom jedes Paares stammt von der Mutter, das andere vom Vater. Jedes Chromosom liegt somit in doppelter Ausführung vor, weshalb man auch vom **diploiden Chromosomensatz** spricht.

Bei 22 Chromosomenpaaren sehen die beiden Chromosomen eines Paares exakt gleich aus. Dies sind die **Autosomen.** Die beiden (sich entsprechenden) Chromosomen eines Paares heißen auch **homologe Chromosomen.**

Die beiden übrigen Chromosomen sind die **Geschlechtschromosomen** (*Gonosomen*). Dieses Chromosomenpaar unterscheidet sich bei Mann und Frau: Männer haben ein **X-Chromosom** und ein wesentlich kleineres **Y-Chromosom,** Frauen dagegen zwei X-Chromosomen.

Chromosomen

Bei der ruhenden, sich nicht teilenden Zelle liegen die 46 **Chromosomen** wie lose, vielfach gewundene Fäden im Zellkern. Diese Fäden sind so dünn, dass sie im Lichtmikroskop nicht sichtbar sind. Nur während der Kernteilung sind die Chromosomen für kurze Zeit im Mikroskop sichtbar, weil sich dann die 46 langen Fäden zu 46 kompakten Strukturen aufwickeln (vergleichbar mit Wollfäden, die zu Knäueln aufgewickelt werden). Die jetzt sichtbaren Chromosomen sind häkchenförmige Gebilde mit einer Einschnürung, dem **Zentromer** (→ Abb. I/14.24). Das Zentromer gliedert das Chromosom in zwei meist unterschiedlich lange **Chromosomenschenkel.**

Verdoppelung der Chromosomen

Vor jeder Kernteilung werden die Chromosomenschenkel verdoppelt, wodurch zwei gleiche Untereinheiten entstehen, die **Chromatiden.** Die beiden Chromatiden sind

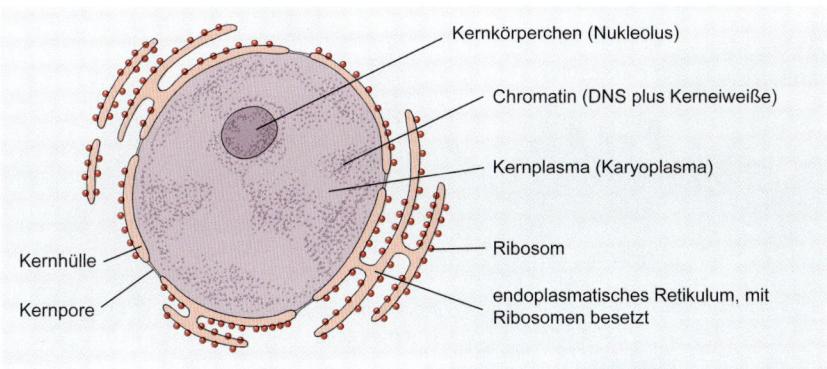

Abb. I/14.23 Zellkern. [L190]

zunächst noch am Zentromer miteinander verbunden. Im Laufe der Kernteilung werden sie getrennt und auf die beiden neuen Zellen verteilt.

I/14.3.4 Zellorganellen

Zellorganellen sind Gebilde innerhalb des Zytoplasmas, die spezielle Aufgaben für die Zelle übernehmen (➔ Abb. I/14.25). Mit Ausnahme der Ribosomen sind sie von einer Membran umhüllt.

Ribosomen

Ribosomen finden sich in großer Zahl in jeder Zelle. Die kleinen, kugeligen Organellen sind für die Eiweißherstellung (*Proteinbiosynthese*) zuständig (➔ Kap. I/14.2.8) und bestehen aus ribosomaler Nukleinsäure (*rRNS*) und Eiweißen.

Endoplasmatisches Retikulum

Das Zytoplasma der meisten Zellen enthält ein verzweigtes, membranumschlossenes Hohlraumsystem, das **endoplasmatische Retikulum.**

Raues endoplasmatisches Retikulum ist an der Außenseite mit zahlreichen Ribosomen besetzt und dient der Eiweißherstellung. **Glattes endoplasmatisches Retikulum** ohne Ribosomen hat verschiedene Funktionen, z. B. Produktion von Fetten, Speichern von Kalzium oder Entgiftung.

Golgi-Apparat

Meist in Kernnähe findet man flache Membransäckchen, die in mehreren Stapeln aufeinander liegen und in ihrer Gesamtheit den **Golgi-Apparat** bilden. Hier werden auszuscheidende Stoffe portionsweise abgeschnürt und als **Golgi-Vesikel** aus der Zelle ausgeschleust. Der Golgi-Apparat ist deshalb besonders ausgeprägt in Zellen, die sich auf die Bildung von Hormonen oder Sekreten spezialisiert haben.

Lysosomen

Lysosomen sind winzige, von einer Membran umschlossene Bläschen. In ihnen befinden sich Enzyme, die Fremdstoffe oder nicht mehr funktionsfähige, zelleigene Organellen verdauen.

Mitochondrien

Jede lebende Zelle benötigt für ihren Stoffwechsel sowie die aktiven Transportprozesse Energie. Diese Energie wird in den **Mitochondrien,** den Kraftwerken der Zelle, erzeugt.

Mitochondrien besitzen eine charakteristische Eiform und sind aus einer inneren und äußeren Membran aufgebaut (➔ Abb. I/14.26). Zur Oberflächenvergrößerung bildet die innere Membran zahlreiche Auffaltungen. An der inneren Membran findet in der **Atmungskette** die eigentliche Energiegewinnung statt.

Die Zahl der Mitochondrien spiegelt den Energiebedarf einer Zelle wider. Herzmuskelzellen z. B. haben viele Mitochondrien. Dagegen kommen wenig stoffwechselaktive Zellen (z. B. Knorpelzellen) mit nur wenigen Mitochondrien aus.

Darüber hinaus finden in Mitochondrien zahlreiche Stoffwechselreaktionen statt. Als Besonderheit besitzen Mitochondrien (mitochondriale) DNS.

Zytoskelett

Das Zytoplasma besitzt innere, stabilisierende Strukturen, die in ihrer Gesamtheit als **Zytoskelett** (*Zellskelett*) bezeichnet werden.

- **Mikrotubuli** sind röhrenförmige Gebilde. Sie haben Stütz- und Bewegungsfunktionen und bilden neben den **Flimmerhärchen** (*Kinozilien*) auch die **Zentriolen** und die **Teilungsspindel** (*Mitosespindel*) während der Zellteilung aus
- Die verschiedenen **Filamente** sind lange, fadenförmige Gebilde. Sie lagern sich meist zu Bündeln (*Fibrillen*) zusammen. Sie versteifen z. B. Mikrovilli und sind an der Bildung von Zellkontakten sowie an der Muskelkontraktion beteiligt.

Zelleinschlüsse

Zelleinschlüsse sind Ansammlungen toter Substanzen. Oft handelt es sich um Stoffe, die von der Zelle selbst produziert wurden, z. B. Glykogen, Fetttröpfchen oder das Pigment Melanin, das der Haut die Bräune verleiht.

Viele Zellen lagern mit zunehmendem Alter in den Lysosomen ein braunes Pigment ein, das **Lipofuszin**. Dabei handelt es sich um Abbauprodukte von Lysosomen. Man findet solches *Alterspigment* daher vornehmlich in langlebigen Zellen wie Herzmuskel- oder Nervenzellen.

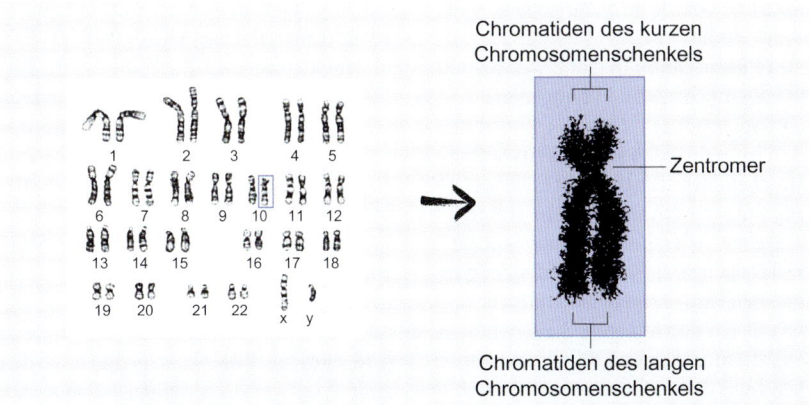

Abb. I/14.24 Die Chromosomen des Menschen. Die Abbildung links zeigt den Chromosomensatz eines Mannes. Rechts ist ein einzelnes Chromosom in stärkerer Vergrößerung dargestellt. [L190]

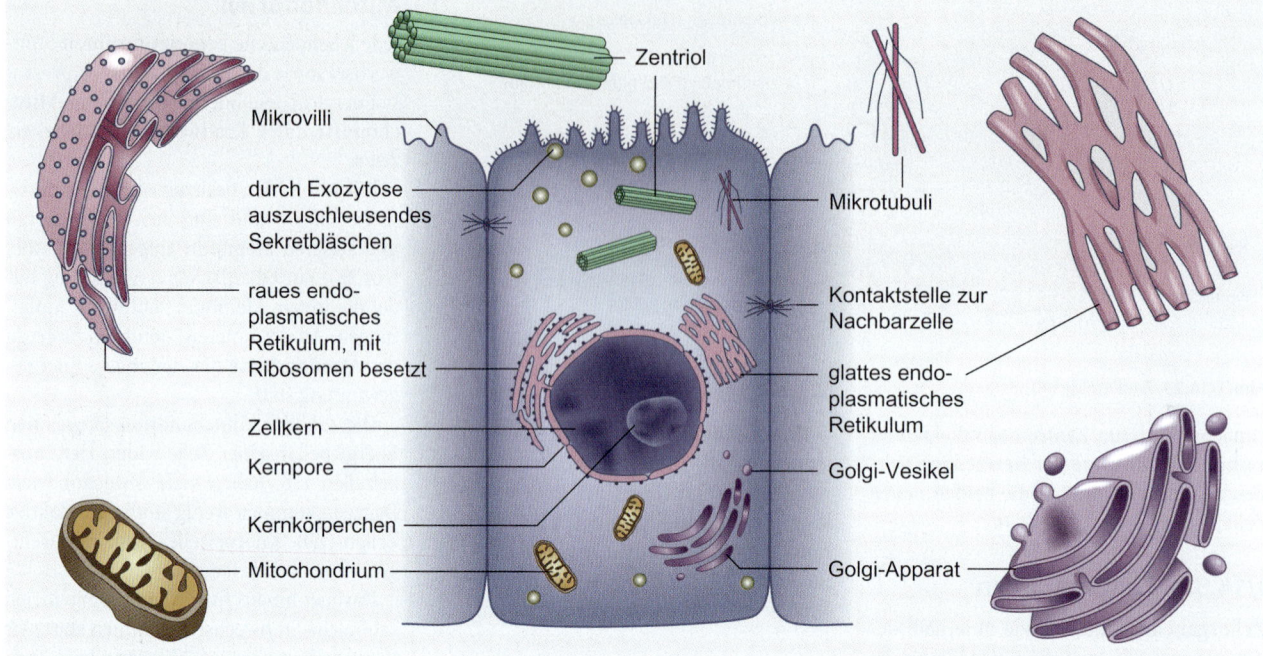

Abb. I/14.25 Schnitt durch eine Zelle. Jede Zelle hat kleine „Organe" mit bestimmten Funktionen, die Organellen. [L157]

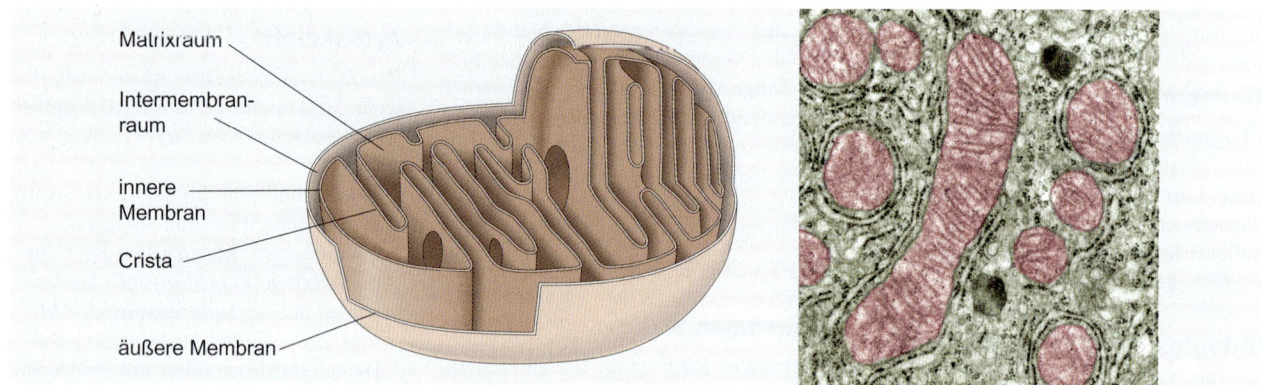

Abb. I/14.26 Mitochondrium im Längsschnitt, schematische (links) und elektronenmikroskopische (rechts) Darstellung. Gut zu erkennen sind die äußere und innere Membran sowie die Auffaltungen der inneren Membran. [L190, X243]

I/14.3.5 „Wasserbasis" des Organismus

Wasser im Rahmen der Ernährung → Kap. I/16.4

Der Mensch besteht überwiegend aus **Wasser,** wobei der Wassergehalt des Körpers mit zunehmendem Alter abnimmt. So entfallen beim Neugeborenen etwa 75 % des Körpergewichts auf Wasser, beim jungen Erwachsenen etwa 65 % und beim alten Menschen nur noch 55 %.

Bezogen auf einen erwachsenen Menschen mit etwa 70 kg Körpergewicht befinden sich mit ca. 30 l der größte Teil (nämlich ungefähr zwei Drittel) des Körperwassers innerhalb der Zellen (*intrazelluläre Flüssigkeit*).

Die **extrazelluläre Flüssigkeit** außerhalb der Zellen verteilt sich auf folgende drei Räume (→ Abb. I/14.27):
- Den **Plasmaraum.** In den Blutgefäßen befinden sich etwa 2,7 l Blutplasma (→ Kap. I/31.4.2)
- Den **interstitiellen Flüssigkeitsraum.** Hier befinden sich etwa 10 l Flüssigkeit – alle Körperzellen sind von Flüssigkeit umgeben. Jeder Stoff, der entweder zur Zelle gelangen soll oder von der Zelle abgegeben wird, muss die interstitielle Flüssigkeit durchqueren. Zwischen Interstitium, Zellen und Blutplasma bestehen enge Verbindungen und ein reger Stoffaustausch.
Zur interstitiellen Flüssigkeit zählt au-

ßerdem die aus dem Interstitium in die Lymphkapillaren abfließende Lymphe
- Die **transzellulären Flüssigkeiten** (Gesamtvolumen ca. 2 l), z. B. die Gehirn-Rückenmarks-Flüssigkeit (*Liquor cerebrospinalis*) und die Gelenkflüssigkeit (*Synovia*).

I/14.3.6 Stofftransport

Jede Funktion der Zelle erfordert **Stofftransport** und Austausch von Stoffen innerhalb des Organismus. So müssen z. B. ständig Sauerstoff (O_2) und Nährstoffe an jede einzelne Zelle herangeführt werden; andererseits muss gewährleistet sein, dass Stoffwechselprodukte der Zelle wie Kohlendioxid (CO_2) abtransportiert werden.

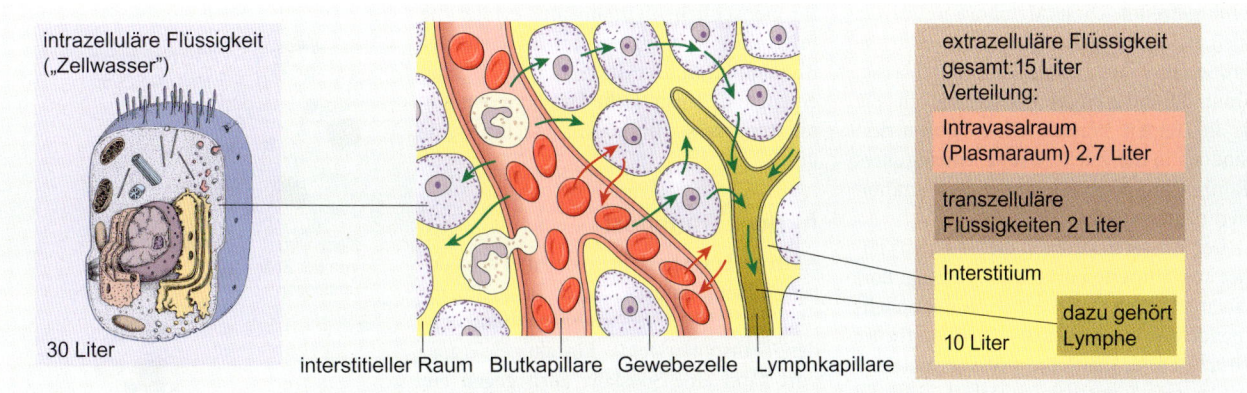

intrazelluläre Flüssigkeit
(„Zellwasser")

30 Liter

extrazelluläre Flüssigkeit
gesamt:15 Liter
Verteilung:

Intravasalraum
(Plasmaraum) 2,7 Liter

transzelluläre
Flüssigkeiten 2 Liter

Interstitium

dazu gehört
Lymphe

10 Liter

interstitieller Raum Blutkapillare Gewebezelle Lymphkapillare

Abb. I/14.27 Die Flüssigkeitsräume des Menschen und der Stoffaustausch im Kapillargebiet. Zwischen Kapillaren und interstitiellem Raum sowie zwischen Gewebszellen und interstitiellem Raum findet ein ständiger gegenseitiger Stoffaustausch statt. Die Flüssigkeitsbewegung im Bereich der Lymphgefäße ist hingegen einseitig: Es fließt nur Flüssigkeit vom interstitiellen Raum zur Lymphkapillare hin, nicht umgekehrt. [L190]

Für diesen Stoffaustausch zwischen den Gewebsräumen müssen die Stoffe mehrere Grenzbarrieren, z. B. Kapillarwände und Zellmembranen, überwinden.

Stoffaustausch zwischen Kapillaren und Interstitium

Die in ihrer Summe riesige Fläche der kleinsten Blutgefäße (*Kapillaren* → Kap. I/31.6.2) stellt die Grenze zwischen dem Blutplasma und dem interstitiellen Raum dar. Hier findet ein reger, aber geregelter Stoffaustausch statt: Durch die Kapillarmembran treten Wasser und kleine Moleküle aus dem Blut ins Gewebe über, hingegen bleiben Blutzellen, größere Eiweiße und andere größere Teilchen in der Regel im Plasma zurück, weil sie die Kapillarwände nicht durchdringen können.

Passive Transportprozesse

Diffusion

> **Diffusion:** Wanderung von in Flüssigkeit gelösten Teilchen von Orten höherer Konzentration zu Orten niedrigerer Konzentration entlang des Konzentrationsgefälles. Ziel ist der Konzentrationsausgleich.

Gibt man einen Tropfen dunkelblauer Tinte in ein Wasserglas und lässt dieses dann stehen, so färben sich langsam immer größere Teile des Wassers, bis es schließlich einheitlich blau ist. Diese Teilchenwanderung von Orten höherer zu Orten niedrigerer Konzentration bis zur völligen Durchmischung heißt **Diffusion** (→ Abb. I/14.28). Die Diffu-

sion verbraucht keine Energie, sie ist aber an ein Konzentrationsgefälle gebunden.

Im Körper diffundiert z. B. der Sauerstoff aus den Kapillaren entlang seines Konzentrationsgefälles in die Zellen, wo er verbraucht wird. Durch den ständigen Sauerstoffverbrauch bleibt die O_2-Konzentration in den Zellen immer niedriger als im Kapillarblut. Die O_2-Diffusion kommt deshalb beim lebenden Menschen nie zum Stillstand.

Größere und schlecht fettlösliche Moleküle, die die Zellmembranen nicht ohne weiteres durchdringen können, können oftmals mit Hilfe von Trägermolekülen (→ Kap. I/14.3.2) in die Zellen gelangen. Durch diese **erleichterte Diffusion,** die ebenfalls ohne Energieverbrauch abläuft, wird beispielsweise die Glukose in die Zellen transportiert.

Osmose

> **Osmose:** Übergang des Lösungsmittels einer Lösung (z. B. Wasser) in eine stärker konzentrierte Lösung durch eine semipermeable (halbdurchlässige) Membran, die für das Lösungsmittel (Wasser), nicht jedoch für den gelösten Stoff (z. B. Zucker) durchlässig ist. Sonderfall der Diffusion, da die Diffusionsbewegung das *Lösungsmittel* betrifft.
> **Osmolarität:** Menge der osmotisch wirksamen Teilchen pro Liter Lösung (osmol/l). Maß für die Stärke des Lösungsmittelübergangs bei der Osmose.

Man stelle sich vor: Ein Raum mit einer Lösung (z. B. Zucker in Wasser) ist von einem zweiten Raum mit reinem Lösungsmittel (Wasser) durch eine *semipermeable Mem-*

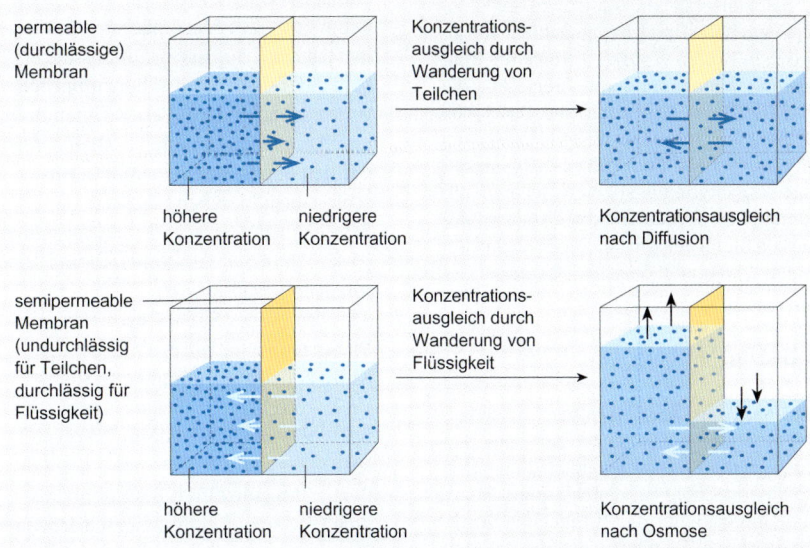

permeable
(durchlässige)
Membran

höhere
Konzentration   niedrigere
Konzentration

Konzentrationsausgleich durch
Wanderung von
Teilchen

Konzentrationsausgleich
nach Diffusion

semipermeable
Membran
(undurchlässig
für Teilchen,
durchlässig für
Flüssigkeit)

höhere
Konzentration   niedrigere
Konzentration

Konzentrationsausgleich durch
Wanderung von
Flüssigkeit

Konzentrationsausgleich
nach Osmose

Abb. I/14.28 Oben Diffusion mit Wanderung gelöster Teilchen entlang eines Konzentrationsgefälles, unten Osmose mit Wanderung von Lösungsmittelteilchen. [L157]

bran getrennt. Diese Membran ist für die kleinen Wassermoleküle, nicht aber für die größeren Zuckermoleküle durchlässig. Dann diffundieren die Wassermoleküle, die ja im reinen Wasser höher konzentriert sind als in der Zuckerlösung, entlang ihres Konzentrationsgefälles durch die Membran in die Zuckerlösung.

Der Wassereinstrom in die (zunächst) höher konzentrierte Zuckerlösung erzeugt dort einen steigenden Wasserspiegel mit zunehmendem **Wasserdruck** (*hydrostatischer Druck*). Dieser Druck presst Wassermoleküle in das Gefäß mit der (zunächst) niedriger konzentrierten Zuckerlösung. Wenn der hydrostatische Druck dem entgegengesetzten „Sog" durch die gelösten Teilchen entspricht, ist ein Gleichgewicht erreicht. Die hydrostatische Druckdifferenz der beiden Flüssigkeitssäulen entspricht dem **osmotischen Druck** (→ Abb. I/14.28). Er ist umso höher, je konzentrierter die Lösung war.

Die Konzentration aller osmotisch wirksamen Teilchen in einer Lösung ist die **Osmolarität**. Sie wird in osmol/l angegeben. Blutplasma hat z. B. eine Osmolarität von ca. 0,3 osmol/l (300 mosmol/l). Lösungen, z. B. Infusionen, die dieselbe Osmolarität wie das Blutplasma aufweisen, nennt man **isotone Lösungen**. Hierzu gehört NaCl 0,9 %.

> **» Kolloidosmotischer Druck**
>
> Große Moleküle werden in einer Flüssigkeit nicht gelöst, sondern fein verteilt, man spricht von **Kolloid** in **kolloidaler Lösung**. Der osmotische Druck, der durch solche Teilchen hervorgerufen wird, heißt entsprechend **kolloidosmotischer Druck**.
>
> Im menschlichen Körper wird der kolloidosmotische Druck hauptsächlich von Eiweißmolekülen erzeugt. Die meisten Bluteiweiße können aufgrund ihrer Größe die Kapillarwände nicht passieren. Durch das Eiweißkonzentrationsgefälle zwischen Blut und Interstitium kann die Flüssigkeit aus dem Interstitium in die Kapillaren aufgenommen werden. Sinkt die Konzentration von Bluteiweißen, kommt es zu Wassereinlagerungen im Gewebe (*Ödeme*).

Filtration

> **» Filtration:** Abpressen von Flüssigkeiten und kleineren Teilchen (größere Teilchen werden zurückgehalten) durch eine semipermeable (halbdurchlässige) Membran infolge eines hydrostatischen Druckunterschieds. Die Menge der abgefilterten Flüssigkeit (*Filtrat*) hängt von der Druckdifferenz zwischen beiden Seiten der Membran sowie der Membranfläche ab.

Im menschlichen Organismus erfolgt die **Filtration** vorwiegend im Bereich der Blutkapillaren. Der durch den Herzschlag erzeugte hydrostatische Druck in den Kapillaren presst Blutplasma ins Interstitium.

Aktiver Transport

Aktiver Transport bedeutet die Beförderung einer Substanz durch die Zellmembran mit Hilfe eines energieverbrauchenden Transportsystems. Ein aktiver Transport kann eine Substanz auch **gegen** ein Konzentrationsgefälle durch die Membran befördern.

Über aktive Transportmechanismen werden insbesondere unterschiedliche Ionenkonzentrationen zwischen dem Zellinneren und dem Interstitium aufrechterhalten. So pumpt die **Natrium-Kalium-Pumpe** ständig Kaliumionen in die Zelle hinein und Natriumionen aus ihr heraus und erhält den lebensnotwendigen hohen Kalium- und niedrigen Natriumspiegel in der Zelle.

Bläschentransport

Die bisher dargestellten Transportprozesse durch die Zellmembran beziehen sich auf kleinmolekulare Substanzen.

Für größere Partikel (z. B. Eiweiße, Reste abgestorbener Zellen) ist die Membran undurchlässig. Solche Teilchen können durch **Bläschentransport** bewegt werden (→ Abb. I/14.29).

- Bei der **Aufnahme durch Bläschentransport** (*Endozytose*) wird das aufzunehmende Teilchen zunächst von Ausläufern des Zytoplasmas umflossen. Sobald das Teilchen vollständig umgeben ist, verschmilzt die äußere Zellmembran, und das aufgenommene Teilchen befindet sich nun in einem membranumschlossenen Bläschen (*Vesikel*). Das Bläschen kann dann z. B. mit Lysosomen (→ Kap. I/14.3.4) verschmelzen und sein Inhalt abgebaut werden.
  Sonderform der Endozytose ist die **Phagozytose** („Zellfressen"), bei der ganze Zellen aufgenommen werden. Viele Abwehrzellen phagozytieren z. B. Bakterien und heißen deshalb **Fresszellen**
- Bei der **Abgabe durch Bläschentransport** (*Exozytose*) läuft der beschriebene Bläschentransport in umgekehrter Richtung ab: Golgi-Vesikel (→ Kap. I/14.3.4) verschmelzen mit der Zellmembran, die sich nach außen öffnet.

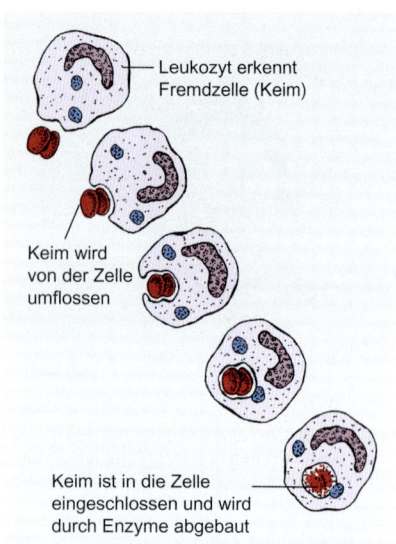

Abb. I/14.29 Weiße Blutkörperchen sind im besonderen Maße zur Phagozytose fähig, weshalb sie auch als Phagozyten oder Fresszellen bezeichnet werden. [L190]

I/14.3.7 Eiweißsynthese

Eiweiße (*Proteine* → Kap. I/14.2.8) sind für Struktur und Funktionen der Zelle unverzichtbar. Die Herstellung von Proteinen ist also eine wesentliche Aufgabe aller Zellen.

Beim Menschen findet die Herstellung von Eiweißen (*Eiweißsynthese, Proteinbiosynthese*) an den Ribosomen im Zytoplasma statt (→ Abb. I/14.30). Die Informationen dazu liegen aber in der DNS im Zellkern verschlüsselt (→ Kap. I/14.3.3). Aufgrund dieser räumlichen Trennung zwischen dem Sitz der genetischen Information und der Produktion der Eiweiße ist zunächst eine Zwischenkopie erforderlich, welche die Information vom Zellkern zu den Ribosomen im Zytoplasma bringt.

Diese Zwischenkopie ist die **mRNS** (*messenger RNS, Boten-Ribonukleinsäure*). Ihre Herstellung im Zellkern bezeichnet man als **Transkription**. Die beiden DNS-Stränge trennen sich, und nach dem Prinzip der Basenpaarung lagern sich Basen von RNS-Nukleotiden an, die dann zu einem mRNS-Strang verknüpft werden. Die Basentripletts der mRNS, die **Codons**, sind gleichsam Negativkopien der DNS-Triplets (→ Kap. I/14.2.8).

Die mRNS verlässt den Kern. Im Zytoplasma erfolgt die eigentliche Eiweißherstellung, die **Translation**. Dazu wandern viele Ribosomen den mRNS-Strang entlang und bauen nach seiner Vorschrift jeweils ein Eiweißmolekül auf. Die dafür benötigten Aminosäuren werden einzeln von kleineren, beweglichen **tRNS** (*transfer Ribonukleinsäuren = Überträger-Ribonukleinsäuren*) angeliefert. Jedes tRNS-Molekül arbeitet als Lieferant für eine bestimmte Aminosäure. An seinem einem Ende hat es ein Basentriplett (*Antikodon*) zur Anlagerung an die mRNS, das dem ursprünglichen DNS-Triplett für die jeweilige Aminosäure entspricht. An seinem anderen Ende bindet es die Aminosäure, die durch dieses Basentriplett kodiert wird. Eine Aminosäure nach der anderen wird angehängt, bis das Eiweiß fertig ist.

I/14.3.8 Teilung von Zellen

Neue Körperzellen entstehen ausschließlich durch **Zellteilung.** Tag für Tag müssen Zellen neu gebildet werden, um Wachstum zu ermöglichen und Zellen zu ersetzen.

Mitose

> **Mitose:** Häufigste Art der Zellteilung und Zellteilungsform für Wachstum und Ersatz von Körperzellen (*somatische Zellen*). Die Mutterzelle teilt sich in zwei erbgleiche Tochterzellen.

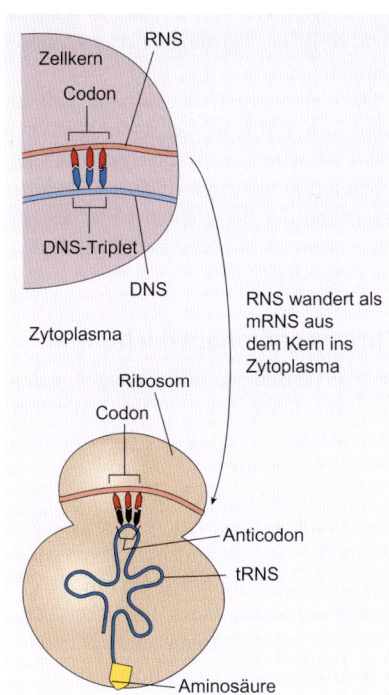

Abb. I/14.30 Die Eiweißherstellung (*Proteinsynthese*). Die Transkription, bei der eine einsträngige RNS-Kopie der DNS erstellt wird, findet im Zellkern statt. Die gebildete mRNS, deren Triplets (*Codons*) sozusagen das Spiegelbild der DNS-Tripletts darstellen, verlässt den Kern und wandert ins Zytoplasma, wo sie im Ribosom übersetzt wird (*Translation*). Das Basentriplett auf der tRNS (*Anticodon*) ist demnach wieder identisch mit dem Basentriplett auf der DNS. [L190]

DNS-Replikation

Damit beide Tochterzellen einen vollständigen Chromosomensatz haben, muss dieser zuvor verdoppelt werden. Diese *Replikation* der DNS findet schon vor der **Mitose** in der **Interphase** zwischen (*inter*) zwei Zellteilungen statt. Hierzu wird die DNS wie ein Reißverschluss in der Mitte, also zwischen den korrespondierenden Basen, aufgetrennt (→ Abb. I/14.31). An die frei werdenden Basen beider Stränge lagern sich jeweils passenden Basen an, sodass zwei neue Doppelstränge entstehen, die mit dem ursprünglichen Doppelstrang identisch sind. So entstehen aus einem Chromosom zwei **Chromatiden.** Auch das Zentriolenpaar verdoppelt sich in der Interphase.

Phasen der Mitose

Während der Mitose wird zunächst das Erbgut, d.h. die Chromatiden, auf zwei neue Kerne verteilt. Diese **Kernteilung** (*Karyokinese*) verläuft in vier Phasen (Details → Abb. I/14.32).

Meist wird die Kernteilung von der **Zellteilung** (*Zytokinese*) begleitet, die während der zweiten Hälfte der Kernteilung beginnt. Die Zellmembran schnürt sich etwa in Zellmitte vom Rand her zunehmend ein, bis schließlich zwei ungefähr gleich große Tochterzellen mit eigenem Zytoplasma und Organellen entstanden sind.

Phasen des Zellzyklus

Die Mitosephase umfasst im Leben der meisten Zellen, dem **Zellzyklus,** nur einen kurzen Zeitraum. Wesentlich länger ist die **Interphase** zwischen zwei Zellteilungen. Sie setzt sich zusammen aus G_1-, S-, G_2- und G_0-Phase (G von engl. *growth = Wachstum,* → Abb. I/14.33).

- Nach der Mitose tritt die neu gebildete Zelle zunächst in die **G_1-Phase** ein. In dieser Phase wächst die Zelle. Ihre Dauer schwankt zwischen wenigen Stunden und mehreren Jahren, sodass sie im Wesentlichen die Dauer des Zellzyklus bestimmt
- In der sich anschließenden, etwa 5–10 Std. dauernden Synthesephase (*S-Phase*) erfolgt die Verdoppelung der DNS, also die Bildung der Chromatiden
- Die letzte, etwa vierstündige Phase vor der Mitose heißt **G_2-Phase.** Hier werden noch einmal Fehler bei der DNS-Verdoppelung repariert.

Viele Zellen treten nach der Mitose in eine weitere Phase ein, die **G_0-Phase.** Dies ist eine lange, teils lebenslange Arbeitsphase. Die

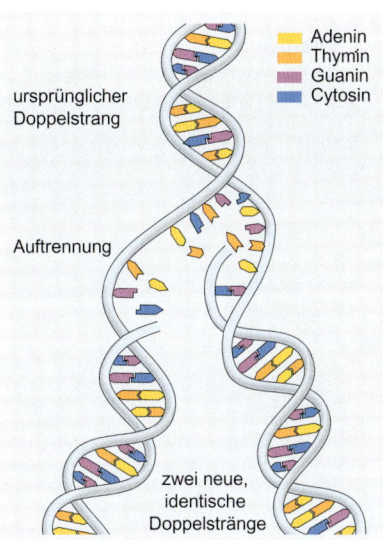

Abb. I/14.31 Replikation der DNS. Wie ein Reißverschluss wird die DNS in der Mitte aufgetrennt. An die freien Basen lagern sich sofort wieder korrespondierende Basen an, die zu einem neuen Strang verknüpft werden. [L190]

meisten dieser Zellen können aber bei Bedarf (z. B. Verletzung) wieder in die G_1-Phase übertreten.

Meiose

> **Meiose** (*Reifeteilung, Reduktionsteilung*): Teilungsform der unreifen Geschlechtszellen während der Keimzellbildung. Verringerung des doppelten (*diploiden*) Chromosomensatzes auf einen einfachen (*haploiden*) und Mischung väterlicher und mütterlicher Chromosomen in den Tochterzellen.

Bei der Vereinigung von Eizelle und Spermium darf sich das Erbgut nicht verdoppeln. Bei der Entwicklung der unreifen Geschlechtszellen zu den reifen Ei- und Samenzellen muss also der normale doppelte (*diploide*) Chromosomensatz (2 × 23 Chromosomen) auf einen einfachen (*haploiden*) Satz (1 × 23 Chromosomen) reduziert werden (→ Abb. I/14.34). Diese besondere Form der Zellteilung nennt man **Meiose.**

Die Meiose verläuft in zwei Schritten:
- **1. Reifeteilung.** Verteilung der väterlichen und mütterlichen Chromosomen jedes Paares auf die Tochterkerne nach dem Zufallsprinzip, außerdem gelegentlicher Austausch einander entsprechender Abschnitte mütterlicher und väterlicher Chromosomen. Dadurch Entstehung neuer Erbgutkombinationen. Es entstehen zwei Tochterzellen mit je 23 Chromosomen

I
14

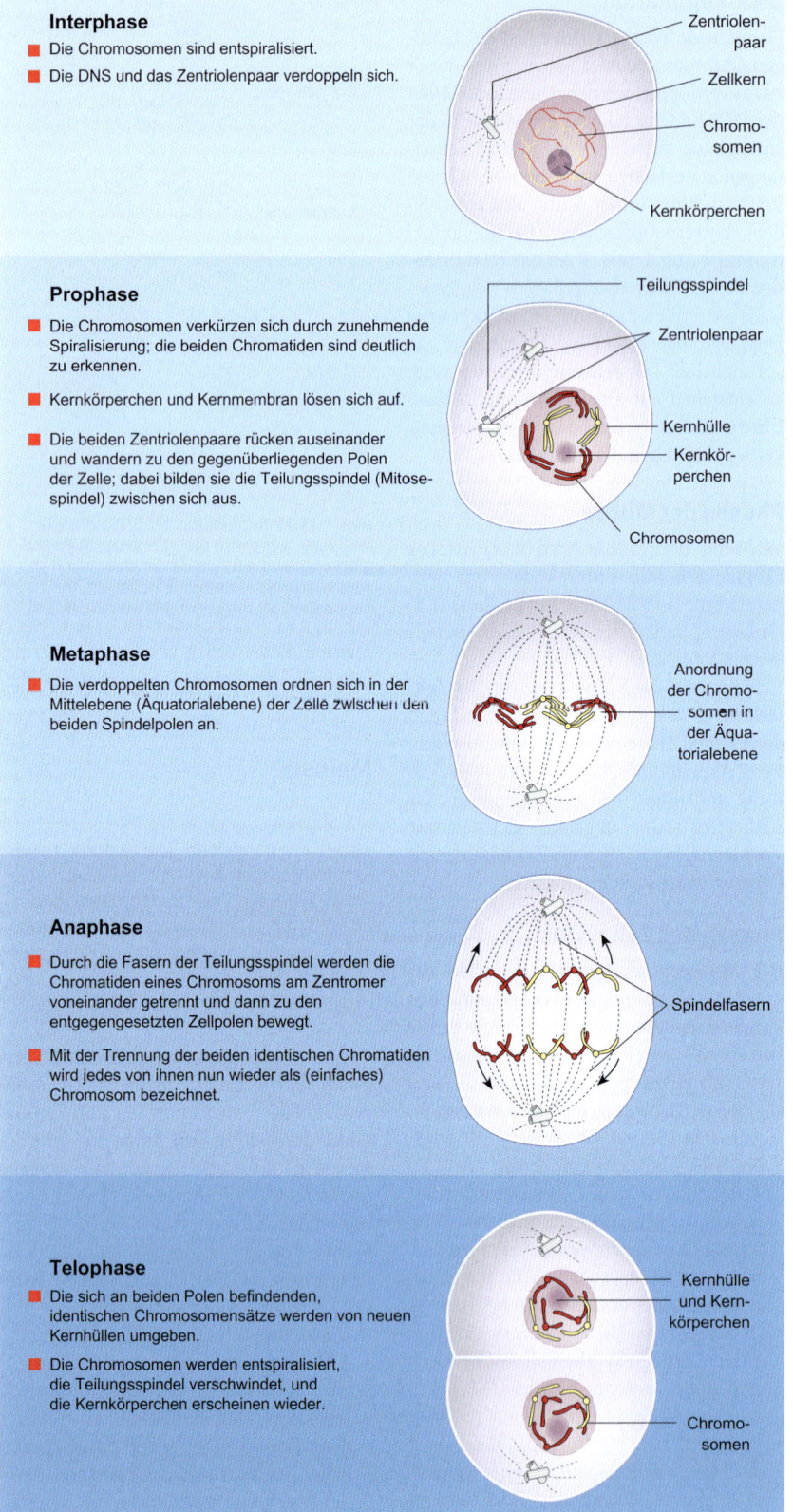

Interphase

- Die Chromosomen sind entspiralisiert.
- Die DNS und das Zentriolenpaar verdoppeln sich.

Zentriolen-
paar

Zellkern

Chromo-
somen

Kernkörperchen

Prophase

- Die Chromosomen verkürzen sich durch zunehmende Spiralisierung; die beiden Chromatiden sind deutlich zu erkennen.
- Kernkörperchen und Kernmembran lösen sich auf.
- Die beiden Zentriolenpaare rücken auseinander und wandern zu den gegenüberliegenden Polen der Zelle; dabei bilden sie die Teilungsspindel (Mitosespindel) zwischen sich aus.

Teilungsspindel

Zentriolenpaar

Kernhülle

Kernkör-
perchen

Chromosomen

Metaphase

- Die verdoppelten Chromosomen ordnen sich in der Mittelebene (Äquatorialebene) der Zelle zwischen den beiden Spindelpolen an.

Anordnung
der Chromo-
somen
in der Äqua-
torialebene

Anaphase

- Durch die Fasern der Teilungsspindel werden die Chromatiden eines Chromosoms am Zentromer voneinander getrennt und dann zu den entgegengesetzten Zellpolen bewegt.
- Mit der Trennung der beiden identischen Chromatiden wird jedes von ihnen nun wieder als (einfaches) Chromosom bezeichnet.

Spindelfasern

Telophase

- Die sich an beiden Polen befindenden, identischen Chromosomensätze werden von neuen Kernhüllen umgeben.
- Die Chromosomen werden entspiralisiert, die Teilungsspindel verschwindet, und die Kernkörperchen erscheinen wieder.

Kernhülle
und Kern-
körperchen

Chromo-
somen

Abb. I/14.32 Die Interphase und die vier Phasen der mitotischen Kernteilung. [L190]

- **2. Reifeteilung.** Verlauf wie eine normale mitotische Teilung mit Trennung der Chromatiden und Verteilung auf zwei Tochterzellen.

Wenn Ei- und Samenzelle bei der Befruchtung miteinander verschmelzen, enthält die entstandene **Zygote** (*befruchtete Eizelle*) wieder den normalen doppelten Chromosomensatz.

I/14.3.9 Genetisch bedingte Erkrankungen

> **Vererbung:** Weitergabe von Merkmalen auf nachkommende Generationen durch Übertragung der genetischen Information mittels der Chromosomen.
> **Genetisch bedingte Erkrankung:** Krankheit, deren Ursache in einer Erbgutänderung besteht und die somit an nachfolgende Generationen weitergegeben werden kann.

Genetisch bedingte Erkrankungen treten typischerweise familiär gehäuft auf. Ist es jedoch in den Keimzellen der Eltern zu einer Erbgutänderung (*Mutation*) gekommen, so ist der Betroffene der erste in der Familie.

Dass eine genetisch bedingte Erkrankung sich erstmalig bei alten Menschen zeigt, ist selten. Bei vielen genetisch bedingten Erkrankungen ist aber die Lebenserwartung der Betroffenen höher als früher, sodass sie in der Altenpflege Bedeutung erlangen.

Chromosomenabweichungen

Bei der Verteilung und Neukombination des Erbmaterials während der Reifeteilungen (*Meiose* → Kap. I/14.3.8) kann es zu „Unfällen" kommen:

- Wenn Stücke eines Chromosoms falsch verknüpft werden, verloren gehen oder doppelt vorliegen, spricht man von **strukturellen Chromosomenaberrationen**
- Häufiger kommt es zur ungleichen Verteilung ganzer Chromosomen. Dies führt zu Abweichungen der Chromosomenzahl, den **numerischen Chromosomenaberrationen**.

Numerische Chromosomenaberrationen der Autosomen („Nicht-Geschlechtschromosomen") sind meist folgenschwer. Autosomenverlust führt immer, -überzahl meist zum Fruchttod. Die einzige Überzahl

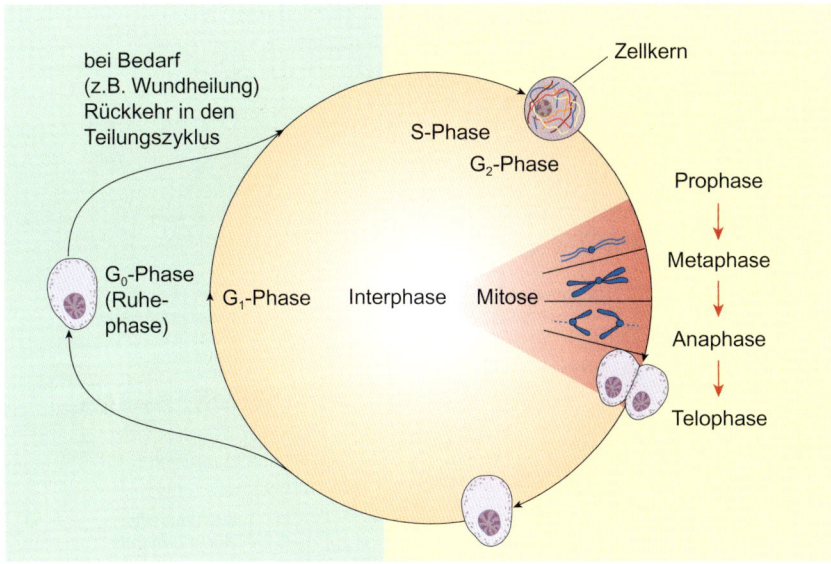

Abb. I/14.33 Schematische Darstellung des Zellzyklus. [L190]

von Chromosomen, die mit einem Überleben bis ins Erwachsenenalter vereinbar ist, ist die **Trisomie 21** (*Down-Syndrom*) mit dreifachem Vorhandensein des Chromosoms 21. Sie ist gekennzeichnet durch Intelligenzminderung, äußere Auffälligkeiten (z. B. ein flaches Gesicht mit schrägen Lidachsen) sowie gehäuftem Auftreten von Fehlbildungen und Leukämien.

Anomalien der **Geschlechtschromosomen** (*Gonosomen*) haben weniger tiefgreifende Folgen: Sowohl ein überzähliges als auch ein fehlendes Geschlechtschromosom gehen in der Regel nicht mit schweren Behinderungen einher. Die Betroffenen sind allerdings meist nicht fortpflanzungsfähig.

Genmutationen

Bei (Einzel-) **Genmutationen** (Gen → Kap. I/14.2.8) ist durch Basenaustausch innerhalb der DNS ein Gen verändert. Die Chromosomen sehen unter dem Mikroskop völlig normal aus.

Genmutationen führen häufig zu Stoffwechselerkrankungen, etwa der **Mukoviszidose** mit zu zähen exokrinen Drüsensekreten und Lungen- und Bauchspeicheldrüsenschäden als Folge.

Erkrankungen, die durch Veränderungen nur eines einzelnen Genes bedingt sind (*monogene Erkrankungen*), sind aber insgesamt verhältnismäßig selten.

Polygene Vererbung

Häufiger spielen viele Gene bei der Krankheitsentstehung eine Rolle (**polygene Vererbung**). Jedes einzelne Gen hat für sich allein nur einen verhältnismäßig geringen Effekt. Die „Addition" der Genwirkungen führt dann zu den verschiedenen Merkmals- bzw. Krankheitsausprägungen.

I/14.4 Gewebe des Körpers

W Fallbeispiel Wohngruppe

Der Altenpfleger Moritz Schmitz betreut die stark übergewichtige Bewohnerin Lotte Hinzhofer. Sie benötigt mehrmals täglich Insulininjektionen. Er ist sich nicht sicher, ob es möglich ist, mit der handelsüblichen Pen-Kanüle das Medikament sicher subkutan zu verabreichen. Als er das Thema bei der Dienstübergabe anspricht, sagt Luzia Greber, Leiterin des Pflegeteams, dass ihres Wissens eine Gewichtsveränderung nur durch unterschiedliche Dicke des Fettgewebes bedingt sei.

I/14.4.1 Übersicht

❯ **Gewebe:** Verbände von Zellen und Zwischenzellsubstanz mit gleicher Differenzierung (*Spezialisierung, Bauart*) und Funktion.

Üblicherweise unterscheidet man vier **Grundgewebe** (→ Abb. I/14.35):
• Epithelgewebe
• Binde- und Stützgewebe

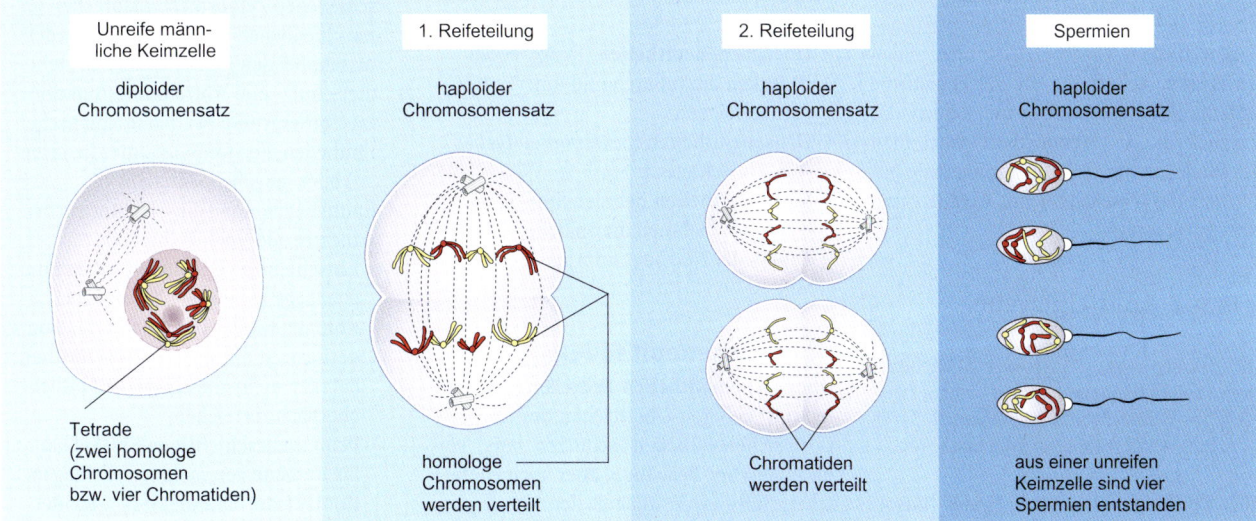

Abb. I/14.34 Die Meiose am Beispiel der Samenzellbildung. Aus einer einzigen unreifen männlichen Keimzelle mit diploidem Chromosomensatz entstehen vier Spermien mit einem jeweils haploiden Chromosomensatz. [L190]

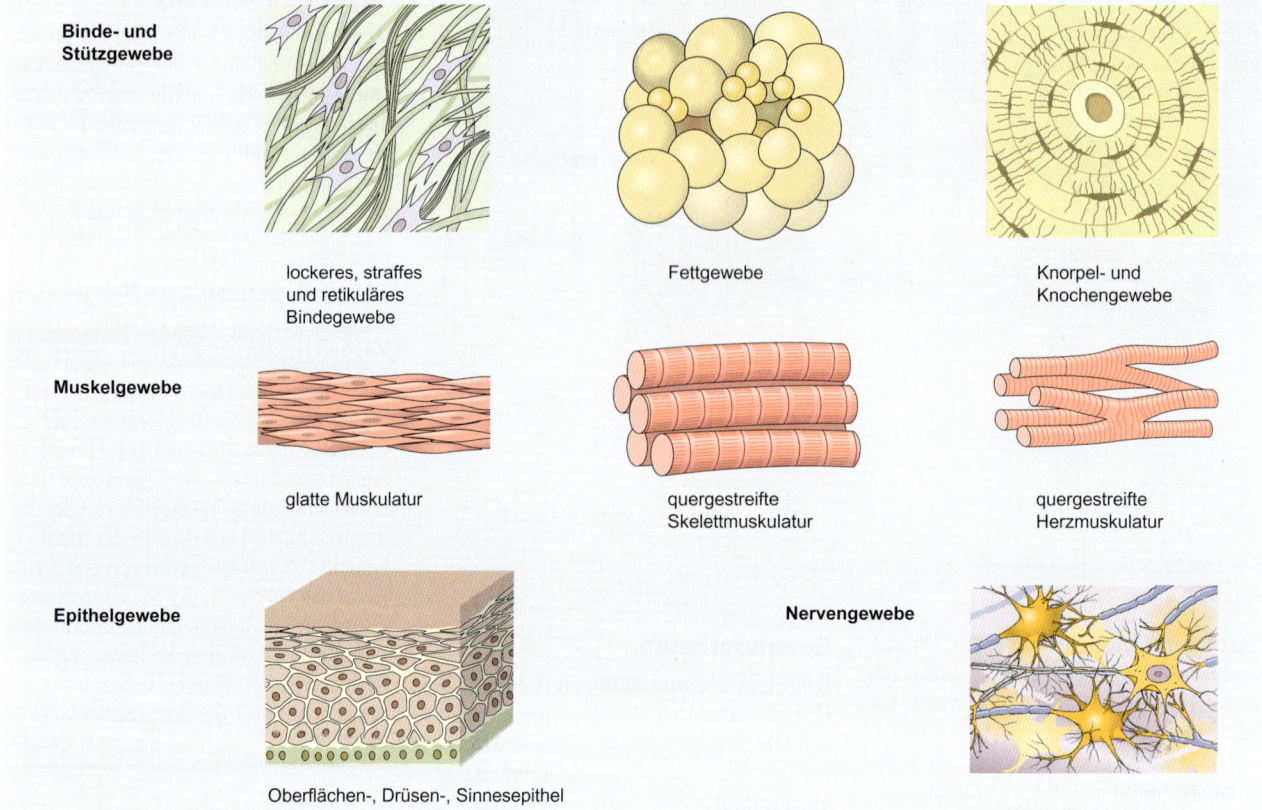

Binde- und Stützgewebe

lockeres, straffes und retikuläres Bindegewebe

Fettgewebe

Knorpel- und Knochengewebe

Muskelgewebe

glatte Muskulatur

quergestreifte Skelettmuskulatur

quergestreifte Herzmuskulatur

Epithelgewebe

Oberflächen-, Drüsen-, Sinnesepithel

Nervengewebe

Abb. I/14.35 Die vier Grundgewebe des menschlichen Körpers. [L190]

- Muskelgewebe
- Nervengewebe.

Alle Gewebe bestehen aus (spezialisierten) Zellen und **Zwischenzellsubstanz** (*Interzellularsubstanz*). Die Zwischenzellsubstanz kann sehr spärlich oder reichlich sein und ist von großer Bedeutung sowohl für den Stoffaustausch zwischen Blut und Zellen als auch für die mechanische Funktion einiger Gewebe (z. B. Knochen).

Verschiedene Gewebe zusammen bilden ein **Organ.** Zellen, die für die eigentliche Organfunktion zuständig sind, bilden das **Parenchym.** Als **Stroma** bezeichnet man das Bindegewebe, das die Organgerüste bildet und das Parenchym mit Gefäßen und Nerven versorgt.

I/14.4.2 Epithelgewebe

> **Epithelgewebe** (*Epithelien*): Flächenhafte Zellverbände mit nur sehr wenig Zwischenzellsubstanz, die vor allem äußere und innere Körperoberflächen bedecken.

Alle **Epithelgewebe** sitzen einer **Basalmembran** (*Grundhäutchen*) auf, welche sie von den Nachbargeweben abgrenzt. Die meisten Epithelien besitzen keine eigenen Blutgefäße, sondern werden durch Diffusion vom tiefer liegenden Bindegewebe versorgt. Kennzeichnend ist außerdem, dass Epithelzellen an ihrer oberflächennahen Seite anders aussehen als an der Seite zur Basalmembran hin.

Es gibt verschiedene Formen von Epithelgeweben mit unterschiedlichen Funktionen (→ Abb. I/14.36):
- **Oberflächenepithelien** (*Deckgewebe*) bedecken die äußeren und inneren Körperoberflächen
- **Drüsenepithelien** (*Sekretionsepithelien*) sondern Sekrete ab
- **Sinnesepithelien** nehmen Sinnesreize wahr (z. B. nehmen die Stäbchen und Zapfen der Netzhaut im Auge Lichtreize auf).

Oberflächenepithelien

Oberflächenepithelien bedecken die inneren und äußeren Oberflächen des Körpers. Oberflächenepithelien schützen z. B. vor mechanischer Belastung, aber auch chemischen Substanzen, dienen dem Stofftransport, resorbieren Nährstoffe oder geben Sekrete ab.

Einteilung der Oberflächenepithelien

Oberflächenepithelien unterscheiden sich im Aussehen der Zellen wie auch in Zahl und Anordnung der Zellschichten.
- Es gibt **platte, kubische** (*isoprismatische*) und **zylindrische** (*hochprismatische*) Zellen bzw. Epithelien. Die verschiedenen Zellformen entsprechen unterschiedlichen funktionellen Erfordernissen: Bei den Plattenepithelien steht die Schutz- und Abtrennungsfunktion im Vordergrund, bei den prismatischen Epithelien die Stoffaufnahme (*Resorption*) oder -abgabe (*Sekretion*)
- Epithelien können einschichtig, mehrschichtig oder mehrreihig sein:
  - **Einschichtige Epithelien** haben nur eine Lage Zellen, alle Zellen haben Kontakt mit der Basalmembran. Sonderform ist das **mehrreihige Epithel,** bei dem nicht alle Zellen die Epitheloberfläche erreichen
  - Beim **mehrschichtigen Epithel** hat nur die unterste von mehreren Zelllagen Kontakt zur Basalmembran. Sonderform des mehrschichtigen Epithels ist das **Übergangsepithel** (*Urothel*), das

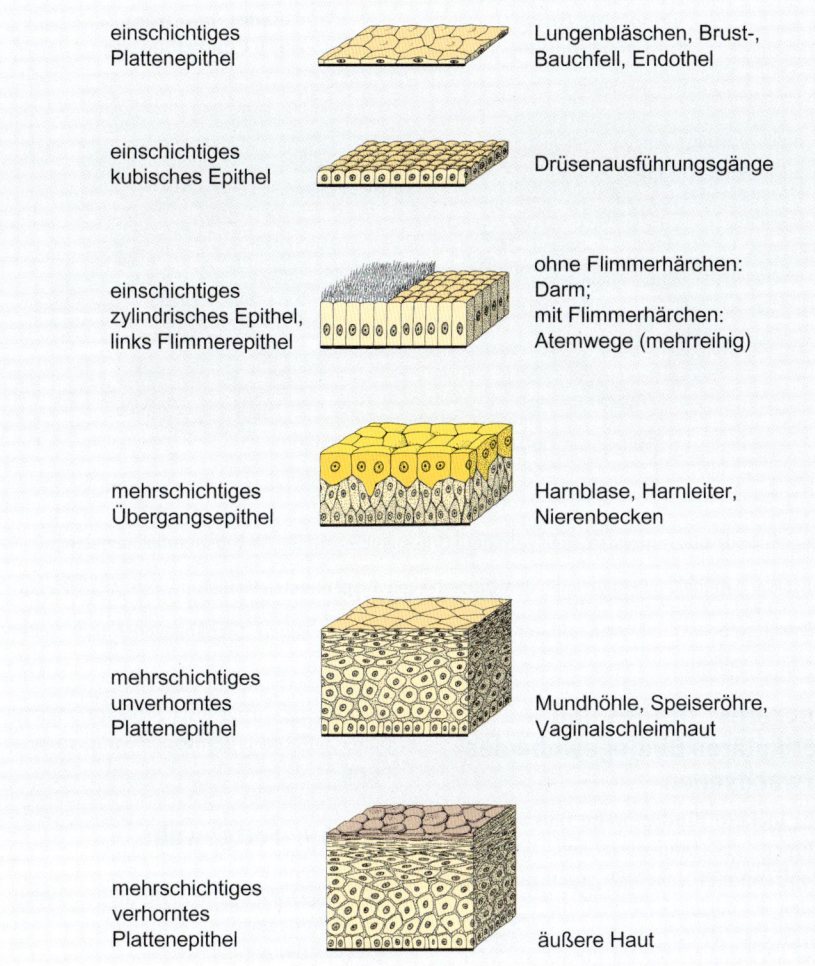

einschichtiges Plattenepithel	Lungenbläschen, Brust-, Bauchfell, Endothel
einschichtiges kubisches Epithel	Drüsenausführungsgänge
einschichtiges zylindrisches Epithel, links Flimmerepithel	ohne Flimmerhärchen: Darm; mit Flimmerhärchen: Atemwege (mehrreihig)
mehrschichtiges Übergangsepithel	Harnblase, Harnleiter, Nierenbecken
mehrschichtiges unverhorntes Plattenepithel	Mundhöhle, Speiseröhre, Vaginalschleimhaut
mehrschichtiges verhorntes Plattenepithel	äußere Haut

Abb. I/14.36 Verschiedene Epithelarten. [L190]

den Harntrakt auskleidet und sich den wechselnden Füllungszuständen der Harnblase anpassen kann. Bei Dehnung wird das Epithel flacher.

Oberflächenepithelien haben verschiedene **Oberflächendifferenzierungen.** In den Atemwegen tragen die Zellen z. B. an ihrer Oberseite hochbewegliche **Flimmerhärchen** (*Kinozilien*). Durch viele kleine Härchen entsteht ein **Flimmerepithel,** das Staubpartikel der Einatemluft abfängt und zum Rachen transportiert. **Mikrovilli** sind winzige, fingerförmige Zellausstülpungen. Zahlreiche Mikrovilli nebeneinander bilden einen **Bürstensaum.** Mikrovilli vergrößern die Zelloberfläche und damit die Möglichkeit zur Resorption (besonders ausgeprägt im Dünndarmepithel).

Drüsenepithelien

Aufgabe der **Drüsenepithelien** ist die Produktion und Ausscheidung spezieller Substanzen, der **Sekrete.** Nach der Art der Ausscheidung ihrer Sekrete lassen sich exokrine und endokrine Drüsen unterscheiden.

Exokrine Drüsen

Exokrine Drüsen (→ Abb. I/14.37) geben ihr Sekret an die Oberfläche von Haut oder Schleimhäuten ab.

Einfachste Form sind die **Becherzellen** des Darms und der Atemwege, die nur aus einer einzigen Zelle bestehen.

Die meisten Drüsen aber sind größere Gebilde aus Ansammlungen sekretorisch aktiver Zellen (Drüsenendstücke) und mit Oberflächenepithel ausgekleideten **Ausführungsgängen,** welche die Drüsenendstücke mit der Haut- bzw. Schleimhautoberfläche verbinden (→ Abb. I/14.37).

Sondert eine Drüse vornehmlich wässrige Sekrete ab, heißt sie **seröse Drüse,** sezerniert sie vor allem schleimige Sekrete, wird sie **muköse Drüse** genannt. **Gemischte Drüsen** produzieren je nach Bedarf sowohl seröse als auch muköse Ausscheidungen.

Endokrine Drüsen

Endokrine Drüsen (→ Abb. I/14.37) heißen auch **Hormondrüsen.** Sie haben keine Ausführungsgänge, denn ihre Sekrete – die Hormone – diffundieren in die Blutkapillaren und erreichen die Zielzellen über den Blutkreislauf (→ Kap. I/31.3.2).

Teilweise wirken die Hormone allerdings auch unmittelbar auf Zellen in der nächsten Umgebung.

I/14.4.3 Binde- und Stützgewebe

> **Binde- und Stützgewebe:** Sammelbezeichnung für das lockere, straffe und retikuläre Bindegewebe, Fettgewebe, Knorpel- und Knochengewebe.

Binde- und Stützgewebe bestehen wie alle Gewebe aus spezialisierten Zellen und Zwischenzellsubstanz. Im Vergleich zu den meisten anderen Geweben nehmen die verschiedenen **Bindegewebszellen** darin einen eher geringen Anteil ein, wohingegen die Zwischenzellsubstanz meist reichlich vorhanden ist.

Zwischenzellsubstanz des Bindegewebes

Die **Zwischenzellsubstanz** verleiht den Binde- und Stützgeweben ihre jeweils besonderen mechanischen Eigenschaften. Sie besteht aus Grundsubstanz und Fasern.

Für jedes Bindegewebe ist die Mischung aus einem oder mehreren Fasertypen verbunden mit einer Grundsubstanz charakteristisch.

Grundsubstanz

Die von den Bindegewebszellen selbst gebildete **Grundsubstanz** ist eine ungeformte, kittartige Masse.

Sie besteht hauptsächlich aus **Proteoglykanen** (Riesenmoleküle mit hohem Kohlenhydrat- und geringerem Eiweißanteil), die Gewebswasser und andere Substanzen binden und die Grundsubstanz dadurch zähflüssig bis fest werden lassen.

Die Grundsubstanz hat große Bedeutung für den Stoffaustausch zwischen Zellen und Blut und übernimmt in den Stützgeweben (Knorpel und Knochen) mechanische Funktionen.

Fasern

Die **Fasern** sind die geformten Bestandteile der Interzellularsubstanz.

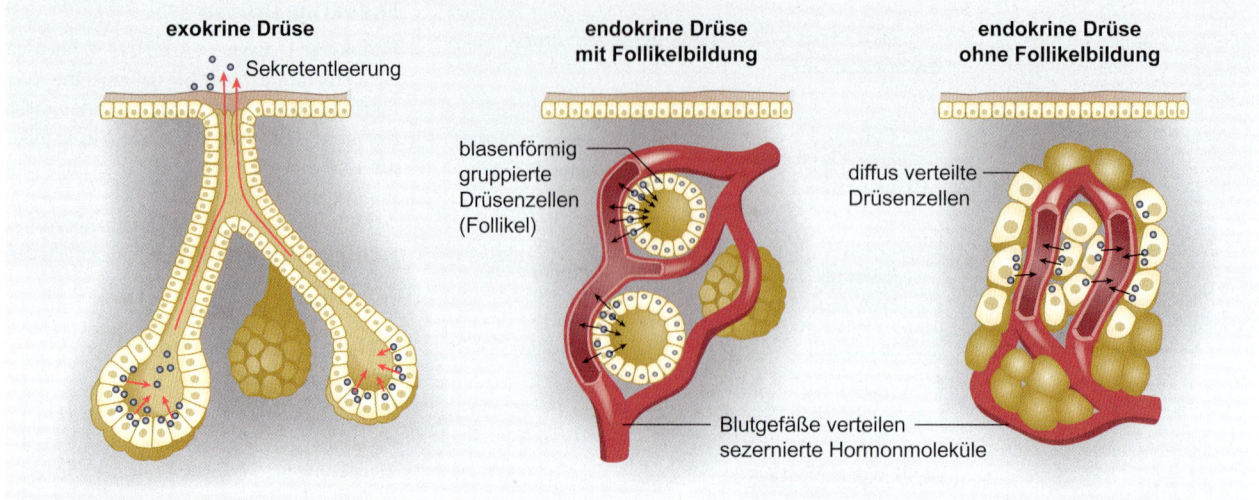

Abb. I/14.37 Verschiedene Drüsen.
Links: Exokrine Drüse mit Ausführungsgängen, über die das in den Drüsenendstücken gebildete Drüsensekret auf die Gewebsoberfläche gelangt (z. B. Schweißdrüsen).
Mitte: Endokrine Drüse mit Follikelbildung. Das Drüsensekret sammelt sich in den von den Drüsenzellen ausgebildeten Hohlräumen (*Follikel*). Bei Bedarf wird es ins Blut abgegeben (z. B. Schilddrüse).
Rechts: Endokrine Drüse ohne Follikelbildung. Das Drüsengewebe ist stark mit Kapillaren durchsetzt, das Sekret wird ins Blut abgegeben (z. B. Nebennierenrinde, Hypophysenvorderlappen). [L157]

Man unterscheidet drei verschiedene Typen: kollagene, elastische und retikuläre Fasern.

Die zugfesten, aber wenig dehnbaren **Kollagenfasern** (→ Abb. I/14.38) finden sich im ganzen Körper, vor allem aber in Sehnen und Gelenkbändern. Durch ihre sehr große Zugfestigkeit sind sie für Haltefunktionen besonders geeignet.

Elastische Fasern sind sehr dehnbar und ebenfalls überall anzutreffen. Sie geben z. B. den Arterien (→ Kap. I/31.6.3) ihre hohe Elastizität und verhindern, dass die Gefäßwände platzen, wenn das Blut mit hohem Druck hineingepresst wird. Auch die Elastizität von Lunge und Haut beruht auf deren Gehalt an elastischen Fasern.

Die **retikulären Fasern** (*Gitterfasern*) sind dünn, mäßig zugfest und etwas dehnbar. Sie verzweigen sich netzartig und finden sich vor allem in lymphatischen Organen und Fettgewebe. Außerdem sind sie ein wichtiger Bestandteil der Basalmembranen.

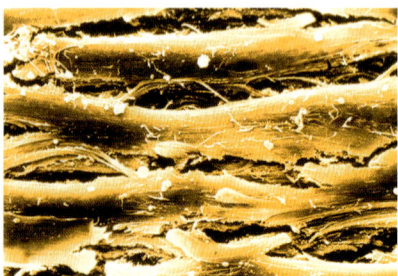

Abb. I/14.38 Kollagenfasern im rasterelektronenmikroskopischen Bild. [X243]

Lockeres, straffes und retikuläres Bindegewebe des Erwachsenen

Das **lockere Bindegewebe** füllt überall im Körper als bindegewebiges Stützgerüst Hohlräume zwischen Organen und Organteilen. Es begleitet Nerven und Gefäße und dient als Wasserspeicher sowie als Verschiebeschicht. Zudem erfüllt das lockere Bindegewebe wichtige Aufgaben bei Abwehr- und Regenerationsvorgängen, da es viele Entzündungs- und Abwehrzellen beherbergt.

Das **straffe Bindegewebe** wird unterteilt in geflechtartiges und parallelfaseriges Bindegewebe. Die Fasern des **geflechtartigen Bindegewebes** bilden einen filzartigen Verbund. Es kommt vor allem in den Gelenk- und Organkapseln vor. Das **parallelfaserige Bindegewebe** findet sich in Sehnen und Bändern. Die spezifischen Zellen des lockeren und straffen Bindegewebes heißen **Fibroblasten** (*aktive Zellen*) bzw. **Fibrozyten** (*ruhende Zellen*).

Retikuläres Bindegewebe besteht aus den sternförmigen **Retikulumzellen,** die ein dreidimensionales Netz bilden und denen die feinen, verzweigten retikulären Fasern anliegen. Retikuläres Bindegewebe befindet sich vor allem in Knochenmark, Rachenmandeln, Lymphknoten und Milz. In den Hohlräumen seines Netzes enthält retikuläres Bindegewebe viele Zellen des **Monozyten-Makrophagen-Systems** (*MMS* → Kap. I/32.2.2), die Gewebstrüm-

mer, Fremdkörper oder Mikroorganismen phagozytieren („*auffressen*") und so beseitigen.

I/14.4.4 Fettgewebe

> **Fettgewebe:** Sonderform des retikulären Bindegewebes. Hauptaufgabe Energiespeicherung.

Die **Fettzellen** (*Lipozyten, Adipozyten* → Abb. I/14.39) des **(weißen) Fettgewebes** enthalten einen großen Fetttropfen, der fast so groß ist wie die ganze Zelle und Zytoplasma sowie Zellkern an den Rand drängt. Retikuläre Fasern flechten sich um die einzelnen Fettzellen und fassen sie zu **Fettläppchen** zusammen.

Im Fettgewebe hortet der Körper fast seinen gesamten Energievorrat in Form von Neutralfetten (*Triglyzeriden*). Das Fettgewebe macht bei jungen schlanken Männern ca. 15 %, bei jungen Frauen etwa 25 % des Körpergewichts aus. Im Alter und insbesondere bei Übergewicht steigt dieser Prozentsatz teils erheblich an.

Baufett und Speicherfett

Beim Fettgewebe werden Speicher- und Baufett unterschieden:

• Im **Speicherfett** versteckt der Körper im Überschuss aufgenommene Energie, um sie bei Energiemangel mobilisieren zu können. Die Verteilung des Speicherfettes ist alters- und geschlechtsabhängig

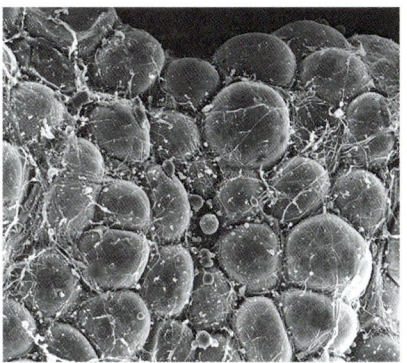

Abb. I/14.39 Fettzellen im rasterelektronmikroskopischen Bild. [F286]

- **Baufett** polstert mechanisch belastete Körperregionen (etwa Gesäß, Handteller, Fußsohlen) und trägt zur Erhaltung der Organlage bei, z.B. bildet ein Polster aus Baufett das **Nierenlager**. Es wird auch bei Hunger nur schwer abgebaut.

> ❱ Fettgewebe leitet die Wärme schlecht und dient als Wärmeschutz. Dünne Menschen frieren deshalb leichter als dicke und brauchen oft wärmere Kleidung und Bettdecken, um nicht zu frieren.

Fettgewebe wird von Kapillaren (→ Kap. I/31.6.2) durchzogen. Je mehr Fettgewebe, desto größer die Zahl der Kapillaren – und desto größer die (zusätzliche) Kreislaufbelastung. Fettgewebe ist außerdem hormonell aktiv und in eine Reihe hormoneller Regelkreise eingebunden.

I/14.4.5 Knorpelgewebe

> ❱ **Knorpelgewebe:** Druckfestes und gleichzeitig elastisches Stützgewebe. Unterteilt in **hyalinen, elastischen** und **Faserknorpel.**

Knorpelgewebe enthält reichlich feste Grundsubstanz. Die verhältnismäßig wenigen **Knorpelzellen** (*Chondrozyten*), welche die Grundsubstanz gebildet haben, liegen in kleinen Gruppen darin zusammen.

Knorpel hat meist keine Blutgefäße und wird durch Diffusion (→ Kap. I/14.3.6) aus den umgebenden Geweben versorgt. Daher sind seine Stoffwechselaktivität und Regenerationsfähigkeit gering, sodass Knorpelverletzungen schlecht heilen.

Hyaliner Knorpel

Hyaliner Knorpel ist die am häufigsten vorkommende Knorpelart (→ Abb. I/14.40). Beim Erwachsenen überzieht er die Gelenkflächen und bildet die Rippenknorpel. Da-

neben kommt er an verschiedenen Stellen der Atemwege (Nasenscheidewand, Kehlkopf, Spangen der Luftröhre, Hauptbronchien) vor.

Faserknorpel

Die Zwischenzellsubstanz des **Faserknorpels** wird von zahlreichen, dicht gepackten kollagenen Fasern durchzogen, was ihn besonders widerstandsfähig gegenüber mechanischen Einflüssen macht (→ Abb. I/14.41). Faserknorpel bildet die Bandscheiben der Wirbelsäule, die halbmondförmigen Knorpelscheiben des Kniegelenks (*Menisken*) und verbindet die beiden Schambeine (*Symphyse*).

Elastischer Knorpel

Ein hoher Anteil elastischer Fasern erhöht die Elastizität des **elastischen Knorpels.** Der Kehldeckel und die Ohrmuscheln bestehen aus dieser sehr biegsamen Knorpelart.

I/14.4.6 Knochengewebe

> ❱ **Knochen** (*Os*): Gegenüber Druck, Biegung und Drehung äußerst widerstandsfähiges Stützgewebe. Die etwa 200 Knochen des menschlichen Körpers bilden das Skelett (Knochengerüst → Kap. I/31.1.2).

Knochengewebe ist das am stärksten differenzierte Stützgewebe des Menschen.

Diese Festigkeit erlangt das Knochengewebe insbesondere durch die Eigenschaften seiner Zwischenzellsubstanz, der **Knochenmatrix.** Zwischen Kollagenfasern sind reichlich Kalksalze (insbesondere Kalzium und Phosphat) eingelagert. Die reifen **Knochenzellen** (in ihrer aktiven Phase **Osteoblasten,** später **Osteozyten** genannt) werden ringsum von dieser Knochengrundmasse eingemauert. Über viele feine Fortsätze halten sie den Kontakt mit den sie ernährenden Blutgefäßen, denn durch die feste Grundsubstanz können die Nährstoffe nicht diffundieren.

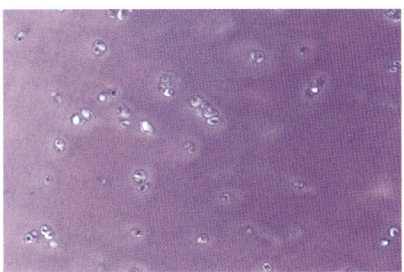

Abb. I/14.40 Hyaliner Knorpel. Die Knorpelzellen liegen in kleinen Gruppen. Dazwischen liegt reichlich Zwischenzellsubstanz. [G112]

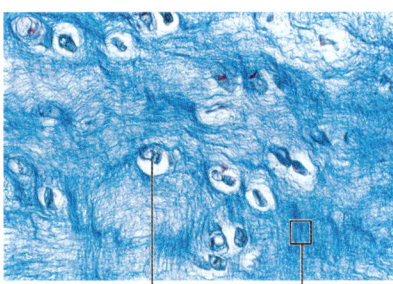

Knorpelzelle   Kollagenfasern

Abb. I/14.41 Faserknorpel. Die Stränge aus bläulich gefärbten Kollagenfasern machen den Faserknorpel sehr zugfest. [E371]

Arten von Knochengewebe

Die Anatomen unterscheiden zwei Arten von Knochengewebe:
- Den einfacher gebauten, grobfaserigen **Geflechtknochen**
- Den komplizierten, feinfaserigen **Lamellenknochen.**

Beim Erwachsenen kommen fast nur Lamellenknochen vor (Details → Kap. I/31.1.2).

I/14.4.7 Muskelgewebe

> ❱ **Muskelgewebe:** Gewebe aus lang gestreckten **Muskelzellen,** die sich zusammenziehen (*kontrahieren*) können und dadurch Bewegung ermöglichen. Unterteilt in **glatte, quergestreifte** und **Herzmuskulatur.**

Ohne **Muskelgewebe** wäre der Mensch unbeweglich. Für die Fortbewegung, aber auch Magen-Darm-Bewegungen, Herzschlag und andere lebenswichtige Funktionen sorgen die lang gestreckten Muskelzellen.

Grundlage der **Kontraktion** (*Zusammenziehen*) sind **Myofilamente,** fadenförmige Eiweiße, v.a. **Aktin** und **Myosin.** Sie sind im Inneren der Muskelzellen teleskopartig angeordnet und in der quergestreiften Muskulatur außerdem zu länglichen **Myofibrillen** gruppiert (→ Kap. I/31.1.4).

Glatte Muskulatur

Glatte Muskulatur findet sich in den Muskelwänden von Magen-Darm-Trakt (Ausnahme obere Speiseröhre), Gallen- und Harnwegen, Blutgefäßen und Haarbälgen.

Glatte Muskulatur besteht aus länglichen Zellen, die in Strängen oder Schichten angeordnet sind (→ Abb. I/14.42). In der Mitte jeder Zelle liegt ein einzelner Zellkern. Die Kontraktionen der glatten Muskulatur verlaufen langsam und unwillkürlich. Auch in

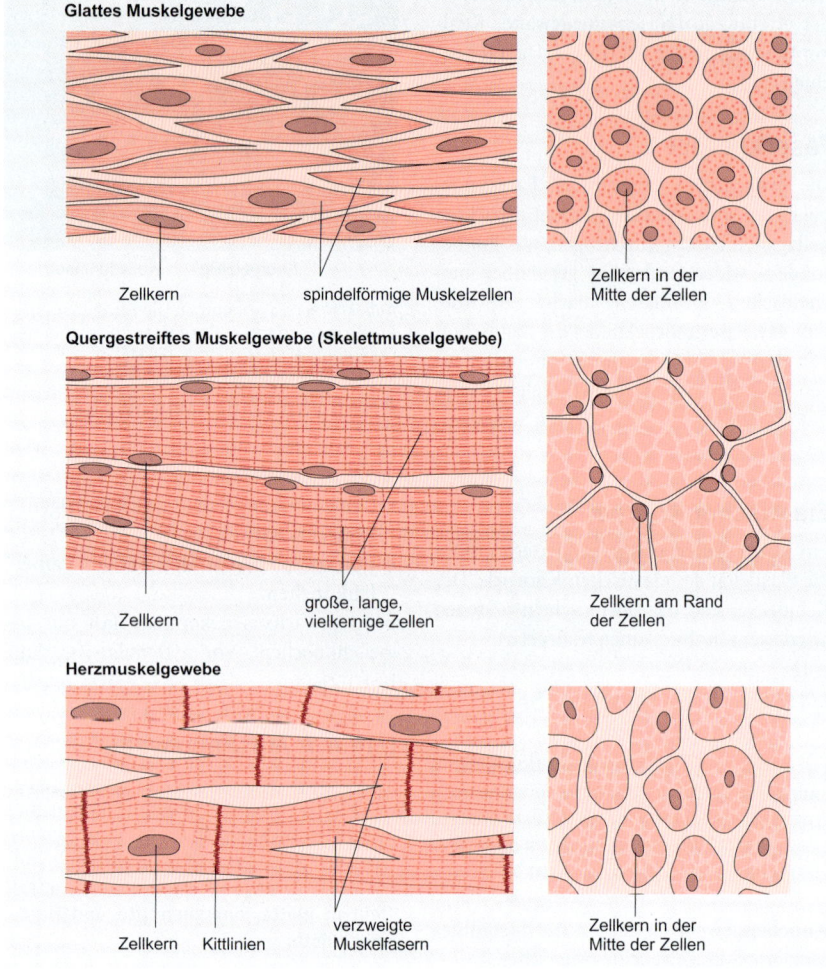

Glattes Muskelgewebe

Zellkern   spindelförmige Muskelzellen

Zellkern in der
Mitte der Zellen

Quergestreiftes Muskelgewebe (Skelettmuskelgewebe)

Zellkern

große, lange,
vielkernige Zellen

Zellkern am Rand
der Zellen

Herzmuskelgewebe

Zellkern   Kittlinien   verzweigte
Muskelfasern

Zellkern in der
Mitte der Zellen

Abb. I/14.42 Längs- und Querschnitt durch glattes, quergestreiftes (Skelett-) und Herzmuskelgewebe. [L190]

Ruhe sind die glatten Muskelzellen immer leicht angespannt (*Ruhetonus*).

Die Kontraktionen der glatten Muskulatur werden entweder durch lokale Faktoren (z. B. Darmdehnung) oder durch das vegetative Nervensystem ausgelöst (→ Kap. I/31.11.9).

Quergestreifte Muskulatur

Details zum Aufbau der quergestreiften Muskulatur → Kap. I/31.1.4

Die **quergestreifte Muskulatur** (→ Abb. I/14.42) bildet das gesamte System der Skelettmuskeln.

Die Zunge, die Muskeln des Kehlkopfs und die Schlundmuskulatur bestehen ebenso aus quergestreifter Muskulatur wie das Zwerchfell, die äußeren Schließmuskeln von Blase und After und sämtliche Muskeln der Extremitäten.

Die Kontraktionen quergestreifter Muskelzellen werden vom zentralen Nervensys-

tem ausgelöst und sind größtenteils dem Willen unterworfen.

Herzmuskulatur

Die **Herzmuskulatur** (→ Abb. I/14.42) ist eine Sonderform der quergestreiften Muskulatur: Zwar findet sich unter dem Lichtmikroskop die für den Skelettmuskel typische Querstreifung, gleichzeitig aber auch Kerne in der Zellmitte wie bei der glatten Muskulatur. Die Zellen der Herzmuskulatur sind durch die **Kittlinien** (*Glanzstreifen*) miteinander verbunden und bilden mit Hilfe von Verzweigungen ein festes Flechtwerk.

Eine Besonderheit ist das eigene Erregungsbildungs- und -leitungssystem (→ Kap. I/31.5.6), das die Kontraktionen der Herzmuskelzellen verursacht.

Die Herzmuskulatur ist ebenso wie die glatte Muskulatur nicht dem Willen unterworfen.

I/14.4.8 Nervengewebe

> **Nervengewebe:** Aus **Nervenzellen** (*Neurone*) und **Gliazellen** bestehendes, sehr komplexes Gewebe, das in seiner Gesamtheit das **Nervensystem** bildet. Nimmt Informationen aus dem Körper und der Umwelt auf, verarbeitet und speichert sie und steuert durch seine Signale in den ganzen Körper praktisch alle Funktionen des Organismus. Ist außerdem die Grundlage z. B. für Denken, Gefühle oder Moralvorstellungen.

Das **Nervengewebe** ist wohl das komplizierteste Gewebe des Menschen. Es ist in → Kap. I/31.11.2 ausführlich besprochen.

I/14.5 Natürliche biologische Alterung des Menschen

A Fallbeispiel Ambulant

Freimut Hentich, 75 Jahre alt und seit einiger Zeit auf Hilfe bei der Morgentoilette angewiesen, ist mal wieder sehr gedrückter Stimmung. „Das Alter ist eine Last, man verliert Schritt für Schritt seine Selbstständigkeit", klagt er. Altenpflegerin Linda Müller versucht, ihn aufzumuntern: „Denken Sie doch einmal daran, was Sie alles noch tun können. Ihre Augen sind tadellos und das Zeitunglesen macht Ihnen jeden Tag Freude." Herr Hentich entgegnet: „Ja, wenn man jung ist, hängt der Himmel voller Geigen, aber für uns Alte geht's nur noch bergab."

I/14.5.1 Begriffsbestimmungen

Altersbegriff → Kap. I/1
Geriatrie, Gerontologie → Kap. I/27.1

> **Altern** (*Alterung*): Unumkehrbarer biologischer Prozess, der über eine Reihe von Zell-, Gewebe- und Organ-Veränderungen (→ Tab. I/14.6) letztlich zum Tod des Organismus führt.
> **Alter:** Bezeichnet zum einen das **kalendarische** oder **biologische Alter** eines Menschen, zum anderen den **Lebensabschnitt**.

Mit **Alter** ist wohl am häufigsten das **kalendarische Alter** (*Lebensalter, biografisches, chronologisches Alter*) gemeint. Es gibt die bisherige Lebenszeit an, bei Erwachsenen in aller Regel in Jahren.

Nun können sich aber Menschen gleichen Lebensalters in ihrem Gesundheitszu-

Organ(-funktionen)	Mögliche Folgen und Probleme
Bewegungsapparat	
• Abnahme der Muskelmasse • Geringere Muskelkraft • Degenerative Knorpelveränderungen • Sinkender Mineralgehalt der Knochen (bei Frauen mehr als bei Männern)	• Reduzierte Kraft (z.B. beim Öffnen von Drehverschlüssen) • Arthrose (→ Kap. I/31.1.13) • Osteoporose (→ Kap. I/31.1.15) mit Gefahr pathologischer Frakturen • Schwäche, Gangunsicherheit, Stürze
Haut	
• Nachlassende Hautdrüsentätigkeit • Elastizitätsverlust, verminderte Wasserbindungsfähigkeit • Pigmentstörungen/-verlust	• Trockene, empfindliche Haut • Hautfalten, Altersflecken • Graue/weiße Haare • Erhöhtes Dekubitusrisiko
Stoffwechsel und Hormone	
• Sinkender Grundstoffwechsel • Abnehmender Anteil des Gesamtkörperwassers • Nachlassende Wärmebildung (u.a. durch Abnahme der Muskelmasse), verminderte Fähigkeit zur Temperaturregulation • Sinkende Hormonspiegel, geringeres Ansprechen der Zielorgane auf Hormonreize (meist ohne erkennbare Folgen) • Verminderte Glukosetoleranz	• Übergewicht bei nicht angepasster Ernährung (zusammen mit anderen Faktoren wie weniger Bewegung) • Höhere Ödem- und Exsikkoseneigung • Neigung zum Auskühlen • Höheres Diabetesrisiko
Blut und Abwehr	
• Verminderte Lymphozytenfunktion, verminderte Entzündungsantwort • Geringere Fähigkeit zur Blut-pH-Regulation	• Erhöhte Infektionsgefahr, erhöhtes Tumorrisiko • Häufigere Autoimmunphänomene • Höhere Risiken bei medizinischen Eingriffen
Herz-Kreislauf-System	
• Geringere Herzkraft • Abnahme der maximalen Herzfrequenz • Vermehrte Bindegewebseinlagerung im Erregungsbildungs- und -leitungssystem • Verminderte Koronardurchblutung • Nachlassende Elastizität der Gefäßwände • Verzögerte Kreislaufreflexe	• Geringere körperliche Leistungsfähigkeit, bei Belastungsfaktoren erhöhtes Risiko der Überlastung des Herzens • Herzrhythmusstörungen, Blockierungen • Systolische Blutdruckerhöhung, größere Blutdruckamplitude • Erhöhtes Risiko eines Blutdruckabfalls beim Aufstehen oder längeren Stehen
Atmungssystem	
• Verminderte Brustkorbbeweglichkeit • Elastizitätsverlust der Lungen • Verlust von Lungenbläschen • Sinkende Vitalkapazität • Geringere Aktivität des Flimmerepithels • Verminderte Intensität des Hustenreflexes	• Geringere Leistungsreserven z.B. bei zusätzlichen (Lungen-)Erkrankungen, Operationen oder in Höhenlagen • Höheres Risiko einer Lungenentzündung
Verdauungssystem	
• Zahnverlust • Abnahme vorwärtsgerichteter Magen-Darm-Bewegungen • Veränderte Anteile der verschiedenen Darmbakterien	• Schwierigkeiten beim Essen • Höhere Obstipationsneigung
Nieren	
• Verminderte Nierendurchblutung • Abnehmendes Glomerulusfiltrat • Geringere Fähigkeit, den Urin zu konzentrieren oder zu verdünnen • Abnahme von Blasenfassungsvermögen und Harnröhrenverschlussdruck	• Langsamere Ausscheidung von Medikamenten • Evtl. geringere Vitamin-D-Bildung • Höhere Anfälligkeit des Wasserhaushalts • Häufiger nächtliches Wasserlassen, verminderte Drangzeit
Geschlechtsorgane	
• Sinkende Geschlechtshormonspiegel (bei der Frau rapides Sinken während der Wechseljahre, beim Mann allmähliche Minderung über Jahrzehnte)	• Frauen: Wechseljahresbeschwerden, Erlöschen der Fruchtbarkeit, später Hormonmangelerscheinungen, z.B. trockene Scheide • Männer: Prostatavergrößerung, meist lange erhaltene Fruchtbarkeit, Auswirkungen auf allgemeines Wohlbefinden fraglich
Nervensystem und Sinne	
• Abnahme der Gehirndurchblutung • Nervenzellverlust • Verringerte Nervenleitgeschwindigkeit • Verändertes Schlafmuster • Verringerung der Geschmacksknospen • Nachlassende Akkomodationsfähigkeit der Augenlinse • Schädigung der Sinneszellen im Innenohr (wahrscheinlich zusammen mit ZNS-Veränderungen)	• Geringere Reserve, z.B. bei Blutdruckabfall • Abnehmende Leistungsfähigkeit in einigen Teilbereichen (flüssige Funktionen, z.B. Informationsverarbeitungsgeschwindigkeit). Andere Fähigkeiten (kristalline Funktionen, z.B. Wortschatz) bleiben. Verwirrtheit ist nicht physiologisch, sondern krankheitsbedingt! • Herabsetzung der Reaktionsgeschwindigkeit (z.B. beim Autofahren) • Gehäuft Schlafstörungen • Unlust am Essen („fader" Geschmack) • Altersweitsichtigkeit, Altersschwerhörigkeit

Tab. I/14.6 Altersbedingte Veränderungen der Organfunktionen im Überblick.

I
14

stand erheblich unterscheiden. Dieser Tatsache trägt der Begriff des **biologischen Alters** Rechnung. Er vergleicht die gesundheitliche Situation einer Person einschließlich der körperlichen und geistigen Leistungsfähigkeit mit der eines gleichaltrigen „Durchschnittsmenschen". Genaue Maßstäbe zur Bestimmung des biologischen Alters gibt es bisher nicht.

Angemerkt sei, dass die Organsysteme eines Menschen oft nicht „gleich alt" sind: So kann ein älterer Mensch mit Arthrose (*Gelenkverschleiß*) und Osteoporose (*Knochenschwund*) typische Alterserscheinungen des Bewegungsapparates aufweisen, gleichzeitig kann der Zustand seines Herz-Kreislauf-Systems sehr gut sein.

Altern und Alter haben noch viele weitere Aspekte, sie betreffen alle Lebensbereiche des Menschen. So soll z. B. der Begriff des **sozialen Alter(n)s** die sozialen Fähigkeiten eines Menschen abbilden. Sie sind aber insgesamt weniger gebräuchlich.

›› Lern-Tipp

Beobachten Sie verschiedene alte Menschen, nicht nur solche, mit denen Sie beruflich in Kontakt kommen, sondern auch Verwandte oder Nachbarn! Wie schätzen Sie deren Gesundheitszustand ein, wie schätzen die alten Menschen selbst ihre Situation ein? Fragen Sie besonders rüstige alte Menschen (über 80 oder 90 Jahre), wie alt ihre Eltern und Geschwister geworden sind und worauf sie ihre gute Gesundheit zurückführen.

I/14.5.2 Ursachen und Folgen des Alterns

Ursachen des Alterns

Zu den **Ursachen des Alterns** gibt es zahlreiche Theorien, die sich teils unvereinbar gegenüberstehen. Die meisten davon lassen sich zwei Hypothesen zuordnen: Die eine davon sieht Altern als genetisch vorherbestimmt an, die andere als Folge von außen kommender Schädigungen.

Altern als genetisch vorherbestimmtes Geschehen

Altern hat gewiss eine genetische Komponente:
- Die Lebenserwartung verschiedener Tierarten ist sehr unterschiedlich. Sie liegt z. B. für Fliegen bei ungefähr einem Monat, für Kaninchen bei etwa sechs und für Pferde bei rund 25 Jahren 📖 2
- Zwar lässt sich durch Vorbeugung und Behandlung von Krankheiten und Unfäl-

len die durchschnittliche Lebenserwartung des Menschen steigern, (bisher) aber nicht die maximale Lebenserwartung von gut 120 Jahren
- Langlebige Eltern haben überzufällig häufig langlebige Kinder
- Es gibt genetisch bedingte Erkrankungen, die zur vorzeitigen Alterung (teils schon im Kindesalter) führen
- Es sind bei einfachen Organismen mittlerweile etliche Gene identifiziert, deren Lebensdauer verkürzen oder verlängern. Für viele dieser Gene sind vergleichbare Gene beim Menschen bekannt
- Bei einigen niederen Tierarten ist es gelungen, durch Eingriffe in die DNS (➜ Kap. I/14.2.8) Lebenszeit von Versuchstiergruppen zu verdoppeln.

Internet- und Lese-Tipp
Netzwerk AlternsfoRschung (NAR):
www.nar.uni-heidelberg.de

Altern als Folge äußerer Einflüsse

Die zweite große Gruppe von Theorien sieht die Ursache des Alterns in äußeren Faktoren. Experimente haben z. B. bei einigen Tierarten eine erhebliche Verlängerung der Lebensdauer durch deutlich kalorienverminderte Kost ergeben, allerdings teilweise um den Preis z. B. einer reduzierten Fruchtbarkeit.

Ein wichtiger Vertreter dieser Gruppe ist die **Hypothese der freien Radikale.** Im Stoffwechsel entstehen zwangsläufig freie Radikale, die Eiweiße (einschließlich Membraneiweiße und Enzyme) und DNS schädigen. Der Körper verfügt jedoch über Schutzmechanismen zur Entgiftung der Radikale. Minderung des Stoffwechsels (etwa durch die erwähnte knappe Ernährung) oder Zufuhr von Antioxidanzien soll die freien Radikale und damit die Schädigung verringern und das Leben verlängern.

›› Die Wahrheit liegt nach heutigem Kenntnisstand irgendwo zwischen den beiden Polen. Altern ist multifaktoriell bedingt. Die erbliche Veranlagung spielt sicher eine Rolle, aber auch äußere Einflüsse (Lebensstil) und der schlichte Zufall bestimmen mit, wie alt jemand wird und wie er alt wird.

Folgen des Alterns für die Organsysteme

Altern ist keine Krankheit und auch nicht zwangsläufig mit Krankheiten verbunden, sondern eine physiologische Veränderung

bzw. Rückbildung (*Atrophie*) von Organen und Funktionen. Allerdings kommt es zur Häufung von Fehlern z. B. bei der DNS-Verdoppelung oder anderen Vorgängen in der Zelle. Die Reparaturmechanismen arbeiten nicht mehr so sorgfältig.

In den meisten Organsystemen des Menschen treten typische Altersveränderungen auf (➜ Tab. I/14.6). Sie schränken die Bewältigung der alltäglichen Anforderungen zwar meist bis ins hohe Lebensalter nicht wesentlich ein, verringern aber die Organreserven und damit die Anpassungsfähigkeit des Organismus an Belastungsfaktoren. Dadurch steigt das Erkrankungsrisiko.

Gesund altern

Entsprechend der multifaktoriellen Entstehung gibt es kein einfaches Rezept, Altern hinauszuzögern und Leben zu verlängern, denn von Einzelmaßnahmen ist nur ein begrenzter Einfluss zu erwarten. Zudem haben sich bei den meisten bislang erprobten Ansätzen, etwa Hormon„ersatz" und selbst bei künstlicher Vitaminzufuhr, Risiken gezeigt.

Wiederholungsfragen

1. Der menschliche Organismus lässt sich in zehn Organsysteme gliedern. Welche sind es, welche Organe umfassen und welche Funktionen erfüllen sie? (➜ Tab. I/14.1)
2. Wie sind Säuren und Basen definiert? Was versteht man unter einem chemischen Puffer? (➜ Kap. I/14.2.7)
3. Aus welchen Hauptbestandteilen sind alle Zellen aufgebaut? (➜ Kap. I/14.3.1)
4. Welche aktiven und passiven Transportprozesse sind für den Organismus von Bedeutung? (➜ Kap. I/141.3.6)
5. Was ist der grundlegende Unterschied zwischen Mitose und Meiose? (➜ Kap. I/14.3.8)
6. Welche drei Arten von Knorpel unterscheidet man und wo kommen sie hauptsächlich vor? (➜ Kap. I/14.4.5)
7. Nennen Sie fünf typische Veränderungen der Organfunktionen im Alter. (➜ Kap. I/14.5.2).

Literaturverzeichnis

1. Welsch, U., Kummer, W.: Lehrbuch Histologie. Elsevier, München, 2014.
2. Schaaf, C.; Zschocke, J.: Basiswissen Humangenetik. Springer Verlag, Heidelberg, 2013.

P. Bergen

I/15 Grundlagen der Hygiene

I/15.1 Bedeutung der Hygiene

🆂 Fallbeispiel Stationär

Die Altenpflegeschüler Janine Guter und Jens Breitscheid haben gemeinsam Dienst. Während des Frühstücks beginnen sie sich darüber zu unterhalten, wie die Lebensbegleitung der alten Menschen durch die Pflegenden optimal zu gestalten wäre. Janine Guter vertritt den Standpunkt, dass sich die Hygienemaßnahmen in einer stationären Pflegeeinrichtung an der normalen Alltagshygiene eines Haushalts orientieren sollten, zumal sie nicht als medizinische Einrichtung einzustufen sei. Jens Breitscheid hält dagegen: „Natürlich sind wir kein Krankenhaus. Nur sind z. B. im Rahmen der Behandlungspflege durchaus Infektionsübertragungen möglich, die für die Bewohner weitreichende Folgen haben können. Daher sollte bei den Hygienemaßnahmen nicht mit zweierlei Maß gemessen werden."

> ❯ **Hygiene** (*griech. nach der Gesundheits-Göttin Hygieia*): Lässt sich mit Begriffen wie „Gesunderhaltung" oder „Gesundheitsvorsorge" übersetzen. Maßnahmen der Hygiene sollen verhindern, dass Krankheitszustände eintreten. Sie bedient sich der Mittel der Vorsorge und Fürsorge im Sinne der Prävention, dies vor allem im Zusammenhang mit Infektionsverhütung.

I/15.1.1 Wirkungsaspekte der Hygiene

Die Hygiene kennt zwei grundsätzliche Wirkungsaspekte:

- **Dispositionsprophylaxe.** Gesundheitsschädigungen werden vermieden, indem man die schutzbedürftige Person stärkt, um sie weniger anfällig für schädigende Einflüsse zu machen. Dazu dienen folgende Maßnahmen:
  - Verbesserung bzw. Erhalt des Ernährungs- und Allgemeinzustands (→ Kap. I/16)
  - Verbesserung bzw. Erhalt der Mobilität und Selbstständigkeit (→ Kap. I/19)
  - Impfungen; d. h. Basisimpfungen (z. B. Tetanus, Diphtherie, Masern), Hepatitis A und B, Influenza (→ Kap. I/26.2.3)

- **Expositionsprophylaxe.** Gesundheitsschädigungen werden dadurch vermieden, dass man schädigende Einflüsse von der schutzbedürftigen Person fernhält. Innerhalb der Infektionsprophylaxe in Altenpflegeeinrichtungen bzw. ambulanten Pflegediensten zählen hierzu:
  - Infektionsvermeidende Gestaltung der Umgebung und Einrichtung (→ Kap. I/15.5)
  - Sichere Versorgung z. B. mit Lebensmitteln, Medikamenten, Wäsche
  - Vermeidung von Infektionsübertragungen bei der Entsorgung von Abfällen und Schmutzwäsche (→ Kap. I/15.5.4, → Kap. I/15.5.5)
  - Zuverlässige Aufbereitung von Instrumenten und Geräten (→ Kap. I/15.2)
  - Präventionsorientierte Regelung von Betriebs- und Arbeitsabläufen
  - Schutz vor infizierten Mitbewohnern/Mitarbeitern und anderen Keimpotenzialen

I/15.1.2 Grundbegriffe

Im Rahmen der Infektionsverhütung finden einige Fachbegriffe der Mikrobiologie und der **Epidemiologie** (*Seuchenlehre*) Anwendung, die kurz erläutert werden sollen:

- **Infektion.** Der Begriff kann mit „Ansteckung" übersetzt werden. Eine Infektion ist gemäß §2 IfSG „die Aufnahme eines Krankheitserregers und seine nachfolgende Entwicklung oder Vermehrung im menschlichen Organismus". Seitens der Experten für Hygiene wird der Begriff „Infektion" meist als Synonym für Infektionskrankheit verwendet
- **Nosokomiale Infektion.** Wenn eine Infektion im zeitlichen Zusammenhang mit einer stationären oder ambulanten medizinischen Maßnahme steht (z. B. Legen eines Harnblasenkatheters → Kap. I/29.8.1), wird dies als nosokomiale Infektion bezeichnet
- **Infektionserreger.** Als Infektionserreger, Krankheitserreger oder Keime bezeichnet man Viren sowie ein- oder mehrzellige Lebewesen, die in der Lage sind, Infektionen auszulösen. Hierzu gehören Mikroorganismen aber auch hochentwickelte Parasiten, z. B. Bandwürmer

- **Infektionsausbruch.** Dieser Begriff wird verwendet, wenn sich innerhalb einer Einrichtung (z. B. stationär) oder einer umschriebenen Region (z. B. Landkreis) eine Infektion rasch ausbreitet
- **Kolonisation.** Nicht jedes Eindringen und jede Vermehrung von Mikroorganismen hat ein Krankheitsgeschehen, eine Infektionserkrankung, zur Folge. Wenn eine mikrobielle Besiedelung keine Symptome auslöst, spricht man von Kolonisation (Besiedelung mit Mikroorganismen)
- **Flora.** Bestimmte Körperareale, z. B. Haut, Mundhöhle, Darm oder Vagina sind dauerhaft mit Mikroorganismen besiedelt. Diese natürliche Kolonisation wird Flora genannt. Die in einer Flora integrierten Mikroben erfüllen Aufgaben im Rahmen der Verdauung und der körpereigenen Abwehr und sind daher physiologisch. Eine in ihrer Menge und Zusammensetzung physiologische Flora wird als **Residentflora,** eine veränderte, untypische als **Transientflora** bezeichnet
- **Kontamination.** Die Begriffe „Infektion" und „Kolonisation" nehmen auf bestehende Wirtsverhältnisse Bezug. Sind Gegenstände (z. B. Flächen, Instrumente oder Abfälle), Materialien (z. B. Lebensmittel, Flüssigkeiten oder Medikamente) mit Krankheitserregern oder anderen Mikroorganismen behaftet, wird dagegen von einer **Kontamination** gesprochen
- **Mikroorganismen.** Die weitaus meisten Infektionen werden durch Mikroorganismen verursacht, kleine einzellige Lebewesen, die mit dem bloßen Auge nicht erkennbar sind. Man unterscheidet (→ Kap. I/26.4):
  - **Bakterien.** Einzellige Organismen ohne echten Zellkern. Es gibt eine enorme Vielzahl unterschiedlicher Bakterien, wobei nur ein geringer Teil Infektionen erzeugen kann. Die krankmachende Wirkung entsteht häufig durch Gifte (*Endo-* und *Exotoxine*), die von Bakterien abgesondert werden. Andere Bakterien können **Sporen** (*Dauerformen*) entwickeln. In der Sporenform ist ein Bakterium weitgehend unempfindlich gegenüber äußeren Einflüssen, z. B. Hitze oder Austrocknung. Die gegen Bakterien wirksamen Medikamente werden als **Antibiotika** bezeichnet.

Einige Bakterien sind inzwischen gegen diese Medikamente unempfindlich geworden; sie haben **Resistenzen** entwickelt. Wenn ein Bakterium gegen viele Antibiotika Resistenzen entwickelt hat, wird dies als **Multiresistenz** bezeichnet. Infektionsbeispiele: Wundinfektion, Harnwegsinfektion, Tuberkulose

– **Viren.** Infektiöse Erbsubstanzpartikel, die in einem Kapsid verpackt sind. Viren sind sehr klein und benötigen zur Vermehrung stets eine Wirtszelle, die im Zuge dieser Vermehrungsaktivitäten meist geschädigt wird. Einige Viren benötigen für den Kontakt mit der Wirtszelle eine Umhüllung, andere sind dagegen unbehüllt. Unbehüllte Viren sind sehr viel robuster, als umhüllte. Gegen Viren können medikamentös **Virostatika** eingesetzt werden, wobei die therapeutischen Möglichkeiten jedoch gering sind. Infektionsbeispiele: Influenza, Herpes, Noro-Virusinfektion

– **Pilze.** Einzellige Lebewesen (*Mikrophyten*), die einen differenzierteren Aufbau haben und einen echten Zellkern besitzen. Mikrophyten wachsen in einem zusammenhängenden Verbund; sie bilden ein Myzel. Die gegen Mikrophyten einsetzbaren Medikamente werden **Antimykotika** genannt. Infektionsbeispiele: Soor, Hautpilzerkrankungen, Aspergillose

– **Protozoen.** Hochentwickelte einzellige Lebewesen, die sehr individuelle Eigenschaften und Lebensgewohnheiten besitzen. Krankheitserzeugende Protozoen durchlaufen häufig komplizierte Entwicklungszyklen, teilweise mit wechselnden Wirtsorganismen. Auch die Übertragungsformen und die einsetzbaren Medikamente sind sehr individuell. Infektionsbeispiele: Malaria, Toxoplasmose, Trichomoniasis.

I/15.1.3 Infektionsquellen und Übertragungswege

> ❯ **Infektionskette:** Weg des Mikroorganismus zu einer Infektion. Zur Infektionskette gehören:
> - Infektionsquelle
> - Übertragungsweg
> - Empfänger, der dann wiederum Infektionsquelle sein kann.
>
> **Infektionsquelle** (*Erregerreservoir*): Ort, an dem sich Erreger aufhalten und von dem aus sie Infektionskrankheiten verbreiten können.

Infektionsquellen

Bei der **Infektionsentstehung** unterscheidet man **endogene** und **exogene** Formen.

Endogene Infektionen werden durch Teile der körpereigenen Flora verursacht, indem sie innerhalb des Körpers verschleppt werden (z. B. wenn Teile der Mundflora in die unteren Atemwege gelangen, wie dies bei einer Aspiration der Fall ist) oder indem sich die Flora in ihrer Zusammensetzung verändert (z. B. in Folge einer Medikamentengabe).

Exogene Infektionen werden durch körperfremde Infektionserreger verursacht, die von einer Infektionsquelle ausgehend über verschiedene Übertragungswege zum Infektionsempfänger gelangen können:

- Alimentär, über den Nahrungsweg (typisch für Lebensmittelvergiftungen)
- Auf dem Kontaktweg: direkt durch Hand- oder Körperkontakte (→ Abb. I/15.1) oder indirekt über kontaminierte Gegenstände (typisch für nosokomiale Infektionen)

Die wichtigste Infektionsquelle ist der Mensch selbst. Sowohl kranke als auch gesunde Menschen können Keimträger sein. Die Keime werden z. B. mit dem Sputum (Tuberkulose → Kap. I/31.7.12), dem Stuhl (Salmonellosen → Kap. I/31.8.15), dem Urin oder über Hautwunden ausgeschieden.

Tiere als Infektionsquellen sind z. B. Rinder und Schweine für Bandwurmerkrankungen oder Parasiten, die als Überträger Keime an den Menschen weitergeben können (→ Kap. I/15.7.9). Auch Haustiere können Träger von Erregern sein.

Sehr viele Mikroorganismen können zumindest eine gewisse Zeit in der unbelebten Umwelt überleben; wie lange, hängt von ihrer Widerstandsfähigkeit gegenüber Umwelteinflüssen ab. Dadurch können zahllose kontaminierte Gegenstände zu Infektionsquellen werden, ebenso Nahrungsmittel. Einige Erreger halten sich sehr lange in der unbelebten Umwelt (so etwa die Tetanuserreger im Erdreich oder die Tuberkuloseerreger im Staub).

Im Pflegebereich gibt es zahlreiche (mögliche) Infektionsquellen, von denen bei unzureichenden hygienischen Bedingungen **nosokomiale Infektionen** (→ Kap. I/26.3.4) ausgehen können. → Tab. I/15.1 soll für das Problem sensibilisieren.

Übertragungswege

Wie ein Erreger übertragen wird, hängt von mehreren Faktoren ab, unter anderem von seiner:

- **Ein- und Austrittspforte,** also wie er in den Nicht-Infizierten hinein oder aus dem Infizierten wieder heraus kommt (→ Tab. I/15.2)
- Empfindlichkeit gegenüber Umwelteinflüssen, also ob er nur auf feucht-warmen Schleimhäuten überlebt und auf einem trockenen Tisch bei Raumtemperatur schnell abstirbt oder ob er sich in der Umwelt lange „halten" kann.

Die Einteilung der **Übertragungswege** ist nicht einheitlich; Tab. I/15.2 zeigt eine Möglichkeit.

> ❯ Viele Mikroorganismen nutzen mehrere Übertragungswege. Wichtiger als die exakte Systematisierung der Übertragungswege ist die Überlegung, wie ein Erreger aus dem Körper gelangt, wie er verschleppt werden und wie lange er unter welchen Bedingungen überleben kann.

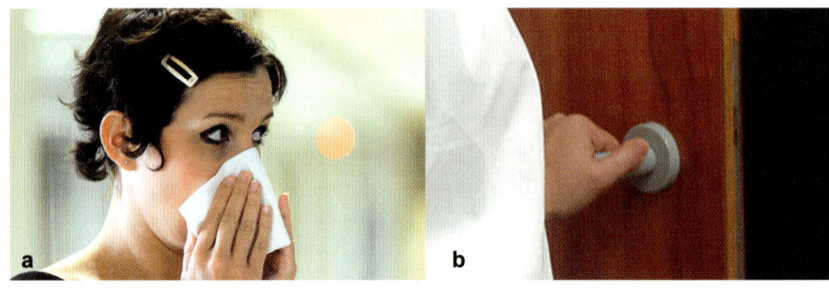

Abb. I/15.1 Keimbelastetes Sekret aus der Nase kann (z. B. durch Schnäuzen) an die Hände geraten und über direkte Kontakte mit anderen Personen „weitergereicht" werden (links). Ebenso ist es möglich, dass die kontaminierte Hand eine Klinke berührt, sodass die Weitergabe der Keime indirekt, d. h. über den Kontakt mit der Klinke erfolgt. [J787, K115]

Die für den Pflegebereich wohl bedeutendsten Übertragungswege sind die direkte und indirekte **Kontaktinfektion** und die **fäkalorale Infektion.** Viele nosokomiale Infektionen (→ Kap. I/26.3.4) auf Kranken- und Pflegestationen werden auf diesem Wege übertragen. Besonders häufig sind die Hände von Pflegenden, z. B. bei der Wundversorgung, Ursache von Infektionen. Die wichtigsten Schutzmaßnahmen gegen solche Infektionen bestehen in sorgfältiger Händehygiene, Beachtung der Hygienerichtlinien beim Umgang mit Ausscheidungen und der gewissenhaften Reinigung und Desinfektion von Gebrauchsgegenständen (→ Kap. I/15.2).

Endogene und exogene Infektionen

Bei allen bisher genannten Beispielen dringen die Erreger von außen in den Körper ein und verursachen somit **exogene** (*von außerhalb des Körpers kommende*) **Infektionen.**

Dagegen werden **endogene** (*von innerhalb des Körpers kommende*) **Infektionen** von körpereigenen Keimen hervorgerufen, die z. B. durch Schmierinfektion in für sie untypische Körperregionen vordringen. So können bei unsachgemäßem Legen eines Blasenkatheters Darmkeime in die Harnblase gelangen (→ Abb. I/15.2).

> **❯ Endogene Infektionen vermeiden**
>
> Besonders bei verwirrten Menschen darauf achten, dass sie die Hände nach dem Toilettenbesuch waschen und den Genitalbereich von vorne nach hinten säubern. Letzteres gilt v. a. für Frauen, da bei ihnen Darm und Harnröhrenöffnung nahe beieinander liegen und Keime schnell verschleppt werden können.

Eintrittspforten

Infektionskrankheiten werden erst dann ausgelöst, wenn es den Erregern gelingt, über **Eintrittspforten** in den menschlichen

Erregerreservoir	Träger (Auswahl)	Beispiele
Mensch	• Pflegebedürftige • Personal • Besucher	• Beschwerdefreie Keimträger (z. B. von Staphylococcus aureus auf der Haut) • Pflegebedürftige, Personal oder Besucher während der Inkubationszeit (z. B. bei Atemwegsinfekten) • Manifest Erkrankte • Ausscheider nach durchgemachter (evtl. nicht diagnostizierter) Erkrankung, z. B. Salmonellenausscheider
Mit der Luft beförderte Tröpfchen	• Niesen, Husten, Sprechen • Klimaanlagen, Luftbefeuchter	• Wichtiger Übertragungsweg für Infektionen der Atemwege und einige Allgemeininfektionen. Reichweite der Tröpfchen hängt von ihrer Größe ab
Pflegeutensilien, Geräte und Instrumente	• Inhalationsgeräte • Fieberthermometer • Steckbecken • Stethoskop, Blutdruckmessgeräte • Katheter	• Ungenügend gereinigte, desinfizierte, sterilisierte Instrumente • Feuchtigkeit in Instrumenten und Geräten (Keimbrutstätten) • Fremdkörper (z. B. Katheter, Sonden) als Leitschienen für Mikroorganismen • Mangelhafte Desinfektion nach Gebrauch begünstigt die Verschleppung von Keimen, daher: Für jeden Pflegebedürftigen eigene Utensilien verwenden oder nach Gebrauch desinfizieren
Medikamente	• Stechampullen, Infusionslösungen • Augentropfen • Tabletten	• Kontamination von Stechampullen oder Augentropfen durch unsachgemäßen Gebrauch • Kontamination beim Auflösen von Medikamenten mit Wasser oder Zumischen von Substanzen • Kontamination von Tabletten beim Ausdrücken aus der Verpackung
Abfälle	• Recyclingfähiger Abfall • Restmüll	• Mikroorganismen aus Sekreten, Ausscheidungen und Wunden (z. B. in alten Wundverbänden) • Gefahr durch Verletzungen mit blutbehafteten Gegenständen
Textilien	• Waschlappen • Spüllappen • Handtücher • Bettwäsche • Kleidung	• Verschmutzungen mit kontaminierten Sekreten und Ausscheidungen • Mikroorganismen von Haut, Schleimhäuten und Wunden • Insbesondere feuchte Lappen sind bei längerer Benutzung Brutstätten für Bakterien
Wasser/-behälter	• Trinkwasser • Warmwasser • Badewasser	• Keime im Leitungswasser • Legionellen im (warmen) Wasser von Dusch- oder Klimaanlagen • Keime in Badewannen/Restwasser durch unzureichende Desinfektion nach Gebrauch
Technische und sanitäre Einrichtungen	• Wasserhähne • Waschbecken • Toiletten • Klimaanlagen, Luftbefeuchter	• Ständige Feuchtigkeit und Wärme begünstigen Vermehrung von Mikroorganismen
Lebensmittel	• Milchprodukte • Fleisch • Gärendes Obst/Säfte	• Vermehrung von Mikroorganismen v. a. auf nicht gekühlten Lebensmitteln und im Sommer (Tipp: keine verderblichen Lebensmittel im Zimmer des Pflegebedürftigen aufbewahren, generell auf Frische und Haltbarkeit[-sdatum] achten) • Kontamination bei der Speisenzubereitung
Tiere	• Vögel • Ratten • Insekten • Haustiere	• Mikroorganismen in Fell oder Ausscheidung der Tiere (Tiere übertragen Mikroorganismen meist nur, sind aber selbst nicht krank), kein Essen herumliegen lassen, das Ungeziefer anlockt, Haustiere tierärztlich kontrollieren lassen
Pflanzen	• Topfpflanzen • Schnittblumen	• Schimmelpilze in der Erde • Pfützenkeime im Blumenwasser

Tab. I/15.1 Beispiele für Erregerreservoire.

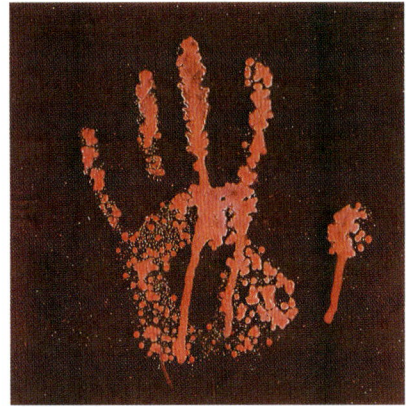

Abb. I/15.2 Nach wie vor ein Problem: Infektionsübertragung durch die Hände. Hier ist der Abdruck einer Hand zu sehen, die mit 1000 Klebsiella-Bakterien „beimpft" wurde. Klebsiellen gehören nicht zur Normalflora, sind aber z. B. in Feuchtbereichen häufig anzutreffen. Gelangen sie auf die Hände, vermehren sie sich dort und können von einer Pflegekraft auf viele Bewohner übertragen werden und je nach Abwehrlage Krankheiten hervorrufen. [G023]

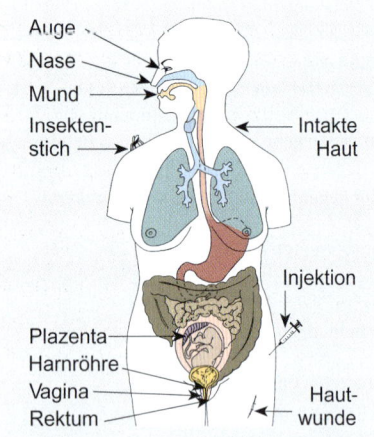

Abb. I/15.3 Die verschiedenen Eintrittspforten für Mikroorganismen in den menschlichen Körper. [L215]

Übertragung	Beispiele
Direkte Übertragung: Übertragung von der Infektionsquelle direkt auf den Empfänger	
• **(Direkte) Kontaktinfektion**	• Übertragung von Läusen oder Viruswarzen durch direkten Kontakt
• **Tröpfcheninfektion** (über große Tröpfchen, die relativ schnell zu Boden sinken, Reichweite etwa 1,5 m)	• Übertragung von Viren bei Atemwegsinfekten durch Anhusten, Anniesen oder beim Sprechen
• **Aerogene Infektion** (über sehr kleine Tröpfchen, die in der Luft schweben und dadurch weit reichen = über die Luft)	• Übertragung von Tuberkulosebakterien oder Windpockenviren über größere Entfernungen
• **(Direkte) parenterale Übertragung** (durch Körpersekrete wie Blut, Speichel, Sperma). Bei Übertragung durch Blut auch **hämatogene Übertragung** genannt	• Übertragung von Hepatitis-B- oder HI-Viren durch Blut aus einer Wunde in eine Nagelfalzverletzung an der Hand des Helfers beim Versorgen der Wunde
• Sonderfall: **sexuelle Übertragung** (durch intensiven Schleimhautkontakt, besonders bei Schleimhautverletzungen, Hauptweg Geschlechtsverkehr). Wird auch als Sonderfall der direkten Kontaktinfektion angesehen	• Übertragung von Hepatitis-B- oder HI-Viren durch Geschlechtsverkehr
• **Diaplazentare Übertragung** (über die Plazenta = Mutterkuchen)	• Übertragung einer Lues von der Schwangeren auf das Ungeborene
Indirekte Übertragung: Übertragung von der Infektionsquelle auf den Empfänger mittels eines „Übertragungsmediums"	
• **(Indirekte) Kontaktinfektion**	• Übertragung von Bakterien aus Wunden über kontaminierte Instrumente oder Personen in die Wunde eines Nicht-Infizierten
• **Fäkal-orale Infektion** (*Schmierinfektion*, wird auch als Sonderfall der Kontaktinfektion angesehen)	• Orale Aufnahme von mit dem Stuhl ausgeschiedenen Madenwurmeiern nach Verschleppen mit den Händen
• **Übertragung durch unbelebte Gegenstände als „Vehikel"**	• Übertragung der Cholera-Vibrionen durch Wasser • Übertragung einer Hepatitis C durch eingetrocknetes Blut auf Gegenständen (*indirekte parenterale Übertragung*)
• **Übertragung durch Tiere als „Vehikel"**	• Übertragung von FSME-Viren durch Zecken

Tab. I/15.2 Übertragungswege von Infektionen.

Körper einzudringen. Die Keime können auf folgenden Wegen in einen Organismus gelangen (→ Abb. I/15.3):
- Natürliche Körperöffnungen wie Augen, Nase, Mund, Ohren, Darm, Scheide, Harnröhre mit nachfolgendem Eindringen über die intakte Schleimhaut
- Kleinste Wunden der Haut oder Schleimhäute, etwa Nagelfalzverletzungen der Finger oder winzige Schleimhautverletzungen der Harnröhre bei einem Blasenkatheter
- Aktives Eindringen der Erreger in die intakte Haut, z. B. Skabies (Krätze → Kap. I/31.2.7)

- Insektenstiche und -bisse, z. B. durch Zeckenbiss übertragene FSME-Viren, welche die Frühsommermeningoenzephalitis (FSME → Kap. I/31.11.14) verursachen
- Künstlich angelegte Zugänge wie Blasenkatheter oder Infusionen (→ Kap. I/29.6). Grundsätzlich stellen alle Eingriffe in den Körper eine „Erregerbrücke" dar. Sie erhöhen die Infektionsgefahr für den Pflegebedürftigen.

I/15.1.4 Infektionsgefahren in Pflegeeinrichtungen

Stationäre Pflegeeinrichtungen gelten bezugnehmend auf §23 IfSG nicht als medizinische Einrichtungen aber durchaus als Einrichtungen des Gesundheitswesens.

Pflegeeinrichtungen ermöglichen den Pflegebedürftigen ein umfassend betreutes Wohnen. Die Betreiber sind durch einen Vertrag, den sie mit jedem Bewohner schließen, dazu verpflichtet, Leistungen wie etwa die Versorgung (z. B. mit Lebensmitteln, Medikamenten, Wäsche) sowie psychosoziale Betreuung und die notwendigen medizinisch-pflegerischen Maßnahmen zur Verfügung zu stellen.

Gefährdung von Bewohnern

Aus der Tatsache, dass es sich bei stationären Pflegeeinrichtungen um Orte handelt, an denen viele Menschen, darunter auch solche, die an Krankheiten leiden, in unmittelbarer Nachbarschaft zusammenwohnen, ergeben sich für die Pflegebedürftigen verschiedene Infektionsgefahren:
- **Allgemeine Infektionen**, z. B. „Erkältungskrankheiten", Hepatitis B, Tuberkulose
- **Infektionen auf Grund altersbedingter Abwehrschwäche und Pflegebedürftigkeit**, z. B. Hautinfektionen, Soor, Atemwegsinfektionen

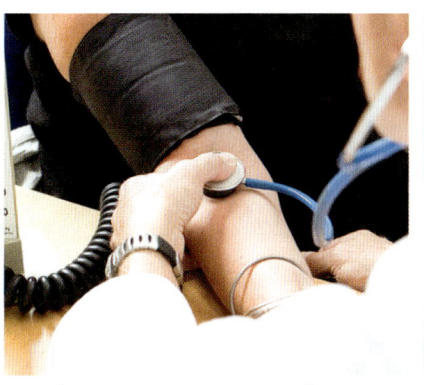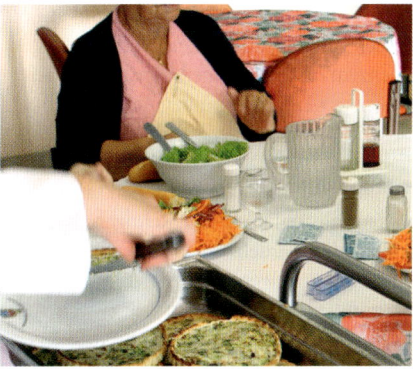

Abb. I/15.4 Hände von Pflegenden, Ärzten und Mitgliedern anderer Berufsgruppen sind in 90 % die Ursache für das Auftreten nosokomialer Infektionen. [J787]

- **Infektionen mit Tendenz zu Infektionsausbrüchen** (grundsätzliches Problem von Gemeinschaftseinrichtungen), z. B. infektiöse Gastroenteritis, Krätze, Influenza
- **Nosokomiale Infektionen,** z. B. Harnwegsinfektionen, Wundinfektionen, nosokomiale Atemwegsinfektionen (→ Kap. I/26.3.4)
- **Infektionen im Zusammenhang mit gemeinschaftlicher Versorgung und Unterbringung,** z. B. Lebensmittelvergiftungen, Legionellose.

Hinzu kommt die überdurchschnittlich häufige **Gegenwart multiresistenter bakterieller Infektionserreger,** z. B. MRSA, MRGN und VRE. Diese Keime sind gegen die normalerweise einsetzbaren Medikamente (Antibiotika) unempfindlich geworden. Zur Therapie müssen daher „Reserveantibiotika" eingesetzt werden, die mit erheblichen unerwünschten Wirkungen behaftet sein können. Begünstigt wird das Vorkommen multiresistenter Bakterien vor allem durch unsachgemäße Antibiotikatherapien, häufige Krankenhausaufenthalte und Dispositionen wie hohes Alter, Abwehrschwäche, invasive Zugänge oder chronische Wunden. Übertragungen kommen hauptsächlich im Zusammenhang mit medizinischpflegerischen Maßnahmen zustande (→ Abb. I/15.4), wobei hier die Händedesinfektion (→ Kap. I/15.4.4) als wichtigste Präventionsmaßnahme anzusehen ist.

Gefährdung des Personals

Darüber hinaus ist auch das **Personal** stationärer und ambulanter Einrichtungen verschiedenen Infektionsgefahren ausgesetzt.

Im Falle eines Infektionsausbruchs (z. B. Noro-Virusinfektion), einer Skabies-(Krätze-)Epidemie oder einer Lebensmittelvergiftung im Rahmen der Gemein-

schaftsverpflegung sind Bewohner und Personal meist gleichermaßen betroffen. Eine spezielle Gefahr für das Personal stellen die hämatogen, d. h. auf dem Blutweg bzw. durch **Blutkontakt** übertragbaren Erkrankungen dar. Dazu zählen in erster Linie Erkrankungen wie Hepatitis B und C. Auch die Immunschwächekrankheit AIDS gehört zu den Risiken, denen Angehörige von Gesundheitsfachberufen in erhöhtem Maß ausgesetzt sind. Sie nimmt jedoch im Vergleich zur Hepatitis nur eine untergeordnete Bedeutung ein (→ Kap. I/26.4.2). Infektionen auf dem Blutweg können sich beim Gebrauch und bei der Entsorgung von spitz-scharfen Gegenständen (z. B. Kanülen, Blutzuckerlanzetten) ereignen. 📖1

I/15.2 Keimreduzierende Maßnahmen

Ⓢ Fallbeispiel Stationär

Altenpflegerin Hermine Brauer führt bei einer Bewohnerin mit einem ausgedehnten Dekubitus täglich einen Verbandswechsel mit Wundspülung durch. Sie ärgert sich darüber, dass sie dafür Knopfkanülen als Einmalartikel verwenden und nach Gebrauch verwerfen muss. Bei einem Dienstgespräch sagt sie der Pflegedienstleitung, dass sie dieses Vorgehen für unökonomisch und überzogen hält. Sehr viel sinnvoller sei es doch, wenn man wieder verwendbares Sterilgut benutzen würde. Die Pflegedienstleitung ist der Überzeugung, dass das „Seniorenzentrum Maxeberg" die hierfür notwendigen Rahmenbedingungen nicht gewährleisten kann.

Im Rahmen der Verhütung exogener Infektionen besteht ein Wirkungsansatz darin,

Keimquellen durch Maßnahmen wie Reinigung, Desinfektion und Sterilisation zu reduzieren, wobei die drei Begriffe für verschiedene Ansprüche stehen.

I/15.2.1 Wirkungsfaktoren

Die Anwendung keimreduzierender Maßnahmen erfolgt durch **Verfahren.** Als Verfahren bezeichnet man die Kombination der Wirkungsfaktoren Zeit, Temperatur, Mechanik (Methode) und Mittel. Die Summe dieser Faktoren wird auch Sinnerscher Kreis (→ Abb. I/15.5) genannt. Je nach Art der Verfahren kann die Verteilung und Zahl der Wirkungsfaktoren unterschiedlich sein. Grob unterschieden werden:

- **Chemische Verfahren,** bei denen die Temperatur als Wirkungsfaktor entfällt
- **Thermische Verfahren,** bei denen das Mittel als Wirkungsfaktor entfällt
- **Chemothermische Verfahren,** bei denen alle vier Wirkungsfaktoren zur Anwendung kommen.

Die Ausführung chemischer Verfahren kann manuell und maschinell erfolgen. Thermische und chemothermische Verfahren können dagegen nur maschinell durchgeführt werden. Verfahren dieser Art kommen z. B. bei der Aufbereitung von Wäsche und Medizinprodukten zum Einsatz (z. B. Steckbeckenspüle). Maschinelle Verfahren haben den grundsätzlichen Vorteil des kontrollierten Ablaufs und der besseren Überprüfbarkeit. Sie werden daher bei allen keimreduzierenden Maßnahmen bevorzugt.

I/15.2.2 Reinigung

Bei der **Reinigung** wird Schmutz (also unerwünschte Rückstände) gelöst und beseitigt. Im Zuge dessen werden auch Mikroorganismen entfernt, die an den Schmutz gebunden sind. Man bezeichnet dies als Elutionseffekt. Ob dieser Effekt eine ausreichende Keimreduktion bewirkt, kommt auf den jeweiligen Sachverhalt an: Bei der Geschirraufbereitung erzeugt eine maschinelle Reinigung im Alltag ein hygienisch einwandfreies Ergebnis. Hingegen erweist sich das Händewaschen im Rahmen der Infektionsprävention als unzureichend.

Grundsätzlich werden feuchte und trockene, manuelle und automatische Reinigungsverfahren unterschieden:

- Bei einem **feuchten Reinigungsverfahren** erfolgt die Schutzlösung mit einem

Mittel (meist Wasser und Wirkstoff). Der Schmutz befindet sich danach in der Reinigungslösung und wird zusammen mit der Lösung entsorgt (z. B. Wäschewaschen)

- **Trockene Reinigungsverfahren** kommen zur Anwendung, wenn der Schmutz lose aufliegt und nicht gelöst werden muss. Auf ein Reinigungsmittel kann somit verzichtet werden (z. B. Fegen)
- Bei einer **manuellen Reinigung** wird die Schmutzlösung und -beseitigung manuell unter Zuhilfenahme geeigneter Mittel, Geräte und Methoden durchgeführt (z. B. Fußbodenreinigung, Reinigung von Lagerungshilfsmitteln, Körperreinigung)
- Bei einer **automatischen Reinigung** wird das Reinigungsverfahren ohne manuelles Zutun in einer entsprechenden Maschine angewendet. Die Faktoren des Sinnerschen Kreises (➔ Abb. I/15.5) können in Automaten über Programmabläufe präzise bestimmt werden und sind dadurch reproduzierbar und dokumentierbar (z. B. Reinigung von Geschirr, Wäsche, Steckbecken).

> ❯❯ Händewaschen kann die Händedesinfektion nicht ersetzen, weil sie nicht zu einer befriedigenden Keimreduktion führt.

Reinigungsmittel

Reinigungsmittel zur manuellen Reinigung dürfen in der Regel nicht zur maschinellen verwendet werden und umgekehrt.

Die **Unterschiede** bei Reinigungsmitteln ergeben sich aus folgenden Aspekten:

- Hinsichtlich der Inhaltsstoffe handelt es sich vorwiegend um tensidhaltige oder enzymatische Reiniger. Tenside eignen sich zur Fettlösung, Enzyme zur Auflösung eiweißhaltiger Substanzen (z. B. Blut)
- Anhand des pH-Werts können saure, neutrale und alkalische Reiniger unterschieden werden
- Steht das Anwendungsgebiet im Vordergrund, differenziert man z. B. zwischen Haut-, Hände-, Flächen-, Sanitär- oder Instrumentenreinigern
- Hinsichtlich des Verfahrens gibt es Reiniger für manuelle und für automatische Verfahren.

Jeder Reiniger hat somit sein spezielles Anwendungsspektrum und kann nicht beliebig verwendet werden. Dies ist vor allem im Zusammenhang mit Medizinprodukten zu beachten.

Unterhalts- und Grundreinigung

Anders als in Krankenhäusern ist in stationären Pflegeeinrichtungen eine Desinfektion von Flächen nur in Ausnahmefällen sinnvoll, z. B.:

- Desinfektion von Arbeitsflächen vor Gebrauch
- Sofortige Desinfektion von Flächen nach Kontaminationen mit potenziell infektiösen Substanzen (z. B. Blut, Erbrochenes, Sputum, Fäkalien)
- Desinfektion gemeinschaftlich benutzter Sanitäreinrichtungen (Wannen, Duschen) nach Gebrauch

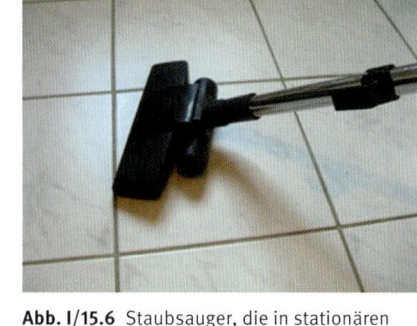

Abb. I/15.6 Staubsauger, die in stationären Pflegeeinrichtungen verwendet werden, sollen mit einem wirkungsvollen Staubfilter ausgestattet sein, der die Verteilung von Allergie erzeugenden Partikeln unterbindet. [O408]

- Desinfektionsmaßnahmen im Zusammenhang mit infizierten Bewohnern (z. B. Noro-Virusinfektion ➔ Kap. I/15.7.7, ➔ Kap. I/26.4.2)
- Im Rahmen einer Schlussdesinfektion.

Andere Flächen werden im Routinefall lediglich gereinigt, wobei die Unterhaltsreinigung und die Grundreinigung zu unterscheiden sind:

- Als **Unterhaltsreinigung** wird die tägliche Reinigung der Bewohnerzimmer, Funktionsräume, Gemeinschaftsräume und Flure bezeichnet
- Eine **Grundreinigung** findet in größeren (z. B. monatlichen) Abständen statt, wobei auch Gegenstände und Flächen gewissenhaft zu reinigen sind, die bei der üblichen Unterhaltsreinigung keine Berücksichtigung finden (Fensterbänke, Polstermöbel, Gardinen).

Details über die im Zuge von Unterhalts- oder Grundreinigungen zu erfüllenden Aufgaben sind den mit dem hauswirtschaftlichen Dienst vereinbarten Leistungsverzeichnissen zu entnehmen.

Durchführung der Flächenreinigung

Bei der Reinigung von Fußböden, Wänden, Türen und Mobiliar besteht die Gefahr, durch direkte und indirekte Kontakte potenzielle Krankheitserreger zu verschleppen und Allergene und Staub aufzuwirbeln. Dies lässt sich mit folgenden Maßnahmen verhindern bzw. begrenzen.

Beim **Staubsaugen** ist die Feinstverteilung von Stäuben, Allergenen (z. B. Milbenkot) oder Mikroorganismen (z. B. Aspergillen) zu vermeiden. Staubsauger sollten daher mit wirkungsvollen Staubfiltern ausgestattet sein (➔ Abb. I/15.6). Wenn möglich, sollten Bewohner während des Saugens aus dem Zimmer heraus und erst nach einer

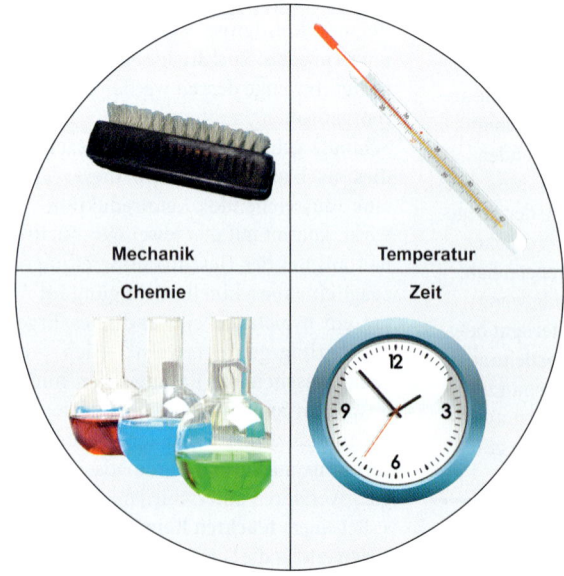

Mechanik Temperatur

Chemie Zeit

Abb. I/15.5 Sinnerscher Kreis. [Foto: J787, O408]

I
15

Lüftungsphase wieder herein gebeten werden.

Aus dem Blickwinkel der Hygiene ist es von Vorteil, wenn **Fußböden** nass gereinigt werden können. Bei den hierbei zum Einsatz kommenden Feuchtwischmethoden hat sich die „**Halbnass-Einstufen-Methode**" im professionellen Bereich durchgesetzt, bei welcher ein vorgefeuchteter Mopp für jeweils einen Raum verwendet wird (→ Abb. I/15.7).

Bei der **Reinigung des Inventars** soll vermieden werden, dass Schmutz (und damit Mikroorganismen) durch die Mehrfachverwendung von Lappen und Lösungen verschleppt wird. Benutzte Lappen sollen daher nicht wieder in die Reinigungslösung eingetaucht werden. Zudem sind für die jeweiligen Einsatzbereiche gesonderte Lappen und Eimer zu verwenden, wobei das Reinigungspersonal die Reihenfolge Mobiliar, Sanitär, WC einhält, z. B.:

- Blauer Eimer und blauer Lappen für das Mobiliar
- Gelber Eimer und gelber Lappen für Waschbecken, Duschen, Kacheln
- Roter Eimer und Lappen für den WC-Bereich. Die Reinigung der WC-Innenseite soll ausschließlich mit der Toilettenbürste und einem WC-Reiniger erfolgen.

Die zur Reinigung verwendeten Lappen sollen nach jedem Zimmer gewechselt werden. Als Alternative stellen viele Einrichtungen Einmaltücher (*Wipes*) zur Verfügung, die vom Hersteller bereits mit entsprechenden Präparaten getränkt wurden.

Weitere Regeln sind:

- **Reinigungslappen, Mopps** usw. sollen thermisch desinfizierend in gewerblichen Waschmaschinen aufbereitet und anschließend maschinell getrocknet werden
- Die **Reinigungsutensilien** sollen an einem fest zugewiesenen Platz abgestellt werden, zu dem nur das dazu befugte Personal Zugang hat und in dem keine Lagerung von Lebensmitteln (z. B. Getränkeflaschen), Frischwäsche oder Sterilgut stattfindet.

Zimmer, die von Menschen mit **infektiösen Erkrankungen** bewohnt werden, sind im Arbeitsablauf an das Ende eines Reinigungsdurchgangs zu stellen. Statt mit Reinigungspräparaten sind diese Räume meist mit Desinfektionsmitteln zu säubern. Ob das Reinigungspersonal zum Betreten der Zimmer persönliche Schutzausrüstung anlegen muss, hängt von der Art der jeweiligen Erkrankung sowie der vorliegenden Form der Keimübertragung ab (→ Kap. I/15.7.3).

I/15.2.3 Desinfektion

Händedesinfektion → Kap. I/15.4.4

> **❯ Desinfektion:** Gezielte Verminderung (*Reduktion*) von Mikroorganismen. Chemische oder physikalische Verfahren töten die Krankheitserreger und unterbinden ihre Vermehrung.

Bei der **Desinfektion** wird die ursprüngliche Keimmenge um den Faktor 10^{-5} durch Abtötung verringert (d. h. von 100 000 Keimen bleibt nur einer übrig). Der Reduktionsanspruch bezieht sich hauptsächlich auf vegetative (d. h. nicht in Sporenform befindliche) Bakterien, Pilze und Protozoen (= Wirkungsbereich A).

Bei bakteriellen Sporen (= Wirkungsbereiche C und D) und bei Viren (= Wirkungsbereich B) können Desinfektionsmaßnahmen Wirkungslücken aufweisen. Die Desinfektion erbringt keine Reinigungsleistung. Folgende Begriffe sind vom Anspruch einer Desinfektion abzugrenzen:

- **Sanitation.** Desinfizierende Reinigung
- **Dekontamination.** Keimabtötende Maßnahme, die nicht den Wirkungsgrad einer Desinfektion erreicht.

Neben der **chemischen Desinfektion** gibt es **physikalische Verfahren.** Sie basieren auf Hitze (thermische Desinfektion), Filtern oder Strahlung.

Physikalische Desinfektionsverfahren erfolgen in der Regel thermisch und maschinell. Sie erzeugen ein besonders zuverlässiges Desinfektionsergebnis. Wenn möglich, soll ihnen daher der Vorzug gegeben werden. In Pflegeeinrichtungen können Wäsche, Geschirr und Steckbecken mit thermischen Verfahren desinfiziert werden. In medizinischen Einrichtungen kommt die thermische Desinfektion im Rahmen der Medizinprodukte-Aufbereitung zum Einsatz.

Eine chemothermische Desinfektion stellt eine Kombination zwischen der chemischen und der thermischen Desinfektion dar, indem Desinfektionslösungen bei Temperaturen zwischen 40–60 °C zur Anwendung kommen. Chemothermische Desinfektionsverfahren haben sich vor allem bei der Desinfektion kontaminierter Wäsche bewährt.

> **❯** Geräte zur physikalischen oder chemothermischen Desinfektion sollen im Rahmen der Qualitätssicherung einer regelmäßigen **Hygieneüberprüfung** unterzogen werden. Dies erfolgt bei thermischen Geräten mit Temperaturaufzeichnungsgeräten „Thermologgern" und bei chemothermischen mit Bioindikatoren, d. h. mit Prüfkörpern, die zuvor mit Testkeimen kontaminiert wurden.

Desinfektionsmittellisten

Die **Desinfektionsmittelliste** des Verbundes für angewandte Hygiene (*VAH-Liste*) enthält eine Aufstellung der zur routinemäßigen Verwendung geeigneten Mittel, Konzentrationen, Verfahren und Einwirk-

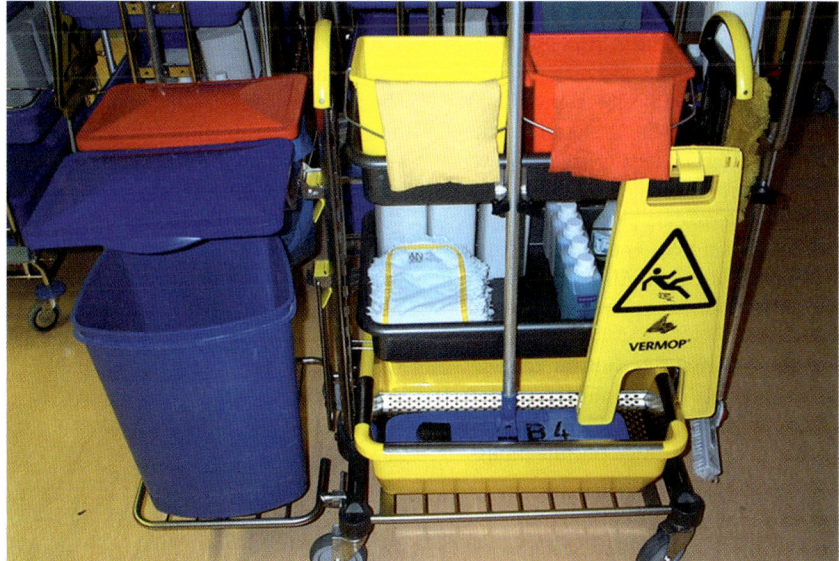

Abb. I/15.7 Putzwagen, der für das Halbnass-Einstufen-Wischverfahren ausgelegt ist. [M119]

zeiten. Sie nimmt Bezug auf die Hände-, Haut-, Flächen-, Instrumenten- und Wäschedesinfektion. Die dort aufgeführten Präparate wurden nach festgelegten Methoden zweifach begutachtet und zertifiziert.

Analog zur VAH-Liste gibt es für den Lebensmittelbereich spezielle Desinfektionsmittel, die von der Deutschen Veterinärmedizinischen Gesellschaft (*DVG*) getestet wurden (*DVG-Liste*).

Darüber hinaus kommen Mittel, Methoden und Einwirkzeiten der **RKI-Liste** zur Anwendung. Diese Liste des Robert Koch-Instituts enthält Vorgaben für virensichere, hochwirksame Desinfektionsverfahren (Wirkungsbereich A und B). Die RKI-Liste ist vor allem für die behördliche Anordnung von Desinfektionsmaßnahmen im Zusammenhang mit meldepflichtigen Infektionskrankheiten gedacht.

Internet- und Lese-Tipp
Verbund für angewandte Hygiene e. V.: www.vah-online.de (Über diese Website ist die Liste der zugelassenen Desinfektionsmittel kostenpflichtig bestellbar.)

Einflüsse auf die Wirksamkeit chemischer Desinfektionsmittel

Die **Wirksamkeit eines chemischen Desinfektionsverfahrens** ist von verschiedenen Faktoren abhängig:

- **Eigenschaften des Keimpotenzials,** d. h. Empfindlichkeit und Zahl der Erreger und hiermit verbunden der Wirkungsbereich
- **Faktoren des Sinnerschen Kreises,** wie Einwirkzeit, Temperatur, Konzentration und Anwendungsmethode (→ Abb. I/15.5)
- **Wirkungsbeeinträchtigungen** in Form von Alkalien, Eiweißen und Temperaturerhöhungen
  – Alkalien (z. B. Seifenrückstände) können die Desinfektionswirkung aufheben oder stark mindern. Dieser „Seifenfehler" erklärt, warum Desinfektionslösungen keine Reinigungsmittel zugesetzt werden dürfen
  – Eiweißhaltige Substanzen (z. B. Erbrochenes, Stuhlgang, Blut) binden Wirkstoffe des Desinfektionsmittels, was ebenfalls die Wirksamkeit herabsetzt. Man spricht von einem „Eiweißfehler". Desinfektionslösungen haben daher immer eine „Standzeit", d. h. Haltbar-

keitsfrist (z. B. 1 Tag), die nicht überschritten werden darf
  – Temperaturerhöhungen erzeugen unerwünschte Dämpfe und können zur Verflüchtigung eines Wirkstoffs führen. Die im Alltagsgebrauch verwendeten Desinfektionsmittel werden zur Vermeidung des „Temperaturfehlers" stets kalt (d. h. bei Zimmertemperatur) verarbeitet.

Wirkstoffe für chemische Desinfektionsverfahren

Obwohl es eine breite Palette desinfizierender Substanzen gibt, finden nur wenige von ihnen praktische Verwendung. Zu den häufig verwendeten Wirkstoffen gehören:

- **Alkohole** wirken schnell und zuverlässig im Wirkungsbereich A, sind aber (bis auf wenige Ausnahmen) nur eingeschränkt viruzid. Sofern keine Zusatzstoffe beigemengt wurden, hinterlassen sie keine unerwünschten Rückstände, sind hypoallergen und finden vor allem als Haut- und Händedesinfektionsmittel Verwendung. Auf kleinen trockenen Flächen können sie auch als schnell wirksames Flächendesinfektionsmittel eingesetzt werden. Nachteile: Explosionsgefahr, Geruchsbelästigung, Eiweißfehler und Wirkungsbeeinträchtigung durch Wasserrückstände (z. B. Sanitärbereich)
- **Aldehyde** sind grundsätzlich als allergisierend und hautschädigend einzustufen und erfordern die strikte Einhaltung entsprechender Schutzmaßnahmen (siehe Regeln zum Umgang mit Desinfektionsmitteln). Sie wirken als eine der wenigen Substanzen innerhalb der Bereiche A und B, sind preiswert, umweltverträglich und materialfreundlich. Nachteile: Eiweißfehler, Schmutzfixierung, mögliche Gesundheitsschädigung, stechender Geruch. Regelwerke des Arbeitsschutzes (*TRBA/TRGS 406*) fordern, dass aldehydhaltige Desinfektionsmittel wenn möglich durch andere Stoffe (z. B. Alkylamine oder Sauerstoffabspalter) ersetzt werden sollen
- **Oberflächenaktive Substanzen** wie Amphotenside, Biguanide oder Quats bzw. QAV haben eine gute Reinigungs-, aber nur eine mäßige Desinfektionswirkung (Wirkungsbereich A). Da sie keine Geruchsbelästigung mit sich bringen, die Reinigung ersetzen kön-

nen und zudem sehr kostengünstig sind, erfreuen sich diese Substanzen in der Altenpflege großer Beliebtheit. Nachteile: Eiweißfehler, evtl. störende Rückstände
- **Alkylamine** wirken zuverlässig innerhalb des Wirkungsbereichs A, sind aber nur eingeschränkt viruzid. Ihre Eigenschaften sind mit denen der oberflächenaktiven Substanzen vergleichbar (reinigend, geruchsneutral), mit dem Unterschied, dass sie wirkungsvoller, eiweißbelastbarer aber auch teurer sind
- **Sauerstoffabspalter** wirken ebenso wie die Aldehyde innerhalb der Bereiche A und B, sind gut materialverträglich und nicht gesundheitsschädigend. Nachteile: Unangenehmer Geruch, hohe Kosten, geringe Lagerfähigkeit.

Regeln zum Umgang mit Desinfektionsmitteln

Reinigungs- und Desinfektionsmittel, die nicht für die Anwendung an der Haut bestimmt sind, können eine allergisierende oder auch toxische Wirkung entfalten.

Das Personal muss daher gemäß den berufsgenossenschaftlichen Vorgaben bei Reinigungs- sowie Desinfektionsarbeiten mechanisch belastbare Schutzhandschuhe mit hohen Stulpen (Haushaltshandschuhe) tragen. Für das Nachfüllen von Reinigungsmitteln u. ä. Tätigkeiten, bei denen es zum Verspritzen schädigender Substanzen kommen kann, müssen Schutzbrillen und feuchtigkeitsdichte Schürze zur Verfügung stehen.

Das **Herstellen** von Reinigungs- oder Desinfektionslösungen soll präzise erfolgen, um unnötige Geruchsbelästigungen, Rückstandsbildungen oder eine unzureichende Wirksamkeit zu vermeiden. Folglich sind Dosierhilfen wie Dosiertabellen, -beutel, -pumpen oder Zumischgeräte zu verwenden (→ Tab. I/15.3). Bei der manuellen Herstellung einer Desinfektionslösung soll erst das Wasser eingefüllt und danach das Konzentrat zugegeben werden.

Eimer oder Wannen mit Desinfektionslösungen sollen mit einem Deckel verschlossen werden, um Geruchsbelästigungen bzw. eine Verdunstung des Desinfektionsmittels zu vermeiden.

Zum Schutz verwirrter Bewohner bewahren Altenpflegerinnen Reinigungs- und Desinfektionsmittel so auf, dass sie vor

Messbecher und Dosiertabelle	Dosierbeutel	Dosierpumpe	Zumischgeräte
Vorteile · Bei sachgemäßer Handhabung präzise · Preiswert	· Einfache Handhabung · Präzise	· Einfache Handhabung · Preiswert	· Sehr einfache Handhabung · Bei regelmäßiger Wartung präzise · Kontakt mit Konzentraten nur beim Wechseln des Kanisters möglich
Nachteile · Umständlich · Gefahr des Verschüttens · Kontakt mit Konzentraten möglich	· Teuer · Kontakt mit Konzentraten möglich · Abfälle durch leere Beutel	· Auch bei sachgemäßer Handhabung häufig unpräzise · Kontakt mit Konzentraten möglich	· Sichere Funktion ist an regelmäßige Wartung gebunden · Preis für Anschaffung und Wartung

Tab. I/15.3 Dosierhilfen für Desinfektionsmittel. [M119]

fremdem Zugriff gesichert sind. Aus diesem Grund ist auch die Anbringung von Desinfektionsmittel- oder Seifenspendern in Bewohnerzimmern oder Wohnbereichsküchen abzulehnen.

Für manuelle chemische Desinfektionsverfahren eignet sich am besten die **Wischmethode,** bei der die Lösung mit einem Lappen aufgetragen wird, wobei die Verwendung vorgetränkter Einmaltücher (Wipes) am praktischsten ist.

Im Gegensatz zum Sprühen entstehen beim Wischen keine Aerosole, die eingeatmet werden könnten. Außerdem erzielt dieses Verfahren eine bessere Benetzung der Gegenstände.

>> Im Alltag verwenden oft mehrere Pflegende den Pflegearbeitswagen zeitgleich. Deshalb bleibt er oft auf dem Wohnbereichsflur stehen. Dabei können Altenpflegerinnen „im Eifer des Gefechts" leicht übersehen, dass der Wagen mit schädigenden Substanzen ausgestattet ist, z. B. Antiseptika oder Reinigungsbenzin, die auf diese Weise frei zugänglich sind.

Organisation von Desinfektionsverfahren im pflegerischen Alltag

Bei der Anwendung der Desinfektionsverfahren wird zwischen **fortlaufender Desin-**fektion, **Schlussdesinfektion** und **Raumdesinfektion** unterschieden.

Fortlaufende Desinfektion

Die **fortlaufende Desinfektion** betrifft die routinemäßig durchzuführenden Desinfektionsmaßnahmen bezogen auf die verschiedenen Anwendungsgebiete:
- **Händedesinfektion** durch Anwendung alkoholischer Mittel bei einer Einwirkzeit von 30 s zur Infektionsprophylaxe im pflegerischen Alltag (→ Kap. I/15.4.4) **Hautdesinfektion,** d. h. Abtötung der Hautflora zum Infektionsschutz vor invasiven Eingriffen (z. B. Injektionen) mit alkoholischen Mitteln bei einer Einwirkzeit von 15 s
- **Flächendesinfektion,** d. h. Wischdesinfektion kontaminierter oder potenziell kontaminierter Flächen wie Fußböden, Sanitäreinrichtungen, Möbel, Arbeitsflächen (→ Kap. I/15.2.2). Im Routinefall kommen meist oberflächenaktive Substanzen, Alkylamine oder (für kleine, trockene Flächen) Alkohole zur Anwendung. In speziellen Situationen (z. B. Noro-Viren) werden viruzide oder sporizide Wirkstoffe wie Aldehyde oder Sauerstoffabspalter verwendet. Die Konzentration verdünnter Lösungen (Wasser und Konzentrat) wird meist auf eine Einwirkzeit von einer Stunde abgestimmt. Bei alkoholischen Schnelldesinfektions-

mitteln liegt die Einwirkzeit zwischen 1–5 Min
- **Desinfektion von Medizinprodukten.** Medizinprodukte und auch deren Aufbereitung unterliegen gesetzlichen Vorgaben. Die Ansprüche an die Aufbereitung richten sich vorrangig nach dem Verwendungszweck. In jedem Fall ist den Herstellerangaben Folge zu leisten. Medizinprodukte wie Pflegebetten, Patientenlifter oder Lagerungshilfsmittel werden in der Regel mit Mitteln, Konzentrationen und Einwirkzeiten der Flächendesinfektion desinfiziert. Die Aufbereitung von Pflegehilfsmitteln (z. B. Steckbecken, Nachttöpfe oder Urinflaschen) erfolgt vorzugsweise thermisch in Steckbeckenspülgeräten. Bestimmungsgemäß keimarm zu verwendende Medizinprodukte, etwa Instrumente zum Verbandswechsel, sind nach einem geprüften (*validierten*) Verfahren aufzubereiten (→ Abb. I/15.8), was die Möglichkeiten einer Pflegeeinrichtung meist übersteigt. Somit finden in ihnen fast ausschließlich Einmalartikel Verwendung
- **Wäschedesinfektion,** d. h. Anwendung eines desinfizierenden thermischen oder chemothermischen Waschverfahrens. Bei chemothermischen Verfahren werden meist desinfizierende Waschmittel

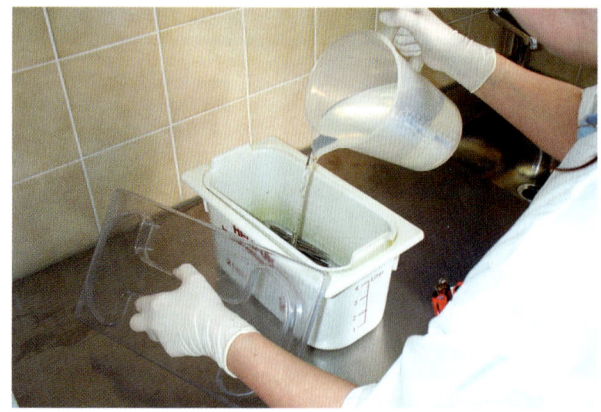

Abb. I/15.8 Zur wirksamen Desinfektion müssen Instrumente und Pflegeutensilien vollständig von der Desinfektionslösung umspült sein. [M119]

auf der Basis von Sauerstoffabspaltern verwendet (→ Kap. I/15.5.5).

Die fortlaufende Desinfektion wird über Reinigungs- und Desinfektionspläne geregelt, die in hygienerelevanten Bereichen sichtbar ausgehängt sein sollen (→ Kap. I/15.3.2).

Schlussdesinfektion

Eine **Schlussdesinfektion** ist notwendig, wenn das Zimmer eines infizierten bzw. kolonisierten Bewohners abschließend aufbereitet werden soll. Dies kann z.B. nach einem Infektionsausbruch, nach einer überstandenen Infektionskrankheit oder nach dem Tod eines Bewohners notwendig sein. Einige Einrichtungen führen diese Maßnahme grundsätzlich nach Freiwerden eines Bewohnerzimmers durch.

Allgemein findet folgendes Schema Anwendung, wobei die Mittel, Konzentrationen und Einwirkzeiten – abhängig vom jeweiligen Infektionserreger – von den routinemäßigen Vorgaben der VAH-Liste (siehe oben) abweichen können.

Die Bettwäsche wird ebenso wie die abnehmbaren Textilien von Polstermöbeln abgezogen und in verschlossenen Säcken der Aufbereitung zugeleitet. Die im Zimmer befindlichen Flächen (z.B. Möbel, Wände, Türen) und Gegenstände (z.B. Bettgestell, Telefon, Fernseher, Pflegeutensilien) werden wischdesinfiziert. Ebenso wird der gesamte Sanitärbereich einer gründlichen Wischdesinfektion unterzogen. Abschließend wird der Fußboden desinfizierend gewischt. Vor dem erneuten Betreten des Zimmers ist die Einwirkzeit abzuwarten. Während dieser Maßnahmen soll sich der Bewohner nicht im Zimmer befinden.

Raumdesinfektion

Im Zusammenhang mit seltenen meldepflichtigen Erkrankungen (z.B. Typhus) kann vom Gesundheitsamt eine besonders durchgreifende Form der Schlussdesinfektion, die **Raumdesinfektion** angeordnet werden. Raumdesinfektionen sollen nur von geschulten **Desinfektoren,** unter Verwendung hochwirksamer zu vernebelnder Desinfektionsmittel durchgeführt werden.

Antiseptika

Auf Schleimhäuten und Wundflächen sind nur bestimmte keimabtötende Substanzen einsetzbar, die als **Antiseptika** bezeichnet werden.

Antiseptika bewirken zwar eine erhebliche Keimreduktion, erreichen im Ergebnis aber nicht den Anspruch einer Desinfektionsleistung, sodass von einer Dekontamination gesprochen wird.

Die Anwendung vieler Antiseptika ist mit Nachteilen wie Allergisierung, Intoxikation, Resistenzbildung oder unzureichender Wirkung verbunden. In einem Konsensuspapier namhafter Krankenhaushygieniker werden daher zur Schleimhaut- und Wundantiseptik nur wenige Substanzen empfohlen:

- **Octenidindihydrochlorid** (z.B. Octenidin®, Octenisept®). Farblose Lösung mit guter antibakterieller und begrenzter viruzider Wirksamkeit und guter Gewebeverträglichkeit. Es bestehen Kontraindikationen (z.B. Bauchspülungen), die jedoch im Alltag von Pflegeeinrichtungen kaum Bedeutung haben
- **Polihexanid** (z.B. Lavasept®, Prontosan®). Farblose Substanz mit guter antibakterieller Wirkung und sehr guter Gewebeverträglichkeit. Polihexanid darf nicht am hyalinen Knorpel am Mittel- und Innenohr sowie nicht in Kombination mit z.B. wundreinigenden Seifen, Salben, Ölen, Enzymen, angewendet werden
- **Povidonjod** (z.B. Brauno®, Betaisodona®). Stark färbende Substanz mit brei-

ter aber nicht uneingeschränkter Wirksamkeit gegen Bakterien und Viren bei raschem Wirkungseintritt. Bei der Anwendung sind Kontraindikationen zu beachten, z.B. Jodallergie und Störungen oder Erkrankungen der Schilddrüse. Somit gilt Povidonjod nicht mehr als ein Antiseptikum erster Wahl.

Als entbehrlich bzw. veraltet werden u.a. folgende Wirkstoffe eingestuft:
- Chinolinol
- Chlorhexidin
- Ethanol
- Farbstoffe
- Wasserstoffperoxid.

I/15.2.4 Sterilisation

❯ **Sterilisation:** Verfahren mit dem Ziel der Keimfreiheit. Darunter sind das Abtöten und die irreversible Inaktivierung aller vermehrungsfähigen Mikroorganismen zu verstehen.

Bei der **Sterilisation** werden Mikroorganismen aller vier Wirkungsbereiche (A – D) so zuverlässig abgetötet bzw. inaktiviert, dass rein statistisch bei einer Million sterilisierter Gegenstände maximal mit einem Versager zu rechnen ist. Dieser hohe Anspruch ist notwendig, weil Sterilisationsverfahren hauptsächlich bei der Herstellung und Aufbereitung kritischer Medizinprodukte Anwendung finden, d.h. von Gegenständen, die für invasive Eingriffe wie Injektionen, Verbandswechsel, Katheterisierungen oder Operationen vorgesehen sind.

Rahmenbedingungen

Der Aufbereitungsprozess für Gegenstände, die zur invasiven Anwendung gedacht sind, umfasst eine Reihe aufeinander abgestimmter Schritte wie Reinigung, Desinfektion, Spülung, Trocknung, Verpackung, Sterilisation und Freigabe. Die Sterilisation ist somit nur als ein Teil des gesamten Prozesses zu betrachten, wobei das Sterilisationsergebnis maßgeblich von der Qualität der zuvor durchgeführten Aufbereitungsschritte abhängig ist.

Es ist notwendig, dass die anzuwendenden Aufbereitungsschritte unter geprüften (*validierten*) Bedingungen durchgeführt werden, deren Regelung an Verordnungen, Normen und Leitlinien gebunden ist. Verlangt werden entsprechende Rahmenbedingungen in Form von räumlichen Gegebenheiten, z.B. eine Trennung in einen reinen und einen unreinen Bereich, gerätetechnischer Ausstattung, wie das Vorhandensein von Reinigungs-, Desinfektions- und Sterilisationsgeräten, und einer entsprechenden Fachkunde, d. h. einer Ausbildung gemäß den Vorgaben der Deutschen Gesellschaft für Sterilgutversorgung.

Internet- und Lese-Tipp
Deutsche Gesellschaft für Sterilgutversorgung e. V.: www.dgsv-ev.de

Fachbegriffe

Im Zusammenhang mit Sterilisationsverfahren werden folgende **Fachbegriffe** verwendet:
- **Sterilisiergut:** Material, das sterilisiert werden soll
- **Sterilgut:** Material, das sterilisiert worden ist
- **Chargenzeit:** Gesamter zeitlicher Ablauf einer Sterilisation
- **Abtötungszeit:** Zeit, in der die Keimabtötung erfolgt.

Sterilisationsverfahren

Die Sterilisation kann mit einer Reihe chemischer und physikalischer Verfahren durchgeführt werden.
- **Heißluftsterilisation:** Erfolgt bei einer Temperatur von 180 °C und 30 Min. Abtötungszeit. Dieses Verfahren ist nur begrenzt anwendbar, da das Sterilisiergut eine hohe Temperaturstabilität haben muss. Zudem entspricht es nicht mehr dem aktuellen Stand von Wissenschaft und Technik und sollte daher nicht verwendet werden
- **Dampfsterilisation** (*Autoklavierung*): Das Sterilisiergut ist in einem geschlossenen Behältnis unter Luftabschluss (Vakuum) heißem, gespanntem (d. h. unter Druck stehendem) und gesättigtem (d. h. maximal feuchtem) Wasserdampf ausgesetzt (→ Abb. I/15.9). Sterilisiert wird mit 121 °C bei 20 Min. oder mit 134 °C bei fünf Min. Abtötungszeit. Die Abtötung wird durch das Kondensieren des Wasserdampfs an der Oberfläche des Sterilisierguts erreicht. Bei sachgemäßer und kontrollierter Durchführung gilt dieses Verfahren als beste Methode und ist auch im kleinen Rahmen praktizierbar
- **Sterilisation mit Gamma-Strahlen:** Dieses Verfahren erfordert einen erheblichen apparativen und sicherheitstechnischen Aufwand. Es findet innerhalb der industriellen Sterilgut-Herstellung Anwendung. Sterile Einmalprodukte,

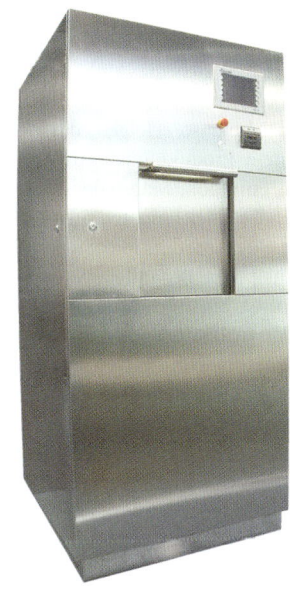

Abb. I/15.9 Autoklav für die Dampfsterilisation. [V465]

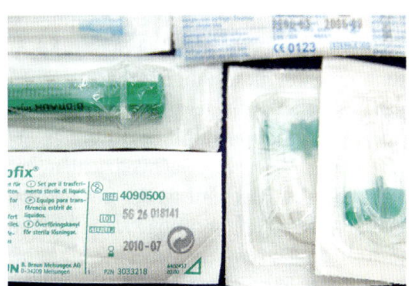

Abb. I/15.10 Die Industrie verwendet für die Sterilisierung von Einmalmaterialien häufig ionisierende Strahlung. [K313]

z. B. Einwegspritzen und -kanülen, Infusionssysteme, wurden meist herstellerseitig gammasterilisiert (→ Abb. I/15.10)
- **Sterilisation mit chemischen Substanzen,** z. B. Ethylenoxid, Formaldehyd oder Wasserstoffperoxidplasma ist speziellen Anwendungen vorbehalten, etwa der Sterilisation temperaturempfindlicher Instrumente, und allenfalls in den zentralen Sterilgut-Versorgungsanstalten (ZSVA) von Kliniken zu finden
- Mittels **Filtrierung** lassen sich Flüssigkeiten, wie steril zu verwendende Arzneimittel, oder Luft in Reinraumbereichen in einen sterilen Zustand bringen.

Umgang mit Sterilgut

Die Sterilität des Sterilguts kann durch Verletzung der Verpackung von innen oder außen, Durchfeuchtung und Staubablagerungen in Frage gestellt werden. Daher sind zum **Schutz des Sterilguts** folgende Regeln zu beachten:

- Der Transport und die Lagerung sollen stets geschützt, staubfrei und trocken in Schränken, Schubladen oder Transportbehältern erfolgen. Somit darf sich Sterilgut zwar in einem Pflegearbeitswagen, nicht aber auf ihm befinden
- Das Umladen von Sterilgut soll auf das Notwendige beschränkt sein
- „Weich" verpacktes Sterilgut (z. B. Papier-Folien-Verpackungen) nicht übereinander stapeln
- Eine „schlanke" Lagerung nach dem „first-in-first-out-Prinzip" vermeidet die Überschreitung des maximalen Verwendungsdatums
- Die Lagerbedingungen und die Verwendungsdaten sollten regelmäßig (z. B. 2×jährlich) kontrolliert werden
- Abgelaufenes Sterilgut bzw. Sterilgut in durchfeuchteten, staubigen oder beschädigten Verpackungen ist zu verwerfen oder einer Aufbereitung zuzuleiten. 📖1

I/15.2.5 Aufbereitung von Medizinprodukten

❯ Medizinprodukte: Instrumente, Apparate, Vorrichtungen oder Stoffe, die vom Hersteller für die Erkennung, Verhütung, Überwachung, Behandlung oder Linderung von Krankheiten oder Behinderungen vorgesehen sind (→ Kap. I/29.3).

Bei einem Teil der **Medizinprodukte** sind Maßnahmen der Aufbereitung in Form der Reinigung, Desinfektion oder Sterilisation notwendig. Welche Maßnahmen bei welcher Indikation konkret zu ergreifen sind, ist über gesetzliche Vorgaben, Fachempfehlungen und die Angaben des Herstellers geregelt. Hierzu zählen insbesondere:
- Die Medizinproduktebetreiberverordnung (MPBetreibV)
- Die Empfehlung „Anforderungen an die Hygiene bei der Aufbereitung von Medizinprodukten" der Kommission für Krankenhaushygiene und Infektionsprävention (KRINKO) beim Robert Koch-Institut (RKI) und des Bundesinstituts für Arzneimittel und Medizinprodukte (BfArM)
- Zahlreiche Normen zur Desinfektion (→ Kap. I/15.2.3) und Sterilisation (→ Kap. I/15.2.4).

Risikogruppen

Innerhalb dieser Regelwerke werden Medizinprodukte nach Risikogruppen eingeteilt, die sich auf die Art der Anwendung beziehen. Gleichzeitig sind hiermit die notwen-

I
15

digen Schritte zur Aufbereitung vorgegeben:

- **Unkritische Medizinprodukte,** d. h. Medizinprodukte, die ausschließlich mit intakter Haut in Berührung kommen (z. B. Stethoskope oder Lagerungsschienen). Die betreffenden Gegenstände brauchen nach Gebrauch lediglich gereinigt und nur bei Kontamination bzw. nach Gebrauch bei infektiösen Bewohnern desinfiziert werden
- **Semikritische Medizinprodukte ohne besondere Anforderungen an die Aufbereitung,** die mit Schleimhaut oder krankhaft veränderter Haut in Berührung kommen (z. B. Mundpflege-Spatel oder Sauerstoff-Insufflationsmasken). Gegenstände dieser Art sind zu desinfizieren. Bei Vorhandensein von Rückständen ist eine vorherige Reinigung notwendig
- **Kritische Medizinprodukte ohne besondere Anforderungen an die Aufbereitung,** die zur Anwendung von Blut, Blutprodukten und anderen sterilen Arzneimitteln bestimmt sind (z. B. Infusionssysteme) oder Medizinprodukte, bei deren Anwendung die Haut oder Schleimhaut durchdrungen wird und es dabei zum Kontakt mit Blut, inneren Geweben, Organen oder Wunden kommt (z. B. chirurgische Instrumente wie Pinzetten und Scheren). Hier sind die Schritte Reinigung, Desinfektion und Sterilisation vorgesehen. Wünschenswert ist eine maschinelle Reinigung und Desinfektion mit anschließender Dampfsterilisation
- **Semikritische und kritische Medizinprodukte mit erhöhten Anforderungen an die Aufbereitung.** Gemeint sind z. B. Endoskope, also Artikel die in stationären Alten- und Pflegeeinrichtungen nicht verwendet werden. Die Anforderungen ergeben sich, wenn
  - Die Effektivität der Reinigung nicht durch Inspektion unmittelbar zu beurteilen ist
  - Eine nachteilige Beeinflussung durch die Aufbereitung auf das Medizinprodukt und seine Materialeigenschaften nicht auszuschließen sind
  - die Aufbereitungshäufigkeit durch den Hersteller begrenzt ist
- **Kritische Medizinprodukte mit besonders hohen Anforderungen an die Aufbereitung,** die sich ergeben, wenn kritische Produkte thermolabil, also nicht dampfsterilisierbar sind. Im Bereich der Altenpflege handelt es sich um typische Einmalprodukte wie Blasenkatheter oder Injektionsnadeln.

Anforderungen

Unabhängig von der oben genannten Einteilung richtet sich die Aufbereitung stets nach Vorgaben des Herstellers und muss nachvollziehbar so erfolgen, dass sich das aufbereitete Produkt qualitativ (z. B. hinsichtlich Funktion, Materialbeschaffenheit, Rückstandsfreiheit) nicht von einem neuen unterscheidet, so dass die Sicherheit und Gesundheit von Behandelten, Anwendern oder Dritten nicht gefährdet wird (§4 MP-BetreibV). Insbesondere sind folgende Risiken auszuschließen:

- Rückstände aus der vorangegangenen Anwendung (z. B. anhaftendes Blut, Gewebe)
- Rückstände aus der vorausgegangenen Aufbereitung (z. B. Reinigungs- und Desinfektionsmittelrückstände)
- Änderungen der Produkteigenschaften (z. B. Verfärbungen, Materialschäden oder Fehlfunktion).

Sofern es sich um bestimmungsgemäß keimarm oder steril zur Anwendung kommende Medizinprodukte handelt, ist die Aufbereitung unter Berücksichtigung der Angaben des Herstellers mit geeigneten validierten Verfahren so durchzuführen, dass der Erfolg dieser Verfahren nachvollziehbar gewährleistet ist. Gemeint ist der Einsatz von maschinellen Verfahren, wie sie vor allem in Krankenhäusern zur Anwendung kommen. Diese Forderung des §4 der MPBetreibV gilt vor allem für die Aufbereitung semikritischer und kritischer Medizinprodukte.

Maßnahmen

> **Einmalprodukte:** Rechtlich nicht definierter Begriff, der sich im Sprachgebrauch auf Artikel bezieht, die personengebunden zu verwenden sind und für die eine Aufbereitung nicht vorgesehen ist. Herstellerseitig ist dies durch den Aufdruck einer durchgestrichenen 2 markiert.

Unter praktischen Gesichtspunkten stellt sich das Thema „Aufbereitung von Medizinprodukten" wie folgt dar:

- Nichtaktive, unkritische Medizinprodukte, wie Gehhilfen, Lagerungsschienen, Krankenbetten, werden durch einfaches Abwischen gereinigt (bei personengebundener Verwendung) oder desinfiziert (bei personenübergreifender Verwendung). Details regeln die Herstellerangaben
- Bei aktiven, unkritischen Medizinprodukten, z. B. Pumpen zur enteralen

Ernährung, Saugungen, Inhalatoren, steht die Sicherung der Funktion und Betriebssicherheit im Vordergrund. Im Zuge der Aufbereitung kann eine Demontage und Funktionsprüfung notwendig sein. Zudem ist die Anwendung und Aufbereitung eingewiesenen Personen vorbehalten

- Bei textilen, unkritischen Medizinprodukten, z. B. Anti-Thrombosestrümpfen, elastischen Binden, sind Begrenzungen von Aufbereitungszyklen und (herstellerseitig) vorgegebene Waschverfahren zu beachten
- Die Aufbereitung von Steckbecken, Nachttöpfen oder Urinflaschen erfolgt validiert mittels einer thermischen Desinfektion in einem Steckbeckenspülautomaten
- Semikritische Produkte, z. B. Trachealkanülen oder Mundpflegeutensilien bestehen meist aus Gummi- oder Kunststoffverbindungen. In einer Klinik erfolgt die Aufbereitung in hierfür geeigneten **Reinigungs- und Desinfektionsgeräten** (RDG). Das in Altenpflegeeinrichtungen praktizierte Einlegen in Reinigungs- und Desinfektionslösungen kann leicht zu einer Materialschädigung, einer Funktionsbeeinträchtigung oder zum Verbleiben von Rückständen führen. Daher sind Einmalprodukte zu bevorzugen
- Die Aufbereitung kritischer, d. h. steril zu verwendender Medizinprodukte, z. B. Instrumente für den Verbandswechsel, ist an eine Vielzahl verbindlicher Vorgaben gebunden, die sich auf die räumlichen Verhältnisse, die Ausbildung der Durchführenden, die Gerätschaften, die Logistik und die weiteren Betriebsabläufe beziehen. Der zu leistende Aufwand überschreitet üblicherweise die Möglichkeiten einer Altenpflegeeinrichtung. Somit werden auch in diesem Fall Einmalprodukte verwendet.

I/15.3 Hygieneorganisation

🄢 Fallbeispiel Stationär

Das „Seniorenzentrum Maxeberg" soll künftig auch zwei Pflegeplätze für langzeitbeatmete Menschen zur Verfügung stellen. Die Hygienebeauftragte vermutet, dass für den Einsatz der aufwendigen Medizintechnik und die hohe Infektanfälligkeit von Menschen mit künstlicher Beatmung eine Anpassung des Hygieneplans erforderlich sein wird.

Die Hygiene in Altenpflegeeinrichtungen wird durch Vorgaben wie Gesetze, Vorschriften, Empfehlungen, Standards oder Pläne (→ Kap. I/15.2.3) geregelt, die sowohl von den Einrichtungsbetreibern wie auch von den Mitarbeitern beachtet werden müssen.

Übergreifende Vorgaben, also jene, die für alle Einrichtungen gelten, bezeichnet man als **externe Vorgaben.** Sie nehmen naturgemäß keine Rücksicht auf die speziellen Erfordernisse einer einzelnen Einrichtung, sondern formulieren Regeln, die davon unabhängig gelten. Ein Beispiel für solche externen Vorgaben sind entsprechende Gesetze sowie die Empfehlungen der Kommission für Krankenhaushygiene und Infektionsprävention beim Robert Koch-Institut (KRINKO, siehe unten).

Um die spezifischen Bedingungen einer Einrichtung und ihrer verschiedenen Abteilungen abzubilden, benötigt man **interne Regelwerke,** die im Rahmen der internen Qualitätssicherung geschaffen werden.

I/15.3.1 Externe Regelwerke

Gesetze und Verordnungen

Die Heimgesetze der einzelnen Bundesländer regeln in Verbindung mit der **Heimmindestbauverordnung** (*HeimMindBauV*) und weiterer Verordnungen vor allem die baulichen und organisatorischen Rahmenbedingungen für die stationäre Pflege. Darin enthalten ist die Forderung, dass der jeweilige Betreiber für einen ausreichenden Schutz der Bewohner vor Infektionen zu sorgen hat.

Das **Infektionsschutzgesetz** (*IfSG*) hat den Schutz und die Vorbeugung vor übertragbaren Krankheiten zum Ziel. Es enthält u. a. Vorgaben über:
- Meldungen von Infektionserkrankungen und -erregern an das Gesundheitsamt (§§ 6–10)
- Schutzimpfungen und weitere Präventionsmaßnahmen (§§ 20–22)
- Einhaltung der Infektionshygiene in Gemeinschaftseinrichtungen (§ 36)
- Erforderliche Beschaffenheit von Wasser (§§ 37–41)
- Gesundheitliche Anforderungen an das Personal beim Umgang mit Lebensmitteln (§§ 42 und 43).

Gemeinsam regeln das **Medizinproduktegesetz** (*MPG*) und die **Medizinproduktebetreiberverordnung** (*MPBetreibV*) die Herstellung, das Betreiben und die Aufbereitung von Medizinprodukten. Darunter fallen Artikel, Utensilien und Geräte, die im Rahmen von Medizin und Pflege Verwendung finden.

Das **Lebensmittel- und Futtermittelgesetzbuch** (*LFGB*) liefert die rechtlichen Rahmenbedingungen zur Herstellung und zum Umgang mit Lebensmitteln. Die mit diesem Gesetz in Zusammenhang stehende **EG-Verordnung Nr. 852/2004** über Lebensmittelhygiene benennt in Verbindung mit der **Lebensmittelhygieneverordnung** (*LMHV*) die Hygieneanforderungen im Umgang mit Lebensmitteln bzw. die Anforderungen an die Küchenhygiene im Detail (→ Kap. I/15.6).

Die **Biostoffverordnung** (*BioStoffV*) will die Sicherheit der Beschäftigten am Arbeitsplatz im Zusammenhang mit möglicherweise gesundheitsschädigenden Biostoffen gewährleisten. Als **Biostoffe** oder biologische Arbeitsstoffe bezeichnet man Mikroorganismen und andere Krankheitserreger sowie Materialien, die solche Mikroorganismen enthalten oder mit Ihnen behaftet sind. Im Bereich der stationären und ambulanten Pflege sind dies vor allem menschliche Ausscheidungsprodukte, Blut und Sekrete (→ Abb. I/15.11).

Die Berufsgenossenschaften sind Träger der gesetzlichen Berufsunfallversicherung und befassen sich mit dem Arbeitsschutz. Dazu haben sie zahlreiche Vorschriften erarbeitet, deren Gesamtheit das **Berufsgenossenschaftliche Vorschriften- und Regelwerk** (*BGVR*) bildet.

Für den Gesundheitsdienst sind vor allem folgende Schriften des BGVR wichtig:
- **DGUV Vorschrift 1** Grundsätze der Prävention
- **DGUV Vorschrift 2** Betriebsärzte und Fachkräfte für Arbeitssicherheit
- **DGUV Information 212–017** Allgemeine Präventionsleitlinie Hautschutz
- **DGUV Regel 107–002** Desinfektionsarbeiten im Gesundheitsdienst
- **TRBA 250** Biologische Arbeitsstoffe im Gesundheitsdienst und in der Wohlfahrtspflege

Richtlinien und Empfehlungen

Das **Robert Koch-Institut** hat als eine der Nachfolgeorganisationen des Bundesgesundheitsamts besondere, gesetzlich verankerte Aufgaben innerhalb des allgemeinen und besonderen Infektionsschutzes wahrzunehmen. Für die Belange der Hygiene in medizinischen Einrichtungen werden von der Kommission für Krankenhaushygiene des Robert Koch-Instituts (KRINKO) Hygieneempfehlungen bzw. -richtlinien herausgegeben, die auch im Rahmen der stationären und ambulanten Pflege anzuwenden sind.

Auf diese Empfehlungen wird in Gesetzen wie dem IfSG oder Verordnungen, wie der MPBetreibV, Bezug genommen. Sie sind daher als Mindeststandards zu werten und gelten in Deutschland als der aktuelle Stand der medizinischen Wissenschaft auf dem Gebiet der Krankenhaushygiene. Die für die stationäre und ambulante Pflege bedeutsamste **KRINKO-Empfehlung** (*Richtlinien für Krankenhaushygiene und Infektionsprävention*) ist das im Jahre 2006 herausgegebene Werk **„Infektionsprävention in Heimen".**

Darüber hinaus gibt es weitere externe Regelwerke wie Empfehlungen, Leitlinien und Normen, die von verschiedenen Fachgesellschaften oder Institutionen erarbeitet und veröffentlicht wurden:
- **Listen über geprüfte Desinfektionsmittel und Verfahren** (→ Kap. I/15.2.3), die vom Robert Koch-Institut (RKI-Liste), vom Verbund für angewandte Hygiene (VAH) und von der Deutschen Veterinärmedizinischen Gesellschaft (DVG-Liste) herausgegeben werden
- **EN-, DIN- oder VDI-Normen,** die von Normungsausschüssen zusammengestellt werden und v. a. technische Einzelheiten bestimmen, z. B. im Rahmen der Sterilisation oder der Trinkwasserversorgung
- **Stellungnahmen von Institutionen, Arbeitskreisen, Experten(gruppen),** die auf spezielle Fragen der Einrichtungshygiene Bezug nehmen:
  - Leitlinien und Empfehlungen der Deutschen Gesellschaft für Krankenhaushygiene, u. a. zu den Themen „Hygienebeauftragte in Pflegeeinrichtungen" und „Kleidung und Schutzausrüstung für Pflegeberufe aus hygienischer Sicht"
  - Richtlinien der Bund/Länderarbeitsgemeinschaft Abfall zur Abfallentsorgung im Gesundheitswesen
  - Die Arbeitsgemeinschaft der wissenschaftlichen medizinischen Fachgesellschaft (AWMF) hat eine Reihe von hygienerelevanten Standards herausgegeben, über Anforderungen an Handschuhe zur Infektionsprophylaxe im Gesundheitswesen
  - Das niedersächsische Landesgesundheitsamt (NLGA) stellt eine Reihe von Informationsschriften, Arbeitshilfen und Präsentationsdateien für Pflegeeinrichtungen zur Verfügung.

Betriebsanweisung gemäß §12 BioStoffV für Arbeitsbereiche in der stationären Pflege

betr. Tätigkeiten der Grund- und Behandlungspflege

Biologischer Arbeitsstoff

Fakultativ oder obligat pathogene Mikroorganismen, d.h. Bakterien, Pilze, Protozoen oder Viren, die an Blut, menschliche Sekrete oder Ausscheidungen gebunden sind, wie z.B.

- mögliche Florabestandteile (Streptokokken, Staphylokokken, Darmbakterien, Candidapilze etc.)
- multiresistente Bakterien (MRSA, ESBL, VRE)
- Viren (Noro-, Rota-, Hepatitisviren, HIV, Influenzaviren etc.)
- weitere Verursacher von Infektionskrankheiten (Salmonellen, Tuberkuloseerreger, Toxoplasmoseerreger)

Gefahren für Mensch und Umwelt

Mikroorganismen können Infektionen über folgende Aufnahmewege hervorrufen:

- **Eindringen:** Aufnahme über Durchdringung der Haut (z.B. Stichverletzung), Wunden, Schleimhäute oder die nicht intakte Haut (z.B. bei Ekzemen)
- **Verschlucken:** Aufnahme über den Mund (z.B. über kontaminierte Lebensmittel)
- **Einatmen:** Aufnahme von kleinsten Tröpfchen oder Stäuben über die Atemwege (z.B. beim Husten, Niesen oder Erbrechen eines Bewohners).

Schutzmaßnahmen und Verhaltensregeln

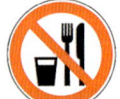
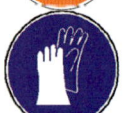

- Die Vorgaben des **Hygieneplanes** einhalten.
- **Arbeitsmedizinische Vorsorge** wahrnehmen.
- Empfohlene arbeitsmedizinische **Schutzimpfungen** beachten
- **Im Arbeitsbereich:** Keine Lebensmittel aufbewahren, nicht essen*, nicht trinken*, nicht rauchen.
- **Handschutz:** Flüssigkeitsdichte Schutzhandschuhe, z.B. aus Latex (puderfrei) oder Vinyl, bei möglichem Kontakt mit Blut, menschlichen Sekreten oder Ausscheidungen. Hautschutz- und Handschuhplan anwenden.
- **Mehrlagigen Mund-Nasenschutz:** Bei medizinisch-pflegerischen Maßnahmen, bei denen es zu einer Aerosolbildung kommen kann (z.B. endotracheales Absaugen)
- **Atemschutz** (FFP 2/3-Masken): Beim Umgang mit Bewohnern, die an aerogen übertragbaren Infektionen erkrankt sind, wie z.B. Tuberkulose.
- **Körperschutz:** Flüssigkeitsdichte Schürze, wenn mit einem Durchnässen der Kleidung zu rechnen ist (z.B. Versorgung inkontinenter Bewohner); langärmlige Schutzkittel, wenn mit einer Kontamination der im Dienst getragenen Kleidung zu rechnen ist. Angefeuchtete oder kontaminierte Kleidung ist sofort zu wechseln.
- **Beschäftigungsbeschränkungen** für Jugendliche und Schwangere beachten.
- **Entsorgung von „Sharps":** Spitze, scharfe oder zerbrechliche Arbeitsgeräte zur einmaligen Verwendung (Nadeln, Skalpelle etc.) sind unmittelbar nach Gebrauch in stich- und bruchsichere Behältnisse zu entsorgen.

* Eine Ausnahme stellt das pflegerisch oder therapeutisch begründete gemeinsame Essen mit den Bewohnern dar.

Verhalten im Gefahrenfall

Bei absehbaren Gefahren im Zuge der Grund- und Behandlungspflege sowie im Rahmen der Infektionsintervention ist die entsprechende persönliche Schutzausrüstung gemäß den Ausführungen des Hygieneplanes zu verwenden.

Desinfektion und Reinigung kontaminierter Flächen gemäß den Vorgaben der Reinigungs- und Desinfektionspläne.

Jeder mit biologischen Arbeitsstoffen einhergehende Arbeitsunfall (z.B. Nadelstichverletzung) ist nach erfolgter Erster Hilfe und sofortiger Information der Pflegedienstleitung unverzüglich unfallärztlich zu behandeln und nachrichtlich dem betriebsärztlichen Dienst mitzuteilen. Ein bekannter Infektionsstatus des betreffenden Bewohners (z.B. HIV, Hepatitis C etc.) ist dem Unfallarzt sofort mitzuteilen.

Wichtige Telefonnummern:

Unfallärztliche Versorgung (D-Arzt): _____

Betriebsärztlicher Dienst: _____

Notfall: _____

Erste Hilfe

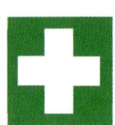

Bei Verletzung oder Kontamination mit infektiösen Materialien oder Körperflüssigkeiten:

- **Intakte Haut bzw. Hände:** Wenn möglich mit einem mit Händedesinfektionsmittel getränkten Einmaltuch (z.B. Haushaltstuch) reinigen, dann waschen bzw. mit Wasser spülen, abtrocknen und anschließend mit Händedesinfektionsmittel desinfizieren. Ggf. verunreinigte Kleidung wechseln.
- **Nicht intakte (ekzematöse) Haut:** Unter kaltem, fließenden Wasser intensiv spülen, dann unfallärztliche Versorgung.
- **Auge / Augenschleimhäute:** Unter kaltem, fließenden Wasser bei geöffnetem Lidspalt intensiv spülen, dann unfallärztliche Versorgung.
- **Verschlucken:** Ggf. Mund mehrmals mit kaltem, fließenden Wasser ausspülen, dann Unfallärztliche Versorgung.
- **Wunde:** Blutung anregen (> 1 min.), danach mit Hautdesinfektionsmittel desinfizieren, dann unfallärztliche Versorgung.

Abb. I/15.11 Betriebsanweisung gemäß Biostoffverordnung (*BioStoffV*). [M119]

I/15.3.2 Interne Regelwerke

Einrichtungsinterne Regelungen haben den Status einer Dienstanweisung, deren Missachtung mit internen Sanktionen (z. B. Abmahnung) belegt werden kann. Meist ist es üblich, dass alle Mitarbeiter, die mit Aufgaben betraut sind, in denen die Beachtung der Hygienevorschriften unerlässlich ist, mit ihrer Unterschrift bestätigen müssen, dass sie die vorliegenden Regelungen gelesen und verstanden haben. Die hygienerelevanten internen Regelwerke haben meist eine enge Anbindung an die Regelungen des internen Qualitätsmanagements.

Hygieneplan

Der **Hygieneplan** bzw. das Hygienehandbuch bilden die Gesamtheit der hausinternen Vorgaben zur Hygiene. Meist handelt es sich um einen Ordner, der frei einsehbar in allen relevanten Bereichen ausliegt. Einige Einrichtungen sind inzwischen dazu übergegangen, den Hygieneplan über das hauseigene Intranet zur Verfügung zu stellen. Der Hygieneplan enthält die Standards sowie Arbeitsanweisungen zur Personal-, Umgebungs-, Versorgungs- und Interventionshygiene. Weitere interne Regelwerke wie Reinigungs-, Desinfektions- oder Entsorgungspläne sind Teile des Hygieneplans. Der Hygieneplan wird in der Regel vom Hygienebeauftragten der jeweiligen Einrichtung anhand der Rahmenvorgaben externer Regelwerke erarbeitet und aktualisiert.

Reinigungs- und Desinfektionsplan

Reinigungs- und Desinfektionspläne regeln die fortlaufenden, routinemäßigen Reinigungs- und Desinfektionsmaßnahmen (→ Tab. I/15.4).

In ihnen ist festgelegt, bei welchen Indikationen unter Anwendung welcher Methoden, Mittel, Konzentrationen und Einwirkzeiten Reinigungs- und Desinfektionsmaßnahmen durchzuführen sind. Die Pläne enthalten genaue Anweisungen zu Händedesinfektion, Hautdesinfektion, Flächenreinigung und -desinfektion, ggf. auch für die Aufbereitung von Medizinprodukten und Wäsche.

Desinfektionspläne sind auf die Belange des jeweiligen Arbeitsbereichs zugeschnitten. Wohn- und Pflegebereiche, Zentralküche, Wohngruppenküche und Wäscherei haben ihre eigenen Reinigungs- und Desinfektionspläne, die dort jeweils gut sichtbar ausgehängt sein sollen.

> ❯ **Vorsicht!**
> Pflegende, die nicht den angeordneten Hygieneregeln entsprechend arbeiten und nachweislich nosokomiale Infektionen und damit eine Körperverletzung von Pflegebedürftigen herbeigeführt haben, können strafrechtlich belangt werden.

Weitere interne Pläne

Der **Abfallentsorgungsplan** gibt darüber Aufschluss, welche Abfallsorten auf welche Weise zu entsorgen sind (→ Kap. I/15.5.4). Analog dazu enthält der **Wäscheentsorgungsplan** Vorgaben über die korrekte Wäschesortierung bzw. -entsorgung. Der **Handschuh- und Hautschutzplan** gibt vor, für welche Arbeitssituation welche Handschuhsorten und Hautpflegemittel verwendet werden sollen.

Maßnahme	Indikation und Häufigkeit	Ausführung, ggf. Durchführungsort	Informationen zu Konzentration und Einwirkzeit/EWZ (Beispiele)
Händereinigung und -desinfektion			
Allgemeine Haut- und Handpflege	• Mehrmals täglich	• Hände eincremen	• Nivea®-Creme – (Wasser in Öl-Emulsion)
Hautschutz vor Feuchtigkeit	• Vor Arbeiten mit Wasserkontakt • Zum Dienstende	• Hände eincremen	• Linola® Fett-Creme – (Öl in Wasser-Emulsion)
Hände waschen	• Zum Dienstbeginn • Bei Verschmutzung	• Hände waschen • Mit Einmaltuch abtrocknen	• Baktolin®-Lotion – Gebrauchsfertig
Waschen kontaminierter Hände	• Bei Verschmutzung der Hände mit potenziell infektiösen Materialien (z. B. Sekrete)	• Entweder: grobe Verschmutzungen mit Desinfektionsmittel-getränktem Einmaltuch vor Ort entfernen, dann Händedesinfektion, dann Waschen • Oder: Hände waschen, dann abtrocknen, dann desinfizieren, anschließend Waschbecken desinfizieren	• Baktolin®-Lotion • Sterillium® – Gebrauchsfertig – 30 s Einwirkzeit
Hygienische Händedesinfektion	• Zum Dienstbeginn und zum Dienstende • Vor aseptisch durchzuführenden Arbeiten • Vor Kontakt mit infektionsgefährdeten Bewohnern • Vor und nach Kontakt mit z. B. Wunden, Tracheostoma, PEG • Nach Kontakt mit potenziell infektiösen Materialien oder Bewohnern • Nach z. B. Toilettengang, Naseputzen	• Hände müssen vor Desinfektion trocken sein • 3 ml Desinfektionsmittel in der Hand verreiben, bis Hände trocken sind • Fingerkuppen, Nagelfalze sind einzubeziehen	• Sterillium® – Gebrauchsfertig – 30 s Einwirkzeit
Hautdesinfektion und Schleimhautantiseptik			
Hautdesinfektion	• Etwa vor Injektionen, Schutzimpfungen, Blutentnahmen, im Zuge von Verbandswechseln	• Betreffende Hautstelle mit einem Desinfektionsmittel-getränkten Tupfer abreiben • Für i. m.-Injektionen und bei der Desinfektion von Wundrändern sterile, für s. c.-Injektionen sterilisierte Tupfer verwenden	• Alkoholisches Hautdesinfektionsmittel nach Verordnung – Gebrauchsfertig – 15 s Einwirkzeit

I
15

Maßnahme	Indikation und Häufigkeit	Ausführung, ggf. Durchführungsort	Informationen zu Konzentration und Einwirkzeit/EWZ (Beispiele)
Schleimhautantiseptik	• Vor transurethralem Katheterismus	• Schleimhaut vollständig mit sterilem Tupfer benetzen • Nicht nachtrocknen	• Schleimhautantiseptikum nach Verordnung – Gebrauchsfertig – Einwirkzeit gemäß Herstellerangabe
Flächen, Einrichtungen und Inventar			
Fußböden	• Nach Kontamination	• Groben Schmutz mit Einmaltuch entfernen und zusammen mit Einmaltuch entsorgen • Mit Lappen desinfizierend reinigen • Nicht nachtrocknen • Haushaltshandschuhe tragen	• Mikrobac® forte – 0,5 % – Benutzung nach Abtrocknen möglich
Arbeitsflächen für medizinisch-pflegerische Maßnahmen	• Täglich • Vor der Nutzung • Nach Kontamination	• Flächen frei machen • Mit Wipes desinfizierend reinigen • Nicht nachtrocknen • Haushalts- bzw. Schutzhandschuhe tragen	• Descosept® Wipes – Benutzung nach Abtrocknen möglich
Flächen, Einrichtungen und Inventar			
Pflegerisch genutztes Inventar	• Außen wöchentlich • Innen monatlich • Nach Kontamination	• Flächen bzw. Innenraum frei machen • Mit Lappen desinfizierend reinigen • Nicht nachtrocknen • Haushalts- bzw. Schutzhandschuhe tragen	• Mikrobac® forte – 0,5 % – Benutzung nach Abtrocknen möglich
Gemeinschaftlich benutzte Wannen und Duschen	• Nach jeder Benutzung • Nach Kontamination	• Wasser ablassen und Wanne ausspülen • Mit Lappen desinfizierend reinigen • Lösung belassen, nicht nachspülen • Nach EWZ ausspülen • Haushaltshandschuhe tragen	• Mikrobac® forte – 2 % – 5 Min. Einwirkzeit
Handwaschbecken	• Nach Kontamination	• Mit Lappen desinfizierend reinigen • Lösung belassen, nicht nachspülen • Nach EWZ mit ausspülen • Schutzhandschuhe tragen	• Mikrobac® forte – 2 % – 5 Min. Einwirkzeit
Kühlschränke	• Monatlich • Nach Kontamination	• Kühlschrank leer räumen • Frische Lösung und Lappen verwenden • Von außen und innen reinigend abwischen • Haushaltshandschuhe tragen	• Wasser mit etwas Geschirrspülmittel
Pflegeartikel, Utensilien und Medizinprodukte			
Pflegeutensilien (z. B. Nachttöpfe, Urinflaschen)	• Nach jeder Benutzung	• Aufbereitung erfolgt in der Steckbeckenspüle	
Pflegeutensilien (z. B. Lagerungsmittel, Waschschalen)	• Bei bewohnergebundener Verwendung: – Nach Benutzung – Im Bedarfsfall	• Gegebenenfalls ausspülen • Mit feuchtem Lappen reinigend abwischen	
	• Bei bewohnerübergreifender Verwendung: – Nach jeder Benutzung – Nach Kontamination	• Gegebenenfalls ausspülen • Mit Lappen desinfizierend reinigen • Nicht nachtrocknen • Nach EWZ abspülen bzw. feucht abwischen und mit frischem Geschirrtuch abtrocknen • Haushalts- bzw. Schutzhandschuhe tragen	• Mikrobac® forte – 0,5 % – Benutzung nach Abtrocknen möglich
Arzneimittel-Dispenser und Tropfengläschen	• Tropfengläschen nach jeder Benutzung • Dispenser wöchentlich und nach Kontamination	• Aufbereitung erfolgt im Geschirrspüler	
	Erstellt	**Geprüft**	**Genehmigt**
Datum/Unterschrift			

Tab. I/15.4 Auszug aus einem Reinigungs- und Desinfektionsplan.

I/15.3.3 Personelle Organisation

Die Komplexität der hygienischen Anforderungen im Gesundheitswesen hat dazu geführt, dass in Krankenhäusern Stabsstellen für spezialisiertes Fachpersonal, z. B. Krankenhaushygieniker, Hygienefachkräfte, Hygienekommissionen, eingerichtet wurden.

In der **Hygienekommission** sind einerseits die Entscheidungsträger der verschiedenen Krankenhausbereiche (Medizin, Pflege, Verwaltung) und andererseits die in der Hygiene tätigen Fachpersonen vertreten. Die Aufgabe der Hygienekommission besteht vornehmlich darin, den Krankenhausträger darin zu unterstützen, die Erkrankten und das Personal vor Infektionen zu schützen. Die Hygienekommission befasst sich dazu mit sehr unterschiedlichen Aufgaben:

- Auswertung bzw. Interpretation von Infektionserfassungen und -statistiken
- Festlegung von Maßnahmen und Vorgaben zur Infektionsverhütung im Hygieneplan
- Beratung bei Fragen von Bauten und Beschaffungen
- Organisation und Veranlassung von Schulung, Fortbildung und Information
- Hygienemanagement bei Infektionsausbrüchen.

In einem Krankenhaus gilt in der Hygieneorganisation eine Aufgabenteilung, die mit der staatlichen Gewaltenteilung vergleichbar ist.

Der Hygienekommission ist als beschließendem Gremium gewissermaßen die Judikative (gesetzgebende Gewalt) und dem Hygienefachpersonal die Exekutive (ausführende Gewalt) übertragen.

Dieses Modell hat sich seit langer Zeit bewährt und wird zumindest in Ansätzen auch für Pflegeeinrichtungen gefordert, indem auch dort Hygienebeauftragte (analog zu Hygienefachkräften) benannt und ggf. Hygienearbeitskreise (analog zu Hygienekommissionen) eingerichtet werden.

Hygienebeauftragte sind Altenpflegerinnen oder Hauswirtschaftsleitungen, die eine hygienebezogene Fortbildung besucht haben und den Hygieneaspekt parallel zu ihrer Berufstätigkeit wahrnehmen. Zu ihren Aufgaben zählt die einrichtungsinterne Hygieneberatung und -kontrolle, die Schulung der Mitarbeiter sowie die Erarbeitung und Aktualisierung hygienerelevanter Regelwerke (z. B. Hygieneplan).

Ein **Hygienearbeitskreis** übernimmt in stationären Alten- und Pflegeeinrichtungen die Funktion einer Hygienekommission. Die Zusammensetzung ergibt sich aus den Leitungs- und Fachpersonen der Einrichtung. Meist gehören ihm Einrichtungs- und Pflegedienstleitung, Hygienebeauftragte, Ansprechpartner für Hygiene in den verschiedenen Bereichen der Einrichtung sowie ggf. auch niedergelassene Ärzte oder Vertragsapotheker an. Der Hygienearbeitskreis legt interne Regelungen fest und übernimmt im Falle eines Infektionsausbruches das Krisenmanagement.

Internet- und Lese-Tipp
Niedersächsisches Landesgesundheitsamt (*NLGA*): www.pflegehygiene.nlga.niedersachsen.de (Die Website wendet sich speziell an Hygienebeauftragte stationärer und ambulanter Pflegeeinrichtungen und stellt Informationsschriften, Schulungsdateien und eine Vielzahl an Arbeitshilfen kostenlos zur Verfügung.)

I/15.3.4 Beaufsichtigende Institutionen

Bedingt durch die unterschiedlichen Aspekte, die im Hygienemanagement einer Einrichtung der Altenpflege zu berücksichtigen sind, beteiligen sich verschiedene Behörden und Institutionen an der hygienebezogenen Beaufsichtigung von Pflegeeinrichtungen:

- Das **Gesundheitsamt** hat unter Bezugnahme auf § 36 IfSG die Aufgabe der „infektionshygienischen Überwachung". Seine Mitarbeiter kontrollieren vor allem die Hygieneorganisation und die Umgebungshygiene
- Der **Medizinische Dienst der Krankenversicherung** (*MDK*) hat auf Grund von § 275 des 5. Sozialgesetzbuchs die Aufgabe, die vor Ort erbrachte Pflegequalität und die damit verbundene Hygiene zu überprüfen
- Die **Heimaufsicht** überprüft die Erfüllung des jeweiligen Heimgesetzes und der damit in Verbindung stehenden Verordnungen. Die Hygiene ist hierbei ein Nebenaspekt, bei dem die Mitarbeiter der Heimaufsicht ähnliche Schwerpunkte setzen wie die des Gesundheitsamts
- Die Aufgaben des **Gewerbeaufsichtsamts** sind von Bundesland zu Bundesland unterschiedlich geregelt. Im Vordergrund steht meist der Personalschutz
- Das **Veterinäramt** kontrolliert die Lebensmittelhygiene. 🏠2 🏠3 🏠4

I/15.4 Personalhygiene

Ⓢ Fallbeispiel Stationär

Ausnahmsweise ist Altenpflegeschülerin Janine Guter heute mit dem Altenpfleger Franz Mai in eine Schicht eingeteilt. Während der Arbeit fällt der Schülerin mehrfach auf, dass sich ihr Kollege nach Tätigkeiten, die ihn mit Ausscheidungen der Pflegebedürftigen in Kontakt gebracht haben, nicht die Hände desinfiziert. Auch Handschuhe zieht er nicht an. Stattdessen wäscht er sich in kurzen

Abständen immer wieder die Hände mit reichlich Seife. Als Janine ihn darüber befragt, sagt Franz Mai, er habe eine Handschuhallergie und fürchte außerdem, dass die Desinfektionsmittel seine Haut angreifen könnten. Zuhause, meint er, habe er schließlich auch niemand ein Desinfektionsmittel stehen, um sich nach dem Toilettengang die Hände zu desinfizieren.

I/15.4.1 Umsetzung der Biostoffverordnung

Durchführung medizinisch-pflegerischer Leistungen und hauswirtschaftlicher Arbeiten ist für Mitarbeiter von Einrichtungen der Altenhilfe mit Infektionsgefahren verbunden. Die Erkennung und Minderung dieser Gefahren regelt die **Biostoffverordnung** (*BioStoffV* → Abb. I/15.11). Sie verpflichtet die Arbeitgeber (z. B. in Beauftragung einer Fachkraft für Arbeitssicherheit) eine Gefährdungsbeurteilung durchzuführen und darauf basierend die notwendigen Schutzmaßnahmen in Form von Betriebsanweisungen, Schutzausrüstung, Impfungen und Unterweisungen zu treffen. 🏠5

I/15.4.2 Persönliche Schutzausrüstung

Eine der wichtigsten Maßnahmen der Personalhygiene ist der indikations- und sachgerechte Gebrauch von persönlicher **Schutzausrüstung** (*PSA*). Darunter sind spezielle Kleidungsstücke zu verstehen, die während einer Maßnahme zu tragen sind, bei der Altenpflegerinnen in erhöhtem Maße infektionsgefährdet sind. Zur persönlichen Schutzausrüstung gehören (→ Abb. I/15.12):

- **Langärmlige Schutzkittel** aus Einmalmaterial oder desinfizierbarem Gewebe, z. B. zur Pflege infizierter oder kolonisierter Bewohner
- **Flüssigkeitsdichte Schürzen** für Arbeiten mit Wasserkontakt, z. B. Aufbereitung von Waschschalen, Kontakt mit Ausscheidungen
- Mehrlagige **Mund- und Nasenschutzmasken** oder **Atemschutzmasken** (*FFP-Masken*) zur Verhinderung einer tröpfchengebundenen oder aerogenen Infektionsübertragung, z. B. bei der Durchführung einer endotrachealen Absaugung oder bei der pflegerischen Betreuung infizierter Bewohner

I
15

- **Schutzhandschuhe** zur Unterbindung von Hautkontakten mit infektiösen oder gefährlichen Stoffen, z. B. bei Kontakt mit Ausscheidungen, zur Inkontinenzversorgung, zur Unterstützung bei der Ausscheidung oder für die Wundversorgung
- **Schutzbrillen** zum Schutz der Augen vor schädigenden Substanzen, z. B. beim Anschließen von Desinfektionsmittelkanistern an Steckbeckenspülen
- **Haarschutz** im Rahmen der Lebensmittelhygiene.

Die Nutzung der persönlichen Schutzausrüstung unterliegt folgenden Regeln:

- Die Verwendung erfolgt ausschließlich situationsgebunden. Altenpflegerinnen legen die PSA ab und entsorgen die Einwegmaterialien (z. B. Handschuhe) sachgerecht, sobald die betreffende Maßnahme ausgeführt ist. Insbesondere nach Arbeiten, die ein Kontaminations- oder Infektionsrisiko bergen, ist es nicht erlaubt, sich mit der PSA weiter als unbedingt notwendig von dem Ort zu entfernen, an dem die Maßnahme durchgeführt wurde
- Ein Wechsel der PSA erfolgt gemäß den Vorgaben des Hygieneplans. Sie ist z. B. zwingend erforderlich, bevor Altenpflegerinnen eine Maßnahme bei einem anderen Pflegebedürftigen ausführen. Auch die Kontamination mit Keimen macht einen umgehenden Kleidungswechsel bzw. deren fachgerechte Entsorgung notwendig
- Die Aufbewahrung von PSA erfolgt getrennt von privater Kleidung.

I/15.4.3 Arbeitskleidung

Als **Arbeitskleidung** (*Dienstkleidung, Berufskleidung*) bezeichnet man Kleidung, die während der beruflichen Tätigkeit an Stelle von Privatkleidung getragen wird (→ Abb. I/15.13). Das Pflegepersonal trägt meist eine Kasack-Hosen-Kombination, das hauswirtschaftliche Personal Haushaltskittel. Um kontaminierte Arbeitskleidung hygienisch einwandfrei aufbereiten zu können, sollte sie bei Temperaturen von über 60 °C waschbar sein.

Arbeitskleidung dient in erster Linie dazu, Berufsangehörige als solche kenntlich zu machen und hat im Gegensatz zur persönlichen Schutzausrüstung (→ Kap. I/15.4.2, → Abb. I/15.12) keine Schutzfunktion. Der Arbeitgeber ist nicht verpflichtet, Arbeitskleidung zu stellen, muss diese aber im Kontaminationsfall aufbereiten. Die Aufbewahrung von Arbeitskleidung erfolgt ebenfalls getrennt von privater Kleidung.

Internet- und Lese-Tipp
Die DGKH-Empfehlung „Kleidung und Schutzausrüstung für Pflegeberufe aus hygienischer Sicht" enthält Vorgaben zur Verwendung von Arbeitskleidung und Schutzausrüstung: www.krankenhaushygiene. de/ccUpload/upload/files/2016_09_ Kleidung%20und%20Schutzausruestung_ DGKH.pdf

I/15.4.4 Händehygiene

Von allen Hygienemaßnahmen in Einrichtungen des Gesundheitswesens ist die **Hän-**

dehygiene am bedeutsamsten. Sie umfasst die Aspekte:

- Rahmenbedingungen
- Schmuckverzicht
- Handpflege
- Händereinigung
- Händedesinfektion
- Nutzung von Schutzhandschuhen.

Laut zahlreichen Studien sind etwa ein Drittel aller nosokomialen Infektionen mithilfe sachgerechter Hygienemaßnahmen vermeidbar. Von diesen Infektionen sind etwa 90 % durch Hände übertragen. Die Zahl belegt die Bedeutung der Händedesinfektion. Diese Maßnahme ist auch zur Bekämpfung der Verbreitung multiresistenter Erreger geeignet. 📖📖7

Rahmenbedingungen

Zu den **Rahmenbedingungen** einer guten Händehygiene gehören

- Die regelmäßige Schulung und Unterweisung der Mitarbeiter
- Die Einrichtung von Handwaschbecken (→ Abb. I/15.14) im Dienstzimmer und in Räumen mit Kontaminationsgefahr, z. B. Spül- oder Schmutzräume
- Die ortsnahe Verfügbarkeit von Händedesinfektionsmitteln und Schutzhandschuhen. Dazu stellt der Betreiber einer Einrichtung der Altenpflege den Mitarbeitern entsprechendes Material zur Verfügung, z. B. Desinfektionsmittelspender an Pflegearbeits- und Wäscheentsorgungswagen, Spender in Räumen,

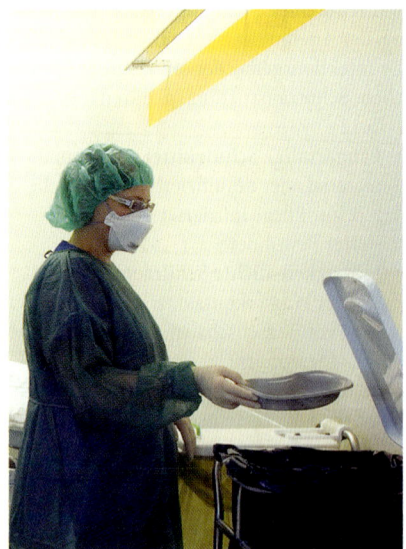

Abb. I/15.12 Persönliche Schutzausrüstung. [K115]

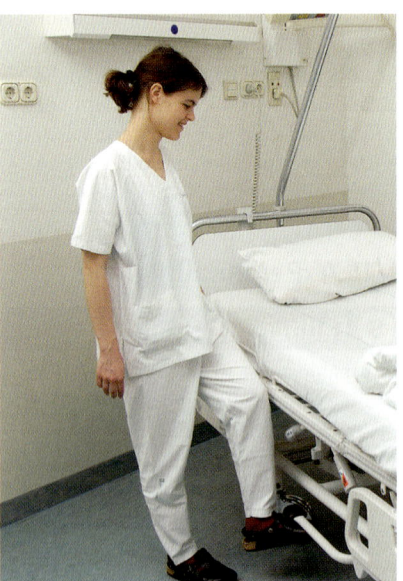

Abb. I/15.13 Altenpflegerinnen tragen im Dienst meist eine Kombination aus Kasack (Oberteil) und Hose. [K115]

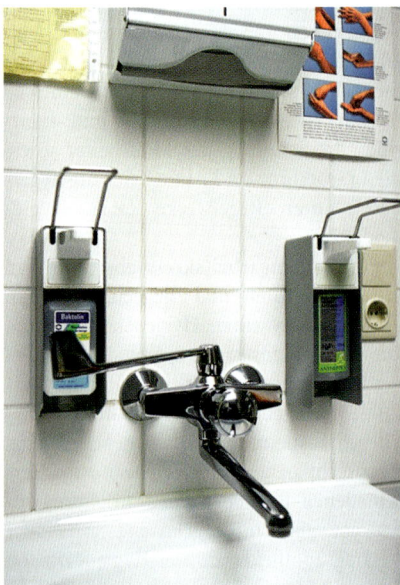

Abb. I/15.14 Korrekt ausgestatteter Handwaschplatz – alle Elemente sind mit dem Unterarm zu bedienen. [K157]

die den Arbeiten mit Kontaminierungsrisiko dienen, Kitteltaschenflaschen für Händedesinfektionsmittel.

> **Vorsicht!**
> Die freie Zugänglichkeit alkoholischer Desinfektionsmittel stellt eine potenzielle Gefahr für Alkoholiker und verwirrte Pflegebedürftige dar. Aus diesem Grund ist eine Bestückung der Bewohnerzimmer in stationären Pflegeeinrichtungen mit Desinfektionsmittelspendern meist nicht möglich.

Schmuckverzicht

Altenpflegerinnen verzichten in der Dienstzeit unbedingt darauf, **Hand-** oder **Armschmuck** zu tragen. Ringe und Ketten bieten zahlreiche Oberflächen, in denen nach einer Kontamination Krankheitserreger siedeln können. Außerdem sind die Räume zwischen dem Schmuckmaterial und der Haut durch den Handschweiß auch unter normalen Bedingungen massiv mit Keimen besiedelt. Diese Bereiche sind für eine Händedesinfektion nicht erreichbar.

> **Vorsicht!**
> Das Schmuckverbot betrifft auch Eheringe und Uhren.

Von den hygienischen Problemen abgesehen, die der Schmuck an Händen verursacht, stellt er auch ein Verletzungsrisiko für Pflegebedürftige dar. Außerdem entspricht das unangenehme Empfinden, das der Hautkontakt mit dem harten Schmuck beim Pflegebedürftigen hervorrufen kann, nicht dem beruflichen Selbstverständnis der Altenpflegerinnen. Im Sinne der Basalen Stimulation® sind alle Umstände zu vermeiden, die negative Reize auslösen können.

Das Tragen infektionsfreier, verheilter **Piercings** im Gesicht und an anderen Körperteilen hingegen bedeutet für die Pflegebedürftigen und für die Pflegenden keine Gefährdung. Auch Ohrringe sind, sofern sie nicht zu lang herunterhängen, aus hygienischer Sicht unproblematisch.

Handpflege

Handpflege ist eine berufliche Pflicht für Altenpflegerinnen, denn Hautschäden an den Händen führen zu einer verstärkten Keimbesiedelung und verursachen Schmerzen bei der Händedesinfektion. Zudem bringen chronische Hautschäden die Gefahr der Berufsunfähigkeit mit sich.

Häufige Gründe für **berufsbedingte Hautirritationen** sind:

- Häufiges Waschen statt Händedesinfektion
- Häufiges Arbeiten im feuchten Milieu ohne Handschuhe
- Gewohnheitsmäßiges Tragen flüssigkeitsdichter Handschuhe ohne Indikation
- Handkontakt mit sensibilisierenden Stoffen (z. B. Grobdesinfektionsmittel).

Zu den **Maßnahmen der Handpflege** gehören einerseits die Vermeidung der genannten Faktoren und andererseits die Verwendung geeigneter Handpflegeprodukte:

- **Öl-in-Wasser-Produkte,** die schnell einziehen und keinen Fettfilm hinterlassen, zur routinemäßigen Hautpflege zwischendurch
- **Wasser-in-Öl-Produkte,** die einen dünnen Fett- oder Silikonfilm hinterlassen und als Handcreme zum Ende der Schicht oder vor Arbeiten mit Wasserkontakt indiziert sind.

Zu den erweiterten Maßnahmen der Handpflege gehört auch die grundsätzliche Aufmerksamkeit, die Altenpflegerinnen (auch außerhalb der Dienstzeiten) ihren Händen widmen:

- Keine fest verklebten künstlichen Fingernägel verwenden
- Fingernägel kurz und rund gefeilt tragen
- Übermäßige Hautbelastung vermeiden
- Verletzungen und Infektionen (z. B. Nagelbettentzündungen) rasch und sachgerecht behandeln.

Händereinigung

Das Händewaschen entfernt Schmutz von der Haut und damit auch Mikroorganismen. Die Keimreduktion ist allerdings nur gering und erreicht nicht annähernd die Wirkung der Händedesinfektion.

Da häufige Kontakte mit Wasser zu Hautschäden führen können, soll eine **Händereinigung** im beruflichen Alltag nur dann durchgeführt werden, wenn die Hände verschmutzt sind. Bei einer mikrobiellen Kontamination der Hände sollte stets eine Händedesinfektion statt einer Händereinigung erfolgen. Eine Ausnahme stellt das Vorgehen bei Clostriodium-difficile-Infektionen (CDI) dar. In diesen Fällen soll zusätzlich zu einer Händedesinfektion eine Händewaschung erfolgen (→ Kap. I/15.7.6).

Hygienische Händedesinfektion

Die bedeutendste Maßnahme zur Infektionsprophylaxe in Einrichtungen des Gesundheitswesens ist die **hygienische Händedesinfektion.** Mit ihrer konsequenten Durchführung soll sichergestellt werden, dass von den Händen der Pflegenden, die als die wichtigsten Überträger und Infektionsquellen anzusehen sind, möglichst wenige Infektionen ausgehen.

> **Lern-Tipp**
> Suchen sie sich einen Partner in Ihrer Klasse. Zeigen Sie diesem Arbeitspartner eine Händedesinfektion so, wie Sie sie im Arbeitsalltag ausführen. Währenddessen soll Ihr Gegenüber darauf achten, ob die Hände ausreichend, vollständig und über die erforderliche Einwirkzeit (meist 30 s) benetzt werden – und sich dazu Notizen machen. Danach tauschen Sie die Rollen. Anschließend diskutieren Sie über die jeweiligen Beobachtungen.

Eine hygienische Händedesinfektion ist durchzuführen

- Vor Bewohnerkontakt
- Vor aseptisch durchzuführenden Tätigkeiten
- Nach Kontakt mit potenziell infektiösen Materialien
- Nach Bewohnerkontakt
- Nach Kontakt mit der unmittelbaren Bewohner-Umgebung.

Verantwortungsbewusst handeln Pflegende, wenn sie vor und nach jeder Maßnahme und Pflegesituation überlegen, ob eine Händedesinfektion zum Schutz des Pflegebedürftigen oder zum Eigenschutz notwendig ist.

> **Trotz der einzigartigen Bedeutung der Händedesinfektion** für die Infektionsprophylaxe weigern sich viele Angehörige von Berufen im Gesundheitswesen, sie sachgerecht und konsequent durchzuführen. Zur Begründung werden von den betroffenen Personen unterschiedliche Gründe angegeben:
> - Hoher Zeitdruck während der Arbeit
> - Schlechte Erreichbarkeit von Händedesinfektionsmittelspendern
> - Angst vor Hautschäden
> - Zweifel an der Wirksamkeit. 🠶🠶8
>
> Obwohl diese Einwände im Einzelfall verständlich sein mögen, ist keiner von ihnen so ausschlaggebend, dass er als Rechtfertigung dienen könnte. Zweifel an der Wirksamkeit sind völlig irrational und durch sämtliche Studien und Untersuchungen zu diesem Thema widerlegt.

Noch vor kurzer Zeit wurde die Durchführung der Händedesinfektion in sechs Schritten gemäß DIN EN 1500 verlangt. Neue Studien haben jedoch zur Erkenntnis geführt, dass ein individuelles Vorgehen zu besseren Ergebnissen führt. Für eine wirkungsvolle Händedesinfektion ist es dennoch unabdingbar, dass neben den beschriebenen Indikationen auch die häufigen Wirkungslücken und die Durchführungsregeln bekannt sind.

Zunächst ist wichtig, dass die Händedesinfektion stets an der trockenen und schmuckfreien Hand erfolgt. Ebenso sollte sie nicht in Kombination mit dem Händewaschen durchgeführt werden, sofern die Hände nicht verschmutzt sind.

Die korrekte Durchführung der Händedesinfektion benötigt im Normalfall 30 Sek, wobei die Hände während dieser Zeit feucht gehalten werden müssen. Es ist also notwendig, eine relativ große Menge (mindestens 3 ml) Desinfektionsmittel in die Hohlhand zu nehmen und auf beiden Händen unter waschenden Bewegungen so zu verteilen und einzureiben, dass beide Hände lückenlos benetzt sind. Besonderer Aufmerksamkeit bedürfen hierbei die Daumenregion, der Handrücken, die Fingerspitzen und die Fingerzwischenräume.

Wenn möglich sollten Pflegende zur Entnahme des Desinfektionsmittels von Spendern Gebrauch machen, die neben Handwaschbecken, in Funktions- und Entsorgungsräumen und am Pflegearbeitswagen bzw. Wäscheentsorgungswagen montiert sein sollten. Die Spender sind so konstruiert, dass sie ohne Handberührung mit Hilfe des Ellbogens bedient werden können.

Anders als im Krankenhaus können jedoch Spender aus Sicherheitsgründen nicht überall montiert werden, wo es notwendig wäre (z. B. in Bewohnerzimmern). Folglich sollten für den pflegerischen Alltag ergänzend Kitteltaschenflaschen zur Verfügung stehen. Kitteltaschenflaschen oder andere mitgeführte Händedesinfektionsmittelflaschen haben jedoch den Nachteil, dass die kontaminierte Hand zur Entnahme des Mittels die Flasche berühren muss und somit über die Flasche Keimübertragungen denkbar sind. Andererseits gilt die Forderung, dass das Mittel dort verfügbar sein muss, wo es gebraucht wird, sodass sich die einst sehr ablehnende Haltung gegenüber den Flaschen gewandelt hat. Aber auch hier ist das „Gewusst wie" entscheidend.

Zur Minimierung der Kontaminationsgefahr wird die **Einhand-Methode** empfohlen. Hier die Beschreibung für Rechtshänder (→ Abb. I/15.15):

- Flasche mit der rechten Hand aus der Tasche nehmen
- Verschluss mit dem Daumen hochklappen
- Desinfektionsmittel in die linke Hand geben
- Verschluss mit dem Daumen oder dem Zeigefinger zuklappen
- Flasche in Tasche zurückstecken
- Desinfektion durchführen.

Unabhängig davon ist zu beachten, dass Händedesinfektionsmittelflaschen nicht auf- oder wiederbefüllt werden dürfen und dass Kittelflaschen sauber und die Angaben des Etiketts lesbar sein sollen.

In besonderen Situationen ist auch bei der Händedesinfektion eine Modifizierung des gewohnten Vorgehens erforderlich: Bei verschmutzten Händen entsteht natürlicherweise der Wunsch, unverzüglich ein Waschbecken aufzusuchen, die Hände zu waschen und danach an den trockenen Händen eine Händedesinfektion durchzuführen. Bei diesem Vorgehen besteht jedoch die Gefahr, dass die Armaturen und das Becken massiv kontaminiert werden, was indirekte Kontaktübertragungen herbeiführen könnte.

Wenn möglich sollen daher grobe Verschmutzungen sofort entfernt werden, z. B. mittels eines mit Händedesinfektionsmittel getränkten Einmalhandtuchs oder Zellstoffs. Danach sollen die Hände desinfiziert und nach erfolgter Einwirkzeit gewaschen werden. Dieses Vorgehen wird jedoch in vielen Fällen nicht praktizierbar sein.

Es ist auch möglich, ohne mit der verschmutzten Hand z. B. Klinken oder Griffleisten zu berühren, zum nächstgelegenen Handwaschbecken zu gehen, die Hände mit Waschlotion zu waschen, gründlich abzutrocknen, danach zu desinfizieren und anschließend das Waschbecken nach Vorgaben des Reinigungs- und Desinfektionsplans einer Wischdesinfektion zu unterziehen.

Ebenso liegt eine besondere Situation vor, wenn bei bestimmten Infektionserregern das Wirkungsspektrum des normalerweise verwendeten Händedesinfektionsmittels nicht ausreicht. Dieser Sachverhalt ist bei unbehüllten Viren (z. B. Noro-Viren) und bakteriellen Sporenbildnern (z. B. Clostridium difficile) gegeben.

Gegen unbehüllte Viren gibt es spezielle alkoholische Händedesinfektionsmittel, die unter Anwendung längerer Einwirkzeiten (z. B. 2 Min. statt 30 Sek) und Verwendung hoher Alkoholkonzentrationen oder besonderer Begleitstoffe eine uneingeschränkt viruzide Wirkung entwickeln. Diesen Mitteln wird in der RKI-Liste eine ausreichende Ef-

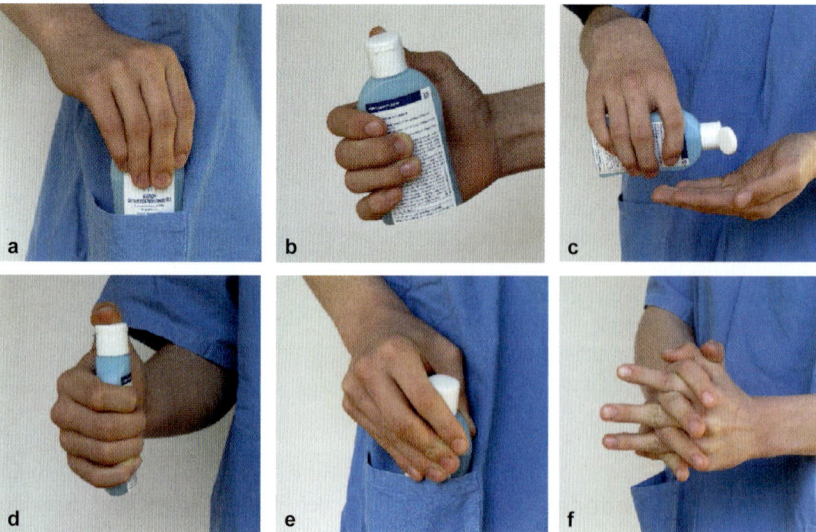

Abb. I/15.15 a–f Korrekte Handhabung von Kitteltaschenflaschen (siehe Text). [M294]

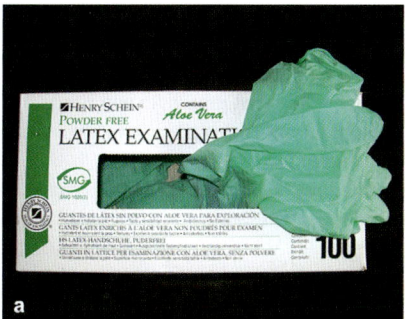
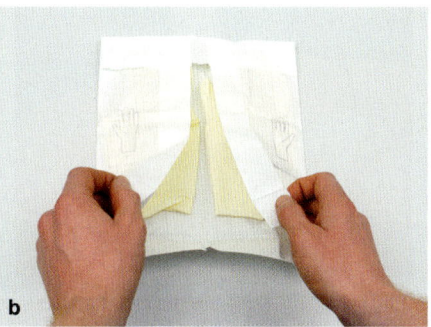
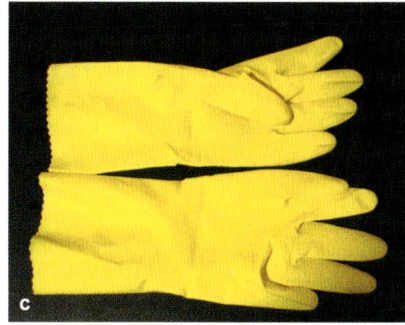

Abb. I/15.16 Im pflegerischen Alltag kommen drei Handschuharten zum Einsatz: Schutzhandschuhe (links), sterile Handschuhe (Mitte) und Haushalts-handschuhe (rechts). [M119, K115, O408]

fizienz innerhalb der Wirkungsbereiche A und B bescheinigt. Im Falle einer solchen Infektion sind daher für die Dauer der Übertragungsgefahr die üblichen Desinfektionsmittel gegen diese viruziden Präparate auszutauschen.

Gegenüber bakteriellen Sporen sind jedoch auch diese viruziden Händedesinfektionsmittel weitgehend wirkungslos. Der indikationsgerechten Verwendung von Schutzhandschuhen kommt in diesen Fällen eine besonders hohe Bedeutung zu. Im Kontaminationsfall soll bei bakteriellen Sporen zunächst eine Händedesinfektion auf übliche Weise (zur Eliminierung der Transientflora) und danach eine gründliche Händewaschung (zum Abspülen der Sporen) erfolgen.

Internet- und Lese-Tipp
Aktion Saubere Hände – Nationale Kampagne zur Verbesserung der Compliance der Händedesinfektion in deutschen Gesundheitseinrichtungen: www.aktion-saubere-haende.de (Internetpräsenz mit zahlreichen Informationen zur Händehygiene) Hier sind auch Materialien zur Messung des Händedesinfektionsmittel-Verbrauchs in Einrichtungen erhältlich.

Hautprobleme durch häufigen Wasserkontakt

Hautprobleme an den Händen kommen in pflegerischen und hauswirtschaftlichen Arbeitsbereichen ausgesprochen oft vor. Der häufige Kontakt mit Wasser, das lange Tragen von Handschuhen und allergische Reaktionen auf Handschuhmaterialien, Waschlotionen, Händedesinfektionsmittel oder Handcremes gelten als die wichtigsten Ursachen. Damit aus einem beginnenden Problem nicht eine manifeste Berufsunfähigkeit wird, sollten Beschwerden möglichst zeitnah durch den Betriebsarzt und nachfolgend durch einen Dermatologen abgeklärt werden.

❯❯ Lern-Tipp
Welchen Stellenwert hat die Händedesinfektion in der Einrichtung, in der Sie arbeiten? Wie urteilen Ihre Kollegen darüber und welche Einstellung vertreten Sie selbst? Schreiben Sie alle Argumente auf, die Sie im Kollegenkreis gehört haben und analysieren Sie deren Übereinstimmung mit den geforderten Hygienestandards.

I/15.4.5 Handschuhe

Handschuharten

Die Nutzung von **Handschuhen** ist in Altenpflegeeinrichtungen aus sehr verschiedenen Gründen geboten:
- Zur Einhaltung der Richtlinien des **Personalschutzes** soll der Handkontakt mit vermutlich infektiösen, schmutzigen oder gesundheitsschädlichen Materialien, wie Ausscheidungen, Blut, Wundsekreten, Desinfektionsmitteln, verhindert werden
- Beim **Schutz der Pflegebedürftigen** geht es darum, durch Non-touch-Technik eine Keimübertragung vom Personal zum Pflegebedürftigen zu vermeiden.
Allgemein werden unterschieden (→ Abb. I/15.16):
- **Schutzhandschuhe,** d. h. dünnwandige Einmalhandschuhe zum Schutz vor Kontaminationen, z. B. im Rahmen der Grundpflege. Schutzhandschuhe bestehen meist aus Latex oder hypoallergenen Materialien wie Nitril, Polyethylen oder Polyurethan. Sie unterscheiden sich nicht nur preislich, sondern auch in ihrer Hautverträglichkeit, ihrer Haptik und ihrer mechanischen Belastbarkeit
- **Sterile Handschuhe** haben die gleichen Materialeigenschaften wie Schutzhandschuhe, sind jedoch steril. Sie dienen einerseits der Kontaminationsvermeidung im Sinne von Schutzhandschuhen und

andererseits dem Schutz des Pflegebedürftigen vor der Hautflora des Personals. Sie finden Anwendung wenn medizinisch-pflegerische Maßnahmen eine aseptische Durchführung verlangen (z. B. Katheterismus, Handkontakte mit Wunden)
- **Haushaltshandschuhe,** d. h. dickwandige mehrfach verwendbare Handschuhe mit hohen Stulpen zum Schutz vor Feuchtigkeit bei Reinigungs- und Spülarbeiten.

Grundsätzlich müssen Handschuhe so gewählt werden, dass sie der vermutlich auftretenden mechanischen Belastung standhalten und damit flüssigkeits- bzw. keimdicht sind. Zum Schutz des Personals vor allergischen Reaktionen sollen Handschuhe aus nicht sensibilisierendem Material bestehen. Im Bedarfsfall sind hypoallergene Handschuhe zu verwenden.

❯❯ Vorsicht!
In jeder Situation muss beachtet werden, dass die Maßnahmen der Händehygiene, wie das Händewaschen, die Händedesinfektion und das Tragen von Einmalhandschuhen jeweils ihre Indikationen haben und nicht beliebig austauschbar sind.

Regeln zum Gebrauch von Handschuhen

Gebräuchliche Schutzhandschuhe weisen häufig kleine Undichtigkeiten (*Mikroläsionen*) auf. Zudem kommt es beim Tragen von Handschuhen zur Schweißbildung und somit zur Ansammlung von Keimpotenzialen. Daher ist nach dem Ausziehen von Handschuhen stets eine Händedesinfektion erforderlich.

Handschuhe werden beim Gebrauch in der Regel kontaminiert. Dies ist jedoch (anders als bei der unbehandschuhten Hand) sensorisch nicht spürbar. Deshalb besteht beim Tragen von Handschuhen die besondere Gefahr der unmerklichen Kontaktübertragung, indem Pflegende damit z.B. Pflegeutensilien, Schnurlostelefone, Klinken oder Möbel berühren.

Handschuhe werden daher stets eng gebunden an die jeweilige Arbeitssituation getragen und sind danach unverzüglich auszuziehen. Der betreffende Arbeitsbereich soll mit angezogenen Handschuhen möglichst nicht verlassen werden. Die beschriebenen Kontaminationsgefahren beim Tragen von Handschuhen sind den Pflegenden bewusst; kontaminierte Gegenstände werden anschließend wischdesinfiziert.

Eine Desinfektion der Schutzhandschuhe anstelle eines Handschuhwechsels ist prinzipiell möglich und wirksam, wird aber nicht allgemein empfohlen. Altenpflegerinnen können Ausnahmen machen, wenn sie in Situationen tätig sind, die theoretisch einen häufigeren Handschuhwechsel erforderlich machen würden, als praktisch möglich ist.

Vor der Handschuh-Desinfektion muss jedoch sichergestellt sein, dass die Handschuhe intakt, sauber und desinfektionsfähig sind. Dies ist bei Nitrilhandschuhen überwiegend der Fall.

Bei der Desinfektion von Handschuhen sind folgende Regeln zu beachten:
- Die Widerstandsfähigkeit des Materials muss zweifelsfrei gegeben sein. Dazu beachten Altenpflegerinnen die Herstellerangaben
- Die bereits ausgeführte Handlung hat kein Perforationsrisiko enthalten, die Handschuhe sind intakt
- Die Handschuhe sind nicht sichtbar mit Blut, anderen Körpersekreten oder Ausscheidungen verschmutzt

> **Vorsicht!**
Handschuhdesinfektion ist nicht als Standard-Maßnahme zur Einsparung von Material geeignet.

I/15.4.6 Entsorgung von spitzen/scharfen Gegenständen und Verhalten im Verletzungsfall

Ein besonderes Infektionsrisiko besteht für Pflegende darin, sich an benutzten Kanülen oder Lanzetten (*Sharps*) zu verletzen und sich auf diese Weise eine hämatogen übertragene Infektionserkrankung (z.B. Hepatitis B, Hepatitis C, AIDS) zuzuziehen.

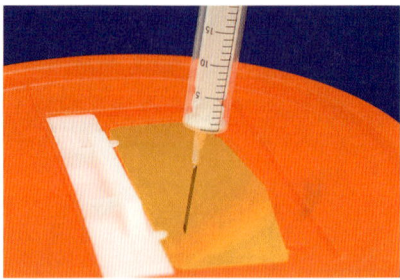

Abb. I/15.17 Zur sicheren Entsorgung spitzer und scharfer Gegenstände verwenden Altenpflegerinnen durchstichfeste Behältnisse, die sich fest verschließen lassen. [K115]

Zur Vermeidung dieser Gefahr sind folgende Forderungen und Maßnahmen umzusetzen:
- Für Injektionen und Blutentnahmen müssen Sicherheitskanülen verwendet werden
- Spitze und scharfe Instrumente sind sofort nach Gebrauch in ein geeignetes durchstichfestes Behältnis zu entsorgen
- Kein Wiederaufsetzen von Schutzkappen (*Recapping*) nach Gebrauch
- Kein Nachstopfen von spitzen und scharfen Gegenständen (z.B. Kanülen, Blutabnahme-Lanzetten) in bereits volle Entsorgungsbehälter.

Als **durchstichfeste Behältnisse** (→ Abb. I/15.17) eignen sich verschließbare, flüssigkeits- und durchdringfeste, gekennzeichnete Einweg-Behälter, die auf die zu entsorgenden Gegenstände abgestimmt sind. Volle Behältnisse sind so zu verschließen, dass ein unbeabsichtigtes Öffnen nicht möglich ist.

Sofortmaßnahmen bei Stichverletzung

Wenn es zu einer Verletzung an einem kontaminierten Gegenstand (z.B. Kanüle) gekommen ist, führen Altenpflegerinnen folgende **Sofortmaßnahmen** durch (→ Kap. I/26.4.2):
- Durch Druck auf das umliegende Gewebe den Blutfluss aus dem Einstich für mindestens 1 Min. fördern
- Desinfektion der Wunde (10 Min.), z.B. durch Anlage eines ständig mit Hautdesinfektionsmittel getränkten Tupfers (evtl. Stich-/Schnittkanal spreizen, um Wirkung des Mittels in der Tiefe zu erleichtern)
- Gegenstand, mit dem der Unfall geschehen ist, für eine mikrobiologische Untersuchung sicher aufbewahren
- Innerhalb von 24 Std. soll Kontakt mit einem Durchgangsarzt aufgenommen

werden. Wenn möglich Impfausweis (Hepatitis B-Impfung) mitnehmen. Bei einem konkreten Verdacht auf eine HIV-Übertragung ist innerhalb von 2 Std. Kontakt mit einem HIV-Zentrum aufzunehmen
- Meldung des Unfalls beim Betriebsarzt oder dem zuständigen Arbeitsmediziner, denn jede Verletzung an einem kontaminierten Gegenstand ist ein Arbeitsunfall und wird als solcher nach Durchführung der Sofortmaßnahmen erfasst und der Berufsgenossenschaft gemeldet. 🕮3 🕮5 🕮6

I/15.5 Umgebungshygiene

Flächenreinigung und -desinfektion → Kap. I/15.2.2, → Kap. I/15.2.3

Ⓢ Fallbeispiel Stationär

Die Hygienebeauftragte des „Seniorenzentrums Maxeberg" hat die Aufgabe erhalten, sich Gedanken über die Gestaltung der Zimmer zu machen, in denen künftig die Bewohner mit künstlicher Beatmung versorgt werden sollen. Sie muss nun zwischen den Anforderungen an eine anregende Umgebung und den hygienischen Bedürfnissen abwägen.

Eine ungeeignete bauliche Gestaltung, Unzulänglichkeiten haustechnischer Einrichtungen, keimbesiedelte Flächen, Abfälle und Schmutzwäsche können der Ausgangspunkt für indirekte Kontaktübertragungen sein. Weitere Risiken (z.B. Legionellose) sind mit der Trinkwasserversorgung verbunden. Maßnahmen der **Umgebungshygiene** verhindern und minimieren diese Gefahren.

I/15.5.1 Bauliche Gestaltung

Maßgeblich für die bauliche Gestaltung und Einrichtung ist die Heimmindestbauverordnung (*HeimMindBauV*), deren Einhaltung die Heimaufsicht kontrolliert. Darin sind verschiedene Prinzipien genannt, die für Architektur und Ausstattung gelten:
- Der **Standort** der stationären Pflegeeinrichtung sollte lärmgeschützt, lufthygienisch unbedenklich und frei von Altlasten sein
- Die **Bausubstanz** muss grundsätzlich intakt sein. Schimmelbildung, abgeblätterter Putz, ungenügend abgedichtete Kabelschächte, rissige, abgelöste Fußleisten oder feuchte Wände bzw. Fußbodenbeläge leisten dem Schädlings- und Schim-

	Vorbereitung medizinisch-pflegerischer Maßnahmen	Lagern, Stellen und Vorbereiten von Medikamenten	Lagerung von Sterilgut und Frischwäsche	Lagerung und Vorbereitung von Lebensmitteln	Aufbereitung von Instrumenten und Pflegeutensilien	Entsorgung von Fäkalien und Sekreten	Lagerung von kontaminierten Abfällen und Schmutzwäsche
Reinräume							
Reine Pflegearbeitsräume	✓	✓	✓				
Besprechungs- oder Dienstzimmer		✓	✓				
Diagnostik- und Therapieräume	✓	✓	✓				
Bereichsküche				✓			
Reine Lagerräume			✓				
Unreine Räume							
Unreine Arbeitsräume					✓	✓	✓
Unreine Lagerräume							✓
Neutrale Räume							
Flure, Eingangsbereiche, Aufenthaltsräume							
Bewohnerzimmer							

Tab. I/15.5 Arbeitsaufgaben in reinen und unreinen Räumen eines Pflegebereichs.

melbefall Vorschub und müssen daher umgehend beseitigt bzw. saniert werden
- Die **Bodenbeläge, Wände** und **Einrichtungsgegenstände** müssen der Funktion des jeweiligen Raums entsprechen und der Bildung von Keimpotenzialen entgegenwirken:
  – In Wohnbereichen und Aufenthaltsräumen ist ein wohnlicher, nach den Bedürfnissen der Bewohner ausgerichteter Charakter anzustreben. Hierzu gilt es hygienischerseits als vorteilhaft, wenn rutschfeste und stolpersichere Auslegware bzw. Teppiche lose verlegt werden und desinfizierbar sind. Polstermöbel sollen mit abnehmbaren, wasch- und desinfizierbaren Bezügen versehen sein.
  – In Funktionsräumen sollen die Böden, Wände und sonstigen Flächen leicht zu reinigen und zu desinfizieren sein. Ferner soll in diesen Räumen ein komplett ausgestattetes Handwaschbecken (→ Abb. I/15.14) sowie persönliche Schutzausrüstung (→ Abb. I/15.12) für die Mitarbeiter verfügbar sein.

Um vor allem indirekte Kontaktübertragungen einzuschränken, ist in Bereichen der Pflege, der Unterbringung, der Küche oder der Wäscherei eine Einteilung der Räumlichkeiten in **reine, unreine** und **neutrale** Seiten vorzusehen (→ Tab. I/15.5).

Alle genannten Anforderungen werden vor der Inbetriebnahme durch die überwachenden Behörden überprüft und sind auch während des Betriebs einer Einrichtung der Gegenstand von Kontrollen. Ein Verstoß gegen die Richtlinien kann zu Sanktionen führen, die im Extremfall sogar den Entzug der Betriebserlaubnis umfassen.

I/15.5.2 Hygienerelevante Einrichtungen

Haustechnische Einrichtungen, wie Wasserversorgungsanlagen, Schwimm- und Badebecken, Klima- und Lüftungsanlagen, Steckbeckenspülen, Geschirrspülstraßen, müssen dem in Normen und Fachempfehlungen vorgegebenen aktuellen Stand von Wissenschaft und Technik entsprechen.

Dies gilt insbesondere, wenn es sich um Neuanschaffungen und Medizinprodukte handelt.

Jede haustechnische Einrichtung muss in regelmäßigen Abständen von entsprechend geschulten Personen gewartet und überprüft werden. Details sind wiederum den jeweiligen Verordnungen und technischen Regelwerken zu entnehmen. Im Bereich der Hygiene sind dies (sofern vorhanden):
- Warm- und Kaltwasserversorgung (→ Kap. I/15.5.3), Weichwasseranlagen, Schwimmbecken, die nach Vorgaben der Trinkwasser- bzw. der Schwimm- und Badebeckenwasserverordnung betrieben werden müssen
- Steckbeckenspülautomaten, Geschirrspülmaschinen, Desinfektionsautomaten oder Waschmaschinen. Diese Geräte werden mittels Bioindikatoren, Abklatschproben oder Datenloggern regelmäßig überprüft, weil ein Infektionsrisiko bei unzureichender Aufbereitung der Gegenstände nicht auszuschließen ist

- Sterilisationsapparate, die gemäß normativer Vorgaben täglich (z. B. per Dampfdurchdringungstest, Überprüfung mit Chemoindikatoren) und quartals- bzw. chargengebunden mit Bioindikatoren (Sporenpäckchen) zu überprüfen sind
- Klima- und Lüftungsanlagen, die in normativ festgelegten Abständen (DIN 1946) gewartet und überprüft werden müssen. Hierzu bietet sich ein Wartungsvertrag mit der Herstellerfirma an.

❯ Vorsicht!
Die mikrobiologische Untersuchung desinfizierter Flächen (*Abklatschuntersuchung*) ist in stationären Pflegeeinrichtungen nur in Ausnahmefällen (z. B. Infektionsausbruch) indiziert.

I/15.5.3 Wasserhygiene

Trinkwasser

Bei dem im normalen Versorgungsnetz vorhandenen Wasser handelt es sich um **Trinkwasser.** Hierunter versteht man Wasser zum menschlichen Gebrauch, d. h. Wasser als Lebensmittel, zur Körperreinigung und zur Reinigung von Geschirr und Wäsche. Trinkwasser muss in Deutschland definierten Ansprüchen hinsichtlich mikrobiologischer und chemischer Beimengungen genügen, die in der **Trinkwasserverordnung** (*TrinkWV*) festgelegt sind (→ Abb. I/15.18).

Diese Vorgaben werden in Einrichtungen des Gesundheitswesens vom Gesundheitsamt bzw. von entsprechend beauftragten Personen regelmäßig überprüft, sodass es sich bei Trinkwasser normalerweise um Wasser von hoher Qualität handelt. Sobald sich eine gesundheitsgefährdende Verunreinigung im Trinkwassernetz ereignet, benachrichtigt das zuständige Versorgungsunternehmen die betroffene Bevölkerung mit Warnhinweisen über die in dieser Region verfügbaren Medien.

Gefahren im Zusammenhang mit Trinkwasser

Innerhalb des weit verzweigten Leitungsnetzes, in unzulänglich arbeitenden Warmwasserbereitern und an Wasserstrahlreglern (*Perlatoren*) kann es jedoch schnell zur Besiedelung des Trinkwassers mit bakteriellen Krankheitserregern kommen. Sie bringen vor allem für abwehrgeschwächte Personen (u. a. alte Menschen) die Gefahr von Infektionen des Atmungs- oder des Verdauungstrakts mit sich. Besonders ge-

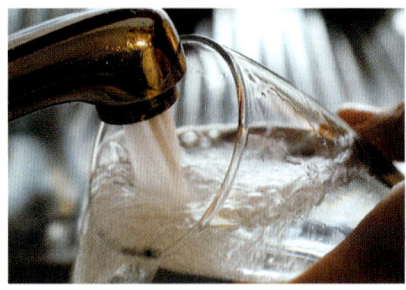

Abb. I/15.18 Trinkwasser unterliegt strengen Verordnungen – keimfrei ist es aber nicht. [J787]

fürchtet ist in diesem Zusammenhang die Gefahr der Legionellose.

Bei der **Legionellose** handelt es sich um eine häufig tödlich verlaufende Lungenentzündung, die durch das wärmeliebende Bakterium Legionella pneumophila verursacht wird. Das Wachstum von Legionellen wird vor allem durch die beiden Faktoren Temperatur (> 30 und < 60 °C) und Stagnation begünstigt (→ Kap. I/26.4.1).

Hygieneregeln für den Umgang mit Trinkwasser

Die Konstruktion eines Leitungsnetzes soll so beschaffen sein, dass Kaltwasserleitungen vor Erwärmung geschützt werden, ein Stillstand des Wassers über einen längeren Zeitraum vermieden wird und ein ausreichender Wasseraustausch gewährleistet ist. Für die stationäre Altenpflege ergeben sich daraus folgende Forderungen:

- Perlatoren und Überläufe in Waschbecken sollen in Pflege- und Funktionsbereichen nicht vorhanden sein, weil sie Wasser, das möglicherweise kontaminiert ist, in erheblichem Maß verspritzen und so zu einer Keimbesiedelung ihrer Umgebung beitragen
- Stehendes Wasser ist zu vermeiden. Daher sollen Altenpflegerinnen möglichst alle Wasserzapfstellen regelmäßig verwenden. Wenn in der Einrichtung Wasserhähne vorhanden sind, die nur selten gebraucht werden, ist es ratsam, einen Plan zu erstellen, nach dem sie mindestens einmal wöchentlich gespült werden
- Trinkwasser ist nicht keimfrei. Vor allem für die Verwendung in der Behandlungspflege (z. B. Spülung von PEG-Sonden → Kap. I/29.4.3) ist daher abgekochtes oder sterilfiltriertes Wasser empfohlen.

Sanierungsmöglichkeiten bei Legionellenbefall

Wenn in einer Einrichtung festgestellt wird, dass Legionellen (→ Kap. I/26.4.1) oder andere krankheitserzeugende Mikroorganismen in einem nicht vertretbaren Maße vorhanden sind, bieten sich folgende Sanierungsmöglichkeiten an:

- **Thermische Desinfektion,** indem das Leitungsnetz auf eine Temperatur von mehr als 65 °C aufgeheizt wird. Nachteile: Verletzungsgefahr und Belastung der Rohre
- **Chemische Desinfektion,** indem dem Wasser Chlor oder Kupferionen beigemengt werden. Nachteil: Das veränderte Wasser entspricht durch den Zusatz möglicherweise nicht mehr den Vorgaben der TrinkWV
- **Desinfektion mit UV-Licht,** indem das Wasser durch eine spezielle Apparatur geleitet und mit UV-Strahlen desinfiziert wird. Nachteil: Dieses Verfahren hat lediglich eine geringe Wirkung
- **Bauliche Sanierung,** indem Stichleitungen entfernt und Leitungen neu verlegt werden. Nachteil: Es entstehen dem Betreiber hohe Kosten
- **Filtrierung,** indem die Wasserhähne mit Steril-Filtern versehen werden.

I/15.5.4 Abfallentsorgung

Abfälle können auf verschiedene Weise schädigend in Erscheinung treten, wobei Verletzungsgefahren, Infektionsgefahren, Vergiftungsgefahren und die Gefahr der Umweltschädigung zu unterscheiden sind. Diese Gefahren können in Verbindung mit der Abfallentstehung, der -entsorgung, dem -transport, der -verwertung und der -beseitigung auftreten.

Zur Regelung dieser Maßnahmen gibt es eine Vielzahl von Gesetzen, Verordnungen und Richtlinien, die auf die verschiedenen Abfallsorten Bezug nehmen. Zur Unterscheidung der Abfallgruppen verwendet man Codierungen, die als **Abfallschlüssel** bezeichnet werden. Wie mit den einzelnen Gruppen des Abfalls zu verfahren ist, bestimmen letztlich die jeweiligen Entsorgungsunternehmen. Innerbetrieblich sollte die Regelung über einen **Abfallentsorgungsplan** erfolgen (→ Tab. I/15.6).

Allgemein ergeben sich in Altenpflegeeinrichtungen folgende Unterscheidungen:

- **Hausmüll,** zu dem Verpackungsmaterialien, Essensreste, Papiere gehören. An der Entsorgung dieses Mülls sind aus dem Blickwinkel der Infektionsprävention und Umwelthygiene keine besonderen Anforderungen zu stellen. Der Hausmüll ist – wie in privaten Haushalten – nach dem Angebot des örtlich zuständigen Entsorgungsunternehmens in verschiedene Stoffgruppen, z. B. Papier, Buntmetall, Gläser verschiedener Farben (→ Abb. I/15.19), zu sortieren, damit sie sich problemlos der Wiederverwertung (Recycling) zuführen lassen. Altenpflegerinnen können diese ökologisch sinnvolle Maßnahme unterstützen, indem sie die Trennung bereits an ihren Arbeitsbereichen zuverlässig vornehmen

- **Kontaminierte Abfälle,** zu denen z. B. benutzte Inkontinenzsysteme, Wundverbände, Urinbeutel, zählen. Für diese Art des Abfalls sind innerhalb der stationären Einrichtung besondere Maßnahmen notwendig:
  – Abfälle dieser Art dürfen nicht recycelt werden
  – Die Sammlung kontaminierter Abfälle, von denen keine Verletzungsgefahr ausgeht, erfolgt vorzugsweise mit 10- oder 20-Liter-Plastikbeuteln, die nach Gebrauch zugeknotet und anschließend dem Abfallsack für Restmüll (Untergruppe des Hausmülls) zugegeben werden. Dieses Verfahren wird als „Doppelsackmethode" bezeichnet
  – Abfälle dieser Art sollen nicht offen in Bewohnerzimmern zwischengelagert werden. Sie dürfen außerdem weder umgefüllt noch nachsortiert werden
  – Zur Entsorgung scharfer, spitzer kontaminierter Gegenstände (*Sharps*) sind weitere Regeln zu beachten (→ Kap. I/15.4.6)
- **Infektiöse Abfälle** sind jene Teile des Mülls, die im Zusammenhang mit bestimmten meldepflichtigen Infektionserkrankungen anfallen und sowohl innerhalb als auch außerhalb der Einrichtung besondere Anforderungen an die Entsorgung stellen (z. B. Abfälle im Zusammenhang mit Tuberkulose). Infektiöse Abfälle werden in speziellen Abfalltonnen gesammelt und gesondert von anderen Abfällen gelagert und transportiert. Abfälle dieser Art fallen in Altenpflegeeinrichtungen nur sehr selten an
- **Sonderabfälle** sind Abfälle wie Neonröhren oder Altbatterien, die nach speziellen Regeln gesammelt und entsorgt werden müssen.

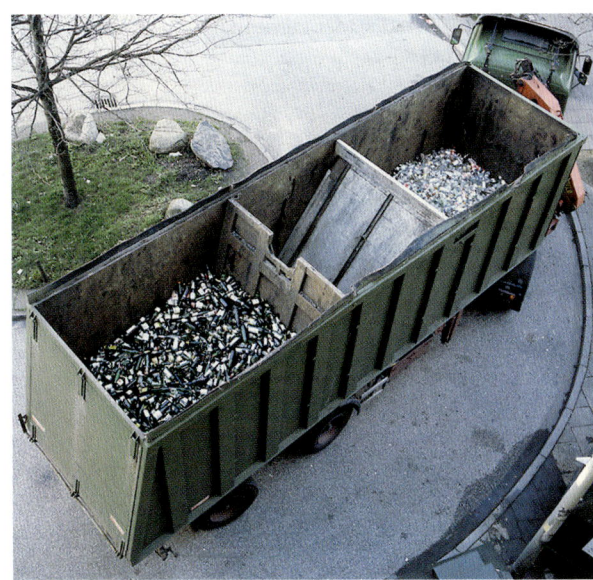

Abb. I/15.19 Glas ist ein wertvoller Rohstoff, der sich gut zur Wiederverwertung eignet. [V371–01]

Abfallstoffe	Beispiele	Sammelbehälter
Hausmüllähnliche Abfälle		
Papier, Pappe	Zeitungen, Zeitschriften, Kartonagen, Papierverpackungen	Grüne Kiste
Datenschutzpapier	Schriften mit Bewohnerdaten	Erst schreddern, danach in die grüne Kiste geben
Grüner-Punkt-Abfall (*Duales System*)	Konservendosen, Aluminium, Folien, Kunststoffe, Styropor, Verbundverpackungen (z. B. Sterilgutverpackungen, Tablettenträger)	Gelber Sack
Glas	Weißglas, Buntglas, Medikamentenflaschen	Blaue Kiste (Keine Kanülen stecken lassen!)
Restabfall	Handschuhe, Schürzen, Küchenabfälle, Kaffeefilter	Grauer Sack
Kontaminierte Abfälle		
Kontaminierter Abfall ohne Verletzungsgefahr	Mit Blut, Sekreten oder Exkrementen behafteter Abfälle (z. B. Wundverbände, Einmal-Krankenunterlagen, Inkontinenzsysteme, Schutzhandschuhe)	Abwurf in kleine Abfallbeutel, geschlossene Beutel in blauen Sack (Doppelverpackung)
Kontaminierter Abfall mit Verletzungsgefahr	Spitze und scharfe Gegenstände, z. B. Kanülen, oder BZ-Lanzetten	Durchstichfeste Behälter (Kanüleneimer), geschlossene Behälter in blauen Sack
Infektiöse Abfälle		
Abfälle bei meldepflichtigen Erkrankungen (§ 6 IfSG)	Kontaminierte Abfälle im Zusammenhang mit seltenen meldepflichtigen Infektionserkrankungen	Ausnahmefall! Sammlung und Entsorgung gemäß den jeweiligen Anweisungen des Gesundheitsamts
Sonderabfälle		
Altmedikamente		Zurück an die Apotheke
Batterien	Trockenbatterien, Knopfzellen	Batterie-Sammelbox, volle Boxen entsorgt der Hausmeister
Neonröhren		Entsorgt der Hausmeister

Tab. I/15.6 Abfallentsorgungsplan.

I/15.5.5 Schmutzwäscheentsorgung und Wäscheaufbereitung

Benutzte Bett- oder Kleidungswäsche kann mit potenziell infektiösen Substanzen wie Schweißrückständen, Urin, Stuhl-gang oder Wundsekret behaftet sein. Ähnlich wie bei kontaminierten Abfällen ergeben sich auch beim Umgang mit **Schmutzwäsche** Möglichkeiten der Infektionsübertragung.

Umgang mit Schmutzwäsche

Die Trennung der einzelnen Wäschesorten (z. B. Flachwäsche, Buntwäsche, Bewohnerwäsche) sollte möglichst direkt vor Ort erfolgen. Zum Sammeln der gebrauchten

Wäsche stellt der Betreiber der Einrichtung bzw. das von ihm beauftragte Wäschereiunternehmen feuchtigkeitsundurchlässige, widerstandsfähige und fest verschließbaren Textil- oder Plastikbeutel zur Verfügung. Diese Säcke lassen sich in Sammelwagen oder -gestelle einspannen und auf diese Weise problemlos in die Bewohnerzimmer mitnehmen. Altenpflegerinnen beachten:

- Beim Umgang mit kontaminierter Bewohnerwäsche sind Schutzhandschuhe (→ Kap. I/15.4.5) zu tragen
- Nach Kontakt mit Schmutzwäsche sollen die Handschuhe ausgezogen und danach eine Händedesinfektion (→ Kap. I/15.4.4) durchgeführt werden.

Wäscheaufbereitung

Bewohnereigene Wäsche kann wie jede andere private Wäsche unter Anwendung allgemein üblicher Verfahren gewaschen werden, sofern die Aufbereitung von Bewohner zu Bewohner getrennt erfolgt.

Für **bewohnerübergreifend verwendete Wäsche** (z. B. Bettwäsche) und Wäsche infektiöser Bewohner sind desinfizierende Waschverfahren anzuwenden. Die Umsetzung erfordert in der Praxis gewerbliche Waschmaschinen, die ein großes Füllungsvermögen haben und in denen die Wäsche thermisch oder chemothermisch desinfiziert wird. Die meisten Einrichtungen sind dazu übergegangen, Bettwäsche und Arbeitskleidung über eine gewerbliche und entsprechend zertifizierte Wäscherei waschen zu lassen.

Putz- und **Reinigungsutensilien** wie Mopps und Lappen werden ebenfalls desinfizierend in gewerblichen Maschinen gewaschen. Um einer Schimmelpilzverbreitung vorzubeugen ist eine maschinelle Trocknung notwendig.

I/15.5.6 Schädlingsmonitoring und -bekämpfung

Im Rahmen der Schädlingsbekämpfung unterscheidet man Lästlinge und Schädlinge. **Lästlinge**, z. B. Silberfischchen, werden zwar als störend, belästigend oder Ekel erregend empfunden, sind aber kaum in der Lage, Infektionserkrankungen zu übertragen. **Schädlinge** können dagegen durchaus auf Menschen, Materialien oder Vorräte schädigend einwirken. Sie werden wiederum in zwei große Gruppen unterteilt:

- **Hygieneschädlinge** sind Keimverschlepper, z. B. Schaben, Pharaoameisen oder Fliegen, die aufgrund ihrer Lebensweise Infektionserreger weiter tragen (z. B. von Fäkalien auf Lebensmittel)

- **Vorrats-** und **Materialschädlinge,** wie Mehlkäfer, Kakaomotten oder Kleidermotten können Schädigungen von Lebensmitteln oder Materialien, z. B. Textilien, verursachen.

Durch die Maßnahmen der Schädlingsbekämpfung soll das Vorkommen von Schädlingen und Lästlingen vermieden werden. Außerdem sind diese Maßnahmen geeignet:

- Vorhandene Schädlingen und Lästlinge frühzeitig aufzuspüren (Monitoring)
- Schädlinge und Lästlinge wirksam und nachhaltig zu bekämpfen (z. B. durch Entwesung und Desinfektion).

Prophylaxe und Früherkennung

Im Rahmen des Qualitätsmanagements ist in Gemeinschaftseinrichtungen zunächst dafür zu sorgen, dass ein Schädlingsbefall durch bauliche, logistische und kontrollierende Maßnahmen verhindert wird:

- Baulich, indem Unterschlupfmöglichkeiten bereits durch eine sinnvoll konzipierte Architektur vermieden oder beseitigt werden
- Logistisch, indem die Gestaltung der Lebensmittelversorgung sowie der Abfall- und Schmutzwäscheentsorgung einem möglichen Schädlingsbefall entgegenwirkt
- Kontrollierend, indem in regelmäßigen Abständen eine Kontrolle möglicher Schädlingsansiedelung durch einen staatlich geprüften Schädlingsbekämpfer erfolgt. Dazu können an sensiblen Punkten der Einrichtung Indikatorfallen, die mit Duftstoffen (*Pheromonen*) ausgestattet sind, ausgelegt werden. Diese Maßnahme wird als **Schädlingsmonitoring** bezeichnet.

Bekämpfung

Wenn ein Schädlingsbefall zu einer Übertragung von Krankheitserregern führen könnte, ist gemäß § 17 Abs. 2 Infektionsschutzgesetz eine Schädlingsbekämpfung durchzuführen. Sie umfasst folgende Maßnahmen:

- Ermittlung, d. h. Feststellung der Art der aufgetretenen Schädlinge, der befallenen Räume und des Befallsausmaßes
- Planung, d. h. Festlegung einer Bekämpfungsstrategie unter Berücksichtigung der Baupläne.

Die Bekämpfung selbst erfolgt durch den Einsatz schädlingsbekämpfender Produkte und Verfahren, deren Effizienz vom Bundesinstitut für gesundheitlichen Verbraucherschutz und Veterinärmedizin bzw. dem Umweltbundesamt erfolgreich getestet wurde.

Anschließend ist die Wirkung der Maßnahmen zu evaluieren. Dafür erfolgen:

- Tilgungskontrolle, d. h. eine Überprüfung der Ergebnisse der Schädlingsbekämpfung durch erneut aufgestellte Indikatorfallen
- Dokumentation der durchgeführten Maßnahmen.

Wenn möglich, gibt man bei der Schädlingsbekämpfung den physikalischen bzw. mechanischen Verfahren den Vorzug, zu denen z. B. Klebefallen, Hitze- bzw. Kälteeinwirkung oder Trocknung zählen. Wenn sich diese Maßnahmen nicht anwenden lassen oder ihre Wirksamkeit unzureichend erscheint, kommen chemische Wirkstoffe zum Einsatz, z. B. Organophosphate, Carbamate, Cumarine oder Chlorkohlenwasserstoffe. Mittel dieser Art können als Kontaktgel platziert oder als Flüssigkeit versprüht oder vernebelt werden.

> **❯ Vorsicht!**
> Die im Zuge einer Schädlingsbekämpfung eingesetzten Bekämpfungsmittel (u. a. Insektizide) können bei unsachgemäßer Anwendung Gesundheitsschäden verursachen und Lebensmittel mit Giften belasten.

Aufgrund der Gefahren, die dem Menschen durch den Kontakt mit Schädlingsbekämpfungsmitteln drohen, ist ihre Anwendung durch zahlreiche Regelwerke (z. B. Infektionsschutzgesetz, Gefahrenstoffverordnung, Chemikaliengesetz, Lebensmittel-, Bedarfsgegenstände- und Futtermittelgesetzbuch) reglementiert. Dies betrifft nicht nur die Auswahl der verwendeten Wirkstoffe, sondern auch ihre Verteilung in unterschiedlich sensiblen Bereichen einer Einrichtung sowie die anschließend durchzuführenden Reinigungsmaßnahmen. Das Monitoring und die Bekämpfung von Schädlingen und Lästlingen gehört aus diesen Gründen ausnahmslos in die Hand eines staatlich geprüften Schädlingsbekämpfers. 📖1 📖2 📖3 📖5

I/15.6 Lebensmittelhygiene

Ⓦ Fallbeispiel Wohngruppe

Die Verwandten von Cleo Wanderer, einer 86-jährigen Bewohnerin, haben vorgeschlagen, zum Geburtstag der alten Dame ein Büffet mit Fingerfood und verschiedenen Häppchen zuzubereiten. Altenpfleger Moritz Schmitz weiß, dass an Gemeinschaftsverpflegung verschiedene hygienische Ansprüche gestellt werden. Er ist sich nicht sicher, wie er auf den Vorschlag der Angehörigen reagieren soll.

I/15.6.1 Schädigungsfaktoren bei Lebensmitteln

Die unsachgemäße Herstellung und Handhabung von Lebensmitteln stellt eine ernst zu nehmende Gefahr für Pflegebedürftige und Mitarbeiter dar. Verdorbene oder keimbelastete Lebensmittel, die aus Einrichtungen der Gemeinschaftsverpflegung an viele Menschen gleichzeitig ausgegeben werden, können zu einem massenhaften Auftreten von Infektionen des Magen-Darm-Trakts bzw. anderen Vergiftungserscheinungen führen.

Die durch Lebensmittel verursachten Erkrankungen können durch unterschiedliche Schädigungsfaktoren bedingt sein:
- **Biologische** Schädigung, indem das Lebensmittel
  - Mit Mikroorganismen (Bakterien, Pilze, Viren) kontaminiert ist
  - Parasiten, z. B. Nematoden, Finnen, Trichinellen, enthält
  - Durch Schädlinge, z. B. Schaben, Ameisen, Käfer, bzw. deren Ausscheidungsprodukte und anhaftenden Mikroorganismen verunreinigt ist
- **Chemische** Schädigung, weil das Lebensmittel
  - Rückstände von z. B. Reinigungs-, Desinfektions-, Pflanzenschutz-, Schädlingsbekämpfungs-, Arzneimitteln oder Futterzusatzstoffen enthält
  - Giftstoffe aufweist, z. B. Fischgift, Blausäure, Kumarin, Schwermetalle
- **Physikalische** Schädigung, weil das Lebensmittel
  - Fremdkörper enthält, z. B. Holz-, Glas- oder Metallsplitter, Knochenstücke
  - Durch z. B. Temperatureinflüsse, Dämpfe, Gase, Rauch negativ verändert wurde.

Bei der Lebensmittelhygiene steht die Verhütung der biologischen Schädigung im Vordergrund. Durch entsprechende organisatorische und keimbekämpfende Maßnahmen sollen vor allen Dingen Lebensmittelvergiftungen verhindert werden.

I/15.6.2 Lebensmittelvergiftungen und ihre Ursachen

Als **Lebensmittelvergiftung** werden Magen-Darm-Erkrankungen bezeichnet (→ Kap. I/31.8.15), die durch die Aufnahme zersetzter, gifthaltiger oder bakteriell kontaminierter Lebensmittel verursacht werden. Lebensmittelvergiftungen können mit unterschiedlichen Symptomen und Krankheitszuständen verbunden sein, was einerseits von der Art und Zahl der Erreger und andererseits vom Ausgangszustand des Erkrankten abhängig ist. Alte und kranke Menschen haben hier häufig eine schlechte Ausgangslage. Angemessene Vorsorgemaßnahmen sollen daher der Entstehung von Keimpotenzialen vorbeugen und eine Übertragung von Keimpotenzialen auf Lebensmittel verhindern.

Entstehung und Übertragung von Keimpotenzialen

Bei den in der Lebensmittelhygiene relevanten Keimpotenzialen wird grundsätzlich zwischen primär und sekundär unterschieden.

Primäre Keimpotenziale stammen von naturgemäß kontaminierten Lebensmitteln (z. B. rohes Obst, Gemüse, Fleisch, Fisch, Schalentiere, Rohei).

Sekundäre Keimpotenziale werden den Lebensmitteln von außen zugeführt, wobei sich sehr unterschiedliche Möglichkeiten ergeben:
- Umverpackungen, z. B. Folien oder Kartons, die sich in Räumen zur Herstellung von Lebensmitteln befinden
- Bauliche und einrichtungsbedingte Unzulänglichkeiten, wie die mangelnde Trennung reiner und unreiner Bereiche, Schimmelbildung an den Wänden, Schmutzrückstände oder Klimatisierungsmängel
- Unzulänglichkeiten der Kücheneinrichtung oder der dort verwendeten Geräte, z. B. falsch eingestellte Geschirrspülmaschinen, Kochutensilien aus Holz, schwer zu reinigende bzw. zu desinfizierende Schneide- oder Rührmaschinen
- Mikroorganismen, die über primär belastete Lebensmittel auf Arbeitsflächen gelangen und von dort weitergegeben werden
- Schädlingsbefall
- Bestandteile der physiologischen Flora auf der Haut bzw. im Körper der Mitarbeiter, die z. B. infolge einer mangelnden Händehygiene, beim Niesen oder Sprechen auf Lebensmittel übergehen
- Krankheitserreger, die von erkrankten Küchenmitarbeitern ausgeschieden bzw. übertragen werden.

Sowohl primäre, als auch sekundäre Keimpotenziale können sich bei unzureichender Garung, Überschreitung von Lagerzeiten oder Unterbrechung von Kühl- oder Wärmeketten (→ Abb. I/15.20) vermehren.

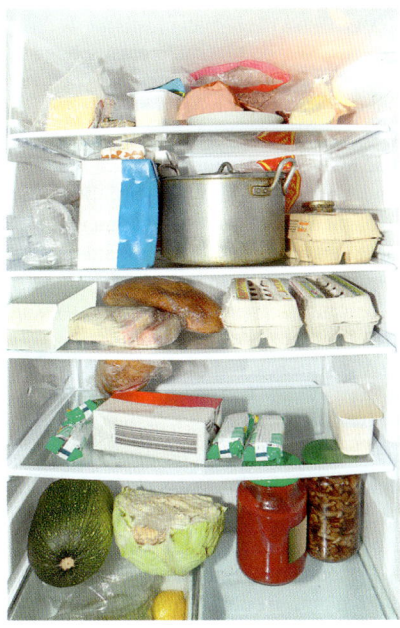

Abb. I/15.20 Die Erhaltung einer angemessenen Lagerungstemperatur ist eine grundlegende Maßnahme der Lebensmittelhygiene. [J787]

I/15.6.3 Maßnahmen der Lebensmittel- und Küchenhygiene

Die Herstellung von und der Umgang mit Lebensmitteln wird durch das Lebensmittel- und Futtermittelgesetzbuch, EG-Verordnung Nr. 852/2004 und über die Lebensmittelhygieneverordnung geregelt. Weitere Forderungen ergeben sich aus dem Infektionsschutzgesetz und den KRINKO-Empfehlungen.

Küchen müssen ein Eigenkontrollkonzept (*HACCP-Konzept*) vorweisen, über das sichergestellt ist, dass alle lebensmittelschädigenden Faktoren, z. B. Temperaturüber- oder -unterschreitungen, Lagerfehler, Kontaminationen, frühzeitig erkannt und beseitigt werden. Alle unter dem HACCP-Konzept durchgeführten Hygiene- und Kontrollmaßnahmen müssen engmaschig und nachvollziehbar dokumentiert werden. Auch Pflege- und Wohngruppenküchen benötigen ein eigenes, reduziertes HACCP. Typische Punkte eines solchen Kontrollsystems sind:
- Wareneingangskontrolle
- Sicherung von Kühl- und Wärmeketten durch Temperaturmessung und Aufzeichnung
- Kontrolle von Lagerzeiten und -bedingungen
- Überprüfung von Desinfektions- und Reinigungsleistungen.

> ❯ Von allen hergestellten Speisen werden in der Küche Rückstellproben gelagert, damit im Falle eines Infektionsgeschehens die Ursachenabklärung möglich ist.

Für Küchen und Räume, die der Lagerung und Vorbereitung von Lebensmitteln dienen, gilt ein spezieller Reinigungs- und Desinfektionsplan, der die Verwendung von Desinfektionsmitteln vorsieht, die für den Lebensmittelbereich geeignet sind (→ Kap. I/15.2.3).

Alle Mitarbeiter, die mit der Verarbeitung und Verteilung der Lebensmittel befasst sind (z. B. Küche, Hauswirtschaft, Pflege, Betreuungsdienst), benötigen für diese Tätigkeiten eine Belehrung durch das Gesundheitsamt gemäß §§ 42–43 Infektionsschutzgesetz. Außerdem gelten folgende Richtlinien:

- Personen mit ansteckungsfähigen Erkrankungen oder Kolonisationen ist der Zutritt zum Küchenbereich untersagt
- Beim Kontakt mit und bei der Herstellung von Lebensmitteln ist das Tragen einer speziellen Schutz- bzw. Bereichskleidung notwendig
- Der direkte Handkontakt mit Lebensmitteln soll durch Verwendung von Servierbesteck, Servierzangen etc. vermieden werden
- Vor und nach der Speisenzubereitung sowie beim Wechsel in den einzelnen Küchenbereichen ist eine Händedesinfektion (→ Kap. I/15.4.4) durchführen
- Fenster von Küchenräumen müssen mit abnehmbaren Fliegengittern ausgerüstet sein
- Lagerräume müssen eine kühle und trockene Lagerung gewährleisten
- Bei der Zubereitung, Verarbeitung und beim Transport von Lebensmittel müssen die erforderlichen Temperaturen eingehalten werden
- Kühlschranktemperaturen sollten zwischen 4 und 7 °C liegen.

Die in Gemeinschaftsküchen hergestellten Speisen sind möglichst schnell nach der Zubereitung zu essen. Reste sind in Behältnisse für organischen Abfall zu entsorgen. Wenn es im Einzelfall nicht möglich ist, dass ein Pflegebedürftiger die Speisen unmittelbar nach der Zubereitung verzehrt, sind diese Nahrungsmittel bis zum Aufwärmen verschlossen bzw. abgedeckt maximal für den Rest des Tages, an dem sie zubereitet wurden, im Kühlschrank zu lagern. Für das Aufwärmen stehen in den Wohnbereichen der meisten stationären Pflegeeinrichtungen geeignete Mikrowellengeräte zur Verfügung. ▲▲1 ▲▲3 ▲▲5

Internet- und Lese-Tipp

Feulner, M.: Wenn in sozialen Einrichtungen gekocht wird: Leitlinie für eine gute Lebensmittelhygienepraxis in sozialen Einrichtungen. Lambertus-Verlag, Freiburg, 2009.

I/15.7 Infektionsintervention

Ⓐ Fallbeispiel Ambulant

Honoria Munker, eine 79-jährige Pflegebedürftige, ist wegen einer Schenkelhalsfraktur im Krankenhaus versorgt worden. Nach der Operation erkrankte sie an einer Pneumonie und es zeigte sich, dass ein MRSA der Auslöser war. Frau Munker wurde drei Wochen lang auf der Intensivstation behandelt. Nun soll sie nach Hause entlassen werden. Altenpflegerin Linda Müller ist beauftragt, die vorbereitenden Gespräche mit den Familienmitgliedern zu führen. Sie will vor allem auf die erforderlichen hygienischen Maßnahmen hinweisen, denn Frau Munker ist nach wie vor mit MRSA kolonisiert.

Beim Auftreten bestimmter Infektionserkrankungen (z. B. viralen Gastroenteritiden) oder Kolonisationen (z. B. mit MRSA) besteht die Gefahr einer Ansteckung für Bewohner und Beschäftigte der Einrichtung, ohne dass die Vorkehrungen der Basishygiene eine ausreichende Prävention gewährleisten könnten. In diesen Fällen sind besondere Maßnahmen zu ergreifen; man spricht von **Infektionsintervention.** Hierzu gehören:

- Umgehende Meldungen an das Gesundheitsamt (sofern dies im Infektionsschutzgesetz vorgesehen ist)
- Organisatorische Maßnahmen
- Intensivierung der Umgebungs- und Personalhygiene
- Räumliche Isolierung der betroffenen Menschen.

Altenpflegerinnen beachten, dass bei allen Interventionen, die möglicherweise zu ergreifen sind, das Selbstbestimmungsrecht der Bewohner gewahrt werden muss.

Wahrung des Selbstbestimmungsrechts

Das Verhältnis zwischen den Bewohnern und der Altenpflegeeinrichtung ist im Wesentlichen durch den Heimvertrag geregelt (→ Kap. III/6). Der Heimvertrag sichert dem Klienten (Bewohner) das Wohnrecht und die Nutzung der Einrichtung. Auch wenn ein Bewohner mit Krankheitserregern infiziert oder kolonisiert ist, stellt das Selbstbestimmungsrecht des Bewohners ein so hohes Gut dar, dass es einer besonders hohen Indikationslage bedarf, um die Freiheitsrechte des Einzelnen zum Schutz der Allgemeinheit einschränken zu können. Die Grundlage für ggf. notwendige Einschränkungen bilden das Infektionsschutzgesetz (*IfSG*) und die damit verbundenen Interventionsmöglichkeiten des Gesundheitsamts.

I/15.7.1 Meldepflicht gemäß Infektionsschutzgesetz

Bestimmte Infektionserkrankungen bzw. Infektionserreger müssen gemäß den Vorgaben des Infektionsschutzgesetzes dem örtlichen Gesundheitsamt gemeldet werden (→ Abb. I/15.21). Die Meldung nimmt üblicherweise ein Arzt vor. Allerdings beschränkt das Gesetz die **Meldepflicht** nicht auf die Berufsgruppe der Ärzte, sodass durchaus Situationen denkbar sind, in denen Einrichtungsleitungen und Angehörige von Heil- und Pflegeberufen, wie Altenpflegerinnen, entsprechende Meldung machen müssen.

Meldepflichtige Erkrankungen

Gemäß § 6 IfSG Abs. 1 sind folgende Infektionserkrankungen bei Krankheitsverdacht, Erkrankung oder Tod mit dem Namen des Betroffenen unverzüglich (d. h. innerhalb von 24 Std.) meldepflichtig:

- Botulismus
- Cholera
- Diphtherie
- Humane spongiforme Enzephalopathie, außer familiär-hereditäre Formen
- Akute Virushepatitis
- Enteropathisches hämolytisch-urämisches Syndrom (*HUS*)
- Virusbedingtes hämorrhagisches Fieber
- Masern
- Meningokokken-Meningitis oder -sepsis
- Milzbrand
- Mumps
- Pertussis (*Keuchhusten*)
- Poliomyelitis (*Kinderlähmung*)
- Pest
- Röteln einschließlich Rötelnembryopathie
- Tollwut
- Typhus abdominalis/Paratyphus
- Varizellen (*Windpocken*)

I
15

Meldeformular - Vertraulich -

Meldepflichtige Krankheit gemäß §§ 6, 8, 9 IfSG

Patient/in (Name, Vorname, Adresse):   Geschlecht: ☐ weibl.   ☐ männl.

geb. am:

Telefon¹⁾:

☐ Verdacht

☐ Klinische Diagnose

☐ **Tod** Todesdatum: ....

Nur bei impfpräventablen Krankheiten¹⁾:
Gegen diese Krankheit

☐ Geimpft   ☐ Nicht geimpft

Datum (letzte Impfung): ....

Anzahl Impfdosen: ....

Impfstoff: ....

☐ Botulismus
☐ Cholera
☐ *Clostridium-difficile*-Infektion, schwere Verlaufsform
  ☐ Stationäre Aufnahme zur Behandlung einer ambulant erworbenen Infektion
  ☐ Aufnahme/Verlegung auf eine Intensivstation
  ☐ Chirurgischer Eingriff (z.B. Kolektomie) aufgrund eines Megakolons, einer Darmperforation oder einer Therapie-refraktären Kolitis
  ☐ Tod innerhalb von 30 Tagen nach Diagnose und Wertung der *Clostridium-difficile*-Erkrankung als direkte Todesursache oder als zum Tode beitragende Erkrankung
☐ Creutzfeldt-Jakob-Krankheit (CJK) / vCJK
  (außer familiär-hereditäre Formen)
☐ Diphtherie
☐ Hämorrhagisches Fieber, viral
  Erreger, falls bekannt: ....
☐ Hepatitis, akute virale; Typ: ....
  ☐ Fieber   ☐ Lebertransaminasen, erhöhte
  ☐ Ikterus   ☐ Oberbauchbeschwerden
☐ HUS (hämolytisch-urämisches Syndrom, enteropathisch)
  ☐ Anämie, hämolytische
  ☐ Nierenfunktionsstörung
  ☐ Thrombozytopenie
☐ Keuchhusten (Pertussis)
  ☐ Husten (mind. 2 Wochen Dauer)
  ☐ Anfallsweise auftretender Husten
  ☐ Inspiratorischer Stridor
  ☐ Erbrechen nach den Hustenanfällen
  ☐ NUR bei Kindern <1 Jahr: Husten und Apnoen

☐ Masern
  ☐ Exanthem   ☐ Katarrh (wässriger Schnupfen)
  ☐ Fieber   ☐ Konjunktivitis
  ☐ Husten
☐ Meningokokken, invasive Erkrankung
  ☐ Ekchymosen   ☐ Meningeale Zeichen
  ☐ Exanthem   ☐ Petechien
  ☐ Fieber   ☐ Septisches Krankheitsbild
  ☐ Herz-/Kreislaufversagen
  ☐ Hirndruckzeichen
  ☐ Lungenentzündung
☐ Milzbrand
☐ Mumps
  ☐ Geschwollene Speicheldrüse(n)
  ☐ Fieber
  ☐ Hörverlust
  ☐ Meningitis/Enzephalitis
  ☐ Orchitis (Hodenentzündung)
  ☐ Oophoritis (Eierstockentzündung)
  ☐ Pankreatitis
☐ Paratyphus
☐ Pest
☐ Poliomyelitis
  Als Verdacht gilt jede akute schlaffe Lähmung der Extremitäten, außer wenn traumatisch bedingt
☐ Röteln
  ☐ Exanthem
  ☐ Lymphadenopathie im Kopf-Hals-Nackenbereich
  ☐ Arthritis/Arthralgien
  ☐ Rötelnembryopathie
☐ Tollwut
☐ Tollwutexposition, mögliche (§ 6 Abs. 1 Nr. 4 IfSG)
☐ Typhus abdominalis

☐ Tuberkulose
  ☐ Erkrankung/Tod an einer behandlungsbedürftigen Tuberkulose, auch bei fehlendem bakteriologischem Nachweis
  ☐ Therapieabbruch/-verweigerung (§ 6 Abs. 2 IfSG)
☐ Windpocken (Varizellen)

☐ Zoonotische Influenza
  (bei aviärer Influenza bitte gesonderten Meldebogen nutzen)

☐ Gesundheitliche Schädigung nach Impfung
  (Zusätzliche Informationen werden über gesonderten Meldebogen erhoben, der beim Gesundheitsamt zu beziehen ist)

☐ Mikrobiell bedingte Lebensmittelvergiftung oder akute infektiöse Gastroenteritis
  ☐ bei Personen, die eine Tätigkeit im Sinne des § 42 Abs.1 IfSG im Lebensmittelbereich ausüben oder
  ☐ bei 2 oder mehr Erkrankungen mit wahrscheinlichem oder vermutetem epidemiologischen Zusammenhang
  Erreger, falls bekannt: ....

☐ Gefahr für die Allgemeinheit
  ☐ durch eine bedrohliche andere Krankheit
  ☐ Häufung anderer Erkrankungen (2 oder mehr Fälle mit wahrscheinlichem oder vermutetem epidemiologischen Zusammenhang
  Art der Erkrankung / Erreger:
  ....

Epidemiologische Situation

☐ Patient/in ist im medizinischen Bereich tätig
☐ Patient/in ist im Lebensmittelbereich tätig, nur bei akuter Gastroenteritis, akuter viraler Hepatitis, Typhus, Paratyphus, Cholera (§ 42 Abs. 1 IfSG)
☐ Patient/in ist in Gemeinschaftseinrichtung **tätig**, z.B. Schule, Kinderkrippe, Heim, sonst. Massenunterkünfte (§§ 34 und 36 Abs. 1 IfSG)
☐ Patient/in wird **betreut** in Gemeinschaftseinrichtung für Kinder oder Jugendliche, z.B. Schule, Kinderkrippe (§ 33 IfSG)
☐ Patient/in ist in Krankenhaus / stationärer Pflegeeinrichtung seit: ....Name/Ort der Einrichtung: ....
☐ Sonstiger derzeitiger Aufenthaltsort, falls abweichend von Anschrift: ....
☐ Wahrscheinlicher Infektionsort, falls abweichend von Aufenthaltsort (Landkreis / Kreisfreie Stadt; Land, falls Ausland): ....
  .... von: ....bis:....................
☐ Teil einer Erkrankungshäufung (2 oder mehr Erkrankungen, bei denen ein epidemiologischer Zusammenhang vermutet wird)
  Ausbruchsort, vermutete Exposition, etc.: ....
☐ Es wurde ein Labor / eine Untersuchungsstelle mit der Erregerdiagnostik beauftragt²⁾
  Name/Ort des Labors: ....Probenentnahme am: ....

▶ **unverzüglich zu melden an:**

Adresse des zuständigen Gesundheitsamtes:

Erkrankungsdatum³⁾:

Diagnosedatum³⁾:

Datum der Meldung:

Meldende Person
(Ärztin/Arzt, Praxis, Krankenhaus, Adresse, Telefonnummer)

Version 01.05.2016

1) Telefonnummer und Impfstatus der Patientin/des Patienten bei Einverständnis der Patientin/des Patienten bitte eintragen.
2) Die Laborausschlussziffer 32006 umfasst Erregerdiagnostik bei der Verdacht auf Krankheiten, bei denen eine gesetzliche Meldepflicht besteht (§§ 6 und 7 IfSG).
3) Wenn genaues Datum nicht bekannt ist, bitte den wahrscheinlichen Zeitraum angeben.

Abb. I/15.21 Formulare zur Meldung von Infektionskrankheiten stehen in vielen Internetpräsenzen der Gesundheitsämter zum Download bereit. [X221]

- Behandlungsbedürftige Tuberkulose, auch wenn kein bakteriologischer Nachweis vorliegt
- Lebensmittelvergiftungen bzw. infektiöse Gastroenteritiden (Enteritis infectiosa), wenn die erkrankte Person beruflichen Kontakt mit Lebensmitteln hat oder wenn ein epidemischer Zusammenhang wahrscheinlich ist.

Darüber hinaus besteht eine namentliche Meldepflicht bei

- Auftreten von außergewöhnlichen **Impfreaktionen**
- Verletzung eines Menschen im Zusammenhang mit **Tollwut**
- Schwer wiegender **Gefahr für die Allgemeinheit.**

Gemäß § 6 Abs. 2 IfSG sind Behandlungsverweigerer oder -abbrecher bei einer behandlungsbedürftigen Lungentuberkulose ärztlicherseits zu melden.

Gemäß § 6 Abs. 3 IfSG ist dem zuständigen Gesundheitsamt unverzüglich das gehäufte Auftreten nosokomialer Infektionen, bei denen ein epidemischer Zusammenhang wahrscheinlich ist oder vermutet wird, ohne die Nennung der Namen betroffener Menschen als Ausbruch zu melden.

Gemäß § 7 Abs. 1 IfSG sind Leiter von Untersuchungsämtern bzw. Laboren zur namentlichen Meldung bei direktem oder indirektem Nachweis von etwa 50 **festgelegten Infektionserregern** verpflichtet, soweit die Nachweise auf eine akute Infektion hinweisen. Hierzu gehören u.a.:

- Darmpathogene Campylobacter sp. (Erreger bakterieller Gastroenteritiden)
- Hepatitis-Viren (A, B, C, D, E)
- Influenzaviren
- Legionellen (→ Kap. I/26.4.1)
- Noro- und Rotaviren (Erreger viraler Gastroenteritiden) (→ Kap. I/15.7.7, → Kap. I/26.4.2)
- MRSA (→ Kap. I/15.7.4)
- Salmonellen.

Gemäß § 7 Abs. 2 IfSG sind **weitere Infektionserreger** namentlich zu melden, wenn eine Gefahr für die Allgemeinheit vorliegt.

Darüber hinaus sind gemäß § 7 Abs. 3 IfSG beim Auftreten einiger Erreger auch nichtnamentliche Meldungen vorgesehen, z.B. bei direktem oder indirektem Nachweis des Bakteriums Treponema pallidum

(Erreger der Syphilis) oder HI-Virus (Erreger der Immunschwächekrankheit AIDS).

I/15.7.2 Organisation

Vorgaben

Vorgaben über die zu ergreifenden Maßnahmen beim Vorliegen von bestimmten Infektionserkrankungen sind in Empfehlungen, Ärztemerkblättern und weiteren Schriften des Robert Koch-Instituts enthalten, wobei dessen Vorgaben meist die speziellen Gegebenheiten und Sachverhalte, die in Einrichtungen der Altenhilfe vorliegen, nur wenig oder gar nicht berücksichtigen.

Umso wichtiger ist daher die Erstellung **interner Regelungen und Standards** für den Infektionsfall. Solche Verfahrensanweisungen sollten für die häufigsten Interventionsfälle, z. B. MRSA, ESBL, Noro-Virus oder Skabies vorhanden sein.

Sicherung des Informationsflusses

Bei der Infektionsintervention kommt vor allem während eines Ausbruchsgeschehens dem **Informationsfluss** zwischen den beteiligten Institutionen und Berufsgruppen eine besondere Bedeutung zu, da sich nur mithilfe der reibungslosen Zusammenarbeit ein koordiniertes Vorgehen erreichen lässt.

Die Sicherung des Informationsflusses ist in vier Richtungen erforderlich:
- Interne Information, d. h. Information des Personals und der in der Einrichtung arbeitenden Dienstleister
- Information von externen Personen und Institutionen, z. B. niedergelassenen Ärzten, Physiotherapeuten, Wundmanagern, Transportdiensten
- Information des betreffenden Pflegebedürftigen und seiner Angehörigen
- Gegebenenfalls Information der Behörden.

Im Rahmen dieser Informationsvermittlung sind insbesondere folgende Punkte zu berücksichtigen:
- Informationen zur Erkrankung (z. B. Erreger, Übertragungsmodus, Symptome, Auswirkungen)
- Informationen zu den Sachverhalten (z. B. Zahl erkrankter Personen, Details zu Einzelfällen)
- Informationen zu den notwendigen Maßnahmen (z. B. Desinfektion, Isolierung, Besuchseinschränkung, Verhalten).

Verantwortlich für die Sicherung des Informationsflusses ist in erster Linie die Einrichtungsleitung. Sie kann diese Aufgaben an entsprechend geschulte Mitarbeiter (z. B. Hygienebeauftragte) delegieren.

> ❯ Grundsätzlich ist die Informationsweitergabe so zu gestalten, dass die **Persönlichkeitsrechte** betroffener Personen unbedingt gewahrt bleiben. Insofern sind mit den betroffenen Bewohnern, ggf. unter Einbeziehung ihrer Angehörigen, entsprechende Absprachen zu treffen. Bei einem Ausbruchsgeschehen sollte für die Festlegung der geeigneten Strategien zur Informationsweitergabe in jedem Fall das Gesundheitsamt eingeschaltet werden.

Bevorratung von Hygienematerial

Im Rahmen einer Infektionsintervention kann es zu einem hohen Verbrauch von Materialien der persönlichen Schutzausrüstung (z. B. Schutzhandschuhe, Mund-Nasen-Schutz, Atemschutz, Schutzkittel) kommen (→ Kap. I/15.4.2). Ferner ist es möglich, dass bei bestimmten Infektionsfällen (z. B. Noro-Virus-Infektionen, Hepatitis A-Infektionen) spezielle viruzide Desinfektionsmittel benötigt werden. Vor allem bei einem Ausbruchsgeschehen ist es hilfreich, wenn solche Mittel und Utensilien vor Ort vorrätig sind.

Die folgenden Kapitel behandeln das konkrete Vorgehen bei häufigen Infektionsinterventionen in Altenpflegeeinrichtungen.

I/15.7.3 Isolierungsformen

> ❯ **Isolierung:** Absonderung eines Menschen von den übrigen Personen aus Gründen des Infektionsschutzes.

Eine **Isolierung** kann notwendig sein, weil die zu isolierende Person mit übertragungsfähigen Infektionserregern kolonisiert bzw. infiziert ist oder weil sie Infektionserreger ausscheidet. In diesen Fällen stellt der Betroffene eine potenzielle Infektionsquelle für seine Mitmenschen dar, z. B. Mitbewohner, Personal oder Besucher, sodass diese vor einer Ansteckung geschützt werden müssen. Wenn zur Eindämmung dieser Gefahr die Maßnahmen der Basishygiene nicht ausreichen, und die Absonderung der infektiösen Person notwendig ist, wird von **Quellenisolierung** gesprochen. Im Bereich der Altenpflege kann dies z. B. beim epidemischen Auftreten einer viralen Durchfallerkrankung der Fall sein.

Möglich ist aber auch der umgekehrte Fall, dass eine Person auf Grund einer hochgradigen Abwehrschwäche vor der normalen Keimbelastung geschützt werden muss, die durch die Gegenwart von Mitmenschen entsteht, also Mitbewohnern, Pflegenden oder Besuchern. In diesem Fall spricht man von einer **Schutz-** oder **Umkehrisolierung.**

Isolierungen sind in Krankenhäusern und anderen medizinischen Einrichtungen (z. B. Dialysezentren) eine verhältnismäßig oft angewendete Hygienemaßnahme. Handlungsgrundlage ist der Behandlungsvertrag, der die Durchführung entsprechender Reglementierungen erlaubt. Altenpflegeeinrichtungen und vergleichbare Institutionen treffen dagegen ihre Leistungsvereinbarungen in einem Heimvertrag. Eine räumliche Absonderung, der Ausschluss vom Gemeinschaftsleben oder die Verweigerung weiterer vertraglich zugesicherter Leistungen (z. B. beschäftigungstherapeutische Angebote) entbehren somit der Legitimierung. Auch erfordert die Weitergabe von Informationen zum Infektionsstatus an Dritte grundsätzlich das Einverständnis des betreffenden Bewohners bzw. Betreuers. Ausnahmen sind z. B. innerhalb der Kommunikation zwischen Krankenhaus und Pflegeeinrichtung möglich.

Abgesehen davon lässt sich die räumliche Absonderung als Mittel der Infektionsprävention bei dementen Bewohnern kaum anwenden.

Aus den genannten Gründen stellen Isolierungsmaßnahmen in Altenpflegeeinrichtungen einen Sonderfall dar, der entweder der ausdrücklichen Zustimmung des betreffenden Bewohners oder der Anordnung bzw. Zustimmung des Gesundheitsamts bedarf und stets zeitlich begrenzt erfolgen soll.

Durchführung der Quellenisolierung

Die zu isolierenden Personen benötigen ein Einzelzimmer mit zugehöriger Nasszelle. Wenn mehrere zu isolierende Personen mit demselben Krankheitserreger infiziert sind, ist eine gemeinschaftliche Unterbringung der Erkrankten möglich (*Kohortenisolierung*).

Das Isolierzimmer sollte entsprechend gekennzeichnet werden. Es ist sinnvoll, wenn für die Innen- und Außenseite der Tür verschiedene Schilder mit kurzen Handlungsanweisungen verwendet werden.

Im Gegensatz zum Vorgehen in Krankenhäusern ist es in stationären Pflegeeinrichtungen sinnvoller, nicht vor, sondern

im Zimmer ein Depot mit der erforderlichen Schutzausrüstung, z. B. Schutzkittel, Schutzhandschuhe, Mund-Nasen-Schutz, sowie Hände- und Flächendesinfektionsmitteln einzurichten. Zuvor ist abzuklären, ob spezielle Desinfektionsmittel (z. B. mit viruzider oder sporizider Wirkung) zu verwenden sind. Ferner sind Abwurfmöglichkeiten für Abfälle und Schmutzwäsche bereitzustellen.

Die vom isolierten Bewohner genutzten Medizinprodukte, Pflegeutensilien und Bedarfsartikel, z. B. Blutdruckmessgeräte, Waschschalen, sollen möglichst personengebunden verwendet werden. Anderenfalls sind sie zu desinfizieren, bevor sie aus dem Zimmer gelangen.

Sofort nach Betreten des Zimmers legen Pflegende die Schutzausrüstung an und tragen sie während des gesamten Aufenthalts im Zimmer. Bei medizinisch-pflegerischen Maßnahmen kann es notwendig sein, zwischenzeitlich einen Wechsel vorzunehmen (z. B. Handschuhwechsel zwischen Ganzwaschung und Mundpflege).

Altenpflegerinnen klären mit dem Hygienebeauftragten der Einrichtung, ob dies auch für Handlungen notwendig ist, bei denen kein direkter Kontakt mit dem Bewohnern besteht (z. B. Getränke griffbereit stellen).

Unmittelbar vor dem Verlassen des Zimmers hängen Pflegende den Schutzkittel zur weiteren Verwendung an eine entsprechende Vorrichtung. Schutzhandschuhe und Mund-Nasen- bzw. FFP-Masken sind sofort in den Abfall zu geben. Schutzkittel werden nach einer Kontamination sofort und ansonsten täglich ausgetauscht. Spätestens beim Verlassen des Zimmers ist eine Händedesinfektion durchzuführen.

Aufbereitung und Entsorgung verwendeter Materialien:
- Die im Zimmer anfallenden Abfälle werden als kontaminierte Abfälle entsorgt (→ Kap. I/15.5.4). Schmutzwäsche gilt je nach Infektionserreger und Wäschereivorgaben als kontaminierte oder infektiöse Wäsche. Abfall- oder Schmutzwäschesäcke sollen das Zimmer nur verschlossen verlassen
- Pflegeutensilien, z. B. Steckbecken, Nachttöpfe oder Urinflaschen, sind vorzugsweise durch eine thermische Desinfektion in Steckbeckenspülgeräten aufzubereiten
- Benutztes Geschirr und Besteck wird der normalen Aufbereitung zugeleitet, wobei das Abräumen zum Schluss eines Durchgangs erfolgt

Es kann notwendig sein, dass zur Aufbereitung des Zimmers statt der üblichen Unterhaltsreinigung (→ Kap. I/15.2.2) eine Wischdesinfektion der näheren Umgebung des Betroffenen und des Sanitärbereichs durchgeführt wird. Nach Aufhebung der Isolierungsmaßnahmen ist eine Schlussdesinfektion (→ Kap. I/15.2.3) notwendig.

Wie schon betont, vermeidet man in Einrichtungen der Altenpflege die hier beschriebene räumliche Isolierung wenn irgend möglich. Stattdessen werden die Maßnahmen den möglichen Übertragungswegen und Risiken anglichen. Es gelten folgende Regeln:
- Generell ist das Übertragungsrisiko bei einer Infektion höher als bei einer Kolonisation einzuschätzen. Häufig sind infizierte, also kranke Bewohner bettlägerig, sodass sich die Frage der räumlichen Isolierung erübrigt
- Dauerausscheider oder Personen mit infektiösen Magen-Darm-Erkrankungen ist ein Aufenthalt in Wohnbereichsküchen untersagt. Betroffenen Personen soll eine eigene Toilette zugeteilt werden
- Bewohner, von denen die Gefahr einer aerogenen Übertragung ausgeht, sollen bei Transporten nach Möglichkeit einen Mund-Nasen-Schutz tragen. Trachealkanülen sollen mit einem HME-Filter ausgestattet sein
- Bewohner, die über Kontakte Infektionserreger weitergeben könnten, werden in den Maßnahmen zur Händehygiene unterwiesen. Sie sind angehalten, bestimmte Einrichtungen (z. B. Snoezelenräume) nicht zu nutzen und werden getrennt von infektionsgefährdeten Mitbewohnern untergebracht
- In fast allen Fällen ist mit geringen Einschränkungen eine Teilnahme am Gemeinschaftsleben möglich
- Bei kolonisierten bzw. infizierten dementen aber mobilen Bewohnern muss das Pflegeteam in Absprache mit dem Hygienebeauftragten individuelle Lösungen entwickeln, wobei jedoch ein restriktiver Ausschluss vom Gemeinschaftsleben oder eine räumliche Absonderung kaum praktizierbar sein dürfte.

Durchführung der Umkehrisolierung

> **Umkehrisolierung** (*Schutzisolierung*): Maßnahmen, die gegen eine Ausbreitung krankheitserregender Keime von der Umgebung zu einem Menschen mit reduzierter Abwehrlage gerichtet sind.

Auch die **Umkehrisolierung** ist eine Maßnahme, die außerhalb von Kliniken kaum praktiziert werden kann. Bei Vorliegen einer hochgradigen Abwehrschwäche (*Immunsuppression*), z. B. nach Knochenmarktransplantationen, übersteigt der Aufwand zur Umsetzung einer vollständigen Umkehrisolierung die Möglichkeiten einer stationären Pflegeeinrichtung bei Weitem.

Folglich legen Altenpflegerinnen bei Bewohnern, die eines besonders ausgeprägten Infektionsschutzes bedürfen, z. B. wegen einer Tumorerkrankung, auf eine strikt eingehaltene Basishygiene besonderen Wert.

Ergänzend hierzu ist mit dem behandelnden Arzt bzw. der Diätberatung abzustimmen, welche Nahrungsmittel zu meiden sind. Allgemein sollen immunsupprimierte Bewohner den Verzehr von rohem Fleisch (z. B. Mett), unbehandelten Salaten, Gemüsen, Obst, Rohmilch- und Schimmelkäse meiden. Zum Trinken ist frisch gebrühter Tee oder abgekochtes Wasser zu bevorzugen.

Die vom zu isolierenden Bewohner genutzten Medizinprodukte, Pflegeutensilien und Bedarfsartikel, z. B. Blutdruckmessgeräte, Waschschalen, Steckbecken, sollen möglichst personengebunden verwendet werden. Anderenfalls müssen sie vor ihrer Benutzung desinfiziert worden sein.

> **Lern-Tipp**
Haben Sie bereits einen Pflegebedürftigen betreut, der räumlich isoliert werden musste? Was war der Grund dieser Maßnahme und wer hat sie angeordnet? In welcher Form wurde das Einverständnis des Bewohners eingeholt und wie haben der betreffende Bewohner bzw. seine Angehörigen auf diese einschränkende Maßnahme reagiert? Wo ergaben sich Schwierigkeiten?

I/15.7.4 Maßnahmen bei MRSA

> **MRSA:** Abkürzung für **M**ethicillin-**r**esistenter **S**taphylokokkus **a**ureus.

Informationen zu Staphylococcus aureus und MRSA

Staphylococcus aureus ist ein kugelförmiges Bakterium, das die Haut und die Schleimhaut von Mensch und Tier kolonisieren aber auch Infektionen wie Abszesse, Wundinfektionen sowie Lebensmittelvergiftungen verursachen kann.

Die Kolonisierung bleibt meist unbemerkt und hat zunächst keinen Krankheits-

I
15

wert. Wenn es zu einer Infektion kommt, geht dieses Geschehen meist von der besiedelten Haut oder Schleimhaut des Betroffenen selbst aus (z. B. bei einem Furunkel oder einer Nagelwalleiterung).

In stationären Pflegeeinrichtungen werden dagegen Staphylococcus-aureus-Infektionen häufig über die Hände des pflegerischen Personals übertragen.

Normalerweise ist eine Staphylococcus-aureus-Infektion durch Antibiotika gut behandelbar. Bestimmte Typen von Staphylococcus aureus haben jedoch Resistenzen gegen die Medikamente entwickelt. Das Antibiotikum Methicillin stellt hier eine Art Markierung dar. Bei einem gegen Methicillin unempfindlichen Staphyloccus aureus (MRSA) versagen die meisten der normalerweise einsetzbaren Medikamente, sodass nur noch wenige „Reserveantibiotika" wie Vancomycin und Teicoplanin einsetzbar sind.

Abgesehen von dieser Resistenz unterscheidet sich der MRSA nicht von anderen Stämmen des Staphylococcus aureus. Somit besteht die Gefährlichkeit von MRSA und anderen multiresistenten Infektionserregern nicht in einer gesteigerten Aggressivität, sondern in den mangelnden Therapiemöglichkeiten im Infektionsfall.

> ❯❯ Staphylococcus aureus bzw. MRSA spricht gut auf die regulären Desinfektionspräparate an, sodass die für die Routine entwickelten Standards und Hygienepläne auch bei einer Infektion mit diesem Keim in gewohnter Konzentration und Einwirkzeit Verwendung finden können.

> ❯❯ **Vorsicht!**
> Anstelle von Methicillin wurde früher im deutschsprachigen Raum die sehr ähnliche Testsubstanz Oxacillin verwendet. Die gegen Oxacillin resistenten Staphylococcus aureus wurden mit dem Kürzel **ORSA** versehen (*Oxacillin-resistenter Staphylococcus aureus*). Ein praktischer Unterschied zwischen MRSA und ORSA besteht jedoch nicht.

Es gibt derzeit drei **Varianten von MRSA**

Der **HA-MRSA** (*hospital acquired*) tritt vorwiegend in Krankenhäusern und Pflegeeinrichtungen auf und ist dort weit verbreitet. Er hat folgende Eigenschaften:

* Affinität zu chronischen Wunden, invasiven Zugängen und pflegebedürftigen Personen
* Verursacht eher Kolonisationen als Infektionen
* Leicht zu diagnostizieren.

Der **CA-MRSA** (*community acquired*) ist, anders als HA-MRSA, in der Lage, das gewebszerstörende Toxin PVL (Panton-Valentine-Leukozidin-Toxin) zu bilden und kann daher schwere Pneumonien und Abszesse verursachen. Außerdem hat dieser Keim folgende Eigenschaften:

* Auftreten unabhängig von stationären Einrichtungen innerhalb der Allgemeinbevölkerung
* Verursacht eine Tendenz zu Infektionsausbrüchen
* Schwer zu diagnostizieren.

Der **LA-MRSA** (*lifestock associated*) steht mit der Nutztierhaltung in Verbindung. Betroffen sind Landwirte, Veterinäre und andere in der Nutztierhaltung tätige Personen. In den weiteren Eigenschaften ist LA-MRSA mit HA-MRSA vergleichbar.

Bislang sind in Deutschland lediglich wenige Fälle einer CA-MRSA-Infektion aufgetreten, die Auswertung der Statistiken deutet jedoch auf eine steigende Tendenz hin. LA-MRSA hat sich in den betreffenden Regionen als Problem etabliert. Da der HA-MRSA noch sehr viel verbreiteter ist als CA-MRSA und LA-MRSA, berücksichtigen die folgenden Ausführungen nur den HA-MRSA.

Wie andere multiresistente Infektionserreger tritt MRSA vor allem im Zusammenhang mit nosokomialen Infektionen und somit in Verbindung mit medizinischen Maßnahmen in Erscheinung, z. B. Infusionstherapie, Beatmungstherapie, operativen Eingriffen oder Harndrainagen. Abgesehen davon führt eine Übertragung von MRSA leicht zu Kolonisationen, die jedoch für die betroffenen Personen aufgrund der fehlenden Symptome meist unbemerkt bleiben. Diese Kolonisationen stellen für die Betroffenen überwiegend keine direkte Gefahr dar, können aber u. U. zu Gefährdungssituationen führen; dies vor allem, wenn bei einem MRSA-besiedelten Bewohner ein gefährdungsträchtiger medizinischer Eingriff durchgeführt wird, wie es z. B. in Krankenhäusern, speziell auf Intensivstationen, häufig der Fall ist. Die Gefährdungssituation bei MRSA und anderen multiresistenten Erregern ist somit stark kontextabhängig, also davon, in welchem Umfeld sich die betreffende Person befindet. Somit sind bezogen auf die einzelnen Einrichtungen und Umgebungen unterschiedliche Hygienemaßnahmen notwendig (➜ Tab. I/15.4)

Organisatorische Maßnahmen

* Es ist sicherzustellen, dass MRSA-positive Bewohner nur von eingewiesenem, informiertem Personal betreut werden
* Nachbetreuende Institutionen und Transportdienste sind frühzeitig über des Bestehen dieser Infektion in Kenntnis zu setzen
* Vor Krankentransporten veranlassen Altenpflegerinnen folgende Maßnahmen (oder führen sie selbst aus):
  – Der Pflegebedürftige trägt frische Körperwäsche
  – Gegebenenfalls vorhandene Hautläsionen oder Wunden sind frisch verbunden
  – Bei einer Infektion der Atemwege trägt der Betroffene möglichst einen mehrlagigen Mund-Nasen-Schutz
  – Trachealkanülenträger sollen möglichst mit einem HME-Filter ausgestattet sein
  – Unmittelbar vor dem Transport soll der Pflegebedürftige eine Händedesinfektion durchführen.

Unterbringung

Prinzipiell ist eine Isolierung von Pflegebedürftigen mit einer MRSA-Kolonisation oder -Infektion (ebenso wie in einem Krankenhaus) nicht erforderlich und aus rechtlichen Gründen auch fragwürdig. Deshalb können die betroffenen Pflegebedürftigen ein Zimmer mit anderen Bewohnern teilen, sofern sie keine offenen Wunden haben und keine invasiven Maßnahmen benötigen. Es ist jedoch darauf zu achten, dass auch der nicht kolonisierte Mitbewohner keine offenen Wunden aufweist und keiner invasiven Maßnahmen bedarf.

Pflegebedürftige mit einer Besiedelung durch MRSA, die offene Wunden aufweisen, bzw. einen Katheter, eine Sonde oder ein Tracheostoma tragen, sind – sofern möglich – in einem Einzelzimmer unterzubringen. Dies gilt auch für Pflegebedürftige, die von einer schweren Atemwegsinfektion betroffen sind. Eine Nasszelle, die ausschließlich von diesen Pflegebedürftigen verwendet wird, ist zwar nicht unbedingt erforderlich, aber von Vorteil. In jedem Fall müssen alle Einrichtungsgegenstände gut desinfizierbar sein.

Die gemeinsame Unterbringung von mehreren Pflegebedürftigen, die mit MRSA kolonisiert sind, ist möglich. Pflegebedürftige, die unterschiedliche Arten resistenter Keime aufweisen, (z. B. ESBL, VRE) sollen hingegen nicht zusammen in einem Zimmer wohnen.

Teilnahme am Gemeinschaftsleben

Um MRSA-besiedelten bzw. -infizierten Pflegebedürftigen in stationären Pflegeeinrichtungen die Teilnahme am Gemeinschaftsleben (→ Abb. I/15.22) zu ermöglichen und trotzdem alle notwendigen Vorsorgemaßnahmen zu beachten, treffen Altenpflegerinnen entsprechende Vorkehrungen:

- Hautläsionen und offene Wunde sollen so abgedeckt sein, dass ein Durchtritt von Sekreten nicht zu befürchten ist
- Eine ggf. vorhandene Harnableitung soll über ein geschlossenes System erfolgen
- Ein ggf. vorhandenes Tracheostoma soll mit einer Trachealkanüle in Verbindung mit einem HME-Filter versehen sein.

Sofern akute Atemwegsinfektionen vorliegen, sollen die betroffenen Pflegebedürftigen allerdings für die Infektionsdauer, bzw. bis zum Abschluss der Behandlung möglichst nicht mit anderen Pflegebedürftigen zusammen kommen.

Behandlung und Sanierung

Als **Sanierung** (*Eradikation*) bezeichnet man in diesem Fall die Beseitigung der Krankheitserreger mit Hilfe antibiotischer und antiseptischer Substanzen, die zur Anwendung bei Personen mit MRSA-Kolonisierung geeignet sind. Eine **Behandlung** wird dagegen zur Bekämpfung des Infektionsgeschehens veranlasst.

Zu diesem Zweck kann eine im Krankenhaus begonnene Behandlung oder Sanierung gemäß einer genauen Anweisung der Krankenhausärzte sowie unter ärztlicher Kontrolle in der stationären Pflegeeinrichtung zu Ende geführt werden.

In Hinblick auf eine spätere Krankenhauseinweisung und auf die Verbreitungsgefahr innerhalb der Einrichtung ist eine MRSA-Sanierung empfehlenswert, sofern der betreffende Pflegebedürftige hierfür geeignet ist und Erfolgsaussichten bestehen.

Über die Indikationsstellung, die Auswahl der Mittel und die Festlegung der Durchführungsmodalitäten entscheidet der Hausarzt.

Außerhalb von Krankenhäusern wird nach aktueller Regelung eine Sanierung in sechs Phasen durchgeführt:

- Phase A: Zur Sicherung von Ausgangsbefunden werden Abstriche entnommen (Nasen-Rachen-Raum, Wunden, Insertionsstellen → Abb. I/15.23) und die Sanierungsfähigkeit ermittelt
- Phase B: Durchführung einer fünftägigen Behandlungsphase unter Anwendung antiseptischer und antibiotischer Substanzen zur Dekontamination der Schleimhäute, der Haut und der Haare. Begleitend erfolgt u. a. ein täglicher Bett- und Leibwäschewechsel
- Phase C: Beendigung der Behandlung. Vorerst Beibehaltung der MRSA-bezogenen Hygienemaßnahmen. Mind. drei Tage Pause zwischen Phase B und D
- Phase D: Drei Tage bis vier Wochen nach dem Ende der Phase B erfolgt die erste Entnahme von Kontrollabstrichen analog zu den Ausgangsbefunden. Sollten die Ergebnisse negativ sein, gilt der Betroffene vorläufig als MRSA-frei. Die MRSA-bezogenen Hygienemaßnahmen werden vorerst eingestellt. Bei einem positiven Ergebnis erfolgt nach Abklärung mutmaßlicher Ursachen evtl. eine zweite Sanierungsbehandlung
- Phase E: Drei – sechs Mon. nach dem Ende der Phase B erfolgt die zweite Entnahme von Kontrollabstrichen. 11–13 Mon. nach dem Ende der Phase B werden zum dritten Mal Kontrollabstriche entnommen
- Phase F: Sofern die Befunde aller drei Kontrolltermine negativ waren, gilt die

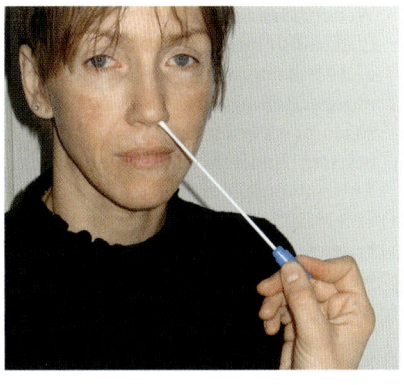

Abb. I/15.23 Schleimhautabstriche können Aufschluss über die Wirksamkeit antiinfektiver Behandlungen bzw. die Besiedlung mit Krankheitserregern geben. [M119]

Sanierung als abgeschlossen und der Betroffene als dauerhaft MRSA-frei.

Hygienemaßnahmen

Medizinisch-pflegerische Tätigkeiten sollen nur im Zimmer des betreffenden Bewohners durchgeführt werden, nachdem alle anderen Pflegebedürftigen bereits versorgt wurden.

MRSA-besiedelte Pflegebedürftige sollen zur gründlichen Händehygiene und Allgemeinhygiene (z. B. vor dem Essen, nach dem Toilettengang) sowie regelmäßigen Dusch- bzw. Wannenbädern angeleitet und in dieser Hinsicht beraten werden.

Eine funktionierende, zuverlässige Basishygiene (speziell Händehygiene) wird vorausgesetzt. Die Indikationen zur Händedesinfektion (→ Kap. I/15.4.4) haben auch in diesem Fall Gültigkeit. Hinzu kommt, dass Altenpflegerinnen auch bei jedem Verlassen der betreffenden Zimmer eine Händedesinfektion durchführen. Ebenso legen Pflegende auf die indikationsgerechte Verwendung von Schutzhandschuhen Wert (→ Kap. I/15.4.5). Die Handschuhe sind sofort nach dem Ende der Tätigkeit, für die sie nötig waren, d. h. vor weiteren Maßnahmen im Zimmer, auszuziehen und sachgerecht zu entsorgen. Anschließend führen Altenpflegerinnen eine Händedesinfektion durch.

In Zimmern von MRSA-Trägern tragen Altenpflegerinnen Schutzkittel bei allen Tätigkeiten mit Körperkontakt, speziell im Rahmen der Grund- und Behandlungspflege sowie bei Kontakt mit Körpersekreten oder Ausscheidungen. Diese Kittel sind vor dem Verlassen des Zimmers auszuziehen und einmal täglich – bei Kontamination sofort – zu wechseln. Pflegende klären Besucher darüber auf, dass sie beim Betreten des Zimmers Schutzkittel anziehen müssen und weisen sie in die korrekte Durchführung der Händedesinfektion ein.

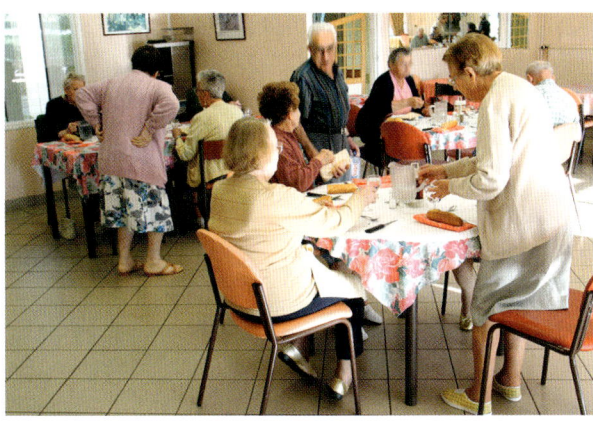

Abb. I/15.22 Pflegebedürftige können auch dann am Gemeinschaftsleben teilnehmen, wenn sie mit MRSA oder anderen multiresistenten Bakterien besiedelt sind. [J787]

Weitere Maßnahmen:

- Pflegehilfsmittel (z. B. Waschschalen) und Medizinprodukte (z. B. Blutdruckmessgeräte) sind möglichst bewohnerbezogen zu verwenden und im Zimmer zu belassen. Anderenfalls sind sie nach der Anwendung zu desinfizieren
- Eine Desinfektion ist auch für benutzte Friseur- oder Fußpflegeutensilien notwendig
- Körper- und Bettwäsche sollte desinfizierend gewaschen werden
- Bestecke, Geschirr und Abfälle sind wie üblich zu behandeln
- Abfälle und Schmutzwäsche sollen im Zimmer gesammelt werden und nur in geschlossenen Säcken das Zimmer verlassen. Die weitere Handhabung kann auf gewohnte Weise erfolgen (→ Kap. I/15.5.4, → Kap. I/15.5.5)
- Die Unterhaltsreinigung soll am Ende des Reinigungsdurchgangs in einem Bereich durchgeführt werden. Sie unterscheidet sich nicht von der in anderen Zimmern. Die Reinigungsutensilien sind jedoch danach unverzüglich der Aufbereitung zuzuführen
- Eine Schlussdesinfektion (→ Kap. I/15.2.3) ist nach einer erfolgreichen Sanierung oder vor Neubelegung des betreffenden Zimmers durchzuführen
- Abstrichkontrollen von Pflegebedürftigen oder Personal auf MRSA sind nur dann notwendig, wenn besondere Gründe vorliegen (z. B. bei gehäuft und neu auftretenden Wundinfektionen mit MRSA)
- Wenn ein Mitarbeiter MRSA-Träger ist, sollte er keine pflegerischen Tätigkeiten, z. B. Wundversorgung, Katheterpflege, bei Pflegebedürftigen durchführen bis eine Sanierungsbehandlung mit anschließender mikrobiologischer Kontrolluntersuchung abgeschlossen ist und eine Rücksprache mit dem behandelnden Arzt stattgefunden hat.

❯ Vorsicht!
Mitarbeiter mit chronischen Hautveränderungen (z. B. Ekzeme, Psoriasis oder anderen Hautläsionen) sollten MRSA-positive Pflegebedürftige nicht betreuen. 📖9

I/15.7.5 Maßnahmen bei multiresistenten gramnegativen Stäbchen

Bei **multiresistenten gramnegativen Stäbchen** handelt es sich meist um stäbchenförmige Enterobakterien, die üblicherweise im menschlichen Darm als Teil der Normalflora angesiedelt sind, z. B. multiresistente Varianten von E. coli, Klebsiella-, aber auch Proteus-, Serratia-, Enterobacter-, Hafnia-, Citrobacter-, und Salmonella-Arten.

Hinsichtlich ihrer spezifischen Eigenschaften finden bei multiresistenten gramnegativen Stäbchen verschiedene Abkürzungen Anwendung:

- MRGN (multiresistente gramnegative Stäbchenbakterien)
- 3MRGN (multiresistente gramnegative Stäbchenbakterien, die gegen drei von vier wichtigen Wirkstoffgruppen resistent sind)
- 4MRGN (multiresistente gramnegative Stäbchenbakterien, die gegen alle wichtigen Wirkstoffgruppen resistent sind)
- ESBL (Extended Spectrum Beta Lactamase, eine Antibiotika-zerstörende Substanz, die von einigen MRGN gebildet werden kann).

❯ Vorsicht!
Nicht jeder ESBL-bildende Erreger ist als multiresistent einzustufen. Entscheidend ist, gegen wie viele Wirkstoffgruppen (drei oder vier) eine Resistenz besteht.

Entsprechend dieser Herkunft sind Kontaminationen mit MRGN beim Umgang mit Fäkalien am wahrscheinlichsten.

MRGN sind nicht zwingend krankheitserregend, sondern können auch als Besiedler überwiegend im Darm vorkommen. Als Infektionserreger können sie Harnwegs-, Wund- und Atemweginfektionen verursachen. Hier besteht ein großer Zusammenhang mit invasiven Maßnahmen, z. B. Katheterisierungen, Beatmungen oder Operationen. Die Übertragung erfolgt meistens über kontaminierte Hände. In Einzelfällen können auch von Flächen in der Umgebung des Pflegebedürftigen und (bei besiedelten Atemwegen) von Aerosolen im Rahmen der Absaugung Infektionsübertragungen ausgehen.

Das Vorkommen von MRGN hat in den vergangenen Jahren in Krankenhäusern stark zugenommen.

Wie zur Behandlung von MRSA stehen auch bei Infektionen mit MRGN den Ärzten nur noch wenige Antibiotika zur Verfügung.

❯ Multiresistente gramnegative Stäbchenbakterien (MRGN) sind mit den routinemäßig zu verwendenden Desinfektionsmitteln gut desinfizierbar.

Organisatorische Maßnahmen

- Nachbetreuende Institutionen und Transportdienste sind frühzeitig über die Sachlage in Kenntnis zu setzen
- Es ist sicherzustellen, dass MRGN-positive Pflegebedürftige nur von eingewiesenen, informierten Altenpflegerinnen betreut werden
- Vor Krankentransporten soll der Pflegebedürftige eine Händedesinfektion durchführen.

Unterbringung

Prinzipiell ist eine Isolierung von Pflegebedürftigen mit MRGN in stationären Pflegeeinrichtungen nicht erforderlich und zudem juristisch fragwürdig. Deshalb können die Betroffenen ein Zimmer mit anderen Bewohnern teilen, wenn diese keine offenen Wunden oder invasiven Zugänge wie PEG, Tracheostoma oder Katheter haben. Ist dies nicht möglich, wird eine Einzelunterbringung empfohlen. Weitere Maßnahmen:

- Wenn MRGN im Stuhl oder im Urin eines Pflegebedürftigen nachgewiesen wurden, sollte dieser möglichst eine eigene, ihm zugewiesene Toilette und Nasszelle benutzen
- Ein Zusammenlegen mehrerer 3MRGN-Träger ist möglich. Bei Vorliegen eines 4MRGN-Erregers sollte zur Abklärung der Unterbringung und des weiteren Vorgehens die Beratung des Gesundheitsamtes in Anspruch genommen werden
- Eine Teilnahme dieser Pflegebedürftigen am Gemeinschaftsleben ist unabhängig davon ohne Einschränkungen möglich.

Hygiene und weitere Maßnahmen

- Die Hygienemaßnahmen sind mit denen bei MRSA (→ Kap. I/15.7.4) identisch
- Routinemäßige Abstrichkontrollen von Pflegebedürftigen oder Personalmitgliedern auf MRGN sind nicht nötig; es sei denn, klinische Gründe sprächen dafür, z. B. bei gehäuft und neu auftretenden Wundinfektionen
- Im Gegensatz zu MRSA sind Sanierungen bei MRGN nicht möglich.

I/15.7.6 Maßnahmen bei Clostridium difficile

❯ Clostridium difficile: Toxinbildendes Stäbchenbakterium, das Dauerformen (Sporen) ausbildet und daher sehr unempfindlich gegen Desinfektionsmittel ist.

Clostridium difficile kann unter bestimmten Umständen schwere Durchfälle erzeugen. Dieses als **CDI** (*Clostridium-difficile-Infektion*) oder **CDAD** (*Clostridium-difficile-assoziierte Diarrhö*) bezeichnete Krankheitsbild geht mit z. T. tödlichen Komplikationen einher und stellt vor allem für alte Menschen eine äußerst ernsthafte Bedrohung dar.

Clostridium difficile kann in der natürlichen Umwelt (Boden, Oberflächenwasser) und im Darm von Tier und Mensch nachgewiesen werden. Bei ca. 5 % der Erwachsenen ist der Darm mit diesem Keim besiedelt; im Krankenhaus steigt der Anteil jedoch auf 20–40 %.

Das Vorhandensein des Keims ist meist symptomlos. Im Rahmen einer Antibiotikatherapie kann es jedoch zu Veränderungen der Darmflora kommen, die bei Trägern von Clostridium difficile die Entstehung einer CDI provozieren. So muss bei etwa einem von 100 antibiotisch behandelten Menschen mit einer CDI gerechnet werden. 🕮🕮10

Besondere Risiken für das Auftreten einer CDI sind:
- Hohes Alter
- Antibiotikatherapie in den vorangegangenen sechs Monaten
- Krankenhausaufenthalt > drei Tage
- Bauchoperationen
- Erkrankungen des Magen-Darm-Trakts
- Sondenernährung
- Chemotherapie.

Krankheitsbild

Bei einem Teil der Menschen mit CDI befindet sich der Erreger vor Erkrankungsbeginn bereits im Darm, bei einem anderen Teil wurde er durch Kontakte oral übertragen (Schmierinfektion). Der Krankheitsbeginn erfolgt ca. fünf – zehn Tage nach Antibiotikatherapie. Während der Krankheitsdauer kommt es zu akuten, wässrigen, evtl. auch blutigen Durchfällen mit krampfartigen Unterbauchschmerzen und evtl. erhöhter Temperatur. Gefürchtet sind Komplikationen wie massive Flüssigkeits-, Eiweiß- und Elektrolytverluste, toxisches Megakolon (*Darmausdehnung* und *-entzündung*), Darmperforation und Blutvergiftung.

Die Krankheitsdauer ist individuell höchst unterschiedlich und reicht von wenigen Tagen bis zu Monaten. In ca. 30 % der Fälle kommt es nach Abklingen der Symptome zu einem Rezidiv, d. h. zur erneuten Erkrankung. Man rechnet mit einer Ansteckungsgefahr während der akuten Erkrankung und ca. 48 Std. danach. 🕮🕮10

Die Diagnose erfolgt anhand eines Toxinnachweises und durch das Anlegen einer Bakterienkultur, wofür frische Stühle benötigt werden. Therapeutisch wird eine ggf. bestehende Antibiotikatherapie nach Möglichkeit beendet. Bei schweren Verläufen kommen bestimmte „Reserveantibiotika", z. B. Vancomycin, zur Anwendung. Unabhängig davon ist der Flüssigkeits-, Elektrolyt- und Eiweißverlust auszugleichen. Weitere Therapiemaßnahmen (bis hin zu chirurgischen Eingriffen) sind bei Komplikationen notwendig.

Hygienemaßnahmen in Altenpflegeeinrichtungen

In Kliniken stellt Clostridium difficile grundsätzlich ein größeres Problem dar als in Pflegeeinrichtungen. Dies ist dadurch begründet, dass Antibiotikatherapien und Übertragungsmöglichkeiten in Krankenhäusern wesentlich häufiger vorkommen.

Sollte in einer Einrichtung der Altenpflege eine CDI auftreten, die zuvor nicht vorhanden war, ist eine sofortige Hinzuziehung des örtlichen Gesundheitsamts empfehlenswert. Bei Infektionsausbrüchen (zwei oder mehr Fälle in einem ursächlichen Zusammenhang) oder bei schweren CDI-Verläufen besteht Meldepflicht gemäß § 6 IfSG.

Sehr viel häufiger kommt es vor, dass ein Bewohner nach einer überstandenen CDI aus dem Krankenhaus entlassen wurde und nicht mehr als ansteckungsfähig einzustufen ist. In diesem Fall sind in der Pflegeeinrichtung keine besonderen Hygienemaßnahmen anzuwenden. Innerhalb der Basishygiene ist hier allerdings die indikationsgerechte Verwendung von Einmalhandschuhen von größter Bedeutung.

Bei bestehender Ansteckungsfähigkeit ist für die Dauer der Symptome (sowie weitere 48 Std.) eine räumliche Quellenisolierung (→ Kap. I/15.7.3) durchzuführen, wobei folgende Besonderheiten zu beachten sind:
- Es gibt keine Händedesinfektionsmittel, die gegen Clostridium difficile ausreichend wirksam wären. Bei jedem Aufenthalt im Isolierzimmer sind deshalb Schutzhandschuhe zu tragen, die vor Verlassen des Zimmers ausgezogen werden. Nach Kontakten mit dem erkrankten Bewohner und kontaminierten Materialien werden die Hände zur Beseitigung der regulären Keimbelastung wie gewohnt desinfiziert und anschließend zum Abspülen der desinfektionsmittelresistenten Clostridien gewaschen

- Bei der Grund- und Behandlungspflege bzw. bei allen Maßnahmen mit engem Körperkontakt ist zudem ein langärmliger Schutzkittel zu tragen.

Eine wirksame fortlaufende Flächendesinfektion ist auf Grund der sehr hohen Wirkstoffkonzentrationen, die hierzu erforderlich wären sowie der daraus resultierenden Geruchsbelästigung schlecht praktizierbar. Wenn keine Ansteckungsfähigkeit mehr vorliegt, werden jedoch das betreffende Bewohnerzimmer sowie dessen Sanitärbereich einer Schlussdesinfektion mit sporiziden Mitteln (Aldehyde oder Sauerstoffabspalter) unterzogen.

I/15.7.7 Maßnahmen bei infektiöser Gastroenteritis

Eine **infektiöse Gastroenteritis** wird vorwiegend durch eine Schmierinfektion fäkaloral übertragen, indem Spuren erregerhaltiger Fäkalien Hände oder Gegenstände kontaminieren und auf diesem Wege wieder zum Mund gelangen (→ Abb. I/15.24). Auslöser sind meist Noro-, Rota-, oder Adeno-Viren, wobei im Altenpflegebereich Noro-Infektionen am häufigsten sind. Bei unklarer Sachlage sollte daher stets von einer Noro-Infektion ausgegangen werden.

Informationen über Noro-Viren

Noro-Viren (alte Bezeichnung *Norwalk-like-Viren*) verursachen vor allem bei älteren Menschen nach einer Inkubationszeit von ca. ein – drei Tagen heftige Brechdurchfälle, die zwar nur 12–72 Std. anhalten, aber oft dafür sorgen, dass der betreffende Bewohner bedrohliche Flüssigkeitsdefizite erleidet.

Die Ansteckungsfähigkeit setzt teilweise schon in der Inkubationszeit, spätestens aber mit den Symptomen ein und hält mindestens 48 Std. (z. T. auch erheblich länger) nach Ausbleiben der Symptome an. Die Infektion hinterlässt keine wirksame Immunität; eine Impfung gibt es nicht. Schon kleinste Erregermengen sind infektionsfähig.

Die Übertragung kann sowohl über Kontakte (fäkal-oral), über kontaminierte Gegenstände, über Nahrungsmittel, als auch über den Luftweg erfolgen (Aerosole beim Erbrechen). In Gemeinschaftseinrichtungen hat dieser Erreger eine ausgeprägte Tendenz zu Infektionsausbrüchen, wobei Bewohner und Personal gleichermaßen gefährdet sind.

Noro-Viren sind ausgesprochen schlecht desinfizierbar. Es werden daher spezielle viruzide Hände- und Flächendesinfektionsmittel benötigt, deren Anwendung mit meist hohen Konzentrationen und langen Einwirkzeiten verbunden sind. Der indikationsgerechten Anwendung von Schutzhandschuhen (→ Kap. I/15.4.5) kommt in diesem Fall eine besonders hohe Bedeutung zu.

Hygienemaßnahmen

- Bei einem Infektionsausbruch ist umgehend das Gesundheitsamt zu benachrichtigen (→ Kap. I/15.7.1)
- Erkrankte Bewohner verbleiben in der Ansteckungszeit im Zimmer und besuchen keine Gemeinschaftseinrichtungen
- In der Ansteckungszeit sind möglichst keine Verlegungen vorzunehmen und Aufenthalte von Erkrankten außer Haus zu vermeiden
- Die Zimmer erkrankter Bewohner sind als Isolierzimmer einrichten und als solche zu kennzeichnen. Zur Einhaltung der Maßnahmen, die eine Verbreitung des Keims verhüten, sind bereitzulegen:
  – Langärmlige Schutzkittel, Handschuhe, FFP2-Atemschutzmasken
  – Entsorgungsmöglichkeiten für Wäsche und Abfall
  – Eimer mit viruzidem Flächendesinfektionsmittel und Einmallappen.

Beim Betreten eines Isolierzimmers ziehen Altenpflegerinnen einen langärmligen Schutzkittel sowie Handschuhe und eine FFP2-Atemschutzmaske an. Sie legen diese Kleidung vor dem Verlassen des Isolierzimmers ab und betreten damit auf keinen Fall andere Räume.

Handschuhe und Atemschutzmasken sind noch im Isolierzimmer zu entsorgen. Es ist eine Händedesinfektion unter Beachtung der verlängerten Einwirkzeit durchzuführen.

Weitere Maßnahmen:

- Nach Kontakt mit Stuhl, Erbrochenem oder benutzten Pflegeutensilien (z.B. Waschlappen) muss eine sofortige Händedesinfektion erfolgen
- Utensilien und Medizinprodukte, z.B. Waschschalen, Lagerungsmittel, Blutdruckmanschetten, sind möglichst bewohnergebunden zu verwenden. Anderenfalls müssen sie nach Gebrauch mit einem viruziden Mittel sorgfältig wischdesinfiziert werden
- Toiletten für Erkrankte und Gesunde sind getrennt zu halten. Fäkalien können wie gewohnt über ein Steckbeckenspülgerät entsorgt werden, sofern die Desinfektionsleistung der Spüle gesichert ist

- Die Zahl der Kontaktpersonen zu infizierten Pflegebedürftigen ist möglichst gering zu halten. Mitglieder des pflegerischen Teams in betroffenen Wohnbereichen sollen für die Zeit der Ansteckungsdauer nicht in anderen Wohnbereichen arbeiten. In der Zeit der Ansteckungsgefahr sollen möglichst keine Besuche stattfinden
- Erkrankte Mitarbeiter dürfen den Dienst erst wieder antreten, wenn nach Ausbleiben der Symptome mindestens 48 Std. verstrichen sind
- Küchenmitarbeiter dürfen keinen Kontakt zu erkrankten Personen haben und sollen sich während der Ansteckungszeit nicht in betroffenen Bereichen aufhalten
- Im Isolierzimmer entstandene Abfälle und Schmutzwäscheteile sollen innerhalb des Zimmers gesammelt werden. Volle Schmutzwäsche- oder Abfallsäcke werden noch im Zimmer verschlossen und danach normal entsorgt
- Die Entsorgung und Aufbereitung von Geschirr und Besteck erfolgt in gewohnter Weise
- Innerhalb der Ansteckungszeit soll möglichst bei allen (also auch bei den bislang symptomfreien) Pflegebedürftigen kochfeste Leibwäsche und Kleidung verwendet werden
- Die Zimmer erkrankter Bewohner sowie die Funktionsräume sollen nach Beendigung der Maßnahmen schlussdesinfiziert werden (→ Kap. I/15.2.3).

Die beschriebenen Hygienemaßnahmen können beendet werden, wenn kein Bewohner mehr Symptome zeigt und darüber hinaus mindestens zwei Tage vergangen sind. Die Entscheidung hierüber trifft Einrichtungsleitung in Verbindung mit dem Gesundheitsamt.

I/15.7.8 Maßnahmen bei Lebensmittelvergiftungen

Die Ursache einer **Lebensmittelvergiftung** hat meist etwas mit dem falschen Umgang mit Lebensmitteln bzw. einer unzureichenden Küchenhygiene zu tun. Sie kommt zustande, indem mit Bakterien (z.B. Salmonellen, Staphylokokken oder Camphylobacter) behaftete Lebensmittel konsumiert werden und die bakteriellen Gifte entsprechende Symptome auslösen.

Bei einer Lebensmittelvergiftung erkranken die betreffenden Personen typischerweise nahezu zeitgleich und die Inkubationszeit beträgt meist nur wenige Stunden, was einen Zusammenhang leicht erkennen lässt.

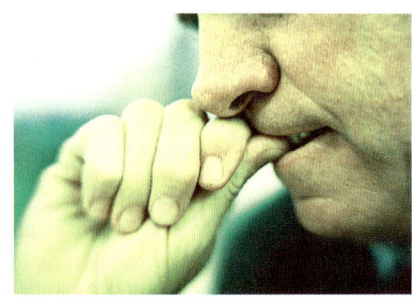

Abb. I/15.24 Der fäkal-orale Übertragungsweg läuft sprichwörtlich von der Hand in den Mund. [J787]

Wenn die Gemeinschaftsverpflegung ursächlich beteiligt war, können sehr viele Personen gleichzeitig erkrankt sein. Dagegen ist meist nur eine Person betroffen, wenn der Auslöser in Speisen zu suchen ist, die einem Pflegebedürftigen von seinen Angehörigen mitgebracht wurden.

Hygienemaßnahmen

Wenn es innerhalb einer stationären Einrichtung der Altenhilfe zu einer Lebensmittelvergiftung mit mehreren Erkrankten kommt, sind neben dem Gesundheitsamt auch das Ordnungs- bzw. das Veterinäramt zu benachrichtigen.

Eine räumliche Isolierung von betroffenen Pflegebedürftigen ist meist unnötig. Jedoch sind die betroffenen Personen für die Zeitdauer einer möglichen Keimausscheidung von der Benutzung der Einrichtungs- und Pflegegruppenküchen auszuschließen. Auch die Zuteilung einer separaten Toilette ist sinnvoll.

Möglicherweise ordnen die hinzugezogenen Behörden eine zeitweilige Modifizierung des Reinigungs- und Desinfektionsplans an, wobei einige Reinigungsmaßnahmen (z.B. des Sanitärbereichs) durch eine entsprechende Desinfektion ersetzt werden.

I/15.7.9 Maßnahmen bei Ektoparasitenbefall

> **Ektoparasiten** (griech. *ektos = außen*): Lebewesen, z.B. Läuse, Flöhe oder Wanzen, die als Parasiten auf der Körperoberfläche leben, über Bisse oder Stiche die Haut verletzen und dadurch Krankheitserreger übertragen können.

Wenn ein Befall mit Läusen, Flöhen, Wanzen und Krätzmilben (*Skabies*) festgestellt wird, benachrichtigen Altenpflegerinnen den zuständigen Arzt, damit er eine angemessene Behandlung verordnet. Dem Arzt obliegt auch die Information der Angehörigen (sofern der betreffende Pflegebedürftige dem zustimmt).

> Gemäß § 34 Infektionsschutzgesetz sind Mitarbeiter mit Krätzmilben- oder Läusebefall von der Betreuung von Bewohnern für die Dauer der Ansteckungsgefahr auszuschließen.

Bei befallenen Pflegebedürftigen führen Pflegende die therapeutischen Maßnahmen nach Anweisungen des behandelnden Arztes durch. Hierbei beachten sie sorgfältig die im Beipackzettel des antiparasitären Mittels angegebene Behandlungsdauer sowie die weiteren Anwendungshinweise.

Die Kleidung und Bettwäsche der befallenen Personen ist in Plastiktüten doppelt einzutüten, dicht zu verschließen und anschließend als Kochwäsche (> 60 °C) zu behandeln. Alternativ kann Kleidung auch mit einem dafür vorgesehenen Insektizid behandelt und danach bei einer niedrigeren Temperatur gewaschen werden.

Während der Behandlungszeit erhält der Pflegebedürftige nach jeder Behandlung, mindestens aber einmal täglich frische hauseigene Körper- und Bettwäsche. Für die Dauer des parasitären Befalls tragen Pflegende während ihres Aufenthaltes in dem Zimmer einen Schutzkittel, der nicht nach außerhalb gelangen darf sowie Einmalhandschuhe. Auch die Pflegeutensilien und Medizinprodukte müssen personengebunden verwendet werden.

Altenpflegerinnen kontrollieren den Erfolg der antiparasitären Maßnahmen nach einem vom Arzt festzulegenden Zeitraum sehr gewissenhaft, um einen Neubefall zu verhindern.

> **Vorsicht!**
Desinfektionsmittel sind gegenüber Ektoparasiten meist unwirksam, sodass nach Abschluss der Entwesungsmaßnahmen lediglich auf eine gründliche Reinigung des Zimmers und des zugehörigen Sanitärbereichs zu achten ist.

Einen Sonderfall stellen Krätzmilben der Gruppe **Scabies Crustosa** (früher *S. norwegica*) dar. Sie rufen die Bildung hochinfektiöser Hautschuppen hervor. Bereits im Verdachtsfall ist umgehend Kontakt mit dem Gesundheitsamt und einem beratenden Hygieniker aufzunehmen. Auf behördliche Anordnung kann für die Zeit der Ansteckungsdauer auch eine räumliche Absonderung der Erkrankten notwendig sein. 🏠3 🏠5 🏠11

Wiederholungsfragen

1. Auf welche Weise sind Bewohner von Gemeinschaftseinrichtungen infektionsgefährdet? (→ Kap. I/15.1.4)
2. Erklären Sie, worin die Unterschiede zwischen Unterhalts- und Grundreinigung bestehen. (→ Kap. I/15.2.1)
3. Welchen Vorteil bieten Dosierhilfen bei der Verwendung chemischer Desinfektionsmittel? (→ Kap. I/15.2.3)
4. Bei welchen Temperaturen und mit welcher Abtötungszeit erfolgt die Dampfsterilisation? (→ Kap. I/15.2.4)
5. Welche Qualifizierung benötigen Altenpflegerinnen, um als Hygienebeauftragte arbeiten zu können? (→ Kap. I/15.3.3)
6. Warum sollen Pflegende während der Arbeitszeit darauf verzichten, Schmuck an Händen und Armen zu tragen? (→ Kap. I/15.4.4)
7. Nennen Sie die Regeln zur Durchführung einer regelgerechten Händedesinfektion (→ Kap. I/15.4.4)
8. Welche pflegerischen Probleme entstehen bei der Betreuung eines Menschen, der mit MRSA besiedelt ist? (→ Kap. I/15.7.4)

Literaturverzeichnis

1. Bergen, P.: Hygiene in Altenpflegeeinrichtungen. Elsevier-Verlag, München, 2003.
2. Kommission für Krankenhaushygiene und Infektionsprävention beim Robert Koch-Institut: Infektionsprävention in Heimen. Erschienen in: Bundesgesundheitsblatt 9/2005.
3. Länderarbeitskreis zur Erstellung von Hygieneplänen nach § 36 IfSG: Rahmenhygieneplan für Alten- und Pflegeeinrichtungen. 2006.
4. Ausschuss für Biologische Arbeitsstoffe ABAS: TRBA250 Biologische Arbeitsstoffe im Gesundheitswesen und in der Wohlfahrtspflege. 2003 in der geänderten Fassung von 2014.
5. Niedersächsisches Landesgesundheitsamt: NLGA-Hygienepaket für Altenpflegeeinrichtungen. 2015.
6. Niedersächsisches Landesgesundheitsamt: Fragen und Antworten zur Händehygiene in Pflegeeinrichtungen. 2010.
7. Kramer, A. (et al.): Hygiene – Prüfungswissen für Pflege- und Gesundheitsfachberufe. Elsevier Verlag, München, 2005.
8. Robert Koch-Institut: Epidemiologisches Bulletin; 22. August 2008. www.rki.de/DE/Content/Infekt/EpidBull/Archiv/2008/Ausgaben/34_08.pdf?__blob=publicationFile (letzter Zugriff: 30.8 2016).
9. MRSA-Netzwerke in Niedersachsen beim NLGA: Methicillin resistente Staphylococcus aureus – Alten- und Pflegeheime. 2014.
10. Robert Koch-Institut: Clostridium difficile – RKI-Ratgeber Infektionskrankheiten. www.rki.de/DE/Content/Infekt/EpidBull/Merkblaetter/Ratgeber_Clostridium.html?nn=2393714 (letzter Zugriff: 30.8 2016).
11. Niedersächsisches Landesgesundheitsamt: Noro-Virus-Infektionen in Alten- und Pflegeeinrichtungen. 2012.

C. Kolb

I/16 Grundlagen der Ernährungslehre

I/16.1 Erfassung und Bewertung der Ernährungssituation

🅢 Fallbeispiel Stationär, Teil I

Altenpflegerin Hermine Brauer hat zu Beginn ihres Dienstes eine Neuaufnahme zu begrüßen. Antonius Held, alleinstehend, ist pflegebedürftig und hat sich nach einem längeren Aufenthalt im Krankenhaus und in der Rehabilitation entschieden, in das „Seniorenzentrum Maxeberg" zu ziehen. Bei der Überprüfung der Dokumentation fällt Frau Brauer auf, dass die erstmalige Erfassung und Bewertung seiner Ernährungssituation noch durchzuführen ist.

❯ **Ernährungssituation:** Gesamtsituation der Ernährung, einschließlich Ernährungszustand, Möglichkeiten der Nahrungsaufnahme (Aspekte der Informationssammlung) und den individuellen Bedürfnissen (biografische Angaben). ▦▦1
Ernährungszustand (*Ernährungsstatus*): Ergebnis der Gegenüberstellung von physiologischem Bedarf und tatsächlicher Zufuhr an Energie und Nährstoffen. Der körperliche Ist-Zustand wird mit Hilfe der anthropometrischen Daten, dem Erscheinungsbild und bestimmten Laborparametern ermittelt. Er wird eingesetzt, um ein Risiko für Überernährung, Unterernährung und Mangelernährung festzustellen.
Mangelernährung: Anhaltendes Defizit an Energie bzw. Nährstoffen im Sinne einer negativen Bilanz zwischen Aufnahme und Bedarf mit Konsequenzen und Einbußen für Ernährungszustand, physiologische Funktionen und Gesundheitszustand (→ Kap. I/20.9). ▦▦3

Im Rahmen des Pflegeprozesses wird die **Ernährungssituation** der Pflegebedürftigen von Altenpflegerinnen erfasst und bewertet. Die notwendigen Informationen über **Ernährungszustand,** Möglichkeiten der Nahrungsaufnahme, d. h. Aspekte der Informationssammlung und individuelle Bedürfnisse, wie biografische Angaben zum Essen und Trinken, werden gesammelt und dokumentiert.

Eine **Mangelernährung** tritt nicht akut auf, sondern entwickelt sich schleichend. Eine mangelnde Energiezufuhr über die Nahrung führt zu einer sichtbaren Gewichtsabnahme (→ Tab. I/16.1). Eine ge-

naue Diagnostik der Mangelernährung liegt nicht im originären Aufgabenspektrum von Pflegefachkräften, da diese sehr differenziert erfolgen muss. Eine Altenpflegerin kann ein Ernährungsproblem erkennen. Die differenzierte Diagnose erfolgt durch den Arzt. Neben der Mangelernährung gibt es weitere ernährungsbedingte Erkrankungen im Alter, z. B. *Kachexie* und *Sarkopenie* (→ Tab. I/16.1). Mangelernährung verhindern heißt laut Expertenstandard auch eine Dehydratation (→ Kap. I/31.9.9) verhindern. ▦▦3

❯ Eine einheitliche Definition für Mangelernährung anhand von eindeutigen Kriterien liegt für die Pflege nicht vor. Im Expertenstandard „Ernährungsmanagement zur Sicherstellung und Förderung der oralen Ernährung in der Pflege", (DNQP) und im Qualitätsniveau II „Orale Nahrungs- und Flüssigkeitsversorgung von Menschen in Einrichtungen der Pflege und Betreuung (BUKO-QS)" wird die Definition der Leitlinie der Deutschen Gesellschaft für Ernährungsmedizin (DGEM) „Enterale Ernährung", von 2003 zitiert. Die WHO klassifiziert die Mangelernährung im ICD-10 (Code: E46). ▦▦3 ▦▦4
Der Ernährungszustand, als Teil der Ist-Erhebung der Pflegesituation unter Berücksichtigung der aktuellen Pflegedokumentation, bzw. die Ernährung und Flüssigkeitsversorgung aller Pflegebedürftigen sind Kriterien, die der MDK im Rahmen der Qualitätsprüfungen beurteilt. Allerdings wird unter diesem Begriff keine detaillierte

Beschreibung mit Hilfe anthropometrischer Daten und Laborwerten verlangt, sondern eine Einschätzung der Ernährungssituation, idealerweise mit Hilfe eines der empfohlenen Screening-Instrumente oder durch Identifikation von Zeichen für eine drohende oder bestehende Mangelernährung (z. B. subjektiver Eindruck, auffälliger Gewichtsverlust, geringe Ess- und Trinkmenge, erhöhter Energie-, Nährstoff- und Flüssigkeitsbedarf oder – im ambulanten Bereich – ein leerer Kühlschrank.) Grundlage dafür sind die Prüfrichtlinien vom 30.6 2009 und die Pflege-Transparenzvereinbarung stationär, § 115 Abs. 1a SGB XI, vom 17.12 2008, bzw. die Pflege-Transparenzvereinbarung ambulant, § 115 Abs. 1a Satz 6 SGB XI, vom 29.12 2009.

❯ **Lern-Tipp**
Sind in Ihrer Einrichtung die Anforderungen und Kernaussagen des Expertenstandards „Ernährungsmanagement zur Sicherstellung und Förderung der oralen Ernährung in der Pflege", in Form von Standards geplant oder bereits umgesetzt? Welche Aufgaben entstehen daraus für Altenpflegerinnen hinsichtlich der Erfassung und Bewertung der Ernährungssituation von Pflegebedürftigen?

I/16.1.1 Informationen sammeln und dokumentieren

Altenpflegerinnen sammeln **Informationen** durch Befragen, Beobachten und Messen. Anschließend dokumentieren sie die

Begriff	Definition
Mangelernährung	Alle Zustände mit: • Ungleichgewicht zwischen Nährstoffzufuhr und Nährstoffbedarf • Gestörter Nährstoffverwertung • Unkontrolliertem Abbau von Körpersubstanz
Malnutrition	Krankheitsassoziierter Gewichtsverlust mit Veränderung der Köperzusammensetzung und Verschlechterung der Funktionalität
Unterernährung	Zustand einer unzureichenden Kalorienzufuhr mit primärer Reduktion der Fettmasse
Spezielle Nährstoffdefizite	Isolierter Mangel eines Makro- oder Mikronährstoffs, auch in Kombination
Sarkopenie	Altersassoziierter Verlust von Muskelmasse und -kraft
Kachexie	Abnahme von Körpergewicht, Fett- und Muskelmasse sowie gesteigerter Proteinkatabolismus, einhergehend mit entzündlicher Grunderkrankung
Anorexie	Störungen der Appetitregulation mit unzureichender Zufuhr von Nährstoffen
Refeeding-Syndrom	Schwere Stoffwechselentgleisung mit Störungen des Elektrolyt- und Wasserhaushalts sowie Störungen des Glukosemetabolismus bei zu aggressiver Ernährungstherapie schwer mangelernährter Menschen

Tab. I/16.1 Begriffe und Definitionen im Kontext der Mangelernährung. ▦▦4

erhobenen Werte. Zur Beurteilung der Ernährungssituation sind die biografischen Angaben zum Essen und Trinken, Aspekte der pflegerischen Informationssammlung und der Ernährungszustand relevant. Sie werden im Laufe des Pflegeprozesses von Altenpflegerinnen ergänzt und aktualisiert, wenn Veränderungen oder neue Erkenntnisse hinzutreten.

Biografische Angaben

Die **biografischen Angaben** (→ Kap. I/10) zum Essen und Trinken umfassen z. B. folgende Gewohnheiten:

- Esstempo, Essenszeiten, Speiseauswahl, Lieblingsspeisen und -getränke, Abneigung gegen bestimmte Speisen und Getränke, Vorlieben, z. B. Bier zum Abendessen
- Kulturelle Tischgewohnheiten z. B. Tischdecke an Feiertagen
- Religiös motivierte Riten, z. B. Tischgebet, Einhalten der Fastenzeit
- Soziale Gewohnheiten, z. B. spezielles und gemeinsames Frühstück am Sonntag
- Regionale Vorlieben, z. B. Spätzle, Schweinebraten mit Knödel, Brezen
- Traditionen, z. B. bestimmte Gerichte zu jahreszeitlichen Festen. 🔲🔲1

Die Biografiearbeit zum Essen und Trinken erleichtert Altenpflegerinnen, die Ernährungsgewohnheiten der Pflegebedürftigen besser zu verstehen z. B. die Abneigungen oder Vorlieben bezogen auf bestimmte Speisen.

Informationssammlung

Die **Informationssammlung** (→ Kap. I/7) umfasst Informationen, die das Essen und Trinken betreffen und lässt Rückschlüsse auf ein mögliches Risiko von Mangelernährung zu. Diese sind z. B.:

- Allergien, Lebensmittelunverträglichkeiten, Übelkeit, Erbrechen, Schluckstörungen, Durchfall, Obstipation, Appetit, Schmerzen
- Medikamente mit Einfluss auf Appetit und Aufnahme bzw. Ausscheidung von Nährstoffen
- Störungen bei der Nahrungsaufnahme z. B. motorische Einschränkungen, veränderter Geschmackssinn, Zahn- und Mundzustand, mangelnde soziale Integration
- Sondenversorgung. 🔲🔲1

Ernährungszustand

Berechnung des Bodymass-Index → Kap. I/21.2.1

Der **Ernährungszustand** wird bestimmt, um eine vorliegende Mangelernährung bzw. ein Risiko von Mangelernährung zu erkennen. Folgende Informationen werden zur Erfassung des Ernährungszustands eingesetzt:

- Körpergröße, Körpergewicht, BMI, Gewichtsverlauf und Gewichtsverlust
- Oberarm- und Wadenumfang, Hautfaltendicke des Trizeps
- Subjektiver Eindruck
- Laborparameter.

Körpergröße, Körpergewicht, BMI

Ist eine Messung der **Körpergröße** im Stehen nicht möglich z. B. bei Pflegebedürftigen mit Wirbelsäulenverkrümmung, Amputationen oder Kontrakturen, kann die Messung auch im Liegen erfolgen. Voraussetzung für eine genaue Messung ist eine gestreckte Körperhaltung (→ Abb. I/16.1). Es ist ebenfalls möglich, die Körpergröße über die Kniehöhe zu ermitteln. Dazu bestimmen Altenpflegerinnen mittels einer Schublehre den Abstand zwischen Fersenunterseite und Knieoberseite, während das Knie bei 90° angewinkelt ist. Die Körpergröße lässt sich dann anhand dieser Zahl mit Hilfe einer Formel berechnen (→ Abb. I/16.2).

Die Bestimmung des **Körpergewichts** wird in Abhängigkeit vom Gesundheitszustand im Stehen, Sitzen oder Liegen durchgeführt. Dafür sind geeignete Waagen z. B. Bett-, Sitz-, Liege oder Rollstuhlwaagen notwendig (→ Kap. I/21.2.1). 🔲🔲5

Aus Körpergröße und Körpergewicht wird der **BMI** (→ Kap. I/21.2.1) berechnet.

Ein erhöhtes Risiko für eine Mangelernährung bei Senioren liegt bei einem BMI < 20 kg/m^2 (DNQP) vor. 🔲🔲3

Die BMI-Werte sind auch bei korrekter Berechnung nur in Kombination mit anderen Informationen zum Ernährungszustand aussagekräftig. Eine korrekte Berechnung ist nicht möglich, bei

- Störungen im Wasserhaushalt, z. B. Ödeme, Aszites oder Exsikkose
- Erheblichen Normabweichungen in der Essbiografie, wenn z. B. das Körpergewicht des Pflegebedürftigen schon seit dem jungen Erwachsenenalter im Bereich des Untergewichts lag.

> ❯❯ **Praktisches aus der Forschung**
> Mittels standardisierten Screening-Instrumenten (z. B. MNA-SF, NRS und PEMU) lässt sich schnell und effizient eine Einschätzung der Ernährungssituation durchführen. Diese sind für die praktische Anwendung validiert. Selbsterstellte Fragenbögen sollten gemieden werden, da diese in der Regel zu Fehleinschätzungen führen und nicht wissenschaftlich geprüft wurden.

> ❯❯ Für Pflegebedürftige mit Amputationen gibt es eine andere Formel zur Berechnung des BMI. Da jedoch neben dem BMI weitere Parameter existieren, um die Ernährungssituation einzuschätzen, kann im Bedarfsfall darauf verzichtet werden, wenn die Erhebung des BMI einen zu großen Aufwand bedeutet.

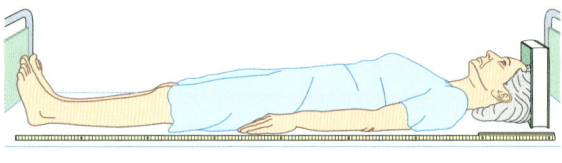

Abb. I/16.1 Die Bestimmung der Körpergröße ist im Liegen leicht möglich. Altenpflegerinnen achten darauf, dass die pflegebedürftigen Menschen dazu eine gestreckte Haltung einnehmen. Wenn die Messung im Bett stattfindet, geht man von den Fußsohlen aus. Die Scheitelhöhe lässt sich mit einem Winkel oder einem rechtwinkligen Gegenstand (hier ein Buch) exakt darstellen. [L234]

Männer:

Körpergröße in cm = (2,02 x Kniehöhe in cm) − (0,04 x Alter in Jahren) + 64,19.

Beispiel: 69-Jähriger Mann mit einer Kniehöhe von 57 cm.
(2,02 x 57 cm) − (0,04 x 69) + 64,19 = 176,6 cm).

Frauen:

Körpergröße in cm = (1,83 x Kniehöhe in cm) − (0,24 x Alter in Jahren) + 84,88.

Beispiel: 83-jährige Frau mit einer Kniehöhe von 52 cm.
(1,83 x 52 cm) − (0,24 x 83) + 84,88 = 160,1 cm).

Abb. I/16.2 Formel zur Berechnung der Körpergröße mit Hilfe der Messung der Kniehöhe. [M315] 🔲🔲5

Gewichtsverlauf

> ❯ **Gewichtsverlauf:** Aufzeichnungen der Gewichtsentwicklung innerhalb eines bestimmten Zeitraums.

Veränderungen des Gewichts über einen Zeitraum zu betrachten, ist aussagekräftiger als einzelne Gewichtsangaben. Voraussetzung ist allerdings eine korrekte Erfassung. In manchen Situationen ist die Ermittlung der **Gewichtsverluste** schwierig, z. B. bei der Erstaufnahme in eine Senioreneinrichtung. Hier ist im Rahmen der Informationssammlung z. B. auf Kleidung zu achten, die der Konfektionsgröße des Pflegebedürftigen nicht entspricht. Jeder auffällige Gewichtsverlust, mehr als 5 % in ein – drei Monaten bzw. mehr als 10 % in sechs Monaten, ist ein wesentliches Kriterium für die umgehende Klärung der Ursachen und der Einleitung von Maßnahmen. 📖1 📖3

Oberarmumfang und Hautfaltendicke am Trizeps

Die Messung des Oberarmumfangs sowie der Hautfaltendicke am Trizeps ist bei alten Pflegebedürftigen wegen der altersbedingten Veränderung der physiologischen Körperzusammensetzung wenig aussagekräftig. 📖3

Subjektiver Eindruck

Der **subjektive Eindruck** gibt Hinweise auf den Ernährungszustand. Bildet sich Muskelmasse und Unterhautfettgewebe zurück, kommt es z. B. zu tiefliegenden Augen, schlaffen Hautfalten am Gesäß und am Abdomen, eingefallenen Wangen? Konzentrierter Urin und Verwirrtheit deuten auf ein Flüssigkeitsdefizit hin. Für die korrekte Einschätzung solcher Zeichen bedürfen Altenpflegerinnen einer erheblichen Erfahrung, die sich meist erst nach mehreren Berufsjahren einstellt. Der subjektive Eindruck, den ein Pflegebedürftiger macht, gewinnt an Bedeutung, wenn die Körpergröße und das Körpergewicht schwierig zu ermitteln sind. 📖1 📖3

Laborparameter

Die **Laborparameter** zur Bestimmung eines Energie-Protein-Mangels und eines spezifischen Nährstoffmangels, z. B. Vitamin B_{12}, werden in der stationären und ambulanten Pflege wegen des Aufwands an Kosten und Zeit nur gezielt eingesetzt. Nach entsprechenden Beobachtungen können Altenpflegerinnen solche Untersuchungen anregen. Die Anordnung obliegt dem Arzt.

I/16.1.2 Probleme erkennen und Risiken einschätzen

> ❯ **Screening:** Kurze, leicht durchführbare Erhebung zur frühzeitigen Identifizierung von Menschen, die gefährdet sind, ein Gesundheitsproblem (z. B. Mangelernährung) zu entwickeln oder bereits davon betroffen sind. 📖3
>
> **Assessment:** Tiefergehende Untersuchung relevanter Probleme einer gesundheitsbezogenen Situation, z. B. Ernährungssituation, zur Ursachenklärung. 📖3

Es ist möglich, **Probleme zu erkennen** und **Risiken einzuschätzen,** wenn die gesammelten Informationen über Essbiografie und Ernährungszustand zueinander in Bezug gesetzt werden. Die medizinischen Diagnosen ergänzen das „Wissen" über den Pflegebedürftigen.

Dazu setzt man Instrumente zur Erhebung der Ernährungssituation ein. Der Expertenstandard „Ernährungsmanagement zur Sicherstellung der oralen Ernährung und Flüssigkeitsversorgung" (DNQP) empfiehlt ein zweistufiges Vorgehen, das aus einem **Screening** und einem anschließenden **Assessment** besteht. Die Informationen werden mit Hilfe von **Screening-** und **Assessment-Instrumenten** erfasst. Diese Erhebungsbögen unterscheiden sich in:

- Eignung für die Einrichtungsart, sie legen für stationäre, ambulante bzw. häusliche Pflege und Krankenhäuser (dort sogar spezifische Fachrichtungen) unterschiedliche Bedingungen zugrunde
- Zielgruppe, z. B. junge und alte Erwachsene, Pflegebedürftige
- Zeitaufwand, der für die Erfassung 4–40 Min. beträgt
- Aufbau und Struktur, z. B. Score-System, Risikobewertung oder andere Bewertungsmethoden
- Inhalte und deren Gewichtung, z. B. Themenrubriken oder Items
- Praktikabilität, z. B. einfache Anwendung oder großer Aufwand
- Integration in das pflegerische Assessment, das heißt, ob es zu anderen pflegerischen Erfassungssystemen passt.

Screening-Instrumente

Ⓢ Fallbeispiel Stationär, Teil II

Altenpflegerin Hermine Brauer hat den Erfassungsbogen „MNA-SF" von Antonius Held ausgewertet und ist zum Ergebnis gekommen, dass er in den letzten sechs Wochen 4 kg abgenommen hat. Dieser auffällige Gewichtsverlust weist auf ein Risiko für eine Mangelernährung hin. Da sie den Pflegebedürftigen nicht gut kennt, weil er eben erst in die Einrichtung gezogen ist, vermutet Sie eine geringe Nahrungsaufnahme. Sie veranlasst, dass für eine Woche und zu jeder Mahlzeit ein quantitatives Essprotokoll zu führen ist. Diese beabsichtigte Maßnahme dokumentiert Hermine Brauer sorgfältig. Sie und ihre Kollegen beobachten, wie viel Essensreste übrig bleiben und tragen die verzehrte Menge ein. Der Verdacht bestätigt sich.

Screening-Instrumente erfassen häufig den Ernährungszustand, die verzehrte Nahrungsmenge, den Krankheitszustand und meist auch andere Themen. Diese werden bewertet. So lassen sich evtl. Ernährungsprobleme erkennen und das Ergebnis, entweder eine bereits vorliegende Mangelernährung oder das Risiko für Mangelernährung, grob einschätzen.

Screening-Instrumente, die im Ernährungsbereich eingesetzt werden, sind im Expertenstandard „Ernährungsmanagement zur Sicherstellung der oralen Ernährung und Flüssigkeitsversorgung" (DNQP) nachzulesen. Hier einige Beispiele:

- Mini Nutritional Assessment long form (MNA-LF) und Mini Nutritional Assessment short form (MNA-SF). Sie beziehen sich auf Senioren (> 65 Jahre) im Allgemeinen
- Malnutrition Universal Screening Tool (MUST). Bezieht sich auf Erwachsene jeden Alters und in allen Bereichen
- Nutritional Risk Screening (NRS). Diese ist im Krankenhausbereich für alle Altersgruppen empfohlen
- Pflegerische Erfassung von Mangelernährung und deren Ursachen (PEMU-Screening). Instrument zur zweiphasigen Erfassung der Ernährungssituation v. a. in der stationären Langzeitpflege. 📖1 📖3 📖4

Assessment-Instrumente

Ⓢ Fallbeispiel Stationär, Teil III

Altenpflegerin Hermine Brauer führt das Assessment mit dem Instrument durch, das die Einrichtung zur Verfügung stellt. Das Ergebnis der Befragung: Antonius Held isst zu wenig, weil er die gewohnte Umgebung vermisst und die angebotene Kostform, nicht seinen Bedürfnissen entspricht. Die Speisen sind ihm zu wenig würzig und berücksichtigen nicht seine regionalen Gewohnheiten. Außerdem haben die Altenpflegerinnen beobachtet, dass Herr Held sich in Anwesenheit seiner redseligen Tischnachbarn nicht wohl fühlt.

Liegt ein Risiko für Mangelernährung vor, sind tiefer gehende Untersuchungen (*Assessment*) anzuschließen, die die Ursachen der erkannten Ernährungsprobleme ermitteln und handlungsorientierte Maßnahmen ableiten lassen. **Assessment-Instrumente,** die im Ernährungsbereich eingesetzt werden, sind im Expertenstandard „Ernährungsmanagement zur Sicherstellung der oralen Ernährung und Flüssigkeitsversorgung", (DNQP) nachzulesen. Hier zwei Beispiele:

- Pflegerische Erfassung von Mangelernährung und deren Ursachen (PEMU-Assessment). Instrument zur zweiphasigen Erfassung der Ernährungssituation, besonders geeignet für die stationäre Langzeitpflege (siehe oben)
- Eating Behavior Scale (EBS). Beurteilt Essverhalten bei dementen Menschen
- Der zweite Abschnitt (Assessment) des MNA-LF.

Ursachen bzw. Risiken für eine mögliche Mangelernährung (→ Kap. I/20.9) sind im Expertenstandard nachzulesen. 📖3

Weitere Methoden zur Überprüfung

Werden Probleme erkannt bzw. besteht der Verdacht auf ein Problem, ist vor der tiefer gehenden Untersuchung mit Hilfe eines Assessment-Instruments die Überprüfung mittels weiterer Methoden möglich. Diese können sein: Trinkprotokolle, Essprotokolle, Flüssigkeitsbilanzierung und Laborparameter. Sie liefern Informationen über Trinkmenge, Essmenge, Flüssigkeitsdefizit und spezifischen Nährstoffmangel, aber nicht über deren Ursachen. Daher lassen sie keine Entscheidung für handlungsorientierte Maßnahmen zu.

Essprotokolle

Quantitative Essprotokolle umfassen die Erfassung der verzehrten Mahlzeitenanteile in Viertelportionen (→ Abb. I/16.3). Stellen Altenpflegerinnen dabei eine geringe Nahrungsaufnahme fest, wird ein anschließendes Assessment für Aufklärung sorgen.

Qualitative Essprotokolle beziehen sich auf die Beschreibung und Aufzählung einzelner verzehrter Lebensmittel und Gerichte. Sie sind ist nach dem Expertenstandard von Ernährungswissenschaftlern, Diätassistenten oder anderen Ernährungsexperten durchzuführen. Wird dabei z. B. eine einseitige Ernährung bestätigt, können Altenpflegerinnen entsprechende Maßnahmen einleiten, um eine bedürfnis- und bedarfsgerechte Ernährung sicher zu stellen. 📖1 📖3

Trinkprotokolle

Bei dehydratationsgefährdeten Pflegebedürftigen werden **Trinkprotokolle** (→ Abb. I/16.9, → Kap. I/16.4) geführt. Darin notieren Altenpflegerinnen sorgfältig die tatsächliche Trinkmenge, die Art des Getränks und den Vergabezeitpunkt. Auch pflegerelevante Beobachtungen, z.B. Pflegebedürftiger hat erbrochen, sind zu notieren. Pflegende bestätigen die Angaben mit ihrem Handzeichen. Dann errechnen sie die Gesamttrinkmenge pro 24 Stunden, setzen sie in Bezug zu den anderen Daten des Pflegebedürftigen und leiten bei Bedarf Maßnahmen ein.

Flüssigkeitsbilanz

Ist die **Flüssigkeitsbilanz** (→ Kap. I/21.2.2) positiv bzw. negativ, besteht ein Risiko für Überwässerung bzw. Dehydratation. Im Verdachtsfall ist es notwendig, ein Assessment durchzuführen.

Laborparameter

Bei einem Hinweis auf einen spezifischen Nährstoffmangel wird der entsprechende **Laborparameter** (→ Kap. I/16.1.1) ermittelt. Besteht ein Risiko für einen Vitamin-, Mineralstoff- oder Proteinmangel, schließt sich ein Assessment zur Aufklärung an.

Häufigkeit der Erfassung und Einschätzung

Die **Häufigkeit der Erfassung und Einschätzung** von Ernährungszustand und

Ernährungsprotokoll													
Personalien:					Diät:								
	Tag/Datum												
Mahlzeit	Mo	Di	Mi	Do	Fr	Sa	So	Mo	Di	Mi	Do	Fr	Sa
Frühstück													
Zwischenmahlzeit													
Mittagessen													
Zwischenmahlzeit													
Abendessen													
Spätmahlzeit													

Legende: (fast) nichts = ○   wenig (ca. ¼) = ◔   etwa die Hälfte = ◑   fast alles (ca. ¾) = ◕   alles = ●

Abb. I/16.3 Quantitatives Essprotokoll: Erfassen der verzehrten Mahlzeitenanteile in Viertelportionen. 📖1

Flüssigkeitsversorgung orientiert sich am Expertenstandard „Ernährungsmanagement zur Sicherstellung der oralen Ernährung und Flüssigkeitsversorgung". Er empfiehlt den Einsatz von Screening-Instrumenten zur Risikoerfassung von Mangelernährung zu folgenden Zeiten:

- **Erstmalig.** Bei jedem Pflegebedürftigen bei der Aufnahme in eine stationäre Einrichtung, in ein Krankenhaus und beim Erstbesuch in der ambulanten bzw. häuslichen Pflege
- **Regelmäßig.** Alle drei Monate in der Langzeitpflege im Sinne der Prävention
- **Umgehende bzw. regelmäßige Wiederholung.** Bei Auftreten von Ereignissen, die sich negativ auf den Ernährungszustand auswirken können z. B. bei auffälligem Gewichtsverlust, erfolgt eine wöchentliche Gewichtskontrolle. Außerdem nach Auftreten eines Ernährungsdefizits, bis ein unbedenklicher Zustand erreicht ist, z. B. geringe Essmengen haben normale Essportionen erreicht 📖📖3
- Assessment-Instrumente und Trinkprotokoll, Essprotokoll, Flüssigkeitsbilanzierung sowie Laborparameter werden eingesetzt, wenn die Risikoerfassung auf Ernährungsprobleme hinweist oder bei Verdacht auf ein Ernährungsdefizit. 📖📖3

I/16.1.3 Ressourcen und Pflegeziele ermitteln und beschreiben

Ⓢ Fallbeispiel Stationär, Teil IV

Altenpflegerin Hermine Brauer überlegt gemeinsam mit dem Team, über welche Ressourcen Antonius Held verfügt und legt entsprechend die Pflegeziele fest. Ressourcen sind: Guter Allgemeinzustand, Bereitschaft, die Kostform zu akzeptieren, Bereitschaft zur Eingewöhnung in die neue Umgebung. Pflegeziele: Wohlfühlen in Gemeinschaft und Einrichtung, Gewicht zunehmen und stabilisieren.

Ist die Einschätzung abgeschlossen und die Ursachen für eine Mangelernährung (→ Kap. I/20.9) oder deren Risiko bekannt, werden die Ressourcen und Pflegeziele ermittelt und beschrieben.

I/16.1.4 Maßnahmen, Durchführung, Evaluation, Anpassung

Ⓢ Fallbeispiel Stationär, Teil V

Altenpflegerin Hermine Brauer macht Antonius Held folgende Vorschläge: Seine konkreten Vorlieben, z. B. hinsichtlich des Speiseplans, wird sie mit der Küche besprechen. Die Köche können solche Wünsche etwa zweimal pro Woche berücksichtigen. Herr Held bekommt eine ausgeweitete Möglichkeit zur Würzung der Gerichte am Tisch nach Bedarf, z. B. mit Kräutern oder Chili. Außerdem schlägt die Altenpflegerin vor, Herr Held könnte das Beschäftigungsangebot der Einrichtung nach seinen Neigungen und Fähigkeiten nutzen, z. B. Schwimmen gehen, Holz schnitzen.

Sind die ernährungsrelevanten Probleme und ihre Ursachen identifiziert, die Ressourcen und Pflegeziele formuliert, können die Maßnahmen abgeleitet werden. Die Pflege wird durchgeführt, auf Erfolg geprüft und bei entsprechender Veranlassung angepasst.

❯ Lern-Tipp

Maßnahmen für eine individuell angepasste Ernährung eines Pflegebedürftigen sind zu planen und einzuleiten: Finden Sie die Zeit, sich mit der Küche und anderen Berufsgruppen z. B. Logopäden, Ärzten oder Diätassistenten abzusprechen?

Internet- und Lese-Tipp

- Deutsches Netzwerk für Qualitätsentwicklung in der Pflege (*DNQP*): www.dnqp.de
- Medizinischer Dienst des Spitzenverbandes Bund der Krankenkassen e. V. (*MDS*): www.mds-ev.de
- Deutsche Seniorenliga e. V. (*DSL*), Allianz gegen Mangelernährung im Alter: www.deutsche-seniorenliga.de
- Deutscher Berufsverband für Pflegeberufe e. V. (*DBfK*): www.dbfk.de
- Deutsche Gesellschaft für Ernährungsmedizin e. V. (*DGEM*): www.dgem.de
- Institut für Biomedizin des Alterns (Universität Erlangen-Nürnberg): www.iba.med.fau.de
- Blog zur Ernährung bei Demenz: www.nahrungsverweigerung.de
- Kolb C.: Ernährungsmanagement in Pflegeeinrichtungen. Elsevier-Verlag, München, 2014.

I/16.2 Altersgerechte Ernährung

Ⓐ Fallbeispiel Ambulant

Hilde Krug schmökert gern in Zeitschriften und Kochbüchern. Früher hat sie auch gern für ihre vierköpfige Familie gekocht, jetzt macht es ihr keinen Spaß mehr. Regelmäßige Mahlzeiten vernachlässigt sie. Die Informationen aus ihrem Lesestoff über eine vollwertige Ernährung haben sie verunsichert. Sie erkennt, dass bei ihr die Gefahr besteht, sich einseitig zu ernähren. Altenpflegerin Linda Müller kommt gerade passend als Gesprächspartnerin.

❯ **Bedarfsgerechte Ernährung:** Benötigte Menge an Energie und Nährstoffen (→ Kap. I/16.3), dem Bedarf entsprechend d. h. ausreichend und nicht zu viel. **Bedürfnisorientierte Ernährung:** Essen und Trinken entsprechend den Wünschen, Vorlieben, Abneigungen und Gewohnheiten, die sich aus den biografischen Erfahrungen ergeben. 📖📖3

Eine **altersgerechte Ernährung** ist bedarfsgerecht und bedürfnisorientiert. Bei älteren Menschen verändert sich die physiologische Körperzusammensetzung im Vergleich zu anderen Altersgruppen. Das führt zu einem sinkenden Energiebedarf, bei gleich bleibendem bzw. teilweise erhöhtem Bedarf an Vitaminen, Mineral- und Ballaststoffen.

Eine Ernährung, die eine ausreichende Zufuhr an Nährstoffen und Energie gewährleistet und den Bedarf deckt, ist **bedarfsgerecht.** Die Lebensqualität und das Wohlbefinden des Pflegebedürftigen hängen davon ab, ob seine **Bedürfnisse,** z. B. Vorliebe für das Essen in Gemeinschaft, berücksichtigt werden.

I/16.2.1 DGE-Ernährungskreis

❯ **DGE-Ernährungskreis®:** Bildliche Darstellung (→ Abb. I/16.4), in der die Segmentgröße der sechs Lebensmittelgruppen das Mengenverhältnis der einzelnen Lebensmittel zueinander verdeutlicht. Die Getränke, als siebte Lebensmittelgruppe, sind ins Zentrum des Kreises gestellt, da sie eine beinahe gleich große Gewichtsmenge wie die übrigen Lebensmittel umfassen.

I

16

Der **Ernährungskreis der Deutschen Gesellschaft für Ernährung e. V.** (*DGE*) dient als Wegweiser für eine vollwertige Ernährung. Er teilt das reichhaltige Lebensmittelangebot in sieben Gruppen ein und erleichtert so die tägliche Lebensmittelauswahl. Die Größe der Kreissegmente verdeutlicht das Mengenverhältnis der einzelnen Lebensmittelgruppen zueinander: Je größer ein Kreissegment ist, desto größere Mengen sollten täglich aus der Gruppe verzehrt werden. Lebensmittel aus kleinen Segmenten sollten sparsam verwendet werden. Für eine gesundheitsfördernde, vollwertige Ernährung wird empfohlen, täglich Lebensmittel aus allen sieben Gruppen zu verzehren, das dargestellte Mengenverhältnis zu berücksichtigen und innerhalb der Gruppen zwischen den Lebensmitteln abzuwechseln. Ist die Zusammenstellung an einem Tag nicht ausgewogen, dann sollte an den folgenden Tagen bewusst vollwertig ausgewählt und gegessen werden. Auf die Wochenbilanz kommt es an. 📖📖7

Orientierungswerte für die Lebensmittelauswahl

Die **Orientierungswerte für die Lebensmittelauswahl** (→ Abb. I/16.5) orientieren sich für Menschen mit niedrigem Energiebedarf (z. B. ältere Menschen) an den unteren Mengen, für körperlich Aktive an den oberen Mengen. Die Angaben beziehen sich auf jeweils einen Tag, mit Ausnahme der Gruppe 5, hier sind die Mengen für eine Woche angegeben.

Gruppe 1 (Getreide, Getreideprodukte und Kartoffeln)

Diese Gruppe liefert vor allem Stärke, pflanzliches Eiweiß, Vitamine der B-Gruppe, Mineralstoffe, Ballaststoffe, Wasser und sekundäre Pflanzenstoffe.

Tipps für die Lebensmittelauswahl

• Vollkornbrot und Vollkorntoast aus fein gemahlenem Vollkornmehl
• Breizubereitungen aus Vollkorngetreide, z. B. Grießbrei aus Vollkorngrieß
• Kuchen aus gemischtem Mehl oder höherem Ausmahlungsgrad, z. B. Weizenmehl Typ 405 mit Vollkornmehl mischen oder mit Mehl Typ 1050
• Vielfältiges Angebot bei Getreideflocken, z. B. Hafer-, Dinkel-, Hirse- und Weizenflocken
• Naturreis und Vollkornnudeln. Mischen mit z. B. Basmatireis bzw. bunten Nudeln

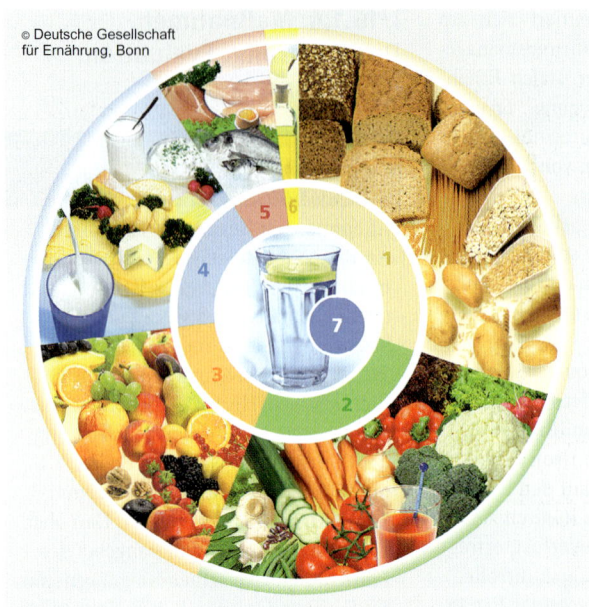

© Deutsche Gesellschaft für Ernährung, Bonn

Abb. I/16.4 DGE-Ernährungskreis®, Copyright: Deutsche Gesellschaft für Ernährung, Bonn. Grundlage für die Umsetzung einer vollwertigen Lebensmittelauswahl. Die Größe der Segmente verdeutlicht das Mengenverhältnis der einzelnen Lebensmittelgruppen zueinander. [W245]

Lebensmittel	Orientierungswerte für Erwachsene
Gruppe 1 Getreide, Getreideprodukte, Kartoffeln	täglich • 4 – 6 Scheiben (200 – 300 g) Brot **oder** • 3 – 5 Scheiben (150 – 250 g) Brot und 50 – 60 g Getreideflocken und • 1 Portion (200 – 250 g) Kartoffeln (gegart) **oder** 1 Portion (200 – 250 g) Nudeln (gegart) **oder** 1 Portion (150 – 180 g) Reis (gegart) Produkte aus Vollkorn bevorzugen
Gruppe 2 Gemüse und Salat	täglich • mind. 3 Portionen (400 g) Gemüse 300 g gegartes Gemüse und 100 g Rohkost/Salat **oder** 200 g gegartes Gemüse und 200 g Rohkost/Salat
Gruppe 3 Obst	täglich • mind. 2 Portionen (250 g) Obst
Gruppe 4 Milch und Milchprodukte	täglich • 200-250 g fettarme Milch und Milchprodukte und • 2 Scheiben (50–60 g) fettarmen Käse
Gruppe 5 Fleisch, Wurst, Fisch und Eier	wöchentlich • 300 – 600 g fettarmes Fleisch (zubereitet) und fettarme Wurst und • 1 Portion (80 –150 g) fettarmen Seefisch (zubereitet) und • 1 Portion (70 g) fettreichen Seefisch (zubereitet) und • bis zu 3 Eier (inkl. verarbeitetes Ei)
Gruppe 6 Öle und Fette	täglich • 10 – 15 g Öl (z.B. Raps -, Walnuss- oder Sojaöl) und • 15 – 30 g Margarine oder Butter
Gruppe 7 Getränke	täglich • rund 1,5 l bevorzugt energiefreie/ -arme Getränke

Abb. I/16.5 Orientierungswerte für die Lebensmittelauswahl (Deutsche Gesellschaft für Ernährung/DGE). Senioren mit niedrigem Energiebedarf orientieren sich an den unteren Mengen, Senioren die körperlich aktiv sind, an den oberen (→ Tab. I/16.3). 📖📖14 [W245]

• Vielfältige Zubereitungen bei Kartoffeln, z. B. Kartoffelbrei, Salz- bzw. Pellkartoffeln, Backofen-Kartoffeln
• Vielfältiges Angebot. Kartoffeln, Nudeln, Reis, Bulgur, Couscous als Beilage oder Hauptgericht.

❯ Lern-Tipp

Welche Vollkornprodukte essen Sie regelmäßig? Verzehren Sie unterschiedliche Brotsorten? Welche schmecken Ihnen besonders gut?

Gruppe 2 (Gemüse und Hülsenfrüchte)

Diese Gruppe liefert vor allem Stärke, Vitamine der B-Gruppe, Karotinoide, Vitamin C, Folat, Mineralstoffe, Ballaststoffe, Wasser und sekundäre Pflanzenstoffe.

Tipps für die Lebensmittelauswahl

5 am Tag, d.h. fünf Hände voll oder fünf Portionen Gemüse und Obst, davon drei Portionen Gemüse und Salat, gegart, roh oder als Saft:

- Frisches, jahreszeitliches Gemüse, z.B. Tomaten im Sommer
- Gemüse aus dem Glas, Dose und aus der Tiefkühltruhe. Verarbeitungsformen abwechseln
- Rohes Gemüse, z.B. als Salat oder als Rohkost zu Brot
- Gemüsesäfte mit 100 % Gemüseanteil
- Gemüse als täglicher Bestandteil des Hauptgerichts, z.B. Gemüsesoßen oder -ragout zu Nudeln, Puffer zu pikantem Quark
- Gemüsekuchen und Gemüsestrudel, z.B. Lauchkuchen
- Gemüseaufläufe
- Gemüsepasten als Brotaufstriche
- Suppen und Eintöpfe, z.B. aus Gemüse, Erbsen, Linsen und Bohnen
- Salate aus gekochtem Gemüse, z.B. Blumenkohl, Rote Bete, Möhren oder Sellerie
- Salate aus rohem Gemüse, z.B. geraspelte Möhren, Sellerie oder Gurke
- Eingelegte und mariniertes Gemüse, z.B. Paprikaschoten, Zwiebeln
- Pilze roh, gebraten, mariniert oder als Aufstrich, z.B. in Salaten, als Soße zu Fleisch oder Nudeln
- Fettarme Zubereitung, z.B. Dünsten, Folie, Grillen, Backen, Dämpfen, Pfannenrühren.

❯❯ 5 am Tag – Drei Portionen Gemüse pro Tag

Beispiele für eine Portion Gemüse:
- Zwei Hände voll Salat oder kleingeschnittenem Gemüse, z.B. Feldsalat oder Kohlrabi
- Eine Handvoll getrocknete Hülsenfrüchte, z.B. Linsen.

❯❯ Lern-Tipp

Essen Sie täglich Gemüse bzw. Salat? Gekocht oder roh? Welches Gemüse essen Sie regelmäßig? Gibt es Sorten, die Sie nicht mögen, welche sind das?

Gruppe 3 (Obst)

Diese Gruppe liefert vor allem Einfachzucker, Vitamine, Mineralstoffe, Ballaststoffe, Wasser und sekundäre Pflanzenstoffe.

Tipps für die Lebensmittelauswahl

5 am Tag, d.h. fünf Hände voll oder fünf Portionen Obst und Gemüse, davon zwei Portionen Obst; gegart, roh als Saft, als Trockenfrucht, Nüsse oder Ölsaaten:

- Frisches, jahreszeitliches Obst, z.B. Erdbeeren im Sommer
- Obst aus dem Glas, Dose und aus der Tiefkühltruhe. Verarbeitungsformen abwechseln
- Fruchtsäfte mit 100 % Fruchtgehalt aus Saft oder aus Saftkonzentrat
- Trockenfrüchte, z.B. Pflaumen und Aprikosen, bei Bedarf einweichen
- Gemahlene Nüsse und Ölsaaten, z.B. Haselnüsse in Kuchen und Dessert, Sonnenblumenkerne für Salate
- Vielfältige Zubereitungen, z.B. Fruchtmixgetränke, Fruchtmus, Kompott, Fruchtsaftgelee, Fruchtkaltschalen, geschnittenes Obst, Fruchtsalate, Quark- und Joghurtspeisen mit Obst, Quark- bzw. Obststrudel
- Zuckerarme Zubereitung bzw. Auswahl (→ Kap. I/16.4.1).

❯❯ 5 am Tag – Zwei Portionen Obst pro Tag

Beispiele für eine Portion Obst:
1. Eine Handvoll (ca. 100 g) große ganze Früchte, z.B. Birne, Apfel, Nektarine
2. ½ Handvoll (ca. 25 g) ungesalzene Nüsse oder Trockenfrüchte, z.B. Walnüsse, Aprikosen
3. Zwei Hände voll kleiner Früchte, z.B. Himbeeren

Säurehaltige Obstsorten bzw. Fruchtsäfte verursachen häufig Sodbrennen. Säurearmes Obst und Säfte, z.B. Apfel, Banane, Birne (leichte Vollkost) sind eine Alternative.

❯❯ Lern-Tipp

Welche Obstsorten essen Sie gern? Verwenden Sie neben frischem Obst auch gefrorenes Obst, z.B. für eine Quarkspeise? Trinken Sie Fruchtsaft zum Frühstück? Was halten Sie von Rosinen oder getrockneten Äpfeln, Aprikosen und Pflaumen?

Gruppe 4 (Milch und Milchprodukte)

Diese Gruppe liefert u.a. tierisches Eiweiß, B-Vitamine, Kalzium, Vitamin D, Fett und Wasser.

Tipps für die Lebensmittelauswahl

- Fettarme Milch, magerer Quark, Joghurt oder Buttermilch und Kefir
- Fettarmer Käse, höchstens 45 % Fett in der Trockenmasse (i. Tr.), z.B. als Brotbelag, zum Überbacken oder in Salat
- Milch-, Buttermilch- oder Kefirmixgetränke mit Obst
- Süße Quark- und Joghurtspeisen, z.B. mit Obst, Getreideflocken und Nüssen
- Pikante Quark- und Joghurtspeisen mit Gemüse und Kräutern, z.B. zu Fleisch-, Fisch-, Nudel- und Kartoffelgerichten
- Fettarme Frischkäse- und Quarkzubereitungen, z.B. als Brotbelag und Alternative zu Butter
- Milch-Getreidebreie mit Kompott, Fruchtsoße oder Fruchtmus
- Puddingspeisen mit Quark mischen.

❯❯ Lern-Tipp

Welche Milchprodukte essen Sie regelmäßig? Trinken Sie gern Milch? Vielleicht haben Sie Milchmixgetränke lieber? Achten Sie bei der Auswahl auf die fettarmen Varianten?

Gruppe 5 (Fisch, Fleisch, Eier)

Diese Gruppe liefert vor allem tierisches Eiweiß, Fett, Jod, Eisen, Vitamin A und B-Vitamine.

Tipps für die Lebensmittelauswahl

- Verzehr eierreicher Kuchen einschränken, z.B. Biskuit, Rührteige
- Geräucherter und eingelegter Fisch, z.B. Rollmops, Matjes in Joghurtsoße
- Seefisch. Ein- bis zweimal pro Woche, z.B. einmal mittags und einmal abends, auch als Konserve
- Fettarmes Fleisch, z.B. Geflügel ohne Haut oder mit gegrillter Haut, Fettränder entfernen
- Fettarme Wurst, z.B. Bierschinken, roher und gekochter Schinken, Bratenaufschnitt, Braten in Aspik
- Fettarme Zubereitung, z.B. Grillen, Folie, Bratschlauch, Römertopf, Schmoren
- Bei Verzicht auf Fleisch sind eiweißreiche Speisen und Lebensmittel, günstig kombiniert, gute Alternativen
- Wurst selten verzehren.

❯❯ Lern-Tipp

Welchen Brotbelag wählen Sie, wenn Sie Ihren Wurstverzehr einschränken wollen? Wie viel Wurst essen Sie täglich? Achten Sie auf eine fettarme Zubereitung von Fleisch und Fisch?

Steht Hering, Lachs oder Makrele mindestens einmal in der Woche auf ihrem Speiseplan?

Gruppe 6 (Fette und Öle)

Diese Gruppe liefert vor allem Fett, essenzielle Fettsäuren, Vitamin E und Vitamin A.

I
16

Tipps für die Lebensmittelauswahl

- Rapsöl und Sojaöl sind Standardöle für die Zubereitung von kalten Speisen und geeignet zum Braten, z. B. von Fleisch
- Olivenöl. Gelegentlich für die Zubereitung von Salaten und Gemüse, bei geringem Erhitzen
- Sonnenblumen-, Maiskeim- und Distelöl gelegentlich
- Geschmacksöle gelegentlich, z. B. Walnuss-, Traubenkern- oder Kürbiskernöl
- Fettreiche Kuchen selten, z. B. Blätterteig, Mürbteig, Sahne- und Cremetorten
- Rührteig, Quarkölteig, Strudelteig mit Standardöl zubereiten
- Fettarme Kuchen bevorzugen, z. B. Hefegebäck, Quarkölteig, Strudelteig
- Soßen ohne Sahne, z. B. mit Gemüsepüree binden
- Fettreiche Lebensmittel meiden, z. B. Bratwürste
- Fettreiche Zubereitungsarten meiden, z. B. Frittieren.

❯ Lern-Tipp
Welches Öl bzw. Fett verwenden Sie zum Braten von Fleisch? Nehmen Sie für die Zubereitung von Salat ein anderes, welches? Haben Sie schon einmal einen Marmorkuchen mit Pflanzenöl zubereitet?

Gruppe 7 (Getränke)

Diese Gruppe liefert Wasser und z. T. Einfachzucker, Vitamine und Mineralstoffe.

Tipps für die Getränkeauswahl

Trinkmenge von ca. 1,5 l pro Tag (→ Kap. I/16.4) erreichen.

Geeignete Getränke (→ Abb. I/16.6) sind:
- Ungesüßte Kräuter- und Früchtetees, Fruchtsaftschorlen (bei einer Mischung von drei Teilen Wasser und einem Teil Saft)
- Mineralwasser und Trinkwasser uneingeschränkt. Energiefrei. Bei natürlichen Mineralwässern, die die Anforderungen an den Gehalt bestimmter Mineralstoffe erreichen, ist dies auf dem Etikett vermerkt (→ Tab. I/16.2).
- Wenig gesüßte Früchte- und Kräutertees. Aufgussgetränke aus getrockneten oder frischen Pflanzenteilen
- Fruchtsäfte mit 100 % Fruchtgehalt. Hoher Energiegehalt, verdünnt mit Wasser in größeren Mengen

Bedingt geeignete Getränke sind:
- Erfrischungsgetränke, z. B. Limonaden in geringen Mengen. Hoher Energie- bzw. Zuckergehalt

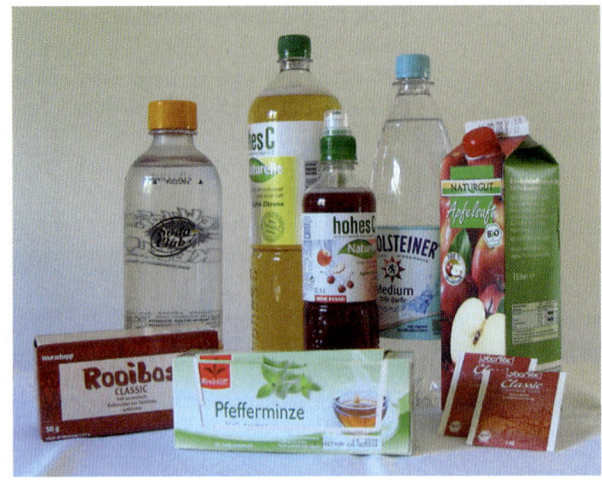

Abb. I/16.6 Es gibt ein fast unüberschaubares Getränkeangebot. Nicht jedes Getränk jedoch erfüllt die ernährungsphysiologischen Anforderungen an eine gesunde Flüssigkeitszufuhr. Geeignete Getränke für den älteren Menschen sind Wasser, Mineralwasser, ungesüßte Aufgussgetränke und verdünnte Fruchtsäfte. [O408]

Angabe	Anforderung
Kalziumhaltig	› 150 mg pro Liter
Magnesiumhaltig	› 50 mg pro Liter
Bikarbonathaltig	› 600 mg pro Liter
Eisenhaltig	› 1 mg pro Liter
Natriumhaltig	› 200 mg pro Liter
Geeignet für die natriumarme Ernährung	‹ 20 mg pro Liter

Tab. I/16.2 Angaben auf dem Etikett und die Anforderung an den Mineralstoffgehalt eines natürlichen Mineralwassers.

- Heiltees und Heilwasser gelegentlich und bei entsprechender Veranlassung (*Indikation*), pharmakologische Wirkung
- „Light-Getränke" gelegentlich. Energiefrei, energiearm, energiereduziert
- Diät-Getränke gelegentlich. Energiegehalt beachten, enthalten anstatt Saccharose Zuckeraustauschstoffe (→ Kap. I/31.3.11)
- Milch- und oder Fruchtmixgetränke gelegentlich
- Kaffee. Bis zu vier Tassen mit je 150 ml am Tag
- Alkoholische Getränke gelegentlich, z. B. 1 Glas Wein oder Bier. 📖📖 8

❯ Pflegebedürftige vertragen oft Mineralwasser ohne Kohlensäure besser.

❯ Lern-Tipp
Wissen Sie, wie viel Sie am Tag trinken? Welche Getränke bevorzugen Sie, energiearme oder energiereiche?

Internet- und Lese-Tipp
Informationszentrale Deutsches Mineralwasser e. V. (*IDM*): www.mineralwasser.com

Lebensmittelverzehr

Die ErnSTES-Studie untersuchte den Lebensmittelverzehr älterer Menschen in stationären Einrichtungen. Die Ergebnisse zeigen, dass die mittlere Verzehrsmenge für die verschiedenen Lebensmittelgruppen nicht mit den Orientierungswerte der DGE für eine vollwertige Ernährung übereinstimmt:
- Fleisch, Fleisch- und Wurstwaren (entspricht den Orientierungswerten)
- Fisch (geringe Mengen)
- Milch und Milchprodukte (erreicht Orientierungswerte, aber Schwankungsbreite ist groß)
- Getreide und Getreideprodukte (Kartoffeln deutlich höher als z. B. Nudeln. Vollkornprodukte deutlich unter den Orientierungswerten)
- Gemüse und Gemüseprodukte (sehr geringe Mengen)
- Obst und Obstprodukte (deutlich unter den Orientierungswerten).

I/16.2.2 Vollkost

❯ **Vollkost:** Eine vollwertige Ernährung, d. h. bedarfsgerecht in der Lebensmittelauswahl gemäß dem DGE-Ernährungskreis, ergänzt durch die zehn Regeln der DGE (→ Abb. I/16.7) und der 5-am-Tag-Kampagne (→ Kap. I/16.2.1).

Die **Vollkost** ist die Basis einer bedarfsgerechten Kost, mit dem Ziel, die Gesundheit

1. Die Lebensmittelvielfalt genießen
2. Reichlich Getreideprodukte sowie Kartoffeln
3. Gemüse und Obst – Nimm „5 am Tag" …
4. Milch und Milchprodukte täglich; Fisch ein- bis zweimal in der Woche; Fleisch, Wurstwaren sowie Eier in Maßen
5. Wenig Fett und fettreiche Lebensmittel
6. Zucker und Salz in Maßen
7. Reichlich Flüssigkeit
8. Schonend zubereiten
9. Sich Zeit nehmen und genießen
10. Auf das Gewicht achten und in Bewegung bleiben

Abb. I/16.7 Vollwertig essen und trinken nach den zehn Regeln der DGE. [W245; Foto: J787]

> Mehr Informationen zur Speisenplanung bzw. Speisenplangestaltung, einschließlich Rezepten und Nährwertberechnungsprogrammen zur Erstellung von Plänen, sind beim Auswertungs- und Informationsdienst für Ernährung, Landwirtschaft und Verbraucherschutz e.V. (aid) oder der Deutschen Gesellschaft für Ernährung (DGE) erhältlich.

aufrecht zu erhalten und ernährungsabhängigen Krankheiten und Übergewicht vorzubeugen. Sie ist altersgerecht, wenn sie bedürfnisorientiert ist. Spezielle Kostformen (→ Kap. I/21.3.2) leiten sich davon ab, z.B. leichte Vollkost.

Die Lebensmittel und Speisen werden den **10 Regeln der DGE** entsprechend nährstoffschonend und schmackhaft zubereitet. Sie werden abwechslungsreich, vielseitig und der Jahreszeit entsprechend ausgewählt. Optisch ansprechendes Anrichten und ausreichende Zeit zum Essen fördern den Genuss. Regelmäßige und tägliche Bewegung erhöht das Wohlbefinden und beeinflusst das Körpergewicht positiv.

Die Regel „5 am Tag", d.h. fünf Portionen Gemüse und Obst, verdeutlicht die Bedeutung dieser Lebensmittelgruppen als Lieferanten für Vitamine, Mineralstoffe, Ballaststoffe und sekundäre Pflanzenstoffe.

Nährstoffverteilung

> **Nährstoffverteilung:** Verhältnis der Energie liefernden Nährstoffe zueinander, bezogen auf den täglichen Richtwert für Energie.

Die **Nährstoffverteilung** für die Vollkost lautet:
- Mehr als 50 % Kohlenhydrate
- 30 % Fette
- 15 % Eiweiße. 📖9

Speisenplanung und Speisenplangestaltung

In der Gemeinschaftsverpflegung, in der Pflegebedürftige versorgt werden, sind zahlreiche Anforderungen an die **Speisenplanung** und **Speisenplangestaltung** zu erfüllen, um die vollwertige und bedürfnisorientierte Ernährung sicher zu stellen. Orientierung bieten auch die Qualitätsstandards für die Verpflegung in stationären Senioreneinrichtungen der DGE, z.B.:
- **Speisenplanung**
  - Menüzyklus beträgt mindestens sechs Wochen (Mittagessen)
  - Vegetarisches Gericht täglich
  - Besonderes Angebot an Festtagen
- **Speiseplangestaltung**
  - Seniorengerechte Schriftgröße
  - Ethnische und religiöse Aspekte sind berücksichtigt
  - Speisenplan ist in allen Wohnbereichen ausgehängt.

Vorgehen bei der Erstellung eines Tages- bzw. Wochenspeiseplans

Das Vorgehen bei der **Erstellung eines Tages- bzw. Wochenspeiseplans** in groben Schritten:
- Feststellung des Energie- und Nährstoffbedarfs der Pflegebedürftigen. Die Referenzwerte für die Gemeinschaftsverpflegung der DGE bilden die Grundlage
- Befragung der Pflegebedürftigen nach bestimmten Bedürfnissen und Berücksichtigung dieser Wünsche
- Verteilung der ermittelten Nährstoffe auf die einzelnen Mahlzeiten der Einrichtung. Mahlzeitenhäufigkeit und Mahlzeitenverteilung festlegen, z.B. Frühstück, 1. Zwischenmahlzeit, Mittagessen, 2. Zwischenmahlzeit und Abendessen
- Kalkulation der Lebensmittelmengen pro Woche, entsprechend den Orientierungswerten für die Lebensmittelauswahl des DGE-Ernährungskreises®
- Rezepturen auswählen, abhängig von der Kostform
- Tagesspeisepläne und Wochenspeisepläne im Baukastensystem variabel gestalten.

Mahlzeitenhäufigkeit und Essenszeiten

Altersbedingte physiologische Veränderungen (→ Kap. II/1) führen bei Pflegebedürftigen dazu, dass sie sich wohler fühlen, wenn die **Mahlzeitenhäufigkeit** steigt und die Mahlzeitenmengen geringer sind. Deshalb werden mindestens drei bis vier Mahlzeiten am Tag empfohlen, oder auch mehr. Regelmäßige Mahlzeiten strukturieren den Alltag und haben deshalb einen hohen Stellenwert im Tagesablauf (→ Kap. II/10.2).

Nach den MDK-Qualitätsprüfungs-Richtlinien (§ 112 und 114, SGB XI) sollten täglich mindestens drei Hauptmahlzeiten, zwei Zwischenmahlzeiten und eine Spätmahlzeit angeboten werden. Der Abstand zwischen der letzten Mahlzeit am Abend und der ersten am Morgen beträgt weniger als zwölf Stunden.

Flexible **Essenszeiten** mit einem Zeitfenster von zwei Stunden pro Mahlzeit sind anzustreben, um den Bedürfnissen der Pflegebedürftigen gerecht zu werden.

Mahlzeitengestaltung

Maßnahmen bei der **Mahlzeitengestaltung,** die die vollwertige und bedürfnisorientierte Ernährung und Flüssigkeitsversorgung sicherstellen, sind im Allgemeinen:
- Die Selbstständigkeit der Pflegebedürftigen unterstützen, im Umgang mit Trink- und Esshilfen anleiten
- Verbale und nonverbale Kommunikation fördern. Dies stärkt die Beziehung zwischen Pflegebedürftigen und Altenpflegerinnen, z.B. ermunternde Aufforderung durch Berührung am Arm während der Mahlzeiten
- Das „Essen mit allen Sinnen" ermöglichen. Die Anregung aller Sinne, Riechen, Tasten, Sehen, Schmecken und Hören, fördert den Appetit und die Lebensqualität, z.B. der Duft von Bratkartoffeln im Speisesaal
- Beteiligung der Pflegebedürftigen anregen, entsprechend ihrer Fähigkeiten, z.B. Tisch decken

I

16

- Gesellschaft bei den Mahlzeiten sicherstellen. Beim gemeinsamen Essen schmeckt es besser, es fördert den Appetit (aber nicht bei allen Pflegebedürftigen)
- Angenehme Räumlichkeiten schaffen und für eine entspannte Atmosphäre sorgen, z. B. ansprechende Dekoration der Räume und Tische, Lärmbelästigungen vermeiden. Pflegebedürftige benötigen ausreichend Zeit, um das Essen einzunehmen. 🕮3 🕮8

> ❯❯ **Lern-Tipp**
> Welche Aufgaben hinsichtlich der Mahlzeitengestaltung sieht der hauseigene Standard für Altenpflegerinnen vor?
> Welche Sinne werden bei den Mahlzeiten angesprochen?
> In welcher Form werden die Pflegebedürftigen in die Mahlzeitengestaltung einbezogen?
> Wie fördern Sie die Beziehung der Pflegebedürftigen? Welche Unterstützungsmaßnahmen setzen Sie ein?

Internet- und Lese-Tipp
- Auswertungs- und Informationsdienst (aid) für Verbraucherschutz, Ernährung und Landwirtschaft e. V.: www.aid.de
- Deutsche Gesellschaft für Ernährung e. V.: www.dge.de und www.fitimalter-dge.de
- 5 am Tag e. V.: www.5amtag.de

I/16.2.3 Besonderheiten der Ernährung bei Menschen mit Demenz

Eine Besonderheit stellt die **Ernährung bei Menschen mit Demenz** dar. Diese sind oft von Ernährungsproblemen betroffen. In vielen Studien zeigt sich, dass Menschen mit Demenz, ob im Krankenhaus, stationären Pflegeeinrichtungen oder in der ambulanten Pflege, sehr häufig von Ernährungsproblemen betroffen sind.

Neben den Schwierigkeiten bei der Nahrungsaufnahme ist bekannt, dass demenziell erkrankte Menschen sehr häufig unter Gewichtsverlust leiden und somit ein erhöhtes Risiko für Mangelernährung aufweisen. Die Studien zeigen, dass viele Ursachen die Ernährungssituation bei Menschen mit Demenz beeinflussen. Dies sind:

- Pathologische und metabolische Veränderungen
- Kognitive Beeinträchtigungen schon zu Beginn des Syndroms (z. B. vergessen einzukaufen oder zu trinken)

- Bei fortgeschrittenem Syndrom zunehmende Pflegebedürftigkeit, Apraxie und Dysphagie.

Sehr häufig treten in einer bestimmten Phase des demenziellen Syndroms Unruhezustände auf, die die Nahrungsaufnahme zusätzlich erschweren. Die Betroffenen verbrauchen mehr Energie, sie können sich nur schwer auf das Essen und Trinken konzentrieren und nehmen dadurch noch weniger Energie zu sich. Fingerfood, „Eat by walking", die Bereitstellung von Snacks („Essoasen") können die Nahrungsaufnahme unterstützen.

Zusätzlich hat sich gezeigt, dass diese Personen besonders auf eine ruhige und entspannte Atmosphäre zu den Mahlzeiten angewiesen sind. Bei Menschen mit Demenz verbessert eine traditionelle Hausmannskost eher die Ernährungssituation als „gesunde Ernährung". Wünscht der Bewohner Eier mit Speck und zum Nachtisch Schokoladenpudding, dann bekommt er diese Speisen selbstverständlich. Strenge Regeln oder Diätvorschriften verstärken bei Menschen mit Demenz eher das Ernährungsproblem und sollten stets auf ihren Nutzen für den Menschen überprüft werden. Die Wünsche des Bewohners (Bedürfnisse) haben stets Vorrang. Da Senioren generell häufig altersbedingt unter Geschmacksbeeinträchtigungen leiden, ist auch der Geschmack des Essens bedeutend. Besonders süße Speisen, auch in ungewöhnlichen Kombinationen (Zucker mit Wurst) werden von Menschen mit Demenz bevorzugt. Kreativität in der Auswahl von Speisen und Getränke ist wichtiger als die Einhaltung von Ernährungsregeln. 🕮10

I/16.2.4 Besonderheiten der Ernährung bei sterbenden Menschen

Bei zunehmender Verschlechterung des Allgemeinzustands wird sich bei jedem Menschen die Frage stellen, inwieweit eine Therapie noch sinnvoll erscheint und palliative Strategien und Maßnahmen an Bedeutung gewinnen.

Dies gilt für die Ernährung genauso wie für andere Bereiche der Versorgung von pflegebedürftigen älteren Menschen. Ernährungsbedarfsrechnungen und Diätvorschriften haben für sterbende Menschen keine Bedeutung und andere Aspekte müssen in den Fokus rücken. Die Lebensqualität und das Wohlbefinden des sterbenden Menschen sind oberste Prämisse in der Versorgung. Das Führen von Ess- und

Trinkprotokollen ist meist bedeutungslos, da sterbende Menschen keine vorgegebenen Mengen erreichen müssen. Der Pflegebedürftige allein entscheidet entweder durch verbale oder durch nonverbale Zeichen, wie viel Essen und Getränken er wünscht. Diese sollten ihm regelmäßig angeboten werden. Es gibt keine Verpflichtung zur bedarfsgerechten Ernährung, Hunger und Durst sind aber grundsätzlich zu stillen. 🕮11

Internet- und Lese-Tipp
- Kolb, C.; Hell, W.: Ernährung am Lebensende – Grundlagen des Medizinischen Dienstes der Krankenkassen (*MDK*). PraxisPalliativCare (07), S. 19–21, 2011.
- Ernährung und Demenz: www.nahrungsverweigerung.de
- AOK-Bundesverband. Künstliche Ernährung im Alter? PEG-Entscheidungshilfe, 2011: www.aok.de/bundesweit/gesundheit/kuenstliche-ernaehrung-im-alter-176155.php

I/16.3 Energie

Ⓐ Fallbeispiel Ambulant, Teil I

Der 75-jährige Bastian Gruber wiegt 73 kg und ist 172 cm groß. Der Pflegebedürftige bastelt stundenlang in seinem Arbeitszimmer an Modellflugzeugen. Er ist seit einem halben Jahr Witwer und lebt seitdem allein. Seine Ernährung ist sehr einseitig, da bisher seine Frau den Haushalt, einschließlich der Verpflegung, organisiert hat. Er ist bereit, seinen Haushalt zu führen, regelmäßig Obst und am Abend einen Salat zuzubereiten, aber er möchte nicht kochen. Die Altenpflegerin Linda Müller regt im Gespräch mit Herrn Gruber an, einen mobilen Essensdienst zu beauftragen. Der Pflegebedürftige ist einverstanden. Um herauszufinden, wie groß die Essensportionen sein müssen, benötigt Frau Müller den durchschnittlichen Energiebedarf pro Tag. Sie berücksichtigt, dass Herr Gruber sich in einem Genesungsprozess befindet.

I/16.3.1 Energie und Organismus

Der menschliche Organismus braucht **Energie** zur Aufrechterhaltung seiner vielfältigen Funktionen. Die Energie, die über die Nahrung bzw. über die Energie liefernden Nährstoffe – Kohlenhydrate, Fette und Eiweiß – zugeführt wird, misst man in Kalorien.

Maßeinheiten für Energie

> **1 Kilokalorie** (*kcal*): Energiemenge, die benötigt wird, um einen Liter Wasser von 14,4 °C auf 15,5 °C zu erwärmen.

Der Energiebedarf des Organismus und der Energiegehalt der Nährstoffe werden mit der Einheit Kalorie (lat. calor: *Wärme*) angegeben. Daneben existiert die Einheit **Joule**. Sie ist in dem SI-System (→ Kap. I/14.1.4) verankert und damit international gültig.

> **Umrechnung Joule/Kalorien**
> - 1000 Joule (J) = 1 Kilojoule (kJ) = 0,239 kcal
> - 1000 Kalorien (cal) = 1 Kilokalorie (kcal) = 4,18 kJ

Energiegehalt der Nährstoffe und Alkohol

Folgende **Nährstoffe** (und **Alkohol**) liefern Energie.
- Kohlenhydrate: 1 g enthalten ca. 4,1 kcal (17 kJ)
- Eiweiße: 1 g enthalten ca. 4,1 kcal (17 kJ)
- Fette: 1 g enthalten ca. 9,3 kcal (38 kJ)
- Alkohol: 1 g enthalten ca. 7 kcal (29 kJ).

I/16.3.2 Energiebedarf

> **Tatsächlicher Energiebedarf** (*bedarfsgerechte Energiezufuhr*): Tägliche Energiemenge, die benötigt wird, um den Energieverbrauch eines Menschen zu decken.

Der tatsächliche **Energiebedarf** eines Menschen ist individuell und lässt sich nur durch regelmäßige Gewichtskontrollen und den Gewichtsverlauf (→ Kap. I/16.1) feststellen. Der

Energiebedarf im Alter über 65 Jahre ergibt sich aus Grundumsatz und Arbeitsumsatz.

Grundumsatz

> **Grundumsatz** (*Basal metabic rate, BMR*): Energiemenge, die für alle physiologischen Grundfunktionen im Ruhezustand aufgewendet werden muss. Für die Aufrechterhaltung der Körpertemperatur und grundlegender Organfunktionen, z.B. Herz-Kreislauf-Tätigkeit, Atmung, Gehirnfunktion (→ Abb. I/16.8). 📖9

Der **Grundumsatz** nimmt mit zunehmendem Alter ab. Dies liegt in erster Linie an der physiologischen Veränderung der Körperzusammensetzung. Die stoffwechselaktive fettfreie Körpermasse, d.h. die Muskelmasse, nimmt ab und der Körperfettanteil steigt.

Physiologisch gesehen haben Frauen einen höheren Körperfettanteil und einen geringeren Anteil an Muskelmasse als Männer. Muskelgewebe hat einen höheren Energieumsatz als Fettgewebe, daher wird der Grundumsatz für Frauen um etwa 10 % geringer angesetzt als bei Männern.

Einflussfaktoren

Verschiedene **Faktoren**, z.B. Erkrankungen, Stoffwechselstörungen und Umweltbedingungen, beeinflussen den Grundumsatz:
- Erhöhung, z.B. durch Verbrennungen, schwere Infektionen, Fieber, Wundheilung, Tumoren, Schilddrüsenüberfunktion, Tremor bei Morbus Parkinson
- Erniedrigung, z.B. durch Depressionen, Sommerhitze.

Richtwerte für den Grundumsatz

Für gesunde ältere Menschen mit Normalgewicht liegen die **Richtwerte für den Grundumsatz** (→ Abb. I/16.8) bei 1 410 kcal für Männer und bei 1 170 kcal für Frauen. Das Normalgewicht ist im Durchschnitt 68 kg bei Männern

und 55 kg bei Frauen, bei einem BMI von 18,5 bis 24,9 kg/m² (→ Kap. I/16.1). 📖9

> Bei adipösen bzw. untergewichtigen Pflegebedürftigen ist die Energiezufuhr entsprechend anzupassen, d.h. niedriger bzw. höher als der Energiebedarf für Normalgewichtige (→ Kap. I/20.8).

Leistungsumsatz

> **Leistungsumsatz:** Energiebedarf für die körperliche Aktivität, d.h. der Energiebedarf für Muskelarbeit und Bewegung bei verschiedenen Berufs- und Freizeitaktivitäten und der zusätzliche Energiebedarf für den Ansatz von Körpermasse (im Wachstumsalter in der Schwangerschaft und Stillzeit) sowie der Wärmeproduktion (Thermogenese) nach Nahrungsaufnahme. 📖9
> **PAL-Werte** (*physical activity level*): Faktor für den durchschnittlichen täglichen Energiebedarf von definierten körperlichen Aktivitäten.

Der **Leistungsumsatz** umfasst die Energiemenge für jede zusätzlich erbrachte Leistung, d.h. für die körperliche Aktivität in Beruf und Freizeit, für Wachstum und für die Nahrungsaufnahme und Verdauung. Der Energieverbrauch für die körperliche Aktivität des Menschen ergibt sich aus den beruflichen Tätigkeiten und dem Freizeitverhalten. Mit zunehmendem Alter nimmt die körperliche Aktivität, z.B. Gartenarbeit, Radfahren, nicht grundsätzlich ab. Der durchschnittliche Energiebedarf für körperliche Aktivität wird als Mehrfaches des Grundumsatzes angegeben. Er wird als **PAL** bezeichnet.

Die **PAL-Werte** für die verschiedenen definierten körperlichen Aktivitäten können in Tabellen nachgeschlagen werden. Bei überwiegend sitzender beruflicher Tätigkeit, z.B. bei Büroarbeit, und einer sportlichen Aktivität, z.B. Radfahren während einer Stunde in der Woche, liegt der PAL-Wert bei 1,4.

> **PAL-Werte**
> Bei Pflegebedürftigen, die in der Regel nicht mehr einer beruflichen Tätigkeit nachgehen, hängt der Multiplikationsfaktor allein von ihrer körperlichen Aktivität im Alltag ab.
> - **1,2** – ausschließlich sitzende oder liegende Lebensweise. Bei bettlägerigen Pflegebedürftigen und Pflegebedürftigen im Rollstuhl
> - **1,4–1,5** – ausschließlich sitzend, bei leichter körperlicher Anstrengung. Pflegebedürftige die ihren Haushalt mit leichten Tätigkeiten erledigen

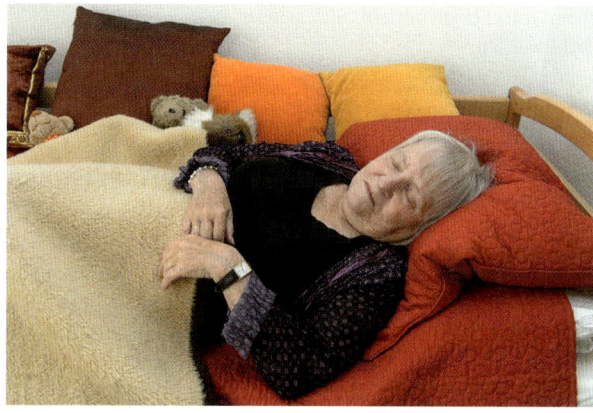

Abb. I/16.8 Die während des Schlafs verbrauchte Energie zum Erhalt der physiologischen Grundfunktionen entspricht in etwa der Höhe des Grundumsatzes – er liegt beim älteren Menschen niedriger, da die Muskelmasse abnimmt. [K157]

I 16

- **1,6–1,7** – überwiegend sitzend, zeitweilig auch gehend und stehend. Pflegebedürftige, die ihren Haushalt und Enkelkinder versorgen, sportlich aktiv sind oder Gartenarbeit leisten
- **1,8–1,9** – überwiegend stehend und gehend, z.B. demente Pflegebedürftige, die stetig herumwandern
- **2,0–2,4** – körperliche anstrengende Tätigkeit. Bei Senioren, die Leistungssport treiben. 📖9

Die Multiplikationsfaktoren für die körperliche Aktivität, nach denen sich der MDS richtet, unterscheidet sich von den Angaben der DGE, ist aber weniger differenziert. 📖1

Durchschnittlicher täglicher Energiebedarf

> **Durchschnittlicher täglicher Energiebedarf** (total energy expenditure, TEE): Produkt aus PAL-Werten und den Richtwerten für den Grundumsatz, d.h. Grundumsatz × PAL. 📖9

Ⓐ Fallbeispiel Ambulant, Teil II

Bastian Gruber
Alter: 75 Jahre
Körpergewicht: 73 kg
Körpergröße: 172 cm
BMI: 25 kg/m², Herr Gruber ist normalgewichtig
Grundumsatz: 1 410 kcal
PAL-Wert: 1,4 bei sitzender Tätigkeit, bei leichter körperlicher Anstrengung
Durchschnittlicher täglicher Energiebedarf: 1 410 kcal × 1,4 = 1 974 kcal

Der **durchschnittliche tägliche Energiebedarf** (→ Tab. I/16.3) errechnet sich aus dem PAL-Wert multipliziert mit dem Richtwert für den Grundumsatz.

> **Lern-Tipp**
Wissen Sie, wie hoch Ihr durchschnittlicher Energiebedarf pro Tag ist? Haben Sie

Zeit und Lust zu einer regelmäßigen sportlichen Tätigkeit? Bedenken Sie, dass der Grundumsatz bei jüngeren Menschen höher als bei Senioren liegt.

Vorgehen bei der Ermittlung

- Gesundheitszustand feststellen, da bestimmte Erkrankungen den täglichen Energiebedarf beeinflussen und andere Richtwerte gelten als bei Gesunden
- Berechnung des Körpergewichts mittels BMI (→ Kap. I/16.1.1). Die Richtwerte beziehen sich auf normalgewichtige und gesunde Personen. Bei Adipositas bzw. Untergewicht wird die Energiezufuhr entsprechend angepasst, d.h. erhöht bzw. reduziert
- Richtwert für Grundumsatz in Tabelle (→ Tab. I/16.3) ablesen
- PAL-Wert festlegen und den durchschnittlich täglichen Energiebedarf in Tabelle (→ Tab. I/16.3) ablesen oder berechnen.

> In der Ernährungsmedizin wird die **Benedict-Harris-Formel** zur Berechnung des Grundumsatzes angewandt. Bei Erkrankungen berechnet sich der Gesamtenergiebedarf aus GU × Aktivitätsfaktor × Stressfaktor. Stressfaktoren bei z.B. Dekubitus (→ Kap. I/17.2), Frakturen, Verbrennungen sind definiert.

Die Personengruppe der über 65-Jährigen ist hinsichtlich des durchschnittlichen täglichen Energiebedarfs besonders heterogen.

Zu ihr gehören rüstige und gesunde Menschen ebenso wie multimorbide und gebrechliche Menschen. Trotz des sinkenden Energiebedarfs bei Pflegebedürftigen bleibt der Bedarf an Vitaminen, Mineralstoffen und Ballaststoffen konstant. Eine Ernährung mit hoher Nährstoffdichte ist zu empfehlen. Bei einer Energiezufuhr unter 1 500 kcal pro Tag kann der Nährstoffbedarf allein mit Lebensmitteln nur schwer gedeckt werden.

> Die DGE hat für die Gemeinschaftsverpflegung spezielle Bezugswerte für den Energiebedarf herausgegeben. Hierbei wird nicht nach dem Geschlecht unterschieden, sondern ausschließlich nach der körperlichen Aktivität. Diese Richtwerte sind nachzulesen in: aid infodienst und DGE (Hrsg): Senioren in der Gemeinschaftsverpflegung, Bonn, 2007.

Maßnahme zur Ermittlung des tatsächlichen Energiebedarfs

Durch regelmäßiges Wiegen, z.B. alle vier Wochen bzw. bei Bedarf einmal pro Woche (→ Kap. I/16.1), wird das Körpergewicht festgestellt und in Gewichtskurven dokumentiert. Treten Gewichtsveränderungen auf, entspricht der tatsächliche Energiebedarf nicht der Energiezufuhr. Eine Anpassung der zugeführten Energiemenge ist notwendig. Das bedeutet, bei Übergewicht ist die Energiemenge zu reduzieren und bei Untergewicht zu erhöhen. Der Erfolg dieser Strategie ist durch regelmäßige Gewichtskontrollen zu überprüfen.

I/16.4 Wasser

Verteilungsräume des Körperwassers (intra-, extrazelluläre Flüssigkeit) → Kap. I/14.2.7

Ⓐ Fallbeispiel Ambulant

Renata Senkel wird nach einem Krankenhaus- und Rehabilitationsaufenthalt von Linda Müller versorgt. Bei ihren Besuchen fällt der Altenpflegerin auf, dass die Pflegebedürftige weniger als einen Liter am Tag trinkt. Als sie nach den Gründen fragt, erhält sie mehrere Antworten: „Ich habe keinen Durst. Ich bin es gewöhnt, nur zu den Mahlzeiten zu trinken. Ich mag nicht immer Früchtetee. Mineralwasser schmeckt mir nicht."

> **Wasser** (H_2O): Wichtigster anorganischer Bestandteil des Organismus, Basis für die Lebens- und Funktionsfähigkeit des Körpers. Gehört zu den nicht Energie liefernden Nährstoffen (→ Kap. I/14.2.7).

Wassergehalt des Organismus

Wasser ist der Hauptbestandteil des menschlichen Organismus. Das Körpergewicht eines gesunden Erwachsenen besteht zu 50–60 % aus Wasser. Hierbei sind die alters- und geschlechtsspezifischen Unterschiede zu berücksichtigen (→ Kap. I/14.2.7).

Alter und Geschlecht	Grundumsatz (kcal/Tag)	Durchschnittlicher Energiebedarf (kcal/Tag) bei unterschiedlicher körperlicher Aktivität – PAL-Werte			
		1,2	1,4	1,6	1,8
Männer 65 Jahre und älter	1410	1700	2000	2300	2500
Frauen 65 Jahre und älter	1170	1400	1600	1800	2100

Tab. I/16.3 Richtwerte für den Grundumsatz und den durchschnittlichen Energiebedarf pro Tag, bei unterschiedlicher körperlicher Aktivität, für Männer und Frauen in der Altersgruppe über 65 Jahre; diese Werte gelten für gesunde und normalgewichtige Menschen. 📖9

Funktionen des Wassers

Wasser erfüllt folgende **Funktionen** im menschlichen Organismus:

- Reaktionspartner. Alle Stoffwechselvorgänge sind auf Wasser angewiesen. Bei vielen wichtigen Reaktionen entsteht Wasser, z. B. bei der Kondensationsreaktion, oder es wird Wasser verbraucht, z. B. bei der Hydrolyse
- Strukturbestandteil. Wasser ist ein wichtiger Baustein in Mehrfachzuckern oder Proteinen
- Lösungsmittel. In Wasser lassen sich organische und anorganische Substanzen lösen, z. B. Elektrolyte
- Transportmittel. Wasser befördert gelöste Substanzen, z. B. in Form von Blut, Lymphe, Verdauungssekreten und Urin
- Wärmeregulator. Wasser dient der Temperatursteuerung, indem beim Schwitzen durch Verdunstung des Wassers auf der Haut Wärme abgegeben und so ein Kühlungseffekt durch Verdunstungskälte erzielt wird
- Quellmittel. Wasser wird im Darm als Quellmittel für Ballaststoffe benötigt, die nach dem Quellvorgang durch Volumenvergrößerung die Darmwände mechanisch reizen und so die Verdauung unterstützen.

Wasserbilanz

Flüssigkeitsbilanz → Kap. I/21.2.2

> **❯ Wasserbilanz:** Gegenüberstellung von Wasseraufnahme und Wasserabgabe innerhalb von 24 Stunden. Ist unter physiologischen Bedingungen ausgeglichen.

Die tägliche **Wasserabgabe** über die Haut, Lunge, dem Darm und über den Urin von durchschnittlich 2 300 ml ist durch die tägliche **Wasseraufnahme** auszugleichen.

Die Wasseraufnahme erfolgt über Getränke, flüssige Lebensmittel und feste Nahrung. Im Durchschnitt nimmt ein gesunder Mensch jenseits der 65 Jahre rund 1 300 ml Wasser über Getränke und 700 ml über feste Nahrung auf. Hinzu kommen 300 ml Oxidationswasser, das bei der Verbrennung (*Oxidation*) von Kohlenhydraten, Fetten und Proteinen in der Zelle frei wird. Zusammen beträgt die Gesamtwasseraufnahme durchschnittlich 2 300 ml pro Tag. 🔖9

Orientierungswerte für gesunde ältere Menschen

Der Richtwert für den täglichen **Wasserbedarf** (*Flüssigkeitsbedarf*) liegt für gesunde Menschen über 65 Jahre bei 2 300 l

pro Tag. Dies entspricht etwa 30 ml Wasser pro kg Körpergewicht bzw. mehr als 1 ml pro kcal. Bei einer gemischten Kost berechnet die DGE den Wassergehalt der Nahrung und Speisen mit 0,33 ml pro kcal. Das entspricht einem Drittel der Gesamtwassermenge. Zwei Drittel, d. h. 1,5 l, liefern die Getränke. Dazu zählen auch flüssige Speisen z. B. Brühen und Suppen. 🔖8 🔖9

Methoden zur Berechnung des Wasserbedarfs

Diese Richtwerte für den täglichen Wasserbedarf sind nur für gesunde und normalgewichtige alte Menschen geeignet:

- 1 ml pro kcal
- 30 ml pro kg Körpergewicht.

Für untergewichtige und adipöse Pflegebedürftige sind diese Methoden zu ungenau. Folgende Berechnungsvariante wird für Pflegebedürftige vom MDS empfohlen: 🔖1

- 100 ml je kg für die ersten 10 kg Körpergewicht = 1 000 ml
- 50 ml je kg für die zweiten 10 kg Körpergewicht = 500 ml
- 15 ml für jedes weitere kg Körpergewicht = XX ml.

Einflussfaktoren

Verschiedene **Faktoren,** z. B. Erkrankungen, Medikamente, Bewegung und Umweltbedingungen beeinflussen den Wasserbedarf.

Erhöhend wirken:

- Krankheiten mit Flüssigkeitsverlusten, z. B. Fieber, Diarrhö, Erbrechen, Verbrennungen, Blutverluste
- Umweltfaktoren, z. B. überhitzte Wohnräume, Sommerhitze, unzweckmäßige Kleidung
- Einnahme von Medikamenten, z. B. Abführmittel (*Laxanzien*) und Diuretika
- Körperliche Aktivität, z. B. Herumwandern bei Demenz oder Gartenarbeit
- Erhöhte Proteinzufuhr, z. B. Wundheilung (→ Kap. I/16.2).

Reduzierend wirken:

- Niereninsuffizienz und Dialysetherapie (→ Kap. I/31.9.12)
- Herzinsuffizienz (→ Kap. I/31.5.11)
- Ödeme (→ Kap. I/31.9.9).

Flüssigkeitszufuhr

Die **Flüssigkeitszufuhr** und Flüssigkeitsversorgung entspricht bei Pflegebedürftigen nicht immer den Orientierungswerten. 🔖3

Gründe für eine geringe Trinkmenge

Die **Beweggründe** (*Motive*) für geringe Trinkmengen bei Pflegebedürftigen sind vielfältig und individuell:

- Umweltfaktoren, z. B. ungewohnte Umgebung bei Umzug in eine Pflegeeinrichtung
- Altersbedingte physiologische Veränderungen, z. B. vermindertes Durstgefühl, verändertes Geschmacksempfinden, Schluckstörungen
- Biografische Gründe (→ Kap. I/10), z. B. Getränkeangebot entspricht nicht den Gewohnheiten
- Fehlende Anpassung an einen erhöhten Bedarf, z. B. Erbrechen, Durchfall
- Körperliche Beeinträchtigung, z. B. ungeeignete Trinkgefäße, Erreichbarkeit von Getränken
- Geistige Beeinträchtigung, z. B. Verwirrtheit, Vergesslichkeit
- Häufige Toilettengänge vermeiden, z. B. Prostataleiden, Inkontinenz
- Soziale Gründe, z. B. Trauer, Einsamkeit, Ängste. 🔖1 🔖3 🔖8

Maßnahmen

Im Rahmen des Pflegeprozesses ist darauf zu achten, dass die orale bedarfsgerechte Flüssigkeitsversorgung sichergestellt ist. **Maßnahmen,** die eine ausreichende Flüssigkeitszufuhr sichern, sind:

- Sinnvolle Getränkeauswahl, entsprechend den Orientierungswerten des DGE-Ernährungskreises (→ Kap. I/16.2.1)
- Bedürfnisorientierte Auswahl unter Berücksichtigung der biografischen Angaben, z. B. gewünschte Getränke, Temperatur der Getränke beachten
- Abwechslungsreiches Getränkeangebot.

Ernährungsanamnese

Altenpflegerinnen erheben im Rahmen der Ernährungsanamnese, die Teil der Informationssammlung (→ Kap. I/7, → Kap. I/16.1) und der biografischen Arbeit ist (→ Kap. I/10), die Trinkgewohnheiten der Pflegebedürftigen.

Trinkmotivation

Die **Trinkmotivation** erfolgt bedürfnisorientiert, bei

- Sozialen Gründen, z. B. Gespräche führen und sich Zeit nehmen, Gesellschaft beim Trinken
- Altersbedingten physiologischen Veränderungen, z. B. grundsätzlich zu den Mahlzeiten Getränke reichen

- Körperlicher Beeinträchtigung, z. B. Unterstützung durch geeignete Trinkgefäße, Getränke in Reichweite stellen, leere Becher und Tassen immer wieder füllen
- Geistiger Beeinträchtigung, z. B. Erinnern an das Trinken, auch zwischen den Mahlzeiten
- Verfügbarkeit der Getränke erhöhen, z. B. Selbstbedienung an Getränke-Inseln in der stationären Pflege, Bringdienst für Getränke organisieren in der ambulanten Pflege
- Überprüfen einer Notwendigkeit und Dosierung der Medikamenteneinnahme, z. B. Diuretika, Laxanzien
- Basale Stimulation® (→ Kap. I/18.1.2). Trinken mit allen Sinnen, z. B. olfaktorische Stimulation kann zum Trinken anregen, etwa durch Kochen von frischem Kaffee bzw. Tee oder das Auspressen von Zitrusfrüchten. 🔖1 🔖3

Trinkplan

Im Unterschied zum Trinkprotokoll wird bei einem Trinkplan (→ Tab. I/16.4) die Trinkmenge nicht dokumentiert. Darauf ist notiert, welche Flüssigkeit und Menge der Pflegebedürftige zu vorgegebenen Zeiten trinkt. Der Trinkplan wird an die Bedürfnisse der Pflegebedürftigen angepasst und bei deutlichen Abweichungen dokumentieren Pflegende die Gründe. Abhängig vom Maß der Abweichung kann das Führen eines Trinkprotokolls (→ Abb. I/16.9) erforderlich sein.

Trinkprotokoll

Bei dehydratationsgefährdeten Pflegebedürftigen werden **Trinkprotokolle** (→ Kap. I/16.1, → Abb. I/16.9) geführt. Darin dokumentieren Pflegende die Trinkmenge, die Art des Getränks und den Verabreichungszeitpunkt. Sie bestätigen die Angaben mit ihrem Handzeichen. Außerdem berechnen sie die Gesamttrinkmenge in 24 Stunden und werten die Ergebnisse aus. Bei Bedarf sind weitere Maßnahmen einzuleiten.

> ❯ Erreichen Pflegebedürftige die Flüssigkeitszufuhr von mindestens 1000 ml täglich über mehrere Tage nicht, klären Altenpflegerinnen die Ursachen. Anschließend planen sie die handlungsorientierten Maßnahmen und leiten sie ein (→ Kap. I/16.1) – entsprechend der MDK-Richtlinien und Transparenzvereinbarungen, bzw. des Expertenstandards „Ernährungsmanagement zur Sicherstellung und Förderung der oralen Ernährung in der Pflege" (DNQP). 🔖3

Tageszeit/Mahlzeit	Art der Getränke	Menge der Getränke
Frühstück	2 Tassen Milchkaffee, Kaffee, Tee, Kakao, Frucht- oder Gemüsesaft	250 ml
Vormittags	1 Glas Fruchtsaftschorle oder Buttermilch	200 ml
Mittags	1 Glas Mineralwasser und 1 Teller Suppe bzw. Brühe	200 ml 150 ml
Nachmittags	2 Tassen Früchte- oder Kräutertee, Malzkaffee, Kaffee, Fruchtschorle	200 ml
Abends Spätabends	1 Glas Fruchtsaftschorle, Mineralwasser 1 Glas Mineralwasser, gelegentlich Bier oder Wein	300 ml 200 ml
Gesamtmenge		1500 ml

Tab. I/16.4 Beispiel eines Trinkplans für gesunde ältere Menschen mit einer täglichen Trinkmenge von 1,5 l am Tag.

Abb. I/16.9 Beispiel für ein Trinkprotokoll. [W295] 🔖1

> ❯ **Lern-Tipp**
> Trinken Sie mehr oder weniger als 1,5 l am Tag? Welche Getränke bevorzugen Sie? Wenn Sie wenig trinken: Überlegen Sie, welche Gründe es dafür gibt. Welche Strategien wenden Sie an, um mehr zu trinken?

Getränke

Das für den Körper notwendige Wasser lässt sich in Form von **Getränken** zuführen, die sehr unterschiedliche Geschmackseigenschaften besitzen. Nicht jedes der erhältlichen Getränke erfüllt die ernährungs-physiologischen Anforderungen an eine geeignete Flüssigkeit zum „Durstlöschen".

I/16.5 Lebensmittelhygiene

Lebensmittelhygiene → Kap. I/15.6

⑤ Fallbeispiel Stationär

Im „Seniorenzentrum Maxeberg" findet jedes Jahr im Juli ein Sommerfest statt. Seit Wochen sind alle Mitarbeiter mit den Vorbereitungen beschäftigt. Auch die Pflegebedürftigen bringen sich ihren Fähigkeiten und Neigungen entsprechend ein. Cäsar Karg, der im Zentrum wohnt, freut sich auf dieses „Highlight" mit leckerem Essen, Musik und der angekündigten Überraschung. Er möchte gern seinen Lieblingskuchen beisteuern. Den bäckt seine Tochter für ihn.

> **Lebensmittelhygiene:** Maßnahmen und Vorkehrungen, die notwendig sind, Gefahren unter Kontrolle zu bringen und zu gewährleisten, dass ein Lebensmittel unter Berücksichtigung seines Verwendungszwecks für den menschlichen Verzehr tauglich ist.
> **Gefahr:** Biologisches, chemisches oder physikalisches Agens in einem Lebens- oder Futtermittel bzw. Zustand eines Lebens- oder Futtermittels, der eine Gesundheitsbeeinträchtigung verursachen kann.
> **Nachteilige Beeinflussung:** Eine Ekel erregende oder sonstige Beeinträchtigung der einwandfreien hygienischen Beschaffenheit von Lebensmitteln, z. B. durch Mikroorganismen, Verunreinigung, Witterungseinflüsse, Gerüche, Temperaturen, Gase, Dämpfe, Rauch, Aerosole, tierische Schädlinge, menschliche und tierische Ausscheidungen sowie durch Abfälle, Abwässer, Reinigungsmittel, Pflanzenschutzmittel, Biozid-Produkte oder ungeeignete Behandlungs- und Zubereitungsverfahren.

Die europäischen Hygienevorschriften, einschließlich der **Lebensmittelhygiene,** gelten für alle Unternehmen der Lebensmittelkette, für alle Produktions-, Verarbeitungs- und Vertriebsstufen. Sie werden durch die nationalen allgemeinen Hygieneanforderungen präzisiert. „Lebensmittel dürfen nur so hergestellt, behandelt oder in den Verkehr gebracht werden, dass sie bei Beachtung der im Verkehr erforderlichen Sorgfalt der Gefahr einer nachteiligen Beeinflussung nicht ausgesetzt sind."

Durch die Definition der **nachteiligen Beeinflussung** ist die Lebensmittelhygiene

ein weit gefasster Begriff, der nicht nur die mikrobiologischen Faktoren, z. B. Bakterien und Schimmelpilze, berücksichtigt. Die Basisverordnung der EU verlangt Systeme, mit deren Hilfe Probleme in der Lebensmittelsicherheit sichtbar werden und eine schnelle Reaktion ermöglichen. Die Verordnung stellt aber auch klar, dass es in erster Linie die Lebensmittelunternehmer sind, die in diesem Bereich die Verantwortung übernehmen müssen. Sie haben die meisten Möglichkeiten, ein solches sicheres System aufzubauen.

Lebensmittelunternehmen

> **Lebensmittelunternehmen:** Alle Unternehmen, gleichgültig, ob sie auf Gewinnerzielung ausgerichtet sind oder nicht und ob sie öffentlich oder privat sind, die eine mit der Produktion, der Verarbeitung und dem Vertrieb von Lebensmitteln zusammenhängende Tätigkeit ausführen.
> **Einzelhandel:** Handhabung und Be- oder Verarbeitung von Lebensmitteln und ihre Lagerung am Ort des Verkaufs oder der Abgabe an den Endverbraucher; hierzu gehören Verladestellen, Verpflegungsvorgänge, Betriebskantinen, Großküchen, Restaurants u. ä. Einrichtungen der Lebensmittelversorgung, Läden, Supermarkt-Vertriebszentren und Großhandelsverkaufsstellen.

Soziale Einrichtungen, die Menschen mit einem Betreuungs-, Hilfe- oder Unterstützungsbedarf verpflegen, sind **Lebensmittelunternehmen.** Sie produzieren, verarbeiten oder vertreiben ein Lebensmittel, einschließlich seiner Lagerung, Beförderung, seinem Verkauf oder bis zu seiner Abgabe an den Verbraucher. Soziale Einrichtungen, die mit Lebensmitteln umgehen bzw. ein regelmäßiges Verpflegungsangebot bereitstellen, sind definiert als **Einzelhandelsunternehmen.** Sie müssen die Vorgaben des europäischen bzw. nationalen Lebensmittelrechts erfüllen. 📖 12

I/16.5.1 Pflichten der Lebensmittelunternehmer

Lebensmittelunternehmer tragen die Verantwortung für die Lebensmittelsicherheit in ihrem Betrieb. Sie haben eine Reihe von **Pflichten** zu erfüllen, z. B. die Umsetzung der Basishygiene, das Einrichten eines betriebseigenen Kontrollsystems und die Sicherstellung einer guten Hygienepraxis.

Basishygiene

Der Begriff der **Basishygiene** umfasst die allgemeinen Anforderungen an die Lebensmittelhygiene. Dazu zählen z. B. der Zustand der Gebäude, die Ausstattung und Ausrüstung, Reinigung, Desinfektion, Instandhaltung, Personalhygiene und der sachgerechte Umgang mit Lebensmittel, einschließlich der Kontrolle von Temperaturen.

Umgang mit Lebensmitteln

Die Vorschriften über die Lebensmittelhygiene umfassen allgemeine und spezielle Hygieneanforderungen im **Umgang mit Lebensmitteln.** Kenntnisse über die Eigenschaften von Lebensmitteln und die hygienischen Erfordernisse sind, neben einer konstruktiven Teamarbeit, die Voraussetzungen für eine einwandfreie Qualität des Verpflegungsangebots. „Gute Umgangsformen" für Lebensmittel beim Wareneingang, beim Einkauf, bei der Lagerung, bei der Herstellung und Verarbeitung, beim Transport und dem Servieren sind zu beachten. Es besteht die Vorgabe für Kontrollen, z. B. der Temperaturen beim Wareneingang.

Leicht verderbliche Lebensmittel

> **Leicht verderbliche Lebensmittel:** Lebensmittel, die in mikrobiologischer Hinsicht in kurzer Zeit verderben und deren Verkehrsfähigkeit nur bei Einhaltung bestimmter Temperaturen oder sonstiger Bedingungen erhalten werden kann.

Leicht verderbliche Lebensmittel sind z. B. Hackfleisch, Geflügel, Fisch, rohe Eier, Rohmilch und Rohrahm, weich gekochte Frühstückseier und Spiegeleier, selbst hergestelltes Speiseeis, Cremespeisen, Kräuter, rohes Gemüse und Salat (→ Abb. I/16.10).

Beim Kochen mit leicht verderblichen Lebensmitteln ist zu beachten, dass genau nach Rezepturen gearbeitet und vorgegebene Garzeiten eingehalten werden.

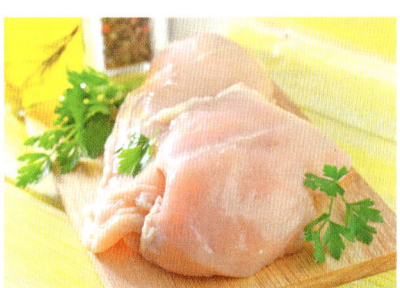

Abb. I/16.10 Geflügel gehört zu den leicht verderblichen Lebensmitteln. [J787]

Beim Umgang mit leicht verderblichen Lebensmitteln ist besondere Vorsicht geboten, vor allem bei der Versorgung von Pflegebedürftigen mit erhöhtem Infektionsrisiko (➜ Kap. I/15.7.3).

❯ Die Basishygiene, einschließlich der „guten Umgangsformen" mit Lebensmitteln, bildet die Grundlage für eine gute Hygienepraxis in einer Einrichtung. In der „Leitlinie für eine gute Lebensmittelhygienepraxis in sozialen Einrichtungen" ist sie in praxisorientierte Hygieneregeln in jeder Prozessstufe von der Rohware bis zur Speisenabgabe festgehalten. In Abhängigkeit von der Art der Küchen, z. B. Großküche oder Wohngruppenküche, sind sie anwendungsorientiert formuliert. 🕮12

Betriebseigenes Kontrollsystem

❯ **HACCP** (*Hazard Analysis Critical Control Points*): Gefahrenanalyse und kritische Kontrollpunkte.

Die Lebensmittelunternehmer haben die Pflicht, Verfahren einzurichten, durchzuführen und aufrechtzuerhalten, die den HACCP-Grundsätzen entsprechen.

Das **HACCP** ist ein Kontrollsystem für alle Stufen der Speiseproduktion, -verarbeitung und -abgabe. Es stellt sicher, dass der Pflegebedürftige einwandfreie Produkte und Speisen erhält und identifiziert die Gefahren, die nach dem Verzehr eines Lebensmittels zu einer Erkrankung eines Menschen führen können. Diese Lebensmittel wurden vor dem Verzehr hergestellt, gelagert, behandelt, verarbeitet, transportiert und verkauft. Die kritischen Punkte werden erfasst, bewertet, dokumentiert und überwacht.

HACCP-Grundsätze

Die sieben **HACCP-Grundsätze** in der Gemeinschaftsverpflegung sind:
- Ermittlung von Gefahren
- Bestimmung der kritischen Kontrollpunkte (CCP)
- Festlegung von Grenzwerten für die CCP
- Festlegung und Durchführung effizienter Verfahren zur Überwachung der CCP
- Festlegung von Korrekturmaßnahmen
- Festlegung von regelmäßig durchgeführten Verifizierungsverfahren
- Erstellung von Dokumenten und Aufzeichnungen.

Kritische Kontrollpunkte

Durch die Festlegung der **kritischen Kontrollpunkte** (*CCP*) wird die Verbrauchstauglichkeit der Lebensmittel sichergestellt. Durch diese definierten CCP werden die Gefahren für die negative Beeinflussung eines Lebensmittels kontrolliert und, falls notwendig, entfernt.

Beispiel: Festlegung von Grenzwerten beim Garen von Geflügel. Bei einer Kerntemperatur von 72 °C für mindestens zwei Minuten.

Schulung der Mitarbeiter

Die **Schulung der Mitarbeiter** gehört zu den Pflichten des Lebensmittelunternehmers, d. h. der Einrichtungen der Altenpflege. Inhalte sind die Tätigkeitsverbote und Meldepflicht gemäß dem IfSG (➜ Kap. I/15.7.1) bzw. die Hygieneschulung.

Belehrung gemäß IfSG

Mitarbeiter, die in Lebensmittelbereichen der sozialen Einrichtung tätig sind, müssen eine Bescheinigung über die Erstbelehrung des Gesundheitsamts bzw. eines von ihm beauftragten Arztes und ein Gesundheitszeugnis, das nicht älter als drei Monate ist, vorlegen. Eine Erklärung über die jährliche Belehrung nach IfSG (➜ Kap. I/15.3.1) über Tätigkeitsverbote im Lebensmittelbereich und Meldepflichten ist zu unterschreiben.

❯ Die Belehrung gemäß IfSG und die Hygieneschulung erhalten alle Mitarbeiter einer sozialen Einrichtung, die mit Lebensmitteln umgehen, z. B.:
- In Küchen von Haus- und Wohngemeinschaften mitarbeiten
- Mahlzeiten richten bzw. portionieren, Speisen ausgeben
- Als pädagogische Mitarbeiter außerhalb der Gemeinschaftsküchen kochen, z. B. im Rahmen der Beschäftigungstherapie

- Ehrenamtliche Helfer und Aushilfskräfte, die mehr als dreimal im Jahr mitarbeiten und mit Lebensmitteln umgehen
- Geschäftsfähige Bewohner, die regelmäßig bei der Speisenzubereitung mithelfen
- Bei geschäftsunfähigen bzw. beschränkt geschäftsfähigen Bewohnern ist es notwendig, dass die Betreuer eine Belehrung und Schulung erhalten. 🕮12

Hygieneschulung

Die **Hygieneschulung** ist Pflicht für Personen, die mit leicht verderblichen Lebensmitteln umgehen. Sie müssen über Fachkenntnisse (➜ Tab. I/16.5) verfügen, die für ihre Tätigkeiten erforderlich sind. Ausnahme sind Personen, die eine Tätigkeit ausüben und ihrer Ausbildung entsprechend die notwendigen Fachkenntnisse vermuten lassen, z. B. hauswirtschaftliche Betriebsleiter. Die verantwortlichen Mitarbeiter für die Lebensmittelbereiche müssen die HACCP-Grundsätze und ihre Anwendung kennen und die Mitarbeiter hinsichtlich Lebensmittelhygiene und Lebensmittelrecht sachgerecht schulen.

Häufigkeit und Dokumentation der Schulungen

Belehrung nach IfSG und Hygieneschulungen sind mindestens einmal jährlich abzuhalten und sachgerecht zu dokumentieren. Aus aktuellem Anlass, z. B. bei Auftreten von Krankheitsfällen, ist eine zusätzliche Hygieneschulung durchzuführen.

❯ Jede Einrichtung erarbeitet im Rahmen der Qualitätssicherung (➜ Kap. III/7) ein betriebseigenes Schulungskonzept, in dem alle Mitarbeiter ihren Tätigkeiten entsprechend erfasst sind. Als Schulungsgrundlage ist die „Leitlinie für eine Gute Lebensmittelhygienepraxis in sozialen Einrichtungen" DIN 10514 „Lebensmittelhygiene – Hygieneschulung" geeignet.

Kenntnisse von Mitarbeitern bei der Speisenzubereitung
Eigenschaften und Zusammensetzung des jeweiligen Lebensmittels
Hygienische Anforderungen an die Herstellung und Verarbeitung des jeweiligen Lebensmittels
Lebensmittelrecht
Warenkontrolle, Haltbarkeitsprüfung und Kennzeichnung
Betriebliche Eigenkontrollen und Rückverfolgbarkeit
Havarieplan, Krisenmanagement
Hygienische Behandlung des jeweiligen Lebensmittels
Anforderungen an Kühlung und Lagerung des jeweiligen Lebensmittels
Vermeidung einer nachteiligen Beeinflussung des jeweiligen Lebensmittels beim Umgang mit Lebensmittelabfällen, ungenießbaren Nebenerzeugnissen und anderen Abfällen
Reinigung und Desinfektion

Tab. I/16.5 Fachkenntnisse, die Personen benötigen, die in Einrichtungen der Altenhilfe mit leicht verderblichen Lebensmitteln umgehen.

I/16.5.2 Lebensmittelhygiene in der stationären Altenpflege

Grundlagen der Hygiene → Kap. I/15.6.3

In Großküchen von Einrichtungen der stationären Altenpflege richtet sich das Verpflegungsangebot nach dem jeweiligen Verpflegungssystem (→ Kap. II/8).

Zur Großküche gehören die Produktionsräume, alle Nebenräume, z. B. zur Lagerung, und Speisesäle. In allen Stufen der Mahlzeitenbereitstellung ist die „gute Hygienepraxis" verpflichtend.

❯❯ Als Leitlinie für Großküchen mit Cook & Chill-Verpflegungssystem und Zentralküchen kann die DIN 10506 „Lebensmittelhygiene – Gemeinschaftsverpflegung" herangezogen werden. „Die Leitlinie für eine gute Lebensmittelhygiene in sozialen Einrichtungen" ist für Großküchen mit Cook & Serve- bzw. Cook & Hold & Serve-Verpflegungssystem anzuwenden.

I/16.5.3 Lebensmittelhygiene in Hausgemeinschaften

Es gibt viele Wohnkonzepte (→ Kap. II/9), die Verpflegung anbieten. In den **Hausgemeinschaften** entscheidet die Selbstständigkeit der Bewohner über die seitens der sozialen Einrichtung zu erbringenden Leistungen. Die Einstufung eines Wohnkonzepts als Privathaushalt mit Unterstützung oder als Lebensmittelunternehmen ist mit der Lebensmittelüberwachungsbehörde abzuklären. Es müssen konkrete Hygienemaßnahmen ausgearbeitet werden. Die hygienischen Anforderungen sind in Hausgemeinschaftsküchen und kleinen Küchen unterschiedlich. Wird gemeinsam in Küchen gekocht sind verschiedene Aspekte vorher zu klären.

Hausgemeinschaftsküchen

Handelt es sich um Hausgemeinschaften, in denen Pflegebedürftige ständig betreut werden und in denen für den eigenen Bedarf gekocht wird, ist die vorgeschriebene Hygienepraxis verpflichtend. Ein HACCP-System ist grundsätzlich nicht erforderlich, aber die Festlegung der kritischen Kontrollpunkte muss erfolgen.

❯❯ Wird in Hausgemeinschaftsküchen gekocht, sind die erforderlichen Maßnahmen zur Sicherung der Lebensmittelhygiene, entsprechend dem Kapitel G, der „Leitlinie für eine gute Lebensmittelhygienepraxis in sozialen Einrichtungen" bzw. die Standards der Einrichtung auf Grundlage der Leitlinie zu erfüllen. 🔖🔖12

Gemeinsames Kochen in Hausgemeinschaftsküchen

Beteiligen sich Pflegebedürftige bei der Mahlzeitenzubereitung und Speisenausgabe sind Bewohner Mitarbeiter. Folgendes ist zu beachten:

- Sie müssen Hygieneanweisungen umsetzen können
- Sie haben ausreichende Kenntnisse im Umgang mit Lebensmitteln (überprüft)
- Persönliche Hygiene beachten
- Arbeitskleidung tragen
- Tätigkeitsverbote berücksichtigen, z. B. aufgrund von Erkrankungen
- Bei leicht verderblichen Speisen muss der verantwortliche Mitarbeiter entscheiden, ob und in welchem Umfang eine Mithilfe durch die Pflegebedürftigen erfolgt.

❯❯ Der für die Kochgruppe verantwortliche Mitarbeiter entscheidet, ob ein Pflegebedürftiger mitkocht und welche Tätigkeiten er übernimmt.

Kleine Küchen

Kleine Küchen versorgen weniger Pflegebedürftige (< 30) als Großküchen. Sie sind in ihren räumlichen Gegebenheiten häufig eingeschränkt. Für die Lagerung, Vor- und Zubereitung der Speisen ist darauf zu achten, dass eine nachteilige Beeinflussung ausgeschlossen ist. Es gelten die Hygieneanforderungen, die auch in Großküchen erfüllt werden müssen.

❯❯ In kleinen Küchen sind die erforderlichen Maßnahmen zur Sicherung der Lebensmittelhygiene, entsprechend dem Kapitel F, der „Leitlinie für eine gute Lebensmittelhygienepraxis in sozialen Einrichtungen" bzw. die Standards der Einrichtung auf Grundlage der Leitlinie zu erfüllen. 🔖🔖12

I/16.5.4 Lebensmittelhygiene in der ambulanten Altenpflege

In der **ambulanten Altenpflege,** in der Pflegebedürftige im Rahmen der hauswirtschaftlichen Versorgung in Privathaushalten betreut werden, sind bestimmte hygienische Anforderungen empfohlen. Die Altenpflegerinnen beraten die Pflegebedürftigen hinsichtlich des hygienischen Umgangs mit der gelieferten Verpflegung z. B. Essen auf Rädern. Sie leiten die Betroffenen fachgerecht und individuell an und nutzen dafür die Informationen, die der Verpflegungsdienst,

z. B. in Form eines Informationsblatts, an seine Kunden weitergibt. 🔖🔖12

❯❯ Maßnahmen zur Sicherung der Lebensmittelhygiene in der ambulanten Altenpflege entsprechen dem Kapitel G, der „Leitlinie für eine gute Lebensmittelhygienepraxis in sozialen Einrichtungen" bzw. den Standards der Einrichtung. 🔖🔖12

I/16.5.5 Lebensmittelhygiene in Sonderfällen

Feste und Ausflüge

Feste, z. B. Sommerfeste, und **Ausflüge,** z. B. Grillen am See, sind Veranstaltungen außerhalb des gewohnten Küchenbetriebs. Angehörige, Ehrenamtliche und berufsfremde Mitarbeiter, z. B. Hausmeister, beteiligen sich häufig an solchen Feiern. Ein HACCP-System ist grundsätzlich nicht erforderlich, aber die Festlegung der kritischen Kontrollpunkte ist nötig.

❯❯ Maßnahmen zur Sicherung der Lebensmittelhygiene bei Festen und Ausflügen entsprechen den Kapiteln J, B und C der „Leitlinie für eine gute Lebensmittelhygienepraxis in sozialen Einrichtungen". 🔖🔖12

Speisen aus privater Hand

Bezüglich der Speisen, z. B. Lieblingskuchen des Pflegebedürftigen, die aus bestimmten Anlässen, etwa bei Sommerfesten in stationären Einrichtungen, von Angehörigen oder Bekannten mitgebracht werden und in privaten Haushalten zubereitet wurden, sind bestimmte Hygieneregeln zu beachten. Dazu gehören:

- Informationen über Hygieneregeln, z. B. in Form eines Informationsblatts
- Kontrolle der mitgebrachten Speisen durch fachlich kompetente Mitarbeiter. Art der Speise, Name des Angehörigen bzw. Bekannten und Bestätigung des positiven Ergebnisses der Kontrolle werden in der Liste „private Speisen" dokumentiert. 🔖🔖12

❯❯ Maßnahmen im Umgang mit privat zubereiteten Speisen entsprechen den Kapiteln C und K (Kopiervorlagen) der Leitlinie bzw. den hauseigenen Standards. 🔖🔖12

Gemeinsames Kochen außerhalb der Küche

Beim **gemeinsamen Kochen** im Rahmen der Beschäftigungs- und Therapieangebote

**I
16**

in Gruppenräumen außerhalb der Küche sind z. B. zu beachten:

- Anforderungen an die Ausstattung, etwa Arbeitsflächen, Spüle, Handwaschbecken, Maschinen und Geräte, Arbeitsutensilien, Geschirr, Besteck, Kühlschränke
- Hygieneregeln im Umgang mit Lebensmitteln
- Lagerhaltung möglichst vermeiden.

Die Anforderungen an Pflegebedürftige entsprechen denen für das gemeinsame Kochen in Hausgemeinschaftsküchen (siehe oben).

> Maßnahmen im Umgang mit Lebensmitteln beim Kochen außerhalb von Küchen entsprechen dem Kapitel G der „Leitlinie für eine Gute Lebensmittelhygienepraxis in sozialen Einrichtungen". Für die Anforderungen an die Ausstattung gilt Kapitel F 1.1 und für die Lagerung von Lebensmitteln ist Kapitel F 2.3 der Leitlinie gültig. 📖📖12

Wiederholungsfragen

1. Welche Bedeutung hat der BMI zur Beurteilung des Ernährungszustands? (→ Kap. I/16.1.1)
2. Was bedeutet das Motto: „5-am-Tag"? (→ Kap. I/16.2.1)
3. Welche Besonderheiten sind bei der Ernährung von Menschen mit Demenz zu beachten? (→ Kap. I/16.2.3)
4. Welche Verpflichtung besteht bei der Ernährung von sterbenden Menschen? (→ Kap. I/16.2.4)
5. Welche Faktoren beeinflussen den Grundumsatz? (→ Kap. I/16.3.2)
6. Wie hoch ist der tägliche Flüssigkeitsbedarf eines Pflegebedürftigen mit 80 kg Körpergewicht? (→ Kap. I/16.4.8)
7. Welche Wirkung haben die löslichen bzw. die unlöslichen Ballaststoffe auf den Dickdarm? (→ Kap. I/16.4)

Literaturverzeichnis

1. Medizinischer Dienst des Spitzenverbands Bund der Krankenkassen e. V. (MDS), Grundsatzstellungnahme – Essen und Trinken im Alter Ernährung und Flüssigkeitsversorgung älterer Menschen. Essen, 2014: www.mds-ev.de/fileadmin/dokumente/Publikationen/SPV/Grundsatzstellungnahmen/MDS_Grundsatzstellungnahme_EssenTrinken_im_Alter_Mai_2014.pdf (letzter Zugriff: 30.8 2016).
2. DGE: Projekt „fit im Alter" Mangelernährung im Alter. Bonn, 2007.
3. Deutsches Netzwerk für Qualitätsentwicklung in der Pflege (DNQP), (Hrsg): Expertenstandard Ernährungsmanagement zur Sicherstellung und Förderung der oralen Ernährung in der Pflege. Schriftenreihe des deutschen Netzwerks für Qualitätsentwicklung in der Pflege. Osnabrück, 2009.
4. Bauer, J. M.; Kaiser, M. J.: Definitionen. In Löser C. (Ed.), Unter- und Mangelernährung. Thieme Verlag, Stuttgart, 2011.
5. Bundeskonferenz zur Qualitätssicherung im Gesundheits- und Pflegewesen e. V. (BUKO-QS), (Hrsg.): Qualitätsniveau II, Orale Nahrungs- und Flüssigkeitsversorgung von Menschen in Einrichtungen der Pflege und Betreuung. Berlin, 2008.
6. Menebröcker, C. (Hrsg.): Ernährung in der Altenpflege. Elsevier Verlag, München, 2008.
7. DGE: Begleittext zum DGE-Ernährungskreis, Stand 4.7 2014.
8. DGE: Projekt „Fit im Alter" Qualitätsstandard für die Verpflegung in stationären Senioreneinrichtungen, Bonn, 2009.
9. Deutsche Gesellschaft für Ernährung, Österreichische Gesellschaft für Ernährung, Schweizerische Gesellschaft für Ernährungsforschung, Schweizerische Vereinigung für Ernährung (D-A-CH). Referenzmaße für die Nährstoffzufuhr. Bonn, 2008.
10. Sieber, G.; Kolb, C.; Volkert, D.: Ernährung bei Demenz. Ernährung im Fokus.12(1), S. 2–7, 2012.
11. Kolb, C.; Hell, W: Ernährung am Lebensende – Grundlagen des Medizinischen Dienstes der Krankenkassen (MDK). PraxisPalliativCare (07), 19–21, 2011.
12. Deutscher Caritasverband e. V., Diakonisches Werk der Evangelischen Kirche in Deutschland e. V. (Hrsg.): Wenn in sozialen Einrichtungen gekocht wird – Die Leitlinie für eine gute Lebensmittelhygienepraxis in sozialen Einrichtungen gemäß Artikel 8 der Verordnung (EG) Nr. 853/2004. Lambertus-Verlag, Freiburg im Breisgau, 2009.
13. Tannen, A.; Schütz, T.: Mangelernährung – Problemerkennung und pflegerische Versorgung. Kohlhammer Verlag, Stuttgart, 2011.
14. Deutsche Gesellschaft für Ernährung (Hrsg.): Die Nährstoffe. Bausteine für Ihre Gesundheit. Bonn, 2012.

R. Breuer

I/17 Unterstützung alter Menschen bei präventiven Maßnahmen

Aspirationsprophylaxe → Kap. I/20.4.2
Gesundheitsförderung und Prävention → Kap. I/4

I/17.1 Prophylaxe als präventive pflegerische Maßnahme

Ⓢ Fallbeispiel Stationär

Marie-Anne Niebauer lebt seit zwei Jahren im „Seniorenzentrum Maxeberg". Sie war vor ihrem Einzug ins Seniorenzentrum sehr ängstlich und hat sich kaum noch allein aus dem Haus getraut. Daher ist sie nicht mehr in der Lage einzukaufen, ihren Haushalt zu versorgen sowie soziale Kontakte aufrecht zu erhalten, obwohl sie noch voll orientiert ist. Sie ist nicht in eine Pflegestufe eingestuft und nimmt lediglich morgens etwas Hilfe beim Waschen des Rückens und hauswirtschaftliche Leistungen in Anspruch. Frau Niebauer fühlt sich im Seniorenzentrum sehr wohl, insbesondere geht sie gern zu den Veranstaltungen, die der Sozialdienst organisiert. Hermine Brauer hat mit Frau Niebauer besprochen, dass die Förderung und Erhaltung des Gesundheitszustands ihr vorrangiges Ziel ist. Dies wird auch in der Pflegeplanung festgelegt. So besucht Frau Niebauer die Gymnastikgruppe und hat an einem Informationsabend zum Thema „Ernährung im Alter" teilgenommen. Frau Brauer ermuntert Frau Niebauer zu täglichen Spaziergängen im Park. Über die Gesundheitsförderung hinaus beobachten die Altenpflegerinnen kontinuierlich, ob sich der gesundheitliche Zustand von Frau Niebauer verändert und ob zusätzliche pflegerische Maßnahmen, z. B. pflegerische Prophylaxen und weitere Hilfen bei der Grundpflege, erforderlich werden.

Prävention

> **›** **Prävention** (lat. *praevenire = zuvorkommen, verhüten*): Gezielte Maßnahmen, um eine gesundheitliche Schädigung zu verhindern, weniger wahrscheinlich zu machen oder zu verzögern.

Zu den zentralen Aufgaben von Altenpflegerinnen gehören Aufgaben der Gesundheitsvorsorge. 📖1

Beispiele der **Prävention** sind die Vorbeugung und Früherkennung von Krankheiten, z. B. durch Impfung, gesunde Ernährung, Bewegung. Grundsätzlich lassen sich drei Arten der Prävention unterscheiden (→ Kap. I/4.2.2):

- **Primärprävention:** Verhalten und alle Maßnahmen, mit denen eine Krankheit verhindert bzw. ihre Entstehung verlangsamt werden soll. Am Beispiel des Schlaganfalls würde das z. B. bedeuten, durch eine gezielte Eindämmung von Risikofaktoren, etwa Rauchen, Bluthochdruck, Übergewicht, das Risiko herabzusetzen, einen Schlaganfall zu erleiden
- **Sekundärprävention:** Maßnahmen, mit denen eine Verschlimmerung, ein Wiederauftreten bzw. die Entwicklung chronischer Beschwerden verhindert werden sollen, wenn eine Krankheit bereits Symptome verursacht. Am Beispiel des Schlaganfalls wäre eine wichtige Maßnahme der Sekundärprävention die Gabe von Medikamenten, die die Blutgerinnung hemmen
- **Tertiärprävention:** Vermeidung oder Milderung von Folgeschäden einer eingetretenen Erkrankung. Menschen die einen Schlaganfall erlitten haben sind z. B. je nach dem Grad ihrer Immobilität gefährdet, einen Dekubitus oder eine Kontraktur zu entwickeln. Neben anderen Maßnahmen dienen Positionierungen und Mobilisation dazu, diese Komplikationen zu verhindern. Tertiärprävention wird oft gleichgesetzt mit dem Begriff der **medizinischen Rehabilitation** (→ Kap. I/5).

Im Vergleich dazu umfasst die **Gesundheitsförderung** (→ Kap. I/4.1) Maßnahmen, mit denen die gesundheitlichen Ressourcen der Menschen gestärkt werden sollen. Die Gesundheitsförderung beschäftigt sich mit der Frage, wie man Gesundheit individuell erhält, während die Prävention stärker auf die gezielte Vorbeugung und Verhütung von Krankheiten zielt. Die Übergänge sind fließend, und die beiden Begriffe werden daher häufig gleichbedeutend verwendet.

Maßnahmen der Primärprävention können gleichzeitig auch in der Sekundär- und Tertiärprävention eingesetzt werden (→ Tab. I/17.1).

Prophylaxen

Die **pflegerischen Prophylaxen** werden dem Bereich der **Primärprävention** zugeordnet. Sie haben ihren Ursprung in der Beobachtung der Pflegebedürftigen mit dem Fokus auf potenzielle Pflegeprobleme.

Durch die Nichtbeachtung von Prophylaxen entstehen Pflegefehler mit oft weitreichenden Folgen für die Pflegebedürftigen, z. B. weitergehende Schädigungen, Chronifizierung oder auch Tod.

Prophylaxen erfüllen folgende Kriterien:

- **Kontinuität** (das multiprofessionelle Team wendet die Maßnahmen durchgängig an)
- **Individualität** (die Maßnahmen sind in Intensität und Auswahl auf den Einzelnen abgestimmt)
- **Intensität** (die Maßnahmen werden in einem Ausmaß durchgeführt, dass sich tatsächlich Wirkungen einstellen, z. B. Zahl der Wiederholungen, Belastungsgrenze)
- **Integrativität** (die Maßnahmen sind in die täglichen Pflegehandlungen eingebettet).

Neben der Vorbeugung vor den gesundheitlichen Risiken kommt den Altenpflegerinnen beim prophylaktischen Handeln auch die Aufgabe der Beratung zu.

I/17.2 Dekubitusprophylaxe

Dekubitus → Kap. I/31.2.6

Ⓢ Fallbeispiel Stationär, Teil I

Roswitha Lange ist 75 Jahre alt und wohnt seit einem Jahr im „Seniorenzentrum Maxeberg". Nachdem sie zunächst zwei Jahre von ihren Angehörigen und einem ambulanten Pflegedienst zu Hause betreut worden war, haben ihre Tochter und ihr Sohn sich entschlossen, sie in die Einrichtung einziehen zu lassen. Seit einem halben Jahr ist Frau Lange nicht mehr in der Lage aus dem Bett aufzustehen, da sie zunehmend schwächer wird. Sie ist darüber hinaus zeitlich, örtlich und zur Person nicht orientiert. Sie bekommt an den Wochenenden Besuch von ihren Kindern, ansonsten ist sie meistens allein.

	Primärprävention	Sekundärprävention	Tertiärprävention bzw. medizinische Rehabilitation

Sturz	Der Pflegebedürftige ist bisher noch nicht gestürzt. Das pflegerische Interesse besteht darin, Stürze zu vermeiden bzw. Sturzfolgen zu minimieren. Maßnahmen können sein:
	• Individuelle Risikofaktoren gemäß Expertenstandard einschätzen
	• Pflegebedürftige individuell beraten, z. B. in Bezug auf Wohnraumanpassung, Schuhwerk
	• Hilfsmittel einsetzen, z. B. Rollatoren
	• Pflegebedürftige zum Umgang mit den Hilfsmitteln beraten
	• Bewegungs-, Kraft- und Balanceübungen durchführen
		Der Pflegebedürftige ist gestürzt. Erforderliche Maßnahmen sind z. B.:
		• Folgeschäden des Sturzes abklären (lassen)
		• Sturzereignis dokumentieren
		• Sturzursachen analysieren
		• Sturzursachen gezielt abschalten
		• Pflegebedürftige in Bezug auf die Ursachen des Sturzes gezielt beraten und Lösungswege erarbeiten, z. B. Hilfsmittel beantragen
			Der Sturz hat Folgeschäden, z. B. einen Oberschenkelhalsbruch, verursacht. Maßnahmen können sein:
			• Entsprechende medizinische Versorgung unterstützen, z. B. vor, während und nach einer Operation
			• Weitere Maßnahmen je nach Art der Schädigung, z. B.:
			  – Frühmobilisation
			  – Gehschule
			  – Hilfsmittelversorgung, z. B. Rollator

Dekubitus	Die Haut ist intakt, aber potenziell dekubitusgefährdet. Ziel ist, mittels prophylaktischer Maßnahmen das Auftreten des Dekubitus zu verhindern	Ein Dekubitus ist entstanden. Das primäre pflegerische Interesse ist auf eine zügige und vollständige Heilung des Dekubitus gerichtet, um Folgeschäden zu vermeiden und zu verhindern, dass der Dekubitus chronisch wird	Der Dekubitus heilt ab oder ist abgeheilt, aber infolge der langen Behandlung drohen Folgeschäden. Oder der Dekubitus ist chronisch geworden und verursacht weitere Schäden, z. B. Schmerzen, Bewegungseinschränkungen, erhöhte Infektionsgefahr. Ziel der Pflege ist es, Folgeschäden einzudämmen, den Heilungsverlauf zu fördern sowie den Gesundheitszustand so weit wie möglich herzustellen, der vor dem Auftreten des Dekubitus bestand

Tab. I/17.1 Beispiele für Risiken und die Aufgaben der Prävention.

❯❯ **Dekubitus** (*Druckgeschwür, Wundliegegeschwür, Durchliegegeschwür*): Lokal begrenzte Schädigung der Haut bzw. des darunter liegenden Gewebes, in der Regel über knöchernen Vorsprüngen, infolge von Druck oder von Druck in Kombination mit Scherkräften. Es gibt eine Reihe weiterer Faktoren, die tatsächlich oder mutmaßlich mit Dekubitus assoziiert sind; deren Bedeutung ist aber noch zu klären. 📖📖2

Die **Entstehung eines Dekubitus** hängt unmittelbar mit der Minderdurchblutung der Haut zusammen. Übersteigt der Druck auf die Haut den Blutdruck in den kleinsten Hautgefäßen (*Kapillaren*), werden diese komprimiert, sodass die Sauerstoffversorgung des Gewebes gestört ist. Gegenwärtig nimmt man an, dass ein Dekubitus bereits nach 30 Minuten Druckeinwirkung entstehen kann. 📖📖3

❯❯ Ein Dekubitus ist nicht auf unzureichende Hautpflege, sondern auf **mangelnde Druckentlastung** über einen bestimmten Zeitraum zurückzuführen. Wie lange es dauert, bis sich ein Dekubitus durch Druckeinwirkung entwickelt, hängt von individuellen Risikofaktoren ab.

I/17.2.1 Pflegediagnostik

Ⓢ Fallbeispiel Stationär, Teil II

Die Altenpflegerinnen übernehmen bei Roswitha Lange die Unterstützung bei den Aktivitäten des Lebens teilweise oder vollständig. Sie kann ihre Körperposition

im Bett nicht selbstständig verändern. Zum Einnehmen der Mahlzeiten setzen die Pflegenden sie im Bett auf. Den Rollstuhl kann sie aufgrund zahlreicher Kontrakturen nicht benutzen. Das letzte Wiegen hat einen Bodymass-Index (→ Kap. I/16.1.1) von 18 ergeben, sie hat also Untergewicht. Frau Lange ist harn- und stuhlinkontinent, sie trägt eine suprapubische Blasenfistel (→ Kap. I/29.8.3) und Vorlagen. Die Altenpflegerin Hermine Brauer betreut Frau Lange und ist die verantwortliche Altenpflegerin für die Pflegeplanung.

Ursachen, Risiko- und Einflussfaktoren

Insgesamt sind mehr als 100 Risikofaktoren für die Dekubitusentstehung bekannt, die sich grob in drei Gruppen zusammenfassen lassen (→ Abb. I/17.1):

Eingeschränkte Aktivität, z. B.:
• Alte Menschen, die Druck und Schmerzen nicht oder nur eingeschränkt wahrnehmen und sich unzureichend bewegen, etwa bei
  – Schlaganfall
  – Diabetes mellitus (durch Polyneuropathie)
  – Multipler Sklerose.

Eingeschränkte Mobilität, z. B.:
• Alte Menschen, die ihre Position nicht wechseln können, etwa bei:
  – Immobilität und Bettlägerigkeit
  – Ruhigstellung durch Medikamente.

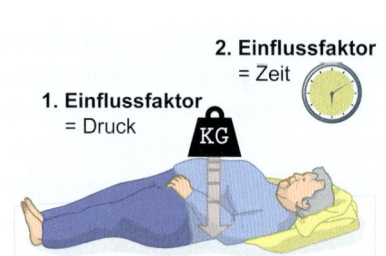

3. Einflussfaktor
= Individuelle Risikofaktoren
z.B. Übergewicht, Immobilität

Abb. I/17.1 Ein Dekubitus entsteht aus dem Zusammenwirken dreier Einflussfaktoren: Druck, Zeit und individuelle Risikofaktoren. [L138]

Externe Risikofaktoren, z. B.:
  – Falten, Krümel, Pflegehilfsmittel, wie Katheter- und Sondenschläuche, Schienen, Gipsverbände
  – Knochen, die nicht oder wenig von Muskeln und Fettpolstern bedeckt sind, z. B. bei Kachexie oder Mangelernährung
  – Scherkräfte, die entstehen, wenn Hautschichten durch quer einwirkende Kräfte im Zusammenwirken mit Druck deformiert werden
• Alte Menschen mit Durchblutungsstörungen, etwa bei:
  – Chronischen peripheren Durchblutungsstörungen aufgrund von Arteriosklerose
  – Herz-Kreislauf-Erkrankungen, z. B. Herzinsuffizienz mit Ödemen
  – Chronischer venöser Insuffizienz
  – Diabetes mellitus (durch Schädigung kleinster Gefäße)

Schweregrad	Beschreibung
Kategorie/Stufe/Grad I: **nicht wegdrückbare Rötung** 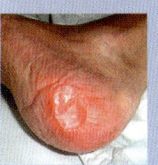	Nicht wegdrückbare umschriebene Rötung bei intakter Haut, gewöhnlich über einem knöchernen Vorsprung. Bei dunkel pigmentierter Haut ist ein Abblassen möglicherweise nicht sichtbar, die Farbe kann sich aber von der umgebenden Haut unterscheiden. Der Bereich kann schmerzempfindlich, verhärtet, weich, wärmer oder kälter sein als das umgebende Gewebe. Diese Symptome können auf eine (Dekubitus-)Gefährdung hinweisen
Kategorie/Stufe/Grad II: **Teilverlust der Haut** 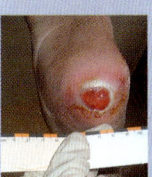	Teilzerstörung der Haut (bis zur Dermis), die als flaches, offenes Ulkus mit einem rot bis rosafarbenen Wundbett ohne Beläge in Erscheinung tritt. Kann sich auch als intakte oder offene/rupturierte, serumgefüllte Blase darstellen. Manifestiert sich als glänzendes oder trockenes, flaches Ulkus ohne nekrotisches Gewebe oder Bluterguss. Diese Kategorie sollte nicht benutzt werden, um Blasen, Verbands- oder pflasterbedingte Hautschädigungen, feuchtigkeitsbedingte Läsionen, Mazerationen oder Abschürfungen zu beschreiben
Kategorie/Stufe/Grad III: **Verlust der Haut** 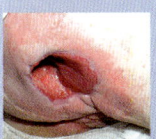	Zerstörung aller Hautschichten. Subkutanes Fett kann sichtbar sein, jedoch keine Knochen, Muskeln oder Sehnen. Es kann ein Belag vorliegen, der jedoch nicht die Tiefe der Gewebsschädigung verschleiert. Es können Tunnel oder Unterminierungen vorliegen. Die Tiefe des Dekubitus der Kategorie/Stufe/Grad III variiert je nach anatomischer Lokalisation. Der Nasenrücken, das Ohr, der Hinterkopf und das Sprunggelenk haben kein subkutanes Gewebe, daher können Wunden der Kategorie III dort auch sehr oberflächlich sein. Im Gegensatz dazu können an besonders adipösen Körperstellen extrem tiefe Wunden der Kategorie III auftreten. Knochen und Sehnen sind nicht sichtbar oder tastbar
Kategorie/Stufe/Grad IV: **vollständiger Haut- oder Gewebeverlust** 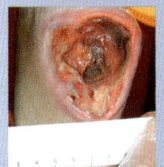	Totaler Gewebsverlust mit freiliegenden Knochen, Sehnen oder Muskeln. Belag oder Schorf können vorliegen. Tunnel oder Unterminierungen liegen oft vor. Die Tiefe eines Dekubitus der Kategorie IV hängt von der anatomischen Lokalisation ab. Der Nasenrücken, das Ohr, der Hinterkopf und der Knochenvorsprung am Fußknöchel haben kein subkutanes Gewebe, daher können Wunden dort auch sehr oberflächlich sein. Wunden der Kategorie IV können sich in Muskeln oder in unterstützende Strukturen ausbreiten (Faszien, Sehnen oder Gelenkkapseln) und können dabei leicht Osteomyelitis oder Ostitis verursachen. Knochen und Sehnen sind sichtbar und tastbar

Nicht klassifizierbare Dekubitalulzera	
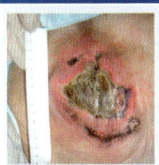	Vollständiger Haut- und Gewebeverlust mit unbekannter Tiefe
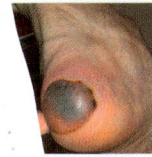	Vermutete tiefe Gewebsschädigung mit unbekannter Tiefe

Tab. I/17.2 Dekubitusklassifikation der EPUAP/NPUAP. [Fotos: M291] 🔖🔖2

- Alte Menschen mit vorgeschädigter Haut, etwa durch:
  - Schwitzen, z. B. bei Fieber, oder Feuchtigkeit bei Inkontinenz
  - Altersveränderungen der Haut, wie Verdünnung, Elastizitätsverlust, Falten, Austrocknung, Abnahme der Wahrnehmung
  - Chronische Hauterkrankungen
- Alte Menschen mit Abwehrschwäche und reduziertem Allgemeinzustand.

❯ Lern-Tipp
Analysieren Sie die Faktoren, die bei einem Ihrer Bewohner die Entstehung eines Dekubitus begünstigen. Beschreiben Sie diese Faktoren detailliert und vergleichen Sie Ihre Zusammenstellung mit denen ihrer Mitschüler.

Zeichen und Ausmaß

Dekubitus → Kap. I/31.2.6

Erste **Zeichen** für einen Dekubitus stellen Altenpflegerinnen durch regelmäßige Kont-

rolle der Haut fest. Bei einem beginnenden Dekubitus (Grad I) verschwindet eine Hautrötung nach Druckentlastung nicht binnen zwei – drei Min. von selbst. Die Hautschädigung entsteht also oft in den tieferen Gewebsschichten, während die darüber liegende Haut noch intakt ist. Das **Ausmaß eines Dekubitus** wird durch die international eingeführte Dekubitus-Klassifikation der EPUAP/NPUAP (European Pressure Ulcer Advisory Panel/National Pressure Ulcer Advisory Panel) eingeteilt (→ Tab. I/17.2).

Druckgefährdete Körperstellen finden sich insbesondere an Knochenvorsprüngen. Zwischen Haut und darunter liegenden Knochen gibt es keine oder wenig Muskulatur und kaum ein Fettpolster. Die Knochenvorsprünge üben auf relativ kleine Hautareale großen Druck aus.

Prinzipiell kann ein Pflegebedürftiger je nach Positionierung an **allen** Knochenvorsprüngen einen Dekubitus entwickeln. Besonders häufig sind folgende Körperstellen betroffen:

- In Rückenposition Kreuzbein und Ferse
- In Seitenposition Großer Rollhügel
- Im Sitzen Sitzbeinhöcker.

Die **Risikoeinschätzung** erfolgt durch geschulte Altenpflegerinnen *zweistufig:*

- **Initiale Einschätzung** des Dekubitusrisikos unter Berücksichtigung der drei wesentlichen Dekubitusursachen Aktivität, Mobilität und externe Risikofaktoren
- **Differenzierte Einschätzung** des Dekubitusrisikos durch Hautuntersuchung

(z.B. **Fingertest**), subjektive Äußerungen des alten Menschen und weiterer klinischer Einschätzung.

Risikoskalen können zwar *unterstützend* zur Anwendung kommen (z.B. Braden-Skala), sie sollen aber gemäß Empfehlung des Nationalen Expertenstandards Dekubitusprophylaxe in der Pflege nur der Sensibilisierung der Pflegenden dienen. 📖4

❯ Vorsicht!

Dekubitalulzera müssen gerade in der Gesäßregion unbedingt von anderen Hautschädigungen wie Intertrigo, inkontinenzassoziierte Dermatitis (IAD) oder Hautschädigungen durch Pflaster oder Verbände unterschieden werden. 📖5

Die **Häufigkeit und die Intervalle der Risikoeinschätzung** richten sich nach der individuellen Situation des alten Menschen. 📖6

❯ Um einen Dekubitus im Stadium I von anderen Veränderungen der Haut abzugrenzen, eignet sich der **Fingertest.** Altenpflegerinnen drücken mit einem Finger in die gerötete Hautregion. Wenn sich die Haut in diesem Bereich weiß färbt, handelt es sich vermutlich **nicht** um einen Dekubitus Grad I. Bleibt die Rötung bestehen, liegt ein Dekubitus Grad I vor. Dieser Test wird auch mittels **Scheibenmethode** mit einer transparenten Plastik- oder Glasscheibe durchgeführt.

Zur **Veranschaulichung** ist in diesem Werk eine bisher häufig verwendete Dekubitusrisikoskala abgedruckt, die Skala der amerikanischen Krankenschwester *Barbara Braden* (→ Tab. I/17.3). Allerdings bildet auch diese Skala das Dekubitusrisiko nicht ausreichend zuverlässig ab.

Folgen

Unterbleiben prophylaktische Maßnahmen, kann sich in relativ kurzer Zeit ein

	1 Punkt	2 Punkte	3 Punkte	4 Punkte
Sensorische Wahrnehmung • Fähigkeit, lagebedingte wie künstliche Reize, z.B. Druck, wahrzunehmen und adäquat zu reagieren	**1. Vollständig ausgefallen** • Keine Reaktion auf Schmerzreize (auch kein Stöhnen, Zucken, Greifen) aufgrund verminderter (nervaler) Wahrnehmungsfähigkeit bis hin zur Bewusstlosigkeit, oder Sedierung **oder** • Missempfindungen/ Schmerzen werden über den größten Körperanteil nicht wahrgenommen	**2. Stark eingeschränkt** • Reaktion **nur** auf starke Schmerzreize, Missempfindungen können nur über Stöhnen oder Unruhe mitgeteilt werden **oder** • Sensorisches Empfinden stark herabgesetzt. Missempfindungen/Schmerzen werden über die Hälfte des Körpers nicht wahrgenommen	**3. Geringfügig eingeschränkt** • Reaktion auf Ansprechen; Missempfindungen bzw. das Bedürfnis nach Positionswechsel können nicht immer vermittelt werden **oder** • Sensorisches Empfinden teilweise herabgesetzt. Missempfindungen/ Schmerzen werden in 1 oder 2 Extremitäten nicht wahrgenommen	**4. Nicht eingeschränkt** • Reaktion auf Ansprechen. Missempfindungen/Schmerzen werden wahrgenommen und können benannt werden
Feuchtigkeit • Ausmaß, in dem die Haut Feuchtigkeit ausgesetzt ist	**1. Ständig feucht** • Die Haut ist ständig feucht durch Schweiß, Urin usw. • Nässe wird bei jedem Bewegen festgestellt	**2. Oft feucht** • Die Haut ist oft, aber nicht ständig feucht. Die Wäsche muss mindestens einmal pro Schicht gewechselt werden	**3. Manchmal feucht** • Die Haut ist hin und wieder feucht, die Wäsche muss zusätzlich einmal täglich gewechselt werden	**4. Selten feucht** • Die Haut ist normalerweise trocken. Wäschewechsel nur routinemäßig
Aktivität • Grad der körperlichen Aktivität	**1. Bettlägerig** • Das Bett kann nicht verlassen werden	**2. Sitzt überwiegend – kaum gehfähig** • Gehfähigkeit ist stark eingeschränkt oder nicht vorhanden • Kann sich selbst nicht aufrecht halten **und/oder** • Braucht Unterstützung beim Hinsetzen bzw. Transfer vom Bett in Sessel/Rollstuhl und umgekehrt	**3. Gehen** • Geht mehrmals am Tag, aber nur kurze Strecken, teils mit, teils ohne Hilfe • Verbringt die meiste Zeit im Bett/Lehnstuhl/Rollstuhl	**4. Regelmäßiges Gehen** • Verlässt das Zimmer mindestens zweimal am Tag • Geht tagsüber im Zimmer etwa alle zwei Stunden auf und ab
Mobilität • Fähigkeit, die Körperposition zu halten und zu verändern	**1. Vollständige Immobilität** • Selbst die geringste Positionsänderung des Körpers oder Extremitäten wird nicht ohne Hilfe durchgeführt	**2. Stark eingeschränkt** • Eine Positionsänderung des Körpers oder von Extremitäten wird hin und wieder selbstständig durchgeführt, aber nicht regelmäßig	**3. Geringfügig eingeschränkt** • Geringfügige Positionsänderungen des Körpers oder der Extremitäten werden regelmäßig und selbstständig durchgeführt	**4. Nicht eingeschränkt** • Positionsänderungen werden regelmäßig und ohne Hilfe durchgeführt

	1 Punkt	2 Punkte	3 Punkte	4 Punkte
Ernährung • Allgemeines Ernährungsverhalten	**1. Schlechte Ernährung** • Isst die Portionen nie auf • Isst selten mehr als ⅓ jeder Mahlzeit • Isst zwei eiweißhaltige Portionen (Fleisch oder Milchprodukte) oder weniger täglich • Trinkt zu wenig • Trinkt keine Nahrungsergänzungskost **oder** • Nimmt oral keine Kost zu sich **oder** • Nur klare Flüssigkeiten* bzw. i. v.-Substitution mehr als fünf Tage	**2. Wahrscheinlich unzureichende Ernährung** • Isst selten eine ganze Mahlzeit auf, in der Regel nur die Hälfte • Die Eiweißzufuhr erfolgt über nur drei Portionen (Milchprodukte, Fleisch) täglich • Hin und wieder wird Ergänzungskost zu sich genommen **oder** • Erhält weniger als die erforderliche Menge Flüssigkost bzw. Sondenernährung	**3. Ausreichende Ernährung** • Isst mehr als die Hälfte der meisten Mahlzeiten, mit insgesamt vier eiweißhaltigen Portionen (Milchprodukte, Fleisch) täglich • Lehnt hin und wieder eine Mahlzeit ab, nimmt aber Ergänzungsnahrung, wenn angeboten, an **oder** • Wird über eine Sonde ernährt und erhält so die meisten erforderlichen Nährstoffe	**4. Gute Ernährung** • Isst alle Mahlzeiten, weist keine zurück • Nimmt normalerweise vier eiweißhaltige Portionen (Milchprodukte, Fleisch) zu sich, manchmal auch eine Zwischenmahlzeit • Braucht keine Nahrungsergänzungskost
Reibungs- und Scherkräfte	**1. Problem** • Mäßige bis erhebliche Unterstützung bei jedem Positionswechsel erforderlich • (An-)heben (z. B. auch Richtung Kopfende) ist nicht möglich, ohne über die Unterlage zu schleifen • Rutscht im Bett oder Stuhl regelmäßig nach unten und muss wieder in die Ausgangsposition gebracht werden • Spastik, Kontrakturen und Unruhe verursachen fast ständige Reibung	**2. Potenzielles Problem** • Bewegt sich ein wenig und braucht selten Hilfe • Die Haut scheuert während der Bewegung weniger intensiv auf der Unterlage (kann sich selbst ein wenig anheben) • Verbleibt relativ lange in der optimalen Position im Bett • (Sessel/Rollstuhl/Lehnstuhl) • Rutscht nur selten nach unten	**3. Kein feststellbares Problem** • Bewegt sich unabhängig und ohne Hilfe in Bett und Stuhl. Muskelkraft reicht aus, um sich ohne Reibung anzuheben • Behält optimale Position in Bett oder Stuhl aus eigener Kraft bei	

* Laut Braden wird in den USA unter „klare Flüssigkeiten" jede Flüssigkeit verstanden, „durch die man hindurchsehen kann, also auch Boullion oder Apfelsaft". (Mitteilung vom 15.9 2009)

Tab. I/17.3 Braden-Skala. Je mehr Punkte der Pflegebedürftige erreicht, desto weniger dekubitusgefährdet ist er. Bei weniger als 15–18 Punkten gehen Altenpflegerinnen von einem erhöhten Dekubitusrisiko aus, erreicht der Pflegebedürftige nur neun Punkte (oder weniger), ist er stark gefährdet, einen Dekubitus zu erwerben. [X330]

ausgeprägtes Geschwür mit großflächigen Nekrosen entwickeln, das chirurgisch zu behandeln ist. Werden die Erreger der infizierten Wunde in die Blutbahn gestreut, kann es zu einer **Blutvergiftung** (*Sepsis*) mit hoher Sterblichkeit kommen.

❯❯ Altenpflegerinnen melden einen Dekubitus unverzüglich dem Arzt und den Vorgesetzten. Die Behandlung wird auf ärztliche Anweisung durchgeführt, sinnvoll ist die Unterstützung durch einen Wundexperten.

I/17.2.2 Pflegetherapie

Alle Maßnahmen zur Dekubitusprophylaxe sind nur erfolgreich, wenn die Pflegenden sie regelmäßig und konsequent nach Plan und individuellen Erfordernissen anwenden.

❯ **Vorsicht!**
Eine lückenlose Dokumentation der Pflegeplanung und -durchführung schützt vor rechtlichen Konsequenzen, wenn trotz exakter Beobachtung und prophylaktischer Maßnahmen ein Dekubitus entsteht. Eine Fotodokumentation bedarf des Einverständnisses, entweder des Pflegebedürftigen oder des jeweiligen Betreuers bzw. Bevollmächtigten.

Bewegungsförderung

Mobilisation ist die beste Dekubitusprophylaxe, vor allem, wenn sie nicht nur im Bett, sondern auch außerhalb, z. B. durch Gehen, durchgeführt wird. Die Ermittlung und Berücksichtigung individueller Ressourcen trägt dazu bei, dass Pflegebedürftige sich aktiv an der Pflege beteiligen und gleichzeitig eine bessere Durchblutung angeregt wird.

Bei Immobilität, auch schon über einen kurzen Zeitraum, muss die Dekubitusprophylaxe unverzüglich durchgeführt und der Pflegebedürftige schnellstmöglich mobilisiert werden. Wird die Immobilität nicht überwunden, kann der Pflegebedürftige bettlägerig werden. Dann steigt die Dekubitusgefahr erheblich.

❯ **Lern-Tipp**
Kennen Sie Situationen, in denen vermehrt Immobilität oder Bettlägerigkeit auftritt?

Druckentlastung

Zentraler Ansatzpunkt jeder Dekubitusprophylaxe das Vermeiden von starkem Druck auf gefährdetes Gewebe. Mit **Positionsänderung** kann wirksame **Druckentlastung** erreicht werden, dabei wird durch Positionswechsel in personen- und situationsab-

I
17

hängigen Intervallen die Druckverweildauer verkürzt. Effektive Positionen sind:
- 30°-Seitenposition
- 135°-Seitenposition.

> **Vorsicht!**
> Die 90°-Seitenposition ist zur Dekubitusprophylaxe eher ungeeignet, weil sie einen zu großen Druck auf den Trochanter (großen Rollhügel) ausübt. Die 135°-Seitenposition wird hingegen von vielen alten Menschen toleriert.

Problematisch ist die Druckentlastung bei sitzenden Menschen: ohne Gewichtsentlastung sollten sie maximal zwei Stunden sitzen. Die Wirksamkeit von Sitzkissen ist nicht ausreichend nachgewiesen, eine korrekte Sitzhaltung unterstützt die Gewichtsverteilung. Beim Sitzen im Bett ist der Druck reduziert, wenn der Oberkörper weniger steil aufgerichtet ist (günstig: 30°-Winkel).

Liegt bereits eine bleibende Hautrötung vor, erfolgt die Positionierung möglichst **ohne** Belastung der geröteten Haut.

Die **Intervalle für die Positionierungen** sind individuell je nach Gefährdungsgrad, Toleranz und Vorlieben des alten Menschen festzulegen, mangels Evidenz wird eine zweistündliche Positionierungsfrequenz mit anschließender Entlastung empfohlen. 📖4

Mittels **Hohlpositionierung** können gezielt gefährdete Körperstellen mit Hilfe von Hilfsmitteln so positioniert werden, dass sie von Druck entlastet sind.

Eine weitere effektive druckentlastende Möglichkeit sind die **Makro-** und die **Mikropositionierung.** Hier werden kleine bis kleinste Schwerpunktveränderungen durchgeführt und so gezielt Hautareale vom Auflagedruck entlastet, wie es gesunde Menschen automatisch machen. Sie wird im Bewegungsplan dokumentiert. 📖7

Druckverteilung

Neben der Druckentlastung ist die **Druckverteilung** der zweite Ansatzpunkt der Dekubitusprophylaxe.

Hilfsmittel:
- **Superweichmatratzen** mit viskoelastischem Schaumstoff, bei denen der Auflagedruck auf eine große Fläche verteilt wird
- Weiche druckverteilende **Matratzenauflagen**
- **Wechseldruckmatratzen** (dynamische Auflagensysteme), die die Auflagepunkte dynamisch verändern.

Die Wirkung von druckentlastenden und -verteilenden Interventionen sollte regelmäßig überprüft werden, indem der Hautzustand und das Allgemeinbefinden des alten Menschen ermittelt werden (→ Tab. I/17.4). Altenpflegerinnen überprüfen die Effektivität aller Positionierungsmaßnahmen kontinuierlich.

> **Lern-Tipp**
> Überlegen Sie mit einem Lern-Partner: Wie häufig wird in der ambulanten Pflege positioniert? Welche Probleme treten auf?

Hilfsmittel zur Positionierung

Positionierungshilfsmittel, die sich zur Dekubitusprophylaxe eignen, sollten folgende Eigenschaften aufweisen (→ Tab. I/17.5):
- Atmungsaktivität
- Ausreichende Stabilität ohne Zusatzdruck
- Reinigung problemlos möglich.

> **Vorsicht!**
> Gummiringe, Gummiunterlagen, Wasserkissen und (natürliche oder künstliche) Felle sind zur Dekubitusprophylaxe nicht geeignet. 📖8

Hautpflege

Obwohl die **Hautpflege** im aktualisierten Expertenstandard **keine** dekubitusprophylaktische Maßnahme mehr darstellt, weil keine evidenten Erkenntnisse dafür vorliegen, muss die Haut eines dekubitusgefährdeten Pflegebedürftigen bei jeder Pflegeintervention beobachtet werden.

Bei der Hautpflege kommt es vor allem auf den Schutz der Haut vor Nässe (z. B. bei Inkontinenz) und Austrocknung an.

---

⑤ Fallbeispiel Stationär, Teil III

Beispiel einer Pflegeplanung zur Dekubitusprophylaxe für Roswitha Lange

Informationssammlung	Pflegetherapie	
Wünsche, Gewohnheiten, Hilfebeschreibungen, pflegefachliche Einschätzungen	Pflegeziel/Verständigungsprozess/erwartete Ergebnisse	Pflegemaßnahmen/Pflegeangebote
Pflegefachliche Einschätzungen: • Gefahr der Entstehung eines Dekubitus • Immobilität und Kachexie • Ist nicht in der Lage, sich im Bett zu drehen • Ist untergewichtig (BMI 18) • Kann die Mahlzeiten im Bett sitzend einnehmen	• Druckentlastung ist gewährleistet • Haut ist geschmeidig und intakt **Verständigung:** • Nimmt 1,5 l Flüssigkeit sowie eiweiß- und vitaminreiche Kost zu sich • Ist über die Bedeutung der Ernährung informiert und stimmt der notwendigen Anpassung des Speiseplans zu	• (**) Pflegebedürftige und Angehörige über die Gefahr der Entstehung eines Dekubitus sowie alle Maßnahmen der Dekubitusprophylaxe informieren • (*) Hauptpflege mit pH-neutraler Waschemulsion • (*) (**) Nach Absprache mit dem Hausarzt und der Küche Gabe von eiweiß- und vitaminreicher Kost • (*) (**) 30°-Seitenposition im zweistündlichen Wechsel, zu den Mahlzeiten Rückenposition, Oberkörper erhöht mit Positionierungsplan im Zimmer • (*) (**) Beobachtung der Haut an gefährdeten Körperstellen bei jeder Positionierung und bei der Körperpflege • (*) (**) Anreichen von mindestens 1,5 l Flüssigkeit pro 24 Std., Führen eines Ein- und Ausfuhrprotokolls • (*) (**) Kontrolle der Wäsche bei jeder Positionierung, Entfernung von Falten und Unebenheiten bei Bedarf

(*) Diese Maßnahmen können mit entsprechenden Durchführungszeitpunkten in den Tagesstrukturplan eingetragen werden.

(**) Die Durchführung dieser Maßnahmen ist mit dem Ankreuzen der Antwort „Ja" in der Risikomatrix für die jeweilige Prophylaxe verbunden, wenn die Dokumentation nach der Maßgabe des Strukturmodells (→ Kap. I/2.2.1) erfolgt.

Bezeichnung	Positionierung	Wirkung (W) und unerwünschte Wirkung (UW); Anmerkungen
Weichpositionierung	• Großflächig: zweite Matratze, Kissenschicht, Antidekubitusmatratze • Lokal: Kissen, Schaumstoff, Spezialkissen	• **W:** Druckentlastung durch Vergrößerung der Auflagefläche • **UW:** Mobilitätseinschränkung, Verlust des Körpergefühls (bei Knochenmetastasen erwünscht), Effektivität überprüfen, evtl. zusätzlich zweistündlich umpositionieren
Superweichpositionierung	• 15 cm dicke Schaumstoffmatratze • Spezielle Antidekubitusmatratzen • Doppelte Schicht superweicher Kissen auf normaler Matratze	• **W:** Druckentlastung, Verhinderung der Mangeldurchblutung • **UW:** Mobilitätseinschränkung, Verlust des Körpergefühls (bei Knochenmetastasen erwünscht) • Effektivität überprüfen, evtl. zusätzlich zweistündlich umpositionieren
Schräge Position durch schiefe Ebene 	• Matratzenlängsseite durch Unterschieben von Positionierungshilfsmitteln unter die gesamte Länge um 15 bis 20° kippen • Im 2-stündlichen Wechsel rechte und linke Matratzenseite kippen • Positionierungshilfsmittel: zusammengerollte Decke, formstabile Kissen, Schaumstoff, Textilien (fest, dick, lang)	• **W:** Druckverteilung auf die Weichteile der aufliegenden Körperseite, andere Körperseite wird weitgehend druckentlastet. Bei Atemnot mit leicht erhöhtem Oberkörper möglich • Evtl. Bettseitenteil anbringenFersen besonders beobachten
30°-Schrägposition 	• Schiffchenförmiges Kissen oder zwei Kissen oder gerollte Decke unter Rücken-Gesäßbereich einer Körperseite legen • Zusätzliches Kissen zwischen die Beine legen	• **W:** Verteilung des Drucks auf die Weichteile der aufliegenden Körperseite, Druckentlastung der anderen Seite • Individuell wechseln: Rückenposition – linke Seite – rechte Seite • Fersen besonders beobachten
135°-Position 	• Bauchposition mit einseitig angewinkeltem und durch Kissen unterstütztem Arm und Bein • Positionierungshilfsmittel: Kopfkissen und großes Kissenschiffchen	• **W:** Druckentlastung der Rückenseite, optimale Entlastung bei bestehendem Dekubitus (kann als Alternative im Umpositionierungsrhythmus eingesetzt werden) • **UW:** Druck auf den Brustkorb (Atmung beeinträchtigt), Einengung des Blickfelds
Hohlpositionierung mit fünf Kissen 	• Kissen unter den Kopf legen • Kissen unterhalb der Schulterblätter einlegen • Kissen unterhalb des Kreuzbeins bis zu den Kniekehlen legen • Kissen unter den Unterschenkel bis zum Fußknöchel legen • Kissen aufgestellt zwischen Füßen und Bettende legen	• **W:** Entlastung druckgefährdeter Regionen in Rückenposition: Schulterblätter, Kreuzbeinregion, Fersen, Ellbogen gepolstert

17

Bezeichnung	Positionierung	Wirkung (W) und unerwünschte Wirkung (UW); Anmerkungen
Hohlposition mittels A- oder V-Schiffchen-Positionierung	• A-Positionierung: Jeweils zwei leichte Kissen als Schiffchen wie ein A unter den Rücken legen, sodass die Spitzen etwa in Höhe des Nackens enden. Zusätzliches Kissen unter den Kopf legen • V-Positionierung: Wie A-Positionierung, aber Spitzen enden am Steißbein. Zusätzliches Kissen unter den Kopf legen	• **W:** Druckfreiheit an den Dornfortsätzen der Wirbelsäule • V-Positionierung nicht bei Dekubitusgefahr im Steißbeinbereich anwenden • Ist auch zur Pneumonieprophylaxe geeignet
Hohlposition mittels T-Positionierung	• Zwei Schiffchen in T-Form unter den Rücken des Pflegebedürftigen legen, sodass die Wirbelsäule und die Schultern unterstützt sind. Zusätzliches Kissen unter den Kopf legen	• **W:** Druckfreiheit an den Schulterblattspitzen und am unteren Rippenrand • Ist auch zur Pneumonieprophylaxe geeignet
Hohlpositionierung der Fersen	• Unterschenkel und Kniekehlen mittels Schaumstoff oder Kissen höher positionieren, sodass die Ferse frei liegt	• **W:** Druckentlastung bis zur Druckfreiheit für die Ferse • **UW:** Gefahr einer Beugekontraktur in den Kniegelenken
Makro- bzw. Mikropositionierung	• Systematisches Unterlegen von einem gefalteten Handtuch, das dem alten Menschen im Uhrzeigersinn unterlegt wird • Kleine Intervalle (4–40-mal pro Stunde)	• **W:** gezielte dynamische Druckentlastung möglich • **UW:** Möglicherweise Gefahr von Störungen

Tab. I/17.4 Beschreibung der druckentlastenden Positionierungen [Zeichnungen: L138]

❯-Lern-Tipp

Schauen Sie sich Wunden bei den Bewohnern Ihrer Einrichtung an und versuchen Sie zu unterscheiden, ob sie eher durch Druck (z. B. über Hautvorsprüngen) oder durch feuchte Haut (z. B. in der Analfalte) entstanden sind.

Die Pflegemaßnahmen richten sich nach dem Hauttyp und nach individuellen Erfordernissen. Zum Schutz der Haut vermeiden Altenpflegerinnen, sie häufiger als nötig zu waschen. Zur Pflege eignen sich pH-neutrale Waschemulsionen, anschließend waschen Pflegende mit klarem Wasser nach. Zur Hautpflege werden vorzugsweise W/O-Produkte verwendet. Reine Fettprodukte wie Melkfett oder Vaseline behindern die physiologische Haut-funktion, Puder kann krümeln und Druckstellen hervorrufen. Gefärbte Pflegemittel erschweren die Beobachtung des Hautzustands.

❯ Vorsicht!

Dekubitusgefährdete Haut soll weder massiert noch bei der Körperpflege zu stark gerieben werden, dies verursacht eher schädliche Scherkräfte.

Positionierungshilfsmittel	Wirkung, Vor- und Nachteile
Federkissen	• Druckentlastung und -verteilung • Vorteil: oft ausreichend vorhanden • Nachteil: wenig stabil
Positionierungskissen mit Polypropylenkügelchen	• Druckentlastung • Vorteile: gute Luftzirkulation, geringes Gewicht, effektive Anpassung, wischdesinfizierbar
Schaumstoff	• Druckentlastung und -verteilung durch einfache Formveränderung (nicht beziehen!) • Vorteil: preisgünstig • Nachteil: Atmungsaktivität eingeschränkt
Superweichpositionierungs-matratze	• Druckentlastung, lokale Hohlpositionierung • Schutzbezug und Laken nicht straff ziehen oder einstecken • Nachteil: Mobilität und Körperwahrnehmung werden beeinträchtigt
Wechseldruckmatratze (*Luft-kammersystem mit elektrischer Wechseldruckpumpe*)	• Intermittierende Entlastung der Haut • Nachteile: relativ teuer, regelmäßige Wartung erforderlich • Hinweis: Es sollten zusätzlich keine weiteren Hilfsmittel, z. B. Gelkissen zur Anwendung kommen und auch kein straffer Schutzbezug eingesetzt werden, da sie die Wirkung der Matratze behindern. • Wechseldruckmatratze ersetzt **nicht** den Positionswechsel, kann jedoch Positionierungsintervalle verlängern
Gelkissen mit Silikonfüllung	• Lokale Druckentlastung bei Gewichtsverlagerung, lokaler Auflagedruck wird gleichmäßig verteilt • Nachteile: Obermaterial kann Falten bekommen, teuer und schwer

Tab. I/17.5 Positionierungshilfsmittel für die Dekubitusprophylaxe.

Betten und Kleiden

Beim **Betten und Kleiden** achten Altenpflegerinnen darauf eine zusätzliche Druckgefährdung zu vermeiden, z. B. durch Krümel, Falten, Knöpfe oder Schläuche. Fremdkörper wie Schläuche oder Katheter erfordern eine Polsterung und Wechsel ihrer Lage, wenn sie auf der Haut liegen. Scherkräfte führen zu einer Verschiebung der Gewebeschichten, z. B. wenn der Pflegebedürftige sitzend auf der Matratze nach unten rutscht oder „nach oben gezogen" wird. Die Entstehung von Scherkräften ist durch geeignete Techniken der Bewegungsunterstützung, z. B. Kinästhetik®, zu vermeiden.

Ernährung und Flüssigkeitszufuhr

Auch Maßnahmen zur Verbesserung des Ernährungszustands wurden mangels evidenter Aussagen aus dem Katalog der dekubitusprophylaktischen Maßnahmen gestrichen. Dennoch ist eine ausreichende und vollwertige Ernährung im Zusammenhang mit der Vermeidung von Dekubitalulzera unumgänglich. Eine **eiweiß- und vitaminreiche Ernährung** unterstützt die Hautfunktionen. Risikofaktoren wie Adipositas oder starkes Untergewicht, können durch entsprechende Ernährung reduziert werden. Gegen Elastizitätsverlust und Austrocknung der Haut hilft eine ausreichende **Flüssigkeitszufuhr:** mindestens 1,5 l täglich durch Getränke und zusätzlich ca. 0,75 l durch Nahrungszufuhr. 📖📖9

> ❯❯ Flüssigkeitszufuhr mit dem Arzt absprechen, da bei einigen Erkrankungen, z. B. Herz- oder Niereninsuffizienz, die zulässige Trinkmenge begrenzt ist.

Internet- und Lese-Tipp
Deutsche Dekubitusliga e. V.:
www.deutsche-dekubitusliga.de

I/17.2.3 Pflegeevaluation

S Fallbeispiel Stationär, Teil IV

Nach vier Wochen evaluiert Frau Brauer gemeinsam mit dem Team die Pflegeplanung für Roswitha Lange. Die Maßnahmen zur Dekubitusprophylaxe waren weitgehend erfolgreich, die Haut von Frau Lange ist an den gefährdeten Körperstellen intakt. Frau Lange hat 1 kg zugenommen, die Flüssigkeitszufuhr liegt bei ca. 1,1 l pro 24 Stunden. Das Team beschließt, die bisherigen Maßnahmen zur Dekubitusprophylaxe konsequent weiterzuführen und die Trinkmenge weiter bis auf 1,5 l/Tag zu steigern.

I/17.3 Thromboseprophylaxe

Pflege von alten Menschen mit Gefäßerkrankungen → Kap. I/37.6

S Fallbeispiel Stationär, Teil I

Die Altenpflegeschülerin Janine Guter betreut den 78-jährigen Jacob Knopf im „Seniorenzentrum Maxeberg". Herr Knopf bewohnt mit seiner Ehefrau ein Zweibettzimmer. Sie sind vor zwei Jahren in die Einrichtung gezogen, da beide etwas gebrechlich wurden. Familie Knopf wollte lieber etwas früher übersiedeln, um Zeit zu haben sich einzugewöhnen. Herr Knopf ist sehr aktiv und macht bei fast allen Aktivitäten mit, die im Zentrum angeboten werden. Bei der wöchentlichen Turnstunde ist Herr Knopf ausgerutscht und hat sich das rechte Knie verdreht. Der sofort gerufene Hausarzt diagnostizierte eine Bänderdehnung. Herr Knopf soll sich nun sechs Wochen schonen, das betroffene Bein erhöht positionieren und eine Belastung so weit wie möglich vermeiden.

> ❯❯ **Thrombose** (*Blutpfropfbildung*): Bildung eines Thrombus (*Blutgerinnsel, Blutpfropf*) in einem Blutgefäß durch lokale Gerinnung.

Man unterscheidet arterielle und venöse Thrombosen. Im Folgenden sind nur die venösen Thrombosen besprochen:

• **Thrombophlebitis.** Entzündung oberflächlicher Venen. An den Beinen entsteht sie meist durch einen Thrombus in oberflächlichen Beinvenen oder durch kleinere Verletzungen bei Krampfadern. An den Armen entsteht eine Thrombophlebitis meist durch venöse Zugänge bzw. durch Reizung der Venenwand durch venös zugeführte Medikamente
• **Phlebothrombose** (*tiefe Beinvenenthrombose*). Verschluss einer tiefen Bein- oder Beckenvene durch einen Thrombus.

Die Thrombophlebitis ist relativ harmlos. Eine Phlebothrombose kann hingegen gravierende, evtl. tödliche Folgen haben. Deshalb ist mit dem Begriff Thromboseprophylaxe immer die Vermeidung einer tiefen Beinvenenthrombose gemeint. Sie wird auch tiefe **Beinvenenthrombose-(TVT-) Prophylaxe** oder **venöse Thromboembolieprophylaxe** (VTE-Prophylaxe) genannt.

I/17.3.1 Pflegediagnostik

Ⓢ Fallbeispiel Stationär, Teil II

Janine Guter stellt fest, dass Herr Knopf durch die erzwungene Untätigkeit recht unruhig ist. Am liebsten würde er sofort wieder anfangen zu laufen. Herr Knopf merkte allerdings recht schnell, dass das nicht geht und er bei Bewegung erhebliche Schmerzen hat. Der Hausarzt hat für die Zeit der mangelnden Bewegung Heparinspritzen verordnet. Frau Knopf versucht, ihren Mann zu überzeugen, dass die Spritzen zu seinem Besten sind. Janine Guter analysiert das Verhalten von Herrn Knopf und stellt ein Selbstversorgungsdefizit bei der Bewegung fest, das mit einer Thrombosegefahr einhergeht.

Ursachen, Risiko- und Einflussfaktoren

Zur Entstehung einer Thrombose können drei Faktoren führen, die nach dem Berliner Pathologen *Rudolf Virchow* als **Virchowsche Trias** bezeichnet werden:

- **Schäden an der inneren Gefäßwand**, z.B. durch Entzündungen der Venenwand, altersbedingte Veränderungen der Venen, z.B. bei Krampfadern, durch Verletzungen oder nach Operationen an den Gefäßen. Außerdem ist die Venenwand bei allen geschädigt, die bereits eine Thrombose hatten
- **Erhöhung der Gerinnungsneigung**, z.B. durch Flüssigkeitsmangel (→ Kap. I/21.4), sodass das Blut „eindickt", durch Medikamente wie Diuretika oder Kortisonpräparate, durch Östrogene (bei Frauen nach der Menopause Hormonersatztherapie), durch Rauchen, durch Freisetzung körpereigener, gerinnungsfördernder Substanzen, z.B. nach Operationen, durch angeborene Gerinnungsstörungen
- **Verringerte Fließgeschwindigkeit des Blutes**, z.B. durch
  - Bettruhe
  - Lähmungen
  - Ruhigstellung von Extremitäten, z.B. durch Gips oder Schienung
  - Herzinsuffizienz durch das mangelnde Pumpvermögen des Herzens
  - Chronische venöse Insuffizienz (Venenklappenschwäche → Abb. I/17.2)
  - Massive Krampfadern.

Zeichen und Ausmaß

Etwa 75 % der tiefen Beinvenenthrombosen verlaufen überwiegend asymptomatisch. 📖📖10

Mögliche Symptome:
- Einseitiges Schwere- und Spannungsgefühl
- Überwärmung, Schwellung
- Schmerzen, v.a. in der Wade, bei Druck auf die Wade sowie beim Husten und Niesen
- Bläulich-rote Hautfarbe der betroffenen Extremität
- Tachykardie
- Evtl. leichtes Fieber.

❯ Gerade alte Menschen bemerken die **Symptome einer Phlebothrombose** mitunter nicht oder deuten sie falsch, weil sie z.B. wegen Bettlägerigkeit das Schweregefühl nicht wahrnehmen. Auch das Schmerzempfinden ist bei alten Menschen häufig geringer ausgeprägt.

❯ **Vorsicht!**
Bei jedem Verdacht auf eine Phlebothrombose verständigen Altenpflegerinnen sofort den Arzt und lassen den Pflegebedürftigen absolute Bettruhe einhalten.

Zur Feststellung und Einschätzung der Thrombosegefahr sind im deutschsprachigen Raum drei Assessmentinstrumente (*Kümpel*, *Frowein* TVT Score, neue *Autar* DVT Skala-D) bekannt, wobei keines dieser Assessmentinstrumente hinreichend valide und reliabel ist. Daher werden sie allenfalls für eine Sensibilisierung der Pflegenden für die Risikofaktoren empfohlen. 📖📖11 📖📖12

Aufmerksames Beobachten des Verhaltens sowie eine medizinische Untersuchung können den Verdacht auf eine Thrombose bestätigen.

Folgen

Die größte Gefahr einer Phlebothrombose ist die **Lungenembolie**. Löst sich das Blutgerinnsel von der Venenwand, wird es mit dem Blutstrom in die Lungenarterie gespült und verlegt diese. Eine Lungenembolie kann tödlich enden.

Zeichen für eine Lungenembolie:
- Plötzlich einsetzende Atemnot, schnelle, flache Atmung
- Brustschmerzen, v.a. bei der Einatmung
- Husten, evtl. blutiger Auswurf
- Gestaute Halsvenen
- Tachykardie, Blutdruckabfall
- Zyanose und Schweißausbruch, evtl. Schock
- Unruhe, Angst.

❯ **Vorsicht!**
Eine Lungenembolie ist ein **Notfall.** Bei Verdacht benachrichtigen Altenpflegerinnen sofort den Notarzt, sorgen dafür, dass der Betroffenen absolute Bettruhe einhält und bringen ihn in eine Position mit erhöhtem

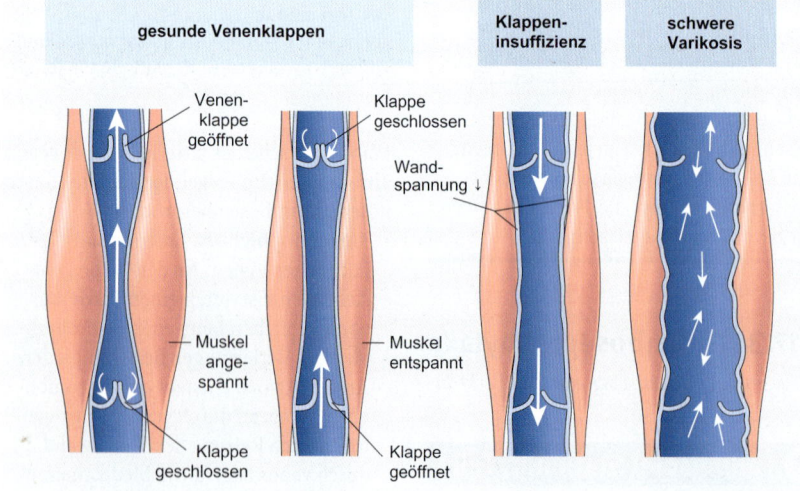

Abb. I/17.2 Drei Mechanismen sorgen für den Blutfluss in den Venen entgegen der Schwerkraft: die Muskelpumpe der Beine, intakte Venenklappen und der Sog, der vom Herzen während der Füllungsphase ausgeht. Bei Venenklappenschwäche und Krampfadern strömt das Blut z.T. auch rückwärts, sodass sich der Blutstrom verlangsamt und sich leicht Thromben bilden können. [L190]

Labels in figure: gesunde Venenklappen · Klappeninsuffizienz · schwere Varikosis · Venenklappe geöffnet · Klappe geschlossen · Wandspannung ↓ · Muskel angespannt · Muskel entspannt · Klappe geschlossen · Klappe geöffnet

Oberkörper. Sie kontrollieren die Vitalzeichen und verabreichen evtl. Sauerstoff (→ Kap. I/22.3.2). Pflegende beruhigen den Pflegebedürftigen und lassen ihn nicht allein.

Häufige Spätkomplikation einer tiefen Beinvenenthrombose ist das **postthrombotische Syndrom.** Die Zerstörung der Venenklappen (*chronisch venöse Insuffizienz*) führt zur Abflussbehinderung des Blutes mit Krampfadern, Unterschenkelödem, bräunlicher Hautverfärbung und evtl. chronischem Unterschenkelgeschwür (*Ulcus cruris, „offenes Bein"* → Abb. I/17.3).

I/17.3.2 Pflegetherapie

Pflegerische Maßnahmen im Rahmen der **Thromboseprophylaxe** wirken v.a. der verlangsamten Fließgeschwindigkeit des Blutes entgegen. Da alle Maßnahmen nur während ihrer Anwendung den venösen Rückfluss fördern, sind sie mehrmals täg-

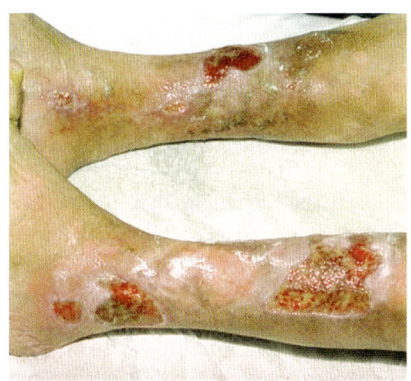

Abb. I/17.3 Ulcus cruris. Die Wunden heilen sehr langsam vom Wundrand her. Zu erkennen ist auch die typische Braunfärbung der Haut. [T195]

lich zu wiederholen. Pflegende leiten den Pflegebedürftigen an, die Maßnahmen selbstständig durchzuführen.

Bewegungsförderung

Die beste Thromboseprophylaxe ist gleichzeitig die natürlichste: **Gehen.** Beim Gehen werden die Beinmuskeln angespannt und die Muskelpumpe aktiviert.

Ist ein alter Mensch bettlägerig, benötigt die Muskelpumpe eine Aktivierung durch Übungen.

> ❯❯ 3S-3L-Regel: **S**itzen und **S**tehen ist **s**chlecht, **l**ieber **L**aufen und **L**iegen.

Dazu sind schon einfache **Bewegungsübungen** im Bett wirkungsvoll.

Im Liegen ausgeführte Bewegungen haben den Vorteil, dass das Blut nicht wie bei Übungen im Sitzen oder Stehen gegen die Schwerkraft fließen muss (→ Kap. I/19.3.2).

Besonders wirksam ist das **Erzeugen eines Sohlendrucks,** indem der Fußrücken drei- bis viermal hintereinander mehrmals täglich zum Schienbein hin gedrückt wird. Der Sohlendruck lässt sich auch durch den Einsatz einer gepolsterten Bettkiste oder einer Bettverkürzung erzielen, gegen die der Pflegebedürftige seine Füße drückt. Wegen der Dekubitusgefahr positionieren Pflegende dazu die Ferse hohl. Diese Übung dient gleichzeitig der Spitzfußprophylaxe (→ Kap. I/17.4.2). Die Maßnahme darf aber nicht bei Halbseitengelähmten eingesetzt werden, da sie die Spastik fördert.

> ❯❯ Für Menschen mit Herzinsuffizienz können Bewegungsübungen belastend sein. Deswegen ist die Auswahl der Übungen mit dem Arzt abzustimmen.

Förderung des venösen Rückflusses

Erhöhtes Positionieren der Beine

Eine einfache, aber sehr effektive Maßnahme ist das **erhöhte Positionieren der Beine** (→ Abb. I/17.4). Schon ein leichtes Anheben der Beine um etwa 15–20° bewirkt einen schnelleren Blutfluss infolge des Gefälles zum Herzen hin. **Kontraindiziert** ist diese Maßnahme bei arteriellen Durchblutungsstörungen.

Bei der **Positionierung** achten Altenpflegerinnen darauf, dass das gestreckte Bein (Kniegelenk nicht überstrecken) in der Hüfte leicht gebeugt ist.

Atemübungen

Atemübungen mit und ohne Atemtrainer → Kap. I/20.3.2

Durch **tiefes Atmen** entsteht ein Unterdruck im Thoraxraum, also auch in der großen Hohlvene. In dessen Folge entwickelt sich in diesem Gefäß ein Sog, der sich bis in die tiefen Beinvenen fortsetzt und so den Blutrückfluss verstärkt.

> ❯❯ Atemübungen können die Thromboseprophylaxe lediglich unterstützen. Als alleinige Maßnahme sind sie nicht ausreichend.

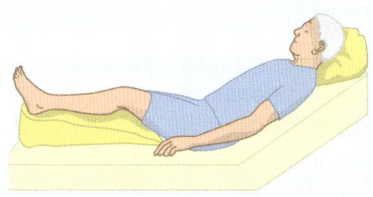

Abb. I/17.4 Erhöhte Positionierung eines oder beider Beine zur Thromboseprophylaxe. [L138]

Ⓢ Fallbeispiel Stationär, Teil III

Beispiel einer Pflegeplanung zur Thromboseprophylaxe für Jacob Knopf

Informationssammlung	Pflegetherapie	
Wünsche, Gewohnheiten, Hilfebeschreibungen, pflegefachliche Einschätzungen	Pflegeziel/Verständigungsprozess/erwartete Ergebnisse	Pflegemaßnahmen/Pflegeangebote
• Möchte schnell wieder mobil sein **Pflegefachliche Einschätzungen:** • Thrombosegefahr • Immobilität bei Bänderdehnung im Knie rechts • Schmerzen im rechten Knie, vor allem bei Belastung (NRS 7) • Ist bewusstseinsklar und motiviert • Intaktes Herz-Kreislauf-System • Verordnungen für Heparininjektionen sowie Kompressionsstrümpfe sind vorhanden	• Schmerzfreiheit bei Bewegungen • Venöser Blutfluss bleibt ungestört **Verständigung:** • Stimmt den Maßnahmen zur Thromboseprophylaxe zu	• (*) (**) 3× tägl. zum tiefen Durchatmen anleiten und motivieren • (*) (**) Motivieren, tägl. 2 l Flüssigkeit zu trinken • (*) (**) 3× tägl. Beine erhöht positionieren • (*) (**) Verordnete Kompressionsstrümpfe fachgerecht morgens an- und abends ausziehen • (*) (**) Heparin nach ärztlicher Verordnung verabreichen • (**) Bewegungsübungen mit Physiotherapeutin absprechen • Schmerztherapie durch den Arzt anregen

(*) Diese Maßnahmen können mit entsprechenden Durchführungszeitpunkten in den Tagesstrukturplan eingetragen werden.

(**) Die Durchführung dieser Maßnahmen ist mit dem Ankreuzen der Antwort „Ja" in der Risikomatrix für die jeweilige Prophylaxe verbunden, wenn die Dokumentation nach der Maßgabe des Strukturmodells (→ Kap. I/2.2.1) erfolgt.

Venenkompression

Kompressionsbehandlung fördert auf zwei Weisen den Blutrückstrom zum Herzen:

- Die Kompression der oberflächlichen Venen drückt das Blut in die tiefen Beinvenen, das Volumen in den tiefen Beinvenen wird erhöht. Die Funktion der Venenklappen wird unterstützt
- Die Bildung eines elastischen Widerlagers erhöht den Druck der durch Bewegung kontrahierten Muskeln gegen die Venen. Dieser Mechanismus funktioniert nur bei mobilen alten Menschen.

> ❯❯ Maßnahmen zur Venenkompression bedürfen der ärztlichen Anordnung.

Kontraindikationen für die Kompressionsbehandlung sind z. B.:

- Starke Herzinsuffizienz
- Hochgradige arterielle Durchblutungsstörungen an den Beinen
- Verletzungen am Fuß.

> ❯❯ **Vorsicht!**
> Alle Maßnahmen, die den venösen Rückstrom fördern, können bei Herzinsuffizienz dazu führen, dass das Herz die erhöhte Blutzufuhr aus dem Körper nicht bewältigen kann.

Thromboseprophylaxe- und Kompressionsstrümpfe

Thromboseprophylaxe- und **Kompressionsstrümpfe** unterscheiden sich in der Höhe des Drucks, den sie ausüben.

- **Medizinische Thromboseprophylaxestrümpfe** (*MTS, weiß*) haben einen hohen Ruhedruck. Sie eignen sich bei Bettlägerigkeit und sollen *tags und nachts* getragen werden
- **Medizinische Kompressionsstrümpfe** (*MKS, meistens braun*) üben einen hohen Arbeitsdruck bei geringerem Ruhedruck aus, der den Druck der Wadenmuskulatur auf die Venen bei Bewegung übersteigt. Sie sollen immer vor dem Aufstehen angezogen und tagsüber getragen werden. Es gibt sie in **verschiedenen Kompressionsklassen**, von CCL 1 = leichte Kompression (18–21 mmHg) bis CCL 4 = extra kräftige Kompression (mind. 49 mmHg).

Antithrombosestrümpfe und Kompressionsstrümpfe gibt es in unterschiedlichen Größen oder als Individualanfertigung im Handel.

Damit die passenden ausgewählt werden, messen Mitarbeiter eines Sanitätshauses

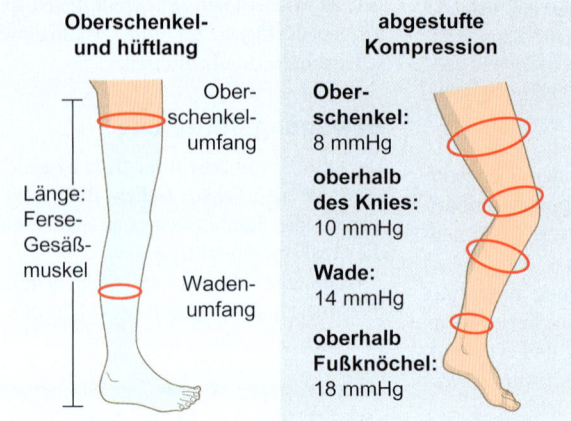

Abb. I/17.5 Mögliche Messpunkte zur Anpassung von Antithrombosestrümpfen. Die Messpunkte können je nach Strumpfhersteller variieren. [L138]

oder die Pflegenden die Umfänge des Beines exakt (→ Abb. I/17.5).

Der Druck der Strümpfe nimmt vom Fuß zum Oberschenkel hin kontinuierlich ab (*abgestufte Kompression*).

Vor dem Anziehen der Strümpfe sind die Venen zu entstauen, z. B. durch erhöhtes Positionieren der Beine für 10–15 Min.

> ❯❯ **Vorsicht!**
> Das **Ausstreichen der Venen** ist **nicht** mehr empfohlen, da die Gefahr besteht, dass sich Mikrogerinnsel lösen. ◼◼13

Anziehen von Kompressionsstrümpfen

- Pflegebedürftigen informieren und auf dem Rücken positionieren
- Venen entstauen (siehe oben)
- Innenseite des Strumpfes nach außen stülpen
- Strumpf über Fuß und Ferse bis zum Knöchel anziehen
- Rest des Strumpfs kontinuierlich und ohne Falten bis zum Oberschenkel hochziehen. Darauf achten, dass die Kniefelderung etwa drei cm unterhalb der Kniekehle beginnt.

Im Handel sind Hilfsmittel zum Anziehen von ATS und Kompressionsstrümpfen (→ Abb. I/17.6) erhältlich.

Hinweise

- Pflegebedürftige tragen Kompressionsstrümpfe täglich (Antithrombosestrümpfe auch nachts), auch an warmen Tagen. Bei vermehrtem Schwitzen sind intensive Hautbeobachtung und -pflege sowie atmungsaktive Kompressionsstrümpfe empfehlenswert
- Nach mehrmaligem Waschen büßen Kompressionsstrümpfe und ATS an Elastizität ein. Pro Halbjahr bekommen Pflegebedürftige je ein neues Paar von der Krankenkasse.

Kompressionsverbände

Der phlebologische **Kompressionsverband** ist bei korrekter Anlegetechnik ähnlich wirksam wie ein medizinischer Kompressionsstrumpf. Beide haben Vor- und Nachteile, entscheidend ist aber bei dem Kompressionsverband, dass er korrekt angelegt wird. Eine Untersuchung zeigte, dass nicht einmal 10 % der überprüften Pflegenden in der Lage waren, den angestrebten Druckwert von 50–60 mmHg zu erreichen. ◼◼14

Verschiedene Bindenarten in unterschiedlichen Breiten werden für **Kompressionsverbände** verwendet (→ Tab. I/17.6).

Elastische Kurzzugbinden in drei Größen bereit legen. Es gelten folgende Richtwerte:

- Für den Fuß 6–8 cm Breite
- Für den Unterschenkel 8–12 cm Breite
- Für den Oberschenkel 10–14 cm Breite.

Für einen Unterschenkelverband benötigt man zwei, für einen Verband bis zur Leistenbeuge drei Binden.

Prinzipien

- Sprunggelenk ist in 90 -Dorsalflexion und eher supiniert, Knie leicht gebeugt
- Ferse und Fuß ebenfalls einwickeln, Zehen freilassen: Kontrolle der Hautdurchblutung ca. 30 Min. nach Anlegen des Verbandes. Sind die Zehen kalt und bläulich, Verband abnehmen und nach ca. 20 Min. weniger straff neu anwickeln
- Die einzelnen Touren um die Hälfte überlappend wickeln, sonst besteht die Gefahr eines Fensterödems
- Faltenfrei wickeln, damit keine Druckstellen entstehen
- Verwendete Binden nach mehrmaligem Waschen auf Elastizität überprüfen und ggf. auswechseln.

Es gibt zahlreiche Wickeltechniken. Im Folgenden ist nur eine der Möglichkeiten beschrieben. Komplizierte Wickeltechniken

Binde	Dehnbar-keit	Druckverhalten (Ruhe- und Arbeitsdruck*)	Indikationen
Kurzzug	30–70%	• Hoher Arbeitsdruck, geringer Ruhedruck	• Immobilität
Mittelzug	70–140%	• Mittlerer Arbeits- und Ruhedruck	• Immobilität, Varikosis ohne Ödeme
Langzug	>140%	• Niedriger Arbeitsdruck, hoher Ruhedruck	• Nur nach spezieller Verordnung (z.B. Lymphödem)

*Unter **Arbeitsdruck** wird die Druckwirkung der Kompression während der Bewegung (im Gehen, bei Gymnastik) verstanden. **Ruhedruck** bezieht sich auf die Druckwirkung im Liegen. Zur Thromboseprophylaxe eignen sich wegen des geringen Ruhedrucks vor allem Kurzzugbinden.

Tab. I/17.6 Wirkung von Kurzzug-, Mittelzug- und Langzugbinden im Vergleich.

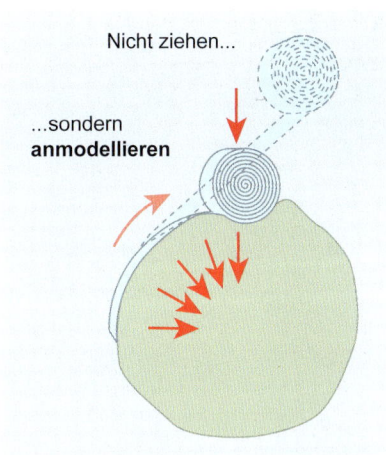

Abb. I/17.7 Beim Wickeln eines Kompressionsverbandes nicht an der Bindenrolle ziehen, sondern die Binde eng am Bein entlangführen. [L138]

wie den Pütterverband (→ Abb. I/17.8) gründlich erlernen.

Wickeltechnik zum Anlegen eines Kompressionsverbands (→ Abb. I/17.7):

• Vor dem Anlegen eines Kompressionsverbandes Venen entstauen
• Erste Wickeltour mit schmalster Binde am Zehengrundgelenk beginnen, wobei der Fuß im 90°-Winkel zum Schienbein steht
• Zwei bis drei spiralförmige Kreistouren wickeln, dann Ferse einbeziehen
• Diese Fersentour durch zwei Achtertouren fixieren
• Spiralförmige Kreistouren mit zwei Binden bis zum (gebeugten) Knie wickeln
• Knietour (wie die Ferse) durch zwei Achtertouren fixieren
• Ab dem Knie mit breiter Binde spiralförmig Oberschenkel bis zur Leiste wickeln.

Intermittierende pneumatische Kompression

Bei dieser vom Arzt angeordneten Maßnahme handelt es sich um ein Luftkissensystem, dessen Kammern abwechselnd und aufsteigend aufgepumpt und wieder entleert werden. Diese Maßnahme reduziert die TVT um ca. 50%, ist aber in der deutschen Pflegepraxis sehr wenig verbreitet. 📖15

Physikalische Therapie

Die Anwendung von **Kälte** führt zu einer Engstellung der Gefäße und somit zu einer Erhöhung der Strömungsgeschwindigkeit. Wechselbäder üben einen starken äußerlichen Reiz aus und dienen der Thromboseprophylaxe. Sie eignen sich eher im Sinne einer Langzeitprophylaxe bei Venenklappeninsuffizienz und Krampfadern und können auch nur von alten Menschen durchgeführt werden, die körperlich mobil und kreislaufstabil sind.

Medikamentöse VTE-Prophylaxe

Pflege alter Menschen mit Erkrankungen der Gefäße → Kap. I/31.6
Durchführung subkutaner Injektionen → Kap. I/29.5

Bei mittlerem bis hohem VTE-Risiko (VTE = venöse Thromboembolie) sollte der Blutgerinnung medikamentös entgegengewirkt werden (*Antikoagulation*). Zur VTE-Prophylaxe verordnet der Arzt in der Regel eine **Low-Dose-Heparinisierung,** die in regelmäßigen Abständen, z.B. alle 8, 12 oder 24 Std. subkutan injiziert wird. Eine frische Phlebothrombose wird ggf. mit hohen Dosen Heparin, der **High-Dose-Heparinisierung,** behandelt.

Zur langfristigen, meist lebenslangen Hemmung der Blutgerinnung, z.B. nach Thrombosen oder Infarkten, werden **Cumarinderivate** (z.B. Marcumar®) oder **Acetylsalizylsäure** (ASS, Aspirin®) in Tablettenform eingenommen.

❯ Alte Menschen, deren Blutgerinnung medikamentös herabgesetzt ist, haben eine erhöhte Blutungsgefahr (→ Kap. I/31.4.1).

Ernährung und Lebensweise

• Ausreichende **Flüssigkeitszufuhr** (ca. 1,5–2 l/Tag) stellt sicher, dass das physiologische Verhältnis von Flüssigkeit und festen Bestandteilen im Blut erhalten bleibt. Dadurch bleibt die **Viskosität** (*Zähigkeit, Klebrigkeit*) des Blutes niedrig, es kann besser fließen. Flüssigkeitsdefizite (→ Kap. I/21.4) dicken das Blut ein, sodass die Thrombosegefahr steigt
• **Obstipationsprophylaxe** (→ Kap. I/20.13.2) verhindert, dass der venöse Rückfluss im Becken zusätzlich durch Stuhlverstopfung erschwert wird
• Übergewicht erhöht den Druck im Bauchraum, den die Muskelpumpe zusätzlich zu überwinden hat. Bei sehr übergewichtigen alten Menschen bewirkt eine langsame **Gewichtsreduktion** den verbesserten venösen Rückfluss

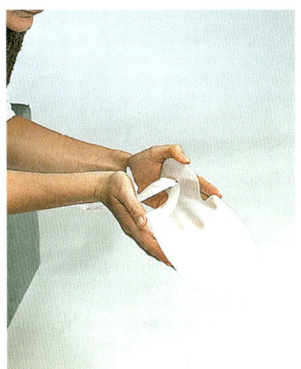 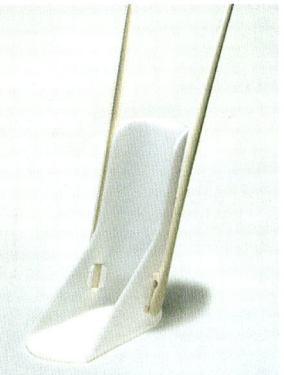

Abb. I/17.6 Anziehhilfen für Kompressionsstrümpfe. [V143]
rechts: Pflegende stülpen den Gummistrumpf über den Schaft; stecken den Fuß in den übergezogenen Strumpf; drücken ihn nach unten und ziehen den oberen Strumpfabschluss nach oben.
links: Pflegende führen den Strumpf über die gebogene Rinne. Die Seitenkerben halten ihn in der richtigen Position. Dann setzen Pflegende den Fuß in die Öffnung des Strumpfes, und ziehen ihn mit Hilfe der Bänder nach oben.

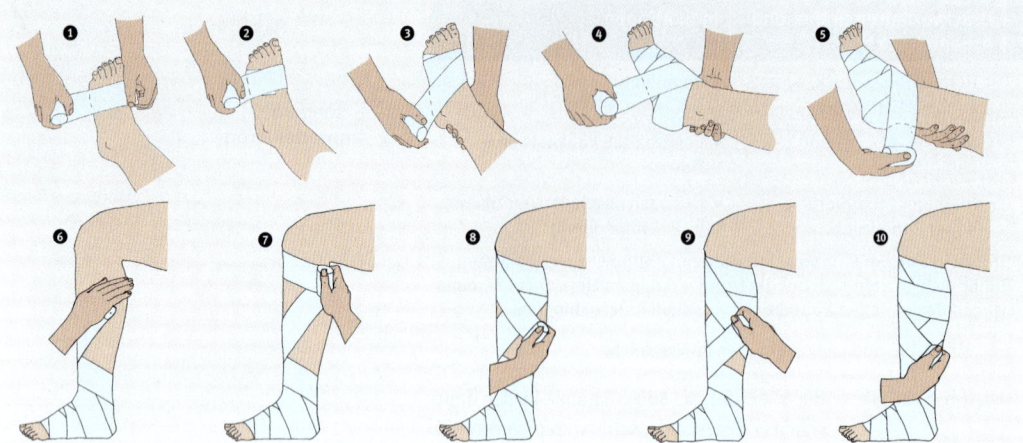

Abb. I/17.8 Der (modifizierte) Kreuzverband nach Pütter zur Venenkompression, bei dem man die Binde der Form des Beines folgen lässt. Da jedes Bein anders geformt ist, kann der Pütter-Verband je nach den anatomischen Verhältnissen des Pflegebedürftigen unterschiedlich aussehen. Die dargestellte Verbandstechnik (1–10) hat sich wegen ihrer relativ einfachen Handhabung bewährt. [L215]

- **Alkohol** bewirkt eine Weitstellung der Blutgefäße, was den venösen Rückstrom stark beeinträchtigt
- **Nikotin** ist ein Gefäßgift, das die Gefäßwände schädigt
- **Bequeme,** nicht einengende **Kleidung,** Schuhe ohne hohe Absätze tragen.

I/17.3.3 Pflegeevaluation

Ⓢ Fallbeispiel Stationär, Teil IV

Nach einem Monat evaluiert die Altenpflegeschülerin Janine Guter die Pflegeplanung für Jacob Knopf. Herr Knopf hat sich zwischenzeitlich an die täglichen Spritzen gewöhnt.

Die Physiotherapeutin kommt zweimal pro Woche und leitet ihn zu Bewegungsübungen an.

An den anderen Tagen macht er sie mit Hilfe seiner Frau. Die Bewegungsschmerzen am Knie haben sich inzwischen verringert. Der Hausarzt hat beim vergangenen Besuch eine frühzeitige Mobilisation in Aussicht gestellt. Janine Guter passt nach dem Evaluationsgespräch die Pflegeplanung an die Situation an.

Internet- und Lese-Tipp
Deutsche Venenliga e. V.:
www.venenliga.de
Informationsseite der medical project design GmbH: www.venenratgeber.de
Übersicht über Kompressionstherapie der Firma Urgo: www.urgo.de/produkte/bindenbandagen.html

I/17.4 Kontrakturprophylaxe

Ⓢ Fallbeispiel Stationär, Teil I

Leonore Kösling ist 83 Jahre alt und wohnt seit vier Jahren im „Seniorenzentrum Maxeberg". In den vergangenen Monaten hat sich ihr Gesundheitszustand zunehmend verschlechtert. Sie hatte aufeinander folgend zwei Lungenentzündungen und fühlt sich dadurch so geschwächt, dass sie nur mit viel Zuspruch das Bett verlässt und stundenweise im Sessel sitzt. Darüber hinaus hat sie infolge einer Arthrose im linken Kniegelenk starke Schmerzen und möchte das betroffene Bein am liebsten überhaupt nicht bewegen.

❱ Kontraktur (lat. *contrahere* = zusammenziehen): Adaptive Verkürzung der Muskel-Sehnen-Einheit und sonstiger Weichteilgewebe, die ein Gelenk umgeben oder kreuzen. In der Folge zeigt sich ein erheblicher Widerstand gegen passive und aktive Dehnung und eine Einschränkung des Bewegungsumfangs. Abhängig vom Ausmaß ist eine Einschränkung funktioneller Fähigkeiten möglich. Es kann zu einem teilweisen bis vollständigen Verlust der Bewegungsfähigkeit in diesem Gelenk kommen. 📖 16

Kontrakturen verhindern die aktive und passive Beweglichkeit eines Gelenks und verursachen Schmerzen. Die Schädigungen sind irreversibel (*nicht rückbildungsfähig*).

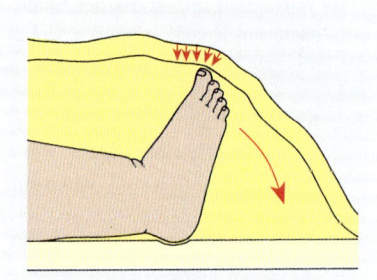

Abb. I/17.9 Das Eigengewicht des Fußes und die Bettdecke drücken den Fuß nach unten. [L157]

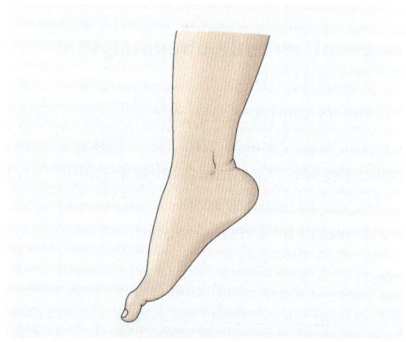

Abb. I/17.10 Spitzfuß. [L190]

Es gibt Beuge- und Streckkontrakturen (→ Abb. I/17.9) sowie Abduktions- oder Adduktionskontrakturen.

Der **Spitzfuß** (→ Abb. I/17.10) ist eine häufige Kontraktur in der Altenpflege. Es handelt sich um eine Streckkontraktur im oberen Sprunggelenk, der Fuß ist nach unten fixiert (*Plantarflexion des Fußes*). Bei einem ausgeprägten Spitzfuß kann der Pflegebedürftige nur auf der Fußspitze stehen, Abrollen über die Fußsohle ist nicht möglich.

I/17.4.1 Pflegediagnostik

Ⓢ Fallbeispiel Stationär, Teil II

Leonore Kösling ist zeitlich, örtlich und zur Person orientiert. Daher setzt Altenpflegerin Hermine Brauer den Schwerpunkt bei der Kontrakturprophylaxe auf Beratung und Information. Sie erklärt Frau Kösling die Bedeutung der Maßnahmen zur Kontrakturprophylaxe. Sie einigen sich darauf, bewegungsfördernde Übungen morgens und abends in die Grundpflege zu integrieren.

Darüber hinaus ist Frau Kösling damit einverstanden, alle Mahlzeiten in ihrem Sessel einzunehmen und jeweils vor und nach den Mahlzeiten einige Schritte in Begleitung der Pflegenden in ihrem Zimmer zu gehen. Gegen die Schmerzen in ihrem linken Knie soll der Arzt eine wirksame Schmerzmedikation verordnen. Frau Brauer richtet die Pflegeplanung darauf aus.

Ursachen, Risiko und Einflussfaktoren

Zeichen und Ausmaß

Gezielte **Beobachtungen** mit folgenden Fragen geben Hilfe bei der Einschätzung der Kontrakturgefahr (→ Tab. I/17.7):

- Äußert der Pflegebedürftige Schmerzen bei der Bewegung?
- Sind Bewegungsabläufe harmonisch, steif oder hölzern?
- Vermeidet der Pflegebedürftige bestimmte Bewegungsabläufe? Sind Schonhaltungen sichtbar?
- Welche Gelenke sind betroffen?
- Ist das Bewegungsausmaß der Gelenke eingeschränkt?
- Befindet sich der Pflegebedürftige unter dem Einfluss bewegungseinschränkender Maßnahmen (z. B. Fixierung)? Lässt sich daran etwas verändern?

Für die Einschätzung der Kontrakturgefahr existiert kein zuverlässiges Assessmentinstrument und Pflegende haben erhebliche Schwierigkeiten, Kontrakturen systematisch und zuverlässig zu erkennen. 📖17 Für die Erstanalyse werden die jeweilige Beweglichkeit der Gelenke und kontrakturfördernde Einflussfaktoren (→ Tab. I/17.7) abgebildet. 📖18 📖19

Es ist schwierig, zwischen einer Bewegungseinschränkung der Gelenke und einer Kontraktur zu unterscheiden (→ Abb. I/17.11).

Folgen

Kontrakturen führen zur Bewegungsunfähigkeit mit Funktionsverlust der betroffenen Extremität. Damit gehen erhöhte Pflegeabhängigkeit, Schmerzen, verminderte Lebensqualität und weitere Pflegerisiken einher. 📖22

I/17.4.2 Pflegetherapie

Ziele der Kontrakturprophylaxe sind die Erhaltung bzw. Wiederherstellung der normalen Stellung und Beweglichkeit der Gelenke, die Vorbeugung von Bewegungseinschränkungen sowie die Reduzierung und Vermeidung von Schmerzen.

Bereiche	Beispiele
Tendomyogen/fasziogen (*muskel-/sehnenbezogen*)	• Muskel- und Sehnenverletzungen
Arthrogen (*gelenksbezogen*)	• Osteoporose • Arthrose • Rheuma • Gelenkverschleiß
Dermatogen (*hautbezogen*)	• Narben
Neurogen (*nervenbezogen*)	• Schlaganfall • Morbus Parkinson • Multiple Sklerose • Querschnittslähmung • Apallisches Syndrom • Demenzielle Erkrankung
Psychogen (*auf seelische Bedingungen bezogen*)	• Trauma, Angst, Depression • Antriebsminderung • Katatonie
Bettlägerigkeit	• Akute Erkrankungen • Mangelnde Bewegungsförderung • Frailty (Gebrechlichkeit) und Sarkopenie (Muskelabbau)
Weitere Ursachen	• Schonhaltung bei Schmerzen • Ruhigstellung (Gips, Schienen) • Positionierungsbedingt (Spitzfuß) • Fixierung

Tab. I/17.7 Einschränkungen und Krankheiten, die das Entstehen einer Kontraktur begünstigen. 📖21

Die Wirksamkeit der Kontrakturprophylaxe wird entscheidend beeinflusst durch:

- **Kontinuität** (die Maßnahmen werden von allen am Pflegeprozess Beteiligten regelmäßig nach Plan durchgeführt)
- **Intensität** (die Maßnahmen fordern den Pflegedürftigen, Unterforderung verhindert „Trainingseffekte").

Allgemeine Hinweise

- Information und Beratung fördert die Kooperation des Pflegebedürftigen
- Förderung der Selbstständigkeit steht immer im Mittelpunkt
- Bei Schmerzen unterstützt ein wirksames Schmerzmanagement im Sinne des Expertenstandards Schmerzmanagement in der Pflege.

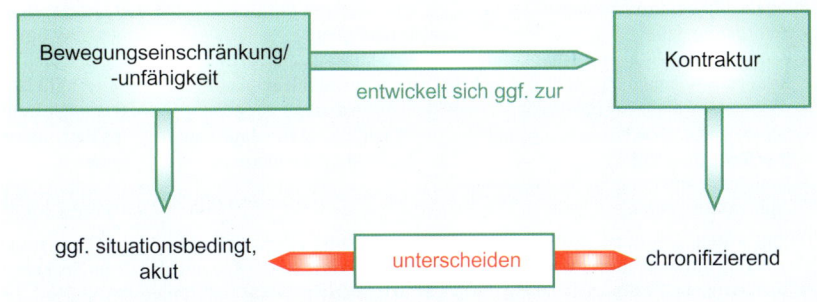

Abb. I/17.11: Unterschied zwischen Bewegungseinschränkung und Kontraktur. [L138]

Aktive Förderung der Eigenbewegung

Die **Förderung der Eigenbewegung** ist die sinnvollste Kontrakturprophylaxe. Dies geschieht z.B. durch Schaffen von Beweggründen wie Anregen der eigenen Beweglichkeit bei Alltagstätigkeiten, durch Stehen, Gehen, Spazieren oder andere sinnvolle Bewegungsanlässe. 🚶‍23

Bewegungsübungen

Bewegungsübungen
- Fördern die Durchblutung und verbessern den Abtransport von Stoffwechselprodukten
- Verstärken die Produktion der Synovialflüssigkeit („Gelenkschmiere")
- Kräftigen die Muskulatur und beugen einer Muskelatrophie vor
- Trainieren die Atmung und steigern den venösen Rückfluss
- Sorgen für einen guten Schlaf
- Machen dem Betroffenen die Grenzen seines Körpers bewusst.

Grundregeln bei Bewegungsübungen:
- Nur *bis zur Schmerzgrenze* gehen, sie niemals überschreiten
- *Vitalzeichen* des Pflegebedürftigen beobachten. Bei Schwindel, Unwohlsein, Schmerzen, Schwäche oder Müdigkeit die Übungen sofort beenden
- *Von den kleinen zu den großen Gelenken* bewegen (Ausnahme: bei Halbseitenlähmungen die Reihenfolge umkehren

und von zentral nach peripher arbeiten) 🚶‍21 🚶‍24
- Gelenke *achsengerecht* bewegen, auf Kombinationsbewegungen verzichten
- Die Gelenke *auf einer Körperseite* bewegen, dann Seitenwechsel, bei Halbseitenlähmung auf der weniger betroffenen Seite beginnen (falls nötig)
- Häufigkeit der Wiederholungen ca. fünf – sieben Mal je nach Belastbarkeit und Toleranz
- Mit *Physiotherapeuten* zusammenarbeiten.

❯❯ Zwischen den Übungen genügend Zeit lassen. Zum tiefen Durchatmen und zum langen Ausatmen anhalten. Gegebenenfalls Puls und Blutdruck kontrollieren. Für gute Belüftung im Zimmer sorgen.

Aktive Bewegungsübungen

Aktive Bewegungsübungen werden von Menschen mit größerer Restmobilität ausgeführt.
- Die oben genannten Bewegungsübungen werden ggf. *unter Anleitung* durchgeführt
- Günstig sind individuelle *Alltagsbewegungen* (z.B. Haare bürsten oder Anziehen). Dabei ist zu beachten dass im Sinne eines Trainings der Pflegebedürftige an die Grenze seiner Beweglichkeit geht (Training des *Bewegungsausmaßes*)
- Aktive Bewegungsfolgen können *auch im Bett geübt* werden (z.B. Füße angewinkelt aufstellen lassen, Beckenboden

anspannen, Becken langsam heben, möglichst so weit, dass nur noch die Schultern die Auflagefläche bilden. Diese Haltung soll einige Sekunden beibehalten werden, danach langsam „Wirbel für Wirbel" die Rückenposition einnehmen).

Assistive Bewegungsübungen

Die **assistiven Bewegungsübungen** eignen sich für Menschen mit teilweise erhaltener Restmobilität, bei denen Anstrengungen vermieden werden sollten (z.B. bei Herzinsuffizienz) sowie als Zwischenstadium beim Aufbau von Mobilität.
- Die oben beschriebenen Bewegungsübungen werden mit Unterstützung von Altenpflegerinnen ausgeführt, die das Geweicht der Extremität teilweise übernimmt und ggf. die Bewegung führt. Passive Bewegungsübungen (siehe unten) können auch assistiv durchgeführt werden
- Der Bewegungsimpuls des Pflegebedürftigen wird berücksichtigt und seine Bewegungen aufgegriffen.

Passive Bewegungsübungen

Bei **passiven Bewegungsübungen** (auch als „Durchbewegen der Gelenke" bezeichnet) werden die Bewegungen durch Altenpflegerinnen ohne aktive Muskelarbeit des Pflegebedürftigen erzeugt. Sie werden bei bettlägerigen und stark geschwächten oder eingeschränkten alten Menschen möglichst zweimal täglich angewandt. Eine Hand fixiert oberhalb des betroffenen Gelenks, die andere Hand führt die Bewegung.

Ⓢ Fallbeispiel Stationär, Teil III

Beispiel einer Pflegeplanung zur Kontrakturprophylaxe für Leonore Kösling

Informationssammlung	Pflegetherapie	
Wünsche, Gewohnheiten, Hilfebeschreibungen, pflegefachliche Einschätzungen	Pflegeziel/Verständigungsprozess/erwartete Ergebnisse	Pflegemaßnahmen/Pflegeangebote
• Ist orientiert und sieht den Sinn prophylaktischer Maßnahmen ein • Kann die Mahlzeiten außerhalb des Bettes einnehmen und einige Schritte in Begleitung gehen **Pflegefachliche Einschätzungen:** • Kontrakturgefahr • Relative Immobilität und Schonhaltung/Bewegungsvermeidung (Arthrose, insbesondere am linken Kniegelenk) • Schmerzen v.a. im linken Kniegelenk (bei Bewegung NRS 8) • Kann unter Anleitung aktive Bewegungsübungen ausführen	• Physiologische Beweglichkeit bei Frau Kösling ist erhalten • Bewegungsschmerzen sind reduziert (NRS 6) • Keine bzw. gut erträgliche Ruheschmerzen (NRS 3) **Verständigung:** • Frau Kösling geht vor und nach den Mahlzeiten einige Schritte in Begleitung • Stimmt den Maßnahmen zur Kontrakturprophylaxe zu	• (**) Pflegebedürftige über alle Maßnahmen der Kontrakturprophylaxe und ihren Sinn informieren • (*) (**) Frau K. 2× tgl. im Rahmen der Grundpflege dazu anleiten, das linke Knie durchzubewegen (Beugung/Streckung), Häufigkeit fünf–zehn Mal • (*) Frau K. bei allen Gelegenheiten zu aktiven Bewegungsübungen aller Gelenke anhalten • (*) (**) Positionierung des linken Kniegelenks in physiologischer Mittelstellung, wenn Pflegebedürftige sich im Bett aufhält • (*) 4× tgl. Transfer in den Sessel zu den Mahlzeiten und zurück ins Bett, vorher und nachher jeweils einige Schritte mit Frau K. gehen • (*) Schmerzprotokoll führen • (*) Gabe von Schmerzmedikamenten nach ärztlicher Anordnung

(*) Diese Maßnahmen können mit entsprechenden Durchführungszeitpunkten in den Tagesstrukturplan eingetragen werden.
(**) Die Durchführung dieser Maßnahmen ist mit dem Ankreuzen der Antwort „Ja" in der Risikomatrix für die jeweilige Prophylaxe verbunden, wenn die Dokumentation nach der Maßgabe des Strukturmodells (→ Kap. I/2.2.1) erfolgt.

Obere Extremitäten

* *Fingergelenke* (→ Abb. I/17.12):
  – Beugung (Flexion); Extension (Stre-
    ckung)
  – Bei den Fingergrundgelenken auch
    noch Abduktion (Abspreizen) – Ad-
    duktion (Heranführen)
* *Handgelenke:*
  – Dorsalflexion (Beugung zum Handrü-
    cken); Plantarflexion (Beugung zur
    Handinnenseite)
  – Radiale und ulnare Ab- und Adduktion
    (Seitwärtsbewegung)
  – Supination (Auswärtsdrehung); Prona-
    tion (Einwärtsdrehung)
* *Ellbogengelenke:*
  – Beugung (Flexion); Extension (Stre-
    ckung)
* *Schultergelenke:*
  – Eine Hand flach unter das Schulterblatt
    legen, mit der anderen die Schulter
    umgreifen und das Schultergelenk
    leicht lockern
  – Abduktion (Abspreizung); Adduktion
    (Heranführen)
  – Außen- und Innenrotation (Drehung)
  – Anteversion (Vorführung); Retroversi-
    on (Zurückführung)
  Elevation (Hebung des Arms nach vorne
  bis über die Mittelebene).

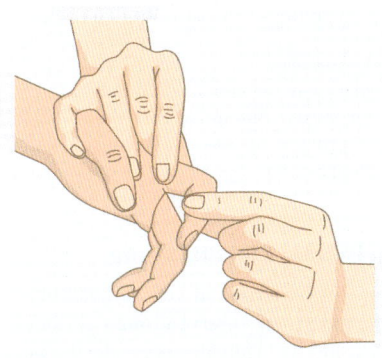

Abb. I/17.12 Passives Bewegen der Fingergelenke. [L138]

Untere Extremitäten

* *Zehengelenke:*
  – Beugung (Flexion); Extension (Stre-
    ckung)
  – Abduktion (Abspreizen); Adduktion
    (Heranführen), Vorsicht: wird z. T. we-
    nig toleriert!
* *Sprunggelenke:*
  – Dorsalflexion (Beugung zum Fußrü-
    cken); Plantarflexion (Beugung zur
    Fußinnenseite). Gut für Spitzfußpro-
    phylaxe: eine Hand fixiert oberhalb des
    Knies, die andere Hand umgreift die
    Ferse und drückt mit dem Unterarm
    den Fußrücken Richtung Schienbein.
    Alternative: Fuß wird auf den Unter-
    grund aufgestellt und kräftig aufge-
    drückt
  – Supination (Auswärtsdrehung); Prona-
    tion (Einwärtsdrehung)
* *Kniegelenke:*
  – Beugung (Flexion); Extension (Stre-
    ckung)
* *Hüftgelenke:*
  – Abduktion (Abspreizung); Adduktion
    (Heranführen)
  – Außen- und Innenrotation (Drehung)
  – Anteversion (Vorführung); Retroversi-
    on (Zurückführung), schwierig: höchs-
    tens in Seitenposition.

Kopf und Hals

Diese Übung kann Angst auslösend wirken
und setzt das Vertrauen des Pflegebedürftigen voraus.

Deswegen nur durchführen, wenn der
Betroffene sie toleriert: Sich an das Kopfende des Bettes stellen, den Kopf behutsam
zwischen die Hände nehmen und ihn vorsichtig nach rechts und links bewegen, soweit es ohne Schmerz geschehen kann
(*leichte Dehnung*).

Zum **Abschluss** der Bewegungsübungen
werden die Extremitäten mit leichtem
Druck positioniert.

Isometrische (resistive) Spannungsübungen

Bei **isometrischen Spannungsübungen**
wird der Muskeltonus durch Anspannen erhöht, der Muskel verkürzt sich jedoch nicht.
Die Muskeln oder ganze Muskelgruppen
arbeiten gegen einen gedachten oder tatsächlich vorhandenen Widerstand.

Diese Übungen können ohne Materialaufwand gut im Liegen oder Sitzen ausgeübt werden und belasten den Kreislauf wenig. Allerdings setzen sie voraus, dass der

Pflegebedürftige die Anweisungen versteht
und mitarbeiten kann.

Durchführung

Nacheinander einzelne Muskelgruppen anspannen lassen, ohne eine Bewegung auszuüben. Dabei den Pflegebedürftigen auffordern, ruhig zu atmen.

Die Spannung für ca. 2–3 s halten lassen,
entspannen, anschließend für einige Sekunden pausieren und erneut anspannen. Jede
Anspannung höchstens zehnmal wiederholen, um eine Überlastung zu vermeiden.
Beispiele:

* Fingerspitzen der rechten und linken
  Hand vor der Brust gegeneinander pres-
  sen lassen
* Fußsohle des einen Fußes auf den Fuß-
  rücken des anderen Fußes legen und so
  beide Füße gegeneinander pressen lassen
* In Rückenposition beide ausgestreckten
  Arme mit geöffneten Händen neben den
  Körper legen und gegen die Matratze
  drücken lassen.

Stretching

Mittels **Stretching** (*Dehnung*) werden die
Weichteilstrukturen der Gelenke bis an die
Grenze des Bewegungsausmaßes und darü-
ber hinaus bewegt.

Vor allem bei muskulär bedingten Kontrakturen sollen sie das vorhandene Bewegungsausmaß vergrößern und die aktuelle
Gelenksmobilität erhalten.

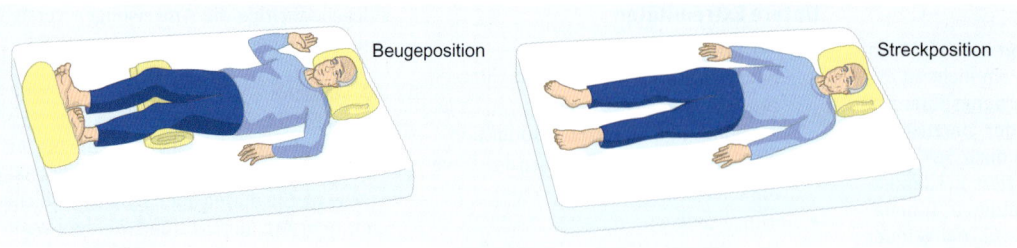

Beugeposition

Streckposition

Abb. I/17.13 Positionsunterstützung in Streck- und Beugestellung. [L138]

Positionierung

Positionsveränderungen

Die **Veränderung der Position im Bett** wird dazu genutzt um die Gelenke abwechselnd in Streck-, Mittel- und Beugestellung zu bringen (→ Abb. I/17.13). Hier verbinden sich Kontraktur- und Dekubitusprophylaxe.

Positionierung in physiologischer Mittelstellung

Sind Streck- und Beugepositionierungen nicht möglich oder werden sie vom Pflegebedürftigen nicht toleriert, kann auch überwiegend in **physiologischer Mittelstellung** positioniert werden (→ Abb. I/17.14). Diese Position ermöglicht dem Pflegebedürftigen bei einer Versteifung der Gelenke einen tolerablen Bewegungsumfang.

Bei der physiologischen Mittelstellung entspricht die Gelenkstellung etwa der entspannten Haltung im Stehen.

- Rückenposition, Kopf auf die Mittelachse legen, mit Kissen unterstützen
- Oberarm um ca. 30° abspreizen, Unterarm im Winkel von ca. 100° zum Oberarm und leicht erhöht positionieren
- Hände sind einwärts gedreht (*Pronation*), Finger in Schalenstellung bringen (leicht gebeugt), Daumen in Opposition dazu
- Hüftgelenke gerade
- Kniegelenke gerade, keine Rolle unterlegen
- Füße aufgestellt, Fußspitzen zeigen zur Zimmerdecke, weiches Kissen gegen die Fußsohlen.

Spitzfußprophylaxe im Bett

- Die beste Spitzfußprophylaxe ist das Stehen auf den eigenen Füßen
- Weiche Fußstütze, z. B. Kissen, so gegen die Fußsohlen legen, dass Fußspitzen zur Decke zeigen
- Bettbogen (*Tunnel*) verwenden, damit die Bettdecke nicht auf die Füße drückt. Es ist auch möglich, die Bettdecke über ein erhöhtes Bettfußteil zu legen
- Ferse weich und hohl positionieren
- Bewegungsübungen für das Sprunggelenk (siehe oben).

❯❯ **Vorsicht!**
Bei Halbseitenlähmung darf Spitzfußprophylaxe nicht durch Druck gegen die Fußsohle durchgeführt werden, weil dieser die Spastik fördert.

Anwendung von Wärme

Der Einsatz von **Wärme** durch warme Waschungen, Umschläge, aber auch Trockenbäder in angewärmten Bohnenkernen dient der Lockerung von verhärteter Muskulatur und verhärteten Gewebsstrukturen. Sie wird von alten Menschen oft gern angenommen. Auch ein warmes Vollbad kann die Beweglichkeit erstaunlich erweitern.

Schienen und Verbände

Schienen und fixierende **Verbände** sollen Fehlstellungen der Gelenke korrigieren und das vorhandene Bewegungsausmaß erhalten. Zum Teil sind sie nicht leicht anzulegen und können Druckstellen hervorrufen. Gleichzeitig können sie auch die Eigenbewegung hemmen.

Progressive Muskelentspannung nach Jacobson

Viele alte Menschen verkrampfen und verspannen sich aus Angst vor Stürzen bei der Bewegung oder weil bestimmte Bewegungsabläufe schmerzhaft sind. Körperliche Verspannung erhöht den Muskeltonus (*Spannungszustand der Muskeln*), Adrenalin wird ausgeschüttet, die Blutgefäße verengen sich. Dadurch vermindert sich die Sauerstoffversorgung in den Muskeln, der Schmerz nimmt zu.

Die Methode der **progressiven Muskelentspannung nach Jacobson** (*progressive Muskelrelaxation, PMR*) ist leicht anwendbar und kann gut, auch nur teilweise, in Pflegehandlungen integriert werden.

❯❯ Entspannungsübungen verhelfen zu einer tiefen, ruhigen Atmung und guten Durchblutung und können so das Wohlbefinden steigern. Sie eignen sich zur Vorbereitung auf die Mobilisierung.

Durchführung

Der Pflegebedürftige liegt in störungsfreier Umgebung auf dem Rücken, schließt die Augen und entspannt sich, indem er mehrmals tief durchatmet. Nacheinander spannt er die einzelnen Muskelgruppen im Körper jeweils zweimal an, hält die Spannung einige Sekunden, löst sie dann und spürt der Entspannung etwa zwei Minuten nach.

❯❯ **Vorsicht!**
Entstehen bei der Anspannung Schmerzen, fordern Altenpflegerinnen den Pflegebedürftigen auf, sie sofort zu lösen. Wenn die Schmerzen anhalten, Arzt informieren.

Kritische Einschätzung

Für die **Wirksamkeit von kontrakturprophylaktischen Interventionen** (insbesondere für das Durchbewegen der Gelenke, die Positionierung in physiologischer Mittelstellung und das Dehnen) gibt es z. T. **keinen wissenschaftlichen Nachweis,** dafür eher Kontraindikationen. Sinnvoll ist

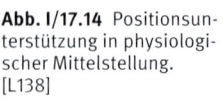

Abb. I/17.14 Positionsunterstützung in physiologischer Mittelstellung. [L138]

deshalb die Abklärung mit beteiligten Fachpersonen, z. B. Physiotherapeuten. Auch das häufig durchgeführte Heraussetzen als unkritisch angewandte Form der Mobilisierung stellt lediglich eine Ortsveränderung dar und dient nicht der Förderung der Eigenbewegung. 📖25 📖26

Eine spezifische Intervention kann also nicht empfohlen werden. Dennoch ist diese Prophylaxe eine bedeutsame pflegerische Aufgabe, über die weiter geforscht werden muss. 📖27 Der Schaffung von Bewegungsanreizen kommt eine überragende Bedeutung zu.

I/17.4.3 Pflegeevaluation

Ⓢ Fallbeispiel Stationär, Teil IV

Nach vier Wochen evaluiert Hermine Brauer gemeinsam mit dem Pflegeteam die Pflegeplanung von Leonore Kösling. Frau Kösling nimmt alle Mahlzeiten außerhalb des Bettes ein und ist sehr motiviert die kleinen Spaziergänge durch das Zimmer weiter auszudehnen. Inzwischen geht sie mit Begleitung immer wieder kleinere Strecken über den Flur. Sie führt, wenn sie im Bett ist, die Bewegungsübungen zweimal täglich aktiv aus. Beim Gehen hat sie allerdings weiterhin Schmerzen, die angeordneten Schmerzmedikamente helfen ihr nach eigenen Angaben nicht zuverlässig (Bewegungsschmerz NRS 6). Bei der nächsten Visite wollen Frau Kösling und Frau Brauer nochmals mit dem Hausarzt die Schmerzmedikation besprechen. Das Pflegeteam beschließt, die prophylaktischen Maßnahmen zunächst so weiterzuführen wie geplant.

I/17.5 Sturzprophylaxe

Ⓐ Fallbeispiel Ambulant, Teil I

Die Altenpflegerin Dorothee Zenker betreut die 83-jährige Christa Apfel seit vier Wochen in ihrer häuslichen Umgebung. Seit ihr Mann vor zwei Jahren gestorben ist, wohnt Frau Apfel allein in einem älteren Einfamilienhaus. Die einzige Tochter ist vor 15 Jahren bei einem Verkehrsunfall ums Leben gekommen. Weitere Angehörige sind nicht vorhanden. Die Altenpflegerin kommt jeden Morgen zu Frau Apfel, um ihr bei der Körperpflege

zu helfen. Der Haushalt wird zweimal in der Woche von der hauswirtschaftlichen Kraft des Pflegedienstes in Ordnung gebracht. Mittags bekommt Frau Apfel Essen auf Rädern.

Das ältere Einfamilienhaus hat an jeder Tür eine kleine Schwelle und ist mit vielen Teppichen ausgestattet. Die Teppiche liegen im Haus, da Frau Apfel das Gefühl hat, dass es durch sie etwas wärmer und heimeliger ist. Frau Apfel trinkt zum Abendessen gern Wein. Manchmal wird es ein Gläschen zu viel, und sie stürzt auf dem Weg zu Toilette. Am nächsten Tag zeigt sie Frau Zenker die durch den Sturz entstandenen blauen Flecken an der Hüfte.

> ❯ **Sturz:** Ein Sturz ist ein Ereignis, bei dem der Betroffene unbeabsichtigt auf dem Boden oder auf einer anderen tieferen Ebene aufkommt. 📖28

Jeder Mensch hat ein alltägliches Risiko zu stürzen. **Stürze,** die durch den Verlust der Fähigkeit entstehen, einen Sturz wirksam zu vermeiden (z. B. beeinträchtigte Balance), sind für die Pflege besonders relevant. In Deutschland stürzen jedes Jahr zwischen vier und fünf Millionen ältere Menschen. Diese Stürze haben oft einschneidende Folgen, die bis zum Tod reichen können. Beinahestürze werden nicht zu den Stürzen gerechnet, können aber wesentliche Hinweise auf vorhandene Risikofaktoren geben.

I/17.5.1 Pflegediagnostik

Ⓐ Fallbeispiel Ambulant, Teil II

Seit ca. einer Woche stellt Frau Zenker fest, dass Frau Apfel häufiger stürzt. Sie fragt sie, ob es einen Grund für die häufigen Stürze gibt. Frau Apfel meint, dass sie abends immer Probleme mit dem Laufen habe. Die Beine wollten einfach nicht mehr so richtig und sie bleibe dann immer irgendwo mit den Füßen hängen. Manchmal brauche sie recht lange, bis sie wieder aufstehen könne. Den Hausnotruf wolle sie ja auch nicht immer betätigen, denn sie wolle niemanden belästigen. Die blauen Flecken und die Gelenke schmerzen nach den vielen Stürzen sehr. Frau Zenker analysiert das Verhalten von Frau Apfel und stellt ein Selbstversorgungsdefizit bei der Bewegung mit Sturzgefahr fest.

Ursachen, Risiko- und Einflussfaktoren

Eine grobe Einteilung der Sturzrisikofaktoren unterscheidet **synkopale Stürze** (bedingt durch kurzzeitigen Bewusstseinsverlust, maximal 10 %) von **lokomotorischen Stürzen** (bedingt durch Störungen des Bewegungsablaufs, maximal 90 %). 📖29

Der Expertenstandard Sturzprophylaxe unterscheidet die häufigsten Sturzrisikofaktoren in **personen-, medikamenten-** und **umgebungsbezogene** Risikofaktoren (→ Tab. I/17.8):

Grundsätzlich kann man davon ausgehen, dass Stürze **multifaktorielle Geschehen** sind.

Zeichen und Ausmaß

Altenpflegerinnen schließen aufgrund ihrer **Beobachtung** auf eine erhöhte Sturzgefahr, z. B. wenn Pflegebedürftige:

- Beim Aufstehen oder Gehen unsicher sind und um Unterstützung bitten
- Selbstständiges Bewegen meiden
- Schmerzen bei Bewegungsabläufen äußern
- Mit Hilfsmitteln zur Bewegung (z. B. Gehstock) nicht zurecht kommen
- Unangepasstes Schuhwerk tragen.

> ❯ **Praktisches aus der Forschung**
> Eine Gehgeschwindigkeit von 0,8 m/s unterscheidet signifikant zwischen alten Menschen, die in nächster Zeit versterben oder am Leben bleiben. 📖30

Das **Ausmaß** der Gefährdung wird in einer Kombination von professionellem Assessment (systematische Erfassung der vorliegenden Risikofaktoren) und der individuellen Beurteilung der Situation mit pflegerischem Sachverstand eingeschätzt. 📖31

> ❯ Der Expertenstandard Sturzprophylaxe empfiehlt keine der gängigen Sturzrisikoskalen oder andere standardisierte Tests zur Einschätzung des Sturzrisikos.

Folgen

Stürze können zu Verletzungen (Prellungen, Frakturen), Einschränkungen der funktionellen Fähigkeiten (beeinträchtige Mobilität), des psychischen Befindens (Angst vor erneuten Stürzen), der sozialen Teilhabe (sozialer Rückzug, Isolation) und auch zum Tod führen (→ Abb. I/17.15). Ein Sturz ist also sehr oft mit erheblichen Einschränkungen für den Alltag verbunden.

Unterteilung	Risikofaktoren

Personenbezogene Risikofaktoren	**Beeinträchtigung funktioneller Fähigkeiten**
	• z. B. Einschränkungen in den Aktivitäten des täglichen Lebens
	• Beeinträchtigung sensomotorischer Funktionen bzw. der Balance
	  – z. B. Einschränkungen der Gehfähigkeit
	  – z. B. Balancestörungen (u. a. auch Schwindel)
	• Depression
	• Erhöhte Belastung durch Erkrankungen oder Gesundheitsstörungen
	• Geschlecht
	• Höheres Alter
	• Kognitive Beeinträchtigungen (akut bzw. chronisch)
	• Kontinenzprobleme
	• Sehbeeinträchtigungen
	• Sturzangst
	• Stürze in der Vorgeschichte

Medikamenten-bezogene Sturzrisikofaktoren	• Antihypertensiva • Psychotrope Medikamente • Polypharmazie
Umgebungsbezogene Sturzrisikofaktoren	• Freiheitsentziehende Maßnahmen • Gefahren in der Umgebung • Schuhe

Tab. I/17.8 Die häufigsten Sturzrisikofaktoren. 📖📖28

I/17.5.2 Pflegetherapie

Maßnahmen der Sturzprophylaxe haben **zwei zentrale Ziele:**

• Verhinderung von Stürzen
• Minimierung von Sturzfolgen. 📖📖28

Sturzprophylaxe ist nur effektiv, wenn sie **individuell** abgestimmt, **kontinuierlich** durchgeführt und **intensiv** gestaltet wird.

> ❯ **Vorsicht!**
>
> Das Freiheitsrecht eines Menschen ist höher zu werten als die Fürsorge der Altenpflegerinnen, einen alten Menschen vor Stürzen (z. B. durch Einschränkung der Bewegungsmöglichkeiten) zu schützen.

Im Expertenstandard Sturzprophylaxe ist formuliert, dass Pflegende gemeinsam mit dem Betroffenen und seinen Angehörigen sowie den beteiligten Berufsgruppen einen individuellen Maßnahmenplan zur Verhinderung von Stürzen entwickeln. 📖📖28

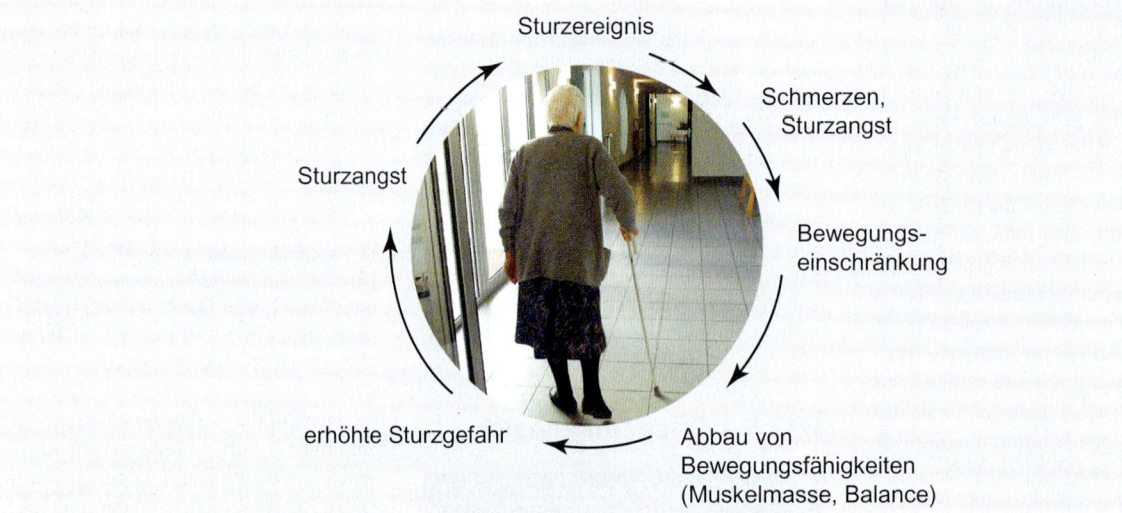

Abb. I/17.15 Teufelskreis der Sturzfolgen. [M341, Foto: J787] (modifiziert nach 📖📖32)

Ⓐ Fallbeispiel Ambulant, Teil III

Beispiel einer Pflegeplanung zur Sturzprophylaxe für Christa Apfel

Informationssammlung	Pflegetherapie	
Wünsche, Gewohnheiten, Hilfebeschreibungen, pflegefachliche Einschätzungen	Pflegeziel/Verständigungs-prozess/erwartete Ergebnisse	Pflegemaßnahmen/Pflegeangebote
• Möchte nicht so oft fallen **Pflegefachliche Einschätzungen:** • Selbstversorgungsdefizit bei der Bewegung mit Sturzgefahr • Abends ggf. übermäßiger Alkoholgenuss, Schmerzen in den Gelenken • Stolperfallen (nicht fixierte Teppiche) in der Wohnung • Hämatome an der Hüfte • Koordinationsschwierigkeiten in den Beinen beim Gehen • Erschwertes Aufstehen • Selbstständiges Gehen im Raum möglich	• Keine Stürze • Minimale Sturzfolgen • Sicherheit beim Gehen **Verständigung:** • Schmerzfreiheit (NRS 2) • Akzeptiert den Hausnotruf und benutzt ihn bei Bedarf • Stimmt den Maßnahmen zur Sturzprophylaxe zu	• (**) Anregung, den Arzt hinzuzuziehen • (**) Information über Hilfsmittel (z. B. Rollator, Hausnotruf), Wohnraumgestaltung (z. B. Fixierung der Teppiche), Informationsmöglichkeiten (z. B. Wohnberatungsstellen) • (**) Führung eines Schmerztagebuchs und der NRS

(**) Die Durchführung dieser Maßnahmen ist mit dem Ankreuzen der Antwort „Ja" in der Risikomatrix für die jeweilige Prophylaxe verbunden, wenn die Dokumentation nach der Maßgabe des Strukturmodells (→ Kap. I/2.2.1) erfolgt.

Personen- und medikamentenbezogene Interventionen

Beratung

Jeder sturzgefährdete Pflegebedürftige und ggf. seine Angehörigen sollen das individuell festgestellte Sturzrisiko kennen und diesbezüglich beraten werden. Die Art der Beratung wird durch die Einrichtung gestaltet.

Bewegungsförderung

Jede **Alltagsbewegung** ist im Sinne der Sturzprophylaxe wertvoll. Altenpflegerinnen fördern Bewegungen wie Anziehen, Spazierengehen, Gartenarbeit oder Treppensteigen.

Körperliches Training besteht aus verschiedenen Komponenten, z. B. Kraft-, Balance-, Ausdauer- und Koordinationsübungen mit dem Schwerpunkt auf dem Training des Gleichgewichts. Beispiele hierfür sind:

PATRAS: Das Paderborner Trainingsprogramm für Senioren ist ein Trainingsprogramm, bei der mit der Hypertrophiemethode (Ziel: Muskelzuwachs) Trainingseinheiten mit vier Bestandteilen absolviert werden.
- Erwärmung
- Mobilisation/Koordination
- Kräftigung
- Spiele.

In diesem Trainingsprogramm werden unterschiedliche Elemente wie Lieder, Sitztänze, Koordinations- und Gleichgewichtsübungen, Krafttraining mit Gewichten sowie der Zielgruppe angepasste Spiele kombiniert. Die Belastungsintensität sollte von den Teilnehmern als „schwer" eingestuft werden und ca. 70–80 % der Maximalkraft betragen. In der Regel werden die Übungen in einem Stuhlkreis durchgeführt. 📖33

Fünf Esslinger: Bei den fünf Esslingern handelt es sich um Bewegungsübungen, mit denen Kraft und Balancesicherheit trainiert werden können. Die Auswahl von fünf Gruppen von Übungen ist wissenschaftlich begründet und in Studien überprüft. 📖34 📖35

Optimierung des Allgemeinzustands

- Behandlung der Grunderkrankungen durch den Arzt einleiten, z. B. optimale Einstellung des Blutzuckers
- Medikation überprüfen (Polypharmazie, zentral wirksame Medikamente)

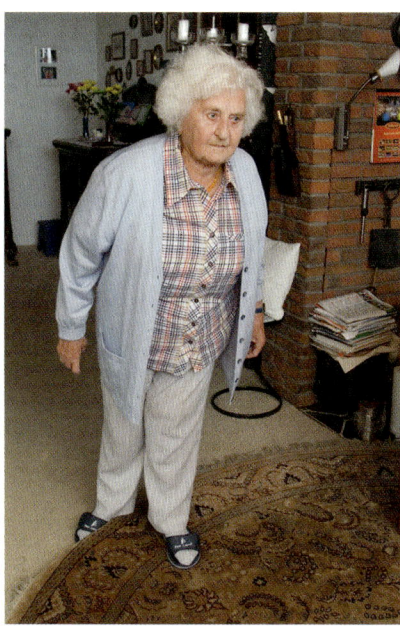

Abb. I/17.16 Eine Teppichkante kann auch bei relativ mobilen Menschen zur Stolperfalle werden. Durchgehende Bodenbeläge helfen, Stürze zu vermeiden. [K115]

- Dehydratation vorbeugen (Anpassung der Trinkmenge)
- Maßnahmen zur Visuskorrektur einleiten, während der Umstellung erhöhte Aufmerksamkeit walten lassen.

Umgebungsbezogene Interventionen

Anpassung der Wohnumgebung

Barrierefreiheit im ambulanten wie auch im stationären Bereich hilft Stürze zu vermeiden. Beispiele sind:
- „Stolperfallen" entfernen, z. B. Teppiche oder lose Kabel fixieren (→ Abb. I/17.16)
- Stufen und Schwellen überbauen
- Fußböden, bei denen aufgrund des Materials eine erhöhte Rutschgefährdung besteht, durch andere Bodenbeläge ersetzen lassen
- Rutschfeste Matten in Badewanne, Dusche legen
- Gleichmäßige, helle Beleuchtung schaffen, blendendes Licht vermeiden
- Nachts für abgeblendete Beleuchtung Sorge tragen
- Raum für Gehflächen frei machen, behindernde Möbelstücke entfernen
- Haltepunkte schaffen, z. B. Handläufe und Haltegriffe auf Fluren, in Toiletten und Bädern oder fest stehende Möbel
- Toilettensitze ggf. erhöhen und mit Armlehnen versehen

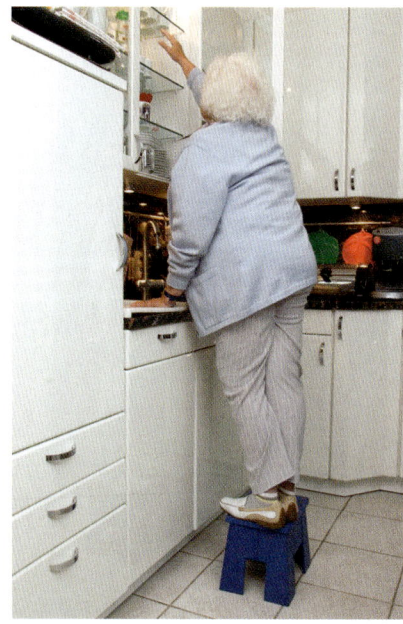

Abb. I/17.17 Die Sturzgefahr ist hoch, wenn z. B. die Flasche auf dem Schrank nur mit Hilfe der Fußbank erreicht werden kann. Sicher wäre es, den Schrank so umzuräumen, dass alle Inhalte problemlos zu greifen sind. [K115]

- Hochschränke niedrig hängen, umräumen oder dafür sorgen, dass alle Schrankinhalte gut erreichbar sind. Unzweckmäßige Hilfsmittel, z. B. Fußbank oder Leiter, zum Klettern (→ Abb. I/17.17) vermeiden
- Absichern der Umgebung der Wohnung bzw. der Pflegeeinrichtung (Glatteis entfernen, lose Stufen befestigen).

Optimierung von externen Faktoren

- Bequeme, nicht rutschende oder zu weite Kleidung
- Feste, rutschfeste, flache Schuhe
- Funktionierende Brillen und Hörhilfen.

Hilfsmittel

Wenn alte Menschen durch körperliche Einschränkungen sturz- und verletzungsgefährdet sind, benötigen sie fachgerechte, individuell angepasste **Hilfsmittel,** um diese Einschränkungen kompensieren zu können. Dazu gehören:
- Höhenverstellbare Betten und Niedrigbetten
- Hilfen zum Aufrichten im Bett, z. B. Bettbügel
- Hilfen beim Sitzen, z. B. Lehnen oder Kopfstützen an Stühlen
- Transferhilfen, z. B. Lifter, an Badewanne oder Treppe

I 17

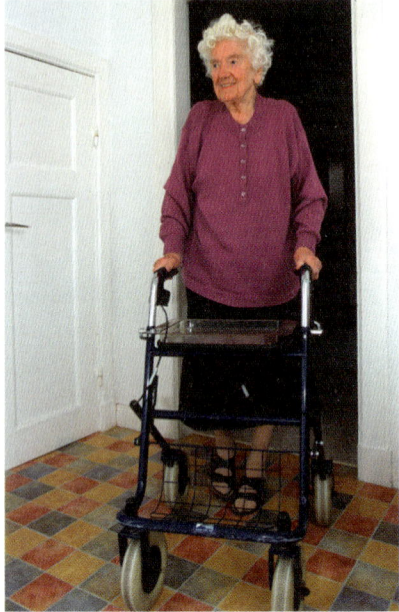

Abb. I/17.18 Hilfsmittel, z.B. Rollatoren, können das Gehen sicherer machen und das Risiko von Stürzen verringern. [K115]

- Gehhilfen (→ Kap. I/19.3.2, → Abb. I/17.18)
- Hüftprotektorenhose (*Hüftprotektor*) (→ Abb. I/17.19)
- Sturzhelm
- Rollstuhl (→ Kap. I/19.3.2)
- Erhöhte Toilettensitze (→ Abb. I/17.20)
- Hausnotrufsysteme. Für die Installation des Systems, das aus einem Basisgerät am Telefon und einem Funkgerät am Körper des Betroffenen besteht, ist lediglich ein Telefon in der Wohnung erforderlich. Bei einem Notfall braucht der alte Mensch nur den Notrufknopf am Funkgerät zu drücken. Er kann umgehend mit dem Diensthabenden des zuständigen Notrufdienstes reden, der Maßnahmen veranlasst. Notrufsysteme werden von Hilfsorganisationen angeboten, z.B. DRK, ASB, AWO, Johanniter und Malteser (→ Abb. I/17.21).

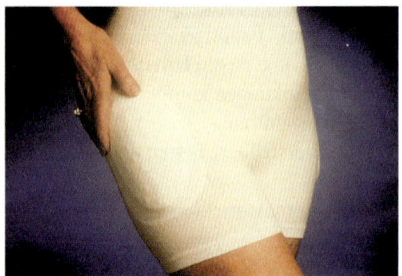

Abb. I/17.19 Hüftprotektoren beugen Hüftverletzungen vor. Das Hilfsmittel ist in verschiedenen Ausführungen in Sanitätshäusern erhältlich. [U118]

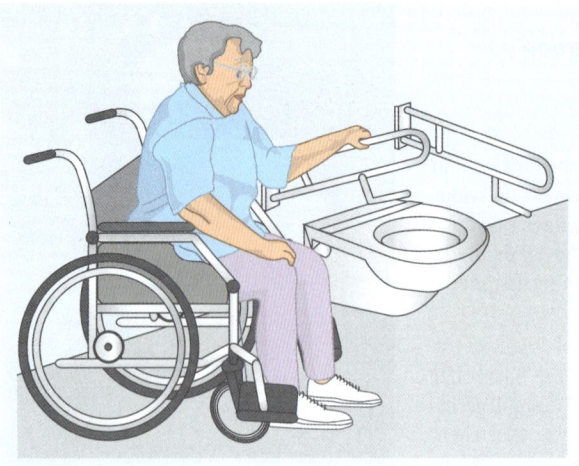

Abb. I/17.20 Toilettensitze mit und ohne Armlehne sind in unterschiedlichen Varianten über Sanitätshäuser bestellbar. [L138]

» Lern-Tipp
Welche Risiken erhöhter Sturzgefährdung sehen Sie in der ambulanten Pflege? Wie versuchen Sie diese zu beseitigen? Können hier Konflikte entstehen?

Um die **Sicherheitsrisiken** in einer stationären Altenpflegeeinrichtung zu minimieren, sind die Räume regelmäßig zu überprüfen und Gefahrenstellen unverzüglich zu beseitigen.

Es reicht nicht aus, mit Hinweisschildern auf Gefahren, z.B. Schwellen, aufmerksam zu machen. Zusätzlich ist darauf zu achten, dass:
- Nachts das Nachtlicht eingeschaltet ist
- Klingeln der Pflegebedürftigen immer in deren Reichweite sind
- Keine defekten Hilfsmittel, z.B. kaputte Rollstühle, benutzt werden
- Betten und Rollstühle im Stand immer arretiert sind
- Pflegebetten nach der Durchführung von Pflegemaßnahmen immer so niedrig wie möglich eingestellt werden, um das Ein- und Aussteigen aus dem Bett zu erleichtern
- Nässe auf Fußböden, z.B. durch verschüttete Getränke, sofort aufgewischt wird.

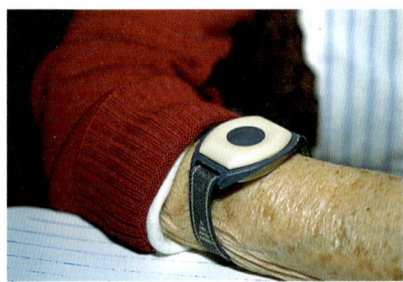

Abb. I/17.21 Notrufsysteme müssen jederzeit griffbereit sein. Dieser kleine Sender ist wie eine Uhr am Handgelenk zu tragen. Mit ihm kann ein Pflegebedürftiger Kontakt zur Notrufzentrale aufnehmen. [K115]

Verhalten nach einem Sturz

Sofortmaßnahmen

- Bewusstseinszustand des alten Menschen prüfen, ggf. nach Beschwerden fragen
- Bei Bewusstlosigkeit Maßnahmen der Ersten Hilfe einleiten
- Alten Menschen auf Verletzungen kontrollieren, störende Hindernisse, z.B. Möbel, zur Seite schieben, den Gestürzten bequem positionieren (→ Abb. I/17.22)
- Vitalzeichen kontrollieren
- Hilfe anfordern, Notfallmaßnahmen einleiten und ggf. Notarzt rufen (lassen)
- Bei gefahrloser und schmerzfreier Transfermöglichkeit den Gestürzten in sein Bett bringen bzw. je nach Verletzungsgrad zum Sitzen helfen (→ Abb. I/17.23)
- Für Ruhe und Erholung sorgen
- Sturzereignis dokumentieren.

Sturzdokumentation

Jeder Sturz muss aus haftungsrechtlichen Gründen und für eine systematische Sturzanalyse dokumentiert werden. Im **Sturzprotokoll** werden folgende Informationen festgehalten:
- Zeitpunkt des Sturzes
- Situationsbeschreibung
- Aktivitäten und Zustand vor dem Sturz
- Ort des Sturzes
- Sturzfolgen
- Eingeleitete Folgemaßnahmen.

Die systematische Sturzanalyse hilft Schwachstellen aufzudecken und zukünftige Stürze zu vermeiden.

» Lern-Tipp
Wie systematisch werden in der Pflegeeinrichtung, in der Sie zuletzt eingesetzt waren, Stürze ausgewertet? Gibt es erkennbare Konsequenzen?

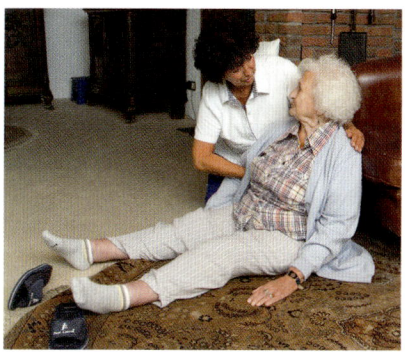

Abb. I/17.22 Damit sich die gestürzte Frau erholen kann, hat die Altenpflegerin sie unterstützt, sich mit dem Rücken an das Sofa zu lehnen. Die Altenpflegerin bleibt im Körperkontakt und redet beruhigend mit ihr. [K115]

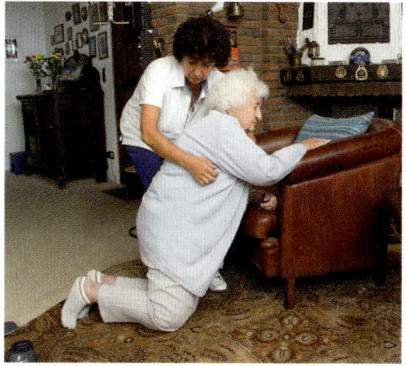

Abb. I/17.23 Nicht immer sind große Körperkräfte erforderlich, um Gestürzte beim Aufrichten zu unterstützen. Häufig bedarf es lediglich sicherer Anleitung. Kann sich die Gestürzte selbstständig in den Kniestand drehen, benötigt sie lediglich den herbeigezogenen Stuhl, um sich mit eigener Kraft aufzurichten. [K115]

Kritische Einschätzung

Die Wirksamkeit sturzprophylaktischer Interventionen wird unterschiedlich eingeschätzt. In einer Übersichtsarbeit von Balzer/Lühmann zum Health Technology Assessment in Bezug auf sturzprophylaktische Maßnahmen wurde festgestellt, dass für keine der untersuchten Maßnahmen zur Sturzprophylaxe der Nutzen wissenschaftlich gesichert nachgewiesen werden kann. 📖36

Andererseits schreibt C. Becker, dass es über 100 kontrollierte Studien gibt, die nachweisen, dass „ein gezieltes Gleichgewichts- und Krafttraining das Risiko, zu stürzen, erheblich reduziert." 📖32

Internet- und Lese-Tipp
Bundesarbeitsgemeinschaft der Senioren-Organisationen: www.bagso.de/publikationen/bagsonachrichten/archiv/2001-03/01-03-07.html

I/17.5.3 Pflegeevaluation

Ⓐ Fallbeispiel Ambulant, Teil IV

Nach einem Monat evaluiert Dorothee Zenker die Pflegeplanung für Christa Apfel. Zwischenzeitlich war die Pflegeberaterin Juliane Max zu einem Gespräch vor Ort. Frau Max hat im Einverständnis mit Frau Apfel bei der Pflegekasse einen Rollator und zwei kleine Rampen beantragt, damit die Pflegebedürftige die Schwellen auf dem Weg zur Toilette leichter überwinden kann. Frau Apfel möchte die Teppiche auf ihrem gewohnten Platz liegen lassen. Die täglichen Hausbesuche werden um einen Besuch abends erweitert. Bei diesem Besuch geht Frau Apfel mit Frau Zenker nochmals auf die Toilette. Vorsichtige Hinweise auf den Alkoholkonsum blockt Frau Apfel sofort ab. Die Pflegebedürftige stürzt immer noch häufig (ca. 2–3× pro Woche). Den Hausnotruf verwendet sie bei diesen Stürzen immer noch selten. Die Pflegeplanung wird nach dem Evaluationsgespräch an die Situation angepasst.

I/17.6 Munderkrankungsprophylaxe

Ⓢ Fallbeispiel Stationär, Teil I

Die Altenpflegeschülerin Janine Guter betreut den 53-jährigen Sebastian Fliege im „Seniorenzentrum Maxeberg". Herr Fliege befindet sich nach einer Reanimation aufgrund eines Herzstillstands im Wachkoma. Da seine Ehefrau wegen einer Multiplen Sklerose gehbehindert ist, ist eine Versorgung zu Hause nicht möglich. Kinder sind nicht vorhanden. Herr Fliege bewohnt seit zwei Monaten mit einem anderen Pflegebedürftigen im Wachkoma ein größeres Zimmer. Frau Fliege besucht ihren Mann täglich. Manchmal glaubt Janine Guter zu erkennen, dass Herr Fliege bei diesen Besuchen seine Augen leicht bewegt. Er ist mit einem suprapubischen Blasenkatheter versorgt und wird über eine PEG ernährt. Darüber hinaus ist er stark verschleimt und benötigt regelmäßiges Absaugen.

Die **Munderkrankungsprophylaxe** umfasst alle pflegerischen Interventionen zur Verhütung von Munderkrankungen wie
• Stomatitis (Entzündung der Mundschleimhaut)

• Gingivitis (Entzündung des Zahnfleischs)
• Parodontitis (Entzündung des Zahnhalteapparats)
• Aphten, Rhagaden
• Soor (Pilzbefall der Mundschleimhaut)
• Parotitis (schmerzhafte Entzündung der Ohrspeicheldrüse).

In der Praxis findet sich häufig der Begriff **Soor- und Parotitisprophylaxe,** der allerdings nur Teilaspekte umfasst. Grundlage ist immer die konsequent durchgeführte tägliche Mund- und Zahnpflege (→ Kap. I/21.6.2).

I/17.6.1 Pflegediagnostik

Ⓢ Fallbeispiel Stationär, Teil II

Die Schülerin Janine Guter stellt bei der Pflege von Sebastian Fliege fest, dass dessen Mund oft offen steht. Beim Absaugen bzw. bei der Mundpflege reagiert Herr Fliege mit starken Abwehrbewegungen. Er verschließt seinen Mund fest. Die Mundpflege ist sehr schwierig durchzuführen, da Herr Fliege noch alle Zähne besitzt.

Frau Guter analysiert das Verhalten und findet das Selbstversorgungsdefizit bei der Mundpflege bestätigt. In welchem Ausmaß die Lebenswelt des Pflegebedürftigen beeinträchtigt ist, lässt sich nicht feststellen. Janine Guter möchte gern die Mundpflege für Herrn Fliege angenehmer gestalten. Deshalb fragt sie die Ehefrau, was Herr Fliege früher gern getrunken hat.

Ursachen, Risiko- und Einflussfaktoren

Folgende Faktoren bzw. Erkrankungen begünstigen das Auftreten von Mundschleimhautveränderungen:
• Unzureichende Mundhygiene
• Unzureichend sanierte Zähne, schlecht sitzende Zahnprothese
• Mangelnde bzw. fehlende Kau- und Schlucktätigkeit, z.B. bei Bewusstlosigkeit und Schluckstörungen
• Verminderte oder fehlende Speichelproduktion
• Mundtrockenheit, z.B. durch Sauerstofftherapie, Mundatmung
• Nahrungs- und Flüssigkeitskarenz, Dehydratation, Mangelernährung, Fehlernährung

I
17

- Beeinträchtigtes Immunsystem, z. B. nach Chemotherapie oder Antibiose
- Virus-, Bakterien- oder Pilzbefall
- Erkrankungen der Mundhöhle, Bestrahlungen, operative Eingriffe
- Orale Magensonde, endotrachealer Tubus zur Beatmung.

Zeichen und Ausmaß

Je nach Schwere haben die Betroffenen unterschiedlich ausgeprägte Beschwerden:

- Schmerzen im Mund
- Mundtrockenheit (Xerostomie), kein oder verminderter Speichelfluss, belegte Zunge
- Verfärbungen an Schleimhäuten, Zahnfleisch und Haut
- Blutungen, Schwellungen, Bläschen, Beläge
- Weißliche, schmerzhafte Druckstellen
- Mundgeruch (Halitosis)
- Läsionen, Geschwüre
- Ödeme
- Karies, instabile Zähne, gerötetes aufgeworfenes Zahnfleisch, Zahnverlust.

› Für das Feststellen und Einschätzen von Veränderungen der Mundschleimhaut gibt es wenige ins Deutsche übersetzte Assessmentinstrumente (→ Tab. I/17.9). Ansonsten können aufmerksames Beobachten des Verhaltens sowie eine zahnmedizinische Untersuchung den Verdacht bestätigen.

Folgen

Die Folgen unzureichender Mundgesundheit sind vielfältig, komplex und keineswegs nur auf die Mundhöhle beschränkt:

- Sekundärerkrankungen, z. B. Endokarditis, Glomerulonephritis, akuter Gelenk-Rheumatismus durch Bakterienverschleppung
- Chronische Entzündungen
- Schmerzen
- Abszesse
- Infektionen im Kopfbereich z. B. Augen, Nasennebenhöhlen. 📖38

I/17.6.2 Pflegetherapie

Die **Pflegetherapie** hat das Ziel, Mundschleimhaut und Ohrspeicheldrüse (*Glandula parotis*) intakt zu erhalten bzw. Veränderungen gezielt zu behandeln.

Bei allen oben genannten Risikofaktoren reicht die tägliche, gewohnte Mundpflege (→ Kap. I/21.6.2) nicht aus. Eine **spezielle Mundpflege** ist erforderlich, die nicht immer als angenehm erlebt wird. Im Einzelfall wird abgewogen, ob und mit welchen Mitteln sie

Kategorie	gesund	Veränderungen	nicht gesund	Punkte
Lippen	• Glatt	• Trocken, rissig	• Ulzeriert, geschwollen	
Zunge	• Feucht rosa	• Fleckig, rissig	• Ulzeriert, geschwollen	
Zahnfleisch und Schleimhaut	• Feucht, rosa	• Trocken, rau, rot	• Ulzeriert, geschwollen	
Speichel	• Freifließender Speichel	• Wenig Speichel	• Speichel dick	
Natürliche Zähne	• Kein Karies	• 1–3 mal Karies	• Karies • Wenig Zähne	
Zahnprothese	• Regelmäßig getragen	• Wenig getragen • Zu locker	• Zahnprothese fehlt • Nicht getragen	
Orale Sauberkeit	• Sauber	• Speisereste • Zahnbelag	• Viel Speisereste • Zahnbelag • Halitosis	
Zahnschmerzen	• Nein	• Schmerz vorhanden	• Starker Schmerz	

Tab. I/17.9 Das Oral Health Assessment Tool (OHAT) ist ein einfach zu handhabendes Instrument zur Beurteilung der Mundgesundheit von älteren Menschen. Bei zwei zutreffenden Punkten sollte ein Zahnarzt hinzugezogen werden. [F947-001] 📖37

notwendig ist. Die spezielle Mundpflege wird häufiger als die normale Mundpflege durchgeführt, **mindestens alle zwei Stunden.**

› Altenpflegerinnen inspizieren die Mundhöhle täglich mit einer Taschenlampe auf Veränderungen (› Abb. I/17.24). Dabei gehen sie sehr vorsichtig vor, damit der Pflegebedürftige in der Folge das Mundöffnen nicht verweigert.

Anregung der Speichelproduktion

Um eine Entzündung der Ohrspeicheldrüse (*Parotitis*) zu verhindern und die physiologische Beschaffenheit der Mundhöhle zu erhalten, regen Altenpflegerinnen die Speichelproduktion an, z. B. indem sie:

- Den Pflegebedürftigen zum Kauen anregen, z. B. auf Kaugummi, trockenem Brot oder Dörrobst
- Zu Kaubewegungen anregen, z. B. bei Nahrungskarenz oder Schluckstörungen
- Ausführungsgänge der Ohrspeicheldrüse drei- bis fünfmal täglich für einige Minuten massieren (→ Abb. I/17.25)
- Einige Tropfen Zitronensaft auf die Zunge träufeln
- An einer aufgeschnittenen Zitrone riechen lassen
- Zerstoßene Eiswürfel mit Fruchtsaft lutschen lassen
- Ausreichende Flüssigkeitszufuhr (ca. 1,5–2 l täglich) sicherstellen.

› Für Zahnprothesenträger gibt es spezielle, weniger klebende Kaugummis.

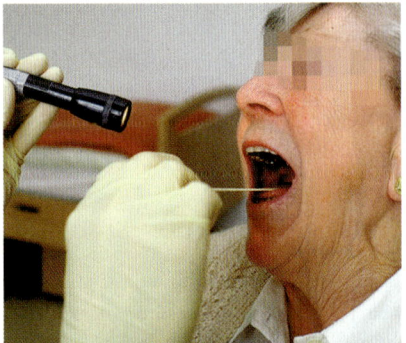

Abb. I/17.24 Kontrolle der Mundhöhle mit Spatel und Taschenlampe. [K157]

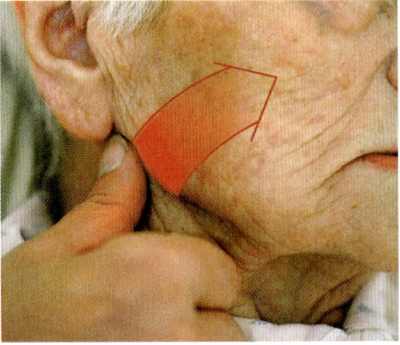

Abb. I/17.25 Massage der Ohrspeicheldrüse zur Anregung der Speichelproduktion. [K157]

Spezielle Mundpflege

Zur Vorbeugung einer Munderkrankung kann im Sinne der Basalen Stimulation® die spezielle Mundpflege mit **allen Getränken** durchgeführt werden, die der Pflegebedürftige mag (auch Sekt oder Cola o. ä. sind möglich). Die Mundhöhle bedarf nicht alle zwei Stunden der Reinigung, sondern es geht um die Anfeuchtung und Stimulation der Mundschleimhaut.

I

17

Fallbeispiel Stationär, Teil III

Beispiel einer Pflegeplanung zur Munderkrankungsprophylaxe für Sebastian Fliege

Informationssammlung	Pflegetherapie	
Wünsche, Gewohnheiten, Hilfebeschreibungen, pflegefachliche Einschätzungen	Pflegeziel/Verständigungsprozess/erwartete Ergebnisse	Pflegemaßnahmen/Pflegeangebote
• Mochte in der Vergangenheit gern Kaffee, Cola; bevorzugte Süßes **Pflegefachliche Einschätzungen:** • Gefahr der Veränderung von Mundschleimhaut und Ohrspeicheldrüse • Wachkoma und parenterale Ernährung	• Intakte Mundschleimhaut und Ohrspeicheldrüse • Wohlbefinden durch Wahrnehmungsförderung steigern	• (*) 5× tägl. Massage der Ohrspeicheldrüsen • (*) 1× tägl. Kontrolle der Mundhöhle mittels OHAT • (*) Zweistündlich Förderung der oralen Wahrnehmung (Basale Stimulation® mit Kaffee oder Cola) und spezielle Mundpflege nach Plan

(*) Diese Maßnahmen können mit entsprechenden Durchführungszeitpunkten in den Tagesstrukturplan eingetragen werden.

Eine permanente Mundpflege mit **nicht schmackhaften Lösungen** führt häufig zu einer Verweigerung des Pflegebedürftigen, daher begrenzen Altenpflegerinnen diese Maßnahme auf die Male, zu denen sie wirklich erforderlich ist (auch bei bereits bestehenden Schäden der Mundschleimhaut).

> ❯❯ **Lern-Tipp**
> Mit welchen Mitteln wird bei Ihnen in der Einrichtung die spezielle Mundpflege durchgeführt? Wie reagieren die Pflegebedürftigen auf diese Mittel?

Vorbereitung

- Sichtschutz aufstellen, Privatsphäre achten
- Pflegebedürftigen informieren und die Mundhöhle inspizieren (→ Abb. I/17.24). Anschließend ein Handtuch auf den Oberkörper legen, um die Kleidung zu schützen
- Hände desinfizieren und Einmalhandschuhe anziehen
- Material bereitstellen:
  - Pean-Klemme
  - ES-Kompressen 5×5 oder 7,5×7,5 oder Pflaumentupfer in einem abgedeckten Becher
  - Becher mit geeigneter Lösung (Mundpflegemittel → Tab. I/17.10)
  - Handtuch
  - Zellstoff
  - Spatel
  - Taschenlampe
  - Abwurfbeutel
  - Nierenschale
  - Salbe für die Lippen (z. B. Bepanthen®-Salbe, Fettstift)
  - Einmalhandschuhe
  - Evtl. Material für die Zahnpflege (→ Kap. I/21.6.2).

Durchführung

- Bei bewusstseinsklaren Pflegebedürftigen zuerst Zähne putzen
- Den Tupfer auf der Klemme fixieren, sodass die Spitze der Klemme vollständig bedeckt ist, damit sie nicht die Mundschleimhaut verletzt (→ Abb. I/17.26)
- Alternativ kann der Tupfer um einen Finger gewickelt werden. Dabei besteht zwar die Gefahr von Bissverletzungen, auf der anderen Seite können Altenpflegerinnen das Auswischen der Mundhöhle mit mehr Gefühl durchführen
- Tupfer in Mundpflegelösung eintauchen und ausdrücken. Der Tupfer sollte nicht zu nass sein (Flüssigkeit erhöht die Gefahr der Aspiration)
- Pflegebedürftigen behutsam dazu anregen seinen Mund zu öffnen
- Mundhöhle, Zähne, Wangeninnenfläche, Wangentaschen, Zunge, unter der Zunge und um den harten Gaumen vorsichtig und sorgfältig von hinten nach vorn auswischen. Bei jedem Wischvorgang neuen Tupfer verwenden. Den weichen Gaumen wegen Brechreizgefahr zuletzt auswischen
- Auf haftende Zungenbeläge hauchdünn Butter auftragen bzw. mit einer Zitronenscheibe abreiben, um die Beläge zu entfernen
- Sofern keine Aspirationsgefahr besteht, den Mund ausspülen lassen
- Lippen mit Salbe oder Fettstift eincremen.

> ❯❯ **Vorsicht!**
> - Bei bewusstlosen Pflegebedürftigen besteht die Gefahr, dass die Mundpflegelösung in die Luftröhre gelangt (*Aspirationsgefahr*)
> - Bei alkoholkranken Menschen alkoholfreie Mundspüllösungen (z. B. Octenidol®) verwenden.

Nachbereitung

- Pflegebedürftigen evtl. positionieren
- Gebrauchte Tupfer verwerfen und das Mundpflegeset täglich erneuern
- Hände desinfizieren und Durchführung sowie Besonderheiten dokumentieren.

Spezielle Maßnahmen bei Veränderungen und Erkrankungen des Mundraums

Verschiedene Veränderungen und Erkrankungen der Mundhöhle erfordern unterschiedliche Maßnahmen (→ Tab. I/17.11).

I/17.6.3 Pflegeevaluation

Fallbeispiel Stationär, Teil IV

Nach einem Monat evaluiert Janine Guter mit Hermine Brauer die Pflegeplanung für Sebastian Fliege. Sie hat den Zeitpunkt so gewählt, dass die Ehefrau anwesend sein kann.

Seit zwei Wochen führen die Pflegenden Basale Stimulation® mit Kaffee oder Cola durch. Herr Fliege öffnet den Mund etwas leichter und toleriert deutlich besser, dass die Pflegenden seine Mundhöhle mit behandschuhten Fingern und Kompressen berühren. Bei der Mundpflege kommt keine Klemme mehr zum Einsatz. Die Borkenbildung im Mundraum hat sich verstärkt. Janine Guter passt die Pflegeplanung nach dem Evaluationsgespräch an die Situation an.

Mittel	Indikation	Wirkung	Anwendung	Hinweise
Butter	• Borken auf der Zunge	• Aufweichen und Ablösung von Borken	• Auf die Zunge streichen	• Bei aspirationsgefährdeten Pflegebedürftigen nicht anwenden, da durch Fettaspiration eine Lipidpneumonie entstehen kann
Kamille Wirkstoffe: ätherische Öle, Chamazulen, Kumarine, Muzine	• Mundpflege • Erkrankungen der Mundhöhle	• Antiphlogistisch • Mild bakterizid • Fungizid	• Lösung • Tee	• Kamille schmeckt angenehm • Heilende Wirkung • Austrocknende Wirkung (Lösung enthält Alkohol; nicht für Alkoholkranke geeignet)
Künstlicher Speichel, z. B. Glandosane®	• Mundtrockenheit	• Anfeuchtung des Mundraums	• In den Mund sprühen	• Manche Pflegebedürftige mögen den Geschmack nicht • Ersetzt die Mundpflege nicht • Steht im Ruf, die Mundtrockenheit zu verstärken (möglicherweise wird die physiologische Speichelproduktion damit noch weiter verringert)
Mittel zur Desinfektion, z. B. Hexoral®, Doreperol® Wirkstoff: Chlorhexidin	• Erkrankungen der Mundhöhle	• Desinfektion des Mund- und Rachenraums	• Unverdünnt zum Aussprühen, Ausspülen oder Auswischen	• Scharfer, für die meisten Menschen unangenehmer Geschmack • Lösungen möglichst ohne Alkohol auswählen
Myrrhe Wirkstoffzusammensetzung ist sehr komplex und nur z. T. bekannt	• Mundpflege • Erkrankungen der Mundhöhle	• Granulationsförderung • Desinfektion (ätherisches Öl)	• Tee • Tinktur	• Tinktur bei Pinselung unverdünnt, zur Mundspülung 50–100-fach verdünnt anwenden
Mundpflegestäbchen Neutral oder mit Wirkstoffen wie Limonenextrakt	• Erfrischung	• Erfrischung	• Päckchen mit gebrauchsfertig getränkten Wattetupfern	• Zur speziellen Mundpflege kaum effektiv. Außerdem: – Abfallproblem – Austrocknende Wirkung auf die Mundschleimhaut – Greift den Zahnschmelz an
Panthenolsalbe, z. B. Bepanthen®, Bepanthen®-Lösung Wirkstoff: Dexpanthenol	• Behandlung von Borken • Lippenpflege • Schleimhautverletzungen	• Aufweichen von Borken • Geschmeidighalten von Lippen • Heilende Wirkung	• Auftragen auf die Borken bzw. die Lippen • Bei Schleimhautverletzungen aufpinseln, aufsprühen, spülen	• Kein Mittel zur normalen Mundpflege • Unangenehmer Geschmack
Salbei Wirkstoffe: ätherisches Öl, Cineol, Gerb- und Bitterstoffe	• Mundpflege bei Gefahr von Mundschleimhauterkrankungen	• Lokal antiphlogistisch • Bakteriostatisch • Adstringierend • Schutz der Schleimhaut gegen bakterielle, chemische und mechanische Einflüsse	• Tee • Tinktur	• Bitterer Geschmack • Tinktur bei Pinselung unverdünnt; zur Mundspülung 20-fach verdünnt anwenden
Wasserstoffperoxid Wirkstoff: Oxidationsmittel	• Erkrankungen der Mundhöhle	• Desinfektions- und Bleichmittel • Ablösen von Belägen und Speiseresten • Granulationsförderung, aber gleichzeitig Zerstörung frischer Granulation	• Unverdünnt (1%) • Jeden bzw. jeden zweiten Tag	• Reizung der Zunge und Mundschleimhaut, deshalb den Mundraum nach der Anwendung mit Wasser spülen

Tab. I/17.10 Mundpflegemittel (Auswahl).

Internet- und Lese-Tipp
- Ärzteratgeber zu Erkrankungen im Mundbereich: www.jameda.de/krankheiten-lexikon/erkrankungen-im-mundbereich
- Umfassende Informationen über Mundhygiene: www.zahnwissen.de/frameset_spezial.htm?~mundhygiene.htm
- Ebook-Ratgeber des Zentrums für Qualität in der Pflege zur Mundgesundheit (ZQP): http://mundgesundheit.zqp.de/books/mundgesundheit

I/17.7 Infektionsprophylaxe

Pflege alter Menschen mit Infektionskrankheiten → Kap. → I/38

Ⓐ Fallbeispiel Ambulant, Teil I

Die Altenpflegerin Dorothee Zenker betreut den 72-jährigen Albert Schweizer. Herr Schweizer bewohnt mit seinem Bruder ein Einfamilienhaus. Beide versorgen sich bis auf den wöchentlichen Hausputz vollständig allein. Herr Schweizer hat auf Grund von Durchblutungsstörungen eine 10 × 3 cm große offene Stelle am linken Unterschenkel. Frau Zenker kommt jeden Tag zum Verbandswechsel und wickelt anschließend das Bein.

❯ Infektion: Passiver oder aktiver Eintritt von Mikroorganismen (z. B. Viren, Pilze oder Bakterien) in einen Organismus sowie ihre Entwicklung und Vermehrung (vgl. § 2 IfSG).

Veränderungen	Zeichen	Maßnahmen und Medikamente nach ärztlicher Anordnung
Aphthen (*Mundausschlag*)	• Rundliche, flache Erosionen der Schleimhaut an Wangeninnenseiten, Gaumen, Zahnfleisch und Zunge	• Betupfen, z. B. mit Myrrhentinktur oder Rosenhonig • Ausspülen des Mundes, z. B. mit Kamillosan®
Herpes labialis (*Lippenherpes*)	• Zunächst kleine schmerzhafte Erhebung an der Mundschleimhaut oder an den Lippen, die in Bläschen übergehen, Bläschen platzen auf, Borkenbildung • Evtl. Jucken und Brennen	• Verschwinden in der Regel von selbst • Evtl. Behandlung mit antiviraler Creme z. B. Zovirax® • Altenpflegerinnen vermeiden den Kontakt mit der Bläschenflüssigkeit (hoch infektiös)
Karies	• Helle bis bräunliche, später dunkle Verfärbungen an den Zähnen bis hin zu Zahndefekten	• Prophylaxe: lokale Fluoridierung mit fluorhaltigen Zahnpasten, Mundwässern, Gels • Zahnarzt hinzuziehen
Rhagaden	• Schmerzhafte Einrisse an Mund- oder Nasenwinkeln	• Eincremen, z. B. mit Bepanthen®-Salbe • Gabe von Eisen und Vitaminen
Soor (*Pilzbefall mit Candida albicans*)	• Grauweißer, fleckiger, haftender Belag, lässt sich streifenförmig abziehen	• Bepinselung, z. B. mit Moronal®
Stomatitis (*Entzündung der Mundschleimhaut*)	• Gerötete, geschwollene Mundschleimhaut • Brennende Schmerzen, vor allem beim Kauen und Schlucken • Gefühl eines trockenen Mundes • Mundgeruch	• Spülung z. B. mit Kamillosan®, Salbeitee • Gabe von Lutschtabletten, z. B. Merfen® (nicht bei Schluckstörungen und Aspirationsgefahr)

Trockener Mund (*Xerostomie*)	• Gefühl eines trockenen Mundes und fehlenden Speichels, wird ausgelöst z. B. durch:
	  – Medikamente (z. B. Atropin)
	  – Mundatmung
	  – Große Flüssigkeitsverluste
	  – Fehlende Flüssigkeitszufuhr
		• Trinken, wenn möglich und erlaubt
		• Mundpflege
		• Mund ausspülen lassen
		• Einsatz künstlichen Speichels (z. B. Glandosane®)
		• Zuckerfreie Bonbons bzw. Eis lutschen lassen
		• Scharfe, saure und alkoholhaltige Speisen und Getränke vermeiden

Zäher Speichel	• Zäher, fester Speichel	• Ausreichende Flüssigkeitszufuhr • Salzhaltige Zahnpasta • Stimulation der Parotis • Gurgeln oder Auswischen des Mundes, z. B. mit Mineralwasser mit hohem Natriumgehalt
Zungenbelag	• Graubrauner borkiger, fest haftender oder abziehbarer Belag	• Abstrich z. B. auf Soor oder Entzündungen • Mit Zitrone abreiben • Spülung, z. B. mit Kamillosan® oder Salbeitee

Tab. I/17.11 Überblick über Veränderungen und Maßnahmen bei Erkrankungen der Mundhöhle.

I/17.7.1 Pflegediagnostik

Ⓐ Fallbeispiel Ambulant, Teil II

Dorothee Zenker kommt seit etwa sechs Monaten regelmäßig zum Verbandswechsel zu Albert Schweizer. Der Hausarzt hat schon mehrere Therapieversuche gemacht, um die Wundheilung zu beschleunigen. Allerdings waren sie bis jetzt erfolglos. Die Wunde hat gelbliche Beläge und es besteht Infektionsgefahr. Der Pflegebedürftige sagt, er habe keine Schmerzen.

Herr Schweizer hält sich nicht an die ärztliche Anordnung, den Fuß zu schonen und weniger zu laufen. Die Binden macht Herr Schweizer gegen Mittag immer ab, da er sie als unangenehm empfindet. Frau Zenker analysiert das Verhalten von Herrn Schweizer und stellt ein Selbstversorgungsdefizit fest. Es besteht Infektionsgefahr. Die Lebenswelt ist nur mäßig gestört.

Ursachen, Risiko- und Einflussfaktoren

Die Ursachen, die alte Menschen anfälliger für Infektionen machen, sind vielfältig. Sie lassen sich in körperliche, psychische und umgebungsbedingte Faktoren einteilen.

Altersbedingte, körperliche Ursachen

• Teilfunktionen des Immunsystems lassen altersbedingt nach, z. B. Verminderung der Zahl der Immunzellen ▪▪39
• Erkrankungen verstärken die Besiedlung des Körpers mit krankheitserregenden

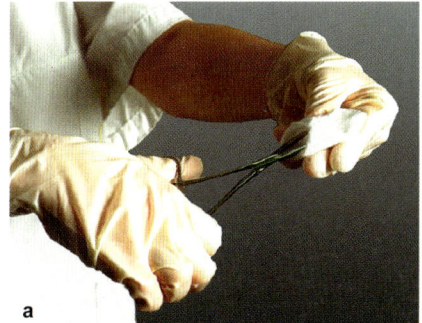
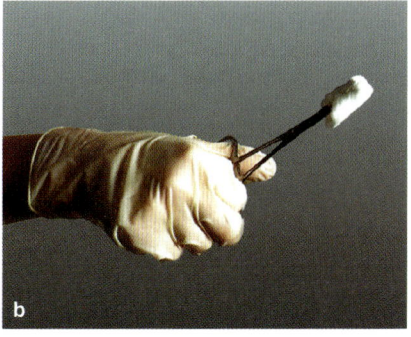

Abb. I/17.26 a) Den Tupfer so auf die Klemme stecken, … b) … dass die Spitze der Klemme ganz bedeckt ist. Dieses Vorgehen verhindert, dass die Mundschleimhaut verletzt wird. [K183]

Keimen und schwächen die Immunabwehr, z. B.:

– Diabetes und anderen Stoffwechselerkrankungen beeinträchtigen die natürliche, schützende Keimbesiedlung der Haut durch Stoffwechselschäden

– Hauterkrankungen, z. B. Pilzinfektionen und Verletzungen werden zu Eintrittspforten für Erreger

– Erkrankungen der Atemwege können dauerhafte Keimbesiedlung in den Bronchien zur Folge haben

– Periphere arterielle Durchblutungsstörungen erhöhen die Verletzungsgefahr der Haut und das Infektionsrisiko im betroffenen Körpergebiet

– Medikamente, z. B. Kortison, hemmen die Immunabwehr

• Fehl- und Mangelernährung (z. B. verursacht durch gesundheitsschädliche Einstellungen oder Wissensdefizite) schwächt die körpereigene Abwehr.

Psychische Ursachen

Eine Zunahme des Infektionsrisikos kann auch durch Stress bedingt sein. Stress schwächt die Immunabwehr des Körpers. Hierzu gehören besonders bei alten Menschen

• Ängste, Unzufriedenheit, Unruhe
• Lebenskrisen
• Traurigkeit, Depression.

Umgebungsbedingte Ursachen

Eine ungewohnte Umgebung kann bei alten Menschen Stressreaktionen mit erhöhter Infektgefährdung hervorrufen. Auch die Umgebungsgestaltung in Pflegeeinrichtungen beeinflusst Infektionsgefahren. Überfüllte, überheizte Räume mit geringer Luftfeuchtigkeit erhöhen das Infektionsrisiko, während die Möglichkeit zur Bewegung an der frischen Luft vor Infektionen schützen kann (→ Abb. I/17.27).

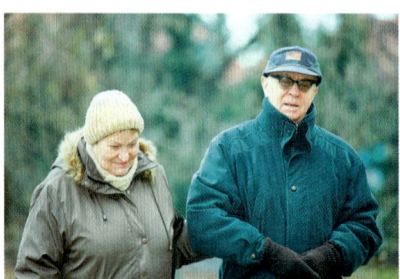

Abb. I/17.27 Auch bei kaltem Wetter hilft ein Ausflug an der frischen Luft, die Abwehrkräfte zu stärken und sich vor Infektionen zu schützen. [J787]

Darüber hinaus besteht in Einrichtungen des Gesundheitswesens die Gefahr der **nosokomialen Infektion** durch Keimverschleppung und durch therapeutische Maßnahmen.

Deswegen ist hier die Infektionsgefahr in besonderem Maß erhöht. Spezielle infektionsverhütende Maßnahmen sind z. B. nötig bei:

• Injektionen und Infusionen (→ Kap. I/29.5, → Kap. I/29.6)
• Inhalationen (→ Kap. I/17.8.2)
• Blasenkatheterisierung (→ Kap. I/29.8)
• Wundversorgung (→ Kap. I/29.7).

» Lern-Tipp
Finden Sie Argumente, mit denen Sie einen alten Menschen überzeugen können, seinen Haushalt so zu führen, dass ein Infektionsrisiko vermindert ist.

Zeichen und Ausmaß

Infektionskrankheiten → Kap. I/32

• Häufige Probleme mit Infektionen sind bekannt oder werden vom Pflegebedürftigen geäußert
• Vielfältige Ursachen (siehe Ursachen und Einflussfaktoren) weisen auf erhöhte Risiken hin
• Infektionen sind bereits aufgetreten.

» Zeichen einer Infektion lassen sich durch Beobachtung erkennen, z. B.:
• Erhöhte Körpertemperatur, Schweißabsonderung, Veränderungen des Allgemeinzustands, z. B. Mattigkeit, Schwäche

• Schmerzen, Rötung, Schwellung, Sekretabsonderung und Oberflächenveränderungen bei Haut- und Schleimhautinfektionen
• Veränderungen der Atmung, vermehrter Auswurf und Husten bei Infektionen der Atemwege
• Veränderungen und Beschwerden bei der Urinausscheidung als Zeichen einer Harnwegsinfektion
• Veränderungen in der Stuhlausscheidung, Durchfälle, Erbrechen bei Darminfektionen.

Die Infektionsgefährdung kann sich auf unterschiedliche Bereiche des Körpers erstrecken.

Ausschlaggebend ist, wann und wo die körperliche Integrität verletzt wird und welche Risikofaktoren oder Ursachen die Entstehung einer Infektion begünstigen. So kann eine besondere Gefahr für Infektionen der Haut durch regelmäßige Injektionen bei Abwehrschwäche gegeben sein (→ Abb. I/17.28).

Wenn Erreger in den Körper eindringen und zu Organinfektionen führen, z. B. Pneumonie oder Harnwegsinfektion, betrifft das Ausmaß der Infektion den gesamten Körper.

**» Zur Feststellung und Einschätzung einer Infektionsgefahr wurden für die pflegerische Praxis noch keine Assessmentinstrumente entwickelt. Aufmerksames Beobachten sowie eine medizinische Untersuchung, z. B. ein Wundabstrich, können den Verdacht bestätigen.

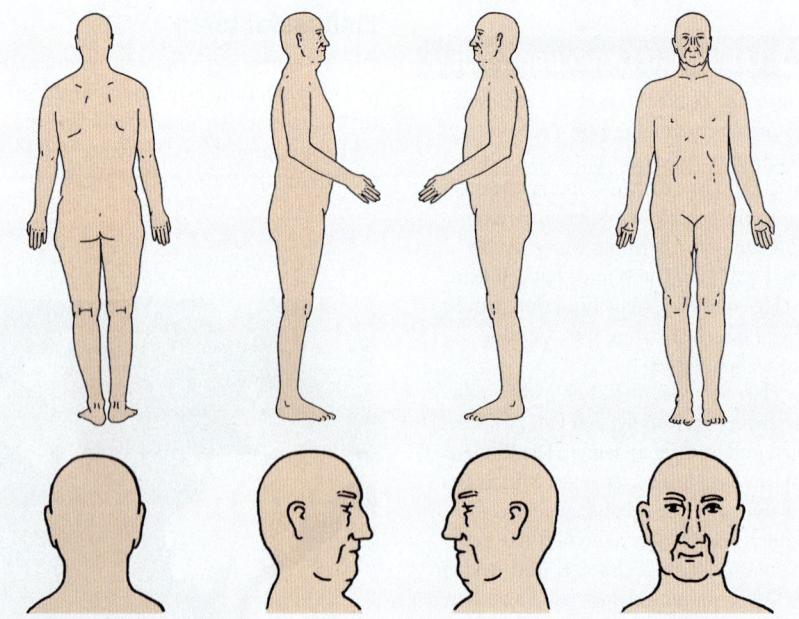

Abb. I/17.28 In einer solchen Skizze können Altenpflegerinnen alle Hautbezirke schraffieren, die besonders infektionsgefährdet sind oder Veränderungen aufweisen. [L119]

A Fallbeispiel Ambulant, Teil III

Beispiel einer Pflegeplanung zur Infektionsprophylaxe für Albert Schweizer

Informationssammlung	Pflegetherapie	
Wünsche, Gewohnheiten, Hilfebeschreibungen, pflegefachliche Einschätzungen	Pflegeziel/Verständigungs-prozess/erwartete Ergebnisse	Pflegemaßnahmen/Pflegeangebote

• Entfernt mittags selbstständig die Binden
• Informiert Altenpflegerinnen über zwischenzeit-lich notwendige Verbandswechsel (wenn der Verband nicht hält) und über Veränderungen
• Geht täglich viel spazieren
Pflegefachliche Einschätzungen:
• Hochgradige Infektionsgefahr der Wunde am lin-ken Unterschenkel
• Durchblutungsstörungen
• Gelbliche Wundbeläge, keine Schmerzen
• Gehen ohne Hilfsmittel möglich
	• Keine Wundinfektion
	• Intakte Haut an den Beinen
	Verständigung:
	• Ist über Gefahren und Maß-nahmen zu deren Verhütung umfassend informiert
	• Stimmt den Maßnahmen zur Infektionsprophylaxe zu
		• (**) Rechten Fuß immer trocken halten, nicht baden
		• (**) Täglich morgens steriler, trockener Verbandswechsel am rechten Fuß:
		  – Inspektion des rechten Fußes auf Entzündungszeichen
		  – Verbandswechsel nach Standard und Arztanordnung
		  – Beine wickeln (je zwei Mittelzugbinden 10 cm Breite)
		• (**) Tägliche Beobachtung auf Allgemeininfektion (Fieber)
		• (**) Information über Wichtigkeit von ganztägigem Wickeln der Beine und Schonung des erkrankten Beines
		• Organisation eines zweiwöchentlichen Fußpflegetermins
		• (**) Anregung, eine Wundexpertin hinzuzuziehen

(**) Die Durchführung dieser Maßnahmen ist mit dem Ankreuzen der Antwort „Ja" in der Risikomatrix für die jeweilige Prophylaxe verbunden, wenn die Dokumentation nach der Maßgabe des Strukturmodells (→ Kap. I/2.2.1) erfolgt.

Folgen

Infektionen sind oft begleitet von erhebli-chen körperlichen Beeinträchtigungen. Nicht selten haben Infektionen schwere Krankheit und den Tod zur Folge.

I/17.7.2 Pflegetherapie

Gefahren erkennen

Altenpflegerinnen haben die Aufgabe, In-fektionsgefahren zu erkennen, um alte Men-schen vor Infektionen zu schützen. Im Sinne der Gesundheitsförderung informieren sie alte Menschen darüber, wie sie sich vor In-fektionen schützen bzw. welche Zeichen auf eine Infektion hinweisen.

❯❯ Sollten Zeichen für eine Infektion spre-chen (→ Kap. I/32.3.3), informieren Alten-pflegerinnen sofort den Arzt, damit er die notwendigen Schritte zur Infektionsbe-kämpfung einleiten kann.

Immunabwehr stärken

Grundlagen der Hygiene → Kap. I/15

Mit einfachen Mitteln können die Ab-wehrkräfte stimuliert und gestärkt werden. Altenpflegerinnen unterstützen gefährdete Personen, dass sie:

- Sich an der frischen Luft bewegen
- Regelmäßige Grippeschutzimpfungen erhalten
- Sich vollwertig und vitaminreich ernäh-ren (→ Kap. I/16)
- Viel trinken
- Genussmittel in Maßen zu sich nehmen
- Kontakt mit Personen meiden, die einen Infekt haben

- Sich an abhärtende Maßnahmen gewöh-nen, z. B. kaltes Duschen oder Wasser-treten.

Hygieneregeln einhalten

Altenpflegerinnen sorgen bei allen pflege-therapeutischen Maßnahmen für die strikte Einhaltung von Hygieneregeln sowie Maß-nahmen der Asepsis und Antisepsis. Über-ragende Bedeutung hat hier die **Hände-hygiene** (→ Kap. I/15.4.4).

Internet- und Lese-Tipp
- Aktionsseite der Verbesserung der Compliance der Händedesinfektion in deutschen Gesundheitseinrichtungen www.aktion-sauberehaende.de
- Robert Koch-Institut (Seite Infektions-schutz): www.rki.de/DE/Content/Infekt/infekt_node.html

❯❯ **Lern-Tipp**
An der Universität Witten-Herdecke hat ei-ne Arbeitsgruppe unter der Leitung von Christel Bienstein Strategien entwickelt, mit deren Hilfe sich Krankenhauseinwei-sungen von akut erkrankten, stationär wohnenden Pflegebedürftigen um 35 % re-duzieren ließen. An dem Projekt „Innovati-ve Versorgung von akut erkrankten Bewoh-nern und Bewohnerinnen im Altenheim" (IVA) nahmen zwischen 2013 und 2015 vier Einrichtungen in Nordrhein-Westfalen teil. Sie verfügten über 384 Plätze.

Die Studie ergab, dass eine adäquate Behandlung in der stationären Einrichtung geeignet ist, die Zahl nosokomial begrün-deter Folgeerkrankungen zu verringern, die Krankheitsverläufe zu mildern und Kosten in erheblichem Umfang zu sparen.

Abschlussbericht der Studie: www.uni-wh.de/fileadmin/media/g/pflege/forschung/IVA-Abschlussbericht.pdf
Handbuch zum Projekt: Bienstein, C; Boh-net-Joschko, S (Hrsg.): Weniger Kranken-haus - mehr Lebensqualität. Wege zur Re-duktion von Krankenhauseinweisungen. Vincentz Network, Hannover, 2016.

I/17.7.3 Pflegeevaluation

A Fallbeispiel Ambulant, Teil IV

Nach einem Monat evaluiert Dorothee Zenker die Pflegeplanung für Albert Schweizer. Der Hausarzt hat in den ver-gangenen Tagen andere Verbandsmittel verordnet. Der Verbandswechsel wird nun nur noch jeden zweiten Tag durch-geführt. Die Binden an den Beinen wi-ckelt Herr Schweizer immer noch jeden Mittag ab. Ein Gespräch mit dem Haus-arzt hat die Kooperation von Herrn Schweizer nicht verändert. Herr Schwei-zer sieht es auch nicht ein, dass er weni-ger gehen soll. Er entgegnet immer, das könne er im Winter immer noch. Der Hausarzt hat zugestimmt, dass eine Wundexpertin hinzugezogen werden soll. Nach dem Evaluationsgespräch passt die Altenpflegerin die Pflegepla-nung an die Situation an.

I/17.8 Pneumonieprophylaxe

Pneumonie → Kap. → I/37.7.12

Ⓢ Fallbeispiel Stationär, Teil I

Die Altenpflegerin Hermine Brauer betreut seit mehreren Jahren den 75-jährigen Alois Schreiber im „Seniorenzentrum Maxeberg". Herr Schreiber ist alleinstehend. Aufgrund von immer wieder auftretenden Schwindelanfällen und mehrerer Stürze ist Herr Schreiber seinerzeit in das Zentrum gezogen. Trotz verschiedener Behandlungsversuche des Hausarztes leidet Herr Schreiber immer noch unter dem Schwindel.

Beim letzten Anfall stürzte Herr Schreiber so unglücklich, dass er sich den linken Unterschenkel brach und eine Rippenprellung zuzog. Er trägt jetzt für sechs Wochen einen Gips. Die Beweglichkeit von Herrn Schreiber ist deswegen erheblich eingeschränkt. Herr Schreiber hat starke Schmerzen. Er möchte allerdings keine Schmerzmittel nehmen, da er befürchtet, dass sie seinem Magen schaden.

❯ **Pneumonie** (*Lungenentzündung*): Akute oder chronische Entzündung des Lungengewebes entweder durch Krankheitserreger, z. B. Bakterien, Viren, Pilze oder durch Aspiration von lungenschädigenden Stoffen, z. B. Erbrochenem.

Eine **Pneumonie** kann **primär** bei zuvor gesunden Menschen oder **sekundär** bei Menschen mit bestehenden Erkrankungen, z. B. Herzinsuffizienz, Lungenkrebs oder chronischen Atemwegserkrankungen, auftreten.

I/17.8.1 Pflegediagnostik

Ⓢ Fallbeispiel Stationär, Teil II

Alois Schreiber benötigt auf Grund seines Gipsverbands am linken Bein vermehrt Hilfe bei der Körperpflege und der Ausscheidung.

Hermine Brauer beobachtet, dass Herr Schreiber bei vielen Bewegungen aufstöhnt. Ihr fällt bei diesen Schmerzattacken eine deutlich flachere, gepresste Atmung auf. Frau Brauer stellt ein Selbstversorgungsdefizit bei der Atmung fest. Die Lebenswelt von Herrn Schreiber ist beeinträchtigt.

Ursachen, Risiko- und Einflussfaktoren

Besonders gefährdet sind alte Menschen bei:

- Immobilität, z. B. bei Bettlägerigkeit oder durch therapeutische Maßnahmen, etwa Gipsbehandlung, Infusionstherapie
- Atemstörungen, z. B. durch:
  - Schädigung des Atmungssystems bei chronischen Atemwegserkrankungen
  - Oberflächliche Atmung bei Schmerzen, Angst, Depression oder durch Medikamente
  - Mangelnde natürliche Reinigung der Atemwege, z. B. bei Tracheostoma
  - Falsche Positionierung, die die natürlichen Bewegungen des Brustkorbs während der Atmung einschränkt
- Herzerkrankungen
- Zerstörung der natürlichen Mundflora durch falsche oder mangelnde Mundpflege, dadurch absteigende Infektion mit Mundsoor
- Abwehrschwäche.

❯ Eine Sonderform der Pneumonie ist die Aspirationspneumonie, die durch Dysphagie (Schluckstörungen, z. B. nach Apoplex) verursacht wird.

Zeichen und Ausmaß

Eine Pneumonie äußert sich durch:

- Ausgeprägtes Krankheitsgefühl mit hohem Fieber
- Tachypnoe: schnelle, flache Atmung, evtl. Bewegung der Nasenflügel beim Atmen („Nasenflügeln")
- Husten: anfangs unproduktiv, später mit eitrigem, evtl. auch blutigem Auswurf
- Tachykardie
- Schmerzen beim Atmen
- Zyanose
- Mundgeruch.

Im Alter sind die Symptome häufig trotz schwerer Pneumonie weniger stark ausgeprägt. Viele alte Menschen haben z. B. kein Fieber. Deshalb werden die Symptome häufig als Erkältung oder Grippe fehlgedeutet und die Diagnose sehr spät gestellt. Alarmzeichen für eine Pneumonie bei alten Menschen sind z. B.

- Abgeschlagenheit
- Appetitlosigkeit
- Atemabhängige Schmerzen
- Evtl. Abhusten von Sputum.

❯ Lern-Tipp

Welche Pflegebedürftige sind in Ihrer Pflegeeinrichtung besonders pneumoniegefährdet? Warum schätzen Sie dies so ein?

❯ Zur Einschätzung der Pneumoniegefährdung existiert die Atemskala nach Christel Bienstein (→ Abb. I/17.29). Je mehr Punkte bei einem Pflegebedürftigen gezählt werden, desto höher ist die Pneumoniegefahr. Die Gültigkeit der Atemskala ist wissenschaftlich nicht erwiesen und kann daher nicht empfohlen werden. 📖40 Dennoch ist sie zur Sensibilisierung für Pneumoniegefahr durchaus geeignet.

Folgen

Die Pneumonie ist besonders bei bettlägerigen alten Menschen sehr gefürchtet, da die Bettlägerigkeit eine flache Atmung provoziert und damit das Pneumonierisiko verstärkt. Es kann zu respiratorischer Insuffizienz (gravierende Atemnot), chronischen Entzündungen sowie einer Sepsis (Blutvergiftung) kommen. Die Betroffenen sterben häufig an den Folgen der Pneumonie.

I/17.8.2 Pflegetherapie

Absaugen von Atemwegssekret und Sauerstoffgabe → Kap. I/22.3.2

Pneumonieprophylaxe ist eine multiprofessionelle Aufgabe. Einige Maßnahmen, z. B. Inhalationen mit Medikamenten, Sauerstoffgabe, Absaugen und Einreibungen bedürfen der ärztlichen Verordnung. Physio- und Ergotherapeuten bieten spezielle Atemübungen und Mobilisationstechniken an.

Ganz wesentliche Anteile der Pneumonieprophylaxe werden jedoch von Altenpflegerinnen durchgeführt.

Alle Maßnahmen verfolgen die vier „LISA"-Ziele (→ Abb. I/17.30):

- **L**ungenbelüftung verbessern
- **I**nfektion vermeiden
- **S**ekret verflüssigen, lösen und entleeren
- **A**spiration vermeiden (→ Kap. I/20.4.2).

Behandlung von Einflussfaktoren

Einflussfaktoren zur Entstehung einer Pneumonie werden berücksichtigt und beseitigt:

- Adäquate Schmerzbehandlung verbessert die Belüftung der Lunge bei Schonatmung aufgrund von Schmerzen im Brustbereich

		Punkte
Bereitschaft zur Mitarbeit	0 Kontinuierliche Mitarbeit 1 Mitarbeit nach Aufforderung 2 Nur nach Aufforderung 3 Keine	
Vorliegende Atemwegs- erkrankungen	0 Keine 1 Leichter Infekt im Nasen-/Rachenraum 2 Bronchialinfekt 3 Lungenerkrankung	
Frühere Lungen- erkrankungen	0 Keine 1 Leichte, z.B. bronchopulmonale grippale Infekte 2 Schwere Verläufe 3 Schwere Lungenerkrankung mit bleibender Atemfunktionseinschränkung	
Immunschwäche	0 Keine 1 Leicht (z.B. lokale Infektion) 2 Erhöht 3 Völlig	
Raucher/ Passivraucher	0 Nichtraucher, geringfügiges Passivrauchen 1 Pro Tag 6 Zigaretten mit niedrigem Teer/Kondensatgehalt ≤ 10 mg oder regelmäßiges Passivrauchen 2 Pro Tag 6 Zigaretten mit 10–13 mg Teer-/Kondensat oder regel- mäßiges Passivrauchen (z.B. bei Rauchen des Partners) 3 Intensives Rauchen, mehr als 6 Zigaretten mit ≥ 15 mg Teer/ Kondensat, ständiger passiver Rauchkonsum	
Schmerzen	0 Keine 1 Leichte Schmerzen, Dauerschmerzen 2 Mäßige atmungsbeeinflussende Schmerzen 3 Starke atmungsbeeinflussende Schmerzen	
Schluckstörungen	0 Keine 1 Bei flüssiger Nahrung 2 Bei breiiger Nahrung 3 Komplette Schluckstörungen, auch beim Schlucken von Speichel	
Manipulative oro-tracheale Maßnahmen	0 Keine 1 Pflegemaßnahmen, z.B. Nasen- und Mundpflege 2 Oro-nasale Absaugung 3 Orale/nasale/endotracheale Absaugung ohne oder mit liegendem Tubus	
Mobilitätsein- schränkung	0 Keine 1 Eingeschränkte Mobilität, durch Gehhilfen kompensierbar 2 Hauptsächlich Bettruhe 3 Völlige Einschränkung	
Beruf	0 Kein lungengefährdender 1 Arbeit in lungengefähr- dendem Beruf für 1–2 Jahre 2 Für 2–10 Jahre 3 > 10 Jahre	
Intubations- narkose, Beatmung	0 In den letzten drei Wochen keine 1 Kurze Intubationsnarkose (bis 2 Stunden) 2 Lang dauernde Intubationsnarkose (> 2 Stunden) 3 Mehrere Intubationsnarkosen oder > 12 Stunden Beatmung	
Bewusst- seinslage	0 Keine Einschränkung 1 Leichte Einschränkung (reagiert auf Ansprache folgerichtig) 2 Reagiert auf Ansprache nicht folgerichtig 3 Keine Reaktion	
Atem- anstrengung	0 Zwerchfell- und Thoraxatmung ohne Anstrengung 1 Zwerchfell- oder Thoraxatmung mit Anstrengung 2 Zwerchfell- oder Thoraxatmung mit großer Hilfestellung 3 Keine Zwerchfell- oder Thoraxatmung möglich	
Atemfrequenz	0 14–20 Atemzüge/Min. 1 Unregelmäßige Atmung 2 Regelmäßige bradypnoische oder tachypnoische Atmung 3 Regelmäßige, sehr tiefe oder auch oberflächliche Atemzüge oder zwischen tachypnoisch und bradypnoisch wechselnde Atmung	
Atemdepressive Medikamente	0 Keine 1 Unregelmäßige Einnahme, geringe Atemdepression 2 Regelmäßige Einnahme, mäßige Atemdepression 3 Regelmäßige Einnahme spezifisch atemdepressiver Medikamente (z.B. Opiate, Barbiturate)	
Bewertung: 0–6 Punkte = Nicht gefährdet 7–15 Punkte = Gefährdet 16–45 Punkte = Hochgradig gefährdet, manifeste Atemstörung		Summe

Abb. I/17.29 Atemskala zur Einschätzung der Pneumoniegefahr nach Christel Bienstein. [T352]

- Die Therapie der auf die Atmung wirken- den Grunderkrankung (z. B. Depression) wirkt sich günstig auf die Atmung aus
- Atemdepressive Medikamente (z. B. Opiate) müssen vom Arzt überprüft werden.

Mundhygiene

Die Vermeidung von Infektionen im Mund- raum verhindert eine absteigende Infektion und reduziert das Pneumonierisiko (in Ver- bindung mit der Aspirationsprophylaxe) um bis zu 50 % bei Bewohnern stationärer Pflegeeinrichtungen. 📖📖41

Bewegungsförderung

Eine einfache Möglichkeit der Pneumo- nieprophylaxe ist die **Bewegungsförde- rung.** Jede Form der Mobiliation, vor al- lem in aufrechter Position (z. B. Aufsitzen, Gehen), verstärkt und vertieft die Atmung und hilft, alle Lungenabschnitte zu belüf- ten. Das ist wichtig, weil die unzurei- chend belüfteten Lungenabschnitte wäh- rend körperlicher Ruhe schlechter durch- blutet sind. Schlecht belüftete *und* schlecht durchblutete Lungenabschnitte bieten ideale Voraussetzungen für Keim- besiedlung und -wachstum. Körperliche Aktivität fördert die Sekretlösung und den Transport des Bronchialschleims gleichzeitig.

Atemförderung

Atemübungen helfen, alle Lungenab- schnitte gut zu belüften und die natürlichen Selbstreinigungsmechanismen der Atem- wege zu aktivieren.

Atemübungen sind, je nach Technik, durch **Physiotherapeuten** oder speziell ausgebildete **Atemtherapeuten** anzuleiten und können dann von Altenpflegerinnen unterstützt und überwacht werden. Viele einfache Übungen lassen sich gut im Rah- men anderer Pflegemaßnahmen, z. B. wäh- rend der Körperpflege, durchführen. Alle Atemübungen sollten je nach Zustand des Pflegebedürftigen **mehrmals täglich** wie- derholt werden.

> ❯❯ Atemübungen entfalten ihre Wirkung nur, wenn sie über einen längeren Zeit- raum regelmäßig durchgeführt werden. Altenpflegerinnen motivieren den Pflege- bedürftigen immer wieder neu.

Tiefe Ein- und Ausatmung

Eine **tiefe Ein- und Ausatmung** garantiert die Belüftung aller Lungenbläschen. Bei mobilen Menschen geschieht dies automa- tisch durch körperliche Aktivität, aber auch durch Gähnen. Bettlägerige Pflegebedürfti- ge sind zum richtigen Atmen zu motivieren, indem sie immer wieder aufgefordert wer- den, mehrmals täglich drei- bis fünfmal tief

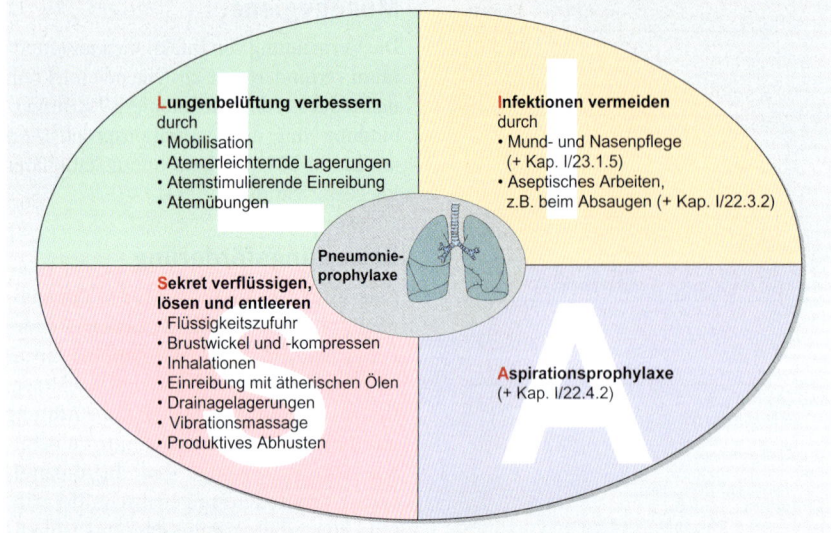

Abb. I/17.30 „LISA"-Ziele und Maßnahmen zur Pneumonieprophylaxe im Überblick. [A400]

und langsam ein- und ausatmen. Damit während dieser Übung genügend Sauerstoff in die Lungen gelangt, ist vor den Atemübungen das Zimmer zu lüften.

Kontaktatmung

Bei der **Kontaktatmung** atmet der Pflegebedürftige gegen einen Widerstand, den Pflegende erzeugen, indem sie ihm ihre Hände auf Brust oder Bauch legen. Diese Übung bewirkt, dass der Pflegebedürftige seine Atmung besser wahrnimmt und tief durchatmet.

Dazu legen Pflegende ihre Hände (ohne Handschuhe) auf den Körper des Pflegebedürftigen (→ Abb. I/17.31). Sie wählen je nach Atemtyp unterschiedliche Kontaktflächen. Die Hände liegen:
- Bei der Bauchatmung auf dem Bauch
- Bei der Flankenatmung auf der Basis der Lungenflügel seitlich am Brustkorb
- Bei der Brustatmung auf dem Brustkorb. Diese Übung wird für etwa zehn Atemzüge und mehrmals täglich wiederholt. Kooperative alte Menschen können die Übung nach einigen Wiederholungen selbstständig ausführen.

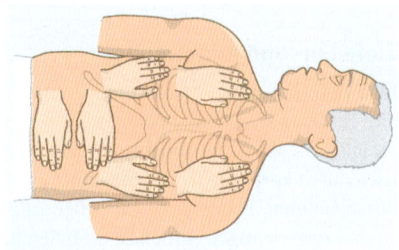

Abb. I/17.31 Auflegen der Hände bei der Kontaktatmung. [L138]

Atemstimulierende Einreibung

Die **atemstimulierende Einreibung** hilft Pflegebedürftigen, gleichmäßig ruhig und tief zu atmen. Sie wirkt beruhigend und fördert die Eigenwahrnehmung.

Vorbereitung

- **Altenpflegerinnen:** Schmuck und Uhr ablegen, Hände waschen und anwärmen, möglichst ohne Handschuhe arbeiten
- **Raum:** ggf. lüften, für angenehme Raumtemperatur und Ruhe sorgen, evtl. Schild „Bitte nicht stören" anbringen
- **Pflegebedürftiger:** informieren und bequem nach Wunsch positionieren, z. B. sitzend, in Bauch- oder Seitenposition. Rücken frei machen
- **Material:** angewärmte unparfümierte Körperlotion, Massageöl.

Durchführung

- Lotion oder Öl in die Hände geben und auf den Rücken vom Nacken bis zum Steiß auftragen
- Mit beiden Händen in Kreisen unter leichtem Druck von den Schultern bis zum Steiß einreiben, dabei die Wirbelsäule aussparen
- Abwärtsstreichen mit Druck während der Ausatmung, Kreise schließen ohne Druck während der Einatmung (→ Abb. I/17.34)
- Die Einreibung orientiert sich an einem gesunden Atemrhythmus. Es kann sinnvoll sein, den Rhythmus des Pflegebedürftigen zu übernehmen und ihn im Laufe der Massage in einen regelmäßigen Atemtypus zu überführen.

Die Ausatmung soll etwa doppelt so lange dauern wie die Einatmung
- Sind die Hände am Kreuzbein angekommen, nicht beide Hände gleichzeitig lösen, sondern Körperkontakt halten, indem man die Hände nacheinander zur Schulter führt
- Etwa 5–8 Wiederholungen, dann Rücken von oben nach unten ausstreichen
- Pflegebedürftigen ruhen lassen.

❯ Die Wirkung der atemstimulierenden Einreibung (ASE) lässt sich, wenn es der Pflegebedürftige toleriert und keine Allergien bestehen, durch Verwendung ätherischer Öle erhöhen (Anreiz zur Atemvertiefung). Die Kombination der ASE mit Aromatherapie ist in der Literatur nicht einheitlich beurteilt. Klassische Vertreter der ASE betonen, dass Aromen die Wirkung der Massage stören. Andere Autoren hingegen weisen darauf hin, dass olfaktorische Reize die Ergebnisse der Maßnahme günstig beeinflussen. 📖42

❯ **Vorsicht!**
Einreibe- und Massagetechniken wie Vibrationsmassage, Abklopfen, Abreibungen und Abklatsch in Kombination mit kalten Lösungen (z. B. Franzbranntwein) bewirken keine Sekretolyse und sind inzwischen für die Pneumonieprophylaxe **kontraindiziert.** 📖43

Ausatmen gegen einen Widerstand

Das **Ausatmen gegen einen Widerstand** (*PEP, Positive Expiratory Pressure*) führt zu einer vertieften Atmung, weil die Atemwege erweitert und Schleim abgehustet werden können.

❯ **Vorsicht!**
Diese Übung darf **nicht bei Lungenemphysem** durchgeführt werden, weil Überdruck in den Lungen zum Platzen weiterer Lungenbläschen führt, sodass sich die Gasaustauschfläche weiter verkleinert. Platzen große Emphysemblasen, kann Luft in den Spalt zwischen beide Brustfellblätter gelangen und zu einem Pneumothorax führen, bei dem der betroffene Lungenflügel kollabiert und nicht mehr für die Atmung zur Verfügung steht (Notfall!).

Diese Übung lässt sich ganz einfach durchführen, indem der Pflegebedürftige z. B.
- Einen Luftballon aufbläst
- Wattebällchen wegpustet (→ Abb. I/17.32)
- Einen Gegenstand wegbläst, der über dem Bett aufgehängt ist, z. B. Papier.
Führen Pflegebedürftige diese Atemübungen zu intensiv oder zu schnell hintereinan-

Ⓢ Fallbeispiel Stationär, Teil III

Beispiel einer Pflegeplanung zur Pneumonieprophylaxe für Alois Schreiber

Informationssammlung	Pflegetherapie	
Wünsche, Gewohnheiten, Hilfebeschreibungen, pflegefachliche Einschätzungen	Pflegeziel/Verständigungsprozess/erwartete Ergebnisse	Pflegemaßnahmen/Pflegeangebote
• Ist motiviert, an seiner Gesundung aktiv mitzuwirken **Pflegefachliche Einschätzungen:** • Pneumoniegefahr • Immobilität • Beeinträchtigte Atmung bei Schmerzattacken	• Lunge ist infektionsfrei • Fühlt sich wohl und hat keine subjektiven Atembeschwerden • Physiologische Atmung und Sekretolyse • Schmerzfreiheit	• (*) Linkes Bein waagrecht positionieren, Schmerzmittel und Antazida nach Arztanordnung verabreichen • (*) Zum Trinken von täglich 2 l Flüssigkeit motivieren und Getränke bereitstellen, Vorlieben erfragen und berücksichtigen • (*) Mehrfach täglich Anreize zur Atemerleichterung geben z. B. Frischluft, Oberkörper erhöht positionieren • (*) Dreimal täglich zu Atemübungen anleiten und motivieren (kontrollierte Einatmung)

(*) Diese Maßnahmen können mit entsprechenden Durchführungszeitpunkten in den Tagesstrukturplan eingetragen werden.

(**) Die Durchführung dieser Maßnahmen ist mit dem Ankreuzen der Antwort „Ja" in der Risikomatrix für die jeweilige Prophylaxe verbunden, wenn die Dokumentation nach der Maßgabe des Strukturmodells (→ Kap. I/2.2.1) erfolgt.

---

der aus, besteht die Gefahr einer Hyperventilation. Deshalb sehr eifrige Pflegebedürftige etwas bremsen und immer wieder ausruhen lassen.

❯ Diese Übungen eignen sich besonders gut für **demenzerkrankte Menschen,** mit denen ein kontinuierliches Atemtraining kaum durchgeführt werden kann. Mit solchen und ähnlichen Übungen, z.B. Tierstimmen nachahmen, singen, lachen oder Heißes kaltpusten lassen, kann man die Atmung spielerisch ohne „Trainingsstress" den ganzen Tag über immer wieder betonen.

Atemtrainer

SMI-Atemtrainer, die eine langsame und vertiefte Einatmung üben (*Sustained Maximal Inspiration Trainer*), sind effektiv und einfach zu handhaben. Es stehen floworientierte und volumenorientierte Geräte zur Auswahl.

Beim **floworientierten** Gerät sind durch die Strömungsgeschwindigkeit der Luft

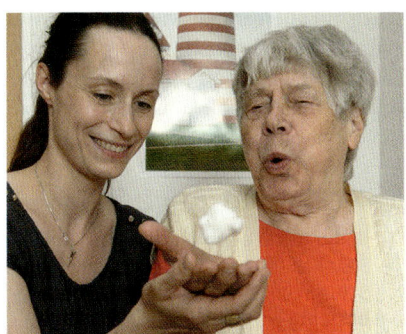

Abb. I/17.32 Spielerische Atemübungen mit einem Wattebällchen. [K157]

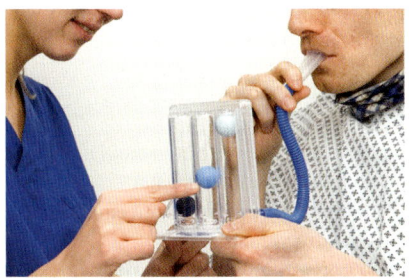

Abb. I/17.33 Atemtrainer (Triflo®). [K115]

beim Einatmen ein (Mediflo®) oder mehrere (Triflo®) Bälle im des Gerät in der Schwebe zu halten (→ Abb. I/17.32). Beim **volumenorientierten** Gerät ist das zu erreichende Ziel optisch markiert.

❯ Die Anwendung von Atemtrainern bedarf der ärztlichen Anordnung und verlangt gute Anleitung. Atemtrainer werden aus hygienischen Gründen jeweils nur von einer Person benutzt.

Durchführung einer Atemübung mit einem floworientierten Gerät:
• Pflegebedürftigen informieren und bitten, sich zu setzen
• Die Nase mit einer Nasenklemme verschließen, damit die Atmung durch die Nase unterbunden ist. Toleriert der Pflegebedürftige die Nasenklemme nicht, kann er sich die Nase auch zuhalten
• Pflegebedürftigen bitten auszuatmen
• Mundstück mit den Lippen fest umschließen lassen
• Langsam und gleichmäßig einatmen, sodass der Ball steigt
• Den Ball 2–3 Sek. in der Schwebe halten

• Luft kurz anhalten
• Gerät absetzen
• Langsam ausatmen
• Acht bis zehnmal und mehrmals täglich wiederholen
• Pflegebedürftigen beim Abhusten des Sekrets unterstützen.

❯ **Vorsicht!**
Die Anwendung von Giebelrohren und das Atmen gegen starken Widerstand (z.B. durch Strohhalme) gilt als zu gefährlich und mit zahlreichen Nebenwirkungen behaftet (z.B. Erhöhung des Hirndrucks). 📖📖43

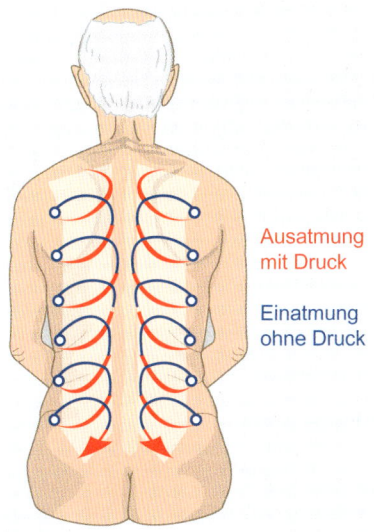

Ausatmung mit Druck

Einatmung ohne Druck

Abb. I/17.34 Atemstimulierende, rhythmische Einreibung. [L138]

I 17

Sekretolyse

Flüssigkeitszufuhr

Maßnahmen bei Flüssigkeitsdefizit → Kap. I/21.4

Wasser ist Hauptbestandteil aller Schleimstoffe im Körper. Ein Flüssigkeitsdefizit ist deshalb zuerst am Austrocknen der Schleimhäute des Körpers sichtbar, z.B. trockener Mund oder Nasenschleimhaut. Bei Wassermangel wird dem Schleim Feuchtigkeit entzogen, er wird zäh und klebrig. Das geschieht auch an den nicht sichtbaren Schleimhäuten und Sekreten der Atemwege. Dieses **klebrig-zähe Sekret** lässt sich nur noch schlecht aus den Atemwegen entfernen und bietet Keimen einen idealen Nährboden.

Pflegebedürftige sollen täglich mindestens 1,5–2 l Flüssigkeit zu sich nehmen. Bei erhöhtem Flüssigkeitsverlust, z.B. durch Fieber, Durchfall oder Erbrechen, sind deutlich größere Flüssigkeitsmengen nötig. Teesorten wie Huflattich oder Spitzwegerich können die Sekretolyse verstärken. Ein Esslöffel der Kräuter wird mit ¼ l kochendem Wasser überbrüht, zehn Min. ziehen gelassen und abgeseiht.

> **❯❯ Vorsicht!**
> Bei Herz- und Nierenkranken Flüssigkeitszufuhr immer mit dem Arzt absprechen.
> Auch der Einsatz von medizinisch wirksamen Tees unterliegt der Anordnung des Arztes.

Mechanische Sekretolyse

Vibrationsmassage

Durch **rhythmische Vibrationen** im Brustbereich sollen sich Sekretablagerungen lösen und abgehustet werden. Diese Technik wird kritisch eingeschätzt und ist bei Herzinfarkt, Lungenembolie, Brustkorb- und Kopfverletzungen auf keinen Fall angezeigt.

Das früher übliche **Abklatschen** des Rückens soll auf jeden Fall **nicht** mehr angewendet werden, da es mehr schaden als nutzen kann und keine evidenzbasierte Wirksamkeit im Zusammenhang mit Pneumonieprophylaxe zeigt. Vielmehr besteht die Gefahr, dass Sekretreste von einer Bronchialwand zur anderen geschleudert und nicht nach außen befördert werden. 🞴🞴44

Inhalationen

> **❯❯ Inhalation:** Einatmen von Gasen, Dämpfen, Aerosolen (*zu Nebel zerstäubte Heilmittel*) und Stäuben, die so direkt in die Atmungsorgane gelangen.

Inhalat	Tröpfchengröße	Wirkungsort	Anwendung
Dampf	• > 30 µm	• Mund- und Nasenhöhle, Rachen bis zum Kehlkopf	• Infekte im Nasen-Rachen-Bereich
Aerosol	• 10–30 µm	• Trachea, Bronchien	• Bronchitis, Asthma bronchiale, COPD
Nebel	• < 10 µm	• Bis zu den Alveolen	• Zur Anfeuchtung der Atemluft; meist bei Menschen, die durch den offenen Mund atmen

Tab. I/17.12 Inhalate (nach Tröpfchengröße geordnet) und ihre Anwendung.

Inhalationen bedürfen einer ärztlichen Anordnung. Sie werden verwendet für die:
- Anfeuchtung der Atemwege
- Therapie bei Lungenerkrankungen (z.B. Bronchitis) und Atemwegsinfektionen
- Lockerung von Sekret.

Sie haben den großen Vorteil, dass die Wirkstoffe direkt dorthin appliziert werden, wo sie wirken sollen, ohne den gesamten Organismus zu belasten.

Je nach **Tröpfchengröße** dringen die Wirkstoffe unterschiedlich tief in die Atemwege ein (→ Tab. I/17.12).

Vorbereitung
- **Pflegebedürftiger**
  - Informieren und bitten die Nase zu schnäuzen und zu husten
  - Evtl. Haare und Brust mit einem Handtuch schützen
  - Zum ordnungsgemäßen Gebrauch des Inhalationsgeräts anleiten und die Technik überwachen
  - Zur tiefen Atmung motivieren, damit die Wirkstoffe bis zu ihrem Bestimmungsort vordringen können
- **Material**
  - Zubehörteile (gesäubert bzw. desinfiziert)
  - Handtuch
  - Angeordnete Inhalationslösung (z.B. NaCl 0,9 %) bzw. Medikamente
  - Taschentücher bzw. Zellstoff in Reichweite

Nachbereitung
- **Pflegebedürftiger:** abtrocknen, zum produktiven Abhusten anleiten, Hautpflege, anschließend ruhen lassen
- **Material:** Geräte täglich reinigen und desinfizieren, Schlauchsystem nach jeder Anwendung wechseln, um ein Bakterienwachstum zu vermeiden
- **Dokumentation** in das entsprechende Dokumentationssystem.

> **❯❯** Nicht direkt vor bzw. nach dem Essen inhalieren, da dies zu Übelkeit und Erbrechen führen kann.

Gesichtsdampfbad oder Inhaliergeräte

Das **Dampfbad** ist eine sehr alte Inhalationsmethode. Die Handhabung ist einfach und wird aus diesem Grund bei Erkältungen und Infektionen der oberen Atemwege häufig zu Hause durchgeführt.

Material
- Topf oder Schale mit heißem, dampfendem Wasser bzw. Kamillentee. Dem Wasser können nach Rücksprache mit dem Pflegebedürftigen auch *wenige* Tropfen ätherischer Öle, z. B. Eukalyptus, zugesetzt werden
- Großes Frotteehandtuch.

Durchführung
- Pflegebedürftiger beugt sein Gesicht über den Wasserdampf. Damit der Dampf nicht entweichen kann, wird ein Handtuch über den Kopf gelegt
- Den Abstand zum Wasserdampf wählt der Pflegebedürftige nach Wunsch und Verträglichkeit
- Den Pflegebedürftigen auffordern, tief und gleichmäßig durch die Nase ein- und den Mund auszuatmen
- Die Inhalation dauert etwa zehn Min.

Für das **Gesichtsdampfbad** gibt es in Apotheken auch **einfache Inhaliergeräte,** die aus einem Flüssigkeitsbehälter und einer daran befestigten Gesichtsmaske bestehen. Der Flüssigkeitsbehälter wird mit heißem Wasser befüllt. Der Pflegebedürftige inhaliert über die Gesichtsmaske. Bei **elektrischen Inhaliergeräten** wird kaltes Wasser eingefüllt und elektrisch erhitzt, bis es verdampft. Meistens wird der Dampf bei elektrischen Inhaliergeräten über ein Mundstück eingeatmet.

> **❯❯ Vorsicht!**
> - Bei manchen Menschen löst der heiße Dampf unter dem Handtuch Angst aus
> - Bei allen Dampfbädern, egal ob mit Schüsseln oder mit Inhaliergeräten, besteht Verbrühungsgefahr, deswegen nicht bei desorientierten Pflegebedürftigen durchführen.

Aerosolapparat

Anleitung zur richtigen Anwendung von Dosieraerosolen → Kap. I/20.3.2

Aerosolapparate arbeiten nach dem Zerstäuberprinzip. Ein Ventil, das sich durch die Einatmung öffnet, wirbelt Wasser mit Luft auf. Das Gemisch gelangt so in Trachea und Bronchien.

Ultraschallvernebler

Ultraschallvernebler zerstäuben z. B. 0,9-prozentige NaCl-Lösung, evtl. unter Zusatz von Medikamenten, mit Hilfe von Ultraschallwellen in feinste Tröpfchen. Ein Gebläse treibt den kalten Nebel über einen Schlauch nach außen.

Das Schlauchende des Ultraschallveneblers wird meistens dreimal täglich für 20 Min. ca. 10–20 cm vor das Gesicht bzw. den Mund des Pflegebedürftigen gebracht. Während der Einatmung gelangt der Nebel tief in die Atemwege und befeuchtet sie. Gelegentlich empfinden Pflegebedürftige, vor allem demenzerkrankte Menschen, den kalten Nebel als unangenehm.

Vor Inbetriebnahme beachten Altenpflegerinnen die Bedienungsanleitung, da es zahlreiche Geräte unterschiedlicher Hersteller gibt.

❯ Alle Ultraschallvernebler können, da sie nicht mit heißem, sondern kaltem Wasser arbeiten, zu einem Keimreservoir werden. Altenpflegerinnen beachten die Herstellerangaben bei der Reinigung, Desinfektion und Sterilisation.

Produktives Abhusten und Huffing

❯ **Produktiver Husten:** Sekretfördernder Husten.

Durchführung

- Zellstoff und Sputumbecher bereitstellen
- Pflegebedürftigen bitten, sich aufrecht zu setzen, durch die Nase einzuatmen und nur wenig Luft auszuatmen
- Anschließend sollte er Knie und Gesäß zusammendrücken und mit kurzen kräftigen Hustenstößen husten
- Sekret ausspucken, nicht schlucken
- Erst wieder husten, wenn sich die Atmung normalisiert hat
- Bei schwachen Pflegebedürftigen kann der Hustenvorgang durch leichten Druck auf den Bauchraum verstärkt werden
- Vorgang so lange wiederholen, bis genügend Sekret abgehustet wurde
- Im Anschluss Mundpflege (→ Kap. I/21.6.2) durchführen.

- Beim **Huffing** wird ca. drei Mal durch die Nase ein- und ausgeatmet und beim letzten Mal mit der Silbe „Huff" ausgeatmet. Nach drei Wiederholungen wird eine Pause gemacht. 📖45

❯ **Lern-Tipp**
Leiten Sie andere Altenpflegeschüler zum produktiven Husten an. Erproben Sie an sich selbst die Methode des Huffing.

❯ Abhusten ist nur sinnvoll, wenn genug gelöstes Sekret vorliegt, das abgehustet werden kann. Vorher sollten sekretolytische Maßnahmen durchgeführt werden.
Pflegende schützen sich und Dritte vor dem Anhusten.

Einreibungen mit ätherischen Ölen

Aromatherapie arbeitet mit pflanzlichen Duftstoffen, die auch zur Unterstützung der Atmung (z. B. Eukalyptus, Thymian) eingesetzt werden können. Sie finden Verwendung in Bädern und Waschungen, bei Einreibungen und Wickeln sowie in Duftlampen.

❯ **Vorsicht!**
- Vor der Verwendung von pflanzlichen Duftstoffen Pflegebedürftigen nach Allergien befragen
- Bei Allergiesymptomen, wie Juckreiz, Bläschen oder Rötung, Anwendung sofort abbrechen und Arzt informieren
- Ätherische Öle nur auf intakter Haut und verdünnt anwenden
- Pflanzliche Duftstoffe eignen sich zur Pneumonieprophylaxe, werden aber bei obstruktiven Lungenerkrankungen, z. B. Bronchitis, häufig nicht vertragen und können dann die Symptome verstärken.

Ätherische Öle, z. B. Eukalyptus oder Thymian, und Salben, die ätherische Öle enthalten, z. B. Bronchoforton®, werden auf die Brust und den Rücken aufgebracht. Die Öle werden über die Haut aufgenommen und gleichzeitig inhaliert. Sie wirken durchblutungssteigernd und schleimlösend. Gleichzeitig kann die Einreibung an sich das Wohlbefinden unterstützen.

Brustwickel und -kompressen

Feuchtwarme Wickel wirken entspannend und beruhigend. Sie fördern die Durchblutung und lösen den Schleim.

Kartoffelkompresse

Der **Brustwickel mit Kartoffeln** ist ein wirksames Hausmittel. Kartoffeln halten für lange Zeit die Wärme und wirken schleimlösend, schmerzlindernd und krampflösend.

Vorbereitung
- **Material:** vier bis sechs mit sauberer Schale gekochte Kartoffeln, Innentuch und Zwischentuch aus Leinen oder Baumwolle, Wolldecke, Pflaster
- **Pflegebedürftiger:** informieren, bequem positionieren.

Durchführung
- Gekochte Kartoffeln auf das Innentuch legen, die Ränder des Tuchs von allen Seiten darüberlegen und Kartoffeln zerdrücken
- Diese Kompresse mit einem Pflaster verschließen und ca. 5–10 Min. abkühlen lassen. Temperatur der Kartoffelkompresse an der Innenseite des Unterarms oder an der Wange überprüfen
- Kompresse mit dem Zwischentuch umwickeln und auf die Brust des Pflegebedürftigen legen. Nachfragen, ob die Kompresse zu heiß ist
- Pflegebedürftigen mit einer Wolldecke zudecken
- Wickel so lange auf der Haut lassen, bis er ausgekühlt ist, bei Bedarf kann er mit einer Wärmflasche länger warmgehalten werden.

Nachbereitung
- Wickel entfernen
- Haut eincremen
- Kartoffeln verwerfen.

❯ **Vorsicht!**
Temperatur des Wickels vor der Auflage überprüfen, da ein zu heißer Wickel Verbrennungen hervorrufen kann.

Brustwickel mit Thymian

Thymian ist ebenfalls ein altes Hausmittel. Es hemmt das Bakterienwachstum, löst Verkrampfungen der Bronchien und fördert die Sekretlösung.

Vorbereitung
- **Material:** Thymiantee kochen. Dazu zwei Esslöffel Thymiankraut mit ½ l kochendem Wasser übergießen, einige Minuten ziehen lassen und abseihen. Außerdem werden benötigt: Frottiertuch, Innentuch, Zwischentuch, Wolltuch, Waschschüssel, Wärmflasche, Befestigungsmaterial
- **Pflegebedürftiger:** informieren, bequem positionieren.

Positionierungstyp	Wirkung	Beschreibung
Positionierung mit erhöhtem Oberkörper 	• Erleichtert die Atmung, deshalb anwenden bei Dyspnoe (→ Kap. I/31.7.11, → Kap. I/20.3)	• Oberkörper erhöht positionieren • Evtl. zusätzlich die Arme abstützen zur Unterstützung der Atemhilfsmuskulatur • Evtl. Einsatz einer Knierolle zur Entspannung der Bauchmuskulatur (Achtung: verleitet zur Immobilität, Kontrakturgefahr) **Beachten:** • Dekubitusgefahr durch Scherkräfte, wenn Pflegebedürftiger nach unten rutscht sowie über dem Kreuzbein • Positionierung muss stabil sein, Körper ist in der Hüfte abgeknickt, nicht am Oberkörper • Positionierung regelmäßig wechseln um verschiedene Lungenabschnitte zu belüften
Positionierung auf der Seite 	• Verhindert Sekretansammlung • Gute Belüftung des oben liegenden Lungensegments • Erleichtert Abhusten von Sekret	• Pflegebedürftigen auf die Seite positionieren • Evtl. oben liegendes Bein anwinkeln lassen • Unten liegenden Arm ausstrecken • Evtl. Positionierungshilfsmittel verwenden • Seitenpositionierung zweistündlich wechseln, damit alle Lungensegmente belüftet werden **Beachten:** • Hohe Druckbelastung, deshalb bei Dekubitusgefährdung nach 30 Min. Positionswechsel • Effektivität lässt sich steigern, wenn der obere Arm ebenfalls nach vorn und oben positioniert wird, sodass der Brustkorb zusätzlich gedehnt wird
Halbmondpositionierung 	• Gute Belüftung der Lunge auf der gedehnten Seite durch Vergrößerung der Atemfläche	• Rückenposition: Eine Hand des Pflegebedürftigen unter den Kopf legen, die andere Hand und die gestreckten und geschlossenen Beine bewegen sich aufeinander zu • Positionierung so lange, wie es der Pflegebedürftige toleriert, etwa 5–10 Min.
Dreh-Dehn-Positionierung 	• Erleichtert Atmung • Vergrößert Atemfläche	• Pflegebedürftigen auf der Seite positionieren • Oben liegenden Arm unter den Kopf legen • Oberkörper so weit wie möglich auf den Rücken drehen, Beine bleiben in Seitenposition **Beachten:** • Wird von alten Menschen häufig nicht gut toleriert, nur für 5–10 Min. anwenden • Nicht anwenden, wenn Pflegebedürftiger Schmerzen hat, z. B. bei Wirbelsäulenerkrankungen, Arthrose, Osteoporose
A-Schiffchen-Positionierung 	• Belüftet obere Lungenabschnitte (*Lungenspitzen*) • Entlastet Steißbein	• Jeweils zwei leichte Kissen zu Schiffchen formen • Schiffchen wie ein A unter den Rücken, sodass ihre Spitzen etwa in Höhe des Nackens enden • Wirbelsäule liegt frei, Arme auf den Kissen • Zusätzliches Kissen unter den Kopf legen • Zwei- bis dreimal täglich für ca. 30 Min.
V-Schiffchen-Positionierung 	• Belüftet die Flanken	• Jeweils zwei leichte Kissen zu Schiffchen formen • Schiffchen wie ein V unter den Rücken, sodass ihre Spitzen etwa in Höhe des Kreuzbeins enden • Zusätzliches Kissen unter den Kopf legen • Zwei- bis dreimal täglich für ca. 30 Min. **Beachten:** • Wegen hoher Druckbelastung im Kreuzbeinbereich nicht bei Dekubitusgefahr anwenden
T-Schiffchen-Positionierung 	• Dehnt Brustkorb und vergrößert Atemfläche • Stützt Wirbelsäule und Schultern	• Zwei leichte Kissen zu Schiffchen formen • Pflegebedürftigen in Rückenposition bzw. Position mit erhöhtem Oberkörper bringen • Schiffchen in T-Form unter den Rücken des Pflegebedürftigen legen, sodass die Wirbelsäule und die Schultern unterstützt sind. Die Rippen liegen frei zur besseren Belüftung der Lunge • Zusätzliches Kissen unter den Kopf legen

Tab. I/17.13 Atemerleichternde Positionierungen zur besseren Belüftung verschiedener Lungenabschnitte. [Zeichnungen: L138]

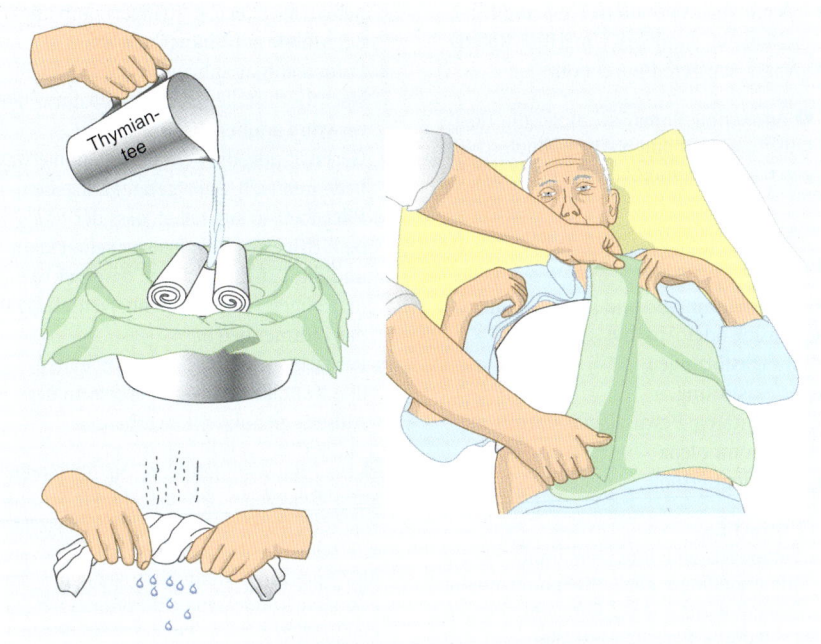

Abb. I/17.35 Thymianwickel vorbereiten: Heißen Tee auf das Innentuch gießen und zusammen mit dem Frottiertuch auswringen (links). Anschließend den Wickel um den Oberkörper des Pflegebedürftigen legen (rechts). [L119]

Durchführung

- Wärmflasche füllen und das Zwischentuch darauf legen
- Frottiertuch über die Waschschüssel legen
- Auf das Frottiertuch das von beiden Seiten aufgerollte Innentuch legen
- Innentuch mit heißem Thymiantee übergießen
- Innentuch mit Hilfe des Frottiertuches gut auswringen (→ Abb. I/17.35)
- Innentuch und anschließend trockenes Zwischentuch um die Brust des Pflegebedürftigen wickeln. Eventuell eine Wärmflasche auflegen. Als abschließende „Schicht" das Wolltuch um die Brust wickeln und Pflegebedürftigen zudecken
- Wickel ca. 30 Minuten auf der Brust des Pflegebedürftigen belassen und entfernen, bevor er ausgekühlt ist.

Nachbereitung

- Wickel entfernen
- Haut evtl. abtrocknen
- Dem Pflegebedürftigen Ruhe ermöglichen.

Atemerleichternde Positionen

Atemerleichternde Positionen unterstützen die Belüftung und Entlastung der Lunge (→ Tab. I/17.13).

Alle Positionierungen sind mehrmals täglich durchzuführen. Der Pflegebedürftige soll in der Position keine Schmerzen verspüren. Wenn Pflegebedürftige Dehnpositionierungen nicht sehr lange tolerieren, genügt es sie für etwa 5–10 Min. beizubehalten.

> **» Vorsicht!**
> Drainagepositionierungen werden inzwischen kritisch hinterfragt und nicht mehr empfohlen, da kein Sekretabtransport aus peripheren Lungenbereichen, sondern eher Schädigungen der Atemwege erzielt werden. 📖43

Kritische Einschätzung

Wenige pneumonieprophylaktische Maßnahmen basieren auf wissenschaftlich hochwertigen Untersuchungen. Hohe Evidenz zeigen Maßnahmen der Mundpflege, der Bewegungsförderung und Atemübungen. Kela schlug bereits 2007 vor den Begriff „atmungsunterstützende" Intervention statt Pneumonieprophylaxe zu verwenden. 📖46

> **Internet- und Lese-Tipp**
> Patientenliga Atemwegserkrankungen e. V.: www.pat-liga.de

I/17.8.3 Pflegeevaluation

> **Ⓢ Fallbeispiel Stationär, Teil IV**
>
> Nach drei Wochen evaluiert Hermine Brauer die Pflegeplanung für Alois Schreiber..

Herr Schreiber benötigt immer noch seinen Gipsverband. Bei einem längeren Gespräch mit dem Hausarzt hat er sich überzeugen lassen, regelmäßig Schmerzmedikamente einzunehmen. Als Schutz für seinen empfindlichen Magen bekommt er Antazida verabreicht. Zusätzlich kommt einmal in der Woche die Physiotherapeutin, die ihm einfache Atemübungen zeigt. Herr Schreiber führt diese Übungen mehrmals am Tag selbstständig durch, da er keine Lungenentzündung bekommen möchte. Die Pflegeplanung wird nach dem Evaluationsgespräch an die Situation angepasst

I/17.9 Hospitalismusprophylaxe

> **Ⓢ Fallbeispiel Stationär, Teil I**
>
> Der Altenpflegeschüler Jens Breitscheid betreut den 83-jährigen Paul Maier, der seit zwei Monaten im „Seniorenzentrum Maxeberg" wohnt, obwohl er eigentlich nie in eine Einrichtung ziehen wollte.
>
> Da seine Angehörigen im Ausland leben und durch einen Schlaganfall vor vier Monaten seine Beweglichkeit rapide abgenommen hatte, blieb als einzige Alternative der Umzug.
>
> Herr Maier bewohnt ein Einzelzimmer. Kontakt zu anderen Bewohnern hat er bisher nicht gefunden. Er möchte eigentlich immer am liebsten allein sein. An den angebotenen Aktivitäten bekundet er kein Interesse.

> **» Psychischer Hospitalismus** (auch: *Deprivationssyndrom* von lat. *deprivare = berauben*): Geistige und seelische Schädigung, die durch die Unterbringung eines Individuums im Krankenhaus oder einer stationären Pflegeeinrichtung und der damit verbundenen unzureichenden körperlichen und emotionalen Zuwendung entsteht. Evtl. rückführbar auf mangelnde sensorische Reize. 📖47

I/17.9.1 Pflegediagnostik

> **Ⓢ Fallbeispiel Stationär, Teil II**
>
> Jens Breitscheid stellt fest, dass sich Paul Maier immer mehr in sein Zimmer zurückzieht. Wenn er ihn zu den

I
17

Mahlzeiten in den Speisesaal begleiten möchte, reagiert der alte Mann kaum auf seine Ansprache und macht einen apathischen und teilnahmslosen Eindruck. Der Altenpflegeschüler analysiert das Verhalten von Herrn Maier und stellt eine psychische Hospitalismusgefahr fest.

Ursachen, Risiko- und Einflussfaktoren

Psychischer Hospitalismus tritt vor allem bei Pflegebedürftigen auf, die wenige soziale Kontakte, kaum geistige Anregungen und keine Beschäftigung haben. Deshalb sind bewegungseingeschränkte Menschen besonders gefährdet.

❯ Psychischer Hospitalismus ist kein unabänderliches Schicksal in der Langzeitpflege. Er kann durch Zuwendung, aktivierende Pflege, Anregung der Wahrnehmung und individuelle Beschäftigungsangebote vermieden werden.

Zeichen und Ausmaß

Psychischer Hospitalismus äußert sich durch:
- Regressives Verhalten. Um Zuwendung zu bekommen, „erzwingt" der pflegebedürftige Mensch sie, indem er sich (unbewusst) wie ein Kleinkind verhält (lässt sich z. B. Essen eingeben)
- Apathie, vollständiges Desinteresse an der Umwelt, Teilnahmslosigkeit, reagiert kaum auf Ansprache
- Erhöhte Krankheitsanfälligkeit, vor allem für Infekte
- Vernachlässigung des eigenen Körpers, Nahrungsverweigerung
- Inkontinenz ohne organische Ursachen

- Stereotypes Verhalten (Hin- und Herschaukeln, ständiges Um-Hilfe-Rufen)
- Angst, schwere Depression.

❯ Altenpflegerinnen schätzen die Hospitalismusgefahr durch eigene Beobachtungen und Fallbesprechungen ein.

Folgen

- Wahrnehmungs- und Denkstörungen
- Unruhe oder Apathie
- Sprachstörungen
- Affektstörungen
- Quantitative Bewusstseinsstörungen, z. B. Somnolenz
- Desorientiertheit

❯ **Lern-Tipp**
Überlegen Sie für Ihre Einrichtung, welche Rahmenbedingungen hospitalismusfördernd sind und wie die Rahmenbedingungen verändert werden müssten, um eine fördernde Umgebung zu schaffen.

I/17.9.2 Pflegetherapie

Gestaltung der Umgebung

Die vielfältigen Eindrücke, die durch die Umwelt auf einen mobilen Menschen einströmen und sein Gehirn ständig aktivieren, entfallen bei einem bettlägerigen Menschen. Um diesen Verlust auszugleichen, gibt es folgende Möglichkeiten:
- Das Zimmer farblich anregend gestalten. Anstrich einer Wand mit der Lieblingsfarbe des alten Menschen, farbige Gardinen und Vorhänge, Teppiche, Bettwäsche
- Bilder eines vom Pflegebedürftigen geschätzten Malers aufhängen. Evtl. auch Bilder an die Decke hängen. Je nach Vor-

lieben des Pflegebedürftigen kann auch ein Mobile aufgehängt werden
- Fotos sichtbar anbringen oder auf den Nachttisch stellen, z. B. Urlaubsfotos, Fotos von Familienfeiern
- Gegenstände, die dem Betroffenen etwas bedeuten (z. B. Sportgeräte) aufstellen
- Pflegebett so aufstellen, dass der Pflegebedürftige aus dem Fenster sehen kann und die Tür im Blick hat, damit er mit den Augen verfolgen kann, wenn jemand das Zimmer betritt
- Fernseher, Radio und Telefon helfen, den Kontakt und das Interesse an der Außenwelt aufrecht zu erhalten.

❯ Um die Wahrnehmung zu aktivieren, kann Snoezelen (→ Kap. I/21.9.2) eine wertvolle Hilfe sein. Da aber bettlägerige alte Menschen nicht in der Lage sind, einen Snoezelen-Raum aufzusuchen, können einige Snoezelen-Utensilien auch auf einem Wagen in das Zimmer des Pflegebedürftigen gebracht und installiert werden (*mobiles Snoezelen*).

Basale Stimulation®

Basale Stimulation® → Kap. → I/20.1
Die Basale Stimulation® beruht auf der Annahme, dass einem Menschen nie alle Kanäle der Wahrnehmung verschlossen sind, selbst wenn von außen keine Kommunikationsbemühungen erkennbar sind (z. B. bei Bewusstlosigkeit). Die Angebote aus der Basalen Stimulation® sind voraussetzungslos und nicht fordernd (also nicht: „damit ich weiß, ob Sie mich verstehen, drücken sie mir mal die Hand"). Altenpflegerinnen gestalten Angebote für die verschiedenen Sinne, z. B. olfaktorisch (Lieblingsduft), gustatorisch (vertraute Geschmackserlebnisse), auditiv (gewohnte Geräusche aufnehmen und abspielen), vestibulär (sanftes Wiegen).

ⓢ Fallbeispiel Stationär, Teil III

Beispiel einer Pflegeplanung zur Hospitalismusprophylaxe für Paul Maier

Informationssammlung	Pflegetherapie	
Wünsche, Gewohnheiten, Hilfebeschreibungen, pflegefachliche Einschätzungen	Pflegeziel/Verständigungsprozess/erwartete Ergebnisse	Pflegemaßnahmen/Pflegeangebote
• Möchte nicht in der Einrichtung leben **Pflegefachliche Einschätzungen:** • Hospitalismusgefahr • Ungewollter Einzug in die Pflegeeinrichtung • Rückzug, Apathie, Teilnahmslosigkeit • st bewusstseinsklar, kann kommunizieren	• Reagiert auf seine Umwelt **Verständigung:** • Aktive Teilnahme am Leben in der Einrichtung • Stimmt den Maßnahmen zur Hospitalismusprophylaxe zu	• (**) Kontakt zu einer Bekannten herstellen, die in der Einrichtung wohnt • (**) Motivieren, zweimal in der Woche an der Singgruppe teilzunehmen • (**) Weitere vertraute Gegenstände von zu Hause holen

(**) Die Durchführung dieser Maßnahmen ist mit dem Ankreuzen der Antwort „Ja" in der Risikomatrix für die jeweilige Prophylaxe verbunden, wenn die Dokumentation nach der Maßgabe des Strukturmodells (→ Kap. I/2.2.1) erfolgt.

> Ist der Pflegebedürftige nicht in der Lage, sich verbal zu seinen Vorlieben zu äußern, kann der Kontakt mit den Angehörigen, Ehepartnern und Freunden helfen eine *Sensobiografie* zu erstellen und die passenden Anregungen herauszufinden.

Beschäftigungsangebote

- An Biografie orientierte Beschäftigung anbieten, die sich auch bei Bettlägerigkeit eignet und dem Pflegebedürftigen Spaß macht (→ Kap. II/10)
- Bewegungsanreize schaffen
- Kommunikation anbieten, Zeitung vorlesen
- Gesellschaftsspiele, Feste und Feiern
- Angehörige einbeziehen, soziale Kontakte fördern.

Internet- und Lese-Tipp
Überblick über Themen zum Hospitalismus: www.onmeda.de/pflege/hospitalismus.html

I/17.9.3 Pflegeevaluation

Ⓢ Fallbeispiel Stationär, Teil IV

Nach einem Monat evaluiert Jens Breitscheid die Pflegeplanung für Paul Maier. Der Pflegebedürftige ist immer noch sehr teilnahmslos und möchte am liebsten ganz allein in seinem Zimmer sein. Lydia Kern, eine ältere Dame, die er schon seit Jahren kennt, besucht ihn täglich. Sie unterhält sich mit ihm und versucht ihn zu überzeugen, auch hier seinem Hobby, dem Singen, nachzugehen. Herr Maier wehrt immer noch ab, freut sich aber über die täglichen Besuche. Jens Breitscheid passt die Pflegeplanung nach dem Evaluationsgespräch an die Situation an.

Wiederholungsfragen

1. Welches sind die vier Kriterien, die Prophylaxen erfüllen sollten? (→ Kap. I/17.1)
2. Beschreiben Sie die zweistufige Einschätzung des Dekubitusrisikos. (→ Kap. I/17.2.1)
3. Nennen Sie drei pflegerische Interventionen zur Dekubitusprophylaxe. (→ Kap. I/17.2.2)
4. Unterscheiden Sie Thrombophlebitis und Phlebothrombose. (→ Kap. I/17.3)
5. Welches sind die zwei Ziele der Sturzprophylaxe? (→ Kap. I/17.5.2)
6. Beschreiben Sie drei atemerleichternde Positionierungen. (→ Tab. I/17.13)
7. Wie könnte die Umgebung eines bettlägerigen alten Menschen gestaltet werden, dass kein psychischer Hospitalismus entsteht? (→ Kap. I/17.9.2)

Literaturverzeichnis

1. Gesetz über die Berufe in der Altenpflege (AltPflG) in der Fassung der Bekanntmachung vom 25.8 2003 (BGBl. I S. 1690), hier § 3, Abs. 1.
2. National Pressure Ulcer Advisory Panel and European Pressure Ulcer Advisory Panel: Prevention and treatment of pressure ulcers: clinical practice guideline. National Pressure Ulcer Advisory Panel, Washington DC, 2014.
3. Schröder, G.: Bewegungsförderung bleibt das zentrale Element. In: Die Schwester Der Pfleger 50. Jahrgang 10/2011, S. 945–948.
4. Huhn, S.: Das ist neu im Expertenstandard Dekubitusprophylaxe. In: Heilberufe 3/2011, S. 24–26.
5. Protz, K.: Denken Sie an eine Feuchtigkeitsläsion. In: Heilberufe 7/2015, S. 42–44.
6. Hürlimann, B. (et al.): Dekubitusprophylaxe bei erwachsenen Patienten – wissenschaftliche Grundlagen. In: Pflegewissenschaft, 13. Jahrgang, 09/2011, 462–472.
7. MDS (Hrsg.): Grundsatzstellungnahme Dekubitus. Projektgruppe P 32. Essen, 2001.
8. Deutsches Netzwerk für Qualitätsentwicklung in der Pflege (DNQP): Expertenstandard Dekubitusprophylaxe in der Pflege. 1. Aktualisierung. Schriftenreihe des DNQP, Osnabrück, 2010.
9. Deutsche Gesellschaft für Ernährung (DGE): Zu wenig Flüssigkeit – ein häufig unterschätztes Problem bei älteren Menschen. In: DGE-aktuell 08/2005.
10. BVMed (Hrsg.): Physikalische Thromboembolieprophylaxe im stationären und ambulanten Bereich. BVMed, Berlin, 2016.
11. Strunk-Richter, G.: Thrombosen verhindern. In: Heilberufe 12/2010, S. 25–28.
12. Präauer, C.: Pflegerische Interventionen zur postoperativen Thromboseprophylaxe. Fachbereichsarbeit an der Schule für Gesundheits- und Krankenpflege Schwarzach im Pongau, Mai 2011. www.oegkv.at/fileadmin/user_upload/Publikationen/pflegerische_interventionen_zur_postoperativen_thromboseprophylaxe.pdf (letzter Zugriff: 1.6 2016).
13. DBfK Arbeitsgruppe PflegeQualität im DBfK Nordost e. V.: Handlungsempfehlungen zur Thromboseprophylaxe. Version 2.0, Stand 28.1 2015. Download: www.dbfk.de
14. Protz, K.: Kompressionstherapie: Zwischen Anspruch und Wirklichkeit. In: Heilberufe-Dossier 09/2015, S. 4–6.
15. Arbeitsgemeinschaft der Wissenschaftlichen Medizinischen Fachgesellschaften e. V.: S3-Leitlinie. Prophylaxe der venösen Thromboembolie (VTE). 2. Komplett überarbeitete Auflage. Stand: 15.10 2015. Download: www.awmf.org/uploads/tx_szleitlinien/003-001l_S3_VTE-Prophylaxe_2015-12.pdf (letzter Zugriff: 1.6 2016).
16. Huhn, S.: Strategien der Kontrakturprophylaxe bei mobilitätseingeschränkten Bewohnern von Pflegeheimen. Eine systematische Übersichtsarbeit. GRIN-Verlag, München, 2011.
17. Schüßler, N. (et al.): „Es tut sich was!" Erfahrungen Pflegender bei der Erhebung von Kontrakturen im Pflegeheim. In: Pflegezeitschrift 03/2012, S. 166–169.
18. Standard Systeme: Risikoassessment-Center 2012. Hamburg, 2012 oder DAN Produkte Pflegedokumentation GmbH: Kontrakturrisikoerfassung. Siegen, o. J.;
19. Pflege Zeit Dokumentationssysteme GmbH: Formular Bewegungsanamnese. Gettorf, o. J.
20. Kämmer, K.: Pflegemanagement in Altenpflegeeinrichtungen. Schlütersche, Hannover, 2008.
21. Repschläger-Albert, M.: Praxis Kontrakturprophylaxe in Pflege und Therapie. Anleitung in Bildern, Grifftechniken, Befund und Dokumentation. GRIN-Verlag, München, 2012.
22. Abt-Zegelin, A.: „Festgenagelt sein". Der Prozess des Bettlägerigwerdens. Hans-Huber-Verlag, Bern, 2005.
23. Abt-Zegelin; A.: „Beweggründe" statt Mobilisationsübungen. In: Pro Alter 01/2013, S. 29–31.
24. Berning, A.: Prophylaxen in der Pflegepraxis. Risiken sicher einschätzen – Pflegestandards kompetent anwenden. Elsevier, München, 2007.

25. Huhn, S.: Kontrakturen: Prophylaxe auf dem Prüfstand. In: Heilberufe 10/2011, S. 26–28.

26. Schürenberg, A.: Mobilisiert oder beweglich werden? In: Die Schwester Der Pfleger 50. Jahrg. 4/2011, S. 326–332.

27. Scheffel, S.; Hantikainen, V.: Präventive Maßnahmen zur Kontrakturprophylaxe in der geriatrischen Pflege. Eine systematische Übersichtsarbeit. In: Pflege 2011, 24 (3): 183–194.

28. Deutsches Netzwerk für Qualitätsentwicklung in der Pflege (Hrsg.): Expertenstandard Sturzprophylaxe in der Pflege. 1. Aktualisierung. DNQP, Osnabrück, 2013.

29. Tideiksaar, R.; Stürze und Sturzprävention. Assessment, Prävention, Management. Hans-Huber-Verlag, Bern, 2008.

30. http://medicalforum.ch/docs/smf/archiv/de/2011/2011-39/2011-39-186.pdf (letzter Zugriff: 1.6 2016).

31. Schlesselmann, E.: Professionelles Risikoassessment und ein gesunder Menschenverstand. In: Pflegezeitschrift 2013, Jg. 66, Heft 3, S. 166–169.

32. Becker, C. (et al.): Sturzprophylaxe-Training. Meyer & Meyer Sport, Aachen, 2012.

33. Möllenhoff, H. (et al.): Muskelkräftigung für Senioren. Ein Trainingsprogramm zum Erhalt und zur Verbesserung der Mobilität. Behr's Verlag, Hamburg, 2005.

34. Runge, M.: Fünf Esslinger – Programm für lebenslange Fitness. Geriatrisches Zentrum Kennenburg-Aerpah-Klinik, Esslingen, o. J.

35. Runge, M.; Türk, J.: Mobil bleiben – Stürze vermeiden. Was Sie für Ihre Gesundheit und Mobilität tun können. DfM, Esslingen, 2007.

36. Balzer, K.; Lühmann, D.: Viele Fragen bleiben noch offen. Effektivität von Maßnahmen zur Sturzprophylaxe im Alter. In: Pflegezeitschrift 2012, Jg. 65, Heft 3, S. 136–141.

37. Chalmers, J.: Oral Health Assessment Tool for Dental Screening. www.healthcare.uiowa.edu/igec/tools/oralhealth/OHAT.pdf (letzter Zugriff: 1.6 2016).

38. Bundeszahnärztekammer (BZÄK): Handbuch der Mundhygiene „Zähne, Zahnfleisch, Alter, Krankheit". BZÄK, Berlin, 2002.

39. Medical Observer Online: Warum das Immunsystem im Alter immer schwächer wird. Veröffentlicht am 5. März 2012 http://medicalobserver.com/news/2012034385/warum-das-immunsystem-im-alter-schwaecher-wird-2 (letzter Zugriff: 1.6 2016).

40. Bundesministerium für Familie, Senioren, Frauen und Jugend (BMFSFJ): Pflegedokumentation stationär. Das Handbuch für die Pflegedienstleitung. BMFSFJ, Bonn, 2007.

41. Kamphausen, U.: Prophylaxen in der Pflege. Anregungen für kreatives Handeln. Kohlhammer Verlag, Stuttgart, 2011.

42. Deutsche Gesellschaft für Palliativmedizin: www.dgpalliativmedizin.de/images/stories/Weiler_Handbuch_Komplementre_Manahmen_Pall25_09_11.pdf (letzter Zugriff: 20.11.16)

43. Bartoszek, G. (et al.): Richtig Luft holen. In: Altenpflege 09–2012, S. 21–29.

44. Fuldaer Informationsdienst für angewandte Gesundheitswissenschaften und klinische Praxis (FINDAX): Klopfungen und Klatschungen bei Pneumonieprophylaxe. Erstellt am 30.11 2009: www.findax.de/pflege-nichtmedikament/klopfung-pneumonieprophylaxe.html (letzter Zugriff: 1.6 2016).

45. Kraus, S. et al.: Pneumonieprophylaxe wissenschaftlich untersucht. Teil 2. Die Schwester, der Pfleger, 51. Jahrgang 2/2012: 116–121.

46. Kela, N.: Pneumonieprophylaxe. In: Pflegezeitschrift 05/2007, S. 250–252.

47. Matolycz, E.: Pflege von alten Menschen. Springer Verlag, Berlin, 2011.

K. Menker (I/18.1 – I/18.7), D. Weis-Krebs (I/18.8 – I/18.11)

I/18 Kognition und Kommunikation

I/18.1 Bedeutung und Einflussfaktoren

I/18.1.1 Kommunikation

Grundlagen der Kommunikation und Gesprächsführung → Kap. I/13

> **Kognition** (lat. *cognoscere = bemerken, erfahren, erkennen*): Fähigkeit, die die Erkenntnis betrifft und verstandes- oder erkenntnisbezogen ist. Sie meint den Bewusstseinsinhalt, der in Bezug zu einer Sinneserfahrung steht oder aus einem Denkprozess erwachsen ist.
>
> **Kommunikation:** Geistige Funktion, die die Kontaktaufnahme mit sich selbst und der Umwelt, die sprachliche Ausdrucksfähigkeit sowie die Denkinhalte und -prozesse eines Menschen umfasst.

Kommunikation (lat. *communicare*) bedeutet Verständigung untereinander und meint die Fähigkeit, etwas ausdrücken, mitteilen und signalisieren und dabei gleichzeitig Nachrichten und Signale anderer empfangen, interpretieren und darauf reagieren zu können (→ Abb. I/18.1). Voraussetzung für Kommunikation ist das Beteiligtsein von mindestens zwei Personen, die in irgendei-ner Weise miteinander agieren, bewusst oder unbewusst. Dabei ist die Sprache das deutlichste und umfassendste Mittel (*verbale Kommunikation*). Sie kann jedoch mit dem Körper durch Mimik und Gestik unterstützt, manchmal sogar ersetzt werden (*nonverbale Kommunikation*).

Um kommunizieren zu können, bedarf es **kognitiver Kompetenz.** Sie umfasst die Prozesse der Wahrnehmung, des **Gedächt-nisses** und des **Denkens.** Wahrnehmung (→ Kap. I/8.1) wird hier nicht nur als sensorische Verarbeitung von Reizen verstanden, sondern darüber hinaus als Beurteilung und Einordnung des Wahrgenommenen in Bedeutungszusammenhänge. Dazu ist das Gedächtnis unmittelbare Voraussetzung, denn wenn neue Reize aufgenommen werden, müssen sie, damit sie eine Bedeutung erhalten, mit bereits bekannten und verarbeiteten Gedächtnisinhalten abgeglichen und in diese integriert werden. Dieser Vorgang wird als Denken bezeichnet.

> Das Themenfeld „Kognition und Kommunikation" des Strukturmodells bezeichnet die Einschätzung der Fähigkeit eines Pflegebedürftigen, sich zeitlich, örtlich und zur Person zu orientieren, mit anderen Menschen in Beziehung zu treten sowie mit Problemen der Lebensführung umzugehen. Vor allem Einschränkungen der kognitiven Kompetenz führen zu einem erheblichen Verlust der Selbstständigkeit.

Die **Wahrnehmung** (*Sinneswahrnehmung, Perzeption*) umfasst sowohl Aufnahme und Verarbeitung von Reizen (Informationen) aus der Umwelt oder aus dem eigenen Inneren durch die **Sinnesorgane,** als auch die Weiterleitung der Reize in Form von **Nervenimpulsen** an das **Gehirn,** das sie in subjektive **Empfindungen** umsetzt. Dabei begreift jeder Mensch seine Umwelt anders als andere Menschen, denn Wahrnehmung ist immer eine subjektive Interpretation von Reizen. Sie wird zum einen von der Funktionsfähigkeit und dem Zusammenspiel der Sinnesorgane (→ Kap. I/30), zum anderen von inneren Einstellungen, Erfahrungen, Vorurteilen und Selbstwertgefühlen gelenkt.

Wahrnehmungs- und **Kommunikationsfähigkeit** liegen eng beieinander. Ohne Reize und Informationen wahrnehmen zu können, ist der Mensch nicht in der Lage, mit sich oder anderen zu kommunizieren. Voraussetzung für Kommunikation ist auch, dass der Mensch sich selbst und andere Personen getrennt voneinander wahrnehmen kann. Es reicht nicht, sich selbst und die Umwelt zu verstehen und sich ein Bild von beidem zu machen. Darüber hinaus streben die meisten Menschen an, soziale Erfahrungen zu machen, zu sprechen, sich auszudrücken und Reize und Informationen an andere weiter zu geben. So sind Wahrnehmung und Kommunikation untrennbar miteinander verbunden.

Kognitive Kompetenz wiederum nimmt Einfluss auf die Art der äußeren und inneren Wahrnehmung und der Kommunikationsfähigkeit eines Menschen. Störungen der kognitiven Kompetenz, z. B. bei Menschen mit Demenz, lassen beides nicht nach logischen und realitätsbezogenen Gesetzen ablaufen. Es bedarf anderer Mittel, sich einem verwirrten Menschen zu nähern und ihm damit Kommunikation und Wahrnehmung zu ermöglichen. Bei der Pflege alter Menschen mit kognitiven Einschränkungen stellt die Gestaltung eines für beide Seiten befriedigenden Beziehungsprozesses hohe Anforderungen an Altenpflegerinnen (→ Kap. I/33.5).

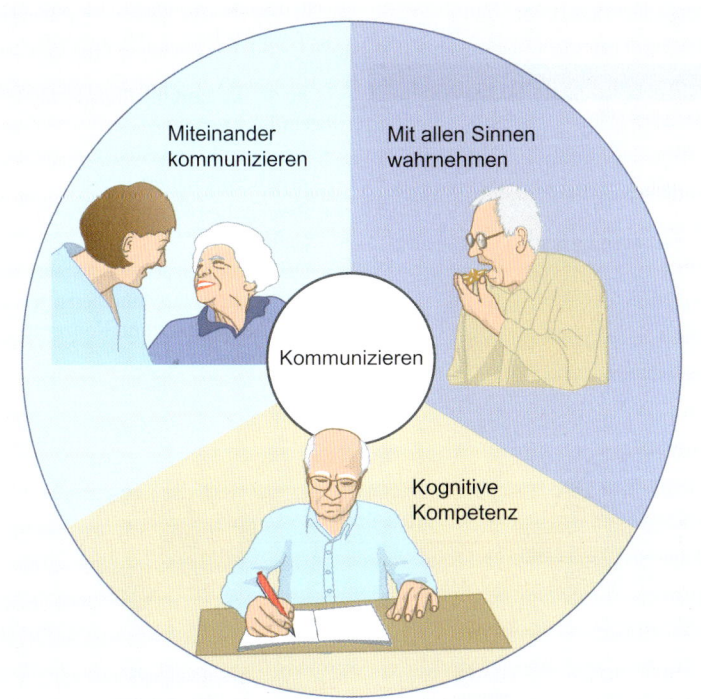

Abb. I/18.1 Lebens- und Kompetenzbereich „Kommunizieren". [L119]

Gesundheits- und Krankheitsprozesse

Sinneswahrnehmung

Sinneseindrücke werden über die **Sinnesorgane** vermittelt, die dafür mit speziellen Rezeptoren ausgestattet sind. Teilt man die Sinne nach ihren Organen ein, gibt es fünf Sinnesorgane mit den dazugehörigen **Sinnesfunktionen** (→ Tab. I/18.1).

Teilt man die Sinne jedoch nach ihren **Rezeptoren** (*reizaufnehmende Zellen*) ein, so gibt es acht **Sinnessysteme** (→ Tab. I/18.2).

Bei der Sinneswahrnehmung werden zunächst die Reize aus der Umwelt von den Rezeptoren der Sinnesorgane aufgenommen und in Erregungsimpulse umgesetzt. Über die Nerven werden sie an das zentrale Nervensystem weitergeleitet. Teilweise werden die Impulse bereits im Rückenmark verarbeitet, sodass sofortige Reflexe möglich sind, z.B. das Zurückziehen der Hand bei Berührung eines heißen Gegenstandes. Der Thalamus im Zwischenhirn (→ Kap. I/31.11.4) filtert die eintreffenden Nervenimpulse. Sie gelangen erst dann in die Großhirnrinde und werden bewusst wahrgenommen, wenn sie vom Gehirn als wichtig eingestuft werden (→ Abb. I/18.2).

Voraussetzungen erfolgreicher Kommunikation

Kommunikation ist das Aussenden, Empfangen und Reagieren, der Austausch von Signalen. Voraussetzungen für eine funktionierende **Kommunikation** sind Fähigkeiten zum:
- Senden von Signalen, z.B. Sprechen
- Empfangen von Signalen, mit den Sinnen wahrnehmen, z.B. Hören
- Verarbeiten von Signalen, z.B. Verstehen.

Typische Fähigkeiten des Menschen zum **Senden** von Signalen sind:
- Lautsprache (Sprechen)
- Schriftsprache (Schreiben)
- Körpersprache (Gestik, Mimik, Haltung, Berührung).

Typische Fähigkeiten des Menschen zum **Empfangen** von Signalen aus der Umwelt sind:
- Hören
- Sehen
- Fühlen
- Riechen
- Schmecken.

Für die Kommunikation reicht es nicht aus, Signale „physiologisch korrekt" zu senden und zu empfangen. Erst durch Vergleichen mit früher gemachten Erfahrungen, durch Einordnung des Wahrgenommenen in Sinnzusammenhänge, durch Urteilsfähigkeit und Fähigkeit zum logischen Denken, entsteht ein aufeinander bezogenes und sich gegenseitig beeinflussendes Verhalten.

> **Kommunikation setzt Wahrnehmungs- und kognitive Kompetenzen voraus.**

Verbale und nonverbale Kommunikation

Die **verbale** (*sprachliche*) Kommunikation ist in erster Linie von den Fähigkeiten eines Menschen abhängig, hören und sprechen zu können (z.B. Muttersprache, Sprachschatz, intakte Sprechorgane → Abb. I/18.3).

Ist eine verbale Kommunikation nicht möglich, tritt die **nonverbale** Kommunikation in den Vordergrund. Die nonverbale Kommunikation ist in erster Linie von den Fähigkeiten eines Menschen abhängig, zu sehen sowie Mimik, Gestik und Berührungen wahrnehmen und ausführen zu können.

Beide Kommunikationsformen werden beeinflusst von:
- Geistigen Fähigkeiten, z.B. Denken können, Lernfähigkeit
- Psychischen Faktoren, z.B. Stimmungen, Gefühlen
- Orientierungsvermögen, sowohl zeitlich, räumlich, situativ und personell
- Auffassungsgabe und Konzentrationsvermögen

Sinnesorgan	Sinnesfunktion
Augen	• Visuelle (optische) Wahrnehmung (Sehen)
Ohren	• Akustische (auditive) Wahrnehmung (Hören)
Nase	• Olfaktorische Wahrnehmung (Riechen)
Zunge	• Gustatorische Wahrnehmung (Schmecken)
Haut	• Taktile (haptische) Wahrnehmung (Fühlen, Tasten, Berühren)

Tab. I/18.1 Einteilung der Sinneswahrnehmungen nach den Organen (→ Kap. I/30).

Rezeptortyp	Sinnessystem
Photorezeptoren	• Gesichtssinn (Hell-, Dunkel-, Farbensehen)
Thermorezeptoren	• Temperatursinn
Mechanorezeptoren	• Mechanischer Sinn der Haut für Berührung und Druck • Gehörsinn (Tonhöhen) • Statokinetischer Sinn (Körperlage, Körperbewegung und Kraftempfindung)
Chemorezeptoren	• Geruchssinn • Geschmackssinn
Nozizeptoren	• Schmerzsinn

Tab. I/18.2 Einteilung der Sinneswahrnehmungen nach den Rezeptoren.

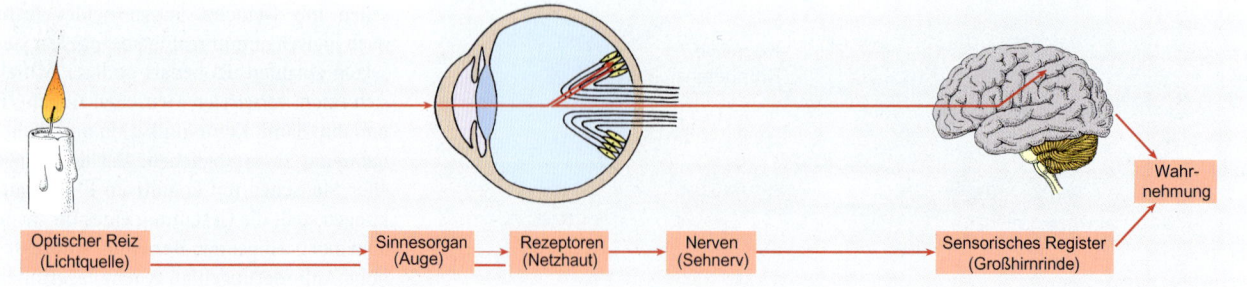

Abb. I/18.2 An der Wahrnehmung, hier am Beispiel des Sehens, sind viele Instanzen beteiligt. [L190]

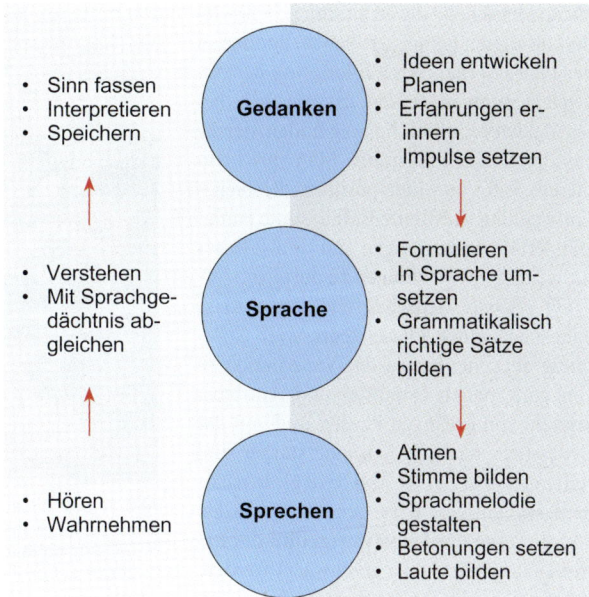

Gedanken
- Ideen entwickeln
- Planen
- Erfahrungen erinnern
- Impulse setzen

- Sinn fassen
- Interpretieren
- Speichern

Sprache
- Formulieren
- In Sprache umsetzen
- Grammatikalisch richtige Sätze bilden

- Verstehen
- Mit Sprachgedächtnis abgleichen

Sprechen
- Atmen
- Stimme bilden
- Sprachmelodie gestalten
- Betonungen setzen
- Laute bilden

- Hören
- Wahrnehmen

Abb. I/18.3 Sprachliche Kommunikation ist ein komplexer Vorgang. Von der Idee bis zur sprachlichen Äußerung werden drei Ebenen durchschritten. [L190]

- Merkfähigkeit, das ist die Fähigkeit, Informationen zu speichern und gezielt abrufen zu können
- Bewusstseinslage.

Fehlt nur eine der genannten Fähigkeiten, ist die normale Kommunikation gestört.

Ist ein Mensch z. B. nach einem Schlaganfall mit Gehirnschädigungen nicht sprechfähig oder spracheingeschränkt, sind seine kommunikativen Möglichkeiten stark beeinträchtigt.

Krankheitsprozesse

Zu den Ursachen von **eingeschränktem Wahrnehmungsvermögen** gehören:
- Beeinträchtigtes Hörvermögen (→ Kap. I/30.3.2)
- Beeinträchtigtes Sehvermögen (→ Kap. I/30.2.2)
- Beeinträchtigter Tastsinn
- Halbseitige Vernachlässigung (Neglect → Kap. I/31.11.1)
- Beeinträchtigter Geschmacks- und Geruchssinn (→ Kap. I/18.6)
- Akute und chronische Schmerzen (→ Kap. I/35)
- Bewusstseinsstörungen (→ Kap. I/31.11.11).

Häufigste Ursache für **kognitive Beeinträchtigungen** ist in der Altenpflege die Verwirrtheit (→ Kap. I/33.4) mit Orientierungs-, Konzentrations-, Merkfähigkeits- und Denkstörungen.

Zu den Ursachen einer **eingeschränkten Kommunikationsfähigkeit** gehören darüber hinaus:
- Hör- und Sprechstörungen (→ Kap. I/31.11.11)

- Unzureichende deutsche Sprachkenntnisse (→ Kap. II/3)
- Bewusstseinsstörungen (→ Kap. I/31.11.11).

Diese Ursachen können auf körperliche oder psychische, angeborene oder im Laufe des Lebens erworbene Erkrankungen zurückzuführen sein. Aber auch unerwünschte Wirkungen von Medikamenten können Wahrnehmung, Kommunikation und kognitive Kompetenz beeinträchtigen.

❯ Treten Störungen der Wahrnehmung, Kognition und Kommunikation bei einem alten Menschen auf, bei dem derartige Beeinträchtigungen bisher nicht bekannt waren, benachrichtigen Altenpflegerinnen umgehend die Ärzte, da es sich um Zeichen einer ernsten Erkrankung handeln kann.

I/18.1.2 Selbstkonzept

❯ **Selbstkonzept:** Selbsteinschätzung eines Menschen und seine Fähigkeit, ein ausgewogenes Verhältnis zwischen dem Selbstbild und den tatsächlich zur Verfügung stehenden Ressourcen zu schaffen, um sinnvoll und erfüllt zu leben.

Einerseits wirken sich die Erfahrungen eines Menschen auf dessen Kognition aus und dessen Kommunikationsfähigkeiten. Andererseits hat die Kommunikationsfähigkeit selbst auch Einfluss auf die Erfahrungen des Menschen, daher nehmen Existenzielle Erfahrungen z. B. im Pflegemodell

von Monika Krohwinkel einen hohen Stellenwert ein:
- **Erfahrungen, die die Existenz gefährden,** z. B. Abhängigkeit, Machtlosigkeit (→ Kap. I/18.11), Sorge, Angst, Misstrauen, Trennung, Isolation (→ Kap. I/22.3), Verlegungsstress (→ Kap. I/18.10), Ungewissheit, Hoffnungslosigkeit, Sinnfinden, Schmerzen (→ Kap. I/35), Sterben (→ Kap. I/20.16) und Trauer (→ Kap. I/20.17)
- **Erfahrungen, die die Existenz fördern,** z. B. Unabhängigkeit, Freude, Zuversicht, Vertrauen, Integration, Hoffnung, Wohlbefinden
- **Erfahrungen, die die Existenz sowohl fördern als auch gefährden,** z. B. kulturgebundene Erfahrungen, wie Weltanschauung, Glaube, Religionsausübung sowie lebensgeschichtliche Erfahrungen.

Außerdem ist es ein Merkmal von Menschen, die in diesem Lebensbereich kompetent sind, dass sie **lebensgeschichtliche Erfahrungen** in ihr Handeln und Selbstverständnis einbeziehen können und sie als eine Ressource für ihre persönliche Entwicklung verwenden (→ Kap. I/10).

Wie gut ein Mensch mit seinen Lebenserfahrungen umgehen kann und ob er die Fähigkeit hat, sich in der Auseinandersetzung mit ihnen zu entwickeln, hängt vor allem von seinem **Selbstkonzept** ab (→ Abb. I/18.4).

Der Begriff Selbstkonzept wird häufig mit Selbstachtung gleichgesetzt oder als „Gesamtheit von Überzeugungen und Gefühlen des Individuums über sich selbst" beschrieben. Störungen der Selbstachtung werden als Störungen der Wahrnehmung des eigenen Wertes und der eigenen Kompetenz betrachtet.

Das Selbstkonzept eines Menschen ist immer individuell. Es wird geprägt von Gesundheits- und Krankheitsprozessen, der

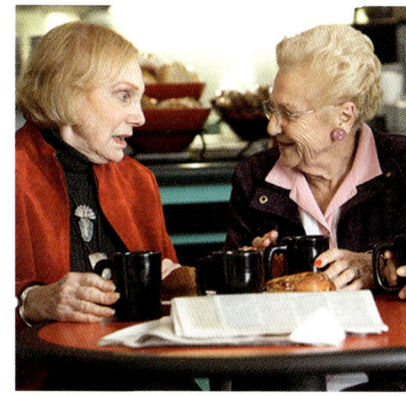

Abb. I/18.4 Für viele Bewohner von stationären Altenpflegeeinrichtungen ist es wichtig, nicht in der Einrichtung isoliert zu sein, sondern am Stadtleben teilnehmen zu können. [J787]

Umwelt (Lebenswelt), aber auch von den Gedanken und Gefühlen aus dem „Inneren". Diese sind abhängig von der Fähigkeit zur Persönlichkeitsentwicklung, die bereits mit der Geburt beginnt.

Das Selbstkonzept ist nichts Endgültiges. Im Laufe des Lebens verändert es sich, um sich immer wieder an neue Erfordernisse anzupassen, z.B. Gesundheits- und Krankheitsprozesse.

Eine Veränderung oder Störung in einer Dimension des Selbstkonzepts (→ Abb. I/18.5) löst häufig auch eine Veränderung oder Störung in den anderen Dimensionen aus. Daher ist eine systematische Trennung kaum möglich, sie dient lediglich der Veranschaulichung.

Lebenskrisen

Jeder Mensch macht im Laufe seines Lebens existenzielle Erfahrungen, z.B. mit Krankheit, Tod, Trennung, Umzug, Verlusterlebnissen und Krisen unterschiedlicher Art. Insbesondere Krisenzeiten sind häufig mit dem Gefühl verbunden, den Boden unter den Füßen zu verlieren. Wer in einer Krise steckt, spürt oft **Angst, Ohnmacht** und **Verzweiflung.** Er sieht nur wenig oder keine Hoffnung, keine Perspektive für die Zukunft und häufig keinen Sinn im Leben. Krisen bergen die Gefahr, dass Betroffene resignieren und depressiv werden. Dabei kann es zu einem seelischen Zusammenbruch bis hin zum Suizid kommen (→ Kap. I/33.12).

Eine Krise kann auch als **Chance** für einen Neuanfang gesehen werden. Der Betroffene erkennt das aber meist erst im Rückblick. Menschen, die in ihrem Leben wiederholt Krisen gemeistert haben, können in der Phase tiefster Verzweiflung von der Zuversicht getragen werden, dass sie auch dieses Mal wieder einen Ausweg finden, der sie aus der Krise herausführt. Man spricht in diesem Fall von einer positiven Resilienz-Entwicklung. **Resilienz** ist die ist die Fähigkeit, Krisen zu bewältigen und sie als Anlass für weitere Entwicklungen zu nutzen.

Oft erleben Menschen nach einer Krise oder nach einer Phase depressiver Stimmung alles viel bewusster. Viele berichten von ganz neuen Impulsen und Antriebskräften, von kreativen Phasen und von der Gewissheit, dass die Krise sie stärker und reifer gemacht hat (→ Abb. I/18.6). Je nachdem, wie gut eine Krise gemeistert werden konnte, kann das **Selbstwertgefühl** des Betroffenen gestärkt oder geschwächt werden. Existenzielle Erfahrungen, z.B. Krankheit oder Arbeitslosigkeit, können die Existenz eines Menschen gefährden. Im Idealfall können sie aber auch für die Existenz eines Menschen förderlich sein, wenn dieser die Hoffnung nicht verliert, und wenn er versucht, in allem noch einen Sinn zu erkennen. Dabei spielen Weltanschauung und Glaube, aber auch Freunde und Verwandte wichtige Rollen.

> ❯ Wenn vom „Sinn des Lebens", d.h. vom **Sinn als Ziel des menschlichen Denkens und Handelns** gesprochen wird, ist damit die eigentliche Sinnfrage gemeint – im Gegensatz zum „Sinn", mit dem Zweck und Nutzen des Handelns gemeint sind.

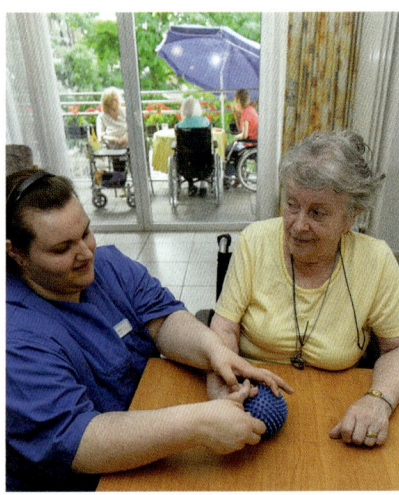

Abb. I/18.6 Die ältere Frau lernt nach dem Schlaganfall mühsam, ihre Feinmotorik aufzubauen und stellt ihr Selbstkonzept auf die veränderten Lebensbedingungen ein. [K157]

Grundbedürfnis eines jeden Menschen ist es, ein sinnvolles Leben zu führen. Wer gesund ist und geborgen in der Familie oder in Beziehungen, wer ausgefüllt ist durch eine befriedigende Tätigkeit, der grübelt nicht täglich über den Sinn des Lebens. Trifft Menschen aber ein Verlust, ein Unglück oder eine Krankheit, stellen sie oft die Frage nach dem „Warum?".

Immer mehr Menschen leiden darunter, dass sie in ihrem Leben keinen Sinn erkennen können. Aus den Gefühlen der **Perspektivlosigkeit,** des Nichtgebraucht-Werdens und der fehlenden Erfüllung geraten sie in eine **existenzielle Frustration.** Dieser Begriff stammt von dem österreichischen Psychiater *Viktor E. Frankl,* dem Begründer der **Logotherapie,** einer sinnzentrierten psychotherapeutischen Schule. Frankl sieht als Hauptproblem der westlichen Wohlstandsgesellschaft die Dreifaltigkeit aus Depression, Aggression und Sucht, auf die nach und nach Zynismus, Richtungslosigkeit und Sinnleere folgen. Er betrachtet die **Sinnlosigkeit** als einen gesunden Schmerz, als ein **Warnzeichen,** etwas im Leben zu ändern.

> ❯ Sinn kann man anderen nicht geben, er muss selbst gefunden werden. Altenpflegerinnen, Therapeuten und Seelsorger können einem Ratsuchenden nicht sagen, was der Sinn seiner Existenz ist. Sie können jedoch an vielen Beispielen beschreiben, dass jede menschliche Existenz einen Sinn hat.

Sinn finden kann ein Mensch durch Aufgaben, Ziele, Interessen, durch das Gefühl, etwas wert zu sein, durch Anerkennung, Bestätigung, durch Freude und Erfolgserleb-

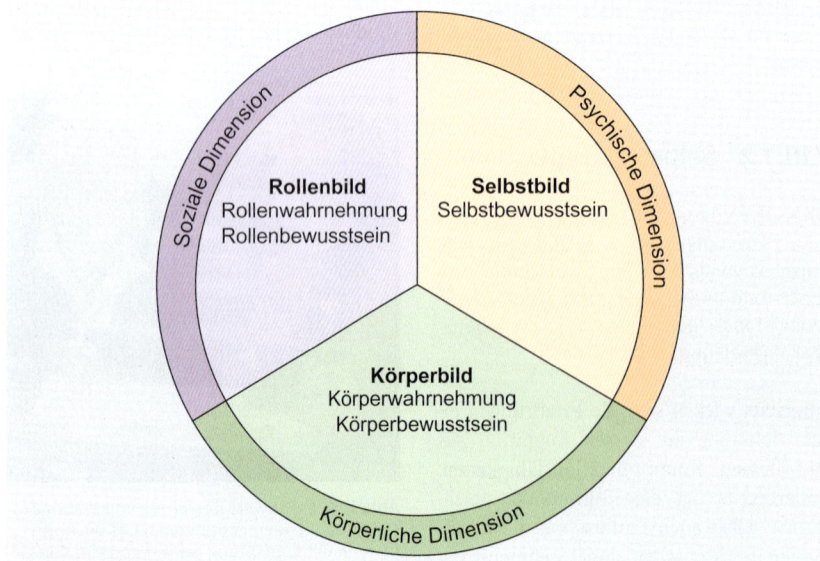

Abb. I/18.5 Dimensionen des Selbstkonzepts. [A400]

nisse. Das gilt auch für Schwerstkranke und Sterbende.

Es kommt nicht darauf an, nach dem „großen und einzigen Sinn des Lebens" zu fragen, sondern nach den **kleinen Sinnerfahrungen,** die jeder Alltag mit sich bringt, z. B. das Lächeln eines anderen Menschen, das Frohsein über einen schönen Tag oder über ein angenehmes Erlebnis.

Gesundheits- und Krankheitsprozesse

Körperliche und seelische Gesundheit und Sinnerfahrungen beeinflussen sich gegenseitig:

- Gesundheit fördert die Sinnerfahrungen
- Sinnerfahrungen fördern das seelische und körperliche Wohlbefinden.

Beeinträchtigungen der Sinnesorgane (Sehbehinderung, Schwerhörigkeit, Sprachstörungen) erschweren die Kommunikation und führen möglicherweise zu Unsicherheit und zu Missverständnissen (→ Kap. I/30). Häufig verstärken sie die Abhängigkeit von anderen Menschen und beeinträchtigen das Selbstkonzept. Hilfsmittel (z. B. Brille, Hörgerät) sind wichtige Ressourcen zur Kompensation der jeweiligen Beeinträchtigung.

Das Selbstkonzept eines Menschen ist auch betroffen bei **Störungen der Mobilität** (→ Kap. I/19.3), wenn jemand **abhängig** von freiwilligen oder professionellen „Helfern", von Gehhilfen oder Rollstuhl wird. Hier kann auch aufgrund des verminderten Bewegungsradius oder durch architektonische Barrieren soziale Isolation entstehen (→ Abb. I/18.7).

Besonders belastend sind der **Verlust von Gliedmaßen** durch Amputation (→ Kap. I/31.1.21) oder der Verlust eines Organs nach Operation (Gebärmutter, Brust, Prostata). **Harn- und Stuhlinkontinenz** (→ Kap. I/20.11, → Kap. I/20.12) sowie

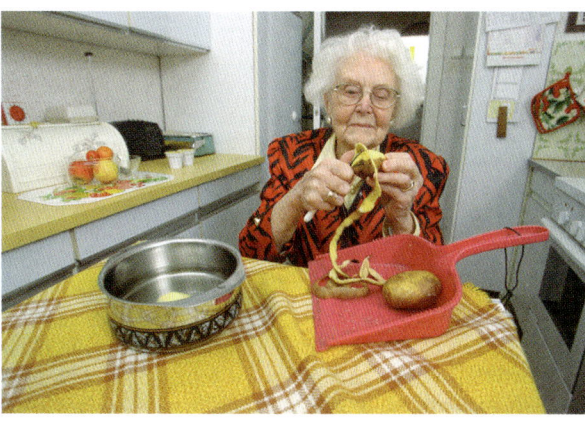

Abb. I/18.7 Auch wenn die Erledigung von Hausarbeiten wegen der beeinträchtigten körperlichen Fähigkeiten erschwert ist, lohnt sich die Anstrengung. Jedes Stück Selbstständigkeit stützt das Selbstwertgefühl. [K115]

Krankheiten der Geschlechtsorgane (→ Kap. I/31.10) und Störungen der Sexualität (→ Kap. II/6).

Auch bei chronischem **Schmerz** (→ Kap. I/35) oder psychischen Erkrankungen ist das Selbstkonzept eines Menschen betroffen. Hier ist z. B. der Umgang mit dem eigenen Körper gestört, **Ängste und Befürchtungen** beeinflussen das Selbstwertgefühl und die Schmerzverarbeitung.

Allergiker sind häufig genötigt, ihre Ernährungs- und Lebensgewohnheiten umzustellen oder den Beruf aufzugeben bzw. die Tätigkeit zu wechseln.

Viele Menschen schaffen es, krankheitsbedingte **Lebenskrisen** zu **bewältigen** und jenseits dieser Erfahrungen neue Koordinaten zur Lebensbewältigung zu finden. Wichtig und hilfreich sind dabei **tragfähige Kontakte** zu anderen Menschen (→ Kap. II/5, → Abb. I/18.8).

Pflegekonzepte und Haltung der Pflegenden

Basale Stimulation®

Die **Basale Stimulation**® wurde von dem Sonderpädagogen *Andreas Fröhlich* bei der Arbeit mit schwerst- und mehrfach behinderten Kindern entwickelt. In Zusammenarbeit mit *Christel Bienstein* hat er das Konzept Anfang der 1980er-Jahre u. a. auf die Anwendung bei desorientierten, halbseitengelähmten, somnolenten und bewusstlosen Menschen übertragen. Diese Technik hilft, eine reduzierte Wahrnehmungs-, Bewegungs- und Kommunikationsfähigkeit durch gezielte Stimulation verschiedener Wahrnehmungsbereiche anzuregen und zu aktivieren (→ Tab. I/18.3).

Ziele des Konzepts

Basal stimulierende Waschung → Kap. I/21.6.2
- Genesungsprozess im psychischen und physischen Bereich forcieren
- Selbstwahrnehmung verbessern

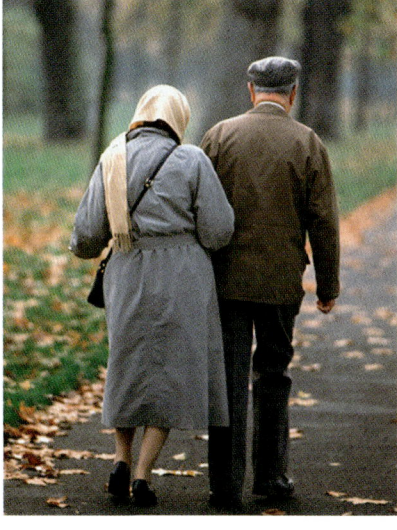

Abb. I/18.8 Seit vielen Jahren gehört der Sonntagsspaziergang auf immer gleichen Wegen zum Ritual dieses Ehepaares. [J787]

- Orientierungsmöglichkeiten anbieten
- Interaktion und Kontakt nach außen ermöglichen
- Akzeptanz und Verständnis vermitteln
- Eigenaktivität steigern
- Wahrnehmung des Körperschemas unterstützen
- Gemeinsames Handeln (dialogisch interagieren).

Pflegerische Aufgaben

Die Sorge für ausreichende Kompetenzen und Möglichkeiten der Wahrnehmung, Kognition und Kommunikation ist für den Menschen von großer Bedeutung. Für Altenpflegerinnen bedeutet dies:

- **Individuelle Lebensgewohnheiten,** Bedürfnisse, Einschränkungen und Ressourcen eines jeden Pflegebedürftigen zu erfassen und zu berücksichtigen
- Bei Einschränkungen nach den **Ursachen** zu forschen und entsprechend zu handeln, dabei unbedingt den Arzt hinzuziehen und in einem multiprofessionellen Team arbeiten
- Durch geeignete **pflegetherapeutische Maßnahmen** Beeinträchtigungen zu verhindern, zu kurieren, zu vermindern bzw. rehabilitativ auf sie einzuwirken
- Eigene **Grenzen** zu erkennen, sich selbst nicht zu überfordern, Versagens- und Schuldgefühle, z. B. in der Supervision (→ Kap. IV/11.1), zu reflektieren
- Schwerpunkte evtl. auch auf andere **Wahrnehmungs- und Ausdrucksmöglichkeiten** als die Sprache, z. B. Berührungen als Ausdruck von Gefühlen, zu setzen
- **Biografie** und den Krankheitsverlauf des alten Menschen zu kennen und in den

Bereich	Definition	Möglichkeit der Stimulation
Vibratorischer Bereich	• Wahrnehmung von Schwingungen, körperliches Spüren von akustischen Signalen über somatische und vestibuläre Kanäle	• Vibration erzeugt Aufmerksamkeit. Einsatz von Vibrationsgeräten, z. B. Massagegerät, menschliche Stimme, Lautsprecher
Vestibulärer Bereich	• Wahrnehmung der Schwerkraft, des Gleichgewichts, der Lage im Raum und der Beschleunigungskraft	• Erhaltung bzw. Wiedererlangen des Körpergefühls durch Wipp-, Dreh-, Schaukel-, Auf- und Abwärtsbewegungen
Somatischer Bereich	• Wahrnehmung von Haut als dem größten Sinnesorgan, Muskel	• Hauptbestandteil der basal stimulierenden Pflege durch Ganzkörperwaschung, atemstimulierende Einreibung, Massage, Berührung
Olfaktorischer/gustatorischer Bereich	• Wahrnehmung von Geruch und Geschmack (wesentliche Erinnerungsauslöser)	• Angebot individuell bevorzugter Nahrung und Duftrichtung (Schluckstörung berücksichtigen)
Auditiver Bereich	• Akustische Wahrnehmung	• Hörangebote (Geräusche, Stimme, Musik), die für den Menschen eine Bedeutung haben, Ansprache mit Initialberührung kombinieren
Taktil-haptischer Bereich	• Wahrnehmen durch Tastsinn, „Begreifen der Welt" v. a. durch Hände, Mund und Fußinnenflächen	• Materialien, die z. B. bei Pflegehandlungen verwendet werden, vorab (be-)greifen lassen, Angebot eines „Tastbretts"

Tab. I/18.3 Verschiedene Wahrnehmungsbereiche aus Sicht der Basalen Stimulation®.

täglichen Umgang einzubeziehen (→ Kap. I/10)

- Eigene Art des Wahrnehmens und Denkens nicht zum **Maßstab** für eine korrekte Wahrnehmung zu erheben, sondern auch anderes Verhalten und andere Interpretationen der Wirklichkeit zuzulassen
- Den alten Menschen trotz seiner Einschränkungen ernst zu nehmen und nicht mit einem oberflächlichen **Etikett** zu stigmatisieren
- Offen zu sein im Umgang mit **technischen Hilfsmitteln** (→ Abb. I/18.9).
- Von Zeit zu Zeit das **eigene Menschenbild,** Selbstbild, Ideale und eigene Erfahrungen überdenken. Hilfreich ist dafür der regelmäßige Austausch im Mitarbei-

terkreis oder auch die Supervision (→ Kap. IV/11.1). Möglicherweise können in diesem Austausch Wertvorstellungen korrigiert werden

- Auch **eigene Gefühle,** z. B. Scham, Hemmungen, Ekel, Angst, wahrnehmen und darüber reden können (→ Abb. I/18.10)
- Altenpflegerinnen, die Menschen in Grenzsituationen und Krisen begleiten und unterstützen, benötigen umfangreiches **Wissen** aus den Bereichen Psychologie (→ Kap. I/12), Berufsethik (→ Kap. I/6), Sterbebegleitung, Religionen und Recht (→ Kap. III/5)
- Doch dieses Wissen allein genügt nicht, erst im Üben und Reflektieren eigener **Fähigkeiten** erwerben Altenpflegerinnen **Kompetenz** und **Erfahrung.** Nur so kann langfristig einem **Ausbrennen** (*Burnout*) vorgebeugt werden. Dazu benötigen sie neutrale Unterstützung von ausgebildeten **Supervisoren** (→ Kap. IV/11.1).

I/18.2 Informationssammlung

Pflegeprozess → Kap. I/7

I/18.2.1 Kommunikation

Fragen an den Pflegebedürftigen oder die Angehörigen

Zu vielen Fragen während der Informationssammlung kann ein alter Mensch selbst erschöpfend Auskunft geben, aber nicht

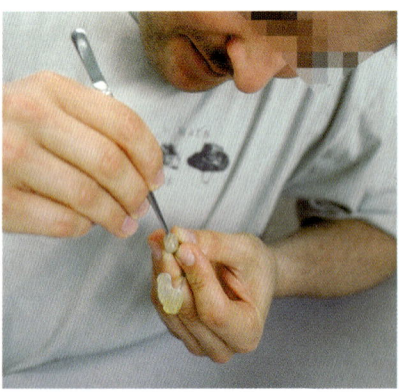

Abb. I/18.9 Altenpflegerinnen dürfen keine Scheu vor technischen Geräten, hier einem Hörgerät, haben. Allerdings sollten sie ihre Grenzen kennen und im Zweifelsfall einen Fachmann zu Rate ziehen. [K157]

immer fällt ihm überhaupt auf, dass ein Problem vorliegt. So hat er z. B. möglicherweise selbst nicht festgestellt, dass er schwerhörig ist, weil er sich nach und nach an eine bestimmte Lautstärke, z. B. beim Radiohören, gewöhnt hat und diese als normal ansieht. Auch Menschen mit kognitiven Einschränkungen, z. B. mit einer Demenz, können nicht immer alle Fragen beantworten oder durch sie sogar in Verlegenheit gebracht werden. Vor allem im fortgeschrittenen Stadium der Erkrankung können sie auf Fragen nicht folgerichtig und logisch antworten. Hier sind die Angehörigen eine wichtige Informationsquelle, sowohl hinsichtlich der Probleme und Ressourcen des Betroffenen, als auch in Bezug auf seine Gewohnheiten, Erfahrungen und aktuellen Bedürfnisse (→ Kap. I/33.5.5).

❯ Fragen, die das Gefühlsleben, Glaubensdinge und die Intimsphäre berühren, sollten nur bei Bedarf und dann mit sehr viel Feingefühl und zu einem passenden Zeitpunkt angesprochen werden. Dabei ist eine entspannte, persönliche und diskrete Gesprächsatmosphäre wichtig (→ Kap. I/13).

Probleme und Ressourcen

Beispielhaft sind hier die wichtigsten Fragen zum Bereich Kommunikation aufgeführt. In Bezug auf **Hören:**

- Können Sie alles gut hören, oder verstehen Sie manche Sätze erst nach wiederholtem Nachfragen? Haben Sie Hörprobleme beim Telefonieren? Können Sie Fernseher und Radio verstehen, wenn andere die Lautstärke eingestellt haben?
- Besitzen Sie ein Hörgerät? Tragen Sie es? Kommen Sie selbstständig mit der Technik zurecht?
- Wann waren Sie zum letzten Mal beim Hals-Nasen-Ohren-Arzt bzw. beim Hörgeräteakustiker?
- Benutzen Sie zum Hören weitere Hilfsmittel? Beherrschen Sie die Gebärdensprache?
- Wie sehen Ihre sozialen Kontakte aus?
- Bei Schwerhörigkeit: Haben Sie Ihre Kontakte zu Freunden und Familienmitgliedern eingeschränkt, weil sie nicht hören, was gesprochen wird?

In Bezug auf **Sehen:**

- Können Sie alles gut sehen oder müssen Sie an manche Gegenstände sehr nahe herangehen, um sie zu erkennen?
- Haben Sie eine Brille oder eine andere Sehhilfe und benutzen Sie diese? Sehen Sie mit Brille bzw. Sehhilfe besser als ohne?

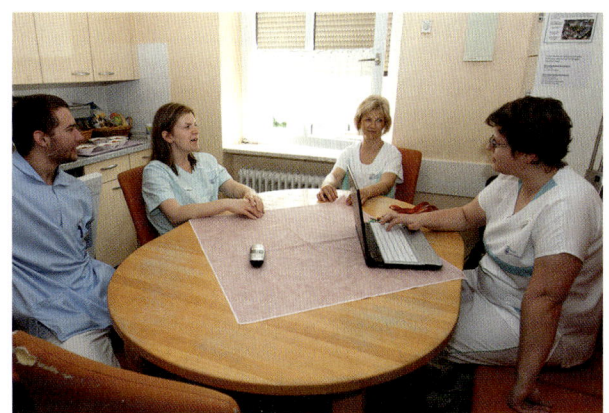

Abb. I/18.10 Supervision oder regelmäßiger Austausch im Kollegenkreis helfen, sich über eigene Gefühle und Wertvorstellungen klar zu werden. [K313]

- Wenn Sie nicht gut sehen können: War das schon immer so oder erst in jüngster Zeit? Wann waren Sie zum letzten Mal beim Augenarzt?
- Stoßen Sie gelegentlich irgendwo an, z. B. an der Tischkante, weil sie diese nicht rechtzeitig gesehen haben?
- Bei Augenprothese: Können Sie die Prothese selbstständig entfernen, reinigen und wieder einsetzen?

In Bezug auf **Riechen, Schmecken, Tasten:**
- Gibt es Veränderungen des Tastempfindens? Können Sie z. B. warme und kalte Gegenstände unterscheiden?
- Schmecken und riechen Sie gut? Würzen Sie Ihr Essen nach, weil es sonst fade schmeckt?
- Wie ist Ihr Appetit? Haben Sie in letzter Zeit an Gewicht verloren?

In Bezug auf **Schmerzen** (→ Kap. I/35):
- Leiden Sie an akuten oder chronischen Schmerzen?
- Wenn ja, an welcher Stelle und in welcher Häufigkeit? Führen Sie ein Schmerztagebuch?

In Bezug auf **kognitive Kompetenz:**
- Vergessen Sie häufiger Dinge?
- Müssen Sie sich wichtige Dinge aufschreiben, um sie nicht zu vergessen?
- Verlegen Sie Gegenstände, die Sie nicht wieder finden?
- Kommt es vor, dass Sie sich im Umfeld nicht zurechtfinden, obwohl es vertraut ist?
- Erkennen Sie Ihre Bekannten, Freunde und Angehörigen oder wissen Sie manchmal auf Anhieb nicht, wer da vor Ihnen steht?

In Bezug auf das **Sprechen:**
- Was macht Ihnen in Bezug auf die Sprechstörung am meisten zu schaffen?
- Wie sind Sie in der Vergangenheit mit schwierigen Lebenssituationen umgegangen?

- Haben Sie Schmerzen?

Fragen, die evtl. nur von **Angehörigen** beantwortet werden können:
- Vernachlässigt der Pflegebedürftige nach einem Schlaganfall eine Körperhälfte vollständig, weil er sie nicht wahrnimmt?
- Leidet der Pflegebedürftige an Sprachstörungen, z. B. infolge einer Aphasie oder Dysarthrie? Benutzt er zum Kommunizieren Hilfsmittel?
- Beherrscht der Pflegebedürftige die deutsche Sprache in Wort und Schrift? Wenn nicht, wie umfangreich sind seine Sprachkenntnisse? Kann ein deutschsprachiger Angehöriger regelmäßig zur Verfügung stehen?
- Gibt es Zeichen für eine akute oder chronische Verwirrtheit, z. B. leidet der Pflegebedürftige an Konzentrations-, Orientierungs-, Gedächtnis- oder Denkstörungen?

> ❯❯ Pflegebedürftige sollten nicht grundsätzlich von der Befragung ausgeschlossen werden. Wenn möglich, vergewissern Pflegende sich vorher, dass der Pflegebedürftige mit der Befragung der Angehörigen einverstanden ist.

Durchsicht der Unterlagen

Beobachtung

Fast alle Ressourcen und Probleme können relativ einfach beim Pflegebedürftigen oder den Angehörigen erfragt werden. Der Sinn einer gezielten Beobachtung liegt vor allem darin, herauszufinden, wie der alte Mensch mit evtl. vorhandenen Wahrnehmungsstörungen umgeht:
- Versucht er, sie zu verbergen?
- Kann er sie akzeptieren oder reagiert er ungeduldig?
- Kann er sie kompensieren?

Vereinbarung der Pflegemaßnahmen

Auf Grundlage der Informationssammlung werden Maßnahmen vereinbart, die sinnvoll erscheinen, die Fähigkeiten des Pflegebedürftigen zu unterstützen oder zu verbessern. So ist es natürlich nicht notwendig, mit jemandem, der schon lebenslang eine Brille trägt und „Experte in eigener Sache" ist, Vereinbarungen in Bezug auf das Tragen der Brille zu treffen. Maßnahmen müssen sinnvoll, zielgerichtet und gemeinsam mit dem Betroffenen formuliert werden. Beobachten Altenpflegerinnen z. B., dass jemand die Zeitung beim Lesen immer sehr weit weg hält, sind Maßnahmen zu planen, die die Sehfähigkeit verbessern.

I/18.2.2 Selbstkonzept

Die Frage nach dem **Selbstkonzept** spielt im hektischen Pflegealltag leider keine vorrangige Rolle. Dabei ist es von großer Bedeutung (auch für den Verlauf von Krankheit und Pflegebedürftigkeit) zu wissen, welche Erfahrungen ein Pflegebedürftiger in seinem bisherigen Leben gemacht hat und wie er sich im Zusammenhang mit anderen Menschen sowie seinen persönlichen (ggf. vor langer Zeit gefassten) Lebenszielen einschätzt. Nicht zuletzt ist es Aufgabe der Pflegenden, den Pflegebedürftigen dabei zu unterstützen, eine gute Resilienz zu entwickeln.

Fragen an den Pflegebedürftigen oder die Angehörigen

Fragen nach dem Selbstkonzept erfordern vermutlich eine Art von Gesprächen, die am schwierigsten zu führen sind und enorm viel Sensibilität und Geschick seitens der Pflegenden voraussetzen. Keinesfalls ist es sinnvoll, hier nach einem strukturierten Fragenkatalog vorzugehen. Vielmehr sind umfassendes Wissen Voraussetzung für ein Gespräch, indem es gilt, **diversitätssensibel,** personzentriert und vorurteilsfrei Informationen über das Selbstkonzept des Pflegebedürftigen herauszufinden, um ihn zielgerichtet begleiten zu können.

Probleme und Ressourcen

- Welche entscheidenden Ereignisse und Personen gibt es in der Biografie?
- Gab es in der Vergangenheit gravierende Erlebnisse im Zusammenhang mit Katastrophen, Krieg, Gefangenschaft, Flucht oder Vertreibung (→ Kap. I/10)?

I

18

- Wie ist der alte Mensch mit Krisen und Belastungssituationen umgegangen?
- Welche Bedeutung hatten Beruf, Hobbys und Beziehungen?
- Gibt es Zeichen dafür, dass der alte Mensch sich in einer Krise bzw. Grenzsituation befindet, in der er Hilfe benötigt?
- Gibt es Zeichen für depressive Stimmung, z. B. Traurigkeit, Einsamkeit, Rückzug, Schlafstörungen, Antriebslosigkeit?
- Gab es in der jüngsten Zeit einen Wohnortwechsel?
- Bestehen Abhängigkeiten, z. B. von Nikotin, Alkohol oder Glücksspiel (→ Kap. I/33.11)?
- Welche Aufgaben und Ziele hat der alte Mensch?
- Welche Kontaktpersonen und -gruppen gibt es (→ Abb. I/18.11)?

Beobachtung

In mancher Hinsicht kann der Pflegebedürftige keine Angaben zu Einschränkungen machen, da sie ihm entweder nicht bewusst sind oder er kognitiv dazu nicht in der Lage ist. In diesen Fällen hilft eine gezielte Beobachtung, um Einschränkungen, Ressourcen und aktuelle Bedürfnisse zu erkennen, z. B.:

- Wie ist die Stimmung des alten Menschen?
- Woran zeigt er Interesse, was macht ihm Spaß?
- Wie ist sein Selbstbewusstsein ausgeprägt?
- Wie geht er mit körperlichen Einschränkungen um?
- Sucht der Pflegebedürftige Kontakte oder zieht er sich zurück?
- Handelt es sich wirklich um eine chronische Verwirrtheit oder hat der Pflegebedürftige auch klare Momente? Wenn ja, wie häufig und wann treten sie auf?
- Wie gehen die Mitbewohner oder die Angehörigen mit der Einschränkung des Pflegebedürftigen um? Verhalten sie sich angemessen, fühlen sie sich gestört?
- Gibt es Zeichen von Angst?

Durchsicht der Unterlagen

- Liegen medizinische Diagnosen und Symptome vor, die Hinweise auf einschneidende Veränderungen der Ausrichtung des Selbstkonzepts geben können?
- Liegen Symptome vor, die das Selbstkonzept und Körperbild beeinflussen, z. B. Apoplexie, Hauterkrankungen, psychische Erkrankungen?
- Gab es in der Biografie Aufenthalte in stationären oder psychiatrischen Einrichtungen, in Krankenhäusern? (→ Kap. I/10)
- Wie ist die emotionale Situation?
- Ist der alte Mensch suizidgefährdet (→ Kap. I/33.12)?

Vereinbarung der Pflegemaßnahmen

Altenpflegerinnen versuchen, die Vereinbarung von Pflegemaßnahmen sehr sensibel mit dem Pflegebedürftigen und seinen Angehörigen zu besprechen. Eine Stärkung des Selbstkonzepts erfolgt vor allem nicht durch die Betroffenen selbst, sondern durch sein nahes Umfeld. Die Bezugspersonen sind anzuleiten, dem betroffenen Menschen Perspektiven aufzuzeigen, wie es möglich ist, durch Anerkennung, Bestätigung, Freude und Erfolgserlebnisse ein stabiles Selbstkonzept zu bewahren oder aufzubauen und Resilienz zu entwickeln.

I/18.3 Hören

ⓢ Fallbeispiel Stationär, Teil I

Die Altenpflegerin Hermine Brauer betreut den vor drei Monaten ins „Seniorenzentrum Maxeberg" gezogenen Emir Musamad, einen 90-jährigen Mann türkischer Abstammung, der durch einen langjährigen Diabetes mellitus an einer Schwerhörigkeit leidet. Herr Musamad ist traurig, nicht mehr zu Hause leben zu können, bekommt aber häufig Besuch im Seniorenzentrum, da viele Mitglieder seiner Familie in Deutschland leben. Dies ist ihm sehr wichtig, und er erzählt Frau Brauer, die selber Kinder hat, gern von seinen Enkelkindern. Herr Musamad beherrscht die deutsche Sprache zwar nur sehr bruchstückhaft, versteht aber das meiste, wenn die Pflegenden deutlich und langsam mit ihm sprechen. Ansonsten wirkt Herr Musamad in sich gekehrt und würde am liebsten den ganzen Tag fernse-

hen. Er mag türkische Quizsendungen und internationale Sportberichte besonders gern, die er aufgrund seiner Schwerhörigkeit sehr laut hört. Bei den Mitbewohnern stößt dies oft auf Unverständnis und sie beschweren sich über Herrn Musamad. Auch für Frau Brauer ist die Verständigung mit Herrn Musamad häufig sehr schwierig. Gerade alltägliche Gespräche kosten die beiden viel Mühe. Bei wichtigen Gesprächen kann Frau Brauer oft die Angehörigen um Hilfe bitten.

> ❯ **Beeinträchtigtes Hören:** Eingeschränkte (*Schwerhörigkeit*) oder fehlende Hörfähigkeit (*Taubheit*) durch Störungen der Schallleitung zum Innenohr oder durch eine Störung der Hörempfindung. **Presbyakusis:** Altersschwerhörigkeit.

Das Ohr ist ein kompliziert aufgebautes Organ (→ Abb. I/30.23). Es dient nicht nur dem Hören, sondern ist am **Gleichgewichtssinn** und somit an der **Bewegungsbildung** beteiligt. Neben dem Ohr müssen das Gehirn als Hörreize verarbeitende Instanz sowie die entsprechenden Nerven intakt sein.

Der **Hörsinn** ermöglicht, Informationen über Ereignisse in der nahen und fernen Umgebung wahrzunehmen. Mit Schwerhörigkeit und Gehörlosigkeit verbunden sind folgende Einschränkungen:

- Kommunikationsfunktion
- Alarmierungsfunktion
- Orientierungsfunktion
- Emotional-ästhetische Funktion (angenehme und unangenehme Geräusche).

I/18.3.1 Informationssammlung

ⓢ Fallbeispiel Stationär, Teil II

Hermine Brauer, die sich gern mehr und leichter mit Emir Musamad unterhalten würde, kann manchmal nur schwer erkennen, ob dieser gerade die deutsche Sprache nicht versteht oder ob seine Schwerhörigkeit ihn behindert. Er gibt häufig unpassende Antworten auf Fragen oder fühlt sich nicht angesprochen. Sein Fernseher ist immer sehr laut eingestellt und Angehörige haben berichtet, dass seine Schwerhörigkeit in den vergangenen Jahren stetig zugenommen hat. Bei seinen Angehörigen fällt ihm das Verstehen leichter, aber im Kontakt mit Deutschen und fremden Menschen hat er Verständigungsprobleme.

Frau Brauer analysiert das Verhalten von Herrn Musamad und erkennt ein

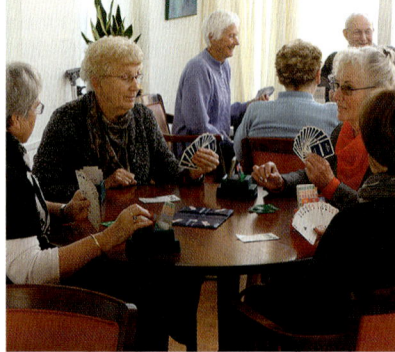

Abb. I/18.11 Das wöchentliche Kartenspiel kann ein wichtiger Termin sein, um Kontakte zu erhalten. [J787]

Selbstversorgungsdefizit hinsichtlich seiner Kommunikationsfähigkeit. Allerdings ist er dadurch in seiner Lebenswelt nur wenig beeinträchtigt. Die Verständigung mit seinen Angehörigen, die ihm vieles übermitteln, klappt für ihn zufriedenstellend. Deshalb akzeptiert er eher keine Hilfsmittel (→ Abb. I/18.12) und ist auch wenig offen für die Benutzung eines Hörgeräts. Es ist allerdings schwierig, mit Herrn Musamad über die Pflegesituation und das Leben in der Pflegeeinrichtung zu sprechen und ihn in das soziale Umfeld zu integrieren. Einige Angebote des Seniorenzentrums, z. B. den Spielkreis, kann er ohne Hilfsmittel nicht wahrnehmen und die häufigen Missverständnisse in der Kommunikation gestalten Absprachen mit ihm sehr problematisch.

Ursachen und Einflussfaktoren

- Altersschwerhörigkeit: mit zunehmendem Alter werden hohe Töne sowie Laute und Geräusche in niedriger Lautstärke schwächer wahrgenommen
- Ohrschmalzpfropf (*Zeruminalpfropf*)
- Entzündungen des Gehörgangs
- Nach Verletzungen, z. B. des Trommelfells
- Nach Hörsturz
- Lärmschädigungen, z. B. durch den Beruf oder Freizeitgewohnheiten (laute Musik)
- Durchblutungsstörungen
- Neurologische Erkrankungen, z. B. Hörnervenstörung bei Multipler Sklerose, durch Tumoren
- Unerwünschte Wirkungen von Medikamenten, z. B. einiger Antibiotika
- Psychisch bedingte Hörverweigerung.

> Entwickelt sich eine Schwerhörigkeit langsam, z. B. typisch bei einer Altersschwerhörigkeit, wird sie von den Betroffenen oft nicht bemerkt, weil sie genügend Zeit haben, sich der Einschränkung anzupassen.

Zeichen und Ausmaß

Der Pflegebedürftige:
- Äußert die Schwerhörigkeit
- Äußert, dass der Gesprächspartner nuschelt
- Klagt über Hintergrundgeräusche
- Fragt wiederholt nach, weil er etwas nicht verstanden hat
- Nähert sich dem Gesprächspartner, um besser verstehen zu können
- Wendet den Kopf beim Zuhören immer in eine Richtung (Hinweis auf einseitige Schwerhörigkeit)
- Legt Hand hinter die Ohrmuschel, um besser verstehen zu können
- Gibt unpassende Antworten (auch ein mögliches Zeichen veränderter Denkprozesse)
- Vermeidet Telefonate
- Spricht zu laut oder zu leise
- Stellt Radio oder Fernseher zu laut ein.

Die meisten Menschen mit angeborener Gehörlosigkeit können nicht sprechen, weil sie nicht gelernt haben, ihre Stimme – die sie selbst nie gehört haben – zu kontrollieren.

> Zur Feststellung und Einschätzung beeinträchtigten Hörvermögens wurden für die pflegerische Praxis noch keine Assessmentinstrumente entwickelt. Aufmerksames Beobachten des Verhaltens sowie eine medizinische Untersuchung können den Verdacht bestätigen.

Folgen

Eine leichte Schwerhörigkeit gleichen die meisten alten Menschen durch die anderen Sinne, vor allem den **Sehsinn**, und mit Hilfe **kognitiver Kompetenzen** aus. Darüber hinaus kompensieren viele Pflegebedürftige den Wegfall hörbetonter Medien, z. B. Radio, durch Lesen oder auch durch die Nutzung des Internets.

Eine nicht kompensierte Schwerhörigkeit kann zu vielfältigen psychischen, sozialen und körperlichen Beeinträchtigungen führen:
- Vereinsamung und soziale Isolation (→ Kap. II/5), die Beziehung zu Verwandten, Freunden und Bekannten wird durch die Schwerhörigkeit erschwert, weil Gespräche für alle Beteiligten anstrengend sind
- Misstrauen bis hin zu Wahnvorstellungen. Die Betroffenen haben das Gefühl, es werde über sie gesprochen oder sie würden ausgelacht
- Psychosomatische Beschwerden, Depressionen und Selbstwertkrisen
- Sicherheitsgefahren, wenn Betroffene z. B. ein herannahendes Auto beim Überqueren einer Straße oder eine Fahrradklingel nicht hören
- Durch den Entzug von Umweltreizen auf den Hörsinn kommt es vermutlich langfristig zur sensorischen Deprivation und Veränderungen des eigenen Körperbilds (→ Kap. I/18.9).

> Häufen sich „falsche" Antworten auf Fragen oder reagieren alte Menschen in Gesprächssituationen nicht adäquat, besteht die Gefahr, dass ihr Verhalten als Verwirrtheit fehlgedeutet wird.

I 18

I/18.3.2 Pflegetherapie

Ⓢ Fallbeispiel Stationär, Teil III

Beispiel einer Pflegeplanung bei beeinträchtigtem Hörvermögen für Emir Musamad

Informationssammlung	Pflegetherapie	
Wünsche, Gewohnheiten, Hilfebeschreibungen, pflegefachliche Einschätzungen	Pflegeziel/Verständigungsprozess/erwartete Ergebnisse	Pflegemaßnahmen/Pflegeangebote
- Verständigung mit Bezugspersonen ist für ihn zufriedenstellend - Ist geistig rege - War früher sehr kontaktfreudig - Möchte gern den Kontakt mit seinen Angehörigen halten **Pflegefachliche Einschätzungen:** - Beeinträchtigtes Hörvermögen und Verständigung aufgrund von Ablehnung eines Hörgeräts und mangelnden deutschen Sprachkenntnissen	- Ist ins Leben der Einrichtung integriert und hat regen sozialen Kontakt zu seinen Bezugspersonen **Verständigung:** - Lässt sich auf die Benutzung eines Hörgeräts ein	- Über mögliche Hilfsmittel informieren und beraten, Angehörige bitten, funkgesteuerte Kopfhörer für den Fernseher zu besorgen - Zum Besuch beim HNO-Arzt und Hörgeräteakustiker motivieren. Termine vereinbaren und begleiten - Mitbewohner mit Einverständnis des Pflegebedürftigen über Schwerhörigkeit und über Umgang damit informieren - (*) Häufige Kontakte mit seinen Angehörigen ermöglichen - (*) Deutlich und langsam sprechen und auf Verständnisschwierigkeiten achten

(*) Diese Maßnahmen können mit entsprechenden Durchführungszeitpunkten in den Tagesstrukturplan eingetragen werden.

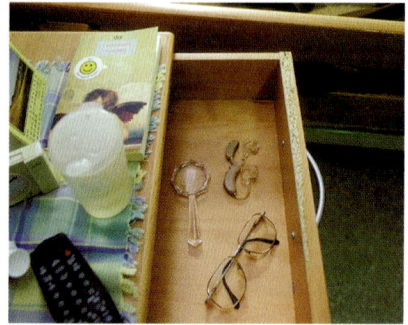

Abb. I/18.12 Liegen Hilfsmittel, wie Brille, Lupe oder Hörgerät in der Nachttischschublade, nützen sie dem Pflegebedürftigen wenig. Ist die mangelnde Funktionstüchtigkeit oder die fehlende Übung in der Bedienung des Geräts die Ursache, bemühen sich Altenpflegerinnen, so schnell wie möglich Abhilfe zu schaffen. [K157]

>> Wann immer eine Schwerhörigkeit vermutet wird, mit dem Pflegebedürftigen über die medizinischen, technischen und pflegetherapeutischen Maßnahmen sprechen und zur medizinischen Untersuchung durch den Hals-Nasen-Ohren-Arzt motivieren.

Technische Hilfen

Eine bestehende Schwerhörigkeit kann mit vielfältigen **technischen Hilfsmitteln** kompensiert werden. Viele der Hilfsmittel werden von den Kassen finanziell bezuschusst.

Normalerweise erlernt ein schwerhöriger Mensch die Bedienung technischer Hilfen und erwirbt damit erforderliche Selbstpflegefähigkeiten. Ist ein Pflegebedürftiger nicht dazu in der Lage, bedarf er der Unterstützung durch Angehörige oder Altenpflegerinnen.

Oft werden Hilfsmittel von älteren Menschen jedoch aus Unwissen nicht genutzt. Daher gehören außer der **Unterstützung** bei der Bedienung technischer Hilfen auch folgende Aufgaben zum Tätigkeitsbereich der Altenpflegerinnen:

- **Information** über verfügbare Hilfsmittel
- **Motivation** zur Nutzung der Hilfen, auch wenn sie anfänglich ungewohnt sind
- **Organisation** des Besuches bei einem HNO-Arzt bzw. bei einem Hörgeräteakustiker
- **Anleitung** zur Benutzung der technischen Hilfen.

>> Da die Folgen einer Schwerhörigkeit erheblich sein können, möglichst schnell die Ursache für eine **ablehnende Haltung** gegenüber technischen Hilfen herausfinden (→ Abb. I/18.12).

Hörgeräte

Ein **Hörgerät** ist erforderlich, wenn die Kommunikation des Schwerhörigen sehr eingeschränkt ist und operative sowie medikamentöse Maßnahmen nicht mehr möglich sind. Sie haben die Aufgabe, eine Schwerhörigkeit zu kompensieren und das Sprachverstehen zu verbessern.

>> Obwohl das **Hörgerät** ein Hilfsmittel ist, das die Lebensqualität steigert und Sicherheit z.B. im Straßenverkehr bietet, benutzen es viele Schwerhörige ungern, selten oder nie.

Grundsätzlich besteht jedes Hörgerät aus Mikrophon, elektrischem Verstärker und Hörer, dem Schallwandler. Das Mikrofon gibt die aufgefangenen Schallwellen als elektrische Signale an den Verstärker weiter, der sie über den Hörer auf das Trommelfell überträgt.

Für diese Funktion sind kleinste Batterien erforderlich. Es gibt verschiedene Arten von **Hörgeräten:**

- **H**inter-**d**em-**O**hr-Gerät (*HdO-Gerät* → Abb. I/18.13) sind die gebräuchlichsten. Dabei sitzt das Hörgerät mit Mikrofon, Verstärker und Hörer halbmondförmig hinter der Ohrmuschel und ist durch einen Verbindungsschlauch, der die Schallwellen leitet, mit dem Ohrpassstück im äußeren Gehörgang verbunden. Das Ohrpassstück dient der Fixierung des Hörgeräts. Es schließt den Gehörgang nach außen hin dicht ab und muss daher individuell angefertigt werden
- **Ex-Hörer-Geräte** sind ähnlich geformt wie HdO-Geräte. Jedoch unterscheiden sie sich von ihnen, indem der Schallwandler direkt vor dem Trommelfell liegt. So legt der Schall einen kürzeren Weg mit geringeren Übertragungsverlusten zurück, und es treten weniger Resonanzen und Verzerrungen auf. Dadurch, dass in der Regel kein eng anliegendes Ohrpassstück an Ohrmuschel oder Gehörgang anliegt, treten weniger Hautreizungen und Entzündungen auf.
- **I**m-**O**hr-Gerät (*IO-Gerät* → Abb. I/18.14, → Abb. I/18.15) sind so klein, dass sie in den knorpeligen Anteil des äußeren Gehörganges passen
- **Hörbrille** (*HB* → Abb. I/18.16) entsprechen HdO-Geräten, wobei das Hörgerät in den Brillenbügel integriert ist
- **Tinnitusmasker** werden in erster Linie zur Tinnitus-Therapie genutzt. Das Gerät ähnelt einem Standard-Hörgerät, hat jedoch kein Mikrofon zur Tonübertragung und er-

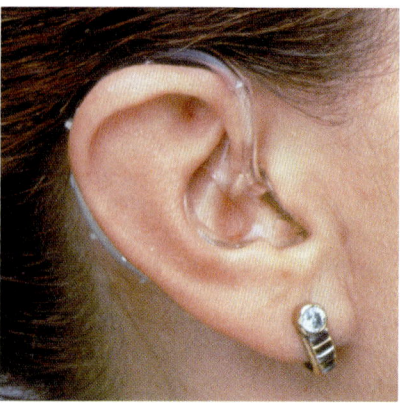

Abb. I/18.13 Das HdO-Gerät wird zurzeit noch am häufigsten gebraucht. [V505]

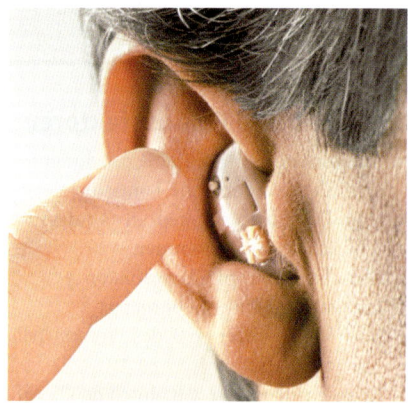

Abb. I/18.14 Das IO-Gerät ist das kleinste Hörgerät und nahezu unsichtbar. Es gibt IO-Geräte mit Bedienungselementen und vollautomatische IO-Geräte. Die sehr kleinen Bedienungselemente setzen ein hohes Maß an Fingerfertigkeit voraus. [V505]

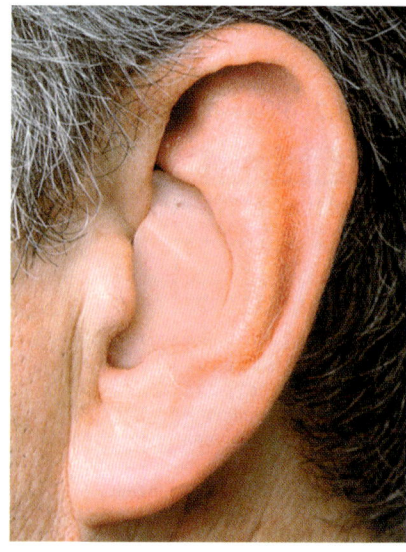

Abb. I/18.15 Vollautomatisches IO-Gerät. Durch Farbanpassung an die Haut mit ihren speziellen Strukturen ist das Gerät unauffällig zu tragen. [V505]

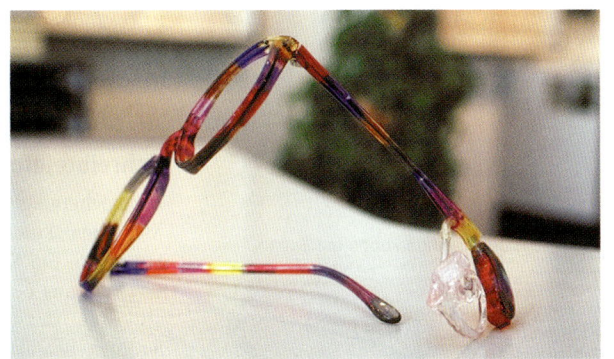

Abb. I/18.16 Bei der Hörbrille (HB) sind die Hörgeräte in die Brillenbügel eingebaut. [K157]

zeugt Rauschen, das den Tinnitus überdecken bzw. in den Hintergrund rücken soll. Alle Hörgeräte werden nach entsprechender medizinischer Indikation von dem HNO-Arzt verordnet. Die individuelle Anpassung des Hörgeräts wird anschließend durch Hörgeräteakustiker vorgenommen. Diese stellen auch fest, mit welchem Gerät sich die Hörstörung optimal korrigieren lässt.

> ❯ Hörgeräte sollten so früh wie möglich angepasst werden. Geschieht das, wie bei vielen Schwerhörigen, zu spät, müssen die Betroffenen das Hören zunächst mühselig neu erlernen.

Die **Bedienung** (→ Abb. I/18.17) eines Hörgeräts sollte jeder Schwerhörige möglichst ohne fremde Hilfe beherrschen. Bereits beim Anpassen des Hörgeräts wird der Betroffene durch den Hörgeräteakustiker in die Benutzung des Geräts eingewiesen. Gerade bei alten Menschen reicht eine einmalige Anleitung aber häufig nicht aus.

Darüber hinaus ist es notwendig, dem alten Menschen zu vermitteln, dass er Geduld braucht und eine längere **Eingewöhnungszeit** normal ist. Mitunter kann es Wochen oder gar Monate dauern, bis sich der Schwerhörige an das Hörgerät gewöhnt hat.

Anfänglich kann es sinnvoll sein, das Hörgerät mehrmals am Tag nur für kurze Zeit zu tragen, weil die Geräusche für den alten Menschen recht ungewohnt sind. Allmählich lässt sich die **Tragezeit** Schritt für Schritt ausdehnen, bis das Gerät gut toleriert wird.

Reichen die vorhandenen Ressourcen eines Pflegebedürftigen nicht aus, ist es Aufgabe der Altenpflegerinnen, die Funktionsprüfung, das Einsetzen, die Inbetriebnahme und die regelmäßige Reinigung und Wartung des Hörgeräts, z.B. das Auswechseln der Batterien, teilweise oder vollständig zu übernehmen.

Einsetzen des HdO-Geräts

Zum Einsetzen des Hörgeräts den Pflegebedürftigen an einen Tisch setzen lassen und einen Spiegel aufstellen, möglichst einen Vergrößerungsspiegel. Am Tisch können die Ellenbogen aufgestützt werden, sodass die Hände ruhig und ohne, dass die Arme kräfteraubend oben gehalten werden müssen, geführt werden können.

- Hörgerät ausschalten oder auf minimale Lautstärke stellen, um unangenehme Pfeiftöne zu vermeiden
- Ohrpassstück entsprechend der Form in die Ohrmuschel einlegen, auf dichten Abschluss achten
- Hörgerät am unteren Ende anfassen und von oben hinter das Ohr legen. Dabei darf der Schallschlauch nicht abknicken, da der Pflegebedürftige sonst nichts hört
- Das Hörgerät einschalten bzw. die **Lautstärke regeln.** Um das Gerät einzuschalten, muss der Betriebsschalter je nach Gerätetyp von Position „0" oder „–" auf „M" (Mikrofon) oder „+" gestellt werden. Durch Drehen am Lautstärkeregler kann die richtige Lautstärke eingestellt werden. Die Lautstärke ist dann optimal eingestellt, wenn der Schwerhörige seine eigene Stimme als angenehm empfindet.

> ❯ Das Ohrpassstück muss genau zum Ohr passen. Bei Gewichtsabnahme verringert sich auch das subkutane Fettgewebe um den Gehörgang. Dadurch wird der Gehörgang weiter und das Ohrpassstück schließt nicht mehr richtig ab.

Das **Herausnehmen** des Hörgeräts erfolgt in umgekehrter Reihenfolge. Es ist darauf zu achten, dass zuerst die Lautstärke reduziert und dann das Hörgerät ausgeschaltet wird, damit es nicht pfeift. Bei längerer Nichtbenutzung des Hörgeräts müssen die Batterien herausgenommen werden.

Für die **Reinigung** des Ohrpassstücks gibt es spezielle Reinigungsmittel, z.B. Cedis®-Reinigungstabletten. Um das Gerät zu entfeuchten, wird es über Nacht in einen „Trockenbeutel" gelegt. Nähere Angaben enthält die mit dem Gerät gelieferte Gebrauchsanleitung.

> ❯ **Vorsicht!**
> Hörgeräte:
> - Dürfen nicht in Nassräumen, z.B. beim Baden oder Duschen getragen werden
> - Müssen vor Röntgen- und Strahlenbehandlungen entfernt werden
> - Sind empfindlich, deswegen nicht mit Haarspray oder Hitze, z.B. beim Fönen, in Berührung bringen und vor mechanischen Schäden, z.B. durch Herunterfallen, schützen.

Bei Störungen sollte eine **Funktionsprüfung** durchgeführt werden (→ Abb. I/18.18). Um zu vermeiden, dass der Schwerhörige wegen einer leeren Batterie plötzlich nicht mehr hören und nur noch eingeschränkt am gesellschaftlichen Leben teilnehmen kann, sollte immer eine Ersatzbatterie vorrätig sein.

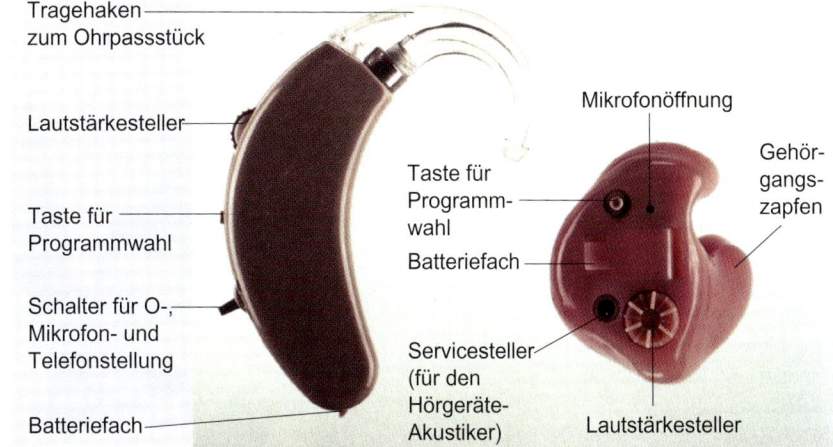

Abb. I/18.17 Die Bedienungselemente eines HdO-Geräts (links) ohne das zugehörige Ohrpassstück und eines für jeden Pflegebedürftigen individuell anzufertigenden IO-Geräts (rechts). [V505]

I 18

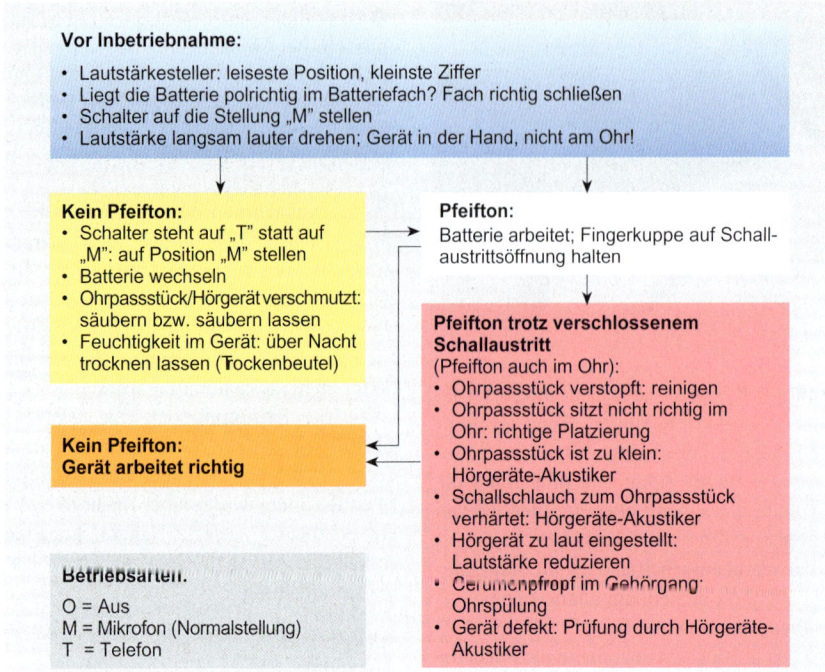

Vor Inbetriebnahme:
- Lautstärkesteller: leiseste Position, kleinste Ziffer
- Liegt die Batterie polrichtig im Batteriefach? Fach richtig schließen
- Schalter auf die Stellung „M" stellen
- Lautstärke langsam lauter drehen; Gerät in der Hand, nicht am Ohr!

Kein Pfeifton:
- Schalter steht auf „T" statt auf „M": auf Position „M" stellen
- Batterie wechseln
- Ohrpassstück/Hörgerät verschmutzt: säubern bzw. säubern lassen
- Feuchtigkeit im Gerät: über Nacht trocknen lassen (Trockenbeutel)

Pfeifton:
Batterie arbeitet; Fingerkuppe auf Schallaustrittsöffnung halten

Pfeifton trotz verschlossenem Schallaustritt
(Pfeifton auch im Ohr):
- Ohrpassstück verstopft: reinigen
- Ohrpassstück sitzt nicht richtig im Ohr: richtige Platzierung
- Ohrpassstück ist zu klein: Hörgeräte-Akustiker
- Schallschlauch zum Ohrpassstück verhärtet: Hörgeräte-Akustiker
- Hörgerät zu laut eingestellt: Lautstärke reduzieren
- Cerumenpfropf im Gehörgang: Ohrspülung
- Gerät defekt: Prüfung durch Hörgeräte-Akustiker

Kein Pfeifton:
Gerät arbeitet richtig

Betriebsarten:
O = Aus
M = Mikrofon (Normalstellung)
T = Telefon

Abb. I/18.18 Schema zur Funktionsprüfung eines HdO-Geräts. [L190]

Ein **Hörtraining** bietet den Schwerhörigen die Möglichkeit, von Logopäden den richtigen Umgang mit dem Hörgerät und das Hören wieder zu erlernen. Darüber hinaus kann der Schwerhörige in Hörtrainingskursen Informationen über zusätzliche technische Hilfsmittel erhalten und mit anderen Betroffenen Erfahrungen austauschen.

Digitale Kommunikationsgeräte

Prinzipiell ist die Kommunikation mit digitalen Geräten unkompliziert und nicht nur für Schwerhörige Alltagsgeschäft. Mit Hilfe von Handys können sie SMS (Short Message Service) oder E-Mails verschicken, PC (Personal Computer), Laptops und Tablets erlauben ebenfalls, sich in Sekundenschnelle weltweit verständigen zu können (→ Abb. I/18.19). Fast alle Geräte und Programme sind kostengünstig und sehr einfach zu bedienen und deshalb auch für ältere Menschen geeignet, die häufig eher „technikscheu" sind (→ Kap. II/13).

Lichtklingel, Telefonklingel

Werden Wohnungsklingel und Telefon nicht mehr gehört, kann ein **Lichtsignalgerät** Abhilfe schaffen. Es wird von der Wohnungsklingel angesteuert und gibt über eine Wandlampe Lichtsignale ab. Damit auch das Telefon Lichtsignale abgeben kann, wird ein zusätzliches Relais (beim Telefonanbieter erhältlich) an das Lichtsignalgerät gekoppelt. Es gibt verdrahtete und drahtlose

Ausführungen. Erstere müssen von Fachleuten installiert werden, letztere sind leicht über die Steckdose anzuschließen.

Lichtwecker, Vibrationskissen

Für schwerhörige und ertaubte Menschen, die nicht verschlafen wollen, gibt es **Lichtwecker,** die wie ein akustischer Wecker Lichtsignale abgeben, oder Vibrationskissen, die den schlafenden Menschen „wach rütteln".

Telefonverstärker

Drei Arten von **Telefonverstärkern** stehen zur Verfügung:
- Telefonhörer, die Sprachlaute verstärken
- Batteriebetriebene Hörverstärker, die auf jeden Telefonhörer aufgesetzt werden können

- Telefonhörer für Hörgeräteträger, die ein Magnetfeld erzeugen. Dadurch kann der Schwerhörige über die Telefonspule des Hörgeräts die Sprachlaute empfangen.

Schreibtelefon

Für hochgradig schwerhörige und ertaubte Menschen können **Schreibtelefone** eine Hilfe sein. Ein Schreibtelefon wird als Zusatzgerät ans herkömmliche Telefon angeschlossen. Der Gesprächspartner muss allerdings ebenfalls ein solches Schreibtelefon besitzen.

Zusatzgeräte für Rundfunk- und Fernsehgeräte

Hörgeräteträger, die wegen der Nebengeräusche im Raum und dem Nachhall Schwierigkeiten haben, über die normalen Lautsprecher des Rundfunk- oder Fernsehgeräts die Sprache zu verstehen, können Zusatzgeräte verwenden. Die einfachste Lösung sind **Kopfhörer.** Funk- oder Infrarot-Kopfhörer sind vorteilhaft, weil sie drahtlos funktionieren und so die Mobilität nicht einschränken.

Videotext, Bildschirmtext

Zahlreiche schriftliche Informationen können über **Videotext** und **Bildschirmtext** empfangen werden. Die erforderlichen Decoder sind in den meisten Fernsehgeräten enthalten.

Induktions- und Infrarotanlagen

In vielen öffentlichen Einrichtungen, z. B. in Kirchen oder im Theater, befinden sich Induktionsanlagen (Ringleitung) oder Infrarotanlagen, über die Schwerhörige das Geschehen besser verfolgen können.

❯ Damit Altenpflegerinnen die Pflegebedürftigen über Hilfsmöglichkeiten beraten können, ist eine regelmäßige einschlägige Fortbildung notwendig.

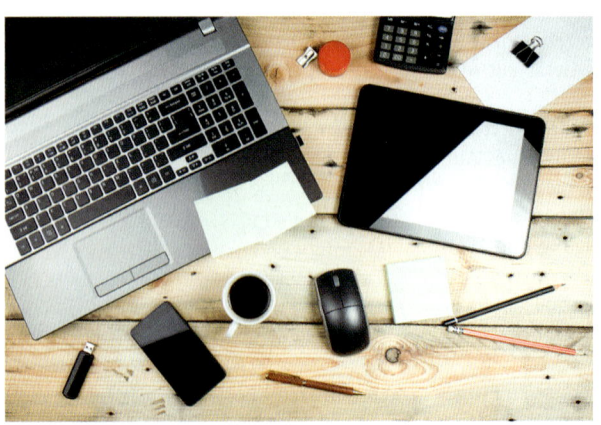

Abb. I/18.19 Mit PC, Laptop und Tablet stehen Schwerhörigen und Gehörlosen moderne Kommunikations- und Informationsmittel zur Verfügung. Es ist aber notwendig, dass der alte Mensch den Willen zum Erlernen der neuen Technik hat und über die kognitiven Kompetenzen verfügt, um diese Hilfen nutzen zu können. [J787]

Nonverbale Kommunikation

Gestik, Mimik und Körperhaltung ergänzen das gesprochene Wort und können es teilweise ersetzen. Altenpflegerinnen, die schwerhörige oder ertaubte Menschen betreuen, brauchen und entwickeln ein geschärftes Gespür für die Körpersignale der Pflegebedürftigen und setzen ihre eigene Körpersprache bewusst ein. Ein Mittel der **nonverbalen Kommunikation** stellt auch die **Gebärdensprache** dar.

Ist neben dem Gehörsinn auch der Sehsinn stark eingeschränkt, werden **Berührungen** zum wichtigsten Kommunikationsmittel. So können sich ganz spezielle, körperbetonte Begrüßungsrituale entwickeln.

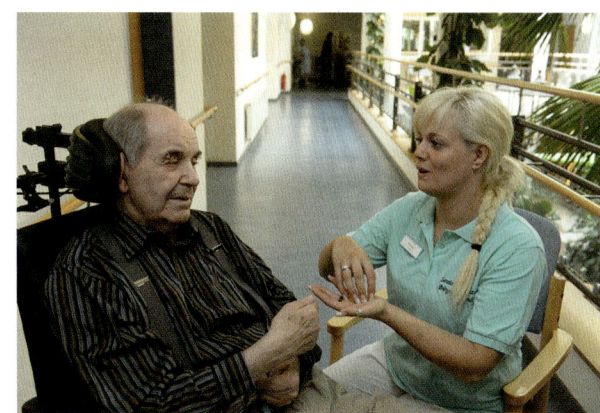

Abb. I/18.20 Die Gebärdensprache erlaubt eine direkte, schnelle Verständigung. [K157]

Handzeichensysteme, Gebärdensprache

Pflegebedürftige, die von Geburt an schwerhörig oder gehörlos sind oder es schon als junge Erwachsene wurden, beherrschen meistens die **Gebärdensprache** (→ Abb. I/18.20). Das trifft in der Regel ebenfalls auf ihre nächsten Angehörigen und Bekannten zu, nicht jedoch auf die Bewohner und Pflegenden einer stationären Einrichtung. Sie können mit dem Schwerhörigen Handzeichen zur Verständigung vereinbaren. Besser ist es jedoch, die Gebärdensprache zu erlernen, besonders wenn mehrere stark Schwerhörige oder Gehörlose zu versorgen sind. Volkshochschulen bieten regelmäßig solche **Kurse** an. Die Dozenten kommen auf Anfrage auch in die Einrichtung.

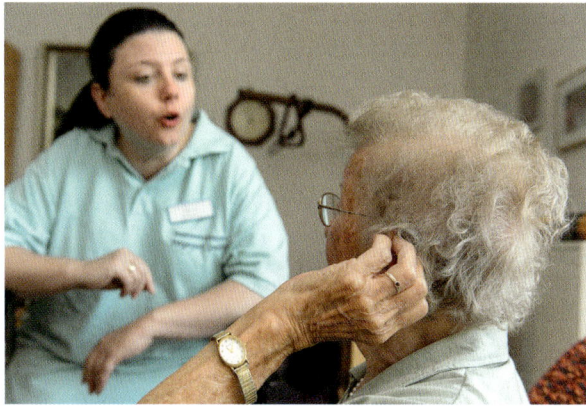

Abb. I/18.21 Die Integration des Schwerhörigen in das soziale Leben ist ein wichtiges Pflegeziel. [K157]

> ❯❯ Altenpflegerinnen dokumentieren die bereits erlernten Absehfähigkeiten bzw. Kompetenzen in der Gebärdensprache der Betroffenen kontinuierlich. Bei nachlassender Motivation kann der alte Mensch anhand der Aufzeichnungen seine bisherigen Fortschritte nachvollziehen, sodass er ein Motivationstief schnell überwindet.

Gebärdensprache kann auch in **Veranstaltungen** im Rahmen der sozialen Betreuung genutzt werden. So können z. B. schwerhörige oder gehörlose Ehrenamtliche zu literarischen Lesungen in Gebärdensprache eingeladen oder entsprechende Videofilme/DVDs mit gut lesbaren Untertiteln gekauft oder entliehen werden. Bezugsquellen nennt z. B. der Deutsche Gehörlosen-Bund.

Internet- und Lese-Tipp
Informationen zum Erlernen der Gebärdensprache:
- Universität Hamburg, Zentrum für Deutsche Gebärdensprache und Kommunikation Gehörloser:
www.sign-lang.uni-hamburg.de

- Deutscher Fachverband für Gehörlosen- und Schwerhörigenpädagogik e. V.: www.dfgs.org
- Deutscher Gehörlosenbund e. V.: www.gehoerlosen-bund.de

Spezielle Umgangsformen von und mit Schwerhörigen

Normal hörende Menschen, die mit einem Schwerhörigen kurzzeitig zusammentreffen, reagieren anfänglich häufig mit viel Verständnis. Bei länger dauerndem Umgang oder beim Zusammenleben mit einem Schwerhörigen entsteht jedoch schnell Ungeduld. Informationen über den Umgang mit Schwerhörigen und Gehörlosen helfen, Frustrationen auf beiden Seiten zu vermeiden.

Empfehlungen für Normalhörende im Umgang mit Schwerhörigen

Die folgenden Empfehlungen hat der **Deutsche Schwerhörigenbund** für Normalhörende herausgegeben (→ Abb. I/18.21):
- Auf Schwerhörige nicht von hinten zugehen, er hört die Person nicht und erschrickt
- Zum Schwerhörigen sprechen, damit er vom Mund ablesen kann. Dabei auf eine gute Beleuchtung des eigenen Gesichts achten

- Während eines Gesprächs Radio- und Fernsehgeräte abstellen, da die lauten Nebengeräusche irritieren
- Ruhig und nicht zu schnell sprechen und deutlich artikulieren. Nicht mit Zigarette, Pfeife oder Zigarre im Mund sprechen. Nicht die Hand vor den Mund halten
- Den Schwerhörigen nicht anschreien. Das verzerrt den Ton und verursacht bei schlechtem Gehör oft Schmerzen
- Geduldig bleiben, wenn ein Satz wiederholt werden muss
- Den Schwerhörigen nicht auslachen, wenn er falsche Antworten gibt oder falsch verstanden hat, lieber erzählen, was daran so komisch war
- Dafür sorgen, dass der Schwerhörige in einer Gesellschaft auch mitsprechen und mitlachen kann. Am Gespräch teilnehmen lassen und von Zeit zu Zeit über den Gesprächsverlauf informieren.

> ❯❯ In einer stationären Altenpflegeeinrichtung können die Regeln zum Umgang mit schwerhörigen Menschen für alle gut lesbar als Aushang angebracht werden. So können sich auch Mitbewohner über den richtigen Umgang mit Schwerhörigen informieren und immer wieder einmal nachlesen.

Empfehlungen für Schwerhörige im Umgang mit Normalhörenden

Schwerhörige können ihre Situation erheblich erleichtern, wenn sie in der Begegnung mit Normalhörenden einige Regeln beachten. Der **Deutsche Schwerhörigenbund** hat hierzu Empfehlungen herausgegeben, die Altenpflegerinnen den schwerhörigen Pflegebedürftigen vermitteln können:

- Gesprächspartner auf eigene Hörbehinderung und den Umgang damit hinweisen
- Technische Hilfsmittel anwenden, um den Umgang mit den Mitmenschen zu erleichtern
- Hörgerät immer tragen und nicht verstecken
- Wenn die Lautstärke nicht ausreicht, erst kontrollieren, ob das Hörgerät richtig eingestellt ist oder ob eine neue Batterie eingesetzt werden muss. Durch die richtige Benutzung des Hörgeräts wird Ärger und Irritation des Gesprächspartners vermieden
- Geduldig bleiben und den anderen um Wiederholung bitten, wenn etwas nicht verstanden wurde
- Nicht vortäuschen, etwas verstanden zu haben, wenn das nicht der Fall ist, da sonst viele Missverständnisse auftreten können
- Bei mangelndem Wunsch, an Geburtstagsfeiern oder anderen geselligen Veranstaltungen teilzunehmen, vorher Bescheid sagen, keiner wird das übel nehmen
- Das Ablesen vom Mund üben und dabei immer darauf achten, dass das Gesicht des Gegenübers deutlich im Licht zu sehen ist.

I/18.3.3 Pflegeevaluation

Ⓢ Fallbeispiel Stationär, Teil IV

Nach einem Monat evaluiert Hermine Brauer die Pflegeplanung für Emir Musamad. Es war ein wenig schwierig, einen Gesprächstermin für die Evaluation zu finden, da die Hilfe von Angehörigen genutzt werden sollte, um Verständigungsschwierigkeiten vorzubeugen.

Herr Musamad hat sich leider wenig einsichtig im Bezug auf die Benutzung eines Hörgeräts gezeigt. Es sind ihm verschiedene Hörgeräte erklärt worden und er hat sie auch bei Mitbewohnern sehen können. Immerhin hat er sich bereit erklärt, seine Schwerhörigkeit von einem HNO-Arzt untersuchen zu lassen.

Dabei waren die Angehörigen sehr hilfreich, denn sie leisteten auch Überzeugungsarbeit. Ohne Hörgerät sind leider die Gespräche mit Herrn Musamad nicht einfacher geworden, jedoch versucht Frau Brauer, noch deutlicher und langsamer zu sprechen. Im Zuge der Gespräche mit den Angehörigen hat Frau Brauer sich ein paar Worte auf Türkisch beibringen lassen. Dies ist eine große Freude für Herrn Musamad, macht auch Frau Brauer im Umgang mit ihm viel Spaß und erleichtert die täglichen Pflegehandlungen. Das Eingehen auf seine türkische Sprache hat das Pflegeverhältnis sehr bereichert und wird auch für die Kommunikation über andere Themen weiter genutzt. Die Angehörigen haben sich zusätzlich um funkgesteuerte Kopfhörer für den Fernseher bemüht und es gibt nun keine Probleme mehr mit den Mitbewohnern, wenn Herr Musamad in der gewohnten Lautstärke fernsehen möchte. Der Kontakt mit den Angehörigen ist weiterhin sehr rege, sie ziehen sich bei einem Besuch in einen kleinen Gemeinschaftsraum zurück, um die Mitbewohner nicht zu stören. Hermine Brauer hat die Pflegeplanung nach dem Evaluationsgespräch an die Situation angepasst.

Internet- und Lese-Tipp
Deutscher Schwerhörigenbund e.V.:
www.schwerhoerigkeit.de

I/18.4 Sehen

Ⓐ Fallbeispiel Ambulant, Teil I

Die Altenpflegerin Linda Müller betreut beim ambulanten Pflegedienst Bogendorf Amanda Stegemann, eine 72-jährige Witwe, die seit vielen Jahren an einem Diabetes mellitus leidet. Lange Zeit war sie sehr uneinsichtig und wollte sich nicht vom Arzt untersuchen lassen, weshalb die Krankheit unbehandelt geblieben ist. Erst vor kurzem wurde sie mit Insulin eingestellt. Mittlerweile leidet sie an den Folgeerkrankungen: Sensibilitätsstörungen an Händen und Füßen sowie zunehmende Sehschwäche aufgrund von Netzhautveränderungen. Der Ehemann von Frau Stegemann ist schon vor 18 Jahren gestorben, seitdem hat sie allein und abgeschieden auf ihrem Hof gelebt. In ihrem Haus findet sie sich gut zurecht, da sie genau weiß, wo alles steht. Leider kann sie aufgrund der Sehschwäche nun

keine Zeitung mehr lesen, was sie sonst sehr gerne getan hat. Auch Fernsehschauen ist ihr fast unmöglich geworden, meist hört sie nur noch zu. Ansonsten hat sie sich in ihrer Freizeit gern mit ein paar Frauen aus der Nachbarschaft, dem „Klübchen", getroffen. Kürzlich wurde sie jedoch darauf angesprochen, dass ihre Kleidung häufig fleckig sei. Frau Stegemann kann die Flecken selbst nicht mehr sehen und ist nicht in der Lage, zu erkennen, wann ein Kleidungsstück in die Wäsche sollte. Sie empfand die Situation als furchtbar peinlich. Nun geht sie nur noch ungern unter Leute.

> ❯ **Beeinträchtigtes Sehen:** Herabgesetzte (*Sehbehinderung*) oder fehlende Sehleistung (*Blindheit*) durch Störungen am Auge, oder an den reizverarbeitenden Strukturen, z. B. Nervenbahnen oder Gehirn.

Ist z. B. die Sehschärfe (*Visus*) beeinträchtigt, gilt ein Mensch in Deutschland als sehbehindert, wenn er auf dem besser sehenden Auge selbst mit Brille oder Kontaktlinse nicht mehr als 30 % von dem sieht, was ein Mensch mit normaler Sehkraft erkennt. Verfügt er über eine Sehkraft von weniger als 5 %, gilt er als hochgradig sehbehindert, bei einer Sehkraft unter 2 % als blind. Aber auch das Wahrnehmungsfeld des Auges (*Gesichtsfeld*) oder das Farben- und Dunkelsehen können beeinträchtigt sein.

Sehen erfüllt drei Funktionen:
- Räumliche Orientierung
- Erkennen von Handlungsmöglichkeiten, auch in Gefahrensituationen und bei Handlungshemmnissen
- Verbindung von visueller (*das Sehen betreffend, optisch*) Wahrnehmung und Handlung.

Leichte Beeinträchtigungen lassen sich durch Sehhilfen, z. B. eine Brille, ausgleichen, sodass die Funktion des Sehens weitgehend erhalten bleibt. Hochgradige Sehschwäche beider Augen oder Blindheit führen jedoch zum Verlust der räumlichen Orientierung und schränken die Handlungsfähigkeit des Betroffenen stark ein.

I/18.4.1 Informationssammlung

Ⓐ Fallbeispiel Ambulant, Teil II

Linda Müller besucht Amanda Stegemann dreimal täglich, um ihr das Insulin zu spritzen. In letzter Zeit fällt ihr jedoch vermehrt auf, dass Frau Stegemann bei jedem Besuch schlecht gelaunt ist und sich immer mehr zurückzieht. Sie beteiligt sich nur noch ungern an Gesprächen über Tagesereignisse. Frau Müller diagnostiziert zunehmende Isolation aufgrund verminderter Sehfähigkeit. Zum einen waren das Fernsehen und die Tageszeitung noch Kontaktmöglichkeiten zur Außenwelt, die Frau Stegemann nun nicht mehr ausreichend nutzen kann. Zum anderen fühlt sie sich ohne ihr „Klübchen" einsam. Außerdem stellt Frau Müller durch die abnehmende Sehfähigkeit Selbstversorgungsdefizite bei der Körperpflege und dem Kleiden fest. Mit der starken Brille reicht die Sehkraft von Frau Stegemann jedoch, um sich selbstständig in einer ihr bekannten Umgebung zu bewegen.

Ursachen und Einflussfaktoren

- Angeborene Kurz- oder Weitsichtigkeit
- Altersweitsichtigkeit (Presbyopie)
- Augenerkrankungen, z. B.:
  – Grauer Star (*Katarakt*): Eintrübung der Linse (→ Kap. I/30.2.7)
  – Grüner Star (*Glaukom*): erhöhter Augeninnendruck mit Schädigung des Sehnerven (→ Kap. I/30.2.6)
  – Erkrankungen der Netzhaut (*Retina*), z. B. Durchblutungsstörungen, Netzhautablösung, senile Makuladegeneration: Degeneration der Macula lutea (*Stelle des scharfen Sehens, gelber Fleck*) oder die vererbbare Retinopathia pigmentosa, die bei progressivem Verlauf mit dem Verlust der Sehschärfe und dem Ausfall des Sehvermögens am Rand des vom Auge erfassbaren Blickfeldes einhergeht („Tunnelblick")
  – Infektionen, Tumoren, Verletzungen
- Allgemeinerkrankungen, die zu Sehstörungen oder Erblindungen führen können, z. B.:
  – Netzhautveränderungen bei lange bestehendem Diabetes mellitus
  – Hypertonie
  – Sehnervenschädigung, z. B. bei Multipler Sklerose
  – Schlaganfall
  – Hirntumoren
- Unerwünschte Medikamentenwirkungen, z. B. Thrombose der Netzhautvene durch Hormonpräparate.

❯❯ In den Industrieländern erblinden Erwachsene am häufigsten durch:
- Netzhautveränderungen, vor allem durch Makuladegeneration, wobei keine absolute Blindheit eintritt, sondern die Orientierung im Raum erhalten bleibt (50 %)
- Augeninnendruckerhöhung beim Glaukom (18 %)
- Diabetische Netzhautschäden (17 %)
- Katarakt (5 %). 📖📖1

Zeichen

Typische Zeichen einer Sehschwäche finden sich vor allem im **Verhalten** des alten Menschen, z. B. wenn der Pflegebedürftige folgende Merkmale zeigt:
- Angestrengt und lange auf einen Gegenstand, z. B. ein Formular, schaut
- Sehr nahe an den Gesprächspartner herangeht, um ihn erkennen zu können
- In unbekannten Räumen unsicher auftritt und sich beim Laufen vorsichtig vorwärts tastet, sich dabei möglichst immer festhält, z. B. am Tisch, an der Wand
- Sich nicht richtig auf den vor ihm stehenden Stuhl setzt
- Am angebotenen Kugelschreiber vorbei greift oder den Kaffee verschüttet
- Unangemessen reagiert, weil er Situationen und Zusammenhänge nicht richtig erfasst
- Alle Unterlagen, auch kurze Informationen, mit nach Hause bzw. ins Zimmer nehmen und erst dort lesen will
- Andere darum bittet, ihm z. B. den Inhalt eines Formulars oder des Speiseplans zu erzählen
- Sich anderen Menschen wegen einseitiger Sehschwäche bzw. Gesichtsfeldeinschränkung immer in einem bestimmten Winkel zuwendet.

❯❯ Bei Verhaltensänderungen von Pflegebedürftigen immer auch an Augenerkrankungen denken, diagnostisch abklären lassen und den Pflegebedürftigen zu möglichen Hilfsmitteln und Verhaltensstrategien beraten.

❯❯ **Vorsicht!**
Um dauerhafte Schäden zu vermeiden, ist in Notfällen eine augenärztliche Versorgung sofort erforderlich (→ Abb. I/18.22). **Notfälle** sind:
- Augenverletzungen und -verätzungen
- Entzündliche Rötung des Auges oder der Augenumgebung
- Augenschmerzen, z. B. bei einem akuten Glaukomanfall
- Plötzlicher Sehverlust bzw. Sehverschlechterung oder Gesichtsfeldeinschränkungen, z. B. ein grauer Vorhang, der sich „vor das Auge schiebt", auch ohne Schmerzen
- Sehstörungen wie Schleiersehen, Farben- und Ringesehen um Lichtquellen herum, verschwommenes Sehen.

Folgen

Sehstörungen können leichter oder ausgeprägter Natur sein und rechts, links oder beidseitig auftreten. Das Maß der Sehstörungen bestimmt die **Folgen** für den betroffenen alten Menschen:
- Gefahren werden nicht rechtzeitig erkannt, es kommt zu Unfällen mit ihren Folgeerscheinungen, z. B. Immobilität (→ Kap. I/19.4), Dekubitus (→ Kap. I/17.2), Pneumonie (→ Kap. I/17.7)
- Ängstlichkeit, Gangunsicherheit und Sturzgefahr (→ Kap. I/17.5)
- Missverständnisse und Auseinandersetzungen, weil der Pflegebedürftige etwas anderes sieht als sein Gesprächspartner oder die Mimik des Partners nicht richtig erkennt und dessen Verhalten falsch einschätzt
- Sozialer Rückzug und Isolation

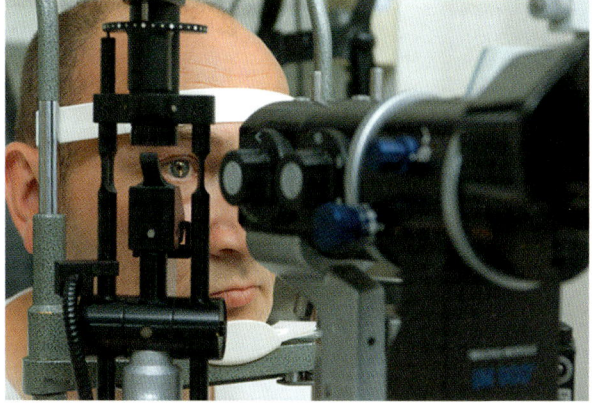

Abb. I/18.22 Der Augenarzt kann mit Untersuchungsgeräten die einzelnen Strukturen des Auges beurteilen und schnell eine gezielte Behandlung einleiten. Viele schwerwiegende Augenerkrankungen verlaufen schmerzlos und sind von außen kaum zu erkennen. Im Zweifelsfall sollte deshalb eine augenärztliche Untersuchung lieber einmal zu viel als zu wenig veranlasst werden. [K115]

- Psychosomatische Beschwerden, Depressionen und Selbstwertkrisen
- Vermutung, dass es durch diesen, für die Kommunikation wesentlichen Wahrnehmungsverlust, zur sensorischen Deprivation (Hospitalismusprophylaxe → Kap. I/17.9) kommen kann.

> Grundsätzlich gilt, dass sich alte Menschen an eine allmähliche Sehverschlechterung über einen langen Zeitraum besser anpassen als an einen plötzlichen Sehverlust, weil Kompensationsmechanismen erlernt werden können.

I/18.4.2 Pflegetherapie

> Wenn eine Sehschwäche vermutet wird, mit dem Pflegebedürftigen über die medizinischen und technischen Möglichkeiten zum Ausgleich bzw. zur Linderung sprechen und zur weitergehenden augenärztlichen Untersuchung motivieren.

Je nach Ausprägung kann eine Sehbeeinträchtigung ausgeglichen (*kompensiert*) oder nicht ausgeglichen werden. Die **Kompensation** kann durch eigene Ressourcen oder durch den Gebrauch von Hilfsmitteln oder pflegerische und medizinische Behandlung (medikamentös, operativ) erfolgen.

Selbstpflegerische Ressourcen aktivieren

Der objektive Grad der Sehbeeinträchtigung sagt nichts darüber aus, wie ein Mensch da-mit leben kann. So kann bei manchen Menschen bereits eine relativ geringgradige Sehverschlechterung zur Unselbstständigkeit führen, weil sie sich unsicher fühlen. Andere nutzen ihre **selbstpflegerischen Ressourcen,** um ihren Alltag trotz des schlechten Sehvermögens zu bewältigen. Ihnen helfen z. B. „ritualisierte" Handlungen, eine vertraute, sichere Umgebung, der verstärkte Einsatz der verbliebenen Sinne und die Einordnung von Reizinformationen mit Hilfe kognitiver Kompetenzen bei der Orientierung.

Kompensation durch andere Sinnesorgane

Ist ein Sinnesorgan in seiner Funktion stark beeinträchtigt, schärft der Organismus automatisch die anderen Sinne. So können sich viele blinde Menschen durch **Hören** und **Tasten** relativ sicher im Raum und z. B. auch im Straßenverkehr orientieren. Deshalb ist es wichtig, dass bei eingeschränktem Sehvermögen das Hörvermögen durch einen HNO Arzt oder Hörgeräteakustiker überprüft wird, damit, evtl. mit technischen Hilfen, eine optimale Hörfähigkeit erreicht wird (→ Kap. I/18.3.2).

> **Lern-Tipp**
Um ein Gefühl für die Situation stark seheingeschränkter Menschen zu erhalten, eignet sich folgende Übung, die sich am besten als Projekt im Klassenverband ausführen lässt. Teilen Sie die Klasse in zwei Gruppen. Eine Gruppe bestückt einen möglichst großen Raum mit Bänken und Stühlen in unregelmäßiger Anordnung. Dann verdunkelt sie den Raum vollständig.

Die Aufgabe der anderen Gruppe ist es, von einer Stirnseite zur anderen zu gehen. Dort kann eine Bar aufgebaut werden, an der die zweite Gruppe Getränke bestellt, eingeschenkt bekommt und trinkt. Anschließend wechseln die Gruppen die Rollen. An diese Übung kann sich eine Diskussion anschließen.

Geschmacks- und **Geruchssinn** schützen seheingeschränkte Menschen z. B. vor dem Genuss verdorbener Lebensmittel, das **Temperaturempfinden** vor dem Anfassen heißer Herdplatten. In komplexen und ungewohnten Situationen, z. B. im Straßenverkehr, können sie zusätzlich technische Hilfen, wie Blindenstöcke, nutzen.

Kognitive Kompetenzen

Um das verringerte Sehvermögen kompensieren zu können, ist ein gewisses Maß **kognitiver Kompetenz** (→ Kap. I/18.1) notwendig. Fehlt dieses, z. B. bei fortgeschrittener Demenz, wird es schwierig, den Verlust des Sehvermögens auszugleichen. So wissen Menschen mit Demenz wegen fehlender räumlicher Orientierung häufig nicht, wo sie sich gerade befinden. Gedächtniseinbußen führen dazu, dass auch ein wiederholt gegangener Heimweg nicht in Erinnerung bleibt und sie nicht zurück finden. Darüber hinaus vergessen sie, dass sie z. B. eine Brille besitzen (→ Kap. I/33.4).

Kognitiv gesunde alte Menschen können sich trotz eingeschränkter Sehleistung mit Hilfe des **Gedächtnisses**, ihrer **Erfahrung** und anderer Sinnesorgane gut in ihrem Alltag zurechtfinden.

Ⓐ Fallbeispiel Ambulant, Teil III

Beispiel einer Pflegeplanung bei verminderter Sehfähigkeit für Amanda Stegemann

Informationssammlung	Pflegetherapie	
Wünsche, Gewohnheiten, Hilfebeschreibungen, pflegefachliche Einschätzungen	Pflegeziel/Verständigungsprozess/erwartete Ergebnisse	Pflegemaßnahmen/Pflegeangebote
<ul><li>Kann eigene Ängste und Unsicherheit benennen</li><li>Ist körperlich mobil</li><li>Liest gerne Zeitung und schaut gerne Fernsehen</li><li>Geht gerne zum „Klübchen"</li><li>Fühlt sich isoliert aufgrund mangelnder Information durch Medien</li><li>Vermeidet Kontakte zur Außenwelt aufgrund peinlicher Erfahrungen mit ihrer äußeren Erscheinung</li></ul>**Pflegefachliche Einschätzungen:**<ul><li>Beeinträchtigtes Sehvermögen aufgrund diabetischer Netzhautschädigung</li></ul>	<ul><li>Fühlt sich informiert über tägliche Neuigkeiten</li><li>Kann sich in der Umgebung sicher und selbstständig bewegen und orientieren</li><li>Fühlt sich gepflegt</li><li>Hat vermehrte Kontakte zur Außenwelt</li></ul>**Verständigung:**<ul><li>Kennt und nutzt die Hilfsmittel Brille und Lupe und kann gut mit ihnen umgehen</li><li>Vermeidung weiterer Verschlechterung diabetischer Folgeerkrankungen</li></ul>	<ul><li>Über Umgang mit Hilfsmitteln informieren und anleiten</li><li>Orientierungstraining: Begleitung beim Abgehen unbekannter Räume, bei Bedarf auch in bekannten Räumen</li><li>Zu Aktivitäten motivieren, z. B. das „Klübchen" wieder besuchen</li><li>Unterstützung bei der Körperpflege: Kontrolle der Füße hinsichtlich Verletzungen; Unterstützung bei der Kleiderauswahl und Sorge für ein gepflegtes äußeres Erscheinungsbild</li><li>Übernahme von Haushalt und Wäsche</li><li>Kommunikation über aktuelle Themen</li><li>Hindernisarme Gestaltung des Hauses gemeinsam mit Frau Stegemann</li><li>Dreimal täglich Insulin spritzen</li><li>Zweimal täglich Verabreichung von Augentropfen</li></ul>

Kommunikative Kompetenzen

Wollen stark Sehbeeinträchtigte z.B. mit einem bestimmten Bus fahren und wissen nicht, welcher Bus gerade an der Haltestelle vorfährt, bitten sie umstehende Passanten um Auskunft. In der Regel werden sie eine Antwort erhalten. Ähnlich verhält es sich, wenn sie eine Straße überqueren wollen, die stark lärmbelastet ist, sodass sie nahende Fahrzeuge nicht hören und lokalisieren können und sich deswegen unsicher sind. Die meisten Sehbehinderten haben dann keine Scheu, jemanden um Begleitung zu bitten.

❯ Damit Sehbehinderte ihr Leben weitgehend selbstständig bewältigen können, benötigen sie die volle Funktionstüchtigkeit der anderen Sinnesleistungen. Altenpflegerinnen können die individuellen Ressourcen fördern, z.B. durch:
- Erhaltung einer für den Pflegebedürftigen vertrauten Umgebung, in der er sich z.B. durch Tasten zurechtfindet
- Gestaltung einer Umgebung, in der Pflegebedürftige sich durch Markierungen und Kontraste zurechtfinden können, z.B. Markierungsstreifen an Treppen oder farbliche Kennzeichnung wichtiger Schalter an elektronischen Geräten
- Anregung eines Besuchs beim Arzt, um mögliche Beeinträchtigungen anderer Sinnesleistungen, z.B. Hörstörungen, zu beheben
- Gemeinsame „Tastübungen", um Gegenstände zu erkennen
- Ermunterung, Bedürfnisse und Unterstützungsbedarf zu äußern
- Übungen, die die kognitive Kompetenz fördern, z.B. Gehirntraining (→ Kap. II/10.4.3, → Kap. II/11.2)
- Information und Beratung über den Einsatz verschiedener Sinnesleistungen zur Kompensation der Sehbeeinträchtigung und über Hilfsmittel.

Technische Hilfsmittel

Zu den **technischen Hilfsmitteln** gehören **traditionelle** Hilfen für Sehgeschädigte, wie Brille, Blindenstock und Brailleschrift (→ Abb. I/18.23), aber zunehmend auch moderne **elektronische** Möglichkeiten, z.B. ein Sprachcomputer. Vielen Sehbehinderten ist die Vielzahl der Hilfsmittel gar nicht bekannt.

❯ Um die Pflegebedürftigen über Hilfsmittel und ihre Anwendung beraten zu können, nutzen Altenpfleger entsprechende Fortbildungsangebote. Gerade im

Bereich der elektronischen Medien gibt es durch die rasanten Fortschritte der Technik immer neue und verbesserte Hilfsmittel für sehschwache und blinde Menschen

Anpassung der Hilfsmittel

Vorhandene Hilfsmittel sind regelmäßig auf ihre Eignung zu prüfen. Bei manchen Pflegebedürftigen genügt z.B. die Korrekturstärke der Brille nach einigen Jahren nicht mehr, weil sich die Sehleistung verändert hat. Sie sehen mit der Brille verschwommen, bekommen evtl. dadurch Kopfschmerzen und tragen die Brille dann lieber gar nicht mehr. Manche geistig beeinträchtigten alten Menschen vergessen, z.B. aufgrund einer Demenz, dass sie eine Brille haben und setzen sie deswegen nicht auf. Es ist also immer wichtig, herauszufinden, ob jemand eine Sehhilfe benötigt, evtl. schon eine hat, sie nur nicht benutzt.

So könnte es z.B. sein, dass manche Menschen in Pflegeeinrichtungen ihre Brille bewusst nicht aufsetzen, um den Anblick der bettlägerigen, schwerkranken Bettnachbarin nicht mehr so deutlich vor Augen zu haben.

❯ **Lern-Tipp**
Schauen Sie sich in Ihrer Einrichtung um und suchen Sie gezielt nach Pflegebedürftigen, die eine Sehhilfe bewusst ablehnen um bestimmte Umstände nicht „ansehen zu müssen". Können Sie etwas tun, um die Situation für diese Bewohner zu verbessern? Vielleicht einen Wandschirm aufstellen? Eine Pflanze zur Begrünung aufstellen, um mehr Privatsphäre herzustellen? Das Zimmer umgestalten? Überlegen Sie selbst und werden Sie kreativ!

Anleitung und Motivation

Normalerweise erlernt ein sehgeschwächter Mensch den Umgang mit technischen Hilfsmitteln und erwirbt damit die erforderlichen Selbstpflegefähigkeiten. Ist der Pflegebedürftige dazu nicht (mehr) in der Lage, benötigt er die teilweise Unterstützung oder vollständige Übernahme durch Angehörige bzw. professionell Pflegende.

❯ Zur pflegerischen Betreuung gehört neben der Information über Hilfsmittel auch die Motivation und Anleitung, diese zu benutzen.

Brille

Eine **Brille** gleicht Kurz-, Weit- oder Altersichtigkeit aus, indem durch das „vorgeschaltete" Glas der Brennpunkt künstlich an den optimalen physiologischen Ort verlagert wird. Brillen gibt es in vielen verschiedenen Modellen, viele Menschen nutzen sie auch als modisches Accessoire.

Zur **Pflege** einer Brille gehört ihre regelmäßige Reinigung. Zumeist reichen dafür heißes Wasser und Seife aus. Es können auch alkoholgetränkte Tupfer verwendet werden. Diese sind in Apotheken und Drogerien erhältlich. Ist der Pflegebedürftige dazu selbst nicht mehr in der Lage, übernehmen Pflegende das Auf- und Absetzen der Brille. Sie bewahren sie sicher auf, halten die Gläser sauber und achten auf Schäden an der Brille.

Kontaktlinsen

Vor allem jüngere Menschen tragen zum Ausgleich von Brechungsfehlern statt der traditionellen Brille häufig **Kontaktlinsen** (*Haftschalen*). Die Linsen bestehen aus lichtbrechendem Kunststoff und werden

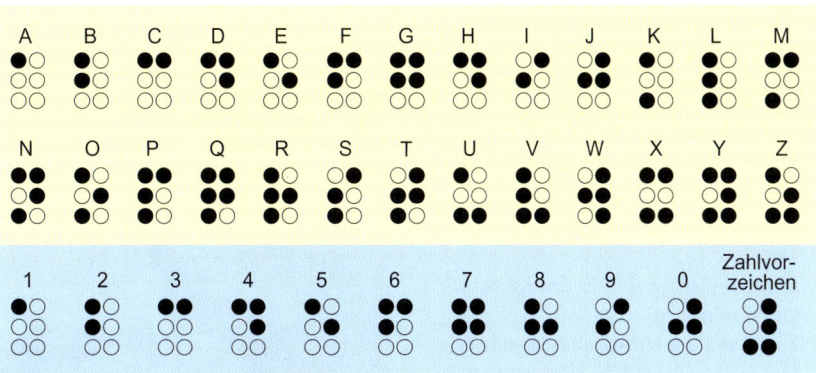

Abb. I/18.23 Die internationale Blindenschrift (Brailleschrift) kann durch Abtasten der erhabenen, hier schwarz dargestellten Punkte gelesen werden. Um Ziffern von Buchstaben zu unterscheiden, wird vor jede Zahl ein Zahlenvorzeichen gesetzt. [L190]

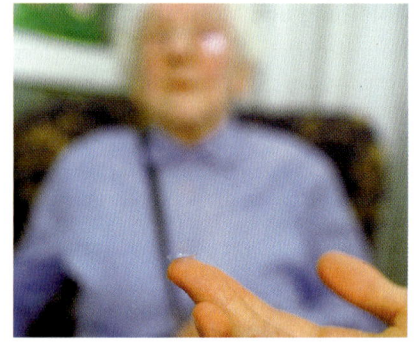

Abb. I/18.24 Kontaktlinsen haben gegenüber einer Brille einige Vorteile. Kosmetische Gesichtspunkte spielen im Alter weniger eine Rolle, aber manche Sehstörungen lassen sich durch Kontaktlinsen besser ausgleichen als durch eine Brille. Andererseits ist ihre Handhabung gerade für alte Menschen nicht einfach. [K157]

zur Kompensation von Brechungsfehlern direkt auf der Hornhaut getragen. Augenärzte verschreiben sie je nach Augenfunktionen und physiologie. Bei alten Menschen sind sie kaum in Benutzung, weil sie einerseits die Brille seit vielen Jahren gewohnt sind, andererseits die Verwendung von Kontaktlinsen hohe Anforderungen an die Fingerfertigkeiten stellt (→ Abb. I/18.24).

Es gibt **harte** und **weiche** Kontaktlinsen. Sie können unterschiedlich lange getragen werden – harte etwa acht Stunden, weiche Linsen zwölf Stunden – und bedürfen unterschiedlicher **Pflege.** Reinigungs- und Aufbewahrungssets sind in Apotheken und Drogerien erhältlich. Sie sind gemäß der mitgelieferten Anleitung zu benutzen.

> Kontaktlinsen dürfen nicht austrocknen, sind also immer in der dafür vorgesehenen Flüssigkeit aufzubewahren.

Einsetzen einer Kontaktlinse

- Hände waschen und desinfizieren
- Linse aus der Reinigungs- bzw. Aufbewahrungsflüssigkeit nehmen und abspülen. Für den Fall, dass die Linse dabei herunterfällt, zuvor den Abfluss schließen und ein weiches Tuch unterlegen
- Linse mit der konvexen Seite locker auf eine Fingerkuppe der Führungshand legen
- Pflegebedürftigen bitten, den Kopf nach unten zu neigen
- Finger mit der Linse zum Auge führen, Linse vorsichtig auf die Hornhaut setzen
- Pflegebedürftigen für einen Moment das Auge schließen lassen, damit sich die Linse richtig ansaugen kann.

Herausnehmen einer Kontaktlinse

- Hände waschen und desinfizieren
- Pflegebedürftigen bitten, nach innen, also zur Nase hin zu schauen; die Linse fällt dann oft von allein heraus. Eine weiche Unterlage zum Auffangen der Linse benutzen
- Eventuell durch die Benutzung eines „Saugstöpsels" nachhelfen. Dazu ist es notwendig, dass der alte Mensch mit offenen Augen geradeaus schaut. Dann den Stöpsel vorsichtig auf die Linse setzen und diese abziehen
- Die Linse abspülen und wie vorgeschrieben in die Reinigungsflüssigkeit legen.

> **Vorsicht!**
Bei Schmerzen, Rötung und verstärktem Fremdkörpergefühl Kontaktlinsen entfernen und Augenarzt aufsuchen, da Kontaktlinsen dem Auge auch schaden können. Für diesen Fall sollte stets eine gut angepasste Brille bereit liegen.

Manuelle Vergrößerungsmöglichkeiten

Lupen (→ Abb. I/18.25) dienen der Vergrößerung naher Gegenstände. Sie werden zumeist als Handlupen benutzt, z. B. für das Lesen von Zeitungen und Büchern oder die Betrachtung von Fotos. Bei Leuchtlupen wird das Betrachten durch eine integrierte Beleuchtung unterstützt. Darüber hinaus gibt es **Lupenbrillen,** bei deren Verwendung die Hände zum Umblättern oder für Handarbeiten frei bleiben können.

Fernrohre und **Ferngläser** für die Hand oder als **Fernrohrbrille** holen – wie das Teleobjektiv einer Kamera – ferne Gegenstände näher heran. Sie werden von schwer sehgeschädigten Menschen häufig zum Fernsehen und zur Orientierung im Straßenverkehr verwendet. Problematisch und

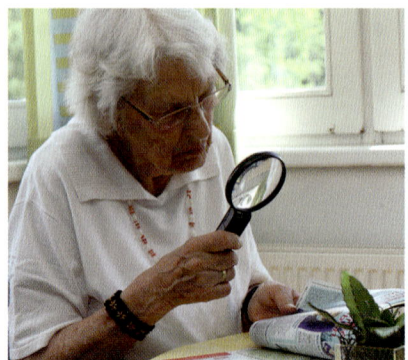

Abb. I/18.25 Manuelle Vergrößerungsmittel werden von vielen alten Menschen genutzt, z. B. zum Zeitungslesen. [K333]

sicherheitsgefährdend ist die starke Gesichtsfeldeinschränkung.

> **Internet- und Lese-Tipp**
Eine Übersicht über die gängigsten technischen Hilfsmittel hat der Deutsche Blinden- und Sehbehindertenverband (DBSV) erstellt:
www.dbsv.org/fileadmin/
publikationen/20_265_
Testwarenkorb/08_Hilfsmittel_fuer_
sehbehinderte_Menschen.pdf

Medien und elektronische Hilfsmittel

Telefone, Diktiergeräte, Spiele, CD und **Großdruck-Bücher** mit großer Schrift und weiterem Zeilenabstand sind schon seit vielen Jahren auf dem Markt. Außerdem gibt es **Bücher in Blindenschrift** (→ Abb. I/18.23).

Bei **elektronischen Bildschirmlesegeräten** und **Textlesesystemen** werden Bücher in Normalschrift unter ein Lesegerät gelegt. Die Texte erscheinen stark vergrößert auf dem Computerbildschirm und erschließen den Pflegebedürftigen ein breiteres Literaturspektrum. Dazu ist allerdings noch ein gewisses Sehvermögen notwendig.

Elektronische Systeme, wie **Computer** mit großem Monitor und großer Tastatur sowie Internet, halten immer mehr Einzug in die Altenhilfe (→ Kap. II/13). Gängig sind vor allem **E-Books** (*electronic book*). Diese elektronischen Dateien können auf PC, Notebooks oder Tablet-Computern in unterschiedlichen Schriftgrößen gelesen werden.

Für Blinde und sehr stark Sehbehinderte stehen **Sprachcomputer** zur Verfügung. Sie lesen Texte und Buchstaben durch eine synthetische Stimme mit individuell einstellbarer Geschwindigkeit vor. Künftig werden sie anstelle einiger traditioneller Hilfsmittel, z. B. der Brailleschrift, sicherlich vermehrt Anwendung finden.

Zu den elektronischen Hilfen zählen ebenfalls Fernsehsysteme mit vergrößertem Bildschirm, **audio-deskriptives Fernsehen** (Fernsehen, bei dem die Filme laufend durch eine Stimme anschaulich geschildert werden) und **BIT-Tele-Service.** Hier können sehschwache und blinde Menschen mit ihrer Stimme durch gesprochene Video-Textseiten blättern. Ferner nennt der BIT-Tele-Service ihnen die aktuellen Radioprogramme und Fernsehfilme in Audio-Deskription, politische und gesellschaftliche Informationen wie in einer Tageszeitung oder Nachrichtensendung. Dieser Service wird z. B. vom Bayerischen Blindenbund e. V. angeboten.

Inzwischen haben sich auch computergesteuerte **Vorleseangebote** von diversen Tageszeitungen etabliert.

Internet- und Lese-Tipp
Bayerischer Blinden- und Sehbehindertenbund e. V.: www.bbsb.org
Dort gibt es u. a. Informationen zu:
- Audio-deskriptivem Fernsehen
- BIT-Tele-Service
- Bücher als Hörkassetten/CDs, in Blinden- und Großschrift
- Sozialleistungen
- Selbstständigkeitstraining für Sehbehinderte (Trainer kommen auch in Pflegeeinrichtungen).

Hilfen zur Orientierung im Verkehr

Traditionelle Hilfsmittel, z.B. **Blindenstock, Blindenführhund** und die **gelbe Armbinde** mit drei schwarzen Punkten, werden sicherlich weiter zum Einsatz kommen.

Ergänzt werden sie durch **akustische Hilfen,** die mittels eines Pieptons Hindernisse ansagen oder auch durch **computergesteuertes Autofahren,** das zwar noch „Zukunftsmusik" ist, derzeit aber auf breiter Basis getestet wird.

Augenpflege

Augentropfen und Augensalbe verabreichen
→ Kap. I/30.2.10

In der ersten Zeit nach einer Operation benötigt der Pflegebedürftige nachts möglicherweise einen **Salbenverband,** damit er sich im Schlaf nicht versehentlich das Auge reibt und verletzt. Hierfür auf die Verordnung des Arztes achten. Evtl. sollte der behandelnde Hausarzt den ersten Verband anlegen und die Pflegenden in die Handhabung einweisen.

Augenprothesen

Infolge von Verletzungen, schweren Augeninfektionen oder bei Tumoren des Auges muss evtl. der Augapfel operativ entfernt werden. **Augenprothesen** (*Glasaugen*) kön-

nen die Funktion des Auges nicht ersetzen, sind aber ein wichtiges kosmetisches und damit soziales Hilfsmittel. Ist der alte Mensch selbst (evtl. unter Anleitung) nicht in der Lage, mit der Prothese umzugehen, übernehmen die Pflegenden das Einsetzen, Herausnehmen und die Pflege des künstlichen Auges.

Grundsätzlich Einsetzen, Herausnehmen und Pflege des Glasauges über einer **weichen Unterlage** durchführen, damit die Glasschale beim versehentlichen Herunterfallen nicht zerbrechen kann.

Einsetzen des künstlichen Auges:
- Pflegebedürftigen informieren
- Pflegebedürftigen auf den Rücken legen oder auf einen Stuhl sitzen und Kopf nach hinten neigen lassen
- Hände waschen und desinfizieren
- Prothese mit lauwarmem Wasser anfeuchten
- Pflegebedürftigen auffordern, nach oben zu sehen
- Prothese an der breitesten Seite anfassen und den stumpfen Teil der Prothese unter das leicht nach oben gezogene Oberlid schieben (→ Abb. I/18.26), wobei der größere, breitere Teil des künstlichen Auges in Richtung äußerer Augenwinkel, der kleinere, spitzere Teil zur Nase hin zeigt
- Das Unterlid ein wenig abziehen und Prothese richtig platzieren.

Herausnehmen des künstlichen Auges:
- Vorbereiten wie beim Einsetzen

- Das Unterlid mit dem Zeigefinger leicht nach unten ziehen, bis der untere Rand der Prothese sichtbar wird. Die Prothese fällt dann fast von allein heraus. Wenn nötig, mit einem Glasstäbchen und mit dem Zeigefinger unter den Rand der Prothese fassen und sie anheben.

Pflege des künstlichen Auges:
- Für etwa zehn Min. in lauwarmes Wasser, bei stärkeren Verkrustungen in 0,9-prozentige NaCl-Lösung legen, damit sich Schmutz- und Salbenreste lösen
- Abspülen
- Mit einem trockenen, weichen Tuch (Baumwollkompresse) trocknen, wieder einsetzen oder weich und trocken einwickeln und lagern.

Die Prothese sollte in der Regel einmal täglich gereinigt werden (→ Abb. I/18.27). Bei leichten Entzündungen der Augenhöhle helfen milde Augensalben oder spezielles Prothesenöl (Arztanordnung).

Internet- und Lese-Tipp
- Deutsche Ocularistische Gesellschaft (DOG): www.bundesverband-der-ocularisten.org
- Institut für Augenprothetik: www.meyer-augenprothetik.de (mit zahlreichen Informationen zu Augenprothesen).

❯ Vorsicht!
Augenprothese nicht längere Zeit, z.B. über Nacht, in Wasser liegen lassen, um Kalkablagerungen zu vermeiden.

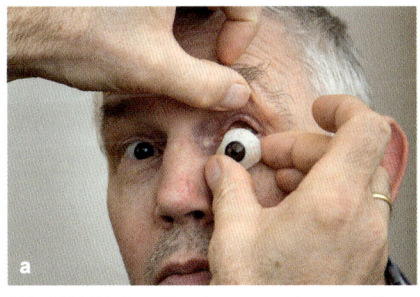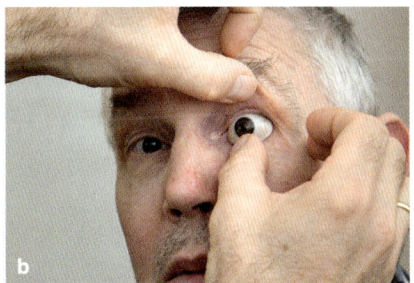

Abb. I/18.26 Das Einsetzen einer Augenprothese: Augenlid nach oben ziehen (links). Danach die Prothese in den Augenspalt einfügen (rechts). [K115]

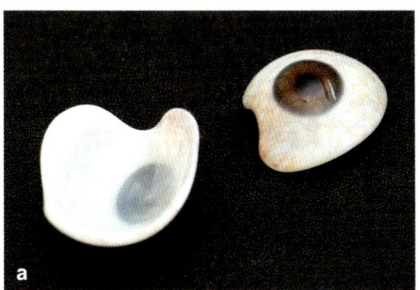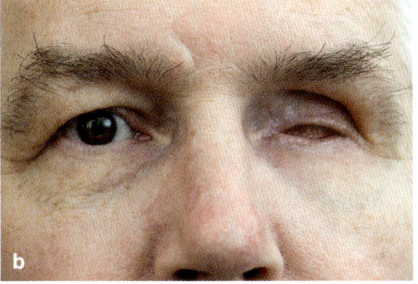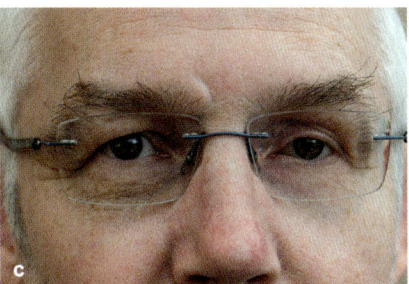

Abb. I/18.27 Glasaugen werden für jeden Menschen individuell angefertigt, sodass der Unterschied zum gesunden Auge kaum zu erkennen ist. [K115]

Umgang mit sehbeeinträchtigten Menschen

Ziel aller pflegerischen Maßnahmen ist, dass der Pflegebedürftige seine Ressourcen und Hilfsmittel kennt und selbstständig einsetzt. Die Versuchung ist groß, schnell für den sehbehinderten alten Menschen etwas zu erledigen. Diese Art der Hilfe nützt ihm langfristig wenig, weil er so auf Dauer von der Hilfe anderer abhängig bleibt. Deshalb nur so viel Unterstützung wie nötig anbieten und den sehschwachen oder blinden alten Menschen nicht überversorgen.

Kommunikation

- Den alten sehbehinderten Menschen direkt und mit Namen ansprechen, nicht über seine Begleitperson
- Den eigenen Namen beim Begrüßen nennen
- Sich immer beim Weggehen verabschieden, z. B. beim Verlassen des Zimmers
- Kontakte schaffen, Mitbewohner und andere Personen vorstellen. Bei Betreten des Zimmers auf Anwesende und ihre Tätigkeiten hinweisen
- Tätigkeiten, die im Zimmer, am Bett oder am Pflegebedürftigen verrichtet werden, ankündigen, damit dieser nicht durch ungewohnte Geräusche oder unerwartete Berührungen erschrickt

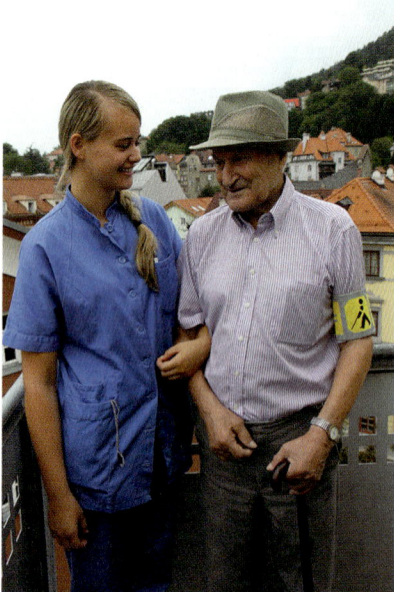

Abb. I/18.28 Auf unbekannten Wegen hilft ein angebotener Arm, sich sicher zu fühlen. Auf bekannten Wegen kann sich ein blinder Mensch meist allein zurechtfinden, wenn er körperlich mobil ist. [K333]

- Pflegebedürftigen Gegenstände und Menschen (mit deren Einverständnis) ertasten lassen.

Mobilität

- Sehgeschädigte oder blinde Menschen bei Neuaufnahme in eine stationäre Einrichtung ausführlich und in Ruhe durch die für ihn relevanten Räume führen, diese abgehen und abtasten lassen
- Sobald sich der Pflegebedürftige in der Einrichtung auskennt, ihn so viel wie möglich selbst machen lassen. Das bringt Erfolgserlebnisse, stärkt das Selbstbewusstsein und motiviert zu weiteren Aktivitäten
- Dem Sehbehinderten beim Besuch unbekannter Orte einen Arm anbieten und einen halben Schritt vorausgehen (→ Abb. I/18.28)
- Zum Hinsetzen Stuhl zurechtrücken. Bei körperlich mobilen Sehbehinderten genügt es, dessen Hand auf die Sitzlehne zu legen, dann kann er sich meist selbstständig setzen.

Gestaltung der Umgebung

- Die Ordnung im Bewohnerzimmer und in den persönlichen Sachen des Pflegebedürftigen möglichst nicht verändern bzw. Veränderungen mitteilen
- Wege, Anordnung von Möbeln und Gegenständen beschreiben und Pflegebedürftigen ertasten lassen
- Orientierungshilfen geben, die noch gesehen werden können, z. B. starke farbliche Kennzeichnungen wichtiger Gegenstände oder Markierungsstreifen zur räumlichen Orientierung (etwa an Treppenabsätzen)
- Orientierungshilfen geben, die ertastet werden können
- Toilette, Spülung und Papierhalterung erklären und ertasten lassen
- Türen entweder ganz offen oder ganz geschlossen halten. Bei halb geöffneten Türen besteht Verletzungsgefahr
- Darauf achten, dass nichts auf dem Boden liegt, worüber der Pflegebedürftige stolpern könnte
- Tische möglichst leer lassen, z. B. keine Blumenvase auf den Tisch stellen, damit nichts umgeworfen wird.

Essen und Trinken

- Mahlzeiten, die der Pflegebedürftige erhält, beschreiben, z. B. was es gibt und wo sich was auf dem Teller befindet, z. B. nach dem „Uhrzeigersystem": Fleisch bei sechs Uhr, Gemüse bei neun Uhr
- Gerichte vor dem Essen riechen lassen
- Gläser und Tassen nicht zu weit füllen, damit nichts verschüttet wird. Teller mit erhöhtem Rand anbieten
- Geschirr und Besteck immer auf dieselbe Weise anordnen.

Beschäftigen

- Spezielle Spiele, Karten und Hörbücher für Blinde oder Großdruck-Bücher für Sehschwache beschaffen, z. B. in Hörbibliotheken ausleihen
- Zur Bedienung elektronischer Medien anleiten, alte Menschen sind mit Kassettenrekordern, CD-Playern, Fax oder Computer oft nicht vertraut
- Zu Spaziergängen begleiten, Natur erschnuppern, Sonnenwärme oder Wind spüren lassen. 📖1 📖2

Internet- und Lese-Tipp
Deutscher Blinden- und Sehbehindertenverband e. V.: www.dbsv.org

I/18.4.3 Pflegeevaluation

Ⓐ Fallbeispiel Ambulant, Teil IV

Seitdem sie regelmäßig Hilfe im Haushalt bekommt und die Helferin während ihrer Anwesenheit mit Amanda Stegemann über „Gott und die Welt" redet, kommt die Pflegebedürftige zusehends aus sich heraus und wird wieder gesprächiger. Da sie sich zu Hause mittlerweile sehr sicher fühlt und bewegen kann, jedoch noch ungern das Haus verlässt, möchte sie nun auch zunächst einige Frauen der Nachbarschaft zu sich einladen.

Unglücklich hingegen ist sie, wenn aufgrund des Schichtdienstes Leute zu ihr kommen, die sie nicht kennt. Sie wird sehr schnell misstrauisch, wenn sie die Pflegenden nicht an ihrer Stimme erkennen kann und ist froh, wenn immer die gleiche Altenpflegerin kommt. Dies wird in der weiteren Planung durch die Pflegedienstleiterin Yasmina Özdemir berücksichtigt. Die Zeitungsüberschriften kann Frau Stegemann zwar mit einer Lupe entziffern, jedoch steigt sie zunehmend auf das Radio um. So hat sie wieder das Gefühl, zu wissen, was um sie herum geschieht.

I/18.5 Tasten

Ⓐ Fallbeispiel Ambulant, Teil I

Die 76-jährige Witwe Marianne Brückler leidet seit vielen Jahren an einem Diabetes mellitus. Lange Zeit war sie sehr uneinsichtig und wollte sich nicht vom Arzt untersuchen lassen, weshalb die Krankheit unbehandelt geblieben ist. Erst vor kurzem wurde sie mit Insulin eingestellt. Mittlerweile leidet sie an den Folgeerkrankungen des Diabetes: Sensibilitätsstörungen an Händen und Füßen sowie zunehmende Sehschwäche aufgrund von Netzhautveränderungen. Betreut wird Frau Brückler durch die im ambulanten Pflegedienst Bogendorf tätige Altenpflegerin Linda Müller.

❯ **Beeinträchtigter Tastsinn** *(taktile Wahrnehmungsstörung)*: Veränderte, eingeschränkte oder fehlende Fähigkeit, Tastreize über die Haut wahrzunehmen und mit einer vom Gehirn ausgelösten Reaktion entsprechend zu beantworten.

Zu den **Hautsinnen** zählt das Gefühl für:
- Berührung und Druck, das über Mechanorezeptoren vermittelt wird
- Wärme und Kälte, das über Thermorezeptoren vermittelt wird
- Schmerzen, die über Schmerzrezeptoren (*Nozizeptoren*) vermittelt werden.

Grundsätzlich ist die gesamte Hautfläche ein **Tastorgan,** weil die verschiedenen Rezeptoren über die gesamte Haut des Körpers verteilt sind (→ Kap. I/31.2.5). Je nach Erfordernissen sind sie allerdings nicht an allen Körperstellen gleich dicht verteilt. So sind z. B. besonders viele Mechanorezeptoren an Fingerspitzen, Hand- und Fußsohlen, Augenlidern, Lippen und äußeren Genitalien vorhanden – Körperregionen, die deshalb sehr berührungsempfindlich sind.

Der Tastsinn erfüllt zwei wichtige Funktionen: Zum einen alarmiert die Wahrnehmung von Druck, Temperatur und Schmerzen den Körper, sodass er sich von körperschädigenden Auslösern fernhalten kann. Damit hat der Tastsinn eine **Schutzfunktion.** Zum anderen hat er eine **emotionalästhetische Funktion,** indem Berührungen als angenehm oder unangenehm empfunden werden können.

I/18.5.1 Informationssammlung

Ⓐ Fallbeispiel Ambulant, Teil II

Durch die diabetesbedingte Polyneuropathie nimmt Marianne Brückler Verletzungen vor allem an den Füßen nicht mehr wahr. Erschwerend kommt hinzu, dass sie kaum sehen und Veränderungen der Haut nicht erkennen kann.

Während sie Frau Brückler beim Waschen hilft, bemerkt Linda Müller an deren kleinem Zeh eine Wunde: Frau Brückler hat sich anscheinend gestoßen und dies nicht bemerkt.

Frau Müller erkennt auch Selbstpflegedefizite durch das krankheitsbedingt gestörte Wärme- und Kälteempfinden, vor allem wenn Frau Brückler sich wäscht, aber auch wenn sie kocht oder spült. Frau Brückler selbst äußert ein Gefühl von Taubheit in Zehen und Fingern.

Ursachen und Einflussfaktoren

❯ Störungen des Tastsinns entstehen durch (→ Abb. I/18.29):
- Schädigung der Rezeptoren in der Haut
- Störung der Weiterleitung der Erregungen zum Gehirn über sensible Nerven
- Beeinträchtigte Verarbeitung der Reize im Gehirn.

Diese Störungen treten z. B. auf bei:
- Hauterkrankungen sowie nach Verletzungen, z. B. Verbrennungen der Haut
- Durchblutungsstörungen der Haut, z. B. bei peripherer arterieller Verschlusskrankheit (pAVK) oder Unterkühlung, bei der die Haut ebenfalls schlecht durchblutet wird
- Erkrankungen des peripheren Nervensystems, wie Polyneuropathien, z. B. aufgrund von
  - Alkohol oder Medikamenten, z. B. Zytostatika zur Krebsbehandlung
  - Diabetes mellitus
  - Bösartigen Tumoren
  - Mangel- oder Fehlernährung, z. B. bei Vitamin B_{12}- oder Folsäuremangel
  - Chronischer Niereninsuffizienz
- Erkrankungen des zentralen Nervensystems, z. B. Schlaganfall (*Apoplexie*), Multiple Sklerose, Durchblutungsstörungen des Gehirns, Querschnittslähmung, Tumoren.

Psychiatrische Erkrankungen können dazu führen, dass:
- Wahnvorstellungen nicht reale Tastempfindungen suggerieren, auf die der Erkrankte dann real reagiert, z. B. zurückzuckt
- Die Wahrnehmung realer Tastobjekte so weit beeinflusst wird, dass diese nicht wahrgenommen werden, z. B. ein zu heißer Kochtopf.

❯ Menschen, die über einen langen Zeitraum wenig Berührung erfahren und ausüben können, verarmen in der Wahrnehmung taktiler Reize.

Zeichen

Ein gestörtes Empfinden von Tastreizen kann sich in **„Plus"-Symptomen** im Sinne von verstärkter Wahrnehmung bei geringen oder fehlenden Reizen äußern. Dazu gehören z. B. Brennen oder Kribbeln. Oder es treten **„Minus"-Symptome** auf, d. h. vorhandene Reize werden vermindert oder gar nicht wahrgenommen.

Es werden folgende **Formen** unterschieden:
- **Hypästhesie** oder **Hyperästhesie,** herabgesetzte bzw. erhöhte Berührungsempfindung
- **Hypalgesie** oder **Hyperalgesie,** herabgesetzte oder gesteigerte Schmerzempfindung
- **Dysästhesie,** andersartige Wahrnehmung eines Reizes, z. B. Schmerzempfindung bei leichter Berührung
- **Parästhesie,** Missempfindungen, z. B. Ameisenlaufen ohne adäquaten äußerlichen Reiz.

Die **Zeichen** eines gestörten Tastempfindens sind eher diffus und schwer auf einen

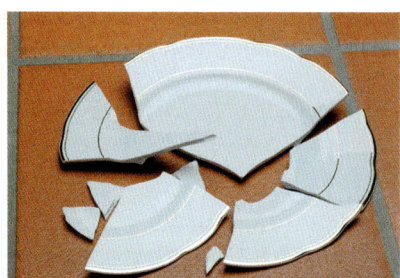

Abb. I/18.29 Berührungen von Nadeln oder Scherben werden von Menschen mit taktilen Wahrnehmungsstörungen nicht als unangenehm empfunden, was häufig zu Verletzungen führt. [J787]

18

I
18

gestörten Tastsinn zurückzuführen. Hinweise können z. B. sein:

- Häufig kleinere Verletzungen, z. B. blutende Finger, weil z. B. Dinge nicht als spitz wahrgenommen und deren zu starke Berührung nicht gemieden wird, z. B. Nadeln, Scherben
- Zu hartes Anfassen von Dingen, die dann zerdrückt oder zerbrochen werden
- Unfähigkeit, Wärme und Kälte adäquat zu empfinden
- Brandblasen an den Fingern, deren Ursache der Betroffene nicht benennen kann
- Äußerungen des Pflegebedürftigen über Taubheit und Kribbeln, z. B. in den Fingern.

Folgen

Durch die mangelnde oder fehlende Schutzfunktion sind die Betroffenen besonders **verletzungsgefährdet.** Kann der Körper nicht zwischen schädlichen und gut verträglichen Temperaturen unterscheiden, besteht die Gefahr von **Verbrennungen** oder **Verbrühungen,** z. B. durch heißes Wasser, Heizdecken oder -kissen, Herdplatten oder Kerzen oder aber die Gefahr von lokalen **Erfrierungen.**

Auch **Verletzungen durch spitze oder scharfe Gegenstände** werden nicht als schmerzhaft wahrgenommen. Gerade bei kleineren Verletzungen, die kaum bluten, fehlt wegen mangelndem Schmerzempfinden die Einsicht, dass diese möglicherweise behandlungsbedürftig sind. Dadurch kommt es gehäuft zu Entzündungen und Eiterungen der Wunden.

Darüber hinaus hat ein beeinträchtigter Tastsinn nicht nur körperliche, sondern auch **psychische** und **soziale Folgen.** Da verschiedene Berührungsreize nicht voneinander unterschieden werden können, entstehen z. B.

- Missverständnisse mit anderen Menschen
- Unsicherheit, Ängste, evtl. Aggressionen
- Sozialer Rückzug und Isolation.

I/18.5.2 Pflegetherapie

Einem beeinträchtigten Tastsinn liegen in der überwiegenden Zahl der Fälle körperliche Erkrankungen zu Grunde. Deshalb wird die Pflegetherapie parallel zur **medizinisch-ärztlichen Behandlung** durchgeführt.

Selbstpflegerische Ressourcen aktivieren

Information

Durch **Informationen,** z. B. über die Auswirkungen einer Erkrankung auf den Tastsinn, über die Wirkungen von Wärme und Kälte und über die Folgen taktiler Wahrnehmungsstörungen kann der Pflegebedürftige in die Lage versetzt werden, seine Situation aktiv zu gestalten und zu verbessern. Typisches Beispiel für erfolgreiche Information und Beratung sind z. B. die Diabetiker-Schulungen, bei denen Zuckerkranke eine eigenverantwortliche Lebensführung mit ihrer Erkrankung erlernen. Erfolgsfaktoren dafür sind die **Motivation** und die **kognitiven Fähigkeiten** des Betroffenen, d. h. das geistige Vermögen, die Ressourcen zu erfassen und zu nutzen. Psychiatrisch Erkrankte haben diese Möglichkeit oft nur sehr eingeschränkt (→ Kap. I/33.4).

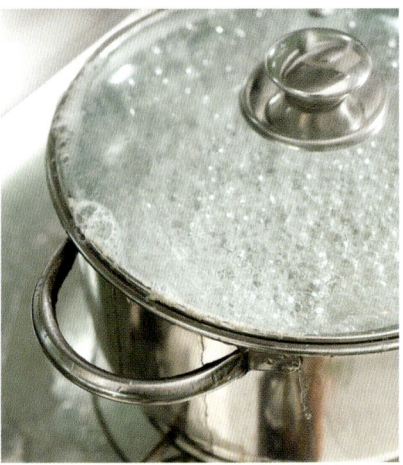

Abb. I/18.30 Teilweise können taktile Einschränkungen durch das Training anderer Sinne ausgeglichen werden, z. B. signalisieren dampfende und brodelnde Speisen im Kochtopf, dass der Topf sehr heiß ist. [J787]

❯ Beratung und Information sind notwendig zu:
- Verhaltensweisen zum Schutz vor Verletzungen
- Möglichkeiten zur Selbststimulation des Tastsinnes
- Erhaltung der selbstständigen Lebensführung.

Kompensation

Die taktile Wahrnehmungsstörung kann teilweise durch andere Sinne kompensiert werden, besonders durch den **Sehsinn** (→ Abb. I/18.30). So können z. B. spitze Gegenstände nicht gefühlt, aber mit den Augen wahrgenommen oder die Wassertemperatur von einem Thermometer abgelesen werden. Die **Kompensation** durch andere Sinnesorgane erfordert vom

---

Ⓐ Fallbeispiel Ambulant, Teil III

Beispiel einer Pflegeplanung bei beeinträchtigtem Tastsinn für Marianne Brückler

Informationssammlung	Pflegetherapie	
Wünsche, Gewohnheiten, Hilfebeschreibungen, pflegefachliche Einschätzungen	Pflegeziel/Verständigungsprozess/erwartete Ergebnisse	Pflegemaßnahmen/Pflegeangebote
<ul><li>Geistig klar</li><li>Motiviert, an der Verbesserung der Situation aktiv mitzuarbeiten</li></ul>**Pflegefachliche Einschätzungen:**<ul><li>Beeinträchtigter Tastsinn aufgrund von Polyneuropathie bei Diabetes mellitus</li></ul>	<ul><li>Schutz vor weiteren Verletzungen</li><li>Ist über Ursachen und Behandlungsmöglichkeiten informiert und beteiligt sich aktiv an der Verbesserung der Situation</li></ul>**Verständigung:**<ul><li>Bestehende Verletzung heilt</li></ul>	<ul><li>Zu Kneipp-Anwendungen anleiten, täglich Extremitäten abwechselnd mit warmem und kaltem Wasser abduschen, letzter Guss kalt</li><li>Aufmerksamkeit anderer Sinne, z. B. des Hörsinns, trainieren</li><li>Einsatz eines sprechenden Thermometers beim Waschen und Spülen</li><li>Auf Benutzung der Brille achten</li><li>Täglich Hautpflege mit rückfettenden und durchblutungsfördernden Salben auf Rosmarinbasis</li><li>Durch Mobilisationsübungen die Funktionsfähigkeit und den Tastsinn fördern</li><li>Regelmäßig zum Augenarzt begleiten</li></ul>

Betroffenen Aufmerksamkeit und geduldiges Üben, bis sie automatisch funktioniert und er auf diese Weise vor Verletzungen geschützt ist.

> Technische Hilfsmittel können einen beeinträchtigten Tastsinn nicht ersetzen, aber die Kompensation durch andere Sinne unterstützen, z. B. eine Brille das Sehen.

Durchblutungsfördernde Maßnahmen

Durchblutungsfördernde Maßnahmen verbessern das Tastempfinden auch, wenn Durchblutungsstörungen nicht Ursache des beeinträchtigten Tastsinns sind, z. B.:
- Kneipp-Anwendungen mit wechselweise warmem und kaltem Wasser
- Belebende Waschungen (→ Tab. I/21.16)
- Einreibungen mit Salben mit durchblutungsfördernden Inhaltsstoffen, z. B. Rosmarin
- Massagen, Fango-Packungen
- Mobilisation: Bewegung und Training fördern die Funktionsfähigkeit der Finger und des Tastsinns sowie die Durchblutung allgemein.

> Durchblutungsfördernde Maßnahmen mit dem Arzt absprechen. So können z. B. Salben, die die Hautdurchblutung verbessern, bei chronischen Durchblutungsstörungen der Extremitäten kontraindiziert sein, weil das Blut verstärkt in die durch die Salbeninhaltsstoffe erweiterten Hautgefäße fließt. Dadurch wird das Blut den tiefer liegenden Blutgefäßen entzogen und die Durchblutung weiter verschlechtert.

Taktile Stimulation

Für eine **taktile Stimulation** können Pflegende dem Pflegebedürftigen Gegenstände reichen, die er ertastet. Dabei werden Erinnerungen wach gerufen, die es dem Pflegebedürftigen ermöglichen, das Ertastete mit im Gedächtnis vorhandenen Informationen abzugleichen, in bekannte Zusammenhänge einzuordnen und die Gegenstände zu erkennen. Dagegen können Gegenstände, die dem Pflegebedürftigen fremd sind, seine Rückzugstendenzen steigern.

Möglichkeiten der taktilen Stimulation sind z. B.:
- Basale Stimulation® (→ Kap. I/18.1.2)
- Snoezelen (→ Kap. I/21.9.2)
- Therapeutische Tischbesuche (→ Kap. II/10.4.15)

- Stimulationsangebote, z. B. Tastübungen mit Kirschkernsäckchen oder Igelbällen, um das Berührungsempfinden zu trainieren.

> Der Tastsinn kann durch einfache Übungen trainiert werden, z. B. durch einen **Fühlkasten:**
- In mehrere leere Kartons mit Deckel jeweils faustgroße Löcher schneiden
- Öffnungen mit einem Tuch abdecken, sodass der Inhalt nicht gesehen werden kann
- In jede Schachtel einen anderen Gegenstand legen
- Pflegebedürftigen bitten, die Gegenstände mit der Hand zu betasten
- Ziel der Übung ist es, dass der Pflegebedürftige die Gegenstände durch Fühlen erkennt, ohne sie zu sehen.

> Bei halbseitig gelähmten Pflegebedürftigen ist die Stimulation der taktilen Wahrnehmung der gelähmten Seite Bestandteil des Bobath-Konzepts. Dabei werden alle Verrichtungen von der Seite des stärker beeinträchtigten Körperteils her vorgenommen (→ Kap. I/31.11.1).
Bei der Körperpflege immer von weniger betroffenen zu stärker betroffenen Körperteilen hin berühren, um die Wahrnehmungsgrenze zu „verschieben" und die sensiblen Areale auszudehnen. Dabei immer raue Materialien, z. B. Waschlappen und Handtücher, verwenden.

I/18.5.3 Pflegeevaluation

Ⓐ Fallbeispiel Ambulant, Teil IV

Zu Besuchen beim Augenarzt lässt sich Marianne Brückler schwer motivieren. Sie sagt, sie könne davon ja doch nicht besser sehen. Es kostet Linda Müller jedes Mal viel Überzeugungskraft, die Besuche durchzusetzen, um wenigstens das geringe Maß der vorhandenen Sehkraft zu erhalten. Die Einreibungen mit den Salben findet Frau Brückler sehr angenehm, auch wenn sie noch keine Verbesserung spürt. Die körperliche Untersuchung auf Verletzungen findet sie zwar eher lästig, lässt sie aber über sich ergehen, da sie nach der Erfahrung mit ihrem schlecht heilenden Zeh weiß, dass es wichtig ist. Das sprechende Thermometer hat sie gut angenommen und es ist ihr jedes Mal einen Spaß wert, da die Stimme so witzig sei. Während der regelmäßigen Evaluationen passt Linda Müller die Pflegeplanung an die aktuelle Situation an.

I/18.6 Riechen und Schmecken

Ⓢ Fallbeispiel Stationär, Teil I

Der 85-jährige Arnulf Röhrich lebt seit kurzem im „Seniorenzentrum Maxeberg". Aufgrund eines Morbus Parkinson leidet er unter einem verminderten Geruchs- und Geschmackssinn. Schon seit einigen Jahren kann er Speisen und Getränke nicht mehr richtig schmecken. Zudem ist er starker Raucher, was zusätzlich seinen Geschmack- und Geruchsinn beeinträchtigt. In früheren Jahren hat die mittlerweile selbst pflegebedürftige Frau Röhrich für ihren Mann gekocht. Gerne haben beide Freunde eingeladen, um in geselliger Runde zu speisen.

Herr Röhrich wird hauptsächlich von der Altenpflegeschülerin Janine Guter betreut.

> **Beeinträchtigung von Schmecken und Riechen** (*gustatorische und olfaktorische Wahrnehmungsstörung*): Eingeschränkte oder fehlende Fähigkeit, unterschiedliche Geschmacksrichtungen zu unterscheiden und Gerüche wahrzunehmen.

Störungen des Geschmacks- und Geruchssinns hängen eng zusammen. Beide Sinnesqualitäten werden über **Chemorezeptoren** aufgenommen. Beim **Geruchssinn** strömen die Geruchsstoffe mit der eingeatmeten Luft an den Riechsinneszellen im oberen Nasenbereich vorbei und lösen eine Erregung aus, die zum Gehirn geleitet und dort wahrgenommen wird. Die Chemorezeptoren liegen in den **Geschmacksknospen** der Zunge, der Mundschleimhaut, des Rachens und des Gaumens. Der menschliche Geschmackssinn kann mindestens die fünf **Geschmacksrichtungen** (*Geschmacksqualitäten*) süß, sauer, bitter, salzig und umami (*herzhaftwürzig, vollmundig*) unterscheiden (→ Abb. I/18.31). Neben diesen fünf nachgewiesenen Geschmackqualitäten werden derzeit nach weiteren speziellen Sinneszellen geforscht. Man vermutet, dass es noch Rezeptoren für fettig, alkalisch, metallisch und wasserartig gibt. Über den Geruchssinn können etwa 4 000 verschiedene Gerüche unterschieden werden.

> Übrigens: Scharf ist keine Geschmacksrichtung sondern genau genommen ein Schmerzsignal, das durch die entsprechenden Nerven für Tast- und Temperaturempfinden weitergeleitet wird.

Die Geschmackszonen der Zunge

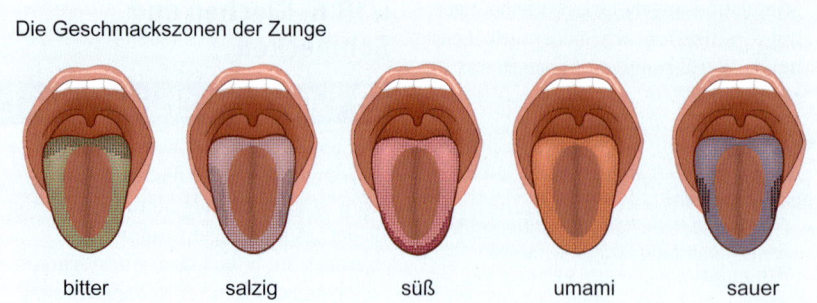

bitter salzig süß umami sauer

Abb. I/18.31 Die unterschiedlichen Geschmacksrichtungen werden in allen Bereichen der Zunge, vor allem aber den seitlichen Bereichen, wahrgenommen. [L138]

Geschmacks- und Geruchssinn hängen eng zusammen, sowohl räumlich als auch funktionell. Ohne funktionierenden Geruchssinn können Geschmacksstoffe kaum voneinander unterschieden werden. Diese Erfahrung hat jeder Mensch bereits bei einem Schnupfen gemacht. Durch die geschwollene Nasenschleimhaut ist neben dem Geruchssinn auch der Geschmack beeinträchtigt.

Funktionen des Geruchs- und Geschmackssinns sind:

- Warn- und Schutzfunktion vor verdorbenen Lebensmitteln oder schädlichen Gasen
- Bedeutung im zwischenmenschlichen Miteinander durch erst in jüngster Vergangenheit entdeckte Riechstoffe, die das Verhalten beeinflussen (*Pheromone*)
- Nahrungsmittelorientierung, Anregung der Verdauungsdrüsensekretion und des Appetits
- Teil der Lebensqualität, weil die Umwelt – dem Einzelnen oft kaum bewusst – nicht nur über Augen und Ohren, sondern auch wesentlich über den Geruchssinn wahrgenommen wird
- Umweltorientierung, z. B. lässt sich der Speisesaal leicht finden, weil es dort nach Mittagessen riecht
- Starke Verknüpfung von Gerüchen mit Emotionen.

❯❯ Gerüche sind die stärksten Verbindungen zum Gedächtnis, die ein Mensch hat.

❯❯ **Lern-Tipp**
Vielleicht lässt sich in Ihrer Einrichtung an einem schönen Platz eine Duftkerze aufstellen und Sie können verschiedene Düfte ausprobieren. Apotheken und Drogerien bieten ein umfangreiches Sortiment, es ist wenig kostenintensiv und die Bewohner entwickeln bestimmt bald ihre eigenen Vorlieben.

I/18.6.1 Informationssammlung

Ⓢ Fallbeispiel Stationär, Teil II

Altenpflegeschülerin Janine Guter beobachtet bei Arnulf Röhrich zunehmende Appetitlosigkeit und vermehrte Gewichtsabnahme. Bei den Mahlzeiten fällt ihr auf, dass er sein Essen so stark nachwürzt, dass es für Menschen mit intaktem Geschmacksempfinden fast nicht mehr essbar wäre. Spricht man ihn direkt beim Essen darauf an, fühlt er sich gedemütigt und wird störrisch. In der Regel bricht er die Mahlzeit ganz ab und geht lieber eine Zigarette rauchen. In einem ruhigen Gespräch mit Janine Guter gibt er an, dass das Essen aus der Küche der Pflegeeinrichtung stets gleich schmecke. Herr Röhrich verbringt viel Zeit im Raucherzimmer, ohne mit jemandem zu reden. Lediglich ein Praktikant findet etwas Kontakt zu ihm, da er manchmal mit ihm zusammen im Garten eine Zigarette raucht. Seine Lebensqualität und Lebensfreude sind aufgrund des beeinträchtigten Geschmacks- und Geruchssinns und der daraus entstehenden Folgen eingeschränkt.

Es wird vermutet, dass mehr als 60 % der 60–80-Jährigen und mehr als 75 % der über 80-Jährigen von Geruchs- und Geschmacksstörungen betroffen sind. 📖📖2

Ursachen und Einflussfaktoren

- Physiologische Altersveränderungen, z. B. verminderte Regenerationsfähigkeit der Riechzellen, verminderte Speichelproduktion

- Virusinfektionen
- Schädliche Umwelteinflüsse, wie Rauchen und Stäube, z. B. Zement- oder Holzstaub
- Erkrankungen, Verletzungen oder Tumoren im Nasen-Rachen-Raum oder im Gehirn
- Unerwünschte Wirkungen von Medikamenten, z. B. einige Medikamente zur Behandlung eines Bluthochdrucks (ACE-Hemmer)
- Tracheostoma, weil die Luft nicht über die Nase eingeatmet wird
- Neurologische Erkrankungen, z. B. häufig bei Morbus Parkinson (mehr als die Hälfte haben Riechstörungen) oder bei Demenz
- Diabetes mellitus durch die verminderte Durchblutung der Nasenschleimhaut
- Reduzierter Allgemeinzustand bei schweren Erkrankungen mit Bettlägerigkeit
- Vorübergehende Beeinträchtigungen durch Erkältung und grippale Infekte.

❯❯ Junge Menschen verkraften kurzzeitige schädigende Einflüsse meist ohne bleibende Schäden, weil sich die Riechschleimhaut regenerieren kann. Im Alter kumulieren schädigende Ursachen. Gleichzeitig können sich die geschädigten Zellen nicht mehr so leicht erneuern.

Zeichen

- Starkes Nachwürzen von Speisen, der Pflegebedürftige äußert, dass alles „gleich" schmecke
- Verwenden starker Geruchsstoffe
- Nichtbemerken oder Verkennen von Geschmacks- und Geruchsreizen, z. B. von angebranntem Essen
- Appetitlosigkeit und Gewichtsabnahme, häufig aber auch Gewichtszunahme (→ Abb. I/18.32)
- Den Mahlzeiten wird keinerlei Bedeutung beigemessen, weil sie ohne Genuss gegessen werden. Es kommt nur auf das Sättigungsgefühl an, egal, mit welchen Nahrungsmitteln
- Lieblose Zubereitung von Mahlzeiten bei alten Menschen, die zu Hause leben und früher gern gekocht haben
- Sozialer Rückzug und Isolation, weil ein Essen in geselliger Runde nicht genossen werden kann.

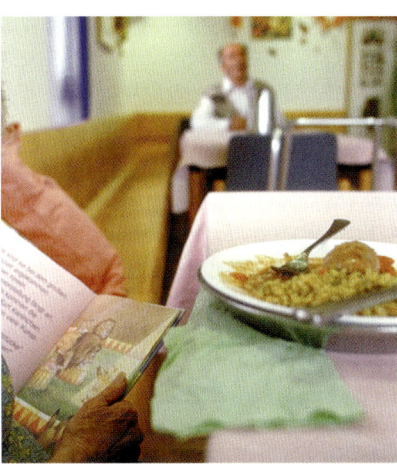

Abb. I/18.32 Dauerhafter Appetitmangel beeinträchtigt die Lebensfreude und die Lebensqualität eines Menschen erheblich. [K157]

❯❯ Die fünf Geschmacksqualitäten sind häufig in unterschiedlichem Ausmaß beeinträchtigt. Süßes können viele alte Menschen mit Geschmacksstörungen besser schmecken als Saures. Deshalb meiden viele Obst und Gemüse und bevorzugen süße und auch **fette Speisen** und werden übergewichtig.

Folgen

- Lebensmittelvergiftungen durch den Genuss verdorbener Speisen mit Übelkeit, Erbrechen und Durchfällen
- Gefahr von Gasvergiftungen durch Gasherde oder Gasheizungen, weil der Geruch des ausströmenden Gases nicht wahrgenommen wird
- Der fehlende Geschmacksreiz führt zu Appetitlosigkeit, unzureichender Nahrungsaufnahme und zu Mangel- und Unterernährung mit deren Folgeerkrankungen (→ Kap. I/20.9) oder aber durch die Bevorzugung süßer Speisen zu Übergewicht (→ Kap. I/20.8) und Obstipation (→ Kap. I/20.13)
- Eingeschränkte Lebensfreude und soziale Beeinträchtigungen
- Soziale Isolierung und Rückzug, besonders stark bei alten Menschen, bei denen noch andere Sinnesfunktionen beeinträchtigt sind.

❯❯ **Vorsicht!**
Aufgrund von Geschmacks- und Geruchsbeeinträchtigungen essen und trinken alte Menschen oft zu wenig, oder sie ernähren sich ungesund. Das ist besonders für immungeschwächte, insulinpflichtige Diabetiker und kachektische Pflegebedürftige gefährlich.

Selbstpflegerische Ressourcen aktivieren

Da meistens nicht alle fünf Geschmacksrichtungen gleich stark betroffen sind, stehen bei Störungen des Geschmackssinns **Kompensationsmöglichkeiten** zur Verfügung:

- Nach **Essenswünschen** fragen und **Mahlzeiten optisch ansprechend** gestalten, um auf diesem Wege den Appetit anzuregen, z. B. Geschirr und Besteck nach dem Geschmack des Pflegebedürftigen hübsch anordnen, Serviette bereit legen (→ Abb. I/18.33)
- Brötchen und Brot bunt belegen, mit Gurken- oder Tomatenvierteln, Kresse, Petersilie u. ä. dekorieren. Dementen Menschen **Fingerfood** anbieten
- Wenn keine orale oder feste Nahrung aufgenommen werden kann, können Geschmacks- und Geruchsempfindungen gefördert werden durch zeitweiliges Einbringen von **Geschmacksträgern** in den Mund des Betroffenen, z. B. Gummibärchen in einem Gazeschlauch
- Vorsicht bei der Vorliebe für süße Speisen. Hier kann **Beratung** helfen, dass der Pflegebedürftige den Konsum süßer Speisen einschränkt, weil er um die Ursachen seines süßen Appetits und die Folgen weiß. Bei den süßen Nahrungsmitteln süßes Obst und fettarme Süßigkeiten, z. B. Gummibärchen, bevorzugen
- **Fortbildungsmaßnahmen,** z. B. Vorträge oder Kochkurse, unterstützen und Pflegebedürftigen motivieren, daran teilzunehmen
- Schädliche Umwelteinflüsse auf die Nasenschleimhaut meiden, z. B. Raucher zur **Raucherentwöhnung** motivieren (→ Kap. I/4), evtl. **Grippeschutzimpfung** anregen, um viralen Infektionen vorzubeugen
- Gründliche **Zahn- und Mundpflege** (→ Kap. I/17.6.2): Speisereste, die bakte

I/18.6.2 Pflegetherapie

Ⓢ **Fallbeispiel Stationär, Teil III**

Beispiel einer Pflegeplanung bei beeinträchtigtem Geschmacks- und Geruchssinn für Arnulf Röhrich

Informationssammlung	Pflegetherapie	
Wünsche, Gewohnheiten, Hilfebeschreibungen, pflegefachliche Einschätzungen	Pflegeziel/Verständigungsprozess/erwartete Ergebnisse	Pflegemaßnahmen/Pflegeangebote
• Raucht täglich zwei Schachteln Zigaretten • Hat früher gern in geselliger Runde gegessen **Pflegefachliche Einschätzungen:** • Beeinträchtigter Geschmacks- und Geruchssinn aufgrund krankhafter Veränderungen durch Morbus Parkinson	• Fühlt sich wohl und nimmt an Geselligkeiten teil **Verständigung:** • Hat Appetit und ernährt sich gesund • Nimmt Gewicht zu	• Zu Übungen anleiten, die den Geschmacks- und Geruchssinn anregen • Über Ursachen und Folgen des beeinträchtigten Geruchs- und Geschmackssinns informieren • Tischnachbarn über Gründe für das starke Nachwürzen informieren und Akzeptanz bewirken • Über Auswahl gesunder und trotzdem schmackhafter Nahrungsmittel beraten. Essensvorlieben erfragen und Wünsche erfüllen • Über Folgen des Rauchens informieren, über Raucherentwöhnung beraten und dazu motivieren (→ Kap. I/4.3) • (*) Mahlzeiten nett dekorieren und appetitlich anrichten • (*) Täglich mehrfach hochkalorische Getränke anbieten • (*) Gewichtskontrolle alle drei Tage

(*) Diese Maßnahmen können mit entsprechenden Durchführungszeitpunkten in den Tagesstrukturplan eingetragen werden.

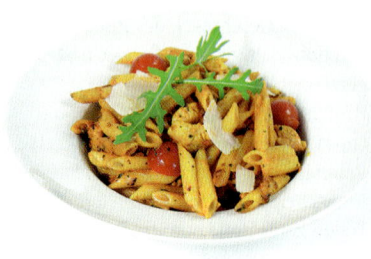

Abb. I/18.33 Eine optisch ansprechende Gestaltung der Mahlzeit kann den beeinträchtigten Appetit anregen. [J787]

riell zersetzt werden, beeinträchtigen die Wahrnehmungsfunktion der Geschmacksrezeptoren.

> ❯ Auch Flüssignahrung (Zusatzkost) sollte immer angenehm und nicht neutral schmecken.

Training des Geschmacks- und Geruchssinns

Ein **Training** des Geschmacks- und Geruchssinns kann mit Hilfe verschiedener ausgewählter, bewusst dosierter und wahrgenommener Reize durchgeführt werden. Zur besseren Identifizierung sollte jeweils nur eine sensorische Quelle, d.h. keine Geschmacks- oder Geruchsmischungen aus mehreren Komponenten gleichzeitig, verwendet werden. Auch individuelle Vorlieben und Abneigungen sowie sensobiografische Aspekte des Pflegebedürftigen sind zu berücksichtigen.

Als **sensorische Angebote** sind z. B. geeignet:
- Lebensmittel in rohem und verarbeitetem Zustand
- Duftstoffe, z. B. Parfüms, Cremes
- Verwendung von Stoffen unterschiedlicher Konsistenz (flüssig, breiig, fest) zur Identifizierung (Basale Stimulation®)
- Aromatherapie (→ Kap. I/21.9.2)
- Snoezelen (→ Kap. I/21.9.2).

> ❯ Nase und Mund stimulieren:
> - Anregungen des Geruchs- und Geschmackssinns nicht vornehmen, wenn der Pflegebedürftige müde und erschöpft ist
> - Nie mehr als zwei bis drei Geruchsstoffe nacheinander reichen, da sie sonst nicht mehr wahrgenommen werden können
> - Angebote möglichst in einem Sinnzusammenhang anbieten
> - Niemals gewaltsam in den Mund eindringen.

Orale Wahrnehmung durch Basale Stimulation® steigern

Voraussetzung für **orale Angebote** ist eine **intakte Mundhöhle,** da saure Aromen bei entzündetem Zahnfleisch und Schleimhautläsionen Schmerzen verursachen. Das Riechzentrum lässt sich z. B. durch Düfte, etwa die eigene Seife, bei der Körperpflege stimulieren.

Vorbereitung

- **Pflegebedürftiger:** bei Pflegebedürftigen mit z. B. einer Kehldeckellähmung und Schluckstörungen (→ Kap. I/20.10) den Oberkörper erhöht positionieren. Sollte dies nicht möglich sein, Seitenpositionierung wählen, um zu verhindern, dass Flüssigkeit in den Rachen läuft. Vor dem Angebot den Mund reinigen, z. B. Borken entfernen, sodass die Schleimhaut wahrnehmungsfähiger wird
- **Altenpflegerinnen:** Einmalhandschuhe bzw. einen Fingerling anziehen
- **Material**
  - Mundpflegematerialien (→ Kap. I/17.6.2)
  - Geschmacksstoffe. alle positiven und gewohnten Geschmacksrichtungen, die den Pflegebedürftigen neugierig machen, z. B. Butter, Maggi, Gummibärchen, Kaffee, Schokolade, Kakao. Die „Geschmacksangebote" in eine angefeuchtete Kompresse geben.

Durchführung

Der Betroffene öffnet eher den Mund, wenn er innerhalb der Aktion einen Sinnzusammenhang herstellen kann. Hierzu ist es wichtig, dass möglichst alle Sinne einbezogen werden und der Vorgang in vertrauter Geschwindigkeit und Art erfolgt. Nachdem der Pflegebedürftige hat sehen und riechen können „was auf ihn zukommt", es vielleicht selber in die Hand genommen hat, kann er damit (b. B. geführt durch Altenpflegerinnen) zunächst die Lippen bestreichen. Unter Umständen beginnt dann der Pflegebedürftige, an der Kompresse zu saugen, sodass das Angebot weitergeführt werden kann. Durch die Integration der Bewegungserfahrung innerhalb der „begleiteten Bewegung" kann die Essenserfahrung für den Betroffenen noch umfassender werden.

Weitere Möglichkeiten der oralen Stimulation (→ Kap. I/20.10.2), die allerdings **nicht bei Aspirationsgefahr** durchgeführt werden dürfen:
- Fleisch oder wenig gekochte Spiralnudeln in einer einlagigen, angefeuchteten Kompresse in den Mund legen und festhalten. Pflegebedürftiger kann die Formen mit der Zunge ertasten
- Einen Paprikachip o. ä. in die Wangentasche legen, um die Zungenaktivität zu steigern. Der Betroffene sucht und fühlt eventuell mit seiner Zunge, was sich in der Wangentasche befindet
- Kombination von Geruch und Geschmack, z. B. löst Kaffee bei vielen alten Menschen Interesse aus.

Zunge als Temperaturfühler

Da die **Zunge** auch einer der „Fühler" für die Temperatur von Speisen ist, ergreifen Altenpflegerinnen bei beeinträchtigten Pflegebedürftigen geeignete Ausgleichsmaßnahmen, um Verbrennungen und Verbrühungen der Lippen, Mundhöhle und Speiseröhre zu vermeiden.

Sie leiten die Pflegebedürftigen zu folgenden Maßnahmen an:
- Mit dem Tastsinn kompensieren, d. h. mit der Fingerspitze die Temperatur prüfen
- Auf aufsteigende (Hitze-)Dämpfe achten
- Thermometer für Speisen benutzen
- Schauen, ob evtl. Mitbewohner ihr (gleich temperiertes) Essen begonnen haben
- Grundsätzlich mit dem Beginn des Essens zwei Min. warten.

I/18.6.3 Pflegeevaluation

Ⓢ Fallbeispiel Stationär, Teil IV

Arnulf Röhrich nimmt langsam Gewicht zu: die hochkalorischen Getränke schmecken ihm gut, da sie sehr süß sind.

Janine Guter beobachtet, dass Herr Röhrich sich bei den Mahlzeiten wohler zu fühlen scheint, denn er bricht nur noch selten eine Mahlzeit ab. Mit seinen Tischnachbarn führt er zunehmend gesellige Gespräche. Spricht man ihn allerdings auf das Rauchen an, reagiert er sehr unwirsch, und behauptet, das würde ihn schon nicht umbringen. Janine Guter versucht trotzdem weiterhin, ihn darüber aufzuklären, dass das Rauchen seinen Geruchs- und Geschmackssinn beeinträchtigt. Nach der Evaluation wird die Pflegeplanung an die aktuelle Situation angepasst.

I/18.7 Sprechen

ⓢ Fallbeispiel Stationär, Teil I

Die Altenpflegerin Hermine Brauer betreut den 63-jährigen Hermann Münsterer. Dieser lebt seit einem Jahr im „Seniorenzentrum Maxeberg" in einem Doppelzimmer. Mit seinem Nachbarn versteht er sich sehr gut. Die beiden Kinder von Herrn Münsterer kommen zweimal in der Woche zu Besuch und haben ein liebevolles Verhältnis zu ihrem Vater. Vor drei Tagen erlitt er einen Schlaganfall, der im Grunde sehr leicht verlaufen ist. Allerdings hat Herr Münsterer seitdem Sprechstörungen.

> ❯ **Sprech- oder Sprachstörung:** Eingeschränkte oder fehlende Fähigkeit, Sprache geistig zu verarbeiten und zu verstehen oder sie (sinnvoll) einzusetzen, obwohl keine kulturellen Sprachunterschiede oder Hörstörungen vorliegen.
> **Beeinträchtigte verbale Kommunikation:** Reduzierte, verzögerte oder fehlende Fähigkeiten, Zeichen zu empfangen, zu verarbeiten, weiterzugeben oder zu benutzen.

Die wichtigsten Störungen der **verbalen Kommunikation** sind die Aphasie und die Dysarthrie:

- **Aphasie** (griech. *phasis = sprechen*). Sprachstörung durch Schädigung des Sprachzentrums im Gehirn nach abgeschlossener Sprachentwicklung. Aphasien gehören zu den Werkzeugstörungen, bei denen die höheren Hirnleistungen, z. B. komplexe Gedankengänge und Handlungen, oft auch sprachnahe Fähigkeiten, z. B. Lesen und Schreiben, beeinträchtigt sind
- **Dysarthrie** (giech. *arthroun = artikulieren*). Zentralnervös bedingte Sprechstörungen durch Beeinträchtigung der an der Sprachmotorik beteiligten nervalen Strukturen. Sprachverständnis, Wortfindung und Satzbau sind intakt, d. h. der Betroffene versteht, was sein Gegenüber sagt. Er kann allerdings seine eigenen Gedanken nicht oder nicht verständlich aussprechen.

Menschen mit **Tracheostoma** (→ Kap. → I/31.7.1) können ebenfalls als sprechgestört bezeichnet werden, da ihnen eine normale Tonbildung meist nicht möglich ist.

I/18.7.1 Informationssammlung

Pflege alter Menschen mit neurologischen Erkrankungen → Kap. I/31.11

ⓢ Fallbeispiel Stationär, Teil II

Hermine Brauer arbeitet intensiv mit Hermann Münsterer zusammen und stellt fest, dass dieser die Sprache in vollem Umfang versteht, jedoch sich selbst kaum verbal äußern kann. Er leidet unter einer Dysarthrie. Von seinen Kindern bekommt Herr Münsterer einen Kommunikator geschenkt. Es ist eines der neueren Modelle und zeigt den Text im Display an. Allerdings kann Herr Münsterer damit noch nicht sicher umgehen.

Im Laufe der folgenden Tage beobachtet Frau Brauer, dass Herr Münsterer immer unzufriedener wird. In einem mühsamen Gespräch mit Herrn Münsterer und seinen Kindern wird deutlich, dass er – neben generellen Verständigungsschwierigkeiten – besonders unter der Angst leidet, sein altes Hobby, das Skatspielen, nicht weiter ausüben zu können. Er hat Angst, seinen Mitspielern zur Last zu fallen.

Ursachen

Ursache für Sprach- und Sprechstörungen ist eine Schädigung des Sprachzentrums im Gehirn, z. B. durch:
- Apoplexie (→ Kap. I/31.11.12)
- Schädel-Hirn-Verletzungen (→ Kap. I/31.11.13)
- Hirntumoren (→ Kap. I/31.11.19)
- Hirndurchblutungsstörungen
- Akute und chronische Verwirrtheit (→ Kap. I/33.4)
- Morbus Parkinson (→ Kap. I/31.11.16)
- Multiple Sklerose (→ Kap. I/31.11.14).

Weitere Ursachen sind z. B.:
- Erkrankungen der sprachbildenden Organe, z. B. Tumor mit Entfernung des Kehlkopfes, schwere Verletzungen des Kehlkopfes, Stenosen und Langzeitbeatmung
- Drogen, unerwünschte Wirkungen von Medikamenten, Vergiftungen.

Zeichen und Ausmaß

Es gibt verschiedene **Formen der Aphasie,** für die unterschiedliche Anzeichen typisch sind:

- **Amnestische Aphasie** (*Amnesie = Erinnerungslücke*). Leichte Störung des Sprachverständnisses und des flüssigen Sprechens. Pflegebedürftiger leidet jedoch unter schweren Wortfindungsstörungen, sodass er gesuchte Begriffe umschreibt, z. B. „Woraus man den Kaffee trinkt" für den Begriff „Tasse"
- **Motorische Aphasie** (*Broca-Aphasie*). Weitgehend intaktes Sprachverständnis, Pflegebedürftiger hat jedoch große Probleme zu sprechen, ringt buchstäblich um jedes Wort, spricht (deswegen) nur telegrammstilartig und häufig mit gequältem Gesichtsausdruck
- **Sensorische Aphasie** (*Wernicke-Aphasie*). Gestörtes Sprachverständnis, Pflegebedürftiger kann aber deutlich und flüssig sprechen. Die Sprechinhalte sind jedoch in der Regel sinnlos und beziehen sich nicht auf das vorher Gesagte, sodass das Gesprochene zusammenhanglos ist und nicht verstanden werden kann
- **Globale** oder **totale Aphasie.** Sprachverständnis und Sprachproduktion sind schwer beeinträchtigt. Viele Betroffene sprechen nur einzelne Worte und wiederholen diese häufig.

Für die **Dysarthrie** sind folgende Zeichen typisch:
- Pflegebedürftiger wagt immer weniger Sprechversuche, da es für ihn frustrierend ist, auf sein Gegenüber sprachlich unzureichend oder gar nicht reagieren zu können
- Häufige Missverständnisse zwischen Pflegebedürftigem und seinen Kommunikationspartnern
- Schreibfähigkeit ist erhalten
- Lebhafte Gestik beim „Ringen um Worte"
- Weitgehende Übereinstimmung von verbalen und nonverbalen Signalen.

Folgen

- Unsicherheit, Ängste, Aggressionen und Trauer
- Misstrauen
- Rückzug und soziale Isolation
- Depressive Verstimmungen bis hin zu schweren Depressionen (→ Kap. I/33.6).

> ❯ **Sprach- und Sprechstörungen** treffen Menschen meistens unvorbereitet, z. B. nach einem Schlaganfall. Sie führen zu großen **Ängsten** oder auch zu **Aggressionen,** da den Betroffenen – zumindest für einige Zeit – das wichtigste Verständigungsmittel genommen ist. Sie fühlen sich hilflos und abhängig.

I **18**

I/18.7.2 Pflegetherapie

Therapeutische Erfolge bei Sprach- und Sprechstörungen sind am größten, wenn die logopädische Behandlung so früh wie möglich beginnt. Logopäden leiten den Pflegebedürftigen zu verschiedenen Sprach- und Sprechübungen an. Wie alle Übungen sind sie nur erfolgreich, wenn der Pflegebedürftige regelmäßig übt, auch wenn die Logopäden nicht anwesend sind. Altenpflegerinnen können die Übungen, nach Anleitung durch die Logopäden, mit dem alten Menschen durchführen. Manche lassen sich in andere Pflegemaßnahmen integrieren, sodass sie trotz Zeitknappheit durchgeführt werden können.

> ❯❯ Zu den wichtigsten Aufgaben der Altenpflegerinnen im Umgang mit sprach- und sprechgestörten Pflegebedürftigen gehört es, sie immer wieder zu loben, zu motivieren und auf Erreichtes hinzuweisen, wenn kleine Misserfolge eintreten, die Fähigkeiten sich nicht zu bessern scheinen oder die alten Menschen mutlos werden

Verbale Kommunikation

- Ängste der Pflegebedürftigen ansprechen, damit sie sich ernst genommen und verstanden fühlen
- Zeitdruck verstärkt die Sprachstörung, deshalb Geduld, Zeit, Ruhe und Aufmerksamkeit mitbringen (→ Abb. I/18.34)
- Sprechfehler nicht belächeln oder kritisieren
- Jeden Sprechversuch und auch kleine Erfolge loben und dadurch motivierend wirken
- Mit kurzen, leicht verständlichen Sätzen sprechen
- Fragen stellen, die mit ja oder nein beantwortet werden können. Alle w-Fragen (z. B. warum, wo, wer) erfordern längere Ausführungen, die den Pflegebedürftigen, zumindest anfänglich, überfordern

- Sind die Altenpflegerinnen unsicher, ob sie den Pflegebedürftigen richtig verstanden haben, wiederholen sie das Gesprochene, um Missverständnissen vorzubeugen, z. B.: „Habe ich Sie richtig verstanden, Sie möchten etwas trinken?"
- Berührung bei Ansprache suchen
- Selbstständigkeit des alten Menschen fördern.

> ❯❯ **Vorsicht!**
> Auch wenn mit dem Pflegebedürftigen in kurzen, verständlichen Sätzen gesprochen werden soll, ist Kleinkindersprache zu vermeiden, weil sie für einen alten Menschen entwürdigend ist. Außerdem verhindert sie, dass er die richtigen Worte wieder erlernt.

Amnestische Aphasiker

- Anfangsbuchstaben oder -silben von gesuchten Wörtern nennen
- Zusammen mit dem Pflegebedürftigen Wortketten aus zusammengesetzten Wörtern bilden, z. B. Tintenfass, Fassbutter, Butter- …
- Pflegebedürftigen motivieren, Wortreihen zu bilden, z. B. die Wochentage aufzuzählen
- Pflegebedürftigen motivieren, ein Erinnerungsbuch anzulegen.

Motorische Aphasiker

- Zur Benutzung von Schreibtafel und -block motivieren und diese bereitlegen
- Bei nicht verständlichen Wörtern nach einigen Versuchen mehrere Begriffe anbieten. Vorher mit dem Pflegebedürftigen ein Zustimmungszeichen für das richtige Wort vereinbaren
- Pflegebedürftigen Wortreihen, z. B. die Wochentage, sprechen lassen
- Lesestoff, Radio und Fernsehen anbieten.

Sensorische Aphasiker

- Pflegebedürftigen Alltagsgegenstände benennen lassen
- Durch biografiebezogene Bilder den vorhandenen Sprachschatz reaktivieren
- Nach Ressourcen, z. B. erhaltenes Lesevermögen, suchen und diese nutzen
- Verstandenes wiederholen.

Globale Aphasiker

- Mit Pflegebedürftigen einfache Zeichen verabreden, z. B. Lidschlag oder Händedruck als Zustimmung, geschlossene Augen als Ablehnung
- Auf nonverbale Zeichen achten, z. B. Mimik
- Nonverbale Zeichen anwenden, um die eigene verbale Kommunikation zu verdeutlichen
- Unterhaltung durch Radio und Fernsehen anbieten.

> ❯❯ Aphasiker und Menschen mit Dysarthrie sind nicht dement. Sie denken und fühlen in der Regel genauso gut wie vor der Erkrankung.

Nicht sprachgebundene Hilfsmittel

Die **nonverbale Kommunikation** spielt eine wichtige Rolle in der Kompensation der verbalen Ausdrucksschwierigkeiten. Hier bieten sich verschiedene **Hilfsmittel** an.

Schreibtafel, Schreibblock und Stift

Die einfachsten Hilfsmittel sind **Schreibtafel** oder **Block** und **Stifte,** die der schreibfähige Pflegebedürftige ständig bei sich hat und mit deren Hilfe er kommuniziert. Das Geschriebene kann er zusätzlich durch Gestik und Mimik unterstützen.

Sprechtafel

Die **Sprechtafel** ist ein Karton, auf dem verschiedene Bilder, Symbole und Zahlen abgebildet sind. Daneben gibt es weiße Felder, die vom Erkrankten mit eigenen, selbst haftenden Zeichen beklebt werden können. Die Sprechtafel dient der Verdeutlichung des Gesprochenen für den Betroffenen, die Pflegenden und die sonstigen Kontaktpersonen. Sie soll das Sprechen nicht ersetzen, sondern ergänzen.

Entsprechende Computerprogramme können diese und andere Funktionen ebenfalls übernehmen. Für viele alte Pflegebedürftige sind sie jedoch aufgrund eingeschränkter kognitiver und körperlicher Fähigkeiten keine wirkliche Alternative.

Abb. I/18.34 Für Gespräche mit Sprach- und Sprechgestörten planen Pflegende Zeit ein. Ungeduld spürt der Betroffene und gibt frustriert auf. [J745–042]

I
18

Ⓢ Fallbeispiel Stationär, Teil III

Beispiel einer Pflegeplanung bei Sprechstörungen für Hermann Münsterer

Informationssammlung	Pflegetherapie	
Wünsche, Gewohnheiten, Hilfebeschreibungen, pflegefachliche Einschätzungen	Pflegeziel/Verständigungsprozess/erwartete Ergebnisse	Pflegemaßnahmen/Pflegeangebote
• Versteht Sprache • Besitzt einen Kommunikator • Versteht sich gut mit seinem Mitbewohner • Kinder kommen zweimal wöchentlich zu Besuch • Möchte wieder Skat spielen, hat aber Angst, den anderen Mitspielern zur Last zu fallen **Pflegefachliche Einschätzungen:** • Beeinträchtigte verbale Kommunikation	• Hat befriedigende Sozialkontakte **Verständigung:** • Erlernt Lautbildung und Sprache durch Stimmrehabilitation • Nutzt Kommunikator	• Über Beschäftigungsangebote informieren und beraten • (*) Zum Umgang mit Kommunikator anleiten und diesen benutzen • (*) Nach ersten Fortschritten Pflegebedürftigen regelmäßig zum Erzählen auffordern, um das spontane, flüssige und sinnvolle Sprechen zu üben • (*) Zur Teilnahme an der hauseigenen Skatrunde motivieren • Über Chat-Rooms im Internet informieren und an das Medium Internet heranführen • Mitbewohner und Angehörige über die Sprachprobleme informieren (Einverständnis erforderlich) und motivieren, täglich mit dem Erkrankten zu sprechen • (*) Kontakt zur Logopädie organisieren und gemeinsam mit dem Pflegebedürftigen nach Anleitung durch Logopäden Übungen durchführen • (*) Dem Pflegebedürftigen möglichst nur Fragen stellen, die er mit „Ja" oder „Nein" beantworten kann; einfache, kurze Sätze sprechen

(*) Diese Maßnahmen können mit entsprechenden Durchführungszeitpunkten in den Tagesstrukturplan eingetragen werden.

Kommunikationsbuch

Im **Kommunikationsbuch** befindet sich auf der linken Hälfte jeder Seite z. B. eine Zeichnung oder ein Foto, auf der rechten Hälfte das dazugehörige geschriebene Wort. Es fördert sowohl die situationsbedingte Kommunikation, als auch das richtige Zuordnen von Bild und Schrift sowie das Lesen.

Kommunikator

Der **Kommunikator** ist eine Art Schreibmaschine in Miniaturformat (→ Abb. I/18.35). Er kann am Handgelenk getragen werden. Das Gerät besitzt eine Tastatur, auf der der Stimmlose seine Mitteilungen eintippt, die auf einem Papierband ausgedruckt werden und vom Ansprechpartner gelesen werden können.

Neuere Ausführungen sind computergestützt und arbeiten mit einem Display, auf dem die Mitteilung als Fließtext erscheint. Die Tasten der Geräte liegen so weit auseinander, dass auch motorisch beeinträchtigte Menschen sie gut bedienen können.

Alltalk

Alltalk ist ein computergesteuertes Gerät, das mit verschiedenen Programmen gespeist werden kann. Es imitiert die Stimme seines Besitzers.

Kommunikation über das Internet

Für Sprechgestörte, die schreiben können und geistig fit sind, gibt es die schon längst nicht mehr nur von jungen Menschen genutzte Kommunikationsmöglichkeit über das **Internet,** das **Chatten.** Mit dieser Methode können Menschen, die sich an verschiedenen Orten befinden, mithilfe von PC, Laptop, Tablet-Computern oder Handys schriftlich kommunizieren. Die Übertragung der geschriebenen Sätze dauert nur wenige Augenblicke, egal an welchen Ort die Botschaften geschickt werden. In wenigen Sekunden bekommt der Absender eine schriftliche Antwort auf sein Geschriebenes, sodass längere „Gespräche" möglich sind. So entsteht die Möglichkeit, sich mit Menschen in der ganzen Welt auszutauschen.

❯ Die meisten Chat-Angebote im Internet werden von jungen Menschen genutzt. Es gibt aber auch Chat-Runden speziell für Senioren.

Internet- und Lese-Tipp
Deutschsprachige Chat-Rooms für Senioren:
• www.feierabend.com
• www.seniorentreff.de
• www.seniorenchatring.de
• www.senioren-seelsorge.de/chat
• www.graue-feder.de

Flüstersprache

Mit **Flüsterstimme** sprechen Menschen, wenn sie z. B. infolge einer starken Erkältung heiser sind. Für viele Menschen ohne Kehlkopf wird sie zur normalen Sprache, da sie Laute nur stimmlos bilden können. Das erfordert Geduld und Übung, eine ruhige Umgebung und ein gut funktionierendes Gehör beim Gegenüber.

❯ **Lern-Tipp**
Führen Sie mit einem Partner aus Ihrem Kurs eine Unterhaltung, bei der sich einer der Teilnehmer lediglich mit Schreiben verständigt. Kommunizieren Sie über verschiedene Themen, sowohl Sachfragen als auch emotionale Inhalte. Achten Sie genau darauf, an welchen Stellen des Gesprächsverlaufs Ihnen die Festlegung auf geschriebene Sprache besonders hinderlich scheint.

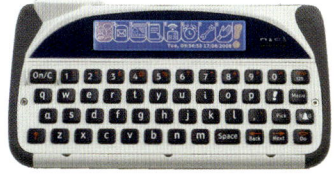

Abb. I/18.35 Der Kommunikator funktioniert wie ein einfacher Computer und stellt die Äußerungen auf einem Display dar. [V421]

I 18

Stimmrehabilitation bei Tracheostoma

Pflege bei Tracheostoma, Sprechkanülen → Kap. I/31.7.1

Stimmprothese

Einige Zeit nach der Operation kann in einem zweiten Eingriff eine **Stimmprothese** zwischen dem Stumpf der Luftröhre und dem oberen Abschnitt der Speiseröhre eingesetzt werden (→ Abb. I/18.36). Durch dieses Ventil aus körpereigenem Material oder Kunststoff kann der Betroffene die Lungenluft zur Stimmbildung benutzen. Die Ersatzsprache ist für jüngere Menschen recht schnell zu erlernen, viele Ältere haben jedoch Probleme mit der Umstellung, besonders Demente können aufgrund ihrer kognitiven Einschränkungen nicht darauf zurückgreifen.

Ösophagus-Ersatzsprache

Die **Ösophagus-Ersatzsprache** (*Ruktus-Stimme*) wird mit der **Speiseröhre** (*Ösophagus*) gebildet. Die zur Stimmbildung benötigte Luft wird über die Mundhöhle durch Ansaugen in die Speiseröhre befördert. Mit dem ringförmigen Muskel im oberen Speiseröhrenbereich, dem „Ösophagusmund", können nach einigem Training Laute gebildet werden. Das Erlernen erfordert viel Geduld und Disziplin sowie kognitive Fähigkeiten. Für viele Pflegebedürftige ist das Erlernen dieser Sprache noch schwieriger als das Sprechen mit einer Stimmprothese. Hinzu kommt, dass durch die Ersatzsprache die Stimme wesentlich tiefer wird als vorher. Manche Frauen haben damit Probleme und lehnen diesen Weg deswegen ab.

Elektronische Sprechhilfe

Eine weitere Möglichkeit stellt die **elektronische Sprechhilfe** dar, eine Gerätestimme, die ohne Luft auskommt und sich wie eine „Roboterstimme" anhört (→ Abb. I/18.37). Das Gerät wird während der normalen (unhörbaren) Sprechbewegungen an den Mundboden gehalten. Die so übertragenden Schallschwingungen „übersetzt" das Gerät automatisch in eine gut verständliche Sprache. Das Atmen erfolgt davon unabhängig durch das Tracheostoma.

> **Internet- und Lese-Tipp**
> Weitere Informationen:
> - Bundesverband der Kehlkopflosen und Kehlkopfoperierten e. V.: www.kehlkopflosenbundesverband.de
> - Deutsche Krebshilfe: www.krebshilfe.de
> - IRL-Institut für Rehabilitation Laryngektomierter GmbH: www.irl-institut.de

I/18.7.3 Pflegeevaluation

S Fallbeispiel Stationär, Teil IV

Das pflegerische Team, die Mitbewohner und Kinder achten darauf, in Gesprächen mit Hermann Münsterer einfache Fragen zu stellen, die er mit „Ja" oder „Nein" beantworten kann. So klappt die Verständigung sehr gut. Bei langem flüssigem Sprechen ist Herr Münsterer noch gehemmt, besonders wenn er das Gefühl hat, dass sein Gesprächspartner unter Zeitdruck steht. Die logopädischen Übungen tun Herrn Münsterer sehr gut und helfen ihm auch, mit dem Kommunikator immer besser zurechtzukommen. Auf Anregung

von Hermine Brauer und der Schülerin Janine Guter ist eine lustige Skatrunde entstanden, die sich bereits zweimal getroffen hat. Seitdem organisieren die Teilnehmer ihre Treffen in Eigenregie. Diese Selbstständigkeit macht Herrn Münsterer Mut. Außerdem hat er sich für einen Computer- und Internetkurs angemeldet, da er diese Kommunikationsmittel kennen lernen möchte. Nach der Evaluation passt Hermine Brauer die Pflegeplanung an die aktuelle Situation an.

I/18.8 Störung des Selbstwertgefühls

S Fallbeispiel Stationär, Teil I

Die Altenpflegeschülerin Janine Guter betreut die 80-jährige Leopoldine Schwabel, die seit einem Jahr verwitwet ist. Frau Schwabel hat ihren Mann bis zu dessen Tod zu Hause gepflegt und den Haushalt versorgt. Danach nahmen ihre Herzbeschwerden zu und ihr Diabetes verschlimmerte sich. Bei einem Klinikaufenthalt wurden Durchblutungsstörungen festgestellt. Da ihre Tochter an Arthrose leidet, kann sie die Mutter nicht pflegen. Deshalb entschied sich Frau Schwabel für den Umzug in die stationäre Pflegeeinrichtung, wo sie nun seit acht Wochen lebt.

Seit ihrem Einzug beobachten die Pflegenden, dass sie zunehmend vergesslich wird. Die Tochter bestätigt, dass die Mutter auch bei einfachen Alltagsaufgaben schnell überfordert wirkt, Fehler

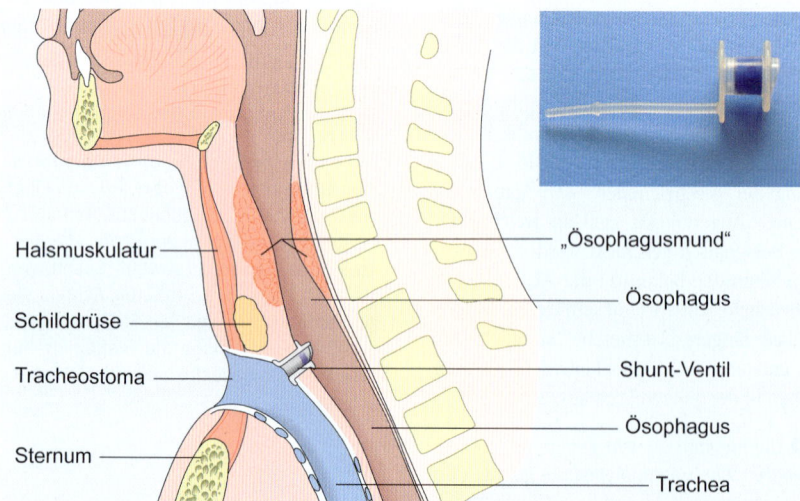

Halsmuskulatur — „Ösophagusmund"
Schilddrüse — Ösophagus
Tracheostoma — Shunt-Ventil
Sternum — Ösophagus
— Trachea

Abb. I/18.36 Die operativ eingesetzte Stimmprothese ist eine ventilartige Verbindung zwischen Luft- und Speiseröhre. [L190, M270]

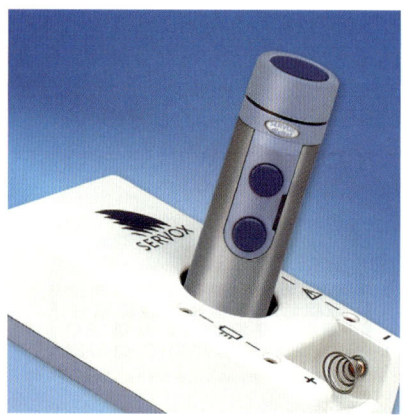

Abb. I/18.37 Servox Inton®-Sprechhilfe mit Ladegerät. Die weiße Fläche wird am Mundboden angesetzt. Der von ihr erzeugte Ton wird über die Weichteile des Mundbodens in den Mundraum übertragen und dort in Sprache umgewandelt. [V156]

macht und Dinge verwechselt, es dann aber meist abstreitet. Es kam wiederholt vor, dass Frau Schwabel Mitarbeiter beschuldigt hat, Dinge gestohlen zu haben, die sich jedes Mal als „nur verlegt" wieder einfanden. Wenn sie Blähungen hat, unterstellt sie den Köchen, sie hätten ihr verdorbenes Essen serviert. Auch die Tochter blieb nicht verschont von Beschuldigungen und ist sehr unglücklich darüber, weil sie bisher ein gutes Verhältnis zur Mutter hatte.

> **Störungen des Selbstwertgefühls:** Negative Veränderung des Selbstkonzepts eines Menschen mit den Zeichen negativer Selbsteinschätzung, mangelnden Selbstbewusstseins und Störungen des Körper- und Rollenbildes.

Ein positives **Selbstwertgefühl** gehört zu den menschlichen Grundbedürfnissen. Bei alten Menschen ist es häufig von körperlichen Veränderungen und der Erfahrung kognitiver Veränderungen beeinflusst.

I/18.8.1 Informationssammlung

Ⓢ Fallbeispiel Stationär, Teil II

Von der Tochter erfährt Janine Guter, dass Leopoldine Schwabel schon immer große Probleme hatte, Gefühle zu zeigen und darüber zu sprechen. Auch über den Tod des Ehemanns und die Krankheit der Tochter konnte sie nie reden. Sie wechselt dann immer sehr schnell zu einem anderen Thema. Es hat auch den Anschein, als würde sie körperliche Nähe ablehnen und lieber auf Distanz gehen. Ihre zunehmende körperliche Schwäche und ihre Vergesslichkeit verleugnet sie vehement.

Frau Schwabel hat in jungen Jahren ihren Beruf als Bürokauffrau aufgegeben, um im Geschäft ihres Mannes zu helfen und Haushalt und Kind zu versorgen. Sie hat mit der Heirat ihre vertraute Umgebung verlassen und ist mit dem Ehemann in ein anderes Bundesland gezogen.

Frau Guter erfährt auch, dass Frau Schwabel sich vor zwei Jahren bei der Seniorentanzgruppe und dann auch beim Wanderverein abgemeldet hat, um ganz für ihren Mann da zu sein. Dadurch sind einige freundschaftliche Kontakte buchstäblich „eingeschlafen". Wegen zunehmender Schmerzen in den Füßen infolge der Durchblutungsstörungen kann Frau Schwabel inzwischen nicht mehr tanzen und wandern.

Janine Guter erkennt einen Zusammenhang zwischen den vielen Verlusterlebnissen, die Frau Schwabel in ihrem Leben und besonders in den vergangenen beiden Jahren verkraften musste, und ihrem beschuldigenden Verhalten. Sie stellt bei Frau Schwabel u. a. eine Störung des Selbstwertgefühls fest.

Ursachen und Einflussfaktoren

Störungen des Selbstwertgefühls können entstehen durch:
- Veränderungen im Körperbild, z. B. durch Lähmungen, Hauterkrankungen
- Körperliche Einschränkungen, die dazu führen, dass alte Menschen sich nichts mehr zutrauen und so die Einschränkung verstärken, z. B. fürchten viele alte Menschen, zu stürzen, und bewegen sich deshalb weniger
- Geistige Einschränkungen, z. B. beginnende Vergesslichkeit, Verwirrtheit und Desorientierung
- Negative gesellschaftliche Einstellungen gegenüber dem Alter, die in abwertenden Äußerungen deutlich werden (→ Abb. I/18.38)
- Zweifel an der eigenen Attraktivität
- Verlust der Selbstbestimmung, z. B. durch Umzug in eine Pflegeeinrichtung, erzwungene Pensionierung oder Arbeitslosigkeit
- Fehlende individuelle Interessen und Aufgaben
- Unrealistische Erwartungen an sich selbst oder anderen gegenüber
- Erlernte Hilflosigkeit, z. B. bei Männern, die lebenslang von ihrer Ehefrau mit den Dingen des täglichen Lebens versorgt wurden
- Häufige Misserfolge in wichtigen Lebensbereichen, z. B. im Beruf oder in Beziehungen
- Traumatische Erlebnisse in der Vergangenheit, z. B. Vernachlässigung, Missbrauch, Misshandlung, Vergewaltigung.

Zeichen

Aus ganz unterschiedlichen Wahrnehmungen kann auf Störungen des Selbstwertgefühls geschlossen werden. Zeichen können sein:
- Selbstabwertende Äußerungen, z. B. „das schaffe ich nie", „das konnte ich noch nie", „mich mag ja doch niemand"
- Lob und Anerkennung werden abgewehrt, z. B. „das sagen Sie ja bloß, um mich aufzumuntern"
- Negative Erlebnisse werden überbewertet, z. B. „ich habe ja gleich gewusst, dass ich keinen Besuch bekomme"
- Unangemessene Schuldgefühle, z. B. entschuldigt sich der alte Mensch ständig für alles, was er tut oder sagt
- Beschuldigen anderer, um eigene Fehlleistungen zu vertuschen, z. B. beim Verlegen der Brille
- Verleugnen und Bagatellisieren eigener Schwächen, um sie vor anderen zu verbergen.

> Die meisten der genannten Zeichen sind auch typische Symptome bei depressiven Erkrankungen (→ Kap. I/33.6.1).

Ausmaß und Folgen

Es erfordert viel Zuwendung, um einen alten Menschen in seinem Selbstbewusstsein zu unterstützen und in seinen Selbstpflegepotenzialen zu fördern. Gelingt dies nicht, kann es zu **schwerwiegenden Folgen** kommen, z. B.:
- Selbstzerstörerisches Verhalten und Vernachlässigung des eigenen Körpers oder der Kleidung
- Fehlendes Selbstvertrauen führt zu Inaktivität und Apathie. Inaktivität wiederum hat Bewegungseinschränkungen und Erkrankungen zur Folge
- Hoffnungslosigkeit und soziale Isolation (→ Kap. II/5), die den Zugang zum alten Menschen erschweren (→ Abb. I/18.39).

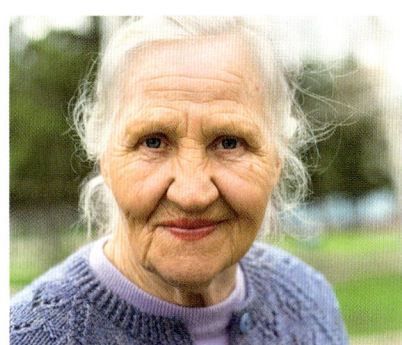
Abb. I/18.38 Auch wenn viele Werbebotschaften das Gegenteil verkünden: Schönheit hat nichts mit der Zahl der Falten zu tun. [J787]

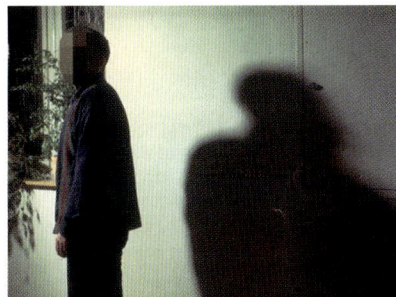
Abb. I/18.39 Menschen mit gestörtem Selbstwertgefühl leben häufig isoliert und fühlen sich hoffnungslos. Es ist nicht einfach, Zugang zu einem betroffenen Menschen zu finden. [K183]

Auffälliges und störendes Verhalten können Hilferufe sein. Wer die Gründe kennt, die hinter dem Verhalten eines Menschen stehen, bekommt leichter Zugang zu ihm.

❯ Störungen im Selbstkonzept eines Menschen können alle pflegerischen Bemühungen untergraben oder zumindest erschweren, wenn dies nicht als Pflegediagnose erkannt wird.

I/18.8.2 Pflegetherapie

Therapeutische Grundhaltung und therapeutisches Klima

Das Gefühl, angenommen und verstanden zu werden, stützt alte Menschen. Ein verständnisvolles Klima im Umgang miteinander erleichtert es, aufgestaute Spannungen und Gefühle **abzureagieren.**

Das Verhalten und die Einstellung gegenüber alten Menschen mit gestörtem Selbstwertgefühl werden sehr stark vom **Selbstwertgefühl der Altenpflegerinnen** beeinflusst. Deshalb ist es wichtig, dass Pflegende die Wechselwirkungen zwischen ihrer Selbstwahrnehmung, ihrer Persönlichkeit, ihrem Denken, Fühlen und Handeln und den Reaktionen alter Menschen kennen.

❯ Pflegende können von Kolleginnen nicht erwarten, dass sie wertschätzend mit den alten Menschen umgehen, wenn sie ihnen nicht selbst mit der nötigen Wertschätzung entgegenkommen.

Angebote der Einrichtung

Viele Faktoren für ein gestörtes Selbstwertgefühl sind durch den Betroffenen selbst

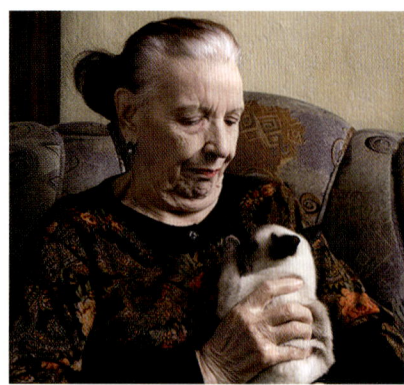

Abb. I/18.40 Tiere gehören in vielen Einrichtungen zum Konzept. [J787]

beeinflussbar. Doch auch die **Bedingungen in stationären Einrichtungen** bieten viele Möglichkeiten, Lebensfreude und sinngebende Aufgaben zu finden. So ist es in vielen Einrichtungen inzwischen möglich, ein geliebtes **Haustier** mitzubringen (→ Kap. II/10.4.13, → Abb. I/18.40)

Therapeuten beginnen ihre Arbeit oft damit, den alten Menschen zu **stützen** und dessen Selbstbewusstsein zu stärken. Sie helfen, ein neues Verhalten zu erarbeiten, um das seelische Gleichgewicht zu stabilisieren. Später gehen sie behutsam an die Bearbeitung unbewusster Konflikte heran.

Was in keinem Fall hilft, ist Druck von außen, z. B. von Angehörigen oder Freunden und „gut gemeinte" Ratschläge, wie: „Du musst nur wollen", „Nimm dich doch zusammen" „Das wird schon wieder". Gerade das Erleben und Ausdrücken von negativen Gefühlen dient dazu, Spannung zu vermindern und kann so Erleichterung verschaffen. Die Redewendung: „Mir fällt ein Stein vom Herzen" trifft das sehr bildhaft.

Ergotherapie, Musik- und **Gestalttherapie** wecken oder fördern die Kreativität mit den Zielen:
- Eigenkräfte im alten Menschen zu mobilisieren
- Zeit sinnvoll gestalten zu helfen
- Aggression und Depression abzubauen.

Spaß, Humor und Lachen

Humor ist eine wichtige Form der Kommunikation. Menschen lernen über sich selbst und ihre Schwächen zu lachen und sich dadurch mit anderen solidarisch zu fühlen. Humor ist von großer Bedeutung für das Selbstkonzept.

❯ Humor ist Teil des Lebens, auch angesichts von Krankheit, Behinderung, Alter und Tod.

- Humor ist nicht nur angeboren, sondern kann sehr wohl im Alter kultiviert werden
- Humor zu haben heißt nicht, über alles und bei jeder Gelegenheit zu lachen
- Wer auch Missgeschicken und Niederlagen eine heitere Seite abgewinnen und dabei über sich selbst lachen kann, besitzt einen gewissen Schutz vor seelischen Krisen und depressiven Verstimmungen
- Humor hilft, Hoffnung und Freude aufrecht zu erhalten.

Es ist seit der Antike bekannt, dass vom Lachen eine heilsame Wirkung ausgeht.

Nach amerikanischem und französischem Vorbild werden inzwischen auch in deutschen Kliniken und Pflegeeinrichtungen vermehrt **Spaßtherapeuten** eingesetzt. Das sind Schauspieler, Pantomimen oder Clowns, die zu kranken Kindern, aber auch

---

Ⓢ Fallbeispiel Stationär, Teil III

Beispiel einer Pflegeplanung bei gestörtem Selbstwertgefühl für Leopoldine Schwabel

Informationssammlung	Pflegetherapie	
Wünsche, Gewohnheiten, Hilfebeschreibungen, pflegefachliche Einschätzungen	Pflegeziel/Verständigungsprozess/erwartete Ergebnisse	Pflegemaßnahmen/Pflegeangebote
• Verlusterlebnisse, z. B. körperliche Einschränkungen • Sucht Erfolgserlebnisse, will Schwächen und Defizite überspielen und verleugnen • Hat Freude an Musik und an der Natur; hat schöne Dias von Wanderungen, war in einer Seniorentanzgruppe und im Wanderverein **Pflegefachliche Einschätzungen:** • Gestörtes Selbstwertgefühl	• Frau Schwabel fühlt sich sicher • Selbstwertgefühl ist stabil • Hat Erfolgserlebnisse **Verständigung:** • Kann Hilfe annehmen	• Über den Tanzkreis und die Sitztanzgruppe in der Einrichtung informieren • (*) Besuche zum Kennenlernen der Gruppen und des Singkreises organisieren und begleiten • Gespräch mit der Tochter, Tipps für einen wertschätzenden Umgang – ohne Korrigieren, Kritisieren und Argumentieren – stattdessen Lob und Ermutigung • Angebot an Frau Schwabel, mit der Tochter die Dias von ihren Wanderungen in der näheren Umgebung zu zeigen

(*) Diese Maßnahmen können mit entsprechenden Durchführungszeitpunkten in den Tagesstrukturplan eingetragen werden.

zu Erwachsenen und alten Menschen gehen und sie zum Lachen bringen – mit großen Erfolgen. Doch es kann auch ein Kostümfest oder Fasching sein, bei dem die Lachmuskeln richtig in Schwung kommen.

- 100-mal Lachen am Tag aktiviert das Herz-Kreislauf-System genauso wie zehn Min. Rudern
- Beim Lachen entspannen sich die Gesichtszüge, man atmet automatisch tiefer ein und aus und schleust mehr Sauerstoff ins Blut
- Lachen lenkt ab und ist eine Antistressmethode
- Lachen fördert das Wohlbefinden, stimuliert die Produktion von Endorphinen („inneres Morphium") und setzt damit das Schmerzempfinden herab
- Humor wirkt anregend auf das Denken, die Stimmung und fördert die Flexibilität
- Humor im pflegerischen Alltag kann schwierige Situationen entschärfen und unangenehme Verrichtungen leichter machen.

Die passende Art und Dosis von Humor für jeden Menschen und für jede Situation zu finden, ist jedoch nicht einfach. Was den einen zum Lachen bringt, kann einen anderen vielleicht kränken, bestenfalls kalt lassen.

❯ Für die Anwendung von Humor in der Pflege gelten zwei Regeln:
- **Mit** den Menschen lachen
- Nicht **über** Menschen und ihre Missgeschicke lachen.

Bei gesundem Humor ist das Lachen eingebettet in Verständnis und Zuneigung, sodass der alte Mensch mitlachen kann (→ Abb. I/18.41).

In einem Projekt wurden Pflegende über ihre Beobachtungen und Erlebnisse mit Humor im Pflegealltag befragt. Insgesamt gesehen wurde Humor sowohl vom Personal als auch von den Pflegebedürftigen am häufigsten benutzt, um **Ängste, Stress, Anspannung** oder **Scham** im Zusammenhang mit tabuisierten Verrichtungen abzubauen (59 %). An zweiter Stelle stand die Beseitigung von sozialen Konflikten. Nur bei 1,7 % wurden negative Reaktionen ausgelöst. 📖1

Auch in verschiedenen geriatrischen Einrichtungen konnte beobachtet werden, wie sich das Klima durch die Einbeziehung von Humor verbessert hatte. Die Bewohner lächelten häufiger, waren freundlicher, umgänglicher, kontaktfreudiger und beteiligten sich bereitwilliger an den Tagesaktivitäten.

Menschen mit Demenz haben oft eine Antenne für warmherzigen Humor. Sie können über vertraute Liedzeilen, Schlagertexte oder Verse lachen, über Sprichwörter, aber auch über ganz spontan entstandene Reime. Nur Witze und Satire verstehen sie oft nicht mehr. Aber sie spüren Freundlichkeit und fühlen sich bestätigt, wenn sie angelächelt werden (→ Kap. II/10.4.3).

❯ **Vorsicht!**
„Schlechte Scherze" können ein Unwohlsein verstärken. Bei schwerer Depression können „Aufmuntern", „Aufheitern", „Spaßmachen" und die Empfehlung ablenkender, lustiger Filme oder Bücher genau das Gegenteil bewirken. Hier sind sehr viel Einfühlungsvermögen und Vorsicht erforderlich. 📖2

I/18.8.3 Pflegeevaluation

Ⓢ Fallbeispiel Stationär, Teil IV

Nach einem Monat überprüft Janine Guter die Pflegeplanung für Leopoldine Schwabel auf ihre Wirkung. Frau Schwabel hat immer noch große Probleme, über ihre Gefühle zu sprechen und ihre zunehmende Gedächtnisschwäche anzunehmen. Das Beschuldigen anderer ist etwas weniger geworden, kommt aber immer wieder vor. Frau Schwabel scheint immer noch unglücklich zu sein über ihren Gesundheitszustand, ihre neue Wohnumgebung, die fehlenden sozialen Kontakte und mangelnde Erfolgserlebnisse.

Sie nimmt, trotz Schmerzen in den Beinen, einmal wöchentlich am Seniorentanzkreis teil. Die Tanzkreisleiterin

beobachtet, dass Frau Schwabel ihre ganze Kraft und Konzentration benötigt, um mitmachen zu können, und dass sie unbedingt alles richtig machen möchte. Für die Sitztanzgruppe fühlt sie sich „noch nicht alt genug". Beim Singen hat sie sich schon unbeliebt gemacht, weil sie andere ständig verbessert. Wegen der Idee zu einem Dia-Nachmittag hat Frau Schwabel ständig eine andere Ausrede. Sie hat anscheinend große Angst, etwas falsch zu machen oder auf Fragen keine Antwort zu wissen. Die Tochter hat das Projekt deshalb vertagt.

Wegen des Verdachts auf eine beginnende Demenz ist ein Besuch bei der Gedächtnisambulanz geplant, zu dem Frau Schwabel aber noch zu motivieren wäre. Unabhängig vom Ergebnis hat sich die Tochter von Frau Schwabel schon kundig gemacht über Vergesslichkeit, Gedächtnistraining, Demenz und über Validation® (→ Kap. I/33.5.4).

Das Team bestärkt sich gegenseitig und die Tochter von Frau Schwabel darin, auch kleine Erfolgserlebnisse zu registrieren, Frau Schwabel Zeit zu lassen, sich mit all den Verlusten zu arrangieren und ihr zuzugestehen, hin und wieder ärgerlich und wütend zu sein. Sie wird dann mit ihrem Ärger und ihrer Wut ernst genommen und nicht „vertröstet".

Janine Guter bringt die Pflegeplanung auf den neuen Stand und beschließt, sie in vier Wochen wieder zu überprüfen.

I/18.9 Körperbildstörungen

Ⓐ Fallbeispiel Ambulant, Teil I

Die Altenpflegerin der „Ambulanten Pflege Bogendorf" Dorothee Zenker kommt regelmäßig zu der 77-jährigen Eleonore Grahner, die nach einer großen Darmoperation regelmäßig medizinisch und pflegerisch zu betreuen ist. Frau Grahner hat in den vergangenen Monaten 20 Kilo abgenommen. Obwohl die Heilung bisher komplikationslos verlief, zeigt Frau Grahner zunehmend depressives Verhalten. Während der morgendlichen Ganzkörperwaschung klagt sie Frau Zenker ihr Leid: „Ich kann mich selbst bald nicht mehr anschauen, so wie ich abgenommen habe, alles hängt an mir runter, nur noch Falten, und Haare hab ich auch kaum mehr auf dem Kopf. Wie eine alte Hexe! Sie hätten mich vor zwei Jahren sehen sollen, da hab ich noch als Seniorenmodel für eine Werbeagentur gearbeitet."

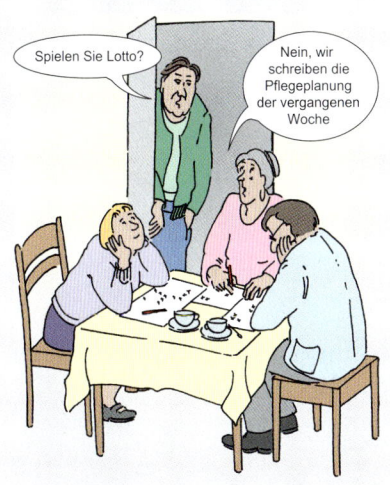

Abb. I/18.41 Schlagfertigkeit ist ein guter Impulsgeber für Humor. [L119, M221]

I

18

> **Körperbildstörung:** Beeinträchtigte Wahrnehmung des eigenen Körpers oder einzelner Körperteile und gestörtes Bewusstsein für den eigenen Körper.

I/18.9.1 Informationssammlung

Ⓐ Fallbeispiel Ambulant, Teil II

Eleonore Grahner ist seit 15 Jahren verwitwet und hat zwei Töchter, eine wohnt in der Nähe, die andere in Asien. Ihr Mann war Grafiker und hat sie immer wieder als sein Lieblingsmodel gezeichnet und fotografiert. Sie spielte in einer Laienspielgruppe Theater. Deshalb war das Aussehen für Frau Grahner, die seit ihrer Heirat Hausfrau und Mutter war, ein Leben lang besonders wichtig. Sie ist vor dem Krankenhausaufenthalt regelmäßig ins Schwimmbad gegangen und sonntags zum Seniorentanzkränzchen und wurde immer wieder auf ihr jugendliches Aussehen angesprochen. „Ich mag gar nicht mehr aus dem Haus, die Leute werden mich nicht wieder erkennen."

Nicht alle Kollegen von Dorothee Zenker haben Verständnis für Frau Grahners Probleme. „Wer keine Sorgen hat, der macht sich eben welche", sind häufige Kommentare. Dennoch stellt Frau Zenker die Pflegediagnose Körperbildstörung. Sie nimmt sich vor, während der knapp bemessenen Pflegezeit Frau Grahners Problem ernst zu nehmen und darauf einzugehen.

Ursachen und Einflussfaktoren

Menschen, die ihr Selbstwertgefühl auf Leistung, gutes Aussehen oder Potenz aufgebaut haben, sind besonders betroffen, wenn sie in diesen Bereichen Einschränkungen erleben oder empfinden. Auch unsichtbare Leistungseinschränkungen, z. B. nach schwerem Herzinfarkt, können dann als massive Körperkränkung erlebt werden. **Körperbildstörungen** können altersbedingte, körperliche, seelische, geistige und soziale **Ursachen** haben.

Altersbedingte Ursachen

- Verändertes Aussehen, z. B. Hautfalten, Haarausfall (→ Abb. I/18.42)
- Veränderungen in der körperlichen und geistigen Leistungsfähigkeit

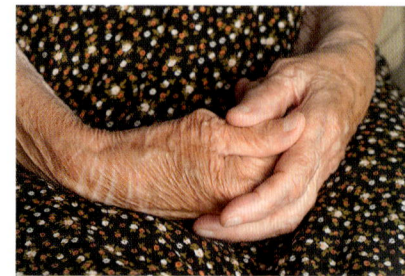

Abb. I/18.42 Der Alterungsprozess führt zwangsläufig zu Hautveränderungen. Sie können eine Körperbildstörung zur Folge haben. [J787]

- Nachlassende Sinnesfunktionen wie Schmecken, Hören, Riechen, Sehen oder Tasten (→ Kap. I/30).

Körperliche Ursachen

- Schmerzen oder Einschränkungen in Gelenken
- Inkontinenz (→ Kap. I/20.11, → Kap. I/20.12)
- Zu- oder Abnahme von Körpergewicht
- Vorübergehende oder dauerhafte Behinderungen, z. B. Lähmungen
- Entstellende Körperschäden, z. B. Narben, künstlicher Darmausgang.

Seelische Ursachen

- Verlustgefühle, z. B. der Attraktivität, der Sexualität, der Potenz
- Fehlende Bestätigung durch Lebenspartner, Kinder, Kontaktpersonen
- Erkrankungen, z. B. Depression.

Geistige Ursachen

- Störungen der Merkfähigkeit, der Orientierung
- Verwirrtheit, Demenz.

Soziale Ursachen

- Fehlende Unterstützung bei Einschränkungen durch z. B. Hilfsmittel
- Unzureichende gesellschaftliche Akzeptanz bei Einschränkungen, z. B. fehlende Toleranz beim Einkaufen, wenn es beim Bezahlen nicht so schnell geht wie gewünscht
- Werbung, die ein negatives Bild vom Altern vermittelt
- Abwertende Bemerkungen oder Blicke, wenn alte Menschen sich ebenso verhalten wie jüngere, z. B. ihren Körper am Strand nicht verstecken.

Zeichen und Folgen

Bei Körperbildstörungen empfinden Menschen ihren Körper häufig **wertgemindert.** Dies kann deutlich werden durch:

- Abwertende Bemerkungen über den eigenen Körper, die eigene Leistung
- Bedenken, von anderen abgelehnt zu werden wegen körperlicher Mängel oder sichtbarer Alterserscheinungen, z. B. Falten, Buckel oder Krampfadern
- Missachten von Körperteilen, z. B. bleibt der betroffene Arm nach einem Schlaganfall stets unter der Bettdecke
- Nichtbetrachten, Nichtberühren des veränderten Körperteils, z. B. wird die Selbstversorgung eines Enterostomas abgelehnt (→ Kap. I/29.9)
- Selbstverletzendes Verhalten (→ Kap. I/33.12)
- Rückzug aus dem sozialen Umfeld.

Bei bestimmten neurologischen Erkrankungen, z. B. Apoplexie, äußern sich Körperbildstörungen in **Nichtwahrnehmen** und **Vernachlässigung** von Körperteilen oder Empfindungen (Neglect → Kap. I/31.11.1)

- Das Gefühl für ein betroffenes Körperteil fehlt, z. B. werden weder Schmerz noch Temperatur empfunden
- Körperteile werden nicht wahrgenommen, sie sind für den Betroffenen nicht vorhanden
- Das Lageempfinden im Bett oder Raum ist gestört.

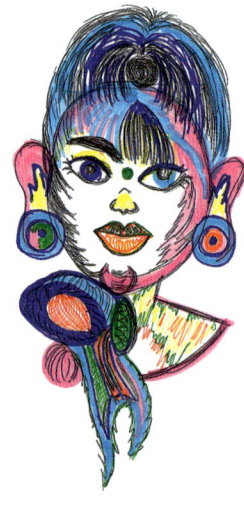

Abb. I/18.43 Die Darstellung des eigenen Körpers mit verschiedenen Methoden kann deutlich machen, welches Bild Menschen von ihrem Ich haben und wie sie sich empfinden. [L263]

I/18.9.2 Pflegetherapie

Ⓐ Fallbeispiel Ambulant, Teil III

Beispiel einer Pflegeplanung bei Körperbildstörung für Eleonore Grahner

Informationssammlung	Pflegetherapie	
Wünsche, Gewohnheiten, Hilfebeschreibungen, pflegefachliche Einschätzungen	Pflegeziel/Verständigungsprozess/erwartete Ergebnisse	Pflegemaßnahmen/Pflegeangebote
• War bis ins Alter eine attraktive Frau, war mit 75 Jahren noch Fotomodell, jetzt zunehmender Haarausfall und Dünnerwerden der Haare sowie zunehmende Faltenbildung nach starker Gewichtsabnahme • Möchte trotz der zunehmenden altersbedingten Veränderungen gut aussehen • Hat eine schöne, warme Stimme und schöne Augen, hat Sinn für schöne Kleidung und Hüte **Pflegefachliche Einschätzungen:** • Körperbildstörung • Depressive Verstimmung	• Kennt Schönheitstipps und Tricks, z. B. durch Make-up und Kleidung Schönheitsfehler zu korrigieren • Selbstwertgefühl ist stabil, unabhängig vom Äußeren • Akzeptiert ihren Körper mit Veränderungen **Verständigung:** • Kann Hilfe annehmen	• Zu Terminen bei Kosmetikerin und Friseurin motivieren • Motivation zum Einsatz ihrer schönen Stimme in einem Chor, oder als Vorleserin einzusetzen • Zum Schminken und zur Auswahl vorteilhafter Kleidung und Hüte motivieren, ggf. Unterstützung leisten • Tochter über die Pflegediagnose und Interventionsmöglichkeiten informieren

Unterstützende Maßnahmen bei **Körperbildstörungen:**
• Den alten Menschen ermutigen, Veränderungen zu akzeptieren (→ Abb. I/18.43)
• Den alten Menschen behutsam ermuntern, seinen veränderten Körper anzusehen und ihn zu berühren
• Zur Pflege und Versorgung von veränderten Körperteilen oder Funktionen, z. B. bei künstlichem Darmausgang, anleiten und Aufgaben schrittweise übernehmen lassen (→ Kap. I/29.9)
• Positive Rückmeldung geben bei Fortschritten und Eigenleistung des alten Menschen, z. B. Gesichtspflege, Tragen der Prothese
• Bezugspersonen und Angehörige ermutigen, den Betroffenen nicht zu unterfordern oder zu bemitleiden
• Informationen geben über geeignete Hilfsmittel, Selbsthilfegruppen, Beratungen und Therapien, z. B. Gestalt- oder Körpertherapie
• Möglichkeiten für Prothesen, plastische Chirurgie, Physio- und Ergotherapie aufzeigen
• Aufzeigen, welche Ressourcen vorhanden sind, Hilfen geben, um diese zu nutzen, etwa indem Fähigkeiten, z. B. Tanzen, wieder geübt werden
• Selbstwertgefühl stärken durch Aufgaben, z. B. Post holen, Wäsche ordnen, handwerkliche Beschäftigung (→ Kap. II/11)
• Kompetenz fördern und erhalten, d. h. mit dem alten Menschen entscheiden und nicht über seinen Kopf hinweg
• Loben, bestätigen, anerkennen, was vom alten Menschen erreicht wurde
• Motivieren zur Teilnahme an Gruppenaktivitäten und Veranstaltungen, indem z. B. individuelle Feste gefeiert werden (→ Kap. II/12)
• Eigeninitiativen fördern, z. B. die Gestaltung von Basaren oder Mitgestaltung bei Festen
• Möglichkeiten schaffen zum Genießen, z. B. durch Snoezelen-Räume (→ Kap. I/21.9.2), Gärten, Musikangebote, Entspannungsübungen anbieten (→ Kap. I/21.9.2).

Echtheit (*Kongruenz*) ist auch im Ton und der Art notwendig, in der alte Menschen von Pflegenden gelobt werden und Anerkennung erfahren. Lob wie: „Das haben Sie aber fein gemacht!", klingt nicht ernsthaft und respektvoll, sondern, als würde ein „braves Kind" gelobt. Solche Form der Zuwendung verletzt alte Menschen in ihrer Autorität und ihrem Selbstwertgefühl.

I/18.9.3 Pflegeevaluation

Ⓐ Fallbeispiel Ambulant, Teil IV

Nach vier Wochen überprüft Dorothee Zenker die Pflegeplanung. Sie hat Eleonore Grahners Sorgen um ihr Aussehen ernst genommen und ihr eine Friseurin vermittelt, die ins Haus kommt und sich auch mit Kosmetik und Make-up auskennt. Die Tochter hat neue Kleider zur Ansicht mitgebracht, die bei Nichtgefallen wieder umgetauscht werden können, dazu Tücher und einen neuen Strohhut. Auch an Schaumstoffeinlagen für den BH hat sie gedacht. Dabei konnte Frau Grahner sogar herzlich lachen. Sie kann jetzt schon wieder ohne Widerwillen in den Spiegel schauen, und ihre Stimmung hat sich sichtlich gebessert.

Frau Zenker hat Frau Grahner ermutigt, sich beim Blindenverein zu melden. Dort werden immer wieder Menschen gesucht, die Kassetten besprechen. Wenn es Frau Grahner gesundheitlich besser geht, will sie in den Chor der Seniorenbegegnungsstätte gehen. Sie hat nach und nach wieder an Selbstbewusstsein gewonnen.

Dorothee Zenker bringt die Pflegeplanung auf den aktuellen Stand und will sie nach vier Wochen wieder überprüfen.

I/18.10 Verlegungsstress-Syndrom

Ⓢ Fallbeispiel Stationär, Teil I

Die Altenpflegerin Hermine Brauer betreut Katja Neuber, die vor vier Wochen nach einem Oberschenkelhalsbruch in das Seniorenzentrum gezogen ist. Frau Neuber hat ihr Leben lang in ihrem bayerischen Heimatdorf gelebt. Dort war sie bis zu ihrem Umzug im Musikverein aktiv und spielte Zither. Sie liebt Volksmusik. Katja Neuber ist 85 Jahre alt und seit 20 Jahren Witwe. Ein Sohn lebt mit seiner Familie in Maxeberg, weshalb er die Mutter in das nahe gelegene Altenzentrum geholt hat. Frau Neuber kam direkt aus der Klinik, wo ihr ein künstliches Hüftgelenk eingesetzt wurde. Obwohl die Heilung gut verlief, ist Frau Neuber vom ersten Tag an sehr still, fast depressiv.

> **Verlegungsstress-Syndrom:** Körperliche oder psychosoziale Störungen infolge eines Umzugs oder einer Verlegung von einer Umgebung in eine andere.

Ein Wechsel der Umgebung kann insbesondere alte Menschen völlig „aus dem Tritt" bringen. Plötzlich treten Schlafstörungen, Verstopfung, Müdigkeit auf. Die Umwelt erscheint fremd und distanziert, liebgewordene Gewohnheiten müssen umgestellt werden, nichts ist mehr wie es war. Diese Folgen können schon durch einen freiwilligen Ortswechsel auftreten, etwa im Urlaub.

Es ist leicht, sich vorzustellen, dass ein Umzug, ein Krankenhausaufenthalt oder eine Einweisung in eine Pflegeeinrichtung als eine viel stärkere Belastung empfunden werden.

I/18.10.1 Informationssammlung

S Fallbeispiel Stationär, Teil II

Katja Neuber ist am liebsten in ihrem Zimmer, hat auf nichts Appetit, möchte nicht aufstehen, keine Gehübungen machen und meidet den Kontakt zu den Mitbewohnern. Nur wenn der Sohn kommt, geht sie mit ihm über den Flur oder ein Stück im Garten spazieren. Die Nachtwache berichtet, dass Frau Neuber sehr unruhig schläft und oft läutet. Trotz regelmäßiger Besuche vom Sohn und dessen Familie leidet Frau Neuber sehr unter Heimweh. Es fehlen ihr die wenigen Freundinnen, die sie zu Haus noch hatte, der Blick auf die Berge und der vertraute Dialekt.

Hermine Brauer stellt bei Frau Neuber als Pflegediagnose ein Verlegungsstress-Syndrom fest.

Ursachen und Einflussfaktoren

Die Ausgangsbedingungen und Auswirkungen eines Umzugs in eine Pflegeeinrichtung hängen stark davon ab, wie der Umzug erlebt wird, z. B. ob er freiwillig oder gezwungenermaßen erfolgt, ob jemand aus einem Krankenhaus oder aus der eigenen Wohnung in eine Einrichtung zieht.

Viele Faktoren geben den Ausschlag dafür, ob dieser Wechsel des Wohnorts **positive** oder **negative Auswirkungen** für den alten Menschen hat.

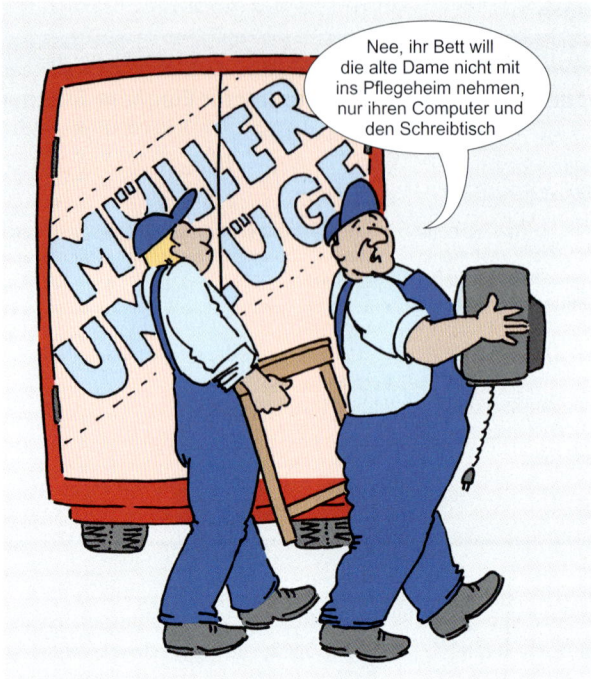

Nee, ihr Bett will die alte Dame nicht mit ins Pflegeheim nehmen, nur ihren Computer und den Schreibtisch

Abb. I/18.44 Der Umzug in eine Pflegeeinrichtung fällt leichter, wenn der alte Mensch selbst bestimmen kann, welche Gegenstände er mitnehmen möchte, weil sie ihm wichtig sind. [L119, M221]

> Entscheidend für die Bewältigung eines Ortswechsels ist nicht der Umzug an sich, sondern die Begleitumstände, unter denen er stattfindet sowie die qualitativen Veränderungen, die sich danach einstellen.

Einstellungen und **Erwartungen** des alten Menschen spielen eine wichtige Rolle bei der Bewältigung eines Umgebungswechsels. Die Ausgangsbasis für den Umzug kann sehr unterschiedlich sein, z. B.:
- Jemand hat zeitlebens verdrängt, einmal aus seiner Wohnung ausziehen zu müssen
- Ein alter Mensch ist in eine Pflegeeinrichtung gezogen mit der festen Überzeugung, dort alle Lebensgewohnheiten uneingeschränkt weiterführen zu können
- Eine Mutter war ihr Leben lang fest davon überzeugt, dass sie im Alter von ihren Kindern gepflegt wird, sie hat aber nie mit ihnen darüber gesprochen
- Ein alter Mensch kann sich mit dem Gedanken an einen Umzug anfreunden, wenn er genügend Wohn- und Freiraum erhält, um eigene Einrichtungsgegenstände und Erinnerungsstücke mitbringen zu können (→ Abb. I/18.44)
- Eine kranke Frau ist in die Einrichtung gezogen, weil sie das Leben in ihrer Wohnung allein nur schwer bewältigt und Pflegedienste sie nur bedingt unterstützen können
- Die Einwilligung zum Umzug wurde unter Druck gegeben.

> Aus rechtlichen Gründen ist eine Aufnahme in eine stationäre Einrichtung nur nach Einwilligung des Betroffenen möglich, aber dass diese Unterschrift ganz freiwillig gegeben wurde, ist manchmal zu bezweifeln. Nicht selten wird ein alter Mensch bei der Entscheidung für einen Umzug von Angehörigen, Ärzten, Sozialarbeitern und Pflegenden fremdbestimmt.

Erwartungen und reale Situation: Oft besteht eine große Kluft zwischen den Erwartungen, die ein Mensch an seine alten Tage geknüpft hat und seiner realen Situation. Er erlebt Verluste, Versagen, Einschränkungen und fühlt sich dadurch vom Schicksal benachteiligt. Doch nicht zwangsläufig sind alte Menschen unzufrieden. Manche gewinnen nach dem Einzug in eine Pflegeeinrichtung neue Anregungen oder sinnvolle Aufgaben durch zwischenmenschliche Kontakte und Freundschaften. Dadurch kann es sein, dass sie die neue Lebenswelt positiv sehen und annehmen können.

Vorhersehbarkeit: Wie gut ein Ereignis verarbeitet wird, hängt auch davon ab, ob es für den Betroffenen vorhersehbar war. Studien zum Wohnortwechsel haben gezeigt, dass die Anpassung besser gelang, wenn der Umzug schon länger geplant war. Eine positive Auswirkung auf den Umgebungswechsel hat es auch, wenn ein alter Mensch seine künftige Wohnumgebung schon mehrmals besuchen konnte.

Zeitpunkt: Entscheidend im Leben eines Menschen ist auch der Zeitpunkt, zu dem ein Ereignis eintritt. Tritt etwas zu früh oder zu spät ein, sind Probleme nicht selten. So wird ein Mensch, der mit 50 Jahren wegen einer schweren Krankheit oder Behinderung in eine stationäre Einrichtung zieht, dies schwerer akzeptieren als ein Mensch mit 80 Jahren. Doch auch für den 80-Jährigen ist der Zeitpunkt in der Regel ungünstig, weil jetzt häufig kein selbstständiges Einleben in den Einrichtungsalltag möglich ist, sondern Krankheit und Pflegebedürftigkeit als negative Erlebnisse den Wechsel bestimmen.

Vorbereitung: Wer sich längere Zeit auf den Umzug vorbereiten konnte, erlebt den Wechsel leichter. Zur **gedanklichen Vorbereitung** gehört es, Situationen durchzuspielen und Gespräche mit anderen alten Menschen zu führen, die diese Umzugserfahrung bereits gemacht haben.

Viele Einrichtungen bieten kulturelle Veranstaltungen, Ausstellungen, Gottesdienste, Hobby- oder Gymnastikgruppen an, zu denen auch Menschen aus der Umgebung eingeladen sind. Solche Gelegenheiten bieten die Möglichkeit, einen ersten Eindruck zu gewinnen. Darüber hinaus kann das Angebot zum **Probewohnen** genutzt werden, oder es gibt die Möglichkeiten der **Kurzzeitpflege.** Manchen Einrichtungen ist eine **Tagespflegeeinrichtung** angegliedert. Dies kann eine Übergangslösung für pflegebedürftige alte Menschen sein.

Gesellschaftliche Wertung: Das Image von Alten- und Pflegeeinrichtungen ist noch immer negativ geprägt. Deshalb zögern viele alte Menschen einen Umzug so lange wie möglich hinaus. Sie fürchten z. B. Massenabfertigung, Einschränkungen der persönlichen Freiheit, Verlust von Kontakten und mangelnde Freizeitmöglichkeiten.

Selbstvertrauen: Die Erinnerung, bereits viele schwierige Ereignisse bewältigt zu haben, kann eine Entscheidung erleichtern.

Aus den genannten Faktoren ergeben sich für das **Verlegungsstress-Syndrom** vielfältige Ursachen, z. B.:

- Kluft zwischen Erwartungen und Realität, z. B. nicht erwartete Einschränkungen
- Der Umzug war nicht vorhersehbar und nicht geplant
- Unzureichende Vorbereitung, z. B. war kein Kennenlernen der Einrichtung möglich
- Unfreiwilliger Umzug
- Zweifel an der eigenen Entscheidung
- Einsamkeit, soziale Isolation innerhalb der Einrichtung (→ Abb. I/18.45)
- Ängste aufgrund der bestehenden Meinungen von Pflegeeinrichtungen

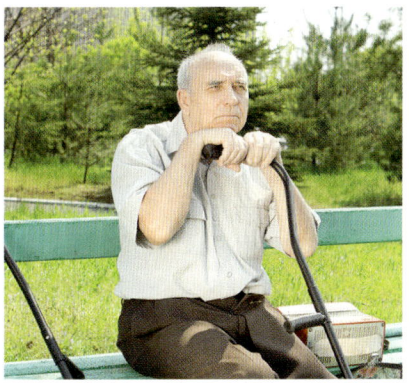

Abb. I/18.45 Wenn niemand sie anspricht und einbezieht, fühlen sich alte Menschen oft allein und nicht dazugehörend, trotz aller Personen und Aktivitäten um sie herum. [J787]

- Verluste, z. B. von sozialen Kontakten (→ Kap. II/5), Wohnung, Besitz, Autorität, Aktivitäten
- Reduzierter Gesundheitszustand
- Störungen des Selbstwertgefühls (→ Kap. I/18.8)
- Störungen der Rollenerfüllung (→ Kap. I/22.7)
- Machtlosigkeit (→ Kap. I/18.11)
- Trauer (→ Kap. I/20.17).

Zeichen

Körperliche Zeichen

- Appetitlosigkeit
- Schmerzen
- Schlaflosigkeit, Müdigkeit
- Magen-Darm-Störungen, Inkontinenz
- Atem- und Kreislauf-Beschwerden.

Seelische Zeichen

- Sozialer Rückzug bis hin zur Apathie
- Misstrauen gegenüber den Mitbewohnern und Pflegenden
- Ruheloses Umhergehen
- Unsicherheit im Verhalten innerhalb der Einrichtung, der alte Mensch fühlt sich nicht zu Hause (→ Abb. I/18.46)

- Zunehmende Traurigkeit, Weinen, aber auch Wut und herausforderndes Verhalten
- Desorientiertheit, der alte Mensch verläuft sich, findet sein Zimmer und Bett nicht, verliert das Zeitgefühl
- Weglaufen aus der Einrichtung, nach Hause wollen.

Folgen

Gelingt es nicht, alten Menschen das Gefühl von Geborgenheit und Sicherheit in der Pflegeeinrichtung zu vermitteln, sind die Folgen schwerwiegend. Verlegungsstress kann sich äußern durch:

- Resignation und Hoffnungslosigkeit
- Selbstzerstörerisches Verhalten (→ Kap. I/33.12) mit Vernachlässigung des eigenen Körpers, Verweigerung der Nahrungsaufnahme.

> ❯❯ Auch die beste Einrichtung und Pflege können einem alten Menschen die Heimat und Familie nicht ersetzen. Wenn Altenpflegerinnen ihn ernst nehmen und Einfühlungsvermögen zeigen, dann gestehen sie ihm auch zu, dass er sich „bei uns – wo hier doch alles soo schön ist!" – noch nicht wirklich heimisch fühlt. Dazu gehört es auch, das völlig verständliche Heimweh zu respektieren.

I/18.10.2 Pflegetherapie

Grundgefühle positiv beeinflussen

Angebote zum Wohlfühlen stärken das Gefühl der Geborgenheit und das Selbstbewusstsein, sofern Bedürfnisse und Fähigkeiten der alten Menschen damit angesprochen werden.

Hierzu gehört **Zuwendung** durch feste Bezugspersonen ebenso, wie Möglichkeiten individueller **Wohlfühlstrategien** zu erkennen. So übernimmt z. B. eine Frau, der

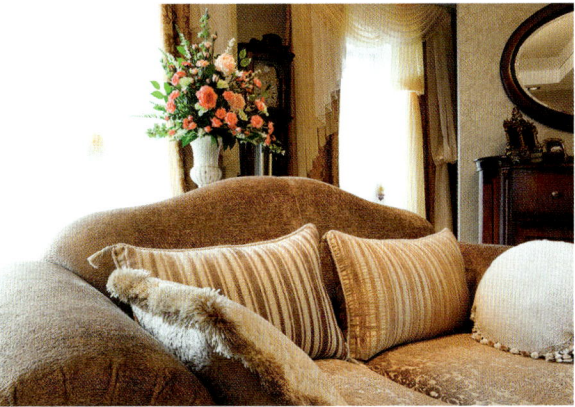

Abb. I/18.46 Viel Licht und eigene Möbel geben dem neuen Zuhause eine warme Atmosphäre. [J787]

Einkaufen großen Spaß macht, Besorgungen für ihre bettlägerigen Mitbewohner, seitdem die Pflegenden sie dazu ermutigten. Täglich streift sie begeistert durch die Stadt und ist stolz, wenn sie wieder „Schnäppchen" erstanden hat (→ Abb. I/18.47).

Stützende Maßnahmen

Pflegerische Maßnahmen, die dem alten Menschen helfen, mit der neuen Situation besser fertig zu werden, können sein:

- Vertraute Begleitpersonen, z. B. Angehörige oder Freunde in den Wechsel einbeziehen, z. B. bei Vorbesuchen
- Frühzeitige Informationssammlung zu Ressourcen des alten Menschen (→ Kap. I/10)
- Gefühle wie Trauer und Heimweh zulassen und ernst nehmen
- Zeit und Raum geben zum Kennen lernen der Einrichtung, Stress und Überforderung vermeiden
- Räumliche Orientierungshilfen schaffen durch Bilder mit biografischem Bezug
- Raum zur Mitbestimmung und Selbstverantwortung für die Einrichtung des Zimmers und für Aktivitäten geben
- Für Licht und Helligkeit in den Räumen sorgen (→ Kap. II/9)
- Kontakthilfen geben zum Kennenlernen der Bewohner und bei Teilnahme an Veranstaltungen, z. B. durch Mitglieder des Heimbeirats
- Begrüßungsritual für neue Bewohner entwickeln, z. B. durch festliche Gestaltung eines Nachmittags mit allen, die auf dem gleichen Flur wohnen
- Rituale und Gewohnheiten des alten Menschen aufrechterhalten, z. B. seine

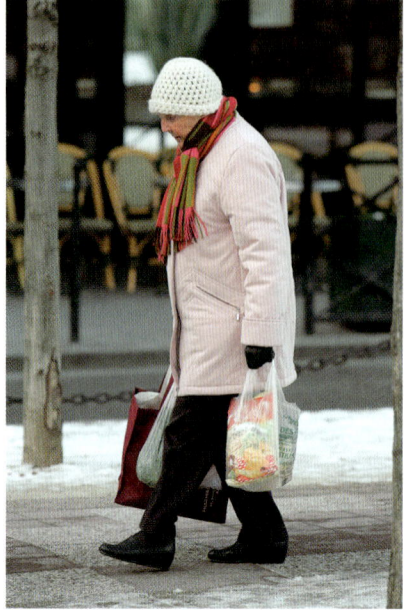

Abb. I/18.47 Der tägliche Einkauf kann für alte Menschen eine Möglichkeit sein, mit ihrer Umwelt in Kontakt zu bleiben. [J787]

Tageszeitung, das Wochenblatt seines Stadtteils beschaffen
- Besuche im Stadtteil ermöglichen
- Für Entspannung sorgen, z. B. durch Basale Stimulation® (→ Kap. I/18.1.2), Snoezelen (→ Kap. I/21.9.2).

> ❯❯ Bewährt hat es sich, neu aufgenommene Bewohner nach einem individuell abgestimmten Standard schrittweise mit der Einrichtung vertraut zu machen.

Die pflegerischen Bemühungen sollten für alle neu eingezogenen Bewohner gelten, unabhängig davon, ob ein Verlegungsstress-Syndrom vorliegt oder nicht. Sie wirken

auch vorbeugend und können deshalb helfen, ein Verlegungsstress-Syndrom zu verhindern.

I/18.10.3 Pflegeevaluation

Ⓢ Fallbeispiel Stationär, Teil IV

Hermine Brauer überprüft nach vier Wochen die Pflegeplanung für Katja Neuber. Frau Neuber hat sich inzwischen etwas besser eingelebt, leidet aber immer noch unter Heimweh. Sie begleitet hin und wieder die Singgruppe des Hauses auf der Zither. Sie hat mit Unterstützung durch die Enkelkinder Fotos aus den vergangenen Jahre in ein Album geklebt und erzählt viel von ihrem Leben in Bayern. Trotz anfänglicher Skepsis und der Angst, die Mutter noch trauriger zu machen, hat der Sohn Videos über Niederbayern mitgebracht. Seit Frau Neuber viel von dort erzählen kann, ist sie etwas entspannter. Mitarbeiter und Familie akzeptieren inzwischen ihr Heimweh und die Tatsache, dass Frau Neuber sich noch nicht heimisch fühlt. Sie nehmen ihre Gefühle, z. B. die immer wieder auftauchende Sehnsucht und Trauer, ernst und bagatellisieren diese nicht.

Ⓢ Fallbeispiel Stationär, Teil III

Beispiel einer Pflegeplanung bei Verlegungsstresssyndrom für Katja Neuber

Informationssammlung	Pflegetherapie	
Wünsche, Gewohnheiten, Hilfebeschreibungen, pflegefachliche Einschätzungen	Pflegeziel/Verständigungsprozess/erwartete Ergebnisse	Pflegemaßnahmen/Pflegeangebote
• Kurzfristiger Umzug in die Pflegeeinrichtung nach Oberschenkelhalsbruch, lebte 85 Jahre lang in ihrem Heimatort in Bayern • Starkes Heimweh, Fehlen der vertrauten Umgebung und Menschen, zieht sich zurück • Spielt Zither, liebt Volksmusik, war im Verein aktiv **Pflegefachliche Einschätzungen:** • Verlegungsstresssyndrom • Appetitlosigkeit • Schlafstörungen	• Kann mit anderen musizieren • Fühlt sich in der neuen Umgebung wohl und sicher • Findet tragende Kontakte **Verständigung:** • Lässt tragende Kontakte zu	• (*) Zu Gruppenangeboten und Freizeitaktivitäten im Haus, insbesondere zur Singgruppe motivieren • (*) Gesprächsbereitschaft signalisieren • (*) Fotos aus der Heimat anschauen und darüber erzählen lassen • Angebot an Frau Neuber, die Singgruppe auf der Zither zu begleiten

(*) Diese Maßnahmen können mit entsprechenden Durchführungszeitpunkten in den Tagesstrukturplan eingetragen werden.

I/18.11 Machtlosigkeit

Ⓐ Fallbeispiel Ambulant, Teil I

Die Altenpflegerin Linda Müller betreut als Mitarbeiterin des ambulanten Pflegedienstes die 72-jährige Gerlinde Stricker in der Wohnung. Frau Stricker erlitt vor vier Monaten einen Schlaganfall und wurde vor einer Woche aus der Reha-Klinik entlassen. Sie ist halbseitig gelähmt und leidet an einer motorischen Sprachstörung (Broca-Aphasie). Der Ehemann von Frau Stricker ist vor acht Monaten gestorben. Bis zu ihrem Schlaganfall war Frau Stricker eine rüstige, selbstständige Frau. Sie pflegte freundschaftliche Kontakte zu den Mitgliedern ihres Gesangvereins. Einige Frauen traf sie auch privat, mal für Ausflüge oder zum Handarbeiten. Durch die erschwerte Kommunikation – auch am Telefon – nahmen diese Kontakte merklich ab.

Seit Frau Stricker wieder in ihrer Wohnung lebt, kümmert sich ihre drei Jahre ältere Schwester Susanna Glagow um die Pflege und den Haushalt. Sie ist ebenfalls verwitwet, wohnt am selben Ort und bleibt zurzeit auch über Nacht. Zitat: „Sie hat ja niemanden mehr außer mir!"

Frau Stricker versteht alles Gesprochene, ist auch geistig nicht eingeschränkt, sie kann sich aber sprachlich nur sehr mühsam, stockend und oft undeutlich verständlich machen. Frau Müller beobachtet seit dem ersten Tag ihres Einsatzes, dass Frau Stricker an manchen Tagen sehr bedrückt wirkt, an anderen eher genervt und verärgert.

> ❯ **Machtlosigkeit:** Verlustgefühl, bei dem fehlende Kontrolle über eine momentane Situation oder auf Ereignisse wahrgenommen wird. Der Betroffene fühlt sich ohnmächtig und ohne Einfluss.

Überall, wo Menschen miteinander in Beziehung treten, spielen auch **Machtstrukturen** eine Rolle. Oft ist nur zu ahnen, was an Macht und Ohnmacht in verschiedenen Personen steckt. Im Alltag ist Macht als Übervorteilen, Kontrollieren, Widersprechen und Korrigieren zu erleben. Dies gibt es nicht nur in der Politik, sondern auch in Partnerschaften, Mitarbeiterteams und in Pflegeeinrichtungen. Wer meint, **keinen Einfluss** zu haben, wer nicht selbstbewusst genug ist, seine Ansichten deutlich zu machen und möglicherweise auch durchzusetzen, fühlt sich **machtlos.**

Groß kann die **Macht der Betreuenden** und die **Ohnmacht der Pflegebedürftigen** werden, wenn Macht missbraucht und Aufgaben der Pflegenden nicht transparent gemacht werden. Leicht kann dann aus dem Blickwinkel von Pflegenden der berechtigte Ärger eines alten Menschen als nörgelndes Verhalten oder als Zeichen beginnender Verwirrtheit bezeichnet werden und die begründete Unzufriedenheit über ständige Bevormundungen wird als Aggressivität oder Streitsucht interpretiert.

> ❯ Für die große Zahl der verwirrten oder psychisch auffälligen alten Menschen, die aufgrund ihrer Erkrankung nicht mehr autonom und selbstbestimmt leben können, übernehmen Altenpflegerinnen Verantwortung und Entscheidungen in fast allen Lebensbereichen. Um sich der Macht als Pflegende bewusst zu werden und nicht in Gefahr zu geraten, diese Macht oder Verantwortung gegenüber einem Menschen zu missbrauchen, sind regelmäßige Selbstreflexion des eigenen Verhaltens, Teambesprechungen und Supervision dringend notwendig (→ Kap. IV/11.1).

I/18.11.1 Informationssammlung

Ⓐ Fallbeispiel Ambulant, Teil II

Linda Müller beobachtet immer öfter, dass Frau Glagow im Umgang mit ihrer kranken Schwester schnell sehr ungeduldig wird. Sobald Gerlinde Stricker beim Sprechen ins Stocken kommt, spricht sie die angefangenen Sätze für sie zu Ende. Auch in alltäglichen Dingen, wie Essen planen, Kleidung richten, Fernsehen, entscheidet sie oft für Frau Stricker. Mitunter behandelt sie ihre Schwester wie einen Menschen mit geistiger Behinderung. Es scheint Frau Müller so, dass die Kommunikationsprobleme von Frau Stricker dadurch verstärkt werden und deren Selbstbewusstsein sichtlich leidet.

Stolz erzählt Susanna Glagow immer wieder von ihren Erfahrungen, die sie bei der Pflege ihres Ehemanns gesammelt habe. Frau Stricker zieht dann hinter ihrem Rücken Grimassen, als wolle sie zu verstehen geben, dass der ebenfalls zu bedauern war.

Linda Müller gewinnt immer mehr den Eindruck, dass Frau Glagow in der Pflege ihrer Schwester in erster Linie einen neuen Lebensinhalt für sich selbst gefunden hat. Die Abhängigkeit der Schwester scheint ihr Stärke zu geben.

Durch ihr bestimmendes Verhalten macht sie aber Frau Stricker noch abhängiger und hilfloser. Frau Müller stellt deshalb bei Frau Stricker die Pflegediagnose Machtlosigkeit.

Ursachen und Einflussfaktoren

Ältere Menschen haben nicht immer den Mut, etwas zu hinterfragen, zu kritisieren und sich zu wehren. Sie haben häufig im Laufe ihres Lebens die Erfahrung gemacht, dass es einfacher ist, ja zu sagen. Trotzdem fühlen sie sich in manchen Situationen **bevormundet** und in ihrer Autorität eingeschränkt.

Besonders Pflegebedürftige in stationären Einrichtungen klagen über **fehlende Selbstbestimmung** und **Individualität,** über **Einschränkungen** und **Kommunikationsprobleme.** Sie fühlen sich nicht als Individuen wahrgenommen und empfinden die Einrichtung nicht selten als anonymen Massenbetrieb.

> ❯ Machtlosigkeit ist neben sozialer Isolation und Hoffnungslosigkeit eines der wichtigsten Pflegeprobleme in Alten- und Pflegeeinrichtungen.

Abhängigkeit

Ein alter Mensch, dessen Gesundheitszustand sich trotz guter Selbstpflege ständig verschlechtert, kann sich sehr mutlos und ohnmächtig fühlen. Besonders belastend ist das Gefühl der **Abhängigkeit** von medizinischen Geräten, z. B. dem Sauerstoffgerät oder der Dialyse (→ Abb. I/18.48). Auch Medikamente, z. B. lebenswichtige Insulininjektionen oder Asthmasprays, verstärken das Gefühl der Abhängigkeit.

Dieses Gefühl kann zur **Resignation** führen, wenn Unterstützung nicht angemessen erfolgt, und der alte Mensch große Mühe darauf verwenden muss, seine Rechte durchzusetzen. Alte Menschen fühlen sich z. B. häufig überfordert und geben es auf, berechtigte Ansprüche auf Hilfsmittel durchzusetzen. Die wechselnden Zuständigkeiten von Kranken- und Pflegekassen sind bereits für Fachleute schwer überschaubar. Für einen alten Menschen, der sich im Dschungel der Gesetzgebung nicht auskennt, bleibt häufig nur Resignation, wenn Unterstützung für seinen Anspruch fehlt.

Es gibt viele alte Menschen und pflegende Angehörige, die notwendige Unterstüt-

I
18

I 18

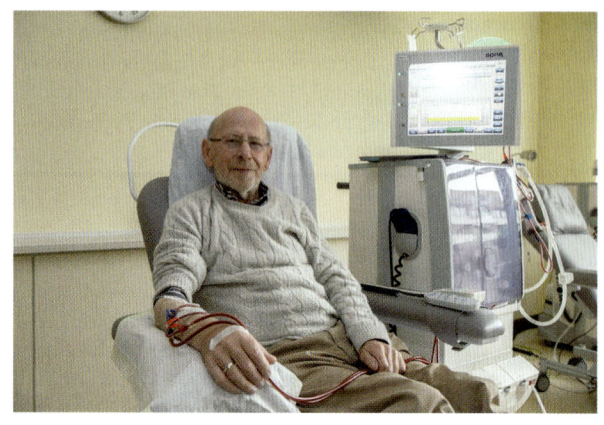

Abb. I/18.48 Stundenlang harren nierenkranke Pflegebedürftige an den Schläuchen der Dialysepumpe aus. In dieser Zeit kann ihnen freundliche Zuwendung aller Mitarbeiter der Einrichtung eine große Hilfe sein. [K157]

zung, auch materieller Art, ablehnen. Dies kann aus Angst davor geschehen, von einer Behörde kontrolliert und abhängig zu werden. Andere wollen keine Unterstützung, weil sie ihren Bedarf dafür nicht wahrhaben wollen.

Erlernte Hilflosigkeit

Aus Zeitmangel, Ungeduld oder falschem Mitleid übernehmen Pflegende oft viele Verrichtungen, anstatt dem pflegebedürftigen alten Menschen nur die wirklich erforderliche Unterstützung zu geben. Dadurch fördern sie **Hilflosigkeit** und Unselbstständigkeit.

Oft sind alte Menschen bereits jahrelang von dem Ehepartner oder von Angehörigen gepflegt worden und haben sich in die Rolle gefügt, „hilflos" zu sein, keine Macht über sich selbst zu haben. Obwohl sie viele Dinge selbstständig erledigen könnten, haben sie sich an ihre Hilflosigkeit gewöhnt und halten an dieser Selbsteinschätzung fest.

Pflege mit den Händen in der Hosentasche

Der Begriff der **Pflege mit den Händen in der Hosentasche** wurde in den 1960er-Jahren im Rahmen der aktivierenden Pflege geprägt.

Gemeint ist damit, dass es besser ist, dabei zu stehen, wenn ein alter Mensch sich selbst z. B. anzieht oder wäscht, anstatt ihm aus Zeitmangel alles abzunehmen. Das kostet Zeit, Geduld und oft Rechtfertigungen gegenüber Kollegen und Angehörigen. Aber nur so behält ein alter Mensch seine Fähigkeiten oder gewinnt sie nach und nach zurück. Im Bedarfsfall greifen Pflegende ein und unterstützen den Betroffenen bei seinen Aktivitäten.

> ❯❯ Altenpflegerinnen, die das Gefühl haben, unersetzbar zu sein und die die Abhängigkeit und Dankbarkeit „ihrer" alten Menschen zur Selbstbestätigung benötigen, brauchen selbst klärende Hilfe (→ Kap. IV/11.1, → Kap. IV/9.2.5, → Kap. IV/10.2.2).

Weitere **Ursachen** für Machtlosigkeitsgefühle können sein:
- Trauer, Verluste, Lebenskrisen
- Körperliche Erkrankungen
- Psychische Erkrankungen, Verwirrtheit, Demenz
- Wirkungen von Psychopharmaka
- Einschränkungen in der Kommunikation oder Wahrnehmung
- Fehlende Hilfsmittel, z. B. Batterien für das Hörgerät, Gehhilfen
- Lebenswichtige Hilfsmittel sind nicht erreichbar, z. B. Klingel.

Zeichen und Ausmaß

Verhaltensbeobachtung, z. B. im Spiel oder Befragung der Angehörigen zeigen:
- Unentschlossenheit, Ohnmacht und Hilflosigkeit, z. B. weiß der alte Mensch nicht, was er möchte, wenn er gefragt wird
- Bedürfnisse werden nicht ausgesprochen
- Unzufriedenheit darüber, dass Tätigkeiten nicht ausgeübt werden können, z. B. Teilnahme an Gruppenaktivitäten wegen fehlender Unterstützung beim Transport dorthin
- Unterstützung wird nicht ausreichend angeboten, oder sie wird als belastend empfunden und trotz Notwendigkeit abgelehnt
- Rückzug aus Aktivitäten, Abgabe von Entscheidungen
- Teilnahmsloses, apathisches Verhalten oder Wut und Aggression.

Ⓐ Fallbeispiel Ambulant, Teil III

Beispiel einer Pflegeplanung bei Machtlosigkeit für Gerlinde Stricker

Informationssammlung	Pflegetherapie	
Wünsche, Gewohnheiten, Hilfebeschreibungen, pflegefachliche Einschätzungen	Pflegeziel/Verständigungsprozess/erwartete Ergebnisse	Pflegemaßnahmen/Pflegeangebote
• War sehr gesellig, war im Verein aktiv, sieht gern fern **Pflegefachliche Einschätzungen:** • Machtlosigkeit • Broca-Aphasie, Abhängigkeit von pflegender Angehöriger, fehlende Selbstbestimmung, Gefühl der Hilflosigkeit, Verlust von sozialen Kontakten • Zunehmende Sprachstörung, Kommunikationsprobleme, Verhaltensänderung	• Verbale Kommunikation ist verbessert • Lebt selbstbestimmt • Selbstbewusstsein ist gestärkt • Findet neue tragende Kontakte **Verständigung:** • Kennt nichtsprachliche Kommunikationsmöglichkeiten • Trifft Entscheidungen selbst	• Gespräch mit der pflegenden Angehörigen anbieten, dabei auch deren Bedürfnisse berücksichtigen • Die pflegende Schwester über den angemessenen Umgang mit Aphasie informieren • Die pflegende Schwester ermutigen, eigene Interessen und Kontakte ohne die Pflegebedürftige wahrzunehmen • Frau Stricker über Selbsthilfegruppen und Möglichkeiten für Senioren, im Internet mit Gleichgesinnten Kontakt aufzunehmen, informieren • Entlastung der pflegenden Angehörigen durch die Nachbarschaftshilfe oder familienentlastenden Dienst • Logopädische Behandlung für Frau Stricker initiieren

I/18.11.2 Pflegetherapie

„Helfer" aller Bereiche neigen leicht dazu, hilfsbedürftigen Menschen ihre Hilfe **aufzudrängen** und sie damit zu überrollen (→ Abb. I/18.49). Dabei ist das Angebot in der Regel gut gemeint. Ungeschickte Hilfsangebote jedoch können verletzend sein, weil sie die Autorität des Hilfsbedürftigen missachten. Wenn Helfer sich selbst in die Situation des Betroffenen versetzen, finden sie leichter den richtigen Umgangston und das nötige Maß an Unterstützung für den Pflegebedürftigen.

❱ Lern-Tipp

Leihen Sie sich aus Ihrer Einrichtung einen Rollstuhl aus und machen Sie ohne Begleitung einen Ausflug in die Stadt. Beobachten Sie die Reaktionen der Passanten. Bitten Sie offensiv um Hilfe, wenn z. B. eine Bordsteinkante Ihnen das Weiterkommen unmöglich macht. Sprechen Sie in der Klasse über Ihre Erfahrungen. Dazu sollten allerdings alle Diskussionsteilnehmer dieselbe Erfahrung gemacht haben.

Um pflegebedürftige alte Menschen in ihrer Kompetenz zu stärken und Gefühlen von Machtlosigkeit zu begegnen, sind **individuelle Maßnahmen** im Team zu planen und abzustimmen. Dabei sollten alle Mitarbeiter dieselben Strategien verfolgen, z. B.:

- Die Biografie des alten Menschen kennen, auf evtl. „erlernte" Hilflosigkeit achten
- Kompetenz erhalten und fördern, z. B. kann möglicherweise eine alte Frau, die lebenslang als Krankenschwester gearbeitet hat, sehr gut selbst beurteilen, welche Behandlung für ihr Ulcus cruris notwendig ist (→ Kap. I/10)
- Selbstbestimmung respektieren, d. h. eigene Entscheidungen treffen lassen
- Hilfsmittel zur selbstständigen Lebensführung anbieten und in Reichweite stellen, z. B. Gehhilfen
- Selbstwertgefühl stärken (→ Kap. I/18.8).

Soziale Netzwerke

Alle oben aufgeführten Möglichkeiten, einen alten Menschen in seinem Selbstwertgefühl zu stärken, können von den hauptamtlichen Pflegenden nicht ausgeschöpft werden. Wichtige Unterstützung bieten Angehörige, freiwillige Laienhelfer, Selbsthilfegruppen, Vereine, Kirchengemeinden und Angebote der offenen Altenhilfe (→ Kap. II/15).

❱ Ein **Kummerkasten** in der stationären Einrichtung kann ein gutes Ventil für Unzufriedenheit sein. Die Kritik sollte öffentlich diskutiert werden. Alte Menschen trauen sich manchmal eher, Ideen, Wünsche oder Tadel vorzubringen, wenn sie dies anonym tun können.

I/18.11.3 Pflegeevaluation

Ⓐ Fallbeispiel Ambulant, Teil IV

Linda Müller evaluiert nach vier Wochen die Pflegeplanung für Gerlinde Stricker. Deren Schwester erhielt inzwischen Instruktionen von der Logopädin für ein therapeutisches Kommunizieren und für Möglichkeiten, die Sprachfähigkeit von Frau Stricker sinnvoll zu trainieren. Außerdem wurde sie von den Pflegenden und der Logopädin immer wieder darauf hingewiesen, wie wichtig es für Frau Stricker ist, möglichst viel Selbstbestimmung zu behalten. Frau Glagow wurde auch wiederholt ermutigt, genug für ihr eigenes Wohl zu sorgen und die Entlastung durch die Nachbarschaftshilfe anzunehmen. Susanna Glagow verfällt zwar immer wieder in ihr bestimmendes und dominierendes Verhalten, aber sie bemüht sich, ihrer Schwester mehr Eigenverantwortung und Entscheidungsspielräume zuzugestehen. Sie hat einen Kurs bei der Volkshochschule belegt: „Internet für Senioren" und kann dieses Wissen an ihre Schwester weitergeben. Zusammen „surfen" sie jetzt auf dem PC von Herrn Stricker, der noch in dessen Arbeitszimmer steht. Frau Stricker hat auf diesem Weg auch Kontakt zu einer Selbsthilfegruppe für Menschen nach Schlaganfall gefunden.

Diese Möglichkeiten der Kommunikation, die Beschäftigung mit einem neuen Medium, die dabei entstehenden Erfolgserlebnisse und neue Kontakte haben das Selbstwertgefühl und das Gefühl der Selbstbestimmung von Frau Stricker sichtlich gestärkt.

Nach weiteren vier Wochen wird Linda Müller die Pflegeplanung für Frau Stricker erneut reflektieren.

Abb. I/18.49 Menschen mit Einschränkungen sind nicht unmündig. [L119, M221]

I

18

Wiederholungsfragen

1. Benennen Sie die Fachbegriffe der Sinnesfunktionen der einzelnen Sinnesorgane. (→ Kap. I/18.1)

2. Erklären Sie die Bedeutung verbaler und nonverbaler Kommunikation. (→ Kap. I/18.1.1)

3. Welche Beobachtungen lassen möglicherweise auf eine eingeschränkte Kommunikationsfähigkeit beim pflegebedürftigen Menschen schließen? (→ Kap. I/18.1.1)

4. Welche Zeichen lassen auf das Vorliegen einer Altersschwerhörigkeit schließen? (→ Kap. I/18.3.1)

5. Wie heißt das am häufigsten verwendete Hörgerät und wie ist es zu benutzen? (→ Kap. I/18.3.2)

6. Welche technischen Geräte können die Kommunikation bei Schwerhörigkeit unterstützen? (→ Kap. I/18.3.2)

7. Erläutern Sie die Technik des Absehtrainings. (→ Kap. I/18.3.2)

8. Für den Umgang mit schwerhörigen Menschen gibt es Regeln. Nennen Sie drei davon und begründen Sie die genannten Maßnahmen. (→ Kap. I/18.3.2)

9. Welche Schwierigkeiten haben Menschen mit Sehbeeinträchtigung in der Bewältigung des Alltags? Nennen Sie fünf Beispiele. (→ Kap. I/18.4.1)

10. Beschreiben Sie das Einsetzen einer Augenprothese. (→ Kap. I/18.4.2)

11. Welche pflegerischen Maßnahmen können bei Sehstörungen angewendet werden? (→ Kap. I/18.4.2)

12. Welche physikalischen Maßnahmen eignen sich zur Verbesserung des Tastempfindens? (→ Kap. I/18.5.2)

13. Nennen Sie die Funktionen des Geruchssinnes. (→ Kap. I/18.6)

14. Was ist der Unterschied zwischen verbaler und nonverbaler Kommunikation? (→ Kap. I/18.7.1)

15. Welche anderen Wahrnehmungs- und Ausdrucksmöglichkeiten als Sprache spielen im Altenpflegeberuf eine Rolle? (→ Kap. I/18.7.1)

16. Was ist der Unterschied zwischen einer Aphasie und einer Dysarthrie? (→ Kap. I/18.7.1)

17. Welche pflegetherapeutischen Maßnahmen können bei Sprach- und Sprechstörungen angewendet werden? (→ Kap. I/18.7.2)

18. Was versteht man unter Stimmrehabilitation bei Tracheostoma und welche Möglichkeiten der Stimmrehabilitation gibt es? (→ Kap. I/18.7.2)

19. Was bedeutet „Selbstkonzept"? (→ Kap. I/18.8.1)

20. Welche Ursachen können zu einer Störung des Selbstwertgefühls führen? (→ Kap. I/18.8.1)

21. Welche pflegerischen Möglichkeiten stehen für den Umgang mit einer Körperbildstörung zur Verfügung? (→ Kap. I/18.9.2)

22. Nennen Sie körperliche Zeichen, die auf ein Verlegungsstress-Syndrom hindeuten. (→ Kap. I/18.10.1)

23. Erläutern Sie den Begriff „erlernte Hilflosigkeit". (→ Kap. I/18.11.1)

Literaturverzeichnis

1. Weltgesundheitsorganisation (Hrsg.): Global Data on visual impairment in the year 2002. In: www.who.int/bulletin/volumes/82/11/en/844.pdf (letzter Zugriff: 30.8 2016).

2. Klimek, L.; Moll, B.; Kobal, G.: Riech- und Schmeckvermögen im Alter. In: Deutsches Ärzteblatt, Heft 14, 2000.

3. Graf, A.: Behinderung und Alter. Wissenschaftlicher Verlag, Berlin, 2007. Beispiel einer Pflegeplanung bei verminderter Sehfähigkeit für Amanda Stegemann

I/19 Mobilität und Bewegung

I/19.1 Bedeutung und Einflussfaktoren

> **Bewegung:** Durch Muskelkraft hervorgerufene Verlagerung von Körperteilen oder des gesamten Körpers, die mit dem Verbrauch von Energie einhergeht. Kann gerichtet oder ungerichtet erfolgen.

Bewegung ist elementar für das Leben. Sie ist Voraussetzung für die inneren Prozesse und Funktionen, wie Zellteilung, Atmung, Verdauung, Herz- und Kreislauftätigkeit. Ohne Bewegung ist kein Leben möglich. 📖1

Bewegung hat viele positive Wirkungen auf den gesamten Organismus und beugt zahlreichen Erkrankungen vor. Bei Bettlägerigkeit hilft sie, schwerwiegende Komplikationen zu vermeiden, z. B. Pneumonie, Thrombose, Kontrakturen oder Dekubitus (→ Kap. I/17.2), die Folgen einer Immobilität sein können.

Durch Bewegung ist der Mensch in der Lage, zu sitzen, zu stehen, zu laufen und zu liegen. Die Fähigkeit zur Bewegung ermöglicht es ihm, seinen Aufenthaltsort zu wechseln. Beeinträchtigungen der Bewegungsfähigkeit ziehen oft Einschränkungen bei der Verwirklichung weiterer Aktivitäten des Lebens nach sich.

> **Beweglich zu sein** bedeutet, Autonomie und Freiheit für die Lebensführung zu besitzen. Der Verlust der Beweglichkeit kann eine existenzielle Erfahrung des Lebens darstellen.

Bewegung ermöglicht Wahrnehmung

Auch die **Sinnesorgane** (→ Kap. I/30) arbeiten nur im Zusammenhang mit Bewegung.

Sehen ist ohne Lidschlag und ohne ständige Feinabstimmung der Augäpfel nicht möglich. Geräusche werden nur durch Schwingungen an den Gehörknöchelchen Hammer, Amboss und Steigbügel gehört. Tasten benötigt die Bewegung der Hände und zum Riechen bewegen sich die Härchen in der Nase durch die einströmende Atemluft. Schmecken kommt nur über die Bewegung der Zunge zustande. Durch die eigene Bewegung ist der Mensch in der Lage, seinen Körper wahrzunehmen.

Geistige Beweglichkeit

Beweglich sein meint oft nicht allein die körperliche Bewegung durch muskuläre Aktivität, sondern auch die **geistige Fähigkeit,** Neues in die Gedanken einzubeziehen, die Fähigkeit zum Mitdenken, Umdenken, Weiterdenken. Bewegung wirkt sich außerdem positiv auf die Fähigkeit zum Lernen aus. Bei körperlich bedingten Bewegungseinschränkungen im Alter kann die geistige Beweglichkeit eine wichtige Ressource sein, um mit anderen Menschen in Kontakt zu bleiben.

Mobilität durch Bewegung

> **Mobilität** (lat. *mobilis = beweglich*): Fähigkeit, seinen Aufenthaltsort zu wechseln. Erfordert im Gegensatz zur Bewegung keine entsprechende Muskelarbeit, weil Menschen auch z. B. motorgetriebene Hilfsmittel verwenden können, um ihre Mobilität aufrecht erhalten.

Mit Hilfe der **Mobilität** lassen sich Aktivitäten des Lebens frei ausüben. Damit ist der Zugang zur Außenwelt gewährleistet, das Zugehen auf andere Menschen, die Möglichkeit zu gemeinsamen Unternehmungen. Mangelnde Mobilität schränkt die Kontakte zur Außenwelt ein und hat oft Einsamkeit und soziale Isolation (→ Kap. I/22.3) zur Folge.

> **Mobil zu sein** bedeutet oftmals Schutz vor dem Alleinsein.

Allerdings führen Einschränkungen in der Bewegungsfähigkeit nicht zwangsläufig zu Einschränkungen der Mobilität. So gibt es z. B. auch Rollstuhlfahrer, die trotz ihrer Körperbehinderung völlig selbstständig einen Beruf ausüben und im Urlaub verreisen (→ Abb. I/19.1). Damit wird deutlich, dass Mobilität für jeden Menschen etwas anderes bedeutet. Mobilität ist relativ.

Bewegung als Ausdruck seelischer Stimmung

Die Art, wie sich ein Mensch bewegt, lässt häufig Rückschlüsse auf seine momentane Stimmung und das **innere Befinden** zu (→ Abb. I/19.2, → Abb. I/19.3). Vor allem der Bewegungswille wird durch die seelische Verfassung beeinflusst: schleppt sich ein Mensch mit hängendem Kopf und hängenden Schultern langsam und mühsam den Flur entlang, liegt die Vermutung nahe, dass er nicht gerade glücklich, sondern eher traurig oder deprimiert ist. Ein fröhlicher Mensch bringt diese Fröhlichkeit auch durch Bewegungen, z. B. Tanzen und Springen, zum Ausdruck. Bewegung ist ein Teil der **nonverbalen Kommunikation** (→ Kap. I/18.1).

Allerdings lässt der **Bewegungsdrang** mit zunehmendem Lebensalter nach. Während Kinder z. B. bei einer frohen Botschaft wild gestikulierend herumspringen, reagiert ein alter Mensch in einer ähnlichen Situation meist weniger überschäumend.

Die deutsche Sprache kennt zahlreiche Redewendungen zum Zusammenhang von Bewegung und innerer Verfassung, z. B. „vor Freude in die Luft springen", „den Kopf hängen lassen", „weiche Knie haben", „mit beiden Beinen auf dem Boden stehen". Die Verknüpfung von Bewegung und Gefühlen findet sich auch in Begriffen wie „Zuwendung", „bewegt" oder „angerührt" sein.

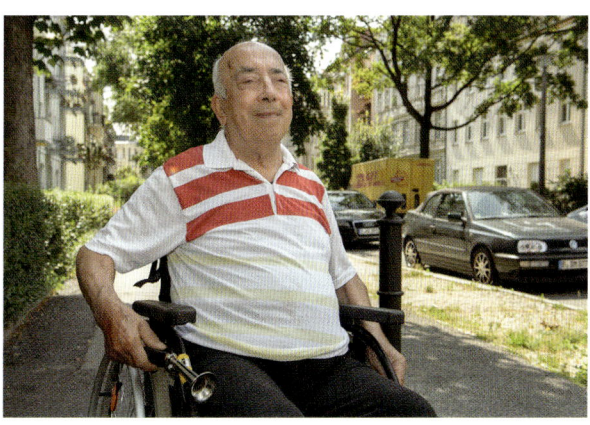

Abb. I/19.1 Mobiler Rollstuhlfahrer. [K157]

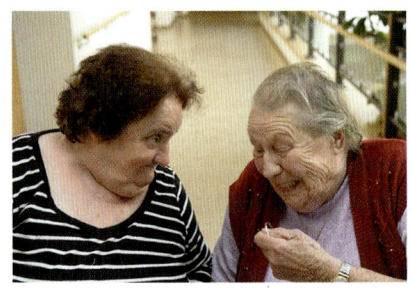

Abb. I/19.2 Mimik als Ausdrucksbewegung des Gesichtes und Gestik als Ausdrucksbewegung von Armen und Händen verraten etwas über das Befinden eines Menschen und auch über zwischenmenschliche Beziehungen. Mit großer Treffsicherheit lässt sich aus dem zum Partner gewendeten Blick und dem offenen Lächeln auf eine harmonische Stimmung schließen. [K157]

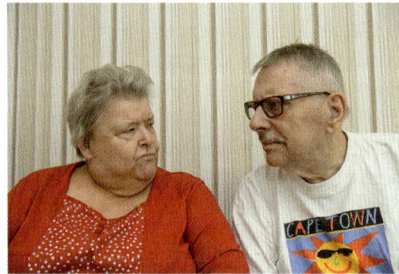

Abb. I/19.3 Ein finsterer Gesichtsausdruck und eine offensive Haltung verdeutlichen: hier gibt es Unstimmigkeiten. [K157]

❯ Lern-Tipp
Die folgende Übung dient der Sensibilisierung dafür, welchen Stellenwert Bewegung hat. Wie kann sich Bewegungsverlust auf die Betroffenen auswirken? Schreiben Sie einmal auf, was Ihnen zum Thema Bewegung alles einfällt. Orientieren Sie sich z. B. an folgenden Fragen:
- Wie oft und in welcher Form bewegen Sie sich?
- Was bedeutet Bewegung für Sie persönlich?
- Was würde es für Sie bedeuten, wenn Sie deutlich in Ihrer Bewegung eingeschränkt wären?
- Was würden Sie sich wünschen, wenn Sie auf professionelle Pflege angewiesen wären?

Gesundheits- und Krankheitsprozesse

Anatomisch-physiologische Grundlagen des Bewegungsapparates → Kap. I/31.1

❯ Gesunde Bewegungen:
- Sind uneingeschränkt in allen physiologischen Richtungen möglich
- Werden bei normaler Muskelspannung (*Muskeltonus*) durchgeführt

- Zeichnen sich durch ein aufrechtes und sicheres Gang- und Standbild aus
- Sind koordiniert und wirken dadurch flüssig
- Werden vom Körper selbst kontrolliert, sodass die Körperhaltung im Raum den Bewegungen angepasst werden kann.

Gangbild

Gehen ist ein sehr komplexer Bewegungsablauf, in dem zahlreiche Muskelgruppen, Nerven, Knochen und Gelenke in feiner Abstimmung zusammenwirken. Das **Gangbild,** also die typische Art des gesamten Bewegungsablaufs, kann sehr unterschiedlich sein. Zum einen ist es individuell verschieden. Das heißt, dass es bei jedem Menschen etwas anders aussieht, wenn er läuft. So erkennt man einen in weiter Entfernung laufenden guten Bekannten häufig auch dann, wenn das Gesicht oder andere Details nicht identifiziert werden können. Es genügt allein die Art, wie er sich bewegt.

Zum anderen ist das Gangbild eines Menschen nicht immer gleich. Es ist ebenso stimmungsabhängig wie andere Bewegungen auch, der federnde, beschwingte Schritt des Erleichterten, das sportlich energische Voranschreiten des Entschlossenen oder das kraftlose, müde Schleichen des Enttäuschten. Alle diese Unterschiede sind nicht Ausdruck einer Erkrankung, sondern einer großen Bandbreite physiologischer Gangbilder.

Haltung

Mit **Haltung** ist weniger ein Bewegungsablauf, sondern eher das statische Erscheinungsbild des Körpers gemeint. Sie setzt ein fein abgestimmtes Zusammenspiel von Sinnesorganen, Nerven, Muskeln und Gelenken voraus. In jeder Position, im Stehen, Sitzen oder in geringerem Maße auch im Liegen zeigt ein Mensch eine bestimmte Haltung.

Ähnlich wie das Gangbild ist auch die körperliche Haltung eines Menschen zum einen individuell verschieden, zum anderen von psychischen Einflüssen abhängig. Während ein selbstbewusster, erfolgreicher Mensch auch durch eine aufrechte, stolze Haltung sein psychisches Gleichgewicht demonstriert, vermutet man hinter einer schlaffen, müden Haltung eher einen wenig tatkräftigen Menschen. Wie eng die körperliche Haltung eines Menschen mit seiner seelischen Verfassung verknüpft ist, zeigt auch die deutsche Sprache. So kann mit dem Begriff Haltung sowohl die **körperli-**

che Haltung im Raum als auch die Einstellung eines Menschen, **die innere Haltung,** gemeint sein.

❯ „Use it or lose it" – „Verwende es oder du wirst es verlieren." Dieses Sprichwort bringt es auf den Punkt: Alle Bewegungsmöglichkeiten bleiben nur erhalten, wenn sie regelmäßig ausgeübt werden. Wird der Bewegungsumfang auf ein Minimum reduziert, das Gelenk also z. B. ruhig gestellt, drohen Versteifung (→ Kap. I/17.4) und dauerhafte Bewegungseinschränkungen.

Erkrankungen mit Einschränkungen von Bewegung und Mobilität

Die Beweglichkeit und körperliche Mobilität kann durch akute oder chronische Erkrankungen des Bewegungsapparates selbst, durch Erkrankungen des Nervensystems oder durch Erkrankungen anderer Organsysteme beeinträchtigt sein.

Zu den Erkrankungen des Bewegungsapparats gehören z. B.:
- Arthrose (*degenerative Gelenkzerstörung* → Kap. I/31.1.13)
- Osteoporose (→ Kap. I/31.1.15)
- Entzündliche Gelenkerkrankungen, z. B. chronische Polyarthritis (*Rheuma* → Kap. I/31.1.14), Morbus Bechterew (*fortschreitende entzündliche Wirbelsäulenversteifung* → Kap. I/31.1.14)
- Gicht (→ Kap. I/31.3.13)
- Verletzungen, z. B. Frakturen, Prellungen, Zerrungen (→ Kap. I/31.1.20)
- Amputationen (→ Kap. I/31.1.21).

Erkrankungen des **Nervensystems,** die die Mobilität beeinträchtigen, sind z. B.:
- Lähmungen, z. B. durch Schlaganfall (→ Kap. I/31.11.12), bei Hirntumoren (→ Kap. I/31.11.19)
- Morbus Parkinson (→ Abb. I/31.11.4, → Kap. I/31.11.16)
- Depression (→ Kap. I/33.6.1) und Demenz (→ Kap. I/33.4)
- Multiple Sklerose (→ Kap. I/31.11.14)
- Amyotrophe Lateralsklerose (*ALS* → Kap. I/31.11.17)
- Schädigung mehrerer Nerven (*Polyneuropathie* → Kap. I/31.11.20), häufig bei Diabetes mellitus
- Rückenmarksschädigung, z. B. Querschnittslähmung (→ Kap. I/31.11.11).

Erkrankungen, die nicht primär den Bewegungsapparat betreffen, werden häufig nicht als Ursache einer eingeschränkten Mobilität erkannt und können im schlimmsten Fall zu einem Immobilisationssyndrom (→ Kap. I/19.4) führen, z. B.:

I
19

- Alle Erkrankungen, die mit Schmerzen (→ Kap. I/35) einhergehen
- Erkrankungen, die den Körper schwächen, z. B. Infektionen mit Fieber (→ Kap. I/20.6)
- Erkrankungen mit Atemnot (→ Kap. I/31.7)
- Chronische Durchblutungsstörungen der Beine (→ Kap. I/31.6.12)
- Schwindel (→ Kap. I/30.3.2)
- Bewusstseinseinschränkungen (→ Kap. I/31.11.11)
- Starkes Über- oder Untergewicht (→ Kap. I/20.8, → Kap. I/20.9)
- Schilddrüsenfunktionsstörungen (→ Kap. I/31.3.8).

» Lern-Tipp

Im Sinne einer aktivierenden und ressourcenorientierten Pflege haben Pflegende verantwortungsvolle Aufgaben. Bei jeder pflegerischen Handlung gibt es Möglichkeiten, mit denen Altenpflegerinnen die Beweglichkeit alter Menschen erhalten bzw. fördern können. Denken Sie an Ihren aktuellen Praxiseinsatz. Suchen Sie sich drei Pflegebedürftige aus und beantworten Sie für sich die folgenden Fragen:

- Seit wann besteht die Bewegungseinschränkung, wie ist sie entstanden und welchen Verlauf hat sie genommen?
- Welche Bewegungseinschränkungen haben diese Pflegebedürftigen und welche Erkrankungen sind dafür verantwortlich?
- Wie wirken sich die Bewegungseinschränkungen auf die tägliche Pflege dieser alten Menschen aus?
- Welche individuellen Maßnahmen sind in der Pflegeplanung verankert, um die Bewegungseinschränkungen zu kompensieren und vorhandene Ressourcen zu nutzen?
- Wie schätzen Sie den Nutzen der Maßnahmen für die Pflegebedürftigen ein?
- Gibt es aus Ihrer Sicht Maßnahmen, die im Rahmen einer aktivierenden Pflege zusätzlich dazu beitragen könnten, die Beweglichkeit dieser alten Menschen zu fördern?

Haltung der Pflegenden

Bewegung ist zentraler Bestandteil des Lebens und die Hauptsäule vieler prophylaktischer Maßnahmen. Sie ist Ausdruck von Lebensfreude, trägt zur Gesunderhaltung und Selbstständigkeit des alten Menschen bei. All diese positiven Wirkungen machen es zwingend notwendig, die Mobilität eines Menschen zu erhalten. Dazu ist es erforderlich, Informationen zur „Bewegungsbiografie" eines alten Menschen zu sammeln und

seine körperliche Aktivität individuell, gezielt und systematisch zu fördern.

In Zusammenarbeit mit anderen Berufsgruppen fällt den Altenpflegerinnen die anspruchsvolle Rolle zu, immer wieder neu zur Bewegung zu motivieren. Unterstützend kann ein gutes Schmerzmanagement wirken, denn Schmerzen lassen Menschen Bewegung vermeiden.

Um diesen Anforderungen gerecht werden zu können, ist es notwendig, sich selbst immer wieder die Bedeutung von Bewegung bewusst zu machen. Nur so wird die Bewegungsförderung einen festen Bestandteil der täglichen Pflege und der täglichen Mobilisation ausmachen und kein Zufallsprodukt für entstehende Freiräume im Pflegealltag sein.

> » Für Bewegung sorgen bedeutet nicht, einen alten Menschen zu sportlichen Hochleistungen zu bringen. Es sind die häufigen, täglich wiederkehrenden Kleinigkeiten, z. B. zwei Meter zwischen Rollstuhl und Bett gehen, sich das Gesicht selbst waschen oder sich allein kämmen, die Bewegung im Alter ausmachen können. Ziel der Bewegungsförderung ist, die Selbstständigkeit des alten Menschen zu erhalten oder wiederherzustellen.

I/19.2 Informationssammlung

Pflegeprozess → Kap. I/7

Um zu einer Pflegediagnose zu kommen, werden Informationen über aktuelle oder potenzielle Probleme, Ressourcen, Erfahrungen und Gewohnheiten sowie zu den aktuellen Bedürfnissen des Pflegebedürftigen gesammelt. Die Informationen werden gewonnen aus:

- Befragung des Pflegebedürftigen oder der Angehörigen
- Vorhandenen Unterlagen
- Körperlicher Untersuchung
- Gezielter Beobachtung.

Fragen an den Pflegebedürftigen oder die Angehörigen

Ressourcen und Probleme

- Macht Ihnen Bewegung Freude?
- Wollen Sie sich, so weit wie möglich, allein versorgen?
- Sind Sie mit Hilfsmitteln (z. B. Gehstock, Brille) versorgt und kommen Sie damit zurecht?

- Benötigen Sie morgens eine gewisse „Anlaufzeit", um sich ausreichend bewegen zu können?
- Leiden Sie aufgrund Ihrer Bewegungseinschränkung unter Schmerzen?
- Gibt es Phasen (z. B. Wochen, Tage), in denen die Schmerzen geringer sind?
- Treten die Schmerzen zu einer Tageszeit besonders häufig auf?
- Sind die Schmerzen in Ruhe und Bewegung gleich?
- Haben Sie Probleme mit Ihrer Schmerzmedikation (z. B. Magenbeschwerden)?
- Fühlen Sie sich ausreichend mit Schmerzmedikamenten versorgt?
- Welche Bewegungen bereiten Ihnen keine Schmerzen?
- Fühlen Sie sich beim Gehen unsicher, weil Sie schlecht sehen?
- Können Sie sich allein im Bett drehen oder zur Toilette gehen?
- Ist es Ihnen möglich, im Sitzen Ihre Position im Stuhl zu verändern?
- Wurden in der Vergangenheit besonders morgens rote Stellen an dekubitusgefährdeten Stellen beobachtet?
- Benötigen Sie eine Begleitperson, um das Haus verlassen zu können?
- Sind Sie in der Vergangenheit oft gestürzt und haben Sie Angst vor weiteren Stürzen?
- Wie ist Ihre momentane psychische Verfassung? Fühlen Sie sich „wie gelähmt" oder könnten Sie „Bäume ausreißen"?
- Ist die Umgebung behindertengerecht (z. B. Haltegriffe, Beleuchtung)?
- Sind Sie eingeschränkt in der Ausübung Ihrer Hobbys?

Gewohnheiten und Erfahrung

- Hatten Sie früher Spaß an der Bewegung? Hatten Sie Hobbys, die bewegungsintensiv waren?
- Welche Tätigkeiten des Alltags haben Sie bisher ohne Hilfe durchführen können?
- Mit welchen Medikamenten zur Schmerzstillung haben Sie gute Erfahrungen gemacht?
- Haben Wärme- oder Kälteanwendungen bei der Schmerzbewältigung geholfen? Wenn ja, welche? Welche Applikationsart (z. B. Wärmflasche, Bäder)?
- Welche Hilfsmittel zur Unterstützung des Gehens bzw. der Mobilität haben Sie in der Vergangenheit bereits angewendet? Fühlten Sie sich damit sicher?
- Waren Sie bisher eher morgens oder abends körperlich aktiv oder war Bewegungsfähigkeit für Sie von der Tageszeit unabhängig?

Aktuelle Bedürfnisse

- Schildern Sie Ihre aktuellen Wünsche bezüglich Ihrer Mobilität
- Haben Sie momentan Schmerzen in Gelenken oder Muskeln?
- Fühlen Sie sich im Hinblick aufs Gehen unsicher? Haben Sie Angst vor Stürzen?

Durchsicht der Unterlagen

- Über welche Ressourcen in den Aktivitäten des Lebens verfügt der Pflegebedürftige?
- Liegen Krankheiten des Bewegungsapparates vor, die die Bewegungsfähigkeit beeinträchtigen, z. B. chronische Polyarthritis, Arthrose, Frakturen, künstliche, implantierte Gelenke, z. B. Hüft- oder Kniegelenk?
- Welche Erkrankungen des Nervensystems oder der Psyche schränken die Mobilität ein, z. B. Halbseitenlähmung, Morbus Parkinson, Depression, Demenz?
- Sind Erkrankungen des Herz-, Kreislauf- oder Atmungssystems bekannt, z. B. Herzinsuffizienz, Asthma bronchiale?
- Wie funktionstüchtig sind die Sinnesorgane zur Unterstützung der gefahrlosen Bewegung?
- Welche Medikamente sind angeordnet?
- Sind Medikamente (→ Kap. I/28) darunter, die die Motorik beeinflussen, z. B. Tranquilizer, Neuroleptika oder Antidepressiva?

Abb. I/19.4 Typisches Gangbild bei Morbus Parkinson. Kleinschrittiger, schlurfender Gang mit vornüber gebeugtem Oberkörper. Die Arme schwingen nicht mit. Durch verminderte Aktivität der mimischen Muskulatur wirkt das Gesicht wie eine Maske und wenig lebendig. [138]

Körperliche Untersuchung

- Wie ist der Händedruck: kräftig, gezielt oder kraftlos? Gibt es Druckunterschiede im Vergleich der beiden Körperhälften?
- Gibt es Auffälligkeiten beim vorsichtigen Durchbewegen der großen Gelenke: Knackgeräusche, Knirschen oder ist die physiologische Beweglichkeit nicht mehr möglich? Ist ein muskulärer Widerstand beim Durchbewegen zu spüren?
- Wie sehen die Gelenke aus: physiologisch oder sind Rötungen, Schwellungen oder Verformungen zu beobachten bzw. zu ertasten?
- Sind Versteifungen an den Extremitäten zu sehen oder beim Bewegen zu bemerken?
- Wie sieht die Haltung der Extremitäten aus: Bestehen Beuge- oder Streckkontrakturen (z. B. Spitzfuß)?
- Sind Muskeln oder ganze Muskelgruppen hart und verspannt?
- Ist ein Zittern zu beobachten? Nimmt das Zittern in Ruhe zu oder verschwindet es bei zielgerichteten Bewegungen?
- Können Gegenstände fest und zielsicher angefasst werden?
- Wie kommt der alte Mensch in das Zimmer: Geht er allein oder in Begleitung? Setzt er Gehhilfen ein? Benötigt er einen Rollstuhl? Wird er darin gefahren oder kann er ihn allein bewegen?
- Wie ist der Hautzustand an dekubitusgefährdeten Körperregionen zu beurteilen?

Beobachtung

Eine genaue **Beobachtung** erfordert ein großes Fachwissen seitens der Altenpflegerinnen, um gezielt physiologische und pathologische Bewegungen und Bewegungsmuster zu unterscheiden. Wie auch bei der körperlichen Untersuchung ist die Beobachtung bei verwirrten Menschen eine nicht zu unterschätzende Quelle von Informationen. Sie sollte behutsam und diskret durchgeführt werden.

Die Wahrung der Intimsphäre gehört ebenso dazu wie ein ruhiger, abgeschiedener Raum.

Besonders vorteilhaft ist es, wenn sich die Beobachtung der Mobilität nicht zwangsläufig auf eine kurze Zeitspanne beschränkt, sondern den ganzen Tag und auch nachts erfolgt. Denn selbst wenn ein Mensch im Bett liegt, stehen ihm mannigfaltige Bewegungsmöglichkeiten zur Verfügung. Zur Beobachtung haben Al-

tenpflegerinnen also täglich 24 Stunden Gelegenheit.

Die folgenden Anhaltspunkte stellen eine Hilfe dar:

- Wie sieht der **Gang** aus: sicher, unsicher, schlurfend, schwankend, zur Seite geneigt, trippelnd (→ Abb. I/19.4), zittrig, mit Hilfsmitteln
- Wie ist die **körperliche Verfassung** zu bezeichnen: gute oder schlechte Kondition, körperliche Schwäche?
- Besteht **Über-** oder **Untergewicht?**
- Liegen **Amputationen** oder **Lähmungen** vor?
- **Hautfarbe:** wird das Gesicht blass oder bläulich oder rötet es sich bei Anstrengung?
- Welche **Anforderungen** können bewältigt werden:
  - Im Bett allein drehen?
  - Allein auf die Toilette gehen?
  - Sich allein waschen und anziehen?
  - Allein vom Bett in den Sessel kommen?
  - Treppen steigen?
  Sich allein versorgen (kochen, einkaufen)?
- **Wie** werden die Bewegungen durchgeführt: unter Schmerzen, unkoordiniert, in Schonhaltung, zielgerichtet?

Altenpflegerinnen sollten die Eigenständigkeit und den Unterstützungsbedarf bei einzelnen Bewegungsabläufen strukturiert ermitteln (→ Abb. I/19.5).

Vereinbarung der Pflegemaßnahmen

Obwohl Bewegung von zentraler Bedeutung für den Erhalt und die Stärkung der körperlichen Fähigkeiten eines pflegebedürftigen Menschen ist, soziale Kontakte ermöglicht und die Gesundheit fördert, sind Altenpflegerinnen verpflichtet, ihre bewegungsbezogenen pflegerischen Angebote mit den Wünschen des Betroffenen abzustimmen. Bei der Vereinbarung eines Bewegungsprogramms können Kompromisse zwischen der fachlichen Einschätzung und der persönlichen Haltung des Pflegebedürftigen notwendig sein. Die Handlungsrichtlinie lautet: Motivation ja, Zwang oder massive Überredung nein.

Insbesondere Menschen in psychisch belastenden Lebensphasen oder mit lebenslimitierenden Erkrankungen haben oft nicht die Kraft oder den Willen, ihre Bewegungsfähigkeit zu trainieren. Altenpflegerinnen versuchen, genau herauszufinden, welche Ursachen z. B. eine Weige-

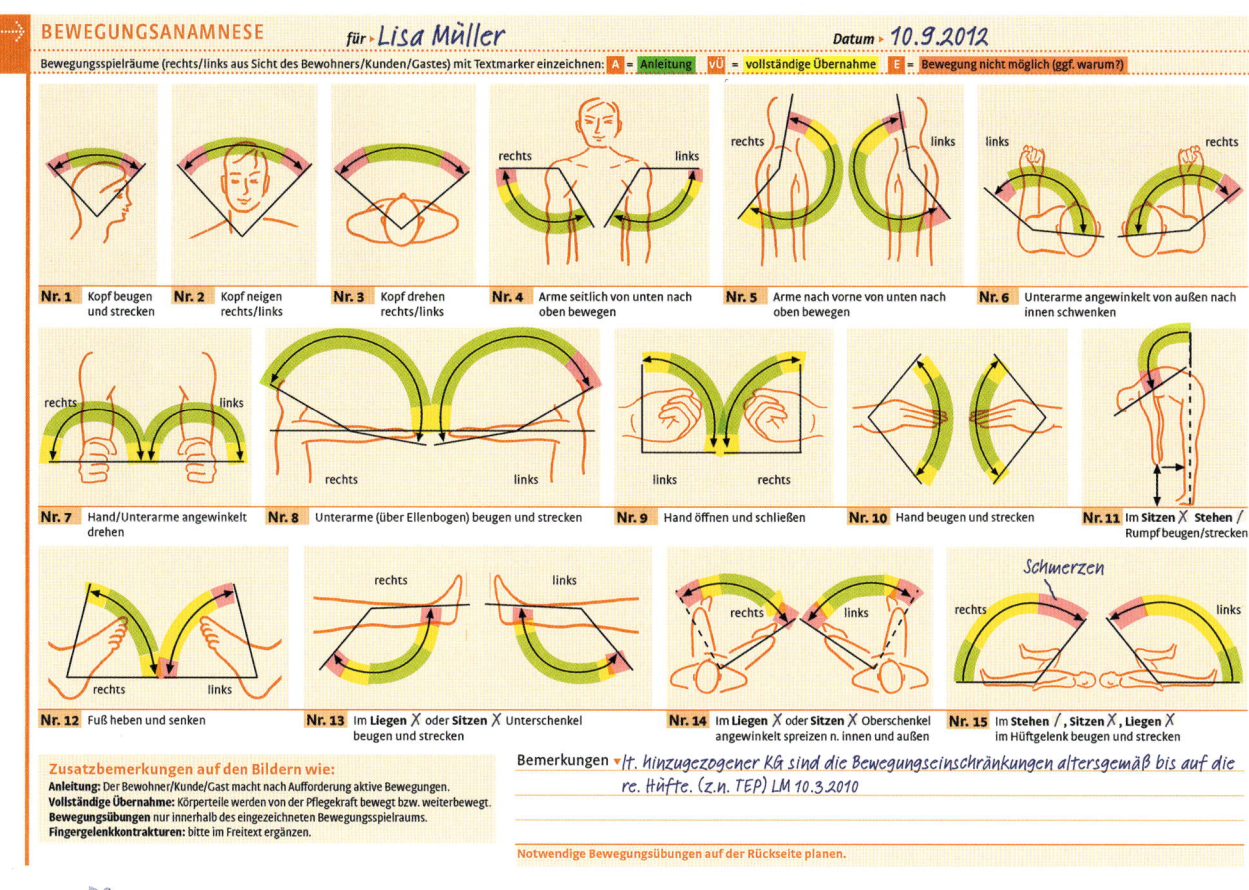

Abb. I/19.5 Bewegungsanamnese der Fa. PFLEGE ZEIT Dokumentationssysteme GmbH. [V483]

rung hat, das Bett zu verlassen. Nur auf der Grundlage dieser Informationen können sie entscheiden, welche Bewegungsangebote in Frage kommen. Bei der Pflege von Menschen, die körperliche Aktivität ablehnen, ist es geraten, eine solche Entscheidung im Team zu treffen, am besten im engen Austausch mit Physiotherapeuten und dem behandelnden Arzt.

Bei bewegungsfreudigen pflegebedürftigen Menschen ist es viel einfacher, ein entsprechendes Angebot zusammenzustellen. Pflegende bedenken dabei die körperlichen Ressourcen des Betroffenen und versuchen, einseitige bzw. zu hohe Belastungen zu verhindern. Auch dabei können sie an Grenzen stoßen, z. B. bei der Versorgung von Menschen mit Demenz, die in langen Phasen der Erkrankung einen erheblichen Bewegungsdrang entwickeln und nicht selten täglich (auch in stationären Einrichtungen) mehrere Kilometer zu Fuß zurücklegen.

I/19.3 Beeinträchtigte Fähigkeit, sich zu bewegen

Ⓦ Fallbeispiel Wohngruppe, Teil I

Annalena Blume ist 82 Jahre alt und vor zwei Jahren aufgrund einer fortschreitenden Demenz in das „Haus Wannestadt" eingezogen. Nach einigen Wochen, in denen sie sehr unglücklich war und gern wieder nach Hause gezogen wäre, hatte sie sich gut eingelebt. Sie war mobil und konnte daher die Gemeinschaftsräume jederzeit aufsuchen und an Freizeitaktivitäten teilnehmen. Bisher war sie sehr selbstständig und benötigte nur aufgrund der Demenz ein wenig Anleitung bei der Körperpflege und bei der Auswahl einer den Jahreszeiten und dem Anlass angemessenen Kleidung. Frau Blume hat Kinder, einen Sohn und zwei Töchter. Alle drei Kinder wohnen im selben Ort und besuchen Frau Blume abwechselnd, sodass sie zweimal in der Woche und an jedem Wochenende Besuch erhält.

Vor vier Wochen hat Annalena Blume einen Schlaganfall erlitten und wurde infolgedessen in ein Krankenhaus eingewiesen.

Moritz Schmitz hat Spätdienst, als Frau Blume zurück in das „Haus Wannestadt" kommt. Der Altenpfleger und Frau Blume hatten immer eine von Humor und gegenseitigem Respekt geprägte Beziehung. Moritz Schmitz ist auch der einzige von den Mitarbeitern, den Frau Blume namentlich kennt. Die Namen der anderen Pflegenden kann sie sich nicht merken.

Aufgrund des Schlaganfalls hat Frau Blume nun eine Hemiparese links und ist nicht mehr in der Lage, sich wie gewohnt selbstständig innerhalb der Wohngruppe zu bewegen. Sie kann das Bett nicht allein verlassen und nicht laufen. Ihr Sprachzentrum ist nicht betroffen.

> **❯ Beeinträchtigte Fähigkeit, sich zu bewegen:** Unfähigkeit, sich den individuellen Bedürfnissen entsprechend frei und selbstständig in der Umgebung zu bewegen.

I/19.3.1 Informationssammlung

W Fallbeispiel Wohngruppe, Teil II

Moritz Schmitz überarbeitet die Pflegeplanung von Annalena Blume aufgrund seiner ersten Einschätzung und des Überleitungsberichts aus dem Krankenhaus sowie nach Rücksprache mit den Kindern. Frau Blume benötigt nun Hilfe bei der Mobilisation und hat weitere Selbstversorgungsdefizite in Bezug auf ihre Fähigkeiten sich zu pflegen, sich an- und auszukleiden und ihre Mahlzeiten einzunehmen. Bisher reichte Anleitung aus, nun aber ist eine teilweise oder vollständige Übernahme durch die Pflegenden erforderlich.

Frau Blume weint oft, weil sie nicht in der Lage ist, sich selbstständig in den Räumen der Wohngruppe zu bewegen. Herr Schmitz findet jedoch gemeinsam mit den Kindern und Frau Blume viele Ressourcen, die Frau Blume noch einsetzen kann, um sich nicht völlig hilflos zu fühlen und auch weiterhin an gemeinschaftlichen Aktivitäten im „Haus Wannestadt" teilzunehmen. Sie kann z. B. im Rollstuhl sitzen, wenn ihre betroffene linke Körperseite entsprechend gestützt wird. Wenn sie geduldig angeleitet wird, kann sie mit ihrer rechten Körperseite aktiv bei der Mobilisation mitwirken. Sie kann sich auch mit der rechten Hand das Gesicht und den linken Arm waschen, muss hierzu aber angeleitet werden.

Ursachen und Einflussfaktoren

Die körperliche Mobilität kann durch folgende Ursachen beeinträchtigt sein:
- Gelenkversteifungen (➔ Kap. I/17.4), Frakturen, Lähmungen
- Schmerzen bei der Bewegung, z. B. durch Arthrose, Gelenkentzündung (*Arthritis*), Gicht
- Körperliche Schwäche und Atembeschwerden, z. B. schwere Herzinsuffizienz mit Dyspnoe bei Bewegung
- Chronische Durchblutungsstörungen mit Schmerzen beim Gehen
- Angeborene, krankheits- oder altersbedingte Sehstörungen
- Erkrankungen des Nervensystems, z. B. Halbseitenlähmung, Morbus Parkinson

- Erkrankungen der Muskeln, z. B. Muskelschwund (*Muskeldystrophie*)
- Ungewohnte Umgebung und fehlende bewährte Hilfsmittel
- Depressive Stimmungslagen, die z. B. die Freude an der Bewegung mindern.

Zeichen und Ausmaß

Zeichen für eine beeinträchtigte körperliche Mobilität:
- Schmerzäußerungen oder -zeichen, z. B. Schonhaltung der schmerzenden Körperregion, Hinken
- Eingeschränkte Gelenkbeweglichkeit
- Unkoordinierte Bewegungen, z. B. besonders während des Loslaufens kleine, trippelnde Schritte bei Morbus Parkinson
- Fehlende Freude des alten Menschen, sich zu bewegen (benötigt Aufforderung seitens der Altenpflegerinnen)
- Dyspnoe bei Bewegungsausübung
- Blässe, Zyanose oder Gesichtsröte bei körperlicher Anstrengung
- Bewegungsabläufe werden nicht verstanden, z. B. bei Demenz (➔ Abb. I/19.6).

Um das **Ausmaß** der Beeinträchtigung beurteilen zu können, stellen Altenpflegerinnen den Schweregrad der zu Grunde liegenden Erkrankung fest und berücksichtigen die vorhandenen Ressourcen.

Eine aktualisierte Übersicht über die Fähigkeiten und Einschränkungen der Bewegung ist besonders bei chronisch progressiven (fortschreitenden) Erkrankungen wichtig, um den alten Menschen durch überhöhte Anforderungen nicht zu überfordern und damit zu frustrieren. Außerdem dient diese als Grundlage für die Aktualisierung der Pflegeplanung, sowie die Möglichkeit, sich einen schnellen Überblick über die Bewegungsfähigkeit des Pflegebedürftigen zu verschaffen (➔ Abb. I/19.5).

Mit fortschreitender Erkrankung klafft die Schere zwischen dem, was der Betroffene selbst durchführt und dem, was notwendig wäre. Das Ausmaß der beeinträchtigten körperlichen Mobilität ändert sich im Krankheitsverlauf. In regelmäßigen Abständen schätzen Altenpflegerinnen daher erneut ein, welchen Unterstützungsbedarf der Pflegebedürftige hat, z. B.:
- Der Pflegebedürftige benötigt Anleitung, um Bewegungsabläufe richtig durchzuführen, z. B. um die Reihenfolge beim Anziehen (➔ Kap. I/21.7) einzuhalten
- Der Pflegebedürftige benötigt Beaufsichtigung, damit seine Sicherheit gewährleistet ist

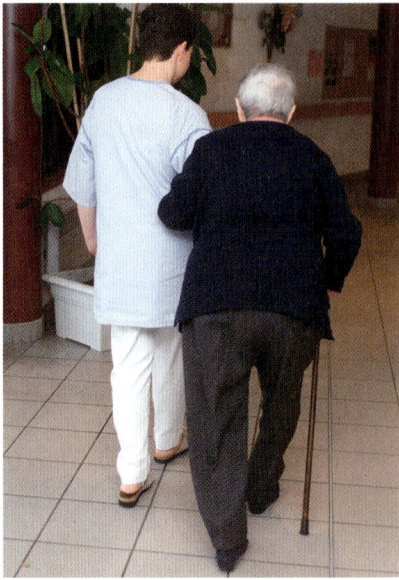

Abb. I/19.6 Bei fortschreitenden Erkrankungen, z. B. Demenz, gehört geduldige Motivation und Anleitung zu den Aufgaben der Altenpflegerinnen, damit die Mobilität so lange wie möglich zumindest teilweise erhalten bleibt. [J787]

- Der Pflegebedürftige braucht einen „Motivationsschub", um an Veranstaltungen teilzunehmen
- Der Pflegebedürftige braucht teilweise oder vollständige Übernahme durch Altenpflegerinnen beim
  – Drehen im Bett
  – Aufstehen
  – Toilettengang
  – Treppensteigen
  – Einkäufe erledigen
  – Essen oder Essen zubereiten
  – An- und Auskleiden
  – Sich beschäftigen
  – Pflegen von Kontakten zu Mitmenschen oder Angehörigen.

Folgen

Infolge einer eingeschränkten körperlichen Mobilität drohen soziale Isolation (➔ Kap. I/19.3), das Gefühl der Machtlosigkeit (➔ Kap. I/18.11) sowie depressive Verstimmung.

Wird die beeinträchtigte körperliche Mobilität nicht durch pflegetherapeutische Maßnahmen ausgeglichen, z. B. durch Anleitung zum Umgang mit Hilfsmitteln oder durch Bewegungsübungen, sodass sich der alte Mensch trotz Einschränkungen ausreichend bewegt, kann er vollständig immobil werden (➔ Kap. I/19.4). Eingeschränkte Mobilität zieht viele Komplikationen nach sich und ist pflegerisch behandlungspflichtig.

I/19.3.2 Pflegetherapie

W Fallbeispiel Wohngruppe, Teil III

Beispiel einer Pflegeplanung bei beeinträchtigter Fähigkeit, sich zu bewegen für Annalena Blume

Informationssammlung	Pflegetherapie	
Wünsche, Gewohnheiten, Hilfebeschreibungen, pflegefachliche Einschätzungen	Pflegeziel/Verständigungsprozess/ erwartete Ergebnisse	Pflegemaßnahmen/Pflegeangebote
• Kontakt zu ihren Kindern ist für sie sehr wichtig – wirkt sich motivationsfördernd aus • Ist kontaktfreudig, besuchte gern die Gemeinschaftsräume der Wohngruppe und nimmt gern an Festen und Veranstaltungen teil • Möchte sich weiterhin innerhalb der Wohngemeinschaft bewegen **Pflegefachliche Einschätzungen:** • Beeinträchtigte Fähigkeit, sich zu bewegen • Schlaganfall mit nachfolgender Hemiparese links • Kann den linken Arm nicht bewegen und auf dem linken Bein kein Körpergewicht übernehmen • Koordinierte Fortbewegung nicht möglich • Mobilität der rechten Körperseite ist erhalten	• Kann weiterhin an Festen und Veranstaltungen teilnehmen • Komplikationen wie Dekubitus, Kontrakturen sind vermieden • Bewegungsfähigkeit der betroffenen Extremitäten ist gefördert bzw. erhalten • Die Kontakte zu ihren Mitbewohnern bleiben erhalten **Verständigung:** • Die derzeitige körperliche Mobilität ist erhalten • Ist ihren Wünschen gemäß mehrmals tgl. aktiviert und mobilisiert • Nimmt aktiv an pflegerischen Maßnahmen teil	• Über Möglichkeiten der Mobilisation und des Bobath-Konzepts informieren und die Angehörigen in die Benutzung des Rollstuhls einweisen. Die Angehörigen über die wichtigsten Punkte des Bobath-Konzepts beraten • Pflegebedürftige und ihre Angehörigen über die Feste und Veranstaltungen in der Wohngruppe informieren und sie bitten, Frau Blume dorthin zu begleiten. Pflegebedürftige aufgrund ihrer Demenz kurzfristig informieren und sie fragen, ob sie teilnehmen möchte • (*) Bei jeder Mobilisation dazu anregen, ihre Bewegungsfähigkeit trotz der Einschränkungen einzusetzen und Bewegungsabläufe aktiv mitzugestalten • (*) Mindestens 4 × tgl. die Mobilisation zu den Mahlzeiten in den Rollstuhl anbieten und zu den Mahlzeiten in die Gemeinschaftsräume bringen • Zu den Festen und Veranstaltungen, die sie besuchen möchte, in den Rollstuhl setzen (nicht länger als zwei Stunden) • (*) Alle Maßnahmen der Mobilisation nach den Prinzipien des Bobath-Konzepts durchführen • (*) Nachts nach Fingertest Positionierungswechsel nach Bedarf, dabei die Prinzipien des Bobath-Konzepts berücksichtigen • Zimmer in Absprache mit Frau Blume und gemeinsam mit den Angehörigen nach den Prinzipien des Bobath-Konzepts umgestalten • Über Möglichkeiten der Mobilisation und des Bobath-Konzepts informieren und die Angehörigen in die Benutzung des Rollstuhls einweisen. Die Angehörigen über die wichtigsten Punkte des Bobath-Konzepts beraten • Pflegebedürftige und ihre Angehörigen über die Feste und Veranstaltungen in der Wohngruppe informieren und sie bitten, Frau Blume dorthin zu begleiten. Pflegebedürftige aufgrund ihrer Demenz kurzfristig informieren und sie fragen, ob sie teilnehmen möchte • (*) Bei jeder Mobilisation dazu anregen, ihre Bewegungsfähigkeit trotz der Einschränkungen einzusetzen und Bewegungsabläufe aktiv mitzugestalten

(*) Diese Maßnahmen können mit entsprechenden Durchführungszeitpunkten in den Tagesstrukturplan eingetragen werden.

❯ In einem kreativen Pflegeprozess werden entsprechend dem Ausmaß der Einschränkungen realistische Ziele und geeignete Maßnahmen ausgewählt, die zum einen die Schwere der zu Grunde liegenden Ursache, zum anderen die Fähigkeiten des Pflegebedürftigen berücksichtigen.

Gestaltung der Umgebung

Bei eingeschränkter Mobilität sind besonders im **Badezimmer** Umgestaltungen notwendig, damit die Bewegungseinschränkung nicht zu einem Selbstversorgungsdefizit bei der Körperpflege (→ Kap. I/21.6) führt und sich die Sturz- und Verletzungsgefahr (→ Kap. I/17.5) nicht erhöht. Deshalb ist das Badezimmer so auszustatten, dass die Körperpflege gefahrlos und möglichst ohne fremde Hilfe möglich ist. Dazu gehören:

• Eine Dusche ohne Einstieg mit installiertem Stuhl
• Genügend Haltevorrichtungen in der Badewanne und ein Badewannensitz (→ Abb. I/19.7)
• Eine Toilette mit erhöhtem Sitz und Armgriffen nimmt die Angst vor dem „Sich-fallen-Lassen" und „Nicht-wieder-Hochkommen". Dies ist vor allem in der ambulanten Pflege eine wirkungsvolle Maßnahme
• Stabiler Hocker, um sich abzustützen

- Durchgehende Stange vertikal vor der Badewanne
- Weitere Anpassungen der Umgebung (Sturz- und Verletzungsgefahr → Kap. I/17.5).

Technische Hilfen verwenden

Mancher Verlust an Kraft, Feinmotorik und Wendigkeit im Alter lässt sich durch technische Hilfsmittel ausgleichen.

- Sessel oder Stühle, die durch einfachen Tastendruck das Aufstehen und Hinsetzen erleichtern (→ Abb. I/19.8) (Vorsicht: nicht alle Fabrikate ermöglichen ein physiologisches Aufstehen)
- Geeignete Seh- und Hörhilfen lösen oft schon viele Probleme der Unsicherheit, sich im Alltag zu bewegen (→ Kap. I/30)
- Einfache, aber äußerst wirkungsvolle Hilfsmittel erleichtern das selbstständige Anziehen, z. B. Knöpfhilfen oder Strumpfanzieher
- Bestecke, Geschirr, Trinkgläser, die die Selbstständigkeit des Betroffenen unterstützen
- Transport- und Transferhilfen erleichtern die Pflege Schwerstpflegebedürftiger, z. B.:
  - Hebe- und Tragelifter: Pflegebedürftiger wird durch Gurte und Tücher angehoben und transportiert
  - Aufrichtlifter: Pflegebedürftiger wird durch gepolsterten Gurt unter den Armen angehoben, sodass er umgesetzt werden kann
  - Drehscheibe, Rutschbrett, Gleitmatte: Hilft bei Transfer, z. B. vom Bett in den Rollstuhl. Dürfen nicht bei Halbseitengelähmten eingesetzt werden, weil sie die Wahrnehmung des Bewegungsablaufs „täuschen" und der richtige Bewegungsablauf nicht eingeübt wird (→ Kap. I/31.11.1).

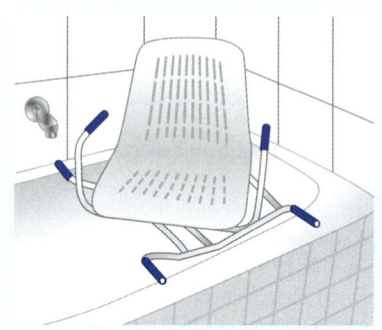

Abb. I/19.7   Wannensitze mit Griffen und schwenkbarer Sitzfläche ermöglichen das Baden auch bei eingeschränkter Mobilität, weil der Kraftakt des Ein- und Aussteigens in die Wanne entfällt. [L138]

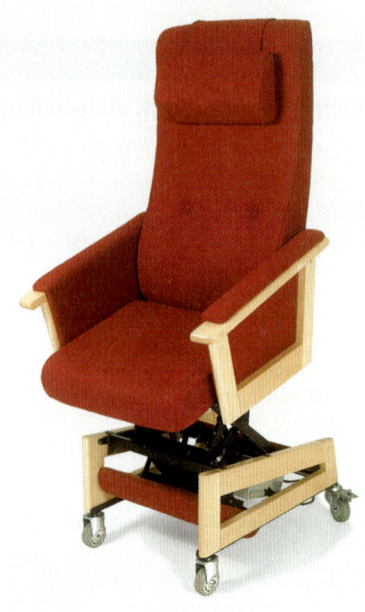

Abb. I/19.8   Sessel, bei dem kaum Kraftanstrengung nötig ist, um sich zu setzen oder aufzustehen. Per Knopfdruck hebt bzw. senkt sich die Sitzfläche. [V143]

❯ Der Einsatz von Hilfsmitteln wirkt auf alle Beteiligten einer pflegerischen Situation – auf den Pflegebedürftigen wie auf den Pflegenden. Deshalb ist die Verwendung technischer Unterstützung abzuwägen. Beispiele für relevante Überlegungen sind:

- Der Pflegebedürftige bewältigt den Transfer in naher Zukunft selbst. Dann ist es besser, auf einen Lifter zu verzichten und die Transfers nach kinästhetischen Prinzipien durchzuführen (siehe unten). Ggf. bietet sich ein Kompromiss an, z. B. den Lifter nur beim Transfer am Abend einsetzen, wenn der Pflegebedürftige schon sehr müde und schwer zu transferieren ist
- Größtmögliche Schmerzfreiheit soll gewährleistet sein (z. B. in palliativen Situationen). In diesen Fällen ist der Einsatz eines Lifters angezeigt
- Pflegende hat Rückenbeschwerden oder z. B. einen Bandscheibenvorfall erlitten. In diesen Fällen ist der Einsatz eines Lifters angezeigt.

Gehhilfen einsetzen

Gehhilfen sind in verschiedenen Ausführungen erhältlich. Neben rein **funktionellen** Kriterien entsprechend den individuellen Einschränkungen eines alten Menschen, sind auch **psychische** Gesichtspunkte zu beachten, damit der Betroffene die Gehhilfe

auch tatsächlich benutzt: Gehhilfen sind unmittelbar für die Umwelt zu sehen, gelten daher schnell als Synonym für Alter und Gebrechlichkeit. Deshalb werden sie häufig abgelehnt, obwohl sie dringend nötig wären, um vor Stürzen zu schützen. Gründliche Beratung und ein vertrauensvolles Gespräch mit dem Betroffenen vor der Anschaffung einer Gehhilfe können ihn unterstützen, die richtige Wahl zu treffen.

Darüber hinaus sollte in jedem Fall der **Rat von Fachleuten**, z. B. Physiotherapeuten oder Ärzten, eingeholt werden, um Fehlbelastungen zu vermeiden, z. B. durch Gewichtsverlagerung auf andere Gelenke oder Unfälle durch komplizierte Handhabung.

❯ Grundsätzlich überprüfen Altenpflegerinnen Gehhilfen, egal ob es sich um einen Gehstock oder einen motorisierten Rollstuhl handelt, regelmäßig auf ihre **Funktionstüchtigkeit.** Dies gilt vor allem für die Bodenhaftung, weil die Sicherheit sonst gefährdet ist, wenn z. B. die Gummikapsel am Gehstock nicht intakt ist.

Durch Forschung und Entwicklung (z. B. neuer Materialien) werden ständig neue und bessere Modelle auf den Markt gebracht. Für eine umfassende Beratung des alten Menschen ist es deshalb erforderlich, sich selbst durch **Fortbildung,** Messebesuche (z. B. die Altenpflegemessen in Nürnberg und Hannover) auf dem Laufenden zu halten und sich zu informieren.

Internet- und Lese-Tipp

- Pflegezentrum in NRW: www.thema-altenpflege.de/altenpflege/pflegehilfsmittel.html
- Thomas Hilfen für Körperbehinderte GmbH: www.thomashilfen.de
- Deutsche Gesellschaft für Gerontotechnik® mbH: www.gerontotechnik.de
- Bewegungsfördernde Interventionen auf der Website des Zentrums für Qualität in der Pflege: http://bfi.zqp.de
- Hilfsmittelverzeichnis des GKV-Spitzenverbandes: https://hilfsmittel.gkv-spitzenverband.de/HimiWeb/produktliste_input.action

Häufig verwendete Gehilfen in der Altenpflege sind z. B.:

- **Gehstöcke** (Fritz- oder Derby-Stock): unterstützen ein physiologisches Gangbild. Die Griffe sind anatomisch geformt. Die Stöcke werden von einem Fachmann der individuellen Körpergröße angepasst. Holzstöcke können entsprechend abgesägt, höhenverstellbare Modelle verlängert oder verkürzt werden (→ Abb. I/19.9). Ist der Stock zu kurz, kommt es zur Gewichtsverlagerungen auf eine Körperhälfte. Die Folge ist eine übermäßige Belastung der Gelenke mit evtl. Schmerzen, Abnutzungserscheinungen bis hin zur Arthrose an den Gelenkflächen

- Der **Fischer-Gehstock** hat einen sehr breiten Handgriff, sodass die ganze Hand bequem aufgestützt werden kann (→ Abb. I/19.9). Er ist v. a. bei Gelenkproblemen der Hände erste Wahl
- **Unterarmgehstützen** dienen der Entlastung der unteren Extremitäten, z. B. in der Mobilisierungsphase nach Oberschenkelhalsbruch. Sie können ein- oder beidseitig benutzt werden. Die Armbügel und Griffe sollten gut gepolstert sein, damit keine Druckstellen entstehen (→ Abb. I/19.10)
- Der **Gehstock mit Vierfuß** ist stabiler als die Unterarmstütze, aber auch schwerfälliger (→ Abb. I/19.11)
- Die **Arthritis-Gehstütze** hat am Handgriff eine Manschette für den Unterarm zur Ruhigstellung (→ Abb. I/19.12). Sie ist geeignet für alte Menschen mit Rheuma oder Arthritis
- **Gehgestelle** gibt es in starrer oder beweglicher Ausführung (→ Abb. I/19.13). Bei den beweglichen Gehgestellen schiebt der Benutzer abwechselnd die eine und die andere Seite vor. Geeignet für alte Menschen mit sehr wenig Muskelkraft in den Beinen
- **Fahrbare Gehgestelle** gibt es in verschiedenen Ausführungen (→ Abb. I/19.14).

Bei allen Gehhilfen **leiten** Altenpflegerinnen den alten Menschen zur richtigen Benutzung **an** und **üben** mit ihm das Gehen mit der Gehhilfe. Falsch eingestellte oder angewandte Gehhilfen können dazu führen, dass Gelenke fehlbelastet werden und die Mobilität weiter eingeschränkt wird.

Alle Gehstöcke können mit Eis-Spitzen oder spikesbewehrten Gummikappen ausgerüstet werden, die auch auf eisbedeckten Gehwegen im Winter Sicherheit bieten (→ Abb. I/19.15).

Rollstühle

Elektrische Rollstühle

Elektrische Rollstühle (→ Abb. I/19.16, → Abb. I/19.17) sind für alte Menschen geeignet, die:
- Im vollen Besitz ihrer geistigen Kräfte sind
- Ein gutes Reaktionsvermögen besitzen

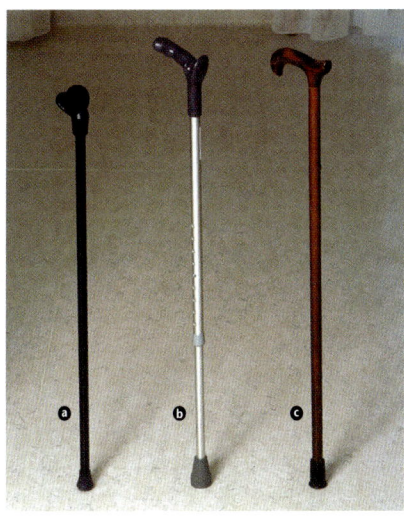

Abb. I/19.9 Verschiedene Gehstöcke: a) Fischer-Gehstock mit breitem Handgriff (gibt es für Rechts- und Linkshänder), b) höhenverstellbarer Gehstock, c) Holzstock. [K183]

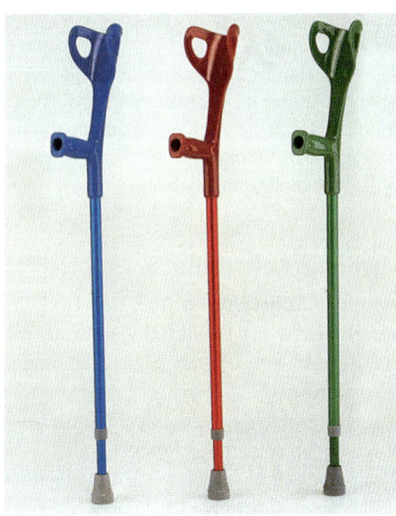

Abb. I/19.10 Unterarmgehstütze. [V121]

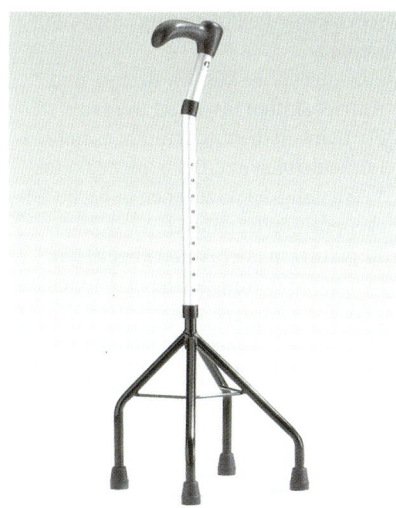

Abb. I/19.11 Gehstock mit Vierfuß. [V121]

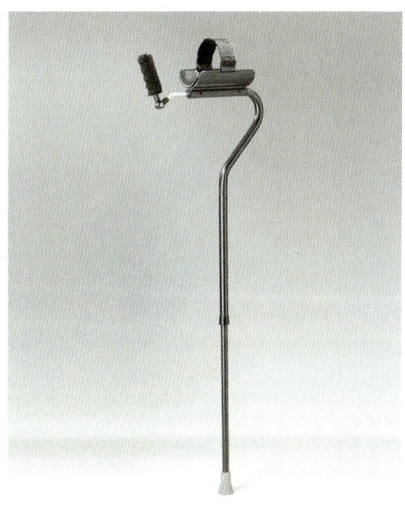

Abb. I/19.12 Die Arthritis-Gehstütze eignet sich besonders für alte Menschen mit einem steifen Handgelenk. [V121]

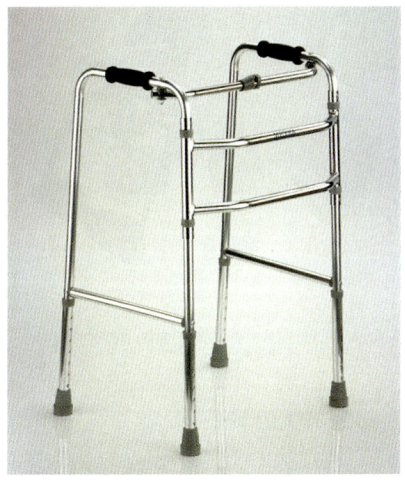

Abb. I/19.13 Das bewegliche Gehgestell ist so konstruiert, dass immer entweder die rechten oder die linken beiden Stützen auf dem Boden bleiben. Es ist breit genug, dass es auch bei der Toilettenbenutzung Sicherheit bietet. Für unterwegs lässt es sich leicht zusammenlegen und verstauen. [V121]

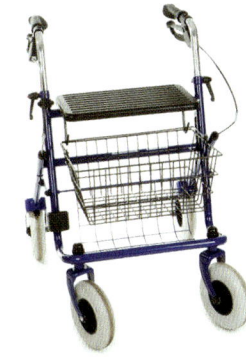

Abb. I/19.14 Fahrbare Gehgestelle gibt es in zahlreichen Varianten. Praktisch sind die Ablageflächen und Körbchen, in denen persönliche Utensilien oder kleinere Einkäufe Platz finden. [J787]

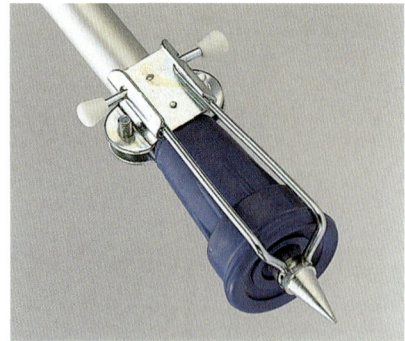

Abb. I/19.15 Eis-Spitzen, die über eine Manschette unten am Gehstock befestigt werden. [V121]

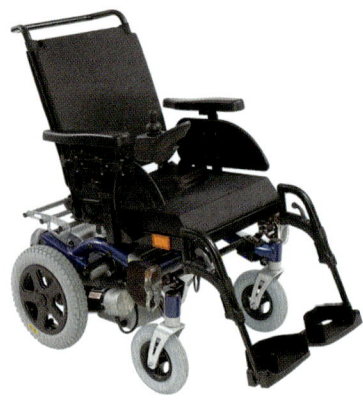

Abb. I/19.16 Faltbarer elektrischer Rollstuhl. [V106]

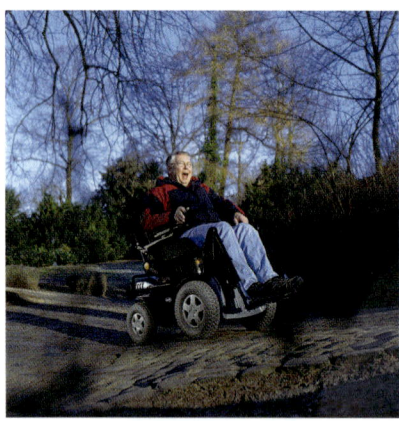

Abb. I/19.17 Elektrischer Rollstuhl, der auch „geländegängig" ist. [V106]

- Sich im Straßenverkehr auskennen
- Mindestens eine voll funktionsfähige Hand zum Bedienen des Rollstuhls haben.

Elektrische Rollstühle haben ein einfaches **elektronisches Bediensystem.** Sie sind batteriebetrieben, deswegen ist ein Ladegerät notwendig. Sie fahren bis zu 25 km mit einer Ladung. Nicht alle sind zusammen-

klappbar. Werden sie auf öffentlichen Wegen genutzt, sind sie unbedingt mit Beleuchtung auszustatten.

Es gibt verschiedene **Ausführungen** in Bezug auf Seitenlehnen, Sitzpolsterung oder Höhe der Rückenlehne. Außerdem unterscheiden sich verschiedene Modelle in Stabilität und Wendigkeit. In Zusammenarbeit mit einem Fachhändler lässt sich die geeignete Version herausfinden.

Citymobile

Citymobile (oder Scooter) sind für Menschen geeignet, die eine Gehbehinderung haben und über uneingeschränkte Beweglichkeit der Arme und Hände verfügen. Es gibt sie in drei- oder vierrädriger Ausführung. Sie verfügen über Motor- und Trommelbremsen, Beleuchtung mit zusätzlichen Reflektoren. Sie haben eine Reichweite von 40–45 km. Krankenkassen bezahlen Citymobile in aller Regel nicht.

Internet- und Lese-Tipp
Die mangelnde Bezuschussung von Citymobilen durch Krankenkassen lässt sich durch die Anschaffung eines gebrauchten Geräts z. T. auffangen. Informationen dazu unter: www.maxileben.de

Manuelle Rollstühle

Manuelle Rollstühle (→ Abb. I/19.18) können meistens im Baukastensystem an die Bedürfnisse eines alten Menschen angepasst werden.

- Es gibt je nach individuellen Erfordernissen leichtere und beweglichere oder schwerere und stabilere Ausführungen
- Für **Beinamputierte** wird der Schwerpunkt weiter nach hinten verlegt
- Je nach Beweglichkeit des alten Menschen kann die **Polsterung** ausgewählt werden
- Für Angehörige können **Brems- und Antriebshilfen** installiert werden
- Für **Schwerstbehinderte** gibt es hohe Rückenlehnen und Beinschienen. Eine Verstellung der Sitzflächen in flache Rückenposition ist möglich
- **Kopfstützen** oder **Halterungen,** um Gehstöcke zu transportieren, können als Zubehör ergänzt werden
- Für Menschen nach Schlaganfall mit armbetonter Hemiparese gibt es **Plexiglas-Tische,** die an den Armlehnen der Rollstühle befestigt werden. Darauf lässt sich der gelähmte Arm gut positionieren und eine Subluxation der gelähmten Schulter verhindern.

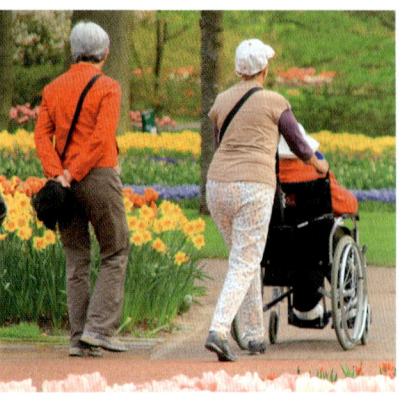

Abb. I/19.18 Manueller Rollstuhl mit Brems- und Antriebshilfe für Angehörige. [J787]

❯ Besonders wenn ein manueller Rollstuhl vom Betroffenen selbst fortbewegt und gesteuert wird, ist es wichtig, den **Luftdruck** in den Reifen regelmäßig überprüfen zu lassen. Durch zu wenig Luftfüllung werden Fortbewegung und Lenkung außerordentlich erschwert und evtl. sogar unmöglich gemacht. Die Motivation, sich weiterhin mit einem Rollstuhl zu bewegen, sinkt.

Sportrollstühle

Sportrollstühle sind sehr leichtgängig, mit kurzer Rückenstütze und abnehmbaren Seitenstützen gebaut. Sie setzen ein hohes Maß an Mobilität im Oberkörper und an den oberen Extremitäten voraus.

Kinästhetik®-Programm in der Pflege

❯ **Kinästhetik®** (griech. *kinesis = Bewegung, aisthesis = Empfindung*): Bewegungskonzept, das auf der Lehre von der Bewegungsempfindung bzw. Bewegungswahrnehmung beruht.

Aus der **Kinästhetik®** können Pflegende Anregungen für einen humanen, respektvollen und schonenden Umgang mit sich selbst und mit den Pflegebedürftigen erhalten.

Das Konzept der **Kinästhetik®** versteht sich als Beitrag zur Gesundheitsentwicklung von Pflegebedürftigen und Pflegenden. Es wurde von den Amerikanern *Frank Hatch* und *Lenny Maietta* entwickelt. Frank Hatch ist ausgebildeter Tänzer und Experte für Kybernetik, der Wissenschaft, die sich mit Gesetzmäßigkeiten im Ablauf von Steuerungs- und Regelungsvorgängen in Technik, Biologie und Soziologie, befasst. Lenny Maietta ist Psychologin. Viele Jahre beschäftigten sie sich mit den „menschlichen Steuerungsvorgängen" und entwickelten das Kinästhetik®-Konzept. Pflegende haben dieses Konzept für ihre Aufgaben nutzbar gemacht. Durch die Zusammenarbeit von *Christel Bienstein* und *Suzanne Schmidt* mit Hatch und Maietta entstand das Programm **Kinästhetik® in der Pflege.** Zu den zwei grundlegenden Unterkonzepten dieses Programms gehören die Interaktion und funktionale Anatomie (→ Tab. I/19.1).

Interaktion

Jede Bewegung benötigt einen bestimmten **Raum,** geschieht in einer bestimmten **Zeit** und mit einer gewissen Anstrengung. Diese Faktoren sind in jeder Interaktion (*aufeinander bezogenes Handeln*) vorhanden.

Wollen Altenpflegerinnen einen alten Menschen schnell aus einem Sessel in den Stand heben, so brauchen sie vielleicht wenig Zeit, aber viel Kraft. Vielleicht macht sich der alte Mensch steif, weil es ihm zu schnell geht. Das kostet noch mehr Kraft. Wird nun die Mobilisation vom Sessel in den Stand langsamer vorgenommen und mit Veränderung des Raums, indem man den alten Menschen erst langsam auf dem Sessel nach vorn rutschen lässt, lässt sich die Anstrengung verringern. In dieser Weise können Pflegende lernen, ihre täglichen Handlungen zu analysieren und zu verändern.

Bei dem hier gewählten Beispiel spielt auch eine große Rolle, welche Form der Interaktion gewählt wird. **Einseitige Interaktionen** sind nur angemessen, wenn der alte Mensch nicht reagiert. Im Pflegealltag ist die „Schritt-nach-Schritt-Interaktion" sinnvoller. Die Altenpflegerin sagt etwas zum Pflegebedürftigen, dieser reagiert, darauf reagiert wiederum die Altenpflegerin. Oder der Pflegebedürftige will etwas von der Altenpflegerin und bittet darum, jene erfüllt die Bitte. Bei dieser Form des Umgangs kann der alte Mensch seine Ressourcen einbringen.

> ❯ Am wichtigsten für die Mobilisation ist die **gleichzeitig-gemeinsame Interaktion.** Über klare Berührung bei der Unterstützung werden am schnellsten Informationen ausgetauscht und durch den taktil-kinästhetischen Sinn wahrgenommen.

Funktionale Anatomie

Nach der kinästhetischen Lehre wird der menschliche Bewegungsapparat in Knochen und Muskeln unterteilt:
- **Knochen** sind unflexibel, tragen das Gewicht, auch bei Lähmungen, und geben es an die „Unterlage" weiter
- **Muskeln** sind flexibel und können nur wenig Gewicht tragen. Sie bringen die

Fördernde Anwendungen	Beispiele
Knöcherne Strukturen in ihrer Funktion als passive Träger nutzen	Einsatz der Unterarme als „Gleitschienen" beim Hochbewegen des Pflegebedürftigen im Bett
Massen des Körpers bei Bewegungen fassen und stabilisieren	Unterstützung des Brustkorbs bei der Umpositionierung des Oberkörpers
Zwischenräumen bei entsprechenden Bewegungen Spielraum geben	Dem Pflegebedürftigen beim Aufstehen bzw. Hinsetzen Spielraum für Bewegungen nach vorn geben
Körper schrittweise (Masse für Masse) umpositionieren	Reihenfolge der Bewegungen beim Drehen auf die Seite: mit dem Kopf beginnen, dann Beine und Becken bewegen, anschließend Oberkörper umpositionieren
Eindeutige Signale und Orientierung geben durch Kontakt mit den Massen (Interaktion)	Beim Aufsetzen über die Seitenposition an den Bettrand: Signale zur Bewegungsrichtung durch Druck mit den Handflächen am Brustkorb geben

Tab. I/19.1 Fördernde Anwendungen nach den Prinzipien der funktionalen Anatomie im Kinästhetik®-Konzept (Beispiele).

Knochen in die richtige Stellung zueinander, sodass diese ihre gewichtstragende Funktion optimal erfüllen können.

> ❯ Aus dem Verständnis der Funktionen von Muskeln und Knochen entsteht das Prinzip: „Über knöcherne Strukturen führen, nicht tragen".

Die Kinästhetik® unterscheidet am menschlichen Körper sieben Massen und sechs Zwischenräume (→ Abb. I/19.19):
- Die Massen sind Kopf, Brustkorb, Becken, Arme und Beine
- Die Zwischenräume sind Halsbereich, Schultergelenke, Taille, Hüftgelenke.

Massen sind Bereiche, die schwer und stark stabilisierend sind. Zwischenräume sind weiche, leichte und dynamische Bereiche. Sie leiten die **Bewegung** von einer Masse auf die nächste.

Altenpflegerinnen tragen den alten Menschen nicht als „ein Stück" mit vollem Gewicht, sondern leiten ihn an, sich „in Teilen" (*Massen*) zu bewegen. Dabei wird sein Gewicht über die Knochen zu den Füßen geleitet statt zur Decke gehoben. Es gibt zwei Möglichkeiten:
- **Zweidimensionale Bewegung** (*Parallelbewegung*): Bewegung in einer Bewegungsachse, z. B. vor – zurück, hoch – runter. Am Beispiel des Aufstehens aus einem Sessel beugt sich der Pflegebedürftige der Schwerkraft des Oberkörpers folgend nach vorn, stützt sich auf einem Stuhl ab, hebt das Becken vom Sessel an und richtet dann den Oberkörper auf (→ Abb. I/19.20)
- **Dreidimensionale Bewegung** (*Spiralbewegung*): Der Pflegebedürftige stützt sich seitlich am Sessel, dreht dann das Becken beim Anheben und richtet sich auf (→ Abb. I/19.21).

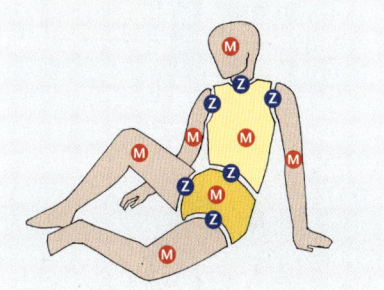

Abb. I/19.19 Die Massen und Zwischenräume. [L215]

> ❯ Kinästhetik® ist ein Konzept **ohne fertige Grifftechniken,** das sich den Ressourcen eines Menschen anpasst und Bewegungen entsprechend seiner individuellen Fähigkeiten ermöglicht. Dies bezieht sich auf die Pflegebedürftigen wie auch die Pflegenden. Die Umsetzung dieses Konzepts wirkt sich rücken- und kräfteschonend auf den Pflegenden, aber auch auf den Pflegebedürftigen aus.

Die Kenntnis von Massen und Zwischenräumen ermöglicht außerdem **professionelle Berührung.** Professionelle Berührung bedeutet Eindeutigkeit und sorgt dafür, dass die notwendige Distanz zwischen Pflegenden und dem alten Menschen erhalten bleibt, sodass ihre Handlungen nicht als Übergriff in die Intimsphäre empfunden werden.

Die Pflegebedürftigen werden an den festen Massen angefasst. Will man jemanden vom Sitzen zum Stehen bringen, kann man langsam an den Handgelenken ziehen, selbst Stück für Stück zurückgehen und beim Aufstehen die Hände langsam nach oben drehen. Das ist schonender und für den Pflegebedürftigen wesentlich angenehmer, als unter die Arme in die Achselhöhlen zu greifen.

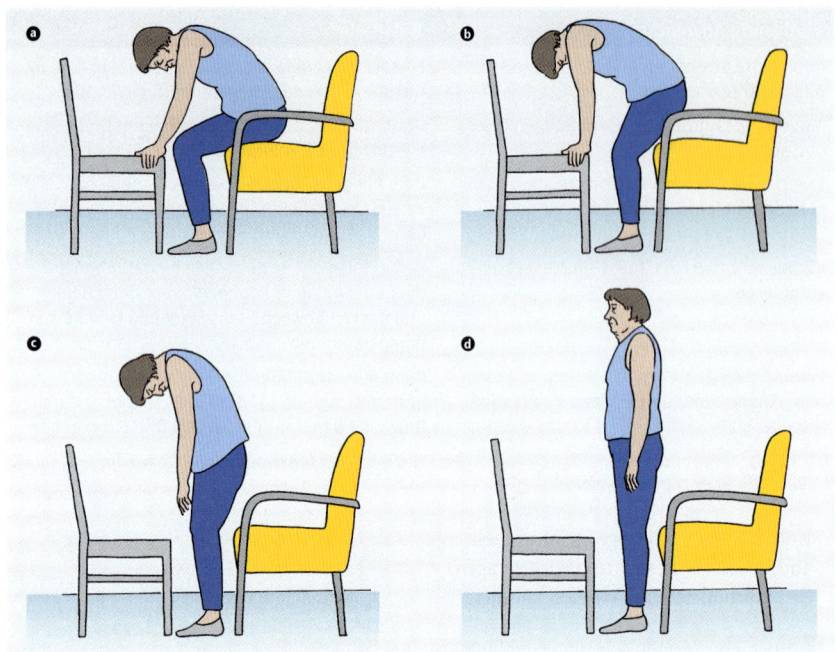

Abb. I/19.20 Zweidimensionales Aufstehen aus dem Sessel: a) von der vorderen Sesselkante lässt der Pflegebedürftige seinen Oberkörper langsam nach vorne fallen und b) hebt das Becken an und stützt sich dabei auf einem Stuhl ab. c) Er lässt den Stuhl los, richtet den Oberkörper langsam auf und streckt die Knie, bis er d) aufrecht steht. [L119]

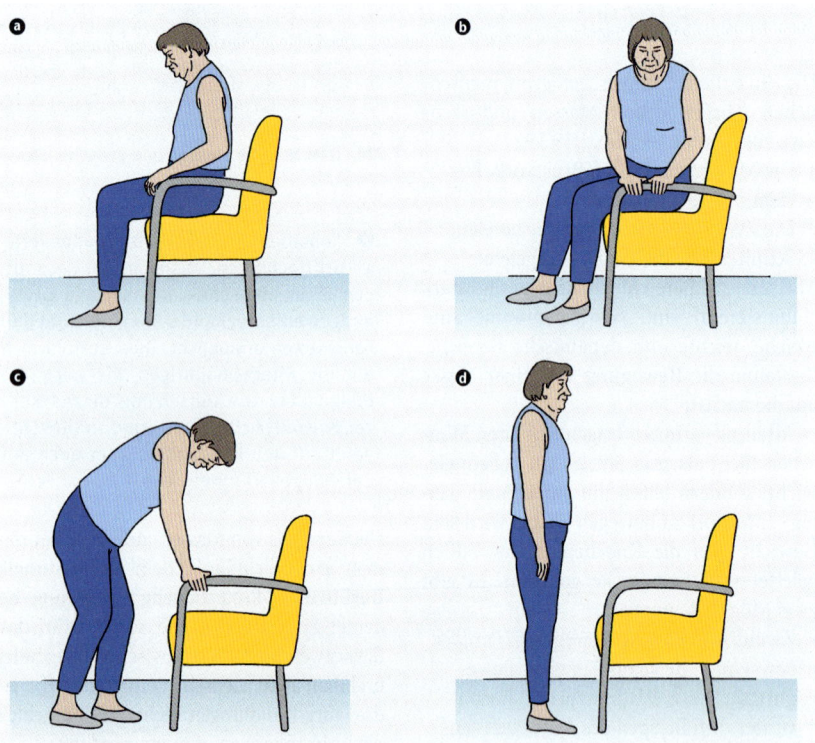

Abb. I/19.21 Dreidimensionales Aufstehen aus dem Sessel: a) Pflegebedürftiger sitzt auf der vorderen Sesselkante. b) Er stützt sich seitlich auf die Sessellehne und bringt das rechte Bein nach vorn und c) hebt das Becken in einer Drehbewegung hoch. d) Der Pflegebedürftige richtet den Oberkörper auf, bis er sicher steht. [L119]

> **❯ Vorsicht!**
> Diese Art des Hochziehens darf **nicht bei Halbseitenlähmung** nach einem Schlaganfall durchgeführt werden. Durch den fehlenden muskulären Widerstand im Schultergelenk entstehen Mikrotraumen im Gelenk und es kann zu starken Schmerzen Subluxationen in dem betroffenen Schultergelenk kommen. Im schlimmsten Fall kann der Arm luxieren.

Die **Hände** als Kontaktstelle zwischen Altenpflegerinnen und Pflegebedürftigen haben in der Kinästhetik® große Bedeutung. Durch feste und sichere Bewegungen können die Hände eine **beruhigende** und eine **führende** Wirkung entfalten, indem sie Impulse geben. Auch das Ausstreichen verlangt sichere und feste Berührungen. Zwei Beispiele:

- Die linke Hand liegt am Brustkorb, die rechte am Schultergürtel. Die linke Hand streicht mit leichtem Druck nach oben Richtung Kopf = **Impuls zum Aufrichten des Kopfes.** Die rechte Hand streicht mit etwas stärkerem Druck nach unten = **Impuls zum Aufrichten des Körpers.** Dabei geben die Hände die Richtung oben – unten an

- Die Pflegende steht vor dem sitzenden alten Menschen. Sie legt ihre Hände mit leichtem Druck auf die Schultergelenke des Pflegebedürftigen und streicht langsam unter Beibehaltung des Drucks an den Armen entlang über die Oberschenkel, Kniegelenke, Unterschenkel und Füße = **Impuls zum Aufstehen.**

Viele alte Menschen spüren ihren Körper aus verschiedenen Gründen nicht mehr oder nicht mehr richtig (→ Kap. I/30). Die Informationsvermittlung läuft bei diesen beiden kinästhetischen Übungen über den **Tast-Spür-Sinn.** Sie kann helfen, dass alte Menschen ein Gefühl für ihren Körper und seine Grenzen erlangen. Diese Übungen dienen außerdem der Vorbereitung jeder weiteren Mobilisation.

> ❯ Beide Übungen sind sehr einfach, wirkungsvoll, gefahrlos und vielfältig anwendbar. Sie lassen sich durch Ausprobieren untereinander erlernen.

Das komplette Programm der Kinästhetik® kann nur in einem entsprechenden Kurs oder einer Unterrichtseinheit erlernt und geübt werden, da die Selbsterfahrung unerlässlich ist.

Die beiden oben genannten Beispiele eignen sich für eine erste Beschäftigung mit kinästhetischen Methoden und geben Anregungen für die tägliche Praxis oder sie helfen nach einem Kurs als Gedächtnisstütze. 📖2 📖3 📖4

Internet- und Lese-Tipp
- Maietta-Hatch Kinaesthetics: www.kinaesthetics.com
- Kinaesthetics Deutschland: www.kinaesthetics.de
- Deutsche Gesellschaft für Kinästhetik® und Kommunikation e. V.: www.kinaesthetik.de

Kraft-, Koordinations- und Balancetraining für Senioren

Für Pflegebedürftige, die sich selbstständig oder teilweise selbstständig fortbewegen können, ist ein regelmäßiges Training von Balance, Kraft und Koordination unerlässlich. Die Pflegenden sind hier gefordert, sich mit den Physiotherapeuten klientenbezogen abzustimmen, welche Übungen zu Kraft, Balance und Koordination für den Betroffenen in Frage kommen.

Internet- und Lese-Tipp
Anregungen zu Übungen der Kraft-, Koordinations- und Balancetraining: www.aktivinjedemalter.de

Bewegungsübungen

- Fördern die Durchblutung und verbessern den Abtransport von Stoffwechselprodukten
- Verstärken die Produktion der Synovialflüssigkeit („Gelenkschmiere")
- Kräftigen die Muskulatur und beugen einer Atrophie vor
- Steigern den venösen Rückfluss
- Trainieren die Atmung
- Sorgen für einen guten Schlaf
- Machen dem Betroffenen die Grenzen seines Körpers bewusst.

> ❯ Bei allen Bewegungsübungen beobachten Altenpflegerinnen die Vitalzeichen des Pflegebedürftigen. Sie beenden die Übungen bei Schwindel, Unwohlsein, Schmerzen, Schwäche oder Müdigkeit sofort.

Passive Bewegungsübungen

Bei **passiven Bewegungsübungen** (auch als „Durchbewegen der Gelenke" bezeichnet) werden die Bewegungen durch Altenpflegerinnen ohne aktive Muskelarbeit des Pflegebedürftigen erzeugt.

Sie werden bei Bettlägerigen und schwachen alten Menschen mindestens zweimal täglich angewandt, um ein gewisses Bewegungsausmaß zu ermöglichen und Kontrakturen (→ Kap. I/17.4) vorzubeugen. Altenpflegerinnen führen alle Bewegungen mit großer Vorsicht, damit es nicht zu Verletzungen, z. B. Zerrungen, kommt. Eine Hand gibt die Bewegung vor, die andere stützt das Gewicht des zu bewegenden Körperteils.

Beine

- Nacheinander die Beine anheben und leicht außenrotiert zum Oberkörper hin anwinkeln und wieder strecken, sodass Hüfte und Kniegelenke gebeugt und gestreckt werden
- Beine abduzieren und adduzieren
- Das Bein bei leicht gebeugtem Knie am Unterschenkel anheben und mit der freien Hand gegen die Fußsohle drücken, sodass der Fußrücken in Richtung Schienbein gedrückt wird
- Anschließend in derselben Haltung den Fuß kreisend bewegen
- Zehen gelenksnah durchbewegen (beugen, strecken, vorsichtig kreisen).

Arme

- Nacheinander am rechten und linken Arm mit der einen Hand den Unterarm stützen und die Hand des Pflegebedürftigen auf und ab bewegen

- In derselben Haltung die Hand kreisend bewegen
- In derselben Haltung die Finger einzeln leicht auf und ab bewegen
- Arme im Ellenbogengelenk beugen und strecken
- Eine Hand flach unter das Schulterblatt legen, mit der anderen die Schulter umgreifen und das Schultergelenk leicht lockern
- Abschließend Arme und Beine vorsichtig ausschütteln, Muskeln leicht massieren (Lockerungseffekt).

Kopf und Hals

Diese Übung kann Angst auslösen. Deswegen nur durchführen, wenn der Pflegebedürftige sie toleriert: Sich an das Kopfende des Bettes stellen, den Kopf zwischen die Hände nehmen und ihn vorsichtig nach rechts und links schieben, soweit es ohne Schmerz möglich ist (*Dehnübung*). Diese Region soll mit äußerster Achtsamkeit und Vorsicht durchbewegt werden, ggf. Rücksprache mit den Physiotherapeuten halten

> ❯ Bei Schmerzen die Bewegung nicht erzwingen. Das würde mehr Schaden als Nutzen anrichten.

Isometrische Spannungsübungen

Bei **isometrischen Spannungsübungen** (*resistive Bewegungsübungen*) wird der Muskeltonus durch Anspannen erhöht, der Muskel verkürzt sich jedoch nicht. Die Muskeln oder ganze Muskelgruppen arbeiten gegen einen gedachten oder tatsächlich vorhandenen Widerstand. Es wird also statische (*unbewegliche*) Muskelarbeit geleistet, wie sie auch beim Tragen einer Einkaufstasche auftritt.

Diese Übungen haben den **Vorteil,** dass sie ohne Materialaufwand gut im Liegen oder Sitzen ausgeübt werden können und den Kreislauf wenig belasten, dabei aber ähnlich positive Effekte wie andere Bewegungsübungen haben. Allerdings setzen isometrische Übungen voraus, dass der Pflegebedürftige die Anweisungen versteht und aktiv mitarbeiten kann.

> ❯ **Vorsicht!**
> Da isometrische Übungen den Blutdruck erhöhen, vor allem wenn die Atmung während der Anspannung angehalten wird, dürfen sie in folgenden Fällen nur nach Rücksprache mit dem Arzt durchgeführt werden:
> - Herzerkrankung
> - Bluthochdruck.

Außerdem steigern isometrische Übungen den Muskeltonus und dürfen deswegen nicht angewendet werden bei:
- Morbus Parkinson
- Multipler Sklerose
- Spastischen Lähmungen, z. B. nach Schlaganfall.

Durchführung

Nacheinander einzelne Muskelgruppen anspannen lassen, ohne Bewegung auszuüben. Dabei den Pflegebedürftigen auffordern, ruhig weiter zu atmen und die Atmung auf keinen Fall anzuhalten.

Die Spannung für ca. 2–3 Sek. halten lassen, entspannen, anschließend für einige Sekunden pausieren und erneut anspannen. Jede Anspannung höchstens zehnmal wiederholen, um eine Überlastung zu vermeiden.
- Den Kopf gegen die Matratze und das Kinn dabei in Richtung Brust drücken lassen
- Fingerspitzen der rechten und linken Hand vor der Brust gegeneinander pressen lassen
- Fußsohle des einen Fußes auf den Fußrücken des anderen Fußes legen und so beide Füße gegeneinander pressen lassen
- In Rückenposition beide ausgestreckten Arme mit geöffneten Händen neben den Körper legen und nach unten gegen die Matratze drücken lassen.

❯❯ Damit der Pflegebedürftige beim Anspannen nicht das Atmen „vergisst", ihn auffordern, laut zu zählen, z. B. „1–2 – hal – ten, 1–2 – Pau – se".
Wer spricht, atmet.

Assistive Bewegungsübungen

Die **assistiven Bewegungsübungen** werden vom alten Menschen mit Unterstützung durch Altenpflegerinnen ausgeführt:
- Die Pflegende hält die Beine oder Arme, die Bewegungen (kreisend, auf und ab) an Händen und Füßen werden eigenständig unter Anleitung durchgeführt
- Zehen im Wechsel einkrallen und spreizen
- Pflegebedürftigen auffordern, den Kopf in nickender Bewegung langsam von links nach rechts und zurück zu drehen.

Aktive Bewegungsübungen

Aktive Bewegungsübungen werden vom alten Menschen selbstständig unter Anleitung durchgeführt (→ Abb. I/19.22):

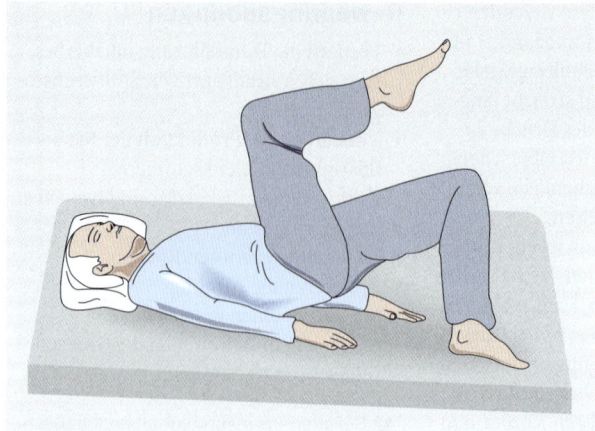

Abb. I/19.22 Aktive Bewegungsübungen im Bett. [L231]

- Oben genannte (*assistive*) Übungen werden allein durchgeführt. Füße sollen möglichst 30 Sek. in der Luft auf und ab bewegt werden (→ Kap. I/17.4.2)
- Füße angewinkelt aufstellen lassen, Beckenboden anspannen, Becken langsam heben, möglichst so weit, dass nur noch die Schultern die Auflagefläche bilden. Diese Haltung soll einige Sekunden beibehalten werden, danach wird langsam „Wirbel für Wirbel" wieder die Rückenposition eingenommen
- Beine am Körper aufstellen lassen und zusammen mit dem Becken vorsichtig zu einer Seite kippen, danach zurück in die Mittelstellung gehen und zur anderen Seite kippen (*Dehnung*).

❯❯ Zwischen den Übungen genügend Zeit lassen. Zum tiefen Durchatmen und zum langen Ausatmen anhalten. Gegebenenfalls Puls und Blutdruck kontrollieren. Für gute Belüftung im Zimmer sorgen.

Pflegebedürftigen im Bett bewegen

Vom Rücken auf die Seite drehen

Um den Pflegebedürftigen auf die **Seite zu drehen,** wenn er das nicht selbst kann:
- Sich mit leicht gegrätschten Beinen vor das Bett stellen; Pflegebett auf Arbeitshöhe bringen
- Pflegebedürftigen bitten, Beine an das Gesäß zu ziehen und die Arme auf der Brust gekreuzt zu halten und in die Bewegungsrichtung zu blicken
- Mit einer Hand gegenüberliegende Hüfte fassen und den Pflegebedürftigen zu sich herum ziehen, dabei mit der anderen Hand die unten liegende Schulter stützen.

Im Bett zum Kopfende bewegen

Das Kopfteil vorher flach stellen, um dem Pflegebedürftigen einen leichteren Bewegungsablauf zu ermöglichen. Der Pflegebedürftige verlagert abwechselnd sein Körpergewicht auf die rechte bzw. linke Seite – ähnlich wie beim Gehen. Die jeweils entlastete Körperhälfte kann sich dann in Richtung Kopfteil bewegen. Dabei unterstützt die Pflegende die entlastete Körperseite am Becken und am Schulterblatt nach oben (→ Abb. I/19.23).

In einer intensiven Anleitungsphase wird dem Pflegebedürftigen die Möglichkeit gegeben, diesen Bewegungsablauf einzuüben, bis er diesen beherrscht. Dann gibt die Pflegende entweder manuelle oder verbale Bewegungsimpulse. Je nachdem, ob eine oder zwei Altenpflegerinnen den Pflegebedürftigen nach oben zum Kopfende bewegen, wenden sie unterschiedliche Techniken an.

- **Eine Altenpflegerin:** Pflegebedürftigen wie oben beschrieben in Seitenposition und seinen Rücken nahe an die Bettkante bringen. Sich so neben das Bett stellen, dass man in Richtung der Füße des Pflegebedürftigen steht, Hüfte schräg nach oben zu sich heranziehen. Anschließend einen Schritt zurückgehen und Oberkörper in Brusthöhe umfassen und ebenfalls nach oben ziehen
- **Zwei Altenpflegerinnen:** Je rechts und links neben das Bett stellen und sich unter dem Gesäß des Pflegebedürftigen im Haken- oder Australiagriff anfassen (→ Abb. I/19.24) und auf Kommando Pflegebedürftigen nach oben bringen. Wenn der Kopf nicht allein gehalten werden kann, mit einer Hand den Kopf abstützen. Zur Erleichterung kann eine Gleitmatte eingesetzt werden. Diese Technik sollte aber nur bei völlig immobilen Pflegebedürftigen eingesetzt werden.

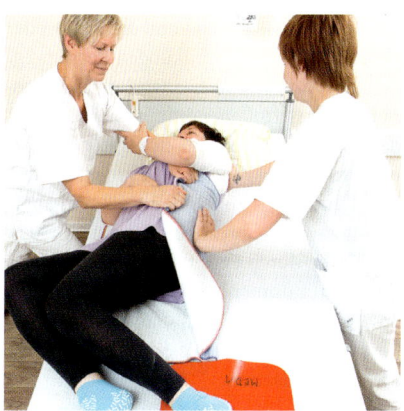

Abb. I/19.23 Pflegebedürftigen im Bett mit einem Hilfstuch und durch Verlagern des Beckens zum Kopfende bewegen. [K115]

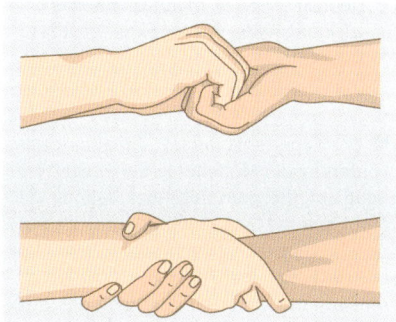

Abb. I/19.24 Haken- und Australiagriff. [L138]

Kann der Pflegebedürftige beim Hochrutschen selbst aktiv werden, den Pflegebedürftigen auffordern, seine Beine an das Gesäß zu ziehen und aufzustellen, die Aufrichthilfe zu fassen und auf Kommando mit Unterstützung der Altenpflegerin nach oben zu rutschen. Auf diese Weise wird die Entstehung von Scherkräften (Dekubitusprophylaxe → Kap. I/17.2) vermindert. Bevor diese Technik eingesetzt wird, sollten andere Strategien getestet werden, die näher an der Bewegungsphysiologie liegen (→ Abb. I/19.23). 📖📖5

An die Bettkante setzen

Um den Pflegebedürftigen auf einen (Roll-) Stuhl zu setzen oder in die Startposition zum Aufstehen zu bringen, setzen Pflegende ihn zunächst an die **Bettkante:**

- Altenpflegerin setzt sich etwa in Bauchhöhe (vom Pflegebedürftigen aus betrachtet) auf einen Stuhl neben dem Bett
- Pflegebedürftiger orientiert sich zu dieser Seite und dreht sich
- Altenpflegerin motiviert dazu, die Beine gut anzuwinkeln (Knie beugen)
- Altenpflegerin stabilisiert das unten liegende Bein, indem sie mit einer Hand die Fußsohle stützt

- Altenpflegerin weist den Pflegebedürftigen an, den Ellenbogen des unten liegenden Armes gegen die Matratze zu drücken
- Altenpflegerin gibt dem Oberkörper Halt, der sich langsam in einer Drehbewegung zum Bettrand hin aufrichtet
- Altenpflegerin motiviert, die Sitzposition mit seitlich aufgestützten Armen zu stabilisieren.

> ❯❯ Nicht von der Rückenposition aus die Beine über die seitliche Bettkante schieben (lassen), weil diese Biegung die Wirbelsäule stark belastet. Immer über die Seitenposition zum Sitzen kommen.

Transfer vom Bett in den Stuhl

Beim **Transfer vom Bett in den Stuhl** oder in den Rollstuhl sind die gleichen Handlungsschritte erforderlich wie bei halbseitengelähmten Menschen (→ Kap. I/31.11.1).

Von der Bettkante aufstehen

Pflegebedürftigen wie oben beschrieben auf die Bettkante setzen und so weit nach vorn rutschen lassen, dass die Füße festen Bodenkontakt haben und nur noch knapp die Hälfte der Oberschenkellänge auf der Matratze aufliegt. Zur Verbesserung des Körpergefühls evtl. Füße massieren. Pflegebedürftigen dann unter eigener Gewichtsverlagerung im Haken- oder Australiagriff (→ Abb. I/19.24) zu sich ziehen. Alternativ den Brustkorb umfassen und ebenfalls unter eigener Gewichtsverlagerung zu sich und hochziehen.

> ❯❯ **Vorsicht!**
> Menschen mit Halbseitenlähmung dürfen nicht an den Armen in den Stand gezogen werden (→ Kap. I/31.11.1).

Wenn ein alter Mensch längere Zeit Bettruhe eingehalten hat, z. B. nach einem fiebrigen Infekt, ist besondere Vorsicht beim Aufstehen geboten, da sich die Kreislaufreflexe erst langsam wieder an das Stehen gewöhnen (*Kollapsgefahr*). Die Sitzphase auf der Bettkante für eine Pause zum Ausruhen und Durchatmen nutzen lassen. **Beobachten:** Auf Gesichtsfarbe (Blässe?), Schweißausbruch und die Mimik des alten Menschen achten und nach dem Wohlbefinden fragen (Schwindel?).

Gehen

Zum **Gehen** steht die Pflegende neben der pflegebedürftigen Person und legt von hinten die Hand auf die Hüfte. Wenn auf technische Hilfsmittel zurückgegriffen wird, vorher Funktionsfähigkeit prüfen. Nach längerer Bettlägerigkeit fühlt sich ein Pflegebedürftiger sicherer, wenn er z. B. bei Spaziergängen begleitet wird.

Treppe gehen mit Gehstock:
- *Abwärts:* Zuerst Stock eine Stufe tiefer stellen, erster Schritt mit dem weniger funktionstüchtigen Bein
- *Aufwärts:* Zuerst Stock eine Stufe höher setzen, dann mit dem funktionstüchtigeren Bein den ersten Schritt nach oben ausführen.

Bewegungsorientierte Beschäftigungen anbieten

Bewegungsorientierte Beschäftigungsangebote → Kap. II/10, → Kap. II/11.5

Viele Tätigkeiten, die alte Menschen früher gern ausgeübt haben, z. B. Tanzen, Gartenarbeit und selbst die ganz normale Hausarbeit, waren elementar mit Bewegung verbunden. Solange der alte Mensch zu Hause lebt und sich selbst versorgen kann, gehören sie einfach zu seinem Leben.

Schwieriger, weil an organisatorische Strukturen gebunden, gestaltet sich bewegungsorientierte Beschäftigung in einer Pflegeeinrichtung. Es gibt z. B. nur wenige Einrichtungen, die über einen eigenen (Gemüse-)Garten verfügen. Und wenn, wird dieser häufig von eigens dafür eingestelltem Personal gepflegt.

Es gilt also, nach **alternativen Beschäftigungsmöglichkeiten** zu suchen, die an die Biografie alter Menschen anknüpfen und Spaß machen. Das hat den Vorteil, dass sich der alte Mensch bewegt, ohne das Gefühl zu haben, er trainiere seine Beweglichkeit (→ Abb. I/19.25).

Dadurch bleibt die Motivation zur Bewegung erhalten. Deshalb lohnt es sich, eingefahrene Strukturen in einer Einrichtung zu überdenken und den Mut zu haben, sie zu ändern. Bei entsprechender Kreativität sind verschiedene Angebote gut realisierbar, z. B.:

- Bewegung kann z. B. durch altersgerechte **Gymnastikgruppen** zu einem festen Zeitpunkt täglich oder wöchentlich ermöglicht und gefördert werden. Gegebenenfalls kann die Leitung auch von einem alten, noch rüstigen Menschen selbst übernommen werden. Hier kann Kraft-, Koordinations- und Balancetraining im Mittelpunkt stehen.
- Eine weitere Möglichkeit sind **Tanzveranstaltungen,** die in der Einrichtung stattfinden. Neben der Bewegung bieten sie auch Gelegenheit zu Sozialkontakten,

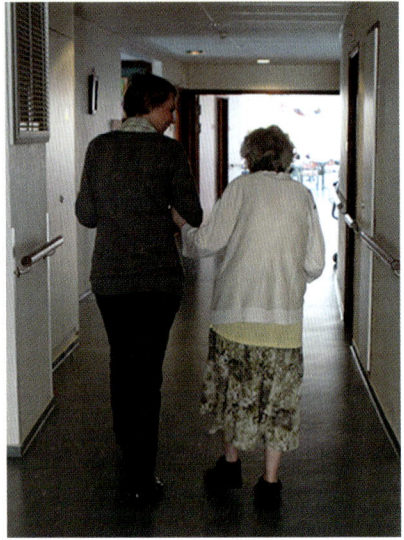

Abb. I/19.25 Ein Arm, der einen alten Menschen nach längerer Bettlägerigkeit stützt, vermittelt Sicherheit bei den ersten Gehversuchen. [J787]

insbesondere dann, wenn auch Senioren teilnehmen, die nicht dort leben

- Je nach materieller und räumlicher Ausstattung können **Schwimmtage** mit Wassergymnastik oder **Kegelnachmittage** veranstaltet werden.

Um bewegungsorientierte Beschäftigungsangebote so zu gestalten, dass sie den Fähigkeiten der alten Menschen entsprechen, ist es empfehlenswert, sich mit Physio- und Ergotherapeuten in Verbindung zu setzen, und gemeinsam Beschäftigungsangebote auszuwählen.

I/19.3.3 Pflegeevaluation

Ⓦ Fallbeispiel Wohngruppe, Teil IV

Nach vier Wochen evaluiert Moritz Schmitz die Pflegeplanung für Annalena Blume gemeinsam mit dem Team und nach Rücksprache mit den Kindern der Pflegebedürftigen. Frau Blume hat sich mittlerweile in die neue Situation eingefunden. Sie macht bei der Mobilisation im Rahmen ihrer Möglichkeiten mit, wenn sie bei jedem Kontakt geduldig dazu angeleitet wird. Sie beteiligt sich weiterhin an allen Festen und Veranstaltungen innerhalb der Wohngemeinschaft. Frau Blume nimmt alle Mahlzeiten in der Gemeinschaftsküche ein. Sie freut sich über den regelmäßigen Besuch ihrer Angehörigen und über die damit verbundene Möglichkeit, mit dem Rollstuhl spa-

zieren gefahren zu werden. Manchmal weint sie, weil sie nicht in der Lage ist, sich mit dem Rollstuhl selbstständig fortzubewegen. Moritz Schmitz und die anderen Mitarbeiter geben weiterhin sehr viel Zuspruch, und nehmen diese Maßnahme auch in die Pflegeplanung auf.

I/19.4 Gefahr eines Immobilisationssyndroms

Ⓢ Fallbeispiel Stationär, Teil I

Tobias Abernet ist 78 Jahre alt und lebt seit vier Jahren im „Seniorenzentrum Maxeberg". Zu Beginn bewohnte er mit seiner Ehefrau ein Doppelzimmer. Nach dem Tod seiner Frau vor einem Jahr hat sich Herr Abernet zunehmend aus dem Geschehen zurückgezogen. Er zeigt kein Interesse an Veranstaltungen und Festen, und geht Kontakten mit dem Pflegepersonal und Bewohnern aus dem Weg. Er hat keine Kinder, und mit seiner Verwandtschaft will er nichts zu tun haben. Über die Gründe möchte er nicht sprechen. Vor einem halben Jahr erlitt Herr Abernet eine Oberschenkelhalsfraktur, als er bei einem nächtlichen Toilettengang stürzte. Die Fraktur wurde mit einer Endoprothese versorgt. Die Funktionsfähigkeit seines Beins ist weitgehend wieder hergestellt. Er leidet jedoch zusätzlich unter einer fortschreitenden Arthrose der Kniegelenke und häufig unter starken Schmerzen und abnehmender Beweglichkeit.

Die Altenpflegerin Hermine Brauer und Herr Abernet haben ein sehr gutes Verhältnis. Sie unterhalten sich gern ein bisschen, und wenn Frau Brauer Herrn Abernet gut zuredet, lässt er sich gelegentlich dazu motivieren, eine Veranstaltung innerhalb des Seniorenzentrums zu besuchen.

> ❯ **Immobilisationssyndrom:** Komplex aus physischen und psychischen Schädigungen durch vollständige körperliche Inaktivität und Bettlägerigkeit mit der Gefahr schwerwiegender Folgekrankheiten, wie Dekubitus, Pneumonie, Thrombose und Lungenembolie, die häufig zum Tod führen.

Das **Immobilisationssyndrom** entsteht durch eine Spirale aus Bewegungsarmut, z. B. durch eingeschränkte Beweglichkeit

der Beine, Muskelabbau und dadurch weiter zunehmende Einschränkungen der Beweglichkeit. Auf diese Weise wird der Aktionsradius des Betroffenen immer kleiner, bis er das Zimmer und schließlich auch das Bett nicht mehr verlässt, sofern es nicht gelingt, den Teufelskreis zunehmender Bewegungsarmut zu durchbrechen. Besonders Menschen, die durch eine Erkrankung langfristig oder für immer bettlägerig sind, erleiden ohne pflegerische Maßnahmen schwere körperliche und psychische Schäden durch die Immobilisation.

Internet- und Lese-Tipp
- Zegelin, A.: Festgenagelt sein. Der Prozess des Bettlägerigwerdens. Hans-Huber-Verlag, Bern, 2013.
- Deutsches Netzwerk für Qualitätsentwicklung in der Pflege: Expertenstandard „Erhaltung und Förderung der Mobilität in der Pflege". Osnabrück, 2014.

> ❯ Der Expertenstandard „Erhaltung und Förderung der Mobilität in der Pflege" verdeutlicht die grundlegende Stellung der Mobilität und Mobilitätsförderung. Er wurde vom Deutschen Netzwerk für Qualitätsentwicklung in der Pflege nach der Verfahrensordnung und den Vorgaben des SGB XI entwickelt. Somit ist er der erste Expertenstandard, der nach der Verfahrensordnung zur Entwicklung von Expertenstandards zur Sicherung und Weiterentwicklung in der Pflege nach §113 a Abs. 2 Satz 2 SGB XI entstanden ist.
>
> Zentrales Ziel des Expertenstandards ist: Jeder Pflegebedürftige erhält die individuelle pflegerische Unterstützung als Beitrag zur Erhaltung und Förderung der Mobilität.
>
> Die Umsetzung ist in folgenden Schritten verankert:
> - Erkennen der Ressourcen; Einschätzung der Mobilität des Betroffenen
> - Festlegung der Ziele, Maßnahmenplanung und Koordination der Maßnahmen zur Mobilitätsförderung
> - Beratung, Durchführung und Evaluation der Maßnahmen. 📖1

I/19.4.1 Informationssammlung

Ⓢ Fallbeispiel Stationär, Teil II

Tobias Abernet leidet unter häufigen Stimmungsschwankungen. Hermine Brauer gegenüber äußert er manchmal, seit dem Tod seiner Frau habe alles sowieso keinen Zweck mehr, er wolle ebenfalls sterben. Am liebsten möchte er nicht mehr aus dem Bett aufstehen, unter anderem wegen der zunehmenden Schmerzen. Nur mit viel Geduld ist es möglich, ihn dazu zu bewegen, das Bett zu verlassen. Dann hält er sich stundenweise in seinem Sessel am Fenster auf oder unternimmt in Begleitung kurze Spaziergänge über den Flur. Herr Abernet weigert sich, seine Mahlzeiten außerhalb des Zimmers einzunehmen, weil er keine Gesellschaft von anderen Pflegebedürftigen wünscht.

Aufgrund der fortschreitenden Arthrose benötigt er zunehmend Hilfe bei allen Aktivitäten des Lebens. Das einzige, was ihm noch Freude macht, ist klassische Musik, die er täglich einige Stunden lang hört.

Ursachen und Einflussfaktoren

- Erkrankungen und Störungen mit beeinträchtigter körperliche Mobilität (➔ Kap. I/19.3.1)
- Erkrankungen, die eine vorübergehende Bettlägerigkeit zur Folge haben, z. B.
  - Ruhigstellung von Körperteilen (Gipsverband)
  - Fieber
  - Körperliche Schwäche (z. B. bei fortgeschrittenen Krebserkrankungen)
- Erkrankungen mit länger anhaltenden Bewusstseinsstörungen (*Koma*), z. B. apallisches Syndrom (*Wachkoma* ➔ Kap. I/31.11.11)
- Psychiatrische Erkrankungen mit fehlendem Antrieb, z. B. Depressionen, Verwirrtheit
- Psychische Ursachen, z. B. soziale Isolation, unbewältigte Trauer, Sinnkrisen
- Fehlende Anregung der Wahrnehmungsorgane (➔ Kap. I/30) bei Bettlägerigkeit.

Zeichen

Der Pflegebedürftige:
- Benötigt Unterstützung in allen Lebensaktivitäten. Altenpflegerinnen übernehmen Handlungen anfangs teilweise, bei einem kompletten Immobilisationssyndrom vollständig
- Verharrt aus Angst vor Schmerzen fast regungslos in einer für ihn erträglichen Haltung
- Verändert seine Position nicht selbstständig im Bett, wird passiv positioniert
- Ist extrem schwach und kraftlos
- Hat steife, nicht voll bewegliche Gelenke (*Kontrakturen*)

- Hat eine hoffnungslose, depressive Stimmung, will sterben
- Nimmt keinen Anteil an dem, was um ihn passiert, ist apathisch und kommuniziert nur stark eingeschränkt
- Zeigt evtl. Bewusstseinsstörungen.

Folgen

Die Folgen vollständiger Bettlägerigkeit und körperlicher Inaktivität sind vielfältig und schwerwiegend. Komplikationen, wie Kontrakturen, Obstipation (➔ Kap. I/20.13), Pneumonie (➔ Kap. I/31.7.12), Dekubitus (➔ Kap. I/17.2), Thrombose (➔ Kap. I/17.3), intellektueller Abbau, Selbstversorgungsdefizite in allen Lebensbereichen sowie Depressionen treten in Kombination auf und verschlechtern den Zustand des pflegebedürftigen Menschen.

I/19.4.2 Pflegetherapie

Aktivierende Pflege

> **Aktivierende Pflege:** Hilfe zur Selbsthilfe leisten, indem der alte Mensch zu Aktivitäten motiviert, angeleitet und dabei (anfänglich) beaufsichtigt wird, sodass er sie schnellstmöglich selbstständig ausführen kann.

Aktivierende Pflege ist eine personenorientierte Auffassung von Pflege und widerspricht häufig der Laienvorstellung, wie ein „schwacher, alter Mensch" betreut werden sollte. Ihnen alles abzunehmen und sämtliche Dinge stellvertretend zu erledigen bedeutet nicht unbedingt eine wirkliche Hilfe für einen pflegebedürftigen Menschen.

Übernehmen Pflegende alle „anstrengenden" Handlungen: „Ach, bleiben Sie ruhig sitzen, ich hebe Ihnen das auf", wird die Abhängigkeit von Hilfe immer größer und die körperliche Inaktivität Schritt für Schritt gefördert (➔ Abb. I/19.26).

> Alte Menschen, die aktivierend gepflegt werden, fühlen sich nicht von der Pflege abhängig, sondern durch die Pflege begleitet.

In allen Lebensbereichen aktivierend pflegen

Aktivierende Pflege beschränkt sich nicht auf Pflegemaßnahmen, die die körperliche Mobilität verbessern sollen. In **allen Lebensbereichen** ist der Hilfe zur Selbsthilfe der Vorrang einzuräumen, um die Selbstpflegefähigkeiten zu stärken.

Handlungsprinzipien:
- Von der **vollständig kompensierenden** Pflege (etwas für den Pflegebedürftigen erledigen) über die
- **Teilweise kompensierende** Pflege (nur Teile einer Handlung für den Pflegebedürftigen erledigen) zur
- **Selbstständigen Übernahme** der Handlungen durch den Pflegebedürftigen zu kommen (➔ Abb. I/19.27).

Aktivierende Pflege ist also kein Training zu sportlichen Höchstleistungen, sondern hat das Ziel, dass auch alltägliche Bewegungsabläufe wieder selbstständig durchgeführt werden können.

Ressourcen einbeziehen

Sämtliche **Ressourcen** (*innere und äußere Kraftquellen*), die ein alter Mensch hat, werden in die Pflege einbezogen, um seine körperliche Aktivität zu steigern. Sie sind eine wichtige Stütze, um Pflegeziele zu erreichen.
- **Innere Ressourcen** sind z. B. Lebenseinstellung, Gewohnheiten und Erfahrungen aus der Biografie oder eine hohe Motivation, z. B. wenn ein alter Mensch unbedingt wieder so fit werden will, dass er einen guten Bekannten besuchen kann

---

Folgen von Immobilität

Herz-/Kreislaufsystem
- Herzbelastung ↓
- Risiko orthostatischer Dysregulation ↑
- Thromboserisiko ↑

Atmung
- Atemtiefe ↓
- Atemfrequenz ↓
- Alveolärer Gasaustausch ↓
- Sekretabtransport ↓

Magen-Darm-Trakt
- Appetit ↓
- Verstopfungsneigung ↑

Bewegungsapparat
- Gefahr der Muskelatrophie ↑
- Gelenkbeweglichkeit ↓
- Knochenmineralbestand ↓

Stoffwechsel
- Risiko von Elektrolytstörungen ↑
- Leistungsfähigkeit des Stoffwechsels ↓

Haut
- Risiko von Verletzungen und Dekubiti ↑

Allgemeines Wohlbefinden
- Schlafqualität ↓
- Energie, Vitalität ↓
- Selbstvertrauen ↓
- Soziale Kontakte ↓
- Depressionsneigung ↑

Abb. I/19.26 Immobilität hat zahlreiche körperliche, psychische und soziale Auswirkungen. [A400]

- **Äußere Ressourcen** ergeben sich aus dem Umfeld, z. B. der Ehepartner eines Pflegebedürftigen, der die Aktivierung körperlicher Kräfte aktiv unterstützt.

Zeitbedarf

Die **Zeitnot** in der Altenpflege verleitet dazu, etwas „schnell selbst zu tun". Motivation, Anleitung und Beaufsichtigung benötigen in der Regel viel mehr Zeit und sind mühseliger, sowohl für die Pflegenden als auch für den Pflegebedürftigen. Langfristig spart diese Strategie aber eher Zeit ein, denn nach der zeitaufwendigen Lernphase kann sich der Pflegebedürftige wieder selbst helfen. Aufwendige Prophylaxen, die bei körperlicher Inaktivität und Immobilität notwendig wären, können entfallen.

Grenzen der Aktivierung

In Ausnahmefällen ist es nicht sinnvoll und für den Pflegebedürftigen sehr belastend, wenn aktivierend gepflegt wird. Ein tumorkranker Mensch im weit fortgeschrittenen Stadium erhält alle Pflegemaßnahmen, die notwendig sind, seine Leiden zu lindern und die verhindern, dass neue hinzukommen. Dann ist Fingerspitzengefühl

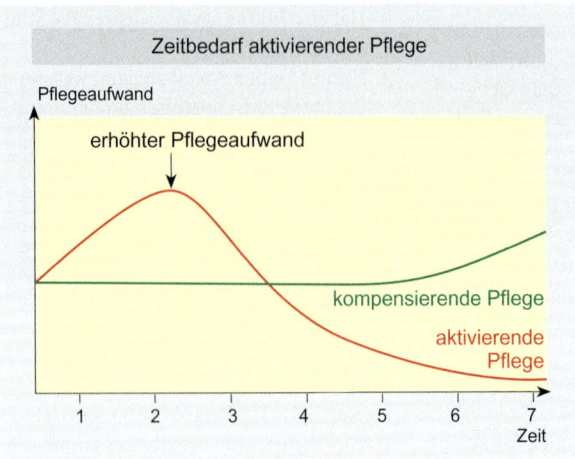

Abb. I/19.27 Anfänglich ist der Zeitbedarf für aktivierende Pflege deutlich höher als für kompensierende Pflege. Langfristig verringert sie aber den Pflegeaufwand, weil Immobilität vermieden wird. Ist ein alter Mensch immobil, benötigt er einen sehr hohen Pflegebedarf, weil z. B. zahlreiche Prophylaxen durchzuführen sind. [A400]

gefordert, um herauszufinden, welche Maßnahmen der Pflegebedürftige wirklich wünscht, und welche ihn nur belasten, ohne dass Fortschritte zu erwarten sind.

Eine gezielte **Beobachtung** hilft, Abwehrreaktionen oder Zustimmung zu erkennen, auch wenn sie der Pflegebedürftige nicht verbal äußert.

Ablehnung oder Zustimmung werden z. B. gezeigt durch:
- Mimik (schmerzverzerrt, mürrisch oder lächelnd)
- Bestimmte Laute
- Gezielte oder ungezielte Abwehrbewegungen (Hand vor das Gesicht halten, Hände wegschieben)
- Kopf wegdrehen und Augen schließen („Lasst mich in Ruhe") oder Augenbewegungen, die interessiert alles verfolgen.

Ⓢ **Fallbeispiel Stationär, Teil III**

Beispiel einer Pflegeplanung bei Gefahr eines Immobilisationssyndroms für Tobias Abernet

Informationssammlung	Pflegetherapie	
Wünsche, Gewohnheiten, Hilfebeschreibungen, pflegefachliche Einschätzungen	Pflegeziel/Verständigungsprozess/ erwartete Ergebnisse	Pflegemaßnahmen/Pflegeangebote
• Hört gern klassische Musik • Kann in Begleitung von Altenpflegerinnen kurze Spaziergänge unternehmen • Kann stundenweise im Sessel sitzen • Kann Teilbereiche der Körperpflege selbstständig übernehmen • Hört täglich mehrere Stunden klassische Musik **Pflegefachliche Einschätzungen:** • Gefahr eines Immobilisationssyndroms infolge zunehmender Isolation nach dem Tod der Ehefrau und einer fortschreitenden Arthrose • Ist antriebsarm und möchte das Bett am liebsten nicht verlassen • Hat häufig Schmerzen infolge der Arthrose und vermeidet daher Bewegungen	• Kann täglich klassische Musik hören • Nimmt an Festen und Veranstaltungen teil • Weitere Zeichen eines Immobilisationssyndroms sind frühzeitig erkannt • Mobilität ist erhalten und gefördert • Kontakt mit Mitbewohnern wird aufgebaut **Verständigung:** • Nimmt die Mahlzeiten außerhalb des Bettes ein • Unternimmt zwei kurze Spaziergänge täglich • Übernimmt im Rahmen seiner Möglichkeiten Teilbereiche der Körperpflege selbstständig • Äußert sich, wenn er Schmerzen hat und erfährt Akzeptanz und Linderung seiner Schmerzen	• Über Möglichkeiten der Schmerzmedikation informieren • (*) Vor der Mobilisation nach Schmerzen fragen, Dokumentation im Schmerzprotokoll • Festlegen einer individuellen Schmerzmedikation nach Rücksprache mit dem Arzt • (*) Gabe der Schmerzmedikation nach ärztlicher Anordnung • Über Feste und Veranstaltungen informieren und zur Teilnahme anregen • (*) Geduldig dazu anleiten, Teilbereiche der Körperpflege selbstständig zu übernehmen, dabei gezielt Hilfestellung leisten • (*) Bei allen Aktivitäten des Lebens unterstützen und zur größtmöglichen Selbstständigkeit motivieren und anleiten • (*) Mobilisation zu den Mahlzeiten, dazu anregen, die Mahlzeiten im Sessel einzunehmen • (*) 2× tägl. zu einem kurzen Spaziergang begleiten • (*) Beim Ein- und Ausschalten der Musik behilflich sein • Zu Festen und Veranstaltungen begleiten und abholen • Gestaltung einer wahrnehmungsfördernden Umgebung

(*) Diese Maßnahmen können mit entsprechenden Durchführungszeitpunkten in den Tagesstrukturplan eingetragen werden.

I/19.4.3 Pflegeevaluation

Ⓢ Fallbeispiel Stationär, Teil IV

Nach vier Wochen evaluiert Hermine Brauer gemeinsam mit dem Team die Pflegeplanung für Tobias Abernet. Herr Abernet benötigt weiterhin sehr viel Zuspruch vor jeder Mobilisation, nimmt jedoch seine Mahlzeiten außerhalb des Bettes ein und unternimmt in Begleitung einer Pflegenden zwei kurze Spaziergänge am Tag. Die Schmerzmedikation möchte Herr Abernet von sich aus nur im Notfall einnehmen. Wenn er die Schmerzen nicht mehr aushalten kann, äußert er sich jedoch nicht, es ist aber seiner Stimmung anzumerken. Die Pflegenden führen weiterhin engmaschig ein Schmerzprotokoll. Auf diese Weise entgeht ihnen nicht, wenn Herr Abernet Schmerzen hat. Sie können ihm gezielt helfen.

Herr Abernet genießt weiterhin seine Musik. In der vergangenen Woche hat er an einer Aufführung des Chors der Einrichtung teilgenommen, abgesehen davon wollte er sein Zimmer nur zu den täglichen Spaziergängen verlassen.

Bei der morgendlichen Grundpflege kann er sich das Gesicht und die Hände sowie den Oberkörper selbstständig waschen, wenn ihm die Utensilien angereicht werden. Die übrigen Bereiche der Körperpflege übernehmen die Pflegenden.

Es wird vereinbart, die Pflege weiterhin nach der aufgestellten Pflegeplanung durchzuführen und das Schmerzprotokoll täglich weiter zu führen (→ Abb. I/35.7).

Wiederholungsfragen

1. Welchen Einfluss hat die räumliche Umgebung auf die Mobilität des Menschen? (→ Kap. I/19.1)
2. Wonach fragen Altenpflegerinnen bei der Durchsicht der Unterlagen und während des Gesprächs mit dem Pflegebedürftigen, um Einschränkungen der körperlichen Mobilität zu erkennen? (→ Kap. I/19.2)
3. Worauf ist bei der körperlichen Untersuchung und bei der Beobachtung zu achten, um Einschränkungen der körperlichen Mobilität zu erkennen? (→ Kap. I/19.2)
4. Welche Folgen kann eine beeinträchtigte körperliche Mobilität für einen alten Menschen haben? (→ Kap. I/19.3.1)
5. Was bedeutet das kinästhetische Verständnis des Bewegungsapparats (Massen und Zwischenräume) für die Pflege? (→ Kap. I/19.3.2)
6. Welche Bewegungsübungen können auch im Bett durchgeführt werden? (→ Kap. I/19.3.2)
7. Was versteht man unter einem Immobilisationssyndrom? (→ Kap. I/19.4)
8. Was ist mit aktivierender Pflege gemeint? (→ Kap. I/19.4.2)

Literaturverzeichnis

1. Expertenstandard Erhaltung und Förderung der Mobilität in der Pflege: www.gkv-spitzenverband.de/media/dokumente/pflegeversicherung/qualitaet_in_der_pflege/expertenstandard/Pflege_Expertenstandard_Mobilitaet_Abschlussbericht_14-07-14_finaleVersion.pdf (letzter Zugriff: 30.8 2016).
2. Asmussen, M.: Praxisbuch Kinaesthetics. Elsevier Verlag, München, 2010.
3. Hatch, F.; Maietta, L. (et al.): Kinästhetik®. Gesundheitsentwicklung und menschliche Aktivitäten. Elsevier Verlag, München, 2002.
4. Hatch, F.; Maietta, L.; Schmidt, S.: Kinästhetik®. Interaktion durch Berührung und Bewegung in der Krankenpflege. DBfK Verlag, Eschborn, 2005.
5. Wagner, U.: Positionierung: Lagerungen und Positionswechsel – ein Praxisbuch für die Pflege. Elsevier Verlag, München, 2012

M. Möckl (I/20.1 – I/20.7), C. Kolb (I/20.8 – I/20.10), G. Schmitz (I/20.11 – I/20.15), D. Weis-Krebs (I/20.16, I/20.17)

I/20 Krankheitsbezogene Anforderungen und Belastungen

I/20.1 Bedeutung und Einflussfaktoren

Für die Betroffenen, die aufgrund von Krankheiten Pflege benötigen, ist die Konfrontation mit einer Krankheit und die Integration der daraus resultierenden Einschränkungen in den Alltag eine große Herausforderung. Sie müssen sich dem täglich neu stellen. Oftmals werden die Pflegebedürftigen von ihren Angehörigen unterstützt, die wiederum auch an ihre Grenzen der Belastungen kommen können. Daher fordert der Umgang mit den krankheitsbezogenen Belastungen von Altenpflegerinnen neben einem fundierten Fachwissen, eine besondere Umsicht, Empathie und ein daraus resultierendes situationsgerechtes Handeln im pflegerischen Alltag (→ Tab. I/20.1).

I/20.1.1 Vitale Funktionen

Grundlagen der Anatomie und Physiologie → Kap. I/14

> ❯ **Vitale Funktionen:** Regulierung der Atmung, des Herz-Kreislauf-Systems und der Körpertemperatur sowie das notwendige innere Milieu des Organismus für alle Stoffwechselvorgänge.

Die Fähigkeit, die **vitalen Funktionen** zu sichern ist unabdingbar für die Erhaltung des Lebens. Ohne ausreichende Atmung, ohne ein funktionierendes Herz-Kreislauf-System und ohne die Regulierung der Körpertemperatur ist menschliches Leben nicht möglich (→ Abb. I/20.1).

Akute und massive Störungen der Vitalfunktionen führen zu lebensbedrohlichen Notfällen, die sofortiger Erste-Hilfe-Maßnahmen bedürfen. 📖1

Chronische bzw. **weniger akute Beeinträchtigungen** der Vitalfunktionen vermindern die Leistungsfähigkeit eines Menschen und vermindern die Lebensaktivitäten.

Häufig sind die Interessen und Sorgen der Betroffenen so stark auf die Defizite gerichtet, dass sie ihre gesunden Anteile kaum wahrnehmen können. Wegen der mitunter akut lebensbedrohlichen Folgen der verminderten Leistungsfähigkeit und Vitalität der Betroffenen sowie der massiven Beeinflussung aller anderen Lebensbereiche, kommt der **Vorbeugung** (*Prophylaxe*) von Vitalfunktionsstörungen besondere Bedeutung zu.

Erkrankungen mit Einschränkungen der Vitalfunktionen

Pflege multimorbider alter Menschen → Kap. I/27.1

Einschränkungen der Vitalfunktionen werden von Erkrankungen ausgelöst, die Organsysteme und Regelkreise betreffen, die für eine funktionierende Atmung, einen ungestörten Blutfluss im Herz-Kreislauf-System und eine normale Körpertemperatur sorgen. Im Alter treten häufig gleich mehrere behandlungswürdige Erkrankungen auf und beeinträchtigen sich oft gegenseitig (*Multimorbidität*). Das Altern ist ein normaler Vorgang, also keine Krankheit. Aufgrund verminderter Widerstands- und Adaptionsfähigkeit erhöht sich jedoch das Risiko, im Alter an mehreren Erkrankungen gleichzeitig zu erkranken. Zu unterscheiden sind das krankhafte Altern und die Alterskrankheiten, die von dem Prozess des gesunden Alterns abzugrenzen sind.

Zu den häufigsten Erkrankungen im Alter gehören z. B.:
- Alterserkrankungen der Lunge (→ Kap. I/31.7)
  - Alterspneumonie
  - Akute und chronische Bronchitis
  - Asthma bronchiale
  - Bronchialkarzinom
  - Lungenödem
  - Altersemphysem
- Alterserkrankungen des Herzens (→ Kap. I/31.5)
  - Koronare Herzkrankheit und Herzinfarkt
  - Herzinsuffizienz
  - Herzrhythmusstörungen
- Alterserkrankungen des Kreislauf- und Gefäßsystems (→ Kap. I/31.6)
  - Hypertonie
  - Arterielle Durchblutungsstörungen
  - Lungenembolie
  - Varikosis
  - Thrombophlebitis und Phlebothrombose.

Neben den Erkrankungen von Atemwegen, Herz, Kreislauf und Gefäßen beeinträchtigen zahlreiche andere Erkrankungen die Vitalfunktionen. So ist z. B. ein Diabetes mellitus primär keine Erkrankung der Gefäße. Dennoch treten als Spätfolge des über Jahre veränderten Blutzuckerspiegels Gefäßveränderungen an kleineren und größeren Blutgefäßen auf, die zu Durchblutungsstörungen, z. B. im Gehirn, am Herzen, an den Nieren und der Körperperipherie (z. B. den Füßen), führen.

> ❯ **Lern-Tipp**
> Welche Folgen haben Durchblutungsstörungen an den Füßen? Was können Sie prophylaktisch tun?

Pflegekonzepte und Haltung der Pflegenden

Angemessene Vitalfunktionen sind lebensnotwendig, Störungen möglicherweise lebensbedrohlich. Teamfähigkeit von Altenpflegerinnen ist eine wesentliche Voraussetzung, um beeinträchtigte Vitalfunktionen im therapeutischen Team gemeinsam mit Ärzten und Angehörigen anderer Gesundheitsfachberufe erfolgreich behandeln

---

Wesentliche Aspekte der pflegerischen Einschätzung

- Derzeitige Gewohnheiten und Lebenskonzepte des Pflegebedürftigen
- Persönliche Kompetenzen und deren krankheitsbedingte Einschränkungen (z. B. Demenz)
- Herkunft und Sozialisation des Betroffenen
- Gelebte Bewältigungsstrategien im Umgang mit Trauer, Tod, Sterben und Krankheit im vergangenen und derzeitigen sozialen Umfeld
- Gelebte Identifikation mit z. B. Werten, Normen, materiellen Werten, religiösen Paradigmen sowie die individuelle innere Flexibilität und Bereitschaft, sie auf die aktuelle Situation anzupassen
- Derzeitige Wohnform und die noch möglichen sozialen Kontakte

Tab. I/20.1 Mögliche Einflussfaktoren auf krankheitsbezogene Anforderungen und Belastungen.

I

20

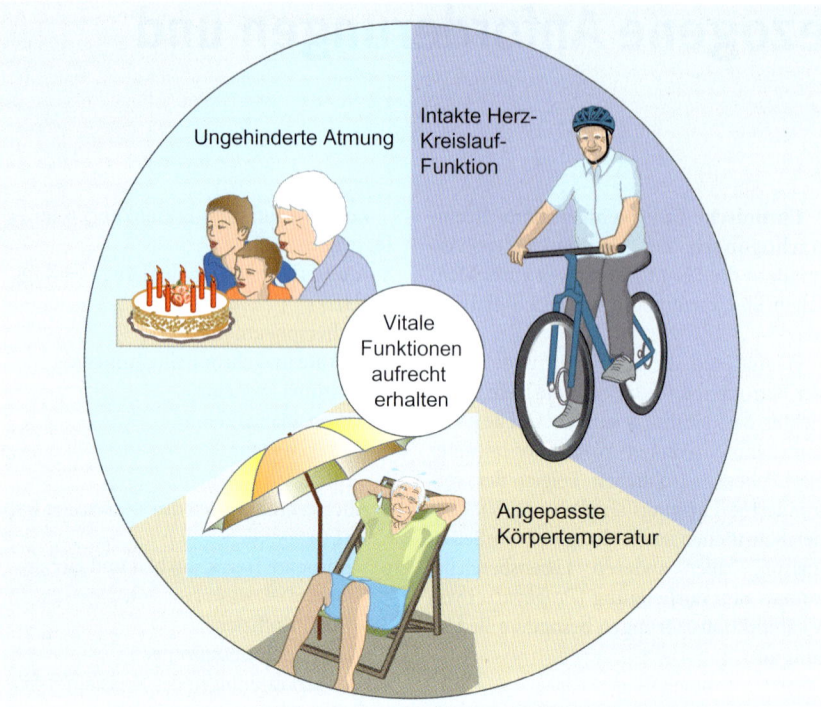

Abb. I/20.1 Lebens- und Kompetenzbereich „Vitale Funktionen". [L138]

zu können. Dabei trägt die Pflege eigene Behandlungsmethoden zur Linderung oder möglicherweise Heilung bei. Aufgaben von Altenpflegerinnen in diesem Zusammenhang:

- Vitalzeichen beobachten, prüfen und sorgfältig dokumentieren
- Pflegebedürftige über schädigende Einflüsse informieren, z. B. Rauchen, ungesunde Ernährung, Bewegungsmangel und übermäßigen Stress
- Über Möglichkeiten einer veränderten Lebensführung beraten
- Zu Übungen, die z. B. die Kondition und damit den Gesundheitszustand verbessern, anleiten
- Gespräche anbieten und die Pflegebedürftigen bei der Bewältigung oder Akzeptanz der Erkrankung unterstützen
- Ressourcen erkennen und fördern.

> ❯ Gesundheitsschädigendes Verhalten ist häufig über Jahre oder Jahrzehnte zur Gewohnheit geworden. Eine abrupte Umstellung der Lebensgewohnheiten ist oft gar nicht möglich und wird vom Pflegebedürftigen meist auch nicht akzeptiert, sodass „Erziehungsversuche" scheitern. Die „Strategie der kleinen Schritte" kann helfen, Gesundheitsrisiken zu reduzieren. Pflegende motivieren, z. B. weniger zu rauchen, die Ernährung über einen längeren Zeitraum langsam umzustellen und mehr Bewegung in den Tagesablauf einzubauen. 👥👥1

I/20.1.2 Ernährungsstörungen

Überernährung, Fehlernährung, Unterernährung

Den Bewohnern der Industriestaaten steht ein reichliches und vielfältiges Angebot an Nahrungsmitteln zur Verfügung. Die Folge ist, dass viele Menschen **überernährt** oder durch falsche Auswahl der Lebensmittel **fehlernährt** sind.

Übergewicht bei älteren Menschen lässt sich meist nur schwer beeinflussen, da die Bereitschaft, Ernährungsgewohnheiten wegen einer Gewichtsreduktion zu ändern, meist nicht vorhanden ist. Zudem sollten ältere Menschen nicht ohne ärztliche Begleitung und ein individuelles Ernährungs- und Bewegungskonzept abnehmen, da alte Menschen ohne ausreichende Bewegung, eher Muskelstatt Fettmasse verlieren. Deswegen bedarf es bei extremem Übergewicht einer ärztlichen Begleitung, wenn eine Gewichtsreduktion erreicht werden muss (→ Kap. I/20.8).

Vielfach wird daher das **„Wohlfühlgewicht"** angestrebt, wobei es sich um eine rein subjektive Einschätzung handelt.

Der sich verändernde Bedarf an Nährstoffen im Alter kann bei unzureichender Anpassung der Ernährungsgewohnheiten leicht zu einer **Fehlernährung** führen. Eine Fehlernährung, d. h. die einseitige Zufuhr bestimmter Nahrungsstoffe, meist Kohlen-

hydrate und Fette, kann Übergewicht und, trotz einem bestehenden Normal- oder Übergewicht, Mangelerscheinungen zur Folge haben. Dadurch wird der Kräfteabbau beschleunigt und die Widerstandsfähigkeit gegen Erkrankungen herabgesetzt. Relativ häufig bei älteren Menschen ist ein **Vitaminmangel,** weil sie nicht genügend Obst und Gemüse essen.

Ebenso bedenklich ist eine **mangelnde Eiweißzufuhr.** Eiweiße sind wichtig für die Zellerneuerung. **Kalzium** ist für den Knochenaufbau notwendig. Insbesondere ältere Frauen sind gefährdet, an einer Osteoporose (→ Kap. I/31.1.15) zu erkranken.

Untergewicht durch **Unterernährung** (→ Kap. I/20.9) ist im Alter eher selten und durch einfache Maßnahmen zu beheben. Häufiger ist das Untergewicht auf **Erkrankungen,** z. B. Krebserkrankungen, Herzinsuffizienz, zurückzuführen, die den Körper auszehren (*Kachexie*).

Wirkung altersbedingter Veränderungen auf die Ernährung

Eine Vielfalt von Veränderungen und Störungen im Alter haben einen Einfluss auf die Ernährung.

Der Körper verfügt über **Kontrollmechanismen,** z. B. Hunger, Appetit auf notwendige Nahrungsmittel und Durst, die im Alter weniger gut funktionieren. Daher ist die Gefahr der Fehlernährung und besonders der unzureichenden Flüssigkeitszufuhr erhöht.

Die Zahl der **Geschmacksknospen** (→ Abb. I/18.31) reduziert sich im Alter. Das Essen schmeckt fade und der alte Mensch verliert die „Lust am Essen". Appetitlosigkeit ist die Folge. Wird das Essen zu stark gewürzt, kann z. B. zu viel Salz Bluthochdruck oder Ödeme begünstigen.

> ❯ Eine gut funktionierende Wahrnehmung warnt vor dem Verzehr verdorbener und giftiger Stoffe. Nachlassender Geschmacks- und Geruchssinn sowie ein beeinträchtigtes Sehvermögen erhöhen dagegen die Gefahr von **Vergiftungen** und **Verätzungen.**

Ein **Zahnverlust** wird durch **Zahnprothesen** ausgeglichen, die sich jedoch im Laufe der Jahre lockern, weil sich die Kiefer zurückbilden. Die Folge können, ebenso wie bei **schlechten Zähnen,** ein unzureichender Biss oder schmerzhafte Verletzungen an der Mundschleimhaut sein, wodurch der alte Mensch nicht mehr alle Nahrungsmittel essen kann. Dadurch steigt die Gefahr der Fehlernährung, z. B. weil Weißbrot, Suppen und Desserts bevorzugt werden. Oder der alte Mensch reduziert seine Nahrungszufuhr freiwillig mit der Gefahr der Unterernährung. Das unzureichende Zerkauen der Nahrung kann zudem Verdauungsstörungen auslösen.

Fermentgehalt und Menge der Verdauungssäfte, z. B. in Speichel und Magensaft, verringern sich im Alter. Dadurch können die Nahrungsbestandteile nicht mehr ausreichend aufgeschlüsselt werden. Folge ist eine geringere Ausnutzung der Nährstoffe und vor allem ein gehäuftes Auftreten von Nahrungsmittelunverträglichkeiten, z. B. bei Kohlsorten, Hülsenfrüchten, Obstschalen oder frischem Brot.

Eine **Verstopfung** (*Obstipation* → Kap. I/20.13) bei älteren Menschen kann einerseits durch mangelnde körperliche Bewegung, verminderte Flüssigkeitszufuhr oder ballaststoffarme Ernährung, andererseits durch eine physiologische Veränderung der Darmflora und Reduktion der Verdauungssäfte verursacht werden. Vielfach führt sie dazu, dass die Betroffenen die Nahrungszufuhr einschränken.

Die Leistungsfähigkeit der **Leber** nimmt im Alter ab. Daher haben alte Menschen eine verminderte Toleranz gegenüber Alkohol. Außerdem können manche Medikamente schlechter abgebaut werden, sodass die Wirkstoffkonzentration im Blut steigt.

Durch eine Funktionsminderung der **Bauchspeicheldrüse** kann es im Alter zum Anstieg des Blutzuckers (*Altersdiabetes*) kommen.

Schluckstörungen (→ Kap. I/20.10) können die Nahrungszufuhr auf natürlichem Wege verhindern oder erschweren.

Verdauungsstörungen, z. B. Sodbrennen, Völlegefühl, Obstipation oder Diarrhö, können den Appetit, die Nährstoffverwertung und die Ausscheidung beeinflussen.

Zunehmende **Mobilitätseinschränkungen** (→ Kap. I/19.3) können dazu führen, dass der alte Mensch seine Nahrungsmittel nicht mehr selbstständig einkaufen, zubereiten und zu sich nehmen kann.

Die Nahrungsaufnahme kann auch von der **emotionalen Verfassung** beeinflusst werden. Allerdings reagiert jeder Mensch individuell. Die einen essen und trinken z. B. bei Stress und Traurigkeit kaum, die anderen vermehrt. Für Letztere ist das Essen und Trinken vielfach ein Trost, wenn das Bedürfnis nach Geborgenheit und Liebe nicht ausreichend befriedigt wird. Es kann auch eine Form der Entspannung sein. An-

deren wiederum vermittelt Essen und Trinken Sicherheit.

Depressionen, Hoffnungslosigkeit, Machtlosigkeit und **Resignation** (→ Kap. I/18.11) können auch dazu führen, dass ein alter Mensch keinen Antrieb mehr hat sich ausreichend und ausgewogen zu ernähren.

> **Lern-Tipp**
> Ist in Ihrer Einrichtung eine Strategie entwickelt worden, mit den unterschiedlichen Bedürfnissen verschiedener Bewohner adäquat umzugehen? Wie könnte man ästhetische Probleme beim gemeinsamen Essen der Bewohner zur Zufriedenheit aller lösen?

Pflegekonzepte und Haltung der Pflegenden

Die Ernährungsgewohnheiten eines Menschen sind das Ergebnis lebenslanger Gewohnheiten. Insbesondere die Kombination aus mangelnder Bewegung und einer vergleichsweise zu reichlichen Kalorienzufuhr verursacht eine Fehlernährung, die sich in einem **metabolischen Syndrom** äußern kann. Darunter versteht man eine Kombination aus vier Faktoren, die häufig zu einem chronischen Krankheitskomplex führt, der v. a. in Industrieländern weit verbreitet ist:

- Fettleibigkeit (meist abdominell, also vom „Apfel-Typ")
- Bluthochdruck
- Fettstoffwechselstörung (Hypertriglyzeridämie)
- Erhöhte Insulinresistenz (als Hauptursache für die Entstehung eines Diabetes mellitus Typ 2, Altersdiabetes).

Die Einflüsse des steigenden Alters sowie Erkrankungen, die sich auf den Appetit sowie die Verstoffwechselung der Nährstoffe auswirken, können auf der anderen Seite zu einer Mangelernährung führen, die im Extremfall mit dem Leben nicht vereinbar ist.

Pflegende erkennen diese Abweichungen von einer regelgerechten Ernährungslage mit Hilfe der Beobachtung des Pflegebedürftigen. Sie nehmen den Ernährungszustand wahr und können ihren Eindruck über anthropometrische Methoden (→ Kap. I/21.2.1) absichern.

Weil Ernährung außerordentlich stark biografisch geprägt ist, bleibt der pflegerische Einfluss auf diesen Lebensbereich meist gering. Im Regelfall ist es kaum möglich, pflegebedürftige Menschen zu einer Verhaltensänderung zu bewegen – v. a.

wenn es darum geht, Überernährung zu beheben. Ein gewisser Erfolg kann sich durch multiprofessionelle Intervention einstellen, wenn Ärzte, Pflegende und Diätberater eine gemeinsame Strategie entwickeln und gleichzeitig der Leidensdruck des Betroffenen groß genug ist.

Ansonsten beschränkt sich der pflegerische Zugang v. a. auf:

- Beratung zu einer gesunden Zusammenstellung des Speiseplans
- Angebot von bevorzugten Speisen bei Appetitmangel und Einschränkungen des Geschmackssinns sowie Ernährungsgewohnheiten, die von den Gewohnheiten hierzulande abweichen (z. B. bei Migranten)
- Unterstützung bei der Umsetzung eines angemessenen Bewegungsprogramms
- Angebot von hochkalorischer Nahrung bei Unterernährung (entscheidend ist der individuelle Geschmack des Pflegebedürftigen)
- Assistenz beim Erreichen einer möglichst normnahen Stoffwechsellage, v. a. des Blutzuckerspiegels bei Diabetikern (z. B. durch Blutkontrollen und exakte Verabreichung der verordneten Insulinmengen).

I/20.1.3 Gestörte Ausscheidungsfunktionen

Ausscheidung → Kap. I/21.1.2

Eine **störungsfreie Ausscheidung** ist wesentlich für das Wohlbefinden des Menschen. Auch wenn viele ältere Menschen vermeiden, über dieses Thema zu sprechen, weil sie z. B. aufgrund ihrer Erziehung diese Körperfunktionen mit einem Tabu belegen, hat es eine große Bedeutung für ihr Selbstkonzept. Das zeigt sich u. a. in der relativ hohen Rate des Missbrauchs von Abführmitteln unter Menschen in höherem Lebensalter.

Zu den Auslösern von **Obstipation** (→ Kap. I/20.13) können mangelnde Bewegung, ballaststoffarme Ernährung und eine zu geringe Trinkmenge zählen. Daraus resultieren verlangsamte Darmbewegungen. Die längere Verweildauer der Ausscheidungsprodukte im Körper verfestigt den Stuhlgang und führt zu Schmerzen bei der Ausscheidung. Auch Arzneimittel, die gegen andere Erkrankungen einzunehmen sind, können eine Verstopfung auslösen.

Zusätzlich besteht sehr häufig ein relativ willkürliches Verständnis davon, wie eine regelgerechte Ausscheidung beschaffen sein sollte. Viele ältere Menschen befürchten eine

Obstipation, wenn sie nicht täglich (am besten stets zur selben Zeit) Stuhlgang absetzen. Der Hinweis darauf, dass die als normgerecht geltenden Zeiträume sehr unterschiedlich sind, kann zur Entspannung beitragen.

Altenpflegerinnen denken jedoch daran, dass solche angstbesetzten Themen, die tief im Selbstbewusstsein verankert sind, meist nicht im Laufe eines Gesprächs oder mithilfe fachlicher Argumente zu klären sind. Ein alter Mensch, der das Gefühl hat, seine Ausscheidungsfunktion sei nicht regelgerecht, wird sich kaum vom Gegenteil überzeugen lassen.

Pflegekonzepte und Haltung der Pflegenden

Eine der wichtigsten Aufgaben von Altenpflegerinnen im Zusammenhang mit dem Thema Ausscheidung ist es, eine Balance zwischen der professionellen Beurteilung und dem individuellen Empfinden des Pflegebedürftigen herzustellen. Es geht dabei vor allem darum, Ängste zu erkennen und einfühlsam zu begleiten. Veränderungen, die aus professioneller Sicht tatsächlichen Krankheitswert haben, teilen Altenpflegerinnen umgehend dem behandelnden Arzt mit. Altenpflegerinnen beobachten die Ausscheidung sorgfältig, vermeiden jedoch, das Thema zu stark zu betonen.

I/20.1.4 Lebensende

Menschen nehmen das nahende Ende ihres Lebens sehr unterschiedlich wahr und reagieren entsprechend individuell. Altenpflegerinnen sollten in erster Linie eine eigene Haltung zum Tod entwickeln, weil sie nur aus einer umfassend zugewandten Haltung den pflegebedürftigen Menschen in dieser existenziellen Lebensphase eine sinnvolle Unterstützung bieten können. Sofern Angehörige vorhanden sind, benötigen auch sie pflegerische Assistenz. Nicht nur der Sterbende, auch seine Bezugspersonen erleben vor dem Tod die Notwendigkeit, Abschied zu nehmen.

Auch hier sind Erfahrungen aus der Biografie bedeutend. Menschen, die sich in der Vergangenheit bereits intensiv mit Verlusten und der Endlichkeit des Lebens auseinandergesetzt haben, sind nicht selten in der Lage, sehr reflektiert mit dem nahenden Lebensende umzugehen. Auf der anderen Seite erleben Altenpflegerinnen auch intensive Auseinandersetzungen, Widerstand und die Unfähigkeit, das Unvermeidliche zu akzeptieren.

In diesem Zusammenhang lassen sich keine allgemein gültigen Handlungsanweisungen formulieren. Es geht darum, sensibel auf die Bedürfnisse der Betroffenen einzugehen und jeweils die Bereiche zu erkennen, in denen Hilfen erforderlich und gefragt sind. Es ist übrigens kein Zeichen von professioneller Inkompetenz, wenn Altenpflegerinnen auf manche Fragen keine Antwort kennen. Ehrlichkeit und stimmige Aussagen sind für Menschen am Ende des Lebens bzw. die Angehörigen, die sich mit einem baldigen Abschied konfrontiert sehen, in jedem Fall hilfreicher als Floskeln, die über den natürlich entstehenden Schmerz ohnehin nicht hinweghelfen können.

> » Das Sterben ist ein Prozess, der den gesamten Menschen in allen seinen Dimensionen umfasst. Altenpflegerinnen hüten sich deshalb davor, lediglich Symptomkomplexe zu betrachten. Selbst wenn einzelne Aspekte, z. B. Schmerzen, Durst, allgemeine Schwäche, in der jeweiligen Situation besonders hervortreten, handelt es sich um einen Lebensabschnitt, in dem neben den körperlichen Vorgängen im höchsten Maß auch die geistig-seelischen Aspekte des Menschseins betroffen sind.

Sterben in stationären Pflegeeinrichtungen

Sterben hat schon immer zum Alltag von Altenpflegeeinrichtungen gehört; aber noch nie starben so viele alte Menschen in stationären Einrichtungen wie zurzeit. Das hängt damit zusammen, dass viele alte Menschen erst dann in eine Einrichtung ziehen, wenn sie krank, pflegebedürftig und hochbetagt sind.

Lebensrückschau und Lebensbilanz

Lebensrückschau bei kranken und sterbenden Menschen kann sehr unterschiedlich aussehen. Es können zufällig auftauchende Erinnerungen sein, ausgelöst durch Gespräche, Musik, Bilder, Gerüche. Daneben gibt es die aktive Erinnerungsarbeit, bei der Menschen versuchen, sich die Vergangenheit zurückzuholen durch das Anschauen von Tagebüchern oder Fotoalben, durch das Aufsuchen vertrauter Plätze und durch das Erzählen von früher.

Kritische und belastende Lebenssituationen, z. B. eine schwere Krankheit, lösen bei vielen Menschen eine Vergangenheitsorientierung aus. Durch ein Zurückgreifen auf Erinnerungen kann die eigene Identität gewahrt werden. Für alte Menschen ist das

besonders wichtig, weil ihre Identität ständig bedroht ist. Durch die Erinnerung an das gelebte Leben können Gewonnenes und Erreichtes bewahrt werden, Ereignisse und Begebenheiten von früher werden lebendig, auch wenn sie längst nicht mehr existieren.

Bei einem solchen Rückblick kann die Lebensgeschichte im Nachhinein erklärt, gedeutet und akzeptiert werden. In der Auseinandersetzung mit der eigenen Biografie kann der alte Mensch sich selbst als etwas „Einmaliges" erfahren und gleichzeitig die Verbundenheit mit anderen Menschen aus seiner Lebenswelt spüren. Das kann es für den alten Menschen leichter machen, „sinnvoll" und in Würde zu altern und zu sterben (→ Kap. I/10).

Unerledigte Lebensaufgaben

Täglich begegnen Pflegende in der Arbeit mit alten Menschen einem weiteren Phänomen, dem immer wiederkehrenden Auftauchen von Themen aus der Vergangenheit.

Oft sind es unerledigte Situationen, Schuldgefühle, nicht betrauerte Verluste und andere, „noch unbeglichene Rechnungen", die lange Jahre „unter den Teppich gekehrt" worden sind und nun darauf drängen, aufgearbeitet zu werden. Das können Gründe sein, warum sich alte Menschen unbewusst gegen das Sterben wehren und nicht loslassen können. Bei einer solchen Rückschau können ungelöste Konflikte auftauchen, die neu zu bewerten und in die gelebte Biografie zu integrieren sind (→ Kap. I/10).

In den unterschiedlichen Kulturen und Religionen taucht dieses Phänomen immer wieder auf, z. B. in Form der Lebensbeichte, wie sie über Jahrhunderte zur christlichen Sterbeseelsorge gehörte (→ Kap. II/4.2).

Pflegekonzepte und Haltung der Pflegenden

Da die Beziehungen zwischen Altenpflegerinnen und pflegebedürftigen Menschen in vielen Fällen auf eine längere Dauer angelegt sind und häufig mit dessen Tod enden, erfordert es eine personzentrierte Pflegehaltung, das Thema des Lebensendes bereits anzusprechen, bevor die Sterbephase beginnt. Solche Gespräche erfordern ein hohes Maß Sensibilität. Altenpflegerinnen müssen erkennen, zu welchen Gelegenheiten entsprechende Bemerkungen angebracht sind.

Hilfreich ist in diesem Zusammenhang eine intensive Kenntnis der Biografie des pflegebedürftigen Menschen. Dazu zählt die allgemeine Einstellung des Betroffenen zum

Tod genauso wie die Haltung bezüglich Religion bzw. die spirituellen Auffassungen. Auch ganz praktische Aspekte, z. B. die Abfassung einer Patientenverfügung (→ Kap. I/20.16.2) spielen eine erhebliche Rolle. Je genauer Altenpflegerinnen die Wünsche der pflegebedürftigen Menschen kennen, desto wirksamer können sie ihnen in der letzten Lebensphase assistieren.

Insbesondere folgende körperlichen Symptome spielen während der akuten Sterbephase eine Rolle und müssen von Altenpflegerinnen unbedingt beachtet werden:

- Schmerzen und eine angemessene Therapie (→ Kap. I/35)
- Atemnot (→ Kap. I/20.3)
- Übelkeit und Erbrechen (→ Kap. → I/20.15)
- Obstipation (→ Kap. I/20.13)
- Delir (→ Kap. → I/33.2.1).

Befürchtungen und Ängste

- Angst vor dem eigenen Sterben, vor Leiden und Demütigungen, vor Einsamkeit und Würdelosigkeit
- Angst vor der eigenen Hilflosigkeit
- Angst vor dem eigenen Tod
- Angst vor dem Jenseits
- Angst, sein Lebensziel nicht erreicht zu haben
- Angst vor Verlust der Bezugspersonen
- Angst vor dem Toten.

Mitarbeiter sind in dieser Arbeit existenziell gefordert und brauchen deshalb professionelle Unterstützung, z. B. Praxisreflexion, Fortbildung, Supervision (→ Kap. IV/11.1).

I/20.2 Informations-sammlung

Pflegeprozess → Kap. I/7

I/20.2.1 Vitale Funktionen

Fragen an den Pflegebedürftigen oder die Angehörigen

Atmung

- Liegt eine Erkrankung vor, die die Atmung beeinflusst?
- Haben Sie Probleme beim Atmen? Wenn ja, seit wann und welche?
  – Atemnot? Wenn ja, bei Belastung? In Ruhe? Tagsüber oder nachts?
  – Husten? Seit wann? Auswurf?
  – Atemgeräusche, z. B. Ziehen, Pfeifen?
  – Schmerzen beim Atmen?

- Wie verliefen bzw. verlaufen etwaige Atemnotzustände? Haben Sie Angstgefühle im Zusammenhang mit Atembeschwerden?
- Gibt es Probleme, die auf Ihre berufliche Tätigkeit zurückzuführen sind, z. B. durch starke Staubbelastung?
- Sind Sie auf bestimmte Substanzen allergisch und reagieren darauf mit Luftnot? Welche Substanzen sind das?

Herz und Kreislauf

- Sind Herz- oder Kreislauf-Erkrankungen bekannt? Wenn ja, welche?
- Haben Sie Herz- oder Kreislauf-Beschwerden? Wenn ja, welche?
- Haben Sie Druck- oder Beklemmungsgefühle bzw. Schmerzen im Brustkorb oder in der Herzgegend? Wie ist dieser Schmerz? Strahlt er in eine andere Körperregion aus?
- Haben Sie die Schmerzen bei Belastung, z. B. beim Gehen, oder in Ruhe?
- Hatten oder haben Sie Probleme beim Laufen? Wenn ja, welche? Wie weit können Sie ohne Probleme laufen?
- Schränken die Beschwerden Ihre Aktivitäten ein?
- Haben Sie Schlafprobleme? Wachen Sie nachts wegen Atemnot auf?
- Können Sie flach schlafen oder nur mit erhöhtem Oberkörper?
- Können Sie sich nachts im Bett allein umdrehen?
- Müssen Sie nachts häufig auf die Toilette gehen?
- Sind Ihre Fußknöchel besonders abends geschwollen und fühlen sich schwer an?
- Haben Sie manchmal das Gefühl, Ihr Herz schlägt unregelmäßig?
- Wird Ihnen schwarz vor Augen, wenn Sie schnell aufstehen?

Temperaturregulation

- Frieren oder schwitzen Sie leicht?
- Bekommen Sie leicht Erkältungen in der kalten Jahreszeit?
- Bekommen Sie leicht Fieber, z. B. bei Infektionskrankheiten?
- Haben Sie große Wunden?

Gewohnheiten und Erfahrungen

- Rauchen Sie oder haben Sie geraucht? Seit wann? Bis wann? Wie viele Zigaretten pro Tag?
- Werden Sie rasch kurzatmig? Müssen Sie sich häufiger ausruhen?
- Was hilft Ihnen bei Atemnot?
- Wie planen Sie Ihre zu erledigenden Wege, mit oder ohne Pausen?

- Kennen Sie kreislauf- oder atemunterstützende Maßnahmen? Wenn ja, welche?
- In welcher Körperposition schlafen Sie? Unterstützen Sie Ihre Schlafposition durch Hilfsmittel? Wenn ja, durch welche?
- Was hilft Ihnen, wenn Sie frieren bzw. schwitzen?
- Ziehen Sie sich eher warm an oder eher dünn?
- Halten Sie sich eher in Räumen mit geschlossenem oder offenem Fenster auf?
- Bei welcher Zimmertemperatur fühlen Sie sich wohl?

Aktuelle Bedürfnisse

- Haben Sie zurzeit Wünsche hinsichtlich Ihrer Herz-, Kreislauf- und Atemtätigkeit sowie Ihres Wärme- und Kälteempfindens, die anders sind, als Sie es bisher gewohnt waren?

Durchsicht der Unterlagen

- Liegen medizinische Diagnosen und Symptome vor, die die Vitalfunktionen beeinflussen, z. B. chronisch obstruktive Bronchitis, Angina pectoris oder Herzinsuffizienz?
- Werden medizinische, z. B. medikamentöse Therapien durchgeführt, die die Vitalfunktionen beeinflussen?
- Sind Störungen der Vitalfunktionen bekannt? Werden diese ärztlich behandelt und wenn ja, wie?
- Bestehen Einschränkungen der Lebensaktivität? Ständig? Seit wann? Warum? In welchem Ausmaß?
- Sind in den Unterlagen individuelle Risikofaktoren dokumentiert?

Beobachtung der Vitalfunktionen

Erste Hilfe → Kap. I/36

Bei jedem **Notfall,** das heißt in jeder lebensbedrohlichen Situation, in der die Vitalfunktionen akut gestört sind oder eine solche Störung unmittelbar droht, sind die Vitalfunktionen engmaschig zu überwachen. Geprüft bzw. gemessen werden in diesen Fällen:

- Bewusstsein
- Atmung
- Puls
- Blutdruck. 🔖🔖1

Vitalfunktionen werden aber auch dann beobachtet, wenn kein Notfall vorliegt. Sie geben Auskunft darüber, ob der Organismus

I
20

Normalbefund	Abweichungen	Vorkommen
Atemfrequenz (*Zahl der Atemzüge pro Minute in Ruhe*) • Ein Atemzug = eine Ein- und Ausatmung • Normal beim Erwachsenen: ca. 14–20 Atemzüge pro Minute • Beim Erwachsenen umfasst das Atemzugvolumen (AZV) in Ruhe ca. 500 ml	**Tachypnoe** (*beschleunigte Atmung*) • ›20 Atemzüge pro Minute • Meist oberflächliche Atemzüge beobachtbar	• **Physiologisch** bei körperlicher Anstrengung, psychischer Erregung oder bei sehr warmer Umgebung • **Pathologisch** bei Schmerzen, höherem Fieber, Lungen-, Atemwegs- und Herzerkrankungen, bei Blutarmut (Anämie) oder Schock z. B. durch Blutverlust
	Bradypnoe (*verlangsamte Atmung*) • ‹12 Atemzüge pro Minute	• **Physiologisch** im Schlaf oder bei Entspannung • **Pathologisch** bei Gehirnerkrankungen, im Koma, bei Vergiftungen, Stoffwechselerkrankungen, z. B. Schilddrüsenunterfunktion, Medikamente, z. B. Morphium
	Apnoe (*Atemstillstand*) • Akute Lebensgefahr, sofortige Wiederbelebungsmaßnahmen erforderlich (→ Kap. I/36)	• Verlegung der Atemwege • Lähmung des Atemzentrums • Lähmung der Atemmuskulatur
Atemintensität Beim Gesunden passt sich die Atemintensität dem Sauerstoffbedarf des Körpers an	**Hyperventilation** (*gesteigerte Atemtätigkeit*) • Führt zu einer Senkung des Kohlendioxids im Blut • Kompensatorischer Vorgang, bei dem der Körper versucht, z. B. einen Sauerstoffmangel oder eine Übersäuerung des Blutes auszugleichen. Ausnahme: psychisch bedingte Hyperventilation	• Psychisch, z. B. bei Angst, Erregung: über die Bedürfnisse des Körpers hinaus gesteigerte Atemtätigkeit. Dabei wird zu viel Kohlendioxid abgeatmet und die Kalzium-Ionen im Blut werden vermehrt gebunden. Es kommt wie bei einem Kalziummangel zu Muskelkrämpfen (*Tetanie*) mit typischer Pfötchenstellung der Hände. Gegenmaßnahme: Betroffenen in eine Plastiktüte atmen lassen, sodass sie vermehrt Kohlendioxid einatmen • Stoffwechselstörungen • Erkrankungen des ZNS • Herz- und Lungenerkrankungen • Fieber
	Hypoventilation (*verminderte Atemtätigkeit*) • Belüftung der Lungen unzureichend (Pneumoniegefahr) • Verminderter Sauerstoff- und erhöhter Kohlendioxidgehalt im Blut	• Schonatmung wegen Bauch- oder Brustschmerzen, z. B. nach Operationen • Behinderung der Atmung durch Störungen des Atemzentrums, der Atemmuskulatur, der Atemwege bzw. Lunge • Allgemeine Schwäche durch Erkrankung oder hohes Lebensalter
Atemrhythmus Regelmäßige Abfolge etwa gleich tiefer Atemzüge. Ausatmung dauert etwa doppelt so lange wie Einatmung	**Kussmaul-Atmung** (*Azidoseatmung*) • Regelmäßige, stark vertiefte Atemzüge in normaler Frequenz ohne Pausen nach der Ausatmung	Durch verstärkte Kohlendioxid-Abatmung versucht der Körper, der stoffwechselbedingten Übersäuerung des Blutes (*metabolische Azidose*) entgegenzuwirken, z. B. beim • Diabetischen Koma • Urämischen Koma (*Nierenversagen*)
	Cheyne-Stokes-Atmung (*periodisches An- und Abschwellen der Atmung mit Pausen*) • Atemzüge, die immer tiefer werden und dann abflachen, bis eine längere Pause eintritt	• Schädigung des Atemzentrums • Herzerkrankungen mit verlangsamtem Blutfluss • Vergiftungen • Im Schlaf, vor allem bei sehr alten Menschen
	Schnappatmung • Einzelne schnappende Atemzüge mit langen Atempausen	• Schwere Schädigung des Atemzentrums • Kurz vor dem Tod
	Biot-Atmung • Mehrere gleichmäßig tiefe Atemzüge und regelmäßige Atempausen wechseln sich ab	• **Physiologisch** bei Neugeborenen • **Pathologisch** bei Erwachsenen, z. B. bei Hirndrucksteigerung durch Hirnhautentzündung (*Meningitis*) oder nach Schädel-Hirn-Verletzungen

Normalbefund	Abweichungen	Vorkommen
Atemgeräusche Eine gesunde Atmung ist geräuschlos	**Schnarchen** (*typisches Atemgeräusch beim Schlafen*) • Entsteht durch ein flatterndes Gaumensegel beim Schlafen. Meist harmlos. Bei einigen Betroffenen Schlaf-Apnoe-Syndrom mit Atempausen > 10 Sekunden und Gefahr eines Sauerstoff-mangels (Folge: Bluthochdruck)	• Bei vielen Gesunden, vor allem in Rückenposition • Häufig bei Übergewichtigen • Behinderte Nasenatmung, z. B. bei Schnupfen, Nasen-polypen
	Stridor (*pfeifendes, zischendes Atemgeräusch*)	• Geräusch bei der Einatmung (*inspiratorischer Stridor*): v. a. bei verengten oder durch Schleim oder Fremdkörper verlegten Atemwegen • Geräusch bei der Ausatmung (*exspiratorischer Stridor*): v. a. bei verengten Bronchien, z. B. bei Asthma bron-chiale, chronisch obstruktiver Bronchitis
	Rasselgeräusche mittels Auskultation („*Abhören*") feststellbare Geräusche • Trockene Rasselgeräusche, wie Giemen, Brummen, Pfeifen, ent-stehen durch schwingende Schleimfäden in den Atemwegen • Feuchte Rasselgeräusche entstehen, wenn die Atemluft durch Flüssigkeitsansammlungen in Lunge oder Atemwegen strömt („Blasenblubbern"). Können feinperlig bis brodelnd sein	• Bei Asthma bronchiale oder chronisch obstruktiver Bronchitis trockene Rasselgeräusche • Bei Pneumonie mit Flüssigkeitsansammlung feuchte Rasselgeräusche • Bei Lungenödem: brodelnde Atemgeräusche (*Tracheal-rasseln*) mit Luftnot und schaumig-blutigem Sputum. Not-fall: Arzt rufen, Oberkörper hoch, Beine tief positionieren
	Schluckauf (*Singultus*) • Durch Reizung der Zwerchfellnerven ausgelöste Zwerchfellkon-traktionen, die zum plötzlichen, geräuschvollen Einströmen der Atemluft führen	• Spontan ohne Krankheitswert • Bei Reizung des Nerven z. B. durch Luftverschlucken (Luftblase im Magen drückt auf den Nerv), nach Genuss sehr kalter Getränke, nach Operationen im Oberbauch oder Entzündung der Bauchorgane • Bei Gehirnentzündungen oder -verletzungen
Atemgeruch Atemluft ist normalerweise ge-ruchlos	**Übler Mundgeruch** (*Foetor ex ore*)	• Bei mangelhafter Mundhygiene durch bakteriellen Zer-fall der Nahrungsreste • Erkrankungen der Mundhöhle, Karies
	Azetongeruch (obstartig; nach fauligen Äpfeln)	• Diabetisches Koma • Hepatisches Koma • Nierenversagen • Lang andauernder Hunger
	Ammoniakgeruch (nach faulen Eiern)	• Schwere Lebererkrankungen, sodass das beim Eiweiß-zerfall entstehende Ammoniak nicht mehr abgebaut wer-den kann
	Lebergeruch (nach frischer Erde)	• Massiver Zerfall von Lebergewebe, z. B. bei schwerer He-patitis, bei Vergiftungen
	Fäulnisgeruch (jauchig stinkend)	• Zerfall von Lungengewebe, z. B. bei Bronchialkarzinom
	Eitergeruch (süßlich-fade)	• Eitrige Atemwegserkrankungen, z. B. bakterielle Bronchi-tis oder Pneumonie
	Urinöser Geruch (nach Urin)	• Im Endstadium des Nierenversagens (*Urämie*)

Tab. I/20.2 Beobachtung der Atmung. [L190]

in der Lage ist, ein für alle Stoffwechselvor-gänge notwendiges inneres Milieu zu si-chern. Zeichen für eine Störung lassen sich erkennen durch:
• Beobachtung der Atmung (einschließlich Husten und Sputum)
• Beobachtung von Puls und Blutdruck
• Beobachtung der Körpertemperatur.

❯ Lern-Tipp
Vergleichen Sie die Beobachtungen der Vitalfunktion in einer stationären Pflege-einrichtung mit denen in der ambulanten Pflege. Gibt es Unterschiede?

❯ Beobachtungen und Messungen der Vitalfunktionen immer mit Datum und Zeitangabe dokumentieren. Verlaufsbe-obachtungen, also wiederholte Beobach-tungen über einen längeren Zeitraum, immer unter den gleichen Bedingungen und mit denselben Geräten durchführen.

Atmung beobachten

Das Wort „Atem" ist in vielen Sprachen gleichbedeutend mit dem Begriff „Leben". Ohne Atem können Lebewesen nicht leben. Der Atem unterstützt lebenswichtige Kör-perfunktionen, wie Herz-Kreislauf-System oder den Stoffwechsel. Die **normale At-**mung (*Eupnoe*) ist regelmäßig, gleichmä-ßig tief und geräuscharm. Die Ausatemluft ist geruchlos. Der Atemantrieb nimmt bei sinkendem Sauerstoffgehalt und steigen-dem Kohlendioxidgehalt im Blut zu, bei steigendem Sauerstoffgehalt und sinken-dem Kohlendioxidgehalt im Blut ab.
Die Beobachtung der Atmung umfasst (→ Tab. I/20.2):
• Atemfrequenz
• Atemintensität
• Atemrhythmus
• Atemgeräusche
• Atemgeruch
• Atembeschwerden (Dyspnoe → Kap. I/20.3).

I
20

Husten beobachten

> **Husten:** Plötzlicher, heftiger Ausatemstoß zur Entfernung von Atemwegssekret (*Sputum*), Staub, Fremdkörpern und schädlichen Gasen. Gehört zu den Schutzreflexen des Körpers.

Beim **trockenen Reizhusten,** der sehr anstrengend und erschöpfend sein kann, hustet der Erkrankte kein Sekret ab. Ursachen können z. B. eine Reizung der Schleimhäute durch Rauch, Staub oder Gase, auch eine allergische Reaktion auf eingeatmete Fremdstoffe, eine beginnende Bronchitis oder Kehlkopfentzündung sein. Trockener Husten kann auch Symptom einer beginnenden Linksherzinsuffizienz oder einer Lungenkrebserkrankung sein. Gelegentlich kommt es vor, dass sich hinter einem chronischen Reizhusten keine organische Ursache, sondern der Wunsch nach mehr Zuwendung verbirgt.

Beim **produktiven Husten** fördert der Erkrankte Sputum. Er ist Begleitsymptom bei Entzündungen und Erkrankungen der Atemwege.

Hustengeräusche

- Kurze, „abgehackt" klingende Hustengeräusche kommen bei Keuchhusten vor, an dem nicht nur Kinder, sondern auch alte Menschen erkranken können
- Zur Schmerzvermeidung wird der Husten häufig unterdrückt. Solche unterbrochenen Hustenattacken sind typisch bei Erkrankungen des Bauchraums, Rippenfellentzündung, Wirbelsäulenerkrankungen oder Rippenbrüchen
- Bellend und rau klingt Husten bei Kehlkopfentzündungen oder Diphtherie.

Mögliche Auslöser

Hat sich ein alter Mensch erkältet oder war er Rauch oder Staub ausgesetzt, ist der Zusammenhang zum Husten recht eindeutig. Weniger klar ist der Auslöser, wenn der Betroffene auf eine Substanz allergisch reagiert. Dann kann neben einer Allergietestung detektivischer Spürsinn erforderlich sein, um die allergieauslösende Substanz, z. B. Haarspray oder andere Pflegeprodukte, zu finden.

Eine dem Husten zugrunde liegende Erkrankung, z. B. eine akute oder chronische Bronchitis oder Lungenkrebs, kann nur durch den Arzt diagnostiziert werden.

Zeitpunkt und Dauer

- Morgendlicher Husten mit Auswurf ist typisch bei chronischen Bronchialerkrankungen und langjährigen Rauchern

- Nächtlicher Husten kommt bei Erkältungen vor, kann aber auch Zeichen einer Herzerkrankung sein.

Plötzlich auftretender Husten bei akuten Erkrankungen und bei Allergien klingt in der Regel mit den anderen Symptomen wieder ab.

> Chronischer **Husten,** der länger als drei bis vier Wochen ohne bekannte Ursache, z. B. eine chronische Bronchitis, anhält, kann ein erstes Zeichen von Lungenkrebs sein und erfordert eine ärztliche Abklärung.

Sputum beobachten

> **Sputum:** Ausgehustetes Bronchialsekret.

Mit Ausnahme von geringen Mengen klaren, glasigen Morgensputums bei alten Menschen ist Auswurf immer Zeichen einer Erkrankung. Um **Sputum** beurteilen zu können, wird es in einem Sputumbecher aufgefangen (→ Abb. I/20.2).

- **Beimengungen,** z. B. Nahrungsreste, Eiter, Blut, Fremdkörper
- **Farbe und Konsistenz**
  - Blutig-rotes bis rostbraunes Sputum oder Blutbeimengungen (*Hämoptyse*) können sich bei einer schweren Bronchitis oder einer Pneumonie finden. Bei alten Menschen ist blutiges Sputum häufig Zeichen einer massiven Lungenerkrankung, wie Lungenkrebs, -tuberkulose oder Lungenembolie. Werden große Blutmengen ausgehustet (*Hämoptoe*), benachrichtigen Pflegende sofort den Notarzt
  - Eitrig-gelbgrün sieht Sputum bei Atemwegsinfekten, z. B. bei einer Bronchitis aus. Bei Bronchiektasen (*sackartige Erweiterung der Bronchien*) ist es typischerweise dreischichtig: in einem Sputumbecher setzt sich unten der Eiter ab, die mittlere Schicht besteht aus trübem, gelblich-grünem Sekret und oben befindet sich eine schaumige Schicht
  - Zähes, glasiges und fadenziehendes Sputum ist typisch für Asthma bronchiale
  - Hellrot, schaumig und dünnflüssig ist Sputum bei einem akuten Lungenödem
- **Geruch:** Sputum riecht faulig-jauchig bei Zerfall von Lungengewebe, süßlich-fade bei eitrigen Atemwegserkrankungen
- **Menge:** Bei einfachen Erkältungskrankheiten oder langjährigen Rauchern wird nur wenig Sputum ausgeworfen, bei schweren Lungenerkrankungen können es bis zu 2 l Sputum täglich sein. Diese

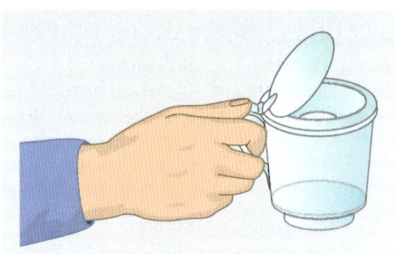

Abb. I/20.2 Sputumbecher. Damit das Sputum besser beurteilt werden kann, sollte er aus durchsichtigem Kunststoff sein. [L138]

Menge ist in der Flüssigkeitsbilanz (→ Kap. I/21.2.2) zu berücksichtigen.

> **Vorsicht!**

Sputum ist grundsätzlich als **infektiös** anzusehen, deshalb:
- Beim Umgang mit Sputum immer Handschuhe tragen
- Sich selbst, Angehörige und Mitbewohner vor Anhusten schützen
- Mit Sputum in Berührung gekommene Haut und Flächen desinfizieren
- Sputumbecher mehrmals täglich leeren und täglich wechseln, um ihn zu desinfizieren.

Puls kontrollieren

> **Puls:** Rhythmische Druckwelle des Blutstroms im Takt der Herzfrequenz. Zur Ermittlung des Pulses können unterschiedliche Messmethoden angewandt werden. Der Puls kann mit den Fingern getastet (Palpation → Abb. I/20.3), mit dem Stethoskop abgehört (Auskultation) oder mittels Pulsoxymetrie überwacht werden. Am einfachsten und ohne Hilfsmittel lässt sich der Puls an oberflächlichen Arterien tasten, indem man sie gegen ein knöchernes oder muskuläres Widerlager drückt. Bei der Messung wird die Zahl der Pulsschläge pro Minute gemessen.
> **Pulsfrequenz:** Zahl der Pulsschläge pro Min.

Man unterscheidet zwischen **zentralem Puls** an großen herznahen Arterien, z. B. der Halsschlagader, der mit dem Stethoskop abgehört oder gemessen werden kann, und dem **peripheren Puls** an den herzfernen Arterien, z. B. am Handgelenk oder Fußrücken. Beim Gesunden entspricht der periphere dem zentralen Puls.

Ist der Puls peripher nicht tastbar, z. B. bei niedrigem Blutdruck, empfiehlt es sich, ihn zentral zu messen.

❯ An den Füßen ist der Puls bei alten Menschen wegen der häufig vorkommenden Durchblutungsstörungen in den Beinen oft schlecht tastbar. Deshalb ist der Fußpuls zu einer routinemäßigen Kreislaufkontrolle weniger geeignet. Fußpulse werden aber (im Seitenvergleich) kontrolliert, wenn es darum geht, die Durchblutungssituation der Füße zu beurteilen.

Der Puls wird in der Regel am Handgelenk (A. radialis ➜ Abb. I/20.4) getastet:
- Pflegebedürftigen entspannt mit unterstütztem Unterarm und leicht gebeugtem Handgelenk positionieren
- Mit den Kuppen des Zeige-, Mittel- und Ringfingers tastbare Muskelsehne nahe der Mitte an der Innenseite des Handgelenks fühlen und sich nach außen zur Daumenseite des Handgelenks vortasten. Dabei leicht gegen die Arterie drücken. Nicht den Daumen zum Pulstasten verwenden, da die eigene Pulswelle die des Pflegebedürftigen überlagern könnte
- Pulswelle mit Hilfe einer Pulsuhr oder einer Uhr mit Sekundenzeiger 15 Sek. lang zählen, wobei mit „0" zu beginnen ist. Ergebnis mit vier multiplizieren, um auf einen Minutenwert zu kommen. Bei Erstmessung, Herzkrankheiten oder unregelmäßigem Rhythmus den Puls eine volle Min. auszählen
- Neben dem Auszählen auf Pulsqualität und -rhythmus achten
- Pulswert und Besonderheiten dokumentieren.

❯ **Vorsicht!**
Bei Veränderungen des Pulses, die bei dem Pflegebedürftigen bisher nicht bekannt waren, unverzüglich den Arzt informieren und den Blutdruck messen.

Kann der Puls am Handgelenk nicht getastet werden, z. B. bei bewusstlosen Pflegebedürftigen, wird er an der Halsschlagader (*A. carotis communis*) gemessen. Dabei darf der Puls aber nicht an beiden Halsschlagadern gleichzeitig ertastet werden.

Pulsfrequenz

Bei einem gesunden Erwachsenen beträgt die normale **Pulsfrequenz** etwa 60–80 Schläge pro Min. Bei sehr alten Menschen wird, bedingt durch das arteriosklerotisch veränderte Gefäßsystem, auch ein Puls bis 85/Min. als normal angesehen.

Eine Pulsfrequenz von mehr als 100 Schlägen pro Min. wird als **Tachykardie** bezeichnet. Sie tritt *physiologisch* bei körperlicher Anstrengung, psychischer Erregung, bei Sauerstoffmangel, z. B. in großen Höhen, oder nach Nikotin- oder Koffeingenuss auf. Eine *pathologische* Tachykardie kann entstehen durch:
- Herzerkrankungen
- Schilddrüsenüberfunktion
- Fieber
- Flüssigkeitsdefizit (➜ Kap. I/21.4)
- Schock
- Unerwünschte Medikamentenwirkung.
Eine erniedrigte Pulsfrequenz von weniger als 60 Schlägen pro Min. wird als **Bradykar-**

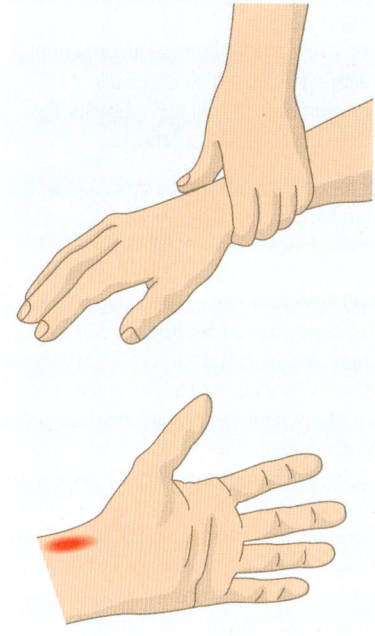

Abb. I/20.4 Radialispuls tasten. [L138]

die bezeichnet. Sie tritt *physiologisch* auf bei durchtrainierten Sportlern, in entspannter Ruhe und beim Schlafen. Eine *pathologische* Bradykardie kommt vor bei
- Herzerkrankungen mit Störungen der Reizleitung am Herzen
- Erhöhtem Hirndruck, z. B. nach einem Schlaganfall, bei Hirnhautentzündung
- Schilddrüsenunterfunktion
- Unterkühlung
- Als unerwünschte Wirkung von Medikamenten, z. B. β-Blocker, Schmerz-, Schlaf- und Beruhigungsmittel.

❯ Wird an peripheren Gefäßen eine Bradykardie festgestellt, ermitteln Pflegende den zentralen Puls mit einem Stethoskop, weil es sein kann, dass keine echte Bradykardie vorliegt, sondern die Pulswelle nicht in den herzfernen Bereichen des Körpers ankommt. Die Differenz zwischen zentralem und peripherem Puls wird als **Pulsdefizit** bezeichnet.

Pulsqualität

Mit der **Pulsqualität** sind Spannung und Füllung des getasteten Gefäßes gemeint. In der Praxis wird die Pulsqualität eher selten beurteilt, weil die Blutdruck-Messung genauere Auskünfte gibt. Trotzdem kann die Beurteilung der Pulsqualität wichtige Hinweise auf Abweichungen geben. Normalerweise ist der Puls gut gefüllt. Abweichungen sind:

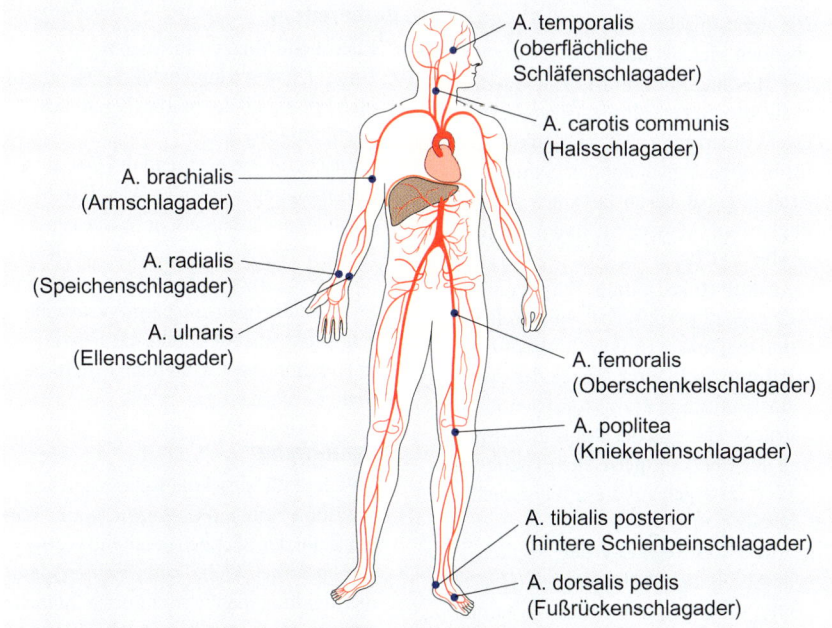

A. temporalis (oberflächliche Schläfenschlagader)

A. carotis communis (Halsschlagader)

A. brachialis (Armschlagader)

A. radialis (Speichenschlagader)

A. ulnaris (Ellenschlagader)

A. femoralis (Oberschenkelschlagader)

A. poplitea (Kniekehlenschlagader)

A. tibialis posterior (hintere Schienbeinschlagader)

A. dorsalis pedis (Fußrückenschlagader)

Abb. I/20.3 Geeignete Taststellen zur Pulsmessung. [L190]

- *Harter* Puls bei Arteriosklerose, hohem Blutdruck
- *Weicher, flacher* Puls bei niedrigem Blutdruck, Herzinsuffizienz, Fieber
- *Fadenförmiger,* weicher, schneller Puls bei Kreislaufkollaps, Schock.

❯❯ Bei Abweichungen der Pulsqualität immer den Blutdruck messen.

Pulsrhythmus

Pflege von alten Menschen mit Herzerkrankungen → Kap. I/31.5

Die Pulswellen folgen bei einem gesunden Menschen in fast regelmäßigen Abständen aufeinander (→ Abb. I/20.5).

Bei der **Arrhythmie** sind die Zeitabstände zwischen den Herzkontraktionen unterschiedlich lang. Unregelmäßigkeiten können auch im Zusammenhang mit einer Tachykardie (*Tachyarrhythmie*) oder Bradykardie (*Bradyarrhythmie*) auftreten.

Arrhythmien kommen z. B. vor bei

- Herzerkrankungen
- Schilddrüsenfunktionsstörungen
- Elektrolytverschiebungen im Blut.

Bei Vorhofflimmern, z. B. bei einem Herzinfarkt, kann eine *absolute Arrhythmie* auftreten, bei der die Herzschlagfolge völlig unregelmäßig ist.

Extrasystolen sind einzelne, zusätzlich zum normalen Herzrhythmus auftretende Herzschläge. Vereinzelte Extrasystolen sind harmlos und kommen z. B. bei Rauchern vor. Gehäuft findet man sie bei einem Herzinfarkt oder bei Herzinsuffizienz.

Typisch für den **Zwillingspuls** (*Bigeminus*) sind die regelmäßigen Doppelschläge. Er ist Zeichen einer Überdosierung mit Digitalis, einem Medikament, das viele alte Menschen mit Herzinsuffizienz einnehmen.

Blutdruck kontrollieren

❯❯ **Blutdruck:** Druck des Blutes in den Blutgefäßen, traditionell gemessen in Millimeter Quecksilbersäule (mmHg), selten auch in Kilopascal (kPa). 7,5 mmHg = 1 kPa. Die gesetzliche Maßeinheit innerhalb der EU-Länder für den Blutdruck ist mmHg.
Systolischer Blutdruck: Maximaler Druck des Blutes während der Kontraktion der Herzkammern. Normalwert nach WHO: ‹120–139 mmHg.
Diastolischer Blutdruck: Minimaler Druck des Blutes während der Erschlaffung der Herzkammern. Normalwert nach WHO: ‹80–89 mmHg.
Blutdruckamplitude: Differenz zwischen systolischem und diastolischem Wert.

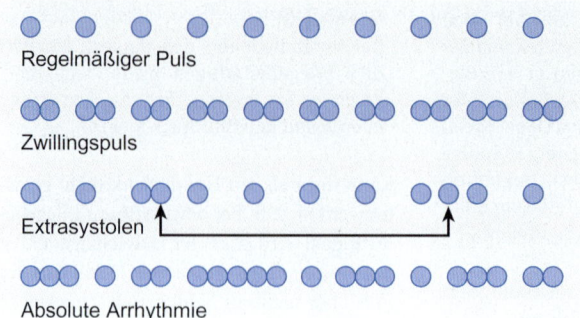

Abb. I/20.5 Pulsrhythmus. [L231]

Die Höhe des **Blutdrucks** ist von vielen Faktoren abhängig, z. B.:

- Herzleistung
- Blutvolumen
- Elastizität der Gefäße
- Alter, Gewicht, Konstitution und Körperposition.

Der Blutdruck kann gemessen werden durch:

- Indirekte (*unblutige*) Messmethoden
- Direkte invasive (*blutige*) Messverfahren im Gefäßsystem.

Direkte invasive Messmethode

Arterielle Blutdruckmessung über einen in eine Arterie eingeführten Gefäßkatheter mit angeschlossenem Druckaufnehmer. Ist wegen der Risiken (z. B. Blutung bei Diskonnektion des Messsystems), die aus diesem Gefäßzugang entstehen können, nur auf Intensivstationen oder im Operationssaal bzw. in anästhesiologischen Überwachungseinheiten anwendbar.

Indirekte Messmethoden

- Die elektronische Messung mit entsprechenden Messgeräten
- Die Messung mit Blutdruckmessgeräten nach Riva-Rocci (Blutdruckgerät mit Quecksilbersäule. „RR", die Abkürzung für Blutdruck, geht auf den Namen des Arztes Riva-Rocci zurück) oder Recklinghausen (Manschette und Manometer → Abb. I/20.7)
  - **Auskultatorisch** unter Zuhilfenahme eines Stethoskops, das den systolischen und diastolischen Wert hörbar macht
  - **Palpatorisch** durch Tasten des Pulses zur Ermittlung des systolischen Blutdrucks während der Kontraktionsphase der Herzkammern. Der diastolische Wert lässt sich auf diese Weise nicht bestimmen.

Blutdruck-Kontrollen werden ärztlich angeordnet, z. B. bei Bluthochdruck (*Hypertonie*) oder niedrigem Blutdruck (*Hypotonie*).

Darüber hinaus wird der Blutdruck in folgenden Situationen gemessen:

- Bei Aufnahme eines Pflegebedürftigen
- Viertelstündlich bei Bluthochdruck-Krisen
- Bei Blutdruckschwankungen
- Bei Unruhe und akuter Verwirrtheit
- Bei Kopfschmerzen
- Vor der Mobilisation, z. B. bei Hypotonie
- Bei Gabe von Medikamenten mit Wirkungen auf den Blutdruck
- In Notfallsituationen.

❯❯ Um vergleichbare Werte zu erhalten, immer unter gleichen Bedingungen Blutdruck messen:
- Nicht im Anschluss an körperliche Belastungen oder bei Aufregung
- Jede Messung in der gleichen Position, z. B. immer sitzend oder immer liegend
- Immer am gleichen Arm.
Bei der Erstmessung Blutdruck an beiden Seiten messen, bei einer Differenz von mehr als 20 mmHg umgehend Arzt informieren.

Vorbereitung

- Pflegebedürftigen informieren
- Durch leichtes Klopfen auf die Membran überprüfen, ob das Stethoskop funktionstüchtig ist
- Manschette entsprechend des Oberarmumfangs auswählen (→ Abb. I/20.6), ansonsten werden falsche Werte gemessen
- Für Ruhe sorgen, z. B. Radio ausschalten
- Pflegebedürftigen entspannt positionieren, sodass die Messstelle am Arm etwa in Herzhöhe liegt. Unterarm evtl. mit einem Kissen stützen.

Durchführung

- Luftleere Blutdruckmanschette am von Kleidung befreiten Oberarm etwa 2–3 cm oberhalb der Ellenbeuge faltenfrei anlegen (→ Abb. I/20.7). Darauf achten, dass die Kleidung nicht einschnürt. Schläuche nicht unmittelbar über der Ellenbeuge

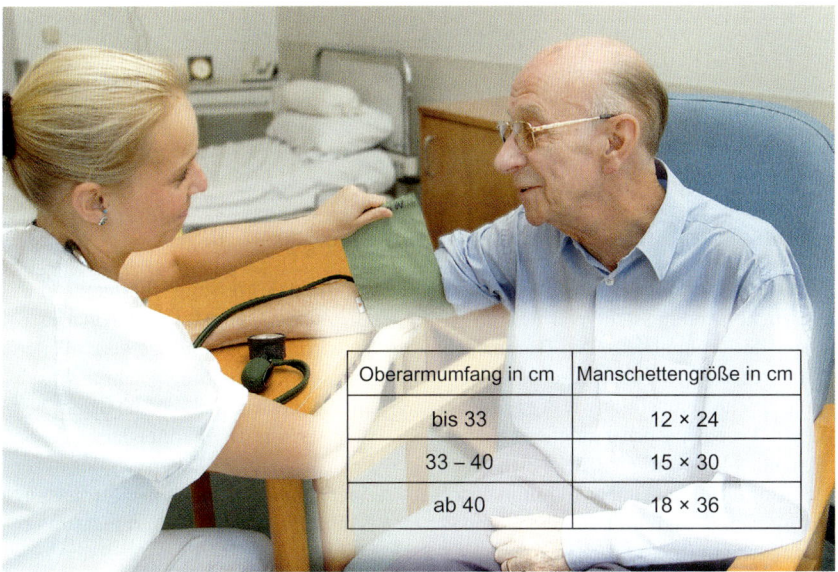

Oberarmumfang in cm	Manschettengröße in cm
bis 33	12 × 24
33 – 40	15 × 30
ab 40	18 × 36

Abb. I/20.6 Auswahl der richtigen Manschettengröße zum Blutdruckmessen. Bei großem Oberarmumfang muss die Manschette breiter sein. [K115, L190]

platzieren, damit Störgeräusche vermieden werden
- Oliven des Stethoskops in die Ohren stecken und Membran in die Ellenbeuge legen
- Ventil schließen, Puls tasten und Manschette aufpumpen. Wenn Puls nicht mehr tastbar ist, weitere 30 mmHg aufpumpen
- Ventil langsam öffnen, sodass der Manschettendruck etwa um 3–5 mmHg pro Sek. sinkt
- Wert beim ersten hörbaren Ton entspricht der Systole, letzter hörbarer Ton ist der diastolische Wert.

Nachbereitung
- Ermittelte Werte und Besonderheiten dokumentieren
- Ohroliven und Stethoskop-Membran desinfizieren
- Bei erheblichen Abweichungen von den sonst für diesen Pflegebedürftigen üblichen Werten erneut messen (Ausschluss Messfehler). Bei Bestätigung der Messwerte den zuständigen Arzt informieren.

❯ Vorsicht!
Blutdruck auf keinen Fall messen an einem Arm mit einer **Fistel** (Shunt) bei dialysepflichtigen Pflegebedürftigen.

Blutdruck möglichst nicht messen an einem Arm mit:
- Gefäßzugang (venös, arteriell)
- Lymphödem
- Lymphektomie
- Parästhesien z. B. bei Z. n. Apoplex.

Der menschliche Körper ist, wie der aller Säugetiere, in der Lage, seine Körpertemperatur von 37 °C trotz der Veränderung der Außentemperatur konstant zu halten. Jedoch werden Temperaturschwankungen nur innerhalb von engen Grenzen toleriert.

Abweichungen im Bereich der normalen Körpertemperatur (36,8 ±0,4 °C) sind möglicherweise unter Umständen lebensbedrohlich. Bei alten Menschen vermindert sich die Fähigkeit der Temperaturregulation. Daher sind sie bezüglich Temperaturschwankungen einem erhöhten Risiko ausgesetzt.

Die **Kerntemperatur** im Körperinnern (innere Organe, zentrales Nervensystem) ist mit 36,3–37,4 °C deutlich höher als die **Schalentemperatur** an der Körperoberfläche (z. B. Haut und Extremitäten), die je nach Region zwischen ca. 23–33 °C beträgt.

Gesteuert wird die permanente Temperaturanpassung des Körpers über das **Wärmeregulationszentrum** des Hypothalamus, einem Teil des Zwischenhirns. Hier wird ein Soll-Wert festgelegt. Der Ist-Wert wird von **Thermorezeptoren** im Körperinnern, der Haut und dem Rückenmark erfasst und an das Wärmeregulationszentrum weitergeleitet.

Eine Temperaturkorrektur bei Abweichungen zwischen Soll-Wert und Ist-Wert erfolgt entweder durch Wärmebildung (z. B. Kältezittern, Vasokonstriktion) oder Wärmeabgabe (z. B. Vasodilatation, Schwitzen). Die **Wärmebildung** im Körper geschieht durch Stoffwechselvorgänge – etwas mehr als die Hälfte der Wärme wird *in Ruhe* in der Leber gebildet – und von Muskelarbeit (*Muskelkontraktionen*). Bei erhöhtem Wärmebedarf, z. B. bei kalten Außentemperaturen, erhöht sich der Muskeltonus (*Spannungszustand der Muskeln*) bis zu unwillkürlichen Muskelkontraktionen, die

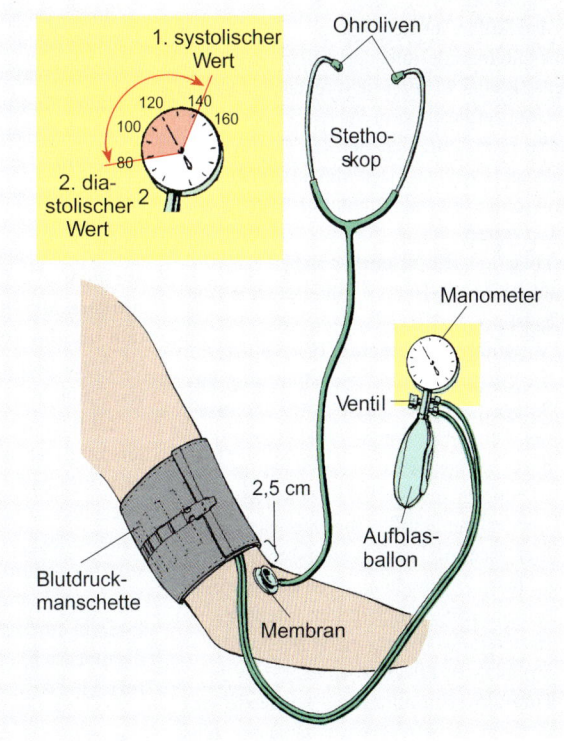

Abb. I/20.7 Blutdruck messen mit dem Messgerät nach Recklinghausen. [K115]

sich als Kältezittern und „Zähneklappern" äußern.

Die **Wärmeabgabe** erfolgt überwiegend über die Haut (90 %) sowie über die Atmung und die Ausscheidung von Harn und Stuhl.

Die Haut kann auf drei Arten Wärme an die Umgebung abgeben:

- **Wärmestrahlung.** Der Körper strahlt ähnlich wie ein Heizkörper Wärme ab
- **Wärmeströmung** (*Konvektion*). Die Luftschicht, die in unmittelbarem Kontakt zur Haut steht, erwärmt sich. Wird sie weggeblasen, z. B. bei Zugluft oder Bewegung, geht Wärme verloren
- **Verdunstung.** Durch die Abgabe von Schweiß entsteht Verdunstungskälte.

Körpertemperatur kontrollieren

Eine veränderte **Körpertemperatur** kann man in vielen Fällen:

- **Sehen,** z. B. wenn die Haut bei Fieber schweißnass und gerötet ist oder die Augen des Betroffenen glasig sind. Auch Schüttelfrost, die Phase des Temperaturanstiegs, in der der Betroffene friert, ist auf den ersten Blick zu erkennen. Unterkühlte Haut sieht blass oder bläulich aus
- **Fühlen.** Die Haut ist warm oder kalt, feucht oder trocken.

Die Körpertemperatur kann an verschiedenen Körperstellen ermittelt werden.

- **Axillar:** in der Achsel
- **Rektal:** im Mastdarm
- **Sublingual:** unter der Zunge
- **Inguinal:** in der Leiste
- **Aurikulär:** im Gehörgang.

Der sublinguale und der axillare Wert liegen etwa 0,5 °C unter dem rektalen Wert.

Um vergleichbare Werte zu erhalten, sollte immer an der gleichen Körperstelle gemessen werden. Der Messort und -wert sind in der Pflegedokumentation schriftlich festzuhalten.

Folgende **Thermometer** stehen zur Auswahl (→ Abb. I/20.8, → Abb. I/20.9, → Abb. I/20.10):

- **Maximalthermometer:** Thermometer, die mit einer Flüssigkeit gefüllt sind. Ihr Spiegel bleibt bei der höchsten gemessenen Temperatur stehen und muss vor dem nächsten Messen durch heftige Bewegung zurückgeschleudert werden. Mit Quecksilber gefüllte Thermometer kommen nicht mehr zur Anwendung, weil sie beim Zerbrechen giftige Dämpfe freisetzen. Gelegentlich treffen Altenpflegerinnen diese Thermometer noch in der ambulanten Pflege an
- **Digitalthermometer:** batteriebetrieben, der gemessene Wert wird digital angezeigt

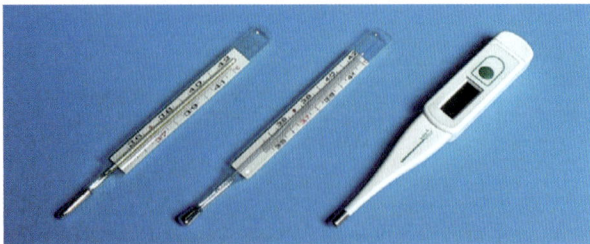

Abb. I/20.8 Maximalthermometer mit gerader Spitze für axillare Messung. **Mitte:** Maximalthermometer mit rundlicher Spitze für rektale Messung. **Rechts:** Digitalthermometer. [K183]

- **Infrarot-Ohrthermometer:** das akkubetriebene Gerät misst die Wärmestrahlung des Trommelfells. Das Trommelfell hat wegen seiner guten Durchblutung die gleiche Temperatur wie der Körperkern. Problem: Auch geringfügig abweichende Messpositionen, bei denen der Sensor nicht exakt auf das Trommelfell ausgerichtet ist, führen zu erheblichen Messfehlern (meist falsch niedrige Werte)
- **Elektronische Thermometer:** Sonden mit rotem (für rektale Messung) und blauem (für sublinguale Messung) Griff sind mit einem Messgerät verbunden.

❯ Vor dem Gebrauch eines Thermometers die Gebrauchsanweisung lesen, denn es gibt unterschiedliche Ausführungen von verschiedenen Herstellern.

Vorbereitung

- Funktionstüchtigkeit des verwendeten Thermometers prüfen
- Pflegebedürftigen informieren, ggf. Intimsphäre schützen, v. a. bei rektaler Messung
- Thermometer abspülen oder in entsprechende Einmalschutzhüllen stecken, damit Desinfektionsmittelrückstände die Haut oder Schleimhaut nicht reizen
- Maximalthermometer auf etwa 35 °C herunterschütteln, die anderen Thermometer je nach Gebrauchsanweisung vorbereiten

Axillare Messung: Thermometer trocknen und in die trockene Achselhöhle legen, Oberarm bleibt dicht am Oberkörper, Unterarm über die Brust legen.

Rektale Messung: Feuchte Thermometerspitze mit leicht drehender Bewegung in den Enddarm einführen. Bei verwirrten Pflegebedürftigen Thermometer gut festhalten. Die rektale Messung verletzt die Intimsphäre, außerdem besteht die Gefahr der Keimverschleppung und Darmverletzung. Pflegebedürftige mit Problemen im Enddarmbereich, z. B. nach Operationen, nicht rektal messen.

Sublinguale Messung: Thermometer unter die Zunge legen, Mund schließen lassen.

- Verwirrte Pflegebedürftige wegen Verletzungs- und Vergiftungsgefahr nicht sublingual messen, weil z. B. die Gefahr besteht, dass sie das Thermometer zerbeißen
- Keine heißen oder kalten Getränken vor einer sublingualen Temperaturmessung verabreichen, um den Wert nicht zu verfälschen
- Eignet sich nicht für Menschen mit einer Fazialisparese, da sie den Mund nicht vollständig schließen können.

Im-Ohr-Messung: Sehr schnelle Messung innerhalb von einer Sek.

❯ Die Temperatur kann bei Maximalthermometern axillar nach 8–10 Min., rektal nach 3–5 Min. und sublingual nach 5–8 Min. auf der Skala abgelesen werden. Elektronische und digitale Thermometer zeigen das Ende der Messung optisch oder akustisch an.

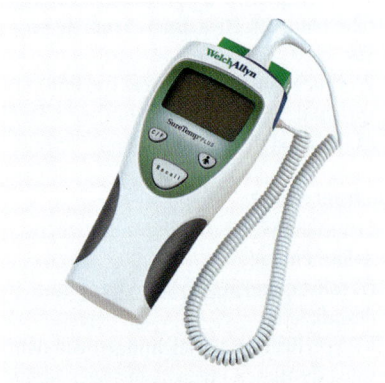

Abb. I/20.9 Elektronisches Thermometer. [V441]

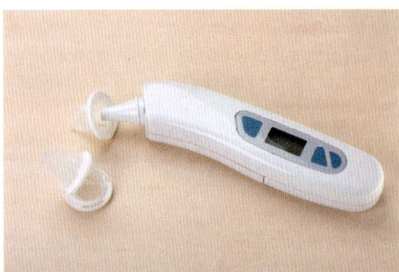

Abb. I/20.10 Infrarot-Ohrthermometer. [J787]

Nachbereitung

Pflegebedürftigen positionieren, evtl. beim Ankleiden unterstützen. Messwert und Besonderheiten dokumentieren. Thermometer reinigen und desinfizieren. Bei starken Abweichungen von der Normaltemperatur Arzt informieren. 📖1

Vereinbarung der Pflegemaßnahmen

Pflegemaßnahmen, die sich auf die Erhebung der Vitalzeichen beziehen, sind überwiegend ärztlich verordnet, z.B. die tägliche Kontrolle des Blutdrucks. Deshalb entzieht sich dieser Bereich weitgehend der Möglichkeit Pflegender, hierzu pflegerische Vereinbarungen zu treffen. Wenn ein pflegebedürftiger Mensch die angeordneten Kontrollen verweigert, sind Altenpflegerinnen verpflichtet, dies umgehend dem zuständigen Arzt mitzuteilen. Danach besteht die Möglichkeit eines gemeinsamen Gesprächs. Es kann sinnvoll sein, wenn Altenpflegerinnen in diesem Fall herauszufinden versuchen, welche Motive hinter einer Weigerung stehen. Sie nehmen dazu eine teilnehmende und verständnisvolle Gesprächshaltung ein. Eine enge und auf gegenseitiger Wertschätzung beruhende Pflegebeziehung ist hilfreich.

I/20.2.2 Ernährungsstörungen

Fragen an den Pflegebedürftigen oder die Angehörigen

Ernährung → Kap. I/21.2.1

Vereinbarung der Pflegemaßnahmen

Fehlernährung – sowohl Richtung Übergewicht als auch Richtung Untergewicht – kann bei den Betroffenen zu einer erheblichen Einschränkung der Lebensqualität führen. Für Altenpflegerinnen ist es wesentlich, zu verstehen, dass aus der Sicht eines pflegebedürftigen Menschen nicht unbedingt die Orientierung an den Normalwerten des Bodymass-Index entscheidend ist. Unter dem Begriff „Wohlfühlgewicht" lassen sich auch erhebliche Abweichungen von der Statistik fassen.

Menschen, die z.B. über lange Zeit mit einer Adipositas gelebt haben, verändern ihr Selbstverständnis und fühlen sich häufig wohl in ihrem Körper. Altenpflegerinnen akzeptieren diese Haltung.

Wenn allerdings festzustellen ist, dass die Betroffenen Interesse haben, etwas an ihrem Zustand zu ändern, kommt es auf eine fachlich fundierte und wertfreie Beratung an. In den meisten Fällen ist es sinnvoll, diese Gespräche multiprofessionell zu führen, beteiligt sein sollten Diätberater und der behandelnde Arzt. Den Altenpflegerinnen kommt dann im weiteren Verlauf die Aufgabe zu, die pflegebedürftigen Menschen bei den gefassten Entscheidungen zu unterstützen und sie – auch nach Rückschlägen – zu ermutigen, auf dem eingeschlagenen Weg zu bleiben.

I/20.2.3 Gestörte Ausscheidungsfunktionen

Fragen an den Pflegebedürftigen oder die Angehörigen

Ausscheidung → Kap. I/21.2.2

Vereinbarung von Pflegemaßnahmen

Handlungsleitend sind immer die Wünsche des Pflegebedürftigen. Altenpflegerinnen sind jedoch grundsätzlich zurückhaltend mit der Verabreichung von Laxanzien, weil sich daraus relativ schnell eine Abhängigkeit entwickelt, die im Sinne einer paradoxen Wirkung zu einer Verstärkung obstipativer Tendenzen führen kann.

Bei Durchfall (Diarrhö) und Erbrechen handelt es sich zumeist um direkte Folgen einer akuten Erkrankung, die einer medizinischen Behandlung bedürfen. Daraus ergeben sich Pflegemaßnahmen, die seitens der Altenpflegerinnen kaum verhandelbar sind. Falls die Betroffenen sich damit nicht einverstanden erklären, geben Altenpflegerinnen die Informationen an den Arzt weiter, der dann das Gespräch suchen wird und eine Entscheidung zum weiteren Vorgehen trifft.

I/20.2.4 Lebensende

Fragen an den Pflegebedürftigen oder die Angehörigen

- An den Pflegebedürftigen: Möchten Sie, dass Ihre Angehörigen über Ihren Zustand informiert werden? Benötigen Sie Unterstützung bei der Anbahnung des Gesprächs mit dem Arzt?
- Sind Sie über den zu erwartenden Krankheitsverlauf informiert?

- Was bedeutet Lebensqualität für Sie? Was erwarten Sie diesbezüglich von der medizinischen und pflegerischen Behandlung?
- Wie kann das pflegerische Team Sie unterstützen?
- Welche Personen wollen Sie gern sehen? Gibt es Menschen, die Sie nicht treffen wollen? Benötigen Sie Hilfe dabei, die Kontakte herzustellen?
- Gibt es bestimmte Gegenstände, die Sie jetzt gern in Ihrer Nähe hätten?
- Wollen Sie die Dienste von ehrenamtlichen Hospizhelferinnen (Sterbebegleiterinnen) in Anspruch nehmen? Welche Aufgaben können die Helferinnen übernehmen?
- Wollen Sie seelsorgerische Begleitung in Anspruch nehmen? Haben Sie einen bevorzugten Gesprächspartner?
- Gibt es etwas, das Sie unbedingt erledigen oder erleben wollen? Wie können wir Sie dabei unterstützen?
- Welche Bedeutung hat Körperpflege für Sie? Was ist Ihnen in diesem Zusammenhang besonders wichtig, auf welche Dinge wollen Sie lieber verzichten?
- Welche Schlafgewohnheiten haben Sie, und haben sich diese in der letzten Zeit verändert?
- Helfen Ihnen bestimmte Reize aus der Umgebung, z.B. Düfte, Musik, Licht, frische Luft?
- Auf welche Speisen haben Sie derzeit Appetit? Können wir Ihnen in diesem Zusammenhang Unterstützung geben?

Vereinbarung der Pflegemaßnahmen

Jeder Sterbeprozess ist einzigartig, weil jeder Mensch eine ganz individuelle Haltung zum Tod entwickelt. Wenn die Betroffen über die kognitive Kompetenz verfügen, den Sterbeprozess bewusst zu erleben, können die Reaktionen von massiver Abwehr und Verleugnung, bis zur Annahme des Unabwendbaren reichen.

Altenpflegerinnen stellen sich auf diese Stimmungslagen ein und versuchen, die Pflegebedürftigen umfassend zu unterstützen. Dabei konzentrieren sie sich vor allem auf die Linderung der Krankheitssymptome (v.a. der Schmerzen) und der Unterstützung der nachlassenden Körperfunktionen. Es bedarf einer erheblichen fachlichen Kompetenz, zu verstehen, dass es im Sterbeprozess nicht um kurativ ausgerichtete Pflege geht. Deshalb sind die Wünsche der

Sterbenden konsequent umzusetzen. Weigerungen, Körperpflege vornehmen oder z. B. Wunden verbinden zu lassen, sind ebenso zu akzeptieren wie die Ablehnung von Nahrung.

Für die Phase, in der sich Sterbende nicht mehr äußern können, handeln Altenpflegerinnen nach den Maßgaben, die der Pflegebedürftige in früheren Zeiten gesetzt hat und richten ihr Augenmerk darauf, entstehende Leiden zu lindern.

I/20.3 Dyspnoe

Ⓐ Fallbeispiel Ambulant, Teil I

Die Altenpflegerin Linda Müller betreut seit drei Monaten den 83-jährigen Egon Kiesl zu Hause. Herr Kiesl wohnt mit seiner 80-jährigen Ehefrau im ersten Stock eines Mehrfamilienhauses. Er wiegt bei einer Körpergröße von 170 cm 130 kg und raucht regelmäßig fünf Zigarren am Tag. Er ist sich der Gefahren des Rauchens bewusst und weiß, dass sich der Rauch nicht günstig auf sein Asthma auswirkt. Er denkt allerdings, dass er schon so alt damit geworden ist und will deshalb in den letzten Lebensjahren nicht mit dem Rauchen aufhören. Seit ca. einer Woche stellt Linda Müller fest, dass sich die Atemnot von Herrn Kiesl deutlich verschlechtert hat. Der Pflegebedürftige schafft den Weg ins Bad nur noch mit einigen Pausen. Frau Kiesl ist selbst schon etwas gebrechlich und hat ihr Leben lang das Rauchen ihres Mannes ausgehalten und will auf ihre alten Tage keinen Streit mit ihrem Mann anfangen. Weitere nahe Verwandte sind nicht vorhanden.

> **Dyspnoe:** Atemnot bei erschwerter Atmung.
> **Belastungsdyspnoe:** Atemnot bei körperlicher Belastung.
> **Ruhedyspnoe:** Atemnot in Ruhe.
> **Orthopnoe:** Schwerste Atemnot, bei der der Betroffene aufrecht sitzend (griech. ortho = aufrecht) unter Verwendung seiner Atemhilfsmuskulatur nach Luft ringt.
> **Apnoe:** Atemstillstand. Sofortige Wiederbelebungsmaßnahmen erforderlich (→ Kap. I/36).

Atemnot	
0	Keine
0,5	Sehr, sehr leichte
1	Sehr leichte
2	Leichte
3	Mittelmäßige
4	Etwas schwere
5	Schwere
6	
7	Sehr schwere
8	
9	Sehr, sehr schwere
10	Maximale

Abb. I/20.11 Borg-Skala (Quelle: Borg, G.: Psychophysical bases of perceived exertion. Med Sci Sports Exerc 14/1982, S. 377–381). [A400]

I/20.3.1 Informationssammlung

Ⓐ Fallbeispiel Ambulant, Teil II

Linda Müller möchte die Atemprobleme von Herrn Kiesl gern lindern. Der Pflegebedürftige kann sich immer schlechter bewegen und die Strecke ins Bad und zur Toilette wird immer beschwerlicher. Ihre Versuche, auf eine Verringerung des Zigarrenkonsums hinzuwirken, machen Herrn Kiesl sehr ärgerlich. Da es zurzeit November und relativ neblig ist, bekommt der Pflegebedürftige ca. alle zwei Tage einen leichten Asthmaanfall und nimmt dann die vom Arzt verordneten Medikamente. Frau Müller erkennt ein Selbstversorgungsdefizit bei der Atmung. Die Lebenswelt des Pflegebedürftigen ist beeinträchtigt.

Ursachen, Risiko- und Einflussfaktoren

Es gibt unterschiedliche Skalen, die versuchen, die Dyspnoe zu graduieren, z. B. die Borg-Dyspnoeskala (→ Abb. I/20.11), die Dyspnoe-Ska-

la der amerikanischen Gesellschaft für Thoraxerkrankungen (ATS) oder die Medical Research Council (MRC) Dyspnoe-Skala.

Die Borg-Skala misst das subjektive Empfinden der Atemnot, die amerikanische Dyspnoe-Skala ordnet die Schwere der Dyspnoe der Schwere der Belastung zu, ebenso wie die Medical Research Council Dyspnoe-Skala. Auf eine nähere Ausführung einzelner Skalen wird an dieser Stelle verzichtet.

Einer Dyspnoe können viele Ursachen zugrunde liegen.

- **Mechanische Einengung der Atemwege,** z. B. bei:
  - Allergischer oder durch Infekte bedingter anfallsartiger Atemnot bei Asthma bronchiale durch Verkrampfung der Bronchialmuskulatur (*Bronchospasmus*), Schwellung der Bronchialschleimhaut, Ablagerung zäher Schleimmassen
  - Aspiration (→ Kap. I/20.4.1)
  - Chronisch obstruktiver Bronchitis mit Einengung der Atemwege durch Bronchospasmus und Schleimhautschwellung, häufig bei langjährigen Rauchern oder nach vielen Infekten der Atemwege. Ausgeprägte Atemnot vor allem im Spätstadium bei Bronchiektasen, einer dauerhaft sackartigen Ausweitung der Bronchien, und beim Emphysem, bei dem die Wände der Lungenbläschen durch die dauerhafte Überblähung reißen, sodass sich die Gasaustauschfläche verringert
  - Vergrößerter Schilddrüse, die die Luftröhre von außen einengt
- **Atemwegs- und Lungenerkrankungen,** z. B.:
  - Lungenentzündung (*Pneumonie*)
  - Tuberkulose
  - Lungenkrebs (*Bronchialkarzinom*)
  - Flüssigkeitsansammlungen, z. B. bei einem Erguss oder einem Lungenödem
  - Störungen der Lungendurchblutung, z. B. durch ein in die Lungengefäße geschwemmtes Blutgerinnsel (*Embolie*)
  - Verletzungen
- **Herzerkrankungen,** z. B. akute Rechtsherzinsuffizienz nach einem Herzinfarkt mit Blutrückstau in die Lunge und Lungenödem
- **Stoffwechselstörungen,** z. B. bei diabetischem Koma, Nierenversagen oder Schock
- **Schädigung des Atemzentrums** im Gehirn, z. B. bei Schlaganfall, Hirntumor oder Entzündungen
- **Extrathorakale Ursachen,** z. B. Anämie, Adipositas, körperliche Anstrengung, Emotionen.

Zeichen und Ausmaß

Je nach Schweregrad (→ Tab. I/20.3) unterscheiden sich die objektiven von den subjektiven Zeichen einer Atemnot.

Nicht immer sind Altenpflegerinnen bei Atemnot vor Ort, vor allem in der ambulanten Altenpflege oder wenn die Atemnot nur selten und nur mäßig ausgeprägt auftritt. In diesen „leichteren Fällen" kann es sein, dass sich der Pflegebedürftige oder Angehörige zu Atemproblemen äußert, z. B. über:

- Beschwerden beim Atmen, Luftnot, Beklemmungsgefühl oder Schmerzen beim Ein- oder Ausatmen
- Kurzatmigkeit oder geringe körperliche Belastbarkeit, z. B. dass beim Treppensteigen Pausen notwendig sind
- Erschwerte Ein- oder Ausatmung.

Bei **schwerer Atemnot** sind die Anzeichen auf den ersten Blick zu erkennen:

- Angstvoller Gesichtsausdruck, auch Todesangst (aufgrund des Erstickungsgefühls)

- Einnehmen einer typischen Körperhaltung, z. B. aufrechter Oberkörper, Abstützen mit den Armen
- Einsatz der Atemhilfsmuskulatur
- Zyanose, v. a. an Lippen und Fingernägeln (→ Kap. I/31.5.9)
- Atemgeräusche, wie Pfeifen bei erschwerter Einatmung (*inspiratorischer Stridor*) oder Brummen, Giemen bei erschwerter Ausatmung (*exspiratorischer Stridor*) oder Rasselgeräusche (→ Tab. I/20.2)
- Husten, Auswurf.

> ❯ Zur Feststellung und Einschätzung der Atemnot wurden für die pflegerische Praxis noch keine Assessmentinstrumente entwickelt. Aufmerksames Beobachten und eine medizinische Untersuchung können den Verdacht bestätigen. Der Pflegebedürftige kann mit Hilfe der Borg-Skala (→ Abb. I/20.11) selbst eine Einschätzung vornehmen.

> ❯ **Lern-Tipp**
> Hatten Sie einmal das Gefühl keine Luft zu bekommen? Wie ging es Ihnen dabei?

Folgen

Je nach Ausmaß der Atemnot können die Folgen unterschiedlich sein. So beeinträchtigt eine geringfügige und selten auftretende Atemnot die Lebensqualität eines alten Menschen nur wenig. Meistens vermeidet er große Anstrengungen und kommt mit dieser Einschränkung gut zurecht.

Chronische Erkrankungen mit Atemnot führen jedoch häufig dazu, dass die Betroffenen anfangs größere, nach und nach aber auch geringe körperliche Anstrengungen vermeiden. Langfristig beeinträchtigt der eingeschränkte Aktivitätsradius die **Mobilität** mit allen damit verbundenen Folgen (→ Kap. I/19). Die Einschränkungen können so weit gehen, dass der alte Mensch bettlägerig wird und nur noch Körperpositionen toleriert, die ein einigermaßen beschwerdefreies Atmen ermöglichen, z. B. erhöhte Positionierung des Oberkörpers. Langfristig Bettlägerigen droht immer die Gefahr eines Immobilisationssyndroms (→ Kap. I/19.4).

Zusätzlich werden die Betroffenen durch den **Sauerstoffmangel des Gehirns** zunehmend verwirrt und desorientiert.

Dyspnoe	Gradeinteilung	Beschwerden
Belastungs-dyspnoe	I	• Atemnot bei großer körperlicher Anstrengung, z. B. schnelles Gehen, Treppensteigen
	II	• Atemnot bei mäßiger körperlicher Anstrengung, z. B. beim langsamen Gehen auf ebener Strecke
	III	• Atemnot bei geringster körperlicher Anstrengung, z. B. beim An- und Auskleiden
Ruhedys-pnoe	IV	• Atemnot in Ruhe ohne körperliche Anstrengung

Tab. I/20.3 Schweregrade der Dyspnoe.

Nasensonde mit Schaumstoffpolsterung	Sauerstoffbrille mit Schaumstoffpolsterung	Sauerstoffmaske
Sonde 1 cm in das Nasenloch einführen und mit Schaumstoffpolster und evtl. zusätzlich seitlich mit Pflaster fixieren	Zwei schaumstoffummantelte Plastikstutzen in die Nasenlöcher einführen und Schläuche wie Brillenbügel hinter die Ohren legen	Einfache Maske, Maske mit Ventil oder mit Reservoirbeutel auf Mund und Nase aufsetzen und mit Gummiband am Hinterkopf fixieren
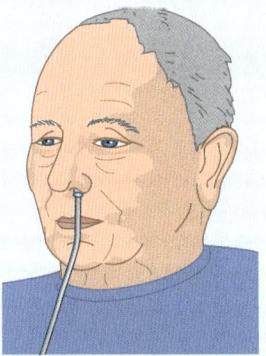	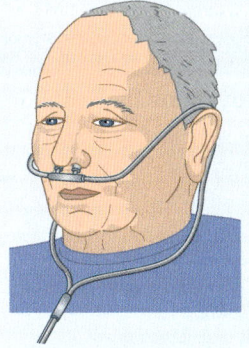	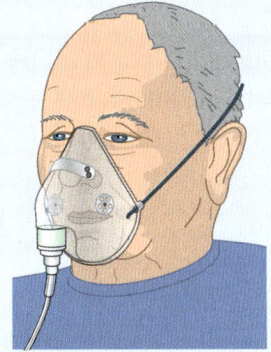
Nachteile	**Nachteile**	**Nachteile**
• Gefahr von Reizungen und Verletzungen der Nasenschleimhaut • Bei Mundatmung wenig wirksam • Gefahr von Druckstellen • Rutscht häufig heraus	• Stört beim Essen und Sprechen • Bei Mundatmung wenig wirksam • Gefahr von Druckstellen	• Löst oft Beklemmungsgefühl aus • Zu niedrige O_2-Zufuhr kann evtl. zu einem Kohlendioxid-Stau in der Maske führen • Essen und Trinken nicht möglich • Verbale Kommunikation eingeschränkt

Tab. I/20.4 Verschiedene Insufflationssysteme zur Verabreichung von Sauerstoff [Zeichnungen: L138].

Alte Menschen mit Atemnot schränken die **verbale Kommunikation** ein, weil sie zu viel Kraft kostet und die Atmung zusätzlich erschwert. Auch Beschäftigungsangebote werden nicht oder nur selten wahrgenommen, sodass **Rückzug** und soziale Isolation (→ Kap. I/22.3) die Folgen sind.

Akute Atemnot ist häufig lebensbedrohlich und bedarf sofortiger notärztlicher Versorgung.

I/20.3.2 Pflegetherapie

Pflegetherapeutische Maßnahmen richten sich danach, ob ein Pflegebedürftiger akute oder chronische Atemnot hat. Im Folgenden sind zuerst die Maßnahmen bei akuter Atemnot beschrieben.

Dosierte Lippenbremse

Die **dosierte Lippenbremse** ist eine Atemübung, die bei akuter Atemnot, besonders bei einem Asthmaanfall, eingesetzt wird.

Der Pflegebedürftige atmet gegen den Widerstand der locker aufeinander liegenden Lippen aus (→ Abb. I/20.12). Dadurch fällt der Druck in den Atemwegen nur langsam. Dies verhindert, dass die Lungenbläschen kollabieren.

Damit der Pflegebedürftige die Methode im Ernstfall beherrscht, sollte er sie frühzeitig und nicht erst bei akuter Atemnot einüben.

Anleitung des Pflegebedürftigen und Durchführung

- Einen gleichmäßigen, ruhigen Rhythmus von Ein- und Ausatmung finden
- Bei geschlossenem Mund durch die Nase einatmen

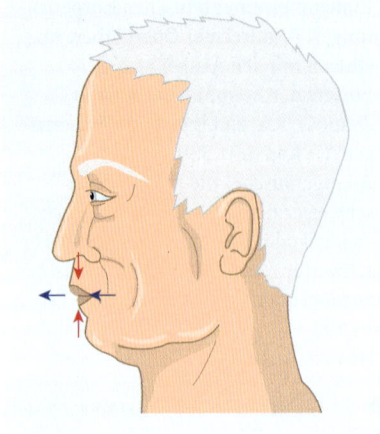

Abb. I/20.12 Bei der Lippenbremse die Lippen aufeinander legen, aber nicht zusammenpressen. Dann dosiert gegen die geschlossenen Lippen ausatmen. [L138]

- Langsam, gleichmäßig und ohne zu pressen gegen die locker aufeinander liegenden Lippen ausatmen.

❯ Wer diese Technik beherrscht, kann nicht nur akuter Atemnot entgegenwirken, sondern sie auch bei verstärkter körperlicher Belastung verhindern bzw. verringern.

Sauerstoffgabe

Ein niedriger Sauerstoffgehalt des Blutes kann durch **Sauerstoffgabe** erhöht werden, z. B. bei

- Akuter Atemnot
- Lungenerkrankungen, z. B. Lungenödem oder Pneumonie
- Herzerkrankungen, z. B. Herzinsuffizienz
- Vergiftungen
- Schock
- Anämie
- Nach Operationen.

❯ Die Verabreichung von Sauerstoff (O_2) unterliegt zwingend der **ärztlichen Anordnungspflicht.** Die Anordnung umfasst:
- Menge (l/min)
- Art und Weise der Verabreichung
- Dauer der Therapie.

Sauerstoff ist ein Medikament. Daher ist bei der Verabreichung von Sauerstoff die 5-R-Regel zu beachten:
1. Richtige Person
2. Richtiges Arzneimittel
3. Richtige Dosierung
4. Richtige Applikation
5. Richtige Zeit.

Im Notfall den Betroffenen nicht allein lassen, möglichst Hilfe holen und unverzüglich den Notarzt informieren. Erste-Hilfe-Maßnahmen sind umgehend einzuleiten.

❯ **Vorsicht!**
Bei allen alten Menschen mit chronisch obstruktiven Lungenerkrankungen, wie Asthma bronchiale, Lungenemphysem oder chronischer Bronchitis, hat sich das Atemzentrum an die erhöhte Kohlendioxid-Konzentration im Blut gewöhnt. Der Atemantrieb wird durch den verminderten Sauerstoffgehalt des Blutes aufrechterhalten. Bei Sauerstoffgabe wird der Atemreiz aufgehoben, es kann zum Atemstillstand kommen.

❯ **Erstmaßnahmen bei akuter Atemnot**
- Pflegebedürftigen nicht allein lassen und Hilfe herbeirufen
- Bei schwerer Atemnot Notarzt rufen (lassen)
- Gegebenenfalls Maßnahmen der Ersten Hilfe einleiten, u. a. Überprüfung der Atemwege, ggf. Entfernen von Fremdkörpern, Absaugen

Ⓐ Fallbeispiel Ambulant, Teil III

Beispiel einer Pflegeplanung bei Belastungsdyspnoe für Egon Kiesl

Informationssammlung	Pflegetherapie	
Wünsche, Gewohnheiten, Hilfebeschreibungen, pflegefachliche Einschätzungen	Pflegeziel/Verständigungsprozess/erwartete Ergebnisse	Pflegemaßnahmen/Pflegeangebote
• Kennt Schädlichkeit des Rauchens, möchte es jedoch nicht aufgeben **Pflegefachliche Einschätzungen:** • Belastungsdyspnoe auf Grund eines bekannten Asthma bronchiale und Adipositas • Raucher • Feuchtkaltes Wetter löst verstärkt Asthmaanfälle aus • Medikamentöse Einstellung durch Hausarzt vorhanden	• Kann zwischen den Asthmaanfällen ohne Beschwerden atmen • Normalisierung der Atemsituation **Verständigung:** • Hört mit dem Rauchen auf	• Über verschiedene Möglichkeiten der Raucherentwöhnung informieren, ggf. Arzt einschalten • Regelmäßige Medikamenteneinnahme überwachen • Bei trockenem Wetter zum Spazierengehen auffordern, ggf. Begleitung • Zur ausreichenden Flüssigkeitsaufnahme auffordern • 1× tägl. Atemübungen durchführen und ggf. unterstützen • Sofortmaßnahmen bei akutem Asthmaanfall nach Standard

- Bei Atemstillstand sofort mit Wiederbelebungsmaßnahmen beginnen
- Fenster öffnen lassen
- Beengende Kleidungsstücke öffnen oder ausziehen
- Oberkörper erhöht positionieren, evtl. atemerleichternde Positionierung nach Wunsch des Pflegebedürftigen, z. B. Arme auf den Nachttisch abstützen lassen oder Kutschersitz (→ Abb. I/20.13)
- Zum Ausatmen mit dosierter Lippenbremse anleiten (→ Abb. I/20.12, → Abb. I/20.15)
- Erfahrungen des Pflegebedürftigen zu hilfreichen Maßnahmen bei Atemnot berücksichtigen
- Evtl. Bedarfsmedikamente geben, z. B. Dosieraerosol, Zäpfchen
- Atmung, Puls, Blutdruck und Hautfarbe beobachten
- Pflegebedürftigen psychisch betreuen, da Angst die Atemnot verschlimmert
  - Angst nehmen durch Blickkontakt, beruhigende Worte und Berührungen sowie verständnisvolle Zuwendung
  - Strahlen Altenpflegerinnen Ruhe aus, überträgt sich das in vielen Fällen auf den Pflegebedürftigen
  - Wenn gewünscht: leise Musik anstellen
  - Ablenkende Gespräche über Themen, die dem Pflegebedürftigen angenehm sind und ihn beruhigen, wobei der Pflegebedürftige selbst wenig sprechen sollte.

Sauerstoffaufbewahrung

Stationäre Altenpflegeeinrichtungen verfügen nur selten über ein **zentrales Sauerstoff-Reservoir** und Wandanschlüsse in den Zimmern.
Deshalb verwendet man (wie auch in der häuslichen Pflege) **Sauerstoffflaschen** (→ Abb. I/20.14). Sie enthalten bis zu 50 l

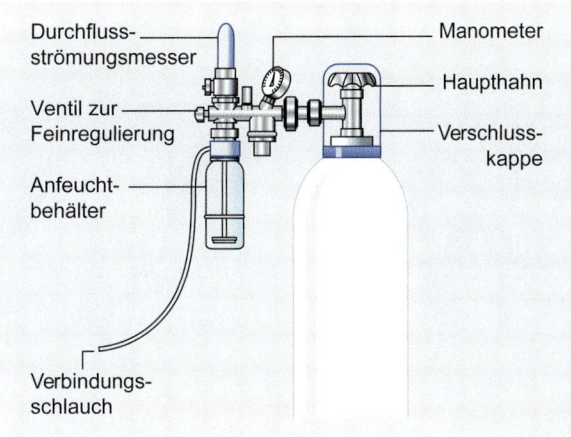

Abb. I/20.14 Sauerstoffgerät. Flaschen mit Sauerstoff für die medizinische Anwendungen sind immer vollständig weiß lackiert. [L138]

komprimierten reinen Sauerstoff. Der Druck in der vollen Flasche beträgt 200 bar. Dieser Druck kann an einem Manometer abgelesen werden. Mit Hilfe eines Druckminderers wird die abgegebene Sauerstoffmenge reguliert.

Es gibt auch elektrisch betriebene Geräte, die den Sauerstoff aus der Luft isolieren und konzentrieren. Diese **Sauerstoffkonzentratoren** sind besonders benutzerfreundlich sowie kompakt und deshalb vor allem für die häusliche Pflege geeignet.

Sicherheitsvorschriften für den Umgang mit Sauerstoff

Da beim Umgang mit Sauerstoffflaschen **Explosionsgefahr** besteht, ist es sehr wichtig, die Sicherheitsvorschriften genau einzuhalten:

- In allen Räumen, in denen Sauerstoff verwendet bzw. gelagert wird, besteht Rauchverbot. Zusätzlich darf kein offenes Licht und Feuer benutzt werden
- Sauerstoffflaschen vor Umfallen, Schlag, Erwärmung (Heizkörper, Sonneneinstrahlung) schützen und nicht mit Fett oder Öl berühren
- Möglichst hohe Luftfeuchtigkeit im Raum einhalten, da bei trockener Luft die Explosionsgefahr steigt
- Medizinischer Sauerstoff darf nur in vollständig weiß lackierten Flaschen gelagert werden
- Sauerstoff darf nicht zur Verbesserung der Raumluft verwendet werden
- In den Stahlflaschen belassen Pflegende einen Restdruck von mindestens 0,5 bar, um das Eindringen von Verunreinigungen auszuschließen
- Volle und leere Flaschen getrennt lagern
- Sauerstoffflaschen nur mit geschlossenem Ventil und Schutzkappe transportieren
- Sauerstoffflaschen nie im Zimmer des Pflegebedürftigen wechseln
- Keine Gewalt und keine Werkzeuge beim Öffnen und Schließen anwenden („Raketenstart")
- Bei Störungen und Defekten an den Lieferanten zurückgeben, nicht selbst reparieren
- Sauerstoffflaschen vor dem Gebrauch kontrollieren (Farbe, Druck).

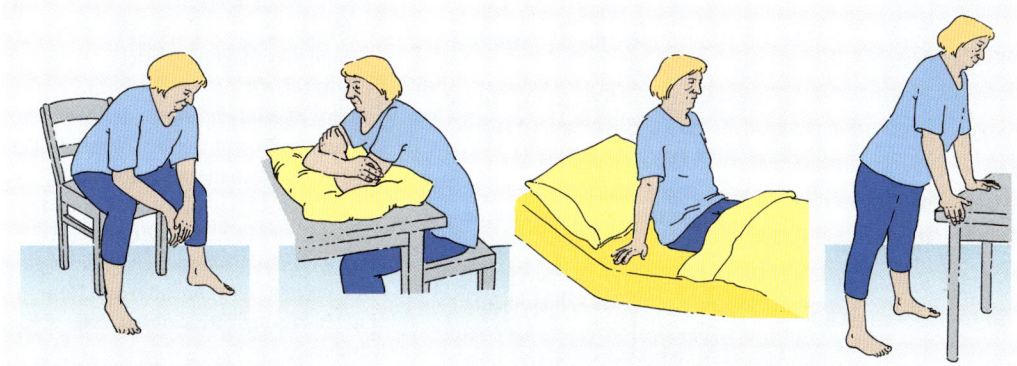

Abb. I/20.13 Atemerleichternde Sitzpositionen bei akuter Atemnot. Durch das Abstützen der Arme wird der Schultergürtel fixiert, sodass die Atemhilfsmuskulatur zur Unterstützung der Ausatmung eingesetzt werden kann. Um die Wirkung auf die Atmung zu steigern, können Pflegebedürftige in allen Positionen die „Lippenbremse" (→ Abb. I/20.12) einsetzen. Die letzte Abbildung zeigt, dass die Abstützung des Schultergürtels auch bei stehenden Pflegebedürftigen atemerleichternd wirken kann. [L119]

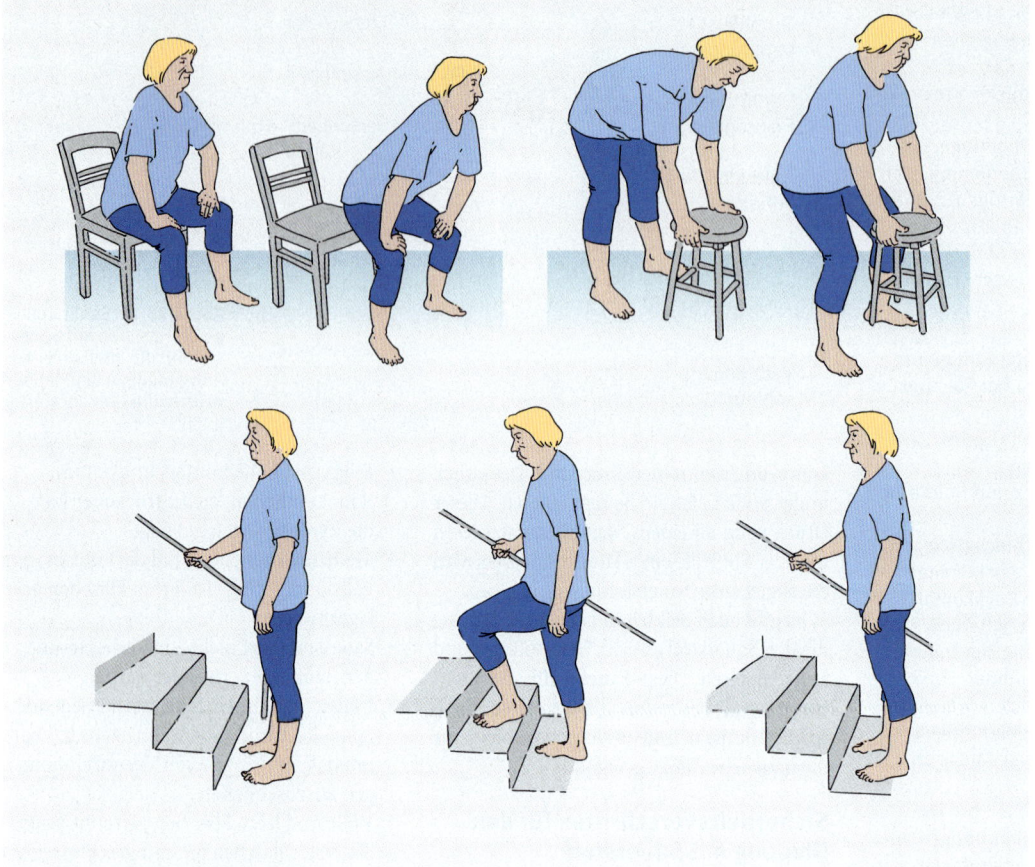

Abb. I/20.15 Eine physiologische Haltung erleichtert Pflegebedürftigen mit Atemnot körperliche Belastungen. Hierbei kommt es auch auf die (in den Abbildungen dargestellte) Atemtechnik an. Vor dem Anheben eines Gegenstandes sollte durch die Nase eingeatmet werden, während des Anhebens ist gegen die „Lippenbremse" auszuatmen. Beim Treppensteigen empfiehlt sich folgender Rhythmus: Während des Steigens von zwei Treppenstufen gegen die „Lippenbremse" ausatmen, dann eine kurze Pause machen und durch die Nase einatmen. Während der nächsten zwei Treppenstufen erneut gegen die „Lippenbremse" ausatmen, usw. Dieser Rhythmus gilt auch für das Bergaufgehen. [L119]

» Restvolumen in Sauerstoffflaschen be-rechnen

Flascheninhalt in l (steht auf der Flasche) × auf dem Manometer angezeigter Druck in bar = vorhandene Sauerstoffmenge in l:
- **Beispiel:** 10 l × 90 bar = 900 l Restin-halt.

Restvolumen in l (O$_2$-Verbrauch pro Min. = Restinhalt bezogen auf Verabreichungs-dosis/Min.):
- **Beispiel:** 900 l : 2 l/Min. = 450 Min. : 60 Min. = 7½ Std.

Verabreichungsformen

Sauerstoff kann mit verschiedenen Insufflationssystemen verabreicht werden (→ Tab. I/20.4).

Allgemeines zur Sauerstofftherapie

- Sauerstoff in der Flasche ist trocken und ist stets mit sterilem Wasser (auch *Aqua destillata* oder *Aqua dest.* genannt) anzu-

feuchten, um Schleimhautschäden zu vermeiden. Aqua dest.-Behälter täglich wechseln, außer Einmalbehälter wie AquaPak®, die verwendet werden, bis sie leer sind
- Bei der Verabreichung von Sauerstoff aseptisch arbeiten, um Infektionen zu vermeiden
- Ab einer Dosierung von 6 l/min. den Sauerstoff anwärmen, um Atemstörungen zu vermeiden
- Medizinischer Sauerstoff ist ein Medikament, d. h. das Verfallsdatum ist zu beachten (steht auf der Flasche)

- Bei einer länger dauernden Sauerstofftherapie ist regelmäßige Mund- und Nasenpflege notwendig (mindestens dreimal täglich), um die Schleimhäute vor Austrocknen zu schützen. Sauerstoffsonden regelmäßig zwischen rechtem und linkem Nasenloch wechseln.

Sauerstoff verabreichen

Vorbereitung
- Material:
  - Sauerstoffflasche und Anfeuchtbehälter (steriles Wasser und steriler Behälter oder Einmalbehälter, z. B. AquaPak®)
  - Steril verpacktes Insufflationssystem, z. B. Sauerstoffsonde
  - Pflaster
  - Händedesinfektionsmittel
  - Zellstoff.
- Altenpflegerinnen: Hände desinfizieren. Steriles Gefäß mit sterilem Wasser füllen oder Einmalbehälter anschrauben
- Pflegebedürftigen informieren und den Oberkörper zur Erleichterung der Atmung erhöht positionieren. Atemwege frei machen, z. B. abhusten und Nase putzen lassen, Nase säubern, evtl. absaugen.

Durchführung
- Insufflationssystem anbringen und evtl. mit Pflaster fixieren

- Insufflationsschlauch mit Sauerstoffflaschen-Schlauch verbinden
- Sauerstoffflasche öffnen, den Druck am Manometer ablesen und dokumentieren. Vorsicht: **Hahn nicht mit fettigen Händen** aufdrehen, Explosionsgefahr!
- Angeordnete Literzahl mit Feinregler einstellen
- Bei einigen Geräten ist der Sprudler zu öffnen.

Nachbereitung

- Insufflationssystem entfernen und Hauptventil schließen. Druckminderer zudrehen, wenn er auf „0" gefallen ist
- Pflegebedürftigen in erhöhter Oberkörperperposition belassen und evtl. Mund- und Nasenpflege durchführen
- Einmalmaterial verwerfen. Sauerstoffgerät mit Kappe verschließen und aus dem Zimmer entfernen
- Aqua-dest.-Flasche entleeren, bzw. Einmalflasche verwerfen
- Dokumentation im entsprechenden Dokumentationssystem.

Überwachung

Um Komplikationen auszuschließen, überwachen Pflegende regelmäßig:

- **Pflegebedürftige.** Bewusstsein, Vitalfunktionen, Hautfarbe, Allgemeinzustand, Befinden, Nasen- und Mundschleimhaut auf Feuchtigkeit und Verletzungen, Fixierung der Sonde (Druckstellen?), Sondenlage (Abknickungen?)
- **Sauerstoffflasche.** Durchgängigkeit, Sauerstoffvorrat, Dosis, Füllung des Aqua dest.-Behälters.

> ❯ **Vorsicht!**
> Schläfrigkeit kann ein Zeichen dafür sein, dass es dem Pflegebedürftigen besser geht, kann aber auch eine beginnende Atemlähmung anzeigen.

Absaugen

> ❯ **Absaugen:** Entfernung von Atemwegssekreten oder aspirierten Stoffen aus den Atemwegen mittels Sog.

Durch das **Absaugen** werden die Atemwege frei gemacht, sodass die Atmung erleichtert und die Lungen besser belüftet werden. So vermeidet man, dass sich größere Sekretmengen ansammeln und durch Keimbesiedlung zu einer Pneumonie führen. Abgesaugt werden Pflegebedürftige, die selbst nicht in der Lage sind, das Sekret abzuhusten, z. B. bei:

- Zähem Sekret
- Körperlicher Schwäche
- Fehlendem oder schwachem Hustenreflex
- Schluckstörungen
- Bewusstlosigkeit.

Auch in die Speiseröhre verschluckte und in die Atemwege aspirierte Fremdkörper, z. B. Nahrungsreste, Erbrochenes, Schleim, lassen sich durch Absaugen entfernen.

> ❯ Durch die Manipulation an der Schleimhaut beim Absaugen wird die Sekretbildung angeregt. Daher kurz, effektiv und schonend absaugen.

Abgesaugt werden kann über:

- Nase oder Mund („blindes Absaugen", oro- oder naso-tracheales Absaugen)
- Tracheostoma bzw. Endotrachealtubus („endotracheales Absaugen" → Kap. I/31.7.1)
- Bronchoskop (ausschließlich ärztliche Aufgabe).

> ❯ Absaugen ist eine ärztliche Tätigkeit, die an Altenpflegerinnen delegiert werden kann. Es bedarf der schriftlichen ärztlichen Anordnung. Im **Notfall** dürfen Altenpflegerinnen auch ohne ärztliche Anordnung absaugen.

Absauggeräte

In Einrichtungen der Altenpflege steht üblicherweise keine zentrale Druckluftversorgung über Wandanschlüsse in den Zimmern für die Absaugung zur Verfügung. Deshalb verwendet man mobile **Absauggeräte** mit Druck-Sogwandler oder Elektropumpe. Es gibt auch tragbare Absauggeräte mit Elektropumpe für Tracheostomaträger. Diese Geräte lassen sich problemlos zu Hause verwenden und aufbewahren (→ Abb. I/20.16).

Bestandteile einer „Absaug-Einheit"

- **Zentraler Druckluftanschluss, Druck-Sog-Wandler** oder **Elektropumpe**
- **Vakuumschlauch** vom Druckluftanschluss oder Druck-Sog-Wandler in die
  - Wiederverwendbare **Sekretflasche,** in die Aqua dest. oder Desinfektionslösung (etwa 40 ml) gefüllt wird. Die Lösung verhindert ein Antrocknen des Sekrets

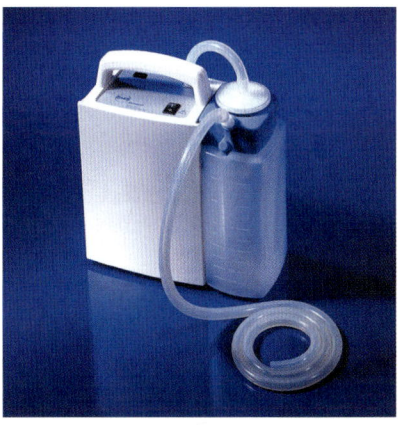

Abb. I/20.16 Tragbares Absauggerät, das sich auch für die häusliche Pflege eignet. [V105]

  - Einmalsekretflasche, die samt Inhalt nach dem Absaugen verworfen wird
- **Saugschlauch** von der Sekretflasche zum Pflegebedürftigen
- **Zwischenstück,** mit dem Saugschlauch und Absaugkatheter verbunden werden. Dieses Zwischenstück gibt es mit oder ohne Öffnung (*Fingertip*). Je nach Art des Absaugschlauches wird mitunter auch kein Zwischenstück benötigt
- **Absaugkatheter** sind in unterschiedlicher Stärke und Ausführung erhältlich:
  - Mit fest angebrachtem Zwischenstück und Fingertip (dann entfällt oben genanntes Zwischenstück)
  - Ohne Zwischenstück und Fingertip
  - Größen: für orales Absaugen 14–20 Charrière, für nasales Absaugen 12–14 Charrière, für endotracheales Absaugen 12–16 Charrière
- Separater **Behälter mit Spülflüssigkeit,** z. B. Aqua dest. oder Desinfektionslösung zum Durchspülen des Saugschlauches nach dem Absaugen.

> ❯ Es gibt zahlreiche Ausführungen von Absauggeräten und Kathetern, deshalb beachten Pflegende immer die Herstellerhinweise.

Vorbereitung

Material

- Auf Funktionstüchtigkeit überprüfte und mit allen Schläuchen (außer Zwischenstück und Absaugkatheter) verbundene „Absaug-Einheit", muss einen Sog von mindestens –0,6 bar herstellen können
- Zwischenstück mit Öffnung („Fingertip"), wenn dieses sich nicht bereits am Absaugkatheter befindet

- Mehrere steril verpackte, verschieden große Absaugkatheter (vorzugsweise atraumatische Katheter verwenden → Abb. I/20.17, → Abb. I/20.18)
- Steriler Handschuh, unsteriler Handschuh
- Gleitmittel: anästhesierendes Gel, steriles Aqua dest., NaCl 0,9 %; für orales Absaugen: Aqua dest.
- Händedesinfektionsmittel
- Mund- oder Nasenpflegeset
- Abwurf.

Raum

Andere Personen aus dem Raum bitten. Wenn das nicht möglich ist, Sichtschutz aufstellen.

Pflegebedürftige

- Informieren, da das Absaugen sehr unangenehm ist und Angst, Hustenanfälle, Erstickungsgefühl sowie Würgereiz aus-

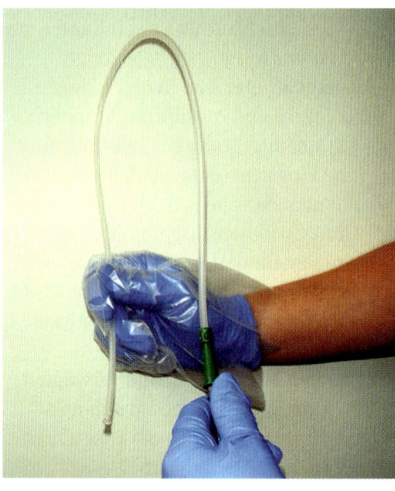

Abb. I/20.17 Absaugkatheter. Korrekte Handhaltung beim Absaugen. Die Hand, die zur Führung des Katheters eingesetzt wird, ist mit einem sterilen Handschuh geschützt. [M294]

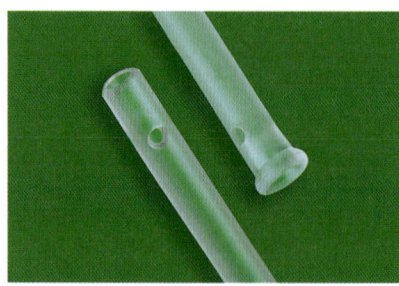

Abb. I/20.18 Spitze eines normalen (links) und eines atraumatischen (rechts) Katheters. Letzterer saugt sich durch die spezielle Anordnung der Öffnungen weniger an der Schleimhaut fest. [K115]

lösen kann. Auch bewusstlose alte Menschen informieren
- Mund- und Nasenpflege durchführen (→ Kap. I/21.6.2), um Verschleppung von Keimen, Sekret und Borken aus dem Mund bzw. der Nase in die Atemwege zu vermeiden. Sollte eine normale Mund- und Nasenpflege nicht möglich sein, Mund und Nase absaugen. Die dafür verwendeten Einmalmaterialien komplett verwerfen
- Oberkörper erhöht positionieren, um eine Aspiration zu vermeiden, dabei den Kopf bequem positionieren. Bewusstlose alte Menschen in stabile Seitenposition bringen
- Wenn möglich, Pflegebedürftigen auffordern, mehrmals tief einzuatmen, um den Körper vor dem Absaugen gut mit Sauerstoff zu versorgen.

Altenpflegerinnen

- Assistenten zur Hilfe bitten, kann benötigte Materialien anreichen, die Hände des Pflegebedürftigen halten und während des Absaugvorganges den alten Menschen beruhigen
- Hände desinfizieren
- Sterilen Handschuh an die absaugende Hand, unsterilen Handschuh an die andere Hand anziehen.

Blindes Absaugen durch die Nase bzw. den Mund

- Assistent: öffnet steriles Aqua dest. und Katheterhülle, bringt Zwischenstück am Saugschlauch an und steckt den sterilen Absaugkatheter an das Zwischenstück, dabei bleibt der Absaugkatheter in der geöffneten Verpackung
- Absaugkatheter mit der sterilen Hand aus der Verpackung nehmen
- Spitze des Absaugkatheters mit entsprechender Flüssigkeit (siehe oben) gleitfähig machen
- Absaugkatheter vorsichtig ohne Sog (Fingertip offen lassen) einführen, durch die Nase etwa 10–12 cm tief (entsprechend dem Abstand zwischen Nasenspitze und Ohrläppchen), durch den Mund etwa 3–5 cm tief Absaugkatheter mit Sog (Fingertip verschließen) und leicht drehenden Bewegungen zurückziehen, dabei die Atmung des alten Menschen beobachten. **Nicht länger als 15 Sek. absaugen.** Um ein Festsaugen des Absaugkatheters an der Schleimhaut zu verhindern, den Absaugvorgang durch

Loslassen des Fingertips immer wieder kurz unterbrechen
- Absaugkatheter vollständig aus Mund oder Nase ziehen
- Absaugkatheter vom Zwischenstück lösen (nur bei separatem Zwischenstück), um die Hand wickeln, in den Handschuh stülpen und verwerfen
- Saugschlauch mit Spülflüssigkeit durchspülen
- Sollte ein weiteres Absaugen erforderlich sein, dem alten Menschen eine Pause von mindestens 1 Min. lassen, um sich zu erholen. Hautfarbe beobachten. Für ein erneutes Absaugen neue sterile Materialien (Handschuhe, Absaugkatheter) verwenden.

> ### ❯ Regeln für das Absaugen
> - Wenn es sich nicht um einen Notfall handelt, können vor dem Absaugen sekretlösende Maßnahmen sinnvoll sein (→ Kap. I/17.8.2)
> - Höchstens mit einem Sog von −0,2 bar absaugen.

Nachbereitung

- Altenpflegerinnen: Hände desinfizieren.

Pflegebedürftige

- Mund- und Nasenpflege durchführen
- Evtl. positionieren, Ruhe ermöglichen.

Material

- Einmalmaterial verwerfen
- Sekretflasche mindestens einmal täglich bzw. nach Bedarf entleeren und desinfizieren, Einmalflasche verwerfen
- Zwischenstück und Saugschlauch desinfizieren
- Einmal täglich Gerät reinigen und desinfizieren.

Dokumentation

- Zeitpunkt und Häufigkeit des Absaugens
- Reaktionen des Pflegebedürftigen
- Menge und Farbe des Sekrets
- Aufgetretene Komplikationen.

Komplikationen

Maßnahmen zur Vermeidung von Komplikationen (→ Tab. I/20.5):
- Konsequent aseptische Arbeitsweise (Infektionsgefahr)
- Absaugkatheter nicht gegen Widerstand weiterschieben (Verletzungsgefahr)
- Frühestens 30 Min. nach dem Essen absaugen (Aspirationsgefahr).

Maßnahmen bei chronischen Atemwegserkrankungen

Atembeschwerden bei **chronischen Atemwegserkrankungen** und häufige Infekte, die das Krankheitsbild verschlimmern, können langfristig vermieden, zumindest aber gelindert werden, wenn der alte Mensch bereit ist, seine Lebensgewohnheiten zu überdenken und ggf. umzustellen. Dazu benötigt er Information zu geeigneten Maßnahmen und Anleitung.

Raucherentwöhnung

Dass Rauchen die Atemwege, die Gefäße und das Herz-Kreislauf-System schädigt und darüber hinaus Hauptverursacher verschiedener Krebserkrankungen ist, wissen die meisten Raucher (→ Abb. I/20.19). Dass sie dennoch nicht mit dem Rauchen aufhören, ist weniger auf ein Wissensdefizit als vielmehr auf die körperliche und psychische **Abhängigkeit** vom im Tabak enthaltenen Nikotin zurückzuführen. Die überwiegende Zahl der Raucher würde, wenn sie könnte, lieber Nichtraucher sein. Sich das Rauchen abzugewöhnen ist auch im Alter sinnvoll.

Es gibt verschiedene Methoden der **Raucherentwöhnung:**

- Die meisten Menschen, die sich zu diesem Schritt entschließen, versuchen es mit der **„Schlusspunkt"-Methode,** indem sie ab einem von ihnen gewählten Zeitpunkt das Rauchen einstellen. Manchen gelingt das auch, statistisch ist dies jedoch die Methode mit den meisten Rückfällen
- Eine andere Methode ist die Verwendung von **Nikotinpflastern** oder **Nikotinkaugummis** und **-sprays,** die dem Körper das Nikotin ohne Zigarette zur

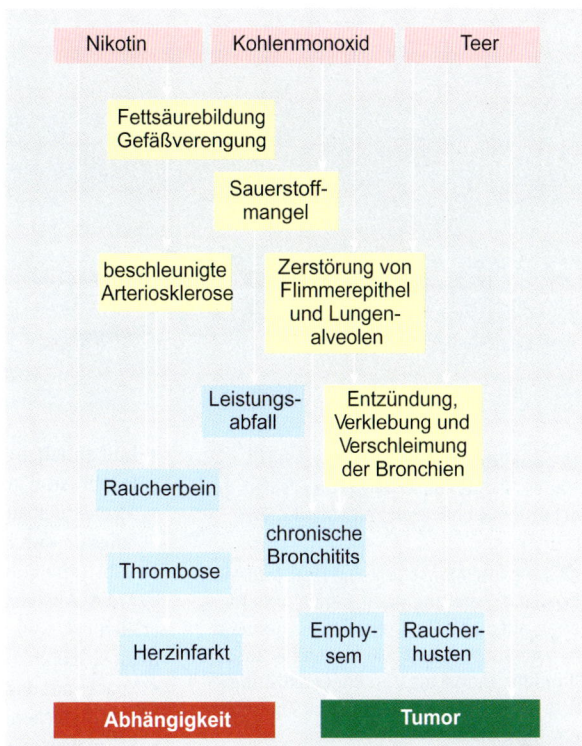

Abb. I/20.19 Die Wirkung der drei bedeutsamsten Inhaltsstoffe des Tabakrauchs. Insgesamt enthält er aber mehr als 5 000 schädliche Substanzen. [A400]

Verfügung stellen und so Entzugserscheinungen mildern
- Durch **Verhaltenstherapie** unter Anleitung von Psychologen lernen Menschen, die
  - Zur Stressbewältigung rauchen, ein neues Verhalten einzuüben, um mit Stress besser umgehen zu können
  - Aus Genuss rauchen, den Genuss durch andere Beschäftigungen zu erreichen, z. B. Spazierengehen, Hobby, Sport
  - Aus Gewohnheit z. B. immer bei Alkoholgenuss oder beim Kaffeetrinken rauchen, diese Verknüpfung „Alkohol – Nikotin" oder „Kaffee – Nikotin" zu

durchbrechen, indem sie auslösende Genussmittel meiden oder durch andere, z. B. Tee statt Kaffee, ersetzen
- Auch alternative Heilmethoden, wie **Akupunktur** oder **Hypnose,** können Erfolge bringen, sind allerdings recht teuer
- Seit Juli 2000 zugelassen, aber nicht als Krankenkassenleistung erhältlich, ist das nikotinfreie **Medikament** Zyban®. Es soll Entzugserscheinungen mildern, indem es die Ausschüttung von Botenstoffen im Gehirn bremst. Der in der Tablette enthaltene Wirkstoff Bupropion ist in der Anwendung jedoch nicht unproblematisch. Das „Bundesinstitut für Arzneimittelsicherheit" teilte mit, der Wirkstoff erhöhe das Risiko von epileptischen Anfällen. Das Risiko liegt bei 0,1 %. In Großbritannien zählten die Behörden 5 000 Meldungen zu unerwünschten Wirkungen des Zybans®. Darunter befanden sich neben Krampfanfällen auch Schwindel, Angst und Depressionen. Mehr als 40 Menschen starben infolge der Medikamenteneinnahme. Die Arzneimittelkontrolleure der Europäischen Union haben die Anwendungsbestimmungen für Zyban® verschärft. Pflegebedürftige, die einen Alkohol- oder Benzodiazepinentzug durchmachen, an Leberzirrhose oder Hirntumoren leiden, Appetithemmer, Malariamittel oder Insulin einnehmen, sollen das Raucherentwöhnungsmittel nicht verwenden.

Komplikationen	Ursachen	Maßnahmen
Infektion der Atemwege	• Unsteriles Arbeiten • Unsteriles Material • Keimverschleppung von Mund oder Nase in die tieferen Atemwege durch falsche Arbeitsweise	• Arzt informieren • Medikamentöse Behandlung der Infektion nach Arztanordnung
Verletzungen (Schleimhautverletzung, Perforation) **und Blutung**	• Einführen des Absaugkatheters gegen Widerstand	• Arzt informieren
Bradykardie, Asystolie Herzrhythmusstörungen Erbrechen (Aspirationsgefahr)	• Reizung des Nervus vagus	• Arzt informieren • Evtl. Wiederbelebungsmaßnahmen (bei Asystolie) • Engmaschig Vitalzeichen kontrollieren • Ruhe vermitteln
Zyanose, Unruhe	• Sauerstoffmangel durch zu langes Absaugen	• Zügig absaugen, maximal 15 Sek.

Tab. I/20.5 Komplikationen beim Absaugen.

I 20

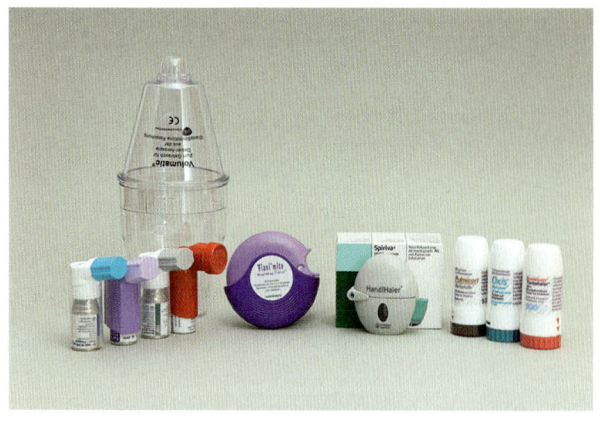

Abb. I/20.20 Verschiedene Applikatoren für Dosieraerosole: Applikator mit Treibgas, Autohaler®, Treibgasapplikatoren mit Spacer, Turbohaler® und Pulverapplikatoren. [K115]

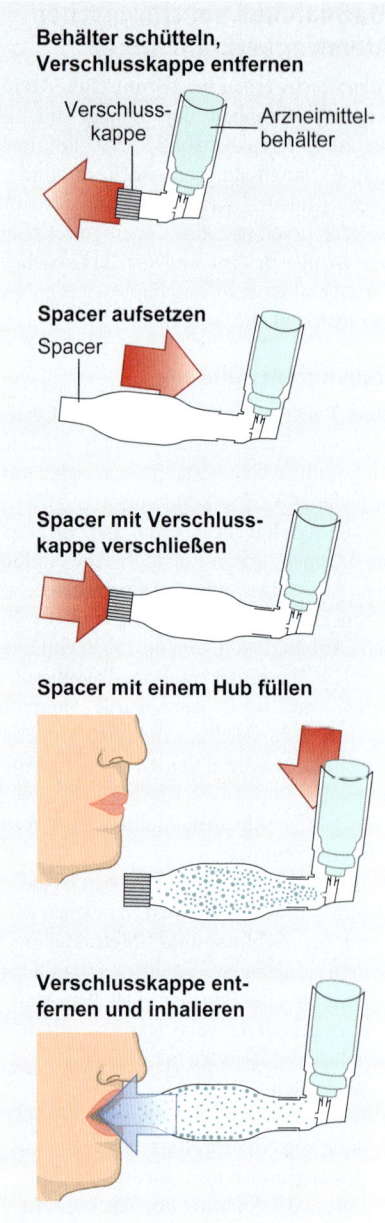

Behälter schütteln, Verschlusskappe entfernen

Verschlusskappe — Arzneimittelbehälter

Spacer aufsetzen
Spacer

Spacer mit Verschlusskappe verschließen

Spacer mit einem Hub füllen

Verschlusskappe entfernen und inhalieren

Abb. I/20.21 Anwendung des Spacers. [L138]

> **Lern-Tipp**
> Haben Sie geraucht? Wie haben Sie es geschafft, mit dem Rauchen aufzuhören?

> Viele alte Menschen sind trotz Information und Beratung nicht bereit, das Rauchen aufzugeben. Altenpflegerinnen können versuchen, einen Kompromiss auszuhandeln, indem sie den Pflegebedürftigen z.B. motivieren, höchstens fünf Zigaretten am Tag zu rauchen.

Antiobstruktive Dauertherapie

Um die im Krankheitsverlauf zunehmende Verengung der Atemwege (*Obstruktion*) zu verzögern, die Infektanfälligkeit zu senken und die Häufigkeit akuter Atemnotanfälle zu reduzieren, verordnet der Arzt eine **antiobstruktive Dauertherapie.** Je nach Schwere der Erkrankung kommen verschiedene **Bronchospasmolytika** zum Einsatz, die die Bronchien erweitern sowie entzündungshemmende **Glukokortikoide** in Form eines **Dosieraerosol**-Sprays (→ Abb. I/20.20), dessen Wirkstoffnebel einzuatmen ist.

Dosieraerosole haben den Vorteil, dass die Wirkstoffe direkt in die Atemwege gelangen und den Organismus kaum belasten. Das ist z.B. bei Glukokortikoiden wichtig, die bei langfristiger oraler Anwendung zahlreiche unerwünschte Wirkungen hervorrufen.

Hilfreich und wirksam ist diese Therapie allerdings nur, wenn der Pflegebedürftige zur richtigen **Anwendung des Dosieraerosols** angeleitet wird:
- Sprayflasche schütteln
- Schutzkappe entfernen
- Spray zwischen Daumen und Zeigefinger so halten, dass der Boden der Sprayflasche nach oben zeigt
- Ausatmen
- Mundstück mit den Lippen umschließen
- Tief und langsam einatmen, dabei auf den Boden des Sprayfläschchens drücken (= 1 Hub)

- Luft anhalten, damit sich der eingeatmete Wirkstoff gut verteilen kann
- Mundstück aus dem Mund nehmen und langsam durch die Nase ausatmen.

Es gibt Inhalationshilfen, z.B. den **Spacer,** der die Anwendung von Dosieraerosolen erleichtert, weil Sprühstoß und Einatmung nicht so exakt koordiniert werden müssen:
- Spacer auf das Mundstück des Dosieraerosols stecken
- Schutzkappe auf das Mundstück des Spacers stecken
- Hub in den Spacer sprühen
- Wirkstoffnebel nach Entfernen der Schutzkappe über das Spacer-Mundstück inhalieren (→ Abb. I/20.21).

Vermeidung von Sekretansammlungen

Da sich bei allen chronischen Atemwegserkrankungen Sekret in der Lunge ansammelt und bei Keimbesiedlung die Gefahr einer Pneumonie entsteht, sind regelmäßig sekretverflüssigende, -lösende und -entleerende Maßnahmen sowie Atemübungen zur Pneumonieprophylaxe (→ Kap. I/17.8.2) anzuwenden.

Auslöser von akuter Atemnot meiden

Besonders bei Asthmakranken lösen verschiedene Einflüsse akute Atemnotanfälle (*Asthmaanfall*) aus:
- Beim **allergisch bedingten Asthma** sind das z.B. Hausstaub, Blütenpollen, Tierhaare oder Nahrungsmittel (→ Abb. I/20.22)
- Beim **nicht allergisch bedingten Asthma** verursachen Infekte, körperliche Belastung (z.B. schnelles Gehen, intensives Lachen, feuchtkalte Luft) oder psychische Faktoren, wie Stress oder Angst, die Atemnotanfälle.

Um die Auslöser weitgehend meiden zu können, müssen sie bekannt sein. Eine **Allergiediagnostik** deckt in den meisten Fällen Stoffe auf, auf die der Betroffene allergisch reagiert.

Ist jemand auf bestimmte Nahrungsmittel allergisch, fällt es je nach Nahrungsmittel relativ leicht, diese zu meiden. Reagiert der Körper z.B. auf Tomaten mit Atemnot, dann werden Tomaten und Tomatenprodukte, z.B. Ketchup, vom Speiseplan gestrichen. Schwieriger ist das z.B. bei einer Hühnereiweißallergie. Dieser Stoff kann in vielen Fertigprodukten enthalten sein. Hier hilft nur ein genaues Studium der Zutaten.

> **Vorsicht!**

Allergiker reagieren auf viele Medikamente mit akuter Atemnot und anderen lebensbedrohlichen Symptomen. Außerdem dürfen Asthmatiker grundsätzlich keine Acetylsalizylsäure, z.B. Aspirin®, einnehmen, da diese Substanz Asthmaanfälle auslösen kann.

Ein **Allergiepass,** den der Betroffene bei sich trägt oder der im Dokumentationssystem aufbewahrt wird, gibt im Notfall darüber Auskunft, welche Medikamente nicht verabreicht werden dürfen.

Auslöser wie feuchtkalte Luft, Stress oder Infekte lassen sich nicht ganz ausschalten, aber ihre Wirkung auf den Körper ist reduzierbar, z.B. durch:

- Abhärtende Maßnahmen wie Wechselduschen oder Wassertreten (→ Abb. I/20.23)
- Sanften Ausdauersport zur Stärkung des Immunsystems, z.B. Schwimmen, Spazierengehen
- Entspannungsübungen zum Stressabbau bzw. zum richtigen Umgang mit belastenden Situationen.

Pflege bei schwerer chronischer Atemnot

Bei **schweren chronischen Atemwegserkrankungen,** z.B. bei einem ausgeprägten Lungenemphysem, ist die Atmung so stark beeinträchtigt, dass der Pflegebedürftige in

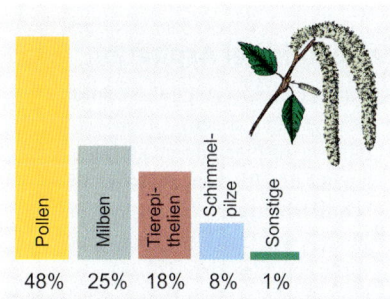

Abb. I/20.22 Die häufigsten eingeatmeten Allergieauslöser. [A400]

Pollen 48% Milben 25% Tierepithelien 18% Schimmelpilze 8% Sonstige 1%

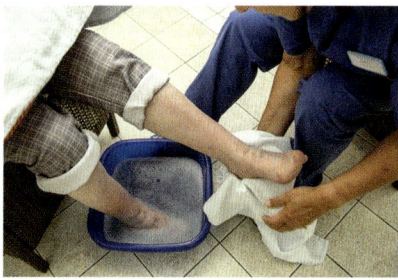

Abb. I/20.23 Auch einfache Maßnahmen, wie Anwendung von Wasser, können – regelmäßig ausgeführt – gute Wirkung erzielen. [K157]

fast allen Lebensbereichen eingeschränkt ist.

Neben der medikamentösen Behandlung, atemerleichternder Positionierung und sekretverflüssigenden, -lösenden und -entleerenden Maßnahmen zur Pneumonieprophylaxe (→ Kap. I/17.8.2), ist Unterstützung in fast allen Lebensbereichen notwendig, z.B. bei der Körperpflege, beim Essen oder beim Ausscheiden. Evtl. bieten atemstimulierende Einreibungen Linderung (→ Kap. I/17.8.2).

Es gilt genau abzuwägen, wie viel Hilfe der Betroffene benötigt, um ihn nicht zu unter- bzw. zu überfordern. Während eine Unterforderung die Abhängigkeit begünstigt und das Gefühl der Machtlosigkeit (→ Kap. I/18.11) auslöst, steigert eine Überforderung in vielen Fällen die Atemnot. 🗪2 🗪3 🗪4

I/20.3.3 Pflegeevaluation

Ⓐ Fallbeispiel Ambulant, Teil IV

Nach einem Monat evaluiert Linda Müller die Pflegeplanung für Egon Kiesl. Zwischenzeitlich hat das Wetter gewechselt. Es ist trocken und kalt. Zurzeit hat Herr Kiesl keine Asthmaanfälle. Er geht dreimal in der Woche mit dem Praktikanten des Pflegedienstes spazieren. Die Strecken sind wegen seiner Atemnot recht kurz. Zusätzlich kommt zweimal in der Woche eine Physiotherapeutin, um Atemübungen zu trainieren. Eine leichte Verbesserung der Atemsituation ist erkennbar. In Bezug auf die Reduktion des Rauchens zeigt sich Herr Kiesl immer noch uneinsichtig. Linda Müller will den Hausarzt bitten, mit dem Pflegebedürftigen über das Rauchen zu reden. Die Altenpflegerin passt die Pflegeplanung nach dem Evaluationsgespräch an die Situation an.

Internet- und Lese-Tipp
- Deutscher Allergie- und Asthmabund e.V.: www.daab.de
- Deutsche Atemwegsliga: www.atemwegsliga.de
- Patientenliga Atemwegserkrankungen e.V.: www.patientenliga-atemwegserkrankungen.de
- Arbeitsgemeinschaft Selbsthilfegruppen e.V.: www.dag-selbsthilfegruppen.de
Weitere Informationen sind erhältlich unter:
- www.asthma.de
- www.donnerwetter.de (Pollenflugkalender).

Ⓢ Fallbeispiel Stationär, Teil I

Die Altenpflegerin Hermine Brauer betreut die seit einer Woche im „Seniorenzentrum Maxeberg" lebende 80-jährige Eleonora Mücke. Frau Mücke hat vor drei Jahren ihren Mann verloren und lebte seither allein in ihrer Wohnung. Sie ist nach einem Schlaganfall in das Zentrum gezogen, da sie sich zu Hause nicht mehr selbst versorgen konnte. Angehörige sind nicht vorhanden. Frau Mücke ist halbseitig gelähmt und benötigt Hilfe bei der Körperpflege, Mobilität und der Nahrungszufuhr. Sie verschluckt sich regelmäßig, wenn man ihr Essen und Trinken verabreicht.

> **Aspiration:** Einatmen von Fremdstoffen, Nahrung, Schleim oder Erbrochenem in die Luftröhre mit teilweiser oder vollständiger Verlegung der Atemwege.

I/20.4.1 Informationssammlung

Ⓢ Fallbeispiel Stationär, Teil II

Hermine Brauer verabreicht Eleonora Mücke regelmäßig die Nahrung und die Getränke. Da die Altenpflegerin eine Fortbildung zum Thema Schlucktraining absolviert hat, stellt sie ein intensives Trainingsprogramm zusammen. Ihr fällt auf, dass Frau Mücke vor allem mit Flüssigkeiten erhebliche Probleme hat. Sie reagiert beim Essen und Trinken sehr ängstlich. Hermine Brauer analysiert das Verhalten von Frau Mücke und stellt ein Selbstversorgungsdefizit beim Schlucken fest. Die Lebenswelt der Pflegebedürftigen ist stark beeinträchtigt. Logopädische Therapie ist erforderlich.

Ursachen und Risikofaktoren

Gefährdet sind vor allem Menschen mit:
- Bewusstseinsstörungen
- Schluckstörungen (→ Kap. I/20.10)
- Ausgeprägter körperlicher Schwäche
- Nahrungsaufnahme im Liegen
- Ausgeprägter Verwirrtheit, wenn sich die alten Menschen z.B. kleine Gegenstände in den Mund stecken, etwa Geldstücke, Knöpfe

- Erkrankungen, die mit häufigem Erbrechen einhergehen.

Typische Situationen, die zu einer Aspiration führen:

- Während der Nahrungsaufnahme oder beim Trinken. Besonders gefährlich sind Stresssituationen, z. B. wenn nicht genügend Zeit für das Anreichen der Mahlzeit zur Verfügung steht und sich der Pflegebedürftige gedrängt fühlt
- Erbrechen
- Bei der Mundpflege, wenn ein zu stark getränkter, tropfender Tupfer in den Mund eingeführt wird.

Zeichen

- Quälender, unproduktiver Husten
- Würgen
- Atemnot mit Erstickungsgefühl
- Todesangst
- Pfeifendes Atemgeräusch bei der Einatmung (*inspiratorischer Stridor*)
- Zyanose.

Fällt eine Aspiration weniger dramatisch aus, weil nur kleine Mengen von Fremdkörpern aspiriert wurden, die nicht zu akuter Atemnot führen, weisen z. B. gehäufte bronchiale Infekte, rezidivierende Pneumonien oder ein auffälliger, rauer, gurgelnder oder heiserer Stimmklang auf eine Aspiration hin.

> ❯ Zur Feststellung und Einschätzung der Aspirationsgefahr wurden für die pflegerische Praxis noch keine Assessmentinstrumente entwickelt. Aufmerksames Beobachten des Verhaltens sowie eine medizinische Untersuchung können den Verdacht bestätigen.

Folgen

Eine Aspiration größerer Fremdkörper, die nicht ausgehustet werden können, führt zur Verlegung der Luftröhre und, wenn keine Hilfe kommt, zum **Herz-**

Kreislauf-Stillstand und akutem **Erstickungstod.**

Kleinere Fremdkörper können in die Lunge gelangen und das Lungengewebe schädigen, das sich als Reaktion auf die Reizung entzündet (*Aspirationspneumonie*). Besonders verheerend sind die Schäden, wenn die Lunge mit Erbrochenem in Berührung kommt, weil Verdauungsenzyme und Salzsäure aus dem Magen das Gewebe andauen.

I/20.4.2 Pflegetherapie

Aspirationsprophylaxe

Aspirationsprophylaxe bei bewusstlosen Pflegebedürftigen

- Weder Flüssigkeit noch feste Nahrung oder Medikamente oral verabreichen
- Reinigende (→ Kap. I/21.6.2) oder spezielle Mundpflege (→ Kap. I/17.6.2) durch Auswischen mit Tupfern durchführen. Dabei darauf achten, dass der Tupfer, mit dem die Mundhöhle ausgewischt wird, nicht tropfnass ist. Besser: ein zweites Mal auswischen
- Pflegebedürftigen auf die Seite positionieren
- Unterstützung beim Erbrechen (→ Kap. I/20.15)
- Bei Bedarf absaugen (→ Kap. I/20.3.2)
- Bei Ernährung über eine PEG-Sonde (→ Kap. I/29.4.3) überprüfen Altenpflegerinnen die Einlaufgeschwindigkeit engmaschig und achten darauf, dass der alte Mensch in Seitenposition liegt.

Aspirationsprophylaxe bei bewusstseinsklaren Pflegebedürftigen

- Prothesensitz vor der Nahrungsaufnahme überprüfen. Bei gefährdeten Personen evtl. kleinere Prothesenteile nach der Nahrungsaufnahme entfernen, möglichst in Absprache mit dem Pflegebedürftigen

- Oberkörper zur Nahrungs- und Getränkeaufnahme erhöht positionieren, mit Positionierungshilfsmitteln unterstützen. Nach der Nahrungsaufnahme für ca. 20–30 weitere Min. erhöhte Oberkörperposition beibehalten
- Bei Schluckstörungen: Vor der Nahrungs- bzw. Flüssigkeitsgabe Schluckreflex überprüfen und bei fehlendem Schluckreflex Schlucktraining durchführen. Bei vorhandenem Schluckreflex Ess- und Trinktraining durchführen (→ Kap. I/20.10.2)
- Feste Nahrung mit kleinem Löffel reichen
- Getränke langsam verabreichen
- Getränke andicken, sofern der Pflegebedürftige dies toleriert, z. B. mit Clinutren® Instant Thickener
- Dem Pflegebedürftigen Zeit zum Schlucken lassen
- Beim Essen nicht allein lassen
- Bei gefährdeten Menschen immer ein Absauggerät in greifbare Nähe stellen und bei Bedarf absaugen (→ Kap. I/20.3.2)
- Nach der Nahrungsaufnahme Mundpflege durchführen. Verbliebene Speisereste können zu einer Aspiration führen (reinigende Mundpflege → Kap. I/21.6.2; spezielle Mundpflege → Kap. I/17.6.2)
- Unterstützung beim Erbrechen (→ Kap. I/20.15.2)
- Verflüssigung, Lösung und Entleerung von Atemwegssekreten (→ Kap. I/17.8.2)
- Bei schwerer chronischer Verwirrtheit keine kleinen, verschluckbaren Gegenstände in greifbarer Nähe liegen lassen.

Erste Hilfe bei Aspiration

Kommt es zu einer Aspiration, **sofort:**
- Notarzt rufen lassen
- Pflegebedürftigen durch kräftiges **Klopfen auf den Rücken, zwischen die Schulterblätter,** beim Aushusten unterstützen, wobei sich der Betroffene nach vorne beugt (→ Abb. I/20.24)
- Mundhöhle inspizieren: wenn ein Fremdkörper im Rachen sichtbar ist, mit dem

---

ⓢ Fallbeispiel Stationär, Teil III

Beispiel einer Pflegeplanung bei Aspirationsgefahr für Eleonora Mücke

Informationssammlung	Pflegetherapie	
Wünsche, Gewohnheiten, Hilfebeschreibungen, pflegefachliche Einschätzungen	Pflegeziel/Verständigungsprozess/erwartete Ergebnisse	Pflegemaßnahmen/Pflegeangebote
• Angst **Pflegefachliche Einschätzungen:** • Aspirationsgefahr aufgrund von Schluckstörungen • Keine Bewusstseinseinschränkungen	• Kann Nahrung zu sich nehmen, ohne sich zu verschlucken	• Gespräch mit dem Arzt wegen Logopädie (Schlucktraining) • Pflegemaßnahmen nach Standard „Aspirationsprophylaxe bei bewusstseinsklaren Pflegebedürftigen" durchführen

I
20

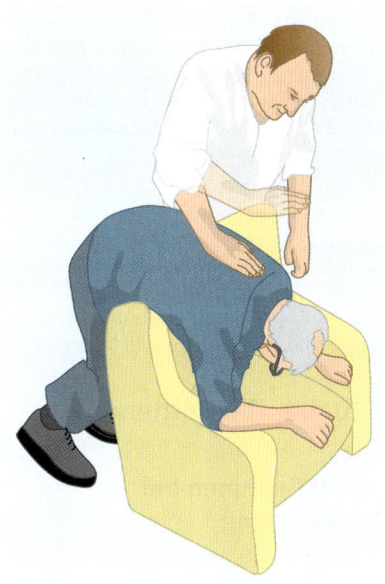

Abb. I/20.24 Pflegebedürftigen beim Aushusten eines Fremdkörpers durch Klopfen auf den Rücken unterstützen. [L138]

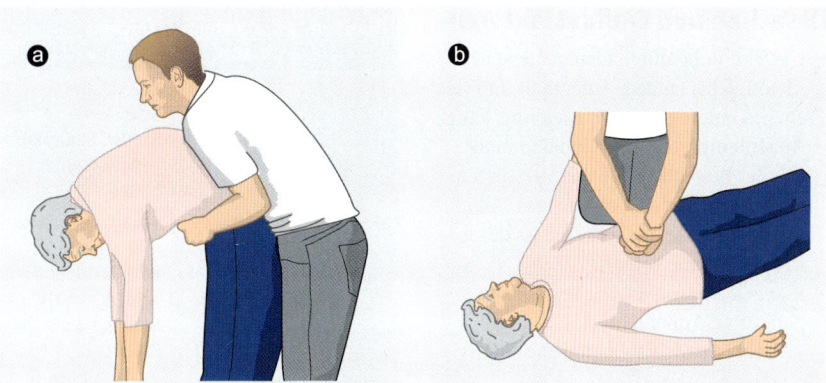

Abb. I/20.25 Heimlich-Handgriff am stehenden und liegenden Pflegebedürftigen. a) Arme von hinten um den Pflegebedürftigen schlingen, dessen Oberkörper vornüber gebeugt ist. Mit der Faust, die von der anderen Hand umfasst wird, mehrmals ruckartig in die Magengrube in Richtung Zwerchfell drücken. b) Sich in Hüfthöhe neben den liegenden Pflegebedürftigen knien. Faust mit Unterstützung der anderen Hand kräftig mehrmals in die Magengrube Richtung Zwerchfell drücken. [L138]

Zeigefinger in den Mund fahren und versuchen, den Fremdkörper zu entfernen
- Absaugen (→ Kap. I/20.3.2)
- **Heimlich-Handgriff:** (→ Abb. I/20.25). Mit Hilfe dieses Griffs wird beim liegenden bzw. stehenden Menschen versucht, durch eine Druckerhöhung im Bronchialsystem und der Luftröhre den Fremdkörper aus den Atemwegen nach außen zu befördern.

> ❯ **Vorsicht!**
> Der Heimlich-Handgriff kann zu erheblichen inneren Verletzungen führen und sollte deshalb nur angewandt werden, wenn alle anderen Maßnahmen nicht erfolgreich waren und der Pflegebedürftige bis zum Eintreffen des Arztes ersticken würde. Pflegende unterrichten den Arzt, wenn sie den Heimlich-Handgriff angewandt haben, damit der Pflegebedürftige anschließend gründlich untersucht und beobachtet wird.

I/20.4.3 Pflegeevaluation

Ⓢ Fallbeispiel Stationär, Teil IV

Nach einem Monat evaluiert Hermine Brauer die Pflegeplanung für Eleonora Mücke. Zwischenzeitlich kommt zweimal in der Woche die Logopädin und führt Ess- und Trinktraining durch. Das

Schlucken von festen Speisen ist meist ohne Probleme möglich. Die Schluckstörungen beim Trinken haben sich bisher nur wenig gebessert. Frau Mücke hat immer noch große Angst, zu ersticken und ist froh, dass auch nach Beendigung der Nahrungszufuhr immer eine Altenpflegerin in der Nähe ist. Hermine Brauer passt die Pflegeplanung nach dem Evaluationsgespräch an die Situation an.

I/20.5 Unterkühlungsgefahr

> ❯ **Unterkühlung** (*Untertemperatur, Hypothermie*): Absinken der Körperkerntemperatur unter 35 °C.

Ⓦ Fallbeispiel Wohngruppe, Teil I

Der Altenpfleger Moritz Schmitz betreut den 71-jährigen Bruno Knöller. Herr Knöller wohnt seit drei Monaten im „Haus Wannestadt", da sich seit etwa einem Jahr seine Demenz vom Alzheimer Typ deutlich ausgeprägt hat. Er benötigte zu Hause eine 24-Stunden-Betreuung. Die Ehefrau war damit überlastet und körperlich völlig erschöpft. Deshalb hat sie ihren Mann schweren Herzens in der Wohngruppe untergebracht. Frau Knöller besucht ihren Mann jeden Tag und geht mit ihm, wie schon die Jahre zuvor, spazieren. Herr Knöller ist vollständig desorientiert und kennt manchmal auch enge Familienangehörige nicht mehr. Er hat einen extrem starken Bewegungsdrang und verlässt das Haus nicht selten mit unangemessener Kleidung.

Eine **Unterkühlung** betrifft den gesamten Organismus. Im Gegensatz dazu sind **Erfrierungen** lokal begrenzt, z. B. auf Zehen, Finger, Ohren oder Nasenspitze.

I/20.5.1 Informationssammlung

Ⓦ Fallbeispiel Wohngruppe, Teil II

Moritz Schmitz beobachtet Bruno Knöller und stellt einen sehr großen Bewegungsdrang fest. Da Herr Knöller vollständig desorientiert ist, läuft er oft ziellos umher. Manchmal geht er nach draußen. Gerade im Winter ist das ein großes Problem, da Herr Knöller dann oft nur mit Schlafanzug und Hausschuhen bekleidet ist. Herr Schmitz unterhält sich mit den Angehörigen, um aus der Biografie des Pflegebedürftigen Informationen über sein bisheriges Leben zu sammeln.

Er erfährt, dass Herr Knöller während der vergangenen 20 Jahre dreimal täglich mit dem Hund spazieren gegangen ist. Moritz Schmitz analysiert das Verhalten von Herrn Knöller und stellt ein Selbstversorgungsdefizit bei der Aufrechterhaltung der Körpertemperatur fest. Er kann nicht erkennen, ob Herrn Knöllers Lebenswelt dadurch beeinträchtigt ist.

Ursachen und Einflussfaktoren

- Unterkühlung durch unangemessene Kleidung bei langem Aufenthalt im Freien, besonders bei nasser Kleidung, kalten Außentemperaturen, Wind und mangelnder Bewegung, z. B. bei Verwirrten, nach Sturz, nach Alkoholgenuss (Alkohol stellt die Gefäße weit, sodass der Körper Wärme verliert)
- Mangelhafte Anpassung der Körpertemperatur an Außentemperatur durch:
  - Nachlassende Regulationsmechanismen im Alter
  - Gestörtes Temperaturempfinden, z. B. bei Morbus Parkinson, Apoplexie, Diabetes mellitus
  - Schädigung des Wärmeregulationszentrums, z. B. bei Hirntumoren
- Stoffwechselverlangsamung, z. B. bei:
  - Unterernährung, Kachexie, reduziertem Allgemeinzustand
  - Schilddrüsenunterfunktion
  - Medikamente, z. B. Beruhigungsmittel
  - Körperliche Inaktivität
  - Bewusstlosigkeit
- Durchblutungsstörungen, z. B. bei Gefäßerkrankungen, bei Medikamenten, die die Gefäße eng stellen, bei Flüssigkeitsdefizit, akut bei starkem Blutverlust und Schock.

Zeichen und Ausmaß

Zur Vermeidung weiterer Wärmeverluste stellt der Körper die Gefäße in der Peripherie (*Extremitäten, Haut*) eng, um die Funktionstüchtigkeit lebenswichtiger Organe sicherzustellen.
Typische **Zeichen einer Unterkühlung** sind:
- Blasse, kalte Haut
- Schläfrigkeit, Apathie, Verwirrtheit

Stadium	Körpertemperatur	Zeichen
I	37–34 °C	Muskelzittern Schmerzen Blasse, kalte Haut Bewusstsein erhalten
II	34–30 °C	Schläfrigkeit, Apathie, Verwirrtheit Keine Schmerzen Kein Muskelzittern Niedriger Puls und Blutdruck
III	30–27 °C	Koma mit nicht tastbarem Puls und minimaler Atmung Gefahr von Herz-Kreislauf- und Atemstillstand

Tab. I/20.6 Stadien der Unterkühlung.

- Langsamer Herzschlag (*Bradykardie*)
- Verminderte Schmerzempfindlichkeit.

Sinkt die Körperkerntemperatur auf etwa 30 °C, wird der Betroffene bewusstlos. Bei weniger als 27 °C kommt es zu Kammerflimmern und Herzstillstand. Das **Ausmaß** der Unterkühlung wird in drei Stadien eingeteilt (→ Tab. I/20.6). Zeichen und Ausmaß einer Erfrierung lassen sich ebenfalls in verschiedene Schweregrade einteilen.

- **Grad 1:** anfänglich ist die Haut im betroffenen Bezirk weiß, kalt und gefühllos. Bei Erwärmung Rötung und kribbelnde Schmerzen
- **Grad 2:** schmerzhafte Schwellung, nach einem Tag Blasenbildung („*Frostbeulen*")
- **Grad 3:** schwarzblaue Verfärbung des abgestorbenen, nekrotischen Gewebes (nach etwa einer Woche)
- **Grad 4:** Totalvereisung.

❯ Zur Feststellung und Einschätzung der Unterkühlungsgefahr wurden für die pflegerische Praxis noch keine Assessmentinstrumente entwickelt. Aufmerksames Beobachten der Symptome kann den Verdacht bestätigen.

Folgen

Gelingt es nicht, das Sinken der Körpertemperatur zu stoppen, stirbt der Mensch. Erfrierungen sind ggf. chirurgisch zu behandeln.

I/20.5.2 Pflegetherapie

Erstmaßnahmen bei Unterkühlung

Bei bewusstlosen Pflegebedürftigen:
- Notarzt rufen (lassen)
- Pflegebedürftigen, wenn möglich, in einen 26–29 °C warmen Raum bringen
- Nasse Kleidung entfernen und Pflegebedürftigen mit Decken langsam (nicht mehr als 1 °C pro Std.) erwärmen
- Betroffenen nur wenig bewegen, damit kaltes Blut aus der Körperperipherie nicht in den Körperkern strömt und diesen weiter abkühlt
- Warme Packungen in die Achselhöhlen und Leisten legen. Hier wird Blut in großen Gefäßen und damit der Körperkern erwärmt
- Vitalzeichen engmaschig überwachen
- Bei Herz-Kreislauf-Stillstand lebensrettende Sofortmaßnahmen durchführen.

Bei **erhaltenem Bewusstsein** zusätzlich warme gezuckerte Getränke reichen.

Ⓦ **Fallbeispiel Wohngruppe, Teil III**

Beispiel einer Pflegeplanung bei Unterkühlungsgefahr für Bruno Knöller

Informationssammlung	Pflegetherapie	
Wünsche, Gewohnheiten, Hilfebeschreibungen, pflegefachliche Einschätzungen	Pflegeziel/Verständigungsprozess/erwartete Ergebnisse	Pflegemaßnahmen/Pflegeangebote
• Angehörige, die ihn häufig besuchen • Ging früher gern und oft spazieren **Pflegefachliche Einschätzungen:** • Unterkühlungsgefahr wegen zeitlicher und situativer Desorientiertheit • Verlässt das Heim, ohne sich der Jahreszeit entsprechend zu kleiden	• Herr Knöllers Körpertemperatur bleibt stabil im Normbereich • Äußert Wohlbefinden, da er in Begleitung Spaziergänge unternehmen kann **Verständigung:** • Angemessene Bekleidung	• Angehörige informieren über Bewegungsdrang, Bekleidungsproblem ansprechen; dem Pförtner ein aktuelles Foto aushändigen und über das Problem informieren • (*) 2× tägl. auf einem 20-minütigen Spaziergang begleiten, Angehörige einbeziehen • (*) Bei der Auswahl angemessener Bekleidung und Ankleiden unterstützen • (*) Pflegebedürftigen beobachten, bei aufkommendem Bewegungsdrang Bewegungsmöglichkeiten anbieten

(*) Diese Maßnahmen können mit entsprechenden Durchführungszeitpunkten in den Tagesstrukturplan eingetragen werden.

> **Vorsicht!**
> - Keine Erwärmung der Körperperipherie, z. B. Arme und Beine, durch Wärmflaschen oder Heizdecken: Erhöht Stoffwechsel und Sauerstoffbedarf der Zellen, ohne dass diese ausreichend versorgt werden können
> - Keinen Alkohol zur „Erwärmung" anbieten. Dieser bewirkt eine Gefäßweitstellung, sodass zusätzlich Wärme an die Umgebung abgegeben wird.

Dokumentation: Häufigkeit und Ergebnisse der Vitalzeichenkontrolle und alle durchgeführten Maßnahmen exakt mit Datum und Uhrzeit dokumentieren.

Maßnahmen zur Vermeidung von Unterkühlung und Erfrierungen

Maßnahmen bei Weglaufgefahr → Kap. I/29.2

Gestaltung der Umgebung

Im Winter sind, besonders in stationären Pflegeeinrichtungen, die **Räume** häufig überheizt. Entsprechend bevorzugen die Bewohner leichtere Kleidung. Beim Hinausgehen ins Freie ist der Temperaturunterschied dann sehr groß. Zusätzliche Erkrankungen, z. B. Durchblutungsstörungen an den Extremitäten, Demenz oder Bewegungsmangel, führen schnell zu Unterkühlung. Informationen zu **jahreszeitlich angemessener Bekleidung** helfen, Erkältungskrankheiten durch Unterkühlung, z. B. bei Spaziergängen, zu vermeiden.

Da sich alte Menschen vor allem dann massiv unterkühlen können, wenn sie in unbeobachteten Situationen stürzen und lange entweder im Freien oder nur leicht bekleidet in der kühlen Wohnung liegen, sind bei sturzgefährdeten Pflegebedürftigen Maßnahmen zur **Sturzprophylaxe** (→ Kap. I/17.5.2) angezeigt.

Verwirrte Menschen haben oft die zeitliche Orientierung verloren, sodass sie nicht wissen, welche Jahreszeit gerade ist. Dann helfen regelmäßige Information, entsprechende Zimmergestaltung, z. B. mit Kalendern und jahreszeitlich passenden Bildern, z. B. ein tief verschneiter Winterwald, um den Pflegebedürftigen daran zu erinnern, warme Kleidung anzuziehen, bevor er das Haus verlässt.

> **Lern-Tipp**
> Welche Maßnahmen fördern in der Pflegeeinrichtung die zeitliche Orientierung verwirrter Menschen?

> Die Information des Pförtners und ein aktuelles Foto eines besonders hinlaufgefährdeten Bewohners an der Rezeption einer Einrichtung hilft, so manchen dementen Menschen davor zu bewahren, im Winter leicht bekleidet nach draußen zu gehen.

Training des Temperaturempfindens

Aktivierung und **Mobilisation** (→ Kap. I/19) trainieren das Gefäßsystem, regen Stoffwechsel und Wärmeproduktion an und beeinflussen das Temperaturempfinden langfristig positiv.

Wann immer möglich, sollen sich Pflegebedürftige, gut bekleidet auch bei kühlem Wetter, an der **frischen Luft** aufhalten, z. B. zu Spaziergängen oder Beschäftigungsangeboten im Freien (z. B. Gartenarbeit). Dabei kommt es darauf an, dass sie sich selbst bewegen und nicht nur stehen und anderen bei der Bewegung zusehen.

Kalte Wasseranwendungen, Wechselduschen, Wassertreten oder Schwimmen, trainieren die Gefäße und bringen den Kreislauf in Schwung. Regelmäßige **Saunagänge** härten langfristig ab. Sie eignen sich allerdings eher für alte Menschen, die keine Probleme mit Herz und Gefäßen haben.

> **Vorsicht!**
> Kalte und warme Wasseranwendungen und Saunabesuche sind unbedingt vorher mit dem Arzt abzuklären, da sie sehr kreislaufbelastend wirken und bei einigen Erkrankungen kontraindiziert sind, z. B. Wärme bei Venenerkrankungen, Kälte bei Durchblutungsstörungen, Sauna bei Herzinsuffizienz.

Ernährung und Flüssigkeitszufuhr

Maßnahmen bei Flüssigkeitsdefizit → Kap. I/21.4.2

Maßnahmen bei Unterernährung → Kap. I/20.9.2

Unterernährte Menschen frieren wegen des Mangels an isolierendem Fettgewebe schnell und unterkühlen leicht.

Bei einem Flüssigkeitsdefizit dickt das Blut ein, sodass sich die Durchblutung vor allem in der Körperperipherie verschlechtert. Deshalb ist eine **Flüssigkeitszufuhr** von mindestens 1,5 l pro Tag auch wichtig, um einer Unterkühlung schlecht durchbluteter Hautbezirke vorzubeugen.

Besonders gefährlich im Zusammenhang mit Kälte ist **Alkohol.** Wer Alkohol getrunken hat, dem wird schnell warm, weil Alkohol die Gefäße weit stellt. Umso größer sind

die Wärmeverluste, wenn der Betroffene leicht bekleidet in die Kälte geht.

Lokale Erfrierung an den Füßen vermeiden

Viele alte Menschen, meistens Frauen, haben **deformierte Füße,** besonders häufig einen Hallux valgus, bei dem die Großzehe in Richtung Fußaußenseite abweicht. Die „Ausbuchtungen" sind besonders kälteempfindlich, weil:
- Alte Menschen häufig Durchblutungsstörungen der Füße haben
- Handelsübliche Schuhe viel zu eng sind und die kleinen Blutgefäße abdrücken
- Die Deformität selbst die Durchblutung verschlechtert.

Um lokale Erfrierungen zu vermeiden, sollte mit dem Arzt über Therapiemöglichkeiten Rücksprache gehalten werden. In jedem Fall sind entsprechend weite Schuhe auszuwählen, die den Füßen genügend Platz lassen.

I/20.5.3 Pflegeevaluation

W Fallbeispiel Wohngruppe, Teil IV

Nach einem Monat evaluiert Moritz Schmitz die Pflegeplanung für Bruno Knöller. Die Angehörigen haben sich bereit erklärt, bei dem Termin anwesend zu sein, da ihnen das Wohlbefinden von Herrn Knöller sehr am Herzen liegt. Zwischenzeitlich wurden verschiedene Möglichkeiten gesucht, um dem Bewegungsdrang von Herrn Knöller gerecht zu werden. Er nimmt einmal am Tag an der Gymnastikgruppe teil. Das Nachmachen der Übungen klappt zwar nicht, aber Bruno Knöller bewegt sich gut mit. Die täglichen Spaziergänge mit der Ehefrau wurden beibehalten. Auch die andern Angehörigen versuchen, regelmäßig mit ihm spazieren zu gehen. Moritz Schmitz passt die Pflegeplanung nach dem Evaluationsgespräch an die Situation an.

I/20.6 Fieber

A Fallbeispiel Ambulant, Teil I

Die Altenpflegerin Linda Müller hilft der halbseitig gelähmten 87-jährigen Alma Greu täglich bei der Körperpflege. Frau Greu wohnt mit ihrem 89-jährigen Ehemann in der Einliegerwohnung des eigenen Einfamilienhauses. Der Rest des

Hauses wird vor der berufstätigen Tochter mit deren Familie bewohnt. Herr und Frau Greu sind geistig noch sehr rege und am aktuellen Geschehen interessiert. Bei dem heutigen Besuch fühlt sich Frau Greu sehr müde und erschöpft. Sie klagt über ein Hitzegefühl, Durst, leichten Husten und möchte am liebsten im Bett bleiben.

> **❯ Fieber:** Auf über 38 °C erhöhte Körperkerntemperatur durch eine krankheitsbedingte Sollwertverschiebung im Wärmeregulationszentrum des Gehirns (→ Kap. I/31.11.4).
> **Hyperthermie:** Normaler Sollwert im Temperaturzentrum, der Körper hat keine (ausreichende) Möglichkeit, die überschüssige Wärme abzugeben, z. B. Durstfieber infolge eines Flüssigkeitsmangels.

Fieber ist bei manchen Erkrankungen, z. B. Infektionen, eine sinnvolle Abwehrmaßnahme des Körpers, da er sich bei erhöhter Temperatur besser gegen die krankmachenden Keime zur Wehr setzen kann (→ Abb. I/20.26).

Im Gegensatz zum Fieber ist bei einer **Hyperthermie** der Sollwert nicht nach oben verschoben. Der Körper versucht, den normalen Temperaturwert zu halten, kann aber seine überschüssige Wärme nicht nach außen abgeben, z. B. durch zu warme und luftdichte Kleidung bei hohen Außentemperaturen. Es kommt zum Wärmestau.

I/20.6.1 Informationssammlung

Ⓐ Fallbeispiel Ambulant, Teil II

Bevor Linda Müller der pflegebedürftigen Alma Greu bei der Körperpflege hilft, lässt sie sich deren Beschwerden genau schildern. Frau Greu erzählt, dass sie vor zwei Tagen wahrscheinlich etwas zu lange draußen gesessen hat. Das Wetter war für Februar einfach zu schön.

Linda Müller analysiert die Probleme von Frau Greu und erkennt ein Selbstversorgungsdefizit bei der Regulation der Körpertemperatur. Frau Greu ist kooperativ und lässt sich gerne die Temperatur messen. Die Körpertemperatur liegt bei 39 °C. Frau Müller beschließt deshalb, die Körperpflege auf Wunsch von Frau Greu auf das Notwendigste zu beschränken und den Hausarzt anzurufen.

Ursachen und Einflussfaktoren

- **Infektiöses Fieber:** durch Bakterien, Viren und Pilze entstehen Toxine, z. B. bei Pneumonie, Sepsis
- **Resorptionsfieber:** nach schweren Traumen, Operationen oder bei großen offenen Wunden, z. B. bei großflächigem und tiefem Dekubitus, entsteht ein leichtes Fieber durch Abbau von Zelltrümmern

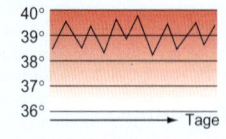

Kontinuierliches Fieber:
Temperatur gleich bleibend hoch bei etwa 38–39 °C, max. Schwankung 1 °C.
Vorkommen: Pneumonie, Typhus abdominalis, Viruspneumonien, Scharlach, Erysipel

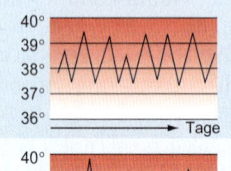

Remittierendes Fieber:
Max. Schwankungen ≤ 1,5 °C., Temperatur abends höher als morgens.
Vorkommen: Pyelonephritis, Tbc, akutes rheumatisches Fieber, Sepsis

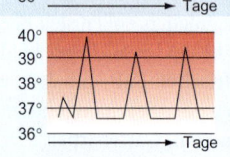

Intermittierendes Fieber:
Im Tagesverlauf wechseln hohe Temperatur mit fieberfreien Intervallen, Schwankungen ≥ 1,5 °C.
Bei schnellem Fieberanstieg evtl. Schüttelfrost.
Vorkommen: Sepsis, Pyelitis, Pleuritis

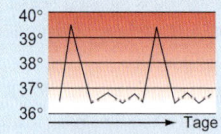

Rekurrierendes Fieber (Rückfallfieber, periodisches Fieber):
Fieberschübe über mehrere Tage wechseln mit 2- bis 15-tägigen fieberfreien Intervallen.
Vorkommen: Malaria, Cholangitis, Cholezystitis, Borreliosen

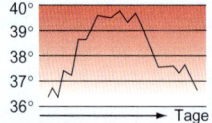

Undulierendes Fieber:
Wellenförmiger Temperaturverlauf mit langsamem Anstieg, hohem Fieber über einige Tage, Fieberabfall und fieberfreiem Intervall über mehrere Tage; dann Wiederholung.
Vorkommen: Morbus Hodgkin, Tumoren, Brucellosen

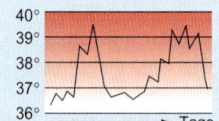

Biphasisches Fieber (Dromedartyp):
Temperaturerhöhung in zwei Phasen. Zweigipflige Fieberkurve mit dem Umriss eines zweihöckrigen Kamels, irrtümlich einmal als Dromedar (einhöckriges Kamel) bezeichnet.
Vorkommen: Virusinfektionen (z.B. Masern, Hepatitis), Meningokokkensepsis

Abb. I/20.26 Häufige Fiebertypen. Diese charakteristischen Fieberverläufe können durch eine frühzeitige Gabe von Antibiotika oder fiebersenkenden Arzneimitteln (Antipyretika) in ihrem Verlauf verändert sein. [L190]

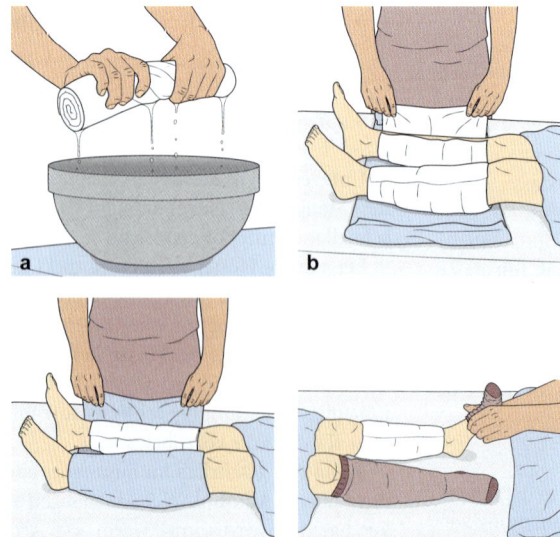

Abb. I/20.27 Anlage von Wadenwickeln: Baumwoll- oder Leinentücher ins Wasser tauchen und auswringen (a). Nässeschutz (z. B. ein Frottee-Tuch) auf die Matratze breiten und feuchte Tücher um die Unterschenkel legen (b). Trockene Frottee-Tücher über die feuchten Innentücher wickeln (c). Statt mit trockenen Tüchern lassen sich die feuchten Wickel auch mit Kniestrümpfen fixieren, wenn sie weit genug sind (d). [L264]

- **Zentrales Fieber:** bei Schädigungen des Wärmeregulationszentrums im Gehirn, z. B. durch Hirnblutungen oder bei Sterbenden, kommt es zu einer Dysregulation der Körpertemperatur
- **Systemerkrankungen:** z. B. rheumatoide Arthritis, können im akuten Schub zu einem Anstieg der Körpertemperatur führen
- **Durstfieber:** bei schweren Flüssigkeitsdefiziten.

Zeichen und Ausmaß

Je nach Höhe der Körpertemperatur werden unterschieden:
- 36,3 °C–37,4 °C – physiologischer Bereich, Normaltemperatur
- 37,5 °C–38,0 °C – subfebrile Temperatur
- 38,1 °C–38,5 °C – leichtes Fieber
- 38,6 °C–39,0 °C – mäßiges Fieber
- 39,1 °C–39,9 °C – hohes Fieber
- 40,0 °C–42,0 °C – sehr hohes Fieber.

Je nach Stadium des Fiebers bzw. der Fieberentwicklung stehen verschiedene **Zeichen** im Vordergrund (→ Tab. I/20.7).

In allen Stadien fühlt sich der Kranke müde und abgeschlagen. Der Kreislauf wird in erheblichem Maße in Mitleidenschaft gezogen.

❯ Eine erhöhte Körpertemperatur kann durch eine Messung mittels Thermometer festgestellt werden. Weitere Hinweise auf die Erkrankungsursache geben die zusätzlich auftretenden Symptome.

Folgen

Bei Fieber hält der Pflegebedürftige wegen der hohen Kreislaufbelastung Bettruhe ein. In der Regel fühlt sich der alte Mensch nicht in der Lage, aufzustehen. Die Bettlägerigkeit erfordert alle Prophylaxen, um Folgeschäden zu vermeiden (→ Kap. I/17).

Eine Körpertemperatur über 42 °C ist nicht mit dem Leben vereinbar, es kommt zur Denaturierung der Eiweiße im Organismus, der Mensch stirbt.

I/20.6.2 Pflegetherapie

Erhöhte Temperaturen (*subfebrile Werte*) bis in den Bereich des mäßigen Fiebers sind zu beobachten und zu dokumentieren. Es ist jedoch nicht notwendig, sie sofort zu senken, da Fieber ein natürlicher Abwehrmechanismus des Körpers ist. Durch die Erhöhung der Körpertemperatur wird der gesamte Stoffwechsel stark beschleunigt und vermehrt Makrophagen (*Fresszellen*) in das Blut abgegeben.

Hohes Fieber und Fieber bei Pflegebedürftigen mit Risikoerkrankungen, z. B. Herzinsuffizienz, erfordern jedoch eine sofortige Senkung.

❯ **Maßnahmen bei Fieber**
- Arzt verständigen
- Fieber senkende physikalische Maßnahmen und Medikamente (*Antipyretika*), z. B. Acetylsalizylsäure (z. B. Aspirin®) und Parazetamol (z. B. ben-u-ron®) grundsätzlich nur nach ärztlicher Anordnung.

Pflege entsprechend den Fieberphasen

Fiebernde Pflegebedürftige brauchen viel Zuspruch und einfühlsame Aufmerksamkeit. Sie sollten möglichst nicht allein gelassen werden. Die pflegetherapeutischen Maßnahmen bei Fieber richten sich nach dem Fieberverlauf (→ Abb. I/20.26):
- **Phase des Fieberanstiegs:** Wärmebildung durch eine warme Umgebung, wärmende Decken, Wärmflaschen (siehe unten) und das Verabreichen warmer Flüssigkeiten unterstützen
- **Phase der Fieberhöhe:** Wärmespender entfernen. Herz, Kreislauf, Temperatur, Aussehen und Bewusstsein regelmäßig kontrollieren. Kühle Getränke anbieten bzw. anreichen. fiebersenkende Waschungen unterstützen die Wärmeabgabe. Bei Fieber über 39,0 °C können nach Arztabsprache Wadenwickel angelegt werden

❯ **Lern-Tipp**
Denken Sie an Ihren vergangenen Praxiseinsatz: Ab welcher Körpertemperatur werden dort Maßnahmen zur Temperatursenkung durchgeführt? Welche Maßnahmen kommen zur Anwendung? Sind Standards vorhanden?

❯ Bei sehr hohem Fieber kann sich ein **Fieberdelirium** mit Desorientiertheit und Halluzinationen entwickeln.

- **Phase des Fieberabfalls:** Pflegebedürftigen wegen Kreislaufbelastung mit Kollapsgefahr engmaschig beobachten. Blässe und kalter Schweiß deuten auf einen Kreislaufkollaps hin. Verschwitzte Kleidung wechseln, beim An- und Auskleiden unterstützen
- **Phase der Erschöpfung:** Pflegebedürftiger benötigt Ruhe und sollte im Bett bleiben. Altenpflegerinnen motivieren ihn zur Flüssigkeitsaufnahme.

Anwendung von Wärmflaschen

Mit **Wärmflaschen** können Pflegende einen Erkrankten unterstützen, die vom Temperaturzentrum angestrebte Körpertemperatur zu erreichen.

Wärmflaschen bestehen aus flexiblem Kunststoff und sind mit einem fest verschließbaren Schraubverschluss versehen.

Pflegende füllen die Wärmflasche mit 50–60 °C warmem Wasser (heißeste Stufe aus dem Wasserhahn) und umwickeln den Kunststoff mit einem Handtuch oder einem Kissenbezug. Es ist sicherzustellen, dass der

Phasen des Fiebers	Zeichen
1. Phase: Fieberanstieg	Körper versucht, durch Wärmeproduktion den nach oben verstellten Sollwert zu erreichen • Subjektives Kältegefühl (Frösteln) • Schüttelfrost: schnell aufeinander folgende Muskelkontraktionen und Schütteln des ganzen Körpers • Blasse Hautfarbe durch Engstellung der Gefäße
2. Phase: Fieberhöhe	Höhepunkt des Fiebers, gekennzeichnet durch: • Hitzegefühl, Durst • Heiße, rote Haut • Unruhe, Angst, Unbehagen • Tachykardie, Tachypnoe • Kopf- und Gliederschmerzen durch Muskelverspannungen und Bakterientoxine
3. Phase: Fieberabfall	Temperatur sinkt entweder sehr schnell innerhalb weniger Std. (*Krisis*) oder langsam über mehrere Tage (*Lysis*). Typisch für diese Phase sind: • Starker, warmer, großperliger Schweiß • Vor allem bei schnellem Fieberabfall droht Kreislaufkollaps (kleinperliger, kalter Schweiß) • Evtl. Durstgefühl • Rote Haut
4. Phase: Erschöpfung	• Der Pflegebedürftige ist erschöpft und ruhebedürftig • Evtl. Durstgefühl • Kreislauf stabilisiert sich

Tab. I/20.7 Typischer Fieberverlauf.

I
20

Pflegebedürftige durch die Auflage einer Wärmflasche keine Verbrennungen erleidet. Dazu ist es notwendig, die Kontaktfläche regelmäßig zu überprüfen. Besonders geeignete Körperstellen zur Auflage einer Wärmflasche sind der Bauch und die Leisten. Es ist auch möglich, mehrere Wärmflaschen aufzulegen. Besonders wirksam ist ihre Anwendung, wenn sie mit einer warmen Abdeckung des Körpers kombiniert ist (z. B. einer zweiten Bettdecke).

> Eine **Wärmflasche** bleibt länger warm, wenn sie keine Luftblase, sondern ausschließlich Wasser enthält. Aus hygienischen Gründen drücken Pflegende zum Entlüften die Flasche nicht an ihre Kleidung, sondern legen sie mit abgeknicktem Einfüllstutzen auf einen Tisch und drehen den Stöpsel hinein, sobald an der Öffnung der Wasserspiegel erscheint. Die Flasche sollte nicht prall gefüllt sein, damit sie sich gut um die Körperformen schmiegt.

Fiebersenkende Waschung

Die **fiebersenkende Waschung** kann je nach Zustand des Pflegebedürftigen und Belastbarkeit des Kreislaufs als Ganzkörperwaschung oder als Teilwaschung durchgeführt werden (Ganzkörperwaschung und Teilwaschung → Kap. I/21.6.1).

Material

- Wasser etwa 10 °C unter Körpertemperatur
- Mögliche Zusätze:
  - Pfefferminztee: auf 4 l Wasser 1 l Tee zugeben
  - Essig
  - Zitronensaft.

Durchführung

- Pflegebedürftigen informieren
- Ganz- oder Teilwaschung entlang der Wuchsrichtung der Körperhaare
- Pflegebedürftigen nicht abtrocknen, sondern mit einem Tuch zudecken
- Waschung zügig durchführen und bei Bedarf halbstündlich wiederholen.

Wadenwickel

Wadenwickel (→ Abb. I/20.27) werden bei Temperaturen über 39 °C und nach Arztanordnung angelegt. **Kontraindikationen** sind arterielle Durchblutungsstörungen, Sensibilitätsstörungen, kalte Füße, instabiler Kreislauf.

Vorbereitung

- Material
  - Gummituch
  - Stecklaken
  - Zwei Leinen- oder Frottierhandtücher, alternativ: Baumwollkniestrümpfe
  - Zwei Woll- oder Frottiertücher, alternativ: Wollkniestrümpfe
  - Wasser 8–10 °C unter der Körpertemperatur (kein Eis- oder Alkoholwasser)
  - Evtl. Essig oder Zitronensaft, um die kühlende Wirkung zu unterstützen
- Pflegebedürftigen
  - Informieren
  - Unterschenkel und Füße inspizieren und anfassen, da blasse und kalte Extremitäten auf Durchblutungsstörungen schließen lassen
  - Temperatur messen.

Durchführung

- Bettdecke des Pflegebedürftigen bis zu den Knien hochschlagen. Gummituch und Stecklaken als Nässeschutz unter die Beine einspannen
- Handtücher auf eine Breite von etwa 30 cm falten, mit Wasser anfeuchten und auswringen, sodass sie nicht mehr tropfen
- Die feuchten Tücher so um den Unterschenkel legen, dass dieser vom Knöchel bis unterhalb des Knies bedeckt ist. Handtuch faltenfrei und locker darüber legen. Es darf allerdings nicht zu locker aufliegen, damit eine gute Wärmeleitung möglich ist. Frottiertuch über das feuchte Tuch wickeln
- Alternativ können die feuchten Innentücher mit (Woll-)Kniestrümpfen fixiert werden
- Wadenwickel nach etwa 10 Min. wechseln, damit kein Wärmestau entsteht
- Wadenwickel ca. drei- bis viermal wechseln, dann eine Pause einlegen, um den Kreislauf durch die Temperatursenkung nicht zu stark zu belasten
- Temperaturkontrolle. Die Temperatursenkung sollte pro Std. nicht mehr als 1 °C betragen.

Nachbereitung

- Regelmäßige Kontrolle der Vitalzeichen, der Hautdurchblutung und der Temperatur, da der Wärmeentzug belastend auf den Kreislauf wirkt
- Dokumentation der Maßnahmen und der Kreislauf- und Temperaturwerte während und nach der Behandlung.

Ⓐ **Fallbeispiel Ambulant, Teil III**

Beispiel einer Pflegeplanung bei Fieber für Alma Greu

Informationssammlung	Pflegetherapie	
Wünsche, Gewohnheiten, Hilfebeschreibungen, pflegefachliche Einschätzungen	Pflegeziel/Verständigungsprozess/erwartete Ergebnisse	Pflegemaßnahmen/Pflegeangebote
<ul><li>Kennt Wadenwickel und hat sie früher selbst angewandt</li><li>Möchte Ruhe</li><li>Möchte schnell wieder „auf die Beine kommen"</li></ul>**Pflegefachliche Einschätzungen:**<ul><li>Fieber aufgrund eines grippalen Infekts</li><li>Ist orientiert</li><li>Ist erschöpft, hat Husten</li></ul>	<ul><li>Äußert Wohlbefinden</li><li>Folgeschäden bleiben aus</li></ul>**Verständigung:**<ul><li>Flüssigkeitshaushalt ist ausgeglichen</li></ul>	<ul><li>Unterstützung bei der Körperpflege, beim Essen, beim Ausscheiden</li><li>Zum Trinken motivieren, Getränk in erreichbare Nähe stellen, beim Trinken unterstützen. Lieblingsgetränke und Teesorten erfragen und anbieten</li><li>Wunschkost anbieten und bei der Nahrungsaufnahme unterstützen</li><li>Nach Arztrücksprache früh, mittags und nachmittags fiebersenkende Teilwaschung und abends bei hohem Fieber Wadenwickel</li><li>Dreimal täglich Temperatur messen</li><li>Verschwitzte Wäsche sofort wechseln</li><li>Alle Prophylaxen bei Bettlägerigkeit nach Standard</li></ul>

> **Regeln für Waden-Wickel**
- Maßnahme abbrechen, wenn der Pflegebedürftige Unwohlsein äußert oder Kreislaufprobleme auftreten
- Ein zu kurzer Kältereiz regt den Körper zur Wiedererwärmung an, deshalb erneuern Pflegende den Wadenwickel mehrmals
- Keine Plastiktücher verwenden, da sie einen Wärmestau verursachen können.

Ernährung

Meist ist der Appetit gering, daher empfiehlt es sich, eine **leicht verdauliche, fettarme, eiweiß-** und **kohlenhydratreiche Kost,** z.B. Obst, Joghurt oder Quark, anzubieten. Flüssigkeits- und Mineralstoffverlust sind durch ausreichende Flüssigkeitszufuhr auszugleichen, weil:

- Der Körper durch Schwitzen sehr viel Flüssigkeit verliert (Gefahr der Dehydratation → Kap. I/31.9.9)
- Eine Obstipation droht
- Die Viskosität des Blutes erhöht ist und die Thrombosegefahr steigt (→ Kap. I/31.6.18).

Geeignete Getränke sind Mineralwasser, verdünnter Saft, Tee, evtl. fiebersenkende Tees, z.B. Lindenblüten- und Stechpalmentee, Gemüse- oder Fleischbrühe. Evtl. Flüssigkeitsbilanz erstellen (→ Kap. I/21.2.2).

Zimmer und Umgebung

Fieber ist für alte Menschen sehr belastend und erfordert Bettruhe. Das Zimmer sollte immer gut gelüftet sein, die Raumtemperatur dem Wunsch des Pflegebedürftigen entsprechen. Zugluft auf jeden Fall vermeiden.

Grelles Licht wird oft als unangenehm empfunden. Auf Wunsch kann das Zimmer leicht abgedunkelt werden.

Unterstützung in allen Lebensbereichen

Unterstützung alter Menschen bei präventiven Maßnahmen → Kap. I/17

Durch Fieber geschwächte Pflegebedürftige benötigen vorübergehend mehr pflegerische Unterstützung, z.B. bei der Körperpflege, beim Ausscheiden und bei der Nahrungsaufnahme. Ist Bettruhe angeordnet, sind sämtliche Prophylaxen erforderlich.

I/20.6.3 Pflegeevaluation

Ⓐ Fallbeispiel Ambulant, Teil IV

Nach sechs Tagen evaluiert Linda Müller die Pflegeplanung für Alma Greu. Der Hausarzt war noch am selben Tag vorbeigekommen und hatte einen grippalen Infekt diagnostiziert. Herr Greu war die ganze Zeit sehr besorgt um seine Ehefrau und hat ihr bei den täglichen Verrichtungen liebevoll geholfen. Unterstützt wurde er durch die Tochter, die bei Bedarf abends Wadenwickel angelegt hat. Zwischenzeitlich hat Alma Greu wieder eine normale Temperatur, hustet allerdings noch sehr stark. Sie fühlt sich erschöpft und verbringt einen großen Teil des Tages auf der Couch im Wohnzimmer. Linda Müller passt die Pflegeplanung nach dem Evaluationsgespräch der Situation an.

I/20.7 Bewusstseinsstörungen – Apallisches Syndrom

Ⓢ Fallbeispiel Stationär, Teil I

Die ehemalige Floristin Renata Liebherr ist eine 43-jährige Frau, die nach einem schweren Verkehrsunfall seit fünf Jahren im Wachkoma liegt. Sie ist verheiratet und hat zwei Kinder. Normalerweise wird sie zu Hause vom ambulanten Pflegedienst und der Familie rund um die Uhr betreut. Nun soll sie für drei Wochen in einer Kurzzeitpflegeeinrichtung wohnen, da die Familie verreist.

> **Bewusstsein:** Gesamtheit aller kognitiven, emotionalen und Wahrnehmungsvorgänge, verbunden mit dem Wissen um das eigene Ich und um die Subjektivität dieser Vorgänge. Bei einer **Bewusstseinsstörung** ist diese Gesamtheit beeinträchtigt.

Es wird zwischen qualitativen und quantitativen Bewusstseinsstörungen unterschieden. Bei qualitativen **Bewusstseinsstörungen** sind die Bewusstseinsinhalte verändert, ohne dass der Betroffene an Wachheit einbüßt. Sie kommen bei psychiatrischen Erkrankungen, z.B. bei Schizophrenie, vor. Den Betroffenen ist häufig nur ein Teil des Gesamterlebens bewusst, neben diesem Ausschnitt werden andere Anteile fast nicht wahrgenommen (*Bewusstseinseinengung*). Oder das Bewusstsein verschiebt sich in eine „andere Welt" (*Bewusstseinsverschiebung*).

In diesem Kapitel werden nicht die qualitativen, sondern die **quantitativen Bewusstseinsstörungen** (*Vigilanzstörung, Minderung der Wachheit*) besprochen. Sie sind gekennzeichnet durch eine veränderte Bewusstseinshelligkeit. Der Betroffene ist schläfrig bzw. bei Bewusstlosigkeit tief betäubt (*Koma*).

> Ein **Koma** wird nicht mehr nur als rein „organisch bedingte" Bewusstlosigkeit durch Ausfall von Bewusstseinsfunktionen, sondern auch als seelische Reaktion eines Menschen auf eine schwere Gewalteinwirkung im weitesten Sinne verstanden.

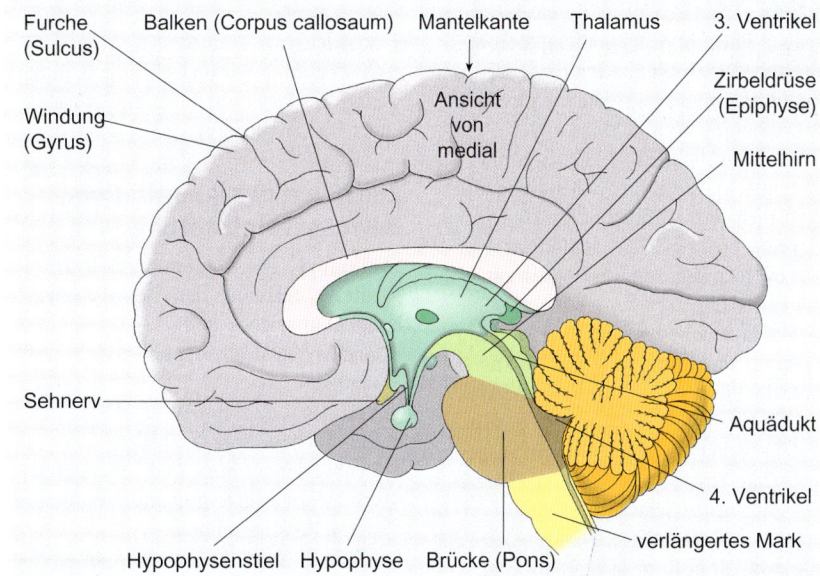

Abb. I/20.28 Bei einem apallischen Syndrom ist die Verbindung zwischen Hirnstamm und Großhirn gestört. [L190]

Furche (Sulcus)
Windung (Gyrus)
Sehnerv
Balken (Corpus callosum)
Mantelkante
Ansicht von medial
Thalamus
3. Ventrikel
Zirbeldrüse (Epiphyse)
Mittelhirn
Aquädukt
4. Ventrikel
verlängertes Mark
Hypophysenstiel   Hypophyse   Brücke (Pons)

Eine besondere Form der Bewusstlosigkeit ist das **apallische Syndrom** (*Wachkoma*), bei dem das Selbstbewusstsein sowie die Kontaktfähigkeit zur Außenwelt erlöschen. Da die Verbindung vom Hirnstamm zum Großhirn durch eine Schädigung im Bereich von Mittel- und Zwischenhirn blockiert ist, wird das Großhirn als Verarbeitungsstelle von Sinneseindrücken und Sitz des Bewusstseins funktionell abgekoppelt (→ Abb. I/20.28). Lebensnotwendige Funktionen, wie Atmung und Kreislauf, sind von der Hirnschädigung meist nicht betroffen, da sie in Gehirnregionen unterhalb der Schädigung reguliert werden.

I/20.7.1 Informationssammlung

⑤ Fallbeispiel Stationär, Teil II

In der Kurzzeitpflegeeinrichtung kennt man Renata Liebherr schon von früheren Aufenthalten. Die Altenpflegerin Hermine Brauer trifft sich für ein längeres Gespräch mit dem Ehemann und einer Pflegenden vom ambulanten Dienst, um aktuelle Veränderungen zu besprechen.

Am Zustand des Wachkomas hat sich seit dem letzten Aufenthalt nichts verändert, es ist weiterhin kein Kontakt zur Außenwelt zu erkennen. Ihre Harn- und Stuhlinkontinenz hat man gut im Griff, nach einem festen Plan werden Darmmassagen gemacht und Einläufe gegeben. Die Spastik in den Händen ist stärker geworden, die anderen Gelenke sind zwar relativ steif, jedoch konnten hier vollständige Spastiken bisher durch eine intensive Pflege und Physiotherapie sowie die hohe Motivation und Mithilfe der Familie verhindert werden. Die Physiotherapeutin kommt dreimal in der Woche, auch in die Kurzzeitpflegeeinrichtung, und setzt ihre Behandlung fort. Natürlich wird auch in der Kurzzeiteinrichtung bei den Pflegehandlungen so oft wie möglich versucht, der Spastik entgegenzuwirken.

Der Ehemann vereinbart, dass Renata Liebherr auch diesmal wieder die Angebote des Snoezelen-Raums nutzen kann, da sich dies beim letzten Besuch positiv auf ihr vegetatives Nervensystem ausgewirkt hat. Einige Elemente dieser Therapie sind auch zu Hause aufgegriffen worden, z. B. das Abspielen ihrer Lieblingsmusik (sie hörte vor ihrem Unfall gern das Radioprogramm von WDR 4).

Außerdem ist bekannt, dass Frau Liebherr viel gelesen hat. Zu Hause übernehmen das bisher ihre Familienangehörigen. Im Fernsehen schaute sie sich Talkshows und die Nachrichten an. Ein intensives Hobby war das Gärtnern.

Wie weit die Lebenswelt von Frau Liebherr eingeschränkt ist, kann Hermine Brauer nicht einschätzen. Die Pflege wird, soweit möglich, wie zu Hause gewohnt weitergeführt. Dazu nutzt das Pflegeteam den Pflegeplan des ambulanten Dienstes und ergänzt ihn mit Informationen der Angehörigen.

Ursachen und Einflussfaktoren

Bewusstseinsstörungen mit verminderter Bewusstseinshelligkeit sind keine eigenständige Krankheit, sondern Symptome hirnfunktionsstörender Erkrankungen:

- Erkrankungen und Verletzungen des Gehirns, z. B. Durchblutungsstörungen, Hirnblutung, Gehirnentzündung, Hirntumor oder Schädel-Hirn-Trauma
- Herz-Kreislauf-Erkrankungen, die die Durchblutung des Gehirns beeinträchtigen, z. B. bei Blutdruckabfall oder Pumpschwäche des Herzens (*Herzinsuffizienz*)
- Schwere Atemstörungen, sodass das Gehirn einen Sauerstoffmangel erleidet
- Stoffwechselstörungen, wie Blutzuckerveränderungen, Leber- und Nierenfunktionsstörungen, hohes Fieber
- Vergiftungen, z. B. durch Medikamente oder Alkohol.

Ein **apallisches Syndrom** kann verursacht werden durch:

- Schädel-Hirn-Trauma
- Sauerstoffmangel im Gehirn, z. B. infolge eines Narkosezwischenfalls oder nach einer Wiederbelebung.

Zeichen einer quantitativen Bewusstseinsstörung

Stadium 1. Die **Benommenheit** ist das leichteste Stadium der Bewusstseinstrübung. Kennzeichen sind:

- Leichte Schläfrigkeit, gestörte Aufmerksamkeit
- Verzögerte Reaktionen
- Verwaschene Sprache, Lallen
- Denkverlangsamung und -einengung, erschwerte Auffassung und psychomotorische Verlangsamung.

Stadium 2. Nächst tieferes Stadium der Bewusstseinstrübung ist die **Somnolenz.** Typisch sind:

- Deutliche Schläfrigkeit
- Schleppende, kloßige Sprache
- Auffassung gestört, eine Verständigung ist schwer möglich
- Orientierungsstörungen.

Stadium 3. Der **Sopor** ist ein tiefschlaffähnlicher Zustand, aus dem der Betroffene nur durch stärkere Reize kurzzeitig erweckbar ist. Auf Reize. z. B. Kneifen, reagiert er mit Abwehrbewegungen, evtl. mit lallenden Lauten. Die Schutzreflexe sind eingeschränkt, Primitivreflexe, wie Schmatz- und Greifreflexe, sind erhalten.

❯❯ Vorsicht!

Pflegende setzen nur ausnahmsweise und nach reiflicher Überlegung Schmerzreize zur Überprüfung des Bewusstseins ein. Negative Reize können den Rückzug des Pflegebedürftigen verstärken und Ängste auslösen. Außerdem widersprechen sie den Regeln der Basalen Stimulation® (→ Kap. I/18.1.2).

Stadium 4. Das **Koma** ist der stärkste Grad der Bewusstseinstrübung. Es ist gekennzeichnet durch eine tiefe Bewusstlosigkeit mit Bewegungs- und Reaktionslosigkeit, aus der der Bewusstlose auch durch (Schmerz-)Reize, z. B. Kneifen, nicht erweckt werden kann. Hinzu kommen Atemstörungen sowie ein Kontrollverlust über Darm und Blase. Bei einem Koma besteht Lebensgefahr.

❯❯ Vorsicht!

Bei akuten Bewusstseinsstörungen:

- Notarzt rufen
- Vitalzeichen (Puls, Blutdruck, Atmung) kontrollieren
- Pflegebedürftigen in stabile Seitenposition bringen
- Bei Herz-Kreislauf-Stillstand Wiederbelebungsmaßnahmen einleiten

Keine Nahrung und Flüssigkeit verabreichen. Es besteht Erstickungsgefahr durch Aspiration.

Zeichen eines apallischen Syndroms

- Erhaltene Spontanatmung
- Normaler Schlaf-Wach-Rhythmus
- In den Wachphasen werden die Augen geöffnet, blicken aber „ins Leere" und fixieren nicht
- Keine äußerlich erkennbare Reaktion auf Reize von außen, z. B. Ansprache oder Berührung
- Keine erkennbare Kontaktaufnahme zur Außenwelt
- Erhöhter Muskeltonus (*Spastik*)

- Vegetative Symptome, wie Schwitzen, Speichelfluss, Tachykardie und Blutdruckanstieg
- Harn- und Stuhlinkontinenz (→ Kap. I/20.11, → Kap. I/20.12).

I/20.7.2 Pflegetherapie

Während früher nur wenige Menschen aus einem Wachkoma erwacht sind, ist das apallische Syndrom inzwischen für viele der Betroffenen ein vorübergehender Zustand. Sehr selten kommt es zu einem Spontanerwachen, in den meisten Fällen ist die verbesserte Prognose auf eine intensive, mehrdimensionale Behandlung über Wochen und Monate, mitunter sogar Jahre, zurückzuführen.

> ❯❯ Menschen mit Wachkoma sind nicht scheintot. Sie sind schwer hirngestört und benötigen eine intensive und langfristige Therapie, damit sie den Zustand des Wachkomas überwinden.

Bei der Behandlung ist die Zusammenarbeit in einem **multiprofessionellen Team** unabdingbar. Pflegende, Ergo- und Physiotherapeuten, Ärzte, Musiktherapeuten und Behindertenpädagogen arbeiten eng zusammen, um den Betroffenen zu rehabilitieren. Eine überaus wichtige Aufgabe haben **Familienangehörige.** Nur sie kennen die

Vorlieben ihres wachkomatösen Familienmitglieds und können deshalb seine Wahrnehmung mit für ihn vertrauten Reizen stimulieren und mit ihm in eine zwischenmenschliche Beziehung treten. Neuere Forschungen haben gezeigt, dass Menschen im Wachkoma zwar nicht äußerlich für jeden sichtbar auf Ansprache durch enge Familienmitglieder reagieren, dass aber die mit der EEG (*Elektroenzaphalografie*) aufgezeichneten Hirnströme und Veränderungen von Blutdruck und Puls dafür sprechen, dass der Pflegebedürftige seine Angehörigen wahrnimmt.

Nach längerer Zeit, in der der Pflegebedürftige scheinbar nicht reagiert, bemerken meistens zuerst die Angehörigen kleinste Regungen, die Antwort auf emotionale Zuwendung und spezifische Reize sind.

> ❯❯ Auch ein Mensch, der scheinbar auf nichts reagiert, weil er bewusstlos ist, nimmt mit hoher Wahrscheinlichkeit Sprache, Wärme und Berührung wahr. Deshalb sind jegliche negativen Äußerungen im Hinblick auf den Zustand des Bewusstlosen in seiner Gegenwart zu unterlassen.

Zu den **pflegerischen Grundsätzen und Maßnahmen** bei der Betreuung von Menschen im Wachkoma gehören:
- Die Methode der „aktivierenden Pflege" anwenden (→ Kap. I/19.4.2)

- Um die Wahrnehmung zu fördern, Basale Stimulation® anwenden (→ Kap. I/18.1.2), z. B. bei der Körperpflege
- Die Wahrnehmung über alle Wahrnehmungskanäle fördern, z. B.:
  - Optische Reize: ausgewählte Fernsehsendungen, Fotos von Menschen, zu denen ein gutes Verhältnis besteht, Gegenstände, die dem Pflegebedürftigen etwas bedeuten, als angenehm empfundene Farben auf Bildern, in Tapeten und Wandfarben
  - Akustische Reize, z. B. durch Musik, die der Betroffene liebt. Ihn grundsätzlich vor Pflegemaßnahmen informieren und mit ihm sprechen
  - Taktile Reize durch Berührung, basal stimulierende Körperpflege
  - Anregung von Geschmacks- und Geruchssinn, z. B. mit Aromalampen oder Verwendung von ätherischen Ölen bei der Körperpflege
- Den Gefahren der Bettlägerigkeit, wie Kontrakturen, Pneumonie, Thrombose, Intertrigo und Dekubitus, durch prophylaktische Maßnahmen vorbeugen (→ Kap. I/17)
- Der Pflegebedürftige benötigt Unterstützung in allen Lebensbereichen, z. B. bei der Ernährung über eine Sonde (→ Kap. I/29.4), bei der Ausscheidung (→ Kap. I/21.5.2) und bei der Körperpflege (→ Kap. I/21.6)

Ⓢ **Fallbeispiel Stationär, Teil III**

Beispiel einer Pflegeplanung bei apallischem Syndrom für Renate Liebherr

Informationssammlung	Pflegetherapie	
Wünsche, Gewohnheiten, Hilfebeschreibungen, pflegefachliche Einschätzungen	Pflegeziel/Verständigungsprozess/erwartete Ergebnisse	Pflegemaßnahmen/Pflegeangebote

Pflegefachliche Einschätzungen:
• Apallisches Syndrom
• Hohe Familienintegration, dadurch höhere Stimulation und intensivere Kenntnis und Nutzung der Biografie von Frau Liebherr
	Verständigung (mit den Angehörigen):
	• Stimulierung und Aktivierung aller Sinneskanäle
		• (^) Methoden der „aktivierenden Pflege" anwenden (→ Kap. I/19.4.2)
		• (*) Um die Wahrnehmung zu fördern, Basale Stimulation® anwenden (→ Kap. I/18.1.2), z. B. bei der Körperpflege
		• (*) Wahrnehmung über alle Wahrnehmungskanäle fördern, z. B.:
		  – Optische Reize: Fotos von ihrem Ehemann und ihren zwei Kindern mitbringen lassen und aufstellen, im Fernsehen Talkshows oder die Nachrichten einstellen, regelmäßig frische Blumen ins Zimmer stellen
		  – Akustische Reize: zeitweise Kassette mit Stimmen der Familie abspielen oder Hörspiel-CDs, Radio (WDR 4) oder Fernseher (Talkshows) laufen lassen, grundsätzlich über Pflegemaßnahmen informieren und mit ihr sprechen
		  – Taktile Reize durch Berührung, basal-stimulierende Körperpflege
		  – Anregung von Geschmacks- und Geruchssinn, z. B. mit Aromalampen (Blumen- und Pflanzendüfte) oder Verwendung von ätherischen Ölen bei der Körperpflege

(*) Diese Maßnahmen können mit entsprechenden Durchführungszeitpunkten in den Tagesstrukturplan eingetragen werden.

- Angehörige intensiv in die Betreuung ihres Familienmitglieds einbinden und anleiten, den Pflegebedürftigen über alle Sinne zu stimulieren. Manchmal benötigen Angehörige auch Ermutigung, wenn sie die Zuversicht verlieren.

❯❯ Grundsätzlich nur positive Reize zur Förderung der Wahrnehmung verwenden, damit sich dem wachkomatösen Menschen mitteilt, dass es sich lohnt, ins Leben zurückzukehren.

Geduld ist ein wichtiger Therapiebegleiter, denn Erfolge sind nicht in kurzer Zeit zu erwarten. Reizangebote, auf die der Pflegebedürftige, wenn auch nur minimal, reagiert, sind immer wieder auszuprobieren und zu wiederholen.

Niemand kann Aussagen über die **Prognose** machen. Manche Menschen erwachen aus einem Wachkoma und sind sogar beruflich und sozial integrierbar. Bei vielen anderen gelingt dies nicht. Vielleicht ist es aber möglich, den Betroffenen ein Stück aus seiner inneren Welt zu holen und sich mit ihm auf einfache Art zu verständigen.

❯❯ Je früher die Behandlung beginnt und je intensiver die Kommunikation und emotionale Zuwendung über einen langen Zeitraum ist, umso größer sind die Chancen, dass der Betroffene trotz verbleibender Schäden zu einer, wenn auch einfachen, sprachlichen Verständigung findet.

Internet- und Lese-Tipp
Informationen und Hilfen, auch für Angehörige, gibt es über:
- Verein Patienten im Wachkoma e. V.: www.piw-ev.de
- Schädel-Hirn-Patienten in Not e. V.: www.schaedel-hirnpatienten.de (Dieser Selbsthilfeverband gibt auch das Fachmagazin „Wachkoma – und danach" heraus.)

Gerade bei der Erstellung einer Pflegeplanung für Menschen im Wachkoma ist es wichtig, dass dies gemeinsam mit den anderen Professionen und vor allem gemeinsam mit den Angehörigen geschieht. Für die Stimulation der Wahrnehmung von Menschen mit einem apallischen Syndrom lassen sich keine fertigen Pflege-Rezepte vorschlagen.

Pflegemaßnahmen werden auch bei Pflegebedürftigen ohne Bewusstseinsstörungen individuell ausgewählt. Bei einem konkreten Krankheitsbild gibt es aber stets Pflegemaßnahmen, die bei allen Menschen mit dieser Erkrankung gleich oder zumindest ähnlich durchzuführen sind.

Die Stimulation der Wahrnehmung bei einem wachkomatösen Menschen gelingt dagegen nur mit Stimulationsangeboten, die speziell auf diesen einen Menschen zugeschnitten sind. So werden z. B. die Angehörigen nach Stimuli befragt, die dem Pflegebedürftigen aus seiner Biografie in angenehmer Weise vertraut sind. Reaktionen auf ausgetestete Stimuli werden festgehalten und ergeben letztendlich einen individuellen Pflegeplan.

I/20.7.3 Pflegeevaluation

Ⓢ Fallbeispiel Stationär, Teil IV

Nach einer Woche evaluiert das interdisziplinäre Team die Pflegeplanung für Renata Liebherr. Frau Liebherr hat den Umzug in die Kurzzeitpflege auch diesmal wieder (soweit ersichtlich) gut überstanden. Nach anfänglichen Stuhlgangproblemen hat sich auch die Darmfunktion normalisiert. Dank der Physiotherapie ist die Spastik nicht stärker geworden. Hermine Brauer teilt sich ihre Schichten nach Möglichkeit mit nur einem weiteren, festen Pfleger, der sehr geschult im Konzept der Basalen Stimulation® ist und Frau Liebherr noch von ihrem vorherigen Aufenthalt kennt.

Zusätzlich spielen die Pflegenden ihr so häufig wie möglich die Kassette mit den zuvor aufgenommen Stimmen ihrer Familie vor. Sie haben Fotos ihres Mannes und ihrer Kinder in ihrem Blickfeld aufgestellt. Frau Liebherr reagiert auf den Anblick mit entspannteren Gesichtszügen.

I/20.8 Überernährung

Ⓐ Fallbeispiel Ambulant, Teil I

Altenpflegerin Linda Müller pflegt seit einigen Jahren die 55-jährige Wilma Klein, die seit 20 Jahren an Multipler Sklerose erkrankt ist. Frau Klein bewohnt mit ihrem 56-jährigen, berufstätigen Mann ein eigenes Einfamilienhaus.

Die Pflegenden müssen nahezu alle Aktivitäten des täglichen Lebens für Frau Klein übernehmen. Frau Klein kann nur noch Brot allein essen und mit Hilfe eines Schnabelbechers im Rollstuhl allein trinken. Frau Müller ist schon seit längerer Zeit aufgefallen, dass der Ehemann seiner Frau zum Frühstück immer ein Stück Torte herrichtet. Nach den Mahlzeiten

möchte Frau Klein zum Nachtisch mehrere Pralinen, und auch über den Tag verteilt isst sie viele Süßigkeiten, die stets in einer Dose vor ihr auf dem Rollstuhltisch stehen. Mehrere Monate nach dieser Beobachtung bemerkt Linda Müller, dass der Pflegebedürftigen die Kleidungstücke nicht mehr richtig passen und der Platz im Rollstuhl immer enger wird. Frau Klein möchte nicht über das Problem der Gewichtszunahme reden. Sie dreht bei jedem Versuch den Kopf auf die andere Seite. Daraufhin spricht die Altenpflegerin den Ehemann auf die Gewichtszunahme an. Er meinte: „Lassen sie doch meiner Frau die paar Süßigkeiten. Ansonsten hat sie doch nichts vom Leben."

❯❯ **Überernährung:** Zustand, bei dem der Mensch mehr Nahrung aufnimmt, als sein Körper benötigt. Die Folge ist Übergewicht (Adipositas ➜ Abb. I/20.29).

Adipositas

❯❯ **Adipositas** (*Fettleibigkeit, Fettsucht*): Übergewicht ≥ 20 % über dem Broca-Normalgewicht bzw. > 25 kg/m2 Bodymass-Index (➜ Tab. I/20.8).
Metabolisches Syndrom: Zusammentreffen von vier Risikofaktoren, die v.a. Wohlstandsgesellschaften auszeichnen: Adipositas, Fettstoffwechselstörung, Kohlenhydratstoffwechselstörung (Diabetes mellitus, Typ 2) und Hypertonie.

Eine **Adipositas** entsteht aufgrund genetischer, stoffwechselbedingter und psychischer Voraussetzungen. Die Entwicklung einer Adipositas wird jedoch vom Lebensstil entscheidend beeinflusst, denn bei fast allen adipösen Menschen ist über einen län-

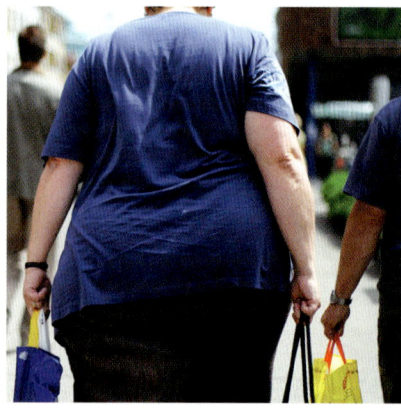

Abb. I/20.29 In Wohlstandsgesellschaften ist Fettleibigkeit ein gravierendes gesundheitspolitisches und soziales Problem. [J787]

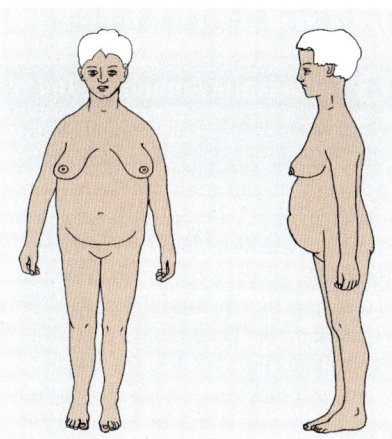

Abb. I/20.30 Androider Fettverteilungstyp: „Apfelform" mit schlanken Extremitäten. [L215]

Ausprägungsgrad	BMI
Übergewicht (Präadipositas)	25–29,9
Adipositas Grad 1	30–34,9
Adipositas Grad 2	35–39,9
Adipositas Grad 3 (Adipositas permagna)	≥ 40

Tab. I/20.8 Einteilung der Adipositas nach dem BMI (WHO, 2000). [W789]

geren Zeitraum die Kalorienzufuhr zu hoch und der Kalorienverbrauch zu niedrig. Nur bei ca. 3–5 % der Betroffenen können hormonelle Ursachen gefunden werden.

Beim **androiden Fettverteilungstyp** (*männlicher Fettverteilungstyp, „Apfelform"* → Abb. I/20.30) befinden sich die Hauptfettansammlungen am Stamm des Betroffenen. Die Extremitäten sind relativ schlank. Menschen mit dieser Fettverteilung scheinen ein höheres Risiko zu haben, Folgeerkrankungen zu entwickeln.

Beim **gynäkoiden Fettverteilungstyp** (*weiblicher Fettverteilungstyp „Birnenform"* → Abb. I/20.31) lagert sich das Fett mehr an Hüften und Oberschenkeln an. Die Gefahr von Folgeerkrankungen ist anscheinend geringer.

Internet- und Lese-Tipp
- Deutsche Adipositas-Gesellschaft e. V. (*DAG*): www.adipositas-gesellschaft.de
- Weltgesundheitsorganisation (*WHO*): www.euro.who.int (in deutscher Sprache)

I/20.8.1 Informations-sammlung

Ⓐ Fallbeispiel Ambulant, Teil II

Linda Müller beobachtet die veränderte Nahrungszufuhr von Wilma Klein und

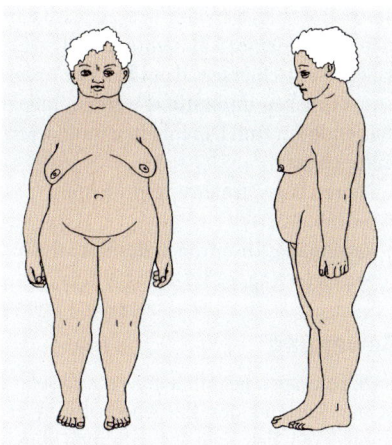

Abb. I/20.31 Gynäkoider Fettverteilungstyp: „Birnenform" mit Fettansatz hauptsächlich an Hüften und Oberschenkeln. [L215]

stellt fest, dass die tägliche Kalorienanzahl stetig steigt. Sie versucht, die Ursachen dafür herauszufinden, kommt aber dabei nicht richtig weiter. Herr Klein, der beruflich recht ausgelastet ist, will seiner Frau die kulinarischen Freuden weiterhin gönnen.

Frau Müller analysiert das Verhalten von Wilma Klein und stellt ein Selbstversorgungsdefizit bei der Ernährung fest. Die Lebenswelt von Frau Klein ist dadurch nicht beeinträchtigt. Sie fühlt sich rundherum glücklich und zufrieden. Für die künftige Pflegesituation und Gesundheit von Frau Klein ist es notwendig, eine weitere Gewichtszunahme zu vermeiden.

Ursachen, Risiko- und Einflussfaktoren

- Erbliche Veranlagung
- Gleichzeitiges Essen während anderer Aktivitäten
- Essen als Belohnung oder Trost bei Einsamkeit, Stress, Angst
- Nahrungszufuhr hauptsächlich am Abend
- Bevorzugung kalorienreicher und ballaststoffarmer Nahrungsmittel (*Fehlernährung*)
- Abnahme der gewohnten Aktivität, z. B. durch beeinträchtigte Mobilität oder durch eine bisher ungewohnte bewegungsarme Tätigkeit.

Zeichen und Ausmaß

Das **Ausmaß** der Überernährung lässt sich anhand eines tageweise geführten Ernährungsprotokolls bestimmen (→ Tab. I/21.4).

Die tatsächlich zugeführten Kalorien können berechnet und dem geschätzten Kalorienverbrauch gegenübergestellt werden. Liegt bereits Übergewicht vor, lässt sich das Ausmaß anhand des Körpergewichts und der Körpergröße bestimmen (→ Tab. I/20.8).

Folgen

Überernährung und Übergewicht haben zahlreiche Gesundheitsgefahren zur Folge, insbesondere im Alter. Neben **Zivilisationserkrankungen,** z. B. Arterienverkalkung, Arthrose der Gelenke, Herz-Kreislauf-Erkrankungen, Fettstoffwechselstörungen und Diabetes mellitus, ist es vor allem die **beeinträchtigte körperliche Mobilität** (→ Kap. I/19.3), die im Alter schnell zu einem Pflegebedarf in vielen Lebensbereichen führen kann. Die meisten Übergewichtigen fühlen sich nicht wohl „in ihrer Haut".

❯ Vorsicht!
Übergewicht ist zwar oft, aber keineswegs immer auf Überernährung zurückzuführen. In seltenen Fällen können auch Erkrankungen, z. B. eine Schilddrüsenunterfunktion, die Ursache sein.

❯ Vorsicht!
Eine Reduktionsdiät für einen alten Menschen muss immer mit dem Arzt besprochen und von ihm ausdrücklich angeordnet werden und sollte nie von Altenpflegerinnen allein durchgeführt werden.

Ein Gewichtsverlust im Alter geht immer mit einem Verlust der Muskelmasse einher. Deswegen muss immer eine Bewegungstherapie angeregt werden, sonst führt ein Gewichtsverlust zu Immobilität.

I/20.8.2 Pflegetherapie

Die Maßnahmen bei einer Überernährung sind nur effektiv, wenn sie zusammen mit dem Pflegebedürftigen geplant werden. Der beste Diätplan nützt nichts, wenn der Pflegebedürftige nicht abnehmen will.

Information, Beratung und Motivation

An erster Stelle steht die Aufgabe, den Pflegebedürftigen über die Folgen des Übergewichts und die Möglichkeiten der Gewichtsreduktion zu informieren, zu beraten und ggf. zu motivieren. Mit Bevormundung würde man ihm ein erhebliches Stück Selbstbestimmung und damit Lebensqualität nehmen.

Kalorienreduzierte Ernährung

Eine Überernährung zu verhindern, gelingt ausschließlich durch eine Angleichung von Kalorienverbrauch und Kalorienzufuhr. Altenpflegerinnen streben an, den Kalorienbedarf auf die Erfordernisse und Bedürfnisse des Pflegebedürftigen abzustimmen.

Das Gewicht geht bei einer Reduktionskost nicht immer kontinuierlich nach unten, sondern hat Höhen und Tiefen.

Zu Beginn einer Diät, etwa in den ersten vier bis fünf Tagen, nimmt zwar das Körpergewicht recht schnell ab, der Gewichtsverlust kommt aber überwiegend durch einen Flüssigkeitsverlust zustande.

Erst danach werden die Fettreserven zur Energiegewinnung herangezogen. Zusätzlich spart der Körper Energie, indem sich der Stoffwechsel verlangsamt und nach etwa drei Wochen seinen Grundumsatz (→ Kap. I/20.1.1) senkt.

Die Gewichtsabnahme sollte **500 g pro Woche** nicht überschreiten, damit der Grundumsatz nicht sinkt.

Maßnahmen zur Reduktion von Körpergewicht

- Reduktion der Kalorienzufuhr auf etwa 1 500 Kalorien pro Tag je nach körperlicher Betätigung
- Fett- und kohlenhydratarme, eiweiß-, mineralstoff- und vitaminreiche Kost
- Ballaststoffe bevorzugen, da sie schnell ein Sättigungsgefühl hervorrufen, ohne vom Körper verwertet zu werden
- Viel Flüssigkeit trinken, nach Möglichkeit Wasser oder ungesüßten Früchtetee
- Vermeidung bzw. Einschränkung von Alkohol und Süßigkeiten
- Langsam essen und Mahlzeit genießen.

Hat sich der Pflegebedürftige zum Abnehmen und zu einer kalorienreduzierten Ernährung entschlossen, dann kann er in seinem Vorhaben **unterstützt** werden, indem Pflegende ihn zum Durchhalten motivieren. Hilfreich sind:

- Führen eines Ernährungsprotokolls (→ Tab. I/21.4)
- Regelmäßige Kontrollen des Körpergewichts (→ Kap. I/21.2.1).

Bewegung

Nach Rücksprache mit dem Arzt und sofern es der Zustand des Pflegebedürftigen erlaubt, kann der Kalorienverbrauch durch regelmäßige **körperliche Betätigung** gesteigert werden.

Besonders geeignet sind Bewegungs- und Sportarten, die den Energieverbrauch mäßig, aber lang anhaltend anheben, ohne dabei Herz, Kreislauf und die Gelenke zu überlasten. Empfehlenswert sind z. B. Spaziergänge, Gymnastik, Schwimmen oder Aquagymnastik.

Lebensgewohnheiten

Lebensgewohnheiten zu ändern ist immer ein schwieriges Unterfangen. Trotzdem ist es sinnvoll, nach und nach einzelne Gewohnheiten genauer unter die Lupe zu nehmen und durch gesundheitsbewusstere zu ersetzen.

Weitere pflegerische Maßnahmen:

- Bei der Körperpflege besonders auf das Waschen und gute Abtrocknen von Körperfalten achten, um Hautpilzinfektionen vorzubeugen. Evtl. bedarf der Betroffene einer Unterstützung bei der Körperpflege
- Tipps geben, wie man sich trotz fülliger Körperformen attraktiv kleiden kann.

I/20.8.3 Pflegeevaluation

Ⓐ Fallbeispiel Ambulant, Teil IV

Nach einem Monat evaluiert Linda Müller die Pflegeplanung für Wilma Klein. Es war schwierig, einen Termin mit Herrn Klein zu vereinbaren, da er beruflich viel unterwegs ist. Herr Klein führt ein Ernährungsprotokoll, sofern er Zeit hat. Frau Klein hat sich wenig einsichtig in Bezug auf die Umstellung der Ernährung gezeigt. Sie besteht immer noch auf dem Stück Torte zum Frühstück und den Süßigkeiten nach den Mahlzeiten. Immerhin hat sie sich bereit erklärt, ein Gespräch mit einer Ernährungsberaterin zu führen. Die Pflegeplanung wurde nach dem Evaluationsgespräch an die Situation angepasst.

I/20.9 Unter- und Mangelernährung

Ⓐ Fallbeispiel Ambulant, Teil I

Zwischenzeitlich sind bei Käthe Krahl (→ Kap. I/21.4) die Mundschleimhautveränderungen verschwunden und die Pflegebedürftige hat sich an die tägliche Inspektion des Mundes durch die Pflegenden gewöhnt. Frau Krahl trinkt nun ausreichend. Allerdings nimmt die tägliche Nahrungszufuhr rapide ab. Selbst ihre Lieblingsgerichte, die ihre Töchter abwechselnd kochen, rührt sie kaum an. Nur während der täglichen Teezeit kann sie sich zu einer vermehrten Nahrungszufuhr motivieren. Die Altenpflegerin Linda Müller bemerkt, dass Frau Krahl zusehends Gewicht verliert.

Ⓐ Fallbeispiel Ambulant, Teil III

Beispiel einer Pflegeplanung bei Überernährung für Wilma Klein

Informationssammlung	Pflegetherapie	
Wünsche, Gewohnheiten, Hilfebeschreibungen, pflegefachliche Einschätzungen	Pflegeziel/Verständigungsprozess/erwartete Ergebnisse	Pflegemaßnahmen/Pflegeangebote
<ul><li>Isst sehr gerne Süßes</li><li>Kann allein Brot essen und allein Getränke im Sitzen zu sich nehmen</li></ul>**Pflegefachliche Einschätzungen:**<ul><li>Überernährung aufgrund von Bewegungsmangel, falscher Ernährung</li><li>Wissensdefizit bezüglich der Ernährung</li></ul>	<ul><li>Kennt die Ursachen und Gefahren einer Überernährung</li></ul>**Verständigung:**<ul><li>Keine weitere Gewichtszunahme</li></ul>	<ul><li>Über Ursachen und Gefahren der Gewichtszunahme informieren</li><li>Zur ballaststoffreichen Normalkost beraten und motivieren</li><li>Zufuhr von Süßigkeiten deutlich reduzieren</li><li>Ehemann anleiten, ein Ernährungsprotokoll zu führen, da Wilma Klein wegen der gestörten Feinmotorik nicht mehr schreiben kann, Ernährungsberater hinzuziehen</li></ul>

> **Unterernährung:** Zustand, bei dem der Mensch weniger Nahrung (essenzielle Nährstoffe und Energie) aufnimmt, als sein Körper benötigt.

I/20.9.1 Informations-sammlung

A Fallbeispiel Ambulant, Teil II

Linda Müller, die den Allgemeinzustand von Käthe Krahl gern aufbauen möchte, kann nicht genau herausfinden, welche Ursache die verminderte Nahrungszufuhr hat. Die Angehörigen stehen der Situation recht hilflos gegenüber und haben Angst, dass der Tumor wieder auftritt. Frau Müller analysiert das Verhalten von Frau Krahl und erkennt ein Selbstversorgungsdefizit bei der Ernährung. Die Pflegebedürftige ist in ihrer Lebenswelt stark beeinträchtigt. Frau Krahl ist offen für jede Möglichkeit, mit der sie wieder zu Kräften kommen und Gewicht zunehmen kann.

Ursachen, Risiko- und Einflussfaktoren

- Selbstversorgungsdefizit bei der Ernährung (→ Kap. I/21.3)
- Erhöhter Alkoholkonsum oder Rauchen
- Einsamkeit, Trauer, Stress, finanzielle Probleme
- Appetitlosigkeit
- Abneigung gegen das Essen
- Veränderter Geschmacks- und Geruchssinn
- Fehlendes Interesse am Essen
- Schluckstörungen (→ Kap. I/20.10)
- Verdauungs- und Resorptionsstörungen (z. B. Mangel an Magensäure), Bauchschmerzen
- Erbrechen
- Erkrankungen, die zu einem höheren Kalorienbedarf führen, z. B. Tumorerkrankungen, akute Infektionen, Hyperthyreose (→ Kap. I/31.3.8)
- Bewegungsdrang bei Morbus Alzheimer, Rigor bei Morbus Parkinson
- Störung der Nährstoffverwertung (Malabsorption – Resorptionsstörung, Maldigestion – enzymatische Spaltung der Nährstoffe ist gestört), erhöhte Verluste, z. B. Dialyse
- Motorische (z. B. Greifstörungen), psychische (z. B. Demenz) und visuelle (z. B. Sehstörungen) Veränderungen.

Zeichen und Ausmaß

Das Ausmaß der Unter- und Mangelernährung lässt sich anhand folgender Parameter im ambulanten Bereich einschätzen. 📖5
- **Geringes Risiko:** Gewichtsverlust < 5 % in sechs Monaten oder Nahrungszufuhr 50–75 % des Bedarfs in der vergangenen Woche
- **Mäßiges Risiko:** Gewichtsverlust 5–10 % in sechs Monaten oder Nahrungszufuhr 25–50 % des Bedarfs in der vergangenen Woche
- **Hohes Risiko:** Gewichtsverlust > 10 % in sechs Monaten oder Nahrungszufuhr bei etwa 25 % des Bedarfs in der vergangenen Woche

Zeichen sind (→ Abb. I/20.32):
- Stark reduzierte Fettpolster
- Tief liegende Augen
- Dünne Extremitäten, feingliedrige Finger
- Stärker hervortretende Knochen im Gesicht, am Becken, an der Wirbelsäule und an den Rippen
- Schlaffe Haut
- Leistungsminderung
- Müdigkeit und Mattigkeit.
- Eingefallene Wangenhaut
- Reduzierter Hautturgor (*Hautspannung*)
- Starker Kräfteverfall.

> Für die Einschätzung des Ausmaßes der Mangelernährung können Pflegende den MNA-SF verwenden (→ Abb. I/21.17). Er bildet den „Gold-Standard" für Senioren über 65 Jahren.

Folgen

Unterernährung und Untergewicht gehen mit körperlicher Schwäche, Kräfteverfall und Abwehrschwäche einher.

Das Wohlbefinden ist deutlich gemindert, der Allgemeinzustand eher schlecht. Folgen können Kreislaufstörungen, Wundheilungsstörungen, bei eingeschränkter körperlicher Mobilität Dekubitusgefährdung (→ Kap. I/17.2) sowie erhöhte Sturzgefahr (→ Kap. I/17.5) sein.

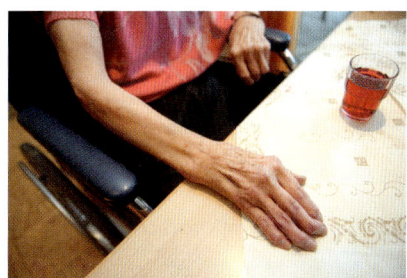

Abb. I/20.32 Kachektischer alter Mensch. [K157]

Beobachtung

Unterernährung und Untergewicht gefährden die Gesundheit. Um das Risiko rechtzeitig zu erkennen, ist regelmäßige Beobachtung erforderlich:
- Vitalzeichen (→ Kap. I/20.1.1)
- Haut (→ Kap. I/21.6.2)
- Körpergewicht (→ Kap. I/20.2)
- Ausscheidung (→ Kap. I/21.5).

I/20.9.2 Pflegetherapie

Um wirkungsvolle Maßnahmen treffen zu können, ist es notwendig, die Ursachen der Unterernährung zu klären. Eine interdisziplinäre Zusammenarbeit mit Ärzten und Ernährungsberatern ist anzustreben.

Kalorien- und nährstoffreiche Ernährung

Bei der Ernährung eines Pflegebedürftigen mit Untergewicht oder drohender Unterernährung stellen Altenpflegerinnen (ggf. in Zusammenarbeit mit anderen Berufsgruppen) einen individuellen **Ernährungsplan** auf, in dem die Vorlieben der Pflegebedürftigen Berücksichtigung finden. Nahrungsmittel, gegen die eine Abneigung besteht, sind grundsätzlich zu vermeiden. Gut ist es, wenn der Pflegebedürftige motiviert werden kann, **nährstoff-** und **kalorienreiche Nahrungsmittel** zu essen und zu trinken. Darüber hinaus sind folgende Maßnahmen hilfreich:
- Häufigere kleine anstatt drei große Mahlzeiten
- Energieanreicherung der Speisen mit pflanzlichen Ölen
- Wunschkost, evtl. Nahrungsmittel von den Angehörigen mitbringen lassen
- Zusätzliche Gabe von Trinknahrung in verschiedenen Geschmacksrichtungen
- Lebensmittel mit geringem Ballaststoffgehalt bevorzugen, damit das Sättigungsgefühl nicht zu zeitig ausgelöst wird
- Getränke (z. B. Tee) mit Honig oder Zucker süßen
- Abneigungen gegen bestimmte Nahrungsmittel und Gerüche berücksichtigen
- Lebensmittel vermeiden, die häufig unangenehme Nebenwirkungen verursachen, z. B. Kohl, Hülsenfrüchte, Knoblauch
- Mindestens 2 l Flüssigkeit anbieten. Evtl. die Flüssigkeitszufuhr vor den Hauptmahlzeiten einschränken, um ein Sättigungsgefühl durch die Flüssigkeit zu vermeiden

- Kleine und appetitliche Portionen anbieten, da ein übervoller Teller die Lust am Essen hemmen kann

Ernährungsprotokolle (→ Tab. I/21.4) sollten nur solange geführt werden, bis die Ursache für das Ernährungsproblem behoben ist, oder sie dienen in entsprechenden Abständen der Kontrolle. Kalorienberechnungen sind keine Aufgabe von Altenpflegerinnen. 📖6

> ❯ Mit dem Arzt besprechen:
> - Bei Bedarf Schmerztherapie optimieren
> - Andere Erkrankungen ausschließen (z.B. Gastritis, Obstipation)
> - Alternative Medikamente, wenn verordnete Medikamente einen Verlust des Appetits verursachen.

Veränderungen im sozialen Umfeld

Psychische Probleme können den Appetit erlöschen lassen. Während überernährte Menschen diesen Zustand über einen kurzen Zeitraum ohne gesundheitliche Schäden tolerieren, kann ein normalgewichtiger alter Mensch dadurch schnell in den Zustand der Unterernährung geraten. Durch Zuwendung und Gesprächsangebote in einem **harmonischen und freundlichen Umfeld** können möglicherweise drückende Sorgen genommen, zumindest aber gemildert werden, damit der alte Mensch ausreichend isst.

> ❯ Unterbrechungen der Mahlzeit durch Pflegemaßnahmen, z.B. Verbandswechsel, können den ohnehin geringen Appetit eines unterernährten Pflegebedürftigen vollständig vertreiben. Deshalb sorgen Pflegende für ungestörte Essenszeiten.

Essen in Gemeinschaft weckt Appetit und die Vorfreude auf die nächste Mahlzeit. Wann immer möglich, achten Altenpflege-rinnen darauf, dass der alte Mensch nicht allein isst, sondern seine Mahlzeiten in einer für ihn angenehmen **Tischgemeinschaft** einnimmt. Leider kann dies bei vielen alten Menschen nicht verwirklicht werden, da sie z.B. allein leben.

Wenn das Geld für eine angemessene Versorgung mit Lebensmitteln nicht ausreicht, lohnt es sich, **Sozialarbeiter** einzuschalten. Die meisten alten Menschen kennen die staatlichen Hilfen nicht, oder sie scheuen sich, diese in Anspruch zu nehmen.

Ist das Selbstversorgungsdefizit bei der Ernährung Ursache für die Unterernährung, dann gilt es, diese Umstände mit geeigneten Maßnahmen (→ Kap. I/20.1.1) zu beseitigen.

I/20.9.3 Pflegeevaluation

Ⓐ Fallbeispiel Ambulant, Teil IV

Nach einem Monat evaluiert Linda Müller die Pflegeplanung für Käthe Krahl. Dieses Mal hat es relativ schnell geklappt, mit den Angehörigen einen Gesprächstermin zu vereinbaren. Frau Krahl fühlt sich zwischenzeitlich etwas besser, seit sie zusätzlich die kalorienreiche Trinknahrung erhält. Ihr größtes Problem ist, dass die Trinknahrung ihr nicht schmeckt. Die wöchentliche Gewichtskontrolle hat in den vergangenen zwei Wochen keine weitere Gewichtsabnahme ergeben. Das Gewicht hat sich mit einer minimalen Tendenz nach oben stabilisiert. Die Angehörigen wechseln sich wöchentlich ab und sorgen für ein Stück Lieblingskuchen zum nachmittäglichen Tee. Frau Müller schlägt den Angehörigen vor, eine Ernährungsberaterin hinzuzuziehen, um eine andere Trinknahrung zu finden und nach weiteren Möglichkeiten zu suchen, das Gewicht zu erhöhen.

Dieser Vorschlag wurde gerne angenommen. Die Altenpflegerin passt die Pflegeplanung nach dem Evaluationsgespräch an die neue Situation an.

I/20.10 Schluckstörungen

Ⓢ Fallbeispiel Stationär, Teil I

Die Altenpflegerin Hermine Brauer betreut seit einigen Tagen Anna Binder. Die 73-Jährige hat einen Schlaganfall erlitten. Aus diesem Grund wurde sie stationär im Krankenhaus behandelt und anschließend in eine Rehabilitationsklinik verlegt. Seit Frau Binder wieder im „Seniorenzentrum Maxeberg" ist, benötigt sie Unterstützung bei den Lebensaktivitäten. Beim Verabreichen der Suppe fällt Frau Brauer auf, dass sich die Pflegebedürftige häufig verschluckt und dann hustet und würgt.

Sie vermerkt dieses Problem im Dokumentationssystem und bittet bei der Übergabe ihre Kollegen, verstärkt auf Zeichen einer Schluckstörung zu achten.

> ❯ **Schluckstörungen:** Störungen des Transports von Flüssigkeit oder fester Nahrung vom Mund in den Magen durch einen unphysiologischen Schluckvorgang.

Der **physiologische Schluckvorgang** setzt sich aus willkürlichen und unwillkürlichen Abläufen zusammen.

Bevor der Nahrungsbissen in die Speiseröhre gelangt, wird er zerkleinert, mit Speichel vermischt und mit der Zunge in den Rachen geschoben. Reflektorisch (*ohne willentliche Steuerung*) wird der **Schluckreflex** ausgelöst, wobei sich der Kehldeckel über die Luftröhre legt und diese verschließt, damit die Nahrung nicht aspiriert (*eingeat-*

Ⓐ Fallbeispiel Ambulant, Teil III

Beispiel einer Pflegeplanung bei Unterernährung für Käthe Krahl

Informationssammlung	Pflegetherapie	
Wünsche, Gewohnheiten, Hilfebeschreibungen, pflegefachliche Einschätzungen	Pflegeziel/Verständigungsprozess/erwartete Ergebnisse	Pflegemaßnahmen/Pflegeangebote
• Nimmt gern Tee mit Kuchen zu sich **Pflegefachliche Einschätzungen:** • Unterernährung aufgrund einer Tumorerkrankung • Kachexie	• Weitere Gewichtsabnahme verhindern **Verständigung:** • Berücksichtigung und Besorgung von Wunschkost • Konstantes Gewicht erreichen	• Zwischendurch kalorienhaltige Getränke anbieten, ggf. zum Trinken motivieren • Ernährungsprotokoll führen • Wunschkost, 7× tägl. kleine Portionen, 2× tägl. hochkalorische Sondenkost nach Wunsch entsprechend Standard • Vorlieben bei Kuchen erfragen und anbieten • 1× wöchentlich Gewichtskontrolle

met) wird. Durch Erschlaffen des **oberen Schließmuskels** der Speiseröhre gelangt die Nahrung vom Rachen in die Speiseröhre, hier wird sie durch wellenförmige Kontraktionen (*Peristaltik*) abwärts und durch den erschlafften **unteren Speiseröhrenschließmuskel** in den Magen befördert.

Diese fein aufeinander abgestimmten Muskelkontraktionen werden durch Nerven gesteuert.

I/20.10.1 Informationssammlung

Ⓢ Fallbeispiel Stationär, Teil II

Hermine Brauer und ihre Kollegen beobachten in der Folgezeit bei Anna Binder ein Verschlucken bei der Nahrungsaufnahme mit anschließendem Würgen und Husten. Sie stellen fest, dass sie sich bei festen und flüssigen Speisen verschluckt. Die Schluckstörungen treten allerdings gehäuft bei flüssigen Speisen bzw. bei Getränken auf.

Frau Binder ist es jedes Mal sehr peinlich, dass sie während des Essens so oft hustet. Sie hat Angst, dass sie mit dem ständigen Husten den Mitbewohnern den Appetit verdirbt.

Frau Brauer analysiert das Verhalten von Anna Binder und stellt ein Selbstversorgungsdefizit beim Schlucken fest. Ihre Lebenswelt ist beeinträchtigt. Frau Binder ist sehr kooperativ und bittet Frau Brauer, ihr bei dem Problem zu helfen.

Ursachen und Einflussfaktoren

- Neuromuskuläre Störung durch z. B. Schlaganfall (*Apoplexie*), Morbus Parkinson, multiple Sklerose, Fazialislähmung mit
  - Vermindertem oder fehlendem Schluckreflex
  - Verminderter Kraft der Kau- und Schluckmuskulatur
  - Vermindertem Empfindungsvermögen in der Mundhöhle durch Ausfall sensibler Nerven (→ Kap. I/31.11)
- Bewusstseinsstörungen
- Erschöpfung, Müdigkeit
- Entzündungen im Mund- und Rachenraum
- Mechanische Verengungen durch z. B. Ödeme oder Tumoren
- Verletzungen der Speiseröhre
- Nasale oder orale Magensonde, trachealer Tubus zur Beatmung.

Zeichen

- Nahrungsmittel sammeln sich in der Mundhöhle
- Husten, Würgen, aber auch Ausbleiben von Husten- und Würgereflex
- Wiederholtes Schlucken
- Nahrung fließt aus dem Mund oder wird aus dem Mund geschoben
- Beim Schlucken tritt Flüssigkeit aus der Nase
- Gesteigerter Speichelfluss
- Geräusche beim Schlucken
- Zyanose (*blaue Verfärbung der Haut*) bei der Nahrungsaufnahme, Aspiration.

> ❯❯ Altenpflegerinnen können Schluckstörungen durch aufmerksames Beobachten des Verhaltens feststellen. Besteht der Verdacht, dass das Schluckvermögen beeinträchtigt ist, kann der Schluckreflex überprüft werden. Grundsätzlich sollte jedoch der Arzt verständigt werden, der bei Verdacht auf Schluckstörungen eine spezielle Diagnostik einleitet. Die notwendigen Therapien sollten immer gemeinsam mit Logopäden durchgeführt werden.

Folgen

Die lebensbedrohliche **Folge** einer Schluckstörung ist die **Aspiration** (→ Kap. I/20.4.2). Die eingeatmete Flüssigkeit oder Nahrung kann zu einer Aspirationspneumonie führen, die besonders im Alter eine Gefahr für das Leben darstellt. An einer massiven Aspiration kann der Pflegebedürftige ersticken. Daher ist es eine wichtige Aufgabe der Altenpflegerinnen, eine Schluckstörung rechtzeitig zu erkennen und eine Aspiration zu verhindern.

I/20.10.2 Pflegetherapie

Stimulation des Schluckreflexes durch Schlucktraining

Mit dem **Schlucktraining** (→ Abb. I/20.33) soll ein physiologischer Schluckreflex stimuliert werden, der die Voraussetzung für das Ess- und Trinktraining ist.

Voraussetzungen

Bevor ein Schlucktraining durchgeführt wird, überprüfen Altenpflegerinnen den Husten- und Schluckreflex.

- **Schluckreflex prüfen:** Zeige- und Ringfinger leicht auf den Kehlkopf legen und Pflegebedürftigen bitten, zu schlucken.

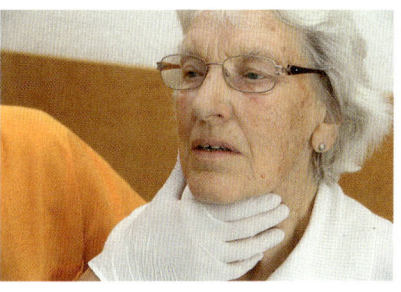

Abb. I/20.33 Schlucktraining mit einem alten Menschen. [K333]

Kehlkopfbewegung mit den Fingern spüren und mit den Augen beobachten
- **Hustenreflex prüfen:** Pflegebedürftigen auffordern, zu husten oder beobachten, ob spontan Husten auftritt. Die Unfähigkeit, zu husten, kann auf eine Kehldeckellähmung hinweisen. Bei einer vollständigen Lähmung kann der alte Mensch zusätzlich nicht weinen und schreien. In diesem Fall besteht große Aspirationsgefahr.

Vorbereitung

- **Raum:** Für Ruhe sorgen, um Pflegebedürftigen nicht abzulenken. Evtl. anwesende Personen bitten, das Zimmer zu verlassen. Störquellen, z. B. Radio oder Fernsehgerät, nach Rücksprache mit dem Pflegebedürftigen ausschalten
- **Material:** Zahnspiegel und Becher mit Eiswasser
- **Pflegebedürftiger**
  - Sorgfältige Mundpflege (→ Kap. I/21.6.1), damit die Mundregion für die neuen Reize empfänglich ist
  - Für sicheren Sitz der Zahnprothese sorgen, evtl. Haftcreme auftragen oder Prothese entfernen
  - Pflegebedürftigen aufrecht und gerade an einen Tisch setzen (lassen). Kopf leicht nach vorne neigen lassen, da die Speisen bei rückwärts geneigtem Kopf unkontrolliert in den Rachen gelangen. Die Beine stehen fest auf dem Boden, die Arme liegen angewinkelt auf dem Tisch. Bei mangelnder Rumpf- oder Kopfkontrolle Pflegebedürftigen stützen
  - Beim **Schlucktraining im Bett** das Kopfteil senkrecht stellen und Sitzposition evtl. mit Hilfsmitteln unterstützen
  - Speisen sehen und riechen lassen, um den Appetit und die Speichelproduktion anzuregen
  - Sekretansammlungen können das Schlucken behindern. Deshalb im Zweifelsfall den Pflegebedürftigen bitten, zu husten bzw. sich zu räuspern

– Bei Erkrankungen, z. B. Parkinson, Medikamente rechtzeitig verabreichen, um die optimale Wirkung zu gewährleisten
• **Altenpflegerinnen:** Hände waschen.

Durchführung

Einen Zahnspiegel für etwa zehn Sekunden in Eiswasser tauchen. Anschließend mit der Rückseite der Spiegelfläche fünf- bis zehnmal an den vorderen Teil des harten Gaumens tippen (→ Abb. I/20.34). Zur erneuten Stimulation den Spiegel wieder in das Eiswasser tauchen. Diesen Vorgang fünfmal täglich etwa fünf Minuten lang abwechselnd an jeder Gaumenseite wiederholen. Der Schluckreflex kann nach Tagen (manchmal auch erst nach Wochen) erneut einsetzen.

Ist ein Schluck- und Hustenreflex vorhanden, kann mit dem Ess- und Trinktraining begonnen werden.

Stimulation des Gesichts- und Mundbereichs

Eine **Stimulation** des Gesichts- und Mundbereichs ist notwendig, wenn der Pflegebedürftige aufgrund einer Lähmung der Gesichts-, Kau- und Zungenmuskulatur nicht in der Lage ist, die Bewegungen korrekt auszuführen, oder wenn Wahrnehmungs- und Sensibilitätsstörungen in diesem Bereich bestehen.

Diese Übungen erleichtern, fördern und forcieren im besonderen Maße **Kau- und Schluckbewegungen.** Dabei werden die verschiedenen Muskelgruppen im Mund- und Gesichtsbereich, z. B. die Muskeln für Kiefer und Zunge, je nach Grundtonus gedehnt

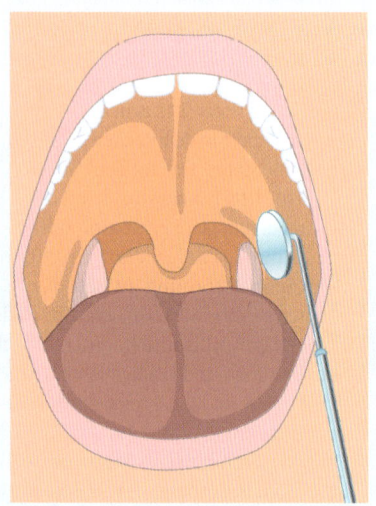

Abb. I/20.34 Stimulation des Schluckreflexes. [L138]

oder gelockert, entspannt oder angespannt und in ihrem Lageempfinden stimuliert.

Einfache **Übungen,** die der Pflegebedürftige selbstständig durchführen kann, sind:
• Grimassen schneiden
• Stirn runzeln
• Zungenspitze zur Nase und zum Kinn strecken oder Lippen ablecken
• Die Unterlippe über die Oberlippe stülpen und umgekehrt
• „Kussmund" machen.

Fazilitation

> ❯ **Fazilitation:** Anbahnung normaler Haltungs- und Bewegungsmuster durch spezielle Übungen.

Ziele

• Verbesserung der Kaubewegungen
• Selbstständige Nahrungsaufnahme
• Unterstützung der Selbstwahrnehmung
• Vermeidung pathologischer Bewegungsmuster
• Verbesserung der Aussprache
• Verbesserung der Mimik.

Fazilitation des Kiefers

Zur **Fazilitation** des Kiefers wird der Kieferkontrollgriff verwendet (→ Abb. I/20.35). Er unterstützt den Bereich des Mundbodens und den Mundlippenschluss. Gleichzeitig können Altenpflegerinnen den Unterkiefer beim Kauen führen und dadurch das Schlucken fördern. Folgende Bewegungen, die mit Hilfe des Kieferkontrollgriffs eingeübt werden, unterstützen die Bewegungen des Unterkiefers:
• Auf- und Abwärtsbewegungen
• Seitliches Verschieben
• Vor- und Zurückschieben.
Diese Bewegungsabläufe werden immer wieder geübt. Schrittweise werden die Hilfen geringer, bis der Pflegebedürftige zur selbstständigen Durchführung der Bewegungen in der Lage ist.

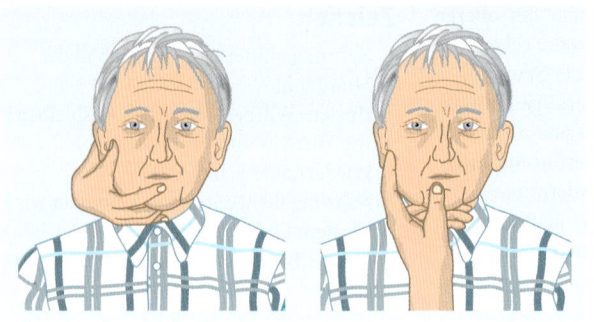

Abb. I/20.35 Kieferkontrollgriff von vorn und seitlich. [L138]

Stimulation der Wangen- und Mundmuskulatur

• Mehrmals mit mittelfestem Druck streichen (→ Abb. I/20.36 links)
  – Von der Nase zur Oberlippe
  – Von der Kinnspitze zur Unterlippe
  – Vom Jochbein zum Mundwinkel.
• Mit den Fingerspitzen zur Lockerung die Wangenmuskulatur beklopfen
• Mit einem feuchten Finger die Umrisse des Mundes nachzeichnen.

Stimulation des Mundinnenraums

Im Unterschied zur oralen Wahrnehmungsförderung durch Basale Stimulation® (→ Kap. I/18.1.2) wird mit dieser Art der Stimulation vor allem das Schlucken angeregt.

• Unter Verwendung des Kieferkontrollgriffs (→ Abb. I/20.35) mit einem angefeuchteten kleinen Finger oder Zeigefinger kräftig von der Mitte der oberen Zahnreihe entlang des Zahnfleisches nach hinten streichen
• Anschließend den Finger drehen und die Wangen innen mit kreisförmigen Bewegungen ausstreichen
• Übung auf jeder Seite dreimal wiederholen und an der unteren Zahnreihe genauso durchführen
• Nach jeder Seite den Finger aus dem Mund nehmen und dem Pflegebedürftigen die Möglichkeit zum Schlucken geben.

Klappt das selbstständige Schlucken nicht, können Altenpflegerinnen versuchen, den Bewegungsablauf durch ausstreichende Bewegungen des Mittelfingers vom Kinn in Richtung Kehlkopf anzuregen.

> ❯ **Vorsicht!**
> Bei einer falschen Durchführung bzw. Anleitung der oben genannten Übungen können beim Pflegebedürftigen gegenteilige Bewegungen oder pathologische Bewegungsmuster angebahnt werden. Diese erschweren die Nahrungszufuhr zusätzlich. Deshalb streben Altenpflegerinnen die Zusammenarbeit mit Logopäden an

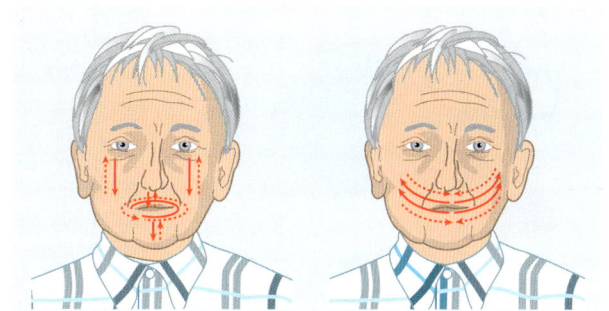

Abb. I/20.36 Stimulation der Wangenmuskulatur (links) und des Mundinnenraums (rechts). [L138]

und führen Übungen zur Fazilitation nur nach gründlicher Anleitung bzw. Weiterbildung durch.

❯❯ Vorsicht!
Vor dem Ess- und Trinktraining überprüfen Altenpflegerinnen den Schluck- und Hustenreflex. Nur wenn beide Reflexe vorhanden sind, beginnen sie mit dem Ess- und Trinktraining, da ansonsten die Gefahr einer Aspiration (→ Kap. I/20.4) besteht.

Ess- und Trinktraining

Auswahl der Speisen und Getränke

- Persönliche Wünsche berücksichtigen
- Keine Gemische aus flüssiger und halb fester Nahrung, da sie unterschiedliche Schluckgeschwindigkeiten erfordern und deshalb die Gefahr des Verschluckens vergrößern
- Dickflüssige Getränke, z. B. Säfte mit Fruchtmark, Trinkjoghurt, sind leichter zu schlucken, da die Schluckgeschwindigkeit langsamer ist
- Keine kohlensäurehaltigen Getränke verwenden
- Zu Beginn des Trainings feste Nahrung, z. B. Kartoffeln und Gemüse, anbieten, da diese Nahrung im Mund besser kontrolliert werden kann und die Gefahr einer Aspiration geringer ist als bei Flüs-

sigkeiten. Sollte der Pflegebedürftige noch nicht in der Lage sein, feste Nahrung zu essen, mit dickflüssiger Kost beginnen, z. B. Kartoffelbrei oder Quark
- Salzige und säurehaltige Speisen fördern den Speichelfluss und erleichtern das Schlucken. Diese Speisen sollten aber auf keinen Fall aspiriert werden, da sie das Lungengewebe besonders stark schädigen.

❯❯ Vorsicht!
Temperatur der Speisen und Getränke überprüfen, da bei Schluckstörungen häufig Sensibilitätsstörungen bestehen (Verbrennungsgefahr).

Vorbereitung

- **Pflegebedürftiger:** Schlucktraining
- **Material:** Stabiles Geschirr und Besteck verwenden, da der Pflegebedürftige evtl. versehentlich auf das Geschirr oder Besteck beißt:
  – Trinkgefäß mit leicht nach außen gewölbtem Rand und einer Aussparung für die Nase, sodass der alte Mensch beim Trinken nicht genötigt ist, den Kopf zu überstrecken. Ermöglicht außerdem Beobachtung des Schluckaktes (→ Abb. I/20.37)
  – Metalllöffel, klein, flach, vorne abgerundet.

Durchführung des Esstrainings

Für das **Esstraining** nehmen sich die Altenpflegerinnen genügend Zeit. Sie drängen den Pflegebedürftigen nicht.

Während des Trainings immer wieder die Sitzposition des Pflegebedürftigen kontrollieren und ggf. korrigieren. Mund nicht zu häufig von Speiseresten säubern, da damit krankhafte Bewegungsmuster aktiviert werden. Zum Säubern ein feuchtes Tuch verwenden und den Mund mit kräftigem Druck abtupfen.

- Erst Pflegebedürftigen bitten, Speichel zu schlucken, um das Kauen anzuregen
- Zu Beginn des Esstrainings Löffel nur wenig füllen oder eine kleine Menge auf die Rückseite des Löffels geben
- Sofern erforderlich: Mundöffnung anregen durch das Bestreichen der Lippen mit einer angenehm schmeckenden Flüssigkeit
- Anschließend den Löffel gerade von vorn in den Mund einführen und das vordere Zungendrittel herunterdrücken, damit die Zunge den Löffel nicht wegstößt. Dabei die Unterkieferzähne und die Oberlippe möglichst nicht berühren, da dies einen Beißreflex auslösen kann
- In Nahrung auf die Mitte des vorderen Zungenteil legen, damit sie nicht zu schnell unzerkaut in den Rachenraum gleitet
- Das Schlucken kann mit Hilfe des Kieferkontrollgriffs unterstützt werden oder der Pflegebedürftige nickt in dem Augenblick, in dem sich der Mund bzw. die Zahnreihen schließen (rasche Bewegung des Kopfes nach vorn)
- Den nächsten Löffel mit Nahrung erst geben, wenn der Pflegebedürftige geschluckt hat. Während des Schluckens soll der Pflegebedürftige nicht sprechen, um sich nicht zu verschlucken
- Wenn der Pflegebedürftige dickflüssige Speisen schlucken kann, darf mit dem Trinktraining begonnen werden.

Ⓢ Fallbeispiel Stationär, Teil III

Beispiel einer Pflegeplanung bei Schluckstörungen für Anna Binder

Informationssammlung	Pflegetherapie	
Wünsche, Gewohnheiten, Hilfebeschreibungen, pflegefachliche Einschätzungen	Pflegeziel/Verständigungsprozess/erwartete Ergebnisse	Pflegemaßnahmen/Pflegeangebote
• Hat Angst, andere Menschen zu stören • Ist sehr kooperativ **Pflegefachliche Einschätzungen:** • Schluckstörung aufgrund einer Hemiparese • Schluck- und Hustenreflex vorhanden	• Aspirationen sind verhindert • Orale Nahrungsaufnahme breiiger Speisen ist möglich **Verständigung:** • Nimmt aktiv am Schlucktraining teil	• Information über die Ursachen und mögliche Hilfen durch Logopäden • (*) 3× tägl. Esstraining und Stimulation des Gesichts- und Mundbereichs • (*) Bilanzierung • Evtl. PEG-Versorgung

(*) Diese Maßnahmen können mit entsprechenden Durchführungszeitpunkten in den Tagesstrukturplan eingetragen werden.

❯❯ Elf Essregeln

- Aufrechte Sitz- und Kopfhaltung
- Während des Essens nicht mit dem Pflegebedürftigen reden
- Fragen nur stellen, wenn der Mund leer ist und alles geschluckt ist
- Dem Pflegebedürftigen beim Essen Zeit lassen
- Nur kleinen Biss/Schluck nehmen, nachschlucken
- Gut kauen und Mund beim Schlucken schließen
- Nach jedem Schluck die Tasse abstellen, kurze Pause einlegen
- Mund ist leer, bevor eine neue Portion eingenommen wird
- Sind nach dem Schlucken noch Speisereste im Mund, nachschlucken
- Mundpflege ist nach jedem Essen wichtig
- Pflegebedürftige bleiben nach dem Essen mindestens 20 Min. sitzen. Erst dann ins Bett bringen. Pflegebedürftige mit Reflux sollen die aufrechte Körperhaltung etwa eine Stunde nach Nahrungsaufnahme beibehalten.

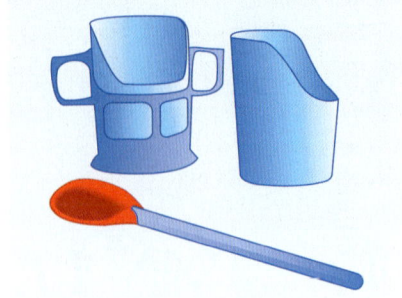

Abb. I/20.37 Trinkgefäß mit Rand und Aussparung für das Trinktraining. Kleiner, flacher Löffel für das Esstraining. [L138]

Durchführung des Trinktrainings

Komplikationen und Maßnahmen → Tab. I/20.9

Das **Trinktraining** ist in der Regel wegen zusätzlicher Probleme, z. B. mangelndem Mundschluss, schwieriger als das Esstraining. Altenpflegerinnen beginnen mit **dickflüssigen Getränken**. Erst wenn der Pflegebedürftige diese problemlos schlucken kann, geht man zu dünnflüssigen Getränken über.

Prinzipiell gehen Altenpflegerinnen wie beim Esstraining vor:

- Teelöffel zunächst nur zur Hälfte füllen. Die Menge ganz langsam steigern, bis der Pflegebedürftige aus einem Becher trinken kann, der zur Hälfte gefüllt ist
- Becher an die Unterlippe setzen und so heben, dass die Flüssigkeit dicht an die Oberlippe reicht und der Pflegebedürftige die Flüssigkeit selbst ansaugen kann. Dabei mit dem Becher die Zähne nicht berühren, da dies den Beißreflex auslösen kann. Die Flüssigkeit bei geschlossenem Mund schlucken lassen
- Immer nur einen Schluck zu trinken geben und die Möglichkeit zum Nachschlucken einräumen.

In der Anfangsphase bereitet häufig das Trinken aus dem Becher oder die Gabe mit einem Löffel Schwierigkeiten. Problemloser funktioniert die Verabreichung von Flüssigkeit mit einer Pipette oder das Aufsaugen der Flüssigkeit vom Finger.

❯❯ Lern-Tipp

Wählen Sie einen Partner aus Ihrer Klasse und probieren Sie aneinander die Techniken des Schluck-, Trink- und Esstrainings aus. Analysieren Sie in einem anschließenden Gespräch, welche Maßnahmen ihnen angenehm oder eher unangenehm waren.

❯❯ Nach erfolgreichem Trinktraining ist das Trinken mit einem Strohhalm eine Alternative zum Trinken aus dem Becher.

Nachbereitung

- **Pflegebedürftiger:** Etwa 20 Min. in erhöhter Oberkörperposition belassen, da Reflux- und Aspirationsgefahr bestehen. Nach dem Esstraining Mundpflege (→ Kap. I/21.6.1) durchführen, da alte Menschen mit Lähmungen der Gesichtsnerven die Speisereste nicht spüren und möglicherweise aspirieren. Außerdem führen Speisereste, die längere Zeit in der Mundhöhle bleiben, zu Mundschleimhautentzündungen
- **Altenpflegerinnen:** Hände waschen, Material aufräumen, Durchführung und Besonderheiten dokumentieren.

I/20.10.3 Pflegeevaluation

Ⓢ Fallbeispiel Stationär, Teil IV

Nach einem Monat evaluiert Hermine Brauer die Pflegeplanung für Anna Binder. Als Termin wurde eine Dienstbesprechung gewählt. Zweimal in der Woche kommt die Logopädin und unterstützt das Team der Einrichtung beim Ess- und Trinktraining. Frau Binder stimuliert zwischenzeitlich mehrmals am Tag ihren Gesichts- und Mundbereich mit Übungen, die ihr die Logopädin gezeigt hat. Sie benötigt weiterhin Ess- und Trinktraining. Breiige Speisen kann sie zwischenzeitlich mit wenig Verschlucken ohne Hilfe essen. Auch das Trinken dickflüssiger Getränke klappt gut. Anna Binder ist sehr froh, dass sie ausreichend Flüssigkeit zu sich nehmen kann und ihr die PEG erspart geblieben ist. Das Trinktraining mit dünnflüssigen Getränken bereitet ihr noch große Probleme und sie verschluckt sich noch häufig. Nach Rücksprache mit der Ärztin und der Logopädin soll damit vier Wochen gewartet werden. Hermine Brauer passt die Pflegeplanung nach dem Evaluationsgespräch an die Situation an.

I/20.11 Harninkontinenz

Ⓢ Fallbeispiel Stationär, Teil I

Die Altenpflegerin Hermine Brauer betreut die vor drei Wochen in die Pflegeeinrichtung gezogene Klarissa Lehmayer, eine 85-jährige Frau, die aus einer ländlichen Gegend kommt. Frau Lehmayer ist Mutter von acht Kindern. Sie hat ihr Leben lang für sie gesorgt und ihrem Mann bei der Landwirtschaft geholfen. Für eigene Bedürfnisse nahm sie sich selten Zeit. Da ihr Mann vor einigen

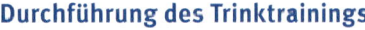

Komplikationen	Ursachen	Maßnahmen
Verschlucken	• Falsche Positionierung, z. B. mit rückwärts geneigtem Kopf • Pflegebedürftiger spricht während des Schluckens • Falsche Kost	• Pflegebedürftigen nach vorn beugen und auf das Brustbein klopfen zur Unterstützung des Hustenreflexes • Esstraining erklären • Evtl. Kost umstellen • Evtl. Rücksprache mit Arzt bzw. Logopäden • Aspirationsprophylaxe (→ Kap. I/20.4.2)
Ständiges Husten während des Esstrainings	Erschlaffte Schluckmuskulatur	• Unterbrechung der Nahrungszufuhr • Aspirationsprophylaxe (→ Kap. I/20.4.2) • Rücksprache mit Arzt
Aspiration	• Schluckstörung • Falsche Positionierung	• Kräftiges Klopfen auf den Rücken • Heimlich-Handgriff (→ Kap. I/20.4.2)

Tab. I/20.9 Komplikationen beim Schlucktraining.

Monaten gestorben ist und alle Kinder berufstätig sind, hat sie sich entschlossen, frühzeitig in eine stationäre Einrichtung zu ziehen. Sie bekommt häufig Besuch von ihren Kindern und Enkelkindern. Frau Lehmayer leidet immer wieder unter einem heftigen Harndrang und geht sehr häufig auf die Toilette, da sie Angst hat, dass Urin in die Unterhose tropft. Dennoch geht immer mal wieder ein wenig Urin unbemerkt ab. Das ist ihr sehr peinlich und sie versucht, das Problem zu beheben, indem sie weniger trinkt.

Störung der physiologischen Harnblasenentleerung

> **Harnkontinenz:** Die Fähigkeit, willkürlich und zur passenden Zeit und an einem geeigneten Ort die Blase zu entleeren.
> **Harninkontinenz:** Jeglicher unfreiwilliger (unwillkürlicher) Verlust von Urin (Definition der Internationalen Kontinenz-Gesellschaft).

Die **Harnblasenentleerung** (*Miktion*) ist ein komplexer Vorgang, an dem Rezeptoren, Muskeln, Nerven und das zentrale Nervensystem (*ZNS*) in einem komplizierten Zusammenspiel beteiligt sind. Füllt sich die Harnblase und dehnt sich dabei aus, leiten Dehnungsrezeptoren in der Harnblasenwand Impulse über das Rückenmark an das Gehirn. Durch die Verarbeitung dieser Nervenreize im Miktionszentrum im Gehirn entsteht das Gefühl von Harndrang. Bis zu einem bestimmten Füllungsgrad sendet das Gehirn dann hemmende Impulse an die Blase, um eine vorzeitige reflexartige Blasenentleerung zu vermeiden. In der Kindheit lernen Menschen, diese hemmenden Impulse bewusst einzusetzen, um die Blasenentleerung gezielt an einem geeigneten Ort auszuführen.

Mit Beginn der Miktion kontrahiert sich die Blasenmuskulatur und drückt den Harn in Richtung Harnröhre. Durch die Kontraktion öffnet sich der **innere Blasenschließmuskel.** Gleichzeitig senkt sich die Beckenbodenmuskulatur und erschlafft, dadurch öffnet sich auch der **äußere Blasenschließmuskel** (→ Abb. I/20.38).

Dieses komplexe Geschehen der Harnblasenentleerung kann durch unterschiedliche Ereignisse und Faktoren beeinträchtigt werden, sodass eine Harninkontinenz entsteht. Bei Menschen mit Demenz können Störungen der Wahrnehmung des Harndrangs, hinsichtlich der Kontrolle der Blasenentleerung und bei der Wahrnehmung eines geeigneten Ortes für die Miktion auftreten.

Die **Harninkontinenz** ist ein Gesundheitsproblem, das zu einer starken Einschränkung der Lebensqualität führen kann und die Betroffenen körperlich, aber in besonderem Maße auch psychisch und sozial belastet.

Weil Inkontinenz ein **Tabuthema** ist, wird es in den meisten Fällen weder vom alten Menschen selbst noch von seinen Angehörigen angesprochen Deshalb kann die Zahl der inkontinenten Menschen nur geschätzt werden. Die Deutsche Kontinenz-Gesellschaft geht davon aus, dass in Deutschland jede vierte Frau und jeder achte Mann von Harninkontinenz betroffen ist. Eine größere Studie ermittelte, dass von den über 60-Jährigen etwa jede fünfte Frau und etwa jeder zehnte Mann unter Harninkontinenz leiden, bei den über 80-Jährigen sind es noch mehr. Besonders hoch ist die Zahl der inkontinenten Menschen in den Pflegeeinrichtungen, hier sind etwa drei Viertel der Pflegebedürftigen mehr oder weniger inkontinent. ▓▓7 ▓▓8 ▓▓9 ▓▓10

Inkontinenzformen

Belastungsinkontinenz

Bei einer **Belastungsinkontinenz** (*Stressinkontinenz*) kommt es zu einem unfreiwilligen Urinverlust, weil der Verschlussmechanismus der Harnröhre bei einem erhöhten Druck im Bauchraum, verursacht durch körperliche Belastung und Husten, Niesen oder Lachen, nicht ausreichend funktioniert. Ursache sind Veränderungen der Beckenbodenmuskulatur, der Schließmuskeln oder des Bandapparats (→ Abb. I/20.39).

> Typisch für die Belastungsinkontinenz ist, dass bei Belastungen kleine Urinmengen ohne Harndrang abgehen.

Dranginkontinenz

Im Gegensatz zur Belastungsinkontinenz ist bei der **Dranginkontinenz** (*Urge-Inkontinenz*) das Schließmuskelsystem von Harnröhre und Blase intakt (→ Abb. I/20.39). Diese Inkontinenzform ist überwiegend auf eine erhöhte Erregbarkeit der Blasenmuskulatur zurückzuführen. Hemmende und stimulierende Impulse geraten in ein Missverhältnis, was zu einem plötzlichen, nicht unterdrückbaren Harndrang und einer vorzeitigen Kontraktion der Blasenmuskulatur führt. Die Toilette kann dann unter Umständen nicht mehr rechtzeitig erreicht werden (→ Abb. I/20.40). Neurogene Faktoren wie Erkrankungen des Nervensystems und nicht neurogene Faktoren wie ein Harnwegsinfekt oder Veränderungen der Blasenmuskulatur können die Ursache für diese Überaktivität der Blasenmuskulatur sein.

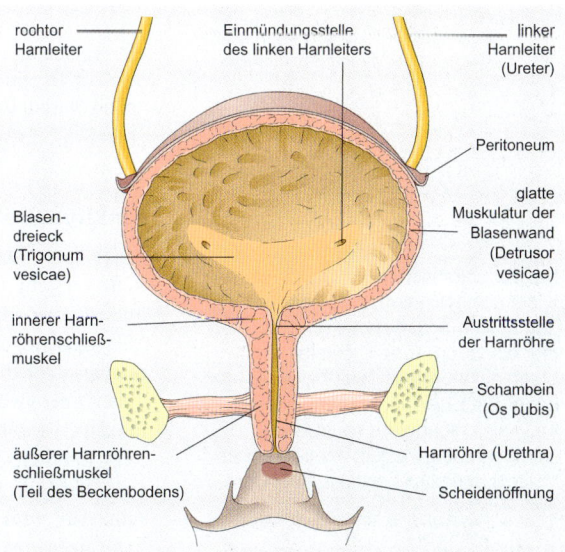

Abb. I/20.38 Harnblase der Frau mit innerem und äußerem Schließmuskel. [L190]

rechter Harnleiter

Einmündungsstelle des linken Harnleiters

linker Harnleiter (Ureter)

Peritoneum

Blasendreieck (Trigonum vesicae)

glatte Muskulatur der Blasenwand (Detrusor vesicae)

innerer Harnröhrenschließmuskel

Austrittsstelle der Harnröhre

Schambein (Os pubis)

äußerer Harnröhrenschließmuskel (Teil des Beckenbodens)

Harnröhre (Urethra)

Scheidenöffnung

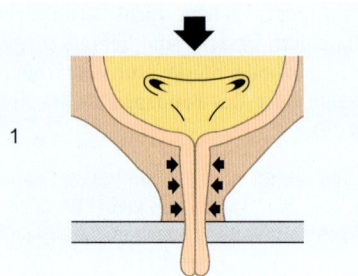

Intakter Verschlussmechanismus der Harnblase.

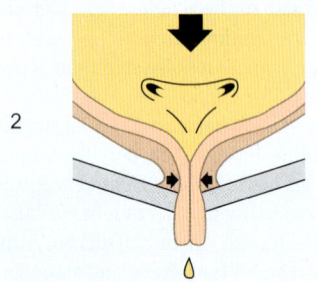

Bei der Belastungsinkontinenz tritt die Blase tiefer, sodass die „Verschlusslänge" sich verkürzt und sich der Blasenhals öffnet.

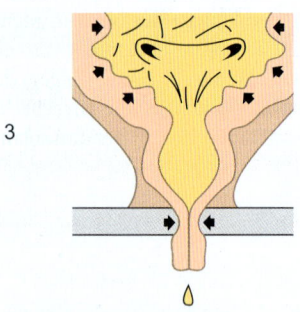

Bei der Dranginkontinenz kontrahiert sich die Blasenmuskulatur unge-hemmt.

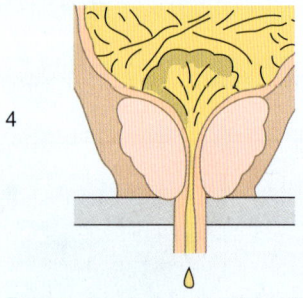

Bei der chronischen Harninkontinenz bildet sich Restharn, z.B. weil der Urin durch ein mechanisches Hindernis wie hier die vergrößerte Prostata beim Mann nicht ungehindert abfließen kann. Die Blase wird überdehnt und kann sich nicht mehr kontrahieren. Nur wenn der Druck in der Blase den Verschlussdruck übersteigt, fließt Urin ab.

Abb. I/20.39 Schematische Darstellung verschiedener Inkontinenzformen. [L138]

> Typisch für die Dranginkontinenz sind ein quälender, nicht beherrschbarer Harndrang sowie häufiges Wasserlassen eventuell verbunden mit Brennen, Schmerzen und Nykturie. Diese Symptome werden auch als *Syndrom der überaktiven Blase* bezeichnet. Eine überaktive Blase kann mit oder ohne Harninkontinenz auftreten.

> **Vorsicht!**
> Der im Alter häufige **plötzliche Harndrang** kann der Beginn einer Dranginkontinenz sein, daher ist es ratsam, frühzeitig einen Urologen hinzuziehen.

Mischinkontinenz

Eine **Mischinkontinenz** liegt vor, wenn sowohl Merkmale der Belastungs- als auch der Dranginkontinenz auftreten.

Chronische Harnretention mit Harninkontinenz

Bei der **chronischen Harnretention** kommt es zu einer Restharnbildung, die ohne oder mit einer **Harninkontinenz** auftreten kann (früher auch *Überlaufblase* genannt). Die Kontraktionskraft der Blasenmuskulatur reicht nicht aus, um die Blase vollständig zu entleeren. Auslöser sind entweder mechanische Ursachen (z. B. Vergrößerung der Prostata) oder eine eingeschränkte Kontraktionsfähigkeit der Blase z. B. durch neurologische Erkrankungen. Die Blase wird überdehnt und der Urin kann nicht abfließen. (→ Abb. I/20.39). Erst wenn der Druck in der Blase den Druck des Schließmuskels übersteigt, tritt der Harn tropfenweise aus, bis der Druck in der Blase wieder geringer wird als der Schließmuskeldruck.

> Typisch für die chronische Harnretention mit Harninkontinenz ist Harnträufeln ohne Harndrang bei prall gefüllter Harnblase.

Funktionelle Harninkontinenz

Unter einer **funktionellen Harninkontinenz** versteht man in der Pflege die Unfähigkeit eines normalerweise kontinenten Menschen, rechtzeitig die Toilette zu erreichen oder die Kleidung zu öffnen, um einen unfreiwilligen Urinverlust zu vermeiden. Einschränkungen der Mobilität (z. B. bei Schlaganfall, Rheuma) oder der Orientierung können Ursachen dafür sein. Die funktionelle Harninkontinenz kann auftreten, ohne dass eine Störung

des Urogenitaltrakts vorliegt, sie kann aber auch eine z. B. Dranginkontinenz noch erschweren.

Extraurethrale Inkontinenz

Der Vollständigkeit halber sei noch die **extraurethrale Inkontinenz** erwähnt, obwohl sie sehr selten vorkommt und eine „Scheininkontinenz" ist. Die Funktionen von Blase und Schließmechanismen sind intakt. Der Urin fließt unter Umgehung der natürlichen Abflusswege aufgrund angeborener Fehlbildungen, Entzündungen, z. B. beim Morbus Crohn, einer schweren Darmentzündung, oder nach Verletzungen der Blase über Fistelgänge ab.

I/20.11.1 Informationssammlung

> **ⓢ Fallbeispiel Stationär, Teil II**
> Hermine Brauer beobachtet Klarissa Lehmayer und bemerkt, dass sie aus Angst Urin zu verlieren, oft auf die Toilette geht und den unwillkürlichen Harnverlust trotzdem nicht zuverlässig verhindern kann. Auch erkennt sie, dass Frau Lehmayer relativ wenig Flüssigkeit zu sich nimmt, da sie hofft, dadurch weniger auf die Toilette gehen zu müssen. Hermine Brauer spricht die Pflegebedürftige auf ihr Verhalten an und erkennt Zeichen einer Mischinkontinenz. Obwohl Frau Lehmayer sich für ihre Blasenschwäche schämt, ist sie erleichtert, dass es jemanden gibt, mit dem sie einmal über dieses Problem reden kann.

Über die eigene Inkontinenz zu sprechen, fällt den meisten Menschen sehr schwer. Zum einen, weil die Ausscheidung zu den intimsten Bereichen eines Menschen gehört, und zum anderen, weil sich die Betroffenen keine Hilfe erhoffen. Studien zeigen, dass viele Betroffene erleichtert sind, wenn Angehörige von Gesundheitsberufen sie auf ihr Problem ansprechen und Beratung anbieten. ▩7 ▩8

> Harninkontinenz ist entgegen landläufiger Meinung weder eine **normale Alterserscheinung** noch ein unabänderliches Schicksal.

Es gibt zahlreiche Behandlungsansätze, die eine Verbesserung der Inkontinenz oder sogar Kontinenz zu erreichen. Daher ist es wichtig, in einem Gespräch über Ursachen und beeinflussende Faktoren zu sprechen, um geeignete Maßnahmen ergreifen zu können, die für den alten Menschen durchführbar und akzeptabel sind. Ein solches Gespräch gelingt nur, wenn der alte Mensch in einer ungestörten Atmosphäre Vertrauen fasst und über seine Probleme und Vorlieben offen sprechen kann (Gespräche führen → Kap. I/13.1).

Ursachen und Einflussfaktoren

Die **Ursachen und Einflussfaktoren** unterscheiden sich je nach vorliegender Inkontinenzform.

Belastungs-(Stress-)Inkontinenz

Von dieser Inkontinenzform sind überwiegend **Frauen** betroffen. Ursachen und begünstigende Faktoren sind:

- Am häufigsten ein erschlaffter **Beckenboden:** Durch Verletzungen oder Überdehnungen, z. B. aufgrund von Schwangerschaften oder Geburten, aber auch durch altersbedingte Bindegewebsschwäche verliert die Muskulatur langfristig ihre Spannung, sodass der Harnröhren-Verschlussmechanismus nicht mehr uneingeschränkt funktioniert
- Der **Östrogenmangel** in der Menopause begünstigt eine Stressinkontinenz, weil er die Schließmuskelfunktion beeinträchtigt
- Übergewicht kann einen ohnehin schwachen Beckenboden zusätzlich belasten
- Obstipation, weil die chronischen Anstrengungen bei der Stuhlentleerung den Beckenboden oder der volle Darm das Fassungsvermögen der Blase beeinträchtigen können.

Bei **Männern** kann eine Belastungsinkontinenz durch Schädigungen des Schließmuskels z. B. in Zusammenhang mit operativen Eingriffen an der Prostata entstehen. Dadurch wird die Funktion des inneren Schließmuskels so stark beeinträchtigt, dass der äußere Schließmuskel allein die Kontinenz erhalten muss.

Drang- oder Urge-Inkontinenz

Ein überaktiver Blasenmuskel (*Detrusorüberaktivität*) hängt meist mit einer erhöhten Erregbarkeit des Blasenmuskels und einer verminderten Blasenkapazität zusammen. Drang-Inkontinenz kann deshalb sowohl neurogene als auch nicht neurogene Ursachen haben. Dazu gehören:

- Neurologische Erkrankungen, z. B. ausgeprägte Demenz, Apoplexie, Parkinson, multiple Sklerose, Hirntumoren (→ Kap. I/31.11.19)
- Schädigungen des Rückenmarks (auch ohne Wahrnehmung von Harndrang

möglich, früher Reflexinkontinenz genannt)
- Reizzustände der Blase durch Harnwegsinfektionen, Blasensteine, Obstipation
- Altersbedingte Veränderungen der Blasenmuskulatur
- Veränderungen der Schleimhaut von Blase und Harnröhre durch altersbedingten Östrogenmangel
- Medikamente, z. B. Sedativa, Diuretika oder bestimmte blutdrucksenkende Mittel wirken auch auf die Rezeptoren der Blasenmuskulatur.

Chronische Harnretention mit Harninkontinenz

- Prostatavergrößerung
- Harnröhrenvernarbungen nach Operationen und transurethralen Blasenverweilkathetern (→ Kap. I/29.8)
- Verminderte Aktivität des Blasenmuskels durch neurogene Störungen.

Funktionelle Harninkontinenz

- Beeinträchtigte körperliche Mobilität (→ Kap. I/19.3): Einschränkungen der Funktionen der unteren Extremität, sodass Betroffene die Toilette nicht rechtzeitig erreichen oder Einschränkung der Handmotorik, sodass die Kleidung nicht rechtzeitig geöffnet werden kann
- Kognitive Einschränkungen z. B. Demenz, die dazu führen, dass der Harndrang und sozial akzeptierte Orte der Blasenentleerung nicht erkannt werden
- Umgebungsfaktoren (fremde, neue Umgebung, lange, schlecht bezeichnete oder schlecht beleuchtete Wege zur Toilette, zu niedrige Toiletten)
- Defizite bei der Selbstversorgung beim Ausscheiden (→ Kap. I/21.5).

> Viele alte Menschen werden erst im Krankenhaus oder einer stationären Pflegeeinrichtung inkontinent. Die Auslöser hierfür sind vielfältig und z. T. behebbar, z. B. Erkrankungen, Medikamente, Immobilität, die fremde Umgebung oder ein weiter Weg zur Toilette. Auch die Einstellungen der Betroffenen und der Pflegenden (*alt = inkontinent*) können dazu führen, dass eine aktive Kontinenzförderung erst gar nicht versucht wird.

> **Lern-Tipp**
> Welche Maßnahmen kennen Sie aus der Einrichtung, in der Sie eingesetzt sind, um den Pflegebedürftigen den Zugang zur Toilette zu erleichtern?

Zeichen und Ausmaß

Zu den ersten **Zeichen** einer Inkontinenz gehören:

- Der Pflegebedürftige äußert, dass er ungewollt Urin verliert, evtl. können auch Angehörige erste Hinweise geben
- Das Tragen von Inkontinenzeinlagen
- Durchnässte Kleidung, nasse Bettwäsche
- Uringeruch.

In einem differenzierten pflegerischen Assessment analysieren Altenpflegerinnen die individuellen Zeichen, Risikofaktoren und problemrelevanten Ressourcen:

- Miktionsanamnese mit Hinweisen auf die Inkontinenzform
- Trinkanamnese
- Operative Eingriffe, Medikamente
- Benutzung von Hilfsmitteln (z. B. Vorlagen, Urinflaschen, Toilettenstuhl)
- Bisherige Behandlungen der Inkontinenz
- Fähigkeiten zur selbstständigen Versorgung
- Ausmaß der Einschränkung der Lebensqualität (→ Tab. I/20.10).

> Der Expertenstandard „Förderung der Harnkontinenz in der Pflege" betont die Wichtigkeit des differenzierten Assessment für eine gezielte Maßnahmenplanung und empfiehlt die Einschätzung des individuellen **Kontinenzprofils** für alle Pflegebedürftigen (→ Tab. I/20.10).

Das **Ausmaß** der Inkontinenz wird in der Fachliteratur unterschiedlich eingeteilt. Der aktualisierte Expertenstandard „Förderung der Harnkontinenz in der Pflege" empfiehlt, in die Einschätzung des Schweregrades auch das subjektive Belastungserleben der Betroffenen einzubeziehen und dafür einen Fragebogen wie z. B. den ICIQ zu verwenden (→ Tab. I/20.10).

Zusätzlich zum Ausmaß lassen sich herausfinden, z. B.:

- Gewohnheiten, Erfahrungen in der Vergangenheit
- Fähigkeit zur selbstständigen Inkontinenzversorgung.

Ein **Miktionsprotokoll** (→ Tab. I/20.11) kann konkrete Auskunft über Häufigkeit der Blasenentleerungen, zeitliche Abstände und Urinmenge geben.

Darüber hinaus lassen sich mit seiner Hilfe auch Hinweise auf Ursachen und Einflussfaktoren benennen. Wann immer eine Harninkontinenz festgestellt wird, führen Altenpflegerinnen zur weiteren Abklärung und Planung der Pflegetherapie vorübergehend (drei bis fünf Tage) ein Miktionsprotokoll.

I
20

> Ein Miktionsprotokoll (→ Tab. I/20.11) erleichtert das Feststellen und Einschätzen der Inkontinenz sowie die Auswahl der kontinenzfördernden Maßnahmen.

Folgen

Die **Folgen** einer Harninkontinenz können gravierend sein, z. B.:
- Gefahr von Hautschäden (*inkontinenzassoziierte Dermatitis*) durch Feuchtigkeit oder unzureichende Hygiene
- Verlust des Selbstwertgefühls, Hoffnungslosigkeit, Depression
- Gefahr freiwilliger Selbstisolation.

I/20.11.2 Pflegetherapie

Für die Behandlung der Harninkontinenz (→ Tab. I/20.12) ist die **interdisziplinäre Zusammenarbeit** sehr wichtig. Eine umfassende medizinische Diagnostik, am besten durch einen Urologen, klärt Ursachen und öffnet so den Behandlungsweg in eine bestimmte Richtung. Wichtige Aufgabe der Altenpflegerinnen ist es, den Pflegebedürftigen über die vielfältigen Möglichkeiten zu informieren und ggf. zum Aufsuchen des Arztes zu motivieren.

Gestaltung der Umgebung

Die Toilette sollte in erreichbarer Nähe und barrierefrei ausgestattet sein, sodass der alte Mensch sie schnell und möglichst allein aufsuchen kann. Oft ist eine zusätzliche deutliche Kennzeichnung der Toilette, z. B. mit einem Bild, hilfreich (→ Abb. I/20.40).

Toilettentraining

Das Ziel des **Toilettentrainings** ist es, das **Ausscheidungsverhalten** zu verändern und Kontinenz anzustreben. Dies soll durch das geplante Aufsuchen der Toilette bzw. die Begleitung zur Toilette nach einem festgelegten oder individuellen Zeitplan erreicht werden. Es eignet sich für Personen mit Drang-, Misch- und leichter Belastungsinkontinenz und auch für Menschen mit eingeschränkten kognitiven Fähigkeiten. Es gibt verschiedene Strategien, die von der Form der Inkontinenz sowie den individuellen Fähigkeiten und Gewohnheiten des Pflegebedürftigen abhängig sind.

Angebotener Toilettengang

Ziel dieser Form des Kontinenztrainings ist es, den Pflegebedürftigen durch positive Verstärkung für seine Blasenfunktion zu

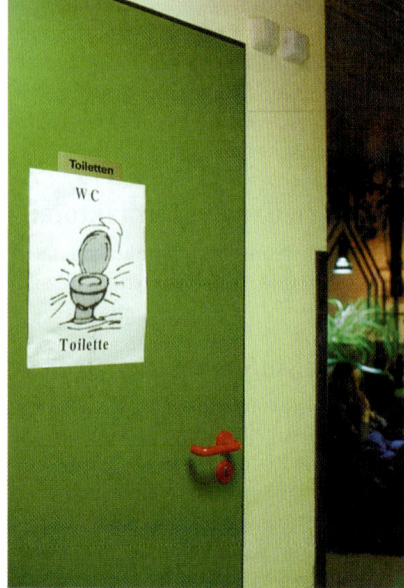

Abb. I/20.40 Ein alter Mensch kann auch nur scheinbar inkontinent sein, wenn er z. B. in einer fremden Umgebung die Toilette nicht schnell genug findet. Gut sichtbare, große Symbole an der Toilettentür erleichtern die Orientierung. [K157]

sensibilisieren und die Annahme von Hilfe zu fördern. Es kann bei Menschen mit und ohne Demenz angewandt werden.
- Der Pflegebedürftige wird in regelmäßigen Abständen (zwei bis drei Stunden) gefragt, ob er Harndrang verspürt oder ob er eingenässt hat
- Kontrolle, ob die Angaben stimmen, verbales Feedback, evtl. Wechsel der Inkontinenzvorlage
- Begleitung zur Toilette anbieten (Angebot bis zu dreimal wiederholen) und gewähren
- Lob bei erfolgreichem Toilettengang und Verweis auf den nächsten Versuch.

Diese Form des Toilettentrainings ist aufwändig und sollte daher gezielt eingesetzt werden. Es sollte nicht angewendet werden, wenn:
- Menschen sich im Endstadium der Demenz befinden
- Betroffene eine Toilettenfrequenz von weniger als zwei Stunden haben
- Die Betroffenen nach einer Übungsperiode von drei Tagen in **weniger als zwei Drittel der Fälle** erfolgreich auf der Toilette ausgeschieden haben oder die Vorlagen bei **mehr als 20 % der Kontrollen** feucht waren.

1. Wie oft kommt es bei Ihnen zu unwillkürlichem Urinverlust?	
Nie	0 Pkt
Einmal pro Woche oder seltener	1 Pkt
Zwei- bis dreimal pro Woche	2 Pkt
Einmal täglich	3 Pkt
Mehrmals täglich	4 Pkt
Ständig	5 Pkt
2. Wie hoch ist der Urinverlust?	
Kein Urinverlust	0 Pkt
Eine geringe Menge	2 Pkt
Eine mittelgroße Menge	4 Pkt
Eine große Menge	6 Pkt

3. Wie stark ist Ihr Leben durch den Urinverlust beeinträchtigt?

0☐ 1☐ 2☐ 3☐ 4☐ 5☐ 6☐ 7☐ 8☐ 9☐ 10☐
gar nicht   stark

4. Wann kommt es zu Urinverlust?
- Zu keiner Zeit
- Bevor Sie die Toilette erreichen können
- Beim Husten, Niesen, Laufen usw.
- Im Schlaf
- Bei körperlicher Anstrengung und Sport
- Nach dem Wasserlassen
- Aus keinem ersichtlichen Grund
- Urinverlust tritt ständig auf

🪑11 🪑12 (Copyright: Deutsche Kontinenz-Gesellschaft, www.kontinenz-gesellschaft.de)

Tab. I/20.10 Inkontinenz-Fragebogen der Deutschen Inkontinenz-Gesellschaft [W1004]

> Bei Menschen mit Demenz ist die Einschränkung der Aufmerksamkeit zu beachten. Daher sollte der Toilettengang in kleinen Schritten nacheinander erfolgen und Aufforderungen und Erläuterungen kurz und klar geäußert werden und möglichst nicht von den jeweiligen Tätigkeiten ablenken. 13

Toilettengang zu individuellen Zeiten

Dieses Kontinenztraining ist für Personen geeignet, bei denen durch das **Miktionsprotokoll** ein individuelles Ausscheidungsverhalten festgestellt werden kann (→ Tab. I/20.11). Der Pflegebedürftige soll eine Viertelstunde vor der erwarteten Miktion zur Toilette gehen oder wird dabei begleitet.

Toilettengang zu festgelegten Zeiten

Diese passive Form des Toilettentrainings soll die Anzahl der Inkontinenzepisoden verringern. Es ist z.B. für Personen geeignet, die eine reduzierte Wahrnehmung für die Blasenfüllung haben. Die Pflegebedürftigen werden in festen Intervallen von zwei bis drei Stunden zur Toilette geführt.

Blasentraining

Bei Personen mit einer Drang- oder Mischinkontinenz kann ein **Blasentraining** die Kontinenz fördern. Ziel dieser Maßnahme ist eine **Erhöhung der Blasenkapazität** und ein **Verlängern der Intervalle** zwischen den Miktionen. Die Betroffenen sollten aber in der Lage sein, diese Methode der Verhaltensveränderung zu verstehen und mitzuarbeiten. So sollen sie einerseits versuchen den Harndrang zu beherrschen, um den Toilettengang hinauszuzögern. Altenpflegerinnen unterstützen die Pflegebedürftigen, eine dafür geeignete Strategie der psychischen Ablenkung herauszufinden: 14

• Rückwärts zählen

• Lautes Sprechen von Gedichten oder Texten aus der Tageszeitung
• Kreuzworträtsel
• Telefonieren
• Einsatz von Atemtechniken (z.B. tiefes Ein-und Ausatmen)
• Beckenbodentraining (Kontraktionen der Beckenbodenmuskulatur helfen, den Harndrang zu unterdrücken, siehe Übungen zum Beckenbodentraining).

Außerdem soll der alte Mensch zusammen mit den Altenpflegerinnen sein Ausscheidungsverhalten analysieren und anpassen. Auf der Basis eines zuvor erstellten Miktionsprotokolls erstellen die Pflegenden und der alte Mensch gemeinsam einen Ausscheidungsplan. Die betroffene Person wird ermuntert, ein vereinbartes Intervall zwischen den Toilettenzeiten einzuhalten (z.B. 1,5 Std. am Anfang). Tritt vorher Harndrang auf, soll sie versuchen, diesen mit Hilfe einer der oben genannten Strategien zu unterdrücken. Kann ein vereinbartes Intervall über mehrere Tage beibehalten werden, wird der Zeitraum um 15 oder 30 Min. verlängert. Ziel ist es, die Intervalle zwischen der Toilettenbenutzung auf drei bis vier Stunden auszudehnen. Ein Blasentraining ist oft wochen- bis monatelang durchzuführen, bis es Erfolg zeigt. Ein Miktionsprotokoll (→ Tab. I/20.11) und die zusätzliche Dokumentation der Unterdrückungszeiten zeigen auch kleine Erfolge auf und können deshalb motivierend wirken.

Altenpflegerinnen spielen eine wichtige Rolle, indem sie die Hintergründe erläutern, die Betroffenen zum Durchhalten ermuntern und auf die Erfolge hinweisen.

> **Empfehlungen zur Trinkmenge**
• Der Pflegebedürftige sollte täglich etwa 1,5–2 l Flüssigkeit zu sich nehmen, sodass die Harnblase gut gespült wird,

da ein konzentrierter Urin den Harndrang verstärkt und Flüssigkeitsmangel zur Obstipation führen kann. Die Flüssigkeit sollte bis etwa 18 Uhr getrunken werden, sodass der letzte Toilettengang ca. um 22 Uhr erfolgen kann, damit die Nachtruhe des Pflegebedürftigen nicht unnötig gestört wird.
• Diuretika morgens verabreichen, um eine vermehrte nächtliche Urinausscheidung zu vermeiden.

Beckenbodentraining

Die Beckenbodenmuskulatur liegt unter der Harnblase und ist die Begrenzung des Beckens nach unten. Sie trägt und unterstützt die inneren Organe und ist willkürlich beeinflussbar:
• Anspannung führt zum Blasenverschluss
• Erschlaffung zur Blasenentleerung.

Regelmäßiges, ausdauerndes, konsequentes und intensives **Beckenbodentraining** stärkt Beckenboden, Bauchdecken und Zwerchfellmuskulatur. Eingesetzt werden diese Übungen:
• Bei der Belastungsinkontinenz
• Zur Unterstützung des Blasentrainings bei der Dranginkontinenz
• Bei der Kombination von Drang- und Belastungsinkontinenz (Mischinkontinenz).

> Wenn Altenpflegerinnen keine speziellen Kurse zum Beckenbodentraining besucht haben, liegt ihre Aufgabe vor allem darin, das Training in Absprache mit anderen Berufsgruppen (Physiotherapeut, Arzt) zu koordinieren und die alten Menschen zu motivieren und zu unterstützen.

Beispielübungen

Die folgenden einfachen Übungen können Altenpflegerinnen den alten Menschen empfehlen. Wichtig ist vor allem, dass die Betroffenen ein Gefühl für ihre Beckenbodenmuskeln entwickeln, damit sie die richtigen Muskeln einsetzen. Dafür eignet sich unter anderem die Kneifübung während der Blasenentleerung.

Der Pflegebedürftige unterbricht den Urinstrahl durch Muskelanspannung für 5–10 Sek. Dann setzt er die Blasenentleerung für einige Sekunden fort und unterbricht sie ein weiteres Mal. Diese Übung soll nicht als regelmäßiges Training eingesetzt werden, sondern nur gelegentlich zur Wahrnehmung des Beckenbodens und zur Überprüfung des Erfolgs.

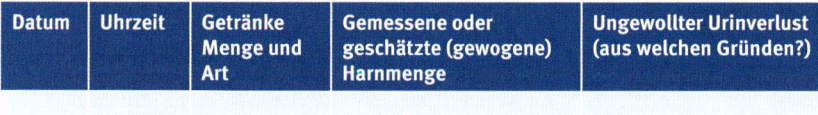

Datum	Uhrzeit	Getränke Menge und Art	Gemessene oder geschätzte (gewogene) Harnmenge	Ungewollter Urinverlust (aus welchen Gründen?)

Tab. I/20.11 Miktionsprotokoll bei Harninkontinenz

Mögliche regelmäßige Übungen

Pflegebedürftige bitten:

- Sich zu entspannen und die Beckenbodenmuskulatur zu spüren
- Während der Einatemphase zu entspannen
- Während der Ausatemphase anzuspannen.

Übung A: Beim Stehen mit leicht gespreizten Beinen den Beckenboden (After und Scheide) nach innen ziehen. Dabei ruhig ausatmen. Die Hände dabei auf das Gesäß legen und kontrollieren, ob die Gesäßmuskulatur locker bleibt.

Übung B: Eine bequeme Rückenposition einnehmen, die Beine anwinkeln und hüftbreit auseinander stellen. Beckenbodenmuskulatur (After und Scheide) während ruhigem Ausatmen anspannen. Die Hände dabei wieder auf das Gesäß legen und kontrollieren, ob die Gesäßmuskulatur locker bleibt. 📖📖14

> ❯ Bei der **Bio-Feedback-Methode** werden die Kontraktionen der Beckenbodenmuskulatur durch einen Druckfühler gemessen, der in die Scheide oder in den Enddarm eingelegt wird. Druckschwankungen durch Anspannung der Beckenmuskulatur werden optisch oder akustisch angezeigt. So können Altenpflegerinnen oder die Übenden selbst kontrollieren, ob die Übungen richtig ausgeführt werden.

Vaginaltampon

Der **Vaginaltampon** aus speziellem, elastischem Schaumstoff wird bei durch Gebärmutter- und Scheidensenkung ausgelöster Belastungsinkontinenz nach Arztanordnung angewendet. Der Tampon unterstützt den Verschluss der Harnröhre durch Hebung der vorderen Scheidenwand und Stützung des Blasenhalses. Gleichzeitig fördert er die Funktion der Beckenbodenmuskulatur.

Durchführung: Tampon morgens in die Scheide einführen, abends entfernen und unter fließendem Wasser reinigen (siehe Herstellerempfehlungen).

Gewichtskonen

Ein **Gewichtskonen-Set,** z. B. Femcon® (→ Abb. I/31.10.13), besteht aus fünf Konen mit unterschiedlichem Gewicht (20–70 g). Wird mit ihnen regelmäßig geübt, kräftigt sich die Beckenbodenmuskulatur. **Wirkprinzip:** Wird ein Konus in die Scheide eingeführt, neigt er dazu, herauszugleiten. Dieses Gefühl des Verlierens löst eine nervale Reaktion aus, die die Beckenbodenmuskulatur zum Zusammenziehen veranlasst, um das Herausgleiten zu verhindern und das Gewicht zu halten.

Durchführung

- Konus mit dem geringsten Gewicht einführen (lassen) und für etwa eine Min. halten lassen. Gelingt dies, wird der Vorgang mit dem nächst schwereren Konus ausprobiert

- Beim nächsten Training wird mit dem Konus begonnen, der eine Stufe unter dem liegt, der gerade noch gehalten werden konnte. Das Ziel ist es, diesen Konus unter normaler Belastung, z. B. bei der Hausarbeit, 15 Min. zu halten. Gelingt dies, wird das Training mit dem nächst schwereren Konus fortgeführt.

Bei vaginalen Entzündungen das Training unterbrechen, bis die Entzündung abgeheilt ist. Die Gewichtskonen können nur von pflegebedürftigen Frauen verwendet werden, die den Konus zumindest für kurze Zeit halten können und die dieses Hilfsmittel akzeptieren.

Elektrostimulation

Eine weitere unterstützende oder auch isoliert anwendbare Methode ist die **Elektrostimulation.** Die Muskulatur des Beckenbodens wird durch elektrische Impulse zur Kontraktion angeregt. Dadurch kann das Bewusstsein für die Beckenbodenmuskulatur gefördert und die erschlaffte Beckenbodenmuskulatur und der Schließmuskel der Blase gekräftigt werden (künstlicher Trainingseffekt der Muskulatur). Die dafür notwendigen Elektroden können vaginal, rektal oder oberflächlich angelegt werden. Je nach Ursache verwendet man unterschiedliche Stromstärken. Sie wird vor allem als anfängliche Maßnahme für Frauen empfohlen, die den Beckenboden nur gering anspannen können. Anschließend sollte ein Beckenbodentraining durchgeführt werden.

Profile	Merkmale	Beispiele
Kontinenz	• Kein unwillkürlicher Harnverlust • Keine personelle Hilfe notwendig • Keine Hilfsmittel notwendig	
Unabhängig erreichte Kontinenz	• Kein unwillkürlicher Harnverlust • Keine personelle Unterstützung notwendig • Selbstständige Durchführung von Maßnahmen	• Menschen, die durch eigenständige Medikamenteneinnahme, eigenständigen Gebrauch von mobilen Toilettenhilfen, intermittierenden Selbst-Katheterismus oder Durchführung von Trainingsmaßnahmen (z. B. Blasentraining) keinen unwillkürlichen Urinverlust haben
Abhängig erreichte Kontinenz	• Kein unwillkürlicher Harnverlust • Personelle Unterstützung bei der Durchführung von Maßnahmen notwendig	• Menschen mit begleiteten Toilettengängen zu individuellen oder festgelegten Zeiten oder bei denen ein Fremd-Katheterismus durchgeführt wird
Unabhängig kompensierte Inkontinenz	• Unwillkürlicher Harnverlust • Keine personelle Unterstützung bei der Versorgung mit Hilfsmitteln	• Es kommt zu einem unwillkürlichen Harnverlust, aber der Umgang mit Inkontinenzhilfsmitteln (aufsaugende Hilfsmittel, Kondomurinal, Blasenverweilkatheter) erfolgt selbstständig
Abhängig kompensierte Inkontinenz	• Unwillkürlicher Harnverlust • Personelle Unterstützung bei der Inkontinenzversorgung ist notwendig	• Kompensierende Maßnahmen werden von einer anderen Person übernommen
Nicht kompensierte Inkontinenz	• Unwillkürlicher Harnverlust • Personelle Unterstützung und therapeutische bzw. Versorgungsmaßnahmen werden nicht in Anspruch genommen	• Dieses Profil trifft z. B. auf Betroffene zu, die nicht über ihre Inkontinenz sprechen wollen und deshalb keine personelle Hilfe oder Hilfsmittel in Anspruch nehmen bzw. aufgrund kognitiver Erkrankungen nicht akzeptieren

Tab. I/20.12 Kontinenzprofile, wie der Expertenstandard „Förderung der Harnkontinenz in der Pflege" sie nennt. 📖📖15

Blasenklopftraining

Das **Blasenklopftraining** kann bei einer neurogenen Blasenfunktionsstörung angewendet werden, d. h. wenn eine willentliche Steuerung der Blasenentleerung nicht mehr möglich ist, z. B. durch eine Querschnittslähmung oder eine Multiple Sklerose. Das Blasenklopftraining setzt voraus, dass sich die Harnblase noch reflexartig zusammenziehen kann und ist daher bei schlaffer Blase nicht möglich. Blasenklopftraining kann jedoch unerwünschte Wirkungen wie Nierenschäden verursachen und soll daher nur angewandt werden, wenn urodynamisch gesichert ist, dass eine Reflexinkontinenz besteht und durch das Training eine regelrechte Blasenentleerung erfolgt. Die Anleitung sollte daher durch speziell geschulte Kontinenzberater erfolgen.

> ❯❯ Die Auswahl an Hilfsmitteln und Maßnahmen zur Kontinenzförderung oder zur Kompensation einer Inkontinenz ist umfangreich und nimmt noch zu. Pflegexperten mit aktuellem Wissen (Kontinenzberater, Urotherapeuten), unterstützen die Altenpflegerinnen bei der Auswahl der individuell besten Methode für den alten Menschen.

Intermittierende Katheterisierung der Harnblase

Die Harnblase wird mehrmals täglich in individuell festgelegten Zeitintervallen katheterisiert (→ Kap. I/29.8.1). Ziel dieser Maßnahme ist es, die Blase regelmäßig und vollständig zu entleeren und damit zwischendurch Kontinenz zu erreichen. Sie wird für Personen mit neurogenen Blasenfunktionsstörungen empfohlen, z. B. bei Querschnittslähmung. Häufig übernehmen die Betroffenen das Katheterisieren selbstständig. Diese Methode kann bei aseptischem Vorgehen jahrelang durchgeführt werden.

Inkontinenzversorgung mit Hilfsmitteln

Lässt sich die Harninkontinenz nicht oder nicht kontinuierlich vermeiden, ist eine **individuelle Versorgung mit Hilfsmitteln** nötig, damit der alte Mensch trotz Inkontinenz mit seiner Situation leben kann.

Die Auswahl des geeigneten Inkontinenzversorgungssystems ist von verschiedenen Faktoren abhängig:
- Inkontinenzform
- Menge der Ausscheidung
- Mobilität

- Geistiger und körperlicher Zustand des Betroffenen
- Anatomische Voraussetzungen
- Hautbeschaffenheit (Hautprobleme verhindern, hautfreundliche Materialien verwenden)
- Tageszeit, in der das Hilfsmittel benötigt wird
- Anforderungen an die Dichtigkeit gegen Ausscheidungen und Gerüche, Geräusche und Optik
- Selbstständigkeit des Betroffenen
- Sonstige Pflegetherapie, z. B. ob ein Toilettentraining durchgeführt wird.

Inkontinenzhilfsmittel werden in **ableitende** und **saugende** (*absorbierende*) Hilfsmittel eingeteilt. Immer ist eine individuelle Entscheidung notwendig. Ableitende sind aufsaugenden Hilfsmitteln, soweit möglich, vorzuziehen.

Ableitende Hilfsmittel

Ableitende Hilfsmittel sind Systeme, die den Urin auffangen und über einen Schlauch in einen Sammelbehälter führen. Diese Systeme werden als nichtinvasiv bezeichnet, da sie keine direkte Verbindung in die Körperhöhle herstellen. Im Gegensatz dazu versteht man unter invasiven Ableitungssystemen instrumentelle Harnableitungen (transurethrale oder suprapubische Harnableitung → Kap. I/29.8.3).

Kondomurinalversorgung für Männer

Kondomurinale sind Latex- oder Silikonhülsen, die über den Penis gestülpt werden (→ Abb. I/20.41). Sie sind selbst haftend oder mit einem Haftstreifen bzw. einem Hautkleber zu fixieren (→ Abb. I/20.43). Kondomurinale sind in verschiedenen Größen und Formen im Handel, z. B. Kurzform für den retrahierten Penis, sodass ein zuverlässiger Sitz gewährleistet ist. Die meisten Kondomurinale sind mit einer Rücklaufsperre ausgestattet, um den dauernden Kontakt des Urins somit Reizungen und Entzündungen der Haut zu verhindern.

Durchführung
- Richtige Größe des Kondomurinals z. B. mit Hilfe einer Schablone bestimmen
- Vor der Verwendung eines Kondomurinals sollte der Hautbereich, der mit der Klebefläche in Berührung kommt, mit Einverständnis des Mannes rasiert werden, da sich die Haut sonst an den Haarbälgen entzünden kann (*Follikulitis*)
- Anschließend den Intimbereich reinigen und die Haut gut trocknen. Keine fetthaltigen Cremes verwenden, da ansonsten das Kondomurinal nicht klebt
- Kondomurinal auf die Eichel setzen und leicht andrücken. Das Kondomurinal immer so anbringen, dass zwischen Harnröhrenmündung und Ablaufstutzen des Kondomurinals 1–2 cm Platz bleibt, um auch schwallartig entleerte Mengen von Urin aufnehmen zu können und eine Reizung bzw. Verletzung der Eichel (*Glans penis*) auszuschließen
- Bei Verwendung eines Haftstreifens ist dieser **spiralförmig** festzukleben, sodass es weder durch zirkuläres Kleben zu Abschnürungen kommt, noch Lücken entstehen, aus denen Urin auslaufen kann (→ Abb. I/20.42)
- Hautkleber sollte etwa ab der Mitte des Penisschaftes zur Peniswurzel hin in etwa 2–3 cm Breite ringförmig und dünn aufgetragen werden
- Bei selbstklebenden Kondomurinalen zunächst die nicht klebende Zone abrollend überstreifen (Vorhaut nicht zurückziehen), mit Beginn der Klebezone das Kondom in seinem ganzen Umfang gleichmäßig abrollen
- Das Kondom rundum sorgfältig gegen den Penisschaft andrücken, damit es gut klebt
- Das Kondomurinal so weit wie möglich abrollen, damit der verbleibende Restwulst des Kondomurinals nicht einschnürt

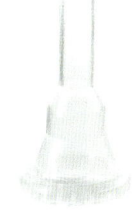
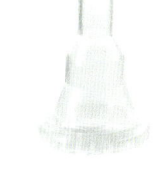
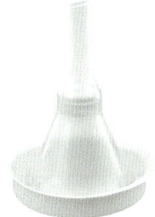

Abb. I/20.41 Kondomurinale können ein sicheres Hilfsmittel sein, wenn sie gut angepasst und zuverlässig fixiert sind. [U223]

a b

© B. Braun Melsungen AG

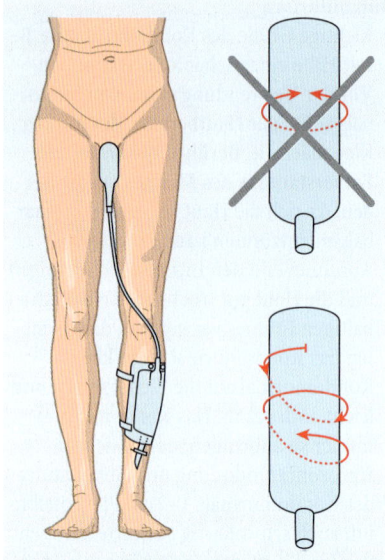

Abb. I/20.42 Kondomurinal und Fixierung. Darauf achten, dass das Kondomurinal nicht zirkulär mit Haftstreifen fixiert wird, sondern spiralförmig, damit die Blutversorgung nicht beeinträchtigt wird. [L138]

- Anschließend das Kondomurinal an einen Beinbeutel bzw. an einen Urinbeutel anschließen
- **Entfernen:** Das Kondomurinal wird durch langsames Abrollen ohne starken Zug entfernt, um Reizungen der Haut zu vermeiden und alle 24 Std. sowie bei Beschwerden gewechselt.

> Wenn sich beim Abrollen des Kondomurinals viele Falten bilden, kleinere Größe wählen, um einen sicheren Sitz zu gewährleisten. Immer auch die Herstelleranleitungen beachten.
> Im Handel (Apotheke, Drogerien) stehen zudem verschiedene Ableitungssysteme für Frauen und Männer zur Verfügung, die unter Namen wie „Taschen-WC", „Notfall-Toilette" oder „Wegwerf-Urinal" für Notfälle vor allem auf Reisen angeboten werden. Durch Auffangbeutel mit absorbierendem Gel wird die Flüssigkeit gebunden und das ganze System kann im Restmüll entsorgt werden. Diese Produkte könnten für manche mobile Betroffene eine zusätzliche Möglichkeit darstellen, um z.B. bei sozialen Aktivitäten ihre Inkontinenz zu kompensieren.

Saugende Hilfsmittel

Saugende (*absorbierende*) **Hilfsmittel** werden entsprechend dem Schweregrad der Inkontinenz ausgewählt. Sie sind regelmäßig zu wechseln. Da die Haut bei der Verwendung dieser Produkte über längere Zeit mit dem Urin in Kontakt ist, benötigt sie

sorgfältige Pflege. Man unterscheidet offene und geschlossene Inkontinenz- und Bettschutzsysteme.

Offene Inkontinenzsysteme

- **Tropfenfänger** sind kleine saugfähige Taschen (→ Abb. I/20.43), die über den Penis oder Penis und Hoden gestülpt und mit einem Klebestreifen in der Unterhose oder einer Fixierhose fixiert werden. Sie werden beim männlichen Harnträufeln bzw. beim Toilettentraining benutzt
- **Vorlagen** oder **Einlagen** (→ Abb. I/20.44, → Abb. I/20.45) werden in eine spezielle Fixierhose oder die Unterhose gelegt und besitzen, je nach Hersteller, zusätzlich einen Haftstreifen zur Fixierung. Sie sind für Frauen und Männer gleichermaßen geeignet, angenehmer zu tragen als geschlossene Inkontinenzsysteme und leichter zu wechseln. Das Fassungsvermögen offener Inkontinenzsysteme konnte erheblich gesteigert werden, sodass sie in der Regel für alle Formen der Harninkontinenz ausreichend sind. Es gibt sie in verschiedenen Größen und

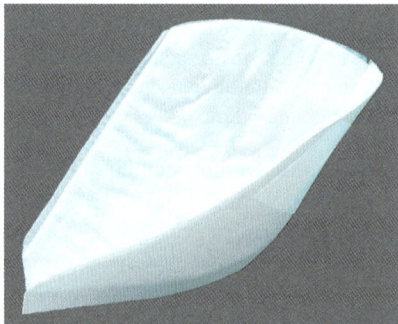

Abb. I/20.43 Tropfenfänger (auch Penishüllen genannt) [V507]

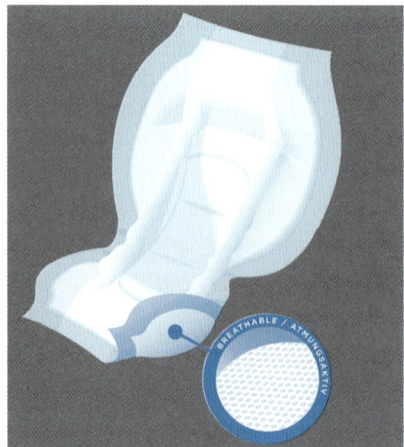

Abb. I/20.44 Neue Materialien und Techniken ermöglichen eine hohe Saugfähigkeit moderner Vorlagen. [V507]

mit unterschiedlichem Fassungsvermögen. Daher können sie jeweils nach individuellem Inkontinenzausmaß ausgewählt werden. Beim Anlegen einer Vorlage ist auf die Hinweise des Herstellers zu achten.

Geschlossene Inkontinenzsysteme

Inkontinenzslips (*Inkontinenzhosen*) werden mit einem Klebestreifen verschlossen. Sie eignen sich vor allem für Personen mit einer schweren Harn- *und* Stuhlinkontinenz, für die nächtliche Versorgung oder für extrem unruhige Pflegebedürftige. Inkontinenzslips gibt es in verschiedenen Größen und mit unterschiedlichem Fassungsvermögen. Teilweise sind die Inkontinenzslips mit einem Indikator versehen, sodass von außen sichtbar ist, wann sie zu wechseln sind. In der Regel besitzen sie mehrfach verschließbare Klebestreifen.

Der **Nachteil** ist die Luftundurchlässigkeit der rundum geschlossenen Hosen. Sie kann zu Hitzestau und Hautschäden führen. Gleichzeitig wird die Selbstständigkeit des Pflegebedürftigen eingeschränkt, in der Regel ist das Anlegen bzw. Wechseln vollständig von Altenpflegerinnen zu übernehmen (→ Abb. I/20.46).

Es gibt allerdings auch „Pull ups", das heißt Inkontinenzslips, die ohne Klebestreifen wie eine Einmalhose konstruiert sind (→ Abb. I/20.47). Sie sind in der Regel teurer, können aber von den Pflegebedürftigen selbstständig ohne Öffnen und Schließen von Klebestreifen benutzt werden. Auch kognitiv eingeschränkte Personen akzeptieren dieses Hilfsmittel oft besser.

> Auch Vorlagen und Inkontinenzslips mit hoher Saugkraft sind mehrmals täglich zu wechseln. Ein 24-Stunden-Vorlagen-Test kann die Auswahl des richtigen Inkontinenzmaterials unterstützen. Dabei werden die Inkontinenzvorlagen oder -slips vor und nach Gebrauch gewogen.

Bettschutzsysteme

Mehrweg-Bettschutzsysteme sind aus Gummi oder aus Kunststoff gearbeitet und werden zum Schutz der Matratze unter das Laken ins Bett gelegt. Diese Gummis schützen das Bett vor Nässe, nehmen aber selbst keine Flüssigkeit auf. Ein großer Nachteil ist, dass der Pflegebedürftige schwitzt, wenn er darauf liegt. Darüber hinaus gibt es Bettschutzsysteme, die mit Baumwolle beschichtet sind und gewaschen werden können. Aber auch sie nehmen nur ein gewisses Maß an Flüssigkeit auf.

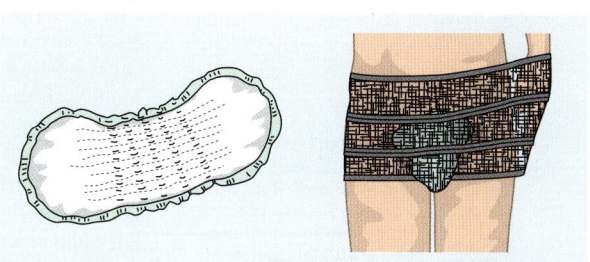

Abb. I/20.45 Mit einer Netz- oder Fixierhose lassen sich Vorlagen oder Tropfenfänger sicher fixieren. [L138]

Um Flüssigkeit aufzufangen, verwenden Altenpflegerinnen meist Einmalprodukte auf Zellstoffbasis (z. B. Moltex®).

> ❯ Unterlagen diagonal ins Bett legen, dann ist die Auflagefläche größer.

Information und Beratung über die Bekleidung bei Harninkontinenz

Für einen Menschen mit Inkontinenz ist die richtige **Kleidung** ganz besonders wichtig, da er mit der Kleidung seine Inkontinenzversorgung kaschieren kann. Deshalb sollte sie weit geschnitten und der Stoff nicht zu dünn sein, sodass die Hilfsmittel von anderen Menschen nicht bemerkt werden. Gut geeignet sind lange Pullis und Blusen, die über einer Hose oder einem Rock getragen werden. Ein Beinbeutel lässt sich unter wadenlangen Röcken oder Hosen mit weiten Hosenbeinen unsichtbar tragen.

Wird beim Pflegebedürftigen ein Toiletten- oder Blasentraining durchgeführt, ist es notwendig, dass die Kleidung schnell ausgezogen werden kann, aber auch leicht anzuziehen ist. Gut geeignet ist dazu Kleidung mit Klettverschlüssen und Gummizügen.

Flüssigkeitszufuhr und Ernährung

Der Pflegebedürftige sollte eine ausgewogene **ballaststoffreiche Kost** zu sich nehmen, da eine Obstipation den Innendruck des Bauchraums verstärkt und somit eine Inkontinenz fördert.

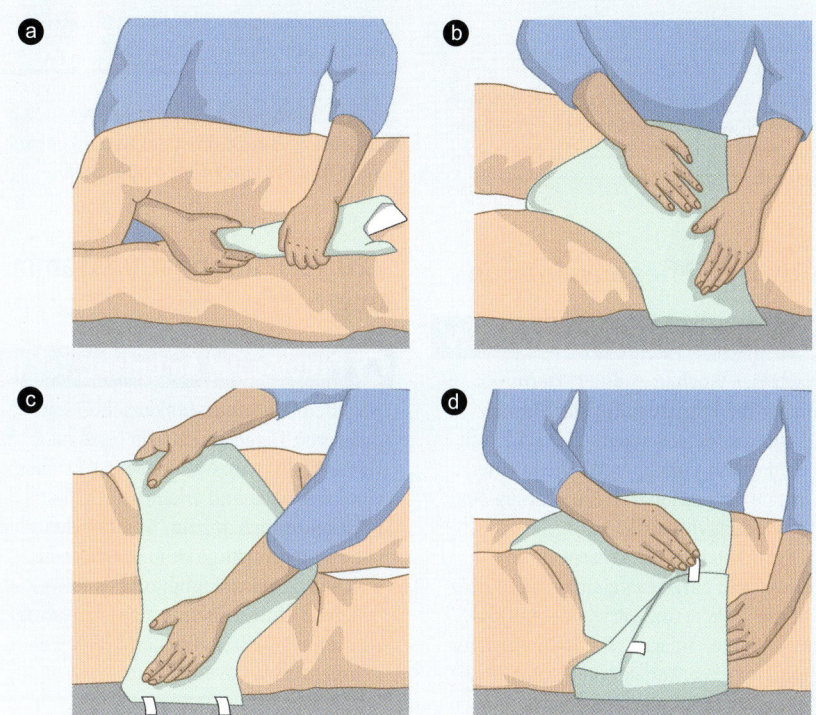

Abb. I/20.46 Anlegen eines Inkontinenz-Slips bei einem Bettlägerigen. [L138]

Ⓢ Fallbeispiel Stationär, Teil III

Beispiel einer Pflegeplanung bei Mischinkontinenz für Klarissa Lehmayer

Informationssammlung	Pflegetherapie	
Wünsche, Gewohnheiten, Hilfebeschreibungen, pflegefachliche Einschätzungen	Pflegeziel/Verständigungsprozess/erwartete Ergebnisse	Pflegemaßnahmen/Pflegeangebote
• Kann allein auf die Toilette gehen **Pflegefachliche Einschätzungen:** • Unabhängig kompensierte Inkontinenz (Mischinkontinenz) • Schwäche des Beckenbodens • Mehrere Schwangerschaften • Altersbedingte Veränderungen der Blasenmuskulatur • Unwillkürlicher Harnverlust bei körperlicher Anstrengung • Häufiger, heftiger Harndrang • Ist orientiert und motiviert	• Kennt und benutzt Hilfsmittel selbstständig und sicher • Unabhängig erreichte Kontinenz **Verständigung:** • Trinkmenge mindestens 1,5 l tgl.	• (*) 1× wöchentlich Beratungsgespräche über Methoden der Kontinenzförderung und Anwendung von individuell angepassten Hilfsmitteln • (*) Motivieren, täglich 1,5–2 l Flüssigkeit zu trinken • (*) Täglich zur Durchführung des Blasentrainings anleiten • Bei der Führung eines Miktionsprotokolls über fünf Tage unterstützen • Konsultation von Hausarzt und Physiotherapeutin zur Verordnung und Durchführung von Beckenbodengymnastik organisieren

(*) Diese Maßnahmen können mit entsprechenden Durchführungszeitpunkten in den Tagesstrukturplan eingetragen werden.

I
20

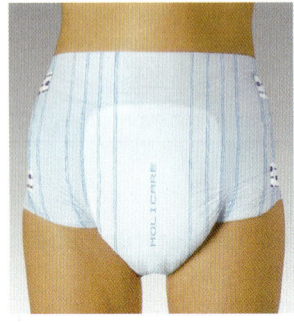 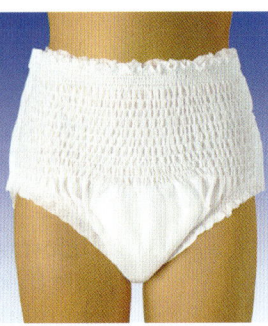

Abb. I/20.47 Inkontinenzhosen MoliCare Classic® und MoliCare® Mobile (rechts). Sie sind wie eine Unterhose zu handhaben und erleichtern vielen Pflegebedürftigen den Umgang mit dem Hilfsmittel. [V220]

Bei übergewichtigen Pflegebedürftigen ist eine allmähliche **Gewichtsreduktion** anzustreben (→ Kap. I/20.8), da durch Übergewicht zusätzlich ein großer Druck auf der Beckenbodenmuskulatur lastet. Eine Gewichtsreduktion kann die Symptome einer Harninkontinenz reduzieren. 📖15

Pflegende achten auf ausreichende **Flüssigkeitszufuhr** (→ Kap. I/21.4), weil viele alte Menschen aus Angst vor Inkontinenz das Trinken vermeiden. Eine verminderte Flüssigkeitszufuhr erhöht jedoch das Risiko für eine Obstipation und Harnwegsinfektion und kann die Symptome z. B. einer Dranginkontinenz verstärken. Unter Umständen sind Trinkgewohnheiten zu ändern, z. B. nur noch bis zwei Std. vor dem Zubettgehen trinken.

Beratungsgespräche

Bei jedem Gespräch zum Thema Inkontinenz, egal ob zu Zwecken der Informationssammlung oder zur Beratung über Hilfsmittel und Therapiemöglichkeiten, ist eine Vertrauensbasis zum Pflegebedürftigen zwingend erforderlich:

- Intimsphäre des Pflegebedürftigen wahren und sich diskret verhalten
- Geeignete Bezeichnungen für Inkontinenz und Inkontinenzhilfsmittel wählen. Die gewohnte Alltagssprache des alten Menschen verwenden, ohne dabei vulgär zu werden
- Verständnis für die Inkontinenz zeigen
- Zeit für das Gespräch lassen
- Pflegebedürftigen zu Wort kommen lassen und seine Bedürfnisse ernst nehmen und akzeptieren
- Pflegebedürftigen über Methoden der Kontinenzförderung, und realisierbare Hilfen informieren, Informationsmaterial bereitlegen und verschiedene Hilfsmittel zeigen und erklären.

Das Wohlbefinden des Pflegebedürftigen steht im Mittelpunkt. Er entscheidet, welche Maßnahmen er anwenden oder welches Hilfsmittel er benutzen möchte. 📖8 📖11 📖14 📖15 📖13 📖16

> **Lern-Tipp**
> Welche Maßnahmen und Hilfsmittel bezüglich Inkontinenz kennen Sie aus Ihrer Praxis? Inwiefern werden diese in Abstimmung mit den Bedürfnissen und Ressourcen der Pflegebedürftigen eingesetzt?

I/20.11.3 Pflegeevaluation

S Fallbeispiel Stationär, Teil IV

Nach vier Wochen evaluiert Hermine Brauer die Pflegeplanung für Klarissa Lehmayer. Zwischenzeitlich macht Frau Lehmayer zweimal pro Woche in einer Gruppe der stationären Einrichtung Beckenbodengymnastik.

Sie führt auch das Blasentraining durch, geht zurzeit zweieinhalbstündlich auf die Toilette und verwendet mittlerweile kleine Einlagen. Die Inkontinenzereignisse treten weniger häufig auf. Frau Lehmayer trinkt allerdings immer noch zu wenig, da sie auch kaum Durst verspürt. Die Pflegeplanung wurde an die Situation angepasst.

> Produktinformationen und Broschüren der Inkontinenzhilfsmittel-Hersteller können über Sanitätshäuser und im Internet erfragt werden.

Internet- und Lese-Tipp
Deutsche Kontinenz Gesellschaft e.V.: www.kontinenz-gesellschaft.de

I/20.12 Stuhlinkontinenz

Darmerkrankungen → Kap. → I/31.8.15

A Fallbeispiel Ambulant, Teil I

Die Altenpflegerin Dorothee Zenker versorgt seit drei Wochen die Rollstuhlfahrerin Patrizia Jasch. Frau Jasch ist 50 Jahre alt und wohnt mit ihrem noch berufstätigen Ehemann im eigenen Einfamilienhaus. Seit 20 Jahren ist bei ihr eine Multiple Sklerose bekannt. Patrizia Jasch ist stuhlinkontinent.

Da sie Angst hat, dass jemand die Stuhlinkontinenz bemerkt, möchte Frau Jasch nur noch zu Hause bleiben. Der Ehemann versucht, sie zu motivieren, ein anderes Inkontinenzhilfsmittel zu verwenden. Frau Jasch benutzt zurzeit eine Moltexunterlage auf dem Rollstuhl, die oft nicht ausreicht. Der Ehemann steht der Situation hilflos gegenüber.

> **Stuhlinkontinenz:** Unwillkürliche Entleerung des Darms oder der unkontrollierte Abgang von Winden oder Stuhl.

I/20.12.1 Informationssammlung

A Fallbeispiel Ambulant, Teil II

Nachdem Dorothee Zenker schon seit mehreren Tagen zu Patrizia Jasch nach Hause kommt, analysiert sie das Problem von Frau Jasch und erkennt ein Selbstversorgungsdefizit beim Ausscheiden. Die Pflegebedürftige ist in ihrer Lebenswelt stark beeinträchtigt und benötigt dringend Unterstützung, damit sie ohne Angst am gesellschaftlichen Leben teilnehmen kann.

Ursachen und Einflussfaktoren

Die regelrechte Stuhlentleerung und Kontinenz ist ebenso wie die physiologische Blasenentleerung von einem Zusammenspiel des Nervensystems und der Muskeln abhängig. Entsprechend der Ursachen werden verschiedene Inkontinenzformen unterschieden.

Stuhlinkontinenz durch Veränderung der Stuhlkonsistenz

- Eine extreme **Diarrhö** kann dazu führen, dass die Verschlussfähigkeit des analen Schließmuskels überfordert wird, verstärkt wird dies noch durch funktionelle Störungen *funktionelle Inkontinenz* (→ Kap. I/20.11)
- Durch eine **Obstipation** kommt es zu einem Aufstau des Stuhls im Enddarm (*Koprostase*) und zu einer mechanischen Passagebehinderung sowie starker Belastung des Schließmuskels (*Sphinkter*). Es

wird vermehrt Schleim und dünnflüssiger Stuhl produziert, um das Hindernis zu umgehen. Dieser kann nicht gehalten werden und es kommt zu „Durchfall" bei Verstopfung.

Stuhlinkontinenz durch Schließmuskelschädigung oder -schwäche

- Die Funktion des Schließmuskels ist eingeschränkt aufgrund mechanischer Verletzungen z. B. durch Rektumvorfall oder Tumoren, nach Operationen, durch Darmverletzungen oder bei einem Dammriss unter der Geburt. Auch angeborene Fehlbildungen sind möglich
- Beckenbodenschwäche oder altersbedingte Veränderungen der Sphinktermuskulatur.

Stuhlinkontinenz durch Störungen der rektalen Speicherfunktion

- Durch Veränderungen der Darmwand verliert der Enddarm seine Speicherfunktion und es kommt zu vorzeitigen Darmentleerungen. Ursache können Divertikel, Fisteln, Hämorrhoiden oder chronisch-entzündliche Darmerkrankungen (Morbus Crohn, Colitis ulcerosa → Kap. I/31.8) sein
- Auch Vernarbungen der Darmwand nach Operationen oder durch Strahlenschäden können die Speicherfunktion beeinträchtigen.

Sensorische Stuhlinkontinenz

- Einschränkungen der Wahrnehmungsfähigkeit (*Sensibilität*) der Darmwand können dazu führen, dass die betroffene Person die Füllung des Darmes und den damit verbundenen Entleerungsreiz nicht wahrnimmt und deshalb nicht rechtzeitig mit Anspannung des Schließmuskels oder Aufsuchen der Toilette reagiert. Sensorische Störungen können durch Nervenschädigungen z. B. nach Geburt,

Operationen und Rektumvorfall, aber auch durch neurologische Erkrankungen wie Bewusstlosigkeit, diabetische Neuropathie oder Schlaganfall verursacht werden
- Auch kognitive Störungen (z. B. Demenz) können zu einer Einschränkung der Wahrnehmungsfähigkeit für die Füllung und Entleerung des Darms führen.

Neurogene Stuhlinkontinenz

Durch Funktionsstörungen im Rückenmark oder Gehirn z. B. nach einem Schlaganfall, bei Querschnittslähmung, Multipler Sklerose oder Demenz kann der Defäkationsreflex nicht mehr gehemmt werden, die Darmentleerung wird nicht verhindert.

Weitere Einflussfaktoren

- **Medikamente,** vor allem Abführmittel (*Laxanzien*) in hohen Dosen, aber auch Psychopharmaka
- **Psychische Störungen,** z. B. aus Angst, als Hilfeschrei, aus Protest, als Machtmittel, aus Lust, als aggressive Reaktion. [17]

› Auch die beeinträchtigte körperliche Mobilität (→ Kap. I/19.3) kann zur Stuhlinkontinenz führen, wenn der Pflegebedürftige bei Stuhldrang auf die Hilfe anderer angewiesen ist und zu lange warten muss, bis er zur Toilette gelangt.

Zeichen und Ausmaß

- Der Pflegebedürftige äußert, Probleme mit der willentlichen Darmentleerung zu haben, evtl. können auch Angehörige erste Hinweise geben
- Verschmutzte Kleidung und Bettwäsche
- Geruch.

Es gibt unterschiedliche Verfahren, das Ausmaß einer Stuhlinkontinenz einzuteilen, dabei werden u. a. Häufigkeit, Menge

und Art (Gase, flüssiger oder fester Stuhl) berücksichtigt. [18]

› Mit Hilfe eines Defäkationsprotokolls (→ Tab. I/20.13) können Altenpflegerinnen das Ausmaß, den Rhythmus und die ursächlichen oder begünstigenden Faktoren der Stuhlinkontinenz feststellen.

Folgen

Eine Stuhlinkontinenz geht immer mit der Gefahr sozialer Isolation einher. Ekelgefühle sind in der Regel noch stärker ausgeprägt als bei der Harninkontinenz. Der Pflegebedürftige kann seine Selbstachtung verlieren und unter einer starken Einschränkung seiner Lebensqualität leiden. Zudem besteht die Gefahr von Hautschäden. [19]

I/20.12.2 Pflegetherapie

Eine Stuhlinkontinenz im Alter ist nicht physiologisch. Deshalb sollte ein Facharzt die Ursache klären und ggf. medizinisch behandeln. Ziel aller pflegetherapeutischen Maßnahmen ist es, die größtmögliche Selbstständigkeit des Pflegebedürftigen zu erhalten.

Toilettentraining

Das Ziel des **Toilettentrainings** ist es, einen regelmäßigen Entleerungsrhythmus (Konditionierung des Darmes) zu erreichen. Deshalb sollte unbedingt nach früheren Gewohnheiten gefragt werden. Altenpflegerinnen achten darauf, dass der Pflegebedürftige die Toilette in einer Häufigkeit aufsucht, die der Frequenz der Stuhlentleerung (*Defäkationsplan*) angepasst ist. Zu Beginn täglich, später auch individuell. In der Regel ist der geeignete Zeitpunkt morgens ½ Std. nach dem Frühstück und jeweils ½ Std. nach den anderen Mahlzeiten, da dann der natürliche gastrokolische Entleerungsreflex und die damit verbundene erhöhte Darmperistaltik ausgenutzt werden kann. Wichtig ist es, den Pflegebedürftigen eine angenehme Umgebung zu verschaffen und dafür zu sorgen, dass sie bei der Stuhlentleerung möglichst sitzen können.

Altenpflegerinnen erklären dem Pflegebedürftigen die physiologischen Grundlagen der Stuhlentleerung und ermuntern ihn, auf seine Körpersignale (z. B. Stuhldrang) zu achten und sie zu berücksichtigen. Sie unterstützen ihn, Strategien einzusetzen, die ihm bei der Stuhlentleerung helfen können (ein Glas Wasser trinken, Bauchschnellen), aber zu starkes Pressen zu vermeiden.

Da-tum	Uhr-zeit	Einführmenge und Art	Stuhlentleerung K = kontinent I = inkontinent kM = kleine Menge mM = mittlere Menge gM = große Menge D = dünnflüssig N = normal H = hart	Bemerkungen

Tab. I/20.13 Defäkationsprotokoll zur Beurteilung einer Stuhlinkontinenz.

Kontinenztraining

Im Unterschied zum Toilettentraining wird beim **Kontinenztraining** in jedem Fall für eine Darmentleerung gesorgt. Das Ziel ist die Erreichung eines vorhersehbaren Musters mit gründlicher Entleerung des Enddarms zu angemessenen Zeiten, z. B. wenn eine Altenpflegerin anwesend ist und unterstützen kann. Mit dieser Strategie wird eine **relative Kontinenz** erreicht, da es eine gewisse Zeit dauert, bis sich der Enddarm wieder füllt.

Das Vorgehen entspricht grundsätzlich dem Toilettentraining. Gleichzeitig werden Maßnahmen eingesetzt, die eine geplante Stuhlentleerung fördern. Es können verschiedene Methoden angewendet werden, die in jedem Fall mit dem Arzt abzusprechen sind. Es sollte mit den einfachsten Methoden (Umstellung der Ernährung, leichte Laxanzien) begonnen werden. Sonst geht man wie folgt vor:

- Bei Bedarf am Abend vorher darmanregende Maßnahmen
- Am Abführtag
  – Gewohnte darmanregende Maßnahmen oder, sofern keine Spontanentleerung erfolgt, ein Klistier oder Klysma verabreichen oder eine Irrigation mit 800–1 000 ml Wasser beim Sitzen auf der Toilette durchführen
  – Bei Bedarf können Altenpflegerinnen die vollständige Stuhlentleerung durch vorsichtige digitale Stimulierung oder digitale Ausräumung unterstützen.

Obstipationsprophylaxe

Die **Obstipationsprophylaxe** (→ Kap. I/20.12.2) ist bei der Stuhlinkontinenz von herausragender Bedeutung um das Risiko einer Stuhlinkontinenz zu verringern und eine unkomplizierte Stuhlentleerung zu erleichtern.

Ernährung

Hinweise zur Ernährung bei Obstipation → Kap. I/20.12.2
Hinweise zur Ernährung bei Diarrhö → Kap. I/20.13.2.

Bei einer Stuhlinkontinenz ist es wichtig, die **Ernährung** sorgfältig auszuwählen, weil man mit ihr die Konsistenz des Stuhls beeinflussen kann. So können z. B. ballaststoffreiche, blähende Speisen und kohlesäurehaltige Getränke durch eine Erhöhung der Stuhlfrequenz und Verminderung der Stuhlkonsistenz die Kontinenzleistung einschränken. Sowohl eine zu feste als auch eine zu dünne Konsistenz des Stuhls ist zu vermeiden, daher sind Eintragungen zur Ernährung im Defäkationsprotokoll sehr wichtig.

Beckenbodentraining

Liegt der Stuhlinkontinenz eine Schwäche der Beckenbodenmuskulatur zugrunde, kann das **Beckenbodentraining** unter Anleitung eines spezialisierten Physiotherapeuten helfen. Das Training umfasst eine Verbesserung der Wahrnehmung, zunächst isolierte Übungen zur Anspannung und Entspannung der Muskeln und später vorsichtige Belastungen bei Alltagsaktivitäten. Da das Training seine Wirkung nicht sofort zeigt, ist es eine wichtige Aufgabe der Altenpflegerinnen, den Pflegebedürftigen immer wieder zu motivieren und anzuleiten. Folgende einfache Übungen kann der alte Mensch allein im Sitzen, Stehen und beim Gehen durchführen.

Durchführung

Beim Ausatmen After und Scheide nach innen ziehen, beim Einatmen entspannen. Im Sitzen das Becken nach vorne kippen, dann kann die Analregion besser zusammengezogen werden.

Elektrostimulation

Nach ärztlicher Anordnung werden zweimal täglich 20 Min. die kreisförmigen (*zirkulären*) Muskelfasern des Schließmuskels und des umgebenden rektalen Muskelrings mittels Elektroden stimuliert.

Diese Methode führt dazu, dass der Pflegebedürftige die aktivierte Muskulatur bewusst wahrnimmt und dass sie gekräftigt wird. Gleichzeitig aktiviert die Stimulation auch nicht direkt gereizte Muskeln in der Umgebung.

Analtampons

Analtampons sind in unterschiedlichen Größen und Formen erhältlich. Tampons mit Applikatorsystem bestehen aus einem speziellen Schaumstoff (*Polyvinylalkohol, PVA*) (→ Abb. I/20.48) und sind in der Ursprungsform hart. Sie müssen vor dem Einführen in Wasser eingeweicht werden. Andere Tamponformen sind aus weichem Schaumstoff oder Watte und werden ohne Anfeuchten in den Enddarm eingeführt. Alle Analtampons sind mit einem Rückholfaden versehen und können zwischen 8–12 Stunden im Rektum verbleiben (Herstellerangaben beachten). Kontinenzberater oder Mitarbeiter eines Sanitätsfachgeschäftes können den Pflegebedürftigen über die für ihn am besten geeignete Form und Größe beraten.

Ⓐ Fallbeispiel Ambulant, Teil III

Beispiel einer Pflegeplanung bei Stuhlinkontinenz für Patrizia Jasch

Informationssammlung	Pflegetherapie	
Wünsche, Gewohnheiten, Hilfebeschreibungen, pflegefachliche Einschätzungen	Pflegeziel/Verständigungsprozess/erwartete Ergebnisse	Pflegemaßnahmen/Pflegeangebote
• War früher sehr gesellig **Pflegefachliche Einschätzungen:** • Mittelschwere Stuhlinkontinenz • Neurogene Funktionsstörung aufgrund von Multipler Sklerose • Unwillkürlicher Verlust von Stuhl • Ist geistig fit • Wird vom Ehemann unterstützt	• Fühlt sich mit Inkontinenzversorgung sicher • Führt täglich kontrolliert ab **Verständigung:** • Äußert Drang zum Stuhlgang	• Ehemann zum Führen eines Defäkationsprotokolls anleiten • Kontinenztraining: tägl. nach dem Frühstück Toilettengang • Beratung zur Benutzung von absorbierenden Hilfsmitteln wie Vorlagen oder auch Analtampons • Kontakt zur Selbsthilfegruppe herstellen • Bei Bedarf Klysma nach ärztlicher Anordnung laut Standard verabreichen • Nach der Entleerung rektale Untersuchung und bei Bedarf digitale Ausräumung • Bei der Intimpflege und bei Bedarf die Inkontinenzvorlage wechseln

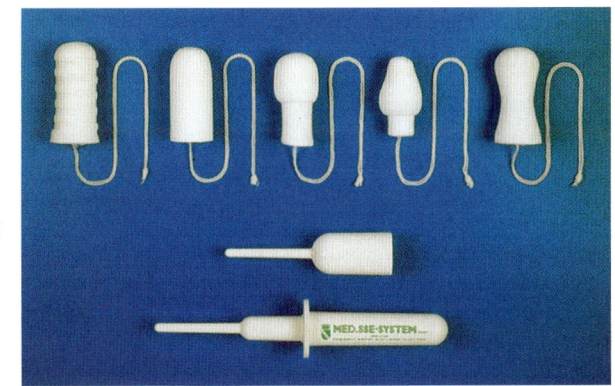

Abb. I/20.48 Verschieden geformte Analtampons. Für die Einführung ist ein Applikator hilfreich, weil der Tampon, wenn er vor dem Einführen angefeuchtet wird, seine Stabilität verliert. [V107]

Anwendung

- Verschiedene Größen und Formen ausprobieren. Evtl. ist auch eine endoskopische Untersuchung des Darms angezeigt, z. B. nach Operationen oder bei Darmabknickung
- Wichtig ist, dass der Tampon nach der Stuhlentleerung eingeführt wird. Evtl. den Bereich der Ampulla recti vor dem Einführen des Tampons von Stuhl befreien, sonst kann der Tampon nicht weit genug eingeführt werden
- Tampon (Applikatorsystem) in warmem Wasser einweichen und die überschüssige Flüssigkeit ausdrücken
- Spitze des Tampon und Spitze des Einführstab einfetten
- Einführstab in das Ende des Tampon einführen
- Tampon mit Hilfe des Einführstabs in Enddarm einführen
- Einführstab herausziehen
- Rückholfaden mit Pflaster so befestigen, dass keine Druckstellen verursacht werden
- Tampons aus Watte oder Schaumstoff ohne Applikator mit Fett oder Gel (siehe Herstellerangaben) bestreichen, mit dem Finger in den After einführen, Rückholfaden muss nicht angeklebt werden
- Analtampons nach Gebrauch mit leichtem Zug am Rückholfaden entfernen.

Fäkalkollektor

Der **Fäkalkollektor** (→ Abb. I/20.49) wird mit einer Hautschutzplatte um den Schließmuskel festgeklebt. Er kann bei bettlägerigen Pflegebedürftigen benutzt werden, um breiigen bis flüssigen Stuhl abzuleiten und damit Hautschädigungen zu vermeiden. Der Fäkalkollektor ist spätestens alle 24 Std. zu wechseln. Der Fäkalkollektor wurde eher als kurzfristige Lösung für eine temporär auftretende Diarrhö entwickelt.

Saugende Inkontinenzsysteme

Lässt sich eine Stuhlinkontinenz nicht verhindern oder durch geeignetere Maßnahmen beheben, ist eine Versorgung mit **saugenden** (*absorbierenden*) **Inkontinenzsystemen** (→ Kap. I/20.11.2) erforderlich. Stuhlinkontinenz stellt nicht in jedem Fall eine Indikation für ein geschlossenes System dar. Sowohl für die leichte als auch die mittelschwere Stuhlinkontinenz reichen in der Regel offene Systeme aus. Immer empfiehlt es sich bei dieser Form der Inkontinenzversorgung, ein Defäkationsprotokoll zu führen, um Hinweise auf die zeitlichen Abstände der Darmentleerung zu erhalten.

> ❯ Selbst viele bettlägerige Menschen haben regelmäßige Zeiten und größere zeitliche Abstände bei ihrer Defäkation. Ein Pflegebedürftiger, der nur alle drei Tage abführt, benötigt keine vier bis fünf Inkontinenzslips pro Tag. Eine individuell ange

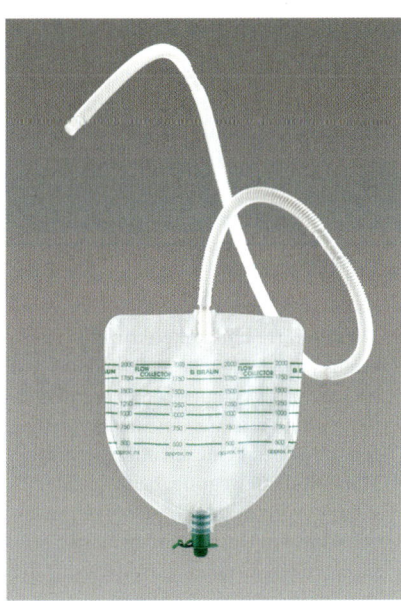

© B. Braun Melsungen AG

Abb. I/20.49 Fäkalkollektor mit Ablass. [U223]

passte Inkontinenzversorgung ist nicht nur für die Haut, sondern auch für die Umwelt gut.

I/20.12.3 Pflegeevaluation

Ⓐ Fallbeispiel Ambulant, Teil IV

Nach sechs Wochen evaluiert Dorothee Zenker die Pflegeplanung für Patrizia Jasch. Über diesen Zeitraum wurde vom Ehemann ein Defäkationsprotokoll geführt. Das Kontinenztraining konnte darauf abgestimmt werden und hat zu ersten Erfolgen geführt. Frau Jasch ist nur noch ein- bis zweimal die Woche inkontinent. Den Analtampon hat sie als Fremdkörper empfunden und benutzt jetzt Inkontinenz-Slips. Ihre Angst, jemand könnte ihre Inkontinenz bemerken, hat sich verringert. Sie muss sich aber noch überwinden, regelmäßigen Kontakt zu anderen Menschen aufzunehmen und noch mehr Selbstvertrauen entwickeln. Den Besuch einer Selbsthilfegruppe hat sie erst einmal abgelehnt. Die Pflegeplanung wurde an die veränderte Situation angepasst.

I/20.13 Obstipation

Darmerkrankungen → Kap. I/31.8.15

Ⓢ Fallbeispiel Stationär, Teil I

Benita Lauenwald wohnt seit mehreren Monaten im „Seniorenzentrum Maxeberg" und hat sich gut eingelebt. Sie wechselt zwischenzeitlich ihre Inkontinenzeinlagen selbstständig.

Zu der Altenpflegerin Hermine Brauer hat sie ein besonderes Vertrauensverhältnis aufgebaut. Morgens nach dem Frühstück hält sie oft einen kleinen Plausch mit ihr. Das Hauptthema bei diesen Gesprächen ist zurzeit, dass sie nicht jeden Tag Stuhlgang hat. Frau Lauenwald möchte deshalb wieder ihre starken Abführmittel, die sie schon seit 20 Jahren nimmt. Diese „komischen biologischen Alternativen", die sie von der Pflegenden bekomme, seien nutzlos.

> ❯ **Obstipation:** Verzögerte oder mangelhafte Darmentleerung höchstens alle drei bis vier Tage mit harter Stuhlkonsistenz, oft verbunden mit Schmerzen bei der Defäkation.

I
20

Der normale Stuhl enthält zwischen 70 und 80 % Wasser. Durch eine verzögerte Passage des Darminhalts wird dem Stuhl im Dickdarm vermehrt Wasser entzogen. Bei einer Obstipation enthält der Stuhl nur noch etwa 60 % Flüssigkeit. Die Darmpassagezeit ist abhängig von Art und Umfang der aufgenommenen Nahrung und kann 12–70 Std. betragen.

Man unterscheidet zwischen verschiedenen **Obstipationsformen:**

- **Primäre Obstipation** ist organisch nicht fassbar, eine Reihe von Faktoren können zur Entstehung dieser Form von Obstipation beitragen, z. B. Ernährung, Bewegung, Gewohnheiten
- **Sekundäre Obstipation** ist organisch bedingt oder Begleitsymptom einer Erkrankung
- **Subjektive Obstipation** bezeichnet die Befürchtung des Betroffenen, verstopft zu sein. Objektiv ist die Stuhlausscheidung aber im Bereich der Normalität. Viele ältere Menschen nehmen Abführmittel (*Laxanzien*) ein. Eine wesentliche Ursache ist, dass sie denken, es sei notwendig, mindestens einmal täglich ohne Probleme Stuhlgang zu haben. Ist das nicht der Fall, sprechen sie von einer Verstopfung. Sie bedenken nicht, dass es bei der regelmäßigen Stuhlausscheidung große individuelle Unterschiede gibt.

> ❯❯ Obstipation gehört zu den häufigsten Beschwerden alter Menschen. Bis zu 37 % der über 65-Jährigen klagen über Verstopfung, Frauen häufiger als Männer. Da die subjektiven Beschwerden eine große Rolle spielen, wurden die ROM-III-Kriterien zur Definition der Obstipation entwickelt. Danach spricht man von einer chronischen Obstipation, wenn mindestens zwei der folgenden Symptome bei mindestens einem Viertel der Stuhlentleerungen während drei der zurückliegenden sechs Monate auftraten:
> - Starkes Pressen beim Stuhlgang
> - Klumpiger oder harter Stuhl
> - Gefühl der inkompletten Entleerung
> - Gefühl der analen Obstruktion (*Blockierung*)
> - Manuelle Manöver zur Erleichterung der Defäkation
> - Weniger als drei Entleerungen pro Woche. 🪦20

I/20.13.1 Informationssammlung

Ⓢ Fallbeispiel Stationär, Teil II

Altenpflegerin Hermine Brauer, die Benita Lauenwald bei ihren Stuhlproblemen gern helfen würde, hat Schwierigkeiten, zu erkennen, ob die Pflegebedürftige so oft keinen Stuhlgang hat oder ob sie an manchen Tagen einfach jemanden sucht, der ihr zuhört. Sie beobachtet, dass die Pflegebedürftige regelmäßig nach dem Frühstück auf die Toilette geht. Nachdem sie die vom Arzt verordneten Abführmittel genommen hat, kommt es manchmal zu starken Durchfällen. Frau Brauer analysiert das Verhalten von Frau Lauenwald und erkennt ein Selbstversorgungsdefizit bei der Ausscheidung (→ Kap. I/21.5). Sie beschließt, wegen der Abführmittel noch einmal mit dem Arzt zu reden.

Ursachen, Risiko- und Einflussfaktoren

Die Entstehung einer **primären Obstipation** kann durch verschiedene Faktoren begünstigt werden, in der Regel ist nicht ein Faktor allein die Ursache:

- **Ballaststoffarme Ernährung** führt zu einer Verminderung der Stuhlmenge, dadurch wird der altersbedingt geschwächte Dehnungsreiz des Darmes weiter verringert
- **Altersbedingte Veränderungen** des Verdauungstrakts. Der Entleerungsreflex nimmt im Alter ab, was wahrscheinlich auf eine Muskelschwäche und eine verminderte Rektumsensibilität zurückzuführen ist. So kann es sein, dass die Stuhlfüllung nicht wahrgenommen wird und sich der Entleerungsreiz nicht einstellt. Häufig wird ein höheres Stuhlvolumen im Darm benötigt, um den Reiz wahrzunehmen
- Nahrungskarenz
- **Verminderte Flüssigkeitszufuhr** oder verstärkte Flüssigkeitsausscheidung (→ Kap. I/21.4) kann zur Stuhlverhärtung führen und zur Obstipation beitragen, ist jedoch keine alleinige Ursache
- **Mangelnde Bewegung,** häufiges oder ständiges Sitzen oder Liegen kann zu einer schweren Obstipation beitragen, da sie einerseits zu einer Verminderung der Darmbewegungen und andererseits zu einer Schwäche der Beckenboden- und Bauchmuskulatur führen kann

- Chronische **Unterdrückung des Entleerungsreizes** z. B. durch Zeitmangel oder Scham kann zu einer weiteren Verhärtung des Stuhles führen, zudem wird die Stuhlentleerung zu einem späteren Zeitpunkt nicht mehr von den natürlichen Darmkontraktionen unterstützt und erfordert eine verstärkte Tätigkeit von Beckenboden- und Bauchmuskulatur
- **Medikamente,** die als direkte oder unerwünschte Wirkung eine Obstipation zur Folge haben (z. B. Eisenpräparate, bestimmte Antidepressiva, Opiate, Sedativa, Kalziumblocker, Diuretika)
- **Überdosierung von Abführmitteln,** weil die Einnahme von Abführmitteln eine Hypokaliämie (*Kaliummangel*) auslösen kann, die zu einem Spannungsverlust der Darmwand führt
- Veränderungen des **psychischen und geistigen Befindens,** z. B. Depressionen, Psychosen und Demenz, Stress, Unruhe
- **Umgebungsbedingte Faktoren,** z. B. Nichtbeachtung der Privat- und Intimsphäre, wenn der Pflegebedürftige ein Selbstversorgungsdefizit bei der Ausscheidung hat, aber auch eine veränderte Umgebung oder die Nichtbeachtung der Gewohnheiten, unangenehme Toilettenräume können zur Unterdrückung des Entleerungsreizes führen.

Eine **sekundäre Obstipation** kann entstehen durch:

- **Erkrankungen des Verdauungstrakts,** z. B. Krebserkrankung des Darms, bei Divertikulose (*Darmwandausstülpungen*) und Divertikulitis (*Entzündungen einer Darmwandausstülpung*). Diese Erkrankungen engen das Darmvolumen ein
- **Operative Eingriffe,** wenn Verwachsungen (*Adhäsionen*) den Darm abschnüren
- **Schmerzhafte Erkrankungen der Analregion,** z. B. Hämorrhoiden, Rhagaden und Fissuren, weil Betroffene aus Angst vor Schmerzen die Defäkation unterdrücken
- **Neurologische Erkrankungen,** z. B. Schädigungen von Gehirn und Rückenmark, Apoplexie, Multiple Sklerose, Morbus Parkinson, Demenz (→ Kap. I/33.4)
- Psychische Störungen (Depression, Anorexia nervosa)
- **Endokrine Erkrankungen,** z. B. Hypothyreose (*Unterfunktion der Schilddrüse*), Morbus Addison (*chronische Nebennierenreninsuffizienz*), Diabetes mellitus (→ Kap. I/31.3)
- Vergiftungen (akute Obstipation).

Eine **subjektive Obstipation** kann entstehen, wenn eine falsche Vorstellung über normales Abführverhalten vorliegt:

- Falsche Vorstellung über die Stuhlfrequenz, falsches Gesundheitsverständnis
- Beeinträchtigte Denkprozesse, Zwänge.

> ❯❯ Altenpflegerinnen können die Obstipationsgefährdung mit Hilfe einer Checkliste (→ Tab. I/20.14) einschätzen und durch das Feststellen objektiver Zeichen überprüfen.

Zeichen und Ausmaß

Da im Alter eine Obstipation nicht selten subjektiv ist, ist die Äußerung der Pflegebedürftigen, unter einer Stuhlverstopfung zu leiden, durch das Feststellen objektiver Zeichen zu überprüfen, dazu gehören z. B.:

- Verhärtung des Stuhls, erkennbar z. B. an bröckliger Stuhlform, evtl. Bestätigung durch Tasten
- Blähungen, Bauchschmerzen (in der Regel tagsüber), Übelkeit, Völle- und Druckgefühl im Bauch und im Rektum
- Seltene Entleerung und geringe Stuhlmenge bei gleich bleibender Ernährung
- Spärliche Darmgeräusche, kann ggf. mit Hilfe eines Stethoskops auf dem Bauch festgestellt werden
- Beim Stuhlgang wird stark gepresst, die harten Kotballen verursachen Schmerzen
- Eine Obstipation kann einhergehen mit Appetitlosigkeit, Kopfschmerzen, Mattigkeit, Unwohlsein und depressiver Stimmung
- Ferner können Sodbrennen, Schlaflosigkeit, Zungenbelag und übler Mundgeruch auftreten

- Stuhlinkontinenz mit dem Verlust von kleineren Mengen dünneren Stuhls oder schleimiger Absonderungen können ein Anzeichen für eine Obstipation sein (Koprostase → Kap. I/20.13.2)

Wann immer der Verdacht auf eine Obstipation oder Obstipationsgefährdung besteht, ist die Stuhlentleerungsfrequenz zu überwachen und zu dokumentieren, um das Ausmaß festzustellen und die Folgen einer Obstipation auf ein Minimum zu reduzieren. Eine enge Zusammenarbeit mit dem Arzt ist notwendig.

> ❯❯ Auch eine subjektive Obstipation ist behandlungsbedürftig. Altenpflegerinnen haben dann die Aufgabe, den Pflegebedürftigen zu informieren und zu beraten.

> ❯❯ **Lern-Tipp**
> Üben Sie in Kleingruppen die Beratung bei Obstipation. Verwenden Sie das Fallbeispiel als Grundlage.

Folgen

Eine chronische Obstipation beeinträchtigt das Wohlbefinden eines alten Menschen erheblich. Darüber hinaus können die Folgen der Obstipation schwerwiegend oder sogar lebensbedrohlich sein:

- Schädigung der Darmwand
  - Durch den harten Stuhl können **Fissuren** (*kleine Einrisse*) in der Analregion entstehen, die die Obstipation weiter verstärken, weil die Defäkation schmerzhaft ist und unterdrückt wird. Außerdem können sich durch starkes Pressen Hämorrhoiden bilden
  - Die harten Kotballen können in seltenen Fällen die Darmwand schädigen,

bis hin zur **Darmperforation** (*Durchbruch der Darmwand*)
- Eine chronische Obstipation begünstigt die Entstehung von **Divertikeln** (*Ausstülpungen der Darmwand*). Schwerwiegend können die Folgen sein, wenn sich Divertikel entzünden (*Divertikulitis*)

- Harte Kotsteine im Enddarm (*Koprostase*) können eine **Stuhlinkontinenz** zur Folge haben, wobei dünner Stuhl oder schleimige Absonderungen in geringen Mengen und mehrfach täglich an den Kotballen vorbei aus dem After fließen. Nicht erkannte Koprostase kann zu Darmverschluss und damit zu lebensbedrohlichen Komplikationen führen
- Durch den erhöhten Druck im Darm können **Harnverhalt** oder **Harninkontinenz** (→ Kap. I/20.11) entstehen.

> ❯❯ **Vorsicht!**
> Akute Lebensgefahr bei **Darmverschluss** (*mechanischem Ileus*). **Zeichen** eines Darmverschlusses sind:
> - Sehr schmerzhafte, kolikartige Bauchkrämpfe
> - Stuhl und Winde gehen nicht ab
> - Anfangs weicher, später bretthart gespannter, druckschmerzhafter Bauch
> - Wird nicht rechtzeitig operiert, kann es zum **Koterbrechen** (*Miserere*) kommen.
>
> Bei Verdacht auf einen Ileus sofort den **Notarzt** benachrichtigen. Es darf nichts mehr gegessen oder getrunken und keine weiteren abführenden Maßnahmen, z. B. ein Einlauf, durchgeführt werden.

I/20.13.2 Pflegetherapie

Gestaltung der Umgebung

Um eine Obstipation zu verhindern oder zu beheben, ist es wichtig, die Lebensgewohnheiten des Pflegebedürftigen zu berücksichtigen und seine Privat- und Intimsphäre zu wahren:

- Sind andere Personen im Zimmer, diese bitten, vorübergehend das Zimmer zu verlassen. Wenn das nicht möglich ist, Sichtschutz aufstellen
- Pflegebedürftige, die in der Lage sind zu sitzen, möglichst mit einem fahrbaren Toilettenstuhl über die Toilette oder ins Bad fahren
- Die Toilette sollte zwar gut gelüftet, jedoch nicht zugig oder kalt sein
- Die Toilette muss in hygienisch einwandfreiem Zustand (→ Abb. I/20.50), sollte jedoch nicht steril-ungemütlich

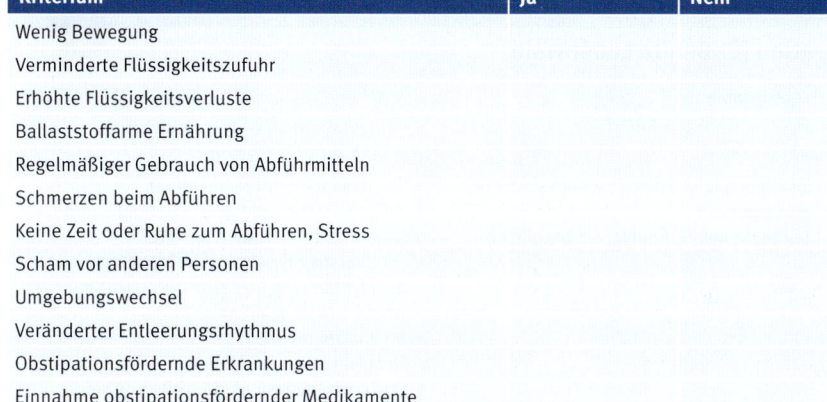

Kriterium	Ja	Nein
Wenig Bewegung		
Verminderte Flüssigkeitszufuhr		
Erhöhte Flüssigkeitsverluste		
Ballaststoffarme Ernährung		
Regelmäßiger Gebrauch von Abführmitteln		
Schmerzen beim Abführen		
Keine Zeit oder Ruhe zum Abführen, Stress		
Scham vor anderen Personen		
Umgebungswechsel		
Veränderter Entleerungsrhythmus		
Obstipationsfördernde Erkrankungen		
Einnahme obstipationsfördernder Medikamente		

Tab. I/20.14 Checkliste für die Einschätzung einer Obstipationsgefahr. Je mehr Fragen mit „Ja" beantwortet werden, desto größer ist die Gefahr einer Obstipation

I 20

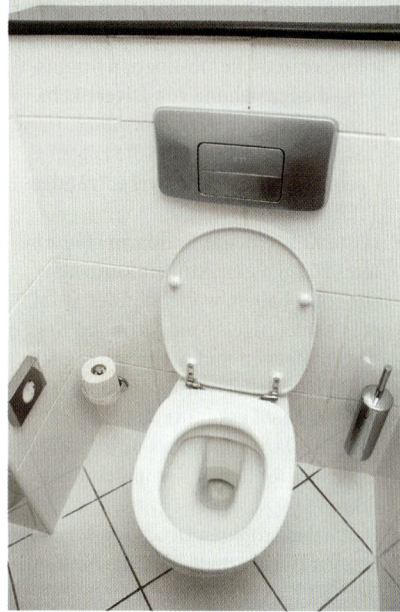

Abb. I/20.50 Ein hygienisch einwandfreier Zustand der Toilette ist besonders wichtig für die Benutzer. Ekel-Gefühle und Unwohlsein können die Ausscheidung behindern. [J787]

sein; besser ist eine freundliche Atmosphäre, die sich z. B. mit Pflanzen und Bildern herstellen lässt.

Aufklärung über normales Stuhlverhalten

Wird die tägliche Darmentleerung durch die regelmäßige Einnahme von Abführmitteln erreicht oder ist der Pflegebedürftige der Meinung, er müsse unbedingt jeden Tag abführen, informieren Altenpflegerinnen ihn über normales Stuhlverhalten.

Folgende Aspekte sind besonders wichtig:
- Es ist nicht notwendig, täglich abzuführen. Es kann normal sein, dreimal am Tag oder dreimal in der Woche Stuhl auszuscheiden
- Frequenz und Menge sind abhängig von der Menge der zugeführten Nahrung
- Eine gewisse Regelmäßigkeit sollte angestrebt werden, jedoch ist es nicht notwendig, eine Unregelmäßigkeit sofort mit Abführmedikamenten anzugehen
- Über Schädlichkeit und unerwünschte Wirkungen von Abführmedikamenten informieren (Beipackzettel). Besonders wichtig ist es jedoch, den Gebrauch von Laxanzien nicht grundsätzlich in Frage zu stellen und den Pflegebedürftigen nicht zu bevormunden
- Selbst nach längerem Gebrauch von Abführmedikamenten kann der Darm durch geeignete Maßnahmen allmählich wieder zur selbstständigen Entleerung „erzogen" werden. 👥20 👥21

❯❯ Lern-Tipp

Wissen Sie, welche unerwünschten Wirkungen die Abführmittel hervorrufen, die in Ihrer Einrichtung üblicherweise verabreicht werden? Lesen Sie die Beipackzettel.

Vermeidung von Stress und Zeitdruck

Entleerungsprobleme können auftreten, wenn der Zeitpunkt für den Stuhlgang ungünstig oder die Defäkation durch Ablenkung nicht möglich ist. Allein das „Zur-Ruhe-Kommen" kann verdauungsfördernd wirken. Wichtig ist:
- Für den Stuhlgang eine individuell angemessene Zeit und Ruhe einräumen. Das offensichtliche Warten der Altenpflegerinnen vor der Toilette verhindert eher die Ausscheidung, anstatt sie zu beschleunigen

- Entspannung, z. B. durch entsprechende Übungen (→ Kap. I/21.9.2) oder Musik hören
- Beruhigende, tröstende oder aufmunternde Gespräche helfen, Probleme zu lösen und zu verarbeiten. Häufig lenken sie den Pflegebedürftigen ab, bringen ihn auf positivere Gedanken, beruhigen die Psyche und erleichtern so letztlich auch das Abführen.

Gewohnheiten und Rituale erhalten und fördern

Sind **Gewohnheiten** und **Rituale** bekannt, sollten sie auf jeden Fall berücksichtigt und ermöglicht werden, sofern sie nicht schaden. So fragwürdig manche höchst individuellen Gewohnheiten und Rituale sein mögen, für den Einzelnen können sie so wichtig sein, dass er ohne sie nicht wie gewohnt ausscheiden kann.

Gewohnheiten und Rituale können z. B. sein:
- Zufuhr von Speisen und Getränken, die ganz individuell die Verdauung fördern, z. B. ein Glas lauwarmes Leitungswasser, Zuckerwasser oder eine Tasse Kaffee auf nüchternen Magen
- Die Einhaltung eines festen Tagesablaufs und fester Zeitpunkte für den Stuhlgang, z. B. nach dem Frühstück, nach dem Mittagessen oder vor dem Schlafengehen
- Das Lesen der Tageszeitung, eines Buchs, das Hören von Musik auf der Toilette
- Das Benutzen von gewohntem Toilettenpapier
- Eine bestimmte Verweildauer auf der Toilette.

❯❯ Ein Toilettentraining (→ Kap. I/20.12.2) kann eine Obstipation verhindern oder beheben, weil daraus ebenfalls eine Gewohnheit werden kann.

Ⓢ Fallbeispiel Stationär, Teil III

Beispiel einer Pflegeplanung bei Obstipation für Benita Lauenwald

Informationssammlung	Pflegetherapie	
Wünsche, Gewohnheiten, Hilfebeschreibungen, pflegefachliche Einschätzungen	Pflegeziel/Verständigungsprozess/erwartete Ergebnisse	Pflegemaßnahmen/Pflegeangebote
• Ist zur Mitarbeit motiviert, gesprächsbereit **Pflegefachliche Einschätzungen:** • Obstipation • Langfristige, regelmäßige Abführmitteleinnahme • Ballaststoffarme Ernährung • Wechsel zwischen Verstopfung und Durchfall	• Regelmäßiger, weich geformter Stuhlgang **Verständigung:** • Überdenkt den Gebrauch von Laxanzien	• (*) Defäkationsprotokoll führen • (*) Zum Trinken geeigneter Getränke und Nahrungsanpassung motivieren • (*) Über die physiologischen Grundlagen der Stuhlentleerung und allgemeine Maßnahmen bei Obstipation informieren • (*) Zur Übung Bauchschnellen 1× tägl. nach dem Frühstück anleiten und motivieren • (*) Toilettengewohnheiten weiterführen

(*) Diese Maßnahmen können mit entsprechenden Durchführungszeitpunkten in den Tagesstrukturplan eingetragen werden.

Das Vorbeugen bei leicht angezogenen Knien (Füße fest auf dem Boden, unter Umständen auf einem Hocker) unterstützt die Bauchpresse und kann manchen Betroffenen bei der Stuhlentleerung helfen.

Ernährung

Die **ballaststoffreiche Ernährung** kann zur Prophylaxe einer Obstipation beitragen. Den Altenpflegerinnen kommt dabei vor allem die Aufgabe zu, für eine angepasste Ernährung zu sorgen oder entsprechend zu beraten und bei Bedarf zu einer Ernährungsumstellung zu motivieren.

Wichtige Ballaststoffe:

- **Zellulose** kommt vor allem in Obst und Gemüse vor. Zellulose bindet sehr viel Wasser, erhöht das Stuhlvolumen und verkürzt die Darmpassage des Speisebreis
- **Hemizellulose** kommt vor allem in Getreide vor. Es wirkt ähnlich wie die Zellulose
- **Pektin** kommt vor allem in Beeren-, Stein- und Kernobst vor. Pektin quillt und bildet im Darm ein Gelee, durch das die Gleitfähigkeit des Stuhls verbessert und das Stuhlvolumen erhöht wird.

Empfehlungen

Da viele alte Menschen wegen Kaustörungen, fehlender Zähne, schlecht sitzender Zahnprothesen oder Erkrankungen der Mundhöhle geeignete Nahrungsmittel ablehnen, nicht kennen oder mögen, ist es nicht sinnvoll, die gesamte Ernährung umzustellen.

Liebgewonnene, aber obstipationsfördernde Gewohnheiten können vielleicht nach und nach durch eher abführend wirkende Nahrungsmittel ersetzt werden.

Es ist daher wichtig, dem alten Menschen verschiedene Angebote zu machen, aus denen er jene wählen kann, die er am ehesten akzeptiert.

Gemüse und Obst

Es ist empfehlenswert, jeden Tag Gemüse und Obst in den Speiseplan einzubauen. Die Richtlinie „5 am Tag" der Deutschen Gesellschaft für Ernährung kann dabei als Richtlinie dienen. Das heißt, es sollte fünfmal täglich Obst oder Gemüse gegessen werden (*Faustregel für die jeweilige Menge: eine Handvoll*). Das Gemüse kann als Rohkost oder gegart gegessen werden.

» Vorsicht!
Die Ernährung auf keinen Fall von heute auf morgen, sondern **schrittweise** von ballaststoffarmer auf ballaststoffreiche Kost umstellen, da ansonsten Blähungen oder krampfartige Bauchschmerzen dazu führen, dass der alte Mensch die Ernährungsumstellung demotiviert abbricht, weil sie ihm „nicht bekommt".

» Backpflaumen enthalten Fruchtsäuren und Invertzucker und haben deshalb eine abführende Wirkung. Werden eingeweichte Backpflaumen zum Frühstück gegessen, unterstützen sie die Wirkung einer ballaststoffreichen Kost auf die Darmtätigkeit. Vorsichtig ausprobieren, bei manchen Menschen wirken Backpflaumen sehr stark abführend.

Getreide und Getreideprodukte

Getreide und Getreideprodukte aus Vollkornmehl enthalten viele Ballaststoffe und beugen deshalb einer Obstipation vor. Weißmehlprodukte, wie helle Brötchen, Kuchen und Kekse, haben den gegenteiligen Effekt, weil die in den Randschichten des Korns sitzenden Ballaststoffe bei der industriellen Verarbeitung entfernt wurden. Deshalb Vollkornprodukte wie Vollkornbrot, Müsli oder Vollkornreis bevorzugen.

Unter den Getreideprodukten gibt es zwei besonders wirksame Quellmittel:

- **Weizenkleie** senkt den Druck im Dickdarm, erhöht das Stuhlgewicht und verkürzt die Darmpassage. Es sollten 15 g Weizenkleie, die mindestens drei Std. vorher in Wasser oder Magermilch zum Quellen eingeweicht wird, ein- bis zweimal täglich als Zwischenmahlzeit verzehrt werden. Bei Neigung zu Koprostase sollte auf Kleie verzichtet werden
- **Leinsamen** (z. B. Linusit®) ist ebenfalls ein Quellstoff. Die nicht resorbierbaren Faserstoffe nehmen viel Wasser auf und vergrößern so das Stuhlvolumen. Gemahlene Leinsamen verstärken diese Wirkung.

» Vorsicht!
Weizenkleie und **Leinsamen**

- Nur mit reichlich Flüssigkeit einnehmen, weil sie sonst im Darm verkleben und zu einem Ileus (*Darmverschluss*) führen können
- Nicht zusammen mit Medikamenten zu den Mahlzeiten nehmen, sondern als Zwischenmahlzeit essen, da sie die Resorption von Medikamenten und Elektrolyten beeinträchtigen können.

Lactulose

Lactulose (z. B. Bifiteral®) besteht aus Galaktose (*Schleimzucker*) und Fruktose (*Fruchtzucker*). Im menschlichen Körper sind keine Enzyme vorhanden, die Lactulose spalten können, sie gelangt daher unverändert in den Dickdarm. Dort wird sie von Zucker spaltenden Bakterien abgebaut und zu Milch- und Essigsäure umgewandelt. Dadurch entsteht ein niedriger pH-Wert im Dickdarm, der sich günstig auf die Darmflora auswirkt. Durch den Abbau der Lactulose wird gleichzeitig die Menge der gelösten Teilchen im Stuhl erhöht, die Wasserrückresorption gehemmt, das Stuhlvolumen erhöht und die Darmpassage verkürzt.

Lactulose muss nicht wie ein Quellmittel mit viel Flüssigkeit eingenommen werden und eignet sich auch für Diabetiker, da sie nicht resorbiert wird.

» Wenn Pflegebedürftige ballaststoffreiche Lebensmittel wegen Zahn- und Kauproblemen ablehnen, können sie die Verdauung auch z. B. mit Sauerkrautsaft oder Buttermilch anregen.

Flüssigkeitszufuhr

Ebenso wie der ballaststoffreichen Ernährung kann ausreichende **Flüssigkeitszufuhr** eine Obstipation vermindern. Bei Obstipationsneigung sollten täglich 1,5 l–2 l Flüssigkeit zugeführt werden. Mehr Flüssigkeit hat sich nicht als wirksamer herausgestellt. 📖21 Bei einer Herz- oder Niereninsuffizienz ist allerdings vorab Rücksprache mit dem Arzt zu halten.

Auch bei der Auswahl der Getränke gibt es mehr und weniger geeignete, wobei zwischen Erfordernissen und individuellen Wünschen des alten Menschen abzuwägen ist.

Geeignete Getränke sind z. B.:

- Buttermilch
- Mineralwasser, Leitungswasser
- Obst- und Gemüsesäfte, am besten frisch gepresst und ohne Zuckerzusatz
- Kalte (zimmerwarme) Milch
- Kefir
- Früchte- oder Fencheltee.

Weniger geeignete Getränke sind z. B.:

- Gesüßte Limonaden
- Kakao
- Schwarztee
- Gekochte Milch.

Alkohol, v. a. **Rotwein,** kann dem Körper Wasser entziehen. Bei vielen Menschen wirkt er trotzdem abführend, weil er die Darmperistaltik anregen kann.

❯❯ Vielen Menschen hilft es, wenn sie am Morgen auf nüchternen Magen ein Glas lauwarme Flüssigkeit, z. B. Leitungswasser, trinken, um einen Entleerungsreflex auszulösen.

Bewegung

Obstipation ist nicht nur auf Bewegungsmangel zurückzuführen, aber **Bewegung** kann die Darmbewegung (*Peristaltik*) leichtgradig verbessern.

Dadurch wird der Speisebrei schneller durch den Dickdarm befördert und dem Stuhl durch die kurze Verweildauer im Darm nicht zu viel Wasser entzogen. Durch spezielle Übungen kann zudem die Bauchmuskulatur trainiert und damit die beim Abführen erforderliche Bauchpresse gekräftigt werden.

Geeignete Bewegungsformen sind z. B.:
- Gehen, z. B. auf der Stelle, im Zimmer, in der Wohnung, im Flur des Wohnbereichs
- Spaziergänge im Freien
- **Einfache Bewegungsübungen** (nach S. Huhn):
  - **Bauchschnellen.** Beim Einatmen wird der Bauch eingezogen, anschließend ruckartig nach vorne geschnellt und dabei ausgeatmet. Diese Übung kann beliebig oft durchgeführt werden oder zehnmal vor der geplanten Darmentleerung
  - **Bauchpresse.** Der Bauch wird kräftig eingezogen, bis zehn gezählt und dann langsam entspannt. Diese Übung kann dreimal täglich mit jeweils fünf Wiederholungen durchgeführt werden
  - **Knieheben im Sitzen oder Liegen.** Ein Oberschenkel wird mit gebeugtem Unterschenkel so hoch wie möglich angezogen, kurz angehalten und langsam wieder zurückbewegt, rechts und links jeweils zehnmal.

Es gibt auch relativ **anstrengende Übungen** zur Stärkung der Bauchmuskeln, die zwar wirkungsvoller sind, aber nur von belastbaren und beweglichen Pflegebedürftigen durchgeführt werden können, z. B.:
- In Rückenposition im Knie- und Hüftgelenk gebeugt, Unterschenkel und Füße auf einen Stuhl legen. Oberkörper mit vor der Brust verschränkten Armen langsam anheben, Spannung halten und langsam senken (→ Abb. I/20.51)
- Rückenposition, die Beine ausgestreckt auf den Fußboden, Arme neben den Körper legen. Arme und Beine vom Boden

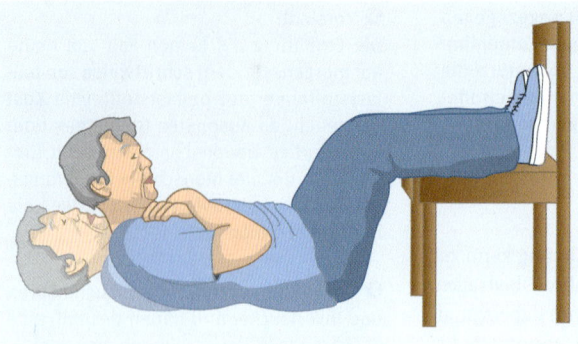

Abb. I/20.51 Wirkungsvolle Übung. Beim Anheben von Kopf und Schultern wird die Bauchmuskulatur trainiert und gekräftigt. [L138]

abheben, Hände und Füße aufeinander zu bewegen, Spannung halten und dann senken. Dies ist eine Steigerung im Vergleich zur ersten Übung.

❯ Vorsicht!
Bei allen Übungen während der Anspannung ausatmen und während der Entspannung einatmen. Auf keinen Fall darf die Luft während der Anstrengung angehalten werden, da sonst der Blutdruck steigt.

Bei allen Bewegungsübungen Vitalzeichen beobachten und bei Schwindel, Unwohlsein, Schmerzen, Schwäche oder Müdigkeit die Übung sofort beenden.

Physikalische Maßnahmen

Kolonmassage

Durch die **Kolonmassage** wird die Darmbewegung (*Peristaltik*) angeregt. Sie darf nicht durchgeführt werden bei Entzündungen oder Tumoren im Bauchraum, Durchfall (*Diarrhö*) oder Darmverschluss (*Ileus*). Physiotherapeuten oder Masseure können die Altenpflegerinnen bei der Durchführung der Kolonmassage anleiten.

Vorbereitung
- Günstigster Zeitpunkt: frühestens eine Std. nach der letzten und spätestens eine Std. vor der nächsten Mahlzeit

- Pflegebedürftigen bitten, die Blase zu entleeren, evtl. dabei unterstützen.

Durchführung
- Sich an die rechte Seite des entspannt liegenden Pflegebedürftigen stellen
- Rechte Hand auf Punkt 1 aufsetzen und mit der linken Hand beschweren
- Mit kreisenden Bewegungen die fünf Punkte im Uhrzeigersinn fünf Min. massieren, bei jeder Einatmung einen Halbkreis ohne Druck, bei jeder Ausatmung einen Halbkreis mit Druck (der Druck kommt von der linken Hand) in Richtung der physiologischen Peristaltik. Bei schneller und flacher Atmung nur bei jedem zweiten Atemzug massieren
- Zwischen den Punkten fortlaufend massieren, nach jedem Kreis ein Stückchen weiter
- Zur Massage ab Punkt 3 auf die linke Seite wechseln (→ Abb. I/20.52)
- Die Kolonmassage sollte mindestens zehn Min. dauern. Sie darf nicht als schmerzhaft empfunden werden.

❯❯ Keinen Druck gegen die physiologische Peristaltik ausüben. Deshalb:
- Mit Druck in Peristaltikrichtung massieren

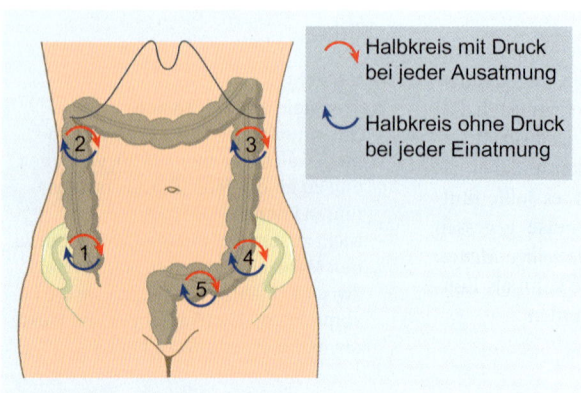

↷ Halbkreis mit Druck bei jeder Ausatmung

↶ Halbkreis ohne Druck bei jeder Einatmung

Abb. I/20.52 Kolonmassage. [L138]

- Mit der massierenden Hand nicht senkrecht nach unten drücken, sondern schräg in Richtung der Peristaltik. Senkrechter Druck würde sich in beide Richtungen ausbreiten.

Nabelkneten

Nabelkneten fördert die Aktivität des Dünndarms.

Durchführung

Hand flach auf den Nabel legen und leicht nach unten drücken. Handballen und Finger bewegen sich nun locker gegeneinander und bewirken somit ein leichte, sanft „knetende" Bewegung. Diese Bewegung darf keine Schmerzen bereiten.

Flankenwackeln

Flankenwackeln regt den aufsteigenden und absteigenden Dickdarm an und entspannt die Bauchdecke.

Durchführung

Die auf die Flanke aufgesetzte Hand „wackelt" locker und rhythmisch auf einer Flanke. Beide „Flanken" abwechselnd etwa zwei Min. lang durchbewegen.

Baucheinreibung

Eine **Baucheinreibung** regt die Darmperistaltik an und wirkt sich wohltuend bei Blähungen aus.

Durchführung

Die Hände liegen rechts und links neben dem Nabel. Sie bewegen sich entsprechend dem Dickdarmverlauf im Uhrzeigersinn um den Nabel.

Die linke Hand beschreibt einen ganzen Kreis, die rechte Hand vom linken Beckenkamm bis zur Schambeinmitte einen Halbkreis. Im Bereich der Magengrube (*Sonnengeflecht*) wird jeder Druck vermieden. Die Bauchhaut darf sich nicht in Falten verschieben. Ein Kreis dauert ungefähr einen langsamen Atemzug. Die Einreibung sollte etwa zwei Min. dauern.

Kälteanwendungen

Um eine Obstipation zu vermeiden oder zu beheben, können Altenpflegerinnen kurzfristig **Kälte** anwenden. Dabei ist es erforderlich, dass sie die Wirkung von Kälte genau kennen, denn nicht jede Kälteanwendung hat den gleichen Effekt: Kälte stellt die Gefäße eng, vermindert also die Durchblutung.

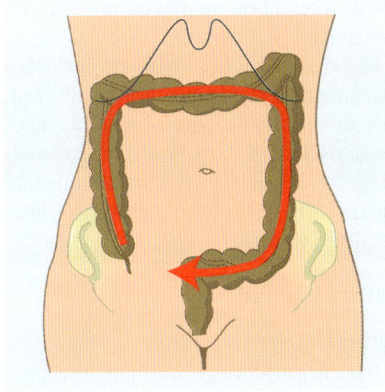

Abb. I/20.53 Leibwaschung als Kneippsche „Schlaf- und Abführpille". Auf den Kältereiz hin wird der Darm reaktiv durchblutet und die Verdauung gefördert. [L138]

❯ Der eigentliche **Effekt kurzfristiger Kälteanwendung** entsteht, weil als Reaktion des vegetativen Nervensystems (Parasympathikus) auf den wenige Minuten dauernden Kältereiz die Durchblutung steigt, der Stoffwechsel sich vermehrt und die Muskulatur entspannt. Diese Reaktion wirkt sich nicht nur lokal, also z. B. bei einem Wickel an der Körperoberfläche, sondern auch zentral und auf die inneren Organe, z. B. den Darm, aus. Dadurch hat sie neben der verdauungsfördernden und abführenden auch eine entspannende Wirkung.

Kontraindikationen für die Kälteanwendung sind:
- Blähungen
- Koliken
- Nierenentzündungen
- Lebererkrankungen
- Harnwegsinfektionen
- Unterleibsbeschwerden
- Frieren, Frösteln
- Ausgeprägte Herz-Kreislauf-Schwäche

Leibwaschung nach Kneipp

Die Leibwaschung wird aufgrund der entspannenden und damit schlaffördernden Wirkung auch als *Kneippsche Schlaf- und Abführpille* bezeichnet. Aus diesem Grund

ist es sinnvoll, sie am Abend durchzuführen. Für die **Leibwaschung** (→ Abb. I/20.53) den Pflegebedürftigen bitten, sich mit angezogenen Beinen auf den Rücken zu legen. Ein angewärmtes Bett unterstützt die anschließende Aufwärmphase.

Durchführung

- Kaltes Wasser in eine Schüssel füllen
- Ein Geschirrtuch auf Waschlappengröße falten, eintauchen und auswringen
- Mit der Waschung am rechten Unterbauch beginnen
- Bauch mit der Tuchvorderseite im Kolonverlauf fünfmal umkreisen, anschließend fünfmal mit der Rückseite des Tuchs
- Vorgang mit den zwei Tuchinnenseiten wiederholen
- Da jetzt alle Tuchseiten nicht mehr kalt sind, tauchen Pflegende bei einer Wiederholung das Tuch erneut in das Wasser und wringen es aus
- Kalte Leibwaschung nach ca. fünf Min. beenden, anschließend Pflegebedürftigen im Bett ruhen und aufwärmen lassen

Leibwickel

Der **Leibwickel** (*Lendenwickel*) wird nicht nach Beendigung der Kältewirkung abgenommen. Sobald sich der Wickel erwärmt hat, unterstützt er die reaktive Wärmeentwicklung des Körpers intensiv (*Wärmestau*). Der Wickel darf nicht auf den gefüllten Magen gelegt werden, deshalb etwa eine Std. nach dem Essen warten.

Aufbau des Wickels

- Das Wickelmaß beträgt etwa 40×180 cm
- Direkt am Körper liegt ein nasses, kaltes, gut ausgewrungenes, grobes Leinentuch
- Auf das nasse Tuch kommt ein trockenes Tuch aus Baumwolle oder Leinen, das 2–3 cm breiter sein soll als das nasse Tuch
- Nasses und trockenes Tuch werden von einer Wolldecke umwickelt, die wieder

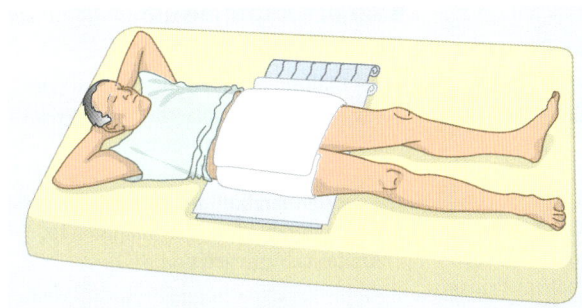

Abb. I/20.54 Tuchfolge beim Leibwickel. [L138]

so schmal wie das nasse Tuch ist, damit sie nicht auf der Haut liegt (Hygiene).

Vorbereitung

Bevor ein Leibwickel angewendet wird:
- Toilettengang ermöglichen
- Zimmer temperieren, Türen und Fenster schließen, Zugluft vermeiden
- Damit die entspannende Wirkung des Wickels nicht beeinträchtigt wird, für Ruhe sorgen, z. B. „Bitte nicht stören"-Schild an die Tür hängen.

Durchführung

Pflegebedürftigen während der Anwendung beobachten oder Klingel in erreichbarer Nähe befestigen.

Ein Leibwickel reicht vom unteren Rippenbogen bis zum Oberschenkel (→ Abb. I/20.54).
- Zuerst Wolldecke so im Bett ausbreiten, dass sie auf einer Seite länger ist. Diese Seite aufrollen, damit die Decke nicht auf dem Fußboden hängt
- Trockenes Zwischentuch auf die Wolldecke und darauf das nasse Tuch legen, beide ebenfalls an der langen Seite separat aufrollen
- Pflegebedürftigen bitten, sich mit dem Rücken auf diese drei Schichten zu legen (ohne Kleidung)
- Schnell und möglichst faltenfrei zuerst das nasse, dann die anderen beiden Tücher um den Körper wickeln und unterstecken. Darauf achten, das sich keine „Hohlkammern" bilden
- Pflegebedürftigen gut zudecken
- Den Wickel etwa für 45–60 Min. belassen. Sobald sich die ersten Schweißspuren auf der Stirn zeigen, Wickel abnehmen
- Nach dem Wickel Pflegebedürftigen für etwa ½ Std. ruhen lassen

> **Hinweise zu Leibwickeln**
> - Ist das Wickeltuch recht nass und verbleibt nur bis zur Erwärmung am Körper, entzieht es dem Körper Wärme. Dieser Effekt ist zur Fiebersenkung, nicht aber für die Obstipationsprophylaxe gewünscht
> - Ebenfalls nicht erwünscht ist ein schweißtreibender Wickel durch zu lange Anwendung.

Leibauflage

Eine etwas leichter durchzuführende und bei Bettlägerigen besser geeignete Maßnahme ist die **Leibauflage**. Sie hat im Prinzip

den gleichen Effekt wie ein Leibwickel, aber eine mildere Wirkung.

Für eine Leibauflage wird ein mehrfach zusammengelegtes Leinentuch so aufgelegt, dass es vom Rippenbogen bis zur Leistenbeuge reicht. Der Pflegebedürftige kann dazu im Bett liegen bleiben. Vorbereitung und Durchführung sind ansonsten vergleichbar mit dem Leibwickel.

Kaltes Sitzbad

Vorbereitung
- Der Pflegebedürftige muss gut durchgewärmt sein, er darf weder frösteln noch frieren
- Etwa 50–80 l Wasser (15–20 °C) in eine Sitzbadewanne einlassen.

Durchführung
- Pflegebedürftigen bitten, den Unterkörper zu entkleiden. Oberkörperbekleidung hochhalten (lassen) oder hochbinden, damit sie nicht nass wird
- Wasser so hoch einfüllen, dass der Spiegel bis zum Nabel reicht, evtl. etwas Wasser nachfüllen
- Pflegebedürftiger soll sich entspannen und etwas ruhen
- Sitzbad nach maximal 10 Min. beenden.

Nachbereitung
- Unterkörper abtrocknen, ankleiden
- Pflegebedürftigen zum Bett begleiten
- Ruhepause im vorgewärmten Bett mit warmer Wärmflasche auf dem Bauch.

> Physikalische Maßnahmen werden in naturheilkundlichen Büchern empfohlen. Sie können von Pflegebedürftigen als wohltuend und hilfreich empfunden werden. Bis auf die Kolonmassage ist jedoch die Wirksamkeit
>
> dieser Maßnahmen wissenschaftlich nicht bestätigt. Von Experten wird noch die Leibwaschung empfohlen, da sie sich in anderen Kontexten als wirksam erwies und keine unerwünschten Wirkungen zeigte. [21]

Linderung der Begleitsymptome einer Obstipation
- Bei **Blähungen** und **Bauchschmerzen** sind oft eine Wärmflasche und ein warmer Bauchwickel hilfreich
- Bei Erkrankungen im Analbereich mit einer **schmerzhaften Defäkation**, z. B. bei Hämorrhoiden oder Analfissuren, Arztbesuch anregen und

– **Vor** der „geplanten" Darmentleerung ein Sitzbad in Kamillelösung durchführen oder nach ärztlicher Anordnung schmerzstillende oder entzündungshemmende Zäpfchen verabreichen, z. B. Faktu®, Recto-Serol®-Salbe oder Anusol® Supp.
– Anus mit Gleitmittel oder Vaseline einreiben, wirkt gleichzeitig stimulierend auf den Defäkationsreflex
– **Nach** jedem Stuhlgang Analregion waschen und mit einer Wund- und Heilsalbe, z. B. Bepanthen®, eincremen
– Kalte, feuchte Umschläge wirken abschwellend und lindern die Schmerzen nach der Defäkation.

Laxanzien

> **Laxanzien** (*Abführmittel*): Medikamente, die den Nahrungsmitteltransport im Darm und die Darmentleerung beschleunigen.

Medizinisch notwendig sind **Laxanzien** nur dann, wenn der Pflegebedürftige nicht pressen darf, z. B. nach einem Herzinfarkt, oder zur Darmreinigung vor operativen Eingriffen. Auf keinen Fall dürfen sie bei akuten Bauchschmerzen oder Darmverschluss (*Ileus*) gegeben werden.
- **Quellmittel** (*Füllmittel, Ballaststoffe*) sind nicht resorbierbare Substanzen, die im Darm aufquellen, so die Darmwand dehnen und reflektorisch zu einer Anregung der Darmperistaltik führen. Zu ihnen gehören Leinsamen, Weizenkleie und Flohsamen
- **Gleitmittel** wirken durch ihren „Schmiereffekt". Paraffinöl (z. B. Sanato-Lax® und in Agarol®) wird oral verabreicht. Glyzerinpräparate als Zäpfchen oder Klysma (z. B. Glycilax®) erleichtern die Stuhlentleerung bei hartem Stuhl im Rektum
- **Osmotische Abführmittel** werden unterteilt in **salinische** Mittel aus Salzen (z. B. „Glaubersalz", „Bittersalz") und **nichtsalinische** Mittel aus Zuckern, Zuckerersatzstoffen oder Makrogolen wie Lactulose, Mannit, Sorbit oder Macrogol®. Diese nur schwer resorbierbaren Substanzen binden Wasser und steigern wie die Quellmittel die Peristaltik. Salinische Mittel sollten nicht bei Bluthochdruck, Herz- oder Niereninsuffizienz eingesetzt werden, da sie den Elektrolythaushalt beeinträchtigen können. Präparate zur rektalen Anwendung sind z. B. Practo-Clyss® oder 1× Klysma salinisch®

- **Schleimhaut reizende Laxanzien** hemmen über eine Irritation der Darmschleimhaut die Resorption von Natrium und Flüssigkeit und fördern gleichzeitig die Absonderung anderer Elektrolyte in den Darm, z. B. Kalium und Kalzium. Deshalb können sie den Elektrolyt- und Flüssigkeitshaushalt stören und dadurch z. B. zu Herzrhythmusstörungen und Exsikkose führen. Am bekanntesten sind:
  - **Anthrachinone,** die z. B. in Aloe (z. B. Rheogen®) und Sennesblättern (z. B. Bekunis®, Liquidepur®, Agiolax®) enthalten sind
  - **Rizinusöl, Bisacodyl** (z. B. Dulcolax®) und **Natriumpicosulfat** (z. B. Laxoberal®).

Bei Dauereinnahme und Überdosierung drohen je nach Präparat schwerwiegende unerwünschte Wirkungen, wie Hypokaliämie mit Verstärkung der Obstipation, Osteoporose durch Kalziummangel, Darmatrophie und Leberschäden. 📖📖22

» **Lern-Tipp**
Überlegen Sie, warum alte Menschen oft Laxanzien einnehmen.

» Laxanzien nur nach Rücksprache mit dem Arzt verabreichen.

Verabreichung von Suppositorien

» **Suppositorien** (*Zäpfchen*): Torpedo- oder kegelförmige Arzneimittel, die rektal verabreicht werden und bei Körpertemperatur schmelzen.

Suppositorien werden bei Obstipation, zur Darmentleerung, z. B. vor Untersuchungen oder beim Kontinenztraining (➔ Kap. I/20.12.2), verabreicht. Sie wirken meist innerhalb von 20–60 Min. Kontraindikationen sind z. B. starke Hämorrhoiden, Darmentzündungen oder Darmverschluss.

Vorbereitung

- Material: Zäpfchen, Einmalhandschuhe, Fingerling, wasserdichter Bettschutz, Toilettenstuhl oder Steckbecken
- Pflegebedürftigen informieren, Sichtschutz aufstellen und den Pflegebedürftigen in Seitenposition mit angezogenen Beinen oder in Rückenposition mit aufgestellten Beinen positionieren.

Durchführung

Selbstständigen Pflegebedürftigen die Möglichkeit geben, sich das Zäpfchen selbst zu verabreichen. Den Pflegebedürftigen dazu anleiten. Auf Wunsch einen Handschuh oder Fingerling bereitlegen.

Kann der Pflegebedürftige sich das Zäpfchen nicht selbstständig verabreichen: Einmalhandschuhe anziehen und evtl. Fingerling auf den Zeigefinger streifen. Verpackung öffnen und das Zäpfchen mit dem Zeigefinger 2–4 cm tief in den Anus einführen. Anschließend beide Gesäßhälften um den Anus zusammendrücken, um ein Herausrutschen zu verhindern. Den Pflegebedürftigen bitten, das Zäpfchen so lange wie möglich (ca. 15 Min.) trotz Stuhldrangs zurückzuhalten, indem er den Anus anspannt. Steckbecken oder Toilettenstuhl bereitstellen und Klingel in erreichbarer Nähe befestigen.

Pflegebedürftigen darauf hinweisen, dass das Zäpfchen möglicherweise ein leichtes Brennen verursacht.

» Das Zäpfchen nicht zu lange in der Hand halten, da es bei Körpertemperatur weich wird und schmilzt.

Klistier

» **Klistier** (*Klysma*): „Kleiner Einlauf", den es als Fertigprodukt mit Zusatz von Salzen, Glyzerin oder Medikamenten im Handel gibt (➔ Abb. I/20.55).

Ein **Klistier** wird bei Obstipation oder zur Darmentleerung vor Untersuchungen oder beim Kontinenztraining (➔ Kap. I/25.5.2) in den Enddarm instilliert. Kontraindikationen sind z. B. starke Hämorrhoiden, Darmentzündungen oder Darmverschluss, Erbrechen und Bauchschmerzen unbekannter Ursache.

Vorbereitung

- **Material:** körperwarmes Klistier, z. B. Mikroklist® oder Practo-Clyss®, Vaseline, Einmalunterlage, Handschuhe, evtl. Nachtstuhl bzw. Steckbecken, Abwurf
- Pflegebedürftigen informieren, Sichtschutz aufstellen und Pflegebedürftigen in linke Seitenposition mit angezogenen Beinen oder in Rückenposition mit aufgestellten Beinen positionieren. Bettschutz unterlegen.

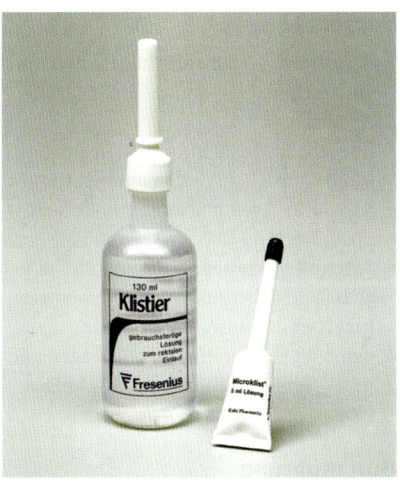

Abb. I/20.55 Einmalklistier und Miniklistier. [K183]

Durchführung

Handschuhe anziehen, Verschlusskappe entfernen und die mit Vaseline eingefettete Spitze des Klistiers etwa 5 cm in den Enddarm einführen. Klistier ausdrücken und aufrollen, bis es vollständig leer ist, in den Handschuh stülpen und verwerfen. Pflegebedürftigen bitten, die Flüssigkeit so lange wie möglich im Darm zu halten. Steckbecken oder Toilettenstuhl bereitstellen und Klingel in erreichbarer Nähe befestigen.

» **Vorsicht!**
Spitze des Klistiers nie gegen Widerstand in den Darm einführen.

Digitale Ausräumung

» **Digitale Ausräumung:** Manuelle Entfernung harter Kotmassen aus dem Enddarm.

Die **digitale Ausräumung** wird nur durchgeführt, wenn keine andere Möglichkeit der Stuhlentleerung besteht bzw. der Stuhlgang durch Kotsteine nicht möglich ist, z. B. bei hartnäckiger Obstipation mit Kotsteinen, bei schlaffer Lähmung, z. B. Querschnittlähmung, bei Bewusstlosen oder zum Kontinenztraining (➔ Kap. I/20.12.2). Eine Absprache mit den Pflegebedürftigen ist sehr wichtig, da diese Maßnahme als sehr unangenehm oder kulturell als nicht akzeptabel empfunden werden kann.

» **Vorsicht!**
Bei Darmtumoren wegen Gefahr der Darmperforation und bei Hämorrhoiden wegen Blutungsgefahr keine digitale Ausräumung durchführen.

Vorbereitung

- **Material:** Einmalhandschuhe, Fingerlinge, Vaseline, Einmalunterlage, Zellstoff, Abwurf
- Pflegebedürftigen informieren, Sichtschutz aufstellen. Einmalunterlage unter das Gesäß legen und auf die linke Seite positionieren
- **Altenpflegerinnen:** Einmalhandschuhe anziehen, dabei zusätzlich einen Fingerling über den ausräumenden Finger ziehen oder zweiten Handschuh tragen und mit Vaseline bestreichen. Keine langen Fingernägel oder Ringe tragen.

Durchführung

Mit einem Finger sehr vorsichtig den Stuhl aus dem Enddarm herausholen und ihn auf Zellstoff abstreifen. Es besteht bei der Manipulation Verletzungsgefahr. Abschließend Intimpflege durchführen.

Komplikationen

Verletzungen des Schließmuskels (und als Folge Inkontinenz), Tumorperforationen, Schleimhautverletzungen, Blutungen.

Darmeinlauf

> **Darmeinlauf:** Reinigung und Entleerung des Dickdarms durch eine größere Flüssigkeitsmenge, die in den Enddarm eingebracht wird.

Ein Darmeinlauf wirkt durch:
- **Mechanischen Reiz.** Der Druck des eingeführten Darmrohrs reizt den Darm durch die Dehnung. Gleichzeitig regen die Menge und der Druck der einlaufenden Flüssigkeit die Darmperistaltik an. Beim Erwachsenen werden in der Regel 1 000 ml Flüssigkeit verwendet. Dabei berücksichtigen Altenpflegerinnen den individuellen Zustand des Pflegebedürftigen
- **Thermischen Reiz.** Reiz ist je nach Temperatur der einlaufenden Flüssigkeit verschieden stark. Eine Temperatur von 32–35 °C regt die Peristaltik stark an, ist aber für den Pflegebedürftigen wegen möglicher Krämpfe unangenehm. Hat die Flüssigkeit Körpertemperatur oder ist 2–3 °C wärmer, ist der Reiz milder. Deshalb wird eine Wassertemperatur zwischen 37–40 °C empfohlen
- **Chemisch-osmotischer Reiz.** Osmotisch wirkende Zusätze ziehen Wasser an, reizen dadurch die Darmschleimhaut und bewirken eine schnelle Darmentleerung.

Mittel	Menge	Wirkung
Leitungswasser ohne Zusätze	• Etwa 1000 ml	• Mildes Abführmittel
Kamillentee oder Kamillosan®	• 20 ml/l	• Leichtes Reizmittel
Glyzerin	• 200 ml/l	• Leichtes Reizmittel
Kochsalz	• Isotonisch: 1 Teelöffel/l • Hypertonisch: 1 Esslöffel/l	• Leichtes Reizmittel • Starkes Reizmittel
Rizinus- und Olivenöl	• 2–4 Esslöffel/l	• Kontaktmittel (wirkt auf die Darmschleimhaut)

Tab. I/20.15 Zusätze für einen Darmeinlauf.

> Einläufe nur auf ärztliche Anordnung durchführen.
> Besonders medikamentöse Zusätze oder hypertone Salzlösungen ordnet der Arzt aufgrund des starken osmotischen Wasserentzugs eigens an (→ Tab. I/20.15). Um Komplikationen zu vermeiden, ist es erforderlich, die Lösung in der exakten Konzentration herzustellen.

Indikationen

- Entleerung des Enddarms bei Verstopfung, vor Untersuchungen und vor Operationen
- Anregung der Darmperistaltik, z. B. postoperativ bei Darmerschlaffung (*Darmatonie*)
- Einbringen von Röntgenkontrastmittel (im Krankenhaus)
- Verabreichung von Medikamenten.

Kontraindikationen

- Darmentzündungen, z. B. Morbus Crohn, Colitis ulcerosa
- Mechanischer oder paralytischer Darmverschluss (*Ileus*)
- Scheiden-Mastdarm-Fistel
- Mit ärztlich angeordneten Ausnahmen nach Operationen am Dickdarm
- Erbrechen und Leibschmerzen mit unbekannter Ursache
- Blutungen im unteren Verdauungstrakt.

> Bei alten Menschen mit Herz- und Nierenkrankheiten dürfen keine salzhaltigen Spüllösungen verwendet werden.

Vorbereitung

Andere Personen aus dem Zimmer bitten oder Einlauf in einem separaten Raum durchführen. Wenn beides nicht möglich ist, Sichtschutz aufstellen.
- **Material** (→ Abb. I/20.56)
  - Irrigator mit Schlauch (1–1,5 m)
  - Darmrohr (Durchmesser 10–12 mm)
  - Anatomische Schlauchklemme
  - Gleitmittel (z. B. Vaseline)
  - Bettschutz
  - Einmalhandschuhe
  - Zellstoff
  - Evtl. Steckbecken oder Nachtstuhl
  - Abwurf
- **Richten des Einlaufs**
  - Irrigator abklemmen bzw. das Ventil schließen
  - Lösung herstellen
  - Schlauch entlüften
  - Darmrohr mit Vaseline einfetten
- Pflegebedürftigen informieren und, wenn möglich, auf die linke Seite positionieren, Analregion inspizieren, Schutzunterlage unter das Gesäß legen
- Altenpflegerinnen: Einmalhandschuhe anziehen.

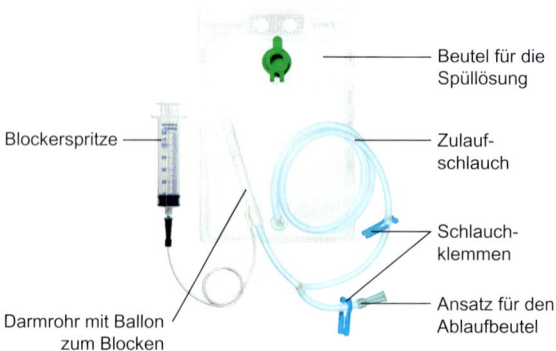

Blockerspritze

Darmrohr mit Ballon zum Blocken

Beutel für die Spüllösung

Zulaufschlauch

Schlauchklemmen

Ansatz für den Ablaufbeutel

© B. Braun Melsungen AG

Abb. I/20.56 Einmalset für einen Reinigungseinlauf. [U223]

Durchführung

Man unterscheidet drei verschiedene Einläufe, den Reinigungseinlauf, den hohen Einlauf und den Schwenkeinlauf (Durchführung → Tab. I/20.16).

❯ Hinweise zu Einläufen

- Darmrohr nicht gegen Widerstand einführen, sondern ohne Gewaltanwendung leicht drehen. Es besteht dabei Perforationsgefahr, vor allem bei Pflegebedürftigen mit Tumoren. Bei bleibendem Widerstand die Maßnahme abbrechen und Arzt informieren

- Wenn der Pflegebedürftige über starkes Druckgefühl und einen Entleerungsreiz während der Durchführung des Einlaufs klagt, hilft oft das Abklemmen des Schlauches für einige Sekunden
- Öffnungen des Darmrohrs nicht einfetten.

Nachbereitung

- Hände desinfizieren, Material entsorgen, aufräumen und evtl. desinfizieren, Raum lüften
- **Pflegebedürftiger:** Intimpflege ermöglichen, evtl. wieder ins Bett helfen, nachfragen bzw. kontrollieren, ob er Stuhlgang gehabt hat
- Durchführung und Besonderheiten dokumentieren.

Komplikationen

Spülflüssigkeit läuft nicht ungehindert ein. Ursachen und Maßnahmen:
- Darmrohr drückt gegen die Darmwand. Maßnahme: Position korrigieren
- Darmrohr ist durch Stuhl blockiert. Maßnahme: Darmrohr herausziehen und säubern
- Fließkraft ist zu gering. Maßnahme: Irrigator leicht anheben, aber nicht höher als 60 cm über Schulterhöhe.

Reinigungseinlauf	Hoher Einlauf	Heb- und Senkeinlauf (Schwenkeinlauf)
Indikation		
• Entleerung des Enddarms bei Verstopfung, vor Untersuchungen und vor Operationen • Anregung der Darmperistaltik • Einbringen von Röntgenkontrastmittel • Verabreichung von Medikamenten	• Reinigung aller Abschnitte des Dickdarmes vor Röntgenuntersuchungen und Operationen im Dickdarm	• Anregung der Darmperistaltik • Förderung des Abgangs von Darmgasen
Spülflüssigkeit		
1 l Flüssigkeit (in der Regel mit Zusatz)	• 2 l Spülflüssigkeit	• 1 l Spülflüssigkeit
Positionierung		
• Linke Seitenposition mit leicht angewinkelten Knien, evtl. den Pflegebedürftigen während des Einlaufs auf die rechte Seite drehen lassen, um alle Teile des Darms zu erreichen • Rückenlage, dabei den Rücken und das Becken leicht erhöht positionieren	• Linksseitenposition • Während des Einlaufs auf die rechte Seite drehen lassen	• Wie bei Reinigungseinlauf
Durchführung		
• Darmrohr vorsichtig mit leichten Drehbewegungen etwa 8–10 cm einführen. Bei Widerstand Darmrohr leicht drehen, sodass das Darmrohr wieder aus einer Schleimhautfalte ins Darmlumen zurückgelangt. Behutsam vorgehen wegen Perforationsgefahr • Darmrohr mit dem Irrigator verbinden • Irrigator ca. 30–50 cm über das Niveau des Pflegebedürftigen halten und die Klemme entfernen • Flüssigkeit einlaufen lassen, dabei den Pflegebedürftigen beobachten. Er soll ruhig und tief atmen • Pflegebedürftigen evtl. nach Einlaufen der halben Flüssigkeitsmenge auf die rechte Seite drehen (lassen), damit alle Darmabschnitte erreicht werden • Während des Einlaufs den Pflegebedürftigen auf Schmerzen, Unbehagen, Funktion des Schließmuskels und Einlaufen der Flüssigkeit überwachen • Wenn die komplette Flüssigkeit eingelaufen ist, Irrigator abklemmen und Darmrohr entfernen • Nach dem Einlauf gibt es folgende Möglichkeiten, wie sich der Pflegebedürftige verhalten soll: • Mobilere Pflegebedürftige dazu anhalten, sich im Bett weiter von einer Seite auf die andere zu drehen • Pflegebedürftiger bleibt im Bett und liegt auf dem Rücken mit erhöht positionierten Beinen • Pflegebedürftiger bewegt sich außerhalb des Betts • Pflegebedürftiger sollte den Einlauf mindestens fünf Min. halten. Für viele Pflegebedürftige ist es beruhigend, wenn die Toilette unmittelbar erreichbar ist bzw. ein Nachtstuhl im Zimmer steht. Evtl. beim Ausscheiden unterstützen	• Darmrohr 10–15 cm einführen • Darmrohr und den Irrigator verbinden • Irrigator 50–80 cm oberhalb des Niveaus des Pflegebedürftigen halten • Weiteres Vorgehen (siehe Reinigungseinlauf)	• Darmrohr 10–15 cm einführen • Darmrohr und den Irrigator verbinden • Irrigator ca. 30–50 cm über das Niveau des Pflegebedürftigen halten und die Klemme entfernen • Spülflüssigkeit einlaufen lassen, bis der Irrigator fast leer ist. Danach den Irrigator ca. 30 cm unter das Bettkantenniveau halten. Spülflüssigkeit und evtl. Darmgase gelangen in den Irrigator zurück. Irrigator erneut in Ausgangshöhe (30–50 cm) halten und die Spülflüssigkeit einlaufen lassen • Vorgang so lange wiederholen, bis die Spülflüssigkeit trüb bzw. dunkel wird oder genügend Darmgase abgegangen sind. Zum Abschluss der Maßnahme etwas Flüssigkeit im Darm belassen • Dieser Einlauf bedeutet für den Pflegebedürftigen eine starke Kreislaufbelastung. Deswegen Puls kontrollieren und Befinden beobachten

Tab. I/20.16 Durchführung verschiedener Einläufe

Flüssigkeit sickert neben dem Darmrohr heraus. Ursachen und Maßnahmen:
- Darmrohr liegt nicht korrekt. Maßnahme: Lage des Darmrohrs überprüfen
- Spannung des Schließmuskels ist stark verringert. Maßnahme: Pflegebedürftigen bitten, den Schließmuskel anzuspannen.

Unbehagen oder Verkrampfung beim Einlaufen der Flüssigkeit. Ursachen und Maßnahmen:
- Flüssigkeit ist zu kalt. Maßnahme: Flüssigkeit anwärmen
- Zu schnelles Einlaufen der Flüssigkeit. Maßnahme: Irrigator senken
- Anspannung oder Angst des Pflegebedürftigen. Maßnahme: Pflegebedürftigen zu tiefem Durchatmen anhalten.

Starker Schmerz, Schweiß, Blässe, unregelmäßige Herztätigkeit. Ursache und Maßnahmen:
- Perforation
- Maßnahmen: Maßnahme abbrechen, Vitalzeichen engmaschig kontrollieren, sofort Arzt informieren, Nahrungs- und Flüssigkeitskarenz.

Blutung. Ursachen und Maßnahmen:
- Hämorrhoidenblutung, Verletzung der Darmschleimhaut
- Maßnahmen: Maßnahme abbrechen, Arzt informieren, Pflegebedürftigen beobachten.

Große Differenz zwischen eingelaufener und ausgelaufener Flüssigkeit. Ursache und Maßnahmen:
- Absorption der restlichen Flüssigkeit
- Maßnahmen: Bilanz erstellen, Vitalzeichen kontrollieren, Arzt informieren.

Blässe, Schweißausbruch, Erbrechen, Husten, Schwindel. Ursache und Maßnahmen:
- Wasserintoxikation infolge übermäßiger Absorption von Flüssigkeit
- Maßnahmen: Einlauf abbrechen, Arzt informieren, Vitalzeichen kontrollieren.
📖📖20

I/20.13.3 Pflegeevaluation

🟪 S Fallbeispiel Stationär, Teil IV

Nach einem Monat evaluiert Hermine Brauer die Pflegeplanung für Benita Lauenwald. Frau Lauenwald hat die ballaststoffreiche Kost nicht immer gut vertragen, isst aber mehr Obst, wenn es ihr angeboten wird und versucht 1,5 l am Tag zu trinken.

Regelmäßiger Stuhlgang ist ihr nach wie vor wichtig und daher möchte sie

immer noch alle zwei bis drei Tage ihre Abführmittel einnehmen. Das Bauchschnellen probiert sie immer wieder aus. Die Pflegeplanung wurde nach dem Evaluationsgespräch an die Situation angepasst.

I/20.14 Diarrhö

Darmerkrankungen ➔ Kap. ➔ I/31.8.15

🟪 A Fallbeispiel Ambulant, Teil I

Altenpflegerin Linda Müller betreut seit zwei Monaten den 81-jährigen Wilhelm Marx. Er lebt allein in einer behindertengerechten Wohnung, die zu einem Mehrgenerationenhaus gehört. Seine Angehörigen wohnen weit entfernt, sodass sich Herr Marx immer freut, wenn die Altenpflegerin kommt. Die täglichen Einkäufe fallen ihm sehr schwer und deshalb versucht er stets, alles einmal im Monat beim Großeinkauf mit einer Nachbarin zu besorgen. Bei der heutigen Hilfe beim Baden stellt Frau Müller fest, dass Herr Marx mit Stuhlgang verschmiert ist. Er gibt an, seit gestern ständig auf die Toilette zu müssen und dünnflüssigen Stuhlgang zu haben. „Manchmal schaffe ich den Weg nicht mehr." Er vermutet, dass der Joghurt mit abgelaufenem Haltbarkeitsdatum doch etwas zu alt war. „Aber man kann ja nicht alles wegwerfen, es kostet doch Geld."

> ❯ **Diarrhö** (*Durchfall*): Eine Stuhlfrequenz von mehr als dreimal/Tag oder ein Stuhlgewicht von mehr als 200 g/Tag.

I/20.14.1 Informationssammlung

🟪 A Fallbeispiel Ambulant, Teil II

Linda Müller hilft zunächst Wilhelm Marx bei der Körperpflege. Da er nach der Körperpflege immer noch dünnflüssigen Stuhlgang hat, erkennt sie ein Selbstversorgungsdefizit bei der Ausscheidung. Herr Marx ist erschöpft und will sich erst einmal hinlegen. Frau Müller überprüft nach Rücksprache mit dem Pflegebedürftigen den Kühlschrank und findet einzelne Lebensmittel, die Verfärbungen oder Schimmelspuren aufweisen.

Ursachen, Einfluss- und Risikofaktoren

Eine **akute Diarrhö** kann verursacht sein durch:
- Bakterielle oder virale Infektionen des Magen-Darm-Trakts („*Magen-Darm-Grippe*")
- Magen-Darm-Erkrankungen, z. B. Entzündungen
- Lebensmittelvergiftungen, Lebensmittelunverträglichkeiten
- Abführende Medikamente oder Medikamente, die die Darmschleimhaut schädigen, z. B. Antibiotika
- Psychische Belastungen, z. B. Angst, Stress.

Eine **chronische Diarrhö** (länger als einen Monat) kann verursacht sein durch:
- Malabsorption, d. h. eine Resorptionsstörung aufgrund chronischer Dünndarmerkrankungen (z. B. Morbus Crohn), einer operativen Entfernung eines Darmabschnitts, Strahlenschäden (*Strahlenenterokolitis*) oder eines angeborenen Enzymmangels, z. B. bei Laktasemangel
- Überfunktion der Schilddrüse (*Hyperthyreose*), Diabetes mellitus
- Darmtuberkulose
- Reizkolon, bei dem sich Obstipation und Diarrhö abwechseln
- Medikamente (z. B. Theophylin, Digitalis)
- Exokrine Pankreasinsuffizienz (*Steatorrhö*).

> ❯ **Vorsicht!**
> Setzt ein Pflegebedürftiger häufig geringe Mengen dünnen Stuhls oder Darmschleims ab, kann dies ein Hinweis auf Obstipation mit Kotsteinen sein (➔ Kap. I/20.13).

> ❯ Durchfall ist bei Sondenernährung (➔ Kap. I/29.4) relativ häufig, aber keineswegs als normal anzusehen, sondern durch eine Anpassung der Sondennahrung zu beheben.

Eine **blutige Diarrhö** tritt auf bei:
- Schweren Magen-Darm-Infektionen
- Entzündung von Darmwandausstülpungen (*Divertikulitis*)
- Chronisch-entzündlichen Darmerkrankungen, z. B. Morbus Crohn, Colitis ulcerosa (➔ Kap. I/31.8.15)
- Einengenden Karzinomen oder Polypen im Darm.

Zeichen und Ausmaß

Zeichen für eine Diarrhö sind die dünnen, häufigen Stühle. **Begleitsymptome** können sein:

- Krampfartige Bauchschmerzen
- Körperliche Schwäche
- Appetitlosigkeit
- Fieber bei Infektionen.

> ❯ Zur Feststellung und Einschätzung einer Diarrhö wurden für die pflegerische Praxis keine Assessmentinstrumente entwickelt. Aufmerksames Beobachten, eine ärztliche Untersuchung sowie die mikrobiologische Untersuchung einer Stuhlprobe können den Verdacht bestätigen.

Folgen

Je stärker die Diarrhö ausgeprägt ist oder je länger sie anhält, umso gravierender können die **Folgen** sein. Bei jeder akuten oder chronischen Diarrhö besteht die **Gefahr der Dehydratation** (*Austrocknung* → Kap. I/21.4) und des Elektrolytverlusts.

> ❯ **Vorsicht!**
> Die Dehydratation infolge einer Diarrhö kann zu **lebensbedrohlichen Zuständen** führen, daher immer den Arzt informieren, damit er eine medizinische Diagnostik und Therapie einleitet.

Bei jeder Diarrhö besteht darüber hinaus die **Gefahr der Stuhlinkontinenz,** weil die Toilette nicht mehr rechtzeitig erreicht wird, insbesondere bei beeinträchtigter körperlicher Mobilität oder in einer ungewohnten Umgebung.

Zu den psychischen Folgen einer Diarrhö gehören, insbesondere wenn sie mit einer Stuhlinkontinenz einhergeht, der Kontroll-verlust, wodurch das **Selbstwertgefühl** beeinträchtigt sein kann. Eine chronische Diarrhö kann mit der **Gefahr einer sozialen Isolation** (→ Kap. I/22.3) einhergehen, weil sich der Betroffene nicht mehr in die Öffentlichkeit wagt.

I/20.14.2 Pflegetherapie

Gestaltung der Umgebung

Bei einer Diarrhö ist es besonders wichtig, dafür zu sorgen, dass der Pflegebedürftige die Toilette oder den Toilettenstuhl schnell erreichen kann. Kann der Pflegebedürftige das Bett nicht verlassen, sorgen Altenpflegerinnen bei Stuhldrang dafür, dass er das Steckbecken ohne Verzögerung erhält.

Auch wenn es schnell gehen muss, ist auf das Schamgefühl Rücksicht zu nehmen. Fühlen sich die Pflegebedürftige dadurch sicherer, können aufsaugende und absorbierende Vorlagen verwendet werden (→ Kap. I/20.12.2).

Pflegebedürftige mit Durchfall laufen Gefahr, durch den Flüssigkeitsmangel einen **Kreislaufkollaps** zu erleiden. Besonders beim Toilettengang ist es notwendig, den Pflegebedürftigen zu beobachten. Es gilt, einen Kompromiss zwischen der Sicherheit und dem Recht auf Intimsphäre zu finden.

Da der häufige Stuhlgang die Analregion reizt und zu Entzündungen führen kann:

- Weiches Toilettenpapier bereitstellen
- Gegebenenfalls bei der Intimpflege unterstützen, gründlich, aber vorsichtig trocken tupfen und bei Bedarf eine Barrierecreme auftragen.

Ernährung

Hauptziel der Ernährung ist es, die Stuhlkonsistenz zu beeinflussen. Nahrungsbestandteile, die Durchfall auslösen können (z. B. auch Laktose, Sorbitol, Fruktose) sollten ausgeschlossen werden. Auch Nahrungsmittel, die die Darmtätigkeit anregen (→ Kap. I/20.13.2) sollten eingeschränkt werden.

Wasserlösliche Ballaststoffe wie Pektine, Guar oder Hafer können aufgrund ihrer Wasserbindung die Stuhlkonsistenz verbessern und haben sich für manche Betroffene als hilfreich erwiesen. Auch probiotische Lebensmittel können stuhlregulierend wirken.

Da eine Diarrhö mit Flüssigkeits- und Elektroytverlusten einhergeht, ist es äußerst wichtig, für eine angemessene Flüssigkeitszufuhr zu sorgen. Altenpflegerinnen dokumentieren Art und Menge in einem **Einfuhrprotokoll** (→ Tab. I/21.7).

Geeignete Getränke sind:

- Tee. Schwarzer Tee wirkt stopfend, Fencheltee beruhigt den Darm
- Mineralwasser. Führt Mineralien zu, die bei Diarrhö vermehrt ausgeschieden werden
- Gemüse- oder Fleischfertigbrühe. Enthält viele Salze, die die Mineralien ersetzen können, die mit dem Durchfall ausgeschieden werden.

Im Akutstadium ist es häufig notwendig, die Zufuhr fester Nahrungsmittel einzuschränken, gelegentlich ist eine Nahrungskarenz unumgänglich. Den Darm nicht belastende, eher stopfende Nahrungsmittel können, sofern der Arzt keine Nahrungskarenz angeordnet hat, ausprobiert werden, z. B. Weißbrot oder Reisschleim.

Ⓐ Fallbeispiel Ambulant, Teil III

Beispiel einer Pflegeplanung bei Diarrhö für Wilhelm Marx

Informationssammlung	Pflegetherapie	
Wünsche, Gewohnheiten, Hilfebeschreibungen, pflegefachliche Einschätzungen	Pflegeziel/Verständigungsprozess/erwartete Ergebnisse	Pflegemaßnahmen/Pflegeangebote
• Kann allein die Toilette aufsuchen **Pflegefachliche Einschätzungen:** • Akute Diarrhö • Bakterielle Magen-Darm-Infektion • Häufige Entleerung von flüssigem Stuhl • Gelegentliche Stuhlinkontinenz • Körperliche Schwäche	• Normaler Stuhlgang • Wohlbefinden **Verständigung:** • Hat einwandfreie Lebensmittel zur Verfügung	• Zum Trinken von schwarzem Tee und Gemüsebrühe motivieren • Information über mögliche Hilfen für den Einkauf • Nach Möglichkeit für sechs Tage zusätzlichen Einsatz abends organisieren • 2× tägl. beim Toilettengang und der Intimpflege unterstützen • Hausbesuch durch Hausarzt organisieren • Inkontinenzhilfsmittel und Toilettenstuhl besorgen • Warmer Bauchwickel mit Kamille 1× tägl.

❯ Salzstangen belasten den Darm nicht und enthalten zusätzlich die benötigten Salze.

Komplikationen erkennen

Um Komplikationen, wie **Austrocknung,** Kreislaufschwäche und **Kollapsgefahr,** rechtzeitig zu erkennen, ist eine kontinuierliche **Beobachtung** notwendig:
- Vitalzeichen (➔ Kap. I/20.1)
- Flüssigkeitsbilanzierung (➔ Kap. I/21.2.2)
- Haut und Schleimhäute auf Zeichen einer Austrocknung (➔ Kap. I/21.6.2)
- Veränderungen des Harns und Stuhls (➔ Tab. I/21.5, ➔ Tab. I/21.6).

❯ Bei Veränderungen und Zeichen einer drohenden Komplikation unverzüglich den Arzt verständigen.

Linderung der Begleitsymptome

Geeignete Maßnahmen zur Linderung der krampfartigen Schmerzen und Blähungen sind z. B.:
- Eine Wärmflasche oder besser ein feuchtwarmer Bauchwickel
- Rhythmische Baucheinreibung.

❯ **Vorsicht!**
Da Wärme bei Entzündungen kontraindiziert sein kann, ist eine ärztliche Rücksprache vor Anwendung der physikalischen Maßnahmen erforderlich.

Feuchtwarmer Bauchwickel mit Kamille

Vorbereitung
- Kochend heißer Kamillentee
- Innentuch
- Außentuch aus Wolle (Tücher von beiden Seiten aus aufgerollt)
- Frottiertuch
- Schüssel.

Durchführung
- Wolltuch unter den Rücken des Pflegebedürftigen legen
- Frottiertuch über die Waschschüssel und darüber das Innentuch legen, mit Kamillentee übergießen
- Beide Tücher ineinandergerollt so stark wie möglich auswringen
- Pflegebedürftigen bitten, sich aufrecht hinzusetzen

- Innentuch herausholen und am Rücken vorsichtig die Wärme prüfen (Verbrennungsgefahr). Wolltuch und darauf das Innentuch auf dem Bett ausbreiten und Pflegebedürftigen bitten, sich wieder auf den Rücken zu legen. Das Innentuch von beiden Seiten auflegen. Danach das Wolltuch eng darüber rollen. Darauf achten, dass sich keine Falten und Luftblasen zwischen Haut und Wickeltuch bilden
- Wickel etwa 15–30 Min. belassen (solange er warm ist).

❯ Ist der Pflegebedürftige nicht sehr mobil, kann auch eine Bauchkompresse statt des Wickels aufgelegt werden: kamillenteegetränktes, ausgewrungenes, warmes Tuch vorsichtig auf den Bauch legen, Pflegebedürftigen Temperatur prüfen lassen und, wenn die Temperatur toleriert wird, mit einem Molton oder Wolltuch umhüllen.

Rhythmische Baucheinreibung

Rhythmische Einreibungen können eine wirkungsvolle pflegerische Ergänzung zu Medikamenten sein. Sie wirken durch die Kombination der aufgetragenen Substanz und der Art des Auftragens durch die Hände.

Merkmale

Typisch ist die rhythmische Qualität der Griffe und Striche mit an- und abschwellenden Akzenten, vergleichbar der Atmung. Die Hände sollen auf das Gewebe keinen Druck ausüben, jedoch in gutem Kontakt mit ihm sein. Die Bewegungen kommen nicht aus der Hand oder dem Handgelenk, vielmehr werden die Hände von der Schulter und vom Oberarm „geschoben".

Vorbereitung

Die **Altenpflegerin** ist konzentriert, entspannt und offen für Wahrnehmungen und nimmt sich für die Einreibung genügend Zeit. Die einreibenden Hände sollen warm, die Haut glatt und die Nägel kurz sein. Lange Ärmel sind hinderlich, Schmuckstücke können den Pflegebedürftigen verletzen.

Im **Zimmer** soll Ruhe herrschen, evtl. andere Personen bitten, das Zimmer zu verlassen oder sich ruhig zu verhalten. Vor der Einreibung lüften, Fenster schließen und den Raum angenehm temperieren.

Die Einreibung wird im **Liegen** durchgeführt. Damit sich der Pflegebedürftige besser entspannen und anschließend ruhig liegen bleiben kann, evtl. das Kopfteil höher stellen. Falls erforderlich, zum Unterstützen der Positionierung Positionierungshilfsmit-

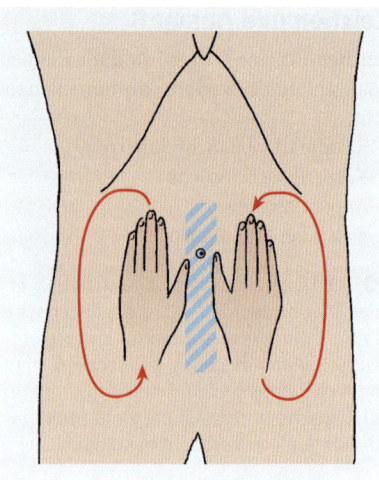

Abb. I/20.57 Gegenläufige Bewegungen der Hände bei der rhythmischen Baucheinreibung. Im schraffierten Bereich, in dem die Hände gegenläufig aneinander vorbei streichen, wird das Gewebe gelockert und reaktiv besser durchblutet. [L119]

tel, z. B. Knierolle, verwenden. Während der Einreibung Pflegebedürftigen gut abdecken, um die Körperwärme zu erhalten. Nur das einzureibende Gebiet aufdecken.

Substanzen zum Einreiben
- **Salben,** z. B. Kümmel-Fenchel-Anis-Salbe und Majoran-Salbe
- **Öle,** z. B. Kamillenöl.

Durchführung

Beide Hände liegen eine knappe Handbreit entfernt nebeneinander auf dem Bauch. Die linke Hand kreist entgegen dem Uhrzeigersinn nach oben und links, die rechte ebenfalls entgegen dem Uhrzeigersinn nach unten und rechts (➔ Abb. I/20.57). An der Stelle, an der die Hände gegenläufig aneinander vorbei streichen, werden die Bauchdecken etwas zusammengedrückt, geschoben und leicht angehoben, sodass das Gewebe besser durchblutet wird.

Nach Beendigung der Einreibung soll der Pflegebedürftige 15–30 Min. ruhen und der Wirkung nachspüren. 📖23 📖24

I/20.14.3 Pflegeevaluation

Ⓐ **Fallbeispiel Ambulant, Teil IV**

Nach einer Woche evaluiert Linda Müller die Pflegeplanung für Wilhelm Marx. Der Hausarzt hat eine bakterielle Magen-Darm-Infektion festgestellt. Herr Marx nimmt seit sechs Tagen die verordneten Medikamente ein. Die Stuhlkonsistenz hat sich zwischenzeitlich normalisiert.

Herr Marx ist immer noch sehr erschöpft und möchte auch in den nächsten Tagen zweimal am Tag Hilfe bei der Körperpflege erhalten. Den Nachtstuhl und die kleine Einlage möchte er gern während der nächsten Tage weiter benutzen, da er Angst hat, dass der Durchfall wieder kommt. Zur hauswirtschaftlichen Unterstützung kommt jetzt jeden zweiten Tag ein Praktikant, der die Einkäufe erledigt. Die Pflegeplanung wurde nach dem Evaluationsgespräch an die Situation angepasst.

I/20.15 Erbrechen

A Fallbeispiel Ambulant, Teil I

Die Altenpflegerin Linda Müller kommt nach einer kurzen Pflegepause wieder zu Brigitte Tretter nach Hause, um ihr bei der Körperpflege zu helfen. Die 55-Jährige war einige Tage im Krankenhaus, wo sie den dritten Zyklus ihrer Chemotherapie erhalten hat. Da sie diese Therapie sehr anstrengt, wurde sie dazu stationär aufgenommen. Dieses Mal hat Frau Tretter die Therapie nicht gut vertragen und leidet sehr stark unter Übelkeit und Erbrechen. Ihr Ehemann steht dem Problem hilflos gegenüber.

> **Erbrechen** (*Emesis, Vomitus*): Vorgang, bei dem der Mageninhalt durch Kontraktionen des Magens, des Zwerchfells und der Bauchmuskulatur durch die Speiseröhre und Mundhöhle nach außen befördert wird. Ist durch das Brechzentrum im Gehirn gesteuert.

I/20.15.1 Informationssammlung

A Fallbeispiel Ambulant, Teil II

Frau Tretter erbricht mehrmals am Tag. Es ist der Altenpflegerin nicht klar, ob es sich noch um eine Wirkung der Chemotherapie handelt. Die Familie ist keine große Hilfe, da alle recht ängstlich sind und auch Schwierigkeiten haben, Erbrochenes zu riechen. Frau Tretter ist durch das ständige Erbrechen und die Grunderkrankung sehr depressiv. Linda Müller stellt ein Selbstversorgungsdefizit bei der Nahrungszufuhr mit Erbrechen fest. Die Lebenswelt von Brigitte Tretter ist stark beeinträchtigt. Die Altenpflegerin vereinbart mit den Angehörigen, den Hausarzt zu verständigen.

Ursachen, Risiko- und Einflussfaktoren

Ausgehend von den Ursachen unterscheidet man verschiedene Arten des Erbrechens, z. B.:

- **Erbrechen aufgrund Störungen des Magen-Darm-Trakts,** z. B. gastrisches Erbrechen (Gaster = *Magen*) durch den Genuss von verdorbenen Lebensmitteln, bei Gastritis (*Magenschleimhautentzündung*), Vergiftung, Magen- oder Zwölffingerdarmgeschwüren, aber auch bei mechanischen Magenentleerungsstörungen (z. B. durch Tumoren)
- **Erbrechen aufgrund chemischer Reize** durch Medikamente wie Zytostatika oder Opiate, aber auch bei Leber- oder Niereninsuffizienz
- **Zerebrales Erbrechen** durch Irritation des Brechzentrums bei einem erhöhten Hirndruck durch Hirnblutung oder -tumor

- **Postoperatives Erbrechen,** meist durch Narkosemittel ausgelöst
- Durch **Reizungen des Gleichgewichtsorgans** im Innenohr, z. B. bei einer Reise- oder Seekrankheit (Schaukeln) oder durch Erkrankungen des Innenohrs
- **Habituelles Erbrechen** (gewohnheitsmäßig, wiederholt oder ständig)
- **Nervöses Erbrechen,** z. B. durch Angst, Ärger, Aufregung, Wahrnehmung (Riechen, Hören, Sehen) unangenehmer Dinge
- Als Begleiterscheinung von **Migräne**

Zeichen und Ausmaß

Abhängig von den Ursachen können auch **Zeichen und Ausmaß** unterschiedlich sein, z. B.:

- Beim **nervösen** Erbrechen ist die Menge meist gering, die Ernährung wird dadurch nicht gestört
- Beim **gastrischen** Erbrechen kommt es vor dem Erbrechen meist zu Übelkeit und Magenschmerzen
- Beim **zerebralen** Erbrechen geht keine Übelkeit voraus, es besteht kein Zusammenhang zu den Mahlzeiten

Der Arzt kann aus Menge, Häufigkeit, Form, Zeitpunkt, Geruch und Beimengungen Rückschlüsse auf die Ursache ziehen. Deshalb dokumentieren Altenpflegerinnen ihre Beobachtungen und informieren den Arzt über:

- **Art und Weise** des Erbrechens, z. B. explosionsartig, würgend oder fließend?
- **Zeitpunkt des Erbrechens**
  – Unmittelbar nach den Mahlzeiten oder später?
  – Nach allen Mahlzeiten oder nur nach bestimmten Speisen oder auf nüchternen Magen?
- **Beimengungen**
  – Unverdaute Speisereste? Wenn ja, wann wurde diese Nahrung gegessen?
  – Schleim?

A Fallbeispiel Ambulant, Teil III

Beispiel einer Pflegeplanung bei Erbrechen für Brigitte Tretter

Informationssammlung	Pflegetherapie	
Wünsche, Gewohnheiten, Hilfebeschreibungen, pflegefachliche Einschätzungen	Pflegeziel/Verständigungsprozess/erwartete Ergebnisse	Pflegemaßnahmen/Pflegeangebote
• Trinkt ausreichend **Pflegefachliche Einschätzungen:** • Dysfunktionale gastrointestinale Motilität • Chemotherapie • Erbrechen mehrmals täglich • Starke Übelkeit	• Erbrechen vermindert • Übelkeit auf ein Minimum reduziert **Verständigung:** • Akzeptiert die pflegerische Unterstützung	• Pflegebedürftige und Angehörige zu verschiedenen Linderungsmaßnahmen beraten und motivieren • Unterstützung beim Erbrechen und bei der Mundpflege nach Bedarf • Kontakt zum Arzt herstellen, um ggf. eine medikamentöse Therapie zu ermöglichen

– Gallenflüssigkeit (gelbgrün)?
– Blut?
– Fremdkörper?
– Nicht gelöste Medikamente?
– Stuhl (*Miserere*)?
• **Geruch**
– Sauer?
– Übel riechend?

> ❯ Zur Feststellung und Einschätzung des Erbrechens wurden für die pflegerische Praxis keine Assessmentinstrumente entwickelt. Aufmerksames Beobachten und eine medizinische Untersuchung können Hinweise auf die Ursache geben.

Folgen

Tritt das Erbrechen wiederholt auf, kann ein Flüssigkeitsdefizit (→ Kap. I/21.4) entstehen. Wird dann keine Flüssigkeit zugeführt (meistens parenteral), gerät der Betroffene im Extremfall in einen lebensbedrohlichen Zustand. Außerdem ist das Würgen bei leerem Magen schmerzhaft und das Erbrechen sehr unangenehm.

I/20.15.2 Pflegetherapie

Beim Erbrechen unterstützen Pflegende den Pflegebedürftigen. Eine Vorbereitungszeit entfällt, Altenpflegerinnen handeln in diesem Fall spontan und zügig.
• **Benötigtes Material:** Zellstoff, Moltex®, Nierenschale bzw. geeignetes in der Nähe befindliches Gefäß, Einmalhandschuhe, frische Bettwäsche und Kleidung, Materialien zur Körperreinigung und zum Zähneputzen (→ Kap. I/21.6.2), evtl. Materialien zum Absaugen (→ Kap. I/20.4.2)
• **Altenpflegerinnen:** evtl. Handschuhe anziehen.

Durchführung

• Der Pflegebedürftige klagt über Übelkeit und würgt:
– Kleidung und Bett abdecken
– Nierenschale und Zellstoff bereitlegen
– Handschuhe anziehen
– Zahnprothese entfernen
• Der Pflegebedürftige liegt, ist unfähig, sich selbstständig aufzusetzen (Aspirationsgefahr):
– Pflegebedürftigen in sitzende Position bringen
– Kopfende hochstellen
– Nacken und Rücken mit Kissen abstützen

– Gelingt das nicht: Kopf zur Seite drehen und halten
• Der Pflegebedürftige darf sich nicht aufsetzen:
– Seitenposition oder Kopf zur Seite drehen und halten
– Aspirationsprophylaxe (→ Kap. I/20.4.2)
• Bei dem Pflegebedürftigen ist nur eine Rückenposition möglich, Seitenposition und eine erhöhte Positionierung des Oberkörpers sind kontraindiziert:
– Absaugen (→ Kap. I/20.4.2)
– Gegebenenfalls Kollegen zu Hilfe rufen
• Der Pflegebedürftige erbricht:
– Nierenschale halten
– Kopf des Pflegebedürftigen im Nacken unterstützen, evtl. die Stirn halten
– Zum ruhigen und tiefen Einatmen anhalten
– Beengende Kleidung öffnen, Frischluftzufuhr
– Erbrochenes abdecken
– Pflegebedürftigen beruhigen.

Nachbereitung

• Mund ausspülen und Zähne putzen (lassen)
• Gesicht, Nacken, Hände abwaschen
• Kleidung und Bettwäsche wechseln
• Zimmer lüften
• Material entsorgen und neues richten
• Zellstoff und Nierenschale griffbereit hinstellen
• Evtl. Nahrungs- und Flüssigkeitskarenz nach Arztanordnung
• Bei Auffälligkeiten das Erbrochene abmessen und dem Arzt zeigen.
Wenn die Ursache des Erbrechens unklar ist:
• Vitalzeichen beobachten
• Arzt informieren
• Evtl. nach Arztanordnung Mittel gegen Übelkeit und Erbrechen (*Antiemetikum*) verabreichen
• Menge, Farbe, Geruch, Aussehen und Beimengungen dokumentieren.

Internet- und Lese-Tipp
Die Sektion Pflege der deutschen Gesellschaft für Palliativmedizin hat eine Leitlinie zur pflegerischen Palliativversorgung bei Übelkeit und Erbrechen entwickelt. Darin sind verschiedene Interventionen wie entspannende, entlastende, diätetische und komplementäre Maßnahmen beschrieben: www.dgpalliativmedizin.de/images/stories/pdf/Leitlinie_Übelkeit_Erbrechen_end.pdf

I/20.15.3 Pflegeevaluation

Ⓐ Fallbeispiel Ambulant, Teil IV

Nach zwei Wochen evaluiert Linda Müller die Pflegeplanung für Frau Tretter. Die Angehörigen sind froh, dass Frau Müller die aktuellen Probleme regelmäßig mit ihnen bespricht. Der Hausarzt hat in Abstimmung mit dem Arzt, der die Chemotherapie durchführt, antiemetische Medikamente verschrieben. Das Erbrechen hat daraufhin aufgehört. Brigitte Tretter ist durch die Therapie und das Erbrechen sehr schwach und kraftlos. Sie hat in den vergangenen zwei Wochen weitere fünf Kilo Gewicht verloren. Die Angehörigen bemühen sich mit allen Tricks und Leckereien, das Gewicht der Pflegebedürftigen zu steigern. Die Pflegeplanung wurde nach dem Evaluationsgespräch an die Situation angepasst.

I/20.16 Sterben und Tod

Ende des Lebens → Kap. I/20.1.3

Ⓢ Fallbeispiel Stationär, Teil I

Der Altenpfleger Samuel Windisch betreut die 98-jährige Lea Klein. Frau Klein kam vor drei Jahren in die Einrichtung, nachdem ihre Tochter, die einzige Angehörige, selbst schwer erkrankte. Frau Klein leidet an einer Demenz vom Alzheimer Typ im fortgeschrittenen Stadium. Jeden Abend vor dem Einschlafen trank sie ein Glas Malzbier. Im letzten Jahr verschlechterte sich ihr körperlicher, geistiger und seelischer Zustand zunehmend.

Seit einer Grippe vor zwei Monaten liegt Frau Klein nur noch im Bett, wirkt meist sehr müde bis benommen, ist zu schwach zum Aufstehen und reagiert nur selten oder gar nicht auf Ansprache. Die Tochter kommuniziert nun vermehrt mit Körperkontakt und Singen, worauf Frau Klein meist mit tieferem Atmen und Zeichen von Entspannung und Wohlgefallen reagiert.

> ❯ **Sterben:** Lebensvorgang, bei dem Körper, Seele und das soziale Umfeld eines Menschen ihre Funktionen verlieren.

Leben und **Sterben** gehören untrennbar zusammen. Sterben ist ein Vorgang, der das gesamte Leben durchzieht. Mit jedem Abschied, jeder Trennung und mit vielen Verlusten, die Menschen im Laufe des Lebens erleiden, stirbt jedes Mal auch ein Teil von ihnen. Im Leben beginnt schon das Sterben, und im Sterben ist immer noch Leben.

In der modernen Gesellschaft mit ihrem medizinischen Fortschritt sind Sterben und Tod immer mehr zu Tabuthemen geworden. Menschen sterben vor allem in Krankenhäusern und Pflegeeinrichtungen. Dadurch sind viele Rituale verloren gegangen, z. B. das Aufbahren eines Verstorbenen zu Hause oder die Totenwache. Diese Rituale aber halfen den Menschen, sich mit dem Tod auseinander zu setzen und zu trauern.

Für die Pflege und Begleitung Sterbender und Trauernder ist es unumgänglich, sich mit der eigenen Angst, mit eigenen Trauererfahrungen, dem eigenen Tod und der eigenen Endlichkeit zu befassen. Die Form und Häufigkeit, in der Pflegende sich damit auseinandersetzen, beeinflusst auch wesentlich ihren Umgang mit Sterbenden.

Es ist kaum möglich, mit einem alten Menschen ruhig und gelassen über dessen Gefühle und Ängste zu sprechen, wenn man als Pflegender selbst voller Angst und Abwehr ist.

Auch bei erfahrenen Pflegenden kann die Begleitung eines sterbenden Menschen immer wieder Gefühle von Hilflosigkeit auslösen. Es geht um die Fragen: Welche Bedürfnisse hat der sterbende Mensch? Was könnte eine angemessene Begleitung für diesen Menschen sein? Was kann ich dazu beitragen?

I/20.16.1 Informations- sammlung

Lea Klein wird von Tag zu Tag schwächer. Sie hat kaum mehr Appetit, wehrt meist ab, wenn man ihr zu essen oder zu trinken anbietet, ihr Mund ist oft trocken, und das Schlucken fällt ihr zunehmend schwer. Statt zu sprechen, gibt sie unverständliche Laute von sich. Das einzige Wort, das sie immer wieder ruft, auch wenn ihre Tochter sie besucht, ist: „Mama". Dabei hat es den Anschein, als spüre Frau Klein, dass sie sterben muss, denn sie wirkt oft ängstlich und unruhig. Ihr Gesichtsausdruck, die Atmung und die Muskeln sind dabei angespannt, und sie scheint ein sehr starkes Bedürfnis nach Kontakt und Zuwendung und der damit verbundenen Sicherheit zu haben.

Der Altenpfleger Samuel Windisch hat deshalb die Tochter sehr einfühlsam mit dem Gedanken vertraut gemacht, dass die Mutter sich vielleicht schon innerlich aufs Sterben vorbereitet und u. U. auch mit all den Einschränkungen und Beschwerden so nicht länger leben möchte. Gemeinsam überlegen die Pflegenden mit der Tochter, wie eine angemessene Sterbebegleitung aussehen könnte.

Bedeutung und Einflussfaktoren

Wie ein Mensch sein Sterben erlebt, hängt von vielen Faktoren ab. Doch immer ist Sterben geprägt von der eigenen Lebensgeschichte, unabhängig davon, ob es das Sterben anderer oder das eigene Sterben ist.

Sterben kann erlebt und empfunden werden als:

- **Loslassen** von Menschen und Dingen. Nach Kübler-Ross gehören zum Loslassen können **Versöhnung** und **Vergeben können** beider Seiten.
- **Abschied** und Übergang in ein anderes Dasein, diese These gibt religiösen Menschen häufig Zuversicht (→ Abb. I/20.58)
- Natürliches **Werden und Vergehen** in der Natur
- Aufbewahrung und **Ruhe**
- Sinnlosigkeit und **Zerstörung** des Seins. 📖📖25

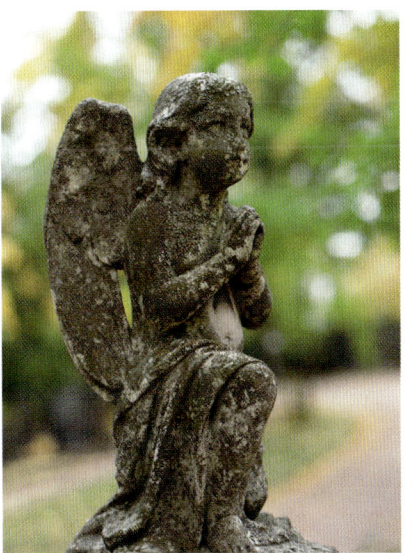

Abb. I/20.58 Das Christentum betrachtet das Sterben als Erlösung und Weg in die Ewigkeit. Das Sterben erhält so einen eigenen Sinn. [J787]

Altern und Sterben

I 20

❯ **Sterbender:** Mensch, der sich in einem Prozess befindet, der unwiderruflich und fortschreitend in absehbarer Zeit zum Erlöschen der Lebensfunktionen, also zum Tod führt. 📖26

Viele Menschen umgehen die Auseinandersetzung mit dem **Altern** und dem eigenen **Sterben** dadurch, dass sie ihren Blick und ihr Denken zwar auf die Zukunft richten, das eigene Altern dabei aber ausklammern. Unangenehmes wird verdrängt oder vergessen.

Tod und Sterben finden nur aus der Fernsicht statt. Andererseits haben sich viele alte Menschen trotz fehlender Gespräche über den Tod z. B. in der Familie oder mit Angehörigen, gedanklich schon sehr lange auf ihr Alter und Ende vorbereitet. Immer mehr Menschen sorgen für ihren Sterbefall vor. Dies reicht von der finanziellen Absicherung bis hin zur genauen Planung der Bestattung einschließlich der Feierlichkeiten. Bestattungsunternehmen bieten seit einiger Zeit Beratung zu den verschiedenen Vorsorgemöglichkeiten an.

Die **Tabuisierung** von Leiden und Tod in der Gesellschaft hängt häufig mit fehlender Erfahrung zusammen, weil Sterben nur selten in der Familie als natürliches Ende des Lebens erlebt werden kann und viel häufiger in Institutionen verlegt wird.

❯ **Lern-Tipp**
Informieren Sie sich bei einem Bestattungsunternehmen über die verschiedenen Vorsorgemöglichkeiten und Arten der Bestattung.

Religion und Weltanschauung

Glaubens- und Lebensfragen → Kap. II/4

Für viele alte Menschen bedeuten **Religion** und Glaube Zuflucht und Unterstützung im Leben und Sterben. Die Bedeutung des Todes und religiöse Bräuche sind je nach Glaubensrichtung sehr unterschiedlich.

Um auf die religiösen Bedürfnisse eines Sterbenden eingehen zu können, sollten Altenpflegerinnen nicht nur die Weltanschauung oder Konfession des Pflegebedürftigen kennen, sondern auch wissen, was Religion dem alten Menschen bedeutet: Ist er strenggläubig, liberal oder nur noch auf dem Papier Angehöriger einer Glaubensgemeinschaft? Hier können Gespräche mit den Angehörigen hilfreich sein.

I 20

Sterbephasen

Sterbeforscher (*Thanatologen*) befassen sich mit den Fragen, ob und wie sich ein sterbender Mensch mit dem Tod auseinandersetzt. Sie beschreiben unterschiedliche Phasen, die ein Sterbender durchleben kann, und die bei vielen Menschen ähnlich beobachtet wurden. Dabei handelte es sich meist um Menschen, die schon Wochen oder Monate vor ihrem Tod von einer unheilbaren Krankheit erfuhren und sich danach mit dieser Wahrheit auseinandersetzen mussten. Elisabeth Kübler-Ross, eine Schweizer Psychiaterin und Pionierin der Erforschung des Sterbens, hat fünf **Sterbephasen** unterschieden:

- **Nicht-wahrhaben-Wollen** mit Verleugnung und Isolierung der Gedanken
- **Zorn**, Aggression gegen die Krankheit und Bezugspersonen
- **Verhandeln** mit dem Schicksal oder mit Gott
- **Depression** und Trauer
- **Zustimmung** und Akzeptieren des Todes.

Nicht alle Sterbephasen nach Kübler-Ross müssen durchlebt werden, sie können in verschiedener Reihenfolge oder wiederholt auftreten. Der Prozess des Sterbens verläuft bei jedem Menschen individuell. Wesentlichen Einfluss darauf haben die Persönlichkeit des Menschen, seine Biografie, seine Weltanschauung oder Religion und sein körperlicher und seelischer Zustand.

Wer Sterbende hilfreich begleitet, ist sensibel dafür, in welchem Stadium des Abschiednehmens, des körperlichen und seelischen Sterbens, sich der alte Mensch befindet. Es gehört auch zu einer hilfreichen Sterbebegleitung, seine eigene Sicht auf Leben und Sterben immer wieder zu reflektieren (→ Abb. I/20.59).

> ❯❯ Wer Sterbende begleitet, ist gefordert, mit sich selbst sehr sorgsam umzugehen. Er sollte auf seine innere Stimme hören und nachspüren, inwieweit ihn das Erlebte ängstigt und belastet.

Oft helfen Gespräche mit Kollegen oder Supervision (→ Kap. IV/11.1). Entspannung und Erholung in der Freizeit sind nötig, um neue Kraft zu schöpfen. Künstlerische Hobbys können helfen, Gefühle auszudrücken. Eine Möglichkeit des Verarbeitens besteht auch im Schreiben, z. B. Tagebuch, Geschichten oder Briefe.

Beobachtung Sterbender

Häufig macht sich der Sterbeprozess eines Menschen nur sehr vage bemerkbar. Ein Mensch ist als sterbend anzusehen, wenn folgende Zeichen gleichzeitig zu beobachten sind.

Der Pflegebedürftige:
- Ist bettlägerig und extrem geschwächt
- Ist zunehmend schläfrig
- Ist zeitweise desorientiert
- Hat immer weniger Interesse an seiner Umwelt und seinem Leben
- Zeigt kein Interesse an Flüssigkeits- und Nahrungsaufnahme.

Weitere Zeichen:
- Das Schlucken von Medikamenten ist erschwert
- Eine oder mehrere lebensbedrohliche Komplikationen liegen vor
- Ärzte und Pflegende, die den Pflegebedürftigen und seinen Zustand genau kennen, schätzen die Situation gemeinsam so ein, dass der Tod bevorsteht.

Bei Sterbenden können neben der Grunderkrankung eine Vielzahl von Beschwerden beobachtet werden:
- Schmerzäußerungen und nonverbale Signale, die auf Schmerzen schließen lassen
- Stöhnen
- Körperliche Schwäche, Kraftlosigkeit der Arme
- Kraftlose Stimme, Flüstern oder nur unverständliche Laute werden geäußert
- Müdigkeit, Benommenheit, die Augen werden nur mühsam geöffnet
- Appetitlosigkeit, Übelkeit
- Schwinden der Sinne, z. B. Hören, Fühlen, Tasten

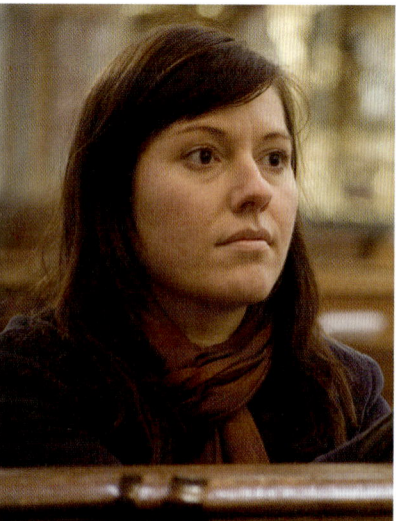

Abb. I/20.59 Der Umgang mit Sterbenden ist auch für Pflegende immer wieder mit Grenzerfahrungen verbunden. [J787]

- Verwirrtheit, Personen werden nicht erkannt
- Mundtrockenheit und Schluckbeschwerden
- Trockenheit der Haut, der Augen
- Obstipation, Inkontinenz
- Atemnot und Husten.

Nonverbale Äußerungen

Wenn Menschen hilflos sind und nicht mehr sprechen können, ist die Wahrnehmung aller ihrer Lebensäußerungen von besonderer Bedeutung. Nur so ist es möglich, sie vor zusätzlichen Schäden zu schützen, Belastungen und Schmerzen zu vermeiden, das Selbstwertgefühl und die Selbstbestimmung des Sterbenden aufrecht zu erhalten.

Große Aufmerksamkeit ist nicht nur erforderlich, um Lebensäußerungen im Rahmen der **Krankenbeobachtung**, z. B. Beobachtung der Haut, der Atmung oder der Ausscheidungen, wahrzunehmen. Vor allem bei Sterbenden, die sich nicht mehr äußern können, sind **nonverbale Signale** der einzige Hinweis auf das Befinden. Hierzu gehören z. B.:

- Blinzeln bei störendem Licht oder Augenverklebungen
- Blickkontakt oder Lippenbewegungen, um etwas auszudrücken
- Heben der Hand und Zeigebewegungen, um etwas deutlich zu machen
- Bewegungen der Mundwinkel als Zeichen des Wohlbefindens oder Missfallens
- Andeutung von Kopfbewegungen als Verneinung, Ablehnung oder Bestätigung
- Veränderungen der Haltung, Verkrampfung als Zeichen von Schmerz
- Stöhnen bei Belastungen
- Husten oder Versuch, sich aufzurichten wegen Luftnot
- Lippenlecken als Zeichen von Durst
- Fahrige Handbewegungen zeigen Unruhe, Schmerz oder Überforderung an.

> ❯❯ Es ist erwiesen, dass Sterbende häufig noch in der Lage sind zu hören, obwohl sie nicht mehr reagieren können. Deshalb achten Altenpflegerinnen besonders darauf, störende Geräusche zu vermeiden, nicht in der Gegenwart des Sterbenden über ihn zu reden, sondern ihn anzusprechen, mit ihm zu reden, auch wenn es scheint, als würde er nichts wahrnehmen.

Die unmittelbare **Nähe des Todes** ist häufig an folgenden Zeichen zu erkennen:
- Der Sterbende ist unruhig, verwirrt

- Atmung ist flach, unregelmäßig (*Schnappatmung*), erschwert, oft ist ein Atemgeräusch zu hören (*präfinales Rasseln*)
- Das Gesicht sieht eingefallen aus, die Nase ist spitz
- Die Haut ist blass, bläulich marmoriert und kalt
- Weißes Nasen-Mund-Dreieck
- Der Puls ist schnell, flach, setzt aus
- Der Blutdruck ist niedrig oder nicht messbar
- Die Temperatur kann erniedrigt oder erhöht sein
- Zunehmende Apathie, Somnolenz oder Bewusstlosigkeit.

Todeszeichen

Hinweise auf den eingetretenen Tod (*unsichere Todeszeichen*) sind (→ Kap. I/26.9):
- Herz- und Kreislaufstillstand
- Atemstillstand
- Bewusstlosigkeit
- Blässe
- Auskühlung.

Die Feststellung des Todes erfolgt durch den Arzt aufgrund der **sicheren Todeszeichen**. (→ Kap. I/26.9).

I/20.16.2 Pflegetherapie

Biografiearbeit → Kap. I/10

Wichtig ist die **Biografiearbeit,** bei der ein alter Mensch, seine Angehörigen oder Freunde Auskunft über seine Spiritualität, seine Lebensgeschichte und Gewohnheiten, über ihm vertraute Geräusche, Musik, Texte, vertraute Gerüche und sein Verhältnis zu den Angehörigen geben können (→ Kap. I/10).

Sinnvoll wäre es, Bewohner und Angehörige beim Einzug des alten Menschen in die Einrichtung zu befragen, wie sie sich Sterben und Sterbebegleitung vorstellen.

Mögliche Fragen:
- Sind Angehörige bereit, Sterbebegleitung zu praktizieren?
- Wie sind die religiöse Orientierung, Bedürfnisse und Wünsche (→ Kap. II/4)?
- Wie soll mit Dehydratation, Nahrungskarenz, künstlicher Ernährung, Magensonde, Einsatz von Schmerzmitteln (z. B. Morphin) umgegangen werden?
- Ist die Prognose bekannt?

Oft ist es notwendig, den Angehörigen das Krankheitsbild und den voraussichtlichen Verlauf zu erläutern und Hilfen zu geben. Manchmal verhalten sich Angehörige dem Pflegepersonal gegenüber abweisend. Pflegende verbringen viel Zeit mit dem Sterbenden, dadurch entsteht oft mehr gefühlsmäßige Nähe und ein besonderes Vertrauensverhältnis zu dem alten Menschen. Für Angehörige kann das sehr befremdlich sein, da sie den Sterbenden sehr viel länger kennen. In diesem Fall gilt für Altenpflegerinnen, besonders einfühlsam mit den Angehörigen umzugehen.

Für Sterbende ist es besonders wichtig, dass auf ihre individuellen Wünsche eingegangen wird. In der täglichen Pflegepraxis zeigt sich aber immer wieder, dass Vorlieben und Wünsche, die Pflegebedürftige zuvor geäußert haben, sich im Sterbeprozess ändern können, z. B. wie viel Nähe jemand zulassen kann.

Hier benötigen Pflegende besonders viel Gespür, um die oft nur sehr diskreten Körpersignale, die Sterbende aussenden, zu empfangen und richtig zu deuten.

Hilfen zur Lebensbilanz

Häufig tauchen in der Sprache von Sterbenden Symbole auf, z. B. „eine Rechnung ist noch unbezahlt" (z. B. wenn noch etwas geregelt werden muss, etwa eine Aussprache mit Versöhnung).

Nicht selten teilen sich Sterbende auf der Gefühlsebene mit, indem sie z. B. Kindheitserlebnisse oder alte Geschichten vom Krieg erzählen und damit eine Verbindung zur gegenwärtigen Situation mit den vorherrschenden Gefühlen, wie Gefahr, Angst oder auch Geborgenheit und Schutz, herstellen. Andere sprechen davon, dass sie eine Reise in ein fremdes Land planen, dass sie noch einen Koffer packen oder dass sie nach Hause wollen. Dabei ist oft das frühere Eltern-

---

S **Fallbeispiel Stationär, Teil III**

Beispiel einer Pflegeplanung bei Sterbenden für Lea Klein

Informationssammlung	Pflegetherapie	
Wünsche, Gewohnheiten, Hilfebeschreibungen, pflegefachliche Einschätzungen	Pflegeziel/Verständigungsprozess/erwartete Ergebnisse	Pflegemaßnahmen/Pflegeangebote
<ul><li>Trank abends immer ein Glas Malzbier</li><li>Mag Lavendelduft</li></ul>**Pflegefachliche Einschätzungen:**<ul><li>Nahender Tod</li><li>Demenz vom Alzheimer Typ, Desorientiertheit, Z. n. grippalem Infekt</li><li>Bettlägerigkeit, Ablehnen von Essen und Trinken, Unruhe, Schmerzäußerungen, Bedürfnis nach Kontakt, Zuwendung und Sicherheit</li><li>Reagiert positiv auf Körperkontakt, ruhiges Sprechen, Singen</li><li>Wird von ihrer Tochter begleitet</li></ul>	<ul><li>Kommt zur Ruhe</li><li>Kann entspannen</li><li>Fühlt sich geborgen</li><li>Fühlt sich sicher</li><li>Ist schmerzfrei</li></ul>**Verständigung (mit den Angehörigen):**<ul><li>Kommunikation durch Körperkontakt und Singen herstellen</li></ul>	<ul><li>(*) Tochter zum Erzählen, Singen, Körperkontakt (Streicheln) ermutigen, dabei einige Elemente der Basalen Stimulation® und der Validation® am eigenen Verhalten demonstrieren und kurz erklären, z. B. Lavendel anwenden, Malzbier anbieten und zur Mundpflege verwenden</li><li>(*) Gesprächsbereitschaft signalisieren</li><li>Information über Sitzwache abwechselnd durch Angehörige und ehrenamtliche Hospizhelfer</li><li>(*) Kontinuierliche Sitzwache organisieren und sicherstellen</li><li>Besuch eines Pfarrers organisieren (nach Wunsch)</li><li>(*) Basale Stimulation® im Rahmen der Pflege, validierende Grundhaltung bei der Kommunikation</li><li>(*) Für bedarfsgerechte Schmerzmedikation sorgen nach ärztlicher Verordnung</li></ul>

(*) Diese Maßnahmen können mit entsprechenden Durchführungszeitpunkten in den Tagesstrukturplan eingetragen werden.

I 20

haus aus der Kinderzeit gemeint oder auch die zukünftige Heimat, wo vielleicht schon liebe Verwandte auf den Sterbenden warten.

Palliative Care

> **Palliative Care:** Die wirksame, ganzheitliche Unterstützung (engl. care = *Sorge*) von Menschen, deren Krankheit nicht mehr behandelbar ist. Dabei stehen die erfolgreiche Behandlung der Schmerzen und weiterer Symptome sowie die Hilfe bei psychologischen, sozialen und seelsorgerischen Problemen an erster Stelle. Das Ziel von Palliative Care ist, die bestmögliche Lebensqualität für Pflegebedürftige und deren Familien zu erreichen (WHO, 1990).

Das Wort **palliativ** entstammt dem Lateinischen (lat. pallium = *Mantel*) und bedeutet: „die Beschwerden einer Krankheit lindernd". Im Sinne der Begleitung und Pflege Sterbender heißt dies, alles zu tun, was der Linderung von Schmerzen und Belastungen, auch seelischer Art, dient. Daran orientieren sich alle medizinischen und pflegerischen Maßnahmen. Ziel ist, Bedingungen für menschenwürdiges Sterben zu ermöglichen.

Internet- und Lese-Tipp
Internet-Portal zum Thema Palliativversorgung: www.palliativ-portal.de

Charta zur Betreuung Sterbender

Im September 2010 wurde die „Charta zur Betreuung schwerstkranker und sterbender Menschen in Deutschland" veröffentlicht. Vor dem Hintergrund der Veränderung der Altersstrukturen, verbunden mit der Zunahme chronischer und unheilbarer Erkrankungen, nimmt die Bedeutung der Begleitung und Versorgung Sterbender zu. Die Auseinandersetzung mit den existenziellen Erfahrungen Sterben, Tod und Trauer soll durch die „Charta zur Betreuung Sterbender" ihren Platz im öffentlichen Bewusstsein erhalten. Mit dem Ziel, die Betreuung schwerstkranker und sterbender Menschen zu verbessern, sind in der Charta fünf Leitsätze formuliert:

- Gesellschaftspolitische Herausforderungen – Ethik, Recht und öffentliche Kommunikation
- Bedürfnisse der Betroffenen – Anforderungen an die Versorgungsstrukturen
- Anforderungen an die Aus-, Weiter-, und Fortbildung

- Entwicklungsperspektiven und Forschung
- Die europäische und internationale Dimension.

Internet- und Lese-Tipp
Inhalte der „Charta zur Betreuung schwerstkranker und sterbender Menschen in Deutschland":
www.charta-zur-betreuung-sterbender.de

Vorsorge für den Notfall

Wenn ein alter Mensch durch Krankheit oder Unfall nicht mehr in der Lage ist, seinen Willen zu äußern, sind Angehörige, Ärzte und Pflegende gehalten, nach seinem mutmaßlichen Willen zu handeln (→ Abb. I/20.60). Oft ist es aber sehr schwer zu beantworten, wie sich der Betroffene in dieser Situation entscheiden würde. Eine große Hilfe können schriftlich geäußerte Wünsche sein (→ Kap. III/5.1.4). Dazu gehört im Voraus eine ausführliche Beratung.

Patientenverfügung

Die **Patientenverfügung** soll dem Betroffenen eine Behandlung nach seinem Willen garantieren, wenn er nicht mehr in der Lage ist, seiner Absicht zur weiteren Behandlung Ausdruck zu verleihen (→ Kap. I/27.3.2).

Eine optimale, praxistaugliche Patientenverfügung soll situationsbezogen sein und so konkret wie möglich die Wertvorstellungen des Betroffenen abbilden.

Eine schriftliche Niederlegung ist zu empfehlen. Es gibt mehrere Institutionen, die Formulare zu Patientenverfügungen anbieten.

Eine notarielle Beurkundung ist sinnvoll, jedoch nicht notwendig. Die Verfügung sollte so aufbewahrt sein, dass Betreuungspersonen sie sofort finden können. Juristen empfehlen, die Patientenverfügung als Be-

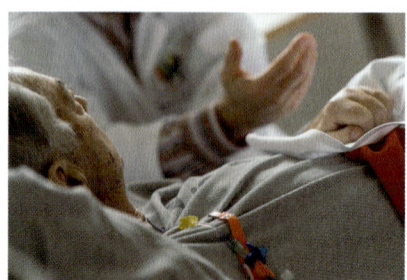

Abb. I/20.60 In der Phase des Sterbens arbeiten Altenpflegerinnen mit Angehörigen anderer Berufsgruppen und amtlichen Betreuern eng zusammen, um die Bedürfnisse und Wünsche des alten Menschen respektvoll umsetzen zu können. [K157]

standteil einer Vorsorgevollmacht abzugeben.

Vorsorgevollmacht

Durch eine **Vorsorgevollmacht** werden eine oder mehrere Vertrauenspersonen dazu ermächtigt, die erteilende Person im Vorsorgefall zu vertreten. Inhalt, Umfang und zeitlicher Beginn einer Vorsorgevollmacht können frei bestimmt werden. Es können auch unterschiedliche Bereiche von verschiedenen Personen wahrgenommen werden. Für den Verhinderungsfall können auch Ersatzbevollmächtigte genannt werden. Eine Vorsorgevollmacht muss schriftlich erfolgen.

Betreuungsverfügung

Für Menschen, die aufgrund von Krankheit oder Behinderung ihre Angelegenheiten nicht selbst wahrnehmen können, bestimmt das Vormundschaftsgericht einen oder mehrere Betreuer, welche die Angelegenheiten der betroffenen Person regeln. Mit Hilfe einer **Betreuungsverfügung** kann man Einfluss auf die Wahl der Betreuungsperson nehmen (→ Kap. I/27.3.2).

Internet- und Lese-Tipp
Informationen, Fachbeiträge und Formulare zu den jeweiligen Verfügungen und Willensbekundungen: www.bundesanzeiger-verlag.de/betreuung/vorsorgevollmacht.html

Sterbehilfe/Euthanasie

> **Euthanasie** (griech. *eu = schön*, *thanatos = Tod*): Unterstützung eines Menschen bei einem würdigen Sterben. Der Begriff ist durch die deutsche Geschichte schwer belastet.

Für Historiker ist **Euthanasie** ein Begriff, der eng mit dem Nationalsozialismus verknüpft ist. In dieser Zeit ermordete man in Deutschland Menschen, die man als „lebensunwert" ansah. Damals wurden etwa 5 000 Kinder und 100 000 Erwachsene mit Behinderungen getötet. Die Nationalsozialisten verwendeten für diesen Massenmord den beschönigenden Begriff „Euthanasieprogramm". Deshalb wird das Wort in Deutschland gemieden.

Für das aktuelle medizinische und pflegerische Verständnis bedeutet Euthanasie „Hilfe im Sterben", Sterbebeistand, Sterbebegleitung.

Das Themenfeld **Sterbehilfe** berührt in rechtlicher Hinsicht in erster Linie Bestimmungen der Strafgesetzgebung und das ärztliche Standesrecht.

Es sind vier Formen von Sterbehilfe zu unterscheiden:

- **Passive Sterbehilfe** („Sterbenlassen") ist der Verzicht auf lebensverlängernde Maßnahmen unter Beibehaltung von „Grundpflege" und schmerzlindernder Behandlung: keine Beatmung, keine Dialyse, keine Ernährung und Flüssigkeitszufuhr, keine Medikamente außer Schmerz- und Beruhigungsmitteln
- **Indirekte Sterbehilfe** („Indirekte aktive Sterbehilfe") ist schmerzlindernde Behandlung unter Inkaufnahme eines nicht beabsichtigten Lebensverkürzungsrisikos
- **Beihilfe zur Selbsttötung** („Freitodbegleitung") ist Hilfeleistung zur Selbsttötung, z. B. durch Beschaffung und Bereitstellung eines tödlich wirkenden Medikaments. Seit Dezember 2015 stellt der neu geschaffene §217 StGB die „geschäftsmäßige Förderung der Selbsttötung" unter Strafe
- **Aktive Sterbehilfe** („Direkte aktive Sterbehilfe") ist „Tötung auf Verlangen" und absichtliche und aktive Beschleunigung oder Herbeiführung des Todeseintritts. Im Gegensatz zur indirekten Sterbehilfe ist der Tod nicht nur in Kauf genommen, sondern beabsichtigt. Im Unterschied zur „Beihilfe zur Selbsttötung" liegt die entscheidende Tatherrschaft nicht beim Betroffenen selbst, sondern bei einem Dritten. Aktive Sterbehilfe, auch wenn sie dem Wunsch des Kranken entspricht, ist nach § 216 StGB „Tötung auf Verlangen" strafbar. Der Tod wird z. B. durch eine Überdosis von Schmerz- und Beruhigungsmitteln, Narkosemittel oder Kalium-/Kalziuminjektionen herbeigeführt.

Die „Deutsche Gesellschaft für humanes Sterben" (DGHS) versteht sich als Bürgerrechtsbewegung und Patientenschutzorganisation zur Verwirklichung des Selbstbestimmungsrechts bis zur letzten Lebensminute. Sie fordert eine umfassende gesetzliche Regelung der Sterbebegleitung und -hilfe.

Die Rechtslage zur „Sterbehilfe" in Deutschland ist derzeit nur schwer überschaubar.

Internet- und Lese-Tipp
Stellungnahme des Deutschen Ethikrats zur Sterbehilfe:
www.ethikrat.org/themen/ende-des-lebens/sterbebegleitung-sterbehilfe

Künstliche Ernährung

Empfehlung zum Entscheidungsprozess

Viele alte Menschen, insbesondere Demenzkranke, haben im fortgeschrittenen Stadium der Krankheit kein Hunger- und Durstgefühl mehr und lehnen Getränke und Nahrung ab. Es ist fraglich, inwieweit man in diesen Fällen von bewusster Nahrungsverweigerung oder nur von besonders schwerwiegender Appetitlosigkeit sprechen kann. Es ist problematisch, generell davon auszugehen, dass ein Mensch, der nichts mehr essen will, damit signalisiert, dass er sterben möchte.

Bei Vorliegen einer Patientenverfügung dürfen keine Maßnahmen ergriffen werden, die von dem Betroffenen ausgeschlossen wurden, also auch keine künstliche Ernährung, z. B. durch eine PEG. Wenn keine Patientenverfügung existiert, und der Betroffene nicht mehr selbst entscheiden kann, wird die Verantwortung häufig an die Angehörigen weitergegeben. Diese entscheiden sich oft für die künstliche Ernährung, weil sie Angst haben, der kranke Angehörige könne ohne die Maßnahme qualvoll verhungern oder verdursten. Um zu ermitteln, ob der betroffene Mensch Durst hat, reicht man ihm Getränke. Wenn er durstig ist, wird er versuchen, zu trinken. Die künstliche Zufuhr von Nahrung und Flüssigkeit bei sterbenden Menschen ist umstritten, da die ebenfalls sterbenden Organsysteme des Körpers die Verstoffwechselung nicht bewältigen können. Dies stellt für den sterbenden Menschen eine große zusätzliche physische Belastung dar.

Der zentrale ethische Orientierungswert der westlichen Medizin ist in der Regel die Leidensminderung. Grundlagen für eine weitere Behandlung sollen also nicht die eigene Auffassung und eigene Werte sein, sondern die Lebensgeschichte und -philosophie des Erkrankten sowie seine Wünsche. Vielleicht bittet der Sterbende noch um etwas Zeit für unerledigte Dinge. Vielleicht möchte er auch gern noch ein ihm wichtiges Gespräch führen oder ein bestimmtes Ereignis abwarten.

Dehydratation

Entscheiden sich die Behandelnden nach intensiver Werteabwägung für eine **Dehydratation** (*Austrocknung*), sind folgende Voraussetzungen notwendig:

- Rasche, progrediente Verschlechterung des Allgemeinzustands

- Keine kurative Behandlung des Grundleidens möglich
- Keine symptomatische Behandlungsmöglichkeiten der aktuellen Verschlechterung, z. B. Behandlung von Zahnschmerzen oder Mundsoor
- Tod wahrscheinlich in Tagen oder wenigen Wochen
- Mutmaßliches Einverständnis des Sterbenden.

Befürworter der Dehydratation führen als Argumente an:

- Die geringe Speichelproduktion
- Selteneres Erbrechen
- Geringe Urinproduktion (bedeutet seltenere Anlage eines Blasendauerkatheters, weniger mühselige Prozedur des Wasserlassens bei bettlägerigen Patienten und weniger Dekubitalulzera)
- Selteneren Husten wegen fehlender Lungenstauung, weniger Absaugen
- Bewusstseinstrübung, die ganz generell zu einer verminderten Schmerzempfindung bzw. Leidenswahrnehmung führt.

Dehydratation führt zur Ausschüttung von endogenen Opiaten im Gehirn, und die Ketose durch fehlende Zufuhr von Nahrungsstoffen hat einen euphorisierenden, anästhesierenden Effekt. Folglich kann Dehydratation das Sterben erleichtern.

Nachteile der PEG

Die Anlage einer **PEG** (perkutane endoskopische Gastrostomie → Kap. I/29.4.2) kann eine lebensverlängernde Maßnahme sein. Dies entspricht nicht immer dem Wunsch des Betroffenen.

Obwohl der Eingriff relativ risikofrei ist, kann es zu einigen typischen Komplikationen kommen:

- Die Ernährung über die PEG-Sonde kann Durchfall verursachen
- Die PEG kann sich infizieren, z. B. Bauchfellentzündung durch die Anlage
- Gefahr des Erbrechens und Gefahr der Aspiration von Erbrochenem
- Verletzung an inneren Organen
- Einwachsen der Halteplatte oder Entblocken des Gastrotube
- Verstopfung des Schlauches durch eingedickte Nahrung oder Arzneimittel
- Sonde kann dislozieren, die Flüssigkeit kann in die Bauchhöhle dringen.

> Nach grundlegenden Prinzipien der Medizinethik (*informed consent*) ist es nicht zu rechtfertigen, dass eine PEG bei einem Menschen angelegt wird, nur um die zeitraubende Essensprozedur und damit Personalkosten einzusparen.

I 20

Hospizarbeit

❯ Cicely Saunders hat den Grundgedanke der Hospizarbeit in einen Satz gefasst, der gleichzeitig eine Handlungsanleitung für Pflegende ist. Die Aufgabe heißt: „dem Leben nicht mehr Tage, sondern den Tagen mehr Leben geben".

Vom frühen Christentum bis in das Mittelalter waren Hospize Herbergen für Arme, Kranke und Menschen, die Schutz und Hilfe brauchten. Sie wurden von Ordensgemeinschaften geführt (→ Kap. IV/3).

Ende der 1960er-Jahre erhielt die Hospizidee neuen Impuls durch die Ärztin *Cicely Saunders,* die in London das Hospiz St. Christopher eröffnete. Ihr Anliegen war es, körperliche, geistige, religiöse und soziale Bedürfnisse von Schwerstkranken und Sterbenden wahrzunehmen, ihnen volle Aufmerksamkeit zu widmen und Unterstützung zu ermöglichen. Aus diesem Grund bestehen Hospizteams nicht nur aus Pflegenden und Ärzten, sondern unter anderem auch aus Sozialarbeitern, Seelsorgern und Physiotherapeuten. Die Verbreitung der Hospizidee ist dem Engagement vieler einzelner Gruppen und ehrenamtlicher Mitarbeiter zu verdanken. Daraus haben sich auch in Deutschland vier Grundformen der **Hospizarbeit** entwickelt:

- **Stationäre Hospize,** in die schwerstkranke Menschen auf Wunsch aufgenommen werden
- **Ambulante Hospizdienste** oder Hausbetreuungsdienste, die sich als feste Teams um die häusliche Versorgung Sterbender kümmern und auch die Bezugspersonen des Sterbenden unterstützen
- **Tageshospizdienste,** in denen Sterbende ein- oder mehrmals in der Woche tagsüber versorgt werden
- **Palliativstationen,** die meist Krankenhäusern angegliedert sind.

❯ Alle Hospizeinrichtungen haben das gemeinsame Konzept, jedem Sterbenden eine menschenwürdige Sterbebegleitung zukommen zu lassen, unabhängig von seinem sozialen Status oder seiner Konfession. Im Vordergrund der Betreuung stehen die Bedürfnisse des Sterbenden und seiner Kontaktpersonen. Schmerzlinderung und Entlastung nehmen einen besonderen Stellenwert ein. Die Integration Angehöriger und anderer Begleitpersonen in die Betreuung ist ein weiteres Prinzip der Hospizarbeit.

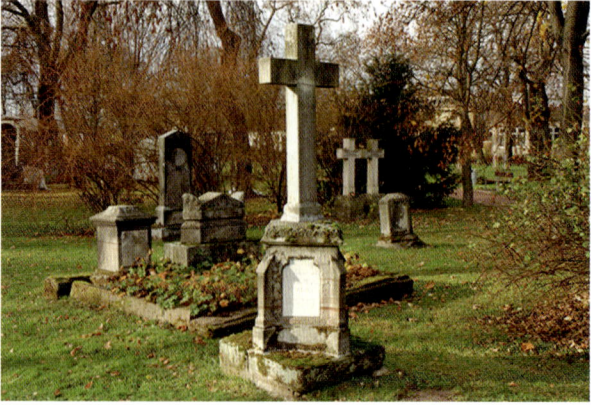

Abb. I/20.61 Der Friedhof kann für Menschen seine Schrecken verlieren und zum „Ort des Friedens" werden, wenn sie die Zuversicht haben, dass für sie alles zur Linderung von Leiden getan wird. [J787]

Internet- und Lese-Tipp
Information zum Ablehnen der Ernährung bei Demenzkranken:
www.nahrungsverweigerung.de

Grundprinzipien der Sterbebegleitung

Sterbende haben häufig folgende **Wünsche** (→ Abb. I/20.61):

- Nicht allein gelassen werden und die letzten Tage an einem vertrauten Ort mit vertrauten Menschen verbringen können
- Nicht unter Schmerzen leiden müssen
- Unerledigte Dinge noch regeln können
- Sinnfragen stellen dürfen.

❯ Es gibt keine allgemeingültigen Rezepte oder gar Dogmen im Umgang mit Sterbenden. Altenpflegerinnen sind aufgefordert, sich in jedem Fall die Sensibilität für individuelle Bedürfnisse von Sterbenden zu bewahren.

Grundpflege, körperliche Bedürfnisse

Hilfe für Sterbende bedeutet, Pflegemaßnahmen besonders aufmerksam und sorgfältig zu verrichten. Leidenden Menschen kann vieles erleichtert werden, wenn Pflegende auch auf kleine Dinge sorgfältig achten. Es ist ebenso wichtig, die Falte im Laken zu beseitigen wie kleine Wünsche von den Augen abzulesen und dafür zu sorgen, dass der alte Mensch sich äußerlich gepflegt fühlt, ohne unangemessen belastet zu sein.

- Schmerzfreie Positionierung und Positionierungswechsel ohne Belastung für den Sterbenden (→ Abb. I/20.62)
- Körperpflege, erfrischende Maßnahmen im zumutbaren Rahmen, z. B. können ein kühler Lappen auf der Stirn oder kühle Gesichtswaschungen mehr Wohlbefinden erzeugen als das anstrengende Waschen sämtlicher Körperteile
- Medikamente und Essen je nach Situation anbieten, jedoch nicht aufdrängen
- Regelmäßig für frische Luft sorgen, der Raum sollte weder zu warm noch zu kalt sein, Zugluft vermeiden
- Indirektes, nicht zu helles Licht erleichtert das Sehen
- Für Ruhe sorgen
- Den Sterbenden angemessen zudecken, er soll weder frieren noch schwitzen, Decken und Kissen sollten leicht sein und ihn nicht beengen.

Für den Fall, dass Sterbende nicht ausreichend trinken, und um ihnen das quälende

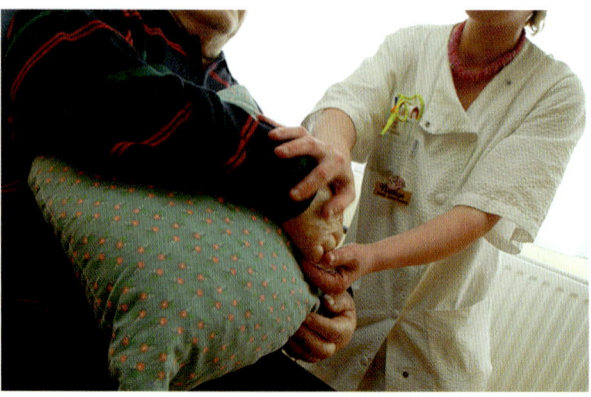

Abb. I/20.62 Sorgfältige Pflege, z. B. eine bequeme, wunschgemäße Positionierung, lindert das Leiden sterbender Menschen. [J787]

Durstgefühl zu nehmen, bieten sich viele Möglichkeiten:

- Raumtemperatur nicht zu warm einstellen
- Lippen des Sterbenden regelmäßig anfeuchten
- Getränke regelmäßig mit Trinkhalm, Teelöffel oder Pipette anbieten

Die **Pflege der Haut** gewinnt eine besondere Bedeutung, auch die **Nasen-** und **Lippenpflege** bedürfen großer Sorgfalt, z. B. durch Einfetten mit Bepanthen® oder Fettsalben.

Sorgfältige **Mundpflege** (→ Kap. I/17.6.2) bringt Sterbenden spürbare Linderung von Beschwerden und ist ein Qualitätsmerkmal für gute Pflege.

Spezielle Mundpflege (→ Kap. I/17.6.2) ist immer erforderlich, wenn Sterbende nicht essen und trinken können. Vielfältige Möglichkeiten stehen zur Verfügung, doch oft sind Hausmittel, z. B. Butter zum Fetten rissiger trockener Lippen, einer borkigen trockenen Zunge und belegter Mundschleimhäute, sinnvoller und angenehmer im Geschmack, als Medikamente. Ebenso wichtig ist es, Zahnprothesen zu pflegen oder rechtzeitig zu entnehmen, damit sie eine sorgfältige Mundpflege nicht behindern.

> ❯❯ Pflegemaßnahmen dürfen den Sterbenden nicht stärker belasten als die Beschwerden selbst.

Wünsche des Sterbenden

Wünsche des Sterbenden sollten selbstverständlich respektiert werden, z. B. wenn er bei einer Verschlechterung des Gesundheitszustands nicht mehr ins Krankenhaus möchte oder in gesunden Tagen eine qualvolle Lebensverlängerung durch eine PEG abgelehnt hat. Häufig haben alte Menschen das Bedürfnis, letzte Dinge zu regeln, z. B. ein Testament zu machen, oder Abschied von Menschen und Orten zu nehmen. Für viele sind Versöhnen und Vergeben können wichtig, um zur Ruhe zu kommen und in Frieden sterben zu können.

Kommunikation, Umgang mit Wahrheit

Die Aufklärung über den Gesundheitszustand eines Menschen ist grundsätzlich eine Aufgabe der Ärzte, die **nicht an die Pflegenden delegiert werden darf.** Damit der Sterbende die Wahrheit verarbeiten kann, sollten sich die Aussagen der Pflegenden im Kern mit den Ausführungen der Ärzte decken. Doch allein der alte Mensch bestimmt, was er wissen will, indem er fragt. Auch durch indirekte Fragen oder Antworten kann Wahrheit schonend angesprochen werden.

Wichtig ist, dem Sterbenden Nähe und Gesprächsbereitschaft zu signalisieren, die er im Bedarfsfall in Anspruch nehmen kann (→ Abb. I/20.63).

Im Gespräch kann es hilfreich sein, dem Sterbenden den Wert seines eigenen Lebens bewusst zu machen, indem man mit ihm darüber nachdenkt, was er Gutes und Sinnvolles erlebt und geleistet hat. Auch hier sind Angehörige einzubeziehen, wenn dies möglich und erwünscht ist.

Kommunikation und Begleitung heißt in vielen Fällen, den Sterbenden ansprechen, seine Hand halten, anwesend sein.

Seelsorgerische Betreuung

Für Menschen, die religiös sind, ist ein Angebot **seelsorgerischer Betreuung** absolut notwendig. Neben den christlichen Religionen gewinnen in einer multikulturellen Gesellschaft auch in Pflegeeinrichtungen andere Glaubensrichtungen an Bedeutung (→ Kap. II/4).

Altenpflegerinnen sorgen dafür, dass Sterbende auf Wunsch die Möglichkeit erhalten, mit Geistlichen ihres Glaubens sprechen und beten zu können sowie Raum für religiöse Rituale zu finden. Auch die Pflegenden können Gebete, Gesangbuchverse

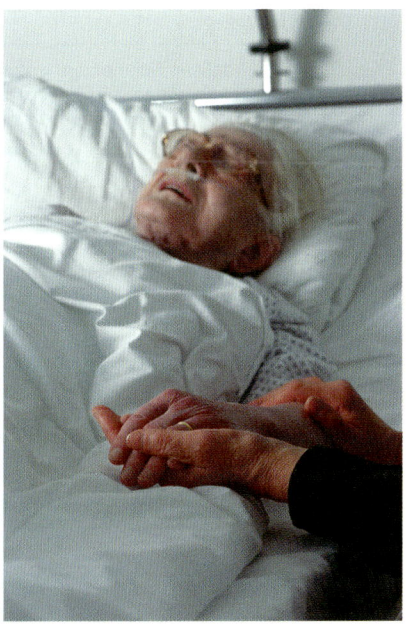

Abb. I/20.63 Sterbende, die nicht mehr in der Lage sind, mit Worten zu kommunizieren, erleben die Nähe vertrauter Menschen als wohltuend. [K115]

oder Texte aus der Bibel vorlesen, wenn der alte Mensch das wünscht.

Sterberituale

Jede Religion hat ihre eigenen Gebräuche und Rituale im Umgang mit Sterben und Trauer (→ Kap. II/4). Sie können den Sterbenden, den Angehörigen und den Pflegenden Orientierung und Sicherheit geben, z. B. das Abendmahl in der evangelischen Kirche, die Sakramente der Krankensalbung, Beichte und Kommunion in der katholischen Kirche.

Bei Sterbenden, die dem jüdischen Glauben oder dem Islam angehören, ist es ganz besonders wichtig, dass die Familie benachrichtigt wird. Bei den Juden sprechen Angehörige die Gebete und das Sündenbekenntnis auf Hebräisch. Im Islam werden von den Angehörigen Suren (Kapitel) aus dem Koran gelesen.

Auch Menschen, die keiner Religion angehören, haben möglicherweise spirituelle Bedürfnisse. Pflegende sollten sehr einfühlsam heraushören, ob ein Sterbender Beistand sucht, z. B. bei der Frage nach dem Sinn in seinem Leben.

Die Angehörigen sollten, unabhängig vom Glauben des Sterbenden, in jedem Fall benachrichtigt werden, um auf ihre individuelle Art den Sterbenden begleiten und um sich von ihm verabschieden zu können.

Es kann sehr hilfreich sein, wenn möglichst frühzeitig mit Angehörigen und näheren Freunden besprochen wurde, wer im Falle einer massiven Verschlechterung des Gesundheitszustands angerufen werden möchte, und ob das auch nachts geschehen sollte. Leider werden Angehörige oft erst so spät benachrichtigt, dass sie sich nicht mehr angemessen verabschieden können oder nur noch wenig oder gar nichts mehr für den Sterbenden tun können.

Schmerzbehandlung

Schmerzbehandlung → Kap. I/35

> ❯❯ Grundsätzlich gilt: Wenn ein Mensch Schmerzen äußert, hat er Schmerzen. Niemand ist berechtigt, Schmerzäußerungen nicht ernst zu nehmen.

Die Grundlage jeder **Schmerzbehandlung** ist eine Anamnese, mit deren Hilfe Ärzte und Pflegende in Erfahrung bringen, an welcher Art von Schmerzen in welcher Stärke der Pflegebedürftige leidet und welche Therapeutika bisher dagegen eingesetzt worden sind. Aktuelle Schmerzen werden auf einer Schmerzskala dokumentiert.

Durch eine angemessene Schmerztherapie könnten heute fast alle Menschen, die unter Schmerzen leiden, schmerzfrei sein, ohne dass ihr Bewusstsein getrübt oder die Kommunikationsfähigkeit eingeschränkt wird.

Dafür ist es jedoch erforderlich, dass Pflegeeinrichtungen mit entsprechend kompetenten und palliativmedizinisch geschulten Ärzten zusammenarbeiten. Auch Pflegende benötigen umfassendes Wissen zu verschiedenen schmerztherapeutischen Möglichkeiten. Oft trägt die Furcht vor dem Suchtpotenzial von Opioiden dazu bei, dass Pflegebedürftigen eine angemessene Schmerztherapie vorenthalten bleibt. Mit kompetenter Beratung und der nötigen Sensibilität können Altenpflegerinnen darauf hinwirken, die Schmerzen alter Menschen und Sterbender lindern zu helfen.

Im Rahmen der Schmerztherapie achten Pflegende darauf, dass die verordneten Medikamente im Zeitplan verabreicht werden, um Schmerzspitzen zu vermeiden. Zusätzliche Bedarfsmedikation wird rechtzeitig vor z. B. der Körperpflege verabreicht, damit sie wirken können, wenn es für den Pflegebedürftigen notwendig ist.

Richtige Dosierung erfordert immer ein **Zeitschema,** das sich nach der Wirkdauer der Medikamente und der Reaktion des alten Menschen richtet. Bei medikamentösen Therapien hat sich das **Stufenschema der WHO** (→ Kap. I/35.3.2) weitgehend bewährt, das den Schmerz in mehreren Stufen bekämpft. Diese Form der Schmerzbekämpfung geht davon aus, dass bei den meisten Fällen von Tumorschmerzen in der Endphase effektive Linderung möglich ist.

> ❯ Nur ein kleiner Teil aller Schmerzleidenden erhält Schmerzmittel in ausreichender Menge und Dosierung. Vor allem demenzerkrankte Pflegebedürftige erhalten oft keine ausreichende Schmerztherapie, weil ihre Schmerzäußerungen von den Pflegenden nicht als solche erkannt werden. Altenpflegerinnen sind deshalb gefordert, den Pflegebedürftigen genau zu beobachten. Eine Schmerzdokumentation in Form einer Schmerzskala und eines Schmerzkalenders ist möglichst in Zusammenarbeit mit dem Betroffenen zu führen, um verordnenden Ärzten klare Auskunft geben zu können.

Verschiedene Formulare für Schmerzprotokolle können bei Herstellern von Analgetika bezogen werden. Auch wenn ein solches nicht zur Verfügung steht, lässt sich jeder-

zeit und überall ein Schmerzprotokoll für Sterbende führen (→ Abb. I/20.64).

Angehörige und Bezugspersonen unterstützen

Angehörige und Bezugspersonen wollen meistens in die Betreuung Sterbender einbezogen werden, wenn dies möglich ist. Aufgaben übernehmen sie gern selbstständig. Dabei sollten die Altenpflegerinnen sehr genau beobachten, was Angehörige leisten wollen und können, ohne überfordert zu sein.

Die Angehörigen benötigen einen Ansprechpartner, der ihnen hilft, mit der Belastung fertig zu werden. Oft helfen ganz praktische Angebote, z. B. eine Tasse Kaffee, eine Ruhemöglichkeit, ein Gästezimmer in der Einrichtung oder Ablösung bei der Betreuung.

> ❯ Bei vielen Pflegemaßnahmen lassen sich Angehörige gut einbeziehen. Sie sind oft dankbar, wenn sie Möglichkeiten gezeigt bekommen, wie sie dem Sterbenden Linderung verschaffen können.

Schmerzprotokoll												
Schmerzprotokoll für:												
Datum:												
Aktuelle Medikation:												
	1.											
	2.											
	3.											
	4.											
Uhrzeit	6	8	10	12	14	16	18	20	22	24	2	4
Med. 1												
Med. 2												
Med. 3												
Med. 4												
unerträgliche Schmerzen												

10
9
8
7
6
5
4
3
2
1

Keine Schmerzen

Abb. I/20.64 Beispiel eines Schmerzprotokolls für Sterbende. [A400]

Angenehme Atmosphäre schaffen

Ein Umgebungswechsel stellt für Sterbende eine zusätzliche Belastung dar. Deshalb ist es für sie wichtig, in ihrer vertrauten Umgebung bleiben zu können. In vielen Einrichtungen mit Zweibettzimmern ist es üblich, mit dem Zimmernachbarn zu besprechen, ob dieser im Zimmer und in der Nähe des Sterbenden bleiben möchte. Für viele alte Menschen, die ein Zweibettzimmer bewohnen, ist auch die Nähe im Sterben wichtig, doch auch hier prüfen Altenpflegerinnen genau, was das Bedürfnis des Sterbenden ist. Innerhalb des Zimmers kann dann je nach Wünschen und Vorlieben des Sterbenden für eine angemessene Atmosphäre gesorgt werden, z. B. durch entsprechende Beleuchtung, durch Ruhe oder Musik. Immer ist daran zu denken, dass Sterbende möglicherweise hören können, was gesprochen wird.

Sterbebegleitung bei Demenzkranken

Eine Demenzerkrankung an sich führt nicht zum Tod. Die Erkrankten versterben eher an indirekten Komplikationen, z. B. einer Pneumonie. Nach Auffassung der Ärztin und Psychologin *Marina Kojer* können Pflegebedürftige mit einer demenziellen Erkrankung in einem fortgeschrittenen Stadium als „Palliativpatienten" bezeichnet werden. Altenpflegerinnen haben demnach während der gesamten Zeit der fortschreitenden Erkrankung die Aufgabe, die Lebensqualität der demenzerkrankten alten Menschen zu erhalten, nicht erst im Prozess des Sterbens.

Sterbebegleitung beginnt bei demenziell erkrankten Pflegebedürftigen demnach sehr früh, auch wenn die letzte Lebensphase für Altenpflegerinnen noch nicht zu erkennen ist. Die Wünsche und Bedürfnisse der alten Menschen haben in diesem Zusammenhang den höchsten Stellenwert. Altenpflegerinnen stehen damit vor einer großen Herausforderung. Demenziell erkrankte Menschen können aufgrund ihrer kognitiven Veränderungen Wünsche und Bedürfnisse häufig nicht mehr verständlich äußern. Altenpflegerinnen benötigen deshalb ein umfangreiches Wissen darüber, wie Methoden zum Verstehen der demenzkranken alten Menschen angewendet werden können. Ebenso wichtig sind solide Kenntnisse im Bereich der Kommunikation mit demenziell erkrankten Menschen.

Demenziell erkrankte Menschen haben das gleiche Recht auf palliative Versorgung wie andere Gruppen von Erkrankten.

Internet- und Lese-Tipp
Konkrete Hilfen zur Sterbebegleitung Demenzerkrankter erhalten Altenpflegerinnen durch das Buch „Da Sein. Demenz. Alter. Sterben. – Engagement ist notwendig." Hier sind die Ergebnisse der Studie „Sterben und Demenz" zusammengefasst. Das Konzept für Praktiker ist über das Nürnberger Institut für Gerontologie und Ethik erhältlich. E-Mail: info@i-ge.de

Im Verlauf der Demenzerkrankung gehen die kognitiven Fähigkeiten der Pflegebedürftigen verloren. Zunehmend leiden sie auch unter körperlichen Begleiterscheinungen der demenziellen Erkrankung. Mangelernährung, Schluckstörungen, Dehydratation, Inkontinenz, Atemnot und Infekte treten häufig, entweder zusammen oder einzeln auf. Eine Rolle spielen auch unerwünschte Wirkungen der verschiedenen Medikamente, z. B. Depressionen, Wahnvorstellungen, Halluzinationen und Ängste. Altenpflegerinnen stellen sich häufig folgende Fragen:

- Wann beginnt der Prozess des Sterbens bei demenziell erkrankten Menschen?
- Wie erleben diese Menschen den Sterbeprozess?
- Haben sie Angst vor dem Sterben und dem Tod?
- Ist ihnen bewusst, dass sie sterben?
- Wie können ihre Bedürfnisse erkannt und angemessen berücksichtigt werden?

Demenziell erkrankte Menschen leben in ihrer eigenen Realität. Aus ihrem Verhalten und ihren Äußerungen kann abgeleitet werden, dass sie in dieser inneren Wirklichkeit nicht alt und krank sind, sondern jung und gesund. Dies führt zu der Schlussfolgerung, dass sich demenzerkrankte Pflegebedürftige selbst nicht als sterbend wahrnehmen. Altenpflegerinnen können die demenziell Erkrankten nicht so in den Prozess der Sterbebegleitung einbeziehen wie es bei Menschen ohne kognitive Veränderungen möglich ist.

> Die Bedürfnisse Sterbender mit einer Demenzerkrankung unterscheiden sich deutlich von den Bedürfnissen Sterbender ohne demenzielle Veränderungen. Das betrifft unter anderem das Bedürfnis, letzte Dinge zu regeln (z. B. Änderung des Testaments) und ein Mitspracherecht bei der medizinischen Behandlung zu haben (z. B. Schmerztherapie).

Eine weitere Besonderheit demenziell erkrankter Menschen im Sterbeprozess besteht darin, dass sie in der Regel länger mobil sind als Sterbende ohne Demenzerkran-

kung. Die akute Phase ihres Sterbens und die damit meist verbundene Bettlägerigkeit sind im Vergleich kürzer. Wann genau die terminale Phase bei demenziell veränderten Sterbenden beginnt, lässt sich nicht klar abgrenzen.

Einige schwer demenziell erkrankte Pflegebedürftige werden in den Tagen oder Stunden vor ihrem Ableben auffallend klar. Demenzerkrankte Menschen haben eine besonders ausgeprägte Wahrnehmung für Emotionen. Sie registrieren deshalb Unsicherheit und Hilflosigkeit, sowie Unruhe und Hektik besonders genau und reagieren darauf mit Anspannung und Unruhe.

> Demenziell erkrankte, sterbende Menschen haben ein starkes Bedürfnis nach vertrauter Umgebung, vertrauter Tagesstruktur und vertrauten Bezugspersonen. Zeigt der Sterbende in Gesellschaft bestimmter Personen besonderes Wohlbefinden, können die Bedürfnisse nach emotionaler Nähe und nonverbaler Zuwendung (z. B. Halten der Hand) durch diese besonders erfüllt werden.

Altenpflegerinnen nehmen die Bedürfnisse der Sterbenden wahr und handeln mit dem Ziel, diese zu erfüllen. Demenziell erkrankte Sterbende fühlen sich meist wohler, wenn das Arbeitstempo reduziert und mehr Zeit in die Betreuung und Pflege investiert wird. Da an der Sterbebegleitung verschiedene Personen und Berufsgruppen beteiligt sind, sind ein partnerschaftlicher Umgang miteinander und die Weitergabe von Informationen zum Wohl des Sterbenden unumgänglich (→ Abb. I/20.65).

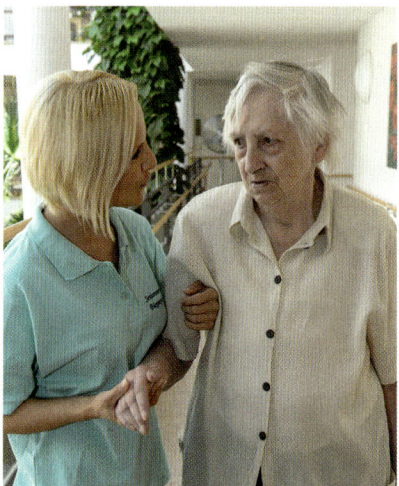

Abb. I/20.65 Pflegende zeigen auch durch ihr Verhalten, wie sie zu alten Menschen stehen. [K157]

20

Gestaltung des Sterbeprozesses demenziell erkrankter Menschen

Zur **Gestaltung des Sterbeprozesses** bei Menschen mit einer Demenzerkrankung finden auch die verschiedenen Ansätze Berücksichtigung, die sich bereits in der sonstigen Arbeit mit demenziell veränderten Menschen bewährt haben:

- Personenzentrierter Ansatz nach Kitwood® (→ Kap. → I/33.5.2)
- Dementia Care Mapping – DCM® (→ Kap. → I/33.5.11)
- Validation® nach Feil (→ Kap. → I/33.5.5)
- Integrative Validation® nach Richard (→ Kap. I/33.5.6)
- Basale Stimulation® (→ Kap. I/18.1.2).

Altenpflegerinnen benötigen bei der Begleitung demenzerkrankter Sterbender ein hohes Maß an Flexibilität und Kreativität. Oft sind sie genötigt, mit unkonventionellen Methoden zu arbeiten, um den Bedürfnissen des Sterbenden gerecht zu werden.

Die Methode der Validation® z. B. kann von Altenpflegerinnen auch bei der Sterbebegleitung Demenzerkrankter sehr gut eingesetzt werden. Sie geht davon aus, dass es ein Grundbedürfnis aller Menschen ist, Gefühle aussprechen oder ausdrücken zu können, die dann von einem Zuhörer für gültig erklärt werden (→ Abb. I/20.66). Validationsanwender versuchen nicht, den Betroffenen in ihre Realität zurückzuholen oder seine Äußerungen zu korrigieren.

Basale Stimulation® ist eine Möglichkeit, Informationen zu übermitteln, durch Berührung, über Hautkontakt, über vertraute Gerüche, Geräusche und Musik. Basale Stimulation® bei Sterbenden will nicht reaktivieren, sondern Vertrauen bilden, Sicherheit geben und begleiten.

Pflegende denken daran, dass die Sinneszellen der Haut noch etwa 20 Minuten nach dem Versterben Signale an das Gehirn weiterleiten. Was der eben Verstorbene davon wahrnehmen kann, ist nicht bekannt.

> **» Lern-Tipp**
> Informieren Sie sich über den Ansatz des Dementia Care Mapping – DCM® (→ Kap. I/33.5.11) und diskutieren Sie dessen Anwendung bei der Begleitung demenziell erkrankter, sterbender Menschen.

Versorgung des Verstorbenen

Wenn ein alter Mensch verstorben ist, wird er von den Pflegenden mit derselben Würde behandelt, wie vor seinem Tod. Das Zimmer wird so gestaltet, dass auch Angehörige auf eine würdige Art trauern und Abschied

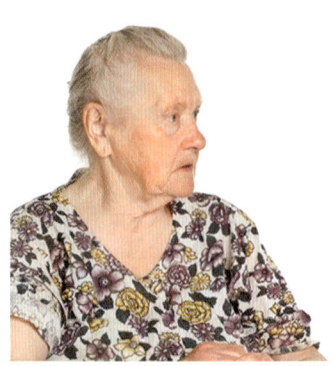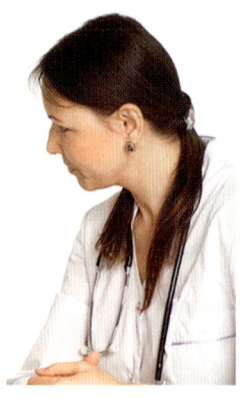

Abb. I/20.66 Empathie vermittelt dem Pflegebedürftigen das Gefühl, verstanden und als ganzer Mensch angenommen zu werden. [J787]

nehmen können, d. h. aufräumen, evtl. Blumen, Kerzen und ein Kreuz aufstellen. In manchen Häusern werden auch Kondolenzbücher ausgelegt und Abschiedsbücher mit Fotos des Verstorbenen und freien Seiten, auf denen Mitbewohner, Mitarbeiter und Angehörige Erinnerungen eintragen können.

Wenn der Tod durch einen Arzt festgestellt worden ist, kann der Verstorbene versorgt werden:

- Toten flach positionieren, Kissen, Decken und Positionierungshilfen entfernen
- Infusionen, Katheter und andere Hilfsmittel entfernen (sofern keine Obduktion vorgesehen ist)
- Toten waschen, kämmen und bei Bedarf rasieren
- Augenlider behutsam schließen, ggf. Fettsalbe (z. B. Bepanthen®) unter die Augenlider geben
- Gegebenenfalls Zahnprothese einsetzen
- Unterkiefer durch eine dicke Rolle unter dem Kinn stützen, sodass der Mund sich schließt
- Leichnam sauber kleiden (in Absprache mit den Angehörigen)
- Schmuckstücke abnehmen (in Absprache mit den Angehörigen) und im Dienstzimmer bzw. bei der Verwaltung verschließen
- Hände über dem Bauch übereinander oder seitlich neben den Körper legen (Finger nicht ineinander verschränken, dies führt zu Schwierigkeiten bei der weiteren Versorgung durch das Bestattungsinstitut)
- Körper mit einem frischen Leintuch bedecken. Solange noch Trauernde zum Abschiednehmen kommen, bleibt der Kopf unbedeckt
- Religiöse Bräuche berücksichtigen
- Zimmer abhängig von der Witterung lüften bzw. kühl halten

- Dokumentation des Todeszeitpunkts und der durchgeführten Maßnahmen.

Die Angehörigen werden wie vereinbart benachrichtigt und bei ihrem Eintreffen in das Zimmer des Verstorbenen begleitet. Pflegende beobachten, ob und inwieweit tröstende Gesten oder Worte erwünscht sind. Die Angehörigen erhalten die Möglichkeit, mit dem Verstorbenen allein zu sein.

I/20.16.3 Pflegeevaluation

Ⓢ Fallbeispiel Stationär, Teil IV

Seit einigen Tagen beobachtet der Altenpfleger Samuel Windisch bei Lea Klein sehr starke Schluckstörungen, die es der Pflegebedürftigen unmöglich machen, Nahrung oder Flüssigkeit zu sich zu nehmen. Für die Tochter stellt sich damit die ethisch schwere Entscheidung, ob ihre Mutter künstlich ernährt werden soll oder nicht. Sie möchte der Mutter eine PEG-Sonde ersparen, da sie dies für eine zusätzliche Belastung hält. Aus früheren Gesprächen mit ihrer Mutter ist die Tochter sicher, dass diese sich in ihrer jetzigen Situation genauso verhalten würde, sie leidet aber dennoch sehr stark unter dem Druck der Entscheidung.

Sie holt sich deshalb Rat bei den Pflegenden. Samuel Windisch informiert die Tochter über Pro und Kontra einer PEG. Nach längerem Abwägen entscheidet sich die Tochter schweren Herzens gegen die Sonde. Lea Klein ist nach weiteren drei Tagen ruhig und, wie es den Anschein hatte, schmerzfrei verstorben.

I/20.17 Trauer

Ⓢ Fallbeispiel Stationär, Teil I

Der Altenpfleger Samuel Windisch betreut den 87-jährigen Benediktus Stein, der vor fünf Jahren zusammen mit seiner Ehefrau in die Pflegeeinrichtung gezogen ist. Frau Stein ist vor 14 Tagen unerwartet an akutem Herzversagen verstorben. Sie wurde 75 Jahre alt. Herr Stein ist durch diesen plötzlichen Verlust völlig aus dem Gleichgewicht geraten.

> ❯ **Trauer:** Einschneidendes Verlustgefühl, das tiefste Betroffenheit und Ohnmacht durch körperliche, seelische und soziale Reaktionen ausdrückt, für die es keine zeitliche Begrenzung gibt.

I/20.17.1 Informationssammlung

Ⓢ Fallbeispiel Stationär, Teil II

Benediktus Stein kann und will einfach nicht akzeptieren, dass seine viel jüngere Frau vor ihm sterben musste. In Gesprächen erzählt er immer wieder, dass er so sicher gewesen sei, seine Frau würde ihn überleben, und dass er sich überhaupt nicht vorstellen könne, wie es nun ohne sie weiter gehen soll. Samuel Windisch beobachtet, dass es Herrn Stein immer schwerer fällt, ganz alltägliche Dinge zu bewältigen, wie Waschen, Kleiden, pünktlich zum Essen in den Speisesaal zu kommen. Er hat sich auch von allen anderen Bewohnern zurückgezogen und geht seit Tagen nicht mehr aus dem Haus, noch nicht einmal zum gewohnten Spaziergang im Park. Das einzige, was ihm noch wichtig scheint im Leben, sind seine beiden Enkel, die ihn nun fast täglich abwechselnd besuchen.

Herr Windisch beurteilt das Verhalten von Herrn Stein als eine nachvollziehbare Trauerreaktion.

Ursachen und Einflussfaktoren

Menschen trauern nicht nur über den Verlust eines anderen Menschen, sondern auch um verlorene Dinge, Zeiten oder Zustände. Dazu gehören z. B. auch Verluste von Besitz, Heimat, Gesundheit oder Leistungsfähigkeit. Besonderen Stellenwert nimmt jedoch die Trauer um den Verlust eines nahe stehenden Menschen ein.

Wie jemand mit Verlusterlebnissen umgeht, ist von vielen individuellen Faktoren abhängig:

- Lebensweise und Einstellung zu Leben und Sterben beeinflussen auch, wie jemand trauert, z. B. kann der Tod eines nahe stehenden Menschen dankbar als Zustand der Ruhe empfunden werden
- Wer in seiner Trauer Zuwendung durch andere erfährt, darf seinem Schmerz Ausdruck geben und fühlt sich mit dem Verlust nicht allein, sondern gestützt
- Religiöse Menschen finden häufig Zuversicht im Glauben an ein anderes Dasein
- Erfahrung, auch in anderen Lebenskrisen Halt gefunden zu haben, kann Menschen stützen
- Allein zurückzubleiben nach einem langen erfüllten Leben in Partnerschaft kann den Willen zum Weiterleben zerstören
- Die eigene gesundheitliche und seelische Verfassung kann ein Verlusterlebnis schwerer oder leichter erträglich machen.

Trauern beginnt oft schon, wenn ein Sterbeprozess (der eigene oder der eines Angehörigen) beginnt, z. B. bei der Diagnose einer unheilbaren Krankheit, oder wenn nichts mehr zur Erhaltung des Lebens getan werden kann. Doch auch andere Umstände sind ein Anlass zur Trauer:

- Wenn ein (unfreiwilliger) Umzug unumgänglich wird (→ Kap. I/18.10)
- Wenn eine Krankheit Verluste zur Folge hat (→ Kap. I/18.11)
- Wenn die erwachsenen Kinder sich „abnabeln" und das Elternhaus verlassen
- Wenn Beziehungen oder Lebensgewohnheiten z. B. aus gesundheitlichen Gründen nicht aufrechterhalten werden können.

Für Gefühle, die mit Trauer verbunden sind, gibt es keine Normen. Nur mit viel Einfühlungsvermögen ist es Pflegenden möglich, nachzuempfinden, welche Bedeutung ein Verlust hat und wie tief Trauer geht (→ Abb. I/20.67).

> ❯ Pathologisches Trauern erkennt man daran, dass die Zeichen der Trauer und die Begleiterscheinungen viel intensiver sind und länger dauern als bei den meisten anderen Menschen in einer ähnlichen Situation. Manche Menschen quälen sich mit starken Schuldgefühlen und Selbstvorwürfen. Andere können auch Jahre nach dem Verlust den Verstorbenen innerlich nicht loslassen. Diese Menschen zeigen oft das Bild einer Depression und benötigen deshalb therapeutische Hilfe.

Trauer zeigt sich sehr unterschiedlich:

- Manche Menschen sind unfähig, Trauer zu zeigen, oder sie wollen den Verlust nicht wahrhaben und verleugnen ihn, d. h. sie sind vorübergehend unfähig zu trauern
- Andere sind unfähig, überhaupt zu reagieren, sie wirken leblos oder wie gelähmt
- Auch paradoxe Reaktionen auf Verlusterlebnisse lassen sich feststellen, z. B. Lachen oder schwarzer Humor. Dies sind Reaktionen, die der Trauernde kaum kontrollieren kann
- Oft wird versucht, den Schmerz und die Trauer zu vergessen oder sich zu betäuben durch unkontrollierten Alkohol- oder Medikamentenkonsum (→ Kap. I/33.11)
- Essen, Schlafen, alltägliche Lebensäußerungen haben keine Bedeutung mehr und werden vernachlässigt, dahinter steht häufig die Absicht, selbst nicht mehr leben zu wollen
- Noch Jahre nach einem Verlust können psychosomatische Krankheiten auftreten, wenn ein Mensch unfähig war oder gehindert wurde, angemessen zu trauern
- Auch Depressionen können die Folge von nicht geleisteter Trauerarbeit sein.

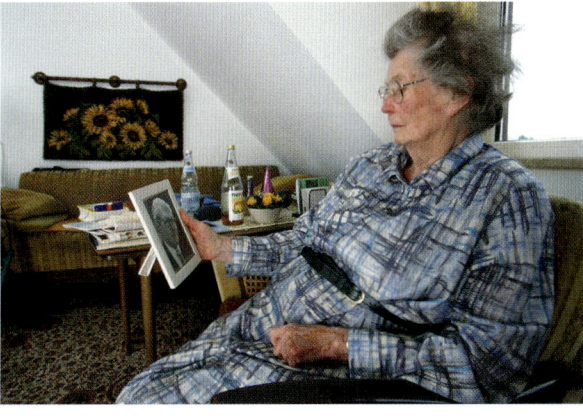

Abb. I/20.67 Trauernde ziehen sich häufig zurück und wollen mit ihrem Schmerz allein sein. Viel Einfühlungsvermögen ist erforderlich, dies zu akzeptieren und dem Trauernden trotzdem nahe zu sein. [K115]

I
20

Trauerphasen

Hinterbliebene durchlaufen, ähnlich wie der Sterbende (→ Kap. I/20.16), verschiedene **Trauerphasen,** in denen sie versuchen, das Abschiednehmen und den Verlust zu bewältigen.

Diese Phasen reichen von Betäubung, Schmerz, Wut und Ohnmacht über Sehnsucht und Suche nach dem Verstorbenen, dem Aufsuchen von Orten, die an ihn erinnern, Vermeidung und Verleugnung (den Tisch noch für ihn decken) bis zu Verzweiflung und Desorganisation (ein Weiterleben erscheint sinnlos).

Wie bei unheilbar Kranken und Sterbenden verlaufen auch bei Trauernden die Phasen individuell sehr unterschiedlich.

Es ist wenig hilfreich, bei der Begleitung und Unterstützung Trauernder zuerst auf diese Phasen und das entsprechende Verhalten zu achten. Viel wichtiger ist es, die Bedürfnisse des Trauernden zu berücksichtigen. So kann es einen trauernden Menschen trösten, wenn man ihn auch mit seiner Wut akzeptiert.

» Lern-Tipp
Informieren Sie sich im Internet über verschiedene Ansätze zu den Trauerphasen, z. B. unter www.trauerphasen.de

I/20.17.2 Pflegetherapie

Trauer verlangt danach, durchlebt und ausgedrückt zu werden. Trauernde brauchen Verständnis und Akzeptanz und keinen „billigen" Trost, wie: „Wein' doch nicht, das wird schon wieder." Oder: „Morgen wirst du wieder lachen."

Ohne die nötige Unterstützung kann ein Trauernder leicht in eine Depression, in Verbitterung und Resignation abgleiten. Wer trauernde Menschen begleiten und unterstützen will, lässt sich auf einen individuellen Prozess ein, ist gefordert, die eigenen Gefühle und das eigene Befinden wahrzunehmen und entsprechend für sich selbst zu sorgen.

Trauerrituale

Leider gibt es immer noch Einrichtungen, in denen ein Verstorbener heimlich durch den Hinterausgang abtransportiert wird. Aber ein „Sterbefall" in der Einrichtung spricht sich herum, wird Tagesthema, erzeugt Angst und Betroffenheit. Häufig haben Pflegebedürftige keinen geschützten Rahmen, in dem sie mit Unterstützung darüber reden können. Sie haben berechtigte Angst, dass es ihnen genauso gehen wird, dass sie „entsorgt" werden wie die Mülltüten und die Küchenabfälle.

Es gibt aber auch viele Häuser, in denen Trauerrituale etabliert sind:
- Bekanntmachen eines Sterbefalls für alle Bewohner
- Aufbahrung, um ein Verabschieden und Trauern zu ermöglichen
- Kondolenzbuch
- Ein Holzsarg wird in Würde durch den Haupteingang getragen.

Über den Tod eines Bewohners in einer Einrichtung sollte offen gesprochen werden. Menschen, die mit dem Verstorbenen in Beziehung standen, benötigen die Chance, zu trauern und Gefühle aussprechen zu können. In vielen Einrichtungen ist es üblich, dass Bewohner, Angehörige und Mitarbeiter Gelegenheit haben, sich vom Verstorbenen zu verabschieden. Die Feier kann in den ersten Stunden stattfinden, in denen

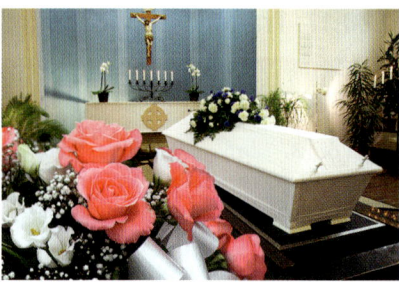

Abb. I/20.68 Eine festliche Beerdigung kann auch für nichtreligiöse Menschen eine Hilfe sein, würdevoll Abschied zu nehmen. [J787]

der Verstorbene noch in seinem Zimmer aufgebahrt bleibt.

Eine andere Möglichkeit ist es, den Verstorbenen in einem besonderen Abschiedsraum aufzubahren. Dort, in feierlicher Atmosphäre, haben auch Angehörige die Möglichkeit, sich in Ruhe zu verabschieden.

In einigen christlichen Einrichtungen wird eine Glocke zum Gedenken an Verstorbene geläutet. Die Teilnahme an einer Beerdigung kann nicht nur für die Hinterbliebenen, sondern auch für Altenpflegerinnen und Bewohner einer Einrichtung wichtig sein, um in feierlicher Form Abschied zu nehmen. Häufig sind religiöse Rituale eine Hilfe, um Trost und Abstand zu finden (→ Abb. I/20.68).

Bedürfnisse Trauernder

Altenpflegerinnen können Trauernde unterstützen, indem sie:
- Schmerz und widerstreitende Gefühle zulassen
- Auch für Wut, Schreien und Aggressionen Raum lassen und Verständnis zeigen
- Selbstzerstörerischem Verhalten mit Zuwendung und Geduld begegnen

---

Ⓢ Fallbeispiel Stationär, Teil III

Beispiel einer Pflegeplanung bei Trauer für Benediktus Stein

Informationssammlung	Pflegetherapie	
Wünsche, Gewohnheiten, Hilfebeschreibungen, pflegefachliche Einschätzungen	Pflegeziel/Verständigungsprozess/erwartete Ergebnisse	Pflegemaßnahmen/Pflegeangebote
• Plötzlicher Verlust der Ehefrau • Redet viel über die Verstorbene • Ist gesprächsbereit • Guter und regelmäßiger Kontakt zu den Enkelkindern **Pflegefachliche Einschätzungen:** • Trauer nach dem Tod der Ehefrau vor zwei Wochen • Rückzug • Bewältigung alltäglicher Tätigkeiten wie Körperpflege, Kleiden, Essen beeinträchtigt	• Hat Ruhe und Raum für seine Trauer • Findet neue tragende Kontakte **Verständigung:** • Äußert Wünsche und Bedürfnisse	• Zur Einladung der Enkelkinder motivieren • Motivation zur Kontaktaufnahme mit nahe stehenden Bewohnern • Gesprächsbereitschaft signalisieren: zuhören, erzählen lassen • Geäußerte Emotionen respektieren • Alleinsein ermöglichen • Nach Wunsch Besuch des Friedhofs organisieren

- Keine fertigen Antworten und Rezepte anbieten
- Gefühle aushalten und zulassen und nicht durch vorschnelle Äußerungen abblocken
- Ihre eigene Traurigkeit zeigen, evtl. zusammen mit Hinterbliebenen weinen können
- Anregungen für Trauerarbeit geben:
  - Über den Verstorbenen sprechen, Bilder ansehen
  - Orte aufsuchen, die an den Verstorbenen erinnern, z. B. den Friedhof
  - Bilder des Verstorbenen aufstellen und mit Blumen schmücken
  - Erinnerungsstücke aufbewahren und ehren
  - Sich mit der veränderten Situation beschäftigen
  - Nach Möglichkeiten suchen, in denen der alte Mensch einen Sinn findet
  - Alte Beziehungen pflegen und neue Kontakte knüpfen.

Ziele des Trauerprozesses

- „Sich an den geliebten Menschen ohne Schmerz erinnern und für das Leben emotional so engagieren können, dass die Fähigkeit zu lieben nicht verloren ist" 📖27
- Der Trauernde kann weinen und über seine Gefühle sprechen
- Der Trauernde organisiert sein Leben neu, z. B. indem er ein Ehrenamt oder die Berufstätigkeit wieder aufnimmt und sich neuen Gruppen anschließt.

I/20.17.3 Pflegeevaluation

Ⓢ Fallbeispiel Stationär, Teil IV

Samuel Windisch evaluiert nach vier Wochen die Pflegeplanung für Benediktus Stein. Herr Stein hat mit Hilfe seiner Enkel wieder etwas Lebensmut gewonnen. Durch die Unterstützung der Pflegenden kann er auch seinen Alltag wieder besser bewältigen. Er erzählt immer noch sehr viel und oft von seiner verstorbenen Frau und über die „Ungerechtigkeit", dass sie so früh und vor ihm hat sterben müssen. Wenn er dann verständnisvolle Zuhörer findet, spürt man, wie gut ihm das tut. Auch die Enkel haben gelernt, seine Trauer mit ihm auszuhalten und ihn nicht ständig durch fröhlichere Themen davon abzulenken.

Herr Windisch wird nach etwa vier Wochen die Pflegeplanung für Herrn Stein erneut evaluieren.

Wiederholungsfragen

1. Inwieweit beeinflussen physiologische Alterungsprozesse die Vitalfunktionen? (→ Kap. I/20.1.1)
2. Worauf ist bei der Beobachtung der Atmung zu achten? (→ Tab. I/20.2)
3. Wie misst man den Blutdruck? Benennen Sie die Fehlerquellen beim Blutdruck messen. (→ Kap. I/20.1.1)
4. Welche Möglichkeiten gibt es, die Körpertemperatur zu bestimmen? (→ Kap. I/20.1.1)
5. Welche Maßnahmen sind bei akuter Atemnot notwendig? (→ Kap. I/20.1.1)
6. Welche pflegebedürftigen Menschen sind besonders aspirationsgefährdet und in welchen Situationen? (→ Kap. I/20.4.1)
7. Beschreiben Sie bitte die Durchführung des Absaugens. (→ Kap. I/20.4.2)
8. Welche Erstmaßnahmen sind bei einer Unterkühlung notwendig? (→ I/20.5.2)
9. Wie wird ein Pflegebedürftiger mit Fieber gepflegt? (→ Kap. I/20.6.2)
10. Appetitlosigkeit und eine daraus resultierende Mangelernährung ist bei hochbetagten Menschen nicht selten: Nennen Sie fünf mögliche Gründe für einen geringen Appetit. (→ Kap. I/20.9.1)
11. Zählen Sie sechs verschiedene Risikofaktoren auf, die auf eine Mangelernährung hinweisen können. (→ Kap. I/20.9.1)
12. Beschreiben Sie fünf mögliche Maßnahmen, die die Ernährungssituation verbessern. (→ Kap. I/20.9.2)
13. Wie gelangt man zu einer Pflegediagnose im Bereich der Ausscheidung? (→ Kap. I/20.11.1, → Kap. I/20.12.1, → Kap. I/20.13.1, → Kap. I/20.14.1)
14. Was versteht man unter „Blasentraining"? (→ Kap. I/20.11.2)
15. Welche Möglichkeiten des Toilettentrainings gibt es? (→ Kap. I/20.11.2, → Kap. I/20.12.2)
16. Welche pflegetherapeutischen Maßnahmen zur Behandlung der Stuhlinkontinenz gibt es? (→ Kap. I/20.12.2)
17. Welche Ursachen kann eine Obstipation haben? (→ Kap. I/20.13.1)
18. Wie wird ein Reinigungseinlauf durchgeführt? (→ Tab. I/20.16)
19. Welche Ursachen kann eine Diarrhö haben und worin besteht die größte Gefahr für einen Pflegebedürftigen mit Diarrhö? (→ Kap. I/20.14.1)
20. Welche fünf Sterbephasen unterscheidet Elisabeth Kübler-Ross und welche Bedeutung haben sie für den Prozess des Abschieds? (→ Kap. I/20.16.1)
21. Welche Form der Sterbehilfe ist gesetzlich verboten? Nennen Sie die Gründe. (→ Kap. I/20.16.2)
22. Ordnen Sie die Dehydratation als Maßnahme der Sterbehilfe nach ethischen Gesichtspunkten ein. (→ Kap. I/20.16.2)
23. Wodurch unterscheiden sich die Bedürfnisse demenziell erkrankter Sterbender von den Bedürfnissen Sterbender, die nicht demenzerkrankt sind? (→ Kap. I/20.16.2)
24. Welche Faktoren haben Einfluss auf den Verlauf der Trauer? (→ Kap. I/20.17.1)
25. Wie gehen Altenpflegerinnen mit den Bedürfnissen Trauernder um? (→ Kap. I/20.17.2)
26. Welche Ziele hat der Trauerprozess? (→ Kap. I/20.17.2)

Literaturverzeichnis

1. Nydahl, P: Wachkoma: Betreuung, Pflege und Förderung eines Menschen im Wachkoma. Elsevier-Verlag, München, 2010.
2. Bartozek, G: Basale Stimulation®. Elsevier-Verlag, München, 2012.
3. Löffler, M.: Der akute Asthmaanfall, Teil 1 und 2. In: Die Schwester/Der Pfleger 8/2002, S. 640–646 und 9/2002, S. 736–740.
4. Lottko, B.: Neue Wege in der Pneumonie- und Atelektasenprophylaxe. In: Die Schwester/Der Pfleger 7/98, S. 551–559.
5. Weinmann, A. (et al.): Supportiver Einsatz von Trinknahrung in der ambulanten Versorgung von erwachsenen Patienten – ein Algorithmus. In: Aktuell Ernahrungsmed, 37, S. 282–286, 2012.
6. Deutsches Netzwerk für Qualitätsentwicklung in der Pflege (Hrsg): Expertenstandard Ernährungsmanagement zur Sicherstellung und Förderung der oralen Ernährung in der Pflege. Schriftenreihe des deutschen Netzwerks für Qualitätsentwicklung in der Pflege. Osnabrück, März 2009.
7. Hayder, D.; Schnepp, W: Umgang mit Harninkontinenz – Ergebnisse einer qualitativen Studie mit Betroffenen und Angehörigen. In: Pflege Jg 23 Heft 3, S.154–162, 2010.
8. Kummer, K.: Kommunikation über Inkontinenz – ein Thema zwischen alten Patienten, Ärzten und Pflegenden? Hans-Huber-Verlag, Bern, 2011.
9. Schuhmacher S. : Epidemiologie und Ätiologie der Harninkontinenz im Alter. In: Der Urologe. Jg 46 S. 357–362, 2007.

10. Schmitz, G.: Inkontinenz. In: Dassen, T. (Hrsg.). Pflegeprobleme in Deutschland: Ergebnisse von 13 Jahren Forschung in Pflegeheimen und Kliniken 2001–2013. Berlin: Charité – Universitätsmedizin Berlin, Institut für Medizin, Pflegepädagogik und Pflegewissenschaft Berlin.

11. Hayder-Beichel, D.; Boguth, K.; Saxer, S.; et al: Harninkontinenz: Wie hoch ist die Belastung? Assessment des subjektiven Belastungserlebens. In: Die Schwester/Der Pfleger 1/2015, S. 38–41.

12. Avery, K.; Donovan, J.; Peters, TP.; Shaw, C.; Gotoh, M.; Abrams, P.: ICIQ: A Brief and Robust Measure for Evaluating the Symptoms and Impact of Urinary Incontinence. In: Neurourology and Urodynamics. Jg 23 S.322–330, 2004.

13. Ruppert, N.: Harn- und Stuhlinkontinenz bei Menschen mit einer Demenzerkrankung. „Wo war doch gleich die Toilette?" In: Pflegezeitschrift 06/2011, S. 334–337

14. Hayder, D.; Kuno, E.; Müller, M.: Kontinenz-Inkontinenz-Kontinenzförderung. Praxishandbuch für die Pflege. Hans-Huber-Verlag, Bern, 2012.

15. Deutsches Netzwerk für Qualitätsentwicklung in der Pflege (DNQP): Expertenstandard Förderung der Harnkontinenz in der Pflege. 1. Aktualisierung, DNQP, Osnabrück, 2014.

16. Papenkordt, U.: Tabuthema Harn- und Stuhlinkontinenz. Gut beraten, sicher unterwegs. In: Pflegezeitschrift 06/2011, S. 329–333.

17. Gröning, K.: Inkontinenz und Ausscheidung in der Altenpflege – Der Makel des Unreinen. Die Schwester/Der Pfleger 8/2014, S. 814.

18. Probst, M.; Pages, H.; Riemann, J.; Eickhoff, A.; Raulf, F.; Kolbert, G.: Stuhlinkontinenz. Deutsches Ärzteblatt, Jg 107, Heft 34–35, 2010, S. 596–601.

19. Hayder-Beichel, D.: Stuhlinkontinenz: Unbeachtetes Leiden. In: Die Schwester/Der Pfleger 3/2015, S. 36–39.

20. Schütz, D.: Pflegekolleg Obstipation. In: Heilberufe 3/2012, S. 31–42.

21. Huhn, S.: Obstipationsprophylaxe bei Erwachsenen: Wenn die Verdauung zum Problem wird. In: Die Schwester/Der Pfleger 8/2015, S. 40–43.

22. Schlegel, A.: Was Laxantien bewirken: Schnelle Erleichterung oder dauerhafte Darmträgheit. In: Pflegezeitschrift 6/2004, S. 382–384.

23. Thüler, M.: Wohltuende Wickel, Maya Thüler Verlag, Sonnenbühl, 1995.

24. Knorrek, U.: Probleme bei der Sondenernährung, Diarrhö – notwendiges oder vermeidbares Übel. In: Die Schwester/Der Pfleger 1/2001, S. 46–49.

25. Kübler-Ross, E.: Interviews mit Sterbenden. Kreuz Verlag, Freiburg, 1994.

26. Eibach, U.: Sterbehilfe, Tötung aus Mitleid? SCM R. Brockhaus Verlag, Witten, 1998.

27. Nichols, J.; Nichols, R.: In Kübler-Ross, E. (Hrsg.): Reif werden zum Tode. Kreuz Verlag, Freiburg i. Br., 1988.noe für Egon Kiesl

D. Weis-Krebs (I/21.1, I/21.2, I/21.6–I/21.9), C. Kolb (I/21.3, I/21.4),
G. Schmitz (I/21.5), S. Gurk (technik-unterstütztes Wohnen und Leben in I/21.1.3)

I/21 Selbstversorgung

I/21.1 Bedeutung und Einflussfaktoren

I/21.1.1 Ernährung

> **Ernährung:** Alle Selbstpflegefähigkeiten, mit deren Hilfe dem Organismus Nährstoffe und Wasser zugeführt werden, die er zum Erhalt des Lebens benötigt.

Die Zufuhr von **Nährstoffen** (*Kohlenhydrate, Fette, Eiweiße, Vitamine, Mineralstoffe, Spurenelemente*) (→ Abb. I/21.3) und **Wasser** ermöglicht das Überleben des Organismus, weil Nährstoffe und Wasser benötigt werden, um:

- Körperliche Strukturen, wie Zellen und Gewebe, aufzubauen, die nach einer gewissen Lebensdauer absterben und zu ersetzen sind
- Energie für den Bedarf des Körpers in Ruhe, z. B. zum Atmen und zur Verdauung und für körperliche Aktivität zu liefern
- Den Körper durch aufeinander abgestimmte Regulationsmechanismen in einem inneren Gleichgewicht (*Homöostase*) zu halten.

Essen und Trinken ist aber mehr als nur der physiologische Vorgang. Auswahl und Beschaffung von Lebensmitteln gehören ebenso dazu wie die Aufbewahrung der Zutaten und die Zubereitung von Mahlzeiten (→ Abb. I/21.1).

Bedeutung gesunder Ernährung

Die Lebensmittel, von denen man sich ein Leben lang überwiegend ernährt, haben einen großen Einfluss darauf, wie gesund oder krank ein Mensch im Alter wird. Immer wieder sind Berichte von Einzelfällen zu hören, dass sich Menschen trotz reichlichen Konsums von Bier und Schokolade auch noch mit 90 Jahren bester Gesundheit erfreuen. Die statistischen Zahlen ergeben jedoch das Gegenteil. Zu viel tierische Fette, Zucker, Weißmehlprodukte und Alkohol und zu wenig frisches Obst, Gemüse und ballaststoffreiche Vollkornprodukte erhöhen das Risiko für zahlreiche Erkrankungen (→ Abb. I/21.3), z. B.:

- Arteriosklerose
- Herz- und Kreislauferkrankungen (→ Kap. I/31.5)
- Schlaganfall (→ Kap. → I/31.11.12)
- Bluthochdruck (→ Kap. I/31.6.9)
- Diabetes mellitus (→ Kap. I/31.3.11)
- Gicht (→ Kap. I/31.3.13)
- Übergewicht (→ Kap. I/21.3)
- Einige Krebserkrankungen (→ Kap. I/34).

> Nahrungsergänzungsmittel gleichen den Mangel an gesunden Nährstoffen nur unzureichend aus, denn die Wirkung der Vitamine und Mineralien in Obst, Gemüse und Vollkornprodukten wird durch ein z. T. noch unerforschtes Gemisch aus verschiedenen Pflanzenwirkstoffen verstärkt.

Nahrung als Genuss-Erlebnis

> **Hunger:** Physiologisches Verlangen des Menschen nach Nahrung, der u.a. durch das Sinken des Blutzuckerspiegels entsteht und dem Körper zu verstehen gibt, dass er Nährstoffe benötigt.
> **Durst:** Empfinden, das der Regulation des Wasserhaushalts im Körper dient. Das Durstgefühl wird beeinflusst von der Flüssigkeitsausscheidung sowie von Temperatur und Luftfeuchtigkeit. Im Alter ist das Durstgefühl häufig vermindert.
> **Appetit:** Empfindung, die auf der Lust aufs Essen basiert. Die Lust wird durch optische Reize, Gerüche, die Umgebung und Emotionen bestimmt. Appetit kann aber auch unabhängig von Hunger entstehen, häufig ein Problem Übergewichtiger.
> **Heißhunger:** Ausgeprägtes Bedürfnis nach einem bestimmten Nahrungsmittel, tritt in besonderen Lebenslagen auf, z.B. nach einem Nahrungsverzicht (Nahrungskarenz) und bei bestimmten Stoffwechselerkrankungen, z.B. Diabetes mellitus. Der unstillbare Heißhunger auf Süßigkeiten kann auch eine Ersatzbefriedigung für mangelnde Zuwendung und Anerkennung sein.

Würde es bei der Ernährung ausschließlich darum gehen, dem Körper die lebensnotwendigen Stoffe zur Verfügung zu stellen, gäbe es keine Feinschmecker-Restaurants, gemütlichen Kaffee-Kränzchen oder fröhlichen Grill-Partys.

Essen und Trinken ist **Genuss** und weit mehr als „den Tank auffüllen". Es hat wie kaum eine andere Lebensaktivität auch **psychologische** und **soziale** Bedeutung.

Für die Vorbereitung (einkaufen, evtl. ernten) und Zubereitung von Mahlzeiten sowie für das Essen und Trinken selbst wenden Menschen im Laufe eines Tages relativ viel Zeit auf. Viele Menschen erleben durch Frühstück, Mittagessen, Abendbrot und Zwischenmahlzeiten eine feste **Tagesstruktur,** an der sie sich ein Leben lang orientieren. Hat sich der Aktivitätsradius älte-

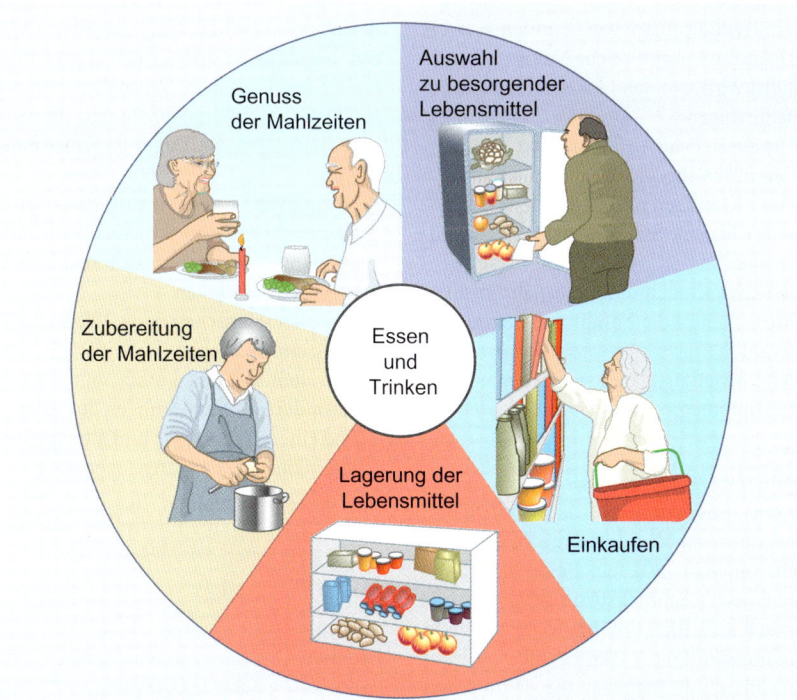

Abb. I/21.1 Lebens- und Kompetenzbereich „Essen und Trinken". [L138]

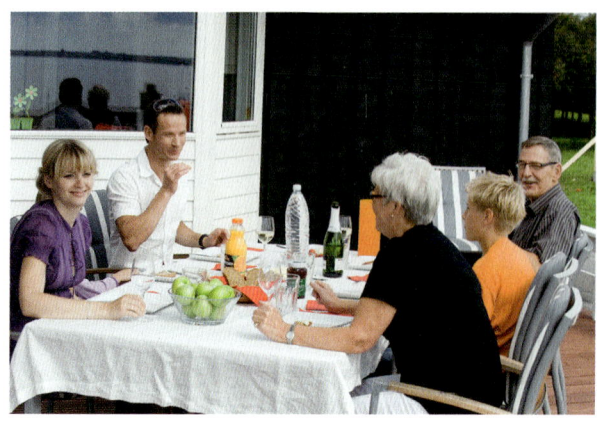

Abb. I/21.2 Die Tischgemeinschaft von Familienangehörigen oder Freunden lässt die Mahlzeit zu einem kommunikativen Erlebnis werden. [J787]

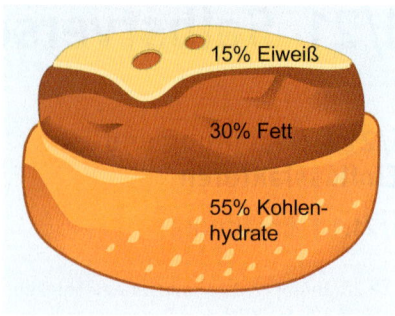

Abb. I/21.3 Das „Kohlenhydrat-Fett-Eiweiß-Sandwich". So soll die Nahrung zusammengesetzt sein: 55 % Kohlenhydrate, 30 % Fett und 15 % Eiweiß. [L138]

rer Menschen eingeschränkt, können die Mahlzeiten eine willkommene Abwechslung im Tagesablauf sein.

Darüber hinaus werden Mahlzeiten meistens lieber gemeinsam **mit anderen Menschen,** z. B. Familie oder Freunden, als allein eingenommen. Die Redewendung „in Gesellschaft schmeckt es am besten" drückt dieses Lebensgefühl aus (→ Abb. I/21.2).

> **Lern-Tipp**
> Wie berücksichtigt der Tagesablauf der Einrichtung, in der Sie eingesetzt sind, die früheren Lebensgewohnheiten der Bewohner?

> Alte Menschen, die einsam sind, haben häufig keinen Appetit und keine Lust zum Essen und manchmal nicht einmal mehr Hunger. Ihnen fehlt die sinnstiftende Aufgabe, für andere Menschen Mahlzeiten zuzubereiten sowie die Geselligkeit während der Mahlzeiten.

Probleme „schlagen auf den Magen"

Sich mit froher Erwartung an einen Tisch setzen und mit Appetit essen zu können, ist ein **Zeichen inneren Wohlbefindens.** Das „Erlebnis Essen" können Menschen in der Regel nur dann wirklich genießen, wenn sie innerlich ausgeglichen und zufrieden sind. Leicht schwindet der Appetit, wenn **psychische Probleme,** z. B. Angst, Einsamkeit, Sorgen oder übermäßiger Stress, auf einem Menschen lasten.

Das Auge isst mit

Für den Genuss von Essen und Trinken spielt die **Wahrnehmung** (→ Kap. I/8) eine große Rolle. Die Redewendung „das Auge isst mit" meint, dass appetitlich angerichtete Speisen die Lust am Essen steigern.

Aber nicht nur das Sehen, auch andere Sinneswahrnehmungen beeinflussen den Appetit, besonders der Geschmack, der Geruch und in geringerem Maße auch das Gehör, indem z. B. eine „blubbernde" Kaffeemaschine die gemütliche Kaffeerunde ankündigt.

> Wenn Wahrnehmungsfunktionen im Alter eingeschränkt sind, können verschiedene Speisen und Getränke nicht mehr so gut voneinander unterschieden werden. Alles schmeckt irgendwie gleich.

Krankheit und Nährstoffbedarf

Ein kranker alter Mensch kann vorübergehend einen **erhöhten Nährstoffbedarf** haben:

- Pflegende achten darauf, dass während der Heilungsphase von Wunden, z. B. bei Dekubitus, eiweißreiche Nahrung zugeführt wird, um den Gewebeaufbau zu beschleunigen
- Die zusätzliche Aufnahme von Vitaminen und Mineralstoffen kann während einer Krankheit und in der Genesungsphase für eine Stärkung der Abwehrkräfte sorgen
- Bei schwachen und unterernährten alten Menschen ist die Zufuhr von Energielieferanten (*hochkalorische Nahrungsmittel*) notwendig, damit sie wieder zu Kräften kommen

Künstliche Ernährung

Ist eine Ernährung auf dem natürlichen Weg, über den Mund und die Speiseröhre, nicht möglich, z. B. bei Bewusstseinsstörungen oder Schluckstörungen, kann der Mensch künstlich ernährt werden. Die lebensnotwendigen Nährstoffe werden dann über eine Magensonde, Dünndarmsonde oder PEG (*enteral*) bzw. auf dem

Blutwege (*parenteral*) zugeführt (→ Kap. I/29.6.4).

> Wird ein Mensch künstlich ernährt, erhält er zwar alle lebensnotwendigen Stoffe exakt dosiert, doch durch den Verlust aller anderen Aspekte der Nahrungsaufnahme geht künstliche Ernährung mit einem schwerwiegenden **Verlust an Lebensqualität** einher.

Pflegekonzepte und Haltung der Pflegenden

Zusammenarbeit mit anderen Gesundheitsfachberufen → Kap. III/3

Nahrungs- und Flüssigkeitsaufnahme ist wichtig zur Aufrechterhaltung des menschlichen Lebens und Wohlbefindens. Sie stellt eine Ressource für die Pflege von sozialen Beziehungen (→ Kap. I/22) dar. Viele Faktoren beeinflussen die Ernährungsgewohnheiten des Einzelnen. Zusätzlich kommen im Alter Veränderungen hinzu, die es zu berücksichtigen gilt. Daher ist es besonders wichtig:

- Die individuellen Probleme, Ressourcen, Gewohnheiten und aktuellen Bedürfnisse des alten Menschen in diesem Lebensbereich festzustellen
- Den alten Menschen in die Pflegeplanung einzubeziehen
- Den alten Menschen umfassend über die besonderen Veränderungen des Alters und eine ausgewogene und altersgerechte Ernährung zu beraten, aber auch Wünsche zu akzeptieren
- Bei Problemen interdisziplinär zusammenzuarbeiten. 📖2 📖3 📖4 (→ Abb. I/21.4)

> **Internet- und Lese-Tipp**
> Auswertungs- und Informationsdienst für Verbraucherschutz, Ernährung und Landwirtschaft e. V.: www.aid.de

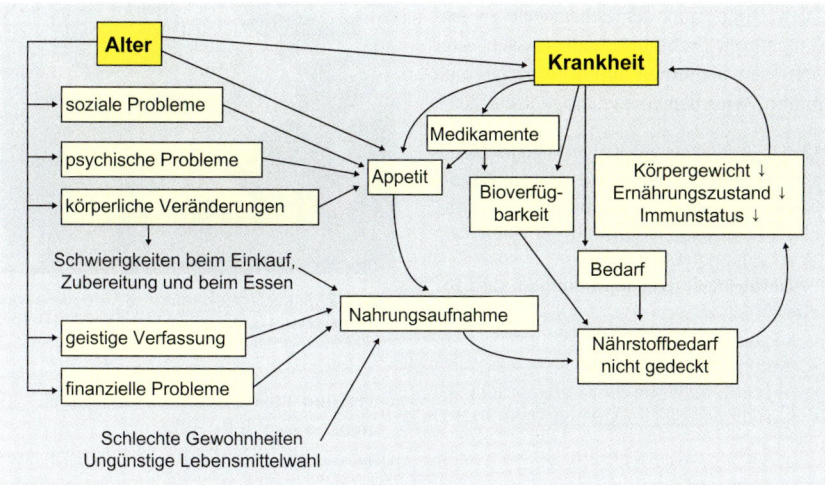

Abb. I/21.4 Überblick über mögliche Ursachen eines Selbstversorgungsdefizits bei der Ernährung. [F515] 🕮1

I/21.1.2 Ausscheidung

Erkrankungen des Verdauungssystems → Kap. I/31.8
Erkrankungen des Harnsystems und Störungen des Wasser- und Elektrolythaushalts → Kap. I/31.9
Gestörte Ausscheidungsfunktionen → Kap. I/20

> ❯ **Ausscheidung:** Alle Selbstpflegefähigkeiten, die im Zusammenhang mit der Blasen- und Darmentleerung stehen.

Obwohl Körpersekrete, z. B. Schweiß, Speichel, Sputum, Erbrochenes, vaginaler Ausfluss, Wund- und Sondensekrete, ebenfalls zu den Ausscheidungen zu zählen sind, steht hier die Entleerung von Blase und Darm im Vordergrund.

Die **Ausscheidung** ist ein lebenswichtiger Vorgang. Mit der Blasen- und Darmentleerung werden unverdauliche Nahrungsbestandteile, wie Ballaststoffe und vom Körper nicht verwertbare Stoffwechselprodukte ausgeschieden, z. B. Harnstoff und Wasser.

Die Ausscheidung ist für die meisten Menschen mit einem ausgeprägten **Schamgefühl** verbunden. Fast niemand spricht gern über dieses Thema und die meisten Menschen bevorzugen eine ungestörte und unbeobachtete Umgebung für die Blasen- und Darmentleerung. Viele entwickeln im Laufe ihres Lebens in diesem Zusammenhang bestimmte **Gewohnheiten** und **Rituale,** z. B. eine feste Tageszeit, Kaffee trinken, Zigarette rauchen, Zeitung lesen.

> ❯ **Lern-Tipp**
> Welche Rituale haben Sie sich bezüglich Ihrer Ausscheidung angewöhnt? Tauschen Sie sich in der Klasse darüber aus. Besprechen Sie insbesondere die Gründe für diese Gewohnheiten.

Gesundheits- und Krankheitsprozesse

> ❯ Der Reiz zur Darmentleerung tritt jeweils nur kurz auf, er kann danach vergehen. Unterdrückt ein Mensch diesen Reiz häufig, kann es zur Verstopfung (*Obstipation*) kommen.

Ernährung und Bewegung

Ernährung und Bewegung haben einen wichtigen Einfluss auf die Ausscheidungsvorgänge, z. B.:

- Durch eine zu geringe Flüssigkeitszufuhr wird zu wenig Urin gebildet, er ist dunkel und konzentriert. Meist ist auch eine Obstipation die Folge, weil der Stuhl im Darm stärker eingedickt wird, um Flüssigkeit zu sparen
- Menge und Art der festen Nahrungsbestandteile beeinflussen vor allem die Stuhlproduktion. Eine ausgewogene und ballaststoffreiche Ernährung (→ Kap. I/16) ist wichtig, um Ausscheidungsprobleme zu vermeiden. Bei älteren Menschen, die nicht viel Nahrung zu sich nehmen, wird auch die Menge der Stuhlausscheidung geringer
- Körperliche Bewegung regt die Motorik des Darms an, mangelnde Bewegung kann zur Obstipation führen.

Psychisches Befinden

Psychische Vorgänge, wie Angst und Stress, können die Ausscheidungsvorgänge beschleunigen (*erhöhte Miktionsfrequenz, Durchfall*). Werden hingegen Schamgefühle und Gewohnheiten nicht beachtet oder Rituale gestört, z. B. durch unregelmäßige Arbeitszeiten oder einen Krankenhausaufenthalt, kommt es häufig zu einer Obstipation.

> ❯ **Lern-Tipp**
> Wie wirken psychische Faktoren bei Ihnen auf die Ausscheidung?

Krankheitsprozesse

Erkrankungen können direkt oder indirekt Probleme bei der Ausscheidung auslösen. Zu den direkt wirkenden Erkrankungen gehören:

- Erkrankungen des Magen-Darm-Trakts, z. B. Entzündungen oder Tumoren der Verdauungsorgane, Darmverschluss, Erkrankungen der Analregion mit schmerzhafter Defäkation, z. B. bei Hämorrhoiden oder Analfissuren
- Erkrankungen der Nieren und der ableitenden Harnwege, z. B. durch Harnwegsinfektionen, Nierensteine, chronische Niereninsuffizienz und Vergrößerung der Prostata (*Vorsteherdrüse*).

Zu den Erkrankungen, die einen indirekten Einfluss auf die Ausscheidung nehmen, gehören jene, die sich z. B. auf die Ernährung, die Bewegung oder das psychische Befinden auswirken und damit die normalen Ausscheidungsvorgänge beeinträchtigen.

Pflegekonzepte und Haltung der Pflegenden

Der Mensch lernt bereits als Kind, seine Urin- und Stuhlausscheidung weitgehend selbst zu steuern. Dabei entwickelt er individuelle Ausscheidungsgewohnheiten. Ziel ist es, dass der Pflegebedürftige diese Gewohnheiten möglichst beibehalten kann und einen wertschätzenden und würdevollen Umgang bei der Unterstützung durch Pflegende erlebt.

Bei der Unterstützung der Ausscheidung haben Altenpflegerinnen folgende Aufgaben:

- Taktvolles Vorgehen, damit die Unterstützung bei der Ausscheidung sowohl für den Pflegebedürftigen als auch für den Pflegenden nicht unnötig unangenehm und peinlich ist

I 21

- Nonverbale Signale des alten Menschen und seine Äußerungen beachten
- Zeichen von Scham erkennen
- Gleichberechtigte Zusammenarbeit mit anderen Berufsgruppen
- Erkennen von Ressourcen, Problemen und potentiellen Problemen
- Präventives und prophylaktisches Handeln.

I/21.1.3 Sicherheit

> **Sicherheit:** Alle Selbstpflegefähigkeiten, die dem Schutz, der Geborgenheit und Vorsorge zur Erhaltung der Gesundheit und des Lebens umfassen.

Sicherheit ist für das Leben unerlässlich. Deshalb ist dieser Lebensbereich zwangsläufig inhaltlich eng mit allen anderen Lebensbereichen eines Menschen verknüpft und wird in den Kapiteln aus unterschiedlichen Blickwinkeln betrachtet und ergänzt.

So ist z. B. die Pneumoniegefahr nicht in diesem Kapitel, sondern unter „Unterstützung alter Menschen bei präventiven Maßnahmen" (→ Kap. I/17) aufgeführt.

Das Bedürfnis nach Sicherheit steht nach *Abraham Maslow* (→ Abb. I/2.2) an zweiter Stelle der Rangordnung der Grundbedürfnisse des Menschen. Nur physiologische Erfordernisse, wie Hunger, Schlaf oder Wärme, stehen in der Bedürfnispyramide über der Sicherheit.

Zum Sicherheitsbedürfnis eines Menschen gehören folgende Aspekte:

- Schutz vor Gefahr
- Erleben von Geborgenheit
- Gewährleistung von Vorsorge
- Erleben von Unabhängigkeit.

Schutz vor Gefahr, dieser Wunsch des Menschen betrifft alle Lebensbereiche. Dennoch ist es nicht realistisch anzunehmen, man könne sich so absichern, dass alle Gefahren grundsätzlich vermieden sind. Notwendig ist jedoch die individuelle Erkennung von Risiken und demzufolge die Verringerung von Gefahren durch geeignete Maßnahmen. Umweltfaktoren, wie Luft, Wasser und Temperatur können zu verschiedenen körperlichen Gefährdungen führen. Diese erfordern die eigene Sorge um die körperliche Unversehrtheit.

Auch die Erhaltung eines geschützten Wohnraums bedeutet Sorge für Sicherheit und Geborgenheit.

Das Gefühl der **Geborgenheit** ist objektiv schwer fassbar, da es das subjektive psychische Empfinden jedes Einzelnen spiegelt.

Darüber hinaus gehören **Vorsorge** und **Unabhängigkeit** in der finanziellen und so-

zialen Dimension der Lebenswelt zu den elementaren Sicherheitsbedürfnissen alter Menschen. Sicherheit durch Vorsorge spielt für alte Menschen eine wichtige Rolle. 📖📖5

> Das Bedürfnis pflegebedürftiger Menschen nach Sicherheit bedeutet für Altenpflegerinnen, mit geschulter Aufmerksamkeit **präventiv** (*vorsorgend*) in allen Lebensbereichen tätig zu sein.
> **Ziele** präventiver Maßnahmen sind in diesem Sinne:
> - Körperliche Unversehrtheit
> - Gefühl der Geborgenheit
> - Geschützter Wohn- und Lebensraum
> - Soziale und wirtschaftliche Sicherheit.

Gesundheits- und Krankheitsprozesse

Einflüsse, die in besonderem Maße auf die Sicherheit des Menschen und dessen Gefühl für Sicherheit wirken können, sind z. B.:

- Funktionsfähigkeit körperlicher Sicherheitssysteme
- Psychosoziale Entwicklung des Menschen
- Bedingungen der Lebensumwelt des Menschen.

> **Lern-Tipp**
> Überlegen Sie, ob der Wunsch von Altenpflegerinnen, präventiv in allen Lebensbereichen tätig zu sein, immer mit dem Wunsch der Pflegebedürftigen übereinstimmt.

Sicherheitssysteme des Körpers

Der gesunde Körper hat zahlreiche Schutzeinrichtungen und Abwehrmechanismen, um sich vor Gesundheitsgefahren zu schützen. Unterschiedliche **Sicherheitssysteme** sorgen für **körperliche Unversehrtheit** und mindern das Risiko einer Erkrankung:

- **Haut** und **Schleimhäute** mit ihrer natürlichen Keimflora schützen vor dem Eindringen von Krankheitserregern und schädlichen Umwelteinflüssen
- Das **Immunsystem** vernichtet Erreger und Tumorzellen, die sich im Organismus befinden (→ Abb. I/21.5)
- Mit **Schutzreflexen,** z. B. Husten- oder Lidschlussreflex, ist der Körper in der Lage, unmittelbare äußere Gefahren abzuwenden. So dient z. B. der Hustenreflex zum Entfernen von schädlichen Substanzen aus den Atemwegen
- **Sinne,** z. B. Hören, Sehen, Schmecken, Riechen, Tasten, befähigen den Menschen, sich in seiner Umwelt zu orientie-

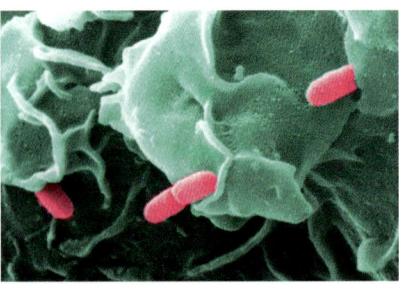

Abb. I/21.5 Rasterelektronische Aufnahme von T-Lymphozyten (grün gefärbt) mit Bakterien (rosa gefärbt). [T111]

ren und äußere Gefahren wahrzunehmen (→ Kap. I/30). 📖📖6

Unabhängig von diesen Sicherheitssystemen trägt jeder Mensch eine persönliche Verantwortung dafür, Gesundheitsrisiken zu reduzieren. Risikofaktoren wie Rauchen, Übergewicht, Bewegungsmangel und Stress überlasten die natürlichen Sicherheitssysteme des Menschen und können zu (schwerwiegenden) Erkrankungen führen. Die Abwehrmechanismen des Körpers allein reichen nicht aus. Der Organismus benötigt eine gezielte Unterstützung durch eine gesundheitsbewusste Lebensweise.

> Im Alter lassen infolge des physiologischen Alterungsprozesses Teilfunktionen des Immunsystems nach. Folgen sind z. B. eine erhöhte Infektanfälligkeit und die Zunahme bösartiger Tumoren, besonders wenn zusätzliche Risikofaktoren hinzukommen.

Krankheitsprozesse

Vielfältige Erkrankungen können die Sicherheitssysteme und Abwehrmechanismen des Menschen beeinträchtigen und Gefahren vergrößern.

Hauterkrankungen und -verletzungen sind Eintrittspforten für Erreger. Auch Stoffwechselerkrankungen, z. B. Diabetes mellitus, können zu Hautschäden führen und die natürliche Abwehr der Haut schwächen (→ Kap. I/31.2). Hautverletzungen bedürfen einer professionellen Wundversorgung (→ Kap. I/29.7), durch die sich das Infektionsrisiko verringert.

Gezielt wird die Haut während **diagnostischer** oder **therapeutischer Maßnahmen** verletzt, z. B. bei Injektionen (→ Kap. I/29.5) und Punktionen. Die Infusionstherapie (→ Kap. I/29.6) birgt zusätzliche Risiken, z. B. allergische Reaktionen oder eine **Venenentzündung** (*Thromophlebitis*) an der Einstichstelle.

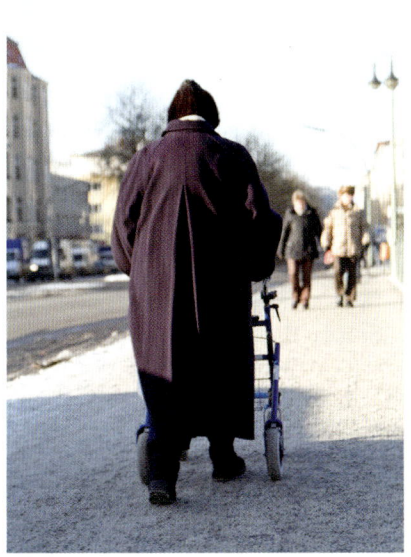

Abb. I/21.6 Menschen mit eingeschränkter Mobilität sind im Straßenverkehr Gefahren ausgesetzt, weil sie in kritischen Momenten nicht so schnell reagieren können. [J787]

Schwächen des Immunsystems schränken den Schutz vor Infektionen ein. Besonders betroffen sind Menschen mit HIV-Infektion. Das Virus greift gezielt eine Form der Leukozyten an und reduziert die Zahl der infektabwehrenden Blutzellen. Dadurch erhöht sich die Gefahr für HIV-infizierte Menschen, Folgeinfektionen (opportunistische Erkrankungen) schutzlos ausgeliefert zu sein.

Besonders häufig tritt bei alten Menschen ein reduzierter Ernährungszustand auf. **Mangelernährung** mit unzureichender Aufnahme lebenswichtiger Nährstoffe schwächen das Immunsystem und können Erkrankungen begünstigen (→ Kap. I/16.1, → Kap. I/21.3)

Schutzreflexe, etwa das Zurückziehen des Körpers oder der Gliedmaßen bei einem Schmerzreiz, können durch Erkrankungen des Nervensystems (→ Kap. I/31.11) beeinträchtigt sein. So steigt z. B. die Verbrennungsgefahr, wenn ein Mensch nach einem Apoplex (Schlaganfall) mit der gelähmten Körperseite Hitze nicht wahrnehmen kann.

In vielen Fällen besteht bei alten Menschen eine **eingeschränkte Bewegungsfähigkeit.** Sie (→ Kap. I/21) erhöht das Risiko für Dekubitalulzera (→ Kap. I/17.2) und Unfälle (→ Abb. I/21.6). Neurologische Erkrankungen, z. B. Morbus Parkinson, erhöhen die Sturzgefahr (→ Kap. I/31.11).

Das **ruhelose Umhergehen** ist bei demenziell Erkrankten ein oft auftretendes Symptom. 🔲🔲7

Psychische Erkrankungen können selbst- und fremdverletzendes Verhalten zur Folge haben (→ Kap. I/33) oder den Wunsch nach Beendigung des eigenen Lebens übermächtig werden lassen (→ Kap. I/33.12).

> **Lern-Tipp**
> Welche Konsequenzen haben die genannten Krankheitsprozesse für den Pflegebedürftigen?

Sicherheit als Ausdruck der psychosozialen Entwicklung

Sicherheit ist ein subjektives Gefühl und resultiert aus den Erfahrungen des Individuums. Ob Menschen dieses positive, gesunde Gefühl von Sicherheit erreichen, hängt von ihrer **psychosozialen Entwicklung** ab. Sie ist prägend dafür, welche Einstellungen und Gefühle der Mensch gegenüber sich selbst, den Mitmenschen und der Umwelt hat. Die erworbene Grundeinstellung behält der Mensch oft ein Leben lang. Ein psychisch gesunder Mensch zeichnet sich dadurch aus, dass er Urvertrauen zu seinen Mitmenschen und seiner Umwelt empfindet. Für dieses Gefühl spielen Erlebnisse in der frühen Kindheit eine entscheidende Rolle. Erfährt der Mensch in dieser Zeit Verlässlichkeit, Liebe und emotionale Anteilnahme, kann er dieses Urvertrauen und damit auch Selbstsicherheit und Selbstvertrauen eher aufbauen. 🔲🔲8

Erlebt der Mensch hingegen Ablehnung und häufig wechselnde Bezugspersonen, ist die Wahrscheinlichkeit größer, dass er Misstrauen gegenüber seiner Lebenswelt entwickelt. Behält das Misstrauen durch weitere negative Einflüsse die Oberhand, wird das Leben häufiger von Pessimismus und unbefriedigenden sozialen Bindungen geprägt sein. Dagegen wecken positive Erfahrungen eher einen Optimismus, der durch emotionale Sicherheit und das Gefühl der Geborgenheit gekennzeichnet ist.

Die Haltung des Menschen entscheidet u. a. auch darüber, wie er alterstypische Probleme bewältigt. Fehlen Bewältigungsstrategien, kann dies zu selbstzerstörerischem Verhalten, z. B. autoaggressiven Handlungen oder Suizidversuchen führen (→ Kap. I/33.12). 🔲🔲9 Für Pflegende ist deshalb wichtig zu wissen, inwiefern das persönliche Umfeld des Pflegebedürftigen sicherheitsvermittelnd ist, bzw. welche Faktoren das Sicherheitsgefühl gefährden (→ Tab. I/21.1).

> **Lern-Tipp**
> Welche Pflegemaßnahmen sind nach einem Selbsttötungsversuch erforderlich?

> Anscheinend unerklärliches Verhalten alter Menschen kann nachvollziehbar werden, wenn ihre vorhergegangene **psychosoziale Entwicklung** bekannt ist. Aus diesem Grund sind Informationen über das bisherige Leben des alten Menschen für Altenpflegerinnen von großer Bedeutung. Eine ausgedehnte Biografiearbeit (→ Kap. I/10) ist elementar, um die betroffenen Menschen besser zu verstehen (vor allem demenziell Erkrankte).

Gewalttätiges Verhalten (→ Kap. I/39.5.2) kann Ausdruck mangelnden Selbstbewusstseins und unzureichenden Vertrauens zu den Mitmenschen sein. Aggression und Gewalt können für alte Menschen die einzige Lösung eines Konfliktes sein, wenn sie in ihrem Leben keine anderen Bewältigungsstrategien gelernt haben.

Das Gefühl von **Geborgenheit** drückt aus, dass ein Mensch sich geschützt und sicher fühlt. Pflegende können alten Menschen durch **Zuwendung** Geborgenheit vermitteln. Dies wird besonders erforderlich bei dem Verlust des Lebenspartners oder des bisherigen Zuhauses durch eine Übersiedlung in eine Pflegeeinrichtung. In dieser Situation benötigt der Mensch neben Zuwendung **feste Bezugspersonen, vertraute Einrichtungsgegenstände** und **Rituale,** um zunächst Sicherheit in seinem neuen Wohnraum zu finden. Viele Menschen erfahren durch Spiritualität (z. B. durch den Glauben) ein Gefühl der Sicherheit. Ihnen kann möglicherweise das Singen religiöser Lieder oder ein vertrauter Bibelspruch Geborgenheit vermitteln.

> **Lern-Tipp**
> Welche Hilfen kann eine Altenpflegeeinrichtung anbieten, um Pflegebedürftigen die Übersiedlung zu erleichtern?

Bedingungen der Lebensumwelt

Sicherheit in der **Lebensumwelt** bezieht sich einerseits auf den Bereich der **körperlichen,** andererseits auch auf die **soziale** und **wirtschaftliche** Sicherheit.

Es gibt viele Errungenschaften der modernen Zivilisation, die für die körperliche Sicherheit alter Menschen bedrohlich werden, weil sie hinderlich oder nicht nutzbar sind und Gefahren bergen. Hierzu zählen zunehmender Autoverkehr ebenso wie Ein-

**I
21**

Informationsbereich (alles, was bekannt ist, sollte dokumentiert sein)		Bereits bekannt	Bereits dokumentiert	Ist noch zu klären	Bemerkung
1	Individuelle Lebensgewohnheiten				
2	Gewohnheiten zur individuellen Körper- und Gesundheitspflege				
3	Lebensbereiche, in denen Unabhängigkeit gefördert werden kann; Ressourcen				
4	Lebensbereiche, in denen Abhängigkeiten bestehen				
5	Arten der Abhängigkeit				
6	Notwendige Sicherheitsmaßnahmen in anderen Lebensbereichen				
7	Notwendige Unterstützung bei Hygienemaßnahmen				
8	Notwendige prophylaktische Maßnahmen				
9	Besondere Infektionsgefahren und Schutzmaßnahmen				
10	Immunschutz durch Impfung				
11	Risikofaktoren für die Gesundheit				
12	Gefahren im Wohnumfeld				
13	Erforderliche Schutzmaßnahmen im Wohnumfeld (z. B. Rufanlage, Schlüssel)				
14	Persönliche Hilfsmittel (z. B. Brille, Gehstock)				
15	Bezugspersonen und Kontaktadressen				
16	Bedürfnisse, Wünsche				
17	Ausprägung von • Selbstbewusstsein und Selbstvertrauen • Geborgenheitsgefühl und Zufriedenheit				
18	Hilfe- oder Pflegeplan • Liegen vor • Sind besprochen mit Pflegebedürftigem • Sind besprochen mit Bezugspersonen				
19	Wirtschaftliche Sicherheit				
20	Belastende Umwelteinflüsse, z. B. Allergien, Sonneneinwirkung, Lärm				
21	Vorsorgende Maßnahmen für den Todesfall				
22	Sonstiges				

Tab. I/21.1 Checkliste zur Beurteilung der Sicherheit pflegebedürftiger Menschen.

richtungen, die durch mangelhaften Bedienungskomfort für Menschen mit eingeschränkter Mobilität unerreichbar sind oder zu Unfallgefahren werden (→ Abb. I/21.6).

❯ Lern-Tipp
Beim wem können sich Pflegebedürftige bzw. ihre Angehörigen über die Verschiedenen Aspekte der Lebenssicherung beraten lassen?

Technik-unterstütztes Wohnen und Leben

> **❯ Ambient Assisted Living** (AAL; engl. *Umfeld-unterstütztes Leben*): In das Umfeld integrierte technische Systeme unterstützen ein selbstbestimmtes Leben auch bei bestehenden körperlichen bzw. geistigen Funktionseinbußen.

AAL ist einerseits noch ein Forschungs- und Entwicklungsfeld; andererseits gibt es erste konkrete Projekte, die im Wohn- und Pflegalltag zum Einsatz kommen.

AAL-Konzepte

AAL-Konzepte enthalten z. B. Techniksysteme. Darunter sind z. B. Sensoren zu verstehen, die Informationen von einem Menschen bzw. aus seinem Umfeld aufnehmen. Diese Sensoren geben die aufgenommenen Informationen weiter an eine Art Auswertungsstation. Diese wiederum übermittelt je nach Programmierung Informationen zurück in das Umfeld, sodass dann Dinge ausgeführt werden, z. B. das Licht angeht oder eine Herdplatte ausgeschaltet wird. Die Information kann aber auch an einen Notruf weitergeleitet werden. Der Notruf wird dann automatisch abgesetzt. Konkrete Beispiele sind u. a.:

- Technische Systeme, die analysieren, wann ein Mensch aufsteht, ob er sein Badezimmer oder die Kaffeemaschine benutzt hat, der Herd ein- und ausgeschaltet worden ist, ob die einzelnen Wohnräume betreten werden oder die Wohnungstür geöffnet und geschlossen wird. Solche Systeme analysieren den Tagesablauf eines Nutzers und können so z. B. einen medizinischen Notfall orten und einen Notruf absetzen, wenn der Nutzer dazu nicht mehr in der Lage ist.
- **Sturz-Sensor-Matten,** die vom dem Bett eines sturzgefährdeten Bewohners platziert werden. Steht der Bewohner auf und stellt dazu seine Füße auf die Matte, reagieren die integrierten Sensoren (Informationsaufnehmer) auf diesen Druck. Die aufgenommenen Informationen werden an die diensttuenden Pflegenden weitergeleitet, die nun Maßnahmen einleiten können, um einem Sturz des Bewohners vorzubeugen
- Techniksysteme, die z. B. Vitalwerte wie Blutdruck, Puls, Körpertemperatur oder den Blutsauerstoffgehalt messen können. Die gemessenen Werte werden an eine Befundstelle weitergeleitet, wo sie gesammelt und gespeichert oder gleich ausgewertet werden. Ergibt die Auswertung krankhafte Abweichungen, werden automatisch weitergehende Maßnahmen eingeleitet z. B. wird der Betroffene oder seine Angehörigen benachrichtigt, ein Arzt informiert oder ein Notruf abgesetzt (Telematik bzw. Telemedizin).

Roboter sind Techniksysteme, die Informationen aus dem Umfeld aufnehmen, bewerten und daraus Handlungen ableiten können. Erste Robotersysteme sind in der Industrie zum Einsatz gekommen, z. B. in der Produktion oder als intelligente Transportmittel. Für die private Anwendung gibt es Staubsauger und Rasenmäher, die ohne menschliche Steuerung arbeiten können. In der Medizin findet die Robotertechnik z. B. Anwendung, um fehlende Gliedmaßen zu ersetzen und so dem betroffenen Menschen mehr Selbstständigkeit zu geben. Diese Projekte befinden sich größtenteils noch im Forschungsstadium. In der Pflege sammelt man erste Erfahrungen mit der Kuschelrobbe Paro (→ Abb. I/21.7), die sich z. B. auf Berührung durch einen pflegebedürftigen Menschen in besonderer Weise bewegt und auch kommunizieren kann, sowie mit Transportrobotern.

Internet- und Lese-Tipp

- AAL-Konzepte:
  - www.future-shape.de
  - www.locatesolution.com
- Deutsche Gesellschaft für Telemedizin: www.dgtelemed.de
- Bundesministerium für Familie, Senioren, Frauen und Jugend: www.serviceportal-zuhause-im-alter.de

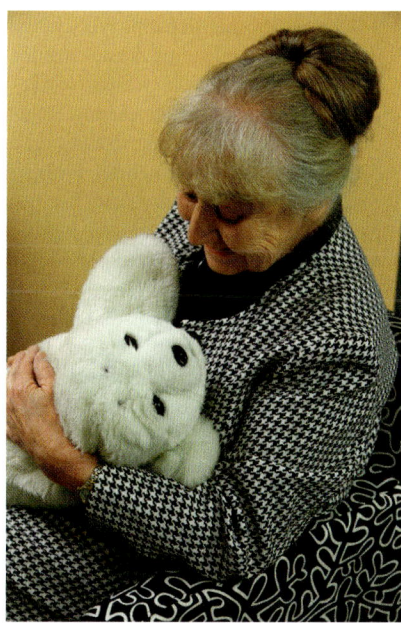

Abb. I/21.7 Die Kuschelrobbe Paro verfügt über Sensoren und gibt nach Berührung robbentypische Geräusche von sich. Dieser Roboter soll das Surrogat einer Beziehung vermitteln, die dem Prinzip vergleichbar ist, nach dem das vor einigen Jahren weit verbreitete Spielzeug „Tamagotchi" funktionierte. [T606]

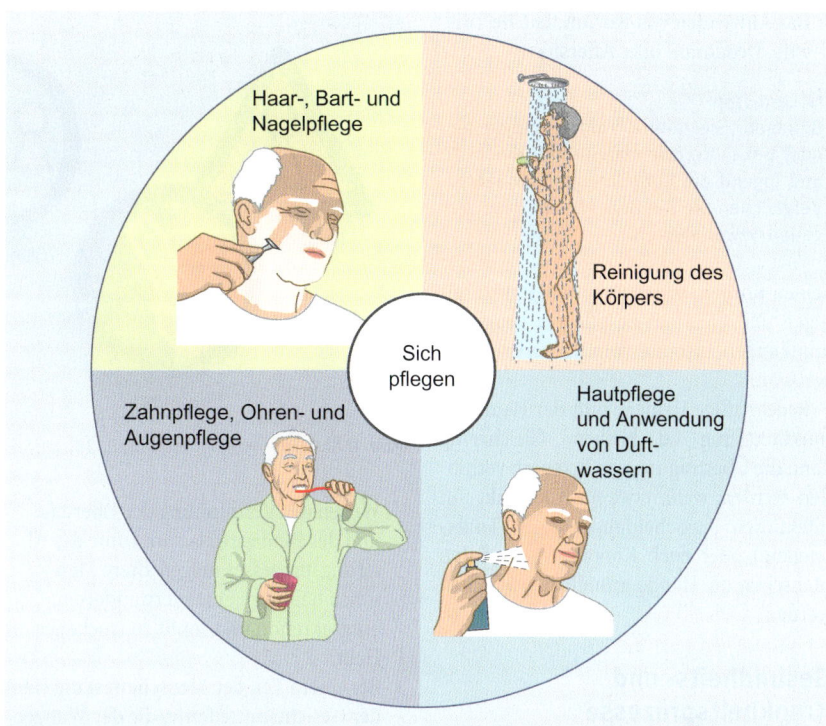

Abb. I/21.8 Teilbereiche des Lebens- und Kompetenzbereichs „Körperpflege". [L119]

Pflegekonzepte und Haltung der Pflegenden

Sicherheit betrifft alle Lebensbereiche. Mit zunehmendem Alter gewinnt sie nicht nur an Bedeutung, sondern bedarf auch verstärkt der Unterstützung durch Fachpersonal.

Altenpflegerinnen übernehmen folgende Aufgaben:

- Mit allen Berufsgruppen eng und gleichberechtigt kooperieren, um auf Risiken angemessen reagieren zu können
- Ressourcen erkennen und fördern
- Potenzielle Gefahren aufgrund umfangreichen Fachwissens rechtzeitig erkennen und prophylaktisch bzw. präventiv tätig werden zur Abwendung von Gesundheits- und anderen Gefahren
- Sicherheitsrisiken in der Lebensumwelt gezielt wahrnehmen und dokumentieren
- Alte Menschen über mögliche Sicherheitsrisiken angemessen informieren und sie bei der Bewältigung oder der Akzeptanz von Gefahren unterstützen
- Beratung und Begleitung für Pflegebedürftige und Angehörige anbieten
- Bei Defiziten die Sorge für Sicherheit übernehmen mit dem Ziel, dass alte Menschen befähigt werden, trotz Erkrankungen und Einschränkungen, selbst für sich zu sorgen
- Bei Pflegebedürftigen für Gefühle von Vertrauen und Geborgenheit Sorge tragen.

❯ **Vorsicht!**

So wie für jeden Linienpiloten regelmäßiges Notfalltraining zu den Berufspflichten gehört, benötigen Altenpflegerinnen kontinuierliches **Verhaltenstraining für Notfälle.** Hierzu können, je nach Arbeitsbedingungen, folgende Themen gehören (→ Kap. I/36):

- Erste Hilfe bei Verletzungen und Vergiftungen
- Hilfe bei Stürzen
- Reanimationsmaßnahmen
- Notfallrufnummern, Notfallplan
- Verhalten bei Bränden und anderen Katastrophen
- Evakuierungsmaßnahmen.

I/21.1.4 Körperpflege

❯ **Körperpflege:** Alle Selbstpflegefähigkeiten, die geeignet sind, die Bedürfnisse eines Menschen bezüglich seines äußeren Erscheinungsbildes sowie des darauf basierenden Selbstverständnisses zu erfüllen (→ Abb. I/21.11).

Zur Körperpflege gehören (→ Abb. I/21.8):

- Reinigung des Körpers durch Waschen, Duschen oder Baden, Mund- und Zahnpflege sowie Augen- und Ohrenpflege
- Pflege der Haut, z. B. mit Creme oder Lotion, evtl. Make up
- Haar-, Nagel- und speziell bei Männern Bartpflege bzw. Rasur

- Das Anwenden von Parfüm, Eau de Toilette, Deodorant oder Aftershave.

> **❯ Lern-Tipp**
> Befragen Sie ältere Familienmitglieder oder Bekannte, wie man in ihrer Kindheit und Jugend die Körperpflege handhabe. Vergleichen Sie die Berichte mit Ihren eigenen Gewohnheiten.

Seinen Körper sauber zu halten, ihn zu reinigen und die Haut zu pflegen, beugt Erkrankungen, insbesondere Hauterkrankungen, vor.

Regelmäßige Hygiene hilft der Haut, voll funktionsfähig zu bleiben. Gleichzeitig kann die Übertragung von Erregern verhindert werden, wenn etwa nach Kontakt mit infektiösen Ausscheidungen (z. B. Toilettengang) oder nach Kontakt mit anderen Menschen die Hände gründlich gewaschen werden.

Gesundheits- und Krankheitsprozesse

Erkrankungen von Haut und Hautanhangsgebilden → Kap. I/31.2
Wichtige Hautveränderungen → Tab. I/31.2.1

Haut und Psyche

Wie groß die Bedeutung der Haut auch als psychische Abgrenzung von Außen- und Innenwelt ist, zeigen zahlreiche Redewendungen, z. B. „vor Neid erblassen" oder „vor Scham erröten." Hier wird die Haut zum „Spiegel der Seele", indem sie psychische Zustände nach außen „verrät". Andere Sprichwörter verdeutlichen die Abgrenzungsfunktion noch bildhafter: Wer „ein dickes Fell hat", ist gegen feindliche Angriffe besser gewappnet, und nur emotionale Einflüsse, die „unter die Haut gehen", vermögen die natürliche Barriere zur inneren Gefühlswelt zu durchbrechen (→ Abb. I/21.9).

Hauttypen

Bei Erwachsenen werden **drei Hauttypen** unterschieden:

- **Fettige Haut** (*seborrhoische Haut*). Häufig wird dieser Hauttyp von einer vermehrten Schweißproduktion und Hautunreinheiten (z. B. Pickel, Mitesser) begleitet. Die Haut ist feucht, dick, grobporig und glänzend
- **Trockene Haut** (*sebostatische Haut*). Die trockene Haut ist spröde, reißt leicht ein, kann schuppen und fühlt sich rau an.

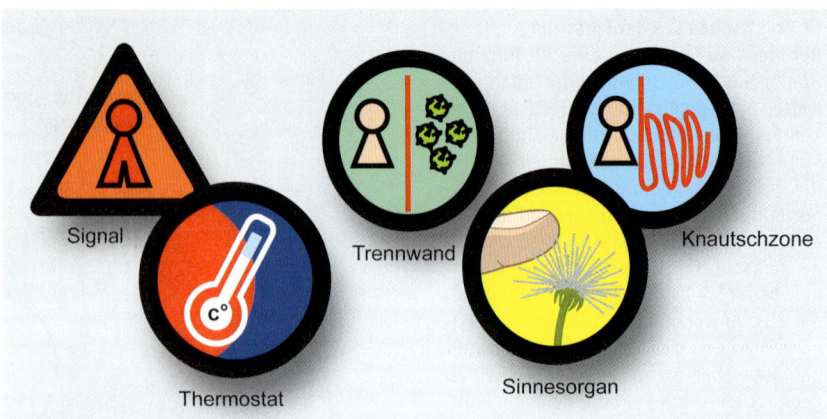

Abb. I/21.9 Funktionen der Haut. [L138]

Wegen der Verdünnung der Oberhaut und des Bindegewebes im Laufe des Alterungsprozesses neigen ältere Menschen häufig zu einer verminderten Talgsekretion und somit zu trockener Haut
- Bei einem Teil der Menschen ist die Haut der Gesichtsmitte fettig, die der Wangen trocken. Diese **trocken-fettige Haut** wird auch als *Mischhaut* bezeichnet.

> ❯ Sehr trockene Haut ist gegenüber Umwelteinflüssen besonders empfindlich. Trockenheitsfältchen zeigen sich schon früher als bei fettiger Haut.

Zusätzlich haben viele Menschen eine **empfindliche Haut**. Harmlose Reize, z. B. kalte, trockene Winterluft, bewirken Reaktionen wie Brennen und Rötungen.

Zwischen der **Hautstruktur** von Männern und Frauen gibt es kleine Unterschiede: Bei Männern ist die Lederhaut dicker und die Haut besitzt mehr Talgdrüsen, d. h. die Poren sind größer. Im Gegensatz dazu ist bei Frauen das Gewebe besser gepolstert, in der Haut befinden sich mehr feine Blutgefäße. Deshalb erröten Frauen häufig leichter.

Hautfarbe

Die **Hautfarbe** eines gesunden Mitteleuropäers ist blassrosa. Sie ist abhängig von der Pigmentierung, der Durchblutungsintensität, der Lage der Kapillargefäße und der Dicke der Epithelschicht.

Abweichungen von der normalen Hautfarbe:

- **Rötung** (*Hyperämie*) entsteht durch eine Gefäßweitstellung. Physiologische Ursachen sind z. B. Sport, Hitze, Anstrengung und Aufregung. Pathologische Ursachen sind Fieber, Verbrennungen 1. Grades, Entzündung und Hypertonie

- **Blässe** (*Hypoämie*) entsteht durch eine Gefäßengstellung. Physiologische Ursachen sind z. B. Schreck, Angst, Kälte. Pathologische Ursachen sind z. B. Blutung, Hypotonie, Schock, arterielle Durchblutungsstörungen, Anämie
- **Gelbfärbung** (*Ikterus*) entsteht durch Ablagerung des Gallenfarbstoffs Bilirubin in Haut und Schleimhäuten und ist bei Erwachsenen immer pathologisch. Die Gelbfärbung wird zuerst an der Lederhaut der Augen (*Sklerenikterus*), später an der gesamten Haut des Körpers sichtbar. Ursachen sind Lebererkrankungen, z. B. Leberzirrhose, Hepatitis, Verschluss der Gallenwege oder eine Zerstörung der roten Blutkörperchen (*Erythrozyten*), etwa bei der hämolytischen Anämie. Sieht die Verfärbung schmutziggelb aus, liegt die Ursache in einer vermehrten Einlagerung von Urochrom in der Haut. Bei gleichzeitiger Anämie ist dies ein typisches Zeichen für eine chronische Niereninsuffizienz (*Urämie*)
- **Blaufärbung** (*Zyanose*) entsteht durch mangelnde Sauerstoffsättigung des Blutes. Sie wird verursacht durch Herz- und Lungenkrankheiten. Die ersten Zeichen mangelnder Sauerstoffsättigung treten an den Lippen (→ Abb. I/21.10), Fingernägeln und der Nasenspitze auf. Fahl-

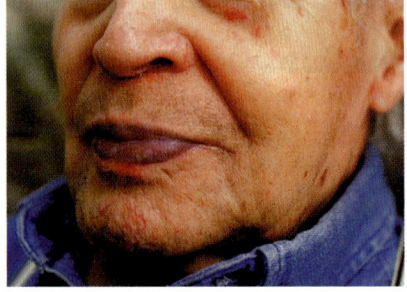

Abb. I/21.10 Lippenzyanose. [K157]

bläuliche, marmorierte Haut findet sich bei verminderter Blutzirkulation, z. B. bei sterbenden Menschen.

Pigmentveränderungen der Haut entstehen z. B. durch:

- Einen angeborenen **Pigmentmangel** (z. B. *Albinismus*). Auch einige Erkrankungen gehen mit einem Pigmentmangel einher. So kommt die **Vitiligo** mit ihrem typischen, gescheckten Hautbild (weiße, scharf begrenzte Flecken neben normal pigmentierter Haut) gelegentlich bei Diabetes mellitus oder Schilddrüsenfunktionsstörungen vor
- Eine Unterfunktion der Nebennieren (*Morbus Addison*), die infolge einer **Hyperpigmentierung** zur Bronzefärbung der Haut führt
- **Pigmentflecke** oder **Muttermale** (*Naevus*). Muttermale sind umschriebene Hautbezirke, die hellbraun bis schwarz gefärbt sind und in oder über dem Hautniveau liegen. Sie sind meistens harmlos, können aber auch zum bösartigen Melanom („*schwarzer Hautkrebs*") entarten.

> **» Vorsicht!**
> **Melanomverdacht** besteht bei:
> - Asymmetrischem Pigmentfleck mit unscharfer, unregelmäßiger Begrenzung
> - Veränderungen eines Pigmentfleckes, z. B. Farbveränderungen, Juckreiz, Blutungen, Größenzunahme.

Oberflächenveränderungen der Haut

Die normale Haut ist elastisch, glatt, intakt und trocken (Hautveränderungen → Tab. I/31.2.1).

Veränderungen des Spannungszustands der Haut

Je nachdem, ob der Flüssigkeitsgehalt der Haut erhöht oder erniedrigt ist, ändert sich ihr **Spannungszustand** (*Hautturgor*).

Ein Mangel an Flüssigkeit führt zu einer **Dehydratation** (*Flüssigkeitsdefizit* → Kap. I/31.9.9). Die Haut trocknet aus und verliert ihre Spannung. Im Pflegealltag wird diese Austrocknung häufig auch als Exsikkose bezeichnet, obwohl das nicht ganz korrekt ist, weil nur eine der drei Dehydratationsformen der Exsikkose entspricht.

Während bei normalem Hautturgor eine zwischen Daumen und Zeigefinger abgehobene Hautfalte bei nachlassendem Druck sofort verstreicht, bleibt sie bei einem Flüssigkeitsdefizit für einige Zeit bestehen

(→ Kap. I/21.4.1). Weitere Zeichen einer Austrocknung sind:

- Trockene Mund- und Zungenschleimhäute
- Verringerte Urinausscheidung
- Starker Durst.

Bei mangelnder Flüssigkeitszufuhr über einen längeren Zeitraum kann es durch den Anstieg harnpflichtiger Substanzen im Blut zu einer Bewusstseinstrübung und akuter Verwirrtheit kommen.

Ursachen für eine Austrocknung sind erhebliche Flüssigkeitsverluste durch Erbrechen, Durchfall, Diuretika (*Medikamente zur Ödemausschwemmung*) und Mangelernährung. Ältere Menschen sind besonders gefährdet. Bei ihnen kommt erschwerend hinzu, dass sie häufig einfach vergessen, zu trinken. Das im Alter nachlassende Durstgefühl erinnert sie nicht rechtzeitig an die Flüssigkeitszufuhr (→ Kap. I/21.4).

> **» Lern-Tipp**
> Unter welchen Bedingungen bemerken Sie an sich selbst eine Veränderung Ihres Hautzustands? Versuchen Sie einzuordnen, ob es sich um positive oder negative Einflüsse handelt und wie Sie damit verantwortlich umgehen könnten.

> **»** Der Spannungszustand der Haut ist abhängig vom Wasserbindungsgrad und dem Gehalt an elastischen Fasern und Fettgewebe.

Sammelt sich Wasser im Gewebe, schwillt es schmerzlos an, es bilden sich **Ödeme.** Nicht immer sind Ödeme auf den ersten Blick zu erkennen. Ein Fingerdruck auf die entsprechende Hautstelle hilft, auch wenig ausgeprägte Wasseransammlungen zu erkennen: während gesunde Haut den Fingerdruck umgehend ausgleicht und die Haut sich sofort wieder glättet, bleibt bei ödematöser Haut eine Vertiefung zurück, die nur langsam verstreicht (→ Abb. I/31.9.8).

Ödeme haben sehr verschiedene Ursachen. Das **kardiale Ödem** ist ein Stauungsödem, das bei Herzinsuffizienz durch die verminderte Pumpleistung auftritt. Bei einer Rechtsherzinsuffizienz finden sich die Ödeme bevorzugt am Fußrücken und Knöchel, bei Bettlägerigen in der Sakralgegend, da der Druck der Blutsäule dort am stärksten wirkt. Abends sind kardiale Ödeme am stärksten ausgeprägt. Bei der nächtlichen Kreislaufentlastung werden sie z. T. resorbiert und ausgeschieden (*Nykturie* → Kap. I/31.9.8). Im Unterschied zu den Ödemen bei einer Rechtsherzinsuffizienz sammelt sich bei einer Linksherzinsuffizienz das

Wasser nicht im Haut- und Unterhautgewebe, sondern in der Lunge, im Extremfall entsteht ein **Lungenödem.**

Das **renale Ödem** entsteht durch erhöhten Gefäßdruck und Eiweißausscheidung im Urin (*Proteinurie*). Es tritt bei Nierenerkrankungen auf, z. B. bei einer Glomerulonephritis, die mit einer erhöhten Eiweißdurchlässigkeit der Glomeruli einhergehen. Durch den Eiweißmangel kann die Flüssigkeit im Blutgefäß nicht ausreichend gebunden und aus dem Gewebe nicht in die Kapillaren resorbiert werden. Renale Ödeme bilden sich bevorzugt in Regionen mit niedrigem Gewebsdruck, z. B. an Lidern, Hoden, Fußknöcheln und am Schienbein. Oft ist das ganze Gesicht teigig geschwollen und wirkt gedunsen.

Weitere Ödemformen sind:

- **Hepatogene Ödeme** (*Aszites*, „*Bauchwassersucht*"), z. B. bei Leberzirrhose. Auch hier fehlt das flüssigkeitsbindende Eiweiß im Blut, aber nicht wie beim renalen Ödem durch vermehrte Eiweißausscheidung, sondern durch eine verringerte Eiweißbildung in der Leber
- **Kachektische Ödeme** entstehen ebenfalls durch Eiweißmangel bei Mangelernährung oder bei stark auszehrenden Erkrankungen, z. B. beim Karzinom
- **Lymphödeme** entstehen durch einen Lymphstau bei Abflussbehinderungen oder Verlegung der Lymphwege. Typisches Beispiel dafür ist das Armödem nach operativer Entfernung eines Mammakarzinoms und der entsprechenden Lymphknoten
- **Allergisch bedingte Ödeme** entstehen durch eine erhöhte Durchlässigkeit der Gefäßwand
- Das **Myxödem** wird durch eine Schilddrüsenunterfunktion am ganzen Körper hervorgerufen.

Haare

Haare, insbesondere die Kopfhaare, haben eine schützende Funktion für die Kopfhaut. Sie mildern Verletzungen, sind ein „Puffer" bei großen Temperaturschwankungen und schützen die Kopfhaut vor den schädlichen UV-Strahlen der Sonne.

Darüber hinaus schmücken sie und sind markantes Signal im Kontakt mit anderen Menschen. Haarfarbe, -schmuck und -frisur spiegeln in besonderem Maße Einflüsse der Mode und damit der Zeit.

Gesundes Haar ist (je nach individuellen Anlagen mehr oder weniger) voll, elastisch und glänzend. Es werden verschiedene **Haartypen** unterschieden:

- **Fettiges Haar** entsteht durch eine starke Talgproduktion der Kopfhaut. Das Haar glänzt oft schon einige Stunden nach Haarwäsche wieder fettig und hängt strähnig herab. Fettiges Haar kann Veranlagung sein, aber auch durch Stress, Ernährungs- und Haarpflegefehler begünstigt werden
- **Trockenes Haar** ist eine Folge verminderter Talgproduktion. Es ist spröde und bricht leicht. Trockenes Haar kann Veranlagung sein, aber auch Folge von Pflege- und Ernährungsfehlern bzw. Symptom einer ernsten Erkrankung.

Werden die Haare durch häufige Dauerwellen, Färben oder falsche Haarpflege stark strapaziert, leidet die **Haarstruktur.** Die Haare werden spröde und brüchig, häufig spalten sich die Haarspitzen. Auch einseitige Ernährung, die z. B. zu einem Eisenmangel führt, oder eine Unterfunktion der Schilddrüse (*Hypothyreose*), schädigen die Haarstruktur. Durch gezielte Haarpflege können Pflegefehler relativ leicht beseitigt werden. Haarprobleme, die durch Ernährungsfehler oder durch eine Krankheit hervorgerufen werden, lassen sich nur durch eine ursächliche Therapie behandeln.

Gesundes Haar ist auf den ersten Blick zu erkennen. Es fällt weich, ist voller Sprungkraft und glänzt seidig. Krankes Haar dagegen ist matt und stumpf, hat häufig gespaltene Haarspitzen und bricht leicht.

Die **Haarfarbe** wird vom Melaningehalt der verhornten Zellen bestimmt. Eine verminderte Melaninproduktion und gleichzeitige Lufteinschlüsse im Haarschaft sind für die grauweiße Haarfarbe im Alter verantwortlich. Anlagebedingt kann die Ergrauung auch schon im frühen Erwachsenenalter einsetzen. Besonders frühzeitig sichtbar sind die „Silberfäden" bei vielen dunkelhaarigen Menschen.

Ein gesunder Erwachsener verliert täglich etwa 70–100 Haare. Dieser **physiologische Haarverlust** wird durch die normale tägliche Wachstumsgeschwindigkeit und durch den normalen Regenerationszyklus kompensiert. Chronische Erkrankungen, z. B. eine Eisenmangelanämie, Hormonstörungen, Infektionskrankheiten, Medikamente (v. a. Zytostatika), Bestrahlungen, Erkrankungen der Kopfhaut und starker psychischer Stress, können zu diffusem **Haarausfall** und im Extremfall zur Glatzenbildung (*Alopezie*) führen. Haarausfall wird von den meisten Menschen als sehr belastend empfunden.

Bei etwa 45 % der Männer nimmt die Haardichte durch eine genetisch bedingte erhöhte Empfindlichkeit der Haarwurzeln gegenüber Testosteron ab dem 40. Lebensjahr langsam, aber kontinuierlich ab. Meist beginnt der Haarausfall beidseitig im Schläfenbereich („Geheimratsecken") und schreitet fort, bis nur noch ein hufeisenförmiger Haarkranz vorhanden ist. Eine Therapie ist nicht unbedingt nötig. Bei Therapiewunsch zieht sich die Behandlung über Jahre hin und ist oft wenig erfolgreich.

Nägel

Nägel sind von der Epidermis gebildete Hornplatten auf den Finger- und Zehenkuppen. Sie schützen das unter dem Nagel befindliche Gewebe, das für den Tastsinn sehr sensibel und somit besonders schmerzempfindlich ist. Im Normalfall ist der Nagel elastisch, quer gewölbt und durchsichtig. Veränderungen können in Form, Farbe und Struktur auftreten (→ Tab. I/21.2).

Krankheitsprozesse als Einflussfaktoren

Jeder Mensch entwickelt im Laufe seines Lebens vielfältige Gewohnheiten, Vorlieben und Rituale, die das äußere Erscheinungsbild betreffen. Der gesunde Mensch kann sich überlegen, wie, wann, womit und wo er die Körperpflege durchführt, z. B. ob er badet, duscht oder sich am Waschbecken wäscht (→ Abb. I/21.11).

> Ältere Menschen haben im Lauf ihres Lebens ihre persönlichen Gewohnheiten und Vorlieben in Bezug auf ihre Körperpflege entwickelt. (→ Kap. I/10) Altenpflegerinnen berücksichtigen diese und unterstützen die Pflegebedürftigen bei der Körperpflege individuell nach deren Wünschen.

Viele Erkrankungen und Behinderungen können die Selbstpflegefähigkeiten zur Körperpflege einschränken, z. B. Erkrankungen mit:

- Verlust der **Steh- und Gehfähigkeit.** Körperpflege kann nicht mehr selbstständig, sondern nur mit Unterstützung durchgeführt werden
- Störungen der **Beweglichkeit** und **Feinmotorik.** Bewegungen, die ein Gesunder ohne Nachdenken automatisch erledigt, werden zum Problem, z. B. Zehennägel schneiden
- Ausgeprägten **Sehstörungen.** Verhindern eine Überprüfung des eigenen Erscheinungsbilds
- **Harn-** und **Stuhlinkontinenz** (→ Kap. I/21.5) erfordern oft eine mehrfache täg-

Veränderung in der Form	Ursachen
Löffelnägel (Nagel ist an der freien Endigung nach oben gewölbt)	• Eisenmangel
Uhrglasnägel (Nagel in Längsrichtung übermäßig nach vorne gebogen)	• Lungenfunktionsstörungen • Im Zusammenhang mit Löffelnägeln bei Herzfehlern
Verdickung	• Pilzerkrankungen
Querrillen	• Infektionserkrankungen • Toxische Einwirkungen, z. B. Zytostatikatherapie
Abgekaute Nägel	• Nervosität • Angst
Blasses bzw. bläuliches Gewebe	• Mangelnde Durchblutung und Sauerstoffmangel, z. B. bei Anämie und Zyanose
Gelblich	• Pilzerkrankungen • Erkrankungen der Leber mit Ikterus
Blauschwarze Flecken (unter dem Nagel)	• Hämatom, z. B. durch Verletzungen • Melanom
Bräunlich	• Bei Rauchern
Spröde und brüchig	• Eisen- oder Kalziummangel • Vitaminmangel • Pilzerkrankungen • Schilddrüsenfunktionsstörungen
Eingewachsene Nägel (→ Abb. I/21.49)	• Belastung der Zehennägel durch zu enge Schuhe
Seitlicher Nagelrand (drückt auf den Nagelfalz)	• Bei falsch geschnittenen Nägeln
Panaritium (*Nagelgeschwür, eitrige Entzündung im Nagelfalz unter dem Nagel*)	• Kleine Verletzungen, z. B. bei der Maniküre

Tab. I/21.2 Nagelveränderungen.

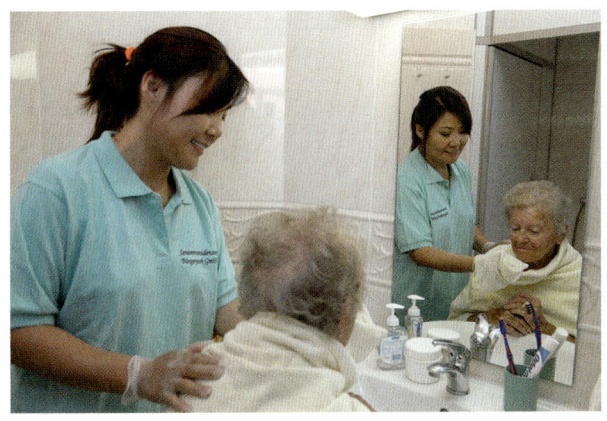

Abb. I/21.11 Jeder Mensch hat individuelle Gewohnheiten, wo und wie er am liebsten seine Körperpflege ausübt. [K157]

liche Reinigung der entsprechenden Körperregionen. Alte Menschen, die zu Hause leben, können damit überfordert sein. Außerdem sind sie es oft nicht gewohnt, sich häufiger als einmal täglich zu waschen (→ Kap. I/10).

> ❯ Seelische Krisen, z. B. Verzweiflung, Trauer und **psychiatrische Erkrankungen,** wie Depression oder Demenz, können Gleichgültigkeit gegenüber dem eigenen Erscheinungsbild verursachen. Dann ist es besonders wichtig, dass Altenpflegerinnen die Pflegebedürftigen bei ihrer Körperpflege anleiten und unterstützen. Denn so, wie sich das innere Befinden im äußeren Erscheinungsbild spiegelt, so wirkt sich auch ein angenehmes Äußeres positiv auf das innere Wohlbefinden aus.

Tagesablauf der Pflegebedürftigen integrieren
- Die Intimsphäre und Schamgefühle der Pflegebedürftigen respektieren und ihre Würde wahren
- Generell auf einen empathischen, respektvollen und wertschätzenden Umgang mit den alten Menschen achten.

> ❯ Die Unterstützung bei der Körperpflege demenzerkrankter Pflegebedürftiger mit Verhaltensauffälligkeiten kann für Altenpflegerinnen eine Herausforderung darstellen. Die Fähigkeit zur Empathie und die Berücksichtigung der Lebensgeschichte sind besonders wichtig, um Menschen mit Demenz angemessen, würdevoll und biografieorientiert pflegen zu können.

Pflegekonzepte und Haltung der Pflegenden

Die Sorge um ein gepflegtes Erscheinungsbild ist für jeden Menschen ein individuelles und sehr intimes Geschehen. Altenpflegerinnen können durch ihr Verhalten erheblich zur Gesundheitsförderung und zum Wohlbefinden der Pflegebedürftigen beitragen, indem sie:
- Informationen über Prägung, Gewohnheiten und Bedürfnisse der Körperpflege der alten Menschen im Rahmen des biografischen Arbeitens sammeln (→ Kap. I/10) und eine individuelle Pflegeplanung unter Einbeziehung aller Ressourcen erstellen
- Die Art und Weise der Körperpflege (*Pflegemethoden*) den individuellen Wünschen, Bedürfnissen und Gewohnheiten der Pflegebedürftigen entsprechend auswählen
- Die Körperpflege den aktuellen Bedürfnissen anpassen und in den gewohnten

I/21.1.5 Bekleidung

> ❯ **Bekleidung:** Selbstpflegefähigkeiten, die sich auf alle Aspekte einer angemessenen Wahl und Nutzung von Kleidung beziehen.

Zum Thema **Bekleidung** gehören (→ Abb. I/21.12):
- Auswahl jahreszeitgemäßer Kleidung
- Selbstständiges An- und Auskleiden
- Evtl. Anwendung von Duftwässern, z. B. Parfüm, Eau de Toilette, Deodorant und Aftershave
- Verwendung von Schmuck und anderen Accessoires.

Bedeutung der Bekleidung

Die Kleidung unterstützt die natürlichen Funktionen der Haut, indem sie vor Kälte, Hitze, Sonneneinstrahlung und Nässe schützt. Darüber hinaus verbirgt sie, was andere nicht sehen sollen. Damit ist noch eine andere als die gesunderhaltende Funktion von Körperpflege und Bekleidung angedeutet: sie sind Mittel der **nonverbalen Kommunikation** (→ Kap. I/13). Der Mensch macht mit seinem äußeren Erscheinungsbild Aussagen über seine innere Einstellung, seine Gruppenzugehörigkeit, seinen Sozialstatus und sein Modebewusstsein. Das äußere Erscheinungsbild hat **Signalcharakter.**

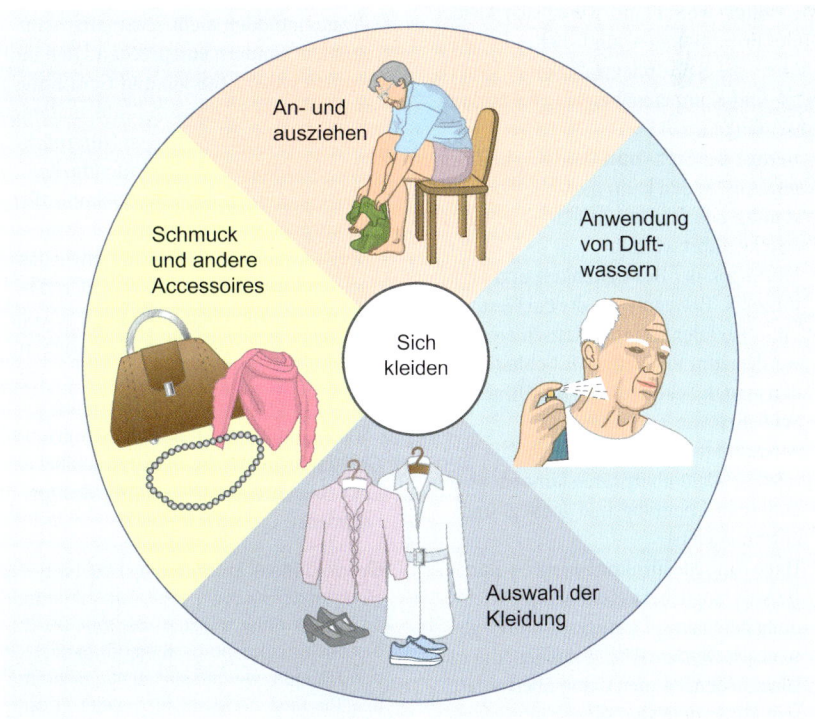

Abb. I/21.12 Teilbereiche des Lebens- und Kompetenzbereichs. „Bekleidung". [L138]

Schon beim ersten Kontakt zwischen zwei Menschen entsteht durch das Äußere **Sympathie** oder **Antipathie.** Ein ungepflegter oder verwahrloster Mensch kann bei einem gepflegten Menschen zunächst das Bedürfnis auslösen, wegzusehen und nicht näher mit ihm in Kontakt zu treten. Im Gegensatz dazu vermittelt ein gepflegtes Erscheinungsbild und die dadurch entstehende positive Ausstrahlung eher das Gefühl der Sympathie.

Das äußere Erscheinungsbild wird vor allem über drei Sinne wahrgenommen:

- Über den **Sehsinn,** z. B. registriert das Auge verschmutzte oder gepflegte Haut, Haare und Kleidung
- Über den **Geruchssinn,** er nimmt angenehme, aber auch unangenehme Gerüche wahr
- Über den **Tastsinn,** z. B. beim Wahrnehmen von weicher, glatter, faltiger, trockener, rauer, schuppiger oder rissiger Haut. So wird weiche und glatte Haut allgemein gern berührt, wogegen ungepflegte Haut und krankheitsbedingte Störungen des Hautzustands eher Berührungshemmungen erzeugen.

Gesundheits- und Krankheitsprozesse

Krankheitsprozesse als Einflussfaktoren

Der gesunde Mensch kann sich überlegen wie, wann, womit und wo er sich kleidet. Viele Erkrankungen und Behinderungen können die Selbstpflegefähigkeiten im Lebens- und Kompetenzbereich „Bekleidung" einschränken, z. B.:

- Verlust der **Steh- und Gehfähigkeit.** An- und Auskleiden kann nicht mehr selbstständig, sondern nur mit Unterstützung durchgeführt werden
- Störungen der **Beweglichkeit** und **Feinmotorik.** Bewegungen, die ein Gesunder ohne Nachdenken automatisch erledigt, werden zum Problem, z. B. Schleifenbinden an den Schuhen oder das Öffnen und Schließen von Knöpfen
- Ausgeprägte **Sehstörungen,** sodass Betroffene nicht überprüfen können, ob das äußere Erscheinungsbild gepflegt und angemessen ist
- **Harn-** und **Stuhlinkontinenz** (→ Kap. I/21.5). Möglicherweise muss die Kleidung bereits nach wenigen Stunden gewechselt werden. Alte Menschen, die zu Hause leben, können damit überfordert sein. Außerdem sind sie es häufig nicht

gewohnt, sich mehrfach täglich umzuziehen.

> **Lern-Tipp**
>
> Fragen Sie ältere Familienangehörige oder Bekannte, wie sich Kleidungsgewohnheiten seit ihrer Kindheit verändert haben. Alternativ können Sie entsprechende Bildbände daraufhin analysieren. Vergleichen Sie die gewonnenen Informationen mit Ihren eigenen Gewohnheiten bzw. mit den Gewohnheiten Ihrer Altersgruppe.

> Auch **seelische Krisen,** z. B. Verzweiflung oder Trauer, und **psychiatrische Erkrankungen,** z. B. Depression oder Demenz, verursachen eine Gleichgültigkeit gegenüber dem eigenen Erscheinungsbild. Dann ist es besonders wichtig, darauf zu achten, dass sich der Pflegebedürftige pflegt und angemessen kleidet. Denn so, wie sich das innere Befinden im äußeren Erscheinungsbild spiegelt, so wirkt sich auch ein angenehmes Äußeres positiv auf das Wohlbefinden aus.

Pflegekonzepte und Haltung der Pflegenden

Die Sorge um die angemessene Kleidung ist für jeden Menschen ein individuelles und sehr intimes Geschehen, das sowohl hilft, Krankheiten zu vermeiden als auch erheblich zum Wohlbefinden beiträgt. Deshalb gilt:

- Pflegemethoden nicht schematisch anwenden, sondern entsprechend den individuellen Bedürfnissen und Gewohnheiten auswählen. Dazu sind Informationen über den Pflegebedürftigen (*Informationssammlung*) und eine individuelle Pflegeplanung unter Einbeziehung aller Ressourcen unabdingbar
- Die Auswahl der Bekleidung sowie das An- und Auskleiden den aktuellen Bedürfnissen anpassen und in den gewohnten Tagesablauf des alten Menschen integrieren
- Altenpflegerinnen respektieren die Schamgefühle des Pflegebedürftigen und achten die Menschenwürde auch bei einer vollständigen Übernahme des Ankleidens

> Das äußere Erscheinungsbild ist auch „Geschmackssache". Eine Farbkombination der Kleidung, die z. B. der eine als äußerst schick und modisch empfindet, ist für den anderen eher hässlich und geschmacklos. Toleranz bedeutet in diesem Zusammenhang auch, seinen eigenen Geschmack

nicht als das Maß aller Dinge zu betrachten und von einem vermeintlich „schlechten Geschmack" eines anderen Menschen auf seine Persönlichkeit zu schließen.

I/21.1.6 Ruhen, schlafen und wach sein

> **„Ruhen, schlafen und wach sein":** Grundlage menschlicher Lebensvorgänge. Die Fähigkeit zu ruhen und zu schlafen ist vom individuellen Lebensstil, von körperlich-seelischen Bedingungen, aber auch der Gestaltung von Tag und Nacht abhängig.

Im Leben eines Menschen wechseln sich die Phasen des **Ruhens, Schlafens** und des **Wachseins** regelmäßig ab. Erst wenn Veränderungen oder Störungen auftreten, stellt der Betroffene fest, wie sehr z. B. ein schlechter Schlaf seine Lebensqualität beeinflusst.

Ruhen

Zwischen Wachsein und Schlafen gibt es den **Ruhezustand.** Ruhen dient der kurzzeitigen Erholung. Ruhen bedeutet Innehalten, Träumen, die Zeit einen kurzen Moment anhalten, sich aus der Realität herausziehen. Aufnahmevermögen und Reaktionsfähigkeit werden ganz bewusst herabgesetzt. Man genießt die Ruhe, die Bewegungslosigkeit, die Entspannung der Muskulatur und die Gedanken, die sich nach innen richten. In diesem Zustand werden manchmal spirituelle Erfahrungen gemacht, Problemlösungen gefunden oder wichtige Entscheidungen getroffen. Ebenso kann es sein, dass man einfach nur „döst", die Gedanken umherschweifen lässt, das Erlebte reflektiert oder Tagträume genießt.

Der Ruhezustand kann jederzeit in den Schlaf übergehen. Durch Beobachtung lässt sich nicht unbedingt erkennen, ob eine Person ruht oder schläft.

> Im Gegensatz zum Verhalten im Ruhezustand ist der Körper im **Unruhezustand** ständig in Bewegung. Gedanken zerfließen oder kreisen, lassen sich nicht zentrieren bzw. beruhigen. Der Betroffene versucht häufig, über die körperliche Aktivität die innere Unruhe nach außen abzuleiten.

Schlafen

Um während der Wachphasen aktiv sein zu können, verbringt der Mensch ungefähr ein Drittel seines Lebens im Ruhe- und Schlafzustand (→ Abb. I/21.13).

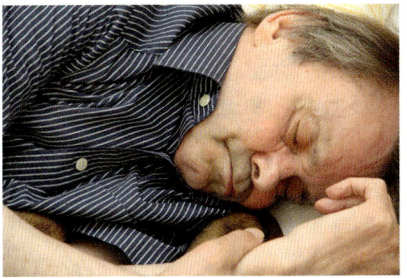

Abb. I/21.13 Der Schlaf ist ein regelmäßig wiederkehrender, natürlicher Erholungszustand. [K333]

Im **Schlaf** sind Bewusstsein und damit Aufnahme-, Reaktions- und Handlungsvermögen herabgesetzt. Die schlafende Person ist jedoch jederzeit erweckbar. Darin unterscheidet sich der Schlaf vom veränderten Bewusstseinszustand. Im Zustand der Bewusstlosigkeit oder während einer Narkose ist der Mensch nicht durch äußere Reize erweckbar.

Wachphase

In der **Wachphase** ist ein gesunder Körper aufnahmefähig für Reize von außen und innen. Er kann darauf jederzeit angemessen reagieren.

Nach einer längeren Wachphase lassen Aufnahme-, Reaktions- und Handlungsfähigkeit nach. Die Wachphase geht in **Müdigkeit** über, in der Körper, Geist und Seele erschöpft sind und nach Erholung verlangen.

❯ Der Schlaf ist nicht etwas Eigenständiges, vielmehr ist er eine Interaktion zwischen Psyche und Körper.

Vermutlich wird im Laufe der Wachphase ein „**Schlaffaktor**" aufgebaut, der dafür sorgt, dass der Mensch müde wird. Mit Beginn des Schlafs wird dieser Faktor allmählich abgebaut.

Gesundheits- und Krankheitsprozesse

Im **Wachzustand** sind Herzschlag und Stoffwechsel, je nach Aktivität, beschleunigt und die Muskeln besitzen ihre natürliche Grundspannung (*Muskeltonus*).

Im **Schlafzustand** sind Herzschlag, Atmung und Stoffwechsel verlangsamt, der Muskeltonus ist herabgesetzt und die Körpertemperatur erniedrigt. Im Schlaf erholt sich nicht nur das Energiepotenzial des Körpers, auch das Immunsystem regeneriert sich.

Der Stoffwechsel ist herabgesetzt und Wachstumshormone werden ausgeschüttet.

Schlafdefizite oder Schlafentzug über einen längeren Zeitraum schwächen das Abwehrsystem und führen zu psychischen Störungen, z. B. zu Erschöpfungszuständen und Nervosität.

Erst die Ausgewogenheit von Phasen des Schlafs und des Wachseins verhelfen dem Menschen zu einem ausgewogenen Leben.

Eine **innere Uhr** (*biologische Uhr*) ist u. a. für die Steuerung des Schlaf-Wach-Rhythmus verantwortlich. Die Programmierung dieser Uhr über Nervenzellen im Zwischenhirn ist relativ konstant. Die meisten Menschen gehen Tag für Tag ungefähr zur selben Zeit schlafen (*Biorhythmus*). Nur an Wochenenden, Feiertagen und im Urlaub kommt es zu Verschiebungen.

Wird der gewohnte Schlafrhythmus erheblich gestört, z. B. durch Schichtarbeit oder Flugreisen mit Zeitverschiebung, dauert es oft Tage, bis sich die innere Uhr an die Veränderung angepasst hat. Dies kann von Mensch zu Mensch sehr unterschiedlich sein.

Neben Kurz- und Langschläfern unterscheidet man zwei weitere Schlaftypen:
- **Morgenschläfer** (*„Eulen"*) schlafen gern lange aus, werden meist erst gegen Mittag richtig aktiv und sind häufig Nachtarbeiter
- **Abendschläfer** (*„Lerchen"*) stehen gern in aller Frühe auf, werden am frühen Abend müde und gehen früh schlafen.

❯ **Lern-Tipp**
Welcher Schlaftyp sind Sie selbst? Hat sich Ihre Vorliebe seit Ihrer Kindheit gewandelt?

Schlafmuster aus Schlafzyklen und -phasen

Das typische **Schlafmuster** eines Menschen besteht aus Schlafzyklen und Schlafphasen.

Während einer Nacht treten vier bis fünf **Schlafzyklen** auf (→ Abb. I/21.14).

Jeder Zyklus besteht aus einer REM-Phase und einer Non-REM-Phase, die durch unterschiedliche Schlaftiefen (*Weckschwellen*) gekennzeichnet sind.

REM-Phasen sind Traumphasen, in denen die Eindrücke des vergangenen Tages in Verbindung mit den Erinnerungen an frühere Erlebnisse verarbeitet und gespeichert werden.

Typisch für die REM-Phasen sind:
- Schneller und unregelmäßiger Puls und Atmung, Blutdruckschwankungen
- Herabgesetzter Muskeltonus
- Rasche Augenbewegungen, daher die Abkürzung REM (*rapid eye movement*)
- Flacher Schlaf, leicht erweckbar
- Zunehmende Dauer im Laufe einer Nacht von anfänglich ca. 10 Min. bis zu ca. 60 Min. gegen Ende der Nacht.

❯ Untersuchungen aus der **Traumforschung** haben gezeigt, dass das Verhindern der REM-Schlafphasen, z. B. durch nächtliches Wecken zum Zwecke eines Toilettengangs, Gesundheitsstörungen verursachen kann.

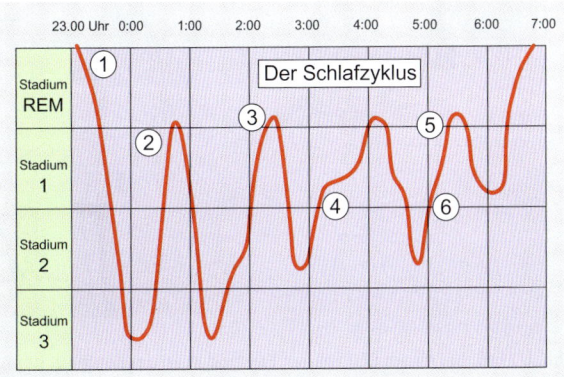

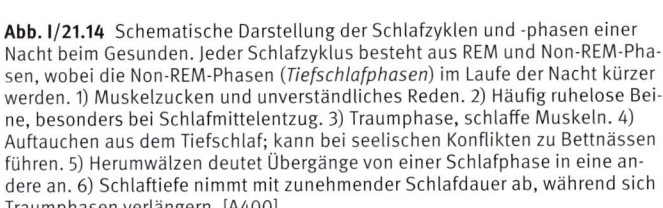

Abb. I/21.14 Schematische Darstellung der Schlafzyklen und -phasen einer Nacht beim Gesunden. Jeder Schlafzyklus besteht aus REM und Non-REM-Phasen, wobei die Non-REM-Phasen (*Tiefschlafphasen*) im Laufe der Nacht kürzer werden. 1) Muskelzucken und unverständliches Reden. 2) Häufig ruhelose Beine, besonders bei Schlafmittelentzug. 3) Traumphase, schlaffe Muskeln. 4) Auftauchen aus dem Tiefschlaf; kann bei seelischen Konflikten zu Bettnässen führen. 5) Herumwälzen deutet Übergänge von einer Schlafphase in eine andere an. 6) Schlaftiefe nimmt mit zunehmender Schlafdauer ab, während sich Traumphasen verlängern. [A400]

Die erste **Non-REM-Phase** (*non rapid eye movement*) wird nach ca. 40 Min. erreicht.

Typisch für die kräfteaufbauenden Non-REM-Phasen sind:

- Niedriger Puls, Blutdruck und ruhige Atmung
- Keine Augenbewegungen
- Tiefer Schlaf, schwer erweckbar
- Abnehmende Dauer (von ca. 60–30 Min.) im Laufe einer Nacht.

Schlafbeeinflussende Faktoren

Psychische Faktoren

- Trauer, Angst, Sorgen
- Fehlen von Lebenssinn
- Belastende Lebensereignisse.

Ökologisch-kulturelle Faktoren

- Ungewohnte und unbequeme Schlafstätte
- Geräusche und Nähe von anderen Menschen
- Temperatur und Raumluftqualität
- Visuelle Reize
- Wetterlage und Mondstand.

Physiologische Faktoren

- Höheres Lebensalter
- Mangelnde Beweglichkeit und körperliche Aktivität
- Maß der Müdigkeit und Erschöpfung
- Übermäßiges Essen und Trinken vor der Nachtruhe.

Krankheitsprozesse

Einige Erkrankungen bzw. deren Symptome, die besonders häufig im Alter auftreten, können den nächtlichen Schlaf empfindlich stören. Hierzu zählen:

- Akute oder chronische Schmerzen, z. B. Rücken-, Gelenk- oder Herzschmerzen
- Herzinsuffizienz mit häufigem nächtlichen Wasserlassen (*Nykturie*)
- Erkrankungen mit Bewegungseinschränkungen, wenn dadurch die gewohnte Schlafposition nicht eingenommen werden kann
- Demenz
- Depressionen mit nächtlichem Grübeln und Angstzuständen
- Schizophrenie und Morbus Parkinson
- Sucht und Entzug von Alkohol und Arzneimitteln, z. B. Schlaf- und Schmerzmittel
- Schlafapnoe
- Harn und Stuhlinkontinenz.

Schlafstörungen bei Demenz

Die Veränderungen des Schlafes bei älteren Menschen verstärken sich bei fortgeschrittener Demenz. Die krankheitsbedingten degenerativen Veränderungen betreffen auch die Nervenzellen der inneren Uhr. Es kommt zu einer Umkehr des Schlaf-Wach-Rhythmus. Die Betroffenen schlafen tagsüber und sind nachts wach. Eine einfache und gleich bleibende Strukturierung des Tages mit Aktivitäten hilft dabei, Müdigkeit am Abend zu erreichen (→ Kap. II/10.4).

Behandlungsmaßnahmen

Ablauf und Organisation der **medizinischen Diagnostik** und **Therapie** können meist nicht dem individuellen Ruhe- und Schlafbedürfnis des Einzelnen angepasst werden, weil zu viele Berufsgruppen daran beteiligt sind.

Besonders massiv werden individuelle Gewohnheiten bei einem Krankenhausaufenthalt gestört, weil sich der komplexe Krankenhausbetrieb kaum der Individualität der Pflegebedürftigen anpassen kann.

Auch die ärztlich angeordnete **Bettruhe** beeinflusst den Schlaf. Viele Bettlägerige schlafen mehrfach tagsüber ein. Ist ihr Schlafbedarf nicht auf Grund ihrer Erkrankung erhöht, kann es zu nächtlichen Schlafstörungen kommen.

Schlafforschung

In den vergangenen Jahren hat die **Schlafforschung** an Bedeutung gewonnen. In Schlaflaboratorien oder Schlafzentren befassen sich Wissenschaftler mit der Erforschung des Schlafes und der Therapie von Schlafstörungen.

Schlafqualität und Schlafdauer sind sehr subjektive Empfindungen, die durch drei **Methoden der Schlafforschung** objektiviert werden können:

- Mit dem **EEG** (*Elektroenzephalogramm*) werden die elektrischen Hirnströme während des Schlafes gemessen (→ Abb. I/21.15)
- Das **EMG** (*Elektromyogramm*) misst die Muskelspannung
- Das **EOG** (*Elektrookulogramm*) zeichnet die Augenbewegungen auf.

Die Daten werden während der ganzen Nacht erhoben und ausgewertet. Das Ergebnis ist ein individuelles **Schlafprofil** und vermittelt Kenntnisse über Art, Ursache und Ausmaß der Schlafstörung.

Schlafmedikamente

Die „Deutsche Hauptstelle für Suchtfragen" spricht davon, dass 10–17 % der Bevölkerung im Laufe eines Jahres mindestens einmal ein Benzodiazepin-Präparat einneh-

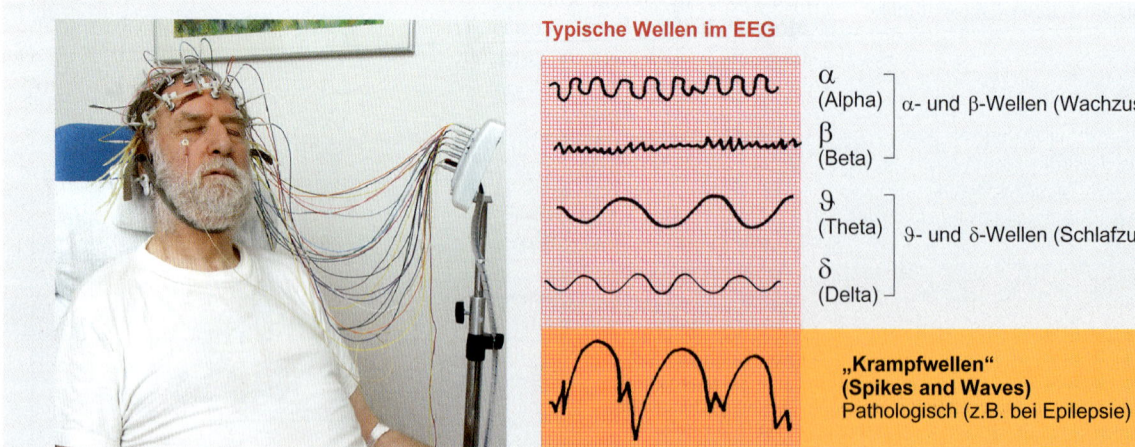

Abb. I/21.15 Bei einem EEG werden Elektroden an der Kopfhaut befestigt und die Hirnströme gemessen. Die Untersuchung sieht beängstigend aus, ist aber völlig schmerzlos. Je nach Wachheitsgrad lassen sich verschiedene Wellenmuster unterscheiden. [K115, A400]

men. 90 % der stationär untergebrachten alten Menschen erhalten **Schlafmedikamente**. Diese Zahlen lassen erkennen, dass in der stationären Altenpflege relativ schnell zum Schlafmedikament gegriffen wird.

Schlafmedikamente haben zahlreiche **unerwünschte Wirkungen** und **Gefahren** (→ Tab. I/21.3). Die Anwendung alternativer Schlaftherapiekonzepte ist also besonders für Pflegebedürftige wünschenswert (→ Kap. I/21.9.2).

Pflegekonzepte und Haltung der Pflegenden

Die Sorge für ein ausgewogenes Verhältnis der Wach-, Ruhe- und Schlafphasen ist für den Menschen von großer Bedeutung. Für Altenpflegerinnen bedeutet dies:

- Individuelle Aufsteh- und Schlafenszeiten sowie Schlafgewohnheiten und Bedürfnisse eines jeden Pflegebedürftigen erfassen und berücksichtigen
- Unnötige Unterbrechungen des Schlafes vermeiden
- Bei längerfristigen Schlafstörungen nach den Ursachen suchen und entsprechend behandeln, ggf. interdisziplinär. 📖10

I/21.2 Informationssammlung

Pflegeprozess → Kap. I/7

I/21.2.1 Ernährung

Fragen an den Pflegebedürftigen oder die Angehörigen

Probleme und Ressourcen

- Haben Sie Probleme bei der Nahrungsmittelbeschaffung bzw. -zubereitung? Welche? Seit wann haben Sie diese Probleme? Was wurde bisher dagegen unternommen? Welche Hilfe benötigen Sie?
- Haben Sie Probleme bei der Nahrungsaufnahme? Welche? Seit wann haben Sie diese Probleme? Was wurde bisher dagegen unternommen? Welche Hilfe benötigen Sie?
  - Appetit, Hunger, Heißhunger?
  - Wie viel haben Sie bisher getrunken? Beschreiben Sie Ihr Durstgefühl in der vergangenen Zeit: haben Sie kein, nur ein geringes oder ein großes bzw. häufiges Durstgefühl?
  - Zustand des Gebisses und der Mundhöhle?

- Schluckstörungen, Schmerzen, Sodbrennen, Übelkeit, Völlegefühl, Erbrechen?
  - Mobilität: Essen am Tisch, in der Küche, im Speisesaal, im Bett?
  - Benötigen Sie Ess- und Trinkhilfen?
  - Benötigen Sie personelle Hilfen?
  - Leiden Sie unter Geschmacksveränderungen?
- Wie groß sind Sie? Was wiegen Sie? Fühlen Sie sich mit Ihrem Gewicht wohl? Gibt es ein Gewicht, bei dem Sie sich am wohlsten fühlen?
- Ist Ihre Ernährung nach Ihrer Einschätzung eher abwechslungsreich oder eher einseitig?
- Wie schätzen Sie Ihr Wissen über die Bedeutung gesunder Ernährung im Alter ein?
- Bei Bedarf: Hätten Sie Interesse, etwas über gesunde Ernährung im Alter zu erfahren? Wären Sie bereit, Ihre Ernährung etwas umzustellen?

Gewohnheiten und Erfahrungen

- Wie viele Mahlzeiten haben sie bisher täglich eingenommen? Sind Sie an feste Uhrzeiten gewöhnt? Essen Sie allein oder in Gemeinschaft?
- Benötigen Sie eine Diät?
- Haben Sie besondere Gewohnheiten vor und nach den Mahlzeiten, z. B. Hände waschen, Zahn-, Zahnprothesenpflege?
- Gibt es Speisen, die Sie bevorzugen?
- Welche Getränke bevorzugen Sie? Trinken Sie Alkohol?

- Vertragen Sie alle Speisen? Wenn nicht, welche nicht und warum nicht? Sind Nahrungsmittelallergien bekannt?
- Bereiten Sie ihre Mahlzeiten selbst zu?

> ❯ Ist der Pflegebedürftige nicht Tage zuvor akut erkrankt, kann es hilfreich sein, ihn nach den zuletzt eingenommenen Speisen (ein bis drei Tage) zu fragen oder zu bitten, ein Tagesprotokoll zu führen.

Aktuelle Bedürfnisse

- Haben Sie derzeit Wünsche, die von Ihren sonstigen Gewohnheiten abweichen?
- Bei Aufenthalt in einer stationären Altenpflegeeinrichtung: Möchten Sie lieber allein oder im Speisesaal essen? Oder: Welche Mahlzeiten möchten Sie lieber allein und welche im Speisesaal essen?

Weitere zu erhebende Daten

- Aktuell notwendige **Kostform,** z. B. Normal-, Voll-, Vollwert-, Schonkost, vegetarische Kost, religiöse und kulturelle Besonderheiten, Diät
- Aktuell notwendige **Konsistenz der Nahrung,** z. B. fest, breiig, flüssig.

Durchsicht der Unterlagen

- Liegen medizinische Diagnosen vor, die die Ernährung beeinflussen können, z. B. Diabetes mellitus, Erkrankungen des Verdauungstrakts, Herz- und Niereninsuffizienz?
- Werden medizinische Therapien durchgeführt, die die Selbstpflege bei der Er-

Risiken	Entstehung der unerwünschten Wirkungen
Gewöhnung	Bei einer längerfristigen Einnahme lässt die Wirkung bereits nach Tagen bis Wochen nach, auch eine Dosissteigerung erreicht nur noch kurzfristig den gewünschten Effekt
Abhängigkeit	Nach längerfristiger Einnahme können aufgrund der als angenehm empfundenen, angstlösenden und schlaffördernden Wirkung eine psychische und seltener auch eine physische Abhängigkeit entstehen, dann führt abruptes Absetzen des Schlafmittels zu Entzugserscheinungen, z. B. Schlaflosigkeit
Verändertes Schlafmuster	Die für den Erholungswert des Schlafes wichtigen Traumphasen (*REM-Phasen*) werden durch die Einnahme von Schlafmedikamenten verkürzt; werden die Arzneimittel abgesetzt, kann es zu überschießenden Traumphasen mit Alpträumen kommen
Sturzgefahr (→ Kap. I/17.5)	Die Sturzgefahr ist durch die muskelentspannende Wirkung mit dadurch hervorgerufener Bewegungs- und Gangunsicherheit hoch
Restwirkung am nächsten Tag	Die Wirkung, insbesondere bei Schlafmitteln mit langer Halbwertszeit, reicht oft bis in den nächsten Tag hinein, sodass Müdigkeit, Benommenheit, verminderte Reaktions- und Leistungsfähigkeit und Schwindel die **Sturzgefahr** und die **Tagesschläfrigkeit** erhöhen. Bei zu geringer Flüssigkeitszufuhr (→ Kap. I/21.4) werden die Wirkstoffe nur langsam ausgeschieden und die Wirkung bis in den nächsten Tag hinein verlängert, sodass daraus am Abend wiederum Einschlafstörungen resultieren

Tab. I/21.3 Unerwünschte Wirkungen von Schlafmedikamenten.

I
21

nährung beeinflussen, z. B. bei verordneter Bettruhe?
- Gibt es ärztlich verordnete Einschränkungen der Nahrungsaufnahme, z. B. salzarme Diät bei Hypertonus, Niereninsuffizienz oder Neigung zu Ödemen; Nahrungskarenz oder Beschränkung der Flüssigkeitszufuhr?
- Müssen Medikamente eingenommen werden? Muss der Zeitpunkt der Medikamenteneinnahme beachtet werden, z. B. vor, während, nach oder zwischen den Mahlzeiten?

Beobachtung

Körpergröße und -gewicht und Einschätzung des Ernährungsproblems

Um einen konkreten Ausgangswert für die Pflegeplanung und spätere Verlaufskontrollen (*Pflegeevaluierung*) zu gewinnen, ist es sinnvoll, bei Aufnahme oder Erstkontakt das **Körpergewicht** festzustellen und zu dokumentieren. Die Bestimmung sollte auf jeden Fall durchgeführt werden bei:
- Sichtbarem Unter- oder Übergewicht
- Herz- oder Niereninsuffizienz, wegen der Gefahr eines Flüssigkeitsüberschusses. Sind Krankheitsbilder nicht bekannt, ist die ärztliche Verordnung eines entwässernden Medikaments (Diuretika, z. B. Lasix®) ein Hinweis darauf, dass der Betroffene evtl. zu Ödemen (→ Kap. I/31.9.9) neigt
- Tumorerkrankungen (→ Kap. I/32)
- Diabetes mellitus (→ Kap. I/31.3.11)
- Pflegebedürftigen mit einer Reduktionskost
- Pflegebedürftigen mit bekannten Essstörungen.

Für die Bestimmung des Körpergewichts stehen verschiedene Waagen zur Verfügung und werden je nach Zustand des Pflegebedürftigen ausgewählt:
- Die **Stehwaage,** wie sie in fast jedem Haushalt vorhanden ist. Voraussetzung: Der Pflegebedürftige ist in der Lage, ohne Schuhe frei darauf zu stehen
- Die **Sitzwaage,** üblich in stationären Einrichtungen, ist fahrbar und mit Bremsen versehen. Der Pflegebedürftige kann während der Messung darauf (ohne Schuhe) sitzen (→ Abb. I/21.16)
- Die **Liegewaage,** ähnlich einem Patientenlifter, deren Auflagefläche aus flexiblem Material besteht, das unter den Pflegebedürftigen gelegt wird. Anschließend

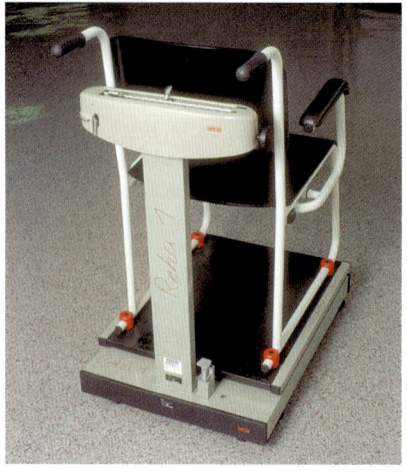

Abb. I/21.16 Mechanische Sitzwaage. [K183]

wird der Pflegebedürftige in liegender Position gewogen. Wenn immobile alte Menschen zu sehr unter der Belastung des Wiegevorgangs leiden, sollte aus ethischen Gründen darauf verzichtet werden. ▥2
- Die **Bettwaage** als Bettuntergestell (selten).

> ❯ Von einem klinisch relevanten Gewichtsverlust spricht man bei mehr als 10 % in den vergangenen sechs Monaten und mehr als 5 % in den vergangenen drei Monaten. Dann besteht ein erhöhtes Risiko für eine Mangelernährung. Wenn das Gewicht durch Wassereinlagerungen zu stark schwankt, sollte eher für drei – fünf Tage ein Ernährungsprotokoll (→ Tab. I/21.4) geführt werden. Dies ist auffällig, wenn der Betroffene kontinuierlich eine halbe Portion oder weniger isst. ▥2 ▥3 ▥4

Vorbereitung
Pflegende bereiten die Sitzwaage folgendermaßen vor:
- Funktion und letzte Eichung der Waage überprüfen
- Bremsen feststellen, damit sie beim Hinsetzen nicht wegrutscht
- Sitzfläche und -lehne mit einem Tuch, z. B. Stecklaken, abdecken
- Waage justieren, d. h. genau auf „0 kg" einstellen.

Durchführung
- Pflegebedürftiger setzt sich weit nach hinten
- Schuhe ausziehen
- Füße auf das Trittbrett stellen
- Sobald der Pflegebedürftige ruhig sitzt, kann das Körpergewicht eingestellt und abgelesen werden.

Das Körpergewicht ist einer der wichtigsten Parameter um zu erkennen, ob ein Ernährungsproblem vorliegt oder nicht. Der BMI für sich allein hat bei alten Menschen nur eine geringe Aussagekraft und sollte deswegen nur mit den empfohlenen Screening-Instrumenten verwendet werden. ▥2 ▥11

> ❯ Um die Ergebnisse beim Wiegen vergleichen zu können, ist es wichtig, dass die Bedingungen immer gleich sind:
> - Gleiche Waage
> - Gleiche Tageszeit
> - Gleiche Kleidung.

Beobachtung bei Kommunikationsproblemen

Zu beobachten sind außerdem die Probleme, Ressourcen, Gewohnheiten und aktuellen Bedürfnisse des alten Menschen, wenn er die oben genannten Fragen nicht oder nur bedingt beantworten kann (z. B. bei Störungen der verbalen Kommunikation, Demenz) und Angehörige nicht zur Verfügung stehen.

Altenpflegerinnen beobachten:
- Ob der Pflegebedürftige mit Appetit oder Widerwillen isst
- Was er gern, was er weniger gern zu essen und zu trinken scheint
- Ob er kleine, mittlere oder große Portionen isst und trinkt
- Verträglichkeit, Allergien
- Schluckstörungen.

Die **Dokumentation** dieser Beobachtungen ist besonders wichtig, damit alle an der Pflege Beteiligten eine geeignete Ernährung sicherstellen können.

> ❯ **Lern-Tipp**
> Welche Möglichkeiten stehen Ihnen in der ambulanten Altenpflege zur Verfügung, die Ernährung eines Pflegebedürftigen einzuschätzen und den Speiseplan ggf. positiv zu beeinflussen?

> ❯ Bei Bedarf, etwa bei Merkfähigkeitsstörung, Orientierungsstörungen oder psychiatrischen Erkrankungen, sind in der häuslichen Umgebung auch die **Sicherheitsgefahren** einzuschätzen, z. B.:
> - Bei der selbstständigen Zubereitung der Mahlzeiten
> - Beim Umgang mit elektrischen Geräten und dem Herd
> - Bei der Lagerung von Lebensmitteln und der Berücksichtigung von Haltbarkeitsdaten.

Lebensmittel	Soll lt. DGE	Tatsächlich verzehrte Mengen in der Woche vom 24. bis 30. April 2017							Ergebnis
		Mo	Di	Mi	Do	Fr	Sa	So	
Getreideprodukte (Brot, Müsli, Getreidebrei u. ä.)	4–6 Portionen/Tag	III	II	III	II	III	II	III	2 ½ Portionen/Tag
Kartoffeln, Reis, Nudeln	Ca. 200 g Beilage (1 Handvoll)/Tag	¼	¼	½	¼	½	½	¼	¼ bis ½ Portion/Tag
Gemüse und Obst (frisch, Kompott, Saft)	5 Portionen (5 Handvoll)/Tag	II	II	I	III	I	II	III	2 Portionen/Tag
Milch und Milchprodukte	3–4 Portionen/Tag	IIII	IIII	III	IIII	II	IIII	III	3 ½ Portionen/Tag
Fleisch	3 Portionen/Woche	I	½				I	I	3 ½ Portionen/Woche
Wurst	3 Portionen/Woche			I	I	II		I	5 Portionen/Woche
Fisch (warm oder kalt)	2 Portionen/Woche	I			I				2 Portionen/Woche
Eier	2–3 Stück/Woche			I				I	2 Stück/Woche

Tab. I/21.4 Checkliste zur Abschätzung der Ernährungsgewohnheiten.

Screening zur Erfassung des Ernährungszustands

> **Bodymass-Index-Berechnung**

BMI [kg/m²] = Gewicht [kg]/(Größe [m] × Größe [m])

Ein BMI von < 20 kg/m² kann bei Senioren ein Hinweis auf ein Ernährungsproblem sein. Trotzdem müssen immer noch andere Werte zur Einschätzung des Ernährungszustands betrachtet werden.

Ernährungsprotokoll

In folgenden Situationen sollte ein Essprotokoll geführt werden:
- Wenn ein Ernährungsproblem erkannt wurde (für drei – fünf Tage, um abschätzen zu können, wie viel der ältere Mensch isst)
- Wenn das Gewicht durch Wassereinlagerungen verfälscht wird (für drei – fünf Tage, zur Kontrolle des Ernährungszustands).

Das kontinuierliche Führen von Essprotokollen ist nur wenig sinnvoll, wenn daraus keine Konsequenzen folgen. Das detaillierte Berechnen von Kalorien ist keine Aufgabe von Altenpflegerinnen und kann nur auf Anordnung des Arztes erfolgen und dann nur durch Diätassistenten oder Ernährungswissenschaftler. 🔖2

Screening-Instrumente

Für Senioren wird als schnelle und wissenschaftlich überprüfte Methode für alle Settings der MNA-SF-Fragebogen (Mini Nutritional Assessment) empfohlen (→ Abb. I/21.17). Mit wenigen Fragen kann schnell und effektiv eingeschätzt werden, ob der äl-

Abb. I/21.17 MNA-SF-Fragebogen. [V494]

tere Mensch ein Risiko für eine Mangelernährung hat oder bereits eine Mangelernährung vorliegt.

> **Internet- und Lesetipp**
> Für stationäre Pflegeeinrichtungen hat sich auch das Screening und Assessmentinstrument PEMU (Pflegerische Erfassung von Mangelernährung und deren Ursachen) als sehr praktikabel erwiesen: www.dnqp.de.

Vereinbarung der Pflegemaßnahmen

Pflegemaßnahmen zur Ernährung erarbeiten Altenpflegerinnen in Zusammenarbeit mit dem pflegebedürftigen Menschen unter Berücksichtigung seiner Wünsche und Bedürfnisse. Sie berücksichtigen folgende Aspekte:

- Gewohnheiten
- Wünsche und Bedürfnisse
- Ernährungszustand
- Erkrankungen und Einschränkungen
- die Ernährung beeinflussende Therapien

Pflegemaßnahmen können sein:

- Unterstützung bei der Auswahl von Speisen und Getränken
- Förderung der Selbstständigkeit bei der Nahrungsaufnahme
- Vorbereitung der Mahlzeiten
- Mundgerechtes Anrichten der Mahlzeiten
- Anreichen von Speisen und Getränken
- Dokumentation der Nahrungs- und Flüssigkeitsmenge
- Beratung und Information des Pflegebedürftigen zu ausgewogener Ernährung/Diät
- Beobachtung und Dokumentation von Gewicht und Ernährungszustand
- Gabe von Sondennahrung und Flüssigkeit bei PEG/PEJ/Magensonde.

I/21.2.2 Ausscheidung

Fragen an den Pflegebedürftigen oder die Angehörigen

Probleme und Ressourcen

- Wie häufig lassen Sie Urin am Tag? In der Nacht? Wie groß ist die jeweilige Urinmenge?
- Wann haben Sie zum letzten Mal Urin gelassen? Wann hatten Sie zum letzten Mal Stuhlgang?
- Sind in jüngster Zeit Veränderungen aufgetreten? Welche?

- Gibt es Probleme mit der Blasenentleerung (dem Wasserlassen), z. B. Schmerzen, Inkontinenz, Harnverhalt?
- Gibt es Probleme mit der Darmentleerung (dem Stuhlgang), z. B. Schmerzen, Inkontinenz, Obstipation, Durchfall? Leiden Sie unter Hämorrhoiden?
- Bei Bedarf: Sind Sie mit Ihrem Problem bereits in ärztlicher Betreuung? Wenn ja, wurde bereits eine medizinische Diagnostik und Therapie zur Feststellung bzw. Lösung der Probleme eingeleitet?
- Benötigen Sie Hilfe beim Ausscheiden? Wenn ja, welche?

Gewohnheiten und Erfahrungen

- Wie häufig haben Sie normalerweise Stuhlgang? Zu welcher Tageszeit? Haben Sie persönliche Gewohnheiten?
- Nehmen Sie Abführmedikamente ein? Wie oft? Welche?
- Bei Störungen: Wie sind Ihre Erfahrungen? Was haben Sie bisher dagegen gemacht? Sind Sie mit der Lösung Ihres Problems zufrieden?

Aktuelle Bedürfnisse

- Haben Sie zurzeit Wünsche, die von Ihren sonstigen Gewohnheiten abweichen?
- Was können wir tun, damit Sie sich wohl fühlen?
- Benötigen Sie etwas, das Sie sich im Moment nicht allein besorgen können?
- Benötigen Sie Unterstützung, um die Toilette aufzusuchen und zu benutzen?

Durchsicht der Unterlagen

- Liegen medizinische Diagnosen vor, welche die Selbstpflege bei der Blasen- und Darmentleerung beeinflussen können?
- Werden medizinische Therapien durchgeführt, die die Selbstpflege bei der Blasen- und Darmentleerung beeinflussen, z. B. Medikamente, Bettruhe, Stoma, Blasenkatheter?

Beobachtung

Da manche alte Menschen Probleme im Zusammenhang mit der Ausscheidung aus Scham möglicherweise nicht ansprechen, beobachten Altenpflegerinnen diskret die Fähigkeiten, für eine ausreichende Blasen- und Darmentleerung zu sorgen. Das gilt insbesondere für alte Menschen mit Demenz, die aufgrund von Orientierungsstörungen und kognitiven Einbußen nicht selbstständig für ihre Ausscheidung sorgen können.

Bei Inkontinenz stellt die Beobachtung eine wichtige pflegediagnostische Methode dar.

Gegebenenfalls sollte der alte Mensch in einem vertrauensvollen und diskreten Gespräch auf die Probleme angesprochen werden.

Die Beobachtung von Urin und Stuhl wird nur bei Bedarf durchgeführt, d. h. wenn Hinweise auf medizinische oder pflegerische Probleme vorliegen oder wenn Urin und Stuhl durch Altenpflegerinnen entsorgt werden.

Zeigen sich Hinweise auf eine Krankheit, ist der Arzt zu verständigen (Veränderungen der Urinausscheidung → Tab. I/21.5; Veränderungen der Stuhlausscheidung → Tab. I/21.6).

Ausfuhr kontrollieren und Flüssigkeitsbilanz erstellen

Um eine **Flüssigkeitsbilanz** zu erstellen, messen Pflegende über 24 Std. neben der zugeführten auch die vom Körper ausgeschiedene Flüssigkeit.

Durchführung

- Bilanzblatt mit Namen des Pflegebedürftigen und Datum beschriften
- Pflegebedürftigen bitten, die Harnblase zu entleeren. Diese Urinmenge verwerfen und nicht mit berechnen
- Ab diesem Zeitpunkt
  - Zugeführte Flüssigkeitsmengen (*Einfuhr*) aufschreiben (→ Tab. I/21.7). Nur die tatsächlich zugeführten Flüssigkeitsmengen aufschreiben, Reste in Gläsern oder Tassen entsprechend abziehen. Auch Flüssigkeiten erfassen, die z. B. über eine Infusion zugeführt werden
  - Ausgeschiedene Flüssigkeitsmengen (*Ausfuhr*) messen und dokumentieren (→ Tab. I/21.7). Auch Flüssigkeitsverluste über Sonden oder bei starkem Schwitzen (z. B. ca. 500–1 000 ml pro Tag bei Fieber) erfassen
- Zum Ende der Bilanz Pflegebedürftigen bitten, Wasser zu lassen. Diese Urinmenge als letzte Ausfuhr in der Bilanz erfassen.

> **❯ Vorsicht!**
> Wenn genauso viel messbare Flüssigkeit zugeführt wie ausgeschieden wird, entsteht auf Dauer eine negative Flüssigkeitsbilanz (*Flüssigkeitsdefizit* → Kap. I/21.4), weil nicht messbare Flüssigkeiten z. B. über Haut und Lunge ausgeschieden und im Stoffwechsel als Oxidationswasser gebildet werden.
>
> Da mehr „unsichtbares" Wasser ausgeschieden als im Körper gebildet wird, muss die messbare Einfuhr etwa 200–400 ml höher sein als die messbare Ausfuhr, damit die Bilanz ausgeglichen ist.

Bilanzbogen					
Name: Vorname: Datum:					
EINFUHR			AUSFUHR		
Frühdienst					
Uhrzeit	Getränk/Infusionslösung/Sonden-kost (in ml)	HZ	Uhrzeit	Urin/sonstige Ausfuhr (in ml)	HZ
Insgesamt			Insgesamt		
Spätdienst					
Uhrzeit	Getränk/Infusionslösung/Sonden-kost (in ml)	HZ	Uhrzeit	Urin/sonstige Ausfuhr (in ml)	HZ
Insgesamt			**Insgesamt**		
Nachtdienst					
Uhrzeit	Getränk/Infusionslösung/Sonden-kost (in ml)	HZ	Uhrzeit	Urin/sonstige Ausfuhr (in ml)	HZ
Insgesamt			Insgesamt		
SUMME			SUMME		
Tagesbilanz (in ml)					

Tab. I/21.5 Beispielhaftes Formular für eine Flüssigkeitsbilanz mit der Gegenüberstellung von Ein- und Ausfuhr. [M294]

Vereinbarung der Pflegemaßnahmen

Altenpflegerinnen beachten während der der Vereinbarung der Pflegemaßnahmen mit dem Pflegebedürftigen, dass Scham-gefühle bei dem Thema Ausscheidung eine große Rolle spielen. Das erfordert ein besonders empathisches und taktvolles Verhalten. Zu berücksichtigende Faktoren bei der Planung der Pflegemaßnahmen sind:

- Wünsche und Bedürfnisse
- Gewohnheiten und Erfahrungen
- Erkrankungen und Einschränkungen
- Ressourcen und Probleme
- psychische Faktoren
- Emotionen, z. B. Scham

Abweichungen	Ursachen
Menge	
Erhöhte Urinmenge (*Polyurie*): mehr als 2 800 ml/24 Std.	• Normal bei erhöhter Flüssigkeitszufuhr oder nach Alkoholkonsum • Hohe Blutzuckerwerte bei unbehandeltem oder entgleistem Diabetes mellitus (*Zuckerharnruhr*) • Mangelnde Wasserrückresorption in den Nieren durch Hormonstörung beim Diabetes insipidus (*Wasserharnruhr*) • Medikamente, v. a. Diuretika, zur Ausschwemmung von Wasseransammlungen im Gewebe (*Ödeme*) • Bestimmte Phase beim akuten Nierenversagen
Verminderte Urinmenge • Oligurie: weniger als 500 ml/24 Std. • Anurie: weniger als 100 ml/24 Std.	• Flüssigkeitsdefizit (→ Kap. I/21.4) durch verminderte Flüssigkeitszufuhr oder erhöhte Flüssigkeitsverluste, z. B. bei Durchfall, Erbrechen, Fieber und starkem Schwitzen • Nierenerkrankungen oder Erkrankungen der ableitenden Harnwege • Herzinsuffizienz • Schock • Mechanische Abflussbehinderung der Harnwege • Akutes Nierenversagen (Lebensgefahr)
Beimengungen	
Trüber, flockiger Urin durch Eiweiß, Schleim, Eiter	• Nieren- oder Harnwegsinfektion • Vaginale Infektion (in diesem Fall sind die Beimengungen im Urin nicht nachweisbar, wenn der Urin mittels Katheters gewonnen wird) • Ejakulat (bei Katheterurin nie vorhanden)
Farbveränderungen	
Hellgelber bis dunkelgelber Urin	• Farbabweichungen abhängig von der zugeführten Flüssigkeitsmenge. Je mehr Flüssigkeit zugeführt wird, umso heller der Urin. Konzentrierter Urin ist eher dunkelgelb
Rotbrauner, fleischfarbener, trüber Urin (*Hämaturie*)	• Bei Blutungen im Harntrakt, z. B. durch Steine, Entzündungen oder Tumoren
Bierbrauner Urin mit gelbem Schaum	• Störungen der Leberfunktion • Abflussbehinderung in den Gallengängen
Rotbrauner, braungrüner bis schwarzer Urin	• Medikamente • Nahrungsmittel, z. B. rote Bete
Geruch	
Übelriechender Urin	• Tumoren im Harntrakt • Entzündungen • Infektionen • Nahrungsmittel, z. B. Spargel, Kaffee
Azetongeruch	• Nicht behandelter oder entgleister Diabetes mellitus • Massiver Hunger
Miktionsstörungen	
Unfreiwillige, unwillkürliche Blasenentleerung (*Harninkontinenz*)	(→ Kap. I/21.4)
Harnverhalt (*Harnretention*): Unvermögen, bei gefüllter Blase Harn zu lassen	• Abflussbehinderung, z. B. häufig bei Vergrößerung der Prostata • Psychische Gründe
Dysurie: erschwertes, unangenehmes bis schmerzhaftes Wasserlassen	• Harnwegsinfektionen • Mechanische Abflussbehinderungen, z. B. durch Prostatavergrößerung
Pollakisurie: gehäuftes Wasserlassen kleiner Mengen, häufig mit Dysurie einhergehend	• Harnwegsinfektionen • Harnblasensteine, Harnblasentumor • Mechanische Abflussbehinderung, z. B. bei Prostatavergrößerung • Psychisch bedingt durch Angst, Nervosität, Stress
Strangurie: schmerzhafter Drang zum Wasserlassen	• Harnwegsinfektionen • Tumoren • Nach Harnwegsoperationen
Nykturie: nächtliches Wasserlassen	Nächtliches Ausschwemmen von Ödemen bei Herzinsuffizienz

Tab. I/21.6 Veränderungen der Urinausscheidung.

Veränderungen der Stuhlmenge und Häufigkeit der Darmentleerung	Ursachen
Menge	
Erhöhte Stuhlmenge und Häufigkeit der Darmentleerung	• Normal bei erhöhter Nahrungszufuhr, auch bei hohem Anteil kohlenhydrat- und ballaststoffreicher Nahrung • Diarrhö (Durchfall → Kap. I/21.4) • Gestörte Fettverdauung durch Erkrankungen der Bauchspeicheldrüse • Resorptionsstörungen, z. B. Malabsorption, Sprue

Verminderte Stuhlmenge und Häufigkeit der Darmentleerung	• Normal bei geringer Nahrungszufuhr und überwiegend eiweißreicher Ernährung
	• Obstipation (→ Kap. I/21.4)
	• Darmverschluss (*Ileus*) durch:
	  – Mechanische Entleerungsbehinderungen, z. B. durch Tumoren, Stenosen
	  – Darmlähmung, z. B. durch Entzündungen, Vergiftungen

Veränderungen der Konsistenz	
Voluminöser, weicher Stuhl	• Ballaststoffreiche Ernährung
Harter, trockener Stuhl, im Extremfall „Kotsteine"	• Obstipation (→ Kap. I/21.4) • Geringe Nahrungszufuhr • Flüssigkeitsdefizit (→ Kap. I/21.4)
Breiig-wässriger Stuhl	• Diarrhö (*Durchfall* → Kap. I/21.4)
Bleistiftförmiger Stuhl	• Mechanische Verengung des Darmes, z. B. bei Dickdarmkarzinom, bei Entzündungen
Geruchsveränderungen	
Faulig-jauchig stinkender Stuhl	• Zersetzung unverdauter Nahrungsbestandteile durch Bakterien im Darm • Tumoren des Darmes
Farbveränderungen	
Weißlicher Stuhl	• Nach Einnahme von Bariumbrei (*Röntgenkontrastmittel*) • Gallengangsverschluss
Schwarzer Stuhl	• Normal bei Einnahme von Eisentabletten, Wismut, Spinat, Kohle • Blutung im Magen oder oberen Darmabschnitten (Melaena, Pech- oder Teerstuhl)
Braunschwarzer Stuhl	• Normal bei überwiegender Fleischernährung
Rötlichbrauner oder schwarz-braun-grünlicher Stuhl	• Normal bei Blaubeeren, Rotwein, rote Beeren, rote Rüben
Grünlicher Stuhl	• Schwere Durchfälle, z. B. durch Antibiotikatherapie ausgelöst
Stuhl mit rotem Blut vermischt	• Blutung in den unteren Darmabschnitten • Hämorrhoiden (eher als Blutauflagerung)
Gelb-weißlicher Stuhl, lehmfarbener Stuhl	• Überwiegende Milchernährung • Leber- und Gallenerkrankungen
Gräulich-glänzender Stuhl	• Fettresorptionsstörungen
Beimengungen	
Unverdaute Nahrungsmittel	• Hastiges Essen, unzureichendes Zerkleinern der Nahrung durch ungenügendes Kauen • Mangel an Verdauungsenzymen • Durchfall
Blut	• Hämorrhoiden • Tumoren
Schleim	• Entzündungen der Darmschleimhaut, z. B. Colitis ulcerosa
Eiter	• Bakterien • Schwere Darmentzündungen • Abszesse
Flockige Beimengungen	• Schleimhautfetzen • Eiweiß bei Entzündungen der Darmschleimhaut
Parasiten	• z. B. Madenwürmer, Spulwürmer, Bandwürmer
Darmentleerungsstörungen	
Stuhlinkontinenz (*unwillkürliche Darmentleerung*)	(→ Kap. I/21.4)
Verstopfung (*Obstipation*)	(→ Kap. I/21.4)
Durchfall (*Diarrhö*)	(→ Kap. I/21.4)
Schmerzhafter Stuhldrang (*Tenesmus*)	• Krampf des Schließmuskels, z. B. bei Analfissuren • Entzündliche Reizung des Enddarmes
Völlegefühl, Blähungen (*Meteorismus*)	• Verzehr blähender Nahrungsmittel, z. B. Hülsenfrüchte, Kohl • Nahrungsmittelunverträglichkeiten • Luft verschlucken • Erkrankungen im Magen-Darm-Trakt sowie von Galle und Leber

Tab. I/21.7 Veränderungen der Stuhlausscheidung.

Vereinbarte Pflegemaßnahmen können sein:
- Beobachtung der Harn- und Stuhlausscheidung
- Beratung und Information
- Anleitung, z. B. Beckenbodentraining
- Unterstützung bei Ausscheidungen, z. B. bei Toilettengängen
- Maßnahmen bei Inkontinenz
- Versorgung eines transurethralen Blasendauerkatheters
- Versorgung einer suprapubischen Blasenfistel
- Stomaversorgung
- Zusammenarbeit mit anderen beteiligten Berufsgruppen.

I/21.2.3 Sicherheit

Fragen an den Pflegebedürftigen oder die Angehörigen

Probleme und Ressourcen

- Ist der Pflegebedürftige häufig verletzt?
- Liegen gehäufte Infekte vor?
- Nimmt der Pflegebedürftige Medikamente selbstständig ein?
- Ist der Pflegebedürftige orientiert zu Zeit, Ort, Person und Situation?
- Liegt selbst- oder fremdverletzendes Verhalten vor?
- Erhält der Pflegebedürftige gerinnungshemmende Medikamente?
- Besteht Aspirationsgefahr?
- Sind Verwahrlosungstendenzen erkennbar?
- Liegt eine Suizidgefährdung vor?

Gewohnheiten und Erfahrungen

- Sind Sie häufig verletzt? Wie entstehen diese Verletzungen?
- Sind Sie anfällig für Infekte? Was tun Sie, wenn Sie an einem Infekt erkranken?
- Nehmen sie Medikamente ein? Kommen Sie mit der Dosierung zurecht?
- Finden Sie sich in neuer Umgebung schnell zurecht?
- Bekommen sie schnell blaue Flecke? Bluten Verletzungen bei Ihnen lange?
- Haben sie sich schon einmal selbst verletzt? Sind Sie oft wütend gegen andere?
- Verschlucken sie sich häufig?
- Sind Sie es gewohnt, für sich selbst zu sorgen?
- Haben sie sich finanziell abgesichert?
- Haben sie Angst? Wovor?

Aktuelle Bedürfnisse

- Haben sie Wünsche, die von ihren Gewohnheiten und Erfahrungen abweichen?

- Was brauchen Sie, um sich sicher zu fühlen?
- Welche Hilfe wünschen Sie sich?

Durchsicht der Unterlagen

- Erkrankungen, die die kognitiven Fähigkeiten beeinflussen?
- Erkrankungen des Nervensystems oder der Psyche?
- Beeinträchtigung der Sinnesorgane?
- Suchterkrankungen?
- Bewegungseinschränkungen?
- Lähmungen?
- Schwindel?
- Chronische Schmerzen?
- Medikamentöse Therapien, die Einfluss auf die Sicherheit haben, z. B. Benzodiazepine, Thrombozytenaggregationshemmer?

Beobachtung

- Bewegungsabläufe, Körperhaltung, Gangbild
- Bewusstseinslage
- Orientierung zu Ort, Zeit, Person, Situation
- Merk- und Denkfähigkeit
- Vitalfunktionen
- Husten- und Schluckreflex
- Sozialverhalten
- Kommunikationsfähigkeit
- Verletzungen
- Ernährung.

Altenpflegerinnen sammeln Informationen zu aktuellen Problemen, Ressourcen, Bewältigungsstrategien, Gewohnheiten und Bedürfnissen des Pflegebedürftigen auch mit dem Ziel, eine **Pflegediagnose** zu stellen. Sie gewinnen die Informationen aus:
- Gesprächen mit dem Pflegebedürftigen, den Angehörigen und anderen Bezugspersonen
- Unterlagen des Pflegebedürftigen
- Gesprächen mit Mitarbeitern anderer Disziplinen, zu denen der Pflegebedürftige Kontakt hat
- Gezielter Beobachtung.

Durchsicht der Unterlagen

- Liegen medizinische Diagnosen und Symptome vor, die die Sicherheit in der Motorik beeinflussen könnten, z. B. Gangunsicherheiten durch Morbus Parkinson, Halbseitenlähmung, Prothesen?
- Liegen Beeinträchtigungen der Sinnesorgane vor, wie Seh-, Sprech- oder Hörbehinderungen, die u. a. auch die tägliche Selbstversorgung und Kommunikation erschweren?

- Liegen Erkrankungen des Nervensystems oder der Psyche vor, die zu psychischen Veränderungen und Gefährdungen (→ Kap. I/33) führen können, z. B. Depressionen?
- Werden Therapien durchgeführt, die die Sicherheit oder das Sicherheitsgefühl beeinflussen, z. B. Psychopharmaka, die die Verkehrssicherheit beeinträchtigen?
- Gibt es Erkrankungen, die zu akut lebensbedrohlichen Zuständen führen können, z. B. Diabetes mellitus, Asthma? Welche Maßnahmen sind im Notfall geplant?
- Sind Medikamenten- und Genussmittelabhängigkeiten bekannt?
- Gibt es regelmäßige Termine bei Ärzten oder anderen Spezialisten, die unbedingt wahrgenommen werden müssen, z. B. Blutgerinnungstest bei Antikoagulanzientherapie (→ Kap. I/31.4)?

Checkliste zur weiteren Informationssammlung

Eine **Checkliste** kann im Rahmen eines Gesprächs mit Pflegebedürftigen, deren Bezugspersonen sowie Fachkollegen benutzt werden. Sie dient u. a. der Dokumentation der Beobachtungen, die von Altenpflegerinnen vorgenommen wurden. Damit die Informationen im weiteren Verlauf des Pflegeprozesses vollständig sind, gibt die Checkliste wichtige Eckpunkte zur Sicherheit und den Sicherheitsbedürfnissen vor (→ Tab. I/21.1), die jedoch nicht weiter ausformuliert werden. Die Checkliste ermöglicht in erster Linie eine Überprüfung bezüglich der Vollständigkeit der erhobenen Informationen.

Ziel der Checkliste ist eine Überprüfung bezüglich der vollständigen Erfassung der folgenden Aspekte:
- Lebensbereiche, in denen Unselbstständigkeit, Selbstversorgungsdefizite und Gefährdungen bestehen
- Gefühle und Bedürfnisse bezogen auf Sicherheit und Geborgenheit
- Möglichkeiten und Notwendigkeiten des Schutzes mit den Aspekten
  - Eigenkräfte
  - Hilfsmittel.

Vereinbarung der Pflegemaßnahmen

Bei der Vereinbarung der Pflegemaßnahmen beachten Altenpflegerinnen, welche Risikofaktoren verschiedener Gefahrengruppen für den Pflegebedürftigen vorliegen. Sie berücksichtigen dabei sein Recht auf Selbstbestimmung und seine Ressourcen. Zu beachtende Gefahren:

- Verletzungsgefährdung, z. B. Sturz
- Infektionsgefährdung, z. B. Pneumonie
- Aspirationsgefährdung
- Vergiftungsgefährdung, z. B. durch Medikamente
- Selbst- und fremdverletzendes Verhalten
- Verwahrlosungsgefährdung
- Suizidgefährdung.

Mögliche Pflegemaßnahmen sind überwiegend präventiver Art:

- Anleitung und Beratung zu Sicherheitsgefährdungen
- Hilfsmittel zur sicheren Fortbewegung bereitstellen
- Sicherheitsaspekt bei der Wohnraumgestaltung beachten
- Stolperfallen beseitigen
- Orientierungshilfen schaffen
- Hygienemaßnahmen einhalten
- Vitalfunktionen beobachten
- Vertrauen schaffen
- Selbstvertrauen fördern
- Wahrnehmung schulen
- Beobachtung des Pflegebedürftigen in Bezug auf seine Sicherheit
- Unterstützung anbieten
- Prophylaktische Maßnahmen durchführen, z. B. Sturzprophylaxe, Zystitisprophylaxe.

I/21.2.4 Körperpflege

Fragen an den Pflegebedürftigen oder die Angehörigen

Probleme, Ressourcen

- Können Sie die Körperpflege selbstständig durchführen? Wenn nein, wobei brauchen Sie Unterstützung?
- Wann führen Sie die Körperpflege durch? Duschen oder baden Sie oder führen Sie die Körperpflege am Waschbecken durch? Wie oft waschen Sie Ihre Haare?
- Haben Sie Probleme mit Ihrer Haut? Wenn ja, haben Sie diese Probleme bereits mit Ihrem Arzt besprochen? Was haben Sie bisher dagegen getan?
- Reagieren Sie auf Kosmetika, Reinigungs- oder Hautpflegemittel allergisch?
- Besitzen Sie Hilfsmittel bzw. Prothesen? Wenn ja, welche? Benötigen Sie Hilfe bei der Versorgung der Prothese bzw. des Hilfsmittels?

- Bei Zahnprothesen: Benutzen Sie eine Voll- oder Teilprothese? Befinden sich eigene Zähne im Unter- oder Oberkiefer?
- Sind Sie stuhl- oder urininkontinent? Verwenden Sie Hilfsmittel? Welche?

Gewohnheiten und Erfahrungen

- Welche Maßnahmen der Körperpflege führen Sie gewöhnlich wann (Uhrzeit) und wie häufig durch, z. B. Duschen, Baden, Ganzkörperwaschung am Waschbecken, Teilwaschungen?
- Mögen Sie die Wassertemperatur gewöhnlich eher heiß, warm oder kühler?
- Haben Sie bestimmte Reinigungs- und Pflegemittel, Parfüm, Deo und Aftershave, die Sie bevorzugen? Wenn ja, welche?
- Wie häufig waschen Sie gewöhnlich Ihre Haare? Wie häufig gehen Sie zum Friseur? Haben Sie einen bestimmten Friseur?
- Gehen Sie regelmäßig zur Fußpflege oder zur Kosmetikerin? Haben Sie einen bestimmten Fußpfleger bzw. Kosmetikerin?
- Bei Frauen: Neigen Sie zu einem Damenbart?
- Wie haben Sie sich bisher rasiert (nass, trocken)?
- Wenn Sie den Wert Ihres äußeren Erscheinungsbilds für sich persönlich auf einer Skala von eins bis vier bestimmen würden – wie würden Sie sich einstufen?
  - Mir ist das äußere Erscheinungsbild sehr wichtig (1)
  - Mir ist das äußere Erscheinungsbild mäßig wichtig (2)
  - Mir ist das äußere Erscheinungsbild nicht so wichtig (3)
  - Mir ist das äußere Erscheinungsbild gar nicht wichtig (4).

Aktuelle Bedürfnisse

- Haben Sie zurzeit Wünsche bezüglich der Körperpflege, die von Ihren bisherigen Gewohnheiten abweichen?

Durchsicht der Unterlagen

- Liegen medizinische Diagnosen und Symptome vor, die die Sorge um eine adäquate Körperpflege beeinflussen können, z. B. Frakturen, Lähmungen, dekompensierte bzw. schwere Herzinsuffizienz, Immobilität, Sehstörungen, Inkontinenz, Demenz oder Depression?
- Werden medizinische Therapien durchgeführt, die die Körperpflege beeinflus-

sen können, z. B. Bettruhe, Ruhigstellung?
- Sind Selbstversorgungsdefizite bei der Körperpflege bekannt?
- Bestehen regelmäßige Termine bei Fußpflege, Friseur oder Kosmetikerin?
- Sind Ergotherapeuten an der Therapie beteiligt?

Beobachtung

Einzuschätzen, wie ein Pflegebedürftiger sich pflegt, bedarf einer mehrtägigen, diskreten Beobachtung. Dabei ist Fingerspitzengefühl gefragt. Besonders zu beobachten sind Pflegebedürftige:

- Die an Orientierungs-, Merkfähigkeits- und Denkstörungen leiden, z. B. demenzerkrankte Menschen
- Die an einer Depression leiden
- Mit eingeschränkter Beweglichkeit, z. B. durch Gelenkveränderungen bei Arthritis oder durch Schmerzen sowie bei feinmotorischen Störungen, z. B. bei Morbus Parkinson
- Mit Sehstörungen
- Mit Harn- oder Stuhlinkontinenz (→ Kap. I/21.4).

> ❯❯ Häufig lässt sich am ersten Tag noch nicht der vollständige Umfang des Pflegebedarfs bestimmen. Nach und nach können die Informationen an den folgenden Tagen durch aufmerksame Beobachtung ergänzt werden.

Beobachtung des Hauttyps

Der **Hauttyp** (→ Tab. I/21.8) kann mit Hilfe eines Gesichtsabdrucks zwei Std. nach der Gesichtsreinigung an einem blank polierten Spiegel bestimmt werden.

Gerade bei älteren Personen kann der Hauttyp an den verschiedenen Körperregionen sehr unterschiedlich sein. Häufig haben sie an den Extremitäten (besonders ausgeprägt an den Unterschenkeln) eine sehr trockene Haut, an anderen Körperregionen aber einen normalen Hautzustand.

Durch die Bestimmung des Hauttyps in unterschiedlichen Körperregionen vermeiden Altenpflegerinnen, dass z. B. ein Pflegebedürftiger von Kopf bis Fuß mit entfettenden Produkten gepflegt wird, obwohl er zwar eine fettige Gesichtshaut, aber sehr trockene Haut an Armen und Beinen hat.

Beobachtung auf Hautveränderungen

Auf **Hautveränderungen** achten Altenpflegerinnen grundsätzlich bei allen Pflegebe-

I
21

Hauttyp	Spiegelabdruck
Fettig	Fettfleck
Trocken	Keine anhaltenden Fettspuren
Fettig-trocken	In der Gesichtsmitte (Kinn, Nase, Stirn) anhaltende Fettspuren

Tab. I/21.8 Zeichen für die Bestimmung des Hauttyps.

dürftigen, die ein Selbstversorgungsdefizit bei der Körperpflege haben oder über Veränderungen der Haut und Beschwerden klagen. Beobachtet werden (→ Kap. I/31.2.5):

- Hautfarbe
- Pigmentveränderungen
- Hautbeschaffenheit
- Spannungszustand der Haut
- Veränderungen der Hautanhangsgebilde, z. B. Haare und Nägel.

Vereinbarung der Pflegemaßnahmen

Bei der Vereinbarung von Maßnahmen zur Körperpflege beachten Altenpflegerinnen die Biografie des Pflegebedürftigen und seine Selbstbestimmung. Davon profitieren ganz besonders Menschen mit Demenz. Weitere zu berücksichtigende Aspekte:

- Wünsche und Bedürfnisse
- Gewohnheiten und Erfahrungen
- Erkrankungen und Einschränkungen
- Inkontinenz
- Psychische Faktoren
- Emotionen
- Hautzustand
- Traumatische Erfahrungen
- Ressourcen und Probleme.

Maßnahmen zur Körperpflege:

- Beratung und Information zur Körperpflege
- Anleitung und Unterstützung bei der Pflege des Körpers
- Beobachtung der Haut, Haare, Nägel, des Mundes
- Berücksichtigung aktueller Bedürfnisse und Anpassung der Abläufe
- Zusammenarbeit mit anderen Berufsgruppen.

I/21.2.5 Bekleidung

Fragen an den Pflegebedürftigen oder die Angehörigen

Ressourcen und Probleme

- Können Sie sich selbstständig an- und auskleiden? Wenn nein, wobei brauchen Sie Unterstützung?

- Besitzen Sie Hilfsmittel bzw. Prothesen? Wenn ja, welche? Benötigen Sie Hilfe bei deren Verwendung?

Gewohnheiten und Erfahrungen

- Welche Kleidung tragen Sie bevorzugt? Wie häufig wechseln sie Ihre Kleidung?
- Tragen Sie besondere Kleidungsstücke, z. B. Korsett, Kompressionsstrümpfe, oder haben Sie Schmuck oder andere Accessoires, die Sie bevorzugt tragen?
- Verwenden Sie Hilfsmittel beim An- und Auskleiden? Wenn ja, welche?

Wenn Sie den Wert Ihres äußeren Erscheinungsbildes für sich persönlich auf einer Skala von eins bis vier bestimmen würden – wie würden Sie sich einstufen:

- Mir ist das äußere Erscheinungsbild sehr wichtig (1)
- Mir ist das äußere Erscheinungsbild mäßig wichtig (2)
- Mir ist das äußere Erscheinungsbild nicht so wichtig (3)
- Mir ist das äußere Erscheinungsbild gar nicht wichtig (4).

Aktuelle Bedürfnisse

Haben Sie zurzeit Wünsche bezüglich der Bekleidung, die von Ihren sonstigen Gewohnheiten abweichen (→ Abb. I/21.18)?

Durchsicht der Unterlagen

- Liegen medizinische Diagnosen und Symptome vor, die den Kompetenzbereich „Bekleidung" beeinflussen können, z. B. Frakturen, Lähmungen, Adipositas, dekompensierte bzw. schwere Herzinsuffizienz, Immobilität, Sehstörungen, Inkontinenz, Demenz oder Depression?
- Werden medizinische Therapien durchgeführt, die den Kompetenzbereich „Bekleidung" beeinflussen können, z. B. Bettruhe, Ruhigstellung?
- Sind Selbstversorgungsdefizite beim An- und Auskleiden bereits bekannt?
- Sind Ergotherapeuten an der Behandlung beteiligt?

Beobachtung

Einzuschätzen, ob ein Pflegebedürftiger sich angemessen kleidet, bedarf einer mehr-

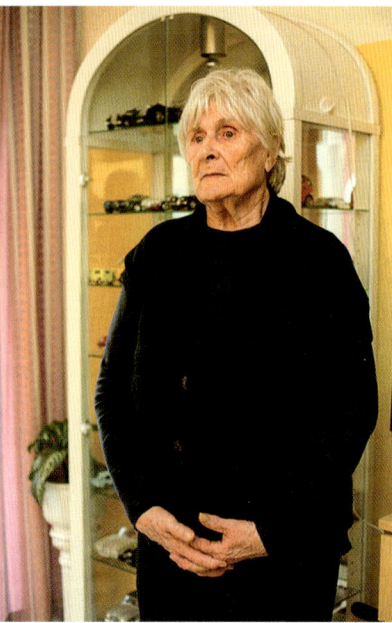

Abb. I/21.18 Diese Frau trauert um ihren Mann und möchte – anders als es ihren sonstigen Gewohnheiten entspricht – für ein Jahr ausschließlich schwarze oder zumindest dunkle Kleidung tragen, um ihrer Trauer Ausdruck zu verleihen. [J787]

tägigen, diskreten Beobachtung. Einem alten Menschen die Jacke aufzuknöpfen und zu fragen: „Na, haben wir wieder seit drei Tagen dasselbe Hemd an?" zeugt von wenig Einfühlungsvermögen und ist verletzend. Wenn ein Pflegebedürftiger auf derart unsensible Weise auf seinen Unabhängigkeitsverlust aufmerksam gemacht wird, reagiert er häufig mit Trauer, Verzweiflung, Wut und Ablehnung.

Besonders zu beobachten sind Pflegebedürftige:

- Die an Orientierungs-, Merkfähigkeits- und Denkstörungen leiden, z. B. Menschen mit Demenz
- Die an Depressionen leiden
- Mit eingeschränkter Beweglichkeit, z. B. durch Gelenkveränderungen bei Arthritis oder durch Schmerzen sowie bei feinmotorischen Störungen, z. B. bei Morbus Parkinson
- Mit Sehstörungen
- Mit Harn- oder Stuhlinkontinenz.

❯❯ Häufig lässt sich beim ersten Kontakt das realistische Ausmaß des Pflegebedarfs noch nicht bestimmen. Nach und nach können die Informationen an den folgenden Tagen durch aufmerksame Beobachtung ergänzt werden.

Vereinbarung der Pflegemaßnahmen

Kleidung hat für den Menschen mehrere Funktionen. Sie ist Schutz vor Witterungseinflüssen, dient der nonverbalen Kommunikation und unterstreicht seine Individualität. Deshalb beachten Altenpflegerinnen bei der Vereinbarung der Pflegemaßnahmen:

* Wünsche und Bedürfnisse
* Gewohnheiten und Erfahrungen
* Jahreszeit, Witterung und Anlass
* Erkrankungen und Einschränkungen, die Einfluss auf die Fähigkeit zur Auswahl der Kleidung und zum selbstständigen An- und Auskleiden haben
* Die Würde des Pflegebedürftigen
* Ressourcen und Probleme.

Pflegemaßnahmen:
* Unterstützung bei der Auswahl der Kleidung
* Unterstützung bei der Auswahl der Kleidung, die der Jahreszeit, Witterung und dem Anlass entspricht
* Anleitung und Unterstützung beim An- und Auskleiden.

I/21.2.6 Ruhen, schlafen, wach sein

Altenpflegerinnen sammeln Informationen über aktuelle oder potenzielle Probleme, Ressourcen, Erfahrungen und Gewohnheiten sowie die aktuellen Bedürfnisse des Pflegebedürftigen aus:

* Der Befragung des Pflegebedürftigen oder der Angehörigen
* Den vorhandenen Unterlagen
* Der gezielten Beobachtung.

Fragen an den Pflegebedürftigen oder die Angehörigen

Probleme und Ressourcen

* Würden Sie sich als guten, mittelmäßigen oder schlechten Schläfer bezeichnen?
* Fühlen Sie sich beim Zubettgehen müde? Wie lange dauert es gewöhnlich, bis Sie einschlafen?
* Wann wachen Sie am Morgen auf? Fühlen Sie sich beim Aufwachen ausgeruht?
* Können Sie selbstständig das Bett aufsuchen bzw. verlassen?
* Können Sie selbstständig im Bett eine bequeme Position einnehmen? Benötigen Sie Hilfsmittel, z. B. Aufrichtevorrichtung, Bettleiter, Strick, Seitenteile, Positionierungshilfsmittel, motorgetriebenes Kopfteil?

* Fühlen Sie sich tagsüber häufig müde?
* Sind psychische Störungen, Sorgen, Ängste oder Probleme bekannt?
* Hatten oder haben Sie Schlafprobleme (Einschlafstörungen, Durchschlafstörungen)? Seit wann haben Sie diese Probleme? Wie häufig wachen Sie auf und wie lange dauern die Wachphasen? Haben Sie eine Vermutung, welche Ursache die Schlafprobleme haben könnten? Wenn ja, was haben Sie bisher dagegen unternommen? Haben Sie das Problem mit Ihrem Arzt besprochen?
* Kennen oder beherrschen Sie Entspannungstechniken? Wenn ja, welche?
* Nehmen Sie ausschwemmende Medikamente (*Diuretika*) ein, wenn ja zu welcher Tageszeit? Trinken Sie abends Alkohol?
* Falls Einnahme von Schlafmedikamenten: Sind Ihnen die unerwünschten Wirkungen und Gefahren bekannt?

Gewohnheiten und Erfahrungen

* Wann gehen Sie gewöhnlich zu Bett? Wann stehen Sie gewöhnlich auf?
* Haben sie Schlafrituale oder Einschlafhilfen (z. B. Abendtoilette, ein bestimmtes Getränk, lesen, Musik hören, Fernsehen, Entspannungstechniken, Wärmflasche)? Was hilft Ihnen am besten?
* Legen Sie Wert auf besonderes Bettzeug (z. B. mehrere Kopfkissen, Nackenrolle, schweres oder leichtes Deckbett, zusätzliche Wolldecke)?
* Was tragen Sie im Bett am liebsten: Schlafanzug, Nachthemd, nur Unterwäsche, Bettschuhe, Bettjacke, keine Kleidung? Tragen Sie nach dem Aufstehen einen Morgen- oder Bademantel?
* In was für einem Bett haben Sie bisher geschlafen (z. B. Doppelbett, Einzelbett, Seniorenbett, hohes Pflegebett, elektrisch verstellbares Bett, weiche oder harte Matratze)?
* Wie haben Sie Ihre Umgebung bisher vor dem Schlafen gestaltet (z. B. kleine oder mittlere Lichtquelle, leicht oder stark abgedunkelter Raum, Zimmertemperatur, Fenster geöffnet oder geschlossen)?
* In welcher Körperposition schlafen Sie gewöhnlich ein (z. B. Seitenposition links oder rechts, flache Rückenposition, erhöhter Oberkörper, Bauchposition)?
* Schlafen Sie am Tage? Wie oft? Wann? Wie lange? Wo (z. B. Bett, Sofa, Seniorenliege, Sessel, Rollstuhl)?

Aktuelle Bedürfnisse

Haben Sie zurzeit Wünsche bezüglich des Ruhens und Schlafens, die von Ihren sonstigen Gewohnheiten abweichen?

Durchsicht der Unterlagen

* Liegen medizinische Diagnosen und Symptome vor, die das Ruhen und Schlafen beeinflussen können, z. B. häufiges nächtliches Wasserlassen (*Nykturie*), Inkontinenz, Schmerzen?
* Werden medizinische Therapien durchgeführt, die das Ruhen und Schlafen beeinflussen können, z. B. Medikamente oder Bettruhe?
* Sind Schlafstörungen bekannt (Einschlaf-, Durchschlafstörungen, Schlafmedikamente, Beruhigungsmedikamente)?
* Besteht Bettlägerigkeit? Überwiegend? Ständig? Seit wann? Warum?

Beobachtung

Die **Beobachtung** des Schlafs wird nur bei Bedarf durchgeführt, z. B.:

* Wenn der Pflegebedürftige selbst keine Auskunft geben kann. Einige Tage lang werden Ruhe-, Schlaf- und Wachphasen des Pflegebedürftigen beobachtet und dokumentiert. Lässt sich ein Schlaf-Wach-Rhythmus erkennen, wird dieser bei allen erforderlichen Pflegemaßnahmen berücksichtigt
* Wenn der Pflegebedürftige über Schlafstörungen klagt. Hier sind in erster Linie auf Zeichen einer Schlafstörung zu achten (→ Kap. I/21.9.1)
* Bei Zeichen einer gesteigerten Müdigkeit.

Liegt objektiv keine Schlafstörung vor, kann es helfen, mit dem Pflegebedürftigen über Sorgen und Nöte zu sprechen, die zur subjektiv wahrgenommenen Schlafstörung führen. Nächtliche Kontrollgänge lösen das Problem nicht und wecken den Pflegebedürftigen nur unnötig auf.

Schlaf-Tagebuch

Bei Schlafstörungen (→ Kap. I/21.9) oder einer gesteigerten Müdigkeit kann ein **Schlaf-Tagebuch** wertvolle Informationen liefern. Nach wenigen Tagen lassen die erfassten Daten den Schlaf-Wach-Rhythmus und die individuellen Probleme und Ressourcen des Pflegebedürftigen erkennen. So ermöglicht das Tagebuch eine differenzierte Pflegeplanung und dient der Evaluierung der Maßnahmen.

Tipps zur Durchführung

Pflegebedürftigen anleiten, über einen begrenzten Zeitraum von wenigen Tagen schlafrelevante Informationen aufzuschreiben (→ Tab. I/21.9), z. B.:

- Schlaf- und Wachzeiten
- Aktivitäten
- Empfindungen
- Vermutete Gründe für Einschlafstörungen, nächtliches Aufwachen bzw. gesteigerte Müdigkeit
- Durchgeführte schlaffördernde Maßnahmen.

Alternativen

Steht ein Aufnahmegerät, z. B. ein Kassettenrecorder oder ein Diktiergerät, zur Verfügung, kann der Pflegebedürftige das Schlaf-Tagebuch auch diktieren.

Auch pflegende Angehörige, die dazu angeleitet wurden, oder Altenpflegerinnen können das Tagebuch schreiben. Voraussetzung ist, dass sie einen 24-stündigen Kontakt zum Pflegebedürftigen haben.

Vereinbarung der Pflegemaßnahmen

Pflegemaßnahmen werden gemeinsam mit dem Pflegebedürftigen unter Berücksichtigung folgender Aspekte vereinbart:

- Wünsche und Bedürfnisse
- Gewohnheiten und Erfahrungen
- Erkrankungen und Einschränkungen
- Verhalten des Pflegebedürftigen
- Individueller Schlaf-Wach-Rhythmus.

Pflegemaßnahmen:

- Information und Beratung zur Bedeutung des Schlafs
- Beobachtung des Schlafs
- Anbieten schlaffördernder Maßnahmen

- Vermeiden von Unterbrechungen des Schlafs
- Zusammenarbeit mit anderen Berufsgruppen bei andauernden Schlafstörungen
- Information und Beratung zu Schlaf- und Beruhigungsmitteln, z. B. unerwünschten Wirkungen
- Tagsüber Ruhe- und Entspannungsphasen ermöglichen.

I/21.3 Selbstversorgungsdefizit bei der Ernährung

Grundlagen der Ernährungslehre (→ Kap. I/16)

Ⓢ Fallbeispiel Stationär, Teil I

Die Altenpflegerin Hermine Brauer betreut die 68-jährige Josephine Mutz, die vor drei Tagen aus der Rehabilitationsklinik entlassen worden ist. Frau Mutz erlitt vor einigen Wochen einen Schlaganfall und ist auf der rechten Seite gelähmt. Laufen ist nur ein kleines Stückchen mit Hilfe eines Rollators möglich. Der rechte Arm hangt meist herunter und Frau Mutz bemerkt es oft nicht. Frau Mutz lebt seit dem Tod ihres Mannes vor zwei Jahren im Seniorenzentrum, da sie keine Kinder hat und sich allein zu Hause nicht mehr so richtig wohl gefühlt hat. Sie war ihr Leben lang mit Leib und Seele Hausfrau und hat auch in der Einrichtung gern bei hauswirtschaftlichen Tätigkeiten mitgeholfen. Seit dem Schlaganfall fühlt sie sich recht nutzlos, da sie dieser Beschäftigung nicht mehr nachgehen kann. Besonders schwer fällt es ihr, sich beim Essen helfen zu lassen, da sie als Rechtshänderin nicht mehr alles allein essen kann.

> ❯ **Selbstversorgungsdefizit bei der Ernährung:** Eingeschränkte Fähigkeit, für die Ernährung zu sorgen.

I/21.3.1 Informationssammlung

Ⓢ Fallbeispiel Stationär, Teil II

Hermine Brauer beobachtet Josephine Mutz einige Tage lang und stellt fest, dass sich die ansonsten recht gesellige und hilfsbereite Frau weitgehend in ihr Zimmer zurückgezogen hat. Selbst das Essen möchte sie in ihrem Zimmer einnehmen, da sie Angst hat, dass sich die anderen Mitbewohner vor ihr ekeln. Das Essen in Gemeinschaft ist für sie eine Qual, da ihr ab und zu Essen vom Löffel fällt und sie ihre Kleidung verschmutzt. Die Hilfen beim Essen durch Pflegende sind ihr sehr unangenehm. Sie äußert, dass nur Babys und Kleinkinder solche Hilfen benötigen.

Frau Brauer analysiert das Verhalten und stellt ein Selbstversorgungsdefizit beim Essen und Trinken fest. Frau Mutz ist in ihrer Lebensqualität und -welt stark beeinträchtigt.

Ursachen und Einflussfaktoren

Faktoren, die zu einem Selbstversorgungsdefizit bei der Ernährung führen können, sind insbesondere:

- Beeinträchtigte körperliche Mobilität (→ Kap. I/18.3)
- Störungen der Geschmackswahrnehmung
- Erkrankungen des Magen-Darm-Trakts, akute und chronische Schmerzen
- Ablehnung der Kostform, z. B. passierte Kost
- Geistige und psychische Veränderungen, z. B. Demenz
- Kau- und Schluckstörungen
- Visuelle Störungen, z. B. Gesichtsfeldeinschränkungen
- Medikamente, die z. B. den Appetit beeinträchtigen
- Ungewohntes Speisenangebot und veränderter Mahlzeitenrhythmus
- Atmosphäre beim Essen, z. B. Zeitdruck, wenig ansprechende Tischatmosphäre
- Bewusstseinsstörungen, Merkfähigkeits- und Orientierungsstörungen (→ Kap. I/33.4)
- Bettruhe oder Ruhigstellung von Körperteilen, z. B. durch Gips
- Medizinische Therapie, z. B. parenterale oder enterale Ernährung.

Schlafprotokoll						Name	
Bitte abends ausfüllen							
Datum	Besondere Tagesaktivitäten	Haben Sie tagsüber geruht oder geschlafen? Wie lange?	Abendliche Schlafrituale?	Medikamente (Zum Beruhigen/zum Schlafen)?	Wann sind Sie zu Bett gegangen?		Sonstige Bemerkungen
Bitte morgens ausfüllen							
Datum	Wann sind Sie eingeschlafen?	Wie haben Sie geschlafen? Wie lange?	Wann sind Sie aufgestanden?	Sind Sie in der Nacht aufgewacht? Wann? Wie oft? Warum? Wie lange sind Sie wach gewesen?	Haben Sie schlaffördernde Maßnahmen durchgeführt? Welche?		Sonstige Bemerkungen

Tab. I/21.9 Beispiel eines Schlafprotokolls.

Zeichen und Ausmaß

Der Unterstützungsbedarf kann sich in verschiedenen **Bereichen** zeigen, z.B.:

- Bei der Zubereitung der Mahlzeiten
- Beim Bereitstellen der Speisen und Getränke
- Bei der Überwachung der Nahrungs- und Flüssigkeitszufuhr
- Bei der Unterstützung oder Anleitung zur Nahrungsaufnahme, enteralen Ernährung.

> ❯ Das **Ausmaß** des Unterstützungsbedarfes beim Essen und Trinken lässt sich in vier Schweregrade einteilen (→ Tab. I/21.10). Diese Schweregrade ermitteln Pflegende durch aufmerksames Beobachten.

Folgen

Ein Selbstversorgungsdefizit bei der Ernährung führt zu unzureichender oder einseitiger Nahrungs- und Flüssigkeitszufuhr. Flüssigkeitsdefizite (→ Kap. I/21.4) und Unterernährung (→ Kap. I/20.9) können die Folge sein.

Das Gefühl der **Macht-** und **Hilflosigkeit** (→ Kap. I/18.11) kann auftreten, wenn ein Pflegebedürftiger vollständig von der Unterstützung anderer Personen abhängig ist. Bleiben dann individuelle Wünsche unberücksichtigt und werden die Mahlzeiten unter Zeitdruck angereicht, empfindet sich der Pflegebedürftige als eine Belastung für die Umgebung. Essen und Trinken macht ihm keinen Spaß mehr, sondern dient nur noch der Aufrechterhaltung seiner Körperfunktionen.

Vermutet wird, dass diese psychische Situation ein Grund für die **Nahrungsverweigerung** eines alten Menschen sein kann.

I/21.3.2 Pflegetherapie

Gestaltung der Umgebung

Appetit anregen

Lassen die physiologischen Warnsignale Hunger und Durst nach, kann es möglicherweise gelingen, den Pflegebedürftigen durch das appetitliche Aussehen der Speisen zum Essen und Trinken zu motivieren. Die Anordnung der Speisen und Getränke auf dem

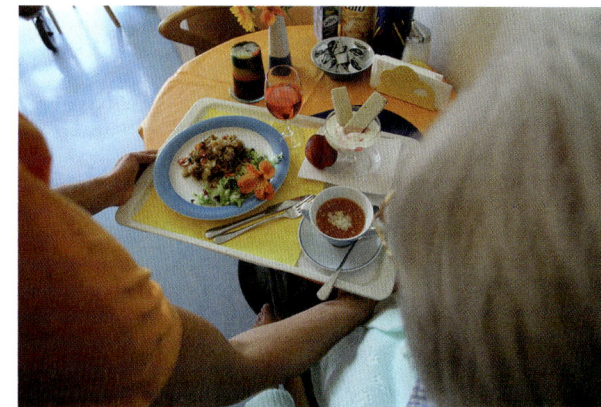

Abb. I/21.19 Das Auge isst immer mit. [K333]

Tablett ist Aufgabe der Altenpflegerinnen, die dem Pflegebedürftigen die Mahlzeit bringen. Ein Pflegebedürftiger isst trotz mangelnden Hungergefühls eher, wenn der Tisch schön gedeckt und das Essen schön angerichtet ist, auch wenn es auf einem Tablett aus der Küche in den Wohnbereich kommt (→ Abb. I/21.19). Auch pürierte Kost (→ Tab. I/21.11) kann in appetitlicher Form präsentiert werden. Bei der Auswahl der Nahrungsmittel berücksichtigen Altenpflegerinnen die Vorlieben der Pflegebedürftigen. Viele alte Menschen haben ihr Leben lang saisonal ausgerichtete Hausmannskost zu sich genommen. Neuzeitliche Gerichte, wie Pizza, Hamburger, Döner, sind ihnen fremd.

> ❯ Auch bettlägerige Pflegebedürftige freuen sich, wenn an Geburtstagen oder zu anderen Festen etwas Besonderes auf dem Speiseplan steht.

Über den **Geruch** lässt sich der Appetit ebenfalls beeinflussen. Unangenehme Gerüche lösen eher Ekel und Appetitlosigkeit, angenehme hingegen Freude und, wenn es attraktive Düfte aus der Küche sind, Appetit aus. Treten unangenehme Gerüche auf, ist es deshalb wichtig, das Zimmer, den Wohnbereich oder die Wohnung vor der Mahlzeit gründlich zu lüften.

Pflegebedürftige, denen Altenpflegerinnen die Nahrung anreichen, benötigen eine geduldige und **ruhige Atmosphäre.** Manche haben ein schnelles Esstempo, andere wiederum benötigen sehr viel Zeit. Es ist wichtig, dass sich die Umgebung auf individuelle Zeitbedürfnisse beim Essen einstellt.

Ablenkungen durch Radio oder Fernsehen sollten vermieden werden, sind aber bei ausdrücklichem Wunsch zu tolerieren.

Sind **Getränke** bereitzustellen, ist es besser, häufiger kleinere Mengen anstatt der gesamten Tagesration auf den Tisch zu stellen. Der alte Mensch, der sowieso häufig nur wenig Durst verspürt, gibt dann möglicherweise beim Anblick der großen Mengen, die er zu bewältigen hat, mutlos auf. Gläser und Tassen nicht bis zum Rand füllen, da Pflegebedürftige häufig zittern und somit leicht Getränke verschütten. Schnabelbecher nur einsetzen, wenn es unbedingt nötig ist, da es vielen alten Menschen unangenehm ist, aus diesen Bechern zu trinken. Überdies behindern sie das gewohnte Trinkgefühl und verstärken Schluckstörungen.

Im **Speisesaal** einer Pflegeeinrichtung trägt eine angenehme, freundliche und warme Atmosphäre, die den Bedürfnissen der älteren Generation entspricht, dazu bei, dass sich die alten Menschen wohl fühlen (→ Abb. I/21.20). Immerhin verbringen sie bis zu vier sehr wichtige Tageszeiten dort. Bei der Ausstattung oder Renovierung eines Speisesaals ist es daher ratsam, die Pflegebedürftigen in die Gestaltung einzubeziehen, z.B. über den Heimbeirat.

Für die meisten Menschen sind die Mahlzeiten gleichzeitig **tagesstrukturierende Maßnahmen,** an denen sie sich orientieren können (→ Kap. II/10). Manchen ist es sehr wichtig, dass die Zeiten pünktlich eingehalten werden, anderen wieder ist es eher eine Last, sie würden etwas flexiblere Zeiten bevorzugen. Nach Möglichkeit entsprechen Altenpflegerinnen diesen individuellen Wünschen. Häufig lassen sich mit ein wenig gutem Willen Kompromisse finden. Viele Privathaushalte oder Einrichtungen verfügen mittlerweile über eine Mikrowelle, mit deren Hilfe eine warme Mahlzeit auch zu einem späteren Zeitpunkt bereitgestellt oder angereicht werden kann, ohne dass ihre Qualität durch langes Warmhalten leiden würde.

Grad	Bezeichnung	Unterstützungsbedarf
0	Selbstständig	Kein Unterstützungsbedarf bei der Ernährung
1	Leichte Einschränkungen	Die Ernährung wird durch Hilfsmittel oder mehr Zeit sicher gestellt
2	Mittelmäßige Einschränkungen	Teilweise personelle Unterstützung erforderlich
3	Unselbstständig	Vollständige personelle Unterstützung erforderlich

Tab. I/21.10 Schweregrade eines Selbstversorgungsdefizits bei der Ernährung.

Kostform	Merkmal	Indikationen
Vollkost	• Normale Kost mit normalem Kaloriengehalt	• Pflegebedürftiger, der alles essen darf
Pürierte Kost	• Alle festen Speisen sind püriert	• Eingeschränktes Kau- und Schluckvermögen
Schonkost	• Leicht verdaulich • Nicht blähend • Zubereitung ohne Backen, Braten und scharfes Würzen • Fettarm • Evtl. ballaststoffarm	• Verdauungsstörungen • Erkrankungen des Magen-Darm-Trakts
Energiedefinierte Kost *(Reduktionskost)*	• Reduzierter Kaloriengehalt je nach individuellen Anforderungen	• Behandlungsbedürftiges Übergewicht • Gewichtsreduzierung auf Wunsch des Pflegebedürftigen
Kalorienreiche Kost	• Kalorienreich und hochwertig	• Untergewicht • Kachexie • Tumorkranke

Aufbaukost	• Kost wird nach einem Schema aufgebaut:
	  – Schluckweise Tee
	  – Tee und Zwieback
	  – Schleimsuppe
	  – Passierte Kost
	  – Schonkost
		• Nach Operationen im Magen-Darm-Trakt
		• Nach langer Nahrungskarenz
		• Steigerung je nach Verträglichkeit

Eiweiß- und elektrolytdefinierte Diäten	• Eiweiß- oder Kochsalzgehalt ist z. B. reduziert	• Einige Nieren- und Lebererkrankungen • Hypertonie • Ödeme
Diabetesdiät	• Individuelle Anpassung der Kohlenhydratzufuhr	• Diabetes mellitus
Fettarme Diät	• Fettarm	• Fettstoffwechselstörungen, z. B. erhöhter Cholesterinspiegel im Blut
Purinarme Kost	• Wenig Fleisch und Fisch • Keine Hülsenfrüchte, Spinat und Pilze • Wenig Kaffee	• Gicht

Sterile, keimarme Kost	• Kein frisches Obst, Gemüse (wegen der Keimbesiedelung)
	• Nur Gekochtes
		• Schwer abwehrgeschwächte Pflegebedürftige, z. B.:
		  – Nach Transplantationen
		  – Mit HIV-Infektion

Tab. I/21.11 Kostformen und ihre Indikationen (Beispiele).

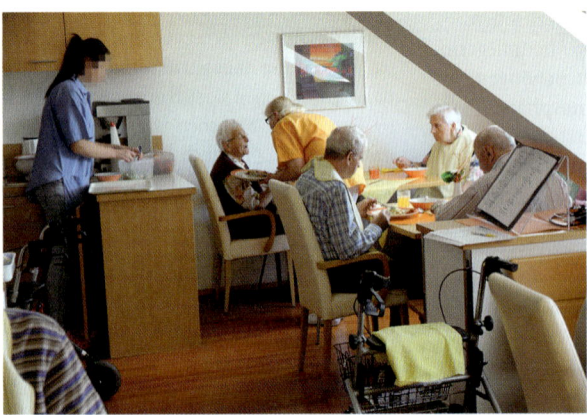

Abb. I/21.20 Ist der Speisesaal wohnlich eingerichtet, fühlen sich Bewohner darin wohl. [K333]

❯❯ Möglichkeiten zur Ess- und Trinkförderung:
• Wünsche und Gewohnheiten der Pflegebedürftigen bei den Mahlzeiten und Getränken berücksichtigen
• Jahreszeitlich ausgewählte, milde Kost anbieten
• Exotische Nahrungsmittel und scharfe Gewürze vermeiden
• „Das Auge isst mit", deshalb: Essen appetitlich anrichten, Tisch angenehm gestalten
• Essen in Gesellschaft
• Feste in entsprechendem Rahmen feiern
• Hilfsmittel in Absprache mit den Pflegebedürftigen auswählen
• Tassen und Becher nicht bis zum Rand füllen
• Regelmäßiges Angebot von Getränken und Zwischenmahlzeiten
• Evtl. essen und trinken Altenpflegerinnen gemeinsam mit den Pflegebedürftigen
• Zeit lassen zum Essen und Trinken
• Basale Stimulation®, d. h. Grundstimulation durch Düfte und Gerüche
• Finger food
• „Eat by walking": Essen während des Gehens für Pflegebedürftige mit starkem Bewegungsdrang anbieten
• Essen nicht zu klein schneiden, denn es kann sonst nicht mehr gegriffen werden.

Auswahl der geeigneten Kostform

Kostform und Konsistenz werden bei Bedarf in Absprache mit dem Arzt ausgewählt (→ Tab. I/21.11). Altenpflegerinnen haben die Aufgabe, regelmäßig zu überprüfen, ob die gewählte Kostform noch geeignet ist und vom Pflegebedürftigen akzeptiert wird.

❯❯ Die Sorge um die geeignete Kostform und Konsistenz ist eine wichtige Aufgabe der Altenpflegerinnen im Umgang mit einem Selbstversorgungsdefizit bei der Ernährung.
Bei Diabetikern berücksichtigen Pflegende die Verabreichung von Zwischenmahlzeiten.

Technische Hilfsmittel

Ess- und Trinkhilfen können eine selbstständige Nahrungsaufnahme ermöglichen (→ Tab. I/21.12, → Abb. I/21.21).
Es ist wichtig, Ess- und Trinkhilfen **individuell auszuwählen,** z. B.:
• Kommen viele Pflegebedürftige, insbesondere Menschen mit Demenz, mit einer normalen Tasse bzw. einem Trinkglas wesentlich besser zurecht als mit einem Schnabelbecher
• Sollten Pflegebedürftige mit Sehstörungen vorzugsweise farbige Gläser verwenden, da sie durchsichtige Trinkgefäße

Ess- bzw. Trinkhilfe	Funktion
Teller mit erhöhtem Rand bzw. Telleraufsatz	• Verhindert, dass die Speisen über den Tellerrand geschoben werden
Einhandbesteck bzw. Besteckhalter	• Ermöglicht Essen mit einer Hand
Klammergabel	• Die Gabel wird mit Hilfe einer Klammer am Tellerrand befestigt und fixiert das Schneidegut (z. B. die Wurst). Das Schneidegut kann mit einer Hand geschnitten werden
Kombinationsbesteck	• Besteck, das gleichzeitig die Funktion von Messer und Gabel bzw. Messer und Löffel übernimmt
Eierbecher mit Saugfuß	• Verhindert das Wegrutschen des Bechers
Matten, Saugnäpfe	• Verhindert das Verrutschen des Geschirrs
Schneidebrett mit Nägeln	• Das Brot wird durch die Nägel fixiert, rutscht dadurch nicht weg und ermöglicht so das einhändige Schneiden und Bestreichen der Brotscheibe
Aufsteckbarer Besteckgriff bzw. -halter	• Ermöglicht das Halten des Bestecks mit wenig Kraft bzw. eine Fixierung des Bestecks
Gewinkelte Löffel	• Geeignet bei begrenzter Beweglichkeit in den Arm-, Schulter- und Handgelenken
Gewinkelte Messer	• Geeignet bei begrenzter Beweglichkeit in den Händen, Handgelenken
Aufsteckbare Griffvorrichtungen für Becher und Gläser	• Trinkhilfe
Röhrchen, Strohhalm	• Mit diesem Hilfsmittel kann der Pflegebedürftige weiterhin allein aus dem Glas trinken. Dabei kann er das Tempo selbst bestimmen
Schnabelbecher, Schnabeltasse mit großer und kleiner Trinköffnung	• Trinkhilfe, geeignet auch für Bettlägerige und Menschen mit Demenz
Babyflasche mit und ohne Haltegriff und Sauger oder großer und kleiner Trinköffnung	• Alternative zu Schnabelbecher oder Schnabeltasse (kann nur verwendet werden, wenn der Benutzer diese Trinkhilfe akzeptiert)

Tab. I/21.12 Ess- und Trinkhilfen (Auswahl).

schlechter sehen und ggf. beim Greifen umstoßen.

Werden Ess- und Trinkhilfen eingesetzt, ist eine **Anleitung** der Pflegebedürftigen im Umgang mit dem Hilfsmittel erforderlich, ggf. in Zusammenarbeit mit einem Ergothe-rapeuten. Soll mit den Hilfsmitteln die Selbstständigkeit zurück gewonnen werden, ist es manchmal auch notwendig, den Pflegebedürftigen zu **motivieren.** Manche ältere Pflegebedürftige mögen es sehr, mundgerecht zubereitete Speisen serviert zu bekommen.

Unterstützung bei der Nahrungsaufnahme im Bett

Die Hilfen bei der Nahrungsaufnahme sind abhängig von dem individuellen Zustand des Pflegebedürftigen. Viele alte Menschen können gezielt sagen, welche Hilfe sie brauchen, einige alte Menschen aber auch nicht. Grundsätzlich sollte man dem Pflegebedürftigen nur so viel Hilfe geben, wie er benötigt und ihn dabei nicht unter- bzw. überfordern. Es erfordert Einfühlungsvermögen, Geduld und Geschick, um das notwendige Maß an Hilfe zu ermitteln. Es geht oft leichter und schneller, dem Pflegebedürftigen das Essen anzureichen, als ihn so zu unterstützen, dass er weitgehend selbstständig essen kann. Gibt man ihm trotzdem das Essen ein, nimmt man ihm ein Stück Selbstständigkeit und Selbstbestimmung und damit Lebensqualität (aktivierende Pflege → Kap. I/31.11.1).

Vorbereitung

- **Raum** lüften, evtl. den Nachttisch in die richtige Höhe bringen, sodass der Pflegebedürftige seine Arme aufstützen kann
- **Altenpflegerinnen:** Hände waschen
- **Material**
  – Serviette und bei Bedarf Hilfsmittel bereitlegen
  – Besteck und Glas richtig positionieren. Die Position ist abhängig davon, ob der alte Mensch Rechts- oder Linkshänder ist, z. B. stellen Rechtshänder das Glas meist auf die rechte Seite. Flaches Geschirr näher zum Pflegebedürftigen stellen, hohes weiter entfernt platzieren, damit nichts umgestoßen wird
  – Überprüfen, ob die Kostform der Mahlzeit die richtige ist. Warmes Essen sollte noch warm sein. Evtl. ist es auf-

---

S Fallbeispiel Stationär, Teil III

Beispiel einer Pflegeplanung bei einem Selbstversorgungsdefizit bei der Ernährung für Josephine Mutz

Informationssammlung	Pflegetherapie	
Wünsche, Gewohnheiten, Hilfebeschreibungen, pflegefachliche Einschätzungen	Pflegeziel/Verständigungsprozess/erwartete Ergebnisse	Pflegemaßnahmen/Pflegeangebote
• Empfindet Hilfebedarf bei der Ernährung als peinlich, zieht sich deshalb zurück • Meldet sich und kann mit personeller Unterstützung Mahlzeiten und Getränke einnehmen; kann am Tisch essen und ihre sozialen Beziehungen pflegen • Hat immer in der Küche mitgeholfen **Pflegefachliche Einschätzungen:** • Selbstversorgungsdefizit bei der Ernährung Grad 2 aufgrund einer Hemiplegie	• Kann mit minimaler Hilfe Nahrung und Flüssigkeit zu sich nehmen • Selbstständigkeit bei der Nahrungszufuhr **Verständigung:** • Akzeptiert die pflegerische Unterstützung	• (*) In der Küche helfen lassen, dafür geeignete Hilfsmittel auswählen • (*) Unterstützung bei der Nahrungsaufnahme soweit erforderlich • (*) Ernährungsprotokoll führen • (*) 4× tgl. und bei Bedarf Anleitung zum Herrichten der Speisen sowie der Nahrungs- und Flüssigkeitszufuhr, Ergotherapie zweimal in der Woche, geeignete Hilfsmittel nach Absprache mit der Pflegebedürftigen auswählen

(*) Diese Maßnahmen können mit entsprechenden Durchführungszeitpunkten in den Tagesstrukturplan eingetragen werden.

I

21

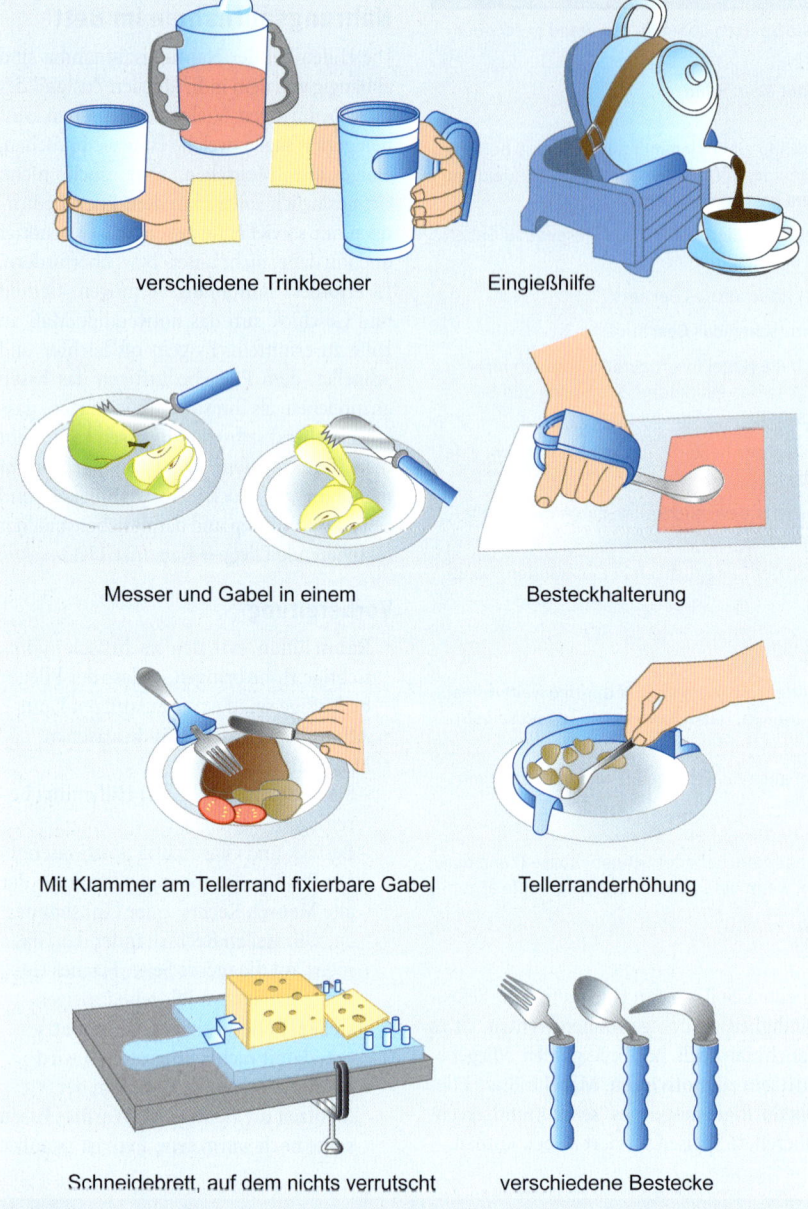

Abb. I/21.21 Ess- und Trinkhilfen. [L138]

verschiedene Trinkbecher

Eingießhilfe

Messer und Gabel in einem

Besteckhalterung

Mit Klammer am Tellerrand fixierbare Gabel

Tellerranderhöhung

Schneidebrett, auf dem nichts verrutscht

verschiedene Bestecke

zuwärmen. Bei langsam essenden Pflegebedürftigen benutzen die Pflegenden ggf. Warmhalteteller
- Pflegebedürftigen im Bett hoch rutschen (lassen) und dann das Kopfteil des Bettes hochstellen, sodass er aufrecht im Bett sitzt (→ Kap. I/19.3.2). Dabei achten Pflegende darauf, dass der Körper an der Hüfte und keinesfalls auf Höhe des Brustkorbs knickt. Ein Kissen oder eine Rolle an den Füßen verhindert das Verrutschen im Bett

- Die Kleidung des Pflegebedürftigen durch eine Serviette schützen
- Medikamente verabreichen, die vor der Mahlzeit einzunehmen sind
- Evtl. Zahnprothese einsetzen.

> **Lern-Tipp**
Bitten Sie einen anderen Altenpflegeschüler, Ihnen Essen anzureichen. Probieren Sie verschiedene Geschwindigkeiten aus. Beobachten Sie genau Ihre Empfindungen. Tauschen Sie dann die Rollen und analysieren Sie anschließend, wie Sie sich während der Mahlzeit gefühlt haben.

> Schamgefühl des alten Menschen respektieren.
- Begriffe wie **„Lätzchen"** oder **„Esslatz"** statt „Serviette" sind entwürdigend
- Niemals den Ausdruck **„füttern"** verwenden, da nur Tiere oder Babys gefüttert werden
- Für die Reinigung des Mundes Serviette, nicht Löffel oder Zellstoff (wie bei Kleinkindern), benutzen.

Durchführung

Bei der Durchführung orientieren sich Altenpflegerinnen stets an den vorhandenen Ressourcen des Pflegebedürftigen und dem angestrebten Pflegeziel.
- **Beaufsichtigung:** Pflegebedürftige mit Demenz (→ Kap. I/33.4) vergessen z. B. das Essen und müssen in gewissen Abständen daran erinnert werden
- **Anleitung:** Den Pflegebedürftigen, abhängig von den ursächlichen Problemen, z. B. Hemiplegie oder Blindheit, Schritt für Schritt zur Nahrungsaufnahme und ggf. im Umgang mit den Hilfsmitteln anleiten. Soweit es erforderlich ist, die Hand führen
- **Teilweise Übernahme:** Die Mahlzeit bereitstellen und so weit vorbereiten, dass der Pflegebedürftige weitgehend allein essen und trinken kann
- **Vollständige Übernahme:** Jeder Schritt wird vollständig von Altenpflegerinnen ausgeführt.

> Gehetzte Altenpflegerinnen verderben den Pflegebedürftigen den Appetit.
Es ist es wichtig, dass die Altenpflegerinnen sehr einfühlsam und geduldig vorgehen. Nur wenn sie selbst zur Ruhe kommen und sich setzen, bekommt der alte Mensch das Gefühl, sie haben Zeit für ihn.
Die Hilfe bei der Nahrungsdarreichung sollte, wenn es der Zustand des Pflegebedürftigen erlaubt, außerhalb des Bettes erfolgen. Die Nahrungszufuhr bei einer aufrechten Körperhaltung unterstützt den physiologischen Transport und verhindert ein Verschlucken. Gleichzeitig mobilisiert diese Haltung den Pflegebedürftigen.

- Sofern möglich, sollte der Pflegebedürftige die Nahrungsmittel betrachten können, ansonsten beschreiben, was auf dem Teller liegt
- Sich nach mitgeteilten Wünschen richten und in den gewohnten Rhythmus des Pflegebedürftigen einfühlen
- Regeln vereinbaren, wenn der Pflegebedürftige nicht sprechen kann, z. B. nonverbale Zeichen festlegen, z. B.:

– „Nein" oder „ich bin satt" bzw. „ich mag das nicht mehr" = Augen länger schließen, Mund verschließen, Kopf wegdrehen, Kopf verneinend schütteln
– „Ja" oder „es kann weitergehen" = Kopfnicken, Mund öffnen, mit den Augen blinzeln, Hand anheben
• Bei schwerkranken Pflegebedürftigen vor dem ersten Bissen sicherstellen, dass der Schluckreflex erhalten ist (→ Kap. I/20.10).

> **Vorsicht!**
> Bei Pflegebedürftigen mit Bewusstseins- und Schluckstörungen besteht **Aspirationsgefahr** (→ Kap. I/20.4).

Der Pflegebedürftige bestimmt, was er essen möchte.
• Das vordere Drittel des Löffels füllen und vorsichtig in den Mund einführen, beim Herausziehen des Löffels die Nahrung an der Oberlippe abstreifen **oder**
• Die Gabel so an den Mund heranführen, dass der Pflegebedürftige sie in den Mund aufnehmen kann, ohne den Kopf anzuheben.

Die auf dem Teller liegenden Nahrungsmittel **abwechselnd** eingeben, also nicht zuerst alle Kartoffeln, dann das Gemüse. Dem Pflegebedürftigen zwischendurch etwas **zum Trinken anbieten.** Genügend **Zeit zum Essen** lassen und Unterbrechungen vermeiden, z. B. nicht zwischen den Bissen schnell noch bei einem zweiten Pflegebedürftigen das Essen anreichen oder andere Dinge erledigen.

Sobald der Pflegebedürftige signalisiert, dass er satt ist oder etwas nicht mehr weiter essen mag, ist diesem Wunsch zu entsprechen, wenn nicht gravierende zusätzliche Probleme eine **Motivation** zum Weiteressen und -trinken erfordern, z. B. ausgeprägte Depression, Hoffnungslosigkeit, Resignation.

> Auf keinen Fall das Essen mit Gewalt eingeben, z. B. „Nase zuhalten" o. ä. „Tricks" anwenden, die ein Gefühl der Machtlosigkeit vermitteln.
> Appetitverlust oder sogar Nahrungsverweigerung können auch durch Erkrankungen der Mundhöhle verursacht sein, deshalb bei Nahrungsverweigerung die Mundhöhle inspizieren und ggf. Arzt informieren.

Nachbereitung

• **Pflegebedürftiger:** Serviette entfernen und die Möglichkeit zur Mund-, Hand- und Zahnreinigung geben und bei Bedarf positionieren
• **Altenpflegerinnen:** Hände waschen
• **Material:**
– Verschmutzte Servietten in die Wäsche geben
– Tablett bzw. den Teller abräumen und überprüfen, ob der alte Mensch lediglich wenig oder ausreichend gegessen hat. Die Frage: „Hat es Ihnen geschmeckt?" gibt Auskunft über das Befinden des Pflegebedürftigen. Befanden sich auch Medikamente auf dem Tablett, kontrollieren, ob sie eingenommen wurden.

> Trinken zwischen den Mahlzeiten: alten Menschen nicht nur zu den Mahlzeiten etwas zu trinken anbieten, sondern auch im Anschluss an eine Mahlzeit ein Getränk bereitstellen.

Essen eingeben bei Menschen mit Demenz

Je weiter die Demenz fortschreitet, desto abhängiger werden die Betroffenen beim Essen und Trinken. Im fortgeschrittenen Stadium übernehmen Altenpflegerinnen das Anreichen der Speisen und Getränke meist vollständig. Dies ist sehr zeitintensiv. Umso wichtiger ist es, dass die unterstützende Person sich Zeit nimmt und sich auf das Tempo („Tuning-In") der demenzkranken Person einstellt (→ Tab. I/21.13):
• Altenpflegerinnen sollten während der gesamten Mahlzeit bei dem Betreuten bleiben
• Altenpflegerinnen sollten in Augenhöhe (Augenkontakt) zu dem Betreuten sitzen, am besten frontal zu dem Pflegebedürftigen oder etwas seitlich
• Mundgerecht Portionen anreichen, die aber groß genug sein sollen, damit der Pflegebedürftige fühlen kann, dass sich Speise im Mund befindet
• Genügend Zeit für jeden Bissen einräumen. Er soll komplett geschluckt sein, bevor der nächste gereicht wird
• Verbale Anweisungen geben und das angebotene Essen deutlich beschreiben (besonders bei pürierter Kost); dabei einen freundlichen aber auch überzeugenden Umgangston verwenden
• Unterstützen ohne Zwang anzuwenden
• Freundliche verbale Aufforderungen wie „bitte kauen", „bitte schlucken", „bitte den Mund öffnen", können hilfreich sein. 🔲🔲12

> **Praktisches aus der Forschung**
> Studien haben gezeigt, dass die kontinuierliche Unterstützung dementer Menschen bei der Nahrungsaufnahme durch wenige Pflegende (Bezugspflege, Teamstabilität) sich positiv auf die Essmenge auswirkt.

Ablehnendes Essverhalten

Ein häufiges Problem beim Essenanreichen ist die **beeinträchtigte verbale Kommunikation.** Ein ziemlich eindeutiges Zeichen, dass der Pflegebedürftige das Essen nicht ablehnt, ist das **Mundöffnen,** auch wenn dies nicht hundertprozentig aussagt, dass der Pflegebedürftige tatsächlich essen mag.

Hält der Pflegebedürftige den **Mund geschlossen,** kann das zwar ein Zeichen für Nahrungsverweigerung sein, muss es aber nicht. Ebenso kann es sein, dass die informierenden und erklärenden Worte der Altenpflegerinnen entweder nicht verstanden wurden oder aber das Gehörte nicht praktisch umgesetzt werden kann, z. B. den Mund öffnen. In diesem Falle kann es hilfreich sein, auf **nonverbale Weise** anzuzeigen, dass es Essen gibt. Pflegende können z. B. versuchen, mit einem angenehmen Nahrungsmittel vorsichtig die Lippen, den vorderen Teil der Mundhöhle und die Zungenspitze zu bestreichen (orale Stimulation → Kap. I/18.6.2). Manche der Pflegebedürftigen öffnen daraufhin den Mund.

Solche Situationen sind immer sehr schwierig. Sie führen vor allem dann in einen **ethischen Konflikt,** wenn der Pflegebedürftige auch nach der Stimulation den Mund nicht öffnet. Handelt es sich um Nahrungsverweigerung? Wenn ja, warum? Was ist zu tun? Eine allgemein gültige Antwort kann es darauf nicht geben. Immer ist das weitere Vorgehen individuell abzuwägen. Um ein einheitliches Vorgehen aller Pflegenden zu garantieren, sind Absprachen im Team notwendig (→ Abb. I/21.22).

Internet- und Lese-Tipp
Informationen zu Ernährungsproblemen demenzkranker Menschen:
www.nahrungsverweigerung.de

I 21

Problem	Maßnahme
Ärztlich angeordnete Nahrungskarenz	• Pflegebedürftigen über die medizinische Notwendigkeit der Nahrungskarenz, z. B. vor einer Untersuchung, informieren und ggf. motivieren • Mehrfach die Möglichkeit geben, den Mund auszuspülen
Essen der Einrichtungsküche oder des Menü-Bringdiensts schmeckt dem Pflegebedürftigen nicht	• Angehörige bitten, Speisen von zu Hause mitzubringen • Mobile alte Menschen bei der Nahrungszubereitung helfen lassen • Wünsche berücksichtigen • Menü-Bringdienst wechseln
Sodbrennen	• Milch oder Joghurt anbieten • Säurehaltige Nahrungsmittel, z. B. Zitrusfrüchte, Süßspeisen, gesüßte Getränke vermeiden • Mit erhöhtem Oberkörper positionieren • Mehrere kleine Mahlzeiten anbieten
Aufstoßen von Luft	• Kohlensäurehaltige Getränke vermeiden • In kleinen Schlucken trinken lassen, um Luftschlucken zu vermeiden • Essen gründlich kauen lassen
Blähungen	• Blähende Nahrungsmittel, z. B. Zwiebeln, Kohl und Hülsenfrüchte sowie kohlensäurehaltige Getränke vermeiden • Nahrungsmittel langsam essen und gut kauen • Wärmflasche oder Bauchwickel auflegen (→ Kap. I/20.13.2) • Baucheinreibung mit Kümmel-Anis-Salbe oder -öl • Tee anbieten, z. B. Kümmel, Anis, Fenchel • Mehrere kleine Mahlzeiten anbieten • Nach ärztlicher Anordnung Medikamente geben, ein Darmrohr legen bzw. einen Einlauf verabreichen (→ Kap. I/20.13.2)
Völlegefühl	• Fünf bis sechs kleinere Mahlzeiten anbieten • Zu den Mahlzeiten Flüssigkeitszufuhr reduzieren, zwischen den Mahlzeiten Getränke anbieten • Bewegung ermöglichen • Bei bestehender Obstipation evtl. Stuhl anregende Maßnahmen (→ Kap. I/20.13.2)
Übelkeit	• Ursache abklären • Ruhig und tief durchatmen lassen, Fenster öffnen • Aufsetzen lassen • Unbekömmliche Nahrungsmittel weglassen • Evtl. Arzt informieren • Nach ärztlicher Anordnung Nahrungskarenz einhalten lassen bzw. Tee und Zwieback verabreichen
Schluckstörungen	• Schluckversuch, Schlucktraining und Ess- und Trinktraining durchführen (→ Kap. I/20.10.2) • Aspirationsprophylaxe (→ Kap. I/20.4.2)
Sehstörungen bzw. Blindheit	• Rutschfeste Teller mit erhöhtem Rand verwenden • Erklären, was es zu essen gibt; evtl. das Essen riechen lassen • Besteck, Teller, Tasse, Glas bei jeder Mahlzeit gleich anordnen, erklären und ertasten lassen • Gläser und Tassen nur halb füllen, damit nichts verschüttet wird • Information über Platzierung der Speisen, z. B. Teller als Zifferblatt, die Anordnung der Speisen im Uhrzeigersinn beschreiben • Evtl. Fleisch schneiden • Bei Sehstörungen farbige Gläser benutzen
Eingeschränktes Greifvermögen z. B. bei rheumatischen Erkrankungen und starkem Zittern	• Verwendung von technischen Hilfsmitteln (→ Tab. I/21.12) • Anleitung im Umgang mit Hilfsmitteln • Anleitung im Sitzen am Tisch durchführen • Pausen ermöglichen • „Fingerfood"
Halbseitenlähmung	• Verwendung von technischen Hilfsmitteln (→ Tab. I/21.12) • Anleitung im Umgang mit Hilfsmitteln • Anleitung zum Sitzen am Tisch • Sehstörungen, insbesondere Blickfeldbeeinträchtigungen berücksichtigen • Bei Bedarf Schlucktraining (→ Kap. I/20.10.2) • In der Anfangsphase nur wenig Nahrung auf den Löffel nehmen • Die Nahrungsaufnahme mit beiden Händen durchführen lassen: die weniger betroffene führt die gelähmte Hand (Bobath-Konzept → Kap. I/31.11.1)
Psychiatrische Erkrankungen, z. B. Verwirrtheit, der alte Mensch weiß nicht, was er mit dem Essen machen soll	• Information, gezielte und schrittweise Anleitung sowie Beaufsichtigung ist erforderlich • Ess- und Trinktraining • An das Essen erinnern • Ein- und Ausfuhr kontrollieren • Bei Vergiftungsängsten Sicherheit vermitteln, evtl. ablenken • „Eat by walking"

Problem	Maßnahme
Die Zahnprothese sitzt nicht richtig oder drückt	• Zahnprothesensitz prüfen • Evtl. Haftcreme verwenden (→ Kap. I/20.6.2) • Zum Zahnarztbesuch motivieren und ggf. einen Zahnarzttermin vereinbaren • Evtl. bestimmte Nahrungsmittel, die Probleme bereiten, nach Rücksprache mit dem Pflegebedürftigen weglassen
Beschwerden beim Kauen	• Ursache feststellen, z. B. Zahnprothesensitz, Entzündungen im Mundraum • Behandlung der Entzündungen nach Rücksprache mit dem Arzt • Viel trinken, um mangelnde Speichelsekretion auszugleichen • Förderung des Kaureizes durch Angebot von unpassierter Kost
Mundtrockenheit (*Xerostomie*)	• Ausreichende Flüssigkeitszufuhr • Basale Stimulation® (→ Kap. I/18.1.2)
Geschmack und Geruchsveränderungen	• Würzige Speisen • Basale Stimulation® (→ Kap. I/18.1.2)

Tab. I/21.13 Probleme und Maßnahmen der Nahrungsaufnahme bzw. -verabreichung.

Getränke anreichen

Getränke werden den Fähigkeiten und Wünschen entsprechend bereitgestellt. Ist der Pflegebedürftige nicht mehr in der Lage, selbstständig zu trinken, wird er unterstützt (→ Abb. I/21.23):

• Bei Bedarf Serviette verwenden
• Je nach Getränk sowie persönlichen Wünschen und Fähigkeiten des Pflegebedürftigen ein normales Glas, eine Tasse oder ein spezielles Hilfsmittel, z. B. Strohhalm, auswählen
• Bei heißen Getränken zuerst die Temperatur des Getränkes an der Innenseite des Armes testen
• Falls erforderlich, den Hinterkopf des Pflegebedürftigen stützen
• Trinkgefäß in die Hand des Pflegebedürftigen geben und, sofern erforderlich, zum Mund führen. Bei warmen Getränken zunächst vorsichtig probieren lassen
• Wünschen und Fähigkeiten des Pflegebedürftigen entsprechend in kleinen oder großen Schlucken trinken lassen. Trinkt der Pflegebedürftige zu hastig, nach jedem Schluck absetzen, da ansonsten Aspirationsgefahr besteht
• Schwachen alten Menschen Getränke evtl. mit einem Sauger verabreichen, da der Saugreflex meistens bis zum Tod erhalten bleibt.

I/21.3.3 Pflegeevaluation

⑤ Fallbeispiel Stationär, Teil IV

Nach einem Monat evaluiert Hermine Brauer die Pflegeplanung für Josephine Mutz. In Absprache mit Frau Mutz wurden in der Zwischenzeit verschiedene Hilfsmittel ausgewählt. Der Gebrauch der Hilfsmittel wurde eingeübt.

Frau Mutz kann deshalb die meisten Mahlzeiten ohne Hilfe einnehmen. Mithilfe eines Strohhalms kann Frau Mutz selbstständig trinken. Die Fortschritte gehen Frau Mutz allerdings nicht schnell genug. Sie möchte so rasch wie möglich die Mahlzeiten vollständig ohne Hilfen der Pflegenden zu sich nehmen.

Frau Mutz verlässt nun wieder öfter ihr Zimmer, um am allgemeinen Leben in der Einrichtung teilzunehmen. Frau Brauer will versuchen, Frau Mutz zu kleinen Arbeiten in der Küche zu motivieren. Die Pflegeplanung wurde angepasst.

I/21.4 Flüssigkeitsdefizit oder Gefahr eines Flüssigkeitsdefizits

Ⓐ Fallbeispiel Ambulant, Teil I

Die Altenpflegerin Linda Müller kommt seit einigen Tagen zu der 65jährigen Käthe Krahl (→ Kap. I/20.9) nach Hause, um ihr bei der Körperpflege zu helfen. Frau Krahl lebt mit ihrem 65-jährigen Ehemann im eigenen Einfamilienhaus in der Einliegerwohnung. Sie hat vier Kinder. Die jüngste Tochter bewohnt mit ihrer Familie den Rest des Hauses. Frau Krahl wurde vor einigen Monaten an einem Darmkarzinom operiert und hat den ersten Zyklus der Chemotherapie hinter sich. Sie ist geistig rege und weiß als erfahrene Krankenschwester gut über ihr Krankheitsbild Bescheid. Durch die Chemotherapie ist es bei Frau Krahl zu Veränderungen der Mundschleimhaut gekommen, die ihr starke Beschwerden bereiten. Da sie sowieso kaum Appetit hat, stört es siewenig, dass ihr das Essen nicht schmeckt. Nur der tägliche Plausch mit der Tochter beim Tee fehlt ihr, da sie das Trinken ebenfalls als unangenehm empfindet. Sie schränkt es deshalb auf das absolute Minimum ein.

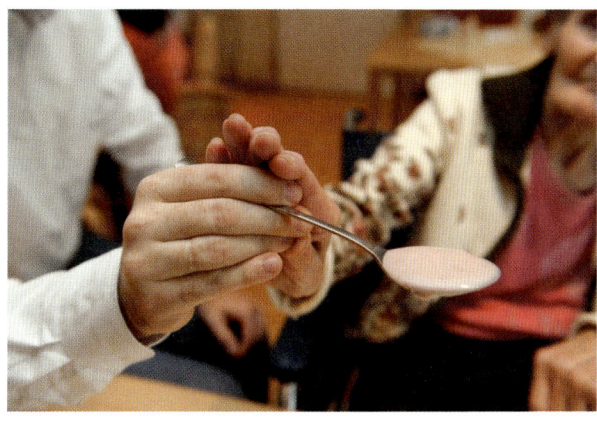

Abb. I/21.22 Wenn pflegebedürftige Menschen die Nahrungsaufnahme verweigern, dürfen Pflegende auf keinen Fall Zwang anwenden, sondern sind aufgefordert, in einem multiprofessionellen Team die Ursachen für die Ablehnung zu ergründen. [K157] ▲▲13 ▲▲14

❯ Flüssigkeitsdefizit (*Dehydratation*): Flüssigkeitsmangel des Körpers durch ein Ungleichgewicht zwischen Flüssigkeitszufuhr und -ausscheidung, wenn entweder zu wenig Flüssigkeit zugeführt oder zu viel Flüssigkeit ausgeschieden wird.
Flüssigkeitsbilanz: Erfassen aller Flüssigkeitsmengen in einem festgelegten Zeitraum (meist 24 Stunden), die dem Körper z. B. über Getränke oder Infusion zugeführt (*Einfuhr*) und die vom Körper ausgeschieden werden (*Ausfuhr*), z. B. über Urin, Stuhl, Erbrochenes, Schweiß oder Wundsekret (→ Kap. I/21.2.2).

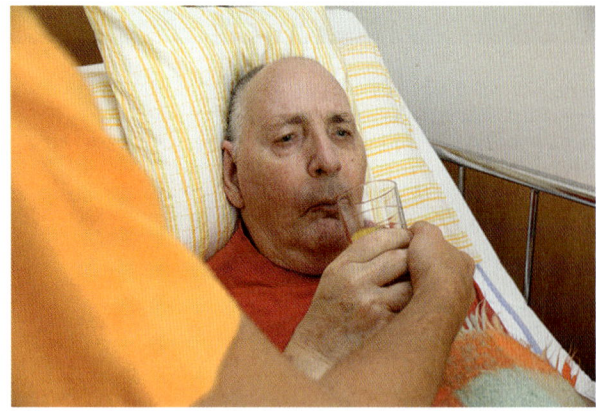

Abb. I/21.23 Getränke anreichen im Bett. [K333]

Für eine adäquate ärztliche Behandlung ist die Unterscheidung des **Flüssigkeitsdefizits** in drei Formen wichtig (→ Abb. I/21.24).

- Bei der **hypotonen Dehydratation** geht mit dem Wasserverlust ein überdurchschnittlich hoher Verlust an Natrium-Ionen einher, z. B. beim Schwitzen oder bei großflächigen Verbrennungen
- Bei der **isotonen Dehydratation** ist der Verlust von Wasser und Natrium-Ionen ausgeglichen, z. B. bei Erbrechen, Durchfall oder mangelnder Flüssigkeitszufuhr
- Von **hypertoner Dehydratation** wird bei reinen Wasserverlusten (ohne Natrium-Ionen) gesprochen, z. B. bei Diabetes mellitus.

❯ Nur die hypertone Dehydratation kann eigentlich als **Exsikkose** bezeichnet werden. In der Praxis wird jedoch häufig jede Form der Austrocknung als Exsikkose bezeichnet.

I/21.4.1 Informationssammlung

Ⓐ Fallbeispiel Ambulant, Teil II

Linda Müller bemerkt bei den zwei täglichen Hausbesuchen den konzentrierten Urin und den verminderten Hautturgor von Käthe Krahl. Auf das ihr ansonsten wichtige Zähneputzen will Frau Krahl immer häufiger verzichten, da es weh tut. Eine Inspektion des Mundraums verweigert Frau Krahl. Frau Müller analysiert das Verhalten von Frau Krahl und stellt ein Selbstversorgungsdefizit bei der Flüssigkeitszufuhr fest. Sie ist in ihrer Lebenswelt stark beeinträchtigt. Frau Müller führt nun ein längeres Gespräch mit Frau Krahl und den Angehörigen, um ihnen die Probleme und Gefahren eines Flüssigkeitsdefizits bewusst zu machen. Anschließend möchte sie mit den Angehörigen und Frau Krahl gemeinsam nach Lösungen suchen.

Ursachen, Risiko- und Einflussfaktoren

- Mangelndes Durstgefühl im Alter
- Selbstversorgungsdefizit bei der Ernährung (→ Kap. I/21.3)
- Merkfähigkeitsstörungen, Verwirrtheit (→ Kap. I/33.4)
- Mangelndes Wissen über die Bedeutung ausreichender Flüssigkeitszufuhr
- Übermäßige Flüssigkeitsverluste, z. B. durch
  - Entwässernde Medikamente (*Diuretika*)
  - Diarrhö (*Durchfall*)
  - Massives Erbrechen
  - Abführmittel, die dem Körper Wasser entziehen
  - Starkes Schwitzen, z. B. bei Fieber
  - Über Drainagen, Sonden
  - Blutungen, großflächige oder extrem nässende Wunden
  - Stoffwechselstörung, z. B. ein unbehandelter Diabetes mellitus (→ Kap. I/31.3.11)
  - Mangelnde Wasserresorption in der Niere (*Diabetes insipidus*).

Zeichen

Mögliche Zeichen sind:
- Extremer, plötzlicher Gewichtsverlust
- Konzentrierter Urin, verminderte Urinausscheidung
- Trockene Schleimhäute, z. B. rissige Zunge
- Mundgeruch
- Verminderte Venenfüllung.

Weitere Zeichen können sein:
- Erhöhter Puls, verminderter Pulsfüllungsdruck
- Niedriger Blutdruck
- Erhöhte Körpertemperatur
- Körperliche Schwäche
- Bewusstseinstrübung
- Verwirrtheitszustände.

❯ Die „stehende Hautfalte" ist bei alten Menschen ein sehr unsicherer Hinweis auf einen Flüssigkeitsmangel. 📖📖15

Folgen

Krankenhauseinweisungen aufgrund eines **akuten Flüssigkeitsdefizits** sind bei älteren Menschen sehr häufig und könnten durch eine adäquate Überwachung der Flüssigkeitszufuhr oft vermieden werden. Eine akute Dehydratation ist ein **lebensbedrohlicher Zustand,** der zum Tode führen kann. Durch eine Dehydratation dickt zudem das

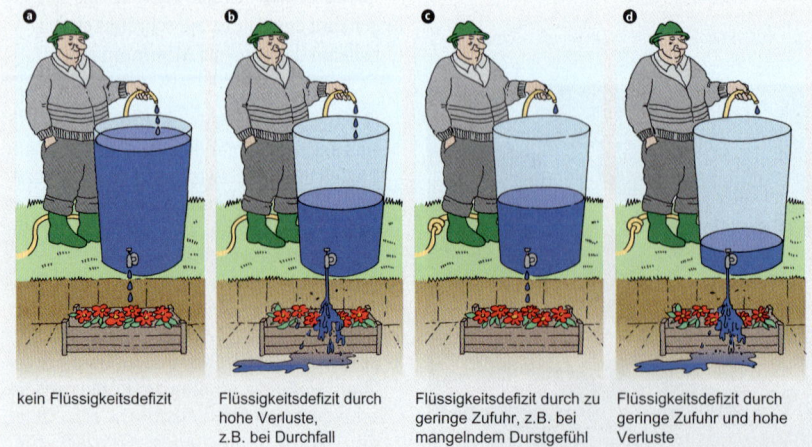

kein Flüssigkeitsdefizit | Flüssigkeitsdefizit durch hohe Verluste, z. B. bei Durchfall | Flüssigkeitsdefizit durch geringe Zufuhr, z. B. bei mangelndem Durstgefühl | Flüssigkeitsdefizit durch geringe Zufuhr und hohe Verluste

Abb. I/21.24 Entstehung eines Flüssigkeitsdefizits. [L119]

Blut ein, sodass die Thrombosegefahr (→ Kap. I/17.3) steigt.

Ein **chronischer Flüssigkeitsmangel** kann zu chronischen Schmerzen und Beschwerden führen, z. B. Verdauungs- und Darmbeschwerden, Obstipation, Schmerzen bei rheumatoider Arthritis, Herzbeschwerden, Schmerzen im unteren Rücken, Schmerzen in den Beinen beim Laufen und Kopfschmerzen.

I/21.4.2 Pflegetherapie

Bei einem massiven Flüssigkeitsverlust, z. B. durch Erbrechen oder Diarrhö, sind in der Regel eine Krankenhauseinweisung und eine ärztliche Behandlung erforderlich. Die Pflegetherapie setzt eher bei der **Vermeidung einer unzureichenden Flüssigkeitszufuhr** an.

Ein alter Mensch benötigt täglich ca. **1,5– 2,5 l Flüssigkeit,** bei Herz- und Niereninsuffizienz ist eine Absprache mit dem Arzt erforderlich.

> ❯ Besteht der Verdacht auf ein Flüssigkeitsdefizit, ist in jedem Fall ein **Einfuhrprotokoll** (→ Tab. I/21.7) zu führen.
>
> Bei Bedarf werden darüber hinaus regelmäßig Vitalzeichen, Bilanz (Ein- und Ausfuhr), Körpergewicht, Körpertemperatur, Zustand von Haut und Schleimhäuten überwacht.
>
> Ist eine orale Flüssigkeitsgabe nicht möglich, erlaubt oder ausreichend, kann die Flüssigkeit auf ärztliche Anordnung auf zwei verschiedenen Wegen verabreicht werden:
> • Enteral über eine Sonde

> • Parenteral über einen intravenösen oder subkutanen Zugang (→ Kap. I/29.6).

Gestaltung der Umgebung

Wird das Flüssigkeitsdefizit durch mangelnden Durst oder eine Merkfähigkeitsstörung verursacht, kann die Umgebung entsprechend gestaltet werden:
• Hilfreich ist es, wenn der Pflegebedürftige ein Formular für ein **Einfuhrprotokoll** (→ Tab. I/21.7) auf den Tisch oder neben das Bett bekommt, das er selbst nach Anleitung führen kann (erhöht die Motivation zum Trinken)
• Bei der **Auswahl der Getränke** die Vorlieben und Gewohnheiten des Pflegebedürftigen berücksichtigen, sofern sie nicht schädlich sind. Geeignete Getränke sind Wasser, Tee und verdünnte Fruchtsäfte. Ungeeignete Getränke sind schwarzer Tee in großen Mengen und Alkohol
• Dafür sorgen, dass Getränk sowie Trinkgefäße und Trinkhilfen entsprechend den Fähigkeiten und Gewohnheiten des Pflegebedürftigen **in erreichbarer Nähe** stehen
• Um die Motivation zum Trinken zu verbessern, lieber kleine statt große Mengen bereitstellen (→ Abb. I/21.25)
• Pflegebedürftigen **mehrfach täglich** und nicht nur zu den Mahlzeiten an das Trinken erinnern oder dazu motivieren. Je geringer die Menge, die mit einem Mal „geschafft" wird, desto häufiger ist die Zufuhr kleinerer Portionen notwendig

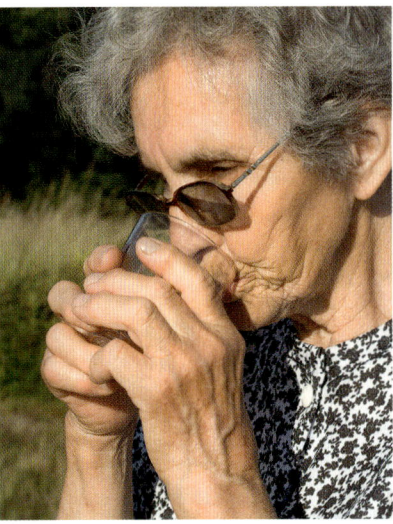

Abb. I/21.25 Kleinere Flüssigkeitsportionen, etwa ein Wasserglas mit ca. 150 ml Fassungsvermögen, kann ältere Menschen zum Trinken ermutigen. [J787]

• Besteht ein Selbstversorgungsdefizit bei der Ernährung, ist es eine wichtige Aufgabe der Altenpflegerinnen, für adäquate Flüssigkeitszufuhr zu sorgen.

> ❯ **Lern-Tipp**
> Welche Möglichkeiten stehen Ihnen zur Verfügung, einen pflegebedürftigen Menschen zum Trinken zu ermuntern? Haben Sie ihren Arbeitsablauf so eingerichtet, dass diese Motivation ein selbstverständlicher Bestandteil Ihrer Aufgaben ist?

Ⓐ Fallbeispiel Ambulant, Teil III

Beispiel einer Pflegeplanung bei einem Flüssigkeitsdefizit für Käthe Krahl

Informationssammlung	Pflegetherapie	
Wünsche, Gewohnheiten, Hilfebeschreibungen, pflegefachliche Einschätzungen	Pflegeziel/Verständigungsprozess/erwartete Ergebnisse	Pflegemaßnahmen/Pflegeangebote
• Kann bereitgestellte Getränke selbstständig trinken • Kann Wünsche äußern, war von Beruf Krankenschwester • Trinkt seit Jahren regelmäßig mittags Tee **Pflegefachliche Einschätzungen:** • Gefahr eines Flüssigkeitsdefizits aufgrund von Schmerzen beim Trinken wegen Veränderungen der Mundschleimhaut durch die Chemotherapie	• Erhaltung vorhandener Ressourcen • **Verständigung:** • Nimmt täglich 2 l Flüssigkeit zu sich	• Über die Bedeutung des Trinkens und Ursachen für mangelndes Durstgefühl informieren • Angehörige anleiten, selbstständig ein Einfuhrprotokoll zu führen • Auch zwischen den Mahlzeiten an das Trinken erinnern oder zum Trinken motivieren, Lieblingsgetränke bereitstellen • Teezeit regelmäßig einhalten • 4× tgl. und bei Bedarf Getränke nach Wunsch bereitstellen • 3× tgl. Mundpflegemittel nach Arztanordnung anwenden • 1× tgl. wässriges Obst, z. B. Melone, zum Nachmittag bereitstellen • Arzt über Schmerzen im Mund informieren

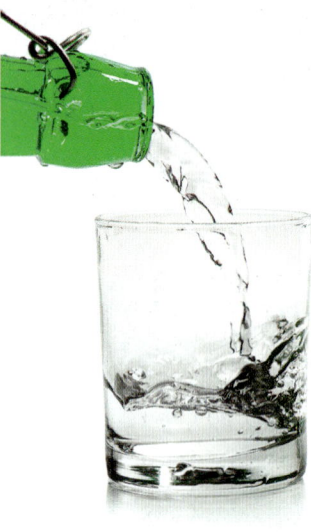

Abb. I/21.26 Wasser ist das natürlichste und gesündeste Getränk. [J787]

Information und Beratung

Vielen älteren Menschen ist nicht bewusst, dass sie zu wenig trinken. Sie haben zunächst einmal einen **Informationsbedarf** über die erheblichen Gefahren und Folgen unzureichender Flüssigkeitszufuhr.

Viele alte Menschen trinken aus **Angst vor Harninkontinenz** zu wenig (➔ Kap. I/20.11). In diesen Fällen ist es wichtig, zu erklären, dass man mit einem solchen Verhalten evtl. sogar eine Harninkontinenz hervorrufen kann. Konzentrierter Urin kann die Blasenwand reizen und in der Folge entsteht eine Dranginkontinenz (➔ Kap. I/20.11) oder das Gefühl, ständig Wasser lassen zu müssen. Die Gefahr einer Harnwegsinfektion steigt. Das **nächtliche Wasserlassen** (*Nykturie*) kann durch eine Reduktion der Flüssigkeitszufuhr tagsüber nur bedingt beeinflusst werden, weil die Ursache für die Nykturie eine Herzinsuffizienz ist. Dennoch kann versucht werden, das Trinken der erforderlichen Flüssigkeit eher in die früheren Tagesstunden zu legen und gegen Abend zu reduzieren.

Auch die **Vorteile des Wassertrinkens,** egal ob Mineral- oder Leitungswasser, sind nicht allen alten Menschen bewusst (➔ Abb. I/21.26). Mit reinem Wasser kann der Mensch sich die benötigte Flüssigkeit und wichtige Mineralien zuführen, ohne gleichzeitig überflüssige oder schädliche Zusatzstoffe, wie Zucker oder Farbstoffe, aufzunehmen.

Um die notwendige Flüssigkeitszufuhr von täglich etwa 2 l sicherzustellen, können auch **wasserhaltige Speisen** gegessen werden, z. B.:

- Gemüse und Obst mit hohem Wasseranteil, z. B. Melone

- Herzhafte Suppen, Milchsuppen, Gemüse- oder Fleischbrühe.

❯❯ Wenn es dem Pflegebedürftigen schwer fällt, Flüssigkeit zu schlucken: Götterspeise besteht fast ausschließlich aus Wasser.

I/21.4.3 Pflegeevaluation

Ⓐ **Fallbeispiel Ambulant, Teil IV**

Nach einem Monat evaluiert Linda Müller die Pflegeplanung für Käthe Krahl. Es war etwas schwierig, die nächsten Angehörigen für diesen Termin zeitlich zu koordinieren. Sie sollen weiter in die Pflege einbezogen werden. Inzwischen kommt der Hausarzt regelmäßig alle 14 Tage. Er hat bei seinem ersten Besuch eine schmerzhafte Veränderung der Mundschleimhaut festgestellt und ein entsprechendes Medikament verordnet. Frau Krahl möchte immer noch nicht, dass die Mundpflege von Frau Müller durchgeführt wird. Da es dem Ehemann unangenehm ist, hat sich die Tochter, die im Hause wohnt, bereit erklärt, die Mundpflege zu übernehmen.

Die Angehörigen führen zwischenzeitlich gewissenhaft ein Einfuhrprotokoll. Käthe Krahl hat die Gründe, warum sie mehr trinken soll, verstanden. In der Praxis fehlt ihr allerdings das Durstgefühl und sie trinkt immer noch zu wenig. Das tägliche Teeritual wurde wieder aufgenommen und hat dazu geführt, dass Frau Krahl mehr Flüssigkeit zu sich nimmt. Die Pflegeplanung wurde nach dem Evaluationsgespräch an die Situation angepasst.

I/21.5 Selbstversorgungsdefizit beim Ausscheiden

Harnblasenkatheter ➔ Kap. I/29.8

Ⓐ **Fallbeispiel Ambulant, Teil I**

Altenpflegerin Linda Müller versorgt die 62-jährige Trude Lauterbach in der häuslichen Umgebung. Frau Lauterbach hat mit dem Pflegedienst Unterstützung bei der Körperpflege vereinbart. Sie wohnt zusammen mit dem etwas jüngeren Ehemann im Erdgeschoss ihres Hauses. Im ersten und zweiten Stockwerk wohnen die beiden Kinder mit ihren Familien. Frau Lauterbach wurde vor einigen Wochen an einem Rektumkarzinom operiert. Der Eingriff verlief funktionserhaltend, doch noch immer leidet Frau Lauterbach

an einer leichten Inkontinenz, die sich nach Aussage des Arztes im Laufe der Zeit bessern wird. Die Pflegebedürftige schafft es oft nicht rechtzeitig auf die Toilette, um ihrem Stuhldrang nachzugehen. Deshalb ist ihre Unterhose öfter verschmutzt. Das ist ihr sehr peinlich.

❯❯ **Selbstversorgungsdefizit beim Ausscheiden:** Eingeschränkte Fähigkeit, für die Blasen- und Darmentleerung zu sorgen.

I/21.5.1 Informationssammlung

Ⓐ **Fallbeispiel Ambulant, Teil II**

Linda Müller bemerkt bei den zwei täglichen Hausbesuchen, dass die Unterhose von Frau Lauterbach immer etwas mit Stuhl verschmutzt ist und dass ihr Gesäß gerötet ist. Trude Lauterbach ist sehr bedrückt über diesen ungewollten und unwillkürlichen Verlust von Stuhl. Sie glaubt, nichts dagegen tun zu können und hat Angst, die Wohnung zu verlassen. Linda Müller analysiert das Verhalten der Pflegebedürftigen und stellt ein Selbstversorgungsdefizit bei der Ausscheidung fest. Trude Lauterbach ist in ihrer Lebenswelt stark beeinträchtigt. Linda Müller führt ein längeres Gespräch mit Frau Lauterbach und den Angehörigen, um ihnen zu helfen, die Probleme des Selbstversorgungsdefizits zu bewältigen. Sie möchte mit den Angehörigen und Frau Lauterbach gemeinsam nach Lösungen suchen.

Ursachen und Einflussfaktoren

Faktoren, die zu einem Selbstversorgungsdefizit beim Ausscheiden führen können, sind insbesondere:

- Eine nicht behindertengerechte Umgebung, z. B. enges Bad, zu hohe Türschwellen, zu niedrige oder zu hohe Toilette, fehlende Haltegriffe
- Beeinträchtigte körperliche Mobilität und funktionelle Einschränkungen (➔ Kap. I/19.3)
- Bewusstseinsstörungen (➔ Kap. I/31.11.11)
- Verwirrtheit, Merkfähigkeits- und Orientierungsstörungen (➔ Kap. I/33.4)
- Harninkontinenz (➔ Kap. I/20.11)
- Stuhlinkontinenz (➔ Kap. I/20.12)

- Medizinische Diagnostik und Therapie, z. B. transurethrale oder suprapubische Harnableitung (siehe unten), künstlicher Darmausgang (Enterostoma → Kap. I/29.9) oder künstliche Urinableitung (Urostoma → Kap. I/29.9.3).

Zeichen und Ausmaß

Der **Hilfebedarf** kann **in verschiedenen Bereichen** erforderlich werden:
- Beim Toilettengang
- Bei der Benutzung des Toilettenstuhls
- Bei der Benutzung von Hilfsmitteln zur Ausscheidung im Bett
- Bei der Versorgung des Blasenverweilkatheters
- Bei der Stomaversorgung.

Das Ausmaß des Unterstützungsbedarfs bei der Ausscheidung wird in verschiedene Schweregrade unterteilt (→ Tab. I/21.14).

Folgen

Folgen eines Selbstversorgungsdefizits können **Blasen-** und **Darmentleerungsstörungen** sein, insbesondere die Obstipation und, zumindest vorübergehend, auch der Harnverhalt, d. h. das Zurückhalten der Ausscheidung aufgrund von Schamgefühlen. Viele ältere Menschen haben Ängste oder Hemmungen, andere Personen um Unterstützung zu bitten und melden sich z. T. zu spät.

Erhalten sie dann nicht unverzüglich Hilfe, kann es zur unfreiwilligen Blasen- oder Darmentleerung (*Inkontinenz*) kommen. Oft werden ältere Menschen dann vorschnell als dauerhaft inkontinent eingeschätzt. Das Schamgefühl und die Angst vor Inkontinenzepisoden können zu Rückzug und Verlust von sozialen Kontakten führen.

Grad	Unterstützungsbedarf
0: Selbstständig	Kein Unterstützungsbedarf beim Ausscheiden
1: Leichte Einschränkungen	Die Ausscheidung ist durch Hilfsmittel oder mehr Zeit sichergestellt
2: Mittelgradige Einschränkungen	Benötigt Anleitung, Begleitung, Beaufsichtigung oder teilweise personelle Unterstützung
3: Unselbstständig	Vollständige personelle Unterstützung erforderlich

Tab. I/21.14 Ausmaß des Unterstützungsbedarfs beim Ausscheiden.

I/21.5.2 Pflegetherapie

Gestaltung der Umgebung

Die Blasen- und Darmentleerung im Bett, im Zimmer oder in der unmittelbaren, hör- oder sichtbaren Nähe anderer ist für die meisten alten Menschen sehr unangenehm. Es ist daher wichtig, für eine angenehme, die **Intimsphäre wahrende Atmosphäre** zu sorgen. Wann immer möglich, ist dem alten Menschen Gelegenheit zu geben, die Toilette aufzusuchen. Das kann z. B. auch mit einem fahrbaren Toilettenstuhl geschehen, der über die Toilette geschoben wird.

Der Toilettenraum sollte sauber, warm und freundlich sein

Damit sich der alte Mensch sicher fühlt, sorgen Altenpflegerinnen dafür, dass die **Klingel** in erreichbarer Nähe angebracht ist. In der häuslichen Umgebung kann ein möglicher **Rufkontakt** dem alten Menschen ein Sicherheitsgefühl vermitteln.

Ist die Blasen- und Darmentleerung ausschließlich **im Zimmer** möglich, helfen folgende Maßnahmen, die Intimsphäre weitgehend zu wahren:
- Anwesende Personen, wenn möglich, aus dem Zimmer bitten
- Pflegebedürftigen nach Möglichkeit allein lassen
- Sichtschutz aufstellen.

Kann der Pflegebedürftige trotz dieser Maßnahmen Blase oder Darm nicht entleeren, können möglicherweise folgende Maßnahmen die Entleerung erleichtern:
- Wasserhahn aufdrehen. Das strömende Wasser löst einen Miktionsreiz aus. Möglicherweise hilft aber auch einfach die Geräuschkulisse
- Einen warmen Waschlappen auf die Blasenregion legen (entspannt den Blasenschließmuskel)
- Eine Hand des Pflegebedürftigen in warmes Wasser tauchen.

> ❯ **Lern-Tipp**
> Welche Maßnahmen helfen nach Ihrer Erfahrung bei Blasenentleerungsstörungen?

Technische Hilfsmittel zur Ausscheidung

Es gibt eine Reihe von Möglichkeiten, die Toilette den körperlichen Einschränkungen des Pflegebedürftigen anzupassen, z. B.:
- **Toilettensitzerhöhungen** bei zu niedrigen Toiletten mit und ohne Armlehnen
- **Aufstehhilfen** für die Toilette
- **Haltegriffe** in der Umgebung der Toilette, die einen weitgehend selbstständigen und sicheren Transfer ermöglichen.

Für die Blasen- und Darmentleerung im Bett stehen folgende **Hilfsmittel** zur Verfügung:

Ⓐ Fallbeispiel Ambulant, Teil III

Beispiel einer Pflegeplanung bei einem Selbstversorgungsdefizit beim Ausscheiden für Trude Lauterbach

Informationssammlung	Pflegetherapie	
Wünsche, Gewohnheiten, Hilfebeschreibungen, pflegefachliche Einschätzungen	Pflegeziel/Verständigungsprozess/erwartete Ergebnisse	Pflegemaßnahmen/Pflegeangebote
• Kann sich bei Stuhldrang melden, kann stehen und laufen • Motiviert, Maßnahmen zu ergreifen um sich sauber und sicher zu fühlen **Pflegefachliche Einschätzungen:** • Selbstversorgungsdefizit Ausscheidung • Häufige Stuhlentleerungen nach Operation eines Darmkarzinoms • Körperliche Schwäche • Leichte Stuhlinkontinenz • Gerötete Haut am Gesäß	• Normale Stuhlausscheidung • Intakte Haut • Wohlbefinden **Verständigung:** • Akzeptiert die pflegerische Unterstützung	• Informationen über Hilfsmittel, z. B. Toilettenstuhl, Einlagen, evtl. Analtampons geben • Angehörige anleiten, selbstständig ein Nahrungs- und Stuhlprotokoll zu führen • Intimpflege, Gesäß nach dem Stuhlgang mit einer Barrierecreme einreiben • Analtampon nach jedem Stuhlgang einführen (Verweildauer max. 8–12 Std.)

I
21

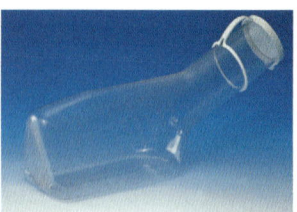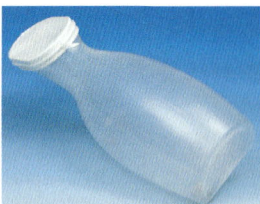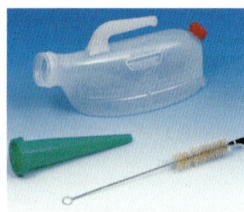

Abb. I/21.27 Urinflasche für Männer (links) und für Frauen (Mitte) und ein auslaufsicheres Modell (rechts). [U151]

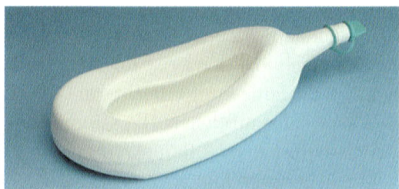

Abb. I/21.28 Urinschiffchen für Frauen. [U151]

- **Urinflaschen** aus Kunststoff oder Glas für **Männer** und **Frauen** zur Urinausscheidung (→ Abb. I/21.27)
- **Urinschiffchen** können von Frauen in liegender und sitzender Position verwendet werden. Durch die flache Form eignet es sich besonders für Frauen, die z. B. aufgrund von Schmerzen ihr Becken nicht gut anheben können (→ Abb. I/21.28)
- **Steckbecken** aus Kunststoff oder Metall für die Frau zur Urin- und Stuhlausscheidung, für den Mann zur Stuhlausscheidung (→ Abb. I/21.30)
- **Toilettenstuhl** (*Nachtstuhl*): fahrbar oder feststehend (→ Abb. I/21.29).

❯ Ist der alte Mensch mit den Hilfsmitteln nicht vertraut, leiten Altenpflegerinnen ihn zur korrekten Handhabung an.

Blasen- und Darmentleerung im Bett

Vorbereitung

- Raum: Fenster schließen und anwesende Personen, wenn möglich, vor die Tür bitten
- Pflegebedürftigen informieren und nur so weit wie nötig aufdecken
- Altenpflegerinnen: Handschuhe anziehen, da Infektionsgefahr besteht
- Material
  – Jeder alte Mensch, der Unterstützung bei der Ausscheidung im Bett benötigt, erhält ein eigenes Steckbecken, das unter dem Nachttisch deponiert wird. Zusätzlich erhalten Männer und bei Bedarf auch Frauen eine Urinflasche. Steckbecken aus Metall sind vor der Anwendung mit warmem Wasser auszuspülen, da das Metall unangenehm kalt ist

– Die Urinflasche mit Deckel in erreichbarer Nähe des alten Menschen mit einer Haltevorrichtung aufhängen.

Benutzung einer Urinflasche oder eines Urinschiffchen

Bei Männern: Den Penis an seiner Wurzel fassen und in die Flaschenöffnung einführen. Die Urinflasche so ins Bett legen, dass sie keinen Druck auf die Hoden ausübt und selbst bei großer Menge kein Urin auslaufen kann. Nach der Blasenentleerung den Penis mit Zellstoff abtupfen.

Bei Frauen: Die Öffnung der Urinflasche wird dicht um die Harnröhrenöffnung gelegt. Die Liegefläche kann mit einer Unterlage geschützt werden. Das Urinschiffchen wird von vorn eventuell mit einer leichten seitlichen Drehung unter das Becken geschoben. Nach der Blasenentleerung wird das äußere Genitale mit Zellstoff abgetupft.

Benutzung eines Steckbeckens

- **1. Möglichkeit:** Der Pflegebedürftige winkelt in Rückenposition die Beine an und hebt das Gesäß. Danach wird das Steckbecken von der Seite untergeschoben. Bei

operierten Pflegebedürftigen, z. B. nach Hüft- oder Oberschenkel-Operationen, achten Altenpflegerinnen darauf, das Steckbecken von der gesunden Seite aus unterzuschieben. Nach einem Schlaganfall wird das Steckbecken von der stärker betroffenen Seite eingeschoben, damit der Pflegebedürftige sie wahrzunehmen lernt (Bobath-Konzept → Kap. I/31.11.1). Gegebenenfalls dabei den Beckenbereich stützen. Der obere Steckbeckenrand soll sich in Kreuzbeinhöhe befinden

- **2. Möglichkeit:** Der Pflegebedürftige dreht sich zur Seite. Das Steckbecken wird mit einer Hand gehalten. Mit der anderen Hand dreht die Altenpflegerin den Pflegebedürftige auf das Steckbecken zurück (→ Abb. I/21.31). Diese Möglichkeit wird bei Pflegebedürftigen angewendet, die nicht in der Lage sind, aus eigener Kraft das Becken anzuheben
  – Nach Möglichkeit den Pflegebedürftigen im Bett aufsetzen lassen, Kopfteil hochstellen, da das Ausscheiden im Liegen nicht physiologisch und schwieriger ist
  – Bei Männern gleichzeitig die Urinflasche anlegen, bei Frauen die Beine strecken (lassen), da sonst der Urin ins Bett läuft
  – Pflegebedürftigen fragen, ob die Position auf dem Steckbecken angenehm ist, ggf. korrigieren

❯ **Vorsicht!**
Wegen der Gefahr eines Dekubitus lassen Altenpflegerinnen Urinflaschen nicht über längere Zeit angelegt. Die ständige Verfügbarkeit der Flasche verleitet Pflegebedürftige außerdem dazu, den Urin auch ohne Harndrang fließen zu lassen. Daraus kann sich eine Inkontinenz entwickeln.
   Die Benutzung des Steckbeckens ist für viele Pflegebedürftige unangenehm, da die Intimsphäre massiv beeinträchtigt ist und diese Haltung nicht der bei normaler Miktion entspricht.

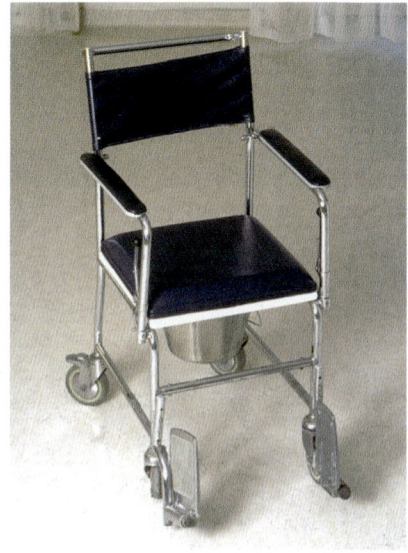

Abb. I/21.29 Fahrbarer Toilettenstuhl. [K183]

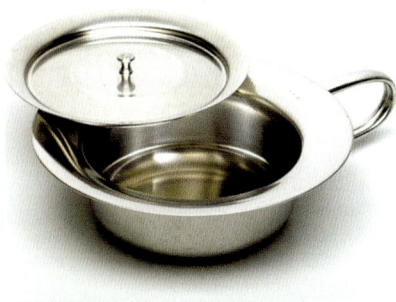

Abb. I/21.30 Steckbecken aus Metall. [K183]

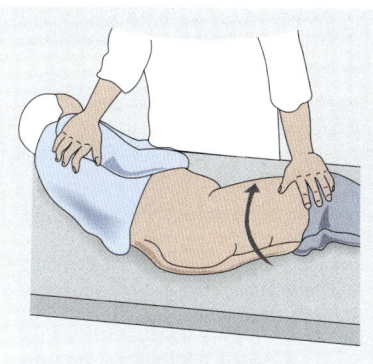

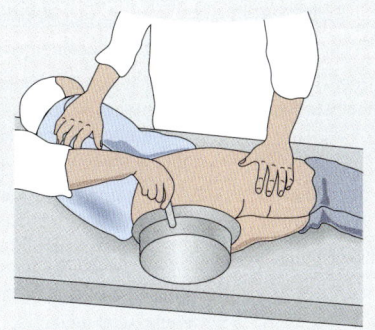

1. Der Pflegebedürftige dreht sich auf die Seite.

2. Das Steckbecken wird unter das Gesäß geschoben, sodass sich dessen oberer Rand in Höhe des Kreuzbeins befindet. Der Griff zeigt nach außen.

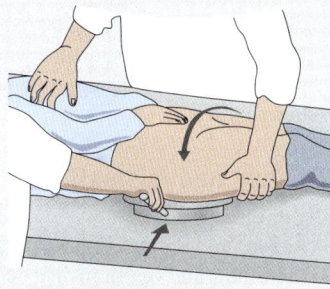

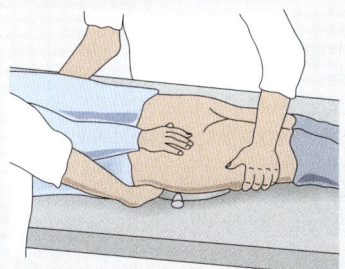

3. Der Pflegebedürftige dreht sich langsam zurück in Rückenlage und auf das Steckbecken.

4. Das Steckbecken befindet sich vollständig unter dem Gesäß; ggf. Korrekturen vornehmen.

Abb. I/21.31 Benutzung eines Steckbeckens bei einem Pflegebedürftigen, der nicht in der Lage ist, aus eigener Kraft sein Becken anzuheben. [L231]

Entfernen des Steckbeckens

- Handschuhe anziehen
- Pflegebedürftigen auf die Seite drehen (lassen) und dabei das Steckbecken waagerecht am Griff halten, um zu verhindern, dass Urin oder Stuhl aufs Bettlaken gerät
- Steckbecken entfernen
- Bei Frauen das äußere Genitale, bei Männern die Harnröhrenöffnung mit Zellstoff oder Toilettenpapier säubern. Nach einer Darmentleerung Intimpflege (→ Kap. I/21.6.2) durchführen
- Zellstoff nach Gebrauch auf den Steckbeckenrand legen oder in einen Abwurfsack entsorgen

Nachbereitung

- **Material:**
  - Urinflasche leeren, desinfizieren und zurück ins Zimmer bringen
  - Steckbecken in der Topfspüle leeren, desinfizieren, abtrocknen und zurückbringen. Den Zellstoff in den Abfallsack im Fäkalienraum werfen
  - In der ambulanten Pflege ist das Steckbecken in die Toilette zu entleeren
  - Steckbecken mit Hilfe von Wasser und Toilettenbürste säubern
- **Pflegebedürftigen** positionieren und zudecken
- **Raum:** evtl. Zimmer lüften
- **Altenpflegerinnen:** Hände desinfizieren.

> ❯ Das Steckbecken aus hygienischen Gründen nicht auf den Boden oder den Nachttisch stellen. Stattdessen einen Stuhl verwenden oder das Steckbecken im Bett am Fußende abstellen.
> Bei einer Flüssigkeitsbilanzierung (→ Kap. I/21.2.2) die Urinmenge messen und auf dem Bilanzblatt notieren. In diesem Fall unbedingt darauf achten, dass kein Zellstoff in den Urin gelangt, um eine Verfälschung der Messergebnisse zu verhindern.
> Keinen Zellstoff in die Topfspüle werfen, da Verstopfungsgefahr besteht.

Blasen- und Darmentleerung auf dem Toilettenstuhl

Vorbereitung

- Toilettenstuhl neben das Bett stellen, Bremsen feststellen (Vermeidung der Sturzgefahr) und die Abdeckung entfernen
- Toilettenpapier oder Zellstoff bereit legen
- Bei Bedarf Sichtschutz aufstellen.

Durchführung

- Pflegebedürftigen, falls erforderlich, beim Transfer zwischen Bett und Toilettenstuhl, beim Anlegen eines Morgenmantels und beim Entkleiden des Unterkörpers unterstützen oder anleiten
- Nach Möglichkeit Toilettenstuhl über die Toilette fahren, um die Intimsphäre des Pflegebedürftigen zu wahren
- Je nach Gesundheitszustand, Pflegebedürftigen allein lassen oder z. B. bei Sturzgefahr, beaufsichtigen. Immer darauf achten, dass Intimsphäre und Sicherheit soweit wie möglich gewahrt bleiben. Bleibt der Pflegebedürftige allein, Klingel in erreichbare Nähe legen
- Nach der Ausscheidung je nach Bedarf bei der Reinigung des Intimbereichs (→ Kap. I/21.6.2) und beim Ankleiden unterstützen oder anleiten.

Nachbereitung

- Topf leeren, desinfizieren
- Nachtstuhl reinigen, Sitzfläche desinfizieren.

I/21.5.3 Pflegeevaluation

Ⓐ Fallbeispiel Ambulant, Teil IV

Nach einem Monat evaluiert Linda Müller die Pflegeplanung für Trude Lauterbach. Sie besitzt zwischenzeitlich einen Nachtstuhl und schafft es meistens, mit minimaler Hilfe rechtzeitig auf den Stuhl zu kommen. Zur Sicherheit trägt sie Pants. Die Haut am Gesäß ist nicht länger gerötet. Die Angehörigen führen gewissenhaft ein Nahrungs- und Stuhlprotokoll. Durch Beobachtung des Zusammenhangs zwischen Nahrungsaufnahme und Stuhldrang haben sie zwei Speisen ermittelt, die Frau Lauterbach nicht gut verträgt. Dadurch konnten die Inkontinenzereignisse verringert werden. Frau Lauterbach traut sich jetzt, die Wohnung mit Unterstützung der Angehörigen zu verlassen. Linda Müller passt die Pflegeplanung nach dem Evaluationsgespräch an die Situation an.

I/21.6 Selbstversorgungsdefizit bei der Körperpflege

Ⓐ Fallbeispiel Ambulant, Teil I

Seit sechs Monaten betreut die Altenpflegerin Dorothee Zenker die 73-jährige Karoline Veitter. Frau Veitter ist verwitwet und lebt mit ihrem berufstätigen Sohn und dessen Familie im eigenen Zweifamilienhaus. Frau Veitter hatte vor acht Monaten einen Schlaganfall. Seither hat sie eine Hemiparese rechts. Mitarbeiter des Pflegedienstes unterstützen Frau Veitter jeden Morgen und Abend bei der Körperpflege und leisten Hilfe bei der Ausscheidung und Bewegung. Frau Veitter ist sehr unglücklich, dass sie bei diesen Verrichtungen auf Unterstützung angewiesen ist. Tagsüber ist sie meist allein, da die Angehörigen erst spät abends von der Arbeit heimkehren.

> **❯ Selbstversorgungsdefizit bei der Körperpflege:** Eingeschränkte oder fehlende Fähigkeit, den eigenen Körper zu pflegen.

I/21.6.1 Informationssammlung

Ⓐ Fallbeispiel Ambulant, Teil II

Dorothee Zenker möchte die Selbstständigkeit von Frau Veitter fördern. Deshalb beobachtet sie die Pflegebedürftige genau. Frau Veitter kann mit der weniger betroffenen linken Hand ihr Gesicht waschen und die Mundpflege durchführen. Sie versucht, auch kleinere Bereiche des Oberkörpers zu waschen. Es gelingt ihr nicht richtig, da sie Rechtshänderin ist. Die weitere Körperpflege übernehmen die Pflegenden. Die stärker betroffene rechte Seite vergisst Karoline Veitter vollständig. Frau Zenker achtet beim Schieben des Rollstuhls immer darauf, dass der gelähmte Arm der Pflegebedürftigen nicht an Hindernissen hängen bleibt.
Frau Zenker wertet ihre Beobachtungen aus und stellt ein Selbstversorgungsdefizit bei der Körperpflege fest. Die Lebenswelt von Frau Veitter ist stark beeinträchtigt.

Ursachen und Einflussfaktoren

Ursachen und **Einflussfaktoren** eines Selbstversorgungsdefizits bei der Körperpflege können vielfältig sein, z. B. (→ Tab. I/21.15):

- Unangepasster Wohnraum, eine nicht behindertengerechte Umgebung
- Fehlende oder unpassende Hilfsmittel
- Beeinträchtigte körperliche Mobilität (→ Kap. I/19.3, → Abb. I/21.31a), Bettruhe oder Ruhigstellung
- Verminderte körperliche Belastungsfähigkeit
- Hochgradige Sehstörungen (→ Kap. I/30.2.2)
- Beeinträchtigung der Orientierungs-, Merk- und Denkfähigkeit, z. B. bei Demenzerkrankungen (→ Kap. I/33.4)

Grad	Selbstständigkeit
0: Selbstständig	• Es bestehen keine Probleme oder Beeinträchtigungen
1: Überwiegend selbstständig	• **1.1:** Der größte Teil der Körperpflege kann selbstständig durchgeführt werden • **1.2:** Geringer bis mäßiger Aufwand für die Altenpflegerinnen in Form von Motivation, Aufforderungen, Impulsgebung, Bereitlegen von Gegenständen oder punktueller Übernahme von Teilhandlungen
2: Überwiegend unselbstständig	• **2.1:** Die Körperpflege kann nur zu einem geringen Teil ohne Hilfe durchgeführt werden, Ressourcen zur Beteiligung sind vorhanden • **2.2:** Ständige Anleitung und aufwändige Motivation durch die Altenpflegerinnen sind notwendig, Teilschritte der Handlung müssen übernommen werden, Bereitlegen von Gegenständen, Impulsgebung, wiederholte Aufforderung, punktuelle Unterstützung reichen nicht aus
3: Unselbstständig	• **3.1:** Pflegebedürftiger kann die Körperpflege in der Regel auch nicht in Teilen selbstständig durchführen, Ressourcen sind kaum oder nicht vorhanden • **3.2:** Motivation, Anleitung, ständige Beaufsichtigung reichen nicht aus, die Altenpflegerinnen müssen alle Teilhandlungen der Körperpflege durchführen

Tab. I/21.15 Einschätzung der Fähigkeiten zur Körperpflege.

- Depressionen
- Angst vor Stürzen (→ Kap. I/17.5)
- Unerwünschte Medikamentenwirkungen, z. B. von Beruhigungs- und Betäubungsmitteln.

Zeichen und Ausmaß

Der Pflegebedürftige:
- Äußert das Selbstversorgungsdefizit
- Kann aufgrund von Krankheit oder der medizinischen Diagnostik und Therapie die Körperpflege nicht durchführen
- Sieht ungepflegt aus, leidet evtl. unter Hautveränderungen
- Führt von sich aus die Körperpflege nicht durch.

Das **Ausmaß** der Pflege ist abhängig von den vorhandenen Ressourcen des Pflegebedürftigen (→ Tab. I/21.15). Es reicht von der Hilfe bei bestimmten Verrichtungen bis zur vollständigen Übernahme der Körperpflege.

> **❯** Zur Feststellung und Einschätzung der Beeinträchtigungen bei der Körperpflege für die pflegerische Praxis beobachten Altenpflegerinnen die Pflegebedürftigen aufmerksam und dokumentieren ihre Beobachtungen. Assessmentinstrumente zur Erfassung des Selbstversorgungsdefizits bei der Körperpflege können der Individualität der einzelnen Menschen nicht gerecht werden.

Folgen

Folgen eines Selbstversorgungsdefizits bei der Körperpflege können ein ungepflegtes Äußeres bis hin zur Verwahrlosung, aber auch Infektionen und Hautschäden sein. Eine ungepflegte Person wird häufig aus der Gemeinschaft ausgeschlossen (Soziale Isolation → Kap. I/22.3).

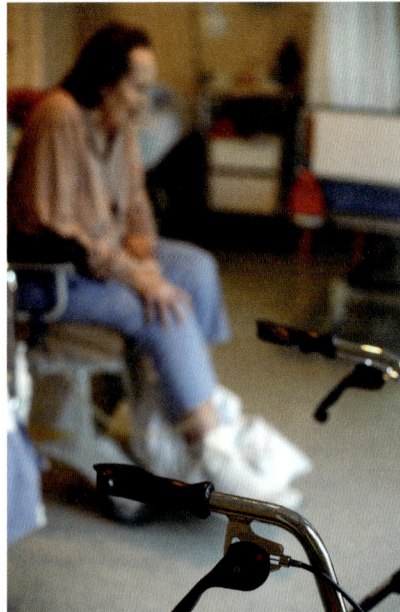

Abb. I/21.31a Bewegungseinschränkungen beeinträchtigen sehr häufig die selbstpflegerischen Kompetenzen des Betroffenen, u.a. die Körperpflege, das Kleiden sowie die Aufrechterhaltung sozialer Kontakte. [J787]

I/21.6.2 Pflegetherapie

Oft werden Pflegebedürftige routinemäßig „reinigend" gewaschen. Damit entsprechen Altenpflegerinnen zwar den hygienischen Erfordernissen, lassen jedoch den wohltuenden Aspekt der Körperpflege verloren gehen. Es gibt viele verschiedene Arten, die Körperpflege durchzuführen. Deshalb ist es sinnvoll, sich immer wieder zu vergegenwärtigen, welche Pflegeziele anzustreben sind, und unter den pflegetherapeutischen Maßnahmen gezielt diejenigen auszusuchen, mit deren Hilfe sich die jeweiligen Pflegeziele erreichen lassen (→ Tab. I/21.16).

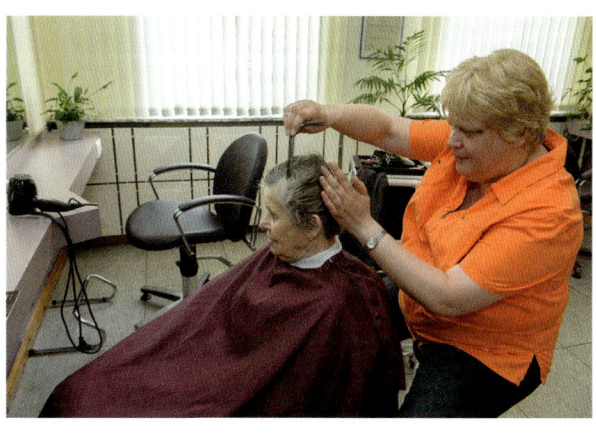

Abb. I/21.32 Für ältere Frauen ist der wöchentliche Gang zum Friseur nicht nur ein notwendiges Pflegeritual, sondern auch eine gute Gelegenheit für Gespräche. [K157]

> **Lern-Tipp**
> Wie flexibel ist die Tagesplanung in der Einrichtung, in der Sie arbeiten? Wie ist die Körperpflege in den Ablauf integriert? Müssen alle Pflegebedürftigen bis zum Frühstück gewaschen sein?

Integration in den Tagesablauf

Die Körperpflege ist eine wichtige Tätigkeit im Arbeitsalltag der Altenpflegerinnen und gleichzeitig ein markanter Punkt im Tagesablauf eines pflegebedürftigen Menschen. Die Altenpflegerinnen können diese Tätigkeit so schnell wie möglich durchführen, sodass alle alten Menschen bis zum Frühstück gewaschen sind, oder aber aktivierend pflegen und so den Pflegebedürftigen **Hilfe zur Selbsthilfe** geben.

Auch wenn es in zahlreichen Einrichtungen üblich ist, besteht keine Notwendigkeit, dass alle Pflegebedürftigen bereits am Morgen ihre Toilette vollständig erledigt haben. Es entspricht den individuellen Bedürfnissen eines alten Menschen evtl. eher, wenn die Körperpflege in seine persönliche **Ta-**geseinteilung integriert ist. Es ist immer möglich, Ganzkörperwaschungen auch in nicht so arbeitsintensiven Zeiten, z. B. am Nachmittag, durchzuführen. Möchte der Pflegebedürftige sich erst nachmittags waschen, sollte er die Möglichkeit erhalten, morgens zumindest das Gesicht und die Hände zu waschen.

> Das Pflegeziel einer Waschung legt auch die Tageszeit fest. So kann ein Reinigungsbad zu jeder Tageszeit durchgeführt werden, eine beruhigende Waschung (→ Tab. I/21.16) ist bei einem Pflegebedürftigen mit Einschlafstörungen nur abends sinnvoll.

Möglichkeit zum Gespräch

Die Körperpflege bietet Altenpflegerinnen und Pflegebedürftigen eine gute Gelegenheit für ein längeres **Gespräch.** Der alte Mensch hat dabei die Möglichkeit, Ängste, Probleme, Wünsche oder Beschwerden im Laufe eines Dialogs mit der Pflegeperson zu offenbaren. Die Zeit der Körperpflege stumm und desinteressiert miteinander zu verbringen, hieße, eine Möglichkeit zum Auf- und Ausbau einer vertrauensvollen Beziehung ungenutzt verstreichen zu lassen. Wenn der Pflegebedürftige jedoch darauf hinarbeitet, die Handlungen erneut zu erlernen, um anschließend ein höheres Maß an Selbstständigkeit zu erreichen, kann eine Unterhaltung auch ablenkend wirken (→ Abb. I/21.32). Altenpflegerinnen beachten die jeweiligen Pflegeziele sowie die Individualität der Betroffenen.

Einbruch in die Intimsphäre

> **Lern-Tipp**
> Überlegen Sie, wie Sie Ihre Intimsphäre definieren. Welcher Teil der täglichen Körperpflege würde diese Grenze überschreiten? Welche Forderungen stellen Sie an einen Menschen, der die Körperpflege für Sie übernehmen darf?

Normalerweise ist die Körperpflege ein intimer Vorgang, der nur allein oder höchstens in Gegenwart enger Angehöriger durchgeführt wird. Bei vielen alten Menschen ist aufgrund ihrer Biografie und Erziehung das Schamgefühl stärker ausgeprägt als bei jüngeren Menschen (→ Kap.

Ⓐ Fallbeispiel Ambulant, Teil III

Beispiel einer Pflegeplanung bei einem Selbstversorgungsdefizit bei der Körperpflege für Karoline Veitter

Informationssammlung	Pflegetherapie	
Wünsche, Gewohnheiten, Hilfebeschreibungen, pflegefachliche Einschätzungen	Pflegeziel/Verständigungsprozess/erwartete Ergebnisse	Pflegemaßnahmen/Pflegeangebote
• Kann ihr Gesicht selbst waschen • Mundpflege überwiegend selbstständig • Versucht Oberkörper selbst zu waschen • Strebt mehr Selbstständigkeit an • Ist motiviert • Erreicht mit der linken Hand nicht alle Körperstellen **Pflegefachliche Einschätzung:** • Selbstversorgungsdefizit bei der Körperpflege • Rechtsseitige Hemiparese	• Intakte Haut • Gepflegtes Erscheinungsbild **Verständigung:** • Wäscht Oberkörper mit Hilfe • Strebt mehr Selbstständigkeit an • Ist motiviert	• Motivation, die vorhandene Selbstständigkeit weiter zu entwickeln • Punktuelle Hilfestellung beim Waschen des Oberkörpers • Waschen des Rückens, der Beine und Füße und des Intimbereichs • Anwendung des Bobath-Konzepts bei der Körperpflege • Einmal wöchentlich Haarwäsche am Waschbecken

I

21

Bezeichnung	Indikationen	Durchführung
Reinigende Ganz-körperwaschung	Selbstversorgungsdefizit bei der Körperpflege zur • Reinigung des Körpers • Erfrischung • Vermeidung von Hautschäden	(siehe Text)
Beruhigende Ganz-körperwaschung	Bei Unruhe, Angstzuständen, Schlaflosigkeit oder gestörtem Tag- und Nachtrhythmus zur • Beruhigung • Erholung • Schlafförderung	(→ Kap. I/21.9.2)
Belebende Ganzkör-perwaschung	Bei erhöhter Müdigkeit, Bewusstseinsstö-rungen, depressiver Verstimmung, Passivi-tät, Apathie, Durchblutungsstörungen zur • Belebung, Erfrischung • Vitalitätssteigerung • Durchblutungsförderung	(siehe Text)
Ganzkörper-waschung nach Bobath	Bei Körperbildstörungen, z. B. bei Halbsei-tenlähmung, Querschnittlähmung, apalli-schem Syndrom, neurologischen Ausfällen, Verwirrtheit zur • Verbesserten Körperwahrnehmung • Orientierung	(→ Kap. I/31.11.1)
Fiebersenkende Ganzkörper-waschung	Bei Fieber zur Temperatursenkung	(→ Kap. I/20.6.2)
Juckreizstillende Ganzkörper-waschung	Bei Juckreiz	(→ Kap. I/31.2.5)
Schweißreduzieren-de Ganzkörper-waschung	Bei übermäßigem Schwitzen zur Reduzie-rung der Schweißmenge und des Schweißge-ruchs	• Beruhigende Waschung mit 1 l Salbeitee auf 4 l Wasser durchführen • Nur abtupfen, nicht ab-trocknen • Haut nicht einfetten • Intimbereich aussparen
Hautstabilisierende Ganzkörper-waschung	Bei Gefahr von Hautschäden, z. B. bei Harn- und Stuhlinkontinenz, Diabetes mellitus, Ex-sikkose, Adipositas, zur • Erhaltung einer intakten Haut • Aufrechterhaltung des Säureschutzman-tels der Haut	• Belebende Waschung mit Saft einer halben Zit-rone auf 5 l Wasser durchführen • Nur abtupfen, nicht ab-trocknen • Haut mit einer pH-5-Was-serin-Öl-Emulsion ein-cremen • Intimbereich aussparen
Geruchsreduzieren-de Ganzkörper-waschung	Bei starkem, unangenehmem Körpergeruch	• Beruhigende Waschung mit drei Esslöffel Obstes-sig auf 5 l Wasser durch-führen • Nur abtupfen, nicht ab-trocknen • Haut einfetten • Intimbereich aussparen

Tab. I/21.16 Formen der Ganzkörperwäsche.

I/10). Wird ein alter Mensch pflegebedürf-tig, wird die Körperpflege häufig in Gegen-wart fremder Menschen durchgeführt oder sogar vollständig von Pflegenden übernom-men.

Um die **Intimsphäre** bei der Körperpfle-ge trotz Pflegebedürftigkeit zu wahren, ste-hen Altenpflegerinnen folgende Möglich-keiten zur Verfügung:
• Pflegebedürftige vor den Blicken fremder Personen schützen
• Dritte aus dem Zimmer bitten und Tür schließen
• Sichtschutz aufstellen

• Möglichst Frauen von einer Altenpflege-rin, Männer von einem Altenpfleger wa-schen lassen
• Berührung besonders intimer Körperre-gionen, vor allem des Genitalbereichs, vorher ankündigen.

❯ Seinen Körper durch andere Menschen waschen und pflegen lassen zu müssen, bedeutet einen massiven Einbruch in die Intimsphäre. Diese Verletzung kann von einem pflegebedürftigen Menschen eher akzeptiert und verkraftet werden, wenn sein Schamgefühl mit Einfühlungsvermö-gen respektiert wird. Eine angemessene Wortwahl und klare Berührungen durch die Altenpflegerinnen, besonders bei der Intimwäsche, vermitteln den pflegebe-dürftigen Menschen Sicherheit.

Gestaltung der Umgebung

Wohnen im Alter → Kap. II/9

Bei der **Gestaltung der Umgebung** kommt, vor allem in der ambulanten Pflege, den Altenpflegerinnen eine informierende und beratende Funktion zu, häufig gemein-sam mit Mitarbeitern des Sanitätsfachhan-dels oder einem speziell für die behin-dertengerechte Wohnraumanpassung ausge-bildeten Sozialarbeiter bzw. Pflegeberater. Darüber hinaus ist es manchmal notwen-dig, den Pflegebedürftigen im Umgang mit seiner umgestalteten Umgebung und den entsprechenden Hilfsmitteln anzuleiten.

Ein **behindertengerechtes Bad**, z. B. durch eine stufenlose Dusche, Haltegriffe, Dusch- und Badesitze (→ Abb. I/21.33, → Abb. I/21.34) ermöglicht mitunter, dass ein Pflegebedürftiger, der sich nicht mehr ohne Hilfe waschen und pflegen konnte, wieder selbstständig wird.

Auch den Angehörigen oder den Pfle-genden erleichtern solche Umbaumaßnah-men die Arbeit erheblich. Pflegebedürftige können laut Pflegeversicherungsgesetz auf Antrag einen Kostenzuschuss für Maßnah-men zur Wohnumfeldverbesserung erhal-ten.

Kleine, preisgünstige Hilfsmittel können die Selbstversorgungsdefizite teilweise kom-pensieren, z. B. die Seife an einer Kordel oder ein leicht bedienbarer Seifenspender.

Viele ältere Menschen lehnen einen be-hindertengerechten Umbau ihrer Wohnung ab. Dieser ist häufig nicht möglich, da der Pflegebedürftige entweder in einer Miet-wohnung wohnt oder seine finanziellen Mittel trotz des Anspruchs auf Kostenzu-schuss aus der Pflegeversicherung nicht ausreichen. In diesen Fällen und bei Bettlä-

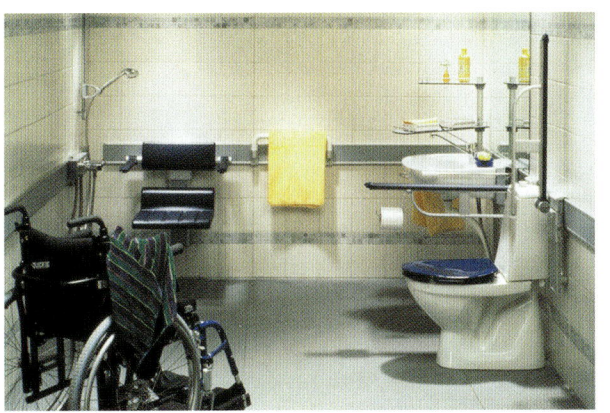

Abb. I/21.33 Barrierefreies Bad. [V143]

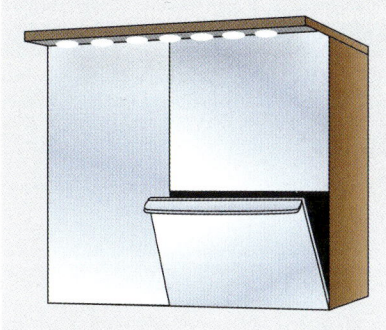

Abb. I/21.34 Klappspiegel für die Körperpflege im Sitzen. [L138]

gerigkeit improvisieren Altenpflegerinnen, z. B. wird das Wohn- oder Schlafzimmer zum Ort der Körperpflege.

Die Gestaltung der Umgebung sollte ein Kompromiss aus praktischem Nutzen und dem Bedürfnis des Pflegebedürftigen nach wohnlicher, gemütlicher Atmosphäre sein. Ein Schlaf- oder Wohnzimmer in ein Pflegezimmer umzuwandeln, bedarf des Einverständnisses des Pflegebedürftigen und manchmal auch seiner Angehörigen.

Berührung als Pflegetherapie

Jemanden zu berühren und berührt zu werden, gehört zu den elementarsten Erfahrungen und Fähigkeiten des Menschen. Säuglinge bilden den **Tast- und Berührungssinn** (→ Kap. I/18.1) als ersten der fünf Sinne aus.

Berührungen geben ihnen Halt und Geborgenheit, setzen Bindungs- und Wachstumshormone frei und reduzieren Stresshormone. Sie stabilisieren Atmung, Puls und Blutdruck. Diese Erfahrungen erwachen auch bei älteren Menschen wieder, wenn sie berührt werden (→ Abb. I/21.35).

❯ Im **Körpergedächtnis** eines Menschen sind Erfahrungen mit Berührungen und dazugehörige angenehme oder unangenehme Gefühle dauerhaft gespeichert. Altenpflegerinnen drücken bei jeder Berührung des Pflegebedürftigen nonverbal Emotionen aus, die der Berührte empfängt und mit den vorhandenen Erfahrungen verbindet. Demenzerkrankte Menschen sind besonders darauf angewiesen, dass Pflegende Berührungen reflektiert einsetzen.

Umgang mit Berührungen

Unbewusste, unkonzentrierte, flüchtige, oberflächliche, abgehackte oder punktuell ausgeführte Berührungen können bei den Pflegebedürftigen Abwehr auslösen. Aus diesem Grund fordert die Krankenschwes-

ter und Pädagogin *Christel Bienstein,* dass die Berührungen in der Pflege eindeutig, ruhig, mit flach aufliegender Hand und konstantem Druck erfolgen.

Der Berührte erlebt Berührungen meist wohltuender, wenn sie angekündigt werden. Als angenehm empfundene Berührungen entstehen eher bei gegenseitiger Zuwendung. Die Körperwahrnehmung wird durch klare Berührungsempfindungen verstärkt, die mit der bloßen Hand vermittelt werden. Deshalb sollten Hilfsmittel nur gezielt eingesetzt werden.

Berührungen können dem Pflegebedürftigen viele Dinge vermitteln, z. B. Hektik, Stress, Oberflächlichkeit, aber auch Vertrauen und Zuwendung.

Grenzen der Berührung

In der Altenpflege gibt es häufig Situationen, in denen Berührungen für Pflegebedürftige und Pflegende unangenehm sind, z. B. bei starken Verschmutzungen, Ausscheidungen oder Hauterkrankungen. In solchen Situationen ist es oft schwer, angemessen zu berühren. Häufig ist zwischen der **Sicherheit** des Pflegenden (Schutz vor Infektionen) und dem Wunsch, therapeutisch wirksam berühren zu wollen, abzuwä-

gen. Handschuhe können helfen, die gewünschte Distanz zu erzielen.

❯ **Lern-Tipp**
Überlegen Sie die Vor- und Nachteile von Handschuhen bei der Pflege. Sollte man bei allen Pflegetätigkeiten Handschuhe tragen?

❯ Dünnwandige, knisternde Plastikhandschuhe oder dicke Gummihandschuhe verhindern einen therapeutischen Kontakt.

Berührungszonen

Die Reaktionen des Pflegebedürftigen auf Berührung hängen auch von der **Berührungszone** ab (→ Tab. I/21.17). Jeder Mensch bestimmt diese Zonen unbewusst. Bereiche, die bei manchen Menschen jeder berühren darf, z. B. der Hinterkopf, gehören bei anderen Menschen zu einem intimeren Bereich, den normalerweise nur wenige Menschen berühren dürfen. Altenpflegerinnen, die sich dieser Tatsache bewusst sind, können Reaktionen auf Berührungen besser verstehen und Konflikte vermeiden.

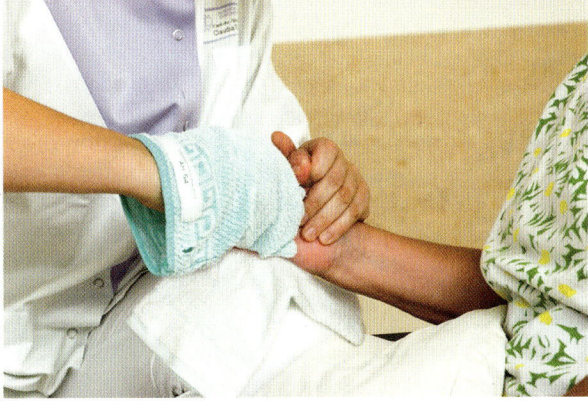

Abb. I/21.35 Berührungen können eine große Nähe zwischen Menschen erzeugen. [K115]

Bereich	Wer darf einen Menschen norma-lerweise berühren?	Körperregionen
Intimer Bereich	Sehr nahe stehende Personen (Part-ner, enge Familienangehörige)	• Genitalbereich • Innenseiten der Oberschenkel • Bei Frauen die Brust • Mund
Privater Bereich	Familienangehörige und Freunde	• Vorderer Oberkörper (mit Ausnah-me der Brust bei Frauen) • Gesicht • Oberarme • Gesäß • Waden • Fußsohlen
Halböffentlicher Bereich	Bekannte und unbekannte Personen	• Rücken • Schienbeine • Unterarme
Öffentlicher Bereich	Jeder	• Hände • Schultern • Hinterkopf

Tab. I/21.17 Menschen teilen Körperregionen in unterschiedliche Intimzonen ein.

Vor- und Nachbereitung aller Körperpflegemaßnahmen

❯❯ Alle Maßnahmen zur Vor- und Nach-reitung der individuellen, biografieorien-tierten Körperpflege sind von der Art der geplanten Durchführung der Ganzkörper-waschung abhängig. Entscheidend hierfür ist das Maß des Selbstversorgungsdefizits der Pflegebedürftigen. Altenpflegerinnen entscheiden gemeinsam mit den alten Menschen wie und an welchem Ort die Hil-festellung zur Körperpflege erfolgt.

Möglich sind folgende Strategien:
• Ganzkörperwaschung am Waschbecken bei Pflegebedürftigen, die Anleitung, Be-aufsichtigung bzw. geringe Hilfe von den Altenpflegerinnen benötigen und kaum unter Einschränkungen ihrer Bewegungs-fähigkeit bzw. Selbstständigkeit leiden
• Teilwaschung der Beine, Füße und des Intimbereichs im Bett und Teilwaschung des Gesichtes, des Oberkörpers am Waschbecken bei Pflegebedürftigen, die umfangreichere Hilfe bei Körperpflege-maßnahmen benötigen, transferfähig sind und sicher sitzen können
• Ganzkörperwaschung im Bett bei Pflege-bedürftigen, für die Altenpflegerinnen die Körperpflege vollständig überneh-men. Können die Pflegebedürftigen kur-ze Zeit sitzen, ist im Sinne aktivierender Pflege, das Waschen des Gesichtes, des Oberkörpers und die Mundpflege in die-ser Position durchzuführen.

Vorbereitung

Für jede pflegetherapeutische Maßnahme zur Körperpflege sind folgende **Vorberei-tungen** notwendig:

• Altenpflegerinnen informieren sich im Dokumentationssystem und bei Kollegen über den Pflegebedürftigen
• Die Temperatur des Zimmers, in dem die Maßnahmen durchgeführt werden sollen, auf 20–22 °C einstellen
• Nach Rücksprache mit dem Pflegebe-dürftigen anwesende Personen vor die Tür bitten oder an der Ganzkörperwa-schung beteiligen, z. B. Angehörige anlei-ten. Falls notwendig, Sichtschutz aufstel-len
• Auf dem Nachttisch freie Arbeitsfläche schaffen, Bett auf Arbeitshöhe einstellen
• Den Pflegebedürftigen begrüßen, über den geplanten Ablauf informieren und Wünsche erfragen
• Die Möglichkeit anbieten, Blase und Darm zu entleeren. Bei Bedarf Hilfe ge-ben
• Hände anwärmen und desinfizieren

Nachbereitung

• Pflegebedürftigen nach Bedarf positio-nieren
• Bett auf Normalniveau stellen
• Nachttisch bereitstellen und persönliche Gegenstände des Pflegebedürftigen be-reitlegen
• Klingel in Reichweite befestigen
• Mehrwegmaterial reinigen und desinfi-zieren, Waschlappen auswaschen, Waschlappen und Handtücher zum Trocknen aufhängen (oder in die Wä-sche geben); Einmalmaterial sachgerecht entsorgen
• Hände desinfizieren
• Sich verabschieden
• Durchführung und eventuelle Besonder-heiten dokumentieren.

❯❯ Im Bereich der ambulanten Altenpflege erleben Pflegende häufig, dass die Durch-führung von Maßnahmen zur Körperpflege vor allem in Bezug auf hygienische Aspekte stark von den theoretisch erlernten Hand-lungsstrategien abweicht. Dies erfordert von ihnen ein hohes Maß an Flexibilität und die Bereitschaft, sich den jeweiligen indivi-duellen Gegebenheiten im Wohnumfeld der Pflegebedürftigen so gut wie möglich anzupassen. Dabei machen sich in einem ambulanten Pflegedienst beschäftigte Al-tenpflegerinnen bewusst, dass sie im Haus-halt der Pflegebedürftigen zu Gast sind.

Mund-, Zahn-, und Prothesenpflege

Spezielle Mundpflege, Mundkrankheiten-Prophylaxe → Kap. I/17.6.2

Die Mund- und Zahngesundheit pflegebe-dürftiger alter Menschen ist für die Sicherung der Lebensqualität von großer Bedeutung. Fehlende Zähne, schlecht sitzende Prothesen und Erkrankungen der Mundschleimhaut oder des Zahnhalteapparates wirken sich un-günstig auf das Ernährungsverhalten aus. Körperliche Erkrankungen, der Verlust kog-nitiver Fähigkeiten und Bewegungsein-schränkungen stehen häufig im Vorder-grund, während der Mundhygiene weniger Bedeutung beigemessen wird. Zahnärztliche Kontrollen können von alten Menschen auf-grund der Mobilitätseinschränkungen oft nicht mehr wahrgenommen werden oder sind mit großem Aufwand verbunden. Zahn-mediziner konnten in Untersuchungen einen Zusammenhang zwischen ungenügender Mund- und Zahngesundheit und verschiede-nen Allgemeinerkrankungen, z. B. Herz-Kreislauf-Erkrankungen erkennen (www. dgaz.org). Bei demenzerkrankten Pflegebe-dürftigen wird die Durchführung der Mund- und Zahnpflege aufgrund herausfordernden Verhaltens häufig vernachlässigt.

Internet- und Lese-Tipp
Ratgeber Mundgesundheit der Stiftung Zentrum für Qualität in der Pflege: http://mundgesundheit.zqp.de/books/ mundgesundheit/

Zur **reinigenden Mundpflege** gehören die Reinigung der Zähne und bei Bedarf der Zahnprothese sowie die Reinigung der Mundhöhle. Sie erreicht folgende Ziele:
• Verhindert Plaquebildung
• Fördert den Erhalt von gesunden Zähnen und Zahnfleisch sowie einer intakten Mundschleimhaut
• Beseitigt Mundgeruch und unangeneh-men Geschmack

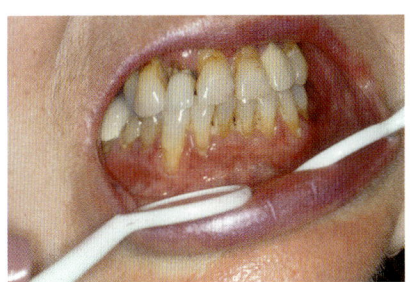

Abb. I/21.36 Zahnfleischschwund bei Parodontitis. [G022]

Plaquebildung und Parodontitis

In der gesunden Mundhöhle sind viele Mikroorganismen vorhanden. Diese bilden in Verbindung mit Speiseresten, die nicht durch regelmäßiges Reinigen der Zähne und des Zahnfleisches entfernt wurden, den **Zahnbelag** (*Plaque*). In der Plaque entsteht wegen der Vergärung der Speisereste durch Bakterien Säure, die den Zahnschmelz schädigt und zu Karies führt. Eine Verkalkung der Plaque verursacht **Zahnstein.** Plaque an den Zahnhälsen führt zu Erkrankungen des **Zahnhalteapparates** (*Parodontopathien*), wie:
* Zahnfleischentzündung (*Gingivitis*)
* Schwund von Knochen und Zahnfleisch (*Parodontitis*).

Erste Symptome einer **Parodontitis** (→ Abb. I/21.36) sind gerötetes, empfindliches Zahnfleisch und Zahnfleischbluten, das beim Zähneputzen sichtbar wird. Langfristig lockern sich die Zähne und fallen aus. Durch fehlende Zähne kommt es zu Verschiebungen im Gebiss, die die Nahrungsaufnahme, vor allem das gründliche Kauen, empfindlich beeinträchtigen können. Parodontitis steht außerdem in Zusammenhang mit dem Auftreten von Herz-Kreislauf-Erkrankungen, Diabetes mellitus, Lungenerkrankungen sowie Magen-Darm-Störungen. Durch Parodontitis verursachte Wundflächen im Mund erhöhen das Infektionsrisiko für den Körper der Pflegebedürftigen.

Zahnprothesenpflege

Fehlende Zähne werden durch Brücken und Kronen ersetzt. Ist diese Art der Korrektur nicht möglich, fertigt der Zahntechniker eine Teil- oder Vollprothese an. Eine konsequente **Zahnprothesenpflege** ist genauso notwendig wie die Pflege der natürlichen Zähne.

Solange ein Mensch über seine natürlichen Zähne verfügt, sorgen Speichelfluss und Zungenbewegungen für eine **Selbstreinigung** des Mundes. Da durch eine Zahn-

prothese Gaumen und Kiefer teilweise oder vollständig abgedeckt werden, geht diese Selbstreinigung z.T. verloren. Auf den „dritten Zähnen" kann sich genauso wie auf den natürlichen Zähnen eine Plaque bilden.

> Eine Zahnprothese erfordert eine besonders sorgfältige Mundpflege, da sie die natürlichen Mundverhältnisse verändert.

Manche **Prothesenmaterialien** sind besonders empfänglich für Verunreinigungen und Ablagerungen. Sie bilden damit einen idealen Nährboden für Bakterien und Keime und verursachen Prothesengeruch und Entzündungen der Mundschleimhaut. Ein weiteres Problem sind die **Speisereste,** die sich zwischen Prothese und Mundschleimhaut festsetzen und vom Speichel nicht weggeschwemmt werden können.

Bei **Teilprothesen** ist die eingeschränkte Selbstreinigung noch problematischer, da die Verbindungsstellen zu den natürlichen Zähnen ein ideales Versteck für Speisereste sind und Karies an den Haltezähnen verursachen.

> Häufig ist es den Betroffenen unangenehm, eine Zahnprothese zu tragen oder ihre Mundhöhle ohne Zahnprothese zu zeigen. Aus diesem Grund die Zahnprothesenpflege, wenn möglich, selbstständig durchführen lassen oder den Pflegebedürftigen durch einen Sichtschutz, z.B. Vorhang am Waschbecken, vor den Blicken anderer Menschen schützen.

Zeitpunkt, Häufigkeit und Dauer der Mund- und Zahnpflege

Zahnärzte empfehlen die Durchführung der Mundhygiene mindestens zweimal pro Tag und **nach jeder Mahlzeit** für etwa **drei Minuten.** Eine zusätzliche Mundpflege ist z.B. nach dem Erbrechen erforderlich. Bei Pflegebedürftigen mit Einschränkungen der Nahrungsaufnahme ist eine spezielle Mundpflege notwendig (→ Kap. I/17.6.2).

> **Vorsicht!**
Nach dem Verzehr von säurehaltigen Nahrungsmitteln, z.B. saures Obst, mit dem Zähneputzen etwa 30 Minuten warten, um den durch die Säure „aufgeweichten" Zahnschmelz nicht zu beschädigen.

Ältere Menschen pflegen Mund und Zähne in der Regel so, wie sie es ein Leben lang gewohnt waren.

Häufig, wie es früher als ausreichend angesehen wurde, nur früh und abends und

nicht nach jeder Mahlzeit. Gewohnheiten zu ändern, fällt schwer. Dann können **Informations-** und **Beratungsgespräche** über neue Erkenntnisse zahnmedizinischer Forschung und die Gefahren einer unzureichenden Mundpflege helfen, Gewohnheiten dauerhaft anzupassen.

Vielen Menschen ist es angenehm, die Zähne gleich morgens nach dem Aufwachen und vor dem Frühstück zu putzen, um den unangenehmen Geschmack und Mundgeruch zu beseitigen, der sich während der Nacht bildet. Auch kann die Mundpflege bei bewusstseinsgestörten oder schläfrigen Personen ein „Muntermacher" sein. Von daher ist aus pflegerischer Sicht die Durchführung der Mundpflege vor der Ganzkörperwaschung bzw. vor dem Frühstück sinnvoll. Ein Kompromiss wäre, den Mund nach dem Frühstück zumindest noch einmal auszuspülen.

> Um die Zähne intakt und gesund zu erhalten, ist eine halbjährliche Kontrolle der Zähne und des Zahnfleisches bzw. der Zahnprothese durch den Zahnarzt notwendig.

Material

* Zahnbürste
  * **Mittelharte** Borsten bei der teilweisen Übernahme der Zahnpflege durch Pflegende
  * **Weiche** Borsten mit einem kurzen Bürstenkopf und abgerundeten geraden Kunststoffborsten bei der vollständigen Übernahme durch Pflegende, um Verletzungen zu vermeiden
  * Keine Zahnbürsten mit Naturborsten verwenden, da sie ein Bakterienreservoir sind
  * Zahnbürste nach etwa sechs bis acht Wochen wechseln, da nur „gerade" Borsten richtig reinigen können
* Zahnpasta nach individuellen Wünschen
* Nierenschale, Zahnbecher mit Wasser, Handtuch und Waschlappen
* Auf Wunsch Mundwasser, das die Wirkung des Zähneputzens erhöht, Zahnbelag verhindert und den Mund erfrischt
* Auf Wunsch Zahnseide oder Interdental-Zahnbürste zum Entfernen der Zahnbeläge zwischen den Zähnen
* Munddusche, die mit einem individuell regulierbaren Wasserstrahl die Zähne reinigt und den Mund ausspült.

Zusätzlich werden zur **Pflege der Zahnprothese** benötigt:
* Zahnprothesendose (Dose mit einem Einsatz, in dem die Zahnprothese abgespült werden kann)

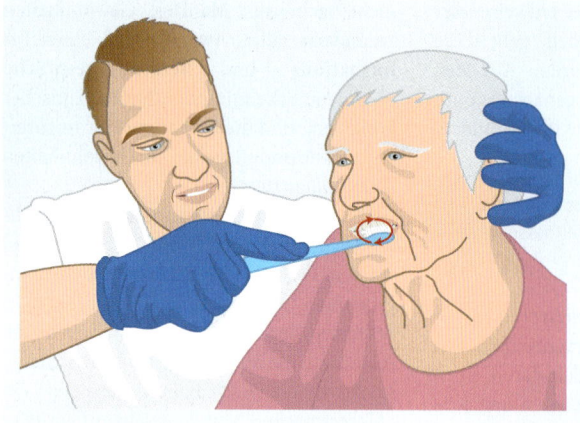

Abb. I/21.37 Die beste Art der Zahnreinigung ist die kreisende Bewegung vom Zahnfleisch zum Zahn. [L138]

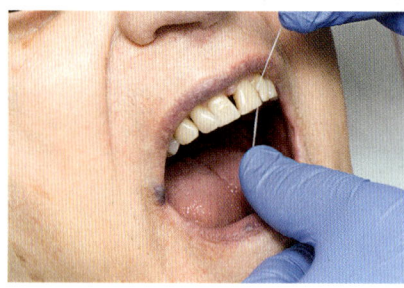

Abb. I/21.38 Mit Zahnseide lassen sich die Zahnzwischenräume gründlich reinigen. Altenpflegerinnen wenden die Technik vorsichtig an, um Verletzungen des Zahnfleisches zu vermeiden. [K115]

- Evtl. Zahnprothesenreinigungsmittel, z. B. Kukident®
- Evtl. Haftcreme.

> Medizinische Mundwasser nicht routinemäßig, sondern nur nach strenger Indikation und ärztlicher Anordnung einsetzen.

Durchführung

- Pflegebedürftigen zum Waschbecken begleiten oder im Bett den Oberkörper erhöht positionieren, soweit keine Kontraindikationen bestehen
- Kleidung mit einem Handtuch abdecken.

Bei der **teilweisen Übernahme** der Zahn- und Zahnprothesenpflege:

- Material in Reichweite stellen und anreichen, sodass der Pflegebedürftige die Zahn- und Zahnprothesenpflege selbstständig durchführen kann
- Pflegebedürftigen während der Anleitung schrittweise auffordern, die Mundpflege durchzuführen. Bei Bedarf Hand führen.

Bei der **vollständigen Übernahme** der Zahnpflege:

- Pflegebedürftigen auffordern, die Lippen zu öffnen und dabei die Zahnreihen geschlossen zu halten
- Zuerst die hinteren Zähne bürsten, um die Speichelsekretion anzuregen
- Mit horizontalen, kreisenden Bewegungen die Zähne vom Zahnfleisch zum Zahn bürsten (Rot-weiß-Technik → Abb. I/21.37)
- Im Anschluss die Zahninnenfläche und die Kauflächen reinigen
- Bei Verwendung von Zahnseide diese in den Zahnzwischenräumen vorsichtig auf und ab bewegen (→ Abb. I/21.38). Alternativ kann eine Interdentalzahnbürste mit einem schmalen Bürstenkopf einge-

setzt werden, die die Zahnbeläge zwischen den Zähnen und unter Brückengliedern entfernt
- Eine Nierenschale reichen und den Mund ausspülen lassen. Pflegebedürftigen auffordern, das Wasser durch die Zähne hindurch zu pressen
- Den Mund abwaschen und trocknen.

> **Lern-Tipp**
Suchen Sie sich einen Partner in der Klasse und putzen sie sich gegenseitig die Zähne. Verwenden Sie verschiedene Materialien, z. B. Zahnseide. Beobachten Sie Ihre Empfindungen bei dieser Pflegemaßnahme und tauschen Sie sich darüber aus.

> **Vorsicht!**
Bei erhöhter Blutungsgefahr (→ Kap. I/31.4.1) evtl. auf Zahnpflege mit Zahnbürste verzichten und stattdessen die Mundhöhle regelmäßig spülen.

Bei der Zahnprothesenpflege:

- Waschbecken mit Wasser füllen, da die Zahnprothese leicht zerbrechen kann, wenn sie versehentlich in das Waschbecken fällt
- Zahnprothese aus dem Mund nehmen (→ Abb. I/21.39) und in den Inneneinsatz der Zahnprothesendose legen
- Prothese mit einer Zahnbürste unter fließendem Wasser reinigen
- Haftmittelrückstände am Kiefer und an der Zahnprothese evtl. mit einem in Speiseöl getränkten Tupfer entfernen
- Hat der Pflegebedürftige eigene Zähne, diese vor dem Einsetzen der Zahnprothese bürsten
- Pflegebedürftigen den Mund ausspülen lassen, die Prothese gründlich mit klarem Wasser abspülen und die feuchte Prothese wieder in den Mund setzen
- Bei schlecht sitzenden Prothesen Haftcreme verwenden (→ Abb. I/21.40). Bei

Beschwerden oder schlecht sitzender Prothese (Druckstellen) einen Zahnarzttermin vereinbaren.

Im Anschluss an die Mundpflege bzw. die Zahnprothesenpflege die Zahnbürste mit Wasser abspülen und mit den Borsten nach oben in den Zahnbecher stellen, da sie nur so trocknen kann und keinen Nährboden für Bakterien bildet. Waschlappen auswaschen und andere Materialien säubern und am gewohnten Platz abstellen.

> Um Verformungen des Kiefers zu verhindern, sollte die Zahnprothese rund um die Uhr getragen werden. Viele ältere Menschen sind es jedoch gewohnt, ihre Prothese über Nacht in ein Reinigungsmittel einzulegen.

Umgang mit Zahnprothesen

- Bei desorientierten und immobilen Menschen den Zahnprothesenbecher beschriften, da Verwechslungsgefahr besteht
- Zahnprothesenpflege nach jeder Mahlzeit durchführen, da sich meistens Essensreste unter der Zahnprothese befinden
- Täglich einen Prothesenreiniger anwenden, um die Zahnzwischenräume zu reinigen, da bei häufigem, intensivem Einsatz von Bürste und Zahncreme das Material der Prothese aufgeraut und so zu einem idealen Nährboden für Bakterien wird
- Nach der Anwendung von Haftcreme nicht sofort etwas essen, da die Haftcreme erst nach einer kurzen Einwirkzeit sicher hält (Gebrauchsanleitung beachten). 📖16 📖17

> **Vorsicht!**
Zahnprothese wegen Aspirationsgefahr nicht bei bewusstlosen alten Menschen einsetzen.

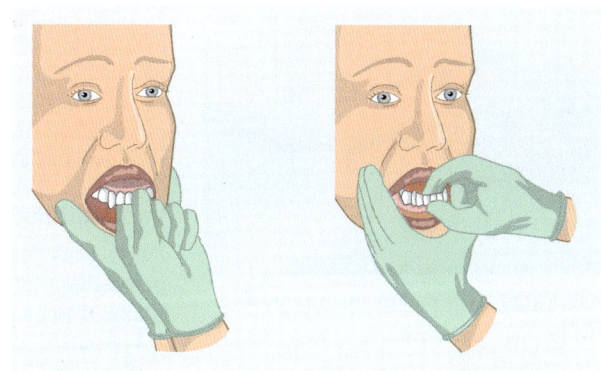

Abb. I/21.39 Zuerst wird die obere, dann die untere Zahnprothese herausgenommen. Beim Einsetzen gilt die umgekehrte Reihenfolge. [L138]

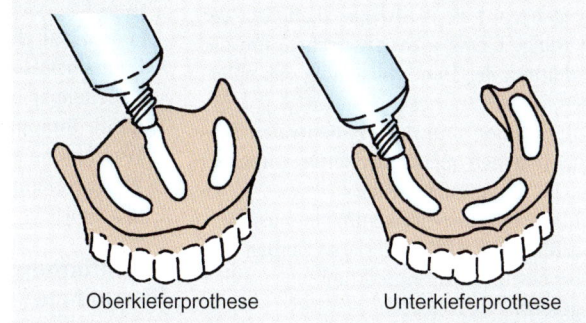

Abb. I/21.40 Für einen sicheren Prothesensitz benötigt man nur kleine Mengen von Haftcreme oder -pulver. [L119]

Oberkieferprothese   Unterkieferprothese

Ganzkörperwaschung

Arten der Ganzkörperwaschung

Die **Ganzkörperwaschung** dient in erster Linie der Reinigung und Erfrischung des Körpers und sorgt für ein gepflegtes Erscheinungsbild. Darüber hinaus gibt es eine Vielfalt pflegetherapeutischer Anwendungen (→ Tab. I/21.16).

Personaleinsatz

Jeder Mensch berührt anders. Damit sich ein Pflegebedürftiger auf die Art der Berührungen einstellen kann, sind alle Handlungen während der Ganzkörperwäsche, bei denen der alte Mensch berührt wird, nur von **einem** Pflegenden auszuführen. Ansprache und Hautkontakt durch einen zweiten Pflegenden irritieren den Pflegebedürftigen. Der therapeutische Effekt, z. B. einer beruhigenden Ganzkörperwaschung, könnte so schnell zunichte gemacht werden.

Mitunter ist es jedoch erforderlich, dass **zwei Pflegende** die Ganzkörperwäsche durchführen, insbesondere dann, wenn die Beweglichkeit des Pflegebedürftigen eingeschränkt ist, z. B. bei:
- Schwerkranken Menschen
- Ausgeprägtem Übergewicht (→ Kap. I/20.8)
- Erheblichen Kontrakturen (→ Kap. I/17.4).

Auch wenn zwei Altenpflegerinnen einen Pflegebedürftigen waschen, können die Aufgaben so eingeteilt werden, dass eine Pflegende alle Handlungsschritte ausführt, bei denen der alte Mensch berührt wird, während die zweite Pflegende bei Bedarf assistiert.

Wünsche des Pflegebedürftigen

Wünsche und Gewohnheiten des alten Menschen haben bei der Ganzkörperwaschung Vorrang:
- Wenn möglich, die persönlichen **Reinigungs- und Hautpflegemittel**, z. B. Seife, Körpermilch, Rasierwasser, verwenden. Der Pflegebedürftige ist an diese gewöhnt, die Gerüche sind vertraut. Außerdem kommt es seltener zu Allergien
- Auf Wunsch zuerst die **Mundpflege** durchführen. Sie verbessert den Wachheitsgrad und die Bereitschaft zur Kommunikation
- Bei Inkontinenz auf Wunsch die **Intimpflege** zuerst durchführen, damit der Pflegebedürftige keine Hemmung beim Bewegen hat, vor allem dann, wenn zur Ganzkörperwaschung angeleitet werden soll
- Die Körperpflege nicht nachts durchführen, da dies den alten Menschen aus seinem **Tiefschlaf** und der für die Gesundheit wichtigen **Traumphase** (→ Kap. I/21.9) reißen würde. Daher nachts nur

nach strenger Indikation, z. B. bei starkem Schwitzen oder Inkontinenz, und nur mit Einwilligung des alten Menschen waschen.

Grundregeln bei der Durchführung

- Abschnittsweise so viel vom Körper entkleiden bzw. aufdecken, wie nötig
- Körper von „oben nach unten" waschen (→ Abb. I/21.41)
- Zuerst den Arm und das Bein waschen, das von der Pflegenden „am weitesten entfernt" ist, um ein erneutes Nasswerden bereits getrockneter Körperregionen zu verhindern: Stehen Altenpflegerinnen z. B. an der linken Körperseite des alten Menschen, zuerst rechten Arm und rechtes Bein waschen und abtrocknen
- Intimbereich von vorn (*Symphyse*) nach hinten (*Analbereich*) waschen, um Harnwegsinfektionen zu vermeiden. Einmalhandschuhe verwenden, um sich vor Infektionen zu schützen und (gewünschte) Distanz für beide herzustellen
- Bei Pilzbefall, z. B. im Intimbereich oder bei Fußpilz, die betroffene Körperregion am Ende der Waschung oder evtl. auch mit Einmalwaschlappen waschen, die nicht mehr ins Waschwasser gelangen
- Pflegerische Maßnahmen in den Ablauf der Ganzkörperwaschung integrieren, z. B.
  – Pneumonieprophylaxe (→ Kap. I/17.8)
  – Thromboseprophylaxe (→ Kap. → I/17.3)
  – Kontrakturprophylaxe (→ Kap. I/17.4)
  – Intertrigoprophylaxe (→ Kap. → I/31.2.1)
  – Dekubitusprophylaxe (→ Kap. I/17.2).

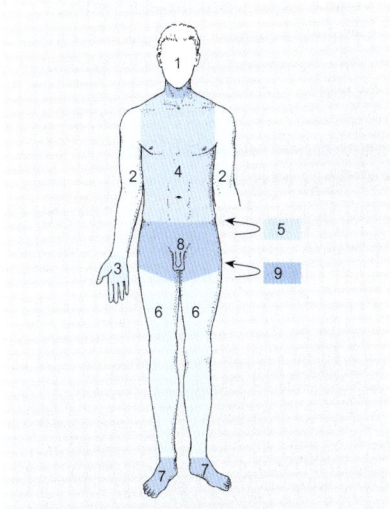

Abb. I/21.41 Die Reihenfolge bei der Ganzkörperwaschung ist individuell festzulegen; hier eine häufig gewählte Variante. [L190]

I 21

›› Lern-Tipp
Wird in Ihrer Einrichtung jeder Pflegebedürftige jeden Tag von Kopf bis Fuß gewaschen? Wägen Sie die Argumente dafür und dagegen ab.

›› Die vollständige Übernahme der Ganzkörperwaschung durch andere bedeutet Abhängigkeit und Verlust des Selbstwertgefühls. Deshalb den Pflegebedürftigen, soweit möglich und gewünscht, frühzeitig mithelfen lassen und ihn nach Möglichkeit schrittweise zur selbstständigen Durchführung anleiten.

Wirkung von Wasser

Wasser ist das wichtigste Element der Körperpflege. Ob ein Mensch sich lieber wäscht, badet oder duscht, hängt von seinen Bedürfnissen und Gewohnheiten ab. Wasser kann jedoch die Haut bei längerer Einwirkung auch schädigen:

- Wasser greift den Säureschutzmantel der Haut an und schwächt so die Barriere gegen Krankheitserreger
- Der schützende Film aus Aminosäuren und Lipiden, der die Haut geschmeidig hält und vor dem Austrocknen schützt, wird zerstört
- Der Haut werden wasserbindende Stoffe entzogen, z.B. Hornschichteiweiße
- Bei einem Vollbad quillt und weicht die Haut auf (Mazeration)
- Heißes Wasser belastet die Haut zusätzlich, sie wird trocken und benötigt Nachfettung.

Ein Bad hat folgende Vorteile:

- Entspannung, da große Teile des Körpers von Wasser umgeben sind
- Je nach Zusatz kann das Bad eine z.B. schmerzlindernde, beruhigende, entzündungshemmende, belebende Wirkung haben.

Individuelle Auswahl der Reinigungsmittel

Zur Reinigung der Haut werden verschiedene **Seifen,** z.B. Haushalts- oder Toilettenseifen, eingesetzt, die aus Natrium- und Kaliumsalzen sowie organischen Fettsäuren bestehen. Seifen sind alkalisch und können einen pH-Wert bis zu 11 erreichen. Sie reduzieren die Oberflächenspannung des Wassers und erhöhen die Benetzbarkeit der Haut, sodass der im Fettfilm der Haut haftende Schmutz besser gelöst werden kann. Dieser Vorteil ist aber gleichzeitig auch ein Nachteil, da dies den Säureschutzmantel der Haut angreift (→ Abb. I/21.42). Die

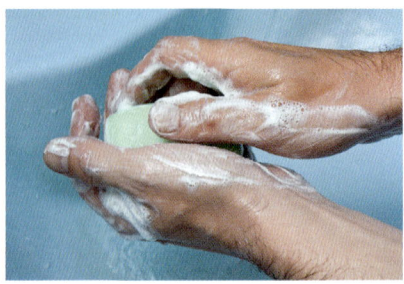

Abb. I/21.42 Seife kann die Haut austrocknen. [J787]

Haut wird entfettet und trocknet aus. Deshalb enthalten viele Seifen rückfettende Substanzen, z.B. Wollwachs (Lanolin), die allerdings häufig nicht ausreichen, um die Entfettung der Haut vollständig auszugleichen.

Wirksamer sind die **pH-neutralen Seifen,** in denen mehr Rückfetter enthalten sind als in normalen Seifen.

- **Medizinische Seifen** enthalten Zusätze, z.B. Schwefel oder Teer, und werden nur bei bestimmten Hauterkrankungen eingesetzt
- **Deoseifen** enthalten Desinfektionsmittel, die die Haut zusätzlich belasten
- **Syndets** (*synthetische Detergenzien*) sind flüssige waschaktive Lotionen, deren pH-Wert sich im sauren oder pH-neutralen Bereich befindet. Sie haben den gleichen Reinigungseffekt wie eine Seife, zerstören den Säureschutzmantel der Haut allerdings deutlich weniger
- **Ölbäder** fetten die Haut. Teilweise enthalten sie zusätzlich natürliche Pflanzenauszüge, z.B. Melisse oder Rosmarin. Sie werden bei trockener Haut, wenn möglich und erwünscht, ein- bis zweimal pro Woche durchgeführt
- **Deodorants** und **Antitranspiranzien** verhindern Schweißgeruch. Sie werden nach individuellen Wünschen des Pflegebedürftigen verwendet.

›› Zur Hautreinigung eine Waschlotion mit einem pH-Wert von 5,5 bevorzugen.
Waschlotion nicht routinemäßig ins Waschwasser geben, da Rückstände auf der Haut verbleiben. Eine mögliche Folge ist Juckreiz.

Reinigende Ganzkörperwaschung im Bett

Es ist fast unmöglich, die **reinigende Ganzkörperwaschung im Bett** immer dem gleichen Handlungsablauf entsprechend durchzuführen, da individuelle Bedürfnisse, Wünsche und Vorlieben des Pflegebedürftigen

Vorrang vor einem standardisierten Handlungsablauf haben. Im Folgenden werden die Handlungsschritte bei der vollständigen Übernahme der Ganzkörperwaschung durch einen Pflegenden im Bett exemplarisch dargestellt (→ Abb. I/21.43).

Vorbereitung

Das folgende **Material** ist bei der Ganzkörperwaschung im Bett erforderlich:

- Eine Waschschüssel mit Wasser. Die Wassertemperatur entsprechend den Wünschen des Pflegebedürftigen
- Zwei Waschlappen, zwei Handtücher, jeweils für „oben" mit heller Farbe und für „unten" mit dunkler Farbe
- Einmalhandschuhe und evtl. Zellstoff, Toilettenpapier oder Einmalwaschlappen für die Intimpflege
- Waschlotion bzw. Seife bei Bedarf. Auf Wunsch Hautpflegemittel, Deo, Kosmetika, Spiegel.

Durchführung bei vollständiger Übernahme

Positionierungshilfsmittel und großes Kissen entfernen, ein kleines Kissen belassen. Pflegebedürftigen auf den Rücken und mit erhöhtem Oberkörper positionieren. Zunächst, wenn gewünscht, die reinigende Mundpflege (Material und Durchführung siehe oben) durchführen. Anschließend mit klarem Wasser ohne Seife:

- Die Augen vom äußeren zum inneren Augenwinkel waschen, dabei die Augen schließen lassen

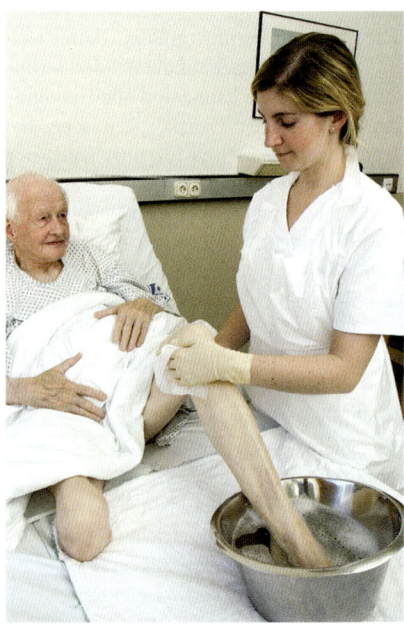

Abb. I/21.43 Ganzkörperwaschung im Bett. [K115]

- Das Gesicht von Stirn über Wangen zum Kinn rechts und links und Ohrmuscheln sowie hinter den Ohren waschen und abtrocknen
- Gesicht eincremen.

> Statt des Gesichts können auch die Hände zuerst gewaschen werden. So hat der Pflegebedürftige Zeit, sich an die Berührung zu gewöhnen.

Anschließend die Bettdecke gedrittelt bis zur Taille zurückschlagen und den Oberkörper aufdecken. Statt der Bettdecke kann auch ein großes Handtuch zum Abdecken verwendet werden. Das Hemd des Pflegebedürftigen ausziehen und ein Handtuch unter den Oberkörper legen.

- Mit Waschlotion Hals, Achselhöhlen, Hände und Arme, Brustkorb und Bauch bis in Nabelhöhe waschen, gut abtrocknen und evtl. eincremen. Auf Wunsch Deodorant verwenden
- Pflegebedürftigen in Seitenposition bringen, Handtuch auf die Bettfläche am Rücken legen. Rücken waschen, abtrocknen und evtl. eincremen. Anschließend den Pflegebedürftigen auf die andere Seite drehen und die „Liegeseite" waschen. Danach in Rückenposition bringen
- Oberkörper ankleiden
- Waschlappen, Handtuch und Waschwasser bei Bedarf oder auf Wunsch wechseln
- Bettdecke ganz entfernen, Intimbereich abdecken
- Handtuch unter die untere Körperhälfte legen
- Bauch ab Nabel, Hüften und die Leisten waschen und trocknen
- Beine und Füße waschen, evtl. Fußbad durchführen, gründlich abtrocknen, besonders die Zehenzwischenräume, Beine evtl. eincremen
- Intimpflege durchführen.

> Die Transportfunktion des Darms lässt sich beim Waschen durch Massieren des Bauchs in Richtung des physiologischen Darmverlaufs unterstützen (→ Kap. I/20.13.2).

Intimpflege bei der Frau
- Beine aufstellen und spreizen lassen
- Erst äußere, dann innere Schamlippen spreizen, reinigen und abtupfen
- Pflegebedürftige zur Seite drehen
- Gesäß großflächig waschen
- Analregion vom Anus in Richtung Kreuzbein waschen und trocknen
- Bei Bedarf eincremen.

Intimpflege beim Mann
- Penis waschen und trocknen. Dabei Vorhaut ganz zurückschieben, die Eichel säubern und die Vorhaut wieder vorschieben
- Hodensack von vorn in Richtung Gesäß waschen und trocknen
- Pflegebedürftigen zur Seite drehen
- Gesäß großflächig waschen
- Analregion vom Anus in Richtung Kreuzbein waschen und trocknen
- Bei Bedarf eincremen.

> **Vorsicht!**
Vorhaut nach dem Waschen stets über die Eichel schieben, um zu vermeiden, dass es zu einer Abschnürung kommt (*Paraphimose*). Dieses Risiko besteht bei einer Vorhautverengung.

Im Anschluss an die Intimpflege:
- Untergelegtes Handtuch entfernen
- Pflegebedürftigen vollständig ankleiden
- Je nach Wunsch Make-up und Eau de Toilette anwenden, Haare kämmen und frisieren, beim Mann: Bart rasieren
- Bequem positionieren, zudecken und Wünsche erfragen
- Durchführung und Besonderheiten dokumentieren.

Seifenreste auf der Haut

Das größte Problem der Ganzkörperwaschung im Bett ist, dass beim Waschen mit einer Waschschüssel **Seifenreste** auf der Haut verbleiben. Ganz vermeiden lässt sich das nur, wenn man zwei Waschschüsseln verwendet, eine für das „Seifenwasser" mit einem normalen Frotteewaschlappen, eine für das „klare Wasser" mit Einmalwaschlappen. Für Personen, die das Duschen oder Waschen unter fließendem Wasser gewohnt sind, und jene, deren Haut besonders empfindlich ist, sollte dieses etwas materialaufwendigere Vorgehen in Erwägung gezogen werden.

Verschmutzungen des Waschwassers

Verschmutzungen des Waschwassers, des Waschlappens sowie des Handtuchs lassen sich bei **Harn- und Stuhlinkontinenz** (→ Kap. I/20.11, → Kap. I/20.12) nicht immer vermeiden. Hier hilft die Verwendung von Einmalwaschlappen, die nicht wieder im Waschwasser ausgespült werden. Doch nicht immer steht das Material (z. B. in der ambulanten Pflege) zur Verfügung. In diesem Fall wechseln Altenpflegerinnen zwischendurch das Waschwasser. Zudem lässt

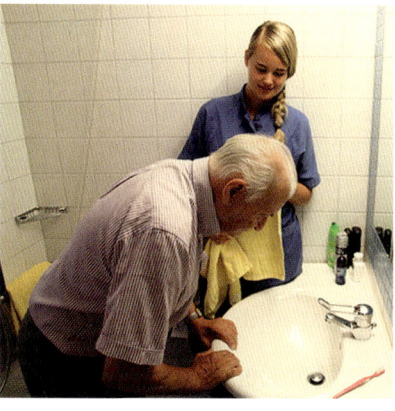

Abb. I/21.44 Manche Pflegebedürftige benötigen Unterstützung, weil sie sich am Waschbecken festhalten müssen. [K333]

sich eine erträgliche Hygiene erreichen, indem für jede Ganzkörperwaschung statt der üblichen zwei Waschlappen und zwei Handtücher (für „oben" und „unten") nur ein Waschlappen und ein Handtuch verwendet werden, die im Anschluss an die Ganzkörperwaschung gleich in die Wäsche kommen.

> **Lern-Tipp**
Wie haben Sie in der ambulanten Pflege das Material für die Ganzkörperwaschung erlebt? Stand immer genügend Material zur Verfügung? Wie wurden daraus entstehende Probleme gelöst?

Reinigende Ganzkörperwaschung am Waschbecken

Die teilweise oder vollständige Übernahme der **Körperpflege am Waschbecken** ist häufig bei älteren, nicht bettlägerigen Personen notwendig, die wegen ihrer Erkrankungen oder Einschränkungen die Körperpflege nicht mehr selbstständig durchführen können (→ Abb. I/21.44). Kann der Pflegebedürftige überhaupt nicht oder nur kurze Zeit stehen, können Altenpflegerinnen die Beine und den Intimbereich vor dem Aufstehen auch im Bett waschen.

> Für Pflegebedürftige, die bisher im Bett gewaschen wurden, bedeutet das Waschen am Waschbecken einen erheblichen Fortschritt in Richtung Selbstständigkeit.

Aus diesem Grund sollten Pflegende wiederholt versuchen, den Pflegebedürftigen statt im Bett am Waschbecken zu waschen.

Vorbereitung

- Hausschuhe und evtl. Bademantel anziehen lassen und Pflegebedürftigen bei eingeschränkter Mobilität (→ Kap. I/19) zum Waschbecken begleiten
- Vorhang am Waschbecken zuziehen oder Sichtschutz aufstellen und die Sitzgelegenheit mit einem Stecklaken abdecken
- Auf Wunsch Mundpflege, Rasur durchführen (lassen).

Durchführung

Unterstützung ist häufig bei Pflegebedürftigen erforderlich, deren Beweglichkeit der Arme zwar ausreichen würde, um sich selbst zu waschen, die sich aber wegen körperlicher Schwäche im Stehen mit beiden Händen am Waschbecken festhalten. Dabei beachten Altenpflegerinnen folgende Aspekte:

- Abhängig von den vorhandenen Ressourcen die Körperteile waschen, die der Pflegebedürftige selbst nicht erreichen kann, häufig sind dies Rücken, Füße und Intimbereich
- Abhängig vom Befinden den Pflegebedürftigen beaufsichtigen oder dafür sorgen, dass die Klingel erreicht werden kann bzw. Rufkontakt besteht. Günstig ist es, während dieser Zeit das Bett zu richten.

Dass Altenpflegerinnen die Maßnahme **vollständig übernehmen,** ist in der Regel bei Pflegebedürftigen erforderlich, die nicht belastet werden dürfen oder Arme und Hände nicht funktionsfähig sind. Aber auch bei Pflegebedürftigen, bei denen die willentliche Planung und Ausführung von Handlungsabläufen gestört ist, z. B. bei ausgeprägter Demenz, führen Pflegende die Körperpflege stellvertretend aus.

- Oberkörper auskleiden, waschen, trocknen und wieder ankleiden
- Pflegebedürftigen aufstehen lassen, dafür sorgen, dass er sicher steht (z. B. Haltegriffe)
- Unterkörper so weit wie möglich auskleiden (Kleidungsstücke herunterlassen)
- Pflegebedürftigen hinsetzen lassen, Kleidungsstücke entfernen, Unterschenkel und Füße waschen (evtl. Fußbad), trocknen und ankleiden, Kleidung bis zu den Knien hochschieben
- Pflegebedürftigen aufstehen lassen
- Intimbereich waschen und trocknen
- Pflegebedürftigen ankleiden, Stecklaken entfernen und hinsetzen lassen
- Haare kämmen, auf Wunsch Rasur oder Bartpflege, Kosmetika, Parfüm verwenden

- Pflegebedürftigen vom Waschbecken zum Bett oder Tisch begleiten.

> **Lern-Tipp**
> Welche Anforderungen bestehen bei der Waschung von demenzerkrankten Pflegebedürftigen? Wie gehen Sie damit um?

Teilwaschungen

Bei **Teilwaschungen** wird nur ein bestimmter Teil des Körpers gewaschen. In der Altenpflege werden häufig folgende Teilwaschungen durchgeführt:

- Teilwaschung **„Hände und Gesicht"** zur Erfrischung und Reinigung morgens, vor und nach den Mahlzeiten, abends vor dem Zubettgehen
- Teilwaschung **„Unterkörper"** (*Intimpflege*) bei Inkontinenz (→ Kap. I/20.11, → Kap. I/20.12) oder vor dem Legen, zum Wechseln und beim liegenden transurethralen Blasenkatheter (Katheterpflege → Kap. I/29.8.1)
- Teilwaschung **„Oberkörper"** z. B. bei starkem Schwitzen. 📖18 📖19 📖20 📖21

Hautpflege

Um die Haut zu pflegen und ihre natürlichen Funktionen zu unterstützen, wird sie je nach Hauttyp (trocken, fettig, Mischhaut) mit entsprechenden Hautpflegemitteln eingecremt. Neben der Erhaltung einer geschmeidigen und intakten Haut wird mit der Hautpflege aber auch Haut- und Körperkontakt, Zuwendung und Stimulation bezweckt.

Eine **spezielle Hautpflege** ist immer dann erforderlich, wenn krankheitsbedingte Funktionsstörungen der Haut vorliegen. Sie bedarf der ärztlichen Anordnung. Spezielle Hautpflegemittel mit medizinischem Wirkstoff (z. B. Cortison) werden von Altenpflegerinnen zum Eigenschutz nur mit Einmalhandschuhen aufgetragen.

> Die Hautpflege beginnt bereits mit der Reinigung der Haut, indem die Art der Körperpflege (waschen, duschen oder baden) und die Reinigungsmittel dem Hauttyp entsprechend ausgewählt werden.

Wirkweise von Hautpflegemitteln

Altenpflegerinnen kommt bei der Auswahl der Hautpflegemittel auch eine informierende und beratende Funktion zu (→ Tab. I/21.18).

Individuelle Auswahl der Hautpflegemittel

Die allgemeine Hautpflege kann **stimulierend** wirken. Soweit möglich, sollten deshalb Präparate eingesetzt werden, die der alte Mensch auch in der Vergangenheit benutzt hat, damit ihm vertraute Gerüche erhalten bleiben (Basale Stimulation®).

Insbesondere im Alter weist der Körper unterschiedliche **Hauttypen** auf: die Haut an den Extremitäten ist eher trocken, am Rumpf dagegen normal bis fettig. Diese Tatsache ist bei der Planung der Hautpflege zu berücksichtigen. Wenn z. B. nur die Haut an den Unterschenkeln trocken ist, spricht nichts gegen eine Einreibung des Rückens mit Franzbranntwein, die, insbesondere von Bettlägerigen, meist als sehr erfrischend und wohltuend empfunden wird.

Bei Veränderungen des Hauttyps, z. B. altersbedingter trockener Haut oder Hauterkrankungen, sollte ein Wechsel der Pflegemittel mit dem Pflegebedürftigen abgesprochen werden.

> **Vorsicht!**
> Viele Bestandteile von Pflegemitteln, z. B. ätherische Öle, können zu **allergischen Reaktionen** führen.
> - Bei allergiegefährdeten Pflegebedürftigen neue Pflegemittel an einer kleinen Körperstelle, z. B. in der Ellenbeuge, ausprobieren und 24 Std. abwarten, ob die Haut mit Rötung, Blasenbildung oder Juckreiz reagiert
> - Bei Hautveränderungen oder anderen Beschwerden, z. B. Luftnot, sofort den Arzt informieren und die Reaktionen dokumentieren.

Gesichtspflege

Das Gesicht eines Menschen ist sehr ausdrucksstark. Es teilt dem Gegenüber auch ohne Worte oft viel über Gefühle oder das Befinden mit, z. B. „vor Freude weinen" oder ein schmerzverzerrter Gesichtsausdruck. Die **Gesichtspflege** ist eine gute Gelegenheit, diesem ausdrucksvollen Teil des Körpers durch sanfte Berührungen Aufmerksamkeit und Zuwendung zu schenken. Da das Gesicht sehr empfindlich ist, benötigt es besonders behutsame Pflege.

Nach der Reinigung wird das **Gesicht** auf Wunsch eingecremt, wobei Pflegende die Tages- oder Nachtcremes der Pflegebedürftigen verwenden und persönliche Wünsche und Gewohnheiten berücksichtigen. Auf Wunsch können auch die in der jeweiligen Einrichtung üblichen Kosmetika bereitgelegt oder verwendet werden. 📖22 📖23

Hautpflegemittel	Wirkweise	Nachteile	Vorteile
Wasser-in-Öl-Emulsionen (W/O): • Cremes, Salben • Hautmilch • Körperlotionen • Nachtcremes z. B. Nivea-Milk®, Linola®, Bepanthen bzw. Panthenol-Salbe®	• Durch den geringen Wasseranteil (ca. 30 %) überziehen diese Produkte die Haut mit einem Fettfilm, der durch die Wasseranteile luftdurchlässig ist und den Wärmeaustausch ermöglicht. Gleichzeitig kann die Hautfeuchtigkeit durch den hohen Anteil an Ölen nicht so schnell entweichen	• Keine	• Guter Hautschutz, insbesondere bei trockener Haut
Öl-in-Wasser-Emulsionen (O/W) • Cremes • Körperlotionen • Tagescremes z. B. Nivea-Creme®, Nivea-Lotion®	• Durch den hohen Wasseranteil (ca. 60 %) kommt es zum Aufquellen der oberen Hornschicht und zu einer starken Verdunstung der Hautflüssigkeit	• Bei trockener Haut zusätzliche Austrocknung • Zusätzlich können in den Cremes enthaltene Emulgatoren die Haut belasten	• Gut geeignet zur Pflege fettiger Haut
Fettpräparate, z. B. Vaseline, Melkfett, Wollwachs	• Fettpräparate bilden eine isolierende Schicht über der Haut. Sie sind wasserundurchlässig und verhindern deshalb ein Abdunsten von Sekreten und die Abgabe von Wärme	• Gefahr von Wärmestau durch Verstopfen der Hautporen • Melkfett enthält manchmal Desinfektionsmittel, die die Haut eher schädigen als schützen	• Gutes Gleitmittel, z. B. beim Legen eines Darmrohrs oder bei der digitalen Ausräumung • Verhindert vorübergehend, dass hautaggressive Substanzen (auch Harn oder Stuhl) mit der Haut in Berührung kommen
Puder	• Entzieht der Haut Wasser, trocknet die jeweiligen Hautstellen aus, kühlt leicht	• Verbindet sich bei nässenden Hauterkrankungen mit dem Wundsekret, es entstehen „Krümel", die die Wundheilung beeinträchtigen können	• Bei sparsamer Anwendung auf intakter Haut (keine nässenden Hauterkrankungen) begünstigt Puder das Austrocknen, z. B. bei feuchten Hautfalten
Alkoholische Mittel, z. B. Franzbranntwein, Gesichtswasser	• Austrocknung und Entfettung der Haut • Erfrischender Effekt • Desinfektion	• Bei Neigung zu trockener Haut zusätzliche Austrocknung. Immer mehr Firmen stellen Franzbranntwein mit rückfettenden Substanzen her; ansonsten hilft auch eine Rückfettung mit einer W/O-Emulsion oder eine Mischung aus Franzbranntwein und Baby-Öl	• Bei Neigung zu fettiger Haut rasche Entfettung, z. B. Gesichtswasser • Die erfrischende Wirkung wird oft als sehr angenehm empfunden

Tab. I/21.18 Übersicht über Hautpflegemittel und deren Wirkungen.

❯ Die Gesichtspflege ist eine einfache Möglichkeit, einen Pflegebedürftigen aktivierend zu unterstützen, da sie sich leicht durchführen lässt und so ein erster Schritt zur selbstständigen Körperpflege sein kann.

Augenpflege

Beim gesunden Menschen wird das Auge durch das Augenlid geschützt und durch die Tränenflüssigkeit gereinigt und feucht gehalten. Deshalb ist in diesen Fällen meistens keine spezielle **Augenpflege** notwendig (→ Tab. I/21.19). Es genügt, wenn die Augen Zeit haben, sich auszuruhen, z. B. durch Schlafen oder kurzes Augenschließen, oder durch kurze Unterbrechung einer für das Auge anstrengenden Tätigkeit, wie langes Fernsehen.

Mit der Augenpflege sollen vermeidbare Erkrankungen des Auges verhindert, Verkrustungen und Verklebungen am Auge entfernt werden.

Indikationen zur der Augenpflege sind:
• Fehlender Lidschlag, z. B. bei Apoplexie (um eine Austrocknung der Hornhaut zu verhindern)
• Infektionen des Auges (um Verklebungen und Verkrustungen zu entfernen)
• Fremdkörper
• Augenprothesen.

Vorbereitung

• Weiche, sterile, nicht fasernde Tupfer
• Einmalhandschuhe
• Sterile Reinigungs- oder Spüllösung (z. B. NaCl 0,9 %) in einer Spritze aufgezogen oder in einer sterilen Nierenschale. Die Lösung sollte Raumtemperatur haben, da sonst die Augenpflege für den Pflegebedürftigen unangenehm ist
• Evtl. Augentropfen oder -salbe nach Arztanordnung
• Abwurfbehälter
• Einmalhandschuhe anziehen und den Pflegebedürftigen halbhoch oder sitzend auf den Rücken positionieren, den Kopf nach hinten neigen lassen.

Durchführung

• Augenlider, Lidspalt, Wimpern, Augeninnenwinkel und zuletzt die Umgebung mit einem feuchtem Tupfer vom äußeren zum inneren Augenwinkel ohne zu reiben vorsichtig auswischen
• Jeden Tupfer nur einmal benutzen, um einer Infektion vorzubeugen
• Den Vorgang so lange wiederholen, bis das Auge sauber ist
• Evtl. Tropfen oder Salben nach Arztanordnung applizieren (→ Kap. I/36.4.2)
• Anschließend das Auge trocken tupfen. 🔖🔖24

❯ **Vorsicht!**
• Augenpflege sorgfältig und sanft durchführen, da es sonst zu Infektionen und Verletzungen kommen kann
• Bei Infektion eines Auges erfolgt die Reinigung von innen nach außen, um eine mögliche Ansteckung des anderen Auges zu vermeiden.

Material	Anwendung	Zubereitung
Fenchelaufguss	• Beruhigende Wirkung bei gereizten Augen (Lidränder mit in Fenchel getränkter Kompresse abwischen, getränkte Kompresse auf Augen legen)	• Einen Teelöffel gequetschten Fenchelsamen mit einer Tasse kochendem Wasser überbrühen, 10 Min. ziehen lassen, abseihen, abkühlen lassen, täglich frisch zubereiten
Augentrost	• Bei Reizungen, Entzündungen, Konjunktivitis (Anwendung wie beim Fenchelaufguss beschrieben)	• Einen Teelöffel Augentrost mit einer Tasse kochendem Wasser überbrühen, 10 Min. ziehen lassen, abseihen, abkühlen lassen, täglich erneuern
Kühle Quarkauflage	• Kühlend und lindernd bei überreizten, entzündeten, überanstrengten Augen (Quarkkompresse auf geschlossene Augen legen)	• Quark messerrückendick auf kleine Kompresse streichen, Ränder einschlagen
Rosenwasser-Auflage	• Beruhigend, erfrischend (getränkte Kompresse auf Augenlider legen)	• Kompresse mit Rosenwasser aus der Apotheke tränken
Leinsamen-Auflage	• Bei Gerstenkorn ein- bis zweimal täglich eine mit Leinsamen bestrichene Kompresse auf betroffene Stelle legen. Warm, aber nicht zu heiß auflegen	• Groben Leinsamenschrot zu Brei kochen, messerrückendick auf Kompresse streichen, Ränder nach oben einschlagen

Tab. I/21.19 Überblick über Methoden der Augenpflege.

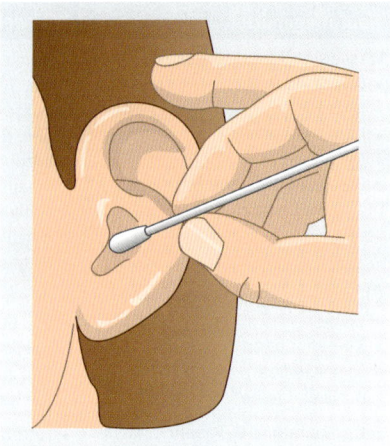

Abb. I/21.45 Während der Ohrenpflege die Hand mit dem gestreckten Mittelfinger am Kopf des Pflegebedürftigen abstützen. So kann der Watteträger bei plötzlicher Bewegung des Kopfes nicht zu weit in das Ohr eindringen. [L138]

Nasenpflege

Der gesunde Mensch benötigt keine spezielle **Nasenpflege.** Er reinigt seine Nase mit einem Taschentuch. Eine spezielle Pflege wird durchgeführt z. B. bei Bewusstlosen, Verletzungen der Nase, Pflegebedürftigen mit transnasalen Magensonden (→ Kap. I/29.4.1).

Material

• Watteträger oder Wattestäbchen
• Nasensalbe, z. B. panthenolhaltig
• Handschuhe
• NaCl 0,9 %
• Abwurfmöglichkeit.

Der Pflegebedürftige wird, wenn möglich, halbhoch auf den Rücken positioniert. Bei der der Nasenpflege werden alte Menschen, die nicht schnäuzen können, dabei unterstützt, wobei die Reinigung leichter ist, wenn die Pflegenden jeweils ein Nasenloch zuhalten.

Vollständige Übernahme

• Borken an der Außenseite der Nase mit Öl aufweichen und das Nasenloch mit einem in NaCl 0,9 % getränkten Watteträger reinigen, dabei den Watteträger leicht drehend ca. 1 cm in die Nase einführen
• Anschließend Salbe auftragen.

> ❯ **Vorsicht!**
> • Nasentropfen oder -spray nur auf ärztliche Anordnung verabreichen. Bei alten Menschen, die häufig abschwellende Medikamente verwenden, besteht die Gefahr der **Austrocknung** der Nasenschleimhaut

> • Keine ölhaltigen Substanzen zur Reinigung der Nasenlöcher verwenden, da sie über den Rachen in die Luftröhre gelangen und zu einer Aspirationspneumonie führen können.

Ohrenpflege

Umgang mit Hörgeräten → Kap. I/18.3.2

Bei der täglichen **Ohrenpflege** werden Ablagerungen an der Ohrmuschel und am Gehörausgang entfernt, z. B. Hautzellen, Ohrenschmalz (*Cerumen*) und Staub. Sie wird mit der allgemeinen Körperpflege durchgeführt.

Bei den meisten Menschen ist keine ausgiebige Ohrenpflege notwendig, da sich der Gehörgang von selbst reinigt.

Eine ausgiebige Ohrenpflege ist nur bei Ohrenschmalzpfropfen (*Cerumenpfropfen*) erforderlich.

Material

• Waschlappen
• Wasser
• Seife
• Evtl. Zellstoff oder Kompresse und Pflegeöl.

> ❯ **Lern-Tipp**
> Wägen Sie Argumente für und gegen die Verwendung von Wattestäbchen ab.

Vollständige Übernahme

• Die Ohrmuschel und, falls erforderlich, die sichtbaren Teile des äußeren Gehörgangs mit Wasser und Seife reinigen, wobei Wasser und Seife nicht ins Ohr dringen sollen
• Sichtbares Ohrenschmalz mit zu einem kleinen Kegel gedrehtem Stück weichem Zellstoff oder einer Kompresse entfernen, evtl. dazu Pflegeöl verwenden (→ Abb. I/21.45)
• Hartnäckige Cerumenpfropfen mit geeigneten Salben nach Arztanordnung auflösen und ausspülen.

> ❯ **Vorsicht!**
> • Bei Ausfluss von Blut, Eiter und Liquor aus dem Ohr das Ohr mit Kompressen steril abdecken und sofort den Arzt benachrichtigen
> • Wattestäbchen nicht in den Gehörgang einführen, da Verletzungsgefahr besteht.

Komplikationen

• Verletzung des Gehörgangs und des Trommelfells
• Infektion. Deshalb für jedes Ohr separates Reinigungsmaterial verwenden, um eine mögliche Infektionsübertragung zu vermeiden.

Haarpflege

Zur **Haarpflege** gehört das regelmäßige Kämmen, Bürsten, Frisieren und Waschen der Haare (→ Abb. I/21.46). Die Haare werden mindestens einmal täglich frisiert und je nach den Gewohnheiten und der Haarbeschaffenheit des Pflegebedürftigen gewaschen.

Haare kämmen und frisieren

Material

- Bürste, Kamm
- Spiegel
- Handtuch
- Haarkosmetika, z. B. Haarspray
- Hilfsmittel zum Frisieren, z. B. Haarspange, Zopfgummi.

> - Pflegebedürftige nicht der Einfachheit halber wie Kinder frisieren
> - Perücken und Haarteile regelmäßig pflegen
> - Haare nicht zu lange und zu heiß fönen, da die Talgproduktion angeregt und die Kopfhaut belastet wird
> - Bei Bettlägerigen keine Haarnadeln und Kämme verwenden, da dies zu Druckstellen führen kann (Dekubitusprophylaxe → Kap. I/17.2)
> - Auf Wunsch Friseur bestellen.

Altenpflegerinnen stellen die Materialien in Reichweite und bieten bei Bedarf Unterstützung an. Hilfe kann z. B. erforderlich sein, wenn Pflegebedürftige aufgrund von Bewegungseinschränkungen die Haare am Hinterkopf nicht frisieren können.

Durchführung

- Ein Handtuch unter den Kopf legen
- Bei langen Haaren den Kopf auf die Seite drehen und die Haare erst auf der einen, dann auf der anderen Seite von der Haarspitze zum Schaft kämmen, da die Haare sonst verknoten. Dabei jeweils nur einige Zentimeter auskämmen und sich langsam zum Haarschaft vorarbeiten
- Eine Frisur nach Wunsch des Pflegebedürftigen richten. Bei Bettlägerigen ist es vorteilhaft, lange Haare auf der Seite zu einem Zopf zu flechten oder zusammenzubinden, damit die Haare nicht verfilzen. Alternativ kann auch ein Haarband benutzt werden
- Dem Pflegebedürftigen einen Spiegel zur Überprüfung reichen
- Bürste von den Haaren säubern.

> #### Hinweise zur Haarpflege
>
> - Fettiges Haar nicht ausgiebig bürsten, da so die Talgproduktion angeregt wird
> - Ohne das Einverständnis des Pflegebedürftigen nie die Haare abschneiden
> - Zum Zusammenbinden der Haare eine Mullbinde einflechten bzw. weiche Haargummis verwenden. Keine normalen Haushaltsgummis verwenden, da sie die Haarstruktur angreifen.

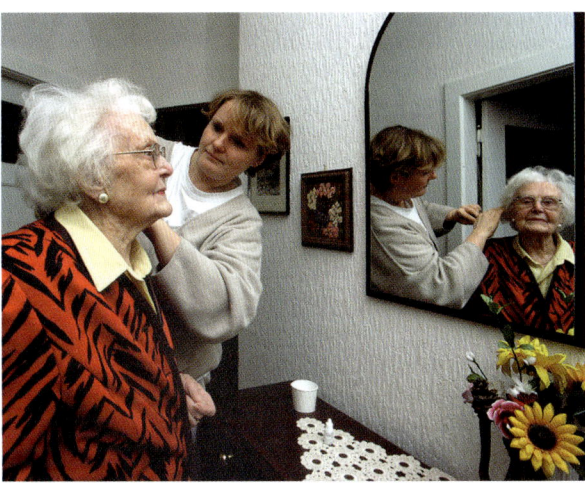

Abb. I/21.46 Auch wenn die pflegebedürftige Frau sich nicht selbst kämmen kann, möchte sie ihre Frisur weiterhin bestimmen und wissen, wie sie aussieht. [K115]

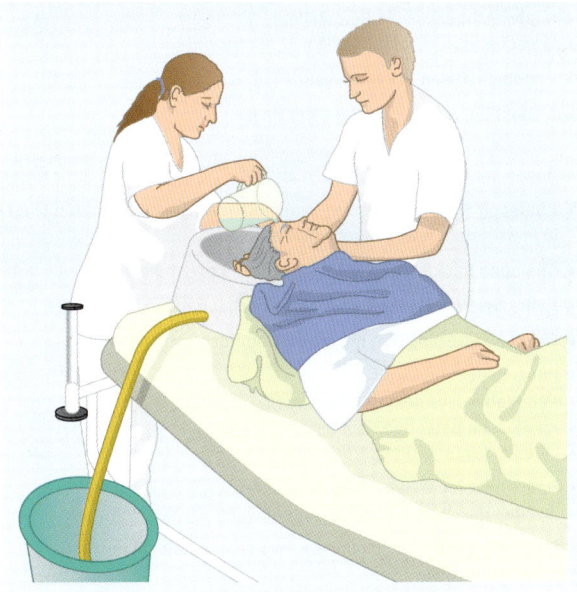

Abb. I/21.47 Haarwäsche mit speziellem Waschbecken im Bett. [L138]

Haarwäsche

Die **Haarwäsche** wird bei mobilen Pflegebedürftigen in der Dusche oder in der Badewanne, bei Bettlägerigen im Bett vorgenommen. Die Haare werden so oft wie gewohnt oder gewünscht gewaschen.

Es gibt verschiedene Methoden, um bei bettlägerigen Pflegebedürftigen die Haare zu waschen. Welche Methode angewendet wird, hängt von der jeweiligen Situation, den vorhandenen Hilfsmitteln und dem Zustand des Pflegebedürftigen ab (→ Abb. I/21.47).

Durchführung

Zur Haarwäsche (→ Tab. I/21.20) im Bett wird folgendes **Material** benötigt:

- Eimer mit nach Wunsch des Pflegebedürftigen temperiertem Wasser
- Gefäß zum Schöpfen (Spülgefäß)
- Leerer Eimer
- Handtücher
- Augenschutz, z. B. Waschlappen
- Shampoo je nach Haartyp
- Bettschutz, z. B. Gummi
- Kamm, Bürste
- Föhn
- Evtl. Haarwaschbecken.

> #### Vorsicht!
>
> Die Haare bei Ohrenerkrankungen nur nach Rücksprache mit dem Arzt waschen. Dazu Watte bzw. Ohrpfropfen, z. B. Ohropax®, in die Ohren stecken, um diese vor Feuchtigkeit zu schützen.

Ähnlich der beruhigenden und belebenden Ganzkörperwaschung (→ Tab. I/21.16) können die Haare in unterschiedliche Richtungen gewaschen werden:

I 21

Arbeitsschritte	Handlungsprinzipien
• Persönliche Wünsche der Pflegebedürftigen erfragen (Pflegediagnostik → Kap. I/9)	• Die Haarwäsche soll, soweit möglich, den normalen Gewohnheiten entsprechen
• Den Arbeitsplatz und die Materialien entsprechend der gewählten Methode vorbereiten	• Voraussetzung, dass der Pflegebedürftige ungeteilte Aufmerksamkeit erhält und Unterbrechungen, z. B. durch die Suche nach fehlenden Materialien, vermieden werden
• Bei Schwerkranken einen Kollegen hinzu bitten	• Zügige Durchführung der Haarwäsche bei möglichst geringer Belastung des Pflegebedürftigen
• Bettniveau hochstellen	• Rückenschonende Arbeitsweise
• Bei alten Menschen mit Hörgerät alternative Kommunikationsmittel vereinbaren • Schmuck und Hilfsmittel, z. B. Hörgerät, entfernen	• Schutz des Hörgeräts vor Durchnässung
• Den Pflegebedürftigen entsprechend der gewählten Methode z. B. flach auf den Rücken positionieren • Kissen entfernen • Evtl. Nacken des Pflegebedürftigen mit einem kleinen Kissen unterstützen	• Bequeme Position im Bett und Wohlbefinden erfragen und herstellen
• Gummiunterlage ausbreiten • Haarwaschbecken ins Bett stellen • Eimer unter den Ablauf stellen	• Bett vor Nässe schützen
• Handtuch in den Nacken legen	• Schutz vor Nässe und Druck
• Inspektion der Kopfhaut und der Haare	• Beobachten und Erkennen von Veränderungen der Kopfhaut und der Haare
• Augen mit einem Waschlappen abdecken	• Schutz der Augen vor Shampoo (brennt)
• Haare mit Wasser benetzen, Shampoo auftragen und mit den Fingerkuppen in kreisenden Bewegungen einmassieren	• Massage der Kopfhaut zur Durchblutungsförderung • Wohlbefinden erfragen und herstellen
• Shampoo mit klarem Wasser aus einem Krug spülen	• Shampoo völlig entfernen (Reste können zu Juckreiz führen)
• Haare bei Bedarf ein zweites Mal einschäumen und ausspülen	• Säuberung von stark fettenden oder stark verschmutzten Haaren
• Haare ausdrücken und mit einem Handtuch bedecken	• Schutz vor Auskühlung und Nässe
• Pflegebedürftigen aufsetzen • Materialien aus dem Bett entfernen • Kopfkissen unter den Kopf legen • Oberkörper erhöht positionieren	• Pflegebedürftigen ermöglichen, alles mit den Augen zu verfolgen • Bequeme Position im Bett
• Haare mit einem Handtuch abfrottieren • Zweites Handtuch um die Schultern legen	• Schutz vor Nässe
• Haare schonend durchkämmen, dazu einen Spiegel reichen	• Haarstruktur schonen • Pflegebedürftigen den Vorgang verfolgen lassen
• Haare föhnen bzw. an der Luft trocknen	• Föhn nur lauwarm einstellen, um die Haare nicht zu sehr zu strapazieren. Hitze regt die Talgproduktion an, belastet die Kopfhaut und kann zu Verbrennungen führen
• Haare frisieren	• Wünsche berücksichtigen • Wohlbefinden durch gepflegtes Äußeres herstellen
• Arbeitsplatz aufräumen • Materialien aufräumen, reinigen und desinfizieren	• Arbeitsplatz so verlassen, wie man ihn vorgefunden hat
• Dokumentation	• Bei Änderungen des geplanten Ablaufs

Tab. I/21.20 Handlungsablauf einer Haarwäsche im Bett.

- Zur **belebenden Haarwäsche** ist die Wassertemperatur niedriger als die Körpertemperatur und die Haare werden entgegen der Haarwuchsrichtung gewaschen
- Zur **beruhigenden Haarwäsche** wird die Wassertemperatur der Körpertemperatur angepasst, die Haare werden in Haarwuchsrichtung gewaschen.

❯❯ Bettwäsche und Kleidung nach der Haarwäsche auf Nässe kontrollieren und bei Bedarf wechseln, um Erkältungskrankheiten vorzubeugen.

Rasur und Bartpflege

Ältere Männer bevorzugen häufig die **Nassrasur,** da sie die Haare gründlicher entfernt. Bei der Durchführung brauchen Pflegende etwas Geschick und Übung. Zur Nassrasur werden Waschlappen, Handtuch, Spiegel, Rasierschaum, Nassrasierer (Mehrweg- oder Einmalrasierer) oder Rasiermesser und Rasierwasser benötigt.

Durchführung

- Spiegel bereitstellen
- Barthaare mit Rasierschaum eincremen
- Pflegebedürftigen während der Rasur bitten, die zu rasierende Gesichtshaut anzuspannen, z. B. die Oberlippe nach unten, die Unterlippe nach oben ziehen und den Mund nach rechts bzw. links schieben oder die Haut selbst mit einer Hand spannen
- Mit der anderen Hand die Barthaare mit einem Nassrasierer oder Rasiermesser

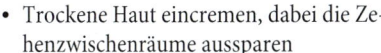

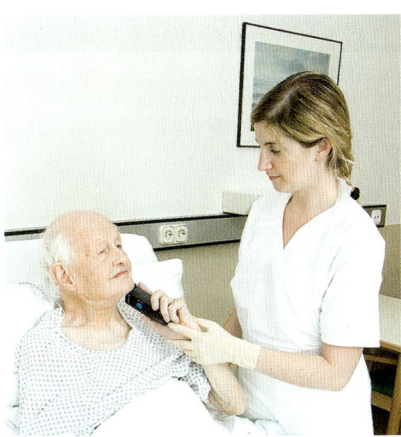

Abb. I/21.48 Trockenrasur mit elektrischem Rasiergerät. [K115]

mit kurzen Bewegungen gegen die Haarwuchsrichtung entfernen
- Nach der Rasur die Rasierschaumreste mit dem Waschlappen abwischen und abtrocknen
- Nach Wunsch Rasierwasser auftragen, um die Haut zu desinfizieren und Entzündungen vorzubeugen.

Im Gegensatz dazu ist die **Trockenrasur** mit einem elektrischen Rasierapparat leicht durchzuführen (→ Abb. I/21.48). Die Barthaare werden, ebenfalls vor einem Spiegel, trocken rasiert, da nasse Haare das Scherblatt verkleben.

Nach Gebrauch des Rasierapparates wird der Rasierkopf geöffnet und mittels eines speziellen kleinen Pinsels von den Barthaaren gereinigt.

Bei Bartträgern gehören zur Gesichtspflege das tägliche Kämmen und das regelmäßige Zurückschneiden des Bartes, damit er seine Form behält.

Gesichtsbehaarung bei Frauen

Gesichtsbehaarung bei Frauen tritt meistens auf als Folge von Virilisierung (*Merkmalsausprägung des männlichen Geschlechts*) und Maskulinisierung (*Vermännlichung*) infolge einer erhöhten Aktivität männlicher Hormone bzw. durch Einnahme von Hormonpräparaten.

Nach einer Rasur wachsen die Haare ohne Spitze nach und sehen deshalb dicker aus. Aus diesem Grund sind Frauen nach der ersten Rasur gezwungen, sich immer wieder zu rasieren. Sich täglich wie ein Mann zu rasieren ist für die meisten Frauen allerdings unangenehm und vor allem psychisch belastend. Besser ist es, die Frau zu beraten und eine Kosmetikerin hinzuzuziehen. Manche Frauen sind das Auszupfen vereinzelter Barthaare mit Pinzette gewöhnt.

Nur wenn das Problem der Gesichtsbehaarung auf diese Weise nicht gelöst werden kann, ist in Absprache mit der Betroffenen regelmäßiges Rasieren in Erwägung zu ziehen.

Hand-, Fuß- und Nagelpflege

Die **Hand-, Fuß- und Nagelpflege** verhütet lange oder eingewachsene Nägel, beugt rissiger oder verhornter Haut vor und vermeidet versehentliche Hautverletzungen durch zu lange Nägel.

Bei geschädigter Haut und erhöhter Verletzungsgefahr oder anderen Problemen ist es sinnvoll, professionelle Fußpflege heranzuziehen.

Material

- Handtuch
- Waschschüssel mit warmem Wasser
- Waschlotion
- Evtl. Nagelbürste
- Abfallsack
- Nagelschere
- Nagelfeile
- Pflegemittel nach Wunsch, z. B. Handcreme
- Einmaltücher.

Durchführung der Handpflege

- Hände des alten Menschen benetzen und gut einseifen
- Hände entweder mit einem Waschlappen reinigen oder Hände in warmes Wasser in eine Waschschüssel oder ins Waschbecken eintauchen lassen
- Hände gründlich, besonders zwischen den Fingern, abtrocknen und nach Wunsch eincremen.

Durchführung der Fußpflege

- Fußbad ermöglichen (→ Tab. I/21.21)
- Zehenzwischenräume gründlich waschen und besonders sorgfältig abtrocknen, da im feuchtwarmen Milieu das Risiko der Entstehung von Fußpilz besteht

- Trockene Haut eincremen, dabei die Zehenzwischenräume aussparen
- Nach Rücksprache mit dem alten Menschen bei größeren Hornhautstellen und Hühneraugen professionelle Fußpflege beauftragen.

Durchführung der Nagelpflege

- Die Hände oder Füße ca. 10 Min. baden, da die Nägel dann weicher sind, dabei evtl. die Nägel bürsten, um sie zu säubern
- Nach dem Bad sorgfältig abtrocknen
- Ein Handtuch unterlegen
- Nägel vorsichtig mit Nagelfeilenspitze reinigen, besser abgerundetes Maniküre-Instrument benutzen
- Fingernägel bis zur Fingerkuppe oval zurückschneiden, um das Fingerspitzengefühl zu erhalten. Im Gegensatz dazu werden Fußnägel gerade geschnitten, damit die Kanten des Nagels nicht einwachsen können (→ Abb. I/21.49)
- Evtl. Nägel feilen
- Auf Wunsch des Pflegebedürftigen professionelle medizinische Fußpflege veranlassen.

> ❯ Die Nagelpflege wird durch **Podologen** (*medizinische Fußpflege*) durchgeführt bei:
> - Diabetischer Angiopathie und anderen peripheren Durchblutungsstörungen wegen erhöhter Verletzungs- und Infektionsgefahr
> - Einnahme blutgerinnungshemmender Medikamente, weil im Falle einer Verletzung die Blutung nur langsam zum Stillstand kommt.

Voll- und Teilbäder

Baden reinigt nicht nur den Körper, es entspannt auch die Muskulatur und steigert das psychische und physische Wohlbefinden. Je nach individuellen Vorlieben kann zu jeder Tageszeit gebadet werden, allerdings frühestens zwei Std. nach einer Mahl-

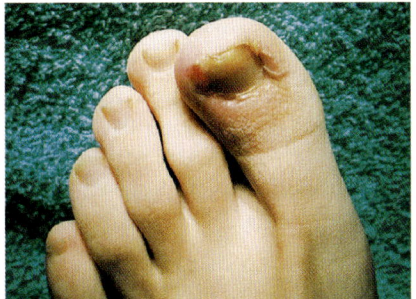
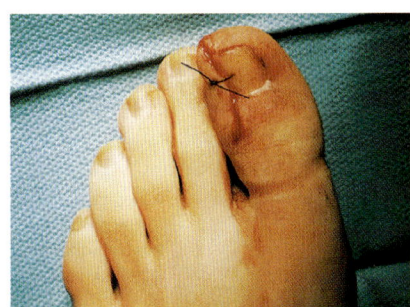

Abb. I/21.49 Bei falscher Durchführung der Fußpflege können die Nägel einwachsen (links). Sie benötigen dann eine operative Korrektur (rechts). [O149]

I 21

Badeform	Indikationen	Durchführung und Besonderheiten
Warmes oder heißes Vollbad	• Reinigung • Muskelverspannungen • Spastische Lähmungen • Kontrakturen • Erkältungskrankheiten • Muskelkater **Kontraindikationen:** Herz- und Kreislauferkrankungen	• Nur nach ärztlicher Rücksprache durchführen • Badetemperatur für ein warmes 36–39 °C, für ein heißes Vollbad 40–45 °C • Vollbad bei Schweißausbruch (Kreislaufbelastung) beenden • Vitalzeichen kontrollieren (Kollapsgefahr)
Ansteigendes Vollbad	• Erkältungskrankheiten • Vorbereitung für eine trockene Schwitzpackung **Kontraindikationen:** Herz- und Kreislauferkrankungen	• Innerhalb von 15–20 Min. 30 °C warmes Wasser durch Hinzufügen von heißem Wasser auf 38–40 °C erwärmen • Vitalzeichen kontrollieren (Kollapsgefahr)
Ansteigendes Halbbad	• Koliken • Krämpfe • Erkältungskrankheiten • Für wenig belastbare alte Menschen geeignet **Kontraindikationen:** Herz- und Kreislauf-Erkrankungen	• Wasser mit einer Temperatur von ca. 36 °C bis Bauchnabelhöhe des Pflegebedürftigen in die Badewanne einlaufen lassen • Wassertemperatur durch Hinzufügen von heißem Wasser auf ca. 43 °C erwärmen • Badedauer: ca. 20–30 Min. Vorsicht: Bei Schweißausbruch oder unangenehmem Hitzegefühl Bad sofort beenden • Vor Ende des Bades die Wassertemperatur auf 37 °C senken • Pflegebedürftigen kühl abwaschen • Nach Beendigung des Bades Pflegebedürftigen ruhen lassen
Absteigendes Vollbad	• Hohes Fieber	• Zu Beginn liegt die Wassertemperatur 0,5–1 °C unter der rektal gemessenen Körpertemperatur • Innerhalb von 10–15 Min. die Wassertemperatur durch Zugabe von kaltem Wasser auf ca. 30–33 °C absenken • Vitalzeichen kontrollieren (Kollapsgefahr)
Absteigendes Halbbad	• Hypotonie (*niedriger Blutdruck*) • Vegetativ bedingte Herzrhythmusstörungen	• Das Wasser mit einer Temperatur von ca. 36 °C bis in Bauchnabelhöhe einfüllen • Die Wassertemperatur durch Zugabe von kaltem Wasser innerhalb von 5 Min. auf 31 °C senken • Rücken des Pflegebedürftigen mehrfach mit Wasser übergießen
Sitzbad	Förderung der Wundheilung z. B. nach: • Hämorrhoidenoperationen • Gynäkologischen Erkrankungen	• Sitzbadewanne etwa zur Hälfte mit 38–40 °C warmem Wasser füllen • Badedauer: 10–20 Min. (Arztanordnung bzw. Empfinden des Pflegebedürftigen) • Auf Arztanordnung desinfizierende Badezusätze zur Wundheilung zugeben
Handbad	• Finger- und Handversteifungen • Eitrige Nagelbettentzündung (*Panaritium*) • Bei Ganzkörperwaschung • Vor der Nagelpflege	• Die ganze Hand in warmem Wasser in einer Waschschüssel oder im Waschbecken bewegen
Armbad	• Durchblutungsstörungen • Vorbereitung zur Venenpunktion • Infizierte Wunden • Zusätzlich zur Ganzkörperwaschung	• Armbad in einer Waschschüssel oder im Waschbecken durchführen • Dauer beträgt beim kalten Bad (um die Durchblutung anzuregen) 30 Sek. und beim warmen Bad 10–15 Min. • Beim warmen Bad liegt die Temperatur am Anfang bei ca. 36 °C. Sie wird durch Zugabe heißen Wassers auf ca. 42 °C gesteigert • Gegebenenfalls einen desinfizierenden Zusatz zur Wundreinigung beifügen
Fußbad	• Durchblutungsstörungen • Distorsionen • Während der Ganzkörperwaschung • Wundreinigung z. B. bei Ulcus cruris	**Kaltes Fußbad:** • 20 °C kaltes Wasser in einen Eimer füllen • Füße für 10–20 Sek. ins kalte Wasser stellen **Warmes Fußbad:** • Wassertemperatur liegt beim warmen Fußbad bei ca. 36 °C • Wassertemperatur durch Zugabe von heißem Wasser auf ca. 42 °C steigern • Dauer beträgt ca. 15–20 Min. • Bad mit einer kalten Fußwaschung beenden • Bei einem Fußbad zur Wundreinigung darf die Wassertemperatur nur 36–37 °C betragen und ist nach 10 Min. zu beenden
Wechselfußbad	• Gefäßtraining bei Durchblutungsstörungen **Kontraindikation:** arterielle Verschlusskrankheit	• In eine Schüssel ca. 40 °C warmes, in eine zweite 20 °C kaltes Wasser einfüllen • Füße für etwa 2 Min. in Schüssel mit warmem Wasser stellen • Füße anschließend für 10–20 Sek. in kaltes Wasser tauchen • Vorgang dreimal wiederholen • Mit einer kalten Anwendung beenden

Tab. I/21.21 Übersicht über Teil- und Vollbäder.

zeit. Die Voll- und Teilbäder haben verschiedene Indikationen (→ Tab. I/21.21).

> **Vorsicht!**
Baden ist nur nach Rücksprache mit dem Arzt erlaubt bei:
- Herz- und Kreislauferkrankungen
- Offenen Wunden
- Hauterkrankungen
- Infektionen
- Schwerkranken Pflegebedürftigen.

Badetemperaturen

Jeder Mensch schätzt die Temperatur unterschiedlich ein. Was der eine als lauwarm oder kühl empfindet, ist für den anderen bereits heiß. Die **Temperatur des Badewassers** richtet sich deshalb immer nach dem Wunsch des Pflegebedürftigen. Trotzdem ist es sicherer, die Wassertemperatur mit einem Badethermometer zu kontrollieren, denn für Pflegebedürftige mit Herz- und Kreislaufstörungen ist sehr heißes Wasser belastend und gefährlich. Pflegebedürftige, die an einer diabetischen Neuropathie leiden, haben ein verändertes Wärme- und Kälteempfinden, was bei unangemessener Wassertemperatur zu Verletzungen führen kann. Allgemeine Richtwerte sind:
- **Kaltes Bad.** 10–29 °C, Badedauer etwa 5–10 Min., fiebersenkende und örtlich schmerzstillende Wirkung
- **Kühles Bad.** 30–35 °C, Badedauer etwa bis 5 Min., hilft bei Hypotonie
- **Warmes Bad.** 36–39 °C, Badedauer etwa 10–20 Min., verringert Verspannungen und Unruhe
- **Heißes Bad.** 40–45 °C, Badedauer etwa bis 5 Min., lindert Erkältungen und Muskelkater.

Badezusätze

Zusätze, die dem Badewasser zugefügt werden, können die Wirkung eines Bades erhöhen. Sie duften gut und bereichern dadurch das Badeerlebnis. Ätherische Öle nehmen darüber hinaus gezielt Einfluss auf den Körper. Demzufolge können sie dem Pflegebedürftigen bei falscher Anwendung auch Schaden zufügen.

Bei einigen Menschen rufen Badezusätze allergische Reaktionen hervor. Pflegende lassen sie deshalb bei bekannten Allergien weg (→ Tab. I/21.22).

Reinigungsbad

Material
- Waschlappen
- Waschlotion bzw. Seife

- Schaumbad bzw. Badezusatz nach Anordnung bzw. Wunsch des Pflegebedürftigen
- Evtl. Shampoo
- Badethermometer.

Nach dem Bad
- Badetuch, evtl. vorwärmen
- Hautpflegemittel
- Evtl. Nagelschere, Kamm bzw. Bürste
- Individuelle Pflegekosmetika des Pflegebedürftigen
- Föhn
- Frische Kleidung.

> **Lern-Tipp**
Ein Pflegebedürftiger (ohne Hauterkrankungen) bittet Sie um Rat: Welchen Badezusatz soll ich am besten verwenden? Wie oft darf ich baden? Überlegen Sie sich Antworten und die entsprechenden Argumente. Denken Sie insbesondere an Erkrankungen, die bei diesem Thema zu berücksichtigen sind.

Vorbereitung
- Raumtemperatur kontrollieren und auf mindestens 20–22 °C einstellen, damit der Pflegebedürftige nicht friert

- Vor die Badewanne eine dickere Vorlage und in die Badewanne bzw. Dusche eine rutschfeste Bademate legen
- Pflegebedürftigen Schmuck, Hörgerät und Uhr ablegen lassen
- Nach besonderen Wünschen fragen, z. B. Kosmetika und diese ggf. mit ins Bad nehmen
- Bei Immobilität den Pflegebedürftigen mit dem Rollstuhl oder Bett ins Badezimmer bringen
- Gelegenheit zum Toilettenbesuch geben
- Bei Stuhlinkontinenz den Pflegebedürftigen vor dem Einsteigen in die Badewanne reinigen
- Badewasser in die Badewanne einlaufen lassen. Gewünschte Wassertemperatur erfragen bzw. das Wasser mit der Hand prüfen lassen, zur Sicherheit mit dem Badethermometer kontrollieren
- Badezusatz, falls gewünscht oder ärztlich verordnet, ins Badewasser geben.

> Alte Menschen nicht zum häufigen Baden überreden. Viele alte Menschen sind es nicht gewohnt, öfter als einmal in der Woche zu baden.

Pflanzliche Auszüge bzw. Öle		
Wirkstoffe	**Wirkungen**	**Indikationen**
Fichtennadel	• Leicht hautreizend • Durchblutungsfördernd	• Schlafstörungen • Nervosität
Kamille	• Reizlindernd • Entzündungshemmend • Schmerzlindernd • Beruhigend • Schweißtreibend	• Entzündungen, Ekzeme • Schlaflosigkeit • Erschöpfung
Rosmarin	• Kreislaufaktivierend • Durchblutungsfördernd • Beruhigend und gleichzeitig belebend	• Abgespanntheit • Muskel- und Gelenkrheumatismus
Melisse	• Beruhigend • Entspannend	• Einschlafstörungen • Unruhe

Industriell bzw. künstlich hergestellte Zusätze			
Wirkstoffe	**Wirkungen**	**Indikationen**	**Zu beachten**
Kochsalz	• Durchblutungssteigernd (Haut) • Stoffwechselsteigernd	• Rheumatische Erkrankungen • Stoffwechselerkrankungen	• Konzentration: 1–4 % • Temperatur: 35–37 °C • Dauer: 10–20 Min. • Nach dem Bad nicht duschen oder abspülen • Anschließend 1 Std. Bettruhe
Schwefel	• Durchblutungssteigernd • Stoffwechselanregend	• Rheumatische Erkrankungen • Hauterkrankungen	• Fertigpräparat • Badetemperatur: 35–38 °C • Dauer: 10–20 Min. • Schmuck und Uhren ablegen lassen, da eine Schwarzfärbung auftritt • Packungsbeilage beachten

Tab. I/21.22 Übersicht über Badezusätze.

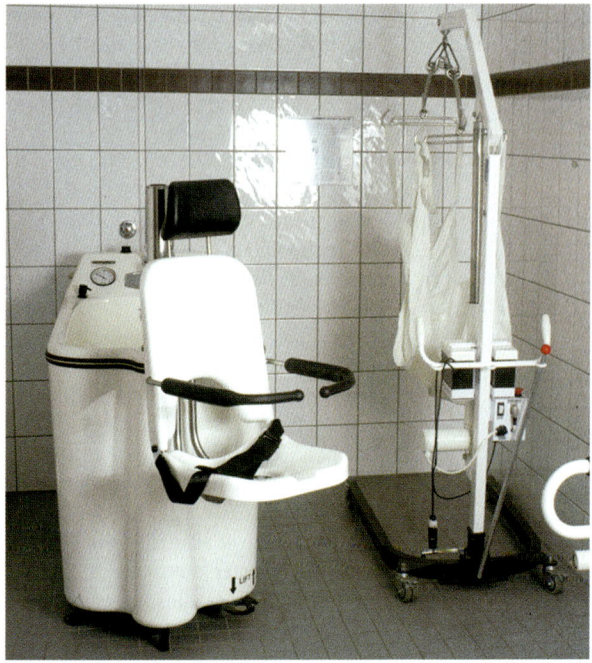

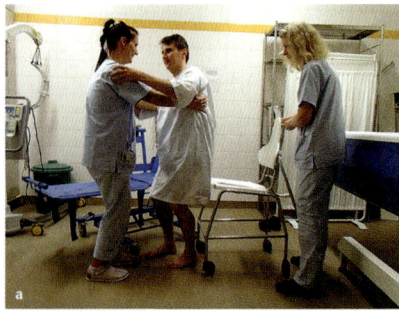

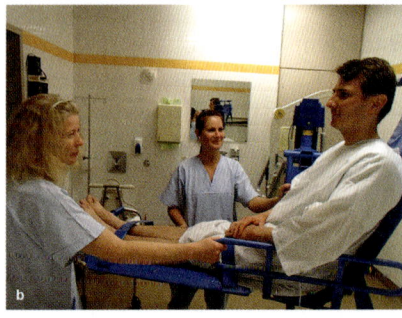

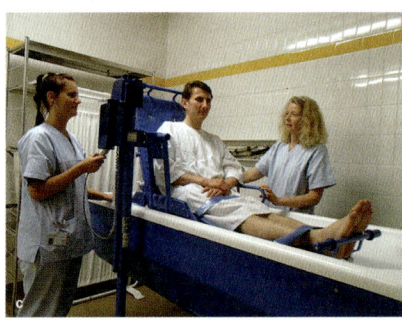

Abb. I/21.50 Badewanne im Stationsbad mit integriertem Lifter. Daneben fahrbarer Lifter. [K183]

Selbstständige alte Menschen können allein baden, dabei sollte die Klingel erreichbar und die Tür während des Bades nicht verschlossen sein, um bei Bedarf rasch Hilfe leisten zu können. An die Tür das „Besetzt"-Schild hängen.

Durchführung

- Transfer in die Badewanne den Gewohnheiten des Pflegebedürftigen entsprechend oder mit Hilfe eines Badesitzes bzw. -lifters, Hebelifters oder Stuhls (→ Abb. I/21.50, → Abb. I/21.51)
- Das Bad als Teilbad beginnen, d. h. das Wasser bis zum Nabel des Pflegebedürftigen einlaufen lassen. Die Wassermenge allmählich steigern, nachdem der Pflegebedürftige Platz genommen hat
- Bei Bedarf zur Körperpflege anleiten oder vollständig übernehmen
- Atmung, Kreislauf und Hautfarbe beobachten, um Komplikationen schnell erkennen und eingreifen zu können
- Das warme bzw. heiße Bad immer mit einer kalten bzw. kühleren Anwendung (duschen oder abwaschen) beenden, um den Kreislauf zu entlasten, als Gefäßtraining und als Schutz vor zu starker Auskühlung
- Bei Bedarf Hilfe beim Transfer aus der Badewanne leisten.

Die Badezeit beträgt in der Regel ca. 10–20 Min., kann aber den individuellen Wünschen des alten Menschen angepasst werden. Das Wasser erst ablassen, wenn der alte Mensch aus der Wanne ausgestiegen ist, da das Aussteigen aus einer gefüllten Wanne leichter fällt.

❯ Zusätzlich zur Reinigung kann ein beruhigender oder belebender Effekt erzielt werden (→ Tab. I/21.20).

Nach dem Baden

- Haut gut abfrottieren, notwendige Prophylaxen durchführen und Verbände neu anlegen
- Evtl. bei der Haut-, Haar- und Zahnpflege unterstützen
- Pflegebedürftigen ankleiden und zurück ins Zimmer begleiten. Es ist für den Pflegebedürftigen von Vorteil, sich anschließend auszuruhen, da das Bad kreislaufbelastend ist.

Im Bad

- Material aufräumen
- Vorlage vor der Badewanne wechseln
- Badewanne und Bademette reinigen und desinfizieren.

❯ **Vorsicht!**
Beim Umgang mit elektrischen Geräten (z. B. Föhn, Rasierapparat) im Badezimmer besteht Stromschlaggefahr. Deshalb Geräte nicht in die Nähe der Badewanne legen.

Komplikationen

- Im warmen Wasser erweitern sich die Hautgefäße, das Blut „versackt" darin, sodass der Pflegebedürftige möglicherweise kollabiert. Aus diesem Grund gefährdete Menschen besser duschen (lassen) bzw. nur kurz in kühlem Wasser baden

Abb. I/21.51 Transfer in die Badewanne mit Personenlifter (Szene gestellt). [M294]

- Der Wasserdruck erhöht durch die Kompression der oberflächlichen Venen den Blutrückstrom zum Herzen. Bei Herzinsuffizienz deshalb nur ein Halbbad durchführen
- Diese physiologischen Reaktionen können bei Vorerkrankungen des Herz- und Kreislauf-Systems zu Beklemmung, Atemnot, „verstärktem Herzklopfen" und Kollaps führen.

❯ **Erstmaßnahmen bei Komplikationen**

- Stöpsel aus der Badewanne ziehen und Kopf des Kollabierten über Wasser halten
- Glocke bzw. Alarm betätigen
- Pflegebedürftigen aufrichten und kühl abduschen, dabei die Wassertemperatur langsam senken
- Pflegebedürftigen mindestens zu zweit aus der Badewanne heben, auf eine Trage legen und abtrocknen
- Vitalzeichen kontrollieren, evtl. Reanimation einleiten und Arzt rufen (lassen).

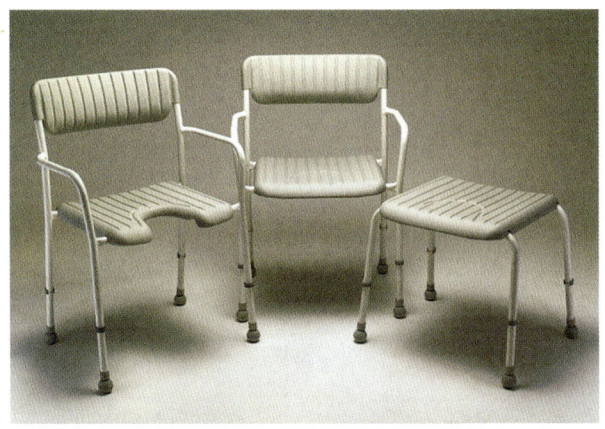

Abb. I/21.52 Verschiedene Sitzmöglichkeiten beim Duschen. [V143]

Duschen

Duschen erfrischt den Körper und ist die ideale Form der Körperreinigung, da

- Schmutz und Seife sofort abfließen, sodass keine Rückstände auf der Haut bleiben
- Herz und Kreislauf kaum belastet werden
- Die Haut nur wenig aufquillt und kaum austrocknet
- Der Wasserverbrauch wesentlich geringer ist als beim Baden.

Ältere Menschen sind das Duschen häufig nicht gewohnt. Es kann unangenehm für einen Pflegebedürftigen sein, geduscht zu werden, denn der von einem anderen Menschen bewegte Wasserstrahl kann erschreckend wirken. Dies beachten Altenpflegerinnen vor allem bei demenzerkrankten Menschen mit veränderten kognitiven Fähigkeiten. Deshalb ist es besser, den Pflegebedürftigen anzuleiten, sich selbst zu duschen.

Vorbereitung

- Rutschfeste Matte in die Dusche legen
- Dicke Badevorlage vor die Dusche legen
- Einen rutschfesten Stuhl in die Dusche stellen für Menschen, die nicht allein stehen können bzw. Duschklappsitz verwenden (→ Abb. I/21.52). Alternativ können ein Duschrollstuhl oder eine Duschliege verwendet werden. Beim Duschrollstuhl wird der Pflegebedürftige mit dem Rollstuhl in die ebenerdige Dusche (→ Abb. I/21.53) gefahren. Abnehmbare Teile lassen eine optimale Körperpflege zu. Der Duschwagen ermöglicht das Duschen im Liegen
- Pflegebedürftige auf Haltegriffe hinweisen
- Gewünschte Wassertemperatur erfragen
- Klingel in Reichweite legen.

Durchführung

- Reihenfolge der Vorgänge nach Wunsch des Pflegebedürftigen ausführen

- Nach dem Einseifen Seifenreste abspülen (oder abspülen lassen).

Nach dem Duschen

- Beim Abtrocknen und Transfer aus der Dusche anleiten oder beides übernehmen
- Hautpflege durchführen
- Anleitung oder Übernahme beim Ankleiden (→ Kap. I/21.7.2, → Kap. I/31.11.12)
- Pflegebedürftigen aus dem Bad begleiten. 📖📖25

I/21.6.3 Pflegeevaluation

Ⓐ Fallbeispiel Ambulant, Teil IV

Nach einem Monat evaluiert Dorothee Zenker die Pflegeplanung für Karoline Veitter. Bei diesem Gespräch sind die Angehörigen anwesend. Sie werden in Zukunft an jedem zweiten Wochenende abends die Körperpflege übernehmen, da Frau Veitter abends später ins Bett gehen möchte. Zwischenzeitlich kommt die Ergotherapeutin einmal in der Woche und führt mit Frau Veitter Wasch- und Anziehtraining durch. Frau Veitter macht eifrig mit. Frau Zenker versucht, Karoline Veitter bei der täglichen Körperpflege anzuleiten. Frau Veitter kann sich nun schon den rechten Arm und die Brust selbst waschen. Leider vergisst sie immer noch häufig die stärker betroffene Seite. Die Pflegeplanung wurde nach dem Evaluationsgespräch an die Situation angepasst.

I/21.7 Selbstversorgungsdefizit beim Kleiden

Ⓐ Fallbeispiel Ambulant, Teil I

Die Altenpflegerin Dorothee Zenker betreut die 75-jährige Martha Blau zu

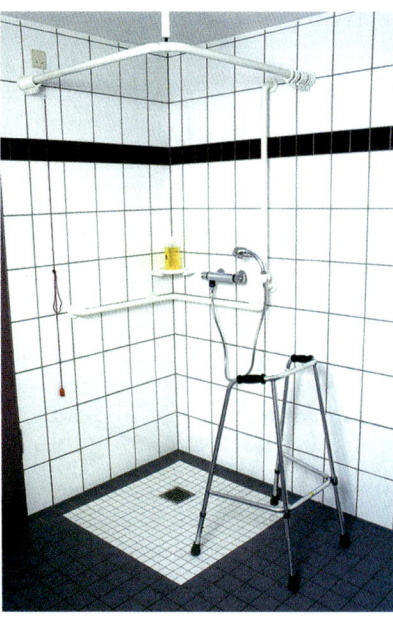

Abb. I/21.53 Barrierefreie Dusche ohne Duschwanne. [K183]

Hause. Frau Blau bewohnt die Obergeschosswohnung eines Zweifamilienhauses. Im Untergeschoss wohnt ihr Sohn mit Familie.

Frau Blau ist seit zwei Jahren verwitwet. Auf Grund eingeschränkter körperlicher Mobilität kann sie die Körperpflege und das Kleiden nicht allein durchführen und benötigt Hilfe beim Waschen, Baden und Anziehen. Frau Blau hat einen suprapubischen Blasendauerkatheter, den sie aus Gedankenlosigkeit öfter abknickt und dadurch die Kleidung und Inkontinenzeinlagen verschmutzt. Frau Blau möchte die Kleidung nicht oft wechseln. „Ich weiß nicht, wer die ganze Wäsche waschen soll", sagt sie.

> **❯ Selbstversorgungsdefizit beim Kleiden:** Eingeschränkte oder fehlende Fähigkeit, sich selbstständig an- und auszukleiden und die Kleidungsstücke den eigenen Wünschen und der Witterung entsprechend auszuwählen.

Das **Selbstversorgungsdefizit beim Kleiden** (→ Tab. I/21.23) tritt bei alten Menschen häufig auf. Es kann jedoch teilweise durch technische Hilfen und behindertengerechte Kleidung kompensiert werden. Dazu ist eine gezielte Anleitung zur Nutzung aller Hilfen notwendig, damit der Pflegebedürftige ein gewisses Maß an Selbstständigkeit behält bzw. wiedererlangt.

Grad	Pflegebedarf
0: selbstständig	• Benötigt keine Hilfe
1: überwiegend selbstständig	Benötigt • **1.1:** Hilfsmittel oder mehr Zeit • **1.2:** Information, Beratung, Motivation
2: überwiegend un- selbstständig	• **2.1:** Anleitung, Beaufsichtigung oder teilweise Übernahme durch eine Person außerhalb des Bettes • **2.2:** Anleitung, Beaufsichtigung oder teilweise Übernahme durch eine Person im Bett
3: unselbstständig	• **3.1:** Benötigt vollständige Übernahme durch eine Person außerhalb des Bettes • **3.2:** Benötigt vollständige Übernahme durch eine Person im Bett

Tab. I/21.23 Grade des Selbstversorgungsdefizits beim Kleiden.

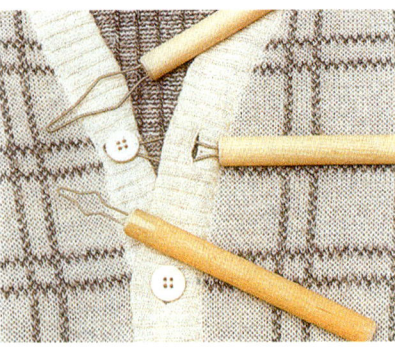

Abb. I/21.54 Knöpfhilfe. [V121]

I/21.7.1 Informationssammlung

Ⓐ Fallbeispiel Ambulant, Teil II

Dorothee Zenker hilft Martha Blau seit drei Wochen bei der Körperpflege und Bekleidung. Die Pflegebedürftige geht noch allein ins Bett und steht auch allein wieder auf. Nach der täglichen Teilwaschung übernimmt die Altenpflegerin größtenteils das Anziehen, da die Feinmotorik von Frau Blau eingeschränkt ist. Frau Zenker versucht Frau Blau zum regelmäßigen Kleiderwechsel anzuregen, da gerade die Unterwäsche durch Urin und die Oberbekleidung durch Nahrungsreste verschmutzt sind. Die Altenpflegerin analysiert das Verhalten von Frau Blau und stellt ein Selbstversorgungsdefizit im Lebensbereich „sich kleiden" fest. Die Lebenswelt der Pflegebedürftigen ist teilweise beeinträchtigt.

Ursachen und Einflussfaktoren

Ein Selbstversorgungsdefizit beim Kleiden wird ausgelöst und beeinflusst durch:
• Beeinträchtigte körperliche Mobilität, z. B.:
  – Störungen der Feinmotorik, Tremor (*starkes Zittern*)
  – Gelenkversteifungen, Lähmungen, Frakturen
  – Schmerzen, z. B. durch Rheuma, fortgeschrittene Arthrose oder Osteoporose
  – Unfähigkeit, sich zu bücken
• Sehstörungen und Blindheit
• Depressionen, demenzielle Erkrankung
• Inkontinenz (→ Kap. I/20.11, → Kap. I/20.12)
• Ärztlich angeordnete Bettruhe und therapeutische Ruhigstellung, z. B. im Gips.

Zeichen und Ausmaß

• Pflegebedürftiger oder Angehörige äußern Probleme beim An- und Ausziehen

• Ungepflegtes Erscheinungsbild
• Kleidung ist der Witterung nicht angepasst.

Das **Ausmaß** des Selbstversorgungsdefizits kann unterschiedlich sein. Es ist möglich, dass der Pflegebedürftige lediglich bei der Kontrolle des äußeren Erscheinungsbilds, bei kleineren Verrichtungen, z. B. Knöpfe öffnen und schließen, oder beim An- und Auskleiden des Unterkörpers Unterstützung benötigt. Mitunter ist auch eine vollständige Übernahme des Kleidens durch Pflegende erforderlich.

> ❯❯ Zur Einschätzung der Defizite beim Kleiden sind für die pflegerische Praxis keine Assessmentinstrumente notwendig. Aufmerksames Beobachten des Verhaltens des Pflegebedürftigen und die fachliche Kompetenz der Pflegenden lassen eine individuelle Einschätzung zu.

Folgen

• Erkältungskrankheiten durch unangemessene Kleidung, z. B. zu wenig bzw. zu dünne Bekleidung im Winter oder Hitzekollaps durch zu warme Kleidung im Sommer
• Ungepflegtes Äußeres
• Soziale Isolation (→ Kap. I/22.3).

I/21.7.2 Pflegetherapie

Technische Hilfen

Bei einigen Erkrankungen und Beeinträchtigungen, z. B. Gelenkversteifungen, Rheuma, Halbseitenlähmung oder Morbus Parkinson, können technische Hilfsmittel das An- und Auskleiden erleichtern, z. B.:
• Anziehhilfen für Strümpfe, Socken und Strumpfhosen
• Extra lange Schuhlöffel zum Anziehen der Schuhe
• Greifzange zum Erreichen von Gegenständen, z. B. Brille, Schuhe

• Knöpfhilfe zum Verschließen der Knöpfe (→ Abb. I/21.54).

Auswahl der Kleidung

Die **Kleidung** schmückt nicht nur den Körper und bedeckt intime Bereiche, sondern schützt auch vor **Witterungseinflüssen.** Daher kommt der Kleidung auch eine bedeutende Rolle bei der Prophylaxe von Erkrankungen zu. Zudem spielt bei einem pflegebedürftigen Menschen auch die Zweckmäßigkeit der Kleidung, z. B. behindertengerecht, leicht an- und ausziehbar, eine entscheidende Rolle.

Textilfasern

Die Kleidungsstücke bestehen aus verschiedenen **Textilfasern,** die je nach Zweck ausgewählt werden können. Eine für alle Zwecke optimale Textilfaser gibt es nicht. Günstig und gesundheitsfördernd ist es, wenn die Textilfasern Feuchtigkeit aufnehmen und Wärme leiten können.

Behindertengerechte Kleidung

Behindertengerechte Kleidung ist eine spezielle Kleidung, die dem Geschmack des Pflegebedürftigen entspricht, darüber hinaus jedoch seine besonderen Einschränkungen berücksichtigt. Das selbstständige An- und Auskleiden wird durch kleine Veränderungen im Schnitt, der Nahtführung oder an den Verschlüssen ermöglicht. Außerdem gibt es Lösungen für spezielle Probleme, z. B. wenn die Kleidung ein Stoma, ein Ernährungs- oder Harnableitungssystem kaschieren soll.

> ❯❯ Offene **Nachthemden** sind Kleidungsstücke, die am Rücken offen und nur mit einer Schleife oder einem Knopf zu schließen sind. Altenpflegerinnen verwenden sie bevorzugt für die Versorgung schwerkranker Menschen, da sie sich auch bei Bettlägerigkeit problemlos, rasch und schmerzfrei wechseln lassen und keine

Falten unter dem Rücken bilden. Zu bedenken ist aber, dass ein Pflegebedürftiger beginnen kann, sich darin erst so „richtig krank" zu fühlen und den Eindruck gewinnen kann, ein „Sterbehemd" zu tragen.

Aufgabe der Pflegenden ist es, über die Möglichkeiten behindertengerechter Kleidung zu informieren und zu beraten sowie ggf. zum An- und Auskleiden anzuleiten.

An- und Auskleiden im Bett

Bei Frakturen, Gipsverbänden und Infusionen gilt dasselbe wie bei der Hemiplegie oder Hemiparese: beim Auskleiden immer mit der weniger betroffenen Seite, beim Ankleiden mit der betroffenen Seite beginnen. Sofern möglich, Infusionen während des Kleiderwechsels kurzzeitig abstellen (nur nach Rücksprache mit dem Arzt, da manche Medikamenteninfusionen nicht unterbrochen werden dürfen).

Ausziehen der Oberbekleidung

Erste Möglichkeit (nur bei offener Oberbekleidung):
- Kleidung öffnen und gelockerte Oberkleidung nach oben schieben
- Ärmel vom gesunden Arm ziehen
- Kopf und Oberkörper etwas anheben lassen, Kleidung vorsichtig unter dem Nacken durchschieben, von der Schulter her schiebend und vom Handgelenk ziehend über den stärker betroffenen Arm streifen.

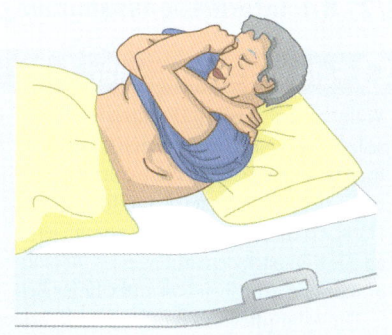

Abb. I/21.55 Auskleiden im Bett. [L138]

Zweite Möglichkeit (bei offener und geschlossener Oberbekleidung → Abb. I/21.55):
- Oberbekleidung so weit wie möglich kopfwärts schieben
- Arme vor der Brust kreuzen
- Oberkörper leicht anheben und den Kopf brustwärts beugen
- Kleiderwulst am Rücken greifen und über den Kopf ziehen
- Kleidung von den Armen streifen.

Das Ankleiden erfolgt in umgekehrter Reihenfolge.

Ausziehen der Hose

- Hose öffnen
- Becken hochstemmen lassen oder hin und her drehen
- Hose bis unter das Gesäß ziehen
- Hose zuerst vom weniger betroffenen und dann vom stärker betroffenen Bein immer vom Oberschenkel her schiebend und vom Fußgelenk ziehend entfernen.

Das Ankleiden erfolgt in umgekehrter Reihenfolge.

I/21.7.3 Pflegeevaluation

Ⓐ Fallbeispiel Ambulant, Teil IV

Nach einem Monat evaluiert Dorothee Zenker die Pflegeplanung für Martha Blau. Bei dem Gespräch sind die Angehörigen von Frau Blau anwesend. Mit den Angehörigen wird dabei eine Vereinbarung getroffen. Zunächst kommt einmal in der Woche die hauswirtschaftliche Helferin des Pflegedienstes zu Frau Blau.

Die Mitarbeiterin wird sich um die Wäsche kümmern. Somit sind die Angehörigen entlastet und die Ängste von Frau Blau in Bezug auf die viele Arbeit werden hoffentlich weniger. Martha Blau ist unter diesen Umständen damit einverstanden, die komplette Bekleidung zweimal in der Woche zu wechseln. Um die Selbstständigkeit von Frau Blau zu fördern, wurde mit der Pflegeberaterin Yasmina Özdemir, die gleichzeitig auch Pflegedienstleiterin ist, ein Termin vereinbart. Sie soll Frau Blau behindertengerechte Kleidung und Hilfsmittel zeigen, die das An- und Auskleiden erleichtern.

Die Pflegeplanung wurde nach dem Evaluationsgespräch an die Situation angepasst.

Ⓐ Fallbeispiel Ambulant, Teil III

Beispiel einer Pflegeplanung bei einem Selbstversorgungsdefizit beim Kleiden für Martha Blau

Informationssammlung	Pflegetherapie	
Wünsche, Gewohnheiten, Hilfebeschreibungen, pflegefachliche Einschätzungen	Pflegeziel/Verständigungsprozess/erwartete Ergebnisse	Pflegemaßnahmen/Pflegeangebote
- Lehnt Wechsel verschmutzter Kleidung häufig ab - Sorge, zu viel Wäsche zu verursachen - Verschmutzung der Unterwäsche durch Urin - Verschmutzung der Oberbekleidung durch Nahrungsreste - Kann ein wenig mithelfen **Pflegefachliche Einschätzungen:** - Selbstversorgungsdefizit beim Kleiden - Störungen der Feinmotorik	- Trägt saubere Kleidung - Ist angemessen gekleidet **Verständigung:** - Akzeptiert angemessene Intervalle des Kleidungswechsels	- Motivation, die vorhandene Selbstständigkeit weiter zu entwickeln - Beratungsgespräch mit Angehörigen über Unterstützung bei der Wäsche - Hilfe beim An- und Auskleiden 2× täglich

I/21.8 Selbstversorgungsdefizit beim Ruhen und Schlafen

Ⓢ Fallbeispiel Stationär, Teil I

Die Altenpflegerin Bettina Wohlfahrt ist im Wechsel sowohl im Tag- wie im Nachtdienst für die 80-jährige Dormina Ruhleben zuständig. Diese lebt seit zwei Wochen auf Rat ihrer Tochter im Seniorenzentrum und hat dort ein Zweibettzimmer bezogen. Vor sechs Wochen erlitt die Seniorin einen Schlaganfall, von dem eine leichte Halbseitenlähmung rechts mit Koordinationsstörungen in Arm und Bein und eine Gangunsicherheit zurück blieben. Nach dem Tod ihres Mannes vor drei Jahren wohnte Frau Ruhleben allein in einem kleinen Reihenhaus und versorgte sich weitgehend selbst. Lediglich Einkaufen, Reinigung und Instandsetzung der Wohnung wurden von ihrer Tochter und dem Schwiegersohn erledigt, die einige Kilometer entfernt wohnten.

> ❯ **Selbstversorgungsdefizit beim Ruhen und Schlafen:** Eingeschränkte Fähigkeit, sich zu positionieren, zu betten und selbst für ausgewogene Ruhe- und Schlafphasen in einer angemessenen Umgebung zu sorgen.

I/21.8.1 Informationssammlung

Ⓢ Fallbeispiel Stationär, Teil II

Während des Tages ist Dormina Ruhleben selbstständig, macht aber einen müden, traurigen Eindruck, spricht wenig und beteiligt sich nur selten an den Aktivitäten im Haus. Als Grund gibt sie ihre Lähmungen an. Sie ruht nach dem Mittagessen für eine Stunde und geht abends um 19 Uhr ins Bett.

Die Altenpflegerin Bettina Wohlfahrt erfährt in einem Gespräch, dass die Seniorin, wie früher, jeden Morgen um fünf Uhr wach wird und gerne zur Toilette gehen würde. Seit dem Schlaganfall hat sie Angst vor einem Sturz. Sie verschiebt deshalb den Toilettengang bis zur Morgenhygiene und bleibt wach, weil sie Angst vor Inkontinenz hat. Klingeln möchte sie deswegen nicht.

Ursachen und Einflussfaktoren

Ein Selbstversorgungsdefizit beim Ruhen und Schlafen entsteht durch:
- Krankheits- oder therapiebedingte Immobilität, Fixierung (→ Kap. I/29.2)
- Nicht angepasste Liegehöhe des Bettes
- Orientierungsstörungen.

Zeichen und Ausmaß

- Pflegebedürftiger oder Angehörige äußern das Selbstversorgungsdefizit

- Pflegebedürftiger kann aufgrund einer Immobilität bzw. Fixierung das Bett und einen Ruheort nicht aufsuchen, äußert den Wunsch, sich hinzulegen, versucht aufzustehen
- Pflegebedürftiger sucht von sich aus das Bett oder einen Ruheort nicht auf.

Das **Ausmaß** des Selbstversorgungsdefizits kann in Abhängigkeit von den vorhandenen Ressourcen verschieden sein. Beeinträchtigt sein können folgende Fähigkeiten:
- Aufsuchen des Bettes oder einer Ruheliege
- Einnehmen einer erholsamen Position
- Bett herrichten
- Bettwäschewechsel.

Das Selbstversorgungsdefizit beim Ruhen und Schlafen wird in hohem Maße beeinflusst von den Problemen und Ressourcen in zwei anderen Lebens- und Kompetenzbereichen:
- Kommunizieren (→ Kap. I/18), insbesondere bei Verwirrtheit (→ Kap. I/33.4)
- Sich bewegen (→ Kap. I/19).

Folgen

Ernstzunehmende **Folgen** des Selbstversorgungsdefizits beim Ruhen und Schlafen sind z. B.
- Einschlaf- und Durchschlafstörungen (→ Kap. I/21.9)
- Tagesmüdigkeit und Tagesschläfrigkeit
- Unruhe, wenn das Zubettgehen nicht ermöglicht wird
- Stürze beim Aufstehen, Zubettgehen oder aus dem Bett.

I/21.8.2 Pflegetherapie

Ⓢ Fallbeispiel Stationär, Teil III

Beispiel einer Pflegeplanung bei einem Selbstversorgungsdefizit beim Ruhen und Schlafen für Dormina Ruhleben

Informationssammlung	Pflegetherapie	
Wünsche, Gewohnheiten, Hilfebeschreibungen, pflegefachliche Einschätzungen	Pflegeziel/Verständigungsprozess/erwartete Ergebnisse	Pflegemaßnahmen/Pflegeangebote
• Äußert ihre Wünsche und Bedürfnisse • Müdigkeit tagsüber • Wacht morgens um 5 Uhr wegen Harndrangs auf und bleibt wach **Pflegefachliche Einschätzungen:** • Selbstversorgungsdefizit beim „Ruhen und Schlafen" • Rechtsseitige Hemiparese mit Koordinationsstörungen in Arm und Bein • Umgebungswechsel durch Einzug in die Senioreneinrichtung • Eingeschränkte Motivation zu Aktivitäten, Rückzug	• Schläft nachts ausreichend • Hat erholsamen Schlaf • Fühlt sich wohl und ausgeglichen • Fühlt sich in der neuen Umgebung sicher **Verständigung:** • Ist tagsüber aktiv • Ruhepausen tagsüber sind gewährleistet	• Motivation, die vorhandene Selbstständigkeit weiter zu entwickeln • (*) Morgens 5 Uhr Begleitung zur Toilette anbieten ggf. auf Wunsch Toilettenstuhl bereitstellen • Ängste ernst nehmen • Vertrauen aufbauen • (*) Unterbrechungen des Nachtschlafs vermeiden • (*) Tagsüber kurze Ruhephasen ermöglichen • (*) Auf Wunsch nachts Positionierungen anbieten

(*) Diese Maßnahmen können mit entsprechenden Durchführungszeitpunkten in den Tagesstrukturplan eingetragen werden.

Individuelle Anpassung bzw. Auswahl des Bettes

Altenpflegerinnen haben eine **beratende Funktion** bei der Entscheidung, ob ein Privat- bzw. Seniorenbett ausreicht oder ob die Anschaffung eines **Pflegebetts** (→ Abb. I/21.56) erforderlich ist. Es gibt mechanisch (*manuell*) oder elektrisch (*hydraulisch* oder *motorisch*) verstellbare Pflegebetten.

Bei der Auswahl des Betts werden die individuellen Bedürfnisse des Pflegebedürftigen zugrunde gelegt. Zu berücksichtigen sind vor allem:
- Grad der Immobilität
- Körpergröße
- Ausmaß der Liegezeit im Bett
- Gefahr von Verletzungen, z. B. durch Stürze.

Sowohl ein zu hohes als auch ein zu niedriges Bett können das selbstständige Aufstehen und Zubettgehen erschweren oder verhindern.

Dann kann eine **Veränderung der Liegehöhe** helfen, die Selbstständigkeit zu erhalten oder wiederherzustellen. Dafür kann die Betthöhe an die Körpergröße, z. B. mit Holzklötzen (→ Abb. I/21.57) oder elektrisch (→ Abb. I/21.58), angepasst werden.

Für einen (überwiegend) bettlägerigen Menschen ist ein Pflegebett auch deshalb empfehlenswert, weil die Liegehöhe es den Pflegenden erlaubt, rückenschonend zu arbeiten. Aber auch Privatbetten lassen sich entsprechend nachrüsten.

Für Pflegebedürftige, die sehr viel oder ausschließlich im Bett verweilen, sollte das Bett nicht nur uneingeschränkten Schlafkomfort bieten, sondern auch in den Wachphasen **verschiedene Positionsveränderungen** ermöglichen (→ Abb. I/21.59).

Bei den **Anforderungen an ein Pflegebett** stehen eine benutzerfreundliche Ausstattung sowie die Hygiene im Vordergrund (→ Abb. I/21.60).
- **Betthöhe:** Wenn die Höhe regelmäßig verändert werden muss, z. B. zum Aufstehen und Zubettgehen oder zur Durchführung pflegerischer Maßnahmen im Bett, sollte diese motorgetrieben oder hydraulisch zu regulieren sein
- **Kopfteil:** Es muss so lang sein, dass im Sitzen die Hüfte und nicht der Bauchbereich des Pflegebedürftigen gebeugt ist, da ansonsten Verdauung und Atmung beeinträchtigt werden. Ein hydraulisch oder per Motor betriebenes Kopfteil sollte zur Standardausrüstung gehören und hat viele Vorteile:

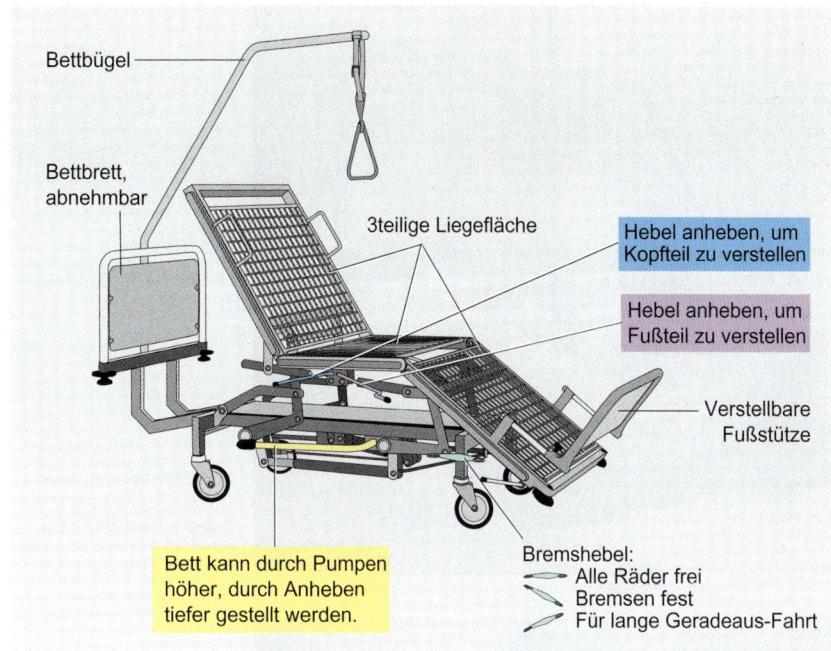

Bettbügel

Bettbrett, abnehmbar

3teilige Liegefläche

Hebel anheben, um Kopfteil zu verstellen

Hebel anheben, um Fußteil zu verstellen

Verstellbare Fußstütze

Bett kann durch Pumpen höher, durch Anheben tiefer gestellt werden.

Bremshebel:
- Alle Räder frei
- Bremsen fest
- Für lange Geradeaus-Fahrt

Abb. I/21.56 Pflegebett. [L119]

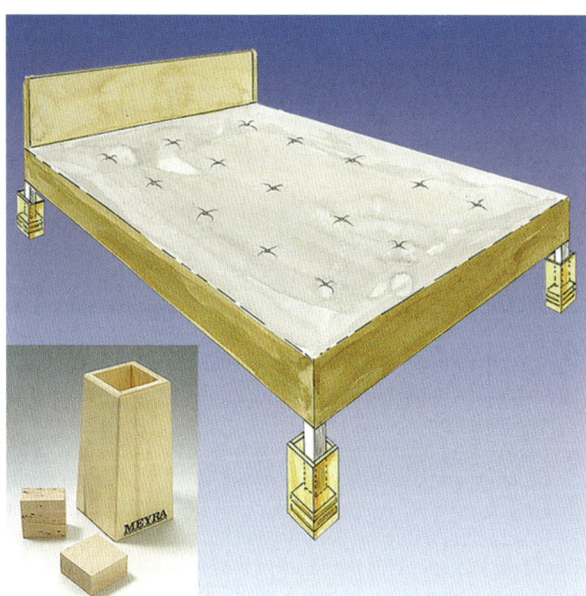

Abb. I/21.57 (links) Ein Privatbett kann mit Hilfe von Holzklötzen preiswert erhöht werden. Im Handel sind verschiedene Ausführungen erhältlich. Abgebildet sind Möbelerhöhungsblöcke der Firma Meyra. [V121]

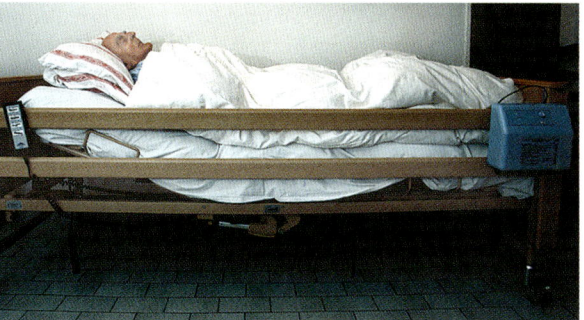

Abb. I/21.58 (oben) Ein mit Hilfe einer Fernbedienung höhenverstellbarer Pflegebettrahmen ermöglicht die individuelle Regulierung der Liegehöhe. [K115]

I
21

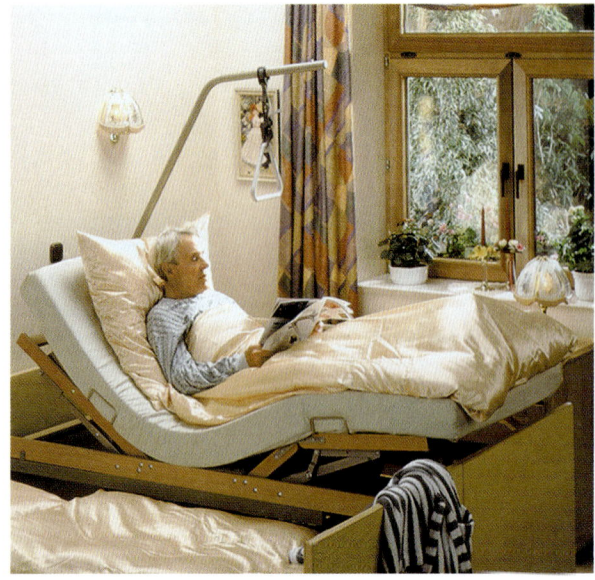

Abb. I/21.59 In diesem Pflegebett kann der Pflegebedürftige die Liege- oder Sitzposition je nach Wunsch verändern. [V121]

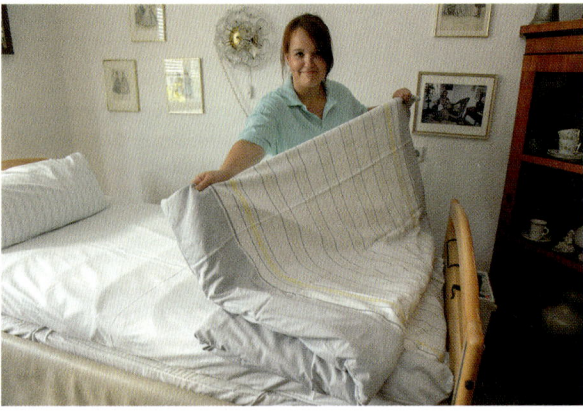

Abb. I/21.60 Die Bettdecke dritteln, sodass Kopf- und Fußteil sich nicht berühren. [K157]

– Kann der Pflegebedürftige eine Fernbedienung benutzen, wird er dadurch unabhängiger
– Die Position des Kopfteils lässt sich stufenlos und dadurch schonend verändern
– Es schont den Rücken der Pflegenden
• **Fußteil:** Vor allem für Bettlägerige bietet ein leicht bedienbares, in seiner Position veränderbares Fußteil Vorteile:
– Es ermöglicht dem Pflegebedürftigen, annähernd physiologisch zu sitzen
– Es erleichtert die regelmäßige, erhöhte Positionierung der Beine, z. B. zur Thromboseprophylaxe (→ Kap. I/17.3)
• **Matratze:** Für eine bequeme und rückenfreundliche Position ist eine formbeständige Schaumstoffmatratze wichtig
• **Bettmaße:** Optimal sind 90 cm Breite und mind. 2 m Länge
• **Leichte Fahrbarkeit:** Vor allem in der stationären Pflege bedeutsam
• **Abnehmbares Kopf- und Fußbrett:** Wird insbesondere im Krankenhaus benötigt

• **Technisches Zubehör:** Nicht in jedem Fall ist sofort eine umfassende Zubehörausstattung erforderlich, doch es ist bei der Anschaffung darauf zu achten, dass jederzeit nachgerüstet werden kann. Zum wichtigen Zubehör eines Pflegebetts gehören:
– Aufrichtevorrichtung (*Bettbügel*)
– Leicht bedienbare, evtl. geteilte Seitenteile zum Hochstellen
– Evtl. Bettverkürzung oder -verlängerung
– Höhenverstellbarer und fahrbarer Nachttisch mit ausklappbarem Betttisch
• **Material:** Pflegebett und Zubehör müssen gut abzuwaschen und zu desinfizieren sein sowie eine glatte Oberfläche besitzen.

Bettrichten und Bettwäschewechsel

Aus hygienischen Gründen ist es erforderlich, das Bett regelmäßig zu richten bzw. die Bettwäsche zu wechseln. Dies trägt außerdem erheblich zum Wohlbefinden des Pflegebedürftigen bei. Einige alte und nur geringfügig pflegebedürftige Menschen richten ihr Bett auch in stationären Einrichtungen selbst.

Vielen fällt jedoch der Bettwäschewechsel schwer, sodass Altenpflegerinnen ihn evtl. übernehmen.

Vor- und Nachbereitung

Vorbereitung
• Materialien für den Wäschewechsel vorbereiten und bereitstellen: frische Bettwäsche, bei Bedarf wasserabweisende Unterlage oder Matratzenschonbezug, Abwurfvorrichtung für benutzte Wäsche
• In der stationären Pflege und bei Bedarf auch in der ambulanten Pflege: Hände desinfizieren
• Pflegebedürftigen informieren
• Evtl. Fenster schließen
• Für die Ablage des Bettzeugs ein bis zwei Stühle am Fußende des Bettes bereitstellen
• Bett auf individuelle Arbeitshöhe einstellen
• Kopfteil des Bettes flach stellen.

Nachbereitung
• Kopfteil in gewünschte Position bringen
• Wäsche im Wäschewagen oder in den Abwurfsack entsorgen und aufräumen
• Stühle bei Bedarf desinfizieren und zurückstellen
• Hände desinfizieren
• Evtl. Fenster öffnen.

Richten eines leer stehenden Bettes

• Bettdecke dritteln, dass die Außenseite außen bleibt und Kopf- und Fußteil sich nicht berühren (→ Abb. I/21.60) und auf den Stuhl legen
• Kissen auf die Bettdecke legen
• Stecklaken lösen (falls vorhanden)
• Bettlaken straff ziehen und glätten, ggf. Krümel entfernen
• Bei Bedarf Stecklaken neu einstecken, straff ziehen und glätten
• Kopfkissen über Eck aufschütteln, ohne dabei Staub aufzuwirbeln; auf das Kopfende des Bettes zurücklegen
• Bettdecke am oberen Ende greifen, hochhalten und vorsichtig schütteln
• Bettdecke auflegen und nach den Wünschen des Pflegebedürftigen in der Länge bzw. Breite einschlagen.

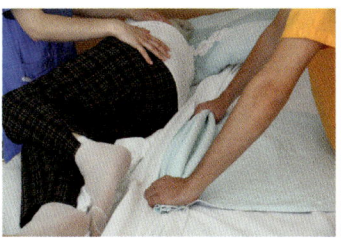
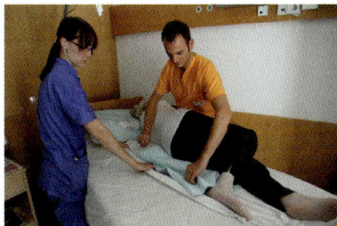
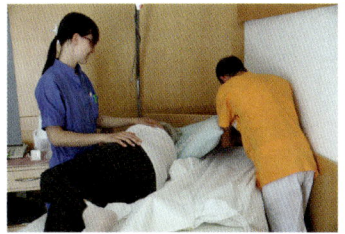

Abb. I/21.61 Das Üben eines Bettwäschewechsels über die Bettseite. [K333]

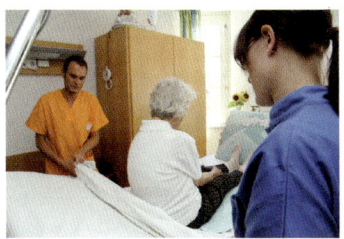
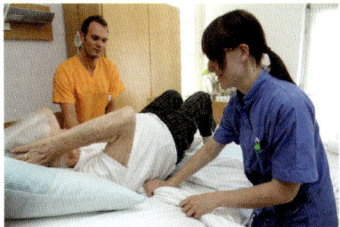
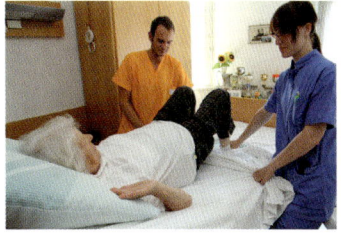

Abb. I/21.62 Das Üben eines Bettwäschewechsels vom Kopfteil zum Fußteil hin. [K333]

Beziehen eines leer stehenden Bettes

Um rückenschonend zu arbeiten, stellen Altenpflegerinnen das Bett grundsätzlich auf die individuelle Arbeitshöhe ein.

- Bettdeckenbezug abziehen und in den Wäschesack abwerfen bzw. im häuslichen Bereich ablegen; Bettdecke falten (siehe oben) und auf den Stuhl legen
- Kissenbezüge abziehen und in Wäschesack abwerfen bzw. im häuslichen Bereich ablegen; Kissen auf Bettdecke legen
- Stecklaken (falls vorhanden) lösen, zur Mitte hin zusammenlegen bzw. einrollen und abwerfen
- Bettlaken lösen, zur Mitte hin zusammenlegen bzw. einrollen und abwerfen
- Wasserabweisenden Matratzenbezug bei Bedarf auswechseln
- Frisches Bettlaken der Länge nach auf der Matratze ausbreiten
- Spannbetttuch über Matratzenecken ziehen, anderes Bettlaken am Kopfende einschlagen
- Bettlaken zum Fußende hin straff ziehen
- Bettlaken am Fußende wie am Kopfende einschlagen
- Seitliche Lakenteile einstecken, straff ziehen und glätten
- Bei Bedarf eine wasserabweisende Unterlage auflegen und ggf. einstecken
- Bei Bedarf Stecklaken einspannen, straff ziehen und glätten
- Kopfkissen beziehen, verschließen und vorsichtig aufschütteln
- Bettdecke beziehen, hochhalten und vorsichtig zurechtschütteln
- Bettdecke auf das Bett legen und am Fußende verschließen

- Sofern das Bett nicht wieder benutzt wird: mit einer Einmalplastikfolie abdecken.

Betten eines Bettlägerigen

Zum Betten einer bettlägerigen Person gehört das Richten des Bettes und der Bettwäschewechsel.

Die **Häufigkeit** des Bettens richtet sich nach:

- Dem aktuellen Befinden
- Den individuellen Problemen, z. B. Schwitzen, Inkontinenz oder Unruhe
- Den Wünschen und Bedürfnissen des Pflegebedürftigen.

Es gibt zwei **Pflegetechniken** für das Betten eines bettlägerigen Menschen:

- Betten von einer Bettseite zur anderen hin, wenn ein Pflegebedürftiger nicht belastbar ist oder der Schonung bedarf (→ Abb. I/21.61)
- Betten vom Kopfteil zum Fußteil hin, wenn der Pflegebedürftige den Oberkörper aufrichten kann (→ Abb. I/21.62)

Es ist sinnvoll und für den Pflegebedürftigen weniger belastend, während des Bettens gleichzeitig mehrere Pflegemaßnahmen durchzuführen, z. B. Ganz- oder Teilkörperwaschung (→ Tab. I/21.16), Inkontinenzversorgung (→ Kap. I/21.5) oder Prophylaxen. Diese Maßnahmen berücksichtigen Pflegende bereits bei der Vorbereitung.

> **⟫** Das Betten einer bettlägerigen Person bietet die Möglichkeit zu folgenden Maßnahmen:
> - Umfassende **Beobachtung**
> - **Gespräch**
> - Durchführung von **Pflegemaßnahmen**
> - **Training von Fähigkeiten,** z. B. der Mobilität im Bett.

Körperposition zum Ruhen und Schlafen

Die meisten Menschen bevorzugen eine bestimmte **Position zum Einschlafen.** Sie bewegen sich so lange hin und her, bis sie bequem liegen und einschlafen können. Bei einem Pflegebedürftigen, der selbst dazu nicht in der Lage ist, sollte die bevorzugte Position zum Einschlafen im Pflegeplan genannt sein und beim Zubettbringen berücksichtigt werden.

Manchmal ist es notwendig, mehrere Positionen auszuprobieren (→ Tab. I/21.24), bevor der Pflegebedürftige die für ihn bequemste Position gefunden hat. Nach einiger Zeit des Erprobens verschwinden die Schwierigkeiten meist.

Lassen Beschwerden, z. B. Atemnot oder Behandlungen (z. B. ein Gips) oder zusätzliche Pflegeprobleme, z. B. ein Dekubitus (→ Kap. I/17.2), die gewohnte Position nicht zu, kann es (vorübergehend) zu Schlafstörungen (→ Kap. I/21.9) kommen.

> **⟫ Lern-Tipp**
> Welche Körperposition nehmen Sie beim Schlafen am liebsten ein? Versuchen Sie einmal ganz bewusst in einer Haltung einzuschlafen, die Sie nicht gewohnt sind.

Nächtliche Positionierungsplanung

Bei der gesamten **nächtlichen Positionierungssplanung** stehen der individuelle Schlafbedarf und die Schlafbedürfnisse des Pflegebedürftigen im Vordergrund. Problematisch wird dies insbesondere bei:

- Dekubitusgefährdung
- Häufigem nächtlichem Wasserlassen

I
21

Positionierungsart		Durchführung	Anwendungsmöglichkeiten
Flache Positionierung/Position auf dem Rücken		• Bett flach stellen • Nur kleines Nackenkissen benutzen • Fußstütze verwenden • Evtl. kleine Knierolle unterlegen	• Schädelverletzungen • Rückenoperationen • Wirbelsäulen- oder Beckenfrakturen
Rückenposition mit Knierolle		• (siehe flache Positionierung) • Knierolle nur kurzfristig anwenden (*Kontrakturgefahr*)	• Zur Entspannung der Bauchmuskeln bei Bauchschmerzen • Bauchverletzungen
Erhöhte Oberkörperpositionierung		• Kopfteil des Bettes erhöhen (Gesäß sollte an der Abknickstelle des Bettes sein) • Knierolle oder „Knieknick" benutzen	• Zur Atemerleichterung • Zum Essen und Trinken • Herz- und Lungenerkrankungen
Trendelenburg-Position/Schockposition		• Ganzes Bett schräg stellen (Kopf tief)	• Schock • Akute Blutungen • Kreislaufversagen
Tiefe Positionierung der Beine/schiefe Ebene		• Ganzes Bett schräg stellen • Fußstütze verwenden • Evtl. Knierolle oder „Knieknick" benutzen	• Arterielle Durchblutungsstörungen • Nach Gefäßoperationen im arteriellen System
Erhöhte Positionierung der Beine		• Ganzes Bett schräg stellen • Alternativ erkrankte Extremität auf einer Schiene positionieren • Weiche Fußstütze benutzen	• Zur Förderung des venösen Rückflusses • Nach Venenoperationen • Venenentzündungen
Positionierung auf dem Bauch		• Bett flach stellen • Kleines Kopfkissen unterlegen • Fußkissen benutzen (zur Entlastung der Zehen)	• Entlastungsposition, z. B. bei Dekubitus • Korrekturposition, z. B. bei Kontraktur
Stabile Positionierung auf der Seite (auch: stabile Seitenlage)		• Bett flach stellen • Pflegebedürftigen auf dem Rücken positionieren, Arm des Pflegebedürftigen unter Hüfte legen, Knie der gleichen Seite beugen, an Schulter und Hüfte fassen und zu sich ziehen, den unten liegenden Arm nach hinten ziehen, Kopf überstrecken, Gesicht in Richtung Boden wenden und Finger unter Wange schieben (→ Abb. I/36.20)	• Bewusstlosigkeit (zum Freihalten der Atemwege) • Erbrechen (zur Verhinderung von Aspiration)
90°-Seitenpositionierung		• Bett flach oder leicht erhöht stellen • Evtl. Stützkissen unterlegen (Nacken, Rücken, Extremitäten, Füße)	• Hemiplegie • Nach Lungenoperationen • Ungeeignet zur Dekubitusprophylaxe (→ Kap. I/17.2), da die Trochanter hohem Duck ausgesetzt sind
30°-Seitenpositionierung		• (siehe 90°-Seitenpositionierung), jedoch flaches Kissen unter Rumpf und ein Bein legen • Alternativ Matratze auf einer Seite in ganzer Länge mit Kissen unterlegen • Wichtig: Unten liegende Schulter nach vorne ziehen. Kissen zwischen die Knie legen	• Dekubitusprophylaxe und -therapie • Zum Essen und Trinken bei Dekubitalulzera im Sakralbereich
135°-Bauchpositionierung		• Zweites Kissen neben Rumpf des Pflegebedürftigen legen und ihn „darauf rollen"	• Zum Verbandswechsel im Rücken- und Sakralbereich, wenn keine zweite Pflegende vorhanden ist • Dekubitusprophylaxe und -therapie

Tab. I/21.24 Formen der Körperpositionierung. [Zeichnungen: L138]

• Ausgeprägter Harn- und Stuhlinkontinenz (→ Kap. I/21.5).

Das zweistündliche Positionieren in der Nacht, Toilettengänge sowie Inkontinenzüberwachung und -versorgung stören den Schlaf erheblich. Deshalb bedürfen diese Maßnahmen einer strengen Indikationsstellung und individuellen Planung. Lassen sie sich nicht vermeiden, sorgen Altenpflegerinnen für angemessene Ruhe- und Schlafphasen am Tag, indem sie z. B. den bettlägerigen Pflegebedürftigen zwischen den Positionierungszeiten nicht unnötig wecken und der mobile Pflegebedürftige tagsüber Gelegenheit erhält, sich im Bett auszuruhen.

Positionierungshilfsmittel

Positionierungshilfsmittel werden als Unterlage oder zur Stützung eingesetzt. Die meisten dienen der Prophylaxe oder Behandlung eines Dekubitus (→ Kap. I/17.2), einer Thrombose (→ Kap. I/17.3), einer Pneumonie (→ Kap. I/17.8) oder einer Kontraktur (→ Kap. I/17.4).

> ❯ Grundsätzlich gilt: so wenig Hilfsmittel wie möglich benutzen, weil sie die Beweglichkeit einschränken und einen Hitzestau begünstigen können.

Ruhen am Tag

Abhängig von nächtlichen Schlafdefiziten, individuellen Gewohnheiten und aktuellen Bedürfnissen brauchen Pflegebedürftige tagsüber Ruhepausen. Nächtliche Unruhe darf nicht dazu verleiten, den Betroffenen jegliche Form des Ausruhens am Tage zu untersagen. Das Ausruhen in liegender Position hat zudem den Vorteil, dass die Beine entlastet werden und der venöse Rückfluss verbessert wird (Thromboseprophylaxe → Kap. I/17.3).

I/26.3.3 Pflegeevaluation

Ⓢ Fallbeispiel Stationär, Teil IV

Nach vier Wochen evaluiert die Altenpflegerin Bettina Wohlfahrt mit dem Team die Pflegeplanung für Dormina Ruhleben. Zum Ende der etwas schwierigen Eingewöhnungsphase haben sich die Schlafstörungen gebessert. Frau Ruhleben ruht sich mittags im Sessel ein wenig aus und schläft nachts ungestört. Sie besucht gut gelaunt einige Beschäftigungsangebote im Haus und hat im „Kaffeekränzchen" eine neue Freundin gefunden, mit der sie sich gern unterhält.

In der Pflegeplanung wird festgehalten, dass Frau Ruhleben morgens, sobald sie aufwacht, zur Toilette begleitet wird und danach entspannt weiter schlafen kann.

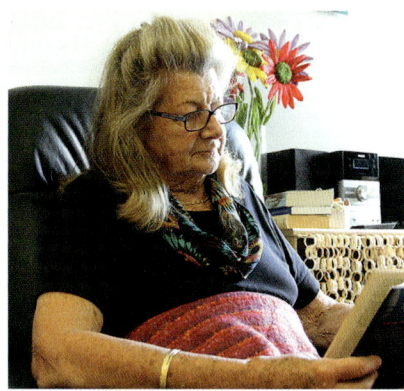

Abb. I/21.63 Für eine Ruhepause am Tage eignet sich ein bequemer Sessel. [K333]

I/21.9 Schlafstörungen

Ⓢ Fallbeispiel Stationär, Teil I

Der 80-jährige Karl Bauer leidet an Osteoporose und lebt in der Seniorenwohneinrichtung. Jeden Abend klagt er über Einschlafstörungen. Der Altenpflegerin Bettina Wohlfahrt fällt auf, dass Herr Bauer meist morgens um sechs Uhr wach im Bett liegt, tagsüber häufig in sich gekehrt wirkt, sich nicht beschäftigt und oft einnickt.

> ❯ **Schlafstörungen:** Etwa 50 % der über 65-Jährigen leiden an Schlafstörungen. Zu unterscheiden sind:
> - Einschlafstörungen: Einschlafzeit von mehr als 30 Min.
> - Durchschlafstörungen: Vorzeitiges Erwachen bei einer Schlafzeit von weniger als 6 Std. mindestens dreimal in der Woche.

Viele kennen das: Todmüde wälzt man sich im Bett von einer Seite auf die andere und kann nicht einschlafen. Man steht auf, trinkt etwas, geht zur Toilette, legt sich wieder hin. Irgendwann fällt man in einen unruhigen Schlaf oder schläft ein und wacht mitten in der Nacht oder im Morgengrauen aus unerklärlichen Gründen auf. Halten solche **Schlafstörungen** über einen längeren Zeitraum an, wird die Leistungsfähigkeit am Tag beeinträchtigt.

Hinzu kommt meistens eine als störend empfundene **Tagesschläfrigkeit** (→ Abb. I/21.63).

Alte Menschen klagen häufiger als jüngere über solche Schlafstörungen. Bei einem Krankenhausaufenthalt mit seiner ungewohnten und meist unruhigen Umgebung leiden alte Menschen besonders unter dem Problem der Schlaflosigkeit.

I/21.9.1 Informationssammlung

Ⓢ Fallbeispiel Stationär, Teil II

In einem Gespräch zwischen Karl Bauer und der Altenpflegerin stellt sich heraus, dass der Senior früher in der Landwirtschaft körperlich hart arbeitete und bei Wind und Wetter draußen war. In der Winterzeit gehörte das Kartenspielen in der Gemeinschaft seiner Familie zu seinen Lieblingsbeschäftigungen. Infolge der Osteoporose fällt ihm körperliche Bewegung, vor allem beim Start einer Bewegung, sehr schwer. Sie ist auch teilweise schmerzhaft.

Ursachen und Einflussfaktoren

Die Ursachen von Schlafstörungen sind vielfältig. Sie können durch körperliche, psychische und umgebungsbedingte Faktoren hervorgerufen werden oder altersbedingt sein.

Altersbedingte Ursachen

- Verändertes Schlafmuster im Alter (→ Kap. I/21.1.6)
- Wissensdefizite über physiologische Veränderungen im Alter
- Wissensdefizite hinsichtlich schlaffördernder Maßnahmen.

Körperliche Ursachen

- Bewegungsmangel, häufiges Einschlafen am Tag, kein Aufenthalt im Freien
- Therapeutische Positionierungen, z. B. zur Dekubitusprophylaxe, bei Dekubitus oder Thrombose
- Schmerzen und andere körperliche Beschwerden, z. B. Völlegefühl
- Internistische Erkrankungen, z. B.:
  - Schilddrüsenüberfunktion (*Hyperthyreose*) durch die damit verbundene innere Unruhe (→ Kap. I/31.3.8)
  - Nächtlicher Blutzuckerabfall bei Diabetes mellitus (→ Kap. I/31.3.11)
  - Herz-Kreislauf-Erkrankungen, z. B. bei einem zu hohen Blutdruck oder durch nächtliche Blutdruckabfälle, häufiges nächtliches Wasserlassen bei einer Herzinsuffizienz (→ Kap. I/31.5)
  - Erkrankungen mit Atemnot (→ Kap. I/31.7), Schlafapnoen, Schnarchen (häufig bei Adipösen), Husten (bei chronischer Bronchitis oder Rauchern)

I

21

- Medikamente
  - Abruptes Absetzen gewohnter Schlafmedikamente verursacht ausgeprägte Schlafstörungen
  - Unerwünschte Wirkungen von Medikamenten, z. B. Herz-Kreislauf-Medikamente.

Psychische Ursachen

- Ängste, Sorgen
- Unruhe, Spannungen
- Lebenskrisen
- Unterforderung, z. B. im Krankenhaus oder stationären Pflegeeinrichtung
- Psychiatrische Erkrankungen (→ Kap. I/33), z. B.:
  - Demenz
  - Angsterkrankungen, -störungen
  - Depression
  - Schizophrenie
  - Sucht.

Umgebungsbedingte Ursachen

- Fremde bzw. unruhige Umgebung, z. B. durch ungewohnte oder laute Geräusche oder durch zu viel Licht
- Unbequemes Bett
- Zu kalte oder zu warme Raumtemperatur
- Ärger mit dem Zimmernachbarn
- Zeitverschiebungen
- Situative Veränderungen, sodass gewohnte Schlafrituale nicht eingehalten werden können.

Zeichen und Ausmaß

Zeichen einer Schlafstörung sind:
- Pflegebedürftiger äußert Probleme beim Ein- bzw. Durchschlafen
- Angehörige weisen auf die Schlafstörung hin
- Unruhiges Umherwandern
- Häufiges nächtliches Klingeln
- Mögliche Hinweise: häufiges Gähnen, Konzentrationsstörungen, dunkle Augenränder.

Das **Ausmaß** der Schlafstörung und der individuelle Leidensdruck können unterschiedlich sein (→ Tab. I/21.25).

Bei ausgeprägten Schlafstörungen ist das Führen eines **Schlaf-Tagebuchs** hilfreich (→ Kap. I/21.2.6). Hier werden Schlafens- und Wachzeiten, mögliche Ursachen und Maßnahmen über 24 Std. mehrere Tage lang aufgeschrieben. Es dient gleichzeitig zur Evaluierung der Pflegetherapie.

Gradeinteilung	Beschwerden des Betroffenen
0	Keine
1	Gelegentlich, geringer Leidensdruck
2	Ständig, geringer Leidensdruck
3	Gelegentlich, hoher Leidensdruck
4	Ständig, hoher Leidensdruck

Tab. I/21.25 Gradeinteilung von Schlafstörungen.

Folgen

Längerfristige Schlafstörungen beeinträchtigen das Wohlbefinden erheblich. Sie führen zu:
- Schneller Ermüdbarkeit
- Ausgeprägter Tagesschläfrigkeit
- Konzentrationsstörungen
- Verlangsamtem Denkvermögen
- Wortfindungsstörungen
- Depressiver Verstimmung
- Ungeduld und Reizbarkeit
- Verstärkung vorhandener Beschwerden.

❯❯ Schlafstörungen können das Wohlbefinden erheblich beeinträchtigen. Deshalb nehmen Altenpflegerinnen Klagen über Probleme beim Schlafen immer ernst und forschen nach den Ursachen.

I/21.9.2 Pflegetherapie

In der stationären Altenpflege werden die Pflegebedürftigen mit dem vermeintlichen Ziel der „aktivierenden Pflege" (→ Kap. I/19.4.2) häufig von morgens bis abends auf einen Stuhl oder Sessel gesetzt. Viele schlafen auf diese Weise ständig ein, wachen bzw. schrecken aber durch die unbequeme

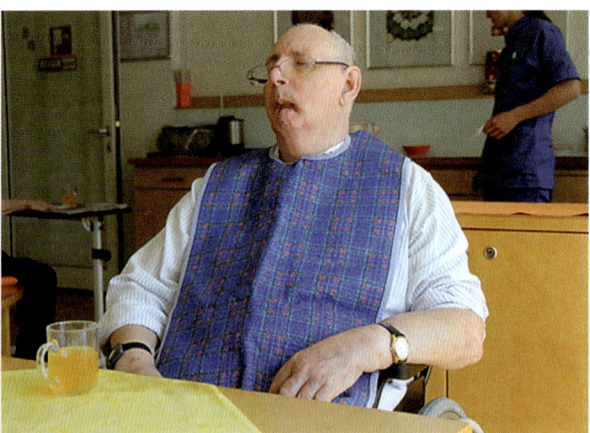

Abb. I/21.64 Sitzend im Rollstuhl tagsüber einnicken ermöglicht keinen erholsamen Schlaf. [K333]

Positionierung und die unruhige Umgebung immer wieder auf (→ Abb. I/21.64).

Diese als tagesstrukturierend deklarierte Maßnahme soll den Pflegebedürftigen tagsüber aktivieren und nachts einen ruhigen Schlaf ermöglichen.

Der Ruhe- bzw. Aktivierungswert einer solchen Maßnahme ist jedoch höchst zweifelhaft. Hat der alte Mensch zudem ausgeprägte nächtliche Schlafstörungen oder bekommt er regelmäßig Schlafmedikamente, kann es sein, dass sich seine Persönlichkeit nach und nach verändert.

❯❯ Schläft ein Pflegebedürftiger tagsüber immer wieder ein, ist das ein eindeutiges Anzeichen von Müdigkeit. In diesem Fall stellen Altenpflegerinnen durch eine umfassende Informationssammlung die Ursachen fest und gestalten mittels Pflegeplanung die Wach-, Ruhe- und Schlafphasen individuell.

Sorge für eine ruhige und bequeme Umgebung

Die Sorge für eine **ruhige und bequeme Umgebung** ist vor allem in der stationären Pflege, z. B. in einer Senioreneinrichtung oder im Krankenhaus, in Kurzzeit- oder

Nachtpflegeeinrichtungen bedeutsam, weil dort die Rahmenbedingungen häufig eine individuelle Schlafgestaltung erschweren. Während gewohnte Geräusche den Schlaf meist nicht stören, wachen oder schrecken viele Menschen durch ungewohnte Geräusche auf.

Manche Störungen, z. B. durch einen unruhigen oder schnarchenden Zimmernachbarn, lassen sich nicht verhindern. Trotzdem können Bedingungen so gestaltet werden, dass der Schlaf möglichst wenig gestört wird. In jedem Wohnbereich sollte z. B. ein Raum zur Verfügung stehen, in dem sich unruhige Bewohner nachts aufhalten können. Einige Einrichtungen der stationären Altenpflege verfügen bereits über ein **Nachtcasino** oder **Nachtcafé** (→ Abb. I/21.65). Hier werden schlaflose, unruhige Bewohner betreut, bei denen sich der Tag-Nacht-Rhythmus verschoben hat.

Altenpflegerinnen können zudem durch das **eigene Verhalten** vermeidbare Störungen des Schlafes verhindern:

* **Lautstärke.** Türen geräuscharm öffnen und schließen und Gespräche mit Kollegen und Pflegebedürftigen so leise wie möglich führen
* **Beleuchtung.** Auch wenn Sturzgefährdete, Schwerhörige und Sehbehinderte eine gute Beleuchtung der Räumlichkeiten brauchen, werden doch alle anderen munter, wenn nachts das Licht im Zimmer eingeschaltet wird. Deshalb bei nächtlichen Kontrollgängen das Licht beim Betreten eines Zimmers nicht rou-

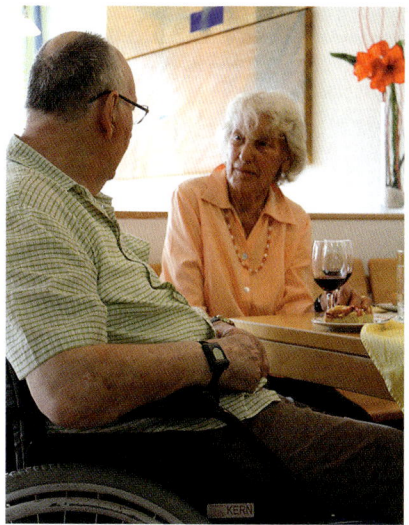

Abb. I/21.65 Nachtcasino oder -cafe. [K333]

tinemäßig anschalten, sondern überlegen, ob in dem einen oder anderen Zimmer nicht auch das Licht einer kleinen Taschenlampe ausreicht

* **Wecken** zum Toilettengang oder zur Inkontinenzversorgung. Bei häufigem nächtlichen Wasserlassen (*Nykturie*) und Harninkontinenz sind Toilettengänge und Inkontinenzversorgung in der Nacht meist unvermeidbar. Die Weckzeit kann aber individuell festgelegt werden, sodass der Betroffene nicht während des REM-Schlafes, erkennbar an den Augenbewegungen (→ Kap. I/21.1.6), sondern zu einem späteren Zeitpunkt geweckt wird

* **Positionierung.** Bei beeinträchtigter Mobilität benötigen Pflegebedürftige häufig Hilfe bei der Positionierung. Hier achten Altenpflegerinnen zur Nacht auf eine bequeme und gewohnte Positionierung
* **Umpositionieren.** Zur Vermeidung eines Dekubitus (→ Kap. I/17.2) wird der Schlaf der betroffenen Person und aller Bettnachbarn im Extremfall alle zwei Stunden zur Umpositionierung unterbrochen. Doch nicht alle Pflegebedürftigen sind gleichermaßen dekubitusgefährdet. Werden Erfordernisse und Probleme individuell eingeschätzt und Maßnahmen zielgerichtet geplant, können die Schlafunterbrechungen auf ein Minimum reduziert werden
* Eine **Lichtquelle, gewohnte Einschlafhilfen** (z. B. Buch) und bei Bedarf die **Klingel** oder der Notruf sind so zu platzieren, dass sie jederzeit erreichbar sind. Das Bereitstellen eines Getränks bzw. einer kleinen Mahlzeit kann zudem helfen, dass die pflegebedürftige Person nach einer ernährungsbedingten Schlafstörung (niedriger Blutzuckerspiegel in der Nacht) schnell wieder in den Schlaf findet.

Für ein ruhiges und bequemes Schlafumfeld des Pflegebedürftigen zu sorgen ist auch in der **ambulanten Pflege** von Bedeutung. In jedem Fall fördert es den Schlaf, wenn individuelle Schlafgewohnheiten und -bedürfnisse des Pflegebedürftigen berücksichtigt werden (→ Kap. I/21.2.6).

Ⓢ **Fallbeispiel Stationär, Teil III**

Beispiel einer Pflegeplanung bei Schlafstörungen für Karl Bauer

Informationssammlung	Pflegetherapie	
Wünsche, Gewohnheiten, Hilfebeschreibungen, pflegefachliche Einschätzungen	Pflegeziel/Verständigungsprozess/erwartete Ergebnisse	Pflegemaßnahmen/Pflegeangebote
• Spielt gern Karten • Ist an tägliche Aufenthalte im Freien gewöhnt • Kann sich eingeschränkt selbst bewegen **Pflegefachliche Einschätzungen:** • Einschlafstörungen • Mangelnde Bewegung • Schmerzen bei der Bewegungsanbahnung aufgrund von Osteoporose • Müdigkeit tagsüber • Wirkt „in sich gekehrt" • Eingeschränkte Motivation zu Beschäftigung	• Kann abends gut einschlafen • Schläft nachts ausreichend • Hat erholsamen Schlaf • Fühlt sich wohl und ausgeglichen **Verständigung:** • Hat am Tag ausreichend Bewegung im Freien • Ist tagsüber aktiv • Hat befriedigende Beschäftigung	• Beratung und Information zu den Ursachen von Einschlafstörungen • Anschaffung und Nutzung eines Rollators in die Wege leiten • (*) Motivation zur Teilnahme an Beschäftigungsangeboten, z. B. Gesellschaftsspiele • (*) Spaziergänge im Freien ermöglichen und begleiten • (*) Zeitpunkt des Zubettgehens nach hinten verschieben, Motivation zum Besuch des Abendcafés • Aufregung, Hektik vor dem Schlafen gehen vermeiden • (*) Unterbrechungen des Nachtschlafs vermeiden

(*) Diese Maßnahmen können mit entsprechenden Durchführungszeitpunkten in den Tagesstrukturplan eingetragen werden.

Allgemeine schlaffördernde Maßnahmen

Eine Reihe von allgemeinen Empfehlungen für einen erholsamen Schlaf kann in die **Information** und **Beratung** schlafgestörter alter Menschen einfließen, z. B.:

- Regelmäßige Bewegung und Aktivität am Tage sorgen dafür, dass der Körper müde wird
- Angemessene Ernährung. Sowohl schwer verdauliche Mahlzeiten als auch Hunger können den Schlaf stören, zu empfehlen sind eine leicht verdauliche Kost mit ausreichendem Sättigungsgefühl am Abend
- Unmittelbar nach einer aktiven Phase fällt das Einschlafen schwer. Daher ist es wichtig, nach den Tagesaktivitäten am Abend auf eine Phase der Besinnung und Ruhe zu achten
- Regelmäßige Schlafenszeiten und Schlafrituale wirken einschlaffördernd, z. B. die Abendtoilette, ein paar Seiten lesen, ruhige Musik hören
- Kalte Füße verhindern den Schlaf ebenso wie eine zu warme Umgebung. Bei kalten Füßen helfen eine zweite Bettdecke, ein Schaffell, Socken, Bettschuhe oder ein warmes Fußbad
- Gelegentlich können auch eine geringe Menge Alkohol, z. B. ein Glas Bier oder Wein, Kräutertees oder Baldriantropfen hilfreich sein
- Bei mangelnder Hirndurchblutung, z. B. bedingt durch eine Arteriosklerose der Hirngefäße, hilft in einigen Fällen zum Einschlafen auch ein Kaffee, der die Hirndurchblutung steigert.

Beruhigende Körperpflege: Ganzkörperwaschung, Vollbad oder Einreibung

Für pflegebedürftige alte Menschen, die unter abendlicher Unruhe und Einschlafstörungen leiden, ist es sinnvoll, die Körperpflege (→ Kap. I/21.6.1) auf den Abend zu verlegen. Sie dient dann neben der Reinigung des Körpers vor allem der **Beruhigung** von Körper und Geist. Die **Ganzkörperwaschung** im Bett oder ein **Vollbad** bieten die Gelegenheit, beruhigende Elemente einfließen zu lassen. Alternativ kann auch eine beruhigende **Einreibung** durchgeführt werden.

Aromastoff	Hilft gegen
Melisse (*Zitronenmelisse, Zitronenkraut*)	• Schlafstörungen und Alpträume
Majoran	• Schmerzen der Muskulatur • Angstzustände, Nervosität, Einsamkeit und Traurigkeit • Anspannung und Verkrampfung
Neroli (*Orangenblüten, Bitterorangenblüten, Pomeranzenblüten*)	• Seelische Qualen und negative Gefühle
Petitgrain	• Nervöse Beschwerden und Depressionen
Kamille	• Ärger, Reizbarkeit, Schmerz und Unzufriedenheit
Rosenholz	• Angst und Verspannung

Tab. I/21.26 Aromatherapeutika zur Behandlung von Schlafstörungen.

> Früher wusch die Nachtwache häufig aus organisatorischen Gründen bis zum frühen Morgen bereits sechs oder sogar zehn Pflegebedürftige. Inzwischen sind die Arbeitsabläufe anders organisiert. Daher ist es empfehlenswert, dass z. B. die Nachtwache in den frühen Abendstunden eine beruhigende Ganzkörperwaschung bei unruhigen Pflegebedürftigen durchführt.

Die beruhigende Ganzkörperwaschung, das beruhigende Vollbad oder die beruhigende Einreibung erfordern eine angemessene **Umgebung** und eine besondere **Pflegemethodik**. Darüber hinaus kann die Wirkung durch entsprechende **Zusätze** (→ Tab. I/21.26) unterstützt werden. Mitunter lenken Aromastoffe jedoch von der taktilen Körperwahrnehmung ab.

Umgebung

Die Wirkung der beruhigenden Ganzkörperwaschung im Bett oder Bad bzw. die beruhigende Einreibung setzen eine entspannte, ruhige Atmosphäre voraus.

- Die Maßnahmen werden nur von **einer** Altenpflegerin durchgeführt
- Für eine angenehm **warme Raumtemperatur** sorgen
- Unnötige Störungen von außen verhindern, z. B. ein „Bitte nicht stören"-Schild an die Zimmertür hängen
- Wassertemperatur zwischen 37 und 40 °C für eine Ganzkörperwaschung; wärmeres oder kälteres Wasser je nach individuellen Bedürfnissen des Pflegebedürftigen
- Eigene Hände vorwärmen, um Pflegebedürftigen nicht durch Berührung mit kalten Händen zu erschrecken
- Während der Waschung oder Einreibung nur wenig sprechen, damit sich der Pflegebedürftige auf die Wahrnehmung der Berührung konzentrieren kann

Pflegemethodik

Basale Stimulation® → Kap. I/18.1.2

Bei Bedarf zunächst die **Intimpflege** durchführen und auf Wunsch den Intimbereich ankleiden oder bedecken. Der Intimbereich wird während der beruhigenden Ganzkörperwaschung ausgespart.

Pflegebedürftigen vollständig entkleiden, weil Unterbrechungen durch das An- und Auskleiden während der Ganzkörperwaschung die beruhigende Wirkung beeinträchtigen. Der Körper wird zum Schutz der Intimsphäre mit einem leichten Tuch abgedeckt.

- Für die beruhigende Waschung einen gut ausgewrungenen **Waschhandschuh** verwenden, alternativ auch z. B. einen Frotteestrumpf. Ein normaler Waschlappen verrutscht zu leicht
- Die Hand ganzflächig auf den Körper des Pflegebedürftigen legen und den Körperkonturen anpassen
- Von der Körpermitte zur Körperperipherie in Haarwuchsrichtung waschen und abtrocknen oder einreiben (→ Abb. I/21.66). Immer nur in *eine* Richtung streichen, bei jedem Strich neu ansetzen, nicht hin und her reiben. Evtl. ist es auch ausreichend, nur einen Körperteil zu waschen oder einzureiben, z. B. den Rücken, die „gelähmte" Seite oder die „unruhigen Beine"
- Schläft der Pflegebedürftige während der beruhigenden Ganzkörperwaschung oder Einreibung im Bett ein, ihn vorsichtig zudecken und ruhig das Zimmer verlassen.

Schlaffördernde Aromatherapie

Beruhigende Aromastoffe können auf vielfältige Weise zum Einsatz kommen, z. B. als Parfüm, als Zusatz im Waschwasser, im Vollbad oder als Massageöl. Es gibt mehrere

I
21

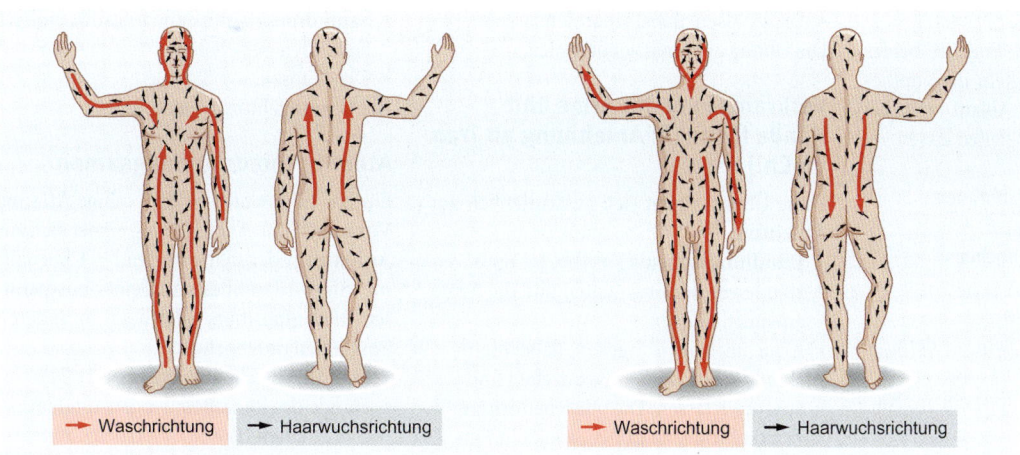

| → Waschrichtung | → Haarwuchsrichtung | | → Waschrichtung | → Haarwuchsrichtung |

Abb. I/21.66 Rechts: Bei der beruhigenden Ganzkörperwaschung wird in Haarwuchsrichtung gewaschen, um eine beruhigende Wirkung zu erzielen. Links: Waschen gegen die Haarwuchsrichtung wirkt belebend. [L157]

ätherische Öle, die den Schlaf fördern (→ Tab. I/21.26).

Einige praktische Anwendungsbeispiele für die **äußere Anwendung** sind:

- **Bäder:** ätherische Öle zunächst mit Honig, Milch oder Sahne mischen und dann dem Badewasser zugeben
  - **Einschlafbad** (Vollbad): 5 Tropfen Lavendel, 2 Tropfen Neroli und 3 Tropfen Kamille oder 4 Tropfen Neroli und je 3 Tropfen Majoran und Lavendel
  - **Nervenbad** (Vollbad): 5 Tropfen Melisse, 3 Tropfen Lavendel und 2 Tropfen Petitgrain
- **Beruhigungsöl** für die **Einreibung** oder **Massage:** 2 Tropfen Majoran und 1 Esslöffel Mandel oder 15 Tropfen Lavendel, 15 Tropfen Rosenholz, 5 Tropfen Geranium (zur Hautpflege), 5 Tropfen Cananga (wirkt ebenfalls entspannend) auf 100 ml Mandel
- Als **Parfüm** für die Nacht kann z. B. eine Mischung aus 5 ml Jojoba, 3 Tropfen Melisse und 1 Tropfen römischer Kamille auf die Haut über der Halsschlagader aufgetragen werden
- Wenn die Zeit knapp ist, können die schlaffördernden Öle auch mit Hilfe von Duftsteinen oder **Aromalampen** ihre Wirkung tun (→ Tab. I/21.26).

Entspannungsübungen

Es gibt viele **Entspannungsübungen,** die leicht auszuführen sind. Viele Menschen lernen, sich regelmäßig bewusst zu entspannen, um den täglichen Stress auf gesunde Weise abzubauen, sich auszuruhen und zu regenerieren.

> In früheren Lebensjahren erlernte Entspannungsmethoden sind eine wertvolle Ressource. Deshalb sind diese Fähigkeiten auf jeden Fall in der Pflegediagnostik zu erfassen und in der Pflegeplanung zu berücksichtigen.

Für die Durchführung von körperorientierten Entspannungsübungen werden keine Materialien benötigt. Voraussetzung für eine entspannungsfördernde Pflegetherapie ist eine ruhige, ungestörte und angenehme Atmosphäre.

In einem hektischen, lauten oder unruhigen Klima bleibt die beste Entspannungsübung wirkungslos. Auch die Altenpflegerin ist innerlich ruhig, um eine optimale Wirkung zu erzielen.

Die knappen zeitlichen Ressourcen in der stationären Pflege verhindern die Durchführung komplexer Entspannungsübungen. Das **Autogene Training** z. B. setzt zudem nicht nur zeitliche Ressourcen und eine entsprechende Umgebung voraus, sondern ebenso eine qualifizierte Ausbildung.

> **Vorsicht!**
> **Autogenes Training** kann, wenn auch in seltenen Fällen, Komplikationen hervorrufen, z. B. Störungen der Atmung oder Angstzustände. Deshalb bleibt die Durchführung ausschließlich ausgebildeten Übungsleitern vorbehalten.

Dennoch können Altenpflegerinnen mit Hilfe kleinerer Übungen den Entspannungszustand eines Pflegebedürftigen verbessern und damit das Ruhen und Schlafen fördern.

Die folgenden Übungen wurden nach praktikablen Gesichtspunkten ausgewählt.

Sie sind leicht und komplikationslos durchzuführen und benötigen nicht viel Zeit.

Gesicht und Kopfhaut entspannen (nach Tran Vu Chi)

Das **Ziel** dieser Entspannungsübungen ist es, übermäßige Hirnaktivität zu beruhigen. Die Übung eignet sich zur **Anleitung** und stellvertretenden **Übernahme.**

Vorbereitung: Pflegebedürftigen informieren und um Einverständnis bitten, da viele Menschen im Kopf- und Gesichtsbereich sehr berührungsempfindlich sind.

1. Handlungsschema (→ Abb. I/21.67)
- Hände gefaltet auf die Mitte des Kopfes legen
- Kopfhaut durch „nach-oben-drücken" der Handflächen anheben, dabei einatmen lassen
- Kopfhaut wieder entspannen und dabei ausatmen lassen.

Die Übung zehnmal wiederholen, dabei nach und nach die gesamte Kopfhaut einbeziehen.

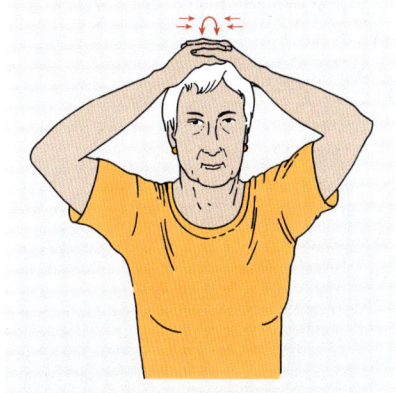

Abb. I/21.67 Gesicht und Kopfhaut entspannen. [L119]

2. Handlungsschema

Mit den drei mittleren Fingern beider Hände die Haut und Muskeln im Kopfbereich nach folgendem Ablauf vertikal (oben-unten) hin- und hergleiten lassen:
- (1) Auf der Stirn
- (2) Dicht unter den Augenbrauen
- (3) Unter den Augenhöhlen
- (4) Unter den Wangenknochen
- (5) Am Kinn
- (6) Oberhalb der Schläfen
- (7) Über den Kieferknochen, vor dem Ohr
- (8) Unter dem Hinterhauptsbein am Nacken.

Die Übung zehnmal wiederholen.

Lärmempfindlichkeit herabsetzen (nach Tran Vu Chi)

Das **Ziel** dieser Entspannungsübung drückt sich bereits im Titel der Übung aus. Sie ist geeignet für Personen, die über Lärmempfindlichkeit klagen.

Durch die Übung wird eine wohltuende Beruhigung der gesteigerten Sinneswahrnehmung erreicht. Sie eignet sich zur **Anleitung** oder stellvertretenden **Übernahme**.

Zur **Vorbereitung** gehören die Information des Pflegebedürftigen und die Bitte um sein Einverständnis, da viele Menschen im Kopf- und Gesichtsbereich sehr berührungsempfindlich sind.

Handlungsschema (→ Abb. I/21.68)
- Augen schließen lassen
- Handflächen auf die Ohren legen (die Finger zeigen nach oben) und sanft zusammenpressen
- Regelmäßige leichte Auf- und Abbewegungen machen, bis sich die Ohren erwärmen
- Nun die Hände so auf die Ohren legen, dass die Finger nach hinten zeigen
- Druck auf die Ohren verstärken, dabei ausatmen lassen

- Druck lösen, dabei einatmen lassen. Die Übung zehnmal wiederholen.

Verkrampfung der Arme und Hände lösen (in Anlehnung an Tran Vu Chi)

Diese Übung eignet sich ausschließlich zur **Anleitung**.

Handlungsschema (→ Abb. I/21.69)
- Hände vor der Brust falten und die Arme anwinkeln lassen
- Arme nach vorn strecken, dabei die Handflächen nach außen drehen und ausatmen lassen. Die pflegebedürftige Person bitten, zu fühlen, wie es in Fingern, Händen, Handgelenken und Armen zieht
- Gefaltete Hände wieder nach innen drehen, bis zur Brust anwinkeln und einatmen lassen.

Die Übung zehnmal wiederholen.

Überaktivität des Herzens beruhigen (in Anlehnung an Tran Vu Chi)

Die Übung ist für die **Anleitung** ebenso geeignet wie für die stellvertretende **Übernahme** durch Altenpflegerinnen. Wegen der Berührungsempfindlichkeit im Gesicht ist vorab die Einwilligung des Pflegebedürftigen einzuholen.

Während dieser Übung liegt der Pflegebedürftige auf dem Rücken und atmet ruhig im gewohnten Rhythmus.

Handlungsschema (→ Abb. I/21.70)
- Fingerspitzen auf den unteren Teil der geschlossenen Augen legen (lassen)
- Sanft drücken und den Druck für einige Sekunden beibehalten
- Druck lösen.

Die Übung zehnmal wiederholen.
- Fingerspitzen nun auf den oberen Teil der geschlossen Augen legen (lassen)

- Sanft drücken und den Druck für einige Sekunden beibehalten
- Druck lösen.

Die Übung zehnmal wiederholen.

Atemrhythmus verlangsamen

Für das Einschlafen ist eine ruhige Atmung Voraussetzung. Diese Übung eignet sich zur **Anleitung** oder stellvertretenden **Übernahme**. Sie wird am besten in einer entspannten Rückenposition, oder auch in anderen Positionen durchgeführt.

Handlungsschema (→ Abb. I/21.71)
- Hände des Pflegebedürftigen auf dem Bauch falten (lassen). Ist das nicht möglich, kann die Altenpflegerin ihre warmen Hände mit sanften Druck auf den Bauch des Pflegebedürftigen legen. Dabei soll der Pflegebedürftige einen sanften Druck am Bauch wahrnehmen, damit er spürt, wohin er atmen soll.
- Zunächst ausatmen lassen
- Langsam und tief einatmen und dabei den Bauch aufblähen lassen ("die Hände wegatmen")
- Einige Sekunden den Atem anhalten lassen
- Langsam ausatmen lassen. 📖27

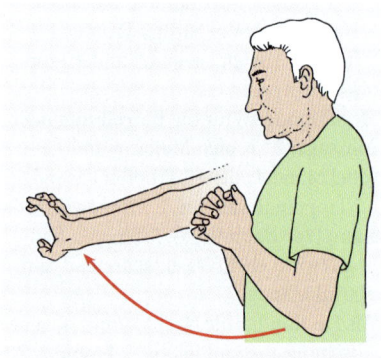

Abb. I/21.69 Verkrampfung der Arme und Hände lösen. [L119]

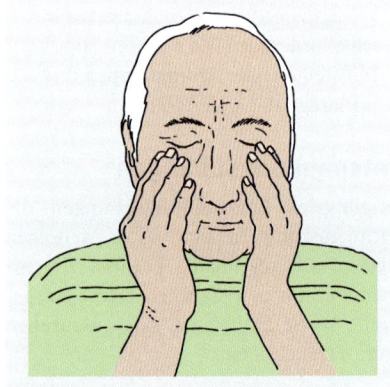

Abb. I/21.70 Die Überaktivität des Herzens beruhigen. [L119]

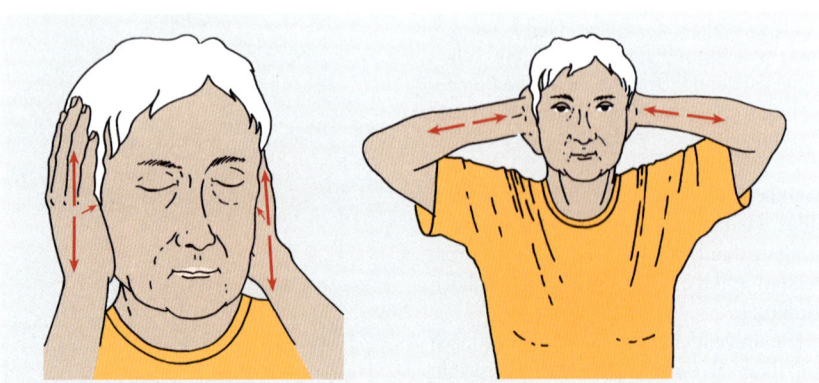

Abb. I/21.68 Lärmempfindlichkeit herabsetzen. [L119]

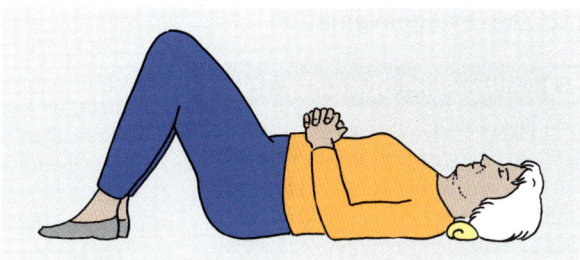

Abb. I/21.71 Den Atemrhythmus verlangsamen. [L119]

Beruhigende Musiktherapie

Musik kann sehr entspannend wirken, sofern sie den Bedürfnissen des Pflegebedürftigen entspricht. Ist es nicht möglich, seine Musikwünsche zu erfragen, können Altenpflegerinnen die passende Musik durch die Beobachtung der Reaktionen auf verschiedene Musikstile herausfinden.

> Entspannte Gesichtszüge und Körperhaltung zeigen die beruhigende Wirkung der Musik. Ein angespannter Gesichtsausdruck oder unruhige Bewegungen deuten an, dass die Musik wirkungslos ist oder sogar Unbehagen erzeugt.

Zur Beruhigung eignen sich bei den meisten Menschen besonders:
• Ruhige klassische Werke
• Meditationsmusik
• Spezielle Entspannungsmusik.
Voraussetzungen sind ein Kassettenrecorder, CD-Player oder andere Wiedergabegeräte, entsprechende Kassetten, CDs oder Musikdateien und evtl. ein Kopfhörer.

Gegebenenfalls die Angehörigen bitten, die erforderlichen Materialien mitzubringen. Viele Angehörige sind dankbar für den Hinweis auf ein sinnvolles Geschenk. Alternativ bieten auch viele Stadtbüchereien die Möglichkeit, Kassetten oder CDs zu leihen.

Bibliotherapie: Vorlesen oder vertonte Literatur

Medienangebote → Kap. II/13

Lesen kann eine wirksame Einschlafhilfe sein. Viele alte Menschen haben ihr Leben lang gern gelesen und müssen aufgrund von Sehstörungen (→ Kap. I/30.2.2) darauf verzichten. Für manch einen ist das Lesen vor dem Einschlafen eine wichtige Gewohnheit, weil es vom Tagesgeschehen ablenkt und entspannt. Bleibt keine Zeit zum Vorlesen, kann vertonte Literatur verwendet werden. Immer mehr Bücher stehen auch als Hörbücher/CDs zur Verfügung.

Entspannungstherapie bei Demenz: Snoezelen

> **Snoezelen** (sprich *snuselen*): Wortverbindung aus den niederländischen Verben **snuffelen** (*schnüffeln*) und **doezelen** (*dösen*).
> Zwei Prinzipien stehen hinter dem Konzept:
> • Snuffelen steht für das Prinzip der Freiheit: tun und lassen können, was man will
> • Doezelen steht für das Prinzip der Entspannung, der emotionalen Sinnerfahrung, Geborgenheit und Zuwendung.

Snoezelen wurde Mitte der 1970er-Jahre von zwei Zivildienstleistenden als Freizeitangebot für Schwerst- und Mehrfachbehinderte in Holland entwickelt. Dieses Konzept findet zunehmend auch bei Pflegebedürftigen Anwendung, die sich in der realen Welt schwer zurechtfinden, z. B. bei einer fortgeschrittenen Demenz.

Für das Snoezelen wird ein Raum benötigt, in dem Entspannung, Sicherheit, Wohlbefinden durch verschiedene Sinneserfahrungen vermittelt werden können (→ Abb. I/21.72). Die **Einrichtung** eines Snoezelen-Raums kann sehr verschieden sein. Er enthält z. B.:
• Luft- und Wassermatratzen
• Schaumstoffblöcke
• Kissen und Decken
• Planschbecken oder Whirlpool
• Effektvolle und vor allem sanfte Beleuchtung
• Duftquellen, z. B. Aromalampen.
Meditationsmusik oder die Lieblingsmusik des Pflegebedürftigen unterstützen die angenehme Atmosphäre. Hinzu kommen **Materialien,** die die Sinneswahrnehmung stimulieren können, z. B.:
• Tastbretter oder eine Berührungswand
• Klangwerkzeuge
• Sternenhimmel
• Bällchenbad
• Trockendusche.
Der Kreativität sind keine Grenzen gesetzt, wichtig ist die positive Atmosphäre des Raums.

Snoezelen ist ein Angebot zur Steigerung des Wohlbefindens. Frei von Aktivitäten, die durch Leistungsanforderung bedrohlich wirken, ohne Druck und Misserfolge können sich Pflegebedürftige in dieser Oase der Ruhe und sanften Stimulierung entspannen, ausruhen und Spaß und Vergnügen erleben. 📖10 📖27 📖28

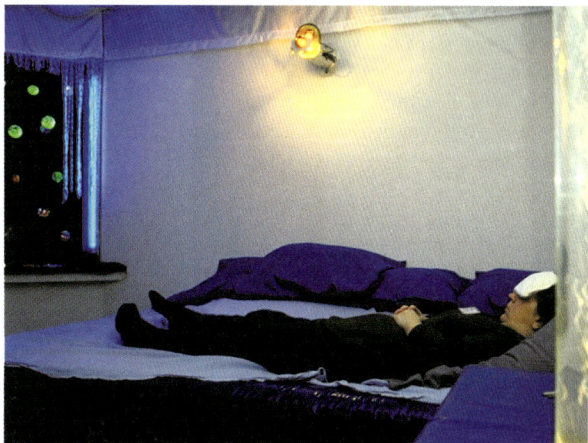

Abb. I/21.72 In einem Snoezelen-Raum können sich pflegebedürftige Menschen entspannen. [K157]

I/21.9.3 Pflegeevaluation

Ⓢ Fallbeispiel Stationär, Teil IV

Der tägliche Aufenthalt an der frischen Luft und die Gelegenheit, dabei die Natur zu beobachten, aktivieren Karl Bauer. Er nimmt Kontakt zu anderen Bewohnern auf und animiert sie zum Aufenthalt auf dem Balkon.

Anfänglich noch etwas unsicher, entwickelt er zunehmend Interesse am gesellschaftlichen Zusammensein im Abendcafé. Hin und wieder trinkt er mit den anderen Senioren auch ein Glas Wein oder einen heißen Tee. Die Einschlafprobleme haben sich dadurch kontinuierlich minimiert.

Wiederholungsfragen

1. Welche Sicherheitssysteme sorgen für die körperliche Unversehrtheit? (➔ Kap. I/21.1.3)
2. Welche Erkrankungen beeinträchtigen die Sicherheitssysteme des Körpers? (➔ Kap. I/21.1.3)
3. Wie ändert sich das Sicherheitsbedürfnis im Laufe des Lebens? (➔ Kap. I/21.1.3)
4. Welche Lebensbedingungen (Lebensumwelt) beeinflussen die Sicherheit eines Menschen? (➔ Kap. I/21.1.3)
5. Worauf ist bei der Durchsicht der Unterlagen zu achten, wenn Einschränkungen im Bereich „Sicherheit" erkannt werden sollen? (➔ Kap. I/21.2.3)
6. Welche Aktivitäten werden in der Altenpflege den Kompetenzbereichen „Körperpflege und Kleiden" zugeordnet? (➔ Kap. I/21.1.4, ➔ Kap. I/21.1.5)
7. Welche Veränderungen des Hautturgors gibt es? (➔ Kap. I/21.1.4)
8. Erläutern Sie den Begriff „REM-Phase". (➔ Kap. I/21.1.6)
9. Worin unterscheiden sich Morgen- und Abendschläfer? (➔ Kap. I/21.1.6)
10. Wie sollte die Umgebung bei einem Selbstversorgungsdefizit bei der Körperpflege gestaltet werden? (➔ Kap. I/21.5.2)
11. Welche Berührungszonen werden nach Bienstein und Fröhlich unterschieden? Wer darf einen anderen Menschen an welchen Körperstellen normalerweise berühren? (➔ Tab. I/21.17)
12. Wie häufig und wie lange sollte die reinigende Mundpflege pro Tag durchgeführt werden? (➔ Kap. I/21.6.2)
13. Welche Arten der Ganzkörperwaschung gibt es? (➔ Tab. I/21.16)
14. Welche Wirkung hat Wasser auf die Haut? (➔ Kap. I/21.6.2)
15. Zu welchen Komplikationen kann es bei der Ohrenpflege kommen? (➔ Kap. I/21.6.2)
16. Welche Hilfsmittel können das An- und Auskleiden erleichtern? (➔ Kap. I/21.7.2)
17. Nennen Sie psychische Ursachen für Schlafstörungen. (➔ Kap. I/21.9.1)
18. Um eine ruhige und bequeme Umgebung zu ermöglichen, stehen Altenpflegerinnen verschiedene Möglichkeiten zur Verfügung. Nennen Sie drei Faktoren, die den Schlaf begünstigen. (➔ Kap. I/21.9.2)
19. Welche Prinzipien gelten für eine beruhigende Körperganzwaschung? (➔ Kap. I/21.9.2)
20. Welche Zusätze aus der Aromatherapie wirken schlaffördernd? (➔ Tab. I/21.26)
21. Erläutern Sie die Prinzipien des Snoezelens. (➔ Kap. I/21.9.2)

Literaturverzeichnis

1. Volkert, D.: Leitlinie Enterale Ernährung der DGEM und DGG – Ernährungszustand, Energie- und Substratstoffwechsel im Alter. Aktuel Ernaehr Med, 29, 190–197, 2004.
2. Deutsches Netzwerk für Qualitätsentwicklung in der Pflege (Hrsg): Expertenstandard Ernährungsmanagement zur Sicherstellung und Förderung der oralen Ernährung in der Pflege. Schriftenreihe des deutschen Netzwerks für Qualitätsentwicklung in der Pflege. Osnabrück, März 2009.
3. Tannen, A.; Schütz, T.: Mangelernährung – Problemerkennung und pflegerische Versorgung. Kohlhammer Verlag, Stuttgart, 2011.
4. Löser C. (Hrsg.): Unter- und Mangelernährung. Thieme Verlag, Stuttgart, 2010.
5. Korečić, J.: Pflegestandards Altenpflege. Springer Verlag, Berlin, 2012.
6. Stanjek, K.: Altenpflege konkret: Sozialwissenschaften. Elsevier Verlag, München, 2017.
7. Sachweh, S.: Noch ein Löffelchen. Effektive Kommunikation in der Altenpflege. Hans-Huber-Verlag, Bern, 2012.
8. Brühan, M.; Schuster, F.; Schu, M.: Berliner Casemanagement Schulungsprojekt. www.pantucek.com/seminare/cm_materialien/berlin_drogen/cm_berlin.doc (letzter Zugriff: 30.8 2016).
9. Maslow, A. H.; Kruntorad, P.: Motivation und Persönlichkeit. Rowohlt Taschenbuch Verlag, Reinbek b. Hamburg, 1981.
10. Mertens, K.: Snoezelen. Eine Einführung in die Praxis. Verlag modernes lernen, Dortmund, 2004.
11. Bauer, J. (et al.): Diagnostik der Mangelernährung. In: Deutsche Medizinische Wochenschrift, 131, S.223–227.
12. Crawley, H.: Essen und Trinken bei Demenz. Kuratorium Deutsche Altershilfe, Köln, 2006.
13. Kolb C.: Im Dilemma von Fürsorge und Autonomie. Pflegezeitschrift, 62(2), 72–75, 2009.
14. Kolb C.: Ablehnendes Essverhalten bei demenzerkrankten Menschen. pflegen:Demenz (2), 13–16, 2007.
15. Hofmann, W.: Tücke „Exsikkose" und „Hyponatriämie". In: Zeitschrift für Gerontologie und Geriatrie, 45(2), S. 155–165, 2012.
16. Malik, U.: Gesunde Zähne ein Leben lang. Ariston, Genf/München, 1992.
17. Gottschalk, T.: Mundpflege, Pflegeziel: Mundgesundheit. In: Die Schwester/Der Pfleger, 5/2004, S. 344–349.
18. Bornschein, U.: Der Schuss ins Waschwasser. In: Die Schwester/Der Pfleger, 12/1998, S. 1 018–1 021.
19. Hartwanger, A.: Auf Kleinigkeiten kommt es an. In: Altenpflege, 4/1998, S. 28–30.
20. Inhester, O.; Zimmermann, L.: Ganzkörperwaschung in der Pflege. Schlütersche Verlagsanstalt, Hannover, 1994.
21. Harmann-Rohrbach, C.: Am Samstag ging die Familie baden. In: Pflegezeitschrift, 12/1998, S. 941–943.
22. Zimmer, M.: Wohlfühlen in unserer Haut. In: Die Schwester/Der Pfleger, 6/1999, S. 499–504.
23. Die Haut und dermatologische Pflege im Alter. Firma Hartmann, Heidenheim, 1992.
24. Eberding, U.; Baume, A.: Augenpflege – eine nicht zu unterschätzende Tätigkeit auf der Intensivstation. In: Die Schwester/Der Pfleger, 12/2001, S. 1 058–1 064.
25. Gahmann-Bolz, I.: Sicherheit schafft Vertrauen in eigene Fähigkeiten, Richtlinien für ein barrierefreies Bad. In: Pflegen ambulant, 5/1997, S. 45–47.
26. Tran V. C.: Heilen durch Bewegung. Rowohlt Verlag, Hamburg, 1994.
27. Zulley, J.: Mein Buch vom guten Schlaf. Goldmann Verlag, München, 2010.
28. Wurm, R.: Schlafstörungen. Ursachen und Lösungen. SCM Hänssler Verlag, Holzgerlingen, 2011.

D. Weis-Krebs (I/22.1, I/22.2, I/22.4), U. Becker (I/22.3), H.-J. Wilhelm (I/22.5, I/22.6, I/22.7), K. Menker (Abschnitt zur gendersensiblen Pflege in I/22.1.3)

I/22 Leben in sozialen Beziehungen

I/22.1 Bedeutung und Einflussfaktoren

I/22.1.1 Sozialisation und Beziehungspflege

> **Sozialer Kontakt:** Auch unverbindlicher, nur einmal oder z. B. aus professionellen Gründen entstandener Austausch mit einem anderen Menschen.
> **Soziale Beziehung:** Engere und für das Selbstverständnis eines Menschen bedeutsame Verbindung zu einer anderen Person. Kann familiär oder freundschaftlich bedingt sein.

Menschen sind nicht in erster Linie Einzelwesen oder **Individuen** (lat. *in = gegen, dividere = teilen*), sondern durch ihre vielfältigen Beziehungen untereinander auch **Sozialwesen** (lat. *socialis = kameradschaftlich*). Das Bedürfnis nach zwischenmenschlichen Beziehungen ist zwar ein Grundbedürfnis des Menschen, aber nicht bei jedem gleich ausgeprägt (→ Abb. I/22.1). Manche Menschen haben mehr, andere weniger Bedarf an sozialen Kontakten.

Das menschliche Zusammenleben führt zu Gruppenbildungen. Jeder Mensch ist angewiesen auf die Zugehörigkeit zu Gemeinschaften und das Leben in Gruppen.

Alte Menschen leben zwar häufiger allein als jüngere Menschen. Umfragen haben aber gezeigt, dass sich nicht alle so isoliert und einsam fühlen, wie oft angenommen wird.

Soziale Entwicklung

Von Geburt an ist jeder Mensch auf andere Menschen in seiner Umwelt angewiesen. Ohne Beziehung kann ein Säugling nicht überleben. Er wird ständig von den ihn um-

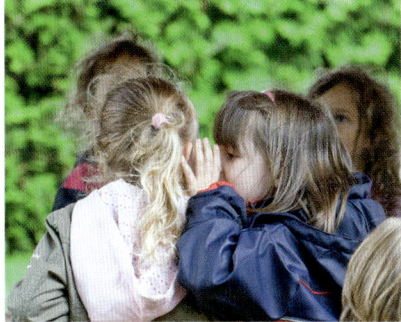

Abb. I/22.1 Der Grundstein für die Beziehungsfähigkeit eines Menschen wird schon ganz früh gelegt. [J787]

gebenden Menschen beeinflusst, d. h. von der Gesellschaft, in der er lebt (→ Kap. II/5). Erst in dieser Wechselwirkung kann ein Mensch Handlungs- und Verhaltensmodelle entwickeln.

Das menschliche Zusammenleben führt zu Gruppenbildungen. Ein Mensch gehört im Laufe seines Lebens – nacheinander oder auch gleichzeitig – verschiedenen Gruppen an. Durch die Zugehörigkeit zu einer solchen Gruppe wird er zu einem Mitglied der Gesellschaft.

Die Gruppen unterscheidet man je nach ihrer Art z. B. in:
- **Altersgruppen,** z. B. einzelne Jahrgänge, Säuglinge, Jugendliche, alte Menschen
- **Berufsgruppen,** z. B. Bäcker, Lehrer, Altenpfleger, Sozialarbeiter
- **Gehaltsgruppen,** z. B. Arbeiter, höhere Angestellte, Manager
- **Religionsgruppen,** z. B. Katholiken, Protestanten, Moslems, Juden (→ Kap. II/4).

Gesundheits- und Krankheitsprozesse

Ein wichtiger Faktor des Lebens in sozialen Beziehungen ist der **Gesundheitszustand** eines Menschen. **Krankheitsprozesse,** körperliche, geistige und seelische Beeinträchtigungen und Behinderungen können die soziale Interaktion stark einschränken.

Zu den körperlichen Ursachen gehören z. B.:
- Vermindertes Seh- und Hörvermögen, Sprech- oder Sprachstörungen
- Rückgang der körperlichen Energie und Aktivität
- Chronische Erkrankungen, z. B. Diabetes mellitus, Herzerkrankungen, Arthrose, Morbus Parkinson, die häufig einhergehen mit eingeschränkter Beweglichkeit, verminderter körperlicher Belastbarkeit, Gehstörungen
- Schmerzen
- Unfälle, Stürze, Verletzungen und Krankheiten, durch die ein alter Mensch vorübergehend oder auch für längere Zeit ans Haus, an seinen Lehnstuhl oder ans Bett gebunden ist
- Harn- oder Stuhlinkontinenz, Stomata
- Verminderte geistige Beweglichkeit, z. B. durch hirnorganischen Abbau (*Demenz* → Kap. I/33.4). Dazu gehören verlangsamtes oder gestörtes Wahrnehmen und Registrieren von Eindrücken, verlängerte

Reaktionszeit durch eine allgemeine Verlangsamung der Funktionen des zentralen und peripheren Nervensystems.

> Wenn alte Menschen Informationen falsch oder ungenügend aufnehmen und verarbeiten, kommt es oft zu unangemessenem Verhalten. Die Umwelt unterstellt ihnen fehlerhaftes Denken, und nicht selten wird ein alter Mensch dann ignoriert oder ganz gemieden und dadurch in die Isolation getrieben.

Psychische Ursachen für eingeschränkte Interaktionsmöglichkeiten sind:
- Neurotische Störungen, z. B. Zwänge, Angstzustände, Phobien, Hemmungen
- Affektive Störungen, z. B. depressive Verstimmungen bis hin zu schweren Depressionen, Manie (→ Kap. I/33.6)
- Psychotische Krankheiten mit Ich-Störungen, Kommunikationsproblemen, Halluzinationen und Wahnideen.

Bei alten Menschen zeigt sich besonders deutlich das Zusammenspiel zwischen biologischen, psychischen und sozialen Faktoren. Körperliche Einschränkungen führen nicht nur zu äußeren Einschränkungen, Kontakte zu pflegen, sondern auch zu einer Veränderung des Selbstbilds und damit u. U. des Selbstwertgefühls („Kann ich mich anderen noch zumuten? Bin ich für andere noch interessant?"). Beides wirkt sich ungünstig auf die eigenständige Kontaktaufnahme aus. Umgekehrt bedeuten weniger Kontakte meist auch weniger Unternehmungen, weniger anregende Situationen, weniger Bewegung – schnell entwickelt sich ein Teufelskreis.

Einflüsse der räumlichen Umgebung

Untersuchungen haben ergeben:
- Der Hauptaufenthaltsort alter Menschen ist die eigene Wohnung (→ Abb. I/22.2)
- Danach kommen die öffentlichen Plätze und Einrichtungen
- Nur zu einem geringen Prozentsatz werden Wohnungen von Freunden und Familienmitgliedern genannt.

Wenn man die Ergebnisse mit den Werten jüngerer Altersgruppen vergleicht, deutet diese Stichprobe auf eine stärkere Isolation der Älteren hin.

Ob ein alter Mensch isoliert und vereinsamt lebt oder gut eingebunden ist in einen

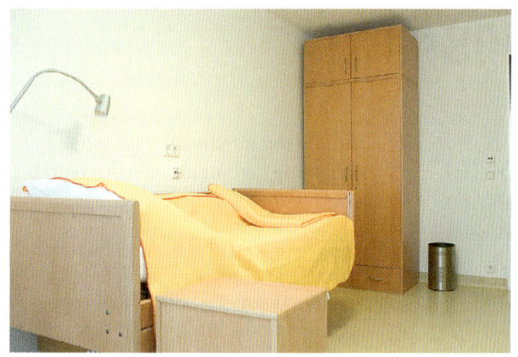 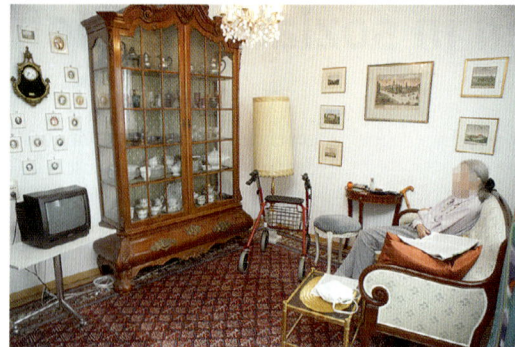

Abb. I/22.2 Ein „Kranken"-Zimmer kann den Bewohner krank machen. Besser ist es, wenn die Zimmer in stationären Einrichtungen anregend und individuell eingerichtet sind, damit die Pflegebedürftigen sich wie in einem „Wohn"-Zimmer fühlen. [K157]

Kreis von Verwandten und Freunden, hängt sehr stark von seinem Familienstand, seinen familiären Verhältnissen und seinem sozialen Umfeld ab.

Das Bett als Lebensraum

Wenn ein alter Mensch wegen einer Krankheit oder nach einem Unfall **bettlägerig** ist, wird für ihn das Bett zeitweise oder für immer zum einzigen **Lebensraum.** Von hier aus nimmt er die Welt um sich herum wahr, und hier finden alle Begegnungen mit anderen Menschen statt, z. B. mit Angehörigen, Freunden, Bekannten, mit den Pflegenden und möglicherweise auch mit den Mitbewohnern. Die bettlägerige Person ist vollständig auf die Unterstützung ihrer Mitmenschen angewiesen. Schnell kann Bettlägerigkeit nicht nur zu körperlichen Komplikationen, sondern ebenso zu unfreiwilliger sozialer Isolation und **Regression** (*Rückzug in eine frühere, z. B. kindliche Entwicklungsphase*) führen. Konzepte wie das Drei-Welten-Modell nach Held und Pflegeoasen versuchen, auch Menschen mit weit fortgeschrittener Demenz mit hohem Schutz- und Zuwendungsbedürfnis u. a. durch Mehrbettzimmer einen sozialen Austausch zu ermöglichen.

> ❯ Bilder, persönliche Gegenstände, Mobiles und Blumen sollten immer so stehen oder hängen, dass der Betroffene sie auch vom Bett aus sehen kann.

Internet- und Lese-Tipp
Informationen zum „Drei-Welten-Modell": www.erlenhof.ch/fileadmin/pdf/das-drei-welten-modell-nach-dr-held.pdf

Andreas Fröhlich und *Christel Bienstein* zeigen in ihrem Buch „Basale Stimulation® in der Pflege" sehr eindrücklich die Perspektive eines bettlägerigen Menschen: Bettseitenteileund Kissen versperren die Sicht, von Infusionsständern hängen Schläuche herunter und regen den alten Menschen zum Nesteln an, ohne ihm einen Bezugspunkt zu geben, kahle Wände und Zimmerdecken bieten dem Auge keinen Halt.

Altenpflegerinnen können dieser Monotonie durch eine Gestaltung der Räume nach den Richtlinien der Basalen Stimulation® begegnen (→ Kap. I/18.1.2). 📖1

Wirtschaftliche Verhältnisse

Obwohl es den Älteren im Durchschnitt finanziell inzwischen wesentlich besser geht als vor 20 Jahren, leben immer noch 15 % der alten Menschen am Rande des **Sozialhilfeniveaus.** Ihr Einkommen reicht nur für die Grundbedürfnisse.

Nach einer Erhebung des „Allensbacher Instituts für Demoskopie" haben etwa 15 % aller alten Menschen nach Abzug der festen Lebenshaltungskosten kein Geld mehr zur freien Verfügung, z. B. für Freizeitaktivitäten.

Für Menschen, die ohnehin schon weit unten auf der Lohnskala stehen, kündigt sich **Altersarmut** oft schon in den letzten 10–15 Jahren ihres Arbeitslebens an. Wenn der Betrieb umstellt, rationalisiert, oder wenn ein älterer Arbeiter krank wird, kann ein Wechsel in eine niedrigere Lohngruppe oder gar eine Entlassung drohen.

Viele alte Menschen sind auch aus diesem Grund auf Sozialhilfe angewiesen. Trotz vielfältiger statistischer Erhebungen muss man mit einer hohen Dunkelziffer bezogen auf die Zahlen zur Altersarmut in Deutschland rechnen, denn viele alte Menschen tauchen in den Erhebungen nicht auf, weil sie niemals staatliche Unterstützung beantragen und aus diesem Grund nicht in die Statistik eingehen. Die Gründe für die Zurückhaltung liegen in dem Wunsch, nicht zum Bittsteller zu werden, aber auch in der Unkenntnis über die Rechtsansprüche und das Antragsverfahren.

Die **Austausch-Theorie** will allgemeine soziale Prozesse verständlich machen, z. B. dass bei der sozialen Interaktion ständig materielle und nichtmaterielle Güter ausgetauscht werden, also Geben und Nehmen sich abwechseln.

Die Befürworter dieser Theorie gehen davon aus, dass die Handlungen des Einzelnen hervorgerufen sind durch Erwartungen, früher oder später einen Ausgleich dafür zu erhalten. Damit ist auch gemeint, wer für andere etwas Nützliches tut oder ihnen etwas zukommen lässt, der verpflichtet diese gleichzeitig, sich zu einem späteren Zeitpunkt zu revanchieren.

Eine **Reflexion** darüber ist besonders für Menschen in helfenden Berufen oder in Ehrenämtern wichtig. Oftmals bedeutet die Hilfe für den Pflegebedürftigen einen ständigen Druck, dem Helfer zu Dank verpflichtet zu sein und schafft so zusätzlich ein Gefühl von **Hilflosigkeit** und **Abhängigkeit.** Für alte Menschen ist es oft eine große Freude und Befriedigung, wenn sie selbst für andere, auch für die Pflegenden, etwas tun können, z. B. kleine Handgriffe, freundlichen Zuspruch geben, einen Witz erzählen. Dabei ist es wichtig, dass Pflegende sich für diese Aufmerksamkeit bedanken und sie so entsprechend würdigen.

Pflegekonzepte und Haltung der Pflegenden

Familienbeziehungen und soziale Netzwerke alter Menschen → Kap. II/5

Für viele alte Menschen sind die Pflegenden über lange Zeit wichtige Kommunikationspartner. Beziehungsarbeit ist deshalb eine zentrale Aufgabe. Wie sie den Kontakt gestalten, hat für alte und insbesondere für demenzkranke Menschen eine hohe Bedeutung. Wenn Pflegende den Pflegebedürftigen mit Respekt und auf Augenhöhe begegnen, haben sie die Chance, sich auch in dieser Lebenssituation als wertvoll und in Beziehung zu erleben. 📖2

Gute Kenntnisse der **Biografie** (→ Kap. I/10) erleichtern es Pflegenden, die Bedeutung zwischenmenschlicher Kontakte für den alten Menschen zu erfassen und auch im Alter soweit wie möglich daran anzuknüpfen.

Entscheidend ist auch die aktuelle soziale Situation eines alten Menschen:

- Wohnt er in seiner vertrauten Umgebung – und mit wem oder allein?
- Kommt er aus einem anderen Land bzw. Kulturkreis?
- Hat er seinen Lebenspartner, Kinder, andere Verwandte oder Freunde im Haus oder in der Nachbarschaft?
- Wie ist der Kontakt zu Freunden, zur Nachbarschaft, zum Stadtteil, zu Vereinen und zur Kirche?
- Welche Kontakte zu professionellen Einrichtungen der Altenhilfe gibt es schon?

Reflexion

Altenpflegerinnen reflektieren regelmäßig ihr eigenes Verhältnis zu ihrem sozialen Umfeld:

- Bin ich gern zu Hause, oder gehe ich lieber mit Freunden, Kollegen oder mit dem Partner aus?

- Arbeite ich gerne im Team oder lieber für mich allein?
- Fühle ich mich oft einsam?
- Bedeutet es Stress für mich, wenn mehrere Menschen gleichzeitig reden? Arbeite ich lieber mit einzelnen Klienten oder mit Gruppen?
- Kann ich über Gefühle reden und die Gefühle alter Menschen aushalten, auch Wut, Trauer, Tränen und Schmerz? Oder geht es mir besser, wenn ich sachbezogene, praktische Tätigkeiten verrichten kann?

I/22.1.2 Aktivitäten

> **Aktivitäten:** Betätigungen eines Menschen, die u. a. der Strukturierung des Tagesablaufs, dem Erwerb des Lebensunterhalts, der Erweiterung der Kenntnisse, dem Vergnügen oder der Unterstützung des Selbstwertgefühls dienen können.

Menschen bewegen sich zwischen Aktivität und Passivität, Anspannung und Entspannung, Beschäftigung und Muße. Für die körperliche und seelische Gesundheit ist ein Gleichgewicht zwischen diesen Polen notwendig.

Der Lebensbereich der **Aktivitäten** setzt sich zusammen aus (→ Abb. I/22.3):

- Allgemeiner, beruflicher und persönlicher Bildung

- Beruflicher Arbeit
- Familienleben und Hausarbeit
- Freizeitgestaltung und Hobby.

Allgemeine, berufliche und persönliche Bildung

Bildung ist ein lebenslanger Prozess, der vom Einzelnen Eigeninitiative und Selbstbestimmung erfordert. Im Alter kann Bildung der Schlüssel für ein sinnerfülltes Leben sein. Welche Bildungsmöglichkeiten Menschen im Alter wahrnehmen, hängt in hohem Maße von bereits in jüngeren Jahren angelegten Interessen und Fähigkeiten ab.

Allgemeinbildung umfasst das nicht fachbezogene, allseitige Wissen, das in Pflichtschulen, weiterführenden Schulen und zunehmend auch in Berufs- und Fachschulen vermittelt wird. Im Rahmen der Erwachsenenbildung kann man auch noch nach der Schulzeit Kenntnisse erwerben, z. B. in den Bereichen Kultur, Sprachen, Politik, Geografie. Die Qualität und Dauer von Schulbildung und Ausbildung des Einzelnen beeinflussen dessen spätere Stellung in der Gesellschaft, Berufswahl und Einkommen, das Selbstwertgefühl, die Wertschätzung durch andere und die Fähigkeit, sowie Art zu kommunizieren.

Berufliche Bildung ist das Wissen, das der erwachsene Mensch in der berufsbezogenen Aus-, Fort- und Weiterbildung erwirbt. Hieraus entwickeln sich berufsbezogenes Fachwissen, Fähigkeiten, Kompetenzen und Verantwortungsbewusstsein.

Früher erwarb ein Berufstätiger das Wissen, das er benötigte, um seinen Beruf auszuüben in der Ausbildung (→ Abb. I/22.4). Inzwischen sind Menschen gezwungen, ständig umzulernen und umzudenken. Einmal erworbenes berufliches Fachwissen genügt in vielen Berufen nur für etwa fünf bis zehn Jahre den Anforderungen. Auch im privaten Bereich sind Menschen gefordert, ständig neue Kenntnisse zu erwerben, z. B. um mit technischen Neuerungen Schritt halten zu können, die den Alltag bestimmen.

Persönliche Bildung ist das Erlernen individueller Fähigkeiten, Fertigkeiten sowie Interessen, die ein Mensch im Lauf seines Lebens entwickelt hat. Diese bestehen auch im Alter fort und können sogar ausgebaut werden. Dabei spielen die Lebenserfahrung, das Selbstwertgefühl, das Erleben und Einschätzen der eigenen Möglichkeiten wichtige Rollen.

Bildung im Alter ist ein aktuelles Thema. Die Geragogik, ein Teilgebiet der Gerontologie (→ Kap. II/1) befasst sich mit den Be-

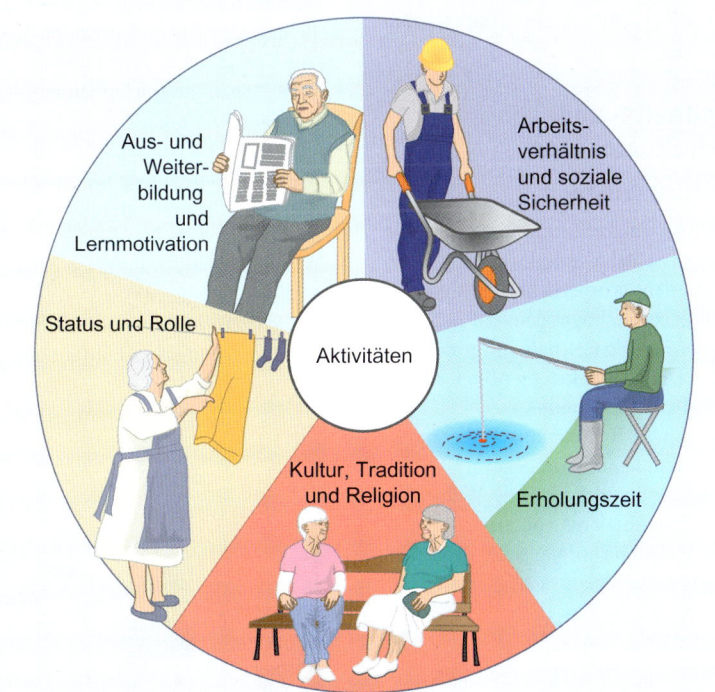

Abb. I/22.3 Lebens- und Kompetenzbereich „Aktivitäten". [L119]

I 22

dingungen, unter denen Bildung und damit persönliche Entwicklung bis ins hohe Alter möglich wird. 📖1

Berufliche Arbeit

Das Wort **Arbeit** kommt aus dem Mittelhochdeutschen und bedeutet Mühsal und Not. Gemeint ist das bewusste, zielgerichtete Handeln des Menschen zum Zweck der Existenzsicherung und der Befriedigung von Einzelbedürfnissen. Arbeit ist ein wichtiger Faktor der Daseinserfüllung.

➤ Lern-Tipp

Schreiben Sie die Aktivitäten auf, die Ihnen in Ihrem Leben wichtig sind und ordnen Sie sie nach ihrer Bedeutung. Überlegen Sie, wie viel Zeit Sie diesen Aktivitäten im Alltag einräumen und ob Sie zufrieden mit dieser Einteilung sind. Falls Ihnen ein Widerspruch zwischen Ihren Wünschen und der Realität auffällt, denken Sie darüber nach, wie er sich lösen lässt.

Berufliche Arbeit hat, je nach ausgeübter Tätigkeit, für Menschen eine unterschiedliche Bedeutung, z. B.:

- Finanzielle und soziale Sicherheit
- Sich etwas leisten können, Komfort, Luxus
- Von der Hand in den Mund leben
- Prestige und Anerkennung
- Spaß, Freude, Ablenkung
- Monotonie
- Entfremdung, Unterdrückung, Fremdbestimmung
- Zwang, Knochenarbeit, Plackerei (Überleben)
- Freizeitgestaltung
- Selbstverwirklichung, schöpferisches Tun.

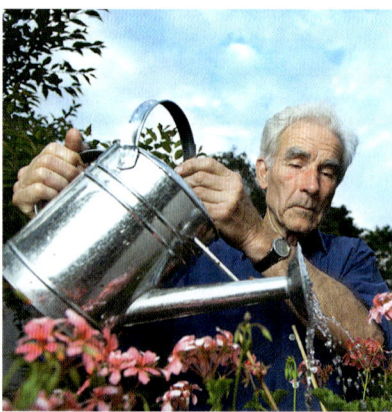

Abb. I/22.4 „Schuster, bleib bei deinen Leisten!", dieses Sprichwort kann, muss aber nicht unbedingt nach dem Eintritt in den Ruhestand Gültigkeit haben. Manche ältere Menschen beginnen auch mit einer ganz neuen, andersartigen Beschäftigung, die sie ausfüllt. [J787]

➤ Eine alte Geschichte macht die unterschiedliche Bedeutung der Arbeit für jeden Menschen deutlich: Drei Arbeiter behauen Steine. Auf die Frage eines Passanten: „Was machen Sie denn da?" antwortet der erste: „Ich behaue Steine." Der zweite: „Ich verdiene hier meinen Lebensunterhalt." Der dritte: „Ich baue einen Dom."

Freizeitgestaltung und Hobbys

➤ **Hobby** (engl. *Steckenpferd*): Freizeitbeschäftigung zur Pflege persönlicher Interessen, Neigungen oder Talente. Dazu gehören z. B. Lesen, Malen, Sport, Musizieren. Es stellt häufig einen Ausgleich zur beruflichen Arbeit dar (→ Abb. I/22.5).

Man übt Hobbys zum persönlichen Vergnügen aus. Sie haben nicht den Charakter gesellschaftlicher Notwendigkeit und dienen nicht als **Beschäftigungsersatz** für die Zeit nach dem Berufsleben. Sie können jedoch Freude, soziale Kontakte, Anregung und Entspannung bieten.

Laut Umfragen gehören zu den beliebtesten Freizeitbeschäftigungen alter Menschen: Lesen, Radio hören, Fernsehen, Familien- und Hausarbeit, Zimmerpflanzen, Haustiere, Garten, Gottesdienste, Ausruhen, Spazieren gehen, Wandern, Schwimmen, Sport, Besuche erhalten oder machen, Spiele, Handarbeiten, Handwerken, Sammeln, Cafébesuche, Reisen und Fortbildungskurse.

Gesundheits- und Krankheitsprozesse

Gesundheitszustand

Ein wichtiger Faktor für die Gestaltung von Aktivitäten ist der Gesundheitszustand eines Menschen. Körperliche, geistige und seelische Beeinträchtigungen und Behinderungen können die Beschäftigungsmöglichkeiten stark einschränken (→ Abb. I/22.6).

Körperliche Ursachen:

- Chronische, z. B. rheumatische Erkrankungen und Behinderungen
- Verlangsamtes oder gestörtes Wahrnehmen und Registrieren von Eindrücken, z. B. aufgrund hirnorganischer Prozesse (*Demenz*) oder Beeinträchtigungen der Sinnesorgane (→ Kap. I/30)

Psychische Ursachen:

- Neurotische Störungen, z. B. Zwänge, Angstzustände
- Affektive Störungen, z. B. depressive Verstimmungen

- Psychotische Krankheiten mit Halluzinationen und Wahnideen.

Wenn alte Menschen Informationen falsch oder nur ungenügend aufnehmen und verarbeiten können, oder rasch wieder vergessen, kommt es oft zu unangemessenem Verhalten. Oft werden z. B. Anleitungen für Werkarbeiten missverstanden, Spielregeln nicht eingehalten, Termine vergessen.

Pflegekonzepte und Haltung der Pflegenden

Zusammenarbeit mit anderen Gesundheitsfachberufen → Kap. III/3

Altenpflegerinnen haben u. a. eine vermittelnde Funktion zwischen dem alten Menschen und den Gruppenleitern, z. B. Ergotherapeuten oder Ehrenamtlichen.

Für die Altenpflegerinnen bedeutet das:

- **Stärken, Fähigkeiten,** aber auch die Bedürfnisse der Pflegebedürftigen zu kennen, um herauszufinden, wann welche Kontakte und Angebote sinnvoll und erwünscht sind
- Menschen zu **motivieren, begeistern, ermutigen** und bei **Bedarf** zu unterstützen
- **Anleitungen** in leicht verständlicher Form zu geben und dabei flexibel zu sein
- **Kreativität** und **Phantasie,** Mut und Geduld, immer wieder Neues auszuprobieren und Altes in Frage zu stellen
- Nicht um jeden Preis zu aktivieren, sondern **individuell** auf die Fähigkeiten des Einzelnen einzugehen.

Reflexion der Altenpflegerinnen über das eigene Verhältnis zu Arbeit und Freizeit:

- Womit beschäftige ich mich in meiner Freizeit (→ Abb. I/22.5)?
- Gibt es Hobbys, die ich lieber ausüben würde? Welche Umstände hindern mich?
- Auf welche Freizeitaktivitäten könnte ich nur schwer verzichten?
- Welchen Hobbys könnte ich auch im Alter noch nachgehen?
- Bin ich gern zu Hause oder zieht es mich viel nach draußen und unter Leute?

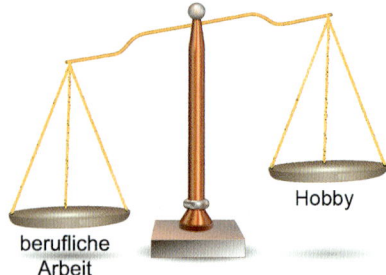

Abb. I/22.5 Hobbys werden häufig als erholsamer Ausgleich zu den Anforderungen der beruflichen Arbeit erlebt. [J787]

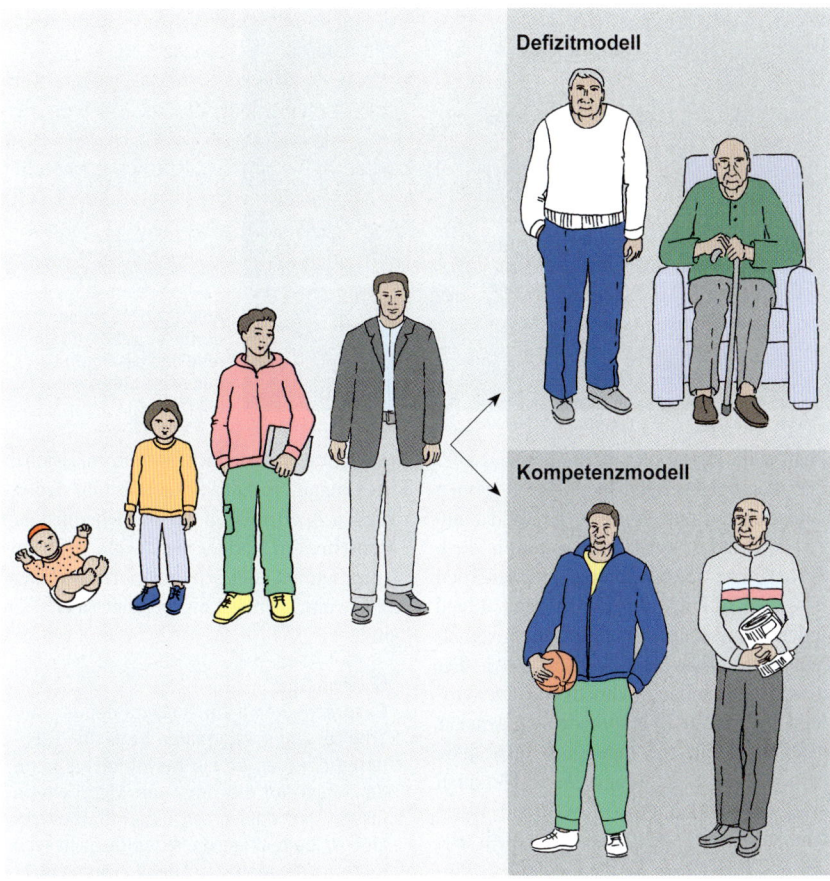

Defizitmodell

Kompetenzmodell

Abb. I/22.6 Das Defizit-Modell verbindet mit dem Alter den Verlust von Fähigkeiten, während das Kompetenzmodell das Augenmerk auf den Erhalt bestehender und den Ausbau neuer Fähigkeiten des alten Menschen richtet. [L119]

> Die Fähigkeit zur Kontrolle des sexuellen Verhaltens reicht bis zum **Triebverzicht** (*Keuschheit*) und ist bei jedem Menschen unterschiedlich ausgeprägt. Die „normale" Sexualität gibt es nicht, da Menschen keine genormten Wesen sind.

Welche sexuellen Neigungen ist der Einzelne bereit, sich selbst einzugestehen und welche teilt er seinem Partner oder seinem sozialen Umfeld mit? Hierbei geht es nicht nur um das Coming-out homosexueller Menschen, sondern auch um besondere sexuelle Vorlieben wie SM, das Besuchen von Swingerclubs oder das Tragen von Frauenkleidern durch Männer bis hin zur Geschlechtsumwandlung.

Homosexualität z. B. war sehr lange strafbar. In der DDR wurde 1989 der § 151 durch die Volkskammer der DDR gestrichen, der § 175 des StGB wurde in der Bundesrepublik Deutschland sogar erst 1994 aufgehoben. Hier haben sich die Wertvorstellungen in den Jahren stark verändert und an der aktuellen Diskussion zum Thema Gleichstellung der gleichgeschlechtlichen Partnerschaft wird erkennbar, dass dieser Prozess noch nicht abgeschlossen ist.

Eindeutiger ist die öffentliche Meinung zum Recht in den Bereichen Pädophilie und sexueller Missbrauch von Schutzbefohlenen, die gemäß § 176 StGB (sexueller Missbrauch von Kindern) und § 174 StGB (sexueller Missbrauch von Schutzbefohlenen) strafbar sind. Aber auch Exhibitionismus steht unter Strafe, sodass niemand das Recht hat, nackt durch die Öffentlichkeit zu laufen. Interessant hierbei ist, dass laut § 183 Abs. 1 StGB nur Männer als Täter in Betracht kommen können. Für Frauen greift lediglich § 183a StGB, der auf die Erregung öffentlichen Ärgernisses abhebt.

Deutlich wird hieraus, dass es zahlreiche individuelle und gesellschaftliche Gründe gibt, die das freie Ausleben sexueller Wünsche beschränken. Dies gilt vor allem dann, wenn die Rechte anderer dadurch beeinflusst werden.

Sexualität leben zu können ist somit kein Anspruch, der hundertprozentig erfüllt werden muss oder kann, sondern immer ein Abwägen und Vortasten (→ Kap. II/6).

I/22.1.3 Sexualität

Sexualität im Alter → Kap. II/6

Was bedeutet es, Sexualität zu leben, was bedeutet dies für das Alter, was im Pflegefall und was in einer stationären Einrichtung oder im Falle von Krankheit oder Demenz? Hat jeder das Recht, jederzeit seine Sexualität leben und ausleben zu dürfen und was bedeutet dies überhaupt für den einzelnen und sein soziales Umfeld?

> **Sexualität** (lat. *Geschlechtlichkeit*):
> Wichtiger Bestandteil der Gesamtpersönlichkeit. Dazu gehören soziale Kontakte, körperliche Liebe, Gefühle für Scham, Nähe, Zärtlichkeit und Erotik. Sexualität ist die Gesamtheit der leiblichen und seelischen Eigenschaften der beiden Geschlechter einschließlich der Fähigkeit zur Fortpflanzung.
> **Erotik:** Betrifft und sensibilisiert das seelische und körperliche Erleben und geht damit weit über die unmittelbare Bedürfnisbefriedigung hinaus.

In diesem Kapitel geht es nicht nur darum, sich als Mann oder Frau zu fühlen, indem man Jacken, Hüte oder Taschen an Garderoben hängt oder eine Skat- bzw. Handwerksgruppe einrichtet. Nicht, dass diese Dinge unwichtig wären, aber wenn es um das Thema geht, wie ein pflegebedürftiger Mensch seine eigene Sexualität leben kann, muss sich auch der Pflegende selbst mit seiner eigenen Haltung zu dieser Frage und seinem eigenen Umgang damit auseinandersetzen.

Sexualität leben

Jeder Mensch hat nicht nur persönliche Vorlieben, Wünsche und Phantasien zum Thema Sexualität, sondern auch individuelle Wertvorstellungen, die nicht immer mit den Auffassungen anderer Menschen übereinstimmen.

Die Entscheidung, vor der Ehe auf sexuellen Kontakt zu verzichten, bedeutet nicht unbedingt, dass kein Bedürfnis danach besteht. Eine Person, die sich sexuell zu Partnern des gleichen Geschlechts hingezogen fühlt, kann dennoch aufgrund eigener Überzeugungen eine heterogene Partnerschaft eingehen und die eigenen sexuellen Wünsche verleugnen.

Sexualität im Alter leben

Wie gezeigt, war Sexualität immer ein besonderes Thema, über das nur bedingt öffentlich gesprochen werden konnte. Auch wenn die Diskussionen über Sexualität öffentlicher werden, ist es in letzter Konsequenz immer noch ein Tabuthema. Dies

I

22

wird deutlich, wenn man sich vergegenwärtigt, dass Menschen über Krankheiten an den Geschlechtsorganen immer noch anders sprechen, als über andere Krankheiten. Das Sprechen über allgemeine Themen zur Sexualität ist sicherlich einfacher geworden, aber über die persönlichen sexuellen Bedürfnisse zu reden ist nicht üblich. Letztlich handelt es sich um ein sehr intimes Thema, mit dem man durchaus sensibel und zurückhaltend umgehen sollte. Es gibt sicherlich Dinge, die ein Mensch von einem Gesprächspartner gar nicht wissen will.

Hierbei wird aber deutlich, dass Sexualität im Alter als ein ganz besonderes Tabuthema gilt, das auch professionell Beteiligte sehr behutsam angehen. In Bezug auf die Angehörigen geht es auch um die Sexualität der Eltern. Kinder sehen ihre Eltern aber kaum als Sexualpartner und haben besondere Probleme, sich mit diesen Fragen auseinander zu setzen. Sexualität älterer Menschen als selbstverständlich wahrzunehmen entspricht nicht dem gesellschaftlichen Konsens. So gibt es zwar ältere Prostituierte oder Pornografie mit älteren Menschen, sie sprechen jedoch Kunden mit besonderen sexuellen Wünschen an und nehmen somit einen Nischenplatz ein.

Aber warum wird Sexualität bei kranken oder älteren Menschen oft als „anormal" oder gar „pathologisch oder pervers" wahrgenommen? 3

Ein Grund hierfür kann die soziale Rolle sein. Man muss „sich bewusst werden, dass Alter etwas ist, was auch durch unsere Art, sich zu verhalten, hergestellt wird, wie z. B.: Baby-Talk, zu ausführliche Erklärungen, zu viel Empathie, zu intensives Eingehen auf den anderen definieren ihn als alt, unselbstständig und hilflos und lassen ihn fortan so erscheinen. Das eigene Verhalten ihnen (den alten Menschen) gegenüber sollte nicht anders sein als das anderen Erwachsenen gegenüber" schreibt Fiehler. 4

Durch dieses Verhalten, das sicher durchaus positiv und wohlwollend gemeint ist, wird der ältere Mensch herabgestuft. Er ist derjenige, der Hilfe benötigt und Altenpflegerinnen sind diejenigen, die diese Hilfe zu leisten vermögen. Sexualität aber ist etwas, das eine gewisse Ebenbürtigkeit und soziale Position verlangt. Sexualität ist deshalb bei Menschen, denen man diese Gleichberechtigung abspricht, z. B. Kindern, behinderten oder alten Menschen, immer nur schwer vorstellbar (→ Abb. I/22.7).

Weitere Gründe können auch die Bewertung von sexuellen Handlungen und die Veränderung dieser Werte innerhalb der Gesell-

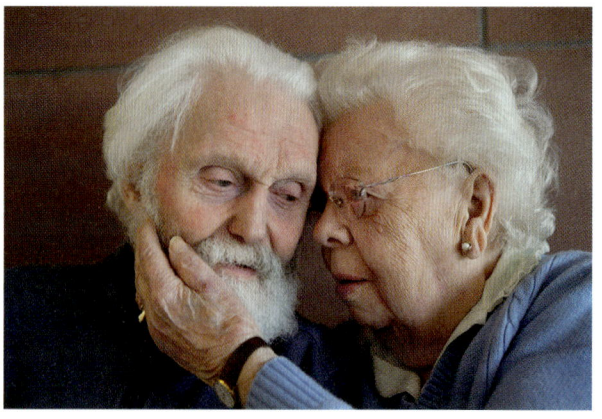

Abb. I/22.7 Sexuelle Bedürfnisse gehören während des gesamten Lebens zum Menschen. [K335]

schaft sein. Diese Veränderungen sind aber nicht homogen verteilt. In einigen Regionen halten sich die alten Werte länger als in anderen und ältere Menschen bewahren diese Werte länger, wohingegen jüngere Menschen diese eher in Frage stellen. Während aktuell in der öffentlichen Diskussion häufig von einem Werteverlust die Rede ist, müsste in diesem Zusammenhang vielmehr von einer großen Fülle an Werten gesprochen werden, aus denen der Einzelne individuell auswählen kann. Allerdings kann eine Werte-Flut auch zu einer Inflation führen. Während Werte demnach für die ältere Generation noch sehr klar und bedeutsam für die individuelle Biografie sind, verschwimmen sie für die jüngere Generation und bieten deutlich weniger Orientierung. So waren Themen wie „Scheidung" oder „Geschlechtsverkehr vor der Ehe" früher ein absolutes Tabu. Heute geht es vornehmlich um „Spaß". Die „Spaßgesellschaft" wird in zahlreichen Fachpublikationen aber auch im Feuilleton immer wieder diskutiert. Im Zusammenhang mit einem Lehrbuch für Altenpflege kann man diese Entwicklung nicht umfassend bewerten. Wohl aber ist es möglich, zu erkennen, dass individuelle Wünsche in Bezug auf gesellschaftliches Handeln an Bedeutung gewinnen.

Vor dem Hintergrund, dass Sexualität vor wenigen Jahrzehnten nur akzeptiert wurde, um Kinder zu zeugen, und der Faktor „Spaß" als Argument ohnehin keine Bedeutung hatte, wird deutlich, warum Sexualität (z. B. im Alter oder vor der Ehe) ein besonderes Tabuthema war und teilweise immer noch ist.

Sexualität im Pflegefall leben

Altenpflegerinnen können alten Menschen keine Umgebung schaffen, in der diese ihre Sexualität immer und überall leben können. Eine solche Umgebung wäre nicht menschengerecht und ein Verhalten, das darauf zielt, müsste man als anormal bezeichnen.

Wichtig ist es jedoch, einen professionellen Umgang mit der Sexualität und den sexuellen Bedürfnissen der pflegebedürftigen Menschen zu finden. Sie dürfen nicht aus Unwissenheit oder Scham ignoriert werden, auch wenn sie meist nur bedingt zu erfüllen sind.

❯ Lern-Tipp

Gesprächsthema für Auszubildende: Mitarbeiter eines stationären Bereichs diskutieren darüber, ob ein Bewohner während der Pflege an die Brust der Mitarbeiterin fassen darf oder nicht. Eine Mitarbeiterin gibt zu bedenken, dass „es ja nicht weh tue" und der Mann „schließlich sonst nicht mehr habe". Ihre Kolleginnen können das Argument durchaus nachvollziehen, wollen aber eigentlich nicht von dem Pflegebedürftigen angefasst werden. Da die Gruppe zu keinem Ergebnis kommt, bittet sie die Einrichtungsleitung um eine Einschätzung.

Es ist wichtig, Wünsche der Bewohner im Team offen zu diskutieren und einen einheitlichen Umgang damit festzulegen. Vielleicht gibt es in vielen Situationen Lösungen, z. B. durch das Schaffen von Intimsphäre in der Einrichtung, durch das Bereitstellen von Pornografie, Hilfsmitteln oder das Einbeziehen von Prostituierten. Das Pflegepersonal kann aber niemals aktiver Teil dieser Lösungen sein. Dies ist nicht nur keine Aufgabe der Pflegenden, es bringt auch andere Mitarbeiter in schwierige Situationen. Wenn ein Bewohner zwei Mitarbeiterinnen an die Brust fassen darf, haben die übrigen Mitarbeiterinnen es sehr schwer, sich diesen Übergriff wirksam zu verbitten.

Hier sind ganz eindeutige, klare und konsequent von allen Beteiligten eingehaltene Regeln notwendig.

Durch falsch verstandene Fürsorge entstehen so meist Situationen, die der Mitarbeiter als Belästigung empfindet, obwohl sein eigenes Verhalten oder das der anderen Mitarbeiter für diese Reaktion ausschlaggebend war.

Gesprächsthema für Auszubildende: Eine junge Mitarbeiterin setzt sich auf den Schoß eines an Krebs erkrankten 65-jährigen Bewohners, nimmt ihn in den Arm und streichelt ihm über die Schulter. Als sie aufsteht, gibt er ihr einen Klaps auf den Po, worüber sie sich beschwert. In diesem Fall war aber die Mitarbeiterin diejenige, die als erstes Grenzen überschritten hat, auch wenn sie sich dessen nicht bewusst war. Ihr fehlte in dieser Situation die notwendige Professionalität.

Entscheidende Aspekte sind einerseits die oben beschriebene Infantilisierung des alten pflegebedürftigen Menschen sowie der Anspruch der Mitarbeiter. Sie sehen ihre Aufgabe häufig darin, dem Bewohner eine Art „einseitige, zeitlich begrenzte freundschaftliche Beziehung" zu bieten, scheitern aber früher oder später an diesem nicht zu erreichenden Ziel.

So ist die von beiden Seiten übereinstimmende Definition der Beziehung zwischen Bewohnern und Mitarbeitern die erste große Aufgabe, die in der Altenpflege oft nicht gelingt. Da gleichberechtigt agierende Menschen dieses „gemeinsame Abklären der Ausgangssituation" im täglichen Handeln unentwegt ohne große Probleme und vor allem unbewusst durchführen, kann die Sensibilität dafür schwinden, dass genau an diesem Punkt leicht Missverständnisse auftauchen. In der Pflege wird dieses „gemeinsame Abklären" durch bewusst gesteuerte sowie sich unbewusst einschleichende Vorurteile und Fehleinschätzungen (z. B. Infantilisierung) erschwert.

Auch aufgrund der pflegerischen Tätigkeiten überschreiten Pflegende zwangsläufig immer wieder Grenzen der Bewohner. Dies beginnt beim Betreten des Zimmers und setzt sich fort während der Hilfe beim An- bzw. Entkleiden, der Grundpflege, beim in den Arm nehmen oder auf den Schoß setzen. Hierbei verschwimmt sehr schnell die genaue Definition der zugrunde liegenden Beziehung. Dies führt zu Missverständnissen.

Gesprächsthema für Auszubildende: Der Bewohner muss „gesund, glücklich, zufrieden und beschäftigt sein", sagt eine Mitarbeiterin. Eine Praktikantin äußert nach einer Woche auf die Frage, wie ihr die Aufgaben gefallen: „Sehr gut, nur mit Frau Müller habe ich noch Probleme, die kann ich immer noch nicht in den Arm nehmen".

Probleme und unerfüllte Wünsche gehören auch zum Leben des alten und pflegebedürftigen Menschen. Sie sind normal und es ist anormal, wenn sich die ganze Umwelt für die Probleme und Wünsche eines erwachsenen Menschen verantwortlich fühlt oder sie gar über seinen Kopf hinweg lösen will.

Gesprächsthema für Auszubildende: Eine Mitarbeiterin beschwert sich massiv darüber, dass sie ein Ehepaar, das in einem Doppelzimmer wohnt, beim Geschlechtsverkehr „erwischt" habe und sie diesen Anblick nicht angenehm fand. Die Mitarbeiterin war der Ansicht, dass man mit den Bewohner sprechen müsste, damit „so was" nicht wieder passiere. Auf die Frage, wie die Bewohner auf das Anklopfen reagiert hatten, sagte die Mitarbeiterin nur: „Ich kann doch nicht immer anklopfen und außerdem hatte ich die Hände voll."

Das Bewohnerzimmer ist der einzige private Bereich, der dem pflegebedürftigen Menschen in einer stationären Einrichtung geblieben ist und es ist sehr wichtig, dass dies auch die Altenpflegerinnen verstehen. Es ist für keinen Menschen angenehm, wenn er jederzeit damit rechnen muss, dass eine fremde Person in sein Schlafzimmer kommt. Doch genau dies geschieht, wenn Pflegepersonal Bewohnerzimmer betritt, ohne zu klopfen. Sich anschließend darüber zu beschweren, man habe etwas gesehen, das man nicht sehen wollte, zeugt davon, dass Pflegende den Bewohner nicht als autarke Person in seinem privaten Umfeld achten, und dass das Thema Sexualität im Alter ein besonderes Tabuthema darstellt.

Dieses Thema zu enttabuisieren, die Mitarbeiter für diese Fragen zu sensibilisieren und die Diskussion darüber aktiv zu führen sind sicherlich die ersten wichtigen Schritte, die Situation für beide Seiten im Pflegealltag zu verbessern. Ziel kann es nur sein, den pflegebedürftigen Menschen nicht zu infantilisieren, ihn als erwachsenen Menschen mit eigenen Wünschen, Sehnsüchten aber auch unerfüllbaren Träumen zu akzeptieren und seine Privatsphäre zu respektieren.

Sexualität bei Demenz leben

In der Grundsatzstellungnahme „Pflege und Betreuung von Menschen mit Demenz in stationären Einrichtungen" des MDS wird das Thema „Sexualität" an vier Stellen erwähnt. Die beiden längsten Zitate lauten:
- „Pflegende, Betreuer und Sozialarbeiter, insbesondere in Pflegeeinrichtungen, identifizieren die Vorlieben von Menschen mit Demenz und deren pflegenden Angehörigen und tragen diesen möglichst Rechnung, wie z. B. Diäten, Sexua-

lität und Religion. Pflegeplanung thematisiert diese Bedürfnisse."
- „Der Einfluss von Demenz auf persönliche und sexuelle Beziehungen wird auf einfühlsame Weise eingeschätzt." ▨▨5

Wie der demente Mensch sein eigenes Alter einschätzt, ob er sein Gegenüber als Tochter, Ehepartner, Geliebten, Kollegen oder etwas anderen erkennt, oder die gesamte Situation als bedrohlich oder anregend empfindet, muss immer wieder erarbeitet werden. Man kann aber aufgrund des Krankheitsbilds mit großer Sicherheit davon ausgehen, dass es außerordentlich unwahrscheinlich ist, dass der Betroffene sich selbst als dementen Bewohner einer Pflegeeinrichtung wahrnimmt.

Hier stellt die Thematisierung des sexuellen Verhaltens der Bewohner vor allem für die Angehörigen einen sehr sensiblen Bereich dar. Mitarbeiter können es durchaus positiv bewerten, wenn zwei demente Menschen zueinander finden und vielleicht überlegt man sogar, ob beide nicht in ein Doppelzimmer ziehen können. Für die Kinder oder gar den Ehepartner geht es neben den eigenen verletzen Gefühlen aber auch darum, dass sie davon ausgehen, dass ihr Angehöriger ein solches Verhalten in gesunden Zeiten selbst nie akzeptiert hätte, da es seinen Einstellungen und Werten widersprochen hätte. Natürlich ist es fraglich, ob gerade die Kinder diejenigen sind, die die sexuellen Wünsche und Werte der Eltern tatsächlich beurteilen können. Tatsache ist aber, dass das aus der Erinnerung gespeiste Bild der Angehörigen, auch wenn es vielleicht falsch ist, diesen Ideen widersprechen kann.

Wichtig ist es dann, die Angehörigen dementer Bewohner in diesem möglichen Konfliktfeld zu begleiten. Wenn sich ein nicht dementer Bewohner in eine Bewohnerin verliebt, muss er dies selbst mit seinen Kindern oder gar seinem Ehepartner ausmachen. Bei einem dementen Bewohner ist es sehr wichtig, aber auch außerordentlich schwierig, den Angehörigen das Verhalten zu erklären. Sie können es oft nur schwer verstehen, dass der Bewohner selbst sich wahrscheinlich nicht darüber im Klaren ist, dass er seinem Ehepartner untreu ist und er ihn damit zutiefst verletzt. ▨▨6

Gesprächsthema für Auszubildende: Ein dementer Bewohner berichtet seiner Ehefrau bei einem Besuch sehr euphorisch, dass er eine Frau kennen gelernt habe. Eine solche Frau habe er noch nie kennen gelernt, sie sei die Frau seines Lebens. Er fühle sich überglücklich und sei so verliebt wie noch nie.

Die Ehefrau reagiert daraufhin sehr frustriert und hinterfragt ihre gesamte Ehe. Es benötigt zahlreiche Gespräche, um ihr das Krankheitsbild der Demenz und das Verhalten ihres Mannes ein wenig verständlicher zu machen.

Gerade im Umgang mit dementen Menschen wird deutlich, dass es im Alltag nicht darum geht, den Bewohner auf die pflegerische Arbeit und die damit verbundene „Realität" hinzuweisen. Der Erkrankte verliert ab einem gewissen Stadium die Anbindung daran. Für ihn wird die Ausgangssituation immer eine ganz andere sein. Entscheidend ist, dass die Mitarbeiter für dieses Thema sensibilisiert sind, die richtigen Fragen stellen und diese für sich, aber auch im Team, beantworten und die Grenzen definieren. Es ist sehr wichtig, über die entstehenden Fragen offen zu diskutieren und das Gespräch mit den Angehörigen zu suchen.

Gerade vor diesem Hintergrund sind eine außerordentlich hohe Professionalität in der pflegerischen Arbeit und die Fähigkeit zur Selbstreflektion gefordert, die es den Mitarbeitern ermöglichen, die Balance zwischen Nähe und Distanz täglich angemessen zu halten.

❯ Sexualität gehört zu jedem Lebensalter. Deshalb ist es von fundamentaler Bedeutung, offen im Team über die sich vor diesem Hintergrund ergebenden Fragen und die individuellen Vor- und Abneigungen zu diskutieren und gemeinsam Lösungen zu erarbeiten und umzusetzen.

Gesundheits- und Krankheitsprozesse

Sexualität leben zu können hängt auch von Gesundheits- und Krankheitsprozessen ab. Die persönliche Haltung und das Verhalten werden von vielen Faktoren beeinflusst (→ Kap. II/6).

Altersbedingte Ursachen:
- Negative Erfahrungen und Prägungen im Laufe des Lebens
- Nachlassende Sexualfunktion, hormonelle Veränderungen
- Verändertes Aussehen
- Wissensdefizite bezüglich der Sexualität.

Körperliche Ursachen:
- Erkrankungen der Geschlechtsorgane
- Körperbildstörungen (→ Kap. I/18.9)
- Behinderungen, z. B. Lähmungen
- Organerkrankungen, z. B. Herz- oder Lungenerkrankungen, die die Belastbarkeit einschränken

- Hirnorganische Erkrankungen, z. B. Demenz
- Inkontinenz oder andere Störungen der Körperfunktionen
- Schmerzen
- Unerwünschte Wirkungen von Medikamenten, z. B. Psychopharmaka.

Seelische Ursachen:
- Verlustgefühle, z. B. Angst vor nachlassender Attraktivität oder Potenz
- Unzureichendes Empfinden für die eigene Geschlechtlichkeit
- Fehlendes inneres Gleichgewicht, z. B. um in einer Partnerschaft Geborgenheit zu empfinden
- Mangelnde Selbstakzeptanz, Bedürfnisse nicht als normal empfinden
- Unnatürliches oder unzureichendes Schamgefühl
- Seelische Störungen, z. B. Depression, Manie
- Posttraumatisches Belastungssyndrom nach Erfahrungen mit sexueller Gewalt (→ Kap. I/22.6).

Soziale Ursachen:
- Unzureichende positive Erfahrungen mit Zuwendung und Zärtlichkeit in der Kindheit
- Verlust- oder Trennungserlebnisse im Zusammenhang mit einer Partnerschaft oder Liebesbeziehung
- Fehlende gesellschaftliche Akzeptanz, z. B. von Homosexualität oder Sexualität im Alter
- Einschränkungen im Privatleben und in der Intimsphäre, z. B. in stationären Pflegeeinrichtungen.

❯ **Lern-Tipp**
Überlegen Sie, wie viel Freiraum die Einrichtung, in der Sie eingesetzt sind, den Bewohnern zum ungestörten Ausleben ihrer Sexualität bietet.

Partnerschaft und Sexualität

Die Fähigkeit, auf andere zuzugehen und die Akzeptanz der eigenen Person sind wichtig für das Gelingen von **Partnerschaft** und **Sexualität.**

Die Mehrheit der Menschen sucht sich für eine Beziehung oder Ehe einen Partner vom anderen Geschlecht. Diese Beziehungen nennt man heterosexuell (griech. *heteros = entgegengesetzt*).

Homosexualität

Homosexualität (griech. *homos = gleich*) bezeichnet eine sexuelle Orientierung, bei der ein Mensch Liebe und sexuelles Begeh-

ren gegenüber Personen des gleichen Geschlechts empfindet. Homosexuelle Frauen werden auch Lesben genannt, homosexuelle Männer auch Schwule. Trotz der Abschaffung des § 175 aus dem Strafgesetzbuch gibt es je nach Region immer noch Berührungsängste oder Vorurteile gegenüber Schwulen und Lesben.

❯ Der § 175 des deutschen Strafgesetzbuchs existierte seit 1871 und wurde erst 1994 ersatzlos gestrichen. Er stellte sexuelle Handlungen zwischen Personen männlichen Geschlechts unter Strafe.

Viele Menschen verurteilen Schwule und Lesben und berufen sich dabei auf die Bibel, wie es die Kirchen über Jahrhunderte hinweg getan haben. Heute sagen aber zahlreiche Theologen, dass die Bibel keinerlei Verurteilung gleichgeschlechtlicher Liebe enthält.

Viele der Schwulen und Lesben höherer Altersgruppen haben die Zeit der offenen Diskriminierung und Verfolgung erlebt – nicht nur während der NS-Zeit, sondern auch danach. Viele lebten ein Doppelleben und hielten nach außen hin eine Ehe aufrecht. Ältere Homosexuelle leben auch heute noch zum großen Teil „versteckt" (→ Abb. I/22.8). Viele benutzen auch nicht die Worte „schwul" oder „lesbisch".

Bisexualität bedeutet, dass ein Mensch sich zu Männern und Frauen hingezogen fühlt.

Das **Coming-out** ist der Prozess des Entdeckens und der Auseinandersetzung mit der eigenen Homosexualität. Junge homosexuelle Menschen haben es inzwischen deutlich leichter, sich zu ihrer Sexualität zu bekennen, sodass das Coming-out bereits in jungen Jahren durchaus üblich geworden ist. Für ältere Menschen, die die Zeiten der Diskriminierung noch ganz bewusst erlebt

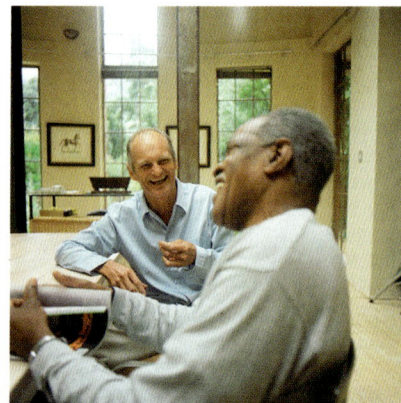

Abb. I/22.8 Ältere homosexuelle Paare sind in der Öffentlichkeit eher die Ausnahme. [J787]

haben, stellt dieser Prozess einen deutlich größeren und schwierigeren Schritt dar. Dies wird immer wieder deutlich, wenn sich ältere Menschen öffentlich dazu bekennen, denn wenn Homosexualität als normale Orientierung gelten würde, wäre die meist auf ein Coming-out folgende öffentliche Diskussion überflüssig.

Es kommt immer noch vor, dass sich jemand erst im hohen Alter eingesteht, homosexuell zu sein. Oftmals erschrecken Menschen, wenn sie feststellen, dass sie „anders als andere" sind. Viele Schwule, vor allem auch ältere, scheuen den Schritt des „Outens". Sozialwissenschaftler schätzen, dass höchstens die Hälfte der Homosexuellen „offen" lebt, d. h. dass ihr soziales Umfeld darüber informiert ist. Die andere Hälfte schweigt aus Angst vor Diskriminierung. 👥👥7

Homosexuelle Menschen in Altenpflegeeinrichtungen

Fast 90 % der älteren Lesben und Schwulen halten die herkömmlichen Pflegeeinrichtungen für nicht kompetent, um auf ihre spezifischen Bedürfnisse einzugehen. Es besteht unter ihnen eine große Angst, dort einzuziehen. Aus diesem Grund ist es wichtig, die Einrichtungen zu öffnen, intern mit Schulungen und neuen Konzepten und extern mit nachhaltiger Öffentlichkeitsarbeit einerseits Vertrauen zu schaffen und andererseits auf die besonderen Ansprüche hinzuweisen.

Wünschenswert sind sowohl Wohn- und Pflegeangebote, die sich ausschließlich auf die Bedürfnisse homosexueller Menschen ausrichten, als auch Einrichtungen, die sensibel und kompetent damit umgehen. Hierbei sollten die besonderen Bedürfnisse von bisexuellen, transidenten und transsexuellen Menschen nicht aus der Diskussion ausgeschlossen werden.

Bei rund 2,6 Mio. pflegebedürftigen Menschen in Deutschland und unter der Annahme eines Anteils von ca. 5–10 % homosexueller Menschen an der Gesamtbevölkerung, geht es hier um ein Angebot für fast 200 000 Menschen.

In Berlin entsteht ein Modellprojekt unter dem Namen „Lebensort Vielfalt", dessen Ziele Offenheit, Toleranz und Begegnung sind. Es ist von grundlegender Bedeutung, dieses Thema zu enttabuisieren. Dabei geht es nicht nur darum, „Spezialeinrichtungen" zu schaffen, sondern vor allem darum, bestehende Einrichtungen, in denen bereits zahlreiche homosexuelle Menschen leben, für deren Bedürfnisse, Wünsche und besonderen Lebenswege zu sensibilisieren.

Homosexuelle Senioren haben in ihrem Leben zahlreiche Diskriminierungen und sogar strafrechtliche Verfolgung erleiden müssen, sodass ihre Befürchtungen durchaus verständlich sind. Umso wichtiger ist es, Rahmenbedingungen zu schaffen, die eine vertrauensvolle und offene Atmosphäre zulassen.

Grundlegend für diesen Rahmen ist auch ein fundiertes fachliches wie kommunikatives Wissen, um Vorurteile abzubauen und sich diesen Fragen unvoreingenommen zu nähern.

Ein mögliches Projekt könnte z. B. sein, Vertrauenspersonen in der Einrichtung zu benennen, die Mitarbeitern und Bewohnern bei Fragen und Problemen zur Verfügung stehen. Ziel ist es keineswegs, dass sich nun jeder Mensch in stationären Einrichtungen zu seinen sexuellen Vorlieben und Neigungen äußern muss, sondern vielmehr, dem Einzelnen die Ängste vor Diskriminierung zu nehmen und ihm deutlich zu zeigen, dass er sich nicht unentwegt verstellen muss, wenn er es nicht will.

Internet- und Lese-Tipp
Lesben- und Schwulenverband in Deutschland e. V. (LSVD): www.lsvd.de

Pflegekonzepte und Haltung der Pflegenden

Pflege wird als „Berührungsberuf" bezeichnet. Das bedeutet auch das Eindringen in die Intimsphäre der Pflegebedürftigen. Wenn dabei der alte Mensch ganz bewusst als Mann oder Frau und nicht als geschlechtsloses Neutrum gesehen wird, können Pflegende ihre eigene Sexualität und ihre eigenen Werte und Positionen dazu nicht ausklammern. Dazu gehört, dass sie auch auf die eigenen Gefühle, wie Scham, Angst, Hemmungen, aber auch auf die eigenen Wünsche achten sollen. Sich diese immer bewusst zu machen und sie nicht zu verleugnen ist entscheidend, um jene der pflegebedürftigen Menschen respektieren und mit ihren Gefühlen, Ängsten, Wünschen und Vorlieben umzugehen zu können.

In der Beziehung zwischen Pflegenden und Pflegebedürftigen entsteht oft ein hohes Maß an Vertrautheit und Intimität, und es gilt immer, das richtige Maß von Nähe und Distanz zu finden (→ Abb. I/22.9).

Da jeder Mensch durch seine individuelle Geschichte geprägt ist, unterscheiden sich auch die Einstellungen der Pflegebedürftigen, ihrer Angehörigen und der Pflegenden

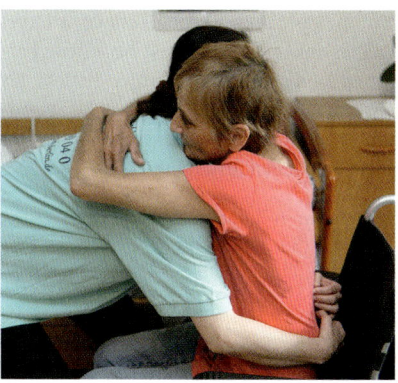

Abb. I/22.9 Die beruflichen Aufgaben verlangen von den Altenpflegerinnen, körperliche Nähe zuzulassen. Besonders in solchen Situationen ist es wichtig, die professionelle Distanz nicht aufzugeben. [K157]

zur Sexualität sehr stark. Zwischen den Extremen der Prüderie einerseits und totaler sexueller Freizügigkeit andererseits existieren viele Abstufungen. Das sollten Mitarbeiter in der Pflege berücksichtigen, wenn sie Menschen pflegen, die vielleicht andere Wertvorstellungen haben als sie selbst.

> ❯ Auch wenn Wünsche, Vorstellungen, Vorlieben und Ängste bezüglich der Sexualität unterschiedlich ausgeprägt sind, ist es entscheidend, dass alle Mitarbeiter innerhalb eines Teams offen, vertrauensvoll und intensiv über diese Fragen diskutieren und gemeinsam allgemein gültige sowie individuelle Lösungen für die besonderen Situationen der einzelnen Bewohner erarbeiten.
>
> An diese Regeln und Verhaltensanweisungen müssen sich alle Beteiligten konsequent halten.

Sexuelle Übergriffe auf Altenpflegerinnen

Mitunter kommt es im Pflegealltag zu **sexuellen Übergriffen** durch pflegebedürftige Menschen auf Altenpflegerinnen oder umgekehrt. Wie deutlich wurde, hat jeder Bewohner und jeder Mitarbeiter das **Recht auf den Schutz der eigenen Intimsphäre.**

Eine Lösung dieser Konflikte ist z. B. möglich, indem

- Ein klärendes Gespräch mit dem Bewohner geführt wird
- Eine zweite Kollegin mit ins Zimmer gebeten wird
- In Zukunft eine andere (ggf. gleichgeschlechtliche) Altenpflegerin die Pflege ausführt.

Auch hier ist es wichtig, im Team für diese Situationen sensibel zu sein und einen Rahmen zu schaffen, in dem diese Themen of-

I
22

fen angesprochen werden können. Hierbei geht es sowohl darum, dass betroffene Personen einen Ansprechpartner finden, als auch dass Personen, die eine solche Situation beobachten, diese offen nennen und mit den Betroffenen diskutieren.

> ❯ Pflegende können den Pflegebedürftigen ihre Sexualität nur dann zugestehen, wenn sie ihre eigene Sexualität reflektiert haben.

Information und Beratung

Da Sexualität besonders für ältere Menschen immer noch ein Tabuthema ist, fällt es den meisten von ihnen sehr schwer, darüber zu reden, selbst dann, wenn sie Hilfe benötigen.

Kostenlose Broschüren oder Informationen gibt es bei Krankenkassen, in Arztpraxen, in Apotheken, bei Selbsthilfegruppen und Seniorenvereinen. Auch Seniorenzeitungen beschäftigen sich längst thematisch mit der Sexualität.

Anlaufstellen, bei denen alte Menschen Beratung erhalten, sind z. B. **Beratungszentren** von „pro familia" (siehe Internet- und Lese-Tipp). Dort finden Menschen aller Altersstufen Hilfen zu Fragen der Partnerschaft und Sexualität, aber auch zu Themen wie Wechseljahre, Krebsvorsorge, Krankheiten der Geschlechtsorgane oder Sexualstörungen.

Internet- und Lese-Tipp
Deutsche Gesellschaft für Familienplanung, Sexualpädagogik und Sexualberatung e. V. (Pro Familia): www.profamilia.de

Gendersensible Pflege

Ⓢ Fallbeispiel Stationär

Frau Henke ist seit sechs Wochen Bewohnerin im Seniorenzentrum Maxeberg. Die Eingewöhnung in die stationäre Einrichtung scheint ihr noch immer schwer zu fallen. Morgens wirkt sie motivationslos. Die Altenpflegerin Hermine Brauer kann sie sie nur mit viel Mühe überreden, aus dem Bett aufzustehen. Frau Henke wäscht sich ungern und sitzt danach lustlos im Sessel herum. Betritt jedoch Hermines Kollege, Altenpfleger Andreas Timpe, das Zimmer von Frau Henke, blüht sie förmlich auf: Sie setzt sich aufrecht hin, streicht sich die Haare aus dem Gesicht, lächelt und „schäkert" förmlich mit dem Mann.

> ❯ **Gender:** Soziales und psychologisches Geschlecht. Komplementär bezeichnet der Begriff Sex das biologische Geschlecht.

Ein Aspekt der schon lange im Fokus der Öffentlichkeit steht und zunehmend Bedeutung in der Altenpflege gewinnt ist die **Gender Care,** also eine Pflege, die sich sensibel mit den Unterschieden und Gemeinsamkeiten beider Geschlechter auseinander setzt und daraus wichtige Handlungsaspekte für die Pflege ableitet.

Ergänzend zu den natürlichen biologischen Unterschieden erlernen und verinnerlichen bereits Kinder, je nach Kultur, bestimmte geschlechtsspezifische Rollen, die ihr Denken, Handeln und ihre Identität prägen. **„Doing Gender"** hat dabei die Handlungen, also die Interaktion und Kommunikation der Geschlechter untereinander im Fokus: was Frauen und Männer tun, wird unterschiedlich wahrgenommen und bewertet. Für die Pflege bedeutet das nicht nur die Wahrnehmung der Pflegebedürftigen als Mann oder Frau, sondern auch das Wissen um die eigene Rolle als Altenpflegerin oder Altenpfleger.

Genderaspekte in der Pflege

Gendersensible Pflege bedeutet viel mehr, als nur darauf zu achten, dass Männer von Männern und Frauen von Frauen gepflegt werden. Gendersensible Pflege heißt, die durch die Kultur geprägten Unterschiede von Männern und Frauen im Blick zu haben und darauf zu reagieren. Die individuellen Lebensgeschichten sind auch durch die herrschenden Geschlechterverhältnisse beeinflusst. Während der gesamten Lebenszeit richten sich bestimmte Erwartungen an die Rolle als Frau oder Mann.

> ❯ **Vorsicht!**
> Gendergerechte Pflege ist nicht gleichzusetzen mit geschlechtsneutraler Pflege. Vor allem im Bereich Körperwahrnehmung handeln Altenpflegerinnen sensibel.

Besonders im Umgang mit Menschen mit Demenz sind diese „Gender-Biografien" zu berücksichtigen. Dabei soll gendersensible Pflege nicht noch eine zusätzliche Aufgabe für Pflegende darstellen, sondern vielmehr zum Nachdenken und bewussten Umgang in Bezug auf die unterschiedlichen Geschlechter anregen. Konkret betrifft dies das Verständnis für Scham, aber auch z. B. den Umgang mit Krankheit, den Beratungs- und Unterstützungsbedarf oder das Bedürfnis nach Alltagsgestaltung. Die Auseinan-

dersetzung mit der eigenen Person als Frau und Mann und dem eigenen Frauen- und Männerbild ist dazu erforderlich.

> ❯ **Lern-Tipp**
> Überlegen Sie: Wie begegnen Sie in Ihrem Alltag pflegebedürftigen Männern und pflegebedürftigen Frauen? Wie begegnen Sie z. B. einem ungepflegten Mann, wie einer ungepflegten Frau? Welche Verhaltensweisen von Männer bzw. Frauen können Sie verstehen und welche sind Ihnen eher fremd?

Pflege von Frauen

Um eine individuelle Pflege und Versorgung von **Frauen** zu gewährleisten, sollten einige genderspezifische Aspekte im Gesundheits- und Krankheitsverhalten berücksichtigt werden.

> ❯ Das Wissen um gendersensible Aspekte fordert und fördert eine reflektierte, biografieorientierte Haltung.

Bereits die meisten der über 60-jährigen Frauen sind verwitwet, bei den über 80-Jährigen sind es sogar mehr als drei Viertel. Das zeigt sich auch in der stationären Altenpflege: rund 85 % der Heimbewohnerinnen sind Frauen. ▨8 Vielfach zitiert man in der Altenpflege den Satz: Das Alter ist weiblich.

Frauen haben sich zwar schon häufig mit Themen wie Alter und Tod auseinandergesetzt, erfahren aber vor allem in der häuslichen Umgebung weniger Unterstützung durch das unmittelbare Lebensumfeld, da sie oft auf sich gestellt und zurückgezogen leben. Sie sind häufiger von Altersarmut und Vereinsamung betroffen als Männer. Viele ältere Frauen hatten ihr Leben lang die Aufgabe, sich um Familie und Hausarbeit zu kümmern, für sie ist der Übergang in die Nacherwerbsphase kein großer biografischer Bruch. Dabei haben sie immer selbstverständlich die Verantwortung für Haushalt und Kinder übernommen, ohne hierfür viel Anerkennung und Bestätigung zu erfahren. ▨8 Das traditionell weibliche Rollenmuster, niemanden zur Last fallen zu wollen, spiegelt sich auch im Alter. So verharren sie z. B. auch in Stresssituationen wie Krankheiten eher in Grübeln und depressiver Stimmung.

Künftig wird es aber so sein, dass Frauen keine weibliche „Normalbiografie" mehr haben. Sie bekommen weniger Kinder, machen eher Karriere, schließen seltener Ehen, lassen sich eher scheiden und meistern ihr Leben unabhängig und selbstverantwortlich – auch auf der Suche nach Anerkennung ihrer Leistungen. Frauen leben völlig unterschiedliche Lebensstile, was auch ihr Erleben und Verhalten im Alter prägt und eine sensible und gender-bewusste Pflege erfordert.

Ein weiterer wichtiger geschlechtsspezifischer Unterschied ist der allgemeine Umgang mit Gesundheit und Krankheit. Frauen zeigen ein höheres Verantwortungsgefühl gegenüber der eigenen Gesundheit und der Gesundheit ihrer Familie. So trinken und rauchen sie weniger und halten sich besser an angefertigte Therapieschemata. 📖📖9 Kommt es jedoch in Lebens- oder Familiensituationen zu Konflikten, wirken sich diese negativ auf ihren Krankheitsverlauf aus. Außerdem sind sie eher medikamentenabhängig. Außerdem haben Frauen eine physiologisch niedrigere Schmerzschwelle als Männer, was zur Folge haben kann, dass sie nicht ausreichend mit Medikamenten versorgt werden. 📖📖9 Grundsätzlich können sie allerdings Krankheit und Pflegebedürftigkeit ganz gut in ihr Selbstbild integrieren und als Teil ihrer selbst annehmen.

> ❯ Hilfsmittel, z. B. eine Skala zur Erfassung von Schmerzen (→ Kap. I/35.2), sind hilfreich zur geschlechterunabhängigen Erfassung der Situation.

Pflege von Männern

Die Pflege alter **Männer** erfordert ein anderes Grundverständnis als bei Frauen. Begründet liegt auch dies vor allem in biografischen Prägungen. Anders als bei Frauen ist bei Männern der Übergang in die Nacherwerbsphase ein großer Bruch im Leben. Traditionell sind sie ihr Leben lang zur Arbeit gegangen und haben hier viel Bestätigung und Anerkennung erfahren. Das Ende dieser Form der Selbstbetätigung und Selbstbestätigung birgt die Gefahr eines Statusverlusts. Die traditionelle Fokussierung der Männer auf körperliche Kraft, Beherrschung und sexuelle Potenz hilft zwar der Gesunderhaltung (Männer treiben mehr Sport und sind bewegungsfreudiger), jedoch erleben sie häufig den Eintritt einer Krankheit als Verlust der männlichen Identität. Dies erklärt ihre Angst vor Schwäche. 📖📖7 So erklärt sich die Tatsache, dass Männer weniger über Krankheitssymptome und Emotionen, z. B. Angst und Trauer, sprechen und diese eher verdrängen. Manchmal tun sie dies so lange, bis es zu spät für Vorsorgemaßnahmen oder günstige Prognosen ist.

Von Pflegenden erfordert es viel Feingefühl und vor allem die gezielte Ansprache, z. B. die Frage nach Schmerzen. Da Männer,

statistisch gesehen, Präventionen und Vorsorgemaßnahmen deutlich seltener in Anspruch nehmen als Frauen, ist die Tatsache, dass ihre Lebenserwartung durchschnittlich fünf Jahre unter der von Frauen liegt, eher sozialen als biologischen Faktoren geschuldet. 📖📖7

Die Fokussierung auf ein traditionell starkes Rollenbild begründet auch die bei Männern vorherrschende Auffassung, dass Gesundheit die Abwesenheit von Krankheit sei und der Eintritt von Krankheit und Pflegebedürftigkeit den Verlust von Autonomie bedeute. Altenpflegerinnen können hier ansetzen und versuchen, Männer in ihrem Selbstbild zu stärken. Männer müssen bei Krankheit und Pflegebedürftigkeit noch mehr als Frauen unterstützt werden, zu lernen, dass Immobilität und Abhängigkeit Teile ihres Selbst sind, sie aber ihr Leben weiterhin eigenverantwortlich und autonom gestalten können.

> ❯ Die direkten und indirekten Folgen von Kriegen bedürfen geschlechtersensibler Aufmerksamkeit. Bis in die Gegenwart zeigen belastende, beschädigende und traumatisierende Erfahrungen ihre Folgen bei Kriegskindern und sogar Kriegsenkeln. Bindungs- und Beziehungsstörungen, Persönlichkeitsveränderungen, funktionelle Störungen und körperliche Erkrankungen erfordern eine gendersensible Biografiearbeit. Ein Beispiel hierfür kann das fehlende Vatervorbild sein.

Internet- und Lese-Tipp
Mit den Folgen des zweiten Weltkriegs bis in die Gegenwart beschäftigen sich z. B.:
- Bode. S.: Nachkriegskinder – Die 1950er Jahrgänge und ihre Soldatenväter. Klett-Cotta Verlag, Stuttgart, 2013.
- Radebold, H.: Die dunklen Schatten unserer Vergangenheit. Ältere Menschen in Beratung, Psychotherapie, Seelsorge und Pflege. Klett-Cotta Verlag, Stuttgart, 2005.

Gendergerechtigkeit bei Pflegenden
Der Begriff **Gendergerechtigkeit** umfasst nicht nur eine bewusste Haltung gegenüber Pflegebedürftigen, sondern auch die Fokussierung auf Pflegende und Pflegestrukturen. Noch immer werden Aufgaben der Pflege überwiegend von Frauen übernommen. Das gilt für den professionellen, vor allem aber für den privaten Bereich, in dem die Frauen meist ehrenamtlich und ohne Bezahlung arbeiten. Lediglich in Führungspositionen der Pflegehierarchie findet man Männer in der Überzahl. 📖📖7

Zwar führt die langsame Auflösung traditioneller Rollenzuschreibungen dazu, dass innereheliche weibliche Pflegeleistungen zunehmend wegfallen und auch Männer, vor allem Söhne, mehr Verantwortung in der Pflege übernehmen. Bis zur Auflösung von Klischeevorstellungen und Geschlechterstereotypen – sowohl in Strukturen wie in Haltung und Handlung – ist es aber noch ein weiter Weg. Das Bewusstmachen und Auflösen typischer Rollenbilder und struktureller Gegebenheiten ist hierfür wichtig. Ein Weg dorthin können z. B. Teambesprechungen (→ Kap. IV/11) sein, in denen über gendergerechte und -sensible Ansätze diskutiert wird.

> ❯ **Lern-Tipp**
> Überlegen Sie, welche strukturellen Rahmenbedingungen Sie in Ihrer stationären oder ambulanten Einrichtung vorfinden. Werden Pflegerinnen und Pfleger gleich behandelt? Und gibt es Strukturen, die den gendergerechten Umgang mit Pflegebedürftigen unterstützen? Welche Rahmenbedingungen könnten geschaffen werden, um gendersensibel auf Pflegebedürftige eingehen zu können?

Ein erster Schritt, um sich die persönliche Einstellung bewusst zu machen, ist die kontinuierliche Selbstreflexion. Die eigene Geschlechtlichkeit beeinflusst das Denken, Fühlen und Verhalten. Dies umso mehr, wenn die eigene Geschichte, die prägende Biografie und der kulturelle Hintergrund nicht analysiert werden. Das macht sich z. B. in stationären Einrichtungen bemerkbar, wenn nicht nur die Bewohner, sondern auch Pflegende überwiegend Frauen sind (80–90 %) und die Angebote für Aktivitäten, Bewegung und Begegnung fast ausschließlich auf Frauen ausgerichtet sind. 📖📖10 Hier ist ein Ausgleich in Richtung männlicher Interessen begrüßenswert, z. B. durch die Einrichtung eines Männerstammtisches (→ Kap. II/10.4.10).

> ❯ **Lern-Tipp**
> Sowohl in der ambulanten als auch stationären Pflege gibt es Möglichkeiten, gendergerecht aktiv zu werden. Neben geschlechtertypischen Angeboten können auch untypische Aktivitäten helfen, Rollen neu zu erlernen. So könnte ein Kochkurs für Männer Senioren bei der Alltagsgestaltung unterstützen oder ein Spieleangebot für Großväter und ihre Enkel geschaffen werden. Welche weiteren Ideen haben Sie für gendergerechte Aktivitäten?

I
22

Ein weiterer Aspekt ist die gendergerechte Kommunikations- und Emotionsarbeit. So bringen z. B. Frauen von Natur aus ein besseres Kommunikationsverhalten mit, wodurch sie mehr über Pflegebedürftige erfahren, vor allem im psychosozialen Bereich. ▪▪8

Umgekehrt öffnen sich männliche Pflegebedürftige lieber Altenpflegerinnen als ihren männlichen Kollegen. ▪▪8 Männliche Hilflosigkeit und Abhängigkeit werden durch Altenpflegerinnen eher mal ausgeblendet, wenn diese nicht den Rollenerwartungen entsprechen. An Altenpfleger wird eher die Erwartung herangetragen, mehr pflegetechnisches Wissen zu besitzen.

Pflegende können diesen stereotypischen Erwartungen entgegentreten, indem sie „genderbewusst" auftreten. Altenpflegerinnen sollten sich mit Themen wie Angst, Hilflosigkeit und Machtverlust bezüglich ihrer eigenen Person auseinandersetzen, um dieses Thema auch bei Pflegebedürftigen ansprechen zu können. Dazu bedarf es eines Umdenkens und Umstrukturierens bereits in der Ausbildung: Fürsorglichkeit, Einfühlungsvermögen und andere emotionale Fertigkeiten sollten nicht (nur) vorausgesetzt, sondern als vom Geschlecht getrennte berufliche Kompetenzmerkmale gehandhabt und entsprechend entlohnt werden.

Natürlich wird das Umdenken in Richtung einer geschlechtergerechten Pflege nicht über Nacht passieren. Eine Professionalisierung und Akademisierung und damit eine Aufwertung des bisher noch wenig anerkannten Frauenberufs sowie eine genderorientierte Pflegeforschung sind geeignet, die Ausbildung eines geschlechtsneutralen Berufsbilds zu fördern.

> **» Lern-Tipp**
> Diskutieren Sie: Die Pflegenden im Altenwohnheim Maxeberg setzen sich zu einer Teambesprechung zusammen. Sie überlegen, dass das Verhalten von Frau Henke durch den dominanten Vater verursacht sein könnte, der seinerzeit ein angesehener Arzt war und von seinen Patienten mit großem Respekt gewürdigt wurde. Wie sähe die Situation aus, wenn Frau Henke ein Mann wäre? Wie kann eine wertschätzende Haltung gegenüber Frau Henke eingenommen werden, um ihre durchaus vorhandene Motivation zu stärken?

I/22.2 Informations-sammlung

Pflegeprozess → Kap. I/7

I/22.2.1 Sozialisation und Beziehungspflege

Um dem pflegebedürftigen Menschen Unterstützung im Bereich der sozialen Beziehungen geben zu können, benötigen Altenpflegerinnen Informationen über die Lebensgeschichte und das soziale Umfeld des alten Menschen, über seine Vorlieben und Interessen, seine geistigen sowie körperlichen Fähigkeiten und seine Entscheidungsfähigkeit.

Fragen an den Pflegebedürftigen oder die Angehörigen

Probleme und Ressourcen

- Wer sind Ihre wichtigsten Bezugspersonen?
- Fällt es Ihnen leicht, Kontakt zu anderen Menschen herzustellen?
- Unterhalten Sie sich gern mit anderen Menschen über Dinge, die Ihnen wichtig sind?
- Fühlen Sie sich allein?
- Fehlen Ihnen wichtige Bezugspersonen?
- Ziehen Sie sich zunehmend zurück?
- Fällt es Ihnen leicht, Entscheidungen zu treffen?
- Sind Sie aktiv und selbstbestimmt?

Gewohnheiten und Erfahrungen

Biografiearbeit → Kap. I/10
- Sind Sie aktives Mitglied in einem Verein, einer Hobbygruppe oder Selbsthilfegruppe o. ä.?
- Sind Sie gern in Gesellschaft?
- Sind Sie gern allein?
- Haben Sie einen großen Freundes- und Bekanntenkreis?
- Verbringen Sie viel Zeit im Kreis Ihrer Familie?
- Wie sind Ihre Beziehungen zum Partner, zu Ihren Kindern und zur Familie?
- Sind Sie oft umgezogen oder lebten Sie meist am selben Ort?

Aktuelle Bedürfnisse

Biografiearbeit → Kap. I/10
- Haben Sie zurzeit Wünsche, die von Ihren Gewohnheiten abweichen?
- Wünschen Sie sich Kontakt zu Menschen, die Ihre Interessen teilen?
- Haben Sie das Bedürfnis nach einem Ansprechpartner?
- Haben Sie das Bedürfnis nach einer Rückzugsmöglichkeit?
- Wünschen Sie sich, aktiver zu sein?

Durchsicht der Unterlagen

- Gibt es Störungen der Kommunikation durch Krankheiten oder Behinderungen der Sinnesorgane, des Gehirns oder der Sprechorgane? (→ Kap. 1/30)
- Liegen medizinische Diagnosen und Symptome vor, die eine Verwirklichung der sozialen Beziehungen beeinflussen, z. B. Bettruhe oder Psychopharmaka?

Beobachtung

Wenn alte Menschen sich verbal nicht mehr verständlich machen können, wird Beobachtung besonders wichtig. Meist lassen sich an Mimik, Körperhaltung und Gestik Gefühle wie Freude, Abneigung, Interesse oder Langeweile ablesen.

Für die Bedürfnisse nach sozialen Beziehungen sind besonders wichtig:
- Art der Kommunikation, z. B. Lächeln, Abwenden, Kopf senken, Blickkontakt
- Kommunikationsstörungen (→ Kap. I/18)
- Störungen der Sinnesorgane, z. B. Sehbehinderung, Schwerhörigkeit, Aphasie
- Stimmungen und Affekte, z. B. Erregbarkeit, Unsicherheit, Angst
- Körperliche, seelische und geistige Belastungs- und Konzentrationsfähigkeit, Ausdauer
- Psychische Krankheiten, z. B. Psychose, Depression.

Pflegende achten auch darauf, was ein alter Mensch „nicht" sagt oder „zwischen den Zeilen" wortlos vermittelt, z. B. durch längere Lücken in seinem Bericht, Seufzen, Erröten, unruhiges Hin- und Her-Rutschen oder Weinen. Dabei werden Beobachtungen von Pflegenden sehr unterschiedlich (subjektiv) gedeutet, z. B. von einer Altenpflegerin als Zorn, von einer anderen als Angst. Beim Dokumentieren ist es wichtig, Reaktionen nicht zu bewerten, sondern die Ereignisse sachlich zu schildern, z. B.: „Frau Müller hat das Gespräch abgebrochen" (→ Kap. I/11.1).

Vereinbarung der Pflegemaßnahmen

Altenpflegerinnen vereinbaren Pflegemaßnahmen zur Förderung und zum Erhalt sozialer Kontakte gemeinsam mit dem pflegebedürftigen Menschen. Der ältere Mensch fühlt sich auf diese Weise in den Prozess eingebunden und kann selbstbestimmte Entscheidungen treffen. Bedürfnisse und Gewohnheiten des Pflegebedürftigen werden hierbei grundsätzlich berücksichtigt. Nicht immer stimmen die Vorstellungen des Pflegeempfängers mit der pflegefachlichen Sichtweise überein. In diesem Fall beschreiben Pflegende den Sachverhalt und den Prozess der Einigung sachlich und wertfrei. Dies ist vor allem wichtig, wenn der Pflegebedürftige aufgrund kognitiver Veränderungen am Vereinbarungsprozess nur eingeschränkt teilnehmen kann. Altenpflegerinnen erarbeiten gemeinsam mit dem Pflegebedürftigen Pflegemaßnahmen zum Bereich der sozialen Kontakte unter Berücksichtigung folgender Aspekte:

- Wünsche und Bedürfnisse
- Gewohnheiten
- Fähigkeiten und Stärken
- Beeinflussende Erkrankungen und Einschränkungen
- Ressourcen zur Kompensation
- Selbstbestimmung und Entscheidungen des Pflegeempfängers.

Mögliche Pflegemaßnahmen zum Erhalt und zur Förderung sozialer Kontakte können sein:

- Bedarf an Hilfsmitteln klären, z. B. Brille, Hörgerät, Rollator
- Gespräche anbieten
- Fördern gewohnter Aktivitäten
- Ermöglichen gemeinsamer Mahlzeiten
- Information über Aktivitäten, die den Gewohnheiten und Wünschen entsprechen
- Information über Angebote zur Freizeitgestaltung, Veranstaltungen
- Unterstützung bei der Suche und Aufnahme von Kontakten.

I/22.2.2 Aktivitäten

Bei kreativen Tätigkeiten mit alten Menschen, z. B. Singen, Musizieren, Handarbeiten, bieten sich gute Gelegenheiten, mit ihnen über ihre Vorlieben, Erfahrungen und Gewohnheiten zu sprechen (→ Kap. I/10, → Abb. I/22.10).

Fragen an den Pflegebedürftigen oder die Angehörigen

Probleme und Ressourcen

- Welche Ihrer gewohnten Hobbys können Sie ausüben, welche nicht und warum?
- Haben Sie oft Langeweile?
- Welche Aktivitäten und Hobbys haben Sie in der Vergangenheit gepflegt, was würde Sie außerdem interessieren? Was hat sie bisher davon abgehalten, in diesem Sinne aktiv zu sein?
- Haben Sie besondere Talente, z. B. musikalische oder handwerkliche Fähigkeiten?
- Gibt es Menschen, mit denen Sie bisher gemeinsame Hobbys pflegten, evtl. Vereine?
- Lesen Sie gern? Wenn ja, was?
- Sehen Sie gern fern? Wenn ja, welche Sendungen? Haben sie einen bevorzugten Fernsehsender?
- Hören Sie gern Musik? Wenn ja welche? Welchen Radiosender bevorzugen Sie, welche Interpreten, welche Art von Musik?
- Lieben Sie Geselligkeit? Suchen Sie Menschen mit ähnlichen Interessen?

Gewohnheiten und Erfahrungen

- Welchen Beruf haben Sie ausgeübt?
- Haben sie ihn freiwillig gewählt und waren Sie mit ihm zufrieden?
- Haben Sie im Beruf oder bei der Hausarbeit genügend Erfolgserlebnisse und Anerkennung erfahren?
- Wie waren Ihre Beziehungen zur Familie und zum Bekanntenkreis?
- Wie haben Sie bisher Ihren Tagesablauf gestaltet?
- Womit haben Sie sich in Ihrer Freizeit beschäftigt?
- Reisten Sie gerne? 11 ?

Aktuelle Bedürfnisse

Biografiearbeit → Kap. I/10

- Haben Sie zurzeit Wünsche, die von Ihren Gewohnheiten abweichen?
- Suchen Sie nach Menschen mit gleichen Interessen zur gemeinsamen Hobbypflege, z. B. Spaziergänge, Kunst, Sport?
- Wünschen Sie sich etwas mehr **Antrieb, Energie** und **Mut** für Freizeitaktivitäten, mit denen sie sich früher gerne beschäftigt haben?

Durchsicht der Unterlagen

- Symptome, medizinische Diagnosen und Therapien, die die Möglichkeiten für Aktivitäten einschränken, z. B. Lähmungen, Depression, Demenz, Bettruhe, Verbände
- Wurde/wird Ergotherapie verschrieben?

Beobachtung

Die **Beobachtung** tritt vor allem dann in den Vordergrund, wenn der Pflegebedürftige nicht mehr verbal Auskunft geben kann. Meist lassen sich an **Mimik, Körperhaltung** und **Gestik** Freude, Abneigung, Interesse oder Langeweile ablesen. Zu beobachten sind:

- Fähigkeiten, Interessen, Stärken und Begabungen
- Körperliche, seelische und geistige Belastbarkeit, Behinderungen
- Konzentrationsfähigkeit und Ausdauer
- Störungen der Sinneswahrnehmung, z. B. Schwerhörigkeit
- Positive oder negative Veränderungen, dabei auch kleine Erfolgserlebnisse (an) erkennen.

Vereinbarung der Pflegemaßnahmen

Altenpflegerinnen vereinbaren mit dem Pflegebedürftigen gemeinsam Maßnahmen im Bereich Aktivitäten vor dem Hintergrund, die Selbstbestimmung und Entscheidungsfreiheit des alten Menschen zu respektieren. Dabei berücksichtigen Sie folgende Aspekte:

- Wünsche und Bedürfnisse
- Gewohnheiten und Interessen
- Selbstbestimmung
- Mobilität
- Soziale Kontakte
- Umgebung
- Fähigkeiten, Stärken und Begabungen
- Erkrankungen und Einschränkungen
- Ressourcen zur Kompensation

Mögliche Pflegemaßnahmen im Bereich Aktivitäten können sein:

- Hilfsmittelbedarf klären, ggf. Hilfsmittel bereitstellen

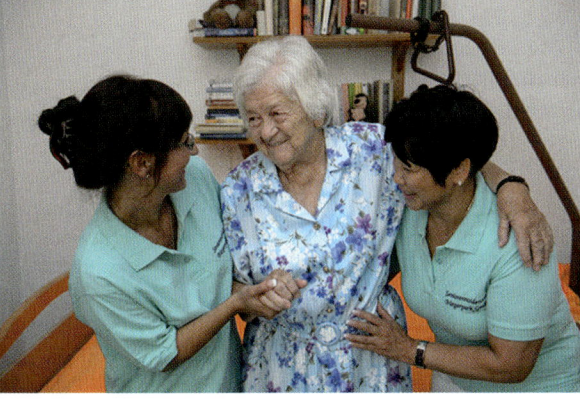

Abb. I/22.10 Häufig erfahren Pflegende, z. B. beim Aufstehen, wesentlich mehr über den Pflegebedürftigen als beim Aufnahmegespräch. [K157]

- Information zu Angeboten und Aktivitäten unter Berücksichtigung der Interessen
- Beschäftigungsmöglichkeiten anbieten, auch bei Bettlägerigkeit
- Zur Wiederaufnahme früherer Beschäftigungen ermutigen
- Unterstützung beim Herstellen von Kontakt zu Menschen mit gleichen Interessen
- Gestaltung der Umgebung nach Wünschen und Bedürfnissen
- Gemeinsam Feste organisieren und feiern
- Ausflüge und Reisen organisieren
- Gesellschaftsspiele anbieten
- gewünschte Medien zur Verfügung stellen.

I/22.2.3 Sexualität

Für viele Menschen ist es ungewohnt, über Sexualität zu sprechen, da das Thema mit Scham verbunden ist. Deshalb gehen Altenpflegerinnen bei der Informationssammlung sehr sensibel damit um und beachten verbale und nonverbale Hinweise des Pflegebedürftigen, ob er tatsächlich zu einem Gespräch über seine Sexualität bereit ist. Ist das nicht der Fall respektieren die Pflegenden dies. Im Zusammenhang mit dem Thema Sexualität kann es für Pflegende und Gepflegte hilfreich sein, zunächst das Rollenverständnis als Mann, Frau oder intersexueller Mensch anzusprechen.

Fragen an den Pflegebedürftigen oder die Angehörigen

Probleme und Ressourcen

- Haben Sie als Kind positive Erfahrungen mit Zuwendung und Körperkontakt gemacht?
- Haben Sie positive Erfahrungen mit Ihrer Rolle als Mann/Frau gemacht?
- Fühlen sie sich in Ihrer sexuellen Identität akzeptiert?
- Empfinden Sie die Intimpflege durch männliche/weibliche Pflegende als unangenehm?
- Fühlen Sie sich durch offen zur Schau gestellte Sexualität (z. B. in der Fernsehwerbung) gestört?
- Haben altersbedingte Veränderungen Ihres Körpers Einfluss auf Ihr Wohlbefinden?
- Vermissen Sie Körperkontakt (Streicheln, Kuscheln)?
- Können Sie Verluste gut akzeptieren?

Gewohnheiten und Erfahrungen

- Sind Sie es gewohnt, offen über Sexualität zu sprechen?
- Welche Rollen hatten Sie früher? (z. B. Mutter, Vater, Hausfrau, Ernährer der Familie)
- Wie wurden Sie über Sexualität aufgeklärt?
- Wie ist Ihre Einstellung zu erotischer Literatur/Filmen? Gibt es ein Lieblingsbuch/einen Lieblingsfilm?
- Können Sie mit anderen Menschen über Ihre Gefühle sprechen?

Aktuelle Bedürfnisse

- Wünschen Sie sich eine Vertrauensperson, um über belastende Ereignisse sprechen zu können?
- Was brauchen Sie, damit Ihre Intimsphäre gewahrt ist?
- Haben Sie das Bedürfnis nach mehr Selbstbestimmung?
- Haben Sie das Bedürfnis nach mehr Raum für Ihre Gefühle?
- Wünschen Sie sich mehr Rückzugsmöglichkeiten?
- Wünschen Sie sich mehr Körperkontakt?

Durchsicht der Unterlagen
Körperliche Krankheiten

- Erkrankungen der Geschlechtsorgane
- Behinderungen, z. B. Lähmungen
- Organerkrankungen, z. B. Herz- oder Lungenerkrankungen, die die Belastbarkeit einschränken
- Hirnorganische Erkrankungen, z. B. Demenz
- Inkontinenz, Stomata oder andere Störungen der Körperfunktionen
- Schmerzen
- Unerwünschte Wirkungen von Medikamenten, z. B. Psychopharmaka.

Seelische Störungen

- Psychische Erkrankungen, z. B. Depression, Manie
- Posttraumatisches Belastungssyndrom nach Erfahrungen mit sexueller Gewalt (→ Kap. I/22.6).

Soziale Ursachen

- Fehlende gesellschaftliche Akzeptanz, z. B. von Homosexualität oder Sexualität im Alter
- Einschränkungen im Privatleben und in der Intimsphäre, z. B. in Altenpflegeeinrichtungen.

Beobachtung

Störungen können **versteckt** auftreten in Form von:
- Störung des Selbstwertgefühls (→ Kap. I/18.8)
- Körperbildstörung (→ Kap. I/18.9)
- Störung der Rollenerfüllung (→ Kap. I/22.7).

Störungen werden deutlich:
- Wenn ein Mensch sich Sorgen um seine Sexualität macht
- Wenn Veränderungen im Bereich der sexuellen Funktionen erlebt werden
- Wenn Sexualität als unbefriedigend, unangemessen oder belastend empfunden wird
- Wenn sich das Schamgefühl extrem ändert
- Wenn Sexualität andere belästigt.

> **Lern-Tipp**
> Informieren sie sich im Internet darüber, was Sexualbegleitung bedeutet, welche Leistungen erbracht werden und wer diese Dienstleistungen anbietet (www.sexualbegleitung.com).

Vereinbarung der Pflegemaßnahmen

Bei der Vereinbarung von Pflegemaßnahmen vergewissern sich Altenpflegerinnen, dass die Selbstbestimmung des Pflegebedürftigen gewahrt ist und beachten folgende Aspekte:
- Wünsche und Bedürfnisse
- Gewohnheiten und Interessen
- Sorgen und Ängste
- Sozialverhalten
- Schamgefühl
- Selbstwert- und Körpergefühl
- Reaktionen auf Berührungen
- Rollenverhalten
- Äußerungen
- Mobilität
- Erkrankungen und Einschränkungen
- Ressourcen.

Im Bereich Sexualität können Altenpflegerinnen nicht alle Wünsche und Bedürfnisse des pflegebedürftigen Menschen erfüllen, um ihre eigenen Grenzen nicht zu verletzen. Das spiegelt sich auch in den formulierten Pflegemaßnahmen:
- Angemessenes Verhältnis von Nähe und Distanz
- Gesprächsbereitschaft signalisieren und Gespräche anbieten
- Einverständnis für Pflegehandlungen einholen
- Pflege des Intimbereichs auf Wunsch von gleichgeschlechtlichen Pflegenden übernehmen lassen
- Rückzugsmöglichkeiten schaffen

- Grenzen akzeptieren
- Eigene Grenzen deutlich machen
- Ermutigen, mit einer Vertrauensperson über Gefühle zu sprechen
- Intimsphäre wahren
- Vermittlung sexueller Dienstleistungen, z. B. Sexualbegleiterinnen.

I/22.3 Soziale Isolation

A Fallbeispiel Ambulant, Teil I

Die Altenpflegerin Dorothee Zenker kommt als Mitarbeiterin des ambulanten Pflegedienstes regelmäßig in die Wohnung von Egon Kellermair.

Herr Kellermair ist 75 Jahre alt, seit einem halben Jahr verwitwet und hat keine Kinder. Von Beruf war er Finanzbeamter und in seiner Freizeit eher ein Einzelgänger. Nach einem Schlaganfall vor einem Jahr ist er gehbehindert und benötigt einen Rollator. Die Bewegungen der rechten Hand sind noch eingeschränkt. Seit dem Tod der Ehefrau kommt täglich ein Mitarbeiter des Pflegedienstes zur Unterstützung bei der Körperpflege. Einmal wöchentlich kommt ein Physiotherapeut ins Haus.

Als die Ehefrau noch lebte, hatte das Paar zwar wenige, aber gute Kontakte zu Freunden und Bekannten von Frau Kellermair. Die Freunde sind nun auch alle um die 80 Jahre alt und nicht mehr gesund. Da Herr Kellermair in den vergangenen Monaten sehr viel klagte und oft auch missgelaunt war, fühlen sich die Freunde zunehmend überfordert und kommen immer seltener zu Besuch.

Eine Nachbarin hat bis vor einer Woche täglich nach Herrn Kellermair geschaut und ihn bei den Mahlzeiten unterstützt. Sie war zuletzt die wichtigste Kontaktperson. Wegen eines Oberschenkelhalsbruchs musste sie ins Krankenhaus.

Wenn Frau Zenker am Morgen kommt, klagt Herr Kellermair nur noch darüber, wie einsam und verlassen er sich fühle. Die Altenpflegerin benötigt dann ihre ganze Überredungskunst, weil Herr Kellermair kaum motiviert ist, aufzustehen. „Wozu denn, ich sitze doch nur herum, langweile mich, warte aufs Essen und rede mit mir selbst oder mit dem Fernsehapparat. Selbst das Lesen macht mir keinen Spaß mehr, wenn ich niemanden habe, dem ich davon erzählen kann." Frau Zenker stellt bei Herrn Kellermair ein Selbstversorgungsdefizit im Bereich der sozialen Interaktion fest.

> **Soziale Isolation:** Zustand unfreiwilligen Alleinseins, der vom Betroffenen als unangenehm oder bedrohlich erlebt wird.

Ein Selbstversorgungsdefizit im Bereich der sozialen Interaktion tritt im Alter häufig auf. Jemand lebt allein, fühlt sich einsam und verlassen und entwickelt dadurch eine seelische Störung und psychisch auffälliges Verhalten.

Ursache und Wirkung können aber auch umgekehrt erfolgen: Ein Mensch ist in seinem Verhalten auffällig, kontaktgestört oder psychisch krank, wird von Mitmenschen gemieden und kapselt sich deshalb zunehmend ab.

I/22.3.1 Informationssammlung

A Fallbeispiel Ambulant, Teil II

Dorothee Zenker erfährt im Gespräch mit Herrn Kellermair, dass er in den vergangenen Jahren wiederholt schwere Verluste zu verkraften hatte. Sein einziger Bruder verstarb. Ein Freund wurde pflegebedürftig und lebt nun weiter weg in einer Pflegeeinrichtung. Ein ehemaliger Kollege, mit dem er jahrelang regelmäßig Schach gespielt hat, ist zu seinen Kindern gezogen. Darüber hinaus hatte Egon Kellermair nur wenige Kontakte. „Ich bin gern allein gewesen. Meine Frau und ich, wir hatten uns immer etwas zu erzählen. Abends haben wir oft Rommé gespielt, Schach konnte meine Frau nicht spielen. Ein Vereinsmeier war ich nie. Dass ich aber einmal so einsam werden würde, das hätte ich mir nie träumen lassen."

Ursachen und Einflussfaktoren

Im Bereich Interaktion und Isolation beeinflussen sich viele Faktoren gegenseitig. Es ist oft schwer, auseinander zu halten, was Ursache und was Wirkung ist.

Selten ist nur ein einziger Faktor für die soziale Isolation eines alten Menschen verantwortlich, meist kommen mehrere zusammen.

Umweltbedingte Einschränkungen:
- Verlust gewohnter Kontakte, z. B. durch Pensionierung oder durch Rückzug aus einer ehrenamtlichen Tätigkeit
- Verlust wichtiger Bezugspersonen durch Tod, Umzug, längere Reise oder Krankenhausaufenthalt

- Umgebungswechsel, z. B. Krankenhaus, Kur, Pflegeeinrichtung
- Vergebliche Suche nach Gleichgesinnten, nach Gesprächs- und Freizeitpartnern mit ähnlichen Interessen und ähnlichem Bildungsniveau
- Eingeschränkte Kommunikationsfähigkeit (→ Kap. I/13)
- Störung des Selbstbildes (→ Kap. I/18.8), z. B. geringe Selbstachtung, Selbstunsicherheit, Selbstvorwürfe.

> **Vorsicht!**
Ist bei einem alten Menschen die Interaktionsfähigkeit eingeschränkt, besteht immer die Gefahr der sozialen Isolation (→ Abb. I/22.11).

Die Gesellschaftsstruktur ist in vielen Fällen mitverantwortlich für die soziale Isolation alter Menschen, z. B. durch:
- Erhöhte Anonymität in den Städten, z. B. in Wohnblöcken oder Neubauvierteln
- Vermehrten Fernsehkonsum als Ersatz für soziale Kontakte, verbunden mit Rückzugstendenzen
- Rationalisierung bei sozialen und pflegerischen Diensten.

> Isolation und die damit verbundenen Einsamkeitsgefühle gehören zu den dringlichsten Problemen alter Menschen.

Zeichen und Ausmaß

- Aussagen über Unzufriedenheit des alten Menschen mit seiner sozialen Situation, z. B. fühlt er sich allein gelassen, abgelehnt oder als Außenseiter?
- Intensive Beschäftigung mit körperlichen Symptomen (*Hypochondrie*)

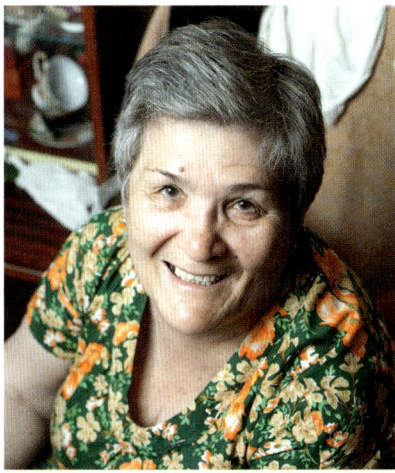

Abb. I/22.11 Die körperliche und psychische Verfassung eines Menschen hat einen großen Einfluss auf die Fähigkeit, Kontakte aufzubauen und zu pflegen. [J787]

I
22

- Ständiges Suchen nach Nähe zum Pflegepersonal (Hinterherlaufen oder Klingeln)
- Trauriges, apathisches oder resigniertes Verhalten
- Antriebsverarmung (*Apathie*)
- Rückentwicklung (*Regression*)
- Sich ständig wiederholende Bewegungen (*Stereotypien*), z. B. monotones Hin- und Herwiegen, wiederholte, sinnlose Handlungen, Nesteln
- Autoaggressives Verhalten, z. B. schlägt, beißt oder kratzt sich selbst
- Fehlender Blickkontakt, reservierte und verschlossene Haltung.

❯❯ Entscheidend ist immer das subjektive Gefühl von Isolation beim Betroffenen und nicht seine objektive Situation.

Folgen

Schwerwiegende Folgen sozialer Isolation sind z. B.:

- Misstrauen und Ablehnung Fremden gegenüber
- Psychosomatische Krankheiten, z. B. Magen-Darm-Störungen
- Depressive Verstimmung bis hin zu schweren Depressionen mit Suizidgefährdung (→ Kap. I/33.12). In der Folge depressiver Erkrankungen kann das Immunsystem geschwächt werden und eine Reihe von Vitalstörungen können begleitend auftreten
- Psychiatrische Symptome, z. B. Halluzinationen, Wahnideen (→ Kap. I/33.7.2)
- Geistiger Abbau und Verwirrtheit infolge fehlender Anregungen und Sinnesreize
- Resignation, Gereiztheit, Aggression.

Einsamkeit macht aggressiv

Aggression ist oft nur eine Folge von Isolation. Menschen mit herausforderndem Verhalten zeigen in einer nicht zu übersehenden Weise, dass sie Kontakt suchen. Durch die Reaktion der Umwelt kommen sie in Kontakt – aber in einer negativen Weise. Wenn Pflegende nur auf das herausfordernde Verhalten reagieren und nicht das dahinterliegende Bedürfnis sehen, verändert sich nichts.

Erst wenn Pflegende das herausfordernde Verhalten zum Anlass nehmen, diesem Menschen auch in entspannten und unkritischen Situationen mehr Aufmerksamkeit zu schenken, ändert sich etwas. Das kostet im Endeffekt weniger Zeit als vorher.

Menschen, die sich völlig zurückziehen, leiden am stärksten unter Isolation. Sie können ihr Bedürfnis nach Kontakt und Aufmerksamkeit aber überhaupt nicht mehr ausdrücken. Diese Menschen sind in großer Gefahr. 🔖🔖12

❯❯ Zur Feststellung und Einschätzung der Defizite im Bereich sozialer Interaktionen wurden für die pflegerische Praxis noch keine Assessmentinstrumente entwickelt. Aufmerksames Beobachten vor allem der Gefühlsäußerungen des Pflegebedürftigen kann den Verdacht bestätigen.

Entscheidend ist nicht die Quantität der Kontakte, sondern die Qualität, nicht die Stunden des Alleinseins, sondern **wie** der alte Mensch dieses Alleinsein empfindet.

I/22.3.2 Pflegetherapie

Psychosoziale Interventionen

Die wichtigsten pflegetherapeutischen Unterstützungen für einen Pflegebedürftigen mit (drohender) sozialer Isolation sind:

- Durch **Gespräche** kann der alte Mensch Beziehungen aufbauen. Dazu gehören auch die kleinen Gespräche „zwischendurch", die dem Menschen immer wieder vermitteln, dass er verstanden und angenommen wird
- Alte Menschen, die zwischenmenschliche Beziehungen suchen, und die noch etwas leisten wollen, schließen sich aus diesen Gründen gern einer **Gruppe** an. Hierzu benötigen sie manchmal Unterstützung.

Gruppenarbeit, unabhängig von ihrer inhaltlichen Ausrichtung, ist nicht nur eine wirksame Maßnahme gegen soziale Isolation sondern auch gegen ein drohendes Beschäftigungsdefizit (→ Kap. II/10).

In Pflegeeinrichtungen sieht man oft mehrere Menschen beieinander sitzen aber ohne Kontakt: wenn Pflegende das, was die Einzelnen sagen oder tun, jeweils für die anderen nochmals in Worte fassen und damit größer machen, kann damit häufig wieder Kontakt hergestellt werden.

Soziale Beziehungen

Familienbeziehungen und soziale Netzwerke → Kap. II/5

Familie – private Verpflichtungen

Was die Situation der **Familien** betrifft, befindet sich die Gesellschaft in einer völlig neuen Situation: die alten Menschen werden immer älter, gleichzeitig hat die Zahl der Kinder abgenommen (→ Kap. II/2). Wenn früher eine größere Zahl von Kindern und Enkeln oft nur einen pflegebedürftigen alten Menschen zu betreuen hatte, ist es inzwischen umgekehrt. Oft haben eine Tochter oder eine Schwiegertochter gleichzeitig mehrere hochbetagte Menschen in der Familie zu betreuen, zu pflegen oder regelmäßig zu besuchen. Überwiegend sind es Frauen, die diese Aufgaben übernehmen (→ Abb. I/22.12).

Dabei darf nicht vergessen werden, dass die derzeit Hochbetagten als „junge Alte" oft jahrelang ihre Kinder entlastet haben, nicht nur finanziell, sondern beim Babyhüten, Kinder zum Kindergarten begleiten, bei der Hausaufgabenbetreuung und im Haushalt. Viele Angehörige der folgenden Generation fühlen eine Verpflichtung, einiges davon zurückzugeben.

❯❯ Ein alter Mensch, der mit 95 Jahren Unterstützung im Alltag benötigt, hat Kinder, die selbst schon alt und nicht mehr so belastungsfähig sind. Gleichzeitig sind die Enkel gerade dabei, ihre Berufskarriere zu starten, Familie zu gründen und vielleicht ein Haus zu bauen. Diese etwa 35-Jährigen haben dann neben ihren Kindern zwei Mütter, zwei Väter, vier Omas und vier Opas zu umsorgen, Onkel und Tanten oder Schwiegereltern aus geschiedenen Ehen und Nachbarn noch gar nicht mitgerechnet.

Das Beispiel des 95-Jährigen zeigt, wie belastet eine Familie sein kann, auch wenn es vielleicht nur darum geht, hin und wieder Besuche, Besorgungen oder kleine Handwerksarbeiten zu übernehmen. Wenn mehrere alte Menschen regelmäßig darauf warten, kann das einen Großteil der Freizeit in Anspruch nehmen.

Dennoch ist zu keiner Zeit so viel in den Familien gepflegt worden wie in den vergangenen Jahrzehnten.

Auch wenn ein alter Mensch in einer stationären Einrichtung wohnt, verbringen viele Angehörige immer noch einen großen

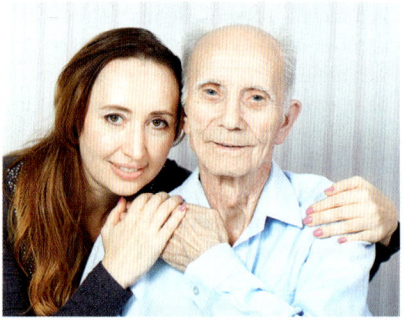

Abb. I/22.12 Vor allem Töchter sehen es als ihre Verpflichtung an, ihre Angehörigen in der stationären Einrichtung regelmäßig zu besuchen und sich an der Betreuung zu beteiligen. [J787]

Teil ihrer Zeit dort, um pflegerische Tätigkeiten zu übernehmen, bei den Mahlzeiten Hilfe zu geben und um sich mit dem alten Menschen zu beschäftigen, z. B. mit Vorlesen, Spaziergängen, Spielen oder Gesprächen.

Lebt ein alter Mensch zuhause, können Entlastungsdienste und gemeinsame Urlaubsangebote (→ Kap. II/5) hilfreich sein.

Die Bereitschaft, sich zu engagieren, hängt nicht zuletzt auch davon ab, wie das Verhältnis der Angehörigen zu dem alten Menschen in der Kindheit und in gesunden Tagen war.

Für Angehörige pflegebedürftiger, insbesondere dementer alter Menschen, stellt es oft eine große Herausforderung dar, dieses hohe Maß an Verantwortung bei gleichzeitig erhaltenem Respekt vor dem alten Menschen zu entwickeln. Man spricht hier von der „filialen Reife" (→ Kap. II/5). Die besondere Art des Verlusts, die Angehörige von Menschen mit Demenz erleiden, nennt man nach der amerikanischen Familientherapeutin *Pauline Boss* einen „uneindeutigen Verlust". 📖📖13

Wohnung und Unterbringung

Betreutes Wohnen

Eine Alternative zum Leben in stationären Einrichtungen oder in der Familie ist das betreute Wohnen. Es soll gewährleisten, dass Menschen eigenständig in ihrer Wohnung leben können. Diese Wohnungen sind barrierefrei und altengerecht gebaut und eingerichtet. Ein dichtes Netz von sozialen, medizinischen und pflegerischen Angeboten soll den alten Menschen Unterstützung geben. Bei der Entscheidung für diese Wohnform ist eine genaue Prüfung geboten: Manchmal ist nur ein Hausmeister für die „Betreuung" zuständig, alle zusätzlichen Hilfeleistungen kaufen die Bewohner dann von ambulanten Diensten separat ein. Dadurch erhöhen sich unter Umständen die von den Bewohnern kalkulierten Kosten erheblich.

Neue Wohnformen

In den vergangenen Jahren hat die Zahl der Hausgemeinschaften und **Wohngruppen** von alten Menschen ständig zugenommen, und immer mehr „junge Alte" zeigen Interesse an dieser Wohnform.

Motive für den Einzug in eine Wohngruppe sind der Wunsch und die Hoffnung, im Krankheits- oder sonstigen Bedarfsfall Hilfe zu erhalten. In vielen Städten steht allerdings der Wohnraum für Senioren-

wohngruppen weder in entsprechendem Umfang noch zu finanzierbaren Mietpreisen zur Verfügung. Hier bieten sich vor allem Wohnungsbaugenossenschaften als Alternative an. Sie haben sich häufig in ihrer Satzung verpflichtet, altengerechtes Wohnen zu fördern. Die entsprechenden Kontakte vermitteln die Sozial- oder Wohnungsbauämter sowie die Seniorenbeiräte der Kommunen.

Auch Mehrgenerationenprojekte erfreuen sich zunehmend größerer Beliebtheit. Oft entstehen sie in genossenschaftlicher Planung.

Das Bundesministerium für Familie, Senioren, Frauen und Jugend hat unter dem Titel „Neues, alternatives und gemeinschaftliches Wohnen" mehrere Programme auf den Weg gebracht. Ziel ist es, die Vielfalt neuer Wohnformen zu erkunden und bekannt zu machen.

Teilstationäre Dienste

Ziel dieser Dienste ist es, die vertraute Umgebung für den alten Menschen möglichst lange zu erhalten, seine Versorgung aber dennoch in einer stationären Einrichtung (*halboffene Hilfe*) sicherzustellen:

- Stationärer Mittagstisch, von Wohlfahrtsverbänden oder anderen Einrichtungen angeboten
- Oft bieten Pflegeeinrichtungen darüber hinaus auch pflegerische Leistungen, psychische Betreuung und Beschäftigungsmöglichkeiten an
- In Tageskliniken und Tagespflegeeinrichtungen werden alte Menschen werktags stundenweise oder für den ganzen Tag aufgenommen. Nachts und am Wochenende leben sie zu Hause
- Nachtpflegeeinrichtungen betreuen Pflegebedürftige während der Nacht, wenn häusliche Pflege nicht in ausreichendem Umfang sichergestellt werden kann, oder wenn dies zur Ergänzung oder Stärkung der häuslichen Pflege erforderlich ist. Die Einrichtung von Nachtpflegeplätzen ist sowohl in als auch außerhalb von stationären Institutionen möglich.

Internet- und Lese-Tipp
Diakonisches Werk der EKD:
www.diakonie.net
Bundesministerium für Familie, Senioren, Frauen und Jugend: Neues, alternatives und gemeinschaftliches Wohnen: www.baumodelle-bmfsfj.de/Modellreihen_Gemeinschaftlich.html

Soziale Kontakte

Nachbarn, Bekannte und Freunde

Die beste Voraussetzung, um im Alter nicht isoliert zu sein und zu vereinsamen, sind gute Kontakte auch außerhalb der Familie. Oft scheitern aber Kontakte oder gegenseitige Unterstützung im hohen Alter daran, dass auch die vertrauten **Nachbarn** und **Freunde** immer älter, körperlich oder geistig schwächer oder pflegebedürftig werden. Nicht zuletzt werden viele Freundschaften im Alter durch den Tod getrennt.

Kontaktaufnahme und -pflege

Altenpflegerinnen ermutigen und unterstützen alte Menschen immer wieder darin, bestehende **soziale Kontakte** zu pflegen und verloren gegangene Kontakte durch neue zu ersetzen. Erste Schritte können sein:

- Menschen mit ähnlichen Interessen miteinander bekannt zu machen (→ Abb. I/22.13)
- Motivationsarbeit zu leisten, indem sie dem alten Menschen positive Rückmeldung geben, wenn er auf andere Menschen zugeht.

Es gibt kontaktfreudige alte Menschen, die gern viel Zeit mit anderen Menschen verbringen. Dazu gehören z. B. **Gespräche** im Hausflur, beim Einkauf, während längerer Busfahrten, in Wartezimmern, bei geselligen Nachmittagstreffen oder Kaffeefahrten, am Stammtisch oder dem Tresen in einer Gastwirtschaft, am Gartenzaun, auf der Bank im Park und bei Sportveranstaltungen.

Daneben bieten Telefon und Internet eine gute Möglichkeit, auch mit „entfernten Bekannten" längere Kontakte zu pflegen, bequem vom Sessel aus.

> ❱ Möglichst immer die selbstständige Kontaktpflege der alten Menschen untereinander fördern und sich als professioneller Gesprächspartner aus den bestehenden Beziehungen schrittweise zurückziehen.

Voraussetzung für eine lebendige **Kontaktpflege** sind ausreichend Gelegenheit und die nötige Motivation. Altenpflegerinnen können Gemeinschaft über gleichartige Interessen herstellen. Sie können die **Rahmenbedingungen** gestalten, z. B.:

- Zusammentreffen mehrerer Gleichgesinnter außerhalb der Wohnung oder der Einrichtung organisieren
- Kontakte durch Gesprächsanreize vermitteln, z. B. „Wussten Sie, Frau Müller,

dass Frau Meyer in den 1930er-Jahren ebenfalls in Hamburg-Barmbek gelebt hat?" Auch hier sind biografische Kenntnisse unverzichtbar

- Kleine Hilfsdienste unter den alten Menschen arrangieren, z. B. Frau Müller bringt Frau Meyer regelmäßig Kleinigkeiten von ihren Einkäufen mit, oder Frau Müller begleitet Frau Meyer jeden Mittag in den Speisesaal
- Schwellenängste im Kontakt mit anderen Menschen ansprechen
- Alte Menschen persönlich zu Gruppenangeboten einladen und abholen (→ Kap. II/11, → Kap. II/12).

» Vorsicht!
Es ist notwendig, dass alten Menschen stets Rückzugsmöglichkeiten offen bleiben.

Selbsthilfeangebote

» Praktisches aus der Forschung
Das Projekt „Alt und Jung" in Bielefeld fördert das Zusammenleben von alten und jungen Menschen im Stadtteil in Kombination mit Angeboten des betreuten Wohnens und der Pflege (siehe Internet- und Lese-Tipp).

Menschen, die unter sozialer Isolation leiden oder von ihr bedroht sind, benötigen eine Stärkung des Selbstvertrauens, damit sie soziale Kontakte selbstständig und unabhängig pflegen können. Diese Erfahrung können sie in **Selbsthilfegruppen** (→ Kap. II/15) machen.

Selbsthilfegruppen sind Zusammenschlüsse von Menschen, die ähnliche Probleme haben und gemeinsam etwas dagegen unternehmen wollen.

Seniorengenossenschaften gehören ebenfalls zur Selbsthilfe. So besteht z. B. in der Seniorengenossenschaft Ulm-Wiblingen ein ausgebautes Tauschsystem, bei dem rüstige ältere und jüngere Menschen Hilfebedürftige in der Gemeinde unterstützen und dafür Gutscheine bekommen. Wenn sie selbst auf andere angewiesen sind, können sie die Gutscheine bei der Genossenschaft gegen entsprechende Leistungen einlösen.

Senioren-Büros sind Anlaufstellen für ältere Menschen, die Interesse an einem Ehrenamt haben. Ihre Träger sind die Kommunen, Senioreninitiativen oder Wohlfahrtsverbände. Hier erhalten ehrenamtlich Tätige eine kompetente Einführung in ihre Arbeit, Erstattung von Auslagen und Versicherungsschutz.

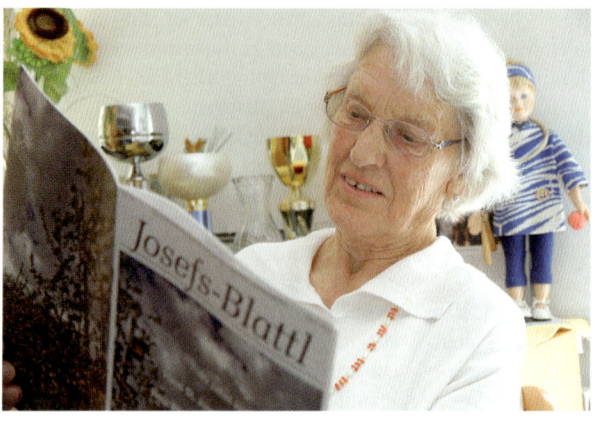

Abb. I/22.13 Auch die Heimzeitung ist eine günstige Gelegenheit, innerhalb einer stationären Einrichtung nach Bewohnern mit gleichen Interessen zu suchen. [K333]

Es gibt auch die Möglichkeit, sich in Vereinen oder **Interessengruppen** zu engagieren, z. B. in Musikgruppen, Chören, Orchestern, Theatergruppen, Wander-, Sport-, Heimat- und anderen Vereinen.

Internet- und Lese-Tipp
- Selbsthilfe-Forum:
  www.selbsthilfe-forum.de
- Selbsthilfenetz der AOK:
  www.selbsthilfenetz.de
- Seniorengenossenschaft Riedlingen e. V.: www.martin-riedlingen.de/ senioren/seniorenhomepage.htm
- Alt und Jung Bielefeld:
  www.altundjung.eu

Freiwilligenarbeit

Die Mitarbeit als Freiwillige, auch Laienhelfer oder Ehrenamtliche genannt, bietet eine gute Möglichkeit, aus der Isolation herauszukommen (→ Kap. II/14).

Seit dem Jahr 2001, das zum „Internationalen Jahr der Freiwilligen" erklärt wurde, hat die Arbeit der Freiwilligen bzw. Ehrenamtlichen, wie sie in den vergangenen Jahren oft genannt wurden, an Bedeutung zugenommen (→ Abb. I/22.14). In vielen Städten gibt es Freiwilligenagenturen, die Nachfragen und Angebote organisieren,

Werbung für Freiwilligenarbeit machen und Qualifizierungskurse anbieten, z. B. Laienhelfer für Demenzkranke.

Wie vieles in der sozialen Szene hat sich auch das Bild des „Ehrenamtlichen" in den vergangenen Jahren verändert. Freiwillige sind heute kritischer und „emanzipierter" als früher und deshalb immer weniger bereit, sich konzeptlos einspannen zu lassen. Ihnen geht es nicht mehr nur um ein „Ich mache es für dich" sondern „Ich mache es für dich und für mich". Eine solche – anspruchsvollere – Haltung ermöglicht beiden Seiten eine Begegnung auf Augenhöhe.

Freiwillige wollen sich oft kurzzeitig, überschaubar und projektbezogen engagieren. Das bedeutet, dass sie den Zeitaufwand selbst bestimmen und ohne einen Rechtfertigungszwang jederzeit die Möglichkeit haben, aufzuhören.

Es gibt **Besuchsdienste,** z. B. „Aktion Pflegepartner", „Senioren für andere", in denen alte Menschen hilfs- oder pflegebedürftige Nachbarn oder Bewohner von Pflegeeinrichtungen betreuen, z. B. indem sie Gespräche anbieten, vorlesen, Essen anreichen, leichte pflegerische Aufgaben übernehmen, einkaufen, Behördengänge und Behördenpost erledigen. Auf diese Weise

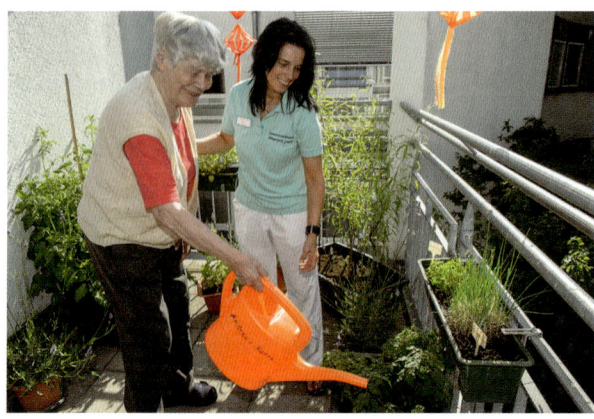

Abb. I/22.14 Bei sinnvoller Beschäftigung können sich durchaus ganz unterschiedliche Altersgruppen treffen – und Spaß miteinander haben. [K157]

Ⓐ Fallbeispiel Ambulant, Teil III

Beispiel einer Pflegeplanung bei sozialer Isolation für Egon Kellermair

Informationssammlung	Pflegetherapie	
Wünsche, Gewohnheiten, Hilfebeschreibungen, pflegefachliche Einschätzungen	Pflegeziel/Verständigungsprozess/erwartete Ergebnisse	Pflegemaßnahmen/Pflegeangebote
<ul><li>Frühere, positive Erfahrungen mit dem Alleinsein</li><li>Wunsch nach mehr Kontakt zu anderen Menschen</li><li>Interesse an Spielen u. Lesen, Freunde in anderen Städten</li></ul>**Pflegefachliche Einschätzungen:**<ul><li>Soziale Isolation</li></ul>	<ul><li>Mehr Freude an Aktivitäten, die er alleine durchführt</li><li>Hat alte Kontakte aufgegriffen, auch über Entfernungen, z. B. durch Telefon und Briefe</li></ul>**Verständigung:**<ul><li>Herr K. hat befriedigende Kontakte zu anderen Menschen</li><li>Hat neue Kontakte zu einer Spielegruppe in der benachbarten Altenpflegeeinrichtung</li></ul>	<ul><li>Bekommt Informationen über die Angebote der offenen Altenarbeit, z. B. eine Gruppe in der Pflegeeinrichtung, die sich zum Kartenspielen trifft</li><li>Wird angeleitet, wie er alte Freunde ausfindig machen kann, um mit ihnen Telefonate oder Briefe auszutauschen</li><li>Wird von einem ehrenamtlichen Helfer zur benachbarten Altenpflegeeinrichtung begleitet</li></ul>

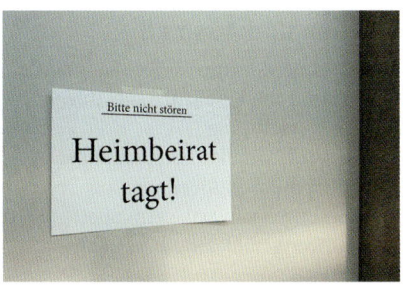

Abb. I/22.15 In einer stationären Einrichtung bietet der Heimbeirat den Bewohnern die Möglichkeit, sich für ihre Interessen und Rechte einzusetzen. [K313]

können sich alte Menschen weiter als bedeutsam erleben.

Internet- und Lese-Tipp
Landesehrenamtskampagne Gemeinsam-Aktiv der hessischen Landesregierung: www.gemeinsam-aktiv.de

Besonders beliebt sind auch Wissens-, Erfahrungs-, Hobby- und Zeitzeugenbörsen. Hier tauschen Menschen gemeinsame Interessen, Erfahrungen, Kenntnisse und Fähigkeiten aus. In einem Börsenbrief werden regelmäßig Angebot und Nachfrage veröffentlicht, z. B.: „80-jährige Musikerin bringt anderen das Gitarrespielen bei" oder „Wer spricht mit mir Gebärdensprache?"

Eine Mitarbeit in der **Kirchengemeinde** ermöglicht Kontakte zu Gemeindemitgliedern, zu Geistlichen und deren Mitarbeitern. Oft wird so an Traditionen und Gewohnheiten aus früher Kindheit angeknüpft. Neben den Gottesdiensten bieten Kirchengemeinden auch Altennachmittage, Vortrags- und Gesprächsabende, Handarbeits- und Werkgruppen und Studienreisen an. Möglich sind grundsätzlich auch Engagements in einem Ehrenamt, z. B. im Kirchengemeinde- oder Heimbeirat (→ Abb. I/22.15). ▨▨14

Gesetzliche Betreuung

Das Gesetz (§ 1896 BGB) sagt: „Kann ein Volljähriger auf Grund einer psychischen Krankheit oder einer körperlichen, geistigen oder seelischen Behinderung seine Angelegenheiten ganz oder teilweise nicht besorgen, so bestellt das Vormundschaftsgericht auf seinen Antrag oder von Amts wegen für ihn einen Betreuer. Dieser darf nur für Aufgabenkreise bestellt werden, in denen die Betreuung erforderlich ist, und nur dann, wenn diese Aufgaben nicht durch andere Hilfen ebenso gut erledigt werden können" (→ Kap. III/5.1.4).

Das neue Betreuungsgesetz will die persönliche Beziehung des Betreuers zur betreuten Person definieren, weil dadurch deren persönliche Wünsche so weit wie möglich respektiert werden können. Oft ist der gesetzliche Betreuer die wichtigste Kontakt- und Vertrauensperson für einen alten Menschen.

Die Betreuung kann folgende Lebensbereiche betreffen:
- Vermögenssorge
- Aufenthalt einer betroffenen Person einschließlich der Unterbringung in geschlossenen Einrichtungen
- Wohnungsangelegenheiten
- Gesundheitsvorsorge
- Rentenangelegenheiten (soweit sie nicht in der Vermögenssorge mit erledigt werden).

Eine Betreuung darf nur in den Lebensbereichen angeordnet werden, in denen sie notwendig ist.

Wenn ein Betreuer zuständig ist für den Aufenthaltsort des alten Menschen und die Gefahr der Isolation und Vereinsamung sieht, kann er die Entscheidung für einen Umzug in eine Altenpflegeeinrichtung treffen. Er kann aber auch Kontakte knüpfen, z. B. zu anderen Freiwilligen oder zu Mitar-

beitern der Sozialstation, zur Nachbarschaftshilfe, damit der alte Mensch so lange wie möglich in seiner vertrauten Wohnung bleiben kann.

Dabei darf der Betreuer die Bedürfnisse des alten Menschen nicht außer Acht lassen. Es gibt Menschen, die sind lieber tagelang allein, aber in der vertrauten Wohnung, als dass sie in eine Pflegeeinrichtung ziehen. Andere brauchen Menschen um sich. Für sie kann eine stationäre Pflegeeinrichtung die bessere Lösung sein. ▨▨15

I/22.3.3 Pflegeevaluation

Ⓐ Fallbeispiel Ambulant, Teil IV

Egon Kellermair besucht seit vier Wochen die Männerrunde in der benachbarten Pflegeeinrichtung. Oft sind sie nur zu dritt und spielen Skat, zum Schachspielen hat sich noch kein Partner gefunden. Herr Kellermair schimpft zwar regelmäßig über die starrsinnigen alten Männer, aber er wartet jeden Mittwoch schon „gestiefelt und gespornt" auf den ehrenamtlichen Helfer, der ihn hinfährt und nach zwei Stunden wieder abholt.

Der Helfer hat über das Internet die Telefonnummer und Adresse eines alten Freundes von Herrn Kellermair gefunden, der seit Jahren in einer stationären Einrichtung in Norddeutschland wohnt. Nach langem Zögern hat sich Herr Kellermair entschieden, den Freund erst mal anzurufen. Es zeigte sich, dass dieser nach einem Unfall im Rollstuhl sitzt und inzwischen auch Witwer geworden ist. Nun führen die beiden Freunde jedes Wochenende ein längeres Gespräch.

I 22

Inzwischen trägt sich Egon Kellermair mit dem Gedanken, einen Computer zu kaufen. Sein Freund schwärmt nämlich von den Vorzügen des Internets und würde gerne auch mal E-Mails schicken.

Die neuen Kontakte tun Herrn Kellermair gut, er wirkt ausgeglichener und entspannter. Dorothee Zenker passt die Pflegeplanung der neuen Situation an.

I/22.4 Beschäftigungsdefizit oder potenzielles Beschäftigungsdefizit

Ⓢ Fallbeispiel Stationär, Teil I

Die Altenpflegerin Hermine Brauer betreut die 85-jährige Susanne Weber, die seit einem Jahr verwitwet ist und seit zwei Monaten im Seniorenzentrum lebt. Frau Weber leidet an chronisch entzündlichem Gelenkrheumatismus. Sie kann mit einem Gehwagen noch kleine Wege selbstständig machen. Die Feinmotorik der Hände ist durch die Arthritis erheblich eingeschränkt. Lesen und Fernsehen strengen sie, trotz Brille, schon nach kurzer Zeit sehr an. Frau Weber war ihr Leben lang Hausfrau und Mutter, hatte ihren Ehemann, drei Kinder, einen Hund und einen Garten zu versorgen. Ihr Ehemann verstarb vor einem Jahr. Sohn und Tochter leben mit Familie im Umkreis von 20 Kilometern, sind aber berufstätig. Die drei Enkel waren bisher wichtige Bezugspersonen für Frau Weber und kamen immer zum Mensch-ärgere-dich-nicht- oder Malefizspielen. In den vergangenen Monaten sind Sie weggezogen, und kommen nur selten zu Besuch. In ihrer freien Zeit hat sie viel und gern gestrickt.

Susanne Weber hat immer wieder Phasen, in denen sie sehr traurig ist. Der Verlust ihres Ehemannes und der Wegzug der Enkel sind für sie nicht leicht zu verkraften. Gleichzeitig hat sie aber eine Art von Galgenhumor entwickelt, der ihr immer wieder hilft, auch mit schmerzlichen Tatsachen fertig zu werden.

Frau Weber klagt oft über Langeweile und darüber, dass sie keine für sie sinnvoll erscheinenden Aufgaben mehr übernehmen kann. Sie möchte auch gern mehr Kontakt zu anderen Bewohnerinnen bekommen.

> **Beschäftigungsdefizit:** Eingeschränkte oder fehlende Fähigkeit oder Möglichkeit, den Tag zu strukturieren und sich befriedigend zu beschäftigen.
> **Potenzielles** (*drohendes*) **Beschäftigungsdefizit:** Gefahr, dass es ohne rechtzeitige Intervention zu einem Beschäftigungsdefizit kommen kann.

Das (drohende) Beschäftigungsdefizit tritt bei alten Menschen sehr häufig auf.

Es kann oft durch **Hilfsmittel,** wie behindertengerechtes Küchengerät und Handwerkzeug, durch Sehhilfen und durch geeignete Beschäftigungsangebote kompensiert werden.

Dazu sind **Beratung, Anleitung, Motivation** und bei Bedarf auch **Begleitung** nötig.

Solange ein alter Mensch alltägliche Aufgaben selbstständig übernehmen kann, sollten sie ihm nicht abgenommen werden.

I/22.4.1 Informationssammlung

Ⓢ Fallbeispiel Stationär, Teil II

Hermine Brauer hat wiederholt versucht, Susanne Weber für die Beschäftigungsgruppe zu motivieren. Dort gibt es u. a. Angebote zum Kuchenbacken oder zur Gartenarbeit. Frau Weber lehnte aber mit der Begründung ab: „Das hab ich notgedrungen mein Leben lang gemacht. Jetzt bin ich froh, dass ich keinen Haushalt und Garten mehr versorgen muss." Viel lieber würde sie wie früher ihrer Lieblingsbeschäftigung nachgehen und für ihre Familie stricken. Aber mit den rheumatisch veränderten Fingern und der Sehbehinderung ist das, trotz Brille, nicht mehr möglich. Für Gesellschaftsspiele fehlen zurzeit die geeigneten Spielpartner.

Frau Weber hat in jungen Jahren gern mit ihrem Mann getanzt, bis sie das wegen des Gelenkrheumas aufgeben mussten. Sie hört immer noch gern flotte Tanzmusik und alte Schlager.

Hermine Brauer stellt nach Absprache mit der Ergotherapeutin bei Frau Weber ein Selbstversorgungsdefizit im Bereich „Aktivitäten" fest. Gleichzeitig sehen die beiden Mitarbeiterinnen die Gefahr, dass Frau Weber wegen fehlender Kontakte zunehmend vereinsamen könnte (→ Kap. I/22.4).

Ursachen und Einflussfaktoren

- Körperliche, seelische und geistige Behinderungen, Bettlägerigkeit
- Behinderungen aller Art, z. B. körperliche Einschränkungen, die Hilfsmittel oder einen Wechsel zu anderen Freizeitbeschäftigungen erforderlich machen (→ Abb. I/22.16)
- Mangelndes Interesse an einer befriedigenden Tagesstrukturierung (→ Kap. II/10)
- Verlust von vertrauten Kontaktpersonen und Anlaufstellen zur Freizeitgestaltung
- Fehlende Ideen, Antriebe und Motivation zu neuen Hobbys.

Zeichen und Ausmaß

- Der Pflegebedürftige äußert Langeweile, Wunsch nach Beschäftigung, Ablenkung oder Abwechslung
- Potenziell: Mimik, Gestik und Körperhaltung drücken Ablehnung aus
- Äußerungen von evtl. vermindertem Selbstwertgefühl, z. B.: „Das kann ich nicht."
- Unruhe, Weinen, Nörgeln, Streitsucht, Aggressivität, ständiges Klagen über körperliche Beschwerden oder völlige Apathie.

> Nicht immer ist ein Beschäftigungsdefizit die Ursache solcher Symptome. Altenpflegerinnen denken aber immer daran, dass mangelnde Beschäftigung zu unterschiedlichen Formen von Missempfinden und Verhaltensauffälligkeiten führen kann.

I/22.4.2 Pflegetherapie

Es gibt Beschäftigungsangebote für alle individuellen Fähigkeiten und Bedürfnisse pflegebedürftiger Menschen. Die größte Herausforderung für Altenpflegerinnen ist, gemeinsam mit dem Betroffenen das für den aktuellen Moment **richtige Angebot** ausfindig zu machen (→ Abb. I/22.17).

Beschäftigung wird positive Veränderungen herbeiführen, wenn die Betroffenen:

- Erfüllung, Befriedigung, Spaß oder Ablenkung erfahren
- Zu neuen Themen und Techniken hingeführt werden, sofern gewohnte Beschäftigungen nicht mehr möglich sind
- Keine Zeichen eines Beschäftigungsdefizits entwickeln, bzw. eine Verringerung der Zeichen eines Beschäftigungsdefizits zeigen

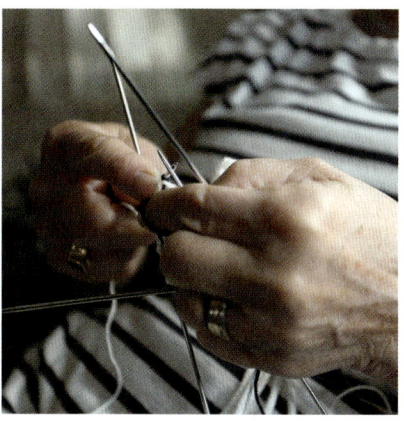

Abb. I/22.16 Wenn sich alte Menschen nicht mehr ihrem Hobby widmen können, weil z. B. die Sehfähigkeit nicht ausreicht, gilt es, einen befriedigenden Ersatz zu finden. [J787]

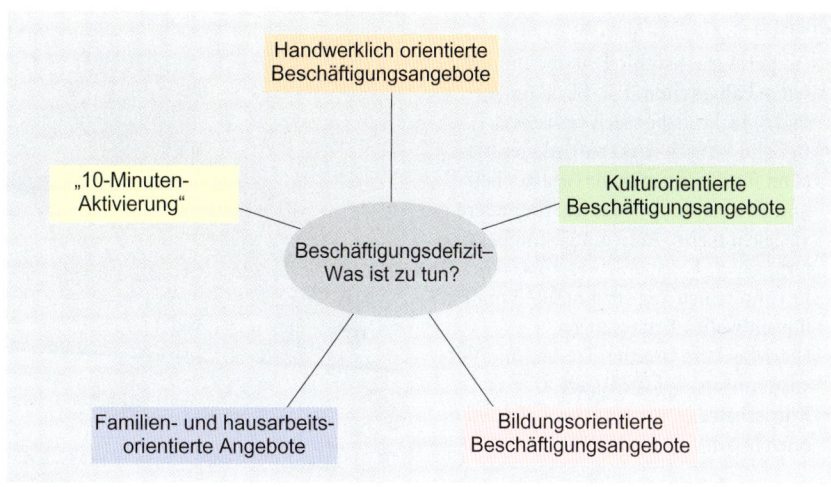

Abb. I/22.17 Pflegetherapeutische Möglichkeiten beim Beschäftigungsdefizit. [A400]

- Wenn eine gemeinsame Aktivität, z. B. Singen, auch den Pflegenden Freude macht (evtl. mit den Kollegen absprechen, wer was übernimmt).

Hermine Brauer lädt Susanne Weber zu einer Sitztanzgruppe ein, die sie selbst regelmäßig im Gymnastikraum anbietet. Trotz anfänglicher Skepsis: „Da spielen meine Gelenke nicht mehr mit. Die anderen lachen mich aus, wenn sie mich sehen", geht Frau Weber der Altenpflegerin zuliebe mit und ist dann angenehm überrascht, was sie doch alles noch mitmachen kann.

Frau Brauer erfährt ganz nebenbei, was Frau Weber früher am Stricken so reizvoll fand. „Es waren Sachen, die man gebrauchen konnte, das waren keine überflüssi-

gen Staubfänger. Ich konnte mir immer wieder neue Muster ausdenken und mich mit Freundinnen und Nachbarinnen austauschen. Wir haben viel gequatscht und gelacht und nebenbei noch auf unsere Kinder aufgepasst. Wenn das Geld knapp war, haben wir alte Sachen aufgezogen und neue damit gestrickt. In der schlechten Zeit nach dem Krieg haben wir uns dann immer, wenn ein Stück fertig war, zur Belohnung eine Tasse echten Bohnenkaffee gekocht."

Frau Brauer beobachtet, dass Frau Weber schon durch das Erzählen und die Erinnerung an früher gelassener und selbstbewusster wirkt. Die Altenpflegerin kann Frau Weber dazu bewegen, doch noch mal mit in

die Beschäftigungstherapie zu gehen. „Vielleicht können Sie dort ihre Erfahrungen und Ideen einbringen und sich mit den anderen Frauen, die noch stricken können, austauschen. Sie können sicherlich auch andere Tätigkeiten übernehmen, die in der Gruppen anfallen, z. B. Schallplatten oder CDs auflegen, alte Sachen aufziehen und Wolle wickeln."

Nach einer unverbindlichen Schnupperstunde gefällt es Frau Weber in der Beschäftigungsgruppe schon besser. Sie hat ihre Aufgaben gefunden und freundet sich mit zwei Frauen an, mit denen sie Erinnerungen austauschen kann.

Ⓢ **Fallbeispiel Stationär, Teil III**

Beispiel einer Pflegeplanung bei Beschäftigungsdefizit für Susanne Weber

Informationssammlung	Pflegetherapie	
Wünsche, Gewohnheiten, Hilfebeschreibungen, pflegefachliche Einschätzungen	Pflegeziel/Verständigungsprozess/erwartete Ergebnisse	Pflegemaßnahmen/Pflegeangebote
<ul><li>Interesse an kreativen Handarbeiten, Musik, Gesellschaftsspielen, Kontakt mit anderen Bewohnern</li><li>Ausgeprägter Sinn für Humor</li><li>Äußert Wünsche und Bedürfnisse</li><li>Hat Interesse an sinnstiftender Beschäftigung, die ihr Spaß macht</li><li>Gefühl von Traurigkeit</li><li>Klagt über Langeweile</li><li>Lehnt Beschäftigungsangebote zu Haushalt und Garten ab</li></ul>**Pflegefachliche Einschätzungen:**<ul><li>Beschäftigungsdefizit</li><li>Verlust wichtiger Bezugspersonen</li><li>Vermindertes Sehvermögen</li><li>Rheumatische Gelenkveränderungen</li></ul>	<ul><li>Äußert Wünsche und Bedürfnisse</li><li>Findet neue tragende Kontakte</li></ul>**Verständigung:**<ul><li>Hat befriedigende, sinnstiftende Beschäftigung</li></ul>	<ul><li>(*) Teilnahme an Beschäftigungsangeboten/-gruppen ermöglichen</li><li>Motivation zur Kontaktaufnahme mit nahe stehenden Bewohnern</li><li>Beim Erstkontakt begleiten</li><li>Schwellenangst abbauen</li><li>Über neue Angebote zur Beschäftigung informieren</li><li>(*) Möglichkeit zum Musikhören schaffen</li><li>Zur Sitztanzgruppe einladen</li></ul>

(*) Diese Maßnahmen können mit entsprechenden Durchführungszeitpunkten in den Tagesstrukturplan eingetragen werden.

Ziele

- Die geistigen, psychischen und motorischen **Fähigkeiten,** z. B. Blickkontakt und Sprache, haben sich verbessert
- Der alte Mensch wirkt zufriedener (das kann für den einen mehr Gelassenheit und Entspannung bedeuten, für andere vielleicht mehr „Aufregung" und Begeisterung)
- Er kann seinen Tag strukturieren mit für ihn sinnvollen Betätigungen
- Getriebenheit, Unruhe, Tremor und Verspannungen sind verringert
- Körperhaltung, Atmung u. a. Vitalfunktionen haben sich verbessert.

>> Nicht immer hat ein alter Mensch den Wunsch nach Förderung seiner Beschäftigung. Altenpflegerinnen bewegen sich ständig auf einem Grat zwischen Motivieren und Aktivieren oder Akzeptieren und „In-Ruhe-Lassen".

Auch in der Pflege gelten manche Gesetze der Werbepsychologie. „Wie gestalte ich mein Angebot? Wie steigere ich die Nachfrage und wie gestalte ich die Verpackung?"

Das Wort **„Basteln"** hat für viele Erwachsene einen negativen Beigeschmack von „Kinderkram" oder „Zeittotschlagen". Stattdessen kann man „Werken", „Handarbeiten", „künstlerisches Arbeiten" oder nur ein „unverbindliches Kaffeekränzchen" anbieten.

Der Begriff **„Beschäftigungstherapie"** ist umstritten, wenn er für die Angebote von fachfremden Personen ohne Ergotherapieausbildung verwendet wird. Alte Menschen wehren sich oft auch gegen den Begriff „Therapie". Sie fühlen sich dadurch als krank und behandlungsbedürftig abgestempelt.

Lieblos eingerichtete Kellerräume oder steril wirkende Aufenthaltsräume laden nicht zu Kreativität und gemütlichem Zusammensein ein (siehe unter „Gestaltung der Umgebung").

Einzelarbeit

Einzelarbeit kommt in der Altenpflege aus Zeitnot viel zu kurz. Sie ist aber oft der erste Schritt zur Teilnahme eines alten Menschen an einer Gruppe. Deshalb ist es wichtig, dass eine Person des Vertrauens den Pflegebedürftigen zunächst zu einer Gruppenaktivität begleitet und die Aktivität anfänglich unterstützt. Oft genügt es aber auch, wenn man dem alten Menschen versichert, dass er ganz unverbindlich an der Gruppe teilnehmen und sich alles ansehen kann, ohne sich sofort beteiligen zu müssen – als

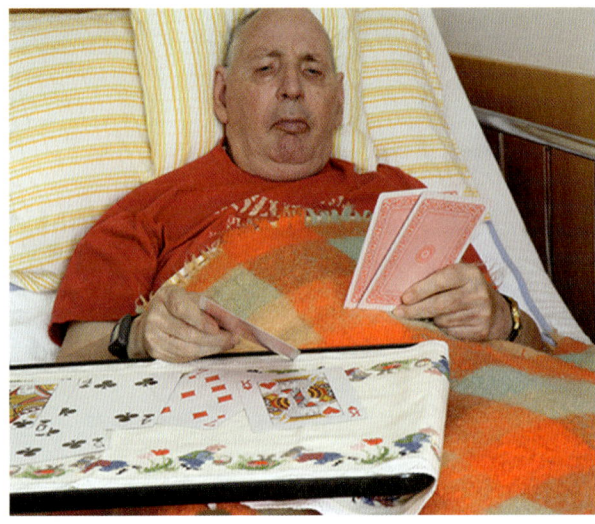

Abb. I/22.18 Kartenspiele bieten auch Bettlägerigen eine abwechslungsreiche Beschäftigung. [K333]

Schnupperangebot. Bei einem Hausbesuch können Altenpflegerinnen im Rahmen der offenen Altenarbeit soziale Kontakte, z. B. zu Gruppen, Vereinen und Veranstaltungen in Einrichtungen, vermitteln und die Teilnahme daran organisieren.

>> Wenn die Altenpflegerinnen mit Freude dabei sind, wirkt das auf die alten Menschen meist „ansteckend".

Alte Menschen, die sehr stark körperlich, geistig oder seelisch beeinträchtigt sind, profitieren erheblich von der Einzelarbeit. Altenpflegerinnen können in diesem Rahmen besser auf ihre Probleme eingehen, ihre Ressourcen ermitteln, Hilfsmittel anbieten und Motivationsarbeit leisten. In einer solchen Eingewöhnungszeit erwerben alte Menschen Selbstvertrauen, das es ihnen später leichter macht, sich in eine geeignete Gruppe zu integrieren. In der Einzelarbeit steuert der alte Mensch seinen Lernprozess selbstständig, was ein hohes Maß an **Eigenmotivation** freisetzen kann.

Einzelarbeit kann auch bedeuten, einen alten Menschen zu ermutigen, dass er ein gewohntes oder auch neues Hobby allein ausübt, z. B. wieder ein Instrument spielt, auch wenn er es jahrelang nicht angerührt hat. Vielleicht findet jemand keine gleichgesinnten Partner für sein Hobby, z. B. eine besondere künstlerische Technik.

Manche **Beschäftigungsformen** lassen sich besser allein umsetzen, z. B. Schreiben, Rätsel lösen, Patience legen (→ Abb. I/22.18). Wenn eine Pflegebedürftige in einer stationären Alteneinrichtung viel Zeit am Tag mit anderen Menschen verbringt, genießt sie es vielleicht, sich hin und wieder allein zu beschäftigen.

>> Gruppenarbeit fördert die Kommunikationsfähigkeit und ist eine Möglichkeit, neue Menschen kennen zu lernen und der drohenden Isolation vorzubeugen.

Gestaltung der Umgebung

Die soziale und räumliche **Umgebung,** z. B. die Lage und Einrichtung der eigenen oder der betreuten Wohnung, hat einen großen Einfluss auf die Beschäftigungsmöglichkeiten alter Menschen.

In der häuslichen Umgebung bestehen für alte Menschen viele Möglichkeiten, den Tag auszufüllen, z. B. mit Einkaufen, Kochen, Putzen und Bügeln. Dazu kommen häufig noch Blumenpflege in Haus und Garten, Haustiere oder Enkelkinder, Nachbarschaftshilfe und freundschaftliche Kontakte. Für Hobbys, z. B. Klavierspielen, Heimwerken oder Töpfern sind häufig die geeigneten Räumlichkeiten, Instrumente oder Werkzeuge vorhanden.

Wenn physische oder psychische Beeinträchtigungen auftreten, ist es wichtig, dass die Wohnung barrierefrei ausgerüstet wird (→ Kap. II/9, → Abb. I/22.19).

Altenpflegerinnen oder Ergotherapeuten können helfen, die Umgebung eines alten Menschen so zu gestalten, dass er sich auch allein beschäftigen kann:

- Handgriffe und Handläufe an den notwendigen Stellen anbringen lassen
- Sessel ans Fenster stellen oder neben eine verstellbare Stehlampe
- Telefon, Internet, Bücher, Radio, CD-Spieler, Fernbedienung und andere Gegenstände nach Wunsch in Reichweite platzieren
- Arbeitsmaterial, z. B. für handwerkliche Arbeiten, beschaffen.

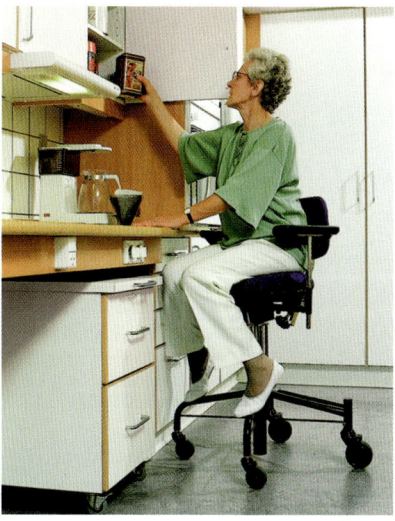

Abb. I/22.19 Mit einem in der Höhe elektrisch verstellbaren Stuhl können körperlich eingeschränkte alte Menschen bequem alle Höhen in ihrer Wohnung erreichen. [V143]

Stationäre Einrichtungen

Wenn die Eigenaktivität des alten Menschen durch zu viele Hilfen von außen verkümmert ist, spricht man von „erlernter Hilflosigkeit". Viele alte Menschen erleben auch nach dem Umzug in eine **stationäre Einrichtung,** dass ihnen ein Großteil ihrer Eigenverantwortung abgenommen wird und sie in starke Abhängigkeit geraten. Oft geht dies mit einem Gefühl von Sinn- und Perspektivlosigkeit einher.

Wer als alter Mensch aber spürt, dass er Verantwortung übernehmen und mitbestimmen kann bei der Strukturierung seiner Zeit und der Hobbypflege, ist auch eher bereit, aktiv mitzuarbeiten. Dies kann die Anpassungsfähigkeit an äußere Gegebenheiten und das Durchsetzungsvermögen fördern.

> ❯❯ Ein zu hohes Maß an Serviceleistungen durch das Personal **bremst** die Motivation der Pflegebedürftigen für eigene Aktivitäten, z. B. Einkäufe, Cafébesuche, Frisör- oder Arztbesuche außerhalb des Hauses.

Für die Beschäftigungsmotivation der Bewohner einer stationären Einrichtung ist die **Gestaltung der Räumlichkeiten,** z. B. des Empfangsbereichs, der Bewohnerzimmer und der Flure von großer Bedeutung:
- Aufenthaltsräume oder Nischen mit bequemen Sitzgelegenheiten für Gespräche, Lesen oder Spielen
- Küchen, in denen man kleine Mahlzeiten kochen und Kuchen backen kann. Besonders geeignet sind Wohnküchen, die mit alten, vertraut wirkenden Möbeln und Küchengeräten ausgestattet sind, und in denen man auch gemütlich – wie früher – zusammen sitzen und reden kann
- Grünpflanzen in Haus und Garten für interessierte Bewohner, die sich an der Auswahl und Pflege beteiligen
- Stimulierende Umgebung, z. B. helle Flure, Wände mit Wechselrahmen, Pinnwände, große Glastüren und Fenster, die Platz bieten für selbst gemachte Dekorationen wie Blumengestecke oder jahreszeitlich wechselnden Raumschmuck
- Wechselnde **Ausstellungen,** z. B. mit Kunstgewerbe aus den Kreativgruppen bereiten den Beteiligten Erfolgserlebnisse und den Besuchern **Anregungen** zum Selbermachen
- Gärten, die nicht nur zum Hinschauen und Ausruhen, sondern auch zur Mitarbeit einladen. Besonders geeignet und ohne Bücken gut zu bearbeiten sind **Hochbeete.**

Hilfsmittel

Auch **Hilfsmittel** können es dem alten Menschen trotz körperlicher Beeinträchtigungen ermöglichen, seine gewohnten Hobbys zu pflegen:
- **Schreibtelefon** oder Faxgerät für schwerhörige oder gehörlose Menschen (→ Kap. I/18.3.2)
- **Computer** mit CD-Roms zu interessanten Themen oder mit Spielen, z. B. Memory (→ Kap. II/10.4.6)
- **Gehhilfen,** z. B. Stock, Rollator oder Rollstuhl, erweitern den Aktionsradius des alten Menschen (→ Kap. I/19.3.2)
- **Rollatoren** mit Einkaufskorb und herunterklappbarem Sitz für Menschen, die gern längere Stadtbummel machen, zwischendurch aber kurze Pausen benötigen
- **Griffverdickungen** an z. B. Schreibstiften oder Pinseln für eine Gelenk schonende Haltung bei Menschen mit Rheuma oder Arthrose an den Händen
- **Gartenkrallen,** die mit wenig Kraft zu handhaben sind, weiche **Kniebänkchen** oder **Hochbeete** für Hobbygärtner mit Knie- und Rückenproblemen
- **Schwimmwesten** zur Erhöhung der Sicherheit von unsicheren Schwimmern sowie Nichtschwimmern
- **Tandem** für Blinde (auch Sehende), die mit einer zweiten Person Radtouren unternehmen können
- **Fahrrad** mit drei Rädern für Menschen mit körperlichen Behinderungen, z. B. Halbseitenlähmung, Parkinson-Krankheit, Spastik
- **Rollstühle,** die an ein Fahrradhinterteil gekoppelt sind, sodass die Begleitperson in die Pedale tritt und damit den Rollstuhl vorwärts bewegt
- Regelmäßige **Zubringerdienste** zur Teilnahme an Veranstaltungen oder Ausflügen mit Hilfe eines Busses (→ Abb. I/22.20).

Umgebung des Pflegebettes

> ❯❯ **Vorsicht!**
> Wenn ein alter Mensch das Bett nicht verlassen kann, ist es für ihn besonders wichtig, dass er nicht nur auf kahle Wände schaut. Wer lange mit den Augen eine weiße Wand fixiert, erkennt irgendwann Flecken oder Punkte, die sich scheinbar auf der Wand befinden. Solche Erscheinungen können leicht als Halluzinationen verkannt werden, zeigen jedoch nichts anderes als das Bemühen des Gehirns, sich Anregungen zu verschaffen.

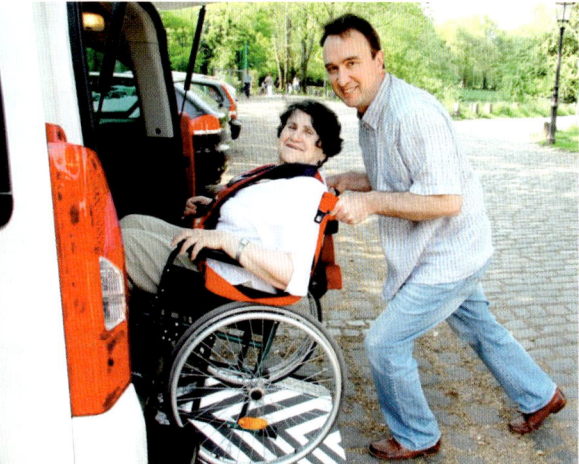

Abb. I/22.20 Fahrdienste sind für viele alte Menschen die einzige Möglichkeit, ihre Wohnung zu verlassen. [J745−041]

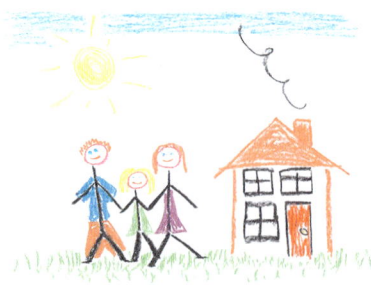

Abb. I/22.21 Persönliche Motive und Gegenstände in der näheren Umgebung eines Bettlägerigen, hier ein Bild der Enkeltochter, bereichern seine Wahrnehmung und Erlebniswelt. [J787]

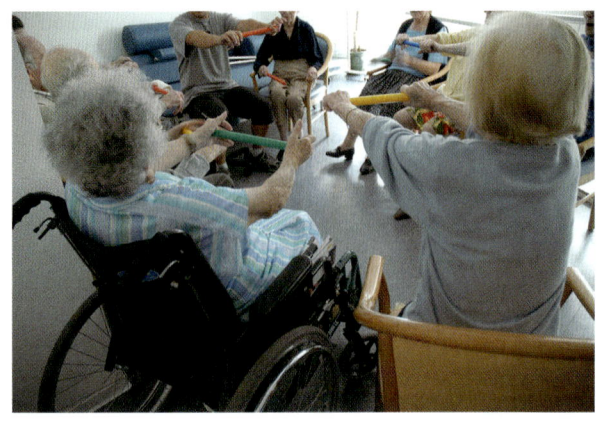

Abb. I/22.22 Die Teilnahme an einer Gruppe ermöglicht dem alten Menschen soziale Interaktion und Beschäftigung gleichermaßen. [J787]

Bettlägerige Menschen brauchen deshalb noch mehr als andere ein **stimulierendes Umfeld** (→ Abb. I/22.21), z. B. lieb gewonnene Gegenstände, Familienfotos in Sichtweite, Blumen, Farben, Musik und **Körperkontakt.**

Wenn keine Kontraindikation vorliegt, können Altenpflegerinnen wiederholt die Position, die Stellung der Rückenlehne und den Blickwinkel des Pflegebedürftigen verändern. Bei langer Bettlägerigkeit stellen sie dazu das Bett hin und wieder an einen anderen Platz, z. B. mit Blick in den Garten.

Für die Beschäftigung **im Bett:**
- Bett in **Sitzposition** bringen
- **Betttisch** je nach Art der Beschäftigung verstellen, z. B. Schrägstellung zum Lesen
- Bestimmte Positionierung, eine **Lesehilfe** (Lupe) oder einen Lesetisch fürs Bett und geeignete Beleuchtung, für liegende Pflegebedürftige ein **Lesegestell** oder eine Prismenbrille
- Beim Flechten, beim Nähen oder bei Papierarbeiten ein **Abdecktuch** zur Schonung der Bettwäsche benutzen
- Für das Arbeiten im Bett ein bequemes und entspanntes **Sitzen** und genügend Halt ermöglichen, z. B. durch einen Bettkasten am Fußende und eine Rolle unter den Knien
- Wenn Pflegebedürftige im Bett weben, sind **Stützen** für den Webrahmen sinnvoll, sie verhindern Druck auf die Oberschenkel
- **Hörbücher** beschaffen (lassen). Der Blindenbund bietet z. B. auch gelesene Auszüge von Zeitungen und Zeitschriften an (siehe unten)
- **Kopfhörer,** möglichst ohne Kabel, zum ungestörten Genuss von Musik und um die Umgebung nicht zu stören.

❯ Vorsicht!
Bei Bettlägerigen, die sich nicht sprachlich artikulieren können, beobachten Altenpflegerinnen besonders gut, ob ihnen die Aktivitäten wirklich Freude bereiten.

Es gibt viele Möglichkeiten der Beschäftigung für alte Menschen, die vorübergehend oder für längere Zeit im Bett liegen.

Textile Materialien
- Weben, Wollpompons wickeln, Makrameearbeiten, Arbeiten mit Zauberwolle
- Malen mit Holz-, Filz- oder Wachsmalstiften.

Farben und Papier
- Zeichnen mit Bleistift oder Kohle
- Einfache Papierarbeiten, z. B. Collagen.

Modelliermassen
- Modellieren mit lufttrocknender oder im Backofen zu trocknender Modelliermasse
- Salzteig
- Hefeteig. Eignet sich besonders gut für Menschen mit fortgeschrittener Demenz, weil er weder krümelt noch schmutzt, angenehm auf der Haut, nicht giftig und vor allem in seinem Geruch und seiner Konsistenz vertraut ist. Das Anfassen von Hefeteig kann auch sinnlich sein, es erinnert u. U. an Körperkontakt. Die Praxis hat gezeigt, dass Bewohner sich sehr ausdauernd damit beschäftigen. Das „Produkt" kann, muss aber nicht unbedingt gebacken werden. Wenn dies geschieht, ist die Speise nur für die betreffende Person zum Verzehr geeignet.

Spiele
- Geduldsspiele, z. B. Solitär, Tangram, Karten- oder Brettspiele für zwei und mehr Teilnehmer
- Rätsel und Schreibspiele.

Lesematerial
- Querbücher für Bettleser, die zu schwach sind, um die üblichen Bücher zu halten und umzublättern
- Lesepulte, die das Buch halten.

Bettlägerige Menschen mit demenziellen Erkrankungen

Menschen mit demenziellen Erkrankungen sind in fortgeschrittenem Stadium oft bettlägerig. Sie leiden dadurch an einem Mangel an Sinnesreizen und Zuwendung (Deprivation → Kap. I/17.9). Das kann zu sich ständig wiederholenden Handlungen oder Bewegungen führen, z. B. Zusammengießen von Getränken, Putzbewegungen mit dem Bettzipfel oder mit bloßen Händen, Verrühren von Essensresten, ausdauerndem und lautstarkem Klopfen, Rufen oder Schreien. Meist sind diese Handlungen ein Ausdruck des Bedürfnisses, etwas Sinnvolles zu tun. Der Betroffene hat sich in seine innere Welt zurückgezogen und glaubt sich in „alten Zeiten", z. B. in seiner Küche, an der Werkbank oder als Soldat im Krieg.

Individuell geeignete Beschäftigungsangebote mit vertrauten Handgriffen, Bewegungen und Materialien können eine gute und nützliche Alternative sein (→ Kap. I/33.5.3). 📖15 📖16

Gruppenarbeit

Musische, kulturelle und handwerkliche Beschäftigungsangebote → Kap. II/11
Feste und Veranstaltungen → Kap. II/12

Jeder Mensch braucht – um glücklich sein zu können – die Möglichkeit, ein starkes Selbstbewusstsein zu entwickeln. Das gilt für alte Menschen genauso wie für Kinder und Jugendliche. Diese Möglichkeiten, sich zu entfalten, bietet in ganz besonderem Maß die Gruppe (→ Abb. I/22.22). Sie kann ein Wir-Gefühl, Zugehörigkeit, Geborgenheit vermitteln und ist darüber hinaus ein Übungsfeld für lebenslanges soziales Lernen. Wenn jemand von anderen akzeptiert, mit seiner Meinung ernst genommen und mit seinen Fähigkeiten gebraucht wird, fühlt er sich wohl und richtig am Platz (→ Kap. II/5).

Der Erfolg einer Gruppenarbeit steht und fällt mit der Leitung und den Mitarbeitern. Dabei hat sich der kooperative Stil bewährt. Er gibt:
- Teilnehmern genügend Raum für eigene Entscheidungen

- Verliert den Einzelnen mit seinen Stärken und Eigenarten nicht aus dem Auge
- Nutzt Konflikte positiv, spricht sie an und löst sie gemeinschaftlich.

Bei der **Planung** und **Durchführung** von Gruppenaktivitäten ist es sinnvoll, die folgenden Arbeitsschritte zu berücksichtigen und in der angegebenen Reihenfolge und geduldigem Tempo zu durchlaufen, statt vorschnell und überstürzt neue Angebote zu organisieren. Ständig wechselnde und kurzlebige Projekte verringern die Motivation aller Beteiligten. Nur selten liegt es am Thema, wenn eine Gruppenarbeit nicht funktioniert.

Bestandsaufnahme (Phase 1)

Eine **Bestandsaufnahme,** die Aufschluss über die Interessen und Bedürfnisse der Zielgruppe und die sachlichen Rahmenbedingungen gibt, ist für die Planung und Durchführung dieses Angebots unbedingt notwendig. Folgende Fragen geben wichtige Informationen:

- Welche Gruppenaktivitäten oder -angebote gibt es schon, z. B. Gymnastikgruppe, Skatgruppe, welche innerhalb der Einrichtung, welche in erreichbarer Nähe?
- Besteht ein (weiterer) **Bedarf** an Gruppenarbeit, z. B. an Beschäftigungsmöglichkeiten, an kulturellen Angeboten oder Weiterbildung?
- Wie setzt sich die vorhandene **Zielgruppe** zusammen, z. B. hochbetagte, verwirrte, körperbehinderte, bewegungsfreudige oder alle Bewohner?
- Wie viel **Personal,** z. B. interessierte und geeignete Mitarbeiter, Ehrenamtliche, Angehörige, offene Stellen, steht für die Planung und Durchführung des Gruppenangebots zur Verfügung?
- Über wie viel **Fachkompetenz** verfügt das Personal? Gibt es erfahrene Fachleute und Praktiker, die in der Anfangsphase Unterstützung, Anleitung oder Beratung geben können?
- Welche **Ressourcen** sind vorhanden?
  – Räumlichkeiten, z. B. Teeküche auf der Etage, Toiletten, Gruppenraum, Andachtsraum, Turnsaal, Werkraum
  – Materialien, Hilfsmittel.

Planung (Phase 2)

Altenpfleger, die eine Gruppenarbeit vorbereiten und durchführen, sind offen für Informationen, Wünsche, Vorschläge, Ideen und Denkanstöße von den alten Menschen selbst, Angehörigen, Kollegen aus anderen Berufsgruppen oder Mitarbeitern aus anderen Alteneinrichtungen.

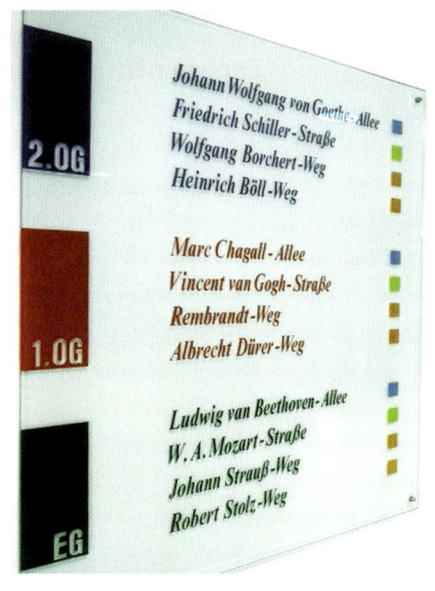 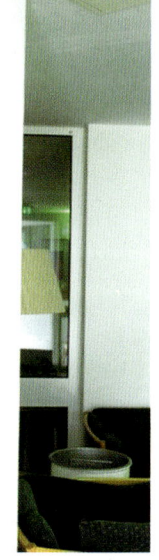

Abb. I/22.23 „Spielenachmittag heute um 15 Uhr in Zimmer 2 auf der Johann-Wolfgang-von-Goethe-Allee." Zur Planung von Gruppenangeboten gehört es auch, die Wege und Räume ausreichend zu kennzeichnen. [K157]

> **Vorsicht!**
> „Gefährlich" sind besonders in dieser Phase **Ideenkiller,** z. B.:
> - „Damit kommen wir hier nie durch!"
> - „Ob wir dafür jemanden begeistern können?"
> - „Für so etwas haben wir keine Zeit (kein Geld, kein Personal)!"
> - „Seien sie erst einmal ein paar Jahre hier!"
> - „Ja, wenn das so einfach wäre!"

Bei der Planung der Gruppenarbeit sind folgende Fragen zu klären:
- Welche Ziele sollen mit der Gruppenarbeit verfolgt werden?
- Was wollen wir tun? Welche Beschäftigungsart soll im Mittelpunkt der Gruppenarbeit stehen?
- Worüber wollen wir reden oder etwas erfahren, z. B. Referenten oder Gäste von außerhalb einladen?
- Wie sollen die Themen und Inhalte vermittelt werden, z. B. durch die Gruppenleitung oder erarbeiten die Teilnehmer Themen und Inhalte selbstständig?
- Wer übernimmt die Gruppenleitung? Kann die Leitung von mehreren Personen übernommen werden? Kann ein Gruppenteilnehmer Anleitungen geben?
- Welche Rolle soll die Gruppenleitung einnehmen?
- Wie soll sich die Gruppe formieren? Welche Sitz- oder Stehposition sollen die Teilnehmer einnehmen?
- Arbeiten alle nebeneinander das Gleiche?
- Arbeiten alle zusammen an einem gemeinsamen Produkt?
- Arbeiten oder diskutieren Kleingruppen über verschiedene Themen? Gibt es dazu

andere Räume oder Rückzugsmöglichkeiten?
- Wie sollen die Teilnehmer über das Gruppenangebot informiert werden (→ Abb. I/22.23)? Wie können sie zur Teilnahme motiviert werden?
- Wie viele Personen sind zu erwarten und sollten es höchstens (mindestens) sein?
- Welche Möbel werden benötigt, z. B. Bestuhlung, geeignete Tische, Küchenzeile, Backofen? Ist der Fußbodenbelag (z. B. zum Tanzen) geeignet?
- Welche Hilfsmittel, z. B. Materialien, Werkzeug, Lehrmittel, werden benötigt oder sind vorhanden? Wer kann etwas besorgen oder ausleihen? Wer kann gemeinsam die gleichen Geräte oder Werkzeuge benutzen?
- Welche Medien, z. B. Diaprojektor, Leinwand, Overheadprojektor, Stereoanlage, sind sinnvoll, vorhanden oder können besorgt werden?

Potenzielle Probleme und Schwierigkeiten sollten schon bei der Planung abgeschätzt und berücksichtigt werden, z. B. (→ Abb. I/22.24):
- Teilnehmer mit Einschränkungen, Behinderungen, Eigenarten, auf die besonders einzugehen ist
- Möglichkeit, bei Bedarf kurzfristig noch zu variieren, zu streichen, zu ergänzen oder abzuändern

> **Nur wer gut vorbereitet ist, kann im Bedarfsfall improvisieren.**

- Alternativangebot oder ein Programm, das parallel laufen kann, z. B. wer nicht handarbeiten möchte, kann Brettspiele machen.

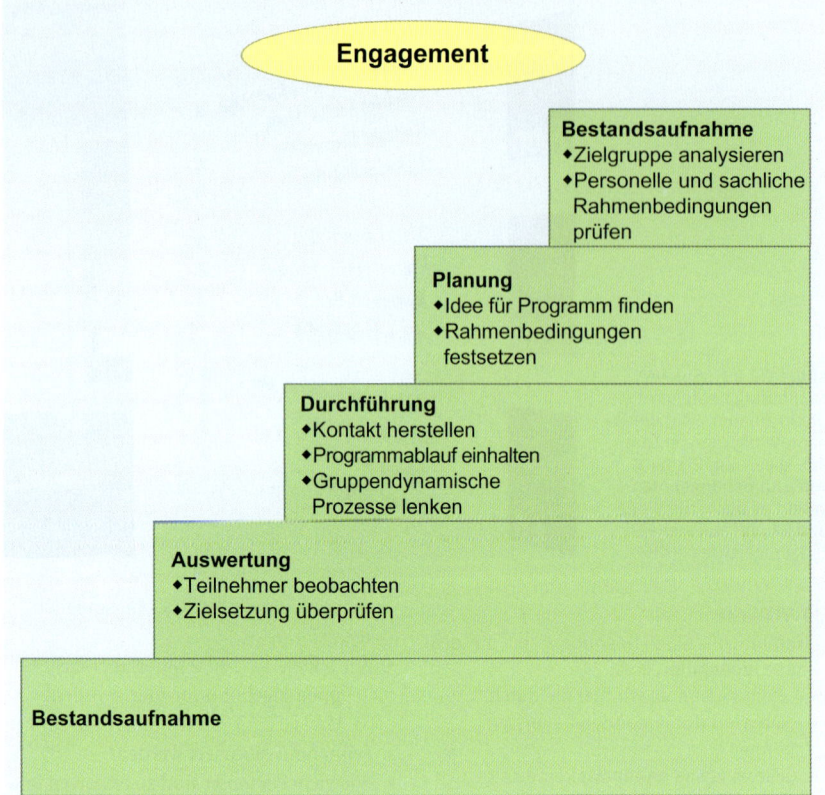

Engagement

Bestandsaufnahme
- Zielgruppe analysieren
- Personelle und sachliche Rahmenbedingungen prüfen

Planung
- Idee für Programm finden
- Rahmenbedingungen festsetzen

Durchführung
- Kontakt herstellen
- Programmablauf einhalten
- Gruppendynamische Prozesse lenken

Auswertung
- Teilnehmer beobachten
- Zielsetzung überprüfen

Bestandsaufnahme

Abb. I/22.24 Gruppenarbeit führt nicht durch Zufall zum Erfolg. Bei der Planung und Durchführung sind wichtige Arbeitsschritte konsequent einzuhalten. [L138]

Damit die Erwartung der Teilnehmer nicht enttäuscht wird, und Missverständnisse gar nicht erst entstehen, wird das Gruppenangebot durch die genaue Angabe der Daten so konkret wie möglich definiert, z. B.:
- **Titel.** Offener Singkreis
- **Termin.** Einmal wöchentlich nach dem Abendessen von 19:30 bis 21 Uhr
- **Ort.** Speisesaal
- **Teilnehmer.** Alle Bewohner
- **Leitung.** Bewohnerin, die früher Musiklehrerin war
- **Unterstützung.** Schüler der Altenpflegeschule.

❯❯ Bei der Gruppenarbeit in mehreren Dimensionen denken: Das „Wie" genügt nicht, das „Warum", das „Womit", z. B. Hilfsmittel, Geräte, das „Mit-Wem", z. B. die Gruppenmitglieder und das „Wann" müssen dazu kommen. *W. A. Hofmann*

Häufig wird die Planungsphase vernachlässigt. Es werden kurzfristig Angebote organisiert und „in Gang gesetzt", die schnell wieder abgebrochen werden, weil z. B.:
- Am Bedarf vorbeigeplant wurde
- Die Betroffenen bei der Planung nicht einbezogen wurden

- Nicht alle Kollegen (Vorgesetzten) das Projekt befürwortet und unterstützt haben
- Nicht alle (potenziellen) Probleme und Auswirkungen zuvor bedacht wurden
- Den Gruppenleitern nach anfänglicher Begeisterung, großen Plänen und Idealen zu schnell der Atem ausging, sie sich überfordert fühlten, die erwarteten Erfolgserlebnisse ausblieben oder zu klein ausfielen.

Durchführung (Phase 3)

Um regelmäßig bei den Gruppenangeboten anwesend zu sein, benötigen die Teilnehmer häufig Unterstützung beim **Hin-** und **Rücktransport.** Leben die Teilnehmer in ihrer Wohnung, ist es ratsam, einen Fahrdienst oder Fahrgemeinschaften zu organisieren.

Die Angebote sollten nicht zu einer späten Tageszeit enden. Leben die Teilnehmer in einer stationären Einrichtung, ist es z. B. notwendig, Rollstuhlfahrer oder demenziell erkrankte Bewohner von ihren Zimmern zum Veranstaltungsort zu begleiten. Hierfür wird ausreichend Personal benötigt.

❯❯ Während des Gruppenangebots benötigen schwerstpflegebedürftige Teilnehmer die Begleitung bei Toilettengängen. Auch dafür ist das notwendige Personal bereitzustellen.

Zur besseren **Kontaktaufnahme,** zum Auflockern und um die Teilnahme noch attraktiver zu machen, beginnen viele Gruppenangebote mit einem gemeinsamen **Kaffeetrinken.** Es folgt das Programm und anschließend ein kurzes Abschlussgespräch. Dabei ist aber auch genügend Zeit für Lob und Motivation der einzelnen Teilnehmer und für eine kurze Vorausschau auf das nächste Treffen einzuplanen.

Es wird oft von den Teilnehmern gewünscht, dass nach einer kurzen Begrüßung das Programm folgt und ein gemütlicher Teil mit Kaffee oder anderen Getränken das Zusammentreffen abschließt. Dann ist das **Auswertungsgespräch** nicht zu trocken und die Wahrscheinlichkeit größer, dass alle bis zum Schluss bleiben.

Bei der Durchführung des Gruppenangebots ist für die einzelnen Programmpunkte ein innerer **Zeitrahmen** festzulegen, der jedoch nicht unumstößlich ist. Freiraum für wichtige gruppendynamische Prozesse und Zwischengespräche ist wichtiger als die korrekte Einhaltung des Zeitplans. Bei der Zeitplanung sind die Motivation sowie die physische und psychische Ausdauer der Teilnehmer zu berücksichtigen.

Auswertung (Phase 4)

Am Verhalten der Teilnehmer können Gruppenleiter erkennen, wie gut die Gruppenarbeit verlaufen ist, und wie zufrieden jeder Einzelne erscheint. Diese Zufriedenheit deckt sich aber nicht immer mit den pädagogischen und pflegerischen Zielen, die mit der Gruppenarbeit beabsichtigt wurden.

Je genauer Probleme und Bedürfnisse analysiert und je klarer die Ziele definiert wurden, desto genauer kann später das Ergebnis bewertet werden. Bei der **Auswertung** können die Teilnehmer zum persönlichen Erleben des Gruppenangebots in einer Abschlussrunde befragt werden, z. B.:
- Was hat Ihnen besonders (oder gar nicht) gefallen?
- Welches Erlebnis oder welche Erkenntnis waren heute besonders einprägsam für Sie?

Aufgaben der Gruppenleitung

Gruppenleiter benötigten viel Phantasie und Kreativität, aber auch Kommunikationsfähigkeit, Humor und ein großes Maß an Flexibilität und Spontanität. Erfolgreiche Gruppenleiter verfügen jedoch auch über das notwendige Fachwissen. Dazu gehören Grundkenntnisse in Gruppendynamik und Gesprächsführung (→ Kap. I/13.1). 📖17

Eine unverkrampfte und entspannte Atmosphäre in der Gruppe wird gefördert, wenn Beiträge, Einwände oder Zwischenrufe der Teilnehmer aufgegriffen und nicht abgeblockt werden, nur um das vorbereitete Thema „durchzuziehen" (→ Abb. I/22.25). Ein ursprünglich geplantes Programm kann jederzeit nachgeholt werden, aber eine augenblickliche Stimmung und Atmosphäre in der Gruppe lässt sich nicht nach Tagen oder Wochen rekonstruieren.

> ❯ Teilnehmer, die von der Gruppenleitung immer wieder überhört oder unterbrochen werden, ziehen sich zurück und reden dann immer weniger oder gar nicht mehr.

Folgende **Regeln** gelten für Gruppenleiter:
- Statt **für** die alten Menschen etwas zu tun, sollte etwas **mit** ihnen geplant, entschieden und durchgeführt werden
- Nur ein aktiver Gruppenleiter kann aktivieren. Es gibt aber auch Phasen der Ruhe und Entspannung in der Gruppe, die der Leiter erkennen und unterstützen sollte
- Keinen falschen Ehrgeiz an den Tag legen, z. B. zu hohe Ansprüche, zu komplizierte Techniken, Perfektion
- Sich selbst und die Rolle der Gruppenleitung immer wieder hinterfragen.

> ❯ Kleine Schritte der Gruppenteilnehmer als große Leistung anerkennen und nicht als Selbstverständlichkeit betrachten.

I/22.4.3 Pflegeevaluation

🅢 Fallbeispiel Stationär, Teil IV

Susanne Weber besucht seit zwei Wochen regelmäßig vormittags die Beschäftigungsgruppe. Sie hat in den vergangenen Tagen wiederholt darüber geklagt, dass es ihr oft langweilig ist, immer das gleiche zu tun, und dass die anderen Frauen so wenig gesprächig seien. „Wenn ich nicht immer wieder ein interessantes Thema anschneide oder Witze mache, dann schweigen die anderen die meiste Zeit." Außerdem äußert Frau Weber den Wunsch, auch nachmittags in ihrem Zimmer Handarbeiten machen zu können, während sie Musik oder Radiosendungen hört. Hermine Brauer besucht sie deshalb in der Gruppe und spricht dort mit ihr und mit der Beschäftigungstherapeutin. Diese macht den Vorschlag, dass Frau Weber es doch einmal mit Weben versuchen solle. Es gibt ein leicht zu bedienendes Gerät, das Frau Weber auch mit auf ihr Zimmer nehmen könnte. Zuerst bekäme sie die Anleitung und könnte in der Gruppe üben und dann entscheiden, ob ihr die Tätigkeit gefällt und nicht zu anstrengend ist.

Außerdem macht die Therapeutin den Vorschlag, dass Frau Weber sich der Seniorengruppe der Rheumaliga anschließen könnte. Die Organisatoren holen alte Menschen zu wöchentlichen Treffen in geselligem Beisammensein und zur wöchentlichen Wassergymnastik im Hallenbad von zuhause ab. Nach anfänglichem Zögern ist Frau Weber einverstanden und sogar bereit, selbst die zuständige Kontaktperson anzurufen. Diese neuen Angebote werden in die Pflegeplanung aufgenommen. Eine erneute Evaluation wird in etwa zwei bis drei Wochen sinnvoll sein.

I/22.5 Sexualverhalten

🅐 Fallbeispiel Ambulant, Teil I

Die Altenpflegerin Linda Müller begleitet Innozenzia Muth, die bei einer Darmoperation ein Enterostoma auf Dauer gelegt bekam. Frau Muth ist 63 Jahre alt und lebt mit ihrem drei Jahre jüngeren Ehemann in einer Mietwohnung. Sie hat die Folgen der Operation und die Wundheilung gut überstanden, und kann den meisten Tätigkeiten im Alltag ohne allzu große Einschränkungen nachgehen. Allerdings leidet sie noch stark unter dem ästhetischen Aspekt, d. h. unter einer Körperbildstörung wegen des Stomas.

Sie findet ihren Bauch hässlich und unappetitlich und glaubt nun, auch andere würden sich vor ihr ekeln. Vor allem befürchtet sie, dass der Ehemann sich abgestoßen fühlen könnte.

Eine **Störung des Sexualverhaltens** kann vorliegen, wenn ein Mensch sich Sorgen um seine Sexualität macht, wenn er eine Veränderung im Bereich der sexuellen Funktion erlebt und dies als unbefriedigend oder unangemessen empfindet.

I/22.5.1 Informationssammlung

🅐 Fallbeispiel Ambulant, Teil II

In einem vertraulichen Gespräch mit Linda Müller äußert Frau Muth ihre Ängste und Probleme im Hinblick auf ihre Sexualität.

Sie berichtet, dass sie vor ihrer Operation mit ihrem Ehemann regelmäßig sexuellen Kontakt hatte, und dass das für beide Partner immer sehr wichtig und befriedigend war. Inzwischen hat sie aber große Angst, dass das Stoma ihren Mann ekeln könne. Er habe zwar wiederholt Annäherungsversuche gemacht, die sie aber immer abwehrte, um ihn zu schonen. Nun habe sie das Gefühl, dass beide unter diesem Zustand leiden und keiner sich traut, über seine Wünsche und über seine Ängste offen zu sprechen. Linda Müller diagnostiziert neben der Körperbildstörung (→ Kap. I/18.9) eine Störung der Sexualität infolge des Stomas.

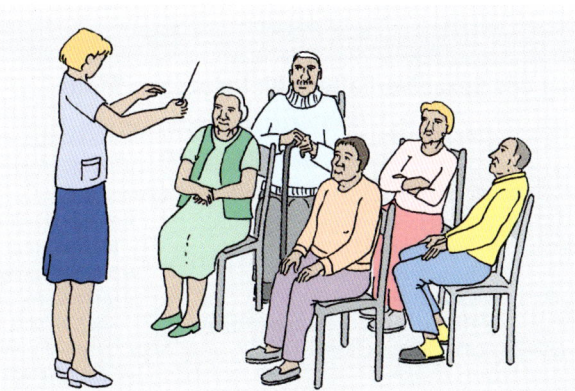

Abb. I/22.25 Gruppenleiter spielen eher eine begleitende Rolle. Sie dirigieren die Teilnehmer nicht. [L119]

Störungen der Geschlechtlichkeit sind von Altenpflegerinnen in erster Linie **wahrzunehmen.** Nicht in jedem Fall ist ihr therapeutisches Eingreifen gefordert oder erwünscht. Es ist möglich, dass ein alter Mensch ein Problem oder eine Störung weiterhin tabuisieren möchte bzw. anderweitige Unterstützung sucht.

> ❯❯ Störungen, die den Intimbereich betreffen, insbesondere die Sexual- und Harnwegsfunktionen, werden oft erst dann ausgesprochen, wenn Pflegende gezielt danach fragen. Derartige Gespräche benötigen ein besonderes Maß an Vertrauen, Diskretion und Taktgefühl. Sie sollten nur durch eine enge Bezugsperson aufgenommen werden.

I/22.5.2 Pflegetherapie

Linda Müller informiert Innozenzia Muth über praktische Möglichkeiten und Hilfsmittel, um das Stoma so zu versorgen, abzukleben und durch schöne Wäsche zu kaschieren, dass es nicht allzu sehr behindert. Sie besorgt für Frau Muth Informationsmaterial zum Thema Sexualität mit Stoma von der Selbsthilfegruppe für Stomaträger, empfiehlt ihr die Teilnahme an einer Gruppe und den Erfahrungsaustausch mit anderen Betroffenen. Sie ermutigt Frau Muth, das heikle Thema mit ihrem Partner anzusprechen.

Nähe und Distanz

Einigen alten Menschen vermittelt die Pflegebeziehung einen Grad an menschlicher Zuwendung, den sie viele Jahre entbehrt haben. Es liegt am Verhalten der Altenpflegerinnen, ob in der Beziehung das richtige Maß von **Nähe und Distanz** herrscht. Wenn Pflegende allen alten Menschen, die sie betreuen, Zuneigung und Verständnis zeigen, entstehen weniger Missverständnisse, falsche Hoffnungen oder Aufdringlichkeiten.

> ❯❯ **Lern-Tipp**
> Haben Sie bereits Situationen erlebt (oder von ihnen gehört), in denen Sexualität in der Beziehung zwischen Pflegenden und Pflegebedürftigen eine Rolle gespielt hat? Wie wurden diese Situationen behandelt?

Arbeitsklima

In Pflegeeinrichtungen sollte ein **Arbeitsklima** selbstverständlicher Akzeptanz herrschen. Dazu gehört es, dass Pflegende entkrampft und angstfrei mit dem anderen Geschlecht umgehen, Gefühle bei sich und alten Menschen zulassen und sie anderen verständlich machen können. Dann ist es möglich, auch Tabuthemen anzusprechen und so nicht nur bitterernst, sondern möglicherweise auch einmal mit Humor zu reagieren (→ Abb. I/22.26).

Pflegerische Maßnahmen im Genital- und Analbereich sollten nicht unhinterfragt von Personen des anderen Geschlechts durchgeführt werden. Auch wenn alte Menschen sich häufig klaglos in den Ablauf fügen, haben sie ein Recht darauf, dass ihre Wünsche und Bedürfnisse berücksichtigt werden:

- Gesprächsbereitschaft, Nähe und Akzeptanz signalisieren
- Intimsphäre wahren, z. B. vor dem Öffnen der Tür anklopfen und das Zimmer erst nach Aufforderung betreten
- Nach dem morgendlichen Wecken Zeit lassen zum Wachwerden, nicht sofort die Bettdecke wegziehen, um mit dem Waschen zu beginnen
- Rückzugsmöglichkeiten schaffen und anbieten

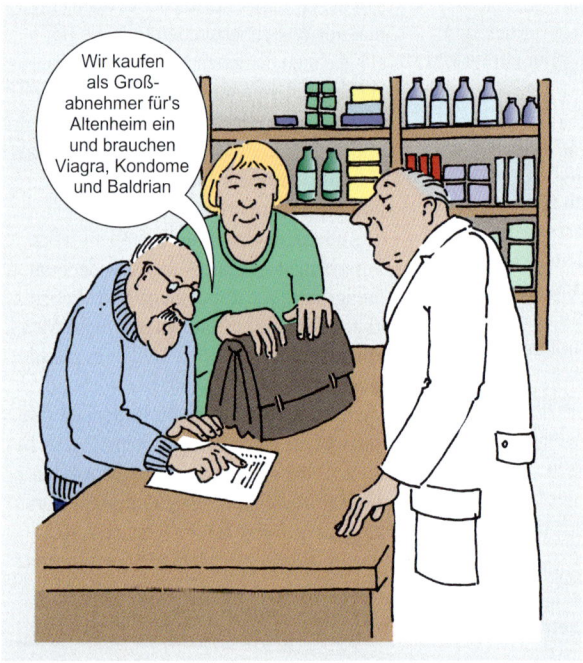

Abb. I/22.26 Humor ist ein wertvoller Helfer für einen unverkrampften Umgang miteinander. [L119, M221]

Ⓐ Fallbeispiel Ambulant, Teil III

Beispiel einer Pflegeplanung bei Störung des Sexualverhaltens für Innozenzia Muth

Informationssammlung	Pflegetherapie	
Wünsche, Gewohnheiten, Hilfebeschreibungen, pflegefachliche Einschätzungen	Pflegeziel/Verständigungsprozess/erwartete Ergebnisse	Pflegemaßnahmen/Pflegeangebote
- Regelmäßige Sexualkontakte mit dem Partner - Intakte Beziehung, Gesprächsbereitschaft auf beiden Seiten - Wunsch nach Aufrechterhaltung sexueller Aktivitäten **Pflegefachliche Einschätzung:** - Störung des Sexualverhaltens nach Anlage eines Enterostomas	- Verbessertes Körpergefühl - Ängste sind abgebaut - Bedürfnisse sind erfüllt **Verständigung:** - Offene Gespräche mit dem Partner über Sexualität sind möglich	- Fragen von Frau Muth sachlich und offen beantworten - Beratungsangebote, Surftipps und Literatur (z. B. der Selbsthilfeorganisation ILCO Kontakt- und Internetadressen) nennen - Gespräche und konkrete Hilfe durch die Stomatherapeutin ermöglichen

- Grenzen akzeptieren und eigene Grenzen deutlich machen
- Sexuelle Aktivitäten akzeptieren, solange niemand sich dadurch gestört oder belästigt fühlt, nicht belächeln oder verbieten
- Bei Pflegehandlungen die Intimsphäre schützen
- Individuelle Wünsche bezüglich des Schamgefühls berücksichtigen
- Einverständnis für alle pflegerischen Handlungen und Berührungen einholen
- Scham berücksichtigen, Bedürfnisse wahrnehmen und akzeptieren
- Selbstbestimmung fördern und unterstützen, z. B. bei Partnern
- Unterstützung anbieten bei Störungen und Ängsten
- Ermutigen, mit dem Partner über Gefühle zu sprechen
- Auf verwirrte alte Menschen wenn nötig diskret, ruhig, aber bestimmt einwirken
- Keine „Lieblinge" bevorzugen, keine unberechtigten Hoffnungen wecken, Nähe bei nötiger Distanz anbieten (→ Abb. I/22.27)
- Angebote machen zum Wohlfühlen oder für therapeutische Hilfen, z. B. Basale Stimulation®, Snoezelen (→ Kap. I/21.9.2).

>> Die Partnervermittlung für Senioren „Ich und Du" in Hamburg berichtete, am stärksten seien die 50- bis 70-Jährigen vertreten. Der älteste Single sei 87 Jahre alt und suche eine Frau, mit der er weite Reisen unternehmen könne.

Internet- und Lese-Tipp
- Deutsche ILCO e. V.: www.ilco.de
- Info-Forum für Stoma-Träger: www.stoma-seite.de (Die Inhalte der Seite liegen in verschiedenen Sprachen vor, u. a. sind deutsche, englische, französische, russische, holländische und türkische Texte zu finden.)

I/22.5.3 Pflegeevaluation

Ⓐ Fallbeispiel Ambulant, Teil IV

Nach acht Wochen kommt Linda Müller noch einmal zu dem Ehepaar Muth. Etwas verschämt, aber mit zufriedenem Lächeln berichtet Innozenzia Muth, dass „alles" wieder fast so sei wie früher. Sie ist sehr dankbar, dass ihre Ehe diesen Härtetest gut bestanden hat. Frau Muth wird in Zukunft ohne Hilfe mit ihrem Stoma zurechtkommen. Sie besucht regelmäßig die Selbsthilfegruppe.

I/22.6 Posttraumatisches Belastungssyndrom aufgrund sexueller Gewalt

Ⓢ Fallbeispiel Stationär, Teil I

Der Altenpfleger Franz Mai ist zuständig für die 78-jährige, ledige Annegret Fuhrmann, die seit acht Wochen in der Pflegeeinrichtung lebt. Sie konnte zuletzt wegen einer beginnenden Demenz vom Alzheimer-Typ nicht mehr allein in ihrer Wohnung leben. Besonders aufgeregt, nahezu panisch verhält sie sich beim Ausziehen, beim Waschen und besonders beim Toilettengang und bei der Intimpflege. Sie hält dann mit aller Gewalt ihre Kleidung fest, schreit immer wieder: „Nein, nein, nein!" und hat auch schon nach dem Altenpfleger geschlagen. Alle Bemühungen der Pflegenden, Frau Fuhrmann mit Beschwichtigen, Ablenken oder mit Argumenten zum Waschen zu überreden, scheiterten weitgehend.

>> **Posttraumatisches Belastungssyndrom** (PTBS): Zustand, bei dem ein Mensch eine anhaltend schmerzhafte Reaktion auf ein unerwartetes, außergewöhnliches Ereignis erlebt.

Ein **posttraumatisches Belastungssyndrom** ist keine sexuelle Störung, es kann aber ein Leben lang die Beziehung zu Männern und zur Sexualität erschweren oder verhindern.

In ihrem Buch „Erfahrungen sexualisierter Gewalt in der Lebensgeschichte alter Frauen" schildert *Martina Böhmer*, eine Altenpflegerin für geriatrische Rehabilitation, wie viele der betagten Frauen in ihrer Kindheit, Jugend und im späteren Erwachsenenleben massiver sexualisierter Gewalt ausgesetzt waren (→ Abb. I/22.28). Autoren unterschiedlicher Fachrichtungen beschreiben, dass jede dritte bis siebte Frau in ihrem Leben mindestens einmal vergewaltigt wird. Die Untersuchungen und Schätzungen ergeben sehr unterschiedliche Zahlen. 📖📖18

Da viele der Frauen ihr Leben lang über dieses Trauma nicht sprechen konnten, lassen sich oft nur Vermutungen aufgrund auffälligen Verhaltens anstellen (→ Kap. I/22.1.3).

Manche Frauen können im hohen Alter einer Person ihres Vertrauens ihre Geschichte erzählen, andere fliehen vielleicht unbewusst in eine Demenz, um diesen lebenslangen Konflikt aufzuarbeiten.

Nicht selten werden Frauen zu Unrecht als psychotisch erklärt und mit hohen Dosen Psychopharmaka ruhig gestellt, weil keiner die wahren Ursachen für ihr Verhalten erkannt hat.

I/22.6.1 Informationssammlung

Ⓢ Fallbeispiel Stationär, Teil II

Seit dem Umzug in die Einrichtung trat bei Annegret Fuhrmann eine zunehmende Verschlechterung ein, sodass sie meist das Erscheinungsbild einer Demenz im zweiten Stadium zeigt. Sie ist dann sehr unruhig, fragt oft nach ihrer Mutter und möchte nach Hause. Außerdem ist sie inzwischen auch inkontinent geworden. Frau Fuhrmann ist unverheiratet und hat nur eine Nichte, die weit entfernt lebt und selten zu Besuch kommt. Eine frühere Nachbarin kommt in großen Abständen für kurze Besuche. Sie berichtet, dass Frau Fuhrmann eine sehr penible, ordnungsliebende Frau war, die viel Wert auf ihr Äußeres gelegt hat und immer nach „Uralt Lavendel" roch. Aus der Biografie von Frau Fuhrmann geht hervor, dass sie als junges Mädchen mit der Familie aus Ostpreußen fliehen musste, und dass sie 40 Jahre lang als Lehrerin tätig war, unter anderem im

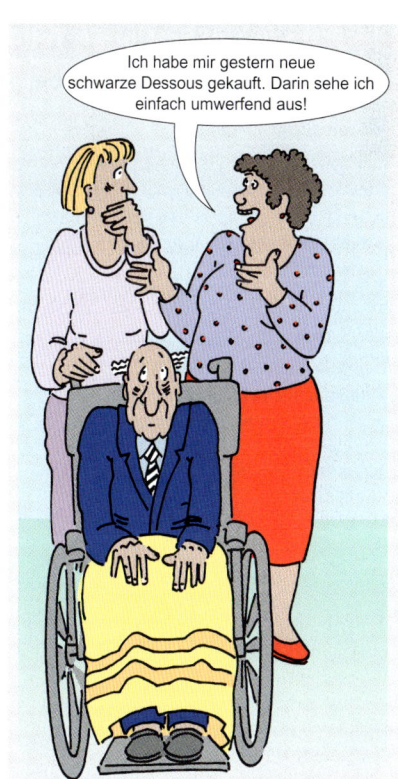

Abb. I/22.27 Das richtige Maß für Nähe und Distanz? [L119]

I
22

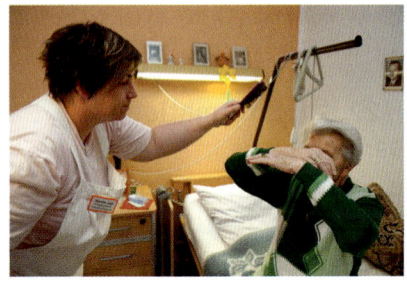

Abb. I/22.28 Ängstliche Reaktionen alter Menschen in scheinbar unproblematischen Pflegesituationen können ein Hinweis auf Gewalterfahrungen sein. [K157]

Fach Musik. Wenn Frau Fuhrmann allein ist, singt sie oft alte Volkslieder.
Die Pflegenden können beobachten, dass das massive Abwehrverhalten beim Waschen besonders stark bei männlichen Altenpflegern, aber auch bei großen Frauen mit tiefen Stimmen auftritt, und dass Frau Fuhrmann dann ungeahnte Kräfte entwickelt, als müsse sie um ihr Leben kämpfen. Eine Mitarbeiterin hat gelesen, dass ein Großteil der Frauen, die 1945 auf der Flucht waren, sexuelle Gewalt erlebte. Deshalb wird im Team der Verdacht auf ein posttraumatisches Belastungssyndrom geäußert.

❯❯ Ohnmacht und Isolation sind die Grunderfahrungen des psychologischen Traumas.

Zeichen eines posttraumatischen Belastungssyndroms

Die Frauen erzählen über:
- „Schreckliche" Erlebnisse, besonders nach Kriegsende, in der Kindheit oder in der Ehe
- Angst vor Soldaten, Angst vor „Feinden" oder „Angreifern" vor Verbrechern und Überfällen
- Angst, sich verstecken zu müssen
- Schwierigkeiten mit dem heimkommenden Ehemann
- Strenge oder idealisierte „liebe" Väter
- Frühe Heirat, Auszug aus dem Elternhaus
- Von einer unglücklichen Ehe, ohne weitere Erklärungen abzugeben
- Frühe Suizidversuche
- Frühere psychiatrische Behandlungen
- Kinder, die sie verloren haben
- Schuldgefühle gegenüber den eigenen Kindern, wenn sie diese abgelehnt haben

weil sie das „Produkt" einer Vergewaltigung waren.
Da viele Frauen in der Zeit der NS-Herrschaft und auch noch nach Kriegsende zwangsweise in Lagern oder anderen Massenunterkünften leben mussten – oft unter grausamen Bedingungen – kann der Einzug in eine stationäre Einrichtung alte Erinnerungen wachrufen.

❯❯ Ein unfreiwilliger Einzug in eine stationäre Einrichtung kann bei Frauen, die während oder direkt nach dem ersten Weltkrieg jung waren, zu unterschiedlichen Reaktionen führen, z. B. Angst- und Panikattacken, Übererregbarkeit, Hoffnungslosigkeit, Fluchttendenzen, Apathie, autoaggressives Verhalten, Halluzinationen, Wahnvorstellungen, sexuelle Hyperaktivität, regressives Verhalten.
„Leider werden nur selten die Täter in die Psychiatrien eingeliefert, sondern meist die Frauen, die Opfer sind und ihr Leben nicht mehr bewältigen können."
Martina Böhmer 📖📖18

Oft reagieren diese Frauen auf die Pflegenden mit ängstlicher Erwartung, bei männlichen Pflegenden mit massiver Abwehr. Manche sind übertrieben angepasst oder vereinnahmen die Pflegenden sehr stark.

Ⓢ Fallbeispiel Stationär, Teil III

Beispiel einer Pflegeplanung bei posttraumatischem Belastungssyndrom für Annegret Fuhrmann

Informationssammlung	Pflegetherapie	
Wünsche, Gewohnheiten, Hilfebeschreibungen, pflegefachliche Einschätzungen	Pflegeziel/Verständigungsprozess/ erwartete Ergebnisse	Pflegemaßnahmen/Pflegeangebote
<ul><li>Hat Freude an Musik und singt gerne</li><li>Liebt gepflegte Kleidung, Ordnung und Lavendelduft</li><li>Bedürfnis nach Sicherheit, Vertrauen, Selbstbestimmung</li><li>Vermeidung von Situationen, die Gewalterinnerungen hervorrufen</li></ul>**Pflegefachliche Einschätzungen:**<ul><li>Verdacht auf ein posttraumatisches Belastungssyndrom (PTBS)</li><li>Verdacht auf frühe Erfahrungen mit sexueller Gewalt</li></ul>	<ul><li>Kann weitgehend die Kontrolle über sich und ihren Körper behalten, auch bei der Intimpflege</li><li>Fühlt sich sicher und angstfrei</li></ul>	<ul><li>(*) Frau Fuhrmann bekommt beim Waschen den Waschlappen in die Hand und kann, mit Handführen, das Gesicht selbst waschen; dasselbe beim Zähneputzen</li><li>(*) Es wird mit Lavendelseife gewaschen, nachdem Frau Fuhrmann daran riechen konnte</li><li>Das Team nimmt eine einheitliche, validative Grundhaltung ein, z. B. indem Ängste und Abwehr ernst genommen werden, Verständnis gezeigt wird und Frau Fuhrmann so viel Selbstbestimmung wie möglich eingeräumt wird</li><li>Die Pflegenden arbeiten mit Sprichwörtern, die Bezug zu den Werten von Frau F. haben, z. B. „Ordnung ist das halbe Leben!" oder „Reinlichkeit ist eine Zier!"</li><li>Frau Brauer ist nun anstelle von Herrn Mai die Bezugsperson von Frau Fuhrmann. Waschen, Kleiden und Intimpflege werden nur noch von Altenpflegerinnen übernommen, die auf Grund ihrer Statur und Stimme bei Frau Fuhrmann keine zusätzlichen Ängste aufkommen lassen</li><li>Eine psychotherapeutisch geschulte Person führt mit Frau Fuhrmann Gespräche. Sie ermutigt die Pflegebedürftige vorsichtig und einfühlsam, über frühere Zeiten zu sprechen, z. B. Krieg und Vertreibung</li><li>Das Team informieren und für das Thema PTBS sensibilisieren</li></ul>

(*) Diese Maßnahmen können mit entsprechenden Durchführungszeitpunkten in den Tagesstrukturplan eingetragen werden.

Auch das Fehlen jeglicher Schamgrenze kann ein Zeichen für ein sexuelles Trauma sein. Oft haben die Frauen früh schon ein Verhaltensmuster erlernt, bei dem sie ihren Wert als Frau nur über ihren Körper und ihre Sexualität definieren konnten. Diese einzige Wertschätzung, die sie von Männern erfahren haben, versuchen sie sich dann auch im Alter zu erlangen.

Sie waschen sich vielleicht ständig, schauen immer wieder in den Spiegel, cremen sich mit allem ein, was sie finden können, zur Not mit Zahnpasta, und machen vielleicht anzügliche Bemerkungen.

❯❯ Lern-Tipp
Welche Pflegesituationen können für Menschen, die sexuelle Gewalt erfahren haben, besonders problematisch sein? Welche Möglichkeiten stehen Ihnen zur Verfügung, um damit umzugehen? Sind diese Themen in den Teams, die sie erlebt haben, besprochen worden? Gab es klare Richtlinien im Umgang damit?

Bei Pflegemaßnahmen kann man oft beobachten, dass Frauen mit einem posttraumatischen Belastungssyndrom erstarren, apathisch alles über sich ergehen lassen, einschlafen, antriebsarm sind, oder aber schreien, um sich schlagen oder weinen.

Unter anderem werden Erinnerungen an sexuelle Übergriffe wach bei der Mundpflege, beim Waschen des Gesichts, bei pflegerischen Maßnahmen im Genitalbereich, beim Verabreichen von Vaginalzäpfchen, rektalen Abführmitteln, Ausräumen des Enddarms, Bettdecke aufschlagen, An- und Auskleiden, Fixierungsmaßnahmen.

Manche Frauen wollen abends nicht ins Bett gehen, nur bei offener Tür und Licht schlafen, oder nicht allein sein.

Weitere Zeichen sind:
- Ständiges Klingeln nach den Pflegenden ohne erkennbaren Grund
- Häufiges Rufen nach der Mutter
- Stuhl- und Harninkontinenz ohne organischen Befund
- Kotschmieren
- Übelkeit, Erbrechen bei der Mundpflege
- Würgegefühle
- Unklare Bauch- und Unterleibsschmerzen
- Vaginalentzündungen
- Alpträume
- Schlafstörungen
- Tabletten-, Nikotin-, Alkoholmissbrauch.

Alte Menschen haben meist eine feine Antenne dafür, wenn eine Betreuungsperson einfühlsam und verständnisvoll ist; dann haben sie oft auch das nötige Vertrauen, um von ihren Gewalterlebnissen zu erzählen.

Pflegende können nur dann sexualisierte männliche Gewalt an Frauen erkennen und entsprechend handeln, wenn sie sich selbst mit diesem Thema auseinandergesetzt haben.

> ❯❯ Zur Feststellung und Einschätzung eines posttraumatischen Belastungssyndroms sind noch keine pflegerischen Assessmentinstrumente entwickelt worden. Einfühlsames Beobachten, biografisches Arbeiten, geschichtliches Wissen und Fachkenntnisse über Ursachen und Zusammenhänge können einen Verdacht bestärken. Wenn Frauen weiterhin schweigen oder sich infolge einer Demenz nicht verbal äußern können, bleibt es beim Verdacht, was aber an den pflegetherapeutischen Maßnahmen nichts ändert.

Das wichtigste Pflegeziel bei Menschen mit einem posttraumatischen Belastungssyndrom: Der alte Mensch erlangt die Kontrolle über sich und empfindet damit mehr Sicherheit.

I/22.6.2 Pflegetherapie

Wenn traumatisierte Frauen über ihre Gewalterfahrungen sprechen, durchleben sie unter Umständen Phasen, wie sie *Elisabeth Kübler-Ross* bei Sterbenden beschrieben hat: Nicht-wahrhaben-Wollen der eigenen Verletzungen, Wut und Trauer. Diese Gefühle sind ernst zu nehmen. Die Frauen brauchen Zeit und die Möglichkeit, diese Gefühle zu durchleben, um das Ereignis (im besten Fall) akzeptieren zu können.

Verhalten der Pflegenden

Biografiearbeit ➔ Kap. I/10
- Beziehungspflege, möglichst durch eine Vertrauensperson, evtl. die Bezugsperson wechseln
- Notwendigkeit und Dauer von Psychopharmakagaben regelmäßig überprüfen
- Seelische und körperliche Reaktionen beobachten bei bestimmten Situationen
- Vor jeder pflegerischen Maßnahme über die Notwendigkeit und die Art der Durchführung informieren
- Bei Bedarf: Pflegemaßnahme unterbrechen!
- Raum geben für Gefühle, wie Trauer, Wut und Aggression (Validation® ➔ Kap. I/33.5.5)
- Keine Therapieprogramme oder Beschäftigungen aufzwingen

- Kleine Aufgaben anbieten und Verantwortung übertragen, z. B. Pflanzenpflege
- Situationen vermeiden, die an das Trauma erinnern; z. B. auch bei der Ansprache („Machen Sie mal die Beine breit")
- Pflege ohne Zuschauer
- Keine Medikamente oder Instrumente in Körperöffnungen einführen.

I/22.6.3 Pflegeevaluation
Sexualität im Alter ➔ Kap. II/6

⑤ Fallbeispiel Stationär, Teil IV

Nach einem Monat evaluiert die Altenpflegerin Hermine Brauer die Pflegeplanung für Annegret Fuhrmann. Frau Brauer hat die Bezugspflege von Franz Mai übernommen, da Frau Fuhrmann zu ihr besonders viel Vertrauen aufbauen konnte. Der validative Umgang mit Frau Fuhrmann hat zur Folge, dass sie auch bei anderen Pflegenden mehr Sicherheit erlebt, und dass sie sich mit ihren Ängsten und ihrer Abwehr ernst genommen fühlt. Bei der täglichen Intimpflege und beim Toilettengang ist Annegret Fuhrmann nur noch sehr selten panisch. Wenn sie sich wehrt, akzeptieren die Pflegenden das, verlassen das Zimmer und versuchen es zu einem anderen Zeitpunkt wieder. Wenn sie hübsch gekleidet und nach Lavendel duftend mit der Altenpflegerin aus dem Bad kommt, erhält sie positive Rückmeldungen.

Wenn es die Zeit erlaubt, singen die Mitarbeiter mit ihr, und wenn sich die Singgruppe im Haus trifft, wird Frau Fuhrmann dazu geholt. Hin und wieder hört sie mit großem Interesse zu, wenn im Wohnzimmer CDs mit klassischer Musik gespielt werden.

Die Gespräche mit der Psychotherapeutin zeigen nur geringe Fortschritte, da Frau Fuhrmann sich nicht lange konzentrieren kann oder will und schnell das Thema wechselt oder nicht antwortet. Sie fühlt sich aber nicht unwohl dabei, sodass die Gespräche weiter geführt werden.

Die Pflegeplanung wurde nach dem Evaluationsgespräch auf den neuesten Stand gebracht.

I
22

I/22.7 Störung der Rollenerfüllung

A Fallbeispiel Ambulant, Teil I

Die Altenpflegerin Linda Müller besucht das Ehepaar Helfrich täglich zu Hause.

Karla Helfrich wurde vor vier Wochen nach einem Schlaganfall aus der Rehabilitationsklinik entlassen, ist halbseitig gelähmt und sitzt seither im Rollstuhl. Sie wird von ihrem Ehemann versorgt. Zweimal wöchentlich kommt eine Physiotherapeutin zur Bewegungstherapie. Helfrichs sind kinderlos, haben aber gute Kontakte zur Kirchengemeinde, sodass Frau Helfrich öfter Besuch bekommt, der gelegentlich auch Blumen, Kuchen oder eine Mahlzeit zum Aufwärmen oder Einfrieren mitbringt. Obwohl Karla Helfrich langsam Fortschritte macht, fällt es ihr sehr schwer, ihre Einschränkungen und ihre Abhängigkeit zu akzeptieren. Herr Helfrich klagt deshalb der Altenpflegerin täglich sein Leid. Er sei kaum in der Lage, die „Launen" und die „Undankbarkeit" seiner Frau zu ertragen, zumal er sich so große Mühe gebe, und sie doch „gut versorgt" scheine.

> **Störung der Rollenerfüllung:** Der betroffene Mensch leidet darunter, dass er aufgrund einer Veränderung seine gewohnte Rolle innerhalb einer Gruppe nicht mehr ausüben kann.

Eine **Störung in der Rollenerfüllung** ist bei alten Menschen häufig zu beobachten, da in diesem Lebensabschnitt immer wieder Veränderungen zu verarbeiten sind. Dazu gehören: Berufsaufgabe, Aufgabe von Hobbys oder Ehrenämtern wegen körperlicher Einschränkungen, Umzüge, Angewiesensein auf fremde Hilfe, Rollentausch innerhalb der Partnerschaft und Familie.

I/22.7.1 Informationssammlung

A Fallbeispiel Ambulant, Teil II

Auch Linda Müller bekommt immer häufiger den Unmut von Karla Helfrich zu spüren. Es scheint, als könne man Frau Helfrich nichts recht machen. Sie übt an jedem Handgriff Kritik, pocht bei Kleinigkeiten auf ihr Recht, weiß alles besser und scheint mit allem unzufrieden zu sein. Sie schwankt auch sehr in ihren Stimmungen. An einem Tag will sie möglichst vieles allein machen, am nächsten Tag erscheint sie wieder sehr hilflos und resigniert. Sie erzählt, nicht ohne Verbitterung, was sie in den zurückliegenden Jahren alles für andere Menschen getan hat, und dass das Schicksal sie jetzt ungerecht behandle.

An den Besuchen aus der Gemeinde und den „Mitbringseln" hat sie auch ständig etwas auszusetzen und zeigt wenig Freude darüber. Linda Müller erfährt, dass Frau Helfrich es immer sehr genossen hat, ständig von anderen Menschen gebraucht zu werden, und dass sie sich in ihren Ehrenämtern für unentbehrlich hielt.

Die Altenpflegerin vermutet als Ursache für die psychischen Verstimmungen von Frau Helfrich den Verlust der sozialen Aufgaben, den Statusverlust als Hausfrau und als wichtige Mitarbeiterin in der Kirchengemeinde. Frau Helfrich fehlen die positive Rückmeldung und Dankbarkeit ihrer Klienten. Den unfreiwilligen Wechsel in die Rolle von jemandem, der selbst auf Hilfe angewiesen ist, kann sie nur schwer akzeptieren.

Deshalb stellt Linda Müller bei Frau Helfrich die Pflegediagnose: „Störung der Rollenerfüllung".

Ursachen und Einflussfaktoren

In jeder Lebensphase üben Menschen unterschiedliche Rollen aus und verhalten sich entsprechend dieser Rolle. So wirken Lehrer z. B. häufig auch außerhalb von Schulen „belehrend", wenn sie diese Rolle nur schwer ablegen können. Oder Mütter umsorgen ihre Kinder noch immer, auch wenn diese Kinder bereits erwachsen sind und selbst Kinder haben.

> **Lern-Tipp**
> Wie nehmen Sie ihre eigene geschlechtsgebundene Rolle in der Gesellschaft, unter Freunden, in der Familie und am Arbeitsplatz wahr? Fühlen Sie sich benachteiligt?

Neue Rollen im Alter

Mit dem Älterwerden verändern sich auch die Aufgaben eines Menschen und die Erwartungen, die an ihn gerichtet werden. Alte Menschen, die in den Ruhestand gehen, geben zwangsläufig Rollen auf und übernehmen neue, z. B. die des **Rentners.** Dieser Rollenwechsel wird erschwert, wenn im Berufsleben Pläne und Ziele nicht erreicht wurden, oder neue Ziele und Aufgaben fehlen.

Je befriedigender ein alter Mensch seine neuen Rollen empfindet (→ Abb. I/22.29), und je besser diese sich ergänzen, umso leichter kann er sich damit abfinden. Doch für viele ältere Menschen bringt der Ruhestand neben dem Rollen- und Imageverlust auch finanzielle Einschränkungen mit sich. Schnell wird jemand vom selbstständig lebenden Rentner plötzlich zum **Sozialhilfeempfänger, Bewohner** oder **Pflegebedürftigen.**

> Viele Menschen werden in ihrer Kinderrolle gefordert, weil sie ihre alten Eltern betreuen und versorgen. Oft erleben sie sich dabei in der „Sandwich-Position", aus der heraus sie für die nachfolgende und auch für die vorausgegangene Generation zu sorgen haben.

Durch die immer höher werdende Lebenserwartung ist es keine Seltenheit, dass Menschen, die selbst Großeltern sind, die Urgroßeltern pflegen.

Mögliche Ursachen von Konflikten in der Rollenerfüllung:
- Veränderung der eigenen Rollen, z. B. durch Beruf, Alter, körperliche Einschränkungen, Erkrankungen
- Unklare Vorstellungen von eigenen Rollen und unrealistische Erwartungen, z. B. auch im Alter bestimmendes Familienoberhaupt sein zu wollen
- Veränderte gesellschaftliche Wertung einer Rolle (→ Abb. I/22.29)
- Unbefriedigende Familienverhältnisse, z. B. durch Scheidung, Trennung, Tod
- Gegensätzliche Erwartungen durch andere Menschen
- Feststehende gesellschaftliche Rollenbilder und Rollenklischees
- Nichtanerkennung der selbst gewählten Rolle durch andere

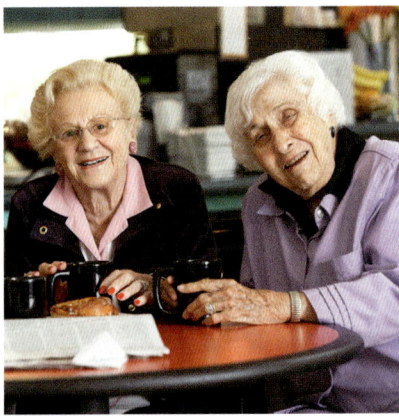

Abb. I/22.29 Die beiden Frauen haben ihren Stammplatz im Café. Sie genießen es, „Singles" und Rentnerinnen zu sein, nicht mehr für die Kinder sorgen zu müssen und Zeit für sich und ihre Freundinnen zu haben. [J787]

I
22

- Lebenskrisen, z. B. durch Arbeitslosigkeit, Verlust der Rolle als „starker Vater"
- Unklares Selbstkonzept, das nur von äußeren Einflüssen geprägt ist, z. B. werden Rollen nicht selbst gewählt, sondern sind nur nach den Wünschen anderer ausgerichtet
- Veränderungen in der Lebenswelt, z. B. durch Umzug ist jemand plötzlich nicht mehr bekannt und verliert seine Rolle als wichtige Persönlichkeit des Ortes
- Unzureichendes Selbstbewusstsein, um eine übernommene Rolle auszuüben
- Unzufriedenheit mit der eigenen Rolle, z. B. unfreiwillige Pflegeübernahme, Verlust der Berufstätigkeit
- Vorurteile oder mangelnde Kenntnisse über neue Rollen, z. B. wenn ein Witwer sich wieder verliebt und nun zum Freund, Geliebten, Lebensgefährten oder erneut zum Ehemann wird.

Zeichen und Ausmaß

- Unsicherheit und Unzufriedenheit werden im Verhalten deutlich
- Inaktivität, Interesselosigkeit, weil neue Interessen und Rollen fehlen
- Der alte Mensch kann eine neue Rolle nicht bewältigen, z. B. als Rentner seinen Tag nicht selbst strukturieren
- Rollenverluste führen zur Verweigerung neuer Rollen, z. B. der Verlust des Lebenspartners führt zur Verweigerung des Umzugs in eine Pflegeeinrichtung und zur Ablehnung der Rolle als Bewohner
- Rollen werden verleugnet, z. B. die eines Bewohners: „Ich bin ja nur vorübergehend hier!"

- Neue Rollen werden abgelehnt, z. B. wollen ältere Menschen nicht für die Enkelkinder „Opa und Oma" sein
- Hilfsmittel zur Unterstützung werden abgelehnt
- Eine Rolle überfordert den alten Menschen, z. B. werden Körperpflege oder Haushalt vernachlässigt
- Selbstständigkeit wird aufgegeben, z. B. bei geringfügigen Erkrankungen besteht der Wunsch nach vollständiger Versorgung durch andere
- Rollen werden auch unter unangemessenen Bedingungen aufrechterhalten, z. B. wird in der Pflegeeinrichtung versucht, weiterhin „Chef" zu sein
- Suche nach neuen Rollen und Aufgaben wird z. B. durch Unruhe, erhöhten Rede- und Bewegungsdrang deutlich

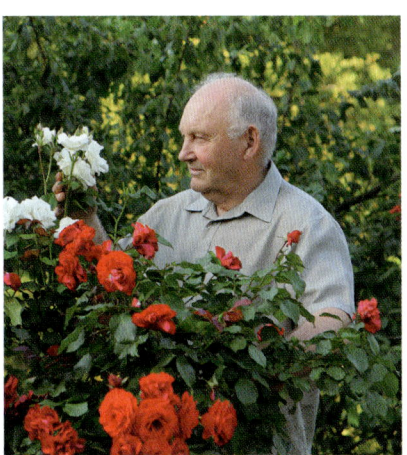

Abb. I/22.30 Gartenarbeit ist beliebt bei vielen Bewohnern stationärer Einrichtungen. [J787]

- Unzureichende oder grenzüberschreitende Rollenerfüllung als Mann oder Frau, z. B. durch fehlende Distanz gegenüber Altenpflegerinnen
- Soziale Isolation.

Das Bild des alten Mannes wird im Allgemeinen positiver gezeichnet als das der alten Frau. Frauen vereinigen in diesem Lebensabschnitt zwei Stereotypen auf sich: Frausein und Altsein. Klischeevorstellungen über alte Frauen reichen von Glorifizierung als liebende, sich aufopfernde Mutter und verehrte Großmutter bis hin zur Verteufelung als böse Schwiegermutter, Stiefmutter oder Hexe.

I/22.7.2 Pflegetherapie

Pflegende benötigen Informationen über die Rollen, die der alte Mensch im Laufe seines Lebens ausgefüllt hat (Biografie, z. B. beruflicher Weg, Familiensituationen). Dabei sollte die gefühlte Biografie erfragt werden, mehr noch als die reale, also das, was dem alten Menschen im Leben wichtig und lieb war, und welche Rollen für ihn jetzt von Bedeutung sind.

Biografiearbeit

Biografiearbeit→ Kap. I/10
- Gespräche über frühere Zeiten, z. B. beim Ansehen von Fotoalben
- Ehemalige Fähigkeiten fördern im Rahmen von z. B. Beschäftigungstherapie, Freizeitaktivitäten
- Anbieten neuer Rollen, z. B. den Kaffeetisch decken oder im Garten mitarbeiten (→ Abb. I/22.30)

(A) Fallbeispiel Ambulant, Teil III

Beispiel einer Pflegeplanung bei Störung der Rollenerfüllung für Karla Helfrich

Informationssammlung	Pflegetherapie	
Wünsche, Gewohnheiten, Hilfebeschreibungen, pflegefachliche Einschätzungen	Pflegeziel/Verständigungsprozess/erwartete Ergebnisse	Pflegemaßnahmen/Pflegeangebote
• Gute Kontakte zur Kirchengemeinde, kann mit Menschen umgehen, war bisher sehr hilfsbereit und engagiert • Hat sich in den Jahren seit ihrer Berentung hauptsächlich über ihre karitative Helferrolle definiert • Hat viel positive Rückmeldung bekommen für ihr soziales Engagement • Hatte eine tragende Rolle im Frauenkreis der Gemeinde und im Kirchengemeinderat inne **Pflegefachliche Einschätzungen:** • Rollenkonflikt als Ehefrau, weil der Ehemann die Rollen als Hausmann und als Krankenpfleger eingenommen hat • Verlust der Rolle als Hausfrau und mehrerer Rollen in Ehrenämtern	• Bekommt weiterhin Möglichkeiten, sich sozial zu engagieren (im Rahmen ihrer Behinderungen) • Fühlt sich gebraucht und hat wieder ein besseres Selbstwertgefühl **Verständigung:** • Kann akzeptieren, dass sie viele Aktivitäten nicht mehr beherrscht (Rolle eines alten Menschen mit Behinderungen)	• Herr Helfrich überlässt seiner Frau so viel Entscheidungen im Haushalt wie möglich und bittet sie öfter um ihren Rat • Frau Müller informiert eine Kontaktperson aus der Kirchengemeinde über die Bedürfnisse von Frau H. Nun bekommt sie weiterhin Informationen über die Frauengruppe und die Aktivitäten in der Gemeinde. Sie wird eher wieder gefordert statt „betreut" und verwöhnt • Frau H. bekommt von dort auch einige Telefonnummern von alleinstehenden Menschen, die sich über telefonische Kontakte freuen • Unterstützung bei der Pflege der Telefonkontakte • Frau H. lernt Entspannungstechniken und lernt auch, Gutes annehmen und genießen zu können, nur für sich selbst • Frau H. wird zu einzelnen Veranstaltungen mit dem Rollstuhl von einem Fahrdienst gebracht und abgeholt

- Übernahme von Verantwortung, z. B. für Mitbewohner oder im Heimbeirat
- Patenschaften für Tiere im Tierheim oder Tierhaltung in der Einrichtung
- Verantwortung delegieren, z. B. bei Überlastung durch Pflegeaufgaben
- Kompetenz erhalten
- Mitgestalten von Festen, z. B. Raumdekoration oder Beiträge zum Programm
- Wahrnehmen individueller Gedenktage, z. B. Hochzeitstag des alten Menschen, Todestag des Lebenspartners.

I/22.7.3 Pflegeevaluation

Ⓐ Fallbeispiel Ambulant, Teil IV

Nach einem Monat evaluiert Linda Müller die Pflegeplanung für Karla Helfrich. Je mehr diese aus der Rolle der Behinderten nach und nach in die Rolle der kompetenten Hausfrau und der engagierten Helferin wechseln konnte, desto besser wurde ihre Stimmung. Sie ist jetzt auch kooperativer bei der Pflege und der Physiotherapie. Der Ehemann und die Frauen aus der Gemeinde haben gelernt, sie nicht zu bemuttern, sondern ihr hin und wieder kleine Aufgaben anzuvertrauen.

Linda Müller beobachtet wiederholt, dass Frau Helfrich ihre Grenzen nicht akzeptieren kann und sich immer wieder körperlich und seelisch übernimmt. Sie vermutet bei Frau Helfrich ein seit Jahren bestehendes Helfer-Syndrom. Es gilt, ein gesundes Maß zu finden für die sozialen Aktivitäten von Frau Helfrich. Ein Fernziel könnte sein, dass sie auch Freude und Befriedigung erfährt, wenn sie etwas nur für sich selbst tut, z. B. Lesen, Kartenspielen mit dem Ehemann (mit entsprechenden Hilfsmitteln für Einhändige), Musikhören und Entspannen. Dies wird vermutlich ein langer Prozess sein.

Die Evaluation wird monatlich auf den neuesten Stand gebracht.

Wiederholungsfragen

1. Welche körperlichen und psychischen Beeinträchtigungen schränken die Interaktionsmöglichkeiten eines Menschen besonders stark ein? (→ Kap. I/22.1)
2. Welche Informationen über den Pflegebedürftigen benötigen Altenpflegerinnen zum Erstellen einer Pflegediagnose im Lebens- und Kompetenzbereich „Aktivitäten"? (→ Kap. I/22.2)
3. Was ist soziale Isolation und wie kann sie verursacht werden? (→ Kap. I/22.3.1)
4. Welche Zeichen weisen auf eine (drohende) soziale Isolation hin? (→ Kap. I/22.3.1)
4. Wodurch kann es zu Kommunikationsstörungen kommen? (→ Kap. I/22.3.1)
5. Welche Wohnformen gibt es für alte Menschen? (→ Kap. I/22.3.2) Welche Möglichkeiten, soziale Kontakte zu pflegen bzw. wiederaufzunehmen, gibt es für alte Menschen? (→ Kap. I/22.3.2) Wie können Altenpflegerinnen die Aufnahme und Pflege sozialer Kontakte alter Menschen unterstützen? (→ Kap. I/22.3.2)
6. Was ist ein Beschäftigungsdefizit und welche Ursachen kommen dafür in Frage? (→ Kap. I/22.4.1)
7. Welche körperlichen und psychischen Beeinträchtigungen schränken die Beschäftigungsmöglichkeiten eines Menschen besonders ein? (→ Kap. I/22.4.1)
8. Welche Ziele verfolgt die Ergotherapie? (→ Kap. I/22.4.2)
9. Mit welchen Fragen können sich Altenpflegerinnen über ihr eigenes Verhältnis gegenüber Arbeit und Freizeit auseinandersetzen? (→ Kap. I/22.4.2)
10. Welche Regeln sollte eine Gruppenleitung beachten? (→ Kap. I/22.4.2)
11. Welche Hilfsmittel können eingesetzt werden, damit alte Menschen trotz körperlicher Beeinträchtigungen Beschäftigungsangebote wahrnehmen können? (→ Kap. I/22.4.2)
12. Welche Pflegeziele können in der Pflegedokumentation bei einem Beschäftigungsdefizit formuliert werden? (→ Kap. I/22.4.2)
13. Was ist bei Fragen zum Gefühlsleben, zur Intimsphäre und zur Sexualität eines alten Menschen zu beachten? (→ Kap. I/22.5.1)
14. Welche Ursachen kann ein gestörtes Sexualverhalten haben? (→ Kap. I/22.5.1)
15. Machen Sie sich einmal bewusst, wo und wie oft Sie im Pflegealltag Grenzen überschreiten. (→ Kap. I/22.5.2)
16. Welche Tabuthemen kennen Sie, die für Ihre Bewohner evtl. eine andere Bedeutung haben könnten, als für Sie? (→ Kap. I/22.5.2)
17. Was versteht man unter einem posttraumatischen Belastungssyndrom nach erfahrener sexueller Gewalt? (→ Kap. I/22.6.1)
18. Wie verhalten Sie sich, wenn ein alter Mensch sich massiv gegen die Intimpflege wehrt? (→ Kap. I/22.6.2)

Literaturverzeichnis

1. Becker, U.: Die kleinen entscheidenden Momente. pflegen: demenz 33/2014.
2. Daneke, S.: Freiwilligenarbeit in der Altenhilfe. Altenpflege professionell. Elsevier Verlag, München, 2003.
3. Gatterer, G.: Sexualität in der Pflege. Österreichische Pflegezeitschrift 2008; 11; S. 13–17.
4. Fiehler R.: „Wie's zu unser Zeit noch war" – Kommunikation mit alten Menschen. Altenpflege Forum. 1996; 4; S. 115–124.
5. Medizinischer Dienst des Spitzenverbandes Bund der Krankenkassen e. V. (MDS). Grundsatzstellungnahme Demenz. Essen, 2009.
6. Wilhelm, H. J.: Gefangene ihrer Wahrheit. Athena-Verlag, Oberhausen, 2013.
7. Kuratorium Deutsche Altershilfe: Pro Alter. 3/2004.
8. Kossatz, M.: Gendergerechte Pflege unter besonderer Berücksichtigung männlicher/weiblicher Spiritualität. Diakonie Deutschland – Evangelischer Bundesverband. Berlin, 2010–2012.
9. Nigl-Heim, U. R.: Die Bedeutung von gender care für die Pflege. In: Österreichische Pflegezeitschrift, 10/04.
10. Gumpert, H.: Wenn die Töchter nicht mehr pflegen … – Geschlechtergerechtigkeit in der Pflege. Werkstattbericht im Auftrag der Friedrich-Ebert-Stiftung. WISO Diskurs, 2009.
11. Boss, P.: Da und doch so fern. rüffer und rub, Zürich, 2014.
12. Bubolz-Lutz, E. (et al.): Geragogik. Bildung und Lernen im Prozess des Alterns. Kohlhammer Verlag, Stuttgart, 2010.
13. Osborn, C.; Schweitzer, P.; Trilling, A.: Erinnern. Eine Anleitung zu Biographiearbeit mit älteren Menschen. Lambertus Verlag, Freiburg, 2012.
14. Neulist, A.; Moll, W.: Die Jugend alter Menschen. Gesprächsanregungen für die Altenpflege. Elsevier Verlag, München, 2005.
15. Friese, A.: Bettlägerige aktivieren. 111 Ideen aus der Praxis. Vincentz Verlag, Hannover, 2010.
16. Friese, A.: Frühlingsgefühle. Kurzaktivierungen im Frühling für Menschen mit Demenz, Vincentz Verlag, Hannover, 2010.
17. Klein, I.: Gruppen leiten ohne Angst. Themenzentrierte Interaktion (TZI) zum Leiten von Gruppen. Auer Verlag, Donauwörth, 2012.
18. Böhmer, M.: Erfahrungen sexualisierter Gewalt in der Lebensgeschichte alter Frauen. Mabuse Verlag, Frankfurt, 2001.

D. Schlosser

I/23 Haushaltsführung, Wohnen und Häuslichkeit

I/23.1 Bedeutung und Einflussfaktoren

> **Haushaltsführung:** Kompetenzbereich einer pflegebedürftigen Person innerhalb des Strukturmodells, der auf das Thema der Bewältigung aller Aspekte des Wohnens und der Organisation des Haushalts gerichtet ist. Im ambulanten Bereich (Themenfeld 6 a) lautet die Leitfrage: „Inwieweit kann die pflegebedürfte Person ihren eigenen Haushalt noch selbst/mit Unterstützung organisieren?"
>
> **Wohnen/Häuslichkeit:** Im stationären Umfeld (Themenfeld 6 b) geht es darum, zu erfassen, in welchem Umfang die pflegebedürftige Person ihre Bedürfnisse bezüglich des Wohnens eigenständig verwirklichen kann, bzw. welche Hilfen sie benötigt. 🧱1
>
> Zur Organisation des Haushalts zählen u. a. das Wäsche waschen, das Reinigen des Wohnraums, das Aufräumen, das Einkaufen und das Kochen.

Mit dem Begriff der Haushaltsführung verbindet man hierzulande eher finanzielle Aspekte mit rechtlichen Zusammenhängen (z. B. Bundeshaushaltsordnung/BHO). Wenn man den Begriff im Internet recherchiert, erhält man u. a. Tipps, wie die doppelte Haushaltsführung einkommensteuerrechtlich zu organisieren ist und welche Regeln der Bürger in diesem Zusammenhang zu beachten hat. Weniger konkret wird der Begriff der Haushaltsführung definiert, wie er im Rahmen des Strukturmodells gemeint ist. Zu selbstverständlich scheint es zu sein, in einer Wohnung/einem Haus zu leben und dieses entsprechend sauber zu halten.

In der Handlungsanleitung 1.1 des Strukturmodells vom März 2015 🧱1 wird jedoch klargestellt, dass es hier um die individuelle, situationsgerechte Erfassung und Beschreibung einer pflegebedürftigen Person geht und inwiefern diese in der Lage ist, ihren Haushalt (bzw. das Wohnumfeld in einer stationären Einrichtung) selbst oder mit Unterstützung zu organisieren und zu bewältigen. Für den ambulanten Bereich soll mit Hilfe der strukturierten Informationssammlung ermittelt werden, inwiefern die Versorgung mit Unterstützung durch Angehörige organisiert werden kann, um den Haushalt des Pflegebedürftigen (evtl. auch aufgabenverteilt) zu führen.

Gerade vor dem Hintergrund der aktuellen demografischen Entwicklung scheint die Sicherstellung der Haushaltsführung im ambulanten Sektor immer wichtiger zu werden. In 30 % aller Haushalte in Deutschland leben nach den Daten des Mikrozensus 2011 Menschen, die 65 Jahre oder älter sind. Jeder vierte Haushalt (24,2 %) ist ein reiner Seniorenhaushalt, das heißt, dass ausschließlich Ältere ab 65 Jahren in ihm leben. 🧱2

Neben dem Gefühl von Sauberkeit und Ordnung innerhalb des eigenen Zuhauses, bedeutet der eigene Wohnraum auch Schutz, Sicherheit und Geborgenheit, nach dem Motto „My home is my castle". Darüber hinaus gewährleistet eine sachgerechte Haushaltsführung auch die Basis für wesentliche Teile der Gesundheitsvorsorge, weil sich damit wichtige Aspekte der Alltags-Hygiene verwirklichen.

Zu einer Veränderung in der Haushaltsführung kommt es zunächst durch den Auszug der Kinder. Ab diesem Moment wird der Haushalt kleiner. Mit fortgeschrittenem Alter reduziert sich in vielen Fällen die Selbstständigkeit im Haushalt z. B. aufgrund von Erkrankungen des Bewegungsapparats (→ Kap. I/31.1) oder anderweitiger Einschränkungen. Folglich ist die Sauberkeit des Wohn- und Lebensraums gefährdet. Dies wiederum kann in extremen Fällen zu Schimmelbildung in der Wohnung/im Haus und infolgedessen zu weiteren Erkrankungen führen.

> Die **Sicherstellung der Haushaltsführung** bedeutet für Altenpflegerinnen, mit geschulter Aufmerksamkeit in allen Lebensbereichen tätig zu sein. **Ziele** haushaltsführender Maßnahmen sind in diesem Sinne:
> - Die körperliche Unversehrtheit des Betroffenen im Haushalt sicherstellen
> - Einen geschützten Wohn- und Lebensraum für den Betroffenen ermöglichen
> - Für einen sauberen Wohn- und Lebensraum (den Vorstellungen des Pflegebedürftigen entsprechend) zu sorgen.

Einflüsse, die in besonderem Maße auf die Haushaltsführung Einfluss nehmen können, sind z. B.:
- die Funktionsfähigkeit des Körpers
- die psychosoziale Entwicklung des Menschen

- die Bedingungen der sozialen/wirtschaftlichen Lebensumwelt des Menschen.

Die **Funktionsfähigkeit des Körpers**, vor allem der Gelenke, hilft alten Menschen, ihre Aufgaben im Haushalt wahrzunehmen. Bewegungseinschränkungen oder Schmerzprozesse (→ Kap. I/35.1) aufgrund anderer Erkrankungen münden häufig darin, dass einige Stellen in der Wohnung (z. B. in der Höhe oder auf dem Boden) nicht mehr gesäubert werden können. Einkäufe und Aufräumarbeiten sind ebenfalls nur erschwert möglich, sodass diese Tätigkeiten vernachlässigt oder gar nicht mehr ausgeführt werden.

Die **psychosoziale Entwicklung** bzw. der **psychosoziale Zustand** eines Menschen ist ebenfalls wichtig, um den Haushalt in Ordnung zu halten. Zwangsstörungen, z. B. das Messie-Syndrom oder Depressionen (→ Kap. I/33.6.1), nehmen Einfluss auf die Organisation des eigenen Wohn- und Lebensraums. 🧱3 Im Alter kann dies zusätzlich durch die Entwicklung einer Demenz erschwert werden.

> Anscheinend unerklärliches Verhalten alter Menschen kann nachvollziehbar werden, wenn ihre vorhergegangene **psychosoziale Entwicklung** bekannt ist. Aus diesem Grund sind Informationen über das bisherige Leben des alten Menschen für Altenpflegerinnen von großer Bedeutung. Eine ausgedehnte Biografiearbeit (→ Kap. I/10) ist für das Pflegepersonal elementar, um die betroffenen Menschen (auch im Rahmen der Haushaltsführung) besser zu verstehen (vor allem im Hinblick auf de menziell Erkrankte).

Die **Bedingungen der sozialen/wirtschaftlichen Lebensumwelt** des Menschen beeinflussen z. B. die Sorge für Unabhängigkeit und Sicherheit, sowohl aus sozialer, als auch aus wirtschaftlicher Sicht. Entwicklungsgeschichtlich geht das Bedürfnis nach sozialer Sicherheit auf das Verlangen nach Geborgenheit und Zugehörigkeit zu einer Gemeinschaft zurück (→ Abb. I/23.1). Eine Gemeinschaft birgt in der vielschichtigen Umwelt jedoch auch ständig Risiken für die persönliche Unabhängigkeit. Viele alte Menschen haben diese Erfahrung, z. B. durch Krieg und Inflation machen müssen. In vielfältiger Weise versuchen Menschen, für Sicherheit im Alter vorzusorgen, z. B. durch Sparguthaben oder auch Vollmach-

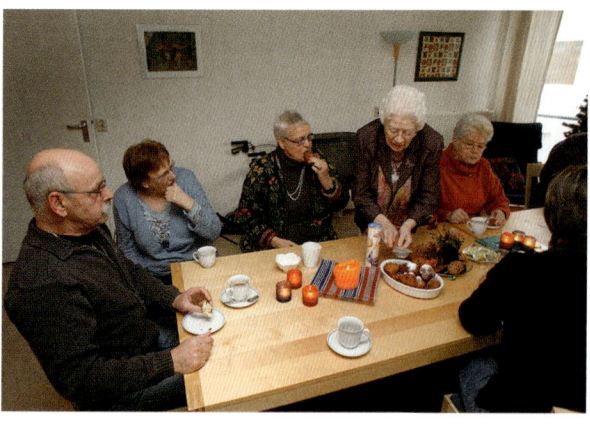

Abb. I/23.1 Besuch im eigenen (sauberen und aufgeräumten) Wohnraum ist auch Menschen im Alter wichtig. [J787]

ten, die Ihnen eine selbstbestimmte Entscheidung und ein selbstständiges Leben im Alter ermöglichen sollen. Eine Vorsorgevollmacht (→ Kap. III/5.1.4) gewährleistet z. B. die Möglichkeit, die eigene Entscheidung im Falle von Entscheidungsunfähigkeit (z. B. durch eine Demenz) auf einen Dritten zu übertragen (→ Kap. I/33.6.1).

Viele Menschen haben ein Leben lang gespart, um im Alter und bei Krankheit wirtschaftlich abgesichert zu sein. Darüber hinaus besteht häufig erhebliche Unsicherheit bei der Inanspruchnahme gesetzlicher Leistungen. Vielfach ist Unterstützung und Beratung durch Pflegende gefragt, wenn z. B. Kosten für Haushaltsführung nicht selbst getragen werden können oder Anspruch auf Finanzierung von haushaltsführenden Leistungen nach dem Pflegeversicherungsgesetz besteht.

Pflegeversicherungsgesetz, Sozialgesetz sowie **Wohn-** und **Betreuungsvertragsgesetz** haben große Bedeutung im Rahmen wirtschaftlicher Absicherung alter Menschen (→ Abb. I/23.2).

Die drei Grundprinzipien der staatlichen sozialen Sicherung sind im Sozialgesetzbuch (SGB) verankert (→ Kap. III/1). Die Prinzipien heißen:

- **Fürsorgeprinzip:** Hier wird individuell und subsidiär (*nachrangig, nach Ausschöpfung anderer Möglichkeiten der Versicherungs- und Versorgungsträger*) Hilfe gewährt. Es besteht Rechtsanspruch auf Sozialhilfe. Hierzu gehören z. B. folgende Leistungen:
  - Vorbeugende, nachgehende Hilfen
  - Hilfe zum Lebensunterhalt
  - Hilfen in besonderen Lebenslagen, wie Ausbildungshilfen, vorbeugende Gesundheitshilfe, Krankenhilfe
  - Alterssicherung
- **Versorgungsprinzip:** In der Kriegsopferversorgung, z. B. durch Versorgungsämter

- **Versicherungsprinzip:** Hierzu gehören Leistungen der Sozialversicherung, wie Renten-, Kranken- und Arbeitslosenversicherung. 📖📖4

> ❯ Die Unterstützung in der Haushaltsführung wird innerhalb der Pflegeversicherung als „hauswirtschaftliche Versorgung" bezeichnet. Dies umfasst nach § 14 Abs. 4 Nr. 4 SGB XI die Hilfe beim Kochen, Spülen, Einkaufen, Reinigen der Wohnung, Waschen und Wechseln der Wäsche und Kleidung und dem Beheizen der Wohnung (→ Tab. I/23.1).

Der Leistungsanspruch ist abhängig vom Pflegegrad. Die Leistung ist Bestandteil der Pflegesachleistung nach § 36 SGB XI, die normalerweise von ambulanten Pflegediensten erbracht wird. Fixiert sind diese Leistungen in Rahmenverträgen auf Landesebene nach § 75 SGB XI.

> ❯ **Lern-Tipp**
> Überlegen Sie, ob der Wunsch von Altenpflegerinnen, im Haushalt eines Pflegebedürftigen tätig zu sein, immer mit dem Wunsch des Pflegebedürftigen übereinstimmt. Welche Hilfen können Altenpflegerinnen anbieten, um Pflegebedürftigen die Haushaltsführung zu erleichtern?

> ❯ **Lern-Tipp**
> Bei wem können sich Pflegebedürftige bzw. ihre Angehörigen über Leistungen der Sozialversicherungen beraten lassen?

Pflegekonzepte und Haltung der Pflegenden

Die Haushaltsführung und damit verbunden das Leben in der eigenen Wohnung/im eigenen Haus betrifft alle Lebensbereiche. Mit zunehmendem Alter gewinnt sie nicht nur an Bedeutung, sondern bedarf auch

verstärkt der Unterstützung durch Fachpersonal.

Pflegende übernehmen folgende übergeordnete Aufgaben:

- Mit allen Berufsgruppen eng und gleichberechtigt kooperieren, um auf Risiken angemessen reagieren zu können (→ Abb. I/23.3)
- Ressourcen erkennen und fördern
- Potenzielle Gefahren aufgrund umfangreichen Fachwissens rechtzeitig erkennen und prophylaktisch bzw. präventiv tätig werden zur Abwendung von Gesundheits- und anderen Gefahren
- Beratung und Begleitung für Pflegebedürftige und Angehörige anbieten
- Bei Defiziten die Haushaltführung (teilweise) übernehmen oder eine Haushaltshilfe organisieren mit dem Ziel, dass alte Menschen befähigt werden, trotz Erkrankungen und Einschränkungen, selbst für sich zu sorgen bzw. gut in ihrem eigenen Haushalt leben können
- Einen Hilfeplan für die Führung des Haushalts mit dem Pflegebedürftigen und den Angehörigen erstellen
- Bei Pflegebedürftigen für Gefühle von Vertrauen und Geborgenheit Sorge tragen.

I/23.2 Informationssammlung

Pflegeprozess → Kap. I/7

Altenpflegerinnen sammeln Informationen zu aktuellen **Problemen, Ressourcen, aktuellen Bedürfnissen**, Bewältigungsstrategien und Gewohnheiten des Pflegebedürftigen. Es kann dabei ein Ziel sein, eine **Pflegediagnose** zu stellen. Sie gewinnen die Informationen aus:

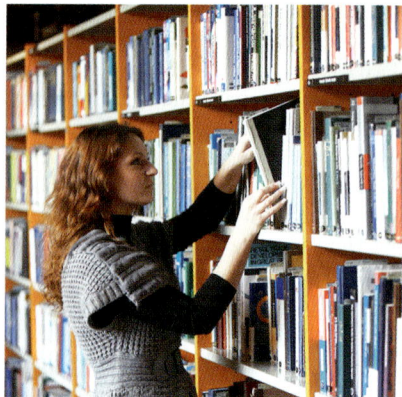

Abb. I/23.2 Altenpflegerinnen steht eine große Auswahl an Fachliteratur für alle beruflichen Fragen zur Verfügung. [J787]

	Informationsbereich (alles, was bekannt ist, sollte dokumentiert sein)	Bereits bekannt	Bereits dokumentiert	Ist noch zu klären	Bemerkung
1	Individuelle Lebensgewohnheiten in der häuslichen Umgebung				
2	Gewohnheiten zur individuellen Körper- und Gesundheitspflege, die Einfluss auf die Haushaltsführung nehmen				
3	Haushaltsführende Tätigkeiten, bei denen Unabhängigkeit gefördert werden kann; Ressourcen				
4	Haushaltsführende Tätigkeiten, bei denen Abhängigkeiten bestehen				
5	Arten der Abhängigkeiten				
6	Notwendige Unterstützung bei haushaltsführenden Tätigkeiten				
7	Allergien (Reinigungs- und Waschmittel)				
8	Bezugspersonen, die bei der Haushaltsführung unterstützen können				
9	Gefahren im Wohnumfeld, die bei der Haushaltsführung beachtet werden müssen				
10	Erforderliche Schutzmaßnahmen im Wohnumfeld (z. B. Rufanlage, Schlüssel), die bei der Haushaltsführung beachtet werden müssen				
11	Bezugspersonen und Kontaktadressen				
12	Bedürfnisse, Wünsche des Pflegebedürftigen				
13	Ausprägung von • Selbstbewusstsein und Selbstvertrauen • Geborgenheitsgefühl und Zufriedenheit				
14	Hilfeplan • Liegt vor • Ist besprochen mit Pflegebedürftigem • Ist besprochen mit Bezugspersonen				
15	Vorsorgende Maßnahmen für den Todesfall (Haushaltsauflösung)				
16	Sonstiges				

Zur Haushaltsführung gehört nach §14 Abs. 4 Nr. 4 des SGB XI: Einkaufen, Kochen, Reinigen der Wohnung, Spülen, Wechseln und waschen der Wäsche und Kleidung und das Beheizen. Es fehlen z. B. Versorgung der Pflanzen in der Wohnung; Garten- und Grünflächen.

Tab. I/23.1 Checkliste zur Einschätzung des Hilfebedarfs im Haushalt.

- Gesprächen mit dem Pflegebedürftigen, den Angehörigen und anderen Bezugspersonen (→ Abb. I/23.4)
- Gesprächen mit Mitarbeitern anderer Disziplinen, zu denen der Pflegebedürftige Kontakt hat
- Unterlagen des Pflegebedürftigen
- Gesprächen mit Kolleginnen und Kollegen
- Gezielter Beobachtung.

Fragen an den Pflegebedürftigen oder die Angehörigen

Mit Hilfe der Checkliste (→ Tab. I/23.1) kann zunächst festgestellt werden, welche Informationen bereits vorliegen oder an welchen Stellen noch Bedarf nach weiterer Informationssammlung besteht. Generell sollten das Altenpflegerinnen zu allen hauswirtschaftlichen Tätigkeiten, die in §14 Abs. 4 Nr. 4 SGB XI genannt

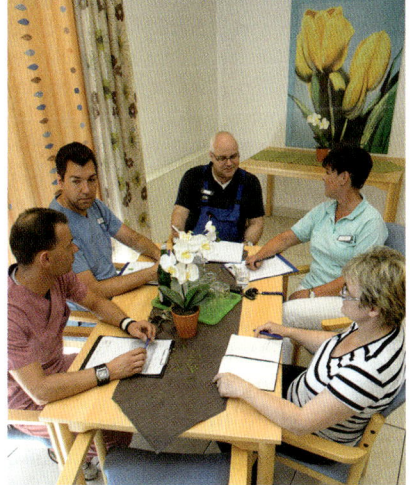

Abb. I/23.3 In multiprofessionellen Teams bringen Altenpflegerinnen berufliche Kompetenz zum Ausdruck. [K157]

sind, Erkundigungen vom Pflegedürftigen einholen. Falls Angehörige vorhanden sind, sollten diese einbezogen wer-

den. Empfehlenswert für die Altenpflegerinnen ist eine gemeinsame Gesprächsführung mit allen an der Pflege des Pflegebedürftigen Beteiligten. Möglicherweise können die Aufgaben untereinander aufgeteilt werden. Folgende **Leitfragen** 📖 5 sollten zunächst dem Pflegebedürftigen selbst gestellt werden, um auch mögliche Gewohnheiten zu erheben:

- Einkaufen
  – Wer übernimmt die Einkaufsplanung?
  – Was wird wo eingekauft?
  – Wie viel wird wovon eingekauft?
  – Was darf der Einkauf kosten?
  – Wer übernimmt den Einkauf?
  – Wer packt den Einkauf aus und lagert das Eingekaufte sachgerecht ein?
- Kochen
  – Was wird wann gekocht?
  – Was wird für die Mahlzeiten benötigt?
  – Wer kocht?
  – Ist der fürs Kochen Zuständige in der Lage, Mengenverhältnisse und Garzei-

ten einzuschätzen und die Hygieneregeln einzuhalten?
 – Gibt es bei der Ernährung etwas zu berücksichtigen (Allergien, Erkrankungen, Unverträglichkeiten)
 – Sind die entsprechenden Geräte vorhanden und können diese bedient werden?
• Reinigen der Wohnung
 – Wer reinigt die Fußböden?
 – Wer reinigt die Möbel?
 – Wer reinigt die Fenster?
 – Wer reinigt die Haushaltsgeräte?
 – Wer macht die Betten?
 – Haben die zuständigen Personen Kenntnisse über die entsprechenden Reinigungsmittel?
• Spülen
 – Ist eine Spülmaschine vorhanden?
 – Wer spült die Gegenstände, die nicht in die Maschine dürfen?
 – Wer spült, falls keine Maschine vorhanden ist?
• Wechseln und Waschen der Wäsche und der Kleidung
 – Wer sortiert die Wäsche/Kleidung für den Waschvorgang?
 – Wer teilt die Kleidung für die Tage ein?
 – Wer hängt die Wäsche auf?
 – Wer bügelt die Wäsche?
 – Wer bessert die Kleidung bei Verschleißerscheinungen aus?
 – Wer räumt die Kleidung in den Schrank?
 – Wer bezieht das Bett?
• Heizen
 – Wie wird die Wohnung beheizt?
 – Wer beschafft das Heizmaterial?
 – Wer entsorgt ggf. die Rückstände des Heizmaterials?

Mit Hilfe dieses Fragenkatalogs ist es möglich, herauszufinden, welche Tätigkeiten der Pflegebedürftige selbstständig übernehmen kann und möchte. Gleichzeitig können Altenpflegerinnen ermitteln, an welchen Stellen Probleme vorhanden sind und inwiefern diese durch die Angehörigen kompensiert werden können. Danach kann geprüft werden, an welchen Stellen der ambulante Dienst unterstützend tätig wird.

Durchsicht der Unterlagen

Die Informationssammlung durch ein Gespräch mit dem Pflegebedürftigen (→ Abb. I/23.4) und seinen Angehörigen wird durch eine Sichtung der Unterlagen ergänzt. Möglicherweise wird hier deutlich, dass einige Tätigkeiten nicht übernommen werden können oder sicherheitsgefährdend sind.
• Liegen medizinische Diagnosen und Symptome vor, die die Sicherheit in der

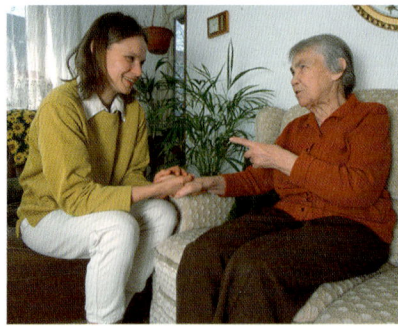

Abb. I/23.4 Das Gespräch zur Ermittlung des Hilfebedarfs im Wohnraum des Pflegebedürftigen ist eine wichtige Voraussetzung für eine wirkungsvolle Unterstützung. [J787]

Motorik beeinflussen, z. B. Gangunsicherheiten durch Morbus Parkinson, Halbseitenlähmung, Prothesen?
• Liegen Beeinträchtigungen der Sinnesorgane vor, wie Seh-, Sprech- oder Hörbehinderungen, die u. a. auch die tägliche Selbstversorgung und Kommunikation erschweren (→ Abb. I/23.5)?
• Liegen Erkrankungen des Nervensystems oder der Psyche vor, die zu psychischen Veränderungen und Gefährdungen (→ Kap. I/33) führen können, z. B. Depressionen?
• Werden Therapien durchgeführt, die die Sicherheit oder das Sicherheitsgefühl beeinflussen, z. B. Psychopharmaka?

Checkliste(n) zur weiteren Informationssammlung

Die **Checkliste** und der **Leitfragenkatalog** (→ Tab. I/23.1) können im Rahmen eines Gesprächs mit Pflegebedürftigen, deren Bezugspersonen sowie Fachkollegen benutzt werden. Sie dienen u. a. der Dokumentation der Beobachtungen, die von Altenpflegerinnen vorgenommen wurden. Damit die Informationen im weiteren Verlauf des Pflegeprozesses vollständig sind, geben die Checkliste und der Leitfragenkatalog wichtige Eckpunkte zur Haushaltsführung. Beides ermöglicht in erster Linie eine Überprüfung bezüglich der Vollständigkeit der erhobenen Informationen.

Vereinbarung der Pflegemaßnahmen

In dem bereits genannten gemeinsamen Gespräch werden die haushaltsführenden Tätigkeiten festgelegt, die der ambulante Dienst übernehmen soll. Die hier gezeigte Matrix (→ Tab. I/23.2) kann bei der Vereinbarung unterstützen. Sie ist entsprechend der Leitfragen (→ Tab. I/23.1) erweiterbar.

I/23.3 Verwahrlosungsgefahr

Die Altenpflegerin Linda Müller betreut den 85-jährigen Xaver Sutz zu Hause. Herr Sutz ist seit fünf Jahren verwitwet und bewohnt seit seiner Vorfußamputation eine Einzimmerwohnung. Der einzige Angehörige ist sein 43-jähriger Neffe, der mit Herrn Sutz etwa alle zwei Monate zum Essen ausgeht. Herr Sutz kann sich nur schwerfällig mit Hilfe von zwei Gehstöcken bewegen. Schon bei der geringsten Anstrengung leidet er unter Atemnot. Er kommt mit Hilfe seines E-Mobils nur noch selten nach draußen, da es für ihn zu anstrengend ist, zu laufen.

Frau Müller kommt zweimal in der Woche zu Herrn Sutz, um ihm beim Duschen zu helfen. Sie bemerkt, dass er immer größere Schwierigkeiten bei der Verrichtung der Körperpflege und des Haushalts hat.

❯ **Verwahrlosung:** Unangepasstes Verhalten mit Kontaktvermeidung zu anderen Personen, einhergehend mit Vernachlässigung und Selbstgefährdung der eigenen Person. 📖6

Vernachlässigte oder **verwahrloste** Menschen haben die Grenze zum Ungepflegtsein überschritten. Ihr Verhalten weicht von den gesellschaftlichen Normen ab. Da das Verhalten verwahrloster Menschen zur Selbstgefährdung führen kann, ist u. a. auch pflegetherapeutisches Eingreifen (*Intervention*) erforderlich.

Die Begegnung mit verwahrlosten Menschen fordert Altenpflegerinnen heraus, einen individuellen Weg des Umgangs mit

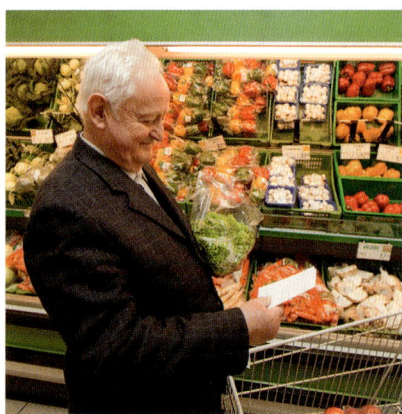

Abb. I/23.5 Beim Einkauf werden alle Sinnesorgane beansprucht, ebenso ist Mobilität erforderlich. [J787]

Tätigkeit		Pflegebedürftige Person Herr K.	Angehöriger 1 Frau K. (Ehefrau)	Angehöriger 2 (z. B. Tochter)	Ambulanter Dienst	Bemerkungen
Einkaufen	Wer übernimmt die Einkaufsplanung?		X			
	Was wird wo eingekauft?					Lebensmittel: Rewe Hygieneartikel: dm
	Wie viel wird wovon eingekauft?					Siehe Auflistung der Ehefrau
	Was darf der Einkauf kosten?					Wocheneinkauf 70 Euro
	Wer übernimmt den Einkauf?				X	
	Wer packt den Einkauf aus und lagert das Eingekaufte entsprechend ein?	X	X			
Kochen	1. Was wird wann gekocht?					Wochenplan erstellt die Ehefrau
	a. Was wird für die Mahlzeiten benötigt?					Siehe Wochenplan der Ehefrau
	Wer kocht	X				

Tab. I/23.2 Festlegung der Zuständigkeiten bei haushaltsführenden Tätigkeiten (beispielhafte Planungsgrundlage).

ihren eigenen Gefühlen zu finden, damit sie in ihrer Fürsorge gegenüber Hilfebedürftigen handlungsfähig bleiben.

I/23.3.1 Informationssammlung

Ⓐ Fallbeispiel Ambulant, Teil II

Linda Müller kommt seit mehreren Wochen zweimal wöchentlich zu Xaver Sutz.

Seit ca. sechs Wochen fällt ihr auf, dass Herr Sutz immer ungepflegter wirkt. In der Wohnung türmt sich der Abfall. Die benutzten Einlagen liegen im Bad in der Ecke. Herr Sutz erzählt, dass er während der vergangenen Wochen selten etwas Warmes gegessen hat, da er die Einkaufswege nicht mehr schafft. Die Putzfrau ist auch schon seit längerer Zeit krank. Frau Müller bietet Herrn Sutz an, öfter zu kommen bzw. für die hauswirtschaftlichen Hilfen jemanden von der hauswirtschaftlichen Versorgung zu schicken. Auf diese Vorschläge reagiert Herr Sutz sehr unwirsch. Es seien so viele Personen im Pflegedienst beschäftigt und er könne sich nicht mehr an neue Gesichter gewöhnen. Wenn er einmal die Hilfe ausgeweitet hätte, dauere es sicherlich nicht mehr lange und er müsse ins Heim. Linda Müller analysiert das Verhalten und stellt ein „Selbstversorgungsdefizit bei der Haushaltsführung" fest. Es besteht Verwahrlosungsgefahr. Die Lebenswelt von Herrn Sutz ist beeinträchtigt.

Ursachen und Einflussfaktoren

Verwahrlosung kann Ausdruck individueller Lebensgewohnheiten sein. Es wird in der Regel als sozial unerwünscht eingestuft. Jedoch ist ein allgemeines Selbstversorgungsdefizit mit ungewöhnlichem Verhalten keine mutwillige, bewusste Vernachlässigung des Körpers. Das Verhalten ist vorwiegend Ausdruck von Verwirrtheitszuständen oder psychischen **Erkrankungen,** deren Ursachen mitunter schwer zu ergründen sind. Nicht selten sind Ursachen für psychische Erkrankungen auch auf **Drogen-** und **Alkoholmissbrauch** zurückzuführen.

Weitere Ursachen für psychische Erkrankungen können Vernachlässigung im Kindesalter, Missbrauch, Misshandlungen und Gewalteinwirkungen während der gesamten Lebensspanne sein.

Ebenso häufig sind **Ursachen aus der Lebensumwelt** verantwortlich für eine Abwendung des Betroffenen von der Gesellschaft. Der Verlust des Arbeitsplatzes (auch durch Berentung), von sozialer Anerkennung oder der Verlust der Familie und Heimat durch Krieg bzw. Vertreibung können Auslöser für eine Verwahrlosung sein.

Zeichen und Ausmaß

Störungen der Gefühlswelt und des Erscheinungsbilds

Bei psychischen Erkrankungen ist in erster Linie das Gefühlsleben beeinträchtigt. Jeder Mensch hat schon einmal Stimmungen erlebt, in denen er innerlich nicht zur Ruhe

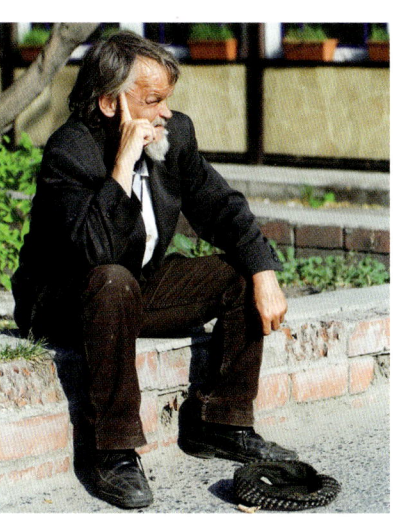

Abb. I/23.6 Menschen, die den Kontakt zu ihrer Umwelt verloren haben, stehen unter enormem Leidensdruck. Verwahrlosung kann ein Zeichen für den Verlust der sozialen Bezüge und gesellschaftlichen Koordinaten sein. [J787]

kam und gegenüber äußeren Dingen nachlässig und unaufmerksam wurde. Mit dem Gefühl, den äußeren Anforderungen nicht mehr gerecht werden zu können, fühlen sich Betroffene häufig elend und krank. Wenn sie aus den Belastungen nicht herausfinden und keine Situationsänderung eintritt, kann der Prozess zu ernsten psychischen Störungen führen, z. B. **Depression** oder **Sucht.**

Emotionsstörungen, z. B. **Angst,** verdrängen das Gefühl für den eigenen Körper (→ Abb. I/23.6). Bedürfnisse nach ausreichender Körperhygiene rücken in den Hintergrund, weil Angst oder Unruhe die ganze Aufmerksamkeit fordern. Schweißgeruch, fettiges Haar, schmutzige Kleidung sind für den Betroffenen eher weniger wichtig.

Verhaltensstörungen

Bei vielen psychisch kranken Menschen kommt es zusätzlich zu **Antriebslosigkeit,** die sich bis zur Unfähigkeit der Selbstversorgung und der Kontaktaufnahme zur Außenwelt steigern kann, wenn nicht Hilfe von außen kommt. Depressive Menschen liegen z. B. losgelöst von Körperempfindungen tagelang im Bett.

Es können sich Ticks, z. B. Sammelleidenschaften, entwickeln.

Aggression, selbstverletzendes Verhalten, lautes Schreien, fehlende Ausscheidungskontrolle, sind typisch für Alkoholkranke, die ihre immer größer werdende innere Distanz zu sich selbst oft lautstark überdecken.

> **» Lern-Tipp**
> Wann ist bei Verwahrlosung der Punkt erreicht, an dem Sie Hilfe anbieten würden? Diskutieren Sie die hier auftretenden ethischen Probleme.

In **pflegerischen Einrichtungen** wird Verwahrlosung vorrangig am Erscheinungsbild sowie am Rückzugs- oder Aggressionsverhalten der alten Menschen deutlich. Doch es trifft die Realität nicht, wenn man ausschließlich über ältere verwahrloste Menschen nachdenkt. Es wohnen auch jüngere Menschen in stationären Pflegeeinrichtungen, weil sie wegen zunehmender Verwahrlosung hilfebedürftig geworden sind.

> **»** Zur Feststellung und Einschätzung der Verwahrlosungsgefahr wurden für die pflegerische Praxis bisher keine Assessmentinstrumente entwickelt. Aufmerksames Beobachten des Verhaltens sowie eine medizinische Untersuchung können den Verdacht bestätigen.

Folgen

Körperliche Folgen

- Verlust der Selbstkontrolle
- Verlust von Körpergefühlen, Empfindungen (Betroffene empfinden kaum noch Schmerzen, verwahrloste alte Menschen laufen z. B. im Winter unzureichend bekleidet herum)
- Chronische Wunden, massive Hautdefekte, Parasiten
- Mangel- und Fehlernährung (→ Kap. I/21.2, → Kap. I/21.3, → Kap. I/21.4).

Psychische Folgen

- Tiefes seelisches Leiden wird deutlich, wenn es gelingt, mit dem verstörten Menschen in Kontakt zu kommen
- Zunehmender Abstand zu eigenen Gefühlen und Empfindungen (Verlust des Schamgefühls)
- Das Selbstwertgefühl geht verloren, z. B. wird die tägliche Versorgung häufig durch Betteln aufrechterhalten

Typische **soziale Folgen** sind gekennzeichnet von Abwehr, Kontaktabbruch, Verachtung innerhalb der Lebensumwelt:
- Bei günstigem Verlauf für den Betroffenen wird eine psychiatrische Behandlung oder der Einzug in eine Pflegeeinrichtung möglich
- Bei ungünstigem Verlauf und Abwehr aller unterstützenden Maßnahmen drohen in der Regel Obdachlosigkeit, weitere Verwahrlosung, Krankheit und im Extremfall der Tod.

I/23.3.2 Pflegetherapie

Für Altenpflegerinnen ist es nicht einfach, einen Weg zu finden, der es möglich macht, mit den häufig sehr abweisenden und zurückgezogenen Menschen umzugehen. Pflegende haben die Aufgabe, einen Umgang mit den eigenen Gefühlen zu entwickeln, der die Fürsorge trotz natürlicher innerer Abwehr ermöglicht.

Wie andere Menschen auch, sind Altenpflegerinnen bei der Begegnung mit unangenehmen Menschen gefordert, akzeptable Umgangsformen zu finden.

Mit eigenen Gefühlen umgehen

Eine von Respekt, Toleranz und Höflichkeit geprägte **Grundhaltung** verändert allerdings nicht die **Gefühle,** die entstehen, wenn man als Pflegender unmittelbaren Kontakt zu übel riechenden, verschmutzten und ungepflegten Menschen hat. Gefühle des Ekels und Unbehagens sind kein Ausdruck von Unprofessionalität, sondern normal.

Es erfordert Zeit, in der die Gefühle aufgearbeitet und reflektiert werden können, damit es nicht zu aggressivem Verhalten und Gewalt gegenüber dem Pflegebedürftigen kommt.

Wenn Altenpflegerinnen in Konflikte und schwierige Belastungssituationen geraten, kann ein tragfähiges Team, in dem Probleme angesprochen werden, dabei unterstützen, handlungsfähig zu bleiben. **Supervision** ist eine weitere gute Unterstützungsmöglichkeit (→ Kap. IV/11.1).

> **» Lern-Tipp**
> Welche Gefühle haben Sie bei der Pflege verwahrloster Menschen?

A **Fallbeispiel Ambulant, Teil III**

Beispiel einer Pflegeplanung bei Verwahrlosungsgefahr für Xaver Sutz

Informationssammlung	Pflegetherapie	
Wünsche, Gewohnheiten, Hilfebeschreibungen, pflegefachliche Einschätzungen	Pflegeziel/Verständigungsprozess/erwartete Ergebnisse	Pflegemaßnahmen/Pflegeangebote
- Möchte nicht in eine stationäre Pflegeeinrichtung ziehen - Selbstständiges Handeln mit Unterstützung möglich **Pflegefachliche Einschätzungen:** - Verwahrlosungsgefahr mit unzureichender Körperpflege auf Grund von körperlicher Gebrechlichkeit und Atemnot sowie unzureichender Versorgung seiner räumlichen Umgebung und Nahrung	- Eine Struktur ist geschaffen, die eine angemessene häusliche Versorgung sicherstellt **Verständigung:** - Körperpflege und Kleidungswechsel werden mit Unterstützung selbstständig durchgeführt	- Bezugsperson führt Gespräch über Anforderungen und Bedürfnisse zur Körperpflege und hauswirtschaftliche Versorgung - Bezugsperson bietet Unterstützung an - Tägliche Hilfe bei der Körperpflege (Termin absprechen), hauswirtschaftliche Versorgung organisieren (nach Absprache) - Unterstützung beim Zurechtlegen sauberer Wäsche anbieten, zum Kleidungswechsel ermuntern - Regelmäßiges Organisieren von Friseurterminen (Termine absprechen)

Ambulante Hilfen

Viele alte Menschen können aus unterschiedlichen Gründen ihr Leben nicht mehr allein organisieren. Sie sind überfordert, z. B. Haushalt, Behördengänge und Arztbesuche selbstständig zu erledigen. Hilfen können bei der Pflegeversicherung und der Altenhilfe des Sozialamtes (→ Kap. III/1) beantragt werden.

Unterstützung ist möglich durch:
- **Sozialstationen,** die z. B. bei der Körperpflege oder pflegerischen Maßnahmen helfen
- **Pflegeberatungen, Case Management** durch z. B. Pflegedienste, Pflegestützpunkte oder private Pflegeberatungen
- **Hauspflegedienste,** die Unterstützung in der Haushaltsführung anbieten
- **Nachbarschaftshilfe,** die ebenfalls bei der Haushaltsführung unterstützt
- **Bundesfreiwilligendienstleistende,** die im Auftrag von **Hilfsorganisationen,** wie DRK, ASB, AWO, Johannitern und Maltesern, Aufgaben nach Vereinbarung übernehmen
- **Essen auf Rädern** von privaten Anbietern oder Hilfsorganisationen, die komplette Mahlzeiten liefern
- **Diakonie und Caritas** mit vielfältigen Unterstützungsangeboten für sozial benachteiligte Menschen.

Hilfen bei Fragen zum Thema **Betreuung** gibt es bei Lebenshilfe- und Betreuungsvereinen, z. B. vom Diakonischen Werk, Paritätischen Wohlfahrtsverband, Caritas oder Arbeiterwohlfahrt.

Betreuung nach dem Betreuungsrecht

Nicht jeder Mensch kann seine nach dem Grundgesetz garantierten Rechte selbst wahrnehmen. Um diese Menschen zu unterstützen, ist Betreuung mit Hilfe gesetzlicher Grundlagen geregelt (§ 1896 ff. BGB).

Durch das **Betreuungsgesetz** vom 12. 9 1990 wurde die Entmündigung volljähriger Menschen abgeschafft. Das Betreuungsgesetz stellt das Recht des Menschen auf Selbstbestimmung an die erste Stelle der zu schützenden Rechtsgüter. Ein Betreuer kann bei Volljährigen durch das Amtsgericht bestellt werden, wenn der Betreffende aufgrund körperlicher, seelischer, geistiger oder psychischer Erkrankungen nicht in der Lage ist, seine Angelegenheiten allein zu regeln.

Der **Antrag** kann vom Betroffenen selbst oder von anderen Personen gestellt werden. Die **Aufgaben** des Betreuers und der Zeit-

raum sind genau festgelegt. Er kann entweder für bestimmte Bereiche, z. B. Finanzen, Aufenthaltsort, Gesundheitsvorsorge, oder für alle Bereiche des Lebens bestellt werden (→ Kap. III/5.1.4).

In folgenden schwerwiegenden Entscheidungen benötigt ein Betreuer eine **Genehmigung des Amtsgerichtes:**
- Unterbringung durch Freiheitsentzug (§ 1906, Abs. 1 BGB), z. B. zur Unterbringung in einer geschlossenen Einrichtung
- Freiheitsentziehende Maßnahmen, z. B. Anbringen von Bettgittern, Fixierung
- Vermögenssorge, z. B. Verkaufen des Hauses, Verzicht auf Erbe
- Weitere schwerwiegende Entscheidungen, z. B. Kündigung der Wohnung, Umzug in eine stationäre Pflegeeinrichtung.

Viele alte Menschen regeln diese Maßnahmen frühzeitig, ohne geistig und körperlich eingeschränkt zu sein, durch eine schriftliche **Vorsorgevollmacht** oder **Betreuungsverfügung.** Darin ist festgelegt, wer im Fall der Hilfsbedürftigkeit ausgewählte oder sämtliche Angelegenheiten regeln soll, bzw. welche Entscheidungen im Fall einer Pflegebedürftigkeit zu treffen sind (→ Kap. III/5.1.4).

❯ Lern-Tipp

Wie können Sie pflegebedürftige Menschen motivieren, frühzeitig eine Vorsorgevollmacht abzufassen?

❯ In stationären und ambulanten Altenpflegeeinrichtungen wird eine Kopie der Bestellungsurkunde mit Anschrift und Telefonnummer des Betreuers zur Pflegedokumentation des Pflegebedürftigen genommen. Bei entsprechenden Entscheidungen ziehen Pflegende den Betreuer hinzu. Der Betreuer ist nur berechtigt, in dem Bereich Entscheidungen zu treffen, für den er bestellt ist. 📖7

Teamaufgaben

- Allgemeingültige Hygiene- und Umgangsregeln z. B. innerhalb der Hausordnung formulieren (Heimbeirat einbeziehen) und für alle zugänglich machen
- Angemessene Beobachtung der alten Menschen, um im Bedarfsfall mit viel Einfühlungsvermögen Unterstützung anbieten zu können bei:
  – Körperpflege
  – Wäsche- und Kleidungswechsel
  – Nahrungsaufnahme
  – Aufräumen des Zimmers

  – Individuellen Bedürfnissen (z. B. Schminken, Friseurtermin)
- Gemeinsam beraten, wer, wann und wie mit einem alten Menschen ein individuell notwendiges Gespräch führt, z. B. zu Hygiene- oder Umgangsregeln. Nicht jeder fühlt sich dazu in der Lage und hat den entsprechenden Kontakt. Die **Bezugspflegende:**
  – Informiert den gefährdeten Menschen über notwendige Regeln
  – Bietet Unterstützung an
  – Fordert die Einhaltung mit Bestimmtheit ein
  – Sorgt für ihre Durchsetzung.

Mögliche individuelle Absprachen mit verwahrlosungsgefährdeten Menschen

- Berücksichtigung allgemeingültiger Hygiene- und Umgangsregeln
- Einhaltung regelmäßiger Badetermine
- Entsorgung verunreinigter, gesammelter Gegenstände, z. B. Flaschen, Zeitungen oder Dosen
- Vermeidung von Sammeldepots, weder im eigenen Zimmer noch in anderen Räumen
- Saubere und intakte Kleidung tragen (die Mitarbeiter unterstützen beim regelmäßigen Wechsel und der Reinigung)
- Verbot von Betteln und Borgen in der Einrichtung.

Pflegende vermitteln deutlich, dass die Betroffenen diese Festlegungen selbstständig beachten und einhalten müssen. Sollte dies nicht möglich sein, setzen Altenpflegerinnen sie zum Schutz der Hausgemeinschaft durch.

❯ Die Gratwanderung zwischen Zwang und Freiwilligkeit bei pflegerischen Maßnahmen ist sehr kritisch zu bedenken. Altenpflegerinnen benötigen regelmäßige Unterstützung und Reflexionsmöglichkeiten, um mit Gefühlen wie Macht und Machtlosigkeit angemessen umgehen zu können.

Regeln bei Abhängigkeitsproblemen

Einrichtungen, in denen Menschen mit **Drogenabhängigkeit** wohnen, haben Regeln für das Zusammenleben entwickelt, die sich von denen unterscheiden, die in Kliniken für Abhängigkeitsbehandlung gelten. Hier steht nicht das Erreichen der Abstinenz im Fokus, sondern ein sozialverträgliches Leben trotz bestehenden Substanz-Missbrauchs. Zu diesen Regeln können gehören:

- Keine verbale oder körperliche Gewalt sowie sexuelle Belästigung
- Achtungsvoller und verantwortungsbewusster Umgang miteinander
- Kein Substanz-Konsum oder -Verkauf in der Einrichtung
- Keine Straftaten in der Einrichtung

Internet- und Lese-Tipp
Projekt LÜSA: www.luesa.de

Internet- und Lese-Tipp
Obdachlose werden oft gegen ihren Willen in Einrichtungen für psychisch Erkrankte untergebracht und zwangsweise behandelt.

Eine Villa in Berlin-Frohnau mit dem Namen „Weglaufhaus" ist dagegen eine Zufluchtsstätte für obdachlose Menschen. Diese Menschen wurden wegen ungewohnten, befremdenden Verhaltens in eine psychiatrische Klinik gebracht und dort oft gegen ihren Willen mit hochdosierten Medikamenten und Fixierungen ruhig gehalten.

Das „Weglaufhaus" bietet jedem Obdachlosen Zuflucht, der eine Alternative zur Psychiatrie und Psychopharmaka sucht. Es ist einer der wenigen antipsychiatrischen Einrichtung in Deutschland, aber keine therapeutische Einrichtung. Das Haus ist eher ein Ort des Ausruhens, des Begleitens und des Zusammenlebens auf Zeit – verbunden mit Rücksichtnahme aufeinander.

Die Mitarbeiter helfen, die Lebensdinge für eine selbstständige Existenz in Ordnung zu bringen. Meist geht es um Wohnung, Arbeit oder Geld. Niemand wird als kranker Mensch gesehen, höchstens als Hilfebedürftiger. Der einzige Zwang, dem die Bewohner sich fügen müssen, ist die Hausordnung, die u.a. folgende Aspekte umfasst: Toleranz, Gewaltlosigkeit, Mitarbeit im Haushalt sowie Verzicht auf Drogen und Alkohol.

Die Internetpräsenz der Einrichtung vermittelt einen umfassenden Eindruck von diesem Projekt: www.weglaufhaus.de

I/23.3.3 Pflegeevaluation

Ⓐ Fallbeispiel Ambulant, Teil IV

Nach einem Monat evaluiert Linda Müller die Pflegeplanung für Xaver Sutz. Sie hat durch einige lange Gespräche erreicht, dass Herr Sutz Unterstützung von der hauswirtschaftlichen Versorgung und der Arbeiterwohlfahrt annimmt. Seit zwei Wochen kommt dreimal in der Woche eine Mitarbeiterin der hauswirtschaftlichen Versorgung. Sie unterstützt Herrn Sutz im Haushalt und kauft ein. Das Mittagessen wird zwischenzeitlich von der Arbeiterwohlfahrt gebracht. Es schmeckt Herrn Sutz nicht besonders, da es zu häufig Fleisch gibt. Linda Müller hat schon mehrmals in Gespräch gebracht, dass der Pflegedienst gern täglich kommen würde, um ihn bei der Körperpflege zu unterstützen. Herr Sutz reagiert immer noch sehr abweisend auf diesen Vorschlag. In Absprache mit Herrn Sutz wurde ein Gesprächstermin mit dem Neffen vereinbart. Nach dem Evaluationsgespräch passt Altenpflegerin Linda Müller die Pflegeplanung an die Situation an.

Wiederholungsfragen

1. Was sind die übergeordneten Ziele der hauswirtschaftlichen Versorgung? (→ Kap. I/23.1)
2. Welche hauswirtschaftlichen Tätigkeiten können von einem ambulanten Dienst aufgrund der Festlegung im Sozialgesetzbuch übernommen werden? (→ Kap. I/23.1)
3. Wie kann der Bedarf an Unterstützung in der hauswirtschaftlichen Versorgung erkannt werden? (→ Kap. I/23.1)
4. Worauf ist bei der Durchsicht der Unterlagen zu achten, wenn Einschränkungen im Bereich der „Haushaltsführung" erkannt werden sollen? (→ Kap. I/23.1)
5. Welche körperlichen, psychischen und sozialen Folgen hat Verwahrlosung für einen Menschen? (→ Kap. I/23.3)
6. Welche ambulanten Einrichtungen können bei drohender oder manifester Verwahrlosung Unterstützung anbieten? (→ Kap. I/23.3)

Literaturverzeichnis

1. Beikirch, E.; Kämmer, K.; Roes, M.: Handlungsanleitung Version 1.1. www.ein-step.de/fileadmin/content/documents/HA-Strukturmodell-09032015-EBfin_Hinweis_20161024.pdf (letzter Zugriff: 7.10 2016).
2. Nowossadeck, S.; Engstler, H.: Familie und Partnerschaft im Alter. Deutsches Zentrum für Altersfragen, Report Altersdaten 3/2013.
3. Landesverband der Messies im norddeutschen Raum. Messies – Sucht und Zwang. www.messie-syndrom.de/das-messie-syndrom/was-ist-ein-messie/index.html (letzter Zugriff: 14.5 2016)
4. Schell, W.: Betreuungsrecht & Unterbringungsrecht. Brigitte Kunz Verlag, Hagen, 2001.
5. beta Institut gGmbH: www.betanet.de/betanet/sozialen_Recht/Grundpflege-hauswirtschaftliche-Versorgung-609.html#ue6 (letzter Zugriff: 14.5 2016).
6. Höwler, E.: Gerontopsychiatrische Pflege. Lehr- und Arbeitsbuch für die Altenpflege. Brigitte Kunz Verlag, Hannover, 2016.
7. Bundesnotarkammer. Zentrales Vorsorgeregister. www.vorsorgeregister.de/Vorsorgevollmacht/Vorsorgevollmacht/index.php (letzter Zugriff: 15.5 2016).

E. Franke

I/24 Pflege alter Menschen mit Behinderungen

I/24.1 Bedeutung und Einflussfaktoren

Begriff der Behinderung → Kap. I/1.4

> **❯ Behinderung:** Körperliche, geistige oder seelische (angeborene oder erworbene) Einschränkungen, die aufgrund fehlender adäquater Umweltbedingungen zu Behinderungen bei der Lebensgestaltung führen. Menschen mit Behinderung können deshalb ihr Leben nicht oder nur in Teilbereichen selbstständig führen.

Eine **Behinderung** beeinflusst alle Lebensbereiche; dabei hängt das Maß von der Art und dem Schweregrad der Behinderung ab. Menschen mit einer angeborenen Körperbehinderung sind in anderen Bereichen und in anderer Intensität auf Assistenz angewiesen als ein Mensch mit Trisomie 21 (Down-Syndrom → Kap. II/7). Dank der Förderung und Betreuung, die die individuellen Ressourcen jedes einzelnen Menschen mit Behinderung stärken, und dank der Inklusion, die als gesamtgesellschaftliche Aufgabe Umweltbedingungen so entwickelt, dass Menschen mit Behinderung am gesellschaftlichen Leben teilhaben können, lernen Menschen mit Behinderung, mit ihren Einschränkungen zu leben und eine hohe individuelle Lebensqualität zu erreichen. Das Alter kann wie für alle Menschen auch für Menschen mit angeborener bzw. erworbener Behinderung zusätzliche Erkrankungen bringen, sodass ein weiterer Unterstützungs- und Pflegebedarf hinzukommt. Dann kann es notwendig werden, dass der Betreffende in eine stationäre Einrichtung umzieht. 🕮1

> **❯** Behinderung (z.B. geistige Behinderung) hat über die Einschränkungen bei der selbstständigen Lebensführung einen direkten Einfluss auf den Assistenz-, Hilfe- und Pflegebedarf. Es gibt daneben sowohl bei alten Menschen allgemein als auch bei alten Menschen mit Behinderung einen Zusammenhang zwischen Alter und Pflegebedarf.

Angeborene Behinderungen – Behinderungen im Alter

Folgende Krankheitsbilder kommen als **angeborene Behinderung**, im **Alter** sowie als Folge von Unfällen und Operationen vor:

- Verlust/Teilverlust oder Funktionseinschränkung von Gliedmaßen
- Querschnittslähmung
- Funktionseinschränkung der Wirbelsäule und des Rumpfes, Deformierung des Brustkorbs
- Blindheit oder Sehbehinderung
- Taubheit, Schwerhörigkeit
- Sprach- oder Sprechstörungen
- Entstellende Verletzungen
- Funktionseinschränkung innerer Organe bzw. Organsysteme. 🕮2

Trisomie 21 und zusätzliche Alzheimer Demenz

> **❯ Trisomie 21** (*Down-Syndrom*): Menschen mit Trisomie 21 sind überdurchschnittlich häufig von einer zusätzlichen Demenz vom Alzheimer Typ betroffen. Sie ist auf dem 21. Chromosom angelegt, von dem die Betroffenen drei besitzen.

In Abhängigkeit vom erreichten allgemeinen Entwicklungsstand wird bei Menschen mit **Trisomie 21** die Demenz den Bezugspersonen meist dann deutlich, wenn das Umweltwissen der Betroffenen instabil wird. Dann können sie z.B. die jahrelange, lieb gewordene Ordnung im Schrank nicht mehr erhalten. Langsam verändert sich die Sprache, die reduziert sich bezüglich Umfang und Inhalt. Aspirationen (zunächst von Flüssigkeiten) treten auf und nehmen schnell zu (pflegerisch ist das Andicken von Flüssigkeiten zweckmäßig), bevor das Kauen kraftloser und unzuverlässig wird, sodass eine Kostumstellung auf passierte bzw. streng passierte Kost notwendig wird. Im weiteren Verlauf kommt es zum Verstummen; das Sprachverständnis, die Raum- und Zeitorientierung zerfallen. Die Motorik (Grob- und Feinmotorik) nimmt ab; Inkontinenz nimmt zu. Der Betroffene ist wesensverändert, Sozialkontakte kann er nicht pflegen, er braucht die vollständige Übernahme aller Pflegetätigkeiten.

I/24.2 Informationssammlung

Pflegeprozess → Kap. I/7

Altenpflegerinnen sammeln Informationen über Lebensumstände und Gewohnheiten, Biografie und Lebensentwurf, aktuelle Probleme und Ressourcen. Dabei erfassen sie vor allem das persönliche Empfinden des Pflegebedürftigen zur aktuellen Situation (des Nachlassens von Fähigkeiten). Zusätzlich erheben sie die medizinischen Fakten und die Umstände der aktuellen Pflegesituation.

Informationen werden gewonnen aus:
- Gesprächen mit dem Pflegebedürftigen, den Angehörigen und Bezugspersonen
- Gesprächen mit Mitarbeitern anderer Disziplinen und Einrichtungen (z.B. Werkstatt für behinderte Menschen), die den Pflegebedürftigen kennen
- Unterlagen
- Körperlicher Untersuchung, gezielter Beobachtung.

Fragen an den Pflegebedürftigen oder die Angehörigen

- Was macht Ihnen in der heutigen Situation am meisten zu schaffen?
- Worauf in Ihrem Leben wollen Sie auf gar keinen Fall verzichten?
- Was wollen Sie auf jeden Fall vermeiden?
- Was fürchten und was hoffen Sie?

Durchsicht der Unterlagen

- Über welche Ressourcen verfügte der Pflegebedürftige und welche sind aktuell nutzbar?
- Wie war und ist die emotionale Situation?
- Gibt es zusätzliche Beeinträchtigungen?

Körperliche Untersuchung

- Wie ist der aktuelle Stand der Motorik (Grob-, Fein-, Mundmotorik) und welche Ressourcen birgt dieser für die (Mithilfe bei der) Selbstversorgung?
- Sind Aspirationen zu befürchten? (Achtung: Es gibt „stille Aspirationen", die nicht durch das Reinigungshusten „erkennbar" sind.)
- Gibt es Angstzustände; sind Gründe für die Angst erkennbar?

Beobachtung

Für die **Beobachtung** sind sowohl Fachwissen über Trisomie 21 und zusätzliche Alzheimer-Demenz als auch Wissen über frühere Kompetenzen des Pflegebedürftigen wichtig (→ Abb. I/24.1).

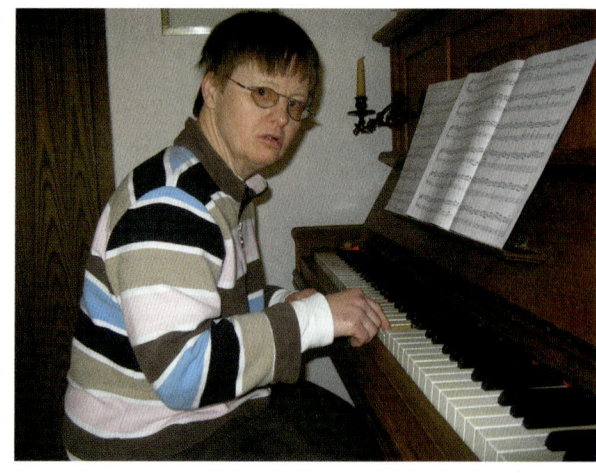

Abb. I/24.1 Sich selbst mit Musik ins Gleichgewicht bringen: Irene Kraut, 58 Jahre, mit fortgeschrittener demenzieller Symptomatik bei Trisomie 21. [0898]

Vereinbarung der Pflegemaßnahmen

Auch Menschen mit lebenslangen intellektuellen Einschränkungen, z. B. durch Trisomie 21 oder angeborene kognitive Störungen (etwa aufgrund einer Sauerstoffminderversorgung während der Geburt) haben im Laufe ihres Lebens oft sehr genaue Vorstellungen über die Gestaltung ihres Alltags und ihrer unmittelbaren Umgebung entwickelt. Es fällt auf, dass sie in Bezug auf Veränderungen meist nicht sehr flexibel reagieren. Das Bestehen auf Routinen kann durchaus den Eindruck zwanghaften Verhaltens vermitteln. Eingriffe in den Tagesablauf oder die Gestaltung der Umgebung – selbst wenn sie für den Beobachter unwesentlich scheinen – können tiefe Verunsicherung und massive Ablehnung auslösen.

Deshalb erheben Altenpflegerinnen die Gewohnheiten dieser Pflegebedürftigen sorgfältig. Sie klären, welche Gegenstände, Teile des Tagesablaufs und sonstige Aspekte besonders wichtig für das Wohlbefinden und das Sicherheitsgefühl sind. Dabei kann eine sehr tolerante Weltsicht von großem Nutzen sein. Manchmal stimmen die Bedürfnisse des Pflegebedürftigen überhaupt nicht mit den pflegefachlichen Koordinaten der Altenpflegerinnen überein. Dann ist es besonders wichtig, abzuschätzen, ob aus den Bedürfnissen oder Angewohnheiten eine erhebliche Gefährdung entstehen könnte, oder ob es in erster Linie um Geschmacksfragen geht.

Grundsätzlich gilt: Altenpflegerinnen haben die Aufgabe, so viele Aspekte der Selbstbestimmung pflegebedürftiger Menschen zu bewahren, wie irgend möglich.

I/24.3 Beispiel eines Pflegeprozesses bei „beeinträchtigter sozialer Interaktion"

Pflege alter Menschen mit neurologischen Erkrankungen → Kap. I/31.11

> ❯ **Beeinträchtigte soziale Interaktion:** Ungenügende oder übermäßige Quantität oder unzureichende Qualität des sozialen Austauschs.

Ⓢ Fallbeispiel Stationär, Teil I

Der 57-jährige Jörg Schneider wurde mit Trisomie 21 geboren. Da er aufgrund einer zusätzlichen Demenz vom Alzheimer-Typ bald nicht mehr in seiner Wohngruppe wird leben können, wird das „Seniorenzentrum Maxeberg" angefragt, ob es Herrn Schneider aufnehmen kann.

> ❯ Die ersten Zeichen einer beginnenden Demenz werden bei Menschen mit Trisomie 21 deutlich eher bemerkt als bei Menschen ohne diese Chromosomenveränderung.

I/24.3.1 Informationssammlung

Ⓢ Fallbeispiel Stationär, Teil II

Herr Schneider besuchte als Kind einer Sonderschule und arbeitete seit etwa 30 Jahren in einer Werkstatt für behinderte Menschen. Vor 20 Jahren zog er aus einer Einrichtung (Aufnahme nach dem Tod beider Eltern) in eine Wohngruppe von Menschen mit geistiger Behinderung. Dort erhielt er jede Woche stundenweise Assistenzleistungen, die sich auf den Umgang mit Geld, Einkäufe,

Arzt- und Behördengänge bezogen. Vor einem Jahr begannen die Mitbewohner, sich über die zunehmende Unordnung und Unzuverlässigkeit von Herrn Schneider zu beschweren. Auch in der Werkstatt entstanden Probleme, da Herr Schneider seine Arbeit nicht mehr wie gewohnt machen kann, sich mehr und mehr von anderen zurückzieht, oft misstrauisch und erzürnt ist. Gespräche darüber sind mit ihm kaum möglich; Herr Schneider scheint nicht zu verstehen, was man ihm vermitteln will.

> ❯ **Lern-Tipp**
> Vergleichen Sie Ihr bisheriges Leben mit all seinen Stationen und Begegnungen mit dem Leben von Herrn Schneider. Schauen Sie dabei die Phasen Kindheit, Schulzeit und Jugend an und überlegen Sie, welche Unterschiede zwischen Ihnen und Herrn Schneider bestehen. Sehen Sie Unterschiede zwischen Ihrem Lebensentwurf und dem von Herrn Schneider? Ob Sie beide wohl ähnliche Wünsche und Erwartungen hatten und haben?

Ursachen

„Die Alzheimer-Krankheit ist eine fortschreitende, unheilbare Gehirnstörung mit unbekannter Ursache. Zu den Symptomen dieser Erkrankung zählen Gedächtnisverlust, Verwirrtheit und Desorientierung. Dazu kommen Veränderungen des Wesens, ein beeinträchtigtes Urteilsvermögen und der Verlust der Sprachfähigkeit. Alzheimer verläuft immer tödlich und ist die häufigste Form irreversibler Demenz (→ Kap. I/33.4.3)." 📖📖3

Menschen mit Trisomie 21 entwickeln überdurchschnittlich häufig und in früherem Lebensalter als andere Menschen eine Alzheimer-Demenz.

Zeichen und Ausmaß

In der Regel fallen Veränderungen am Verhalten der Betroffenen dadurch auf, dass bekannte Ordnungssysteme (Geschirrschrank, Wäscheschrank) nicht mehr beherrscht werden. Anfangs wird das für Zufall gehalten und „nebenbei" registriert. Erst später wird deutlich, dass hier erste Zeichen der Veränderung sichtbar wurden.

In Abhängigkeit vom erreichten Sprachentwicklungsstand (Aussprache, Wortschatz, Grammatik) kommt es zu Einbußen in der produktiven Sprache:

Sprachliche Äußerungen werden kürzer, undeutlicher und seltener. Auffällig sind sprachliche Stereotypien, die inhaltlich meistens „passen": „Haben Sie schon gegessen, Herr Schneider?" – „alles im grünen Bereich" – „Soll ich ihnen noch ihre Sachen richten?" – „alles im grünen Bereich" – „Hat ihr Freund sie erreicht?" – „alles im grünen Bereich".

Erst wenn man vom Betroffenen eine Entscheidung oder eine deutliche Willensäußerung erwartet, wird deutlich, dass die Fragen wohl nicht mehr verstanden wurden oder die Antwort nicht mehr möglich war. Die soziale Komponente der Kommunikation kann lange gehalten werden. Der Angesprochene schaut den Sprecher an, lächelt, nickt leicht.

Etwa zu dieser Zeit fallen Aspirationen auf (→ Kap. I/20.10). Bei Menschen mit Trisomie 21 sind es immer zunächst die Flüssigkeiten, die Schwierigkeiten bereiten, bevor feste Nahrung betroffen ist. Im weiteren Verlauf wird es dann trotz Umstellung auf passierte Kost und Hilfsmittelversorgung um die Frage einer künstlichen Ernährung gehen, zumal es auch zur Nahrungsverweigerung kommen kann. Aspirationen treten bei Menschen mit Trisomie 21 und zusätzlicher Alzheimer Demenz sehr viel eher auf als bei anderen Menschen. Sie sind für diesen Personenkreis beinahe ein Leitsymptom für das Bestehen der Alzheimer Demenz. Parallel zum Rückgang der mundmotorischen Fähigkeiten sind auch Beeinträchtigungen der Grob- und Feinmotorik zu beobachten. Es kommt zu Harn- und Stuhlinkontinenz (→ Kap. I/20.11, → Kap. I/20.12). Nach und nach ist der Mensch auf die vollständige Übernahme der Pflege angewiesen.

Folgen

Neben der Selbstständigkeit sind vor allem die sozialen Kontakte beeinträchtigt. Wenn der Betroffene den Abbau seiner Leistungsfähigkeit und die soziale Isolation spürt (er ist für andere Menschen mit Behinderung und Freunde als Gegenüber nicht mehr interessant), kann es zu depressiven Verstimmungen, Wut, Trauer und Aggressionen kommen (→ Kap. I/33.4.2).

> ❯ Auch Menschen mit geistiger Behinderung spüren die zunehmende Orientierungs- und Hilflosigkeit und leiden darunter, vor allem wenn sie dadurch Einbußen ihrer Lebensqualität erleben.

I/24.3.2 Pflegetherapie

Es gibt keine Therapie der (zusätzlichen) Demenz im Sinne einer Heilung. Der Abbauprozess in den Lebens- und Persönlichkeitsbereichen lässt sich nicht aufhalten. Deshalb ist es wichtig, Ressourcen zu sehen und Bedingungen zu organisieren, unter denen die Betroffenen ihre verbliebenen Fähigkeiten gewinnbringend nutzen können. Dabei ist der „Gewinn" nur die subjektive Lebensfreude. Macht es jemandem Freude, beim Essen den Löffel zu halten, dann ist nur das wichtig – unwichtig ist, ob er mit diesem Löffel essen kann.

> ❯ Es gehört zu den wichtigsten und schwierigsten Aufgaben von Altenpflegerinnen, jeden Tag neu zu erkunden, was dem Menschen aktuell wichtig ist und wie viel Hilfe er dafür braucht. Dabei ist der erwachsene Mensch mit Trisomie 21 und zusätzlicher Demenz trotz „kindlicher" Verhaltens- und Ausdrucksvarianten als erwachsener Mensch mit einer individuellen Geschichte und eigenem Lebensentwurf zu sehen und anzusprechen.

Kommunikation

Bereits vor dem vollständigen Abbau der verbalen **Kommunikation** (im Verstehen und Sprechen) sollte begleitend und unterstützend ein alternatives Kommunikationssystem eingeführt werden.

Aufgrund der im weiteren Verlauf der Erkrankung zu erwartenden kognitiven Schwierigkeiten sind dabei z. B. Fotos abstrakten Piktogrammen vorzuziehen, wobei die „Begriffsauswahl" durch den Alltag bzw. häufige Situationen des Betroffenen bestimmt sind.

> ❯ **Vorsicht!**
> Auch wenn mit dem Pflegebedürftigen in kurzen, verständlichen Sätzen gesprochen werden soll, ist Kleinkindsprache zu vermeiden, weil sie für einen erwachsenen Menschen entwürdigend ist. Außerdem verhindert sie, dass er die richtigen Worte erkennt.

Interaktion

Vor allem im Bereich der täglichen Versorgung und Pflege soll der Mensch mit Trisomie 21 und zusätzlicher Demenz alles selber tun, was er noch tun kann. Es soll nicht vergessen werden, dass er es wahrscheinlich schwerer hatte als ein Mensch ohne Triso-

mie 21, diese Dinge zu erlernen. Entsprechend stolz war er auf das, was er gut konnte. Auch wenn er aktuell vieles nicht mehr allein kann, so kann er in der Interaktion mit Altenpflegerinnen und anderen Bezugspersonen vielleicht mehr tun, als zunächst vermutet wird.

Tagesstruktur

> ❯ **Förder- und Betreuungsbereich:** „Menschen, die aufgrund der Schwere ihrer Behinderung die Voraussetzungen für eine Beschäftigung in einer Werkstatt nicht oder noch nicht erfüllen, werden im Förder- und Betreuungsbereich (FuB) begleitet, gefördert und betreut. ... Durch gezielte Maßnahmen werden Verrichtungen des Alltages erlernt." 📖4

Die Arbeit in einer **Werkstatt für behinderte Menschen** (WfbM) oder die Betreuung durch den FuB bilden den zweiten Lebensbereich (→ Abb. I/24.2). Sie finden hier außer der Arbeit (für Lohn) und der Beschäftigung soziale Anerkennung und Kontakte. Häufig reichen diese Sozialkontakte über die WfbM hinaus in die Freizeit. Wenn die Betroffenen aufgrund ihres Gesundheitszustands nicht mehr arbeiten bzw. in den FuB gehen können, verlieren sie nicht nur den zweiten Lebensbereich, sondern nicht selten auch ihre Sozialkontakte. Kommen anfangs noch andere Menschen mit Behinderung zu Besuch, werden diese Besuche seltener. Vor allem anderen Menschen mit geistiger Behinderung ist das Krankheitsbild der Alzheimer-Demenz mit seinen – an ihrem Freund sichtbaren – Folgen nur schwer zu vermitteln. Die ohnehin oft eingeschränkte Kommunikation unter ihnen wird durch den Abbau der Sprach- und Sprechfähigkeiten des Erkrankten so weit eingeschränkt, dass ein für beide Seiten interessanter Kontakt nicht mehr möglich ist. Hier wird es die Aufgabe der Betreuer in der WfbM und der Altenpflegerinnen sein, einen alternativen Kommunikations- und Kontaktweg aufzuzeigen und vor allem die nicht von der Demenz betroffenen Menschen mit (geistiger) Behinderung in diesen Begegnungen zu begleiten, denn die unbegleiteten Begegnungen können Angst auslösen.

Wohnen und Freizeit

Wenn WfbM und FuB als zweiter Lebensbereich wegfallen, ist der Mensch mit Trisomie 21 und zusätzlicher Alzheimer-De-

I 24

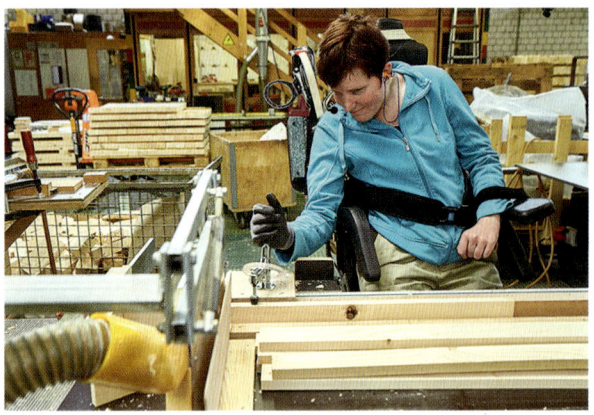

Abb. I/24.2 Die Arbeit in einer Werkstatt für behinderte Menschen vermittelt Selbstbewusstsein, weil die geschützte Atmosphäre den Beschäftigten die Übernahme von Tätigkeiten ermöglicht, die ihren Fähigkeiten entsprechen und ihnen die Übernahme von Verantwortung zuweisen. [K157]

menz „nur noch" zu Hause. Auch wenn seine Versorgung, an der er entsprechend seiner Möglichkeiten beteiligt wird, immer mehr Zeit in Anspruch nimmt, werden viele Stunden des Tages (und der anfangs häufig durchwachten) Nacht bleiben, die zu gestalten sind. Hier sollen ihm Angebote gemacht werden, die ihm früher wichtig waren und zu denen er noch Zugang hat. Viele dieser früheren Tätigkeiten und Hobbys werden aus der Biografiearbeit (→ Kap. I/10) bekannt sein. Hat der Betroffene vor der Erkrankung gern mit Pinseln auf Leinwand gemalt, kann er aktuell vielleicht noch einen Farbstift halten und etwas ausmalen. Hat er früher gern Karten gespielt, nimmt er möglicherweise gern die Karten in die Hand und sortiert sie oder legt sie nach seinem System ab. Oft sind Angehörige froh, wenn sie bei Besuchen solche einfachen Tätigkeiten und Spiele mit dem Erkrankten machen können. Das führt sie aus der erlebten Passivität und Hilflosigkeit heraus; aus einem anfänglichen, unsicheren und verunsichernden Schweigen wird ein gemeinsames Tun.

» Lern-Tipp
Überlegen Sie, wo Sie Freunde und Bekannte treffen und neue Bekanntschaften machen. Welche Möglichkeiten stehen davon auch Menschen mit Trisomie 21 oder anderen geistigen Behinderungen barrierefrei zur Verfügung?

Sozialkontakte

Mit dem Abbau motorischer, kognitiver, kommunikativer und sozialer Möglichkeiten kommt es zur räumlichen Begrenzung des Lebensumfelds (→ Kap. II/10). Oft haben auch Menschen mit geistiger Behinderung **Sozialkontakte** gehabt, die nun durch

Altenpflegerinnen stellvertretend für den Erkrankten zu pflegen sind. Dabei sei zum einen an mögliche Kontakte zu Kirchgemeinden und Glaubensgemeinschaften gedacht.

In vielen Kirchgemeinden gibt es Besuchsdienste, hierzu können die Pfarrer und Priester oder die Gemeinderäte befragt werden. Andererseits gibt es vielleicht Kontakte zu ehemaligen Betreuern oder Mitbewohnern aus Einrichtungen und Wohngruppen, an denen dem Erkrankten immer viel lag und die er nun allein nicht mehr aufrechterhalten kann. Im Idealfall gibt es zwischen Altenpflegerinnen und dem gesetzlichen Betreuer oder Angehörigen die Absprache, wer Kontakt zu Bekannten des Erkrankten aufnimmt, diese über dessen aktuelle Situation und Ressourcen informiert und sie einlädt. Zu überlegen ist auch immer, ob der Pflegebedürftige jemanden besuchen oder einen Ausflug machen kann. Schnell wird man bemerken, ob die Situation für ihn angenehm ist oder nicht.

» Eine wichtige Aufgabe der Altenpflegerinnen wird es sein, Ausflüge für den Erkrankten gut vorzubereiten (→ Kap. II/10.4.5). Es ist bereits während der Planung zu überlegen, ob und wie über den aktuellen Zustand des Betreuten zu informieren ist, damit Begegnungen mit früheren Freunden nicht unerfreulich verlaufen oder eine Beendigung des Kontakts zur Folge haben. Oft ziehen sich andere vom Erkrankten zurück, weil sie ihre Hilflosigkeit angesichts der unumkehrbaren Veränderung des Freundes nicht aushalten. Hier braucht vor allem das Umfeld Begleitung. Die Aufklärung über den aktuellen Zustand des Erkrankten und seine Ressourcen ist notwendig. Dabei sind jedoch Fragen des Daten- und Personenschutzes zu beachten.

Therapeutische Unterstützungen

Bei Bedarf sollen therapeutische Hilfen genutzt werden. Hier sind alle Möglichkeiten der Physiotherapie, Logopädie und Ergotherapie zu nutzen und daraufhin anzusehen, ob sie dem Menschen mit Trisomie 21 und zusätzlicher Alzheimer-Demenz in seiner aktuellen Situation Unterstützung und Erleichterung bieten. Therapeuten brauchen neben ihrer Befunderhebung Informationen über den erreichten allgemeinen Entwicklungsstand (Motorik, Sprache, Koordination mit Einschränkungen durch die primäre Behinderung). Sie werden dazu auf Unterlagen und Auskünfte durch ehemaligen Betreuer und Angehörige angewiesen sein, die im Idealfall durch das derzeit betreuende Seniorenzentrum bereits zusammengefasst sind.

Nicht scheuen darf man sich davor, Therapien zu unterbrechen oder abzubrechen, wenn sie die Fähigkeiten nicht erhalten bzw. verbessern oder wenn der Betroffene die Therapie dauerhaft ablehnt. Es wird immer einmal vorkommen, dass der Betroffene bei einem Termin unkooperativ ist und nicht mitmachen möchte. Lehnt er das Angebot ständig ab (verbal und nonverbal), ist diese Ablehnung zu akzeptieren.

Hilfsmittel

Der Hilfsmittelmarkt ist sehr groß und schwer zu überschauen. Es gibt für beinahe alle Lebensbereiche **Hilfsmittel:** Im Bereich der Pflege, der Nahrungsaufnahme (spezielle Becher, Besteckteile, Dickungsmittel), der Motorik (Gehwagen, Gehstöcke), der Freizeitaktivitäten (Kartenhalter, große Spiele, Lesehilfen, Spracherkennungsprogramme für den PC), der Kommunikation (Talker, Schrifttafeln) und des Wohnens (Geräte zur Umweltsteuerung). Bei der Auswahl individuell geeigneter Hilfsmittel sind vor allem Ruhe und Geduld notwendig. Es ist immer daran zu denken, dass ein Mensch mit Trisomie 21 und Alzheimer-Demenz sich langsam an jeweils ein Hilfsmittel gewöhnen muss. Er muss erkennen, dass es sich um ein Hilfsmittel handelt, dass er vom Erlernen des Gebrauchs einen Gewinn hat. Dieser kann auch darin bestehen, dass die Altenpflegerinnen sich freuen, wenn er dieses Hilfsmittel benutzt. Was ein Gewinn ist, entscheidet nur der Betroffene.

Am besten wird es sein, man bietet das Hilfsmittel in seiner Verwendung an – d. h., man zeigt das Hilfsmittel in der Tätigkeit,

Ⓢ Fallbeispiel Stationär, Teil III

Beispiel einer Pflegeplanung bei beeinträchtigter sozialer Interaktion für Jörg Schneider

Informationssammlung	Pflegetherapie	
Wünsche, Gewohnheiten, Hilfebeschreibungen, pflegefachliche Einschätzungen	Pflegeziel/Verständigungsprozess/erwartete Ergebnisse	Pflegemaßnahmen/Pflegeangebote
• Legt Wert auf soziale Kontakte, freut sich über Besuch • Erkennt ehemalige Mitbewohner und Arbeitskollegen • Einmal im Monat bekommt er Besuch aus seiner Kirchgemeinde • Sonntagvormittag ist seine Gottesdienstzeit • Möchte bekannte Kirchenlieder singen und Gebete sprechen **Pflegefachliche Einschätzungen:** • Beeinträchtigte Kognition, Motorik, Sprache (Aussprache, Wortbedeutung, Grammatik – passiv und aktiv) • Versteht Sprache, spricht bekannte Gebete und Psalmen deutlich	• Erhält seine Sprachfähigkeit durch Beten, Singen • Fühlt sich sicher und wertgeschätzt in Sozialkontakten **Verständigung** • Kann seine Zeit für sich sinnvoll nutzen	• (*) An TV-Übertragung von Gottesdiensten erinnern, Fernseher anschalten • (*) Zur Teilnahme am Sing-Angebot im Seniorenzentrum motivieren • Information an Singgruppe, dass Herr Schneider Kirchenlieder kennt und mag • Über Beschäftigungsangebote im Seniorenzentrum informieren und beraten • Information an Kirchgemeinde über Ressourcen von Herrn Schneider und Vorschläge für Aktivitäten • Begleitung der ehemaligen Mitbewohner und Arbeitskollegen bei Besuchen im Seniorenzentrum • Ehemalige Mitbewohner und Arbeitskollegen und Herrn Schneider zu gemeinsamen Kaffeerunden, Spielen, Spaziergängen motivieren • Mitbewohner und Angehörige über die Ressourcen von Herrn Schneider informieren (Einverständnis erforderlich) und motivieren, mit ihm Kontakt aufzunehmen • Kontakt zur Kirchgemeinde organisieren, Besuche absprechen, regelmäßig um Gemeindeblatt bitten und Herrn Schneider vorlesen • (*) CDs mit Kirchenliedern besorgen und Gerät für ihn einschalten • Kontakt zu ehemaligen Mitbewohnern und Arbeitskollegen halten

(*) Diese Maßnahmen können mit entsprechenden Durchführungszeitpunkten in den Tagesstrukturplan eingetragen werden.

---

für die es gedacht ist. Erfahrungsgemäß bringen verbale Erklärungen dem Betroffenen keinen Nutzen. Er muss das Hilfsmittel in die Hand nehmen und ausprobieren.

Altenpflegerinnen bzw. Therapeuten, die ein Hilfsmittel anbieten, sollen es vorher selbst ausprobieren. Nur so erkennen sie seine Vorteile und Nachteile für den Erkrankten.

Vor allem für den Bereich der Kommunikation kann man selber Hilfsmittel „herstellen".

• **Wort-/Situationstafeln:** Auf einen Karton klebt man Fotos von Gegenständen oder Situationen, die sich im Alltag des Erkrankten wiederholen. Sowohl Altenpflegerinnen als auch der Betroffene können diese Tafeln zur Unterstützung der verbalen Kommunikation nutzen und auf die Darstellungen zeigen, um die es aktuell geht. Dabei kann ein Gegenstandsfoto (Badewanne) für die Situation (baden) stehen. Die Fotos sollen die verbale Kommunikation nicht ersetzen, sondern stützen

• **Personentafel:** Auf einen Karton werden die Fotos der Mitarbeiter und Therapeuten geklebt, zu denen der Betroffene oft Kontakt hat. Er kann vor der Therapie auf die Situation und den Therapeuten vorbereitet werden, indem unterstützend auf das Foto des Therapeuten gezeigt wird. Auf einem anderen Blatt können sich die Fotos von Angehörigen oder Bekannten befinden. Wird

Besuch erwartet, kann unterstützend das Foto des Angehörigen oder Bekannten gezeigt werden.

Für die Benutzung dieser Tafeln gilt: Es braucht ein eindeutiges Zeigen auf die Fotos und genügend Zeit, damit der Erkrankte sich auf das Foto konzentrieren kann.

❯❯ Alle Hilfsmittel haben ihre Zeit. Es gibt eine Zeit, in der sie sinnvoll eingesetzt werden. Und es wird eine Zeit geben, in der sie ihren Sinn für den Betroffenen verlieren – er wird sie dann nicht mehr nutzen können.

I/24.3.3 Pflegeevaluation

Ⓢ Fallbeispiel Stationär, Teil IV

Das Team des Seniorenzentrums „Maxeberg" beobachtet, dass sich Herr Schneider gut in der neuen Umgebung eingelebt hat. Seine anfänglichen Unsicherheiten und Ängste konnte er überwinden. Es gelang, seine Sozialkontakte weitgehend zu erhalten; leider besucht ihn sein bester Freund nicht mehr, da er bei Gesprächsversuchen keine „richtigen" Antworten mehr von Herrn Schneider bekommt. Herr Schneider geht mittlerweile gern zum wöchentlich stattfindenden Singkreis im Haus; es stellte sich heraus,

dass er viele Volkslieder kennt und sehr textsicher ist. Die meisten seiner neuen Mitbewohner gehen offen auf ihn zu. Herr Schneider geht gern zur Physiotherapie und macht dort gut mit, wobei er nur zu „seiner Moni" (Physiotherapeutin Frau Schmid) geht; ist Frau Schmid nicht da, ist er nicht zu motivieren, eine Vertretung zu akzeptieren. Leider wird sich sein Gehen am Gehwagen nicht erhalten lassen, an schlechten Tagen muss er bereits im Rollstuhl gefahren werden. Mit dem Angebot der Logopädie zum Erhalt einer (schwer) verständlichen Aussprache konnte Herr Schneider nichts anfangen, sodass dieser Versuch eingestellt wurde. Derzeit kommt Herr Schneider noch gut mit angedickter Flüssigkeit und streng passierter Kost zurecht. Insgesamt wirkt Herr Schneider zufrieden.

Internet- und Lese-Tipp

Weitere Informationen zu Menschen mit Trisomie 21 und Alzheimer-Demenz:
• Aktion Mensch e.V.: www.aktion-mensch.de
• Deutsches Down-Syndrom InfoCenter: www.ds-infocenter.de
• Arbeitskreis Down-Syndrom Deutschland e.V.: www.down-syndrom.org
• Down-Syndrom Netzwerk Deutschland e.V.: www.down-syndrom-netzwerk.de
• downtown werkstatt für kultur und wissenschaft gGmbH: www.ohrenkuss.de

I 24

Wiederholungsfragen

1. Nennen Sie Beispiele für Behinderungen im Alter und ordnen sie diese den möglichen Ursachen zu. (→ Kap. I/24.1)
2. Wie beeinflusst die Trisomie 21 die Entstehung einer Alzheimer-Demenz? (→ Kap. I/24.3.1)
3. Welche Probleme treten bei Menschen mit Trisomie 21 und Alzheimer-Demenz häufig auf? (→ Kap. I/24.3.1)
4. Beschreiben Sie wichtige Kommunikationsregeln für den Umgang mit Menschen, die von Trisomie 21 und Demenz gleichzeitig betroffen sind. (→ Kap. I/24.3.2)
5. Nennen sie eine besonders geeignete Kommunikationshilfe und beschreiben Sie deren Nutzen detailliert. (→ Kap. I/24.3.2)

Literaturverzeichnis

1. Franke, E.: Anders leben – anders sterben: Gespräche mit Menschen mit geistiger Behinderung über Sterben, Tod und Trauer. Springer Verlag, Heidelberg, 2012.
2. Havemann, M.; Stöppler, R.: Altern mit geistiger Behinderung. Grundlagen und Perspektiven für Begleitung, Bildung und Rehabilitation. Kohlhammer Verlag, Stuttgart, 2004.
3. Alzheimer Forschung Initiative e. V.: www.alzheimer-forschung.de/alzheimer-krankheit/index.htm (letzter Zugriff: 30.8 2016).
4. Landesarbeitsgemeinschaft der Werkstätten für behinderte Menschen Baden-Württemberg e. V.: www.lag-wfbm-bw.de (letzter Zugriff: 30.8 2016).

C. Schiedel, V. Spanaus

I/25 Case Management und Überleitungspflege

I/25.1 Case Management

Vernetzung, Koordination, Kooperation
→ Kap. III/3

ⓢ Fallbeispiel Stationär, Teil I

Josefa Stratmann ist 82 Jahre alt und hat nach einem Schlaganfall eine leichte Hemiparese rechts. Sie leidet an einer Hypertonie und Schmerzen aufgrund einer degenerativen Gelenkerkrankung. Seit längerem ist sie deswegen in hausärztlicher Behandlung. Körperlich fühlt sie sich schwach und müde. Frau Stratmann fällt es zunehmend schwer, sich selbst zu versorgen. Nach einem nächtlichen Sturz in ihrer Wohnung finden sie die Nachbarn früh morgens und lassen sie per Krankenwagen in die Notaufnahme einliefern. Sie klagt über Schmerzen im Bein, berichtet über häufigen Harndrang und Schwindel. Die diensthabende Ärztin diagnostizierte eine Schenkelhalsfraktur, einen Harnwegsinfekt und Untergewicht. Nach drei Wochen Krankenhausaufenthalt bekommt Josefa Stratmann in der Anschlussrehabilitation Physiotherapie, um ihre Körperkraft zu stärken und mit einer Gehhilfe laufen zu lernen.

Wenige Tage vor Ende der Rehabilitationsmaßnahme erfährt die zuständige Überleitungsfachkraft (→ Kap. I/25.3), dass Frau Stratmann keine Angehörigen hat, allein in einem Einfamilienhaus lebt und ihr Badezimmer nicht behindertengerecht ausgestattet ist. Sie veranlasst deshalb direkt ihre Aufnahme ins nahe gelegene „Seniorenzentrum Maxeberg". Frau Stratmann lehnt den Umzug ab, kann aber von der Überleitungsfachkraft von der Notwendigkeit überzeugt werden. Die Eingewöhnungsphase gestaltet sich schwierig. Frau Stratmann ist über Wochen depressiv, ängstlich und lebt zurückgezogen. Aus dem Überleitungsbogen lässt sich lediglich erkennen, dass Frau Stratmann sich zu Hause selbst nicht mehr ausreichend versorgen konnte, allein lebte und daher die Gefahr der Verwahrlosung und der sozialen Isolation bestand.

> **Case Management:** Bezeichnung für die umfassende Einschätzung, Planung, Umsetzung und Überwachung aller notwendigen Unterstützungsangebote und Dienstleistungen sowie deren Steuerung, die eine Person zum Erhalt oder zur Wiedererlangung ihrer Gesundheit benötigt.

Case Management richtet sich an Menschen, die eine Vielzahl an sozialen, pflegerischen und medizinischen Unterstützungsleistungen brauchen, aber selbstständig nicht in der Lage sind, diese für sich zu nutzen. 📖6

Im Case Management wird benötigte Unterstützung aus dem professionellen Hilfeangebot und dem eigenen sozialen Umfeld zusammengeführt. Es geht um die gezielte Bereitstellung von notwendigen Ressourcen, die Verbesserung der Zusammenarbeit und gut abgestimmte Versorgungsabläufe für eine Person mit einem hohen Hilfebedarf. Ausgangspunkt für Case Management sind in erster Linie sich abzeichnende, längerfristig andauernde Problemverläufe, die eine Reihe an Unterstützungsangeboten notwendig machen und die koordiniert werden müssen.

Der Begriff **„continuum of care"** und der Begriff **„package of care"** geben den Wesenskern des Case Managements wider. „Continuum of care" meint die kontinuierliche und integrierte Versorgung. Wobei sich die Unterstützungsleistung auf die Entwicklung langfristiger Lösungen richtet und sich über den gesamten Verlauf der Hilfebedürftigkeit erstreckt. „Package of care" meint eine an den Bedürfnissen des Einzelnen ausgerichtete, effiziente und umfassende Zusammenstellung eines Unterstützungs- und Hilfeleistungsangebots. 📖3

I/25.1.1 Ziele des Case Managements

Die **Ziele des Case Managements** sind:
- Optimierung von Versorgungsabläufen an den Schnittstellen der stationären, ambulanten Versorgung, Prävention, Kuration und Rehabilitation
- Verbesserung der Kooperation und Koordination von Dienstleistungen
- Integration in ein pflegerisches und medizinisches Gesamtkonzept statt Separierung von Hilfen

- Transparenz der Versorgung für alle Beteiligten und verbesserte Zusammenarbeit
- Vermeidung von Über-, Unter- oder Fehlversorgung
- Orientierung an den Bedürfnissen des Pflegebedürftigen
- Partizipation des Pflegebedürftigen
- Ermunterung zu selbstständigem Handeln

> **Lern-Tipp**
Wie beurteilen Sie die Entscheidung der Überleitungsfachkraft? Wurde systematisch geplant und gehandelt? Wurden alle notwendigen Informationen zusammengetragen, um ein umfassendes Bild für die richtige Entscheidung zu bekommen? Welche Informationen brauchen Sie für eine umfassende Anamnese? Wen hätten Sie an der Entscheidung über die Verlegung mitwirken lassen? Was hätten Sie als Überleitungsfachkraft anders gemacht?

Behandlungspfade

Zu den Aufgabengebieten des klinischen Case Managements zählt die Entwicklung von klinischen **Behandlungspfaden** (*Clinical Pathways*). Die Behandlungspfade oder „Patientenpfade" sind standardisierte Behandlungspläne, die den erwarteten Behandlungsprozess der Pflegebedürftigen von ihrem Eintritt bis zur Entlassung (→ Kap. I/25.2) festlegen.

Internet- und Lese-Tipp
g-plus – Zentrum im internationalen Gesundheitswesen (u. a. Erfahrungsberichte): www.g-plus.org

Sie sorgen für ein strukturiertes und abgestimmtes Vorgehen der am Behandlungsprozess beteiligten Berufsgruppen. Ziel ist eine effizientere und effektivere Steuerung der Versorgungsabläufe.

Wenn im Einzelfall Abweichungen vom Behandlungspfad nötig sind, werden diese dokumentiert und begründet.

Qualität der Behandlung

Abweichungen von Behandlungspfaden werden regelmäßig unter den Gesichtspunkten der **Qualität** (→ Kap. III/7) und der ökonomischen Effizienz analysiert und ausgewertet. Ebenso unterliegen die Behandlungspfade einer ständigen Überprüfung und Anpassung.

Die Nutzung von Behandlungspfaden kann zu einer besseren Vergleichbarkeit des Pflegeaufwands für die Pflegebedürftigen führen. Zudem wird der Dokumentationsaufwand minimiert und die Dokumentationsqualität gesteigert, da insbesondere Abweichungen vom Behandlungspfad dokumentiert werden.

Parallel zum klinischen Behandlungspfad erarbeitet der Case Manager Beschreibungen des Behandlungspfads, die für den medizinischen Laien verständlich sind.

Selbstbestimmung des pflegebedürftigen Menschen

Patientenpfade enthalten Informationen über den Ablauf des geplanten Behandlungsverlaufs und geben Hinweise über das, was den Erkrankten an den einzelnen Behandlungstagen seines Klinikaufenthaltes erwartet. Sie ersetzen keineswegs die verbale Kommunikation zwischen dem Pflegebedürftigen und dem therapeutischen Team, sondern wirken unterstützend.

Erkrankte haben so die Möglichkeit, zu einem selbst bestimmten Zeitpunkt und wiederholt, Informationen über ihre Behandlung und deren Ziele zu erlangen. Damit geht eine stärkere **Einbindung des Betroffenen** in das Behandlungsgeschehen einher, was sich, wie klinische Studien belegen, positiv auf den Behandlungsverlauf bzw. auf die Erreichung der Behandlungsziele auswirkt.

I/25.1.2 Formen des Case Managements

In Deutschland wird Case Management in unterschiedlichen Berufsfeldern, z. B. in der Sozialarbeit, in der beruflichen Rehabilitation, in der akutstationären oder in der ambulanten Versorgung angewandt. Dabei kommen verschiedene **Formen** zum Einsatz, die von Ewers/Schaeffer (2005) und Wendt (2001) definiert wurden (→ Tab. I/25.1).

I/25.1.3 Case Management in der ambulanten Versorgung

Auch in den Krankenhäusern ist eine Zunahme hochaltriger Patienten zu verzeichnen. Die im Fallbeispiel beschriebene Ausgangslage von Josefa Stratmann (siehe Fallbeispiel) ist nicht selten. Nach einem

Ewers/Schaeffer (2005)	Wendt (2001)
Soziales Case Management Konzept für gefährdete Bevölkerungsgruppen mit präventivem Charakter	**Privates Case Management** Gewerblich ausgeübt, vom Auftraggeber bezahlt
Case Management in der beruflichen Rehabilitation Eingliederung von behinderten oder gesundheitlich beeinträchtigten Personen ins Arbeitsleben	**Soziales Case Management** Unterstützung einer Person oder Familie mit einer Mehrzahl von Diensten
Case Management in der Primärversorgung Primärversorgung von Patienten durch Arzt, Verordnung und Koordination von anderen Leistungen	**Primärärztliches Case Management** Medizinische Behandlung durch Hausarzt
Case Management für katastrophale oder kostenintensive medizinische Ereignisse Zielgruppengerichtetes Case Management (z. B. Schlaganfall oder AIDS), Vermeidung von stationären Aufenthalten und zur gesundheitlichen Stabilisierung	**Case Management bei Versicherungen** Angemessene und kostengünstige Versorgung von Versicherten bei Krankenversicherungen
Medizinisch-soziales Case Management Case Management (Mischform) zur Betreuung von chronisch Kranken und Langzeitpatienten	**Krankenpflegerisches Case Management** Pflegefachkraft übernimmt Verantwortung im ambulanten oder stationären Setting
Case Management innerhalb und außerhalb des Krankenhauses	**Case Management in der Akutversorgung**

Tab. I/25.1 Formen des Case Managements. 5

Sturz oder bei akuter Krankheit, die einen Bedarf an Rehabilitation bzw. eine Pflegebedürftigkeit mit sich bringt, sehen sich ältere Menschen häufig vor die schwierige Frage gestellt, ob und wie sie das Leben in den eigenen vier Wänden weiterhin bewältigen können. Der Verbleib in der eigenen Wohnung stellt aufgrund des hohen Alters in Verbindung mit Funktionseinschränkungen und daraus resultierender zeitweiliger und andauernder Hilfsbedürftigkeit für viele Menschen eine nicht zu bewältigende Herausforderung dar. Ohne Unterstützung durch Familienangehörige oder ehrenamtliche Helfer und ohne fundierte Kenntnisse über Hilfsangebote in dem komplexen Gesundheitssystem bleibt in vielen Fällen nur der Weg in eine stationäre Pflegeeinrichtung.

Abhilfe können Betreuungs- und Therapieangebote außerhalb stationärer Einrichtungen schaffen, die ein weitgehend selbstständiges Leben in den eigenen vier Wänden unterstützen.

> **›› Praktisches aus der Forschung**
> Ewers und Schaeffer (2005) beschreiben die Ergebnisse verschiedener Modellprojekte, die das Case Management als Methode erfolgreich angewendet haben. 3

Case Management in der US-amerikanischen ambulanten Pflege

Das Ziel des **Case Managements** in den USA und in Deutschland besteht darin, die

pflegerische Versorgung pflegebedürftiger Menschen optimal zu gewährleisten, um eine möglichst selbstständige Lebensweise zu ermöglichen (→ Kap. I/25.1.1). Case Management hat dabei nicht nur Auswirkungen auf die Versorgung des Betroffenen, sondern auch auf die Arbeitsorganisation. Nachdem ein Assessment (*Bedarfserhebung*) durchgeführt wurde und die zu erbringenden Leistungen geklärt sind, wird in den USA dem Empfänger ambulanter Pflege zunächst ein Case Manager zugeteilt, der von diesem Zeitpunkt an Ansprechpartner in allen Belangen seiner Pflege ist (→ Abb. I/25.1).

Arbeitsorganisation

Organisatorisch gesehen ist dies der Versuch, den Ansatz des Primary Nursing/Bezugspflege (→ Kap. III/3.2.2) aus der stationären Pflege auf die häusliche Versorgung zu übertragen. Auch in der ambulanten Pflege wurde vor Einführung des Case Managements weitgehend nach dem Modell der Funktionspflege gearbeitet (→ Kap. III/3.2.2), d. h. die Pflege war auf die Abläufe im Pflegedienst und nicht auf den Pflegebedürftigen ausgerichtet. Mit Hilfe des Case Managements steht nun der Pflegebedürftige im Mittelpunkt.

Bezugspflege

In der **Bezugspflege** (→ Kap. III/3.2.2) stehen der Pflegebedürftige und die Pflege-Beziehung im Mittelpunkt, um die herum die Pflegetätigkeit organisiert wird. Dabei gilt die Sicherung von **Kontinuität** zwischen

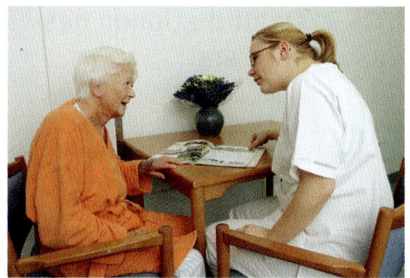

Abb. I/25.1 Bei der Einzelfallhilfe werden zuerst die Probleme des Ratsuchenden erfasst, danach gezielt Hilfsmaßnahmen in die Wege geleitet. [K115]

Erkranktem und Pflegenden als zentrales Gestaltungserfordernis. Die darauf bezogene Arbeitsorganisation stellt sich folgendermaßen dar: Ein Pflegender ist zuständig und verantwortlich für die Planung, das Management, die Erbringung von Leistungen und die pflegerische Versorgung eines Pflegebedürftigen und seiner Familie. 📖📖3

Umsetzung des Konzepts

Die **Umsetzung dieses Konzepts** in der ambulanten Pflege ist nicht unproblematisch, denn anders als im Krankenhaus sind befinden sich die zu versorgenden Menschen an unterschiedlichen Orten in einer mehr oder weniger großen Region. Der unvermeidliche Personalwechsel wird von den Betroffenen als belastend erlebt. Er führt zu Entintimisierung der Privatsphäre, Desorientierung und Autonomieeinschränkungen. Um diese negativen Begleiterscheinungen auszugleichen, fungieren die Case Manager als zentrale Bezugspersonen.

Aufgaben der Case Manager

Jeder Case Manager ist mit 20–35 Pflegebedürftigen befasst. Bei Menschen mit komplexem Pflegebedarf, z.B. onkologisch Erkrankten, AIDS-Kranken, Menschen mit zystischer Fibrose oder Multipler Sklerose ist die Zahl der gleichzeitig zu betreuenden Menschen geringer, so dass der Kontakt enger gestaltet werden kann. Case Manager sind die Kommunikationsknotenpunkte, bei denen alle Zuständigkeiten zusammenlaufen, sie überprüfen die Pflegeleistungen und werten die Ergebnisse aus. Alle Leistungen werden während des gesamten Versorgungsprozesses systematisch dokumentiert, so dass sie für eine Evaluation zur Verfügung stehen. Die Case Manager sind Qualitätsstandards verpflichtet und nicht zuletzt sind sie eine Rückhalt stiftende Instanz, die die Pflegenden unterstützt und entlastet und somit zur Arbeitszufriedenheit beiträgt.

I/25.1.4 Ebenen des Case Managements

Einzelfallebene und Systemebene des Case Managements

Case Management wird auch mit dem Begriff **Fallsteuerung** übersetzt. Gemeint ist immer das Arbeiten auf der Einzelfall- und auf der Systemebene. Auf der Einzelfallebene rückt die individuelle Situation des Betroffenen in den Vordergrund. Hier gilt es, möglichst auf den Einzelnen zugeschnittene Versorgungsleistungen zu planen, umzusetzen und zu überwachen. Auf der Systemebene übernimmt der Case Manager vor allem Koordinations- und Kooperationsaufgaben. Damit alle am Behandlungs- und Unterstützungsprozess Beteiligten gut zusammenarbeiten, steuert der Case Manager systematisch die zur Fallführung notwendigen unterschiedlichen Unterstützungsleistungen. Er baut ein Netz von Versorgungsleistungen für den Betroffenen auf und stimmt die Leistungsangebote bestmöglich aufeinander ab.

Einzelfallsteuerung im Case Management

Die spezifische Fallsteuerung im Case Management erfolgt systematisch anhand von Prozessschritten (→ Abb. I/25.2). Jeder Schritt im Case Management trägt eine spezifische Bedeutung, die sich aber erst im Kontext zu den anderen in ihrer Wirkung entfaltet. Der hier dargestellte **Prozess des Case Managements** ist ebenso wie der Pflegeprozess nach Fiechter und Meier in sechs Schritte eingeteilt. 📖📖6 📖📖4

Die Schritte im Prozess des Case Managements werden folgendermaßen definiert:
- Identifikation und Aufbau einer vertrauensvollen Beziehung
  - Kriteriengeleitete Auswahl der Aufnahme des Hilfebedürftigen in das Case Managementverfahren; mögliche Kriterien: Demenz, chronische Erkrankungen, Hochaltrigkeit, soziale Isolation, mangelnde/fehlende häusliche Versorgung
  - Kontaktaufnahme mit Case Manager: Informationsgespräch über Aufgaben, Ziele und Nutzen, weiteres Vorgehen
- Assessment und Bedarfserhebung
  - Medizinische, pflegerische, funktionale, psychosoziale Anamnese
  - Feststellung Bedarf an Unterstützung und Priorisierung sowie Abstimmung

der Versorgungsleistungen mit an der Versorgung Beteiligten (Adressat, informelles, formelles Netz)
- Erstellen des Versorgungsplans
  - Formulieren von Zielen und Ableiten von Maßnahmen
  - Regeln von Zuständigkeiten/Vereinbarung, wer was bis wann macht/Einbinden an der Versorgung beteiligter Personen
- Umsetzung des Versorgungsplans
  - Koordination und Dokumentation der Dienstleistungen
- Monitoring der Leistungserbringung
  - Überwachen durchgeführter Maßnahmen und erreichter oder nicht erreichter Ziele
  - Überwachung Verwendung von Ressourcen
  - Überwachung Qualität der erbrachten Leistungen
- Evaluation
  - Überprüfung des gesamten Case Managementprozesses hinsichtlich Effektivität und Effizienz
  - Anpassung oder Abschluss des Case Managementprozesses
  - Re-Assessment und erneutes Durchlaufen der Prozessschritte, wenn der Case Managementprozess weitergeführt wird.

Wenn der gesamte Prozess in einem bestimmten Zeitrahmen durchlaufen und die Pflege gesichert ist, werden zunächst keine weiteren Maßnahmen geplant.

Systemsteuerung im Case Management

Der Case Manager arbeitet sektorenübergreifend. Er hat die Aufgabe, alle am Betreuungs- und Behandlungsprozess **beteiligten Personen und Institutionen** wirksam zu vernetzen.

Er wirkt an dem Aufbau und der Pflege von Strukturen für eine gute Zusammenarbeit der Beteiligten mit. Vom Aufbau bis zur Evaluation der Zusammenarbeit geht der Case Manager ebenfalls strukturiert und geplant vor (→ Abb. I/25.3).

> ❯❯ Kommunikation und Beziehungsarbeit sind die Grundlagen sowohl für die Planung als auch für die Durchführung therapeutischer Maßnahmen.

Eine besondere Herausforderung ist es, die formellen Sektoren wie Krankenhaus, Rehabilitationseinrichtung, Pflegekasse, Krankenkasse und die informellen Beteiligten wie Selbsthilfegruppen, Ehrenamtliche, An-

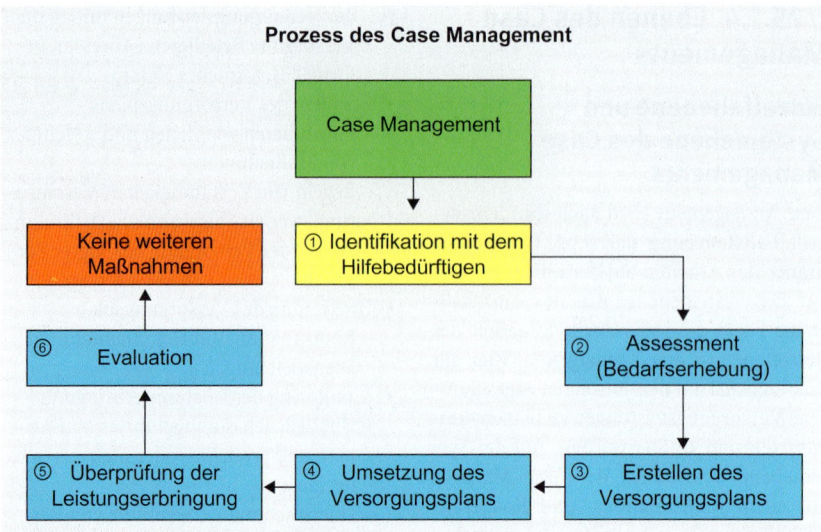

Prozess des Case Management

Abb. I/25.2 Der Prozess des Case Managements. [M636]

gehörige und Seelsorger miteinander zu koordinieren.

Die Case Manager beachten dabei die unterschiedlichen Ziele und institutionellen Strukturen der verschiedenen Einrichtungen und Beteiligten.

Prinzipien des Case Managements

Auch wenn Case Management in unterschiedlichen Berufsfeldern praktiziert und daher auch unterschiedlich definiert wird, basiert die Methode immer auf folgenden Prinzipien:

- Zeitlich begrenzt, d. h. es bezieht sich auf eine konkret eintretende Situation
- Gestaltung einer positiven Beziehung zwischen Case Manager und pflegebedürftiger oder erkrankter Person
- Kontinuität der Versorgung
- Integration von Versorgungsleistungen und -strukturen
- Personenorientierung und Partizipation
- Umfassende Betrachtung der Person und der Situation.

Funktionen des Case Managers

Der **Case Manager** ist die zentrale Schlüsselposition im Case Managementprozess. Er spricht mit dem Betroffenen die notwendigen Versorgungsleistungen ab und koordiniert mit den Berufsgruppen die Abläufe. Er überprüft die Qualität der erbrachten Leistungen und vertritt die unterschiedlichen Interessen der Beteiligten. Je nach Ausgestaltung des Case Managements lassen sich teils sich widersprechende Funktionen beschreiben, die der Case Manager ausfüllt: 📖5

- **Anwaltschaftliche Funktion** (*advocacy*), d. h. der Case Manager vertritt die Interessen von sozial oder gesundheitlich benachteiligten Personen über organisatorische und institutionelle Grenzen hinweg. Er betrachtet die Perspektive des Betroffenen und macht Versorgungslücken sichtbar. Der Case Manager realisiert notwendige Ressourcen und Ansprüche innerhalb eines Aushandlungsprozesses mit den Dienstleistern und möchte den Betroffenen in die Lage versetzen, sich für seine eigenen Belange einzusetzen und wieder autonom zu werden
- **Vermittelnde Funktion** (*broker*), d. h. der Case Manager vermittelt zwischen Nutzern und Anbietern von Gesundheitsdienstleistungen (→ Abb. I/25.3). Er stellt ein individuelles Servicepaket zusammen. Dabei wird versucht, kostenintensive stationäre Behandlungen zu vermeiden
- **Selektierende Funktion** (*gate keeper*), d. h. der Case Manager wählt die Maßnahmen für und mit dem Betroffenen aus. Im Vordergrund stehen Aufgabenselektion, Zugangssteuerung der Leistungen und die Kontrolle der Kosten der Versorgung. Der Case Manager vermittelt als „Türwächter" zwischen den Interessen des Betroffenen und den zur Verfügung stehenden Ressourcen
- Unterstützende Funktion *support,* d. h. der Case Manager unterstützt den Betroffenen direkt durch Information, Beratung und Koordination der notwendigen Unterstützung.

I/25.2 Qualifikationen des Case Managers

Das Handlungsfeld des Case Managers erfordert umfassende berufliche Handlungskompetenzen. Die Möglichkeit zur Weiterbildung zum Case Manager im Sozial- und Gesundheitswesen nach anerkannten Richtlinien der Deutschen Gesellschaft für Care- und Case Management (DGCC) eröffnet einen Schritt in Richtung Professionalisierung des Case Managements.

Um zertifizierter **Case Manager** werden zu können, müssen Pflegende eine Weiterbildung an einem anerkannten Institut absolvieren. Aktuell ist die Bezeichnung „Case Manager" keine geschützte Berufsbezeichnung. Verschiedene Institute bieten Weiterbildungen zum Case Manager an, jedoch sind nicht alle zertifiziert.

Internet- und Lese-Tipp
- Liste der anerkannten Institute: www.dgcc.de/cm-ausbildung/anerkannte-institute-0/
- Deutsche Gesellschaft für Care und Case Management: www.dgcc.de/cm-ausbildung/standards/ (Zertifizierung der abgeschlossenen Weiterbildung)

Kompetenzen der Case Manager

In der Weiterbildung erwerben Case Manager die für diese anspruchsvolle Aufgabe notwendigen **Kompetenzen.**

Das folgende Anforderungsprofil verdeutlicht den hohen fachlichen Anspruch sowie die Erwartungen an einen Case Manager.

Berufliches Selbstverständnis
- Positive Grundeinstellung gegenüber den verschiedenen Kunden (z. B. Klienten, Kooperationspartnern)
- Klarheit über die Funktion als Case Manager
- Ressourcenorientierung
- Klienten-Orientierung als ethische Grundlage

Sach- und Systemkompetenz
- Erklärungs- und Handlungswissen
- Organisationswissen
- Kenntnis der medizinischen und sozialen Infra- und Versorgungsstruktur
- Kulturelles Wissen
- Arbeitsfeldspezifisches Wissen

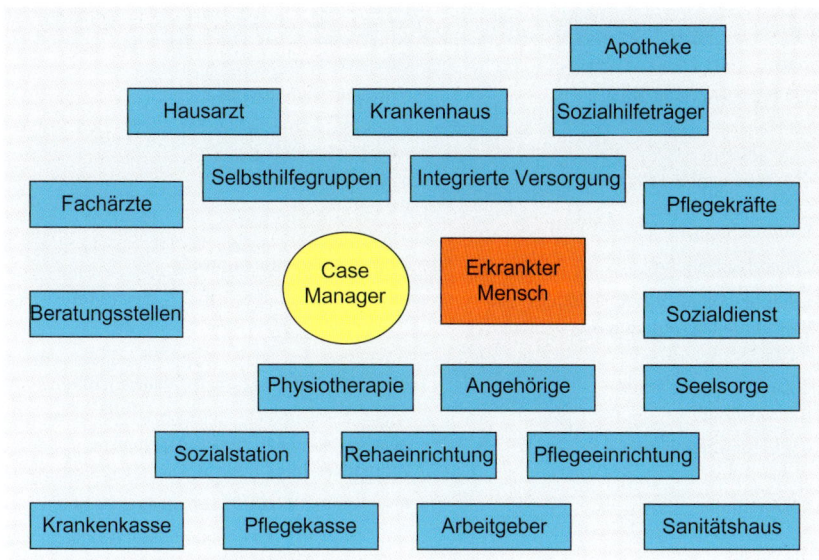

Abb. I/25.3 Am Prozess des Case Managements beteiligte Personen und Institutionen. [M636]

- Stichworte: Case-Management-Konzepte und -Strategien, Rechts- und Verwaltungskenntnisse
- Wissen über Organisationsentwicklung, Wissen über Zielgruppen
- Lebenslage und Lebensumstände, soziale Zusammenhänge von Gesundheit und Krankheit, Grundwissen aus der Betriebswirtschaftslehre (BWL).

Methoden- und Verfahrenskompetenz

- Networking
- Verfahrenskompetenz in Assessment, Serviceplanung, Linking, Monitoring
- Coaching
- Wissensmanagement
- Evaluationskompetenz
- Stichworte: analytische, informatorische, planerische, verfahrenssichere Fähigkeiten
- Ressourcenallokation und -sicherung, Präsentation, Medienkompetenz, EDV-Kompetenz.

Soziale Kompetenz

- Kommunikationskompetenz
- Kooperative Handlungskompetenz
- Koordinationskompetenz
- Kritik- und Konfliktfähigkeit
- Fähigkeit zur multidisziplinären Zusammenarbeit
- Stichworte: Initiierung, multidisziplinäre und interinstitutionelle Zusammenarbeit, Moderation und Präsentation, Zuverlässigkeit und Verbindlichkeit, Einfühlungs-, Wahrnehmungs- und Diffe-

renzierungsvermögen, stringentes Verhalten und Konsequenz
- Verhandlungsführung, Systemsteuerung, Rollenperformanz.

Selbstkompetenz

- Selbstsicherheit und Selbstbewusstsein
- Reflexionskompetenz
- Stichworte: Kontaktfähigkeit, Offenheit, Authentizität, Belastbarkeit, Initiative, Selbstreflexion, Urteilsbildung und Selbstorganisation. 🔊🔊🔊5

I/25.3 Überleitungspflege

🅢 Fallbeispiel Stationär, Teil II

Die erfahrene Altenpflegerin Hermine Brauer hat inzwischen der Altenpflegeschülerin Janine Guter von ihrer Beobachtung erzählt, dass Josefa Stratmann mit traurigem Blick herumläuft und zunehmend depressiv wirkt. Janine kann diese Beobachtung bestätigen und berichtet, dass sie dieses Verhalten bereits dokumentiert hat. Gemeinsam beschließen die Pflegenden, für einen Zeitraum von fünf Tagen verstärkt sowohl auf die körperliche Verfassung als auch auf die Stimmung von Frau Stratmann zu achten und ihre Wahrnehmungen genau zu dokumentieren. Anschließend planen sie ein Gespräch mit der Bewohnerin und eine berufsübergreifende Fallbesprechung, um mögliche Alternativen zu diskutieren.

Überleitungspflege

Die **Überleitungspflege** ist inzwischen in vielen stationären Einrichtungen etabliert (→ Tab. I/25.2).

Stellen für Pflegeüberleitungen verstehen sich als Ergänzung des Sozialdiensts. Arbeitsbereich, Aufgabenspektrum, Arbeitskonzepte, Kooperationsformen und auch personelle Ressourcen sind je nach Einrichtung anders ausgeprägt. Die Überleitungspflege dient der Sicherstellung der Pflegekontinuität. In diesem Sinn kann man sie als einen Baustein im Gesamtkonzept des Case Managements (→ Kap. I/25.1.4) betrachten.

Die Ziele der Überleitungspflege und des Case Managements decken sich und auch die Aufgaben überschneiden sich an vielen Stellen.

In manchen Einrichtungen führt der Case Manager die Überleitungspflege durch. Es gibt aber auch Einrichtungen, in denen der Case Manager die Koordination des gesamten Behandlungsprozesses in Kooperation mit einer Überleitungsfachkraft leistet. 🔊🔊7

❯❯ Lern-Tipp
Case Management ist mehr als die Einzelfallsteuerung. Was ist damit gemeint? Was ist mit Versorgungskontinuität gemeint? Wie sieht Ihrer Meinung nach eine gelungene Kooperation zwischen Case Manager und Pflegeüberleitungsfachkraft aus?

Aufgaben der Überleitungspflege

Überleitungspflege dient dem pflegebedürftigen Menschen zur Sicherstellung der Pflegekontinuität. Sie umfasst folgende Aufgaben:
- Beratung der Betroffenen und ihrer Angehörigen zu Fragen der häuslichen Pflege nach SGB XI und SGB V
- Organisation ambulanter Pflege
- Sicherstellung der Hilfsmittelversorgung
- Dokumentation (Überleitungsbogen → Abb. I/25.4), Information des Hausarztes
- Herstellung von Kommunikation zwischen einzelnen Versorgungsinstanzen.

Die **Fachkraft für Pflegeüberleitung** sorgt während des gesamten Prozesses von der Einweisung des Betroffenen in eine stationäre Einrichtung bis zu seiner Entlassung für eine möglichst nahtlose Betreuung. Bevor die Entlassung erfolgen kann, bedarf es eines umfassenden Entlassungsmanagements (→ Kap. I/25.3.2).

I

25

Internetadressen zum Case Management		
Name	**Inhalt**	**Internetadresse**
Projekt- und Sozialmanagement, Pflege- und Wohnberatung, Ahlen	• CM-Pflege-Wohnberatung	www.alter-und-soziales.de
Bunter Kreis, Augsburg beta Institut, Augsburg	• CM-Pädiatrie • CM-Frauen mit Brustkrebs • CM in Apotheken • CM Forschungsprojekte	www.bunter-kreis.de www.beta-institut.de
NRW-Sozialagenturen	• CM und Sozialhilfe	www.sozialagenturen.nrw.de
Modellprojekt der Bundesarbeitsgemeinschaft Rehabilitation, Frankfurt	• CM zur Erhaltung von Ausbildungs- und Beschäftigungsverhältnissen behinderter Menschen	www.bar-frankfurt.de/arbeit/arbeit2.htm
Modellprojekte im Bereich Sucht Drogen, FOGS, Köln	• CM aufsuchende Arbeit • (Heroinstudie)	www.fogs-gmbh.de/arbeitsfelder/sucht.html
Gerontopsychiatrischer Verbund Schwaben	• CM Gerontopsychiatrie	www.social-invest-consult.de/Projekte/Verbund/verbund.html
Case Management in verschiedenen nationalen Altenhilfesystemen	• CM Altenhilfe	www.isg-institut.de/3Casemanagement.html
Modellprojekte „Unterstützer Ruhestand", Münster	• CM mit Menschen mit Behinderung im Übergang zum Ruhestand	www.lv-nrw-km.de/ur.htm
Case Management im Modellversuch NEW, KWB-Hamburg	• Projekt zur Förderung Jugendlicher mit schlechten Startchancen auf dem Ausbildungs- und Arbeitsmarkt	www.kwb.de/projekte/casemanagement.htm
Koordinierungsstellen für soziale Rehabilitation älterer Menschen Berlin (12 Stellen)	• CM Altenhilfe	www.rund-ums-alter.org
LVA Hannover	• CM Auskunfts- und Beratungsstelle Leer	www.lva.de
F. U. N. K-Projekte	• Begleitung von Familien mit behinderten Kindern	www.kind-und-familie.de
Reha/Case Management an der Fachklinik Enzensberg	• CM in der Fachklinik	www.fachklinik-enzensberg.de
Hilfelotse online	• Informationssystem für den sozialen und gesundheitlichen Bereich	www.hilfelotse.de
Aidshilfe München	• CM in der AIDS-Arbeit	www.muenchner-aidshilfe.de/psc/psc_case_management.html

Tab. I/25.2 Internetadressen zum Case Management.

Ziele der Überleitungspflege

- Möglichst frühe Entlassung ins gewohnte Umfeld
- Verkürzung der Krankenhaus-Verweildauer
- Vermeidung von Wiedereinweisungen (*Drehtüreffekt*)
- Langfristige Sicherung der Heilerfolge
- Qualifizierung von ambulanten Diensten und Angehörigen
- Gewährleistung einer qualitativ hochwertigen pflegerischen Versorgung.

Voraussetzungen

Die Überleitungsfachkraft klärt, ob die Voraussetzungen für eine Entlassung des Pflegebedürftigen gegeben sind. Folgende Voraussetzungen müssen erfüllt sein:

- Der Pflegebedürftige will nach Hause

- Der Pflegebedürftige ist nach medizinischen Kriterien entlassungsfähig
- Angehörige sind in den Prozess einbezogen
- Die soziale, finanzielle und infrastrukturelle Situation ist geklärt
- Eventuelle Nachbetreuungsmöglichkeiten sind organisiert.

Vorgehen

Wenn Pflegebedürftige und Angehörige ausreichend auf die Verlegung vorbereitet wurden, können sie sich besser darauf einstellen und entsprechende Vorbereitungen treffen.

Um die Entlassung eines Menschen in eine andere pflegerische Umgebung, sei es nach Hause, in eine Rehaklinik oder eine andere Einrichtung, z. B. ein Hospiz, vorzubereiten, geht die Überleitungsfachkraft folgendermaßen vor:

- Sie klärt in Gesprächen ab, ob der Betroffene Fragen oder Ängste hat, mit welchen Gefühlen er der Entlassung bzw. Überleitung entgegen sieht
- Sie klärt den Betroffenen darüber auf, was ihn erwartet
- Unter Einbeziehung der gesamten Krankheitsgeschichte und des Dokumentationssystems klärt sie:
  - Fähigkeiten und Pflegeprobleme, die sämtliche Aspekte des täglichen Lebens betreffen
  - Hinweise auf eine vorliegende Patientenvollmacht oder eine Betreuungsverfügung (→ Kap. I/20.16.2)
  - Besondere Wünsche und Bedürfnisse
  - Lebensgewohnheiten
- Sie überträgt alle Informationen in einen Pflegeüberleitungsbogen.

Internet- und Lese-Tipp
Software: www.emp-easycare.de

I
25

Patientenüberleitung
© Gesundheits- und Pflegekonferenz Essen

Logo

Adressaufkleber

Frau ☐ Herr ☐

Name Vorname geb. am

Straße PLZ Ort

Krankenkasse Patienten-Telefon

vorläufig ☐ endgültig ☐

Überleitung am: Uhrzeit

An: ☐ amb. Pflegedienst ☐ Krankenhaus ☐ Pflegeheim ☐ Reha ☐ Hospiz ☐ Häuslichkeit Muttersprache Religion

1 Soziale Aspekte

Betreuer/Erziehungsberechtigter
☐ alleinstehend ☐ minderjährig ☐ Gesetzlicher Betreuer ☐ Vermögensverwaltung ☐ Gesundheitsvorsorge ☐ Aufenthaltsbestimmung
Name Vorname Telefon
Straße PLZ Ort

Hauptbezugsperson:
Name Vorname Telefon
Straße PLZ Ort

2 Wertsachen/Dokumente

☐ Hausschlüssel ☐ Geldbörse ☐ Kreditkarte ☐ richterlicher Beschluss
☐ Versicherungskarte ☐ Organspendeausweis ☐ Uhr ☐ Patientenverfügung
Sonstiges:

3 Grundpflege

	selb-ständig	mit Anleitung	teilw. Übernah-me	vollst. Übernah-me	Bett	Bad/Dusche	Wasch-becken
Körperpflege							
Mundpflege							
Zahnprothese							
Rasieren							
Kämmen							
An/Auskleiden							
Hautbeschaffenheit:	☐ intakt	☐ trocken	☐ fettig	☐ Juckreiz			
Sonstiges:							
Pflegemittel:							

4 Mobilität

	selbständig	mit Anleitung	teilweise Übernahme	vollständige Übernahme	Hilfsmittel & pers. Hilfe
Aufstehen					
Gehen					
Transfer					
Toilettengang					
Sitzen im Stuhl					
Beweglichkeit im Bett					

Bemerkung:
Hilfsmittel: ☐ Unterarmgehstütze ☐ Gehstock ☐ Rollstuhl ☐ Toilettenstuhl ☐ Rollator
Sonstiges:
Bettlägerig ☐ ja ☐ nein
Lagerungsart:
Lagerungswechsel/Häufigkeit:

5 Ausscheidungen

Pflegebereitschaft der Bezugsperson ☐ ja ☐ nein
Bisherige Versorgung ☐ selbständig ☐ Bezugsperson ☐ amb. Pflegedienst ☐ Pflegeheim
Einstufung Pflegeversicherung ☐ nein ☐ beantragt am ☐ bewilligte Stufe:

Flüssigkeitsbilanzierung ☐ ja ☐ nein ☐ Gewichtskontrolle
Hilfsmittel: ☐ Urinflasche ☐ Steckbecken ☐ Toilettenstuhl
Stuhlgang: ☐ normal ☐ digitale Ausräumung
☐ neigt zu Verstopfung ☐ zeitweise
☐ neigt zu Durchfällen ☐ zeitweise
Stuhlkontinenz ☐ ja ☐ nein
Harninkontinenz ☐ ja ☐ nein
Versorgungssystem: ☐ selbständig ☐ mit Hilfe
☐ transur. Blasenkatheter ☐ suprapub. Harnblasenkatheter CH
☐ Anus praeter ☐ Einmalinkontinenzartikel
Gelegt/gewechselt am

6 Prophylaxen

☐ Kontraktur ☐ Dekubitus ☐ Soor/Parotitis ☐ Thrombose
☐ Pneumonie ☐ Intertrigo ☐ Sturz ☐ Obstipation
bisher versorgt mit:
Besonderheiten:

7 Dekubitus
☐ nein ☐ ja (Lokalisation, Größe+Grad siehe Grafik)
Risiko gemäß: ☐ ja ☐ nein

8 Schlaf
☐ ungestört ☐ Schlafstörungen ☐ nächtliche Unruhezustände
Schlaflage: ☐ links ☐ rechts ☐ Bauch ☐ Rücken
Besonderheiten:

Seite 1 von 3

Name Vorname
Geb.-Datum

9 Ernährung

☐ selbständig ☐ braucht Anregung ☐ braucht Hilfe
☐ Schluckstörung ☐ mundgerechte Zubereitung ☐ vollständige Hilfe
Letzte Mahlzeit:
Sonderkost: ☐ ja ☐ nein
Sondentyp: Sonde gelegt am:
Verabreichung per: ☐ Ernährungspumpe ☐ Schwerkraft ☐ Spritze
tägliche Menge Sondenkost: ml Tee: ml
tägliche Kalorienzufuhr: kcal
Orale Ernährung zusätzlich ☐ ja ☐ nein BMI:
tägliche BE: tägliche Trinkmenge ml
☐ Parenterale Ernährung ☐ Nahrungskarenz
☐ Trinkverhalten selbstständig ☐ Anhalten zum Trinken

10 Spezielle Aspekte

MRE: ☐ nein ☐ ja/Anlage ☐ nicht untersucht
Palliativpflege ☐ nein ☐ ja Allergiepass vorhanden ☐
Allergien:
Art:
Pilzinfektion: ☐ nein ☐ ja (Lokalisation siehe Grafik)
Wunden: z.B OP-Wunden, Ulcus cruris ☐ nein ☐ ja (Lokalisation siehe Grafik)
Wundschmerz: ☐ nein ☐ ja
Herzschrittmacher ☐ nein ☐ ja Letzte Kontrolle am:

11 Bewusstseinslage
☐ wach/ansprechbar ☐ soporös ☐ komatös ☐ somnolent

Kommunikation
	ohne Einschränkung	mit Einschränkung eingeschränkt	aufgehoben			zeitlich	örtlich	situativ
Sprache								
Sprachverständnis								
Gehör								
Sehen								
Schrift								

Orientierung/Psyche
☐ Zeitlich ☐ Persönlich ☐ Örtlich ☐ Situativ ☐ Weglauftendenz ☐ Schmerzen ☐ Auswurf

12 Atmung
☐ unauffällig ☐ kardialer Stau
☐ Husten ☐ Verschleimung
☐ Rauchen ☐ Asthma
☐ Tracheostoma ☐ Silberkanüle ☐ Silikonkanüle
☐ Absaugen Kanülengröße:
Kanülenart:

13 Spezielle Überwachung
☐ Blutdruck ☐ Port ☐ Einfuhr
☐ Atmung ☐ Puls ☐ Ausfuhr
☐ Schmerz ☐ Temperatur ☐ Gewicht

14 Therapien
☐ Physiotherapie ☐ Ergotherapie ☐ Logopädie

15 Schulung
Art der Anleitung:
Wer wurde geschult:

16 Medikamente
Einnahme: ☐ selbständig ☐ Bereitstellen der Tagesration ☐ Überwachung der Einnahme
Injektion: ☐ selbständig ☐ mit Anleitung ☐ vollständige Übernahme
Insulinverabreichung per: ☐ Pen ☐ Spritze ☐ Insulinpumpe
☐ morgens ☐ mittags ☐ abends
Blutzuckerkontrollen: ☐ nein ☐ ja Häufigkeit:
letzte Medikation Uhrzeit
Marcumarpass ☐ ja ☐ nein
Sonstiges: ☐ x täglich ☐ x wöchentlich (z.B. Anlage MRE)

17 Mitgegebene Unterlagen ☐ Labor ☐ Vorberichte ☐ Bilder ☐ Arztbrief ☐ Medi-Plan
Der Überleitungsbogen wurde der Patientin / dem Patienten mitgegeben: Patientin / Patient übergibt die Unterlagen persönlich: ☐ Integrierte Versorgung

18 Bisherige Versorgung/Bemerkung/Besonderheiten:

19 Lokalisation / Grad / Größe / Materialempfehlung:

Name/Unterschrift der Pflegefachkraft Datum Telefon-Nummer

Stand: 29.10.2012

Seite 2 von 3

Abb. I/25.4a Pflegeüberleitungsbögen (entwickelt von der Gesundheits- und Pflegekonferenz Essen). [W861]

Medizinischer Kurzbericht

© Gesundheits- und Pflegekonferenz Essen

Ausführlicher Bericht folgt: ☐ ja ☐ nein
Behandelnder Arzt (Krankenhaus:

LOGO der Einrichtung/Praxis

Station:

Name:

Telefon, Fax:

Krankenhausaufenthalt von: bis:

Aufnahmegrund:

Krankenkasse bzw. Kostenträger

Name, Vorname des Versicherten   geb. am

Kassen-Nr.   Status

Versicherten-Nr.

Betriebsstätten-Nr.   Arzt-Nr.   Datum

Adresse der weiterbehandelnden Praxis / Einrichtung

Diagnosen mit ICD-10

Medikation Aufnahme

Medikament	morgens	mittags	abends	nachts

Medikation Entlassung nach Abgleich mit Aufnahmemedikation

Medikamente / Wirkstoffe Veränderungen erfolgt	Änderung JA / NEIN	morgens	mittags	abends	nachts

Befunde

☐ EKG ☐ Röntgen ☐ Labor ☐ Sono ☐ Echo ☐ Doppler ☐ CT ☐ MRT ☐ Endoskopie ☐ OP
☐ Sonstige:

Mitgegebene Unterlagen ☐ Labor ☐ Vorberichte ☐ Bilder ☐ Arztbrief ☐ Medi-Plan ☐ Sonstiges (z.B. Anlage MRE)

Der Überleitungsbogen wurde der Patientin / dem Patienten mitgegeben. Patientin / Patient übergibt die Unterlagen persönlich.

Beantragte Leistungen ☐ Pflegestufe beantragt ☐ Rente beantragt / eingeleitet

Es wird bescheinigt, dass keine Anhaltspunkte für das Vorliegen einer ansteckungsfähigen Krankheit im Sinne des Infektionsschutzgesetzes (einschließlich ansteckungsfähiger Lungentuberkulose und MRE) vorliegen.

Datum   Name/ Unterschrift der Ärztin / des Arztes   Name / Unterschrift der Pflegefachkraft (wenn Daten aus Pflegedokumentation übernommen)

Patientenerklärung

Ich bin mit der Weitergabe der o.g. Daten an ☐ Pflegeeinrichtung ☐ Bezugsperson ☐ Sonstige:
zur Durchführung der erforderlichen Behandlung ☐ einverstanden ☐ nicht einverstanden

Datum   Name / Unterschrift Patientin / Patient / gesetzl. Vertreterin / gesetzl. Vertreter

Seite 3 von 3

Abb. I/25.4b Pflegeüberleitungsbögen (entwickelt von der Gesundheits- und Pflegekonferenz Essen). [W861]

I/25.3.1 Übergangspflege nach Böhm

Der österreichische Pflegewissenschaftler *Erwin Böhm* hat speziell für die psychogeriatrische Pflege das Modell der **Übergangspflege** entwickelt (→ Kap. I/2.2.9). Es ist als Teilprozess des gesamten geriatrischen Pflegekonzepts nach dem psychobiographischen Pflegemodell und als Teilschritt des Pflegeprozesses zu verstehen. Seine Zielgruppe sind Menschen über 60 Jahre mit psychiatrischen Erkrankungen, die befähigt werden sollen, ein weitgehend selbstständiges Leben in ihrer eigenen häuslichen Umgebung zu führen. 📖1

Pflegephilosophie

Böhm geht davon aus, dass demenzielle Zustände therapierbar sind, zumindest im Sinne einer Verbesserung der Symptome und des Krankheitsverlaufs. Er stützt sein Pflegemodell auf ein ganzheitliches Menschenbild. Es besagt, dass Krankheit und Gesundheit des Menschen durch folgende Dimensionen bestimmt sind:

- Die physische Dimension (Körper)
- Die kognitive Dimension (Verstand, Denken)
- Die affektive Dimension (Gefühle)
- Die soziale Dimension (Beziehungen)
- Die spirituelle Dimension (Glauben).

Störungen in einer dieser Dimensionen haben Wirkungen auf das gesamte Wohlbefinden des Menschen und die Entstehung von Krankheiten. Die Grundlage für eine Therapie ist es, zu erkennen, in welcher oder welchen dieser sechs Dimensionen die Störung entstanden ist.

Übergangspflege und Pflegeprozess

Übergangspflege bezeichnet den pflegerischen Prozess, der durchgeführt wird, um einen psychiatrisch erkrankten Menschen zu befähigen, in seiner eigenen Wohnung zu leben.

Assessment

Der erste Schritt des **Pflegeprozesses** ist auch bei Böhm das Assessment mit Diagnosestellung. Er hat Kriterien entwickelt, die in seinen Pflegediagnosen zum Tragen kommen:

- Die medizinische Diagnose
- Die psychiatrische Diagnose
- Der differenzialdiagnostische Ausgang
- Die psychosozialen Ressourcen des Erkrankten, die insbesondere in der Biografie verankert sind
- Die Einschätzung der Rehabilitationsfähigkeit durch die Bezugsperson.

Evaluation

Nachdem aufbauend auf den Diagnosen ein Pflegeplan erstellt und die Pflege für einen bestimmten Zeitraum durchgeführt wurde, wird eine **Evaluation** der Ergebnisse vorgenommen.

Um klären zu können, ob ein Betroffener in seine gewohnte häusliche Umgebung entlassen werden kann, entwickelte Böhm das diagnostische Instrument, bzw. die pflegediagnostische Tätigkeit des **differenzialdiagnostischen Ausgangs.** Eine vertraute Bezugsperson führt in verschiedenen Schritten, die aufeinander aufbauen, einen Ausgang in die Wohnung des Erkrankten durch.

Wenn es in der Einrichtung eine **Überleitungsfachkraft** gibt, die den Betroffe-

I
25

nen bei diesem Ausgang begleitet, sollte diese den Pflegebedürftigen von Anfang an kennen, in die Pflegeplanung einbezogen sein, eine vertrauensvolle Beziehung zu ihm haben und mit ihm die einzelnen Schritte des Ausgangs planen. Sie soll auch den Angehörigen beratend zur Seite stehen.

Durchführung des differenzialdiagnostischen Ausgangs

Bevor der **differenzialdiagnostische Ausgang** durchgeführt werden kann, klärt die Pflegeüberleitungsfachkraft, ob der Betroffene nach Hause will und ob die Rahmenbedingungen stimmen. Der differenzialdiagnostische Ausgang verläuft in den Schritten:

- Tagesausgang
- Nachtausgang
- Wochenendausgang.

Es wird z. B. geprüft, ob der Erkrankte in der Lage ist, seine Wohnung zu finden, die Haustür aufzuschließen und sich einen Kaffee zu machen. Während des gesamten ersten Besuchs sammelt die Bezugsperson Eindrücke von der körperlichen, geistigen und seelischen Verfassung des Betroffenen. Die Beobachtungen werden dokumentiert und im Team besprochen. Auf diesen Beobachtungen basiert die weitere Planung. 📖2

I/25.3.2 Entlassungsmanagement

🅢 Fallbeispiel Stationär, Teil III

Die Altenpflegerin Hermine Brauer und die Schülerin Janine Guter haben Josefa Stratmann über fünf Tage viel Aufmerksamkeit geschenkt und ihre Aktivitäten beobachtet. Sie haben herausgefunden, dass die Bewohnerin schon sehr selbstständig ist. Frau Stratmann hat Vertrauen zu den beiden Altenpflegerinnen entwickelt.

Die Frage, ob sie sich mit dem Gedanken trägt, wieder nach Hause zu gehen, hat sie bejaht. Sie sagte, sie fühle sich nur nicht in der Lage, alles selbst zu organisieren.

Jetzt führen Hermine Brauer und Janine Guter ein erstes Assessmentgespräch mit Frau Stratmann nach einem Plan durch, den Janine Guter erstellt hat.

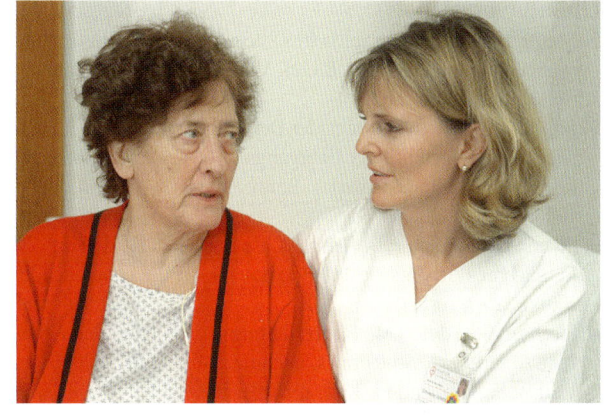

Abb. I/25.5 Altenpflegerinnen wahren auch bei der Formulierung von Fragen zum Entlassungsmanagement die geltenden ethischen Prinzipien. [K115]

> ❯ **Entlassungsmanagement:** Konzeptionelles, professionelles Vorgehen der Sozialarbeit und Pflege (meist im Krankenhaus), um im Fall multipler Probleme mit Pflegebedürftigen und ihren Angehörigen bzw. Bezugspersonen im interprofessionellen Rahmen eine tragfähige Entscheidung für die nachstationäre Versorgung zu erarbeiten und umzusetzen.

Der Nationale Expertenstandard „Entlassungsmanagement in der Pflege" formuliert Maßgaben, nach denen die Qualität des **Entlassungsmanagements** gefördert werden soll.

Er ist weitgehend an das Pflegeprozessmodell mit den Schritten Assessment, Planung, Durchführung und Evaluation angelehnt und formuliert die Aufgaben der Einschätzung des Unterstützungsbedarfs, der Koordinationsaufgaben, der Informationsvermittlung, der Beratung und Anleitung.

Der Expertenstandard gibt keine einzelnen organisatorischen Schritte vor, sondern bietet Unterstützung bei der Verbesserung vorhandener Überleitungsprogramme. Jede Einrichtung ist also aufgefordert, ihr Entlassungsmanagement zu strukturieren, zu organisieren und angemessen durchzuführen.

> ❯ Altenpflegerinnen dürfen mit den Fragen, die sie im Rahmen des Entlassungsmanagements formulieren, keine ethischen Prinzipien verletzen (→ Kap. I/6). Die Betroffenen sollen wissen, dass sie die Auskünfte freiwillig geben (→ Abb. I/25.5).

Assessment

Folgende Fragen sollten beantwortet werden:

- Wohin wird der Bewohner entlassen?
- Wer kann den Bewohner nach seiner Entlassung unterstützen?

- Gibt es etwas, das in Bezug auf den physischen, bzw. emotionalen Zustand zu beachten wäre?
- Welche Medikamente nimmt der Bewohner? Ist er über die Dosierung informiert?
- In welchen Bereichen seines Lebens ist der Bewohner selbstständig (→ Kap. I/2.2.1)?
- Hat der Bewohner besondere Bedürfnisse?
- Gibt es Angehörige oder Freunde?

❯ Lern-Tipp

Wie könnte es für Josefa Stratmann weitergehen (siehe Fallbeispiel)? Erstellen Sie einen Entlassungsplan, der verschiedene Hilfsangebote vernetzt und klären Sie die Organisationsform. Gibt es eine Überleitungspflegekraft in der stationären Einrichtung? Ist die Leitung mit der Entlassung von Josefa Stratmann einverstanden?

Wiederholungsfragen

1. Was sind die Ziele von Case Management? (→ Kap. I/25.1.1)
2. Welches sind die Prinzipien des Case Managements? (→ Kap. I/25.1.4)
3. Was ist mit Einzelfallsteuerung im Case Management gemeint? (→ Kap. I/25.1.4)
4. Nennen Sie die Prozessschritte. (→ Kap. I/25.1.4)
5. Was ist mit Systemsteuerung im Case Management gemeint? (→ Kap. I/25.1.4)
6. Wie greifen Case Management und Überleitungspflege ineinander? (→ Kap. I/25.1.4)
7. Welches sind die Voraussetzungen für eine gelungene Pflegeüberleitung? (→ Kap. I/25.3)
8. Was versteht man unter Übergangspflege? (→ Kap. I/25.3)

I
25

Literaturverzeichnis

1. Böhm, E.: Psychobiographisches Pflegemodell nach Böhm (Bd. 1, Bd. 2). Maudrich Verlag, Wien, 2002.
2. Böhm, E: Ist heute Montag oder Dezember? Erfahrungen mit der Übergangspflege. Psychiatrischer Verlag, Bonn, 1996.
3. Ewers, M.; Schaeffer, D. (Hrsg.): Case Management in Theorie und Praxis. Hans Huber Verlag, Bern, 2005.
4. Fiechter, M.; Meier, M.: Pflegeplanung – Eine Anleitung für die Praxis. Recom Verlag, Bad Emstal, 1981.
5. Greuèl, M., Mennemann H.: Soziale Arbeit in der Integrierten Versorgung. Ernst Reinhard Verlag, München, 2006.
6. Kleve, H.; Haye, B.; Hampe-Großer, A.; Müller, M.: Systemisches Case Management. Falleinschätzung und Hilfeplanung in der Sozialen Arbeit mit Einzelnen und Familien. Carl-Auer-Verlag, Heidelberg, 2011.
7. Löcherbach, P. (et al.): Case Management: Fall und Systemsteuerung in der Sozialen Arbeit. Reinhardt Verlag, München, 2005.
8. Neuffer, M.: Case Management. Soziale Arbeit mit Einzelnen und Familien. Juventa Verlag, Weinheim, 2009.
9. Wingenfeld, K.; Joosten, M.; Müller, C.; Ollendiek, I.: Veröffentlichungen des Instituts für Pflegewissenschaft an der Universität Bielefeld (IPW). Pflegeüberleitung in Nordrhein-Westfalen: Patientenstruktur und Ergebnisqualität. Bielefeld, 2007.

I/26 Grundlagen der Krankheitslehre

I/26.1 Gesundheit und Krankheit

A Fallbeispiel Ambulant

Während der wöchentlichen Dienstbesprechung berichten die Altenpflegerinnen Linda Müller und Dorothee Zenker ihren Teamkolleginnen von zwei Damen, die der ambulante Pflegedienst seit knapp zwei Wochen betreut. Interessant finden die Altenpflegerinnen vor allem die Ähnlichkeiten der Ursachen, die den Hilfebedarf ausgelöst haben – und die großen Unterschiede in der Bewältigung ihrer Einschränkungen.

Martha Maria Langgruber, eine 82-jährige ehemalige Handarbeitslehrerin, war vor zwei Wochen beim Säubern der Hängeschränke in ihrer Küche von der Leiter gefallen und so unglücklich an die Kante der darunter befindlichen Arbeitsplatte geprallt, dass sie sich zwei Rippen auf der rechten Seite des Brustkorbs gebrochen und außerdem eine Fraktur ihres rechten Unterarms zugezogen hatte. Nach einer Behandlung im Krankenhaus, bei der sie einen Gipsverband erhielt, war die Dame nach Hause entlassen worden. Der Sozialdienst hatte den Kontakt zum Pflegedienst hergestellt, um bis zur Heilung der Verletzung die pflegerische Versorgung sowie eine Haushaltshilfe sicherzustellen. Frau Langgruber leidet immer noch unter Schmerzen beim Atmen, sie nimmt jedoch nur abends das verordnete Schmerzmittel. Tagsüber macht sie regelmäßig die Atemübungen, die sie mit der Physiotherapeutin eingeübt hat. Die Hilfen durch den Pflegedienst nimmt sie gern an, aber sie besteht darauf, alle Dinge, die sie selbst erledigen kann, tatsächlich selbst zu tun. „Wer rastet, der rostet. Das kann ich mir in meinem Alter nicht erlauben. Wenn ich mich hinlege, weiß ich nicht, ob ich wieder auf die Beine kommen würde" sagt sie. Außerdem hat sie sich einen Kartenhalter besorgen lassen, damit sie weiterhin mit drei Freundinnen Kartenspielen kann. Die Treffen finden nun bei ihr statt. Die anderen Damen bringen alles Benötigte mit und räumen hinterher auf, damit Frau Langgruber keine Arbeit hat. „Wenn ich schon

nicht raus gehen kann, muss ich wenigstens nicht hier sitzen und Trübsal blasen. Davon wird es nicht besser und Doppelkopf spiele ich für mein Leben gern."

Sidonie Tafler, eine 76-jährige pensionierte Bankangestellte, war vor etwa drei Wochen beim Duschen in der Badewanne auf einem Stück Seife ausgerutscht und hatte sich ebenfalls eine mehrfache Rippenfraktur zugezogen sowie eine gelenknahe Fraktur ihres linken Oberarms. Der Arm war im Krankenhaus operiert worden, und anschließend war auch sie nach Hause in die Obhut des Pflegedienstes entlassen worden. Frau Tafler gibt ebenfalls immer noch Schmerzen an, die angeblich über ihren gesamten Oberkörper ausstrahlen. Bereits beim Erstgespräch stellte sich heraus, dass Frau Tafler sehr pessimistisch ist. „Ich habe mir schon immer gedacht, dass ich mich eines Tages in dem Badezimmer verletzen würde. Der Vermieter hätte längst etwas tun müssen, aber der denkt natürlich nur ans Geld. Menschen interessieren den nicht", sagte sie zu der Altenpflegerin. Jeden Morgen bietet sich den Pflegenden dasselbe Bild. Frau Tafler weint, sie beklagt ihren Schlafmangel, den Umstand, dass ihre Tochter zu weit entfernt wohnt, um sie zu unterstützen und dass auch ihre Nachbarn sich nicht angemessen um sie kümmern. Die drei Besuche der Pflegenden pro Tag findet sie zu wenig und bei der Körperpflege zeigt sie keine Eigeninitiative. Mit der Physiotherapeutin hat Frau Tafler sich gestritten, weil sie der Meinung ist, dass es keinesfalls sein könne, dass jemand mit so schweren Verletzungen Übungen machen solle. Die Tage verbringt sie vor allem auf dem Sofa liegend.

I/26.1.1 Gesundheit oder Krankheit – Gesundheit und Krankheit

Definitionen von Gesundheit → Kap. I/1.2.1

> ❯❯ **Definition von Gesundheit der Weltgesundheitsorganisation** (*World Health Organization, WHO*): Gesundheit ist ein Zustand des vollständigen körperlichen,

geistigen und sozialen Wohlergehens (well-being) und nicht nur die Abwesenheit von Krankheit oder Gebrechen. 📖 1

Verständnis von Gesundheit

Es ist ausgesprochen schwierig, Gesundheit zu definieren. Dies spiegelt sich auch in der Zahl der Versuche, z.B.:

- Gesundheit als Beschwerdefreiheit
- Gesundheit als Fehlen medizinischer Diagnosen
- Gesundheit als ordnungsgemäßes Funktionieren der Organsysteme
- Gesundheit als Fähigkeit, die **Homöostase** (*Gleichgewicht*) des Körpers aufrechtzuerhalten (→ Abb. I/26.2)
- Gesundheit als innerhalb einer statistischen Norm liegend
- Gesundheit als mindestens altersentsprechende Leistungsfähigkeit
- Gesundheit als das subjektive Gefühl, gesund zu sein (→ Abb. I/26.1)
- Gesundheit als „sich wohl fühlen"
- Gesundheit als Fähigkeit, seine sozialen Rollen zu erfüllen
- Gesundheit als Fähigkeit, seinen Alltag bewältigen zu können.

Haben die oben aufgeführten Definitionsversuche immer nur Teilaspekte von Gesundheit abgebildet, so definiert die WHO Gesundheit sehr umfassend als „Zustand des vollständigen körperlichen, geistigen und sozialen Wohlergehens" und nicht nur als „Abwesenheit von Krankheit oder

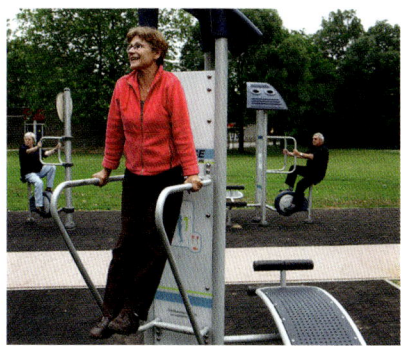

Abb. I/26.1 Diesen älteren Menschen geht es sichtlich gut, sie genießen frische Luft und körperliche Aktivität. Sie würden sich wohl als „soweit gesund" bezeichnen, obwohl der PC des Hausarztes unter ihrem Namen mehrere medizinische Diagnosen auflistet. Wo „endet" Gesundheit, wo „beginnt" Krankheit? [J787]

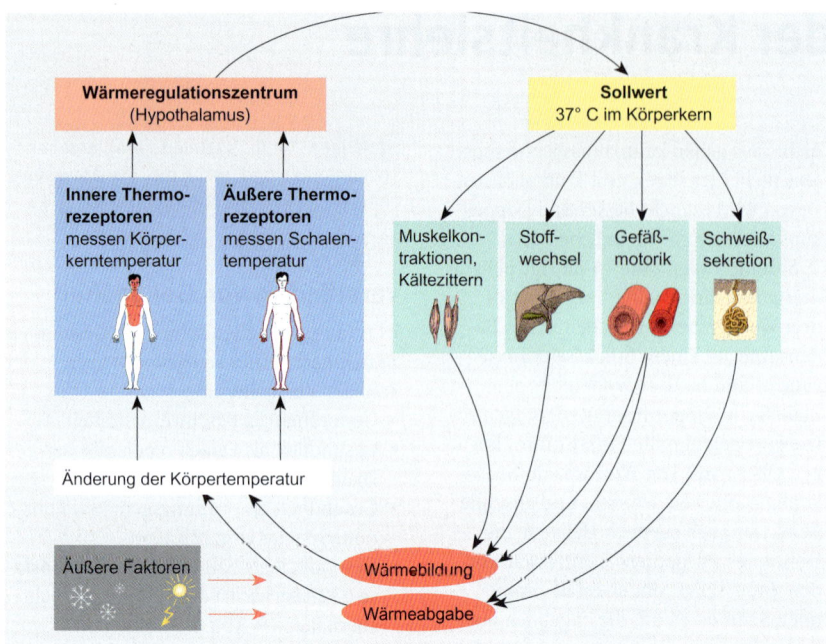

Abb. I/26.2 Ein Modell definiert Gesundheit als Anpassungsfähigkeit des Körpers. Trotz verschiedener „Störfaktoren" wie Hitze, Kälte, Hunger oder körperlicher Beanspruchung muss der Körper sein inneres Milieu konstant halten, damit alle Lebensvorgänge optimal ablaufen. Diese Anpassung erfolgt mit Hilfe von Regelsystemen, hier am Beispiel der Körpertemperatur. Gelingt es, das innere Gleichgewicht schnell wiederherzustellen, bleibt der Organismus gesund. Rezeptoren in Haut und Körperkern messen die Körpertemperatur und übermitteln sie an das Gehirn, wo der Ist-Wert mit dem Soll-Wert verglichen wird. Von dort wird über Wärmebildung, Veränderung der Durchblutung, Schweißsekretion und sinnvolles Verhalten (z.B. Jacke anziehen) die notwendige Temperaturanpassung eingeleitet. [L215]

Gebrechen". Sie beschreibt damit einen Idealzustand, liefert aber für die Realität keine praktikablen Maßstäbe. Selbst unter jungen (geschweige denn unter älteren) Menschen ist wohl kaum jemand zu finden, der nach diesen Kriterien als „gesund" durchginge. Der WHO gebührt aber zweifelsohne das Verdienst, bereits vor knapp 70 Jahren nicht nur den körperlichen Aspekt betrachtet, sondern auf das subjektive Gesundheitsempfinden des Einzelnen und die Mehrdimensionalität von Gesundheit aufmerksam gemacht zu haben (→ Abb. I/26.3).

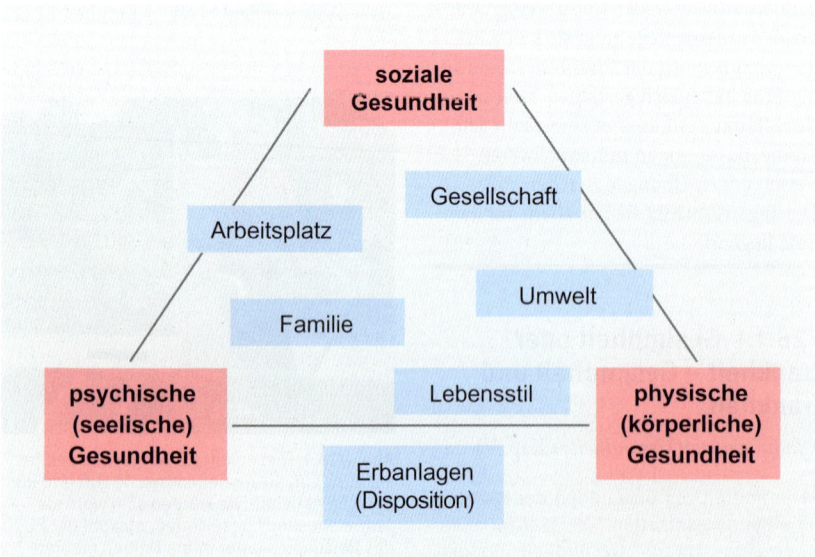

Abb. I/26.3 Funktionen des Lebens im Spannungsfeld der drei Eckpfeiler der Gesundheit nach dem Verständnis der Weltgesundheitsorganisation. [A400]

> Eine umfassende, eindeutige und gleichzeitig realistische Definition von Gesundheit gibt es bislang nicht. Sicher ist aber, dass Gesundheit vielschichtig und mehrdimensional ist.

Verständnis von Krankheit

Definitionen von Krankheit → Kap. I/1.2.2

Die Vorstellungen von **Krankheit** sind ähnlich vielfältig wie die von Gesundheit, wobei in der Gesellschaft Krankheit aktuell naturwissenschaftlich erklärt und meist in Bezug zu den Gesundheitssystemen gesetzt wird:

- Nach dem **biomedizinischen Krankheitsmodell** führen verschiedene Ursachen, z.B. Infektionserreger oder Stress, zu Störungen der normalen Abläufe im Körper und dadurch zu körperlichen und psychischen Beschwerden. Die Gesundheitssysteme, insbesondere die Medizin, sollen die Ursache finden und den Defekt beheben
- Das **biopsychosoziale Krankheitsmodell** als derzeit gängigstes Modell berücksichtigt zusätzlich psychische und soziale Faktoren (z.B. ungünstige soziale Umstände als Belastungsfaktoren), ohne dass sich das generelle Denkmuster zwangsläufig ändert.

Gesund oder krank? – Gesund und krank?

Auf den ersten Blick verwirrt diese Überschrift. Man kann ja wohl nur eines sein! Entweder liege ich mit einer Grippe im Bett, dann bin ich krank, oder ich bin eben gesund und gehe zur Arbeit.

Bei näherer Betrachtung scheint die Sache nicht mehr ganz so einfach: Was ist, wenn eine Blutuntersuchung eine Normabweichung ergibt, die aber keine Beschwerden bereitet? Wo ist die Grenze zwischen Laborauffälligkeit und „richtiger" Krankheit? Was ist mit dem Nachbarssohn, dem seit Geburt zwei Finger der linken Hand fehlen, der aber auch ohne sie bestens zurechtkommt? Was ist mit dem Kollegen, der sich schlecht fühlt, bei dem aber kein Arzt etwas Krankhaftes finden kann? Oder mit der alten Dame um die Ecke, die trotz Rheumas nicht nur den Haushalt, sondern auch noch die Enkel versorgt, und das mit großer Freude?

Während das biomedizinische Krankheitsmodell davon ausgeht, dass ein Mensch entweder gesund oder krank ist, sagen moderne Konzepte und auch das salutogenetische Modell, dass Gesundheit und

Krankheit zwei Pole eines Kontinuums sind und fließend ineinander übergehen. Jeder Mensch hat gesunde und kranke Anteile, und mal verschiebt sich das Verhältnis in die eine, mal in die andere Richtung.

Internet- und Lese-Tipp
Bundeszentrale für gesundheitliche Aufklärung (BZgA): www.bzga.de

I/26.1.2 Gesundheits- und Krankheitsentstehung

Entsprechend der oben dargestellten Auffassungen von Gesundheit und Krankheit gibt es auch verschiedene Vorstellungen zu deren Entstehung.

Pathogenese und Pathologie

> **Pathologie:** Lehre von den Krankheiten, d.h. von ihren Ursachen und Entstehungsmechanismen, von den körperlichen Veränderungen und krankheitsbedingten Erscheinungen.
> **Pathophysiologie** (griech. *pathos = Krankheit, Leiden*): Lehre von den krankhaften Lebensvorgängen und gestörten Funktionen im Organismus.
> **Ätiologie:** (Lehre von den) Krankheitsursachen.
> **Pathogenese:** Entstehung und Entwicklung einer Krankheit.

Das biomedizinische Krankheitsmodell fragt in erster Linie, was **krank** macht, es ist ein Modell, das sich auf die **Krankheitsentstehung** konzentriert. Es werden die verschiedenen **negativen Belastungs- und Risikofaktoren** differenziert, die den Organismus aus seinem normalen Gleichgewicht bringen. Diese Sichtweise hat Konsequenzen für Behandlung und Vorbeugung: Beide richten sich vor allem gegen die Schädigungsursachen, sei es nun das krankmachende Bakterium oder das Rauchen. Der Betroffene wird in erster Linie passiv, als Behandelter, gesehen.

Einige biopsychosoziale Modelle haben die gleiche Denkweise. Heutige biopsychosoziale Modelle fragen aber zusätzlich nach **positiven Einflussfaktoren** (*Schutzfaktoren*) und **Ressourcen** (*Fähigkeiten*) des Menschen selbst und zeigen damit salutogenetische Ansätze.

Salutogenese nach Antonovsky

> **Salutogenese:** Auf Aaron Antonovsky zurückgehende Bezeichnung für sein Modell der Gesundheitsentstehung.

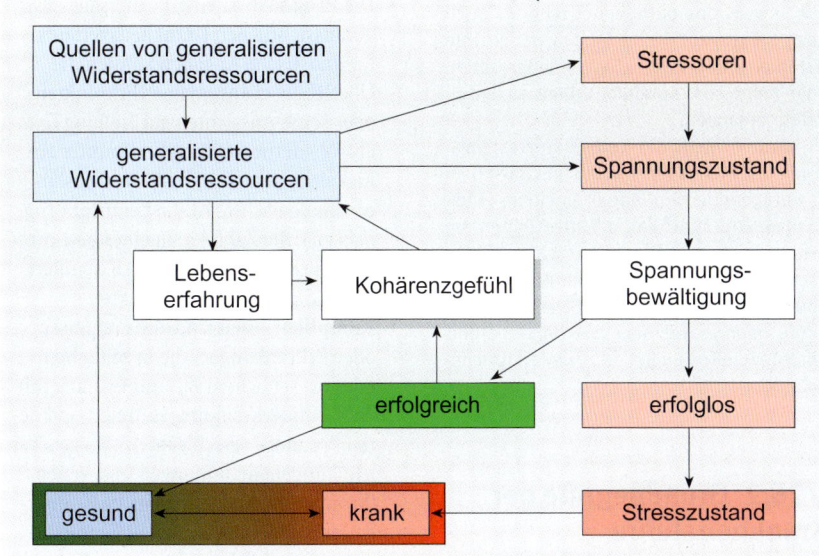

Abb. I/26.4 Modell der Salutogenese nach Antonovsky (vereinfacht). Bei genauer Betrachtung kann man in dem Modell mehrere Rückbezüglichkeiten und Wechselwirkungen entdecken, die im negativen Fall zu Teufelskreisen werden, im positiven Fall aber die Gesundheit stärken. [L190]

Statt sich zu fragen, was krank macht, kann man sich umgekehrt fragen, was **gesund** macht bzw. erhält (→ Abb. I/26.4). In Anlehnung an die Bezeichnung **Pathogenese** (*Krankheitsentstehung*) prägte Aaron Antonovsky (1923–1994) in den 1970er-Jahren für diesen Prozess den Begriff **Salutogenese** (lat.: *salus = Wohl, Gesundheit*).

Antonovsky beobachtete, dass es einigen Menschen trotz massiver Belastungen gelingt, gesund zu bleiben. Warum erkranken bei gleicher Belastung einige Menschen und andere nicht?

Antonovsky vergleicht das menschliche Leben mit einem Fluss. In seinem Buch „Salutogenese: Zur Entmystifizierung der Gesundheit" schreibt er: „... dass der Fluss der Strom des Lebens ist. Niemand geht sicher am Ufer entlang ... Es gibt Gabelungen im Fluss, die zu leichten Strömungen oder in gefährliche Stromschnellen und Strudel führen ... Wie wird man ... zu einem guten Schwimmer?" 📖 2

Leben ist für Antonovsky zwangsläufig mit Stressoren verbunden (Reize, die nicht automatisch beantwortet werden können). Es gleicht einem Seiltanz: „Wir beginnen, unsere Balance zu verlieren und erlangen sie dann wieder; oder wir rutschen aus, packen das Seil und kommen wieder zum Stehen ...". Der Mensch befindet sich ständig „in einem dynamischen Zustand eines heterostatischen Ungleichgewichts". Normal ist also nicht Homöostase, sondern **Heterostase.** 📖 2

Wesentlich für die Gesundheit eines Menschen ist nach Antonovsky dessen Grundhaltung zum Leben, die er **Kohärenzgefühl** (*sense of coherence, SOC*) nennt und die drei Aspekte hat:

- **Verstehbarkeit,** das ist die Überzeugung, dass die Welt und ihre Anforderungen vorhersehbar und verstehbar sind und nicht willkürlich und unerfreulich
- **Handhabbarkeit,** also das Vertrauen, dass Schwierigkeiten und Probleme mithilfe eigener oder auch fremder Möglichkeiten (Ressourcen) lösbar sind, dass man mit ihnen umgehen kann
- **Bedeutsamkeit,** das Gefühl, dass die Anforderungen des Lebens Herausforderungen mit sich bringen, die Anstrengung lohnen.

Ein Mensch mit einem hohen Kohärenzgefühl wird bei Problemen eher angemessene Verhaltensmuster (Coping-Strategien) entwickeln als jemand mit einem niedrigen.

Das Kohärenzgefühl entwickelt sich aufgrund der persönlichen Erfahrungen eines Menschen. Wesentlichen Einfluss darauf haben **generalisierte Widerstandsressourcen,** die bei Stressoren aktiviert werden können. Dies können Fähigkeiten des Einzelnen sein (z.B. körperliche Kraft, Intelligenz, bekannte Verhaltensmuster), sie können aber auch von außen kommen (z.B. soziale Unterstützung). Gelingt es durch die Ressourcen, den durch die Stressoren hervorgerufenen **Spannungszustand** abzubauen, wirkt sich der Stressor über eine Stärkung des Kohärenzgefühles nicht negativ, sondern möglicherweise sogar positiv aus.

> Sowohl das pathogenetische als auch das salutogenetische Modell haben ihre Stärken und Grenzen. Sie schließen einander nicht aus, sondern sollten sich vielmehr ergänzen.

Warum nicht die Selbsthilfemechanismen des Menschen stärken (ihn nach dem salutogenetischen Modell zu einem guten Schwimmer machen), scharfe Klippen am Flussufer glätten (nach dem pathogenetischen Modell Risikofaktoren oder andere potenzielle Schädigungen beseitigen) und ihm, wenn er trotzdem zu ertrinken droht, Rettungsreifen an Seilen zuwerfen (ihn behandeln)?

I/26.2 Grundbegriffe der Krankheitslehre

Es gibt einige Fachbegriffe „rund um Krankheiten", die zur Verständigung unerlässlich sind:

- Die Anfälligkeit eines Menschen für eine bestimmte Erkrankung heißt **Krankheitsdisposition** (*Krankheitsbereitschaft*). Eine erhöhte Krankheitsdisposition kann angeboren oder erworben sein, zeitweilig oder auf Dauer bestehen. Männer erkranken z.B. weit häufiger an Gicht als Frauen
- **Risikofaktoren** sind Einflüsse oder Zustände, welche die Wahrscheinlichkeit für eine bestimmte Erkrankung erhöhen. Es handelt sich dabei um *statistische Werte,* die durch den Vergleich verschiedener Bevölkerungsgruppen ermittelt wurden. Der Einzelne kann trotz Fehlens von Risikofaktoren erkranken, aber auch gesund bleiben, obwohl er Risikofaktoren aufweist
- Die Krankengeschichte ist die **Anamnese** (Anamneseerhebung → Kap. I/27.2.2)
- Sie gibt zusammen mit den **Symptomen** (*Krankheitszeichen*), also den Beschwerden und den Untersuchungsbefunden, meist die entscheidenden Hinweise auf die in Frage kommenden Erkrankungen
- Als **Diagnose** wird die Erkennung und Benennung einer bestimmten Krankheit bezeichnet (Weg zur Diagnose → Kap. I/27.2), als **Diagnostik** die hierzu erforderlichen Maßnahmen. **Differenzialdiagnosen,** abgekürzt *DD,* sind Krankheitsbilder mit ähnlichen Symptomen, die abgegrenzt werden müssen
- Es folgt die **Krankheitsbehandlung** (*Therapie*), z.B. die Gabe von Medikamenten oder Bewegungsübungen (Details zu therapeutischen Strategien und Maßnahmen → Kap. I/27.3, → Kap. I/28)

- Die **Prognose** ist eine Vorhersage des voraussichtlichen Krankheitsverlaufs. Prognostische Angaben können die Überlebenschancen eines Erkrankten oder seine Aussichten auf Heilung bzw. auf Wiederherstellung bestimmter Fähigkeiten betreffen. In diesem Zusammenhang wichtig ist die **Letalität** (*Tödlichkeit*), die Zahl der an einer bestimmten Erkrankung Gestorbenen dividiert durch die Zahl aller Erkrankten
- **Komplikationen** sind alle Ereignisse oder Erkrankungen, die in zeitlichem oder ursächlichem Zusammenhang mit der Grunderkrankung auftreten und deren Prognose verschlechtern. So gehören z.B. Lungenentzündungen und Venenthrombosen zu den häufigsten Komplikationen bei (längerer) Bettlägerigkeit
- Vorbeugende Maßnahmen zur Vermeidung von Komplikationen spielen im pflegerischen Alltag eine wichtige Rolle. Sie werden üblicherweise als **Prophylaxen** (→ Kap. I/17) bezeichnet.

I/26.3 Krankheitsursachen

Äußere Krankheitsursachen

Ganz zweifellos können äußere Einflüsse krank machen. Zu diesen **äußeren** (*exogenen*) **Krankheitsursachen** (→ Abb. I/26.5) zählen z.B.:

- Verletzungen, Unfälle
- Starke Hitze oder Kälte
- Radioaktive Strahlung
- Chemische Schadstoffe
- Gifte
- Medikamente
- Mangelernährung oder falsche Ernährung
- Infektionserreger, z.B. Bakterien oder Viren (→ Kap. I/32)
- Soziale Missstände, etwa Krieg, Armut oder Vereinsamung
- Psychische Belastungen, z.B. Mobbing (→ Kap. IV/9.2.6).

Äußere Krankheitsursachen sind oft durch den Einzelnen oder die Gesellschaft vermeidbar.

> Die **psychosomatische Medizin** beschäftigt sich mit Krankheiten, die sich zwar körperlich zeigen, ihre Ursachen jedoch zu einem wesentlichen Teil in psychischen oder psychosozialen Konflikten haben.

Innere Krankheitsursachen

Zu den **inneren** (*endogenen*) **Krankheitsursachen** (→ Abb. I/26.5) zählen vor allem genetische Abweichungen, Fehlbildungen und die biologischen Alterungsvorgänge. Innere Krankheitsursachen sind nicht zu beeinflussen.

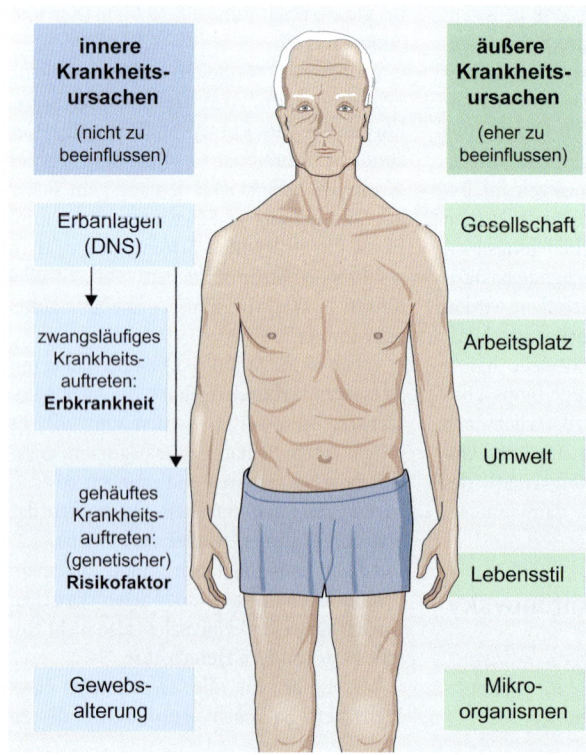

innere Krankheitsursachen (nicht zu beeinflussen)

Erbanlagen (DNS)

↓

zwangsläufiges Krankheitsauftreten: **Erbkrankheit**

↓

gehäuftes Krankheitsauftreten: (genetischer) **Risikofaktor**

Gewebsalterung

äußere Krankheitsursachen (eher zu beeinflussen)

Gesellschaft

Arbeitsplatz

Umwelt

Lebensstil

Mikroorganismen

Abb. I/26.5 Innere und äußere Krankheitsursachen. [L157]

Multifaktorielle Krankheitsentstehung

Äußere und innere Krankheitsursachen sind häufig miteinander verknüpft. Sind an der Entstehung einer Erkrankung mehrere Gene *und* äußere Faktoren (in unterschiedlicher Gewichtung) beteiligt, spricht man von **multifaktorieller Krankheitsentstehung.**

Ein Beispiel ist der Diabetes mellitus Typ 2 (→ Kap. I/31.3.11). Bei seiner Entstehung spielt sicher die geerbte Krankheitsbereitschaft eine Rolle – nahe Verwandte von Typ-2-Diabetikern haben ein deutlich erhöhtes Krankheitsrisiko und es sind mittlerweile risikosteigernde Genvarianten nachgewiesen. Die genetische Veranlagung ist aber ebenso sicher nicht die einzige Ursache. In der Nachkriegszeit gab es kaum Menschen mit Diabetes mellitus Typ 2, heute sind schätzungsweise 8 % der Menschen in Deutschland bekannte Typ-2-Diabetiker. Erst durch Bewegungsmangel und Überernährung, also äußere Faktoren, kommt es zur manifesten Erkrankung.

I/26.4 Zell- und Gewebeveränderungen

I/26.4.1 Anpassungsreaktionen an veränderte Beanspruchung

> **Atrophie:** Rückbildung von Organen, Funktionsgeweben oder Zellen mit Verkleinerung der Zellen oder Verminderung der Zellzahl.
> **Hypertrophie:** Vergrößerung von Geweben oder Organen durch Zunahme des Zellvolumens bei gleich bleibender Zellzahl.
> **Hyperplasie:** Vergrößerung von Geweben oder Organen durch Zunahme der Zellzahl.

Viele Zellen, Gewebe oder Organe sind in der Lage, sich an veränderte Beanspruchung anzupassen. Diese **Anpassungsreaktionen** können sowohl physiologisch (normal) als auch pathologisch (krankhaft) sein:

- Minderbeanspruchung, Mangelversorgung oder fehlende hormonelle Stimulation führen zur **Atrophie** (*Rückbildung*) mit Zellverkleinerung oder Verringerung der Zellzahl. Normal sind z.B. die Rückbildung des Thymus ab dem Jugendalter oder die **Altersatrophie** vieler Organe. Beispiel für krankhafte Atrophien ist die Inaktivitätsatrophie durch längere Bettruhe oder Ruhigstellung im Gipsverband

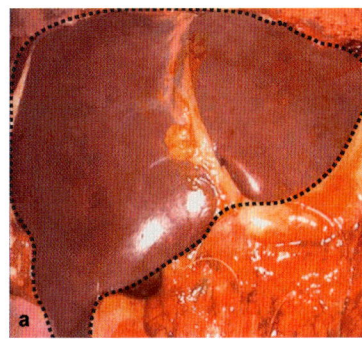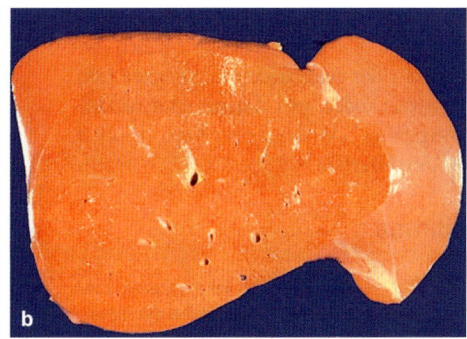

Abb. I/26.6 Leberverfettung. Eine normale Leber (a) ist dunkel rot-braun. Bei einer Leberverfettung (b) ist die Leber deutlich heller und nimmt einen gelblichen Farbton an. [E730-002]

- Vermehrte Leistungsanforderung oder (hormonelle) Stimulation führt zur **Hypertrophie** durch Zellvergrößerung, z.B. vergrößert sich das Herz unter vermehrter Belastung. Dabei werden die Muskelzellen größer. Die leichte Herzhypertrophie eines Leistungssportlers ist als normal anzusehen. Die Herzhypertrophie aufgrund eines lang anhaltenden Bluthochdrucks oder eines Herzklappenfehlers hingegen ist krankhaft
- Bei einer Hyperplasie kommt es zu einer Vermehrung von Zellen, z.B. bei der Prostatavergrößerung des älteren Mannes (→ Kap. I/31.10.9).

I/26.4.2 Zell- und Gewebeschäden

Viele Erkrankungen sind durch charakteristische **Zell- und Gewebeschäden** gekennzeichnet. Diese typischen Schädigungsmuster treten unter Einwirkung unterschiedlicher Noxen (lat.: noxa = *Schaden*) prinzipiell immer gleichartig auf.

Zellhydrops

> **Zellhydrops:** Anschwellen der Zelle, v.a. durch Wasseranreicherung.

Durch Energie-(ATP-)Mangel oder Membranschäden kann die Natrium-Kalium-Pumpe (→ Kap. I/14.3.6) Schaden nehmen, sodass der Natrium- und infolgedessen der Wassergehalt der Zelle steigt. Auch ein genereller Wasserüberschuss im Körper kann zum **Zellhydrops** führen. Der Zellhydrops ist prinzipiell rückbildungsfähig.

Verfettung

> **Verfettung:** Im Lichtmikroskop sichtbare Ablagerung von Fetten in Zellen, die normalerweise kein oder nur wenig Fett enthalten.

Von den inneren Organen zeigt die Leber am häufigsten **Verfettungen** (→ Abb. I/26.6). Ursächlich sind v.a.:
- Sauerstoffmangel, der zu Störungen der Fettverbrennung führt
- Gifte (z.B. Alkohol), die den Fettabbau beeinträchtigen
- Hohes Fettangebot in der Nahrung, sodass überschüssiges Fett eingelagert wird.

Verfettungen sind grundsätzlich rückbildungsfähig. Bei massiver Zellüberladung kann es allerdings zum Zelltod und in der Folge zu irreversiblen (unwiderruflichen) Organschäden kommen.

Nekrose

> **Nekrose:** Absterben von Zellen bzw. Zellverbänden im lebenden Organismus.

Nekrosen als gemeinsames Endstadium aller Zellschäden entwickeln sich, wenn ein schädigender Einfluss die Anpassungsfähigkeit der Zellen übersteigt. Die wichtigsten Ursachen solcher Zelluntergänge sind:
- Sauerstoffmangel, meist infolge von Durchblutungsstörungen (z.B. beim Herzinfarkt)
- Physikalische Schädigungen wie Straleneinwirkung, Verbrennungen oder Erfrierungen
- Gifte (z.B. Lebernekrosen durch Knollenblätterpilzvergiftung)
- Infektionen (z.B. Abszess → Kap. I/26.5.2)
- Mechanische Verletzungen.

Ödem

> **Ödem** (*Wassersucht*): Flüssigkeitsvermehrung im interstitiellen Raum zwischen den Zellen.

Ödeme kommen durch gesteigerten Austritt von Flüssigkeit aus den Blutgefäßen bzw. verminderten Rückfluss in die Gefäße zustande. Sie können lokal (örtlich begrenzt) oder generalisiert (am ganzen Körper) vorhanden sein. Ödeme sind rückbildungsfähig (Weiteres → Kap. I/31.9.9, → Abb. I/31.9.7).

Fibrose

> **Fibrose:** Krankhafte Vermehrung von Bindegewebe. Beruht meist auf einer Mehrproduktion von Kollagenfasern durch aktivierte Bindegewebszellen. Dadurch kommt es im betroffenen Gewebe zu Verhärtung (*Sklerose*) und Elastizitätsabnahme.

Die wichtigsten Ursachen einer **Fibrose** sind:
- Chronische Entzündungen, z.B. bei den entzündlich-rheumatischen Erkrankungen
- Nichtentzündliche Ödeme, z.B. durch Blutstauung mit anschließender Verhärtung beim Ulcus cruris
- Nekrosen, bei denen der Gewebedefekt durch Narbengewebe ersetzt wird, etwa bei Herzinfarkt.

Degeneration

> **Degeneration:** Sammelbezeichnung für Struktur- oder Funktionsänderungen (meist -verminderung) von Zellen oder Geweben aufgrund von Zellschädigung.

Degeneration ist ein (unterschiedlich benutzter) Sammelbegriff für vielfältige Schädigungen. Mit dem Fortschreiten der Schädigung kommt es zur Zerstörung der Zellstrukturen und zum Zelluntergang. Anschließende Umbauprozesse führen dazu, dass die Zell- oder Gewebssubstanz durch eine funktionell minderwertige Substanz ersetzt wird. Dies wiederum zieht Störungen der Gewebs- und damit der Organfunktionen nach sich. Beispiele sind degenerative Gelenk- und Wirbelsäulenveränderungen (→ Kap. I/31.1.13).

I/26.5 Entzündung als allgemeine Reaktion auf zelluläre Schäden

> **Entzündung** (*Entzündungsreaktion*): Allgemeine Reaktion des Organismus auf Zell- und Gewebsschäden. Dient dem Schutz des Körpers vor einer Ausbreitung der schädlichen Substanz, der Entfernung des Schadstoffes und der Minimierung von Folgeschäden. Kann akut oder chronisch verlaufen und sehr leicht, aber auch lebensbedrohlich sein.

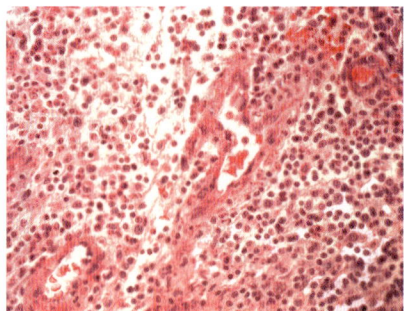

Abb. I/26.7 Für eine Entzündung charakteristisch ist ein zellreiches Bild mit vielen Leukozyten im Entzündungsgebiet. Hier entzündete gelenknahe Gewebe mit vielen Granulozyten und Lymphozyten. [E677]

I/26.5.1 Ursachen und Verlauf

Ursachen

Ursachen einer Entzündung können sein:
- Infektionserreger, z.B. Bakterien (→ Kap. I/27)
- Gewebszerstörung mit Entstehung von Gewebstrümmern
- Fremdkörper (z.B. ein Dorn)
- Chemikalien, Strahlung
- In Ausnahmefällen körpereigenes Gewebe, das als „Autoaggressor" wirkt (→ Kap. I/26.6.2).

Lokale Entzündungen bleiben auf einen kleinen Körperteil begrenzt (z.B. eine leichte Entzündung nach einer Schnittverletzung am Finger), andere greifen rasch auf mehrere Gewebe über, **generalisierte Entzündungen** betreffen den gesamten Körper (Sepsis → Kap. I/27.3.3).

Das Ausmaß der Entzündung ist abhängig von der Aggressivität der schädigenden Noxe einerseits und der Wirksamkeit der Abwehrreaktion des Organismus andererseits.

Verlauf

Reaktionen im Entzündungsgebiet

Im geschädigten Gewebe werden **Entzündungsmediatoren** (*Entzündungsbotenstoffe*) freigesetzt, die eine zentrale Bedeutung für die weiteren Vorgänge besitzen:
- **Histamin, Prostaglandine** (Gewebehormone mit vielfältigen Wirkungen) und **Kinine** (bestimmte Eiweiße) führen z.B. zur Gefäßerweiterung mit lokaler Überwärmung, steigern die Gefäßdurchlässigkeit und sind an der Schmerzentstehung beteiligt
- Verschiedene **Zytokine** (Botenstoffe des Abwehrsystems, etwa *Interleukine*) aktivieren z.B. weitere Abwehrzellen.

> Verschiedene Schmerzmittel wie etwa Salizylate (z.B. Aspirin®) wirken hauptsächlich durch eine Hemmung der körpereigenen Prostaglandinsynthese (→ Kap. I/35.3.2).

Am Ort der Entzündung treten Blutplasma und weiße Blutkörperchen (*Leukozyten*) aus den Kapillaren (→ Abb. I/26.7). Diese **Exsudation** (*Ausschwitzung*) von Blutplasma führt zu einem Ödem. Abwehrzellen (weiße Blutkörperchen, ortsständige Fresszellen) versuchen, den schädlichen Stoff (z.B. Bakterien) zu vernichten. Sie bilden einen begrenzenden Saum um die Gefahrenquelle, zerstören infizierte oder geschädigte Gewebebezirke und räumen sie ab.

Mitreaktionen des Gesamtorganismus

Auch bei einer primär lokalen Entzündung reagiert der Gesamtorganismus häufig mit:
- **Weiße Blutkörperchen** (*Leukozyten*) werden nicht nur ins Entzündungsgebiet, sondern auch ins Blut ausgeschwemmt, die weißen Blutkörperchen im Blut steigen an (*Leukozytose* → Kap. I/31.4.5)
- **Akute-Phase-Proteine** werden vermehrt gebildet. Dazu zählen z.B. der Gerinnungsfaktor *Fibrinogen,* der die Blutgerinnung fördert (→ Kap. I/31.4.4) und so die Entzündung begrenzt, und das **C-reaktive Protein** (*CRP*), das an Schadstoffe bindet und u.a. weitere Abwehrvorgänge aktiviert
- Zellbestandteile und Produkte vieler Mikroorganismen führen über **Pyrogene** (griech.: *pyros = Feuer*) zu Fieber (→ Kap. I/20.6). Die Entzündungsmediatoren verursachen außerdem Krankheitsgefühl mit Müdigkeit und Appetitlosigkeit, die eine körperliche Schonung begünstigen, damit sich der Körper auf die Entzündungsbekämpfung „konzentrieren" kann
- Durch die Gefäßweitstellung kann der Blutdruck schnell fallen.

Heilungsprozess

Bereits nach 12–36 Std. vermehren sich die aktiven Bindegewebszellen (*Fibroblasten*). Sie bilden Kollagenfasern und Bindegewebsgrundsubstanz, in die neue Blutgefäße einsprossen. Nach 3–4 Tagen entsteht so ein gefäßreiches, schwammiges Bindegewebe, das **Granulationsgewebe.** Bei Geweben mit guter Regenerationsfähigkeit wird das Granulationsgewebe später von Zellen des

Ursprungsgewebes durchbaut. Sind durch die Entzündung größere Gewebsareale zerstört worden oder ist das betroffene Gewebe nicht ausreichend zur Regeneration fähig, entsteht eine funktionell minderwertige Narbe.

Kardinalsymptome

> ❯ Die entzündliche Reaktion geht mit körperlichen Beschwerden einher. Im Einzelnen beobachtet man am Ort der Entzündung fast immer – wenn auch unterschiedlich ausgeprägt – die folgenden fünf **Kardinalsymptome der Entzündung** (→ Abb. I/26.8):
> - Schmerz (*Dolor*)
> - Rötung (*Rubor*)
> - Schwellung (*Tumor*)
> - Überwärmung (*Calor*)
> - Gestörte Funktion (*Functio laesa*).

Hinzu kommen bei ausgeprägten Entzündungen Allgemeinbeschwerden wie allgemeines Krankheitsgefühl (z.B. Abgeschlagenheit, Kopfschmerzen), Fieber, schneller Herzschlag und Kreislaufstörungen.

Bei alten Menschen ist die Entzündungsantwort vermindert, sodass z.B. Fieber, aber auch die diagnostisch wichtige Leukozytose geringer ausfallen oder gar fehlen. Dadurch werden Entzündungen bei alten Menschen nicht selten zu spät festgestellt und behandelt.

Blutuntersuchungen bei Entzündungen

Es gibt einige Blutwerte, die bei Entzündungen typisch verändert sind. Am wichtigsten in der Routinediagnostik sind:
- Das **weiße Blutbild** (→ Kap. I/31.4.5). Bei akuten Entzündungen kommt es zur **Leukozytose** (Gesamtzahl der weißen Blutkörperchen im Blut über 10 000/µl) mit erhöhtem Anteil der neutrophilen Granulozyten („neutrophile Kampfphase") und vielen „jungen", stabkernigen Granulozyten (**Linksverschiebung**)
- Die **Blutkörperchensenkungsgeschwindigkeit** (*BSG, BKS*). Lässt man ungerinnbar gemachtes Blut stehen, setzen sich die Blutkörperchen am Boden ab. In eine 2-ml-Spritze werden zunächst 0,4 ml einer Natriumzitratlösung zur Gerinnungshemmung und anschließend 1,6 ml Blut aufgezogen (alternativ werden die BSG-Röhrchen der handelsüblichen Blutentnahmesysteme bis zur Mar-

kierung mit Blut gefüllt). Das Gemisch wird in eine senkrecht aufgestellte Spezialpipette aufgezogen. Normalwert bei alten Menschen: Absenkung der Blutzellen nach einer Std. um höchstens 30 mm bei Frauen und höchstens 20 mm bei Männern. Eine beschleunigte BSG findet man bei infektiösen und nichtinfektiösen Entzündungen, Tumoren und Veränderungen der Bluteiweiße. Nachteilig ist, dass die BSG erst mit ca. einer Woche Verzögerung reagiert
- Das **CRP**. Es zeigt die gleichen Veränderungen an wie die BSG, jedoch wesentlich schneller und empfindlicher. Genau (quantitativ) kann es nur im Labor bestimmt werden (Normwert < 5 mg/l), es gibt aber Schnelltests zur orientierenden (semiquantitativen) Bestimmung.

I/26.5.2 Entzündungsformen

Seröse Entzündungen

Bei serösen Entzündungen entstehen am Ort der Entzündung größere Mengen einer eiweißreichen Flüssigkeit (*Exsudat*), deren Zusammensetzung ungefähr der des Blutplasmas entspricht. Zu den serösen Entzündungen gehören z.B. viele allergische Schleimhautentzündungen. Seröse Entzündungen finden sich auch in Körperhöhlen in Form seröser Ergüsse (z.B. seröser Pleuraerguss → Kap. I/31.7.18).

An den Schleimhäuten der Atemwege und des Magen-Darm-Trakts gibt es die serös-schleimige Entzündung, wie man sie vom Schnupfen kennt.

Eitrige Entzündungen

> ❯ **Abszess** (*Eiterbeule*): Eiteransammlung in einem Hohlraum, der durch Einschmelzung abgestorbenen Gewebes entstanden ist.
> **Phlegmone:** Flächenhafte eitrige Entzündung ohne Abkapselung des Entzündungsherdes.
> **Empyem:** Eiteransammlung in einem vorgebildeten Hohlraum, etwa im Pleuraspalt oder einer Nasennebenhöhle.

Bei **eitrigen** (*pyogenen*) **Entzündungen** enthält das Exsudat, jetzt **Eiter** genannt, sehr viele weiße Blutkörperchen (*Leukozyten*) und Zell- bzw. Erregertrümmer.

Proliferative und granulomatöse Entzündungen

Bei **proliferativen Entzündungen** steht die Neubildung (*Proliferation*) von Bindegewebe

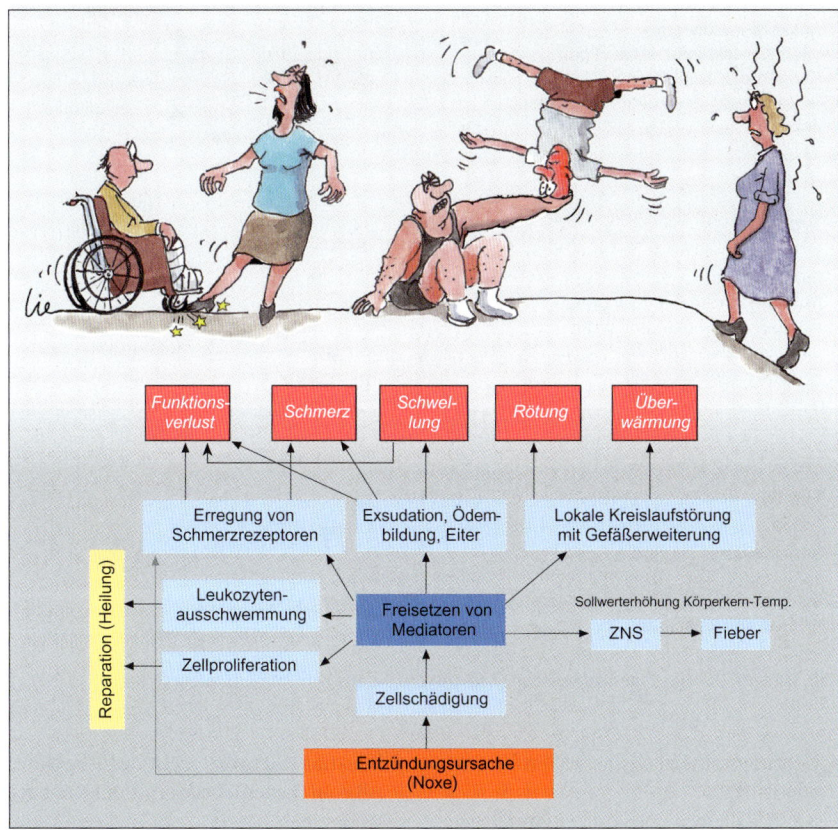

Abb. I/26.8 Oben die Kardinalsymptome der Entzündung. Unten der Ablauf der Entzündung bis zur Entstehung der Kardinalsymptome. [L142]

im Vordergrund. Gegenüber dem üblichen Heilungsvorgang wachsen hier nur wenige Kapillaren ein. Dafür entsteht mehr faserreiches Bindegewebe, das die Organfunktionen einschränken kann.

Bei der **granulomatösen Entzündung** bilden sich meist kleine Knötchen (*Granulome*), die hauptsächlich aus Entzündungszellen bestehen. Beispiel für eine granulomatöse Entzündung ist die Tuberkulose (→ Kap. I/31.7.12).

I/26.6 Erkrankungen des Immunsystems

I/26.6.1 Allergien

> **Allergie:** Erworbene, spezifische Überempfindlichkeit gegenüber bestimmten Antigenen. Zeigt sich meist in Kindheit, Jugend oder frühem Erwachsenenalter und bleibt dann bis ins Alter bestehen. Eine Erstmanifestation bei älteren Menschen ist möglich, aber eher selten.
> **Antigen:** Jede Substanz, die vom Abwehrsystem über dessen Rezeptoren erkannt wird.
> **Allergen:** Besondere Bezeichnung für das Antigen bei einer Allergie.

Krankheitsentstehung

Die Allergie entspricht über große Strecken einer „normalen" Abwehrreaktion (→ Kap. I/32.2.2), nur dass sie sich eben nicht gegen „Schädlinge", z.B. Bakterien, sondern gegen harmlose Substanzen richtet:

- Beim ersten Kontakt mit dem Antigen (hier Allergen genannt) wird eine Abwehrreaktion angestoßen, man spricht von **Sensibilisierung.** Der Betroffene bemerkt zu diesem Zeitpunkt nichts. Es gibt **vier Typen allergischer Reaktionen,** die sich im genauen Abwehrmechanismus (→ Abb. I/26.9) und daher auch in Art und Zeitpunkt der Beschwerden unterscheiden (→ Abb. I/26.10). Am häufigsten sind Typ-I- und Typ-IV-Reaktionen
- Auch danach ist der Allergiker beschwerdefrei, solange er nicht mit dem Allergen in Kontakt kommt
- Bei einem erneuten Kontakt mit dem Antigen kommt es zur überschießenden allergischen Reaktion.
Man unterscheidet:
- Inhalationsallergene wie Pollen und Schimmelpilze, die vom Betroffenen eingeatmet werden
- Nahrungsmittelallergene wie Erdbeeren oder Nüsse
- Kontaktallergene, z.B. Salbengrundlagen
- Injektionsallergene, meist tierische Gifte, z.B. von Bienen, aber auch Röntgenkontrastmittel

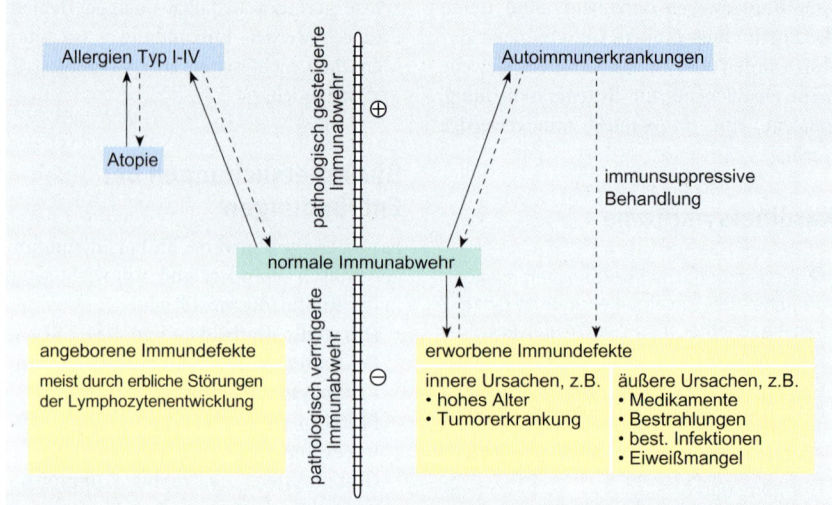

Abb. I/26.9 Übersicht über die verschiedenen Störungen der Immunabwehr. [A400]

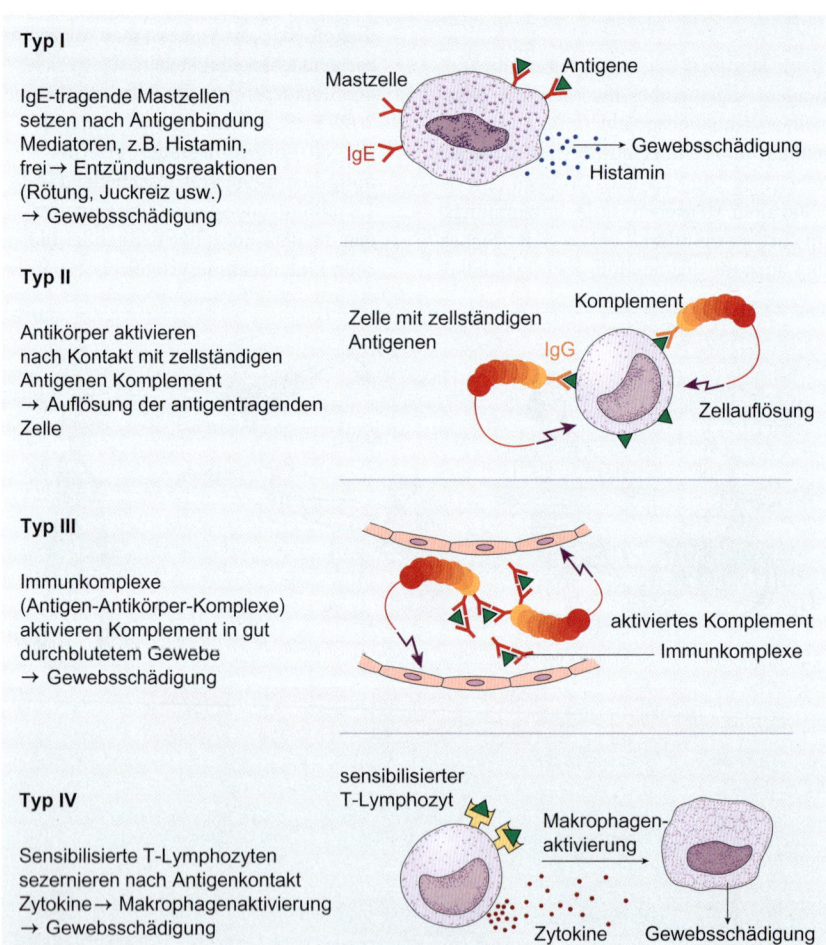

Abb. I/26.10 Die vier Typen allergischer Reaktionen. Details zum Immunsystem (→ Kap. I/32.2.2). [L190]

Ein Allergiker kann eine allergische Reaktion auf Substanzen zeigen, mit denen er nie zuvor in Berührung gekommen ist, wenn sie die gleichen oder ähnliche Strukturen auf ihrer Oberfläche haben wie die Substanzen, auf die er allergisch ist. Dieses Phänomen heißt **Kreuzallergie.**

Die Zahl der Allergiker steigt in Deutschland seit Jahrzehnten, sie wird mittlerweile auf etwa ein Drittel der Bevölkerung geschätzt. 📖 3 Als Ursache dieses Anstiegs wird eine zu hohe Entzündungsbereitschaft des Organismus angesehen. Möglicherweise ist diese auch bedingt durch die verbesserten hygienischen Verhältnisse und daher geringeren Kontakt zu „harmlosen" Mikroorganismen (z.B. in Staub, Tierfell).

> ❯ Eine häufige Allergie bei Altenpflegern und anderen medizinischen Berufsgruppen ist die **Latexallergie.** Der Ersatz gepuderter durch ungepuderte Latexhandschuhe hat hier jedoch bereits Erfolge gezeigt.

Atopie

Typ-I-Allergien treten familiär gehäuft auf. **Atopie** bezeichnet die erbliche Veranlagung zu folgenden Erkrankungen:
- **Allergischer Schnupfen** (*Rhinitis allergica*), z.B. Heuschnupfen
- **Allergisches Asthma bronchiale** (→ Kap. I/31.7.13)
- **Allergische Bindehautentzündung des Auges** (→ Kap. I/30.2.4)
- **Urtikaria** (*Nesselsucht, Quaddelbildung in der Haut*)
- **Neurodermitis** (*endogenes Ekzem*), eine chronisch-entzündliche Hauterkrankung v.a. bei Kindern (Erwachsene haben oft nur noch eine trockene, empfindliche Haut).

Diese Erkrankungen können im Laufe der Jahre nacheinander oder gleichzeitig auftreten, aber auch verschwinden.

Symptome

Die Beschwerden bei Allergien sind sehr unterschiedlich (→ Abb. I/26.10):
- Bei vielen Typ-I-Allergien (→ Abb. I/26.10) bleibt die allergische Reaktion örtlich begrenzt, etwa beim Heuschnupfen oder der allergischen Bindehautentzündung (→ Kap. I/30.2.4). Die allergische Reaktion kann sich aber ausbreiten und im Extremfall zum **allergischen** (*anaphylaktischen*) **Schock** führen. Warnzeichen sind Unruhe, Übelkeit, Kreislaufstörungen und Luftnot

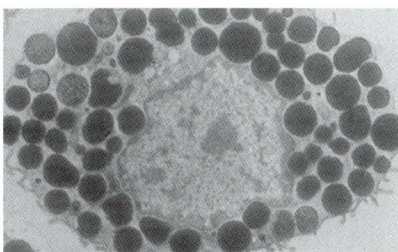

Abb. I/26.11 Mastzelle. Die schwarzen Kammern stellen Histaminbläschen dar, die bei einer allergischen Reaktion schlagartig ihren Inhalt freisetzen. [G113]

> ❯ **Vorsicht!**
> Der allergische Schock kann innerhalb weniger Minuten durch Blutdruckabfall und Krämpfe der Bronchialmuskulatur zum Tod führen. Menschen mit schweren Typ-I-Allergien sollten ein **Notfallset** mit Medikamenten bei sich führen, die im Notfall auch durch Laien verabreicht werden können. Ein **Notfall-/Allergiepass** ist für *alle* Allergiker sinnvoll.

- Typ-IV-Allergien zeigen sich ganz überwiegend durch Hautausschläge (→ Kap. I/31.2.8).

Diagnostik

Ergeben Anamnese und Untersuchungsbefund den Verdacht auf eine Allergie, folgen **Allergietests.**

IgE-vermittelte Reaktionen testet der Arzt durch **Intrakutantests,** am häufigsten den **Prick-Test** (→ Abb. I/26.12). Dabei wird eine Allergenlösung *in* die Haut gebracht. Bei positivem Test bildet sich nach 15–30 Min. eine juckende Hautquaddel.

Für die ebenfalls häufigen Kontaktallergien ist der **Epikutantest** geeignet. Hier wird eine Allergensalbe mittels spezieller Pflaster *auf* die Haut gebracht. Nach 2–3 Tagen zeigen Hautrötung, -knötchen und evtl. sogar -blasen eine Allergie auf die betreffende Substanz.

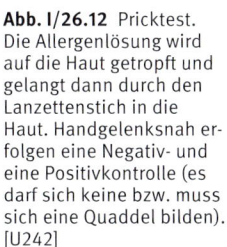

Abb. I/26.12 Pricktest. Die Allergenlösung wird auf die Haut getropft und gelangt dann durch den Lanzettenstich in die Haut. Handgelenksnah erfolgen eine Negativ- und eine Positivkontrolle (es darf sich keine bzw. muss sich eine Quaddel bilden). [U242]

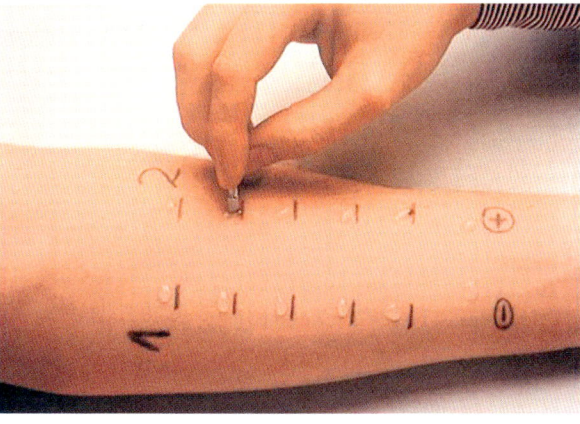

Gelegentlich wird der Erkrankte unter ärztlicher Beobachtung der verdächtigen Substanz ausgesetzt. Damit soll eine allergische Reaktion provoziert werden (daher Provokationstest). Blutuntersuchungen auf IgE-Antikörper sind eher selten sinnvoll.

Behandlung

Grundsätzliche Behandlungsmöglichkeiten bei Allergien sind Allergenkarenz, spezifische Hyposensibilisierung und Medikamente zur Unterdrückung der allergischen Reaktion. Sie können miteinander kombiniert werden.

Allergenkarenz

Ursächliche und zugleich wichtigste Maßnahme bei der Behandlung von Allergien ist die **Allergenkarenz** (*Expositionsprophylaxe*), d.h. das Meiden des auslösenden Antigens.

Viele Antigene sind allerdings versteckt auch dort vorhanden, wo man sie nicht vermutet (z.B. Zusatzstoffe in Nahrungsmitteln). Bei Pollen- und Milbenallergien (→ Abb. I/26.13) kann das Allergen nicht gemieden, die Belastung aber verringert werden. Folgende Maßnahmen mindern z.B. die Hausstaubbelastung:
- Daunen- durch Synthetikbettdecken ersetzen
- Gut waschbare Vorhänge, Bettvorleger und Badezimmerteppiche verwenden
- Leicht zu reinigende Möbel anschaffen
- Regelmäßigen Hausputz durchführen.

Hyposensibilisierung

Eine Möglichkeit nur bei Typ-I-Allergien (v.a. jüngerer Menschen) ist die Hyposensibilisierung (*Desensibilisierung, spezifische Immuntherapie, SIT*). Das Allergen wird meist regelmäßig subkutan (unter die Haut)

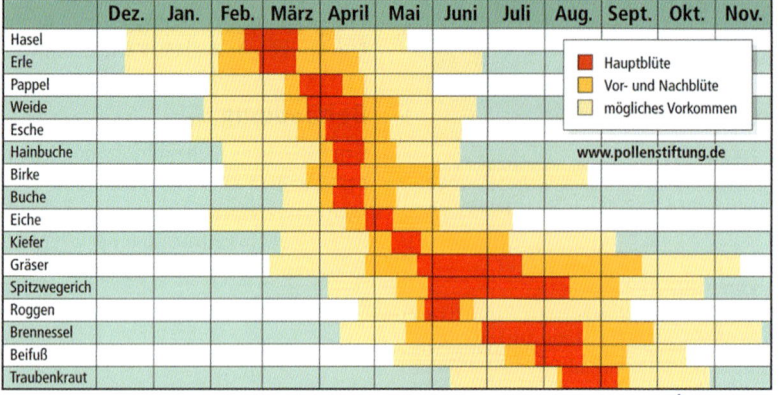

Abb. I/26.13 Pollenflugkalender. Pollen sind die häufigste Ursache für Heuschnupfen oder allergisches Asthma. In Pollenflugkalendern sind die Hauptflugzeiten der verschiedenen Allergene vermerkt. Die Wetterdienste geben mittlerweile aktuelle Warnungen heraus. [T398]

gespritzt, seltener kann es unter die Zunge gegeben werden. Hauptwirkmechanismus ist die Bildung von IgG, einer Antikörperart, die keine Allergiebeschwerden hervorruft (→ Kap. I/32.2.8). Diese verdrängen dann bei einem tatsächlichen Kontakt mit dem Antigen die symptomauslösenden IgE und besetzen den überwiegenden Teil der Antigene, sodass für diese kein „Platz mehr ist" und die Beschwerden des Erkrankten abnehmen.

Antihistaminika

> **Antihistaminika** (*Histamin-H$_1$-Antagonisten, H$_1$-Rezeptorenblocker*): Medikamente, die allergieauslösende Wirkungen des Histamins verhindern.

Histamin ist ein Gewebehormon, das z.B. bei allergischen Reaktionen aus Mastzellen freigesetzt wird (→ Abb. I/26.11). Es gibt verschiedene Histaminrezeptoren (Bindungsstellen an den Körperzellen), die Histaminwirkungen vermitteln. Für die Entstehung allergischer Beschwerden sind die H$_1$-Rezeptoren weitaus am wichtigsten.

Über die H$_1$-Rezeptoren führt Histamin:
- Zu einer Kontraktion der Bronchialmuskulatur und damit Atemwegsverengung
- Zu einer Verengung der großen Blutgefäße
- Zu einer Erweiterung der kleinen Blutgefäße (Folge ist beispielsweise eine Hautrötung)
- Zu einer erhöhten Kapillardurchlässigkeit, die zu einem Ödem im betroffenen Gebiet führt

- Zu Schmerz und Juckreiz durch Wirkung auf sensible Nervenenden.
Histamin-H$_2$-Rezeptoren sind z.B. am Herzen und im Magen zu finden.

Als **Antihistaminika** werden nur Blocker der H$_1$-Rezeptoren bezeichnet (Histamin-H$_2$-Antagonisten → Kap. I/31.8.14). Sie setzen sich wie Histamin auf die Rezeptoren, führen aber in der Zelle nicht zu den Histaminwirkungen. Wird nun im Rahmen einer allergischen Reaktion Histamin freigesetzt, findet das Histamin „seine" Rezeptoren besetzt und kann nicht wirken.

Ältere Präparate führten bei Gabe als Tablette oder Injektion häufig zu Mundtrockenheit, Schwindel und Müdigkeit (Beeinträchtigung der Fahrtüchtigkeit, bei älteren Menschen auch Verstärkung einer Sturzgefahr). Bei neueren Präparaten wie Cetirizin (etwa Zyrtec®) oder Loratadin (etwa Loratadin AL®) sind diese unerwünschten Wirkungen deutlich geringer.

Weitere medikamentöse Ansätze

Mastzellstabilisatoren, etwa Cromoglicinsäure (z.B. Intal®) oder Nedocromil (z.B. Irtan®), hemmen die Histaminfreisetzung. Sie wirken nur vorbeugend, nicht aber im Akutstadium einer Allergie und werden v.a. lokal angewandt, z.B. als Nasenspray, Dosieraerosol oder Augentropfen. Ketotifen (z.B. Zaditen®) ist am ehesten als Antihistaminikum mit zusätzlicher mastzellstabilisierender Wirkung zu bezeichnen.

Bei schweren Allergien werden Glukokortikoide eingesetzt, wegen ihrer uner-

wünschten Wirkungen (→ Kap. I/26.6.4) möglichst kurzzeitig und lokal.

I/26.6.2 Autoimmunerkrankungen

> **Autoimmunerkrankung** (*Autoaggressionskrankheit*): Krankheit, bei der Abwehrzellen gegen körpereigene Strukturen sensibilisiert werden und infolgedessen körpereigene Bestandteile bekämpfen.

Das Immunsystem ist prinzipiell in der Lage, jeden beliebigen Eiweißkörper zu vernichten. Im Normalfall werden aber Abwehrzellen, die sich gegen körpereigene Strukturen richten, während ihrer Entwicklung aussortiert (**Immuntoleranz**).

Es kommt jedoch vor, dass im Laufe des Lebens die Immuntoleranz gegen das eine oder andere Körpergewebe verloren geht und Abwehrzellen bzw. die von ihnen gebildeten Antikörper (lösliche Abwehrstoffe → Kap. I/32.2.2) gegen körpereigene Strukturen vorgehen. Warum dies passiert, ist im Detail unklar. Das „verantwortliche" Antigen wird als **Autoantigen** bezeichnet (griech.: autos = *selbst*), die gebildeten Antikörper als **Autoantikörper.**

Die Beschwerden der Betroffenen sind ganz unterschiedlich, je nachdem, welches Organ betroffen ist (→ Tab. I/26.1).

Auch die diagnostischen Maßnahmen hängen von der jeweiligen Erkrankung ab. So ist z.B. beim Diabetes mellitus Typ 1 ein Nachweis der Autoantikörper möglich, aber nicht zur Diagnose nötig, und er hat auch keine Konsequenzen für die Behandlung. Bei vieldeutigen Krankheitsbildern ermöglicht aber oft nur der Nachweis der Autoantikörper die Diagnose. Allerdings sind die verschiedenen Autoantikörper in unterschiedlichem Prozentsatz auch bei Gesunden nachweisbar.

> Bei älteren Menschen wird das Immunsystem insgesamt „fehleranfälliger". Deshalb sind bei ihnen häufiger als bei jüngeren Erwachsenen Autoantikörper nachweisbar, auch ohne dass eine Autoimmunerkrankung vorliegt. Positive Autoantikörper allein reichen nicht zur Diagnose.

Ob und welche Behandlung erforderlich ist, richtet sich nach der Schwere der Erkrankung und dabei v.a. nach den betroffenen Organen. Insbesondere eine Beteiligung von Nieren, Herz und Zentralnervensystem ist bedrohlich und macht die Gabe hoch wirksamer **Immunsuppressiva** (→ Kap. I/26.6.4) erforderlich, die die körpereigene

Erkrankung	Kurzcharakterisierung
Arteriitis temporalis	Gefäßentzündung (Vaskulitis) im Kopfbereich mit Kopfschmerzen und Erblindungsgefahr (→ Kap. I/30.2.2, → Kap. I/31.1.14)
Autoimmunhepatitis	Form der (chronischen) Leberentzündung (→ Kap. I/31.8.18)
Chronische Gastritis Typ A	Form der chronischen Magenschleimhautentzündung (→ Kap. I/31.8.14)
Colitis ulcerosa	Chronische Darmentzündung (→ Kap. I/31.8.15)
Dermatomyositis	Haut- und Muskelentzündung (→ Kap. I/31.1.14)
Diabetes mellitus Typ 1	Immer insulinpflichtige Form des Diabetes mellitus (Zuckerkrankheit → Kap. I/31.3.11)
Glomerulonephritis (bestimmte Formen)	Form der Nierenentzündung, bis zum Nierenversagen (→ Kap. I/31.9.12)
Hashimoto-Thyroiditis	Schilddrüsenentzündung mit Schilddrüsenunterfunktion (→ Kap. I/31.3.8)
Hämolytische Anämie (bestimmte Formen), perniziöse Anämie	Formen der Blutarmut (Mangel an roten Blutkörperchen → Kap. I/31.4.7)
Idiopathische thrombozytopenische Purpura	Form des Blutplättchenmangels (→ Kap. I/31.4.8)
Morbus Addison	Primäre, autoimmun bedingte Nebennierenrindenunterfunktion mit entsprechendem Hormonmangel (→ Kap. I/31.3.10)
Morbus Basedow	Schilddrüsenentzündung mit Schilddrüsenüberfunktion (→ Kap. I/31.3.8)
Multiple Sklerose	Chronisch-entzündliche Erkrankung von Gehirn und Rückenmark (→ Kap. I/31.11.14)
Myasthenia gravis	Erkrankung mit abnorm rascher Ermüdbarkeit der Muskeln (→ Kap. I/31.11.3)
Progressive systemische Sklerodermie	Fortschreitende Bindegewebsvermehrung in Haut und zahlreichen Organen mit daraus resultierender „Hautschrumpfung" und Funktionsstörung der Organe (→ Kap. I/31.1.14)
Rheumatoide Arthritis	Chronische Entzündung v.a. der Gelenke (→ Kap. I/31.1.14)
Systemischer Lupus erythematodes	Chronische Entzündung mit Befall von Haut, Gelenken, Nieren, Nervensystem und Blut (→ Kap. I/31.1.14)

Tab. I/26.1 Einige Erkrankungen, die autoimmun (mit-)verursacht sind.

Abwehr und damit auch die Autoimmunvorgänge unterdrücken.

I/26.6.3 Abwehrschwäche

> **Abwehrschwäche** (*Immunschwäche, Immundefekt*): Geschwächte oder fehlende Abwehr durch:
> - **Angeborene Entwicklungsstörungen** der Stammzellen im Knochenmark, der B-Lymphozyten bzw. der T-Lymphozyten (Lymphozyten gehören zu den Abwehrzellen)
> - **Erworbene Verminderung** der Abwehrzellen und Antikörper (lösliche Abwehrstoffe) durch Erkrankung oder therapeutische Maßnahmen.

Zwar lässt die Funktion des Immunsystems im Rahmen des physiologischen Alterungsprozesses nach. Dies erklärt z.B. das unterschiedliche klinischer Bild vieler Infektionen beim alten Menschen und gilt als Mitursache für die Zunahme bösartiger Tumoren im Alter. Ernste Formen der Abwehrschwäche entstehen hierdurch aber nicht.

Ursachen und Formen

Prinzipiell gibt es angeborene und erworbene Formen der Abwehrschwäche, wobei nur die erworbenen Formen bei alten Menschen eine Rolle spielen:
- **Eiweißmangel**. Nicht wenige alte Menschen sind mangelernährt. Eiweiß- wie auch (höhergradiger) Vitaminmangel kann zu einer verminderten Bildung von Antikörpern führen
- **Stoffwechselstörungen.** Der bei alten Menschen häufige Diabetes mellitus (→ Kap. I/31.3.11) beeinträchtigt auch die Abwehr
- **Bösartige Erkrankungen.** Bei bösartigen Erkrankungen des Blutes und des lymphatischen Systems können die bösartigen Zellen die normalen Blutzel-

len im Knochenmark so stark verdrängen, dass eine Verminderung der Abwehrzellen mit Abwehrschwäche entsteht
- **Medikamente.** Bestimmte Medikamente, etwa das Schmerzmittel Metamizol (z.B. Novalgin®), haben als seltene unerwünschte Wirkung eine allergische Hemmung der Granulozytenentwicklung (Granulozyten sind eine Untergruppe von Abwehrzellen) mit lebensbedrohlicher Agranulozytose (→ Kap. I/31.4.10). Die in der Krebsbehandlung eingesetzten Zytostatika (→ Kap. I/34.4.4) hemmen die Zellvermehrung und dadurch zwangsläufig auch die Vermehrung der Abwehrzellen
- **Infektionen.** Einige akute sowie chronische Infektionen führen zu einer Störung der Abwehrzellen. Bei alten Menschen derzeit selten ist eine HIV-Infektion (→ Kap. I/32.4.2) mit bleibender und zunehmender Abwehrschwäche.

Leitsymptom: Infektanfälligkeit

Leitsymptom ist eine erhöhte, nicht selten lebensbedrohliche **Infektanfälligkeit** der Betroffenen. Kennzeichnend ist, dass die Infektionen nicht nur häufiger sind, sondern schwer verlaufen bzw. durch sonst seltene Erreger verursacht sind.

Bei (überwiegender) Störung der B-Lymphozyten mit Antikörpermangel entstehen vorwiegend bakterielle Infektionen, z.B. bakterielle Lungenentzündungen. Bei Störungen der T-Lymphozyten hingegen ist im Wesentlichen die Abwehr von Viren, Pilzen und Protozoen (→ Kap. I/32.4) beeinträchtigt. Schwere generalisierte Infektionen werden dann oftmals durch opportunistische Keime (→ Kap. I/32.3.1), etwa den Hefepilz Candida albicans, hervorgerufen.

I/26.6.4 Immunsuppressiva

> **Immunsuppressiva:** Medikamente, die das Immunsystem und die von ihm ausgehenden Abwehrreaktionen unterdrücken (*supprimieren*).

Ein gut funktionierendes Immunsystem ist normalerweise erwünscht. In bestimmten Situationen kann jedoch die Unterdrückung von Abwehrreaktionen sinnvoll sein, etwa zur Behandlung bedrohlicher Autoimmunerkrankungen und Allergien sowie zur Verhinderung einer Abstoßungsreaktion nach Transplantationen.

Zu den **Immunsuppressiva** gehören:
- Glukokortikoide
- Zytostatika (→ Kap. I/34.4.4)
- Ciclosporin (z.B. Sandimmun®), Tacrolimus (z.B. Prograf®), Sirolimus (z.B. Rapamune®) und Everolimus (etwa Certican®). Sie unterdrücken v.a. die T-Lymphozyten-vermittelten Abwehrreaktionen und werden ebenso wie Mycophenolat-Mofetil (z.B. CellCept®) vornehmlich nach Transplantationen eingesetzt
- Einige monoklonale Antikörper (monoklonal → Kap. I/32.2.2).

Es ist bisher nicht gelungen, nur die unerwünschten Abwehrreaktionen zu hemmen, ohne dass die Abwehr gegen Infektionserreger beeinträchtigt wird. Entsprechend führen Immunsuppressiva dosisabhängig zu einer erhöhten Infektionsgefahr. Hinzu kommen substanzabhängige unerwünschte Wirkungen.

Glukokortikoide

> **Glukokortikoide:** Hormone der Nebennierenrinde mit vielfältigen Wirkungen. Hauptvertreter Kortisol und Kortison (→ Kap. I/31.3.5).

Wirkungen

Glukokortikoide entfalten im Körper zahlreiche Wirkungen, u.a. im Kohlenhydrat-, Fett- und Eiweißstoffwechsel sowie als Stresshormone. Ihre immunsuppressive Wirkung beruht auf einer Abnahme der Lymphozyten (→ Kap. I/31.4.5) und des lymphatischen Gewebes, einer verminderten Freisetzung von **Arachidonsäure** (die Ausgangssubstanz zahlreicher Entzündungsbotenstoffe ist) und einer Hemmung von Botenstoffen des Immunsystems.

Indikationen

Entsprechend werden Glukokortikoide eingesetzt als:
- Antiallergika (gegen Allergien)
- Antiphlogistika (zur Entzündungshemmung)
- Immunsuppressiva (zur Unterdrückung des Abwehrsystems z.B. bei Autoimmunerkrankungen)
- Antirheumatika (gegen entzündlich-rheumatische Erkrankungen).

Substanzen und Präparate

Viele Glukokortikoide gibt man als Tablette oder Injektion (→ Tab. I/26.2). Synthetische

Glukokortikoide können die Wirksamkeit der natürlichen um ein Vielfaches übertreffen. Hinzu kommen Präparate zur lokalen Anwendung, etwa Flunisolid (z.B. Syntaris® Nasenspray).

Unerwünschte Wirkungen

Abhängig von Dosierung, Darreichungsform und Zeitdauer der Behandlung tritt ein Cushing-Syndrom (→ Kap. I/31.3.10) auf mit (→ Abb. I/26.14):
- Rundgesicht, Fettansammlung im Nacken und Stammfettsucht durch Gewichtszunahme und Fettumverteilung. Gesichtsröte
- Hauteinblutungen, breiten Hautstreifen (*Striae*) und verzögerter Wundheilung durch Verminderung der Bindegewebsbildung
- Bluthochdruck durch mineralokortikoide (→ Kap. I/31.3.5) Restwirkung
- Erhöhung des Blutzuckerspiegels (*Steroiddiabetes*)
- Magengeschwüren durch Hemmung der Magenschleimproduktion und antientzündliche Wirkung
- Erhöhter Infektanfälligkeit durch die Immunsuppression

Substanz	Handelsname
Dexamethason	Fortecortin®
Methylprednisolon	Urbason®
Prednisolon	Decortin®
Hydrocortison	Hydrocortison acis®

Tab. I/26.2 Orale Glukokortikoide (Auswahl).

- Knochenabbau (*Osteoporose* → Kap. I/31.1.15) durch Eiweißabbau, Hemmung der Kalziumaufnahme im Darm und Steigerung der Kalziumausscheidung durch die Nieren
- Katarakt (Trübung der Augenlinse → Kap. I/30.2.7)
- Muskelschwäche infolge des Eiweißabbaus
- Psychischen Veränderungen wie emotionale Labilität, Unruhe oder Schlafstörungen.

Bei einmaliger hochdosierter Gabe sind diese Wirkungen nicht zu befürchten. Da für die meisten unerwünschten Wirkungen der Blutspiegel maßgeblich ist, sollte die lokale Gabe von Glukokortikoiden gegenüber der systemischen bevorzugt werden.

Die Beendigung einer länger dauernden Therapie mit Glukokortikoiden erfolgt schrittweise („Ausschleichen"), da die Eigenproduktion von Glukokortikoiden in der Nebennierenrinde durch die Zufuhr von außen gestoppt wird und erst allmählich wieder in Gang kommt. Schon aus diesem Grund sollten Menschen, die länger Glukokortikoide einnehmen, einen Notfallausweis erhalten, damit z.B. bei Unfällen keine zusätzliche Gefährdung durch die sekundäre Nebennierenrindenunterfunktion entsteht (→ Kap. I/31.3.10).

> **Pflege bei Glukokortikoidtherapie**
- Wegen der Möglichkeit blutender Magen-Darm-Geschwüre auf Teerstuhl achten, ggf. Test auf okkultes Blut (→ Kap. I/27.2.7) durchführen

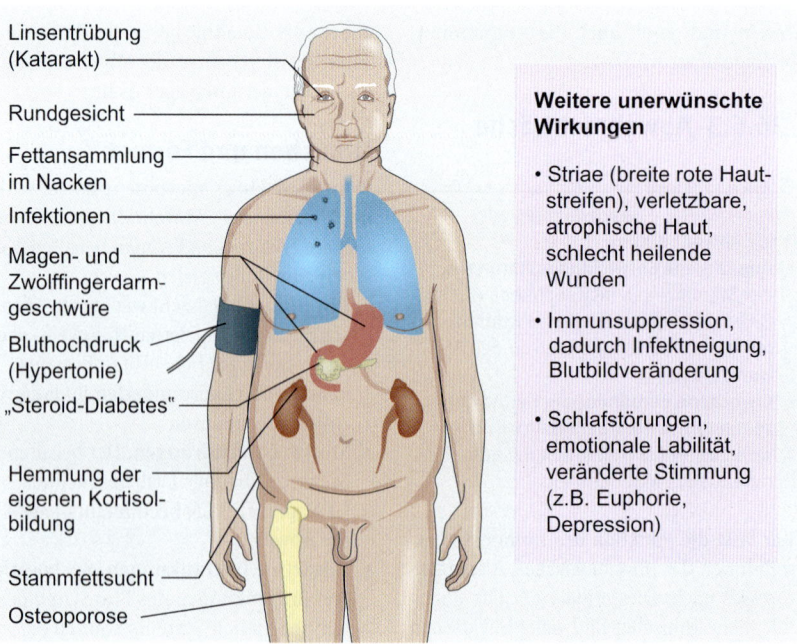

Weitere unerwünschte Wirkungen

- Striae (breite rote Hautstreifen), verletzbare, atrophische Haut, schlecht heilende Wunden

- Immunsuppression, dadurch Infektneigung, Blutbildveränderung

- Schlafstörungen, emotionale Labilität, veränderte Stimmung (z.B. Euphorie, Depression)

Linsentrübung (Katarakt)
Rundgesicht
Fettansammlung im Nacken
Infektionen
Magen- und Zwölffingerdarmgeschwüre
Bluthochdruck (Hypertonie)
„Steroid-Diabetes"
Hemmung der eigenen Kortisolbildung
Stammfettsucht
Osteoporose

Abb. I/26.14 Mögliche unerwünschte Wirkungen einer Glukokortikoid-Dauertherapie. [L190]

- Temperatur regelmäßig kontrollieren, auf Krankheits- oder Entzündungszeichen achten
- Auf Cushing-Symptome achten
- Eiweiß-, kalzium- und kaliumreiche, aber salzarme Kost reichen. Täglich Gewicht kontrollieren.

I/26.7 Tumoren

Pflege alter Menschen mit bösartigen Tumorerkrankungen → Kap. I/34

❱ **Tumor** (lat. *Schwellung, Geschwulst*): Im engeren Sinne Gewebeneubildung durch überschießendes, unkontrolliertes Wachstum körpereigener Zellen, wobei die Zellen unterschiedlich stark **atypisch** (*verändert*) sind.

Im weiteren Sinne jede örtlich begrenzte Schwellung, z.B. auch entzündlich.

Tumoren werden prinzipiell eingeteilt in:
- **Gutartige** (*benigne*) **Tumoren.** Gutartige Tumoren wachsen langsam. Die Zellteilungsrate ist eher niedrig, das Tumorgewebe unterscheidet sich vom Ursprungsgewebe oft nur wenig. Die Geschwulst schiebt zwar das umgebende Gewebe zur Seite, wächst aber nicht in dieses hinein
- **Bösartige** (*maligne*) **Tumoren.** Sie zeichnen sich durch meist schnelles

Wachstum mit hoher Zellteilungsrate aus. Bösartige Tumoren wachsen **invasiv** (*infiltrierend*) und **destruierend**, d.h. sie halten sich nicht an Gewebsgrenzen. Sie brechen in Organe und Gefäße ein, zerstören dabei das ortsständige Gewebe (→ Tab. I/26.3) und bilden **Metastasen** (*Tochtergeschwülste*) an entfernten Stellen des Organismus
- **Semimaligne Tumoren** (selten), die eine Zwischenstellung einnehmen: Sie wachsen am Ort ihrer Entstehung zerstörend, setzen aber keine Metastasen.

Präkanzerosen sind Vorstadien eines bösartigen Tumors. So gibt es einige Hautveränderungen, die häufig in einen Hautkrebs übergehen (→ Kap. I/31.2.10) Bei einigen Präkanzerosen ist das Krebsrisiko „nur" erhöht, aus anderen entsteht immer ein Krebs.

Die Entscheidung, ob ein Tumor gut- oder bösartig ist, kann letztlich erst nach der histologischen (feingeweblichen) Untersuchung vom Pathologen getroffen werden (→ Tab. I/26.3).

❱ Gutartige Tumoren sind v.a. lebensbedrohlich, wenn sie in der Nähe von lebenswichtigen Strukturen lokalisiert sind und deshalb schlecht oder gar nicht entfernt werden können (etwa im Hirnstamm). Bösartige Tumoren sind unbehandelt fast immer lebensbedrohlich. Es handelt sich

um sehr ernste Erkrankungen, die oft eine aggressive Behandlung erfordern. Bösartige Tumoren sind zudem häufig. Sie werden deshalb in → Kap. I/34 ausführlich dargestellt.

I/26.8 Krankheitsverläufe

Unabhängig von der speziellen Erkrankung reagiert der Körper auf lange Sicht recht gleichförmig – entweder er überwindet die Erkrankung und es tritt **Heilung** ein oder die Krankheit besteht in begrenztem Umfang fort (*Chronifizierung*) oder der Kranke geht an ihr zugrunde, es folgt der **Tod** (→ Abb. I/26.15).

Heilung

❱ **Heilung** (lat. *restitutio ad integrum*): Wiederherstellung des unversehrten Ausgangszustands nach dem Ablauf einer Krankheit.

Heilung bedeutet nicht nur, dass die krankmachende Störungsursache, z.B. die Bakterien, beseitigt wurde. Zur Heilung gehört auch, dass die geschädigten Gewebe vollständig durch gleichwertiges Gewebe ersetzt wurden, z.B. eine Schnittwunde ohne Narbenbildung verheilt ist.

	Gutartige (benigne) Tumoren	Bösartige (maligne) Tumoren
Größenzunahme	• Meist langsam	• Meist rasch
Abgrenzung	• Scharf abgrenzbar („abgekapselt")	• Unscharf oder nicht abgrenzbar, keine „Rücksicht" auf Organgrenzen
Verschieblichkeit	• Gegen Umgebung gut verschieblich	• Oft unverschieblich, mit Nachbargeweben verbacken
Funktion	• Meist erhalten	• Meist ausgefallen
Histologie	• Wenig Zellveränderungen, sehr ähnlich dem Ursprungsgewebe (differenziert) • Wenige und normale Mitosen (→ Kap. I/14.3.8) • Expansives Wachstum	• Viele Zell- und Gewebeveränderungen, z.B. Zellen unterschiedlich groß, Kerne nicht normal • Zahlreiche abnorme Mitosen • Invasives, destruierendes Wachstum
Metastasen	• Keine Metastasierung	• Metastasierung (→ Kap. I/34.2.3)
Beispiele	• Adenom (aus Drüsenepithel) • Papillom (aus Oberflächenepithel, mit Bindegewebe) • Fibrom (aus gefäßreichem Bindegewebe) • Lipom (aus Fettgewebe) • Myom (aus Muskulatur) • Chondrom (aus Knorpelgewebe)	• Karzinome (aus Epithelgewebe): Adenokarzinom (aus Drüsenepithel), Plattenepithelkarzinome (aus Plattenepithel), undifferenzierte Karzinome • Sarkome (aus Binde- und Stützgewebe): z.B. Liposarkome (aus Fettgewebe), Myosarkome (aus Muskulatur), Chondrosarkome (aus Knorpelgewebe)
Behandlung und Prognose	• Meist operative Entfernung. Bei vollständiger Entfernung sehr gute Prognose	• Oft multimodale Therapie (mit mehreren Behandlungsverfahren) mit Operation als einem Behandlungsschritt. Prognose nur bei kleinen Tumoren gut

Tab. I/26.3 Die wichtigsten Eigenschaften gut- und bösartiger Tumoren. [L157]

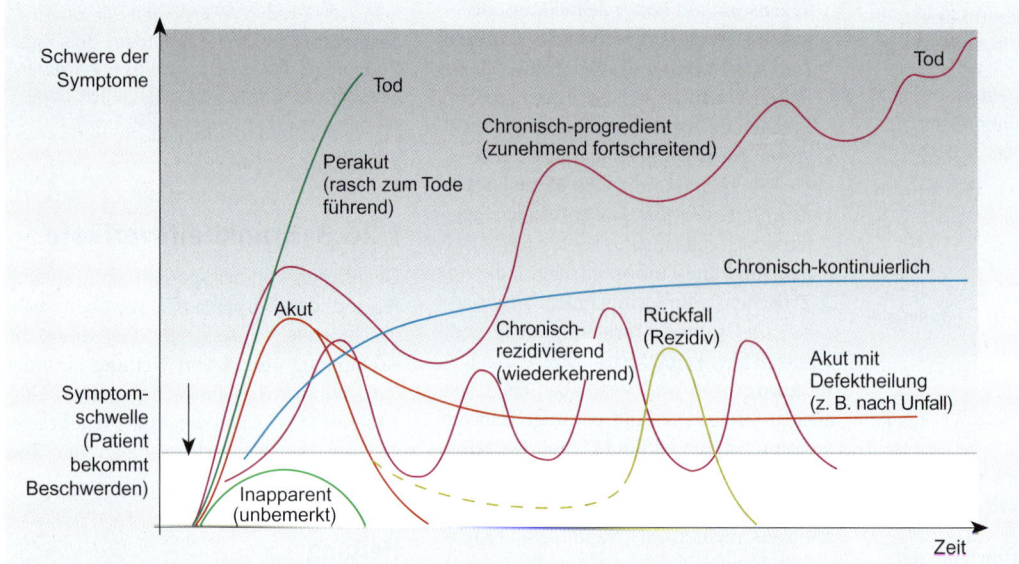

Abb. I/26.15 Mögliche Krankheitsverläufe (Schema). Die horizontale Linie gibt die Schwelle an, bei der die Krankheit vom Betroffenen bemerkt wird. Inapparente Erkrankungen erreichen diese Schwelle nicht und werden deshalb nicht wahrgenommen. [A400]

Defektheilung

> **Defektheilung:** Teilweise Wiederherstellung des Ausgangszustands nach einer Erkrankung.

Bei einer **Defektheilung** konnte die Krankheit zwar gestoppt werden, es bleibt aber eine Struktur- oder Funktionsstörung unterschiedlicher Ausprägung zurück.

Nach einem Herzinfarkt kann das zugrunde gegangene Gewebe z.B. nicht durch Herzmuskelgewebe ersetzt werden. Es bildet sich vielmehr eine bindegewebige Narbe, die funktionell minderwertig ist (sie kann sich nicht kontrahieren).

Rezidiv

> **Rezidiv** (*Rückfall*): Wiederaufflackern einer Erkrankung nach einem beschwerdefreien Intervall.

Beim **Rezidiv** scheint der Betroffene zu gesunden und ist beschwerdefrei. Nach unterschiedlich langer Zeit bricht die Erkrankung aber wieder aus.

Ursache für **Tumorrezidive** sind nach der Erstbehandlung verbliebene Tumorzellen, die (zunächst) weder Beschwerden bereiten noch diagnostisch fassbar sind. Sie vermehren sich wieder und führen meist schon in den ersten Jahren nach der Behandlung, selten viele Jahre später, zum Rückfall.

Chronifizierung

> **Chronifizierung:** Dauerhaftes Vorhandensein einer Erkrankung.

Führt eine Erkrankung zwar nicht (kurzfristig) zum Tode, heilt sie andererseits aber auch nicht aus, so kommt es zur **Chronifizierung,** einem schleichenden, lang dauernden Verlauf.

- **Chronisch-kontinuierliche** Erkrankungen verharren auf etwa gleichem Krankheitsniveau. Beispiel hierfür ist eine Nagelpilzerkrankung, die Jahre bestehen bleibt, ohne nennenswert besser oder schlechter zu werden
- Beim chronischen Asthma bronchiale (→ Kap. I/31.7.13) hingegen treten immer wieder – **chronisch-rezidivierend** – Atemnotanfälle auf
- Viele chronische Erkrankungen entwickeln eine Eigendynamik und werden zunehmend schlimmer, man spricht von **chronisch-progredienten** Erkrankungen. Ein Beispiel ist die rheumatoide Arthritis (→ Kap. I/31.1.14).

Dekompensation

> **Dekompensation:** Funktionelle Entgleisung einer Störung, die mit dem Auftreten oder einer deutlichen Verschlechterung von Beschwerden einhergeht.

Chronische Defekte bzw. Erkrankungen können **kompensiert** (*funktionell ausgeglichen*) oder **dekompensiert** (*entgleist*) sein:

Ein alter Mensch mit kompensierter Herzinsuffizienz ist z.B. hinsichtlich der Leistungsfähigkeit seines Herzens den Anforderungen seines Alltagslebens durchaus gewachsen. Infolge besonderer Belastungen, etwa einer zusätzlichen Erkrankung oder körperlicher Überanstrengung, kann es zur **Dekompensation** der Herzinsuffizienz mit Luftnot und Ödemen kommen. Durch Umstellung der Medikamente und kurzzeitige Schonung verbessert sich der Zustand wieder (**Rekompensation**).

I/26.9 Ende des Lebens

Betreuung von Sterbenden → Kap. I/20.16.2
Versorgung des Verstorbenen → Kap. I/20.16.2

Zellen sterben, wenn ihre Fähigkeit, sich an Umwelteinflüsse und Schädigungen anzupassen, überschritten ist. Der **Zelltod** ist gekennzeichnet durch den irreversiblen Funktionsverlust der Zelle.

In vielzelligen Organismen kommt es laufend zum Untergang von Zellen. Diese werden aber ständig durch Wachstumsvorgänge erneuert. Zelltod und Zellerneuerung befinden sich in einem dynamischen Gleichgewicht. Ein vielzelliger Organismus stirbt, wenn es zu Funktionsstörungen von Organen kommt, die nicht durch andere Organe kompensiert werden können.

> Den **nahenden Tod** erkennen Pflegende an der Veränderung der **Vitalfunktionen** (*lebenswichtige Körperfunktionen*):
> - Die Atmung wird unregelmäßig, schnappend und rasselnd
> - Der Puls wird schwach und unregelmäßig und setzt gelegentlich aus
> - Der Blutdruck fällt
> - Die Temperatur fällt, Ausnahme sind infektiöse und einige neurologische Erkrankungen
> - Die Haut ist kalt, blass und bläulich
> - Das Bewusstsein schwindet.

Es ist oft schwierig, den genauen Zeitpunkt des Todes anzugeben, da die einzelnen Organfunktionen eine Zeit lang unabhängig voneinander bestehen bleiben können (z.B. kann das Herz noch für kurze Zeit schlagen, obwohl die Atemtätigkeit schon erloschen ist). Die Bestimmung des Todeseintritts (als Kriterium dient der Hirntod) ist aber wichtig, z.B. darf dann ein Arzt die Therapie abbrechen.

Es gibt verschiedene Zustände, bei denen von **Tod** gesprochen wird:
- Klinischer Tod
- Hirntod
- Biologischer Tod.

Klinischer Tod

> **Klinischer Tod:** Stillstand von Atmung und Kreislauf mit Vorliegen der **unsicheren Todeszeichen.**

Beim **klinischen Tod** ist es zum Stillstand von Atmung, Herz und Kreislauf gekommen. Dieser Stillstand ist spontan nicht mehr umkehrbar, in den ersten Minuten können aber einige Menschen durch **Herz-Lungen-Wiederbelebung** (*kardiopulmonale Reanimation* → Kap. I/36.3.1) ins Leben zurückgeholt werden.

Unsichere Todeszeichen sind:
- Blässe
- Bewusstlosigkeit
- Ausfall der Spontanatmung
- Herz- und Kreislaufstillstand
- Muskelatonie (Muskelschlaffheit)
- Ausfall von Reflexen, insbesondere Schutzreflexen wie dem Hornhautreflex (Berührung der Hornhaut führt zum Lidschluss)
- Lichtstarre, meist maximal weite Pupillen

- Hornhauttrübung, bei offenem Auge nach ca. 1 Std., bei geschlossenem Auge nach ca. 24 Std.
- Spürbare Abkühlung des Körpers, unbedeckt nach ca. 1–2 Std., bedeckt nach ca. 4–5 Std. (stark abhängig von der Umgebungstemperatur).

> Die unsicheren Todeszeichen sind zwar Hinweise auf den Tod, beweisen ihn aber nicht. Nur aufgrund unsicherer Todeszeichen darf der Arzt keinen Totenschein ausstellen.

Hirntod

> **Hirntod:** Irreversibler (unumkehrbarer) Ausfall *aller* Hirnfunktionen. Medizinisches Todeskriterium.

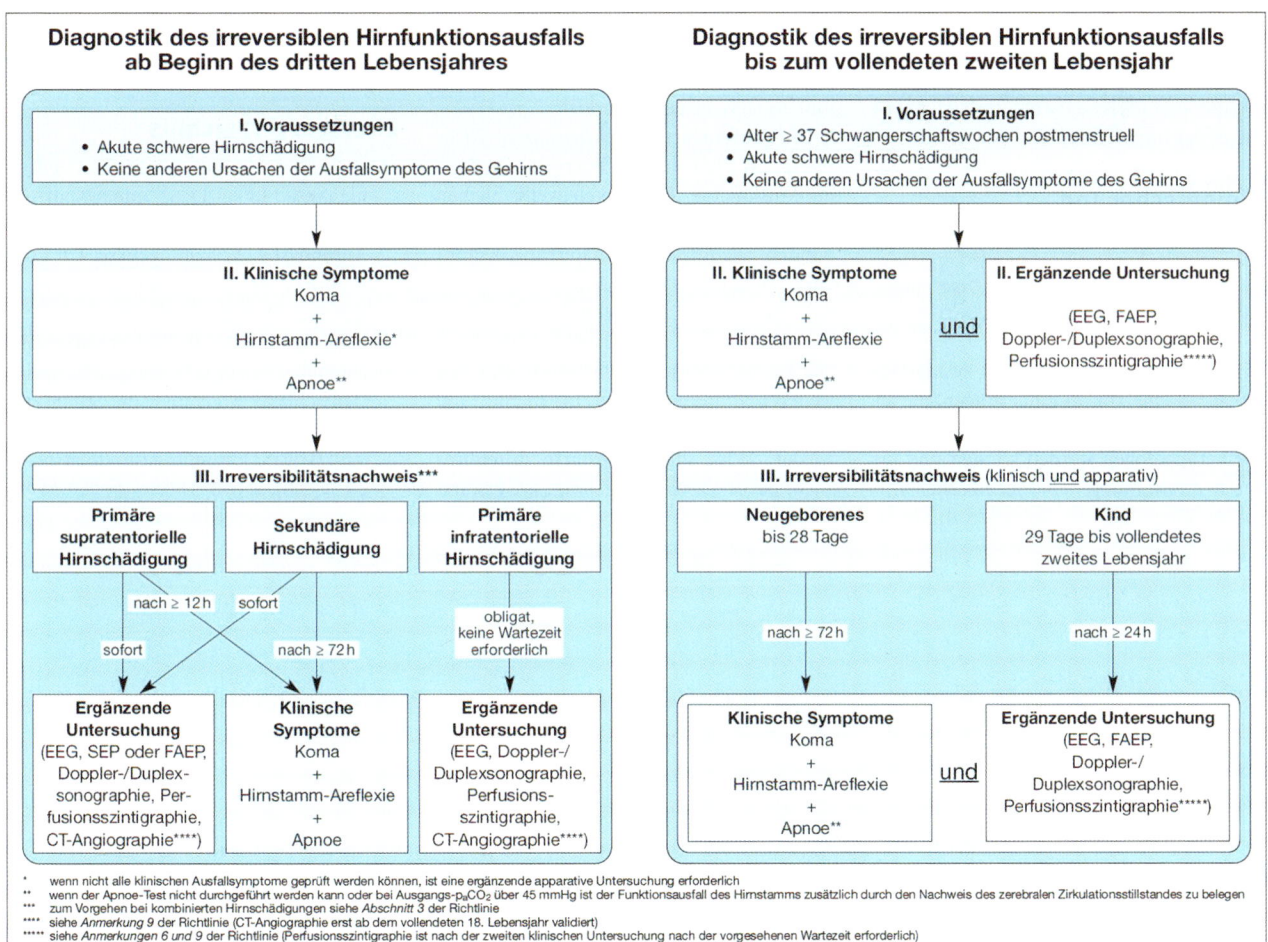

Abb. I/26.16 Wegen der Bedeutsamkeit der Diagnose gibt es für die Feststellung des Hirntodes Richtlinien der Bundesärztekammer mit definierten Kriterien. [F201-006]

I 26

Waren die Gehirnfunktionen eines Menschen in früheren Zeiten erloschen, etwa infolge massiver Hirndrucksteigerung mit Durchblutungsstopp, folgte innerhalb kürzester Zeit der Tod aller übrigen Organe. Mit modernen intensivmedizinischen Behandlungen ist es jedoch möglich, Herz-Kreislauf- und Atemfunktion durch Maschinen aufrecht zu erhalten, auch wenn das Gehirn keinerlei Aktivität mehr zeigt. Der Todeszeitpunkt musste deshalb gewissermaßen neu definiert werden.

Inzwischen ist der **Hirntod,** also der Organtod des Gehirns, nach medizinisch-naturwissenschaftlichem Verständnis das entscheidende Todeskriterium. Mit ihm ist die Individualität eines Menschen irreversibel verloren, er wird mit dem **Individualtod** gleichgesetzt. Nach dem Hirntod dürfen ggf. Organe zur Transplantation entnommen und die Geräte zur Erhaltung der Herz-Kreislauf- und Atemfunktion abgeschaltet werden. Für die Hirntodfeststellung müssen definierte Kriterien erfüllt sein (→ Abb. I/26.16). Die Hirntodfeststellung ist v.a. in der Intensivmedizin bedeutsam.

Biologischer Tod

> **›› Biologischer Tod** (*absoluter Tod*): Das Erlöschen sämtlicher Zell- und Organfunktionen.

Der tote Organismus unterliegt zwangsläufig einer Reihe von Veränderungen, die als Kriterien für den sicheren Eintritt des Todes herangezogen werden können und für deren Bestimmung keine technischen Apparate nötig sind. Bei Vorliegen dieser **sicheren Todeszeichen** kann der Tote mit Sicherheit nicht mehr wiederbelebt werden, der Arzt darf z.B. den Totenschein ausstellen.

Sichere Todeszeichen sind:
- Totenflecke
- Totenstarre
- Fäulnis- und Auflösungsprozesse.

Die ersten rotvioletten **Totenflecke** (*Leichenflecke, Livores*) treten etwa 30 Min. nach dem Tod auf. Sie entstehen durch Blut, das in die tiefer gelegenen Körperteile der Leiche sickert (*Hypostase*) und an den unten, aber nicht aufliegenden Hautflächen zu rötlichen Flecken führt. Da sie zunächst blass sind, können sie durchaus mit fleckigen Hautverfärbungen beim Sterbenden verwechselt werden. Zuerst verblassen die Totenflecke noch durch Druck bzw. „wandern" nach Umlagern des Toten. Nach 6–12 Std. gelingt dies nicht mehr vollständig, nach etwa 12–24 Std. gar nicht mehr, weil dann der rote Blutfarbstoff aus den zerfallenden roten Blutkörperchen frei geworden und ins Gewebe gewandert ist.

Die **Totenstarre** (*Leichenstarre, Rigor mortis*) ist die Folge des Energiemangels in der Muskulatur, die Muskeleiweiße bleiben nun in fixierter Position miteinander verbunden. Die muskuläre Erstarrung beginnt am Kopf (Lider nach 1–2, Kiefer nach 2–4 Std.) und breitet sich typischerweise über den Hals-Nacken-Bereich nach unten aus. Die Totenstarre ist je nach Temperatur und weiteren Einflüssen nach 14–18 Std. voll ausgeprägt und löst sich nach 1–6 Tagen wieder. Wird die Totenstarre durchbrochen, bevor sie voll ausgeprägt ist, erstarrt der Muskel nochmals, da die Fasern eines Muskels zeitlich versetzt erstarren.

Letztes sicheres Todeszeichen ist schließlich das Einsetzen von **Fäulnis-** und **Auflösungsprozessen,** die häufig im rechten Unterbauch mit grünlichen Verfärbungen beginnen.

Wiederholungsfragen

1. Welche sind die Grundgedanken des Modells der Salutogenese nach Antonovsky? (→ Kap. I/26.1.2)
2. Welches sind die fünf Kardinalsymptome der Entzündung? (→ Kap. I/26.5, → Abb. I/26.8)
3. Was sind die wichtigsten unerwünschten Wirkungen von Glukokortikoiden? (→ Kap. I/26.6.4)
4. Was sind die prinzipiellen Unterschiede zwischen gutartigen und bösartigen Tumoren? (→ Kap. I/26.7)
5. Welche sicheren Todeszeichen gibt es? (→ Kap. I/26.9)

Literaturverzeichnis

1. www.euro.who.int/__data/assets/pdf_file/0006/148065/RC61_gdoc09.pdf (letzter Zugriff: 8.11 2015).
2. Antonovsky, A.: Salutogenese: Zur Entmystifizierung der Gesundheit. Dgvt-Verlag, Tübingen, 1997.
3. Langen, U.; Schmitz, R.; Stepphuhn, H.: Häufigkeit allergischer Erkrankungen in Deutschland. Ergebnisse der Studie zur Gesundheit Erwachsener in Deutschland (DEGS1). Bundesgesundheitsblatt 2013 (5/6): S. 698–706.

N. Menche

I/27 Grundlagen der medizinischen Diagnostik und Behandlung

I/27.1 Der geriatrische Patient

A Fallbeispiel Ambulant

Die Altenpflegerin Linda Müller betreut seit mehreren Monaten die 83-jährige Witwe Susanna Leydig (→ Kap. I/28.2). Obwohl Frau Müller weiß, dass vor allem ältere Menschen häufig an mehreren Erkrankungen gleichzeitig leiden, ist sie immer wieder erstaunt, wenn sie die Dokumentationsmappe von Frau Leydig aufschlägt und ihr Blick auf das Formular mit den Diagnosen fällt.

Frau Leydigs Krankengeschichte begann bereits in jungen Jahren. Bevor sie 30 Jahre alt wurde, litt sie an einem heftig blutenden Magengeschwür, das durch eine Teilresektion des Magens behoben wurde. Nach vier Schwangerschaften wurde ihre Gebärmutter wegen eines großen Myoms entfernt. Später hatte sie Gallensteine und wurde deshalb erneut operiert.

Ein weiterer Eingriff war notwendig, weil sie eines Tages einen Darmverschluss erlitt, der durch Verwachsungen infolge der Bauchoperationen verursacht war.

Seit Jahren leidet sie an einem insulinpflichtigen Diabetes mellitus Typ 2, der bereits eine starke Seheinschränkung hervorgerufen hat. Frau Leydigs Sehfähigkeit ist zusätzlich durch einen grünen Star beeinträchtigt. Ihre Gefäßsituation ist kritisch, sie erlitt bereits zwei Herzinfarkte. Außerdem ist sie nach einem Schlaganfall vor zwei Jahren rechtsseitig bewegungseingeschränkt. Ihr Bluthochdruck ist medikamentös nur schwer einzustellen und führt immer wieder zu Krisen. Trotzdem weigert Susanna Leydig sich vehement, in eine stationäre Pflegeeinrichtung zu ziehen. Sie wohnt bei ihrem Sohn in einem Zweifamilienhaus.

Die häusliche Pflegesituation ist trotz der erheblichen Einschränkungen von Frau Leydig relativ entspannt, weil sich der Sohn und die Schwiegertochter sehr bewusst für diesen Weg entschieden haben.

I/27.1.1 Charakteristika geriatrischer Patienten

› **Gerontologie** (*Altersforschung, Alternsforschung*): Wissenschaft vom Alter(n). Umfasst nicht nur die körperlichen und psychischen Alterungsvorgänge, sondern z. B. auch soziale Aspekte des Alter(n)s.
Geriatrie (*Altersmedizin, Altersheilkunde*): Lehre von den Erkrankungen des alten Menschen.

Auf den ersten Blick scheinen **Gerontologie, Geriatrie** und auch der **geriatrische Patient** leicht zu definieren, nämlich über das Alter.

Bei näherem Hinschauen zeigt sich allerdings, dass nicht nur das „Grenzalter" umstritten ist (→ Kap. I/1.1.3), sondern dass zudem das (kalendarische) Alter zwar wesentliches, aber nicht alleiniges Kriterium ist. So passt z. B. der rüstige 75-Jährige mit einer offenen Handverletzung, die er sich bei der Gartenarbeit mit der Heckenschere zugezogen hat, nicht in das Bild des geriatrischen Patienten. Seinen 67-jährigen Nachbarn hingegen, der infolge diabetischer Nervenschäden nur noch langsam laufen kann und durch Herzschwäche und chronisch-obstruktive Lungenerkrankung seinen Alltag kaum mehr bewältigt, würde man ohne Zögern als geriatrischen Patienten bezeichnen (→ Abb. I/27.1).

Die Merkmale des geriatrischen Patienten fasst die **Sektion Geriatrische Medizin der Europäischen Union der medizinischen Spezialisten** (*UEMS*) 2008 wie folgt in Worte.

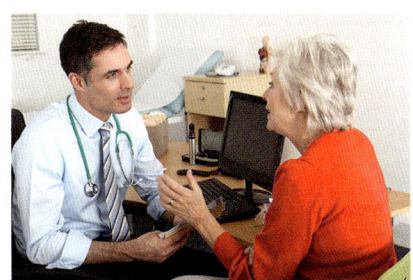

Abb. I/27.1 Nicht allein das kalendarische Alter entscheidet, ob ein alter Mensch ein geriatrischer Patient ist, sondern auch sein Gesundheitszustand. [J787]

› „Geriatrie ist die medizinische Spezialdisziplin, die sich mit physischen, psychischen, funktionellen und sozialen Aspekten bei der medizinischen Betreuung älterer Menschen befasst. Dazu gehört die Behandlung alter Patienten bei akuten Erkrankungen, chronischen Erkrankungen, präventiver Zielsetzung, (früh-)rehabilitativen Fragestellungen und speziellen, auch palliativen Fragestellungen am Lebensende.

Diese Gruppe älterer Patienten weist eine hohe Vulnerabilität (‚Frailty') auf und leidet an multiplen aktiven Krankheiten. Sie ist deshalb auf eine umfassende Betreuung angewiesen. Krankheiten im Alter können sich different präsentieren und sind deshalb oft besonders schwierig zu diagnostizieren. Das Ansprechen auf Behandlung ist oft verzögert und häufig besteht ein Bedarf nach (gleichzeitiger) sozialer Unterstützung.

Geriatrische Medizin geht daher über einen organzentrierten Zugang hinaus und bietet zusätzliche Behandlung in einem interdisziplinären Team an. Hauptziel dieser Behandlung ist die Optimierung des funktionellen Status des älteren Patienten mit Verbesserung der Lebensqualität und Autonomie.

Die geriatrische Medizin ist zwar nicht spezifisch altersdefiniert; konzentriert sich jedoch auf typische bei älteren Patienten gefundene Erkrankungen. Die meisten Patienten sind über 65 Jahre alt. Patienten, die am meisten von der geriatrischen Spezialdisziplin profitieren, sind in der Regel 80-jährig und älter." 📖 1

Chronische Erkrankungen

Vergleicht man die Patientenakten jüngerer und älterer Menschen, stellt man fest, dass harmlose wie ernste Krankheiten zwar in jedem Alter auftreten können, dass sich aber das (durchschnittliche) Krankheitsspektrum bei jüngeren und älteren Menschen unterscheidet: Vor allem fällt eine Verschiebung von akuten Erkrankungen wie etwa einer Grippe oder einem verstauchten Finger zu chronischen Erkrankungen wie z. B. Bluthochdruck oder Arthrose auf. Erkrankungen heilen nicht mehr aus, sondern bleiben, wenn auch in unterschiedlicher Ausprägung, zeitlebens bestehen. Zu den chronischen Erkrankungen treten dann immer wieder akute Erkrankungen hinzu, die teilweise zu einer vorübergehenden oder dauerhaften Verschlechterung der chronischen Erkrankungen führen.

Multimorbidität

> **Multimorbidität** (*Polymorbidität, Mehrfacherkrankung*): Gleichzeitiges Vorhandensein von mehreren Krankheiten. Besonders häufig bei älteren Menschen.

Daraus, dass mit zunehmendem Alter durchschnittlich mehr Erkrankungen nicht ausheilen, gleichzeitig aber neue hinzukommen, folgt, dass Erkrankungen nicht mehr nacheinander, sondern nebeneinander bestehen (→ Abb. I/27.2). Das gleichzeitige Bestehen *mehrerer* Organfunktionsstörungen oder Erkrankungen heißt **Multimorbidität.**

Multimorbidität kann auch schon bei jüngeren Menschen vorliegen, sie wird jedoch mit steigendem Alter immer häufiger: Haben bei den 30- bis 49-Jährigen weniger als 25 % der Menschen fünf oder mehr Beschwerden bzw. Erkrankungen gleichzeitig, so sind es bei den 50- bis 64-Jährigen schon mehr als 50 %. Der Anteil steigt weiter auf 68 % der 65- bis 74-jährigen Männer und 76 % der gleichaltrigen Frauen bis zu 74 %

der Männer und 82 % der Frauen im Alter von mindestens 75 Jahren. Lediglich ein Viertel der über 65-Jährigen hat keine oder nur eine chronische Erkrankung. 📖📖 2

So leidet ein typischer multimorbider Bewohner in einer Pflegeeinrichtung gleichzeitig an Diabetes mellitus (→ Kap. I/31.3.11), inkompletter Halbseitenlähmung nach Schlaganfall (→ Kap. I/31.11.12), Herzschwäche (→ Kap. I/31.5.11) und Einschränkung der Nierenfunktion (→ Kap. I/31.9.12).

Die verschiedenen Erkrankungen und ihre Folgen beeinflussen sich gegenseitig und erschweren die Behandlung teils erheblich. Die Stoffwechsellage des oben dargestellten Bewohners würde sich z. B. durch regelmäßige Bewegung verbessern, diese ist aber durch die Halbseitenlähmung nicht ausreichend möglich. Das gleichzeitige Nebeneinander der Erkrankungen kann auch die Medikamentenauswahl einschränken, etwa wenn ein Medikament zwar die eine Erkrankung (z. B. Bluthochdruck) bessert, aber eine andere (etwa eine gleichzeitige arterielle Durchblutungsstörung) verschlechtert. Die vielen Medikamente führen außerdem dazu, dass sich Wechselwirkungen der Arzneimittel häufen (→ Kap. I/28.1.9).

Internet- und Lese-Tipp
Forschungsverbund „Autonomie trotz Multimorbidität im Alter" (AMA):
www.ama-consortium.de

I/27.1.2 Geriatrische Syndrome

> **Syndrom:** Für eine bestimmte Erkrankung typische Kombination von Krankheitszeichen.
> **Geriatrische Syndrome** (*Alterssyndrome*): In Abweichung vom üblichen medizinischen Sprachgebrauch Bezeichnung für ein Symptom, einen Symptomkomplex oder eine Funktionsstörung, die in höherem Lebensalter gehäuft auftritt und durch mehrere (Teil-)Ursachen hervorgerufen werden kann.

Geriatrische Syndrome sind bei alten Menschen gehäuft auftretende Symptome oder Funktionsstörungen, die durch verschiedene Ursachen bedingt sein können, wobei bei einem Betroffenen oft mehrere Risikofaktoren oder Teilursachen gleichzeitig vorliegen.

Die geriatrischen Syndrome sind schlecht definiert und umfassen je nach Autor zwischen einem halben und mehr als einem Dutzend Gesundheitsprobleme. Da die geriatrischen Syndrome ursprünglich im englischen Sprachraum formuliert wurden und die ersten fünf alle mit „i" begannen, wurde versucht, diesen Wortbeginn als Merkhilfe fortzusetzen („die geriatrischen I") .

Heute werden vor allem folgende Erkrankungen und Funktionsstörungen zu den geriatrischen Syndromen gerechnet:

- **Immobilität,** z. B. durch Arthrose, aber auch schwere Herzschwäche oder Schlaganfall
- **Instabilität.** Hiermit ist in erster Linie die Bewegungsinstabilität durch Gangstörungen oder Schwindel mit daraus resultierender Sturzgefahr gemeint. Bei manchen Autoren umfasst Instabilität aber auch die Instabilität des inneren Milieus und damit z. B. die Exsikkosegefahr
- **Impairment of ...** Bezeichnet Einschränkungen der Wahrnehmungsorgane, also v. a. Nachlassen des Seh- und Hörvermögens
- **Inappetenz,** womit Appetitlosigkeit und Mangelernährung gemeint sind. Ursächlich können z. B. Probleme mit der Zahnprothese, das verminderte Geschmacksempfinden im Alter, unbehandelte Grunderkrankungen wie eine Herzschwäche oder Infektionen, aber auch fehlende Gesellschaft beim Essen sein
- **Intellektueller Abbau,** vor allem die Demenzen (→ Kap. I/33.4)
- **Inkontinenz** für Harn, Stuhl oder beides

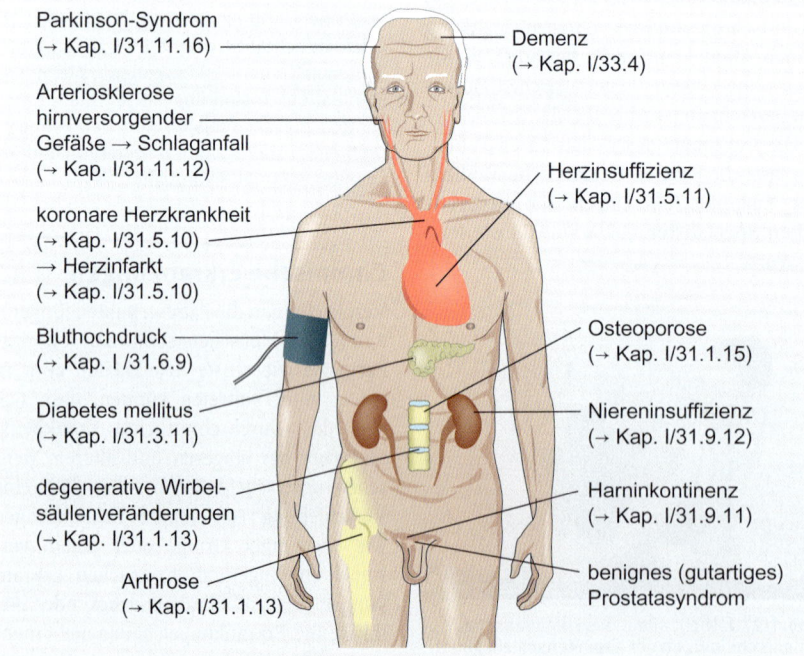

Abb. I/27.2 Häufige medizinische Probleme des älteren Menschen, von denen oft mehrere gleichzeitig vorliegen (Multimorbidität). [L157]

Parkinson-Syndrom (→ Kap. I/31.11.16)
Arteriosklerose hirnversorgender Gefäße → Schlaganfall (→ Kap. I/31.11.12)
koronare Herzkrankheit (→ Kap. I/31.5.10) → Herzinfarkt (→ Kap. I/31.5.10)
Bluthochdruck (→ Kap. I /31.6.9)
Diabetes mellitus (→ Kap. I/31.3.11)
degenerative Wirbelsäulenveränderungen (→ Kap. I/31.1.13)
Arthrose (→ Kap. I/31.1.13)
Demenz (→ Kap. I/33.4)
Herzinsuffizienz (→ Kap. I/31.5.11)
Osteoporose (→ Kap. I/31.1.15)
Niereninsuffizienz (→ Kap. I/31.9.12)
Harninkontinenz (→ Kap. I/31.9.11)
benignes (gutartiges) Prostatasyndrom

- **Isolation**
- **Iatrogene Störungen,** also negative Auswirkungen medizinischer Maßnahmen.

Teilweise wird auch noch **Frailty** (am ehesten mit *Gebrechlichkeit* oder *Gebrechlichkeitssyndrom* zu übersetzen) als eigenständiges geriatrisches Syndrom geführt (→ Abb. I/27.3). Sie ist aber wohl eher als „Summe" der aufgeführten Einschränkungen denn als isoliertes Syndrom zu betrachten. Üblicherweise wird Frailty durch Vorliegen von mindestens drei der folgenden Kriterien definiert:

- Unbeabsichtigte Gewichtsabnahme über 10 % bzw. 5 kg im letzten Jahr
- Allgemeine Erschöpfung (der Betroffene empfindet z. B. „alles" als anstrengend)
- Muskelschwäche (objektivierbar durch niedrige Handkraft)
- Langsame Gehgeschwindigkeit
- Niedriges körperliches Aktivitätsniveau. 📖📖 3

❯ Die geriatrischen Syndrome beeinflussen und verschlechtern sich oft gegenseitig. So führt z. B. Instabilität mit Angst vor Stürzen zu Immobilität bis hin zur Bettlägerigkeit mit all ihren Komplikationen.

Die geriatrischen Syndrome sind Warnzeichen drohender Pflegebedürftigkeit. Sie sollten daher abgeklärt und feststellbare Ursachen angegangen werden. Allerdings muss gezielt nach ihnen gesucht werden, denn sie werden nicht selten vom alten Menschen nicht berichtet, z. B. aus Angst oder Scham, aber auch weil der Betroffene sie nicht wahrnimmt oder als krankhaft erkennt (viele geriatrische Syndrome entstehen langsam).

I/27.1.3 Ärztliche Versorgung alter Menschen

Pflegebedürftige in häuslicher Umgebung

Pflegebedürftige in häuslicher Umgebung bleiben in aller Regel bei dem Hausarzt, den sie seit Jahren oder vielleicht Jahrzehnten kennen und der sie bei Bedarf an Fachärzte überweist. Mit zunehmender Einschränkung der Beweglichkeit werden allerdings die Arztbesuche immer schwieriger (→ Abb. I/27.4). Während Hausärzte (also praktische Ärzte, Allgemeinmediziner, hausärztlich tätige Internisten) in aller Regel zu Hausbesuchen bereit sind, ist dies bei vielen (anderen) Fachärzten nicht der Fall. Technische Untersuchungen sind zu Hause überhaupt nicht möglich. Kann der Pflegebedürftige die Arztpraxis auch mit Hilfe von Angehörigen oder Taxi nicht aufsuchen, ist der in diesem Fall notwendige Krankentransport bei gesetzlich Krankenversicherten mit hohem organisatorischen Aufwand verbunden (Kostenübernahme klären).

Pflegebedürftige in Pflegeeinrichtungen

❯ Pflegebedürftige in Einrichtungen sind meist multimorbid und bewegungseingeschränkt, viele haben neurologisch-psychiatrische Erkrankungen (z. B. Schlaganfall, Demenz). Sie können Ärzte außerhalb der Einrichtung überwiegend nicht selbstständig aufsuchen, oft nicht einmal einen Arztkontakt selbst herstellen.

Pflegebedürftige in einer Einrichtung haben, wie alle anderen Versicherten, das Recht auf freie Arztwahl. Sie werden bislang überwiegend von niedergelassenen Medizinern ärztlich versorgt. Zieht der Pflegebedürftige aus seiner Wohnung in eine nahe Pflegeeinrichtung, bringt er seinen Hausarzt oft „mit". Zieht er aus einem anderen Ort in die Einrichtung, kann er einen neuen Hausarzt wählen, vielfach nach Empfehlung von Angehörigen oder den Mitarbeitern der Einrichtung.

Tatsächlich gestaltet sich bereits die hausärztliche Versorgung von Pflegeeinrichtungsbewohnern insgesamt schwierig, und nicht selten ist die Situation für Patient, Arzt *und* Pflegekräfte unbefriedigend. Dabei spielen auch regionale Faktoren (z. B. ortsnahe oder ortsferne Lage der Einrichtung, Ärztedichte, historisch gewachsene Strukturen der Zusammenarbeit) eine Rolle. Noch problematischer ist die fachärztliche Versorgung, z. B. mit Augenärzten, Neurologen und Urologen. 📖📖 4, 📖📖 5

Treten in einer Einrichtung immer wieder Probleme auf, ist es zunächst am sinnvollsten, das Gespräch mit den Ärzten vor Ort zu suchen und zu schauen, ob sich nicht durch gegenseitiges Verständnis und relativ einfache Maßnahmen (z. B. regelmäßige Visitentermine, Info-Blätter der Pflegeeinrichtung an die Ärzte und umgekehrt) eine Verbesserung der Versorgung erreichen lässt.

Bleibt die Versorgung unzureichend, haben Pflegeeinrichtungen verschiedene Möglichkeiten (→ Abb. I/27.5):

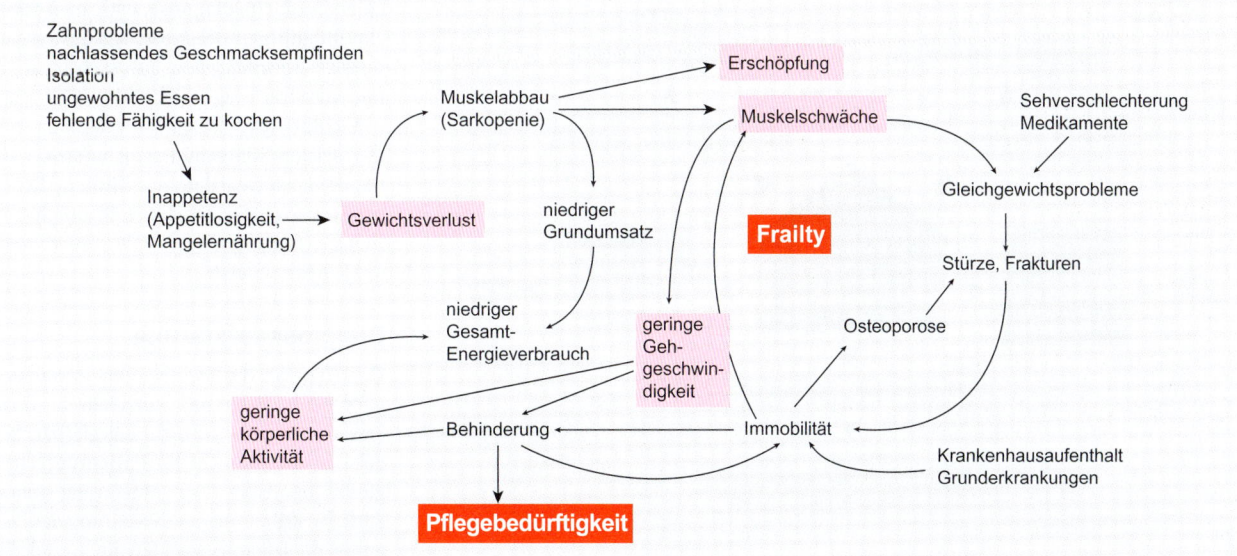

Abb. I/27.3 Die verschiedenen Einflussfaktoren, die zu Frailty führen können, sind nicht gelöst voneinander zu betrachten, sondern stehen in komplexen Wechselbeziehungen zueinander und können mehrere Teufelskreis in Gang setzen. [L190]

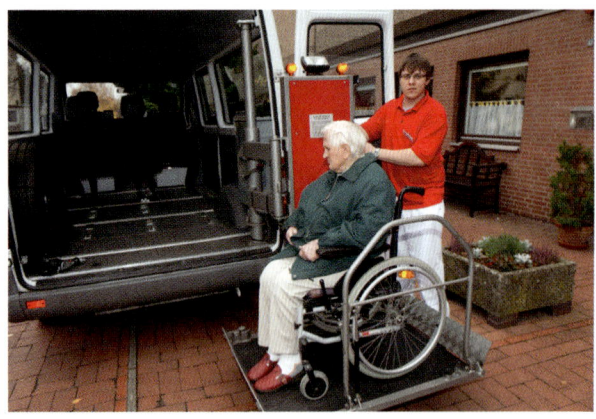

Abb. I/27.4 Mit zunehmender Bewegungseinschränkung wird der Weg zum Arzt für alte Menschen immer schwieriger. Viele Untersuchungen sind aber in der häuslichen Umgebung nicht möglich, sodass sie nicht selten letztlich unterbleiben. [K157]

- Sie können Kooperationsverträge mit Ärzten, medizinischen Versorgungszentren oder Krankenhäusern abschließen
- Kommen solche Kooperationsverträge nicht zustande, kann die Pflegeeinrichtung einen Heimarzt in Teil- oder Vollzeit anstellen. Das Recht der Bewohner auf freie Arztwahl bleibt davon unberührt. Das Konzept des Heimarztes hat den Charme, dass hierdurch ein Arzt, im Optimalfall mit geriatrischer Zusatzausbildung, als fester Ansprechpartner zur Verfügung steht. Aus verschiedenen Gründen wird aber von dieser Möglichkeit bislang praktisch kein Gebrauch gemacht. 📖 5, 📖 6
- Dritte Möglichkeit ist der Abschluss integrierter Versorgungsverträge. 📖 6

Möglich ist auch, dass der Träger der Pflegeeinrichtung gleichzeitig Träger eines medizinischen Versorgungszentrums ist, das auf dem Gelände oder im gleichen Haus lokalisiert ist. Dadurch wird die Einrichtung auch nach außen hin offen, was durchaus gewünscht sein kann. Einige Einrichtungen haben bereits z. B. eine physiotherapeutische Praxis oder ein Café auf ihrem Gelände angesiedelt, die Bewohnern wie Nicht-Bewohnern gleichermaßen offen stehen. Der Vorteil liegt außer in der besseren Auslastung dieser Angebote auch in der Förderung sozialer Kontakte in die Kommune.

In Modellprojekten konnten sowohl Ärztenetzwerke als auch Heimärzte die medizinische Versorgung verbessern und dadurch z. B. die Häufigkeit der Einsätze von Notärzten (die den Pflegebedürftigen nicht kennen) und Krankenhauseinweisungen vermindern.

I/27.2 Der Weg zur Diagnose

Ⓐ Ambulante Altenpflege

Altenpflegerin Dorothee Zenker kommt zum morgendlichen Besuch zu der allein lebenden 72-jährigen Anna Flake. Sie findet sie im Bett liegend. Ihr Gesicht ist schmerzverzerrt und sie klagt über heftige Bauchschmerzen, die sie wie Wellen überfallen. Die Altenpflegerin ruft sofort den Hausarzt an und glücklicherweise kann dieser auch sofort zu seiner langjährigen Patientin kommen. Nach der Untersuchung sagt der Arzt, Frau Flake müsse umgehend ins Krankenhaus gebracht werden. Vermutlich stammten die Schmerzen von Gallensteinen, doch um sicher zu sein, seien weitere Untersuchungen notwendig.

> ❯ **Ärztliche Diagnose** (griech. *Diagnosis = unterscheidende Beurteilung, Erkenntnis*): Das Erkennen einer Krankheit durch das Sammeln, Vergleichen und Bewerten von diagnostischen Informationen sowie das Benennen der Erkrankung innerhalb eines Systems von Krankheitsnamen.
> **Differenzialdiagnosen:** Erkrankungen mit ähnlichen Krankheitszeichen, die von der vermuteten Diagnose bzw. Erkrankung durch geeignete diagnostische Maßnahmen abgegrenzt werden müssen.

I/27.2.1 Diagnoseprozess und -strategien

Diagnostik als Informationsprozess

Die **Diagnostik** kann auch als **Informationsprozess** gesehen werden (→ Abb. I/27.6): Der Erkrankte schildert dem Arzt seine Beschwerden in der **Anamnese.** Diese Informationen zusammen mit den Befunden aus der körperlichen Untersuchung führen zu einer **Verdachtsdiagnose,** evtl. auch schon zur **endgültigen Diagnose.** Ansonsten sind weitere Informationen aus nichtinvasiver und invasiver Diagnostik nötig.

Nichtinvasive Diagnoseverfahren, z. B. die meisten Röntgenuntersuchungen, wahren die Unversehrtheit des Körpers. Bei einer invasiven Diagnostik, z. B. durch eine Biopsie (*Entnahme von Probegewebe*), wird der Körper verletzt.

Diagnoseaufklärung

Der Arzt ist verpflichtet, den Erkrankten über seine Krankheit aufzuklären. Diese ärztliche Aufgabe ist nicht delegierbar. Seit 2012 ist diese Pflicht im **Patientenrechtegesetz** festgelegt. Zur Aufklärung gehört auch die Mitteilung und Erklärung der Diagnose, die **Diagnoseaufklärung.** Gerade bei älteren Menschen ist es oft sinnvoll, wenn

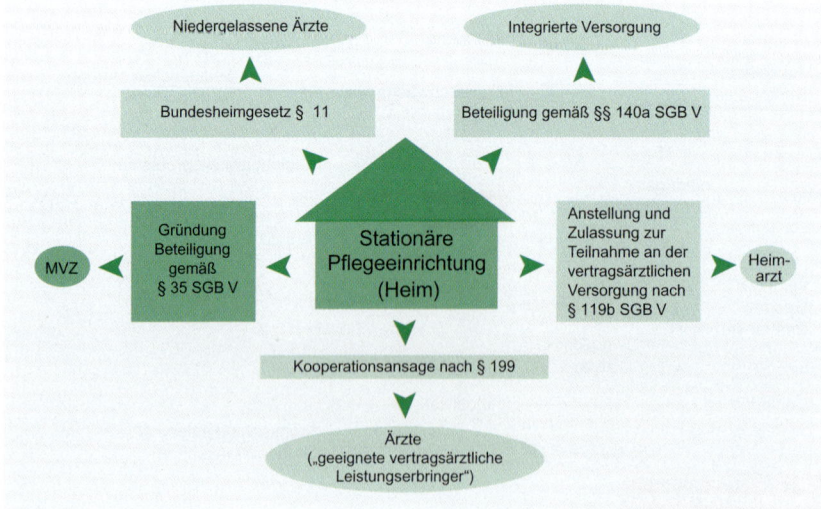

Abb. I/27.5 Mögliche Formen der Zusammenarbeit von Pflegeeinrichtungen und Ärzten. 📖 6 [F489]

Angehörige und Altenpflegerinnen an dem Gespräch teilnehmen. Dies setzt das Einverständnis des Erkrankten voraus.

Auch einem unheilbar Kranken ist im Zweifel die Diagnose mitzuteilen, selbst wenn dies sein Befinden möglicherweise verschlechtert. Bei fehlenden Konsequenzen muss allerdings nicht (sofort) in vollem Umfang aufgeklärt werden. Eine gute Aufklärung orientiert sich an Persönlichkeit, Belastbarkeit und Bedürfnissen des Kranken.

❯❯ Unheilbar Kranke haben durch die Mitteilung der Diagnose oft noch eine Chance, wichtige Dinge in ihrem Leben zu regeln. Nicht aufgeklärte Erkrankte ahnen häufig die Wahrheit und fühlen sich betrogen.

I/27.2.2 Ärztliche Anamnese

❯❯ **Anamnese** (griech. *Anamnesis = Erinnerung*): Vorgeschichte des Kranken.

Eigen- und Fremdanamnese

Wenn möglich, wird die Anamnese als Eigenanamnese erhoben. Dabei schildert der Kranke selbst seine Beschwerden und beantwortet die Fragen des Untersuchers, so gut er kann. Durch Beobachtung des Betroffenen erhält der Untersucher oft wesentliche Auskünfte über dessen Allgemeinzustand (z. B. kaum Mimik, Verlangsamung).

Bei alten Menschen ist die Eigenanamnese oft mühsam und zeitaufwendig. Dies hängt sowohl mit der Zahl der Vorerkrankungen als auch mit den altersbedingten Beeinträchtigungen zusammen. Alte Menschen sind durchschnittlich langsamer als jüngere. Schwerhörigkeit, Sprachprobleme z. B. nach einem Schlaganfall oder psychiatrische Erkrankungen wie Depression oder Demenz erschweren die Eigenanamnese zusätzlich oder machen sie evtl. unmöglich.

Aus diesen Gründen ist bei Pflegebedürftigen fast immer eine zusätzliche Fremdanamnese sinnvoll (→ Abb. I/27.7). Dabei werden die Auskünfte über den Kranken und den Krankheitsverlauf von Dritten, z. B. pflegenden Angehörigen oder Altenpflegerinnen, gegeben.

Aktuelle Anamnese

Die Anamnese beginnt nach der Erhebung identifizierender Daten (z. B. Name, Vorname, Geburtsdatum) mit der **aktuellen Anamnese,** denn die aktuellen Beschwerden

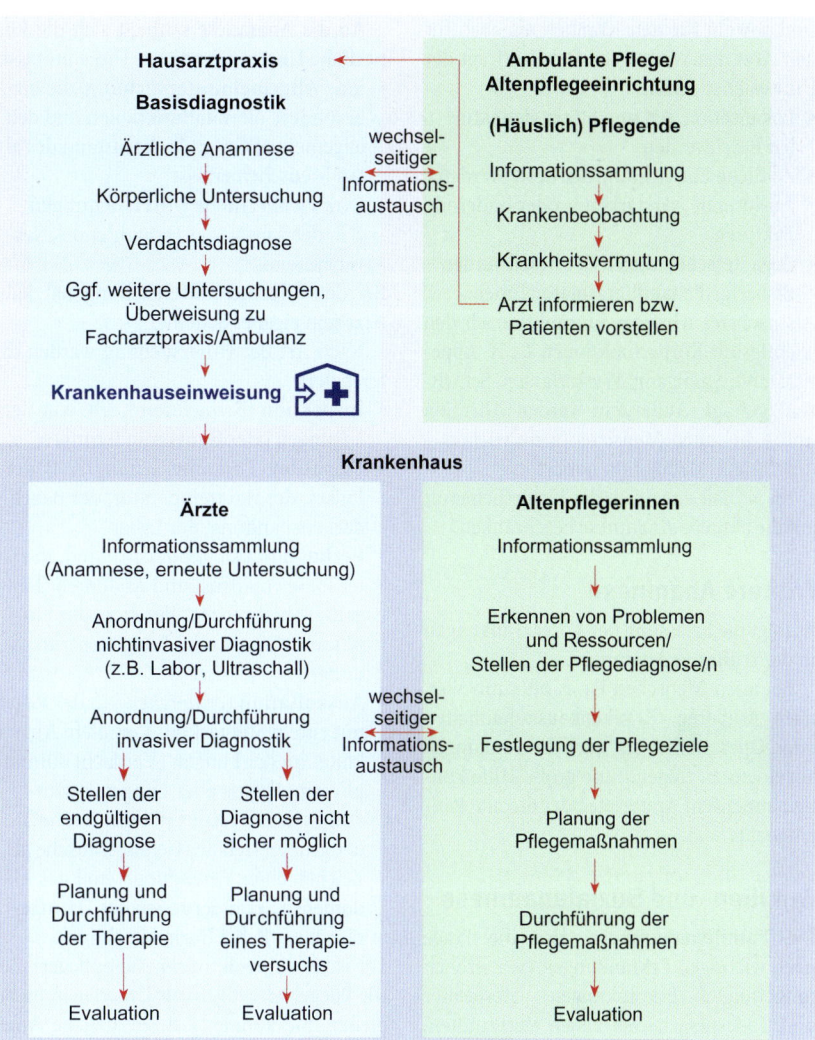

Abb. I/27.6 Der Informationsprozess bis zur endgültigen Diagnose beginnt mit der Basisdiagnostik, z.B. durch den Hausarzt in der Arztpraxis oder einer Pflegeeinrichtung. Bei bedrohlichen Gesundheitsstörungen führt er zur Krankenhauseinweisung. Dort wird die aus der Basisdiagnostik resultierende Einweisungsdiagnose durch weitere, auch invasive Diagnoseschritte bestätigt oder korrigiert. [L190]

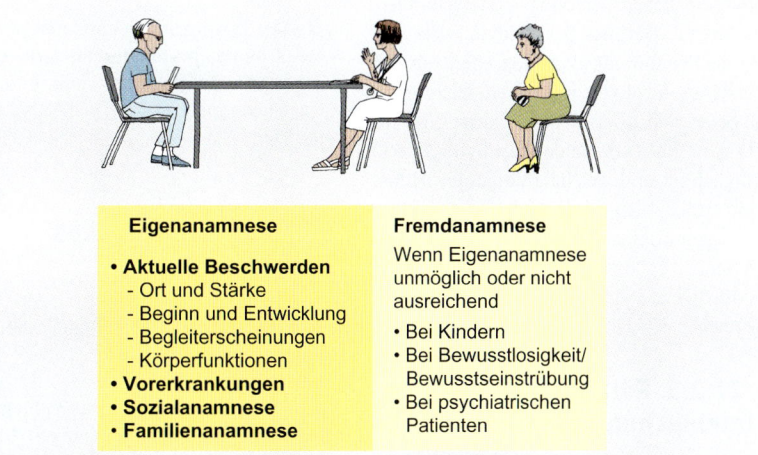

Abb. I/27.7 Eigen- und Fremdanamnese ergänzen sich bei alten Menschen oft, da die Eigenanamnese of lang und schwierig ist. [L215]

sind sowohl für den Kranken als auch für den Arzt das Wichtigste. Dabei erfragt der Untersucher gezielt:

- Lokalisation, Art und Stärke der aktuellen Beschwerden
- Zeitliche Entwicklung der Beschwerden
- Auslösende, verstärkende oder lindernde Faktoren
- Begleiterscheinungen der Beschwerden
- Bisherige Behandlungsmaßnahmen.

Als nächstes wird der Erkrankte nach den wichtigsten Körperfunktionen (z. B. Appetit, Durst, Stuhlgang, Wasserlassen, Schwitzen) gefragt. Außerdem werden Allergien und – bei alten Menschen ganz wichtig – die aktuelle Medikation notiert.

Im Notfall muss sich der Untersucher oft auf die aktuelle Anamnese beschränken.

Frühere Anamnese

Es folgt die Erfassung der Vorerkrankungen in der **früheren Anamnese.**

Bei alten Menschen ist es oft sinnvoller, nach früheren Krankenhausaufenthalten oder Operationen als nach Erkrankungen allgemein zu fragen. Eine große Hilfe können außerdem Arztbriefe oder die alte Patientenakte sein.

Familien- und Sozialanamnese

Die **Familienanamnese,** also die Frage nach wichtigen Erkrankungen (v. a. erblich mitbedingten Erkrankungen), Sterbealter und Todesursache bei nahen Verwandten, ist bei alten Menschen weniger bedeutsam als in jungen Jahren. Die Wahrscheinlichkeit, hierüber auf wesentliche neue Erkenntnisse zu stoßen, ist eher gering.

Umso wichtiger ist die **soziale Anamnese** und dabei die Fragen nach Angehörigen, anderen Bezugspersonen und Wohnverhältnissen. Darüber Bescheid zu wissen ist für die Behandlung alter Menschen, die sich bis dahin selbst versorgt haben, wichtig um zu beurteilen, ob nach einer akuten Erkrankung die Rückkehr in das häusliche Umfeld möglich ist und welche ambulanten Hilfen ggf. erforderlich sind. Auch bei Pflegebedürftigen in Einrichtungen ist es wichtig zu wissen, ob es Menschen gibt, die den Pflegebedürftigen begleiten und unterstützen können.

I/27.2.3 Körperliche Untersuchung

Blutdruckmessung → Kap. I/20.2.1
Pulsmessung → Kap. I/20.2.1
Temperaturmessung → Kap. I/20.2.1

An die Anamnese schließt sich die **körperliche Untersuchung** an. Diese umfasst:

- Eine **Allgemeinuntersuchung,** die insbesondere die Vitalfunktionen und den allgemeinen Gesundheitszustand des alten Menschen erfasst
- Evtl. **fachärztliche Untersuchungen** z. B. der Augen, der Haut oder des Nervensystems.

Bei der Allgemeinuntersuchung hat jeder Arzt sein eigenes Schema.

Nach Art der Untersuchung werden differenziert:

- **Inspektion** (*Betrachtung*), z. B. von Verletzungen oder Hautveränderungen
- **Palpation** (*Tastuntersuchung*), z. B. des Pulses, der Hauttemperatur, der Bauchdeckenspannung, der Leber
- **Perkussion** (*Klopfuntersuchung*), in erster Linie von Brust und Abdomen (Lungen-, Lebergrenzen, Verdacht auf Emphysem, Erguss oder Lungenentzündung)
- **Auskultation** (*Abhorchen*), in der Regel mit einem Stethoskop. Vor allem Auskultation der Lungen (Verdacht auf Emphysem, Erguss oder Lungenentzündung), des Herzens (Herzgeräusche?), der großen Gefäße (Gefäßgeräusche als Zeichen einer Verengung?) und des Abdomens (Veränderungen der Darmgeräusche z. B. bei Darmverschluss).

Oft ist es sinnvoll, wenn Altenpflegerinnen die Pflegebedürftigen zur Untersuchung begleiten. Sie können z. B. zusätzliche Angaben zu Beschwerden oder Befunden machen und dem Arzt bei der Untersuchung helfen.

Die erhobenen Befunde werden während oder nach der Untersuchung schriftlich oder in der elektronischen Patientenakte dokumentiert.

> ❯❯ Viele Erkrankungen verlaufen bei alten Menschen atypisch oder mit geringer ausgeprägten Beschwerden und Befunden, was zu verspäteter Diagnostik und Therapie führt.

I/27.2.4 Geriatrisches Assessment

> ❯❯ **Assessment:** Einschätzung, Beurteilung.
> **Geriatrisches Assessment:** Systematische Untersuchung eines alten Menschen auf seine körperlichen, geistigen, funktionellen, psychischen, sozialen und umgebungsbezogenen Probleme und Fähigkeiten.

Alte Menschen haben typischerweise mehrere Funktionseinschränkungen und Erkrankungen, die z. T. gerade noch kompensiert sind und oft nicht spontan berichtet werden, aber die Selbstständigkeit und Unabhängigkeit des alten Menschen gefährden. Rechtzeitig eingeleitet, können geeignete Maßnahmen einen Teil dieser Funktionseinschränkungen und Erkrankungen bessern oder zumindest eine weitere Verschlechterung verhindern.

Das **geriatrische Assessment** soll die Defizite, aber auch die Ressourcen eines alten Menschen systematisch erfassen. Das Augenmerk gilt dabei vor allem dem **funktionellen Aspekt.** Geriatrisches Assessment ist:

- **Multidimensional.** Berücksichtigt werden neben den Erkrankungen (einschließlich der Medikation) in aller Regel die Ebenen („Funktionsbereiche") Alltagsbewältigung, Mobilität/Kraft/Sturzrisiko, Ernährungszustand, kognitive Fähigkeiten, Gefühlserleben und soziale Situation/Lebensqualität
- **Interdisziplinär,** d. h. es beteiligt verschiedene Berufsgruppen.

Ziel ist ein umfassendes, möglichst objektives Bild des alten Menschen, um daraufhin eine individuell zugeschnittene Behandlung und Pflege planen und deren Erfolg später kontrollieren zu können.

> **Internet- und Lese-Tipp**
> - Kompetenznetz Geriatrie: www.kcgeriatrie.de (Assessmentinstrumente unter: www.kcgeriatrie.de/assessment_2.htm)
> - Geriatrisches Assessment nach AGAST (Arbeitsgruppe Geriatrisches Assessment): www.geriatrie-drg.de/dkger/main/agast.html

Geriatrisches Screening

Das **geriatrische Screening** soll in kurzer Zeit eine grobe Einschätzung der Probleme und Fähigkeiten eines alten Menschen ermöglichen (→ Abb. I/27.8). Bei Auffälligkeiten folgt dann ein präziseres Assessment.

Am häufigsten eingesetzt wird das ursprünglich aus 15 Fragen bestehende geriatrische Screening nach Lachs, das teilweise durch 4–6 weitere Fragen ergänzt wird (→ Tab. I/27.1).

Geriatrische Basisdokumentation

Ergibt das Screening Verdachtsmomente oder ist ein älterer Mensch bereits sichtbar

Nr.	Problem	Untersuchung	Auffällig (pathologisch)	X
1	Sehen	Fingerzahl mit Brille in 2 Meter Entfernung erkennen Nahvisus oder Lesen einer Überschrift Frage: *Hat sich Ihre Sehfähigkeit in letzter Zeit verschlechtert?*	Kein korrektes Erkennen bzw. Lesen möglich oder Antwort JA auf Frage	
2	Hören	Flüstern von Zahlen aus 50 cm Entfernung in das angegebene Ohr, während das andere Ohr zugehalten wird: Linkes Ohr: 6–1–9 Rechtes Ohr: 2–7–3	Mehr als eine Zahl wird falsch erkannt	
3	Arme	1. Beide Hände hinter den Kopf legen lassen 2. Kugelschreiber vom Tisch (oder von der Bettdecke) aufnehmen lassen	Mindestens eine Aufgabe wird nicht gelöst	
4	Beine	Aufstehen, einige Schritte gehen und wieder hinsetzen lassen	Keine Aufgabe kann selbstständig ausgeführt werden	
5	Blasenkontinenz	Frage: *Konnten Sie in letzter Zeit den Urin versehentlich nicht halten?*	Antwort JA	
6	Stuhlkontinenz	Frage: *Konnten Sie in letzter Zeit den Stuhl versehentlich nicht halten?*	Antwort JA	
7	Ernährung	Schätzen des Körpergewichts der untersuchten Person	Unter- oder Übergewicht	
8a	Kognitiver Status	Nennen der folgenden drei Begriffe mit der Aufforderung, diese anschließend zu wiederholen und sich zu merken: Apfel – Pfennig – Tisch		
9	Aktivität	Fragen: *Können Sie sich selbst anziehen?* *Können Sie mindestens eine Treppe steigen?* *Können Sie selbst einkaufen gehen?*	Mindestens eine NEIN-Antwort	
10	Depression	Frage: *Fühlen Sie sich oft traurig oder niedergeschlagen?*	Antwort JA (oder ggf. Eindruck)	
8b	Kognitiver Status	Frage: *Welche Begriffe (8a) haben Sie sich gemerkt?*	Einen oder mehrere Begriffe vergessen	
11	Soziale Unterstützung	Frage: *Haben Sie Personen, auf die Sie sich verlassen und die Ihnen zu Hause regelmäßig helfen können?*	Antwort NEIN	
12	Allg. Risiko	Frage: *Wann waren Sie zum letzten Mal im Krankenhaus?*	vor weniger als drei Monaten	
13		Frage: *Sind Sie in den letzten drei Monaten gestürzt?*	Antwort JA	
14		Frage: *Nehmen Sie regelmäßig mehr als 5 verschiedene Medikamente?*	Antwort JA	
15		Frage: *Leiden Sie häufig unter Schmerzen?*	Antwort JA	
Auswertung:			**Anzahl auffällige Ergebnisse**	

Tab. I/27.1 Ein weit verbreitetes Assessment-Instrument zur Ersteinschätzung ist das geriatrische Screening nach Lachs.

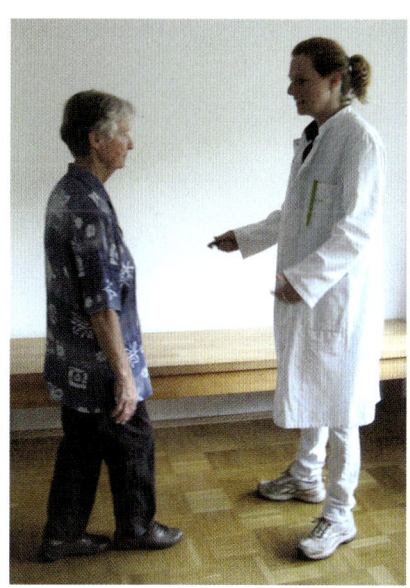

Abb. I/27.8 Wichtig beim geriatrischen Assessment ist eine freundliche möglichst entspannte Situation, da viele alte Menschen bei „Untersuchungsstress" erheblich weniger leisten als normal. Hier im Bild die Prüfung des Tandemstands. [O408]

beeinträchtigt (so wie praktisch alle Bewohner bei Aufnahme in eine Pflegeeinrichtung), erfolgt ein detaillierteres Assessment, oft auch **geriatrische Basisdokumentation** genannt. Es ist die Basis für Pflege- und Behandlungsmaßnahmen im multiprofessionellen Team und für Verlaufskontrollen.

Folgende Tests werden häufig eingesetzt (hausinterne Richtlinien beachten):
- Zur Erfassung der Alltagskompetenzen:
  - Der **Barthel-Index** (*BI*) mit Beurteilung der Aktivitäten Essen, Körperpflege, Baden, An- und Auskleiden, Urin- und Stuhlkontrolle, Toilettenbenutzung, Auf- und Umsetzen, Aufstehen und Gehen (bzw. Fortbewegung mittels Rollstuhl) und Treppensteigen (→ Tab. I/27.2)
  - Die **Punkte A–M („motorischer Teil")** des **FIM**® (*Functional Independence Measure*) mit Fragen zu Essen/Trinken, Körperpflege, Baden/Duschen/Waschen, Ankleiden oben, Ankleiden unten, Intimhygiene, Blasen-, Darmkontrolle, Transfer Bett/Stuhl/Rollstuhl, Transfer Toilettensitz, Transfer Dusche/Badewanne, Gehen/Rollstuhlbenutzung, Treppensteigen
- Zur Beurteilung der Mobilität und des Sturzrisikos:
  - Der **Timed-up-and-go-Test.** Es wird die Zeit gemessen, die der alte Mensch braucht, um von einem Stuhl aufzustehen, drei Meter zu gehen, sich umzudrehen, zurückzugehen und sich wieder hinzusetzen. Als normal gelten unter 10 s, über 30 s wird als ausgeprägte Mobilitätsstörung eingestuft
  - Der **Tandemstand.** Der alte Mensch soll mit geöffneten Augen möglichst lange im „Gänsefüßchenschritt" stehen, also beide Füße hintereinander, die Zehen des hinteren Fußes berühren die Ferse des vorderen Fußes (→ Abb. I/27.8). Notiert wird die längste Zeit bei drei Versuchen. Auffällig im Sinne eines erhöhten Sturzrisikos ist eine Zeit unter 10 s
  - Der **Stuhl-Aufsteh-Test** (*Chair-Rise-Test*). Der Betroffene soll fünfmal hintereinander von einem Stuhl aufstehen und sich wieder hinsetzen, ohne die

I
27

Arme zu Hilfe zu nehmen (normal unter 12 s)
- Der **Mobilitätstest nach Tinetti.** Balance und Gehen werden auf verschiedene Kriterien hin beobachtet bzw. geprüft, z. B. Gleichgewicht im Sitzen, im Stehen, mit geschlossenen Augen, Schritthöhe, Schrittlänge, Schrittsymmetrie
- Das **Mini Nutritional Assessment** (*MNA*) zur Erkennung einer Mangel- oder Unterernährung (→ Abb. I/21.17)
- Zur Diagnose einer kognitiven Störung bis zur Demenz:
  - Der **DemTect** (*Demenz-Detektion*). Er umfasst eine Wortliste, die gemerkt und später erinnert werden soll, das Umwandeln geschriebener Zahlen in Ziffern und umgekehrt, das Aufzählen von Supermarktartikeln und das Rückwärts-Wiederholen von Zahlenfolgen. Der DemTect eignet sich zur Erkennung leichter kognitiver Störungen
  - Der **Mini-Mental-Status-Test** (*MMST*) mit 29 Fragen bzw. Tests zu Orientie-

rung, Merkfähigkeit, Aufmerksamkeit und Rechenfähigkeit, Erinnerungsfähigkeit, Sprache und Schreib-/Zeichenfähigkeit
  - Eventuell zusätzliche Tests wie etwa den **Uhrentest,** bei dem der Pflegebedürftige eine Uhr mit Ziffern und Zeigern zeichnen soll. Die Zeiger sollen dabei auf einer bestimmten Uhrzeit stehen
  - Die **Punkte N–R** („kognitiver Teil") des **FIM**® mit Tests zu akustischem/visuellem Verständnis, verbalem/nonverbalem Ausdruck, sozialem Verhalten, Problemlösung und Gedächtnis
- Die **Geriatrische Depressionsskala** (*GDS*) zur Erkennung einer Depression, die bei alten Menschen nicht selten ist und gegenüber einer Demenz abgegrenzt werden muss. Die Geriatrische Depressionsskala umfasst in ihrer Kurzform 15 Fragen, die der alte Mensch spontan beantworten soll (z. B. „Ist Ihnen oft langweilig?")

- Zur Einschätzung der sozialen Situation/Lebensqualität den **Erhebungsbogen Soziale Situation nach Nikolaus et al.** mit insgesamt 27 Fragen zu sozialer Unterstützung/Kontakten, sozialen Aktivitäten, Wohnsituation und wirtschaftlicher Lage. Bei einer Mobilitätseinschränkung ist es z.B. ein Unterschied, ob der Betroffene im 3. Stock eines Hauses ohne Aufzug oder im Erdgeschoss wohnt.

Teilweise erfolgen noch weitere Tests wie etwa eine **Messung der Handkraft** oder ein **Geldzähltest.**

Ein umfangreiches Assessment ist vom alten Menschen nicht an einem Tag zu bewältigen, sondern muss auf mehrere Tage verteilt werden.

Barthel-Index

❯❯ **Barthel-Index** (*BI*): Assessment-Instrument, das in einem Punktesystem von 0–100 Auskunft über die Selbstständigkeit eines Menschen gibt.

Alltagsaktivität	Fähigkeiten des Pflegebedürftigen	Mögliche Punktzahl	Erreichte Punktzahl
Essen	• Unabhängig, isst selbstständig, benutzt Geschirr und Besteck • Braucht etwas Hilfe, z. B. Fleisch oder Brot schneiden • Nicht selbstständig, auch wenn o. g. Hilfe gewährt wird	10 5 0	
Bett-/(Roll-)Stuhltransfer	• Unabhängig in allen Phasen der Tätigkeit • Geringe Hilfen oder Beaufsichtigung erforderlich • Erhebliche Hilfe beim Transfer, Lagewechsel, Liegen/Sitz selbstständig • Nicht selbstständig, auch wenn o. g. Hilfe gewährt wird	15 10 5 0	
Waschen	• Unabhängig beim Waschen von Gesicht, Händen; Kämmen, Zähneputzen • Nicht selbstständig bei o. g. Tätigkeit	5 0	
Toilettenbenutzung	• Unabhängig in allen Phasen der Tätigkeit (inkl. Reinigung) • Benötigt Hilfe, z. B. wegen unzureichenden Gleichgewichts oder bei Kleidung/Reinigung • Nicht selbstständig, auch wenn o. g. Hilfe gewährt wird	10 5 0	
Baden	• Unabhängig bei Voll- oder Duschbad in allen Phasen der Tätigkeit • Nicht selbstständig bei o. g. Tätigkeit	5 0	
Gehen auf Flurebene bzw. Rollstuhlfahren	• Unabhängig beim Gehen über 50 m, Hilfsmittel erlaubt, nicht Gehwagen • Geringe Hilfe oder Überwachung erforderlich, kann mit Hilfsmitteln 50 m gehen • Nicht selbstständig beim Gehen, kann aber Rollstuhl selbstständig bedienen, auch um Ecken und an einen Tisch heranfahren, Strecke mindestens 50 m • Nicht selbstständig beim Gehen oder Rollstuhlfahren	15 10 5 0	
Treppensteigen	• Unabhängig bei der Bewältigung einer Treppe (mehrere Stufen) • Benötigt Hilfe oder Überwachung beim Treppensteigen • Nicht selbstständig, kann auch mit Hilfe nicht Treppe steigen	10 5 0	
An- und Auskleiden	• Unabhängig beim An- und Auskleiden (ggf. auch Korsett oder Bruchband) • Benötigt Hilfe, kann aber 50 % der Tätigkeit selbstständig durchführen • Nicht selbstständig, auch wenn o. g. Hilfe gewährt wird	10 5 0	
Stuhlkontrolle	• Ständig kontinent • Gelegentlich inkontinent, maximal einmal/Woche • Häufiger/ständig inkontinent	10 5 0	
Urinkontrolle	• Ständig kontinent, ggf. unabhängig bei Versorgung eines DK/Cystofix • Gelegentlich inkontinent, max. einmal/Tag, Hilfe bei externer Harnableitung • Häufiger/ständig inkontinent	10 5 0	
Summe der Punkte (maximal 100)			

Tab. I/27.2 Mithilfe des Barthel-Indexes lassen sich die Selbstpflegefähigkeiten eines Menschen einschätzen.

Der **Barthel-Index** wurde 1965 von der Physiotherapeutin Dorothea W. Barthel und der Ärztin Florence I. Mahoney in den USA erstmals vorgestellt. Er erlaubt eine Einschätzung, wie stark ein Mensch von pflegerischer Unterstützung abhängig ist.

Für zehn Basisfähigkeiten werden jeweils 0–15 Punkte vergeben, insgesamt können 100 Punkte erreicht werden. Ein Mensch, der 100 Punkte im Barthel-Index erreicht, ist nach körperlichen Kriterien selbstständig (→ Tab. I/27.2). Der Index sagt allerdings nichts darüber aus, ob der Betroffene Hilfsmittel zur Erledigung der Alltagsaufgaben benötigt und ob er Erfordernisse bewältigen kann, die über die unmittelbare Selbstpflege und Mobilität hinausgehen (z. B. die hauswirtschaftliche Versorgung). 📖 7

Weil der Barthel-Index sich relativ leicht erheben lässt und vom Untersucher keine spezialisierten Kenntnisse erfordert, nutzen auch Kostenträger (etwa Krankenversicherungen) die mit seiner Hilfe erhobenen Zahlen gern als Grundlage ihrer Entscheidungen.

Inzwischen wurde der ursprüngliche Index vielfach überarbeitet und hat sich auch international zu einem anerkannten Kontroll-Instrument entwickelt. Er eignet sich z. B. auch zur Verlaufs- und Erfolgskontrolle bei Rehabilitationsmaßnahmen.

Kritiker des Barthel-Index wenden ein, dass er keine Aussagen über die kognitiven, sozialen und kommunikativen Kompetenzen eines Pflegebedürftigen zulässt.

Aus diesem Grunde entwickelte man z. B. den **erweiterten Barthel-Index,** der genau auf diese Fähigkeiten abhebt. 📖 8

Eine andere Fortentwicklung der ursprünglichen Klassifizierung ist das **Hamburger Einstufungsmanual.** Hierbei wollten die Verfasser das Assessment vor allem präziser und nach eindeutigen Kriterien gestalten, Hilfsmittelversorgungen berücksichtigen, die Verlaufskontrolle verbessern und eine differenzierte Grundlage zur Verständigung im (geriatrischen) Team schaffen. 📖 7

I/27.2.5 Funktionsdiagnostik

> **Funktionsdiagnostik:** Systematische Prüfung der Leistungen eines Organs.

Die Angaben eines Kranken sind immer subjektiv. **Funktionsdiagnostik** dient einer möglichst objektiven Darstellung gestörter Körperfunktionen. Hierzu müssen die Prü-

fungsbedingungen immer möglichst gleich (standardisiert) sein.

Die eingesetzten Hilfsmittel sind ganz unterschiedlich: Klinische Funktionsprüfungen wie etwa die Prüfung der Gelenkbeweglichkeit kommen ohne oder mit einfachen Hilfsmitteln aus. Andere Funktionsprüfungen arbeiten mit Laboruntersuchungen, messen elektrische Vorgänge im Körper oder nutzen bildgebende Verfahren. Auch Druckmessungen mittels Kathetern zählen zur Funktionsdiagnostik (z. B. Gefäßdruckmessungen im Rahmen einer Herzkatheteruntersuchung, Druckmessungen in den Harnwegen bei Harninkontinenz).

I/27.2.6 Messung elektrischer Phänomene

Insbesondere die Tätigkeit des Herzens und des Nervensystems gehen mit **elektrischen Phänomenen** einher, die registriert werden können und diagnostische Informationen liefern. Die größte Bedeutung in der Altenpflege hat das **Elektrokardiogramm.** In der Neurologie erfolgen bei speziellen Fragen ein **Elektroenzephalogramm,** die Messung der **evozierten Potenziale,** der **Nervenleitgeschwindigkeit** oder eine **Elektromyografie** (→ Kap. I/31.11.20).

Elektrokardiogramm

> **Elektrokardiogramm** (*EKG*): Stromflusskurve des Herzens; wird durch das EKG-Gerät (*Elektrokardiograf*) erfasst und grafisch dargestellt.

Bei der Weiterleitung des elektrischen Impulses über das Herz (→ Kap. I/31.5.6) entsteht ein geringer Stromfluss, der sich an Brustkorb oder Armen und Beinen registrieren lässt. Die aufgezeichnete Stromflusskurve des Herzens heißt **Elektrokardiogramm,** kurz **EKG.** Aus dem EKG lassen sich Aussagen über den Herzrhythmus und die Arbeitsmuskulatur des Herzens (*Myokard*) ableiten.

Indikationen

Ein EKG wird abgeleitet bei:
- Verdacht auf Herzerkrankungen
- Der Gesundheitsvorsorge
- Präoperativen Untersuchungen
- Der Herzschrittmacherkontrolle (→ Kap. I/31.5.12)
- Der Überwachung in Notfallsituationen sowie auf Intensiv-Pflegestationen
- Jeder Operation.

Formen

Meist wird ein **Ruhe-EKG** aufgezeichnet, bei dem der zu Untersuchende ruhig auf einer Liege oder im Bett liegt. Sonderformen des EKGs sind das **Belastungs-EKG** und das **Langzeit-EKG.**

Standard-Ruhe-EKG

Um standardisierte und damit auswertbare Ergebnisse zu erhalten, sind die Punkte zur Ableitung der Herzströme genau definiert. Auf diesen Punkten werden die Elektroden angebracht (sechs Brustwandableitungen V_1–V_6 und sechs Extremitätenableitungen I, II, III, aVR, aVL, aVF, → Abb. I/27.9, → Abb. I/27.12). Haften alle Elektroden gut, werden sie mit den Ableitungen des Geräts verbunden. Dann kann das Gerät eingeschaltet und das EKG abgeleitet werden. Während der EKG-Registrierung soll der Untersuchte sich nicht bewegen, nicht sprechen und keine Metallteile berühren. Danach benötigen viele ältere Menschen Unterstützung beim Abwischen des Elektrodengels, Aufstehen und Anziehen.

Es gibt inzwischen kleine, tragbare EKG-Geräte (→ Abb. I/27.10) für den Hausbesuch oder den Notarztwagen, deren Wiedergabequalität zwar nicht an die „großer" Geräte heranreicht, die aber z. B. viele Herzrhythmusstörungen erkennen oder bei „Herzschmerzen" schnell klären können, ob die für einen Herzinfarkt typischen Veränderungen vorliegen. Ein Teil von ihnen funktioniert sogar ohne Elektroden.

Auswertung des EKGs

Beurteilt werden Form und Höhe der beim Gesunden im EKG regelmäßig wiederkehrenden Zacken, Wellen, Strecken und Komplexe (→ Abb. I/27.11):
- Die **P-Welle** entspricht der Vorhoferregung
- Die **PQ-Zeit,** die mit der P-Welle beginnt und mit Beginn des QRS-Komplexes aufhört, gibt die atrioventrikuläre Überleitungszeit an (Erregungsleitung des Herzens → Kap. I/31.5.6)
- Der **QRS-Komplex** entspricht der Kammererregung. Die Q-Zacke zeigt die Erregung des Kammerseptums, die R-Zacke die Erregung des größten Anteils des Kammermyokards und die S-Zacke die Erregung der „letzten Ecke" des Myokards
- Die **QT-Zeit** deckt die gesamte Erregung und Erregungsrückbildung der Kammern ab

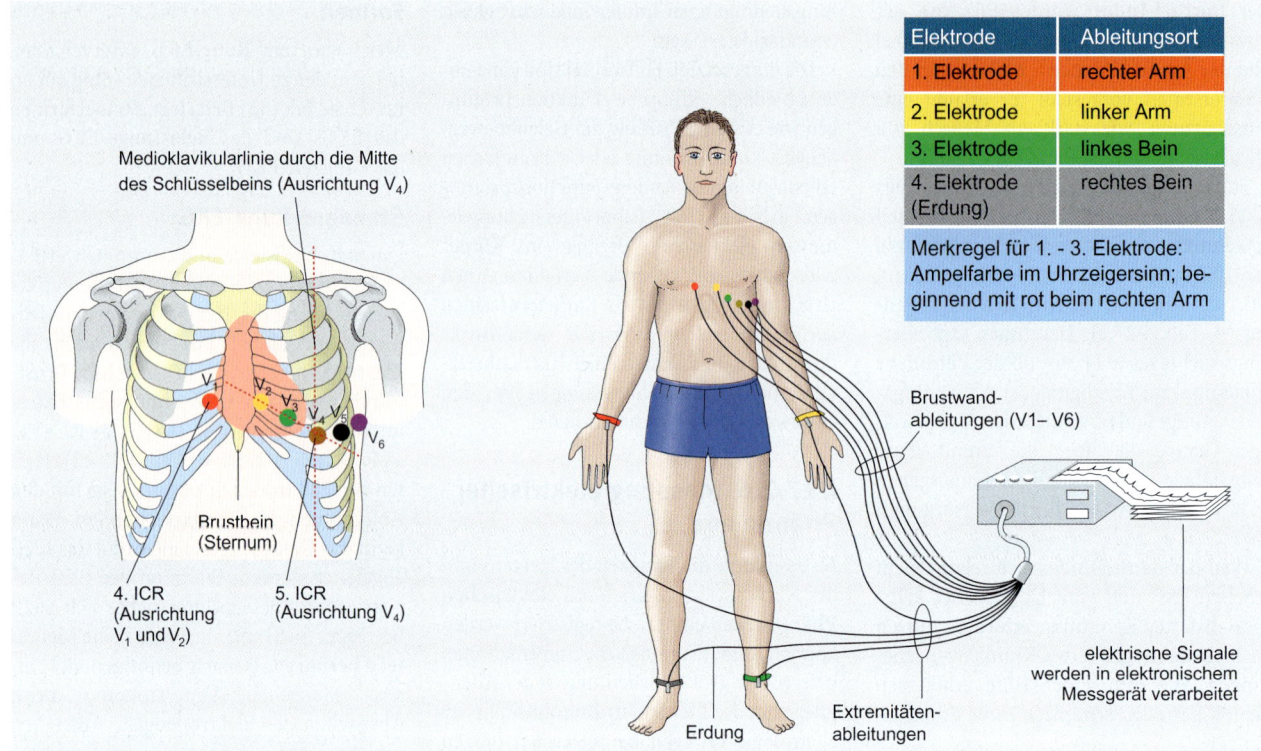

Abb. I/27.9 Platzierung der EKG-Elektroden an der Brustwand und den Extremitäten. Man unterscheidet je sechs Brustwand- und Extremitätenableitungen V$_1$–V$_6$, die üblicherweise gemeinsam durchgeführt werden (ICR = Interkostal- = Zwischenrippenraum). [L190]

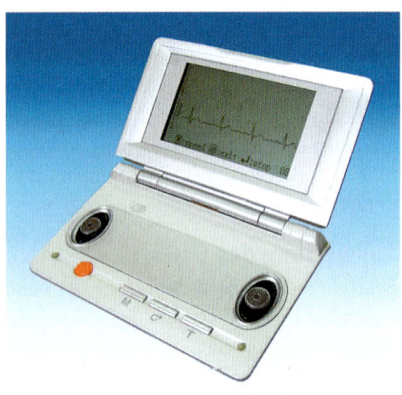

Abb. I/27.10 Kleine, tragbare EKG-Geräte ermöglichen auch zu Hause oder in der Pflegeeinrichtung die Ableitung eines (Notfall-)EKGs. [V429]

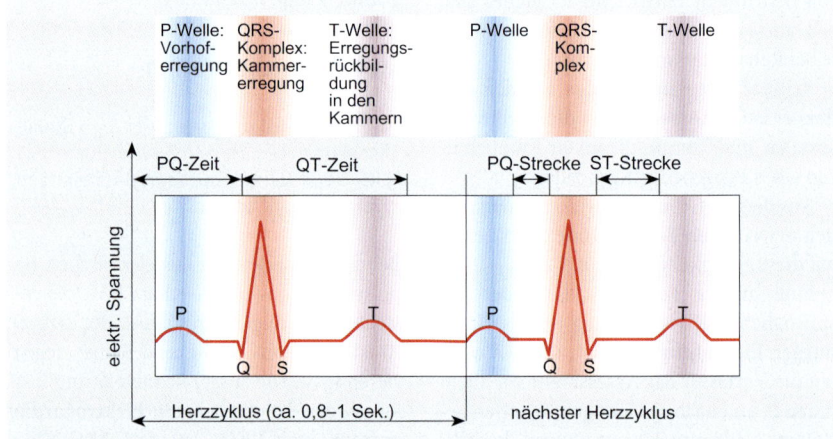

Abb. I/27.11 Zacken, Wellen, Strecken und Komplexe im EKG. [L190]

- Die **T-Welle** zeigt die Erregungsrückbildung in den Kammern an.
- Die Erregungsrückbildung in den Vorhöfen wird vom QRS-Komplex überlagert und ist daher nicht sichtbar.

Belastungs-EKG

Ein normales Ruhe-EKG schließt eine Herzerkrankung nicht aus, da die Sauerstoffversorgung des Herzens in Ruhe noch ausreichen mag, unter Belastung hingegen nicht mehr.

In Verdachtsfällen wird daher ein **Belastungs-EKG** (*Ergometrie*) vorgeschlagen, um die Durchblutungssituation des Herzens während einer Belastung zu erkennen. Ein Belastungs-EKG wird immer in Arztpraxen oder Krankenhäusern durchgeführt, da z. B. Herzrhythmusstörungen ein notfallmäßiges Eingreifen erfordern können.

Meist erfolgt eine **Fahrrad-Ergometrie** im Liegen oder Sitzen mit einer Art „Home-Trainer". Der Untersuchte tritt mit einer vorgeschriebenen Geschwindigkeit in die Pedale. Der Tretwiderstand wird stufenweise erhöht, bis 80–90 % der altersabhängigen maximalen Herzfrequenz (Faustregel: 220 minus Alter) erreicht sind. Puls, EKG und Blutdruck werden kontinuierlich bzw. engmaschig kontrolliert.

Seltener ist die **Laufband-Ergometrie,** bei der der Untersuchte auf einem Laufband geht oder läuft.

Die Ergometrie muss sofort abgebrochen werden bei Erschöpfung, starker Luftnot, Blaufärbung der Haut (Lippen), Schwindel,

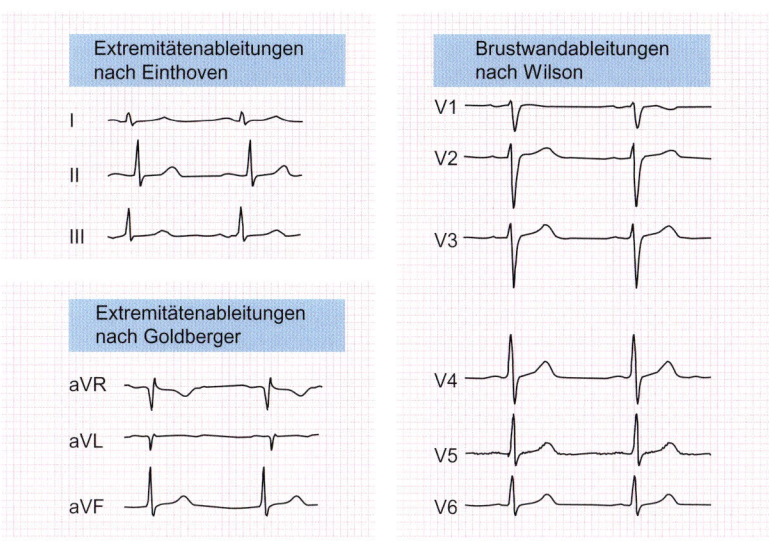

Extremitätenableitungen nach Einthoven
I
II
III

Extremitätenableitungen nach Goldberger
aVR
aVL
aVF

Brustwandableitungen nach Wilson
V1
V2
V3
V4
V5
V6

Abb. I/27.12 Die Ableitungen in einer EKG-Aufzeichnung. [B152]

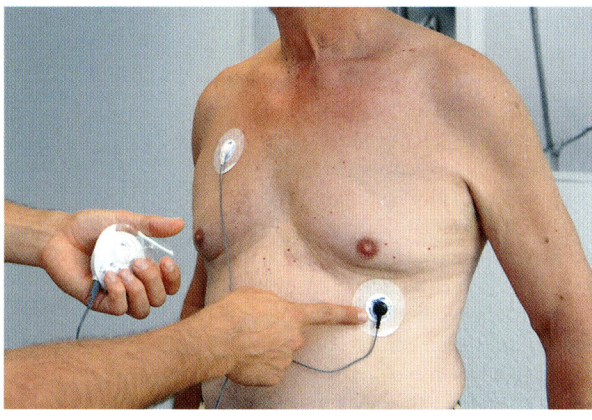

Abb. I/27.13 Bei Verdacht auf nur zeitweilig auftretende Herzrhythmusstörungen wird ein Langzeit-EKG, meist über 24 Std., durchgeführt. Zunächst werden wie beim „normalen" EKG Elektroden auf die Brust geklebt. Die Kabel führen zu einem kleinen Rekorder, den der Betroffene um den Hals oder am Gürtel trägt und der das EKG aufzeichnet. [K157]

Kopfschmerz, Schmerzen im Brustkorb, EKG-Veränderungen, die eine akute Schädigung des Herzens anzeigen, ausgeprägten Herzrhythmusstörungen, Blutdruckanstieg über 240/20 mmHg oder Blutdruckabfall.

Langzeit-EKG

Häufig treten Herzrhythmusstörungen nur zeitweise auf und werden deshalb im Ruhe-EKG nicht erfasst. Dann ist es sinnvoll, die Herzströme über einen längeren Zeitraum abzuleiten (→ Abb. I/27.13). Weitere Indikationen für ein **Langzeit-EKG** sind die Abklärung von Synkopen (→ Kap. I/31.5.9), der Verdacht auf nicht bemerkte Durchblutungsstörungen des Herzens, die Überwachung antiarrhythmischer Therapien und die Schrittmacherkontrolle.

Das Langzeit-EKG-Gerät kann in der Arztpraxis, in der häuslichen Umgebung oder der Pflegeeinrichtung angelegt werden. Der Betroffene trägt das kleine Gerät meist 24 Std. und soll sich möglichst normal bewegen, aber weder duschen noch ba-

den. Besondere Anstrengungen (z. B. Physiotherapie) oder Beschwerden (z. B. „Herzschmerzen", Schwindel) soll er mit Uhrzeit aufschreiben, für letztere kann er bei einigen Geräten auch einen Knopf drücken. Nach 24 Std. wird das Gerät entfernt und die Aufzeichnungen werden anschließend mit einem Computer ausgewertet.

Varianten des Langzeit-EKGs sind **Event- und Loop-Rekorder,** die das EKG nicht immer speichern, sondern nur bei Auffälligkeiten oder wenn der Patient wegen Beschwerden eine Taste drückt.

I/27.2.7 Labordiagnostik

> **Labordiagnostik:** Untersuchung von Körperflüssigkeiten oder selten Körpergeweben hinsichtlich ihrer Zusammensetzung.

In der Altenpflege am bedeutsamsten sind Blut- und Urinuntersuchungen, gelegentlich noch Stuhluntersuchungen. Die Gewin-

nung anderer Körperflüssigkeiten wie etwa Liquor (→ Abb. I/31.11.25), Aszites (→ Kap. I/31.8.18) oder Gelenkerguss findet in aller Regel in der Arztpraxis oder im Krankenhaus statt.

Für Tätigkeiten, bei denen Körperflüssigkeiten in infektionsrelevanter Menge übertragen werden können (z.B. Blutentnahmen, Injektionen), ist von Ausnahmen abgesehen die Verwendung **sicherer Instrumente** vorgeschrieben (→ Abb. I/27.14). Sie verringern durch integrierte Sicherheitsmechanismen das Risiko von Nadelstichverletzungen und damit Infektionen.

Untersuchungsmedium Blut

Am häufigsten wird das Blut untersucht, da viele Erkrankungen seine Zusammensetzung verändern und Blut zudem leicht zu gewinnen ist.

Kapillare Blutentnahme

Altenpflegerinnen führen die **kapillare Blutentnahme** ganz überwiegend zur Blutzuckerbestimmung (→ Kap. I/31.3.11) durch. Der Arzt bestimmt aus Kapillarblut häufig Quick-Wert bzw. INR sowie gelegentlich CRP, roten Blutfarbstoff oder weiße Blutkörperchen. Beim Quick-Wert ist auch Selbstkontrolle mit Steuerung der Antikoagulanziendosierung (→ Kap. I/31.4.9) durch den Patienten möglich.

Die kapillare Blutentnahme ist ein Eingriff in die körperliche Unversehrtheit des Betroffenen und bedarf seiner Erlaubnis.

Als Abnahmeorte eignen sich die seitlichen Fingerkuppen oder die Ohrläppchen. Die Mitte der Fingerkuppen ist ungünstig, da der Einstich dort das Tasten stört und länger schmerzt, weil er bei Alltagstätigkeiten immer wieder „angestoßen" wird.

Im Folgenden wird die kapillare Blutnahme anhand der Blutzuckerbestimmung dargestellt (→ Abb. I/27.15). Kapillarblutentnahmen aus anderem Grunde erfolgen

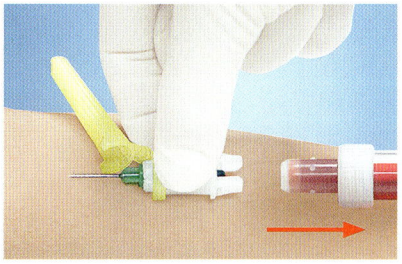

Abb. I/27.14 Kanülen zur Blutentnahme oder Injektion, Venenverweilkanülen, Pennadeln, Lanzetten u.a. sind als sichere Instrumente erhältlich. [V153]

analog (Hinweise diesbezüglich in Klammern):

Vorbereitung

- Materialien richten:
  - Hände- und Hautdesinfektionsmittel ohne Alkohol
  - Unsterile Handschuhe
  - Stichlanzetten oder Stechhilfe
  - Teststreifen, Messgerät (Kapillare oder geschlossenes Entnahmesystem)
  - Kanülenabwurfbox
  - Tupfer, kleine Pflaster
- Pflegebedürftigen informieren.

Durchführung (Angaben der Geräte- und Teststreifenhersteller beachten)

- Gegebenenfalls Durchblutung durch z. B. Herabhängen-lassen des Armes, leichtes Massieren der vorgesehenen Punktionsstelle, warmes Handbad oder Bewegen der Hand verbessern
- Gerät einschalten
- Hände desinfizieren
- Haut des Pflegebedürftigen an der vorgesehen Entnahmestelle desinfizieren und vorgeschriebene Einwirkzeit des Präparats beachten
- Gegebenenfalls Kodierung des Gerät mit der des Teststreifenbehälters vergleichen
- Gegebenenfalls Teststreifen in Gerät einlegen
- Schutzhandschuhe anziehen und Verpackung der Lanzette oder Stechhilfe öffnen
- Lanzette zügig einstechen. Zögerliches Einstechen ist schmerzhafter und oft weniger „ergiebig"; meist ist ein Gerät mit automatischer Stich-Auslösung vorhanden
- Ersten Tropfen mit trockenem Tupfer abwischen
- Kapillarblut nach Herstellerangaben auf den Teststreifen auftragen (in die Kapillare aufziehen). Finger allenfalls leicht ausstreichen, keinesfalls quetschen, da dies die Werte verfälscht

- Gegebenenfalls Teststreifen nach Herstellerangaben weiter bearbeiten, z. B. Blut abwischen und in Gerät einstecken
- Einstichstelle kurz mit einem Tupfer komprimieren bzw. den Pflegebedürftigen bitten, dies zu tun
- Messwert am Gerät ablesen und dokumentieren. Bei unglaubwürdigen Werten Messung wiederholen
- Materialien aufräumen bzw. wegwerfen, v. a. Lanzette oder Stechhilfe sofort sicher entsorgen.

Blutet die Einstichstelle nach Beendigung der Messung noch, klebt die Altenpflegerin ein Pflaster auf. Blutet es nicht mehr, kann die Einstichstelle offen bleiben.

Venöse Blutentnahme

Die **venöse Blutentnahme** ist eine ärztliche Aufgabe. Sie kann an entsprechend ausgebildete Pflegende delegiert werden. Im Altenpflege-Alltag kommt in aller Regel der Hausarzt zur Blutentnahme zum Pflegebedürftigen nach Hause oder in die Einrichtung, bringt die benötigten Materialen mit, nimmt das Blut ab, entsorgt die Materialien und schickt das Blut ins Labor.

Altenpflegerinnen assistieren ggf. vor, während und nach der Blutentnahme:

- Bei bekannt schwierigen Venenverhältnissen kann vorherige Wärmeanwendung im (vermutlichen) Punktionsbereich die Venen erweitern
- Der Pflegebedürftige sollte zur Blutentnahme sitzen oder liegen und Unterarm und Ellenbeuge frei machen
- Eine flüssigkeitsdichte Unterlage zum Schutz z. B. der Kleidung ist sinnvoll
- Gegebenenfalls wird der Arm auf eine Schiene gelagert
- Ist der Pflegebedürftige verwirrt, versuchen Altenpflegerinnen ihn zu beruhigen. Möglicherweise muss der Arm fixiert werden, damit die Blutabnahme gefahrlos möglich ist

- Nach der Punktion komprimiert der Pflegebedürftige die Punktionsstelle mehrere Minuten lang bei gestrecktem Arm mit einem Tupfer. Falls er selbst hierzu nicht in der Lage ist, übernehmen Altenpflegerinnen dies, damit sich kein Bluterguss (*Hämatom*) bildet. Danach wird die Punktionsstelle mit einem Pflaster versorgt.

Einflussgrößen bei Blutuntersuchungen

Zahlreiche Blutwerte hängen von verschiedenen Einflussgrößen ab, z. B. Alter, Geschlecht, vorangegangener Nahrungsaufnahme oder körperlicher Anstrengung. Dies erschwert die Vergleichbarkeit von Laborwerten.

> ❯❯ Um Störfaktoren zu minimieren und die Vergleichbarkeit bei Verlaufskontrollen zu erhöhen, wurde folgender Standard für die planbare Blutentnahme entwickelt:
> - Abnahme morgens zwischen 7 und 9 Uhr
> - Nach normaler Nachtruhe
> - Nüchtern (keine Nahrungsaufnahme seit 8 Std., bei Bestimmung der Blutfette 12 Std.)
> - Wenn möglich, vor der Medikamenteneinnahme
> - Keine körperlichen Anstrengungen in den davor liegenden 3 Std.
> - Blutentnahme nach vorherigem Liegen über 15–30 Min.

Untersuchungsmedium Urin

Urinkultur, Urinsediment, Urinteststreifen → Kap. I/31.9.4

Die **Urinuntersuchung** erlaubt v. a. bei Erkrankungen der Harn- und Geschlechtsorgane sowie des Hormonhaushalts Rückschlüsse auf die Krankheitsursache.

Altenpflegerinnen leiten den Pflegebedürftigen zur Uringewinnung an bzw. un-

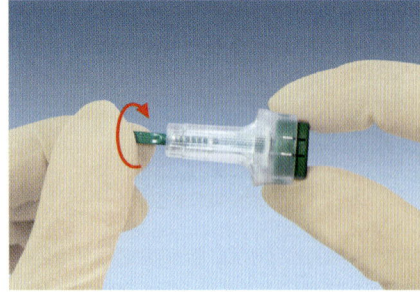

1. Schutzkappe von Sicherheitslanzette abdrehen.

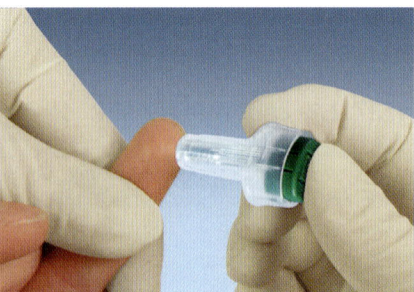

2. Lanzette gegen die desinfizierte Punktionsstelle halten. Auslöseknopf drücken.

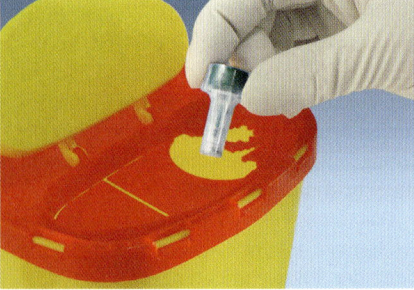

3. Lanzette in eine geeignete Entsorgungsbox geben.

Abb. I/27.15 Kapillare Blutentnahme. [V153]

terstützen ihn dabei und sorgen für den Transport der Urinprobe in die Arztpraxis bzw. stellen sie zur Abholung bereit. Sie achten darauf, dass der Probenbehälter mit Namen des Pflegebedürftigen und Datum versehen ist.

Gewinnung von Mittelstrahlurin

Am häufigsten wird der **Mittelstrahlurin** untersucht. Idealerweise wird er so gewonnen:
- Der letzte Toilettengang sollte länger als 3 Std. zurückliegen
- Der Pflegebedürftige soll das äußere Genitale vor der Uringewinnung mit Wasser, aber ohne Seife, desinfizierende Substanzen o.Ä. reinigen. Frauen sollen dabei die Schamlippen spreizen, Männer die Vorhaut zurückziehen 📖 9
- Die erste Harnportion wird in die Toilette entleert und verworfen (sie spült gewissermaßen die Harnwege aus). Dies bereitet manchen Pflegebedürftigen Schwierigkeiten
- Der zweite, „mittlere" Teil (daher die Bezeichnung Mittelstrahlurin) wird in einem sauberen Gefäß aufgefangen
- Der übrige Urin wird wieder in die Toilette entleert.

Gewinnung von Katheter- oder Blasenpunktionsurin

Bleibt das Ergebnis der Mittelstrahlurinuntersuchung trotz mehrfacher Wiederholung unklar, ist in seltenen Fällen die Gewinnung von **Katheterurin** oder **Blasenpunktionsurin** nötig.
- Die **Blasenkatheterisierung** wird meist von Pflegenden durchgeführt (→ Kap. I/29.8.1)
- Blasenpunktionsurin wird durch eine **suprapubische Blasenpunktion** gewonnen, bei der der Arzt die (gefüllte) Harnblase oberhalb des Schambeins mit Spritze und Kanüle durch die Bauch-

decke punktiert. Diese Aufgabe ist nicht an Pflegende delegierbar.
Ist der Pflegebedürftige mit einer Harnableitung versorgt, können Urinproben in aller Regel aus dem liegenden System entnommen werden:
- Für bakteriologische Untersuchungen wird Urin am dafür vorgesehenen Ansatz entnommen. Altenpflegerinnen klemmen dazu den Katheter körperfern der Entnahmestelle für wenige Minuten ab, führen eine hygienische Händedesinfektion durch, ziehen Einmalhandschuhe an, desinfizieren die Entnahmestelle und entfernen Desinfektionsmittelreste mit einem sterilen Tupfer. Danach punktieren sie die Entnahmestelle (→ Abb. I/27.16) mit Spritze und Kanüle und ziehen die benötigte Urinmenge ab 📖 9
- Urin für andere Untersuchungen kann auch aus dem Urinsammelbeutel entnommen werden (im Zweifel Nachfrage beim Arzt).

Gewinnung von Sammelurin

Für einige Untersuchungen ist es erforderlich, den Urin über einen bestimmten Zeitraum, meist 24 Std., zu sammeln. Das Sammelgefäß wird oft (außerhalb von stationären Einrichtungen immer) von der Arztpraxis zur Verfügung gestellt.

Für die Verwertbarkeit der Ergebnisse ist die korrekte Gewinnung des **Sammelurins** wesentlich. Üblicherweise wird vom Morgen des ersten bis zum Morgen des zweiten Tages gesammelt (abweichende Zeiträume ordnet der Arzt an). Hauptfehlerquelle ist immer noch zu langes oder zu kurzes Sammeln:
- Sammelgefäß mit Namen des Pflegebedürftigen und Datum beschriften und z.B. in sein WC stellen
- Unmittelbar vor Beginn der Sammelperiode Pflegebedürftigen auf die Toilette gehen lassen (Urin wird verworfen)

- Gesamten Urin der nächsten 24 Std. in das Sammelgefäß entleeren lassen
- Nach 24 Std. bzw. am Ende der Sammelperiode Blase nochmals ins Sammelgefäß entleeren lassen, auch wenn kein Harndrang besteht, denn dieser Urin wurde ja während der Sammelperiode produziert.
Bei Pflegebedürftigen mit Harnableitung kann der Urinsammelbeutel direkt in das Sammelgefäß entleert werden.

Je nach Arztanordnung wird nach Ende der Sammelperiode der gesamte Urin in die Praxis gebracht oder nur eine Probe (dann Urin vorher mischen und Gesamtmenge notieren).

Teilweise ist zusätzlich eine Blutentnahme erforderlich. Dann stimmen Altenpflegerinnen Urinsammelperiode und Blutentnahmetermin zeitlich aufeinander ab.

Untersuchungsmedium Stuhl

Häufigste Stuhluntersuchung sind **Okkultbluttests** auf okkultes (mit dem bloßen Auge nicht sichtbares) Blut im Stuhl. Es gibt chemische (→ Abb. I/27.17) und immunologische Tests, wobei letztere weniger z.B. durch Nahrungsmittel verfälscht werden. Altenpflegerinnen beschriften Testbrief/-röhrchen mit dem Namen des Pflegebedürftigen und Datum und unterstützen den Pflegebedürftigen bei der Probengewinnung. Genaue Handhabung und Ernährungsvorschriften vor und während des Tests hängen vom Test ab und können den Herstellerangaben entnommen werden.

Die **mikrobiologische Stuhldiagnostik** (v.a. bei Verdacht auf Wurmerkrankungen und bei salmonellenverdächtigen Durchfällen) sowie die **klinisch-chemische Stuhldiagnostik** (bei Magen-Darm-Erkrankungen mit Malabsorption) erfordern den Versand von 2–5 ml Stuhl in einem Plastikröhrchen. Das Plastikröhrchen wird vom Arzt bzw.

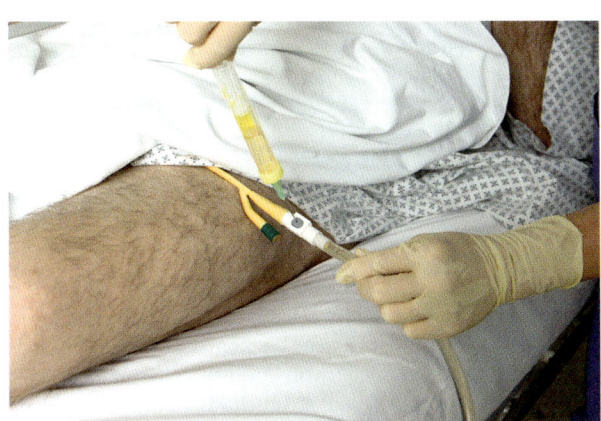

Abb. I/27.16 Bei Katheterträgern kann Urin aus der Entnahmestelle der Urinableitung entnommen werden. Katheter und Ableitung werden hierzu nicht diskonnektiert. [K115]

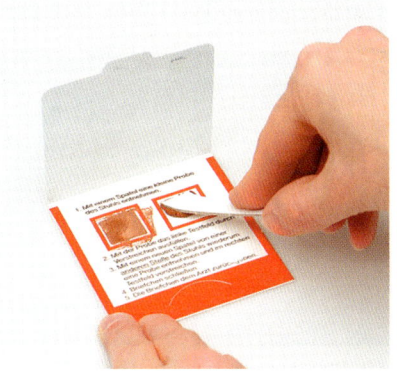

Abb. I/27.17 Testbrief für okkultes Blut im Stuhl. [U237]

I 27

Labor gestellt und enthält im Deckel in aller Regel einen entsprechenden Träger zum Gewinnen der Stuhlprobe.

I/27.2.8 Ultraschalldiagnostik

> **Ultraschall:** Mechanische Schwingungen mit einer Frequenz oberhalb der menschlichen Hörgrenze von ca. 20 kHz (1 kHz = 1 Kilohertz = 1000 Schwingungen pro Sekunde).
>
> Die **Ultraschalldiagnostik,** auch *Sonografie* genannt, beruht darauf, dass Ultraschall durch menschliche Gewebe teils reflektiert, teils absorbiert und teils gestreut wird und dann mit Hilfe spezieller Sensoren und Geräte als Bild darstellbar ist.

Prinzip

Die Ultraschallwellen werden von einem Schallgeber im Schallkopf produziert und impulsförmig oder als Dauerschall ausgesandt. Ein abwaschbares Gel dient als Kontaktmedium zwischen Schallkopf und Körperoberfläche des zu Untersuchenden, um Luftbrücken zu vermeiden. Die von den Geweben reflektierten Schwingungen (*Echos*) werden dann durch Sensoren im gleichen Schallkopf aufgefangen. Eine aufwändige elektronische Verarbeitung im Gerät liefert schließlich das Ultraschallbild. Bei einer Ultraschalluntersuchung entsteht keine Strahlenbelastung.

Verfahren

Folgende Verfahren werden unterschieden:
- Beim **B-Bild-Verfahren** (*B-Scan*) entsteht das typische zweidimensionale Schnittbild, das jeder Laie mit der Ultraschalldiagnostik gleichsetzt. Anwendungen sind z. B. die Ultraschalluntersuchung des Bauches (*Abdominalsonografie* → Abb. I/27.18) und des Herzens (*Echokardiografie*)
- Das **Time-Motion-Verfahren** (*M-Scan*) ist die eindimensionale Form des B-Bild-

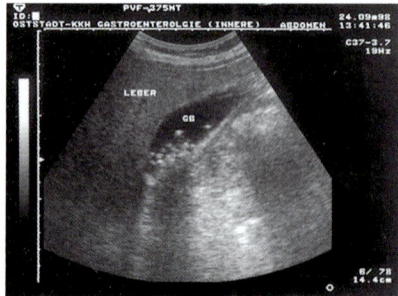

Abb. I/27.18 Steingefüllte Gallenblase bei der Ultraschalluntersuchung des Bauches (B-Bild-Verfahren). [M181]

Verfahrens. Haupteinsatzgebiet ist die Darstellung von Herzklappenbewegungen als Wellenlinien
- Treffen Ultraschallwellen auf eine sich bewegende Grenzfläche, z. B. die Membran eines Blutkörperchens, werden sie mit veränderter Frequenz zurückgeworfen, wobei die Frequenzänderung u. a. von der Geschwindigkeit des Blutstroms abhängt. Beim **Doppler-Verfahren** wird die Blutströmungsgeschwindigkeit als Ton hörbar gemacht oder als Fläche ober- oder unterhalb einer Null-Linie dargestellt
- Die **Duplex-Sonografie** ist eine Kombination aus B-Bild- und Dopplerverfahren
- Bei **Farb-Doppler-Sonografie** bzw. **Farb-Duplex-Sonografie** (→ Abb. I/27.19) werden Geschwindigkeit und Richtung des Blutstroms farbig dargestellt.

Pflege

Die Pflegevorschriften hängen von dem zu untersuchenden Organ ab:
- Darmgasüberlagerungen erschweren die Beurteilung der Bauchorgane. Je nach Untersuchungszeitpunkt werden rechtzeitig entblähende Medikamente (z. B. Sab simplex®) verabreicht
- Zur Ultraschalluntersuchung des Bauches bleibt der Pflegebedürftige nüchtern; die jeweilige Zeitdauer der Nahrungskarenz ordnet der Arzt an
- Vor Untersuchungen der Beckenregion (z. B. Harnblase, weibliche Geschlechtsorgane) sollte reichlich getrunken und der Toilettengang aufgeschoben werden, damit die Harnblase bei der Untersuchung gefüllt ist.

Besondere Nachsorge ist nicht nötig.

I/27.2.9 Röntgendiagnostik

> **Röntgenstrahlung:** Hochenergetische elektromagnetische Strahlung, die verschiedene Körpergewebe in unterschiedlichem Maß durchdringt. Der den Körper durchdringende Teil der Röntgenstrahlung wird bei der **Röntgendiagnostik** sichtbar gemacht.

Prinzip

Als Strahlenquelle dient eine **Röntgenröhre.** Zwischen **Röntgenröhre und Röntgenfilm, Röntgenschirm** oder **Detektoren** steht der Patient, dessen Gewebe die Röntgenstrahlen in unterschiedlichem Ausmaß aufnehmen (*absorbieren*) und so abschwä-

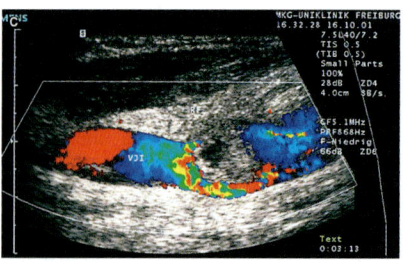

Abb. I/27.19 Farb-Duplex-Sonografie der inneren Drosselvene (V. jugularis interna). Eine Metastase (grau) ist in die Vene hineingewachsen und engt den Blutstrom (farbig) ein. [F462]

chen. Der Strahlenanteil, der den Körper durchdrungen hat, wird registriert und sichtbar gemacht (→ Abb. I/27.20). Röntgendichte Gewebe, z. B. Knochen, lassen nur wenig Strahlung durch. Der Röntgenfilm wird also nur gering geschwärzt und erscheint im Negativ hell.

Strahlenschutz

Die im Körper absorbierte Strahlung hat biologische Wirkungen auf die Körperzellen und kann Gewebe schädigen (→ Kap. I/40.4.3). **Strahlenschutz** soll unerwünschte Folgen bei Pflegebedürftigen wie Personal der Röntgenabteilung vermeiden. Zwei Hauptsäulen des Strahlenschutzes sind:
- Abschirmung der Strahlung durch Strahlenschutzkleidung aus Blei (→ Abb. I/27.20) sowie bauliche Maßnahmen
- Abstand halten (Faustregel: bei doppeltem Abstand ist die Strahlung nur noch ein Viertel so stark).

Konventionelle Röntgenverfahren

Bei **konventionellen Röntgenverfahren** wird das Bild ohne weitere Verarbeitung auf einem Röntgenfilm oder Bildschirm sichtbar gemacht. Zunehmend handelt es sich dabei um **digitale Röntgenverfahren,** bei der die Absorptionsunterschiede nicht mehr mit Filmen, sondern mit Röntgenspeicherfolien oder speziellen Detektoren gemessen und digital gespeichert werden. Das Bild erscheint dann auf einem Monitor. Vorteile sind u.a., dass Bildausschnitte vergrößert oder die Bilder elektronisch verschickt werden können. Die Bilder können aber auch auf Röntgenfilme übertragen werden.

Konventionelle Röntgenleeraufnahmen

Bei den **konventionellen Röntgenleeraufnahmen** resultieren die Helligkeitsunterschiede im Röntgenbild allein aus der unterschiedlichen Abschwächung der Röntgenstrahlen

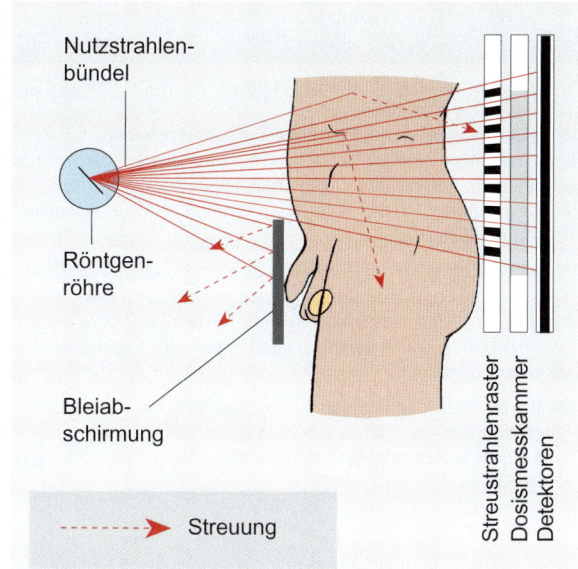

Abb. I/27.20 Bildentstehung bei konventionellen Röntgenverfahren und Keimdrüsenschutz. Die Strahlen des Nutzstrahlenbündels, die direkt auf die Keimdrüsen treffen würden, werden durch die Bleiabschirmung abgefangen. Streustrahlen können die Keimdrüsen aber erreichen. [L215]

durch die Gewebe. Eine typische Anwendung ist die **Röntgenleeraufnahme des Thorax.**

Durchleuchtungen erlauben durch kontinuierliches Röntgen die Beobachtung von Bewegungen (z. B. der Speiseröhre nach einem Breischluck), sind aber mit einer relativ hohen Strahlenbelastung verbunden.

Konventionelle Röntgenaufnahmen mit Kontrastmittel

Oft reichen bei Röntgenleeraufnahmen die natürlichen Dichteunterschiede der Gewebe nicht zur Beurteilung aus. Dann können **Röntgenkontrastmittel** durch Kontrastverstärkung eine bessere Darstellung ermöglichen (→ Tab. I/27.3):

- **Positive Röntgenkontrastmittel** wie Jod oder Barium absorbieren die Röntgenstrahlen besonders stark und erscheinen daher im Röntgenbild hell. Sie werden

v. a. zur Darstellung von Magen, Darm, Harnwegen und Blutgefäßen verwendet
- **Negative Röntgenkontrastmittel,** z. B. Luft oder CO_2, haben eine sehr niedrige Dichte und erscheinen im Röntgenbild dunkel. Sie werden v. a. bei Doppelkontrastmethoden eingesetzt (→ Abb. I/27.21).

> **❯❯ Kontrastmittelkomplikationen**
>
> Bei jeder, insbesondere aber intravenöser oder intraarterieller Gabe von Kontrastmitteln kann eine möglicherweise lebensgefährliche **Kontrastmittelallergie** auftreten. Sie zeigt sich meist während oder kurz nach der Untersuchung als Sofortreaktion bis hin zum anaphylaktischen Schock (→ Kap. I/26.6.1).
>
> Weitere Komplikationen sind die Auslösung einer Schilddrüsenüberfunktion (→ Kap. I/31.3.8) durch jodhaltige Kontrastmittel und Nierenfunktionsstörungen, vor allem bei Pflegebedürftigen mit vorbestehenden Herz- oder Nierenschäden.

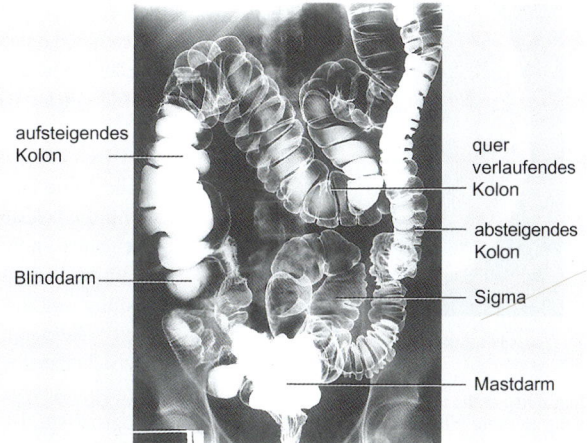

Abb. I/27.21 Doppelkontrastaufnahme des Dickdarms. Durch nacheinander eingesetztes positives und negatives Kontrastmittel resultiert ein dünner Beschlag der Schleimhaut mit dem positiven Kontrastmittel. So stellen sich auch kleine pathologische Veränderungen gut dar. Diese Aufnahme zeigt einen Normalbefund. [E362]

aufsteigendes Kolon

quer verlaufendes Kolon

absteigendes Kolon

Blinddarm

Sigma

Mastdarm

Computertomografie

Bei der **Computertomografie** rotiert die Röntgenröhre um den Patienten. Die jeweils gegenüberliegenden Detektoren messen die Strahlung, die den Patienten durchdrungen hat. Nach Vorschieben des Tisches wird die nächste Körperschicht geröntgt. So entsteht ein Schnittbild des Körpers (→ Abb. I/27.22).

Varianten sind die **Mehrzeilen-Spiral-CT** (*Mehrschicht-Spiral-CT*) und die **hochauflösende CT** (*high-resolution CT, HR-CT*). Sie verbessern die Darstellung, verkürzen die Untersuchungszeit und vermindern die Strahlenbelastung. Durch PC-Nachbearbeitung sind z. B. Computertomografien in schrägen Ebenen oder dreidimensionale Bilder (**3D-Computertomografie**) möglich. Die **CT-Angiografie** (*Angio-CT, CTA*) stellt Gefäße mittlerweile so gut dar, dass sie die konventionelle Katheterangiografie oft ersetzen kann.

Je nach untersuchter Körperregion werden z. B. **kraniale Computertomografie** (*CCT*), **Thorax-, Abdomen-** oder **Becken-CT** unterschieden.

Pflege

- Altenpflegerinnen machen ggf. den Termin aus und fragen, ob besondere Regeln (z. B. nüchtern bleiben) zu beachten sind. Ist der Betroffene Diabetiker, besprechen sie mit der Röntgenpraxis den bestmöglichen Termin und das Vorgehen
- Muss der Pflegebedürftige Befunde mitbringen, z. B. Blutwerte vor einer Kontrastmitteluntersuchung, vereinbaren Altenpfleger rechtzeitig einen Termin beim Hausarzt
- Ggf. wird ein Transport organisiert
- Am Tag der Untersuchung informieren Altenpflegerinnen den Pflegebedürftigen (nochmals) und richten die Unterlagen
- Die Bekleidung wird so gewählt, dass sie im relevanten Bereich leicht entfernt werden kann. Metallhaltige Gegenstände im Untersuchungsgebiet sollten auf ein Minimum begrenzt bleiben, da sie in der Praxis abgelegt werden müssen
- Bei Kontrastmitteluntersuchungen: Nach der Untersuchung halten Altenpflegerinnen den Pflegebedürftigen nach intravenöser/intraarterieller Kontrastmittelgabe zum reichlichen Trinken an, da diese Kontrastmittel über die Nieren ausgeschieden werden und so die Gefahr einer Nierenschädigung verringert wird. Evtl. vorher Arztrücksprache bei Kontraindikationen, z. B. Herzinsuffizienz. Nach

I

27

Untersuchung	Indikation (Beispiele)	Pflege
Arteriografie *(Kontrastmittelröntgen der Arterien)*	Arterielle Durchblutungsstörungen	• Vor der Untersuchung Blutuntersuchungen nach Arztanordnung (z. B. Nieren-, Schilddrüsen-, Gerinnungswerte) organisieren • Pflegebedürftigen am Untersuchungstag nüchtern lassen
Koronarangiografie *(Kontrastmittelröntgen der Herzkranzgefäße)*	Verdacht auf koronare Herzkrankheit	• Nach der Untersuchung Vitalzeichen sowie periphere Pulse und Haut der punktierten Extremität kontrollieren. Auf Nachblutungen und Infektionszeichen achten. Ausreichende Flüssigkeitszufuhr sicherstellen. Für drei Tage starke körperliche Anstrengung und Beugung der Punktionsstelle vermeiden lassen
Kolon(doppel)kontrastaufnahme *(Kontrastmittelröntgen des Dickdarms)*	Tumoren, Divertikel, Polypen	• Pflegebedürftigen vor der Untersuchung nach Richtlinien der Praxis/der Ambulanz abführen (meist wie bei Darmspiegelung = Koloskopie → Tab. I/27.4) • Pflegebedürftigen am Untersuchungstag nüchtern lassen • Nach der Untersuchung bei Pflegebedürftigen mit Obstipationsneigung ggf. abführende Maßnahmen durchführen
Ösophagografie, Magen-Darm-Passage *(Kontrastmittelröntgen der Speiseröhre, des Magens oder Dünndarms)*	Funktionsstörung, Tumoren	• Bei Magen-/Dünndarmröntgen 1–2 Tage vorher leichte Kost geben • Pflegebedürftigen am Untersuchungstag nüchtern lassen • Nach der Untersuchung bei Pflegebedürftigen mit Obstipationsneigung abführende Maßnahmen ergreifen
Phlebografie *(Kontrastmittelröntgen der Venen)*	Varizen, Thrombose	• Vor der Untersuchung bei geschwollenen Beinen durch Kompressionsstrümpfe/Wickeln der Beine dafür sorgen, dass die Beine zum Zeitpunkt der Untersuchung nicht geschwollen sind. Ab 4 Std. vor dem Untersuchungstermin nichts mehr essen oder trinken lassen • Nach der Untersuchung möglichst eine halbe Stunde laufen, viel trinken lassen
Urografie *(Kontrastmittelröntgen der Nieren und ableitenden Harnwege)*	Nierensteine, Harnleiterstenosen, Tumoren	• Vor der Untersuchung abführende Maßnahmen nach Arztanordnung durchführen • Pflegebedürftigen am Untersuchungstag nüchtern lassen • Nach der Untersuchung Pflegebedürftigen zum Trinken und zu häufigem Toilettengang anhalten

Tab. I/27.3 Übersicht über die wichtigsten Röntgenuntersuchungen mit Kontrastmittel, die zumindest teilweise ambulant durchgeführt werden. Generell gilt: Arzneimittel nach Arztrücksprache geben, besondere Vorschriften der Praxis/Ambulanz beachten [F637].

Röntgenkontrastdarstellungen von Magen und Darm können abführende Maßnahmen sinnvoll sein, da diese Kontrastmittel eher stopfend wirken
• Bei CT: Da der Pflegebedürftige während der Untersuchungszeit ruhig liegen muss, kann eine medikamentöse Beruhigung notwendig sein. Dann ist ggf. eine angeordnete Nahrungskarenz zu beachten.

I/27.2.10 Kernspintomografie

❯ **Kernspintomografie** *(Magnetresonanztomografie,* kurz *MRT,* sowie *NMR* von *nuclear magnetic resonance)*: Computergestütztes bildgebendes Verfahren, das mittels Magnetfeldern und Ultrakurzwellen (also ohne ionisierende Strahlung) eine schichtweise Darstellung des Körpers ermöglicht.

Bei der **Kernspintomografie** wird der Pflegebedürftige einem starken Magnetfeld ausgesetzt, wodurch sich die Protonen (Wasserstoffkerne) in seinen Geweben ausrichten. Durch kurze Hochfrequenzimpulse wird die Ausrichtung gestört. Bei der Rückkehr in ihren ausgerichteten Zustand senden die Wasserstoffkerne ihrerseits elektromagnetische Wellen aus, die durch Sensoren registriert werden können. Ähnlich wie bei der Computertomografie erstellt ein Computer dann Schichtbilder der untersuchten Region. Die verschiedenen gesunden und kranken Gewebe unterscheiden sich in ihrer Protonendichte und deren chemischen Bindungen (→ Abb. I/27.23).

Die Kernspintomografie wird v.a. zur Weichteildarstellung eingesetzt. Auch eine Gefäßdarstellung durch **MR-Angiografie** *(MRT-Angio, MRA)* ist möglich. Die MRCP *(Magnetresonanzcholangiopankreatikografie)* ist eine Variante zur Darstellung der Gallen- und Bauchspeicheldrüsengänge und kann die belastendere Darstellung im Rahmen einer Endoskopie teilweise ersetzen.

Vorteilhaft sind die fehlende Strahlenbelastung und die gute Verträglichkeit spezieller Kernspintomografie-Kontrastmittel. Sicherheitshalber werden aber die gleichen Regeln wie bei anderen Kontrastmitteln eingehalten. Die Kernspintomografie darf

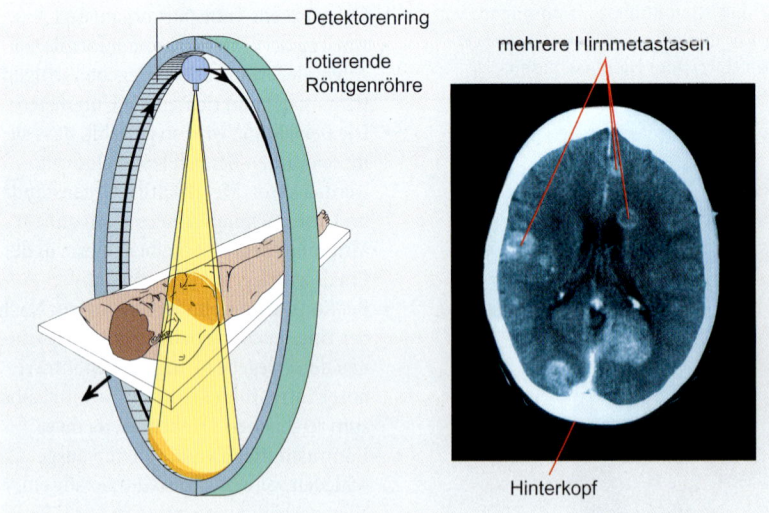

Abb. I/27.22 Links schematische Darstellung der Arbeitsweise eines Computertomografen. Rechts kraniale Computertomografie (CCT) mit Kontrastmittel, die mehrere Hirnmetastasen zeigt. [L215, T170]

bei Menschen mit Herzschrittmachern oder metallischen Implantaten nicht oder nur mit besonderer Vorsicht durchgeführt werden, da es zu Funktionsstörungen bzw. starker Erhitzung des Implantats kommen kann (Arztentscheid).

Der Pflegebedürftige sollte wissen, dass während der Untersuchung trotz Schallschutzhörer und Musik zum „Überdecken" recht laute Klopfgeräusche hörbar sein können, die absolut normal sind.

I/27.2.11 Nuklearmedizinische Diagnostik

> **Nuklearmedizinische Diagnostik:** Diagnostik mithilfe radioaktiver Substanzen.

Radionuklide (*Radioisotope*) sind radioaktive Isotope eines chemischen Elements, die instabil sind und sich nach statistischen Gesetzmäßigkeiten in stabile (nicht radioaktive) Isotope umwandeln. Bei dieser Umwandlung senden sie Strahlen aus, die mit entsprechenden Geräten registriert und dargestellt werden können (**Szintigrafie**).

Da der Körper des Menschen die radioaktiven Isotope eines Elements genauso verarbeitet wie nicht radioaktive, können Stoffwechselvorgänge untersucht werden. Auch in der Nuklearmedizin besteht eine Strahlenbelastung für den Untersuchten.

Häufigste Szintigrafie im ambulanten Bereich ist die **Schilddrüsenszintigrafie** (→ Abb. I/31.3.12). Eine weitere häufige Szintigrafie ist die *Knochen-* oder **Skelettszintigrafie** zur Suche nach Knochenmetastasen. Meist muss die radioaktive Substanz gespritzt werden.

Moderne nuklearmedizinische Verfahren sind die **SPECT** (*Single-Photon-Emissions-Computertomografie*) und die **PET** (*Positronen-Emissions-Szintigrafie*). **SPECT/CT**, **PET/CT** und **PET/MR** kombinieren die Szintigrafie mit Computer- bzw. Kernspintomografie. Dadurch können die krankhaften Prozesse viel besser lokalisiert werden.

Pflege bei Schilddrüsenszintigrafie

- Medikamente werden nach Arztanordnung vorher abgesetzt
- Der Pflegebedürftige braucht zur Untersuchung nicht nüchtern zu bleiben
- Zur Beschleunigung der Radionuklidausscheidung soll der Pflegebedürftige reichlich trinken und oft die Blase entleeren.

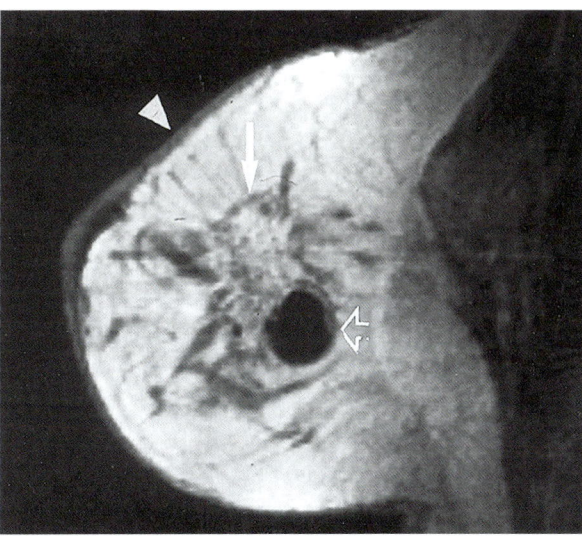

Abb. I/27.23 Brustkrebs (Mammakarzinom) in der Kernspintomografie. Ein unregelmäßig begrenzter Tumor ist deutlich sichtbar (ausgefüllter Pfeil), die Haut darüber verdickt und eingezogen (Pfeilspitze). Der dunkle, runde Herd ist eine harmlose Zyste (hohler Pfeil). [T477]

I/27.2.12 Endoskopische Untersuchungen

> **Endoskopische Untersuchungen** (*Spiegelungen*): Direkte Betrachtung von Körperhohlräumen oder Hohlorganen mittels röhrenförmiger Instrumente (**Endoskope**), die über optische Systeme mit Beleuchtung verfügen.

Endoskopische Untersuchungen werden in fast allen medizinischen Fachbereichen durchgeführt (→ Tab. I/27.4). Ein starres oder flexibles, röhren- oder schlauchförmiges Instrument wird durch eine natürliche Körperöffnung oder einen kleinen Schnitt in ein Hohlorgan oder eine Körperhöhle geschoben. An der Spitze befindet sich eine Lichtquelle oder kleine Kamera, sodass der Arzt das Organ betrachten kann (→ Abb. I/27.24). Außerdem können weitere Instrumente eingeführt werden, z. B. zur Probenentnahme (*Biopsie*) oder für kleinere thera-

peutische Eingriffe (z. B. Blutstillung bei einem blutenden Magengeschwür, Entfernung von Dickdarmpolypen).

Die meisten Endoskopien finden unter Medikation mit Beruhigungs- und Schmerzmitteln (*Analgosedierung*) oder unter Kurznarkose statt.

Endoskopien sind nicht risikofrei. Hauptkomplikationen sind Blutungen (v. a. nach Entnahme von Gewebeproben), Infektionen oder Perforationen. Grundsätzlich ist die Gefahr von Komplikationen bei diagnostischen Endoskopien geringer als bei therapeutischen Endoskopien.

Endosonografien

Endosonografien sind Ultraschalluntersuchungen im Rahmen einer Endoskopie. Der (möglichst kleine) Schallkopf ist in die Endoskopspitze integriert und wird mit dem Endoskop ins Innere des Körpers geschoben. Dadurch liegt er näher am erkrankten

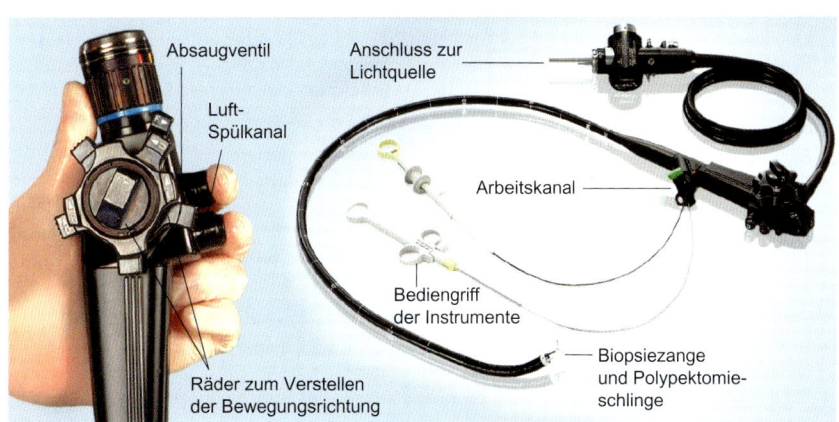

Abb. I/27.24 Links: Bedienungsteil eines Endoskops. Rechts: Endoskop mit in den Arbeitskanal eingeschobener Biopsiezange. [V218]

Indikation (Beispiele)	Besonderheiten in der Pflege
Arthroskopie *(Gelenkspiegelung)*	
• Unklare Gelenkbeschwerden	• Voruntersuchungen nach Arztanordnung organisieren • Pflegebedürftigen am Untersuchungstag nüchtern lassen; sicherstellen, dass keine Hautwunden/-infektionen im Hautgebiet des Gelenks vorhanden sind. Zweckmäßige Kleidung anziehen lassen. Gehhilfen mitgeben, falls nicht geklärt worden ist, dass der Erkrankte sie unmittelbar nach der Arthroskopie erhält • Nach der Untersuchung Gelenk kühlen, Lagerung und Mobilisation nach Arztanordnung (meist Gehen mit Unterarmgehstützen ab sofort). Pflegebedürftigen auf Nachblutung und Infektionszeichen beobachten. Thromboseprophylaxe nach Arztanordnung durchführen. Physiotherapie nach Arztanordnung organisieren, ggf. Pflegebedürftigen zu Eigenübungen anhalten
(Direkte) Laryngoskopie *(Kehlkopfspiegelung)*	
• Unklare Heiserkeit • Verdacht auf Stimmbandpolypen/ Kehlkopfkarzinom	• Voruntersuchungen nach Arztanordnung organisieren • Am Untersuchungstag Pflegebedürftigen nüchtern lassen • Pflegebedürftigen nach der Untersuchung auf Veränderungen der Atmung, Heiserkeit, Husten beobachten. Erst essen und trinken lassen, wenn die Betäubung des Rachens vollkommen abgeklungen ist (Arztanweisung beachten)
Bronchoskopie *(genauer: Tracheobronchoskopie, Spiegelung von Luftröhre und Bronchien)*	
• Verdacht auf Bronchialkarzinom	• Voruntersuchungen nach Arztanordnung organisieren • Am Untersuchungstag Pflegebedürftigen nüchtern lassen • Nach der Untersuchung Pflegebedürftigen auf Atembeschwerden/Blutungen aus den Atemwegen beobachten. Erst nach Abklingen der Rachenschleimhautbetäubung essen/trinken lassen (Arztanweisung beachten)
Gastroskopie *(Ösophago-Gastro-Duodenoskopie, Spiegelung von Speiseröhre, Magen und Zwölffingerdarm)*	
• Verdacht auf Geschwür/Karzinom • Unklare Magenbeschwerden • Bluterbrechen, Teerstuhl	• Pflegebedürftigen zur Untersuchung nüchtern lassen. Bei Untersuchung am Nachmittag ist bei einigen Praxen leichte Kost bis 4 Std. vorher erlaubt • Nach der Untersuchung nichts essen oder trinken lassen, bis die lokale Betäubung im Rachen vollkommen abgeklungen ist (Arztanweisung beachten)
ERCP *(endoskopisch retrograde Cholangiopankreatikografie, Kontrastmittelröntgen der Gallenwege und des Bauchspeicheldrüsengangs von einem Endoskop im Zwölffingerdarm aus)*	
• Gallenstau	• Voruntersuchungen nach Arztanordnung organisieren • Pflegebedürftigen zur Untersuchung nüchtern lassen • Nach der Untersuchung besonders auf Veränderungen des Abdomens achten (z. B. Bauchschmerzen, zunehmende Bauchdeckenspannung). Am Abend des Untersuchungstages nur klare Suppe geben
Koloskopie *(Darmspiegelung)*	
• Verdacht auf Tumoren • Unklare Beschwerden, Blutungen	• Voruntersuchungen nach Arztanordnung organisieren • Ab drei Tage vor der Untersuchung keine Vollkornprodukte, Körner, Quellmittel etc. Am Tag vor der Untersuchung Darm nach Vorschrift der Praxis/Ambulanz gründlich reinigen (meist Trinken großer Mengen von Abführlösung oder Abführmittel plus klare Flüssigkeit), ab diesem Zeitpunkt Diät nach Vorschrift der Praxis/Ambulanz einhalten lassen • Nach der Untersuchung besonders auf Veränderungen des Abdomens achten (z. B. Spannung), kurzzeitig leichte Kost reichen
Rektoskopie *(Mastdarmspiegelung)* **Sigmoidoskopie** *(Spiegelung des Mastdarms und des letzten Dickdarmabschnitts)*	
• Verdacht auf Tumoren • Unklare Beschwerden, Blutungen	• Vor der Untersuchung Abführmaßnahmen nach Vorschriften der Praxis/Ambulanz durchführen (meist Einlauf) • Nach der Untersuchung auf Blut im Stuhl und Veränderungen des Abdomens achten
Laparoskopie *(Bauchspiegelung)*	
• Verdacht auf Leber- und Gallenerkrankungen • Gynäkologische Erkrankungen	• Voruntersuchungen nach Arztanordnung organisieren • Am Untersuchungstag Pflegebedürftigen nüchtern lassen • Nach der Untersuchung Vitalzeichen (auch Temperatur) kontrollieren, Verband auf Nachblutungen beobachten. Leichte Schmerzen in der rechten Schulter sind normal
Thoraskopie *(Spiegelung der Pleurahöhle, Brustraumspiegelung)*	
• Abklärung von Pleuraergüssen • Unklare Entzündungen • Verdacht auf Pleura- oder thoraxwandnahe Lungentumoren	• Voruntersuchungen organisieren • Am Vorabend der Untersuchung leichte Kost • Am Untersuchungstag Pflegebedürftigen nüchtern lassen • Nach der Untersuchung Pflegebedürftigen bis zum nächsten Tag Bettruhe einhalten lassen (Toilettengang erlaubt), Essen meist nach einigen Stunden wieder erlaubt. Pflegebedürftigen auf Atemnot, Heiserkeit, Blutungen und Infektionszeichen beobachten
Zystoskopie *(Blasenspiegelung)*	
• Unklare Beschwerden beim Wasserlassen, Blut im Urin • Wiederholte/schwere Blasenentzündungen • Verdacht auf Tumoren	• Nach der Untersuchung darauf achten, ob der Pflegebedürftige spontan Wasser lassen kann und Urin auf Blut beobachten • Bei Veränderungen der Ausscheidungen Rücksprache mit dem Arzt halten

Tab. I/27.4 Übersicht über besondere Pflegemaßnahmen bei Endoskopien (immer Anweisungen der Praxis/des Krankenhauses beachten).

Organ als bei einer Ultraschalluntersuchung von der Körperoberfläche aus, sodass das Organ besser beurteilt werden kann. So kann z. B. bei Tumoren von Speiseröhre, Magen oder Mastdarm festgestellt werden, wie tief der Tumor in die Nachbargewebe eingedrungen ist.

Pflege

Viele Endoskopien werden heute auch beim alten Menschen ambulant oder in der Tagesklinik durchgeführt, falls der Betroffene in den ersten 24 Std. nach der Endoskopie versorgt ist und keine erhöhten Risiken bestehen.

Bei einigen Endoskopien hängt es von den durchgeführten Therapien ab, ob der Eingriff ambulant oder kurzstationär durchgeführt wird. Steht vor der Endoskopie nicht fest, was genau gemacht werden muss, kann es sein, dass der Pflegebedürftige Wäsche und persönlichen Bedarf für eine Nacht mitbringen soll.

Vorbereitungen

Altenpflegerinnen beachten vor einer Endoskopie folgende Richtlinien:
- Bei der Terminabsprache Vorbereitungsmaßnahmen erfragen, da diese sich von Praxis zu Praxis bzw. Krankenhaus zu Krankenhaus unterscheiden können und auch davon abhängen, ob die Untersuchung vor- oder nachmittags stattfindet. Aktuelle Medikation des Pflegebedürftigen durchgeben und fragen, ob Medikamente abgesetzt werden müssen (z. B. Marcumar®, ASS®) und wie der Pflegebedürftige die Tabletten am Untersuchungstag einnehmen soll
- Termin mit dem Hausarzt für die meist vorher notwendige Blutuntersuchung (beispielsweise Gerinnungskontrolle) vereinbaren
- Pflegebedürftigen am Tag vor der Untersuchung und am Untersuchungstag entsprechend der Praxis-/Krankenhausangaben vorbereiten (→ Tab. I/27.4).

Wenn der Transport kommt, darauf achten, dass der Pflegebedürftige alle notwendigen Unterlagen bei sich hat.

Nachsorge

Wenn der Pflegebedürftige nach der Endoskopie zurück nach Hause oder in die Einrichtung kommt, ist er noch etwas schläfrig, aber stabil.

Er hat in aller Regel einen schriftlichen Kurzbefund dabei, auf dem auch spezielle Beobachtungs-/Vorsichtsmaßnahmen nach der Untersuchung vermerkt sind.

Die pflegerischen Maßnahmen nach einer Endoskopie umfassen immer:
- Pflegebedürftigen in Empfang nehmen, sich bei ihm nach seinem Befinden erkundigen
- Pflegebedürftigen ggf. Bettruhe nach Arztanordnung einhalten lassen. Dann dafür sorgen, dass Steckbecken bzw. Urinflasche bereit stehen und sich die Rufanlage in Reichweite befindet
- Vitalzeichen und Allgemeinbefinden (etwa Schmerzen, Übelkeit) überwachen
- Nach Narkose oder Betäubung des Rachenraums darauf achten, dass der Pflegebedürftige für mehrere Stunden nichts isst und trinkt (Dauer nach Arztanordnung)
- Pflegebedürftigen informieren, das erste Mal nach der Untersuchung nur in Begleitung einer Altenpflegerin aufzustehen. Vorher noch einmal Vitalzeichen kontrollieren.

I/27.3 Der Weg zur Behandlung

W Fallbeispiel Wohngruppe

Carmela Bausewein, eine 74-jährige Bewohnerin der betreuten Wohngruppe „Haus Wannestadt", leidet an einer mittelgradigen Alzheimer-Demenz, die vor sechs Monaten zum Umzug in die Pflegeeinrichtung geführt hat. Frau Bausewein hat außerdem eine Schilddrüsenvergrößerung (Struma) und eine Hüftgelenksarthrose links.

Das pflegerische Team hat nach anfänglichen Schwierigkeiten einen guten Kontakt zu ihr aufgebaut und ist in der Lage, relativ sicher zu beurteilen, in welchen Momenten Frau Bausewein versteht, welche Anforderungen die jeweilige Situation an sie stellt. Nun soll Frau Bausewein an der Schilddrüse operiert werden, da sich ihre Struma trotz entsprechender Arzneimittelgaben so weit vergrößert hat, dass sie bei der Atmung behindert ist. Der Eingriff soll baldmöglichst durchgeführt werden, da Frau Bausewein derzeit noch Handlungsanweisungen versteht und befolgt und somit zu aktiver Mitarbeit in der Lage ist.

Der Altenpfleger Moritz Schmitz hat

Dienst und begleitet die Angehörigen bei der Aufgabe, mit Frau Bausewein zum Aufklärungsgespräch bei dem niedergelassenen Chirurgen zu gehen, der den Eingriff in einer kleinen Belegklinik am Ort durchführen wird.

I/27.3.1 Indikation, Kontraindikation und Einteilung

Nach Stellen der (Verdachts-)Diagnose überlegt der Arzt, ob eine **Behandlung** (*Therapie*) notwendig, möglich und sinnvoll ist.

Dies können ärztliche Behandlungen sein, aber auch Wärme- oder Kälteanwendungen oder Bewegungsübungen. Oft wirken mehrere Berufsgruppen an einer Behandlung mit.

Indikationsstellung

Eine **Indikation** (*Heilanzeige*) ist immer dann gegeben, wenn eine bestimmte (diagnostische oder) therapeutische Maßnahme notwendig ist. In die Überlegungen zur Indikationsstellung fließen viele Aspekte ein:
- Voraussichtlicher Verlauf der Erkrankung ohne Behandlung
- Zur Verfügung stehende Behandlungsmöglichkeiten, ihre Dauer und Risiken und die Mitarbeit, die der Pflegebedürftige jeweils leisten sollte. Gerade bei alten Menschen sind beispielsweise längere Ruhigstellung einer Extremität, aber auch komplexe Bewegungsübungen ein Problem
- Alter, Vorerkrankungen und Wünsche des Betroffenen.

Liegen **Kontraindikationen** (*Gegenanzeigen*) vor, darf die jeweilige Behandlung nur mit besonderer Vorsicht (**relative Kontraindikation**) oder gar nicht (**absolute Kontraindikation**) angewandt werden.

Einteilung der Behandlungen

Die verschiedenen Behandlungen können nach unterschiedlichen Kriterien eingeteilt werden:
- Die **kausale Behandlung** richtet sich gegen die Krankheitsursache, z. B. eine Zahnsanierung bei Karies. **Symptomatische Behandlungen** (etwa Schmerztabletten) bekämpfen lediglich die Krankheitszeichen (*Symptome*)

- Ist die Heilung des Erkrankten das Therapieziel, spricht man von einer **kurativen Behandlung**. Ist eine Heilung nicht möglich, soll eine **palliative Behandlung** die verbleibende Lebenszeit des Erkrankten verlängern und seine Lebensqualität in dieser Zeit optimieren
- Je nachdem, wie weit die körperliche Unversehrtheit des Betroffenen erhalten bleibt, spricht man von einer **nichtinvasiven** (*konservativen*) oder **invasiven Behandlung.**

Nach dem Behandlungsverfahren werden u. a. **Arzneimittelbehandlung** (mit Medikamenten), **Ergotherapie, Logopädie, operative Behandlung, physikalische Behandlung** (z. B. Wärmeanwendung), **physiotherapeutische Behandlung** oder **Psychotherapie** unterschieden.

> ❯❯ Nicht die Krankheit, sondern den Kranken im Auge zu haben – dieser Grundsatz sollte eigentlich immer gelten, ganz besonderes Gewicht hat er aber in der Behandlung alter Menschen.
>
> Vor jedem Behandlungsentscheid, egal ob zu einem Medikament oder einer Operation, steht die Frage, welche Folgen die Erkrankung, aber auch die Behandlung für Lebensdauer, Lebensqualität und Alltagskompetenzen des alten Menschen hat und wie die vorgesehene Behandlung die übrigen Erkrankungen und Behandlungen (z.B. Medikamente) beeinflusst. Oft ist eine Schwerpunkttherapie für den alten Menschen besser als alle vorhandenen Erkrankungen mit sämtlichen zur Verfügung stehenden Mitteln zu behandeln.

I/27.3.2 Rechtliche Grundlagen einer Behandlung

> ❯❯ **Lern-Tipp**
> Erinnern Sie sich an die alten Menschen, die Sie während einer schweren, evtl. lebensbedrohlichen Erkrankung beruflich oder privat kennen gelernt haben. Was waren ihre Einstellungen zu Krankheit und Behandlung, was ihre Wünsche?

> ❯❯ Die Entscheidungsbefugnis über eine Behandlung liegt beim Erkrankten.

Jeder ärztliche Eingriff (also nicht nur therapeutische, sondern auch invasive diagnostische Maßnahmen wie Endoskopien) stellt eine Körperverletzung dar und ist nur dann nicht rechtswidrig, wenn eine Indikation *und* eine **Einwilligung** des Erkrankten vorliegen. Aufgabe des Arztes ist es, den Be-

troffenen zu beraten und ihm alle notwendigen Informationen für die Entscheidung zur Verfügung zu stellen.

Davon gibt es nur wenige Ausnahmen. Eine Behandlung ohne Einwilligung des Betroffenen ist nicht rechtswidrig bei:
- Selbst- oder Fremdgefährdung
- Bewusstlosigkeit in Akutsituationen, etwa nach einem Unfall
- Kindern, dementen oder psychisch kranken Menschen. Bei Kindern ist dann die Einwilligung der Sorgeberechtigten (also in aller Regel der Eltern), bei dementen oder psychisch kranken Menschen die des Betreuers einzuholen.

Aufklärungspflicht des Arztes

Damit die Einwilligung des Erkrankten rechtswirksam ist, muss er vom Arzt über die geplante Behandlung aufgeklärt worden sein (→ Abb. I/27.25). Diese ärztliche Aufgabe ist nicht an Angehörige nichtärztlicher Berufsgruppen delegierbar. Nur bei einfachen, alltäglichen und allgemein bekannten Maßnahmen kann die Einwilligung durch den Arztbesuch an sich als gegeben vorausgesetzt werden, wenn der Erkrankte keinen Widerspruch äußert. Vorgefertigte **Aufklärungsbögen** und **Einwilligungserklärungen** können vorbereitend und ergänzend genutzt werden, ersetzen aber nicht das persönliche Gespräch. Für diese rechtswirksame Einwilligung nach vorheriger ärztlicher Aufklärung wurde auch der Begriff **informed consent** geprägt, auf deutsch etwa *informierte Einwilligung.*

Die Einwilligung kann schriftlich oder mündlich erteilt werden. In letzterem Falle ist es aber dringend anzuraten, das Aufklärungsgespräch in Anwesenheit von Zeugen zu führen und sich auch die Einwilligung vor Zeugen geben zu lassen.

Die Aufklärungs- u.a. Informationspflichten des Arztes wurden 2013 im **Patientenrechtegesetz** gesetzlich verankert.

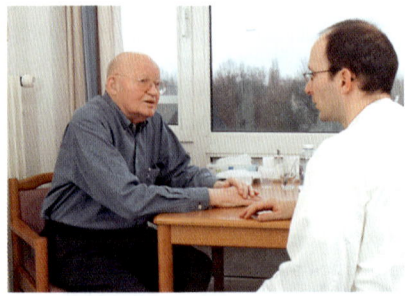

Abb. I/27.25 Eine umfassende Aufklärung ist aus juristischen Gründen nötig und fördert die Mitarbeit des Patienten.

> ❯❯ Lehnt der aufgeklärte Patient eine ärztliche Behandlung ab, ist sein Wille zu respektieren, auch wenn dieser Wille nach Auffassung von Ärzten, Pflegenden oder Angehörigen „nicht vernünftig" ist.

Aufklärungsinhalte und -zeitpunkt

Inhalte der **Selbstbestimmungsaufklärung** sind:
- **Diagnoseaufklärung**
- **Verlaufsaufklärung.** Sie umfasst Art, Umfang, Durchführung und Folgen der beabsichtigten ärztlichen Maßnahme sowie alternativer Verfahren, aber auch den wahrscheinlichen Verlauf der Erkrankung ohne Behandlung
- **Risikoaufklärung** (*Komplikationsaufklärung*), also Risiken und Komplikationen der vorgesehenen bzw. möglichen Behandlungen. Dazu gehören u. a. unerwünschte Wirkungen von Medikamenten, typische Risiken und bestimmte atypische Risiken (z. B. wenn sie besonders schwerwiegend sind), mögliche zeitweilige oder bleibende Schäden, Folgen beim Misslingen des Eingriffs. 📖📖 10

Die einzelnen Teile sind dabei nicht scharf voneinander zu trennen. Die Aufklärung muss so rechtzeitig erfolgen, dass dem Betroffenen eine angemessene Überlegungsfrist bleibt. Was als angemessen gilt, hängt auch von Schwere und Dringlichkeit der Behandlung ab. So reicht bei einem kleinen ambulanten Eingriff eine Aufklärung am Tag des Eingriffs, Aufklärung und Eingriff müssen aber deutlich voneinander abgegrenzt sein. Dagegen können bei planbaren, schwer wiegenden Maßnahmen auch 24 Std. vorher als zu wenig erachtet werden und es sind evtl. mehrere Gespräche nötig. Bei Notfällen gelten geringere Anforderungen.

Ein Verzicht des Erkrankten auf sämtliche Aufklärung ist juristisch sehr problematisch. Verzichtet er aber auf eine Aufklärung über die Details einer Behandlung (auch ihrer Risiken), so ist seine Einwilligung rechtswirksam.

Ein separater Punkt ist die **Sicherungsaufklärung** (*therapeutische Aufklärung*). Sie umfasst z. B. die Information über Nachkontrollen oder Verhaltensweisen zur Sicherung des Behandlungserfolgs.

Schwierigkeiten bei der Aufklärung alter Menschen

Bei alten Menschen mit erhaltener Einsichts- und Willensfähigkeit gelten die oben

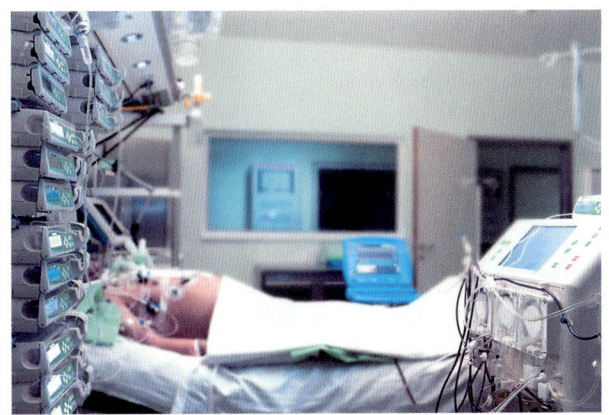

Abb. I/27.26 Jeder Mensch kann unerwartet in die Situation kommen, nicht mehr selbst entscheiden zu können. [J745-037]

dargestellten Grundsätze. Die Aufklärung kann zwar z. B. aufgrund einer Hörbeeinträchtigung schwieriger sein als bei jüngeren Menschen, aufzuklären ist aber ganz klar der alte Mensch selbst.

Ist eine ausreichende Einsichts- und Willensfähigkeit des Erkrankten nicht gegeben, wird der jeweilige Bevollmächtigte oder Betreuer aufgeklärt und seine Einwilligung eingeholt. Bei gefährlichen, insbesondere lebensbedrohlichen Eingriffen, muss, von Ausnahmen abgesehen, zusätzlich das Betreuungsgericht angerufen werden. Diese Situation kann auch schon bei jungen Menschen auftreten, ist aber im Alter häufiger. Ist die Maßnahme nicht dringlich und ein Betreuer nicht vorhanden, sollte eine Betreuung eingeleitet werden. Ist die Maßnahme dringlich, muss das Betreuungsgericht entscheiden. Kann selbst dies nicht abgewartet werden, darf der Arzt nach medizinischer Indikation handeln. Dennoch muss der Erkrankte innerhalb seiner Möglichkeiten einbezogen werden, z. B. indem man ihm erklärt, was gemacht wird.

Vorausverfügungen

Betreuungsrecht und Vorsorgemöglichkeiten
→ Kap. III/5.1.4

Viele Menschen haben Angst, dass sie, sollten sie nach einem Unfall oder infolge Krankheit unfähig sein selbst zu entscheiden und ihren Willen zu äußern, entweder durch lebensverlängernde Maßnahmen unnütz leiden, evtl. Jahre bei aussichtsloser Situation im Koma liegen müssen, oder dass sie umgekehrt vorschnell aufgegeben werden (→ Abb. I/27.26).

Es gibt mehrere Möglichkeiten, für einen solchen Fall vorzusorgen.

Betreuungsverfügung

In einer **Betreuungsverfügung** legt ein Mensch fest, wer vom Gericht zu seinem Betreuer bestellt werden soll, falls er seine Angelegenheiten teilweise oder gar nicht mehr selbst besorgen kann. Er kann auch festlegen, wer auf keinen Fall sein Betreuer werden soll.

Das Gericht stellt zunächst fest, welche Angelegenheiten der Betreffende noch selbst regeln kann und welche nicht. Es muss dabei, von Ausnahmen abgesehen, den Betroffenen anhören und sich unmittelbar einen Eindruck von seinem Zustand verschaffen. Dann beruft es einen Betreuer, der den Betreuten nur in den Angelegenheiten vertreten darf, die dieser nicht mehr selbst erledigen kann, nicht aber in den übrigen. So darf ein Betreuer, der zur Regelung von Vermögensgeschäften bestellt wurde, nicht einfach über den Aufenthaltsort des Betreuten entscheiden.

Vorsorgevollmacht

Ein Betreuer muss nicht bestellt und das Gericht nicht eingeschaltet werden, wenn ein Mensch selbst in einer **Vorsorgevollmacht** einen oder mehrere Personen bevollmächtigt hat, Entscheidungen mit bindender Wirkung für sich zu treffen, falls er selbst seinen Willen nicht mehr äußern kann. Wie umfassend die Vollmacht ist, ob sie z. B. in gesundheitlichen Fragen oder Vermögensangelegenheiten gilt oder ob sie das Aufenthaltbestimmungsrecht umfasst, entscheidet der Vollmachtgeber. Erstreckt sich eine Vorsorgevollmacht auch auf Grundstücksgeschäfte, muss sie notariell beurkundet sein.

Patientenverfügung

Eine **Patientenverfügung** (→ Abb. I/27.27) soll sicherstellen, dass bei Entscheidungsunfähigkeit so gehandelt wird, wie der Kranke selbst entschieden hätte. Je nach individuellen Wertvorstellungen kann dies Maximaltherapie, aber auch Therapieab-

bruch sein. Seit 2009 gelten u. a. folgende gesetzliche Bestimmungen:

- Der in der Patientenverfügung schriftlich geäußerte Wille eines Menschen ist rechtlich bindend, sofern der Verfasser zum Zeitpunkt der Niederschrift volljährig und einwilligungsfähig war und nichts Verbotenes bestimmt wird
- Ein Datum ist nicht zwingend nötig, aber sinnvoll. Sinnvoll ist auch, die Patientenverfügung z. B. durch einen Nachsatz mit Datum und Unterschrift zu erneuern oder ggf. zu ergänzen, wenn sich wesentliche Gesundheits- oder Lebensumstände geändert haben. Dies zeigt an, dass die Verfügung dem Willen des Betroffenen noch entspricht
- Eine notarielle Beurkundung einer Patientenverfügung ist nicht nötig
- Widerruf ist jederzeit formlos möglich
- Liegt eine Patientenverfügung vor und erfasst sie die aktuelle Situation, ist sie bindend
- Erfasst die Patientenverfügung die aktuelle Situation nicht, soll der Bevollmächtigte oder Betreuer die mutmaßlichen Wünsche des Betroffenen ermitteln (z. B. anhand früherer Äußerungen oder Wertvorstellungen) und entsprechend entscheiden. Dabei sollen möglichst nahe Angehörige oder Vertrauenspersonen hinzugezogen werden
- Das Vormundschaftsgericht heißt nun Betreuungsgericht. Einwilligung wie Nichteinwilligung eines Betreuers in eine medizinisch angezeigte Maßnahme sind genehmigungspflichtig durch das Betreuungsgericht, v. a. wenn die Maßnahme oder umgekehrt eine Ablehnung zu einem schweren Gesundheitsschaden oder gar zum Tod des Betroffenen führen kann. Eine solche Genehmigung ist aber nicht nötig, wenn Arzt und Betreuer gemeinsam der Ansicht sind, dass das Vorgehen dem Willen des Betreuten entspricht

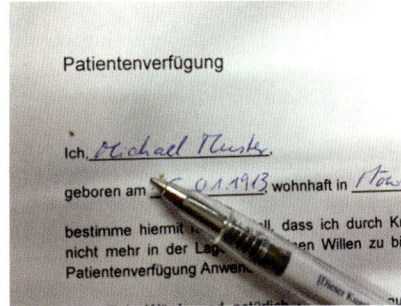

Abb. I/27.27 Für viele unangenehm, aber sinnvoll: eine Patientenverfügung. [O408]

I

27

- Das Gericht darf eine Einwilligung des Bevollmächtigten bzw. Betreuers zu Maßnahmen nur genehmigen, wenn es den Betroffenen selbst zuvor angehört bzw. sich ein eigenes Bild von dessen Situation gemacht hat
- Liegen Anhaltspunkte dafür vor, dass die Entscheidung des Bevollmächtigten oder Betreuers nicht dem Willen des Betroffenen entspricht, kann jeder Mensch das Betreuungsgericht zur Überprüfung anregen. 📖 11 📖 12

Aufgrund der hohen Stellung des Betreuers empfiehlt es sich, eine Patientenverfügung mit einer Betreuungsverfügung oder einer Vorsorgevollmacht zu kombinieren.

Die Formulierungen in der Patientenverfügung sollten gut überlegt werden. Es ist ein häufiges Problem im praktischen Alltag, dass die naturgemäß vorab verfasste Patientenverfügung nicht die konkrete Situation erfasst und es deshalb zu Streitigkeiten kommt.

Internet- und Lesetipp

Betreuungsverfügung, Vorsorgevollmacht und Patientenverfügung sind sehr komplex, eine umfassende Behandlung würde den Rahmen dieses Buches sprengen. Sie sollten niemals ohne gründliche Information verfasst werden, damit sie im Zweifel wirklich im Interesse des Betroffenen wirken. Gute Informationen einschließlich Textbausteinen zur Formulierung bieten die Internetseiten des Bundesministeriums für Justiz: www.bmjv.de

Auch das Aufsuchen eines Notars ist trotz der damit verbundenen Kosten meist sinnvoll.

I/27.3.3 Behandlungsverfahren im Überblick

Arzneimittelbehandlung

Die **Arzneimittelbehandlung** (*Medikamentenbehandlung, Pharmakotherapie*) ist eines der zentralen Behandlungsverfahren. Aus diesem Grunde und weil Altenpflegerinnen beim sicheren Umgang des Pflegebedürftigen mit Arzneimitteln eine wesentliche Bedeutung zukommt, wird sie in → Kap. I/28 ausführlich dargestellt.

Ergotherapie

Die **Ergotherapie** (*Beschäftigungs- und Arbeitstherapie*) soll dem Pflegebedürftigen helfen, in allen Aspekten menschlichen Daseins möglichst selbstständig zu bleiben oder es wieder zu werden. Sowohl beim **funktionellen Training** als auch beim

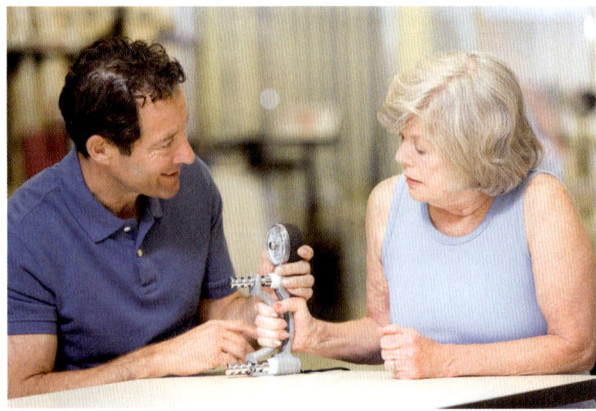

Abb. I/27.28 Ergotherapie hilft alten Menschen, trotz körperlicher Einschränkungen selbstständig zu bleiben. Dazu gehören auch der gezielte Hilfsmitteleinsatz oder die Beratung, wie Bewegungen kraftsparend und gelenkschonend möglich sind. [J787]

Selbsthilfetraining stehen bei alten Menschen die Alltagskompetenzen ganz im Vordergrund (→ Abb. I/27.28).

Ernährungstherapie

Ernährungstherapie bezeichnet ganz allgemein die Behandlung von Krankheiten durch Ernährungsumstellung. Darunter fällt z. B. die fettarme Kost bei erhöhten Blutfettspiegeln, aber auch das Meiden unverträglicher Nahrungsmittel bei einer Allergie. Im engeren Sinne ist mit Ernährungstherapie häufig die Sicherstellung der Ernährung bei drohender oder bereits bestehender Mangelernährung durch enterale oder parenterale Ernährung gemeint (→ Kap. I/29.4, → Kap. I/27.6).

Interventionelle radiologische Therapie

Bei **interventionellen radiologischen Therapien** wird „von außen" mittels Punktionsnadeln oder über einen Katheter vorgeschobener Instrumente unter Zuhilfenahme bildgebender Verfahren (z. B. der Kontrastmittelgabe) behandelt (→ Abb. I/29.29).

Wichtiges Anwendungsgebiet ist z. B. die Wiedereröffnung von Blutgefäßen (z. B. Ballondilatation von Herzkranzgefäßen → Kap. I/31.5.10, Entfernung eines Venenthrombus → Kap. I/31.6.18).

Wegen der Komplikationsmöglichkeiten und oft erforderlichen Behandlungs- und Pflegemaßnahmen nach dem Eingriff werden interventionelle radiologische Therapien stationär durchgeführt.

(Medizinische) Lasertherapie

Laser ist, vereinfacht ausgedrückt, ganz starkes und ganz eng gebündeltes Licht nur einer Farbe. Es entsteht, wenn *Lasermaterialien* Energie zugeführt wird und das Licht, welches diese Materialien dann aussenden, durch geeignete technische Verfahren verstärkt und gebündelt wird. Die Anwendungsmöglichkeiten hängen vom verwendeten Lasermaterial ab, weshalb man z. B. auch von *Argon-, CO_2-, Krypton-* oder *Neodym-YAG-Laser* spricht.

(Medizinische) Lasertherapien werden z. B. genutzt:

- In der Augenheilkunde zur Behandlung von Netzhauterkrankungen

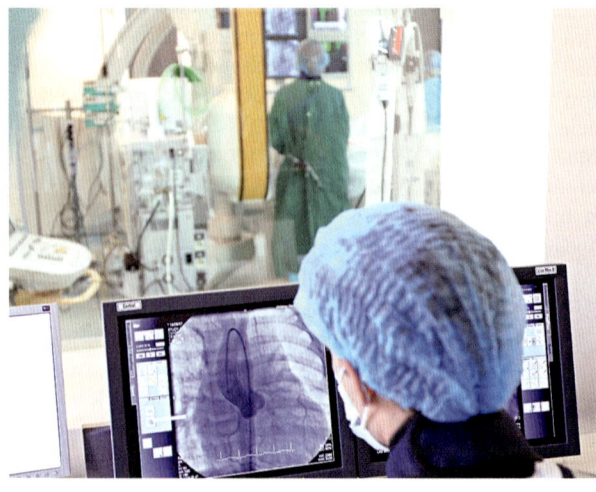

Abb. I/27.29 Interventionelle radiologische Therapien sind technisch und personell aufwändige Behandlungen. Räumliche Nähe zu einer Intensivstation und einem Operationssaal sind für Notfälle empfehlenswert. [J787]

- Zum Entfernen von Hautveränderungen
- In der Chirurgie zum Schneiden und zur Blutstillung
- In der Tumorbehandlung, z. B. zur Abtragung von Tumoren, die in Speiseröhren-, Darm- oder Bronchiallichtung hineinragen.

Logopädie

In der **Logopädie** werden Stimm-, Sprech-, Sprach- und Schluckstörungen durch spezielle Übungen behandelt. Bei alten Menschen sind ein Schlaganfall und das Parkinson-Syndrom wesentliche Indikationen. Wichtig für den Behandlungserfolg ist regelmäßiges Üben über einen längeren Zeitraum, was entsprechende Kooperationsfähigkeit und -willigkeit des Pflegebedürftigen erfordert.

Naturheilverfahren

Naturheilverfahren wenden Mittel aus der Natur wie etwa Luft, Licht, Pflanzen oder Wasser an und sollen v. a. die selbstregulativen Kräfte im Körper anregen. Sie sind teilweise von der Schulmedizin akzeptiert und werden auch von dieser ausgeübt, z. B. die Pflanzenheilkunde oder die Akupunktur. Andere dagegen stehen im Widerspruch zu schulmedizinischen Ansätzen (z. B. Homöopathie).

Gerade die **Pflanzenheilkunde** (*Phytotherapie*) kann im pflegerische Alltag oft unterstützend eingesetzt werden, z. B.:

- Anis, Fenchel, Kamille, Koriander, Kümmel und Pfefferminz gegen Blähungen und andere Magen-Darm-Beschwerden
- Baldrian und Hopfen zur Beruhigung
- Bärentraubenblätter und Brennnessel unterstützend bei Harnwegsinfekten
- Eukalyptus, Isländisch Moos bei Atemwegsinfektionen
- Holunder, Lindenblüten oder Spitzwegerich bei Erkältungen
- Johanniskraut gegen depressive Verstimmung
- Kürbissamen und Sägepalmenfrüchte gegen Beschwerden beim Wasserlassen.

Überwiegend werden Fertigtees, Kapseln, Tabletten oder Granulate verwendet.

❯ Pflanzliche Präparate sind nicht generell frei von unerwünschten Wirkungen. Insbesondere bei lang dauerndem oder höher dosiertem Gebrauch sind Wechselwirkungen mit Medikamenten und teils ernste Nebenwirkung möglich. Einige pflanzliche Mittel wurden deshalb in höherer Dosierung der Verschreibungspflicht unterstellt oder gar vom Markt genommen.

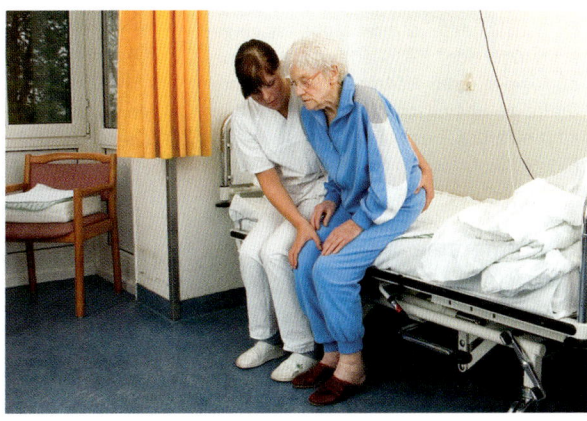

Abb. I/27.30 Physiotherapie ist für alte Menschen oft sehr anstrengend, und sichtbare Erfolge lassen teils lange auf sich warten. Nichtsdestotrotz ist Physiotherapie bei vielen Erkrankungen unverzichtbar, um wieder „auf die Beine zu kommen" und Selbstständigkeit wiederzuerlangen. [K115]

Operation

Eine **Operation** ist ein chirurgischer Eingriff zu diagnostischen oder therapeutischen Zwecken. Wegen ihrer großen Bedeutung als grundsätzliches Therapieverfahren und der zunehmenden Durchführung ambulanter Operationen auch bei alten Menschen wird Grundlagenwissen zu Operationen separat abgehandelt (→ Kap. I/27.3.4).

Physikalische Therapien

In der **physikalischen Therapie** sollen die Heilkräfte des Körpers durch physikalische Faktoren wie Wärme, Kälte, Licht, Wasser, mechanische Energie, dynamische Kräfte und Elektrizität aktiviert werden. Dabei sollen sowohl kurzfristige Reaktionen auf die Reize provoziert als auch langfristige Regulationsvorgänge (z. B. Normalisierung einer gestörten Durchblutung, Steigerung der Abwehr) in Gang gesetzt werden.

Physiotherapie

Bei der **Physiotherapie** (früher *Krankengymnastik*) werden Bewegungsübungen zur Vorbeugung, Behandlung und Rehabilitation eingesetzt. Beispiele sind z. B. die Kontrakturprophylaxe bei Bettlägerigkeit, gezielte Bewegungsübungen bei Rückenschmerzen oder Gangschule nach einer Hüftoperation.

Passive Techniken wie etwa die Lagerung eines Pflegebedürftigen durch Pflegende oder das „Durchbewegen" von Gelenken durch die Physiotherapeuten erfordern keine aktive Muskelarbeit des Erkrankten. Bei **aktiven Techniken** hingegen leistet der Pflegebedürftige selbst Muskelarbeit. Oft ist es sehr schwer, den alten Menschen zu aktiven Bewegungsübungen zu motivieren, da sie ihm zunächst einmal schwer fallen und ein Erfolg nicht unmittelbar sichtbar ist. Bei

vielen Erkrankungen sind aber konsequente Eigenübungen unverzichtbar für einen Behandlungsfortschritt (→ Abb. I/27.30). Hier haben Altenpflegerinnen oft erhebliche Motivationsarbeit und nach Anleitung und in Rücksprache mit den Physiotherapeuten auch praktische Hilfe zu leisten.

Hydrotherapie

Die **Hydrotherapie** wendet Wasser zu Behandlungszwecken an, z. B. in Form von Waschungen, Güssen, Wickeln, Packungen, Teil- oder Ganzkörperbädern.

Thermotherapie

Die **Thermotherapie** ist die therapeutische Nutzung von Wärmeenergie. Man unterscheidet **Kältetherapie** (*Kryotherapie, Wärmeentzug*) und **Wärmetherapie** (*Thermotherapie im engeren Sinne, Wärmezufuhr*).

Lokale Kälteanwendungen wirken abschwellend, entzündungs- und schmerzhemmend, temperatursenkend und über eine Gefäßerweiterung nach Beendigung der Kälteanwendung auch durchblutungsfördernd. Wegen ihrer einfachen Handhabbarkeit im häuslichen Umfeld sehr beliebt sind **Kältepacks** (*Kryopacks*). Dies sind käufliche, plastikummantelte Silikatkompressen, die vor Benutzung ins Tiefkühlfach gelegt werden und mehrfach verwendet werden können.

Wärmeanwendungen rufen in oberflächennahen Gewebeschichten eine verbesserte Durchblutung, Stoffwechselsteigerung, Entspannung der Muskulatur und Hemmung der Schmerzempfindung hervor. Beispiele neben der „einfachen" Wärmflasche (→ Kap. I/20.6.2) sind die **Infrarotbestrahlung, warme Bäder, feucht-heiße Kompressen** (*nasse Umschläge*) und auch **Peloide** aus Moor, Schlamm oder Heilerden, die auch industriell gefertigt verfügbar sind.

> Insbesondere in ihrer Mobilität eingeschränkte oder desorientierte Pflegebedürftige müssen während einer Thermotherapie engmaschig kontrolliert oder kontinuierlich beaufsichtigt werden, um Kälte- oder Hitzeschäden zu vermeiden.

Elektrotherapie

Die **Elektrotherapie** setzt Strom zu Behandlungszwecken ein, meist zur Durchblutungsförderung und Schmerzlinderung.

Abgesehen von der transkutanen elektrischen Nervenstimulation (*TENS* → I/35.3.2) zur Schmerzbehandlung wird sie praktisch nur in entsprechenden Praxen oder Funktionsabteilungen durchgeführt.

Psychotherapie

Psychotherapie ist ein Sammelbegriff für aus der Psychologie entwickelte Behandlungsmethoden, die das Erleben und Verhalten eines Menschen ändern sollen (Details zu den Verfahren → Kap. I/27.3.2).

Psychotherapie wird v. a. bei psychiatrischen Erkrankungen (meist in Kombination mit Medikamenten), psychischen oder psychosomatischen Störungen eingesetzt. Auch wenn eine körperliche Erkrankung den Betroffenen so stark belastet, dass dadurch (weitere) Beschwerden entstehen, kann Psychotherapie sinnvoll sein.

> Nicht selten brechen im Alter ungelöste Konflikte und nicht verarbeitete Traumata wieder auf (→ Kap. I/10). Im Gegensatz zur landläufigen Meinung sind auch alte Menschen psychotherapiefähig, auch aufdeckende Psychotherapien sind möglich. Allerdings muss der alte Mensch selbst dies wollen und bereit sein, sich mit unangenehmen Aspekten des Lebens auseinanderzusetzen. Die Behandlung kann länger dauern als bei Jüngeren, da die ungünstigen Denkmuster und Verhaltensweisen oft schon Jahrzehnte bestanden haben und nicht so einfach abzulegen sind.

(Radiologische) Strahlenbehandlung

Bei der **(radiologischen) Strahlenbehandlung** wird sehr energiereiche Strahlung zu Behandlungszwecken genutzt. In den bestrahlten Körpergebieten nehmen die Zellen einen Teil der Strahlung auf und werden dadurch geschädigt bis zum Zelltod.

In Einzelfällen wird eine Strahlenbehandlung bei gutartigen Erkrankungen eingesetzt, z. B. eine niedrig dosierte Strahlenbehandlung bei heftigen Arthrose-Schmerzen (Arthrose = Gelenkabnutzung → Kap. I/31.1.13), jedoch wegen möglicher Spätfolgen selten und vornehmlich bei alten Menschen. Hauptsächlich wird die radiologische Strahlenbehandlung bei bösartigen Tumoren eingesetzt (→ Kap. I/34).

I/27.3.4 Operation

> **Operation** (*OP*): Chirurgischer Eingriff zu diagnostischen oder therapeutischen Zwecken. Dank der medizinischen Fortschritte sind fast alle Operationen auch bei alten Menschen möglich.

Jede **Operation** ist eine Ausnahmesituation und macht dem Pflegebedürftigen und seinen Angehörigen Angst. Gerade alte Menschen fragen sich, ob sie nach der Operation „wieder auf die Beine kommen". Altenpflegerinnen unterstützen den Pflegebedürftigen, damit er dieser für ihn bedrohlichen Situation begegnen kann.

Einteilung nach Dringlichkeit des Eingriffs

Je nach Dringlichkeit einer Operation wird unterschieden zwischen:
- **Notfalloperation** (binnen Minuten)
- **Dringlicher nicht geplanter Operation** (binnen Stunden)
- **Bedingt dringlicher geplanter Operation** (binnen Tagen)
- **Nicht dringlicher geplanter Operation** (*Wahleingriff, Elektiveingriff,* binnen Wochen bis Monaten).

Offene Operationen und minimal-invasive Chirurgie

Bei **offenen Operationen** wird der Körper des Erkrankten weit eröffnet, um an das betroffene Organ zu gelangen. Bei der **minimal-invasiven Chirurgie** (*MIC*, auch *endoskopische Operationen*) führt der Operateur durch kleine Schnitte ein Endoskop und ggf. weitere Instrumente zum Operieren ein.

Ambulante Operationen

Immer mehr kleinere Operationen werden auch bei älteren Menschen ambulant oder in der Tagesklinik durchgeführt, etwa Staroperationen. Voraussetzungen sind u. a., dass der alte Mensch kein erhöhtes Operations- oder Komplikationsrisiko hat und seine Betreuung nach der Operation sichergestellt ist.

Pflege

Präoperative Phase

Die **präoperative Phase** wird bei planbaren Eingriffen für die optimale Vorbereitung des alten Menschen auf die Operation genutzt.

Folgende Maßnahmen werden auch bei stationär durchgeführten Operationen oft ambulant in der präoperativen Phase durchgeführt und müssen von Altenpflegerinnen (mit)koordiniert werden:
- Gerade bei alten Menschen wird die Operations- und Narkosefähigkeit möglichst frühzeitig geklärt. Hierzu sind ein oder mehrere Hausarztbesuche, bei großen Eingriffen oder besonderen Risiken des alten Menschen zusätzliche Facharztbesuche nötig. Der Erkrankte erhält nach der Indikationsstellung ein Merkblatt, aus dem die erforderlichen Voruntersuchungen hervorgehen. Standard bei alten Menschen ist eine umfassende Blutuntersuchung, ein EKG, eine Röntgenaufnahme des Brustkorbs (Rö-Thorax), oft auch Lungenfunktionsprüfungen und gelegentlich Ultraschalluntersuchungen (des Bauches, der Halsgefäße). Die Blutabnahme sollte innerhalb des möglichen Zeitrahmens so früh erfolgen, dass sie ggf. noch einmal wiederholt werden kann
- Oft erfolgen die Aufklärungen durch den Operateur und den Narkosearzt (*Anästhesist*) ebenfalls vorher, damit genügend Bedenkzeit gewährleistet ist
- Auch Eigenblutspenden werden ambulant in der präoperativen Phase abgenommen
- Internistische Begleiterkrankungen werden optimal eingestellt. Reduktion von Übergewicht ist prinzipiell sinnvoll, wobei die Kost aber in den zwei Wochen vor dem Eingriff kalorisch ausreichend sein sollte, damit der Stoffwechsel zum Zeitpunkt der Operation ausgeglichen ist. Fallen den Altenpflegerinnen Hautveränderungen im vorgesehenen Operationsgebiet auf, so machen sie den Hausarzt darauf aufmerksam, damit z. B. Hautinfektionen noch ausgeheilt werden können
- Sind nach der Operation bestimmte Bewegungsabläufe absehbar erforderlich, z. B. das Aufrichten im Bett bei geradem Rücken oder das Gehen mit Gehhilfen, ist es sinnvoll, den alten Menschen schon präoperativ darin zu schulen. Ein alter Mensch, der von der Operation geschwächt und müde ist und vielleicht

Schmerzen hat, wird neue Bewegungsmuster nur schwer lernen

• Bestimmte Medikamente müssen rechtzeitig vor einer geplanten Operation ab- oder umgesetzt werden, etwa Antikoagulanzien (z. B. Marcumar® → Kap. I/31.4.9) und Thrombozytenaggregationshemmer (z. B. ASS® → Kap. I/31.4.9). Der Operateur entscheidet, wie mit der Dauermedikation zu verfahren ist.

Einige alte Menschen sind froh, dass sie die Voruntersuchungen noch von ihrer gewohnten Umgebung aus erledigen können, für andere sind die damit verbundenen Wege und Wartezeiten sehr beschwerlich. Die ambulante Durchführung ist aber nicht nur kostengünstiger, sondern oft auch medizinisch sinnvoller, da z. B. das Risiko von Infektionen mit der Länge des Krankenhausaufenthaltes steigt.

Operationtag

In aller Regel ist es sinnvoll, dass der Pflegebedürftige am Vorabend der Operation oder am **Operationstag** selbst noch einmal duscht oder badet. Evtl. erfolgt dann auch eine Haarentfernung im Operationsgebiet, jedoch nur, wenn der Operateur dies ausdrücklich angeordnet hat. In vielen Kliniken und ambulanten Operationszentren ist es inzwischen Standard, die Haarkürzung erst im Operationstrakt vorzunehmen, um das Infektionsrisiko durch rasurbedingte Mikroverletzungen der Haut zu senken. Weitergehende Maßnahmen, etwa eine Darmvorbereitung, sind bei ambulanten Operationen nur gelegentlich erforderlich.

Bei ambulanten Operationen dürfen die Pflegebedürftigen in aller Regel ab 22 Uhr des Vorabends nichts mehr essen, nicht mehr rauchen und Kaugummi-Kauen. Bezüglich des Trinkens ist das Patienten-Merkblatt zu beachten. Vielfach dürfen von 22 Uhr bis zwei Stunden vor Ankunft in der Praxis/Klinik noch bis zu zwei Gläser klarer,

fettfreier Flüssigkeit getrunken werden (z.B. Wasser ohne Kohlensäure, Tee). Die geringe Wassermenge, die für eine evtl. Medikamenteneinnahme nötig ist, ist praktisch immer erlaubt.

Postoperative Phase

Ein ambulant Operierter darf erst nach Hause entlassen werden, wenn er bewusstseinsklar und kreislaufstabil ist. Meist erhält der Betroffene vor der Entlassung auch schon etwas zu trinken, damit beurteilt werden kann, ob er dies verträgt. Wenn der Pflegebedürftige von der Operation zurück gebracht wird (→ Abb. I/27.31), erkundigen sich Altenpflegerinnen als Erstes bei ihm selbst nach seinem Befinden.

Ein Merkblatt oder Kurzbericht enthält Verhaltensregeln für die **postoperative Phase:**

• Trinken und Essen sind in aller Regel sofort erlaubt

• Blutdruck und Puls des Pflegebedürftigen sollten am Operationstag mehrfach kontrolliert werden, ein Verband außerdem auf Nachblutungen

• Beim Aufstehen sollte der Pflegebedürftige zunächst begleitet werden, möglicherweise sind Hilfsmittel empfehlenswert oder erforderlich

• Eine postoperative Low-dose-Heparinisierung (→ Kap. I/31.4.9) beginnt in aller Regel am ersten postoperativen Tag und wird durchgeführt, bis der Pflegebedürftige sein vorheriges Aktivitätsniveau erreicht hat

• Die Schmerzen nach ambulanten Operationen sind in aller Regel leicht bis mäßig. Spricht der Operateur keine anders lautenden Empfehlungen aus, ist Paracetamol meist geeignet, nach Operationen am Bewegungsapparat auch nichtsteroidale Antirheumatika, wobei jedoch Begleiterkrankungen des Pflegebedürftigen zu berücksichtigen sind (Arztrückspra-

che). Acetylsalicylsäure (z. B. in Aspirin®) ist nicht geeignet, da sie die Blutungsgefahr erhöht

• Bei starken Nachblutungen oder Schmerzen sowie Beschwerden, über die der Pflegebedürftige nicht vor dem Eingriff informiert wurde (die also „verdächtig" sind), sollte der Operateur angerufen werden.

Praktisch immer muss sich der Pflegebedürftige am ersten postoperativen Tag noch einmal in der Praxis oder im Krankenhaus vorstellen. Altenpflegerinnen organisieren den Transport, möglicherweise ist ein Zettel als Merkhilfe für doch noch aufgetretene, aber nicht dringliche Fragen sinnvoll.

Auch nach stationären Operationen verkürzt sich die Krankenhausverweildauer immer weiter. Hier hilft eine gute Übergabe mit den Pflegenden des Krankenhauses, Versorgungsbrüche zu vermeiden (→ Kap. III/3, Kap. III/4).

Wiederholungsfragen

1. Was sind geriatrische Syndrome? Nennen Sie bitte mindestens vier davon (→ Kap. I/27.1.2)

2. Was versteht man unter geriatrischem Assessment? Nennen Sie mindestens drei der hierzu verwendeten Tests und beschreiben Sie zwei davon genauer (→ Kap. I/27.2.4)

3. Beschreiben Sie die einzelnen Handlungsschritte bei der Blutzuckerbestimmung aus Kapillarblut! (→ Kap. I/27.2.7)

4. Wie wird Mittelstrahlurin gewonnen? (→ Kap. I/27.2.7)

5. Wie wird Sammelurin korrekt gesammelt? (→ Kap. I/27.2.7)

6. Was sind die Grundregeln der Betreuung vor und nach einer ambulanten Endoskopie? (→ Kap. I/27.2.12)

7. Ein Pflegebedürftiger soll ambulant operiert werden. Charakterisieren Sie den Ablauf von der Indikationsstellung bis in die postoperative Phase, was sind jeweils die Aufgaben der Altenpflegerinnen? (→ Kap. I/27.3.4)

Literaturverzeichnis

1. Definition der Sektion Geriatrische Medizin der Europäischen Union der medizinischen Spezialisten (UEMS), deutsche Übersetzung. www.uemsgeriatricmedicine.org/uems1/dok/geriatric_medicine_definition.pdf (letzter Zugriff 15.11 2015).

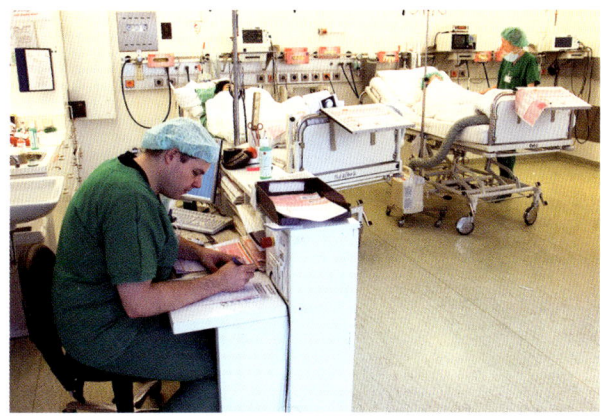

Abb. I/27.31 Blick in einen Aufwachraum. [K115]

I 27

2. Forschungsaktivitäten des Robert Koch-Instituts zum gesunden Älterwerden und acht Faktenblätter mit Ergebnissen aus Studien und Projekten (Stand 23.3 2012). www.bmg.bund.de/fileadmin/dateien/Downloads/G/Gesundheitsziele/120329_Anlage_PM_Gesundheitsziele_RKI.pdf (letzter Zugriff 15.11 2015).

3. Fried, L. P. (et al.): Frailty in Older Adults: Evidence for a Phenotype. Journal of Gerontology: Medical Sciences, Vol. 56A (3), S. M146–M156, 2001.

4. Laag, S., Müller, T., Mruck, M.: Verantwortung gemeinsam tragen – Die ärztliche Versorgung von Pflegeheimpatienten braucht eine Neuordnung. Barmer GEK Gesundheitswesen aktuell 2014, S. 292–309

5. ÄrzteZeitung online vom 10.7 2014: Der Heimarzt bleibt ein Phantom. http://www.aerztezeitung.de/politik_gesellschaft/pflege/article/864980/kaum-interesse-heimarzt-bleibt-phantom.html (letzter Zugriff 15.11 2015).

6. Kuratorium Wohnen im Alter: „Der Heimarzt bleibt bis auf weiteres Vision" in Altenheim 7/2009, S. 22–25.

7. Deutsches Institut für Medizinische Dokumentation und Information/DIMDI (Hrsg.): www.dimdi.de/static/de/klassi/icd-10-gm/systematik/hamburger-manual-nov2004.pdf (letzter Zugriff 21.11 2015)

8. Prosiegel, M.; Böttger, S.; Schenk, T.; König, N.; Marolf, M.; Vaney, C.; Garner, C.; Yassouridis, A.: Der Erweiterte Barthel-Index (EBI) – eine neue Skala zur Erfassung von Fähigkeitsstörungen bei neurologischen Patienten. Neurologie und Rehabilitation, 1, 7–13, 1996.

9. Arbeitskreis „Krankenhaus- & Praxishygiene" der AWMF. Leitlinien zur Hygiene in Klinik und Praxis: Die Harndrainage. Stand Januar 2015. http://www.awmf.org/uploads/tx_szleitlinien/029-007l_S1_Harndrainage_2015-02_01.pdf (letzter Zugriff 21.11 2015).

10. Landesärztekammer Baden-Württemberg mit den Bezirksärztekammern. Merkblatt „Die Aufklärungspflichten des Arztes", Stand Juli 2013: www.aerztekammer-bw.de/10aerzte/40merkblaetter/10merkblaetter/aufklaerungspflicht.pdf (letzter Zugriff 22.11 2015).

11. www.gesetze-im-internet.de/bgb/BJNR001950896.html#BJNR001950896BJNG017103377; Titel 2 Rechtliche Betreuung (letzter Zugriff 22.11 2015).

12. Ärztekammer Westfalen-Lippe (Hrsg.). Patientenverfügung und Vorsorgevollmacht. Leitfaden für Patienten und Angehörige. Münster, 2012. www.aekwl.de/fileadmin/medizin_und_gesundheit/doc/Patientenverf%C3%BCgung_2012_internet.pdf (letzter Zugriff 22.11 2015).

I/28 Grundlagen der Arzneimittelkunde

I/28.1 Allgemeine Arzneimittellehre

🅢 Fallbeispiel Stationär

Altenpflegeschülerin Janine Guter hat starke Kopfschmerzen. Das ist besonders unangenehm, weil heute in der Schule eine Lernzielüberprüfung stattfindet, bei der – wie angekündigt – umfangreicher Stoff abgefragt werden soll.

Jens Breitscheid, der in der gleichen Klasse sitzt, bemerkt, dass Janine Guter ziemlich blass aussieht. Als er hört, dass sie Kopfschmerzen hat, sagt er: „Hier, ich habe zufällig das Richtige dabei." Er reicht seiner Kollegin eine Arzneimittelschachtel. Janine Guter sieht, dass es sich um ein verschreibungspflichtiges Schmerzmittel handelt. Sie ist nicht sicher, ob sie das einfach so einnehmen soll.

Die gesundheitsfördernde Wirkung bestimmter Kräuter (→ Abb. I/28.1) ist schon lange bekannt. Pflanzenkundige sammelten diese und andere Heilpflanzen, um daraus Heilpulver, Arzneitees, Tinkturen oder Umschläge zu bereiten. Heute hat die **Arzneimittelbehandlung** (*Pharmakotherapie*) die Grenzen rein pflanzlicher Wirkstoffe längst überschritten und verwendet tierische, menschliche, halbsynthetische und synthetische Substanzen, um daraus eine Vielfalt an Wirkstoffzubereitungen zu produzieren. In Deutschland sind ca. 100 000 Fertigarzneimittel zugelassen, wobei aber jede Darreichungsform, Wirkstärke und Packungsgröße separat zählt. Davon ist etwa die Hälfte verschreibungspflichtig. 📖 1

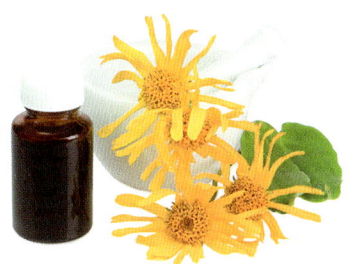

Abb. I/28.1 Seit Jahrtausenden ist die gesundheitsfördernde Wirkung von Heilpflanzen bekannt. Wie andere Arzneimittel können aber auch Heilpflanzen und pflanzliche Arzneimittel unerwünschte Wirkungen haben. [J787]

I/28.1.1 Definition eines Arzneimittels

> **Arzneimittel** (*Pharmakon*, engl. *drug*): „Arzneimittel sind Stoffe oder Zubereitungen aus Stoffen,
> - 1. die zur Anwendung im oder am menschlichen oder tierischen Körper bestimmt sind und als Mittel mit Eigenschaften zur Heilung oder Linderung oder zur Verhütung menschlicher oder tierischer Krankheiten oder krankhafter Beschwerden bestimmt sind oder
> - 2. die im oder am menschlichen oder tierischen Körper angewendet oder einem Menschen oder einem Tier verabreicht werden können, um entweder
>   - a) die physiologischen Funktionen durch eine pharmakologische, immunologische oder metabolische Wirkung wiederherzustellen, zu korrigieren oder zu beeinflussen oder
>   - b) eine medizinische Diagnose zu erstellen." 📖 2
>
> **Medikament:** Nicht einheitlich benutzter Begriff, der meist (und auch in diesem Buch) Arzneimittel bezeichnet, die in einer bestimmten Dosierung zur Vorbeugung oder Behandlung einer Erkrankung dienen. Beispielsweise gehören Arzneimittel zur diagnostischen Anwendung wie etwa Röntgenkontrastmittel nach dieser Definition nicht zu den Medikamenten.

Bestandteile eines Arzneimittels

Ein Arzneimittel besteht in der Regel aus einem oder mehreren **Wirkstoffen** sowie **Hilfsstoffen.**

Wirkstoffe können nicht nur chemische Elemente oder Verbindungen sein, sondern auch Pflanzen oder Pflanzenteile sowie Bestandteile oder Stoffwechselprodukte von Tieren, Bakterien oder Viren.

Hilfsstoffe sind z.B. Füllstoffe, Konservierungsmittel oder Substanzen, die die Resorption der Wirksubstanz in den Organismus verändern.

Placebos sind *Scheinmedikamente* ohne Wirkstoff. Ein Placebo kann trotzdem eine Wirkung entfalten, wahrscheinlich v.a. über psychische Mechanismen. Placebos werden in Studien verwendet, um die Wirkung eines neuen Arzneimittels festzustellen. Außerhalb von Studien ist ihr Einsatz ethisch höchst umstritten. Umgekehrt kann es auch

zu unerwünschten Wirkungen kommen, die nicht durch den Wirkstoff erklärt werden können. Dies wird als *negativer Placebo-Effekt* oder **Nocebo-Effekt** bezeichnet.

Generell sind Placebo- und Nocebo-Effekt auch bei anderen Therapien möglich, besonders häufig werden die Begriffe aber im Zusammenhang mit Arzneimitteln verwendet.

Arzneirezeptur – Fertigarzneimittel

Arzneirezepturen werden individuell in der Apotheke hergestellt. Den größten Teil der verordneten Arzneimittel machen aber **Fertigarzneimittel** (*Arzneimittelspezialitäten*, *Arzneimittelpräparate*) aus. Dies sind im Voraus industriell hergestellte Arzneimittel, die in einer bestimmten Verpackung an den Verbraucher abgegeben werden. Die Arzneimittelverpackung muss bestimmte Angaben enthalten (→ Abb. I/28.2). Außerdem muss Fertigarzneimitteln eine **Packungsbeilage** mit der Überschrift **Gebrauchsinformation** beiliegen, die allgemein verständliche Angaben u. a. zu wirksamen Bestandteilen des Arzneimittels, Anwendungsgebieten und -vorschriften (einschließlich Dosierung), Gegenanzeigen und unerwünschten Wirkungen enthält.

I/28.1.2 Gesetzliche Vorschriften über den Umgang mit Arzneimitteln

Den Umgang mit Arzneimitteln regelt das **Arzneimittelgesetz** (*Gesetz über den Verkehr mit Arzneimitteln, AMG*). Es enthält Vorschriften über die Herstellung, Zulassung, Kontrolle, Verschreibung und Abgabe von Arzneimitteln sowie die Verbraucheraufklärung und die Produkthaftung des Herstellers.

Im Alltag sind vor allem die Vorschriften über die Verschreibung und Abgabe der Arzneimittel von Bedeutung.

Frei verkäufliche Arzneimittel

Frei verkäufliche Arzneimittel (z. B. Mund- und Rachendesinfektionsmittel, bestimmte pflanzliche Arzneimittel, Vitamin- oder Mineralstoffpräparate) sind nicht nur in Apotheken, sondern auch in Drogerien und z. T. in Supermärkten erhältlich. Sie

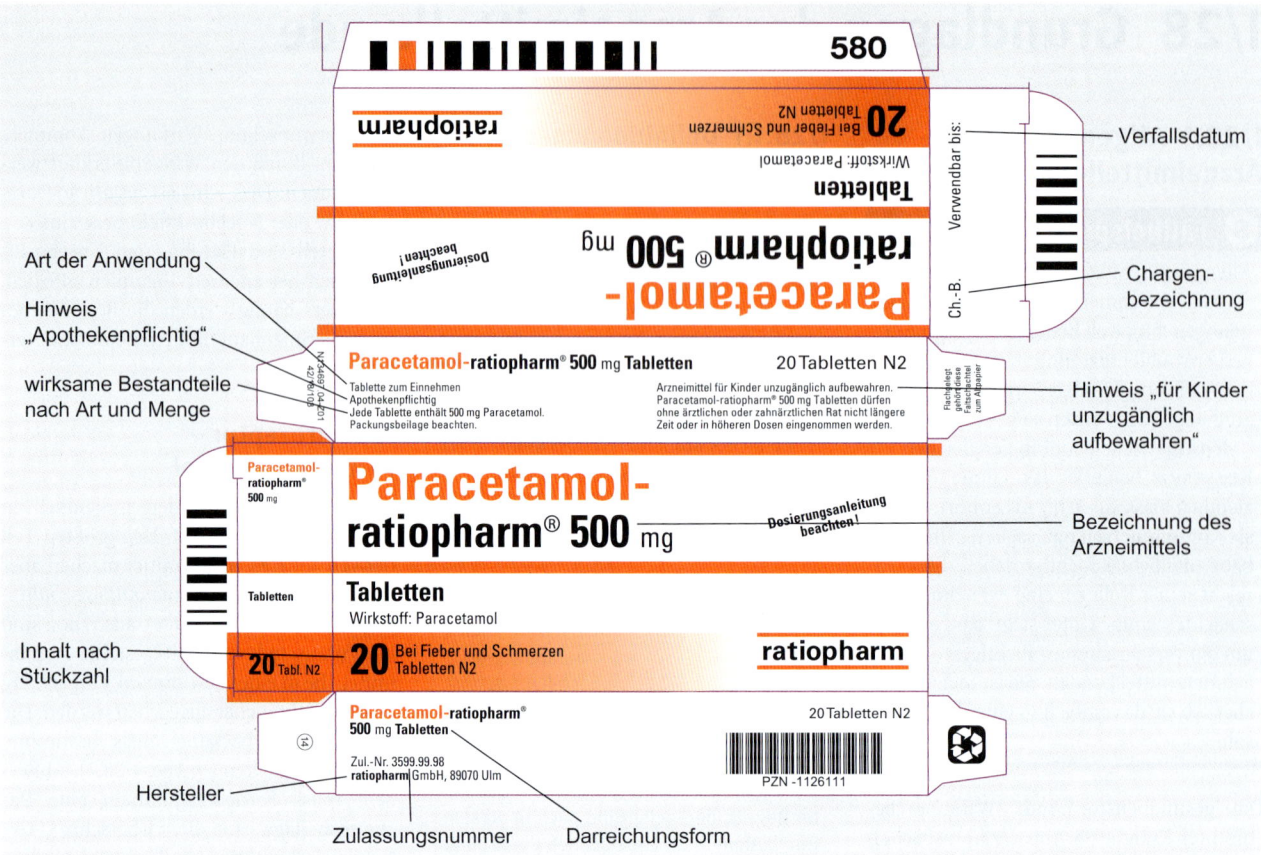

Abb. I/28.2 Packung und Behältnis eines Fertigarzneimittels müssen nach dem Arzneimittelgesetz bestimmte Angaben enthalten. [U230]

können von jedermann ohne Kontrollen gekauft werden.

Apothekenpflichtige Arzneimittel

Apothekenpflichtige Arzneimittel (Kennzeichnung *Ap*) dürfen nur in Apotheken verkauft werden, unterliegen aber ansonsten keinen Abgabekontrollen. Sie sind die typischen Medikamente zur Selbstmedikation. Charakteristische Beispiele sind Schmerzmittel wie Acetylsalicylsäure und Paracetamol, Abführmittel oder Baldrianpräparate.

Frei verkäufliche und apothekenpflichtige (also alle nicht verschreibungspflichtigen) Arzneimittel werden auch als **OTC-Präparate** (engl.: *over the counter* = über den Ladentisch) zusammengefasst. Sie werden nicht von den gesetzlichen Krankenkassen bezahlt.

Verschreibungspflichtige Arzneimittel

Verschreibungspflichtige (*rezeptpflichtige*) **Arzneimittel** (Kennzeichnung *Rp*), z.B. Antibiotika, werden vom Apotheker nur auf Vorlage einer schriftlichen ärztlichen Verordnung (eines *Rezepts*) abgegeben, da diese Medikamente bei unkontrollierter Einnahme erfahrungsgemäß relativ häufig zu Schäden führen. Arzneimittel mit neuen Wirkstoffen sind automatisch in den ersten fünf Jahren verschreibungspflichtig.

Internet- und Lese-Tipp
- Bundesverband der Arzneimittel-Hersteller e. V. (BAH): www.bah-bonn.de
- Gelbe Liste Pharmindex, Medizinische Medien Informations GmbH: www.gelbe-liste.de
- Rote Liste®Service GmbH: www.rote-liste.de

Verschreibungsfähige Betäubungsmittel

> **Betäubungsmittel** (*BtM*): Bewusstseins- und stimmungsverändernde Substanzen, die zur Abhängigkeit (→ Kap. I/33.11) führen können. Sämtliche Substanzen, die zu den Betäubungsmitteln zählen, sind im **Betäubungsmittelgesetz** (BtMG) aufgelistet. Unterschieden werden

nicht verkehrsfähige, verkehrs- aber nicht verschreibungsfähige sowie verkehrs- und verschreibungsfähige Betäubungsmittel. Letztere werden v.a. zur Behandlung starker Schmerzen verabreicht, z.B. Morphin oder Pentazocin. 📖📖 3

Betäubungsmittel (Kennzeichnung *Btm*) dürfen nur verabreicht werden, wenn andere Substanzen, die nicht zu den Betäubungsmitteln gerechnet werden, keine ausreichende Wirkung erzielen. Da Betäubungsmittel vor allem bei sehr starken Schmerzen eingesetzt werden, werden die einzelnen Wirkstoffe im Rahmen der medikamentösen Schmerztherapie genannt (*Opioid-Analgetika* → Kap. I/35.3.2).

Besonderheiten im Umgang mit Betäubungsmitteln

Um zu verhindern, dass Unbefugte Zugang zu Betäubungsmitteln erlangen, wurden im **Betäubungsmittelgesetz** (*Gesetz über den Verkehr mit Betäubungsmitteln, BtMG*) und in der **Betäubungsmittel-Verschreibungsverordnung** (*Verordnung über das Verschreiben, die Abgabe und den Nachweis des*

Verbleibs von Betäubungsmitteln, BtMVV) strenge Vorschriften festgelegt. Das Betäubungsmittelgesetz stellt den ungesetzlichen Gebrauch von Betäubungsmitteln unter Strafe und listet die Betäubungsmittel einzeln auf. Die Betäubungsmittelverschreibungsverordnung regelt die ärztliche Verschreibung der verkehrs- und verschreibungsfähigen Betäubungsmittel. 3 4

- Die Verordnung von Betäubungsmitteln ist nur auf einem dreiteiligen amtlichen Formular möglich, dem **Betäubungsmittelrezept** (*BtM-Rezept → Abb. I/28.4*). Teile I und II werden der Apotheke vorgelegt, Teil III bleibt beim verordnenden Arzt. Der Arzt muss Vorschriften zu Zahl und Höchstmenge der verschriebenen Betäubungsmittel beachten. Die BtM-Rezepte müssen vom jeweiligen Arzt gesondert beim Bundesinstitut für Arzneimittel und Medizinprodukte angefordert werden. Jeder Arzt ist für die sorgfältige Aufbewahrung verantwortlich und muss einen Verlust umgehend anzeigen. Verschreibt der Arzt Betäubungsmittel für den Bewohner einer Pflegeeinrichtung, eines Hospizes oder im Rahmen der spezialisierten ambulanten Palliativversorgung, kann er bestimmen, dass das Rezept nicht dem Erkrankten ausgehändigt wird. Dann darf er selbst oder von ihm beauftragtes Personal seiner Arztpraxis, der Pflegeeinrichtung, des Hospizes oder der Einrichtung der spezialisierten ambulanten Palliativversorgung das BtM-Rezept in der Apotheke einlösen
- Ärzte dürfen außerdem für Hospize und Einrichtungen der spezialisierten ambu-

lanten Palliativversorgung einen Notfallvorrat verschreiben.
Seit 2012 darf der Arzt außerdem zur Palliativversorgung in eng umrissenen Notfällen Betäubungsmittel für maximal drei Tage in Form von Fertigarzneimitteln überlassen

- Besondere Regelungen gelten für die Verschreibung zur Substitution bei opiatabhängigen Menschen (der Anteil älterer Drogenabhängiger wächst)
- Alle Medikamente, die unter das Betäubungsmittelgesetz fallen, müssen getrennt von den übrigen Arzneimitteln unter ständigem Verschluss bewohnerbezogen aufbewahrt werden. In der Praxis sieht das so aus, dass die üblichen Arzneimittelschränke in Pflegeeinrichtungen ein separates, zusätzlich abschließbares Fach für Betäubungsmittel haben. Die Verantwortung über den Schlüssel des Faches trägt die Einrichtungs- oder Pflegedienstleitung, delegiert diese aber in der Regel durch Übergabe an die Schichtleitung gegen Unterschrift. Die jeweils verantwortliche Person trägt den Schlüssel für dieses Fach stets bei sich und ist für seine sichere Aufbewahrung zuständig
- Über Bestand und Verbleib der Betäubungsmittel muss Buch geführt werden. **Betäubungsmittelbuch** oder **-karten** werden entweder im Safe der Einrichtungsleitung oder im Extrafach des Arzneimittelschrankes aufbewahrt. Ihre Seiten sind fortlaufend nummeriert. Dort sind alle im Bereich vorrätigen Betäubungsmittel verzeichnet (Bezeichnung, Darreichungsform, Menge → Abb.

I/28.3). Ändert sich der Bestand durch Lieferung aus der Apotheke oder durch Abgabe an einen Pflegebedürftigen, ist sofort zu aktualisieren. Alle entnommenen Betäubungsmittel werden mit Datum, vollständigem Namen des Bewohners, Art und Menge des entnommenen Betäubungsmittels, verordnendem Arzt sowie entnehmenden und verabreichenden Pflegenden dokumentiert. Auch zu Bruch gegangene Ampullen werden protokolliert. Bei Schreibfehlern wird das falsch geschriebene Wort **einmal** durchgestrichen. Auf keinen Fall dürfen Seiten herausgerissen oder Korrekturen vorgenommen werden, die das Geschriebene völlig unkenntlich machen (z.B. durch Tipp-Ex®). Mittlerweile ist auch ein Nachweis mittels elektronischer Datenverarbeitung zulässig, sofern ein Ausdruck der Angaben nach den entsprechenden Vorschriften jederzeit möglich und eine nachträgliche Manipulation der Daten ausgeschlossen ist. Buch, Karten oder Ausdrucke müssen drei Jahre lang aufbewahrt werden

- Der Bestand an Betäubungsmitteln und das Betäubungsmittelbuch werden monatlich von der Einrichtungsleitung bzw. der Pflegedienstleitung kontrolliert. Die Kontrolle wird durch Unterschrift dokumentiert.

Rezept

> **Rezept** (*Verschreibung*): Schriftliche Anweisung des Arztes zur Arzneimittelanfertigung oder Arzneimittelabgabe an den Apotheker.

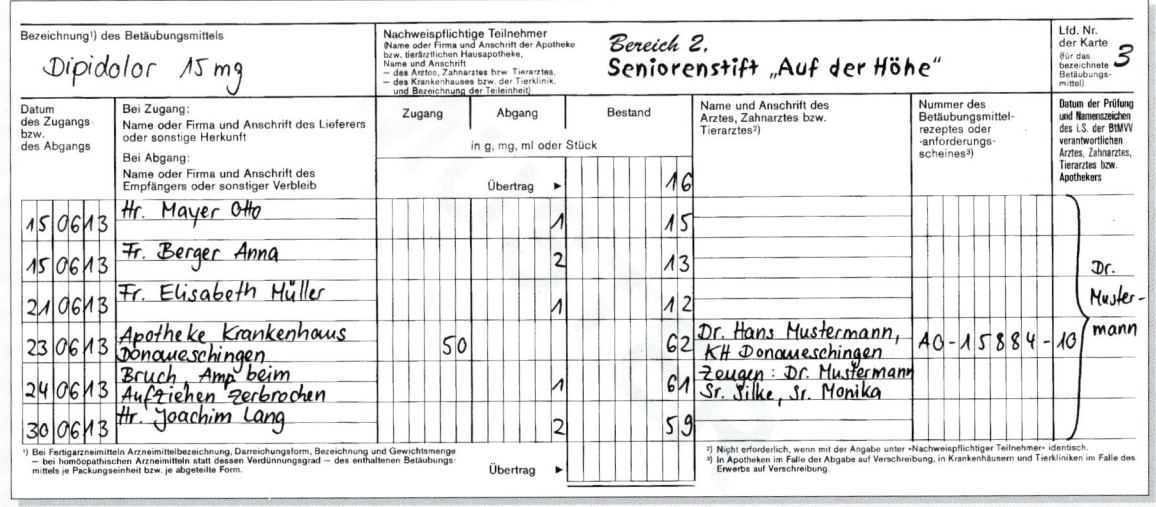

Abb. I/28.3 Seite aus einem BtM-Buch, in das alle aus der Apotheke gelieferten und im Pflegebereich verabreichten oder verworfenen BtM eingetragen werden. [W188]

Formulare

Derzeit werden ärztliche **Rezepte** (*Verschreibungen*) auf Papier ausgedruckt oder geschrieben. Aus den unterschiedlichen Abgabebeschränkungen und Krankenversicherungssystemen (gesetzlich oder privat krankenversichert) ergeben sich verschiedene Formulare:

- Wohl am häufigsten ist das rosa-weiße **Kassenrezept** für verschreibungspflichtige Arzneimittel, für die eine gesetzliche Krankenversicherung die Kosten übernimmt. Der Versicherte muss aber eine **Zuzahlung** in Höhe von 10% leisten (minimal 5, maximal 10 Euro bzw. den tatsächlichen Preis), wenn er nicht von dieser befreit ist. Gibt es für das Arzneimittel einen **Festbetrag,** übernimmt die Krankenkasse die Kosten nur bis zu dieser Höhe. Ist ein Arzneimittel teurer, muss der Versicherte die Differenz selbst bezahlen, auch wenn er von der Zuzahlung befreit ist. Liegt der Preis eines Arzneimittels 30% unter dem Festbetrag, ist es zuzahlungsfrei. Das Gesagte gilt prinzipiell auch bei Rabattverträgen zwischen Krankenkassen und Arzneimittelherstellern. Zusätzlich kann aber die jeweilige Krankenkasse bei rabattierten Arzneimitteln die Zuzahlung reduzieren oder aufheben, sodass die Zuzahlung beim gleichen Arzneimittel unterschiedlich sein kann. Pro Rezept dürfen höchstens drei Arzneimittel verschrieben werden. Ein Kassenrezept (→ Abb. I/28.4) ist nach Ausstellung einen Monat gültig. Ausnahme sind Dauerverordnungen für Hilfsmittel, die ein Quartal gelten

- **Privatrezepte** können prinzipiell auf Papier ohne jeglichen Vordruck ausgefüllt werden, sofern alle nötigen Angaben darauf enthalten sind. In der Praxis sind sie aber überwiegend weiß oder blau-weiß mit Vordruck zumindest der Praxisanschrift. Privatrezepte werden für Privatversicherte ausgestellt sowie für verschreibungspflichtige Arzneimittel von Kassenpatienten, wenn die Kassen die Kosten nicht übernehmen. Privatrezepte werden dem Betroffenen nach Quittierung durch den Apotheker wieder ausgehändigt. Privatversicherte können sich die Kosten dann von der Krankenversicherung erstatten lassen, gesetzlich Krankenversicherte die Kosten als außergewöhnliche Belastung bei der Steuererklärung geltend machen. Privatrezepte gelten drei Monate

- Das **grüne Rezept** ist für nicht verschreibungspflichtige Arzneimittel gesetzlich Krankenversicherter gedacht, deren Kosten nicht von den Kassen getragen werden. Es ist eigentlich kein Rezept, sondern eine Empfehlung des Arztes und eine Merkhilfe für den Erkrankten. Es kann außerdem das Geltendmachen der Kosten bei der Steuererklärung erleichtern. Das grüne Rezept ist unbegrenzt gültig

- Das dreiteilige **Betäubungsmittelrezept** ist unabhängig von der Versicherungsart. Es muss binnen einer Woche eingelöst werden.

Mit der elektronischen Gesundheitskarte sollte auch das **elektronische Rezept** (*E-Rezept*) eingeführt werden. Eine Umsetzung ist aber bisher nicht erfolgt.

Erforderliche Angaben

Gemäß der **Arzneimittelverschreibungsverordnung** (*AMVV*) vom 21.12 2005 enthält ein Rezept folgende Angaben:

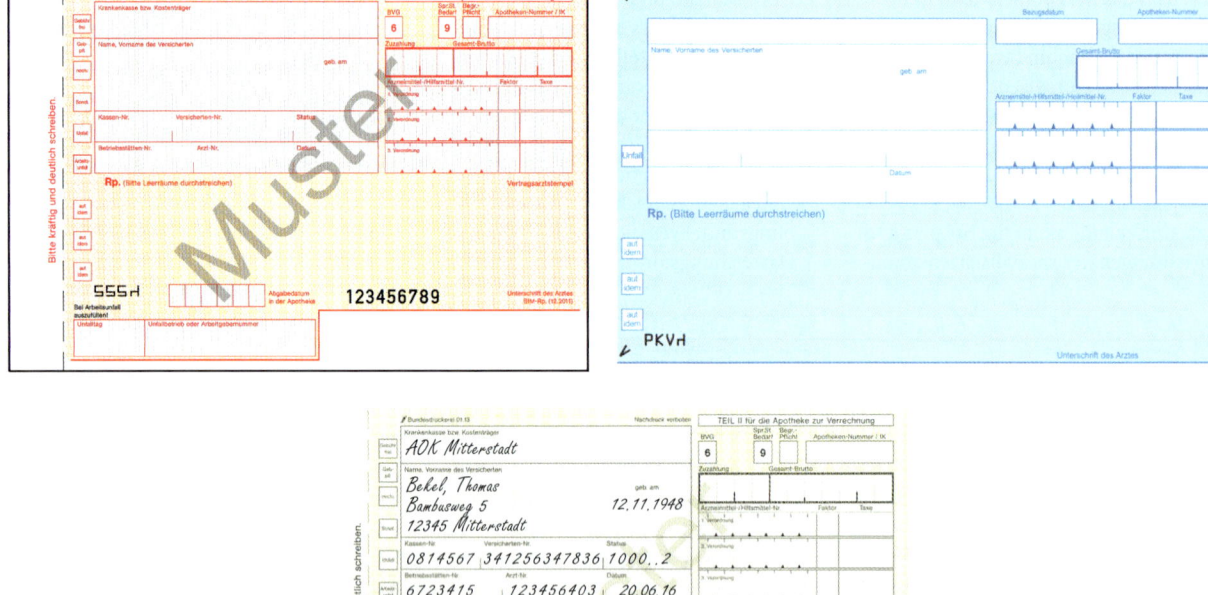

Maschinen- oder Handschriftlich — Arzneimittelbezeichnung, Stückzahl (in Worten wiederholt), Darreichungsform, Gewichtsmenge, Gebrauchsanweisung mit Einzel- oder Tagesangaben oder Vermerk „gem(äß) schriftl(icher) Anw(eisung)"

Handschriftlich — Unterschrift, evtl. Zusatz „in Vertretung"

Abb. I/28.4 Die unterschiedlichen Arzneimittel werden auf verschiedenen Rezepten verordnet. Oben links Kassenrezept, oben rechts Privatrezept, unten BtM-Rezept. [W181, W188, E118]

- Name, Berufsbezeichnung und Anschrift des verschreibenden Arztes
- Datum der Ausfertigung
- Name und Geburtsdatum der Person, für die das Arzneimittel bestimmt ist
- Bezeichnung des Fertigarzneimittels oder des Wirkstoffes einschließlich der Stärke, bei einem Arzneimittel, das in der Apotheke hergestellt werden soll, die Zusammensetzung nach Art und Menge oder die Bezeichnung des Fertigarzneimittels, von dem Teilmengen abgegeben werden sollen
- Darreichungsform, sofern die obige Bezeichnung nicht eindeutig ist (z.B. Tablette)
- Abzugebende Menge (z.B. N1)
- Gebrauchsanweisung bei Arzneimitteln, die in der Apotheke hergestellt werden sollen
- Gültigkeitsdauer der Verschreibung
- Eigenhändige Unterschrift der verschreibenden Person oder, bei Verschreibungen in elektronischer Form, deren qualifizierte elektronische Signatur nach dem Signaturgesetz. 🕮 5

Dosierung oder Zeitpunkt der Einnahme müssen nicht unbedingt auf dem Rezept notiert sein.

Darüber hinaus ist der Arzt verpflichtet, **Änderungen an einer Medikamentenverordnung** mit einer schriftlichen Notiz an der dafür vorgesehenen Stelle der Dokumentation zu fixieren. Diese Dosierungsanordnung besteht aus:

- Medikamentenname
- Verabreichungsform
- Dosierung
- Zeitpunkt der Verabreichung
- Gegebenenfalls zeitliche Befristung der Gabe
- Handzeichen des verordnenden Arztes und Datum der Anordnung.

In Notfällen können Pflegende eine solche Anordnung auch mündlich entgegennehmen. Sie lassen sich die Anordnung schriftlich bestätigen, sobald es möglich ist.

I/28.1.3 Arzneimittelnamen

Drei Namen für ein Medikament

Jedes Medikament hat in der Regel drei Namen:

- Der **chemische Name** ist die genaue chemische Bezeichnung der Substanz, z.B. *2-Acetoxybenzoesäure.* Er ist in erster Linie für den Apotheker und den Chemiker interessant
- Der **Freiname** (*genericname, international non-proprietaryname, INN*), im oben genannten Beispiel *Acetylsalicylsäure,* entspricht meist der chemischen Kurzbezeichnung der Substanz

- Der **Handelsname** (*Präparatename*) ist die Bezeichnung, unter der das Medikament vom Hersteller vertrieben wird. Der Handelsname ist durch ein ® (*Registered trademark = eingetragenes Warenzeichen*) gekennzeichnet. Beispiele für Handelsnamen der genannten Substanz sind Aspirin®oder ASS ratiopharm®.

Ein neuer Wirkstoff ist durch Patentrecht und ergänzende Schutzzertifikate etwa 10–15 Jahre ab Markteinführung geschützt. Danach kann jede andere Firma den gleichen Wirkstoff in den Handel bringen. Am häufigsten erfolgt dies unter dem Freinamen mit Zusatz des Herstellernamens, gelegentlich unter einem neuen Handelsnamen. Solche wirkstoff*gleichen* Nachahmerpräparate heißen **Generika** (Einzahl: *Generikum*). Sie unterscheiden sich beispielsweise in Herstellung und Hilfsstoffen vom **Originalpräparat** und sind überwiegend erheblich billiger.

Nicht mit Generika verwechselt werden dürfen **Me-too-Präparate** (*Analogpräparate*). Hier ist die Wirksubstanz eines eingeführten, erfolgreichen Originalpräparats leicht verändert worden. Der Mehrnutzen daraus ist bei den meisten dieser wirkstoff*ähnlichen* Präparate heftig umstritten. Me-too-Präparate können noch während der Schutzfrist des Originalpräparats auf den Markt gebracht und ebenfalls patentiert werden. Sie können billiger, gleich teuer oder teurer sein als das Originalpräparat.

Namenszusätze

Viele Präparate tragen **Namenszusätze,** die auf besondere Eigenschaften hinweisen:

- Zahlen geben häufig den Wirkstoffgehalt pro Tablette oder Ampulle an. So enthält etwa eine Tablette Aspirin®N 100 100 mg Acetylsalicylsäure, eine Tablette Aspirin®N 300 dagegen 300 mg
- Die Zusätze mite (z.B. Lanitop®mite), minor oder pico (z.B. Digimerck®minor, Digimerck®pico) weisen auf eine geringere Dosis, der Zusatz forte (z.B. Eusaprim®forte) auf eine höhere Dosis verglichen mit dem zuerst auf dem Markt erschienenen Präparat hin
- Depot (z.B. Fluanxol®Depot), long (z.B. Orfiril®long) oder retard (z.B. Isoket®retard) deuten auf eine verzögerte oder verlängerte Wirkung der Präparate hin. Dies wird z.B. durch Zusatz bestimmter Substanzen zu Injektionslösungen oder Überzüge bei Tabletten oder Kapseln erreicht

- Präparate mit dem Zusatz mono enthalten in der Regel nur einen Wirkstoff (z.B. Progagutt®mono). Dagegen stellen Präparate mit den Zusätzen compositum (comp., z.B. Metohexal®comp. oder Ramipril®comp.) oder plus (z.B. Teveten®plus) meist eine Kombination mehrerer Wirksubstanzen dar.

> **❯ Vorsicht!**
> Viele Arzneimittel sind entsprechend ihrer Zusammensetzung mit und ohne Namenszusätze erhältlich. Beim Richten der Medikamente ist also die schriftliche Anordnung des Medikaments sorgfältig zu lesen und Außenverpackung und ggf. auch Blister (→ Abb. I/28.6) oder Tablette auf die Anordnung hin zu prüfen. Verlass dich auf die Namenszusätze nicht! Forte z. B. kann nicht nur eine höhere Dosis, sondern auch eine Kombination mehrerer Wirksubstanzen bedeuten (z.B. Prostagutt®forte).

I/28.1.4 Beschaffung, Aufbewahrung und Entsorgung von Arzneimitteln

Beschaffung von Arzneimitteln

Pflegebedürftige in häuslicher Umgebung besorgen sich apothekenpflichtige Arznei- oder Hilfsmittel meist in einer Apotheke bzw. lassen diese holen oder liefern.

Für Pflegebedürftige in einer Pflegeeinrichtung gibt es zwei Möglichkeiten:

- Sie oder ihre Angehörigen besorgen sich apothekenpflichtige Arzneimittel wie Pflegebedürftige in häuslicher Umgebung selbst in der Apotheke ihrer Wahl
- Sie lassen ihr Rezept von der Einrichtungsleitung an die Apotheke weiterleiten, mit der die Einrichtung einen Versorgungsvertrag hat. Seit 2003 sind Pflegeeinrichtungen und öffentliche Apotheken zum Abschluss solcher Versorgungsverträge verpflichtet, um die Versorgung der Bewohner mit Arzneimitteln und apothekenpflichtigen Medizinprodukten sicherzustellen.

Aufbewahrung von Arzneimitteln

> **❯ Vorsicht!**
> Arzneimittel sind potenziell gefährlich. Nur durch sorgfältigen Umgang kann sichergestellt werden, dass sie nicht in unbefugte Hände geraten oder ein Pflegebedürftiger z.B. durch falsche Dosierung Schaden nimmt.

Behältnisse von Arzneimitteln sind grundsätzlich sicher zu verschließen. Dies ist besonders wichtig bei Arzneimitteln, die flüchtige, wasseranziehende oder stark duftende Stoffe enthalten, z.B. Tinkturen, Zubereitungen mit Alkohol, ätherische Öle.

Arzneimittel, die sich bei Licht zersetzen oder ihre Wirksamkeit verlieren, sind vor Licht zu schützen. Sie werden im Regelfall in dunklen Flaschen geliefert.

Bei Arzneimitteln aus Pulver oder Kristallen (z.B. Tabletten, Puder) ist trockene Lagerung besonders wichtig. Sie können durch Feuchtigkeit (Kondenswasser bei einem ungünstig gelegenen Schrank) zerfallen oder schimmeln.

Die geeignete **Lagerungstemperatur** für ein Medikament ist aus der Medikamentenverpackung und der Packungsbeilage ersichtlich:

- Sind auf Verpackung und Packungsbeilage keine besonderen Lagerungsvorschriften zu finden, kann das Arzneimittel bei Zimmertemperatur, d. h. bei 15–25 °C, aufbewahrt werden. Dies ist bei den meisten Arzneimitteln (auch Suppositorien) der Fall
- Einige Medikamente sollen etwas kälter bei 8–15 °C aufgehoben werden, beispielsweise ätherische Öle, Fette und Salben
- Wenige Medikamente, z.B. Insulinvorräte, müssen im Kühlschrank bei 2–8 °C lagern. Notwendig sind engmaschige Temperaturkontrollen (am besten wird ein Minimal-Maximal-Thermometer in die Kühlschranktür gelegt) und regelmäßiges Abtauen.

In Pflegeeinrichtungen dürfen in Kühlschränken, die zur Lagerung von Medikamenten ausgewiesen sind, nicht gleichzeitig Nahrungsmittel aufgehoben werden.

Feuergefährliche Stoffe wie Alkohol oder Äther dürfen nicht in der Nähe von Heizungen gelagert werden und müssen vor Sonne geschützt sein (*Explosionsgefahr*). Sie werden in verschließbaren, bruchsicheren Behältern mit besonderer Kennzeichnung (*Flammensymbol*) verwahrt.

> ❯ **Vorsicht!**
> Um Verwechslungen zu vermeiden, dürfen Arzneimittel nie in andere Gefäße umgefüllt werden.
> Beipackzettel und Lasche der Verpackung (mit Verfallsdatum und Chargennummer) bleiben stets mit dem Medikament in der Originalverpackung, bis die letzte Tablette verbraucht ist.

Aufbewahrung von Arzneimitteln in Pflegeeinrichtungen

Arzneimittel werden in einem Schrank (→ Abb. I/28.5) gelagert, der abschließbar sein muss, damit z.B. desorientierte Bewohner oder unbefugte Besucher nicht an die Medikamente gelangen können. Wird eine Altenpflegerin vom Richten der Medikamente weggerufen, darf sie den Schrank nicht unbeaufsichtigt offen stehen lassen, sondern muss eine Kollegin mit der Überwachung beauftragen oder den Schrank einschließlich der gerichteten Medikamente verschließen. Arzneimittel, die dem Betäubungsmittelgesetz unterliegen, müssen in einem gesonderten abschließbaren Fach gelagert sein (→ Kap. I/28.1.2).

In einer stationären Altenpflegeeinrichtung dürfen keine Medikamente im Sinne eines Stationsbedarfs bestellt werden. Allerdings dürfen die in der Pflegeeinrichtung tätigen Ärzte Praxisbedarf dort (unter Verschluss) deponieren.

Die Arzneimittel sind Eigentum des jeweiligen Bewohners und werden entsprechend bewohnerbezogen aufbewahrt. Jeder Bewohner hat im Medikamentenschrank ein eigenes, namentlich gekennzeichnetes Fach, eine Box oder Lade. Zusätzlich wird auf jeder Medikamentenpackung der Name des Bewohners vermerkt. Packungen des gleichen Arzneimittels mit längerem Verfallsdatum werden hinter die mit baldigem Verfallsdatum einsortiert. Bei Anbruch werden die Medikamente mit Datum versehen und angebrochene Packungen zuerst verbraucht. Auch kühlschrankpflichtige Arzneimittel müssen bewohnerbezogen gelagert werden. In diesem Fall ist es sinnvoll, an Fach, Box oder Lade eine Markierung

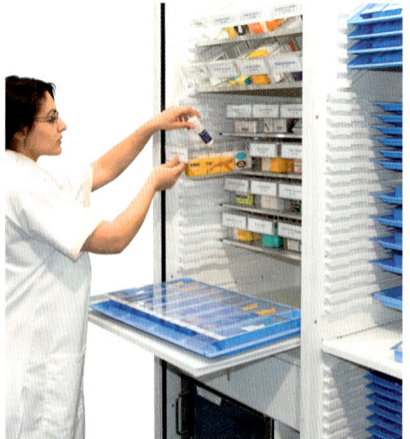

Abb. I/28.5 In Pflegeeinrichtungen werden Medikamente bewohnerbezogen gelagert. Jeder Bewohner hat seine eigene, korrekt beschriftete Box oder Lade. [V464]

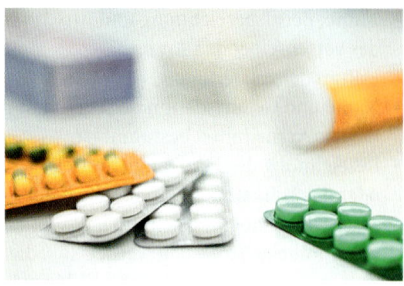

Abb. I/28.6 Blisterverpackungen (engl.: blister = Bläschen) sind Sichtverpackungen, die Tabletten vor Umwelteinflüssen schützen. Gerade älteren Menschen fällt das Herausdrücken der Tabletten aber oft schwer. [J787]

anzubringen (z.B. fest haftender Kleber außen), die daran erinnert, dass weitere Arzneimittel für den Bewohner im Kühlschrank stehen.

Schrank und Boxen bzw. Fächer werden regelmäßig gereinigt und dabei auf verfallene Medikamente kontrolliert. Restbestände eines Arzneimittels dürfen von Altenpflegerinnen nicht an andere Bewohner ausgegeben werden.

> ❯ Für jeden Bewohner müssen dokumentiert werden:
> - Name, Geburtsdatum und Krankenversicherung des Bewohners
> - Name, Anschrift und Telefonnummer der verordnenden Ärzte
> - Name, Anschrift und Telefonnummer der Lieferapotheke
> - Alle verordneten Arzneimittel u.a. mit letztem Verschreibungsdatum, Darreichungsform, Gebrauchsanweisung.

Haltbarkeit von Arzneimitteln

Die meisten Medikamente sind zwar lange, aber nicht unbegrenzt haltbar. Deshalb ist auf allen Packungen das **Verfallsdatum** aufgedruckt, das aber nur für original verschlossene Medikamente (→ Abb. I/28.6) gilt. Medikamente aus geöffneten Originalpackungen, die aus ihrer Folie herausgeholt oder sogar schon weiterverarbeitet worden sind (z.B. Antibiotikalösungen aus Pulver und Lösungsmittel), halten sich nicht so lange. Die Haltbarkeit bereits zubereiteter Lösungen ist dem Beipackzettel zu entnehmen. Dies gilt auch für Tropfen, die nach Anbruch nur eine bestimmte Haltbarkeit haben (z.B. Augentropfen).

Verfallene Medikamente kann man häufig, aber nicht immer von außen an folgenden Veränderungen erkennen:

- Verfärbungen des gesamten Medikaments oder lokale Farbveränderungen, etwa Flecken auf Tabletten

- Konsistenzveränderungen, etwa nicht aufschüttelbare Suspensionen (fester Bodensatz mit flüssigem Überstand), aufgeplatzte Oberflächen bei Dragees oder verklebte Kapseln
- Ungewöhnliche Beimengungen in sonst klaren Flüssigkeiten, etwa Trübungen oder Flocken in Trinkampullen oder Infusionslösungen
- Geruchsveränderungen, etwa bei ranzigen Salben.

Haben Altenpflegerinnen Zweifel, ob das Medikament in Ordnung ist, lassen sie es von einem Arzt oder Apotheker kontrollieren.

Entsorgung von Arzneimitteln

Arzneimittel gelten als Sondermüll. Sind sie verfallen, anderweitig unbrauchbar geworden oder werden sie nicht mehr benötigt, müssen Arzneimittel korrekt entsorgt werden. Wie dies erfolgen kann, ist regional unterschiedlich und kann in aller Regel bei dem für Abfallentsorgung zuständigen Amt der Kommune erfragt werden. Meist können kleinere Mengen zur Entsorgung in die Apotheke zurückgegeben werden.

In Pflegeeinrichtungen ist zu beachten, dass die Arzneimittel eines Bewohners nach seinem Tod in das Eigentum der Angehörigen bzw. Erben übergehen. Diese entscheiden dann, was damit passieren soll.

I/28.1.5 Richten und Zubereiten von Arzneimitteln

Richten von Arzneimitteln

Viele Pflegebedürftige in häuslicher Umgebung richten ihre Medikamente selbst oder lassen dies von Angehörigen besorgen. Die meisten Bewohner von Pflegeeinrichtungen sind hierzu nicht mehr in der Lage, sodass die Altenpflegerinnen Richten und ggf. Zubereiten von Arzneimitteln übernehmen.

In der häuslichen Pflege ist es üblich, für eine Woche im Voraus zu richten. Hierzu gibt es spezielle Dosiersysteme, bei denen z.B. sieben *Dispenser* (→ Abb. I/28.7) in eine Box geschoben werden wie Schubladen in

einen Schrank. Zu beachten ist, dass nicht wenige Präparate licht- oder feuchtigkeitsempfindlich sind, v.a. Weichgelatinekapseln, alle Brausetabletten und Tabletten, die sich im Mund auflösen sollen. Die einzelnen Tabletten werden deshalb nicht beim Richten aus dem Blister herausgedrückt (→ Abb. I/28.6). Man schneidet vielmehr den Blister mitsamt der darin eingeschlossenen Tablette ab.

In einigen Pflegeeinrichtungen wird wie in Krankenhäusern für nur einen Tag im Voraus gerichtet. Entweder erhält der Bewohner seinen gesamten Tagesbedarf in einem Dispenser, oder die Tabletten werden für alle Bewohner in Medikamentenbechern gerichtet, auf ein Tablett gestellt und kurz vor oder zu den Mahlzeiten ausgeteilt (Einzeldosissystem). Um Verwechslungen auszuschließen, sollte je ein Tablett für morgens, mittags, abends und spätabends gestellt werden. Auch die Nutzung verschiedenfarbiger Medikamentenbecher auf einem Tablett, z.B. rot für morgens, gelb für mittags, blau für abends, reduziert die Gefahr, dass Medikamente zu einem falschen Zeitpunkt gegeben werden. Tropfen werden nicht vorgerichtet, sondern zunächst ein leerer Medikamentenbecher auf den Platz gestellt, der erst kurz vor Verabreichung mit den Tropfen und etwas Wasser gefüllt wird. Auch Medikamente, die unter das Betäubungsmittelgesetz fallen, werden unmittelbar vor Gebrauch gerichtet. Dispenser bzw. Tabletts müssen regelmäßig gereinigt werden.

In vielen Pflegeeinrichtungen werden die Medikamente nur einmal wöchentlich gerichtet, da dies wesentlich zeitsparender ist. Dann sollten spezielle Stellsysteme verwendet werden. So kann beim wöchentlichen Richten für jeden Bewohner ein Wochentablett mit sieben Dispensern gestellt werden. Jeden Tag wird diesem Wochentablett der Dispenser für den gewünschten Wochentag entnommen und auf ein Verteiltablett umgesteckt, das zusätzlichen Platz für Becher bietet und die (Tages-)Dispenser aller Bewohner der Wohngruppe aufnimmt (→ Abb. I/28.8).

In manchen Einrichtungen wird der Wochenbedarf der Dauermedikation in bewohnerindividuellen **Wochenblistern** vorgefertigt aus der Apotheke geliefert. Diese **Verblisterung** soll die Arzneimittelsicherheit erhöhen und in den Einrichtungen Zeit sparen – über die Hälfte der Bewohner von Pflegeeinrichtungen bekommt sieben oder mehr Medikamente. Altenpflegerinnen bemängeln allerdings u.a., dass sie nicht mehr so gut den Überblick und die Kontrolle über die Medikation haben, zudem können nur feste Arzneimittel verblistert werden. 📖 6

Individuelle Wochenblister sind prinzipiell auch für die häusliche Altenpflege geeignet. Bislang bieten eher wenige Apotheken das Verblistern an.

> ❯ Beim Richten der Medikamente die „6-R-Regel" beachten:
> - **R**ichtiger Pflegebedürftiger
> - **R**ichtiges Medikament
> - **R**ichtige Dosierung oder Konzentration
> - **R**ichtige Applikationsart
> - **R**ichtiger Zeitpunkt
> - **R**ichtige Dokumentation.
>
> Teilweise wird die „6-R-Regel" durch bis zu vier weitere Punkte zur „8-R-" oder „10-R-Regel" erweitert:
> - **R**ichtige Aufbewahrung
> - **R**ichtige Anwendungsdauer
> - **R**ichtiges Risikomanagement
> - **R**ichtige Entsorgung

Medikamente sollten zu einer möglichst ruhigen Zeit an einem möglichst ruhigen Ort gerichtet werden, um folgenschwere „Flüchtigkeitsfehler" zu vermeiden. In Pflegeeinrichtungen ist deshalb die Anwesenheit weiterer Pflegender zum Entgegennehmen von Telefonaten und zur Betreuung der Bewohner wünschenswert.

Grundregeln für das **Richten von Medikamenten** sind:

- Vor jedem Umgang mit Arzneimitteln Hände waschen und desinfizieren. Medikamente nicht mit den Händen berühren, da zum einen die zwangsläufig mit der Zeit feuchter werdenden Hände die Arzneimittel verändern können, zum anderen sich durch den Hautkontakt mit dem Arzneimittel die Allergiegefahr für die Altenpflegerinnen erhöht. Am besten Handschuhe zum Richten anziehen
- Die Medikamente stets aus der bereits angebrochenen Packung oder aus der Packung mit dem kürzest bevorstehenden Verfallsdatum nehmen, sodass die ältesten Medikamente zuerst verbraucht werden („first in first out")
- Das Medikament dreimal auf seine Richtigkeit überprüfen: beim Herausholen

Abb. I/28.7 Dispenser zur Verteilung von Medikamenten. Die Schale enthält den gesamten Tagesbedarf an Tabletten für jeweils einen Bewohner. [V464]

aus dem Schrank, bei der Entnahme der Tablette und beim Wegstellen
- Die Medikamente bezüglich ihres Aussehens kontrollieren, z.B. auf Ausflockungen in sonst klaren Lösungen, auf Farbveränderungen oder ggf. einen ungewohnten Geruch achten
- Eingeschweißte Medikamente möglichst in ihrer Folie lassen, damit sie sich nicht durch die Luftfeuchtigkeit oder Licht verändern können und eine nochmalige Kontrolle vor dem Verabreichen möglich ist. Dies ist besonders wichtig, wenn für mehrere Tag im voraus gestellt wird
- Verschmutzte oder verklebte Medikamentenbehältnisse vor dem Zurückstellen in den Schrank reinigen oder verwerfen, um ein Keimwachstum zu verhindern
- Die Medikamente mit dem Beipackzettel und der Lasche, auf der Chargennummer und Verfallsdatum angegeben sind, an ihren ursprünglichen Platz zurückstellen. Fehlende oder in Kürze ausgehende Medikamente notieren und vom Arzt neu verschreiben lassen
- Nach dem Richten der Medikamente das Tablett bis zum Austeilen in den Medikamentenschrank stellen und abschließen, damit Unbefugte keinen Zugriff haben.

Beim Zerteilen von Tabletten ist Vorsicht geboten. Das Tablettenteilen ist eine der häufigsten Fehlerursachen beim Richten von Medikamenten in Pflegeeinrichtungen. Generell können nur Tabletten mit Bruchkerbe mit der Hand oder einem **Tablettenteiler** zerteilt werden. Die übrig gebliebene Hälfte wird trocken und lichtgeschützt aufbewahrt und als nächstes verbraucht.

Wird ein Bewohner per Sonde ernährt, muss der Arzt bereits bei der Verordnung darauf achten, ob das Präparat dafür geeignet ist. Granulat und viele Tabletten können in Wasser aufgeschwemmt werden. Darf eine Tablette zermörsert werden, geschieht dies erst unmittelbar vor ihrer Verabreichung.

> Gerade in der häuslichen Pflege kann es schwierig sein, die regelmäßige Medikamenteneinnahme zu gewährleisten. Um die Mitarbeit (*Therapieadhärenz*) des Erkrankten zu sichern, sollte:
> - Die Medikation dem Pflegebedürftigen erläutert werden
> - Der Medikamentenplan möglichst einfach sein und ein übersichtlicher Einnahmeplan schriftlich vorliegen
>   - Möglichst Einmalgaben statt mehrfach am Tag
>   - Evtl. fixe Kombinationen statt mehrerer Tabletten
>   - Möglichst kein Teilen von Tabletten
> - Bei der Wahl von Präparat, Verabreichungs- und Darreichungsform Rücksicht auf evtl. Behinderungen des Pflegebedürftigen genommen werden (z.B. Präparatwechsel, wenn der Pflegebedürftige mit der Verpackung nicht zurechtkommt)
> - Ein Dosiersystem (z.B. Dosett®, Medi 7®) benutzt werden.
> Kann der Pflegebedürftige die Medikamente trotzdem nicht mehr selbst richten, sollten Angehörige oder Altenpflegerinnen dies erledigen. Vergisst der Pflegebedürftige die Tabletteneinnahme gelegentlich, kann evtl. eine Pillendose mit eingebautem Wecker helfen, die es mittlerweile auch für mehrere Tage und Uhrzeiten gibt.

Zubereitung von Arzneimitteln

Muss das Medikament von den Pflegenden zubereitet werden, z.B. ein Pulver in einem geeigneten Lösungsmittel aufgelöst werden, ist streng aseptisches Arbeiten (auch bei oraler Medikation) unabdingbar. Anschließend werden Zubereitungsdatum und Uhrzeit auf dem Behältnis vermerkt. Medikamente zur parenteralen Verabreichung, z.B. Antibiotika-Infusionen, werden unmittelbar vor der Verabreichung zubereitet.

I/28.1.6 Verabreichung von Arzneimitteln

Applikation von Augentropfen und -salben → Kap. I/30.2.10

> Medikamente dürfen nur auf ärztliche Anordnung verabreicht werden.

Voraussetzungen der Medikamentengabe

Auf dem Medikamententablett oder den Dispensern (→ Abb. I/28.7, → Abb. I/28.8) muss der vollständige Name des Bewohners stehen. Beim Austeilen der Medikamente wird der Bewohner (nochmals) auf evtl. Umstellungen seiner Medikation hingewiesen.

Zunächst achtet die Altenpflegerin auf den Verabreichungszeitpunkt, der normalerweise vom Arzt im entsprechenden Dokumentationsbogen angegeben wird und auch der Packungsbeilage entnommen werden kann. Einmal täglich bedeutet meist morgens oder abends, zweimal täglich morgens und abends, dreimal täglich zu den Hauptmahlzeiten und zur Nacht ½–1 Std. vor dem Schlafengehen. Ausnahme sind Antibiotika, bei denen die Abstände zwischen den Gaben möglichst gleich sein sollen (dreimal täglich bedeutet also einen 8-Stunden-Abstand). Pauschale Regeln zum „richtigen" Einnahmezeitpunkt in Bezug auf Mahlzeiten gibt es nicht, da dieser von Wirksubstanz und Darreichungsform abhängt. So sollen Schilddrüsenhormone mor-

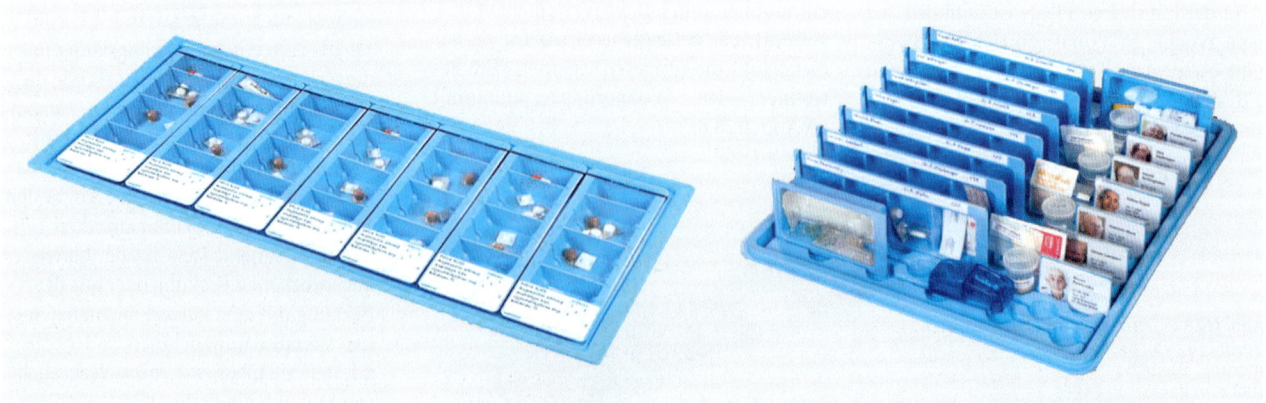

Abb. I/28.8 Links Wochentablett für einen Bewohner, rechts Verteiltablett für die Dispenser aller Bewohner einer Gruppe. Das Verteiltablett hat zusätzlich Mulden für Medikamentenbecher. [V464]

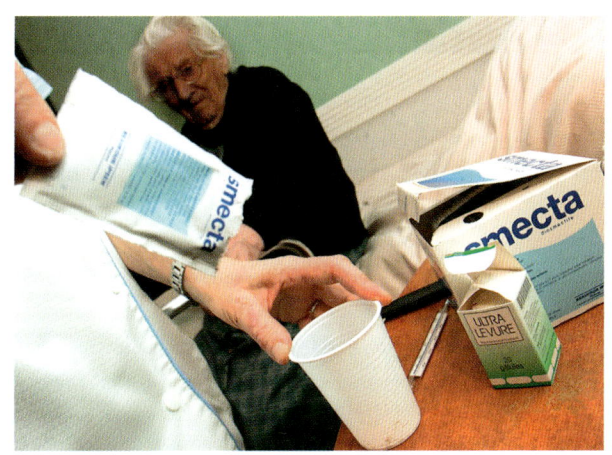

Abb. I/28.9 Ist der Pflegebedürftige nicht in der Lage, seine Medikamente selbstständig zur vorgesehenen Zeit einzunehmen, hilft ihm die Altenpflegerin dabei. [J787]

gens nüchtern eine halbe Stunde vor dem Frühstück genommen werden, Antazida hingegen 1–2 Std. nach einer Mahlzeit. Ist es bei oraler Gabe egal, wann ein Arzneimittel eingenommen wird, ist die Einnahme zu einer Mahlzeit oft am magenverträglichsten.

Ist keine Flüssigkeitseinschränkung angeordnet, sollten Tabletten mit mind. 100 ml Flüssigkeit bei aufrechtem Oberkörper eingenommen werden. Die Tabletten sind dann leichter zu schlucken. Am besten sind Leitungswasser und stilles Wasser. Bei vielen Medikamenten sind auch andere Flüssigkeiten möglich (Einschränkungen sind auf der Packungsbeilage vermerkt). Alkoholika sind generell nicht geeignet.

Beim Abräumen des Essenstabletts achten Altenpflegerinnen darauf, ob der Pflegebedürftige die Tabletten genommen hat. Essen die Pflegebedürftigen in Tischgemeinschaft, fordern die dort Dienst habenden Altenpflegerinnen ggf. zur Medikamenteneinnahme auf und kontrollieren diese. Ist eine zuverlässige Medikamenteneinnahme durch den Pflegebedürftigen nicht gewährleistet (z.B. bei demenziell oder depressiv Erkrankten), bleiben Altenpflegerinnen während der Tabletteneinnahme beim Betroffenen (→ Abb. I/28.9).

❯❯ Möchte ein Pflegebedürftiger seine Medikamente nicht nehmen, wird der Arzt verständigt, der Betroffene aber auf keinen Fall gewaltsam zur Einnahme der Medikamente gezwungen.

Tipps zur oralen Medikamentenverabreichung

• Dragees, Filmtabletten und Kapseln werden unzerkaut eingenommen
• Brausetabletten und Pulver werden in einem normalen Glas in Wasser aufgelöst

• Werden Tabletten aufgelöst im Einnahmebecher verabreicht, dürfen keine Reste im Becher verbleiben. Der Rest sollte nochmals aufgelöst werden
• Mixturen müssen vor dem Einfüllen in den Einnahmebecher geschüttelt werden
• Bei Pflegebedürftigen, die schlecht schlucken können oder eine Ernährungssonde haben, sind Granulat, Säfte oder Brausetabletten günstig. Altenpflegerinnen klären frühzeitig z.B. mit Arzt oder Apotheker, ob Kapseln geöffnet oder Tabletten in Wasser aufgelöst oder zermörsert werden dürfen. Das Öffnen einer Kapsel mit magensaftresistenter Umhüllung kann z.B. zu erheblichen Resorptions- und Wirkungsveränderungen führen. Beim Zermörsern darf immer nur ein Medikament zur gleichen Zeit zermörsert werden.

❯❯ **Vorsicht!**
Bei Fehlern in der Medikamentengabe muss sofort der Arzt verständigt werden, damit der Schaden für den Bewohner möglichst gering bleibt. Aus Angst und Scham zu schweigen, in der Hoffnung, „dass nichts passiert", ist unverantwortlich.

Verabreichungsformen

❯❯ **Verabreichungsform** (*Applikationsform*): Art und Weise, wie ein Arzneimittel auf oder in den Körper gebracht wird.

Welche **Verabreichungsform** gewählt wird, hängt von mehreren Faktoren ab:
• **Art des Wirkstoffs.** Viele Stoffe, z.B. Insulin und andere Eiweiße, würden bei *oraler* Gabe durch die Verdauungsenzyme des Magen-Darm-Trakts zerstört. Ist eine systemische Wirkung gewünscht, kommen nur Verabreichungsformen un-

ter Umgehung des Magen-Darm-Trakts (*parenteral*) in Betracht
• **Gewünschter Wirkort** (*lokal* = örtlich begrenzt oder *systemisch* = im ganzen Körper)
• **Wirkeintritt und -dauer.** Wirkt ein Arzneimittel sowohl nach oraler als auch nach intravenöser Gabe systemisch, tritt die Wirkung nach intravenöser Gabe weitaus schneller ein als nach oraler. Der Wirkeintritt nach oraler Gabe wird darüber hinaus von der Darreichungsform beeinflusst
• **Zustand und Wunsch des Betroffenen.** Die meisten Betroffenen bevorzugen Tabletten, Dragees oder Kapseln. Ein Bewohner mit starker Übelkeit aber wünscht vielleicht ein Zäpfchen oder eine Spritze.

❯❯ Die Verabreichungsform macht nur eine Aussage darüber, wie das Arzneimittel verabfolgt wird, nicht, wo es wirkt.

Vor allem werden im allgemeinen Sprachgebrauch „lokale Verabreichung" und „lokale Wirkung/Behandlung" sowie „orale Verabreichung" und „systemische Wirkung/Behandlung" oft gleichbedeutend verwendet. Dies trifft meist, aber nicht immer zu. So kann eine auf die Haut aufgetragene, d.h. lokal verabreichte Salbe sowohl lokal ihre Wirkung entfalten (etwa Salbe gegen eine Pilzinfektion), wenn der Wirkstoff auf der Haut verbleibt, als auch systemisch wirken (etwa Nitratsalbe gegen Angina pectoris), wenn der Wirkstoff durch die Haut in das Gefäßsystem gelangt. Umgekehrt haben die meisten oral eingenommenen Medikamente zwar Wirkungen auf den Gesamtorganismus, doch werden einige nicht aus dem Darm aufgenommen und stellen daher eine Lokalbehandlung der Darmschleimhaut oder Darmlichtung dar (z.B. Nystatin gegen Pilzinfektionen).

Enterale und parenterale Verabreichung

Grundsätzlich wird zwischen **enteralen** (*über den Darm*) und **parenteralen** (*unter Umgehung des Darms*) **Verabreichungsformen** unterschieden (→ Tab. I/28.1):
• Als enterale Verabreichungsformen werden üblicherweise die (per)orale, bukkale, sublinguale oder rektale Medikamentengabe gesehen
• Parenterale Verabreichungsformen sind die verschiedenen Injektionen und Infusionen, aber auch die perkutane Medikamentengabe.

Verabreichungsform	Bedeutung	Beispiel
Bukkal	• In die Wangentasche	• Schmerzmittel-Sublingualtablette bei akuten Schmerzdurchbrüchen im Rahmen chronischer Schmerzen
Inhalativ	• Durch Einatmen	• Asthma„spray"
Intraartikulär (i.a.)	• In ein Gelenk	• Kortisoninjektion bei rheumatischer Erkrankung
Intrakutan (i.c.)	• In die Haut	• Injektion der Testsubstanz bei Allergie- oder Tuberkulintest
Intramuskulär (i.m.)	• In einen Muskel	• Viele Impfungen
Intraossär (i.o.)	• In den Knochen	• Notfallmedikamente, wenn kein venöser Zugang gelegt werden kann
Intravenös (i.v.)	• In eine Vene	• Antibiotikainfusionen
Konjunktival	• Auf die Augenbindehaut	• Augentropfen gegen Augenbindehautentzündung
Kutan, perkutan, transdermal	• Auf/durch die Haut	• „Schmerzpflaster" bei chronischen Schmerzen, „Hormonpflaster" gegen Wechseljahresbeschwerden
Nasal	• In die Nase	• Nasenspray gegen Schnupfen
Oral, peroral (p.o.)	• Zu schlucken	• Bluthochdrucktabletten, häufigste Verabreichungsform überhaupt
Otal, aural	• In den Gehörgang	• Ohrentropfen bei Entzündung des äußeren Gehörganges
Peridural	• In den Epiduralraum	• Schmerzmittelgabe über Periduralkatheter nach bestimmten Operationen oder bei chronischen Schmerzen
Rektal	• In den After	• Schmerzmittelzäpfchen
Subkutan (s.c.)	• Unter die Haut	• Heparinspritze zur Thromboseprophylaxe, viele Impfungen
Sublingual (s.l.)	• Unter die Zunge	• Sublingualtabletten gegen Angina pectoris (Schmerzen durch Minderdurchblutung des Herzens) oder Schmerzdurchbrüche bei chronischen Schmerzen
Vaginal	• In die Scheide	• Vaginalovula oder -creme gegen Pilzinfektionen der Scheide

Tab. I/28.1 Die häufigsten Verabreichungsformen (Applikationsformen) von Medikamenten.

	Darreichungsform	Besonderheiten
Feste Arzneimittelformen		
	Pulver: Sehr fein zerkleinerte, feste Substanzen. Verabreichung meist lokal (**Puder** zum Auftragen auf die Haut); seltener oral, dann in der Regel in Flüssigkeit aufgeschwemmt oder gelöst [K115]	• Eingeschränkte Haltbarkeit, da Pulver durch Luftfeuchtigkeit verklumpt (zieht Wasser an) • Dosierung ungenau, falls nicht in Beutelchen verpackt
	Granulat: Zerkleinerte, feste Substanzen in Körnerform. Verabreichung meist oral mit Flüssigkeit [K115]	• Dosierung ungenau, falls nicht in Beutelchen verpackt
	Tablette: Fest gepresstes Pulver in meist runder Form. Verabreichung in der Regel oral [K115]	• Genaue Dosierung • Oft schlecht zu schlucken • Teilen meist möglich
	Filmtablette: Tablette mit dünnem Überzug (nicht aus Zucker) [K115] **Dragee** (*Lacktablette*): Tablette mit dickerem, zuckerhaltigem Überzug **Retardtablette** (*Depottablette*): Tablette mit verzögerter Wirkstofffreisetzung, z.B. durch Überzug, Einbettung in eine Matrix (Grundmasse) oder in winzige Pellets innerhalb der Tablette Ein Überzug schützt z.B. vor Feuchtigkeit oder macht die Tablette besser schluckbar. Ist der Überzug für Magensaftresistenz (Auflösen erst im Dünndarm) oder Retardierung (verzögerte Freisetzung) verantwortlich, ist die Darreichungsform nicht teilbar, da diese Eigenschaften durch Teilung verloren gingen. Verabreichung oral [K115]	• Genaue Dosierung • Gut zu schlucken • Geschmacksneutral • Film- und Retardtabletten manchmal (Kerbung?), Dragees nicht teilbar
	Schmelztablette: Tablette (bzw. dünnes Plättchen), die im Mund ohne weitere Flüssigkeitszufuhr schnell zergeht. Aufgrund der Herstellungsweise zerbrechlich. Flüssigkeitsanziehend **Brausetablette:** Tabletten, die in Wasser aufgelöst werden [J787]	• Genaue Dosierung • Meist eingeschränkte Haltbarkeit • Schmelztabletten: Einnahme auch im Liegen oder bei Schluckstörung möglich • Schneller Wirkungseintritt
	Kapsel: Feste oder flüssige Arzneisubstanz in einer verdaulichen Hülle, überwiegend auf Gelatinebasis. Verabreichung meist oral, gelegentlich vaginal oder Ausgangsmaterial zur Herstellung von Inhalaten **Zerbeißkapseln:** Kapseln mit flüssigem Inhalt, der durch Zerbeißen im Mund freigesetzt und über die Mundschleimhaut aufgenommen wird [K115]	• Umhüllung verändert sich mit der Zeit, wird z.B. klebrig/spröde • Nicht teilbar • Öffnen oft möglich

	Darreichungsform	Besonderheiten
Feste Arzneimittelformen		
	Tee: Zerkleinerte und getrocknete Pflanzenteile. Verabreichung v.a. oral nach Zubereitung eines Aufgusses mit kochend heißem Wasser [O408]	
	Zäpfchen *(Suppositorium)*: Einbettung des Wirkstoffs in eine Fett-Grundlage, die bei Körpertemperatur schmilzt. Verabreichung rektal, Vaginalzäpfchen vaginal **Ovula:** Eiförmige Vaginalzäpfchen [O408]	• Stark variierende Wirkstoffresorption
Gasförmige Arzneimittelformen		
	Gase: Reine Gase ohne Zusatz. Verabreichung pulmonal Verwendet werden dürfen nur **medizinische Gase** höchster Reinheit [V083]	• z.B. Sauerstoffgabe bei Atemstörungen, Narkosegase
	Aerosole: In einem Gas (Luft) zerstäubte feste oder flüssige Wirkstoffe. Verabreichung meist durch Inhalation, wobei die Teilchengröße bestimmt, ob die Substanz höchstens bis zur Luftröhre (grober Anhalt: Durchmesser $\geq 10\,\mu m$), in die Bronchien (Durchmesser 5–10 μm) oder in die Lungen gelangt (Durchmesser 1–5 μm) [K183]	• Vor Gebrauch schütteln • Aerosolpackungen mit Treibgas vor Sonnenbestrahlung und Erwärmung über 50 °C schützen
Flüssige Arzneimittelformen		
	Lösung: Fester Wirkstoff, vollständig gelöst in einem geeigneten Lösungsmittel (z.B. Wasser, Alkohol). Verabreichung kutan, oral, parenteral oder Ausgangsmaterial zur Herstellung von Inhalaten [K115]	• lat.: *Solutio,* Abk. *Sol.*
	Tinktur: Alkoholischer Auszug aus pflanzlichen oder tierischen Stoffen, Verabreichung kutan, oral [K115]	
	Suspension: Aufschwemmung eines festen Wirkstoffes in einer Flüssigkeit. Verabreichung kutan, oral. Auch Ausgangsmaterial zur Herstellung von Inhalaten [K115]	• Teilchen „schweben" in der Flüssigkeit • Vor Gebrauch schütteln
	Emulsion: Vermengung (feinste Verteilung) zweier nicht miteinander mischbarer Flüssigkeiten. Flüssigkeit sieht einheitlich, meist milchig-trüb aus. Verabreichung meist kutan, seltener oral [K115]	• V.a. aus Öl und Wasser (Öl-in-Wasser- oder Wasser-in-Öl-Emulsion, → Abb. I/28.11)
Halbfeste Arzneimittelformen		
	Salbe: Wirkstoff eingebettet in streichfähige Grundmasse, meist auf Fettbasis (→ Abb. I/28.10). Verabreichung kutan bzw. auf Schleimhaut [K115]	• Lat.: *Unguentum,* Abk. *Ungt.*
	Creme: Weiche „Salbe" mit hohem Wassergehalt (→ Abb. I/28.10). Verabreichung kutan bzw. auf Schleimhaut [K183]	
	Paste: Relativ feste „Salbe" mit hohem Pulveranteil (→ Abb. I/28.10). Verabreichung kutan bzw. auf Schleimhaut [K183]	
	Gel: Wirkstoff eingebettet in wasserlösliche Grundmasse mit Quellstoffen und Geliermitteln. Verabreichung kutan bzw. auf Schleimhaut [K115]	• Trocknet auf der Haut • Wirkt kühlend

Darreichungsform	Besonderheiten
Sonderformen (Beispiele)	
Implantat: Über längere Zeit oder lebenslang in den Körper eingebrachtes Fremdmaterial [V112]	
Transdermale therapeutische Systeme *(TTS)*: Pflasterartige selbstklebende Trägerfolien, die auf die Haut geklebt werden und den Wirkstoff kontinuierlich über einen längeren Zeit freisetzen. Wirkstoffresorption über die Haut [U231]	

Tab. I/28.2 Überblick über die Arzneimittelformen.

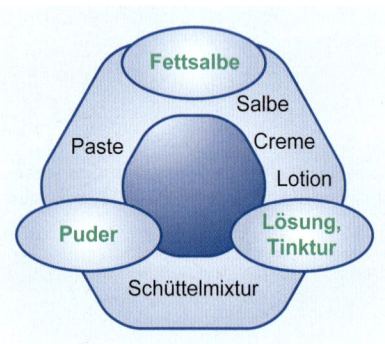

Abb. I/28.10 Überblick über die halbfesten Darreichungsformen, die an der Haut eingesetzt werden. Von Fettsalbe über Salbe, Creme und Lotion bis zur Lösung nimmt der Wassergehalt zu. [L138]

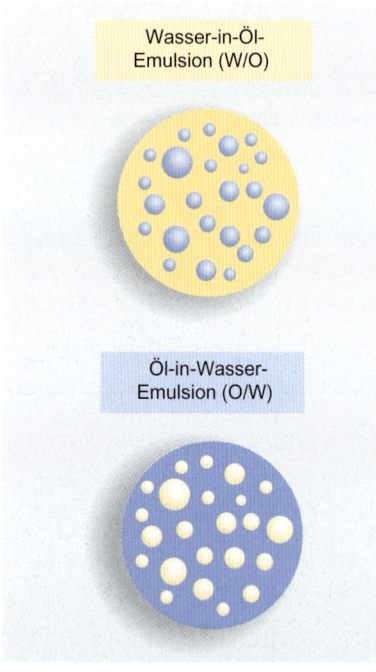

Abb. I/28.11 Bei der Wasser-in-Öl-Emulsion sind Wassertröpfchen in Öl als durchgängiger Phase gelöst, bei der Öl-in-Wasser-Emulsion ist es umgekehrt. [L157]

Auch diese Einordnung ist aber z.B. bei der bukkalen, sublingualen und rektalen Medikamentengabe umstritten.

Darreichungsformen

Viele Arzneimittel sind in verschiedenen **Darreichungsformen** (*Arzneiformen, Zubereitungsformen*) erhältlich, z.B. als Tablette zum Schlucken und als Injektionslösung zur parenteralen Gabe (→ Tab. I/28.2).

Verträgt ein Bewohner eine bestimmte Darreichungsform nicht, kann dies auf die Wirksubstanz oder die Zusatz- oder Hilfsstoffe zurückzuführen sein.

I/28.1.7 Wege eines Arzneimittels im Organismus

❯ Pharmakologie (*Arzneimittelkunde*): Lehre von den Wechselwirkungen zwischen Arzneistoffen und Organismus. Eingeteilt u.a. in:
- **Pharmakokinetik.** Befasst sich mit der **Resorption** (*Aufnahme*), Verteilung, **Metabolisierung** (*Verstoffwechselung*) und **Elimination** (*Ausscheidung*) des Arzneistoffes im Körper („Was macht der Körper mit der Substanz?", → Abb. I/28.12)

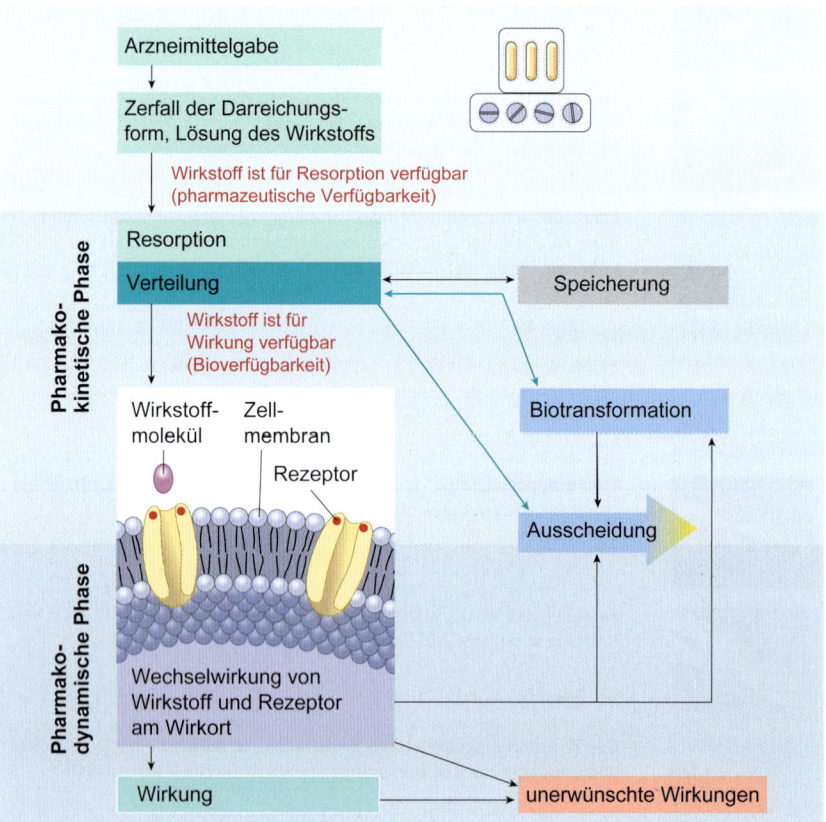

Abb. I/28.12 Arzneimittelgabe, Pharmakokinetik und -dynamik eines Medikaments. [L190]

- **Pharmakodynamik.** Befasst sich mit erwünschten und unerwünschten Wirkungen eines Arzneistoffes auf den Organismus („Was macht die Substanz mit dem Körper?") einschließlich der Frage nach der notwendigen bzw. schädigenden Dosierung (→ Abb. I/28.12).

Resorption und Verteilung

Unter **Resorption** versteht man die Aufnahme von Stoffen über Haut oder Schleimhaut (z.B. Mund-, Magen-, Darmschleimhaut), Muskulatur oder Unterhautfettgewebe ins Blut. Von Arzneimitteln wird oft nur ein Teil resorbiert. Wie groß dieser ist, hängt von vielen Faktoren ab, z.B. den Eigenschaften des Arzneimittels, der Verabreichungsform oder bei oraler Aufnahme eventuellen Durchfällen.

Die **Verteilung** eines Arzneimittels im Körper ist v.a. abhängig von seinen physikochemischen Eigenschaften (etwa Molekülgröße, Ladung) im Zusammenhang mit den Membranen, die das Arzneimittel passieren muss. So gibt es einerseits Arzneimittel, die nach i.v.-Injektion in den Blutgefäßen verbleiben. Andere wiederum verteilen sich im Extrazellulärraum (Raum außerhalb der Zellen) oder sogar im ganzen Körper einschließlich des Intrazellulärraums (innerhalb der Zellen). Wichtig ist, ob ein Arzneimittel die Blut-Hirn-Schranke überwinden und in Gehirn und Rückenmark Wirkungen (auch unerwünschte) hervorrufen kann.

Bioverfügbarkeit und Biotransformation

Bioverfügbarkeit bezeichnet den Anteil eines Arzneimittels, der in den venösen Körperkreislauf gelangt und somit am Wirkort zur Verfügung steht. Daher ist die Bioverfügbarkeit eines Arzneimittels nach intravenöser Gabe definitionsgemäß 100 %. Nach oraler Gabe kann die Bioverfügbarkeit ebenfalls nahe 100 % erreichen (die Wirkung tritt aber im Vergleich zur intravenösen Gabe langsamer ein).

Die Bioverfügbarkeit kann aber auch wesentlich geringer ausfallen, wenn z.B. nur die Hälfte des Arzneimittels aus dem Magen-Darm-Trakt resorbiert wird oder nach Resorption aus dem Darm ein Großteil des Wirkstoffs schon bei der ersten Leberpassage abgebaut wird, bevor er in die Venen des großen Kreislaufs gelangt (*First-Pass-Effekt*).

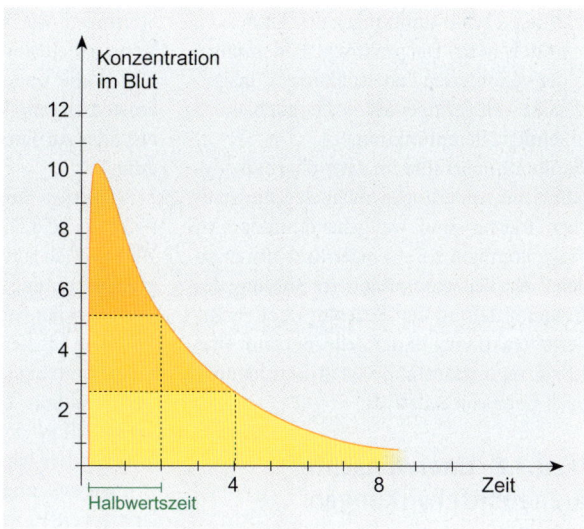

Abb. I/28.13 Blutspiegelkurve eines Arzneimittels. [L190]

Viele Arzneimittel werden im Körper nach ihrer Aufnahme chemisch verändert (verstoffwechselt, *metabolisiert*). Diese **Biotransformation** erfolgt v.a. durch Enzyme in der Leber. Dabei können die Arzneimittel inaktiviert, also unwirksam gemacht werden, oder aber umgekehrt erst ihre wirksame Form erlangen. Vor allem aber werden viele Arzneimittel wasserlöslicher.

Ausscheidung

Arzneimittel werden über verschiedene Wege ausgeschieden. Wohl der bedeutendste Weg ist die Ausscheidung über die Nieren, gefolgt von der über die Leber in die Galle und damit in den Darm. Einige wenige Arzneimittel werden abgeatmet (z.B. Narkosegase).

Blutspiegelkurve, Halbwertszeit und Dosierung

Nach der Verabreichung eines Arzneimittels erreicht seine Konzentration im Blut nach einer bestimmten Zeit, die je nach Medikament und Art der Verabreichung unterschiedlich ist, ein Maximum. Dann fällt die Konzentration ab, bis schließlich die gesamte Arzneimittelmenge aus dem Blutkreislauf ausgeschieden ist. Den Konzentrationsverlauf kann man anhand einer **Blutspiegelkurve** darstellen (→ Abb. I/28.13). Die **Halbwertszeit** gibt die Zeit an, nach der die Konzentration auf die Hälfte der Maximalkonzentration abgefallen ist.

Anhand der Blutspiegelkurve und der Halbwertszeit werden die **Dosierung** und der Abstand der Einzelgaben eines Medikaments festgelegt.

Veränderungen von Pharmakokinetik und -dynamik im Alter

Die altersbedingten Veränderungen der Organe haben Folgen für Arzneimittelaufnahme, -verstoffwechselung und -ausscheidung:

- Die Arzneimittelresorption aus dem Magen-Darm-Trakt ist nicht generell vermindert, aber oft verlangsamt
- Infolge der Abnahme des Wasser- und der Zunahme des Fettanteils des Körpers ändert sich nicht selten das Verteilungsvolumen eines Arzneimittels und dadurch seine Blutkonzentration und Halbwertszeit
- Im Alter ist die Albuminkonzentration im Blut häufig vermindert. Bei Arzneimitteln, die an Eiweiße gebunden werden, steigt dann der nicht eiweißgebundene, „freie" Anteil. Dadurch kann die Wirkung (zunächst) stärker sein, aber auch die Verstoffwechselung zunehmen und die Wirkung somit schneller abklingen
- Von großer praktischer Bedeutung ist die physiologische Abnahme der Nierenfunktion mit dem Alter. Dadurch werden viele Arzneimittel schlechter ausgeschieden. Wird die Dosis nicht vermindert, reichern sich diese Arzneimittel an (*kumulieren*) und es kann bei Arzneimitteln mit geringer therapeutischer Breite schon bei „Normaldosierung" innerhalb kurzer Zeit zu Vergiftungserscheinungen kommen
- Auch die Verstoffwechselung in der Leber kann sich ändern, jedoch gibt es hier keine „Faustregeln". Im Zweifel sind

Blutspiegelbestimmungen des Arzneimittels nötig. Die praktische Bedeutung der veränderten Leberfunktion ist insgesamt weit geringer als die der nachlassenden Nierenfunktion.

Darüber hinaus sind im Alter pharmakodynamische Änderungen möglich. Die Ursachen hierfür sind weitgehend unklar. In Frage kommen z.B. weniger Rezeptoren an den Zielzellen, eine veränderte Bindung des Arzneimittels an den Rezeptor oder veränderte Reaktionen in der Zelle. Bekannt sind z.B. Erregungszustände (statt Beruhigung) nach Gabe von Sedativa.

I/28.1.8 Unerwünschte Arzneimittelwirkungen

Ein Arzneimittel kann verschiedene Wirkungen entfalten, von denen meist eine bei der Behandlung hauptsächlich erwünscht ist. Die anderen Wirkungen können ebenfalls günstig, aber auch ausdrücklich unerwünscht sein. Diese **unerwünschten Arzneimittelwirkungen** (*UAW*) werden im allgemeinen Sprachgebrauch auch nicht ganz korrekt als **Nebenwirkungen** bezeichnet. Sie treten definitionsgemäß auch bei sachgerechtem Gebrauch des Arzneimittels bei einem gewissen Prozentsatz der Menschen auf.

Unter der **therapeutischen Breite** eines Arzneimittels versteht man den „Abstand" zwischen der Dosis, welche die erwünschte Wirkung hervorruft, und der, die zu (erheblichen) unerwünschten Wirkungen führt. Die therapeutische Breite ist ein Maß für die Sicherheit eines Arzneimittels.

Die unerwünschten Wirkungen eines Arzneimittels sind aus der Packungsbeilage ersichtlich. Sie muss auch Angaben über die Häufigkeit der unerwünschten Wirkungen enthalten, wobei es fünf „Häufigkeitsklassen" gibt:
- Sehr häufig = mindestens 10 %
- Häufig = mindestens 1 %, aber unter 10 %
- Gelegentlich = mindestens 0,1 %, aber unter 1 %
- Selten = mindestens 0,01 %, aber unter 0,1 %
- Sehr selten = unter 0,01 %.

Wohl zu den häufigsten unerwünschten Arzneimittelwirkungen zählen Magen-Darm-Beschwerden wie Übelkeit, Erbrechen oder Durchfälle. Letztere sind insofern problematisch, als dass sie zu einer verminderten Resorption und damit Wirkung des Arzneimittels führen können. Auch ZNS-Störungen wie verstärkte Müdigkeit oder Verwirrtheit sind recht häufig. Gelegentlich führen die unerwünschten Wirkungen zu ernsten Organschäden, z.B. zum Gehörverlust oder zur Einschränkung der Blutzellbildung.

Auf jedes Medikament ist eine Allergie (→ Kap. I/26.6.1) möglich, sowohl gegen den Wirkstoff als auch gegen die in der jeweiligen Zubereitung enthaltenen Hilfsstoffe. Die meisten Allergien zeigen sich durch relativ harmlose Erscheinungen, z.B. Hautausschläge. Es kann aber auch zu einer allergischen Sofortreaktion bis hin zum anaphylaktischen Schock kommen (→ Kap. I/26.6.1), insbesondere bei parenteraler Gabe.

Inwieweit unerwünschte Wirkungen toleriert werden müssen, hängt auch von der Grunderkrankung ab. Während man ein Präparat gegen leichte Befindensstörungen beim Auftreten von unerwünschten Wirkungen in der Regel absetzt, müssen bei lebensbedrohlichen Erkrankungen, etwa schweren Infektionen oder Tumorleiden, auch ernste unerwünschte Wirkungen in Kauf genommen werden.

Unerwünschte Arzneimittelwirkungen können gerade bei alten Menschen schwerwiegende Folgen haben. Führt z.B. ein Arzneimittel zu Müdigkeit oder Schwindel, so ist dies nicht nur lästig, sondern durch die Sturz- und damit Frakturgefahr ausgesprochen gefährlich.

> ❯ Altenpflegerinnen beobachten jeden Pflegebedürftigen sorgfältig auf das Auftreten von unerwünschten Arzneimittelwirkungen. „Neue" Befindensstörungen, insbesondere nach einer Änderung der Medikation, werden nicht einfach auf „das Alter" oder die Grunderkrankung zurückgeführt, sondern stets auf einen Zusammenhang mit der Arzneitherapie überprüft (Arzt informieren).

I/28.1.9 Arzneimittelwechselwirkungen

Bei der gleichzeitigen Gabe mehrerer Arzneimittel treten häufig **Arzneimittelwechselwirkungen** (*Arzneimittelinteraktionen*) zwischen den Medikamenten auf. Das Risiko steigt dabei mit der Zahl der eingenommenen Arzneimittel überproportional an (→ Abb. I/28.14).

Die Ursache der Wechselwirkungen kann in allen der oben aufgeführten Bereiche liegen (z.B. verminderte Resorption durch Komplexbildung von Arzneimitteln, andere Verstoffwechselung durch Konkurrenz um die Leberenzyme). Auch sind sowohl Wirkungsverstärkung als auch -abschwächung möglich.

So vermindern Antazida (Mittel gegen die Übersäuerung des Magens) die Resorption und damit die Wirkung vieler anderer Arzneimittel. Abhilfe bringt hier ausreichender Zeitabstand zwischen den Einnahmen.

Ein Teil der Arzneimittelwechselwirkungen ist vorhersehbar und muss vom Arzt bei der Verordnung berücksichtigt werden. Andere Wechselwirkungen sind aber nur schlecht kalkulierbar. Problematisch ist außerdem die eigenmächtige Medikamenteneinnahme auf die Empfehlung von Angehörigen oder Bekannten hin. Auch „harmlose", frei verkäufliche Medikamente oder sogar Nahrungsergänzungsmittel können zu Arzneimittelwechselwirkungen führen.

> ❯ Schätzungsweise ⅓ der mindestens 65-Jährigen erhält fünf oder mehr verschiedene Wirkstoffe im Quartal. 📖 7 Diese **Mehrfachmedikation** (*Multimedikation, Polypharmazie*) erhöht das Risiko von Arzneimittelwechselwirkungen und -nebenwirkungen erheblich. Auch die Gefahr von Einnahmefehlern steigt.

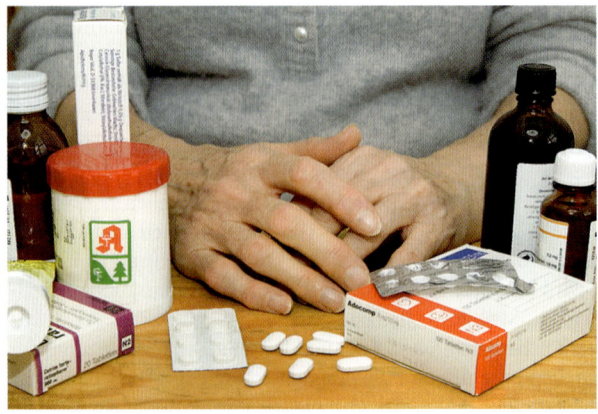

Abb. I/28.14 Zum „Normalprogramm" vieler alter Menschen gehört die tägliche Einnahme verschiedener Medikamente. Dadurch steigt die Gefahr unerwünschter Wechselwirkungen zwischen den verschiedenen Arzneimitteln massiv. [K313]

I 28

Konsequenzen sind eine genaue Beobachtung des Pflegebedürftigen und die regelmäßige Überprüfung aller eingenommenen Arzneimittel auf ihre Notwendigkeit hin (keine Präparate gegen leichte Befindensstörungen einnehmen, Medikamente auf ihre Wirkung überprüfen und nicht einfach „weiterlaufen" lassen).

Priscus-Liste

Es gibt in Deutschland mehrere Verbundprojekte zum Thema „Gesundheit im Alter". Eines davon ist das Projekt **Priscus** (priscus lat.: *alt, altehrwürdig*). Ein Schwerpunkt ist die Arzneimitteltherapie alter Menschen, auch unter dem Aspekt der Mehrfachmedikation.

Bestimmte Arzneimittel führen bei älteren Menschen besonders häufig zu unerwünschten Wirkungen. Sie werden als „potenziell inadäquat für ältere Menschen" bezeichnet. Die **Priscus-Liste** stellt diese

Arzneimittel erstmalig speziell angepasst an Deutschland zusammen und nennt Alternativen sowie Vorsichtsmaßnahmen, falls das Arzneimittel bei älteren Menschen unbedingt gegeben werden muss.
📖 8 📖 9

I/28.2 Spezielle Arzneimittellehre

Ⓐ Fallbeispiel Ambulant

Altenpflegerin Linda Müller sortiert die Arzneimittel bei Susanna Leydig. Während der täglichen Besuche war ihr aufgefallen, dass in der Wohnung der Pflegebedürftigen große Mengen Arzneimittel herumlagen. Nicht nur die zwei Spiegelschränke im Badezimmer waren vollgestopft mit Schachteln und Fläschchen, sondern auch im Schlaf- und Wohnzimmer standen in den Ecken Kartons mit Arzneimitteln. Linda Müller-

bittet Frau Leydig (→ Kap. I/27.1), bei der Durchsicht zu helfen. Sie finden Präparate, deren Mindesthaltbarkeitsdatum seit Jahren abgelaufen ist, viele Arzneimittel, die der aktuellen Verordnung nicht entsprechen und sogar ein paar Betäubungsmittel.

Die **spezielle Arzneimittellehre** umfasst vor allem die Darstellung der medikamentösen Behandlung wichtiger Krankheitsbilder. Hierzu werden die Arzneimittel meist in Gruppen eingeteilt, oft nach ihrem Anwendungsgebiet, z.B. Analgetika als Mittel zur Behandlung von Schmerzen oder Antidiabetika als Mittel zur Behandlung des Diabetes mellitus (→ Tab. I/28.3). Eine einheitliche Einteilung gibt es nicht.

Die Details zu den Arzneimittelgruppen bzw. einzelnen Arzneimitteln werden bei den Krankheitsbildern abgehandelt, bei denen die jeweiligen Arzneimittel am häufigsten eingesetzt werden.

Arzneimittelgruppe	Anwendungsgebiet	Details
Abführmittel *(Laxanzien)*	Medikamente gegen Verstopfung	→ Kap. I/31.8.15
Analgetika	Schmerzmittel. Unterteilt in Nicht-Opiod- und Opioid-Analgetika	→ Kap. I/35.3.2
Antiallergika	Medikamente gegen Allergien. Vor allem Antihistaminika und Mastzellstabilisatoren	→ Kap. I/26.6.1
Antianämika	Mittel gegen Blutarmut, z.B. Eisenpräparate	→ Kap. I/31.4.7
Antiarrhythmika	Medikamente gegen Herzrhythmusstörungen	→ Kap. I/31.5.12
Antibiotika	Medikamente zur Bekämpfung von Bakterien	→ Kap. I/32.4.1
Antidementiva *(Nootropika)*	Medikamente gegen geistigen Abbau	→ Kap. I/33.4.3
Antidepressiva	Stimmungsaufhellende Medikamente	→ Kap. I/33.6.1
Antidiabetika	Medikamente zur Behandlung des Diabetes mellitus (Zuckerkrankheit). Eingeteilt in orale Antidiabetika („Zuckertabletten") und Insuline	→ Kap. I/31.3.11
Antidiarrhoika	Mittel gegen Durchfall	→ Kap. I/31.8.15
Antiemetika, Antivertiginosa	Medikamente gegen Erbrechen, Mittel gegen Übelkeit und Schwindel bei Störungen des Gleichgewichtsorgans (z.B. Reisekrankheit)	→ Kap. I/31.8.14, → Kap. I/30.3.2
Antiepileptika *(Antikonvulsiva)*	Medikamente zur Unterdrückung zerebraler = vom Gehirn ausgehender (Krampf-)Anfälle	→ Kap. I/31.11.15
Antihypertensiva *(Antihypertonika)*	Blutdrucksenkende Medikamente	→ Kap. I/31.6.9
Antihypotonika	Blutdrucksteigernde Mittel	→ Kap. I/31.6.10
Antikoagulanzien	Medikamente zur Hemmung der Blutgerinnung, v.a. Heparine, Cumarine	→ Kap. I/31.4.9
Antimykotika	Medikamente zur Bekämpfung von Pilzen	→ Kap. I/32.4.4
Anti-Parkinson-Medikamente	Medikamente gegen das Parkinson-Syndrom (Schüttellähmung)	→ Kap. I/31.11.16
Antipsoriatika	Mittel gegen Schuppenflechte	→ Kap. I/31.2.9
Antiretrovirale Medikamente	Medikamente gegen das HIV (Erreger von AIDS)	→ Kap. I/32.4.2
Antirheumatika	Medikamente gegen rheumatische Erkrankungen, v.a. nichtsteroidale Antirheumatika und lang wirksame Antirheumatika	→ Kap. I/31.1.14
Antituberkulotika *(Tuberkulostatika)*	Medikamente zur Bekämpfung von Tuberkulosebakterien	→ Kap. I/31.7.12
Antitussiva *(Hustendämpfer)*	Mittel zur Unterdrückung des Hustenreflexes	→ Kap. I/31.7.12
Anxiolytika	Medikamente gegen Angstzustände und zur Beruhigung	→ Kap. I/33.6.2
Augeninnendruck senkende Medikamente	Medikamente zur Senkung eines erhöhten Augeninnendrucks	→ Kap. I/30.2.6

Arzneimittelgruppe	Anwendungsgebiet	Details
Bronchospasmolytika	Die Bronchien (Atemwege) erweiternde Medikamente, gegen Luftnot	→ Kap. I/31.7.13
Digitalisglykoside	Herzkraftstärkende Medikamente bei Herzschwäche	→ Kap. I/31.5.11
Diuretika	Harntreibende Medikamente zur Ausschwemmung krankhafter Flüssigkeitseinlagerungen im Körper und bei Nierenfunktionsstörung	→ Kap. I/31.9.9
Expektoranzien	Medikamente, die das Aushusten von Sekret erleichtern sollen	→ Kap. I/31.7.12
Fibrinolytika	Mittel zur Auflösung von Blutgerinnseln (Thromben)	→ Kap. I/31.4.9
Glukokortikoide	Abkömmlinge körpereigener Hormone, v.a. gegen Entzündungen, Allergien und zur Unterdrückung des Abwehrsystems	→ Kap. I/26.6.4
Hypnotika/Sedativa	Schlafmittel/Beruhigungsmittel	→ Kap. I/33.6.2
Immunsuppressiva	Medikamente zur Unterdrückung des körpereigenen Abwehrsystems	→ Kap. I/26.6.4
Lipidsenker	Die Blutfette senkende Mittel	→ Kap. I/31.3.12
Gichtmittel	Medikamente gegen Harnsäureerhöhung im Blut und ihre Folgen	→ Kap. I/31.3.13
Medikamente gegen Osteoporose	Medikamente gegen (krankhaften) Knochenabbau	→ Kap. I/31.1.15
Neuroleptika	Medikamente gegen Psychosen	→ Kap. I/33.7.2
Nitrate	Gefäßerweiternde Medikamente, eingesetzt v.a. gegen Angina pectoris	→ Kap. I/31.5.10
Psychopharmaka	Mittel, die auf das ZNS wirken und Denken und Gefühle eines Menschen beeinflussen. Umfassen v.a. Antidepressiva, Anxiolytika und Neuroleptika	→ Kap. I/33
Schilddrüsenhormone	Körpereigene Hormone zum Ausgleich eines Schilddrüsenhormonmangels	→ Kap. I/31.3.8
Thrombozytenaggregationshemmer	Medikamente, welche das Zusammenballen der Blutplättchen in Blutgefäßen hemmen	→ Kap. I/31.4.9
Thyreostatika	Mittel zur Hemmung der Schilddrüsenfunktion	→ Kap. I/31.3.8
Ulkustherapeutika	Medikamente zur Behandlung von Magen- und Zwölffingerdarmgeschwüren	→ Kap. I/31.8.14
Virostatika	Medikamente zur Bekämpfung von Viren	→ Kap. I/32.4.2
Wurmmittel (Anthelminthika)	Mittel zum Abtöten von Würmern im menschlichen Körper	→ Kap. I/32.4.5
Zytostatika	Zellgifte, v.a. gegen bösartige Erkrankungen, in geringerer Dosis auch gegen Autoimmunerkrankungen	→ Kap. I/34.4.4

Tab. I/28.3 Wichtige Arzneimittelgruppen.

Wiederholungsfragen

1. Nennen Sie die Unterschiede zwischen und Beispiele für frei verkäufliche Arzneimittel, apothekenpflichtige Arzneimittel und verschreibungspflichtige Arzneimittel. (→ Kap. I/28.1.2)
2. Welche verschiedenen Rezeptformulare kennen Sie, was sind ihre Charakteristika? (→ Kap. I/28.1.2)
3. Beschreiben Sie das Richten und Verteilen von Medikamenten in einer Pflegeeinrichtung, wenn die Medikamente einmal wöchentlich gerichtet werden. (→ Kap. I/28.1.5)
4. Nennen Sie fünf verschiedene Verabreichungsformen (Applikationsformen). (→ Kap. I/28.1.6)
5. Wie verändern sich Arzneimittelaufnahme, -verstoffwechslung und -ausscheidung im Alter? (→ Kap. I/28.1.7)
6. Wie häufig sind „häufige" unerwünschte Arzneimittelwirkungen, wie häufig „seltene"? (→ Kap. I/28.1.8)

Literaturverzeichnis

1. Bundesverband der Arzneimittelhersteller e.V. (Hrsg.). Der Arzneimittelmarkt in Deutschland 2014. Zahlen und Fakten. https://www.bah-bonn.de/index.php?eID=dumpFile&t=f&f=5526&token=8d393e946b928c6a85c98a1af98e6f2fc0fb5176 (letzter Zugriff: 27.11 2015).
2. Gesetz über den Verkehr mit Arzneimitteln (Arzneimittelgesetz, AMG): www.gesetze-im-internet.de/amg_1976/index.html (letzter Zugriff: 21.11 2015).
3. Gesetz über den Verkehr mit Betäubungsmitteln (Betäubungsmittelgesetz, BtMG): www.gesetze-im-internet.de/bundesrecht/btmg_1981/gesamt.pdf (letzter Zugriff: 21.11 2015).
4. Betäubungsmittel-Verschreibungsverordnung (BtMVV): www.gesetze-im-internet.de/bundesrecht/btmvv_1998/gesamt.pdf (letzter Zugriff: 21.11 2015).
5. Verordnung über die Verschreibungspflicht von Arzneimitteln (Arzneimittelverschreibungsverordnung, AMVV): www.gesetze-im-internet.de/bundesrecht/amvv/gesamt.pdf (letzter Zugriff: 21.11 2015).
6. Buchinger, S. M.: Eine morgens, eine mittags, eine abends. Verblisterung in der Altenhilfe. Ein Baustein zur Optimierung der Arbeitsbedingungen. Pflegezeitschrift 2012(10): S. 604–606.
7. Glaeske, G., Schickedanz, C.: Schriftenreihe zur Gesundheitsanalyse. Band 20. Barmer GEK Arzneimittelreport 2013. Asgard Verlagsservice GmbH, Siegburg, 2013.
8. Bundesministerium für Bildung und Forschung, Referat Gesundheitsforschung (Hrsg.): Bei Risiken und Nebenwirkungen… Warum uns bestimmte Wirkstoffe im Alter schaden können. Stand August 2015. https://www.bmbf.de/pub/Bei_Risiken_und_Nebenwirkungen.pdf (letzter Zugriff: 27.11 2015).
9. http://priscus.net/download/PRISCUS-Liste_PRISCUS-TP3_2011.pdf (letzter Zugriff: 27.11 2015).

I/29 Durchführung ärztlicher Verordnungen

I/29.1 Übernahme ärztlicher Tätigkeiten

ⓢ Fallbeispiel Stationär

Die Altenpflegeschülerin Janine Guter nimmt einen Anruf des Hausarzts der 86-jährigen Martha Sattler entgegen. Der Arzt erklärt, er habe seiner Patientin entsprechend der jüngsten Laborwerte ein Vitaminpräparat verordnet. Das Medikament werde noch am selben Tag vom Lieferservice der Apotheke in die Einrichtung gebracht und sei von einer Pflegekraft dann unverzüglich intravenös zu verabreichen. Janine Guter ist sich nicht sicher, wie sie mit dieser Anordnung umgehen soll.

Altenpflegerinnen übernehmen zahlreiche **ärztliche Tätigkeiten.** Voraussetzung ist, dass sie über das dazu notwendige praktische und theoretische Fachwissen verfügen. Zu den ärztlichen Tätigkeiten, deren Ausführung an Pflegende delegierbar (*übertragbar*) ist, gehört z. B. die Verabreichung von Arzneimitteln.

I/29.1.1 Verantwortung des Arztes

Bei der Delegation von Tätigkeiten trägt der Arzt die **Anordnungsverantwortung.** Sie bezieht sich darauf, dass er nur solche Tätigkeiten auf andere Berufsgruppen übertragen darf, die nicht an eine ärztliche Qualifikation gebunden sind. Deshalb ist es nicht zulässig, z. B. chirurgische Eingriffe von Pflegenden ausführen zu lassen.

Darüber hinaus muss der Arzt sich vergewissern, dass die Person, der er eine Aufgabe überträgt, aufgrund ihrer Ausbildung in der Lage ist, sie korrekt zu erledigen. Er muss auch eine Qualitätskontrolle in der Form gewährleisten, dass er die ordnungsgemäße Ausführung seiner Anordnungen zumindest stichprobenartig überprüft oder durch andere geeignete Personen (z. B. Pflegedienstleitung) überprüfen lässt.

Selbstverständlich gehört es auch zu der Verantwortung des Arztes, seine Anordnungen so zu treffen, dass sie den allgemeinen Regeln der Heilkunst entsprechen und dem Behandelten nicht schaden. Diese Pflicht berührt Pflegende jedoch nicht unmittelbar, da sie sich im Allgemeinen darauf verlassen

dürfen, dass die angeordneten Maßnahmen dem Ziel der Behandlung dienen. 📖 1

> ❱ Wenn Pflegende eine Anordnung des Arztes, die angemessen schien, ordnungsgemäß ausgeführt haben, tragen sie keine Verantwortung wenn die Maßnahme nicht das gewünschte Ergebnis erzielte. Auch wenn dem Behandelten dadurch ein Schaden entstand, haftet ausschließlich der Arzt (→ Kap. I/29.1.2).

Ärzte benötigen eine Einwilligung des Behandelten in die Therapie. Für die meisten ärztlichen Maßnahmen ist diese Einwilligung bereits dadurch gegeben, dass der Betroffene den Arzt konsultiert. Vor Eingriffen, z. B. Operationen oder Untersuchungen, die mit einem Risiko behaftet sind, benötigt der Arzt hingegen eine gesonderte schriftliche Einwilligungserklärung vom Behandelten. Dazu muss er den Betroffenen (oder dessen Verfügungsberechtigten, z. B. Betreuer) so aufklären, dass dieser den Sinn der Maßnahme und die damit verbundenen Risiken verstehen und gegeneinander abwägen kann. Ausnahmen gelten nur für den Notfall.

Pflegende dürfen sich bei der Ausführung ärztlicher Tätigkeiten darauf verlassen, dass eine solche Einwilligung vorliegt.

Form der Anordnung

Die **Anordnung** eines Arztes, auf deren Grundlage Altenpflegerinnen tätig werden, muss grundsätzlich schriftlich vorliegen. Die juristische Formulierung „grundsätzlich" bedeutet, dass diese Regel nur in Ausnahmefällen unbeachtet bleiben darf.

Die Anordnung muss folgende Angaben enthalten:

- Name des Pflegebedürftigen
- Genaue Beschreibung der durchzuführenden Tätigkeit (z. B. Art und Dosierung des Arzneimittels, Art und Zeitpunkt der Verabreichung)
- Name des verantwortlichen Arztes, z. B. in Form eines Handzeichens.

Die schriftliche Anordnung soll zeitgerecht, das heißt vor der Ausführung durch die Pflegenden, an der dafür in der Dokumentation vorgesehenen Stelle erfolgen.

Eine Anordnung per Telefon erfüllt diese Voraussetzungen nicht. Ausnahmen sind nur in Notfällen möglich. Nach einem solchen Notfall wirken Altenpflege-

rinnen darauf hin, dass der Arzt die schriftliche Anordnung so rasch wie möglich nachholt.

I/29.1.2 Verantwortung der Pflegenden

Im Zusammenhang mit der Übernahme ärztlicher Tätigkeiten tragen Pflegende eine **Verantwortung,** die sich auf verschiedene Bereiche bezieht. Altenpflegerinnen müssen vor der Ausführung einer Anordnung verschiedene Aspekte prüfen. Die bloße Tatsache, dass eine entsprechende Anordnung vorliegt, bedeutet noch nicht, dass jede Pflegekraft in jedem Fall daraus die Berechtigung zur Durchführung ableiten kann.

Durchführungsverantwortung

Unter der **Durchführungsverantwortung** von Pflegenden versteht man in Bezug auf ärztliche Tätigkeiten ein Bündel von Anforderungen, die zu erfüllen sind (→ Abb. I/29.1).

Zunächst müssen Altenpflegerinnen abschätzen, ob sie die fachlichen Qualifikationen besitzen, die zur Ausführung der jeweiligen Tätigkeit notwendig sind. Falls sie den Eindruck gewinnen, nicht über das entsprechende Fachwissen und Fertigkeiten zu verfügen, sind sie verpflichtet, die Ausführung zu verweigern. Dies gilt insbesondere deshalb, weil es nach der Rechtsprechung Ärzten angesichts einer fortschreitenden Spezialisierung der Berufe im Gesundheitswesen nicht zuzumuten ist, in jedem Einzelfall die Tätigkeiten des nichtärztlichen Personals zu kontrollieren.

> ❱ Die begründete Weigerung, eine bestimmte Anordnung auszuführen, darf nicht zu arbeitsrechtlichen Konsequenzen führen, etwa dem Verlust des Arbeitsplatzes.

Das entbindet den Arzt aber nicht von den bereits angesprochenen Kontrollpflichten. Diese werden in der ambulanten Altenpflege – was fast immer niedergelassene Ärzte betrifft – sogar noch weiter reichen als in stationären Pflegeeinrichtungen. Denn wenn die Person, die versorgt wird, zu Hause ohne ständige fachkundige Betreuung lebt, gibt es sonst niemanden, der Fehler rasch bemerken kann.

Abb. I/29.1 Ärztliche Anordnungen erfolgen schriftlich, eindeutig, an der richtigen Stelle des Dokumentationssystems und bevor Altenpflegerinnen die Maßnahme ausführen. Sie ist mit dem Handzeichen des Arztes versehen, damit eine klare Zuordnung der Verantwortung möglich ist. [01046]

Pflegende sind für ihr Handeln verantwortlich. Sie müssen also gewährleisten, dass sie die ärztliche Anordnung fachgerecht ausführen. Dabei dürfen sie diese Anordnung eigenmächtig weder unter- noch überschreiten. Sie müssen auch die jeweils geltenden Regeln zur Durchführung beachten, z. B. die sachgerechte Hautdesinfektion vor einer Injektion, ohne dass diese eigens angeordnet worden wäre.

Kontrollverantwortung

Nach der Ausführung einer ärztlich verordneten Maßnahme sind die Pflichten der Pflegenden nicht erschöpft. Sie tragen eine **Kontrollverantwortung,** sind also verpflichtet, die Wirkungen der ausgeführten Handlungen zu beobachten und ggf. geeignete Maßnahmen einzuleiten.

Dokumentations- und Kommunikationsverantwortung

Fallen Altenpflegerinnen bei der Maßnahme ungewöhnliche Umstände auf, z. B. unerwünschte Wirkungen eines Arzneimittels, müssen sie diese dem Arzt sowie dem pflegerischen Team mitteilen.

Um eine reibungslose **Kommunikation** zwischen den Pflegenden zu gewährleisten, sind ausgeführte Handlungen gemäß den üblichen Vorgaben korrekt, zeitnah und schriftlich zu **dokumentieren.**

Dieser Dokumentationspflicht müssen Pflegende idealerweise unmittelbar nach der ausgeführten Handlung, mindestens aber vor dem Ende der Arbeitsschicht nachkommen. 📖 2

Ausführung offenkundig falscher Anordnungen

Sofern Pflegende erkennen können, dass eine ärztliche Anordnung nicht den therapeutischen Zweck erreichen würde und geeignet ist, den Behandelten zu schädigen, führen sie sie nicht aus. Andernfalls würden

sie nicht ihrer Durchführungsverantwortung entsprechen.

Falls ein bloßes Versehen vorliegt, setzen Pflegende sich direkt mit dem Arzt in Verbindung und klären die Situation. Bleibt der Arzt bei einer Einschätzung, die den Beobachtungen der Altenpflegerinnen nicht entspricht und lässt er aus diesem Grund die Anordnung bestehen, führen Pflegende die Anweisung trotzdem nicht aus, sondern informieren ihre Dienstvorgesetzten.

Fehlerhafte Ausführung einer Anordnung

Mit einer **fehlerhaften Ausführung** der ärztlichen Anordnungen verstoßen Pflegende gegen ihre Sorgfaltspflicht. Fällt ihnen selbst der Fehler auf, z. B. die Verabreichung eines falschen Arzneimittels, informieren sie umgehend den zuständigen Arzt. Er kann Maßnahmen einleiten, die ggf. Folgeschäden beim Pflegebedürftigen verhindern.

> ❯❯ Pflegende versuchen niemals, Fehler zu verheimlichen, die ihnen während der Arbeit unterlaufen sind. Eine sofortige Benachrichtigung des Arztes kann weitergehende Schäden abwenden.

I/29.2 Freiheitsentziehende Maßnahmen

Betreuungsrecht → Kap. III/5.1.4

Ⓐ Fallbeispiel Ambulant

Andreas Hörmann leidet seit Jahren an einer Demenz vom Alzheimertyp. Seine Tochter, die mit ihrer Familie im selben Haus wohnt, macht sich große Sorgen, weil er einen starken Bewegungsdrang hat und aufgrund seiner Gangunsicherheit bereits mehrfach gestürzt ist. „Ich kann ihn nicht den ganzen Tag lang beaufsichtigen und vor allem nachts steht er regelmäßig aus dem Bett auf.

Am liebsten würde ich ihn festbinden, dann müsste ich nicht befürchten, dass er sich verletzt", sagt sie zu der Altenpflegerin Dorothee Zenker.

> ❯ **Freiheitsberaubung:** Einschränkung der Bewegungsfreiheit eines Menschen durch Einsperren, Festbinden oder eine andere Form der Kontrolle. Gilt als Straftatbestand.

Um das Problem **freiheitsentziehender Maßnahmen** in der Pflege richtig bewerten zu können, ist es notwendig, sich das hohe, vom Grundgesetz geschützte Rechtsgut der „Freiheit der Person" vor Augen zu führen. Jeder Mensch hat das Recht, seinen Aufenthaltsort nach eigenem Gutdünken zu wählen. Ausgenommen hiervon ist lediglich derjenige Mensch, der sich nicht selbstständig fortbewegen kann. Nicht notwendig ist ein aktueller Fortbewegungswille, sodass auch ein Schlafender seiner Freiheit beraubt werden kann.

Gegenüber Strafgefangenen sowie Menschen, die in geschlossenen Einrichtungen untergebracht sind, ist der Entzug der Fortbewegungsfreiheit nicht rechtswidrig. Von diesen Ausnahmen abgesehen, ist aber eine allgemeine Abwägung zwischen Sicherheit und Freiheit nicht zulässig. Altenpflegerinnen dürfen sich also nicht auf den Standpunkt stellen, es sei notwendig gewesen, Bewohner einer stationären Einrichtung durch eine geschlossene Tür am Verlassen des Hauses zu hindern, weil draußen unkalkulierbare Gefahren zu erwarten seien.

Auch die Tatsache, dass ein Mensch aufgrund mangelnder geistiger oder körperlicher Fähigkeiten nicht in ausreichendem Maße für seine eigene Sicherheit sorgen kann, rechtfertigt für sich allein eine Entziehung der Freiheit noch nicht.

❯ Juristen unterscheiden zwischen **Freiheitsbeschränkung** und **Freiheitsentziehung.** Freiheitsbeschränkung (die keinen Straftatbestand verwirklicht) liegt vor, wenn die Fortbewegung zwar erschwert, aber nicht unmöglich gemacht wird. Obwohl eine Freiheitsbeschränkung, die der Sicherheit des Pflegebedürftigen dient, keine richterliche Genehmigung erfordert, sollten Altenpflegerinnen bei diesem Thema grundsätzlich sehr vorsichtig sein. Die Abgrenzung zur Freiheitsentziehung ist nämlich nicht immer leicht zu treffen. So kann das Anbringen eines Rollstuhltisches eine bloße Beschränkung sein oder durch einige scheinbar unwichtige Umstände doch den Tatbestand der Entziehung erfüllen. Allgemein gesagt unterscheiden sich Freiheitsbeschränkung und -entziehung durch die Intensität des Eingriffs.

Freiheitsentziehende Maßnahmen bedürfen der richterlichen Genehmigung.

❯ **Vorsicht!**
Das Strafgesetzbuch wertet **Freiheitsberaubung** – also die ungerechtfertigte Beschränkung der Bewegungsfreiheit – als ein Vergehen, das im Extremfall mit bis zu fünf Jahren Haft bestraft werden kann.

Formen der freiheitsentziehenden Maßnahmen

Grundsätzlich ist jede Handlung, die einen Menschen gegen seinen ausdrücklichen Willen an einem Ort festhält oder am Verlassen eines Ortes hindert, nicht nur aus juristischen, sondern auch aus ethischen Gründen problematisch.

Es sind vielfältige Möglichkeiten denkbar, eine freiheitsentziehende Maßnahme durchzuführen. So hindert es einen gehunfähigen Menschen vollständig an der Mobilität, wenn man ihm seinen Rollstuhl wegnimmt. Jemanden in sein Zimmer einzusperren, stellt sicher, dass er nicht weglaufen kann.

Solche Handlungen sind mit dem pflegerischen Berufsethos aus verschiedenen Gründen nicht zu vereinbaren. Auch wenn eine Maßnahme des Freiheitsentzugs unumgänglich, vom Arzt angeordnet und von einem Richter genehmigt ist, muss sichergestellt sein, dass die Würde des Betroffenen so weit als möglich gewahrt bleibt.

Deshalb bedienen sich Pflegende ausschließlich geeigneter Hilfsmittel, die von fachkundigen Herstellern genau für den gewünschten Zweck angefertigt worden sind.

Außerdem gilt der Grundsatz, stets die mildeste Maßnahme einzusetzen, die in der jeweiligen Situation möglich ist.

Fixierung

Unter **Fixierung** ist die Verwendung von Gurtsystemen zu verstehen, mit deren Hilfe es möglich ist, einen Menschen an einem Ort (vorzugsweise Bett) festzuhalten. In der Altenpflege sind verschiedene Varianten im Einsatz:

- **Bauchgurt.** Die Fixierung des Pflegebedürftigen mit einem breiten, größenverstellbaren Gürtel um den Bauch hindert nicht zuverlässig an der selbstständigen Befreiung. Sie ermöglicht weitgehende Mobilität im Bett und ist am ehesten zur Verhütung von unbeabsichtigten Stürzen aus dem Bett geeignet. Pflegende verwenden ihn vorzugsweise in Kombination mit Bettgittern. Wegen der Strangulationsgefahr muss dabei sichergestellt sein, dass sich der Bauchgurt nicht von der Taille des Pflegebedürftigen aus weiter kopfwärts verlagern kann. Zudem hat die Gurtkonstruktion auch eine Verlagerung des Pflegebedürftigen über die Bettkante hinaus zu verhindern. Um diesen Anforderungen gerecht zu werden, gibt es Bauchgurte mit Oberschenkelfixationsriemen. Ein Bauchgurt ohne diese zusätzliche Sicherung gegen Strangulation darf nicht verwendet werden. Unabhängig davon ist eine engmaschige Überwachung des Fixierten erforderlich, um eine Verletzung des Betroffenen zu verhindern. Deshalb ist die Anwendung in stationären Einrichtungen untersagt, die eine ständige Überwachung nicht gewährleisten können
- **5-Punkt-Fixierung.** Befestigung mit Bauchgurt sowie Riemen um beide Hand- und beide Fußgelenke; eine selbstständige Befreiung oder Selbstverletzung ist ausgeschlossen; nur geringfügige Mobilität im Bett möglich (geringgradiges Anheben des Oberkörpers; geringgradige Beugung von Knien und Ellenbogen); erfordert engmaschige Überwachung des Fixierten.

Bettgitter

Bei **Bettgittern** handelt es sich nicht im engeren Sinne um Hilfsmittel zur Einschränkung der Freiheit, da sie kein wirksames Hindernis beim Verlassen des Bettes sind (→ Abb. I/29.2). Viel eher eignen sie sich als Schutz gegen einen unbeabsichtigten Sturz während des Schlafens.

Trotzdem wird ihre Anwendung von Juristen immer wieder als Freiheitsentziehung eingestuft. Altenpflegerinnen wenden sie ausschließlich an, wenn ein einsichtsfä-

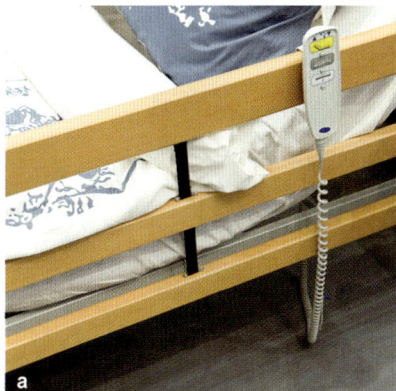
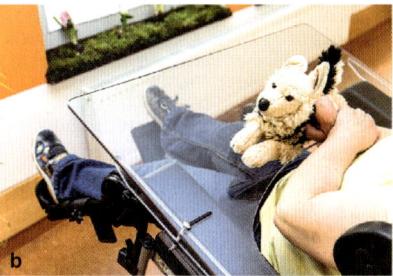
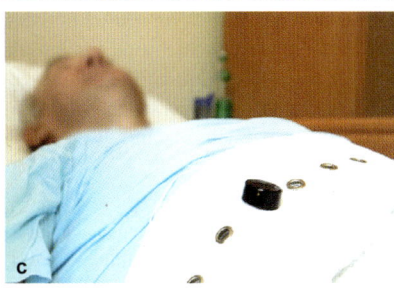

Abb. I/29.2 Bettgitter (a) und Rollstuhltische (b) sind nicht geeignet, das Unfallrisiko von Pflegebedürftigen zuverlässig zu verringern. Trotzdem kann ihre Anwendung als freiheitsentziehende Maßnahme gewertet werden. Bauchgurte (c) stellen ebenfalls ein erhebliches Risiko dar. [J748–097]

higer Pflegebedürftiger dies wünscht, bzw. wenn ärztlicherseits zuverlässig geklärt ist, dass keine Einwände bestehen. Prinzipiell ist es sogar ratsam, vor einer dauernden Anwendung beim nicht einsichtsfähigen Pflegebedürftigen eine richterliche Genehmigung einzuholen.

Obwohl die Bewegungseinschränkung durch Bettgitter nur ein vergleichsweise geringes Maß erreicht, ist ihr Einsatz nicht unproblematisch. Ein desorientierter Pflegebedürftiger, der ohne weitere Sicherung in einem Bett mit aufgestellten Gittern liegt, kann sich durch ein unbedachtes Herausklettern schwerer verletzen, als ohne Gitter. Die Überwindung der Seitenteile vergrößert die Fallhöhe. Deshalb sind sie bei stark verwirrten Pflegebedürftigen kontraindiziert, sofern nicht zusätzlich ein Bauchgurt angebracht ist.

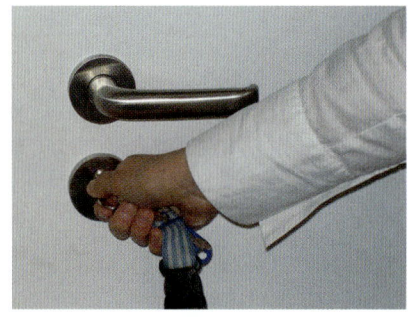

Abb. I/29.3 Türen absperren ist häufig nicht nur verboten, sondern auch gefährlich. Im Falle eines Brands hat der Betroffene keine Fluchtmöglichkeit. Es ist manchmal, z. B. in der häuslichen Pflege, angebracht, Angehörige darauf aufmerksam zu machen. Generell gilt, dass für solche Maßnahmen eine richterliche Genehmigung vorliegen muss. [O408]

Bettgitter haben eine Berechtigung zur Sicherung des Pflegebedürftigen während der Pflegehandlung. Außerdem vermitteln sie dem Betroffenen auch subjektiv ein gutes Gefühl, weil er sich daran festhalten kann. In diesem Zusammenhang sind Bettgitter nicht als Mittel zur Einschränkung der Freiheit zu betrachten und ihr Einsatz benötigt keine Genehmigung – vorausgesetzt, Pflegende entfernen sie nach dem Ende der Pflegemaßnahme sofort.

Rollstuhltische

Rollstuhltische können (ebenso wie Bettgitter) zwei Funktionen erfüllen. Grundsätzlich sind sie als ein orthopädietechnisches Hilfsmittel gedacht, das es Betroffenen erleichtert, Tätigkeiten im Sitzen auszuführen (z. B. Essen, Lesen).

Vor allem Tische, die sich fest mit den Seitenlehnen des Rollstuhls verbinden lassen, werden nicht selten genutzt, um Pflegebedürftige am Aufstehen zu hindern.

Verschlossene Türen

Mit **verschlossenen Türen** kann man Pflegebedürftige zuverlässig am Verlassen eines Gebäudeteils hindern, wenn gleichzeitig sichergestellt ist, dass auch die Fenster nicht zu öffnen sind (→ Abb. I/29.3). Allerdings ist diese Strategie der Freiheitsentziehung geschlossenen Einrichtungen vorbehalten, weil sie z. B. nicht nur auf einzelne Bewohner zu beschränken ist, sondern alle gleichermaßen betrifft. Das bedeutet, für jeden Bewohner muss eine richterliche Genehmigung dieser Maßnahme vorliegen.

Zum Prinzip der „verschlossenen Tür" gehören auch Detektorsysteme, die einen Alarm auslösen, wenn bestimmte Pflegebedürftige einen Bereich verlassen, sowie das Zurückhalten der Betroffenen durch Pflegende oder Pförtner.

Arzneimittel

Freiheitsentziehung durch **Arzneimittel** wird auch „medikamentöse Fixierung" genannt. Es ist für Pflegende nicht leicht, diese Kategorie korrekt einzuordnen. In diesem Zusammenhang verwendet man verschiedene Arzneimittelgruppen, etwa Neuroleptika (z. B. Haloperidol). Es entspricht nicht dem bestimmungsgemäßen Gebrauch der Wirkstoffe, wenn man sie verabreicht, um Menschen in ihrer freien Bewegung zu behindern. Allerdings wirken sie auch antriebsmindernd und entwickeln deshalb einen entsprechenden Effekt.

Arzneimittelgaben erfordern immer eine ärztliche Anordnung.

Regeln zum Umgang mit Freiheitsbeschränkung

Da die Fragen, die sich aus dem Problem der Freiheitsbeschränkung ergeben, juristisch nicht abschließend geklärt sind, können Altenpflegerinnen sich bislang nur an allgemeinen Verhaltensregeln orientieren.

Abwägung der Notwendigkeit

Altenpflegerinnen sind bestrebt, freiheitsentziehende Maßnahmen so selten wie möglich anzuwenden. Es ist notwendig, zuerst alle anderen Möglichkeiten auszuschöpfen. Folgende Fragen helfen bei der Abwägung:

- Lassen sich die Ursachen für das aktuelle Problem mit anderen Maßnahmen beheben?
- Überwiegt der Nutzen der Freiheitsbeschränkung deren Nachteile?

In der Altenpflege setzt sich zunehmend eine kritische Haltung gegenüber allen Formen freiheitsentziehender Maßnahmen durch. Verschiedene Modellprojekte haben ergeben, dass der Verzicht auf diese Form des Zwangs nicht zu erhöhten Sicherheitsrisiken führt und überdies das Klima in Pflegeeinrichtungen verbessert. Altenpflegerinnen haben die Möglichkeit, verschiedene Mechanismen einzuführen, die die kritische Beurteilung der Maßnahmen fördern und gleichzeitig ihre ungerechtfertigte Anwendung verhindern oder zumindest eindämmen. Dazu zählen:

- Fortbildungen über die Alternativen von Fixierungen; Besuch von Einrichtungen, in denen freiheitsentziehende Maßnahmen nicht angewendet werden

- Teambesprechungen oder Supervisionssitzungen zur Analyse der Situationen, in denen freiheitsentziehende Maßnahmen angewendet wurden
- Erarbeitung von Leitlinien
- Kontrolle der Ausgabe und der Rücknahme von Hilfsmitteln zur Fixierung
- Führung von Fixierungsprotokollen
- Anwendung freiheitsentziehender Maßnahmen statistisch erfassen und Ergebnisse im Team diskutieren.

Rechtsgrundlagen

Entscheidend ist der persönliche Wille des Pflegebedürftigen. Wenn z. B. ein einwilligungsfähiger Pflegebedürftiger zur Erhöhung seiner Sicherheit nichts dagegen hat, dass die Pflegenden nachts an seinem Bett Gitter anbringen, ist diese Maßnahme zulässig.

Auch eine echte freiheitsentziehende Maßnahme, etwa das Einsperren eines Schlafwandlers in sein Zimmer zur Vermeidung unkontrollierter „Ausflüge" ist mit dem Einverständnis eines Einsichtsfähigen erlaubt.

Anders sieht es aus, wenn ein Pflegebedürftiger eine Freiheitsbeschränkung oder -entziehung ablehnt oder nicht einwilligungsfähig ist. In diesem Fall müssen Altenpflegerinnen schon bei freiheitsbeschränkenden Maßnahmen eine ärztliche Anordnung einholen, und jede nicht unvorhersehbar aus aktuellem Anlass notwendige Freiheitsentziehung bedarf der vorherigen richterlichen Genehmigung. Das ist unabhängig davon, ob eine Betreuung angeordnet ist oder ob für den Betroffenen ein Betreuer handelt, wie in § 1906 des **Bürgerlichen Gesetzbuchs** (*BGB*) ausdrücklich festgelegt.

Das Verfahren läuft dann so ab, dass zunächst der Betreuer (bevollmächtigte Person) informiert wird, der dann das Vormundschaftsgericht kontaktiert. Bevor das Gericht eine endgültige Entscheidung fällt, führt es eine persönliche Anhörung des Betroffenen durch und holt häufig auch ein ärztliches Gutachten ein. Anschließend lehnt es die freiheitsentziehenden Maßnahmen ab oder genehmigt sie mit einer genauen Beschreibung, welche Maßnahme für welchen Zeitraum eingesetzt werden darf. Diese Festsetzung ist als Höchstgrenze zu betrachten.

> ❯❯ Der Einsatz freiheitsentziehender Maßnahmen zur Erleichterung der Pflege ist nicht zulässig.

Kurzfristige Freiheitsbeschränkungen kann ein Arzt anordnen, ohne dafür eine Genehmigung durch ein Gericht einholen zu müssen. Allerdings ist er verpflichtet, die Notwendigkeit der Maßnahme alsbald zu überprüfen.

Vermeidung freiheitsentziehender Maßnahmen

Die bislang umfassendste Studie zur Häufigkeit von freiheitsentziehenden Maßnahmen in Deutschland wurde in Hamburg durchgeführt. Sie zeigte, dass bis zu knapp 65 % aller pflegebedürftigen Menschen in stationären Einrichtungen mindestens einmal am Tag einer freiheitsentziehenden Maßnahme ausgesetzt sind. 👁👁 3 In Münchner Einrichtungen liegt diese Zahl nach Angaben des Amtsgerichts München vom November 2011 bei 25–41 %, wobei sich die Maßnahmen teilweise über mehr als acht Stunden pro Tag erstrecken.

Diese hohen Zahlen erregen Besorgnis unter allen Berufsgruppen, die mit der Anordnung und Durchführung freiheitsentziehender Maßnahmen betraut sind.

Das Amtsgericht Garmisch-Partenkirchen hat im Jahr 2007 eine Strategie entwickelt, Fixierungen und andere Einschränkungen der Bewegungsfreiheit zu vermeiden, die als **Werdenfelser Weg** bekannt geworden ist, inzwischen deutschlandweit an vielen Orten zum Einsatz kommt – und zu einer erstaunlichen Reduktion der umstrittenen Maßnahmen führt.

Im Zentrum steht der Einsatz spezialisierter Verfahrenspfleger, die gleichermaßen über pflegerischen und juristischen Sachverstand verfügen. Wenn ein Antrag für die Anwendung freiheitsentziehender Maßnahmen bei Gericht eingeht, begibt sich einer dieser Verfahrenspfleger in die Einrichtung, beurteilt die jeweilige Situation sorgfältig und überlegt in Kooperation mit allen Beteiligten – den Betroffenen, Pflegenden, Einrichtungsleitung und Angehörigen – ob Alternativen möglich sind und wie sie sich umsetzen lassen könnten. Im Fokus steht dabei eine detaillierte Abwägung zwischen dem Sturzrisiko und den Folgen der Fixierung. Häufig ergeben diese gemeinsamen Überlegungen, dass freiheitsentziehende Maßnahmen nicht gerechtfertigt sind und führen dann zu einer gerichtlichen Versagung der Fixierungsgenehmigung.

> **Internet- und Lese-Tipp**
> - Landratsamt Garmisch-Partenkirchen zum „Werdenfelser Weg": www.lra-gap.de/550.0.html
> - Leitlinie „Freiheitsentziehende Maßnahmen": www.leitlinie-fem.de

- Freiburger Innovations- und Forschungsverbund e. V. der Evangelischen Hochschule Freiburg. Redufix – Ein Projekt zur Reduzierung körpernaher Fixierung: www.redufix.de

I/29.3 Medizinprodukte

Hygiene im Umgang mit Medizinprodukten
→ Kap. I/15.2.3

Ⓐ Fallbeispiel Ambulant

Samuel Faller leidet an einer schweren chronisch obstruktiven Lungenerkrankung. Während seines Krankenhausaufenthalts wurde er mit einem Heimbeatmungsgerät versorgt. Nun sollen die Mitarbeiter der „Ambulanten Pflege Bogendorf" in der Handhabung des Geräts geschult werden. Eine Mitarbeiterin sagt: „Wozu der ganze Aufwand? Ich habe gesehen, dass es eine Gebrauchsanweisung gibt. Die können wir ja lesen und das muss doch ausreichen."

> **» Medizinprodukt:** Gegenstand, der für die Verwendung am Menschen zum Zweck der Erkennung und Behandlung von Krankheiten oder Behinderungen sowie zum Ersatz oder der Unterstützung körperlicher Strukturen und Funktionen sowie zur Empfängnisverhütung geeignet ist.

Bei **Medizinprodukten** handelt es sich nicht um Arzneimittel. Sie werden in verschiedene Kategorien eingeteilt, für die jeweils gesonderte Anforderungen im Umgang gelten. Grundsätzlich lassen sich unterscheiden:

- **Aktive Medizinprodukte.** Das sind Geräte, die für ihren Betrieb eine künstliche Energiequelle benötigen, z. B. elektrischen Strom. Deshalb gehören zu dieser Kategorie etwa Inhalationsgeräte (→ Abb. I/29.4), Pflegebetten mit elektrischen Motoren, Absauggeräte
- **Nichtaktive Medizinprodukte.** Das sind Geräte und Hilfsmittel, die keine künstliche Energiequelle für den Betrieb oder im Einsatz benötigen, sondern höchstens eine natürliche Energiequelle, z. B. Muskel- oder Gravitationskraft. Deshalb gehören zu dieser Kategorie etwa manuell zu bedienende Lifter oder sterile Systeme zur Verabreichung von Sondennahrung per Schwerkraft.

Außerdem sind Medizinprodukte gemäß der EU-Richtlinie 93/42/EWG in folgende Klassen eingeteilt:

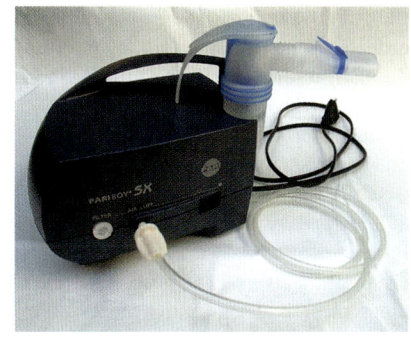

Abb. I/29.4 Ein Inhalationsgerät, das mit Hilfe von elektrischem Strom zu betreiben ist, gehört in die Kategorie der „aktiven Medizinprodukte". [M294]

- **Klasse I.** Bezeichnet Produkte, die keine Risiken bergen, in der Anwendung nur geringgradig invasiv sind und keinen (bzw. lediglich einen unkritischen) Hautkontakt erfordern. Beispiele in der Altenpflege sind etwa Rollstühle, Pflegebetten, Verbandsmittel, Stützstrümpfe
- **Klasse IIa.** Bezeichnet Produkte, bei denen ein Anwendungsrisiko sowie ein mäßiger Invasivitätsgrad bestehen. Beispiele in der Altenpflege sind etwa Desinfektionsmittel, Einmalspritzen, Trachealkanülen
- **Klasse IIb.** Bezeichnet Produkte, deren Anwendung mit einem erhöhten Risiko einhergeht, die eine Wirkung auf den gesamten Körper entfalten oder die zur Langzeitanwendung gedacht sind. Beispiele in der Altenpflege sind etwa Heimbeatmungsgeräte
- **Klasse III.** Bezeichnet Produkte mit erhöhtem Risikopotenzial, die der langfristigen Arzneimittelabgabe dienen oder für die unmittelbare Anwendung im Kreislauf- oder Nervensystem gedacht sind. Beispiele in der Altenpflege sind etwa künstliche Gelenke

Die Einordnung der Medizinprodukte in diese Kategorien erfolgt nicht per Gesetz, sondern ist im Zuge des Genehmigungsverfahrens vorzunehmen.

Medizinproduktegesetz

> **» Medizinproduktegesetz** *(MPG)*: Regelt nach europaweit einheitlichen Maßgaben den Umgang mit Medizinprodukten.

Das **Medizinproduktegesetz** bildet einen allgemeinen Rechtsrahmen für den Vertrieb und die Anwendung von Medizinprodukten. Es ist am 1. Januar 1995 in Kraft getreten.

Die näheren Bestimmungen und Verordnungen ergehen durch das Bundesministerium für Gesundheit sowie seine nachgeordneten Behörden, allen voran dem **Bundesinstitut für Arzneimittel und Medizinprodukte** (*BfArM*).

Medizinprodukte dürfen nur verkauft und betrieben werden, wenn sie die europaweit gültige CE-Kennzeichnung (*Communauté Européenne*) tragen. Sie zeigt, dass ein Produkt die grundlegenden Anforderungen erfüllt und entsprechend geprüft ist (allerdings nicht zwingend durch unabhängige Institutionen).

Internet- und Lese-Tipp
Bundesinstitut für Arzneimittel und Medizinprodukte (BfArM): www.bfarm.de

Medizinprodukte-Betreiberverordnung

> ❯ **Medizinprodukte-Betreiberverordnung** (*MPBetreibV, Verordnung über das Errichten, Betreiben und Anwenden von Medizinprodukten*): Ergänzt das Medizinproduktegesetz, indem es das Errichten, Betreiben, Anwenden und Instandhalten von Medizinprodukten regelt.

Die **Medizinprodukte-Betreiberverordnung** gilt nur für solche Medizinprodukte, die gewerblichen oder wirtschaftlichen Zwecken dienen und mit deren Anwendung Arbeitnehmer befasst sind.

Folgende Richtlinien sind u. a. in der Verordnung festgelegt:

- Der Betrieb und die Instandhaltung der Produkte darf ausschließlich Personen übertragen werden, die aufgrund ihrer Ausbildung über die nötigen Kenntnisse und Fertigkeiten verfügen. In der Altenpflege können auch Helfer mit einjähriger Ausbildung zu diesem Personenkreis gehören. Entsprechende Schulungen sind empfehlenswert und im Einzelfall verpflichtend
- Der berufsmäßige Anwender hat sich vor dem Einsatz eines Medizinprodukts davon zu überzeugen, dass es funktionsfähig ist. Er muss die Gebrauchsanweisung des Herstellers beachten und darf das jeweilige Produkt ausschließlich bestimmungsgemäß verwenden.

Bestandsverzeichnis und Medizinproduktebuch

In stationären Einrichtungen der Altenhilfe gewährleisten ein **Bestandsverzeichnis** und im Einzelfall auch ein **Medizinproduktebuch** den Überblick über die Zahl und Art der verfügbaren Medizinprodukte und deren Überprüfungsintervalle.

In das Bestandsverzeichnis sind alle aktiven Medizinprodukte aufzunehmen, die von der Einrichtung zur Anwendung an Bewohnern zur Verfügung gestellt werden. Es ist sinnvoll dieses Verzeichnis EDV-gestützt, z. B. als Excel-Tabelle aufzubereiten, um einen einfachen Zugriff zu den Daten zu gewährleisten. Folgende Daten zu jedem Medizinprodukt sind zu erfassen:

- Gerätebezeichnung
- Typenbezeichnung
- Seriennummer
- Anschaffungsjahr
- Name und Anschrift des Verantwortlichen nach MPG § 5 (Verantwortlicher für das Inverkehrbringen; entspricht meist dem Hersteller oder seinem Bevollmächtigten)
- Kennnummer der CE-Kennzeichnung
- Standort
- Frist für die sicherheitstechnische Kontrolle.

Geräte, die sich im Eigentum eines Pflegebedürftigen befinden, müssen im Bestandsverzeichnis nicht aufgeführt sein, wohl aber Medizinprodukte, die leihweise, z. B. von einer Krankenversicherung oder einem Hilfsmittellieferanten, zur Verfügung gestellt worden sind.

Ein Medizinproduktebuch ist in stationären Einrichtungen der Altenhilfe nur selten erforderlich, z. B. wenn Heimbeatmungsgeräte verwendet werden.

Umgang mit Medizinprodukten in der Altenpflege

Hygienische Aspekte → Kap. I/15

Betrieb

Grundsätzlich gilt, dass ein Medizinprodukt nur von Mitarbeitern in Betrieb genommen werden darf, die über die erforderlichen Kenntnisse verfügen. Für Produkte, die in der Anlage 1 der Medizinprodukte-Betreiberverordnung aufgeführt sind, gelten weitergehende Bestimmungen. In Altenpflegeeinrichtungen kann diese Richtlinie sich eigentlich nur auf Beatmungsgeräte beziehen, weil alle anderen genannten Produkte an die Verwendung in Krankenhäusern gebunden sind.

Hier gilt, dass nur solche Mitarbeiter das Medizinprodukt bedienen dürfen, die von autorisierten Personen in die Handhabung eingewiesen worden sind. Dies erfolgt im Rahmen von Schulungen, die dokumentiert werden müssen (→ Abb. I/29.5). Mitarbeiter, die an einer solchen Schulung teilgenommen haben, dürfen ihrerseits Einweisungen vornehmen.

Instandhaltung

Die Instandhaltung und Reparatur von Medizinprodukten darf nur von Personen durchgeführt werden, die über entsprechende Fachkenntnis besitzen. Das erfordert eine Autorisierung durch den Hersteller. Außerdem müssen diese Personen unabhängig von der Weisung durch den Betreiber, also der Einrichtung, die das Produkt betreibt, handeln können. Mit dieser Regelung soll sichergestellt werden, dass der Prüfer ohne Rücksicht auf finanzielle Erwägungen entscheidet, ob ein Medizinprodukt weiter verwendet werden kann oder durch eine Neuanschaffung zu ersetzen ist.

I/29.4 Künstliche Ernährung

Kapillare Blutentnahme → Kap. I/27.2.7

Ⓢ Fallbeispiel Stationär

Selma Lang befindet sich in einem weit fortgeschrittenen Stadium der Demenz. Inzwischen ist sie nicht mehr in der Lage, zu essen. In ihrer Patientenverfügung hat sie festgelegt, sämtliche therapeutischen Möglichkeiten in Anspruch nehmen zu wollen. Deshalb hat sie im Krankenhaus eine PEG erhalten.

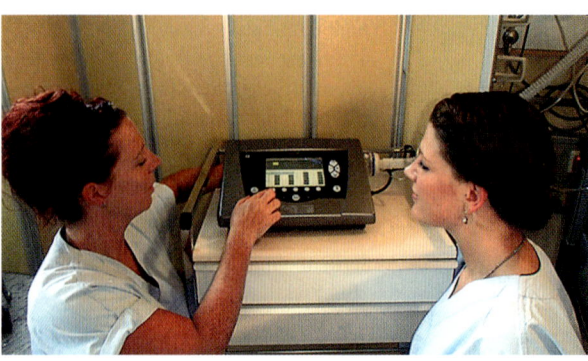

Abb. I/29.5 Schulungen, mit denen Mitarbeiter in die Handhabung von Beatmungsgeräten eingewiesen werden, sind zu dokumentieren. [M294]

Nach einigen Tagen stellt die Altenpflegerin Hermine Brauer fest, dass sich die Sonde nicht mehr anspülen lässt. Sie vermutet, dass die Verabreichung der zahlreichen Arzneimittel zu einem Verschluss geführt hat und benachrichtigt den Hausarzt.

> **Enterale Ernährung:** Künstliche Ernährungsform, bei der die Nährstoffe in Form spezieller Sondenkost über einen flexiblen Kunststoffschlauch (Sonde) direkt in den Magen oder Dünndarm verabreicht werden.
> **Parenterale Ernährung:** Künstliche Ernährungsform, bei der die Nährstoffe in Form von Infusionslösungen unter Umgehung des Magen-Darm-Kanals intravenös verabreicht werden.

Um eine ausreichende Versorgung mit lebensnotwendigen Nährstoffen sicherzustellen, kann es notwendig sein, dass ein Mensch **künstliche Ernährung** erhält, weil er:

- Nicht essen kann, z. B. bei Schluckstörungen oder Bewusstlosigkeit
- Nicht essen darf, z. B. vor oder nach einer Operation
- Nicht essen will, z. B. bei schweren psychischen Erkrankungen.

Das Problem der Zwangsernährung wird sehr kontrovers diskutiert und steht im Spannungsfeld zwischen Ethik und Recht. Auch die Gerichte befassen sich immer wieder damit. Hier kann es im Einzelfall notwendig sein, Expertenwissen anzufordern (→ Kap. I/6).

> **Lern-Tipp**
> Überlegen Sie sich das Für und Wider von Zwangsernährung. Was würden Sie für sich selbst wünschen?

> Dem Pflegebedürftigen entgeht durch die Sondenernährung Genuss, Geschmack und Freude am Essen. Aus diesem Grund vergewissern Altenpflegerinnen sich immer wieder, ob eine ausschließliche Ernährung mit einer Sonde notwendig oder eine zusätzliche orale Zufuhr von breiigen oder flüssigen Speisen möglich bzw. erlaubt ist.

Es werden **zwei Formen** der künstlichen Ernährung unterschieden:

- Enterale Ernährung
- Parenterale Ernährung.

In der Altenpflege wird vor allem die enterale Ernährung zur künstlichen Nahrungszufuhr bei Pflegebedürftigen eingesetzt. Im Vergleich zur parenteralen Ernährung hat sie folgende Eigenschaften:

- Größere Ähnlichkeit mit der normalen Ernährung
- Erhaltung der Verdauungsfunktion
- Geringere Komplikationsrate.

Als **Ernährungssonde** für die künstliche enterale Ernährung verwendet man verschiedene Sondenarten (→ Abb. I/29.6):

- Die **Gastroduodenalsonde** wird über den Mund oder die Nase in den Magen (*nasogastrale Sonde*) oder den Zwölffingerdarm (*nasoduodenale Sonde*) eingeführt
- Die **Jejunalsonde** wird über den Mund oder die Nase eingeführt und bis in den mittleren Teil des Dünndarms, das Jejunum, vorgeschoben (*nasojejunale Sonde*). Das Legen einer Jejunalsonde wird häufig endoskopisch durchgeführt
- Die **PEG-Sonde** (*PEG = perkutane endoskopische Gastrostomie*) wird operativ durch die Bauchdecke in den Magen, die **PEJ-Sonde** (*PEJ = perkutane endoskopische Jejunostomie*) in den Dünndarm gelegt.

I/29.4.1 Ernährung über eine Gastroduodenalsonde

Gastroduodenalsonden für die enterale Ernährung haben eine Länge von 75–120 cm und einen Durchmesser von 8–15 Charrière (1 Ch = ⅓ mm). Sie bestehen meistens aus Polyurethan oder Silikonkautschuk. Diese Materialien sind säurebeständig, gewebeverträglich und behalten ihre Flexibilität auch nach längerem Tragen (→ Abb. I/29.7).

Die Sonde kann über die **Nase,** in Ausnahmefällen auch über den **Mund,** z. B. bei Verletzungen der Nase, eingeführt werden. Der Zugang über die Nase ist zu bevorzugen, da Nasensonden:

- Den Pflegebedürftigen nicht beim Sprechen stören

- Die Mundpflege nicht behindern
- Weniger Würge- und Brechreiz verursachen.

Das **Legen** der Sonde ist eine ärztliche Aufgabe, die an qualifizierte Altenpflegerinnen delegiert werden kann (Durchführung → Tab. I/29.1). Altenpflegerinnen sind in jedem Fall für die Verabreichung der Sondenkost und die Pflege der Magensonde zuständig.

Beim Legen der Sonde beachten:
- Beim Passieren des Rachenraums tritt häufig ein Würgereflex auf
- Bei Zeichen einer Zyanose oder starkem Husten die Sonde bis oberhalb des Gaumensegels zurückziehen und erneut sondieren. Vor der erneuten Sondierung dem Pflegebedürftigen eine Pause einräumen
- Im Alter und bei Einnahme von Medikamenten zum Magenschutz hat der Magensaft nicht immer einen sauren pH-Wert
- Tritt ein Widerstand auf, Sonde zurückziehen und unter drehenden Bewegungen versuchen, erneut zu sondieren. Die Sonde nie gegen einen Widerstand einführen
- Bewusstlose alte Menschen haben oft keinen Hustenreflex. Deshalb legt in diesem Fall ein Arzt die Sonde mithilfe eines Laryngoskops (*Kehlkopfspiegel*).

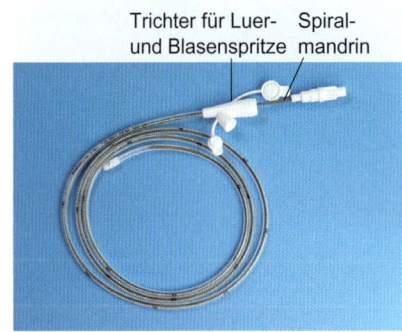

Abb. I/29.7 Ernährungssonde aus Polyurethan mit Führungshilfe (Spiralmandrin). [K115]

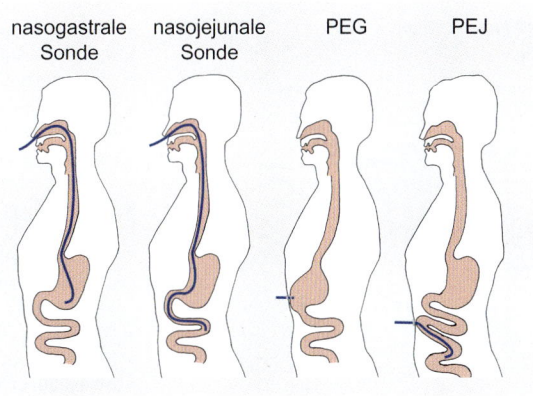

Abb. I/29.6 Sondenlage bei verschiedenen Formen der enteralen Ernährung. [L215]

Komplikationen beim Legen

- Via falsa („falscher Weg"): Die Sonde wurde gegen einen Widerstand eingeführt und sucht sich einen neuen, anatomisch nicht vorgeformten Weg, z. B. die Sonde reißt die Schleimhaut auf und wird unter der Schleimhaut weitergeschoben
- Nasenbluten durch Mikroverletzungen
- Ösophagus- und Magenperforationen bei vorgeschädigten Organen, z. B. durch ein Karzinom, äußern sich in:
  – Schocksymptomen (→ Kap. I/31.5.16)
  – Schmerzen
  – Bretthartem Bauch
- Bradykardie und Herzstillstand durch einen vom Nervus vagus ausgelösten Reflex
- Fehllage in der Luftröhre (*Trachea*) durch Fehlsondierung. Äußert sich durch:
  – Starken Husten
  – Zyanose
  – Atmung durch die Sonde

- Aufrollen der Sondenspitze auf dem Zungengrund bei Fehlsondierung.

> ❯ Bei Verwendung einer Sonde mit Mandrin als Führungshilfe muss die Prüfung der korrekten Lage vor dem Herausziehen des Mandrins erfolgen. Wird der Mandrin nur ein kleines Stück herausgezogen, darf er nicht wieder vorgeschoben werden. Er könnte durch ein seitliches Loch nach außen treten und dabei die Magenwand verletzen. Beim sitzenden Pflegebedürftigen kann das Vorbeugen des Kopfes ein Vorschieben in die Luftröhre verhindern.

Entfernen und Wechseln der Ernährungssonde

- Sonde mit Wasser oder Tee spülen, damit sich kein Magensaft in der Sonde befindet. Dieser kann beim Herausziehen der Sonde zu Schleimhautreizungen führen
- Sondenfixierung lösen

- Einmalhandschuhe anziehen
- Sonde abklemmen, zum Einatmen und anschließend zum Ausatmen auffordern, dabei die Sonde gleichmäßig in einem Zug herausziehen, in den Handschuh stülpen und wegwerfen. Es besteht beim Entfernen der Sonde Infektionsgefahr
- Mund ausspülen (lassen)
- Nasenpflege durchführen und Pflasterreste entfernen.

Moderne Sonden werden nur noch gewechselt, wenn sie verstopft, herausgerutscht oder unansehnlich geworden sind oder wenn sie vom Pflegebedürftigen selbst herausgezogen wurden.

> ❯ Pflegende kontrollieren die korrekte Lage der Sonde grundsätzlich vor jeder Applikation von Flüssigkeit per Luftinjektion oder Aspiration von Magensaft (→ Tab. I/29.1). Dabei berücksichtigen sie die Markierung auf der Sonde und überprüfen, ob sie sich noch in der korrekten Länge befin-

---

Vorbereitung

Raum	• Andere Personen aus dem Raum bitten • Evtl. Sichtschutz aufstellen
Material 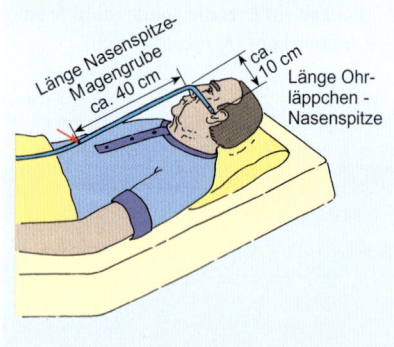	• Geeignete Sonde (Magensonde ohne Mandrin evtl. kühlen, da sie dann fester ist und sich leichter einführen lässt) • Evtl. Verschlussstöpsel zum Verschließen der Sonde • Schleimhautanästhetikum als Spray für die Anästhesie • Gleitmittel: anästhesierendes Gel oder Silikonspray • Evtl. abschwellende Nasentropfen zur Vermeidung von Verletzungen an der Nasenschleimhaut • Wasserunlöslicher Stift zur Markierung der Sondenlänge • Evtl. Glas mit Wasser oder Tee zur Erleichterung des Schluckens • Nierenschale mit Zellstoff • Schutztuch • Evtl. Zahnprothesendose • Einmalhandschuhe • Stethoskop und 20-ml-Spritze sowie Indikatorpapier zur Lagekontrolle • Klemme zum Abklemmen der Sonde • Holzspatel und Taschenlampe zur Inspektion des Mundraums • Tupfer mit Alkohol zum Entfetten der Nase • Fixationsmaterial: fertige Fixierung oder hautfreundliches Pflaster • Schere **Abmessen der geeigneten Sondenlänge:** Strecke von der Nasenspitze über das Ohr bis zur Magengrube abmessen. Diese Stelle mit einem wasserunlöslichen Stift markieren (siehe Abb. links) • Gleitmittel auf Sonde bringen
Altenpflegerinnen	• Einmalhandschuhe anziehen
Pflegebedürftiger 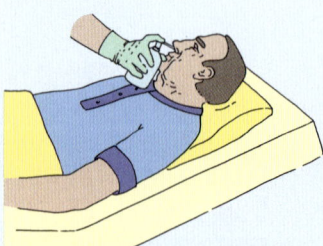	• Informieren und bitten, falls möglich, mitzuhelfen • Nüchtern bleiben (bis ca. sechs Std. vorher), wenn keine dringende Indikation zum sofortigen Legen besteht • Zahnprothese entfernen (lassen) • **Lagerung:** sofern keine Kontraindikationen bestehen, Pflegebedürftigen hinsetzen lassen bzw. den Oberkörper erhöht lagern. Bewusstlose alte Menschen in Seitenlage bringen • Evtl. Nasentropfen verabreichen • Falls möglich: Nase bzw. die Mundhöhle reinigen (lassen). Dazu sollte der Pflegebedürftige schnäuzen. Um das geeignete Nasenloch und die Durchgängigkeit festzustellen, sollte der Pflegebedürftige beim Schnäuzen jeweils ein Nasenloch zuhalten. Dabei können Altenpflegerinnen die Ein- und Ausatmung durch das andere Nasenloch beobachten. Es wird das Nasenloch benutzt, das leichter durchgängig ist • Oberkörper des Pflegebedürftigen mit einem Schutztuch abdecken • Schleimhautanästhetikum in das vorgesehene Nasenloch applizieren (siehe Abb. links) und Einwirkzeit beachten • Schutztuch vor den Oberkörper legen

Durchführung

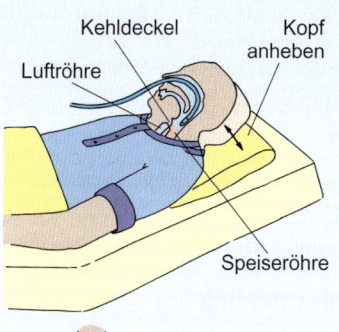

Kehldeckel   Kopf anheben

Luftröhre

Speiseröhre

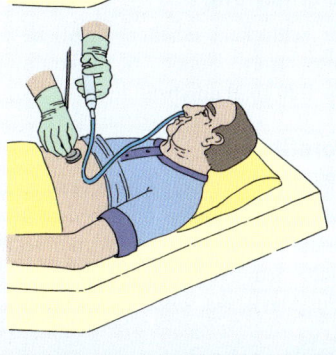

- Pflegebedürftigen entspannen lassen und bitten, gleichmäßig durch den Mund zu atmen
Einführen der Sonde über die **Nase:**
- Die ersten ca. 10 cm geradlinig einführen. Dann Pflegebedürftigen bitten, den Kopf leicht nach vorn zu neigen, damit sich das Gaumensegel über die Luftröhre legt und die Sonde nicht in die Luftröhre gelangt (siehe Abb. links). Mehrmals schlucken lassen (Ausnahme: Bewusstlose). Evtl. kann das Schlucken mit Hilfe eines kleinen Schlucks Tee oder Wasser unterstützt werden. Immer wenn der Pflegebedürftige schluckt, die Sonde zügig ein Stück vorschieben, bis die Markierung auf der Sonde (etwa 50 cm) erreicht ist
- Mund- und Rachenraum mit einem Spatel und einer Taschenlampe kontrollieren (Hat sich die Sonde aufgerollt?)
Einführen der Sonde über den **Mund:**
- Pflegebedürftiger öffnet den Mund und streckt die Zunge etwas heraus. Altenpflegerinnen legen die Sonde hinten im Mund auf den Zungengrund. Wichtig ist dabei, dass sie das Zäpfchen nicht berühren, da der Würgereflex bei einer solchen Berührung stärker ausgeprägt ist. Das weitere Vorgehen entspricht dem Legen durch die Nase
- Lage überprüfen:
  – Aspiration von Magensekret und Nachweis des pH-Wertes mit dem Indikatorpapier (Magensekret hat einen pH-Wert von 2–5, Duodenalsekret von etwa 7)
  – Luft mit einer 20-ml-Spritze in die Sonde insufflieren und mit dem Stethoskop das entstehende „blubbernde" Geräusch unter der Brustbeinspitze abhören (siehe Abb. links)
  – Im Zweifelsfall Röntgenkontrolle durchführen lassen. Die meisten Sonden haben einen röntgendichten Längsstreifen
- Ernährungssonde an der Nase, Stirn oder Wange mit hautfreundlichem Pflaster oder mit einer speziellen Fixierung festkleben. Dazu sollte die Haut sauber und fettfrei sein, deshalb die Haut vorher mit einem Alkoholtupfer entfetten. Bei der Befestigung darauf achten, dass die Sonde keinen Druck auf den Nasenflügel ausübt
- Mandrin entfernen (falls Sonde mit Mandrin gelegt wurde)
- Ernährungssonde verschließen bzw. Sondenkost nach ärztlicher Anordnung verabreichen

Nachbereitung

Pflegebedürftiger

- Mund ausspülen lassen und die Zahnprothese reichen
- Evtl. positionieren
- Über die Sonde und die Handhabung informieren

Material

- Entsorgen, dabei den Kontakt mit dem Sekret vermeiden, da Infektionsgefahr besteht

Altenpflegerinnen

- Handschuhe ausziehen und Hände desinfizieren
- Dokumentation

Tab. I/29.1 Legen einer Ernährungssonde. [Zeichnungen: L119]

det. Bei unruhigen Pflegebedürftigen besteht ein höheres Risiko der Lageveränderung.

Komplikationen bei liegender Sonde

- Ösophagus- und Magenulzerationen nach langer Liegedauer äußern sich durch:
  – Druck- und Völlegefühl nach den Mahlzeiten
  – Sodbrennen
  – Evtl. Teerstuhl
  – Schmerzen im Oberbauch
- Fehllage im Nasen-Rachenraum oder in der Luftröhre (*Trachea*) durch:
  – Hochwürgen
  – Herausrutschen der Sonde
- Druckstellen an der Nasenwand.

Wechseln der Fixierung

- **Material:** Wundbenzin, Wasser, Tupfer, hautfreundliches Pflaster oder Fertigfixierung, evtl. Schere

- **Durchführung:**
  – Pflaster entfernen und dabei die Sonde gut festhalten. Sie darf nicht herausrutschen oder hineingeschoben werden (an Markierung orientieren)
  – Pflasterreste mit Benzin entfernen. Während der Reinigung mit Benzin Pflegebedürftigen wegen Gefahr der Augenreizung bitten, die Augen geschlossen zu halten und, wenn möglich, nicht oder nur durch den Mund zu atmen
  – Nase und Sonde mit Wasser reinigen
  – Sonde an einer anderen Stelle mit Pflasterstreifen oder Fertigverbandsset fixieren.

Ernährungssonde spülen

Eine **Ernährungssonde spülen** Altenpflegerinnen regelmäßig, da das in der Sondenkost enthaltene Eiweiß gerinnt und auch die Verabreichung von Medikamenten zu einer Sondenverstopfung führen kann. Je dünner die Sonde ist, umso größer ist das Verstopfungsrisiko. Die Sonde spülen (→ Abb. I/29.8):

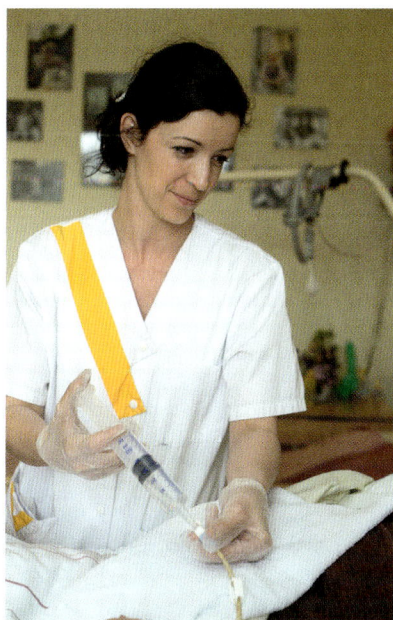

Abb. I/29.8 Die Sonde mit einem Klebeverband an der Nase befestigen und auch beim Sondieren darauf achten, dass kein Zug an der Sonde entsteht. [K157]

- Je nach Sondendurchmesser, bis zu zehnmal täglich bei der Ernährung mittels Dauertropf
- Bei jeder Unterbrechung der Verabreichung
- Vor und nach Medikamentenverabreichung
- **Vorbereitung** des Materials: 50-ml-Spritze, stilles Wasser
- **Durchführung:** Spritze mit etwa 40 ml Wasser an den Konnektor stecken; Flüssigkeit injizieren. Wenn über den Zuspritzadapter des Überleitungsteils gespült wird, vorher Rollklemme schließen, sodass die Flüssigkeit nicht in Richtung Sondenkost gespritzt wird.

» Vorsicht!

- Keine gesüßten Tees zum Spülen verwenden (Verklebungsgefahr), ebenso keine Obstsäfte und Früchtetees (Gefahr des Ausflockens von Nahrungsbestandteilen)
- Wegen fehlender Kautätigkeit Gefahr von Soor der Mundschleimhaut (*Pilzinfektion*) und einer Parotitis (*Entzündung der Ohrspeicheldrüse*), daher immer Mundkrankheitenprophylaxe durchführen (→ Kap. I/17.6.2)

Einige Menschen mit einer nasalen oder oralen Magensonde neigen zur Schonatmung. In diesem Fall ist es notwendig, eine konsequente Pneumonieprophylaxe durchzuführen (→ Kap. I/17.8.2).

» Lern-Tipp

Wie wird enterale Ernährung in ihrer Einrichtung durchgeführt? Welche Vorteile sehen Sie bei Verwendung einer nasogastralen Sonde gegenüber einer PEG bzw. PEJ?

I/29.4.2 PEG- und PEJ-Ernährungssonde

» PEG (*perkutane endoskopische Gastrostomie*, → Abb. I/29.9): Ernährungssonde wird operativ durch die Bauchdecke in den Magen eingelegt und durch eine innere Halte- und äußere Fixierplatte fixiert.

PEJ (*perkutane endoskopische Jejunostomie*): Ernährungssonde wird operativ durch die Bauchdecke in den Dünndarm eingelegt und fixiert. Seltener als PEG.

PEG/J (*PEG mit Jejunalsonde*): Zweilumige Sonde wird operativ durch die Bauchdecke in den Magen eingelegt, ein Lumen wird bis in den Dünndarm (Jejunum) vorgeschoben.

Ärzte wählen die **PEG** oder **PEJ** als Zugänge zum Magen-Darm-Trakt für eine länger-

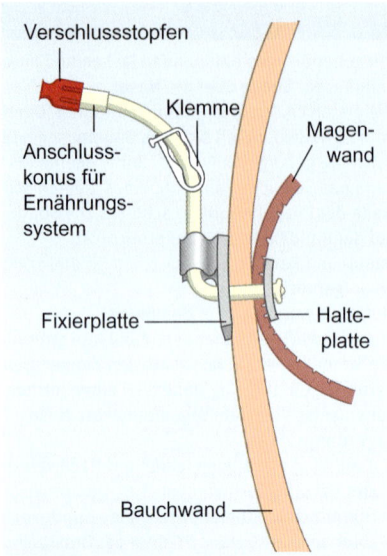

Abb. I/29.9 Schematisch dargestellte PEG. [L138]

fristige enterale Ernährung oder eine kontinuierliche Ableitung von Magensaft. Die Sonde ist unter der Kleidung verborgen und erhöht somit die Lebensqualität des betroffenen Menschen. Das Legen dieser Sonden ist ausschließlich Arztaufgabe.

Indikationen sind z. B.:
- Neurologisch bedingte Schluckstörungen, z. B. nach Schädel-Hirn-Trauma, Schlaganfall
- Verbrennungen und Verätzungen an Kopf, Mund oder Speiseröhre
- Geriatrische Erkrankungen, z. B. chronische Verwirrtheit bei Morbus Alzheimer
- Tumorkachexie.

Kontraindikationen sind z. B.:
- Gerinnungsstörungen
- Entzündliche Erkrankungen im Bauchraum, z. B. Bauchfellentzündung (*Peritonitis*) oder entzündliche Darmerkrankungen
- Bauchwassersucht (*Aszites*), z. B. bei Leberzirrhose
- Blutreinigung bei Ausfall der Nierenfunktion über das Bauchfell (*Peritonealdialyse*).

Umgang mit der PEG

Ab vier Stunden nach dem Legen der Sonde kann zum ersten Mal Tee bzw. Sondenkost verabreicht werden (Kostaufbau siehe unten). Pflegebedürftigen eine halb sitzende Lage einnehmen lassen, um zu vermeiden, dass Mageninhalt in die Speiseröhre fließt (*Reflux*).

Spülung

Altenpflegerinnen spülen die PEG wegen Verstopfungsgefahr bei folgenden Situationen mit 50 ml Wasser:
- Vor der Nahrungsaufnahme
- Bei der Unterbrechung der Nahrungszufuhr
- Bei kontinuierlicher Zufuhr, je nach Sondendurchmesser, evtl. alle zwei bis drei Std.
- Vor und nach der Medikamentengabe.

Orale Ernährung

Da der Schluckakt erhalten bleibt, ist es möglich, trotz Sonde Schlucktraining (→ Kap. I/20.10.2) durchzuführen.

Körperpflege

Der Pflegebedürftige kann nach etwa einer Woche wieder duschen oder baden. Duschen ist wegen geringerer Wundinfektionsgefahr dem Baden vorzuziehen. Nach dem Duschen ist der Verband zu wechseln.

Verbandswechsel

Ein aseptischer Verbandswechsel (→ Kap. I/29.7.6) erfolgt in den ersten sieben bis zehn Tagen täglich, im weiteren Verlauf zwei- bis dreitägig und nach Bedarf. Nach Abschluss der Wundheilung (ca. vier Wochen) ist bei reizloser Sondeneintrittsstelle, sorgsamer Pflege und hygienisch kritischem Umgang ein Wundverband nicht mehr zwingend erforderlich, es empfiehlt sich jedoch zur Abdeckung ein Pflaster anzubringen (→ Abb. I/29.10).
- **Material:** sterile und unsterile Handschuhe, sterile Kompressen, sterile Schlitzkompressen, Filzschreiber, Hautdesinfektionsmittel, Fixationsmaterial, z. B. Pflaster oder Verbandsset, Abwurf
- **Durchführung:**
  - Alten Verband mit unsterilen Handschuhen entfernen und Handschuhe ausziehen
  - Hände desinfizieren
  - Sonde an der Austrittsstelle mit einem Filzschreiber markieren
  - Halteplatte lockern und einige Zentimeter zurückziehen
  - Sterile Handschuhe anziehen
  - Mit einer sterilen Kompresse und Desinfektionsmittel den Wundbereich von der Austrittsstelle weg im Halbkreis reinigen
  - Unterseite der Halteplatte reinigen
  - Sterile Schlitzkompresse zwischen die Haut und die Halteplatte um die Sonde legen
  - Sonde bis zur Markierung anziehen

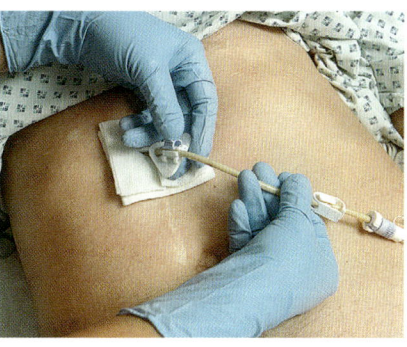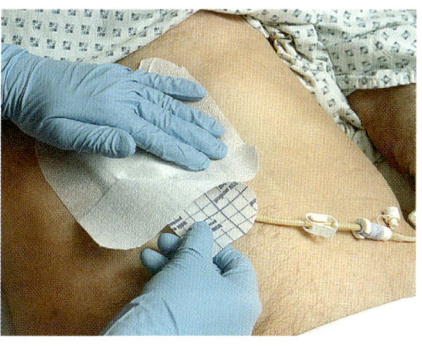

Abb. I/29.10 Sterile Schlitzkompressen zwischen Haut und Fixierplatte um die Sonde legen. Fixierplatte auf die Schlitzkompresse zurückschieben und fixieren. (rechts) Fixierplatte mit einer Kompresse abdecken und z. B. mit Fixomull® sichern. [K115]

	Niedermolekulare Sondenkost	**Hochmolekulare Sondenkost**
Beispiele für Produkte	• Survimed® instant • Fresubin original Drink	• Fresubin® original fibre • Fresubin® 1200 complete
Nährstoffe	• Nährstoffe sind in den einfachsten Bausteinen enthalten (z. B. Kohlenhydrate als Einfach-, Zweifach- und Mehrfachzucker)	• Nährstoffe in ihrer ursprünglichen Form
Herstellung	• Industriell: vollbilanziert (Diäten für besondere Stoffwechselsituationen → Tab. I/29.3)	• Industriell: voll bilanziert • In der Küche möglich
Anwendung	• Verabreichung oft als Sondenkost in den Dünndarm	• Verabreichung als Sondenkost in den Magen bzw. Dünndarm • Trinknahrung
Indikationen	• Zum Beispiel entzündliche Darmerkrankungen • Vorbereitung auf Darmoperationen und Untersuchungen • Schwere Verdauungsstörungen	Alte Menschen mit einer ungestörten bzw. wenig beeinträchtigten Verdauungsleistung, z. B. bei • Schluckstörungen • Kachexie • Lang andauernder Appetitlosigkeit
Verwertung	• Rückstandslos • Resorption ohne eigene Verdauungsleistung	• Zur Resorption ist eigene Verdauungsleistung notwendig
Stuhlhäufigkeit	• Reduziert	• Reduziert oder normal, je nachdem, ob ein ballaststoffarmes oder -reiches Produkt verwendet wird

Tab. I/29.2 Hoch- und niedermolekulare Sondenkostarten.

– Halteplatte auf die Austrittsstelle zurückschieben und mit einer Kompresse abdecken
– Kompresse fixieren.

Zusätzliche Maßnahmen

• In den ersten zehn Tagen die Sonde leicht an der Bauchdecke anziehen, sodass die Magenwand und die Bauchdecke verwachsen und sich ein fester Kanal bildet, um eine Fehllage zu vermeiden. Nach Abschluss der Wundheilung (ca. zwei bis vier Wochen) Sonde alle zwei bis drei Tage kurz mobilisieren, dazu: Halteplatte lockern, Reinigung der Sonde und der Eintrittsstelle, dann Sonde ca. 3–4 cm vorschieben (in den Magen), um ca. 180° drehen und anschließend wieder zurück in die Ausgangsposition bringen, Halteplatte wieder befestigen. Dies verhindert das Einwachsen der inneren Fixierplatte in die Mageninnenwand

• Fixierungsriegel regelmäßig daraufhin kontrollieren, dass er ohne Druck auf der Haut liegt (Dekubitusgefahr)
• Äußeren Teil der Sonde mit einer milden Seife und Wasser regelmäßig reinigen
• Konnektor zweimal in der Woche mit Wasser und Wattestäbchen reinigen
• Im Verlauf zu intensive Wundpflege mit täglicher Desinfektion der Eintrittsstelle oder gar Applikation von Salben vermeiden.

> ❯ **Hinweise zum Umgang mit der Sonde**
> • Sonde knickfrei verbinden, um Komplikationen zu vermeiden
> • PEG/J-Sonden (mit jejunalem Zugang) dürfen nicht gedreht und vor- und zurückgeschoben werden

• Zum Spülen der Sonde keine Obstsäfte und Früchtetees verwenden, da Fruchtsäure Nahrungsbestandteile zum Ausflocken bringt
• Pflegebedürftigen bzw. die Angehörigen über den Umgang mit der Sonde informieren und ggf. anleiten.

Komplikationen

Komplikationen treten selten auf: Übelkeit, Erbrechen, Aspiration vor allem bei Bewusstlosen, Rückfluss von Mageninhalt in die Speiseröhre (*Reflux*) mit Entzündung (*Refluxösophagitis*), Infektion der Eintrittsstelle. Je nach Schwere der Komplikation Arzt informieren.

I/29.4.3 Sondenkostarten

Sondenkost wird nur auf ärztliche Anordnung verabreicht. Der Arzt wählt die Sondenkost aus und legt die Nährstoff- und Flüssigkeitsmenge fest. Die Altenpflegerinnen legen im Rahmen der ärztlichen Anordnung die Menge pro Mahlzeit, die Zeitintervalle und die Anzahl der Mahlzeiten fest.

Anforderungen an Sondenkost

• Ausgewogene Zusammensetzung
• Bedarfsdeckender Nährstoffgehalt
• Osmolarität: Menge der gelösten Teile pro Liter, 300–400 mosm/l entsprechen der physiologischen Konzentration
• Gebrauchsfertige, gut fließende Zubereitung
• Keine unerwünschten Inhaltsstoffe, z. B. Milchzucker.

Je nachdem, ob der alte Mensch eine eigene Verdauungsleistung hat, also die Nährstoffe selbst mittels Enzymen spalten kann, sodass sie resorbiert werden können, wählt der Arzt zwischen **hoch-** oder **niedermolekularer Sondenkost** (→ Tab. I/29.2).

Für spezielle Stoffwechsel-Situationen, z. B. für Diabetiker, gibt es verschiedene **diätetische Sondenkostarten** (→ Tab. I/29.3). Diese Diäten sind hochmolekular und voll bilanziert, d. h. sie enthalten bei Zufuhr der durch den Hersteller angegebenen Menge die Tagesdosis an Hauptnährstoffen, Vitaminen und Mineralstoffen.

Nährstoffkonzentrate enthalten Einzelkomponenten an Nährstoffen, z. B. Eiweiße, und werden bei Mangel des Nährstoffs gegeben. Sie können ebenso getrunken werden.

Zusätzlich zur Sondenkost wird **Flüssigkeit** in Form von Wasser zugeführt.

I
29

Produkt	Einsatz	Inhaltsstoffe	Wirkung
Fresubin® diabetes	Diabetes mellitus	• Fruktose und verstoffwechselte Stärke • Ballaststoffreich	• Verstoffwechslung teilweise ohne Insulin • Verzögerung der Glukoseaufnahme im Darm • Verringerter Blutzuckeranstieg
Survimed® renal	Nierenerkrankungen, z. B. Niereninsuffizienz	• Eiweiß- und elektrolytarm • Hochkalorisch	• Ausgleich von krankheitsbedingtem Mangel oder Überangebot
Fresubin® hepa	Lebererkrankungen, z. B. Leberinsuffizienz	• Verzweigtkettige Aminosäuren • Flüssigkeitsreduziert • Natriumarm • Hochkalorisch	• Verbesserung der Stoffwechsellage

Tab. I/29.3 Diätetische Sondenkostarten für Diabetiker, Nieren- oder Leberkranke.

Zufuhr	Vorteile	Nachteile
Halbkontinuierlich oder portionsweise	• Weniger Einschränkung für mobile alte Menschen • Nachahmung physiologischer Mahlzeiten	• Größerer Arbeitsaufwand • Erhöhte Gefahr bakterieller Verunreinigungen und Unverträglichkeiten • Ungenauer Verabreichungszeitraum (trifft für bolusweise Applikation mit Pumpen nicht zu)
Kontinuierlich	• Gesenktes Risiko der bakteriellen Verunreinigung • Geringer Arbeitsaufwand • Optimale Einstellung der Verabreichungsgeschwindigkeit (trifft nur auf pumpengestützte Verabreichung zu)	• Unphysiologische Gabe, da der Magen nie richtig gefüllt und nie richtig leer ist (Hunger) • Einschränkung des Pflegebedürftigen, z. B. bezüglich Mobilität

Tab. I/29.4 Vor- und Nachteile verschiedener Verabreichungsarten von Sondenkost.

❯ Die Auswahl der Sondenkost erfolgt durch den Arzt. Er legt die Nährstoff-, Energie- und Flüssigkeitsmenge fest und ordnet z. B. an, ob eine Ernährungspumpe zur kontinuierlichen Verabreichung zu verwenden ist oder ob der Kranke mehrere einzelne Sondenmahlzeiten über den Tag verteilt erhalten soll.

❯ Liegt die Sondenspitze im Dünndarm, ist es notwendig, die Sondenkost kontinuierlich zu verabreichen, da die Speicherfunktion des Magens entfällt. Bei einer Pumpenapplikation immer die empfohlene Sondengröße verwenden.

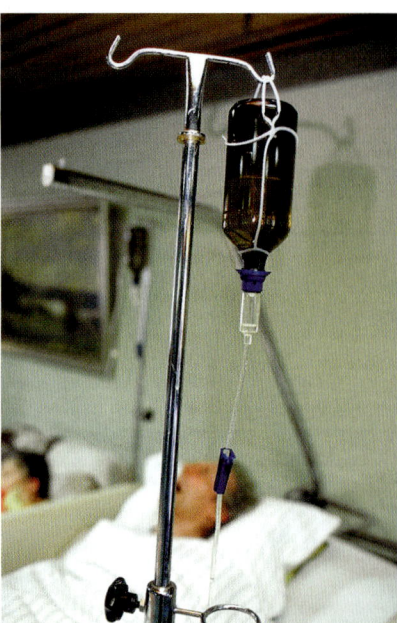

Abb. I/29.11 Flüssigkeit mit Hilfe der Schwerkraft verabreichen. [K157]

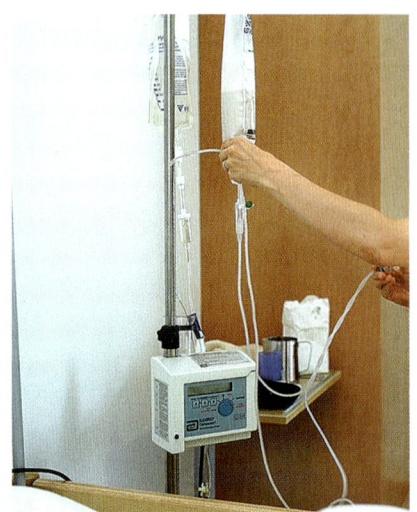

Abb. I/29.12 Die Ernährungspumpe garantiert eine langsame und gleichmäßige Zufuhr der Sondenkost. [K157]

I/29.4.4 Methoden der Sondenkostverabreichung

Bei der Verabreichung der Sondenkost mit einer Spritze wird die Sondenkost **portionsweise,** bei der Verabreichung mit Hilfe der Schwerkraft wird sie **halbkontinuierlich** durch ein Überleitungssystem verabreicht. Bei diesen beiden Verabreichungsformen wird immer eine Mahlzeit verabreicht und anschließend bis zur nächsten Mahlzeit pausiert und die Sonde abgestöpselt. Bei der Verabreichung mit der **Pumpe** wird die Nahrung **kontinuierlich** oder bei den meisten Fabrikaten auch **bolusweise** verabreicht (Vor- und Nachteile der verschiedenen Methoden → Tab. I/29.4).

Nahrungsaufbau und Verabreichungsgeschwindigkeit

Die Sondenkost wird besser vertragen, wenn der **Nahrungsaufbau** mit kleinen Mengen von etwa 30–50 ml beginnt. Treten innerhalb von 24 Std. keine Beschwerden auf, wird die Menge der Portionen jeweils um 50 ml bis auf maximal 500 ml pro Mahlzeit erhöht. Insgesamt sind sechs bis acht Mahlzeiten in zwei bis drei Std. Abstand empfehlenswert. Bei Unverträglichkeitsreaktionen, z. B. Erbrechen und Durchfall, die Nahrungsmenge senken bzw. das Produkt wechseln.

Die **Verabreichungsgeschwindigkeit** wird der Verträglichkeit angepasst. Sie beträgt mit Hilfe der

• **Spritze:** maximal 100 ml in 5–10 Min.
• **Schwerkraft** (→ Abb. I/29.11): 100 ml in ca. 10–15 Min.
• **Pumpe** (→ Abb. I/29.12): 100 ml in ca. 60 Min.

Sondenkostverabreichung vorbereiten

• Pflegebedürftigen informieren und Mundpflege durchführen (lassen)
• Pflegebedürftigen mit leicht erhöhtem Oberkörper positionieren, um Völlegefühl und Rückfluss des Mageninhalts in die Speiseröhre zu vermeiden. Bei Bewusstseinsstörungen Pflegebedürftigen in Seitenlage bringen
• Material bereitlegen: Zellstoff, Material zur Mundpflege (→ Kap. I/17.6.2), Tee oder Wasser zum Nachspülen, evtl. aufgelöste Medikamente

I
29

- Sondenkost im Wasserbad auf Raumtemperatur (ca. 20–30 °C) erwärmen, Temperaturen über 40 °C zerstören das Eiweiß. Die Temperatur mit dem Handrücken zur Sicherheit nochmals überprüfen
- Die Lage der Magensonde kontrollieren (→ Tab. I/29.1). Sonde öffnen und in der Anfangsphase der Verabreichung von Sondenkost den Nahrungstransport durch Ansaugen von Nahrungsresten aus dem Magen kontrollieren. Bei einem Mageninhalt von mehr als 100 ml ein- bis zweistündige Verabreichungspause einhalten und den Mageninhalt erneut kontrollieren
- Altenpflegerinnen: Hände desinfizieren.

Sondenkost als Bolus mit der Spritze verabreichen

Vorbereitung

- Material: 50- oder 100-ml-Spritze, Glas, Trichteradapter
- Angewärmte (nicht kalte) Sondenkost in ein Glas füllen und mit der Spritze aufziehen
- Sondenkost auf Aussehen, Farbe und Temperatur überprüfen.

Durchführung

- Trichteradapter mit der Spritze verbinden und die Sondenkost langsam ohne starken Druck einlaufen lassen
- Evtl. mit Flüssigkeit vermischte Medikamente einspritzen und gut nachspülen
- Sonde mit 50 ml Wasser spülen. Vermeiden, dass zu viel Luft eindringt (Gefahr von Blähungen).

Sondenkost mit Hilfe der Schwerkraft verabreichen

Vorbereitung

- Material: Überleitungssystem, Infusionsständer, Aufhängegerät für die Sondenkost
- Aufhängegerät über die Flasche mit der Sondenkost stülpen
- Flasche hinstellen und Überleitungssystem auf die Flasche schrauben oder hineinstecken
- Rollklemme schließen
- Flasche am Infusionsständer aufhängen
- Tropfkammer so oft zusammendrücken, bis sie zu einem Drittel gefüllt ist
- Rollklemme öffnen und das System luftleer machen
- Rollklemme schließen.

Durchführung

- Überleitungssystem mit der Sonde verbinden
- Rollklemme öffnen und die Geschwindigkeit einstellen
- Sondenkost einlaufen lassen
- Sonde spülen und verschließen.

Sondenkost mit einer Ernährungspumpe verabreichen

Vorbereitung

Überleitungssystem, Ernährungspumpe, evtl. Ernährungsbeutel, Infusionsständer bereitstellen.

Durchführung

Das Vorgehen bei der Verwendung einer Ernährungspumpe ist unterschiedlich je nach Fabrikat. Vor Verwendung ist eine Einweisung nach der Medizinprodukte-Betreiberverordnung notwendig.

Für mobile alte Menschen gibt es Ernährungspumpen, mit denen sie sich frei bewegen können, z. B. eine Umhängetasche, in die der Nahrungsbeutel mit Pumpe eingelegt werden kann bzw. eine Ernährungsweste mit Einlegetaschen für den Ernährungsbeutel mit Pumpe. Die Pumpe kann mit Hilfe eines Akkus 15–48 Std. lang betrieben werden.

> ### ❯❯ Hinweise zum Betrieb von Ernährungspumpen
>
> - Überleitungssysteme alle 24 Std. auswechseln, da Infektionsgefahr besteht
> - Angebrochene Flaschen mit Sondenkost innerhalb von acht Std. verbrauchen oder im Kühlschrank lagern und innerhalb von 24 Std. verbrauchen
> - Wird angebrochene, gekühlte Sondenkost mit einer Spritze oder bolusweise mittels Pumpe verabreicht, erwärmen Altenpflegerinnen diese auf Zimmertemperatur, da sonst die Gefahr von Durchfall besteht
> - Selbst zubereitete Sondenkost wegen Gefahr der bakteriellen Verunreinigung sofort verbrauchen
> - Medikamente zum richtigen Zeitpunkt geben, z. B. vor, mit oder nach der Sondenkost. Es sollte gut mit Tee nachgespült werden, da Verstopfungsgefahr besteht.
>
> Jeder Hersteller hat sein eigenes Sondensystem, das mit denen anderer Hersteller evtl. nicht kompatibel ist. Vor dem Öffnen einer Flasche und eines Sondensystems ist zu prüfen, ob diese zusammenpassen.

Nachbereitung der Gabe von Sondenkost

- Pflegebedürftigen mindestens 30 Min. in Oberkörperhochlage belassen, da sonst die Gefahr besteht, dass Nahrung aus dem Magen in die Speiseröhre tritt
- Material aufräumen und reinigen, evtl. verwerfen
- Altenpflegerinnen: Hände desinfizieren
- Durchführung und Besonderheiten dokumentieren.

Komplikationen

Die Verabreichung von Sondenkost ist in der Regel unproblematisch durchführbar und wird in den allermeisten Fällen vom Pflegebedürftigen gut toleriert. Trotzdem kann es zu Komplikationen kommen. (Ursachen und Maßnahmen bei Komplikationen → Tab. I/29.5).

Um Komplikationen zu vermeiden, ist eine **Überwachung** des Pflegebedürftigen notwendig. Er sollte besonders sorgfältig auf Zeichen von Dehydratation oder Ödemen beobachtet werden. Zusätzlich ist die Flüssigkeit zu bilanzieren (→ Kap. I/21.2.2). Regelmäßige Kontrollen von Gewicht, Blutzucker (kapillare Blutentnahme → Kap. I/27.2.7), Blutwerten, z. B. Kreatinin, Elektrolyte, Leberwerte, sind unerlässlich. Die Sondennahrung und der Sondentyp müssen entsprechend der ärztlichen Verordnung korrekt ausgewählt werden.

Internet- und Lese-Tipp
Deutsches Ernährungsberatungs- und Informationsnetz e. V.: www.ernaehrung.de

Deutsche Gesellschaft für Palliativmedizin e. V.: www.dgpalliativmedizin.de

Leitlinie der DGEM: www.awmf.org/uploads/tx_szleitlinien/073-021l_S3_K%C3%BCnstliche_Ern%C3%A4hrung_ambulant_2014-04.pdf

Komplikationen	Ursachen	Maßnahmen
Magen-Darm-Störungen, z. B. Erbrechen, Durchfall, Blähungen, Bauchschmerzen	• Unverträglichkeit der Sondenkost • Evtl. Laktose-Unverträglichkeit	• Evtl. Umstellung der Sondenkost • Sondenkost kontinuierlich zuführen bzw. Menge pro Mahlzeit oder Zeiträume bei Bolusgabe verringern • Nur industriell hergestellte Sondennahrung verwenden • Ernährungsberatung organisieren
Sondenverstopfung und -fehllage	• Nicht ausreichendes Spülen der Sonde nach Verabreichung von Sondenkost und Medikamenten • Veränderung der Lage beim Pflasterwechsel • Manipulationen durch den alten Menschen • Sondenfehllage durch die peristaltischen Bewegungen des Magen-Darm-Trakts (auch Knotenbildung möglich)	• Sonde nach Verabreichen von Sondenkost bzw. Medikamenten mit etwa 50 ml Wasser spülen • Vor dem Verabreichen von Sondenkost Lage der Sonde überprüfen • Korrekter Pflasterwechsel • Information und Anleitung zum Umgang mit der Sonde
Flüssigkeitsmangel	• Zu geringe Flüssigkeitszufuhr	• Bilanz erstellen (→ Kap. I/21.2.2)
Ödeme	• Zu hohe Flüssigkeitszufuhr	• Bilanz erstellen (→ Kap. I/21.2.2)
Durchfall, Fieber und Erbrechen	• Bakterielle Verunreinigung durch Hygienefehler • Sondenkost zu kalt oder zu rasch verabreicht • Unverträglichkeitsreaktion	• Vor dem Umgang mit Sondenkost hygienische Händedesinfektion durchführen • Angebrochene Flaschen gut verschlossen im Kühlschrank aufbewahren und innerhalb von 24 Std. verbrauchen • Sondenkost vor der Verabreichung auf Zimmertemperatur bringen • Applikationsgeschwindigkeit senken • Präparat wechseln (Arztanordnung)
Aspirationspneumonie	• Falsche Lagerung des Pflegebedürftigen bei der Verabreichung der Sondenkost	• Pflegebedürftigen zur Verabreichung von Sondenkost mit erhöhtem Oberkörper lagern (sofern keine Kontraindikationen bestehen) • Gegebenenfalls Menge der Sondenkost verringern • Sorgfältige Überwachung

Tab. I/29.5 Übersicht über Komplikationen bei der enteralen Ernährung, ihre Ursachen und zu ergreifende Maßnahmen. Tritt bei einem Pflegebedürftigen eine Komplikation im Zusammenhang mit der künstlichen Ernährung auf, informieren Altenpflegerinnen in jedem Fall so schnell wie möglich den Arzt.

I/29.5 Pflegetherapie bei Injektionen

Verhalten nach Nadelstichverletzungen → Kap. → I/15.4.6, → Kap. I/26.4.2

A Fallbeispiel Ambulant

Pflegedienstleiterin Yasmina Özdemir nimmt einen neuen Pflegekunden auf. Ronald Silbermann ist 93 Jahre alt und noch sehr gut in der Lage, für sich selbst zu sorgen. Kleinere Besorgungen übernimmt sein Sohn, der im Nachbarhaus wohnt. Herr Silbermann hat sich an den Pflegedienst gewandt, weil er einmal pro Woche eine intramuskuläre Injektion benötigt und ihm der Weg zu seinem Arzt zu anstrengend ist. Yasmina Özdemir überlegt, welche ihrer Mitarbeiter über die nötige Qualifikation verfügen, diese Injektionen zu verabreichen.

> **» Injektion:** Einspritzen kleiner Mengen steriler, gelöster Arzneimittel in den Körper unter Umgehung des Magen-Darm-Trakts (*parenteral*). Die Medikamente werden mit einer Spritze und einer Hohlnadel (*Kanüle*) innerhalb von Sekunden bis zu wenigen Minuten verabreicht. Beträgt die Menge des Medikaments mehr als 20 ml, wird es als Infusion tropfenweise verabreicht (→ Kap. I/29.6).

Um alte Menschen vor Infektionen und anderen Komplikationen bei **Injektionen** schützen zu können, sind im folgenden Text grundlegende Informationen zu Injektionen zusammengefasst.

I/29.5.1 Grundlagenwissen zu Injektionen

Injektionsarten

Injektionen werden nach dem Gewebe bezeichnet, in das injiziert wird (→ Tab. I/29.6).

Zuständigkeiten bei Injektionen

> **» Vorsicht!**
> Das Einstechen einer Kanüle in den Körper ist im Sinne des Gesetzes eine **Körperverletzung,** für die eine Einwilligung des alten Menschen notwendig ist. Verweigert der alte Mensch diese, darf die Injektion nicht verabreicht werden. Wenn der alte Mensch nicht in der Lage ist, seinen Willen zu bekunden (z. B. bei Bewusstlosigkeit), kann dem Betroffenen der „mutmaßliche Wille" unterstellt werden, eine sachgemäße Behandlung durchführen zu lassen. Aufgrund der Regelungen, die in § 677 und § 680 des Bürgerlichen Gesetzbuchs (*BGB*) festgelegt sind, können Ärzte nicht nur Arzneimittelgaben, sondern auch Notfalloperationen durchführen.

Die **Zuständigkeit** für die Durchführung von Injektionen löst immer wieder Diskussionen aus. Grundsätzlich ist die Anordnung und Verabreichung von Injektionen Aufgabe des Arztes. Dieser kann allerdings die Durchführung von subkutanen, intrakutanen und intramuskulären Injektionen an qualifiziertes Pflegepersonal **delegieren.** Der Arzt überzeugt sich vorher von der fachlichen Eignung der Personen, an die diese Aufgabe delegiert werden soll.

Altenpflegerinnen erwerben in der dreijährigen Ausbildung die **Durchführungsverantwortung** (*Handlungskompetenz*) für die Verabreichung von s. c.- und i. m.-Injektionen. Sie benötigen vor der Verabreichung Informationen über Wirkung des jeweiligen Arzneimittels und mögliche Komplikationen. Bei zu erwartenden Komplikationen können sie die Durchführung der Injektion ablehnen. Krankenpflege- und Altenpflegehelfer führen nur die subkutane Injektion durch. Schüler dürfen, nachdem Injektionen und die Arzneimittellehre im Unterricht besprochen wurden, unter Aufsicht und Anleitung eines examinierten Pflegenden oder eines Arztes subkutane oder intramuskuläre Injektionen verabreichen. Die Durchführungsverantwortung tragen die anleitenden Pflegenden bzw. der Arzt.

Injektionsart	Gewebe	Resorptionszeit	Zuständigkeitsbereich
Intrakutan (i. c.)	Oberhaut (*Epidermis*)	• Sehr langsam	• Krankenpflegekräfte • Arzt
Subkutan (s. c.)	Subkutis (*Unterhaut*)	• Langsam (20–30 Min.)	• Altenpflegerinnen • Krankenpflegekräfte • Krankenpflegehelfer • Arzt • Schüler unter Aufsicht eines examinierten Pflegenden oder eines Arztes
Intramuskulär (i. m.)	Muskel	• Schnell (innerhalb von 10–15 Min.), bei öligen Lösungen verzögert	• Altenpflegerinnen • Krankenpflegekräfte • Arzt • Schüler unter Aufsicht eines examinierten Pflegenden oder eines Arztes
Intravenös (i. v.)	Vene	• Sofort (Sek.)	• Arzt • Qualifiziertes Pflegepersonal (z. B. nach Intensivweiterbildung)
Intraarteriell (i. a.)	Arterie	• Sofort (Sek.)	• Arzt
Intrakardial	Herzmuskel	• Sofort	• Arzt
Intraartikulär	Gelenk	• Schnell (Min.)	• Arzt
Intrathekal	Liquorraum	• Sofort	• Arzt
Intralumbal	Lumbalsack	• Sofort	• Arzt

Tab. I/29.6 Häufige Injektionsarten mit Zuständigkeit für deren Verabreichung.

Vorteile von Injektionen

- Gute und steuerbare Dosierung des Medikaments, es kann im Gegensatz zu z. B. Dragees in exakt bemessenen Teilmengen verabreicht werden
- Injektionen belasten den Magen-Darm-Trakt nicht, sie können alten Menschen auch bei Erkrankungen des Verdauungstrakts, bei Bewusstlosigkeit oder Schluckstörungen verabreicht werden
- Gute Steuerung des Wirkungseintrittes und der Wirkungsdauer, z. B. durch die Verabreichung von Retardmedikamenten
- Rascher Wirkungseintritt (→ Tab. I/29.6)
- Keine Zerstörung der verabreichten Substanzen durch die Verdauungssäfte, z. B. wichtig bei Insulin (enthält Eiweiß)
- Medikamente sind direkt dort injizierbar, wo sie benötigt werden, z. B. entzündungshemmende Medikamente ins Gelenk
- Keine Mithilfe des Pflegebedürftigen notwendig, z. B. bei Bewusstlosigkeit.

Sicherheit bei Injektionen

Zu Komplikationen mit schwerwiegenden Folgen, z. B. Blutungen, Nervenverletzungen, Infektionen oder Unverträglichkeitsreaktionen, kann es durch ganz unterschiedliche Fehler kommen. **Sicherheit** ist deshalb wichtig bei der:

- Wahl des Medikaments
  – Name
  – Zusammensetzung
  – Verfall
- Dosierung
  – Menge
  – Zeitpunkt
- Verabreichung
  – Injektionsart
  – Injektionstechnik
  – Zeitdauer der Injektion
  – Ort der Injektion (→ Abb. I/29.13)
- Asepsis bei der Vorbereitung und Durchführung der Injektion.

Spritzenarten

In der Altenpflege sind nur steril verpackte **Einmalspritzen** aus Kunststoff von Bedeutung.

Die Spritze besteht aus **zwei Teilen** (→ Abb. I/29.14):

- Kolben
- Zylinder.

Einmalspritzen sind in verschiedenen Größen (1, 2, 5, 10, 20, 50 ml und größer) im Handel. Der am häufigsten verwendete Ansatz ist der **Konus nach Luer,** da er einen guten Kanülensitz durch seine große Auflagefläche gewährleistet. Er kann durch den **Luer-Lock-Ansatz,** auf den die Kanüle aufgeschraubt wird, ergänzt werden. Ein selten benutzter Ansatz ist das Rekord-System.

Die Auswahl der Spritze hängt von der Menge des zu verabreichenden Medikaments ab.

Spezialspritzen

- Die **Insulinspritze** ist eine Spritze mit einer Spezialgraduierung, um die Insulinmenge exakt zu dosieren. Das Fassungsvermögen der Spritze beträgt 1 oder 2 ml. Bei der Unterteilung entspricht 1 ml 40 IE (*Internationale Einheiten*). Einige Hersteller liefern diese Spritzen mit integrierter Kanüle (→ Abb. I/29.15)
- Die **Tuberkulinspritze** ist durch ihre Millimetereinteilung gekennzeichnet
- Die **Janetspritze** fasst 50–100 ml und wird für die Sondenernährung verwendet.

Kanülenarten

Injektionskanülen sind Hohlnadeln aus rostfreiem Stahl (→ Abb. I/29.16). Sie sind einzeln steril verpackt und in unterschiedlichen Längen und Stärken im Handel. Die Stärken sind durch die Angabe der Nummer und

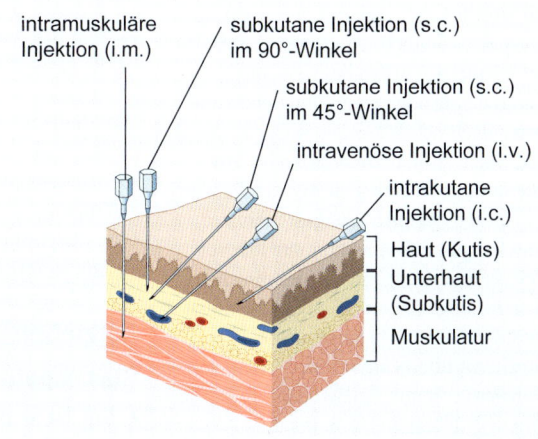

Abb. I/29.13 Injektionsgebiete der häufigsten Injektionen. [L190]

I 29

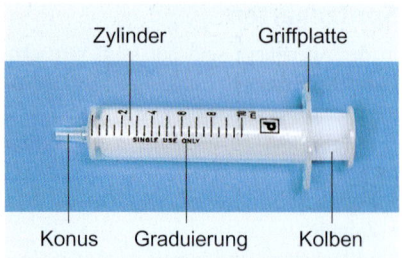

Abb. I/29.14 Plastik-Einwegspritze nach Luer mit Beschriftung der Einzelteile. [K115]

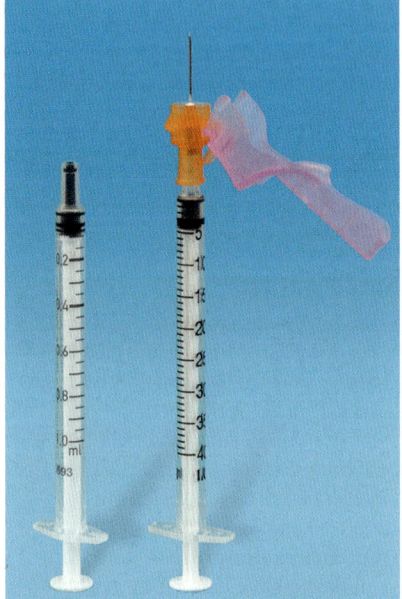

Abb. I/29.15 Insulinspritzen. [K115]

durch verschiedenfarbige Ansatzstücke voneinander zu unterscheiden (→ Tab. I/29.7).

Injektionsbehälter

Die Arzneimittel zur Injektion werden in verschiedenen Behältern angeboten (→ Abb. I/29.17):

- **Glasampullen** enthalten die vom Hersteller gewählte Menge eines Medikaments, die jedoch nicht immer einer Einzeldosis entspricht (ärztliche Anordnung beachten). **Knickampullen** besitzen einen weißen Halsring oder einen Punkt und können aufgebrochen werden, wobei die Hand mit einem Tupfers zu schützen ist. **Trockenampullen** enthalten das Medikament in Trockensubstanz. Altenpflegerinnen mischen das Pulver erst unmittelbar vor der Verabreichung mit dem entsprechendem Lösungsmittel, weil das Arzneimittel in dieser Form nicht lange haltbar ist
- **Stechampullen** (*Mehrdosis-Durchstichflaschen*) enthalten meist mehrere Dosen eines Medikaments, z. B. Insulin

- **Fertigspritzen** enthalten das Medikament in einer Spritze, die mit der entsprechenden Kanüle versehen ist
- **Zweikammerspritzen.** Der Wirkstoff und das Lösungsmittel sind nacheinander in der Spritze angeordnet, beides wird unmittelbar vor der Injektion durch Druck auf den Kolben miteinander vermischt.

Allgemeine Vorbereitung einer Injektion

Altenpflegerinnen

- Injektionstechnik sicher beherrschen
- Schriftliche ärztliche Anordnung der Injektion prüfen
- Über Indikationen, Kontraindikationen, Wirkungen und unerwünschte Wirkungen des Medikaments informieren
- Arzneimittel prüfen (siehe unten)
- Über den aktuellen Zustand des Pflegebedürftigen informieren und sich vergewissern, dass keine Gründe vorliegen, die einer Injektion entgegenstehen
- Hände desinfizieren.

Benötigtes Material

- Sauberes Spritzentablett
- Medikament
- Unsterile Tupfer
- Aufzieh- und Injektionskanüle
- Evtl. Belüftungskanüle mit Bakterienfilter für Stechampullen (statt Aufziehkanüle)
- Spritze
- Desinfektionsmittel
- Abwurfgefäß für Kanülen und Glas
- Abwurf für den restlichen Abfall.

> Um Komplikationen und Verwechslungen zu vermeiden, ist es wichtig, **vor dem Aufziehen** des Medikaments die **„5 Richtigen"** zu beachten:
> - **R**ichtige Person, die das Medikament bekommen soll (Name)
> - **R**ichtiges Medikament
> - **R**ichtige Dosierung oder Konzentration
> - **R**ichtige Verabreichungsart
> - **R**ichtiger Zeitpunkt.

Das Medikament außerdem überprüfen auf
- Verfallsdatum
- Richtige Lagerung
- Trübungen, Ausfällungen, Verfärbungen.
Eine Mischung von Medikamenten herzustellen, ist nur auf Arztanordnung erlaubt.

Aufziehen von Medikamenten

Glasampullen

- Um das Medikament vollständig aufziehen zu können, ist es evtl. erforderlich,

dass Teile der Injektionslösung aus dem Ampullenkopf in die Ampulle zurückbefördert werden. Da die Lösung nicht immer von allein zurückfließt, ist es notwendig, diese durch Klopfen mit den Fingern oder Bewegungen (ähnlich dem Herunterschlagen von Maximalthermometern) zurückzubefördern
- Ampulle fest mit dem Zeigefinger und dem Daumen halten
- Zeigefinger mit Hilfe eines Tupfers schützen (→ Abb. I/29.18)
- Ampullenhals mit dem Tupfer fassen und mit leichtem Ruck abbrechen (→ Abb. I/29.18)
- Aufziehkanüle und die Spritze steril auspacken, zusammensetzen und das Medikament vollständig aufziehen
- Um die Luft aus der Spritze zu entfernen, den Konus nach oben halten. Dann den Spritzenzylinder leicht mit den Fingern beklopfen, um die Luftblasen nach oben zu befördern. Nun können die Luftblasen herausgedrückt werden
- Aufziehkanüle in den Abfallbehälter werfen. **Nicht** in die zugehörige Hülle zurückstecken, da Verletzungsgefahr besteht
- Injektionskanüle mit Hülle auf den Spritzenkonus stecken
- Die aufgezogene Spritze und die zugehörige Ampulle auf das Spritzentablett legen. Bei mehreren Ampullen die Spritze mit dem Namen des Empfängers beschriften.

> **Hinweise zur Spritzenhandhabung**
> - Spritzen- und Kanülenverpackungen korrekt durch Auseinanderziehen öffnen, um eine Kontamination zu vermeiden
> - Beim Entlüften der Spritze das Verspritzen von Teilmengen des Medikaments vermeiden, um eine korrekte Dosierung zu gewährleisten
> - Kanülen nicht in die Schutzhülle zurückstecken, um Verletzungen zu vermeiden
> - Spritzen, die nicht beschriftet sind, bzw. bei denen keine Ampulle vorhanden ist, sind zu verwerfen.

Stechampullen (Mehrdosis-Durchstichflasche)

- Ampulle mit Datum und Uhrzeit der Erstentnahme beschriften
- Metall- oder Plastik**deckel,** nicht jedoch die gesamte Metall**kappe,** entfernen
- Gummikappe desinfizieren, Einwirkzeit beachten
- Soweit vorhanden, spezielle Belüftungskanüle, z. B. Minispike®, in die

Farbkodierung von Einmalkanülen													
Größe (nach Pravaz)	20	–	18	–	17	16	14	12	2	–	1	–	–
Gauge (spezielles Eichmaß)	27		26		24	23	23	22	21		20		19
Farbe	grau		braun		lila	blau	violett	schwarz	grün		gelb		weiß
Außendurchmesser (mm)	0,40	0,40–0,42	0,45		0,55	0,66	0,60–0,65	0,70	0,80		0,90		1,10
Länge (mm)	20	12–16	25	12	25	25	30–32	30–32	40	50–60	40	70	30
Verwendung	Insulin, s.c.		Insulin, s.c.		s.c.	s.c.	s.c., i.m.[1]	s.c., i.m.[1]	i.v., i.m.[2]	i.m.[3]	i.v., i.m.[4]	tief i.m.	Aufziehkanüle, Blutentnahme

1) Oberschenkel; 2) Oberschenkel; Gesäß bei Untergewichtigen und großen Kindern; 3) Gesäß bei Normal- bis Übergewichtigen; 4) Für dickflüssige Lösungen

Tab. I/29.7 Überblick über die verschiedenen Einmalkanülen und ihre Verwendungszwecke.

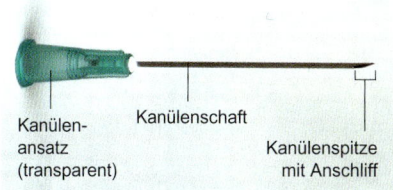

Kanülen-ansatz (transparent)

Kanülenschaft

Kanülenspitze mit Anschliff

Abb. I/29.16 Einmal-Injektionskanüle. [K183]

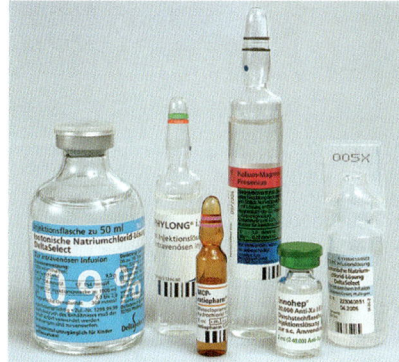

Abb. I/29.17 Verschiedene Ampullen. [K115]

Stechampulle stechen und die notwendige Menge des Medikaments entnehmen. Fehlt die hygienische Belüftungskanüle, wird in die Spritze so viel Luft aufgezogen, wie von dem Medikament benötigt wird. Die Luft in die Ampulle zur Vermeidung von Unterdruck einspritzen und ohne abzusetzen gleiche Menge des Arzneimittels in die Spritze aufziehen. Häufig kann aufgrund eines Überdrucks nicht die komplette Luft in die Stechampulle eingespritzt werden. Deshalb zunächst so viel Medikamentenlösung entnehmen, wie möglich, dann nochmals Luft einspritzen und die komplett benötigte Menge des Medikaments entnehmen

- Aufziehkanüle bzw. Belüftungskanüle entfernen. Ampulle im Kühlschrank lagern
- Spritze entlüften und zu viel aufgezogene Menge des Medikaments vorsichtig herausspritzen
- Injektionskanüle aufsetzen und Spritze beschriften.

❯ Fachinformationen der Apotheken und Dienstanweisung der Behörde für Arbeit, Gesundheit und Soziales, Hamburg:
- Ampullen sind ausschließlich zur einmaligen Entnahme bestimmt. Reste sind zu verwerfen
- Mehrdosis-Durchstechflaschen mit **unkonserviertem Inhalt** sind gleichfalls zum einmaligen Gebrauch bestimmt. Mehrere Entnahmen innerhalb kurzer Zeit setzen hygienisch einwandfreies Arbeiten voraus und sollten auf **drei Std.** begrenzt sein
- Mehrdosis-Durchstechflaschen mit **konserviertem Inhalt** sind nach dem Anbruch im Regelfall **drei Tage** verwendbar, wenn der Hersteller keine anderen Angaben macht. Hersteller sind verpflichtet, Arzneimittel und deren Verfallszeiten beim **Bundesgesundheitsamt** (*BGA*) anzumelden und über die Verfallszeit auf dem Beipackzettel zu informieren. Für Insuline werden häufig Haltbarkeiten zwischen zwei bis sechs Wochen angegeben. Es ist in jeder Pflegeeinrichtung erforderlich, dass alle Pflegekräfte über die aktuellen Verfallszeiten der gebräuchlichen Insuline informiert sind.

Hygienisch einwandfreie Handhabung und Angabe des Zeitpunktes der Erstentnahme sind zwingend erforderlich. Steckenlassen von Kanülen im Stopfen oder die Verwendung von Aufsätzen (auch mit Schutz) ist fachlich falsch und grundsätzlich untersagt.

Auflösen von Trockensubstanzen

- Trockensubstanzen werden nur mit dem von Hersteller angegebenen Lösungsmittel und erst unmittelbar vor dem Verabreichen der Injektion aufgelöst. Erst nachdem sie vollständig aufgelöst sind, können sie aufgezogen werden
- Ampulle mit Trockensubstanz nach Entfernen des Deckels desinfizieren
- Vorbereiten der Glasampulle mit Lösungsmittel, Aufziehen des Lösungsmittels
- Spritze mit dem Lösungsmittel in Ampulle mit Trockensubstanz stechen (vorher Einwirkzeit der Desinfektion beachten) und langsam mit geringem Druck gesamtes Lösungsmittel einspritzen, Schaumbildung vermeiden. Warten, bis sich die Substanz vollständig gelöst hat. Das Auflösen kann evtl. durch vorsichtiges Rollen in der Hand gefördert werden
- Bei größeren Mengen, z. B. Infusionen (→ Kap. I/29.6), wird zum Einbringen des Lösungsmittels eine Überleitungskanüle verwendet (→ Abb. I/29.19)
- Das Medikament aufziehen (wie bei Stechampullen beschrieben) und eine Injektionskanüle aufsetzen.

Vorbereitung des Spritzentabletts

- Hautdesinfektionsmittel
- Sterilisierte Tupfer
- Abfallbehälter für Kanülen
- Beschriftete Spritze mit Medikament und Kanüle
- Ampulle.

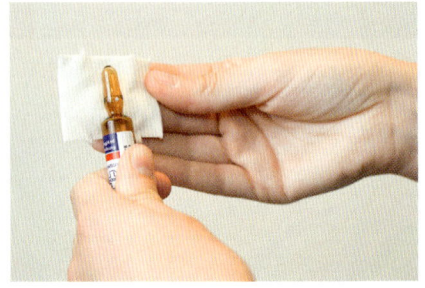 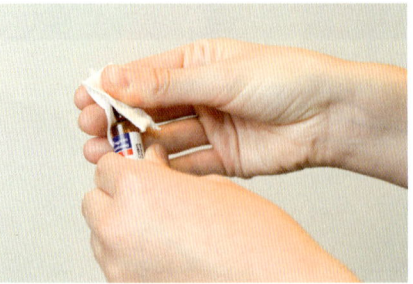 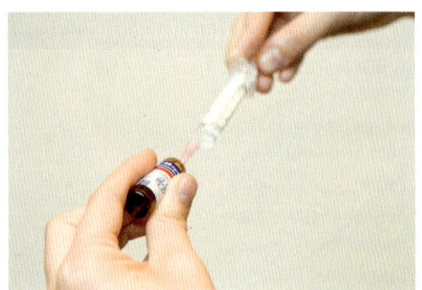

Abb. I/29.18 Aufziehen einer Injektionslösung aus einer Brechampulle. [K115]

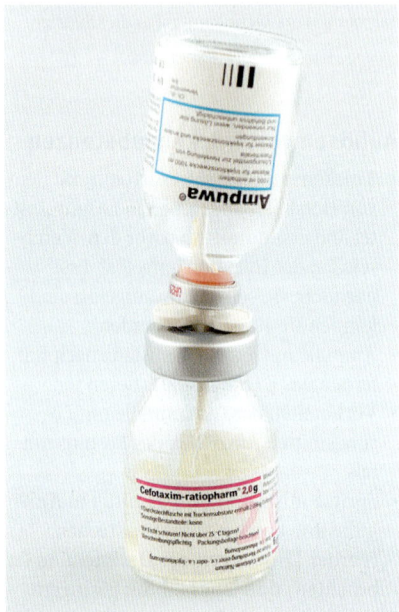

Abb. I/29.19 Überleitungskanüle, mit deren Hilfe das Lösungsmittel in die Ampulle mit der Trockensubstanz geleitet wird. [K115]

Vorbereitung des Pflegebedürftigen

- Pflegebedürftigen über die Injektion informieren und sein Einverständnis einholen
- Injektionen aufgrund der Kollapsgefahr nicht im Stehen verabreichen. Bei s. c.-Injektionen sitzt, bei i. m.-Injektionen liegt der Pflegebedürftige
- Für Sichtschutz sorgen
- Haut desinfizieren, dabei die Einwirkzeit beachten. Sie liegt je nach Desinfektionsmittel meist zwischen 30 Sek. und zwei Min. (Herstellerangaben beachten)
- Warten, bis die Haut trocken und das Desinfektionsmittel verdunstet ist.

> ❯ Schmerzen bei der Injektion lassen sich verringern, wenn
> - Desinfektionsmittel auf der Haut getrocknet ist, bevor injiziert wird
> - Körperwarme Medikamente injiziert werden
> - Größere Mengen langsam injiziert werden.

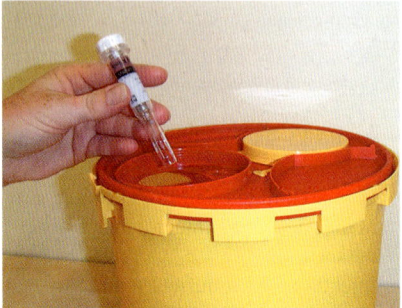

Abb. I/29.20 Gebrauchte Spritzen sind in den dafür vorgesehenen durchstichfesten Abwurfbehälter zu entsorgen. [M294]

Nachbereitung einer Injektion

- **Material:** Spritze und Tupfer verwerfen. Kanülen aufgrund der Verletzungs- und Infektionsgefahr nicht in die Schutzhülle zurückstecken, sondern sofort in das durchstichfeste Abfallgefäß werfen (→ Abb. I/29.20)
- **Pflegebedürftigen** evtl. positionieren und auf Wirkung bzw. unerwünschte Wirkungen des Medikaments beobachten
- **Altenpflegerinnen:** Hände desinfizieren und Durchführung dokumentieren.

> ❯ **Vorsicht!**
> Es ist **untersagt,** i. m.- und s. c.-Injektionen in folgende Körperstellen zu verabreichen:
> - Narbengewebe
> - Entzündetes oder verletztes Gewebe
> - Ödeme
> - Hämatome
> - Gebiete, in denen große Nerven und Gefäße verlaufen
> - Gebiete mit gestörter Durchblutung.

I/29.5.2 Subkutane Injektion

> ❯ **Subkutane Injektion:** Einspritzung wässriger oder isotonischer Lösungen, z. B. Heparin oder Insulin, in die Unterhaut (*Subkutis*).

Injektionsorte

Alle Körperregionen mit einer ausgeprägten Subkutis können für die s. c.-Injektion genutzt werden (→ Abb. I/29.21), z. B.:

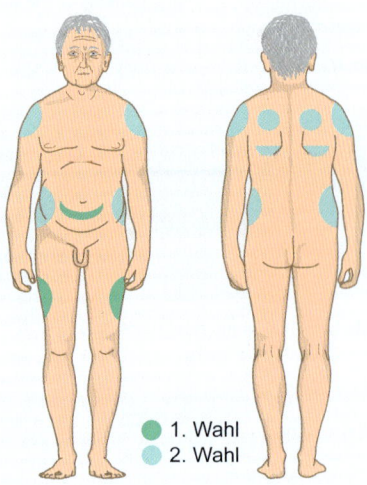

● 1. Wahl
● 2. Wahl

Abb. I/29.21 Injektionsorte für die subkutane Injektion. [L138]

- Bauchdecke
- Außen- und Vorderflächen der Oberschenkel
- Seitliche Flächen der Oberarme
- Rücken unterhalb der Schulterblätter.

Kontraindikationen

Die subkutane Injektion darf nicht im Schock durchgeführt werden. Es wird nicht in erkranktes Gewebe (siehe oben) injiziert.

> ❯ Das Robert-Koch-Institut gibt Pflegenden aktuell keine Empfehlung für subkutane Injektionen grundsätzlich Handschuhe anzuziehen. Deshalb ist diese Maßnahme hier bildlich mit bloßen Händen dargestellt. Die Verfasser geben jedoch zu bedenken, dass Pflegende nicht in allen Fällen über das Risikopotenzial informiert sind, das von pflegebedürftigen Menschen ausgehen kann. Es kommt vor, dass sie unerkannt mit Keimen besiedelt bzw. infiziert sind, die den Pflegenden einer Gefahr aussetzen. Bei subkutanen Injektionen kann es zu einem Kontakt mit Blut kommen. Daraus ergibt sich stets ein unkalkulierbares Risiko. Dies lässt sich durch die Verwendung von Schutzhandschuhen deutlich verringern.

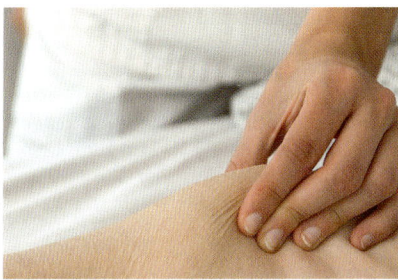

Abb. I/29.22 Mit Daumen und Zeigefinger Hautfalte anheben. [K115]

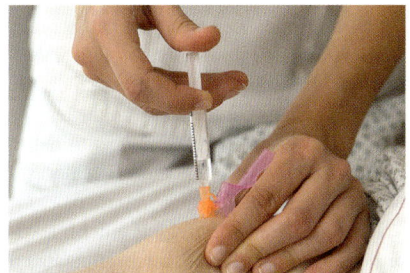

Abb. I/29.23 Senkrecht einstechen (nicht aspirieren), umgreifen und injizieren. [K115]

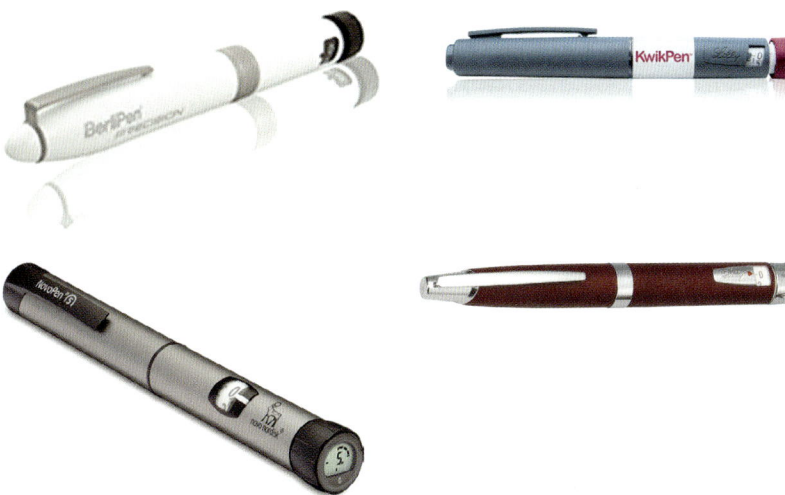

Abb. I/29.24 Insulinpens verschiedener Hersteller. Die beiden Pens oben rechts sind Einwegpens, die verworfen werden können, sobald die Patrone verbraucht ist. Bei den anderen Pens ist die Patrone zu wechseln, danach können sie weiterverwendet werden. [U107, U117, U126, U241]

Durchführung

- Hautstelle, in die injiziert werden soll, desinfizieren (Einwirkzeit beachten)
- Hautfalte mit dem Daumen und Zeigefinger anheben, um sie von der darunter liegenden Muskelschicht abzuheben
- Kanüle zügig in die Hautfalte einstechen. Der Einstichwinkel ist von der verwendeten Kanüle abhängig. Fertigspritzen mit einer Kanülenlänge von 12 mm (z. B. Heparin) werden senkrecht (90°) eingestochen, Kanülen mit einer Länge von 19 mm werden schräg (45°) eingestochen. Bei kachektischen alten Menschen ist die Kanüle im spitzen Winkel einzustechen
- **Aspiration:** Die Frage, ob bei der s. c.-Injektion aspiriert werden soll, lässt sich nicht abschließend beantworten. Bei der Injektion von Heparinen raten Hersteller wegen der Hämatomgefahr normalerweise von einer Aspiration ab. Bei allen anderen Medikamenten sind die Angaben der Hersteller zu beachten
- Medikament langsam injizieren, ca. 2 ml/Min., den alten Menschen dabei beobachten
- Die Kanüle zügig entfernen, Hautfalte loslassen und die Einstichstelle mit einem trockenen Tupfer komprimieren (→ Abb. I/29.22, → Abb. I/29.23).

❯ Ölhaltige Medikamente werden nie subkutan gespritzt, da sie zu Nekrosen führen können.

Spezielle Hinweise bei Fertigspritzen, z. B. Heparin, beachten, da die Vorgehensweise häufig leicht zu verändern ist (präparatabhängig).

Auch in der ambulanten Altenpflege ist eine Desinfektion der Einstichstelle bei s. c.-Injektionen erforderlich, da das Robert-Koch Institut sie immer dann vorschreibt, wenn professionell Pflegende Injektionen verabreichen.

Besonderheiten bei Insulininjektionen

- Die Hautdesinfektion vor Insulininjektionen ist umstritten. Bei s. c.-Insulininjektionen, die der Bewohner selbst durchführt, kann eine Hautdesinfektion unterbleiben; werden sie jedoch vom Personal vorgenommen, ist aus haftungsrechtlichen Gründen in jedem Fall eine vorherige Hautdesinfektion durchzuführen (siehe oben)
- Einstichstellen nach festgelegtem Schema wechseln. Empfehlung: morgens Bauch, abends Oberschenkel
- Nach der Insulininjektion ist es bei den meisten Insulinen erforderlich, dass der alte Mensch nach 15–45 Min. Nahrung zu sich nimmt (Rücksprache mit dem Arzt)
- Insulinvorräte werden im Kühlschrank, angebrochene Insulinflaschen bzw. der Pen (→ Abb. I/29.24) bei Zimmertemperatur gelagert
- Suspensionsinsuline (Verzögerungsinsulin, Depotinsulin) sind milchig. Sie werden vor dem Aufziehen vermischt, indem

der Benutzer die Ampulle zwischen den Handflächen rollt. Kombinierte Insuline (Comb-Insulin) sind Gemische aus Normal- und Verzögerungsinsulin und sind ebenfalls vor dem Aufziehen zu rollen.

❯ **Lern-Tipp**
In vielen Fällen desinfizieren Pflegende in der ambulanten Pflege vor der Insulininjektion die Haut des Erkrankten nicht. Diskutieren sie das Für und Wider.

I/29.5.3 Intramuskuläre Injektion

❯ **Intramuskuläre Injektion:** Einspritzen eines Arzneimittels in die Skelettmuskulatur.

Wenn möglich, sollte der mediale Gesäßmuskel für **intramuskuläre Injektionen** ausgewählt werden, da bei dieser Injektionsstelle am sichersten ist, dass keine Gefäße und Nerven verletzt werden. Falls es nicht möglich ist, diese Stelle zu verwenden, injizieren Altenpflegerinnen in den Musculus vastus lateralis des Oberschenkels (→ Abb. I/29.26) oder in den Oberarmmuskel.

Für die i. m.-Injektion werden nur Medikamente verwendet, die für diese Injektionsform geeignet sind. In der Regel dürfen diese Medikamente nicht subkutan oder intravenös injiziert werden.

Kontraindikationen

Die **Kontraindikationen** entsprechen denen der subkutanen Injektion (siehe oben).

I
29

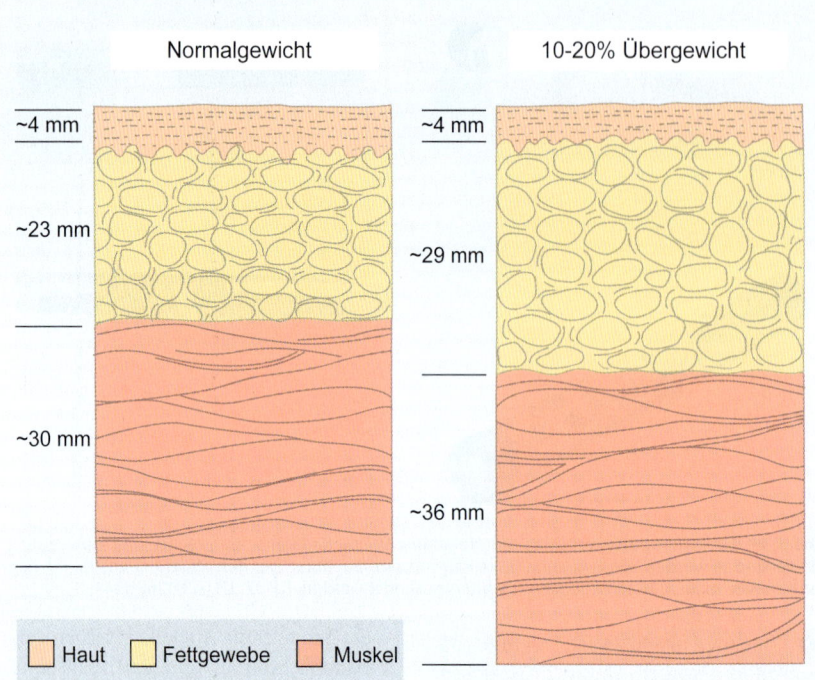

Normalgewicht | 10-20% Übergewicht

~4 mm ~23 mm ~30 mm

~4 mm ~29 mm ~36 mm

☐ Haut ☐ Fettgewebe ☐ Muskel

Abb. I/29.25 Maßstabsgerechte Darstellung der Dicke der Haut, des Fettgewebes und des Muskels. Eine 40-mm-Kanüle (1,2), die auf die Zeichnung gelegt wird, verdeutlicht, wie tief sie einzustechen ist, bis die Spitze das Muskelgewebe erreicht. [L138]

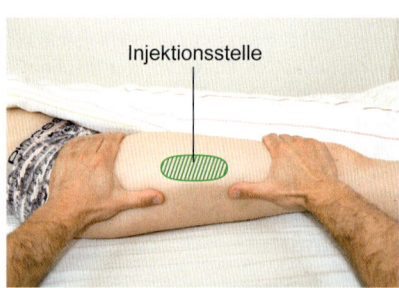

Injektionsstelle

Abb. I/29.26 Injektionsstelle bei der intramuskulären Injektion in den Oberschenkel. [K115]

Zusätzlich darf nicht in den Muskel injiziert werden bei:
- Erhöhter Blutungsgefahr, z. B. Antikoagulanzientherapie oder Bluterkrankheit
- Verdacht auf einen Herzinfarkt, da sonst die Laborwerte verfälscht werden.

Vorbereitung
Die Kanülenlänge richtet sich nach Alter und Körpergewicht. Deshalb wird empfohlen, zur **Auswahl der Kanüle** das Körpergewicht zu bestimmen. Häufig werden bei adipösen Menschen zu kurze Kanülen verwendet, sodass das Medikament nicht in den Muskel gelangt (→ Abb. I/29.25).

Die sicherste **Methode** für i.m.-Injektionen bei Erwachsenen ist die Methode nach **von Hochstetter**. Hierbei ist die Gefahr am geringsten, den Ischiasnerv oder große Gefäße zu verletzen (→ Abb. I/29.27, → Abb. I/29.28).

Andere Methoden mit anderen Einstichorten werden vorwiegend gewählt, wenn Erkrankungen oder Verletzungen im Bereich der Einstichstelle vorliegen (→ Tab. I/29.8).

> **Vorsicht!**
> Injektion am Oberarm nehmen ausschließlich Ärzte vor. Der Injektionsort ist reich an Gefäßen und Nerven und birgt deshalb ein hohes Komplikationsrisiko.

Schritte der Durchführung von i. m.-Injektionen
- Injektionsort bestimmen (→ Tab. I/29.8)
- Haut desinfizieren, das Desinfektionsmittel mindestens 30 Sek. einwirken lassen
- Haut spannen und die Kanüle im 90°-Winkel (senkrecht) 3–8 cm tief einstechen (je nach Konstitution des alten Menschen)
- Spritzenstempel leicht zurückziehen und kontrollieren, ob Blut in die Spritze gelangt (*aspirieren*). Wird Blut aspiriert, die Kanüle herausziehen und das Medikament verwerfen und neu aufziehen. Das Medikament an einer anderen Stelle injizieren
- Das Medikament langsam injizieren (etwa 2 ml/Min.), damit es sich schmerzlos im Gewebe verteilen kann
- Die Kanüle entfernen und die Einstichstelle mit einem sterilisierten Tupfer komprimieren

- Evtl. ein Pflaster auf die Einstichstelle kleben.

> Wenn Altenpflegerinnen beim Einstechen in den Muskel den Knochen treffen, ziehen sie die Kanüle 1–2 cm zurück, sodass die Kanülenspitze im Muskel liegt (weitere Komplikationen → Tab. I/29.9).

I/29.5.4 Verhalten nach Nadelstichverletzungen
Am häufigsten verletzen sich Altenpflegerinnen beim Zurückstecken gebrauchter Kanülen in die Hülle. Die Folgen können bei infizierten Kanülen schwerwiegend sein. Sie reichen von Infektionen im Stichbereich bis zur Übertragung von Infektionskrankheiten. Es ist möglich, dass Erreger von Hepatitis B und C sowie HIV-Erreger auf dem Weg einer Nadelstichverletzung übertragen werden.

Das Risiko der Übertragung einer Infektionskrankheit durch Nadelstichverletzungen ist in Abhängigkeit von der Erregerart unterschiedlich hoch (→ Tab. I/29.10).

Maßnahmen nach einer Nadelstichverletzung
- Wunde ausbluten lassen, bei Verletzungen der Extremitäten diese nach unten halten und ausstreichen
- Haut und Schleimhäute sorgfältig abspülen, wenn sie in Kontakt mit der Kanüle gekommen sind
- Großzügige Desinfektion, z. B. Fingerbad in Betaisodona®, Kanüle ggf. für mikrobiologische Untersuchung aufbewahren
- Vorerkrankungen des alten Menschen erfragen: hohes Infektionsrisiko bei aktiver Hepatitis B oder C, geringeres Infektionsrisiko bei HIV-Infektion
- Unfallmeldung dokumentieren
- Betriebsarzt aufsuchen
- HIV-Test an den Tagen 0, 45, 90, 180, 365 nach der Verletzung
- Hepatitis-B-Impfstatus überprüfen, evtl. Hepatitis-Antikörper kontrollieren, bei fehlendem Impfschutz ist simultane Aktiv- und Passivimpfung möglich.

> **Lern-Tipp**
> Welche Methoden kommen in Ihrer Einrichtung bei der Entsorgung gebrauchter Nadeln zum Einsatz? Halten sich die Kollegen an die geltenden Vorschriften?
> Überlegen Sie, wieso es trotzdem regelmäßig zu Nadelstichverletzungen kommt. Betrachten Sie Ihren Umgang mit Kanülen kritisch. Können Sie Ihr eigenes Verhalten verbessern?

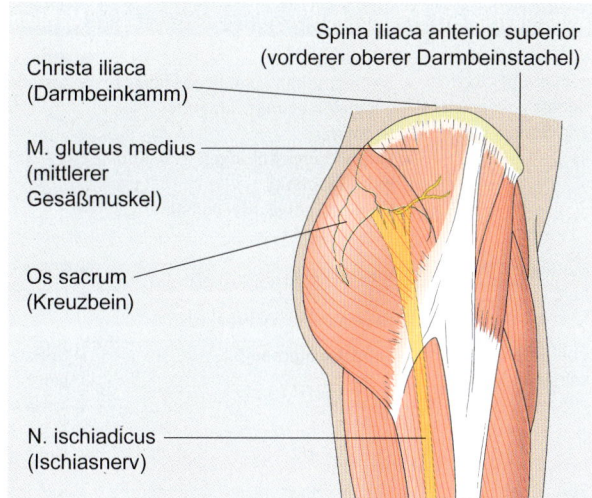

Abb. I/29.27 Die großen Nerven und Gefäße in der Gesäßregion sowie Orientierungshilfen zum Auffinden der Injektionspunkte. Die Abbildung zeigt die hohe Verletzungsgefahr des Nervus ischiadicus bei nicht fachgerechter i. m.-Injektion. [L190]

Abb. I/29.28 Injektion nach von Hochstetter. [L190]

Methode	Ventrogluteale Injektion nach von Hochstetter (→ Abb. I/29.28)	Ventrogluteale Injektion nach Sachtleben (Crista-Methode → Abb. I/29.29, → Abb. I/29.30)	Intramuskuläre Injektion in den Oberschenkel (→ Abb. I/29.26)
Muskelbezeichnung	• Musculus gluteus medius	• Musculus gluteus medius	• Musculus vastus lateralis (Teil des Musculus quadriceps femoris)
Positionierung des alten Menschen	• Seitenlage mit leicht angezogenen Knien • Rückenlage	• Seitenlage mit leicht angezogenen Knien • Rückenlage	• Rückenlage mit leicht innenrotiertem Bein
Injektionspunkt	• Gedachtes Dreieck zwischen vorderem oberen Darmbeinstachel (*Spina iliaca anterior superior*), Beckenkamm (*Crista iliaca*) und großem Rollhügel (*Trochanter major*)	• Gedachte Linie zwischen Darmbeinkamm (*Crista iliaca*) und großem Rollhügel (*Trochanter major*)	• Mittleres Drittel einer gedachten Linie zwischen großem Rollhügel (*Trochanter major*) und Kniescheibe (*Patella*)
Aufsuchen der Injektionsstelle mit der linken Hand für Rechtshänder (es wird mit der rechten Hand injiziert)	• Um in die **rechte Seite** zu injizieren, tastet der linke Zeigefinger den vorderen oberen Darmbeinstachel und bleibt dort liegen • Der linke Mittelfinger gleitet bis zur maximalen Spreizung auf dem Darmbeinkamm entlang	• An der Bauchseite des alten Menschen stehen • Mit der linken Hand die Taille des alten Menschen umfassen, sodass der Zeigefinger entlang des Darmbeinkamms liegt	
Aufsuchen der Injektionsstelle mit der rechten Hand für Linkshänder (es wird mit der linken Hand injiziert)	• Um in die **rechte Seite** zu injizieren, tastet der rechte Mittelfinger den vorderen oberen Darmbeinstachel und bleibt dort liegen • Der rechte Zeigefinger gleitet bis zur maximalen Spreizung auf dem Darmbeinkamm entlang	• An der Rückenseite des alten Menschen stehen • Mit der rechten Hand die Taille des alten Menschen umfassen, sodass der Zeigefinger entlang des Darmbeinkamms liegt	
Weiteres Vorgehen	• Die Hand so drehen, dass der Finger auf dem Darmbeinstachel verbleibt und der andere vom Darmbeinkamm etwa 2 cm nach unten rutscht, sodass der Handteller auf dem großen Rollhügel liegt • Die Einstichstelle liegt in der Spitze des Dreiecks zwischen Mittel- und Zeigefinger	• Die zweite Hand an die obere Hand anlegen • Die Injektionsstelle liegt drei Finger breit (etwa 5 cm) unter dem Beckenkamm auf einer gedachten Verbindungslinie zwischen der Mitte des Darmbeinkamms und des großen Rollhügels	• Die Außenkante der einen Hand liegt am großen Rollhügel, die Außenkante der anderen Hand an der Kniescheibe • Eine gedachte Linie zwischen der Kniescheibe und großem Rollhügel ziehen. Im mittleren Drittel der Linie liegt der Injektionspunkt
Markierung der Einstichstelle	• Mit dem Daumennagel, Tupferreibungen (Haut rötet sich) oder farbigem Desinfektionsmittel	• Mit dem Daumennagel, Tupferreibungen (Haut rötet sich) oder farbigem Desinfektionsmittel	• Mit dem Daumennagel, Tupferreibungen (Haut rötet sich) oder farbigem Desinfektionsmittel
Sonstiges	• Sicherste Methode der i. m.-Injektion bei Erwachsenen	• Ebenfalls sichere Methode, wird aber bei Erwachsenen seltener angewandt	• Maximale Injektionsmenge 2–5 ml • Keine ölhaltigen Medikamente injizieren

Tab. I/29.8 Methoden von i. m.-Injektionen.

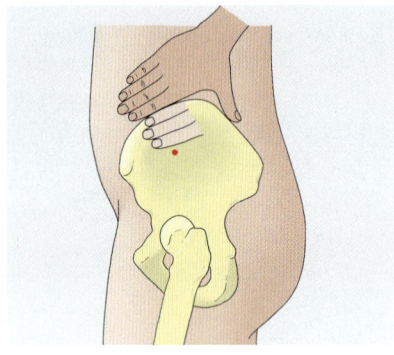

Abb. I/29.29 Crista-Methode. Altenpflegerinnen stehen hinter dem alten Menschen und legen den rechten Zeigefinger an die Crista iliaca. [L190]

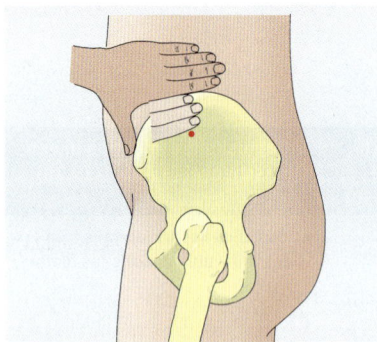

Abb. I/29.30 Crista-Methode. Altenpflegerinnen stehen vor dem alten Menschen und legen den Zeigefinger an die Crista iliaca. [L190]

I/29.6 Pflegetherapie bei Infusionen

S Fallbeispiel Stationär

Im Seniorenzentrum Maxeberg leben mehrere Bewohner, die aus eigenem Antrieb deutlich zu wenig trinken. Insbesondere in den sehr heißen Sommermonaten hat dies bereits zu Problemen geführt. Die Mitarbeiter erstellen ein Programm, um die Trinkmengen der Betroffenen zu steigern. Bei zwei Bewohnern reicht die regelmäßige Motivation jedoch nicht aus. Die Altenpflegerin Hermine Brauer ist beauftragt, mit den Hausärzten über die vorübergehende Verabreichung von Flüssigkeit per subkutaner Infusion zu sprechen.

> » **Infusion** (lat. *infundere = hineinfließen*): Langsame, meist tropfenweise Verabreichung von größeren Flüssigkeitsmengen in eine Vene (*intravenös*), in eine Arterie (*intraarteriell*) oder unter die Haut (*subkutan*).

Um alte Menschen vor Infektionen und anderen Komplikationen bei Infusionen zu schützen, benötigen Altenpflegerinnen eine umfassende theoretische und praktische Ausbildung zum Thema Infusionen.

Eine Infusionstherapie wird z. B. angewendet zur:
- Regulierung des Elektrolyt- und Wasserhaushalts
- Medikamentenverabreichung
- Parenteralen Ernährung
- Offenhalten von Zugängen.

I/29.6.1 Periphere Venenzugänge

Um i. v.-Infusionen verabreichen zu können, ist es notwendig, einen Venenzugang zu legen. Man unterscheidet periphere und zentrale Venenzugänge sowie implantierbare Kathetersysteme. Welches System verwendet wird, hängt von der Art der Infusionslösung, der Dauer der Infusionstherapie und vom Krankheitsbild des Betroffenen ab.

Periphere Venenzugänge werden mit einer Butterfly-Kanüle oder Venenverweilkanüle, z. B. Braunüle® oder Venüle®, gelegt. Sie ermöglichen die Verabreichung von Kurz- oder Einzelinfusionen.
- Die **Butterfly-Kanüle** (→ Abb. I/29.31) ist eine silikonbeschichtete Dünnwandnadel für dünne, feine Venen. Sie ist nicht als Verweilkanüle geeignet
- Venenverweilkanülen, wie die **Braunüle®**, (→ Abb. I/29.32, → Abb. I/29.33) sind Kunststoffkanülen mit einem eingelegten Stahlmandrin als Führungsschiene. Die Führungsschiene wird nach dem Legen entfernt, in der Vene verbleibt nur die Kunststoffkanüle.

Komplikationen	Symptome	Maßnahmen
Nervenverletzungen, hauptsächlich Nervus ischiadicus und Nervus radialis	• Zuckungen • Stromstoßähnliche, in das Versorgungsgebiet ausstrahlende Schmerzen • Empfindungsstörungen (z. B. Kribbeln, Taubheit) • Unvollständige oder vollständige Lähmung	• Abbruch der Injektion • Arzt informieren
Bluterguss (*Hämatom*)	• Blaufärbung • Schmerzen • Bewegungseinschränkung	• Kühlen • Einreiben mit heparinhaltiger Salbe
Überempfindlichkeitsreaktion	• Schocksymptomatik	• Notfall, sofort Notarzt rufen (lassen) • Alten Menschen nicht allein lassen • Erste Hilfe leisten • Evtl. Verlegung in ein Krankenhaus
Spritzenabszess	• Schmerzhafte eitrige Veränderung an der Injektionsstelle	• Arzt informieren • Behandlung nach Arztanordnung
Abbrechen der Kanüle	• Kanülenstück wandert in die Tiefe	• Kanülenstück, wenn möglich, vorsichtig mit Pinzette herausziehen • Arzt informieren • Abgebrochene Kanüle muss evtl. chirurgisch entfernt werden
Aseptische Nekrose (Fehlinjektion des Medikaments)	• Schmerzen • Schwellung an der Einstichstelle • Hautveränderungen	• Arzt informieren

Tab. I/29.9 Symptome und Maßnahmen nach Komplikationen bei i. m.-Injektionen.

	Hepatitis B	Hepatitis C	HIV
Anteil infektiöser Personen in der Bevölkerung Deutschlands	1,3 % (1 000 000 Personen)	0,5 % (400 000 Personen)	0,05 % (44 000 Personen)
Wahrscheinlichkeit, dass Kontakt mit virushaltigem Blut nach einer Nadelstichverletzung zur Infektion führt	1 : 3	1 : 30	1 : 300
Rechnerisches Infektionsrisiko	1 : 250	1 : 6500	1 : 650 000

Tab. I/29.10 Wahrscheinlichkeit von Infektionskrankheiten nach Nadelstichverletzungen. 4 5 6 7

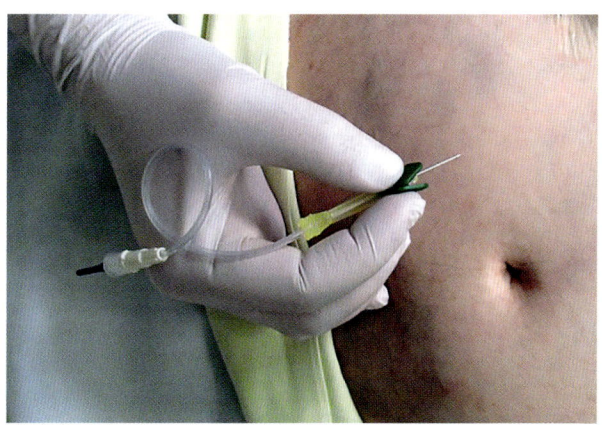

Abb. I/29.31 Butterfly-Kanüle mit Sicherheitsvorrichtung, die Pflegende vor Stichverletzungen schützt. Diese Kanüle ist mit einem Schlauch verbunden. Sie findet meist zur Blutabnahme Verwendung, kann aber auch für eine i. v.-Injektion oder subkutane Infusion benutzt werden. [M294]

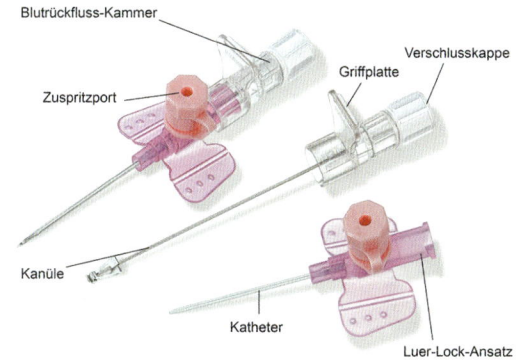

Blutrückfluss-Kammer
Verschlusskappe
Zuspritzport
Griffplatte
Kanüle
Katheter
Luer-Lock-Ansatz

Abb. I/29.32 Braunüle® in Einzelteile zerlegt. [U223]

© B. Braun Melsungen AG

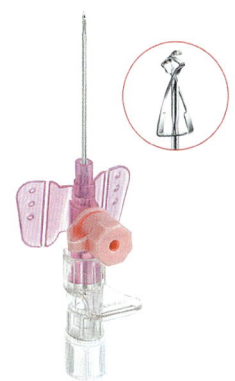

© B. Braun Melsungen AG

Abb. I/29.33 Zusammengesetzte Braunüle®. [U223]

Vorbereitung zum Legen von peripheren Zugängen

Auf dem Spritzentablett

- Saubere Unterlage (Zellstoff) als Bettschutz
- Unsterile Handschuhe
- Hautdesinfektionsmittel
- Sterilisierte Tupfer
- Verweil- oder Butterfly-Kanülen

- Evtl. Einmalrasierer zum Entfernen von Haaren an der Punktionsstelle
- Stauschlauch
- Evtl. Lagerungskissen
- Abfallbehälter für Kanülen (für Führungsmandrin der Verweilkanüle)
- Abfallbehälter für andere Materialien
- Steriles Fixationsmaterial, z. B. Fertigfixierung, Mullkompressen, Pflaster
- Evtl. Mullbinde zum Fixieren der Verweilkanüle
- Infusion einschließlich Zubehör bzw. Mandrin zum Verschließen der Verweilkanüle.

Vorbereitung des Pflegebedürftigen

- Über Maßnahmen informieren und Einverständnis einholen
- Bevor der Venenzugang gelegt wird, dem Pflegebedürftigen ermöglichen, die Blase zu entleeren
- Pflegebedürftigen bequem positionieren. Bei Rechtshändern am besten den linken Arm für die Infusionstherapie nutzen, damit die Bewegungsfähigkeit nicht zu stark eingeschränkt wird
- Klingel in Reichweite befestigen.

> **❯ Vorsicht!**
> Venenzugänge werden immer von einem Arzt gelegt. Altenpflegerinnen richten das Material, überwachen das Wohlbefinden des Pflegebedürftigen und die Infusion. Sie sind auch für die Pflege des Venenzugangs verantwortlich (→ Abb. I/29.34). Eine Assistenz während der Anlage des Zugangs ist nur bei unruhigen Pflegebedürftigen notwendig.

Überwachung

Beobachtung des Pflegebedürftigen

- Allgemeinzustand und Wohlbefinden
- Erreichbarkeit der Klingel
- Entzündungszeichen oder Blutung an der Einstichstelle, die durch nicht korrekte Lage der Kanüle oder zu langen Verbleib der Kanüle auftreten können
- Feuchtwerden der Fixierung durch Diskonnektion von Infusionssystem und Kanüle und Auslaufen der Infusion in den Verband
- Schmerzen, Schwellung in der Umgebung der Einstichstelle, weil die Infusion paravenös läuft
- Schmerzen am Arm wegen unbequemer Position
- Erbrechen, Übelkeit, Kopfschmerzen, Fieber wegen Unverträglichkeit der Infusion
- Überwachung auf Komplikationen (→ Tab. I/29.11).

Beobachtung der Infusion

- Tropfenzahl und Einlaufgeschwindigkeit
- Lage und korrekte Funktion des Infusionssystems einschließlich der Verbindungsstücke
- Lage der Kanüle und des Verbands.

Abstöpseln und Entfernen des Venenzugangs

Abstöpseln

Ein peripherer Zugang kann nach Einlaufen der Infusion **abgestöpselt** werden. Dazu wird nach Arztanordnung die Kanüle mit NaCl 0,9 % oder 0,1–0,2 ml Heparin durchgespritzt und mit einem sterilen Verschlussstopfen ohne Mandrin abgestöpselt. Auch die Verwendung einer Verschlusskappe mit Mandrin ist möglich.

Entfernen

Periphere Venenzugänge werden entfernt, wenn:

- Die Infusionstherapie beendet ist

I 29

I
29

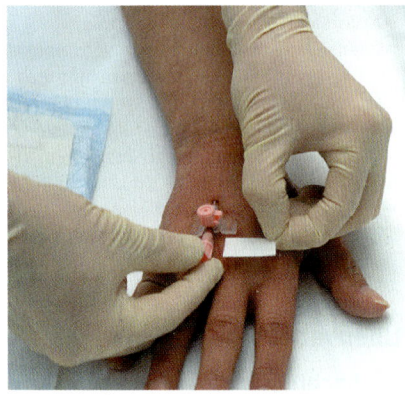

a Pflaster der Verpackung entnehmen und Vlies-rechteck unter die Kanülenflügel legen.

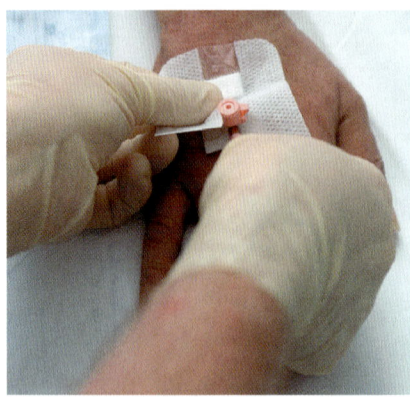

b Papier vom ungeschlitzten Rand des Pflasters ca. 1,5 cm abziehen und Pflaster so aufkleben, dass der Beginn des Schlitzes an der Zuspritz-pforte der Kanüle liegt.

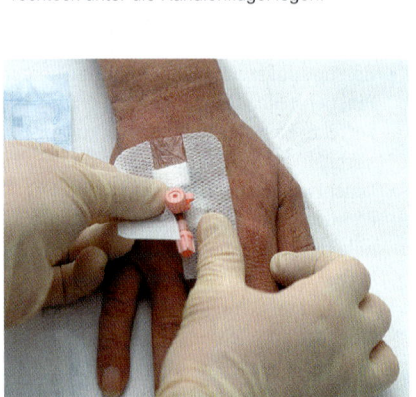

c Papier weiter abziehen und beide Pflasterflügel nach einander auf der Haut festkleben. Kanülen-ende und Infusionsschlauch werden nicht vom Pflaster erfasst.

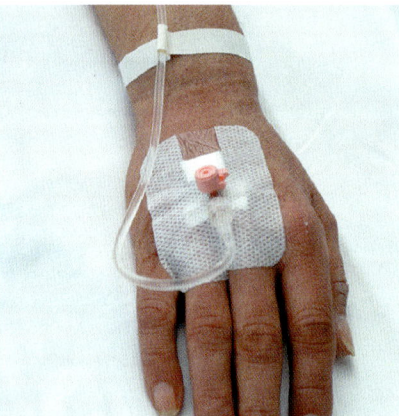

d Infusionsschlauch in Schlaufe legen (evtl. auch zwischen Daumen und Zeigefinger des Patienten) und mit einem Pflasterstreifen fixieren.

Abb. I/29.34 Verband bei einer Venenverweilkanüle. [K115]

- Die Infusion paravenös läuft
- Die Vene entzündet ist (*Thrombophlebitis*)
- Die Einstichstelle entzündet ist
- Die Kanüle nicht mehr durchgängig ist.

Zum Entfernen der Kanüle Einmalhand-schuhe anziehen. Fixierungsmaterial vor-sichtig lösen, Verweilkanüle herausziehen und Einstichstelle sofort mit einem sterilen Tupfer komprimieren und mit einer Mull-binde oder einem Pflasterstreifen fixieren.

» Lern-Tipp
Welches Vorgehen ist in Ihrer Einrichtung bei verstopften Venenzugängen vorgesehen?

» Verstopfte Venenzugänge grundsätzlich nicht durchspülen, sondern entfernen.

I/29.6.2 Zentrale Venenkatheter

Über den **zentralen Venenkatheter** (*ZVK*) werden **zentralvenöse Infusionen** direkt in die großen Venen vor dem rechten Herzen ge-leitet. Der Katheter wird im Krankenhaus ge-legt, da die Ärzte dort die richtige Lage mit Hil-fe von Sonografie oder Röntgen kontrollieren können und auch die Möglichkeit haben, even-tuelle Komplikationen rasch zu behandeln.

Der ZVK dient Langzeitinfusionen v. a. von gefäßreizenden Arzneimitteln, z. B. fett-haltigen Infusionslösungen oder Zytostatika. Über den zentralen Zugang ist außerdem der **zentrale Venendruck** (*ZVD*) messbar. Für Venenzugänge bei zentralen Venenkathetern werden folgende Venen genutzt:

- V. subclavia (*Schlüsselbeinvene*)
- V. jugularis (*Halsvene*)

Komplikationen	Beobachtungszeichen	Maßnahmen	Prävention
Infektion der Ein-stichstelle (*Thrombophlebitis*)	• Rötung im Verlauf der Vene • Venenstrang ist hart tastbar • Schwellung • Schmerzen	• Arzt informieren • Venenzugang entfernen • Einstichstelle desinfizieren und steril ab-decken • Weitere Maßnahmen nach Arztanordnung (z. B. kühlende Umschläge) • Verringerung der Infusionsgeschwindigkeit	• Einstichstelle täglich inspizieren • Verweildauer peripherer Kunststoffkanülen sollte 72 Std. nicht überschreiten • Verbandswechsel • Steriler Verband an der Einstichstelle • Feuchte Verbände wechseln • Regeln der Asepsis beim Wechseln des Ver-bands und des Infusionsgeräts beachten
Paravenöse Infusion	• Schwellung • Schmerzen	• Infusion abstellen • Venenzugang nach Anweisung des Arztes entfernen • Kühlende Umschläge oder Verband mit einer heparinhaltigen Salbe	• Beobachtung der Einstichstelle • Manipulationen an Kanüle und Fixierung vermeiden
Embolie, Luftembolie	• Akuter stechender Schmerz im Brustkorb • Atemnot • Zyanose • Tachykardie, Schock	• Notarzt rufen (lassen) • Infusion unterbrechen, Venenzugang lie-gen lassen • Bettruhe • Evtl. Ergreifen von lebensrettenden Sofort-maßnahmen • Verlegung in ein Krankenhaus vorbereiten	• Luft im Infusionssystem zweifelsfrei entfer-nen • Bei schlecht oder nicht laufenden Infusionen nicht pumpen bzw. den Venenzugang mit NaCl spülen, sondern die Infusion abbrechen
Sepsis	• Plötzliches hohes Fieber • Schüttelfrost	• Sofort Arzt informieren • Verlegung in ein Krankenhaus vorbereiten	• Streng aseptische Arbeitsweise im Umgang mit Infusionen, dem Infusionssystem und bei der Versorgung der Einstichstelle

Tab. I/29.11 Beobachtung auf Komplikationen bei Infusionen.

- V. femoralis (*Oberschenkelvene*); kann jedoch durch die relative Nähe zu den Ausscheidungsorganen hygienische Probleme verursachen
- Periphere Venen des Unterarms und der Ellenbeuge (*V. basilica, V. cephalica*).

Pflege des zentralen Venenkatheters und der Infusionszuleitungen

> **Vorsicht!**
Sind zentrale Venenkatheter gelegt worden, achten Altenpflegerinnen darauf, dass stets eine Infusion läuft. Infusionsflaschen und Systeme dürfen nie vollständig leer laufen, weil die großen Venen einen Sog entwickeln können, der zum Ansaugen von Luft aus dem leeren System oder der Flasche führen kann. Die dabei entstehende Luftembolie kann tödlich enden.

Zur Vermeidung von Komplikationen, insbesondere von Infektionen, prinzipiell:
- Datum der ZVK-Anlage in der Dokumentation festhalten
- Vor jeder Manipulation am Verband oder Infusionssystem Händedesinfektion durchführen
- Infusionsplan in Reihenfolge und Zeit durch richtiges Einstellen der Tropfgeschwindigkeit und Einflussdauer einhalten (siehe unten)
- Angebrochene Infusionsflaschen nicht über einen längeren Zeitraum als 24 Std. infundieren
- Nach 24–72 Std. Zuleitungssystem mit allen Verbindungsstücken wechseln, dazu einheitliche Richtlinien im Pflegeteam dokumentieren
- Zentrale Venenkatheter wegen Gefahr von Thrombenbildung nie abstöpseln
- Infusionen wechseln, solange noch ein Spiegel in der Tropfkammer vorhanden ist. Wenn dieser Zeitpunkt verpasst wurde, ist ein neues Infusionssystem erforderlich
- Zum Wechsel des Infusionssystems den ZVK abklemmen oder den Pflegebedürftigen in Kopftieflage bringen, um Luftembolien vorzubeugen

Bei der Pflege der Punktionsstelle ist zu beachten:
- Verband bei reizloser Einstichstelle möglichst drei Tage belassen
- Tägliche Inspektion des Verbands und Kontrolle der Einstichstelle auf Druckschmerz (Hinweis auf Entzündung)
- Feuchte, undichte oder verschmutzte Verbände erneuern

- Bei Entzündungszeichen an der Einstichstelle oder Fieber sofort Arzt informieren. Der Venenzugang wird vom Arzt entfernt
- Folienverbände (→ Abb. I/29.35) ermöglichen eine sichere Beobachtung der Punktionsstelle, ohne dass die Altenpflegerinnen den Verband öffnen müssen. Sie dürfen bis zu sieben Tagen belassen werden (Herstellerangaben beachten)
- Bei erforderlichem Verbandswechsel den Verband vorsichtig lösen, ohne am Katheter zu manipulieren
- Vor Anlegen eines neuen Verbands Einstichstelle desinfizieren, falls erforderlich mit sterilen Tupfern und sterilem NaCl 0,9 % säubern, erneut desinfizieren. Verband anbringen, wenn das Desinfektionsmittel getrocknet ist.

Komplikationen

Komplikationen eines zentralen Venenkatheters können sein:
- Ansammlung von Luft zwischen den Pleurablättern (*Pneumothorax*) durch Verletzung der Pleura beim Legen des Katheters
- Irrtümliche Punktion einer Arterie bei Legen des Katheters
- Luftembolie
- Hämatome
- Herzrhythmusstörungen durch Katheterfehllage
- Infektion
- Thrombose.

Um den Pflegebedürftigen auch bei erforderlicher Infusionstherapie mit ZVK angemessen vor Infektionsgefahren und anderen Komplikationen schützen zu können, ist es erforderlich, dass Altenpflegerinnen wichtige Beobachtungskriterien (→ Tab. I/29.11) kennen, die auf Komplikationen bei Infusionen hinweisen.

I/29.6.3 Implantierbare Kathetersysteme

Das häufigste implantierbare Kathetersystem ist der **Port**. Dieser Begriff stammt vom lateinischen Wort porta und bedeutet „Pforte". Diese Systeme stellen einen einfachen Zugang in arterielle und venöse Gefäße, den Spinalraum oder den Bauchraum dar. Sie werden ambulant oder im Krankenhaus in Lokalanästhesie unter die Haut implantiert.

Portsysteme (→ Abb. I/29.36) bestehen aus:
- Einer Injektionskammer
- Einem Katheterschlauch, der z. B. in der Arterie oder Vene endet.

Portsysteme werden eingesetzt zur längeren Gabe von Infusionen, z. B. zur parenteralen Ernährung, oder zur regelmäßigen Verabreichung von Medikamenten, z. B. Zytostatika oder Analgetika.

Die **Vorteile** liegen in einer geringeren Infektionsgefahr und dem einfachen, schmerzlosen Zugang zu diesem System. Da Portsysteme fast unsichtbar unter der Haut liegen und den Pflegebedürftigen nicht behindern, erhöhen sie außerdem die Lebensqualität des Betroffenen.

Die **Punktion** des Systems gehört zu den ärztlichen Aufgaben. Für die Delegation dieser Tätigkeit an Altenpflegerinnen ist nach entsprechender Unterweisung namentliche Dokumentation erforderlich. Die Systeme werden mit speziellen Kanülen punktiert. Da die Ports einen direkten Zugang zu dem entsprechenden Zielgebiet bilden, tritt die Wirkung sehr schnell nach Verabreichung des Medikaments ein.

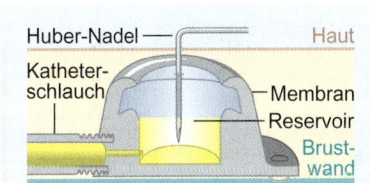

Abb. I/29.36 Schnitt durch ein schematisch dargestelltes Portsystem. Die abgewinkelte Hubernadel verhindert ein zu tiefes Einstechen. [L190]

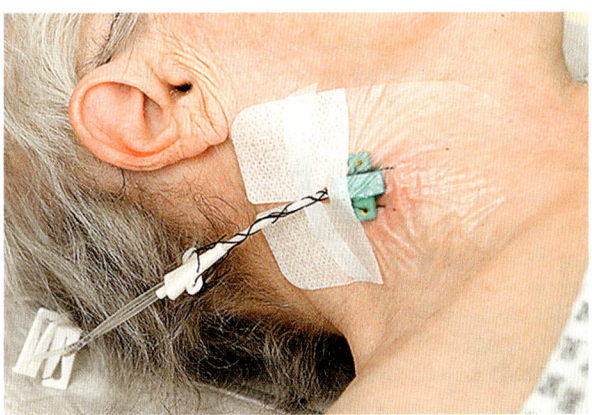

Abb. I/29.35 Verband und Fixierung eines Jugulariskatheters mit Folie, Pflaster und Hautnaht. [K115]

Aufgaben der Altenpflegerinnen

- Zugang überwachen
- Pflegebedürftigen beobachten.

Bei einer Infusionstherapie durch den Port kann die Spezialkanüle bis zu 14 Tage liegen bleiben. Wichtig ist eine gute Fixierung der Kanüle durch einen angemessenen Verband mit durchsichtiger Schutzfolie, damit die Einstichstelle jederzeit kontrollierbar ist. Bei jedem Verbandswechsel wird die übliche Hände- und Hautdesinfektion durchgeführt.

> ❯❯ Erstes Zeichen für **Komplikationen** ist häufig eine verminderte Einlaufgeschwindigkeit. Mögliche Komplikationen können sein:
> - Obstruktion des Katheters
> - Sepsis
> - Thrombophlebitis
> - Veränderung der Katheterlage
> - Katheterruptur.

I/29.6.4 Grundlagenwissen zur Infusionstherapie

Rechtliche Aspekte

Eine Infusionstherapie wird von einem Arzt angeordnet. Die Anordnung umfasst:
- Art der Infusionslösung
- Infusionsmenge
- Einlaufgeschwindigkeit.

Ärzte können folgende Aufgaben an Altenpflegerinnen delegieren:
- Richten der Infusion
- Überwachen der Infusion
- Wechseln von Infusionsflaschen
- Abstöpseln der Infusion.

Arten von Infusionslösungen

Infusionen werden in Glasflaschen, Kunststoffflaschen und Kunststoffbeuteln von der Industrie angeboten. Diese **Infusionsbehälter** stehen in Größen von 50 bis 1 000 ml (oder größer) zur Verfügung.

Die Lösungen lassen sich grob unterscheiden in Basis- und Korrekturlösungen sowie Lösungen für die parenterale Ernährung (→ Tab. I/29.12, → Tab. I/29.13, → Tab. I/29.14).

Infusionszubehör

Das **Infusionsbesteck** stellt die Verbindung zwischen Infusionsflasche und Venenzugang her und dient der Überleitung von Infusionslösungen. An Infusionsbestecke werden bestimmte physikalische, chemische und biologische Anforderungen gestellt, sie müssen der DIN (Deutsche Industrienorm) 58362 entsprechen (→ Abb. I/29.37).

Medikamente werden nur über einen Dreiwegehahn (→ Abb. I/29.38) zugespritzt.

Infusionslösungen	Produktbeispiele	Inhalt	Verwendung	Beachten
Elektrolytlösungen - Vollelektrolytlösungen - Teilelektrolytlösungen	- Jonosteril® - Ringer®-Lösung - Sterofundin® - Normofundin® - Parenteral® - Tutofusin	- Salze (u. a. NaCl, KCl) in Wasser gelöst. Natriumgehalt › 120 mmol/l - Salze (u. a. NaCl, KCl) in Wasser gelöst - Natriumgehalt 60–120 mmol/l	- Flüssigkeitsdefizite, z. B. durch Erbrechen, Durchfall, bei Fieber - Trägerlösung für Medikamente	- Ödemneigung bei Niereninsuffizienz - Bei Herzschwäche genaue Dosierung - Gefahr der Überwässerung - Bei vermehrter Kaliumanreicherung evtl. Herzrhythmusstörungen
Elektrolytlösungen mit Kohlenhydraten ‹ 7,5 %	- Jonosteril D5 - Sterofundin® VG-5 - Tutofusin® G5 - Parenteral G5	- Salze (u. a. NaCl, KCl) in Wasser gelöst mit Zugabe von Glukose	- Volumenersatz bei Schock - Energielieferant bei kurzzeitiger Nahrungskarenz - Trägerlösung für Medikamente	- BZ-Kontrollen erforderlich - Bei Diabetikern nur in Ausnahmefällen und unter BZ-Überwachung
Kohlenhydratlösungen ‹ 7,5 %	- Glukose-Lösung 5 % - Glukose 5 Braun - Xylit 5 % Braun	- Kohlenhydrate (Glukose; Xylitol) in Wasser gelöst	- Energielieferant bei kurzzeitiger Nahrungskarenz - Zufuhr von elektrolytfreiem Wasser - Trägerlösung für Medikamente	- BZ-Kontrollen erforderlich - Nicht geeignet bei Elektrolytmangel - Bei Diabetikern xylitolhaltige Lösungen verwenden

Tab. I/29.12 Basislösungen zur Infusionstherapie.

Anwendungsgebiete	Produktbeispiele	Inhalt	Indikationen	Beachte
Bei Störungen im Elektrolythaushalt	- Inzolen-HK - Tutofusin® K80	- Elektrolytkonzentrate mit Anreicherung verschiedener Elektrolyte	- Bei Verlusten von Kalium, Magnesium, Natrium, z. B. bei massivem Erbrechen	- Nur verdünnt verabreichen
Bei Störungen im Säure-Basen-Haushalt	- Natriumhydrogencarbonat 8,4 %	- Bikarbonat	- Bei Übersäuerung des Bluts (*Azidose*) aufgrund von – Niereninsuffizienz – Schock – Diabetischem Koma	- Nicht zusammen mit kalzium- und magnesiumhaltigen Lösungen verwenden - Nur verdünnt anwenden
Bei Störungen der Mikrozirkulation	- Longasteril® 40 - Macrodrex® 6 % - Onkovertin® 6 %	- Verzweigte Ketten aus Zuckermolekülen	- Bei Durchblutungsstörungen - Bei akutem Volumenmangel	- Hohe Allergiegefahr - Herzbelastung möglich, Vorsicht bei Herzinsuffizienz
Zum Volumenersatz	- Plasmasteril® - Rheohes®	- Hochverzweigte Stärkemoleküle	- Zur Verbesserung der Hirndurchblutung	- Nicht anwenden bei gestörter Nierenfunktion
Bei Störungen des osmotischen Drucks (Regulation zwischen Extra- und Intrazellulärraum)	- Osmosteril 20 % - Osmofundin® 10 % - Mannitol-Lösung 15 %	- Wasserbindender Zuckeralkohol, der über die Niere ausgeschieden wird	- Ausschwemmen von Ödemen (Hirnödem, Augendrucksenkung) - Therapie des akuten Nierenversagens	- Auf die einsetzende Ausscheidung achten

Tab. I/29.13 Korrekturlösungen zur Infusionstherapie.

Die Latexverbindung wird dafür nicht verwendet, da Gefahren der Gefäßverlegung, Kontamination und Fremdkörperreaktion sowie gestörter Mikrozirkulation bestehen.

Weiteres Infusionszubehör und Sonderinfusionssysteme:
* Dreiwegehahn (→ Abb. I/29.38)
* Bakterienfilter für einen zentralen Venenkatheter, um das Infusionsbesteck zwei bis vier Tage verwenden zu können
* Infusionspumpen und Infusionsspritzenpumpen, wenn die Infusionslösungen bzw. bestimmte Medikamente in den Infusionslösungen in einem bestimmten Zeitraum bzw. mit einer bestimmten Dosis verabreicht werden

* Spezielle Infusionssysteme für Infusionspumpen und Infusionsspritzenpumpen
* Verlängerungsschläuche werden in verschiedenen Längen angeboten und ermöglichen dem Pflegebedürftigen mehr Bewegungsfreiheit
* Lichtundurchlässige Infusionssysteme ermöglichen die Verabreichung lichtgefährdeter Infusionslösungen, z. B. Zytostatika.

❯ Infusionsspritzenpumpen und Infusionspumpen dürfen nach der Medizinprodukte-Betreiberverordnung von Altenpflegerinnen nur bedient werden, wenn sie von einer speziell geschulten Person in die Handhabung dieses Geräts eingewiesen wurden.

Vorbereiten von Infusionen

Bevor Altenpflegerinnen eine Infusion richten, überprüfen sie wie vor der Verabreichung aller Arzneimittel, die „**Fünf Richtigen**":
* **R**ichtige pflegebedürftige Person?
* **R**ichtiges Medikament?
* **R**ichtige Dosierung?
* **R**ichtige Applikation?
* **R**ichtiger Zeitpunkt?

Außerdem kontrollieren sie die Lösung auf Trübungen, Ausfällungen, Verfärbungen und die Flasche auf Verfallsdatum, richtige Lagerung sowie Risse im Behälter bzw. Verschluss.

❯ Infusionen dürfen erst unmittelbar vor dem Gebrauch vorbereitet werden, um sie vor bakterieller Kontamination zu schützen.

Infusionslösungen	Produktbeispiele	Inhalt	Verwendung	Beachte
Kohlenhydrat-lösungen	• Glukose 40 Braun • Glukose 50 Pharmacia • Xylit 10 Pharmacia	• Hochprozentige Kohlenhydratlösung > 7,5 %	• Bei kurzer Nahrungskarenz als Energielieferant • Bei längerer parenteraler Ernährung als eine Komponente neben anderen	• Darf nur über zentralen Venenkatheter infundiert werden • BZ-Kontrollen erforderlich
Aminosäure-lösungen	• Aminofusin® forte N • Alvesin® 10 E • Aminosteril® plus • Intrafusin® 15 % E	• Aminosäurelösung mit und ohne Kohlenhydrate bzw. Elektrolyte	• Nach Operationen, oder Erkrankungen mit längerer Nahrungskarenz fördern Eiweißbausteine den Aufbau von körpereigenem Eiweiß	• Zusammen mit Kohlenhydrat- oder Fettinfusionen verabreichen, da sonst die Aminosäuren zur Energiegewinnung und nicht zum Eiweißaufbau genutzt werden • Langsam infundieren • Hohe Allergiegefahr
Fettlösungen	• Intralipid® 10 • Lipofundin® N 20 % • Lipovenös® 30 % • Deltalipid® 10 %	• Kleinste Fetttröpfchen, die als Emulsion vorliegen, meist auf der Basis von Sojabohnenöl	• Zufuhr von Energie und Fettsäuren bei parenteraler Ernährung	• Keine Mischung mit anderen Infusionen • Langsam infundieren • Hohe Allergiegefahr • Innerhalb von zwölf Std. infundieren oder auf neue Lösung mit neuem Infusionssystem wechseln
Kombinations-lösungen	• Aminomix® 5 • Combifusin® 4,5 % • Nutriflex® plus • Periplasmal® – 3,5 % XE • Olimel l® 4,4 %	• Kombination aus Aminosäuren, Kohlenhydraten, Elektrolyten und teilweise Fetten	• Komplette, parenterale Ernährung über lange Zeiträume (z. B. Monate) möglich	• Exakte Bilanzierung erforderlich

Tab. I/29.14 Lösungen zur parenteralen Ernährung.

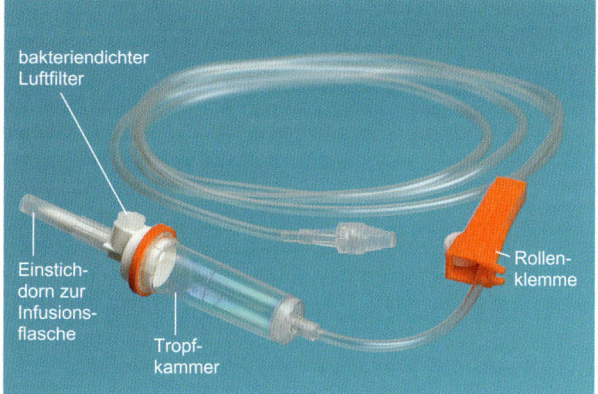

Abb. I/29.37 Infusionsbesteck. [K115]

bakteriendichter Luftfilter · Einstichdorn zur Infusionsflasche · Tropfkammer · Rollenklemme

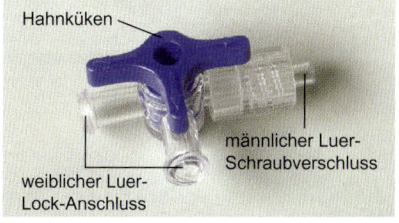

Abb. I/29.38 Dreiwegehahn. [K183]

Hahnküken · weiblicher Luer-Lock-Anschluss · männlicher Luer-Schraubverschluss

Materialien

- Zusammenstellen von:
  - Infusionslösung mit Aufhängevorrichtung
  - Infusionsständer oder -haken
  - Infusionsbesteck mit nötigem Zubehör, z. B. Bakterienfilter, Dreiwegehahn
  - Desinfektionsmittel
- Infusionsflasche richten (→ Abb. I/29.39):
  - Aufhängevorrichtung über die Infusionsflasche stülpen, wenn diese nicht an der Flasche vorhanden ist und die Flasche auf die Arbeitsfläche stellen
  - Metall- oder Kunststoffdeckel der Infusionsflasche entfernen und Abdeckung desinfizieren, Einwirkzeit beachten
  - Infusionssystem auspacken, Rollklemme und Belüftungsventil schließen
  - Einstichdorn des Infusionssystems drehend in die vorgesehene Stelle des Stopfens der stehenden Flasche ste-

chen, um eine Benetzung des Filters mit der Infusionsflüssigkeit zu verhindern. Dadurch könnte die Funktion des Filters beeinträchtigt werden

- Infusionsflasche aufhängen und die Tropfkammer durch mehrmaliges Zusammendrücken zu zwei Dritteln füllen
- Bei Glasflaschen und evtl. bei Plastikflaschen das Belüftungsventil öffnen, bei Plastikbeuteln ist dies nicht notwendig
- Rollklemme öffnen und das System luftblasenfrei mit Flüssigkeit füllen. Dabei keine größeren Mengen herauslaufen lassen. Kleine Luftblasen lassen sich durch vorsichtiges Klopfen am Infusionsschlauch entfernen
- Rollklemme schließen
- Infusionsflasche mit Hilfe der Aufhängvorrichtung an den Infusionsständer hängen.

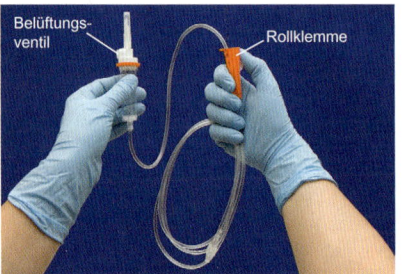

a) Rollklemme des Infusionssystems schließen.

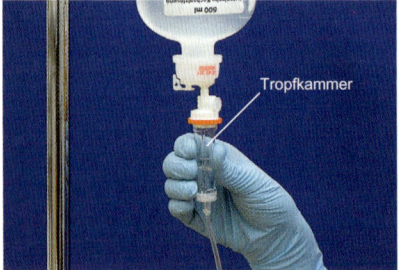

c) Tropfkammer durch mehrmaliges Zusammendrücken bis zur Markierung (etwa ⅔ des Volumens) füllen. Bei Glasflaschen den Bakterienfilter öffnen; Plastikbehältnisse entleeren sich auch ohne Belüftung meist regelgerecht.

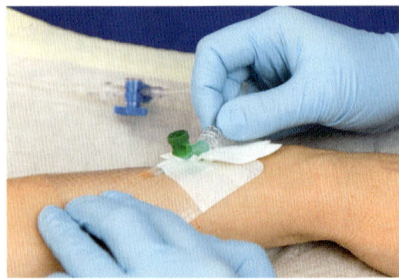

Abb. I/29.39 Richten einer Infusion. [K115]

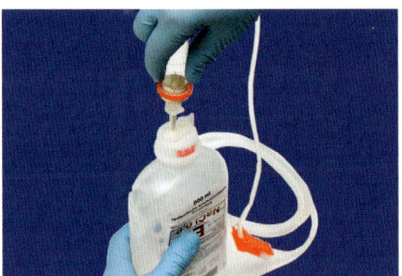

b) Dorn des Infusionssystems mit einer drehenden Bewegung durch den Gummiverschluss der Infusionsflasche drücken.

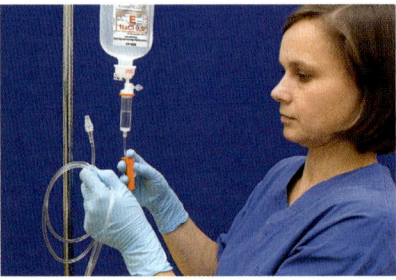

d) Rollklemme vorsichtig öffnen und Kunststoffleitung blasenfrei mit Infusionslösung füllen. Es empfiehlt sich, die Tropfkammer dazu schräg zu halten, um Luftverwirbelungen zu vermeiden.

e) Infusionssystem der vorbereiteten Infusion mittels Drehbewegung (im Uhrzeigersinn) am Luer-Lock-Anschluss der Venenverweilkanüle anschließen.

> **Vorsicht!**
> Keine Kanülen zur Belüftung in Plastikflaschen stecken, da die Gefahr der Kontamination der Infusionslösung besteht. Bei Plastikflaschen ebenso wie bei Glasflaschen den Belüftungsfilter öffnen. Plastikbeutel stellen den Druckausgleich durch Zusammenziehen her.

Zugabe von Medikamenten

Mitunter ist es erforderlich, dass Medikamente mit Hilfe von Infusionen verabreicht werden. Hierzu werden nur Basislösungen, z. B. NaCl 0,9 %, Fruktose und Glukose 5–10 % verwendet. Beim Zumischen von Medikamenten kann es zu chemischen, physikalischen oder therapeutischen Unverträglichkeitsreaktionen (*Inkompatibilität*) kommen. Diese können zur Wirkungsveränderung führen. Aus diesem Grund ist es notwendig, sich bei Apothekern zu informieren, mit welcher Infusionslösung ein Arzneimittel gemischt werden darf. Auch die Beipackzettel der Medikamente geben Hinweise auf Unverträglichkeiten.

Durchführung

- Medikament steril aufziehen (→ Kap. I/29.5.1)
- Verschlussstopfen der stehenden Infusionsflasche desinfizieren
- Medikament in die vorgesehene Stelle am Flaschenstopfen einspritzen. Kanüle mit der Spritze entfernen und Infusionsflasche mehrmals vorsichtig kippen (nicht schütteln), um beide Flüssigkeiten gut zu durchmischen
- Datum, Zeitpunkt, Menge und Konzentration des Medikaments deutlich sichtbar auf der Infusionsflasche dokumentieren, z. B. mit Aufkleber oder wasserunlöslichem Filzstift.

Grundregeln zum Zumischen von Medikamenten

- Wegen möglicher Unverträglichkeitsreaktionen verschiedener Medikamente untereinander möglichst immer nur ein Präparat zumischen
- Medikament erst unmittelbar vor der Anwendung zur Infusionslösung mischen
- Medikamente nur in volle Infusionsflaschen geben, um ein korrektes Mischungsverhältnis zu erreichen
- Die Regeln der Asepsis streng einhalten, um bakterielle Kontaminationen zu vermeiden
- Bei Ausfällungen oder Trübungen Infusion sofort unterbrechen.

Anbringen und Überwachen einer Infusion

Das Infusionssystem an den Venenzugang anschließen, Rollklemme öffnen und die notwendige Tropfenzahl einstellen. Die Infusionsgeschwindigkeit kann passiv per Schwerkraft oder aktiv mit Infusionspumpen oder Infusionsspritzenpumpen geregelt werden. Bei der passiven Regulation ist nur eine grobe Einstellung der Einlaufgeschwindigkeit möglich. Lageveränderungen des Armes ändern die Geschwindigkeit oft. Es ist erforderlich, sie häufig zu überprüfen und ggf. zu korrigieren.

Den Infusionsschlauch mit Heftpflaster auf der Haut fixieren. Bei unruhigen Pflegebedürftigen ist eine zusätzliche Fixierung des Armes, z. B. mit Unterarmschiene, erforderlich.

Wechsel der Infusion

- Rollklemme schließen
- Dorn aus dem leeren Infusionsbehälter ziehen und ohne ihn zu berühren in die neue, frisch desinfizierte, stehende Infusionsflasche stechen
- Infusionsflasche aufhängen, Rollklemme öffnen und die Infusionsgeschwindigkeit regulieren.

Ist die Infusionsflasche so leer gelaufen, dass kein Spiegel in der Tropfkammer sichtbar ist, wird ein neues Infusionssystem vorbereitet und so gefüllt angeschlossen, dass keine Luft im System vorhanden ist.

I/29.6.5 Subkutane Infusion

Die **subkutane Infusion** wird seltener als die Infusion über eine Vene angewendet. In der Regel wird sie eingesetzt, um z. B. in der Palliativpflege alter Menschen Flüssigkeitsdefizite auszugleichen. Es werden nur isotone Lösungen verabreicht, z. B. NaCl 0,9 %, Glukose 5 %. Die maximale Infusionsmenge beträgt 2 000 ml in 24 Std. Es ist empfehlenswert, diese Menge an zwei Injektionsorten über feinste Kanülen zu verabreichen, z. B. an den Außen- oder Vorderseiten der Oberschenkel oder an der Bauchdecke. Die Kanüle wird nur in intakte Hautbezirke gelegt.

> ❯❯ Subkutane Infusionen können nach entsprechender Anleitung durch den Arzt an examiniertes Altenpflegepersonal delegiert werden.

Kontraindikationen: Blutgerinnungsstörungen, Notfälle, Schock, Ödeme, Elektrolyt- und Stoffwechselstörungen.

> ❯❯ Berechnen von Tropfenzahl, Infusionsdauer oder Infusionsmenge:
>
> 1 ml = 20 Tropfen (1 Tropfen/Min. = 3 ml/Std.)
>
> **Tropfenzahl berechnen**
> Vorgegeben: Infusionsmenge (Beispiel: 500 ml) und Infusionsdauer (Beispiel: zwölf Std.)
> Wie viele Tropfen pro Min. sind einzustellen?
> Formel: Tropfen insgesamt (Beispiel: 10 000) : Infusionsdauer in Min. (Beispiel: 720 Min.) = Tropfen pro Min. (Beispiel: 13,88)
>
> **Infusionsdauer berechnen**
> Vorgegeben: Tropfenzahl pro Min. (Beispiel: 30 = 1,5 ml) und Infusionsmenge (Beispiel: 100 ml)
> Wie lange wird es bis zum Infusionsende dauern?
> Formel: Gesamtmenge der Infusion (Beispiel: 100 ml) : Infusionsmenge/Min. (Beispiel 1,5 ml) = Infusionsdauer in Min. (Beispiel: 66,66 Min. = 1 Std. und 6,5 Min.).
>
> **Infusionsmenge berechnen**
> Vorgegeben: Tropfenzahl pro Min. (Beispiel: 20) und Infusionsdauer in Std. (Beispiel: 8)
> Welche Infusionsmenge fließt während der Infusionsdauer ein?
> Formel: Tropfen pro Min. (Beispiel: 20) : 20 = ml/Min.
> Ergebnis (des ersten Rechnungsschritts) × Infusionsdauer in Min. (Beispiel: 480 Min) = Infusionsmenge in ml.

Materialien

- Infusionslösung mit Infusionssystem, Aufhängevorrichtung, Infusionsständer
- Hautdesinfektionsmittel
- Spritze mit NaCl 0,9 % und Kanüle (z. B. Nr. 12)
- Abwurfgefäß
- Sterile Tupfer
- Sterile Kompresse oder Pflaster
- Pflasterstreifen.

Infusion legen

- Pflegebedürftigen informieren und bei bequemer Lagerung unterstützen
- Hände desinfizieren
- Handschuhe anziehen
- Einstichstelle desinfizieren, Einwirkzeit beachten
- Hautfalte bilden und die Kanüle im 45°-Winkel einstechen, aspirieren
- Infusion anschließen, wenn kein Blut aspiriert wird
- Einstichstelle mit steriler Kompresse oder Pflaster verbinden, Infusionssystem mit Pflasterstreifen fixieren
- Infusionsgeschwindigkeit ganz langsam (Arztanordnung) einstellen, damit sich

keine Flüssigkeit unter der Haut sammelt.

Nachbereitung

- Pflegebedürftigen bequem positionieren, zudecken und Klingel in Reichweite befestigen
- Materialien aufräumen und entsorgen
- Hände desinfizieren
- Durchführung dokumentieren
- Infusion überwachen.

I/29.6.6 Risiken der Infusionstherapie

Eine Infusionstherapie ist immer mit **Risiken für die Pflegebedürftigen** verbunden. Hinzu kommt, dass viele Menschen infolge ihrer Grunderkrankung anfälliger gegenüber Infektionen sind (→ Tab. I/29.15).

Beobachtung und Dokumentation

- Allgemeinzustand des Pflegebedürftigen: Körpergewicht, Durst- und Hungergefühl, Hautturgor, Ödeme, Schleimhautbeschaffenheit, Unverträglichkeitsreaktionen
- Vitalzeichen, insbesondere RR, Puls, Temperatur (Temperaturerhöhung als Frühzeichen einer Infektion), Atmung (Pneumo-, Hämatothorax, Pleuraerguss durch Infektion?)
- Einstichstelle und deren Umgebung auf Entzündungszeichen inspizieren:
  - Druckschmerzhafte Schwellung an der Einstichstelle oder im Venenverlauf?
  - Schwellung im Bereich der Einstichstelle durch Einlaufen der Infusionsflüssigkeit ins Gewebe anstatt in die Vene?
  - Hautmazerationen durch Auslaufen von Infusionslösung an der Einstichstelle?
  - Allergische Hautreaktionen auf Heftpflaster oder Folienverband?
- Bei größeren Infusionsprogrammen tägliche Flüssigkeitsbilanzierung und Blutuntersuchungen nach ärztlicher Anordnung.

Zusätzliche Dokumentation:

- Alle Infusionen mit genauer Bezeichnung, Menge, ggf. Zumischungen, eingestellter Tropfenzahl, Einlaufbeginn und Einlaufende
- Alle Abweichungen und Unterbrechungen im Infusionsprogramm
- Alle Komplikationen, z. B. Art der Komplikation, Erstmaßnahmen, durchgeführte Arztanordnungen
- Alle durchgeführten Pflegemaßnahmen, z. B. Wechsel der Infusionssysteme, Verbandswechsel am Venenzugang oder Korrekturen der Tropfgeschwindigkeit sowie alle von der Norm abweichenden Beobachtungen.

I
29

Komplikation	Beobachtungskriterien	(Sofort-)Maßnahmen
Allergische Reaktionen (→ Kap. I/26.6.1)	• Hautrötung, Juckreiz, Hautausschlag • Kopf-, Gelenk- und Gliederschmerzen • Unruhe, Angst • Übelkeit, Erbrechen • Temperaturanstieg, Hitzewallungen • Atemnot • Schockzeichen (→ Kap. I/31.5.16)	• Infusion sofort abstellen, Venenzugang belassen • Unverzüglich Arzt rufen (lassen) • Beim Pflegebedürftigen bleiben, ihn beobachten und beruhigen • Kreislaufsituation einschätzen (RR, Puls, Gesichtsfarbe, Schweiß, verbale Äußerungen), Pflegebedürftigen evtl. in Schockposition bringen • Atemsituation einschätzen (Atemgeräusche, Zyanose, Einsatz der Atemhilfsmuskulatur, verbale Äußerungen) • Gegebenenfalls Oberkörper erhöht positionieren • Sauerstoff auf Arztanordnung verabreichen
Luftembolie	• Plötzlicher, stechender Schmerz im Brustkorb • Atemnot, Zyanose • Tachykardie, Hypotonie, Schock	• Verbindung zwischen Infusionssystem und Venenkatheter bzw. -verweilkanüle unterbrechen ("diskonnektieren"), den venösen Zugang verschließen • Arzt rufen (lassen) • Pflegebedürftigen in Kopftief- und Linksseitenposition bringen • Beim Pflegebedürftigen bleiben, ihn beobachten und beruhigen • Kreislauf und Atmung beurteilen
Blutverlust	• Austritt größerer Blutmengen aus dem venösen Zugang (z. B. bei Ablösen im Schlaf) • Umfangreiche Hämatome im Hals- und Thoraxbereich (bei ZVK)	• Diskonnektierten Zugang verschließen oder Infusion mit neuem Infusionssystem wieder anhängen • Kreislauf kontrollieren • Arzt sofort informieren und Anordnungen abwarten
Thrombophlebitis	• Entzündungszeichen im Venenverlauf • Schmerzäußerungen des Pflegebedürftigen	• Liegt ein ZVK, Arzt informieren und Anordnungen abwarten • Periphere Verweilkanüle entfernen, evtl. Alkoholumschläge machen oder heparinhaltige Salben auftragen • Arzt informieren, wenn nötig, neuen peripheren Zugang legen lassen
Sepsis (→ Kap. I/32.3.3)	• Plötzlich auftretendes, hohes Fieber, oft mit Schüttelfrost • "Verfall" des Pflegebedürftigen	• Arzt sofort informieren • Blutkultur vorbereiten • Weitere Anordnungen abwarten, z. B. ZVK entfernen und Katheterspitze zur mikrobiologischen Untersuchung einschicken

Tab. I/29.15 Die wichtigsten Komplikationen bei Infusionen.

I/29.7 Wunden und Wundversorgung

S Fallbeispiel Stationär

Harald Naujock ist 87 Jahre alt und leidet an einem schwer einstellbaren Diabetes mellitus. Er befindet sich bei einem Diabetologen in Behandlung, der sich sehr bemüht, die Insulintherapie optimal an die Stoffwechsellage anzupassen. Trotzdem ist es nicht gelungen, die Entstehung einer tiefen Wunde an der Sohle des stark deformierten rechten Fußes zu verhindern. Altenpflegerin Hermine Brauer fühlt sich mit der Versorgung dieser Wunde überfordert, weil sie sich zu wenig mit den Möglichkeiten des modernen Wundmanagements auskennt.

Sie bespricht das Problem mit der Pflegedienstleitung und schlägt vor, einen freiberuflichen Wundexperten zu beauftragen.

I/29.7.1 Wunde

❯ Wunde: Umschriebene Gewebszerstörung durch äußere Einwirkung. Entsteht durch mechanische Kräfte (→ Tab. I/29.16, z. B. Sturz), chemische Wirkungen (z. B. Säuren), hohe oder tiefe Temperaturen oder auch durch energiereiche Strahlen.

Einteilung der Wunden

Man unterscheidet:
• **Offene Wunden** mit Verletzung der Haut (oberflächliche Wunden) oder von tieferen Gewebsschichten

• **Innere Wunden** mit geschlossenem Hautmantel (z. B. Hirnblutungen, Blutungen nach Milz- oder Leberriss).

Erstmaßnahmen bei Gelegenheitswunden

Gelegenheitswunden sind außerordentlich häufig. Jeder Mensch erleidet im Laufe seines Lebens viele dieser Wunden. Meistens werden sie kurz mit Wasser ausgespült und mit einem Pflaster versorgt. Sie heilen in der Regel innerhalb weniger Tage.

Zur Standardversorgung einer Wunde durch Pflegende gehört:
• Reinigung der Wunde mit Wasser
• Aufbringen einer Desinfektionslösung
• Steriler Wundschnellverband, z. B. Hansaplast® oder Kompressen und Pflaster.

❯ Bei der ersten Betrachtung der Wunde fällt die Entscheidung, ob die genannte Behandlung ausreichend ist oder ob der Verletzte einem Arzt vorgestellt werden muss. Jede Wunde, die in tiefere Hautschichten hineinreicht, die klafft oder die größer als ein Zwei-Euro-Stück ist, gehört in ärztliche Behandlung.

Provisorische Blutstillung

❯ Druckverband: Fest sitzender, durch **Kompression** blutstillender Verband; wird auch als Kompressionsverband bezeichnet (→ Abb. I/29.40).

Mit der oben beschriebenen Technik können ca. 90 % aller Wunden erstversorgt werden. Bei stark blutenden Wunden gibt es folgende Möglichkeiten einer provisorischen Blutstillung:
• Den Verwundeten auf den Boden legen und betroffene Extremität **hochhalten** (→ Abb. I/29.41); allein aufgrund dieser Maßnahme wird die Blutung oft schon schwächer
• Mit keimfreien Wundauflagen auf die Wunde drücken, bis die Blutung aufhört
• Blutstillung mit Hilfe einer **Blutdruckmanschette,** die auf ca. 180 mmHg eingestellt wird
• Druckverband anlegen.

Anlegen eines **Druckverbands** (→ Abb. I/29.40):
• Einen Packen von ca. zehn sterilen Kompressen oder ein Verbandspäckchen auf die blutende Wunde legen
• Mit zwei bis drei Bindengängen einer Mullbinde fixieren
• Über der fixierten Wundauflage als Druckpolster ein zweites Verbandspäckchen aufbringen
• Mit festem Zug anwickeln

Bezeichnung	Schematische Darstellung	Kurzcharakterisierung
Platzwunde		• Durch starken Druck oder Schlag bedingte oberflächliche Wunde mit ausgerissenen Wundrändern (Aufplatzen der Haut) und Prellung benachbarter Gewebe
Schnittwunde		• Durch scharfe Instrumente entstandene, unterschiedlich tiefe Wunde mit glatten Rändern
Quetschwunde		• Wundentstehung ähnlich wie bei der Platzwunde, jedoch oft Zerstörung tieferer Gewebeschichten mit Bildung tiefer Wundtaschen; Hautoberfläche evtl. intakt
Risswunde		• Durch scharfe/spitze Instrumente (z. B. Nägel) bedingte Wunde mit unregelmäßigen, zerfetzten Wundrändern (Haut ist zerrissen und nicht zerschnitten)
Stichwunde		• Durch spitze Instrumente verursachte Wunde mit oft nur kleiner äußerer Wunde, aber tiefem Stichkanal
Ablederungswunde (*Décollement*)		• Durch tangential einwirkende Kräfte (*Scherkräfte*) hervorgerufene, meist großflächige Wunde mit Ablösung oberflächlicher von tiefen Hautschichten bzw. der Haut von tiefer liegenden Weichteilen
Schürfwunde		• Oberflächliche Wunde mit Zerstörung der oberen Hautschichten bis zur Lederhaut. Durch Eröffnung der Blutgefäße in der Lederhaut punktförmige Blutungen
Kratzwunde		• In der Regel durch Tierkrallen verursachte, oberflächliche Risswunde
Schusswunde		• Durch Schuss entstandene Wunde mit oft erheblicher Gewebezerstörung. Differenzierung zwischen Streifschuss (Kugel streift den Körper tangential), Steckschuss (Kugel dringt in den Körper ein und verbleibt im Gewebe) und Durchschuss (Kugel durchschlägt den Körper, Ausschussöffnung meist erheblich größer als Einschussöffnung)
Pfählungsverletzung		• Durch Einstoßen pfahlartiger Gegenstände verursachte Wunde. Oft sehr tief und mit erheblicher Gewebezerstörung einhergehend
Bisswunde		• Durch Tier- oder Menschenbiss bedingte Wunde mit unterschiedlicher Gewebequetschung in Abhängigkeit von der Größe des Tieres

Tab. I/29.16 Die mechanischen Wunden und ihre Nomenklatur. Die genannten Wundarten können auch kombiniert auftreten, etwa als Riss-Quetschwunde. [L190]

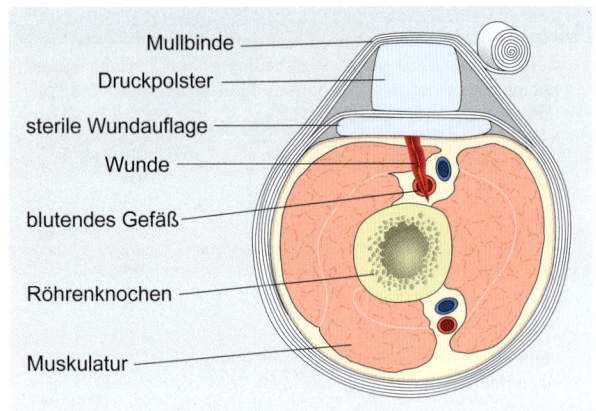

Abb. I/29.40 Technik des Druckverbands. [L190]

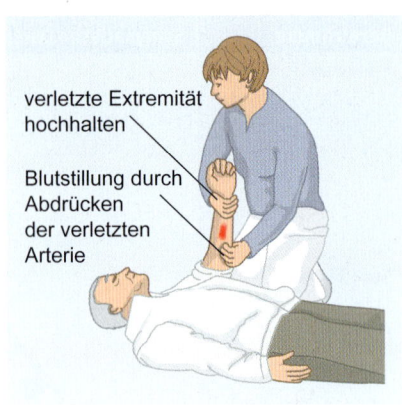

Abb. I/29.41 Blutstillung bei stark blutenden Verletzungen mit Kompression des eröffneten Gefäßes und gleichzeitigem Hochhalten der blutenden Extremität. [L138]

- Darauf achten, dass der Zug nicht zu fest ist, da sonst die Blutversorgung (z. B. der Hand bei Unterarmwunden) gefährdet ist.

> **Vorsicht!**
> Das **Abbinden** von Extremitäten bei stark blutenden Wunden ist nicht sinnvoll, weil die betroffene Extremität durch Sauerstoffmangel geschädigt wird, eine Verletzungsgefahr von Nerven und Gefäßen im Bereich der Abbindungsstelle besteht und trotzdem evtl. ein größerer Blutverlust durch venöses Blut aus der Wunde erfolgt.

I/29.7.2 Klassifikation der Wunden

Je nach Art bzw. Ursache unterscheidet sich die Behandlung von Wunden (→ Tab. I/29.16).

> Je größer das Ausmaß einer Wunde und je länger der Abstand zwischen Entstehung und definitiver Wundversorgung ist, desto höher ist die Gefahr der Wundinfektion.

Aseptische und septische Wunden

Wunden können in **aseptische** und **septische** Wunden eingeteilt werden.

Aseptische Wunden sind nicht infizierte oder durch geeignete chirurgische Maßnahmen von der Verschmutzung – und damit von Infektionserregern – gereinigte Wunden. Hierzu gehören z. B. Operationswunden.

Septisch ist eine Wunde, wenn sie entweder **primär** (*von Anfang an*), z. B. durch den Entstehungsmechanismus, oder **sekundär,** also später, durch Unachtsamkeit bei der Versorgung durch Infektionserreger (meist Bakterien) infiziert worden ist. So ist ein Hundebiss immer als septische Wunde anzusehen, da durch den Biss mit Infektionserregern durchsetzter Hun-

despeichel tief in Gewebsspalten eingebracht wird.

I/29.7.3 Wundheilung

> **Wundheilung:** Physiologische Vorgänge zum Verschluss der Wunde und zur Regeneration des zerstörten Gewebes.

Primäre und sekundäre Wundheilung

Ziel jeder **primären Wundheilung** ist die Ausbildung einer schmalen Narbe. Beispiel ist eine durch Naht verschlossene Operationswunde, die ohne Infektion in zehn bis zwölf Tagen ausheilt (→ Abb. I/29.42).

Bei Wunden mit größeren Gewebedefekten, klaffenden Wunden und bakteriell kontaminierten Wunden, kommt es zur **sekundären Wundheilung** (→ Abb. I/29.43).

Phasen der Wundheilung

Die **Phasen der Wundheilung** gelten für die primär wie für die sekundär heilende Wunde (→ Abb. I/29.44, → Abb. I/29.45). Bei einer sekundär heilenden Wunde dauern die Phasen jedoch länger:

- **Exsudationsphase** (1.–4. Tag). Innerhalb weniger Stunden füllt sich die Wunde mit Blut und verklebt durch die Gerinnungsvorgänge (→ Kap. I/31.4.4). Die umliegenden Blutgefäße erweitern sich und werden durchlässiger. Austretende Gewebsflüssigkeit führt zum Wundödem. Abwehrzellen wandern von den Gefäßen in die Wunde ein und bauen Bakterien und Gewebsnekrosen ab
- **Proliferationsphase** oder Granulationsphase (5.–10. Tag). Kapillaren und Bindegewebszellen sprossen von den Wund-

rändern ins Wundbett ein – es bildet sich das gefäßreiche Granulationsgewebe. Nach knapp einer Woche beginnt mit dem Aufbau von Kollagenfasern die **Wundkontraktion** (*Schrumpfung der Wunde*)
- **Reparationsphase** (11.–21. Tag). Das Bindegewebe wird zellärmer und faserreicher, die Narbe festigt sich.

I/29.7.4 Störungen der Wundheilung

Wundinfektion

> **Wundinfektion:** Die Wundheilung wird durch Krankheitserreger gestört.

Finden die nahezu in jeder unfallbedingten Wunde vorhandenen Bakterien „gute" Bedingungen, z. B. tiefe Wundtaschen, können sie sich vermehren und zur klinisch manifesten **Wundinfektion** führen. Diese zeigt sich nach drei bis sieben Tagen durch die klassischen Entzündungszeichen:
- **Rubor** (*Rötung*)
- **Calor** (*Überwärmung*)
- **Tumor** (*Schwellung*)
- **Dolor** (*Schmerz*)
- **Functio laesa** (*beeinträchtigte Funktion*).

Behandlung

Der Arzt öffnet die infizierte Wunde breit. Der Eiter fließt ab und Sauerstoff kommt an die Wunde. Damit beugt man der Gefahr von Infektionen mit Anaerobiern vor. Zusätzlich kann eine Antibiotikatherapie erforderlich sein.

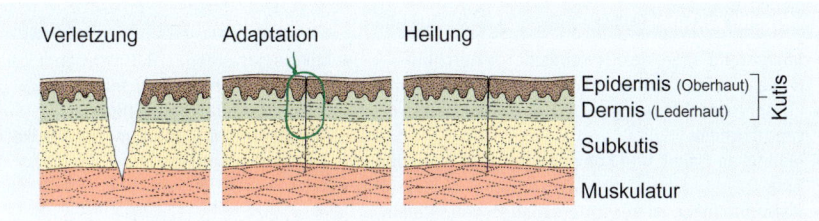

Verletzung	Adaptation	Heilung	

Epidermis (Oberhaut) / Dermis (Lederhaut) } Kutis
Subkutis
Muskulatur

Abb. I/29.42 Primäre Wundheilung, hier nach einer sofort chirurgisch versorgten Verletzung. [L138]

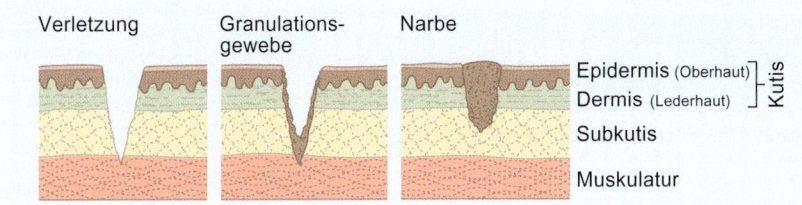

Verletzung	Granulations-gewebe	Narbe	

Epidermis (Oberhaut) / Dermis (Lederhaut) } Kutis
Subkutis
Muskulatur

Abb. I/29.43 Die sekundäre Wundheilung verläuft wesentlich langsamer als die primäre. [L138]

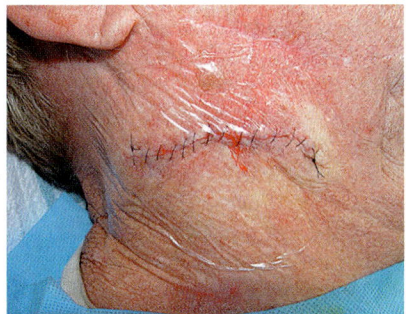

Abb. I/29.44 Primär heilende, mit Naht versorgte Wunde am Hals. [G024]

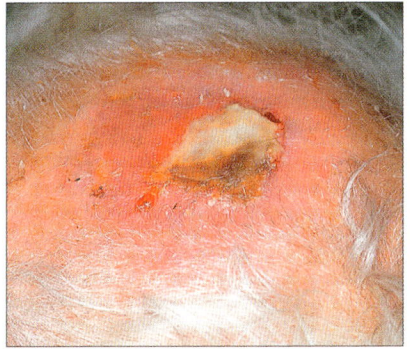

Abb. I/29.45 Infizierte Wunde mit Nekrose am Kopf. Beispiel für eine Sekundärheilung. [E434]

Wunddehiszenz

❯ **Wunddehiszenz:** Auseinanderweichen („Aufplatzen") von Gewebsschichten einer Wunde nach einer Wundversorgung.

Ursachen für eine **Wunddehiszenz** sind:
- Hämatome (*Blutergüsse*) in der Wunde
- Infizierte Wunden mit Eiteransammlung
- Mangelhafte Naht
- Druckerhöhungen, z. B. durch starkes Husten oder Erbrechen
- Andere Grunderkrankungen, die eine Wundheilung beeinträchtigen, z. B. Vitaminmangel, reduzierter Allgemeinzustand, Diabetes mellitus.

Die Behandlung hängt vom Ausmaß und von der Ursache der Wunddehiszenz ab.

Beeinflussung der Wundheilung

Je schlechter der **Allgemeinzustand** eines Pflegebedürftigen ist, z. B. durch hohes Alter, mangelnde Ernährung, Begleitverletzungen oder weitere Wunden, desto schwieriger und anstrengender ist die Wundheilung für ihn.

Eine lokale **Minderdurchblutung** im betroffenen Gewebe, z. B. bei Diabetes mellitus, arteriellen und venösen Gefäßerkrankungen, kann die Wundheilung erheblich verzögern. Eine unsachgemäße oder nicht ausreichende Wundbehandlung, z. B. durch Fremdkörper in der Wunde, führt ebenfalls zu erheblichen Wundheilungsstörungen.

I/29.7.5 Medizinische Wundversorgung

Wundversorgung mit Primärnaht

Bei sauberen Wunden (aseptische Operationswunden oder saubere oberflächliche Schnitt- und Platzwunden) und Wunden, die nicht älter als sechs Std. sind, kann in der Regel ein **primärer Wundverschluss** durch **Naht** (*Primärnaht*) erfolgen. Ziel der primären Wundnaht ist die primäre Wundheilung ohne Infektion mit möglichst gutem kosmetischem Ergebnis.

Durchführung bei kleinen und sauberen Wunden

Nachdem sich der Arzt die Wunde angesehen und ggf. von Blutresten gesäubert hat, desinfiziert er die Wunde und die umliegende Haut, setzt, wenn nötig, eine Lokalanästhesie und näht die Wunde. Als Wundverband ist oft ein Pflaster ausreichend.

Durchführung bei größeren oder verschmutzten Wunden

❯ **Débridement** (frz. *débrider = abzäumen, einschneiden*): Wundexision, Wundausschneidung nach Friedrich. Ausschneiden der Wundränder und des Wundgrundes bis in das gesunde Gewebe, um eine Infektion zu verhindern.

Bevor der Arzt die Lokalanästhesie setzt, wird der grobe Schmutz um die Wunde herum entfernt. Wirkt die Anästhesie, spült der Arzt die Wunde mit einer geeigneten Lösung oder reinigt sie mechanisch mit Pinzette und Kugeltupfer. Dann desinfiziert und inspiziert er die Wunde, schließt Begleitverletzungen von Sehnen, Nerven und anderen anatomischen Strukturen aus und entfernt ggf. Fremdkörper. Stark gequetschtes, schlecht durchblutetes, zerfetztes und verschmutztes Gewebe schneidet er aus, um glatte und saubere Wundränder zu erhalten. Dieses Vorgehen wird **Débridement** genannt. Die Wunde wird nochmals gespült und anschließend durch Naht oder Klammerung verschlossen und steril verbunden.

Wundversorgung ohne Primärnaht

Die **offene Wundversorgung** (Wundversorgung ohne Primärnaht, konservative Wundversorgung) erfolgt bei:
- Wunden, bei denen **eine Naht nicht nötig ist,** z. B. oberflächlichen Schürfwunden oder glattrandigen Schnittwunden, deren Wundränder gut aneinander liegen
- Wunden, bei denen **eine Naht nicht möglich ist,** weil die Wundränder zu sehr unter Spannung stehen würden, z. B. großflächige Wunden
- Wunden mit erhöhter Gefahr einer manifesten **Wundinfektion.**

Je nach Größe, Ausdehnung, Lokalisation und Verschmutzungsgrad der Wunde und der Gewebeschädigung ist eine Lokal-, Regional- oder Allgemeinanästhesie erforderlich.

Großflächige Wunden werden nach dem Débridement mittels Hautplastik, Hauttransplantation oder speziellen Wundabdeckungen behandelt. Vermutlich kontaminierte Wunden bleiben zunächst offen, mit dem Ziel, den Defekt so bald wie möglich zu verschließen (*sekundärer Wundverschluss*). Ob eine systemische Antibiotikagabe erforderlich ist, entscheidet der Arzt im Einzelfall.

Sekundäre Wundnaht

Zeigt eine offen versorgte Wunde nach fünf bis sieben Tagen eine gute Heilungstendenz ohne Infektionszeichen, kann eine **sekundäre Wundnaht** erfolgen, um die Heilungszeit zu verkürzen und das kosmetische Ergebnis zu verbessern.

Nachsorge

Nach **komplikationsloser primärer Wundnaht** reichen Wundkontrollen am 2. und 7. Tag aus. Die Fäden werden je nach Körperregion am 7.–14. Tag gezogen. Der Betreffende soll die verletzte Region schonen und sich bei lokalen Beschwerden (z. B. Anschwellen der Wundumgebung, Schmerzen, Pochen, Rötung) sofort beim Arzt vorstellen.

Bei offen versorgten Wunden ist ein Verbandswechsel mit Wundkontrolle u. a. auch davon abhängig, welche Wundauflagen verwendet wurden und wie die Vorgaben der einzelnen Hersteller dazu lauten.

> **» Vorsicht!**
> Nach schulmedizinischem Standard ist davon auszugehen, dass jede Wunde tetanuskontaminiert ist. Deshalb wird bei jeder Verletzung grundsätzlich der Impfstatus überprüft und, falls erforderlich, nach Arztanordnung eine **Tetanusprophylaxe** durchgeführt.

Wundheilungsstörungen

Formen von Wundheilungsstörungen

Die Wundheilung kann durch endogene oder exogene Einflüsse (→ Tab. I/29.17) gestört sein, sodass sich im Wundbereich

- Serome oder Hämatome bilden
- Keime sammeln und zu einer Wundinfektion führen
- Nekrosen bilden
- Die Wundränder auseinanderweichen und einen Spalt bilden (*Wunddehiszenz*).

Serome: Durch Reizzustände im Wundgebiet, z. B. durch Fremdkörper, Spannungszustände in der Wunde, Fettgewebsnekro-

Endogene Faktoren	Exogene Faktoren
• Sauerstoffmangel des Gewebes durch Durchblutungsstörungen, Lungenerkrankungen oder Anämie • Chronische Erkrankungen, z. B. Diabetes mellitus, Leberzirrhose • Mangel an Eiweiß und Kohlenhydraten in der Ernährung • Vitaminmangel, insbesondere Mangel von Vitamin C • Mangel an Spurenelementen, v. a. Mangel von Magnesium, Eisen, Zink, Kupfer • Kachexie, z. B. bei bösartigen Tumoren • Hormonelle Einflüsse • Psychische und vegetative Einflüsse, z. B. Angst, Schmerzen • Lebensalter, z. B. heilen Wunden bei alten Menschen schlechter als bei Kindern	• Mikroorganismen, z. B. Bakterien, Pilze • Mechanischer Druck (Positionierung) • Unzureichende Ruhigstellung • Arzneimittel, z. B. Heparin, Antibiotika, Zytostatika, Kortison • Kälte

Tab. I/29.17 Endogene und exogene Faktoren, die die Wundheilung beeinträchtigen.

sen, sammelt sich seröse (*serumhaltige*) Flüssigkeit im Wundbereich und behindert die Wundheilung.

Wundhämatome: Durch unzureichende Blutstillung beim Wundverschluss oder durch Antikoagulanzien (→ Kap. I/31.4.9), die die Blutgerinnung hemmen, bilden sich Hämatome und beeinträchtigen die Wundheilung.

Wundinfektion: Bakterielle Keimbesiedlung im Wundbereich führt zur Eiterbildung, einem Zeichen für eine Infektion der Wunde. Kann der Eiter nicht abfließen, sammelt er sich auf dem Wundgrund und verursacht einen Abszess.

Wundrandnekrose: Durch Verletzung oder Störung der Durchblutung im Wundbereich kommt es zu Gewebsnekrosen an den Wundrändern. Auch bei chronischen Wunden, z. B. beim Dekubitus, können Nekrosen entstehen.

Wunddehiszenz: Wenn Teile einer Wunde, die genäht wurde, nicht miteinander verkleben, weichen die Wundränder nach dem Entfernen der Fäden oder Klammern auseinander. Eine **Wundruptur** ist eine totale Dehiszenz, deren Ursachen z. B. Infektionen, Spannungszustände der Wunde, Mangelernährung oder Stoffwechselstörungen sein können.

I/29.7.6 Bindenverbände

Die Verbände lassen sich nach ihrer **Funktion** unterteilen in:

- Schutzverbände
- Stützverbände
- Kompressionsverbände.

Für jeden dieser Verbände gibt es unterschiedliche Materialien.

Schutzverbände dienen der Fixierung von sterilen Kompressen und schützen Wunden vor dem Eindringen von Erregern. Es werden Mullbinden, Schlauchverbände oder Netzverbände in unterschiedlichen Breiten verwendet (→ Abb. I/29.46). Elastische Binden werden zur Fixierung und zum Schutz verwendet.

Stützverbände dienen der Fixierung und dem Stützen von Gelenken und Extremitäten bei Verletzungen von Knochen, Muskulatur, Sehnen und Bändern. Die Verbände bestehen je nach ihrer Funktion aus unterschiedlichen Materialien.

- **Elastische Binden:** Kurzzugbinden mit geringer Dehnbarkeit und Stützfunktion, doch starker Kompressionswirkung
- **Gummibinden:** hochelastische Langzugbinde mit hoher Kompressions-, doch geringer Stützwirkung
- **Zinkleimbinden:** halbsteife Stütz- und Kompressionsbinden (als Zinkgelatinebinden im Handel)
- **Tape-Verbände:** unelastische Pflasterstreifen mit hoher Stützwirkung bei Verletzungen von Gelenken
- **Gipsverbände:** mit Gips versetzte Binden, die nach dem Kontakt mit Wasser hart werden, dienen zur Ruhigstellung.

Kompressionsverbände dienen in der Altenpflege vorwiegend der Thromboseprophylaxe (→ Kap. I/17.8.2) und zur Förderung des Blutrückstroms in den Beinvenen bei venöser Insuffizienz. Die Verbände sind kontraindiziert bei arteriellen Durchblutungsstörungen der Extremitäten. Für Kompressionsverbände werden elastische Binden, Gummibinden und Zinkleimbinden verwendet.

> **Internet- und Lese-Tipp**
> Weiterbildungen zum Wundmanagement: Die zertifizierten Berufsbezeichnungen heißen z. B. „Wundexperte" oder „Sachverständiger Wundmanagement". Infos sind z. B. erhältlich unter: www.akademie-fuer-wundversorgung.de

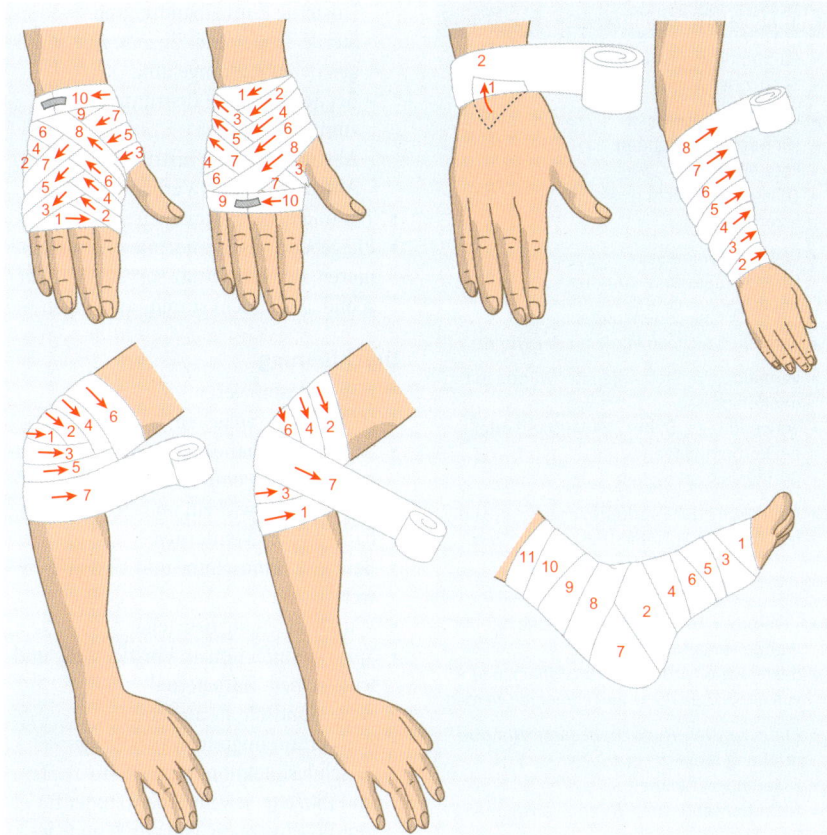

Abb. I/29.46 Verschiedene Bindenverbände. Die Wickeltechniken ermöglichen maximalen Bewegungsspielraum. [L138]

I/29.7.7 Verbandswechsel

Grundsätzliche Regeln für Verbandswechsel

- Verbandswechsel möglichst zu zweit durchführen, damit eine Person am Verband, die zweite Person am Verbandswagen arbeiten kann
- Möglichst mit einem Verbandswagen arbeiten, der mit allen nötigen Materialien bestückt ist
- Verbände keimfreier (*aseptischer*) Wunden werden immer vor Verbänden mit infizierten (*septischen*) Wunden versorgt
- Bei infizierten Wunden: Verbandswagen zur Wundversorgung nicht mit ins Zimmer nehmen, sondern mit Tablett arbeiten
- Nicht über offenen Wunden sprechen, um eine Tröpfcheninfektion zu vermeiden
- Verpackungsmaterial von Sterilgut kann als sterile Unterlage verwendet werden
- Prinzipiell nach der Non-touch-Methode arbeiten: die Wunde nur mit sterilen Instrumenten oder sterilen Handschuhen berühren

- Verbände nicht zu häufig wechseln, Herstellerangaben beachten
- Evtl. Tragen von Schutzkleidung, z. B. bei infizierten Wunden, MRSA
- Verklebte oder verkrustete Verbände nicht abreißen, sondern mit steriler Lösung, z. B. Ringer-Lösung aufweichen (*atraumatische Wundversorgung*)
- Mehrwegmaterialien, z. B. Salben, nicht mit kontaminierten Handschuhen bzw. Händen berühren
- Blumen und Blumentöpfe nicht in der Nähe von Wunden stehen lassen
- Bei Auffälligkeiten im Wundbereich Arzt informieren.

Ziele der Wundversorgung

- Komplikationslose Heilung der Wunde ohne bleibende Schäden
- Vermeidung bzw. Bekämpfung von Wundinfektionen
- Schmerzfreiheit.

> ❯ Maßnahmen zur Behandlung einer Wunde werden vom Arzt angeordnet. Die Versorgung von Wunden kann an qualifizierte Altenpflegerinnen delegiert werden.

Verbandsmaterialien

Moderne Verbandsmaterialien erfüllen verschiedene Anforderungen (→ Tab. I/29.19).

Versorgung aseptischer Wunden

Ein **primärer Wundverschluss** durch eine Naht kommt nur für saubere Wunden, die nicht älter als sechs Std. sind, in Frage. Ziel ist eine Wundheilung unter **aseptischen** (*keimfreien*) Bedingungen. Zu den **aseptischen Wunden** in der Altenpflege gehören:

- Wunden, die entstehen, wenn sich ein alter Mensch verletzt hat und die Wunde innerhalb der Sechs-Stunden-Grenze genäht oder geklammert wird
- Alle Venenzugänge bei Infusionen, die aseptische Wunden sind, solange sie keine Infektionszeichen aufweisen
- Suprapubischer Blasenkatheter (→ Kap. I/29.8.3)
- PEG, PEJ (→ Kap. I/29.4.3).

Grundregeln

- Verband so lange wie möglich belassen, um nicht durch Manipulationen von außen Keime in die Wunde zu schleppen
- Wunde nach der Desinfektion trocken behandeln, keine Salben, Pasten o. ä. aufbringen
- Bei genähten und verbundenen Wunden wird der Verband erstmalig **nach sieben Tagen** geöffnet, wenn die Fäden gezogen werden
- Kleinere aseptische Wunden werden häufig durch Pflasterspray „versiegelt", sie benötigen keinen weiteren Verband
- **Vorzeitiger Verbandswechsel** ist notwendig, wenn:
  - Sich der Verband gelockert hat
  - Der Verband feucht ist, weil die Wunde Sekret oder Blut absondert
  - Unklares Fieber auftritt (um die Wunde auf Entzündung zu kontrollieren).

Grad der Infektion	Ausdehnung
Grad I	Leichte Rötung
Grad II	Rötung, Schwellung, Schmerz, antibiotische Therapie erforderlich
Grad III	Zusätzlich systemische Infektionszeichen, z. B. Fieber, Leukozytose

Tab. I/29.18 Infektionsstatus infizierter Wunden.

I 29

Gruppe	Verbandmaterial	Aufgabe, Verwendung
Sterile Wundauflagen	Mullkompressen	• Aufnahme von Wundsekret • Schutz der Wunde vor äußeren Einflüssen
	Zellstoff-Mull-Kompressen	• Wie Mullkompressen • Für nässende Wunden • Polstermaterial • Zellstoffseite nicht direkt auf die Wunde legen
	Watte-Mull-Kompressen	• Wie Mullkompressen • Für stark nässende Wunden
	Vlieskompressen (Kompressen aus Faserverbundstoffen)	• Für stark nässende Wunden • Verkleben nicht so stark mit der Wunde
	Metallisierte Wundauflagen (mit Aluminium bedampfte Vliesstoffe)	• Vermeiden Verklebungen der Wunde mit der Kompresse • Verwendung z. B. bei ZVK-Verband oder bei Verbrennungen • Geringe Saugfähigkeit
	Schlitzkompressen (Kompresse, die an einer Seite bis zur Mitte ausgeschnitten ist, aus z. B. Mull, Metalline®)	• Abdeckung der Eintrittstelle von z. B. suprapubischen Blasenkathetern, Kanülen
	Salbentüll (Gittertüll mit Salbengrundlage → Abb. I/29.48)	• Verhindert, dass die Wundauflage mit der Wunde verklebt • Sekret kann durch das Gitter dringen und von der Wundauflage aufgenommen werden
	Durchsichtige Folienverbände	• Abdecken von Wunden, bessere Wundbeurteilung möglich • Fixieren von Kanülen • Nicht bei septischen Wunden anwenden
	Tamponaden	• Einbringung in tiefe Wunden als Streifen möglich • Täglich wechseln
Sterile, quellfähige Wundauflagen, feuchte Wundverbände	Sekretresorption durch stark quellfähige Bestandteile in steriler Wundauflage, z. B. bei hydrokolloiden Wundauflagen	• Abdeckung von Sekret fördernden Wunden • Aufnahme des Wundsekretes in die Quellpartikel • Wundverband erneuern, wenn Feuchtigkeit durch das Wundsekret den Verband aufquellen lässt
Pflaster	Wundschnellverbände (Kombination aus Pflaster und Wundauflage)	• Aseptische kleinere Verbände • Postoperativer Wundverschluss
	Pflaster zum Wundverschluss (Klammerpflaster, Wundverschlussstreifen)	• Unterstützung von Hautnähten und -klammern • Zusammenziehen (Adaptation) von Wundrändern bei kleinen Wunden
Fixationsmittel	Klebende Fixationsmittel (z. B. Heftpflaster, Fixierpflaster, Fixomull®)	• Fixierung der darunter liegenden Verbandsmittel
	Binden (Mullbinden, elastische Binden, klebende elastische Binden)	• Fixierung der Verbandsmittel, z. B. bei Pflasterallergie
	Schlauchverbände (Strickschlauch-, Netzschlauchverbände)	• Fixierung von Verbänden, die schwer zu fixieren sind, z. B. an Kopf, Schulter

Tab. I/29.19 Gruppen häufig verwendeter Verbandsmaterialien.

Verbandswechsel

Die **prinzipiellen Arbeitsschritte** bei einem aseptischen Verbandswechsel sind stets dieselben. Sie sind im Folgenden am Beispiel eines ZVK-Verbands erläutert.

Vorbereitung

• Hände desinfizieren
• Materialien auf einem Tablett ordnen (möglichst Verbandswagen benutzen):
  – Sterile Wundabdeckungen
  – Hautdesinfektionsmittel
  – Unsterile Einmalhandschuhe
  – Sterile Tupfer und Pinzette zum Reinigen der Wundumgebung
  – Bei Bedarf sterile Instrumente (z. B. zum Fäden ziehen)
  – Abwurfschale für Instrumente
  – Abwurfbeutel für Verbandsmaterial
• Tür und Fenster schließen
• Pflegebedürftigen informieren, positionieren, für Sichtschutz sorgen, evtl. Türschild „Bitte nicht stören" anbringen.

Durchführung

• Hände desinfizieren
• Handschuhe anziehen
• Äußeren Verband und Katheterfixierungen vorsichtig entfernen: Heftpflaster lösen, Binde abwickeln und steriles Verbandsmaterial entfernen
• Benutzte Handschuhe und Verband verwerfen
• Wundumgebung beurteilen
• Sprühdesinfektion an Einstichstelle und wundnahem Katheterteil
• Neue Handschuhe anziehen
• Bei Verunreinigungen vorsichtige Wischdesinfektion mit sterilem Tupfer und Pinzette: jeweils einen Tupfer für einen Wischvorgang von der Wunde weg von innen nach außen
• Abdecken der Einstichstelle mit einer Schlitzkompresse unter dem Katheter (z. B. Metalline®), diese wird unter Wahrung der Sterilität untergelegt
• Teil des wundnahen, desinfizierten ZVK kreisförmig auf Schlitzkompresse lagern, mit steriler 10 × 10-cm-Kompresse abdecken
• Abkleben mit Fixomull® oder Pflasterstreifen
• Datum des Verbandswechsels auf Pflasterstreifen dokumentieren
• Handschuhe ausziehen und Hände desinfizieren.

Nachbereitung

• Pflegebedürftigen nach Bedarf positionieren
• Materialien entsorgen bzw. wegräumen
• Dokumentation.

Versorgung septischer Wunden

In welchem Ausmaß eine **septische Wunde** infiziert ist, dokumentieren Pflegende regelmäßig (→ Tab. I/29.18). Häufig vorkommende septische Wunden in der Altenpflege sind der Dekubitus (→ Kap. I/17.2) und das Ulcus cruris (→ Kap. I/31.6.20).

Die Behandlung infizierter Wunden bedarf großer Sorgfalt und Erfahrung, um ei-

I
29

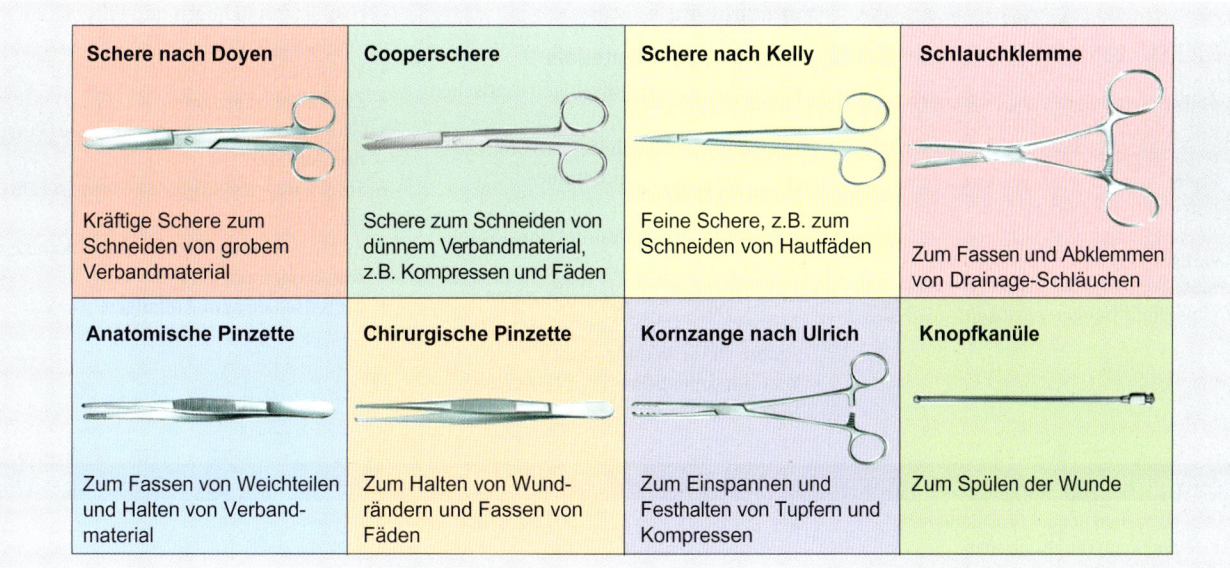

Schere nach Doyen	Cooperschere	Schere nach Kelly	Schlauchklemme
Kräftige Schere zum Schneiden von grobem Verbandmaterial	Schere zum Schneiden von dünnem Verbandmaterial, z.B. Kompressen und Fäden	Feine Schere, z.B. zum Schneiden von Hautfäden	Zum Fassen und Abklemmen von Drainage-Schläuchen
Anatomische Pinzette	**Chirurgische Pinzette**	**Kornzange nach Ulrich**	**Knopfkanüle**
Zum Fassen von Weichteilen und Halten von Verbandmaterial	Zum Halten von Wundrändern und Fassen von Fäden	Zum Einspannen und Festhalten von Tupfern und Kompressen	Zum Spülen der Wunde

Abb. I/29.47 Wichtige Instrumente für den Verbandswechsel. [V122]

ne bestehende Infektion nicht durch Kontamination verschiedener Materialien und Gegenstände zu verbreiten.

Verbandswechsel

Vorbereitung
- Hände desinfizieren
- Bei großflächigen Wunden Schürze oder gesonderten Kittel anziehen
- Materialien auf einem Tablett ordnen oder gesonderten Verbandswagen nutzen (nicht den Wagen für aseptische Verbände)
  - Zellstoff oder andere Unterlagen (z. B. Moltex®) zum Bettschutz
  - Sterile Wundabdeckungen, Tupfer und Kompressen (→ Tab. I/29.19)
  - Unsterile Einmalhandschuhe
  - Sterile Handschuhe
  - Sterile Instrumente, Knopfkanülen zum Spülen (→ Abb. I/29.47)
  - Arzneimittel zur Wundbehandlung
  - Schleimhautdesinfektionsmittel, z. B. Polyvidon-Jod® oder Octenisept®
  - Abwurfschale mit Desinfektionslösung für Instrumente
  - Abwurfbeutel für Verbandmaterial
- Pflegebedürftigen informieren, positionieren, für Sichtschutz sorgen, evtl. Türschild „Bitte nicht stören" anbringen.

Durchführung
- Hände desinfizieren
- Saubere Unterlage unter den Wundbereich legen
- Einmalhandschuhe anziehen
- Wundverband entfernen und ohne Zwischenlagerung in den Abfallbeutel entsorgen

- Handschuhe wechseln
- Wundzustand beurteilen
- **Reinigung der Wundumgebung** je nach Arztanordnung:
  - Baden mit Zusätzen, z. B. Kamille, Polyvidon-Jod-Lösung
  - Duschen
  - Mechanische Reinigung, z. B. mit feuchten, sterilen Tupfern und Ringer-Lösung **von außen nach innen**
- **Reinigung der Wunde** (je nach Anordnung) durch:
  - Nekrosen entfernen (chirurgisches Wunddébridement) durch den Arzt
  - Wunde und tiefe Wundtaschen (siehe unten) mittels Knopfkanülen und geeigneten Lösungen spülen, z. B. mit Ringer-Lösung (*nicht* NaCl 0,9 %)
  - Enzymatische Nekrosenbehandlung, z. B. Varidase®, Debrisorb®
  - Bei frischer Granulation granulationsfördernde Mittel, z. B. Sofra-Tüll® einsetzen
  - Entzündete Wundumgebung mit abdeckenden Pasten, z. B. Zinkpaste, schützen
- **Abdeckung** mit hydrokolloidem Wundverband oder Wunddistanzgitter (→ Abb. I/29.48)
- Äußeren Schutzverband anlegen.

> **Vorsicht!**
> Nie alkoholische Lösungen zur Sprühdesinfektion oder zur Reinigung offener Wunden verwenden. Kaliumpermanganatkristalle wirken im feuchten Zustand ätzend und können zu schwerwiegenden Hautverletzungen führen. Eine Anwendung dieses Wirkstoffs ist im modernen Wundmanagement nicht vorgesehen.

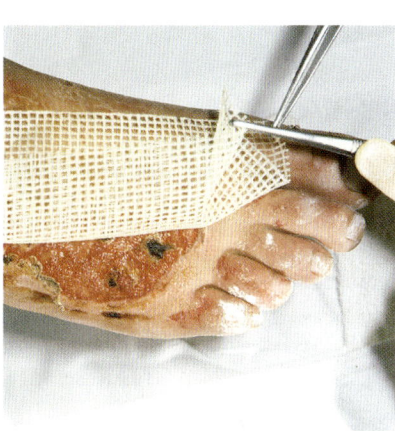

Abb. I/29.48 Wundverband mit Salbentüll Branolind® nach Verbrennung. [V220]

Nachbereitung
- Pflegebedürftigen nach Bedarf lagern
- Materialien entsorgen bzw. desinfizieren
- Alle benutzten Flächen desinfizieren
- Hände desinfizieren
- Durchführung und Wundzustand dokumentieren.

Arzneimittel und Wundheilung

Fast alle lokal angewendeten **Antibiotika** besitzen unerwünschte Wirkungen auf die Wundheilung durch:
- Unzureichendes Eindringen in das Gewebe
- Resistenzentwicklung
- Störung der Wundheilung (*Granulation*).

Ebenso wird die Anwendung von **Farbstoffen,** z. B. Gentianaviolett, Brillantgrün und Merbromin, in der lokalen Wundbehandlung von Experten abgelehnt.

I
29

> Bei septischen Wunden sind folgende Mittel **nicht** zur Wundbehandlung geeignet:
- **Salben** verhindern den Sauerstoffzutritt, bilden luftdichte Kammern und begünstigen somit das Keimwachstum
- **Puder** verhindern die Wundreinigung durch eine Austrocknung des Granulationsgewebes
- **Farbstofflösungen** sind Haut reizend und können Hautallergien und irreversible Verfärbungen auslösen.

Wundspülung

Vorbereitung des Materials

- Schutzkittel bei großflächigen septischen Wunden
- Unterlage als Bettschutz, z. B. Moltex®
- Unsterile Einmalhandschuhe
- Abwurfbeutel
- Abwurfschale mit Desinfektionslösung für Instrumente
- Zwei sterile anatomische Pinzetten
- Ausreichend sterile Kompressen bzw. andere sterile Wundauflagen
- Wunddesinfektionsmittel (Polyvidon-Jod)
- Hautöl zum Reinigen und Pflegen der Wundumgebung
- Verbandsschere, Fixationsmaterial
- Zwei 20-ml-Spritzen
- Großlumige, lange Aufziehkanüle (Punktionskanüle)
- Spüllösung, z. B. Ringer-Lösung in Infusionsflasche
- Evtl. bei tieferen Wunden Knopfkanüle zum Spülen der Wunde
- Nierenschale zum Auffangen.

Altenpflegerinnen	Assistenten
• Alten Menschen bequem positionieren • Unsterile Handschuhe anziehen	• Bettschutz ins Bett legen
• Wunde freilegen (Verband abwickeln, Kompressen mit Pinzette entfernen)	• Abwurfbeutel bereithalten • Abwurf für Pinzette bereithalten • Spülflüssigkeit aus der Infusionsflasche mit einer langen Kanüle und 20-ml-Spritze aufziehen
• Wundinspektion	• Spritze und Knopfkanüle anreichen
• Spritze mit der Knopfkanüle verbinden	• Nierenschale unter den Wundbereich lagern, sodass Spülflüssigkeit aufgefangen wird
• Knopfkanüle vorsichtig in die Wunde einführen und Wunde spülen. Flüssigkeit langsam aus der Spritze drücken, um ein Verspritzen in der Umgebung zu vermeiden. Spülflüssigkeit mit Saugkompressen oder in einer Nierenschale auffangen.	• Evtl. neue Spritze füllen • Nach Beendigung der Spülung alle Teile entsorgen
• Wundumgebung vom Außenbereich zum Wundrand desinfizieren • Wunde mit verordneten Arzneien versorgen	• Pinzette mit desinfektionsmittelgetränktem Tupfer anreichen • Benötigte Materialien anreichen
• Wundumgebung mit Hautöl pflegen und reinigen • Verbandsmaterial bzw. Spezialverbände mit Pinzette steril auf die Wunde legen	• Ölgetränkte Kompressen anreichen
• Kompressen fixieren. Kein Pflaster auf entzündete, gereizte Hautstellen kleben, sondern Bindenverband anlegen • Einweghandschuhe ausziehen und abwerfen	• Fixationsmittel richten und anreichen • Entsorgen, desinfizieren, Materialien wegräumen

Tab. I/29.20 Arbeitsschritte bei der Wundspülung.

Wundauflagen	Wirkungen	Anwendungen	Wechsel	Indikation
Kissenförmige Wundtamponade, z. B. TenderWet® (→ Abb. I/29.50)	• Aufsaugen des Wundsekretes durch absorbierendes Polyacrylat • Feuchthalten der Wunde • Wundreinigung	• Das Wundkissen vor der Anwendung mit Ringer-Lösung tränken und in die Wunde legen	• 12–24-stündlich	• Tiefe, zerklüftete Wunden
Kalzium-Alginat-Kompressen, z. B. Sorbalgon® (→ Abb. I/29.51)	• Wirkstofffreie, textile Kompressen aus Kalzium-Alginat-Fasern, die sich bei Kontakt mit Sekret in ein Gel verwandeln und die Wunde ausfüllen • Hohe Saugleistung • Schnelle Wundreinigung • Granulationsfördernd	• Kompresse in die Wunde legen	• Je nach Sekretmenge alle ein – vier Tage • Bei infizierten Wunden täglich	• Wunden mit mittel bis starker Sekretbildung
Hydrogelverbände, z. B. Hydrosorb® (→ Abb. I/29.49)	• Fertiges Gel, das durch Aufnahme des Wundsekretes aufquillt • Enthält hohen Wasseranteil, wirkt damit wie eine feuchte Kompresse	• Besonders geeignet zum Aufweichen trockener Nekrosen (→ Abb. I/29.54)	• Wechsel des Verbands bei milchig trübem Aussehen, alle ein – sieben Tage	• Oberflächliche, trockene, verkrustete Wunden
Hydrokolloidverbände (→ Abb. I/29.52, → Abb. I/29.53)	• Selbsthaftende Verbände mit keimdichter Deckschicht • Enthalten quellfähige Partikel, die Wundsekret aufsaugen • Wundsekret wandelt Partikel in Gel um, das die Wunde feucht hält	• Kompresse auf die Wunde kleben	• Wechsel des Verbands, wenn sich eine Blase in der Wundauflage gebildet hat, die bis an den Rand gewandert ist; alle ein – sieben Tage	• Oberflächliche Wunden mit leichter bis mäßiger Sekretabsonderung

Tab. I/29.21 Spezialverbände zur feuchten Wundbehandlung.

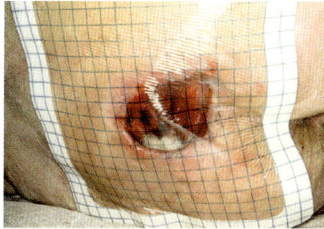 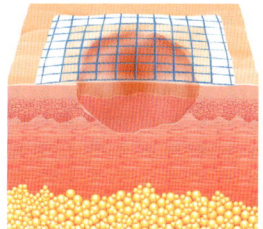

Abb. I/29.49 Der Hydrogel-Verband enthält Gel, das durch den Saugvorgang aufquillt und wie eine feuchte Kompresse wirkt. [V220]

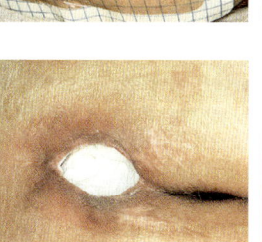 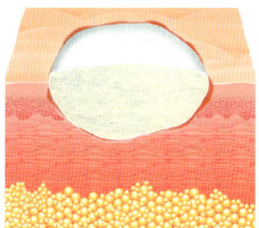

Abb. I/29.50 Verband mit kissenförmiger Wundauflage zum Tamponieren wenig zerklüfteter Wunden. Die Saugkissen werden vor der Anwendung mit Ringer-Lösung angefeuchtet. [V220]

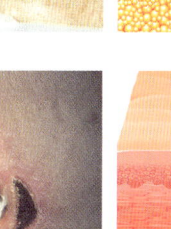 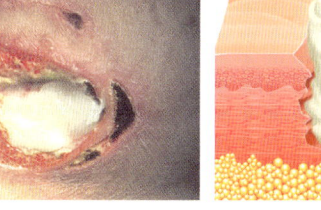

Abb. I/29.51 Kalzium-Alginat-Kompressen, die bei Kontakt mit Wundsekret gelförmig werden und die Wunde füllen. [V220]

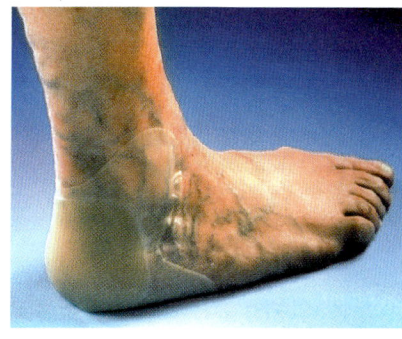

Abb. I/29.52 Eine hydrokolloide Verbandsplatte auf der Haut. [V220]

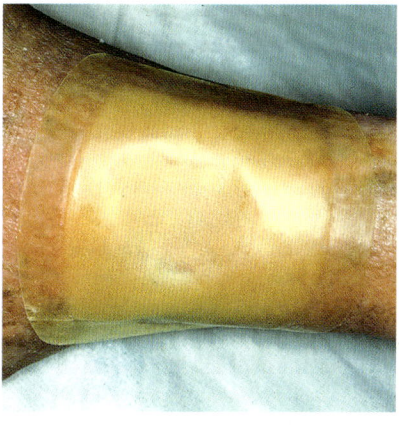

Abb. I/29.53 Eine Blase hat sich in der hydrokolloiden Wundauflage gebildet. Der Verband kann jetzt gewechselt werden. [V130]

Durchführung

Die Wundspülung lässt sich am besten mit zwei Pflegenden durchführen (→ Tab. I/29.20).

> ❯❯ Zur Wundspülung eignet sich sterile Ringer-Lösung.

Spezialverbände zur feuchten Wundbehandlung

> ❯❯ Der Expertenstandard „Pflege von Menschen mit chronischen Wunden" fordert von Pflegenden eine umfassende Einschätzung von chronischen Wunden sowie die Einleitung und Koordination einer fachgerechten Behandlung. Sie umfasst die Wundversorgung und begleitende Therapien, z. B. der Grunderkrankung.

Spezialverbände werden zur Wundreinigung bei sekundär heilenden Wunden eingesetzt, da sie auf physikalischem Wege die Wunde reinigen (→ Abb. → I/29.49). Die Verbände sichern eine feuchte Wundbehandlung, die den physiologischen Bedürfnissen der Wunde am besten entspricht (→ Tab. I/29.21).

Wirkungen
- Saugen Sekret auf
- Fördern durch die Feuchtigkeitszufuhr das Ablösen von Belägen
- Fördern den Aufbau von Granulationsgewebe
- Reinigen die Wunde
- Verhindern das Verkleben der Epithelzellen am Verband
- Verhindern die Inaktivierung von Abwehrzellen, z. B. Leukozyten, Immunstoffen und von Wachstumsfaktoren.

Verbandswechsel bei Hydrokolloid- und Hydrogelverbänden

Vorbereitung
- Wundauflage so auswählen, dass sie auf allen Seiten ca. 2–3 cm größer als die Wunde ist
- Bei Auflagen ohne Kleberand entsprechendes Fixiermaterial, z. B. Binden, bereitlegen
- Stift, um das Datum auf den Verband schreiben zu können
- Restliches Material für septischen Verbandswechsel (siehe unten).

Durchführung
- Ablauf wie bei septischem Verbandswechsel (siehe unten)
- Den Verband so an die Wunde anlegen (→ Abb. I/29.52), dass er direkten Kontakt zum Wundgrund hat und keine Luftblasen sichtbar sind
- Verband mit der Hand für ca. zwei Min. andrücken, um die Haftfähigkeit zu verbessern
- Umrisse der Wunde auf den Verband aufzeichnen, damit zu erkennen ist, in welchem Bereich die Verbandsblase bzw. Verfärbung zu erwarten ist
- Datum auf den Verband schreiben
- Wundauflage im Bedarfsfall bei unruhigen Menschen mit einer Binde fixieren

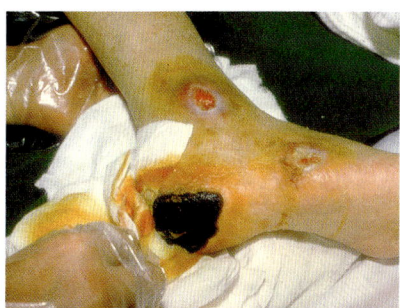

Abb. I/29.54 Diese trockene Gangrän an der Ferse kann Folge einer peripheren arteriellen Verschlusskrankheit (pAVK), aber auch eines diabetischen Gefäßschadens sein. [T195]

> **Hinweise zu Hydrokolloiden**
- Verband nicht zu früh wechseln, es sollte sich zunächst eine Blase gebildet haben
- Verband jedoch spätestens nach sieben Tagen wechseln, um Schäden im gesunden Gewebe zu vermeiden

Evtl. erscheint die Wunde in der Anfangsphase etwas größer, da zunächst geschädigtes Gewebe, das gesund aussieht, aufgelöst wird.

I/29.8 Harnblasenkatheter

Ⓢ Fallbeispiel Stationär

Karla Meinolf ist aus dem Krankenhaus ins „Seniorenzentrum Maxeberg" zurückgekehrt. Die 79-jährige Frau ist bettlägerig und leidet an fortgeschrittener Demenz. In der Klinik wurde sie mit einem Blasendauerkatheter aus Silikon versorgt. In den ersten Tagen funktioniert die Urinableitung tadellos. Dann aber fällt der Altenpflegeschülerin Janine Guter beim Leeren des Urinbeutels ein stechender Geruch auf. Der Urin ist trüb und Frau Meinolf scheint Schmerzen im Unterbach zu haben.

> **Harnblasenkatheter:** Künstlicher Zugang zur Harnblase, der entweder über die Harnröhre (*Urethra*) als **transurethrale Urinableitung** oder die Bauchdecke als **suprapubische Urinableitung** (→ Kap. I/29.8.3) angelegt ist.
> **Transurethrale Urinableitung:** Künstliche Urinableitung mit einem von außen durch die Harnröhre (*transurethral*) in die Harnblase eingeführten Katheter.

Die **transurethrale Urinableitung** ist eine häufige medizinische Maßnahme bei älteren, kranken oder behinderten Menschen (Indikationen → Tab. I/29.22). Die Indikationsstellung und Anordnung ist eine ärztliche Aufgabe, die Durchführung kann an examiniertes Pflegepersonal delegiert werden.

> **Harninkontinenz** (→ Kap. I/20.11) ist keine medizinische Indikation für eine transurethrale Urinableitung.

Formen transurethraler Blasenkatheter

Transurethrale Blasenkatheter werden nach dem Zweck der Harnableitung, dem Geschlecht der zu katheterisierenden Person sowie der voraussichtlichen Liegezeit ausgewählt.

Abhängig vom **Zweck** der Harnableitung werden Einmalkatheter, Blasenverweilkatheter oder Spezialkatheter verwendet.
- **Einmalkatheter** sind einläufig und werden hauptsächlich zur medizinischen Diagnostik verwendet
- **Blasenverweilkatheter** (*Dauerkatheter, Ballonkatheter*) sind zweiläufig, d. h. sie besitzen einen Auffüllkanal, durch den ein Ballon zum Fixieren des Katheters in der Blase gefüllt wird, und einen Kanal, um den Urin abzuleiten (→ Abb. I/29.55). Darüber hinaus gibt es Spezialkatheter, die aber in der Altenpflege sehr selten sind

Abhängig vom **Geschlecht** werden Frauen- und Männerkatheter unterschieden:
- Für den **Mann** werden meist **Tiemann-Katheter** mit einer gebogenen Spitze verwendet
- Für die **Frau,** seltener auch für den Mann, werden **Nélaton-Katheter** mit einer geraden Spitze verwendet.

Tiemann- und Nélaton-Katheter stehen als Einmalkatheter und Blasenverweilkatheter zur Verfügung.

Die **Katheterstärke** wird durch den Durchmesser bestimmt. Der Katheterdurchmesser wird in Charrière (Ch) angegeben. 1 Charrière = ⅓ mm. Übliche Katheterstärken bei nicht verengter Harnröhre sind:

- Für Frauen: 12–14 Ch
- Für Männer 14–18 Ch.

Kathetermaterialien

Kathetermaterialien müssen hohen Anforderungen gerecht werden und trotz ständigen Kontakts mit Urin und anderen Sekreten geschmeidig und borkenfrei bleiben. Sie dürfen die Schleimhäute weder mechanisch noch durch Abgabe chemischer Substanzen reizen, z. B. Weichmacher oder Stabilisatoren.
- **Einmalkatheter** bestehen aus PVC-Kunststoff
- **Blasenverweilkatheter** für die kontinuierliche Harnableitung bestehen aus
  - Silikon-Latex für die **Kurzzeitableitung,** weil sich auf ihrer rauen Oberfläche Bakterien festsetzen. Altenpflegerinnen wechseln sie nach ca. fünf bis sieben Tagen
  - Silikon für die **Langzeitableitung.** Einige Katheter sind mit Teflon oder Hydrogel beschichtet, sodass auf ihrer glatten Oberfläche keine Bakterien haften können. Außerdem reizen sie das Gewebe nicht. Sie sind, da sie keine Weichmacher enthalten, nur etwa alle vier Wochen zu wechseln.

Harnableitungssysteme

Um die Gefahr einer Harnwegsinfektion (*Entzündung der Harnwege*) zu minimieren, ist es wichtig, dass **Harnableitungssysteme** für die transurethrale Harnableitung geschlossen, mit einem Rücklaufventil ausgestattet und steril verpackt sind (→ Abb. I/29.56).

Ballon in nicht gefülltem Zustand

Abb. I/29.55 Verschiedene Katheterarten zur transurethralen Harnableitung für Frauen und Männer. [K115]

Medizinische Diagnostik	Medizinische Therapie
• Sterile Uringewinnung für bakteriologische Untersuchungen (selten) • Bestimmung der nach Blasenentleerung in der Harnblase verbleibenden Restharnmenge, wenn die Ultraschalluntersuchung nicht ausreicht • Untersuchung der unteren Harnwege, z. B. Röntgenkontrastaufnahme der Harnröhre (*Urethrografie*) • Überwachung der Flüssigkeitsbilanz	• Bei Harnverhalt, z. B. nach Operationen, durch Prostatavergrößerungen, Tumoren der Harnröhre oder Harnblase, Bandscheibenvorfall zur Blasenentleerung • Zur Blasenentleerung z. B. vor Operationen im kleinen Becken oder vor lang dauernden Operationen • Zur Blasenspülung • Zur Instillation von Medikamenten in die Blase (siehe unten), z. B. Antibiotika • Zur kontinuierlichen Nierenfunktionskontrolle, z. B. bei bewusstlosen Menschen

Tab. I/29.22 Indikationen zur transurethralen Harnableitung.

- **Geschlossen** bedeutet, dass Katheter und Harnableitungssystem nicht voneinander getrennt werden. Am tiefsten Punkt des Auffangbeutels befindet sich ein Ablasshahn, über den der Urin vollständig abgelassen werden kann
- Die Ausstattung mit einer **Rücklaufsperre** verhindert, dass der Urin in die Harnblase zurückläuft, z. B. beim Transport des Pflegebedürftigen
- Durch die sterile Verpackung wird eine Übertragung von Krankheitserregern beim Verbinden des Blasenverweilkatheters mit dem Harnableitungssystem vermieden.

Der Ansatz zur Entnahme von Urinproben liegt nahe der Verbindungsstelle zum Katheter.

Harnableitungssysteme für die kontinuierliche Nierenfunktionskontrolle sind zudem mit einem **Urimeter** ausgestattet, damit die Harnmenge regelmäßig, z. B. stündlich, kontrolliert werden kann.

Im Handel gibt es Harnableitungssysteme mit einer Aufhängevorrichtung für das Bett, Beinbeutel und kombinierte Systeme:

- Harnableitungssysteme mit einer **Aufhängevorrichtung für das Bett** sind für bettlägerige Personen geeignet. Sie haben meist ein Fassungsvermögen von 2 000 ml
- Für mobile Personen sind **Beinbeutel** zweckmäßiger, die am Bein befestigt werden können. Sie haben ein Fassungsvermögen von 500–1 000 ml und sind häufiger zu entleeren (→ Abb. I/29.57).

I/29.8.1 Technik des Katheterisierens

> Ein Blasenkatheter zur transurethralen Harnableitung darf ausschließlich auf ärztliche Anordnung gelegt werden.

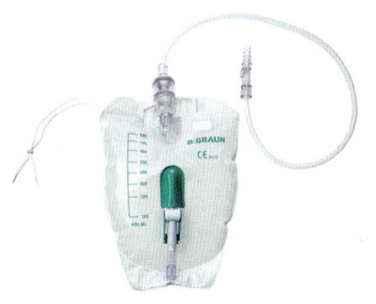

© B. Braun Melsungen AG

Abb. I/29.57 Beinbeutel für mobile alte Menschen mit transurethraler Harnableitung. [U223]

Materialien

Alle **Materialien** müssen wegen der hohen Infektionsgefahr steril sein. Die Gegenstände werden auf einem Wagen oder einem Tablett gerichtet. In der Regel werden **Kathetersets** verwendet, die vom Handel fertig angeboten oder hausintern erstellt werden. Sie ermöglichen die sterile Bereitstellung der Materialien und ein systematisches Vorgehen.

Es ist sehr wichtig, dass sie zweckmäßig zusammengestellt sind, da bei unterschiedlichen Methoden unterschiedliche Mittel benötigt werden, z. B. bei der „Drei-Handschuh-Methode" oder bei der Katheterisierung mit Hilfe einer Pinzette. Die richtige Auswahl vermeidet Abfall.

Ein steriles Katheterset enthält:

- Eine flüssigkeitsundurchlässige Arbeitsunterlage
- Ein Lochtuch zum Abdecken des Genitales
- Ein Paar Handschuhe
- Eine anatomische Pinzette
- Sechs pflaumengroße Mulltupfer oder vier pflaumengroße Mulltupfer und zwei Kompressen zur antiseptischen Reinigung der Harnröhrenöffnung und der Umgebung der Harnröhre
- Eine Auffangschale für den Urin, mindestens 700 ml Volumen (dreigeteilt oder zwei Schalen)
- Ein Unterlegtuch.

Das Set kann zusätzliche Materialien, z. B. anästhesierendes Gel, 30 ml Schleimhautdesinfektionsmittel, Spritze mit 10 ml Aqua destillata und einen weiteren sterilen Handschuh enthalten (→ Abb. I/29.58).

Je nachdem, wie das Katheterset bestückt ist, ergänzen Altenpflegerinnen ggf. folgende Materialien:

- Zwei geeignete Katheter, einen davon als Reserve
- Zusätzlicher Handschuh für die „Drei-Handschuh-Methode"
- Schleimhautdesinfektionsmittel, z. B. Braunol® oder Octenisept®
- Anästhesierendes Gel, z. B. Instillagel®
- Abwurfbehälter
- Steriles Urinauffanggefäß
- Evtl. Urobox oder Laborröhrchen
- Evtl. Schutzkittel.

Für das Legen eines **Verweilkatheters:**

- Eine Einwegspritze mit 10 ml steriler Glyzerin-Wasserlösung zum Blocken
- Geschlossenes Harnableitungssystem, ggf. mit Stundenurimeter und entsprechender Halterung.

> Als Flüssigkeit zum Blocken verwenden Altenpflegerinnen vorzugsweise eine sterile 8–10-prozentige Glyzerin-Wasserlösung. Diese dichtet die Membranporen des Katheterballons von innen ab und beugt so einer spontanen Entblockung vor. Es kann auch Aqua destillata verwendet werden. Kochsalzlösung hingegen kann im Ballonkanal kristallisieren und den Kanal verstopfen und wird deshalb nicht empfohlen.
>
> Für die normale Harndrainage reichen 5–10 ml Glyzerin-Wasserlösung aus. Das Fassungsvermögen des Ballons ist auf dem Katheteransatz vermerkt, in der Regel sind es 5–15 ml. Größere Mengen reizen durch die größere Kontaktfläche zur Blasenschleimhaut stärker und können z. B. Blasenkrämpfe auslösen.

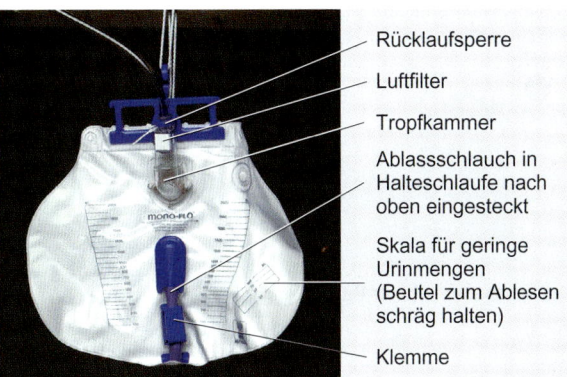

Rücklaufsperre

Luftfilter

Tropfkammer

Ablassschlauch in Halteschlaufe nach oben eingesteckt

Skala für geringe Urinmengen (Beutel zum Ablesen schräg halten)

Klemme

Abb. I/29.56 Geschlossenes Urinauffangsystem mit Rücklaufsperre und Tropfkammer, sodass Bakterien nicht in die ableitenden Harnwege eindringen können. [K183]

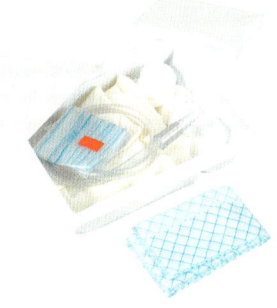

© B. Braun Melsungen AG

Abb. I/29.58 Set zum Legen eines transurethralen Verweilkatheters. [U223]

Vorbereitung

- Raum
  - Fenster schließen
  - Intimsphäre des Pflegebedürftigen schützen, z. B. Sichtschutz aufstellen, evtl. anwesende Personen aus dem Zimmer schicken, Untersuchungszimmer benutzen, Bett in rückenschonende Position bringen
- Pflegebedürftigen
  - Ausführlich und umfassend informieren
  - Genitalbereich inspizieren und ggf. Intimpflege (→ Kap. I/21.6.2) durchführen. Über Auffälligkeiten wie Ausfluss, Schleimhautreizungen oder Vorhautverengung Arzt informieren
- Altenpflegerinnen
  - Wenn möglich, besonders bei verwirrten Menschen, immer einen Kollegen zur Assistenz bitten, weil steriles Arbeiten zu zweit leichter möglich ist. Die Assistenz kann das Lagern und die Intimpflege des Pflegebedürftigen übernehmen und während des Katheterisierens die benötigten Materialien steril anreichen
  - Hände desinfizieren.

Durchführung

Es gibt verschiedene Möglichkeiten, einen Blasenkatheter zu legen (→ Abb. I/29.59, → Abb. I/29.60, → Tab. I/29.23):
- Kombination „Handschuhe und Pinzette"
- „Drei-Handschuh-Methode".

> **❯❯** Für die Durchführung ist eine gute Vorbereitung und systematisches Arbeiten Voraussetzung. Adipositas, Erkrankungen, Versteifungen der Gelenke und Verwirrtheit können das Legen eines Blasenkatheters erschweren.

Allgemeine Regeln

- Bei Harnverhalt mit überfüllter Blase den Urinfluss durch Zusammendrücken des Katheters drosseln und nicht die gesamte Urinmenge auf einmal ablassen, da die Gefahr von Blasenblutungen und -kollaps besteht. Nach ca. 800 ml Urin den Katheter abklemmen und etwa 30 Min. Zeit zum Ausgleich der Druckverhältnisse lassen
- Beim Legen eines transurethralen Blasenverweilkatheters ist aufgrund der Gefahr eines Harnwegsinfektes absolut steriles Vorgehen notwendig
- Wegen der Gefahr von Verletzungen keine Gewalt und Kraft beim Einführen eines Blasenkatheters anwenden

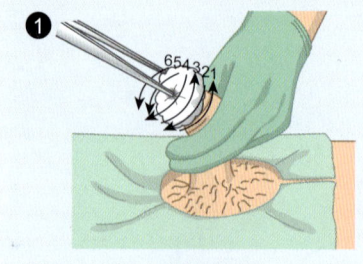

❶ Glans penis desinfizieren.

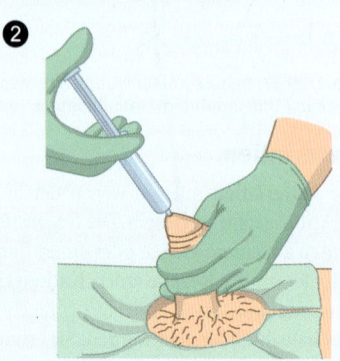

❷ Gleitgel vorsichtig in die Harnröhre spritzen.

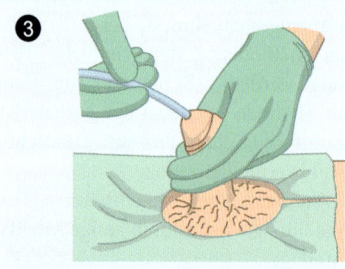

❸ Katheter vorsichtig einführen bei deckenwärts gerichtetem Penis.

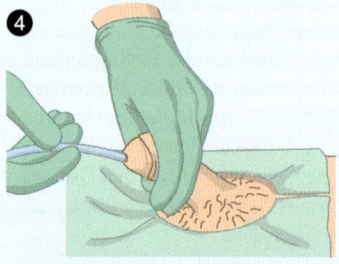

❹ Weiter einführen bei bodenwärts gerichtetem Penis, um die zweite Harnröhrenkrümmung zu überwinden.

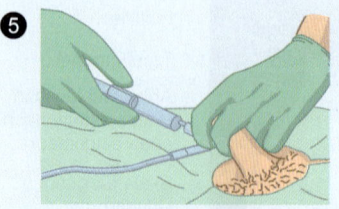

❺ Beim Dauerkatheter Ballon blocken.

Abb. I/29.59 Schematische Darstellung des Katheterisierens beim Mann. [L138]

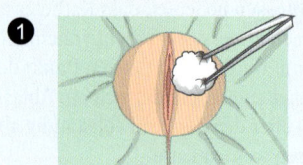

❶ Große Schamlippen mit je einem Tupfer von der Symphyse zum Anus desinfizieren.

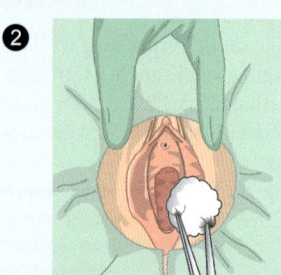

❷ Große Schamlippen mit einer Hand spreizen, dann kleine Schamlippen...

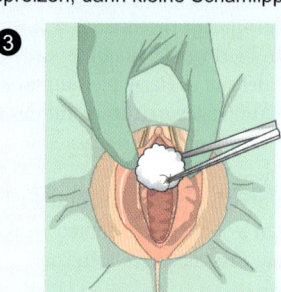

❸ ... sowie Harnröhrenöffnung mit je einem Tupfer desinfizieren.

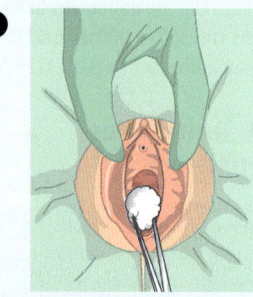

❹ Den sechsten Tupfer vor die Öffnung der Vagina legen.

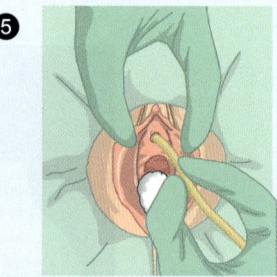

❺ Katheter von der Arbeitsfläche nehmen und in die Blase schieben.

Abb. I/29.60 Schematische Darstellung des Katheterisierens bei der Frau. [L138]

Mann	Frau
• Materialien in erreichbarer Nähe bereitstellen	
• Arbeitsfläche, normalerweise den Nachttisch, richtig positionieren und eine ausreichend große Arbeitsfläche herstellen. Auf der Arbeitsfläche eine sterile Fläche schaffen (durch Auseinanderfalten der Katheterset-Verpackung, die innen steril ist)	
• Steril eingepackte Materialien unter aseptischen Bedingungen öffnen und auf die sterile Arbeitsfläche fallen lassen	
• Desinfektionslösung in das entsprechende Gefäß gießen	
• Den Mann in flache Rückenlage legen (lassen), dabei die Beine ausstrecken und leicht spreizen lassen	• Die Frau in flache Rückenlage legen (lassen), dabei das Gesäß mit einem kleinem Kissen, einer Rolle oder einem zusammengelegten Badehandtuch unterstützen. Dabei soll sie die Beine anwinkeln und spreizen
	• Bei Bedarf unterstützen und mit Lagerungshilfsmitteln absichern
• Urinauffanggefäß zwischen die Beine des Pflegebedürftigen stellen	
• Katheterbeutel bereit hängen und den Schlauchansatz zwischen die Beine des Pflegebedürftigen legen, sterile Schutzkappe dabei noch auf dem Verbindungsansatz belassen	
• Schutztuch und Schlitztuch aus dem Katheterset entnehmen, ohne andere Utensilien zu berühren	
• Lochtuch so auflegen, dass der Penis frei bleibt oder Tuch ohne Loch auf Oberschenkel legen	• Schutzunterlage unterlegen und Lochtuch so auflegen, dass das Genitale gut zugänglich bleibt
• Hände desinfizieren, sterile Handschuhe anziehen	
• Eventuell sterile Materialien zurechtrücken	
• Gleitmittel öffnen	
• Vorhaut bis hinter die Furche der Eichel (*Glans penis*) zurückziehen	Äußeres Genitale desinfizieren, dabei spreizt die linke Hand die Schamlippen kontinuierlich bis zum Abschluss des Katheterisierens. Die rechte Hand desinfiziert mit einer Pinzette und einem Tupfer von der Symphyse analwärts (von vorne nach hinten). Für jeden Wischvorgang einen neuen Tupfer verwenden und die benutzten Tupfer in das Abwurfgefäß werfen:
• Penis zwischen Ring- und Mittelfinger der linken Hand fassen, dabei die Harnröhrenöffnung mit Daumen und Zeigefinger leicht zusammendrücken und so spreizen. Rechte Hand: Mit einem in die Pinzette eingeklemmten Tupfer die Harnröhrenöffnung desinfizieren, dabei für jeden Wischvorgang einen neuen Tupfer benutzen und die benutzten Tupfer in das Abwurfgefäß werfen:	• 1. und 2. Tupfer: große Schamlippen links und rechts
– 1. und 2. Tupfer: Eichel links und rechts	• 3. und 4. Tupfer: kleine Schamlippen links und rechts
– 3. Tupfer: Harnröhrenöffnung, dabei von der Harnröhre weg wischen (→ Abb. I/29.59)	• 5. Tupfer: Harnröhrenöffnung
	• 6. Tupfer vor Vaginaleingang legen. Er verhindert Fehlsondierungen und dass Sekret in den sauberen Bereich gelangt (→ Abb. I/29.60)
• Einwirkzeit des Schleimhautdesinfektionsmittels abwarten (ca. 30 Sek.)	
• Bei Drei-Handschuh-Methode von der Assistenz neuen Handschuh auf die rechte Hand streifen lassen oder, wenn vorab gleich zwei sterile Handschuhe auf die rechte Hand gezogen wurden, jetzt den oberen abstreifen	
• Mit der rechten Hand Gleitmittel von der Arbeitsfläche nehmen	• Gleitmittel auf Katheterspitze geben und den Katheter von der Arbeitsfläche nehmen
• Einige Tropfen des Gleitmittels auf den Harnröheneingang träufeln (→ Abb. I/29.59)	
• Konus der Gleitmittelspritze in den Harnröhreneingang einführen und etwa 10 ml Gleitmittel langsam in die Harnröhre instillieren (→ Abb. I/29.59)	
• Gegebenenfalls ein Gleitmittel mit Schleimhautanästhetikum benutzen. Einwirkzeit laut Beipackzettel beachten: etwa 1 Min. (die volle Wirkung wird z. B. bei Instillagel® erst nach 5–10 Min. erreicht)	
• Katheter von der Arbeitsfläche nehmen	• Katheter in die Harnröhre einführen (ca. 5–6 cm) und, sobald Urin fließt, nicht mehr weiterschieben (→ Abb. I/29.60)
• Katheter ca. 5 cm unterhalb der Spitze mit Daumen und Zeigefinger oder mit zweiter steriler Pinzette fassen, dabei das Katheterende zwischen Ring- und Kleinfinger klemmen, damit dieser Teil beim Legen nicht unsteril wird. Beim Tiemann-Katheter zeigt das gebogene Ende nach oben	
• Penis mit der linken Hand gerade nach oben strecken, um die vordere physiologische Krümmung der Harnröhre auszugleichen (→ Abb. I/29.59)	
• Katheter einführen, bis sich nach ca. 10 cm ein Widerstand am äußeren Schließmuskel einstellt (hintere physiologische Krümmung der Harnröhre). Dann den Penis fußwärts senken und Katheter weiterschieben, bis Urin abfließt	
• Urin in ein Auffanggefäß, ggf. auch in ein Laborröhrchen, ableiten	
• Bei Einmalkatheter: Katheterende mit dem Zeigefinger verschließen, gleichmäßig zurückziehen und entfernen	
• Bei Verweilkatheter: Katheter noch etwas weiter vorschieben und dann mit 5–10 ml steriler Glyzerin-Wasserlösung blocken (→ Abb. I/29.59). Katheter vorsichtig zurückziehen, bis ein leichter Widerstand spürbar ist und an das Harnableitungssystem anschließen	
• Vorhaut (*Präputium*) über die Eichel zurückschieben	• Tupfer vom Vaginaleingang entfernen
• Handschuhe ausziehen und Unterlage entfernen	

Tab. I/29.23 Legen eines Blasenkatheters beim Mann und bei der Frau.

- Bei alten Menschen, die blutgerinnungshemmende Medikamente (*Antikoagulanzien*) einnehmen, besteht Blutungsgefahr. Deshalb ist eine besonders vorsichtige Durchführung und eine engmaschige Beobachtung erforderlich
- Schmerzäußerungen des alten Menschen immer ernst nehmen
- Bei verwirrten Blasenverweilkatheterträgern, die sich den Katheter oft selbst entfernen, den Ballon nur schwach blocken. Auch ein stark geblockter Ballon macht das Ziehen nicht unmöglich, die Gefahr von Harnröhren- und Schließmuskelverletzungen (*Sphinkterverletzungen*) ist jedoch sehr hoch.

Beim Katheterisieren des Mannes:
- Das Strecken und Absenken des Gliedes ist wichtig, um zwei physiologische Krümmungen mit dem Katheter passieren zu können
- Nach Einlage des Katheters die Vorhaut immer über die Eichel streifen, ansonsten besteht die Gefahr, das sich eine Paraphimose entwickelt

- Zum Ableiten von Urin immer sterile Behälter verwenden, niemals Urinflaschen oder Steckbecken.

> **Vorsicht!**
> Können Altenpflegerinnen einen Widerstand, der beim Einführen des Katheters auftritt, nicht durch Strecken oder Senken des Penis beseitigen, brechen sie die Katheterisierung ab und informieren den Arzt.

Nachbereitung

- Pflegebedürftiger: Möglichkeit zur Intimtoilette geben (durchführen), ankleiden und evtl. lagern
- Material
  – Benutzte Materialien entsorgen
  – Urinprobe für den Transport ins Labor vorbereiten und den Untersuchungszettel ausfüllen
- Altenpflegerinnen: Hände desinfizieren.

Pflege beim transurethralen Blasenverweilkatheter
Beobachtung

Um durch den Blasenverweilkatheter drohende Erkrankungen frühzeitig zu erkennen, ist eine kontinuierliche **Beobachtung** notwendig (→ Tab. I/29.24):
- Schmerzen, Temperatur
- Urin: Geruch, Farbe, Menge, Aussehen; ggf. Ausfuhrprotokoll, Flüssigkeitsbilanzierung führen (→ Kap. I/21.2.2)
- Beim Mann: Penis regelmäßig auf die Entwicklung eines schmerzhaften Ödems der Vorhaut (*Paraphimose*) kontrollieren.

Intim- und Katheterpflege

- Vor allen Pflegemaßnahmen Hände desinfizieren
- Regelmäßig prüfen, ob Katheter durchgängig ist
- Ein- bis zweimal täglich Intimbereich und Katheter mit Wasser und Waschemulsion reinigen

Komplikation	Mögliche Ursachen	Maßnahmen nach Eintritt der Komplikation
Harnwegsinfektion	• Nicht aseptische Vorgehensweise beim Legen des Katheters • Unterbrechung des geschlossenen Harnableitungssystems • Falsche Handhabung des Materials • Harnableitungssystem höher als Harnblase gehängt • Langzeitableitung • Urologische Ursachen • Reduzierter Allgemeinzustand	• Arzt informieren • Urinuntersuchung nach ärztlicher Anordnung • Medikamente nach ärztlicher Anordnung
Es fließt kein Urin ab	• Bei Frauen: Katheter liegt in der Scheide • Blasenverweilkatheter oder Harnableitungssystem sind abgeklemmt oder verstopft	• Lage des Blasenverweilkatheters überprüfen • Wenn der Blasenverweilkatheter in der Scheide liegt, alten Katheter belassen und neuen Katheter legen. Erst nach korrekter Anlage alten Katheter entfernen • Blasenverweilkatheter und Harnableitungssystem auf Abknickung, Abklemmung kontrollieren • Evtl. Katheterschlauch „melken" (kneten) • Gegebenenfalls Arztinformation, auf ärztliche Anordnung Blasenverweilkatheter anspülen (siehe unten)
Blutungen der Harnröhrenschleimhaut	• Falsche Größe des Katheters • Verletzung beim Katheterisieren • Urologische Erkrankungen • Infektionen	• Arzt informieren • Nach ärztlicher Anordnung erneut einen Blasenverweilkatheter in der richtigen Größe legen; evtl. Katheter entfernen und das Abheilen der Verletzung abwarten
Ungenügender Urinfluss	• Knick im Abflussschlauch • Verstopfter Abflussschlauch, z. B. durch Blut und Auskristallisierungen	• Blasenverweilkatheter strecken • Katheterschlauch und Harnableitungssystem „melken", um die Rückstände zu entfernen • Wenn erfolglos, Arzt informieren
Paraphimose	• Vorhaut nicht zurückgezogen	• Arzt informieren
Krustenbildung am Harnröhreneingang	• Infektion	• Bei Bedarf mehrfach täglich Intim- und Katheterpflege
Abweichungen der Urinfarbe und des -geruchs	(→ Tab. I/21.5)	• Arzt informieren • Maßnahmen je nach Ursache
Druckstellen	• Falsche Position des Katheterschlauchs	• Katheterschlauch und Schlauch des Harnableitungssystems oberhalb des Knies legen

Tab. I/29.24 Die häufigsten Komplikationen beim Blasenverweilkatheter.

- Bei Sekretabsonderungen und Verkrustungen zweimal täglich Eintrittsstelle des Katheters desinfizieren, z. B. mit Betaisodona® oder Octenisept®.

» Pflegebedürftigen bitten, viel zu trinken, (sofern keine Kontraindikationen vorliegen) da eine gute Diurese Infektionen vorbeugt.

Umgang mit dem Harnableitungssystem

- Harnableitungssystem immer geschlossen halten, um Infektionen vorzubeugen. Sollte dennoch eine Unterbrechung der Ableitung erforderlich sein, wechseln Altenpflegerinnen das Harnableitungssystem nach jeder Unterbrechung der Ableitung
- Urinbeutel nie über Blasenniveau heben, da der Urin in die Blase zurücklaufen kann. Neuere Systeme besitzen meistens eine Rückflusssperre. Den Schlauch des Harnableitungssystems nicht abknicken oder durchhängen lassen. Dies führt zur Harnstauung und zur Keimvermehrung. Katheter nur nach ärztlicher Anordnung abklemmen
- Bei der Befestigung des Harnableitungssystems immer darauf achten, dass es niemals den Boden berührt und dass der Ablasshahn immer in der Lasche steckt
- Urinbeutel bei Bedarf mittels Ventil entleeren. Bei der Entleerung wegen der Infektionsgefahr Handschuhe tragen. Das Ventil erst schließen, wenn das System ganz leer ist. Das Ablassventil nach dem Leeren mit alkoholischem Desinfektionsmittel absprühen
- Urin wird bei liegendem Blasenverweilkatheter nach sorgfältiger Desinfektion und unter Berücksichtigung der Einwirkzeit mittels steriler Monovette und steriler Kanüle entnommen. Altenpflegerinnen punktieren dazu das Harnableitungssystem an der dafür vorgesehenen Einstichstelle
- Maßnahmen bei Komplikationen (→ Tab. I/29.25).

» Das früher durchgeführte **Abklemmen** zum Zwecke eines Blasentrainings ist unnötig, da es den gewünschten Effekt nicht erzielt, weil die Blasengröße flexibel ist. Doch kann es durch das Abklemmen leicht zu Verletzungen durch Überdehnung der Blasenwand kommen, auch ist die Infektionsgefahr durch den Harnstau erhöht. Ausnahmen sind eine unwillkürliche Blasenentleerung nach Rückenmarkschädigung (*Reflexblase*) und eine neurogene Erschlaffung der Blasenmuskulatur mit Restharnbildung und Verlust des Harndrangempfindens (*atonische Blase*).

Entfernung des Blasenverweilkatheters

Um das Risiko für eine Harnwegsinfektion zu senken, wird ein Blasenverweilkatheter entfernt, sobald die Indikation nicht mehr gegeben ist. Er wird gewechselt, wenn Inkrustierungen im Harnableitungssystem auf Ablagerungen schließen lassen bzw. eine Reizung der Harnröhrenschleimhaut einen Katheter mit kleinerem Durchmesser erforderlich macht. Das routinemäßige Wechselintervall wird individuell bestimmt, in der Regel beträgt es zwischen zwei bis sechs Wochen, je nach Arztanordnung.

Durchführung

- Pflegebedürftigen informieren und flach auf den Rücken lagern, Bettschutz unterlegen
- Eine Nierenschale zwischen die Beine stellen
- Hände desinfizieren und Einmalhandschuhe anziehen
- Über das Ballonzuleitungsventil die Blockflüssigkeit mit 20-ml-Spritze vollständig entfernen
- Katheter durch leichten Zug entfernen, in den Handschuh stülpen und wegwerfen
- Bei Schwierigkeiten Arzt informieren
- Intimpflege durchführen (→ Kap. I/21.6.2)
- Spontanmiktion überprüfen oder neuen Katheter nach ärztlicher Anordnung legen
- Maßnahmen bei Komplikationen (→ Tab. I/29.25).

» Lässt sich der Ballon nicht entleeren, kann er, nach ärztlicher Anordnung, mit einigen ml Waschäther aufgelöst werden. Bei Blutungen aus der Harnröhre den Urologen hinzuziehen.

I/29.8.2 Prophylaxe einer Harnwegsinfektion

Die Gefahr einer **Harnwegsinfektion** ist durch den transurethralen Blasenverweilkatheter sehr hoch.

Durch geringe Verletzungen der Blasenschleimhaut dringen Keime in die Blutbahn mit der Folge einer **Sepsis**, die vor allem bei abwehrgeschwächten alten Menschen zum Tod führen kann. Weitere Folgen können schwere entzündliche Veränderungen der Blasenwand mit Wandstarre, Verlust der Elastizität und der Schließmuskelfunktion sein.

Ursachen

- Es werden Keime von außen eingeschleppt
- Der Blasenschließmuskel schützt vor aufsteigenden Keimen, diese Barriere wird durch den Katheter durchbrochen
- Die beim normalen Wasserlassen ausgespülten Keime verbleiben in den Harnwegen
- Selbstinfektion des Pflegebedürftigen mit Escherichia coli (*Fäkalkeime*)
- Keimverschleppung durch die Hände der Altenpflegerinnen
- Ablagerung Harnstein bildender Substanzen des Urins am Blasenkatheter (*Inkrustationen*) als idealer Nährboden für Bakterien.

Komplikation	Ursache	Maßnahme
Dysurie (*erschwerte, meist schmerzhafte Harnentleerung*)	• Entzündung der Urethraschleimhaut	• Selbstspülung durch ausreichende Flüssigkeit, soweit keine Kontraindikationen vorhanden sind • Pflegebedürftigen informieren, dass die Beschwerden zu Beginn normal sind und dass sie nach mehrmaligem Urinlassen verschwinden • Bei längeren Beschwerden Arzt informieren
Harnverhalt	• Evtl. psychologische Ursache	• Flüssigkeitszufuhr • Bei längeren Beschwerden Arzt informieren • Klopfmassage, Wasser laufen lassen, Pflegebedürftigen allein lassen
Harnwegsinfektion	• (siehe Text)	• Flüssigkeitszufuhr • Arzt informieren • Urinuntersuchung • Medikamente nach Arztinformation verabreichen

Tab. I/29.25 Komplikationen nach Entfernen des Blasenverweilkatheters.

Maßnahmen zur Prophylaxe

Um die Gefahr einer Harnwegsinfektion zu minimieren, sind folgende Maßnahmen notwendig:

- Die Katheteroberfläche stellt eine ideale Haftgrundlage für Bakterien dar. Deswegen sind ab einer Liegedauer von sieben Tagen Silikonkatheter oder Katheter mit einer speziellen Beschichtung (z. B. Hydrogel) notwendig
- Vor jeder Katheterhandhabung Hände desinfizieren
- **Flüssigkeitszufuhr:** Blasenverweilkatheterträger zur Selbstspülung viel trinken lassen. Bei z. B. Nieren- oder Herzinsuffizienz vorher Arztrücksprache
- **Katheterpflege:** zweimal täglich und zusätzlich bei Bedarf gründliche Intimpflege (→ Kap. I/21.6.2) durchführen und dabei Schmierinfektion vermeiden. Bei Frauen immer die Richtung Symphyse-Anus (von vorn nach hinten) einhalten. Verschmutzungen mit Stuhl sofort entfernen. Sekretabsonderungen und Verkrustungen immer in Richtung von der Harnröhre nach außen mit einem Schleimhautdesinfektionsmittel, z. B. Braunol® oder Octenisept®, entfernen
- Urinbeutel regelmäßig entleeren und niemals höher als Blasenniveau anbringen
- Blasenverweilkatheter nicht routinemäßig spülen und das Harnableitungssystem nicht abklemmen
- Urin für Untersuchungen nur an der dafür vorgesehenen Stelle nach vorheriger Desinfektion entnehmen
- Wenn möglich, Manipulationen des Pflegebedürftigen am Katheter verhindern, z. B. bei Unruhe oder Verwirrtheit. Den Katheterschlauch so legen, dass er sich nicht in Griffweite der Hände befindet. 📖 11

> ❯ Bis auf ein Harnableitungsgefäß keine Pflegeutensilien im Bett abstellen.

I/29.8.3 Suprapubische Urinableitung

> ❯ **Suprapubische Urinableitung** (*supra = oberhalb, Os pubis = Schambein*): Kontinuierliche Ableitung des Urins aus der Harnblase über einen Katheter, der durch die Bauchdecke in die Blase eingelegt wird.

Indikationen und Kontraindikationen

Die **Indikationen** der suprapubischen Harnableitung entsprechen den therapeutischen Indikationen zur transurethralen Harnableitung (→ Tab. I/29.22). Darüber hinaus wird diese Methode angewendet, wenn bei Harnröhrenverletzungen und -verengungen ein transurethraler Blasenkatheter nicht gelegt werden kann.

Kontraindikationen sind Blutgerinnungsstörungen, Blasentumoren, nicht füllbare Blase und Schwangerschaft.

Vorteile

Ein suprapubischer hat gegenüber einem transurethralen Blasenkatheter erhebliche **Vorteile:**

- Die mechanische Verletzungsgefahr und das Risiko eines Harnwegsinfekts sind viel geringer
- Der Intimbereich bleibt unberührt, deswegen tolerieren Pflegebedürftige den suprapubischen Blasenkatheter besser (→ Abb. I/29.61)
- Der Katheter behindert das Blasen- und Toilettentraining nicht, d. h. der Betroffene kann trotz des suprapubischen Blasenkatheters normal Urin lassen. Daher ist auch eine Restharnbestimmung leicht durchzuführen
- Das System ist nur etwa alle 6–8 Wochen zu wechseln.

Pflege

- Alle zwei bis drei Tage bzw. bei Bedarf sterilen Verbandswechsel durchführen,

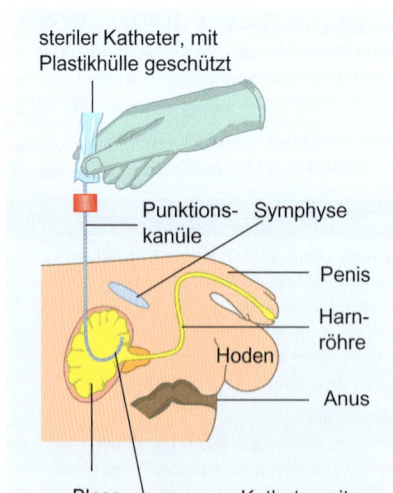

steriler Katheter, mit Plastikhülle geschützt

Punktionskanüle — Symphyse — Penis — Harnröhre — Hoden — Anus — Blase — Katheterspitze

Abb. I/29.61 Prinzip der suprapubischen Blasendrainage. Nach Punktion der Blase mit dem Trokar schiebt der Arzt den Katheter vor. Dann spaltet und entfernt er den Trokar. [L138]

dabei werden zwei Schlitzkompressen in gegensätzlicher Richtung übereinander fixiert. Verkrustungen lassen sich mit NaCl 0,9 % lösen und mit einer sterilen Pinzette entfernen

- Weiterer Umgang mit dem Katheter und dem harnableitenden System wie bei einem transurethralen Blasenverweilkatheter (siehe oben).

Entfernung des Katheters

Der Katheter darf ausschließlich auf ärztliche Anordnung entfernt werden. Dabei gehen Altenpflegerinnen wie folgt vor:

- **Blasentraining.** Vor Entfernen Katheter abklemmen. Sobald der Pflegebedürftige Harndrang verspürt, lässt er normal Urin
- **Restharnbestimmung.** Unmittelbar, nachdem der Pflegebedürftige Urin gelassen hat, Katheter öffnen und die Menge des in der Harnblase verbliebenen Urins kontrollieren
- **Entfernen des Katheters.** Bei ca. 0–20 ml Restharn (ggf. ärztliche Rücksprache) Katheter entfernen. Dabei ist evtl. der Fixierfaden mit einem Fadenmesser oder einem Skalpell zu entfernen bzw. der in der Harnblase liegende Ballon zu entleeren
- **Verband anlegen:** Nach dem Entfernen des Katheters einen ausreichend dicken sterilen Verband über der Punktionsstelle anlegen, da sie oft nässt.

Wechsel des Katheters

Der Wechsel des suprapubischen Blasenverweilkatheters ist eine ärztliche Aufgabe. Indikationen sind:

- Routinemäßig alle sechs – acht Wochen
- Wenn er verstopft ist
- Wenn wegen einer Konsistenzänderung des Urins (z. B. durch Gries, Blut und Eiter) ein großlumigerer Katheter notwendig wird
- Gegebenenfalls bei Entzündung der Eintrittsstelle. 📖 8 📖 9 📖 10

I/29.9 Pflege bei einem Enterostoma

🅐 **Fallbeispiel Ambulant, Teil I**

Die Altenpflegerin Dorothee Zenker betreut Herlinde Müller, die vor acht Tagen aus der chirurgischen Abteilung des Krankenhauses entlassen wurde. Frau Müller hatte sich einer Operation unterzogen, in deren Verlauf die Chirurgen einen

Tumor aus dem Enddarm entfernten und ein dauerhaftes Stoma anlegten. Herlinde Müller ist 75 Jahre alt und lebt mit ihrem 80-jährigen Mann in einem älteren Einfamilienhaus.

Für die erste Zeit wurde vereinbart, dass der Pflegedienst morgens und abends kommt und bei der Körperpflege hilft sowie bei Bedarf den Stomabeutel wechselt. Frau Müller ist zurzeit durch die Operation noch etwas geschwächt und kraftlos. Sie wirkt bedrückt und depressiv verstimmt, da sie Angst vor einem erneuten Auftreten des Tumors hat. Gelegenheiten zu Gesprächen über diese Probleme nutzt sie gern. Die Stomaversorgung wurde im Krankenhaus von einer Stomatherapeutin angepasst. Diese hat ihr auch erklärt, wie man ein Stoma versorgt. Frau Müller hat ständig Angst, dass der Beutel undicht wird und dass jeder das Stoma sehen bzw. riechen könne. Der Ehemann ist zwar sehr hilfsbereit, will mit der Versorgung des Stomas aber nichts zu tun haben, da er „zwei linke Hände" habe.

> **Enterostoma** (griech. *enteron = Darm, stoma = Öffnung*): Operativ angelegter Darmausgang durch die Bauchdecke zur Ableitung von Darminhalt. Veraltet auch als **Anus praeter naturalis** bezeichnet. In der Praxis wird in der Regel nur die Kurzbezeichnung „Stoma" verwendet, obwohl es auch andere Stomaarten gibt, z. B. Urostoma (siehe unten), Tracheostoma (→ Kap. I/31.7.1).

Ein **Stoma** ist notwendig, wenn ein Teil des Darmes geschädigt, auf Dauer oder kurzfristig stillgelegt oder entfernt werden muss, z. B. bei Darmtumoren, Entzündungen von Dick- oder Dünndarm, Darmverletzungen oder Darmverschluss (→ Tab. I/29.26, → Abb. I/29.62).

Ein Stoma kann:

- **Vorübergehend** angelegt werden, z. B. zur Schonung gefährdeter Nähte nach Darmoperationen oder zur zeitweiligen Darmschonung. Nach etwa drei Monaten wird der Darm zurückverlegt. Der Betroffene scheidet in dieser Zeit über den After Schleim und Stuhl aus
- **Auf Dauer** als endständiges Stoma angelegt sein, d. h. das Stoma verbleibt

für immer, der After, Mastdarm und die Schließmuskelanlage werden verschlossen.

> Praktisch bedeutsam ist vor allem, ob es sich um ein **Ileosstoma,** also ein Stoma des Dünndarms, oder **Kolostoma,** ein Stoma des Dickdarms handelt. Wird der Darminhalt aus einem Ileosstoma ausgeleitet, entfällt die eindickende Funktion des Dickdarms. Der Stuhl ist dünnflüssig und aggressiv gegenüber der Haut, da er viele Verdauungsenzyme enthält. Außerdem ist die Gefahr von Elektrolytverlusten, ähnlich wie bei andauerndem Durchfall, sehr hoch. In der Altenpflege werden überwiegend Menschen mit einem Kolostoma betreut.

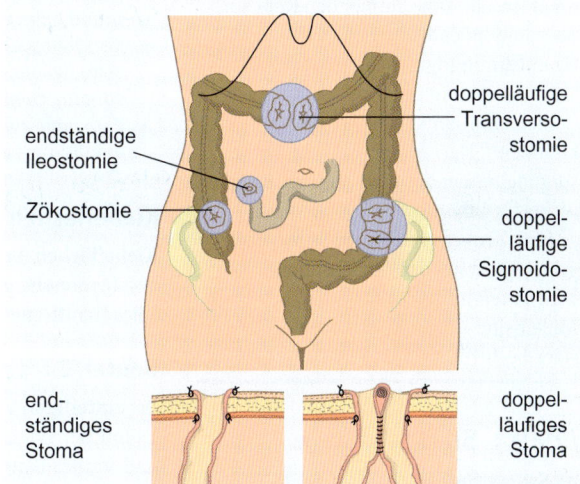

Abb. I/29.62 Verschiedene Enterostomaarten und ihre typischen Platzierungen in der Bauchdecke. Unterer Abbildungsteil: endständiges und doppelläufiges Stoma im Querschnitt. [L190]

	Ileostoma	Zökostoma (sehr selten)	Transversostoma	Sigmoidstoma
Stomaanlageort	Dünndarm	Blinddarm	Querverlaufender Dickdarm (*Colon transversum*)	Enddarm (*Colon sigmoideum*)
Beispiele für Indikationen	• Entfernung des Dünndarms (z. B. bei entzündlichen Darmerkrankungen, Tumoren) • Verletzungen des Dünndarms	• Verletzungen des Darms • Strahlenschäden am Darm	• Darmverschluss • Heilung gefährdeter Darmnähte (*Anastomosen*) • Strahlenschäden • Entlastung nachfolgender Darmabschnitte	• Tumoren im Sigma oder Rektum • Strahlenschäden im Sigma oder Rektum • Neurogen bedingte Stuhlinkontinenz (→ Kap. I/20.12.1)
Lokalisation	• Rechter oder linker Mittelbauch, 2–3 cm über Hautniveau	• Rechter Unterbauch, 2–3 cm über Hautniveau	• Rechter oder linker Oberbauch, Darmende flach oder leicht über Hautniveau	• Linker Mittel- oder Unterbauch, Darmende flach oder leicht über Hautniveau
Ausscheidung	• Postoperativ: 1–2 l, später 300–750 ml wässrig dünnflüssiger Stuhl über den ganzen Tag verteilt, da die Stuhleindickung im Dickdarm fehlt • Aggressiver Stuhl mit reichlich Gallensäuren und Verdauungsenzymen	• Wie bei Ileostoma	• Drei- bis viermal täglich flüssig bis dickbreiger bis geformter Stuhl. Konsistenz ist von der Länge des verbleibenden Darmanteils abhängig	• Ein- bis dreimal täglich dickbreiger bis geformter Stuhl. Konsistenz ist von der Länge des verbleibenden Darmanteils abhängig
Verwendeter Beutel	• Zweiteiliges System • Ausstreifbeutel	• Zweiteiliges System • Ausstreifbeutel	• Einteiliges System • Geschlossener Beutel • Bei flüssigem Stuhl zweiteiliges System mit Ausstreifbeutel	• Einteiliges System mit Aktivkohlefilter (Darmgasbildung) • Geschlossener Beutel

Tab. I/29.26 Überblick über verschiedene Enterostomaarten.

Es gibt auch die Möglichkeit der operativ angelegten **kontinenten Ileo-** oder **Kolostomie.** Etwa bei der kontinenten Ileostomie, dem **Kock-Reservoir,** werden Dünndarmabschnitte zu einer Art „Tasche" umgeformt, die drei- bis viermal täglich mit Hilfe eines Katheters zu entleeren ist. Der Stomaträger benötigt aus diesem Grund keine permanente Stomaversorgung mit einem Beutel.

Ⓐ Fallbeispiel Ambulant, Teil II

Seit zwei Wochen hilft die Altenpflegerin Dorothee Zenker Herlinde Müller bei der Körperpflege und wechselt täglich den Stomabeutel. An der Körperpflege kann die Pflegebedürftige sich inzwischen recht gut beteiligen. Bei der Stomapflege dreht sie allerdings immer den Kopf zur Seite und möchte nicht mithelfen. Ihre Grundstimmung ist sehr gedrückt und sie weint oft und fragt: „Wieso muss ich in meinem Alter so eine Schweinerei bekommen?" Herr Müller geht bei der Versorgung immer aus dem Zimmer, da „das nichts für ihn sei".

Frau Zenker erkennt ein Selbstversorgungsdefizit bei der Ausscheidung. Die Lebenswelt und das Körperbild von Frau Müller sind durch die Erkrankung sehr stark beeinträchtigt.

I/29.9.1 Stomatherapie

Die **Stomatherapie** ist eine wichtige Aufgabe der Pflege. Ihr Ziel ist eine körperliche, psychische und gesellschaftliche Rehabilitation des betroffenen Menschen. Zusätzlich sollen Stomakomplikationen verhindert und adäquat behandelt werden. Um diese Ziele zu erreichen, ist eine reibungslose interdisziplinäre Zusammenarbeit notwendig.

Material zur Stomaversorgung

Hautschutz

Adhäsiv-Produkte werden z. T. aus natürlichen Bestandteilen, z. B. Pektin, Gelatine oder Zellulose, z. T. aus chemischen Bestandteilen, wie Polymeren oder Weichmachern, hergestellt. Sie enthalten Substanzen, die auf trockener und auch auf feuchter Haut haften. Die Platten können Feuchtigkeit aufnehmen, zerlaufen nicht und lassen sich leicht entfernen. Adhäsiv-Produkte sind als Platten, Ringe, Pasten oder Puder im Handel.

Karaya-Produkte bestehen aus Karaya, einem tropischen Baumharz, das mit Glyze-

rin und Konservierungsmitteln vermischt wird. Karaya ist stark feuchtigkeitsanziehend und nimmt aus diesem Grund Schweiß und Darmsekrete auf. Daher bleibt die Haut in der Stomaumgebung trocken. Ist die Flüssigkeitsaufnahmekapazität erschöpft, beginnt die Platte aufzuweichen und das Versorgungssystem wird undicht. Karayaprodukte sind als Platten, Ringe, Puder und Pasten im Handel.

Aus **synthetischem Gummi** werden Ringe und Platten eingesetzt, die Feuchtigkeit aufnehmen (weniger als Karaya). Aus diesem Grund zerlaufen sie nicht so schnell. Sie sind meist mit einer Klebefläche kombiniert.

> ❯❯ **Hinweise zur Stomaversorgung**
> - Adhäsive Pasten enthalten Alkohol als Lösungsmittel und können aus diesem Grund beim Hautkontakt brennen
> - Karayaprodukte zweimal täglich wechseln, um ein sicheres Haften der Versorgung zu gewährleisten
> - Karayaprodukte kühl lagern, da sie empfindlich auf Wärme reagieren

Klebeflächen

Klebeflächen bestehen aus Zinkoxid-Kleber (aggressiv gegenüber der Haut) oder Vlies (hautfreundlich).

Beutel

Bei **einteiligen Versorgungen** sind die Beutel mit der Hautschutzplatte fest verbunden und immer komplett zu wechseln. Sie werden hauptsächlich bei einem Sigmoidstoma eingesetzt, da sich die Stuhlausscheidung im Laufe der Zeit auf ein- bis zweimal täglich breiigen bis festen Stuhl einpendelt und die Haut nicht sehr strapaziert wird (→ Abb. I/29.63, → Abb. I/29.64).

Bei **zweiteiligen Versorgungen** können die Hautschutzplatte und der Beutel getrennt gewechselt werden. Die Hautschutzplatten haben beschichtete Oberflächen oder Rastringe zum Anbringen der Beutel. Die Beutel sind in verschiedenen Formen, Farben und Größen erhältlich. Man unterscheidet geschlossene und offene Beutel (*Ausstreifbeutel*).

- Der **Ausstreifbeutel** besitzt ein verlängertes offenes Ende, das mit einer Klemme zu verschließen ist. Durch diese Öffnung kann der Stuhl entleert werden, ohne dass der Beutel gewechselt werden müsste. Er wird verwendet bei dünnflüssigem bis breiigem Stuhl, z. B. postoperativ und bei einer Ileostomie, da bei einem ständigen Beutelwechsel die Haut stark strapaziert würde (→ Abb. I/29.64)

- **Geschlossene Beutel** werden bei einem Transversostoma oder Sigmoidstoma verwendet, da es normalerweise bei diesen Stomaarten nicht zu mehr als drei Ausscheidungen pro Tag kommt. Meistens besitzen diese Beutel eine Entlüftungsmöglichkeit, z. B. Kohlefilter, um Darmgase abzuleiten. Die Platte wird in der Regel alle drei bis vier Tage, der Beutel bei Bedarf gewechselt (→ Abb. I/29.65).

Minibeutel sind als ein- oder zweiteilige Versorgung im Handel und werden zur kurzzeitigen Versorgung angewendet, z. B. nach einer Irrigation (siehe unten) und zum Schwimmen.

Diese Beutel gibt es als ein- oder zweiteilige Systeme in Kombination mit:
- Adhäsivringen oder -platten
- Adhäsivringen und Klebeflächen
- Karayaringen bzw. -platten
- Karayaringen und Klebeflächen
- Klebeflächen.

Die Auswahl der Stomabeutel hängt ab von:
- Stomaart, Häufigkeit und Konsistenz des Stuhls
- Bedürfnissen des Stomaträgers: Alter, Kleidung, Hobbys, Geschick
- Hautempfindlichkeit und -unebenheiten, z. B. Narben.

Hilfsmittel

Es gibt viele Hilfsmittel zur Stomaversorgung (→ Tab. I/29.27).

> ❯❯ Die Stomaversorgung individuell auswählen. Altenpflegerinnen achten darauf, dass sie folgenden Anforderungen gerecht wird:
> - Geruchsdicht
> - Knisterarmes Material
> - Hautfreundlich
> - Problemlose Beschaffung
> - Sicherer Halt
> - Einfache Handhabung.

I/29.9.2 Versorgung eines Stomas

Vorbereitung

- **Stomaträger**
  - Informieren
  - Störende Kleidungsstücke entfernen
  - In der Anfangsphase den alten Menschen immer wieder bitten, sein Stoma anzusehen, um diese Hemmschwelle zu überwinden (Körperbildstörung → Kap. I/18.9)
  - Bei mobilen alten Menschen die Versorgung im Stehen oder Sitzen vor einem Spiegel trainieren, um ihm eine

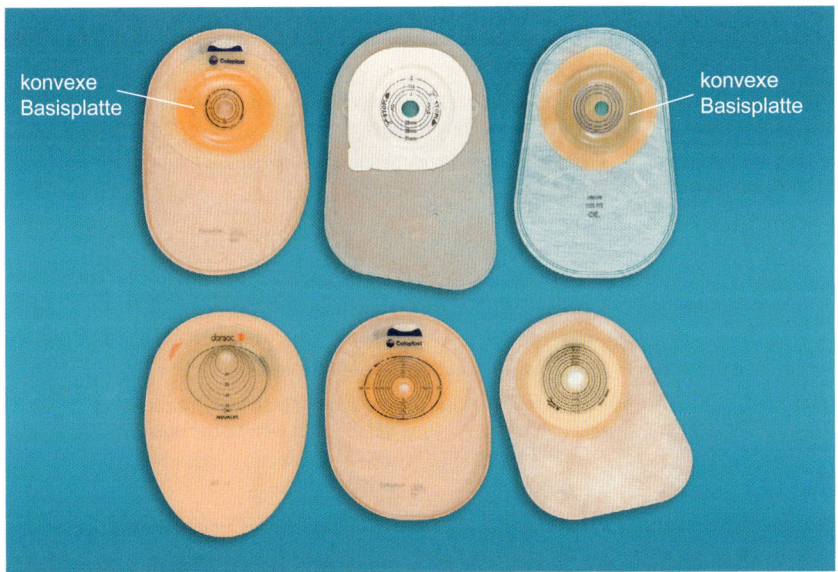

Abb. I/29.63 Einteilige, geschlossene Stomabeutel, undurchsichtig mit Vliesrückseite zur Versorgung z. B. eines Sigmoidstomas. [K115]

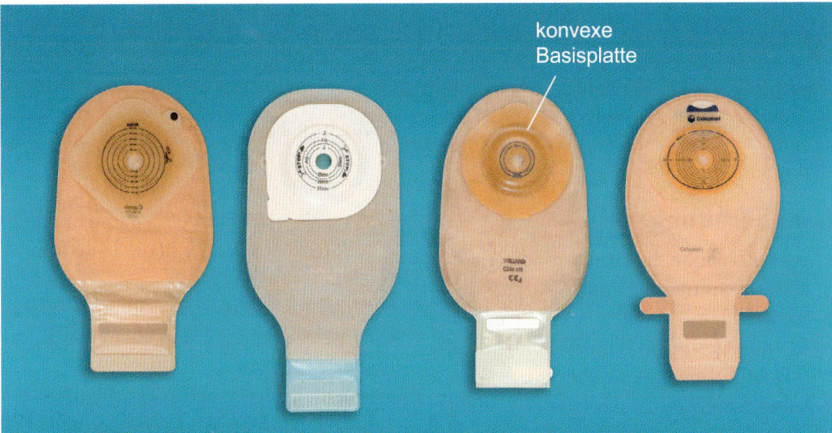

Abb. I/29.64 Einteilige Ausstreifbeutel zur Versorgung z. B. eines Ileostomas. [K115]

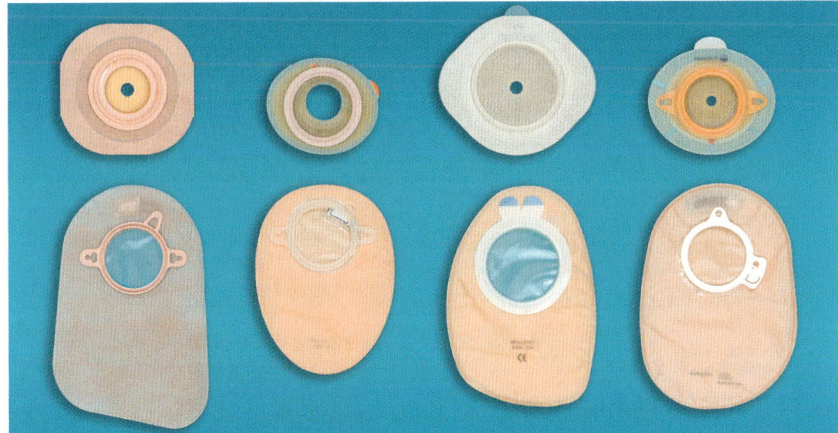

Abb. I/29.65 Geschlossene Stomabeutel mit Rastringen zum Einrasten auf einer Basisplatte. [K115]

selbstständige Versorgung des Stomas zu ermöglichen. Dazu den alten Menschen präzise und gezielt anleiten
- Bettlägerige Pflegebedürftige in Rückenlage bringen
- **Raum**
  - Andere Personen aus dem Raum bitten bzw. nach Rücksprache mit dem alten Menschen z. B. Angehörige an der Durchführung beteiligen bzw. anleiten
  - Für eine angenehme Raumtemperatur sorgen
- Altenpflegerinnen: Handschuhe zum Selbstschutz anziehen. Altenpflegerinnen sollten sich aber bewusst machen, dass das Tragen von Handschuhen beim Stomaträger negative Gefühle in Bezug auf sein Stoma auslösen kann
- Material für die **Reinigung** des Stomas
  - Spiegel
  - Lauwarmes Wasser
  - pH-neutrale Seife
  - Unsterile Kompressen
  - Evtl. Wattestäbchen
  - Bettschutz
  - Abwurfsack
  - Einmalhandschuhe
- Material für die **Anpassung** der Stomaversorgung
  - Schablone
  - Stift
  - Schere
- **Stomaversorgung**
  - Stomaversorgungssystem
  - Evtl. Kohletabletten
  - Evtl. elektrischer Rasierer oder Einmalrasierer
  - Evtl. Fön
  - Evtl. Hilfsmittel zur Stomaversorgung (→ Tab. I/29.27).

Durchführung

- Gebrauchten Beutel vorsichtig entfernen und in den Abfallsack entsorgen (→ Abb. I/29.66)
- Haut mit einer unsterilen Kompresse, Wasser und Seife säubern. Von außen nach innen (zum Stoma hin) reinigen, um eine Keimverschleppung zu vermeiden. Dabei die Seife gründlich entfernen und die Haut mit einer trockenen Kompresse trocknen, da Stomasysteme nur auf trockener Haut haften. Evtl. den Stomarand mit einem Wattestäbchen reinigen
- Haare in der Stomaumgebung mit einem Rasierapparat oder Einmalrasierer entfernen (Rasurbewegungen vom Stoma weg ausführen), da die Haare sonst beim

Hilfsmittel	Verwendung	Bemerkungen, Bewertung
Abdichtringe	• Zusätzliche Abdichtung des Stomas zur Verbesserung der Dichtigkeit des Versorgungssystems	
Abdichtpasten und -puder	• Ausgleich von Unebenheiten • Zusätzliche Abdichtfunktion	• Gut geeignet bei z. B. Hautunebenheiten und Narben, um eine sichere Beutelversorgung zu gewährleisten
Beutel-Schutz-bezüge	• Verhinderung einer Schweißansammlung unter der Beutelfolie und damit Schutz vor Hautentzündungen	• Ermöglichen angenehmeren Tragekomfort des Beutels
Deodorants und medizinische Kohle	• Einbringen in den Beutel zur Dämmung von unangenehmen Gerüchen	• Gute Wirksamkeit
Entsorgungs-beutel	• Abwurf der gebrauchten Versorgungsartikel in einen gefärbten Müllbeutel	• Unauffällige Entsorgungsmethode
Gürtel	• Zusätzliche Befestigungsmöglichkeit des Beutels	• Gibt dem Stomaträger zusätzliche Sicherheit
Hautschutzmittel	• Pflege der stomaumgebenden Haut	• Nicht zu dick auftragen, da der Beutel sonst nicht gut haftet • Enthalten z. T. Alkohol, der die Haut unnötig belastet • Einsatz kritisch prüfen
Klammer	• Verschluss von Ausstreifbeuteln	
Kohlefilter	• Sind in den Beutel eingebaut oder können nachträglich aufgeklebt werden • Absorption von Darmgasen	• Verlieren ihre Wirksamkeit beim Eindringen von Flüssigkeit, Altenpflegerinnen wechseln sie nach spätestens zwölf Std. • Alternativ Kohlefilter mit speziellen Klebefolien verschließen • Wenn zu viele Darmgase entweichen, kann es zu einem Vakuum im Beutel kommen, deshalb evtl. den Filter verkleben
Pflasterentferner	• Entfernen von stark haftenden Stomaversorgungen	• Enthalten Alkohol, deswegen Hautreizung möglich • Meistens lassen sich die Reste beim nächsten Beutelwechsel entfernen
Schablone	• Bestimmung der Stomagröße und evtl. damit Anpassung des Hautschutzes an die Stomagröße	
Stomakappe	• Verschluss des Stomas nach einer Irrigation (siehe unten)	

Tab. I/29.27 Überblick über verschiedene Hilfsmittel zur Stomaversorgung.

Versorgungswechsel ausgerissen werden, was zu einer Haarbalgentzündung führen kann. Außerdem haften die Versorgungssysteme bei starkem Haarwuchs schlecht
• Größe des Stomas bestimmen, damit das Stomasystem exakt angepasst werden kann. Es ist zu beachten, dass das Stoma in der postoperativen Zeit um ca. 40 % kleiner wird. Das Versorgungssystem soll so anliegen, dass kein Stuhl auf die umliegende Haut gelangt (*Gefahr von Hautirritationen*). Evtl. ist dazu das Versorgungssystem mit einer Schere auszuschneiden (→ Abb. I/29.67)
• Narben und Hautunebenheiten mit Stomapaste ausgleichen
• Haftfläche zwischen den Händen oder mit einem Föhn kurz anwärmen, sodass sie weich und anschmiegsam wird
• Luft in den Beutel blasen, um ihn zu entfalten
• Evtl. medizinische Kohle zur Geruchsdämmung in den Beutel geben
• Klebeschutz entfernen und Stomasystem von unten nach oben faltenfrei anlegen und anstreichen. Bei bettlägerigen Pflegebedürftigen Beutel seitwärts, bei mobilen alten Menschen nach unten hängend anbringen.

Nachbereitung

• Stomaträger bei Bedarf positionieren
• Material aufräumen und entsorgen
• Raum lüften
• Altenpflegerinnen: Hände desinfizieren, Durchführung und Besonderheiten dokumentieren.

›› Bei der Versorgung eines Stomas möglichst nicht verwenden:
• Pflasterentferner, Reinigungslotionen, Enthaarungscremes (sie können zu Allergien führen)
• Äther und Benzin trocknen die Haut aus und führen zu einem starken Haften des Stomasystems. Es besteht deshalb die Gefahr von Hautirritationen
• Öle, Salben, Cremes und Lotionen sind rückfettend. Dadurch besteht die Gefahr, dass das Stomasystem nicht haftet
• Schwämme, Waschlappen und Handtücher sind Reservoire für Bakterien und daher nicht zu verwenden.

Entleerung eines Ausstreifbeutels

• Gefüllten Beutel zum Entleeren anheben und Beutelende festhalten (→ Abb. I/29.68)

• Verschlussklammer öffnen und Stuhl in ein Steckbecken oder in die Toilette entleeren
• Beutel ausstreifen, evtl. Zellstoff benutzen
• Beutelende mit Zellstoff oder einer Kompresse reinigen
• Innenteil der Spange in das gefaltete Beutelende legen und Klammer verschließen.

Komplikationen bei einem Stoma

›› **Vorsicht!**
Altenpflegerinnen informieren den Arzt sofort bei folgenden Beobachtungen:
• Blutungen aus dem Stoma
• Abszess (*Eiteransammlung*): Rötung, Schmerzen und erhöhte Temperatur in der Stomaumgebung
• Stomaprolaps: Vorfall des Darms (→ Abb. I/29.69)
• Nekrose der Stomaschleimhaut: schwärzliche Verfärbung des Stomas
• Zurückziehen des Darms unter Hautniveau: Gefahr der Bauchfellentzündung
• Verengung des Stomas: Ausscheidung bleistiftdünner Stühle
• Darmverschluss oder Stomablockade (bei Ileostoma): keine Stuhlausscheidung, krampfartige Schmerzen.

Neben den genannten lebensbedrohlichen Komplikationen gibt es eine Reihe anderer Unregelmäßigkeiten, die ebenfalls zu behandeln sind:

Allergie

Rötung, Knötchen, Bläschen, Juckreiz, Schmerzen und Brennen der Haut durch Überempfindlichkeit gegen Versorgungs- oder Pflegeartikel.

Maßnahmen:
- Umstellung der Versorgung
- Evtl. Beutelüberzug benutzen.

Blähungen

Blähungen können durch Nahrungsmittel ausgelöst sein.

Maßnahmen:
- Kohlefilter verwenden
- Je nach verwendetem System kleines Loch mit Kanüle oder Nadel oben in den Beutel stechen und mit dafür vorgesehenem Klebepunkt verschließen
- Blähende Nahrungsmittel meiden.

Diarrhö

Häufiger dünnflüssiger Stuhlgang z. B. nach Ernährungsumstellung.

Maßnahmen:

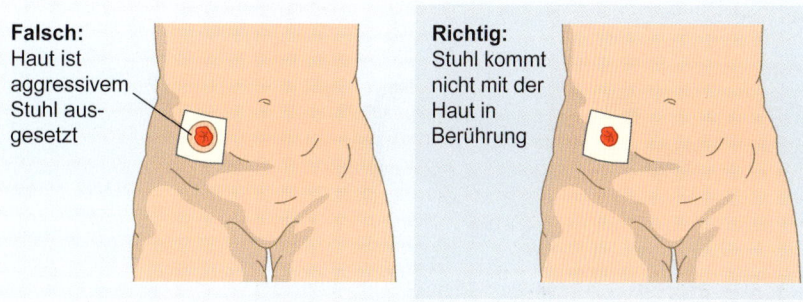

Falsch: Haut ist aggressivem Stuhl ausgesetzt

Richtig: Stuhl kommt nicht mit der Haut in Berührung

Abb. I/29.66 Das Versorgungssystem ist mit einer Schere so zu beschneiden, dass kein Stuhl auf die Haut um das Stoma gelangen kann. [L138]

- Hautschutzplatte mit Ausstreifbeutel benutzen
- Ausscheidungsmenge messen, evtl. Flüssigkeits- und Elektrolytersatz
- Stopfende Nahrungsmittel bevorzugen
- Medikamente nach Arztverordnung.

Haarbalgentzündung

Eine **Haarbalgentzündung** (*Follikulitis*) zeigt sich als punktuelle Pusteln und entsteht durch mechanische Reizung, wenn Härchen nicht regelmäßig entfernt werden und nachwachsen.

Maßnahmen:
- Verwendung einer Hautschutzplatte, bis Entzündung abgeheilt ist

- Regelmäßige Entfernung der Haare durch Rasur.

Hautirritation

Gerötete Haut, nässende Hautablösung aufgrund falscher Größe des Versorgungssystems, mangelnder Hautpflege oder dauerndem Kontakt des Plastikbeutels mit der Haut.

Maßnahmen:
- Zweiteiliges System verwenden und Ursache beseitigen
- Stoffüberzug für den Beutel verwenden
- Bei sehr starker Hautirritation evtl. für einige Tage auf ein Versorgungssystem verzichten, auf die geschädigte Haut z. B.

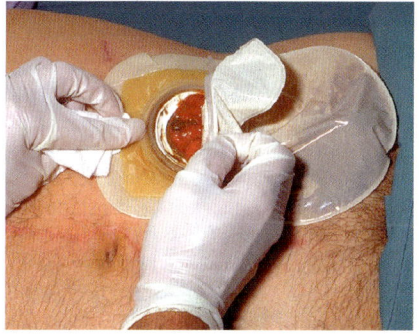

a Den gefüllten Stomabeutel von der Basisplatte lösen und entsorgen.

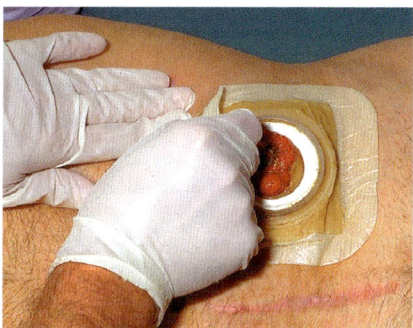

b Basisplatte von der Haut abziehen.

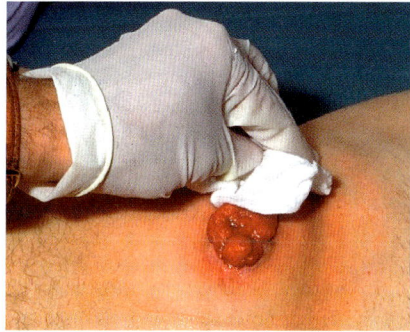

c Haut mit Seife reinigen und sorgfältig trocknen.

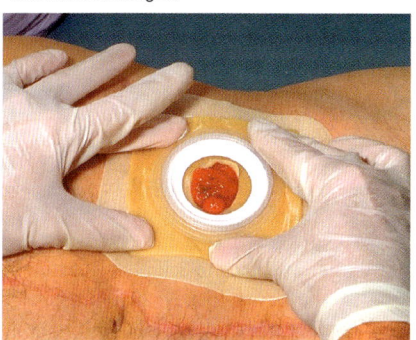

d Die neue Basisplatte anbringen …

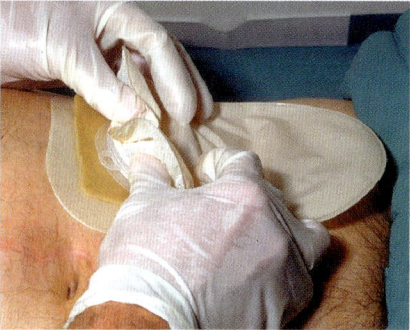

e … und den frischen Beutel einrasten lassen.

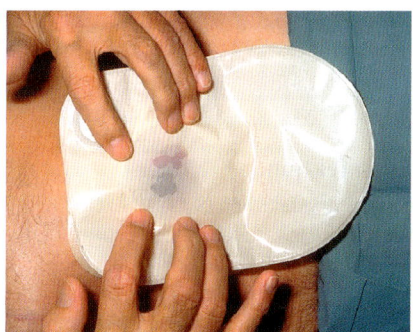

f Wenn Patient in der Lage ist, führt er unter Anleitung den Beutelwechsel selbstständig durch.

Abb. I/29.67 Versorgung eines Kolostomas. [K183]

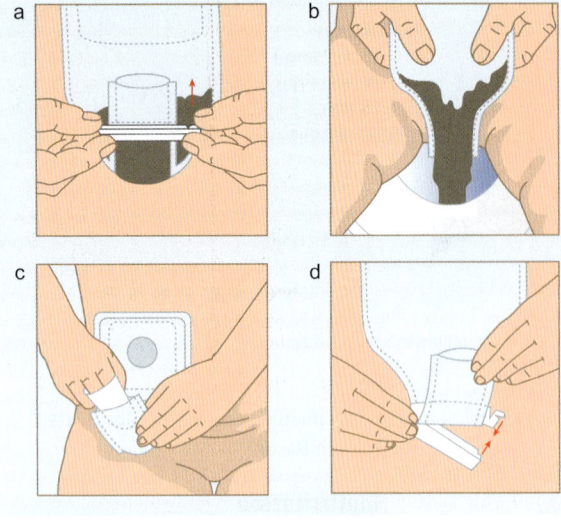

Abb. I/29.68 Ausstreif-beutel entleeren: (a) Verschlussklammer öffnen (b) Beutel in die Toilette entleeren und ausstreifen (c) Beutelende mit Zellstoff oder Kompresse reinigen (d) Beutelende mit Klammer verschließen. [L138]

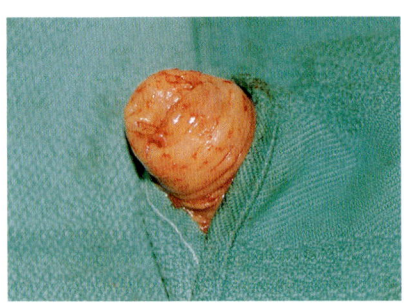

Abb. I/29.69 Ein Stomaprolaps ist meist operativ zu versorgen. [O149]

panthenolhaltige Salbe mit Kompressen auftragen, Stuhlabgang mit Zellstoff, Moltex und einem Netzverband auffangen.

Bruch

Ein **Bruch** (*parastomale Hernie*) ist eine Vorwölbung der Bauchdecke um das Stoma. Maßnahmen:

- Arzt informieren, muss meistens operiert werden. Früher übliche Bruchbänder, die den Bruch durch ihre elastischen Eigenschaften zurückdrängen, sind kaum noch üblich. Es gibt allerdings entsprechende Miederwaren, bei denen das Stoma ausgespart ist
- Pflegebedürftigen informieren, dass er keine schweren Lasten heben darf.

Pilzinfektion

Eine **Pilzinfektion** (*Mykose*) zeigt sich durch rötliche Bläschen, die sich ausbreiten, v. a. bei starkem Schwitzen, bei Diabetikern und Abwehrgeschwächten. Maßnahme: antimykotische Salbe auf Arztanordnung auftragen.

Schleimhautveränderungen

Warzenähnliche Veränderungen auf der Stomaschleimhaut, die häufig sehr rasch bluten, können Pseudopolypen oder ein Rezidiv der Grunderkrankung, z.B. erneutes Tumorwachstum, sein. Maßnahme: Arzt informieren.

Irrigation

> **Irrigation:** Spülung des Darms mit lauwarmem Wasser, durch die eine kontrollierte Darmausscheidung ermöglicht und eine Stuhlkontinenz für etwa 24–48 Std. erreicht wird.

Bei einer **Irrigation** spült man maximal 1,5 l Wasser in den Darm. Die Dehnung löst eine massive Darmentleerung aus. Gleichzeitig verflüssigt sich der Darminhalt, was die Stuhlausscheidung zusätzlich erleichtert.

Die Irrigation ist nur bei einer Sigmoidostomie möglich, bei der der größte Teil des Dickdarms erhalten ist. Nach der Ausspülung des Darminhalts durch die Irrigation braucht der Stuhl etwa 24 bis 48 Std., bis er erneut bis zum Stoma vorgedrungen ist.

Wer sich für diese Methode entscheidet, führt die Irrigation nicht sporadisch, sondern **regelmäßig** (einmal täglich oder alle zwei Tage) und immer zur gleichen Zeit durch. Der beste Zeitpunkt ist morgens bzw. der Zeitpunkt, an dem sich der Darm normalerweise entleert. Da der Darm „trainierbar" ist, d. h. der trainierte Reflex erhalten bleibt, auch wenn der auslösende Reiz entfällt, ist die Irrigation in

möglichst gleichmäßigem Rhythmus zu wiederholen.

Indikation und Kontraindikationen

Für welchen Stomaträger eine Irrigation in Frage kommt, entscheidet der Arzt. Bei Stomakomplikationen (siehe oben), Entzündungen des Darms und schlechtem Allgemeinzustand des alten Menschen kann eine Irrigation nicht durchgeführt werden. Für mobile Menschen mit einem komplikationslosen Stoma des Dickdarms hat diese Methode jedoch große Vorteile, weil lange ausscheidungsfreie Zeiten dem Betroffenen einen normalen Alltag ermöglichen.

> Eine Irrigation erfordert:
> - Eine ärztliche **Anordnung**
> - Eine **Anleitung** durch einen Stomatherapeuten bzw. einen Arzt.

Vorbereitung

- Bereitstellen des Irrigationssets (→ Abb. I/29.70)
  - Wasserbehälter mit Schlauchsystem, Durchlaufregler und Aufhängevorrichtung
  - Konus zum Einführen in das Stoma
  - Schlauchbeutel
  - Trägerplatte zum Befestigen des Schlauchbeutels
  - Gürtel zur Befestigung der Trägerplatte
  - Klemme
  - Reinigungsbürste
  - Minibeutel bzw. Stomakappe
  - Aufbewahrungstasche
- Bereitstellen zusätzlicher Materialien
  - Aufhängemöglichkeit (in der stationären Pflegeeinrichtung z. B. Infusionsständer, Haken in der Toilette)
  - Nierenschale mit Zellstoff oder Toilettenpapier
  - Evtl. Einmalhandschuhe
  - Materialien zur Stomareinigung (siehe oben)
- Vorbereitung des Irrigationsmaterials
  - Durchflussregler schließen und den Wasserbehälter mit 1–1,5 l körperwarmem Wasser füllen
  - Schlauch luftleer machen
  - Wasserbehälter an einen Infusionsständer oder Haken hängen, sodass der untere Teil sich in Schulter-, maximal Kopfhöhe befindet. Nicht höher hängen, sonst läuft das Wasser mit zu großem Druck in den Darm
  - Trägerbeutel auf die Trägerplatte kleben

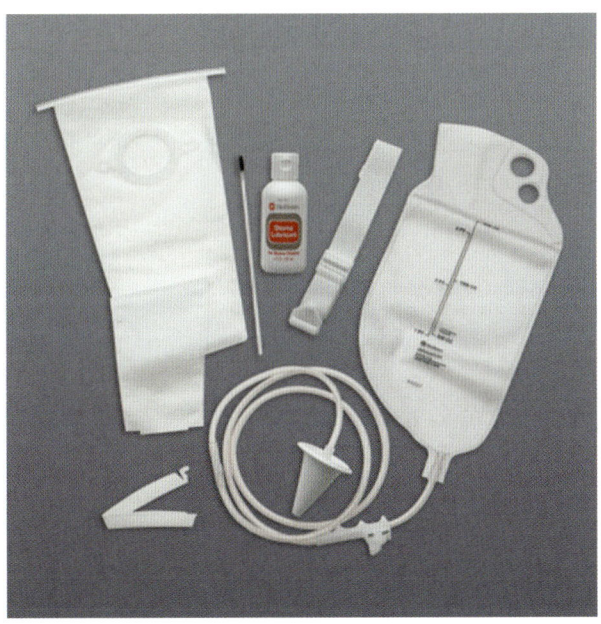

Abb. I/29.70 Materialien zur Irrigation. [U143]

- Konus entfernen und den Irrigations- beutel oben verschließen
- Nach der Hauptentleerung des Darms den Beutel unten säubern und mit einer Klammer verschließen, da es noch zu Nachentleerungen kommt. Diese Zeit kann z. B. für die restliche Morgentoilet- te genutzt werden
- Hat sich der Darm vollständig entleert, in der Regel nach 30–60 Min., den Schlauchbeutel in die Toilette entleeren
- Trägerbeutel mit Schlauchbeutel entfer- nen
- Stoma reinigen
- Minibeutel bzw. Stomakappe aufkleben.

Nachbereitung

Komplikationen → Tab. I/29.28
- Schlauchbeutel verwerfen
- Konus, Wasserbehälter und Trägerplatte reinigen und vollständig trocknen lassen.

- Stomaträger
  - Zur Toilette begleiten
  - Ruhe ermöglichen, um ein Verkramp- fen der Bauchmuskulatur zu verhin- dern
  - Die Irrigation kann im Sitzen oder Ste- hen durchgeführt werden
- Altenpflegerinnen: Einmalhandschuhe anziehen.

Durchführung

Altenpflegerinnen leiten Stomaträger so- bald als möglich zur selbstständigen Irriga- tion an. Dazu erklären und überwachen sie die einzelnen Schritte präzise:
- Handschuhe anziehen
- Stomakappe entfernen und Stoma reini- gen
- Vor der ersten Irrigation Darmverlauf mit einem mit Vaseline eingefettetem Mittel- bzw. Ringfinger tasten

- Trägerbeutel und Trägerplatte mit Hilfe eines Gürtels am Stoma fixieren, dabei das untere Ende des Schlauchbeutels in die Toilette hängen. Über das obere Ende den Konus behutsam in das Sto- ma einführen, bei engem Stoma dazu ein Gleitmittel verwenden. Der Konus muss dicht mit der Schleimhaut ab- schließen, darf aber nicht im Darm verschwinden
- Konus mit dem Wasserbeutel verbinden
- Anspülen mit 200–300 ml Wasser, um harten Stuhl zu lösen und die Darmperi- staltik anzuregen. Dazu den Konus bei laufendem Wasser in das Stoma einfüh- ren und anschließend zurückziehen (schwallartiges Einlaufen der Flüssigkeit)
- Den Konus einführen und die restliche Flüssigkeit in 3–10 Min. in den Darm einlaufen lassen, dabei mit einer Hand den Konus festhalten

Information, Beratung und psychische Betreuung des Stomaträgers

Mit einem künstlichen Darmausgang leben zu müssen, ist für fast alle Menschen eine sehr unangenehme Vorstellung. Zum einen macht vielen Betroffenen die Erkrankung selbst Sorge, weil die Ursache für die Anlage des Stomas z. B. eine Krebserkrankung war.

Zum anderen ist ein Stoma für die Betrof- fenen psychisch überaus belastend. Nicht mehr kontinent zu sein, ständig mit seinen Ausscheidungen in Berührung zu kommen, sie „sichtbar" am Körper zu tragen und die Angst vor Geruchsbelästigung der Mitmen- schen nimmt in der Anfangsphase fast je- dem Betroffenen die Lebensfreude.

Menschen mit einem künstlichen Darm- ausgang fühlen sich häufig wertlos, ihr Kör- perbild ist durch die sichtbaren Verände-

Fallbeispiel Ambulant, Teil III

Beispiel einer Pflegeplanung bei einem Pflegebedürftigen mit Enterostoma für Herlinde Müller

Pflegediagnostik	Pflegetherapie	
aktuelle Pflegediagnosen (aP), Risiko-Pflege- diagnosen (RP), Einflussfaktoren/Ursachen (E), Symptome (S), Ressourcen (R)	Pflegeziele/erwartete Ergebnisse	Pflegemaßnahmen
• **aP:** Veränderte Stuhlausscheidung durch Anlage eines Stomas • **E:** Will Stoma momentan nicht allein versorgen • **R:** Redet über Probleme bezüglich des Stomas	• Hilft bei der Versorgung des Stomas mit • Akzeptiert das veränderte Körperbild	• Information über die Pflege des Stomas • Kontakt zur ILCO und anderen Betroffenen herstellen • Stoma täglich versorgen • Frau H. in die Versorgung des Stomas einbe- ziehen und im Umgang mit den Materialien anleiten

Komplikation	Ursache	Maßnahme
Krämpfe	• Zu kaltes Wasser • Zu starker Wasserdruck	• Durchflussregler schließen • Ruhig und tief atmen • Behälter tiefer hängen • Körperwarmes Wasser verwenden
Darmverletzung (plötzlich einsetzende, massive Schmerzen)	• Normales, vorne „spitzes" Darmrohr bohrt sich durch Darmwand	• Sofort Arzt benachrichtigen • Prophylaxe: Nur Darmrohr mit Konus verwenden (→ Abb. I/29.70)
Spülflüssigkeit kommt nicht zurück	• Spülzeit liegt nicht synchron mit den Entleerungszeiten des Darms • Geänderte Ernährungsgewohnheiten	• Urinausscheidung überprüfen, da die Flüssigkeit über den Darm resorbiert und über die Niere ausgeschieden wird • Spülzeitpunkt und Ernährung überprüfen
Wasser läuft nicht ein	• Falsche Richtung des Konus • Anspannen der Bauchdecke	• Konuslage überprüfen • Entspannte Körperhaltung
Stuhl läuft ins Schlauchsystem zurück	• Wassermenge kann sich nicht so schnell im Darm verteilen und es kommt zum Rückstau	• Fließgeschwindigkeit senken • Evtl. Spülung kurz unterbrechen

Tab. I/29.28 Komplikationen bei der Irrigation.

rungen stark gestört (→ Kap. I/18.9). Viele wollen sich mit ihrem veränderten Körper nicht auseinandersetzen, ihn weder ansehen noch berühren. Aus Angst vor negativen Reaktionen ihrer Umwelt laufen Betroffene Gefahr, sich vollständig zu isolieren (→ Kap. I/22.3).

In dieser Hinsicht tragen Altenpflegerinnen große Verantwortung, denn der Stomaträger beobachtet genau, wie sie sich im Umgang mit ihm verhalten und zieht daraus „seine Schlüsse". Einfühlungsvermögen, Geduld, Verständnis und Gesprächsbereitschaft werden als positive Reaktion auf den eigenen Körper erlebt und ebnen den Weg für weitere Kontakte.

Behutsam können Altenpflegerinnen den alten Menschen im Umgang mit seinem Stoma anleiten, sodass er seinen Körper allmählich akzeptieren und zu versorgen lernt und schrittweise selbstständig mit seinem Stoma leben kann.

> **Stufenschema zum Selbstversorgungstraining**

Pflegebedürftigen anleiten:
- Sein Stoma zu betrachten und bei der Versorgung zuzusehen, evtl. mit einem Spiegel
- Bei gereinigter Stomaumgebung einen frischen Beutel anzulegen
- Das Stoma zu reinigen und einen frischen Beutel anzulegen
- Den gefüllten Beutel zu entfernen, das Stoma zu reinigen und einen frischen Beutel anzulegen
- Sein Stoma selbstständig zu versorgen, während eine Altenpflegerin dabei bleibt
- Sein Stoma vollständig allein und ohne Beaufsichtigung zu versorgen.

Kann der Pflegebedürftige sein Stoma selbstständig versorgen, gilt es, eine Reihe weiterer Fragen zu besprechen.
- **Ernährungsberatung:** Betroffene sollten mindestens über 14 Tage ein Ernährungsprotokoll führen, um individuelle Reaktionen auf verschiedene Nahrungsmittel auszutesten. Nur so lässt sich herausfinden, welche Nahrungsmittel z. B. Durchfall, Blähungen oder Verstopfung hervorrufen (→ Tab. I/29.29). Letzte Mahlzeit nicht zu spät abends einnehmen, um eine größere nächtliche Stuhlausscheidung zu vermeiden. Bei einem Kolostoma für weichen Stuhlgang sorgen (→ Kap. I/20.13)
- Je nach Bedarf z. B. Fragen zu bestimmten Hobbys, sportlichen Aktivitäten oder auch Fragen zur Sexualität besprechen
- Informieren, dass nicht mehr als 10–15 kg gehoben werden dürfen, damit sich kein Bruch (*Hernie*) bildet

Wirkung	Nahrungsmittel
Abführend	Alkohol, Bier, rohes Obst und Milch, Kaffee, stark gewürzte und fette Speisen, Sauerkraut
Stopfend	Schokolade, Rotwein, Weißbrot, Kartoffeln, Teigwaren
Geruchshemmend	Spinat, grüner Salat, Petersilie, Joghurt
Geruchserzeugend	Eier, Fleisch, Fisch, Zwiebeln, Knoblauch, Käse
Blähend	Eier, Bier, Zwiebeln, Kohl, Sauerkraut, frisches Brot, kohlesäurehaltige Getränke
Blähungshemmend	Preiselbeeren, Joghurt

Tab. I/29.29 Wirkung verschiedener Nahrungsmittel.

- Günstig ist es, dem Stomaträger **Aufklärungsmaterial** zu geben, z. B. Broschüren verschiedener Hersteller, der ILCO (Selbsthilfegruppe der Stomaträger) und ein Blatt, auf dem die Versorgung erklärt wird. Zusätzlich sollte der Stomaträger wissen:
  - Bezugsquelle seiner Versorgungsmittel
  - Anschrift eines Stomatherapeuten
  - Kontaktadresse der ILCO, auf Wunsch sollten Altenpflegerinnen Betroffene bei der ersten Kontaktaufnahme unterstützen.

Internet- und Lese-Tipp
- Selbsthilfevereinigung für Stomaträger und Menschen mit Darmkrebs e. V. (ILCO): www.ilco.de
- Fachgesellschaft Stoma, Kontinenz und Wunde e. V. (FgSKW): www.fgskw.org

Pflegeevaluation

Ⓐ Fallbeispiel Ambulant, Teil IV

Nach acht Wochen evaluiert Dorothee Zenker die Pflegeplanung für Herlinde Müller. Sie hat inzwischen gelernt, das veränderte Körperbild besser zu akzeptieren und sieht bei der Versorgung des Stomas mit Hilfe eines Spiegels zu. Auch der Ehemann hilft inzwischen mit kleinen Handreichungen. Eine selbstständige Versorgung ist auf Dauer geplant und soll eingeübt werden. Telefonisch wurde Kontakt zur ILCO aufgenommen. Ein persönliches Treffen mit einer anderen Stomaträgerin ist geplant. Die Pflegeplanung wurde nach dem Evaluationsgespräch an die Situation angepasst. Die Besuche wurden in gegenseitigem Einvernehmen auf einmal täglich reduziert. Frau Müller will sich bei zusätzlichen Problemen melden.

I/29.9.3 Pflege bei einem Urostoma

> **Urostoma** (lat. *urina = Harn*, *stoma = Öffnung*): Operativ angelegte, künstliche Urinableitung durch die Bauchdecke.

Ein **Urostoma** wird operativ angelegt, wenn der Harn nicht auf natürlichem Weg von den Nieren in die Harnblase abfließen kann, z. B. bei bösartigen Blasentumoren, nach Bestrahlungen im Beckenbereich oder bei nicht korrigierbaren Blasenschäden, z. B. in Verbindung mit Rückenmarkverletzungen, entzündlichen und degenerativen Nervenerkrankungen.

Material zur Versorgung eines Urostomas

Wie beim Enterostoma (siehe oben) gibt es einteilige und zweiteilige Versorgungssysteme. Spezielle Urostomieversorgungsmittel sind z. B.:

- Urinbeutel mit Rücklaufsperre und Bodenauslass
- Beinbeutel mit entsprechenden Beingürteln
- Nachtbeutel mit größerem Fassungsvermögen.

Besonderheiten bei der Versorgung eines Urostomas

Der Beutelwechsel wird ähnlich wie bei einem Enterostoma (siehe oben) durchgeführt. Bei einem Urostoma sind darüber hinaus einige Besonderheiten zu beachten:

- Versorgungssystem aus hygienischen Gründen alle drei Tage wechseln. Es ist günstig, den Beutelwechsel morgens durchzuführen, da der Urinfluss wegen der nächtlichen Trinkpause am geringsten ist
- Vor dem Anlegen der neuen Versorgung darauf achten, dass das Stoma bis zum letzten Augenblick mit einer Kompresse abgedeckt ist und abgetupft wird, um die Haut vor austretendem Urin zu schützen
- Beim Anlegen der neuen Versorgung den Stomaträger auffordern, die Luft anzuhalten, oder das Stoma mit Haftspray besprühen, da so der Urinfluss für einige Sekunden gestoppt wird
- Beutel öfter entleeren, um einen Urinrückstau zu vermeiden. Außerdem löst sich das Versorgungssystem, wenn der Urinbeutel voll und schwer ist
- Ansatzstücke beim Wechseln mit Desinfektionsmittel absprühen
- Säuerlicher Urin stellt eine Barriere für aufsteigende Keime dar. Durch Nahrungsmittel kann der Urin angesäuert (pH-Wert sinkt) werden. Ansäuernde Lebensmittel sind z. B. Fisch, Fleisch, Eier, Spargel, Käse, Rotkohl, Preiselbeersaft
- Um Uringeruch zu beseitigen, Aspirintablette in den Beutel legen. Zudem verursacht z. B. Spargel einen unangenehmen Uringeruch, während z. B. Preiselbeersaft den Uringeruch bindet.

❯❯ Bei zweiteiligen Systemen den Urinbeutel aus hygienischen Gründen täglich wechseln.

Komplikationen

Ursachen und begünstigende Faktoren für **Harnwegsinfektionen** können z. B. ein alkalischer Urin, seltener Wechsel des Stomasystems, fehlende Rücklaufsperre, mangelnde Flüssigkeitszufuhr, geschwächte Abwehrlage des Betroffenen oder unsauberes Arbeiten sein.

Pflegerische Maßnahmen zur Prophylaxe einer Harnwegsinfektion bei Urostoma sind:

- Ausreichend trinken, die tägliche Urinmenge soll mindestens 1,5 l betragen (Selbstspülung)
- Sofern keine Kontraindikationen vorliegen, den Urin auf Werte unter pH 6 mit Vitamin C ansäuern (1 g/Tag), da sich einige Keime im alkalischen Urin besser vermehren. Eine Ansäuerung mit Medikamenten darf nur auf Arztverordnung durchgeführt werden. Zusätzlich senken den pH-Wert des Urins z. B. folgende Getränke: säuernde Mineralwasser (kohlensäurehaltig), Bier, Tee, Kaffee, Limonaden
- Alkalisierende Mineralwasser mit hohem Natrium-Gehalt, starkes Schwitzen, ausgedehntes Sonnenbaden einschränken
- Stomaversorgung alle drei Tage wechseln (wegen Keimvermehrung)
- Ablagerung von Harnsalzen am Stoma und Auffangbeutel vermeiden, da sie infektionsbegünstigend wirken.

Kristallbildung entsteht vor allem bei Harnwegsinfektionen und pH-Wert-Verschiebungen. Oft sind diese Kristalle mit dem Auge nicht sichtbar, lösen aber an der stomaumgebenden Haut erhebliche Schmerzen aus. Altenpflegerinnen können dagegen folgende Maßnahmen ergreifen:

- Leichte Fälle: Kristalle mit essiggetränkten Kompressen entfernen (5-prozentiger Tafelessig), dazu die Kompressen 10 Min. auf die Haut legen
- Massive Fälle: Klebebeutel groß ausschneiden, damit die Haut in der Stomaumgebung frei bleibt. 5-prozentigen Essig hineingeben, der Pflegebedürftige legt sich hin und bewegt den Beutel. So werden Haut und Stoma gespült
- Zur Prophylaxe: Einmal wöchentlich Essigkompressen auflegen. Im Anschluss tritt eine vorübergehende weißliche Verfärbung der Schleimhaut auf. Diese Verfärbung hat keinerlei Auswirkungen.

Ein häufiges Problem bei Urostomaträgern sind quälende **Wadenkrämpfe,** die durch Verschiebungen im Elektrolythaushalt entstehen. Der Arzt verordnet in diesen Fällen Medikamente, um den Elektrolytmangel auszugleichen.

Wiederholungsfragen

1. Was bedeutet die Durchführungsverantwortung hinsichtlich ärztlicher Anordnungen? (→ Kap. I/29.1.2)
2. Erklären Sie den Begriff „freiheitsentziehende Maßnahmen" und beschreiben Sie, welche Voraussetzungen für deren Ausführung erforderlich sind (→ Kap. I/29.2)
3. Erläutern sie den Unterschied zwischen aktiven und nichtaktiven Medizinprodukten (→ Kap. I/29.3)
4. Wie wird eine s. c.-Injektion durchgeführt? (→ Kap. I/29.5.2)
5. Welche Komplikationen können bei i. m.-Injektionen auftreten und welche Maßnahmen sind jeweils erforderlich? (→ Kap. I/29.5.3)
6. Welche Regeln sind zu beachten, wenn Medikamente zu einer Infusionslösung zugemischt werden sollen? (→ Kap. I/29.6.4)
7. Zu welchem Zweck wird die subkutane Infusionstherapie in der Altenpflege durchgeführt? (→ Kap. I/29.6.5)
8. Welche Wundheilungsstörungen gibt es und welche endogenen und exogenen Faktoren beeinflussen die Wundheilung? (→ Kap. I/29.7.4)
9. Was versteht man unter einem geschlossenen Harnableitungssystem? (→ Kap. I/29.8)
10. Was unterscheidet ein Ileostoma von einem Kolostoma? (→ Kap. I/29.9)
11. Was ist ein Urostoma? (→ Kap. I/29.9.3)

Literaturverzeichnis

1. Mürbe, M.; Stadler, A.: Berufs-, Gesetzes- und Staatsbürgerkunde. Elsevier Verlag, München, 2013.
2. Sträßner, H.: Haftungsrecht für Pflegeberufe. Ein Leitfaden. Kohlhammer Verlag, Stuttgart, 2006.
3. Meyer, G.; Köpke, S.: Freiheitseinschränkende Maßnahmen in Alten- und Pflegeheimen. Eine multizentrische Beobachtungsstudie. In: Schaeffer, D.; Behrens, J.; Görres, S. (Hrsg.): Optimierung und Evidenzbasierung pflegerischen Handelns. Juventa Verlag, Weinheim, 2008.
4. Initiative SafetyFirst! www.nadelstich-verletzung.de (letzter Zugriff: 30.8 2016).
5. Müller, D.: Moderne Wundversorgung mit Feuchttherapien. In: Die Schwester/ Der Pfleger 12/2002, S. 994–1 001.

6. Praße, O.: Mit Feuchtigkeit die Heilung fördern. In: Pflegezeitschrift 8/2001, S. 547–552.

7. Protz, K.: Moderne Wundversorgung. Elsevier Verlag, München, 2016.

8. Großkopf, V.: Der Spritzenschein: Kein Freibrief für den Delegierenden. In: Pflegezeitschrift 6/2002, S. 432–433.

9. Schubert, A.; Koch, T.: Infusionen und Injektionen. Elsevier Verlag, München, 2011.

10. Stein, J.; Jauch, K.-W.: Praxishandbuch klinische Ernährung und Infusionstherapie. Springer Verlag, Heidelberg, 2003.

11. Bundesgesundheitsblatt 2015: Prävention und Kontrolle Katheter-assoziierter Harnwegsinfektion. Springer-Verlag, Heidelberg. www.rki.de/DE/Content/Infekt/Krankenhaushygiene/Kommission/Downloads/CAUTI_2015.pdf?__blob=publicationFile (letzter Zugriff: 30.8 2016).

I/30 Pflege alter Menschen mit Erkrankungen der Sinnesorgane

I/30.1 Beispiel eines Pflegeprozesses bei „visueller Wahrnehmungsstörung"

Pflegekonzept Basale Stimulation® → Kap. I/18.1.2

> **Visuelle Wahrnehmungsstörung:** Veränderung der Zahl oder des Musters eingehender Reize, begleitet von einer verminderten, verstärkten, verzerrten oder beeinträchtigten Reaktion auf solche Reize (*eingeschränktes Sehvermögen*).

Mögliche Folgen einer **visuellen Wahrnehmungsstörung.** Beispiele für medizinische Diagnosen und andere Folgen:
- Eingeschränktes Gesichtsfeld
- Erblindung
- Augenschmerzen, Kopfschmerzen durch falsche Brille
- Bindehautentzündung durch Kontamination bei Kontaktlinsen
- Stürze, Verletzungen
- Infektionen.

Ⓐ Fallbeispiel Ambulant, Teil I

Ludmilla Salzach ist 77 Jahre alt und wohnt allein. Sie hält einen regen und liebevollen Kontakt zu all ihren Verwandten. Die Seniorin fühlt sich noch recht rüstig, benötigt jedoch Medikamente aufgrund einer Herzinsuffizienz. Die Verwandten von Frau Salzach stellen übereinstimmend fest, dass die Wohnung dringend zu putzen wäre und es fällt ihnen auch auf, dass Frau Salzach oft fleckige Kleidung trägt. Als sie ihrem Hausarzt schwere Vorwürfe macht, weil die Kalium-Brausetabletten, die sie nehmen soll, so fürchterlich schmecken, stellt sich heraus, dass sie versehentlich die Reinigungstablette für ihre Zahnprothese getrunken hat. Der Vorfall ist ihr sehr peinlich und sie meidet ihren Hausarzt. Als sie zunehmend ihre Medikamente verwechselt, die Wohnung verschmutzt und sie immer ungepflegter aussieht, wenden sich die Verwandten schließlich an die „Ambulante Pflege Bogendorf" für eine geeignete Unterstützung. Zukünftig wird die Altenpflegerin Linda Müller die Tabletten für Frau Salzach richten und ihr bei den häuslichen Tätigkeiten und bei der Körperpflege helfen.

Pflegediagnostik

Bestimmende Merkmale
- Sehstörungen (→ Kap. I/18.4)
- Veränderung des Verhaltensmusters
- Veränderte Problemlösungsfähigkeiten
- Desorientierung, Halluzinationen
- Beeinträchtigte Kommunikation

- Depressive Verstimmung
- Reizbarkeit
- Ärger, Angst
- Passivität oder Ruhelosigkeit.

Beeinflussende Faktoren
- Veränderte Reizaufnahme
- Veränderte Reizverarbeitung, Störung der Reizleitung
- Psychologischer Stress, Schlafmangel
- Neurologische Störungen
- Metabolische Störungen, biochemisches Ungleichgewicht
- Ungeeignete Hilfsmittel (z.B. Kontaktlinsen, Brillen) (→ Abb. I/30.1).

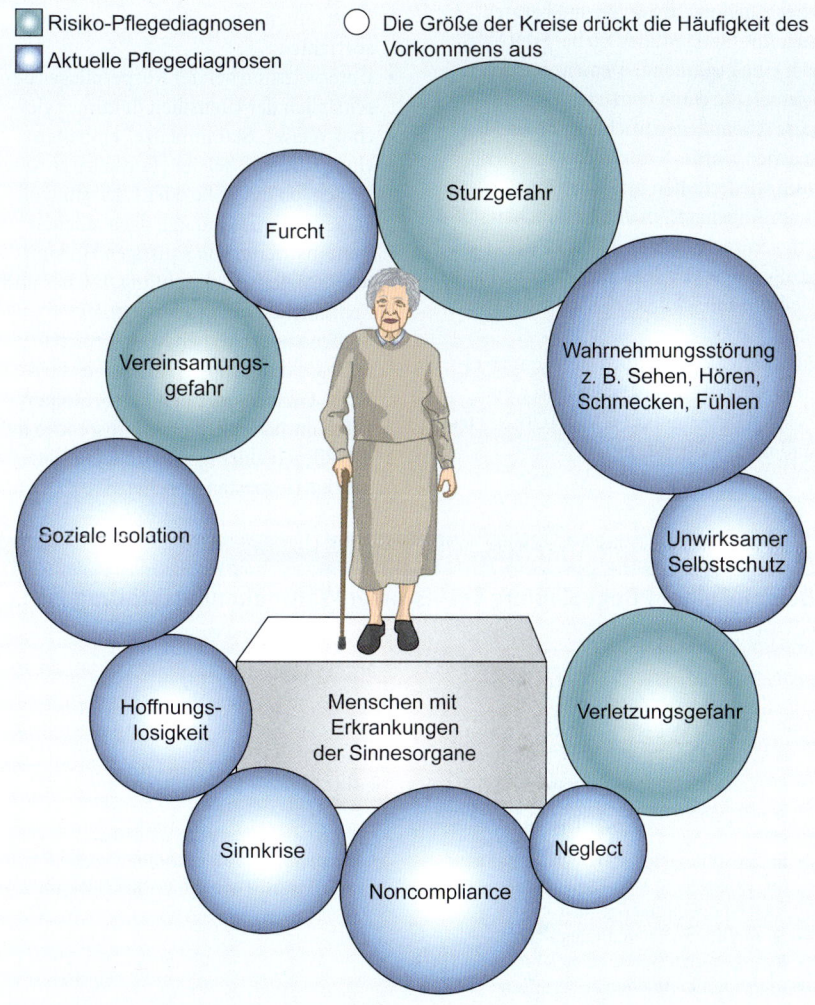

Risiko-Pflegediagnosen
Aktuelle Pflegediagnosen
◯ Die Größe der Kreise drückt die Häufigkeit des Vorkommens aus

Furcht
Sturzgefahr
Vereinsamungsgefahr
Wahrnehmungsstörung z. B. Sehen, Hören, Schmecken, Fühlen
Soziale Isolation
Unwirksamer Selbstschutz
Menschen mit Erkrankungen der Sinnesorgane
Hoffnungslosigkeit
Verletzungsgefahr
Sinnkrise
Noncompliance
Neglect

Abb. I/30.1 Häufige Pflegediagnosen im Zusammenhang mit der Versorgung von Menschen, die an Erkrankungen der Sinnesorgane leiden. [L138]

> Sehbehinderungen können in vielfältiger Weise auftreten. Sie reichen von schlechtem Sehen bei Dunkelheit und Blendung über Gesichtsfeldausfälle bis zum Verlust der Sehfähigkeit. Nicht immer kann die eingeschränkte Sehfähigkeit mit Hilfsmitteln kompensiert werden.

> **Vorsicht!**
Eine plötzliche Verschlechterung der Sehkraft erfordert immer schnelles Handeln. Um dauerhaften Schäden möglichst vorzubeugen, muss umgehend ein Augenarzt aufgesucht werden.

Ⓐ Fallbeispiel Ambulant, Teil II

Als Ludmilla Salzach eines Tages die Straße überqueren will, wird sie von einem Radfahrer erfasst und stürzt zu Boden. Sie erholt sich zwar gut von dem Unfall. Ihre Verwandten machen sich aber zunehmend Sorgen und beraten sich mit Linda Müller, ob bei Frau Salzach eine beginnende Demenz vorliegen könnte, die einen Umzug in eine stationäre Altenpflegeeinrichtung notwendig machen würde. Frau Müller empfiehlt zum wiederholten Mal einen Besuch beim Augenarzt. In den Gesprächen mit Frau Salzach stellt sich heraus, dass sie große Angst vor der Untersuchung hat, weil sie eine schlimme Diagnose befürchtet.
Als die Seniorin endlich trotzdem zu einem Augenarzt geht, stellt dieser eine beidseitige Katarakt (→ Kap. I/30.2.7) fest und rät zur Operation.

Pflegetherapie

Mögliche Ziele/erwartete Ergebnisse festlegen

- Erkennt die Auswirkungen der visuellen Beeinträchtigung
- Kompensiert die Einschränkung durch die Annahme von therapeutischen Maßnahmen und Hilfsmitteln
- Erkennt die äußeren Faktoren, die eine visuelle Beeinträchtigung verstärken (z.B. schlechte Beleuchtung)
- Weiß, wie das Verletzungsrisiko zu vermindern ist.

Maßnahmen planen und durchführen

Die im Folgenden aufgeführten Pflegemaßnahmen stellen eine Auswahl dar.
- Beobachten der Verhaltensreaktionen, um Einschränkungen beurteilen zu können
- Befragen der Angehörigen zu ihren Beobachtungen
- Medikamente in geeigneten Gefäßen vorrichten
- Unterstützung bei der Körperpflege (Bereitstellen der Utensilien in immer gleicher Weise, „Stammplätze" einhalten)
- Unterstützung bei der Haushaltsführung
- Prüfen, ob die Brille oder Lupe sinnvoll eingesetzt wird und ggf. dazu anleiten
- Demonstrieren von sonstigen Hilfsmitteln (z.B. Raumbeleuchtung, Bücher und Zeitschriften mit großer Schrift)
- Treffen von Sicherheitsvorkehrungen (z.B. Meldung von Schäden an elektrischen Geräten oder Leitungen, Stolperfallen nach Möglichkeit in Absprache mit der Pflegebedürftigen beseitigen, spitze kantige Gegenstände sichern)

- Beachtung der Wohngestaltung, um die Orientierung zu erleichtern (z.B. kein Verrücken von Möbeln)
- Ungestörte Ruhe- bzw. Schlafphasen ermöglichen
- Hinweis zu entsprechenden Selbsthilfeorganisationen.

> Nicht sehen können trennt von den Dingen, nicht hören können von den Menschen.

Pflegeevaluation

Mögliche Evaluationskriterien

Die im Folgenden dargestellten Pflegeergebnisse stellen eine Auswahl dar. Die Pflegebedürftige:
- Akzeptiert die Unterstützung durch den ambulanten Dienst
- Kompensiert die Einschränkung durch therapeutische Maßnahmen und Hilfsmittel
- Erkennt die äußeren Faktoren, die eine visuelle Beeinträchtigung verstärken, z.B. blickdichte Vorhänge wurden durch lichtdurchlässige ersetzt, hellere Lichtquellen verwendet
- Utensilien zur Körperpflege liegen geordnet auf der Ablage im Bad bereit
- Erkennt die Auswirkungen der visuellen Beeinträchtigung
- Besitzt und verwendet eine geeignete Brille
- Möchte trotz Beratung nichts in Ihrer Wohnung verändern.

Ⓐ Fallbeispiel Ambulant, Teil III

Beispiel einer Pflegeplanung bei visueller Wahrnehmungsstörung für Ludmilla Salzach

Pflegediagnostik	Pflegetherapie	
aktuelle Pflegediagnosen (aP), Risiko-Pflegediagnosen (RP), Einflussfaktoren/Ursachen (E), Symptome (S), Ressourcen (R)	Pflegeziele/erwartete Ergebnisse	Pflegemaßnahmen
• **aP:** Gestörte visuelle Wahrnehmung • **E:** Hat Angst vor der Diagnose beim Augenarzt • **S:** Sehstörungen, veränderte Verhaltensmuster, verwechselt Medikamente, Haushaltsführung ist beeinträchtigt • **S:** Veränderte Reizaufnahme • **R:** Angehörige sind unterstützend tätig • **R:** Kann über ihre Ängste sprechen	• Akzeptiert die Unterstützung beim Richten der Medikamente • Nimmt augenärztliche Untersuchung wahr • Kompensiert die Einschränkung durch therapeutische Maßnahmen und Hilfsmittel	• Unterstützung bei der Körperpflege • Medikamente richten • Unterstützung bei der Haushaltsführung organisieren • Zur Gestaltung der Wohnung, sinnvolles Anordnen von Gebrauchsgegenständen, Beleuchtung verbessern • Zur Behandlung durch den Augenarzt

A **Fallbeispiel Ambulant, Teil IV**

Ludmilla Salzach hat große Angst, dass sie durch die Augenoperation blind wird. Doch nach einiger Zeit und vielen Beratungsgesprächen mit den Angehörigen stimmt sie dem Eingriff zu. Nach erfolgreich durchgeführter Operation wird einen Tag später die Kompresse entfernt. Frau Salzach ist erstaunt über die Intensität der Farben, die sie plötzlich sieht. Und sie freut sich sehr, dass sie die Gesichter ihrer Verwandten wieder unterscheiden kann, denn ihre eingeschränkte Sehfähigkeit hatte in der Vergangenheit zu manchen Irritationen geführt. Sie ist glücklich darüber, dass sie durch eine nur 30-minütige Operation wieder in der Lage ist, besser an den Aktivitäten des täglichen Lebens teilzunehmen. Altenpflegerin Linda Müller wird mit ihr und den Angehörigen nun neu prüfen, welcher Unterstützungsbedarf noch besteht.

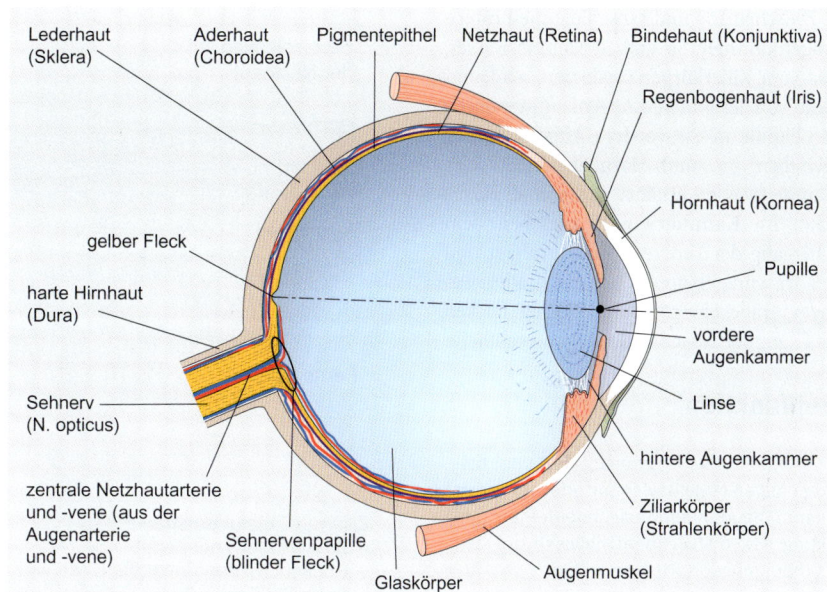

Abb. I/30.2 Struktur des Augapfels mit Hornhaut und Sehnerv (gestrichelte Linie = Sehachse). [L190]

I/30.2 Erkrankungen des Auges

I/30.2.1 Auge und Sehsinn

Übersicht

Der kugelförmige **Augapfel** (→ Abb. I/30.2) besitzt einen Durchmesser von etwa 2,5 cm und liegt geschützt in der **Augenhöhle** (*Orbita*). Seine Wand ist zwiebelschalenartig aus drei Schichten aufgebaut: der äußeren, mittleren und inneren Augenhaut. Im Inneren enthält der Augapfel Linse und Glaskörper als lichtbrechende Strukturen. Über den Sehnerv werden die Sinneseindrücke an das Gehirn weitergeleitet.

Die **Augenarterie** (*A. ophthalmica*) aus der inneren Halsarterie (*A. carotis interna*) versorgt das Auge mit Blut.

Augenhäute

Äußere Augenhaut

Die weiße **Lederhaut** (*Sklera*) aus festem Bindegewebe umhüllt den Augapfel und gibt ihm seine Form. Vorn geht die Lederhaut in die lichtdurchlässige, gefäßlose **Hornhaut** (*Kornea*) über. Sie ist stärker gewölbt als der übrige Augapfel und maßgeblich an der Lichtbrechung beteiligt.

Mittlere Augenhaut

Die **mittlere Augenhaut** wird in ihrem hinteren Abschnitt als **Aderhaut** (*Choroidea*) bezeichnet. Die zahlreichen Blutgefäße der Aderhaut versorgen die Netzhaut mit Nährstoffen.

Vorn endet die Aderhaut am **Ziliarkörper** (*Strahlenkörper*). Er enthält den **Ziliarmuskel,** der die Linsenkrümmung verändern kann (*Akkommodation* → Abb. I/30.3). Außerdem bildet der Ziliarkörper das Kammerwasser.

Nach vorn schließt sich an den Ziliarkörper die **Iris** (*Regenbogenhaut*) an. Diese ist eine kreisrunde Scheibe mit einem Loch in der Mitte, der **Pupille.** Neben Pigmenten, die dem Auge seine Farbe geben, enthält die Iris glatte Muskelfasern, die den **Pupillenschließer** (*M. sphincter pupillae*) und **Pupillenöffner** (*M. dilatator pupillae*) bilden.

Bei starker Helligkeit, Müdigkeit oder Nahsicht kommt es reflektorisch zu einer parasympathisch vermittelten **Pupillenverengung** (*Miosis*). Dämmerung, Fernsicht oder Stress führen hingegen über Kontraktion des sympathisch versorgten Pupillenöffners zur **Pupillenerweiterung** (*Mydriasis*).

> ❯ Krankhaft sind sehr enge oder sehr weite, entrundete oder seitenungleiche Pupillen.
> Durch seitengetrenntes Beleuchten der Pupille kann der **Pupillenreflex** überprüft werden: Normal ist eine beidseitig gleiche Pupillenverengung auf Belichtung *einer* Pupille. Abweichungen, z.B. Verengung nur einer Pupille, sind krankhaft und müssen, falls sie nicht bekannt sind, sofort ärztlich abgeklärt werden.

Innere Augenhaut

Die **Netzhaut** (*Retina*) besteht aus acht Schichten.

Das äußere **Pigmentepithel** verhindert störende Lichtstreuung und übernimmt Stoffwechselaufgaben für die Sinneszellen. Nach innen folgen die **Schicht der Stäbchen und Zapfen** sowie mehrere Schichten Nervenzellen und Nervenzellfortsätze.

- Die **Zapfen** nehmen Farben wahr (rot, grün, blau) und haben eine hohe Auflösung, ermöglichen also „scharfes" Sehen. Dafür sind sie weniger lichtempfindlich, sozusagen für das Sehen bei Tage zuständig. Die meisten der etwa sechs Millionen Zapfen befinden sich im Zentrum der Netzhaut im **gelben Fleck** (*Macula lutea*), dem Ort des schärfsten Sehens
- Die ca. 120 Millionen **Stäbchen** in der Netzhautperipherie erkennen unterschiedliche Helligkeitsstufen und schemenhafte Bewegungseindrücke und sind für das Dämmerungssehen geeignet.

An der **Papille,** der Stelle des Sehnervenaustritts, gibt es weder Stäbchen noch Zapfen, sodass hier das Sehvermögen völlig fehlt. Diese Stelle wird deshalb auch **blinder Fleck** genannt.

Augeninneres

Das **Augeninnere** wird vor allem gebildet vom gelartigen **Glaskörper,** der weder Gefäße noch Nerven enthält. Zwischen Glaskörper und Iris liegt die gefäßlose **Linse,** die durch ein Fasersystem (**Zonulafasern**) am Ziliarkörper fixiert ist.

Zwischen Iris und Linse liegt die **hintere Augenkammer.** Sie enthält Kammerwasser, das vom Ziliarkörper produziert wird und dann von der hinteren Augenkammer durch die Pupille in die **vordere Augenkammer** zwischen Iris und Hornhaut fließt. Das Kammerwasser ernährt Linse und Hornhaut. Im **Kammerwinkel** zwischen dem Übergang der Leder- in die Hornhaut und der Iriswurzel befindet sich ein bindegewebiges Trabekelwerk, durch dessen Lücken das Kammerwasser in kleine Venen abfließt.

Sehfunktion

> **Gesichtsfeld:** Bereich, der von beiden Augen ohne Bewegung erfasst werden kann. Die Art einer Gesichtsfeldeinschränkung gibt oft wichtige Hinweise auf den Schädigungsort (Neglect → Kap. I/31.11.1).

Bildentstehung auf der Netzhaut

Alle von außen eindringenden Lichtreize müssen Hornhaut, Linse und Glaskörper als lichtbrechende Schichten sowie die inneren Netzhautschichten durchdringen, bevor sie die Sinneszellenschicht erreichen. Beim Normalsichtigen werden die einfallenden Lichtstrahlen so gebündelt, dass auf der Netzhaut ein scharfes Bild entsteht.

Dies erfordert jedoch beim Sehen naher Gegenstände eine stärkere Brechkraft als beim Sehen ferner Gegenstände. Bei der **Akkommodation** (→ Abb. I/30.3) wird die Brechkraft der Linse durch Kontraktion des Ziliarmuskels so verändert, dass sie immer zur Entfernung des Gegenstandes passt.

Weiterleitung der Signale

Die Stäbchen und Zapfen wandeln das einfallende Licht in Aktionspotenziale (→ Kap. I/31.11.3) um und leiten diese zu den Nervenzellen in den inneren Netzhautschichten, wo eine erste Signalverarbeitung stattfindet. Die Axone der dritten Nervenzellen treten als **Sehnerv** (*N. opticus, II. Hirnnerv*) am hinteren Pol aus dem Auge aus. Vor der Hypophyse kreuzen die Fasern aus den nasalen Hälften beider Augen in der **Sehnervenkreuzung** (*Chiasma opticum*), die schläfenseitigen bleiben auf der gleichen Seite. Über **Sehstrang** und **Sehstrahlung** werden die Signale zur **Sehrinde** im Hinterhauptlappen weitergeleitet. Dort erfolgt die eigentliche Wahrnehmung.

Beweglichkeit des Augapfels

Sechs **äußere Augenmuskeln,** die an der knöchernen Wand der Augenhöhle ent-

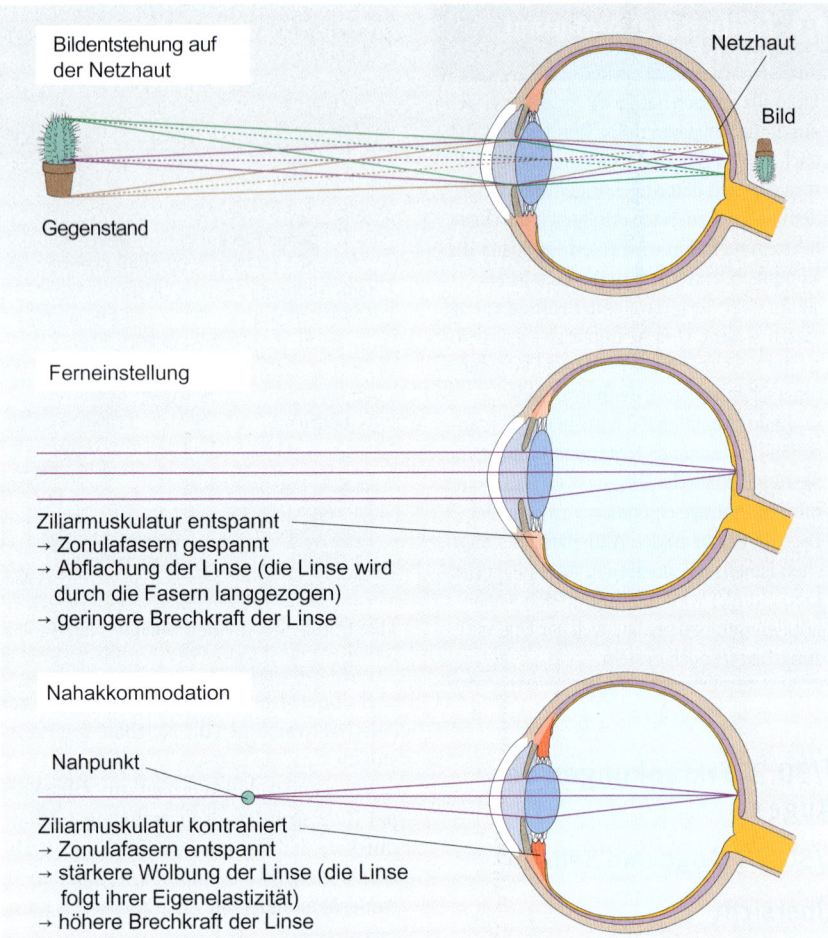

Abb. I/30.3 Bildentstehung auf der Netzhaut, Nah- und Fernakkommodation. [L190]

springen, bewegen den Augapfel. Sie werden vom III., IV. und VI. Hirnnerv gesteuert. Normalerweise bewegen sich beide Augen in die gleiche Richtung.

Schutzeinrichtungen des Auges

Die **Augenbrauen** bilden oberhalb der Augen einen Schutz gegen zu intensive Sonnenstrahlung, Fremdkörper und den salzigen Stirnschweiß.

Lider und **Wimpern** schützen vor Fremdkörpern. Außerdem verteilt der Lidschlag die Tränenflüssigkeit auf der Hornhaut, und der nächtliche Lidschluss bewahrt die Hornhaut vor dem Austrocknen.

Die gefäßreiche **Bindehaut** bedeckt die Rückseite der Lider und die Vorderseite des Augapfels. Sie wehrt z.B. eindringende Erreger ab.

Der **Tränenapparat** besteht aus den **Tränendrüsen** oberhalb der äußeren Augen-

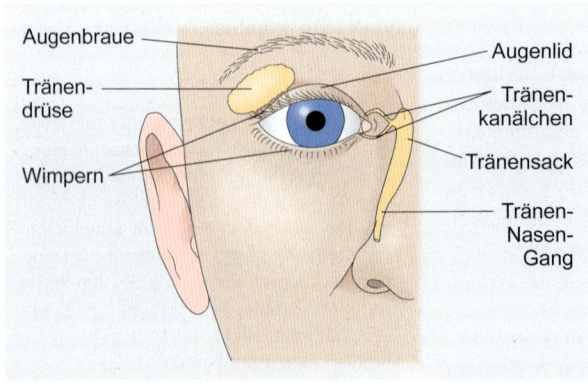

Abb. I/30.4 Schutzeinrichtungen des Auges. [L190]

winkel und den **Tränenwegen.** Die **Tränen-flüssigkeit** wird über die Hornhaut zu den inneren Augenwinkeln und dann über den **Tränen-Nasen-Gang** in die Nasenhöhle abgeleitet. Die Tränen schützen die Hornhaut vor Austrocknung und Infektionen und schwemmen oft Fremdkörper aus (→ Abb. I/30.4).

> **❯ Hinweise zu gesundheitsförderndem Verhalten**
>
> Der Sehsinn ist wesentlich für die Orientierung im Raum, spielt aber auch bei der Kommunikation eine Rolle, etwa wenn ein Mensch sieht, wie sein Gegenüber lächelt oder errötet.
>
> Entsprechend wichtig sollte jeder den Schutz der Augen nehmen. Hierzu gehören neben dem Schutz vor Verletzungen regelmäßige augenärztliche Untersuchungen ab dem 40. Lebensjahr, bei Augenerkrankungen oder Allgemeinerkrankungen mit häufiger Augenbeteiligung schon früher. Dies gilt auch für alte Menschen, die den Augenarztbesuch oft nicht mehr für nötig halten, „weil sich die Augen ja nicht mehr verändern". Früherkennung und -behandlung der im Alter häufigen Augenerkrankungen kann das Sehen oft erhalten oder wieder verbessern und ist nicht nur wichtig z.B. für Haushaltstätigkeiten oder Lesen, sondern auch für die Sturzprophylaxe (→ Kap. I/17.5).

I/30.2.2 Leitsymptome bei Erkrankungen des Auges

„Trockenes Auge" → Tab. I/30.2

Plötzliche Sehstörung

> ❯ Eine plötzliche Sehverschlechterung oder gar Erblindung ist für den Erkrankten stets ein dramatisches Ereignis und ein augenärztlicher Notfall. Der Betroffene muss unverzüglich zum nächsten Augenarzt bzw. augenärztlichen Notdienst gebracht werden.

Da an der Entstehung des Seheindrucks viele anatomische Strukturen beteiligt sind, sind die Ursachen einer Sehstörung vielfältig (Übersicht → Tab. I/30.1).

Augenschmerzen

Ursachen von Augenschmerzen können u.a. sein:
- Entzündungen, z.B. Gerstenkorn, Lidentzündung, Bindehautentzündung, Hornhautdefekt

Erkrankung	Ursache (U) und Symptome (S)
Akuter Glaukomanfall	• **U:** Akute Erhöhung des Augeninnendrucks (→ Kap. I/30.2.6) • **S:** Sehverschlechterung, Nebel- oder Schleiersehen, Sehen von farbigen Ringen um Lichtquellen, Augen- und Kopfschmerzen, oft Übelkeit und Erbrechen
Amaurosis fugax	• **U:** Kurzzeitige Durchblutungsstörung des Auges. Warnzeichen eines drohenden Schlaganfalls (→ Kap. I/31.11.12) • **S:** Schmerzlose Erblindung eines Auges für Sekunden bis Minuten
Arteriitis temporalis	• **U:** Autoimmun bedingte Gefäßentzündung der Schläfen- und Augenarterie (→ Kap. I/26.6.2) • **S:** Plötzlicher, weitgehender Sehverlust, evtl. Doppelbilder. Schon davor zunehmende, heftige Kopf- und Kauschmerzen
Glaskörperblutung	• **U:** Blutung aus Netzhautgefäßen in den Glaskörper, z.B. bei diabetischer Retinopathie (→ Kap. I/30.2.8) • **S:** Sehverschlechterung, Sehen von „Wolken", „Bienenschwärmen", „Rußregen"
Netzhautablösung	• **U:** Ablösung der Schicht der Stäbchen und Zapfen vom Pigmentepithel (→ Kap. I/30.2.1) • **S:** Je nach Lokalisation der Ablösung „Vorhang vor dem Auge", Schleier oder Schatten. Keine Schmerzen
Verschluss der Zentralarterie	• **U:** Verschluss der Netzhautarterie durch Embolie, bei Arteriosklerose oder Gefäßentzündung • **S:** Schlagartige, schmerzlose Erblindung des betroffenen Auges
Verschluss der Zentralvene	• **U:** Thrombotischer Verschluss der Zentralvene, oft bei Menschen mit Herz-Kreislauf-Risiken oder Blutveränderungen • **S:** Zunächst Schleiersehen, dann in Stunden bis Tagen Gesichtsfeldverdunkelung und Sehverschlechterung. Keine Schmerzen

Tab. I/30.1 Häufige plötzliche Sehstörungen bei älteren Menschen.

- Augenschmerzen mit Kopfschmerzen, z.B. durch Arteriitis temporalis (→ Kap. I/26.6.2), Glaukom (→ Kap. I/30.2.6), Migräne, Trigeminusneuralgie, Zoster ophthalmicus (Zoster im Augenbereich → Kap. I/31.2.7)
- Schmerzen nach längerem Lesen, beispielsweise durch falsche Brille (→ Kap. I/18.4.2).

Augenrötung

Die meisten **Augenrötungen** können auf zwei Ursachen zurückgeführt werden:
- Entzündliche Gefäßerweiterung (→ Abb. I/30.5) bei Bindehautentzündung (→ Kap. I/30.2.4), **Iridozyklitis** (*Entzündung von Iris und Ziliarkörper*), Glaukomanfall (→ Kap. I/30.2.6). Weitere Beschwerden und Behandlung je nach Erkrankung
- Flächenhafte Blutung unter die Augenbindehaut (**Hyposphagma** → Abb. I/30.6), ohne dass einzelne Gefäße sichtbar sind. Bei älteren Menschen oft spontan oder nach starkem Husten oder Pressen durch die zunehmende Brüchigkeit der Blutgefäße. Gehäuft z.B. bei Bluthochdruck und Blutgerinnungsstörungen. Keine Schmerzen, keine Sehverschlechterung. Resorbiert sich in wenigen Wochen von selbst.

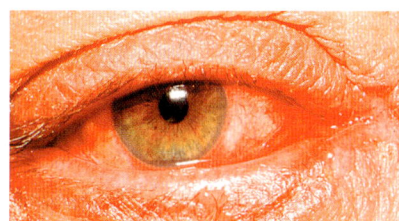

Abb. I/30.5 Gerötetes Auge bei Konjunktivitis (Augenbindehautentzündung). [E391]

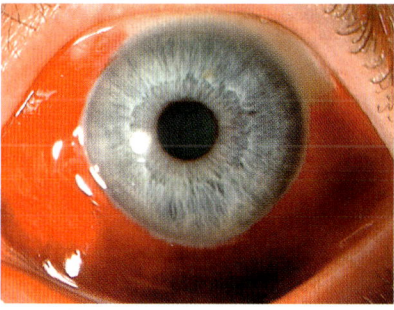

Abb. I/30.6 Hyposphagma, eine flächenhafte Blutung unter die Augenbindehaut. [F494]

I/30.2.3 Erkrankungen der Augenlider

Lidfehlstellungen

Entropium

Beim **Entropium** ist das Lid nach innen gekehrt (→ Abb. I/30.7). Hauptursachen sind bei alten Menschen veränderte Spannungs-

I
30

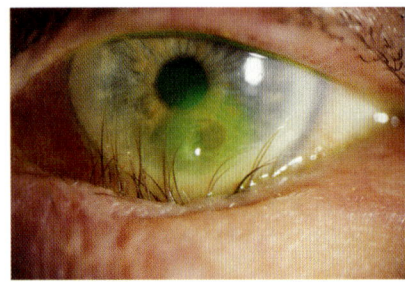

Abb. I/30.7 Entropium mit Hornhautgeschwür (gelb-grün eingefärbt). [E282]

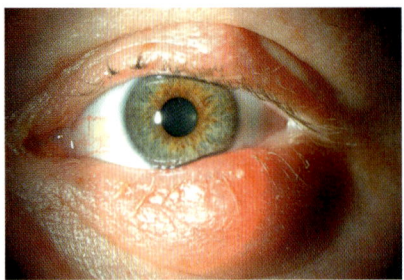

Abb. I/30.8 Gerstenkorn an der Unterlidkante mit deutlich sichtbarem Eiterpunkt. [E983]

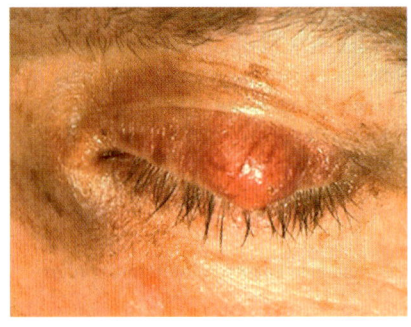

Abb. I/30.9 Hagelkorn. Im Gegensatz zum Gerstenkorn ist es schmerzlos ohne Eiterpunkt. [E730–002]

verhältnisse der auf das Lid einwirkenden Muskeln und ein Erschlaffen des Lidöffners, selten Narben in Augennähe. Die nun ebenfalls nach innen gerichteten Wimpern scheuern auf der Hornhaut, es kommt zur Hornhautreizung bis zu Geschwüren.

Vorübergehend kann ein Pflasterstreifen das Lid in Position halten. Die endgültige Therapie erfolgt operativ durch plastische Korrektur des Lides.

Ektropium

Die Auswärtskehrung des Lides heißt **Ektropium.** Wesentliche Ursache beim alten Menschen ist das Erschlaffen des Gewebes, seltener Narbenzug. Leitsymptome sind Tränenträufeln, Binde- und Hornhautreizung. Auch hier ist die Therapie operativ.

Schlupflid

Mit zunehmendem Alter lässt die Elastizität der Lider nach. Als Folge bildet sich am Oberlid eine „Deckfalte", die immer mehr herabhängt und schließlich den Lidrand bedeckt. Zunächst nur als kosmetisch störend empfunden, wird dieses **Schlupflid** (*Blepharochalasis*) zum medizinischen Problem, wenn Wimpern die Hornhaut reizen oder die Pupille verdeckt und dadurch die Sicht eingeschränkt wird.

Die operative Behandlung des Schlupflids besteht in einer Oberlidstraffung (**Blepharoplastik**).

Gersten- und Hagelkorn

Gerstenkorn

> ❯❯ **Gerstenkorn** (*Hordeolum*): Akute, eitrige Infektion der Liddrüsen, meist durch Staphylokokken.

Leitsymptome des **Gerstenkorns** sind Rötung, Schwellung und starke Schmerzen des betroffenen Lids. Innerhalb weniger Tage tritt eine Eiterkuppe an der Lidaußen- oder -innenseite auf (→ Abb. I/30.8).

Die Behandlung umfasst trockene Wärme (z.B. Rotlicht), antibiotische und desinfizierende Augensalben. Ein Verband ist wegen des dann auftretenden Sekretstaus ungünstig und sollte nur angelegt werden, wenn der Pflegebedürftige sonst reibt.

Das Gerstenkorn öffnet sich in der Regel nach einigen Tagen und heilt dann komplikationslos ab.

> ❯❯ Bei Rezidiven sollte ein Diabetes mellitus ausgeschlossen werden.

Hagelkorn

> ❯❯ **Hagelkorn** (*Chalazion*): Chronische Entzündung der Talgdrüsen im Ober- oder Unterlid infolge eines Sekretstaus.

Krankheitsbild	Ursache (Beispiele)	Typische Klinik*	Therapie und Pflege
Infektiöse Bindehautentzündungen			
Bakterielle Bindehautentzündung	• Pneumo-, Strepto-, Staphylokokken, Pseudomonas aeruginosa • Evtl. Übertragung durch kontaminierte Tropfflaschen	• Eitriges Sekret, teils reichlich • Übergreifen auf Hornhaut möglich (*Keratokonjunktivitis*) • Erblindungsgefahr	• Antibiotikahaltige Augentropfen (möglichst nach Erregeridentifizierung und Antibiogramm) • Kein Verband (Keimnährboden)
Nichtinfektiöse Bindehautentzündungen			
Allergische Bindehautentzündung	• Allergie z.B. auf Pollen	• Schleimiges Sekret • Starker Juckreiz • Zeitlicher Bezug zum Allergenkontakt	• Meiden des Allergens • Gefäßverengende, antihistaminikahaltige oder kurzzeitig glukokortikoidhaltige Augentropfen • Ggf. Cromoglicin-Augentropfen (nur vorbeugend wirksam)
Einfache Bindehautentzündung (*Konjunktivitis simplex, Reizkonjunktivitis*)	• Staub, Rauch, Fremdkörper • Ektropium • Nicht korrigierte Brechungsfehler	• Fremdkörpergefühl • Jucken, Brennen • Morgens verklebte Lidränder	• Möglichst Ursache beseitigen, ansonsten symptomatisch
Konjunktivitis sicca	• Unzureichende Tränensekretion • Isoliert (**Sicca-Symptomatik**), als eigenständige Autoimmunerkrankung mit chronischer Entzündung von Tränen- und Speicheldrüsen oder im Rahmen anderer Autoimmunerkrankungen (**primäres** bzw. **sekundäres Sjögren-Syndrom**)	• Augenbrennen • Oft gleichzeitige Hornhautentzündung (**Keratokonjunktivitis sicca**) • Häufig außerdem trockener Mund	• Tränenersatzmittel, z.B. Biolan®, Hylan®, Lacrisic® • Schutz der Augen vor weiteren Reizen und weiterer Austrocknung (z.B. durch Wind) • Anregung des Speichelflusses • Sorgfältige Mundpflege

Tab. I/30.2 Übersicht über die wichtigsten Bindehautentzündungen/Konjunktividen (Allgemeine Leitsymptome siehe Text).

Das **Hagelkorn** zeigt sich als derber, etwa hagelkorngroßer Knoten des Lids (→ Abb. I/30.9). Der Erkrankte hat zwar keine Schmerzen, aber ein störendes Spannungsgefühl. Ein Hagelkorn wird meist (ambulant) operativ entfernt und die Wunde mit einem antibiotischen Augensalbenverband versorgt.

I/30.2.4 Bindehautentzündung

> **Bindehautentzündung** (*Konjunktivitis*): Akute oder chronische Augenbindehautentzündung.

Eine **Bindehautentzündung** kann infektiöse oder nichtinfektiöse Ursachen haben (→ Tab. I/30.2).

Leitsymptome sind:
- Jucken, Brennen, Fremdkörpergefühl („Sand in den Augen")
- Geringe bis mäßige Schmerzen der Augen
- Lichtscheu, Tränenfluss und krampfhafter Lidschluss
- Rötung der Bindehaut (→ Abb. I/30.5)
- Schwellung
- Wässrige, schleimige oder eitrige Sekretion.

Die Behandlung ist ursachenabhängig (→ Tab. I/30.2).

Meist reicht die Gabe von Augentropfen oder -salben mit entsprechenden Wirkstoffen.

I/30.2.5 Brechungsfehler

> **Normalsichtigkeit** (*Emmetropie*): Entstehung eines scharfen Bilds auf der Netzhaut.
> **Brechungsfehler** (*Refraktionsanomalie*): Durch veränderte Brechkraft der Hornhaut oder der Linse oder durch abnorme Länge des Augapfels bedingte unscharfe Abbildung der Außenwelt auf der Netzhaut. Unterschieden werden v.a. **Kurz-, Weit-** und **Altersweitsichtigkeit.**
> **Dioptrie** (*dpt*): Maß für die Brechkraft optischer Linsen.
> **Formel zur Dioptrieberechnung:**
> Brechkraft in dpt =
> $$\frac{1}{\text{Linsenbrennweite in m}}$$

Im Wesentlichen werden drei Brechungsfehler unterschieden: **Weitsichtigkeit, Kurzsichtigkeit** und **Altersweitsichtigkeit** (→ Abb. I/30.10).

Während Weit- und Kurzsichtigkeit in aller Regel seit Kindheit, Jugend oder frühem Erwachsenenalter bestehen (sich aber im weiteren Leben durchaus verändern können), entwickelt sich die Altersweitsich-

Kurzsichtigkeit	Weitsichtigkeit	Alterssweitsichtigkeit
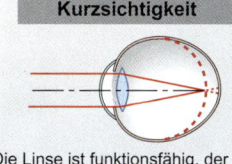	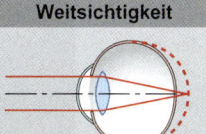	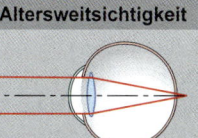
Die Linse ist funktionsfähig, der Augapfel aber zu lang. Das scharfe Bild ferner Objekte liegt vor der Netzhautebene. Nahe Gegenstände können gut gesehen werden.	Die Linse ist funktionsfähig, der Augapfel aber zu kurz. Das scharfe Bild naher Objekte liegt hinter der Netzhautebene. In der Ferne kann evtl. durch verstärkte Akkommodation scharf gesehen werden.	Die Linse hat an Eigenelastizität verloren und kann sich deshalb nicht mehr ausreichend krümmen. Das scharfe Bild naher Objekte liegt hinter der Netzhautebene.
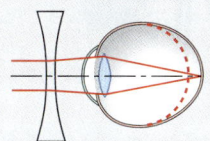	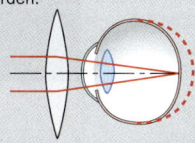	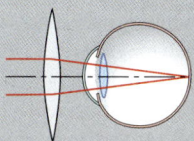
Konkave Brillengläser (Zerstreuungs-, Minusgläser) verlegen das scharfe Bild auf die Netzhaut.	Konvexe Brillengläser (Sammel-, Plusgläser) verlegen das scharfe Bild auf die Netzhaut.	Konvexe Brillengläser gleichen die fehlende Linsenkrümmung aus.

Abb. I/30.10 Strahlengang bei den verschiedenen Brechungsfehlern. [L190]

tigkeit etwa ab dem 45. Lebensjahr, und zwar bei *allen* Menschen.

Mit zunehmendem Alter nimmt die Eigenelastizität der Linse ab. Dadurch wird die Akkommodationsfähigkeit immer geringer, bis um das 65. Lebensjahr kaum mehr Akkommodation möglich ist. Der **Nahpunkt** (also der den Augen nächstgelegene Punkt, der gerade noch scharf gesehen werden kann) rückt mit zunehmendem Alter immer weiter weg („die Arme werden zu kurz zum Zeitunglesen"). Das Sehen in der Ferne bleibt unverändert. Die Korrektur erfolgt durch **konvexe Brillengläser** (*Sammelgläser, Plusgläser*). Hat der ältere Mensch vorher keine Brille benötigt, reicht eine Lesebrille. Ansonsten werden meist Gleitsichtgläser gewählt, bei denen die Bereiche unterschiedlicher Brechkraft (oben im Brillenglas für die Ferne, innen unten für die Nähe) stufenlos ineinander übergehen.

I/30.2.6 Glaukom

> **Glaukom** (*grüner Star*): Verschiedene Augenerkrankungen mit typischen Sehnervenschäden und Gesichtsfelddefekten und meist einer Erhöhung des Augeninnendrucks. Bereiten i.d.R. lange Zeit keine Beschwerden, sind aber die zweithäufigste Erblindungsursache in Deutschland. Häufigkeitszunahme mit steigendem Lebensalter auf ca. 7–8% der über 75-Jährigen. 📖 1 📖 2

Krankheitsentstehung, Einteilung und Symptome

Die Augeninnendruckerhöhung ist in der Regel durch eine Abflussbehinderung des Kam-

merwassers (→ Kap. I/30.2.1) bedingt. Der hohe Druck wirkt auf die Gefäße der Sehnerven und führt zu einer Versorgungsstörung mit nachlassender Sehnervenfunktion.

Primäre Glaukome

Das **primäre Glaukom** ist eine eigenständige Erkrankung. Zwei Formen werden unterschieden: das chronische Offenwinkelglaukom und das Winkelblockglaukom. Diese beiden machen weit über 90% der Glaukome bei über 40-Jährigen aus. 📖 2

Beim **chronischen Offenwinkelglaukom** (*Glaucoma chronicum simplex*) ist der Kammerwasserabfluss durch einen erhöhten Abflusswiderstand in den Trabekeln erschwert. Die Ursache ist unklar, eine erbliche Veranlagung scheint eine Rolle zu spielen.

Nur wenige Betroffene haben geringe, unspezifische Beschwerden, z.B. Kopfschmerzen oder Augenbrennen. Meist erst wenn die Gesichtsfelddefekte das zentrale Sehen erfassen, bemerkt der Erkrankte den hochgradigen, irreversiblen Sehverlust.

Als Sonderform wird das **Normaldruckglaukom** angesehen. Der Augeninnendruck ist hier wiederholt normal, das klinische Bild aber typisch für das eines Glaukoms. Die Betroffenen haben überzufällig häufig Fehlregulationen der Gefäße bzw. des Blutdrucks.

> Eine beeinträchtigte Kreislauffunktion, z.B. bei Arteriosklerose, Herzinsuffizienz oder rascher medikamentöser Blutdrucksenkung, verschlechtert die Blutversorgung der Sehnerven zusätzlich und kann sich daher schädlich auswirken.

Beim **Winkelblockglaukom** (*Engwinkelglaukom*) ist die Vorderkammer so flach, dass die vorgewölbte Iris den Abfluss des Kammerwassers behindert. Es gibt akute und chronische Verläufe, wobei der akute Verlauf häufiger ist.

Auslöser des **akuten Winkelblockglaukoms** (*akuten Glaukomanfalls*) sind Stress (Schreck), Dunkelheit (typisch: spannender Krimi abends im dunklen Zimmer) sowie pupillenerweiternde Medikamente oder Psychopharmaka. Durch die weite Pupille liegt die Iris noch weiter vorn als gewöhnlich und der Kammerwinkelabfluss wird blockiert.

Die Symptome der Druckerhöhung bis 80 mmHg sind dramatisch:

- Heftigste Schmerzen, oft nicht (nur) im Auge, sondern in Schläfe, Hinterkopf, Ober- und Unterkiefer
- Deutlich herabgesetztes Sehvermögen (verschwommenes Sehen, Farbringe um Lichtquellen)
- Rotes, beim Tasten steinhartes Auge mit weiter, reaktionsloser Pupille
- Übelkeit und Erbrechen.

> ❯❯ **Vorsicht!**
> Ein Glaukomanfall ist ein Notfall, da höchste Gefahr für das Augenlicht besteht. Der Pflegebedürftige muss sofort in eine Augenklinik eingewiesen werden.

Sekundäre Glaukome

Den **sekundären Glaukomen** liegt eine ursächliche Ersterkrankung zugrunde, z.B. Gefäßneubildung bei Diabetes mellitus, Zentralvenenverschluss, Entzündungen oder Tumoren des Auges.

Diagnostik

Diagnosestellung und Differenzierung der verschiedenen Glaukomformen erfolgen durch **Augeninnendruckmessungen** (→ Abb. I/30.11), **Spaltlampenuntersuchung** (→ Abb. I/30.12) einschließlich Inspektion des Kammerwinkels (**Gonioskopie**), Beurteilung der Papille und Gesichtsfelduntersuchungen. Eine einmalige Messung des Augeninnendrucks genügt nicht, vergleichbar zur Blutdruckmessung sind wiederholte Messungen nötig. Der normale Augeninnendruck liegt bei 10–21 mmHg.

Behandlung

Beim chronischen Offenwinkelglaukom wird vorrangig medikamentös mit Augentropfen behandelt, welche die Kammerwasserproduktion vermindern bzw. den Kammerwasserabfluss verbessern. Zur Verfügung stehen:

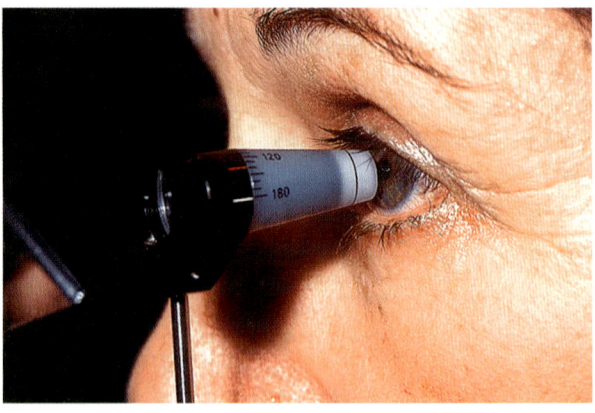

Abb. I/30.11 Bei der Augeninnendruckmessung mittels Applanationstonometrie (hier im Bild) wird ein Messstempel auf die (betäubte) Hornhaut aufgesetzt und der Druck gemessen, der nötig ist, um die Hornhaut abzuplatten. Bei der Luftstoß-Nonkontakt-Tonometrie ist Berührung der Hornhaut nicht mehr nötig. [E282]

- Alpha-2-Sympathomimetika wie Brimonidin (z.B. Alphagan®)
- β-Blocker wie Timolol (z.B. Timoptol®)
- Carboanhydrasehemmer wie Dorzolamid (z.B. Trusopt®)
- Parasympathomimetika wie Pilocarpin (z.B. Fotil®)
- Prostaglandinanaloga (z.B. Travatan®, Xalatan®)

Die Auswahl erfolgt individuell nach Verträglichkeit, Wirkung und unerwünschten Wirkungen.

Bei fehlender Mitarbeit oder unzureichender Geschicklichkeit beim Tropfen, nicht ausreichender Drucksenkung oder zu starken unerwünschten Wirkungen wird operiert (z.B. Lasereingriff oder künstlicher Abfluss des Kammerwassers unter die Bindehaut).

> ❯❯ Wegen Beschwerdearmut und gleichzeitig schweren Folgeschäden empfehlen Augenärzte allen Menschen ab dem 40.– 45. Lebensjahr regelmäßige Glaukom-Früherkennungsuntersuchungen. Die gesetzlichen Krankenkassen übernehmen die Kosten dafür jedoch nicht.

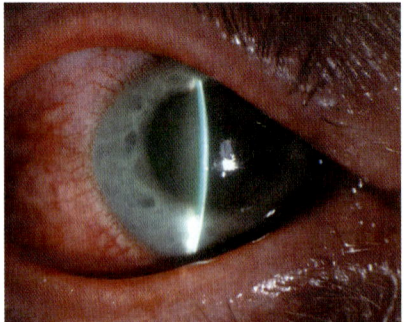

Abb. I/30.12 (Spaltlampen-)Aufnahme während eines akuten Glaukomanfalls. Der bläuliche Reflex ist der Hornhautlichtreflex, der weiße links daneben der Irislichtreflex. Der Abstand zwischen beiden ist viel zu klein – der Kammerwinkel ist (zu) eng. Das Auge ist außerdem gerötet, die Iriszeichnung verwaschen. [E652]

Beim akuten Glaukomanfall wird der massiv gesteigerte Augeninnendruck zunächst durch Pupillenverengung sowie Infusionen gesenkt. Wenn irgend möglich wird danach durch Laser oder Operation (**Iridektomie** = *Entfernung eines kleinen Irisstückchens*) eine Verbindung zwischen Hinter- und Vorderkammer geschaffen, sodass das Kammerwasser sicher abfließt.

I/30.2.7 Katarakt

> ❯❯ **Katarakt** (*grauer Star*): Trübung der Augenlinse mit Beeinträchtigung des Sehvermögens. Weitaus häufigste Form ist der **Altersstar** (*Cataracta senilis*): 60 % der 65- bis 75-Jährigen und 90 % der 85- bis 95-Jährigen sind (unterschiedlich stark) betroffen. 🐾 3

Krankheitsentstehung und Einteilung

Die häufigste **erworbene Katarakt** älterer Menschen ist der **Altersstar**: Veränderungen der Linseneiweiße führen zu einer Verdichtung der Linse mit verminderter Lichtdurchlässigkeit und Streuung der einfallenden Lichtstrahlen. Bei Diabetikern tritt ein Altersstar durchschnittlich früher auf.

Weitere Risikofaktoren der erworbenen Katarakt sind Rauchen, bestimmte Augen- und Allgemeinerkrankungen, Strahlung (z.B. UV-Strahlung) sowie einige Medikamente (z.B. Langzeiteinnahme von Glukokortikoiden).

Symptome

Erkrankte sehen unscharf und wie durch einen „grauen Nebel", Farben und Konturen verschwimmen, vielfach bestehen Blendungserscheinungen. Manchmal sehen sie auch Doppelbilder. Die Sehstörungen beginnen schleichend und sind beidseits etwa

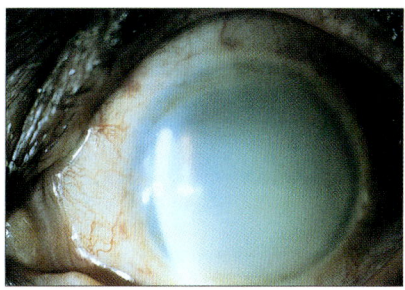

Abb. I/30.13 Katarakt (grauer Star). Diese sehr weit fortgeschrittene Linsentrübung ist mit dem bloßen Auge sichtbar. [E994]

gleich, weshalb sie lange nicht bemerkt werden. Schließlich schränken sie aber den Erkrankten in allen Aktivitäten erheblich ein. Schmerzen treten nicht auf.

Die Diagnose wird durch Spaltlampenuntersuchung gestellt, eine fortgeschrittene Linsentrübung ist mit dem bloßen Auge erkennbar (→ Abb. I/30.13).

Behandlung

Bei weit fortgeschrittener Katarakt oder subjektiv nicht mehr ausreichendem Sehvermögen wird operiert.

Bei der **Kataraktoperation** wird die getrübte Augenlinse mikrochirurgisch entfernt und durch eine Kunstlinse ersetzt, meist ambulant und in Lokalanästhesie. Ein kurzer stationärer Aufenthalt ist zu empfehlen, wenn das Risiko erhöht oder die erforderliche ambulante Nachbehandlung nicht möglich ist, eine Vollnarkose, wenn der Betroffene z.B. nicht ruhig liegen kann (etwa bei Morbus Parkinson). Es wird immer erst das stärker beeinträchtigte Auge operiert, später in einer zweiten Sitzung das weniger beeinträchtigte.

Pflege

Das frisch operierte Auge wird meist nur bis zur augenärztlichen Kontrolle am ersten postoperativen Tag verbunden. Danach reicht ein Schutz durch eine Brille. Längeres Lesen sollte in der ersten Woche vermieden werden, ebenso körperliche Anstrengung und z.B. Bücken für ca. vier Wochen. Duschen ist nach wenigen Tagen erlaubt, es darf aber keine Seife ins Auge kommen. Der Operierte muss für 4–6 Wochen nach Arztanordnung Augentropfen oder -salben einbringen. Dann kann die endgültige Brille verordnet werden.

Prognose

Für den Erkrankten bedeutet das verbesserte Sehen nach einer Staroperation eine deutliche Steigerung seiner Lebensqualität.

I/30.2.8 Netzhauterkrankungen

Netzhautablösung

> **Netzhautablösung** (*Ablatio retinae*): Ablösung der inneren Netzhautschichten vom Pigmentepithel mit nachfolgender Blindheit in den abgelösten Arealen.

Ursachen der **Netzhautablösung** sind z.B. ein Netzhautloch etwa bei starker Kurzsichtigkeit oder eine diabetische Retinopathie. Das äußere Pigmentepithel löst sich von den inneren Netzhautschichten, die nicht mehr ausreichend ernährt werden.

Alarmsymptome sind z.B. Sehen von Lichtblitzen und fliegenden Punkten.

Nach erfolgter Netzhautablösung sieht der Erkrankte plötzlich Schatten in dem der abgelösten Netzhaut entsprechenden Teil des Gesichtsfelds („sich senkender Vorhang", „aufsteigende Mauer"). Bei Beteiligung zentraler Netzhautteile kommt es zur erheblichen Sehverschlechterung ohne Schmerzen.

Die Diagnosesicherung erfolgt durch Betrachtung des Augenhintergrundes (**Au**genhintergrundspiegelung**, *Ophtalmoskopie* → Abb. I/30.14).

Kleine Netzhautablösungen können durch *Lasertherapie* „verklebt" werden. Bei größeren Netzhautablösungen wird z.B. der betroffene Bezirk „vereist" (*Kryoretinopexie*) oder eine *Kunststoffplombe* oder ein *Silikonband* so von außen auf die Lederhaut gelegt, dass sie die gelösten Schichten aufeinander drückt. Der Druck kann auch von innen durch eingebrachtes Gas oder Silikonöl ausgeübt werden. Für diese Operationen ist eine Vollnarkose erforderlich.

Diabetische Retinopathie

Diabetes mellitus → Kap. I/31.3.11

> **Diabetische Retinopathie** (*diabetische Netzhautschädigung, Retinopathia diabetica*): Folgeerkrankung eines langjährigen Diabetes mellitus infolge Mikroangiopathie (Schädigung der kleinen Gefäße → Kap. I/31.3.11) der Netzhaut. In Deutschland dritthäufigste Erblindungsursache. 📖 1

Folgende Stadien der diabetischen Retinopathie werden unterschieden:

- **Nicht proliferative diabetische Retinopathie** mit Mikroaneurysmen (Aussackungen der Kapillaren), Venenveränderungen, Netzhautblutungen und -exsudaten (Ablagerungen). Keine Beschwerden
- **Proliferative diabetische Retinopathie** mit Gefäßneubildung. Gefahr von Netzhautablösung, Glaskörperblutung und Sehverschlechterung
- **Diabetische Makulopathie** mit hochgradiger Sehverschlechterung/Erblindungsgefahr.

Die Diagnose wird durch Augenhintergrundspiegelung gestellt (→ Abb. I/30.14). Die Behandlung besteht in einer Lasertherapie.

physiologischer Augenhintergrund

Diabetes mellitus

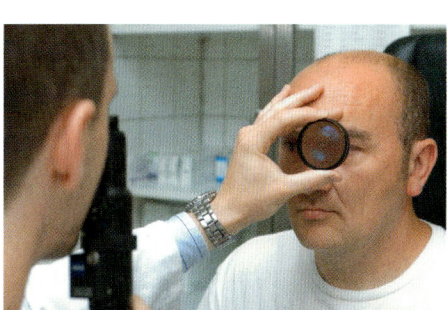

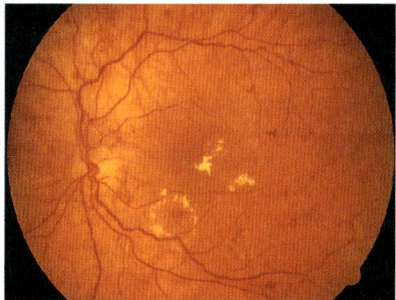

blinder Fleck

gelber Fleck

Abb. I/30.14 Links indirekte Ophtalmoskopie (Augenhintergrundspiegelung). In der Mitte ein Normalbefund, rechts ein krankhaft veränderter Augenhintergrund bei Diabetes mellitus. [K115, S007-3-23, E355]

> **Vorsicht!**
> Die Behandlung ist in den beschwerde-
> freien/-armen Frühstadien am erfolgver-
> sprechendsten. Neben einer optimalen
> Diabeteseinstellung sind deshalb regel-
> mäßige augenärztliche Untersuchungen
> (bei Typ-II-Diabetes ab Diagnose) von zen-
> traler Bedeutung für das Augenlicht bei
> Diabetikern.

Altersabhängige Makuladegeneration

> **Altersabhängige Makuladegeneration**
> (*AMD*): Fortschreitende Schädigung der
> Makula mit hochgradiger Beeinträchti-
> gung der zentralen Sehschärfe. Typische
> Erkrankung des höheren Lebensalters und
> in den Industrieländern häufigste Erblin-
> dungsursache nach dem 65. Lebensjahr.

Am Anfang der **Makuladegeneration** stehen Funktionsstörungen des Pigmentepi-
thels, die durch ein Zusammenspiel von
erblicher Veranlagung und äußeren Faktoren (Risikofaktoren Rauchen, intensives
Sonnenlicht) bedingt sind.

- Ablagerungen im Pigmentepithel (*Dru-
  sen*) führen zu Durchblutungsstörungen
  der Aderhaut und in der Folge zu Zelluntergang in Ader- und Netzhaut. Diese
  trockene AMD schreitet nur langsam
  voran
- Später kommt es bei einem Teil der Betroffenen zu Gefäßneubildungen. Die
  neugebildeten, krankhaften Gefäße können zu Blutungen und Flüssigkeitseinla-
  gerungen im Makulabereich führen (daher **feuchte AMD**). Die feuchte AMD
  schreitet teilweise rasch fort.

Die Betroffenen bemerken eine langsam zunehmende Sehverschlechterung in der Mitte
des Gesichtsfelds, weil der gelbe Fleck betroffen ist. Typisch sind Verzerrtsehen gerader
Linien, Störungen im Kontrast- und Farbensehen, verschwommene Worte beim Lesen
oder ein grauer Fleck in der Gesichtsfeldmit-
te (→ Abb. I/30.15, → Abb. I/30.16). Weil die
Netzhautperipherie (weitgehend) intakt
bleibt, kommt es nicht zur völligen Erblindung im medizinischen Sinne (evtl. aber im
Sinne des Gesetzes → Kap. I/30.2.9).

Bei trockener AMD können spezielle
Nahrungsergänzungspräparate das Fortschreiten verringern. Behandlung der Wahl
bei feuchter AMD ist die Injektion von Antikörpern zur Hemmung der Gefäßneubil-

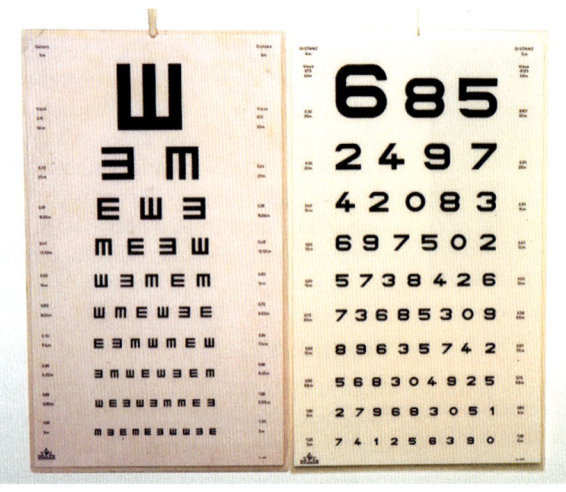

Abb. I/30.15 Sehproben-
zeichen für Erwachsene.
[K183]

dung, die wiederholt in den Glaskörper gespritzt werden.

I/30.2.9 Pflege von Sehbehinderten und Blinden

> **Sehschärfe:** Sehvermögen bei Kor-
> rektur durch Brillengläser.
> **Sehleistung:** Sehvermögen ohne Kor-
> rektur durch Brillengläser.
> **Hochgradige Sehbehinderung:** Sehschär-
> fe bei intaktem Gesichtsfeld weniger als
> 0,05 (= 1/20 eines Normalsichtigen).
> **Blindheit** (nach § 72 SGB XII, Grundlage
> der Beurteilung sind jeweils die Sehschär-
> fe des besseren Auges und das beidäugi-
> ge Gesichtsfeld): Sehschärfe bei intaktem
> Gesichtsfeld unter 0,02 (1/50 eines Normal-
> sichtigen) oder eine Sehschädigung, die
> dieser gleichzusetzen ist (z.B. röhrenför-
> mige Gesichtsfeldeinschränkung auf we-
> niger als 5°).
> **Blindheit im medizinischen Sinne** (*Amau-
> rose*): Fehlen jeglicher Lichtwahrneh-
> mung.
>
> Die drei häufigsten Ursachen für hoch-
> gradige Sehbehinderung oder Blindheit
> bei Erwachsenen in Deutschland sind die
> Makuladegeneration (→ Kap. I/30.2.8),
> das Glaukom (grüner Star → Kap. I/30.2.6)
> und die diabetische Retinopathie (→ Kap.
> I/30.2.8).

Für jeden Menschen, gleich welchen Alters,
ist es ein Schock zu erfahren, dass er blind
werden oder bleiben wird. Mit zunehmendem Alter fällt es erfahrungsgemäß schwerer, sich die erforderlichen Techniken z.B.
zur Orientierung, Blindenschrift oder Hilfs-
mittelbedienung anzueignen. Vergleichbar
anderen Situationen gilt aber: Menschen
sind zeitlebens lernfähig. Auch alte Menschen können durch entsprechende Schu-

lung und Hilfsmittel wesentlich an Mobilität, Selbstständigkeit und damit Lebensqualität gewinnen.

Altenpflegerinnen unterstützen zum einen den Betroffen in den Alltagaktivitäten,
die er nicht (nicht mehr, noch nicht wieder?) selbstständig ausführen kann. Zum
anderen ermutigen sie den Betroffenen im
Sinne der aktivierenden Pflege immer wieder, nicht zu verzagen, aktiv zu bleiben und
die heutigen Möglichkeiten für Sehbehinderte und Blinde zu nutzen.

Internet- und Lese-Tipp
- Deutscher Blinden- und Sehbehindertenverband e. V.: www.dbsv.org
- Pro Retina Deutschland e. V. (Selbsthilfevereinigung von Menschen mit Netzhaut-
  degenerationen): www.pro-retina.de
- Deutsche Hörfilm GmbH:
  www.hoerfilm.de

Sicherheit gewährleisten

- Umgebung möglichst frei von Hindernissen gestalten
- Den Erkrankten auffordern, die Arme
  beim Gehen leicht angewinkelt vorzu-
  strecken, damit er sich im Falle einer
  Kollision „auffangen" kann
- Beim Führen einen halben Schritt voraus
  gehen und den Sehbehinderten oder
  Blinden unterhaken oder seine Hand auf
  die Schulter des Begleiters legen lassen.
  Auf Bodenunebenheiten, Richtungs-
  wechsel, Schwingtüren und Gefahren aller Art aufmerksam machen
- Vor dem Hinsetzen Stuhl abtasten lassen, beim Hinsetzen die Hand des Erkrankten auf die Stuhllehne oder Sitzfläche legen; er kann sich dann besser orientieren

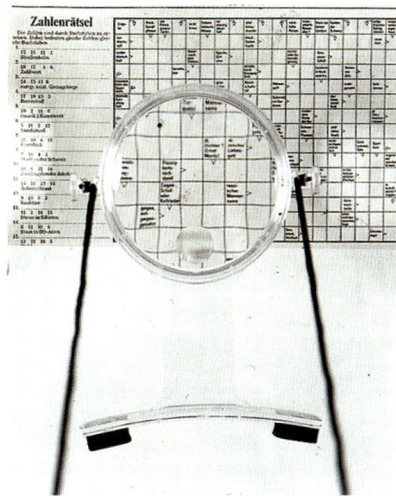

Abb. I/30.17 Es gibt eine Vielzahl vergrößernder Lesehilfen, die auch sehbehinderten Menschen das Lesen ermöglichen. [V143]

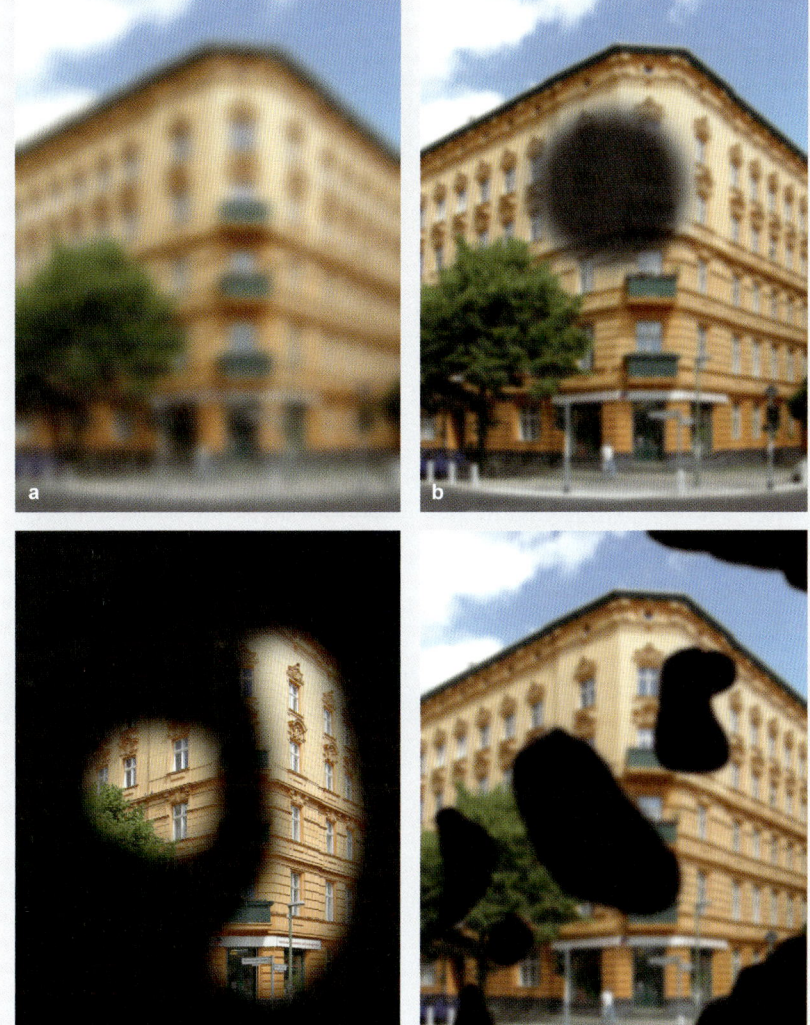

Abb. I/30.16 Verschiedene Sehstörungen im Sehbehinderungssimulator. Links oben Kreuzung und Haus, wie ein Mensch mit Katarakt sie sieht. Rechts oben Sicht bei Makuladegeneration, links unten bei fortgeschrittenem Glaukom (grünem Star), rechts unten bei diabetischer Retinopathie. [J748-094]

sprächspartners ebenso wenig wie etwa Tischschmuck. Ziel der Pflege ist es, die Kommunikation der Betroffenen zu unterstützen und Vereinsamung und Rückzug zu vermeiden. Folgende Möglichkeiten bieten sich an:

- Hilfsmittel, z.B. vergrößernde Lesehilfen (→ Abb. I/30.17)
- Hören von Radiosendungen und Hörfilmen
- Hörbücher, Bücher in Blindenschrift, Vorlesen
- Spazierengehen mit einem Sehenden, der die Umwelt beschreibt und ggf. erriechen oder betasten lässt. Für aktive Pflegebedürftige eignet sich z.B. Tandemfahren mit einem Sehenden
- V.a. in Pflegeeinrichtungen z.B. Anschaffung von Spielen, die für Sehende wie Sehbehinderte geeignet sind.

I/30.2.10 Applikation von Augentropfen und -salben

Bei vielen Augenerkrankungen genügt eine lokale medikamentöse Therapie. Die **Lokaltherapeutika** verteilen sich rasch auf Binde- und Hornhaut und haben weit weniger unerwünschte Wirkungen als die systemische Medikamentengabe. Wesentlich für den Therapieerfolg ist regelmäßiges Auftragen der Tropfen bzw. Salbe – die Tränenflüssigkeit spült v.a. bei Tropfen die Wirksubstanzen ziemlich schnell in die Nase. Nach Möglichkeit leiten Altenpflegerinnen den Pflegebedürftigen oder seine Angehörigen zur selbstständigen Verabreichung an.

Körperpflege

Körperpflege und äußeres Erscheinungsbild sind Teil der Persönlichkeit und sollen erhalten bleiben. Deshalb:

- Persönliche Ordnung des Sehbehinderten einhalten
- Sehbehinderten fragen, was er anziehen und wie er frisiert werden möchte
- Auf defekte oder beschmutzte Kleidung taktvoll aufmerksam machen.

Ernährung

Folgende Maßnahmen erleichtern einem Sehbehinderten oder Blinden das Essen:

- Große Serviette bereithalten

- Große Teller verwenden, Besteck auswählen lassen, Tassen und Gläser nicht ganz füllen
- Erklären, was es zu essen gibt und wo sich was auf dem Teller befindet, z.B. „Kartoffeln bei 12 Uhr, Gemüse bei 4 Uhr, Fleisch bei 8 Uhr"
- Nahrung auf Wunsch mundgerecht herrichten.

Kommunikation und Beschäftigung

Sehbehinderte und Blinde sind in ihrer Kommunikationsfähigkeit beeinträchtigt. Sie sehen Gestik und Mimik ihres Ge-

I
30

> ### ❯ Besonderheiten im Umgang mit Augenmedikamenten
> - Gebräuchliche Abkürzungen kennen:
>   - OD = Oculus dexter = rechtes Auge = RA
>   - OS = Oculus sinister = linkes Auge = LA
>   - OU = Oculi uterque = beide Augen = RL = bds.
> - Kontakt zwischen Applikator und Auge vermeiden, um eine Kontamination auszuschließen
> - Augentropfen vor Augensalbe verabreichen
> - Kontaktlinsen ggf. entfernen (viele Augentropfen verfärben die Kontaktlinsen auf Dauer).

Benötigte Materialien

- Händedesinfektionsmittel
- Zellstofftupfer
- Gebrauchsfertiges Augenmedikament
- Abwurfschale.

Durchführung

- Pflegebedürftigen informieren
- Hände desinfizieren
- Pflegebedürftigen hinsetzen oder -legen, Kopf rückwärts anlehnen und leicht nach hinten neigen lassen (→ Abb. I/30.18, → Abb. I/30.19)
- Pflegebedürftigen nach oben blicken lassen
- Unterlid nahe dem Wimpernrand leicht nach unten ziehen
- Applizierende Hand an der Stirn des Pflegebedürftigen abstützen
- Einen Tropfen bzw. den Salbenstrang in die Mitte des unteren Bindehautsackes geben. Nicht direkt auf die empfindliche Hornhaut tropfen bzw. geben
- Pflegebedürftigen zur gleichmäßigen Verteilung des Medikaments die Augen langsam schließen lassen, ohne zu kneifen
- Überflüssige Lösung abtupfen
- Flasche bzw. Tube sofort verschließen, um Verunreinigungen des Medikaments mit nachfolgender Infektionsgefahr vorzubeugen
- Hände desinfizieren.

I/30.2.11 Pflege nach Augenoperationen

Beispiel eines Pflegeprozesses bei visueller Wahrnehmungsstörung → Kap. I/30.1

In der Altenpflege spielt die Pflege nach Augenoperationen eine große Rolle, da die meisten Operierten ambulant oder nur

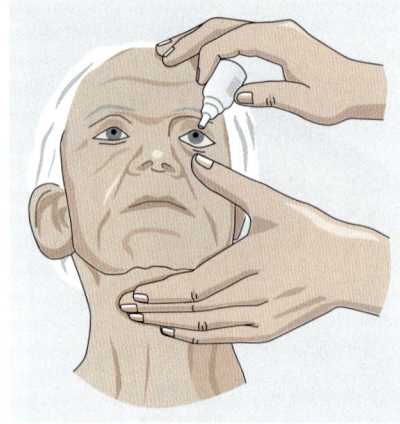

Abb. I/30.18 Applikation von Augentropfen. [L157]

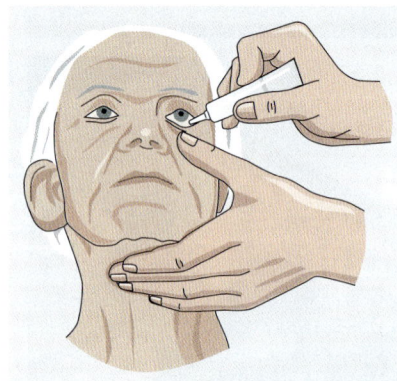

Abb. I/30.19 Applikation von Augensalbe. [L157]

kurzzeitig stationär behandelt werden. Eine Entlassung nach Hause oder in die Pflegeeinrichtung ist möglich, wenn eine zuverlässige Nachbehandlung, z.B. Tropfenapplikation, und regelmäßige ärztliche Kontrolle gewährleistet sind.

Der Pflegebedürftige erhält vom Operateur ein Merkblatt mit Verhaltensregeln nach der Operation. Faustregeln sind:

- Steigerungen des Augeninnendrucks (z.B. durch Husten, Erbrechen, Obstipation) vermeiden, da diese zu Einblutungen und Druck auf die Operationswunde führen können
- Augenverband regelmäßig auf Nachblutungen und korrekten Sitz überprüfen
- Operierte informieren: sie sollen sich nicht bücken (statt dessen in die Hocke gehen), das Auge nicht reiben, nicht schwer heben und in den ersten Tagen nicht viel lesen
- Das operierte Auge vor Schadstoffen schützen, zum Duschen und zur Haarwäsche einen Uhrglasverband anlegen, Auge nicht schminken.

Augenverbände

Umgang mit Kontaktlinsen und Augenprothesen → Kap. I/18.4.2
Uhrglasverband → Abb. I/30.21
Loch-/Siebklappe → Abb. I/30.22

Postoperativ wird häufig für 24 Stunden ein **einfacher Augenverband** angelegt, das ist eine ovale Augenkompresse, die mit Pflasterstreifen fixiert ist (→ Abb. I/30.20). Brillenträger können mit diesem Verband ihre Brille weiterhin tragen. Zumindest nachts legen Pflegende zum Schutz zusätzlich eine Augenklappe darüber.

Anlegen und Entfernen des Augenverbandes erfolgen unter Berücksichtigung der üblichen Hygieneregeln. Benötigt werden:

- Zwei Nierenschalen
- Mit 0,9-prozentiger Kochsalzlösung angefeuchtete Mulltupfer
- Augenklappe, evtl. Augenkompresse
- Zellstofftupfer
- Hautfreundliches Pflaster
- Evtl. Handschuhe.

Durchführung:

- Pflegebedürftigen informieren
- Pflegebedürftigen hinsetzen oder hinlegen und den Kopf leicht in den Nacken legen lassen. Anlehnen des Kopfes sorgt für eine ruhige Kopfhaltung
- Hände desinfizieren, evtl. Handschuhe anziehen

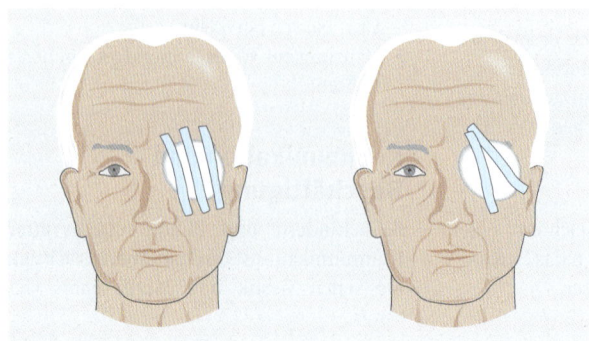

Abb. I/30.20 Anlegen eines Augenverbands: Die Pflaster werden entweder parallel zum Nasenflügel der betroffenen Seite geklebt (links) oder v-förmig angebracht, wobei die Spitze des „v" auf der Stirn klebt (rechts). [L157]

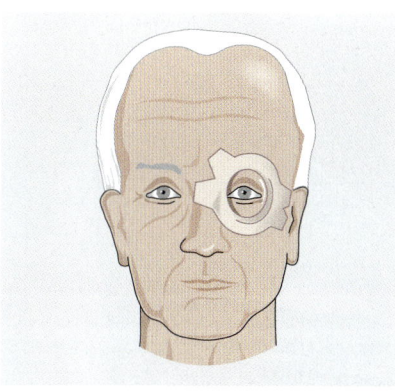

Abb. I/30.21 Der (industriell hergestellte) Uhrglasverband ist eine mit Pflaster eingefasste, durchsichtige Plexiglaskappe. Er vermeidet bei fehlendem Lidschluss ein Austrocknen der Hornhaut und schützt ein operiertes oder verletztes Auge. [L157]

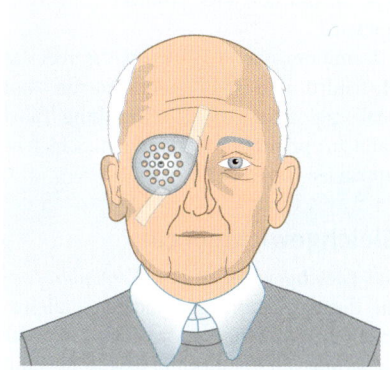

Abb. I/30.22 Loch- und Siebklappe (hier im Bild) sind Kunststoffklappen mit einem größeren Loch bzw. vielen kleinen Löchern. Sie schützen das Auge bei gleichzeitig zur Orientierung ausreichender Sehfähigkeit. [L138]

- Alten Verband und die Klappe vorsichtig lösen, dabei nicht an der Haut zerren. Verband entsorgen
- Pflegebedürftigen bitten, das Auge zu schließen und Augenumgebung mit feuchten Mulltupfern von Sekret und Salbenresten reinigen. Dabei Druck auf das Auge vermeiden
- Handschuhe ausziehen
- Sterile Augenkompresse und Augenklappe ans Auge halten, dabei die dem Auge zugewandte Seite des Verbandes zur Verhinderung einer Keimübertragung nicht berühren
- Kompresse und Augenklappe mit 2–3 Pflasterstreifen festkleben (→ Abb. I/30.20). Pflegebedürftigen um Mithilfe bitten, damit der Verband vor dem Fixieren nicht herunterfällt
- Benutztes Material entsorgen und Hände desinfizieren.

I/30.3 Erkrankungen des Hör- und Gleichgewichtsorgans

I/30.3.1 Hör- und Gleichgewichtsorgan

Übersicht

Hör- und **Gleichgewichtsorgan** liegen gut geschützt in der Felsenbeinpyramide des Schläfenbeins (→ Abb. I/30.23).
- Das **Gehör** nimmt Schallreize auf. Seine Sinneszellen liegen in der Schnecke
- Das **Gleichgewichtsorgan** registriert Körperlage und -bewegung im Raum. Die Sinneszellen befinden sich in Vorhof und Bogengängen.

Die Informationen aus beiden Organen übermittelt der **VIII. Hirnnerv** (*N. vestibulocochlearis, Hör- und Gleichgewichts-Nerv*) an das Gehirn.

Hörorgan

Das **Hörorgan** gliedert sich in äußeres Ohr, Mittelohr und Innenohr.

Äußeres Ohr

Zum **äußeren Ohr** gehören die knorpelige **Ohrmuschel** und der **äußere Gehörgang.** Der äußere Gehörgang, der leicht abgewinkelt von der Ohrmuschel zum Trommelfell zieht, enthält Drüsen, die das **Cerumen** (*Ohrenschmalz*) bilden.

Das **Trommelfell,** eine dünne, bindegewebige Membran, ist die Grenze zwischen äußerem Ohr und Mittelohr. Bei der **Ohrspiegelung** (*Otoskopie*) kann es direkt eingesehen und beurteilt werden.

Mittelohr

Das **Mittelohr** liegt in der **Paukenhöhle,** einer kleinen, luftgefüllten Knochenhöhle im Felsenbein. Es ist mit Epithel ausgekleidet und erstreckt sich vom Trommelfell bis zu einer knöchernen Wand des Innenohrs. In dieser Wand befinden sich zwei membranverschlossene Knochenfenster, das **ovale** und das **runde Fenster.** Nach hinten geht die Paukenhöhle in die Hohlräume des **Warzenfortsatzes** über.

Die **Ohrtrompete** (*Eustachische Röhre*) verbindet Mittelohr und oberen Rachenraum. Sie sichert den Luftdruckausgleich zwischen den beiden, indem sie bei jedem Schluckakt automatisch geöffnet wird.

In der Paukenhöhle liegen drei **Gehörknöchelchen:** Hammer (*Malleus*), **Amboss** (*Incus*) und **Steigbügel** (*Stapes*). Der Hammergriff ist mit dem Trommelfell fest verbunden. Sein kürzerer Fortsatz ist gelenkig mit dem Amboss und dieser wiederum gelenkig mit dem Steigbügel verknüpft. Der Steigbügel ist mit seiner „Fußplatte" im ovalen Fenster befestigt. Die Gehörknöchelchen wandeln die auf das Trommelfell treffenden Luftschwingungen in Knochenschwingungen um.

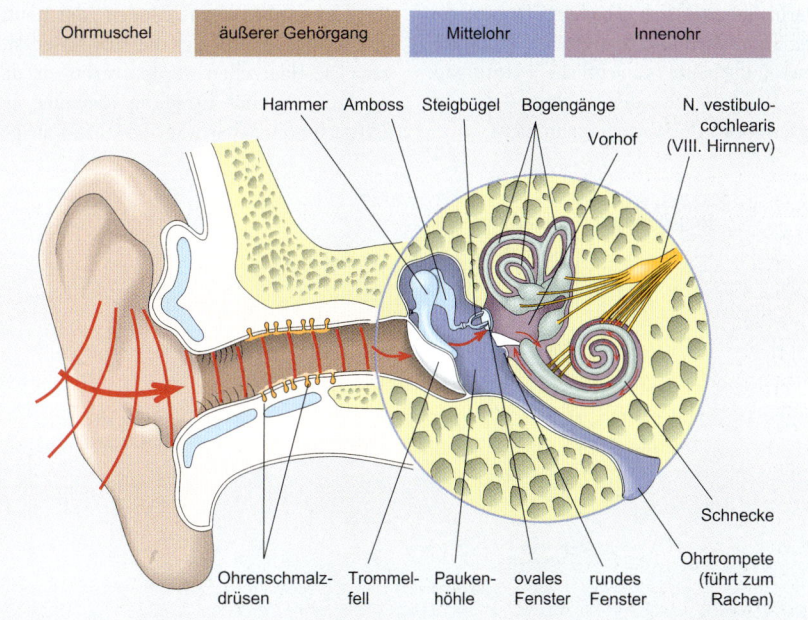

Abb. I/30.23 Übersicht über äußeres Ohr, Mittelohr und Innenohr (vergrößert dargestellt). Die Pfeile markieren den Weg der Schallwellen zu den Sinneszellen. [L190]

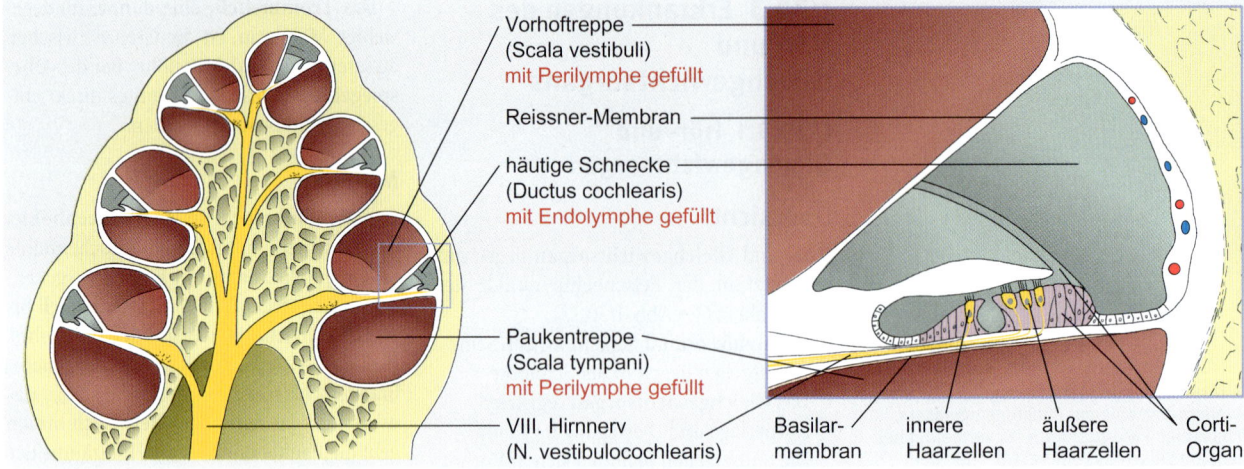

Abb. I/30.24 Links Schnitt durch die knöcherne Schnecke, rechts häutige Schnecke im Detail. [L190]

Innenohr

Das **Innenohr** enthält die Sinnesrezeptoren für das Gehör und den Gleichgewichtssinn. Es liegt im **knöchernen Labyrinth** des Felsenbeins und besteht aus Schnecke, Vorhof und Bogengängen (→ Abb. I/30.25).

Die **knöcherne Schnecke** (*Cochlea* → Abb. I/30.24) ist eine mit liquorähnlicher **Perilymphe** gefüllte Knochenspirale. Eine Zwischenwand teilt den **Schneckengang** in zwei Etagen. Die obere **Vorhoftreppe** (*Scala vestibuli*) beginnt am ovalen Fenster, steigt bis zur Schneckenspitze hoch und geht dort in die **Paukentreppe** (*Scala tympani*) über, die nach unten zum runden Fenster verläuft.

Die knöcherne Schnecke umgibt die **häutige Schnecke** (*Ductus cochlearis*), einen mit **Endolymphe** gefüllten feinen Schlauch. Darin befindet sich das **Corti-Organ,** das aus Stützzellen und Sinneszellen (**Haarzellen**) aufgebaute „eigentliche" Hörorgan. Die Haarzellen werden an ihrer Basis von Fasern des VIII. Hirnnerven umfasst.

Hörfunktion

Das gesunde Ohr hört Schall mit Frequenzen von etwa 16–20 000 Hertz (kurz *Hz*: Schwingungen pro Sekunde).

Auf das Ohr treffende Schallwellen werden von der Ohrmuschel aufgenommen und gelangen durch den äußeren Gehörgang zum Trommelfell. Das schwingende Trommelfell setzt die Gehörknöchelchen in Bewegungen. Sie leiten die Schwingungen weiter zum ovalen Fenster.

Die Steigbügelaktionen am ovalen Fenster versetzen die Perilymphe der Vorhoftreppe in Schwingungen. Diese laufen als **Wanderwellen** bis zur Schneckenspitze und von dort über die Paukentreppe zurück zum runden Fenster, wo sie verebben. Die Wanderwellen übertragen sich auf die **Basilarmembran** (am „Boden" der häutigen Schnecke), auf der die Haarzellen sitzen. Die Haarzellen werden verbogen, dadurch wird eine Erregung (genauer ein Aktionspotenzial → Kap. I/31.11.3) ausge-

löst, die auf den VIII. Hirnnerven übertragen wird.

Damit beginnt die **Hörbahn,** die über das Mittelhirn und seine Reflexzentren zum Thalamus zieht. Die **Hörstrahlung** führt dann zur **primären Hörrinde** im Schläfenlappen (→ Kap. I/31.11.4).

Gleichgewichtsorgan

Das **Gleichgewichtsorgan** (*Vestibularapparat*) dient zusammen mit anderen Sinnesorganen der Orientierung im Raum und der Steuerung von Haltung und Bewegung. Zum Gleichgewichtsorgan gehören der Vorhof und die drei Bogengänge (→ Abb. I/30.25).

Vorhof

Vom **Vorhof** (*Vestibulum*), dem Zentrum des knöchernen Labyrinths, gehen nach hinten die drei Bogengänge und nach vorn die Schnecke ab.

Wie das gesamte knöcherne Labyrinth ist der Vorhof mit Perilymphe gefüllt und enthält häutige Strukturen mit Endolymphe.

Die häutigen Strukturen im Vorhof heißen **großes Vorhofsäckchen** (*Utriculus*) und **kleines Vorhofsäckchen** (*Sacculus*). Sie enthalten Sinneszellen, auf denen eine Gallertmasse mit kleinsten Steinchen (**Gleichgewichtssteinchen** oder *Statolithen*) liegt. Bei Linearbeschleunigungen des Körpers (z.B. Fallen, Bremsen) verschieben sich die Steinchen und verbiegen dadurch die Sinneshärchen.

Bogengänge

Die drei **Bogengänge** stehen etwa im rechten Winkel zueinander in den drei Raumebenen. In den knöchernen Bogengängen verlaufen die häutigen Bogengänge.

Jeder Bogengang hat vorhofnah eine Erweiterung, die **Ampulle.** Darin befinden

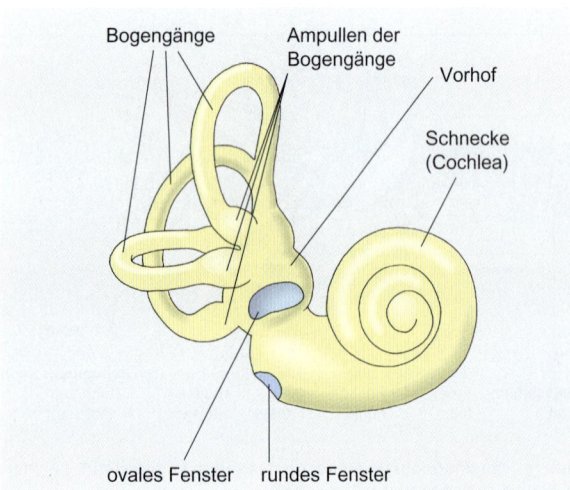

Abb. I/30.25 Das knöcherne Labyrinth als Ausgussmodell. [L157]

sich die Sinneszellen des Bogengangsystems. Ihre Härchen ragen in eine Gallertmasse hinein (*Cupula*) hinein, die gewissermaßen in der Endolymphe der häutigen Bogengänge schwimmt. **Drehbeschleunigungen** des Körpers verbiegen die Cupula und damit die Härchen und lösen eine Erregung aus (→ Abb. I/30.26).

Leitungsbahnen und Funktion des Gleichgewichtsorgans

Von den Haarzellen des Gleichgewichtsorgans laufen die Erregungsimpulse über den VIII. Hirnnerven zum Hirnstamm und von dort zu zahlreichen Gebieten des ZNS, z.B. Rückenmark, Kleinhirn, Hirnnervenkernen und Rückenmark.

Über diese Verbindungen wird der Gleichgewichtsapparat so mit dem motorischen System verknüpft, dass Lageänderungen ggf. mit reflektorischen Muskelbewegungen zur Stabilisierung des Körpers beantwortet werden.

> **Hinweise zu gesundheitsförderndem Verhalten**
>
> Ob Disco oder Presslufthammer ist dem Ohr zunächst einmal egal. Schall oberhalb einer gewissen Lautstärke schädigt die Sinneszellen des Hörorgans. Bei extremen Lautstärken sind schon nach kurzer Zeit unwiderrufliche Schäden möglich. Aber auch ständig „ein bisschen zu viel" führt über die Jahre zu einer deutlichen Schwerhörigkeit. Um das Hörvermögen möglichst lange zu erhalten, ist es deshalb wichtig, das Hörorgan nicht zu überfordern und ihm auch mal Ruhe zu gönnen.
>
> Auch der Seele tut zwischenzeitliche Ruhe gut. Dauerbeschallung ist Stress und führt zu verlangsamten Reaktionen und Fehlleistungen. Jeder Mensch braucht Phasen der Stille, um körperlich und seelisch gesund zu bleiben.

I/30.3.2 Leitsymptome bei Erkrankungen des Ohrs

Schwerhörigkeit

> **Schwerhörigkeit:** Minderung des Hörvermögens.

Eine **Schwerhörigkeit** ist in jedem Alter möglich, wird jedoch mit zunehmendem Alter häufiger: 35 % der über 65-jährigen Frauen und fast 40 % der gleichaltrigen Männer klagen über Hörprobleme. 📖 4

Die Schwerhörigkeit kann nach verschiedenen Kriterien eingeteilt werden, z.B.:
- Nach Zeitdauer der Entstehung in **akute** oder **chronische Schwerhörigkeit**
- Nach Schweregrad in **geringgradige, mittelgradige, hochgradige** und **an Taubheit grenzende Schwerhörigkeit**
- Nach Ursache in **Schallleitungsschwerhörigkeit** mit Störung im äußeren oder Mittelohr (z.B. Ohrenschmalzpfropf, Otosklerose, meist gut behandelbar) und **Schallempfindungsschwerhörigkeit** mit Störung im Innenohr oder Hörnerven (z.B. Altersschwerhörigkeit, Hörsturz, meist schlecht behandelbar).

Die Diagnose einer Schwerhörigkeit erfolgt durch Hörtests (→ Abb. I/30.27). Zur Ursachensuche und Therapieplanung sind eine hals-nasen-ohren-ärztliche Untersuchung und ggf. weitere Tests erforderlich. Lässt sich die Ursache nicht beseitigen und ist keine Besserung zu erwarten, ist eine Hörgeräteanpassung erforderlich.

Umgang mit Schwerhörigen und Gehörlosen

Unterstützung alter Menschen bei der Kommunikation → Kap. I/18

Schwerhörigkeit führt oft zu Passivität und sozialem Rückzug, manchmal auch zu

Misstrauen. Da Warngeräusche nicht mehr wahrgenommen werden, kann Schwerhörigkeit den Betroffenen auch akut gefährden.

> **Alle Betreuer, aber auch Hauswirtschaftshilfen oder Nachbarn, sollten über die Schwerhörigkeit eines Pflegebedürftigen Bescheid wissen. Nur so können die Kommunikationsbedingungen für den alten Menschen optimiert werden.**

Die Kommunikation mit einem schwerhörigen Menschen durch Schreien verbessern zu wollen, wirkt der Verständigung entgegen, denn es verzerrt den Wortklang. Besser ist es, mit Schwerhörigen langsam, deutlich und in angemessener Lautstärke zu sprechen sowie kurze Sätze zu formulieren. Fremdwörter sind meist ungünstig. Im Gespräch sollten die Teilnehmenden noch mehr als sonst darauf achten, sich nicht ins Wort zu fallen und nacheinander anstatt gleichzeitig zu sprechen.

Viele Schwerhörige und Gehörlose können vom Mund des Sprechenden ablesen. Voraussetzungen sind, dass:
- Der Sprechende für den Schwerhörigen gut sichtbar ist
- Der Schwerhörige das Gesicht des Sprechenden beim Sprechen ansehen kann
- Die Mundbewegungen des Sprechenden nicht durch Kaugummi-Kauen oder eine vor den Mund gehaltene Hand „verfälscht" werden.

Je nach Behinderung des Schwerhörigen ist es sinnvoll, zusätzlich zum Hörgerät andere Hilfsmittel zu nutzen (beispielsweise Papier und Schreibzeug, aber auch Lichtwecker).

Internet- und Lese-Tipp
Deutscher Schwerhörigenbund e.V. (DSB): www.schwerhoerigen-netz.de

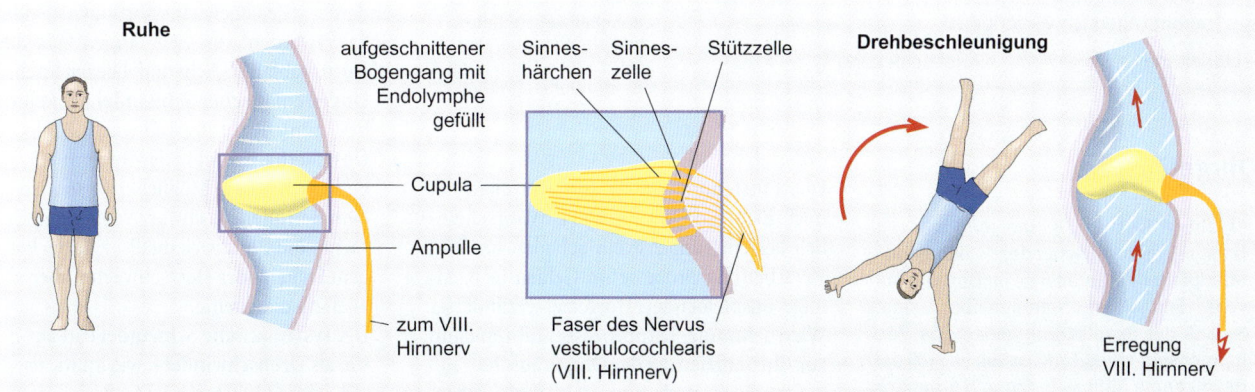

Abb. I/30.26 Ablenkung der Cupula bei einer Drehbewegung. [L190]

I
30

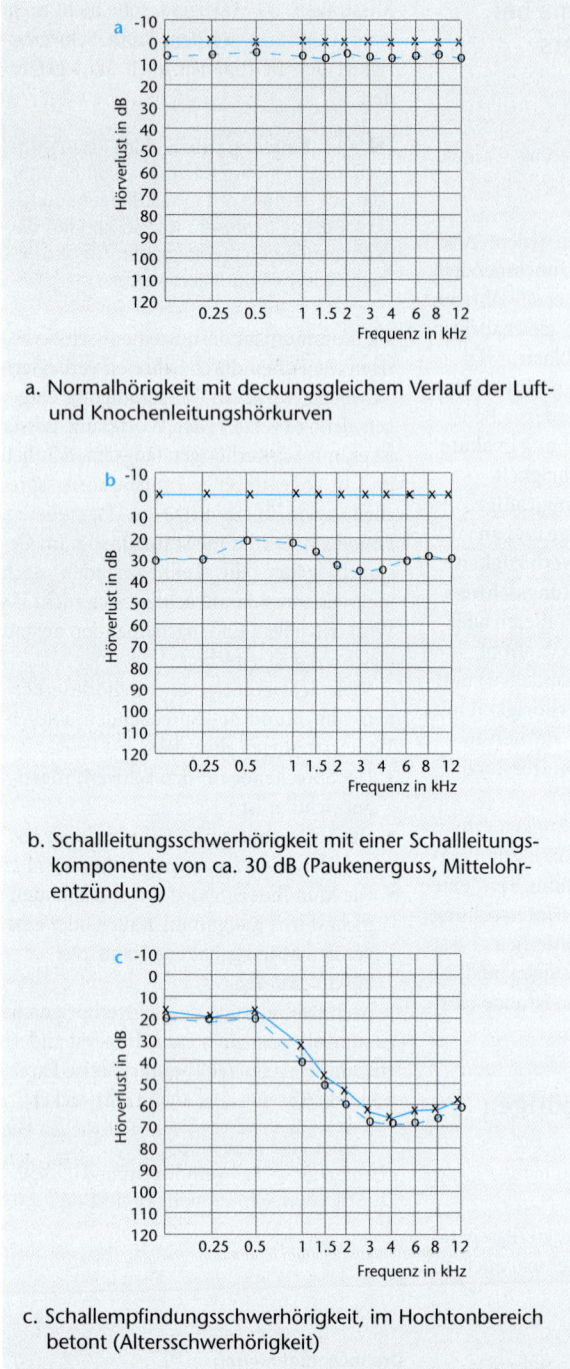

a. Normalhörigkeit mit deckungsgleichem Verlauf der Luft- und Knochenleitungshörkurven

b. Schallleitungsschwerhörigkeit mit einer Schallleitungskomponente von ca. 30 dB (Paukenerguss, Mittelohrentzündung)

c. Schallempfindungsschwerhörigkeit, im Hochtonbereich betont (Altersschwerhörigkeit)

Luftleitung o—o—o—o   Knochenleitung x—x—x—x

Abb. I/30.27 Bei der Tonschwellenaudiometrie gibt der untersuchte Mensch an, wann er einen (lauter werdenden) Ton erstmalig hört. Luftleitung = über Kopfhörer = normaler Weg der Schallwellen. Knochenleitung = über Warzenfortsatz = Umgehung des Mittelohrs. [M477]

Ohrgeräusche

» Ohrgeräusche (*Tinnitus aurium, Ohrensausen*): Rauschende, klingende oder pfeifende Geräusche im Ohr, die nur vom Erkrankten wahrnehmbar sind. 5–15 % der Bevölkerung geben das Vorhandensein eines Tinnitus an, ca. 1 % der Bevölkerung fühlt sich dadurch erheblich belastet. 📖 5

Die Entstehung von **Ohrgeräuschen** ist noch nicht im Detail geklärt. Wahrscheinlich besteht zunächst ein Schaden im Ohr. Verarbeitungsprozesse im Gehirn (z. B. infolge ausbleibender Hörreize, veränderter Wahrnehmung, Lernprozesse) führen dann zur Chronifizierung der Ohrgeräusche.

Charakter und Intensität von Ohrgeräuschen sind sehr variabel: Möglich sind z. B. Brummen, Summen, Pfeifen und Zischen. Die Geräusche können zeitweilig oder immer vorhanden, kaum wahrnehmbar oder störend laut sein. Für manche Erkrankten sind die Ohrgeräusche so belastend, dass Depressionen und Angstzustände auftreten.

Diagnostisch wird zunächst nach einer fassbaren Erkrankung gesucht. Vielfach kann jedoch keine Ursache gefunden werden.

Bei akuten Ohrgeräuschen werden Glukokortikoide und durchblutungsfördernde Substanzen versucht. Mit chronischen Ohrgeräuschen muss der Betroffene leben lernen. Erster Schritt ist eine ärztliche Beratung und Aufklärung über das Krankheitsbild. Sinnvoll ist eine **strukturierte tinnitusspezifische kognitive Verhaltenstherapie** zur „Umlenkung" der Aufmerksamkeit vom Tinnitus weg und Erlernung von Bewältigungsstrategien. Schwerhörige können von einem Hörgerät profitieren. Ein **Tinnitus-Masker** (hörgerät-ähnliches Gerät, das Geräusche erzeugt) kann evtl. durch „Überdecken" der Geräusche unterstützend wirken.

Internet- und Lese-Tipp
Deutsche Tinnitus-Liga e. V. (DTL):
www.tinnitus-liga.de

Schwindel

» Schwindel (*Vertigo*): Gleichgewichtsstörung, Störung der Orientierungsempfindung des Körpers im Raum. Der Betroffene nimmt Bewegungen seines Körpers und der Umwelt wahr, die in Wirklichkeit nicht vorhanden sind (→ Tab. I/30.3).

Physiologischer Schwindel tritt nach Stimulation des Gleichgewichtsorganes auf, z. B. bei Drehbewegungen.

Pathologischer Schwindel kann viele Ursachen haben. Hinzu kommt, dass Pflegebedürftige oft auch Gangunsicherheit, andere Gleichgewichtsstörungen oder Schwarzwerden vor den Augen z. B. bei Blutdruckabfall als Schwindel bezeichnen.

- **Unsystematischer Schwindel** hat keine bestimmte Richtung und wird z. B. als Unsicherheitsgefühl oder Benommenheit beschrieben. Möglicherweise wird dem Betroffenen schwarz vor Augen. Ursache sind Blutdruckabfälle, z. B. bei langem Stehen oder Herzschwäche, aber auch Medikamente
- Der **systematische Schwindel** tritt auf v. a. als **Drehschwindel** („wie im Karussell") oder **Liftschwindel** („wie das Hoch- und Runterfahren im Aufzug"). Er hat

seine Ursache in aller Regel im Gleichgewichtsorgan. Die Störung kann dabei im Gleichgewichtsorgan (**peripher-vestibulärer Schwindel**) oder im Gehirn (**zentral-vestibulärer Schwindel**) liegen. Insbesondere beim peripher-vestibulären Schwindel besteht vielfach heftige Übelkeit.

Diagnostisch erfolgt zunächst eine hals-nasen-ohren-ärztliche Untersuchung, der je nach Verdachtsdiagnose weitere Untersuchungen folgen. Gerade bei alten Menschen ist aber oft keine Ursache zu finden, oder es liegen gleich mehrere vor, evtl. Schwindel erzeugende Erkrankungen.

Therapeutisch wird eine ursächliche Erkrankung wenn irgend möglich behandelt. Gerade peripher-vestibulärer Schwindel wird oft mit der Zeit vom Gehirn selbst ausgeglichen. Das Gehirn lernt gewissermaßen, die nicht passenden Informationen des kranken Gleichgewichtsorgans zu korrigieren.

Antivertiginosa (*Medikamente gegen Schwindel*) oder **Antiemetika** (*Medikamente gegen Übelkeit → Kap. I/31.8.14*) sollten nur bei starkem Schwindel bzw. Übelkeit für wenige Tage gegeben werden, denn sie verlängern häufig die Zeit, die das Gehirn zur „Neuverrechnung" braucht. Antivertiginosa sind z.B. Betahistin (etwa Aequamen®, Vasomotal®), Flunarizin (etwa Flu-

navert®) oder Sulpirid (etwa Sulpirid Stada®), ein häufig bei Schwindel eingesetztes Antiemetikum ist Dimenhydrinat (etwa Vomex A®). Mögliche unerwünschte Wirkung ist allerdings Müdigkeit (Sturzrisiko!). Keinesfalls sind Medikamente ein Ersatz für das oft notwendige Gleichgewichts- und Bewegungstraining.

> ❯ Bei akutem Schwindel benachrichtigt die Altenpflegerin unverzüglich den Hausarzt, da eine ernsthafte Erkrankung dahinter stecken kann. Bis zu seinem Eintreffen ist es v.a. wichtig, Stürze zu vermeiden.
>
> Im weiteren Verlauf ist oft ein Gleichgewichts- und Bewegungstraining sinnvoll, gleichzeitig meiden die alten Menschen Bewegung aus Angst vor Stürzen. Mangelndes Training durch Immobilität verstärkt den Schwindel aber. Hier ist es wichtig, durch Anpassung der Umwelt, Bereitstellung geeigneter Gehhilfen sowie v.a. zu Beginn Gehen in Begleitung dem alten Menschen die Angst zu nehmen.

I/30.3.3 Erkrankungen des äußeren Ohrs und des Mittelohrs

Ohrenschmalzpfropf

Ein **Ohrenschmalzpfropf** (*Ceruminalpfropf*) ist Folge eines gestörten Selbstreini-

gungsprozesses des äußeren Gehörgangs, häufig einer regelmäßigen „Ohrsäuberung" mit Wattestäbchen (die Wattestäbchen drücken das Ohrenschmalz in den Gehörgang hinein, dies kann auch durch das Einsetzen des Ohrpassstücks eines Hörgeräts geschehen).

Der Pfropf kann im Extremfall den äußeren Gehörgang vollständig verlegen und die Hörleistung erheblich vermindern. Besonders häufig fühlt sich das Ohr nach dem Baden verschlossen an, weil der Ohrenschmalzpfropf durch das Wasser aufgequollen ist.

Die Diagnose erfolgt durch Inspektion des äußeren Gehörgangs mit dem Ohrtrichter. Die Entfernung durch den HNO-Arzt mit speziellen Häkchen oder durch Ohrspülung ist meist problemlos.

Mittelohrentzündungen

Akute Mittelohrentzündung

> ❯ **Akute Mittelohrentzündung** (*Otitis media acuta*): Tritt häufig begleitend bei Erkältungskrankheiten auf.

Akute Mittelohrentzündungen sind bei alten Menschen eher selten, können aber gelegentlich durch Aufsteigen von Krankheitserregern bei einem Infekt der oberen Luftwege entstehen.

Leitbeschwerden sind pulsierende Ohrenschmerzen und Schwerhörigkeit (Schallleitungsschwerhörigkeit), bei ausgeprägtem Verlauf bestehen auch Allgemeinbeschwerden. Oft bildet sich im Mittelohr ein teils eitriger Erguss. Bei Spontanperforation des Trommelfells kommt es dann zu **Ohrlaufen** (*Otorrhö*), durch Druckentlastung lassen die Schmerzen fast schlagartig nach.

Bei der Otoskopie zeigen sich Rötung, Vorwölbung und evtl. Perforation des Trommelfells (→ Abb. I/30.28).

Therapeutisch reichen meist abschwellende Nasentropfen (z.B. Nasivin®), ggf. Analgetika und bei bakterieller Entstehung orale Antibiotika. Bei einem ausgeprägten Erguss kann eine **Parazentese** – ein kleiner Trommelfellschnitt – nötig sein, damit der Paukenerguss abfließt.

Komplikationen sind insgesamt selten. Am häufigsten ist eine **Mastoiditis** (*Entzündung des Warzenfortsatzes*), die sich durch zunehmende Beschwerden, Druckschmerz des hinter dem Ohr gelegenen Warzenfortsatzes und Schwellung hinter der Ohrmuschel mit abstehendem Ohr zeigt. Die Behandlung ist operativ.

Erkrankung	Ursache (U), Symptome (S), Therapie (T)
Akustikusneurinom	• **U:** Gutartiger Tumor am VIII. Hirnnerven • **S:** Langsam zunehmende, einseitige Hörminderung, Ohrgeräusche, evtl. (leichter) Schwindel, später Fazialislähmung • **T:** Operation (bei vollständiger Entfernung sehr gute Prognose). Bei Inoperabilität Strahlenbehandlung, bei kleinen Tumoren und geringen Beschwerden evtl. auch Abwarten unter Kontrollen
Neuritis vestibularis (*einseitiger Vestibularisausfall*)	• **U:** Unklar (viral?) • **S:** Akuter Dauerdrehschwindel mit Erbrechen. Keine Hörminderung! • **T:** Zunächst Infusionen, Bettruhe, dann Mobilisation und Gleichgewichtstraining
Gutartiger paroxysmaler Lagerungsschwindel	• **U:** Ablösen von Gleichgewichtssteinchen und Verlagerung in einen der Bogengänge • **S:** Heftiger Drehschwindel und Übelkeit bei bestimmten Lageveränderungen, bei wiederholten Lageänderungen abnehmende Beschwerden, nach Pause wieder stärker • **T:** Rückverlagerung der Steinchen durch spezielle Lagerungsmanöver (Arzt), ansonsten Lagerungstraining. Gute Prognose
Morbus Menière	• **U:** Überschuss an Endolymphe → Reißen der häutigen Schnecke → Ausfall des Hörorgans • **S:** Akute Drehschwindelanfälle mit Übelkeit, einseitigem Hörverlust und einseitigen Ohrgeräuschen. Nach mehreren Anfällen bleibende Hörminderung • **T:** v.a. Medikamente zur Durchblutungsförderung, gegen Schwindel und Übelkeit
Schlaganfall/TIA	• **U:** Durchblutungsstörung • **S:** Schwindel, meist noch andere neurologische Ausfälle • **T:** → Kap. I/31.11.12

Tab. I/30.3 Übersicht über häufige mit (systematischem) Schwindel einhergehende Erkrankungen.

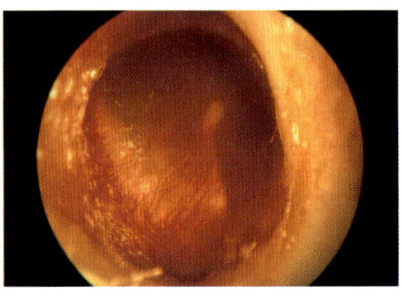

Abb. I/30.28 Ohrenspiegelung (*Otoskopie*) bei akuter Mittelohrentzündung. Typisch sind die Rötung des Trommelfells und die deutlich sichtbare, strahlenförmige Gefäßzeichnung. [E420]

Chronische Mittelohrentzündung

> **Chronische Mittelohrentzündung** (*Otitis media chronica*): Fortlaufende Entzündung des Mittelohrs.

Eine **chronische Mittelohrentzündung** entsteht meist durch lang anhaltende Tubenbelüftungsstörungen und mehrfache akute Mittelohrentzündungen.

Zwei Formen werden unterschieden:
- Die **chronische Schleimhauteiterung** mit einem Trommelfelldefekt in der Mitte des Trommelfells
- Die **chronische Knocheneiterung** mit randständigem Trommelfelldefekt und fast immer einem *Cholesteatom (Perlgeschwulst).*

Leitbeschwerden sind Ohrenlaufen (bei Cholesteatom eitrig-fötide) und Schwerhörigkeit. Schmerzen bestehen selten, eher ein Druckgefühl im Ohr.

Neben der Ursachenbeseitigung ist bei der chronischen Schleimhauteiterung oft und beim Cholesteatom immer eine Operation nötig. Die Wiederherstellung der Schallleitung zum Innenohr (**Tympanoplastik**) umfasst einen Verschluss des Trommefelldefekts (**Myringoplastik**) und die Rekonstruktion der Gehörknöchelchenkette (**Ossikuloplastik**). Beim Cholesteatom müssen alle erkrankten Strukturen ausgeräumt werden, da sonst schwere Komplikationen auftreten.

Otosklerose

Bei der **Otosklerose** kommt es aus unklarer Ursache zu Verknöcherungsherden v.a. im Bereich des ovalen Fensters. Hierdurch wird der Steigbügel fixiert und damit die Gehörknöchelchenkette in ihrer Beweglichkeit behindert, eine Schallleitungsschwerhörigkeit entsteht.

Die Diagnose wird durch Hörtests gesichert. Die operative Behandlung besteht in einem Ersatz des Steigbügels durch eine winzige Prothese (**Stapesplastik**).

I/30.3.4 Erkrankungen des Innenohrs

Altersschwerhörigkeit

> **Altersschwerhörigkeit** (*Presbyakusis*): Häufigste Ursache der beidseitigen Innenohrschwerhörigkeit alter Menschen. Beginn meist im 50.–60. Lebensjahr mit Hörminderung bei hohen Tönen.

Ursache der **Altersschwerhörigkeit** sind degenerative Prozesse im Corti-Organ und wahrscheinlich auch der an der Weiterverarbeitung der Höreindrücke beteiligten zentralen Strukturen. Auch die sich im Laufe des Lebens summierende Lärmbelastung spielt eine Rolle.

Zunächst betrifft die Hörminderung die hohen, später auch mittlere und tiefe Töne. Besonders stark ist das Sprachverständnis bei gleichzeitigen Störgeräuschen betroffen, was Gespräche mit mehreren Personen sehr erschwert (*Cocktailparty-Effekt*). Bei steigender Lautstärke werden Töne schnell als schmerzhaft empfunden. Viele Betroffenen haben außerdem Ohrgeräusche. Beide Ohren sind (fast) gleich stark betroffen.

Die Diagnose wird durch Hörtests und HNO-ärztliche Untersuchung zum Ausschluss anderer Erkrankungen gesichert.

Therapeutisch hilft nur die frühzeitige Anpassung eines Hörgeräts. Viele alte Menschen entscheiden sich zu spät dazu. Die geringeren Höreindrücke führen aber zu Veränderungen der am Hören beteiligten Nervenzellen im Gehirn mit zusätzlicher Verschlechterung. Alle weiteren Hörschädigungen, z.B. durch Lärm, sollten so weit wie möglich ausgeschaltet werden.

Hörsturz

> **Hörsturz:** Plötzlich auftretende Schallempfindungsschwerhörigkeit mit Hörminderung bis zur Taubheit, Ohrgeräuschen und Schwindelsymptomatik. Altersgipfel um das 50. Lebensjahr. Meist weitgehende oder völlige Wiederherstellung des Gehörs.

Die Entstehung des **Hörsturzes** ist ungeklärt. Man diskutiert Durchblutungsstörungen, Virusinfektion, Autoimmunprozesse sowie Stress als mögliche Auslöser.

Innerhalb von Minuten bis 24 Std. entwickelt sich eine einseitige Schwerhörigkeit, evtl. begleitet von einem Ohrgeräusch oder leichtem Schwindel.

Die Betroffenen sollten baldmöglichst einem Hals-Nasen-Ohren-Arzt vorgestellt werden. Erhärtet sich der Verdacht (Schallempfindungsschwerhörigkeit, für die keine Ursache gefunden werden kann), wird der Pflegebedürftige in aller Regel ins Krankenaus eingewiesen.

Dort werden entsprechend der mutmaßlichen Ursachen v. a. hochdosiert Glukokortikoide, evtl. auch Infusionen zur Durchblutungsförderung gegeben. Außerdem erfolgen ggf. weitere Untersuchungen zum Ausschluss anderer Erkrankungen.

Nach der Entlassung aus dem Krankenhaus kann es sinnvoll sein, Stressbewältigungstechniken zu erlernen.

Wiederholungsfragen

1. Wie ist das Auge aufgebaut? (→ Kap. I/30.2.1)
2. Was ist eine Katarakt, welche Beschwerden hat der Betroffene? (→ Kap. I/30.2.7)
3. Wie werden Augentropfen verabreicht? (→ Kap. I/30.2.10)
4. Was ist eine Schallleitungs-, was eine Schallempfindungsstörung? (→ Kap. I/30.3.2)
5. Welche Formen von Schwindel gibt es? (→ Kap. I/30.3.2)
6. Was ist typisch für die Altersschwerhörigkeit? (→ Kap. I/30.3.4)

Literaturverzeichnis

1. Finger, R. P.; Bertram, B.; Wolfram, C.; Holz, F. G.: Blindheit und Sehbehinderung in Deutschland. Deutsches Ärzteblatt 2012; 109(27–28): S. 484–489.
2. Berufsverband der Augenärzte Deutschlands e. V. (BVA): www.augcninfo.dc/patinfo/glaukom.pdf (letzter Zugriff: 30.11 2015).
3. Hahn, G. A.: Kurzlehrbuch Augenheilkunde. Thieme Verlag, Stuttgart, 2012.
4. Robert Koch-Institut (Hrsg.): Daten und Fakten: Ergebnisse der Studie „Gesundheit in Deutschland aktuell 2010". Beiträge zur Gesundheitsberichterstattung des Bundes. Robert Koch-Institut, Berlin, 2012.
5. Kreuzer, P. M.; Vielsmeier, V.; Langguth, B.: Chronischer Tinnitus – eine interdisziplinäre Herausforderung. Deutsches Ärzteblatt 2013; 110(16): S. 278–84

I. Grammer, P. König, N. Menche

I/31 Pflege alter Menschen mit akuten und chronischen Erkrankungen

I/31.1 Erkrankungen des Bewegungsapparates

> **Bewegungsapparat:** Einheit von Skelettsystem (Knochen, Gelenken, Sehnen, Bänder) und Muskulatur.

Der Wechsel von Anspannung und Entspannung verschiedener Muskelgruppen, ihre Verbindung zu den Knochen sowie intakte Nerven sind wichtige Voraussetzungen für eigenständige Bewegungen. Sich bewegen können ist eng verknüpft mit der Möglichkeit einer aktiven und selbstbestimmten Teilhabe am Leben und ein wesentlicher Bestandteil der Lebensqualität.

Mobilitätseinschränkungen sind oft begünstigende oder auslösende Faktoren von Pflegebedürftigkeit. Sie können akut oder chronisch sein und erfordern eine Klärung durch pflegerische und ärztliche Diagnostik. **Erkrankungen des Bewegungsapparates** sind bei alten Menschen sehr häufig. Sie sind zwar meist nicht unmittelbar lebensbegrenzend, können aber durch ihre Folgen, z. B. Immobilität oder Stürze, die Lebensqualität mindern und die Lebenserwartung verkürzen.

Pflegerische Handlungsfelder

Altenpflegerinnen identifizieren die für die Pflege relevanten Handlungsfelder bei den Erkrankungen des Bewegungsapparats. Folgende Pflegediagnosen können sie häufig feststellen (→ Abb. I/31.1.1).

I/31.1.1 Beispiel eines Pflegeprozesses bei „beeinträchtigter körperlicher Mobilität"

> **Beeinträchtigte körperliche Mobilität:** Einschränkung der unabhängigen, zielgerichteten Bewegung des Körpers oder von einer oder mehreren Extremität(en).

Mögliche Folgen einer **beeinträchtigten körperlichen Mobilität;** Beispiele für medizinische Diagnosen und andere Folgen:

- Inkontinenz
- Kontrakturen
- Thrombose
- Atemwegserkrankungen durch behinderte Atmung
- Knochenbrüche durch Sturz, z. B. Oberschenkelhalsfrakturen.

Ⓐ Fallbeispiel Ambulant, Teil I

Ruth Seifert ist eine 65-jährige, gutsituierte Witwe. Die Altenpflegerin Dorothee Zenker betreut sie gern. Frau Seifert hat ein freundliches und sehr höfliches Wesen. Sie leidet in fortgeschrittenem Stadium an rheumatoider Arthritis. Ihre Hände sind verkrümmt und eingesteift, mehrere Finger weisen eine Schwanenhalsdeformität auf.

Pflegediagnostik

Bestimmende Merkmale

- Abnahme der Bewegungsfähigkeit
- Abnahme der Fähigkeit, grobmotorische Fertigkeiten auszuüben
- Belastungsdyspnoe
- Veränderung des Gangbilds
- Verlangsamte Bewegungen.

Beeinflussende Faktoren

- Unzureichende Unterstützung durch die Umgebung, z. B. nicht barrierefrei, reizarmes Umfeld (→ Kap. II/9)

Abb. I/31.1.1 Häufige Pflegediagnosen im Zusammenhang mit der Versorgung von Menschen, die an Erkrankungen des Bewegungsapparates leiden. [L138]

- Beeinträchtigte Wahrnehmung
- Veränderung der kognitiven Funktion, z. B. Demenz (→ Kap. I/33.4)
- Reduzierte Muskelkraft, z. B. bei Mangelernährung
- Depression
- Chronische Erkrankungen des Bewegungsapparates, z. B. rheumatoide Arthritis oder Osteoporose (→ Kap. I/31.1.15)
- Folgen eines Schlaganfalles mit Halbseitenlähmung (→ Kap. I/31.11.12)
- Reduzierte Ausdauer, Einschränkungen durch Herz-Kreislauf-Erkrankungen und dadurch z. B. Atemnot, Beinödeme
- Übergewicht (Bodymass-Index liegt über dem alterrsentsprechenden 75 %-Perzentil)
- Schmerzen
- Medikation
- Inaktivität.

❯❯ Wohnraum- bzw. Umfeldgestaltung sind wichtige fördernde Elemente. Mit gezielter Unterstützung und Bewegungsförderung, z. B. nach kinästhetischen Gesichtspunkten, können Altenpflegerinnen Mobilitätsressourcen stärken.

❯❯ **Vorsicht!**
Einschränkungen in der Mobilität führen oft zur allmählichen Reduzierung von Alltagsaktivitäten und binden die Betroffenen an ihr häusliches Umfeld (*Ortsfixierung*). Daher steht die Mobilitätseinschränkung in Verbindung mit vielen Selbstversorgungsdefiziten und weiteren organischen Erkrankungen.

Ⓐ Fallbeispiel Ambulant, Teil II

Frau Seifert benötigt Hilfe bei der Körperpflege, aber auch bei vielen anderen täglichen Verrichtungen. Früher hat sie gern gekocht, aber heute kann sie mit ihren deformierten, schmerzenden und kraftlosen Händen kaum das Gemüse putzen, den Salat waschen oder Verpackungen öffnen.

Frau Seifert denkt öfter über einen Umzug in eine Altenpflegeeinrichtung nach, aber sie fühlt sich so wohl in ihrer Wohnung, dass sie diese Entscheidung immer wieder hinauszögert. Ruth Seifert versucht, die Anweisungen ihres Hausarztes genau zu befolgen und ihre Medikamente zuverlässig einzunehmen, sofern es ihr gelingt, mit ihren Händen die Blisterpackungen und die Schraubverschlüsse zu öffnen. Dorothee Zenker kommt dreimal in der Woche. Demnächst hat Frau Seifert einen Termin bei einem Handchirurgen. Sie hofft, dass dieser eine Lösung findet, damit sie mit ihren Händen wieder besser greifen kann.

Pflegetherapie

Mögliche Ziele/erwartete Ergebnisse festlegen

- Die derzeitige körperliche Bewegungsfähigkeit ist erhalten
- Hilfsmittel zur Mobilitätsförderung werden genutzt (→ Abb. I/31.1.2)
- Pflegebedürftige erkennt die individuellen Risikofaktoren der beeinträchtigten körperlichen Mobilität
- Pflegebedürftige nimmt Verhaltensweisen an, die einer Schädigung vorbeugen
- Pflegebedürftige kennt die Folgen der Immobilität
- Pflegebedürftige ist schmerzfrei.

Maßnahmen planen und durchführen

Die folgenden Pflegemaßnahmen stellen eine Auswahl dar.

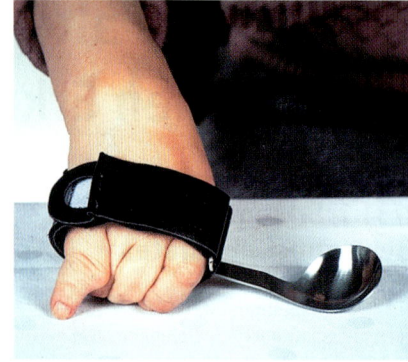

Abb. I/31.1.2 Individuell angepasste Hilfsmittel können die alltagspraktischen Fähigkeiten alter Menschen verbessern und ihre Selbstständigkeit unterstützen. [V143]

- Bisherige Bewegungsmuster und Bewegungsaktivitäten erforschen (z. B. immer auf der rechten Seite aus dem Bett aufstehen)
- Erfassen der Begleitfaktoren, z. B. Schmerzen
- Mobilisation gezielt planen
- Pflegebedürftige ermutigen, sich zu bewegen bzw. an der Bewegungsförderung teilzunehmen
- Sicherheitsmaßnahmen und Maßnahmen zur Sturzprävention einleiten
- Gezielte Lagerung in Funktionsstellung
- Bewegungsfördernde Umgebungsgestaltung
- Anleitung zum Umgang mit Hilfsmitteln
- Pausen und Ruhephasen bei der Mobilisationsförderung einplanen
- Unterstützung durch Physio- und Ergotherapie.

❯❯ Pflegerische Erkenntnisse über die Folgen der eingeschränkten körperlichen Mobilität bis hin zur Entstehung von Bettlägerigkeit haben zugenommen. Die maximale Mobilität zu fördern ist eine multidisziplinäre Aufgabe. Um den Grad der Abhängigkeit zu bestimmen kann eine standardisierte Funktionsskala verwendet werden, z. B. FIM (→ Kap. I/7.3.1)

Ⓐ Fallbeispiel Ambulant, Teil III

Beispiel einer Pflegeplanung bei beeinträchtigter körperlicher Mobilität für Ruth Seifert

Pflegediagnostik	Pflegetherapie	
aktuelle Pflegediagnosen (aP), Risiko-Pflegediagnosen (RP), Einflussfaktoren/Ursachen (E), Symptome (S), Ressourcen (R)	Pflegeziele/erwartete Ergebnisse	Pflegemaßnahmen
• **aP:** beeinträchtigte körperliche Mobilität • **R:** kooperativ • **R:** möchte möglichst selbstständig leben	• Die derzeitige körperliche Mobilität ist erhalten • Perspektiven zur weiteren Versorgung sind bekannt	• Körperpflege • Tabletten richten • Informationen und Beratung zu weiteren Unterstützungsmöglichkeiten im Alltag

Pflegeevaluation

Die folgenden Pflegeergebnisse stellen eine Auswahl möglicher Evaluationskriterien dar:

- Pflegebedürftige bewahrt die Kraft für die Bewegung und die vorhandene Funktionsfähigkeit der Gelenke
- Beteiligt sich aktiv an der Körperpflege und weiteren Alltagsverrichtungen
- Nutzt geeignete Hilfsmittel im Haushalt und bei der Körperpflege
- Nimmt die Beratung und ggf. Therapieempfehlung durch den Handchirurgen wahr.

Ⓐ Fallbeispiel Ambulant, Teil IV

Wenn ein weiterer Schub auftritt und die Hand- und Fingergelenke schmerzhaft und geschwollen sind, wird das Leben für Ruth Seifert zur Qual. Die Altenpflegerin Dorothee Zenker kann verstehen, dass Frau Seifert in dieser Zeit sehr mit ihrem Schicksal hadert, das ihr einen schmerzenden Körper mit immer größerer Bewegungseinschränkung zumutet.

Während der Schübe ist sie mit ihren Pflegehandlungen besonders vorsichtig und behutsam, auch wenn sie dann mehr Zeit dafür braucht und ihr Tagesplan etwas durcheinander gerät.

I/31.1.2 Skelettsystem

Zum **Skelettsystem** gehören neben dem **Skelett** aus über 200 Knochen (→ Abb. I/31.1.3) die Gelenke, Sehnen und Bänder. Das Skelett wird unterteilt in:

- **Schädel** (*Cranium*)
- **Wirbelsäule** (*Columna vertebralis*)
- **Knöcherner Brustkorb** (*Thorax*)
- **Schulter-** und **Beckengürtel**
- **Obere Extremitäten** (*Arme*)
- **Untere Extremitäten** (*Beine*).

Das Skelett stabilisiert den Körper, schützt innere Organe vor Verletzungen und speichert Mineralien. In seinem roten Knochenmark findet die Blutbildung statt.

Knochentypen und -formen

- **Röhrenknochen** (→ Abb. I/31.1.4), z. B. der Oberarm- oder die Fingerknochen, bestehen aus einem röhrenförmigen Schaft, der **Diaphyse**, und zwei meist verdickten Enden, den **Epiphysen.** Die Übergangszonen dazwischen heißen **Metaphysen**

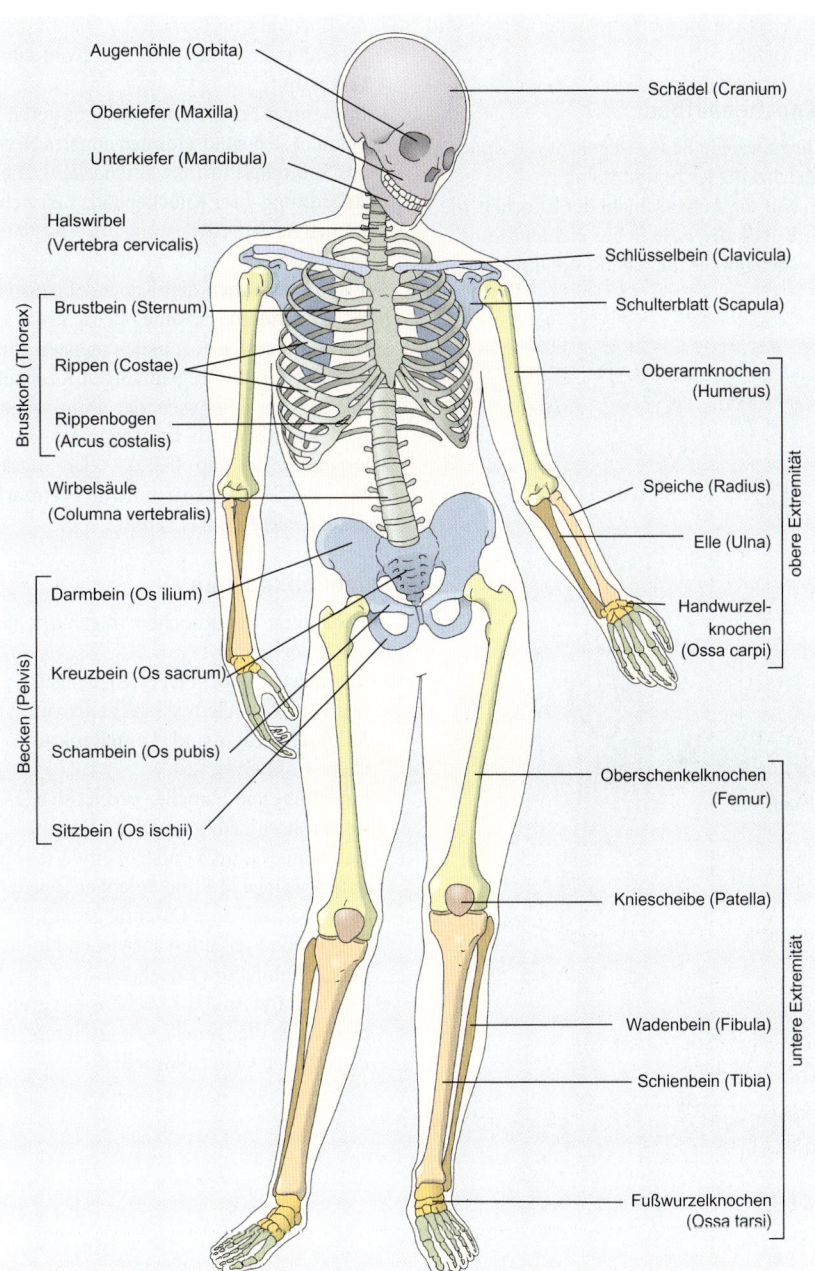

Abb. I/31.1.3 Übersicht über das menschliche Skelett (Ansicht von vorne). Bei den Extremitäten symbolisieren gleiche Farben einander entsprechende Knochengruppen. [L190]

- **Platte Knochen** sind flach geformt. Hierzu zählen z. B. die Schädeldachknochen oder das Brustbein
- Zu den **kurzen** und **unregelmäßigen Knochen** gehören die Hand- und Fußwurzelknochen, die Wirbel und viele Knochen des Gesichtsschädels
- **Sesambeine** sind kleine, in Muskelsehnen eingebettete Knochen. Nur das größte Paar, die Kniescheiben, ist immer vorhanden, weitere sind variabel ausgebildet.

Aufbau der Knochen

Knochenoberfläche

Die Gelenkflächen der Knochen sind von einer dünnen Schicht hyalinen Knorpels (→ Kap. I/14.4.5) bedeckt. Knorpel und Gelenkflüssigkeit (→ Kap. I/31.1.3) vermindern die Reibung bei Bewegungen.

Außerhalb der Gelenkflächen ist der Knochen von einer schmerzempfindlichen **Knochenhaut** (*Periost*) umgeben. Sie besteht aus Kollagen und elastischen Fasern und enthält an der Innenseite Nerven und die Gefäße.

Knochenaufbau

Ihre spezielle Bauweise macht die Knochen gleichzeitig leicht und stabil:

- Nur die Außenschicht der Knochen, die **Kortikalis,** besteht aus dichtem Knochengewebe. Bei den Röhrenknochen ist

die Kortikalis im Bereich der Diaphyse besonders breit und wird dort **Kompakta** genannt

- Im weniger belasteten Knocheninneren befindet sich ein dreidimensionales Netz aus **Spongiosa** (*Schwammknochen*). Die Anordnung ihrer Knochenbälkchen richtet sich nach der Belastung des jeweiligen Knochens.

Der Raum zwischen den Knochenbälkchen heißt **Knochenmarkhöhle.** Beim Erwachsenen befindet sich dort in den meisten kurzen, flachen und unregelmäßigen Knochen sowie in den Epiphysen der Röhrenknochen das blutbildende Knochenmark (*rotes Knochenmark* → Kap. I/31.4.2). Die Markhöhlen der Diaphysen sind mit **Fettmark** (*gelbem Knochenmark*) gefüllt.

Lamellenknochen

Zur Stabilität der Knochen trägt auch ihr Feinbau bei:

- Die meisten Knochen bestehen aus feinen Plättchen, die nur Bruchteile von Millimetern dick sind (**Lamellenknochen** → Abb. I/31.1.5)
- Eine Reihe von Lamellen ordnet sich jeweils röhrenförmig um einen **Havers-Kanal** an. Dadurch entsteht eine Vielzahl feiner, wenige Millimeter langer Säulen, *Havers-Säulen* oder **Osteone** genannt. Die Osteone verlaufen vorwiegend in Längsrichtung des Knochens
- Zu den Rändern des Knochens hin gruppieren sich die Lamellen zu größeren Platten, den **Generallamellen.**

Ernährung des Knochens

Der Knochen wird auf zwei Wegen mit Blut versorgt: Einerseits sprossen aus der Knochenhaut winzige Blutgefäße in den Knochen ein und versorgen ihn von außen. Andererseits durchbohren größere Arterien die Kortikalis, ziehen zum Markraum und verzweigen sich dort zu einem Gefäßnetz, das den Knochen von innen mit Nährstoffen beliefert.

Bildung von Knochengewebe

Da das Knochengewebe zu den Binde- und Stützgeweben gehört (→ Kap. I/14.4.3), findet man auch hier **Zellen, Fasern** und **Grundsubstanz:**

- **Osteoblasten** bauen Knochen auf. Sie bilden zunächst die organische Grundsubstanz und scheiden dann große Mengen von Kalziumsalzen aus, die den Knochen ihre Festigkeit verleihen. Dabei werden sie in der Grundsubstanz „eingemauert" und so zu den weniger stoffwechselaktiven **Osteozyten**
- **Osteoklasten** lösen Knochen auf.

> ❯❯ Zwischen Osteoblasten und Osteoklasten besteht zeitlebens ein **dynamisches Gleichgewicht** mit ständigem Knochenauf- und -abbau. Bei erhöhter Belastung oder nach Knochenbrüchen wird mehr Knochen aufgebaut, auch im Alter. Bei mangelnder Belastung (z.B. durch Gips oder Bettlägerigkeit) überwiegen schon nach wenigen Wochen die Abbauvorgänge: Die Knochenbälkchen werden dünner, der Knochen verliert an Stabilität.

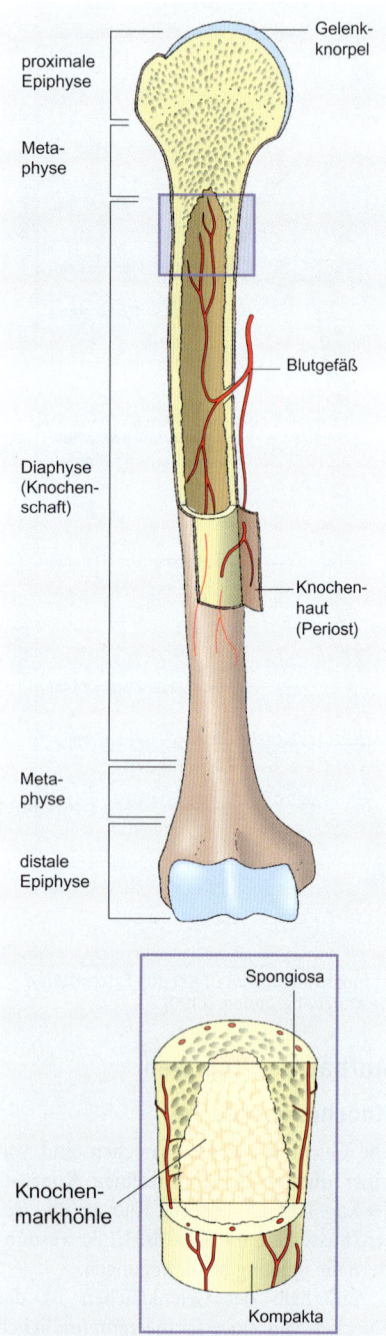

Abb. I/31.1.4 Aufbau eines Röhrenknochens. Oben: teilweise längs eröffnet. Unten: vergrößerter Ausschnitt. [L190]

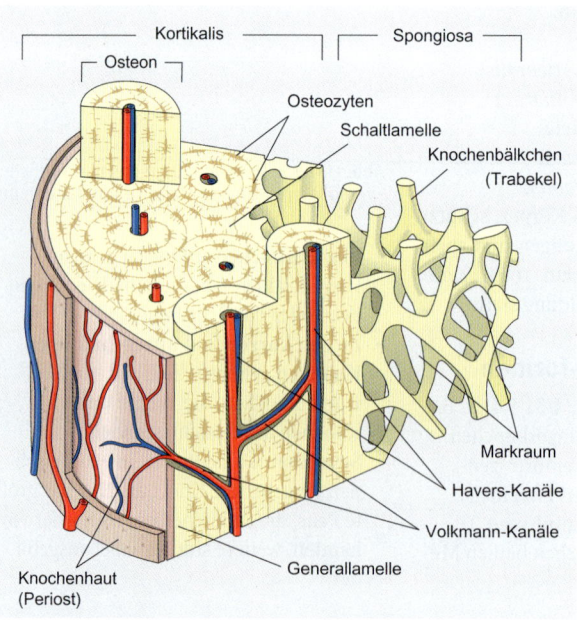

Abb. I/31.1.5 Aufbau eines Lamellenknochens. [L190]

Knochenmasse und Knochendichte

Knochenmasse bezeichnet das gesamte Skelettgewicht. Die **Knochendichte** ist ein Maß für die Mineralisation, also den Kalksalzgehalt der Knochen. Je höher Knochenmasse und -dichte sind, desto fester und stabiler ist in aller Regel der Knochen.

> ❯❯ Knochenmasse und -dichte erreichen um das 30. Lebensjahr ihr Maximum und nehmen dann langsam ab, bei Frauen nach der Menopause verstärkt.

Mineralhaushalt des Knochens

Für ein gesundes Knochengewebe sind vor allem folgende Substanzen verantwortlich:
- Die Nahrung muss ausreichend Kalzium enthalten
- Vitamin D fördert die Kalziumaufnahme aus dem Darm
- Hormone mit Wirkung auf den Knochenstoffwechsel sind Parathormon (aus den Nebenschilddrüsen), Kalzitonin (aus der Schilddrüse), Sexualhormone und Wachstumshormon.

Sehnen und Bänder

> ❯❯ **Sehne** (*Tendo*): Aus zugfesten kollagenen Fasern bestehendes Endstück eines Skelettmuskels. Flächige Sehnenplatten heißen **Aponeurosen**.
> **Band** (*Ligament, Ligamentum*): Knochenverbindende Bindegewebsstränge oder -platten.

Die Muskeln sind über bindegewebige, derbe **Sehnen** an die Knochen geheftet. Dadurch werden die Muskelkräfte auf den Knochen übertragen. **Bänder** verstärken z. B. Gelenkkapseln oder stabilisieren Gelenke. Im Alter werden Sehnen und Bänder wasserärmer und weniger elastisch und reißen deshalb leichter.

I/31.1.3 Gelenke

> ❯❯ **Gelenke:** Verbindungsstellen zwischen zwei oder mehreren Knochen.

Einteilung

Gelenke mit einer **Gelenkhöhle** nennt man **freie Gelenke** (*Diarthrosen*). Hierzu zählen z. B. Schulter- oder Kniegelenk. Die meisten freien Gelenke sind in mindestens einer Ebene gut beweglich. Nur wenige freie Gelenke, etwa das Sakroiliakalgelenk zwischen Darmbein und Kreuzbein, sind nur gering beweglich (**straffe Gelenke,** *Amphiarthrosen*).

Fugen (*Haften, Synarthrosen*) verbinden Knochen kontinuierlich ohne nennenswerte Beweglichkeit. Es gibt bindegewebige Verbindungen (*Syndesmosen*), knorpelige Verbindungen (*Synchondrosen*) und knöcherne Verbindungen (*Synostosen*).

Aufbau der freien Gelenke

Die Beweglichkeit der Gelenke wird durch drei Strukturen möglich (→ Abb. I/31.1.6):
- Glatte, von hyalinem Knorpel überzogene Flächen der Knochenenden bilden die **Gelenkflächen**
- Die **Gelenkkapsel** umhüllt die **Gelenkhöhle.** Der Teil zwischen den Knochen heißt **Gelenkspalt.** Die äußere Schicht der Gelenkkapsel besteht aus kollagenen Fasern und ist häufig durch derbe Bän-

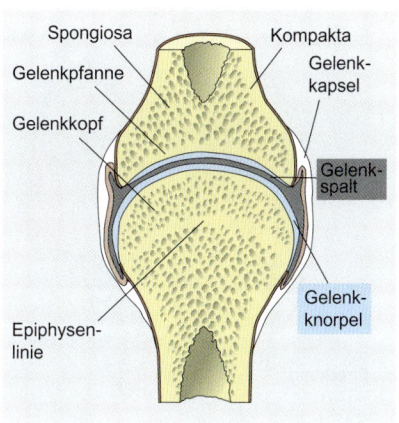

Abb. I/31.1.6 Längsschnitt durch ein Kugelgelenk. [L190]

der verstärkt. Innen liegt die **Gelenkinnenhaut** (*Synovialmembran, Membrana synovialis, Synovialis*). Sie enthält elastische Fasern, Gefäße sowie Nerven und sondert die Gelenkflüssigkeit ab
- Die **Gelenkflüssigkeit** (*Synovialflüssigkeit, Synovia*) füllt den Gelenkspalt, schmiert wie ein Getriebeöl die Gelenkflächen und ernährt zudem den gefäßlosen Knorpel durch Diffusion (→ Kap. I/14.3.6).

Schleimbeutel und Menisken

An mechanisch besonders belasteten Stellen liegen **Schleimbeutel** (*Bursae synoviales*). Dies sind dünnwandige, mit Synovialmembran ausgekleidete Säckchen, die den Druck verteilen, das Gleiten der Strukturen verbessern und als Puffer bei Bewegungen dienen.

Menisken liegen als scheibenförmige Zwischenknorpel im Gelenkspalt. Durch eine bessere Druckverteilung federn sie Stöße auf die Epiphysen ab und schonen so den Gelenkknorpel.

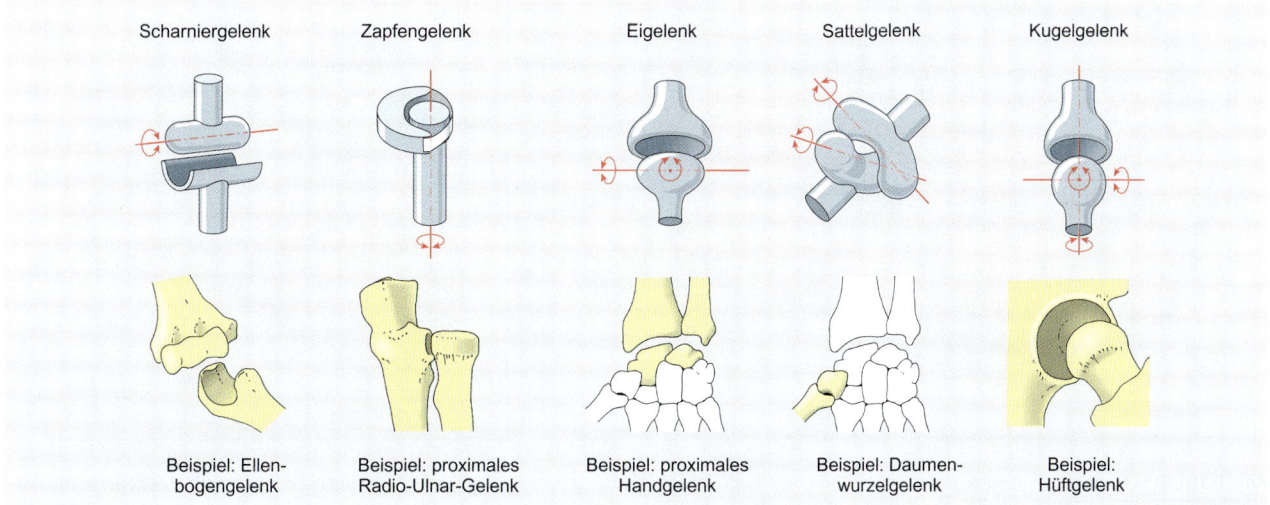

Abb. I/31.1.7 Verschiedene Gelenkformen. [L190]

I
31

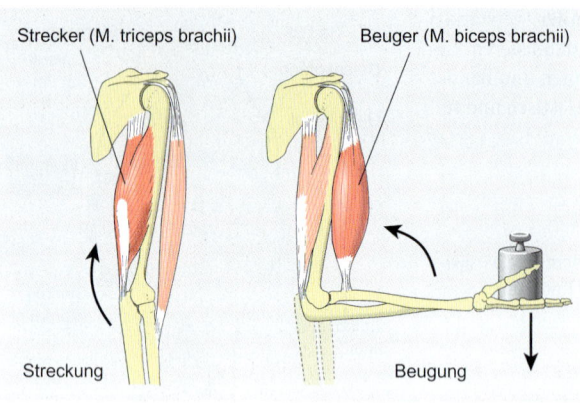

Strecker (M. triceps brachii)   Beuger (M. biceps brachii)

Streckung   Beugung

Abb. I/31.1.8 Die Beziehung zwischen Agonist und Antagonist am Beispiel des Zusammenspiels von Beuger (zweiköpfiger Armmuskel, M. biceps brachii) und Strecker (dreiköpfiger Armmuskel, M. triceps brachii) am Ellenbogengelenk. [L190]

Gelenkformen

Wie beweglich ein Gelenk ist, hängt entscheidend von der **Gelenkform** ab (→ Abb. I/31.1.7):

- Die meisten Bewegungsmöglichkeiten, nämlich sechs Bewegungsrichtungen um drei Achsen, bietet ein **Kugelgelenk.** Hier sitzt ein kugeliger Gelenkkopf in einer schüsselförmigen Gelenkpfanne (→ Abb. I/31.1.7)
- Beim **Eigelenk** (*Ellipsoidgelenk*) liegt ein konvexer, ovaler Gelenkkopf in einer konkaven Gelenkpfanne. Möglich sind Beuge-Streck- sowie Seit-zu-Seit-Bewegungen

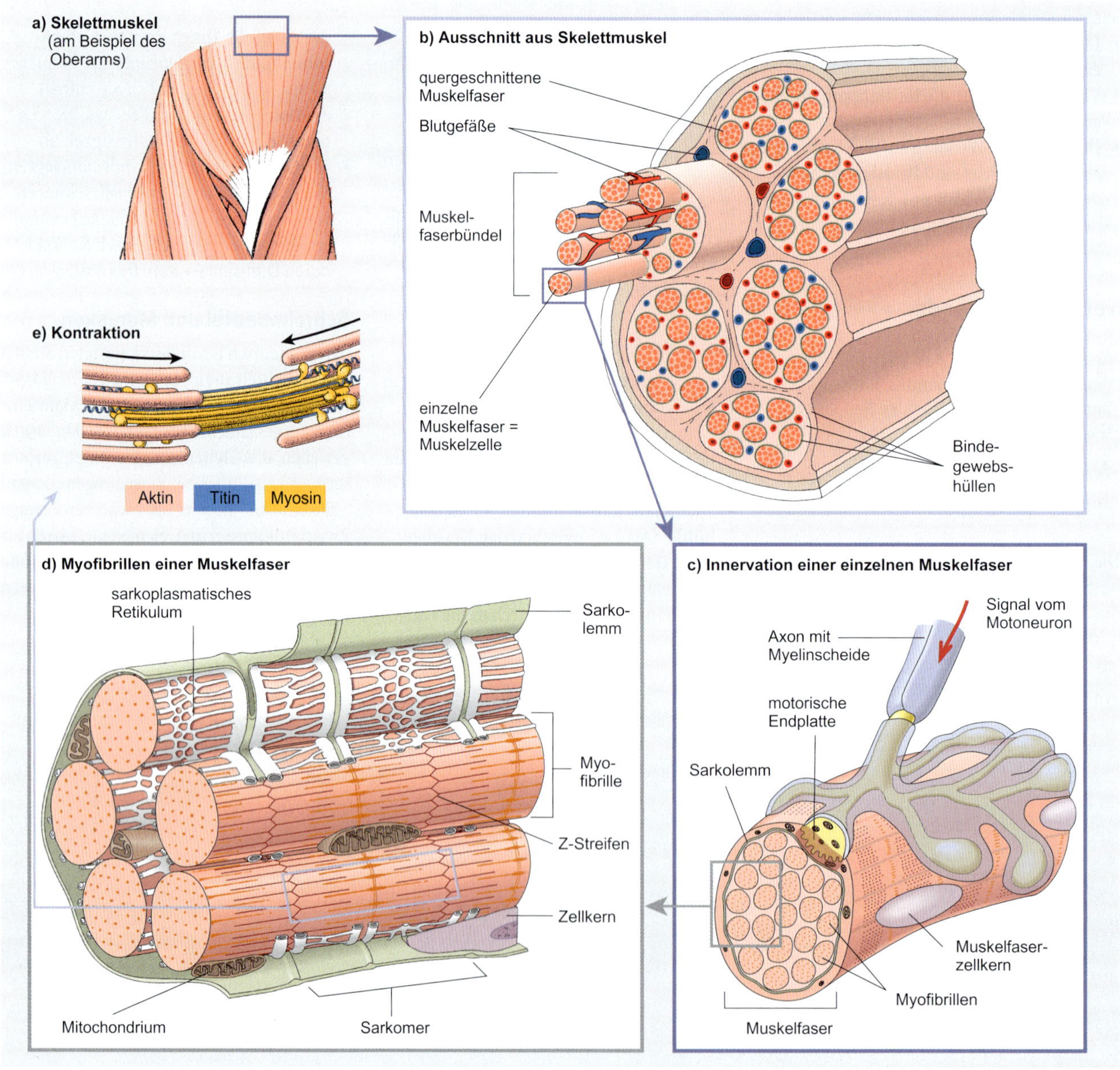

a) Skelettmuskel
(am Beispiel des Oberarms)

b) Ausschnitt aus Skelettmuskel

quergeschnittene Muskelfaser

Blutgefäße

Muskelfaserbündel

einzelne Muskelfaser = Muskelzelle

Bindegewebshüllen

e) Kontraktion

Aktin   Titin   Myosin

d) Myofibrillen einer Muskelfaser

sarkoplasmatisches Retikulum

Sarkolemm

Myofibrille

Z-Streifen

Zellkern

Mitochondrium   Sarkomer

c) Innervation einer einzelnen Muskelfaser

Signal vom Motoneuron

Axon mit Myelinscheide

motorische Endplatte

Sarkolemm

Muskelfaserzellkern

Myofibrillen

Muskelfaser

Abb. I/31.1.9 Skelettmuskel in einer stufenweise stärkeren Vergrößerung von der makroskopischen Sicht (a) bis hin zur nur noch elektronenmikroskopisch erfassbaren Elementarstruktur (d). In e) Prinzip der Kontraktion in der Schemazeichnung. [L190]

- Beim **Sattelgelenk** besitzt eine Gelenkfläche die Form eines Sattels, die andere die eines Reiters auf seinem Sattel. Dieses Gelenk erlaubt die Seit-zu-Seit- sowie die Vorwärts-Rückwärts-Bewegung, hat also ebenfalls zwei Freiheitsgrade
- Wird eine nach außen gewölbte (*konvexe*) Gelenkfläche in Rollenform von einer nach innen gewölbten (*konkaven*) Gelenkfläche schalenförmig umgriffen, so handelt es sich um **Scharniergelenke** mit nur einen Freiheitsgrad
- Ähnlich mit auch einem Freiheitsgrad sind die Rad- und Zapfengelenke. Beim **Radgelenk** dreht sich eine konkave Gelenkfläche um eine konvexe. Beim **Zapfengelenk** dreht sich die konvexe, wobei die konkave Gelenkfläche durch ein Band zum Ring vervollständigt wird.

I/31.1.4 Skelettmuskulatur

> **Skelettmuskulatur:** Gesamtheit der quergestreiften Skelettmuskelfasern. Ermöglichen durch Wechsel und Koordination von **Anspannung** (*Kontraktion*) und **Erschlaffung** die aktiven Bewegungen und die aufrechte Körperhaltung des Menschen. Die Skelettmuskulatur ist außerdem wesentlich an der Wärmeproduktion beteiligt.

Mechanik des Skelettmuskels

Skelettmuskeln bewegen Teile des Skeletts gegeneinander. Sie sind über Sehnen an Knochen befestigt. Der zwischen den Sehnen liegende Teil des Muskels wird **Muskelbauch** genannt.

Für fließende Bewegungen ist das Zusammenspiel gegensätzlich wirkender Muskeln erforderlich. Ein **Agonist** (*Spieler*) führt eine bestimmte Bewegung aus, sein **Antagonist** (*Gegenspieler*) ist für die entgegengesetzte Bewegung verantwortlich (→ Abb. I/31.1.8).

Muskeln, die sich gegenseitig in ihrer Arbeit unterstützen, nennt man **Synergisten.**

Aufbau der Skelettmuskeln

Elementare Baueinheit des Skelettmuskels ist die **quergestreifte Muskelfaser.** Sie ist eine lange, dünne, vielkernige Zelle und oft mit dem bloßen Auge erkennbar.

Hüllstrukturen

Die einzelnen Muskelfasern werden von Bindegewebe umgeben, mehrere Muskelfasern durch weiteres Bindegewebe zu **Mus-**kelfaserbündeln zusammengefasst (→ Abb. I/31.1.9). Die derbe äußere Bindegewebshülle eines ganzen Muskels ist die **Muskelfaszie** (*Muskelhülle*). Am Muskelende setzt sich die Faszie als Sehne aus straffem kollagenem Bindegewebe fort.

Nerven- und Blutversorgung

Die Skelettmuskeln sind reich mit Nerven und Blutgefäßen versorgt. Die rote Farbe verdankt der Muskel seiner starken Durchblutung und dem roten Farbstoff **Myoglobin** in den Muskelzellen, der ähnlich dem Hämoglobin des Blutes (→ Kap. I/31.4.3) als Sauerstoffträger dient.

Die Nervenzellen zur Versorgung von Muskulatur nennt man **Motoneurone.** Sie treten über verzweigte Synapsen (→ Kap. I/31.11.3), die **motorischen Endplatten,** mit den Muskelfasern in Kontakt.

Feingeweblicher Aufbau

Das Zellinnere der Muskelfasern, das **Sarkoplasma,** enthält als Hauptbestandteil fadenförmige **Myofibrillen** (→ Abb. I/31.1.9), daneben viele randständige Zellkerne, Mitochondrien und Membransysteme.

Die Myofibrillen bestehen aus langen Ketten von einander abwechselnden *Muskeleiweißen,* den dünnen **Aktinfilamenten** und den dicken **Myosinfilamenten.** Diese erscheinen im mikroskopischen Bild aufgrund ihrer regelmäßigen Anordnung als helle und dunkle Streifen (daher „quergestreifte" Muskulatur).

Der Abschnitt zwischen zwei Querstreifen heißt **Sarkomer,** es ist die funktionelle Untereinheit der Myofibrillen.

Zusätzlich durchziehen **Titinfilamente** das Sarkomer.

Kontraktion des Skelettmuskels

Details zur Erregungsübertragung → Kap. I/31.11.3

In den motorischen Endplatten liegen Sekretbläschen, **synaptische Vesikel,** mit dem Neurotransmitter (Überträgerstoff) **Acetylcholin.** Kommt ein Nervenreiz an der motorischen Endplatte an, so wird Acetylcholin ausgeschüttet und dockt an Rezeptoren in der Zellmembran der Muskelfaser an. Dadurch wird Kalzium ins Sarkoplasma freigesetzt, die Aktinfilamente gleiten weiter zwischen die Myosinfilamente, die Sarkomere verkürzen sich (→ Abb. I/31.1.9).

Die Muskelerregung endet, wenn das Acetylcholin mit Hilfe des Enzyms **Acetylcholinesterase** chemisch gespalten ist. Die Spaltprodukte werden wieder in die motorische Endplatte aufgenommen, zu Acetylcholin zusammengefügt und für erneute Kontraktionen bereitgestellt.

> Ab dem 40.–50. Lebensjahr nimmt die Muskelmasse pro Jahr um etwa 1% ab, entsprechend sinken auch Muskelkraft und -ausdauer. Durch Training verzögert sich dieser Prozess.

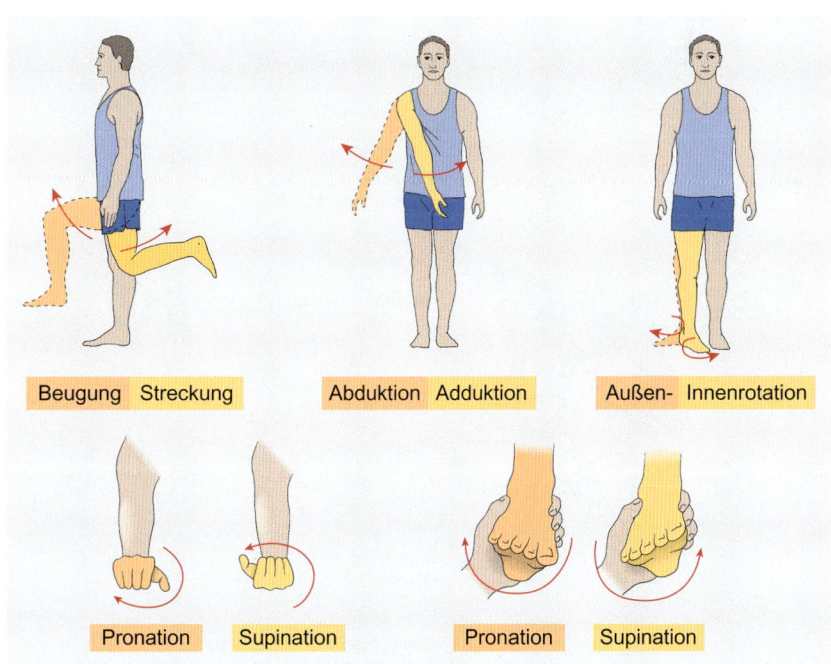

Beugung   Streckung   Abduktion   Adduktion   Außen-   Innenrotation

Pronation   Supination   Pronation   Supination

Abb. I/31.1.10 Die Extremitätenbewegungen und ihre korrekten Bezeichnungen. [L190]

Muskeltonus

> **Muskeltonus:** Grundspannung, mit der die Muskelfasern der Skelett- und der glatten Muskulatur dauerhaft kontrahiert sind. Ermöglicht unter anderem die aufrechte Körperhaltung.

Isotonische und isometrische Kontraktion

Eine Muskelkontraktion kann auf zweierlei Arten erfolgen:

- Bei einer **isotonischen Kontraktion** verändert sich die Muskellänge und erzeugt eine Bewegung. Der Muskeltonus, also die Muskelspannung, bleibt etwa gleich. Beispiele sind die Kontraktionen der Beinmuskulatur beim Gehen
- Bei der **isometrischen Kontraktion** bleibt die Muskellänge gleich, die Muskelspannung steigt. Obwohl hier keine Bewegung zustande kommt, wird Energie verbraucht. Beispiel ist das Fingerhakeln am Stammtisch.

Tiefensensibilität

> **Tiefensensibilität:** Wahrnehmung von Stellung und Bewegung des Körpers.

Rezeptoren in Muskeln, Sehnen und Gelenken registrieren Muskelspannung, Muskellänge und Gelenkstellungen:

- **Vater-Pacini-Lamellenkörperchen** in Gelenken bzw. Gelenkkapseln erkennen

die mechanische Verformung von Gelenkkapseln

- **Muskelspindeln** sind spezialisierte quergestreifte Muskelfasern, die durch Dehnung des betreffenden Muskels gereizt werden
- **Golgi-Sehnenorgane,** dehnungsempfindliche Rezeptoren in den Sehnen, registrieren die Muskelspannung und bei einer Reizung die Kontraktion der betreffenden Muskeln.

Die Informationen der genannten Rezeptoren erreichen über Nerven das Rückenmark und in der Folge das Gehirn, wo sie unter Einbeziehung von Informationen aus dem Gleichgewichtssinn und den Sinneskörperchen weiter verarbeitet werden.

Bewegungsrichtungen der Muskelgruppen

Man kann die Skelettmuskeln nach der Art der von ihnen bewirkten Bewegungen in Gruppen einteilen; die **Bewegungsrichtungen** (→ Abb. I/31.1.10) gehen manchmal auch in die Namensgebung ein (z. B. sind Abduktoren abspreizende Muskeln).

I/31.1.5 Kopf

Knöcherner Schädel

Hirn- und Gesichtsschädel

Der **Schädel** (→ Abb. I/31.1.11, → Kap. I/31.1.13) sitzt auf der Wirbelsäule und besteht aus zwei Knochengruppen: dem **Hirnschädel** (*Neurocranium*) und dem **Gesichtsschädel** (*Viscerocranium*).

Schädelkalotte und Schädelbasis

Die Knochen des Hirnschädels umschließen die **Schädelhöhle** mit dem Gehirn. Dieses ruht auf der knöchernen **Schädelbasis** (*Schädelgrundplatte*) und wird von der **Schädelkalotte** (*Schädeldach*) kapselartig eingeschlossen.

Die **Schädelnähte** (*Suturae*) zwischen den schollenartigen Knochen der Schädelkalotte sind beim Erwachsenen verknöchert.

Die **innere Schädelbasis** enthält von vorn nach hinten treppenförmig angeordnet die drei **Schädelgruben** (→ Abb. I/31.1.12):

- Die **vordere Schädelgrube** oberhalb der Augenhöhlen nimmt die Stirnlappen des Großhirns auf
- Die **mittlere Schädelgrube** trägt die Schläfenlappen des Gehirns. In der Mitte hat sie eine Vertiefung (**Türkensattel,** *Sella turcica*) für die *Hypophyse* (Hirnanhangsdrüse → Abb. I/31.1.12)
- In der **hinteren Schädelgrube** tritt das Rückenmark durch das **Foramen magnum** (*großes Hinterhauptloch*). Seitlich dahinter liegt das Kleinhirn auf.

Nasennebenhöhlen

Einige Schädelknochen enthalten luftgefüllte und mit Schleimhaut ausgekleidete Hohlräume, die Gewicht sparen und als Resonanzraum für die Stimme dienen. Sie stehen mit dem Mittelohr (→ Kap. I/30.3.1) oder der Nasenhöhle (und damit der Außenluft) in Verbindung.

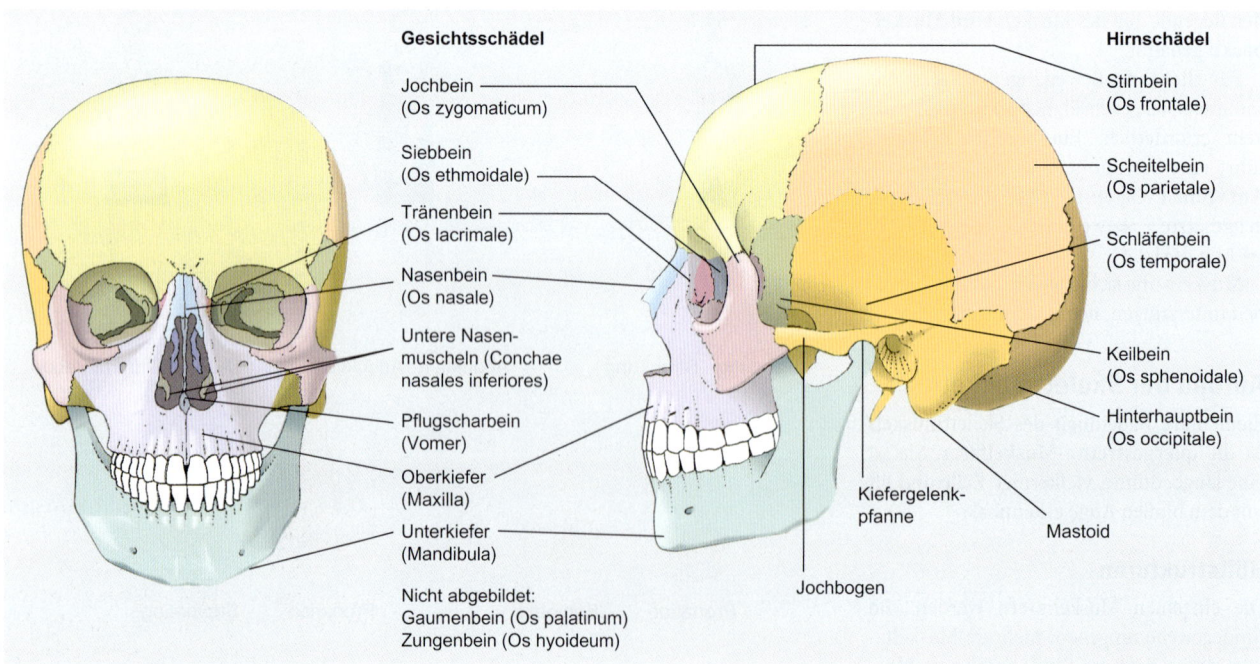

Gesichtsschädel

Jochbein (Os zygomaticum)

Siebbein (Os ethmoidale)

Tränenbein (Os lacrimale)

Nasenbein (Os nasale)

Untere Nasenmuscheln (Conchae nasales inferiores)

Pflugscharbein (Vomer)

Oberkiefer (Maxilla)

Unterkiefer (Mandibula)

Nicht abgebildet: Gaumenbein (Os palatinum) Zungenbein (Os hyoideum)

Hirnschädel

Stirnbein (Os frontale)

Scheitelbein (Os parietale)

Schläfenbein (Os temporale)

Keilbein (Os sphenoidale)

Hinterhauptbein (Os occipitale)

Kiefergelenkpfanne

Mastoid

Jochbogen

Abb. I/31.1.11 Links Schädel in der Vorder-, rechts in der Seitenansicht. [L190]

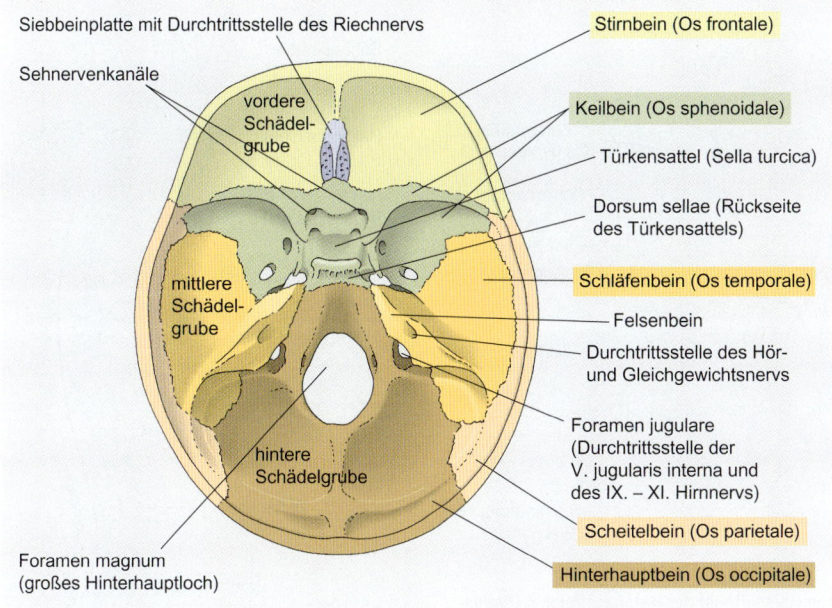

Siebbeinplatte mit Durchtrittsstelle des Riechnervs

Sehnervenkanäle

vordere Schädelgrube

mittlere Schädelgrube

hintere Schädelgrube

Foramen magnum (großes Hinterhauptloch)

Stirnbein (Os frontale)

Keilbein (Os sphenoidale)

Türkensattel (Sella turcica)

Dorsum sellae (Rückseite des Türkensattels)

Schläfenbein (Os temporale)

Felsenbein

Durchtrittsstelle des Hör- und Gleichgewichtsnervs

Foramen jugulare (Durchtrittsstelle der V. jugularis interna und des IX. – XI. Hirnnervs)

Scheitelbein (Os parietale)

Hinterhauptbein (Os occipitale)

Abb. I/31.1.12 Innere Schädelbasis nach Entfernung der Schädelkalotte, Ansicht von oben. [L190]

Kopfmuskulatur

> ❯ Die Beobachtung der Mimik gehört zur ganzheitlichen Krankenbeobachtung, da sie Altenpflegerinnen wichtige Informationen über Befinden und Stimmungslage des Pflegebedürftigen gibt.

Zur **Kopfmuskulatur** (→ Abb. I/31.1.13) gehören:

- Die **mimische Muskulatur.** Sie setzt überwiegend an der Haut an und verleiht dem Gesicht seinen Reichtum an Ausdrucksmöglichkeiten. Der **Stirnmuskel** (*M. frontalis*) runzelt z. B. die Stirn, der **Augenringmuskel** (*M. orbicularis oculi*) schließt die Augen und der **Ringmuskel des Mundes** (*M. orbicularis oris*) den Mund

- Die **Kaumuskulatur.** Sie bewegt den Unterkiefer. Zu ihr gehören der **Schläfenmuskel** (*M. temporalis*) und der **Kaumuskel** (*M. masseter*)
- Die Zungen- und Gaumenmuskeln.

I/31.1.6 Körperstamm

Kopf → Kap. I/31.1.5

Hals

Der **Hals** enthält als knöcherne Strukturen die **sieben Halswirbel** und das hufeisenförmige **Zungenbein** (*Os hyoideum*).

Halsmuskulatur

Die **Halsmuskulatur** kann in zwei Gruppen eingeteilt werden. Zu den **vorderen Hals-**

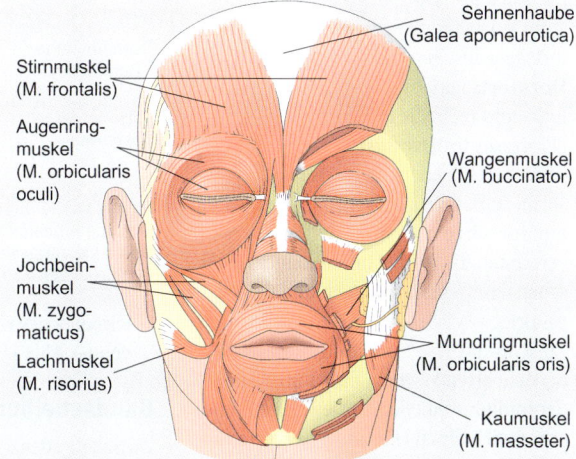

Stirnmuskel (M. frontalis)

Augenringmuskel (M. orbicularis oculi)

Jochbeinmuskel (M. zygomaticus)

Lachmuskel (M. risorius)

Sehnenhaube (Galea aponeurotica)

Wangenmuskel (M. buccinator)

Mundringmuskel (M. orbicularis oris)

Kaumuskel (M. masseter)

Abb. I/31.1.13 Wichtige mimische Muskeln und Kaumuskeln. Die rechte Gesichtshälfte zeigt die oberflächliche Muskelschicht, während links die tiefere Schicht freigelegt wurde. [L190]

muskeln (→ Abb. I/31.1.14) vor Luft- und Speiseröhre gehören folgende Muskeln:

- Der **Halshautmuskel** (*Platysma*), eine dünne, mit der Haut verbundene Muskelplatte
- Der **Kopfwender** (*M. sternocleidomastoideus*) vom Brustkorb zum Kopf. Er dreht den Kopf zur Gegenseite und neigt ihn zur gleichen Seite
- Die **oberen Zungenbeinmuskeln** (*Mundbodenmuskulatur*). Sie arbeiten vor allem als Kieferöffner
- Die **unteren Zungenbeinmuskeln,** die das Zungenbein fixieren, den Kehlkopf heben und beim Schluckakt helfen.

Die **hinteren Halsmuskeln** liegen hinter Luft- und Speiseröhre. Zu ihnen gehören:

- Die **Treppenmuskeln** (*Mm. scaleni*), welche die Einatmung unterstützen, indem sie die ersten Rippen anheben, und an Beugung und Seitwärtsdrehung der Halswirbelsäule beteiligt sind
- Die **tiefen** (kurzen) **Nackenmuskeln** zwischen dem ersten oder zweiten Halswirbel und dem Hinterhauptbein. Sie wirken bei Kopfhaltung und -bewegungen mit.

Wirbelsäule

> ❯ **Wirbelsäule** (*Columna vertebralis*): Besteht aus 24 segmentförmigen Knochen, den **Wirbeln** (*Vertebrae*) sowie dem **Kreuz-** und dem **Steißbein.**

Die **Wirbelsäule** (→ Abb. I/31.1.15) ist das bewegliche Achsenskelett des Körpers. Sie umschließt und schützt das Rückenmark und dient der Befestigung von Rippen und Muskeln.

- Die **Halswirbelsäule** (*HWS*) mit sieben Halswirbeln (*C1–C7, Cervix* = Hals) ist der beweglichste Wirbelsäulenabschnitt
- Die **Brustwirbelsäule** (*BWS*) mit zwölf Brustwirbeln ist über Gelenke mit den Rippen verbunden (*Th1–Th12, Th = Thorax*)
- Die **Lendenwirbelsäule** (*LWS*) besteht aus fünf Lendenwirbeln (*L1–L5*)
- Fünf Sakralwirbel sind beim Erwachsenen zum **Kreuzbein** (*Os sacrum*) verschmolzen (→ Abb. I/31.1.17)
- Etwa drei bis fünf Steißwirbel bilden beim Erwachsenen das **Steißbein** (*Os coccygis*).

Krümmungen der Wirbelsäule

Die Wirbelsäule hat vier charakteristische **Krümmungen** (→ Abb. I/31.1.15). Dadurch kann sie Belastungen besser abfedern. Bei **Halslordose** und **Lendenlordose** ist der Bogen nach *vorn* gewölbt. Bei **Brustkyphose** und **Sakralkyphose** hingegen weist die Bogenkrümmung nach *hinten*.

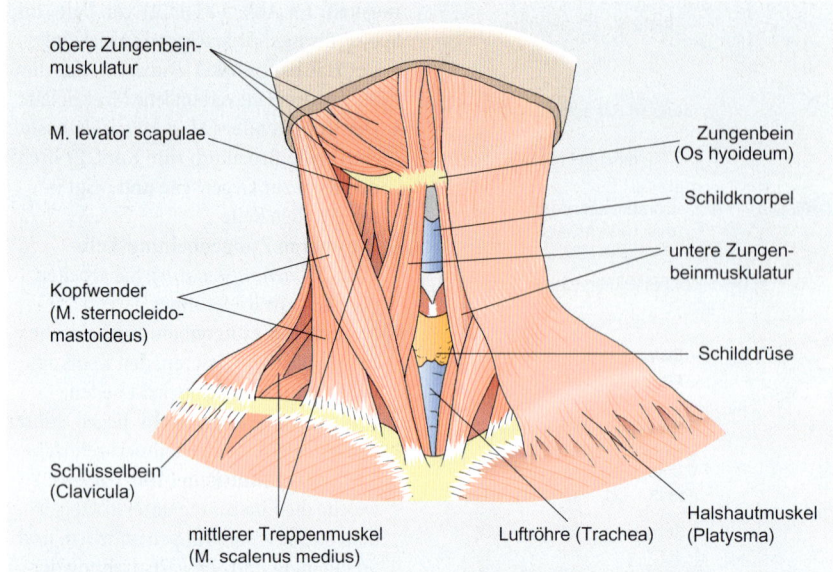

Abb. I/31.1.14 Vordere Halsmuskulatur. Auf der rechten Halsseite ist der Halshautmuskel (*Platysma*) entfernt worden. Die Zungenbeinmuskulatur verbindet das Zungenbein mit Mundboden, Schläfenbein, Kehlkopf, Schlüsselbein und Brustbein und sorgt so für dessen hohe Beweglichkeit. [L190]

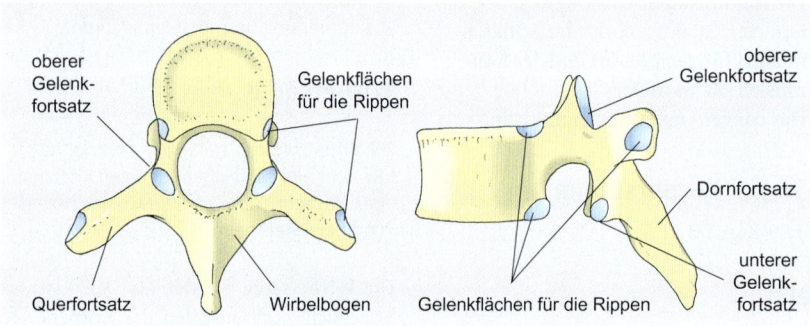

Abb. I/31.1.16 Wirbel, hier ein Brustwirbel, von oben und von der Seite. [L190]

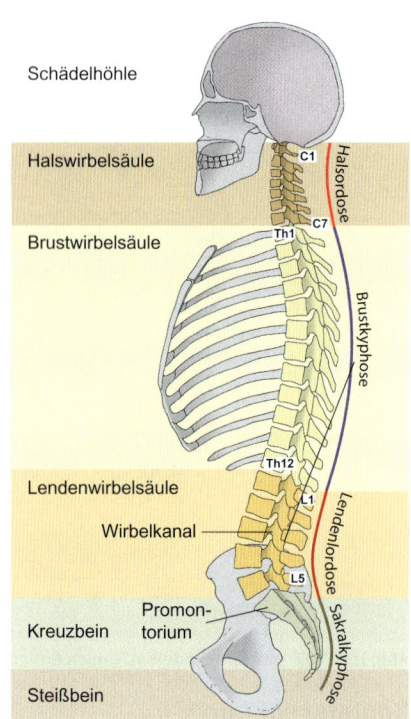

Abb. I/31.1.15 Aufbau der Wirbelsäule im Längsschnitt. [L190]

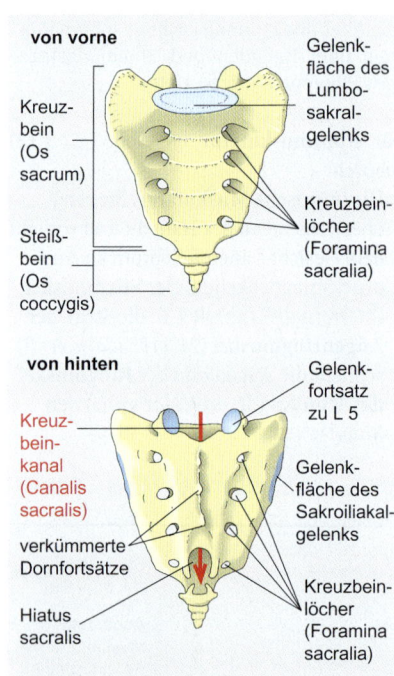

Abb. I/31.1.17 Kreuzbein und Steißbein. Das Kreuzbein besitzt vier paarige Kreuzbeinlöcher. Durch sie verlassen die Rückenmarknerven den Kreuzbeinkanal. [L190]

Wirbel

Die beiden ersten **Halswirbel** weisen besondere Formen auf:

- Der erste Halswirbel (**Atlas**) hat die Form eines Rings. Auf zwei Gelenkflächen an seiner Oberseite sitzt der knöcherne Schädel. Dieses Gelenk ermöglicht das **Kopfnicken**
- Der zweite Halswirbel, **Axis** (*Dreher*), hat einen vorn emporragenden Knochenzapfen (*Dens axis*), der vor dem Rückenmark in den Atlasring hineinragt. Diese gelenkige Verbindung ist Voraussetzung für die **Kopfdrehung.**

Vom dritten Hals- bis fünften Lendenwirbel haben die Wirbel einen grundsätzlich einheitlichen Bau (→ Abb. I/31.1.16), auch wenn sie sich je nach den funktionellen Erfordernissen in Größe und Form unterscheiden.

Die **Wirbelkörper** (*Corpora vertebrae*) als dicke, sehr belastbare „Knochenscheiben" bilden den gewichttragenden Teil der Wirbelsäule.

- An der Hinterfläche des Wirbelkörpers setzt eine Knochenspange an, der **Wirbelbogen** (*Arcus vertebrae*). Er umgibt das **Wirbelloch** (*Foramen vertebrale*). Alle Wirbellöcher zusammen bilden den **Wirbelkanal** (*Spinalkanal*), durch den das Rückenmark zieht
- Vom Wirbelbogen gehen drei Knochenfortsätze aus. Nach hinten zeigt ein **Dornfortsatz** (*Processus spinosus*), nach links und rechts je ein **Querfortsatz** (*Processus transversus*)
- Etwa auf Höhe der Querfortsätze entspringen dem Wirbelbogen je zwei **Gelenkfortsätze** nach oben und unten. Sie verbinden die Wirbel untereinander. Zwischen den Gelenkfortsätzen und dem zugehörigen Wirbelkörper bleibt immer ein Einschnitt. Diese Einschnitte liegen bei benachbarten Wirbeln direkt übereinander und umschließen das jeweilige **Zwischenwirbelloch** (*Foramen intervertebrale* → Abb. I/31.1.16). Durch die Zwischen-

wirbellöcher ziehen die **Rückenmarknerven** (→ Abb. I/31.11.18).

Bandscheiben

Zwischen den Wirbelkörpern liegen die **Bandscheiben** (*Zwischenwirbelscheiben, Disci*

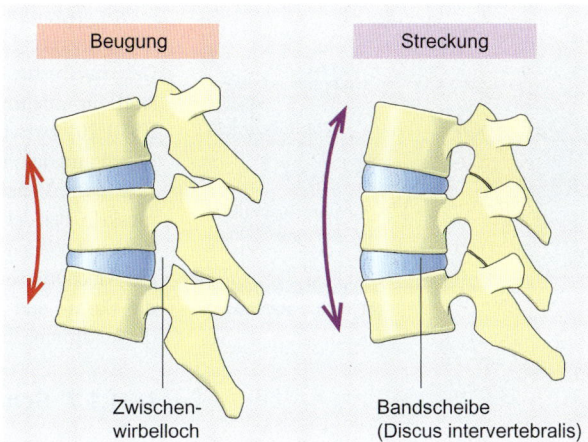

Abb. I/31.1.18 Die Bandscheibenfunktion. Der Gallertkern (*Nucleus pulposus*) verschiebt sich innerhalb der Bandscheibe je nach Beugung und Streckung der Wirbelsäule. [L190]

intervertebrales). Jede Bandscheibe ist etwa 5 mm dick und besteht aus zweierlei Bindegewebe: einem **Außenring,** dem *Anulus fibrosus,* aus derben Bindegewebsfasern mit Faserknorpel, und einem **Gallertkern,** dem *Nucleus pulposus.* Die Bandscheiben sind beim Erwachsenen gefäßlos und praktisch nervenfrei.

Die Bandscheiben erhöhen die Beweglichkeit der Wirbelsäule, indem sie sich beim Gehen, Drehen oder Springen entsprechend verformen (→ Abb. I/31.1.18) und wie Stoßdämpfer die Stauchungen der Wirbelsäule abfangen.

❯❯ **Fehlbelastungen** der Wirbelsäule können zu chronischen Rückenschmerzen führen. Richtige Techniken beim Heben und Tragen beugen Folgeschäden ebenso vor wie gezieltes Training der Rücken- und Bauchmuskulatur (*Rückenschule* → Kap. IV/9.1.1).

Beweglichkeit der Wirbelsäule

Entlang der Wirbelsäule zieht sich ein komplexes System aus Muskelfaserzügen, das in seiner Gesamtheit als **autochthone Rückenmuskulatur** bezeichnet wird. Sie unterstützt sämtliche Bewegungsmöglichkeiten der Wirbelsäule mit Ausnahme der Beugung nach vorn.

Brustkorb

❯❯ **Brustkorb** (*Thorax*): Knochengerüst, gebildet vom **Brustbein** (*Sternum*), den **Rippen** (*Costae*) und der **Brustwirbelsäule.** Umschließt die Brusthöhle mit Herz und Lungen sowie den oberen Anteil der Bauchhöhle.

Der **Brustkorb** hat die Form eines nach oben und unten offenen, ovalen Bienenkorbs. Hinten in der Mitte liegt die Brustwirbelsäule, vorne das flache, dreiteilige **Brustbein** (*Sternum,* → Abb. I/31.1.19).

Rippen

Am Brustkorb beteiligen sich zwölf **Rippenpaare.** Jede Rippe besteht aus einem hinteren knöchernen und einem vorderen knorpeligen Anteil. Die Knorpel der 1.–7. Rippe sind direkt mit dem Brustbein verbunden (**echte Rippen,** *Costae verae*). Die restlichen fünf Rippen heißen **falsche Rippen** (*Costae spuriae*), weil sie nur indirekten Kontakt zum Brustbein haben (8.–10. Rippe) oder frei enden (11.–12. Rippe). Knorpelstege verbinden die Rippenknorpel 8–10 und bilden den **Rippenbogen** (*Arcus costalis*).

Die Gelenkverbindungen der Rippen gewährleisten die Beweglichkeit des knöchernen Brustkorbs. Der schmale Raum zwischen den einzelnen Rippen wird **Zwischenrippenraum** (*Interkostalraum, ICR*) genannt. Er wird von den **Zwischenrippenmuskeln** (*Interkostalmuskeln*) überspannt. Am Unterrand jeder Rippe verlaufen eine Arterie, eine Vene und ein Nerv.

❯❯ Mit zunehmendem Alter verlaufen die Rippen steiler abwärts, der Brustkorb wird flacher und der Thoraxraum kleiner.

Atemmuskulatur

❯❯ **Atemmuskulatur:** Muskulatur, die den Brustkorb vergrößert bzw. verkleinert und damit zur Ein- und Ausatmung der Atemluft beiträgt. Umfasst die **Zwischenrippenmuskeln** (*Interkostalmuskeln*) und das **Zwerchfell** (*Diaphragma*).

Wichtigster Atemmuskel ist das **Zwerchfell.** Es ist kuppelförmig zwischen Brustbein, unteren sechs Rippen und Lendenwirbelsäule verspannt und trennt die Brust- von der Bauchhöhle. Kontraktion des Zwerchfells führt zur Einatmung, Entspannung zur Ausatmung (→ Kap. I/31.7.7).

Unterstützt wird das Zwerchfell von den Zwischenrippenmuskeln: Die **äußeren Zwischenrippenmuskeln** (*Mm. intercostales externi*) heben die Rippen und erweitern den Brustkorb bei der Einatmung. Die **inneren Zwischenrippenmuskeln** (*Mm. intercostales interni*) senken die Rippen und verkleinern den Brustkorb bei der Ausatmung (→ Kap. I/31.7.7).

Bauchwandmuskulatur

Die **Bauchwand** schließt die Bauchhöhle nach vorn und zur Seite ab. Die **Bauchwandmuskulatur** wird aus dem längs verlaufenden **geraden Bauchmuskel** (*M. rectus abdominis*), den beiden seitlichen **schrägen Bauchmuskeln** (*M. obliquus ex-*

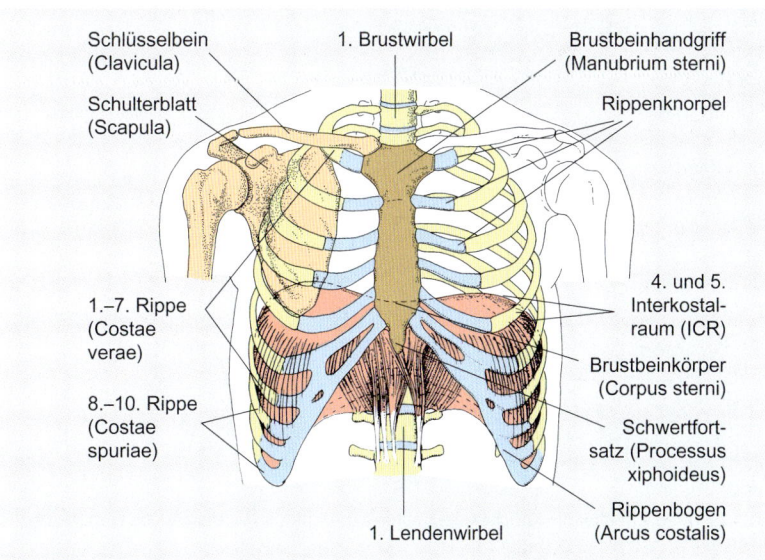

Abb. I/31.1.19 Brustkorb in der Vorderansicht mit knöchernem Schultergürtel und Zwerchfell. [L190]

Schlüsselbein (Clavicula)
Schulterblatt (Scapula)
1.–7. Rippe (Costae verae)
8.–10. Rippe (Costae spuriae)
1. Lendenwirbel
1. Brustwirbel
Brustbeinhandgriff (Manubrium sterni)
Rippenknorpel
4. und 5. Interkostalraum (ICR)
Brustbeinkörper (Corpus sterni)
Schwertfortsatz (Processus xiphoideus)
Rippenbogen (Arcus costalis)

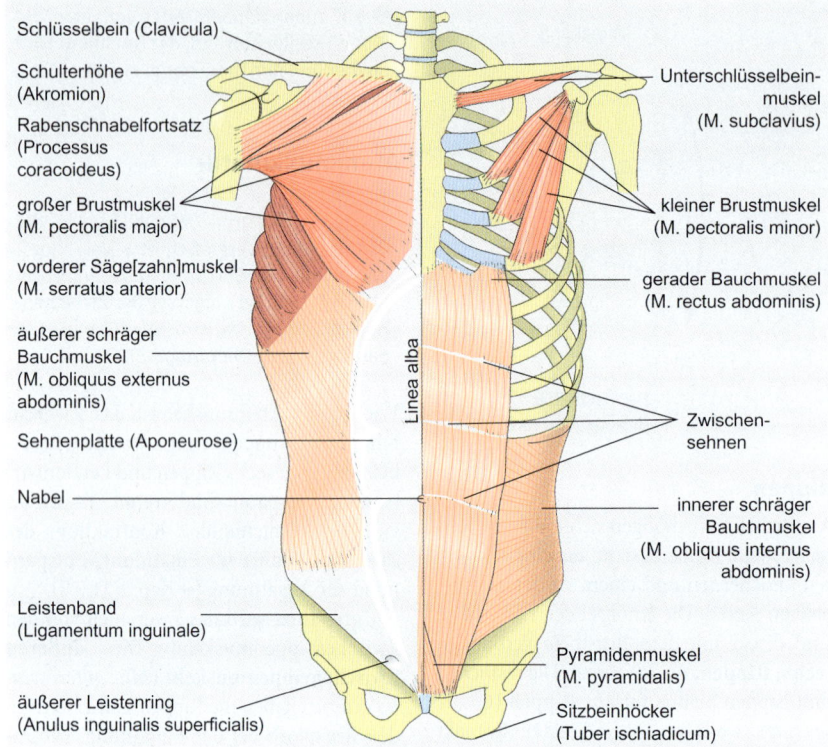

Abb. I/31.1.20 Muskulatur der vorderen Bauchwand (oberflächliche Sehnenplatte und großer Brustmuskel links abgetragen). Der innere quere Bauchmuskel liegt unter dem inneren schrägen Bauchmuskel und ist daher nicht sichtbar. [L190]

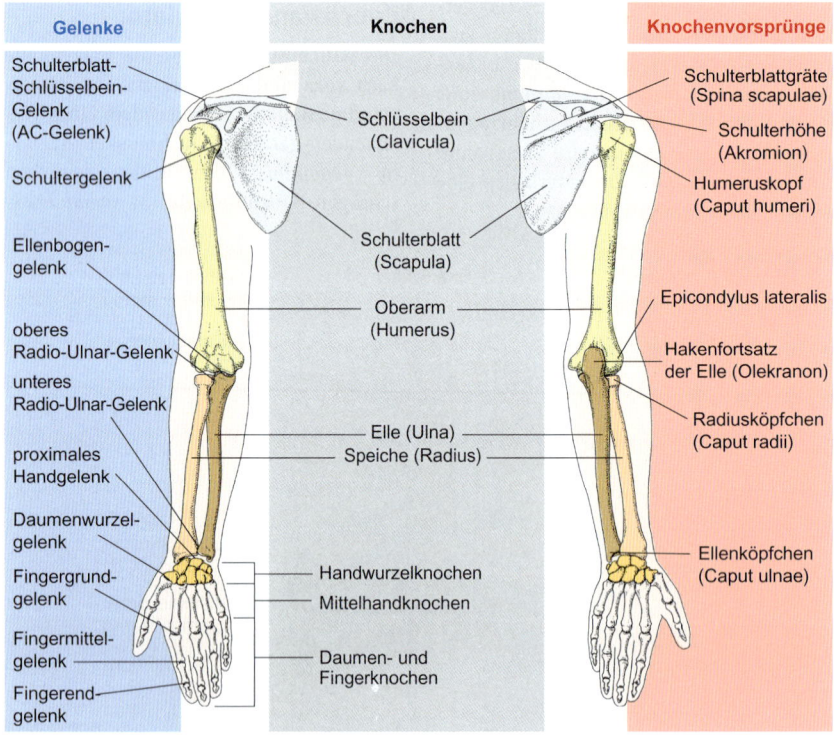

Abb. I/31.1.21 Übersicht über die Knochen der oberen Extremität, links Ansicht von vorn, rechts Ansicht von hinten. [L190]

ternus abdominis und *M. obliquus internus abdominis*) und dem **queren Bauchmuskel** (*M. transversus abdominis*) gebildet. Diese sind in mehreren Schichten (→ Abb. I/31.1.20) zwischen dem unteren Rippenbogen und dem Becken angeordnet.

Je nach Verlauf wirken die Bauchwandmuskeln bei der Rumpfbeugung und -drehung mit. Ziehen sich alle zusammen, werden die Bauchorgane zusammengepresst und so die Darm- und Harnblasenentleerung oder die Ausatmung unterstützt (*Bauchpresse*).

I/31.1.7 Schultergürtel

Knochen des Schultergürtels

> **Schultergürtel:** Verbindet die Knochen der oberen Extremitäten mit dem Körperstamm. Besteht beidseits aus zwei Knochen, dem **Schlüsselbein** (*Clavicula*) und dem **Schulterblatt** (*Scapula*).

Schlüsselbein

Das **Schlüsselbein** (*Clavicula*) ist ein dünner Knochen oben am Brustkorb. Zur Mitte ist es über das **Sternoclavikulargelenk** mit dem Brustbein, seitlich über das **Akromioclavikulargelenk** (*AC-Gelenk*) mit dem Schulterblatt verbunden.

Schulterblatt

Das **Schulterblatt** (*Scapula*) ist etwa dreieckig und platt. Die muldenförmige Vertiefung in der oberen äußeren Schulterblattecke ist die Gelenkpfanne, die mit dem Kopf des Oberarmknochens ein Kugelgelenk bildet. Die kleine, flache Pfanne kann aber nicht den ganzen Oberarmkopf aufnehmen. Damit das **Schultergelenk** trotzdem stabil bleibt, ist es von einer festen Kapsel und Muskeln umschlossen. Das Schultergelenk ist das beweglichste Gelenk des Körpers.

Muskulatur der Schulterregion

Die **Muskulatur der Schulterregion** wirkt auf das Schulterblatt, das Schlüsselbein oder den Oberarm.

- **Brustmuskeln** sind der **große Brustmuskel** (*M. pectoralis major*), der **kleine Brustmuskel** (*M. pectoralis minor*) und der **vordere Sägezahnmuskel** (*M. serratus anterior*). Alle drei gehören auch zur Atemhilfsmuskulatur (→ Abb. I/31.1.20)
- **Oberflächliche Rückenmuskeln** sind der **Kapuzenmuskel** (*M. trapezius*) und der **breiteste Rückenmuskel** (*M. latissimus dorsi* → Abb. I/31.1.22)

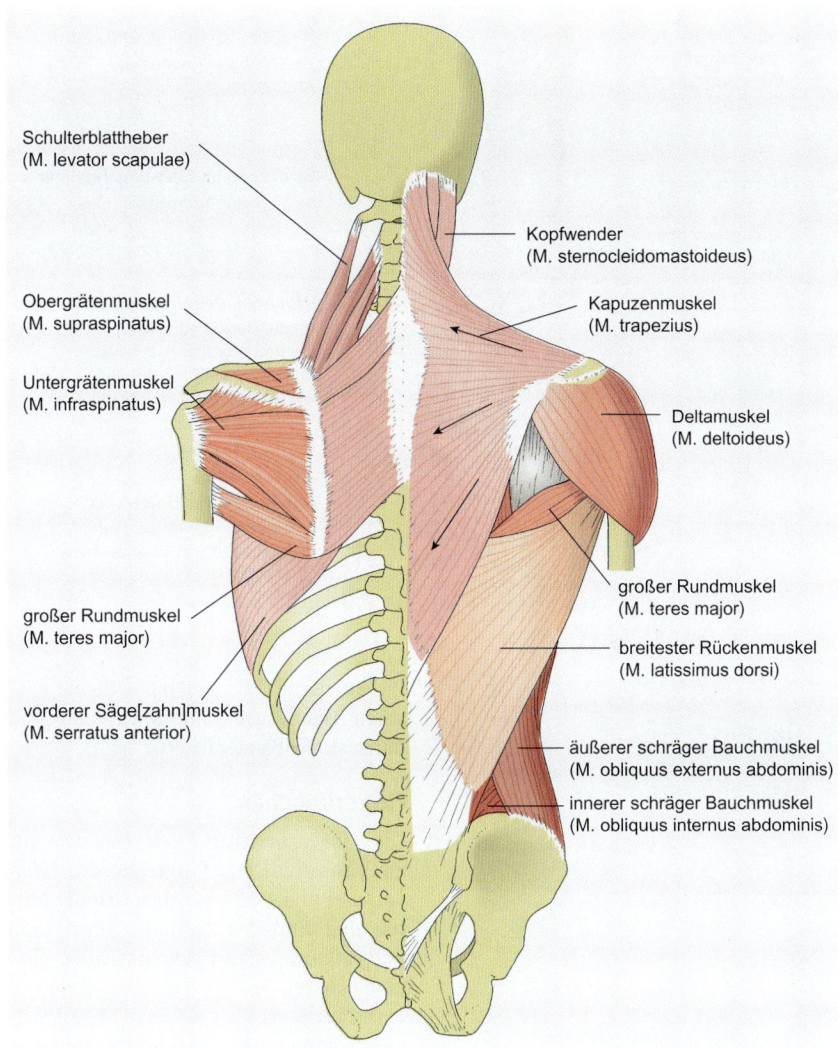

Schulterblattheber
(M. levator scapulae)

Obergrätenmuskel
(M. supraspinatus)

Untergrätenmuskel
(M. infraspinatus)

großer Rundmuskel
(M. teres major)

vorderer Säge[zahn]muskel
(M. serratus anterior)

Kopfwender
(M. sternocleidomastoideus)

Kapuzenmuskel
(M. trapezius)

Deltamuskel
(M. deltoideus)

großer Rundmuskel
(M. teres major)

breitester Rückenmuskel
(M. latissimus dorsi)

äußerer schräger Bauchmuskel
(M. obliquus externus abdominis)

innerer schräger Bauchmuskel
(M. obliquus internus abdominis)

Abb. I/31.1.22 Hintere Schultergürtelmuskulatur; rechts oberflächliche, links tiefe Schicht. [L190]

• Zu den **Schultermuskeln** zählen **Deltamuskel** (*M. deltoideus* → Abb. I/31.1.22), **Obergrätenmuskel** (*M. supraspinatus*) und **Untergrätenmuskel** (*M. infraspinatus*) sowie **großer Rundmuskel** (*M. teres major* → Abb. I/31.1.22) und **Unterschulterblattmuskel** (*M. subscapularis*, nicht abgebildet, an der Innenseite des Schulterblatts).

I/31.1.8 Obere Extremitäten

> ❯ **Obere Extremität** (*obere Gliedmaße*):
> Arm, bestehend aus Oberarm, Unterarm und Hand.

Oberarm

Oberarmknochen

Der **Oberarmknochen** (*Humerus* → Abb. I/31.1.21) ist der längste Knochen der obe-

ren Extremität. An den **Humeruskopf** (*Caput humeri*) schließt sich der röhrenförmige **Humerusschaft** (*Corpus humeri*) an. Er verbreitert sich nach distal und läuft in die **Oberarmknorren** (*Kondylen*) aus, denen die **Epikondylen** (*Epicondylus medialis* und *lateralis*) aufsitzen. Die Kondylen bilden die Gelenkflächen für das **Ellenbogengelenk.**

Beuge- und Streckmuskeln im Ellenbogengelenk

Die **Oberarmmuskeln** (→ Abb. I/31.1.23) entspringen am Oberarmknochen bzw. am Schultergürtel und ziehen zu den Unterarmknochen. Sie sind für Bewegungen im Ellenbogengelenk zuständig. Da dieses ein Scharniergelenk ist (→ Abb. I/31.1.7), handelt es sich hier um Beugung und Streckung.

Je nachdem, wo genau die Oberarmmuskeln an Elle oder Speiche ansetzen, wirken

sie außerdem an Ein- und Auswärtsdrehung mit.

Unterarm

Unterarmknochen

Der Unterarm enthält zwei Knochen: **Elle** (*Ulna*) und **Speiche** (*Radius*).

An ihrem oberen Ende weist die Elle einen halbrunden Ausschnitt auf, der als Gelenkpfanne für das **Ellenbogengelenk** dient und den Oberarmknochen aufnimmt (→ Abb. I/31.1.21). Die Gelenkpfanne wird hinten vom **Hakenfortsatz der Elle** (*Olekranon, Ellenbogenspitze*) überragt. Eine zweite Gelenkfläche bildet mit dem **Radiusköpfchen** (*Speichenköpfchen, Caput radii*) das **obere** (*proximale*) **Radio-Ulnar-Gelenk.** Das schmale distale Ende wird als **Ellenköpfchen** (*Caput ulnae*) bezeichnet.

Die Speiche liegt auf der Daumenseite. Der proximale Teil beginnt mit dem Radiusköpfchen, das untere (distale) Ende wird breit und trägt die Gelenkflächen für die Handwurzelknochen. An ihren unteren Enden sind Speiche und Elle durch das **untere** (*distale*) **Radio-Ulnar-Gelenk** miteinander verbunden.

Unterarmmuskulatur

Die **Unterarmmuskeln** (→ Abb. I/31.1.23) können ihrer Funktion nach in **Einwärtsdreher** (*Pronatoren*), **Auswärtsdreher** (*Supinatoren*), **Hand-** und (lange) **Fingerbeuger** sowie **Hand-** und (lange) **Fingerstrecker** eingeteilt werden. Die langen Fingermuskeln liegen mit ihren Muskelbäuchen am Unterarm und setzen über lange dünne Sehnen an Hand und Fingern an. Sie können die Hand beugen, strecken und nach radial bzw. ulnar kippen, je nachdem, ob sie auf der Speichen- oder Ellenseite der Hand liegen.

Hand

Handwurzelknochen

Die **Handwurzel** (*Carpus*) besteht aus acht **Handwurzelknochen** (*Ossa carpi*). Sie sind untereinander durch Bänder verbunden und in zwei Reihen zu je vier Knochen angeordnet (→ Abb. I/31.1.24).

Die proximalen Gelenkflächen von Kahnbein, Mondbein und Dreiecksbein bilden zusammen mit der Gelenkfläche der Speiche das **proximale Handgelenk.** Dieses wirkt als Eigelenk (→ Abb. I/31.1.7). Neben **Palmarflexion** (*Handbeugung*) und **Dorsalextension** (*Handstreckung*) sind **Radialabduktion**

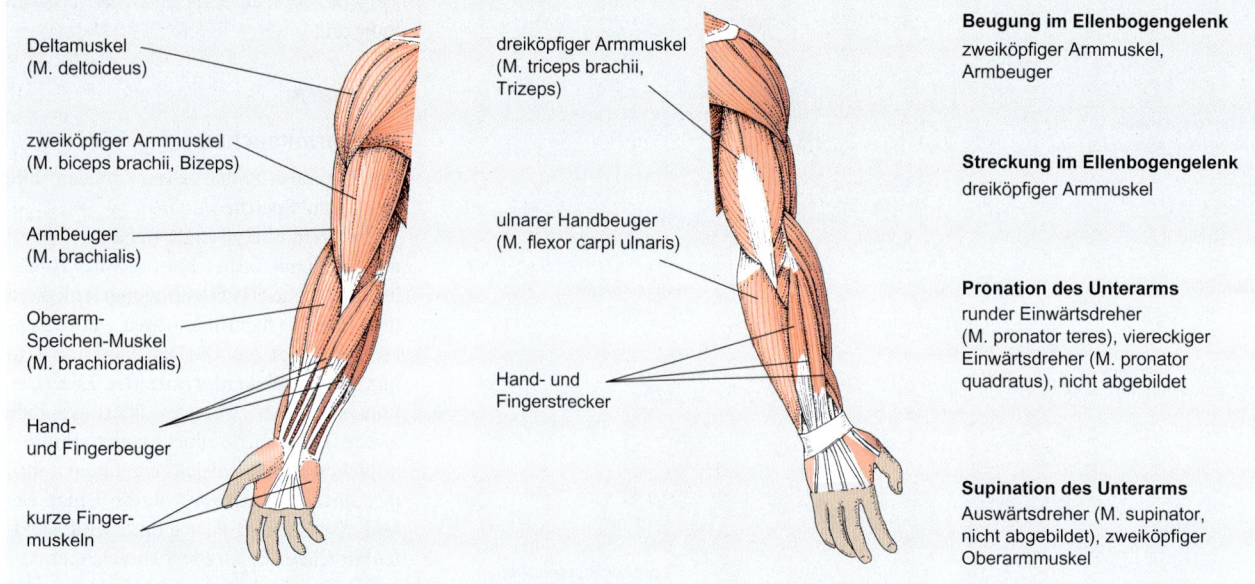

Deltamuskel (M. deltoideus)

zweiköpfiger Armmuskel (M. biceps brachii, Bizeps)

Armbeuger (M. brachialis)

Oberarm-Speichen-Muskel (M. brachioradialis)

Hand- und Fingerbeuger

kurze Fingermuskeln

dreiköpfiger Armmuskel (M. triceps brachii, Trizeps)

ulnarer Handbeuger (M. flexor carpi ulnaris)

Hand- und Fingerstrecker

Beugung im Ellenbogengelenk
zweiköpfiger Armmuskel, Armbeuger

Streckung im Ellenbogengelenk
dreiköpfiger Armmuskel

Pronation des Unterarms
runder Einwärtsdreher (M. pronator teres), viereckiger Einwärtsdreher (M. pronator quadratus), nicht abgebildet

Supination des Unterarms
Auswärtsdreher (M. supinator, nicht abgebildet), zweiköpfiger Oberarmmuskel

Abb. I/31.1.23 Armmuskulatur von vorne (links) und von hinten (rechts). [L190]

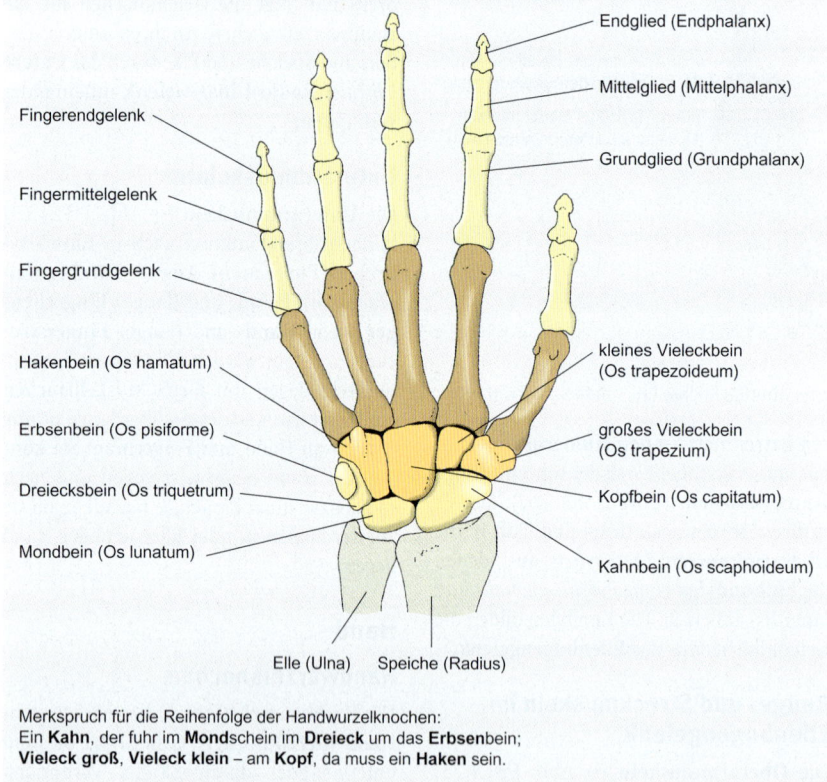

Fingerendgelenk

Fingermittelgelenk

Fingergrundgelenk

Hakenbein (Os hamatum)

Erbsenbein (Os pisiforme)

Dreiecksbein (Os triquetrum)

Mondbein (Os lunatum)

Endglied (Endphalanx)

Mittelglied (Mittelphalanx)

Grundglied (Grundphalanx)

kleines Vieleckbein (Os trapezoideum)

großes Vieleckbein (Os trapezium)

Kopfbein (Os capitatum)

Kahnbein (Os scaphoideum)

Elle (Ulna) **Speiche (Radius)**

Merkspruch für die Reihenfolge der Handwurzelknochen:
Ein **Kahn**, der fuhr im **Mond**schein im **Dreieck** um das **Erbsen**bein;
Vieleck groß, **Vieleck klein** – am **Kopf**, da muss ein **Haken** sein.

Abb. I/31.1.24 Handskelett (Ansicht der Handfläche). [L190]

(*Kippen zur Daumenseite*) und **Ulnarabduktion** (*Kippen zur Kleinfingerseite*) möglich.

Mittelhandknochen

An die Handwurzelknochen schließen sich die röhrenförmigen **Mittelhandknochen** an (→ Abb. I/31.1.24). Der Mittelhandknochen des Daumens ist über ein Sattelgelenk mit der Handwurzel verbunden (*Carpometacarpal-* oder **Daumenwurzelgelenk**). Dadurch wird der Daumen den anderen Fingern gegenübergestellt, eine Voraussetzung für den für die Handfunktion so wichtigen Pinzettengriff. Die anderen Gelenke zwischen Handwurzel und Mittelhand sind durch straffe Bänder fixiert.

Fingerknochen

Die Finger bestehen beim Daumen aus zwei, sonst aus drei **Fingergliedern** (*Phalangen* → Abb. I/31.1.24), dem **Grund-, Mittel-** und **Endglied** (*Grund-, Mittel-* und *Endphalanx,* beim Daumen *Grund-* und *Endphalanx*).

Die Verbindungen zwischen Mittelhandknochen und den Grundgliedern heißen **Fingergrundgelenke** und sind mit Ausnahme des Daumens Kugelgelenke. Die **Fingermittelgelenke** bzw. **Fingerendgelenke** (*proximale* bzw. *distale Interphalangealgelenke*) und das Daumengrundgelenk sind Scharniergelenke (→ Abb. I/31.1.7).

Muskulatur der Hand

Lange Fingermuskeln siehe Unterarmmuskulatur

Die **kurzen Fingermuskeln** entspringen an der Hand selbst. Sie unterstützen die Fingerbeugung und -streckung und ermöglichen Fingerspreizung (*Abduktion*) und Fingerschluss (*Adduktion*).

I/31.1.9 Becken und Hüften

Knöchernes Becken

❯ **Becken** (*Pelvis, Beckenring, Beckengürtel*): Gürtelförmiger Zusammenschluss aus den beiden **Hüftbeinen** und

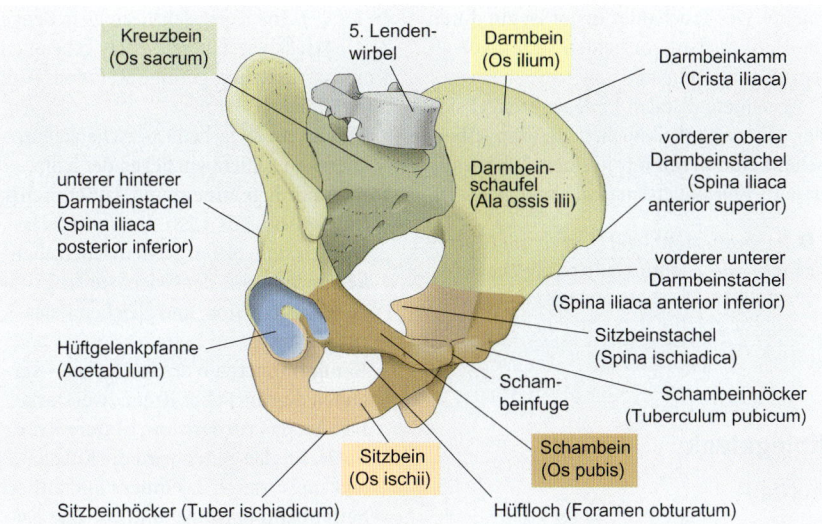

Abb. I/31.1.25 Hüftbein (Os coxae) in der Ansicht schräg von vorn. [L190]

Kreuzbein (Os sacrum)

5. Lenden-wirbel

Darmbein (Os ilium)

Darmbeinkamm (Crista iliaca)

vorderer oberer Darmbeinstachel (Spina iliaca anterior superior)

Darmbein-schaufel (Ala ossis ilii)

vorderer unterer Darmbeinstachel (Spina iliaca anterior inferior)

unterer hinterer Darmbeinstachel (Spina iliaca posterior inferior)

Sitzbeinstachel (Spina ischiadica)

Hüftgelenkpfanne (Acetabulum)

Scham-beinfuge

Schambeinhöcker (Tuberculum pubicum)

Sitzbein (Os ischii)

Schambein (Os pubis)

Sitzbeinhöcker (Tuber ischiadicum)

Hüftloch (Foramen obturatum)

nen (*Ossa coxae*), deren Ausläufer in einem Bogen nach vorne führen und dort über eine etwa einen Zentimeter breite knorpelige Verbindung, die **Schambeinfuge** (*Symphyse*), zusammengefügt sind. Die beiden **Sakroiliakalgelenke** (*Kreuzbein-Darmbein-Gelenke, Iliosakralgelenke, ISG*) zwischen Kreuz- und Hüftbein sind durch einen festen Bandapparat gesichert und nahezu unbeweglich.

Jedes **Hüftbein** besteht aus drei miteinander verschmolzenen Knochen: **Darmbein** (*Os ilium*), **Sitzbein** (*Os ischii*) und **Schambein** (*Os pubis*). Da das Darmbein rotes Knochenmark enthält, eignet sich der **Darmbeinkamm** (*Crista iliaca* → Abb. I/31.1.25) gut für die **Knochenmarkpunktion**.

Das Darmbein hat vier charakteristische Knochenvorsprünge (*Spinae*). Der am weitesten vorspringende und neben dem Darmbeinkamm leicht durch die Haut tastbare Teil des Darmbeins ist der **vordere obere Darmbeinstachel** (*Spina iliaca anterior superior*).

dem Kreuzbein. Über das Becken stehen die unteren Extremitäten mit dem Rumpf-skelett in Verbindung.

Das **Kreuzbein** (*Os sacrum* → Abb. I/31.1.17) bildet die Rückwand des knöchernen Beckens. Es liegt zwischen den beiden **Hüftbei**-

Darmbeinkamm (Crista iliaca)

größter Gesäßmuskel (M. glutaeus maximus)

zweiköpfiger Oberschenkelmuskel (M. biceps femoris)

Zwillingswadenmuskel (M. gastrocnemius)

langer Waden-beinmuskel (M. fibularis longus)

Schollenmuskel (M. soleus)

kurzer Waden-beinmuskel (M. fibularis brevis)

Spina iliaca anterior superior (vorderer oberer Darmbeinstachel)

gerader Schenkelmuskel (M. rectus femoris)

äußerer Schenkelmuskel (M. vastus lateralis)

Darmbein-Schienbein-Sehne (Tractus iliotibialis)

Kniescheibe (Patella)

Wadenbeinköpfchen

langer Zehenstrecker (M. extensor digitorum longus)

vorderer Schien-beinmuskel (M. tibialis anterior)

unteres Halteband der Strecksehnen

Sehnen des langen Zehen-streckers

Darmbein-Lenden-Muskel (M. iliopsoas)

Leistenband (Ligamentum inguinale)

Schambeinfuge (Symphyse)

Adduktoren

gerader Schenkelmuskel (M. rectus femoris)

innerer Ober-schenkelmuskel (M. vastus medialis)

Kniescheibe (Patella)

Patellarsehne (Ligamentum patellae)

vorderer Schien-beinmuskel (M. tibialis anterior)

Schienbein (Tibia)

Haltebänder der Strecksehnen

5. Lendenwirbel

Schneidermuskel (M. sartorius)

Zwillingswaden-muskel (M. gastrocnemius)

Schollenmuskel (M. soleus)

langer Zehenbeuger (M. flexor digitorum longus)

Achillessehne

Halteband der Beugesehnen

Hüftbeugung
Darmbein-Lenden-Muskel (M. iliopsoas), gerader Oberschenkelmuskel (M. rectus femoris), Schneidermuskel (M. sartorius)

Hüftstreckung
größter Gesäßmuskel (M. glutaeus maximus)

Abduktion in der Hüfte
mittlerer und kleinster Gesäßmuskel (M. glutaeus medius und minimus, unter größtem Gesäßmuskel)

Adduktion in der Hüfte
großer, kleiner und langer Anzieher (M. adductor magnus, brevis und longus), Schlankmuskel (M. gracilis), in Abb. als Adduktoren zusammengefasst

Innenrotation
mittlerer und kleinster Gesäßmuskel

Außenrotation
u. a. größter Gesäßmuskel

Kniebeugung
zweiköpfiger Oberschenkelmuskel (M. biceps femoris)

Kniestreckung
vierköpfiger Oberschenkelmuskel (M. quadriceps femoris) aus geradem Oberschenkelmuskel (M. rectus femoris), innerem, äußerem und mittlerem Oberschenkelmuskel (M. vastus medialis, lateralis und intermedius)

Dorsalextension des Fußes
vorderer Schienbeinmuskel (M. tibialis anterior), lange Fußstrecker

Plantarflexion und Supination des Fußes
dreiköpfiger Wadenmuskel (M. triceps surae) aus Schollenmuskel (M. soleus) und Zwillingswadenmuskel (M. gastrocnemius). Plantarflexion auch tiefe Beuger

Pronation des Fußes
kurzer und langer Wadenbeinmuskel (M. fibularis brevis und longus)

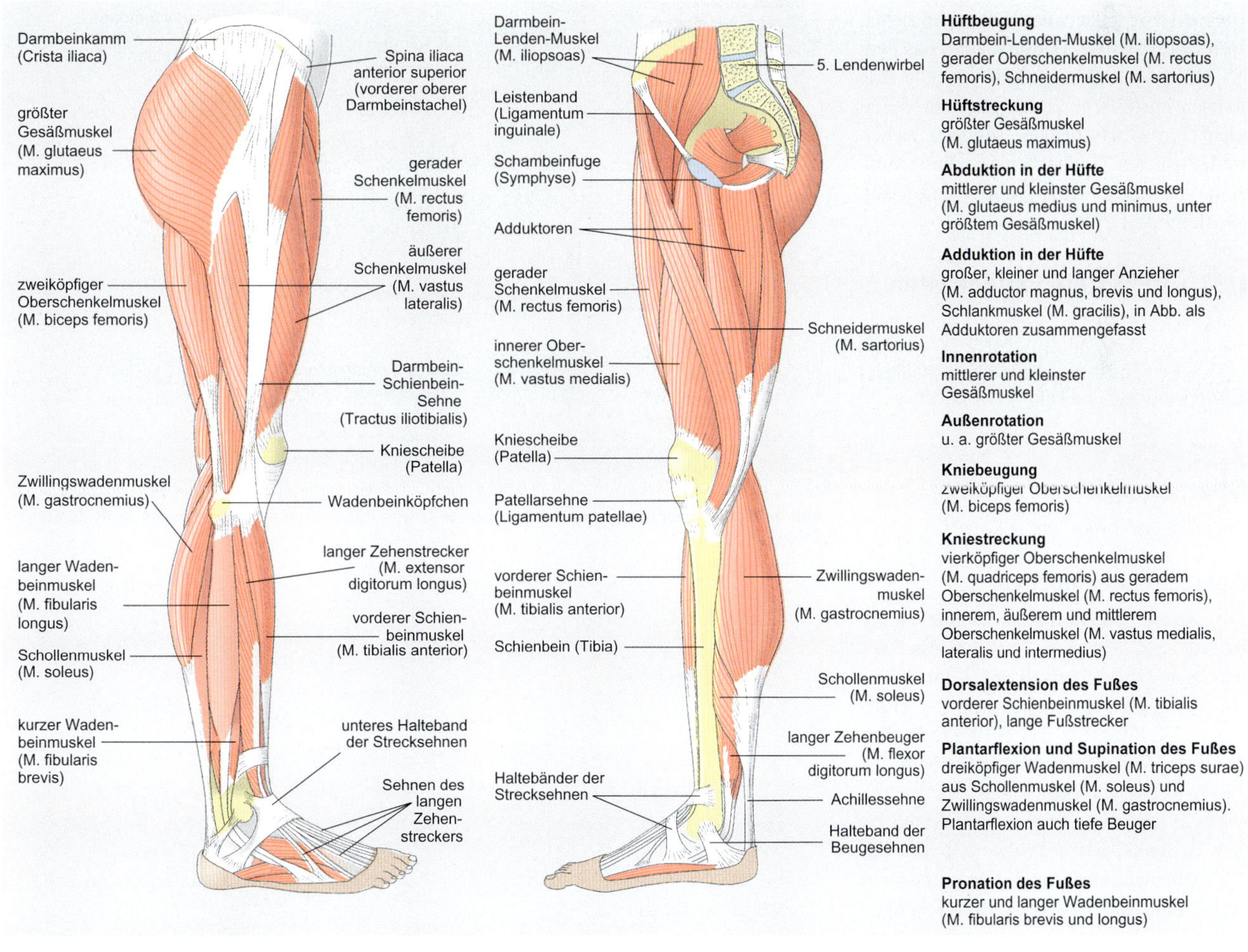

Abb. I/31.1.26 Beinmuskulatur von lateral (links) und von medial (rechts). [L190]

Hüftgelenk und umgebende Strukturen

Anteile aller drei Hüftknochen bilden gemeinsam die **Hüftgelenkpfanne** (*Acetabulum*), eine schüsselförmige Vertiefung, die den Kopf des Oberschenkelknochens aufnimmt und mit ihm das **Hüftgelenk** bildet. Da dieses Kugelgelenk sehr beweglich ist und starke Gewichts- und Bewegungsbelastungen aushalten muss, ist es durch einen sehr straffen Bandapparat gesichert.

Muskulatur

Beckenboden

Da der knöcherne Beckenausgang offen ist, auf ihm aber innere Organe lasten, muss er durch eine Platte aus Muskeln und Bändern abgeschlossen werden. Diese untere Begrenzung des kleinen Beckens heißt **Beckenboden.**

Hüft- und Oberschenkelmuskulatur

Die meisten Muskeln der Hüftregion ziehen zum Oberschenkel. Dadurch kann das Bein im Hüftgelenk Bewegungen um alle drei Achsen ausführen. Einige Muskeln enden nicht am Oberschenkel, sondern ziehen weiter an den Unterschenkel. Diese Muskeln bewegen Hüft- und Kniegelenk (→ Abb. I/31.1.26).

I/31.1.10 Untere Extremitäten

> **Untere Extremität** (*untere Gliedmaße*): Bein, bestehend aus Oberschenkel, Unterschenkel und Fuß.

Oberschenkel

Oberschenkelmuskulatur → Kap. I/31.1.9

Oberschenkelknochen

Der **Oberschenkelknochen** (*Femur*) ist der längste und schwerste Knochen des Körpers. Sein **Oberschenkelkopf** (*Caput femoris, Hüftgelenkkopf*) bildet mit der Hüftpfanne des Beckens das **Hüftgelenk.** Das distale Ende steht mit dem **Schienbein** (*Tibia*) in gelenkiger Verbindung.

Der Oberschenkelkopf ist über den schrägen **Schenkelhals** (*Collum femoris*) mit dem **Oberschenkelschaft** (*Corpus femoris*) verbunden. Am Übergang vom Schenkelhals zum Schaft befinden sich zwei kräftige Knochenvorsprünge, der **große** und der **kleine Rollhügel** (*Trochanter major* und

minor). Der Trochanter major ist gut durch die Haut tastbar. An beiden setzen vor allem Hüftmuskeln an.

An seinem distalen Ende verbreitert sich der Oberschenkelknochen zu den **Oberschenkenknorren** mit je einem Vorsprung darauf (*Epicondylus medialis* und *lateralis*).

> Der **große Rollhügel** (*Trochanter major*) gehört, wie andere nicht mit Fettgewebe gepolsterte Knochenvorsprünge, zu den dekubitusgefährdeten Stellen (→ Abb. I/31.2.13).

Kniegelenk

Aufbau

Das **Kniegelenk** liegt zwischen den Femurkondylen und dem Schienbein (→ Abb.

I/31.1.27). Im Kniegelenk erfolgen Beuge- bzw. Streckbewegungen. Bei gebeugtem Knie ist zusätzlich geringe Rotation (Drehung) möglich.

- **Menisken:** Zwischen Oberschenkelknochen und Schienbein liegen der halbmondförmige **Innen-** und **Außenmeniskus** (→ Abb. I/31.1.28). Da sie etwas beweglich sind, bieten sie dem Oberschenkelknochen eine der Gelenkstellung angepasste Pfanne und gleichen Belastungen aus
- **Bänder:** Innerhalb des Kniegelenks verlaufen diagonal über Kreuz zwei starke Bänder, das **vordere** und **hintere Kreuzband.** An den Seiten wird die Kniegelenkkapsel durch das **innere** und **äußere Seitenband** (*mediales* und *laterales Seitenband*) verstärkt

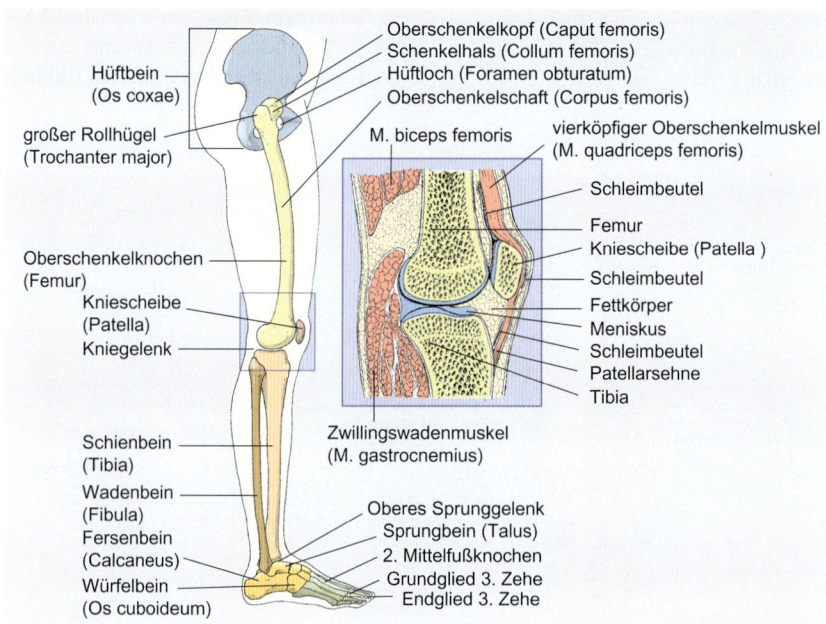

Abb. I/31.1.27 Knöcherner Aufbau der unteren Extremität von der Seite mit Längsschnitt durch das Kniegelenk. [L190]

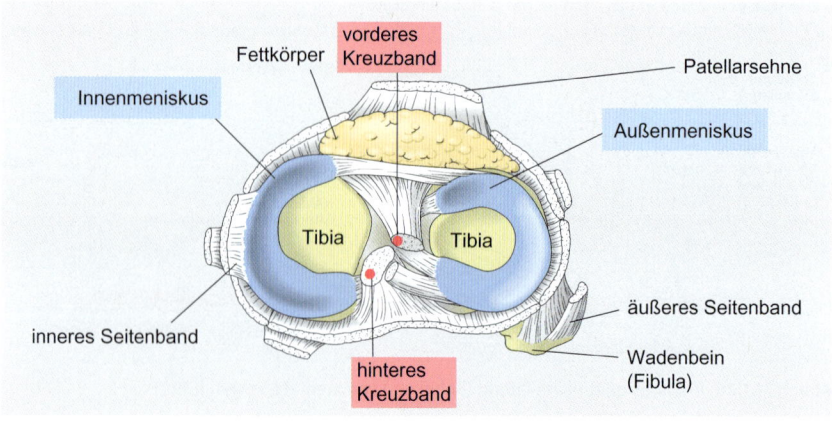

Abb. I/31.1.28 Blick auf das eröffnete rechte Kniegelenk von oben. [L190]

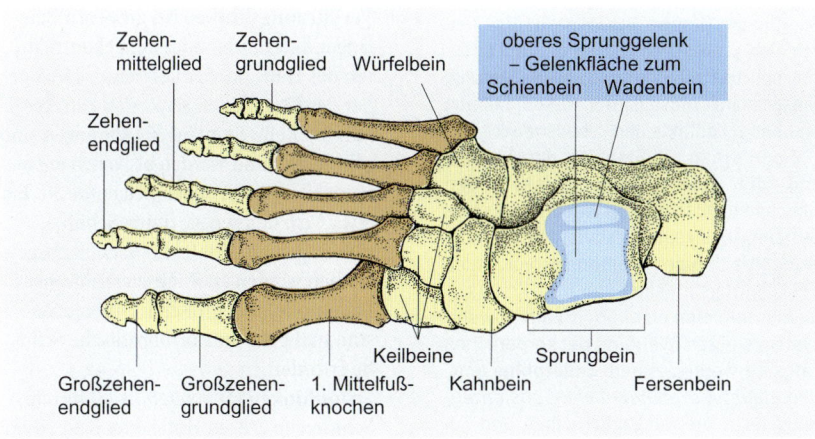

Abb. I/31.1.29 Rechtes Fußskelett von oben mit oberem Sprunggelenk. [L190]

- An besonderen Reibungspunkten oberhalb, vor und unterhalb des Knies befinden sich **Schleimbeutel**
- Ein **Fettkörper** am Unterrand der Kniescheibe stellt eine verformbare Füllmasse je nach Gelenkstellung dar (→ Abb. I/31.1.28).

Muskeln mit Wirkung auf das Kniegelenk

Bei den Muskeln mit Wirkung auf das Kniegelenk werden **Kniegelenksbeuger** und **Kniegelenksstrecker** unterschieden (→ Abb. I/31.1.26).

Unterschenkel

Unterschenkelknochen

Der Unterschenkel enthält zwei Röhrenknochen, das **Schienbein** (*Tibia*) und das **Wadenbein** (*Fibula*).

Das Schienbein ist der kräftigere von beiden. Der **Schienbeinschaft** (*Corpus tibiae*) hat im Querschnitt die Form eines nach vorn spitzen Dreiecks. Das proximale Schienbeinende, der **Schienbeinkopf** (*Caput tibiae*), trägt zwischen zwei Kondylen eine relativ flache Gelenkfläche für das Kniegelenk. Unterhalb des Kniegelenks befindet sich eine weitere kleine Gelenkfläche für den Wadenbeinkopf. Das untere Ende des Schienbeins bildet den **Innenknöchel** (*Malleolus medialis*).

Das **Wadenbein,** ein dünner Röhrenknochen, liegt seitlich vom Schienbein. Sein **Wadenbeinkopf** (*Caput fibulae*) ist als knöcherner Vorsprung seitlich unterhalb des Kniegelenks durch die Haut tastbar. Das deutlich verbreiterte untere Ende des Wadenbeins bildet den **Außenknöchel** (*Malleolus lateralis*).

Unterschenkelmuskulatur

Alle **Unterschenkelmuskeln** setzen am Fuß an und bewegen Fuß und Zehen. Deshalb werden sie auch **lange Fußmuskeln** genannt.

Die Unterschenkelmuskulatur ist durch bindegewebige Trennwände in vier kaum dehnbare **Muskellogen** unterteilt. Bei Ver-

letzungen kann es daher schnell zu bedrohlichen Drucksteigerungen kommen (→ Kap. I/31.1.20).

Fuß

Der **Fuß** (*Pes*) ist der am meisten belastete Körperteil, da er das gesamte Körpergewicht trägt. Er hat deshalb besonders kompakte Knochen und eine Vielzahl stützender Bänder und Halt gebender Muskeln.

Fußwurzelknochen

Größter der sieben **Fußwurzelknochen** (*Ossa tarsi* → Abb. I/31.1.29) ist das **Fersenbein** (*Calcaneus*). Seine dorsale Begrenzung, der **Fersenhöcker,** dient der Achillessehne als Ansatz und bildet den hinteren Pfeiler des Fußlängsgewölbes. Dem Fersenbein liegt das **Sprungbein** (*Talus*) auf.

Sprunggelenke

Die unteren Gelenkflächen von Schien- und Wadenbein bilden die **Malleolengabel** mit Innen- und Außenknöchel, die das Sprungbein klammerähnlich umfasst und so das **obere Sprunggelenk** bildet. Das obere Sprunggelenk ist ein Scharniergelenk, in dem der Fuß gehoben (*Dorsalextension*) und gesenkt (*Plantarflexion*) werden kann.

Das Fersenbein bildet zusammen mit Sprungbein (*Talus*) und Kahnbein das **untere Sprunggelenk.** Es ermöglicht die Supination und Pronation des Fußes.

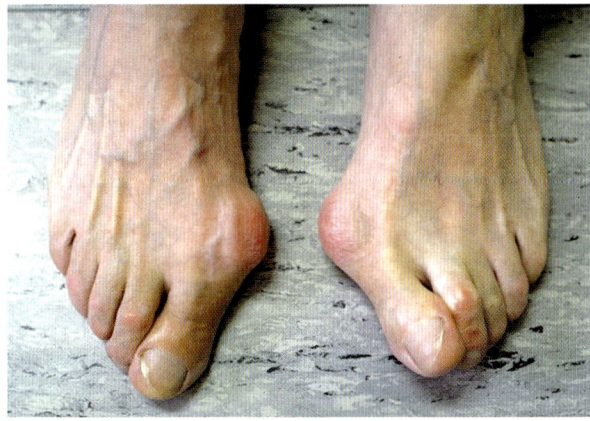

Abb. I/31.1.31 Häufigste Zehendeformität bei alten Menschen ist der Hallux valgus. [M158]

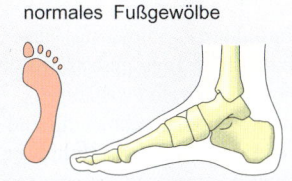

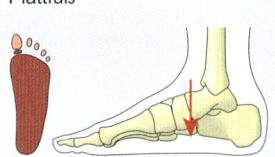

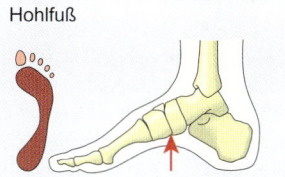

Abb. I/31.1.30 Links: Gesundes Fußgewölbe in der Seitenansicht mit typischem Fußabdruck. Mitte: Plattfuß mit Abflachung von Quer- und Längsgewölbe, beim Spreizfuß ist nur das Quergewölbe abgeflacht. Rechts: Hohlfuß mit überhöhtem Längsgewölbe. [L190]

Mittelfuß und Zehen

An die Fußwurzelknochen schließen sich strahlenförmig die fünf **Mittelfußknochen** (*Ossa metatarsalia*) an (→ Abb. I/31.1.29). Ihre Köpfe sind über kleine Kugelgelenke mit den Grundgliedern der **Zehen** verbunden. Die **Großzehe** (*Hallux*) enthält zwei, die übrigen Zehen (*Digiti pedis*) jeweils drei Knochen. Die Zehenmittel- und -endgelenke sind Scharniergelenke (→ Abb. I/31.1.31).

Fußgewölbe

Das Fußskelett besitzt ein **Quer**- und ein **Längsgewölbe.** Das Längsgewölbe liegt auf der Innenseite des Fußes und wird vom Sprungbein, dem Kahnbein, den Keilbeinen und den Mittelfußknochen gebildet und durch eine Vielzahl kurzer Fußmuskeln unterstützt. Ein normaler Fußabdruck zeigt einen bogenförmigen Verlauf.

Bänder und Sehnen verspannen die lateralen und medialen Anteile der Fußwurzel- und Mittelfußknochen zum Quergewölbe. Trotz aller Stützeinrichtungen kommt es aber häufig zu Fehlfunktionen des Fußgewölbes mit der Ausbildung eines **Platt**- oder **Hohlfußes** (→ Abb. I/31.1.30).

Kurze Fußmuskeln

Die kurzen Fußmuskeln verlaufen ausschließlich am Fuß:

- Die **Muskeln des Fußrückens** (*Extensoren*) strecken die Zehen
- Die **Muskeln der Fußsohle** (*Flexoren*) beugen die Zehen und unterstützen das Längsgewölbe des Fußes.

> **Hinweise zu gesundheitsförderndem Verhalten**
>
> Veränderungen des Bewegungsapparats entwickeln sich nicht erst im hohen Alter, sondern während des gesamten Erwachsenenlebens. Jeder sollte regelmäßige Bewegung in den Alltag einplanen, z.B. Radfahren, Schwimmen, Joggen oder einen strammen Spaziergang von etwa 30 Minuten.

Sport in der Gruppe und insbesondere Tanzen, von klassischen Tänzen bis zu Sitztänzen, hat zusätzlich große soziale Bedeutung. Tanzen schult Muskulatur und Koordination und bringt Kontakte und Lebensfreude.

Sport erhält die Stabilität der Knochen und die Muskelfunktion, schult den Gleichgewichtssinn und ist eine wirksame Sturzprophylaxe. Die Aktivierung der Muskelpumpe beugt Thrombosen vor. Auch die Leistungsfähigkeit von Herz-Kreislauf- und (sofern man nicht übertreibt) Abwehrsystem steigen. Während der körperlichen Tätigkeit werden zudem **Endorphine** (*körpereigene, morphinähnliche Substanzen*) freigesetzt, die Ausgeglichenheit und Zufriedenheit fördern und deshalb auch als *Glückshormone* bezeichnet werden.

I/31.1.11 Leitsymptome bei orthopädischen Erkrankungen

Schmerzen, Schwellung und Bewegungseinschränkung

(Gelenk-)Schmerzen, Schwellung und **Bewegungseinschränkung** sind die häufigsten Leitsymptome in der Orthopädie. Schmerzen und Bewegungseinschränkung können oft kaum voneinander getrennt werden. Einige häufige Symptomkombinationen und daraus resultierende Verdachtsdiagnosen sind in → Tab. I/31.1.1 aufgeführt.

Hinken

> **Hinken:** Störung von Rhythmus und Symmetrie des Gangbildes.

Der gesunde Mensch hat ein gleichmäßiges, symmetrisches Gangbild. Eine der häufigsten Gangstörungen ist das **Hinken.**

Einteilung

Je nach zugrunde liegender Ursache werden v. a. folgende Formen unterschieden:

- **Verkürzungshinken** bei größeren Beinlängendifferenzen oder Beugekontrakturen des Hüft- oder Kniegelenks. Der Körper des Betroffenen senkt sich zum verkürzten Bein. Beinlängendifferenzen sind sehr häufig und werden bisweilen auch beim älteren Menschen neu entdeckt. Bis etwa 3 cm können sie durch Schuhzurichtungen am Konfektionsschuh ausgeglichen werden (z. B. Absatzerhöhung, Ballenrolle). Bei größeren Differenzen sind maßgefertigte orthopädische Schuhe erforderlich
- **Schonhinken** (*Schmerzhinken*) durch Schmerzen z. B. in Hüfte oder Knie. Der Betroffene belastet die erkrankte Extremität beim Gehen kaum und tritt nur ganz kurz mit ihr auf. Häufig berührt er den Boden nicht mit der Ferse zuerst, sondern mit den Zehen
- **Hüfthinken** (*Trendelenburg-Duchenne-Hinken*) durch Beeinträchtigung der Hüftabduktoren. Steht der Betroffene auf dem Bein der erkrankten Seite, kippt das Becken zur gesunden Seite hin ab (*Trendelenburg-Zeichen*), kompensatorisch neigt der Betroffene den Rumpf zur erkrankten Seite (*Duchenne-Zeichen*). Das Gangbild ist typisch „watschelnd".

> **❯** Häufige Ursachen des Hinkens bei älteren Menschen sind degenerative Wirbelsäulenveränderungen, Hüft- und Kniegelenkarthrose. Meist spielen dabei mehrere der oben genannten Mechanismen zusammen.

I/31.1.12 Kontrakturen

> **Kontraktur** (lat. *contrahere = zusammenziehen*): Dauerhafte Verkürzung von Muskeln, Sehnen und Bändern mit der Folge einer bleibenden Gelenkversteifung und Gelenkfehlstellung, die nur noch sehr schwer oder nicht mehr korrigiert werden können. Besonders kontrakturgefährdet sind Menschen mit degenerativen Gelenkerkrankungen oder Lähmungen sowie Bettlägerige.

Ursachen

Eine Kontraktur ist immer die Folge einer mangelnden Bewegung im betroffenen Gelenk. Die Ursachen sind vielfältig:

- Bei alten Menschen sehr häufig sind Kontrakturen durch **Immobilität und Inaktivität,** etwa wenn bewegungseingeschränkte Pflegebedürftige nicht mehrfach täglich durchbewegt werden. Da-

Leitsymptome	Verdachtsdiagnose
Langsam entstandener Schmerz in Bein und Knie, v. a. nach längerem Ruhen und nach Belastung, keine Gelenkschwellung, keine Beeinträchtigung des Allgemeinbefindens	Hüft- bzw. Kniegelenksarthrose (Kox- bzw. Gonarthrose)
Plötzliche Schmerzen in Bein bzw. Knie, evtl. sichtbare Schwellung des Kniegelenks, oft nach Überanstrengung, keine Beeinträchtigung des Allgemeinbefindens, vorher schon Probleme mit dem Gelenk	Aktivierte Hüft- bzw. Kniegelenksarthrose (aktivierte Kox- bzw. Gonarthrose)
Plötzliche, belastungsunabhängige Schmerzen meist mehrerer (auch kleiner) Gelenke, Morgensteifigkeit, oft beeinträchtigtes Allgemeinbefinden	Rheumatoide Arthritis

Tab. I/31.1.1 Leitsymptome in der Orthopädie und ihre wahrscheinlichen Ursachen, abhängig von der Lokalisation.

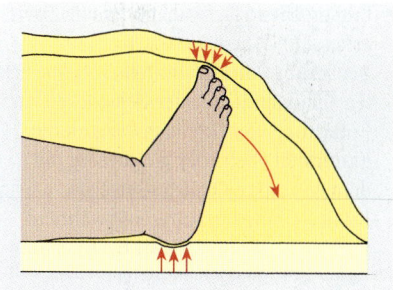

Abb. I/31.1.32 Sowohl der Zug der Wadenmuskulatur als auch der Druck der Bettdecke fördern die Entstehung eines Spitzfußes. [L157]

durch fehlen die Bewegungen, die die Muskeln und Sehnen dehnen und verkürzen. Da an der oberen sowie an der unteren Extremität die Beugermuskulatur stärker als die Streckermuskulatur ist, versteifen Hände bzw. Füße ohne entsprechende Pflege in einer Beugekontraktur. Ein Beispiel ist der **Spitzfuß** (→ Abb. I/31.1.32). Ein Spitzfuß entsteht durch die im Vergleich zur Streckermuskulatur viel stärkere Wadenmuskulatur, die den Fuß in eine Flexionsstellung zieht. Der Druck der Bettdecke hält den Fuß in der Flexionsstellung, wenn der Erkrankte viel auf dem Rücken liegt. Versteift das Gelenk in dieser Position, kann der Betroffene nur noch hinkend gehen, ein Abrollen des Fußes ist nicht mehr möglich

- Kontrakturen durch **Schonhaltung** entstehen oft infolge chronischer Schmerzen. Durch die Schmerzen versuchen die Betroffenen eine Position zu finden, in der sie am wenigsten Schmerzen verspüren und vermeiden jede Bewegung, die Schmerz auslösen könnte
- Erkrankungen des Nervensystems verursachen Lähmungen, die unbehandelt **neurogene Kontrakturen** nach sich ziehen. Besonders häufig bei alten Menschen ist der Schlaganfall (→ Kap. I/31.11.12)
- Kontrakturen können sich auch nach großflächigen schweren Verbrennungen oder Verätzungen in Gelenknähe entwickeln, wenn sich Narben bilden, die dann schrumpfen und zu Narbenzug führen, der Bewegungen behindert (**dermatogene Kontrakturen**).

Prinzipien der Kontrakturprophylaxe

> **Ziel der Kontrakturprophylaxe:** Erhaltung der vollen Beweglichkeit der

Gelenke durch Bewegungsübungen mit aktivem bzw. passivem Durchbewegen und regelmäßigem Positionieren des Pflegebedürftigen. (→ Kap. I/17.4)

Die **aktivierende Pflege** bietet zahlreiche Möglichkeiten, kontrakturprophylaktisch tätig zu werden, z. B. im Rahmen der Körperpflege, beim Essen, in Verbindung mit der Mobilisation, der Thrombose- und Pneumonieprophylaxe.

Kontrakturprophylaktische Maßnahmen sind mehrmals täglich durchzuführen. Schmerzen sollten durch geeignete Maßnahmen (z. B. Kältepackungen) reduziert werden, um das Bewegungstraining zu erleichtern. Schmerzauslösende Übungen sind zu unterlassen.

Spezielle Maßnahmen zur Kontrakturprophylaxe sind:
- Rechtzeitiges Erkennen beginnender Bewegungseinschränkungen durch Beobachtung
- Positionieren in physiologischer Mittelstellung, regelmäßiger Positionswechsel
- Bewegungsübungen
- Frühzeitige Mobilisation.

Weiter tragen zur Kontrakturprophylaxe bei:
- Zusammenarbeit mit Physiotherapeuten
- Ausreichende Schmerzmedikation auf Anordnung des Arztes
- Verzicht auf (Super-)Weichpositionierung, wenn von der Dekubitusgefahr her möglich
- Anregung des Pflegebedürftigen zur Aktivität

- Streichungen der Muskel-Antagonisten zur Spastikminderung, um etwa bei Beugespastik die Strecker zu aktivieren
- Gezielter Einsatz von Hilfsmitteln, z. B. Fuß-Aktivstütze gegen Spitzfuß und Versteifung des Kniegelenks, Handexpander, Gummi-Noppen-Bälle zum Greiftraining, Strickleiter gegen eine Versteifung von Schulter-, Ellenbogen- und Handgelenk.

I/31.1.13 Degenerative Erkrankungen des Bewegungsapparates

Arthrose: Übersicht

> **Arthrose** (*Arthrosis deformans*): Gelenkerkrankung mit primärer Zerstörung des Gelenkknorpels, die zur völligen Einsteifung eines Gelenks führen kann. Mehr als die Hälfte der über 60-jährigen Frauen und ca. ein Drittel der gleichaltrigen Männer haben eine Arthrose. 👥👥 1
> **Polyarthrose:** Gleichzeitig in mehreren Gelenken auftretende Arthrose.

Krankheitsentstehung

Ursache der **Arthrose** ist ein Missverhältnis zwischen der Belastungsfähigkeit eines Gelenks und seiner tatsächlichen Belastung.

Zu unterscheiden sind (→ Tab. I/31.1.2):
- **Primäre Arthrosen** ohne erkennbare Vorerkrankungen (Beginn meist in höherem Lebensalter)

Bezeichnung	Symptome
Bouchard-Arthrose (*Arthrose der Fingermittelgelenke*)	Schmerzen, Fehlstellung der Fingermittelgelenke, Streckdefizit
Degenerative Wirbelsäulenveränderungen	Siehe Text
Gonarthrose (*Arthrose des Kniegelenks*)	Siehe Text
Hallux rigidus (*Arthrose des Großzehengrundgelenks*)	Belastungsabhängige Schmerzen beim Gehen, v. a. beim Abrollen des Fußes, später zunehmende Einsteifung
Heberden-Arthrose (*Arthrose der Fingerendgelenke*)	Schmerzen, Fehlstellung der Fingerendgelenke, Streckdefizit, insgesamt geringe Funktionseinschränkung
Koxarthrose (*Arthrose des Hüftgelenks*)	Siehe Text
Omarthrose (*Arthrose des Schultergelenks*)	Schmerzen mit Bewegungseinschränkung v. a. bei der Abduktion und Rotation, in der Regel sekundäre Arthrose
Radiokarpalgelenk-Arthrose (*Arthrose des Handgelenks*)	Belastungsabhängige Schmerzen und Bewegungseinschränkung im Handgelenk, meist sekundäre Arthrose
Rhizarthrose (*Arthrose des Daumensattelgelenks*)	Schmerzen v. a. beim Zufassen mit Opposition (Gegenüberstellung) des Daumens, z. B. beim Auswringen von Wäsche, Schlüssel drehen
Sprunggelenkarthrose (*Arthrose des oberen/unteren Sprunggelenks*)	Belastungsabhängige Schmerzen, Schwellung, Bewegungseinschränkung, meist sekundäre Arthrose

Tab. I/31.1.2 Arthrosen der verschiedenen Gelenke.

- **Sekundäre Arthrosen** als Folge anderer Gelenkerkrankungen, z. B. einer ausgeprägten Beinachsen-Fehlstellung (X- bzw. O-Beine). Ist die Arthrose Folge einer Verletzung (z. B. einer fehlverheilten Fraktur), spricht man von einer **posttraumatischen Arthrose.**

Die Entstehung einer Arthrose wird z. B. durch Übergewicht, bestimmte Sportarten oder Schwerarbeit begünstigt.

Durch Ab- und Umbauprozesse in den Gelenken rauen die Gelenkknorpeloberflächen auf, es bilden sich kleine Risse, der Knorpel wird immer dünner und kann vollständig verschwinden. Die Knochen reagieren auf den erhöhten Druck u. a. mit Zysten- und Randzackenbildung, die Gelenkinnenhaut (Synovia) mit einer Entzündung (*aktivierte Arthrose*) und die Gelenkkapsel mit Verdickung und Sklerosierung (Verhärtung → Abb. I/31.1.33). Die arthrosebedingten Knochenveränderungen, Muskelatrophien und Bewegungsmangel fördern in der Folge das Fortschreiten der Arthrose.

Symptome, Befund und Diagnostik

Zunächst bestehen Schmerzen zu Beginn einer Bewegung nach längerer Pause (**Anlaufschmerz,** „eingerostete Gelenke"), die sich über einen **Belastungsschmerz** zu einem **Dauerschmerz** auch in Ruhe und während der Nacht steigern. Gleichzeitig kommt es zu einer zunehmenden Bewegungseinschränkung im betroffenen Gelenk. Die Diagnose wird durch Röntgen gestellt (Gelenkspaltverschmälerung, reaktive Knochenveränderungen). Allerdings besteht oft eine erhebliche Diskrepanz zwischen Schwere der Röntgenbefunde und Beschwerdeausprägung.

Behandlung

Ziel der Behandlung ist die Beschwerdefreiheit oder Beschwerdearmut des Erkrankten bei möglichst guter Gelenkfunktion:

- Nichtmedikamentöse Maßnahmen
- Nichtsteroidale Antirheumatika (z. B. Voltaren®, Imbun®, → Kap. I/31.1.14) zur Schmerzlinderung und Entzündungshemmung
- Intraartikuläre Injektionen v. a. von Glukokortikoiden (→ Kap. I/31.1.14), wenn ein Gelenk besonders stark betroffen ist. *Chondroprotektiva* (knorpelschützende Arzneimittel) sind umstritten, evtl. zeigt Hyaluronsäure intraartikulär eine begrenzte schmerzlindernde Wirkung
- Bei starken Beschwerden trotz ausgeschöpfter konservativer Maßnahmen Operation. Je nach betroffenem Gelenk und Alter des Erkrankten kommen gelenkerhaltende Operationen, eine **Gelenkendoprothese** (Einsatz eines künstlichen Gelenks, v. a. Hüft- und Kniegelenk-Endoprothese) und Versteifungsoperationen (v. a. am Fuß) in Betracht. Da Gelenkendoprothesen nur 10–15 Jahre halten und nicht beliebig oft ausgetauscht werden können, versucht man mit der Implantation so lange wie möglich zu warten
- Niedrig dosierte Strahlentherapie bei starken Beschwerden, hohem Alter und Inoperabilität

Pflege und Information des Erkrankten

Wichtig ist eine Anpassung der Belastung an den Gelenkzustand bei gleichzeitig ausreichender Bewegung des Gelenks. Dies bedeutet:

- Reduktion von Übergewicht zur Belastungsminderung
- Physikalische Therapien, z. B. Wärmeanwendungen bei Fehlen akuter Entzündungszeichen (Moorpackungen, warme Bäder), Kälteanwendung (kalte Wickel, Eispackungen) bei Entzündungszeichen, Massagen und Elektrotherapie
- Regelmäßige physiotherapeutische Übungen gegen Fehlhaltungen, zur Muskelkräftigung und Kontrakturprophylaxe

- Entsprechend Auswahl geeigneter Sportarten, z. B. Wassergymnastik
- Benutzung von Hilfsmitteln, z. B. speziellen Schuhabsätzen oder Gehstöcken zur Entlastung von Gelenken der unteren Extremität (Gehstock gleichzeitig mit dem erkrankten Bein aufsetzen)
- Ruhigstellung nur kurzzeitig während hochakuter Schübe, da sie eine Versteifung des Gelenks begünstigt.

Nimmt der Erkrankte nichtsteroidale Antirheumatika ein, ist die Gefahr erhöht, dass blutende Magengeschwüre entstehen. Deswegen ist auf Blut im Stuhl zu achten.

Prognose

Die Erkrankung schreitet in der Regel unaufhaltsam fort, oft aber so langsam, dass der meist ältere Erkrankte bis zu seinem Lebensende durch konservative Maßnahmen beschwerdearm bleibt.

Koxarthrose

> **Koxarthrose:** Arthrose eines oder beider Hüftgelenke (→ Abb. I/31.1.33).

Symptome

Leitsymptome bei **Koxarthrose** sind zunehmende Schmerzen in der Leisten-, Trochanter- und Gesäßregion, die oft in Oberschenkel und Knie ausstrahlen. In der Folge entwickelt sich eine Bewegungseinschränkung der Hüfte bis zur Beugekontraktur. Die Betroffenen hinken und haben oft Rückenschmerzen in der LWS-Region, da sie auf die Schmerzen mit einer Hyperlordose der Lendenwirbelsäule reagieren.

Behandlung

Die Hüftgelenkarthrose (Koxarthrose) wird so lange wie möglich konservativ behandelt. Operiert wird in der Regel erst nach Ausschöpfung aller konservativen Möglichkeiten:

- **Hüftgelenkerhaltende Operationen.** Bei jüngeren Menschen kann durch eine *hüftnahe Femurkorrektur-Osteotomie* ein genau berechneter Knochenkeil aus dem proximalen Oberschenkelknochen entfernt und der durchtrennte Knochen durch eine Plattenosteosynthese wieder stabilisiert werden. Die Achsenkorrektur soll Passgenauigkeit, evtl. Durchblutung und Funktion sowie Lastübertragung verbessern
- **Endoprothetischer Gelenkersatz:** Bei fortgeschrittener Arthrose und Erfolglosigkeit der konservativen Therapie verbessert häufig ein endoprothetischer Ge-

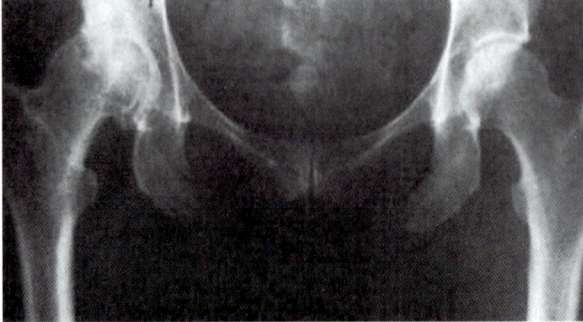

Abb. I/31.1.33 Röntgenbefund bei Arthrose. Im linken Hüftgelenk beginnende, im rechten fortgeschrittene Koxarthrose (Hüftgelenkarthrose). [E912]

lenkersatz die Lebensqualität des Erkrankten. Die zerstörten Gelenkstrukturen werden entfernt und durch ein künstliches Gelenk ersetzt.

Hüftgelenkendoprothesen

Bei den **Hüftgelenkendoprothesen** unterscheidet man:

- Nach den ersetzten Gelenkstrukturen
  - **HTEP** (*Hüft-Totalendoprothese*) mit Ersatz von Hüftgelenkpfanne und Oberschenkelkopf (→ Abb. I/31.1.34)
  - **HHEP** (*Hüft-Hemiendoprothese,* hemi = *halb*) mit Ersatz nur des Oberschenkelkopfs. Als Sonderform der HHEP gilt die **Duokopfprothese,** bei der die Pfanne belassen, aber eine halbkugelförmige Schale eingesetzt wird, in der sich der (künstliche) Kopf bewegt
- Nach der Verankerungstechnik
  - **Zementierte TEP,** bei der die Prothese durch Knochenzement mit dem Knochen verbunden wird
  - **Zementfreie TEP,** bei welcher der Knochen mit der porösen Oberflächenbeschichtung der Prothese verwächst
  - **Hybrid-TEP** mit i.d.R. zementfreier Pfanne und zementiertem Schaft

Eine nicht zementierte Hüftendoprothese darf mehrere Wochen nur teilbelastet werden, ist aber haltbarer als eine zementierte TEP und wird deshalb bei Betroffenen unter ca. 65–70 Jahren bevorzugt. HHEP und Duokopfprothese werden nur bei sehr alten Menschen nach Schenkelhalsfraktur implantiert, nicht bei Arthrose.

Da es sich um Eingriffe mit hohem Blutverlust handeln kann, sollte bei geplanten Eingriffen eine Eigenblutspende erfolgen. Hierbei „spendet" der Erkrankte ca. acht Wochen vor dem Eingriff eigenes Blut, das dann intraoperativ zur Verfügung steht.

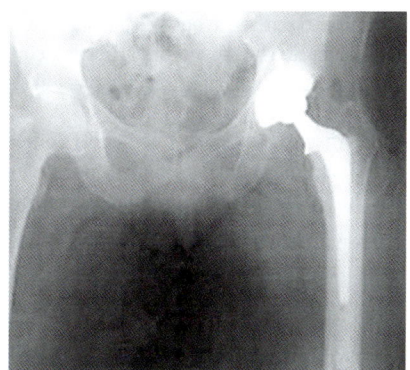

Abb. I/31.1.34 Hüft-Totalendoprothese (HTEP) der linken Hüfte. [F473]

Pflege nach TEP

Bei der Operation werden die gelenkstabilisierende Kapsel und Muskeln durchtrennt, was postoperativ zu einer Luxationsgefahr (→ Kap. I/31.1.19) der Endoprothese führt. Wenn der Pflegebedürftige aus der (Reha-) Klinik nach Hause oder ins Heim entlassen wird, muss er deshalb gewisse Vorsichtsmaßnahmen einhalten (Arztanordnungen):

- Starke Rotation (v. a. Außenrotation, Innenrotation bei gleichzeitiger Beugung) und Adduktion des operierten Beines vermeiden. Deshalb Beine nicht übereinander schlagen
- Hohe, feste Sitzgelegenheiten (Stuhl) gegenüber tiefen, weichen (Sessel) bevorzugen. Zur Sitzerhöhung Toilettenaufsatz benutzen
- Beim Schlafen in Seitenlage Kissen zwischen die Beine legen, damit das operierte Bein nicht herunterfällt
- Pflegebedürftigen beim Anziehen (v. a. Strümpfe, Schuhe) unterstützen, da es hierbei oft zu besonders unerwünschten Formen der Rotationsbewegung kommt
- Mobile Pflegebedürftige informieren, nicht tief in die Hocke zu gehen. Beim Bücken in der nicht operierten Hüfte beugen (operiertes Bein nach hinten strecken). Gegebenenfalls Hilfsmittel (Strumpfanzieher, Greifzange) verwenden.

Die Altenpflegerinnen kümmern sich darum, dass Physiotherapeuten ins Haus kommen (z. B. zur Gangschule und Muskelkräftigung) und motivieren den Pflegebedürftigen immer wieder zu eigenständigen Übungen.

Gonarthrose

> **Gonarthrose:** Arthrose des Kniegelenks.

Symptome

Bei einer **Gonarthrose** klagen die Betroffenen über Kniesteife und uncharakteristische Gelenkschmerzen, die langsam zunehmen und oft wetterabhängig sind. Stets muss eine gleichzeitig vorhandene Hüfterkrankung ausgeschlossen werden, da ca. 20 % der Menschen mit Hüfterkrankungen primär über Kniebeschwerden klagen.

Behandlung

Die Behandlung der Gonarthrose entspricht den bei der Koxarthrose dargestellten Grundsätzen. Der operative Gelenkersatz hat in den letzten Jahren deutliche Fortschritte gemacht (z. B. Schlittengelenk,

Scharniergelenk, Gleitachsengelenk) und wird zunehmend praktiziert.

Degenerative Wirbelsäulenveränderungen

> **Degenerative Wirbelsäulenveränderungen:** Zusammenfassender Begriff für alle altersbedingten Veränderungen der Wirbelsäule und die daraus resultierenden Beschwerden.

Krankheitsentstehung

Schon im frühen Erwachsenenalter verlieren die Gallertkerne der Bandscheiben (→ Kap. I/31.1.6) Wasser, sie werden weniger elastisch und niedriger:

- Dadurch wird die Wirbelsäule im betroffenen Abschnitt instabiler mit **Bandscheibenvorfällen** und Wirbelgleiten (**Spondylolisthesis**) als möglichen Folgen. Diese Beschwerden treten zumeist im mittleren Erwachsenenalter auf
- Die Instabilität führt auch zu ständigen, winzigen Bewegungen in der Wirbelsäule. Als Reaktion bilden sich Anbauten und Randzacken an den Wirbelkörpern (**Spondylose**) wie auch an den kleinen Wirbelgelenken (**Spondylarthrose**). Wenn daraus knöcherne Brücken zwischen mehreren Wirbeln entstehen, versteift der betreffende Wirbelsäulenabschnitt. Diese Veränderungen finden zumeist in höherem Lebensalter statt. Beschwerden entstehen vor allem durch Reizung der kleinen Wirbelgelenke und durch Druck der Knochenanbauten auf Nervenwurzeln.

Symptome

Leitsymptom sind Rückenschmerzen, oft begleitet von einem Muskelhartspann und einer Schonhaltung. Die Schmerzen sind von dumpfem Charakter, strahlen oft in eine Extremität aus, verstärken sich nach längerer Belastung und werden oft besser, wenn die Lendenlordose durch geeignete Lagerung vermindert wird.

> Bei praktisch allen über 70-Jährigen sind im Röntgenbild degenerative Veränderungen der Wirbelsäule nachweisbar, jedoch oft ohne Beschwerden.

Behandlung

Degenerative Wirbelsäulenveränderungen werden konservativ mit Antirheumatika (z. B. Voltaren®) und Wärme (Fangopackungen, Moorbäder) therapiert, evtl. auch mit

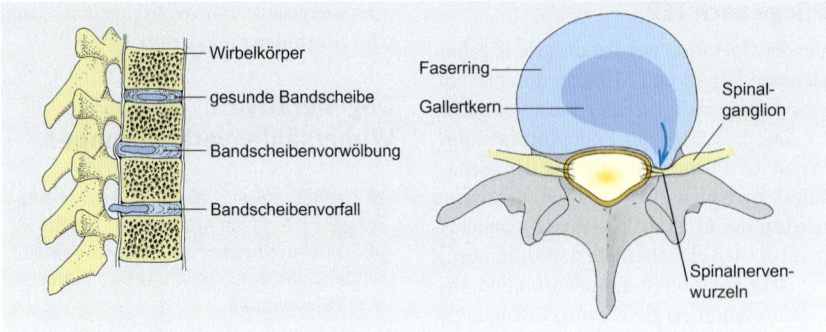

Abb. I/31.1.35 Links gesunde Bandscheibe, Bandscheibenvorwölbung und -vorfall im Längsschnitt. Rechts Bandscheibenvorfall im Querschnitt. [L190]

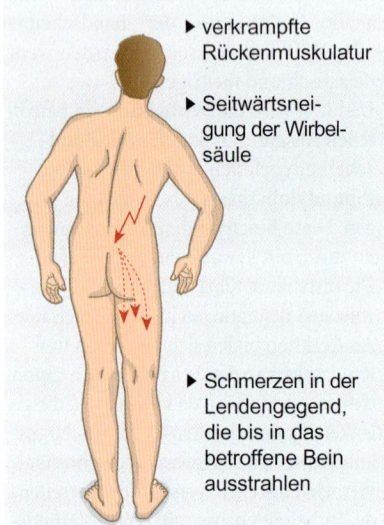

▸ verkrampfte Rückenmuskulatur

▸ Seitwärtsneigung der Wirbelsäule

▸ Schmerzen in der Lendengegend, die bis in das betroffene Bein ausstrahlen

Abb. I/31.1.36 Typische Fehlhaltung bei lumbalem Bandscheibenvorfall. [L138]

Injektionen in oder um die kleinen Wirbelgelenke.

Prognoseentscheidend ist aber oft die Physiotherapie zur Haltungsschulung und Muskelkräftigung der Rücken- und Bauchmuskulatur. Diese setzt allerdings konsequente Mitarbeit von Seiten des Betroffenen (und oft erhebliche Motivationsarbeit von Seiten der Pflegenden) voraus, da die Übungen regelmäßig durchgeführt werden müssen (z.B. Physiotherapie oder entsprechende Kurse plus Eigenübungen). Das bei den Erkrankten „beliebte" Schonen zur Schmerzvermeidung verschlimmert auf Dauer das Problem.

Bandscheibenvorfall

> **Bandscheibenvorwölbung und -vorfall** (*Bandscheibenprotrusion bzw. -prolaps, Diskusprotrusion bzw. -prolaps, Diskopathie*): Vorwölbung bzw. Austritt von Bandscheibengewebe in den Zwischenwirbelraum oder den Wirbelkanal mit

Kompression der Wurzeln von Rückenmarknerven oder des Rückenmarks selbst.

Krankheitsentstehung

Mit zunehmendem Alter wird der Gallertkern der Bandscheiben (*Nucleus pulposus* → Kap. I/31.1.6) wasserärmer und weniger elastisch.

Folge ist eine stärkere Belastung des äußeren Faserrings, der durch ein Missverhältnis zwischen (Fehl-)Belastung und Belastbarkeit einreißt.

Dies führt zunächst zu einer **Bandscheibenvorwölbung**, später zu einem **Bandscheibenvorfall** mit Verlagerung von Bandscheibenanteilen in den Wirbelkanal oder die Zwischenwirbellöcher (→ Abb. I/31.1.35).

Beschwerden entstehen durch Druck der verlagerten Bandscheibenteile auf Nervenwurzeln oder Rückenmark.

Am häufigsten tritt das Bandscheibenleiden im Lendenwirbelsäulenbereich auf, insbesondere zwischen L4 und L5 sowie zwischen L5 und S1. An zweiter Stelle folgen Bandscheibenvorfälle im Halswirbelsäulenbereich, v. a. zwischen C6 und C7.

Symptome

Oft wird ein Bandscheibenvorfall durch eine ruckartige Bewegung, insbesondere plötzliches Drehen, oder durch schweres Heben bei gebeugtem Rumpf ausgelöst.

Die Krankheitszeichen beim **lumbalen Bandscheibenvorfall** sind:
- Akute starke Rückenschmerzen (**Lumbago**) mit Ausstrahlung in das Versorgungsgebiet der betroffenen Wurzel (z. B. bei L5 in Unterschenkelaußenseite Fußrücken und Großzehe)
- Verstärkung der Schmerzsymptomatik bei Husten, Pressen oder Niesen sowie in der Rückenlage bei Beugung im Hüftgelenk mit gestrecktem Knie (**Lasegue-Zeichen**)
- Schonhaltung (→ Abb. I/31.1.36)

- Sensibilitätsstörungen mit Taubheitsgefühl im betroffenen Gebiet (z. B. Gesäß, Oberschenkel, Unterschenkel, Fuß)
- Lähmung bestimmter Kennmuskeln
- Evtl. *Kaudasyndrom* (siehe Vorsichtkasten).

> **Kennmuskeln:** Muskeln, deren Lähmung auf die Schädigung eines bestimmten Rückenmarksegments hinweist. Für L5 sind dies z.B. die Fußhebermuskeln. In schweren Fällen lässt der Betroffene den Fuß beim Gehen auf dem Boden schleifen, Fersenstand ist nicht möglich.

Analog bestehen bei **zervikalen Bandscheibenvorfällen** Schmerzen und neurologische Ausfälle im Bereich der Schulter, des Armes und der Hand.

> **Vorsicht!**
> Bei Schädigung der Cauda equina (→ Kap. I/31.11.8) entwickelt sich ein **Kaudasyndrom** mit Sensibilitätsstörungen in der Analregion und an der Oberschenkelinnenseite (*Reithosenanästhesie*), schlaffen Lähmungen der unteren Extremität, Blasen- und Mastdarm- sowie bei Männern Potenzstörungen. Diese Erkrankten müssen unverzüglich in eine neurochirurgische Klinik verlegt werden.

Behandlung

Liegen keine wesentlichen neurologischen Ausfälle vor, ist die Behandlung konservativ. Unter ausreichender Schmerzbehandlung wird der Pflegebedürftige so rasch wie möglich mobilisiert. Die **Stufenbettlagerung** (→ Abb. I/31.1.37) kann Erleichterung bringen, sollte aber nur kurzzeitig praktiziert werden. Länger dauernde Schonung hat sich als ungünstig erwiesen.

Bei zunehmenden neurologischen Ausfällen oder über Wochen therapieresistenten Schmerzen wird operiert, bei Blasen-Mastdarm-Störungen sofort. Hierbei entfernt der Chirurg den vorgefallenen Bandscheibenanteil.

Im Anschluss ist konsequente Physiotherapie zur Stärkung der Rücken- und der Bauchmuskulatur ganz wesentlich.

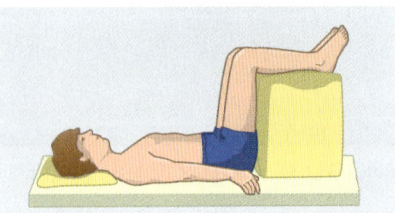

Abb. I/31.1.37 Stufenbettlagerung bei lumbalem Bandscheibenvorfall. [L138]

Spondylolyse und Spondylolisthesis

> **Spondylolyse:** Spaltbildung im Wirbelbogen zwischen oberem und unterem Gelenkfortsatz.
> **Spondylolisthesis** *(Wirbelgleiten):* Abgleiten des Wirbels nach vorn, in der Regel im Bereich der LWS.
> Ursachen sind in beiden Fällen degenerative Veränderungen, Entzündungen oder Traumen.

Symptome und Befund

Die **Spondylolyse** bereitet dem Erkrankten in der Regel keine Beschwerden und wird zufällig diagnostiziert. Bei der **Spondylolisthesis** klagt der Erkrankte über lage- und belastungsabhängige Rückenschmerzen. Durch Wurzelkompressionen treten neurologische Ausfälle hinzu.

Behandlung

Treten Schmerzen auf, erfolgt eine konservative Behandlung mit Physiotherapie und Miederanpassung. Bei Erfolglosigkeit der konservativen Therapie, raschem Fortschreiten der Erkrankung oder neurologischen Ausfällen ist eine operative Stabilisierung der Wirbelsäule erforderlich.

Lumbale Spinalkanalstenose

> **Spinalkanalstenose:** Umschriebene Verengung des Wirbelkanals mit Druckschädigung des Rückenmarks oder der Nervenwurzeln. Meist bei älteren Menschen auftretend, bevorzugt an der Lendenwirbelsäule.

Krankheitsentstehung

Am häufigsten ist die **lumbale Spinalkanalstenose** degenerativ bedingt. Oft liegen Bandscheibenvorwölbung, knöcherne Wirbelsäulenveränderungen und degenerative Spondylolisthesis kombiniert vor und engen v. a. im Stehen den Wirbelkanal so ein, dass das Rückenmark, die Nervenwurzeln oder Rückenmarksgefäße zusammengedrückt werden. Aufgrund des demografischen Wandels wird das Krankheitsbild immer häufiger.

Symptome und Befund

Leitsymptom sind zunehmende chronische Rückenschmerzen und Beinschwäche, die beim Gehen stärker werden *(Claudicatio spinalis)*. Im Gegensatz zu den Beschwer-

den bei arterieller Verschlusskrankheit (→ Kap. I/31.6.12) reicht einfaches Stehen bleiben nicht. Der Betroffene beugt sich nach vorne, setzt oder legt sich, da sich der Spinalkanal dann durch Verminderung der Lendenlordose etwas erweitert und die Beschwerden besser werden. In ausgeprägten Fällen bestehen Sensibilitätsstörungen und Lähmungen, die sich aber im Gegensatz zu bandscheibenbedingten Beschwerden meist nicht einer Wurzel zuordnen lassen.

Behandlung

Die Behandlung ist zunächst konservativ mit nichtsteroidalen Antirheumatika (→ Kap. I/31.1.14), Physiotherapie und ggf. Orthesenanpassung zur Minderung der LWS-Lordose. In schweren Fällen wird der Spinalkanal operativ erweitert.

I/31.1.14 Entzündlich-rheumatische Erkrankungen

> **Erkrankungen des rheumatischen Formenkreises** *(Rheuma):* Sammelbezeichnung für viele nicht verletzungsbedingte Erkrankungen des Binde- und Stützgewebes. Unterteilt in:
> * **Degenerative Erkrankungen** *(Arthrosen* → Kap. I/31.1.13)
> * **Entzündlich-rheumatische (System-) Erkrankungen** mit *entzündlich-rheumatischen Arthritiden, Kollagenosen* und *Vaskulitiden* als Untergruppen
> * **Weichteilrheuma.**
> **Entzündlich-rheumatische Arthritiden** *(entzündlich-rheumatische Gelenkerkrankungen):* Autoimmun (mit-)bedingte Erkrankungen des Binde- und Stützgewebes mit dem Leitsymptom **Arthritis** *(Gelenkentzündung).* Beteiligung des Bindegewebes innerer Organe ist möglich, aber nicht zwingend. Vertreter sind z. B. die **rheumatoide Arthritis** und der **Morbus Bechterew.**

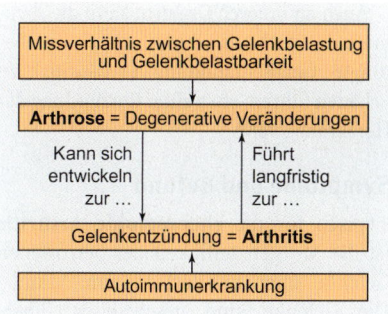

Abb. I/31.1.38 Eine Arthritis (Gelenkentzündung) kann sich sekundär als Folge einer Arthrose entwickeln. Bei entzündlich-rheumatischen Erkrankungen steht sie durch Immunprozesse zu Beginn des Krankheitsgeschehens. [L157]

Rheumatoide Arthritis

> **Rheumatoide Arthritis** *(RA):* Chronisch-entzündliche, oft in Schüben verlaufende Erkrankung des Binde-, Stütz- und Muskelgewebes mit Hauptmanifestation an der Gelenkinnenhaut (→ Abb. I/31.1.38). Mit ca. 1% der Bevölkerung (aber 2 % der über 55-Jährigen) häufigste entzündlich-rheumatische Erkrankung. Frauen sind 2-bis 3-mal häufiger betroffen als Männer. 📖 2

Krankheitsentstehung

Durch Autoimmunreaktionen (→ Kap. I/26.6) kommt es zu einer **Gelenkinnenhautentzündung** *(Synovitis)* und **-wucherung** *(Pannusbildung).* Zusätzlich produziert die Gelenkinnenhaut ein entzündliches Sekret, das zu einem **Gelenkerguss** *(Flüssigkeit im Gelenkinneren)* führt. Zunächst wird der Knorpel angegriffen, in der Folge das ganze Gelenk zerstört und versteift (→ Abb. I/31.1.39).

Häufig greift die Entzündung auf benachbarte Strukturen über. So leiden viele Betroffene unter **Schleimbeutelentzündungen** *(Bursitis)* und **Sehnenscheidenentzündungen** *(Tendovaginitis).*

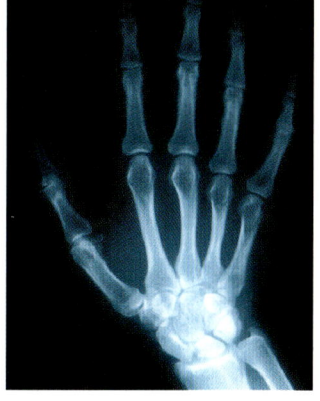 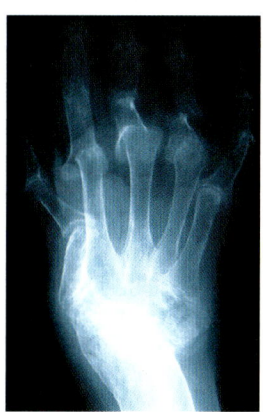

Abb. I/31.1.39 Röntgenaufnahme der Hand eines gesunden (links) und eines an Rheuma erkrankten Menschen mit fortgeschrittener rheumatoider Arthritis (rechts). Die von Rheuma gezeichnete Hand weist eine Zerstörung der Handgelenkknochen und der Gelenkflächen der Fingerknochen auf. [T170]

Auch an inneren Organen kann die rheumatoide Arthritis durch autoimmunbedingte Gefäßentzündung (*Vaskulitis*) zu Schäden führen, etwa einer Entzündung der Herzkranzgefäße.

Symptome und Befund

Typisch für die **rheumatoide Arthritis** ist die Morgensteifigkeit der betroffenen Gelenke über mindestens eine Stunde. Die Gelenke sind geschwollen, überwärmt, druckschmerzhaft (ein fester Händedruck kann den Erkrankten heftige Schmerzen zufügen) und schmerzen bei Bewegungen. Erguss und Weichteilschwellung lassen die Gelenkkonturen verstreichen.

Zunächst sind meist die Handgelenke sowie die Fingergrund- und die -mittelgelenke beidseits betroffen. Später treten größere Gelenke und eventuell die Wirbelsäule hinzu. Charakteristisch ist ein symmetrischer Gelenkbefall.

Die Zerstörung von Gelenken, Bändern und Sehnen hat langfristig Fehlstellungen zur Folge, die gerade an den Händen außerordentlich charakteristisch sind (→ Abb. I/31.1.39, → Abb. I/31.1.40):

- **Ulnardeviation.** „Abwanderung" der Finger Richtung Elle durch eine Verschiebung der Gelenkflächen in den Fingergrundgelenken (*Subluxation*)
- **Schwanenhalsdeformität.** Überstreckung im Fingermittelgelenk bei gleichzeitiger Beugung im Endgelenk (→ Abb. I/31.1.40)
- **Knopflochdeformität.** Beugekontraktur im Mittelgelenk und Überstreckung im Endgelenk der Finger (genau umgekehrt wie die Schwanenhalsdeformität).

Auffällig, aber harmlos sind die **Rheumaknoten,** subkutane, harte Knötchen, die meist an Gelenkstreckseiten lokalisiert sind.

Das Allgemeinbefinden kann vor allem in akuten Phasen gestört sein, da die Entzündung den gesamten Organismus betrifft. Typisch sind Schwäche, Appetitlosigkeit und Gewichtsabnahme, evtl. auch mäßiges Fieber. Hinzu treten psychische Probleme als Reaktion auf die Schmerzen, die Beweglichkeitseinschränkung und die Gelenkdeformierung.

Beginnt die rheumatoide Arthritis erst nach dem 60. Lebensjahr, sind die Allgemeinerscheinungen oft recht ausgeprägt und können dominieren, sodass eine Infektion vermutet wird (*Alters-RA; LORA = late onset rheumatoid arthritis*). Häufiger als bei

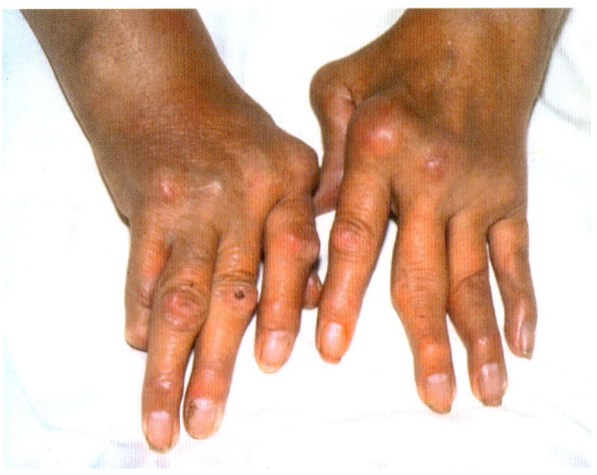

Abb. I/31.1.40 Die „typischen" Hände eines Rheumakranken: aufgetriebene Fingergrund- und -mittelgelenke, starke Abknickung der Finger in Richtung Kleinfinger (*Ulnardeviation*), Schwanenhalsdeformität an Zeige- und Mittelfinger, entzündliche Schwellung des rechten Unterarms (im Bild links oben). [T127]

Jüngeren sind große Gelenke betroffen mit asymmetrischem Befall.

Diagnostik und Differenzialdiagnostik

Bei entsprechendem klinischem Verdacht kann die Diagnose meist durch bildgebende Verfahren (Röntgen, Gelenksonografie, evtl. Kernspintomografie) und Blutuntersuchungen gesichert werden (Diagnosekriterien → Tab. I/31.1.3). Die Blutuntersuchungen ergeben positive Entzündungszeichen (erhöhte BSG, erhöhtes CRP), häufig eine Blutarmut (*Anämie*) sowie den Nachweis von **Rheumafaktoren** (Autoantikörper gegen Immunglobulin G) und **Anti-CCP** (Antikörper gegen cyclische citrullinierte Peptide).

Behandlung

Heilen lässt sich die rheumatoide Arthritis nicht, wohl aber lindern.

Um schnell die Schmerzen zu bessern und die Entzündung zu dämpfen, werden nichtsteroidale Antirheumatika und bei einem schweren Schub zusätzlich Glukokortikoide (→ Kap. I/31.3.5) gegeben. Glukokortikoide können auch direkt in ein Gelenk gespritzt werden. Beide halten aber die Gelenkzerstörung nicht auf, die oft schon früh beginnt. Deshalb ist praktisch immer und möglichst bald die Gabe lang wirksamer Antirheumatika sinnvoll. Niedrig dosiertes Methotrexat bringt meist die besten Erfolge und wird auch von Älteren überwiegend gut vertragen.

Kriterien (Voraussetzung: Synovitis in ≥ 1 Gelenk ohne andere Ursache)		Punkte
A	**Gelenkbeteiligung:**	
	• 1 großes Gelenk	0
	• 2–10 große Gelenke	1
	• 1–3 kleine Gelenke* (ohne oder mit Beteiligung großer Gelenke)	2
	• 4–10 kleine Gelenke* (ohne oder mit Beteiligung großer Gelenke)	3
	• > 10 Gelenke, davon mindestens 1 großes Gelenk	5
B	**Serologie** (mindestens ein Test nötig):	
	• Rheumafaktor und Anti-CCP negativ	0
	• Rheumafaktor oder Anti-CCP niedrig positiv	2
	• Rheumafaktor oder Anti-CCP hoch positiv	3
C	**Entzündungswerte** (mindestens ein Test nötig):	
	• BSG und CRP normal	0
	• BSG beschleunigt oder CRP erhöht	1
D	**Dauer der Beschwerden:**	
	• < 6 Wochen	0
	• ≥ 6 Wochen	1

* Kleine Gelenke: Handgelenke, Fingergrund- und -mittelgelenke, Zehengrundgelenke 2–5, Großzehenmittelgelenke. Nicht gewertet werden Daumensattelgelenke, Großzehengrundgelenke, Finger- und Zehenendgelenke.

Tab. I/31.1.3 ACR/EULAR-Klassifikationskriterien der rheumatoiden Arthritis 2010 (ACR = American College of Rheumatology, EULAR = European League against Rheumatism). Die Diagnose einer rheumatoiden Arthritis ist gesichert, wenn eine Synovitis (Gelenkschwellung) in mindestens einem Gelenk nicht besser durch eine andere Erkrankung erklärt werden kann und ≥ 6 Punkte bei den Kriterien erreicht werden [F845,-001, F867-001]. 📖 3

Ein individuelles Programm nicht medikamentöser Maßnahmen wie Physiotherapie, Ergotherapie (z. B. Gelenkschutztraining) und physikalische Therapien (z. B. Wärme, Kälte, Massagen, Elektrotherapie) soll die Gelenkfunktionen und damit die Selbstständigkeit des Betroffenen solange wie möglich erhalten. Ergänzend wirken psychologische Maßnahmen z. B. zur Krankheitsbewältigung.

Bei Erfolglosigkeit der medikamentösen Behandlung, starken Schmerzen oder Fehlstellungen werden v. a. eine **Synovektomie** (Entfernung der Gelenkinnenhaut durch Injektionen in das Gelenk oder Operation), eine Versorgung mit künstlichen Gelenken (→ Abb. I/31.1.34) oder als letztes Mittel die operative Versteifung eines Gelenks, die **Arthrodese,** erwogen.

Pflege

Die Empfindlichkeit der Gelenke und die im Tagesverlauf schwankende Beweglichkeit der Menschen mit rheumatoider Arthritis stehen im Mittelpunkt der pflegerischen Bemühungen.

Altenpflegerinnen und Ergotherapeuten beraten die Betroffenen über die zahlreichen Hilfsmittel, mit denen sie ihre Selbstständigkeit über einen langen Zeitraum bewahren. Orthopädietechniker können viele Alltagsgegenstände an die speziellen Bedürfnisse der Erkrankten anpassen. Dabei geht es überwiegend darum, gelenkschonende Bedienelemente nach Maß anzufertigen, z. B. verdickte Griffe für Besteck oder Geräte, die eine besonders günstige Hebelwirkung aufweisen.

Die pflegerischen Maßnahmen umfassen u. a.:
- Verabreichung der Rheumamedikamente am frühen Morgen (zum Magenschutz zusammen mit einer kleinen Speise, z. B. einem Stück Brot), damit sie zur Morgentoilette bereits wirken
- Kühlung der betroffenen Gelenke vor Belastungen

- Gelenke täglich (mehrmals) passiv im gesamten Spielraum durchbewegen, dabei die entsprechenden Körperteile flächig unterstützen
- Auf schonende Bewegung achten, abrupte Belastungen und Scherkräfte vermeiden (Pflegebedürftige auf entsprechende Techniken hinweisen)
- Sorgfältige Mund-, Augen- und Hautpflege wegen der krankheitsbedingten Empfindlichkeit dieser Körperteile (z. B. verminderte Speichel- und Tränenproduktion)
- Motivation zur Verwendung von Hilfsmitteln (z. B. Schreibhilfen → Abb. I/31.1.41)
- Ggf. Ernährungsumstellung zur Verminderung von Übergewicht (zur Gelenkschonung)
- Unterstützung des geregelten Schlaf-Wach-Rhythmus, z. B. durch Verabreichung von Schmerzmitteln am späteren Abend
- Maßnahmen der Sturzprophylaxe (→ Kap. I/17.5) beachten und umsetzen.

Internet- und Lese-Tipp
Deutsche Rheuma-Liga Bundesverband e. V.: www.rheuma-liga.de

Prognose

Verlauf und damit Prognose variieren stark. Meist schreitet die Erkrankung aber langsam fort und schränkt die Beweglichkeit letztlich erheblich ein. Die Lebenserwartung ist etwas verkürzt. Durch die frühzeitige Behandlung mit lang wirksamen Antirheumatika sind schwerste Verläufe seltener geworden.

Antirheumatika

> **Antirheumatika:** Medikamente gegen rheumatische Erkrankungen. Umfassen verschiedene Substanzgruppen mit unterschiedlichen Ansätzen.

Nichtsteroidale Antirheumatika

Nichtsteroidale Antirheumatika (*NSAR, nichtsteroidale Antiphlogistika*) sind Substanzen zur Entzündungshemmung, die *keine* Steroide enthalten (Steroide bezeichnen das chemische Ringsystem, wie es im Kortisol vorhanden ist).

Wirkung

Nichtsteroidale Antirheumatika hemmen die **Zyklooxygenase** (*COX*), ein Schlüsselenzym der Prostaglandinsynthese, das in zwei Unterformen existiert (COX 1 und 2). **Prostaglandine** sind hormonähnliche Botenstoffe, die u. a. an der Entstehung von Fieber, Schmerz und Entzündung beteiligt sind (→ Kap. I/26). Nichtsteroidale Antirheumatika wirken somit:
- Schmerzlindernd (*analgetisch*)
- Entzündungshemmend (*antiphlogistisch*)
- Fiebersenkend (*antipyretisch*).

Nichtsteroidale Antirheumatika werden in zwei Gruppen eingeteilt:
- **Nichtselektive NSAR,** z. B. Diclofenac (etwa Voltaren®), Ibuprofen (etwa Ibuhexal®), Naproxen (etwa Naproxen Stada®), die COX 1 und 2 etwa gleich hemmen
- **Selektive COX-2-Hemmer** (*Coxibe*), z. B. Etoricoxib (etwa Arcoxia®), die v. a. die COX 2 hemmen.

Unerwünschte Wirkungen

Nichtselektive NSAR sind bei längerer Einnahme schlecht magenverträglich. Es können blutende Magen-Darm-Geschwüre (→ Kap. I/31.8.14) entstehen. Diese werden durch eine gleichzeitige Glukokortikoidbehandlung begünstigt und verlaufen nicht selten ohne oder mit nur geringen Schmerzen. Unerwünschte Wirkungen aller nichtsteroidalen Antirheumatika sind Hauterscheinungen (z. B. Juckreiz, Exantheme), ZNS-Störungen (z. B. Kopfschmerz, Schwindel), eine Verschlechterung der Nierenfunktion (besonders bei Diabetikern, anderen Nierenschäden, Herzinsuffizienz) sowie eine Erhöhung des Risikos einer Herz-Kreislauf-Erkrankung. Letzteres wurde zuerst bei den selektiven COX-2-Hemmern festgestellt und führte zur Rücknahme zweier Präparate, betrifft aber nach aktuellem Wissen fast alle nichtsteroidalen Antirheumatika.

Der Arzt wählt das Präparat und evtl. Begleitmedikamente, z. B. zum Magenschutz, nach dem individuellen Risikoprofil des Erkrankten.

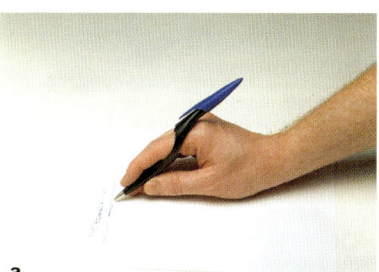
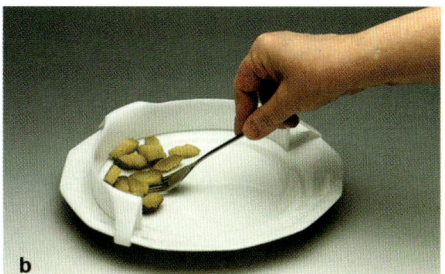

a   b

Abb. I/31.1.41 Es gibt im Handel zahlreiche Hilfsmittel für Menschen mit rheumatoider Arthritis (links Schreibhilfe, rechts Tellerranderhöhung). [V143]

I 31

❯❯ Nichtsteroidale Antirheumatika sollten im Sitzen oder Stehen mit viel Wasser eingenommen werden, um eine zusätzliche lokale Schleimhautschädigung zu vermeiden. Günstig ist die gleichzeitige Einnahme einer kleinen Mahlzeit. Wegen der recht häufigen Magen-Darm-Blutungen sind bei Langzeiteinnahme regelmäßige Tests auf Blut im Stuhl wichtig.

Lang wirksame Antirheumatika

Lang wirksame Antirheumatika (*krankheitsmodifizierende Substanzen, disease modifying antirheumatic drugs, DMARD* → Tab. I/31.1.4) sollen die Aktivität rheumatischer Erkrankungen langfristig mindern und die Gelenkzerstörung aufhalten. Sie brauchen aber teilweise (je nach Substanz) Monate, um ihre volle Wirkung zu entfalten.

Alle lang wirksamen Antirheumatika können ernste unerwünschte Wirkungen haben. Die meisten Rheumatologen geben den Erkrankten deshalb substanzspezifische Aufklärungsbögen, in denen auch auf Vorsichtsmaßnahmen und notwendige ärztliche Kontrollen hingewiesen werden. Es ist sinnvoll, wenn sich Altenpflegerinnen in der häuslichen Pflege den Bogen mit Einverständnis des Pflegebedürftigen kopieren, um informiert zu sein.

Morbus Bechterew

❯❯ **Morbus Bechterew** (*Spondylitis ankylopoetica, Spondylitis ankylosans*): Entzündlich-rheumatische Allgemeinerkrankung mit Hauptmanifestation an der Wirbelsäule und den Sakroiliakalgelenken. Der Erkrankungsbeginn liegt meist zwischen dem 16. und 40. Lebensjahr.

Symptome, Befund und Diagnostik

Leitsymptom des **Morbus Bechterew** ist ein tief sitzender Rückenschmerz, der sich frühmorgens verschlechtert und den Erkrankten aus dem Bett treiben kann. Bewegung bessert die Schmerzen. Weitere Symptome können sein:
- Steifigkeit des Nackens, der Wirbelsäule und des Brustkorbs
- Schmerzen beim Niesen, Husten oder Pressen in Wirbelsäule, Thorax und Gesäß
- Arthritis anderer Gelenke
- Sehnenansatzentzündungen (z. B. am Fersenbein)
- Regenbogenhautentzündung (*Iritis*).

Ohne entsprechende physiotherapeutische Gegenmaßnahmen entwickelt sich eine knöcherne **Ankylose** (*Versteifung*) der Wirbelsäule (→ Abb. I/31.1.43) und dadurch die charakteristische vornübergebeugte Hal-

tung des Bechterew-Erkrankten (→ Abb. I/31.1.42).

Die Diagnose erfolgt durch Röntgen, Kernspintomografie und Blutuntersuchungen.

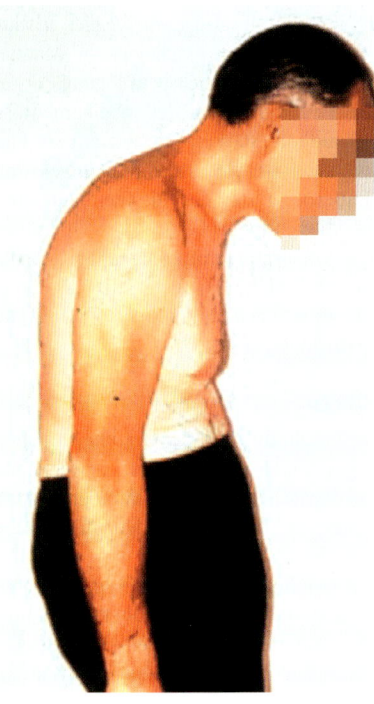

Abb. I/31.1.42 Stark vorgebeugter Rumpf bei fortgeschrittenem Morbus Bechterew. [E563]

Substanz (Bsp. Handelsname)	Wirkmechanismus	Unerwünschte Wirkungen*, (pflegerische) Besonderheiten
„Klassische" lang wirksame Antirheumatika		
Chloroquin (Resochin®) **Hydroxychloroquin** (Quensyl®)	• Unbekannt	• Nach den Mahlzeiten mit viel Wasser einnehmen • Augenärztliche Kontrollen (Risiko von Netzhautschäden)
Leflunomid (Arava®)	• Hemmung v.a. der Lymphozytenvermehrung	• Blutdruckkontrollen • Möglichst kein Alkohol • Erhöhtes Infektionsrisiko
Methotrexat (kurz *MTX,* Lantarel®)	• Verminderte Zytokin(Botenstoff)produktion • Hemmung der Zellteilung, auch die der Abwehrzellen	• Einnahme einmal/Woche (abends), an dem Tag keine NSAR. Am Folgetag Folsäuregabe • Keine intensiven Sonnenbäder • Möglichst wenig/kein Alkohol
Sulfasalazin (Pleon RA®)	• Unbekannt	• Keine intensiven Sonnenbäderr
Biologika (sollen Entzündung „herunterregeln")		
Anakinra (Kineret®)	• *IL-1-Rezeptoren-Blocker:* Hemmung der entzündungsfördernden Wirkung von Interleukin 1	• S. c.-Injektion einmal täglich • Erhöhtes Infektionsrisiko
Adalimumab (Humira®) **Etanercept** (Enbrel®) **Golimumab** (Simponi®) **Infliximab** (Remicade®)	• *TNF-α-Blocker:* Hemmung der entzündungsfördernden Wirkung des Tumor-Nekrose-Faktors	• Erhöhtes Infektionsrisiko • S. c.-Injektion alle 1–8 Wochen je nach Präparat, Infliximab i.v.-Gabe
Tocilizumab (RoActemra®)	• *IL-6-Rezeptoren-Blocker:* Hemmung der entzündungsfördernden Wirkung von Interleukin 6	• Kurzinfusion alle 4 Wochen • Blutdruckkontrollen • Erhöhtes Infektionsrisiko

* Alle lang wirksamen Antirheumatika können gastrointestinale Beschwerden verursachen, fast alle können zu ZNS-Störungen und Blutbildveränderungen führen

Tab. I/31.1.4 Übersicht über die Basistherapeutika.

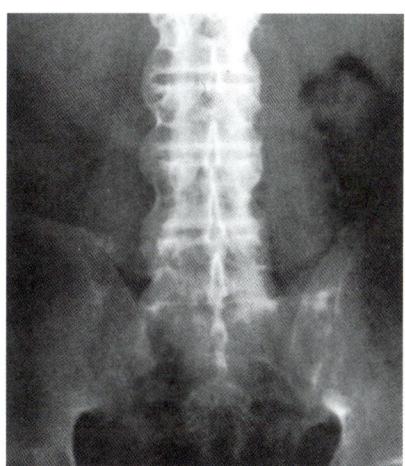

Abb. I/31.1.43 Röntgenaufnahme der Lendenwirbelsäule bei Morbus Bechterew. Zwischen den Wirbeln haben sich knöcherne Brücken gebildet, sodass die Wirbelsäule zu einem unbeweglichen Stab geworden ist („Bambusstab-Wirbelsäule"). [E913]

Behandlung

Der Schwerpunkt der Therapie liegt im lebenslangen, täglichen Bewegungstraining, damit die Wirbelsäule nicht versteift. Unterstützend wirken muskelentspannende Maßnahmen, z. B. Moorbäder, Massagen und Niederfrequenzstromtherapie. Medikamentös werden vor allem nichtsteroidale Antirheumatika eingesetzt.

> **Internet- und Lese-Tipp**
> Deutsche Vereinigung Morbus Bechterew e. V. (DVMB): www.bechterew.de

Prognose

Der Morbus Bechterew verläuft insgesamt günstiger als die rheumatoide Arthritis.

Kollagenosen

> **Kollagenosen:** Gruppe von Autoimmunerkrankungen unklarer Ursache, bei denen sich die Autoimmunprozesse gegen das überall im Körper vorkommende Bindegewebe richten, sodass alle Organe betroffen sein können. Frauen erkranken häufiger als Männer.

Diagnostisch wegweisend sind Antikörper gegen Zellkerne (*antinukleäre Antikörper, ANA*).

Die Therapie erfolgt je nach Schwere der Erkrankung und betroffenen Organen mit nichtsteroidalen Antirheumatika, Immunsuppressiva einschließlich Glukokortikoiden und Zytostatika.

Systemischer Lupus erythematodes

Der **systemische Lupus erythematodes** (*SLE*) führt oft zu Fieber, Schwäche, Gelenkbeschwerden und Hautveränderungen, u. a. einer Hautrötung von Nasenrücken und Wangen (*Schmetterlingserythem*). Bedrohlich sind v. a. Nieren-, Herz- und ZNS-Beteiligung.

> **Internet- und Lese-Tipp**
> Lupus Erythematodes Selbsthilfegemeinschaft e. V.: www.lupus.rheumanet.org

Poly- und Dermatomyositis

Leitsymptom der **Polymyositis** ist eine symmetrische Muskelschwäche im Schulter- und Beckengürtel, oft mit muskelkaterähnlichen Schmerzen. Die Erkrankten können beispielsweise schlecht vom Stuhl bzw. aus dem Bett aufstehen oder Treppen steigen.

Bei der **Dermatomyositis** treten zusätzlich Hautveränderungen auf, v. a. ein typisches, rötlich-livides Ödem um die Augen sowie rot-lila Ausschläge an Schultern, Rücken und Oberarmen.

Insbesondere bei der Dermatomyositis muss nach einem Tumor gesucht werden, da sie oft mit bösartigen Tumoren assoziiert ist.

Systemische Sklerose

Bei der **systemischen Sklerose** (*progressive systemische Sklerodermie*) kommt es in Haut und inneren Organen zu einer Bindegewebsvermehrung und -verhärtung. Die Hautveränderungen beginnen meist an den Händen, die Haut wird immer starrer und schrumpft. Später sind auch die inneren Organe betroffen mit schweren Schluckstörungen, Lungenfibrose, Herzschwäche und Nierenfunktionsstörungen.

Abzugrenzen ist die reine Hautform (**Sclerodermia circumscripta**) mit zunächst rötlich-geschwollenen, später atrophischen Hautherden und sehr guter Prognose.

> **Internet- und Lese-Tipp**
> Deutsches Netzwerk für Systemische Sklerodermie (DNSS): www.sklerodermie.info

Vaskulitiden

> **Vaskulitis:** Im engeren Sinne autoimmun bedingte Gefäßentzündung.

Bei alten Menschen am häufigsten sind die **Polymyalgia rheumatica** und die **Arteriitis temporalis,** die oft zusammen auftreten:

- Die Polymyalgia rheumatica ist eine hochentzündliche, mit starken Muskelschmerzen einhergehende Erkrankung, betroffen sind v. a. die Schulter- und Beckengürtelmuskulatur
- Bei der Arteriitis temporalis nehmen Kopf- und Kauschmerzen über Wochen zu, oft ist die Schläfenarterie sichtbar verdickt. Da neben der Schläfenarterie auch Augen- und Gehirnarterien entzündet sein können, besteht das Risiko von Erblindung und Schlaganfall.

Beide Erkrankungen sprechen gut auf Glukokortikoide an.

I/31.1.15 Osteoporose

> **Osteoporose:** Generalisierte Knochenerkrankung mit Verminderung der Knochenmasse, Veränderung der Knochenarchitektur und erhöhtem Frakturrisiko (v. a. Schenkelhals-, Unterarm- und Wirbelfrakturen). Sehr häufige Erkrankung insbesondere älterer Frauen.

In Deutschland haben ca. 25 % der über 50-jährigen Frauen und 6 % über 50-jährigen Männer eine **Osteoporose.** Über die Hälfte der ca. 6,3 Millionen Betroffenen erleiden binnen vier Jahren eine oder mehrere Frakturen. 4

Krankheitsentstehung

Die **primäre Osteoporose** ohne fassbare Grunderkrankung wird in zwei Typen differenziert:

- Die **postmenopausale Osteoporose** (Typ I) tritt bei Frauen zwischen 50 und 70 Jahren auf und führt typischerweise zu Wirbelkörperfrakturen. Ursächlich scheint der Östrogenmangel nach der Menopause zu sein
- Die **senile Osteoporose** (Typ II) bei Frauen wie Männern über 70 Jahren führt v. a. zu Schenkelhals- und Armfrakturen. Hier spielen wahrscheinlich Bewegungs-, Kalzium- und Vitamin-D-Mangel zusammen.

Ursachen der **sekundären Osteoporose** sind z. B. eine Langzeitbehandlung mit Glukokortikoiden, Schilddrüsenüberfunktion (→ Kap. I/31.3.8) oder Alkoholmissbrauch.

Die Knochenmasse nimmt mehr als „altersnormal" ab und die Knochenarchitektur verändert sich (→ Abb. I/31.1.44). Das Frakturrisiko bei Stürzen wächst. Wirbelkörper-

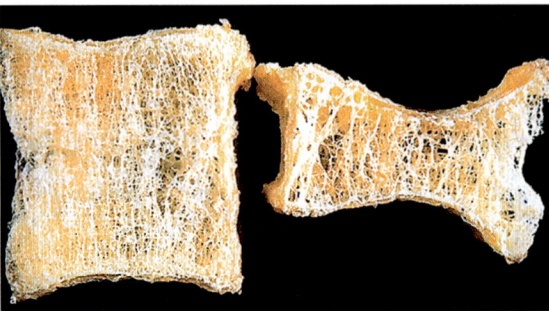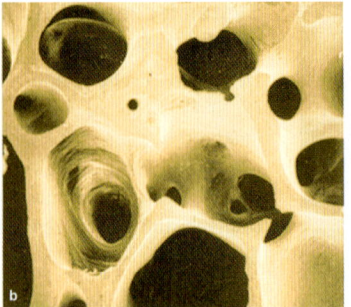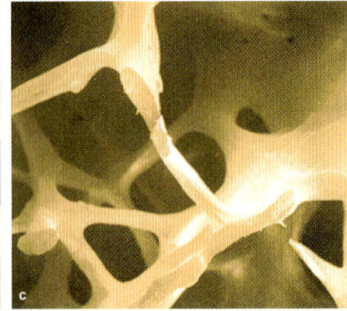

Abb. I/31.1.44 In a makroskopisches Präparat zweier Wirbelkörper (links Normalbefund, rechts deformierter Fischwirbel bei Osteoporose). In b normale Knochenstruktur, in c Knochenstruktur bei Osteoporose im kolorierten rasterelektronenmikroskopischen Bild. [E437]

deck- und -bodenplatten brechen sogar ohne jegliches Trauma ein, die Wirbelkörper sintern zusammen.

Symptome, Befund und Diagnostik

Viele Osteoporose-Erkrankte sind weitgehend beschwerdefrei. Als Zeichen einer Osteoporose bestehen aber häufig eine Größenminderung (→ Abb. I/31.1.45) im Vergleich zu früher, eine ausgeprägte Brustwirbelsäulenkyphose („Witwenbuckel" älterer Frauen) und Hautfalten in der Taille durch die verkürzte Wirbelsäule („Tannenbaumphänomen"). Andere berichten über Rückenschmerzen, die durch Wirbelkörperverformungen (→ Abb. I/31.1.45, → Abb. I/31.1.46) mit reaktiven Muskelverspannungen und Fehlhaltungen bedingt sind. Nicht selten aber bleibt die Osteoporose unbemerkt, bis ein „harmloser" Sturz zu einem Knochenbruch führt.

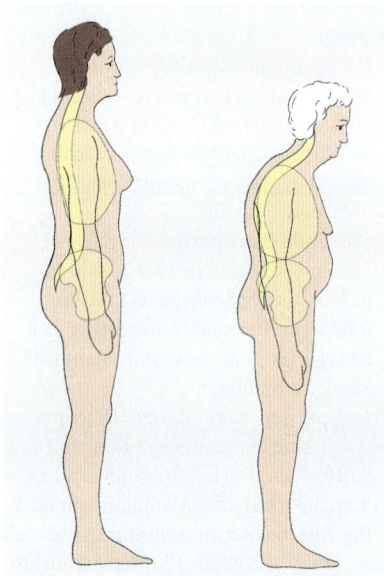

Abb. I/31.1.45 Die Osteoporose führt zu Größenminderung und einer deutlichen Haltungsänderung. [L190]

Röntgenaufnahmen des Knochens zeigen eine Osteoporose erst bei einem Knochenverlust von ca. 30 %. Zur Früherkennung empfohlen wird derzeit die **Knochendichtemessung** mittels **DXA,** einem speziellen Röntgenverfahren.

Behandlung

Medikamente sollen den Knochenabbau hemmen und den Knochenaufbau fördern. Erste Wahl sind **Bisphosphonate** wie Aledronsäure (z. B. Fosamax®), welche die Osteoklastentätigkeit hemmen. Sie müssen mit ausreichend Zeitabstand zu Mahlzeiten und Kalziumpräparaten eingenommen werden. Präparate, die z. B. nur einmal wöchentlich oder seltener genommen werden müssen, erleichtern die Therapie.

Für bestimmte Erkrankte kommen außerdem in Betracht:
- **Selektive Östrogenrezeptor-Modulatoren** (*SERM,* z. B. Raloxifen, etwa Evista®) mit ähnlicher Knochenwirkung, aber weniger unerwünschten Wirkungen als Östrogene (letztere werden nur noch in Einzelfällen eingesetzt)
- **Parathormon-Abkömmlinge,** z. B. Teriparatid (etwa Forsteo®).
- **Denosumab** (z. B. Prolia®), ein osteoklastenhemmender Antikörper
- **Strontiumranelat** (Protelos®), das die Osteoblasten stimuliert und die Osteoklasten hemmt. 🔖 5

Bei Schmerzen werden nichtsteroidale Antirheumatika (z. B. Voltaren®) gegeben, um eine Immobilität der überwiegend älteren Menschen mit all ihren Folgen zu vermeiden. Die häufigen osteoporosebedingten Schenkelhalsfrakturen werden meist operativ versorgt.

Pflege und Information des Betroffenen

Folgende nicht medikamentöse Maßnahmen sind für alle (nicht nur die alten) Men-

schen sinnvoll. Altenpflegerinnen versuchen, alle Pflegebedürftigen entsprechend zu motivieren, egal ob bereits eine Osteoporose bekannt ist oder nicht.

- **Ernährung.** Voraussetzung für den Knochenaufbau ist die ausreichende Zufuhr von Kalzium und Vitamin D. Empfohlen werden für Ältere mindestens 1 000 mg Kalzium und 20 µg Vitamin D täglich 🔖 6
  - Kalzium ist vor allem enthalten in kalziumreichen Mineralwässern, Milch (120 mg/100 ml), Milchprodukten (Hartkäse etwa 800–1 000 mg/100 g, Joghurt etwa 150 ml/100 g), weniger z. B. in grünen Gemüsen und Samen
  - Phosphat- und oxalatreiche Lebensmittel wie Wurst und Cola bzw. Spinat und Rhabarber sollten nur in Maßen gegessen werden, da sie die Kalziumaufnahme behindern
  - Vitamin D ist z. B. in fettreichen Seefischen enthalten. Es kann aber auch unter Einfluss von Sonnenlicht in der Haut gebildet werden, bei älteren Menschen allerdings weniger als bei jüngeren. Hinzu kommt, dass ältere Menschen und gerade Pflegebedürftige nur wenig nach draußen gehen und ihre Kleidung oft kaum Haut unbedeckt lässt

> ❱ Der Tagesbedarf an Kalzium wird z. B. durch einen halben Liter Milch, zwei (brotscheibengroße) Scheiben Käse und einen Joghurt gedeckt. Tatsächlich ist die Kalzium- und Vitamin-D-Versorgung älterer Menschen oft unzureichend, sodass im Zweifel ein Nahrungsergänzungsmittel gegeben werden sollte.

  - Rauchen und übermäßiger Alkoholgenuss vermindern die Knochenmasse, sodass hierauf verzichtet werden sollte
- **Bewegung.** Bewegung ist aus mehreren Gründen wichtig. Am besten ist eine Kombination aus Physiotherapie, Sport

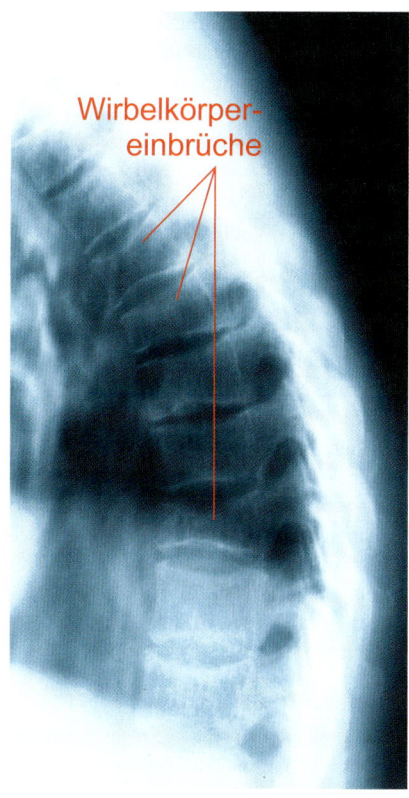

Wirbelkörper-
einbrüche

Abb. I/31.1.46 Osteoporose der Brustwirbelsäule in der seitlichen Röntgenaufnahme. Die Wirbelkörper erscheinen fein und durchsichtig, die Wirbelkörper sind deformiert, Deck- und Bodenplatten teilweise eingebrochen. [T170]

in Osteoporosegruppen (Kraft-, Koordinations-, Gleichgewichtstraining) und eigener Aktivität bzw. Sport. Gerade bei alten Menschen sind realistische Ziele wichtig („klein" anfangen und mit zunehmenden Erfolgserlebnissen steigern)
– Auch im Alter kann die Knochendichte gesteigert werden, insbesondere durch solche Übungen und Sportarten, welche die Knochen mechanisch belasten
– Für das Frakturrisiko maßgeblich ist nicht nur die Knochendichte, sondern auch das Sturzrisiko. Verfügt ein alter Mensch über gute Bewegungsmuster und Koordination, ist sein Frakturrisiko viel geringer
• **Sturzprophylaxe.** Hinzu kommt der Schutz vor Stürzen durch Anpassung der Umgebung. Sturzgefahr besteht z. B. bei lose liegenden Teppichen, Türschwellen, ungeeigneten Schuhen und frei im Raum stehenden Blumentöpfen oder anderen Gerätschaften. In jede Bade- oder Duschwanne gehört eine rutschfeste Unterlage. Bei sehr hohem Frakturrisiko kann das Tragen von Hüftprotektoren vor Schenkelhalsfrakturen schützen, sofern der Betroffene sie akzeptiert.

Internet- und Lese-Tipp
Dachverband Osteologie e. V. (*DVO*):
www.dv-osteologie.org
Kuratorium Knochengesundheit e. V.:
www.osteoporose.org

I/31.1.16 Weitere Knochenerkrankungen

Gicht → Kap. I/31.3.13

Osteomalazie

> » **Osteomalazie:** Mineralisationsstörung des Knochens. Durch geringeren Kalzium- und Phosphatgehalt wird der Knochen weniger fest, weich und verformbar.

Krankheitsentstehung

Hauptursache ist ein Mangel an (aktivem) Vitamin D durch:
• Ungenügende Vitamin-D-Bildung in der Haut bei mangelnder Sonnenexposition
• Mangelernährung
• Verminderte Resorption bei Magen-Darm-Erkrankungen
• Mangelhafte Umwandlung des Vitamins in seine aktive Form bei gestörter Nieren- oder Leberfunktion

Symptome

Bei fortgeschrittener Osteomalazie klagen die Betroffenen über Muskelschwäche, generalisierte Knochenschmerzen und Gehstörungen. Die erhöhte Biegsamkeit des entmineralisierten Knochens führt zu Deformierung vor allem der mechanisch belasteten unteren Extremität, z. B. O-Beinen.

Behandlung

Je nach Ursache – Mangelernährung oder Mangelverwertung – wird Vitamin D entweder oral oder intramuskulär appliziert.

Morbus Paget

> » **Morbus Paget** (*Osteodystrophia deformans*): Lokalisierte Knochenerkrankung mit übermäßigem Knochenumbau. Der Altersgipfel liegt bei ungefähr 60 Jahren.

Krankheitsentstehung

Aus unklarer Ursache kommt es beim **Morbus Paget** durch Überaktivität der Osteoklasten (→ Kap. I/31.1.2) zu einem beschleunigten Knochenabbau. Reparaturver-

suche der Osteoblasten (→ Kap. I/31.1.2) führen zu einem unkoordinierten Anbau von mechanisch minderwertigem Knochen.

Symptome, Befund und Diagnostik

Etwa ein Drittel aller Betroffenen ist beschwerdefrei. Ansonsten bestehen vor allem ziehende Schmerzen in Becken und Lendenwirbelsäule, die häufig für „rheumatisch" oder „ischiasbedingt" gehalten werden. In fortgeschrittenen Stadien sind die Knochen teils erheblich deformiert („Säbelscheidentibia"), und es treten pathologische Knochenfrakturen auf. Aufgrund der hohen Kalziumausscheidung mit dem Urin entstehen gehäuft Nierensteine (→ Kap. I/31.9.12).

Behandlung

Die medikamentöse Behandlung besteht v. a. in der Hemmung der Osteoklasten durch Bisphosphonate. Schmerzen werden durch Analgetika gelindert. Eine ausreichende Zufuhr von Kalzium sowie Physiotherapie ergänzen die Therapie.

I/31.1.17 Knochentumoren

Plasmozytom → Kap. I/31.4.11

Primäre Knochentumoren

Prinzipiell können alle im Knochen vorhandenen Gewebe und Zellen entarten. Solche **primären Knochentumoren** sind aber sehr selten und treten bei alten Menschen praktisch nicht auf.

Knochenmetastasen

> » **Knochenmetastasen** (*sekundäre Knochentumoren*): Absiedlungen von anderen Tumoren in die Knochen. Metastasen sind die häufigsten Knochentumoren.

Die klinisch bedeutsamen Knochentumoren bei alten Menschen sind **Knochenmetastasen** (→ Abb. I/31.1.47). Besonders oft metastasieren Mamma-, Prostata-, Lungen-, Nieren- und Schilddrüsenkarzinome in den Knochen. Häufiger Sitz der Metastasen sind Wirbelsäule, Becken, Ober- und Unterarmknochen.

Knochenmetastasen verursachen v. a.:
• Schmerzen, die v. a. bei noch unbekanntem Primärtumor vom Erkrankten oft als „rheumatisch" oder „ischiasbedingt" gedeutet werden
• **Spontanfrakturen,** insbesondere bei *osteolytischen* (den Knochen auflösenden) Metastasen. Sie können an der Wirbel-

I **31**

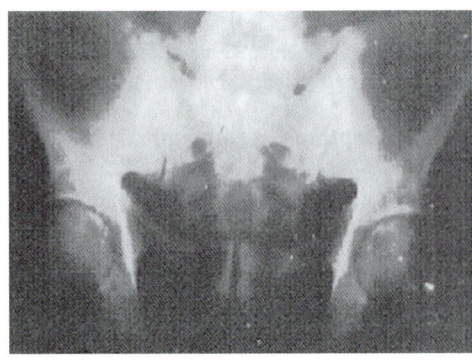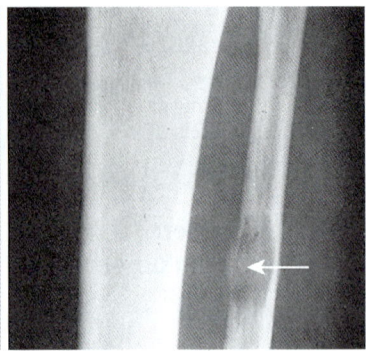

Abb. I/31.1.47 Osteoklastische Knochenmetastasen führen zu Knochenabbau, beim Röntgen sichtbar als „Loch" im Knochen (rechts). Bei osteoplastischen Knochenmetastasen wird mehr (tumorzellhaltiger) Knochen auf- als abgebaut. Dies ist im Röntgenbild als Dichtezunahme („Hellerwerden" des Knochens, links) erkennbar. [F470, E666]

säule zu neurologischen Ausfällen bis hin zum Querschnittsyndrom führen. Therapieziel bei Knochenmetastasen sind v. a. die Beschwerdelinderung und Komplikationsvermeidung. Je nach zugrunde liegendem Tumor und Allgemeinzustand des Erkrankten sind Bisphosphonate, Strahlen-, Hormon- oder Chemotherapie, aber auch operative Maßnahmen zur Knochen- bzw. Frakturstabilisierung sinnvoll.

I/31.1.18 Leitsymptome und -befunde in der Traumatologie

Schmerzen

Bei **Schmerzen** nach einem Unfall handelt es sich meist um akute Schmerzen, die als Warnsignal zu verstehen sind und immer der diagnostischen Abklärung bedürfen. Mögliche Ursachen sind z. B. Wunden, Blutungen, Minderdurchblutung (→ Kap. I/31.6.8) oder Kompression.

Schwellungen

Am häufigsten treten verletzungsbedingte **Schwellungen** an Extremitäten auf. Sie können Zeichen einer Prellung, aber auch einer Fraktur oder Gelenkverletzung sein.

> ❯ Ruhigstellung, Hochlagerung und Kühlung wirken abschwellend und lindern die oft gleichzeitig vorhandenen Schmerzen.

Blutungen

Erste Hilfe bei Blutungen → Kap. I/29.7.1

Äußere Blutungen

Blutungen aus einer Wunde oder Körperöffnung *nach außen* werden in der Regel rasch erkannt. Pulsierende Blutungen weisen auf einen arteriellen Ursprung hin. Eher

kontinuierliche Blutungen entstehen meist durch eine venöse Verletzung.

Innere Blutungen

Blutungen *ins Körperinnere,* z. B. bei einer Milz- oder Gefäßruptur in den Bauchraum, sind nicht offensichtlich und deshalb besonders gefährlich. Kreislaufreaktionen nach einer Verletzung (Blutdruckabfall, Pulsanstieg, evtl. Schock → Kap. I/31.5.16) lassen immer an eine innere Blutung denken.

> ❯ **Pflegerische Erstmaßnahmen bei Blutungen**
>
> - Verletzten hinlegen, bei Pulsanstieg oder Blutdruckabfall in Schockposition (Oberkörper tief, Beine über Kopfhöhe). Bei Extremitätenverletzungen Extremität erhöht positionieren, falls kein Frakturverdacht besteht
> - Arzt informieren. Bei nicht stillbaren äußeren Blutungen und jeder inneren Blutung Notarzt anfordern
> - Bei äußeren Wunden Einmalhandschuhe anziehen, Wunde mit sterilen Kompressen abdecken, ggf. Druckverband anlegen (→ Kap. I/29.7.1)
> - Engmaschig Vitalzeichen kontrollieren, Verletzten nicht allein lassen

Periphere Durchblutungsstörungen

Durchblutungsstörungen können durch Gefäßverletzung oder Kompression eines Gefäßes von außen (z. B. durch ein Hämatom oder fehlstehende Knochenfragmente) hervorgerufen sein.

- **Arterielle Durchblutungsstörungen** zeigen sich v. a. durch Pulslosigkeit, blasse und kalte Haut distal der Verletzungsstelle sowie Schmerzen

- **Venöse Durchblutungsstörungen** geben sich durch eine blaurote Hautfarbe bei erhöhter Hauttemperatur und eine Zunahme des Extremitätenumfangs zu erkennen. Sie können anfangs aber auch symptomarm sein und sich Tage später durch eine venöse Thrombose (→ Kap. I/31.6.18), evtl. mit Lungenembolie (→ Kap. I/31.6.18), bemerkbar machen.

Neurologische Ausfälle

Bei Nervenschädigung, z. B. Nervendurchtrennung oder -kompression, kann es zu **neurologischen Ausfällen** kommen, die von der Art des Nervs (→ Kap. I/31.11.7, → Kap. I/31.11.8, → Kap. I/31.11.9) abhängen. Sensible Störungen treten z. B. als Taubheitsgefühl auf, motorische Ausfälle als Lähmungen unterschiedlicher Schweregrade. Hat der Verletzte Schmerzen, können diese die neurologischen Ausfälle verdecken.

> ❯ **Pflegerische Erstmaßnahmen**
>
> Altenpflegerinnen stellen die verletzte Extremität bis zur diagnostischen Abklärung durch den Arzt ruhig. Außerdem beobachten und dokumentieren sie Art, Ausprägung, Lokalisation und zeitlichen Verlauf der neurologischen Ausfälle.

I/31.1.19 Luxationen

> ❯ **Luxation** *(Verrenkung, Ausrenkung, Auskugelung):* Verschiebung zweier durch ein Gelenk verbundener Knochen mit unvollständigem *(Subluxation)* oder vollständigem *(Luxation)* Kontaktverlust der gelenkbildenden Knochenenden. Meist mit Kapsel- und Bandverletzungen verbunden.

Am häufigsten betreffen **Luxationen** die Schulter, da sie das beweglichste Gelenk des Körpers ist. Ursache der traumatischen **Schulterluxationen** sind meist Stürze, oft Fahrradstürze.

Der Betroffene hat Schmerzen und kann die Schulter nicht bewegen. Meist springt die Schulter nach vorne unten aus dem Gelenk, es sieht dann so aus, als ob die luxierte Schulter tiefer steht. Der Oberarm weist eine seitliche Delle auf.

Das Gelenk sollte so schnell wie möglich eingerenkt werden. Bei älteren Menschen wird möglichst konservativ behandelt mit einem Gilchrist-Verband (→ Abb. I/31.1.55) oder einer Schlinge über möglichst kurze Zeit und Physiotherapie. Tragen von Lasten über 2 kg am betroffenen Arm ist für 1–3 Monate nicht erlaubt.

I/31.1.20 Frakturen

> **Fraktur** *(Knochenbruch)*: Kontinuitätsunterbrechung eines Knochens unter Bildung von mindestens zwei **Fragmenten** *(Bruchstücken)*, die durch einen **Bruchspalt** voneinander getrennt sind.
> **Fissur:** Sonderform der Fraktur mit Spaltbildung im Knochen ohne vollständige Kontinuitätsunterbrechung.

Einteilung von Frakturen

Entstehungsmechanismen

Eine **traumatische Fraktur** ist durch Gewalt von außen bedingt. Bei **direkten Frakturen** bricht der Knochen am Ort der Gewalteinwirkung (Oberarmbruch bei starkem Schlag auf den Oberarm). **Indirekte Frakturen** entstehen durch **Drehung** *(Torsion)*, **Stauchung** *(Kompression)* oder Biegung fern der Gewalteinwirkung (z. B. Oberarmbruch bei Sturz auf den gestreckten Arm).

Ermüdungsfrakturen durch unphysiologische Dauerbelastung (z. B. die *Marschfraktur* von Mittelfußknochen nach langen Fußmärschen) sind bei alten Menschen selten. Viel häufiger sind **pathologische Frakturen** bei Osteoporose oder Skelettmetastasen. Hier bricht ein vorgeschädigter Knochen nach einem leichten oder sogar ohne bemerktes Trauma.

Verlauf der Frakturlinie

Je nach Verlauf der Frakturlinie werden Querfraktur, Schrägfraktur und Defektfraktur (mit Verlust von Knochensubstanz) unterschieden (→ Abb. I/31.1.48).

Zahl der Fragmente

Bei der **einfachen Fraktur** ist der Knochen an einer Stelle gebrochen, sodass zwei Fragmente entstehen. Bei der **Mehrfragmentfraktur** sind 3–6 Fragmente vorhanden, bei der **Trümmerfraktur** mehr als sechs. Sonderfall der Mehrfragmentfraktur ist die **Stückfraktur** *(Etagen-, Doppelfraktur)* mit einem größeren Bruchstück zwischen zwei Bruchstellen (→ Abb. I/31.1.48).

Fragmentverschiebung

Bei einem Teil der Frakturen kommt es zur **Verschiebung** *(Dislokation)* **der Fragmente** gegeneinander (→ Abb. I/31.1.49). Diese kann durch die von außen einwirkende Gewalt, durch Muskelzug an den Fragmenten, aber auch durch falsche Lagerung sowie im weiteren Verlauf durch zu frühe Bewegung oder Belastung bedingt sein.

Begleitende Weichteil- oder Hautverletzungen

Ist die Haut über der Frakturstelle intakt, spricht man von einer **geschlossenen Fraktur.**

Bei einer **offenen Fraktur** besteht infolge von Haut- und Weichteilverletzungen eine offene Verbindung zwischen Knochen und Außenwelt. Die weitere Einteilung erfolgt je nach Ausmaß des Weichteilschadens (→ Tab. I/31.1.5).

Die meisten Frakturen bei alten Menschen sind geschlossene Frakturen.

> Die besondere Gefahr bei offenen Frakturen liegt in der bakteriellen Kontamination der Weichteile und Knochen mit nachfolgender Infektion.
> Je größer der Weichteilschaden, desto höher das Risiko.

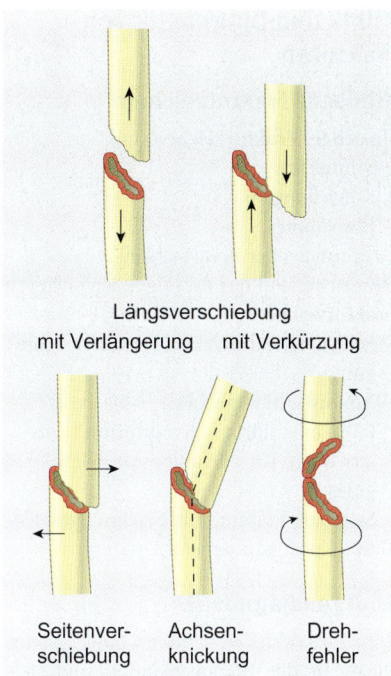

Abb. I/31.1.49 Dislokationsmöglichkeiten bei Frakturen. [L190]

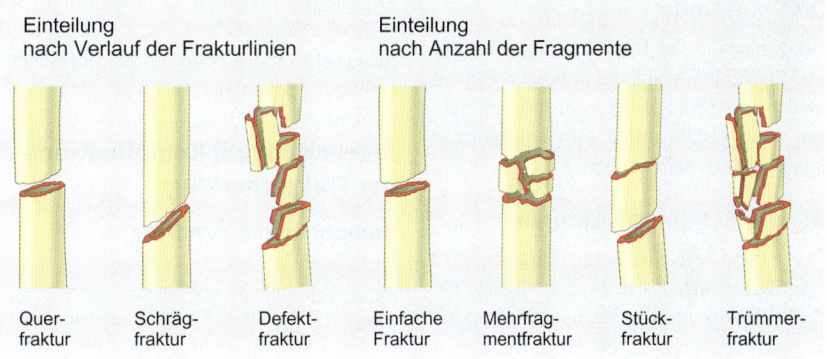

Abb. I/31.1.48 Links Einteilung der Frakturen nach Verlauf der Frakturlinien, rechts Einteilung nach Zahl der Fragmente. [L190]

Grad I	Grad II	Grad III	Grad IV
Durchspießung der Haut von innen nach außen, minimale Weichteilverletzung	Verletzung der Haut von außen nach innen, geringe Weichteilverletzung	Ausgedehnte Eröffnung der Fraktur, schwerste Weichteilverletzung	Subtotale oder totale Amputation

Tab. I/31.1.5 Einteilung offener Frakturen (nach Tscherne und Oestern). Das Risiko einer Infektion wächst von links nach rechts. [L190]

Klinik und Diagnostik von Frakturen

Klinische Frakturzeichen

Unsichere Frakturzeichen sind:
- Schmerzen
- Schwellungen
- Hämatome
- Störungen der Beweglichkeit.

Beweisend sind nur die folgenden **sicheren Frakturzeichen**:
- Fehlstellung durch eine Frakturverschiebung
- Abnorme Beweglichkeit
- Fühl- oder hörbare **Krepitation** (*Knistern durch Knochenreiben*) bei Bewegung
- Sichtbare Fraktur, z. B. bei durchgespießtem Knochenfragment.

Röntgendiagnostik

Zum Ausschluss oder Beweis einer Fraktur sowie für die Therapieplanung sind stets **Röntgenbilder** anzufertigen.

Im Zweifel erfolgen Zielaufnahmen oder eine CT (evtl. mit 3D-Rekonstruktion).

DMS-Kontrolle

Die Kontrolle von **D**urchblutung, **M**otorik und **S**ensibilität distal der Fraktur erfolgt so bald als möglich, da bei jeder Fraktur Nerven bzw. Gefäße durch die Knochenfragmente verletzt sein können.

Blutverlust durch Frakturen

Bei Oberschenkelfrakturen Erwachsener sind Blutverluste bis zu ca. 2 l möglich, bei Beckenfrakturen sogar bis zu ca. 4 l und bei Oberarmfrakturen immerhin noch bis zu ca. 0,7 l. Insbesondere bei Frakturen großer Knochen oder ausgedehnten Weichteilverletzungen gerät der Verletzte schnell in einen **hypovolämischen Schock** (→ Kap. I/31.5.16).

Frakturheilung

Primäre Frakturheilung

> **Primäre Frakturheilung:** Direkte knöcherne Überbrückung des Frakturspalts.

Bei nahezu fugenlosem Aneinanderliegen der Knochenfragmente, guter Durchblutung und konsequenter Ruhigstellung wird der Bruchspalt direkt von den knochenbildenden Osteoblasten überbrückt. Es kommt zur **primären Frakturheilung.**

Sekundäre Frakturheilung

> **Sekundäre Frakturheilung:** Frakturheilung über Ausbildung eines nichtknöchernen Zwischengewebes (**Kallus**), das sekundär zu Knochen umgewandelt wird.

Eine **sekundäre Frakturheilung** läuft wie folgt ab:
- Im Frakturbereich bildet sich ein Hämatom
- In das Hämatom wandern Zellen (*Fibroblasten*) ein
- Die Fibroblasten bilden ein bindegewebig-knorpeliges Zwischengewebe, den **Kallus**
- Im Verlauf der nächsten Monate wird der Kallus zu Knochengewebe umgewandelt.

Heilungsdauer

Die **Heilungsdauer** einer Fraktur ist abhängig vom Alter des Verletzten (bei alten Menschen länger als im mittleren Erwachsenenalter), von der Lokalisation der Fraktur, von der Durchblutungssituation und von den Begleitverletzungen. Sie schwankt zwischen 3–5 Wochen für Frakturen im Bereich des Fingerskeletts und 12–14 Wochen für Frakturen des Beckens, des Oberschenkelhalses und einiger Handwurzelknochen.

Störungen und Komplikationen der Frakturheilung

Kompartment-Syndrom

> **Kompartment-Syndrom** (*Muskelkammer-Syndrom*): Mit Schmerzen, Bewegungseinschränkung und neurologischen Symptomen einhergehende Muskelschädigung nach Fraktur. Ursache ist ein erhöhter Gewebedruck, Endzustand ist die **ischämische Kontraktur.**

Durch ein Hämatom, ein Muskelödem, einen zu engen Gipsverband oder eine venöse Thrombose kann in unnachgiebigen, durch Faszien eingegrenzten Muskellogen der Gewebedruck so stark steigen, dass Gefäße und Nerven komprimiert werden und es zu einer Ernährungsstörung der Muskulatur bis zur Muskelnekrose kommt. Diese Komplikation heißt **Kompartment-Syndrom.** Die Muskeln werden in der Folge durch narbiges Bindegewebe ersetzt – es bildet sich eine **ischämische Kontraktur.**

Besonders häufig sind das **Tibialis anterior-Syndrom** vorne am Unterschenkel und die **Volkmann-Kontraktur** der Unterarmbeuger.

Die Erstsymptome bestehen in der Verfärbung der betroffenen Region, Schmerzen, Schwellung und Parästhesien bei noch erhaltenen Pulsen. Durchblutungsstörung und Bewegungseinschränkung nehmen ohne Behandlung zu. Das Endstadium ist durch ausgeprägte Lähmungen und Sensibilitätsstörungen sowie evtl. eine Hautnekrose gekennzeichnet.

Einzig wirksame Therapie ist die frühzeitige Druckentlastung durch Gipsentfernung und in fortgeschrittenen Stadien durch Faszienspaltung der betroffenen Muskelloge.

Infektion, Osteomyelitis, Osteitis

Insbesondere bei offenen Frakturen, aber auch nach Osteosynthese besteht die Gefahr einer Keimbesiedlung mit nachfolgender **Infektion** der Wunde (→ Kap. I/29.7.4), des Knochens (**Osteitis**) oder des Knochenmarks (**Osteomyelitis**).

Verzögerte Bruchheilung und Pseudarthrose

> **Verzögerte Bruchheilung:** Verlängerung der Heilungsdauer einer Fraktur auf 4–6 Monate.
> **Pseudarthrose** (*Falschgelenkbildung*): Ausbleiben der Frakturheilung nach 6–8 Monaten oder länger.

Hohes Lebensalter, Eiweiß- und Vitaminmangel, die Einnahme bestimmter Medikamente (z. B. Glukokortikoide) und andere Faktoren (→ Abb. I/31.1.50) können die Frakturheilung stören.

In Abhängigkeit von der Krankheitsentstehung werden folgende Formen unterschieden:
- Die **hypertrophe Pseudarthrose** mit vermehrter Kallusbildung („Elefantenfuß"), die meist Folge einer unzureichenden Ruhigstellung bei guter Durchblutung ist (→ Abb. I/31.1.51)
- Die **hypotrophe Pseudarthrose** mit verminderter Kallusbildung infolge einer Minderdurchblutung der Fragmente. Die Fragmente werden zum Bruchspalt hin immer dünner
- Die **Defektpseudarthrose** bei Fehlen von Knochenteilen
- Die **Infektpseudarthrose** bei Ostitis oder Osteomyelitis.

Klinisch fallen ein Druck- und Belastungsschmerz, eine Schwellung, eine Funktionseinschränkung der betroffenen Extremität und – falls die Fraktur nicht operativ stabilisiert worden ist – eine abnorme Beweglichkeit auf. Die Therapie hängt von der Ursache der Pseudarthrose ab.

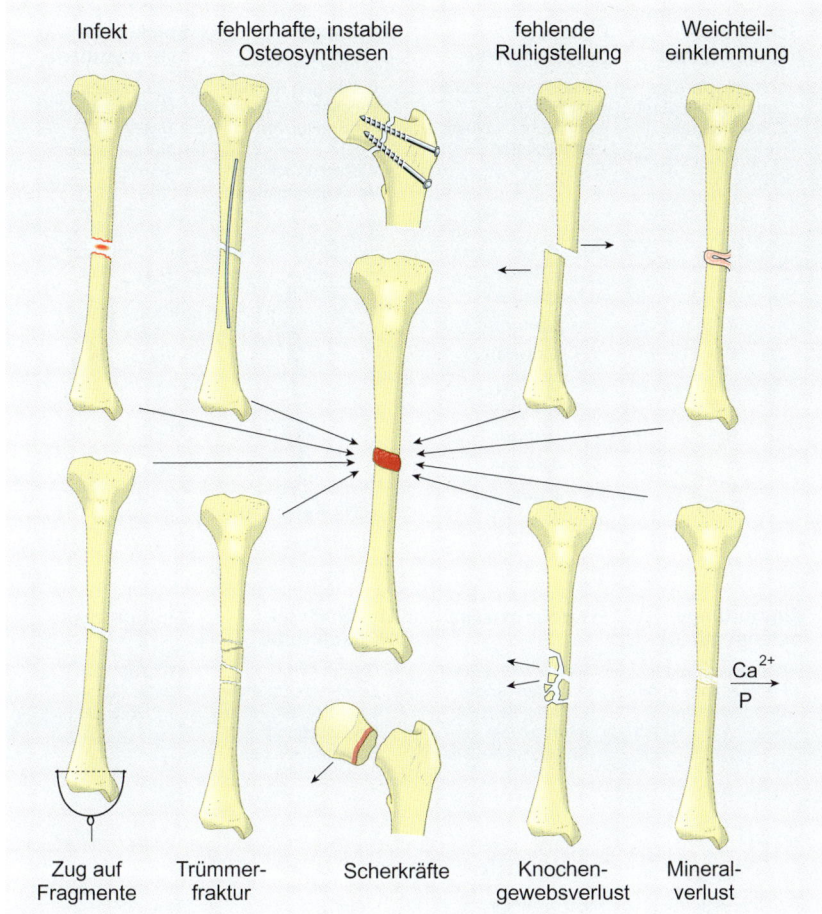

Infekt   fehlerhafte, instabile Osteosynthesen   fehlende Ruhigstellung   Weichteil-einklemmung

Zug auf Fragmente   Trümmer-fraktur   Scherkräfte   Knochen-gewebsverlust   Mineral-verlust

Abb. I/31.1.50 Ursachen für verzögerte Frakturheilung und Pseudarthrosen. [L190]

Behandlung bei Frakturen

❯ Ziel jeder Frakturbehandlung ist eine frühzeitige Mobilisation des Betroffenen bei bestmöglicher Langzeitfunktion des verletzten Körperteils. Hierzu dienen die „drei R": Reposition, Retention, Rehabilitation.

Bei älteren Menschen ist eine frühzeitige Mobilisation wegen der Risiken einer Immobilität besonders wichtig, evtl. müssen hierfür gewisse Einbußen bei der Funktion in Kauf genommen werden. Bei der Wahl des Behandlungsverfahrens ist außerdem zu bedenken, welche Anforderungen die Behandlung an die Kooperation des Betroffenen stellt. Alte Menschen sind oft mit Teilbelastung oder intensiven physiotherapeutischen Übungen überfordert.

Reposition

Das Einrichten der Fraktur, die **Reposition,** sollte möglichst sofort und anatomisch korrekt erfolgen. In vielen Fällen ist eine **geschlossene Reposition** möglich, d. h. der Arzt kann die Fraktur durch Zug und Gegenzug von außen einrichten. Wesentliche Voraussetzung hierfür ist eine adäquate Schmerzausschaltung (ggf. durch Narkose). Gelingt die geschlossene Reposition nicht, ist eine **offene Reposition** durch eine Operation erforderlich.

Komplexes regionales Schmerzsyndrom Typ I

❯ **Komplexes regionales Schmerzsyndrom Typ I** (*CRPS I, Sudeck-Dystrophie, Algo-, Reflexdystrophie*): Weichteil- und Knochenveränderungen durch lokale Durchblutungs- und Stoffwechselstörungen einer Extremität nach einer Fraktur (z. B. nach einer Radiusfraktur).

Als Ursache des **komplexen regionalen Schmerzsyndroms Typ I** wird eine lokale Fehlregulation des Nerven- und Gefäßsystems vermutet, die zu lokaler Entzündung, Durchblutungs- und Stoffwechselstörungen führt.

Zu Beginn dominieren Schmerzen und eine bläuliche Hautschwellung. Diese nehmen dann ab und werden von einer zunehmenden Schrumpfung von Muskulatur, Bindegewebe und Haut bis zur Gelenkversteifung abgelöst. Im Endstadium bestehen keine Schmerzen mehr.

Die Behandlung umfasst Schmerzbekämpfung z. B. durch nichtsteroidale Antirheumatika und Sympathikusblockade. Die Extremität wird zunächst ruhiggestellt und

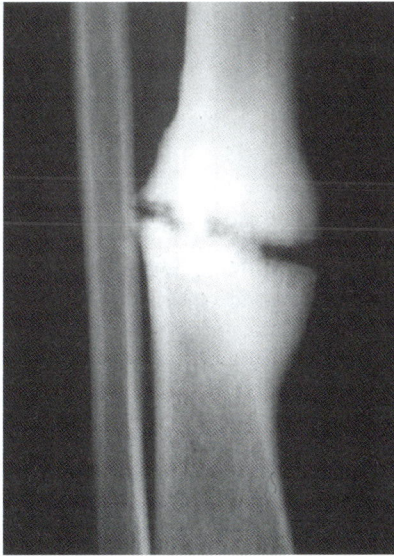

Abb. I/31.1.51 Hypertrophe Pseudarthrose. [E284]

erhöht positioniert, dann beginnen ganz langsam und vorsichtig Physiotherapie (erst passiv, dann aktiv, zunächst der Gegenseite), Ergo- und Elektrotherapie.

Retention

Der zweite Schritt ist die **Retention** (*Fixation*), d. h. die Ruhigstellung der Fraktur.

Bei der **konservativen Retention** gibt es folgende Möglichkeiten:

- Die „**Gipsbehandlung**"mit einem Weißgips- oder Kunststoffverband
- **Ruhigstellende Verbände,** z.B. Desault- und Gilchrist-Verband, zunehmend auch vorgefertigte **Orthesen**
- Die **Extension** (*Streckbehandlung*), wegen ihrer Nachteile (Immobilisierung, hoher pflegerischer Aufwand) selten und nur überbrückend bis zur Operation, wenn ein hohes Risiko der Fragmentverschiebung durch Muskelzug besteht. Ein spezieller Draht oder Nagel wird frakturfern durch einen Knochen gebohrt und ein Extensionsbügel angebracht. Daran werden über einen Seilzug Gewichte gehängt, die den nötigen Zug ausüben.

Die **operative Retention** durch **Osteosynthese** ist angezeigt, bei:

- Konservativ nicht reponiblen oder nicht fixierbaren Frakturen

- Den meisten Frakturen mit Gelenkbeteiligung
- Höhergradig offenen Frakturen
- Älteren Betroffenen zur Verkürzung der Immobilisation.

Die Fraktur wird reponiert und das Ergebnis durch Einbringen eines Implantats gesichert. In der Regel ist die Fraktur nach Osteosynthese **übungsstabil,** d.h. der Betroffene darf die Extremität bewegen, aber nicht belasten, **teilbelastungsstabil** (belastbar bis 20 kg) oder **belastungsstabil,** d.h. es ist volle Belastung erlaubt. Je nach Frakturlokalisation, Osteosyntheseverfahren und Implantatmaterial ist später eine zweite Operation zur **Metallentfernung** nötig.

Rehabilitation

Drittes „R" der Frakturbehandlung ist die **Rehabilitation.** Sie beginnt bereits im Krankenhaus mit physiotherapeutischen Übungen. Altenpflegerinnen können zur Rehabilitation beitragen, indem sie den Betroffenen die Aktivitäten des Alltags soweit wie möglich (unter Anleitung) selbst ausführen lassen, auch wenn es mehr Zeit kostet als dem Pflegebedürftigen die Arbeit ganz abzunehmen.

Osteosyntheseverfahren

Es gibt zahlreiche Osteosyntheseverfahren in verschiedenen Varianten, die auch miteinander kombiniert werden können (→ Abb. I/31.1.52, → Abb. I/31.1.53).

- **Schraubenosteosynthese:** Eindrehen von Schrauben in den Knochen, sodass der Frakturspalt zusammengedrückt und damit stabil wird
- **Plattenosteosynthese:** Stabilisierung mittels einer durch Schrauben fixierten Metallplatte
- **Marknagelosteosynthese:** Einbringen eines Marknagels in den Markraum eines langen Röhrenknochens, der ihn von innen schient. Zusätzliche Verriegelung zur Vermeidung von Drehfehlern und Höhenminderung ist möglich
- **Spickdrahtosteosynthese** (*Kirschner-Draht-Fixation*): Einbringen von Drahtstiften durch die Haut oder nach Offenlegung und Reposition der Fraktur. In der Regel mit anderen Osteosyntheseverfahren oder einer Gipsruhigstellung kombiniert
- **Zuggurtung:** Umwandeln von Zug- in Druckkraft und dadurch Kompression des Frakturspaltes mit Hilfe von Drahtschlingen

Schrauben-osteosynthese
- Kompression des Frakturspalts durch Zugschrauben

Platten-osteosynthese
- Stabilisierung durch mit Hilfe von Schrauben befestigte Metallplatten

Marknagel-osteosynthese
- Bei langen Röhrenknochen Schienung der Fraktur von innen
- Weiterentwicklung Verriegelungsnagel

Spickdraht-osteosynthese
- Stabilisierung durch kleine Drahtstifte
- Nur Lagerungsstabilität

Zuggurtungs-osteosynthese
- Kompression des Frakturspalts durch Drahtschlingen

Fixateur externe
- Stabilisierung durch frakturfern angebrachte, die Haut überragende (Metall)Konstruktion

Dynamische Hüftschraube
- Gleiten einer Laschenschraube in einer fixierten Platte. Bei Belastung Kompression des Frakturspalts

Endoprothese
- Implantation eines künstlichen Gelenks

Abb. I/31.1.52 Verschiedene Osteosyntheseverfahren in der Schemazeichnung. [L190, L106]

- **Dynamische Hüftschraube** (*DHS*): Einbringen einer Schraube in den Hüftkopf, die in einer am proximalen Femur fixierten Platte gleitet. Unter Belastung kommt es zur erwünschten Einstauchung der Fragmente
- **Verbundosteosynthese:** Kombination der oben genannten Materialien mit Knochenzement, um z. B. bei pathologischen Frakturen auch große Defekte auszufüllen
- **Fixateur externe:** Stabilisierung der Fraktur über eine Metallkonstruktion außerhalb des Körpers, v.a. bei offenen Frakturen mit Weichteilschäden
- **Endoprothesen:** Einsetzen eines künstlichen Gelenks, am häufigsten eines

künstlichen Hüftgelenks bei Oberschenkelhalsfrakturen (→ Abb. I/31.1.34).

Spongiosaplastik

Bei großen Knochendefekten, z.B. bei Trümmerfrakturen, ist eine **Spongiosaplastik** erforderlich, damit die Fraktur heilt. Die Auffüllung erfolgt mit körpereigenem Knochen aus dem Beckenkamm.

Kontrollen bei Frakturen

Um Komplikationen der Frakturheilung rechtzeitig zu erkennen, werden Durchblutung, Motorik und Sensibilität regelmäßig überprüft sowie Röntgen- und Funktionskontrollen durchgeführt.

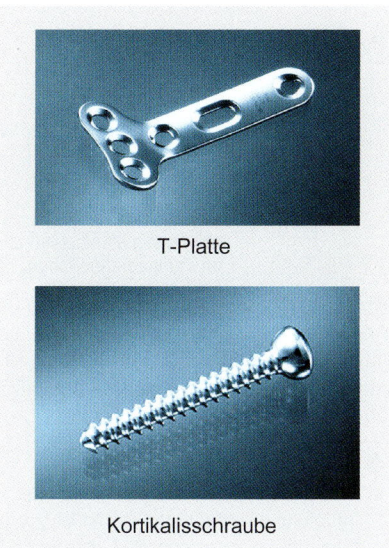

T-Platte

Kortikalisschraube

Abb. I/31.1.53 Oben T-Platte, unten Kortikalisschraube. [V228]

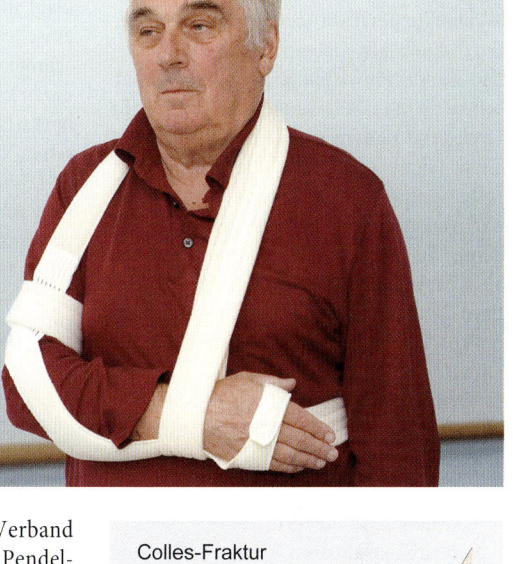

Abb. I/31.1.54 Proximale Humerusfrakturen. [L190]

Frakturen des proximalen Humerus

Abrissfraktur des Tuberculum majus

Fraktur im Bereich des Collum anatomicum

Subkapitale Humerusfraktur

Spezielle Frakturen im Alter

Prinzipiell sind im Alter die gleichen Frakturen möglich wie vorher auch. Einige Brüche sind aber beim alten Menschen besonders häufig. Meist werden sie durch vergleichsweise geringe Gewalteinwirkung bei osteoporotisch vorgeschädigten Knochen verursacht.

Proximale Humerusfraktur

Proximale Humerusfrakturen sind meist durch Sturz auf den gestreckten Arm oder auf den Ellenbogen bedingt.

Insbesondere die **subkapitale Humerusfraktur** ist eine typische Fraktur des älteren Menschen (→ Abb. I/31.1.54). Der Verletzte hat eine schmerzhafte Bewegungseinschränkung des Schultergelenks und oft ein ausgedehntes Hämatom am Oberarm. Das **Armgeflecht** (*Plexus brachialis*) und die **Achselarterie** (*A. axillaris*) sind bei dieser Fraktur gefährdet, da sie hier knochennah verlaufen.

Bei eingestauchten oder gering dislozierten (verschobenen) Frakturen (ca. 75 %) wird die Fraktur für etwa eine Woche im Desault- oder Gilchrist-Verband ruhig gestellt, wobei Fertigverbände bevorzugt werden (Desault-Weste, Gilchrist-Bandage → Abb. I/31.1.55). Danach erfolgt eine frühzeitige aktive Übungsbehandlung unter physiotherapeutischer Anleitung, um Versteifungen im Schultergelenk vorzubeugen.

Stark dislozierte Frakturen werden operiert und z. B. mittels Schrauben- oder Plattenosteosynthese fixiert. Postoperativ

Abb. I/31.1.55 Häufig benutzt wird die Gilchrist-Bandage, die frühe physiotherapeutische Übungen erlaubt. Sie kann entweder aus Schlauchmull und Polsterwatte gefertigt werden oder es wird eine vorgefertigte Bandage verwendet, die in verschiedenen Größen erhältlich und einfacher handzuhaben ist. [K115]

wird ein Desault- oder Gilchrist-Verband für ca. zwei Wochen angelegt. Pendelübungen mit dem Arm beginnen schon in dieser Zeit, aktive Bewegungsübungen erst danach. Zunächst sind (begrenzte) Flexion und Abduktion erlaubt, Rotation erst nach mehreren Wochen. Bis der Bruch vollständig verheilt ist, dürfen die Betroffenen auf der verletzten Seite keine Lasten über 2 kg tragen (wichtig für alte Menschen, die sich bislang selbst versorgt haben).

Als Ultima Ratio bei Trümmerfrakturen kann die Implantation einer Humeruskopfprothese indiziert sein.

Distale Radiusfraktur

Bei den **distalen Radiusfrakturen** (*handgelenknahe Speichenbrüche*) gibt es je nach Entstehungsmechanismus zwei Typen (→ Abb. I/31.1.56):
- Durch Sturz auf die überstreckte Hand kommt es zur **Colles-Fraktur** (*distale Radiusfraktur vom Extensionstyp, Radi-*

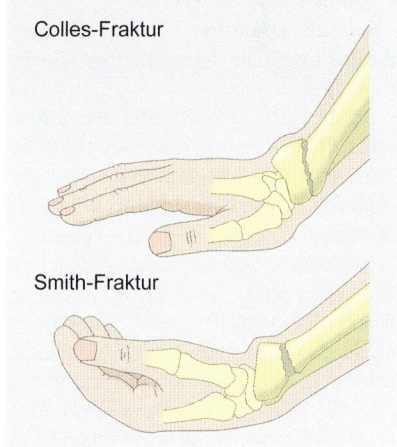

Colles-Fraktur

Smith-Fraktur

Abb. I/31.1.56 Oben Colles-Fraktur, unten Smith-Fraktur des distalen Radius. [L190]

usfraktur loco typico) mit Einstauchung und Verschiebung des handgelenknahen Fragments nach dorsal
- Ein Sturz auf das gebeugte Handgelenk führt zur selteneren **Smith-Fraktur** (*distale Radiusfraktur vom Flexionstyp*).

I
31

Leitsymptome beider Frakturen sind Druckschmerz, Weichteilschwellung und Fehlstellung mit Beweglichkeitseinschränkung des Handgelenks.

Colles-Frakturen werden in der Regel nach der Reposition mehrere Wochen im Unterarmgips ruhig gestellt. Verschobene Frakturen, die nach Reposition erneut abzurutschen drohen, und Smith-Frakturen werden operativ durch Plattenosteosynthese versorgt. Mögliche Komplikationen sind ein komplexes regionales Schmerzsyndrom Typ I, eine erneute Verschiebung der Fraktur (auch noch nach 1–2 Wochen) sowie langfristig eine sekundäre Arthrose (→ Kap. I/31.1.13).

Wirbelkörperfrakturen

Wirbelkörperfrakturen sind v. a. bei alten Frauen mit Osteoporose sehr häufig. Die Gewalteinwirkung ist oft minimal, schon Alltagsbelastungen können für Deck- und Bodenplatteneinbrüche ausreichen. Nicht selten wird die Fraktur erst festgestellt, wenn der alte Mensch wegen hartnäckiger Rückenschmerzen zum Arzt geht. Die meisten Wirbelkörperfrakturen alter Menschen sind stabil. Nach kurzzeitiger Bettruhe erfolgt die Mobilisation unter ausreichender Schmerzmittelgabe. Bei anhaltenden starken Schmerzen kann eine Wirbelkörperaufrichtung durch Knochenzement in Spezialkliniken sinnvoll sein.

Hüftnahe Oberschenkelfrakturen

Schenkelhalsfrakturen (kurz *SHF*) sind ebenfalls typische Frakturen des älteren Menschen.

Bei den sehr seltenen **lateralen Schenkelhalsfrakturen** liegt die Frakturlinie *außerhalb* der Gelenkkapsel. Bei den häufigen **medialen Schenkelhalsfrakturen** liegt die Frakturlinie *innerhalb* der Gelenkkapsel. Je nach dem Winkel zwischen Frakturlinie und Horizontale werden die medialen Schenkelhalsfrakturen nach Pauwels in Grad I–III unterteilt (→ Abb. I/31.1.57). Der Verletzte hat Schmerzen in der Leiste und kann die Hüfte nicht belasten. Typischerweise ist das betroffene Bein verkürzt und nach außen rotiert. Bei Menschen über einem biologischen Alter von 70 Jahren erfolgt die Versorgung der Schenkelhalsfraktur üblicherweise mit einer Endoprothese (→ Kap. I/31.1.13).

Pertrochantäre und subtrochantäre Oberschenkelfrakturen treten typischerweise bei Osteoporose und bei betagten

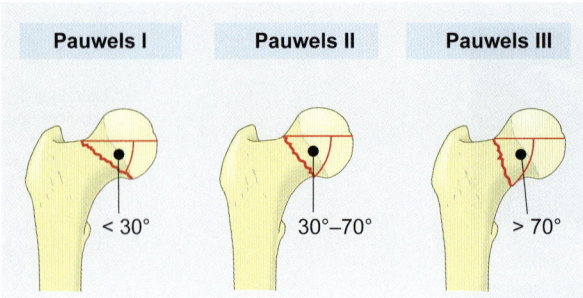

Abb. I/31.1.57 Klassifikation der medialen Schenkelhalsfrakturen nach Pauwels. [L190]

Menschen auf. Die Frakturlinie verläuft entweder pertrochantär (zwischen den beiden Trochantern, → Kap. I/31.1.10) oder subtrochantär (unterhalb der Trochanteren). Das betroffene Bein ist verkürzt und außenrotiert, der Betroffene klagt über eine schmerzhafte Bewegungseinschränkung sowie Klopf- und Druckschmerz am großen Rollhügel (*Trochanter major*). Die Behandlung erfolgt immer operativ, meistens mit einem dynamischen Verfahren (z. B. DHS → Abb. I/31.1.58). Bei alten Menschen ist postoperativ meist sofort Vollbelastung erlaubt, was immense Bedeutung für die Rehabilitation hat.

I/31.1.21 Amputationen

> ❯ **Amputation:** Vollständige Entfernung eines Körperteils, entweder durch Verletzung (*traumatische Amputation*) oder als ärztliche Maßnahme, um das Leben des Betroffenen zu erhalten oder zu erleichtern.

Traumatische Amputationen

Traumatische Amputationen sind bei alten Menschen selten. Da die Gliedmaße unter günstigen Bedingungen replantiert („angenäht") werden kann, sollte das Am-

putat gesucht und unter Vermeidung zusätzlicher Schäden während des Transports mit in die Klinik gegeben werden.

> ❯ Um Schäden zu vermeiden:
> - Amputat trocken in sterile Kompressen hüllen, in eine saubere Plastiktüte geben und diese verschließen. In eine zweite Plastiktüte Eis-Wasser-Gemisch füllen und in diese die erste Tüte einlegen. Auf keinen Fall Amputat direkt mit Eis oder Wasser in Kontakt bringen, denn dies führt zu zusätzlichen schweren Schäden.
> - Den Stumpf steril abdecken und hochlagern. Bei Blutungen Gefäß zur Not manuell komprimieren, nicht abklemmen
> - Das verpackte Amputat schnellstmöglich mit dem Unfallopfer in die Klinik transportieren.

Amputationen als notwendige therapeutische Maßnahme

Manchmal ist es trotz aller Bemühungen nicht möglich, eine erkrankte oder verletzte Gliedmaße zu erhalten. Häufige Indikationen für eine Amputation bei alten Menschen sind hierzulande ein Diabetes mellitus, eine periphere arterielle Verschlusskrankheit (pAVK) oder eine (zu spät erkannte) periphere arterielle Embolie. Die Amputation erfolgt so weit wie möglich

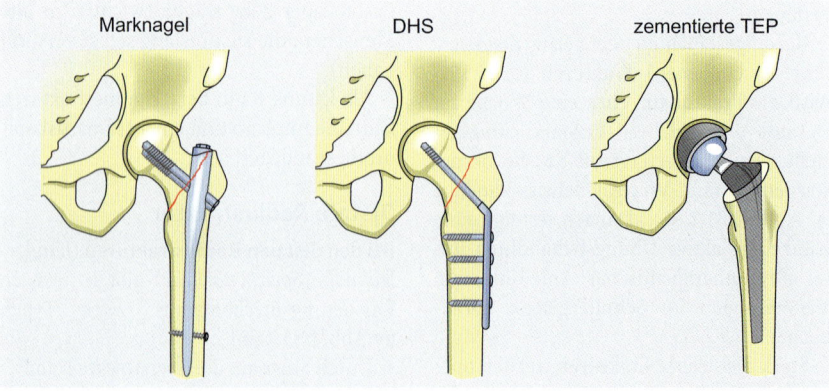

Abb. I/31.1.58 Osteosyntheseverfahren bei Schenkelhalsfrakturen. [L190]

vom Körperstamm entfernt (distal), um eine gute Restfunktion der betroffenen Extremität zu erzielen.

Komplikationen

- Nachblutungen
- Wundheilungsstörungen und Wundinfektionen (besonders bei Diabetes mellitus und AVK)
- Stumpfödem und -hämatom
- Kontrakturen des benachbarten Gelenks (z. B. der Hüfte bei Oberschenkelamputation)
- Hauterkrankungen im Stumpfgebiet, z. B. Kontaktekzem, Hautpilzerkrankungen, Furunkelbildung
- **Stumpf-** und **Phantomschmerzen.** Stumpfschmerzen sind Schmerzen im Amputationsstumpf. Sie können zahlreiche Ursachen haben, etwa Prothesendruckstellen, Entzündungen, Durchblutungsstörungen oder ein **Neurom** (ungeordnete Reparationsversuche und „Aussprossungen" durchtrennter Nerven). Phantomschmerzen hingegen werden in dem nicht mehr vorhandenen Körperteil empfunden. Ihre Ursachen sind nicht endgültig geklärt.

Pflege

An den Aufenthalt im Akutkrankenhaus schließt sich meist eine ebenfalls stationäre Rehabilitationsbehandlung in einer Spezialklinik an, bevor der Betroffene nach Hause oder in eine Pflegeeinrichtung entlassen wird. Zum Zeitpunkt der Entlassung hat der Pflegebedürftige in aller Regel eine vorläufige Prothese, mit der er auch schon geübt hat.

> ❯❯ Eine Amputation beeinträchtigt das Körpergefühl des Pflegebedürftigen erheblich. Die Betroffenen sind auf eine einfühlsame Begleitung angewiesen. Evtl. kann auch ein Seelsorger weiterhelfen.
>
> Gerade älteren Menschen fällt es zudem oft sehr schwer, sich an die Prothese zu gewöhnen, und sie fordern z. B. Altenpflegerinnen immer wieder auf, die Prothese zu entfernen. Hier ist oft sehr viel Geduld vonnöten.

In der ersten Zeit nach einer Amputation ist es das wichtigste Ziel, dem Stumpf eine zylindrische Form zu geben, die eine problemlose Anpassung der Prothese (→ Abb. I/31.1.60) ermöglicht. Altenpflegerinnen bereiten den Stumpf mit einer speziellen Wickeltechnik auf die Prothesenanpassung vor (→ Abb. I/31.1.59), dies kann mehrere

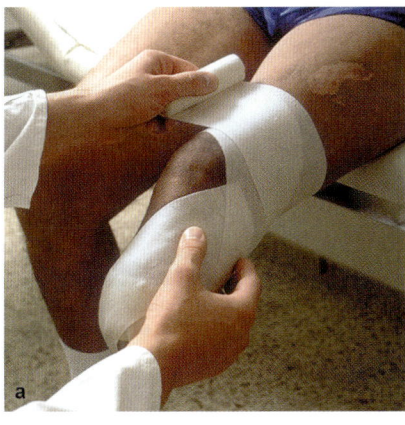

Fixieren des gesamten Verbandes durch Touren oberhalb des Knies.

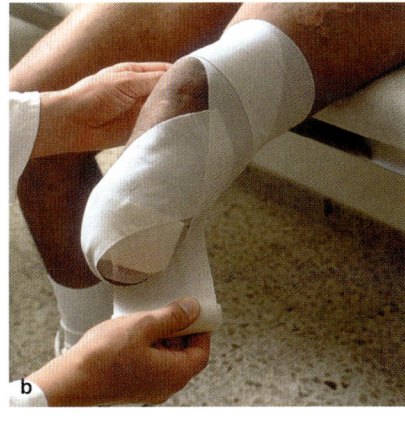

Einwickeln der Kompresse während der Restrunde.

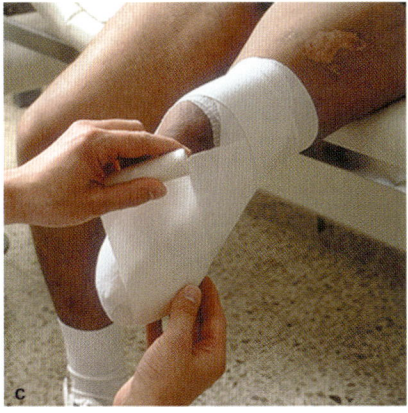

Formung des Stumpfes durch diagonalen Zug. Es ist nicht notwendig, die Kniescheibe mit einer Bindentour zu bedecken.

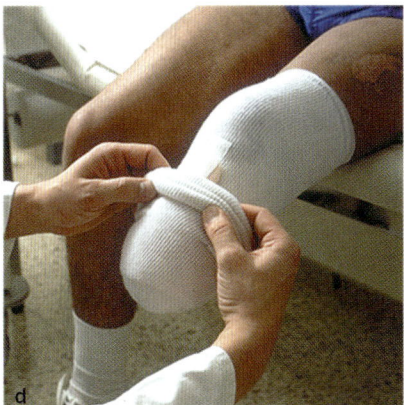

Abschließen des Verbandes mit Trikotschlauch.

Abb. I/31.1.59 Wickeln eines Amputationsstumpfs. [V164]

Monate dauern. Sobald die Wundheilung abgeschlossen ist und die Form des Stumpfes eine Woche lang konstant bleibt, kann ein vom Orthopädietechniker maßgefertigter Kompressionsstrumpf das Wickeln ersetzen.

> ❯❯ Bei Wundheilungsstörungen wird der Stumpf grundsätzlich gewickelt, auch wenn bereits eine endgültige Prothese angefertigt worden ist.

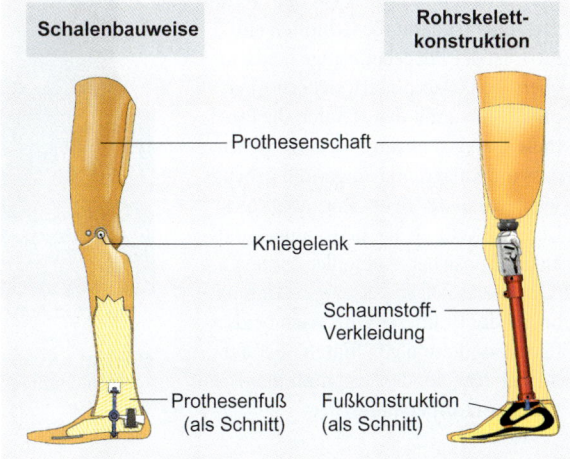

Abb. I/31.1.60 Die zwei verschiedenen Bauprinzipien von Beinprothesen, hier am Beispiel von Oberschenkelprothesen. Links eine Oberschenkelprothese aus Holz, rechts eine Modular-Oberschenkelprothese (teilweise im Längsschnitt). [V164]

Schalenbauweise — Rohrskelettkonstruktion — Prothesenschaft — Kniegelenk — Schaumstoff-Verkleidung — Prothesenfuß (als Schnitt) — Fußkonstruktion (als Schnitt)

Im Zentrum der pflegerischen Aufmerksamkeit steht die Hautpflege des empfindlichen Stumpfes, der während der Benutzung einer Prothese stark beansprucht wird:

- Haut täglich kurz mit einer milden Seife waschen. Vollbäder vermeiden, damit die Haut nicht aufquillt. Waschung des Stumpfes auf den Abend legen, um der Haut bis zum nächsten Anlegen der Prothese am Morgen Zeit zur Erholung zu geben
- Hautcreme ausschließlich bei sehr trockener Haut und nur abends verwenden. Puder ist nicht geeignet, da er die Hautporen verstopft und die Haut schädigen kann
- Haut zur Abhärtung häufig der Luft und Sonne aussetzen, auch Massagen mit einer weichen Bürste sind ratsam
- Zur Dekubitusprophylaxe und zur Hautbehandlung z. B. PC 30 V® verwenden
- Haut unter der Prothese mit einem Stumpfstrumpf oder Trikotschlauch schützen.

Die Gehschulung direkt nach der Amputation gehört in den Aufgabenbereich von Physiotherapeuten, doch sollten auch Altenpflegerinnen die wichtigsten Punkte der Gehschulung kennen, um den Pflegebedürftigen unterstützen zu können:

- Umgang mit Gehhilfen. Nachdem der Pflegebedürftige gelernt hat, mit der Prothese das Gleichgewicht zu halten, übt er das Gehen mit Hilfe von Unterarmgehstützen und später Handstöcken. Auch ein Rollator ist geeignet
- Aufstehen und Hinsetzen. Um Stürze zu vermeiden, leiten die Altenpflegerinnen den Pflegebedürftigen dazu an, dass er sich beim Aufstehen mit beiden Armen sicher abstützt, danach mit einer leichten Vorwärtsneigung des Oberkörpers das Gewicht auf mindestens ein Bein verlagert und erst dann die Gehhilfen einsetzt. Ist der Pflegebedürftige beidseits oberschenkelamputiert, sichern Altenpflegerinnen mit den Händen die Prothesenkniegelenke, um zu verhindern, dass die Kniegelenke ungewollt gebeugt werden und der Betroffene „wegknickt"
- Gehen. Praktisch alle Betroffenen sind anfangs unsicher. Altenpflegerinnen unterstützen sie nach einseitiger Amputation auf der Prothesenseite, nach beidseitiger Amputation von hinten oder auf der Seite, an der das Amputationsniveau näher am Körperstamm liegt

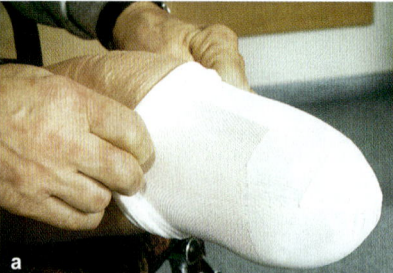
Nylonstrumpf über den Stumpf ziehen.

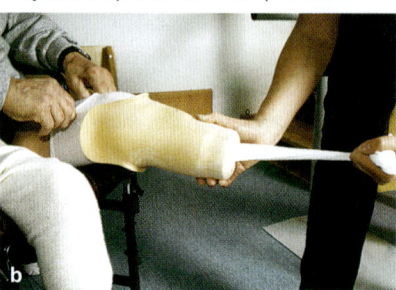
Schlauchbinde über den Strumpf stülpen und damit den Innenschaft auf den Stumpf ziehen.

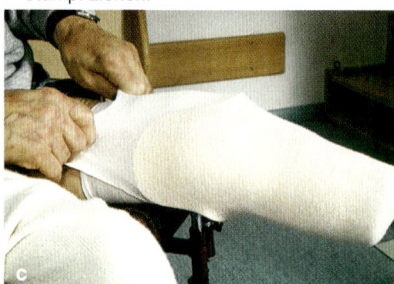
Äußeres Ende der Schlauchbinde über den Innenschaft ziehen, damit der Außenschaft besser rutscht.

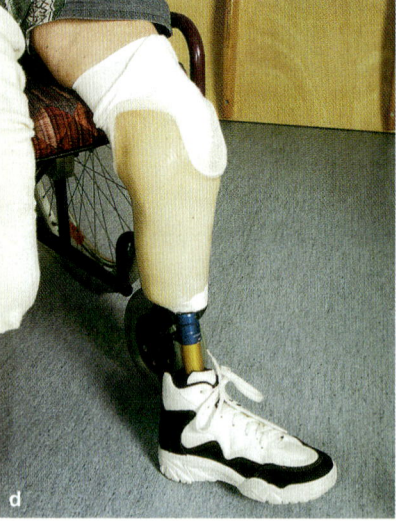
Stumpf in Außenschaft stecken.

Abb. I/31.1.61 Unterschenkelkurzprothese mit Kondylenbettung. [M217]

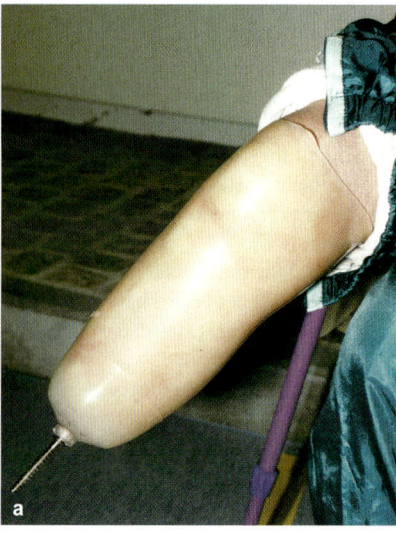
Silikon-Liner über den Stumpf ziehen.

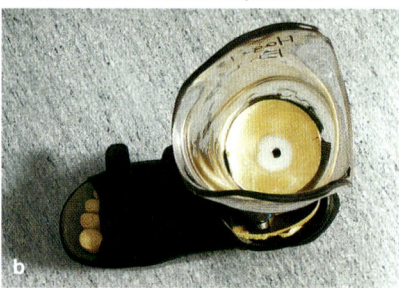
Die Prothese hat ein Loch, in das der Stift des Liners genau passt.

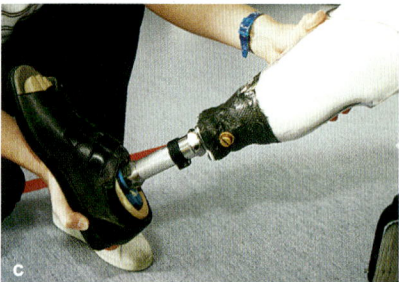
Außenschaft über den Liner ziehen und Stift des Liners einrasten lassen.

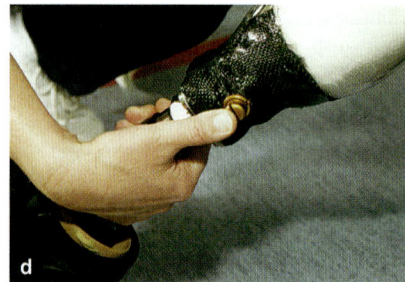
Zum Ausziehen der Prothese Stift durch Knopfdruck entriegeln.

Abb. I/31.1.62 Anziehen einer Unterschenkelprothese mit Silikon-Liner. [M217]

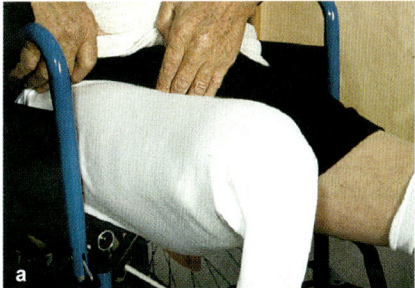

Schlauchbinde über den Stumpf ziehen.

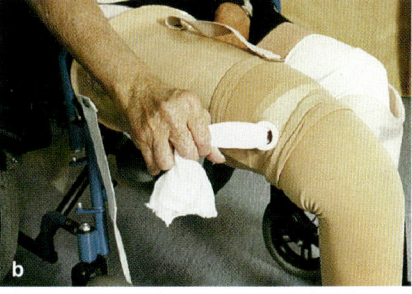

Schlauchbinde in den Prothesenschaft einführen und Ende durch das Ventilloch ziehen.

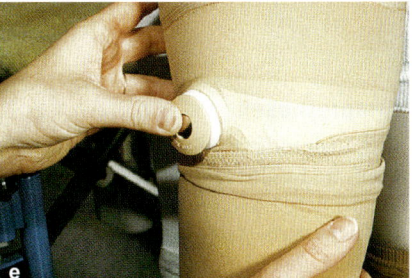

Schlauchende in den Prothesenschaft zurückstecken.

Ventilloch am Prothesenschaft verschließen.

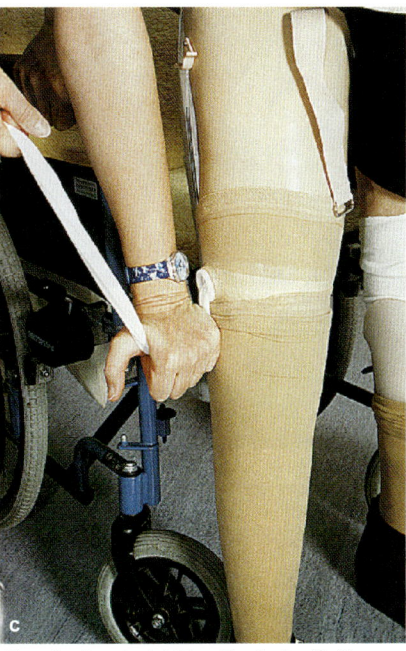

Stumpfende unter leichtem Zug in den Prothesenschaft ziehen.

Abb. I/31.1.63 Anziehen einer Oberschenkelprothese mit Schlauchbinde. [M217]

- Treppensteigen. Beim Hochsteigen verwenden Pflegebedürftige auf der Prothesenseite eine Unterarmgehstütze und stützen sich mit der anderen Hand auf das Geländer. Sie belasten die Prothese und setzen das erhaltene Bein auf die nächste Stufe. Anschließend setzen sie gleichzeitig die Prothese und die Unterarmgehstütze auf die nächste Stufe, indem sie sich mit der Beinkraft des erhaltenen Beines hoch drücken und am Geländer hochziehen. Die Altenpflegerin steht dabei hinter dem Betroffenen, sichert ihn mit Handkontakt am Becken und achtet darauf, dass die Prothesenfußspitze nicht an der Treppenkante hängen bleibt.
  Beim Hinabgehen setzen Pflegebedürftige die Prothese gleichzeitig mit der Gehstütze auf die tiefere Stufe, belasten das gestreckte Prothesenknie und stellen dann das erhaltene Bein auf die nächste Stufe. Die Altenpflegerin steht unterhalb des Betroffenen und sichert ihn mit einer Hand am Becken und einer Hand oberhalb des Prothesenknies.

Prothesenversorgung nach Amputation

❯❯ **Prothese:** Künstlicher Ersatz eines fehlenden Körperteils.

Prothesen sollen nach Extremitätenverlust einen optischen und funktionellen Ausgleich schaffen.

Prothesen werden vom Orthopädietechniker abhängig von Amputationshöhe, Stumpfform, Bedürfnissen und Fähigkeiten des Betroffenen individuell angepasst. Ziel ist es, dass der Pflegebedürftige die Prothese selbstständig oder mit geringer fremder Hilfe an- und ablegen kann und in seinen Alltagsaktivitäten möglichst unabhängig ist. Voraussetzung hierfür ist eine Schulung des Betroffenen in Benutzung und Pflege der Prothese.

Beinprothesen

Grundsätzlich sind zwei Prothesensysteme zu unterscheiden (➔ Abb. I/31.1.60):
- **Prothesen in Schalenbauweise** bestehen aus Holz oder Kunststoff. Die äußere Hülle (*Prothesenwandung*) übernimmt sowohl die formgebende als auch die tragende Funktion
- **Modular-Prothesen** (*Rohrskelett-Prothesen*) bestehen aus Stahl, Aluminium oder Titan. Die Rohre übernehmen die tragende Funktion. Um sie herum liegt ein Mantel aus Schaumstoff, der die äußere Form des ersetzten Körpergliedes bildet. Modular-Prothesen sind sowohl von der Funktion als auch dem kosmetischen Anspruch den Prothesen in Schalenbauweise überlegen.

Reicht der Unterschenkelstumpf, wird eine **Unterschenkelkurzprothese** angepasst.
- Bei der **Unterschenkelkurzprothese mit Kondylenbettung** ist die Prothese durch eine Art Spange im Bereich der Femurkondylen am Knie fixiert. Eine weitere Befestigung am Oberschenkel mittels Oberschaft ist dann nicht nötig. Beim Anlegen werden Nylonstrumpf, evtl. Schlauchbinde, Innenschaft, Baumwollstrumpf oder umgeschlagene Schlauchbinde und Außenschaft nacheinander über den Stumpf gezogen (➔ Abb. I/31.1.61)
- Bevorzugt wird die **Unterschenkelkurzprothese mit Liner.** Der Liner kann am ehesten als weicher, dicker Silikonstrumpf beschrieben werden, in den der Stumpf gut gebettet werden kann. An seinem distalen Ende hat der Liner einen Arretierungsstift für den Außenschaft. Beim Anziehen wird als Erstes die äußere Seite des Silikon-Liners gleitfähig gemacht und dieser dann ohne Lufteinschluss über den Stumpf hochgerollt oder gestülpt. Darüber wird ein Baumwollstrumpf gezogen, damit der Stumpf in den Schaft rutscht. Dann zieht der Pflegebedürftige oder die Altenpflegerin den Außenschaft darüber und lässt den Arretierungsstift einrasten (➔ Abb. I/31.1.62).

Oberschenkelprothesen haben neben dem Oberschaft zur Stumpfbettung ein Kniegelenkmodul und eine Prothesenfußkon-

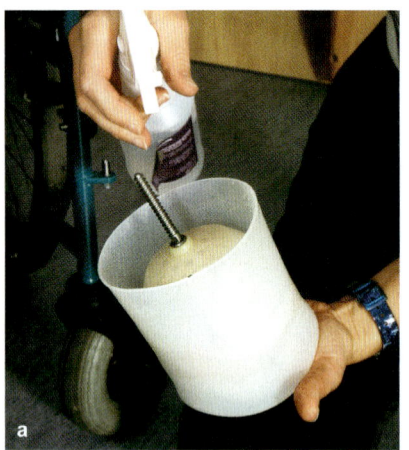

Silikon-Liner, an den die Oberschenkelprothese angebracht werden soll, zuerst an der Außenseite mit Gleitmittel besprühen.

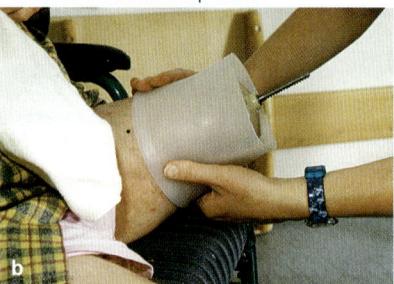

Silikonstrumpf luftdicht über den Stumpf rollen oder stülpen.

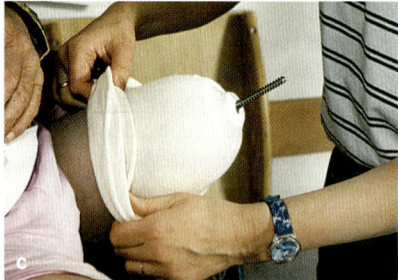

Einen dünnen Baumwollstrumpf über den Silikonstrumpf ziehen und anschließend die Oberschenkelprothese – ähnlich wie die Unterschenkelprothese (Abb. I/31.1.62) – anziehen.

Abb. I/31.1.64 Umgang mit einem Silikon-Liner am Oberschenkel. [M217]

struktion. Beim Anlegen muss das Weichteil des Stumpfes in den Prothesenschaft hineingezogen werden wie bei der Unterschenkprothese ohne Kondylenbettung. Dazu gibt es verschiedene Möglichkeiten:
- Anziehen mit Strumpf oder Schlauchbinde (→ Abb. I/31.1.63)
- Anziehen mit Bänderstrumpf
- Anziehen mit einem Silikon-Liner (→ Abb. I/31.1.64).

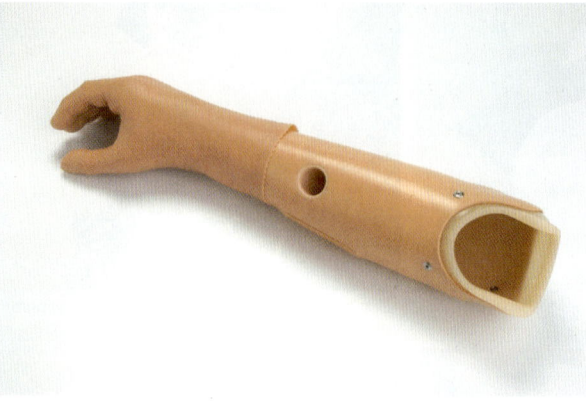

Abb. I/31.1.65 Unterarmprothese. [V164]

Armprothesen

Bei **Armprothesen** steht der Ersatz der Greif- und Haltefunktion im Vordergrund (→ Abb. I/31.1.65).
- **Kosmetische Armprothesen.** Kosmetische Armprothesen ermöglichen ein weitgehend natürliches Erscheinungsbild, die Prothesenfunktion beschränkt sich jedoch auf Gegenhalten
- **Zugbetätigte Armprothesen.** Der Pflegebedürftige kann die zugbetätigte Armprothese über ein Bandagensystem steuern. Eine Kraftzugbandage überträgt Bewegungen des Stumpfes oder des Schultergürtels auf die **Systemhand.** Dies setzt eine gut angepasste Bandage und intensive Übung der erforderlichen Muskelbewegungen voraus. Um den Pflegebedürftigen verschiedene Tätigkeiten zu ermöglichen, haben die Prothesen Adapter, an die sich außer der Prothesenhand auch diverse Arbeitsgeräte anschließen lassen
- **Myoelektrische Armprothesen.** Die Reste der ursprünglichen Greifmuskulatur am Stumpf der Extremität geben bei Kontraktion eine elektrische Wechselspannung ab. Diese Spannung lässt sich an der Hautoberfläche durch Steuerelektroden aufnehmen. In der Prothese befindet sich ein kleiner, leistungsstarker Elektromotor, der auf diese Muskelspannung reagiert. Er bewegt Mittel- und Zeigefinger sowie den Daumen der Prothesenhand. In die Hand sind Sensoren eingearbeitet, die erkennen, wenn ein ergriffener Gegenstand zu rutschen droht. In diesem Fall reguliert der Motor die Griffkraft selbstständig. Die Energieversorgung des Motors besteht aus aufladbaren Akkumulatoren, die in den Unterarmschaft eingebaut sind. An die Prothese lässt sich anstelle der Hand auch ein Elektrogreifer anbringen, der die Anwendungsmöglichkeiten bei handwerklichen Arbeiten erweitert.

Wiederholungsfragen

1. Welches sind die wichtigsten Formen freier Gelenke? Stellen Sie die Bewegungsmöglichkeiten der verschiedenen Gelenkformen gegenüber und nennen Sie je ein Beispiel. (→ Kap. I/31.1.3)
2. Wie ist die Wirbelsäule aufgebaut? (→ Kap. I/31.1.6)
3. Was ist eine Arthrose, und was sind typische Beschwerden? (→ Kap. I/31.1.13)
4. Was beachten Altenpflegerinnen bei einem Pflegebedürftigen, der ein „künstliches Hüftgelenk" bekommen hat? (→ Kap. I/31.1.13)
5. Wie zeigt sich eine rheumatoide Arthritis, und welche Vorgänge spielen sich dabei im Gelenk ab? (→ Kap. I/31.1.14)
6. Welche Zeichen lassen bei einem Pflegebedürftigen eine Osteoporose vermuten? (→ Kap. I/31.1.15)
7. Was sind die Grundprinzipien der Frakturbehandlung, wie werden diese erreicht? (→ Kap. I/31.1.20)
8. Wie wird eine Unterschenke-Kurzprothese mit Liner angelegt? (→ Kap. I/31.1.21)

Literaturverzeichnis

1. Robert-Koch-Institut (Hrsg.): Gesundheitsberichterstattung des Bundes, Heft 54: Arthrose. Berlin, RKI, 2013.
2. Herold, G. (Hrsg.): Innere Medizin 2017. Köln, 2016.
3. Röther, E.; Röther, J.; Peter, H. H.: Kriterien zur Diagnose und Klassifikation rheumatischer Erkrankungen. Freiburg, 2012. http://dgrh.de/fileadmin/media/Praxis___Klinik/Therapie-Empfehlungen/61798_kriterien_zur_diagnose_und_klassifikation_rheumatischer_erkrankungen.pdf (letzter Zugriff: 20.12 2015).
4. Hadji, P.; Klein, S.; Gothe, H. (et al.): Epidemiologie der Osteoporose – Bone

Evaluation Study. Deutsches Ärzteblatt Int 2013; 110(4): 52–7.

5. DVO Dachverband Osteologie e. V.: Prophylaxe, Diagnostik und Therapie der Osteoporose. S3-Leitlinie der DVO. http://www.dv-osteologie.org/uploads/ Leitlinie%202014/DVO-Leitlinie%20 Osteoporose%202014%20 Kurzfassung%20und%20 Langfassung%20Version%201a%20 12%2001%202016.pdf (letzter Zugriff: 27.12 2016).

6. Deutsche Gesellschaft für Ernährung, Österreichische Gesellschaft für Ernährung, Schweizerische Gesellschaft für Ernährung (Hrsg.): Referenzwerte für die Nährstoffzufuhr. Neuer Umschau Buchverlag, Neustadt/Weinstraße, 2015.

I/31.2 Erkrankungen von Haut und Hautanhangsgebilden

> **Haut:** Äußere „Umhüllung" und mit einer Fläche von 1,5–2 m² sowie einem Gewicht von 3,5–10 kg größtes Organ des Menschen. Zur Haut gehören die **Hautanhangsgebilde** Haare, Hautdrüsen und Nägel.

An der **Haut** werden Alterungsvorgänge besonders früh und besonders stark sichtbar: Schon um Mitte dreißig zeigen sich bei den meisten Menschen die ersten Falten um die Augen, wenig später wird die Haut trockener und mit ungefähr fünfzig Jahren gibt es wohl kaum einen, der nicht wenigstens einige graue Haare hat.

Die Haut älterer Menschen unterscheidet sich somit wesentlich von der Haut junger Menschen. Sie ist trockener, die Hautschichten sind dünner und empfindlicher. Dadurch wird die Haut anfälliger.

Gleichzeitig kann die Haut im Alter extremen Belastungen ausgesetzt sein. Die Einnahme einiger Medikamente fördert das Schwitzen. Schwitzen, Inkontinenz, Übergewicht und mangelnde Bewegung begünstigen Hautreibung und -reizung in Körperfalten mit nachfolgender Infektion der geschädigten Haut (→ Abb. I/31.2.2). Kann sich ein alter Mensch nicht mehr selbst bewegen und bleiben somit die ständigen „kleinen" Bewegungen über Tag und im Schlaf aus, steigt die Druckbelastung: Dekubitalgeschwüre (→ Kap. I/31.2.6) treten im Zusammenhang mit Mobilitätseinschränkungen häufig auf und bilden damit eine der wichtigsten Herausforderungen für pflegerisches Handeln.

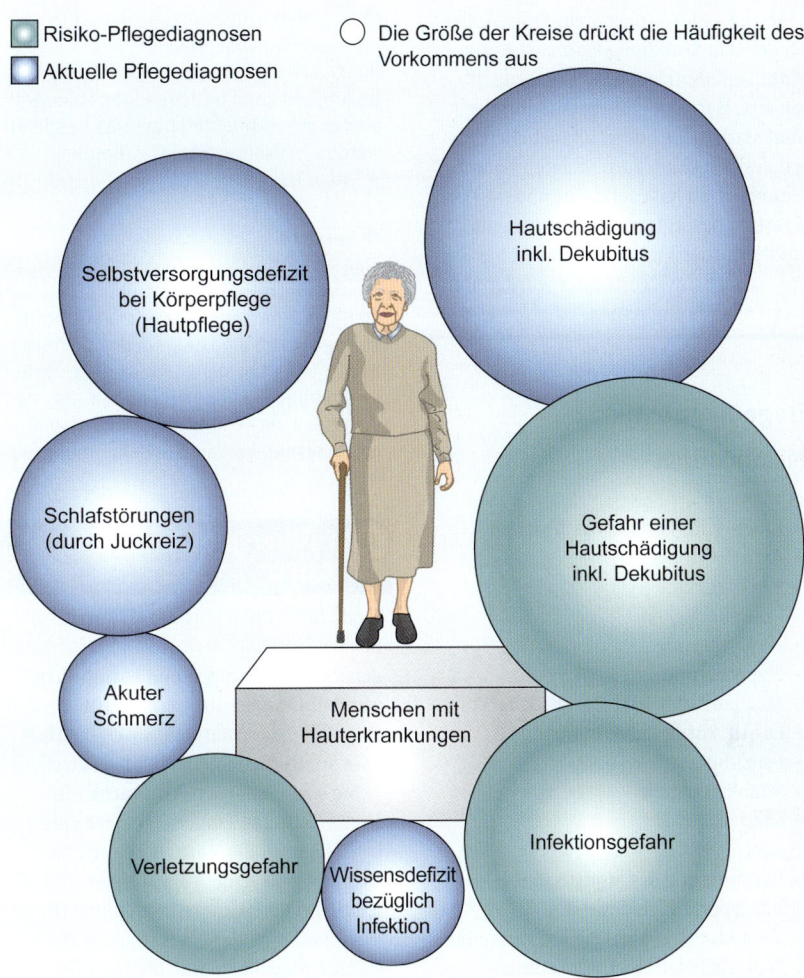

Abb. I/31.2.1 Häufige Pflegediagnosen im Zusammenhang mit der Versorgung von Menschen, die an Hauterkrankungen leiden. [L138]

Pflegerische Handlungsfelder

Pflegende identifizieren die für die Pflege relevanten Handlungsfelder bei Erkrankungen der Haut. Folgende Pflegediagnosen können sie häufig feststellen (→ Abb. I/31.2.1).

I/31.2.1 Beispiel eines Pflegeprozesses bei „Gefahr einer Hautschädigung"

> **Gefahr einer Hautschädigung:** Risiko einer nachteiligen Hautveränderung.

Beispiele für medizinische Diagnosen als mögliche Folgen einer **Gefahr einer Hautschädigung**:

- **Hautirritation**. Reizung der Haut, die zu einem Hautdefekt führen kann
- **Dekubitus**
- **Intertrigo** (lat. *Wundreiben*). Hochrotes, nässendes Erythem in den Hautfalten, vor allem in den Leisten, unter den Brüsten (→ Abb. I/31.2.2), in den Achseln, in der Gesäßfalte
- **Dermatitis** (*Hautentzündung*). Akute, nichtinfektiöse Entzündung der Haut mit Rötung, Schwellung, Bläschen, Nässen, Krusten sowie Juckreiz
- **Ulcus cruris venosum**
- **Pilzinfektionen.**

🅐 Fallbeispiel Ambulant, Teil I

Die Altenpflegerin Linda Müller betreut den 82-jährigen Horst Lot in der häuslichen Umgebung. Herr Lot wohnt mit seiner 75-jährigen Ehefrau im eigenen Einfamilienhaus. Die Kinder leben in einem anderen Haus in derselben Straße. Herr Lot ist auf Grund körperlicher Hinfälligkeit nicht mehr in der Lage, sich allein zu waschen oder zu baden. Er erhält dazu Unterstützung vom ambulanten Pflegedienst.

Seit ca. einer Woche stellt Frau Müller bei der Ganzwaschung vermehrt Kratzspuren auf der Haut des Pflegebedürftigen fest. Herr Lot gibt an, dass ihn die Haut stark jucke und er an manchen Tagen deshalb kaum zum Schlafen komme. Seine Ehefrau habe jetzt eine andere Körperlotion besorgt, von der er sich eine Linderung des Juckreizes erhoffe. Sie bzw. seine Schwiegertochter würden ihn damit abends eincremen.

Pflegediagnostik

Risikofaktoren

- *Äußere*
  - Chemische Verletzungsursachen
  - Ausscheidungen
  - Altersextreme
  - Luftfeuchtigkeit
  - Hyperthermie
  - Hypothermie
  - Mechanischer Faktor (z. B. Scherkräfte, Druck, körperliche Immobilität)
  - Feuchtigkeit
  - Strahlentherapie
  - Sekrete
- *Innere*
  - Veränderung des Stoffwechsels
  - Veränderte Pigmentierung
  - Veränderte sensorische Empfindung (z. B. als Folge einer Rückenmarksverletzug, Diabetes mellitus)
  - Veränderung des Hautturgors
  - Hormonelle Veränderungen
  - Immunschwäche
  - Beeinträchtigte Durchblutung
  - Unangemessene Ernährung
  - Pharmazeutische Wirkstoffe
  - Druck auf hervorstehende Knochenpartien
  - Psychogene Faktoren.

❯❯ Zur Risikoeinschätzung ist eine aufmerksame Beobachtung der Haut notwendig. Das Risiko einer Hautschädigung (z.B. Dekubitus) kann mithilfe eines standardisierten Assessmentinstruments bestimmt werden (Norton-Skala, Braden-Skala → Tab. I/1.3).

❯ **Vorsicht!**
Eine medizinische Untersuchung kann den Verdacht auf eine Hautirritation bestätigen. Eine Dermatitis oder eine Intertrigo kann durch eine bakterielle oder mykotische Infektion verstärkt werden. Daher verständigen Altenpflegerinnen im Verdachtsfall rechtzeitig den Arzt, damit er ggf. eine medikamentöse Behandlung einleitet.

Ⓐ Fallbeispiel Ambulant, Teil II

Linda Müller möchte gern Hautirritationen bei Horst Lot vermeiden. Sie befragt den Pflegebedürftigen nun ausführlich, wann und wo der Juckreiz auftritt. Bei der Inspektion der Haut stellt sie einige Hautrisse am Rücken und an der Brust fest.

Sie schneidet nach Absprache mit Herrn Lot seine Fingernägel, damit er beim Kratzen die Haut nicht verletzt. Herr Lot und seine Angehörigen sind offen für weitere Unterstützung und die Verständigung des Hausarztes. Auf das regelmäßige Baden möchte Herr Lot nicht verzichten, da er es als wohltuend für seine Gelenke empfindet.

Pflegetherapie

Mögliche Ziele/erwartete Ergebnisse festlegen

- Die Integrität der Haut ist erhalten
- Der Pflegebedürftige erkennt die individuellen Risikofaktoren
- Der Pflegebedürftige entwickelt ein Verhalten, das eine Schädigung der Haut verhindert.

Maßnahmen planen und durchführen

Die im Folgenden dargestellten Pflegemaßnahmen beziehen sich beispielhaft auf einige wichtige oben genannte Risikofaktoren.

Pflegemaßnahmen bei trockener und empfindlicher Haut

- Für ausreichende Flüssigkeitszufuhr sorgen (→ Kap. I/20.11.2)
- Waschen, vor allem aber Baden auf ein Minimum reduzieren. Kurzes Duschen bevorzugen
- Auf Seifen verzichten, statt dessen pH-neutrale und rückfettende Präparate verwenden, Rückstände von Reinigungspräparaten immer gründlich mit klarem Wasser abspülen
- Zum Abtrocknen die Haut mit einem weichen Handtuch vorsichtig abtupfen, nicht reiben
- Ausschließlich Wasser-in-Öl-Emulsionen zur Pflege trockener Haut und parfümfreie Präparate zur Pflege empfindlicher Haut verwenden. Bei Mischhaut verschiedene Hautpflegemittel entsprechend der Beschaffenheit der Körperstellen auswählen
- Für Wäsche, die einen direkten Hautkontakt hat, reizarme Textilien (z. B. Baumwolle) bevorzugen
- Hitzestau unter der Kleidung vermeiden.

Ⓐ Fallbeispiel Ambulant, Teil III

Beispiel einer Pflegeplanung bei Gefahr einer Hautschädigung für Horst Lot

Pflegediagnostik	Pflegetherapie	
aktuelle Pflegediagnosen (aP), Risiko-Pflegediagnosen (RP), Einflussfaktoren/Ursachen (E), Symptome (S), Ressourcen (R)	Pflegeziele/erwartete Ergebnisse	Pflegemaßnahmen
• **RP:** Gefahr von Hautschädigung aufgrund eines starken Juckreizes, veränderte sensorische Empfindung • **R:** Kooperativ • **E:** Möchte weiterhin regelmäßig baden • **R:** Möchte gut schlafen	• Reduzierter Juckreiz • Intakte Haut	• Zur Nacht Juckreiz stillende Ganzkörperwaschung (siehe Text) • Zweimal täglich Pflege der Haut mit Wasser-in-Öl-Emulsion • Schneiden der Fingernägel • Hausarzt informieren

Dermatitis- und Intertrigoprophylaxe

Verunreinigungen auf der Haut sowie ein instabiler Hautzustand gehören zu den häufigsten Risikofaktoren einer Dermatitis und einer Intertrigo (→ Abb. I/31.2.2).

» Inkontinenzassoziierte Dermatitis

Für Hautschäden Erwachsener, die durch Inkontinenz (mit-)bedingt sind, hat sich zunehmend der Begriff **inkontinenzassoziierte Dermatitis** *(IAD)* etabliert. Der frühere Name *Windeldermatitis* sollte nicht mehr verwendet werden.

Hauptrisikofaktoren der inkontinenzassoziierten Dermatitis sind Feuchtigkeit (Urin, Stuhl, Schwitzen), ein erhöhter pH-Wert der Haut, bakterielle Besiedelung und Reibung (z.B. durch Kleidung, Inkontinenzhilfsmittel).

Leitsymptome sind Hautrötung, evtl. mit Blasenbildung und/oder Erosionen, im Genitoanalbereich, in den Leisten sowie innen und im Liegen unten am Oberschenkel.

Die Abgrenzung zu anderen feuchtigkeitsbedingten Hautschäden und zum Dekubitus kann schwierig sein. Deutsche Assessment-Instrumente sind v.a. das **PAD-D** *(Deutsches Perineales Assesment Tool)* und das **IADIT-D** *(Inkontinenzassoziierte Dermatitis Interventions-Tool)*. 📖 1

Daher sind die Vermeidung von Verunreinigung sowie die Stabilisierung des Hautzustands in der gefährdeten Körperregion die geeignetsten Maßnahmen:

- **Inkontinenzprophylaxe** und **Toilettentraining** (→ Kap. I/20.11.2). Bei Harn- bzw. Stuhlinkontinenz möglichst geringer Hautkontakt mit Harn bzw. Stuhl durch Verwendung entsprechender **Inkontinenzmaterialien,** z.B. Kondom-Urinale und externe Urinableitungen für Frauen. Wenn erforderlich, individuelle und bedarfsgerechte Auswahl der Inkontinenzversorgung mit saugenden und absorbierenden Hilfsmitteln
- Dermatitis und Intertrigo machen eine regelmäßige hautstabilisierende Intimpflege notwendig
  - Das Wasser sollte lauwarm sein (mit Einverständnis des Pflegebedürftigen)
  - Nur seifenfreie Waschlotionen oder pH-neutrale Seife verwenden (ggf. nur mit klarem Wasser waschen), immer mit klarem Wasser nachwaschen (Einmalwaschlappen verwenden, Waschlotion nicht ins Waschwasser geben)
  - Haut und besonders Hautfalten gut abtrocknen (evtl. tupfen)

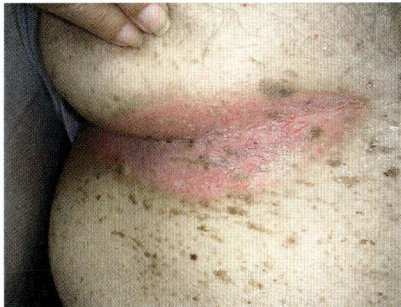

Abb. I/31.2.2 Intertrigo in der Hautfalte unter der Brust. [E899]

- Haut mit einer Wasser-in-Öl-Emulsion rückfetten oder z.B. mit PC 30 V® einreiben (wirkt desinfizierend, ohne die Haut auszutrocknen)
  - Hautschutzfilm auftragen; nach ärztlicher Anordnung, z.B. Carigard® von Medicare Pfrimmer (Wirkung hält ca. vier Stunden an)
- Bei starkem Schwitzen **Schweiß reduzierende Ganzkörperwaschung** anwenden und häufig **Wäsche wechseln.** Luftdurchlässige, Schweiß aufsaugende Kleiderstoffe, z.B. Baumwolle, bevorzugen
- Evtl. **Leinenläppchen** oder Mullkompressen zwischen die Hautfalten legen und mehrmals täglich wechseln
- Auf ausreichende **Flüssigkeitszufuhr** achten, da konzentrierter Urin die Haut stärker angreift (→ Kap. I/20.11.2)
- **Obstipationsbehandlung,** da durch eine Obstipation (bedingt durch Kotballen) ständige Schmierstühle ausgelöst werden, die die Haut angreifen (→ Kap. I/20.11.2)
- Vermeidung von Durchfällen durch Anpassung der Ernährung bzw. der Sondenkost (→ Kap. I/20.11.2)

» Beobachten, ob das Auftreten von Hautirritationen in einem Zusammenhang mit dem Konsum bestimmter Nahrungsmittel steht, z.B. säurehaltigen Südfrüchten.

Pflegeevaluation

Die folgenden Pflegeergebnisse stellen eine Auswahl möglicher Evaluationskriterien dar:
- Pflegebedürftiger erkennt die individuellen Risikofaktoren
- Pflegebedürftiger unterstützt die Pflegetherapie aktiv
- Hautoberfläche ist intakt.

Ⓐ Fallbeispiel Ambulant, Teil IV

Nach vier Wochen evaluiert Linda Müller die Pflegeplanung mit Herrn Lot. Außer der Ehefrau hat keiner der Angehörigen Zeit für den Termin. Der Juckreiz von Herrn Lot ist in den zurückliegenden Wochen leider nicht besser geworden. Inzwischen klagt er auch über Juckreiz an den Beinen. Herr Lot ist nicht bereit, das regelmäßige Baden zu reduzieren. Die Juckreiz stillende Ganzwaschung bringt nur eine kurzfristige Linderung der Beschwerden. Der Pflegebedürftige kann anschließend jedoch zumindest einige Stunden am Stück schlafen. Der Hausarzt hat wegen des Juckreizes schon zwei Hausbesuche gemacht. Die verordneten Einreibungen mit den Wasser-in-Öl-Emulsionen führten nicht zu einer weiteren Besserung. Ein erneuter Termin mit dem Hautarzt wurde vereinbart, da Herr Lot sich immer mehr kleine Hautirritationen beim Kratzen zufügt. Die Altenpflegerin Frau Müller hat die Pflegeplanung nach dem Evaluationsgespräch an die Situation angepasst.

I/31.2.2 Aufbau und Funktion der Haut

Die **Haut** bildet die Grenze zwischen Innen- und Außenwelt (→ Abb. I/31.2.3). Sie:
- Schützt den Körper vor Umwelteinflüssen wie Hitze, Fremdkörpern oder Bakterien
- Wirkt bei der Regulation des Wasserhaushalts und der Körpertemperatur mit (durch Schweißbildung und wechselnde Durchblutung)
- Bildet Vitamin-D-Vorstufen
- Hat Funktionen im Rahmen der Immunabwehr
- Ist Sinnesorgan für Berührung, Druck, Wärme, Kälte und Schmerzreize
- Speichert Fett
- Spielt eine wichtige Rolle für das Selbstwertgefühl.

Zur **Haut** *(Kutis)* im anatomischen Sinne zählen die oberflächliche **Oberhaut** *(Epidermis)* und die darunter liegende **Lederhaut** *(Dermis)*. Sie sind je nach Körperregion 1,5–4 mm dick. Funktionell gehört auch noch die **Unterhaut** *(Subkutis)* zur Haut (→ Abb. I/31.2.4).

Als **Leistenhaut** bezeichnet man die Haut der Handinnenflächen und Fußsohlen; alle anderen Körperregionen weisen **Felder-**

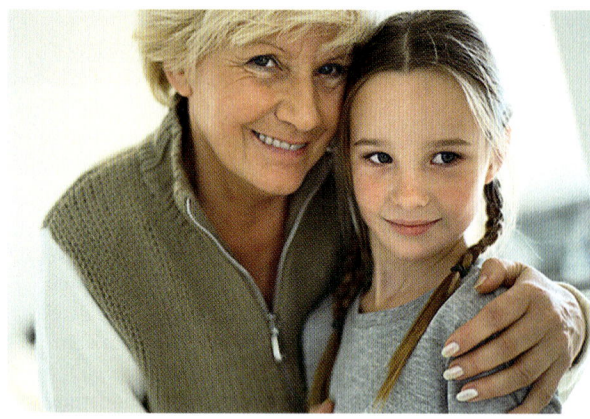

Abb. I/31.2.3 An wohl kaum einem anderen Organ macht sich das Alter so früh bemerkbar wie der Haut: Mimikfalten, graue Haare und Altersflecken zeugen von der Zahl der gelebten Jahre. [J787]

haut auf. Nur die Felderhaut besitzt Haare, Talg- und Duftdrüsen.

Oberhaut

Die **Oberhaut** (*Epidermis*) besteht aus einem mehrschichtigen verhornten Plattenepithel (→ Kap. I/14.4.2). Ihre Zellen heißen **Keratinozyten** bzw. nach Beginn der Verhornung **Keratozyten** (*Hornzellen*). Der wasserabweisende Hornstoff **Keratin** schützt die Haut und verleiht ihr Festigkeit.

Die fünf Schichten der Oberhaut sind von innen bis zur Oberfläche:

- **Basalzellschicht** (*Stratum basale*) mit Zellteilungen der Basalzellen
- **Stachelzellschicht** (*Stratum spinosum*)
- **Körnerschicht** (*Stratum granulosum*) mit Verhornungszeichen und Verlust von Zellorganellen
- **Glanzschicht** (*Stratum lucidum*), nur in der Leistenhaut zum mechanischen Schutz
- **Hornschicht** (*Stratum corneum*). Die vollständig mit Keratin gefüllten Zellen gehen zugrunde, sodass sich oberflächennah eine Hornschicht bildet.

Die Zeit von der Zellteilung in der Basalzellschicht bis zur Abschilferung dieser Zellen als feine Hornschüppchen beträgt etwa vier Wochen.

Weiter finden sich in der Oberhaut:

- **Melanozyten,** die den braun-schwarzen Farbstoff **Melanin** produzieren, der die tieferen Hautschichten vor schädlichem UV-Licht schützt
- Dendritische Zellen (**Langerhans-Zellen**), die zum Abwehrsystem gehören
- Merkel-Tastscheiben (→ Kap. I/31.2.3).

Im Alter wird die Oberhaut dünner, Unregelmäßigkeiten in der Pigmentverteilung führen zu **Altersflecken** (*Lentigines seniles,* Sing. *Lentigo senilis*), v. a. in sonnenbeschienenen Hautarealen.

Lederhaut

> **Hautturgor:** Spannungszustand der Haut; abhängig vom Wassergehalt der Lederhaut.

Die unter der Oberhaut liegende **Lederhaut** (*Dermis*) wird in zwei Schichten gegliedert:

- Die obere **Papillarschicht** (*Stratum papillare*) besteht aus lockerem Bindegewebe mit feinen elastischen Fasern. Die Grenze zur Oberhaut ist durch zapfenartige Ausziehungen (*Papillen*) vergrößert, die Abscherungen von der Oberhaut verhindern. Darin verlaufen Blutgefäße, die die gefäßlose Oberhaut ernähren, feine Nervenfasern sowie Meissner-Körperchen für die Hautsensibilität (→ Kap. I/31.2.6, → Abb. I/31.2.5)
- Die tiefer liegende **Geflechtschicht** (*Stratum reticulare*) ist aus festem, unregelmäßig angeordnetem Bindegewebe aufgebaut, das neben kollagenen und elastischen Fasern (→ Kap. I/14.4.3) Blutgefäße, Haarfollikel, Talgdrüsen, Nerven und Gänge von Schweißdrüsen enthält. Die Kombination von kollagenen und elastischen Fasern erhält die Haut dehnbar aber stabil.

Auch an der Lederhaut kommt es zu Alterserscheinungen: Zahl und Aktivität der Bindegewebszellen sinken, das Bindegewebe ist nicht mehr so straff und elastisch wie in jüngeren Jahren und kann nicht mehr so viel Wasser binden, die Wundheilung ist verzögert. Infolge erhöhter Verletzbarkeit der Hautgefäße entwickeln sich bereits bei Alltagsverletzungen Einblutungen in die Haut (**Purpura senilis**), besonders häufig an Handrücken und Unterarmen.

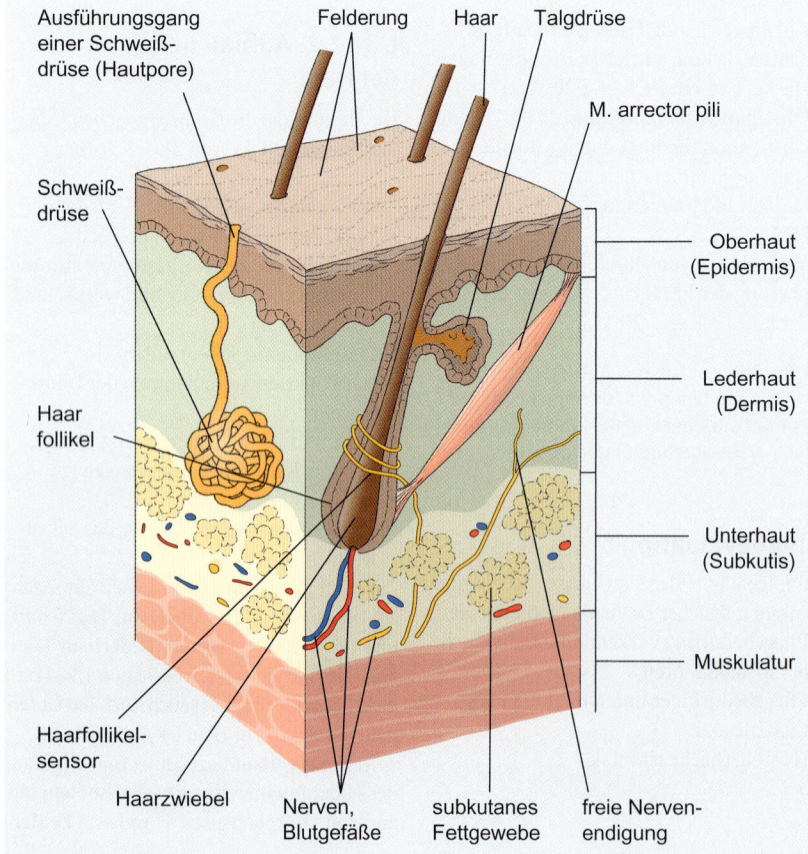

Ausführungsgang einer Schweißdrüse (Hautpore)

Felderung   Haar   Talgdrüse

M. arrector pili

Schweißdrüse

Oberhaut (Epidermis)

Lederhaut (Dermis)

Haarfollikel

Unterhaut (Subkutis)

Muskulatur

Haarfollikelsensor

Haarzwiebel

Nerven, Blutgefäße

subkutanes Fettgewebe

freie Nervenendigung

Abb. I/31.2.4 Der Aufbau der Haut. [L190]

Hautfarbe

Die Hautfarbe ist bedingt durch:

- Farbe und Menge des Melanins
- Andere Farbstoffe wie Karotin (Vorstufe von Vitamin A) oder Bilirubin (→ Kap. I/31.4.3)
- Dicke der Oberhaut
- Blutfarbe und Durchblutung.

> **Beispiele für Hautfärbungen**
>
> - Rote Verfärbung der Haut z. B. durch Hyperämie (gesteigerte Durchblutung)
> - Weiße Verfärbung der Haut z. B. bei Depigmentierung, Verdickung der Hornschicht
> - Bräunliche Verfärbung z. B. durch Melanin, Hautpflegemittel, bei hormonellen Störungen
> - Gelbe Verfärbung z. B. bei Ikterus (→ Kap. I/31.8.18)
> - Blaue Verfärbung z. B. bei Sauerstoffmangel.

Unterhaut

Die **Unterhaut** (*Subkutis*) dient als Verschiebeschicht der Kutis zu den darunter liegenden Strukturen wie Muskelfaszien oder Knochenhaut.

Die Unterhaut besteht aus lockerem Bindegewebe mit Gefäßen, Vater-Pacini-Körperchen (→ Abb. I/31.2.5), Schweißdrüsen und den unteren Abschnitten der Haarwurzeln.

Je nach Körperstelle und Körperbau enthält die Unterhaut mehr oder weniger viele Fettzellen. Mit zunehmendem Alter nimmt das subkutane Gewebe ab.

> Die Unterhaut eignet sich für Injektionen. Die bevorzugten Injektionsstellen für **subkutane Injektionen** sind Bauch und Oberschenkel. Hier ist die Unterhaut besonders dick.

I/31.2.3 Hautsensibilität: Berührungs- und Temperaturempfinden

Schmerzwahrnehmung → Kap. I/35.1

> **Hautsensibilität:** Reizwahrnehmung durch die Haut mittels spezieller Rezeptoren.

Die Haut ist auch Sinnesorgan: Menschen merken, wenn jemand sie berührt, ob sie auf einem harten oder gut gepolsterten Stuhl sitzen oder ein kleiner spitzer Stein im Schuh steckt.

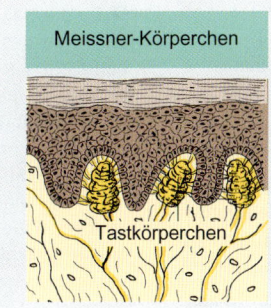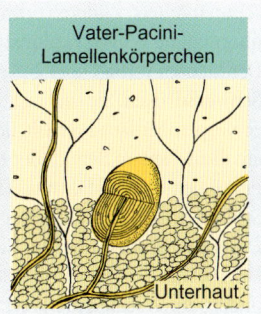

Abb. I/31.2.5 Zwei wichtige Berührungsrezeptoren der Haut: Meissner-Körperchen und Vater-Pacini-Lamellenkörperchen. [L190]

Die **Hautrezeptoren** bestehen aus Fortsätzen sensibler Nervenzellen, die als freie Nervenendigungen in der Haut liegen oder in spezielle Tastkörperchen eingebettet sind:

- **Freie Nervenendigungen** (in Leder- und Unterhaut): Druckrezeptoren sowie Rezeptoren für Temperatur, Schmerz und Juckreiz. Temperaturrezeptoren können Temperaturen von 10–45 °C registrieren. Darüber und darunter werden vorwiegend Schmerzrezeptoren stimuliert (→ Kap. I/35.1)
- **Merkel-Tastscheiben** (zwischen den Basalzellen): Druckrezeptoren
- **Meissner-Körperchen** (in der Lederhaut): Berührungsrezeptoren (→ Abb. I/31.2.5)
- **Ruffini-Körperchen** (in der Lederhaut): Druckrezeptoren
- **Vater-Pacini-Lamellenkörperchen** (in der Unterhaut): Rezeptoren für das Vibrationsempfinden (→ Abb. I/31.2.5).

Die verschiedenen Reize werden zu den sensiblen Rindenfeldern des Großhirns geleitet (→ Kap. I/31.11.4) und in den sensiblen Rinden- und Assoziationsfeldern weiter verarbeitet.

Bei alten Menschen ist die Hautsensibilität vermindert. Sie ist aber zumindest teilweise trainierbar.

I/31.2.4 Hautanhangsgebilde

> **Hautanhangsgebilde:** Haare, Nägel und verschiedene Drüsen. Haare und Nägel sind Sonderformen der Hornschicht.

Haare

Haare befinden sich fast überall in der Felderhaut. Sie haben vor allem Schutz- und Tastfunktion. Kopf- und Schamhaare, Augenbrauen und Wimpern sind **Terminalhaare** (*Langhaare*). Die ganz feinen Haare, die bei Frauen große Teile des Körpers bedecken, heißen **Wollhaare.**

Anatomisch gesehen kann man sich ein Haar als einen Faden von geflochtenen, verhornten Zellen vorstellen:

- Der über die Haut hinausragende Teil heißt **Haarschaft**
- Nicht sichtbar ist die **Haarwurzel**
- Das untere Ende des Haares ist zur **Haarzwiebel** (*Haarbulbus*) verbreitert. Hier erfolgen die Zellteilungen, durch die das Haar wächst
- Die Haarwurzel wird vom **Haarfollikel** umschlossen
- Die **Haarfarbe** wird von Typ und Menge an Melanin bestimmt, das über Fortsätze der Melanozyten in die Keratinozyten des Haares gelangt.

In jeden Haarfollikel münden an der Grenze zum Haarschaft eine oder mehrere Talgdrüsen. Ein Bündel glatter Muskelzellen (*M. arrector pili* → Abb. I/31.2.6) kann das Haar bei Kälte aufrichten (*Gänsehaut*). Der Haarfollikel wird von **Haarfollikelsensoren** umsponnen, die selbst feinste Haarbewegungen, z. B. durch Luftzug, registrieren.

Auf dem Kopf befinden sich ungefähr 100 000 Haare. Pro Tag fallen bis zu 100 Haare aus. Die Lebensdauer eines Kopfhaares beträgt 2–6 Jahre.

Nachlassende Melaninproduktion und Lufteinschlüsse im Haarschaft sind für das Ergrauen der Haare verantwortlich. Es beginnt ab dem vierten Lebensjahrzehnt an den Schläfen, breitet sich dann auf die Scheitelgegend und zuletzt auf den Hinterkopf aus.

Hautdrüsen

Bei den **Hautdrüsen** unterscheidet man Talg-, Schweiß- und Duftdrüsen.

- **Talgdrüsen** sind an Haarfollikel gebunden. Der **Talg** bewahrt das Haar vor Austrocknung, hält die Haut geschmeidig und hat Teil an der Bildung des Säureschutzmantels. Zudem verhindert er eine übermäßige Wasserverdunstung

- Der Mensch verfügt über 2–3 Millionen **Schweißdrüsen.** Sie sind fast über die ganze Körperoberfläche verteilt, liegen aber am dichtesten im Bereich der Hand- und Fußsohlen. Die Ausführungsgänge der Schweißdrüsen enden in einer Hautpore. Der **Schweiß** wirkt über die Verdunstungskälte bei der Temperaturregulation mit und ist durch seinen pH-Wert von 4,5 am Säureschutzmantel der Haut beteiligt
- **Duftdrüsen** befinden sich in den Achselhöhlen, der Schamregion und um die Brustwarzen. Sie produzieren ein duftendes Sekret, das für den individuellen Körpergeruch mit verantwortlich ist und als Sexuallockstoff dient
- Außerdem gibt es im äußeren Gehörgang noch Drüsen, die **Ohrschmalz** produzieren.

Säureschutzmantel

Das saure Substanzgemisch aus Schweiß und Talg lässt auf der Hautoberfläche einen pH-Wert von 5–6,5 entstehen. Dieser hemmt die Vermehrung pathogener Bakterien auf der Haut.

Bei Hautreinigung mit einer herkömmlichen Seife wird der pH basisch (bis pH 9) und es dauert selbst bei gesunder Haut ½–3 Stunden, bis der saure pH-Wert wieder hergestellt ist.

> ❯ Im Alter nehmen Schweiß- und Talgproduktion ab (Sebostase). Deshalb ist die Haut älterer Menschen oft trocken. Treten weitere ungünstige Faktoren wie häufiges Baden oder (gerade im Winter) geringe Luftfeuchtigkeit hinzu, kann sich ein **Exsikkationsekzem** (*Austrocknungsekzem*) entwickeln: Die Haut ist sehr trocken, juckt, schuppt und bekommt kleine Einrisse. Die Behandlung besteht in seltenerem Baden (möglichst Duschen), der Verwendung von Duschölen oder Ölbädern sowie rückfettender Präparate, evtl. mit Harnstoffzusatz.

Nägel

Nägel sind Platten von dicht gepackten, harten, verhornten Zellen der Oberhaut. Sie erleichtern das Greifen, verhindern Verletzungen an den Finger- und Zehenenden und dienen als Widerlager beim Tasten.

> ❯ Da die Nägel durchscheinend sind, ist die Farbe des darunter liegenden Nagelbetts ein guter Beobachtungsparameter für die Gewebsdurchblutung und Sauerstoffversorgung des Organismus: Rosige Fingernägel bestätigen eine ausreichende Sauerstoffsättigung des Blutes; sind sie blau oder blass, so deutet dies auf eine geringe Sauerstoffsättigung des Blutes oder eine schlechte Durchblutung der Extremität (z. B. durch Kälte, Schock) hin.

Der sichtbare Teil des Nagels (→ Abb. I/31.2.6) heißt **Nagelplatte.** Darunter liegt das **Nagelbett,** auf dem sich der Nagel nach vorne schiebt. Der weißliche halbmondförmige Abschnitt am unteren Nagelende wird **Lunula** genannt. Unter der Lunula befindet sich die **Nagelmatrix,** von der das Nagelwachstum ausgeht (→ Abb. I/31.2.6). Dabei wandeln sich die Oberflächenzellen der Matrix in verhornte Nagelzellen um. Der **Nagelfalz,** ein Hautwulst an den Rändern der Nagelplatte, ist häufig eine Eintrittspforte für Bakterien, die einen eitrigen **Nagelumlauf** (*Paronychie*) verursachen können.

Im Alter werden die Fingernägel eher dünner, die Zehennägel hingegen dicker.

> ❯ **Hinweise zu gesundheitsförderndem Verhalten**
>
> Hochwertige Körperlotionen, die den Säureschutzmantel der Haut nicht zerstören, halten die Haut geschmeidig. Besonderes Augenmerk ist auf die Pflege der Hände und Füße zu legen.
> Wasseranwendungen, z. B. Kneipp-Güsse oder Bürstenmassagen, regen die Blutzirkulation in der Leder- und der Unterhaut

an und verbessern dadurch auch die Versorgung der Oberhaut.

Rauchen lässt die Haut durch eine schlechtere Blutversorgung und durch toxische Wirkungen schneller altern. Ähnlich wirkt ein Zuviel an Sonne bzw. UV-Strahlung.

I/31.2.5 Leitsymptome bei Hauterkrankungen

Effloreszenzen

> ❯ **Effloreszenzen** (*Hautblüten*): Grundelemente sichtbarer Hautveränderungen.

Viele Hauterkrankungen machen sich durch ein **Exanthem** (*Hautausschlag*) oder **Enanthem** (*Ausschlag an der Schleimhaut*) bemerkbar. Die kleinsten Elemente dieser Ausschläge sind die **Effloreszenzen.**

In einem ersten Schritt werden Größe, Form, Begrenzung, Anordnung und Verteilung der Effloreszenzen beurteilt (→ Abb. I/31.2.7).

Internet und Lese-Tipp
Deutsche Dermatologische Gesellschaft (DDG): www.derma.de

Es folgt die Betrachtung der einzelnen Effloreszenzen (→ Tab. I/31.2.1). **Primäre Effloreszenzen** werden unmittelbar durch die Hauterkrankung hervorgerufen. Sie sind für die Diagnosefindung besonders aufschlussreich. **Sekundäre Effloreszenzen** entstehen auf dem Boden von primären Effloreszenzen z. B. durch Entzündung oder Kratzen.

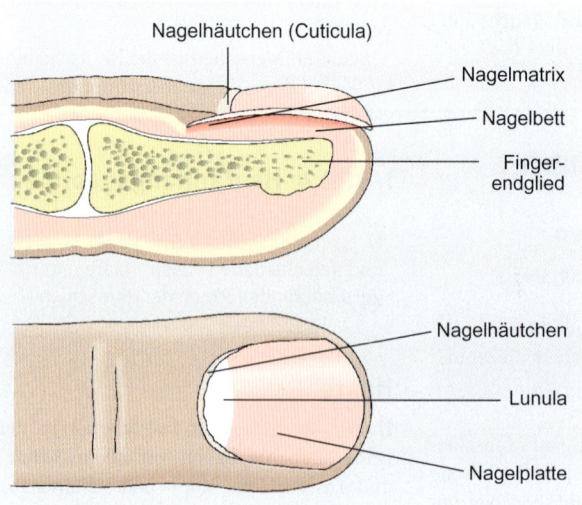

Abb. I/31.2.6 Längsschnitt durch Fingerspitze und Nagel. [L190]

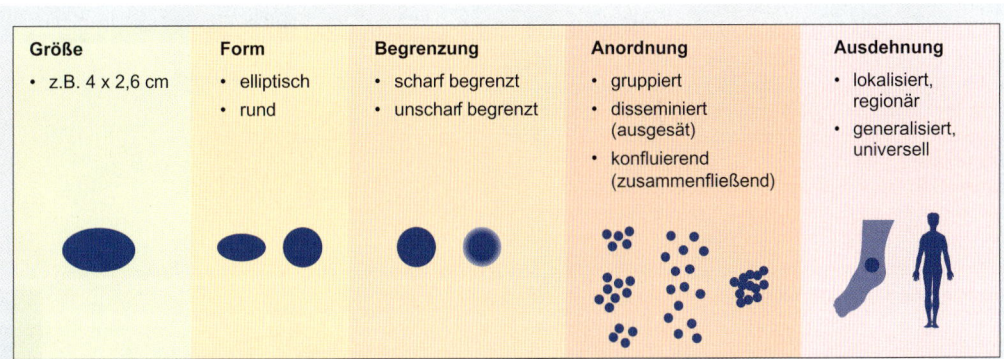

Größe	Form	Begrenzung	Anordnung	Ausdehnung
• z.B. 4 x 2,6 cm	• elliptisch • rund	• scharf begrenzt • unscharf begrenzt	• gruppiert • disseminiert (ausgesät) • konfluierend (zusammenfließend)	• lokalisiert, regionär • generalisiert, universell

Abb. I/31.2.7 Zur Diagnosefindung ist die genaue Beschreibung der Effloreszenzen wesentlich. [L215]

Effloreszenz und Kurzcharakterisierung	Schemazeichnung	Beispiel

Fleck *(Macula)*: Umschriebene Farbänderung der Haut im Hautniveau durch:
- Veränderte Gefäßfüllung. Gefäßweitstellung → Hautrötung, Gefäßengstellung → Blässe
- Umschriebenen Pigmentschwund oder -einlagerung, z. B. helle Flecken bei **Vitiligo** *(Weißfleckenkrankheit)*, dunkle Flecken bei **Altersflecken** *(Lentigines seniles)*
- Blutaustritt ins Gewebe, z. B. **Petechien** (punktförmige Hautblutungen), **Sugillationen** (münzgroß), Suffusionen (flächenhaft), **Hämatom** *(Bluterguss,* tiefer gelegen) [L190, E273]

Knötchen *(Papel, Papula)*: Umschriebene, tastbare Gewebsverdickung, die das Hautniveau überragt und von allen Hautschichten ausgehen kann. Durchmesser unter 5 mm, z. B. **Alterswarzen**
Knoten *(Nodus)*: Wie Papel, aber Durchmesser über 5 mm [L190, E426]

Quaddel *(Urtica)*: Umschriebenes, akutes Ödem in der Lederhaut durch Plasmaaustritt aus den Gefäßen, z.B. nach Brennnesselkontakt, bei Allergie, durch intrakutane Injektion. Farbe weiß oder blassrosa, starker Juckreiz, Rückbildung innerhalb von 24 Stunden [L190, E306]

Bläschen *(Vesicula)* und **Blase** *(Bulla)*: Mit Flüssigkeit gefüllte Hohlräume, die über das Hautniveau erhaben sind, z. B. das v. a. bei Älteren auftretende, autoimmun bedingte **bullöse Pemphigoid.** Bläschen sind kleiner als 0,5 cm, Blasen größer. Sie fluktuieren, d. h. ihr Inhalt lässt sich durch Fingerdruck verschieben.
Pustel *(Pustula, Eiterbläschen)*: Mit Eiter gefüllter Hohlraum in oder unter der Oberhaut. Primär- oder Sekundäreffloreszenz.
Zyste *(Cystis)*: Epithelumkleideter Hohlraum mit flüssigem oder gallertigem Inhalt, z. B. **Atherom** *(Grützbeutel)*, das sich im Bereich der Haarfollikel bildet und eine weiche oder fettig wirkende Substanz enthält. Sekundäreffloreszenz [L190, F463]

Schuppe *(Squama)*: Locker oder fest anliegendes, lamellenartig angeordnetes Hornzellenmaterial durch pathologische oder vermehrte Verhornung, z. B. bei Schuppenflechte. Trockene Schuppen sehen weißlich aus, fettdurchtränkte gelblich [L190, F464]

Effloreszenz und Kurzcharakterisierung	Schemazeichnung	Beispiel
Kruste *(Crusta, Borke)*: Eingetrocknetes Sekret (Serum, Blut oder Eiter) auf Erosionen, Exkoriationen oder Ulzera **Rhagade** *(Schrunde)*: Spaltförmiger Hauteinriss durch Dehnung ausgetrockneter oder stark verhornter Hautareale, z. B. am Mundwinkel **Narbe** *(Cicatrix)*: Minderwertiger Ersatz eines Substanzverlustes der Haut durch Bindegewebe, durch Verlust der elastischen Fasern wenig dehnbar. Eine frische Narbe ist rötlich, eine ältere weiß [L190, M123]		
Erosion: Oberflächlicher Substanzdefekt, der auf die Oberhaut beschränkt ist und ohne Narbenbildung ausheilt, z. B. durch Platzen von Bläschen **Exkoriation:** Substanzdefekt bis in die obere Lederhaut, z. B. durch Kratzen **Ulkus** *(Ulcus, Geschwür; Plural Ulzera, Ulcera)*: Tiefer Defekt mindestens bis in die untere Lederhaut, oft auch die Unterhaut, z. B. Ulcus cruris (→ Kap. I/31.6.2). Heilen oft schlecht und immer mit einer Narbe [L190, M123]		
Atrophie *(Gewebeschwund)*: Rückbildung („Dünnerwerden") von Ober- und Lederhaut und Hautanhangsgebilden ohne vorangegangenen Hautdefekt [L190, E902]		

Tab. I/31.2.1 Wichtige Effloreszenzen im Überblick. Hellblau = Primäreffloreszenzen, dunkelblau = Sekundäreffloreszenzen. [L190, E273, E426, E306, F463, M123, F464]

Pruritus

> **Pruritus** *(Jucken, Juckempfindung):* Unangenehme Wahrnehmung in der Haut, die das Bedürfnis zu kratzen, scheuern, reiben oder drücken hervorruft.

Akuter **Pruritus** hat durchaus eine Funktion, er macht z. B. auf ein Insekt aufmerksam, das auf der Haut krabbelt.

Chronischer Pruritus hingegen ist für den Betroffenen außerordentlich quälend. Er sollte immer diagnostisch abgeklärt werden.

Pruritus kann viele Gründe haben:
- Trockene Haut, z. B. durch zu häufiges Baden bei ungenügender Rückfettung oder Einreiben mit Alkohol (Franzbranntwein)
- Hauterkrankungen, z. B. bei Hautallergie, Schuppenflechte oder Hautpilzerkrankung
- Allgemeinerkrankungen, z. B. Diabetes mellitus, Leber- und Gallenwegserkrankungen mit Gallenstau, Nierenversagen, bösartige (Blut-)Erkrankungen
- Arzneimittel.

> Sehr häufig bei älteren Menschen ist der **Pruritus senilis,** wenn die Haut aufgrund mangelnder Flüssigkeitszufuhr, nachlassender Regulationsmechanismen und Atrophie austrocknet.

Antipruriginöse Maßnahmen

Wenn irgend möglich wird die Ursache des Juckreiz beseitigt. Außerdem wird der Juckreiz durch **antipruriginöse** *(gegen den Juckreiz gerichtete)* Maßnahmen gelindert, da er sehr quälen und zu kratzbedingten Komplikationen führen kann. Allgemeine antipruriginöse Maßnahmen sind:
- Möglichst keine Hautaustrocknung und -reizung. Zu nennen sind hier v. a. zu häufiges/zu langes Duschen und Baden, „normale" Seife, Alkoholeinreibungen, Kamilleumschläge, Reiben beim Abtrocknen oder durch Kleidung. Stattdessen alkalifreie Seifen, Waschsyndets oder Duschöle benutzen, beim Abtrocknen möglichst wenig reiben. Haut am besten einmal täglich, mindestens aber nach jedem Duschen/Baden mit rückfettendem Pflegeprodukt behandeln. Weiche Kleidung auswählen. Baumwolle wird oft besser vertragen als Wolle oder Synthetik
- Kühle Raumtemperatur, da Wärme den Juckreiz fördert
- Nachts Baumwollhandschuhe (Schutz der Haut vor Verletzungen durch Kratzen)
- Zum Abend juckreizstillende Anwendungen (nur kurzzeitig wirksam), etwa kurz kalt waschen/duschen, Schwarzteeumschläge, Cremes oder Lotionen z. B. mit Lokalanästhetika (etwa Polidocanol) oder Harnstoff

- Allergene vermeiden
- Körperstellen, die stark jucken, mit hautfreundlichen Materialien bedecken
- Fingernägel kurz schneiden, um zusätzliche Verletzungen durch das Kratzen zu vermeiden.

Weitere Maßnahmen, z. B. Auftragen glukokortikoid- oder capsaicinhaltiger Zubereitungen auf die Haut oder eine medikamentöse Therapie mit Antihistaminika (→ Kap. I/26.6.1), evtl. auch Antiepileptika oder Antidepressiva (→ Kap. I/33), erfolgen auf Arztanordnung.

Juckreiz stillende Ganzkörperwaschung
- Weiche Handtücher und Waschlappen verwenden
- Wassertemperatur: etwa 32 °C
- Zusätze: Ölbäder, z. B. Balneum Hermal®
- Juckreiz stillende Salben vorsichtig mit Babyöl von der Haut des Pflegebedürftigen entfernen.

Bei vollständiger Übernahme der Juckreiz stillenden Ganzkörperwaschung:
- Körper nur mit Wasser betupfen und vorsichtig mit einem Handtuch abtupfen
- Evtl. beruhigende Waschung (→ Kap. I/21.6.2) durchführen
- Haut beobachten
- Danach Hautpflege mit Wasser-in-Öl-Emulsion.

I 31

Abb. I/31.2.8 Androgenetische Alopezie des Mannes. Schubweise lichten sich die Haare zunächst im Stirn-Schläfen-Bereich ("Geheimratsecken"), später auch im Scheitelbereich. Außerdem bildet sich eine tonsurartige Haarlichtung am Hinterkopf. [L238]

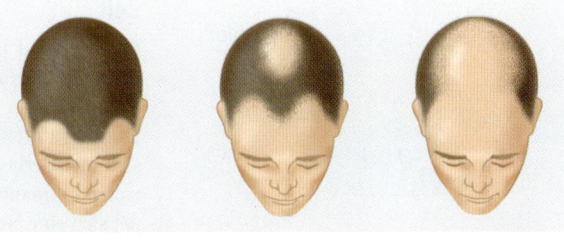

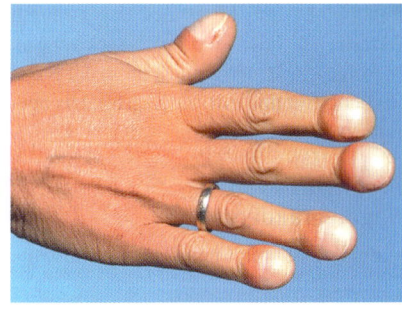

Abb. I/31.2.10 Trommelschlegelfinger. [K183]

Abb. I/31.2.9 Androgenetische Alopezie der Frau. Typischerweise lichten sich die Haare diffus im Scheitelbereich, wobei in der Regel vorne ein dünner Haarstreifen stehen bleibt. [L238]

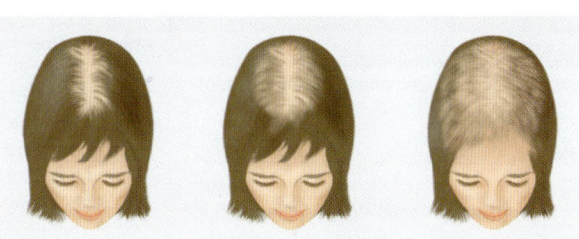

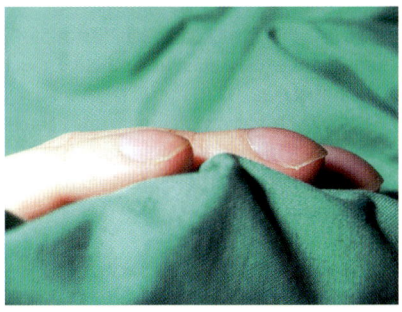

Abb. I/31.2.11 Uhrglasnägel. [K183]

Veränderungen der Haardichte

Haarausfall

Häufigste Form des Haarausfalls ist die **androgenetische Alopezie.** Sie ist nicht krankhaft, sondern durch erblich bedingte Überempfindlichkeit der Haarfollikel gegenüber Androgenen (bei normalen Androgenspiegeln) verursacht. Während die "Glatzenbildung" beim Mann bekannt ist, wissen viele nicht, dass diese Form des Haarausfalls auch bei Frauen häufig ist, wenn auch mit anderem Muster (→ Abb. I/31.2.8, → Abb. I/31.2.9).

Weitere Ursachen für Haarausfall sind hormonelle Veränderungen (z. B. Schilddrüsenerkrankungen), Stress, mechanische Belastungen (straffe Frisur) und Medikamente (z. B. Zytostatika, Beta-Blocker, Thyreostatika).

Weitere Veränderungen

Gelegentlich treten im Alter neu auf:
- **Hypertrichose** (verstärkte Körperbehaarung bei ansonsten geschlechtstypischem Behaarungstyp). Häufig ist sie durch Medikamente verursacht, seltener durch Tumoren oder Hormonstörungen. Hingegen ist die verstärkte Behaarung, wie sie bei dunkelhaarigen Frauen v. a. aus dem Mittelmeerraum auftritt, nicht krankhaft und meist schon lange bekannt
- Bei Frauen ein **Hirsutismus,** das ist eine krankhafte Vermehrung und Verdickung der Haare bei *männlichem* Behaarungsmuster. Beim **Virilismus** kommen weitere Vermännlichungserscheinungen wie eine tiefe Stimme hinzu. Ursache sind vor allem hormonelle Störungen, z. B. hormonproduzierende Eierstocktumoren.

Nagelveränderungen

Nagelveränderungen können sowohl Ausdruck einer Allgemeinerkrankung sein, z. B.

einer Eisenmangelanämie (→ Kap. I/31.4.7), als auch einer Erkrankung, die nur den Nagel betrifft, z. B. eines Nagelpilzes.

Veränderungen der Nagelfarbe

Veränderungen der Nagelfarbe sind:
- **Weißliche Nagelflecken und -streifen** z. B. bei Schuppenflechte, Verletzungen, Druck durch Schuhe, im Alter. Gelegentlich Hinweis z. B. auf fortgeschrittene Nieren- oder Lebererkrankung
- **Gelbgraue Verfärbung,** meist durch Nagelpilzerkrankung (*Onychomykose* → Kap. I/31.2.7)
- **Braune Verfärbung,** umschrieben bei einem (harmlosen) Naevus (Muttermal) oder dem (bösartigen) Melanom, diffus bei Einwirkung von Chemikalien, Morbus Addison (→ Kap. I/31.3.10)
- **Schwarze Verfärbungen,** z. B. durch ein Hämatom, einen Naevus oder ein Melanom.

Veränderungen der Nagelform

Veränderungen der Nagelform umfassen u. a.:
- **Längsriffelung,** oft im Alter, aber auch z. B. bei Durchblutungsstörungen oder Schuppenflechte (→ Kap. I/31.2.9)
- **Trommelschlegelfinger** (→ Abb. I/31.2.10) und **Uhrglasnägel** (→ Abb. I/31.2.11). Bei Trommelschlegelfingern kolbenförmig aufgetriebene Fingerendglieder, bei Uhrglasnägeln vergrößerte, rundliche, nach außen gewölbte Nägel. Hauptursache Sauerstoffmangel bei Herzfehlern oder chronische Lungenerkrankungen, Lungenkarzinom
- **Löffelnägel** (*Hohlnägel*) mit dünnen, löffelartig eingedellten Nagelplatten, z. B. bei Eisenmangel.

Veränderungen der Nagelkonsistenz

Abnorme Brüchigkeit der Nägel, genannt **Onychorrhexis,** entsteht u. a. durch ständigen Wasserkontakt, scharfe Putzmittel, häufige Anwendung von Nagellackentfernern, aber auch bei Schilddrüsenüberfunktion (→ Kap. I/31.3.8), Vitamin A- oder B-Mangel und Unterernährung. Liegt ein Eisenmangel vor, können zusätzlich Löffelnägel bestehen.

Nagelablösung

Eine partielle **Ablösung der Nagelplatte** vom Nagelbett tritt z. B. durch Verletzungen mit Hämatombildung oder bei mechanischer Belastung auf. Eine totale Nagelablösung ist selten und meist durch Nagelentzündungen oder Allgemeinerkrankungen bedingt.

Eingewachsener Zehnnagel

Ein häufiges Problem bei alten Menschen sind **eingewachsene Zehnägel,** wobei meist der Großzeh betroffen ist. Begünstigt durch ein anlagemäßig breites Nagelbett, "Rundschneiden" der Nägel bis ins Nagelbett und zu enge Schuhe drückt sich der Nägel in den seitlichen Nagelfalz und wächst in das umliegende Gewebe ein. Später entzündet sich das Gewebe, der Bereich um den Nagel wird rot, geschwollen und schmerzt. Evtl. bildet sich eine eitrige Infektion aus, die v. a. für Diabetiker gefährlich ist.

In Anfangsstadien reichen konservative Maßnahmen, z. B. Antiseptika gegen die

Entzündung und Lösen des Nagels durch Gazestreifen oder spezielle Nagelspangen. In fortgeschrittenen Stadien muss der Nagel (teil)entfernt und evtl. die Nagelmatrix operativ verkleinert werden.

Prophylaxe von Nagelveränderungen

- Bei Kontakt mit Chemikalien Handschuhe tragen
- Um Fußnägel zu schützen, weite Schuhe wählen und Schuhe mehrmals täglich wechseln
- Feuchte Füße trocken halten, Strümpfe aus Baumwolle tragen und möglichst viel barfuß gehen
- Auf eine ausgewogene Ernährung achten (→ Kap. I/16), um Vitaminmangelzuständen oder einer Eisenmangelanämie vorzubeugen.

Bei der Maniküre:
- Das Nagelhäutchen zurückschieben, nicht schneiden
- Niemals die Nageltasche öffnen
- Nägel nicht zu oft lackieren, zurückhaltend mit Nagellackentfernern umgehen
- Nägel häufig einfetten, z. B. durch Nagelsalben oder Nagelbäder in Olivenöl.

Beim Nagelschnitt:
- Brechende, spaltende und sich lösende Nägel kurz halten
- Nägel vorzugsweise feilen, nicht schneiden
- Fußnägel gerade schneiden, nicht an den Ecken abrunden.

I/31.2.6 Dekubitus

Dekubitusprophylaxe → Kap. I/17.2
Stadien des Dekubitus → Kap. I/17.2
Norton- und Braden-Skala → Tab. I/17.3

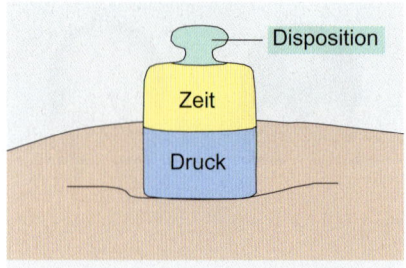

Abb. I/31.2.12 Die drei Faktoren der Dekubitusentstehung: Druck, Zeit und Disposition. [L190]

> **❯ Dekubitus** (*Druckgeschwür*, lat. *decumbere = sich niederlegen*): Schlecht und langsam heilende Wunde, die infolge lang einwirkenden Drucks auf die Haut entstanden ist.

Ursachen des Dekubitus

Bei der **Dekubitusentstehung** spielen drei Faktoren eine entscheidende Rolle (→ Abb. I/31.2.12):
- Auflagedruck
- Zeit (Druckverweildauer)
- Disposition (Krankheitsbereitschaft).

Auflagedruck

Die Durchblutung der Hautkapillaren wird behindert, sobald der Druck auf die Kapillaren größer ist als der mittlere Blutdruck in ihnen (mittlerer Blutdruck etwa 20–25 mmHg). Der Druck auf die Haut kann ausgeübt werden z. B. durch Falten im Bettlaken, Krümel im Bett oder auf der Sitzauflage, aber auch Katheter und Sonden, wenn sie unter dem Pflegebedürftigen liegen. Eine wesentliche Rolle spielt der mangelnde Wechsel der Körperposition bei immobilen Menschen.

Zeit

Entscheidend ist, wie lange der Druck auf bestimmten Hautbezirken lastet. Wenn die Ernährung der Hautzellen weniger als zwei Stunden unterbrochen wurde, können sie sich meist erholen. Bei länger anhaltendem Sauerstoffmangel sterben Zellen ab, es bildet sich eine **Nekrose** (*Gewebstod*).

> **❯ Lern-Tipp**
> Versuchen Sie (z. B. im Sitzen, während des Unterrichts, oder im Liegen, abends im Bett) eine spontan eingenommene Körperposition so lange wie möglich bewegungslos zu halten.
> Schauen Sie auf die Uhr. Wie lange dauert es, bis das Verharren in dieser Haltung unerträglich wird?

Disposition

Die Anfälligkeit der Haut für einen Dekubitus ist erhöht bei zusätzlicher Hautschädigung durch:
- **Feuchtigkeit** (z. B. bei Schwitzen, Inkontinenz, unsachgemäßer Pflege)
- **Scherkräfte,** die „schiefe Ebene" bei falschem Sitzen zerrt an der Haut
- **Mangelhafte Durchblutung** bei Anämie, Herzinsuffizienz und Diabetes mellitus
- **Mangelnde Druckentlastung,** v. a. durch Immobilität und Lähmungen.

> ❯ Gesunde Menschen wechseln ihre Position spätestens dann, wenn an einer druckbelasteten Körperregion Sauerstoffmangel eintritt und sie zu schmerzen beginnt. Eine besondere Dekubitusgefährdung besteht also für Personen, die gelähmt sind oder Schmerzen nur eingeschränkt wahrnehmen.

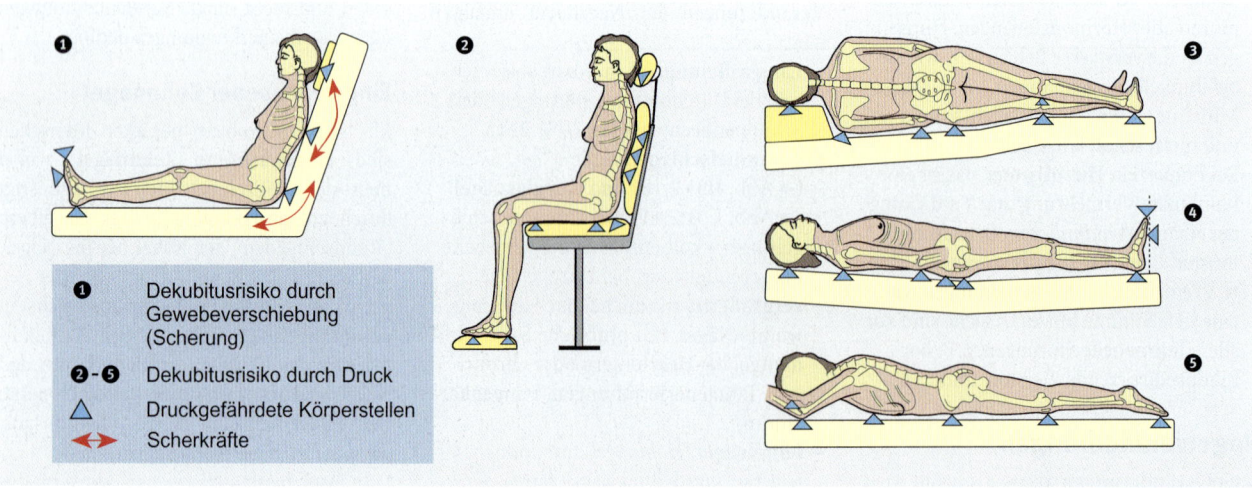

❶	Dekubitusrisiko durch Gewebeverschiebung (Scherung)
❷–❺	Dekubitusrisiko durch Druck
△	Druckgefährdete Körperstellen
⟷	Scherkräfte

Abb. I/31.2.13 Druckgefährdete Körperstellen beim Liegen auf der Seite, dem Rücken und dem Bauch sowie beim Sitzen auf dem Stuhl. [L157]

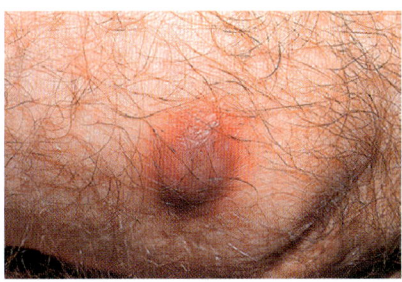

Abb. I/31.2.14 Furunkel. [E881]

Gefährdete Körperstellen

Dekubitusgefahr besteht vor allem an Körperstellen, an denen sich zwischen Haut und darunter liegenden Knochen keine bzw. nur wenig Muskulatur befindet (→ Abb. I/31.2.13).

Internet- und Lese-Tipp
- Institut für Innovationen im Gesundheitswesen und angewandte Pflegeforschung e. V.: www.dekubitus.de
- Leitlinie für Betroffene, Angehörige und Pflegende vom medizinischen Wissensnetzwerk evidence.de der Universität Witten/Herdecke: www.patienten leitlinien.de/Dekubitus/Patientenleit linie-Dekubitus.pdf

I/31.2.7 Infektiöse Hauterkrankungen

Bakteriell bedingte Hauterkrankungen

Follikulitis und Furunkel

Follikulitis und Furunkel sind bakterielle Entzündungen des Haarfollikels, meist durch Staphylokokken. Wie viele Hautinfektionen treten sie bei Abwehrschwäche, etwa Diabetes mellitus, häufiger auf.
- **Follikulitis:** Oberflächliche Entzündung des Haarfollikels. Kleine Pustel um ein Haar herum
- **Furunkel:** Tiefe Entzündung des Haarbalgs mit Abszessbildung (→ Abb. I/31.2.14). Schmerzhafter, geröteter „Knoten" mit Eiterpfropf, meist auch Schwellung und Rötung der Umgebung, evtl. Allgemeinbeschwerden
- **Abszess:** Eiteransammlung in einem durch Einschmelzung abgestorbenen Gewebes entstandenen Hohlraum, meist durch Staphylokokken. **Hautabszesse** sind nicht an Follikel gebunden, sondern können überall auftreten
- **Karbunkel:** mehrere miteinander verschmolzene Furunkel.

Bei einer Follikulitis genügen lokale Antiseptika. Ein reifer Furunkel, Karbunkel oder Abszess wird vom Arzt eröffnet, ggf. werden Antibiotika gegeben (bei Lokalisation im Gesicht immer).

Wegen der drohenden Komplikationen sollte der Betroffene bei Lokalisation im Gesicht möglichst wenig sprechen oder kauen (flüssige bzw. breiige Kost).

> **Vorsicht!**
> An Oberlippe, Nase und Wangen sind Furunkel besonders gefürchtet, da der venöse Abfluss zu Venen an der Hirnbasis erfolgt und eine Keimverschleppung zu einer Sinusthrombose (Sinus = venöser Blutleiter im Gehirn), einer Hirnhautentzündung oder Gehirnentzündung (→ Kap. I/31.11.14) führen kann. Manipulationen, z.B. das Ausdrücken eines Furunkels, sind zu unterlassen.

Erysipel

> **Erysipel** (*Wundrose*): Akute, flächenhafte Infektion der Haut.

Erreger des **Erysipels** sind meist Streptokokken, die durch kleine Läsionen in die Haut gelangen und sich flächenhaft ausbreiten.

Am häufigsten tritt ein Erysipel an den unteren Gliedmaßen sowie im Gesicht auf. Leitsymptome sind eine scharf begrenzte, ödematöse Hautrötung (evtl. mit Blasenbildung → Abb. I/31.2.15), meist Schwellung der regionalen Lymphknoten sowie reduziertes Allgemeinbefinden und hohes Fieber. Die Diagnose erfolgt klinisch und durch Blutuntersuchungen (Leukozytose, BSG/CRP erhöht, erhöhter Antistreptolysin- oder Anti-DNAse-B-Titer).

Die Behandlung umfasst:
- Antibiotikagabe nach Arztanweisung (meist Penicillin)
- Bettruhe

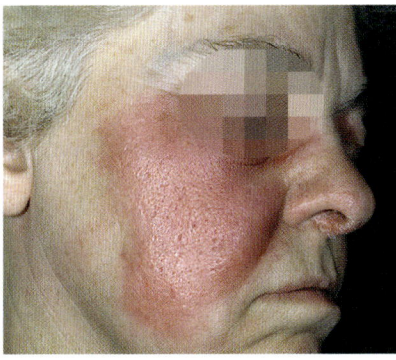

Abb. I/31.2.15 Erysipel im Gesicht mit scharf begrenzter Rötung und Schwellung. [E385]

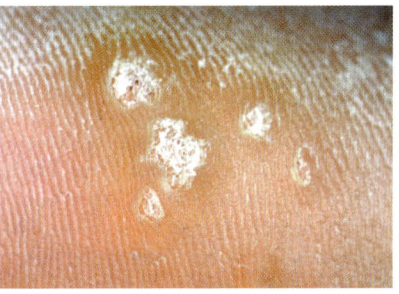

Abb. I/31.2.16 Verrucae plantares der Fußsohle. Sie sind nach außen meist flach und unterbrechen optisch die Fußsohlenfurchung. [M123]

- Bei einem Erysipel an Arm oder Bein Ruhigstellung und Hochlagerung
- Bei einem Gesichtserysipel (möglichst) kein Sprechen, flüssige Kost
- Lokale Desinfektion des betroffenen Hautareals (z. B. mit Polihexanid-Verbänden), Desinfektion/Sanierung der vermuteten Eintrittspforte.

Bei rechtzeitiger Behandlung ist der Verlauf überwiegend komplikationslos. Rezidive, meist mit weniger eindrücklichen Beschwerden, sind möglich.

Viral bedingte Hauterkrankungen

Warzen

Verrucae vulgares

Verrucae vulgares (*gewöhnliche Warzen, Stachelwarzen* → Abb. I/31.2.16) sind durch verschiedene **humane Papillomaviren** bedingt. Die harten Papeln wachsen allmählich und werden durch zunehmende Verhornung rauer. Sie kommen v. a. an Händen und Fingern vor.

Sonderfälle sind die **Verrucae filiformes** (*Pinsel-* oder *Fadenwarzen*) im Gesicht und die **Verrucae plantares** (*Dornwarzen, Plantarwarzen*) an der Fußsohle. Die Warze drückt sich durch das Körpergewicht in die Haut ein und schmerzt deshalb.

Je nach Leidensdruck kann z.B. durch Auftragen von *Keratolytika* (hornauflösenden Medikamenten) oder toxischen Substanzen (z.B. Verrumal®) auf die Warze behandelt oder die Warze durch den Arzt entfernt werden.

Condylomata acuminata

Die durch Geschlechtsverkehr übertragenen **Condylomata acuminata** (*Feigwarzen, spitze Kondylome*) entstehen bevorzugt im feuchten Milieu des Genital- und Analbereichs und sehen blumenkohlartig aus. Sie müssen ärztlich behandelt werden, auch der Sexualpartner muss untersucht werden.

Herpes simplex

Fast alle alten Menschen haben eine Infektion mit dem **Herpes-simplex-Virus Typ 1** durchgemacht. Gelangen die Viren in Ganglien des Nervensystems, können sie dort überleben und z. B. bei Erkältungen, Fieber oder Stress in die Haut „zurückwandern".

Der Erkrankte verspürt zunächst ein unangenehmes Spannen der betroffenen Region. Dann bilden sich schmerzhafte Bläschen, die narbenlos abheilen, beim sehr häufigen **Herpes labialis** im Bereich der Lippe. Im Frühstadium können adstringierende Salben (z. B. Zinkoxid, Labiosan®) oder Salben mit Aciclovir (z. B. Zovirax® Lippenherpes Creme) den Verlauf mildern.

Herpes zoster

> ❯ **Herpes zoster** (*Zoster*): Lokale Zweiterkrankung durch das zur Herpes-Familie gehörende **Varicella-Zoster-Virus** (*VZV*).

Krankheitsentstehung

Nach einer Windpockenerkrankung verbleiben Viren in den Spinalganglien nahe dem Rückenmark bzw. den Hirnnervenganglien. Im Alter, bei Abwehrschwäche oder Tumorerkrankungen werden die Viren reaktiviert und wandern über die Nervenbahnen zu dem von diesem Ganglion sensibel versorgten Hautgebiet.

Symptome, Befund und Diagnostik

Nach kurzem Vorstadium mit allgemeinem Krankheitsgefühl, Schmerzen im betroffenen Hautgebiet und evtl. Fieber treten im Versorgungsgebiet des Ganglions gruppiert stehende, kleine Hautbläschen auf gerötetem Grund auf. Die Bläschen platzen und

hinterlassen Krusten und Erosionen. Am Rumpf ist die gürtelförmige Ausbreitung bis zur Mittellinie typisch (**Gürtelrose** → Abb. I/31.2.17), im Gesicht ist einseitig das Gebiet eines Trigeminusastes betroffen (**Gesichtsrose**).

Gerade alte Menschen haben oft starke, meist brennende Schmerzen im betroffenen Hautareal, die teilweise Monate dauern (**Post-Zoster-Neuralgie**).

Die Diagnose wird klinisch gestellt.

Behandlung

Bei alten Menschen werden immer und möglichst frühzeitig Virostatika gegeben (virushemmende Substanzen, z. B. Zovirax®), da dies das Risiko einer Post-Zoster-Neuralgie vermindert. Starke Schmerzen erfordern den Einsatz von Analgetika.

Lokalmaßnahmen gegen die Post-Zoster-Neuralgie sind z. B. ein Hydrogelpflaster mit Lidocain (etwa Versatis®, nach 12 Stunden ist eine 12-stündige Pause nötig) oder Capsaicin-Creme oder -pflaster. Systemisch helfen bestimmte Antidepressiva oder Antiepileptika (etwa Saroten® bzw. Lyrica®).

Pflege

Die meisten Herpes-zoster-Kranken werden zu Hause bzw. in der Pflegeeinrichtung versorgt:

- Der Betroffene soll sich schonen, bei schwerem Verlauf Bettruhe einhalten
- Die befallenen Hautpartien werden trocken gehalten (Vorgehen nach Arztanweisung)
- Verbände sollten leicht und luftdurchlässig sein
- Zum Waschen werden desinfizierende Waschzusätze verwendet
- Da der Bläscheninhalt infektiös ist, soll sich der Betroffene nach Berührung befallener Körperregion oder kontaminier-

ter Kleidung die Hände desinfizieren und sich von Kindern (Gefahr von Windpocken) und abwehrgeschwächten Erwachsenen fern halten
- Beim Waschen des Erkrankten ziehen Altenpflegerinnen Handschuhe an. Sorgfältige Händedesinfektion ist unerlässlich.

> ❯ Um Komplikationen rechtzeitig zu erkennen, beobachten Altenpflegerinnen den Kranken auf Hautbefunde, Allgemeinbefinden und Hirnnervenbeteiligung.

Komplikationen

Komplikationen treten vor allem bei Gesichtsbefall oder Abwehrschwäche auf:

- Ein **Zoster ophthalmicus** (*Befall des ersten Trigeminusastes*) kann zur Erblindung führen. Daher wird immer der Augenarzt konsultiert
- Ein **Zoster oticus** (*Befall des N. facialis und des N. vestibulocochlearis*) kann Hör- und Gleichgewichtsstörungen und Fazialislähmung verursachen
- Beim **Zoster generalisatus** breiten sich die Bläschen über den ganzen Körper aus, ZNS-Beteiligung mit Hirnhaut- und Gehirnentzündung ist möglich.

Prognose

Die Prognose ist in der Regel gut. Allerdings leiden v. a. ältere Menschen oft lange (teils Jahre) unter einer Post-Zoster-Neuralgie im betroffenen Bezirk.

Pilzbedingte Hauterkrankungen

> ❯ **Dermatomykosen**: Lokale Pilzinfektionen der Haut, meist durch Dermatophyten und Hefen verursacht. Häufige Hauterkrankung alter Menschen (→ Tab. I/31.2.2).

Symptome, Befund und Diagnostik

Leitsymptom bei **Dermatomykosen** ist der Juckreiz.

Im Bereich der Zehenzwischenräume ist die Haut gerötet, eingerissen und schuppt (→ Abb. I/31.2.18). Für den Erkrankten steht meist der starke Juckreiz im Vordergrund. Da über die Rhagaden Bakterien eindringen, entsteht häufig begleitend eine Superinfektion.

Bei der **Onychomykose,** einem Pilzbefall der Nägel, verfärbt sich die Nagelplatte gelbbräunlich, wird dicker und höckerig. Während Dermatophyten den Nagel vom freien Rand aus befallen, beginnt die Erkrankung

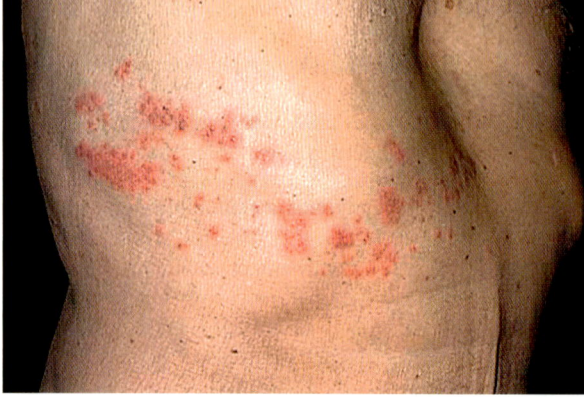

Abb. I/31.2.17 Herpes zoster (Gürtelrose). Die Haut ist gürtelförmig betroffen, die geröteten Herde mit den typischen gruppierten Bläschen und sind deutlich sichtbar. [E708]

Befallene Region	Bezeichnung
Erreger: Dermatophyten (Fadenpilze)	
• Körper • Fuß • Kopfhaar	• Tinea corporis (Tinea = *Flechte*) • Tinea pedis • Tinea capitis
Erreger: Hefepilze (Sprosspilze, z. B. Candida albicans)	
• Hautfalten in Leistenbeugen, Achseln, unter Brüsten und Fettschürzen • Zwischenfinger- und Zwischenzehenräume • Nägel, Nagelwall	• Soorintertrigo • Interdigitaler Soor • Soorparonychie

Tab. I/31.2.2 Nomenklatur der Dermatomykosen.

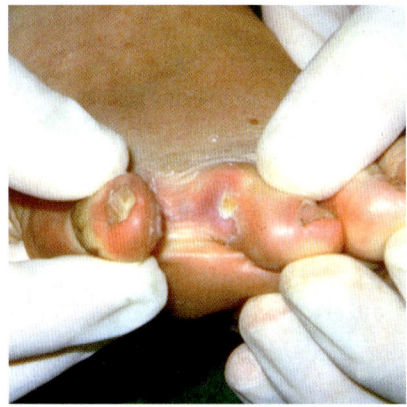

Abb. I/31.2.18 Stark juckende Zwischenzehenmykose bei einer Diabetikerin. [T195]

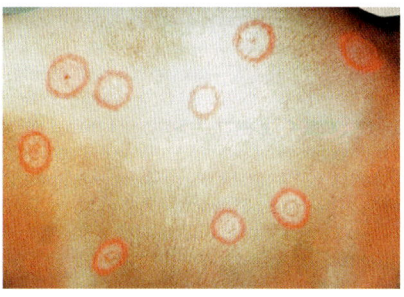

Abb. I/31.2.19 Dermatophyteninfektion am Rücken. [M123]

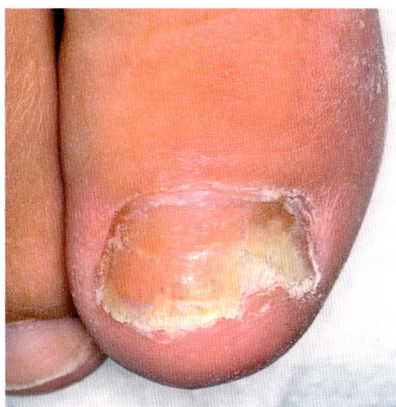

Abb. I/31.2.20 Nagelmykose am Fuß. Nur ein kleines Stück Nagel nahe dem Nagelhäutchen ist noch nicht sichtbar befallen [E438]

bei einer Candidamykose eher an Nagelwall und Nagelmatrix.

Am Körper können Dermatophyten- und Candidabefall oft unterschieden werden:
- Typisch für Dermatophyten sind scheibenförmige, relativ scharf begrenzte, gerötete und schuppende Herde, die in der Mitte abblassen und sich ringförmig ausbreiten. Der Randwall ist dunkler und z. T. erhaben (→ Abb. I/31.2.19)
- Charakteristisch für Candidabefall sind eine entzündlich gerötete Haut mit Pustelbildung, eine nach innen gerichtete Schuppenkrause am Rand des Herdes und eine satellitenartige Aussaat.

Befallen Dermatophyten die Haare, brechen diese knapp oberhalb der Kopfhaut ab. Je nach Stärke der entzündlichen Reaktion sind deutliche rötliche Hautherde erkennbar, evtl. mit Pusteln und Krusten.

Die Diagnose erfolgt durch Untersuchung, Mikroskopie einer Probe und Pilzkultur.

Behandlung

Dermatomykosen werden mit lokalen Antimykotika behandelt, etwa Ciclopirox (z.B. Ciclopoli®), Clotrimazol (z.B. Canesten®) oder Terbinafin (z. B. Fungizid-ratiopharm® Extra).

Bei Nagelbefall (→ Abb. I/31.2.20) werden antimykotische Nagellacke (z. B. Loceryl® Nagellack) über Monate aufgetragen. Stark verdickte Nägel können mit hochprozentiger Harnstoffcreme (z.B. Onyster® Nagelset) teilentfernt werden. Man trägt Harnstoffcreme auf den Nagel auf, bedeckt ihn mit Plastikfolie und schützt die umliegende Haut durch Zinksalbe. 5–10 Tage später lässt sich der Nagel nach einem warmen Fußbad mit der Schere abtragen. Eine operative Nagelentfernung erfolgt nur wenn unbedingt nötig.

Bei tiefen Infektionen und nicht beherrschbarem Nagel- oder Haarbefall wird z.B. Itraconazol (z. B. Itraderm®) oder Terbinafin (z.B. Dermatin®) oral gegeben.

Pflege und Information des Betroffenen

Maßgeblich für den Therapieerfolg ist die Beseitigung begünstigender Faktoren, v. a. feuchte Kammern:
- An Körperstellen, an denen Haut auf Haut zu liegen kommt (z. B. Leisten, weibliche Brüste), Kompressen oder Tücher aus Baumwolle einlegen
- Auf ausgedehnte warme Bäder verzichten. Sie lassen die Haut aufquellen, wodurch die Pilze leichter in die Haut eindringen können
- Kochbare, atmungsaktive Leibwäsche bevorzugen
- Luftige Schuhe und Baumwollstrümpfe, keine Gummistiefel oder Synthetiksocken tragen.

Damit die Pilze nicht verschleppt werden:
- Für Waschungen desinfizierende Seifen benutzen
- Infizierte Areale zuletzt waschen, Einmalartikel zum Waschen bevorzugen
- Alle Pflege-Utensilien (z. B. Badewanne, Waschschüssel, Steckbecken) nach Gebrauch mit einem geeigneten Desinfektionsmittel behandeln, dann trocknen lassen.

Begünstigende internistische Erkrankungen, z. B. ein Diabetes mellitus, sind bestmöglich einzustellen.

Parasitär bedingte Hauterkrankungen

Skabies

> **Skabies** (*Krätze*): Durch die **Krätzmilbe** hervorgerufene, ansteckende Hauterkrankung mit starkem Juckreiz.

Entwicklungszyklus und Übertragung

Der Mensch ist der einzige Wirt der **Krätzmilbe.** Die befruchteten, 0,2–0,5 mm großen Weibchen graben Gänge in die Oberhaut und legen am Gangende täglich 2–3 Eier. Daraus entwickeln sich Jungtiere, die nach etwa zwei Wochen geschlechtsreif sind, sich auf die Hautoberfläche begeben und den Zyklus aufs Neue beginnen lassen.

Außerhalb der Hornschicht überleben Milben 2–3 Tage in Kleidung, Bettwäsche, auf Polstermöbeln und Fußböden. Übertragen werden sie in der Regel aber durch direkten Körperkontakt.

Symptome und Befund

Bis die Übertragung bemerkt wird, vergehen oft 3–6 Wochen. Leitsymptom ist quä-

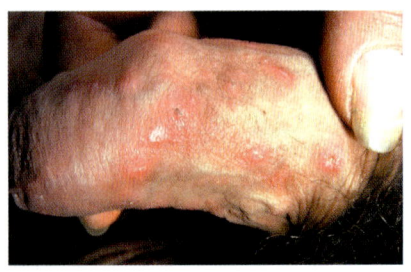

Abb. I/31.2.21 Milbengänge der Krätzmilbe am Penis. [M123]

lendes Jucken, v. a. nachts in der Bettwärme. Papeln, Bläschen, Pusteln und Kratzeffekte sind besonders an Stellen mit „zarter" Haut zu finden, z. B. Finger- und Zehenzwischenräumen, Achseln, Brustwarzen und Penisschaft (→ Abb. I/31.2.21). Die Milbengänge sind als kleine, bräunliche Linien sichtbar, am Gangende ist die Milbe als dunkles Pünktchen zu sehen.

Behandlung und Hygienemaßnahmen

Die Therapie besteht in der äußerlichen Anwendung eines Antiparasitikums, bevorzugt Permethrin (Infectoscab®, Gebrauchsanweisung genau beachten). Bei alten Menschen muss der ganze Körper einschließlich des Kopfes behandelt werden. Danach wird die angegriffene Haut mit Pflegemitteln nachbehandelt.

Gerade in Pflegeeinrichtungen kommt es immer wieder zu kleineren Ausbrüchen. Mit Lokalmaßnahmen gelingt es meist nicht, die Infektionskette zu unterbrechen. Zunehmend wird empfohlen, *alle* Bewohner, Altenpflegerinnen und anderes Personal sowie Angehörige mit engem Körperkontakt zu Bewohnern oder Pflegenden *am gleichen Tag* mit Ivermectin oral zu behandeln. Ivermectin (z.B. Scabioral®) ist seit 2016 in Deutschland zugelassen. Bei Patienten mit krustöser Skabies wird die Behandlung nach acht Tagen wiederholt. 🔒 2 🔒 3

Folgende Maßnahmen sind außerdem erforderlich (Hygieneplan der Einrichtung beachten):

- Erkrankte isolieren, bei der Pflege Schutzkleidung tragen
- Bettwäsche und alle anderen Wäschestücke mit direktem Hautkontakt wechseln (Betten nicht aufschütteln) und bei mindestens 60 °C waschen
- Nicht waschbare Kleidungsstücke für drei Tage in einem zugeschnürten Plastiksack bei mindestens 21 °C lagern
- Teppichböden und Polstermöbel bei Patienten mit krustöser Skabies mit einem Staubsauger gründlich reinigen, Zimmer desinfizieren. 🔒 2 🔒 3

Pedikulose

> **Pedikulose:** Erkrankungen durch Läuse, beim Menschen durch die **Kopf-, Filz- und Kleiderlaus.**

Entwicklungszyklus und Übertragung

Läuse ernähren sich vom Blut ihres Wirtes, getrennt von ihm können sie etwa drei Tage überleben. Während ihrer Lebenszeit von wenigen Wochen kleben die befruchteten Weibchen etwa 100–150 Eier (*Nissen*, ca. 0,8 mm groß), mit einem wasserunlöslichen Kitt an die Kopfhaare nahe am Haaransatz (→ Abb. I/31.2.22). Daraus entwickelt sich in etwa drei Wochen über Larvenstadien die nächste Läusegeneration.

Kopfläuse werden meist durch engen direkten Körperkontakt übertragen, aber auch über Gegenstände (v. a. Kämme, gelegentlich Schals, Mützen). Läuse können weder springen noch selbstständig größere Strecken zurücklegen.

Symptome und Befund

Alle Läuse ernähren sich vom Blut ihres Wirtes. Ihre Stiche führen zu roten, quaddelähnlichen Papeln, die aufgrund des Läusespeichels jucken. Oft entstehen durch das Kratzen in der Folge Hautwunden und Entzündungen.

Bei **Kopfläusen** sind die Bereiche hinter den Ohren besonders betroffen, bei starkem Befall können die Haare regelrecht verfilzt sein.

Filzläuse bevorzugen Gebiete mit Duftdrüsen, also den Genitalbereich, die Achselhaare sowie starke Brust- und Bauchbehaarung.

Behandlung

Die wichtigsten Wirkstoffe sind Permethrin (z.B. InfectoPedicul®), Pyrethrum (z.B. Goldgeist® forte) und Dimeticon (etwa Dimet® 20 Lösung, nebenwirkungsfrei, aber brennbar). Bei allen Mitteln ist die Ge-

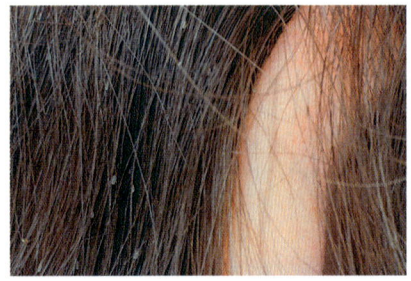

Abb. I/31.2.22 Patient mit Kopfläusen. In der linken Bildhälfte sind Haare mit Nissen sichtbar. [E763]

brauchsanweisung zu beachten. Nach 8–10 Tagen ist eine Wiederholungsbehandlung nötig. Die Nissen werden alle vier Tage mit Haarpflegespülung und einem engzahnigen „Nissenkamm" ausgekämmt.

Pflege

- Betroffene bis zur „Läusefreiheit" isolieren, bei engem Kontakt Schutzkittel und Handschuhe tragen
- Haarbürsten etc. 10 Min. in 60 °C heißes Seifenwasser legen oder entsorgen
- Nach den Behandlungen Kleidung und Wäsche wechseln und möglichst heiß (> 60 °C) waschen und trocknen
- Weitere Maßnahmen je nach Hygieneplan der Einrichtung durchführen, z.B. Polstermöbel absaugen
- Personen mit engem Kontakt zum Erkrankten informieren/kontrollieren.

I/31.2.8 Allergisch bedingte Hauterkrankungen

Grundsätzliches zu Allergien → Kap. I/26.6.1

> **Arzneimittelbedingte Hautausschläge** (*Arzneimittelexantheme*) sind gerade bei alten Menschen häufig. Sie können allergisch bedingt sein, aber auch *pseudoallergisch* (d. h. es werden ohne Antigen-Antikörper-Reaktion die gleichen Botenstoffe wie bei einer Allergie freigesetzt) oder in ihrer Entstehung unklar. Leitsymptome sind juckende Quaddeln, Flecken, und Papeln. Das **fixe Arzneimittelexanthem** tritt immer an der gleichen Stelle auf. Das auslösende Arzneimittel herauszufinden kann bei alten Menschen mit zahlreichen Medikamenten sehr schwierig sein. Wichtigster Behandlungsschritt ist das Weglassen des Arzneimittels.

Allergische Urtikaria

> **Urtikaria** (*Nesselsucht, Quaddelsucht*): Aus Quaddeln bestehendes Exanthem, das stark juckt. Rückbildung innerhalb von 24 Stunden.

Krankheitsentstehung

Die **allergische Urtikaria** ist eine Typ-I-Allergie (→ Abb. I/31.2.23), ausgelöst z. B. durch Arzneimittel, Insektenstiche oder Nahrungsmittel.

Nichtallergische Urtikaria sind z. B. die Kontakturtikaria durch Hautkontakt etwa mit Brennnesseln oder Schalen von Zitrusfrüchten oder die physikalische Ur-

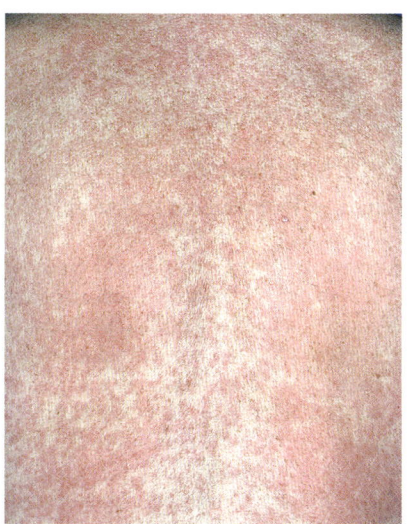

Abb. I/31.2.23 Ausgeprägtes Arzneimittel-exanthem, hier durch Antibiotika. [F923-002]

tikaria durch Kälte, Wärme oder mechanische Reize.

Mastzellen und basophile Granulozyten setzen Histamin frei. Die Kapillaren werden durchlässiger, das austretende Plasma führt zu einem Ödem und damit zur Quaddelbildung (→ Abb. I/31.2.23).

Symptome, Befund und Diagnostik

Innerhalb von Minuten schießen leicht erhabene und meist rötliche Quaddeln auf. Die juckenden Quaddeln werden typischerweise nicht zerkratzt, sondern gescheuert oder gerieben.

Weitere Symptome der Typ-I-Reaktion sind möglich, ein anaphylaktischer Schock aber selten.

Als Sonderform der Urtikaria wird das **Quincke-Ödem** (*Angioödem, angioneurotisches Ödem*) angesehen, bei dem es hochakut zu einer entstellenden Gesichtsschwellung vor allem um die Augen und den Mund kommt (→ Abb. I/31.2.24). Bei Beteiligung

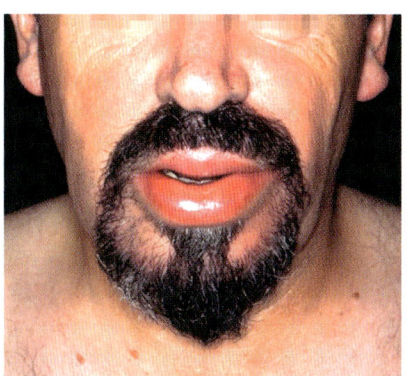

Abb. I/31.2.24 Quincke-Ödem mit erheblicher Schwellung um den Mund herum. [M123]

der Luftwege kann der Betroffene rasch in eine lebensbedrohliche Atemnot geraten.

Behandlung

In leichten Fällen reichen juckreizlindernde Präparate zum Auftragen auf die Haut. Bei stärkerem Pruritus werden Antihistaminika oral gegeben, bei schweren Bildern und beim Quincke-Ödem Antihistaminika und Glukokortikoide i.v. Außerdem kann beim Quincke-Ödem eine Intubation erforderlich sein.

Pflege

Besonders wichtig ist die Krankenbeobachtung: bei Schwellung der Atemwege, Kreislauf- oder Atemstörungen sofort den Arzt rufen.

Allergisches Kontaktekzem

> **Allergisches Kontaktekzem:** Akut oder chronisch verlaufende Hautentzündung (*Dermatitis*), bedingt durch eine allergische Reaktion nach Hautkontakt mit einer allergieauslösenden Substanz.

Krankheitsentstehung

Beim **allergischen Kontaktekzem** handelt es sich um eine Typ-IV-Allergie (→ Abb. I/31.2.25). Neben „altersunabhängigen" Allergenen, etwa Kosmetika, Schmuck oder Gürtelschnallen, spielen bei älteren Menschen Salben und Cremes eine wichtige Rolle.

Symptome und Befund

Die Symptome beginnen 12–48 Stunden nach dem Allergenkontakt und erreichen nach zwei Tagen ihr Maximum. Beim **akuten Kontaktekzem** kommt es zu starkem Juckreiz, Rötung, Schwellung und Bläschenbildung am Einwirkungsort des Allergens. Die Blasen platzen und hinterlassen nässende Läsionen, die später verkrusten und unter Schuppenbildung abheilen (→ Abb. I/31.2.25).

Bei fortdauerndem Allergenkontakt kann ein **chronisches Kontaktekzem** entstehen. Die Haut des Erkrankten ist verdickt, **lichenifiziert** (mit vergrößertem Hautfaltenreli-

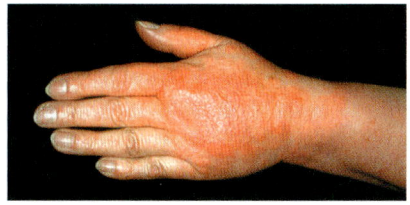

Abb. I/31.2.25 Allergisches Kontaktekzem an der Hand mit Streuherden am Unterarm. [M123]

ef) und schuppt. Wegen des Juckreizes sind Kratzeffekte häufig. Oft sind auch Rhagaden und entzündungsbedingte Pigmentverschiebungen zu beobachten.

Behandlung

Am wichtigsten ist, das Allergen herauszufinden und zu meiden. Glukokortikoidsalben oder -cremes dämpfen meist schnell die Entzündung. Von großer Bedeutung ist außerdem eine regelmäßige, sorgfältige Hautpflege mit rückfettenden Salben.

I/31.2.9 Schuppenflechte

> **Schuppenflechte** (*Psoriasis, Psoriasis vulgaris*): Chronische, meist schubförmig verlaufende Erkrankung mit roten, schuppenden Herden infolge gesteigerter Zellneubildung der Oberhaut, Verhornungsstörungen und autoimmun bedingter Entzündung (aktivierte T-Zellen in der Haut). Ursache unklar, wahrscheinlich durch ein Zusammenspiel vieler Gene und Umweltfaktoren verursacht. Häufigkeit gut 2 % der Bevölkerung.

Symptome

Die Hauterscheinungen bei **Schuppenflechte** sind symmetrisch. Prädilektionsstellen (→ Abb. I/31.2.26) sind die Streckseiten der Extremitäten (Ellenbogen, Knie), die Region der unteren Wirbelsäule und der behaarte Kopf.

Die Herde bei sind klassischerweise entzündlich gerötet (*erythematös*), scharf begrenzt und von silbrig glänzenden Schuppen bedeckt (*squamös* → Abb. I/31.2.27). Sie können punktförmig, aber auch über handtellergroß sein. Die Effloreszenzen schmerzen nicht, jucken aber häufig.

Bei ca. einem Drittel der Erkrankten treten Nagelveränderungen auf:

- **Tüpfelnägel,** grübchenförmige Einsenkungen der Nagelplatte
- **Ölflecke,** kleine bräunliche Flecken durch Veränderungen des Nagelbetts
- **Krümelnägel** bei vollständiger Zerstörung der Nagelplatte.

Ungefähr 20 % haben eine Gelenkentzündung (**Psoriasisarthritis**). Weitere chronisch-entzündliche Erkrankungen (etwa die rheumatoide Arthritis) sind überzufällig häufig.

Behandlung

Bei leichter Ausprägung wird äußerlich behandelt mit:

I
31

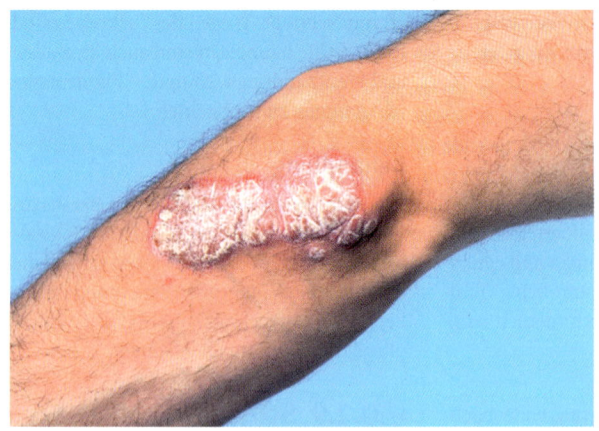

Abb. I/31.2.26 Charakteristischer Schuppenflechte-Herd an der typischen Prädilektionsstelle Ellenbogen. [K183]

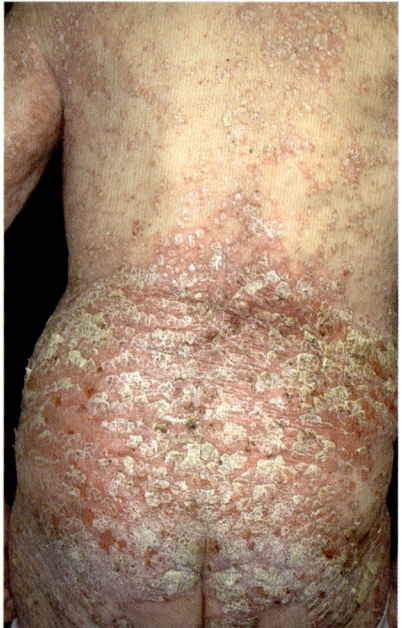

Abb. I/31.2.27 Schwere Form der Schuppenflechte. Die zahlreichen Herde fließen an unterem Rücken und Gesäß zusammen. [E900]

- Glukokortikoiden
- Calcineurininhibitoren (in Gesicht, Leisten, Genitoanalbereich), etwa Tacrolimus (z.B. Protopic®), Pimecrolimus (z.B. Elidel®)
- Vitamin-D$_3$-Präparaten, z.B. Calcipotriol (Psorcutan®), auch in Kombination mit Glukokortikoiden (z.B. Daivobet®)

- Dithranol (z.B. Micanol®, v. a. im stationären Bereich). Es wirkt lokal zytostatisch, hindert die Zellen also an der Zellteilung, führt aber zu einer entzündlichen Hautreizung. Im Gesicht, am behaarten Kopf und den Genitalien darf es nicht angewandt werden
- Tazaroten (z.B. Zorac®), ein Retinoid
- Gegebenenfalls Lichttherapie (UVB), evtl. nach vorheriger äußerlichen Anwendung oder oraler Gabe einer lichtsensibilisierenden Substanz (PUVA).

Bei mäßigem bis schweren Verlauf wird zusätzlich systemisch behandelt, v. a. mit:
- Fumarsäureabkömmlingen (hauptsächliche unerwünschte Wirkung: Magen-Darm-Beschwerden)
- Methotrexat, einem Zytostatikum (v. a. bei Pustelbildung und Arthritis)
- Retinoiden (Vitamin-A-Abkömmlingen), v.a. Acitretin
- Dem Immunsuppressivum Ciclosporin
- Biologika wie Adalimumab, Etanercept und Infliximab (besonders bei Psoriasisarthritis).

Internet- und Lese-Tipp
Deutscher Psoriasis-Bund e. V.:
www.psoriasis-bund.de

Information des Erkrankten

Der Erkrankte sollte auf die Faktoren aufmerksam gemacht werden, die eine Schuppenflechte provozieren können (→ Abb. I/31.2.28).

I/31.2.10 Hauttumoren

Gutartige Hauttumoren

Gutartige Hauttumoren sind sehr häufig (Alterswarzen → Tab. I/31.2.1):
- **Naevuszellnaevi** (*Leberflecke*) werden teils zu den Fehlbildungen, teils zu den gutartigen Tumoren gezählt. Die meisten sind erworben und entstehen durch Anhäufung von Melanozyten (→ Kap. I/31.2.2) in der Haut. Ihre Oberfläche ist meist glatt, seltener warzenähnlich oder behaart (→ Abb. I/31.2.29). Bei Entzündungen, Verletzungen oder Veränderungen sollten sie, wie auch großflächige Naevi, wegen des Entartungsrisikos und zum Ausschluss eines bösartigen Tumors operativ entfernt und histologisch untersucht werden
- **Alterswarzen** (*seborrhoische Warzen, seborrhoische Keratosen*) gehen von der Oberhaut aus. Sie bilden sich in der zweiten Lebenshälfte bei fast allen Menschen. Zunächst sind sie nur wenig dunkler als die Haut, mit zunehmender Größe warzenähnlich, unterschiedlich gefärbt und oft „speckig". Sie sind ohne Krankheitswert
- **Hämangiome** (*Blutschwämme*) sind gutartige Tumoren der Blutgefäße. Bei alten Menschen bedeutsam sind die **senilen Hämangiome** (*tardiven Hämangiome*). Die etwa stecknadelkopfgroßen, weinroten Tumoren bilden sich ab dem mittleren Erwachsenenalter v. a. am Rumpf und sind harmlos
- Bei **Fibromen** handelt es sich um gutartige Bindegewebstumoren. Sie sind wenige Millimeter groß, breitbasig oder gestielt und gelb-bräunlich. Gestielte, weiche Fibrome kommen an Augenlidern, am Hals, unter der Achsel und in der Leiste vor (→ Abb. I/31.2.30). Entartung ist nicht zu befürchten
- **Lipome** sind gutartige Fettgewebstumoren, gehen also von der Unterhaut aus. Sie treten ab dem mittleren Erwachsenenalter auf, sind gut abgrenzbar und verschieblich und können mehrere Zentimeter groß werden.

Primäre bösartige Hauttumoren

❯ **Primäre bösartige Hauttumoren** (*primäre Hautmalignome, Hautkrebs*): Von Strukturen der Haut ausgehende, bösartige

Verletzung	Kälte		
		Schwangerschaft	
Infektionen (z.B. Angina tonsillaris)	Alkoholkonsum		Sonneneinstrahlung
		heißes Wetter	
deutliche Gewichtszunahme	seelische Belastungen		

Abb. I/31.2.28 Zahlreiche exogene und endogene Faktoren beeinflussen den Krankheitsverlauf bei Schuppenflechte (rot = oft Verschlechterung, grün = oft Verbesserung). [A400]

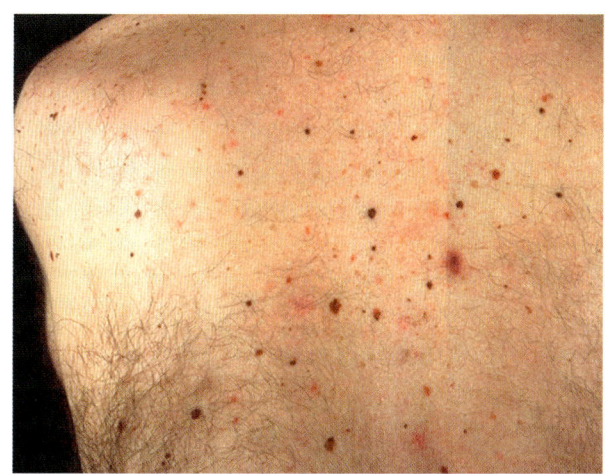

Abb. I/31.2.29 Multiple Naevuszellnaevi. Diese Naevi sind nicht behandlungsbedürftig, sollten aber in regelmäßigen Abständen auf Veränderungen kontrolliert werden. [M123]

Plattenepithelkarzinom der Haut

❯ **Plattenepithelkarzinom der Haut** (*Stachelzellenkarzinom, Spinaliom*): Bösartiger Hauttumor vorwiegend des älteren Menschen, der durch Entartung von Zellen der Stachelzellschicht entsteht. Zweithäufigster bösartiger Hauttumor.

Ein **Plattenepithelkarzinom der Haut** entwickelt sich nur selten auf unauffälliger Haut, sondern überwiegend über Frühformen.

Wichtigste Frühform ist die **aktinische Keratose** (→ Abb. I/31.2.33). Es handelt sich hierbei um ein *Carcinoma in situ,* d. h. die Zellen sind bösartig, die Basalmembran des Epithels ist aber noch intakt. Ursache ist zu viel Sonne über Jahrzehnte. Entsprechend bilden sich aktinische Keratosen vor allem im Gesicht, an den Ohren, am Handrücken, an den Unterarmen und bei Männern dem unbehaarten Kopf, v.a. bei Ausübung von „Freilandberufen". Anfangs sind die flächenhaften Herde oft rötlich und rau. Später verhornen sie, werden gelblich und sind leicht verletzbar. Die Behandlung besteht in der Entfernung (z.B. durch Kryotherapie, Laser oder operativ). Alternativen

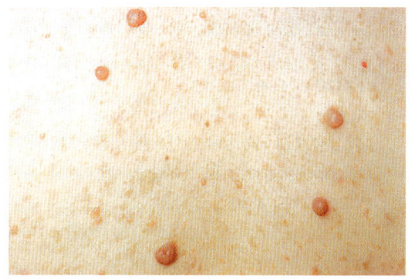

Abb. I/31.2.30 Mehrere Fibrome am Rücken. [E426]

Tumoren, v. a. **Basalzellkarzinom, Plattenepithelkarzinom der Haut** und **malignes Melanom.** Hauptrisikofaktor für alle drei Tumoren ist UV-Licht (Sonneneinstrahlung). Seit Jahren steigende Häufigkeit. In Deutschland derzeit knapp 21 000 Neuerkrankungen an malignen Melanomen und über 205 000 Basaliom- und Plattenepithelkarzinom-Neuerkrankungen jährlich. 📖📖 4

❯ Wesentliche Säule der Vorbeugung ist das Vermeiden übermäßiger Sonneneinstrahlung. Mitteleuropäer sollten wegen ihrer meist hellen Haut im Sommer auch nach der Benutzung von Sonnenölen oder -cremes mit hohem Lichtschutzfaktor die Aufenthaltsdauer in der Sonne sinnvoll begrenzen. Männer mit lichtem Kopfhaar sollten eine Sonnenkappe oder einen Sonnenhut aufsetzen.

Basalzellkarzinom

❯ **Basalzellkarzinom** (*Basaliom*): Häufigster primärer bösartiger Hauttumor, der zu über 80 % im Gesicht entsteht, v. a. im oberen Gesichtsdrittel. Häufigkeitszunahme nach dem 40. Lebensjahr.

Bei kleinen **Basalzellkarzinomen** stehen typischerweise hautfarbene Knötchen von perlmuttartigem Glanz auf gerötetem

Grund. Der Herd wird ganz langsam größer und kann schließlich geschwürig zerfallen, evtl. mit knötchenartigem Randsaum (→ Abb. I/31.2.31, → Abb. I/31.2.32). Viele Basalzellkarzinome fallen lange nicht auf, der Betroffene hält sie beispeilsweise für eine nicht heilende Wunde.

Unbehandelt zerstört das Basalzellkarzinom im Verlauf von Monaten und Jahren die angrenzenden Knochen und Weichteile, setzt aber in aller Regel keine Metastasen. (daher früher „semimaligne" genannt).

Bei kleinen Basalzellkarzinomen reicht eine Exzision mit ausreichendem Sicherheitsabstand (*mikroskopisch kontrollierte Chirurgie*). Beim Einbruch in Knochen und Weichteile sind radikale operative Maßnahmen notwendig. Weitere Behandlungsmöglichkeiten sind z.B. Kryo-, Strahlen- und Laserchirurgie. Bei oberflächlichen Basalzellkarzinomen kommt auch Imiquimod (z.B. Aldara®) in Betracht.

Die Prognose ist bei vollständiger Entfernung des Tumors gut. Alle Erkrankten sollten aber regelmäßig kontrolliert werden.

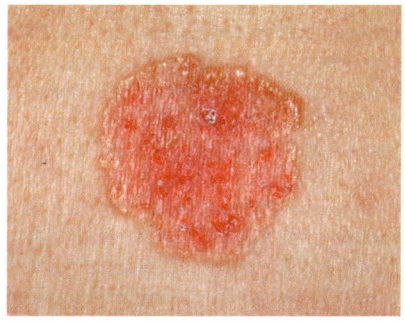

Abb. I/31.2.32 Basalzellkarzinom am Rumpf. Deutlich zu erkennen sind der perlschnurartige Rand und die Teleangiektasien (Gefäßerweiterungen). [M123]

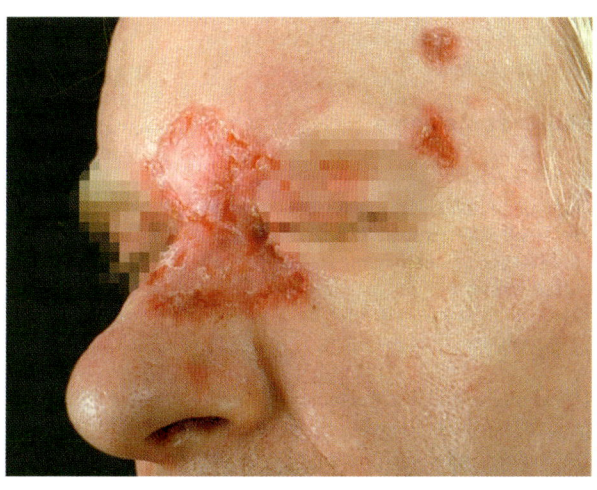

Abb. I/31.2.31 Basalzellkarzinom im Gesicht. [M123]

I 31

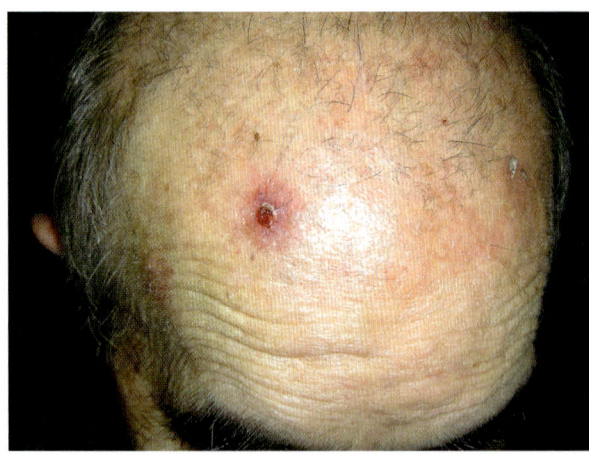

Abb. I/31.2.33 Aktinische Keratosen treten typischerweise an sonnenlichtexponierten Stellen auf. [E901]

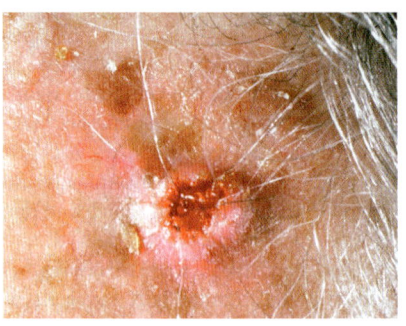

Abb. I/31.2.34 Plattenepithelkarzinom an der Stirn mit zentraler Ulzeration. [M123]

sind bei flächigen oder wegen der Lokalisation schwer zu entfernenden Herden z.B. lokal Zytostatika, Imiquimod (z.B. Aldara®, Imiquomod wirkt indirekt über das Immunsystem), Diclofenac 3 % in Hyaluronsäure 2,5 % (z.B. Solaraze®) oder eine fotodynamische Therapie, bei der eine lichtsensibilisierende Substanz auf die Haut aufgetragen und dann mit Licht bestrahlt wird.

Das (invasive) **Plattenepithelkarzinom der Haut** (→ Abb. I/31.2.34) beginnt oft als kleine, ekzemartige oder verhornte, schuppende Hautveränderung, bevor es sich zu einem Knoten oder Geschwür entwickelt. Es metastasiert meist spät. Die Behandlung entspricht in ihren Grundzügen der bei Basalzellkarzinomen.

Malignes Melanom

> **Malignes Melanom:** Bösartiger Tumor, der durch Entartung der Melanozyten entsteht. Klinisch sehr bösartig, insbesondere wegen seiner Neigung zur frühen Metastasierung. Bei Frauen langsame Häufigkeitszunahme mit dem Alter, bei Männern v.a. nach dem 60. Lebensjahr.

Das klinische Bild des **Melanoms** ist uneinheitlich. Folgende Kriterien nach der **ABCDE-Regel** wecken bei einem Naevus den

Verdacht auf ein malignes Melanom:
- **A**symmetrie des Herdes
- **B**egrenzung unscharf, unregelmäßig oder polyzyklisch
- **C**oloration (Färbung) variabel mit unterschiedlichen Farbnuancen, d. h. hellbraune, dunkle und schwarze Anteile
- **D**urchmesser größer als fünf Millimeter
- **E**rhabene und flache Anteile nebeneinander, **E**ntwicklung (ein „Muttermal" verändert sich).

Weitere Hinweise sind die rasche Größenzunahme eines Fleckes, Bluten oder Juckreiz. Besonders heimtückisch sind die **amelanotischen Melanome,** die sich farblich kaum von der Umgebung abheben und daher erst spät erkannt werden.

Behandlung der Wahl ist die operative Entfernung des malignen Melanoms mit 1–2 cm Sicherheitsabstand (bei schwieriger Lokalisation ggf. weniger). Strahlen-, Chemo- und Immuntherapie (z. B. mit Interferon) sowie zielgerichtete Therapien werden begleitend (→ Kap. I/34.4) und palliativ eingesetzt.

Die Prognose hängt maßgeblich von der Eindringtiefe des Melanoms ab. Erkrankte mit Fernmetastasen haben eine sehr schlechte Prognose.

> ❯❯ Die Tatsache, dass eine frühzeitige Diagnosestellung die Heilungsaussichten entscheidend verbessert, unterstreicht die Wichtigkeit der Hautbeobachtung, insbesondere auffälliger Hauterscheinungen, bei ausnahmslos allen Pflegebedürftigen z. B. beim Waschen. Die Angabe eines Pflegebedürftigen, dass sich an einem Fleck „etwas tut", oder Blutkrusten immer an der gleichen Stelle können ein Hinweis auf einen bösartigen Hauttumor sein. In Zweifelsfällen informieren Altenpflegerinnen den Hausarzt oder regen einen Besuch beim Hautarzt an.

Wiederholungsfragen

1. Aus welchen Schichten besteht die Haut? (→ Kap. I/31.2.2)
2. Wie können Sie einem Pflegebedürftigen mit Juckreiz helfen? (→ Kap. I/31.2.5)
3. Geben Sie die Hautstellen an, die besonders druck- und damit dekubitusgefährdet sind. (→ Abb. I/31.2.13)
4. Wie wird ein alter Mensch mit Herpes zoster gepflegt? (→ Kap. I/31.2.7)
5. Welche Hautveränderungen lassen Sie beim Waschen eines Pflegebedürftigen an eine Hautpilzerkrankung denken? (→ Kap. I/31.2.7)
6. Nach welcher Regel ist das klinische Bild eines Melanoms benannt? Wie lauten die einzelnen Kriterien der Regel? (→ Kap. I/31.2.10)

Literaturverzeichnis

1. Steininger, A., Jukic-Puntigam, M., Müller, G.: Wenn der Dekubitus kein Dekubitus mehr ist. Österreichische Pflegezeitschrift 2/2012: S. 25–28.
2. RKI-Ratgeber für Ärzte: Krätzmilbenbefall (Skabies). (Stand 2016) http://www.rki.de/DE/Content/Infekt/EpidBull/Merkblaetter/Ratgeber_Skabies.html;jsessionid=6A1E1389AC199DB7832325F45E84E4AE.2_cid363 (letzter Zugriff: 28.12 2016).
3. Robert Koch-Institut (Hrsg.): Systemische Massenchemotherapie bei einem Skabiesausbruch in einer Duisburger Altenpflegeeinrichtung. www.rki.de/DE/Content/Infekt/EpidBull/Archiv/2012/Ausgaben/46_12.pdf?__blob=publicationFile (letzter Zugriff: 21.12 2015).
4. Robert Koch-Institut; Gesellschaft der epidemiologischen Krebsregister in Deutschland e.V. (Hrsg.): Krebs in Deutschland 2011/2012. Robert Koch-Institut, Berlin, 2015.

I/31.3 Endokrine, stoffwechsel- und ernährungsbedingte Erkrankungen

I. Grammer, P. König, N. Menche

> **Endokrinium:** Gesamtheit der hormonproduzierenden Organe und Zellen einschließlich ihrer übergeordneten Steuerzentren im Gehirn.
> **Hormone:** Botenstoffe, die von hormonproduzierenden Zellen ins Interstitium (Zwischenzellgewebe) abgegeben werden, von dort ins Blut gelangen und mit diesem im Körper verteilt werden. Steuern biologische Abläufe, beeinflussen aber auch Verhalten und Empfindungen eines Menschen.
> **Stoffwechsel** (*Metabolismus*): Gesamtheit der chemischen Auf-, Ab- oder Umbauvorgänge im Körper.

Endokrine, stoffwechsel- sowie ernährungsbedingte Erkrankungen nehmen im Alter zu. Bei den endokrinen und Stoffwechselerkrankungen sind insbesondere Schilddrüsenfunktionsstörungen und Diabetes mellitus häufiger als in jungen Jahren. Bei den ernährungsbedingten Krankheiten ist erwähnenswert, dass Übergewicht und Adipositas (→ Kap. I/20.8) zunächst mit dem Alter zunehmen. Ab 75–80 Jahren hingegen werden Mangelernährung und Untergewicht (→ Kap. I/20.9) immer häufiger zum Problem. Hier bilden die Information, Beratung und Anleitung von älteren Menschen einen Schwerpunkt der pflegerischen Aktivitäten. Darüber hinaus können Pflegende durch fundiertes Wissen über Ernährung und Vorgänge des Stoffwechsels Gefahren abwenden und zur Verbesserung des Gesundheitsstatus beitragen.

Pflegerische Handlungsfelder

Altenpflegerinnen identifizieren die für die Pflege relevanten Handlungsfelder bei endokrinen, stoffwechsel- und ernährungsbedingten Erkrankungen. Folgende Pflegediagnosen können sie häufig feststellen (→ Abb. I/31.3.1).

I/31.3.1 Beispiel eines Pflegeprozesses bei „Wissensdefizit" bezüglich Diabetes mellitus

Diabetes mellitus → Kap. I/31.3.11

> **Wissensdefizit:** Fehlen oder Mangel an kognitiven Informationen bezogen auf ein bestimmtes Thema.

Mögliche Folgen eines **Wissensdefizits bezüglich Diabetes mellitus** (→ Abb. I/31.3.1); Beispiele für medizinische Diagnosen und andere Folgen (→ Kap. I/31.3.11):
- Unterzuckerung
- Diabetisches Koma
- Diabetische Retinopathie
- Diabetischer Fuß
- Diabetische Polyneuropathie
- Niereninsuffizienz.

Ⓢ Fallbeispiel Stationär, Teil I

Der 70-jährige Bertolt Daume ist vor zwei Wochen ins „Seniorenzentrum Maxeberg" eingezogen. Eines Morgens bricht er während des Einkaufs in einem Supermarkt bewusstlos zusammen.

Im Krankenhaus werden folgende Befunde erhoben: Größe 1,90 m, Gewicht 110 kg, Blutzucker 50 mg/dl, Tremor, blasse, kalte und feuchte Haut, infizierte kleine Wunde an der Ferse.

Herr Daume erholt sich nach der Glukoseinfusion schnell und berichtet, dass er am Vortag mit Freunden seinen Geburtstag gefeiert und auf das Frühstück am nächsten Tag aufgrund der Nachwirkungen seines Alkoholkonsums verzichtet hatte. Seine „Zuckertablette" (Euglucon®) habe er jedoch wie immer genommen. Zur Wunde am Fuß befragt, erklärt Herr Daume, dass er seine Fußpflege selbst durchführt, indem er die dicken Hornhautschwielen, die am Rand der Ferse vorhanden sind, mit der Rasierklinge wegschneidet. Dabei habe er sich beim letzten Mal verletzt.

Pflegediagnostik

Bestimmende Merkmale

- Unzureichendes Wissen
- Ungenaue oder fehlende Durchführung der Blutzuckerkontrolle

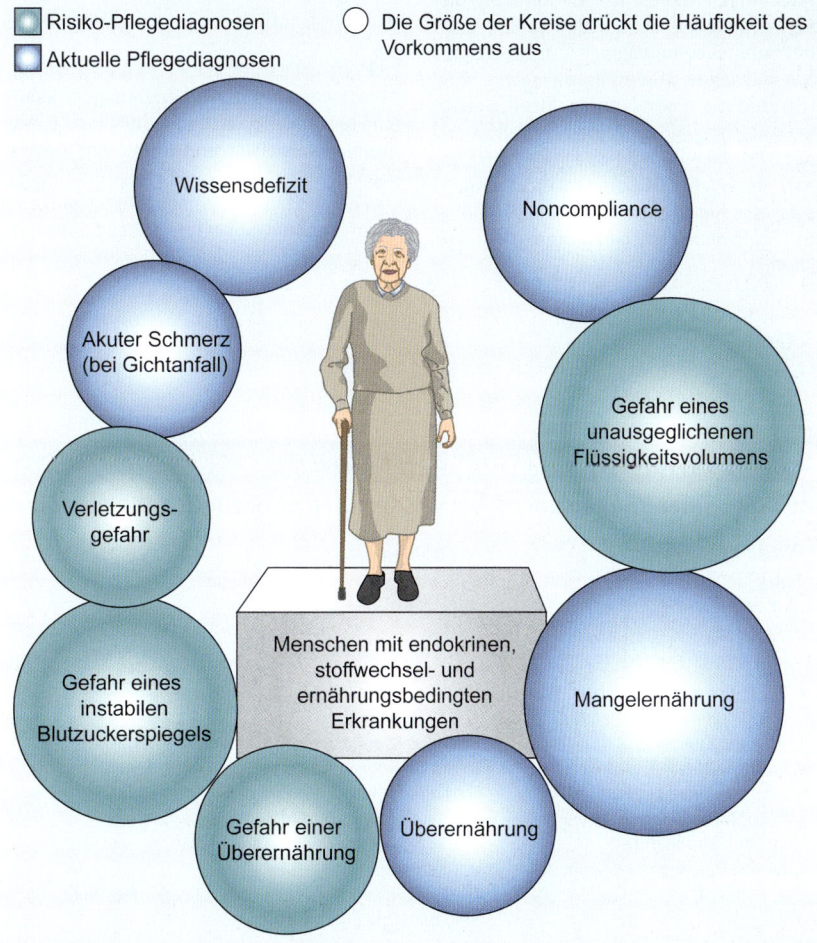

Abb. I/31.3.1 Häufige Pflegediagnosen im Zusammenhang mit der Versorgung von Menschen, die an endokrinen, stoffwechsel- und ernährungsbedingten Erkrankungen leiden. [L138]

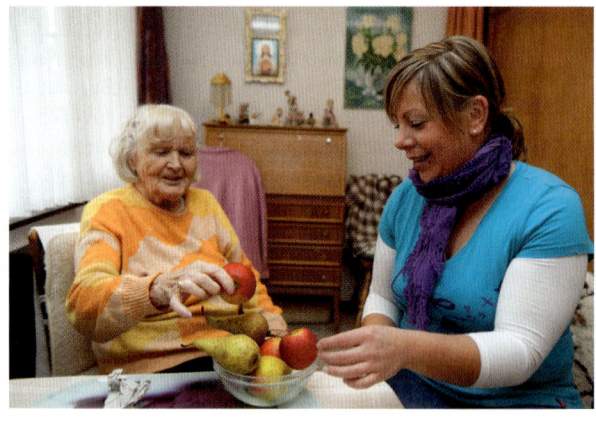

Abb. I/31.3.2 Umfassende Information ist erforderlich, damit der Pflegebedürftige seinen Lebensstil an die Erfordernisse der Erkrankung anpassen kann. [K157]

- Ungenaue Umsetzung von Anweisungen
- Unangemessenes Verhalten
- Unvermögen, Zusammenhänge zwischen Ursache und Wirkung zu erklären
- Unregelmäßiger Tagesablauf (z. B. ruhen, essen).

> Durch altersbedingte psychische Veränderungen haben die Betroffenen oft Schwierigkeiten, sich neuen Leben- und Verhaltensbedingungen anzupassen. Nachlassende Merkfähigkeit sowie Verwirrtheitszustände führen dazu, dass Verhaltensregeln, z. B. das Einhalten einer Diät, Insulininjektionen oder die Einnahme von Medikamenten nicht umgesetzt werden können. Dies kann vermehrte Stoffwechselentgleisungen verursachen.

Beeinflussende Faktoren

- Fehlende Erinnerung
- Fehlendes Interesse am Lernen
- Fehlender Zugang zu Informationen (→ Abb. I/31.3.2)
- Unfähigkeit, Informationsquellen zu nutzen (z. B. sprachliche Probleme, starke Sehschwäche)
- Fehlinterpretation von Informationen
- Kognitive Einschränkung
- Unvertrautheit mit Informationsquellen

> Alte Menschen haben sich im Laufe ihres Lebens spezielle Ernährungsgewohnheiten angeeignet und Vorlieben für bestimmte Speisen entwickelt. Am besten gelingen Veränderungen in der Ernährung, wenn auch diese Speisen und Getränke in den Ernährungsplan integriert werden können.

S Fallbeispiel Stationär, Teil II

Die Wunde an der Ferse heilt nicht. Es entwickelt sich in den nächsten Monaten ein tiefes Ulkus, das schließlich eine Amputation im Unterschenkelbereich notwendig macht. Bertold Daume wird nach der Operation zur Erholung in eine Rehabilitationsklinik verlegt.

Anschließend übernimmt die Altenpflegerin Silvana Schnell die Pflege von Herrn Daume im Seniorenzentrum. Er braucht Hilfe bei der Körperpflege sowie beim An- und Auskleiden. Der Amputationsstumpf muss regelmäßig verbunden werden.

Pflegetherapie

Mögliche Ziele/erwartete Ergebnisse festlegen

- Zugang zu relevanten Informationsquellen
- Nimmt aktiv am Lernprozess teil
- Kann Zusammenhänge zwischen Ursachen und Wirkungen erklären
- Führt notwendige Maßnahmen korrekt aus
- Die Angehörigen sind in der Lage, den Pflegebedürftigen bzgl. der Wissensmängel zu unterstützen.

Maßnahmen planen und durchführen

Die im Folgenden aufgeführten Pflegemaßnahmen stellen eine Auswahl dar:
- Ermitteln der Lernfähigkeit bzw. der Beeinträchtigungen des Pflegebedürftigen

S Fallbeispiel Stationär, Teil III

Beispiel einer Pflegeplanung bei Wissensdefizit bezüglich Diabetes mellitus für Bertold Daume

Pflegediagnostik	Pflegetherapie	
aktuelle Pflegediagnosen (aP), Risiko-Pflegediagnosen (RP), Einflussfaktoren/Ursachen (E), Symptome (S), Ressourcen (R)	Pflegeziele/erwartete Ergebnisse	Pflegemaßnahmen
• **aP:** fehlendes Wissen bzgl. Diabetes mellitus **E:** Fehlendes Interesse am Lernen • **E:** Ungenaue Umsetzung der Empfehlungen zur Ernährung • **E:** Euglucon®-Einnahme bei Weglassen einer Mahlzeit • **E:** Herr Daume möchte gern bedient werden	• Der Pflegebedürftige nimmt aktiv am Lernprozess teil • Der Pflegebedürftige kann Zusammenhänge zwischen Ursachen und Wirkungen im Zusammenhang mit Diabetes mellitus erklären • Die Angehörigen sind in der Lage, den Pflegebedürftigen bzgl. der Wissensmängel zu unterstützen • Der Pflegebedürftige kann die Blutzuckermessung selbstständig durchführen	• Informationsgespräch zu Diabetes mellitus • Beratung zur Ernährung und Einnahme der Medikamente im Beisein der Angehörigen • Anleitung zur Durchführung der Blutzuckermessung • Überprüfung und Auswertung der Lernschritte nach fünf Tagen

- Bereitstellen von geeigneten Informationsmaterialien in verständlicher Form (→ Abb. I/31.3.3)
- Bei beeinträchtigter Lernfähigkeit Einbeziehung der Angehörigen in die Wissensvermittlung
- Anleitung des Pflegebedürftigen/der Angehörigen zur Messung des Blutzuckers
- Anleitung des Pflegebedürftigen bzw. der Angehörigen zur Subkutaninjektion von Insulin (→ Kap. I/29.5.2)
- Information und Beratung zu den Zusammenhängen zwischen Blutzuckerspiegel und Energiezufuhr/-verbrauch
- Beratung zu Ernährungsgewohnheiten
- Formulierung von messbaren Lernzielen
- Überprüfung und Auswertungen von Lernschritten
- Information des Pflegebedürftigen bzw. der Angehörigen über Selbsthilfegruppen.

Pflegeevaluation

Die im Folgenden aufgeführten Pflegeergebnisse stellen eine Auswahl dar. Der Pflegebedürftige

- Kann trotz erfolgter Beratung die Zusammenhänge nicht erläutern
- Führt die Blutzuckermessung selbstständig und zuverlässig durch
- Hat seine Ernährungsgewohnheiten verändert

- Erhält von den Angehörigen Unterstützung bei der Planung der Mahlzeiten.

⑤ Fallbeispiel Stationär, Teil IV

Im Seniorenzentrum glaubt Bertold Daume nach der Rückkehr, aufgrund seiner Beeinträchtigung ein Recht auf Rundum-Bedienung zu haben. Morgens sind lange Diskussionen notwendig, bis Herr Daume mit Silvana Schnells Hilfe das Bett verlässt und im Rollstuhl sitzt. Am Waschbecken angekommen, weigert er sich, den Teil der Körperpflege, den er selbst erledigen kann, zu übernehmen. Die Mahlzeiten möchte er im Zimmer einnehmen. Frau Schnell soll sie ihm bringen und mundgerecht schneiden. Sobald Frau Schnell das Zimmer verlassen hat, betätigt Bertold Daume die Glocke und erwartet, dass Frau Schnell sofort nach ihm sieht und seine Wünsche erfüllt und sei es auch nur, die Zeitung vom Tisch zum Bett zu bringen.

Frau Schnell bemerkt, wie zornig, aggressiv und unsicher sie nach einigen Tagen auf Herrn Daume mit seinen überzogenen Ansprüchen und seinem lauten, unhöflichen Benehmen reagiert. Sie berichtet ausführlich in der nächsten Teambesprechung über ihre Schwierigkeiten. Die Lösung sieht letztlich so aus,

dass vom Team in Zusammenarbeit mit dem betreuenden Arzt ein sofort umzusetzender, umfangreicher Tätigkeits- und Übungsplan für Herrn Daume beschlossen wird. Die Angehörigen sollen darüber informiert werden.

I/31.3.2 Aufbau und Funktionsprinzipien des Hormonsystems

Hormone beeinflussen zahlreiche Vorgänge im menschlichen Körper, v. a.:

- Regulieren sie Energiehaushalt und Stoffwechsel
- Halten sie das *innere Milieu* konstant, d. h. sie sorgen dafür, dass die Körperzellen immer gleiche und gute Bedingungen für ihre Arbeit haben
- Passen sie die Organleistungen Belastungen aller Art an, z. B. Stress, Durst, Hunger, Temperaturextremen
- Steuern sie die Fortpflanzungsvorgänge von der Ei- und Samenzellbildung bis zur Ernährung des Neugeborenen (Details zu den Geschlechtshormonen → Kap. I/31.10.2, → Kap. I/31.10.4)
- Fördern sie Wachstum und Entwicklung.

Damit haben Hormone ebenso Signal- und Steuerfunktion wie das Nerven- und das Abwehrsystem. Auch wenn es Unterschiede gibt (Hormone wirken z. B. durchschnittlich auf mehr Zellen und langsamer als Nervensignale): Die drei Systeme haben zahlreiche Verbindungen untereinander und die Grenzen sind fließend.

Produktion, Wirkung und Abbau der Hormone

Hormone werden in **Hormondrüsen** (*endokrinen Drüsen*, → Abb. I/31.3.3), etwa der Schilddrüse, aber auch in verstreut liegenden hormonaktiven Zellen oder Zellgruppen (**diffusem endokrinem Gewebe**) z. B. des Magen-Darm-Trakts gebildet. Die Hormone werden dann ins Interstitium abgegeben und gelangen meist über das Blut in den ganzen Körper.

Nur Zellen mit spezifischen **Hormonrezeptoren** sprechen auf das jeweilige Hormon an (→ Abb. I/31.3.4). Hormon und Hormonrezeptor passen wie Schlüssel und Schloss zusammen. Durch die Bindung des Hormons an den Rezeptor wird in der Zelle eine Reaktionskette ausgelöst, an deren Ende die feststellbaren Hormonwirkungen stehen.

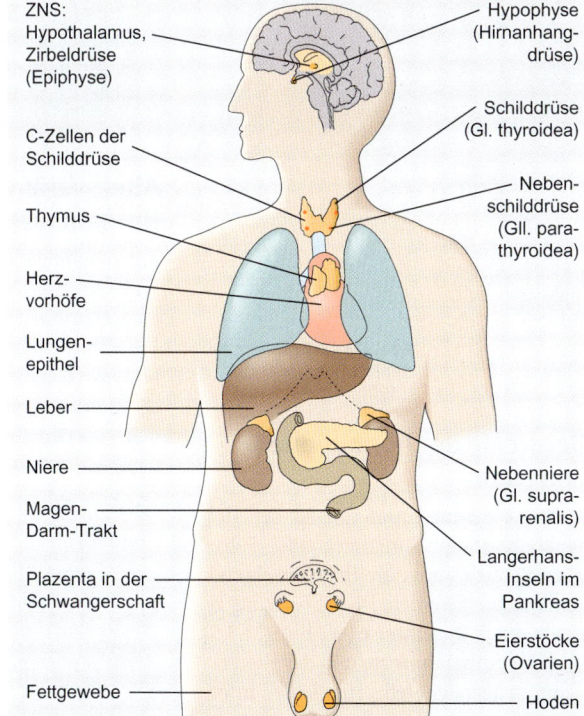

ZNS:
Hypothalamus,
Zirbeldrüse
(Epiphyse)

C-Zellen der
Schilddrüse

Thymus

Herz-
vorhöfe

Lungen-
epithel

Leber

Niere

Magen-
Darm-Trakt

Plazenta in der
Schwangerschaft

Fettgewebe

Hypophyse
(Hirnanhang-
drüse)

Schilddrüse
(Gl. thyroidea)

Neben-
schilddrüse
(Gll. para-
thyroidea)

Nebenniere
(Gl. supra-
renalis)

Langerhans-
Inseln im
Pankreas

Eierstöcke
(Ovarien)

Hoden
(Testes)

Abb. I/31.3.3 Die Hormondrüsen und diffusen endokrinen Gewebe des Menschen. Die im Text nicht erwähnte Zirbeldrüse produziert Melatonin, das an der Steuerung von Tages- und jahreszeitlichen Rhythmen beteiligt ist (Gl. = Glandula = Drüse). [L190]

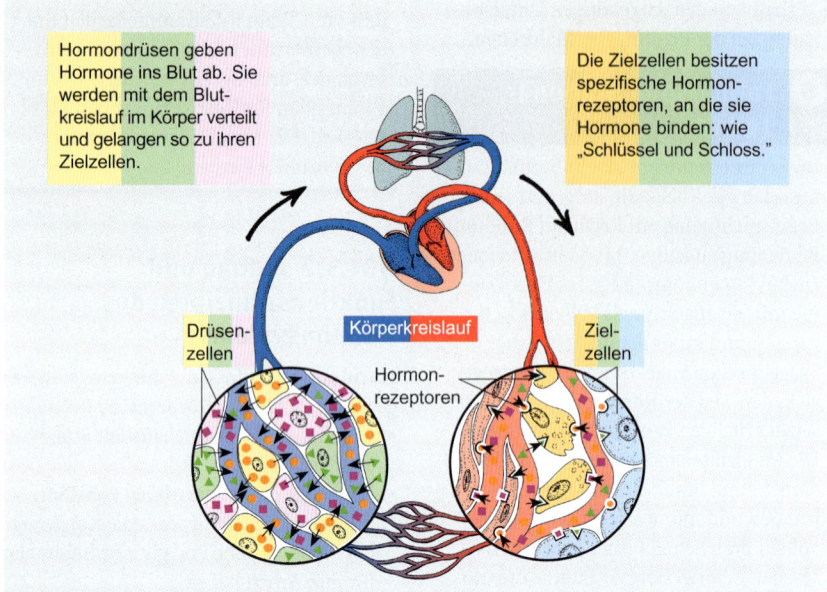

Abb. I/31.3.4 Schematische Darstellung der Freisetzung von Hormonen aus Hormondrüsen und ihre Bindung an verschiedene Körperzellen. Zielzellen befinden sich im Körper- wie auch im Lungenkreislauf. [L190]

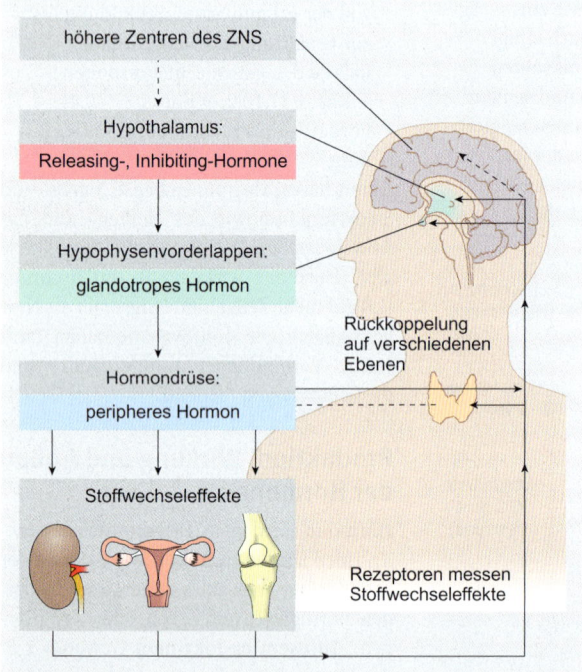

Abb. I/31.3.5 Hierarchie der Hormonsekretion. [L190]

Zellen verschiedener Gewebe können Rezeptoren für das gleiche Hormon besitzen, aber unterschiedlich auf dieses Hormon reagieren. Andererseits ist jede Zelle Zielzelle für unterschiedliche Hormone und besitzt entsprechend verschiedene Hormonrezeptoren.

Inaktiviert werden Hormone vor allem in Leber und Niere. Abbauprodukte werden ggf. über Darm oder Nieren ausgeschieden.

Hierarchie der hormonellen Sekretion

Da bereits geringe Änderungen der Hormonkonzentration weitreichende Folgen haben können, muss die Hormonsekretion exakt gesteuert werden. Diese Steuerung geschieht durch **Regelkreise** (→ Abb. I/31.3.5).

- Der **Hypothalamus** steht in der Hierarchie an oberster Stelle. Hier laufen Informationen über die Außenwelt und das

innere Milieu zusammen, er bildet außerdem eine entscheidende Verbindung zwischen Hormon- und Nervensystem. Der Hypothalamus gibt stimulierende und hemmende Steuerhormone ab, die **Releasing-** bzw. **Inhibiting-Hormone**

- Diese wirken auf den **Hypophysenvorderlappen,** der seinerseits Steuerhormone für die Hormondrüsen abgibt (**glandotrope Hormone,** *glandotrop* = auf Drüsen einwirkend)
- Die untergeordneten **Hormondrüsen,** z. B. die Schilddrüse, stehen unten in dieser Hierarchie und beeinflussen mit den **peripheren Hormonen** ihre **Zielzellen.**

Die Konzentrationen der peripheren Hormone im Blut werden von Rezeptoren in Hypothalamus und Hypophyse gemessen. Meist läuft die Steuerung über **negative Rückkopplung.** Niedrige Konzentrationen der peripheren Hormone fördern die Freisetzung von stimulierenden Steuerhormonen aus dem Hypothalamus und der Hypophyse, während umgekehrt hohe periphere Hormonspiegel die übergeordneten Drüsen hemmen.

> **❯** „Primär" und „sekundär" werden bei Hormonstörungen uneinheitlich benutzt:
> - Zur Angabe der Störungslokalisation: Bei einer **primären Über-** oder **Unterfunktion** liegt die Ursache in der Drüse selbst, bei einer **sekundäre Über-** oder **Unterfunktion** in den Steuerzentren
> - Zur Angabe der Ursache: „Primär" bedeutet dann ohne, „sekundär" mit fassbarer Grunderkrankung (z.B. Tumor).

Altersveränderungen des Hormonsystems

Mit zunehmendem Alter sprechen die Drüsenzellen langsamer und schwächer auf die Steuerhormone übergeordneter Zentren an. Die Fähigkeit zur Steigerung der Hormonbildung (die „Reserve") wird geringer, etliche Hormonspiegel im Blut sinken. Abgesehen von den Geschlechtshormonen bleibt dies aber fast immer unbemerkt.

> **❯ Hinweise zu gesundheitsförderndem Verhalten**
>
> Ob Geschlechtshormone, Wachstumshormon oder Melatonin, alle Versuche, durch Hormongabe das Altern zu verzögern, sind bislang gescheitert. Oft hatten die Hormone sogar ernste unerwünschte Wirkungen. Es gibt allerdings **Anti-Aging-Strategien,**

die sogar preiswert und frei von unerwünschten Wirkungen sind: gesunde Ernährung, regelmäßige körperliche Aktivität und Verzicht auf Rauchen.

I/31.3.3 Hypothalamus und Hypophyse

Hypothalamus und **Hypophyse** (*Hirnanhangdrüse*) liegen in den unteren Abschnitten des Zwischenhirns (→ Kap. I/31.11.4). Sie sind über den Hypophysenstiel miteinander verbunden.

Die Hypophyse besteht aus zwei Teilen: Der größere **Hypophysenvorderlappen** (*HVL*) ist eine Hormondrüse. Der kleinere **Hypophysenhinterlappen** (*HHL*) kann als Anhängsel des Hypothalamus gesehen werden (→ Abb. I/31.3.6), weil er hauptsächlich aus Axonen (Nervenzellfortsätzen) von Zellen des Hypothalamus aufgebaut ist.

Hormone des Hypothalamus

Im Hypothalamus werden Releasing-Hormone (RH) und Inhibiting-Hormone (IH) gebildet, die auf dem Blutweg die Hypophyse erreichen und dort die Ausschüttung von Hypophysenvorderlappenhormonen anregen bzw. hemmen.

Hormone des Hypophysenhinterlappens

Andere Zellen des Hypothalamus bilden Oxytocin und ADH, die über deren Axone in den Hypophysenhinterlappen gelangen, wo sie gespeichert und bei Bedarf ins Blut abgegeben werden:

- **Oxytocin** bewirkt die Wehenauslösung bei der Geburt und führt während der Stillperiode zum Milcheinschuss
- **ADH** (*antidiuretisches Hormon* = gegen den Harndurchfluss gerichtetes Hormon; *Adiuretin*) fördert die Wasserrückresorption aus den Harnkanälchen der Niere ins Blut. Dadurch sinkt die Urinausscheidung.

> ❯❯ Ein ADH-Mangel (durch Gehirntumoren, -verletzung, -entzündung) oder Nicht-Ansprechen der Niere auf ADH führen zum **Diabetes insipidus** mit viel zu großen Harnmengen und Austrocknung.

Hormone des Hypophysenvorderlappens

Der Hypophysenvorderlappen bildet glandotrope Hormone, die untergeordnete Hormondrüsen steuern:

- **TSH** (*Thyroidea-stimulierendes Hormon*), regt die Bildung und Freisetzung der Schilddrüsenhormone an
- **ACTH** (*Adrenokortikotropes Hormon*), stimuliert die Kortisolausschüttung in der Nebenniere
- **FSH** (*Follikelstimulierendes Hormon*) und **LH** (*Luteinisierendes Hormon*) fördern die Eizellbildung bei der Frau und die Samenzellbildung beim Mann und regen Eierstöcke bzw. Hoden zur Hormonproduktion an.

Direkt auf Zielzellen wirken:

- **Prolaktin,** setzt u. a. die Milchproduktion in der Brustdrüse in Gang
- **Wachstumshormon** (*Somatotropes Hormon, STH, Human growth hormone,*

HGH), fördert v. a. Zellwachstum und -vermehrung
- **MSH** (*Melanozytenstimulierendes Hormon*), wird zusammen mit ACTH freigesetzt und beeinflusst über die Melanozyten (→ Kap. I/31.2.2) die Hautpigmentierung.

I/31.3.4 Schilddrüse und Nebenschilddrüsen

Schilddrüse

Aufbau

Die ca. 25 g schwere **Schilddrüse** (*Glandula thyroidea*) liegt hufeisenförmig dicht unterhalb des Schildknorpels. Zwei **Schilddrüsenseitenlappen** sind durch eine Gewebsbrücke, den **Isthmus,** verbunden (→ Abb. I/31.3.7).

Mikroskopisch betrachtet besteht das Schilddrüsengewebe aus vielen kleinen Bläschen, den **Follikeln.** Die Epithelzellen der Follikelwand produzieren die Schilddrüsenhormone und schütten sie in die Bläschenhohlräume aus, wo sie gespeichert werden.

Zwischen den Follikeln liegen die **C-Zellen** oder *parafollikulären Zellen*. Sie sezernieren das Hormon **Kalzitonin.**

Im Alter nimmt das Drüsengewebe etwas ab und das Bindegewebe zu, Knoten und Verkalkungen werden häufiger. Die Hormonbildung bleibt aber überwiegend ausreichend.

Schilddrüsenhormone

Es gibt zwei Schilddrüsenhormone: **Thyroxin** (T_4) und **Trijodthyronin** (T_3). Beide werden aus der Aminosäure *Tyrosin* durch Anlagern von *Jod* gebildet. Thyroxin (T_4) enthält vier Jodatome, Trijodthyronin (T_3) nur drei.

Beide Hormone steigern beim Erwachsenen den Stoffwechsel und die Nervenzelltätigkeit.

Nebenschilddrüsen und Regulation des Kalzium- und Phosphathaushalts

Nebenschilddrüsen

Die vier weizenkorngroßen **Nebenschilddrüsen** (*Epithelkörperchen*) liegen oben und unten an der Rückseite der Schilddrüsenseitenlappen. Sie schütten **Parathormon** (*PTH*) aus, das an der Regulation des Kalzium- und Phosphatstoffwechsel im Körper beteiligt ist.

Abb. I/31.3.6 Hypothalamus und Hypophyse. [L190]

Hypothalamus:
Releasing- und Inhibiting-Hormone (RH, IH)

Hypophysenvorderlappen:
glandotrope Hormone TSH, ACTH, FSH, LH

periphere Hormone Wachstumshormon, Prolaktin, MSH

RH und IH wandern zum Hypophysenvorderlappen

Hormonabgabe in den Blutkreislauf

Hypophysenhinterlappenhormone Oxytocin, ADH

Hypophysenstiel (Infundibulum)

Hormone wandern zum Hypophysenhinterlappen

Hypophysenhinterlappen:
Speicherung und Ausschüttung der peripheren Hormone Adiuretin und Oxytocin

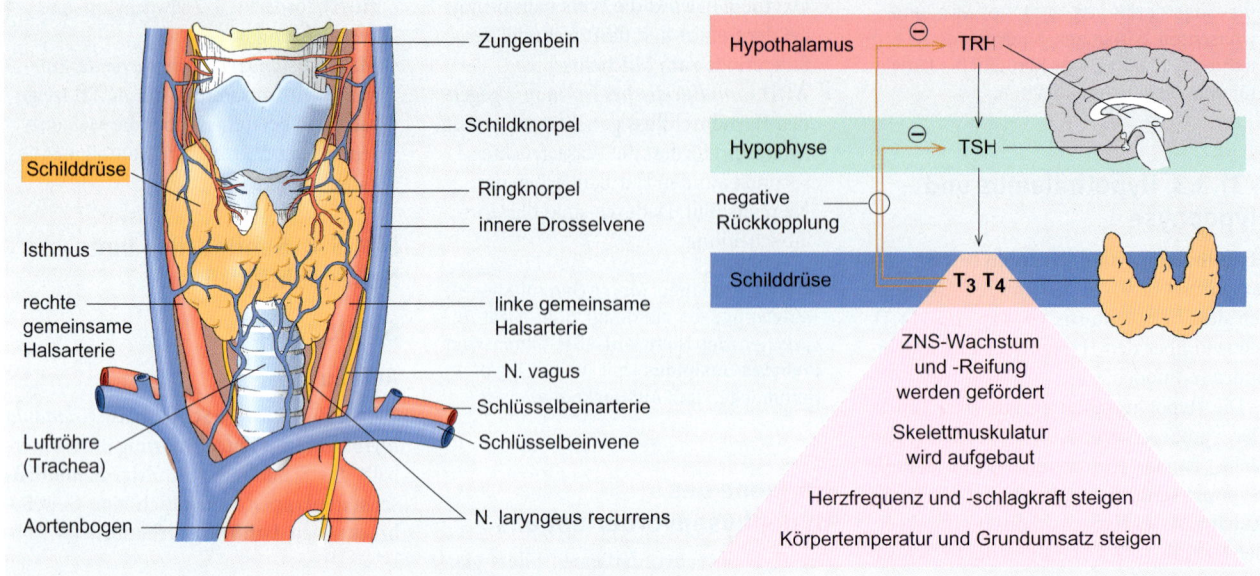

Abb. I/31.3.7 Links Anatomie der Schilddrüse, rechts Funktion der Schilddrüsenhormone. [L190]

Regulation des Kalzium- und Phosphathaushalts

Parathormon erhöht den Kalziumspiegel im Blut durch:

- Steigerung der Kalziumaufnahme im Darm durch Förderung der Umwandlung einer Vitamin-D-Vorstufe in aktives Vitamin-D-Hormon
- Erhöhte Kalziumfreisetzung aus dem Knochen
- Verminderte Kalziumausscheidung über die Nieren (bei gleichzeitig erhöhter Phosphatausscheidung).

Bei niedrigen Serumkalziumspiegeln wird vermehrt Parathormon ausgeschüttet. Hohe Spiegel hemmen die Parathormonausschüttung im Sinne einer negativen Rückkopplung.

Umgekehrt wirkt das Kalzitonin aus den C-Zellen der Schilddrüse. Es hemmt die Freisetzung von Kalzium und Phosphat aus dem Knochen und fördert gleichzeitig deren Einbau in die Knochen. Dadurch senkt es die Kalziumkonzentration im Blut. An den Nieren steigert Kalzitonin u. a. die Ausscheidung von Phosphat- und Kalziumionen.

I/31.3.5 Nebennieren

Die jeweils nur 5–10 g schweren **Nebennieren** (*Glandulae suprarenales*) sitzen kappenförmig auf den Nieren.

Man unterscheidet Nebennierenrinde und Nebennierenmark.

Nebennierenrinde und Nebennierenrindenhormone

Die **Nebennierenrinde** (→ Abb. I/31.3.8) lässt sich in drei Schichten gliedern, in denen verschiedene Hormone produziert werden.

Mineralokortikoide

In der äußeren Nebennierenrindenschicht werden **Mineralokortikoide** produziert. Am wichtigsten ist das **Aldosteron**. Es fördert die Natrium- und Wasserrückresorption (-wiederaufnahme) in der Niere und steigert die Kaliumausscheidung über den Urin. So erhöht es Serumnatriumspiegel sowie Wassergehalt des Körpers und senkt den Serumkaliumspiegel.

Glukokortikoide

In der mittleren Nebennierenrindenschicht werden **Glukokortikoide** hergestellt. Das wirksamste davon ist **Kortisol**. Die Ausschüttung von Kortisol ist morgens am höchsten.

Kortisol:

- Fördert Fett-, Eiweiß- und Knochenabbau
- Steigert die Glukoseneubildung (**Glukoneogenese**) aus Aminosäuren und damit den Blutzucker
- Hemmt Bildung und Aktivität von Abwehrzellen
- Vermindert die Kollagensynthese und Geweberegeneration.

> ❯ Glukokortikoide eignen sich zur Therapie von Allergien, zur Entzündungshemmung und Unterdrückung der körpereigenen Abwehr (→ Kap. I/32.2.2). Eine über längere Zeit erhöhte Blutkonzentration, egal ob erkrankungs- oder therapiebedingt, hat allerdings eine Reihe negativer Folgen für den Organismus (→ Kap. I/31.3.10).

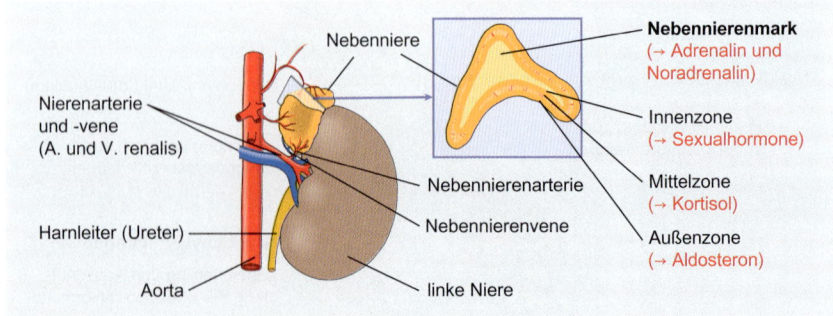

Abb. I/31.3.8 Anatomie der Nebenniere. Die Schnittebene links oben ist rechts als „Glasscheibe" markiert. [L190]

Sexualhormone

Die Nebennierenrinde produziert in ihrer inneren Schicht geringe Mengen an Sexualhormonen, v.a. **DHEA** (*Dehydroepiandrosteron*), ein schwach wirkendes **Androgen** (*männliches Sexualhormon*). Dies spielt allerdings nur bei Frauen eine Rolle. Bei Männern ist die Androgenbildung in der Nebennierenrinde gegenüber der viel größeren Produktion in den Hoden zu vernachlässigen.

Nebennierenmark

Das **Nebennierenmark** kann als verlängerter Arm des vegetativen Nervensystems aufgefasst werden (→ Kap. I/31.11.9). Aus dem Nebennierenmark werden **Katecholamine** wie **Adrenalin** oder **Noradrenalin** ins Blut abgegeben. Ihre Aufgabe ist die schnelle Steigerung der (körperlichen) Leistungsfähigkeit durch Bereitstellung von Energie und Stimulation der Herzarbeit.

Stressreaktion

Stressauslösende Ereignisse, z. B. Infektionen, Operationen, Verletzungen, aber auch Angst oder Ärger, setzen im ZNS zwei parallel laufende Reaktionsketten in Gang, die zusammen als **Stressreaktion** bezeichnet werden (→ Abb. I/31.3.9):

- Durch Aktivierung des Nebennierenmarks wird in Sekundenschnelle ein Katecholamingemisch ausgeschüttet
- Aufgrund einer Aktivierung der Hypothalamus-Hypophysen-Achse werden vermehrt ACTH und in der Folge Glukokortikoide ausgeschüttet.

> **Hinweise zu gesundheitsförderndem Verhalten**
>
> Die Mobilisierung aller Reserven durch die Stressreaktion war in früheren Zeiten lebensrettend, als es auf schnelle Flucht vor einem Tier oder möglichst große Kraft im Kampf ankam.
> Viel häufiger sind heute aber Stressfaktoren, z.B. Ärger oder Schreck durch Lärm, vor denen der Mensch nicht wegrennen oder gegen die er nicht kämpfen kann. Sind solche Situationen häufig, schadet die ursprünglich sinnvolle Stressreaktion dem Betroffenen.
> Daher ist es zunächst wichtig, Stressfaktoren als solche zu erkennen und zu

lernen, besser mit ihnen umzugehen, etwa durch Entspannungstechniken. Sport hilft, sowohl den Stress als auch die in einer Stresssituation bereitgestellten Blutzucker- und Fettreserven abzubauen. Stress ist allerdings nicht immer negativ, auch wenn er in Laienkreisen mit negativen Gefühlen verbunden wird und als Auslöser psychischer wie körperlicher Erkrankungen gilt. Im Gegensatz zum krank machenden **Disstress** durchaus positiv zu sehen ist **Eustress,** der eher anspornt und zu dem Gefühl führt, das Leben meistern zu können.

I/31.3.6 Bauchspeicheldrüse

Die **Bauchspeicheldrüse** (*Pankreas*) hat sowohl exokrine (→ Kap. I/14.4.2) als auch endokrine Funktionen. Entsprechend besteht sie histologisch aus zwei verschiedenen Teilen: Der Hauptteil ist exokrines Drüsengewebe einschließlich der dazugehörigen Ausführungsgänge. Darin eingestreut sind v.a. im Schwanzteil hellere, endokrin aktive Zellgruppen (**Langerhans-Inseln**). Unterschiedliche Zellen bilden verschiedene Hormone:

- Die **A-Zellen** synthetisieren **Glukagon**
- Die **B-Zellen** produzieren **Insulin**
- Die **D-Zellen** stellen **Somatostatin** her, das v.a. die Verdauungsfunktionen hemmt
- Die **PP-Zellen** bilden **pankreatisches Polypeptid,** das die Tätigkeit des exokrinen Bauchspeicheldrüsenteils vermindert.

Insulin

Insulin fördert den Aufbau von Speichermolekülen. Dies erfolgt durch:

- Gesteigerte Aufnahme der Ausgangssubstanzen Glukose (v. a. in Muskel- und Fettzellen), Amino- und Fettsäuren in die Zellen
- Förderung der Glykogen-, Eiweiß- und Fettbildung aus diesen Substanzen
- Hemmung des Glykogen-, Eiweiß- und Fettabbaus.

> **Insulin** ist das *einzige* Hormon, das den Blutzuckerspiegel senken kann. Ihm gegenüber stehen vier Hormone, die den Blutzuckerspiegel erhöhen: Glukagon, Glukokortikoide, Adrenalin und Wachstumshormon.

Glukagon

Glukagon mobilisiert Substrate z. B. durch:

- Förderung der *Glykogenolyse* (des Glykogenabbaus zu Glukose)

Stress auslösende Situationen
(z.B. Bedrohung, Prüfung, Straßenverkehr, Versagensangst im Beruf, Schlafdefizit, Nachtarbeit, Ehestreit)

Hypothalamus: **CRH** Sympathikus

Hypophyse: **ACTH**

Nebennierenrinde: schüttet Glukortikoide aus

Nebennierenmark: schüttet Adrenalin und Noradrenalin aus

Wirkungen (langfristig):
- Infektanfälligkeit
- Schlafstörungen
- Konzentrationsstörungen
- erschwertes Lernen
- gehäuft Spannungskopfschmerz

Wirkungen (kurzfristig)
- Steigerung von Herzfrequenz und -schlagkraft
- Zu-/Abnahme der Muskeldurchblutung je nach Beanspruchung
- Bronchialerweiterung
- Glukosefreisetzung
- erschwertes Denken zugunsten schematischer Reaktionen

Abb. I/31.3.9 Die Reaktionsketten bei der Stressreaktion. [L190]

- Steigerung von Fett- und Eiweißabbau
- Neubildung von Glukose aus Aminosäuren (*Glukoneogenese*).

I/31.3.7 Erkrankungen der Hypophyse

Unterfunktion des Hypophysenvorderlappens

> **Unterfunktion des Hypophysenvorderlappens** (*Hypophysenvorderlappeninsuffizienz, Hypopituitarismus*): Teilweises oder völliges Fehlen von Hypophysenvorderlappenhormonen.

Häufigste Ursachen einer **Unterfunktion des Hypophysenvorderlappens** sind Tumoren. Als Folge werden die untergeordneten Hormondrüsen zu wenig angeregt.

Beim alten Menschen sind v. a. die daraus entstehende sekundäre Schilddrüsen- und Nebennierenrindenunterfunktion (→ Kap. I/31.3.8, → Kap. I/31.3.10) bedeutsam. Die Diagnose wird durch Blutuntersuchungen gestellt.

Der Ersatz der fehlenden Hormone ist prinzipiell problemlos möglich. Die Dosierung muss aber exakt eingestellt und z. B. bei akuten Erkrankungen erhöht werden.

Überfunktion des Hypophysenvorderlappens

> **Überfunktion des Hypophysenvorderlappens:** Mehrsekretion von Hypophysenvorderlappenhormonen, meist aufgrund gutartiger hormonproduzierender Tumoren (*Adenome*).

Das häufigste Adenom ist das **Prolaktinom,** das sich bei Frauen nach den Wechseljahren v. a. durch Brustvergrößerung und Milchfluss zeigt. Bei Männern sind Libidostörungen und Brustbeschwerden möglich.

Bei einer Überproduktion von Wachstumshormon kommt es bei Erwachsenen zu einer **Akromegalie** (Akren = *distale Körperteile*), d. h. einer Vergrößerung von Kinn, Nase, Zunge, Händen und Füßen sowie einer Vergröberung der Gesichtszüge (→ Abb. I/31.3.10).

Zusätzlich können Erscheinungen einer Hypophysenvorderlappenunterfunktion bestehen, wenn das normale Gewebe durch den Tumor geschädigt wird.

Die Diagnose erfolgt durch Hormonbestimmungen im Blut.

Prolaktinome werden vorzugsweise medikamentös behandelt, die übrigen Tumo-

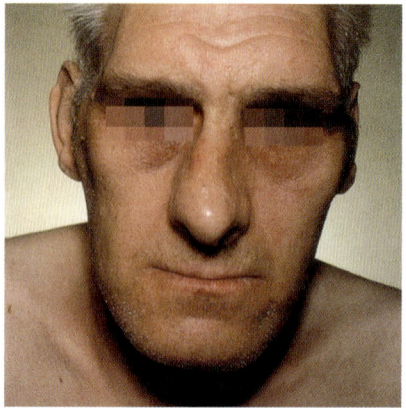

Abb. I/31.3.10 Mann mit Akromegalie. Nase und Kinn sind vergröbert. [E273]

ren operativ. Ist das Risiko einer Operation alters- oder krankheitsbedingt zu hoch, kommen Medikamente oder Strahlentherapie in Betracht.

I/31.3.8 Erkrankungen der Schilddrüse

Euthyreote Struma und Schilddrüsenoperation

> **Struma** (*Kropf*): Schilddrüsenvergrößerung. Bei alten Menschen häufiger als bei Jüngeren.
> **Euthyreose:** Normale Schilddrüsenhormonspiegel.
> **Euthyreote Struma** (*blande Struma*): Schilddrüsenvergrößerung bei normalen Schilddrüsenhormonspiegeln.

Krankheitsentstehung

Häufigste Ursache einer **Struma** (*Schilddrüsenvergrößerung*) ist in Deutschland Jodmangel in der Nahrung (benötigt werden 150–200 µg täglich) – weite Teile Deutsch-

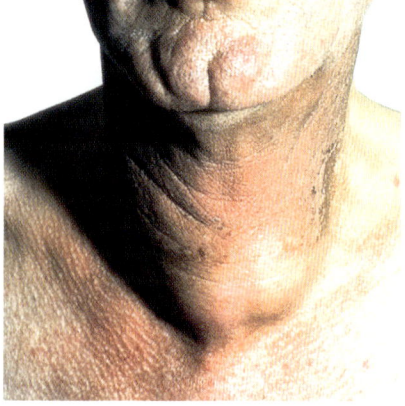

Abb. I/31.3.11 Mann mit Knotenstruma. Die vergrößerte Schilddrüse ist bereits bei normaler Kopfhaltung aus einiger Entfernung sichtbar. [E273]

lands sind Jodmangelgebiete. Die Schilddrüse versucht durch Wachstum, trotzdem genügend Hormone zu produzieren.

Während die gesunde Schilddrüse mit dem Alter etwas kleiner wird, wachsen Strumen bis nach dem 70. Lebensjahr. Zudem entwickeln sich mit zunehmendem Alter häufiger Knoten (*Knotenstruma, Struma nodosa*), die nicht mehr auf die Steuerhormone ansprechen und unabhängig vom Regelkreis (*autonom*) Schilddrüsenhormone produzieren.

Symptome, Befund und Diagnostik

Leitbeschwerden sind eine „Verdickung" des Halses (→ Abb. I/31.3.11) und ein Enge- oder Kloßgefühl im Hals. Eine große Struma führt durch Druck auf Luft- und Speiseröhre zu Luftnot und Schluckbeschwerden, besonders wenn Teile der Struma hinter dem Brustbein liegen (*retrosternale Struma*).

Die Ultraschalluntersuchung erfasst schnell und schmerzfrei Schilddrüsengröße und Knoten. Immer werden die Schild-

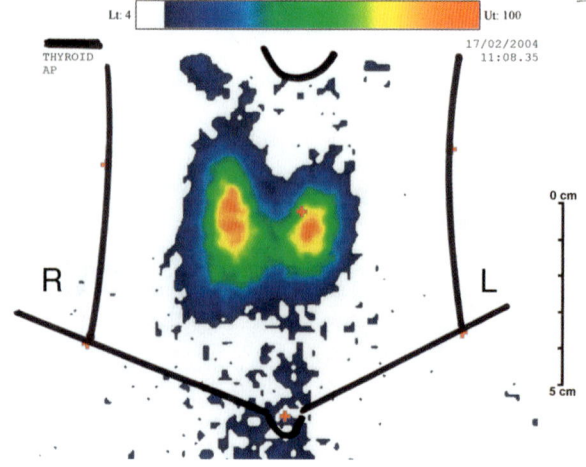

Abb. I/31.3.12 Die Schilddrüsenszintigrafie (hier ein normales Szintigramm) stellt die Funktion der Schilddrüse im Bild dar. Blau bedeutet eine niedrige, rot eine hohe Hormonbildung. Ergänzend wird fast immer eine Ultraschalluntersuchung durchgeführt. [S008-3-01]

drüsenhormone im Blut bestimmt, da die Schilddrüsengröße keinen Rückschluss auf die Hormonlage erlaubt. Evtl. erfolgt eine **Schilddrüsenszintigrafie:** Dem Pflegebedürftigen wird in der radiologischen Praxis eine radioaktive Substanz gespritzt, die sich in der Schilddrüse anreichert, und zwar umso mehr, je stärker das Gewebe Hormone produziert. Die Radioaktivität wird von außen gemessen und als zweidimensionales Bild dargestellt (→ Abb. I/31.3.12).

Behandlung

- Eine Möglichkeit ist die Operation. Bei der **subtotalen Strumaresektion** entfernt der Chirurg große Teile der Schilddrüse, einen Rest und die Nebenschilddrüsen belässt er
- Alternative gerade bei alten Menschen mit hohem Operationsrisiko ist die **Radiojodtherapie**
- Die medikamentöse Behandlung der euthyreoten Struma mit Schilddrüsenhormonen oder Jodid ist im Alter eher selten sinnvoll.

Komplikationen von Schilddrüsenoperationen

Hauptkomplikationen von Schilddrüsenoperationen sind:
- Eine **Rekurrensparese** durch Schädigung des unmittelbar hinter der Schilddrüse verlaufenden N. laryngeus recurrens. Einseitige Schädigung führt durch Lähmung der Kehlkopfmuskulatur zu Heiserkeit, beidseitige zu Atemnot
- Unterfunktion der Nebenschilddrüsen (→ Kap. I/31.3.9) durch versehentliche Entfernung der Nebenschilddrüsen.

Prognose und Information des Erkrankten

Wichtig ist eine Rezidivprophylaxe mit Schilddrüsenhormonen (z. B. Euthyrox®), da ansonsten das Schilddrüsenrestgewebe zu einer **Rezidivstruma** auswachsen kann.

> ❯❯ Schilddrüsenhormone müssen morgens auf nüchternen Magen eine halbe Stunde vor dem Frühstück genommen werden. Außerdem sind zur exakten Einstellung regelmäßige Bestimmungen der Schilddrüsenhormone im Blut nötig.

Internet- und Lese-Tipp
Schilddrüsen-Liga Deutschland e.V.: www.schilddruesenliga.de

Schilddrüsenüberfunktion

> ❯❯ **Schilddrüsenüberfunktion** (*Hyperthyreose*): Überproduktion von Schilddrüsenhormonen. Sehr häufige Erkrankung, meist aufgrund einer **Schilddrüsenautonomie** (ungehemmte Produktion von Schilddrüsenhormonen) oder eines **Morbus Basedow** (*Basedow-Krankheit, Autoimmunthyroiditis*).

Krankheitsentstehung

Häufigste Ursache der **Schilddrüsenüberfunktion** älterer Menschen ist die **Schilddrüsenautonomie.** Das ganze Gewebe oder abgegrenzte Knoten (meist gutartige Adenome) entziehen sich der Kontrolle durch die übergeordneten Zentren und produzieren ungehemmt Schilddrüsenhormone.

Der **Morbus Basedow** ist eine Autoimmunerkrankung (→ Kap. I/26.6.2). Die Autoantikörper führen zu einer ständigen Stimulation der hormonbildenden Zellen.

Symptome, Befund und Diagnostik

Die klassischen Symptome der Schilddrüsenüberfunktion sind:
- Psychische Veränderungen, typischerweise Nervosität, Rastlosigkeit, leichte Erregbarkeit
- Erhöhte Herzfrequenz, evtl. Herzrhythmusstörungen
- Warme und gerötete Haut sowie dünnes, weiches Haar
- Wärmeempfindlichkeit mit vermehrter Neigung zum Schwitzen
- Erhöhte Stuhlfrequenz bis zu Durchfällen
- Muskelschwäche und feinschlägiger Fingertremor (Zittern der Finger)
- Gewichtsverlust trotz reichlicher Nahrungsaufnahme.

> ❯❯ Bei alten Menschen bestehen oft nur ein oder wenige Symptome, v. a.:
> - Gewichtsabnahme, verringerter (!) Appetit
> - Schneller Puls, Vorhofflimmern (→ Kap. I/31.5.12), Luftnot
> - Schwäche, Antriebsarmut, evtl. Verwirrtheit.

Bei Morbus Basedow können Zeichen einer immunbedingten **endokrinen Orbitopathie** bestehen, jedoch seltener als bei Jüngeren. Der Augapfel tritt aus der Augenhöhle hervor (*Exophthalmus*), das Oberlid ist zurückgezogen und der Lidschlag zu selten. In schweren Fällen bestehen Augenmuskelläh-

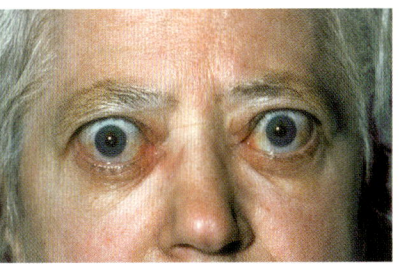

Abb. I/31.3.13 53-jährige Frau mit Morbus Basedow. Auffallend sind die hervortretenden Augen mit zurückgezogenen Oberlidern und der starre Blick. [T127]

mungen mit Doppelbildern (→ Abb. I/31.3.13). Typisch ist außerdem eine blaurote Schwellung in der Schienbeinregion (**prätibiales Myxödem**).

Die Diagnose wird gesichert durch Blutuntersuchungen (Schilddrüsenhormone, Autoantikörper), Ultraschalluntersuchung und Schilddrüsenszintigrafie.

Behandlung

Zunächst werden die Schilddrüsenhormonspiegel durch Gabe von Thyreostatika normalisiert.
- Beim Morbus Basedow kann dann die Medikamentengabe länger fortgesetzt oder eine Radiojodtherapie durchgeführt werden. Die Entscheidung hängt vom Einzelfall ab. Gegen die endokrine Orbitopathie werden Glukokortikoide und Strahlentherapie eingesetzt. In schweren Fällen ist eine Augenoperation angezeigt. Die Betroffenen sollten nicht rauchen, da dies die Augenbeteiligung verstärkt
- Bei Autonomie sind Operation oder Radiojodtherapie möglich, wobei viele Ärzte in der Behandlung älterer Menschen die Radiojodtherapie bevorzugen.

Thyreostatika

Ziel der medikamentösen Therapie mit oralen **Thyreostatika** (*Schilddrüsenhemmern*) ist eine Normalisierung der Schilddrüsenfunktion.

Die meistgebrauchten Substanzen sind Carbimazol (Carbimazol 5 mg Hexal®) und Thiamazol (Favistan®). Sie hemmen die Synthese der Schilddrüsenhormone, indem sie verhindern, dass Jod in die Schilddrüsenhormone eingebaut wird.

Unerwünschte Wirkungen sind z. B. Magen-Darm-Beschwerden und Allergien. Selten, aber ernst ist eine starke Verminderung der weißen Blutkörperchen (*Agranulozytose* → Kap. I/31.4.10) mit hoher Infektionsgefahr.

I
31

> **Vorsicht!**
Lebensbedrohliche Komplikation einer Hyperthyreose ist die **thyreotoxische Krise,** die bis zum Koma führen kann. Die thyreotoxische Krise tritt spontan oder nach Gabe jodhaltiger Kontrastmittel (→ Kap. I/27.2.9) bei unerkannter Schilddrüsenüberfunktion auf.
Die Symptome sind u.a.:
- Tachykardie und Vorhofflimmern
- Hautrötung und Schweißausbrüche
- Hohes Fieber
- Durchfall und Erbrechen mit Exsikkose
- Muskelschwäche
- Psychomotorische Unruhe
- Später Somnolenz, dann Koma und Kreislaufversagen.

Pflege und Information des Erkrankten

- Engmaschige Kontrollen der Kreislaufparameter, der Temperatur und des Bewusstseins
- Bei Nervosität Unterbringung in einem ruhigen Zimmer, Vermeiden von Hektik durch Mitbewohner, Personal oder aufregende Fernsehsendungen. Verzicht auf stimulierende Getränke wie Kaffee oder Schwarztee
- Regulation der Raumtemperatur nach den Wünschen des Erkrankten (alte Menschen neigen bei Schilddrüsenüberfunktion weniger zum Schwitzen als jüngere)
- Bei endokriner Orbitopathie kein Rauchen, getönte Brille, Einträufeln künstlicher Tränen oder entzündungshemmender Augentropfen nach Arztanordnung, Kopfende des Bettes etwas hochstellen.

Die Prognose ist insgesamt gut. Beim Morbus Basedow kann allerdings die endokrine Orbitopathie bestehen bleiben.

Schilddrüsenunterfunktion

> **Schilddrüsenunterfunktion** (*Hypothyreose*): Mangel an Schilddrüsenhormonen. In höherem Lebensalter häufig und oft lange Zeit unbemerkt. Ganz überwiegend durch Erkrankungen der Schilddrüse selbst bedingt (*primäre Hypothyreose*).

Krankheitsentstehung

Eine **Schilddrüsenunterfunktion** bei alten Menschen hat vor allem zwei Ursachen:
- Eine autoimmunbedingte chronische Schilddrüsenentzündung (*Hashimoto-Thyroiditis*)

- Vorherige Schilddrüsenoperation oder Radiojodtherapie mit unzureichendem Ersatz der therapiebedingt fehlenden Hormone.

Symptome, Befund und Diagnostik

Da die Symptome schleichend einsetzen, sich teilweise mit physiologischen Altersbeschwerden überschneiden (auch viele gesunde alte Menschen beklagen z.B. eine trockene Haut oder nachlassenden Antrieb) und bei älteren Menschen oft nur einzelne oder wenige Beschwerden bestehen, wird die Schilddrüsenunterfunktion häufig übersehen. Leitbeschwerden sind (→ Abb. I/31.3.14):
- Verlangsamung, Antriebsarmut, Müdigkeit, Desinteresse, Gedächtnisstörungen. Nicht selten wird die Schilddrüsenunterfunktion als Depression verkannt
- Frieren
- Verstopfung (Obstipation)
- Kühle, blasse, raue, trockene Haut
- Gewichtszunahme
- **Myxödem** (*teigige Schwellung der Haut*).

Der Untersucher stellt einen langsamen Herzschlag (*Bradykardie*) und evtl. eine Herzschwäche (*Herzinsuffizienz*) fest. Die Reflexe sind typischerweise verlangsamt.

Eine Schilddrüsenunterfunktion kann z.B. durch Infektionen zum heute seltenen, lebensbedrohlichen **Myxödem-Koma** entgleisen. Zusätzlich kommt es dann zu Bewusstseinstrübung, Krampfanfällen, Abfall der Körpertemperatur, Atemstörung und Elektrolytentgleisung.

Die Diagnostik umfasst immer Blut- und Ultraschalluntersuchungen.

Behandlung

Die Behandlung erfolgt durch eine Dauersubstitution mit Schilddrüsenhormonen (z.B. L-Thyroxin® beta). Bei älteren Menschen, bei denen häufig auch eine koronare Herzkrankheit oder Herzinsuffizienz vorliegt, wird viel vorsichtiger dosiert als bei Jüngeren, um Herzkomplikationen durch den steigenden Stoffwechsel zu vermeiden. Die Therapie beginnt mit 25 µg täglich, alle 2–3 Wochen wird die Dosis um 25 µg gesteigert.

Pflege und Information des Erkrankten

- Zu Beginn der medikamentösen Substitution Puls, Blutdruck und EKG regelmäßig kontrollieren, auf Angina pectoris und Zeichen einer Herzinsuffizienz achten
- Bei verlangsamten Erkrankten mehr Zeit für die aktivierende Pflege einplanen
- Wegen der trockenen Haut auf adäquate Haut- und Haarpflege achten
- Für warme Räume sorgen
- Wegen der Obstipation auf eine vollwertige, ballaststoffreiche Ernährung achten
- Kalorienarme Mahlzeiten reichen, denn die Erkrankten sind trotz Appetitmangels häufig übergewichtig.

Die Prognose ist gut. Der Erkrankte muss wissen, dass regelmäßige ärztliche Kontrollen erforderlich sind.

Hashimoto-Thyroiditis

> **Thyroiditis:** Schilddrüsenentzündung. Eher seltene Erkrankung.
> **Hashimoto-Thyroiditis:** Autoimmun bedingte, chronische Schilddrüsenentzündung, die zu einer bleibenden Schilddrüsenunterfunktion führt.

Die **Hashimoto-Thyroiditis** verläuft symptomarm. Manchmal kommt es zu einer vorübergehenden Schilddrüsenüberfunktion und Schilddrüsenvergrößerung. Oft wird die Erkrankung erst im Endstadium festgestellt, wenn sich aufgrund des Ersatzes der Follikel durch Bindegewebe eine Schilddrüsenunterfunktion entwickelt hat. Die Behandlung besteht in der lebenslangen Gabe von Schilddrüsenhormonen.

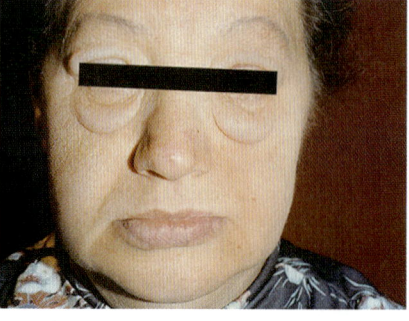 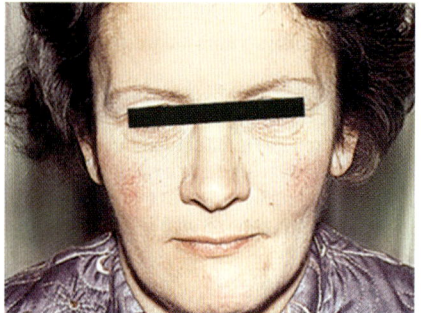

Abb. I/31.3.14 Links Frau mit Schilddrüsenunterfunktion. Auffällig ist die ödematös-teigige Gesichtsschwellung. Rechts die gleiche Frau mit normalem Aussehen unter Therapie mit Schilddrüsenhormonen. Ihre sonstigen Beschwerden sind verschwunden. [R168]

Bösartige Schilddrüsentumoren

> **Bösartige Schilddrüsentumoren:** Insgesamt seltene Tumoren, am häufigsten als **differenziertes** oder **undifferenziertes Schilddrüsenkarzinom** vom Follikelepithel ausgehend.
> Selten als **medulläres Karzinom** durch Entartung der kalzitoninproduzierenden C-Zellen.

Bei alten Menschen am häufigsten sind **undifferenzierte Schilddrüsenkarzinome.** Hingegen haben **differenzierte Schilddrüsenkarzinome** und **medulläre Karzinome** ihren Altersgipfel im jüngeren bis mittleren Erwachsenenalter.

Die Mehrzahl der Schilddrüsenkarzinome macht sich durch Schilddrüsenvergrößerung mit Knotenbildung bemerkbar. Verdächtig sind schnelles Wachstum der Knoten, zunehmende Schluckbeschwerden und (dauerhafte) Heiserkeit.

Die Behandlung erfolgt durch operative Entfernung der *gesamten* Schilddrüse (**totale Thyroidektomie**) und der Halslymphknoten.

Eine Radiojodtherapie 3–4 Wochen nach der Operation ist nur bei differenzierten, jodaufnehmenden Karzinomen sinnvoll.

Die Prognose hängt von Tumortyp und -ausdehnung ab und ist bei undifferenzierten Karzinomen meist schlecht.

Radiojodtherapie

Die **Radiojodtherapie** ist eine nuklearmedizinische Strahlentherapie. Oral zugeführtes, radioaktives Jod wird fast nur von Schilddrüsengewebe aufgenommen und gespeichert. Dies bedeutet, dass bei Zufuhr radioaktiven Jods die Schilddrüse und damit funktionell aktive, jodspeichernde Schilddrüsenkarzinome einschließlich ihrer Metastasen mit sehr hohen Dosen bestrahlt und so zerstört werden. Die übrigen Organe werden kaum in Mitleidenschaft gezogen, da sie das Jod nicht aufnehmen.

Die Radiojodtherapie erfolgt in Deutschland aus Strahlenschutzgründen nur in speziellen Stationen mit Schutzeinrichtungen. Die Erkrankten schlucken das radioaktive Jod und bleiben so lange in der Klinik, bis die von ihnen ausgehende Radioaktivität unter den gesetzlichen Grenzwert gefallen ist. Während des stationären Aufenthalts versorgen sie sich nach Möglichkeit selbst. So kann z. B. die Strahlenbelastung für das Pflegepersonal möglichst gering gehalten werden.

I/31.3.9 Erkrankungen der Nebenschilddrüsen

Überfunktion der Nebenschilddrüsen

> **Nebenschilddrüsenüberfunktion** (*Hyperparathyroidismus*): Gesteigerte Sekretion von Parathormon (PTH). Dadurch veränderter Kalzium- und Phosphathaushalt.

Krankheitsentstehung

Ursache einer **primären Nebenschilddrüsenüberfunktion** sind überwiegend Nebenschilddrüsenadenome, die unabhängig vom Blutkalziumspiegel Parathormon produzieren.

Die **sekundäre Nebenschilddrüsenüberfunktion** ist im Alter häufig Folge einer eingeschränkten Nierenfunktion oder eines Kalzium- und Vitamin-D-Mangels.

Symptome, Befund und Diagnostik

Oft ist das Bild bei der primären Nebenschilddrüsenüberfunktion uncharakteristisch mit vermehrtem Durst, Müdigkeit, psychischen Symptomen (v. a. Depression) und Muskelschwäche. Das Vollbild ist selten:

- Weichteilverkalkungen und wiederholte Nierensteine (*Steinpein*) durch den erhöhten Blutkalziumspiegel
- Knochenschmerzen (*Beinpein*) durch den erhöhten Knochenumbau, bei Älteren oft als „Rheuma" fehlgedeutet
- Magenbeschwerden (*Magenpein*) bis zum Magengeschwür, weil ein erhöhter Kalziumspiegel die Magensäurebildung anregt.

Lebensbedrohlich ist die Entgleisung zur **hyperkalzämischen Krise** (→Kap. I/31.9.9).

Bei der sekundären Nebenschilddrüsenunterfunktion dominieren die Beschwerden der Grunderkrankung. Der Blutkalziumspiegel ist nicht erhöht.

Wesentlicher Schritt zur Diagnose sind Blutuntersuchungen (Kalzium- und Parathormonspiegel).

Behandlung

Bei primärer Nebenschilddrüsenüberfunktion ohne Beschwerden warten die behandelnden Ärzte bei älteren Menschen zumeist ab. Bestehen Beschwerden, entscheiden sie im Einzelfall, ob eine operative oder medikamentöse Therapie (wie bei Hyperkalzämie → Kap. I/31.9.9) sinnvoller ist.

Bei der sekundären Nebenschilddrüsenüberfunktion muss die ursächliche Erkrankung behandelt werden.

Unterfunktion der Nebenschilddrüsen

> **Unterfunktion der Nebenschilddrüsen** (*Hypoparathyroidismus*): Parathormon-Mangel. Meist Folge einer zu radikalen Schilddrüsen-, Nebenschilddrüsen- oder Kehlkopfoperation mit versehentlicher Entfernung aller vier Nebenschilddrüsen.

Klinisch kommt es als Folge des niedrigen Serumkalziumspiegels vor allem zu einer **Tetanie** mit Pelzigkeitsgefühl und Kribbeln der Haut (meist um den Mund), Krämpfen der Muskulatur mit typischer „Pfötchenstellung" der Hände sowie einem Spitzfuß. Die Behandlung erfolgt medikamentös durch Zufuhr von Kalzium und Vitamin D (→ Kap. I/31.9.9).

I/31.3.10 Erkrankungen der Nebennierenrinde

Überfunktion der Nebennierenrinde

Die Überproduktion einzelner oder mehrerer Nebennierenrindenhormone führt zu typischen Symptomkombinationen. Bedeutsam sind v. a. das **Cushing-Syndrom** und der **Hyperaldosteronismus.**

Cushing-Syndrom

> **Cushing-Syndrom:** Krankheitsbild aufgrund einer erhöhten Kortisol-Konzentration im Blut.

Krankheitsentstehung

Ein **Cushing-Syndrom** ist am häufigsten die Folge einer Glukokortikoid-Dauertherapie (→ Kap. I/26.6.4), z. B. bei Asthma oder rheumatischen Erkrankungen. 📖 1

Seltenere Ursachen sind:

- Eine vom Regelkreis unabhängige ACTH-Bildung im Hypophysenvorderlappen (**Morbus Cushing**) oder **paraneoplastisch** (→ Kap. I/34.3.1) z. B. bei Lungenkrebs
- Gut- oder bösartige Nebennierentumoren (**Nebennierenadenom** bzw. **Nebennierenrindenkarzinom**).

Diese Erkrankungen können zwar auch bei älteren Menschen auftreten, haben aber ihren Altersgipfel bereits früher im Erwachsenenalter.

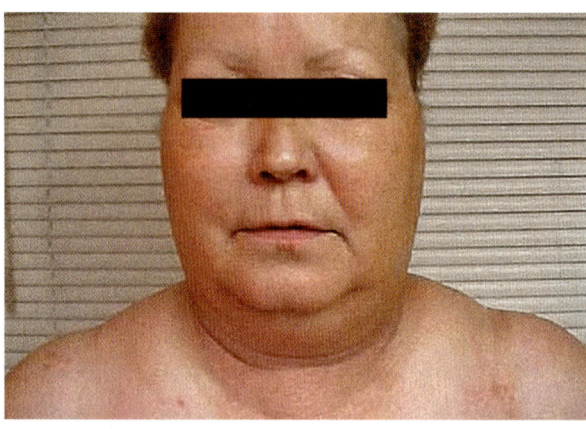

Abb. I/31.3.15 Patientin mit Rundgesicht, Gesichtsröte und Fettpolster in den Schlüsselbeingruben bei Cushing-Syndrom. [E439]

Symptome, Befund und Diagnostik

Das Cushing-Syndrom beginnt unspezifisch mit Leistungsabfall, Müdigkeit und Schwäche. Das Vollbild ist gekennzeichnet durch (→ Abb. I/26.15):

- Stammfettsucht, Rundgesicht, Fettpolster in Nacken und Schlüsselbeingruben (→ Abb. I/31.3.15) durch Gewichtszunahme und Fettumverteilung
- Gesichtsrötung, Hauteinblutungen und dunkelrote Striae durch Eiweißabbau und Bindegewebsatrophie
- Muskelschwäche durch Eiweißabbau
- Rundrückenbildung und Knochenschmerzen durch erhöhten Knochenumbau und Osteoporose
- Zyklusstörungen bei (jüngeren) Frauen, Potenzminderung bei Männern
- Erhöhte Infektanfälligkeit
- Langsame Wundheilung
- Psychische Veränderungen, oft in Form von Depressionen
- Evtl. fettige Haut, Akne und männlicher Behaarungstyp bei Frauen.

Bei der Untersuchung werden häufig eine Hypertonie und Ödeme festgestellt.

Behandlung

Behandlung und Prognose hängen von der Ursache ab.

Pflege

- Tägliche Gewichtskontrollen
- Kalorien- und salzarme, jedoch kaliumreiche Kost
- Wegen der Hautveränderungen sorgfältige Hautpflege und Vermeidung zusätzlicher Belastungen, z. B. möglichst keine Pflaster
- Bei Depressionen evtl. auf Arztanordnung Einschaltung eines Psychologen bzw. Psychiaters.

Hyperaldosteronismus

> **Hyperaldosteronismus:** Überproduktion von Aldosteron (→ Kap. I/31.3.5).

Der **primäre Hyperaldosteronismus** (*Conn-Syndrom*) durch gut- oder bösartige Nebennierenerkrankungen ist beim alten Menschen eher selten. Häufiger ist die sekundäre Aldosteron-Überproduktion durch übermäßige Aktivierung des Renin-Angiotensin-Aldosteron-Systems (→ Kap. I/31.6.6), z. B. bei Diuretika-Therapie oder arteriosklerotischer Einengung der Nierenarterie.

Leitsymptom ist ein Bluthochdruck mit all seinen Folgen (→ Kap. I/31.6.9, bei Diuretikabehandlung normaler Blutdruck). Viele Betroffene klagen über Verstopfung (Obstipation), Muskelschmerzen und -schwäche, aber auch über Muskelkrämpfe und Parästhesien (Missempfindungen) als Folge der Elektrolytstörungen.

Hauptmittel zur Diagnostik sind Blutuntersuchungen. Die Behandlung hängt von der Ursache ab.

Unterfunktion der Nebennierenrinde

> **Nebennierenrindenunterfunktion** (*Nebennierenrindeninsuffizienz*): Möglicherweise lebensbedrohlicher Mangel an Mineralo- und Glukokortikoiden (→ Kap. I/31.3.5).

Krankheitsentstehung

Liegt die Ursache in einem Zelluntergang von Nebennierenrindenzellen (z. B. autoimmunbedingt), spricht man von **primärer Nebennierenrindeninsuffizienz** (*Morbus Addison, Addison-Krankheit*).

Die **sekundäre Nebennierenrindeninsuffizienz** ist Folge einer verminderten Stimulation bei Hypothalamus- oder Hypophysenerkrankungen oder Auswirkung einer Glukokortikoiddauerbehandlung (→ Kap. I/31.3.5). Letzteres ist beim alten Menschen am häufigsten.

Symptome, Befund und Diagnostik

Leitsymptome bei primärer Nebennierenrindeninsuffizienz sind:

- Müdigkeit, Schwäche
- Übelkeit, Erbrechen, Gewichtsverlust
- Salzhunger, Austrocknung, niedriger Blutdruck
- Psychische Störungen
- Verstärkte Pigmentierung nicht sonnenbeschienener Hautbezirke.

Bei der sekundären Nebenniereninsuffizienz fehlen Salzhunger und Kreislauferscheinungen, weil noch Mineralokortikoide produziert werden, deren Sekretion nicht durch die Hypophyse geregelt wird. Die Nebennierenrindeninsuffizienz durch Glukokortikoidtherapie fällt erst auf, wenn die Glukokortikoide zu schnell abgesetzt oder bei Belastungen nicht erhöht werden.

Die Diagnose wird durch Blutuntersuchungen gestellt.

> **Vorsicht!**
> Eine **Addison-Krise** wird bei bis dahin gerade noch kompensierter Insuffizienz durch zusätzliche Belastungen (z. B. Infekte, Unfälle) ausgelöst.
> Zusätzlich zu den oben aufgeführten Symptomen bestehen:
> - Deutliche Austrocknung, Blutdruckabfall, Schock mit Oligurie (viel zu geringe Urinmenge)
> - Unterzuckerung (*Hypoglykämie*)
> - Evtl. Erbrechen und Durchfall
> - Bewusstseinsstörungen bis zum Koma.

Behandlung

Die Behandlung besteht im Ersatz der fehlenden Hormone.

Pflege und Information des Erkrankten

- Warnsymptome einer Addison-Krise beachten
- Regelmäßig Blutdruck kontrollieren
- Auf die Trinkmenge achten (die Erkrankten sollten mindestens zwei Liter täglich trinken)
- Zu eher kochsalzreicher Ernährung raten.

Bei Infekten, Erbrechen, aber auch gesteigerter körperlicher Betätigung oder anderen Belastungen muss die Kortisondosis vorübergehend erhöht werden. In Zweifelsfällen sollte der Erkrankte den Arzt konsultieren.

I/31.3.11 Diabetes mellitus

> **Diabetes mellitus** (*Zuckerkrankheit*): Chronische Stoffwechselstörungen mit einem erhöhten Blutzucker durch Insulinmangel bzw. verminderte Insulinwirkung. Erhebliche soziale Bedeutung, insbesondere durch gravierende Folgeerkrankungen an den Arterien und Nerven. Häufigkeit mit zunehmendem Alter steigend, v.a. nach dem 50. Lebensjahr. Gut 7 % der 18- bis 79-Jährigen, aber mehr als 20 % der über 70-Jährigen haben einen Diabetes. Über die Hälfte der Menschen mit Diabetes ist älter als 65 Jahre. 📖 2, 3

Der Diabetes mellitus wird eingeteilt in:
* Diabetes mellitus Typ I (→ Tab. I/31.3.1)
* Diabetes mellitus Typ II (→ Tab. I/31.3.1)
* Andere spezifische Diabetes-Typen, z. B. durch Bauchspeicheldrüsenerkrankungen (→ Kap. I/31.8.19), hormonelle Erkrankungen (Cushing-Syndrom → Kap.

I/31.3.10, Akromegalie → Kap. I/31.3.7) oder Medikamente (z. B. Glukokortikoide)
* Schwangerschaftsdiabetes.

> Die Prognose ist heute sowohl für Typ-I- als auch für Typ-II-Diabetiker weitaus besser als früher. Hauptursachen der nach wie vor verkürzten Lebenserwartung sind die diabetischen Folgeerkrankungen und dabei v.a. Herz-Kreislauf-Erkrankungen.

Diabetesdiagnostik

Diagnosekriterien

Ein Diabetes mellitus wird diagnostiziert, wenn eines der folgenden Kriterien erfüllt ist:
* Klassische Diabetes-Symptome *und* Plasmaglukose $\geq$ 200 mg/dl = 11,1 mmol/l zu einem *beliebigen* Zeitpunkt des Tages
* Nüchtern-Plasmaglukose $\geq$ 126 mg/dl = 7,0 mmol/l. Nüchtern heißt keine Kalorienzufuhr für mindestens 8 Std.
* Im *oralen Glukosetoleranztest* 2-Stunden-Wert $\geq$ 200 mg/dl = 11,1 mmol/l (Testdurchführung nach WHO-Richtlinien)
* $HbA_{1c} \geq$ 6,5 % (48 mmol/l). 📖 4

Oraler Glukosetoleranztest

Der **orale Glukosetoleranztest** (*OGT, OGTT*) ist ein Zuckerbelastungstest. Der Betroffene geht nüchtern in die Arztpraxis. Nach der Blutabnahme trinkt er eine standardisierte Zuckerlösung, 2 Std. später wird nochmals Blut abgenommen (Beurteilung → Tab. I/31.3.2).

Der orale Glukosetoleranztest wird nicht zur Routine, sondern zur Klärung bei Zweifelsfällen empfohlen. Wichtig ist die Beachtung einiger Regeln bei der Durchführung, da etliche Störfaktoren die Werte verfälschen können:
* In den drei Tagen vor dem Test mindestens 150–200 g Kohlenhydrate pro Tag bei normaler körperlicher Aktivität zuführen (Pflegebedürftigen also nicht „fasten" lassen)
* Nach 10–16 Std. Nahrungs- und Alkoholkarenz um 8 Uhr Nüchtern-BZ bestimmen und Pflegebedürftigen dann 75 g Glukose, gelöst in 250–300 ml Wasser, innerhalb von 5 Min. trinken lassen
* Blutzucker 2 Std. nach dem Glukosetrunk messen. In dieser Zeit muss der Pflegebedürftige ruhig sitzen oder liegen und darf nicht rauchen
* Störfaktoren:
  – Bestimmte Arzneimittel (z. B. Thiaziddiuretika, Glukokortikoide, Kontrazeptiva, Laxanzien), mindestens drei Tage vorher absetzen
  – Akute Erkrankungen, Hypokaliämie, Magen- und Duodenalulkus, Magenteilresektion.

Glykohämoglobine

Glukose lagert sich je nach Blutzuckerspiegel fest an den roten Blutfarbstoff Hämoglobin. Der Anteil dieses „gezuckerten" Hämoglobins (*Glykohämoglobins*) kann im Labor bestimmt werden. Von den verschiedenen Untergruppen hat sich das **HbA_{1c}** durchgesetzt, das eine Aussage über den durchschnittlichen Blutzuckerspiegel etwa der letzten 8 Wochen erlaubt.

Bei einem HbA_{1c} < 5,7 % (39 mmol/mol Hb) liegt kein Diabetes vor, bei einem Wert > 6,5 % (48 mmol/mol Hb) ist die Diagnose sicher. Werte dazwischen bedürfen der Abklärung.

Diabetes mellitus Typ I

Unter 10 % der Diabetiker in Deutschland leiden an einem **Diabetes mellitus Typ I.** 📖 5

Prinzipiell kann sich ein Diabetes mellitus Typ 1 in jedem Alter manifestieren, meist je-

	Typ-I-Diabetes	**Typ-II-Diabetes**
Manifestations-alter	• Meist vor dem 40. Lebensjahr	• Meist im mittleren bis höheren Lebensalter
Ursache und Auslöser	• Absoluter Insulinmangel infolge Zerstörung der B-Zellen des Pankreas. Autoimmunerkrankung	• Verminderte Insulinwirkung an Leber-, Muskel- und Fettzellen (Insulinresistenz). Zunächst kompensatorisch erhöhte Insulinproduktion, die sich später erschöpft. Förderung der Manifestation durch Übergewicht und Bewegungsmangel
Klinik	• Rascher Beginn der Erkrankung mit starkem Durst, Polyurie, Übelkeit, Schwäche und teils erheblichem Gewichtsverlust, oft auch Koma als Erstmanifestation	• Langsamer Beginn mit Harnwegsinfekten, Hautjucken, Mykosen, Furunkeln, Sehstörungen und Schwäche. Häufig gleichzeitig metabolisches Syndrom
Stoffwechsellage	• Eher labil	• Eher stabil
Therapie	• Insulingabe	• Gewichtsreduktion, Diät, Bewegung, orale Antidiabetika, bei Versagen Insulin

Tab. I/31.3.1 Unterscheidung von Typ I- und Typ-II-Diabetes.

Bewertung (Plasmaglukose)	**Normal**	**Abnorme Nüchternglukose**	**Pathologische Glukosetoleranz**	**Diabetes mellitus**
Nüchtern	‹ 100 mg/dl (5,6 mmol/l)	100–125 mg/dl (5,6–6,9 mmol/l)	‹ 126 mg/dl (7,0 mmol/l)	$\geq$ 126 mg/dl (7,0 mmol/l)
2-Std.-Wert	‹ 140 mg/dl (7,8 mmol/l)		140–199 mg/dl (7,8–11,0 mmol/l)	$\geq$ 200 mg/dl (11,1 mmol/l)

Tab. I/31.3.2 Beurteilung des oralen Glukosetoleranztests.

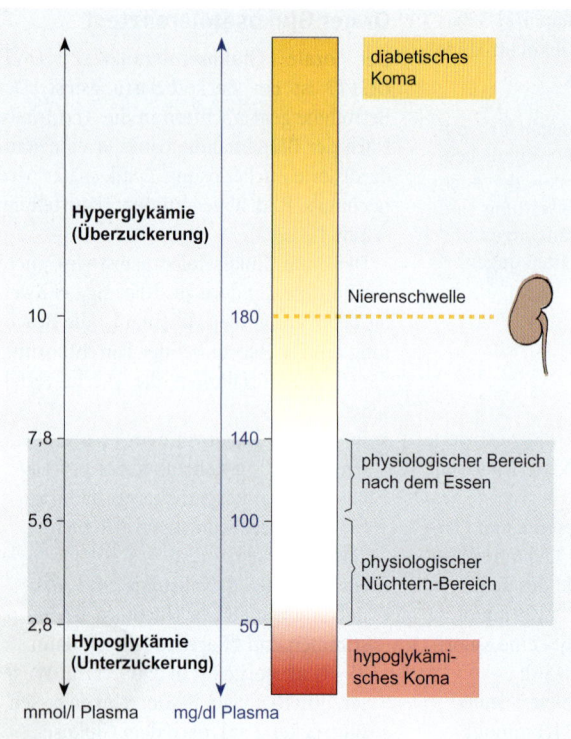

Abb. I/31.3.16 Blutzuckerspiegel. Unterhalb eines Wertes von 50 mg/dl liegt eine Unterzuckerung vor, oberhalb von 140 mg/dl eine Überzuckerung. Ab einer Blutzuckerkonzentration von 180 mg/dl ist die Nierenschwelle überschritten und es wird Glukose mit dem Urin ausgeschieden. [L190]

doch vor dem 40. Lebensjahr. Bei älteren Menschen mit Diabetes mellitus Typ 1 ist dieser also in aller Regel lange bekannt.

Krankheitsentstehung

Der Diabetes mellitus Typ I wird den Autoimmunerkrankungen (→ Kap. I/26.6.2) zugerechnet. Autoimmun bedingte Zerstörung der B-Zellen des Pankreas führt zu einem *absoluten Insulinmangel*.

Symptome und Befund

- Durch die **Glukosurie** (erhöhte Zuckerausscheidung mit dem Urin → Abb. I/31.3.16) kommt es osmotisch bedingt zu einer erhöhten Urinausscheidung (*Polyurie*)
- Der Erkrankte trinkt sehr viel (*Polydipsie*), um den Flüssigkeitsverlust auszugleichen
- Trotzdem kommt es zu einer zunehmenden Austrocknung (*Exsikkose*) und zum Gewichtsverlust
- Die zunehmende Stoffwechselentgleisung führt zu Übelkeit, Schwäche und Bewusstseinsstörungen bis hin zum Koma.

Behandlung

Der Diabetes mellitus Typ I erfordert immer das lebenslange Spritzen von Insulin (→ Abb. I/31.3.17).

Diabetes mellitus Typ II

Über 90 % der deutschen Diabetiker haben einen **Diabetes mellitus Typ II.** 📖 5

Mit zunehmendem Alter steigt die Häufigkeit des Diabetes mellitus Typ II. Wird ein Diabetes mellitus bei einem alten Mensch neu diagnostiziert, handelt es sich fast immer um einen Diabetes mellitus Typ II. Frauen sind etwas häufiger betroffen als Männer.

Krankheitsentstehung

Schon lange vor Diabetesmanifestation ist die Insulinempfindlichkeit der Körperzellen vermindert (**Insulinresistenz**) und die Insulinsekretion nach einer Mahlzeit verzögert. Durch Mehrproduktion an Insulin ist der Blutzucker zu diesem Zeitpunkt noch normal. Auf Dauer sind aber die B-Zellen der Bauchspeicheldrüse überfordert, es kommt zu einem *relativen Insulinmangel*, der Blutzucker steigt.

Metabolisches Syndrom

Der Diabetes mellitus Typ II ist Teil einer komplexen, noch nicht in allen Details geklärten Stoffwechselstörung, des **metabolischen Syndroms**. Ursachen sind Überernährung und Bewegungsmangel auf dem Boden einer erblichen Veranlagung.

Nach der Definition der *International Diabetes Foundation* (IDF) liegt ein metabolisches Syndrom vor bei stammbetontem Übergewicht (Bauchumfang bei Frauen > 80 cm, bei Männern > 94 cm) und mindestens zwei der folgenden Kriterien:
- Nüchtern-Blutzucker > 100 mg/dl (5,6 mmol/l) oder Diabetes mellitus Typ II

- Blutdruck > 130/80 mmHg
- Triglyzeride (Neutralfette) im Blut > 150 mg/dl (1,7 mmol/l)
- HDL-Cholesterin im Blut bei Frauen < 50 mg/dl (1,3 mmol/l), bei Männern < 40 mg/dl (1 mmol/l).

Das Risiko einer Herz-Kreislauf-Erkrankung ist erheblich erhöht.

Symptome, Befund und Diagnostik

Kapillare Blutentnahme → Kap. I/27.2.7

Der Diabetes mellitus Typ II beginnt schleichend und uncharakteristisch mit gehäuften Harnwegs- und Hautpilzinfektionen, Juckreiz, Schwäche und verminderter Leistungsfähigkeit. Erst spät kommen die „typischen" Diabetessymptome wie Durst und Polyurie hinzu. Nicht selten besteht der Diabetes schon Jahre, bevor er aufgrund von Beschwerden oder auch zufällig festgestellt wird.

Behandlung

Vorrangig bei Typ-II-Diabetikern sind diabetesgerechte, oft kalorienreduzierte Ernährung und körperliche Aktivität.

Erst wenn der Blutzucker hierdurch nicht ausreichend sinkt, erfolgt eine medikamentöse Therapie mit oralen Antidiabetika. Bei Erfolglosigkeit wird eine zweites Medikament dazugegeben (orales Antidiabetikum oder Insulin → Abb. I/31.3.17). Auch wenn die körpereigene Insulinproduktion im weiteren Verlauf versiegt, muss Insulin gespritzt werden.

> ❯ Bei einem alten Menschen mit Diabetes sind die Behandlungsziele individuell festzulegen. Während man bei einem 65-jährigen, ansonsten gesunden Menschen wie beim Jüngeren eine normnahe Blutzuckereinstellung anstreben wird (HbA$_{1c}$-Zielwert ‹ 7%), liegt der Fokus bei einem multimorbiden 85-Jährigen auf dem Erhalt von Lebensqualität und Alltagsfähigkeiten und der Vermeidung von Komplikationen: unbedingte Vermeidung von Hypoglykämien wegen der Sturzgefahr, HbA$_{1c}$-Zielwert ‹ 8%, darüber werden meist die Diabetessymptome belastend. 📖 3 Unabdingbar ist zudem, nicht den Blutzucker isoliert zu betrachten, sondern das gesamte Herz-Kreislauf-Risikoprofil des Betroffenen.

Orale medikamentöse Therapie bei Diabetes mellitus

Eine **orale medikamentöse Therapie** ist bei Typ-II-Diabetikern angezeigt, wenn mit Diät und Bewegung keine befriedigende Stoffwechseleinstellung erzielt werden kann.

Voraussetzung ist, dass die Bauchspeicheldrüse noch Insulin produziert.

Biguanide

Biguanide verzögern die Glukoseresorption im Darm, hemmen die Glukoseneubildung in der Leber, verbessern die Ansprechbarkeit der Körperzellen auf Insulin und wirken appetitzügelnd. In Deutschland ist nur Metformin (z. B. Glucophage®) zugelassen. Unerwünschte Wirkungen sind u. a. Magen-Darm-Beschwerden, Blutbildveränderungen und – v. a. bei Nichtbeachtung der Kontraindikationen – eine Laktatazidose. Metformin ist Medikament erster Wahl bei Diabetes mellitus Typ II.

Hemmstoffe der Kohlenhydratresorption

Hemmstoffe der Kohlenhydratresorption, z. B. Acarbose (etwa in Glucobay®), verzögern die Kohlenhydrataufnahme im Darm und „glätten" so die Blutzuckerspitzen nach den Mahlzeiten. Blähungen und Völlegefühl sind häufige unerwünschte Wirkungen. Hemmstoffe der Kohlenhydratresorption rufen bei alleiniger Gabe keine Unterzuckerungen (*Hypoglykämien*) hervor.

Sulfonylharnstoffe

Sulfonylharnstoffe, z. B. Glibenclamid (etwa in Euglucon®), steigern u. a. die Insulinsekretion der Bauchspeicheldrüse und wirken so blutzuckersenkend. Sie sind insofern problematisch, als dass sie die (überforderten) B-Zellen noch weiter anfeuern und die Gewichtsabnahme erschweren.

Glimepirid (Amaryl®) hemmt zusätzlich die Glukoseneubildung in der Leber und verstärkt die Insulinempfindlichkeit der Zellen.

Unerwünschte Wirkungen sind Magen-Darm-Beschwerden, allergische Hautreaktionen und teils lang andauernde Unterzuckerungen (*Hypoglykämien*).

Glinide

Glinide (*Sulfonylharnstoff-Analoga, prandiale Glukoseregulatoren*) stimulieren kurzzeitig die Insulinproduktion der Bauspeicheldrüse. Beispiel ist Repaglinid (z. B. Novonorm®). Glinide werden vor den Hauptmahlzeiten gegeben und senken v. a. den Blutzucker nach der Mahlzeit. Sie werden nur noch ausnahmsweise von der GKV bezahlt.

Inkretin-Verstärker

Inkretine sind Darmhormone, welche die Insulinfreisetzung nach Kohlenhydrataufnahme steigern und die Magenentleerung vermindern.

- **Inkretin-Mimetika** (*GLP-1-Analoga*) wie Liraglutid (z. B. Victoza®) oder Albiglutid (z. B. Eperzan®) greifen an den gleichen Rezeptoren an wie die Inkretine. Sie werden subkutan gespritzt
- **DDP-4-Hemmer** (*DDP-4-Inhibitoren, Gliptine*) wie etwa Sitagliptin (z. B. Xelevia®) verlangsamen den Inkretinabbau. Sie können als Tablette geschluckt werden. Ein Hypoglykämierisiko besteht v. a. bei Kombinationstherapien. Langzeiterfahrungen stehen noch aus.

Weitere orale Antidiabetika

Glifozine, etwa Dapagliflozin (z. B. Forxiga®), steigern die Glukoseausscheidung der Nieren. Ihre Bedeutung ist unklar.

Glitazone (*Insulinsensitizer,* zugelassen nur Pioglitazon, z. B. Actos®) verbessern die Insulinwirkung an den Geweben. Sie sind wegen ihrer unerwünschten Wirkungen und fehlender Erstattung durch die GKV kaum von Bedeutung.

> **Internet- und Lese-Tipp**
> - Deutscher Diabetiker Bund (DDB) e. V.: www.diabetikerbund.de
> - Deutsche Diabetes-Gesellschaft (DDG) e. V.: www.deutsche-diabetes-gesellschaft.de

Insulinbehandlung bei Diabetes mellitus

Alle Typ-I- und ein Teil der Typ-II-Diabetiker benötigen eine Substitutionstherapie, bei der das fehlende Insulin (subkutan) injiziert wird. Eine Verabreichung als Tablette ist nicht möglich, da Insulin im Magen-Darm-Trakt wie jedes Eiweiß zerstört würde.

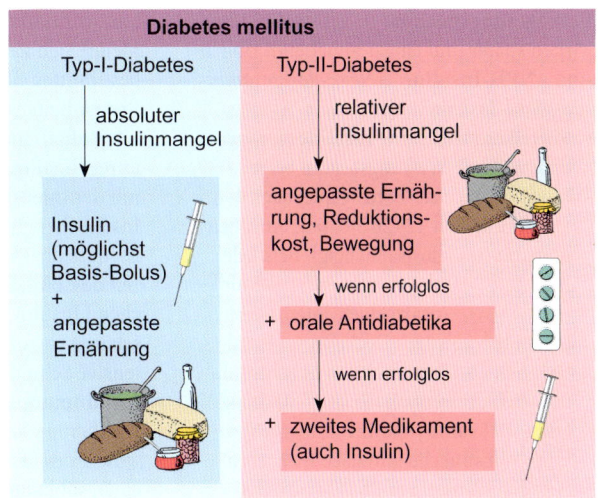

Abb. I/31.3.17 Übersicht der Grundbausteine der Diabetestherapie. [L190]

In Deutschland auf dem Markt sind nur noch **Humaninsuline** („menschliches" Insulin, aber gentechnisch hergestellt) und **Insulin-Analoga,** das sind in der Struktur durch Austausch, Entfernen oder Hinzufügen von Aminosäuren veränderte Insuline.

Alle Insuline werden nach *internationalen Einheiten,* kurz **IE,** dosiert. Prinzipiell steht Insulin in zwei Konzentrationen zur Verfügung: 40 IE/ml für die konventionelle Injektion (auf passende Spritze achten), 100 IE/ml für die konventionelle Injektion (auf passende Spritze achten), Insulinpumpen und Injektionshilfen (*Pens*).

Insulinarten

Kurz wirksame Insuline wirken, wie ihr Name schon sagt, schnell und kurz.

- **Normalinsulin:** Wirkungsbeginn bei s. c.-Injektion nach 15–30 Min., Gipfel nach ca. 2 Std., Wirkdauer ca. 6 Std. Beispiele Actrapid®, Huminsulin® Normal oder Insuman® Rapid. **Spritz-Ess-Abstand** 15–20 Min. (d. h. Injektion 15–20 Min. vor der Mahlzeit)
- **Kurz wirksame Insulin-Analoga:** Wirkungsbeginn bei s. c.-Injektion nach 15 Min., Gipfel nach 1 Std., Wirkdauer 2–4 Std. Beispiele Insulin aspart (z. B. Novorapid®), Insulin glulisin (z. B. Apidra®) und Insulin lispro (z. B. Humalog®). Kein Spritz-Ess-Abstand erforderlich. Einsatzgebiete perioperativ, diabetisches Koma, intensivierte Insulintherapie, Insulinpumpentherapie (bei alten Menschen selten), supplementäre Insulintherapie.

> ❯❯ Normalinsulin und ein Teil der kurz wirksamen Insulin-Analoga können bei besonderer Indikation auch intravenös verabreicht werden.

Verzögerungsinsuline (*Depotinsuline*) wirken später und länger anhaltend. Üblich sind **NPH-Insuline** (*Neutrale-Protamin-Hagedorn-Insuline*) oder Insulin-Analoga.

- **Mittellang wirksame Insuline** (*Intermediärinsuline*): Wirkungsbeginn bei s. c.-Injektion nach ca. 1 Std., Gipfel nach 4–8 Std., Wirkdauer 12–20 Std. (alle Angaben präparat- und dosisabhängig). Beispiele Insuman® Basal, Protaphane®, Levemir® (Analogon). Einsatzgebiete intensivierte Insulintherapie (zur Deckung des Basalbedarfs), als Bestandteil von Mischinsulinen auch konventionelle Insulintherapie
- **Lang wirksame Insuline** (*Langzeitinsuline*): Wirkungsbeginn nach mehreren Stunden, Wirkdauer über 24 Std. Beispiel Lantus® (Analogon). Einsatzgebiet intensivierte Insulintherapie (zur Deckung des Basalbedarfs), basalunterstützte orale Therapie
- **Mischinsuline:** Mischung aus kurz wirksamem und Verzögerungsinsulin in unterschiedlichem Verhältnis. Dadurch keine Pauschalangaben zu Wirkzeiten möglich (Beispiele Insuman Comb® 15/25/50, Actraphane® 30/50; Humalog Mix® 25/50, Novomix® 30). Die Zahl gibt meist den Anteil des Normalinsulins in % an. Einsatzgebiet konventionelle Insulintherapie.

> ❯ Verzögerungsinsuline dürfen nicht intravenös gespritzt werden.

Schemata der Insulinbehandlung

Klassischerweise werden drei Schemata der Insulintherapie unterschieden.

- **Konventionelle Insulintherapie** (*CT*): Bei der konventionellen Insulintherapie wird zweimal täglich eine feste Dosis Mischinsulin (bzw. mittellang plus kurz wirksames Insulin) gespritzt. Der Vorteil besteht darin, dass wenige Injektionen am Tag nötig sind, die ggf. auch durch Altenpflegerinnen eines ambulanten Pflegedienstes verabreicht werden können. Nachteil ist, dass Tages- und Essensablauf des Diabetikers völlig an das Wirkprofil des Insulins angepasst werden müssen. Daher ist z.B. Verschieben oder Auslassen von Mahlzeiten nicht möglich
- **Intensivierte konventionelle Insulintherapie** (*ICT*): Zur Deckung des Basalbedarfs spritzt der Diabetiker ein- oder zweimal täglich ein Verzögerungsinsulin (**Basalrate**). Zusätzlich ist vor den Hauptmahlzeiten, teilweise auch vor Zwischenmahlzeiten, die Gabe eines

kurz wirksamen Insulins nötig, dessen Menge sich nach dem unmittelbar davor bestimmten Blutzuckerwert und dem Broteinheiten-Gehalt der Mahlzeit richtet (**Bolus**). Insbesondere Diabetiker mit unregelmäßigem Tagesablauf kommen mit der intensivierten konventionellen Insulintherapie gut zurecht. Nachteilig ist, dass die Diabetiker vor jeder Mahlzeit den Blutzucker messen und entsprechend Insulin spritzen müssen. Voraussetzung ist außerdem eine vorherige intensive Schulung der Erkrankten
- **Insulinpumpentherapie** (*CSII*): Bei dieser Therapie kommt ausschließlich kurz wirksames Insulin zum Einsatz, das über einen subkutan liegenden Katheter verabreicht wird. Den ganzen Tag über wird eine programmierte Basalrate freigesetzt. Zu den Mahlzeiten rufen die Diabetiker auf Knopfdruck einen Bolus ab, den sie wie bei der ICT in Abhängigkeit vom zuvor bestimmten Blutzuckerwert selbst aktuell berechnen. Auch hier ist eine intensive Schulung der Erkrankten notwendig.

Insulintherapie bei älteren Menschen

Ältere Typ-I-Diabetiker, die schon seit Jahren eine ICT praktizieren, behalten diese in aller Regel bei, so lange es möglich ist.

Anders ist die Situation bei den älteren Typ-II-Diabetikern, die erstmalig Insulin brauchen. Vielen fällt es beispielsweise sehr schwer, sich das notwendige Wissen anzueignen.

Bei älteren Typ-II-Diabetikern wird Insulin oft zunächst mit oralen Antidiabetika kombiniert. Je nachdem, wann die Blutzuckerwerte im Tagesverlauf am schlechtesten sind, kann sowohl einmal täglich ein Verzögerungsinsulin (**basalunterstützte orale Therapie**, *BOT*) oder ein kurz wirksames Insulin vor den Mahlzeiten (**supplementäre Therapie**, *SIT*) gegeben werden.

Bei alleiniger Insulintherapie wird oft die CT angewendet. Gelingt eine gute Stoffwechseleinstellung hiermit nicht und isst der Betroffene zu der Mahlzeit immer ungefähr gleich viel (z. B. jeden Morgen und Abend ein Brot, mittags mittlere Portionen), praktizieren viele Ärzte eine Zwischenlösung aus CT und ICT. Der Diabetiker misst vor jeder Mahlzeit seinen Blutzucker und spritzt Insulin je nach Blutzuckerwert, wobei er die Dosis aus einer individuell angefertigten Tabelle abliest. Die Berechnung der BE und des Insulinbolus, die vielen Betroffenen so schwer fällt, ist hier überflüssig.

Durchführung der Insulininjektion

Bevorzugte Bereiche sind das Unterhautfettgewebe des Bauches und des Oberschenkels (→ Abb. I/31.3.18), weil sie bei der Selbstinjektion gut erreichbar sind. In den Oberschenkel injiziertes Insulin wird durchschnittlich langsamer resorbiert als in den Bauch injiziertes. Systematisches Wechseln der Injektionsstellen beugt Veränderungen des Unterhautfettgewebes vor. Diese sind nicht nur kosmetisch störend, sondern verändern auch die Insulinresorption.

Ob eine Insulinspritze oder eine Injektionshilfe, ein **Pen** (→ Abb. I/31.3.19), benutzt wird, ist von unterschiedlichen Faktoren abhängig. Ältere Menschen bevorzugen Pens oder Fertig-Pens (Einmal-Pens, Fertigspritzen). Sie sollten für den Fall eines Defekts einen Ersatz-Pen zu Hause haben (bei Fertig-Pens ist dies meist ohnehin der Fall). Separate Schulung in der Benutzung konventioneller Spritzen ist meist nicht sinnvoll.

Insulinlagerung

- Der Insulinvorrat wird bei einer Temperatur von + 2 bis + 8 °C gelagert (z. B. im Butter- oder Gemüsefach des Kühlschranks). Der in Gebrauch befindliche Pen wird bei Zimmertemperatur aufbewahrt
- Temperaturextreme verträgt das Insulin nicht, es flockt dann aus und wird unwirksam.

Insulininjektion über Pen

Grundsätzlich ist ein Pen zur Verwendung durch den Betroffenen selbst gedacht. Pflegende schulen den Erkrankten dann in der

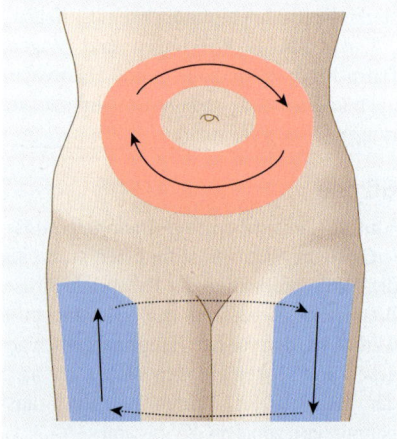

Abb. I/31.3.18 Beispiel eines Spritzenkalenders für die Insulininjektion (Wechsel der Injektionsstellen in Pfeilrichtung). In den Bauch injiziertes Insulin (rote Bereiche) wirkt durchschnittlich schneller als in den Oberschenkel injiziertes (blaue Bereiche). [L190]

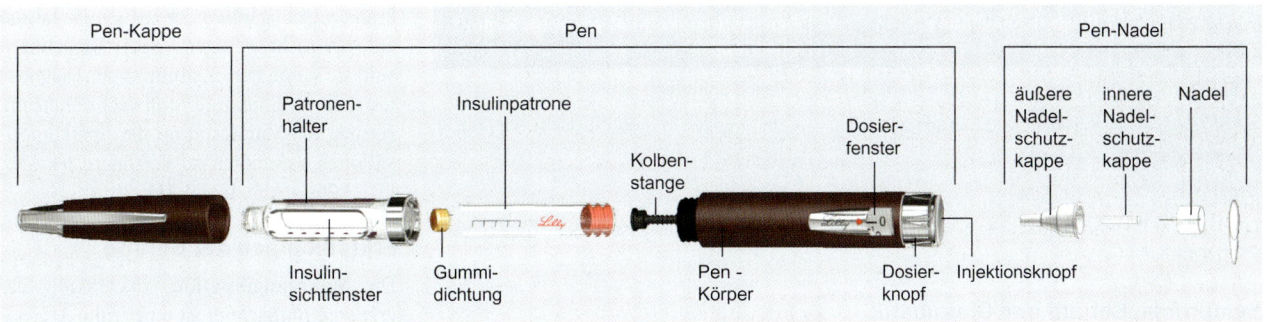

Abb. I/31.3.19 Insulinpen, zerlegt in seine Einzelteile. Die Pen-Nadel (rechts im Bild) wird zur Injektion auf das linke Ende der Insulinpatrone aufgesetzt. [U126]

fachgerechten Durchführung der Injektion. In stationären Pflegeeinrichtungen übernehmen aber häufig Pflegende die Insulinverabreichung, auch per Pen. Dann gilt:

- Überprüfen, ob der Pen dem Pflegebedürftigen gehört
- Die zum Pen passende Einmalkanüle aufsetzen
- Verzögerungsinsulin 10-mal schwenken
- 1–2 Einheiten zur Funktionskontrolle in die Luft spritzen
- Am Dosierrad verordnete Insulinmenge einstellen
- Haut an der geplanten Injektionsstelle desinfizieren (zur Auswahl des Ortes einen Spritzenkalender verwenden)
- Hautfalte abheben und Nadel einstechen
- Zur Injektion Knopf am Pen ganz herunterdrücken und im Sichtfenster prüfen, ob alle Einheiten verabreicht wurden (im Sichtfenster erscheint die Null)
- Nach der Injektion etwa 5 Sek. warten, Hautfalte loslassen und Nadel herausziehen
- Kurz mit einem Tupfer auf die Injektionsstelle drücken
- Sicherheitskappe aufsetzen, Kanüle abdrehen und entsorgen. Einmalkanüle nicht mehrfach verwenden, da dies u. a. zu Veränderungen des Subkutangewebes und damit der Resorption führen kann.

Diabetisches Koma

> **Diabetisches Koma** (*Coma diabeticum, hyperglykämisches Koma*): Stets lebensbedrohliche Akutkomplikation des Diabetes mellitus mit sehr hohen Blutzuckerwerten.

Beim **diabetischen Koma** werden zwei Formen differenziert.

- Die weitaus häufigere Form im Alter ist das **hyperosmolare Koma,** das vor allem bei Typ-II-Diabetikern als Erstmanifestation sowie infolge von Diätfehlern, vernachlässigter Tabletteneinnahme oder plötzlich erhöhtem Insulinbedarf möglich ist. Die extreme Blutzuckererhöhung, meist > 700 mg/dl, führt zu einer ausgeprägten Glukosurie mit so hohen Flüssigkeits- und Elektrolytverlusten über die Niere, dass sich eine deutliche Exsikkose entwickelt. Trotz einer Tachykardie ist der Blutdruck niedrig. Die Haut ist warm und trocken
- Ein **ketoazidotisches Koma** ist bei alten Menschen eher selten, da es insbesondere bei **Typ-I-Diabetikern** auftritt. Der hochgradige Insulinmangel führt nicht nur zur Hyperglykämie, sondern auch zu Lipolyse (**Fettabbau**) mit Ketonkörperproduktion, in deren Folge eine Azidose

entsteht. Typisch sind eine vertiefte Atmung (*Kussmaul-Atmung*) und **Azetongeruch** in der Atemluft.

Nach einem Stunden bis Wochen dauernden Stadium mit Polyurie, starkem Durst, Schwäche, Übelkeit und Erbrechen kommt es zu einer zunehmenden Bewusstseinstrübung (→ Tab. I/31.3.3).

Die Diagnose ist durch Blutzuckerbestimmung aus Kapillarblut in Minuten möglich.

Ein diabetisches Koma wird auf der Intensivstation behandelt. Die spezifische Behandlung (neben der Sicherung der Vitalfunktionen) besteht im Flüssigkeitsersatz durch Infusionen, langsamer Blutzuckersenkung durch Normalinsulin i. v. und Kaliumgabe, da bei Besserung des Stoffwechsels vermehrt Kalium in die Zellen transportiert wird.

Unterzuckerung

> **Unterzuckerung** (*Hypoglykämie*): Blutzucker unter 50 mg/dl (2,8 mmol/l). Bei einer **leichten Unterzuckerung** kann sich der Betroffene noch selbst helfen, bei einer **schweren Unterzuckerung** (*Unterzuckerungsschock, hypoglykämischer Schock*) ist er bewusstseinsgetrübt und handlungsunfähig.

Krankheitsentstehung

Die **Unterzuckerung** (*Hypoglykämie,* oft kurz *Hypo*) bei Typ-I-Diabetikern ist meist Folge einer Insulinüberdosierung. Beim Typ-II-Diabetiker ist der Grund oft eine Überdosierung oraler Antidiabetika (insbesondere Glibenclamid) oder Alkoholgenuss, seltener schwere körperliche Anstrengungen. Oft haben vor allem ältere Menschen keinen Appetit und essen wenig oder gar nichts, spritzen aber trotzdem die verordnete Menge Insulin oder nehmen wie gewohnt ihre Tabletten ein.

	Ketoazidotisches Koma	Hyperosmolares Koma
Bevorzugt Betroffene	• Typ-I-Diabetiker	• Typ-II-Diabetiker
Zeitdauer bis zum Vollbild	• Stunden bis Tage	• Tage bis Wochen
BZ-Werte	• Meist 300–700 mg/dl (17–39 mmol/l)	• Oft > 700 mg/dl (> 39 mmol/l)
Gemeinsame Symptome	• Polyurie, Exsikkose, Schockentwicklung mit Oligo-/Anurie, verlangsamte Reflexe, hypotone Muskulatur, Bewusstseinsstörungen	
Typische Symptome	• Azidose mit Übelkeit, Erbrechen, Peritonitissymptome, Azetongeruch der Atemluft, vertiefte Atmung (*Kussmaul-Atmung*)	• Trockene, heiße Haut

Tab. I/31.3.3 Symptome bei ketoazidotischem und bei hyperosmolarem Koma.

	Diabetisches Koma	Bewusstlosigkeit bei schwerer Hypoglykämie
Beginn	• Langsam (Stunden bis Wochen)	• Rasch (Minuten)
Leitsymptome	• Starker Durst, Exsikkose	• Heißhunger, oft neurologische Ausfälle
Muskulatur	• Hypoton	• Tremor
Haut	• Trocken	• Feucht

Tab. I/31.3.4 Differenzialdiagnose zwischen diabetischem Koma und Bewusstlosigkeit bei schwerer Hypoglykämie.

Symptome, Befund und Diagnostik

Im Gegensatz zum diabetischen Koma entwickelt sich die Unterzuckerung schnell, evtl. in Minuten (→ Tab. I/31.3.4). Erste Zeichen sind im typischen Fall Heißhunger, Unruhe und Zittern. Die Haut ist blass, kalt und infolge eines Schweißausbruchs feucht. Es folgen Bewusstseinstrübungen bis hin zur Bewusstlosigkeit sowie neurologische Ausfälle, die dem klinischen Bild eines Schlaganfalls ähneln können. Auch zerebrale Krampfanfälle, Atem- und Kreislaufregulationsstörungen sind möglich.

❯ Durch die Medikation mit Beta-Blockern oder eine diabetische Neuropathie kann die Symptomatik so verschleiert werden, dass der Erkrankte die Vorboten nicht bemerkt und scheinbar unvermittelt ins Koma gerät. Nach häufigen Unterzuckerungen verschlechtert sich außerdem häufig die Hypoglykämie-Wahrnehmung.

Behandlung

Die meisten Unterzuckerungen werden durch die Diabetiker selbst im Frühstadium abgefangen. Würfel- oder Traubenzucker, Schokolade oder zuckerhaltige Getränke (z. B. Cola oder Apfelsaft) führen zu einem raschen Blutzuckeranstieg.

❯ **Vorsicht!**
Bei Hypoglykämien unter einer Therapie mit Acarbose (z. B. Glucobay®) wirkt nur reine Glukose (Traubenzucker, Monosaccharid). Haushaltszucker (Disaccharid) und in Schokolade enthaltener Zucker werden nicht resorbiert und sind daher unwirksam.

Bei nicht mehr ansprechbaren Pflegebedürftigen können Altenpflegerinnen eine Glukagon-Fertigampulle spritzen (entsprechende Sets können vom Hausarzt verordnet werden). Im Krankenhaus besteht die Behandlung in der intravenösen Gabe von Glukose 40 %. Die weitere Behandlung hängt davon ab, wie schnell der Erkrankte aufklart und welche Ursache der Hypoglykämie zugrunde lag.

❯ **Vorsicht!**
• Bei Bewusstlosigkeit unbekannter Ursache stets BZ-Stix machen
• Bei unklarem Koma nie Insulin, sondern Glukose geben und Wirkung abwarten. Bei einer Hyperglykämie schaden die 10 g Zucker auch nicht mehr, Insulin bei Hypoglykämie kann tödlich sein.

Information des Erkrankten

Alle Diabetiker sind über die Hypoglykämiesymptome aufzuklären und sollten immer Traubenzucker bei sich haben.

Diabetische Folgeerkrankungen

Prognoseentscheidend für die meisten Diabetiker sind nicht mehr die Akutkomplikationen, sondern die diabetischen Folgeerkrankungen. Bei einem schlecht eingestellten Diabetiker treten die ersten Folgeerkrankungen schon nach ca. 5–10 Jahren auf, bei nicht wenigen Typ-II-Diabetikern sind sie schon zum Zeitpunkt der Diagnose feststellbar. Eine gute Stoffwechselführung vermag die Manifestation der Spätkomplikationen wesentlich zu verzögern (→ Abb. I/31.3.20, → Abb. I/31.3.21).

Erkrankungen der Gefäße

Die **Makroangiopathie** (*Erkrankung der größeren Blutgefäße*) ist eine frühe Arteriosklerose (→ Kap. I/31.6.11). Koronare Herzkrankheit (→ Kap. I/31.5.10), Herzinfarkt (→ Kap. I/31.5.10), Schlaganfall (→ Kap. I/31.11.12) und periphere arterielle Verschlusskrankheit (pAVK → Kap. I/31.6.12) treten früher und häufiger auf. Ein Herzinfarkt beim Diabetiker kann aufgrund einer gleichzeitig bestehenden Polyneuropathie (fast) ohne Schmerzen verlaufen.

Die **Mikroangiopathie** (*Erkrankung der kleinen Blutgefäße*) ist eine diabetesspezifische Gefäßschädigung und befällt insbesondere die Nieren und die Augen.

• Frühzeichen der **diabetischen Nephropathie** (*Nierenschädigung*) ist eine gesteigerte Albuminausscheidung mit dem Urin, die durch spezielle Streifentests einfach festgestellt werden kann. Es entwickelt sich langsam eine zunehmende Nierenfunktionsstörung bis zur Dialysepflicht (→ Kap. I/31.9.12)

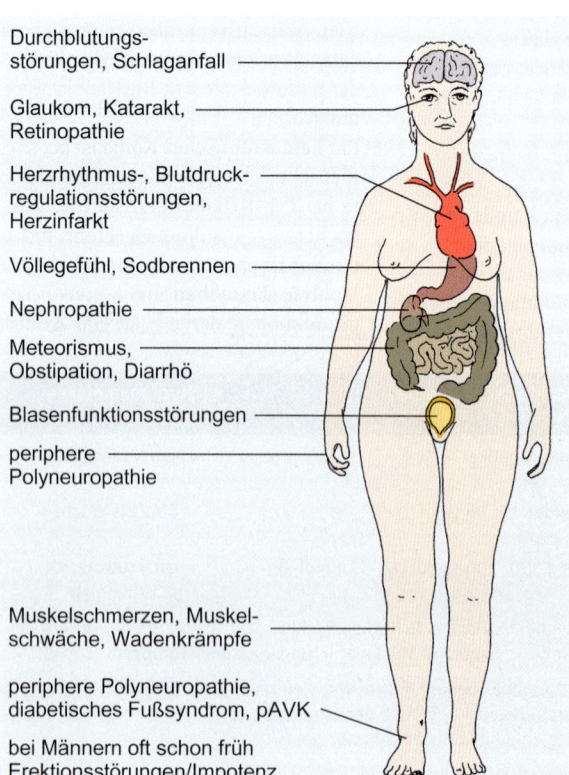

Durchblutungs-
störungen, Schlaganfall

Glaukom, Katarakt,
Retinopathie

Herzrhythmus-, Blutdruck-
regulationsstörungen,
Herzinfarkt

Völlegefühl, Sodbrennen

Nephropathie

Meteorismus,
Obstipation, Diarrhö

Blasenfunktionsstörungen

periphere
Polyneuropathie

Muskelschmerzen, Muskel-
schwäche, Wadenkrämpfe

periphere Polyneuropathie,
diabetisches Fußsyndrom, pAVK

bei Männern oft schon früh
Erektionsstörungen/Impotenz

Abb. I/31.3.20 Diabetische Spätschäden. [L190]

- Am Auge entsteht aufgrund der Mikroangiopathie eine **diabetische Retinopathie.** Sie ist eine der häufigsten Erblindungsursachen bei Erwachsenen.

Diabetisches Fußsyndrom

Das **diabetische Fußsyndrom** ist durch ein Zusammenspiel von Angio- und Neuropathie bedingt, wobei das Bild variiert, je nachdem ob die Neuropathie oder die Durchblutungsstörung überwiegt. Auslöser des Ulkus sind dann oft Druckstellen oder kleine Wunden.

- **Neuropathischer diabetischer Fuß:** trockener, warmer Fuß, tastbare Fußpulse, gestörte Sensibilität. Typischerweise **Mal perforans** (wie ausgestanzt wirkendes Fußulkus vor allem in mechanisch belasteten Fußregionen)
- **Ischämischer Fuß:** blasser, kühler Fuß, Fußpulse nicht tastbar, Sensibilität normal. Typischerweise schmerzende Nekrosen an Ferse und Zehen, bei Infektion **diabetische Gangrän.**

Wird das diabetische Fußsyndrom nicht rechtzeitig behandelt, können in Spätstadien Amputationen notwendig werden.

Diabetische Polyneuropathie

Die **diabetische Polyneuropathie** (*Nervenschädigung infolge eines Diabetes mellitus*) ist wahrscheinlich durch die Blutzuckererhöhung selbst sowie eine Schädigung der winzigen Blutgefäße bedingt, die die Nerven versorgen. Sie zeigt sich vor allem als **periphere Polyneuropathie** (*Schädigung der peripheren Nerven*) mit Sensibilitätsstörungen, Schmerzen und Lähmungen. Besonders typisch sind schmerzhafte Missempfindungen der distalen Unterschenkel und der Füße (*burning feet*).

Bei der **autonomen Polyneuropathie,** d.h. einer Mitbeteiligung des vegetativen (*autonomen*) Nervensystems, kommt es zu Herzrhythmusstörungen, Blutdruckregulationsstörungen mit Schwindel und Übel-

keit, Völlegefühl durch Magenentleerungsstörung und Durchfall oder Obstipation durch Beeinträchtigung der Darmperistaltik. Besonders belastend für die Betroffenen sind oft Störungen der Blasenentleerung sowie Erektionsstörungen.

Ernährung bei Diabetes mellitus

Die Ernährungsberatung bei einem älteren Diabetiker muss individuell gestaltet werden.

Diabetes-Typ, Ausgangsgewicht, Alter und weitere (v. a. lebensbegrenzende) Erkrankungen des Pflegebedürftigen spielen ebenso eine Rolle wie seine Schulbarkeit und Kooperation.

Ernährung übergewichtiger Pflegebedürftiger mit Typ-II-Diabetes

Häufigste Situation in der Altenpflege ist, dass bei einem übergewichtigen Pflegebedürftigen eine Glukosetoleranzstörung oder ein Diabetes mellitus Typ II festgestellt wird, die Blutzuckerwerte aber nicht so hoch sind, dass unmittelbare Gefahr droht. Ziel ist hier eine Gewichtsabnahme, die automatisch den Glukosestoffwechsel bessert.

Pflegebedürftige in häuslicher Umgebung müssen also bezüglich einer Reduktionskost beraten werden (→ Kap. I/20.8.2). Da die Neigung zu Übergewicht und Glukosetoleranzstörung zeitlebens bestehen bleibt, ist es sehr wichtig, auf eine langfristige Ernährungsumstellung hinzuarbeiten, die dem Betroffenen aber schmeckt und ihn auch nicht von bisherigen Freizeitaktivitäten ausschließt.

Optimalerweise kann der Pflegebedürftige außerdem zu körperlicher Aktivität motiviert werden. Auch hier muss die Leistungsfähigkeit des Betroffenen berücksichtigt werden – bei einem adipösen 55-Jährigen sind andere Ziele nötig und erreichbar als bei einem 75-Jährigen. Rea-

listisch sind z. B. oft Spaziergänge oder Seniorensport.

In Pflegeeinrichtungen bestellen Altenpflegerinnen mit Einverständnis des Pflegebedürftigen Reduktionskost. Mangelernährung muss aber vermieden werden. Gibt es bestimmte Nahrungsmittel (evtl. eingebunden in Rituale wie etwa das nachmittägliche Kaffeetrinken), auf die der Pflegebedürftige keinesfalls verzichten möchte, suchen Pflegende zusammen mit ihm nach einem Kompromiss.

Ernährung Insulin spritzender Pflegebedürftiger mit Typ-II-Diabetes

Bei älteren insulinpflichtigen Typ-II-Diabetikern wird meist eine konventionelle Insulintherapie oder eine Zwischenform aus CT und ICT gewählt.

Diese Pflegebedürftigen sollen wissen:
- Dass Kohlenhydrate die blutzuckerwirksamen Nahrungsbestandteile sind
- Welche Nahrungsmittel viele und welche wenig Kohlenhydrate enthalten
- Wie schnell diese Kohlenhydrate ins Blut übergehen.

Meist ist es am sinnvollsten, in Anlehnung an den bisherigen Tagesablauf feste Tageskostpläne zu erstellen und dem Betroffenen anhand von Kohlenhydrataustauschtabellen zu erklären, welche Nahrungsmittel er wie ersetzen kann. In der ambulanten Pflege ist die Versorgung durch „Essen auf Rädern" eine sichere Alternative.

Ernährung von Pflegebedürftigen mit Typ-I-Diabetes

Diese Gruppe ist in der Altenpflege in der Minderheit. Prinzipiell gelten die gleichen Ernährungsgrundsätze wie für jüngere Typ-I-Diabetiker. Fast alle Betroffene sind langjährige Diabetiker und wissen über Blutzuckerselbstkontrollen, Schätzen von Broteinheiten und Berechnung der Insulindosis (→ Tab. I/31.3.5) bestens Bescheid.

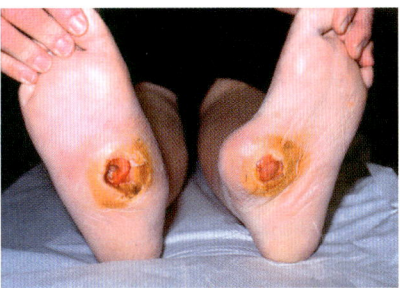

Abb. I/31.3.21 Diabetisches Fußsyndrom, hier mit Ulzera im Mittelfußbereich. [E382]

Insulintagesbedarf	Erwachsene	0,5–0,7 IE/kg KG, davon ca. 50% Basalrate
Bolus zu den Mahlzeiten	• Morgens	• 1,5–2 IE/BE
	• Mittags	• 1–1,5 IE/BE
	• Abends	• 1,5 IE/BE
Korrekturmöglichkeiten	• 1 IE kurz wirksames Insulin senkt den Blutzucker am Tag um ca. 30–40 mg/dl, in der Nacht um ca. 50 mg/dl	
	• 1 BE hebt umgekehrt den Blutzucker um ca. 30–40 mg/dl (entspricht 2 quadratischen Plättchen Dextro Energen® oder 100 ml Fruchtsaft)	

Tab. I/31.3.5 Richtwerte für die intensivierte konventionelle Insulintherapie (ICT). Sie geben einen Anhaltspunkt zu Beginn der Therapie und müssen im weiteren Verlauf individuell korrigiert werden.

Allgemeine Ernährungsprinzipien bei Diabetes mellitus

- Generell sollten beim Diabetiker wie beim Nicht-Diabetiker Kohlenhydrate ca. 55 %, Eiweiß ca. 15 % und Fett ca. 30 % der Gesamtenergiemenge ausmachen
- Art und Menge der Kohlenhydrate sowie ihre Verteilung über den Tag müssen beim Diabetiker an die körpereigene Insulin-Restproduktion bzw. an die Insulingabe angepasst sein. Eine Verteilung von Energie und Kohlenhydraten auf mehrere kleine Mahlzeiten ist für einen Diabetiker günstiger als drei große Mahlzeiten. Der Blutzuckeranstieg ist gemäßigt
- Ballaststoffreiche Kost (idealerweise mehr als 40 g am Tag) wirkt sich günstig auf die Stoffwechsellage aus, da sie die Resorption der Kohlenhydrate verzögert. Blutzuckerspitzen werden vermieden und es wird absolut gesehen weniger Insulin für die Verstoffwechselung der Kohlenhydrate benötigt
- Haushaltszucker (*Saccharose*) ist für Diabetiker nicht mehr verboten, sollte aber ebenso wie bei Gesunden nur in geringen Mengen (maximal 10 % der Nahrungsenergie) gegessen werden. Geeignete zuckerhaltige Lebensmittel sind solche, die gleichzeitig Eiweiß und Fett enthalten, weil dadurch der Blutzucker langsamer ansteigt, z. B. Käsekuchen oder Schokolade. Saccharose in isolierter Form ist ungeeignet, z. B. zuckerreiche Getränke, da sie den Zuckerspiegel im Blut rasch ansteigen lassen
- *Zuckeraustauschstoffe* wie etwa Fruktose oder Sorbit werden nicht mehr empfohlen. Fruktose in Obst ist unbedenklich, in größeren Mengen aber hat sie Nachteile für den Stoffwechsel. Diabetiker-Lebensmittel dürfen nicht mehr hergestellt werden
- Zu den in Deutschland zugelassenen, künstlich hergestellten **Süßstoffen** gehören z. B. Saccharin, Cyclamat, Acesulfam und Aspartam. Sie besitzen eine deutlich höhere Süßkraft als Saccharose und sind überwiegend kalorienfrei. Die WHO hat für sie ADI-Werte (*acceptable daily intake*) festgelegt. Dieser Wert gibt die Menge je Kilogramm Körpergewicht an, die bei einem lebenslangen täglichen Verzehr nach aktuellem Wissen ohne gesundheitliches Risiko aufgenommen werden kann. Süßstoffe sind in zahlreichen Getränken als Ersatz für Saccharose

enthalten. Diese „Light-Getränke" können für den Diabetiker eine Abwechslung im Angebot bedeuten und daher in Maßen sinnvoll sein
- Geeignete Getränke für den Diabetiker, die den Blutzucker nicht beeinflussen, sind Mineralwasser, Kaffee, Kräuter- und Früchtetee ohne Zusatz von Zucker sowie Light-Getränke (mit Süßstoffen)
- Getränke, die unter Berücksichtigung ihres Kohlenhydratgehalts gelegentlich und in Maßen getrunken werden können, sind verdünnte Fruchtsäfte (je stärker verdünnt desto besser), Buttermilch oder fettarme Milch
- Ungeeignete Getränke für den Diabetiker sind zuckerhaltige Getränke wie Fruchtsäfte, Fruchtsaftgetränke und Fruchtnektar sowie Erfrischungsgetränke wie Limonaden, Bitter Lemon oder Eistee
- Eine Alkoholzufuhr von täglich gut 10 g für Frauen und 20–25 g für Männer ist akzeptabel, vorausgesetzt, es bestehen keine Erkrankungen, die dagegen sprechen, z. B. eine Leberzirrhose oder Hypertriglyzeridämie. Alkoholgenuss erhöht allerdings vor allem beim insulinbehandelten Diabetiker die Unterzuckerungsgefahr, da er die Glukoneogenese hemmt. Deshalb sollte Alkoholgenuss mit kohlenhydrathaltigen Mahlzeiten erfolgen
- Bei diabetischer Nephropathie ist eine Reduktion der Eiweißzufuhr auf ca. 10 % der Gesamtenergiemenge empfehlenswert, aber nicht unter 0,6 g/kg Körpergewicht und Tag. Dies wirkt sich günstig auf die Nierenfunktion aus
- Mit Kochsalz sollte gespart werden, auch wenn noch keine Hypertonie vorliegt.

Broteinheiten

Die Menge der Kohlenhydrate wird mit Hilfe der **Broteinheiten** (*BE*) oder der **Kohlenhydrateinheiten** (*KHE*) geschätzt. Aktuell verwendet man beide Bezeichnungen synonym. Sie entsprechen der Menge eines Nahrungsmittels in g, die 10–12 g (verwertbare) Kohlenhydrate enthält. Broteinheiten sind nur für insulinpflichtige Diabetiker von Belang.

Kohlenhydrat-Austauschtabellen bieten einen Überblick, wie viel Gramm eines kohlenhydratreichen Lebensmittels 1 BE enthält. Dafür benötigt der Anfänger eine Diät- oder Briefwaage, mit der er alle kohlenhydrathaltigen Lebensmittel auswiegt. Nach längerer Übung ist das Schätzen möglich. Dies wird durch angegebene Küchenmaße

erleichtert. Die Austauschtabellen berücksichtigen ausschließlich den Kohlenhydratgehalt, aber nicht deren Blutzuckerwirksamkeit.

> **❯ Lern-Tipp**
> Notieren Sie an einem beliebigen Tag alles, was Sie essen. Dann errechnen Sie die Broteinheiten, die Sie verzehrt haben. Suchen Sie zu diesem Zweck eine Umrechnungstabelle für Broteinheiten im Internet oder in einer Bibliothek.

> ❯ Pro Tag isst ein Mensch etwa 20 BE, bei Reduktionkost und im Alter weniger, bei körperlicher Arbeit mehr. Die Menge der Broteinheiten lässt sich wie folgt berechnen:
> - Tagesbedarf z. B. 1 500 kcal
> - Davon 55 % aus Kohlenhydraten, das sind 825 kcal
> - Da 1 g Kohlenhydrat 4,1 kcal liefert, müssen die 825 kcal durch 4,1 geteilt werden, um die Kohlenhydrate in g zu erhalten (hier 200 g)
> - 200 g Kohlenhydrate geteilt durch 12 g/BE ergibt 17 BE.

Weitere Information des Betroffenen

Blutzuckermessung → Kap. I/27.2.7
Harnzuckermessung → Kap. I/31.9.4
s. c.-Injektion → Kap. I/29.5.2

Die zentralen Fragen zum Alltag betreffen zwar Medikamente und Ernährung, der Diabetiker und seine Betreuer benötigen aber noch weitere Informationen:

- Diabetische Folgeschäden an den Füßen sind sehr häufig und führen oft zu Komplikationen, insbesondere durch Druckstellen oder Verletzungen. Der Diabetiker selbst (mithilfe eines Spiegels), seine Angehörigen oder Altenpflegerinnen sollten deshalb täglich die Füße inspizieren. Schuhe dürfen nicht drücken. Die Füße sollten täglich mit körperwarmem Wasser gewaschen werden. Gerade bei alten Menschen ist es sinnvoll, wenn das Schneiden der Zehennägel durch eine medizinische Fußpflegekraft erfolgt
- Eine erhöhte Urinmenge ist oft Zeichen einer schlechten Stoffwechseleinstellung. Kontrolliert der ältere Diabetiker seinen Blutzucker nicht regelmäßig selbst, messen die Pflegenden oder der Hausarzt die Blutzuckerwerte
- Infektionen führen häufig zu Stoffwechselentgleisungen. Ambulant informieren Altenpflegerinnen mit Einverständnis des Pflegebedürftigen den Hausarzt, in

Jahr	Datum (Tag/Monat)	I. Quartal	II. Quartal	III. Quartal	IV. Quartal
		/	/	/	/
	Vereinbarte Ziele für dieses Jahr				
Jahresziele	**In jedem Quartal**		(Labor: jeweils 1. Wert im Quartal; je nach Befund häufiger)		
kg	Körpergewicht/Taillenumfang	/	/	/	/
/ mmHg	Blutdruck (5 Min. Ruhe)	/	/	/	/
von bis	Blutzucker nücht./postpr. (s. auch Selbstkontrollwerte)	/	/	/	/
	HbA$_{1c}$				
	Schwere Hypoglykämien				
pro Woche	Häufigkeit Selbstkontrolle				
	Spritzstellen				
	Rauchen (ja/nein)				
	Einmal im Jahr		(je nach Befund häufiger)		
<	Gesamt-Cholesterin				
> /<	HDL-/LDL-Cholesterin	/	/	/	/
<	Triglyzeride nüchtern				
	Mikro-/Makroalbuminurie				
	S-Kreatinin/eGFR	/	/	/	/
	Augenbefund				
	Körperliche Untersuchung (einschl. Gefäße)				
	Fußinspektion				
	Periph./Auton. Neuropathie				
	Techn. Unters. (z. B. Sono o. B., EKG patholog., Langzeit-RR)				
	Wohlbefinden (Seite 29)				

Abb. I/31.3.22 Auszug aus dem Gesundheitspass Diabetes. In ihm werden u.a. die Basisdaten des Patienten, Notfallrufnummern, Diabetesform und -behandlung und Untersuchungsbefunde festgehalten. [E938]

Pflegeeinrichtungen erfolgen engmaschigere Blutzuckerkontrollen
- Um den Überblick zu behalten, sind das Führen eines **Diabetikerpasses** und ggf. **Blutzuckertagebuches** sinnvoll (→ Abb. I/31.3.22). Alle drei Monate sollte der Diabetiker zum Hausarzt gehen bzw. dessen Besuch anfordern. Blutuntersuchungen erfolgen alle drei Monate, weitergehende Untersuchungen und Überweisung zum Augenarzt und Neurologen jährlich.

I/31.3.12 Erkrankungen des Fettstoffwechsels

» **Blutfetterhöhung** (Blutfettwerterhöhung, Hyperlipoproteinämie): Erhöhung des Cholesterins bzw. der Triglyzeride (Neutralfette) im Blut. Sehr häufig und durch die damit einhergehende Erhöhung des Herz-Kreislauf-Risikos bedeutsam.

Krankheitsentstehung

Cholesterin ist für den Aufbau von Geweben, die Bildung von Hormonen und Gallensäuren erforderlich. Es kann im Körper hergestellt oder mit der Nahrung aufgenommen werden. **Triglyzeride** (Neutralfette) sind in erster Linie Speicherfette.

Da Fette schlecht wasserlöslich sind, können sie im Blut nur als Fett-Eiweiß-Körper (**Lipoproteine**) transportiert werden. Klinisch bedeutsam ist, dass es beim Cholesterin verschiedene Lipoproteine gibt: **LDL** (low densitiy lipoprotein) transportiert Cholesterin von der Leber zu den Geweben. Sind sie vermehrt, nehmen Makrophagen (Fresszellen) das Cholesterin auf und lagern sich letztlich in den Arterienwänden ab. Deshalb fördert ein erhöhtes LDL-Cholesterin die Arteriosklerose und damit Herz-Kreislauf-Erkrankungen. **HDL** (high densitiy lipoprotein) bringt umgekehrt Cholesterin aus den Geweben zur „Entsorgung" in die Leber. Entsprechend kommt dem **HDL-Cholesterin** eine schützende Wirkung zu.

Die meisten Blutfetterhöhungen entstehen durch ein Zusammenspiel von falscher Ernährung und erblicher Veranlagung in unterschiedlicher Gewichtung (**primäre Hyperlipoproteinämien**).

Sekundäre Hyperlipoproteinämien sind auf eine andere Krankheit, etwa eine Schilddrüsenunterfunktion oder einen Diabetes mellitus, zurückzuführen.

Symptome, Befund und Diagnostik

Blutfetterhöhungen verlaufen in aller Regel ohne erkennbare Symptome oder krankhafte Untersuchungsbefunde. Bei alten Menschen ist auf **Xanthelasmen** (gelbliche Fetteinlagerungen in den Augenlidern) und den **Arcus lipoides** (weißlicher Augenhornhautring) kein Verlass.

Die Diagnose wird durch Bestimmung der Blutfette im Labor gestellt. Üblicherweise gelten ein Gesamtcholesterin ≤ 200 mg/dl (5,2 mmol/l), ein LDL-Cholesterin ≤ 130 mg/dl (3,4 mmol/l) und Triglyzeride ≤ 150 mg/dl (1,7 mmol/l) als normal. Das HDL-Cholesterin soll über 40 mg/dl (1 mmol/l), besser über 60 mg/dl (1,6 mmol/l) liegen. Diese Grenzwerte sind aber umstritten.

Behandlung

Erhöhte Blutfettwerte müssen auch bei alten Menschen behandelt werden. Je höher das gesamte Herz-Kreislauf-Risiko ist, desto niedriger ist der LDL-Zielwert (bei Diabetikern oder KHK ≤ 70 mg/dl = 1,8 mmol/l, mindestens aber 50-prozentige Senkung im Vergleich zum Ausgangswert).

Erforderlich ist immer eine Ernährungsumstellung, wobei Mangelernährung vermieden werden muss. Regelmäßiger Sport führt langfristig zu einer gewissen Erhöhung des HDL-Cholesterins, ist jedoch von vielen alten Menschen in der benötigten Intensität nicht zu leisten.

Medikamentöse Cholesterinsenkung

Bei sehr hohen Blutfettwerten oder fehlendem Erfolg der Diät verordnet der Arzt blutfettsenkende Medikamente (**Lipidsenker**).

Folgende Substanzen kommen zum Einsatz:
- **Statine** (*HMG-CoA-Reduktasehemmer*), z. B. Atorvastatin (etwa Sortis®), Lovastatin (etwa Lovadura®), Simvastatin (etwa Zocor®), hemmen das Enzym *HMG-CoA-Reduktase,* das entscheidend an der Cholesterinsynthese beteiligt ist. Statine sind die wirksamsten LDL-Cholesterinsenkenden Medikamente und wirken außerdem blutfettunabhängig günstig auf die Gefäße. Statine werden von den meisten Erkrankten gut vertragen, Leber- und Muskelschäden sind aber möglich
- **Cholesterinabsorptionshemmer,** z. B. Ezetimib (etwa Ezetrol®), vermindern die Cholesterinaufnahme im Darm. Sie werden v. a. bei Unverträglichkeit oder unzureichender Wirkung von Statinen eingesetzt
- **Ionenaustauscher,** z. B. Colestyramin (etwa Quantalan®), binden Gallensäuren. Da diese Cholesterin enthalten, geht mehr Cholesterin über den Darm verloren. Nachteilig sind häufige Blähungen und Völlegefühl

- **Fibrate,** z. B. Bezafibrat (etwa Cedur®), beschleunigen ebenfalls den Lipoproteinabbau. Nachteilig sind gastrointestinale Störungen und (selten) Muskelschäden.

Ernährung

Betroffene mit Übergewicht sollten möglichst abnehmen, da dies in aller Regel auch die Blutfette verbessert.

Menschen mit einer Erhöhung des LDL-Cholesterins ist außerdem zu empfehlen:
- Cholesterinaufnahme auf maximal 300 mg täglich begrenzen. Die Nahrung hat allerdings nur begrenzten Einfluss auf den Gesamtcholesterinspiegel, da Cholesterin auch im Körper gebildet wird. Cholesterinreiche Lebensmittel wie Eier, Innereien, Krusten- und Schalentiere sollten aber gemieden werden
- Fettarme Kost unter Berücksichtigung der Fettzusammensetzung. Die Einschränkung der Gesamtfettzufuhr hat sich als bedeutsamer Faktor erwiesen. Die tägliche Fettaufnahme sollte bei höchstens 30 % der Gesamtenergiezufuhr liegen. Dabei ist der Anteil an gesättigten Fettsäuren auf höchstens 10 % der Energie (also ein Drittel der Fettzufuhr) zu beschränken. Gesättigte Fettsäuren finden sich vor allem in tierischen Lebensmitteln (die oft auch viel Cholesterin enthalten), häufig in versteckter Form. Gesättigte Fettsäuren und die v. a. in industriell verarbeiteten Fetten enthaltenen **Trans-Fettsäuren** erhöhen das LDL. Ein- und mehrfach ungesättigte Fettsäuren hingegen wirken günstig. Sie sind v. a. in hochwertigen Pflanzenölen und Kaltwasserfischen enthalten
- Ballaststoffreiche Kost. Eine tägliche Zufuhr von mindestens 30 g Ballaststoffen wirkt günstig auf Gesamt- und LDL-Cholesterin. Zum einen zieht eine ballaststoffreiche Kost häufig eine geringere Energiezufuhr und Fettaufnahme nach sich. Darüber hinaus senken lösliche Ballaststoffe wie Pektin in Obst (Äpfel, Beeren) oder β-Glukane in Hafer das Cholesterin, indem sie die Gallensäuren im Verdauungstrakt binden, sodass sie für eine Neusynthese von Cholesterin nicht mehr zur Verfügung stehen.

Diese Empfehlungen werden beispielsweise durch die (traditionelle) mediterrane Kost erfüllt, die viel Salat, Gemüse, Fisch und hochwertige Pflanzenöle enthält.

Zusätzliche Empfehlungen bei Hypertriglyzeridämie sind:
- Verzicht auf Alkohol, da dieser den Triglyzeridspiegel steigert
- Meiden von Mono- und Disacchariden sowie Zuckeraustauschstoffen. Zucker, auch in Süßspeisen oder Getränken, erhöht ebenso wie Zuckeraustauschstoffe die Triglyzeridsynthese in der Leber.

Internet- und Lese-Tipp
Deutsche Gesellschaft zur Bekämpfung von Stoffwechselstörungen und ihren Folgeerkrankungen DGFF (Lipid-Liga) e. V.: www.lipid-liga.de

I/31.3.13 Hyperurikämie und Gicht

> **Purine:** Bestandteile der Nukleinsäuren. Endprodukt des Purinstoffwechsels ist beim Menschen in erster Linie die **Harnsäure**.
> **Hyperurikämie:** Harnsäureerhöhung im Blut über 7 mg/dl (420 μmol/l).
> **Gicht** (*Urikopathie*): Klinische Manifestationsform der Hyperurikämie, v. a. Gelenkentzündung (*Arthritis urica*). Betrifft zu über 90 % Männer, besonders solche mit metabolischem Syndrom.
> **Podagra:** Gichtanfall im Großzeh.

Krankheitsentstehung

Die **primäre Hyperurikämie** ist bei Erwachsenen durch eine erbliche Verminderung der Harnsäureausscheidung über die Nieren bedingt. Sie zeigt sich allerdings erst bei purin-, also fleischreicher Ernährung und ist somit eine typische „Wohlstandskrankheit".

Sekundäre Hyperurikämien sind Folgen vermehrten Zelluntergangs (z. B. nach Zytostatikatherapie, bei Leukämien), Nierenfunktionsstörungen und bei Einnahme einiger Medikamente.

Oberhalb der Löslichkeitsgrenze von ca. 7 mg/dl kristallisiert Harnsäure und lagert sich im Gewebe ab, z. B. in den Gelenken, Nieren oder Ohrknorpeln.

Symptome, Befund und Diagnostik

Die Hyperurikämie verläuft lange symptomlos, bis überraschend und meist in der Nacht ein **akuter Gichtanfall** einsetzt. Auslöser sind oft Ess- und Trinkexzesse oder umgekehrt längeres Hungern („Feste und

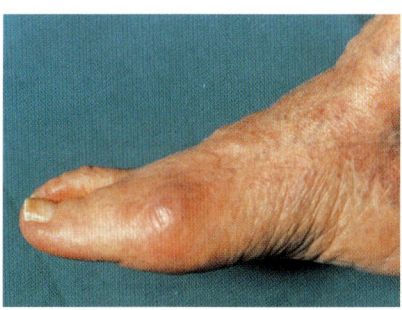

Abb. I/31.3.23 Gerötetes, geschwollenes Großzehengrundgelenk bei akutem Gichtanfall. Nebenbefundlich Zeichen einer chronisch-venösen Insuffizienz (→ Kap. I/31.6.19). [E273]

Fasten"). Am häufigsten ist das Großzehengrundgelenk betroffen (**Podagra**). Das Gelenk ist stark geschwollen, gerötet und extrem schmerzhaft. Selbst das Gewicht der Bettdecke und leichteste Berührungen oder Erschütterungen lösen heftige Schmerzen aus. Fieber ist möglich. Im weiteren Verlauf wechseln akute Gichtanfälle mit symptomfreien Intervallen.

Gelegentlich noch ist bei alten Menschen eine **chronische Gicht** mit Gelenkschmerzen und -deformierungen sowie Harnsäureablagerungen in Weichteilen und Knochen (**Gichttophi**) zu beobachten (→ Abb. I/31.3.23). Sie entwickelt sich, wenn eine Gicht jahre- bis jahrzehntelang unbehandelt bleibt.

Uratablagerungen können in allen Stadien der Erkrankung zu einer **Gichtniere** (*Gichtnephropathie*) mit Nierenfunktionseinschränkung führen. Auch Nierensteine treten gehäuft auf.

Die Diagnose wird durch eine Blutuntersuchung gesichert.

Behandlung

Beim **akuten Gichtanfall** werden folgende Medikamente gegeben:
- Schmerzhemmende Substanzen, z. B. Diclofenac (u. a. in Voltaren®)
- Evtl. Colchicin (z. B. Colchicum-dispert®). Colchicin, ein Inhaltsstoff der Herbstzeitlose, ist bei Gicht sehr wirksam, wird aber wegen seiner unerwünschten Wirkungen (u. a. Bauchschmerzen, Durchfälle, Übelkeit, Erbrechen) zurückhaltend eingesetzt
- Evtl. kurzzeitig systemische Glukokortikoide.

Nach Abklingen des akuten Gichtanfalls sollte der Harnsäurespiegel dauerhaft durch Diät und Medikamente gesenkt werden:
- **Urikostatika** hemmen das Enzym *Xanthinoxidase,* das an der Harnsäurebildung aus Purinen beteiligt ist. Dadurch

fällt weniger Harnsäure an. Mittel der Wahl ist Allopurinol (z. B. Zyloric®)
- Bei Unverträglichkeit von Allopurinol werden **Urikosurika** zur Steigerung der Harnsäureausscheidung gegeben, z. B. Benzbromaron (Benzbromaron AL 100®).

Pflege

- Im akuten Gichtanfall wirken kühlende Alkohol-Umschläge und Ruhigstellung des betroffenen Gelenks beschwerdelindernd
- Da bereits der Druck der Bettdecke dem Erkrankten Schmerzen bereiten kann, ist oft ein Bettbogen hilfreich
- Der Pflegebedürftige sollte viel trinken (mindestens zwei Liter täglich), um durch Steigerung der Urinmenge die Bildung von Harnsäuresteinen zu verhindern. Bier ist nicht geeignet, da es den Harnsäurespiegel erhöht
- Urinalkalisierung, etwa durch Uralyt-U®, kann bei erhöhtem Harnsäureanfall während einer Chemotherapie angezeigt sein. Dann sind Urinkontrollen mit Indikatorpapier erforderlich; angestrebt wird ein pH 5–7
- Größere körperliche Anstrengung und Unterkühlung können Anfälle auslösen und sollten vermieden werden.

Information des Erkrankten

Die Prognose ist bei konsequenter Behandlung gut, sofern noch keine Nierenschäden eingetreten sind. Dies bedeutet lebenslange Rücksicht bei der Ernährung und oft Medikamente, da die erblich bedingte Minderausscheidung von Harnsäure bestehen bleibt, auch wenn die Beschwerden zurückgehen.

Ernährung

Übergewicht sollte reduziert werden. Zu empfehlen ist eine langfristige Gewichtsabnahme durch energiereduzierte Mischkost. Diäten mit sehr niedriger Energiezufuhr hingegen sind ungünstig und können Anfälle auslösen.

Außerdem sollte die Purinzufuhr über die Nahrung verringert werden mit dem Ziel einer verringerten Harnsäurebildung und eines niedrigeren Blutharnsäurespiegels.

Es wird zwischen folgenden zwei Diätformen unterschieden:
- **Purinarme Kost** mit maximal 500 mg Harnsäure (aus Purinen) täglich

- **Streng purinarme Kost** mit maximal 300 mg Harnsäure täglich. Eine streng purinarme Kost wird nur selten angewendet, meist wenn eine medikamentöse Behandlung nicht möglich ist.

Es gibt Lebensmitteltabellen, die angeben, wie viel Purine ein Lebensmittel enthält bzw. wie viel Harnsäure daraus gebildet wird. Sie sind vor allem bei der streng purinarmen Kost eine Hilfe. Meist reicht es aber, die Lebensmittel entsprechend ihres Puringehalts in drei große Gruppen einzuteilen.

- **Purinarme bzw. -freie Lebensmittel** und somit unproblematisch sind Milch und Milchprodukte (fettarme Produkte bevorzugen), Eier, Getreideprodukte, Reis, Nudeln, Kartoffeln, Obst, viele Salate und Gemüse (Gurke, Tomate, Paprika, Kohlrabi, Spargel)
- **Lebensmittel mit mittlerem Puringehalt** sind Fleisch (außer Geflügel), Wurst, einige Fischsorten (z. B. Aal, Kabeljau, Zander), Hülsenfrüchte und manche Gemüsesorten. Sie sollten in Maßen verzehrt werden. Bei Fleisch und Wurst gelten insgesamt 100 g täglich (aber möglichst nicht jeden Tag) als akzeptabel. Das Kochen von Fleisch ist günstig, vorausgesetzt die Brühe wird verworfen und nur das Fleisch gegessen. Eine Mahlzeit von mindestens 100 g Seefisch einmal pro Woche ist empfehlenswert
- **Lebensmittel mit hohem Puringehalt** sind Innereien, Grillhähnchen oder Bratene (v. a. mit Haut), Sprotten, Ölsardinen, Hering, Rotbarsch, Krabben, Hefe, aber auch Bier. Auf diese Lebensmittel muss verzichtet werden.

Eine reichliche Flüssigkeitszufuhr von mindestens 2 l, verteilt über den Tag und in Form von energiearmen Getränken, fördert die Ausscheidung von Harnsäure.

Der Alkoholkonsum ist stark einzuschränken, da Alkohol die Harnsäureausscheidung über die Nieren hemmt. Bier ist wegen seines zusätzlich hohen Puringehalts besonders ungünstig. Die maximale Menge pro Tag ist ein alkoholisches Getränk.

Wiederholungsfragen

1. Wie wird die Produktion und Sekretion vieler Hormone gesteuert? (→ Kap. I/31.3.2, → Abb. I/31.3.4)
2. Welche Wirkungen hat Insulin? (→ Kap. I/31.3.6)
3. Was sind die Symptome des Cushing-Syndroms? (→ Kap. I/31.3.10)

I
31

4. Welche beiden wichtigen Formen des Diabetes mellitus kennen Sie? (→ Kap. I/31.3.11)
5. Wie wird Insulin mit einem Pen gespritzt? (→ Kap. I/31.3.11)
6. Wie können die diabetischen Komaformen anhand der Symptome unterschieden werden? (→ Kap. I/31.3.11)
7. Nennen Sie die Grundregeln der Ernährung bei Diabetes mellitus. (→ Kap. I/31.3.11)

Literaturverzeichnis

1. Renz-Polster, H.; Krautzig, S. (Hrsg.): Basislehrbuch Innere Medizin. Elsevier Verlag, München, 2012.
2. Deutsche Diabetes-Hilfe (Hrsg.): Deutscher Gesundheitsbericht Diabetes 2017. Kirchheim-Verlag, Mainz, 2016.
3. Zeyfang, A., Bahrmann, A., Wernecke J.: Diabetes mellitus im Alter. Diabetologie 2016, 11 (Suppl 2): S. 170 – S. 176.
4. Müller-Wieland, D.; Petermann, A.; Nauck, M. (et al.): Definition, Klassifikation und Diagnostik des Diabetes mellitus 2016, 11 (Suppl 2): S. 78 – S. 81.
5. Herold, G. (et al.): Innere Medizin 2017. Köln, 2016.

I/31.4 Erkrankungen des Blutes und des lymphatischen Systems

> **Blut:** In den Blutgefäßen – und damit auf den ganzen Körper – verteiltes flüssiges Organ. Besteht aus festen Anteilen, den **Blutkörperchen,** und einem flüssigen Anteil, dem **Blutplasma.** Menge bei alten Menschen mit 6–6,5% des Körpergewichts (z.B. bei 65 kg ca. 4 l) geringer als im mittleren Erwachsenenalter.

Das **Blut** ist der „Lebenssaft" des Menschen. Es sorgt z.B. dafür, dass alle wichtigen Stoffe zu den Zellen transportiert und deren Abfallprodukte abtransportiert werden. Mit den in ihm befindlichen hoch spezialisierten Zellen und Botenstoffen bildet das Blut einen maßgeblichen Teil des körpereigenen Abwehrsystems.

Eine häufige Bluterkrankung des alten Menschen ist die Anämie, die bei stärkerer Ausprägung die Lebensqualität erheblich beeinträchtigen und zu zahlreichen Folgeproblemen führen kann. Außerdem nehmen bösartige Bluterkrankungen im Alter zu. Sie sind zwar teilweise über Jahre zu beherrschen, aber in aller Regel nicht zu heilen.

Für Altenpflegerinnen ist es wichtig, die Erkrankungen eines Pflegebedürftigen zu kennen, um Risikofaktoren für Folgeprobleme genau einschätzen zu können. Darüber hinaus müssen die Auswirkungen der Krankheiten, z.B. eine verminderte Leistungsfähigkeit, bei der Planung der individuellen Pflege beachtet werden.

Pflegerische Handlungsfelder

Altenpflegerinnen identifizieren die für die Pflege relevanten Handlungsfelder bei den Erkrankungen des Blutes und des lymphatischen Systems. Folgende Pflegediagnosen können sie häufig feststellen (→ Abb. I/31.4.1).

I/31.4.1 Beispiel eines Pflegeprozesses bei einer „Blutungsgefahr"

> **Blutungsgefahr:** Risiko einer Reduzierung des Blutvolumens, das die Gesundheit beeinträchtigen könnte.

Mögliche Folgen einer Blutungsgefahr: Bei **erhöhtem Blutungsrisiko** ist immer daran zu denken, dass bei kleinsten Verletzungen lebensbedrohliche Blutungen auftreten können. Sie können als äußere, unstillbare Blutungen sichtbar werden, sind aber auch häufig als Einblutungen in Gewebe oder in Gelenkhöhlen erst spät erkennbar. Um solche Zwischenfälle rasch und angemessen behandeln zu können, tragen z.B. Betroffene, die eine Antikoagulanzientherapie erhalten, einen Ausweis bei sich (→ Kap. I/31.4.9).

Beispiele für medizinische Diagnosen und andere Folgen

- Akute Blutung
- Schockzustand als Zeichen stärkerer Blutungen, auch innerer Blutungen
- Verwirrtheitszustände, Somnolenz als mögliches Zeichen für Hirnblutungen
- Sickerblutung
- Anämie als Hinweis auf chronische innere Blutungen

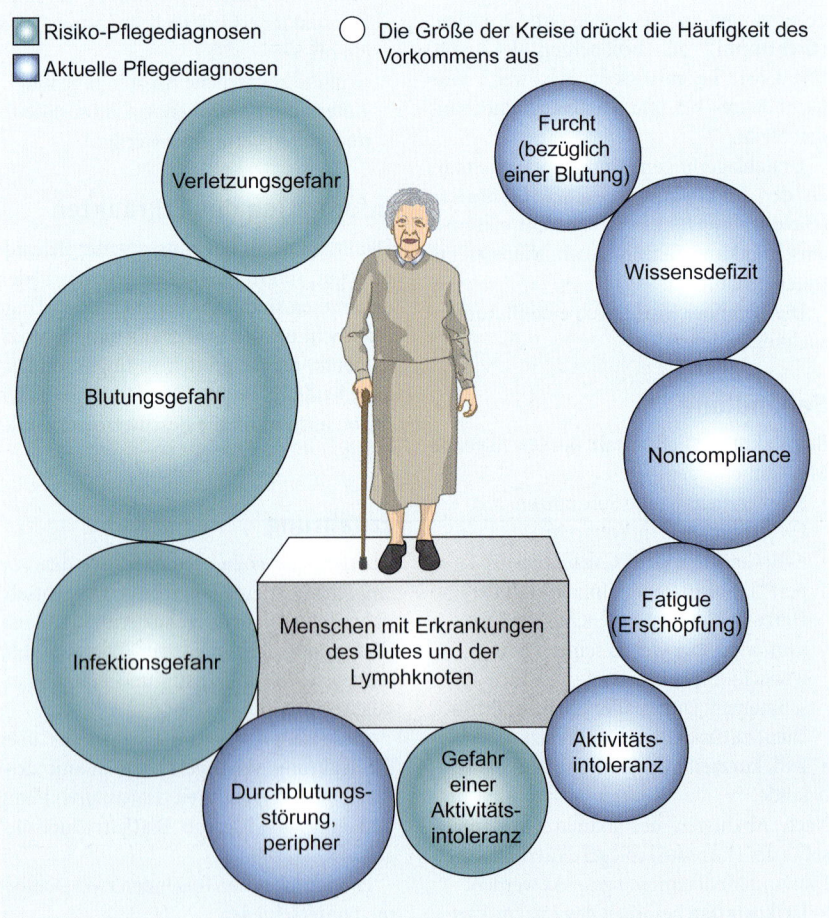

Abb. I/31.4.1 Häufige Pflegediagnosen im Zusammenhang mit der Versorgung von Menschen, die an Erkrankungen des Blutes und des lymphatischen Systems leiden. [L138]

- Hypotonie
- Schwarzer oder blutiger Stuhl
- Hämatome (auch großflächig).

Ⓐ Fallbeispiel Ambulant, Teil I

Die Altenpflegerin Linda Müller betreut die 76-jährige Lieselotte Velter in der häuslichen Umgebung. Frau Velter ist verwitwet und bewohnt die Einliegerwohnung im Haus des Sohnes. Der Sohn ist berufstätig und deswegen selten zu Hause. Frau Velter wird seit ihrem Schlaganfall vor sechs Jahren von der „Ambulanten Pflege Bogendorf" morgens und abends bei der Körperpflege unterstützt. Seit dem Schlaganfall hat der Arzt Frau Velter das Blutverdünnungsmedikament Marcumar® verordnet, da im Krankenhaus ein Vorhofflimmern als Ursache für den Schlaganfall festgestellt wurde. Gegen Kopfschmerzen nimmt sie immer wieder Aspirin® ein. Lieselotte Velter bekommt sehr häufig blaue Flecken und hat öfter Nasenbluten. Das empfindet die Pflegebedürftige als sehr unangenehm, da sie Angst hat, ihre Kleidung zu verunreinigen.

Pflegediagnostik

Risikofaktoren

- Antikoagulanzientherapie
- Gerinnungsstörungen durch Erkrankungen des Blutes (z. B. Hämophilie, Leukämie, Leberzirrhose)
- Gestörte sensorische Wahrnehmung (Sehschwäche, Empfindungsstörungen)
- Stürze in der Vergangenheit
- Unvorsichtiger Gebrauch von scharfkantigen Gegenständen (z. B. ungeschützt aufbewahrte Messer und andere Küchengeräte, Rasierklingen, Nagelscheren)
- Wissensdefizit bzgl. der Risiken (z. B. Wirkung der Medikamente)
- Kognitive Einschränkungen (z. B. fehlende Fähigkeit, Medikamente exakt nach Anordnung einzunehmen).

> ❯❯ Krankhafter Mangel an Gerinnungsfaktoren, Blutplättchen oder die Einnahme bestimmter Medikamente können im Verletzungsfall zu verlängerten Blutungszeiten oder schwer be-herrschbaren Blutungen führen. Eine Antikoagulanzientherapie ist sorgfältig zu überwachen, um Zeichen für Blutungen rechtzeitig zu erkennen und Gegenmaßnahmen einleiten zu können. Frühe Zeichen einer Blutung können z. B. sein:
> - Längere Blutungszeiten bei kleinen Verletzungen (mehr als 3–4 Min.)

- Schleimhautblutungen z. B. beim Zähne- oder Naseputzen
- Hämatome unter der Haut
- Rotfärbung des Urins.

Ⓐ Fallbeispiel Ambulant, Teil II

Frau Müller betreut Lieselotte Velter nun die vierte Woche in Folge. In den vergangenen zwei Wochen hatte Frau Velter zwei- bis dreimal in der Woche Nasenbluten. An diesen Tagen konnte sie jedes Mal nicht genau sagen, wann und wie viele Aspirin® bzw. die ärztlich verordneten Blutverdünnungsmittel sie eingenommen hatte. Linda Müller beobachtet bei der Körperpflege immer wieder das Auftreten von neuen Hämatomen. Ein Gespräch mit dem Sohn war noch nicht möglich, da er immer früh aus dem Haus geht und erst spät abends zurückkommt. Frau Müller analysiert das Verhalten von Lieselotte Velter und stellt fest, dass sie ein vermindertes Erinnerungsvermögen hat und mit der angeordneten Einnahme der Medikamente nicht zurecht kommt. Darüber hinaus scheint ihr nicht bewusst zu sein, welchen Blutungsgefahren sie sich mit der zusätzlichen Einnahme von Aspirin® aussetzt. Die Lebenswelt von Frau Velter ist auf Grund der immer wieder auftretenden Blutungen beeinträchtigt.

Pflegetherapie

Ⓐ Fallbeispiel Ambulant, Teil III

Beispiel einer Pflegeplanung bei Blutungsgefahr für Lieselotte Velter

Pflegediagnostik	Pflegetherapie	
aktuelle Pflegediagnosen (aP), Risiko-Pflegediagnosen (RP), Einflussfaktoren/Ursachen (E), Symptome (S), Ressourcen (R)	Pflegeziele/erwartete Ergebnisse	Pflegemaßnahmen
- **aP:** Blutungsgefahr - **aP:** Unwirksames Management der eigenen Gesundheit - **E:** Antikoagulanzientherapie - **E:** Vermindertes Erinnerungsvermögen - **S:** Nasenbluten und Hämatome - **R:** Kann sich größtenteils selbst versorgen - **R:** Möchte weiterhin ihr Aspirin® nehmen - **R:** Möchte die Medikamente richtig einnehmen - **R:** Kann schriftliche Anleitungen benutzen	- Es ist sichergestellt, dass die Medikamente exakt nach Anordnung eingenommen werden - Fühlt sich sicher und angstfrei - Kennt die Zusammenhänge zwischen der Gerinnungsstörung und der Blutungsgefahr - Kennt die Wirkungen und Risiken von Antikoagulanzien	- Während der Hilfe bei den täglichen Bedürfnissen Pflegebedürftige vorsichtig berühren - Information des Arztes; Information und Anleitung der Pflegebedürftigen bzw. ihrer Angehörigen bzgl. der Risiken, Umstellung von Aspirin auf geeignetes Schmerzmittel - Beobachtung der Haut und Schleimhäute und der Ausscheidungen auf Blutspuren - Begehung der Wohnung mit dem Ziel, die Verletzungsgefahr zu vermindern, z. B. Stolperfallen entfernen - Kontrolle der Medikamenteneinnahme organisieren

Mögliche Ziele/erwartete Ergebnisse festlegen

- Wohnung der Pflegebedürftigen ist so eingerichtet, dass das Verletzungsrisiko vermindert ist
- Hilfsmittel wie Brille und Hörgerät sind aktuell angepasst
- Die Pflegebedürftige kennt die Zusammenhänge zwischen der Gerinnungsstörung und der Blutungsgefahr
- Die Pflegebedürftige kennt die Wirkung und die Risiken ihrer Medikation
- Es ist sichergestellt, dass die Medikamente exakt nach Anordnung eingenommen werden.

Maßnahmen planen und durchführen

Die im Folgenden dargestellten Pflegemaßnahmen stellen eine Auswahl dar:

- Beobachtung der Haut und Schleimhäute und der Ausscheidungen auf Blutspuren
- Vermeidung von rektalen Temperaturmessungen, Klysmen, Einläufen oder i. m.-Injektionen
- Obstipationsprophylaxe
- Weiche Zahnbürsten, evtl. nur Munddusche/-spülungen benutzen
- Bei Männern Trockenrasur (→ Abb. I/31.4.2)
- Vorsichtige Nagelpflege (medizinische Fußpflege, feilen statt schneiden)
- Nach i. v.-Injektion oder Infusion Druckverband, Kontrolle des Verbandes auf Nachblutungen
- Information und Anleitung der Pflegebedürftigen bzw. ihrer Angehörigen bzgl. der Risiken
- Begehung der Wohnung mit dem Ziel, die Verletzungsgefahr zu vermindern, z. B. Stolperfallen entfernen
- Kontrolle der Medikamenteneinnahme
- Vermeidung von Medikamenten, die zusätzlich die Gerinnung unerwünscht beeinflussen (z. B. Aspirin®).

Spezielle Information für die Betroffenen bei Antikoagulanzientherapie

Altenpflegerinnen informieren Pflegebedürftige über die erhöhte Blutungsgefahr. Diese benötigen neben dem Marcumar®-Pass folgende **Informationen.** Der Betroffene soll:

- Sich selbst beobachten und das Pflegepersonal sofort informieren bei
  - Verletzungen mit länger dauernden Blutungen

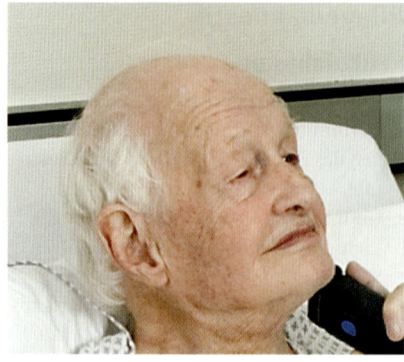

Abb. I/31.4.2 Männer, die Antikoagulanzien einnehmen, sollten sich trocken rasieren, um die Blutungsgefahr zu verringern. [K115]

  - Schwarzfärbung des Stuhls
  - Rotfärbung des Urins
  - Schleimhautblutungen in Mund und Nase
- Jedem Arzt und Zahnarzt vor der Behandlung den Marcumar®-Pass (→ Abb. I/31.4.20) vorlegen
- Den Ausweis immer bei sich haben und bei Zwischenfällen zeigen
- Regelmäßig Medikamente einnehmen und Laborwerte kontrollieren lassen
- Medikamente wie Aspirin, Abführmittel oder Vitaminpräparate nicht eigenmächtig einnehmen
- Bei Durchfall, Erbrechen sofort Altenpflegerinnen bzw. Arzt informieren, weil eine Dosisänderung erforderlich sein kann
- Verletzungen vermeiden, z. B. weiche Kost bevorzugen (keine scharfkantige Nahrung).

> ❯❯ Bei Antikoagulanzientherapie bluten vorhandene Wunden leicht, z. B. Ulcus cruris oder Dekubitus. Durch Hämatombildung kann die Wundheilung gestört werden. Deshalb beobachten Altenpflegerinnen die Wundumgebung regelmäßig auf Anzeichen einer Blutung.

Pflegeevaluation

Mögliche Evaluationskriterien

Die im Folgenden aufgeführten Pflegeergebnisse stellen eine Auswahl dar:

- Wohnung der Pflegebedürftigen ist so eingerichtet, dass das Verletzungsrisiko vermindert ist
- Die Pflegebedürftige wird sich trotz Information nicht von ihren sehr scharfen Messern trennen
- Informationsgespräch im Beisein der Angehörigen hat stattgefunden. Angehörige kontrollieren regelmäßig die Medikamenteneinnahme

- Pflegebedürftige ist in der Lage, die Risiken zu benennen
- Hilfsmittel wie Brille und Hörgerät sind an die aktuellen Bedürfnisse angepasst
- Kennt die Wirkungen und Risiken von Antikoagulanzien.

Ⓐ Fallbeispiel Ambulant, Teil IV

Nach einem Monat evaluiert Linda Müller die Pflegeplanung für Lieselotte Velter. Der Sohn hat zusammen mit der Mutter ein Gespräch mit dem Hausarzt geführt. Dieser ordnete daraufhin an, dass die Pflegebedürftige das Marcumar® weiterhin einnimmt. Eine Reduktion der Dosis hat der Arzt ausgeschlossen. Frau Müller hat zusammen mit Frau Velter und dem Sohn ein Blatt zur Dokumentation der Marcumar®-Gabe entworfen. Der Sohn wird die Einnahme abends überprüfen. Die Umstellung der Bedarfsmedikation bei Kopfschmerzen von Aspirin® auf Paracetamol hat Frau Velter akzeptiert. Trotz der Risiken, sich durch verschiedene scharfe Gegenstände Verletzungen zuzufügen, möchte Frau Velter ihren Haushalt so belassen wie er ist. In den vergangenen zwei Wochen hat Frau Velter kein Nasenbluten gehabt. Hämatome treten allerdings immer noch auf. Die Pflegeplanung wurde nach dem Evaluationsgespräch an die Situation angepasst.

I/31.4.2 Zusammensetzung und Aufgaben des Blutes

Zusammensetzung des Blutes

Zentrifugiert man Blut, so trennt es sich in zwei Phasen (→ Abb. I/31.4.3): **Blutkörperchen** und **Blutplasma.** Blutplasma ohne Gerinnungsfaktoren (→ Kap. I/31.4.4) heißt **Blutserum.**

Der Anteil der Blutkörperchen am Gesamtblutvolumen wird als **Hämatokrit** (*Hkt*) bezeichnet (→ Abb. I/31.4.4).

Aufgaben des Blutes

Durch das weit verzweigte Netz der Blutgefäße erreicht das Blut fast jeden Ort im Körper.

Es hat folgende Aufgaben:

- **Transportfunktion.** Beförderung von Sauerstoff und Nährstoffen zu den Zellen, Abtransport von Kohlendioxid und Stoffwechselprodukten

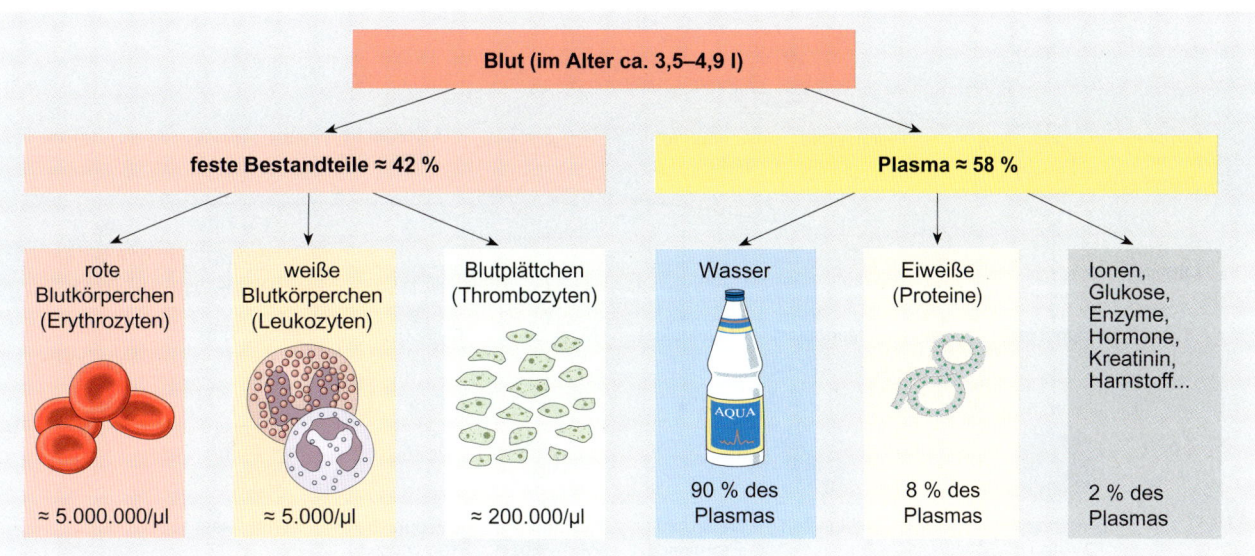

Abb. I/31.4.3 Übersicht über die festen und flüssigen Bestandteile des Blutes. [L190]

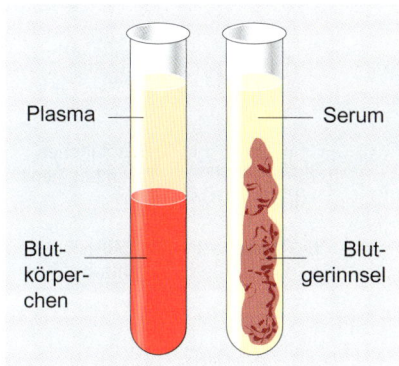

Abb. I/31.4.4 Links Hämatokrit, rechts Unterschied zwischen Plasma und Serum. Merkhilfe: **Pl**asma = Serum **pl**us Faktoren. [L190]

- **Abwehrfunktion.** Bekämpfung von Krankheitserregern sowie entarteten oder infizierten körpereigenen Zellen
- **Wärmeregulationsfunktion.** Erhalt einer gleich bleibenden Temperatur von etwa 37 °C
- **Abdichtung** von Gefäßwanddefekten
- **Pufferfunktion.** Ausgleich von pH-Wert-Schwankungen durch Puffersysteme (→ Kap. I/31.9.7).

Blutkörperchen und Blutbildung

Die **Blutkörperchen** werden in drei Gruppen mit unterschiedlichen Aufgaben unterteilt: *rote Blutkörperchen* (→ Kap. I/31.4.3), *weiße Blutkörperchen* (→ Kap. I/31.4.5) und *Blutplättchen* (→ Abb. I/31.4.3).

Blutkörperchen entstehen zeitlebens in den Hohlräumen der blutbildenden Knochen (→ Kap. I/31.1.2) im Prozess der **Blut-**bildung (*Hämatopoese*). Alle Blutkörperchen lassen sich auf *eine* gemeinsame, pluripotente Stammzelle zurückführen (pluripotent = „vielkönnend", hier: mit mehreren Entwicklungsmöglichkeiten). Diese teilt sich laufend und bringt weiter pluripotente Stammzellen wie auch spezialisierte Zellen hervor (→ Abb. I/31.4.5).

Zwar werden mit fortschreitendem Alter Fett und Bindegewebe in das rote Knochenmark eingelagert. Die Stammzellen können jedoch auch im Alter noch mehrere Milliarden Blutzellen täglich produzieren, und die Zellzahl im Blut ändert sich nicht wesentlich.

Blutplasma

Das **Blutplasma** ist eine klare gelbliche Flüssigkeit. Es besteht aus Wasser, Eiweißen und kleinmolekularen Substanzen (→ Abb. I/31.4.3).

Stoffaustausch zwischen Blutplasma und interstitieller Flüssigkeit

Dadurch, dass die Wände der Kapillaren kleine Poren haben, ist ein Stoffaustausch zwischen Plasma und Zwischenzellraum (interstitiellem Raum) möglich:
- Im arteriellen Schenkel der Kapillaren (→ Kap. I/31.6.2) diffundieren pro Tag ca. 20 l Flüssigkeit in den Zwischenzellraum, weil der hydrostatische Druck, der das Plasma nach außen drückt, größer ist als der nach innen gerichtete kolloidosmotische Druck der Bluteiweiße (→ Kap. I/14.3.6)

- Im venösen Schenkel übersteigt der kolloidosmotische Druck den schwächer gewordenen hydrostatischen Druck. So werden ca. 90 % des zuvor ausgetretenen Volumens zusammen mit Zellprodukten in die venösen Kapillaren aufgenommen (*reabsorbiert*). Die restlichen 2 l sammeln sich als **Lymphe** in einem weiteren Gefäßsystem, den Lymphwegen (→ Kap. I/31.4.6).

❯❯ Ödeme entstehen, wenn dieses Gleichgewicht verschoben ist.

Plasmaproteine

Die **Plasmaproteine** sind ein Gemisch aus ungefähr 100 verschiedenen im Plasma gelösten Eiweißen. Ihre Gesamtkonzentration beträgt ca. 70–80 g pro Liter Plasma. Durch die **Eiweißelektrophorese** können sie in Gruppen getrennt werden (→ Abb. I/31.4.24):
- **Albumin,** mengenmäßig mit 40 g/l am bedeutendsten, ist wesentlich verantwortlich für den kolloidosmotischen Druck
- **Globuline** nehmen u. a. Transport- und Abwehraufgaben wahr.

I/31.4.3 Rote Blutkörperchen

❯❯ **Rote Blutkörperchen** (*Erythrozyten*): Scheibenförmige Blutzellen. Enthalten den roten Blutfarbstoff **Hämoglobin,** der für den Sauerstofftransport verantwortlich ist und zur Konstanz des Blut-pHs beiträgt.

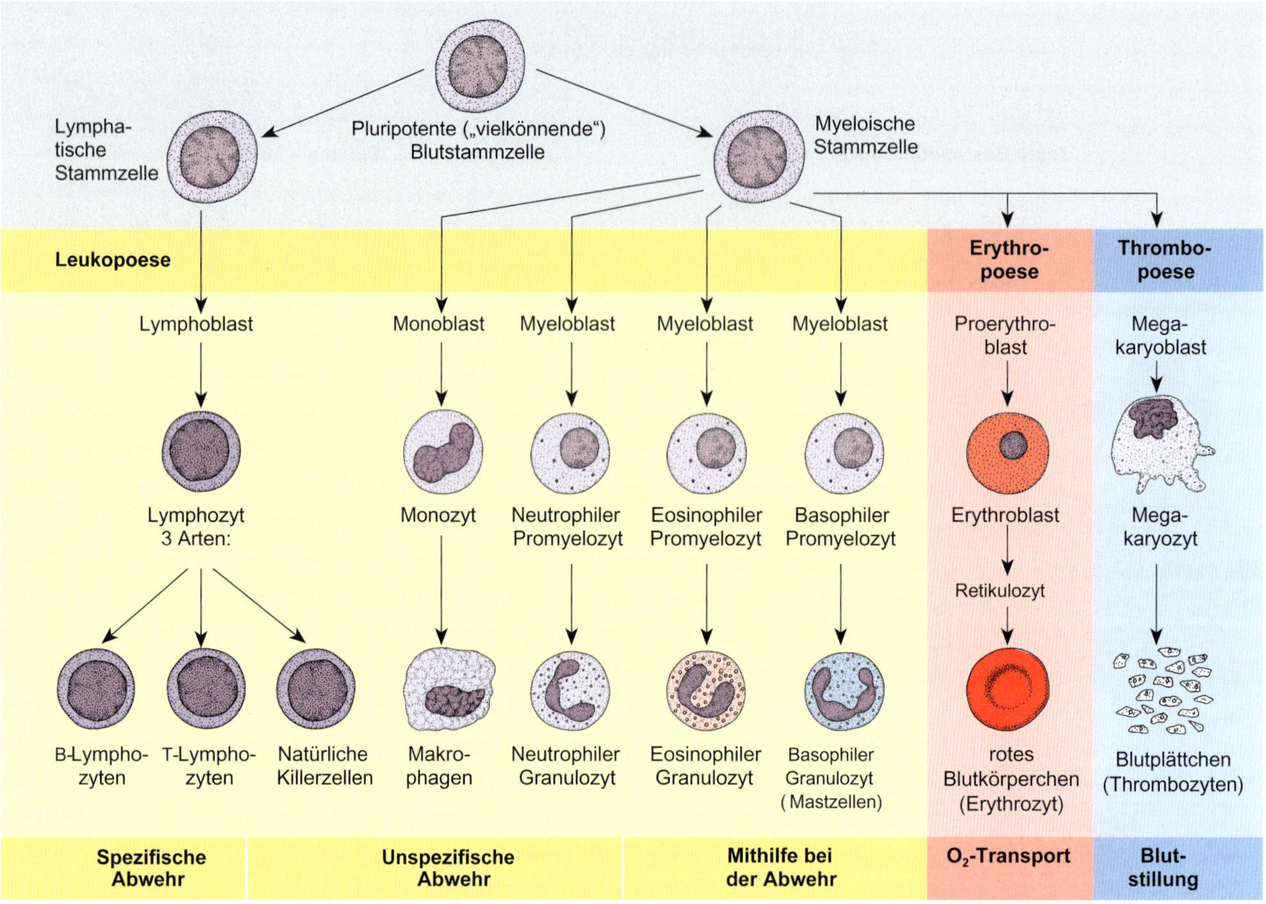

Leukopoese

Lymphoblast | Monoblast | Myeloblast | Myeloblast | Myeloblast

Lymphozyt 3 Arten: | Monozyt | Neutrophiler Promyelozyt | Eosinophiler Promyelozyt | Basophiler Promyelozyt

B-Lympho-zyten | T-Lympho-zyten | Natürliche Killerzellen | Makro-phagen | Neutrophiler Granulozyt | Eosinophiler Granulozyt | Basophiler Granulozyt (Mastzellen)

Spezifische Abwehr | **Unspezifische Abwehr** | **Mithilfe bei der Abwehr**

Lympha-tische Stammzelle

Pluripotente („vielkönnende") Blutstammzelle

Myeloische Stammzelle

Erythro-poese

Proerythro-blast

Erythroblast

Retikulozyt

rotes Blutkörperchen (Erythrozyt)

O$_2$-Transport

Thrombo-poese

Mega-karyoblast

Mega-karyozyt

Blutplättchen (Thrombozyten)

Blut-stillung

Abb. I/31.4.5 Hämatopoese, vereinfachtes Schema. [L190]

Aufbau der roten Blutkörperchen

Rote Blutkörperchen (*Erythrozyten*) sind kernlose, in der Mitte eingedellte Scheibchen (→ Abb. I/31.4.6, → Abb. I/31.4.7). Während ihrer Entwicklung im Knochenmark verlieren die Vorstufen der roten Blutkörperchen ihren Kern (→ Abb. I/31.4.5) und werden mit dem roten Blutfarbstoff **Hämoglobin** vollgepackt. Er besteht aus vier Polypeptidketten (→ Kap. I/14.2.8), die jeweils einen eisenhaltigen Farbstoff, das **Häm,** enthalten. Das Eisen dieses Häm lagert den Sauerstoff in der Lunge an und gibt ihn im Kapillargebiet ab.

Angeregt wird die Bildung der roten Blutkörperchen v. a. durch das Hormon **Erythropoetin** aus der Niere. Außerdem sind u. a. Eisen, Folsäure und Vitamin B$_{12}$ nötig. Die vom Knochenmark freigesetzten roten Blutkörperchen zirkulieren etwa 120 Tage im Blut. In Milz, Leber und rotem Knochenmark werden alte und funktionsuntüchtige Blutkörperchen aus dem Blut entfernt und in Bruchstücke zerlegt. Das frei werdende Hämoglobin wird in Häm und Globin gespalten. Das Häm-Eisen wird durch ein Transportprotein zurück ins rote Knochenmark gebracht und dort wiederverwertet.

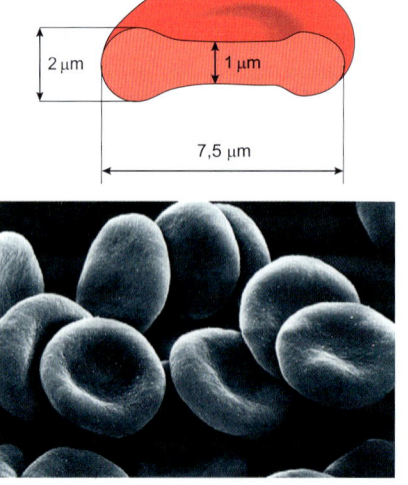

Abb. I/31.4.6 Oben rotes Blutkörperchen im Schnitt, unten rote Blutkörperchen im raster-elektronenmikroskopischen Bild. [L190]

Der Rest des Häm wird über mehrere Zwischenschritte zu **Bilirubin** abgebaut, das über Leber und Gallenwege in den Darm gelangt (→ Abb. I/31.4.7).

> **Normwerte des roten Blutbilds**

- **Zahl der roten Blutkörperchen** (*Erythrozytenzahl*): beim Mann 4,3–5,9 Millionen/µl Blut, bei der Frau 3,5–5,0 Millionen/µl Blut
- **Hämoglobinkonzentration** (*Hb*): beim Mann 13,6–17,2 g/dl (8,4–10,7 mmol/l), bei der Frau 12–15 g/dl (7,5–9,3 mmol/l)
- **Hämatokrit:** beim Mann 39–49 %, bei der Frau 33–43 %
- **Erythrozytenindizes** (daraus errechnete Größen):
  - **MCV** (mittleres Volumen eines einzelnen roten Blutkörperchens): 81–100 µm³ (= fl = Femtoliter = 10⁻¹⁵ l)
  - **MCH** (mittlerer Hb-Gehalt eines einzelnen roten Blutkörperchens): 27–34 pg (1,7–2,1 fmol)
  - **MCHC** (mittlere Hb-Konzentration der roten Blutkörperchen) 32–36 g/dl Ery (19,9–22,3 mmol/l).
📖📖 1

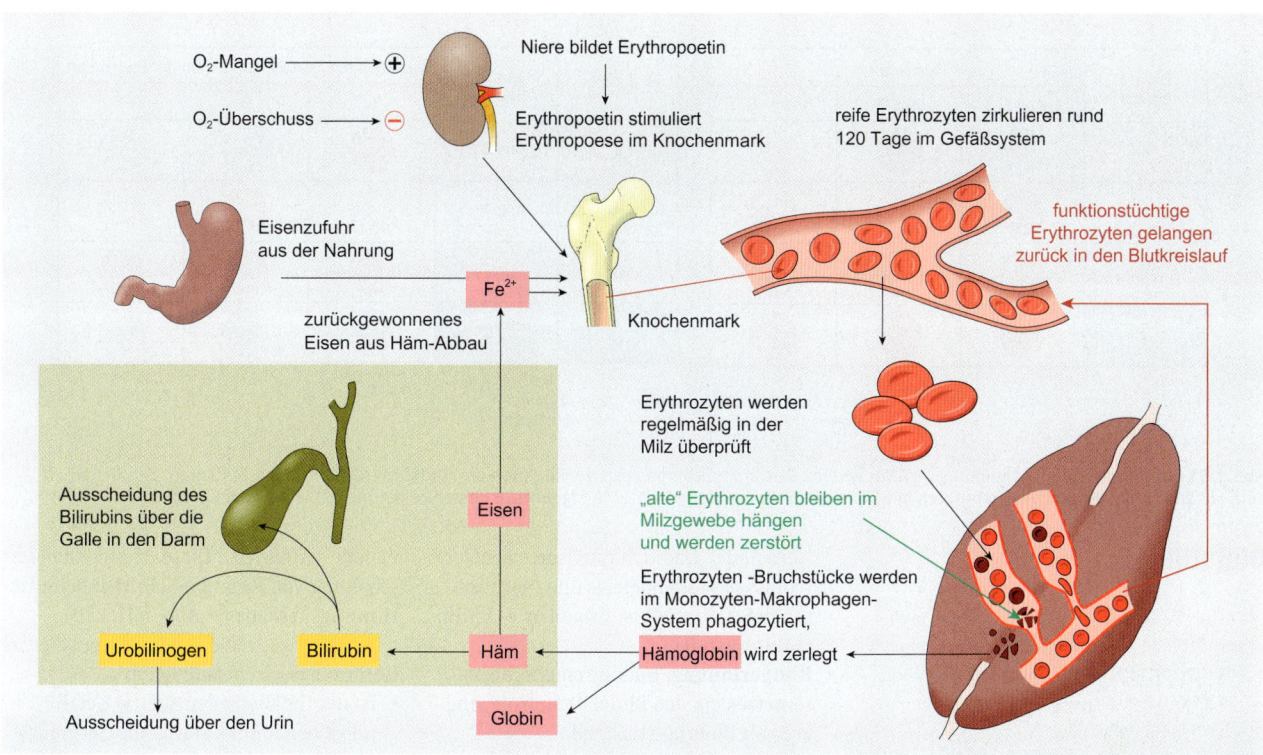

Abb. I/31.4.7 Lebenszyklus der roten Blutkörperchen (Erythrozyten). [L190]

Blutgruppen

AB0-System

Jeder Mensch besitzt eine der vier **Blutgruppen A, B, AB** und **0**. Diese Blutgruppennamen bezeichnen Strukturmerkmale (*Antigenmuster*) auf der Oberfläche der roten Blutkörperchen, die vererbt sind und sich zeitlebens nicht ändern. Im Blutplasma der Menschen mit den Blutgruppen A, B und 0 befinden sich Antikörper gegen die Blutgruppenantigene, die im eigenen Blut nicht vorhanden sind. Man nennt diese Antikörper **Agglutinine**, weil das Blut durch sie verklumpt *(agglutiniert).*

- 44 % der Mitteleuropäer haben die **Blutgruppe A;** ihr Plasma enthält Agglutinine gegen rote Blutkörperchen der Blutgruppe B (**Anti-B**)
- Etwa 10 % haben die **Blutgruppe B** mit Agglutininen gegen rote Blutkörperchen der Blutgruppe A (**Anti-A**) im Plasma
- Über 40 % haben die **Blutgruppe 0;** im Plasma sind **Anti-A und Anti-B** vorhanden
- 4–5 % haben die **Blutgruppe AB;** ihr Plasma ist frei von solchen Agglutininen.

Rhesus-System

Neben den AB0-Eigenschaften gibt es noch viele andere Blutgruppensysteme, also Antigenmuster auf Blutkörperchen, von denen bei alten Menschen vor allem das **Rhesus-System** klinische Bedeutung hat. Es umfasst mehrere Antigene, von denen **Antigen D** das wichtigste und namengebend ist. 86 % der Bevölkerung haben Antigen D auf ihrer Erythrozytenoberfläche – sie sind damit **Rhesus-positiv.** 14 % besitzen kein D-Antigen – sie sind **Rhesus-negativ.** Im Gegensatz zu den Agglutininen des AB0-Systems werden **Anti-D-Antikörper** erst nach Kontakt mit Rhesus-positivem Blut gebildet (z. B. durch eine falsche Bluttransfusion oder Schwangerschaft einer Rhesus-negativen Frau mit einem Rhesus-positiven Kind).

Blutgruppenbestimmung

Bei Transfusion nicht miteinander verträglicher Blutgruppen kommt es durch Antigen-Antikörper-Reaktionen zur Verklumpung (*Agglutination*) des Blutes und damit zu teils schweren Unverträglichkeitsreaktionen. Deshalb werden die Blutgruppen von Blutspender und -empfänger bestimmt und vor der Transfusion noch einmal die Verträglichkeit der jeweiligen Blutkonserve mit dem Blut des Empfängers getestet. Alle Tests beruhen darauf, dass die Antigen-Antikörper-Reaktionen zu sichtbaren Verklumpungen führen (→ Abb. I/31.4.8).

> ❯❯ **Vorsicht!**
> **Transfusionsreaktionen** können verschiedene Ursachen haben. Leichte Transfusionsreaktionen zeigen sich v. a. durch Hautausschlag, Juckreiz, Unruhe, Schwindel, Übelkeit und Hitzegefühl. Bei schweren, evtl. lebensbedrohlichen Transfusionszwischenfällen steigern sich die Symptome zu Brust- oder Rückenschmerzen, Erbrechen, Fieber, Schüttelfrost und Schock (→ Kap. I/31.5.16).
> Außerdem können durch **Blutprodukte** Infektionen übertragen werden, auch wenn dies in Deutschland durch die gesetzlich vorgeschriebenen Maßnahmen sehr selten ist.

I/31.4.4 Blutplättchen und Blutstillung

Blutplättchen

Blutplättchen (*Thrombozyten* → Abb. I/31.4.3 → Abb. I/31.4.11) sind winzige kernlose Scheibchen, die im Knochenmark aus **Riesenzellen** (*Megakaryozyten* → Abb. I/31.4.5) abgeschnürt werden. Nach 1–2 Wochen werden die Blutplättchen vor allem in Milz und Leber abgebaut.

Normal sind 150 000–400 000 Blutplättchen/μl Blut.

Blut-gruppe	Testserum			Blutgruppe	Serum-Antikörper	Reaktion mit Testblutkörperchen der Blutgruppe		
	Anti-A	Anti-B	Anti-A+B			A	B	AB
A	🔴	⚪	⚪	A	Anti-B	🔴	⚪	⚪
B	⚪	🔴	⚪	B	Anti-A	⚪	🔴	⚪
AB	⚪	⚪	⚪	AB	—	🔴	🔴	🔴
0	🔴	🔴	🔴	0	Anti-A Anti-B	⚪	⚪	⚪

🔴 keine Agglutination (keine Verklumpung) ⚪ Agglutination (Verklumpung)

Abb. I/31.4.8 Blutgruppenbestimmung im AB0-System. Das linke Schema zeigt die Reaktion der Blutkörperchen mit den Testseren. Zur Sicherheit wird zusätzlich das Serum des Erkrankten mit Testblutkörperchen vermischt. Die Ergebnisse beider Reaktionen müssen zueinander „passen". [L190]

Blutstillung

> **Blutstillung** (*Hämostase*): Über mehrere Stufen ablaufendes Stoppen einer Blutung; Schutzeinrichtung des Organismus gegen Verblutung.

Ständig werden im Körper (kleinste) Gefäße undicht, bei sichtbaren Verletzungen, aber auch bei Entzündungen oder Stößen. Die körpereigene **Blutstillung** soll stärkere Blutverluste wenn irgend möglich verhindern. Sie verläuft in drei Stufen (→ Abb. I/31.4.9):

- **Gefäßreaktion.** Verengung des verletzten Blutgefäßes (Vasokonstriktion) und damit Einschränkung des Blutverlustes
- **Blutplättchenpfropf.** Anlagerung von Blutplättchen an die Wundränder und Zusammenballen zu einem **Blutplättchenpfropf** (*Thrombozytenpropf,*

-thrombus). Dadurch provisorischer Verschluss des Gefäßdefekts und (vorübergehender) Blutungsstillstand in 1–3 Min. (**Blutungszeit**)
- **Blutgerinnung.** Bildung eines Fibrinfasernetzes um den Blutplättchpfropf, endgültiger Blutungsstillstand.

Anschließend zieht sich das Fibrinnetz zusammen und nähert dadurch die Wundränder einander an. Fibroblasten (Bindegewebszellen) wachsen, bauen den Thrombus bindegewebig um und verschließen den Gefäßdefekt endgültig.

Gerinnungskaskade

Im strömenden Blut befindet sich kein festes Fibrin, da dieses die Gefäße verschließen und zu lebensgefährlichen Durchblutungsstörungen führen würde. Vielmehr müssen sich mehrere **Gerinnungsfaktoren** nachei-

nander aktivieren. Diese Hintereinanderschaltung von Reaktionsschritten heißt **Gerinnungskaskade** (→ Abb. I/31.4.10).

Es gibt zwei verschiedene Wege, die das Gerinnungssystem aktivieren:

- Ist der Gefäßschaden auf das Gefäß selbst beschränkt, startet die Gerinnung über das **endogene System** (*intrinsic system, intravaskulärer Weg*) mit dem **Thrombozytenfaktor III** aus den Blutplättchen und Gerinnungsfaktoren
- Das **exogene System** (*extrinsic system, extravaskulärer Weg*) wird bei Gewebsverletzungen durch **Gewebethromboplastin**, ein Eiweiß aus verletzten Zellen, in Gang gesetzt. Es verläuft über weniger Schritte und ist daher schneller als das endogene System, benötigt aber einen kräftigen Reiz.

Endo- und exogenes Gerinnungssystem haben ab der Aktivierung des Faktors X eine

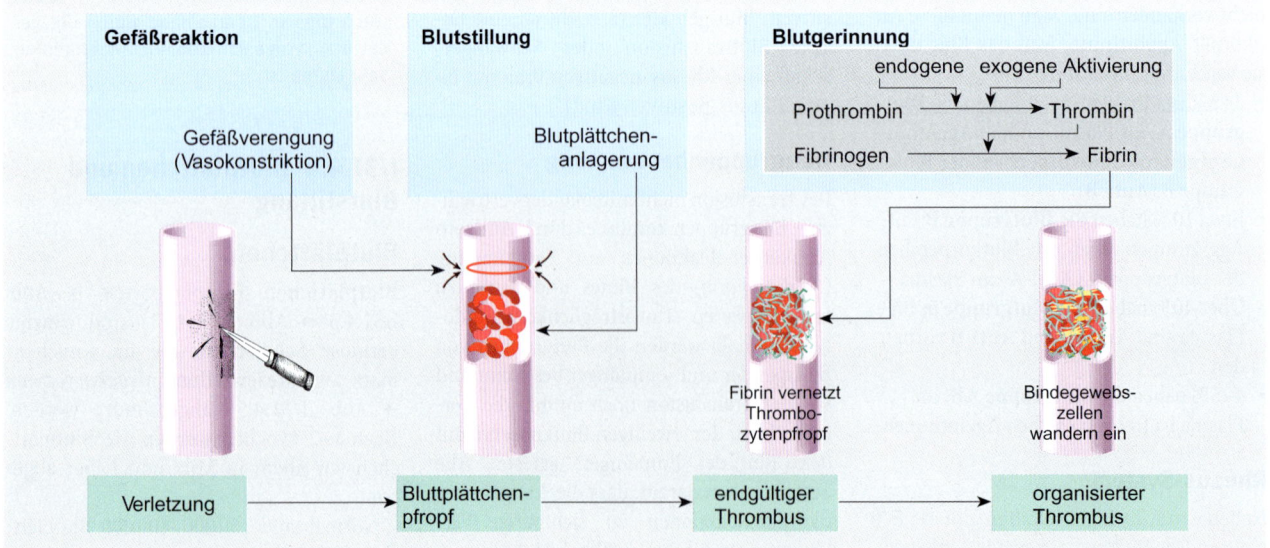

Abb. I/31.4.9 Übersicht über die Blutstillung. [L190]

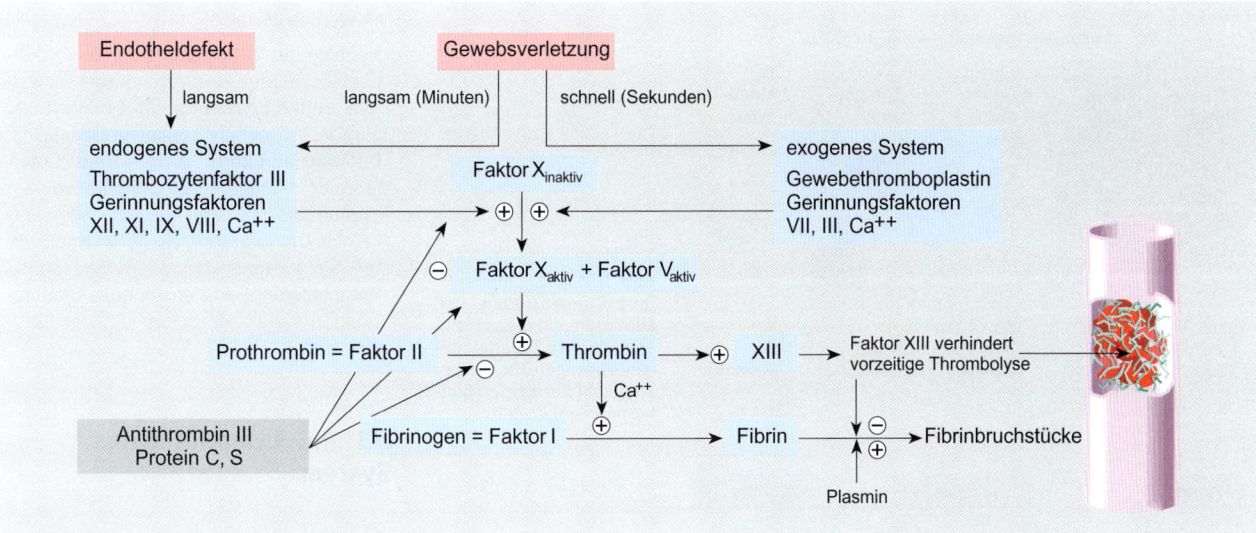

Abb. I/31.4.10 Gerinnungskaskade und Fibrinolyse (vereinfacht). [L190]

gemeinsame Endstrecke: Faktor X wandelt mit Faktor V und Kalzium **Prothrombin** in **Thrombin** um. Dieses aktiviert dann **Fibrinogen** zu **Fibrin.**

> ❯ Die meisten Gerinnungsfaktoren werden in der Leber gebildet, die Faktoren II, VII, IX und X unter Mitwirkung von Vitamin K. Deshalb führen ausgeprägte Lebererkrankungen und ein Mangel an Vitamin K zu einem Mangel an Gerinnungsfaktoren und folglich zu Gerinnungsstörungen.

Hemmung des Gerinnungssystems und Fibrinolyse

Der Körper verfügt auch über Mechanismen zur Verhinderung einer überschießenden Gerinnung. **Antithrombin, Protein C** und **Protein S** sind körpereigene Hemmer des Gerinungssystems.

Über die **Fibrinolyse** löst sich ein Thrombus in Gefäßen auf. Dazu wird die inaktive Vorstufe **Plasminogen** durch Plasminogenaktivatoren zu **Plasmin** aktiviert. Plasmin spaltet Fibrin, Fibrinogen, Prothrombin und weitere Gerinnungsfaktoren. Plasmin löst also nicht nur Thromben auf, sondern senkt auch die Blutgerinnungsfähigkeit.

> ❯ **Gerinnungsdiagnostik**
> - **Quick** (*Thromboplastinzeit, Prothrombinzeit*): Globaltest des exogenen Systems, Kontrolle einer Cumarinbehandlung. Normalwert 70–130 %. Bei Gerinnungsstörung verkleinert, Zielwert bei Antikoagulation 15–30 %

> - **INR** (*international normalized ratio*): Aussagekraft wie Quick, aber besser standardisiert. Normalwert um 1. Bei Gerinnungsstörung größer, Zielwert bei Antikoagulation 2,0–3,5
> - **PTT** (*partielle Thromboplastinzeit*): Globaltest des endogenen Systems. Normalwert 28–40 Sek. Bei Gerinnungsstörung/Antikoagulation verlängert
> - **TZ** (*Thrombinzeit*): Zeitspanne, in der Zitratplasma nach Zusatz von Thrombin gerinnt. Normalwert 17–24 Sek. Bei Gerinnungsstörung/Antikoagulation verlängert. 📖📖 1

I/31.4.5 Weiße Blutkörperchen

> ❯ **Weiße Blutkörperchen** (*Leukozyten*): Kernhaltige, bewegliche Blutzellen. Dienen der körpereigenen Abwehr und sind an Entzündungen beteiligt (→ Kap. I/32.5).

Die Gesamtzahl **weißer Blutkörperchen** (*Leukozyten* → Abb. I/31.4.11) beträgt normalerweise 4000–10000/μl Blut. Allerdings kreisen nur knapp 10 % der weißen Blutkörperchen im Blut. Das Blutgefäßsystem stellt für sie hauptsächlich einen Transportweg dar, um von den Bildungsstätten an ihren Einsatzort in den Geweben zu kommen. Die weißen Blutkörperchen werden differenziert in **Granulozyten, Monozyten** und **Lymphozyten** (→ Abb. I/31.4.12). Davon bilden die Granulozyten im Blut die zahlenmäßig größte Gruppe.

Granulozyten

Die **Granulozyten,** so genannt wegen der **Granula** (*Körnchen*), die sie im Mikroskop

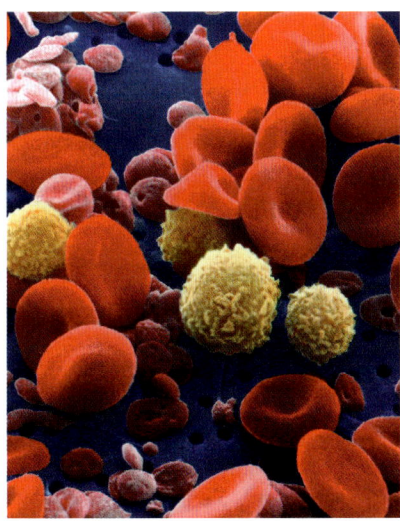

Abb. I/31.4.11 Rote Blutkörperchen (rot), weiße Blutkörperchen (gelb) und Blutplättchen (rosa) im kolorierten rasterelektronenmikroskopischen Bild. [E353]

nach dem Anfärben in ihrem Zytoplasma zeigen, sind mit einem Zelldurchmesser von 10–17 μm deutlich größer als die Erythrozyten. Ihre Lebensdauer beträgt etwa zehn Tage.

Neutrophile Granulozyten

Etwa 95 % aller Granulozyten weisen schwach anfärbbare Granula auf – die **neutrophilen Granulozyten.** Sie phagozytieren („fressen") Bakterien (→ Kap. I/32.4.1), und ihre Granula enthalten Bakterien abtötende Substanzen. Das Gemisch aus Granulozytenresten, Bakterien und infiziertem Gewebe bezeichnet man als **Eiter.**

Das Granulozytenalter lässt sich an der Kernform erkennen. Junge Granulozyten

I
31

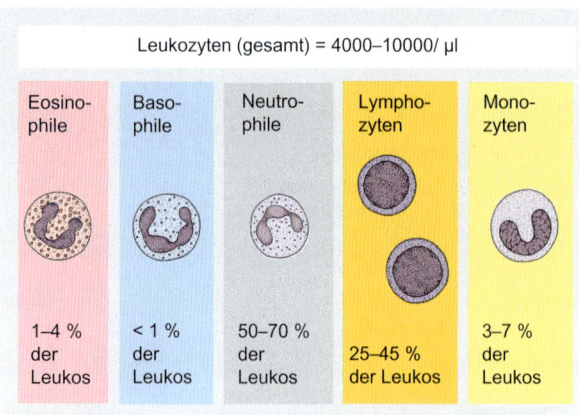

Abb. I/31.4.12 Unterteilung (Differenzierung) der Leukozyten in die unterschiedlichen Zellarten (jeweils bezogen auf die Gesamtzahl der weißen Blutkörperchen). [L190]

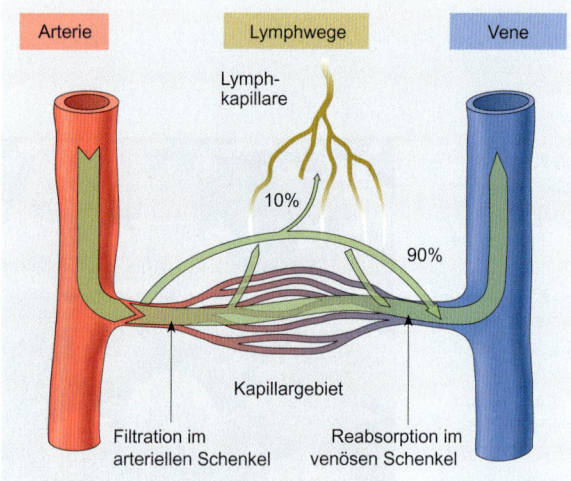

Abb. I/31.4.13 Bildung der Lymphe im Kapillargebiet. Die Lymphkapillaren übernehmen ca. 10 % der ins Interstitium abgefilterten Flüssigkeit und leiten sie über die großen Lymphgefäße zurück ins venöse System. [L190]

❯ Weißes Blutbild

Normal sind 4 000–10 000 weiße Blutkörperchen/µl Blut. Eine Vermehrung der weißen Blutkörperchen heißt **Leukozytose,** eine Verminderung **Leuko(zyto)penie.** Im **Differenzialblutbild** werden die Untergruppen der weißen Blutkörperchen ausgezählt. Normal sind 50–70 % segmentkernige Granulozyten, 25–45 % Lymphozyten, 3–7 % Monozyten, 3–5 % stabkernige Granulozyten, 1–4 % eosinophile Granulozyten und max. 1 % basophile Granulozyten. 📖 1

I/31.4.6 Lymphatisches System

> ❯ **Lymphatisches System:** Gesamtheit aller **Lymphbahnen** sowie die lymphatischen Organe **Milz, Thymus, Lymphknoten,** das **lymphatische Gewebe des Darms** und der **lymphatische Rachenring** mit **Rachen-, Zungen- und Gaumenmandeln.** Aufgaben sind Immunabwehr, Drainage des Interstitiums sowie Transport von Nahrungsfetten aus dem Darm.

Lymphe und Lymphbahnen

Täglich entstehen im Körper ungefähr zwei Liter **Lymphe** (→ Abb. I/31.4.13). Ihre Zusammensetzung entspricht etwa der des Blutplasmas, die Lymphe enthält aber viel weniger Eiweiß.

Die Lymphe wird von den **Lymphkapillaren** aufgenommen, die überall im Körper blind beginnen. Sie verlaufen etwa parallel zu den venösen Gefäßen und vereinigen sich zu zunehmend größeren **Lymphbahnen** (→ Abb. I/31.4.14). Die Lymphbahnen stellen neben den Venen ein zweites Abflusssystem dar, das interstitielle Flüssigkeit in den Blutstrom zurückleitet.

Die großen Lymphbahnen der unteren Körperabschnitte vereinigen sich unterhalb des Zwerchfells in der **Lymphzisterne** (*Cisterna chyli*). Aus der Lymphzisterne entspringt der **Milchbrustgang** (*Ductus thoracicus*), der durch das Zwerchfell ins hintere Mediastinum zieht (→ Abb. I/31.4.14). Nach dem Zufluss der Hauptlymphbahnen des linken Armes und der linken Kopfhälfte mündet der Milchbrustgang über den linken **Venenwinkel,** den Zusammenfluss von linker Drossel- und Schlüsselbeinvene (V. jugularis interna und V. subclavia), ins Blut. Die Lymphe der rechten oberen Körperseite mündet dagegen als **rechter Hauptlymphgang** (*Ductus lymphaticus dexter*) direkt in den rechten Venenwinkel.

haben einen stabförmigen Kern, alte einen mit mehr als vier Segmenten. Bei der **Linksverschiebung** sind die stabkernigen Granulozyten vermehrt. Sie weist auf eine akute Infektion hin, bei der das Knochenmark kurzfristig verstärkt Granulozyten ins Blut ausschüttet. Bei einer **Rechtsverschiebung** hingegen sind zu viele alte, übersegmentierte Granulozyten im Blut vorhanden.

Eosinophile Granulozyten

Eosinophile Granulozyten haben relativ große, durch den roten Farbstoff **Eosin** anfärbbare Granula, deren Inhalt toxisch auf Parasiten wirkt. Außerdem sind sie an allergischen Reaktionen beteiligt.

Basophile Granulozyten

Basophile Granulozyten zeigen im Zytoplasma grobe, blau anfärbbare Granula. Durch das darin enthaltene Histamin und Heparin kommt es u. a. zu einer Gefäßerweiterung und dem Einwandern weiterer Entzündungszellen. Basophile Granulozyten spielen bei Allergien eine wichtige Rolle.

Monozyten

Monozyten sind mit einem Durchmesser von 20 µm die größten Zellen im Blut. Sie besitzen einen großen Kern in einem bläulichen Zytoplasma. Monozyten wandern nach 1–2 Tagen in verschiedene Organe aus. Ihre Funktion ist die Phagozytose (→ Kap. I/14.3.6.).

Lymphozyten

Die **Lymphozyten,** die rund ein Drittel der weißen Blutkörperchen ausmachen, sind kleine Zellen mit einem Durchmesser von 7–12 µm. Sie haben einen dunkelblau anfärbbaren runden Kern und einen schmalen Zytoplasmasaum.

Lymphozyten werden in Knochenmark, Lymphknoten, Thymus und Milz gebildet. Nur etwa 4 % der Lymphozyten befinden sich im Blut, dagegen 70 % in den Organen des lymphatischen Systems (→ Kap. I/31.4.6) und immerhin 10 % im Knochenmark. Der Rest verteilt sich auf andere Organe.

Lymphozyten haben Schlüsselfunktionen bei der spezifischen Abwehr (→ Kap. I/32.2.2).

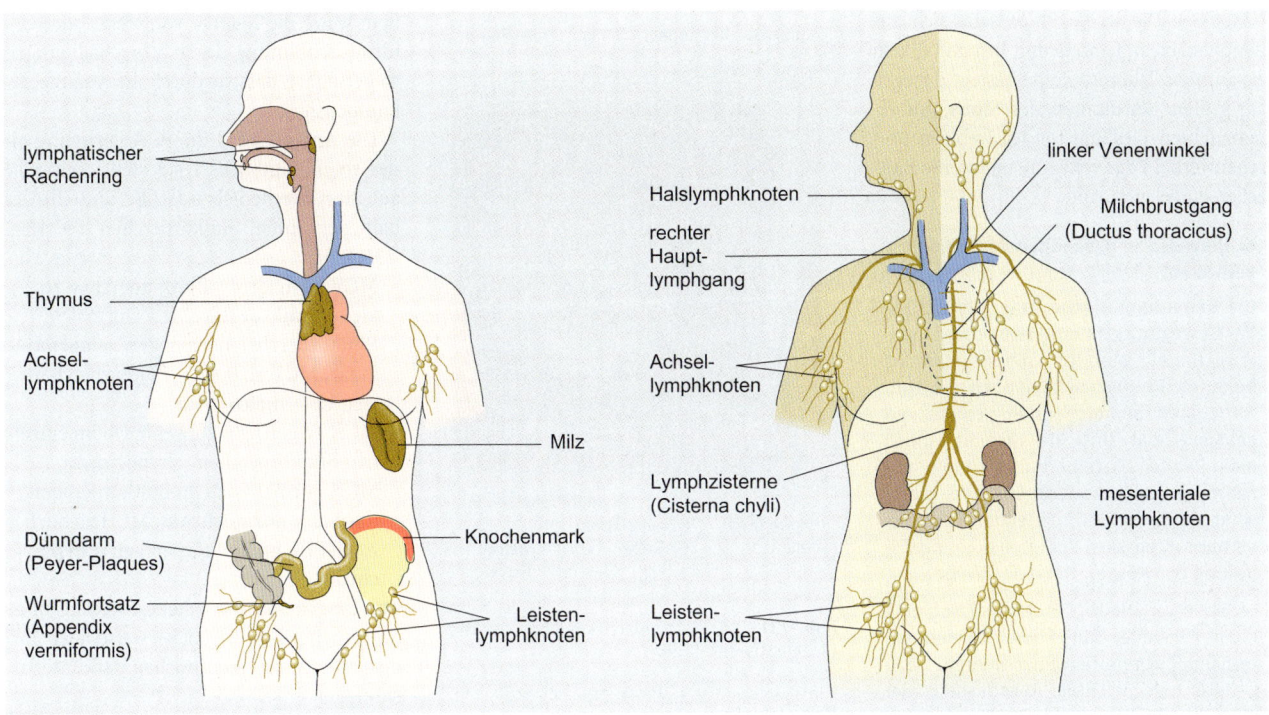

Abb. I/31.4.14 Lymphatische Organe (links), Lymphbahnen und Lymphknotenstationen (rechts). Nach ihrer Bildung und Prägung in Knochenmark und Thymus wandern die Lymphozyten in die übrigen lymphatischen Organe aus, die über den ganzen Körper verstreut sind. [L190]

Lymphknoten

Das Lymphsystem hat nicht nur Transport-, sondern auch Abwehrfunktion. Jeder Körperregion lässt sich eine Gruppe **regionaler Lymphknoten** zuordnen. Die Lymphknoten reinigen die Lymphe und ermöglichen Abwehrzellen den Kontakt mit Antigenen in der Lymphe. Damit wird im Falle einer Infektion die spezifische Abwehr in Gang gesetzt (➜ Kap. I/32.2.2).

Ein **Lymphknoten** (*Nodus lymphaticus*) ist ein mehrere Millimeter langes, bohnenförmiges Körperchen. Er wird durch eine Bindegewebskapsel umschlossen, von der Bälkchen (*Trabekel*) ins Innere ragen. Dort befindet sich retikuläres Bindegewebe mit **Retikulumzellen,** die zur Phagozytose fähig sind. In den Zwischenräumen liegt das lymphatische Gewebe.

Die Lymphe erreicht über zuführende Lymphgefäße (*Vasa afferentia*) auf der konvexen Seite den Lymphknoten. Sie fließt dann durch ein verzweigtes Hohlraumsystem zur konkaven Seite, wo sie durch ein oder zwei ableitende Lymphgefäße (*Vasa efferentia*) austritt (➜ Abb. I/31.4.15).

Thymus

Der **Thymus** (*Bries*) liegt im vorderen Mediastinum über dem Herzbeutel. Hier findet die immunologische Prägung der T-Lymphozyten statt (➜ Kap. I/31.4.5).

Bei Kindern ist das Organ mit einem Gewicht bis 40 g voll ausgebildet. Ab der Pubertät bildet der Thymus sich zurück (Altersinvolution). Bei Erwachsenen sind nur noch Thymusreste vorhanden, eingebettet in Fettgewebe.

Milz

Die **Milz** ist etwa 4 × 7 × 11 cm groß („4711") und 150 g schwer. Sie liegt im linken Oberbauch innerhalb der Bauchhöhle unter dem Zwerchfell (➜ Abb. I/31.4.14). Am **Milzhilum** tritt die **Milzarterie** (*A. lienalis*) in die Milz ein, während die **Milzvene** (*V. lienalis*) sie hier verlässt. Die Milz baut alte Blutzellen ab, speichert Blutplättchen und nimmt an der Immunabwehr teil.

Die Milz ist von einer Bindegewebskapsel umgeben, von der zahlreiche **Trabekel** in das Organinnere einstrahlen. Sie umschließen das eigentliche Milzgewebe, die **Pulpa.** Die Schnittfläche einer frischen Milz zeigt bei genauer Betrachtung ein dunkelrotes Gewebe, die **rote Pulpa,** in das viele stecknadelkopfgroße weiße Stippchen eingestreut sind, die **weiße Pulpa** (➜ Abb.

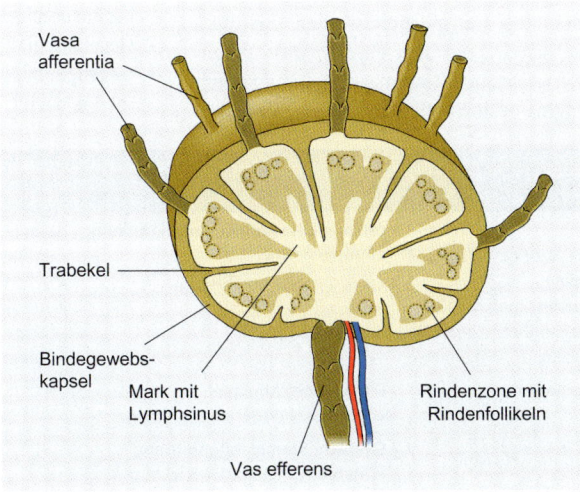

Abb. I/31.4.15 Lymphknoten (schematisiert). [L190]

Vasa afferentia
Trabekel
Bindegewebskapsel
Mark mit Lymphsinus
Vas efferens
Rindenzone mit Rindenfollikeln

I/31.4.16). Die weiße Pulpa setzt sich aus lymphatischem Gewebe mit Lymphfollikeln zusammen. Die rote Pulpa besteht dagegen aus großen Bluträumen, den **Sinus,** und einem feinen retikulär-bindegewebigen Maschenwerk, in das viele rote und weiße Blutzellen eingelagert sind.

> **Hinweise zu gesundheitsförderndem Verhalten**
>
> Die Bedeutung frischer Luft, ausreichender Bewegung und ausgewogener Ernährung für ein stabiles Immunsystem ist bekannt. Vielfach wird jedoch die Notwendigkeit ausreichenden Schlafs vergessen. Zwar sind die Ursachen noch nicht in allen Einzelheiten klar, ein erholsamer Schlaf von 7–8 Std. pro Nacht wirkt sich aber definitiv günstig auf das Immunsystem aus. Schlafen dient der Erholung von Körper, Geist und Seele.
>
> Einschlaf- und Durchschlafprobleme können in vielen Fällen durch konsequente Schlafhygiene bewältigt werden: Dazu gehören ein leichtes Abendessen, der sinnvolle Umgang mit dem täglichen Fernsehangebot, gutes Lüften des Schlafraums und eine ruhige Umgebung.

I/31.4.7 Erkrankungen der roten Blutzellen

Anämie: Übersicht

> **Anämie** (*Blutarmut*): Verminderung von Hämoglobinkonzentration (bei Frauen Hb < 12 g/dl, bei Männern < 13 g/dl) und meist auch Zahl der roten Blutkörperchen bei normalem Blutvolumen.

Ungefähr 20 % der selbstständig lebenden alten Menschen haben eine **Anämie,** bei hospitalisierten alten Menschen sind es noch deutlich mehr. Eine Anämie ist beim alten Menschen mit einem erhöhten Erkrankungs- und Sterblichkeitsrisiko verbunden. 📖 2

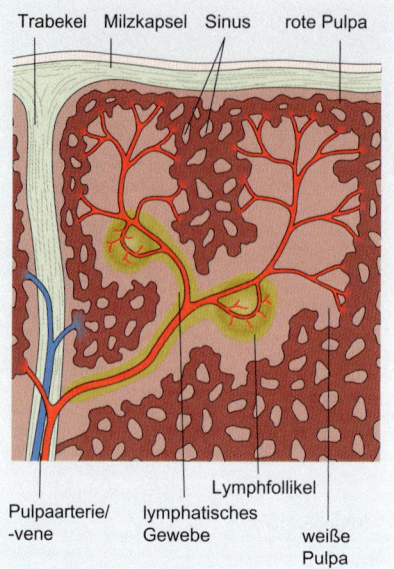

Abb. I/31.4.16 Histologischer Feinbau der Milz (schematisiert). [L190]

Krankheitsentstehung

Eine Anämie bei alten Menschen kann viele Ursachen haben (Übersicht → Tab. I/31.4.1).

> **Lern-Tipp**
>
> Bei jüngeren Erwachsenen haben mehr Frauen als Männer eine Anämie. Können Sie sich vorstellen warum?

Symptome, Befund und Diagnostik

Leitsymptome sind Blässe der Haut und Schleimhäute (→ Abb. I/31.4.17), Kälteempfindlichkeit, eingeschränkte Leistungsfähigkeit und schneller Herzschlag mit Herzklopfen und evtl. Atemnot bei körperlicher Anstrengung. Durch die Steigerung der Herzfrequenz soll trotz der Anämie genug Sauerstoff transportiert werden. Bei alten Menschen zeigt sich eine Anämie möglicherweise auch (und manchmal nur) durch Angina pectoris oder (nächtliche) Verwirrt-

heit, wenn die Reserve von Herz- oder Gehirndurchblutung durch Vorschädigungen so gering ist, dass sie durch die Anämie dekompensiert.

Die Anämie wird durch Anfertigung eines roten Blutbildes festgestellt. Hinweise auf die Ursache geben Größe und Hb-Gehalt der roten Blutkörperchen (→ Kap. I/31.4.3):

- MCV zu niedrig = Blutkörperchen zu klein = **mikrozytär,** MCV normal = Blutkörperchen normal groß = **normozytär,** MCV zu hoch = Blutkörperchen zu groß = **makrozytär**
- MCH zu gering = zu wenig Hb im einzelnen Blutkörperchen = **hypochrom,** MCH normal = Hb im Blutkörperchen normal = **normochrom,** MCH zu hoch = zu viel Hb im Blutkörperchen = **hyperchrom.**

Zur Ursachenklärung dienen weitere Blutuntersuchungen, möglicherweise auch Endoskopien oder eine Knochenmarkuntersuchung.

Behandlung

Die Behandlung hängt von der Ursache ab.

Pflege

- Regelmäßige Kontrollen von Puls und Blutdruck
- Anpassen von Tagesaktivitäten und Belastungen an die Leistungsfähigkeit des Pflegebedürftigen (ausreichend Ruhepausen). Dabei aber weiterhin aktivierende Pflege
- Wegen der Gefahr eines Blutdruckabfalls Aufstehen aus dem Liegen langsam und über das Sitzen
- Ausreichende Flüssigkeitszufuhr zur Vermeidung zusätzlichen Blutdruckabfalls, falls keine anderen Krankheiten dagegensprechen
- Gegebenenfalls Dekubitusprophylaxe
- Gegebenenfalls weitere Pflegemaßnahmen je nach Ursache

Blutungsanämie	Verminderte Bildung roter Blutkörperchen *(verminderte Erythropoese)*		Gesteigerter Abbau roter Blutkörperchen *(Hämolyse)*
• **Akuter Blutverlust,** z.B. infolge Verletzungen	**Eisenmangelanämie** • Gestörte Eisenresorption im Darm • Mangelernährung • Eisenverluste durch chronische Blutung, z.B. bei Magen-Darm-Geschwüren, -Tumoren, Blasenerkrankungen	**Anämie bei chronischer Erkrankung** • Tumor • Chronische Entzündung	**Hämolytische Anämie** • Infektionen • Künstliche Herzklappen • Autoimmunerkrankungen • Arzneimittel • Selten: genetisch bedingte Erkrankungen, z.B. Sichelzellanämie
	Megaloblastäre Anämien • Vit.-B$_{12}$-Mangel • Folsäuremangel	**Erythropoetinmangel** • Chronische Niereninsuffizienz	
		Gestörte Stammzellenbildung • Myelodysplastische Syndrome	

Tab. I/31.4.1 Übersicht über die häufigsten Ursachen einer Anämie bei alten Menschen.

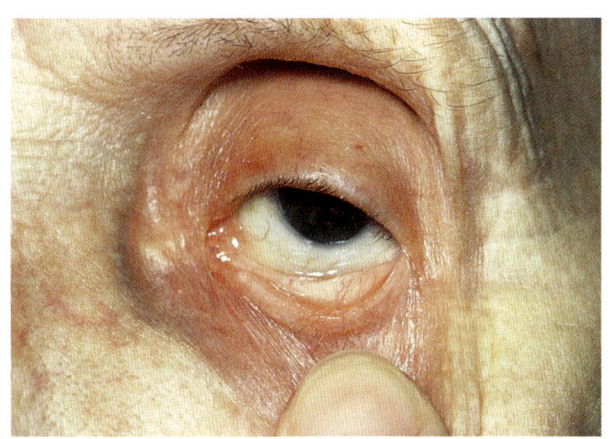

Abb. I/31.4.17 Blässe von Gesicht und Augenbindehaut bei Anämie. [E273]

Anämie bei chronischer Erkrankung

Krankheitsentstehung

Die **Anämie bei chronischer Erkrankung** tritt bei chronischen Entzündungen (durch Infektionen, aber auch Autoimmunerkrankungen) und Tumoren auf. Die Eisenverwertung ist gestört, die Lebensdauer der roten Blutkörperchen verkürzt und das Knochenmark spricht vermindert auf Erythropoetin an.

Symptome, Befund und Diagnostik

Die Beschwerden des Pflegebedürftigen sind Folgen der Anämie *und* der Grunderkrankung.

Die Diagnose wird durch das rote Blutbild gesichert. Unbedingt erforderlich ist die Ursachensuche.

Behandlung

Die Behandlung hängt von der Ursache ab. Eisengabe ist nutzlos, da der Körper das zugeführte Eisen nicht verwerten kann.

Eisenmangelanämie

Krankheitsentstehung

Bei der **Eisenmangelanämie** ist die Bildung des roten Blutfarbstoffs Hämoglobin (→ Kap. I/31.4.3) gestört, da nicht genügend Eisen zum Einbau zur Verfügung steht.

Ursachen des Eisenmangels sind bei alten Menschen v. a.:

- Chronische Blutungen, am häufigsten nicht bemerkte (Sicker-)Blutungen aus dem Magen-Darm-Trakt
- Unzureichende Eisenzufuhr über die Nahrung
- Mangelhafte Eisenresorption bei bestimmten Darmerkrankungen.

Symptome, Befund und Diagnostik

Zusätzlich zu den allgemeinen Symptomen einer Anämie haben die Betroffenen oft trockene, rissige Haut mit Mundwinkelrissen und Zungenbrennen, brüchige Nägel mit Rillen, Hohl- oder Löffelnägel sowie Haarausfall.

Das Blutbild zeigt eine hypochrome mikrozytäre Anämie (zu kleine rote Blutkörperchen mit zu wenig Hämoglobin). Zur Ursachensuche sind oft Magen- und Darmspiegelung nötig.

Behandlung

An erster Stelle steht die Behandlung der Grunderkrankung. Zusätzlich sind meist Eisentabletten nötig. Am besten werden die Tabletten zwischen den Mahlzeiten mit Wasser eingenommen. Bei magenempfindlichen Pflegebedürftigen werden sie zur Mahlzeit verabreicht, obwohl die Eisenresorption dann geringer ist.

Pflege

Zusätzlich zu dem oben Gesagten gilt:

- Sorgfältige Pflege der trockenen, rissigen Haut und der brüchigen Nägel
- Evtl. Hämoccult®-Untersuchung zum Nachweis **okkulten** (mit dem bloßen Auge nicht sichtbaren) Blutes im Stuhl.

Information des Erkrankten

- Die Tabletten führen zu einer harmlosen Schwarzverfärbung des Stuhls
- Die Behandlung erfolgt über mehrere Monate, um die Eisenspeicher des Körpers aufzufüllen
- Tierisches Eisen, z. B. aus Fleisch, wird besser resorbiert als pflanzliches Eisen, z. B. aus Hülsenfrüchten, Gemüse oder Getreide. Vitamin C fördert die Eisenresorption, Schwarztee und Kaffee hemmen sie.

Megaloblastäre Anämien

Megaloblastäre Anämien heißen so, weil die Vorstufen der roten Blutkörperchen im Knochenmark abnorm groß sind.

Krankheitsentstehung

- **Vitamin-B_{12}-Mangel-Anämie** (Vitamin B_{12}). Hauptursache ist Mangel an **Intrinsic-Faktor** aus dem Magen bei chronischer Magenschleimhautentzündung (→ Kap. I/31.8.14), da dieser zur Resorption des Vitamins im Dünndarm nötig ist. Diese Vitamin-B_{12}-Mangel-Anämie heißt auch **perniziöse Anämie.** Weitere Ursachen sind unzureichende Zufuhr mit der Nahrung (oft bei Alkoholmissbrauch) oder Dünndarmerkrankungen
- **Folsäuremangelanämie** (Folsäure). Sie ist häufig auf Fehlernährung zurückzuführen (der Bedarf wird schon bei „normaler" Ernährung nur so eben gedeckt), außerdem auf Darmerkrankungen.

Vor allem die DNS-Bildung und damit die Kernreifung der roten Blutkörperchen im Knochenmark sind gestört.

Symptome, Befund und Diagnostik

Bei der Vitamin-B_{12}-Mangel-Anämie bestehen zusätzlich zu den oben genannten Beschwerden:

- Strohgelbe Hautfarbe durch Ikterus (zusätzlich zur Blässe)
- Glattrote, „brennende" Zunge (Hunter-Glossitis)
- Lähmungen, Gangunsicherheit, Kribbeln und schmerzhafte Missempfindungen
- Evtl. Magenbeschwerden.

Die roten Blutkörperchen sind zu groß und enthalten sehr viel Hämoglobin (*makrozytäre hyperchrome Anämie*).

Behandlung

- Bei perniziöser Anämie i. m.-Injektion von Vitamin B_{12}
- Bei Vitamin-B_{12}-Mangelanämie anderer Ursache und Folsäureanämie orale Vitamin-B_{12}- bzw. Folsäurepräparate, Beseitigung einer Fehlernährung
- In beiden Fällen gleichzeitige Gabe von Eisenpräparaten und Kalium, da durch die überaus rasche Erythrozytenneubildung nach Behandlungsbeginn ein Eisen- und Kaliummangel entsteht.

Information des Erkrankten

Bei Mangel an Intrinsic-Faktor sind die Vitamininjektionen meist lebenslang erforderlich.

Hämolytische Anämien

> **Hämolyse:** Auflösung von roten Blutkörperchen.

Krankheitsentstehung

Bei der **hämolytischen Anämie** gehen die roten Blutkörperchen vorzeitig zugrunde. Ursachen sind angeborene oder erworbene Störungen. In Deutschland dominieren bei alten Menschen die **erworbenen hämolytischen Anämien** durch Autoantikörper, Medikamente, Infektionskrankheiten, seltener durch künstliche Herzklappen.

Symptome und Befund

Eine Milzvergrößerung (→ Kap. I/31.4.6) und eine Gelbsucht (Ikterus → Kap. I/31.8.18) mit dunklem Urin weisen auf diese Anämieform hin.

Behandlung

Die Behandlung richtet sich nach der Ursache der Anämie (z. B. Immunsuppression bei Autoantikörperbildung).

(Sekundäre) Polyglobulie

Polyzythämie → Kap. I/31.4.12

> **Polyglobulie:** Erythrozytenvermehrung im Blut.

(Sekundäre) Polyglobulien sind meist Folge von Rauchen, einer chronischen Lungenfunktionsstörung oder einer Herzschwäche. Durch den Sauerstoffmangel wird vermehrt Erythropoetin freigesetzt, das die Bildung roter Blutkörperchen anregt.

Die Erkrankten haben eine rötliche bis rotblaue Hautfarbe. Bei hohem Hämatokrit klagen sie über „Kreislaufbeschwerden"

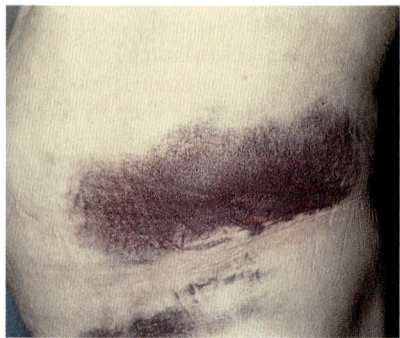

Abb. I/31.4.18 Hämatom unter Cumarintherapie (z. B. Marcumar®). [R246]

(Schwindel, Ohrensausen, Atemnot), Kopfschmerzen und Angina pectoris. Der Blutdruck ist häufig erhöht.

Hauptgefahr sind Herz-Kreislauf-Komplikationen (Herzinfarkt, Schlaganfall) und Thrombosen, weil das Blut mit steigendem Hämatokrit immer „zäher" wird.

Vorrangig ist die Behandlung der Grunderkrankung. Die Pflege berücksichtigt vor allem das erhöhte Thromboserisiko.

I/31.4.8 Erhöhte Blutungsneigung

Übersicht

Einige Erkrankungen in der Hämatologie und Onkologie gehen mit einer **erhöhten Blutungsneigung** (*hämorrhagische Diathese*) einher. Sie zeigt sich durch gehäuftes Nasen- oder Zahnfleischbluten, Hautblutungen unterschiedlicher Größe (→ Abb. I/31.4.18, → Abb. I/31.4.19), Schleimhautblutungen in Magen-Darm oder Harnwegen, Blutungen in Muskulatur, andere Weichteile oder Gelenke bis hin zu lebensbedrohlichen Blutungen in innere Organe oder Gehirn.

Unterschieden werden:
- **Koagulopathien** durch Mangel oder Funktionsstörungen der Gerinnungsfaktoren. Die wichtigste Koagulopathie beim alten Menschen (nach der „gewünschten" durch Cumarine) ist die Verbrauchskoagulopathie. Die **Bluterkrankheit** (*Hämophilie*) ist derzeit bei alten Menschen selten
- **Thrombozytär bedingte Blutungsneigung** mit Ursache in den Blutplättchen
- **Blutungsneigung durch Gefäßerkrankungen.** Wichtig bei alten Menschen ist die **Purpura senilis,** das sind überwiegend kleine Hautblutungen durch verminderte Widerstandsfähigkeit der Kapillaren. Besonders häufig treten sie an Unterarmen und Handrücken auf. Sie sind kosmetisch störend, aber harmlos. Eine Blutungsneigung durch Gefäßerkrankungen ist generell nur selten gefährlich.

Pflege

Pflege bei Blutungsgefahr → Kap. I/31.4.1
Zusätzliche Maßnahmen bei Cumarintherapie → Kap. I/31.4.9

Die Betreuung von Pflegebedürftigen mit erhöhter Blutungsneigung ist weitgehend unabhängig davon, ob die Blutungsneigung durch eine Erkrankung oder Antikoagulation (→ Kap. I/31.4.1) bedingt ist.

Verbrauchskoagulopathie

> **Verbrauchskoagulopathie** (*disseminierte intravasale Gerinnung, DIC*): Im Rahmen schwerer Grunderkrankungen zunächst Bildung kleinster Gerinnsel (*Mikrothromben*) in den Gefäßen. Durch den Verbrauch von Gerinnungsfaktoren und Blutplättchen im weiteren Verlauf gesteigerte Blutungsneigung.

Ursachen einer **Verbrauchskoagulopathie** können bösartige Erkrankungen, Schock, Sepsis, aber auch Operationen sein.

Das voll ausgeprägte Krankheitsbild ist gekennzeichnet durch:
- Gesteigerte Blutungsneigung mit Haut-, Schleimhaut-, Magen-Darm-, Nieren- oder Gehirnblutungen
- Gleichzeitiges Organversagen mit besonderer Gefährdung der Nieren infolge Durchblutungsstörungen durch die Mikrothromben.

Vordringlich sind die intensivmedizinische Behandlung der Grunderkrankung und die Sicherung der Vitalfunktionen. In Frühstadien wird Heparin gegeben, um die Thrombenbildung zu verhindern, in späteren Stadien Gerinnungsfaktoren und evtl. Thrombozytenkonzentrate.

Das voll ausgebildete Krankheitsbild mit bereits eingetretenen Komplikationen verläuft oft tödlich.

Thrombozytär bedingte Blutungen

Sowohl eine **Thrombopenie** (*zu geringe Thrombozytenzahl, Thrombozytopenie*) als auch eine **Thrombopathie** (*Funktionsstörung der Blutplättchen*) führen zu erhöhter Blutungsneigung (→ Abb. I/31.4.19).

Krankheitsentstehung

Ursachen eines Mangels an Blutplättchen sind:
- Verminderte Bildung im Knochenmark, v. a. infolge Knochenmarkschädigung durch bösartige Erkrankungen, Medikamente, Bestrahlung
- Gesteigerter Abbau
  – Durch Medikamente (immunologisch vermittelt, z. B. heparininduzierte Thrombozytopenie)
  – Autoimmun bedingt, z. B. bei Kollagenosen, malignen Lymphomen, aus unklarer Ursache (**Immunthrombozytopenie,** *ITP, Morbus Werlhof*)
  – Mechanisch verursacht durch künstliche Herzklappen

– Bei **Hypersplenismus** (Überfunktion der Milz mit erhöhtem Abbau von Blutzellen)

• Kombiniert, z. B. bei Alkoholmissbrauch.

Funktionsstörungen der Blutplättchen sind meist durch bösartige Bluterkrankungen, Nierenfunktionsstörungen oder Medikamente verursacht.

Symptome, Befund und Diagnostik

In der Regel wird die erhöhte Blutungsneigung erst bei Thrombozytenzahlen unter 30 000/μl klinisch manifest (Normalwert 150 000–400 000/μl). Bei den thrombozytär bedingten Blutungen handelt es sich meist um Petechien (→ Abb. I/31.4.19). Die Diagnose wird durch Blutuntersuchungen gestellt.

Behandlung

Bei lebensbedrohlichen Blutungen sind Thrombozytentransfusionen erforderlich. Ansonsten ist die Behandlung abhängig von der Ursache.

I/31.4.9 Thrombozyten-aggregationshemmung, Antikoagulation und Lysetherapie

> **Thrombozytenaggregationshemmung:** Medikamentöse Hemmung des Zusammenballens der Blutplättchen. Soll die Entstehung von Thromben (Gerinnseln) in Arterien und damit arterielle Durchblutungsstörungen verhindern.
> **Antikoagulation:** Medikamentöse Gerinnungshemmung. Beugt der Entstehung oder der Vergrößerung von Thromben in Blutgefäßen vor. Hauptsächlich eingesetzt werden nach wie vor **Heparine** (zur Kurzzeitantikoagulation) und **Cumarine** (zur Langzeitantikoagulation).
> **Lysetherapie** (Lyse, Fibrinolysetherapie): Medikamentöse Auflösung akuter arterieller oder venöser Thromben.

Die allgemeine Pflege bei **Antikoagulation** und **Lysetherapie** entspricht der bei gesteigerter Blutungsneigung (→ Kap. I/31.4.1).

Thrombozyten-aggregationshemmer

Thrombozytenaggregationshemmer

(Blutplättchenhemmer, Plättchenhemmer) hemmen das Zusammenballen von Blutplättchen. Bei den verschiedenen Arteriosklerose-Manifestationen, etwa KHK (→ Kap. I/31.5.10) oder Schlaganfall (→ Kap.

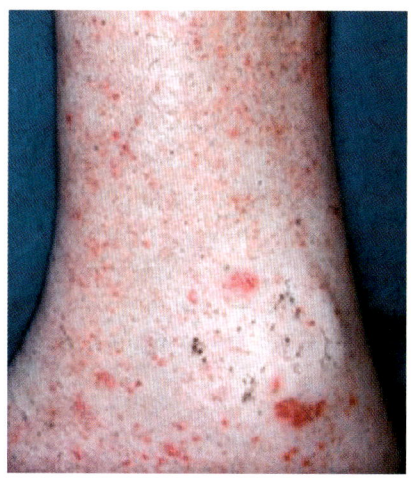

Abb. I/31.4.19 Stecknadelkopfgroße Blutungen (*Petechien*) infolge einer Thrombozytopenie. [E413]

I/31.11.12), sollen sie die Bildung eines Blutplättchenpropfes an den rauen Arterienwänden und damit Durchblutungsstörungen verhindern.

Medikament erster Wahl ist **Acetylsalicylsäure** (kurz ASS, z. B. Aspirin®), wobei die Dosierung zur Thrombozytenaggregationshemmung mit ca. 100 mg täglich niedriger ist als die in der Schmerzbehandlung. Häufigste unerwünschte Wirkungen sind Magen-Darm-Beschwerden bis zu blutenden Magenulzera, Allergien und Verengungen der Atemwege („ASS-Asthma" – deshalb Vorsicht bei Asthmatikern).

Alternative ist derzeit v. a. Clopidogrel (Plavix®), welches die Blutplättchenaktivierung über einen anderen Mechanismus hemmt. Bei Menschen mit hohem Risiko können beide kombiniert werden (duale Plättchenhemmung), wodurch das Blutungsrisiko aber steigt.

Heparine

Wirkung

Heparin bildet mit Antithrombin III einen Komplex; dadurch wird die Gerinnungskaskade an mehreren Stellen gehemmt, v. a. beim Thrombin.

Die *prophylaktische* **Low-dose-Heparinisierung** beugt venösen Thrombosen nach Operationen oder bei überwiegend bettlägerigen Menschen vor. Sie erfolgt heute vor allem durch s. c.-Injektion **niedermolekularer** (*fraktionierter*) **Heparine** in präparatabhängiger Dosierung, da diese im Gegensatz zu **unfraktionierten Heparinen** nur einmal täglich gespritzt werden müssen.

> Die **Low-dose-Heparinisierung** ist die sicherste einzelne Vorbeugungsmaßnahme gegen Thrombosen bei Immobilisation.

Die *therapeutische* **High-dose-Heparinisierung**, z. B. bei tiefer Venenthrombose oder Lungenembolie, erfolgt heute ebenfalls häufig mit niedermolekularen Heparinen (1- bis 2-mal täglich s. c. in präparat- und gewichtsabhängiger Dosierung). Unfraktionierte Heparine müssen i. v. gegeben werden, in aller Regel über einen Perfusor.

Beispiele für niedermolekulare Heparine sind Clexane®, Fragmin®, Fraxiparin® oder Mono-Embolex®. Ein unfraktioniertes Heparin ist z. B. Heparin Natrium ratiopharm®.

Ein künstlich hergestelltes Heparin-Analogon und bei etwa den gleichen Indikationen eingesetzt ist der **Faktor-Xa-Hemmer** Fondaparinux (z. B. Arixtra®).

Kontraindikationen

Kontraindikationen der Low-dose-Heparinisierung sind eine Heparinallergie und ein heparininduzierter Thrombozytenabfall, der High-dose-Heparinisierung zusätzlich eine Operation in den vorausgegangenen zehn Tagen, frische Verletzungen, manifeste Blutungen, akute Magengeschwüre, ein schwerer Bluthochdruck oder bestimmte Gehirnerkrankungen (z. B. Schlaganfall vor weniger als sechs Monaten).

Komplikation: heparininduzierte Thrombozytopenie

Heparin kann zum Abfall der Blutplättchen führen, unfraktionierte Heparine deutlich häufiger als niedermolekulare. Es gibt zwei Formen dieser **heparininduzierten Thrombozytopenie** (*HIT*):

• Beim **Typ I** tritt in den ersten Tagen der Heparinbehandlung ein Thrombozytenabfall ein, der sich von selbst normalisiert. Heparin kann weitergegeben werden

• Beim **Typ II** kommt es am 5.–20. Tag der Behandlung zu einem Bluttplättchenabfall unter 100 000/μl. Hauptgefahr sind teils lebensbedrohliche venöse und arterielle Thrombosen. Das Heparin muss sofort abgesetzt werden.

> Soll ein Pflegebedürftiger Heparin erhalten, sind einmal wöchentlich Blutplättchenkontrollen durch den Hausarzt erforderlich. Gerinnungskontrollen sind bei der Behandlung mit niedermolekularen Heparinen nicht nötig.

Cumarine

Wirkung und Indikationen

Cumarine sind Vitamin-K-Antagonisten. Sie hemmen die Bildung mehrerer Gerinnungsfaktoren in der Leber, indem sie das notwendige Vitamin K aus seiner Bindung verdrängen. Cumarine werden eingesetzt zur Langzeitantikoagulation, z. B. bei Vorhofflimmern oder Thromben in den Herzhöhlen, nach Herzklappenersatz, nach tiefen Bein-/Beckenvenenthrombosen oder Lungenembolien. In Deutschland wird in erster Linie Phenprocoumon (z. B. Marcumar®) verwendet.

Kontraindikationen

Kontraindikationen sind frische Operationen oder Verletzungen, ein massiver Bluthochdruck (Gefahr der Hirnblutungen), verschiedene Erkrankungen der Lunge und des Verdauungssystems mit erhöhtem Blutungsrisiko (z. B. ein akutes Magengeschwür) und erhebliche Leberschäden. Besondere Vorsicht ist außerdem bei Menschen geboten, bei denen eine zuverlässige Tabletteneinnahme und regelmäßige Blutkontrollen nicht gewährleistet scheinen (z. B. Verwirrte, Alkoholkranke) oder bei denen die Verletzungsgefahr hoch ist (z. B. nicht anfallsfreie Epileptiker).

Unerwünschte Wirkungen

Unerwünschte Wirkungen der Cumarinbehandlung sind vor allem Blutungen, daher sind regelmäßige Laborkontrollen wichtig.

Hinweise zur Anwendung

Die Wirkung der Cumarine setzt erst nach einigen Tagen ein, da zu Beginn noch genügend funktionsfähige Gerinnungsfaktoren im Blut vorhanden sind. Cumarine werden oral gut resorbiert. Meist wird 3–4 eine höhere Dosis gegeben, die weitere Dosierung richtet sich nach dem Quick-Wert (Zielbereich meist 15–30 %) bzw. der INR (Zielbereich meist 2,0–3,5). Die Erhaltungsdosis liegt meist bei 0,5–1,5 Tabletten Marcumar® täglich.

Bei Überdosierung wird das Medikament abgesetzt. Zusätzlich kann Vitamin K (z. B. Konakion® oral) gegeben werden. Die Wirkung setzt aber erst nach ca. drei Tagen ein, da die Gerinnungsfaktoren erst in der Leber synthetisiert werden müssen. Auch vor geplanten Operationen müssen Cumarine abgesetzt werden (Faustregel: 1–1,5 Wochen vorher). Die Zeit bis zum erneuten Beginn der Therapie wird mit (niedermolekularem) Heparin überbrückt.

Abb. I/31.4.20 Ausweis für die Behandlung mit gerinnungshemmenden Medikamenten. [U111]

Leben mit Cumarinbehandlung

Zusätzlich zur allgemeinen Pflege bei erhöhter Blutungsneigung (→ Kap. I/31.4.1) sind erforderlich:

- Verzehr von Vitamin-K-haltigen grünen Gemüsen und Salaten sowie Kohl nur in Normalportionen
- Keine Selbstmedikation (auch keine Vitaminpräparate) wegen der Gefahr der gegenseitigen Beeinflussung von Marcumar® und anderen Medikamenten
- Einnahme der Tabletten immer zur gleichen Tageszeit
- Regelmäßige Kontrollen der Blutgerinnung mit nachfolgender individueller Dosierung der Tabletten nach dem aktuell gemessenen Quick- oder INR-Wert
- Bei Durchfall oder Erbrechen (beeinträchtigte Resorption) oder vergessener Einnahme Rückfrage beim behandelnden Arzt
- Ausstellen eines **Antikoagulanzien-Passes** (*Marcumar-Pass* → Abb. I/31.4.20), Aufbewahren bei den Krankenunterlagen, Mitnahme bei jedem Aufenthalt außer Haus.

Direkte orale Antikoagulanzien

Die **direkten oralen Antikoagulanzien** (*DOAK, auch neue orale Antikoagulanzien, NOAK*) wirken über direkten Ansatz an Gerinnungsfaktoren:

- Zu den **Faktor-Xa-Hemmern** zählen u.a. Apixaban (z. B. Eliquis®) und Rivaroxaban (z. B. Xarelto®)

- Dabigatran (z. B. Pradaxa®) ist ein **Thrombinhemmer.**

Eingesetzt werden sie derzeit v. a. bei/nach Vorhofflimmern, tiefer Venenthrombose und Lungenembolie sowie zur perioperativen Thromboseprophylaxe bei Hüft- oder Kniegelenkersatz. Gerinnungskontrollen sind nicht nötig, schwere Blutungen seltener als bei Cumarinen. Ist eine Gerinnungskontrolle allerdings nötig, etwa wegen einer Blutung, ist sie aufwändiger. Bei schweren Nierenfunktionseinschränkungen dürfen direkte orale Antikoagulanzien nicht gegeben werden.

Fibrinolytika

Fibrinolytika (*Thrombolytika*) aktivieren die Fibrinolyse, d. h. den Abbau von Fibrin. Beispiele sind Streptokinase (z. B. Streptase®), Urokinase (z. B. Urokinase HS Medac®), rt-PA (*recombinant tissue plasminogen activator,* z. B. Alteplase, etwa Actilyse®) sowie deren Abkömmlinge.

Fibrinolytika werden zur **Thrombolyse** (*medikamentöse Auflösung eines Thrombus*), vor allem bei einem Herzinfarkt, einer massiven Lungenembolie, einer tiefen Bein- oder Beckenvenenthrombose oder einem akuten Arterienverschluss eingesetzt. Die Behandlung muss allerdings innerhalb weniger Stunden nach Beschwerdebeginn einsetzen.

- Bei einer **systemischen** Lyse spritzt der Arzt das Medikament i. v.
- Bei der **lokalen Lyse** werden die Medikamente mit Hilfe eines Katheters direkt an den Thrombus gebracht, um diesen aufzulösen.

Wichtigste Komplikationen sind Allergien und Blutungen. Entsprechend gibt es viele Kontraindikationen (etwa Störungen der Blutgerinnung, vorangegangene Operation, massiver Bluthochdruck, Sepsis). Eine Thrombolyse wird nur im Krankenhaus und praktisch immer auf einer Intensivstation durchgeführt.

I/31.4.10 Erkrankungen der weißen Blutzellen

Leukämien: Übersicht

> **Leukämie:** Bösartige Erkrankung der weißen Blutzellen mit unkontrollierter Vermehrung von weißen Blutkörperchen bzw. deren Vorstufen. Unterteilt in **akute** und **chronische, lymphatische** und **myeloische Leukämien** (→ Tab. I/31.4.2). Ursache in aller Regel unklar.

Akute Leukämien

Bei **akuten Leukämien** wuchern die entarteten weißen Blutkörperchen schnell. Die **akute lymphatische Leukämie** (*ALL*) tritt bevorzugt bei Kindern auf, während die **akute myeloische Leukämie** (*AML*) überwiegend bei Erwachsenen vorkommt und mit zunehmendem Lebensalter häufiger wird. Ohne rasche und intensive Behandlung verlaufen akute Leukämien in Wochen bis Monaten nach Symptombeginn tödlich.

Symptome, Befund und Diagnostik

Akute Leukämien beginnen meist mit einer kurzen Phase uncharakteristischer Allgemeinbeschwerden (Leistungsknick, Fieber). Weil die wuchernden weißen Zellen die Vorstufen der roten Blutkörperchen und Blutplättchen verdrängen, gleichzeitig aber selbst funktionsunfähig sind, kommt es schnell zu:

- Anämie mit Abgeschlagenheit und Müdigkeit (→ Kap. I/31.4.7)
- Erhöhter Blutungsneigung (→ Kap. I/31.4.1, → Kap. I/31.4.8)
- Gehäuften Infektionen mit hoher Sepsisgefahr (→ Kap. I/32.3.3).

Bei der Untersuchung fallen oft Lymphknotenschwellungen bzw. eine Milzvergrößerung auf. In fortgeschrittenen Stadien können leukämische Infiltrate z. B. der Haut (→ Abb. I/31.4.21) und im Gehirn auftreten.

Die Diagnose wird durch Blut- und **Knochenmarkuntersuchung** gestellt. Für die Knochenmarkuntersuchung wird in aller Regel aus dem Beckenkamm eine Knochenmarkprobe entnommen.

Behandlung

Bei Menschen unter ca. 60 Jahren wird eine akute Leukämie aggressiv behandelt mit einer intensiven Kombinationschemotherapie und ggf. zusätzlich zielgerichteten Therapien (beide → Kap. I/34.4.4) über ca. ein Jahr sowie daran anschließend einer weniger aggressiven Behandlung über weitere zwei Jahre. Je nach Rezidivrisiko wird eine **Blutstammzelltransplantation** durchgeführt, die durch die notwendige hoch dosierte Chemo- und Strahlentherapie (*Konditionierung*) riskant ist, aber die Langzeitüberlebenschancen verbessert.

Etablierte Therapieschemata für die Behandlung akuter Leukämien bei älteren Menschen gibt es nicht.

- Bei Menschen zwischen 60 und 75 Jahren (biologisches Alter) wird je nach Befinden und Wunsch des Erkrankten entschieden, ob wie bei Jüngeren behandelt wird, eine dosisreduzierte Chemotherapie durchgeführt wird oder die Therapie von Anfang an palliativ ausgerichtet ist. Zunehmend wird in dieser Altersgruppe bei sonst Gesunden eine Blutstammzelltransplantation mit *toxizitätsreduzierter Konditionierung* durchgeführt
- Bei Menschen über 75 Jahren wird palliativ behandelt.

Prognose

Die Prognose einer akuten Leukämie beim alten Menschen ist schlecht.

Chronische Leukämien

Während die **chronisch myeloische Leukämie** (*CML*) vor allem Erwachsene von 50–60 Jahren betrifft, ist die **chronisch lymphatische Leukämie** (*CLL*) eine typische Erkrankung des höheren Lebensalters. Die CLL zählt zu den *Non-Hodgkin-Lymphomen* (→ Kap. I/31.4.11). Ohne Behandlung verläuft die CML nach einer wenige Jahre dauernden chronischen Phase immer schneller und ähnelt in ihrer Endphase einer akuten Leukämie. Die CLL hat unbehandelt den günstigsten Verlauf aller Leukämien.

Symptome und Befund

Die chronischen Leukämien beginnen uncharakteristisch und schleichend unter anderem mit Müdigkeit und Abgeschlagenheit.

- Bei der CML bestehen oft Oberbauchbeschwerden durch die Milzvergrößerung
- Leitsymptome bei CLL sind symmetrische, schmerzlose Lymphknotenvergrößerungen, unklare Hautausschläge, Juckreiz oder Infektionen (Blutbefund → Abb. I/31.4.22).

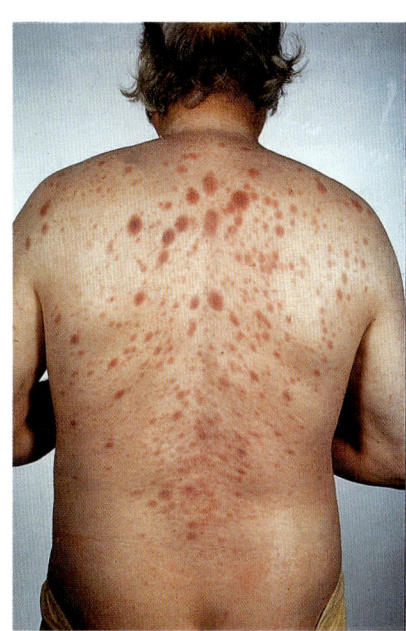

Abb. I/31.4.21 Leukämisches (myeloisches) Hautinfiltrat. Die Infiltrate können als Flecken im Hautniveau liegen oder erhaben sein. [E316]

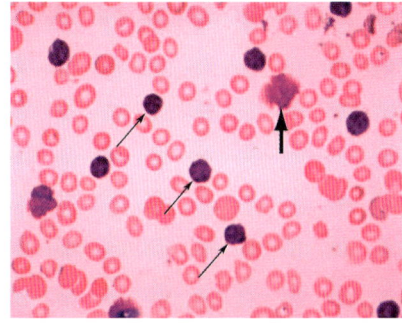

Abb. I/31.4.22 Blutausstrich bei chronisch lymphatischer Leukämie (CLL). Es sind zu viele Lymphozyten im Blut (dünne Pfeile). Der dicke Pfeil zeigt auf einen Gumprecht-Kernschatten, Zelltrümmer abnormer Lymphozyten, die beim Ausstreichen zerstört wurden. [E940]

Einteilung nach Zellreihe	Einteilung nach zeitlichem Verlauf	
	Akuter Verlauf	**Chronischer Verlauf**
Lymphatische Reihe	Akute lymphatische Leukämie	Chronisch lymphatische Leukämie
Myeloische Reihe	Akute myeloische Leukämie	Chronisch myeloische Leukämie

Tab. I/31.4.2 Einteilung der Leukämien.

Behandlung

- Die CML wird mit Tyrosinkinasehemmern (→ Kap. I/34.4.4) wie Dasatinib (z. B. Sprycel®), Imatinib (z. B. Glivec®) und Nilotinib (z. B. Tasigna®) behandelt. Die Behandlung ist verhältnismäßig nebenwirkungsarm und ambulant möglich
- Die CLL alter Menschen wird erst relativ spät behandelt, z. B. bei deutlicher Blutarmut, zu wenig Blutplättchen, hohen Zahlen weißer Blutkörperchen oder starken Beschwerden. Hauptsäulen der Behandlung sind verschiedene Zytostatika und zielgerichtete Therapien, z. B. monoklonale Antikörper gegen CD-Moleküle auf den Leukozyten oder Kinase-Inhibitoren (→ Kap. I.34.4.5). Die Aggressivität der Behandlung richtet sich nach dem Zustand des Patienten. Ergänzende Maßnahmen sind z. B. die Immunglobulingabe bei häufigen Infektionen oder die Strahlentherapie stark vergrößerter Lymphknoten. 📖📖 3

Pflege

Die pflegerischen Maßnahmen hängen von den Beschwerden des Pflegebedürftigen und den durchgeführten Therapien ab (Pflege bei Zytostatikatherapie → Kap. I/34.4.4, Pflege bei Strahlentherapie → Kap. I/34.4.3). Altenpflegerinnen ermuntern den Pflegebedürftigen, seine gewohnten Tätigkeiten und Interessen zwar der Krankheit anzupassen, aber möglichst nicht aufzugeben.

Prognose

Bei chronischen Leukämien sind jahrelange Verläufe mit relativ guter Lebensqualität des Pflegebedürftigen recht häufig, nicht selten ist die bösartige Erkrankung letztlich nicht lebensbegrenzend.

Allergische Agranulozytose

Selten, aber lebensbedrohlich ist die **allergische Agranulozytose,** die *dosisunabhängig* nach der Einnahme einiger Medikamente, z. B. Metamizol (z. B. Novalgin®), Carbimazol (z. B. Carbimazol Aristo®) oder Thiamazol (Favistan®), auftreten kann.

Der Pflegebedürftige wird innerhalb weniger Tage schwer krank. Hauptsymptome sind Schüttelfrost, hohes Fieber und zahlreiche (Mund-)Schleimhautnekrosen. Das Risiko einer Sepsis ist hoch.

Alle verdächtigen Medikamente müssen sofort abgesetzt werden. Gabe des Wachstumsfaktors **G-CSF** (*granulocyte colony stimulating factor*), z. B. Granocyte®, beschleunigt die Granulozytenbildung. Bei Fieber werden Antibiotika gegeben. Pflegerisch ist der weitestmögliche Schutz vor Infektionen wichtig. Der Betroffene darf das auslösende Medikament zeitlebens nicht mehr nehmen.

Internet- und Lese-Tipp

- Deutsche Gesellschaft für Hämatologie und Onkologie e. V.: www.dgho.de
- Deutsche Leukämie- & Lymphom-Hilfe e. V. (DLH, Bundesverband der Selbsthilfeorganisationen zur Unterstützung von Erwachsenen mit Leukämien und Lymphomen): www.leukaemie-hilfe.de
- Kompetenznetz maligne Lymphome: www.lymphome.de
- Krebsinformationsdienst: www.krebsinformationsdienst.de

I/31.4.11 Maligne Lymphome

> **Maligne Lymphome:** Bösartige Erkrankungen, die vom lymphatischen System ausgehen. Unterschieden werden **Hodgkin-Lymphom** (*Morbus Hodgkin*) und **Non-Hodgkin-Lymphome.**

> Lymphknotenvergrößerungen können durch Entzündungen oder bösartige Erkrankungen verursacht werden.
> - Entzündlich bedingte Lymphknotenschwellungen sind meist druckschmerzhaft, verschieblich und eher weich
> - Durch bösartige Erkrankungen vergrößerte Lymphknoten sind schmerzlos, hart und manchmal mit dem darunter liegenden Gewebe verbacken (→ Abb. I/31.4.23). Der Betroffene bemerkt die Schwellung meist zufällig
> - In beiden Fällen können die Lymphknoten nur in einer Körperregion oder an vielen Stellen vergrößert sein.
> Jede über Wochen bestehende, scheinbar grundlose Vergrößerung eines oder mehrerer Lymphknoten muss abgeklärt werden, auch wenn sich der Betroffene sonst wohl fühlt. Nur so kann eine bösartige Erkrankung ausgeschlossen werden.

Hodgkin-Lymphom

> **Hodgkin-Lymphom** (*Morbus Hodgkin, Lymphogranulomatose*): Entartung der B-Lymphozyten in den Lymphknoten. Zunächst auf die Lymphknoten beschränkte, sich aber im weiteren Verlauf auf viele Organe ausbreitende Erkrankung. Altersgipfel im frühen und mittleren Erwachsenenalter.

Krankheitsentstehung

Die Ursache des **Hodgkin-Lymphoms** ist unklar (viral? immunologisch?).

Symptome, Befund und Diagnostik

Leitsymptom ist eine (schmerzlose) Lymphknotenvergrößerung, am häufigsten am Hals. Evtl. bestehen unspezifische Allgemeinsymptome wie Müdigkeit, Leistungsabfall oder Juckreiz. Seltener, aber bei Vorhandensein wegweisend, sind wellenförmiges Fieber oder Lymphknotenschmerzen nach Alkoholgenuss.

Für die Stadieneinteilung (*Staging* → Kap. I/34.3.2) ist es wichtig, ob die **B-Symptome** vorliegen:

- Ungewollter Gewichtsverlust von mehr als 10 % in den vergangenen sechs Monaten
- Ungeklärtes Fieber > 38 °C
- Nachtschweiß.

Diagnostisch entscheidend ist die histologische Untersuchung eines vergrößerten Lymphknotens. Weitere Untersuchungen dienen der Stadieneinteilung.

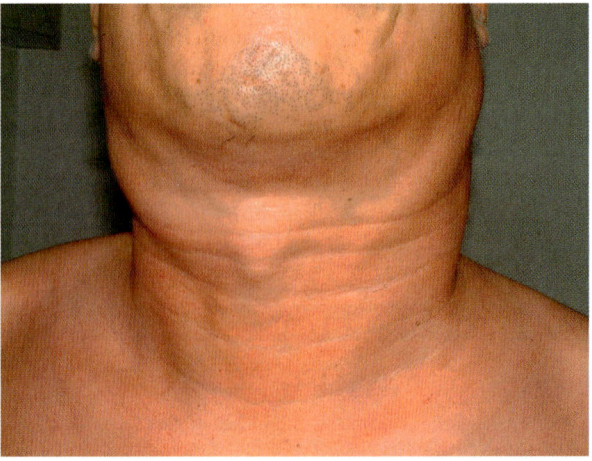

Abb. I/31.4.23 Mann mit deutlich sichtbaren Lymphknotenvergrößerungen (Lymphomen) am Hals und oberhalb des Schlüsselbeins. [F487]

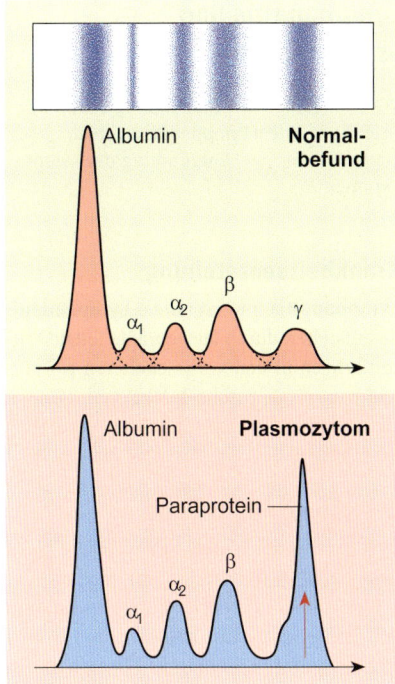

Abb. I/31.4.24 Serum-Eiweißelektrophorese. Normalbefund und Befund bei multiplem Myelom. Die monoklonale Gammopathie, also hemmungslose Produktion *eines* Immunglobulins zeigt sich durch eine spitze Proteinzacke im Bereich der γ-Globuline (M-Gradient, M-Form des Kurvenverlaufs). [L190]

Behandlung

Die Behandlung besteht in Chemotherapie und Bestrahlung, deren Intensität vom Stadium der Erkrankung abhängen. Je nach Begleiterkrankungen des alten Menschen werden häufig weniger intensive Behandlungen gewählt.

Prognose

In Abhängigkeit von der genauen Histologie und dem Stadium der Erkrankung beträgt die 10-Jahres-Überlebensrate zwischen 50 und über 90 %.

Non-Hodgkin-Lymphome

> **Non-Hodgkin-Lymphome** (*NHL*): Bösartige Erkrankungen, die von den Lymphozyten des lymphatischen Gewebes ausgehen.

Krankheitsentstehung

Die Ursachen der **Non-Hodgkin-Lymphome** sind von Ausnahmen abgesehen unbekannt.

Symptome, Befund und Diagnostik

Leitbeschwerden sind Allgemeinbeschwerden, Lymphknoten- und Milzvergrößerung, Hauterscheinungen und Blutbildveränderun-

gen mit verminderten roten und weißen Blutplättchen und Blutplättchen. Die Diagnostik entspricht der bei Hodgkin-Lymphom.

Behandlung

Einheitliche Therapieschemata gibt es nicht.

- Ein Teil der NHL schreitet eher langsam fort. Diese **indolenten** (*niedrig malignen*) **Lymphome** werden gerade bei alten Menschen zurückhaltend therapiert
- Die **aggressiven** (*hoch malignen*) **Lymphome** werden bei jüngeren Menschen sehr aggressiv behandelt. Bei alten Menschen ist dies meist nicht mehr möglich, jedoch profitieren auch sie von einer (angepassten) antitumorösen Behandlung.

Prognose

Indolente Lymphome können zwar nicht geheilt, aber oft über Jahre gebremst werden. Bei aggressiven Lymphomen ist die Prognose wesentlich schlechter.

Multiples Myelom

> **Multiples Myelom** (*Plasmozytom*): Non-Hodgkin-Lymphom mit Beteiligung des Knochenmarks. Auftreten v. a. bei über 60-Jährigen.

Krankheitsentstehung

Beim **multiplen Myelom** entarten Plasmazellen, die sich normalerweise aus B-Lymphozyten entwickeln und Antikörper produzieren (→ Kap. I/31.4.5). Die entarteten Zellen produzieren große Mengen gleicher, funktionsunfähiger Antikörper/-bruchstücke, die als **Paraproteine** bezeichnet werden.

Die Zellen zerstören den Knochen durch Aktivierung der Osteoklasten und verdrän-

gen die normale Blutbildung. Die Paraproteine schädigen die Nieren und machen das Blut dickflüssig, wodurch Durchblutungsstörungen entstehen können.

Symptome und Befund

Hauptsymptome sind:
- Allgemeinbeschwerden wie Abgeschlagenheit, Gewichtsverlust, Nachtschweiß, subfebrile Temperaturen
- Knochenschmerzen und Spontanfrakturen v. a. der Wirbelkörper
- Nierenfunktionsstörung durch zu hohen Blutkalziumspiegel aufgrund des vermehrten Knochenabbaus und der Paraproteine
- Anämie und Infektneigung
- Durchblutungsstörungen, da das Blut durch den hohen Eiweißgehalt zähflüssiger ist.

Diagnostik

Typische Befunde sind:
- Sturzsenkung mit BSG > 100 mm in der ersten Stunde
- Spitze Riesenzacke in der Serum-Eiweißelektrophorese (→ Abb. I/31.4.24)
- Nachweis des Paraproteins in der Urinelektrophorese. Als **Bence-Jones-Proteine** werden dabei Paraproteine bezeichnet, die Bruchteile (*Leichtketten*) von Immunglobulinen sind
- In Röntgenaufnahmen/CT Osteolysen, d. h. lochförmige Knochenaufhellungen durch Auflösung von Knochen (z. B. *Schrotschussschädel* → Abb. I/31.4.25).

Die Diagnosesicherung erfolgt durch Knochenmarkuntersuchung.

Behandlung

Behandlung der Wahl bei älteren Menschen ist meist eine Kombination aus Zytostatika (v.a. Melphalan, z.B. Alkeran®), Glukokor-

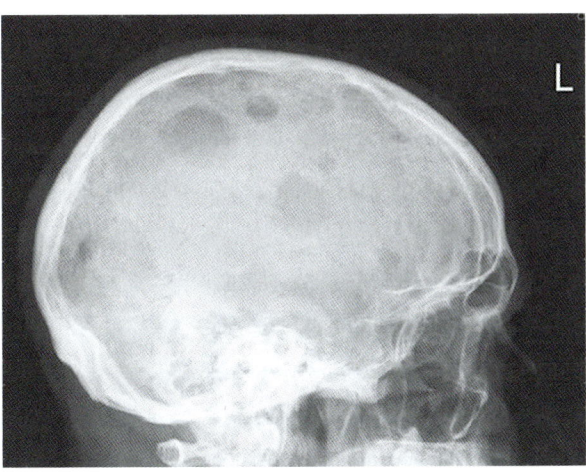

Abb. I/31.4.25 Mehrere deutlich sichtbare Osteolysen im Schädel bei multiplem Myelom („Schrotschussschädel"). [E941]

I
31

tikoiden, Thalidomid (z.B. Thalidomide Celgene™), Lenalidomid (z.B. Revlimid®) bzw. Bortezomib (z.B. Velcade®, ein Antikörper). Unterstützend erfolgen je nach Beschwerden u. a. Bisphosphonatgabe (Hemmung der Osteoklastentätigkeit), Bestrahlung von Knochenherden, Erythropoetingabe bei Anämie oder Immunglobulingabe bei Infektneigung.

Internet- und Lese-Tipp
Arbeitsgemeinschaft Plasmozytom/Multiples Myelom: www.myelom.org

Prognose

Die Prognose ist abhängig vom Stadium der Erkrankung.

I/31.4.12 Chronische myeloproliferative Erkrankungen

> **Chronische myeloproliferative Erkrankungen:** Zusammenfassende Bezeichnung für die **chronische myeloische Leukämie** (→ Kap. I/31.4.10), die **Polyzythämie,** die **essenzielle Thrombozythämie** und die **chronisch-idiopathische Myelofibrose.**

Myeloproliferative Erkrankungen sind selten. Durch Stammzellentartung wuchern *alle* Zellreihen der Blutbildung im Knochenmark, wobei bei den einzelnen Erkrankungen bestimmte Zellreihen im Vordergrund stehen. Entsprechend werden die normalen blutbildenden Zellen verdrängt. Gleichzeitig können die entarteten Zellen funktionsunfähig sein. Die verschiedenen myeloproliferativen Erkrankungen können ineinander und im Endstadium in eine akute Leukämie übergehen.
- Bei der **Polyzythämie** (*Polycythaemia vera, PV*) wuchern v. a. die roten Blutkörperchen. Die Beschwerden entsprechen denen bei Polyglobulie (→ Kap. I/31.4.7), aber es sind keine Grunderkrankungen fassbar. Die Diagnose kann meist durch eine molekulargenetische Blutuntersuchung gesichert werden. Die wenig eingreifende Behandlung besteht v. a. in Aderlässen, Hydroxyharnstoff (z. B. Litalir®), α-Interferon und Thrombozytenaggregationshemmern. Die mittlere Überlebenszeit beträgt mehr als zehn Jahre
- Bei der **essenziellen Thrombozythämie** (*ET*) sind v. a. zu viele Blutplättchen vorhanden. Die Gefahr von Thrombosen und Durchblutungsstörungen ist da-

durch hoch, es kann aber auch zu Blutungen kommen, wenn die Blutplättchen nicht richtig funktionieren. Behandelt wird mit Thrombozytenaggregationshemmern, Hydroxyharnstoff (z.B. Litalir®), α-Interferon oder Anagrelide (z.B. Xagrid®) zur Senkung der Plättchenzahl. Die Lebenserwartung ist bei Erstmanifestation im Alter allenfalls gering vermindert
- Bei der **primären idiopathischen Myelofibrose** (*PMF, Osteomyelofibrose, OMF*) fibrosiert das Knochenmark aus unklarer Ursache. Leitsymptome sind Allgemeinbeschwerden, unklares Fieber, „rheumatische" Beschwerden und Milzvergrößerung. Die Behandlung umfasst Blutprodukte, Hydroxyharnstoff (z.B. Litalir®), α-Interferon, Thalidomid bzw. Lenalidomid und evtl. eine Milzentfernung. Die mittlere Überlebenszeit liegt bei 5–8 Jahren.

I/31.4.13 Myelodysplastische Syndrome

> **Myelodysplastische Syndrome** (*MDS*): Sammelbegriff für verschiedene Erkrankungen mit Wachstums- und Reifungsstörungen der blutbildenden Stammzellen im Knochenmark. Altersgipfel nach dem 60. Lebensjahr.

Bei den **myelodysplastischen Syndromen** kommt es, meist aus unklarer Ursache, zunächst zu Störungen der Zelldifferenzierung und -reifung. Später vermehren sich die entarteten Zellen auch unkontrolliert.

Beschwerden treten erst spät auf: Blutarmut (→ Kap. I/31.4.7), Infektionen durch zu wenige weiße Blutkörperchen und Blutungsneigung durch zu wenige Blutplättchen. Diagnose und genaue Unterform werden durch Blut- und Knochenmarkuntersuchungen gesichert.

Die Behandlung setzt eher spät ein. Sie umfasst z. B. Wachstumsfaktoren der Blutbildung, „milde" Chemotherapien und Lenalidomid (Revlimid®) sowie symptomatisch Blutprodukte und Antibiotika.

Die Prognose hängt von der Unterform ab, meist geht die Erkrankung in immer ungünstigere Formen über.

I/31.4.14 Erkrankungen des lymphatischen Systems

Lymphödem → Kap. → I/31.10.8
Maligne Lymphome → Kap. I/31.4.11
Plasmozytom → Kap. I/31.4.11

Lymphangitis und Lymphadenitis

> **Lymphangitis:** Entzündung der Lymphgefäße in einem Lymphabflussgebiet.
> **Lymphadenitis:** Entzündung der Lymphknoten.

Krankheitsentstehung

Lymphangitis und *regionale* **Lymphadenitis** entstehen durch ausgeprägte lokale Entzündungen in den vorgeschalteten Körperregionen. Systemische Infektionen können eine *generalisierte* Lymphknotenbeteiligung hervorrufen.

Symptome und Befund

Eine Entzündung der Lymphgefäße zeigt sich durch rote Streifen im Verlauf der Lymphbahnen, die sich zum Körperstamm hin ausbreiten, warm anfühlen und druckschmerzhaft sind. Entzündete Lymphknoten sind vergrößert und ebenfalls druckschmerzhaft. Die Haut über dem betroffenen Lymphknoten kann gerötet und überwärmt sein. In schweren Fällen bilden sich Abszesse. Zusätzlich bestehen oft Fieber und eine Beeinträchtigung des Allgemeinbefindens.

Behandlung

Häufig kann die zugrunde liegende Entzündung medikamentös, z.B. mit Antibiotika, behandelt werden. Lymphknotenabszesse müssen chirurgisch versorgt werden. Bei unklaren Lymphknotenprozessen sollte zum Ausschluss einer malignen Erkrankung eine Lymphknotenentfernung erfolgen.

Prognose

Mit Abklingen der Entzündung geht auch die Beteiligung der Lymphgefäße und Lymphknoten zurück. Allerdings können wiederholte Lymphgefäßentzündungen den Lymphabfluss beeinträchtigen und somit zu einem Lymphödem führen.

Wiederholungsfragen

1. Welche Arten von Blutkörperchen gibt es, welche Funktionen haben sie? (→ Kap. I/31.4.2, → Kap. I/31.4.3, → Kap. I/31.4.4, → Kap. I/31.4.5)
2. Wie kann die Blutgruppe bestimmt werden? (→ Kap. I/31.4.3)
3. Welche Gerinnungswerte werden häufig bestimmt? (→ Kap. I/31.4.4)
4. Nennen Sie drei Anämieformen, charakterisieren Sie eine davon genauer. (→ Kap. I/31.4.7)

5. Was ist bei der Betreuung von Pflegebedürftigen unter Cumarinbehandlung besonders zu beachten? (→ Kap. I/31.4.1, → Kap. I/31.4.9)
6. Welches sind die vier Formen der Leukämien? Nennen Sie bitte die wichtigsten Unterschiede der verschiedenen Formen. (→ Kap. I/31.4.10)

Literaturverzeichnis

1. Neumeister, B.; Böhm, B. O.: Klinikleitfaden Labordiagnostik. Elsevier Verlag, München, 2015.
2. Röhrig, G.; Schulz, R. J.: Anämie im Alter. Zeitschrift für Gerontologie und Geriatrie, 2012/3: S. 182–185.
3. Onkopedia Leitlinien: Leitlinie chronische lymphatische Leukämie (CLL). Stand November 2014. www.onkopedia.com/de/onkopedia/guidelines/chronische-lymphatische-leukaemie-cll/@@view/html/index.html (letzter Zugriff 27.12 2015).

I/31.5 Herzerkrankungen

> **Herz** (*Cor*): Hohlmuskel, der als zentrale Kreislaufpumpe den Bluttransport in den Gefäßen antreibt und so die Sauerstoff- und Nährstoffversorgung aller Körperzellen gewährleistet.

Die ständige Versorgung mit Sauerstoff und Nährstoffen sowie der Transport von Abbauprodukten sind für Menschen existenzielle Funktionen. Störungen in der Herzleistung wirken sich negativ auf alle Organsysteme und Lebensfunktionen aus, z. B. Wasserhaushalt, Mobilität, Belastbarkeit und Atmung. Durch geeignete Maßnahmen können Menschen mit Herzerkrankungen ihren Krankheitsverlauf positiv beeinflussen und ihre Lebensqualität steigern. Altenpflegerinnen können Pflegebedürftige in den individuellen Bemühungen und Verhaltensänderungen unterstützen und auch das Umfeld einbeziehen.

Herzerkrankungen gehören bei alten Menschen zu den häufigsten und ernsthaftesten Erkrankungen. Dies spiegelt sich auch in der Todesursachenstatistik: Bei alten Menschen nehmen Herzerkrankungen alle ersten drei Plätze der Todesursachenstatistik ein.

Pflegerische Handlungsfelder

Altenpflegerinnen identifizieren die in der Pflege relevanten Handlungsfelder bei Herzerkrankungen. Folgende Pflegediagno-

sen können sie häufig feststellen (→ Abb. I/31.5.1).

I/31.5.1 Beispiel eines Pflegeprozesses bei „verminderter Herzleistung"

> **Verminderte Herzleistung:** Das vom Herzen ausgeworfene Blut genügt den metabolischen Anforderungen des Körpers nicht.

Mögliche Folgen einer **verminderten Herzleistung;** Beispiele für medizinische Diagnosen und andere Folgen:
* Atemnot, Kurzatmigkeit
* Periphere Durchblutungsstörungen
* Arterielle Durchblutungsstörungen
* Thrombose
* Ödeme
* Psychische Störungen.

Giuseppe Fagnani ist 80 Jahre alt, temperamentvoll und regt sich schnell auf. Er zog vor einigen Jahren ins „Seniorenzentrum Maxeberg", weil er gern in Gesellschaft ist.
Vor zwei Wochen hatte er sich bei einem Sturz eine Radiusfraktur zugezogen. Da der rechte Arm eingegipst wurde, braucht er Hilfe bei der Einnahme der Mahlzeiten und wird dabei von den Pflegenden unterstützt. Die Altenpflegerin Hermine Brauer kennt Herrn Fagnani seit langem und weiß, dass er vor dem Frühstück immer mit seiner Tochter telefoniert. Herr Fagnani ist mit dem Lebensstil seiner Tochter überhaupt nicht einverstanden und kann nach so einem Telefonat sehr ärgerlich sein. Da er an Angina pectoris leidet, hat Frau

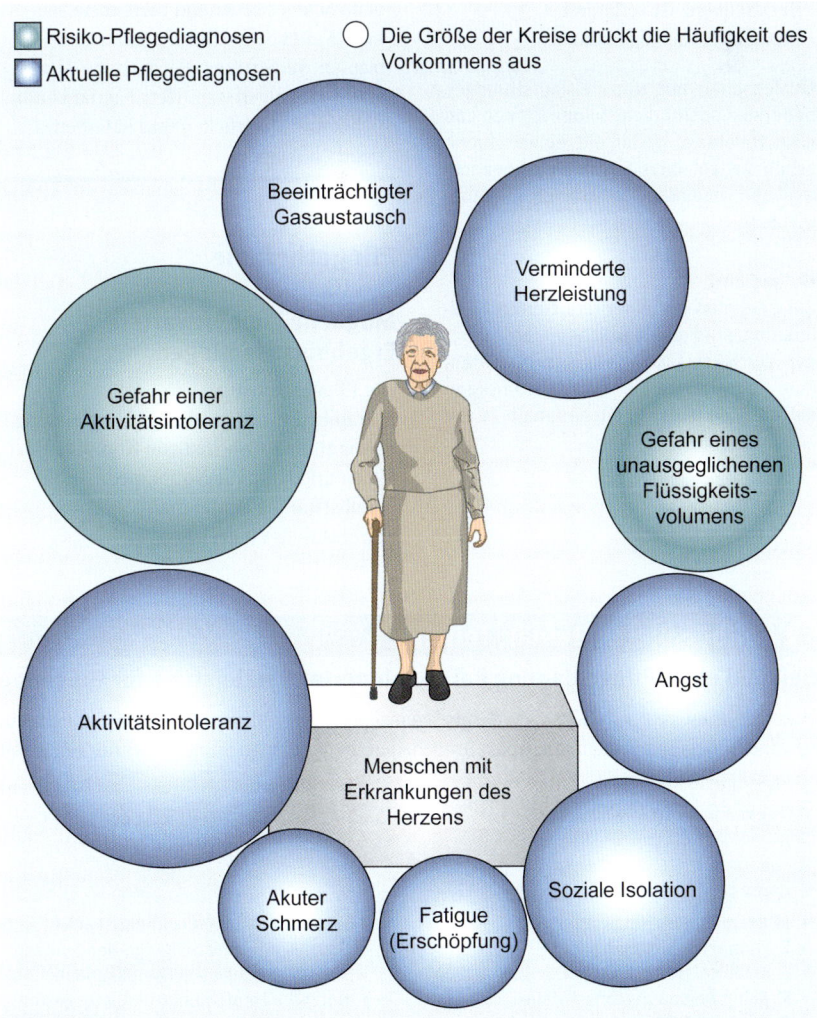

Abb. I/31.5.1 Häufige Pflegediagnosen im Zusammenhang mit der Versorgung von Menschen, die an Herzerkrankungen leiden. [L138]

I 31

Brauer ihm schon einmal Erste Hilfe bei einem akuten Angina-pectoris-Anfall leisten müssen. Damals hatte die prompte Verabreichung des Nitrosprays den Anfall schnell beendet.

Pflegediagnostik

Bestimmende Merkmale

- Husten
- Veränderte Haut- und Lippenfarbe – blass-bläulich (*Zyanose*)
- Kaltschweißige Haut
- Ruhelosigkeit, Angst
- Gewichtszunahme, auch durch Wassereinlagerung
- Nykturie, Oligurie
- Abnorme Atemgeräusche.

Beeinflussende Faktoren

- Herzrhythmus ist verändert
- Herzfrequenz ist verändert
- Verändertes Schlagvolumen.

> ❯❯ Menschen mit Herzkreislaufstörungen benötigen ausführliche Informationen und gute Beratung, damit sie einen chronischen Verlauf ihrer Erkrankung beobachten und beeinflussen können (→ Abb. I/31.5.2).

> ❯ **Vorsicht!**
> Bei Personen mit einer reduzierten Herzleistung sind die ärztlichen Verordnungen zur Flüssigkeitsmenge zu beachten. Eine kontrollierte Ein- und Ausfuhr kann helfen, den Flüssigkeitshaushalt zu bilanzieren.

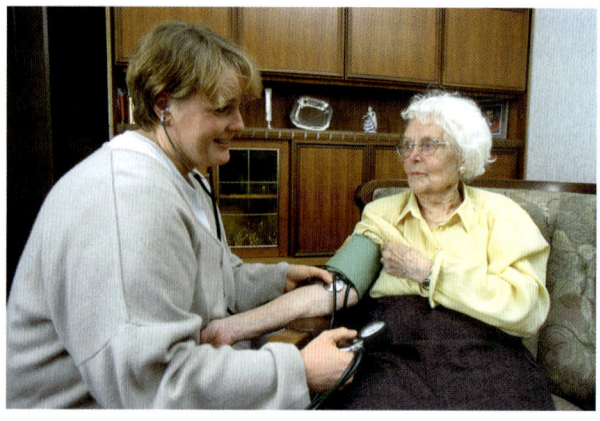

Abb. I/31.5.2 Regelmäßige Kontrollen der Vitalzeichen vermitteln einem herzkranken Menschen Sicherheit. [K115]

⑤ Fallbeispiel Stationär, Teil II

Als Hermine Brauer das Zimmer von Giuseppe Fagnani betritt, sitzt dieser gekrümmt im Sessel. Der rechte eingegipste Arm liegt auf der Sessellehne, mit der linken Hand drückt er gegen sein Brustbein. Schwer keuchend ringt er nach Luft. Kalter Schweiß steht in seinem blassen, verzerrten Gesicht, seine Augen sind weit aufgerissen. Herr Fagnani kann sich kaum ausdrücken und hat offensichtlich Angst.

Pflegetherapie

Mögliche Ziele/erwartete Ergebnisse festlegen

Der Pflegebedürftige:

- Stabilisiert seine bisherige Herzleistung
- Kennt die Anzeichen von Komplikationen und kann die Notfallmedikation selbstständig einnehmen
- Hat stabile Vitalzeichen

- Kann sein Körpergewicht halten und hat keine Ödeme und keine Kurzatmigkeit
- Empfindet Erleichterung durch die verordneten Maßnahmen bei (akuten) Beschwerden
- Hält die Empfehlungen zur Ernährung, Aktivität und Medikation ein.

Maßnahmen planen und durchführen

Die im Folgenden aufgeführten Pflegemaßnahmen stellen eine Auswahl dar:

- Bei Atemnot Oberkörper erhöht positionieren (nach Wunsch)
- Unterstützung bei anstrengenden Tätigkeiten, z. B. Körperpflege oder Haushaltsarbeiten
- Ärztliche Anordnung ausführen (z. B. Überwachung, Notfallmedikamente)
- Beratung zur Gestaltung des Alltags
- Hilfe bei der Flüssigkeitsbilanzierung
- Schulung des Pflegebedürftigen mit dem Ziel der Selbstkontrolle.

⑤ Fallbeispiel Stationär, Teil III

Beispiel einer Pflegeplanung bei verminderter Herzleistung für Guiseppe Fagnani

Hermine Brauer hat sich Gedanken darüber gemacht, welche Pflegemaßnahmen im Falle einer reduzierten Herzleistung eventuell zu ergreifen sind und diese in einem Pflegeplan festgehalten. In der akuten Situation würde keine Zeit bleiben, einen Pflegeplan auszuarbeiten.

Pflegediagnostik	Pflegetherapie	
aktuelle Pflegediagnosen (aP), Risiko-Pflegediagnosen (RP), Einflussfaktoren/Ursachen (E), Symptome (S), Ressourcen (R)	Pflegeziele/erwartete Ergebnisse	Pflegemaßnahmen
• **aP:** Verminderte Herzleistung • **E:** Erkrankung des Herzens • **E:** Atemnot, Herzschmerzen, Angst • **R:** Kennt Angina-pectoris-Anfälle • **R:** Notärztliche Versorgung, Nitrospray	• Wendet Notfallmedikamente korrekt an • Stabilisiert seine bisherige Herzleistung • Kennt Anzeichen von Komplikationen • Nutzt die Empfehlung zur Alltagsgestaltung	• Kommunikation mit dem Arzt und den Angehörigen • Notfallversorgung durch Arzt organisieren • Überwachung der Vitalzeichen • Informationen und Beratung zu weiteren Unterstützungsmöglichkeiten im Alltag

I
31

Internet- und Lese-Tipp
Zentrum für Angewandte Pflegeforschung, Pflegeökonomie und -wirtschaftslehre (ZEPP): www.kh-freiburg.de/forschung-entwicklung/forschungs-und-kompetenz-zentren/zepp-zentrum-fuer-angewandte-pflegeforschung-pflegeoekonomie-und-wirtschaftslehre/

Pflegeevaluation

Mögliche Evaluationskriterien

Die im Folgenden aufgeführten Pflegeergebnisse stellen eine Auswahl dar. Der Pflegebedürftige:

- Meldet sich rechtzeitig bei Unwohlsein
- Empfindet keine Beschwerden
- Kennt die Risiken für einen Angina-pectoris-Anfall
- Kennt die Bedeutung der rechtzeitigen Anwendung eines Nitrosprays.

S Fallbeispiel Stationär, Teil IV

Hermine Brauer eilt zur Alarmanlage und löst den Notruf aus. Die Verabreichung von Nitrospray bringt dieses Mal keine Erleichterung. Die Altenpflegerin lässt Giuseppe Fagnani im Sessel sitzen, da er dort seinen Oberkörper bequem aufrecht halten kann. Sie beobachtet Herrn Fagnani sehr genau; in kurzen Abständen überprüft sie die Vitalzeichen mit besonderem Augenmerk auf dem Puls. Frau Brauer spricht langsam und beruhigend mit Herrn Fagnani und kümmert sich schließlich um die persönlichen Dinge, die Herr Fagnani im Krankenhaus benötigen wird.

Endlich kommt das Rettungsteam. Hermine Brauer informiert den Notarzt kurz und präzise über ihre Beobachtungen, berichtet über die bekannten Angina-pectoris-Anfälle, die Nitro-Gaben und assistiert bei der Sauerstoffgabe, dem Legen eines venösen Zugangs und der intravenösen Gabe von Schmerz- und Beruhigungsmitteln. So schnell wie möglich wird Herr Fagnani ins Krankenhaus transportiert. Anschließend informiert Hermine Brauer die Tochter über die Krankenhauseinweisung und hält alles in der Dokumentation fest.

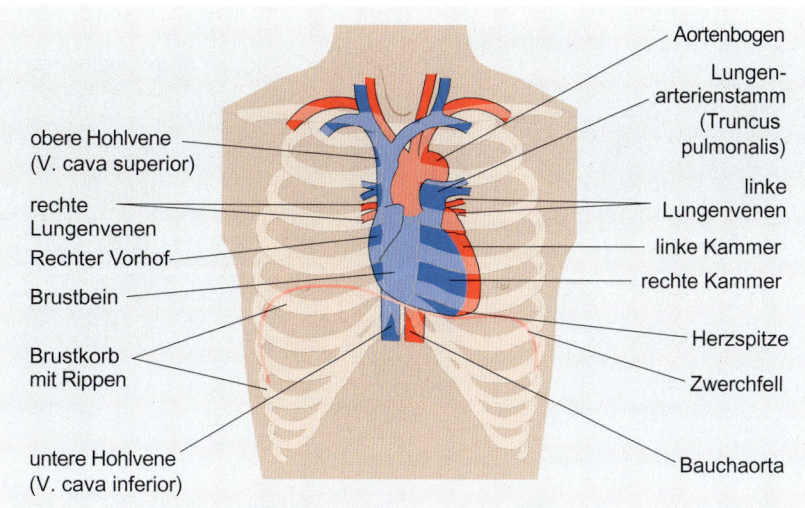

Abb. I/31.5.3 Zwei Drittel des Herzens liegen in der linken Brustkorbhälfte. [L190]

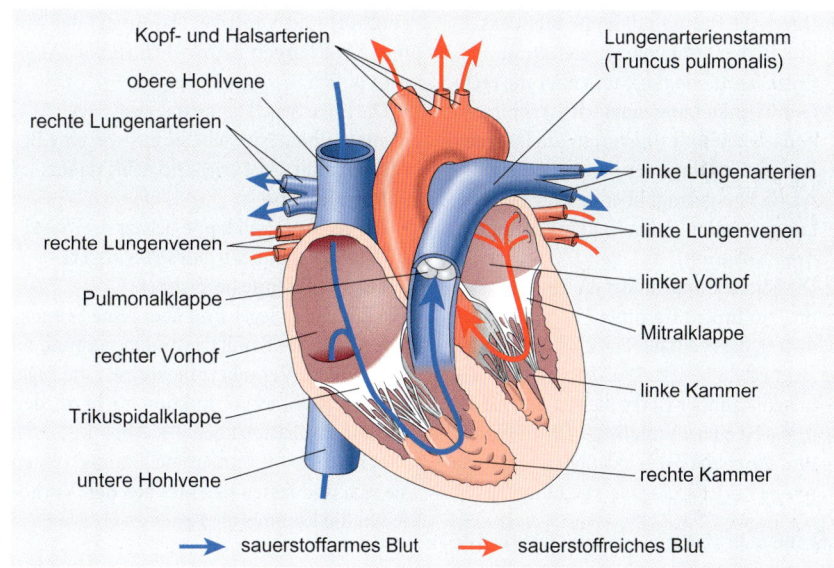

Abb. I/31.5.4 Längsschnitt durch das Herz. Die Pfeile geben die Strömungsrichtung des Blutes an. [L190]

I/31.5.2 Form und Lage des Herzens

Das kegelförmige **Herz** eines Erwachsenen ist etwa so groß wie seine geschlossene Faust und wiegt ca. 300 g. Es liegt schräg im Brustkorb, wobei die Herzbasis nach rechts hinten oben und die **Herzspitze** nach links vorne unten zeigt (→ Abb. I/31.5.3). Das Herz sitzt unmittelbar dem Zwerchfell auf. Rechts und links wird es von den Lungen umschlossen, vorn berührt es das Brustbein, hinten die Speiseröhre.

I/31.5.3 Kammern und Klappen des Herzens

Vier Innenräume des Herzens

Die **Herzscheidewand** (*Septum cardiale*) teilt das Herz in zwei Teile: **rechte** und **linke Herzhälfte.** Da jede Herzhälfte einen **Vorhof** (*Atrium*) und eine **Kammer** (*Ventrikel*) hat, gibt es vier **Herzinnenräume** (→ Abb. I/31.5.4).

- Der **rechte Vorhof** (*Atrium dextrum*) nimmt das sauerstoffarme Blut aus der **oberen** und **unteren Hohlvene** (*Vena cava superior* bzw. *inferior*) auf
- Vom rechten Vorhof gelangt das Blut durch die **Trikuspidalklappe** in die **rechte Kammer** (*Ventriculus dexter*). An

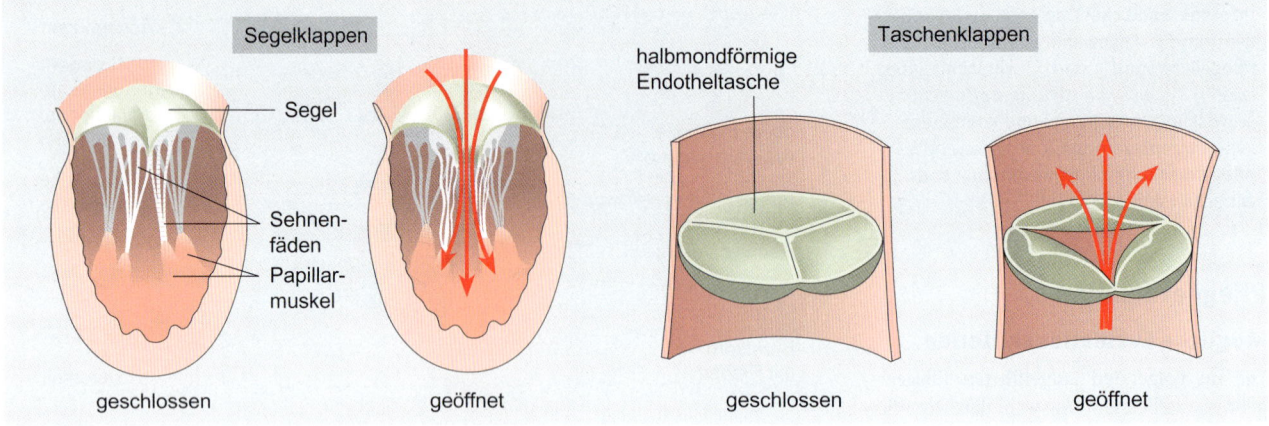

Abb. I/31.5.5 Funktion von Segel- und Taschenklappen. [L190]

ihrer Innenwand springen viele dünne Muskelleisten, die **Trabekel,** und dickere Muskelwülste, die **Papillarmuskeln,** vor. Durch die **Pulmonalklappe** fließt das Blut in den **Lungenarterienstamm** (*Truncus pulmonalis*) und über die **rechte** und **linke Lungenarterie** (*A. pulmonalis dextra* und *sinistra*) in die Lungen

- Das nach Passage der Lungen sauerstoffreiche Blut gelangt über vier horizontale **Lungenvenen** in den **linken Vorhof** (*Atrium sinistrum*)
- Die **Mitralklappe** bildet die „Eingangstür" zur **linken Kammer** (*Ventriculus sinister*), die ebenfalls Trabekel und Papillarmuskeln besitzt. Die Muskulatur der linken Kammer ist die dickste und stärkste des Herzens. Von hier aus wird das Blut durch die Aortenklappe in die **Aorta** (*große Körperschlagader*) gepumpt.

> ❯ Die Blutgefäße, die von der rechten zur linken Herzhälfte ziehen, passieren die Lungen und bilden den **Lungenkreislauf** (*kleinen Kreislauf*). Die Gefäße, die vom linken Herzen durch den gesamten Körper zum rechten Herzen ziehen, gehören zum **Körperkreislauf** (*großer Kreislauf*).

Klappensystem

Damit das Blut nur den oben beschriebenen Weg nimmt, gibt es **Herzklappen** zwischen Vorhöfen und Kammern bzw. Kammern und Schlagadern (Arterien). Jede Klappe funktioniert als Ventil und lässt sich vom Blutstrom nur in eine Richtung aufdrücken. Kommt das Blut von der anderen Seite, schlägt sie zu und versperrt den Weg.

Segelklappen

Die Klappen zwischen Vorhöfen und Kammern bestehen aus dünnem weißem Binde-

gewebe und ähneln Segeln. Deshalb heißen sie **Segelklappen.** In der Klinik ist allerdings wegen ihrer Lage zwischen Atrium (Vorhof) und Ventrikel (Kammer) der Name **AV-Klappen** (*Atrio-Ventrikular-Klappen*) üblich.

- Die linke Segelklappe hat zwei Segel. Mit etwas Phantasie sieht sie aus wie eine Bischofsmütze (*Mitra*) und heißt daher **Mitralklappe**
- Die rechte Segelklappe besitzt drei Segel (*tri cuspis*) und wird deshalb als **Trikuspidalklappe** bezeichnet.

Die Zipfel der Segel sind über feine Sehnenfäden mit den Papillarmuskeln verbunden. Durch diese Verankerung können die Segel bei der Kammerkontraktion nicht in den Vorhof zurückschlagen (→ Abb. I/31.5.5). Während der Kammererschlaffung öffnen sie sich und lassen das Blut aus den Vorhöfen in die Kammer fließen.

Taschenklappen

Die **Taschenklappen** zwischen Kammern und großen Schlagadern bestehen aus kleinen Taschen. Wird das Blut aus den Kammern getrieben, weichen die Taschen auseinander. Fließt das Blut nach beendeter Austreibung zurück in Richtung Kammern, füllen sich die Taschen mit Blut. Ihre Ränder legen sich aneinander und schließen die Öffnung.

Die Taschenklappe zwischen linker Kammer und Aorta heißt **Aortenklappe.** Die Klappe zwischen rechter Kammer und Lungenschlagader bezeichnet man als **Pulmonalklappe.**

Hormonproduktion des Herzens

Im Herzen werden bei Dehnung Hormone freigesetzt, die **natriuretischen Peptide** (z. B. *ANP*, *BNP*). Sie steigern über verschie-

dene Ansatzpunkte die Natrium- und Wasserausscheidung und entlasten so das Herz.

I/31.5.4 Aufbau der Herzwand

Die **Herzwand** gliedert sich von innen nach außen in drei Schichten.

Endokard

Das **Endokard** (*Herzinnenhaut*) kleidet alle Herzinnenräume aus. Die Herzklappen bestehen aus einer doppelten Endokardschicht mit Bindegewebe dazwischen.

Myokard

Das **Myokard** (*Herzmuskelschicht*) ist die arbeitende Schicht des Herzens. Die Muskulatur der linken Kammer ist mit ca. 1 cm etwa dreimal so dick wie die der rechten Kammer, weil der Auswurf des Blutes in den Körperkreislauf eine größere Pumpkraft erfordert als der in den Lungenkreislauf.

Mikroskopisch besteht die Herzmuskulatur aus einem Netz quergestreifter, sich verzweigender Muskelfasern. Sie umwickeln die Herzhöhlen spiralförmig.

Herzbeutel

Der **Herzbeutel** besteht aus zwei Blättern:

- Die *Herzaußenhaut,* das **Epikard,** liegt direkt auf dem Herzmuskel
- Das gesamte Herz wird vom **Perikard** umschlossen. Es ist unten mit dem Zwerchfell und seitlich mit der Pleura verwachsen.

Zwischen Epi- und Perikard befindet sich ein schmaler Hohlraum, der ein wenig klare Flüssigkeit enthält. Diese Flüssigkeit dient als Gleitfilm zur Erleichterung der Herzaktion.

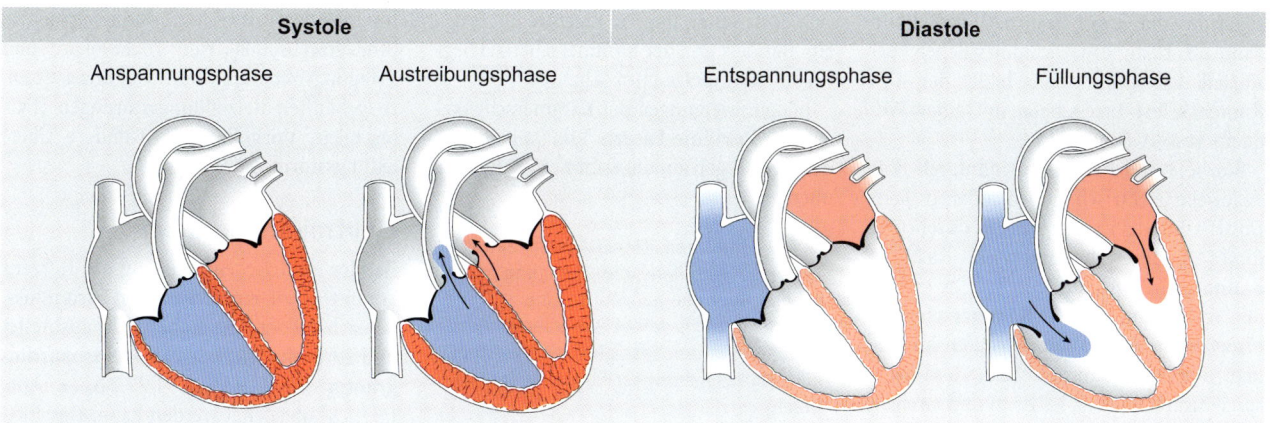

Systole		Diastole	
Anspannungsphase	Austreibungsphase	Entspannungsphase	Füllungsphase

Abb. I/31.5.6 Die Phasen des Herzzyklus in der Schemazeichnung. [L190]

I/31.5.5 Herzzyklus

> **Herzfrequenz** (*Herzschlagfrequenz, Schlagfrequenz, HF*): Zahl der Herzschläge pro Min., beim Gesunden identisch mit der Pulsfrequenz. In Ruhe im mittleren Lebensalter ca. 70/Min., im Alter leicht ansteigend auf ca. 80–85/Min.

Das Herz zieht sich rhythmisch zusammen und erschlafft anschließend. Die Kontraktionsphase der Kammern nennt man *Kammersystole* oder kurz **Systole,** die Erschlaffungsphase heißt **Diastole** (*Kammerdiastole*). Ein **Herzschlag** besteht aus einer Systole und einer Diastole.

Phasen der Systole sind (→ Abb. I/31.5.6):
- **Anspannungsphase.** Die Kammern sind mit Blut gefüllt und alle Klappen geschlossen. Durch die Anspannung des Myokards wird Druck auf das Blut ausgeübt. Der Druck ist jedoch noch nicht hoch genug, um die Taschenklappen aufzustoßen
- **Austreibungsphase.** Der Druck in den Kammern übersteigt jetzt den Druck in Lungenarterienstamm bzw. Aorta. Die Taschenklappen werden geöffnet und das Blut in die großen Arterien getrieben. Gegen Ende der Austreibungsphase schließen sich die Taschenklappen aufgrund des jetzt höheren Drucks in den Gefäßen. Die Systole ist beendet, die Diastole beginnt.

Die Diastole wird ebenfalls in zwei Phasen gegliedert:
- In der sehr kurzen **Entspannungsphase** erschlafft die Kammermuskulatur. Der Kammerdruck sinkt, ist aber noch höher als der Vorhofdruck, sodass alle Klappen noch geschlossen sind
- Wenn der Kammerdruck unter dem Vorhofdruck liegt, öffnen sich die Segel-

klappen und die **Füllungsphase** beginnt. Blut strömt aus den Vorhöfen in die Kammern. Die Füllungszeit endet mit dem Schluss der Segelklappen durch zunehmenden Kammerdruck – die neue Systole beginnt.

Auch die Vorhöfe arbeiten durch einen Wechsel von Kontraktion und Erschlaffung. Die Vorhofmuskulatur kontrahiert sich kurz vor der Kammermuskulatur, sodass sie am Ende der Kammer-Füllungsphase das Blut auch aktiv in die Kammern presst.

Beim alten Menschen nimmt der Kollagengehalt in den Kammerwänden zu, wodurch die Entspannung in der Diastole gestört wird. Auch die Kontraktionsgeschwindigkeit in der Systole nimmt ab. Die Wand der linken Kammer wird dicker, der linke Vorhof größer. Die Vorhofkontraktionen tragen mehr zur diastolischen Kammerfüllung bei als im mittleren Alter.

> **Lern-Tipp**
> Messen Sie Ihre Pulsfrequenz in Ruhe und rechnen Sie aus, wie oft Ihr Herz an einem Tag schlägt. Machen Sie sich diese Zahl noch anschaulicher: Wenn jeder Herzschlag zehn Cent entsprechen würde, wie lang wäre eine Rolle aus Zehn-Cent-Stücken, auf dem Boden hochkant nebeneinander gestellt wie Dominosteine? (Eine Zehn-Cent-Münze ist ca. 2 mm dick.)

Herztöne und Herzgeräusche

Die bei der Herztätigkeit erzeugten Schwingungen werden auf den Brustkorb übertragen und sind mit einem Stethoskop hörbar (*auskultierbar*):
- Den **ersten Herzton** hört der Untersucher in der Anspannungsphase der Systole. Durch die ruckartige Muskelkontraktion gerät das Blut in den Kammern

in Schwingungen. Der erste Herzton heißt daher auch **Anspannungston**
- Der **zweite Herzton** kommt am Ende der Systole durch das „Zuschlagen" der Aorten- und der Pulmonalklappe zustande.

Zusätzliche Schallerscheinungen bezeichnet man im Gegensatz zu den Herztönen als **Herzgeräusche.** Sie sind bei alten Menschen meist krankhaft.

I/31.5.6 Erregungsbildung und Erregungsleitung

Autonomie des Herzens

Wird das Herz aus dem Körper entfernt und in einer geeigneten Nährflüssigkeit aufbewahrt, schlägt es weiter: Über ein eigenes **Erregungsbildungs- und Erregungsleitungssystem** (*Reizbildungs- und Reizleitungssystem* → Abb. I/31.5.7) arbeitet es autonom (unabhängig). Diese Selbstständigkeit verdankt das Herz einem System spezialisierter Herzmuskelzellen (nicht Nervenzellen!), die in der Lage sind, Erregungen zu bilden und schnell weiterzuleiten.

Erregungsbildungs- und -leitungssystem

Schrittmacher des Herzens ist normalerweise der **Sinusknoten** in der Wand des rechten Vorhofes nahe der Mündungsstelle der oberen Hohlvene. Er bildet ca. 60–80 Erregungen pro Min.

Vom Sinusknoten gelangt die Erregung über die Vorhofmuskulatur (→ Abb. I/31.5.8) zum **AV-Knoten** am Boden des rechten Vorhofes nahe der Grenze zur Kammer (daher *Atrio-Ventrikular-Knoten*). Er leitet die Erregung weiter zum **His-Bündel,** allerdings mit einer ganz kleinen Ver-

I
31

zögerung, damit sich erst die Vorhöfe und dann die Kammern zusammenziehen. Bei Ausfall des Sinusknotens bildet der AV-Knoten selbst Erregungen mit einer Frequenz von 40–50 pro Min.

Vorhöfe und Kammern sind durch Bindegewebe elektrisch voneinander isoliert. Das His-Bündel ist sehr kurz. Es durchstößt dieses Bindegewebe und zieht Richtung Kammerscheidewand. Dort teilt es sich in den rechten und linken **Kammerschenkel** (*Tawaraschenkel*). Diese verlaufen an beiden Seiten der Kammerscheidewand herzspitzenwärts (→ Abb. I/31.5.8) und zweigen

sich dort weiter auf. Die Eigenfrequenz des His-Bündels und der Kammerschenkel liegt bei 30–40 Impulsen pro Min.

Endaufzweigungen der Kammerschenkel sind die **Purkinje-Fasern.** Von ihnen gehen die Erregungen auf die Kammermuskulatur über.

> ❯ Die Strukturen des Erregungsleitungssystems verteilen die Erregung sehr schnell über den ganzen Herzmuskel. Die Muskelzellen in den verschiedenen Herzregionen werden fast gleichzeitig erregt, eine Voraussetzung für wirksame Kontraktionen.

Im Alter kommt es, u. a. durch vermehrte Bindegewebseinlagerung in Myokard und Erregungsbildungs- und -leitungssystem, zu gehäuften Reizbildungsstörungen (Extraschläge, Vorhofflimmern) und zu Überleitungsstörungen.

Elektrokardiogramm

Bei der elektrischen Erregung des Herzens kommt es zu einem geringen Stromfluss, der sich auf der Körperoberfläche ausbreitet und dort mit Elektroden als **Elektrokardiogramm** (*EKG* → Kap. I/27.2.6, → Abb. I/31.5.8) abgeleitet werden kann. Das EKG liefert z.B. Informationen über Herzfrequenz und Herzrhythmus, aber auch über Durchblutungsstörungen und andere Erkrankungen, sofern sie zu Änderungen im Stromfluss führen.

I/31.5.7 Blutversorgung des Herzens

Wie jedes Organ muss auch das Herz mit Blut versorgt werden. Dies geschieht über zwei **Herzkranzarterien** (*Koronararterien*). Sie zweigen oberhalb der Aortenklappe von der Aorta ab und umschließen das Herz wie ein Kranz (→ Abb. I/31.5.9):

- Die **rechte Herzkranzarterie** (*Arteria coronaria dextra*) versorgt bei den meisten Menschen den rechten Vorhof, die rechte Kammer, Teile der Herzhinter-

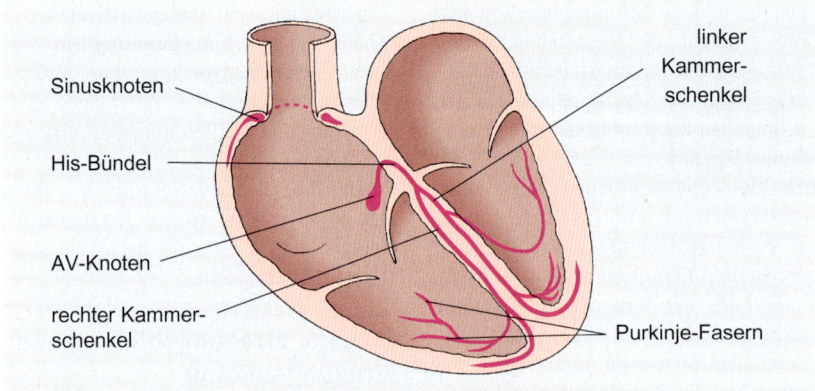

Abb. I/31.5.7 Schematische Darstellung des kardialen Erregungsbildungs- und -leitungssystems. Die elektrischen Impulse breiten sich dann von den Purkinje-Fasern über den gesamten Herzmuskel aus. [L190]

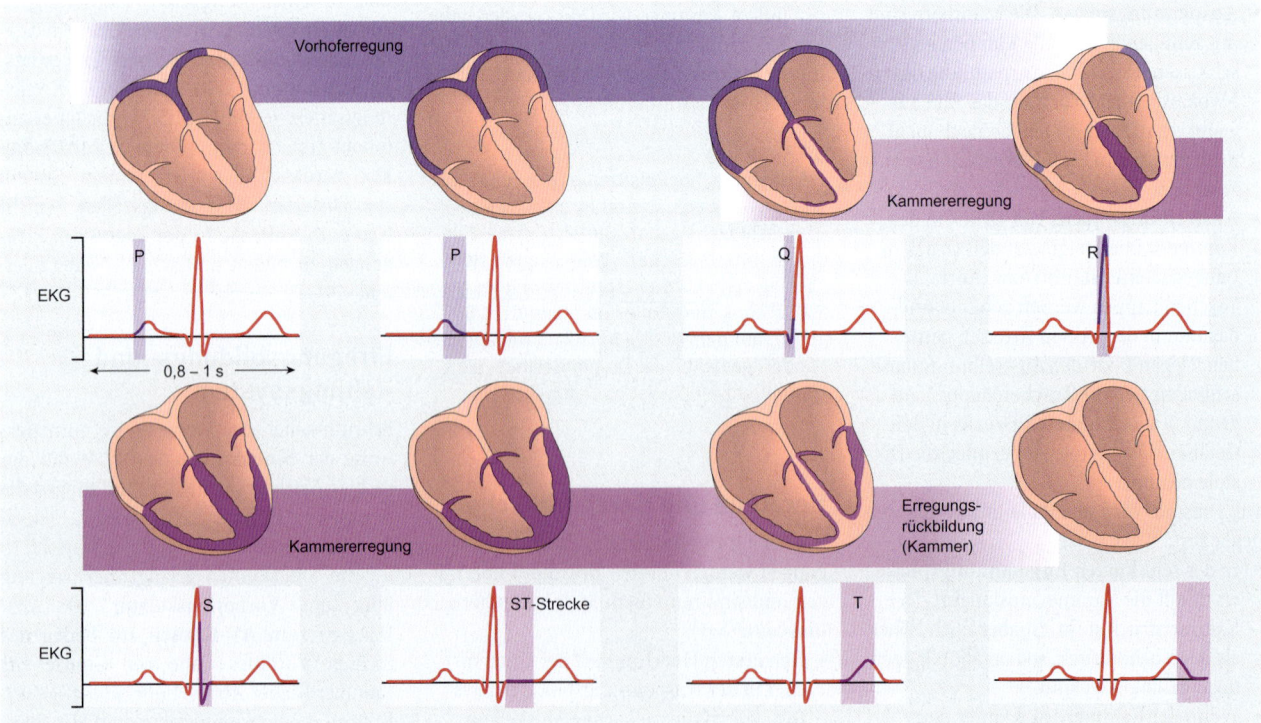

Abb. I/31.5.8 Erregungsausbreitung und -rückbildung (erregte Herzmuskelabschnitte violett) in Bezug zum EKG. [L190]

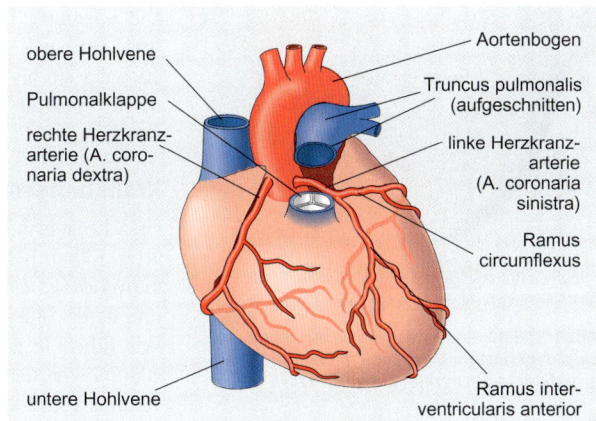

Abb. I/31.5.9 Verlauf der Herzkranzarterien. Die linke Herzkranzarterie zieht hinter der Lungenschlagader hindurch zur Herzvorderseite, wo sie sich in einen vorderen Ast, den Ramus interventricularis anterior, und einen seitlichen Ast, den Ramus circumflexus, aufteilt. [L190]

wand und einen kleinen Teil der Kammerscheidewand
- Die **linke Herzkranzarterie** (*Arteria coronaria sinistra*) teilt sich in zwei starke Äste (**Ramus circumflexus** und **Ramus interventricularis anterior**), die im Normalfall für die Durchblutung des linken Vorhofs, der linken Kammer und eines Großteils der Kammerscheidewand sorgen.

I/31.5.8 Herzleistung und ihre Regulation

> **Schlagvolumen:** Blutmenge, die das Herz bei jeder Kontraktion auswirft. Beim Erwachsenen in Ruhe pro Kammer 70–80 ml.
> **Herz-Minuten-Volumen** (*HMV*, allgemein *Herz-Zeit-Volumen, HZV*): Blutmenge, die das Herz in einer Min. ausstößt. Errechnet sich aus Schlagvolumen mal Herzfrequenz.
> Beim Gesunden in Ruhe 4,5–5 l/Min.
> (z. B. 70 ml/Schlag × 70 Schläge/Min. = 4 900 ml/Min.).

In Ruhe pumpt das Herz etwa fünf Liter pro Min. in den Lungen- und Körperkreislauf. Bei extremer Anstrengung kann das Herz bei jüngeren Menschen aber bis zu 25 l Blut/Min. fördern.

Diese Anpassung der Herzleistung an den momentanen Bedarf des Gesamtorganismus leistet v. a. das vegetative Nervensystem durch:
- Veränderung der Schlagfrequenz (*Chronotropie*)
- Veränderung der Schlagkraft (*Inotropie*)
- Veränderung der Geschwindigkeit der Erregungsleitung (*Dromotropie*)
- Veränderung der Erregbarkeit, d. h. Reizschwelle der Muskulatur (*Bathmotropie*).

Der Sympathikus steigert die Herzleistung, der Parasympathikus hemmt sie. Eine Leistungssteigerung unter Belastung wird durch eine Zunahme von Herzfrequenz und Schlagvolumen erreicht.

Beim alten Menschen sind die maximale Herzfrequenz und das maximale Herz-Minuten-Volumen unter Belastung niedriger als beim Jüngeren.

> **Hinweise zu gesundheitsförderndem Verhalten**
>
> Herzerkrankungen machen sich zwar erst im mittleren bis höheren Lebensalter bemerkbar, sie beginnen aber unbemerkt schon Jahre bis Jahrzehnte vorher.
>
> Abgesehen vom Halten eines angemessenen Körpergewichts sowie einer gesunden Ernährung hat sich insbesondere Ausdauersport in jedem Alter als unterstützend für die Herzgesundheit erwiesen. Neben den „klassischen" Ausdauersportarten wie Radfahren oder Schwimmen sind für Ältere Nordic Walking und Tanzen besonders zu empfehlen. Beide schulen zusätzlich Koordination und Gleichgewicht; überdies fördern sie soziale Kontakte. Auch ein strammer Spaziergang von etwa 30 Min. täglich trainiert das Herz und wirkt sich zudem durch das Tageslicht positiv auf die psychische Verfassung aus.
>
> Des Weiteren ist eine tägliche kurze Entspannungsübung empfehlenswert, die das Herz über Aktivierung des Parasympathikus entlastet.
>
> Krankenkassen und andere Institutionen (z. B. Sportvereine, Volkshochschulen) bieten spezielle Kurse für die Erhaltung der Herzgesundheit an. Auch für bereits Betroffene gibt es Angebote, z. B. Vorträge oder Herzsportgruppen.

Internet- und Lese-Tipp
Deutsche Gesellschaft für Kardiologie – Herz- und Kreislaufforschung e. V.:
www.dgk.org

I/31.5.9 Leitsymptome bei Herzerkrankungen

Retrosternaler Schmerz („Herzschmerz")

> **Herzschmerzen:** Im allgemeinen Sprachgebrauch alle Schmerzen in der linken Brustkorbhälfte oder hinter dem Sternum (*retrosternal*).

Mögliche Ursachen für **Herzschmerzen** sind Herzerkrankungen (z. B. koronare Herzkrankheit, Herzinfarkt), Lungenerkrankungen (z. B. Lungenembolie), Erkrankungen des Magen-Darm-Trakts (z. B. Speiseröhrenentzündung, Magengeschwür), aber auch „harmlose" Wirbelsäulenprobleme oder Verspannungen.

> **Vorsicht!**
> Jeder akute „Herzschmerz" sollte bis zum Beweis des Gegenteils als bedrohlich eingestuft werden.

Erstmaßnahmen

Kommen Altenpflegerinnen zu einem Pflegebedürftigen mit „Herzschmerzen", bestehen ihre Erstmaßnahmen in:
- Sicherheit und Ruhe vermitteln (mit der Angst des Pflegebedürftigen umgehen)
- Vitalzeichen kontrollieren
- Pflegebedürftigen nicht allein lassen, ggf. Unterstützung holen
- Fragen, was dem Betroffenen üblicherweise hilft
- Informieren, welche Maßnahmen vorgesehen sind
- Pflegebedürftigen aufs Sofa, in einen geeigneten Sessel oder ins Bett bringen und dazu anhalten, sich zu schonen. Dabei so lagern, dass die Atmung erleichtert wird (meist Oberkörperhochlagerung)
- Beengende Kleidung lockern oder entfernen
- Gegebenenfalls vorhandene Medikamente (z. B. Nitratspray) geben
- Arzt informieren
- Pflegebedürftigen bis zum Verschwinden der Beschwerden bzw. bis zum Eintreffen des Arztes beobachten.

Herzklopfen, Herzrasen, Herzstolpern

Der Mensch verspürt seinen eigenen Herzschlag v. a., wenn sich Rhythmus, Frequenz oder Qualität der Herzschläge auffallend verändern:

I
31

- **Herzklopfen** (*Palpitation*). Oft unangenehmes Empfinden des eigenen Herzschlags
- **Herzrasen.** Sehr schneller Herzschlag, möglicherweise mit Schwindel und Bewusstlosigkeit
- **Herzstolpern.** Meist Umschreibung für Extrasystolen (→ Kap. I/31.5.12).

Synkopen

> **Synkope:** Akuter, kurz dauernder Bewusstseinsverlust infolge einer vorübergehenden Minderdurchblutung des gesamten Gehirns.

Auch beim alten Menschen sind „harmlose" **Synkopen** möglich, v.a. die **vasovagale Synkope** bei Schreck oder langem Stehen und die **orthostatische Synkope** beim Aufstehen, bei der ein Pflegebedürftiger erst Übelkeit und Schwindel spürt, bevor ihm schwarz vor Augen wird und er zusammensackt.

Mit zunehmendem Lebensalter steigt jedoch die Wahrscheinlichkeit einer ernsten Erkrankung als Ursache der Synkopen, z. B.:

- **Kardiale Synkopen** bei Herzrhythmusstörungen (→ Kap. I/31.5.12) oder Herzinfarkt (→ Kap. I/31.5.10)
- Synkope bei **Karotissinussyndrom** (→ Tab. I/31.5.2).

In aller Regel nicht zu den Synkopen gerechnet werden TIA durch kurzzeitige Minderdurchblutung Teilen des Gehirns (→ Kap. I/31.11.12).

> **Vorsicht!**
> Jede Synkope muss diagnostisch abgeklärt werden. Zum einen kann eine ernste Erkrankung dahinter stecken, zum anderen kann eine Synkope, auch wenn sie harmlose Ursachen hat, gerade beim alten Menschen zu sturzbedingten Verletzungen und dadurch zu Folgeproblemen führen.

Erstmaßnahmen

Erstmaßnahmen bei Synkopen sind:

- Bewusstlosen hinlegen, wenn möglich
- Kopf tief und Beine hoch lagern
- Puls, Blutdruck, Hautfarbe und Bewusstseinslage überwachen und dokumentieren
- Hilfe holen
- Beim Diabetiker Blutzucker messen
- Bewusstlosen möglichst nicht allein lassen.

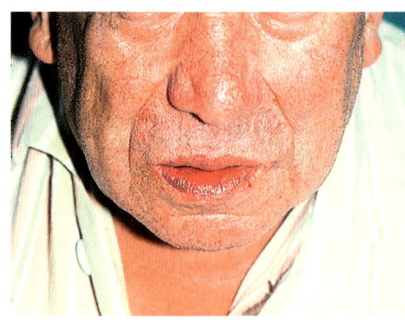

Abb I/31.5.10 Zentrale Zyanose mit bläulichen Lippen bei einem Menschen mit chronisch-obstruktiver Lungenerkrankung. [E933]

Zyanose

> **Zyanose:** Bläulich-rote Verfärbung der Haut oder Schleimhäute durch verminderten Sauerstoffgehalt des Blutes. Besonders gut sichtbar an den Lippen und Akren (Finger, Zehen, Nase).

Es gibt unterschiedliche Formen der **Zyanose** (→ Abb. I/31.5.10):

- **Zentrale Zyanose** (*pulmonale Zyanose*). Die arterielle Sauerstoffsättigung ist vermindert, bei alten Menschen meist aufgrund von Lungenerkrankungen mit Behinderung des Gasaustausches
- **Periphere Zyanose.** Dem Blut wird im Gewebe vermehrt Sauerstoff entzogen, z. B. durch verlangsamte Blutzirkulation bei Herzschwäche oder im Schock.

Pflege

Altenpflegerinnen achten bei allen Maßnahmen, z. B. während der Unterstützung bei der Körperpflege, auf eine Zyanose. Da Menschen mit Zyanose häufig frieren, empfinden die Betroffenen warme Räume oder dicke Bekleidung meist als angenehm.

> **Internet- und Lese-Tipp**
> - Deutsche Gesellschaft für Prävention und Rehabilitation von Herz-Kreislauf-Erkrankungen e. V.: www.dgpr.de
> - Deutsche Herzstiftung e. V.: www.herzstiftung.de

I/31.5.10 Durchblutungsstörungen des Herzens

Koronare Herzkrankheit

> **Koronare Herzkrankheit** (*KHK*): Fast immer durch Arteriosklerose der Herzkranzgefäße verursachte, mangelhafte Durchblutung des Herzmuskels (*ischämische Herzkrankheit*).

Die **koronare Herzkrankheit** ist häufig: Im Laufe des Lebens erkranken knapp 10 % der 40- bis 79-Jährigen, und die KHK ist für etwa 20 % aller Todesfälle verantwortlich.. 📖 1

Krankheitsentstehung

Ursache ist in der Regel eine fortschreitende arteriosklerotische Verengung der Herzkranzgefäße, die zu Minderdurchblutung und damit Sauerstoffmangel des Herzmuskels führt. Je nachdem, wie viele Hauptstämme von der koronaren Herzkrankheit verändert sind, spricht man von einer **1-, 2- oder 3-Gefäß-Erkrankung.**

Hauptrisikofaktoren sind:

- Hypercholesterinämie, v. a. Erhöhung des LDL-Cholesterins
- Rauchen (bei 20 Zigaretten/Tag Verdreifachung des Risikos)
- Hypertonie (→ Kap. → I/31.6.9)
- Diabetes mellitus (→ Kap. I/31.3.11)
- Männliches Geschlecht
- Höheres Lebensalter.

Symptome, Befund und Diagnostik

> Die KHK kann sich zeigen in:
> - Stabiler Angina-pectoris
> - Herzinsuffizienz (→ Kap. I/31.5.11)
> - Herzrhythmusstörungen (→ Kap. I/31.5.12)
> - **Akutem Koronarsyndrom:** zusammenfassende Bezeichnung für instabile Angina pectoris und Herzinfarkt
> - Plötzlichem Herztod.

Die KHK bleibt lange unbemerkt. Leitsymptom hochgradiger Herzkranzgefäßverengungen mit Sauerstoffmangel des Herzmuskels sind **Angina-pectoris-Anfälle,** Sekunden bis Minuten anhaltende Schmerzen mit Engegefühl im Brustkorb (Angina pectoris = *Brustenge*) und (Todes-)Angst. Meist strahlen die Schmerzen in den linken Arm aus (→ Abb. I/31.5.11). Gerade bei Frauen ist das Bild aber häufig atypisch, z. B. mit Übelkeit. Häufige Auslöser sind körperliche oder psychische Belastungen, Kälte oder reichliche Mahlzeiten.

Bei **stabiler Angina pectoris** sind Dauer, Häufigkeit und Schmerzcharakter der Anfälle immer gleich und lassen die Beschwerden durch Ruhe und Medikamente rasch nach. Eine **instabile Angina pectoris** liegt vor, wenn Anfallsdauer, Anfallshäufigkeit und Schmerzintensität rasch zunehmen und Medikamente immer schlechter helfen.

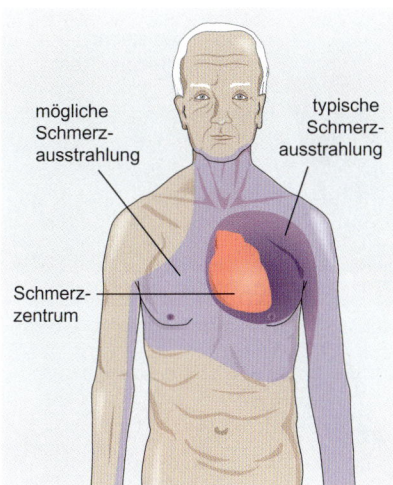

Abb. I/31.5.11 Charakteristische Ausbreitung des Angina-pectoris- und Herzinfarkt-Schmerzes. [L157]

> **Vorsicht!**
Eine **instabile Angina pectoris** bedeutet höchste Herzinfarktgefahr.

Bei stabiler Angina pectoris umfasst die Diagnostik Ruhe-EKG, Langzeit-EKG, Belastungsuntersuchung und Ultraschalluntersuchung des Herzens (*Echokardiografie*).

Bei vielen alten Menschen muss allerdings das Belastungs-EKG vorzeitig abgebrochen werden, etwa wegen Arthrose oder Erschöpfung. Dann kann die Belastung medikamentös „simuliert" und dabei ein EKG aufgezeichnet, eine Myokardszintigrafie oder eine Ultraschalluntersuchung (*Stressechokardiografie*) durchgeführt werden.

Ob eine **Herzkatheteruntersuchung** mit röntgenologischer Darstellung der Herzkranzgefäße (→ Abb. I/31.5.12) sinnvoll ist, entscheidet der Arzt im Einzelfall. Hierzu ist ein kurzer stationärer Aufenthalt erforderlich. Außerdem wird nach Risikofaktoren gesucht.

Bei einem schweren Angina-pectoris-Anfall muss ein akuter Herzinfarkt ausgeschlossen werden.

Behandlung und Pflege während des Angina-pectoris-Anfalls

- Bei stabiler Angina pectoris: Pflegebedürftigen ins Bett/aufs Sofa bringen, mit erhöhtem Oberkörper lagern, Vitalzeichen kontrollieren, beengende Kleidung entfernen und Nitratpräparat des Betroffenen verabreichen sowie ggf. weitere Anordnungen des Hausarztes durchführen. Bei prompter und anhaltender Besserung wird der Anfall dokumentiert, ein Hausarztbesuch ist aber meist nicht dringlich. Bei gehäuften Anfällen Haus-

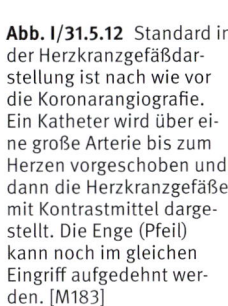

Abb. I/31.5.12 Standard in der Herzkranzgefäßdarstellung ist nach wie vor die Koronarangiografie. Ein Katheter wird über eine große Arterie bis zum Herzen vorgeschoben und dann die Herzkranzgefäße mit Kontrastmittel dargestellt. Die Enge (Pfeil) kann noch im gleichen Eingriff aufgedehnt werden. [M183]

arzt informieren und baldmöglichst Besuch anfordern
- Bei instabiler Angina pectoris Erstmaßnahmen wie bei stabiler Angina pectoris, aber Rettungsdienst/Notarzt rufen. Betroffenen möglichst nicht allein lassen.

Langzeitbehandlung

Auch wenn es gerade beim alten Menschen oft enorme Motivationsarbeit erfordert: Risikofaktoren sollten ausgeschaltet werden. Dies bedeutet Änderung des Lebensstils mit Gewichtsnormalisierung, Nikotinverzicht, vitaminreicher Kost und, sofern möglich, körperlichem Training mindestens dreimal pro Woche für 30 Min. z.B. in Koronarsportgruppen.

Bluthochdruck, Diabetes und erhöhte Blutfette werden zur Senkung des Herz-Kreislauf-Risikos bestmöglich behandelt.

Hauptmedikamente zur Behandlung der (stabilen) KHK sind:
- **Nitrate** (z.B. Nitrolingual®), bei Unverträglichkeit Molsidomin (Corvaton®)
- **Acetylsalicylsäure** (z.B. Aspirin® 100), alternativ Clopidogrel (z.B. Plavix®) zur Verhinderung einer Thrombenbildung in den Herzkranzgefäßen (→ Kap. I/31.4.9)
- **Beta-Blocker** (z.B. Bisoprolol-CT®), welche durch Hemmung des Sympathikus den Sauerstoffverbrauch reduzieren und Herzrhythmusstörungen bessern
- **Statine** (→ Kap. I/31.3.12), die eigentlich Blutfettsenker sind, aber unabhängig davon einen günstigen Gefäßeffekt haben
- Ggf. lang wirksame **Kalziumantagonisten** (z.B. Amlodipin AWD®).

Nitrate

Aus (**organischen**) **Nitraten** wird im Körper das gefäßerweiternde **NO** (*Stickstoffmo-*

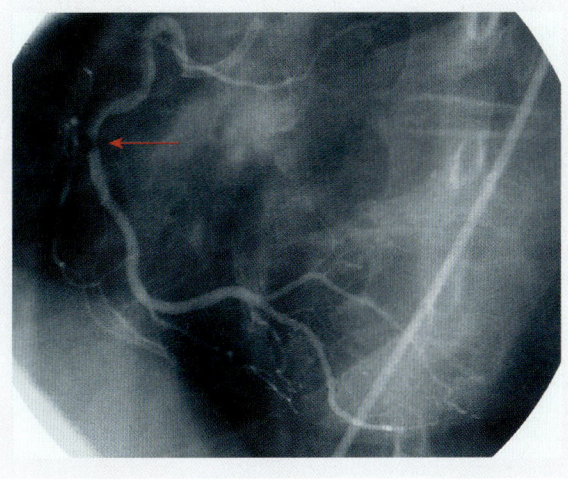

noxid) freigesetzt. Die Gefäßerweiterung entlastet das Herz. Da sich auch die Herzkranzgefäße weiten, ist das Herz besser mit Blut versorgt. Nitrate lindern gut die Angina-pectoris-Beschwerden, verbessern aber nicht die Langzeitprognose.

Hauptsächlich verwendet werden:
- **Glyzeroltrinitrat** (z.B. Nitrolingual®, Corangin®) als Zerbeißkapsel oder Spray zur Anfallsbehandlung (Bedarfsmedikation). Wirkungseintritt nach höchstens fünf Min., Dauer der Wirkung bis zu 30 Min.
- **Isosorbidmononitrat** (z.B. Ismo®, Mono-Mack®) oder **Isosorbiddinitrat** (z.B. Isoket®) als Tablette, Nitratpflaster oder -salbe zur Anfallsprophylaxe (Dauermedikation). Vorsicht: Nächtliche Nitratpause nötig, da das Nitrat bei kontinuierlicher Gabe seine Wirkung verliert (*Nitrattoleranz*). Nitratpflaster also z.B. tags aufkleben und zur Nacht entfernen.

Häufigste unerwünschte Wirkungen sind Nitratkopfschmerzen, die aber häufig nach 2–3 Tagen verschwinden, sowie Blutdruckabfall bis hin zum Kollaps mit Anstieg der Herzfrequenz.

Rekanalisierende Verfahren

Bei der **PTCA** (*perkutane transluminale koronaren Angioplastie, koronare Ballondilatation*) schiebt der Arzt unter Röntgendurchleuchtung einen dünnen Ballonkatheter über eine große Arterie in das erkrankte Koronargefäß. An der Enge wird der Ballon entfaltet und dehnt so die Stenose auf (→ Abb. I/31.5.13). Gleichzeitig wird inzwischen fast immer ein Stent (→ Abb. I/31.5.13, rechts) implantiert.

Zweite Möglichkeit ist das operative Anlegen einer „Umleitung", eine **Bypassoperation** (→ Abb. I/31.5.14).

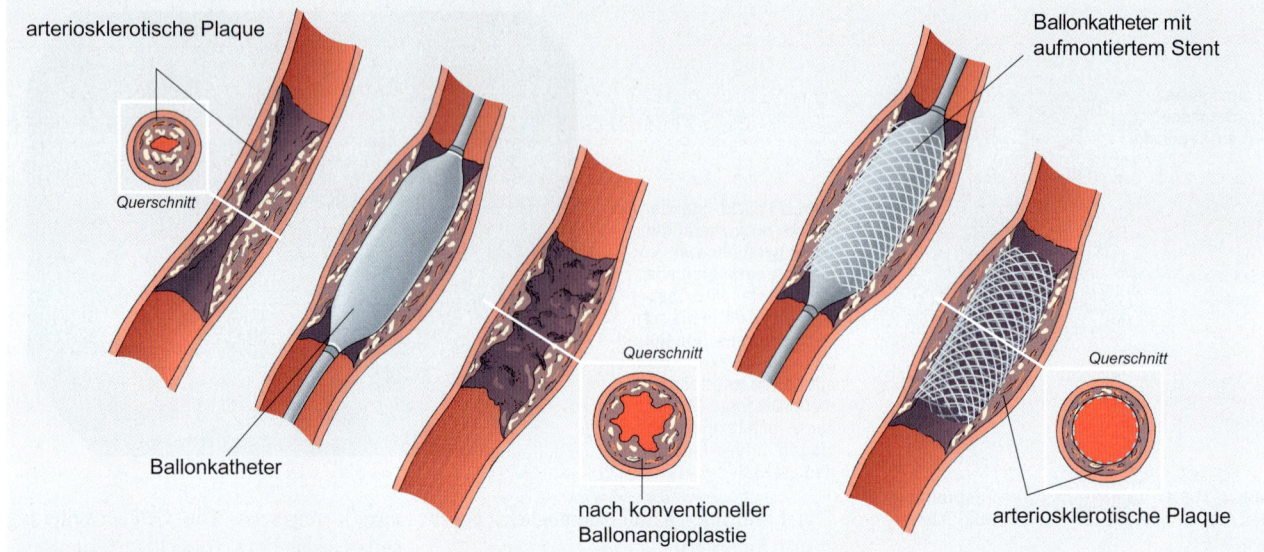

Abb. I/31.5.13 Durchführung der perkutanen transluminalen (koronaren) Angioplastie, links ohne, rechts mit Stentimplantation. [L190]

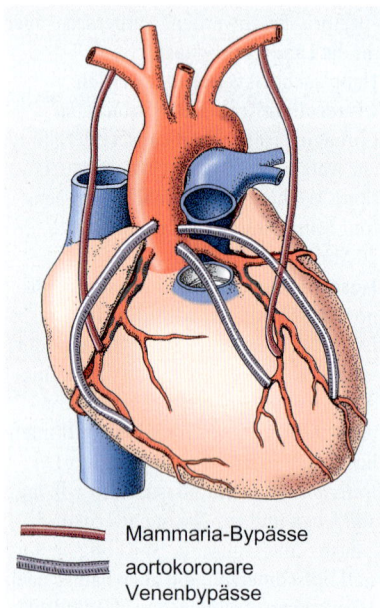

Abb. I/31.5.14 Umgehung von hochgradig verengten Koronararterien durch einen aorto-koronaren Venen-Bypass (ACVB) und durch Neueinpflanzung der A. thoracica interna (Mammaria-Bypass). [L190]

Klassische Operationsverfahren nutzen (unter Verwendung einer Herz-Lungen-Maschine) fast immer die dicht neben dem Brustbein verlaufende innere Brustwandarterie (A. thoracica interna) oder eine oberflächliche Beinvene. Bei minimal-invasiven Verfahren wird am schlagenden Herzen operiert.

Ob eine Rekanalisation versucht werden soll und mit welchem Verfahren, hängt von Koronarangiografiebefund, Beschwerden und Begleiterkrankungen des Pflegebedürftigen ab.

Pflege bei KHK

- Betroffenen nach einem Angina-pectoris-Anfall zunächst Bettruhe einhalten lassen und ihn anschließend nach Arztanordnung mobilisieren
- Obstipationsprophylaxe durchführen, um Pressen und damit eine intrathorakale Druckerhöhung bei der Defäkation zu vermeiden
- Betroffenen vor Kälte schützen, da sie einen Angina-pectoris-Anfall begünstigen kann
- Blähende Speisen vermeiden, weil der Zwerchfellhochstand bei Blähungen die Herzbeschwerden oft verstärkt. Mehrere kleine Mahlzeiten sind besser als wenige große, da letztere Angina-pectoris-Anfälle auslösen können.

Prognose

Die Langzeitprognose der KHK ist entscheidend davon abhängig, ob es gelingt, das Fortschreiten der arteriosklerotischen Veränderungen in den Herzkranzgefäßen aufzuhalten.

Herzinfarkt

❯ **Herzinfarkt** (*Myokardinfarkt*): Akute, schwere Manifestation der KHK mit umschriebener **Nekrose** (*Gewebsuntergang*) des Herzmuskelgewebes (→ Abb. I/31.5.15). Sterblichkeit im ersten Monat nach Infarkt ca. 50 %. 📖 1

Krankheitsentstehung

Ursache des **Herzinfarkts** ist der Verschluss einer Herzkranzarterie, meist durch einen Thrombus bei Arteriosklerose. Das hinter dem Verschluss gelegene Herzmuskelgewebe wird nicht mehr (ausreichend) mit Sauerstoff versorgt und beginnt nach spätestens 30 Min. abzusterben. Nach 3–6 Std. sind die Schäden irreversibel (nicht mehr rückgängig zu machen).

Symptome, Befund und Diagnostik

❯ **Infarktsymptome**

- Plötzliche, heftigste retrosternale Schmerzen (*Vernichtungsschmerz*), oft Ausstrahlung in Arme, Unterkiefer, Bauch oder zwischen die Schulterblätter. Starkes Engegefühl
- Kaum Ansprechen auf Nitrate oder Ruhe
- (Todes-)Angst
- Vegetative Symptome (Schwitzen, Übelkeit, Erbrechen)
- Blasse, fahl-graue Gesichtsfarbe, kalter Schweiß im Gesicht
- Luftnot
- Plötzlicher Kreislaufzusammenbruch, ggf. mit Bewusstlosigkeit und kardiogenem Schock
- Bei älteren Pflegebedürftigen evtl. zerebrale Durchblutungsstörungen mit Verwirrtheit.

Insbesondere bei Diabetikern oder alten Menschen verläuft ein Infarkt oft **stumm** mit nur geringen oder ohne Schmerzen. Frauen haben oft atypische Beschwerden, z. B. Oberbauchschmerzen.

Gesichert wird die Diagnose durch:
- Blutuntersuchung. Die Diagnose erfordert den Nachweis herzspezifischer Nekrosewerte. Besonders wichtig sind die

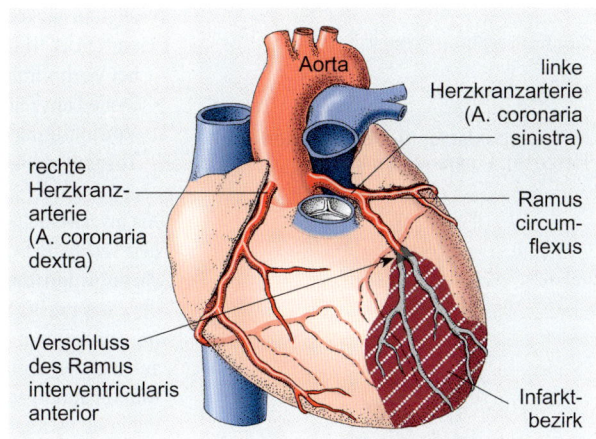

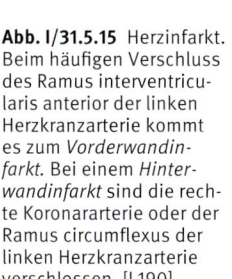

Abb. I/31.5.15 Herzinfarkt. Beim häufigen Verschluss des Ramus interventricularis anterior der linken Herzkranzarterie kommt es zum *Vorderwandinfarkt*. Bei einem *Hinterwandinfarkt* sind die rechte Koronararterie oder der Ramus circumflexus der linken Herzkranzarterie verschlossen. [L190]

Die Abbildung zeigt: Aorta, linke Herzkranzarterie (A. coronaria sinistra), rechte Herzkranzarterie (A. coronaria dextra), Ramus circumflexus, Verschluss des Ramus interventricularis anterior, Infarktbezirk.

Troponine (Anstieg nach ca. 3 Std.), gefolgt von der **CK** (genauer der Herzuntergruppe der CK, die **CK-MB**)

- EKG-Veränderungen, v.a. ST-Hebungen (**STEMI** = *ST-Elevations-Myokardinfarkt*). Infarkte ohne ST-Hebungen heißen **NSTEMI** (*Non-ST-Elevations-Myokardinfarkt*)
- Echokardiografie (gestörte Herzwandbeweglichkeit im Infarktgebiet)
- Koronarangiografie (Gefäßverschluss).

Komplikationen

Insbesondere in den ersten Stunden und Tagen nach dem Infarkt können lebensbedrohliche Komplikationen auftreten, vor allem:

- **Herzrhythmusstörungen,** in ca. 10 % sogar Kammerflimmern, das auch bei sofortiger Reanimation häufig zum Tode führt. Herzrhythmusstörungen sind die häufigste Todesursache bis zum Eintreffen des Betroffenen auf der Intensivstation
- **Linksherzinsuffizienz** (v.a. bei großen Infarkten), also Herzschwäche, da das abgestorbene Gewebe nicht mehr pumpt. Schwerstformen Lungenödem (→ Kap. I/31.5.11), kardiogener Schock (bei ca. 15 % → Kap. I/31.5.16). Der **kardiogene Schock** ist die häufigste Todesursache während der Intensivbehandlung
- **Re-Infarkt** (erneuter Infarkt, bei ca. einem Drittel).

Spätkomplikation ist ein **Herzwandaneurysma,** eine Aussackung der Herzwand, die bei großen Narben durch den hohen Druck in der linken Kammer entsteht.

Erstmaßnahmen

- Unverzüglich Notarzt rufen
- Ruhe einhalten lassen, mit erhöhtem Oberkörper positionieren, Nitrate geben

- Engmaschig Vitalzeichen überprüfen
- Erkrankten bis zum Eintreffen des Notarztes nicht allein lassen.

> **Vorsicht!**
> Keine i. m.-Injektion bei Verdacht auf Herzinfarkt, da die CK im Blut dann nicht aussagekräftig und wegen der Blutungsgefahr keine Lyse mehr möglich ist.

Maßnahmen im Krankenhaus

Die Behandlung erfolgt zunächst auf einer Intensivstation:

- Monitoring, Sauerstoffgabe
- Sedierung, Schmerzbekämpfung
- Gabe von Thrombozytenaggregationshemmern, Antikoagulanzien (→ Kap. I/31.4.9), Beta-Blockern
- Möglichst Rekanalisierung in den ersten Stunden nach dem Infarkt, bevorzugt durch **Akut-PTCA;** falls ein entsprechendes Krankenhaus nicht schnell genug erreicht werden kann, bei STEMI alternativ durch **Lysetherapie** (→ Kap. I/31.4.9)
- Behandlung z. B. von Rhythmusstörungen
- Zunächst Bettruhe und Nahrungskarenz, dann langsame Mobilisation und Nahrungsaufbau. Stuhlregulierung.

Der Krankenhausaufenthalt dauert meist 1–2 Wochen. Evtl. ist danach ein Aufenthalt in einer Reha-Klinik sinnvoll.

Information des Erkrankten

Ein Infarkt stellt eine fundamentale Krise dar. Altenpflegerinnen unterstützen den Pflegebedürftigen bei deren Bewältigung und bieten ihm Kontaktvermittlung zu Seelsorgern oder Selbsthilfegruppen an. Sie motivieren den Betroffenen zur Mitarbeit bei der Behandlung, da ein Ausschalten der Risikofaktoren die Prognose verbessert.

I/31.5.11 Herzinsuffizienz

> **Herzinsuffizienz** (*Herzschwäche, Herzmuskelschwäche*): Unvermögen des Herzens, das zur Versorgung des Körpers erforderliche Blutvolumen zu fördern. Bei **Linksherzinsuffizienz** linke, bei **Rechtsherzinsuffizienz** rechte Herzkammer betroffen, bei **Globalinsuffizienz** beide (→ Tab. I/31.5.1).

Chronische Herzinsuffizienz

Bei der **chronischen Herzinsuffizienz** entsteht die Herzschwäche langsam.

Die chronische Herzinsuffizienz ist eine typische Erkrankung des höheren Lebensalters: Während zwischen 45 und 55 Jahren weniger als 1 % der Menschen daran leiden, steigt der Anteil bei den 65- bis 75-Jährigen schon auf 2–5 % und bei den über 80-Jährigen auf fast 10%. 📖 2

Krankheitsentstehung

Häufigste Ursachen der chronischen (Links-)Herzinsuffizienz sind eine KHK (→ Kap. I/31.5.10) oder ein Bluthochdruck, nicht selten kombiniert. Beim Bluthochdruck muss der Herzmuskel gegen den erhöhten Aortendruck anpumpen, was das Herz auf Dauer überfordert.

Weitere Ursachen der chronischen Herzinsuffizienz sind z. B. Herzrhythmusstörungen (→ Kap. I/31.5.12), Kardiomyopathien (→ Kap. I/31.5.14), Herzklappenfehler (→ Kap. I/31.5.15) oder Herzwandaneurysmen (→ Kap. I/31.5.10).

Symptome, Befund und Diagnostik

Die Symptome einer Herzinsuffizienz sind in erster Linie *Stauungszeichen* durch den Blutstau *vor* der geschwächten Kammer (→ Abb. I/31.5.16).

- Bei der **Linksherzinsuffizienz** staut sich das Blut in den Lungenkreislauf zurück. Leitsymptom ist entsprechend zunehmende Atemnot (*Asthma cardiale*) bis zum Lungenödem.
- Bei der **Rechtsherzinsuffizienz** staut sich das Blut im Körperkreislauf. Hauptsymptom sind meist lagerungsabhängige Ödeme, v. a. an Knöcheln und Unterschenkeln (→ Abb. I/31.5.17).

Die klinische Diagnose wird v.a. durch entsprechende Befunde bei der Ultraschalluntersuchung des Herzens (*Echokardiografie*) gestützt.

Weitere Untersuchungen dienen der Ursachensuche.

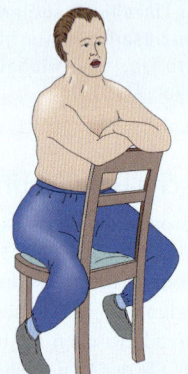

Linksherzinsuffizienz

Häufige Ursachen:
Arterielle Hypertonie, KHK einschl. Herzinfarkt, Klappenfehler (v.a. des linken Herzens), Rhythmusstörungen

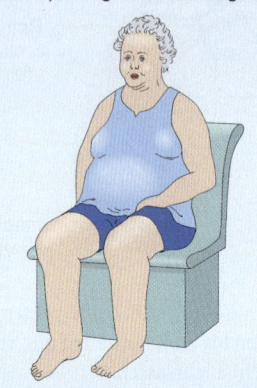

Rechtsherzinsuffizienz

Häufige Ursachen:
Linksherzinsuffizienz, Herzklappenfehler (v.a. des rechten Herzens), Lungenerkrankungen

Symptome bei Linksherzinsuffizienz

▸ Belastungs-, Ruhedyspnoe, Orthopnoe
▸ Rasselgeräusche über Lunge, Husten
▸ Lungenödem
▸ Zyanose
▸ Einsatz der Atemhilfsmuskulatur

Symptome bei Rechtsherzinsuffizienz

▸ Gestaute, erweiterte Halsvenen
▸ Ödeme (Bauch, Unterschenkel, Füße)
▸ Gewichtszunahme
▸ Leber- und Milzvergrößerung
▸ Aszites
▸ „Magenbeschwerden"

Gemeinsame Symptome

▸ Eingeschränkte Leistungsfähigkeit, Schwäche und Ermüdbarkeit
▸ Nykturie (nächtliches Wasserlassen)
▸ Tachykardie bei Belastung, Herzrhythmusstörungen
▸ Herzvergrößerung, Pleuraerguss
▸ Im Spätstadium niedriger Blutdruck

Abb. I/31.5.16 Häufige Ursachen und unterschiedliche wie auch gemeinsame Symptome von Links- und Rechtsherzinsuffizienz. [L190]

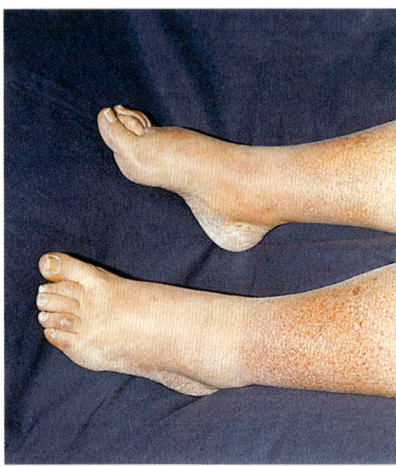

Abb. I/31.5.17 Knöchelödem bei Herzinsuffizienz. [R246]

Behandlung

Die Behandlung fußt auf drei Säulen:
- Beseitigung der Ursache oder zumindest bestmögliche Einstellung der ursächlichen Erkrankung, z. B. des Bluthochdrucks
- Allgemeinmaßnahmen (→ Pflege), Grippe-, Pneumokokkenimpfung wegen des erhöhten Komplikationsrisikos
- Medikamentöse Behandlung.

Die **medikamentöse Therapie** erfolgt mit:
📖📖 3
- **ACE-Hemmern,** bei Unverträglichkeit **Angiotensin-II-Rezeptorantagonisten** (→ Kap. I/31.6.9). Entlasten das Herz und vermindern ungünstige Umbauvorgänge am Herzen.
- **Beta-Blockern** (→ Kap. I/31.6.9). Hemmen den Sympathikus
- Bei weiter anhaltenden Beschwerden **Aldosteronantagonisten** (*Mineralkortikoid-Rezeptor-Antagonisten, MRA*), etwa Spironolacton (z.B. Aldactone®)
- Ggf. Thiazid-, Schleifendiuretika (→ Kap. I/31.9.9) zur Ödemausschwemmung
- Ggf. dem Angiotensin-Neprilysin-Hemmer Sacubitril (z.B. Entresto®) statt des ACE-Hemmers
- Ggf. Ivabradin (z.B. Procoralan®). Senkt bei Sinusrhythmus eine zu hohe Herzfrequenz

- Digitalisglykoside. Vor allem ergänzend ab NYHA III und zur Frequenzsenkung bei Vorhofflimmern
- Orale Langzeit-Antikoagulation. Nur bei Vorhofflimmern, Aneurysmen oder Thromben im Herzen (→ Kap. I/31.4.4) angezeigt.

Als invasive Behandlungsform kommt für einen Teil der Betroffenen eine **kardiale Resynchronisationstherapie** (*CRT*) in Betracht, bei der ein spezieller Schrittmacher die Kontraktion von rechtem und linkem Herzen zeitlich aufeinander abstimmt. Es gibt mittlerweile Kombinationsgeräte mit zusätzlicher ICD-Funktion (→ Kap. I/31.5.12).

Internet- und Lese-Tipp
Kompetenznetz Herzinsuffizienz: www.knhi.de

Digitalisglykoside

❯ **Digitalisglykoside** (*Herzglykoside, herzwirksame Glykoside*): Verschiedene, ursprünglich aus Pflanzen (z. B. Fingerhut) gewonnene Substanzen mit herzstärkender Wirkung.
Aufgrund der häufigen und teils gefährlichen unerwünschten Wirkungen und Verfügbarkeit anderer wirksamer Medikamente abnehmende Bedeutung.

Digitalisglykoside:
- Steigern die Kontraktionskraft (*positive Inotropie*)
- Senken die Herzfrequenz (*negative Chronotropie*)
- Verzögern die Erregungsleitung (*negative Dromotropie*)
- Steigern die Reizbildung (*positive Bathmotropie*).

Allerdings haben alle Digitalisglykoside ernste unerwünschte Wirkungen, und zwar bereits bei geringfügiger Überdosierung:
- Appetitlosigkeit, Übelkeit und Erbrechen
- Sehstörungen (v. a. verändertes Farbensehen)
- Zentralnervöse Störungen (Kopfschmerzen, Verwirrtheit, Halluzinationen)
- Herzrhythmusstörungen (v. a. Bradykardie).

Alte Menschen und Menschen mit Hypokaliämie (bei Herzinsuffizienz häufig wegen der Diuretikaeinnahme) oder Hyperkalzämie sind besonders gefährdet.
Bei alten Menschen wird bevorzugt **Digitoxin** (z. B. Digimerck®) gegeben, da es im Gegensatz zu **Digoxin/-abkömmlingen** (z. B. Lanitop®, Novodigal®) kaum über die Niere ausgeschieden wird.

Insuffizienz-Stadium	Beschwerden
I	Keine Beschwerden bei normaler Belastung
II	Beschwerden bei stärkerer körperlicher Belastung (z. B. beim Bergaufgehen)
III	Erhebliche Leistungsminderung, Beschwerden bei leichter körperlicher Belastung (z. B. beim Gehen in der Ebene)
IV	Beschwerden in Ruhe

Tab. I/31.5.1 Stadieneinteilung der Herzinsuffizienz gemäß der New York Heart Association (NYHA).

Pflege bei Digitalistherapie:
- Puls kontrollieren und dokumentieren
- Auf unerwünschte Wirkungen achten
- Regelmäßige Termine mit dem Hausarzt zur Kontrolle von EKG und Blutwerten (Kreatinin, Kalium, evtl. Digitalisspiegel) vereinbaren (lassen)
- Bei verändertem Puls oder unerwünschten Wirkungen Arzt informieren.

Pflege

Altenpflegerinnen achten auf die Beachtung folgender Allgemeinmaßnahmen:
- Körperliche Aktivität angepasst an das Krankheitsstadium. Auch bei einer bestehenden Herzinsuffizienz wirkt sich körperliche Aktivität günstig aus, Überforderung jedoch negativ
- Leicht verdauliche Kost mit kleinen Mahlzeiten, sparsame Salzverwendung, vernünftiger Umgang mit Alkohol
- Individuelle Flüssigkeitszufuhr nach Arztanordnung (generell keine exzessiven Trinkmengen, bei Ödemen Beschränkung auf ca. 1–1,5 l täglich), tägliche Gewichtskontrolle (schnelle Gewichtszunahme ist auf Wassereinlagerung und nicht Fettspeicherung zurückzuführen)
- Nikotinverzicht
- Stuhlregulierung
- Durchführung aller Prophylaxen.

Prognose und Information des Erkrankten

Die **Prognose** hängt u. a. von Ursache und Stadium der Herzinsuffizienz sowie Begleiterkrankungen des Betroffenen ab.

Akute Herzinsuffizienz

Die **akute Herzinsuffizienz** ist Folge einer plötzlichen Druck- oder Volumenbelastung des Herzens, einer Rhythmusstörung oder einer Abnahme der Kontraktionskraft.

Herzinfarkt und hypertensive Krise können zu einer **akuten Linksherzinsuffizienz** führen. Folge ist ein akutes Lungenödem oder ein kardiogener Schock (→ Kap. I/31.5.16).

Hauptursache der **akuten Rechtsherzinsuffizienz** ist eine *Lungenembolie* mit plötzlichem Druckanstieg im Lungenkreislauf (*akutes Cor pulmonale* → Kap. I/31.7.16).

Akutes Lungenödem

> **Akutes Lungenödem:** Ansammlung von seröser Flüssigkeit im Lungeninterstitium (Lungenzwischengewebe) oder den Lungenbläschen mit lebensbedrohlicher Atemstörung.

Krankheitsentstehung

Häufigste Ursache eines **Lungenödems** ist die **akut entgleiste** (*dekompensierte*) **Linksherzinsuffizienz.** Die Pumpschwäche des linken Herzens führt zu einem Blutrückstau im Lungenkreislauf. Durch den erhöhten hydrostatischen Druck in den Lungengefäßen wird Flüssigkeit in das Gewebe und weiter in die Lungenbläschen gepresst.

Weitere Ursachen eines Lungenödems sind Überwässerung oder Eiweißmangel (z. B. bei Nierenerkrankungen → Kap. I/31.9.12), Infektionen (z. B. Pneumonie), ein anaphylaktischer Schock (→ Kap. I/31.5.16) oder toxische Reaktionen (z. B. Einatmen von Reizgasen).

Symptome und Befund

Ein Lungenödem zeigt sich durch Husten (in fortgeschrittenem Stadium mit schaumig-rotem Sputum) und rasch zunehmende Atemnot (*Dyspnoe*). Auch ohne Stethoskop sind „brodelnde", feuchte Rasselgeräusche hörbar (*Distanzrasseln*). Die Herzfrequenz steigt bei sinkendem Blutdruck schnell, der Betroffene ist unruhig und hat Todesangst.

Erstmaßnahmen und Behandlung

Die Erstmaßnahmen der Altenpflegerinnen umfassen:
- Oberkörper des Erkrankten hoch, Beine tief lagern (*Herzbettlage*)
- Atemwege frei machen
- Vitalzeichen kontrollieren
- Rettungsdienst/Notarzt rufen

- Falls in der Bedarfsmedikation vorgesehen, bei ausreichendem Blutdruck Nitrat verabreichen.

Der Betroffene wird schnellstmöglich in ein Krankenhaus gebracht. Dort umfasst die Behandlung Diuretika sowie ggf. Nitrate, Sauerstoff, Diazepam oder Opioide zur Angstminderung, Katecholamine (zur Verbesserung der Herzleistung) und Beatmung. Baldmöglichst muss die Ursache der Entgleisung gesucht und behandelt werden.

Herztransplantation

Eine **Herztransplantation** kommt bei alten Menschen nur in Ausnahmefällen in Betracht. Bis etwa 65 Jahren sind die Überlebenschancen nicht wesentlich schlechter als bei Jüngeren. Zwischen 65 und 70 Jahren ist die Indikation abhängig von den Begleiterkrankungen des Betroffenen. Zum einen ist die Transplantation selbst ein großer Eingriff, zum anderen ist lebenslang eine immunsuppressive Therapie notwendig, damit das transplantierte Herz nicht abgestoßen wird. Ein Alter über 70 Jahren gilt derzeit meist als Kontraindikation.

I/31.5.12 Herzrhythmusstörungen

Pulsmessung → Kap. I/20.2.1
Elektrokardiogramm (EKG) → Kap. I/27.2.6, → Kap. I/31.5.6

> **Herzrhythmusstörung:** Störung der Frequenz oder der Regelmäßigkeit des Herzschlags.
> **Tachykardie:** Herzfrequenz über 100 Schlägen/Min.
> **Bradykardie:** Herzfrequenz unter 60 Schlägen/Min.
> **Arrhythmie:** Unregelmäßiger Herzschlag.
> **Tachyarrhythmie:** Unregelmäßiger und zu schneller Herzschlag.
> **Bradyarrhythmie:** Unregelmäßiger und zu langsamer Herzschlag.
> **Extrasystole:** Herzschlag außerhalb des regulären Grundrhythmus. **Supraventrikuläre Extrasystolen** (*SVES*) gehen von Sinusknoten, AV-Knoten oder Vorhofmyokard aus, **ventrikuläre Extrasystolen** (*VES*) von His-Bündel oder Kammermyokard. Gefährlich sind v. a. gehäufte VES, die lebensbedrohliche **ventrikuläre Tachykardien** auslösen können.

Übersicht

Herzrhythmusstörungen (Übersicht → Tab. I/31.5.2) können harmlos, aber auch lebensbedrohlich sein.

Erkrankung	Definition	Wichtige Ursachen/ Symptome	Therapie
Sinus(knoten)bradykardie			
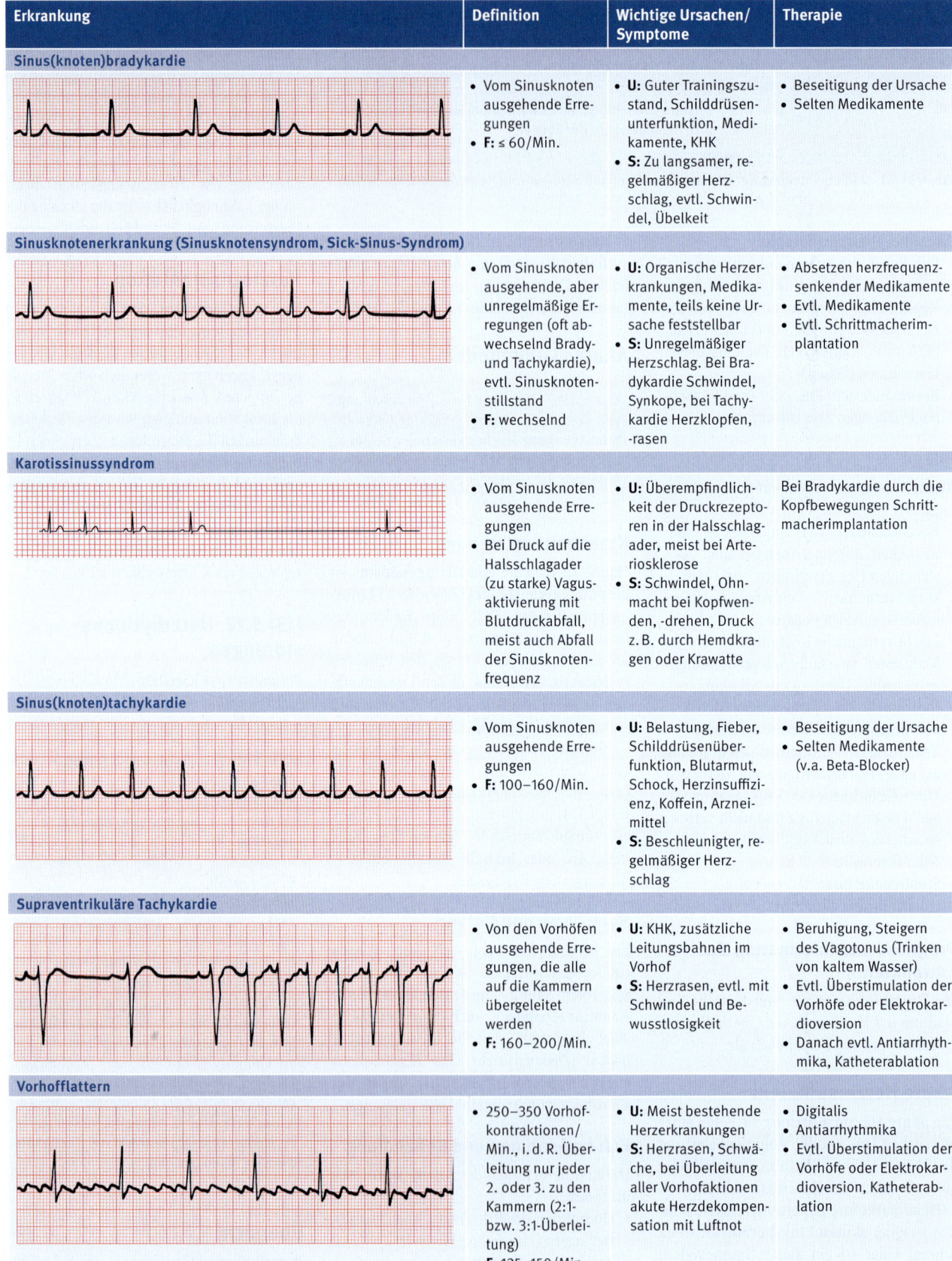	• Vom Sinusknoten ausgehende Erregungen • **F:** ≤ 60/Min.	• **U:** Guter Trainingszustand, Schilddrüsenunterfunktion, Medikamente, KHK • **S:** Zu langsamer, regelmäßiger Herzschlag, evtl. Schwindel, Übelkeit	• Beseitigung der Ursache • Selten Medikamente
Sinusknotenerkrankung (Sinusknotensyndrom, Sick-Sinus-Syndrom)			
	• Vom Sinusknoten ausgehende, aber unregelmäßige Erregungen (oft abwechselnd Brady- und Tachykardie), evtl. Sinusknotenstillstand • **F:** wechselnd	• **U:** Organische Herzerkrankungen, Medikamente, teils keine Ursache feststellbar • **S:** Unregelmäßiger Herzschlag. Bei Bradykardie Schwindel, Synkope, bei Tachykardie Herzklopfen, -rasen	• Absetzen herzfrequenzsenkender Medikamente • Evtl. Medikamente • Evtl. Schrittmacherimplantation
Karotissinussyndrom			
	• Vom Sinusknoten ausgehende Erregungen • Bei Druck auf die Halsschlagader (zu starke) Vagusaktivierung mit Blutdruckabfall, meist auch Abfall der Sinusknotenfrequenz	• **U:** Überempfindlichkeit der Druckrezeptoren in der Halsschlagader, meist bei Arteriosklerose • **S:** Schwindel, Ohnmacht bei Kopfwenden, -drehen, Druck z. B. durch Hemdkragen oder Krawatte	Bei Bradykardie durch die Kopfbewegungen Schrittmacherimplantation
Sinus(knoten)tachykardie			
	• Vom Sinusknoten ausgehende Erregungen • **F:** 100–160/Min.	• **U:** Belastung, Fieber, Schilddrüsenüberfunktion, Blutarmut, Schock, Herzinsuffizienz, Koffein, Arzneimittel • **S:** Beschleunigter, regelmäßiger Herzschlag	• Beseitigung der Ursache • Selten Medikamente (v.a. Beta-Blocker)
Supraventrikuläre Tachykardie			
	• Von den Vorhöfen ausgehende Erregungen, die alle auf die Kammern übergeleitet werden • **F:** 160–200/Min.	• **U:** KHK, zusätzliche Leitungsbahnen im Vorhof • **S:** Herzrasen, evtl. mit Schwindel und Bewusstlosigkeit	• Beruhigung, Steigern des Vagotonus (Trinken von kaltem Wasser) • Evtl. Überstimulation der Vorhöfe oder Elektrokardioversion • Danach evtl. Antiarrhythmika, Katheterablation
Vorhofflattern			
	• 250–350 Vorhofkontraktionen/ Min., i. d. R. Überleitung nur jeder 2. oder 3. zu den Kammern (2:1- bzw. 3:1-Überleitung) • **F:** 125–150/Min.	• **U:** Meist bestehende Herzerkrankungen • **S:** Herzrasen, Schwäche, bei Überleitung aller Vorhofaktionen akute Herzdekompensation mit Luftnot	• Digitalis • Antiarrhythmika • Evtl. Überstimulation der Vorhöfe oder Elektrokardioversion, Katheterablation

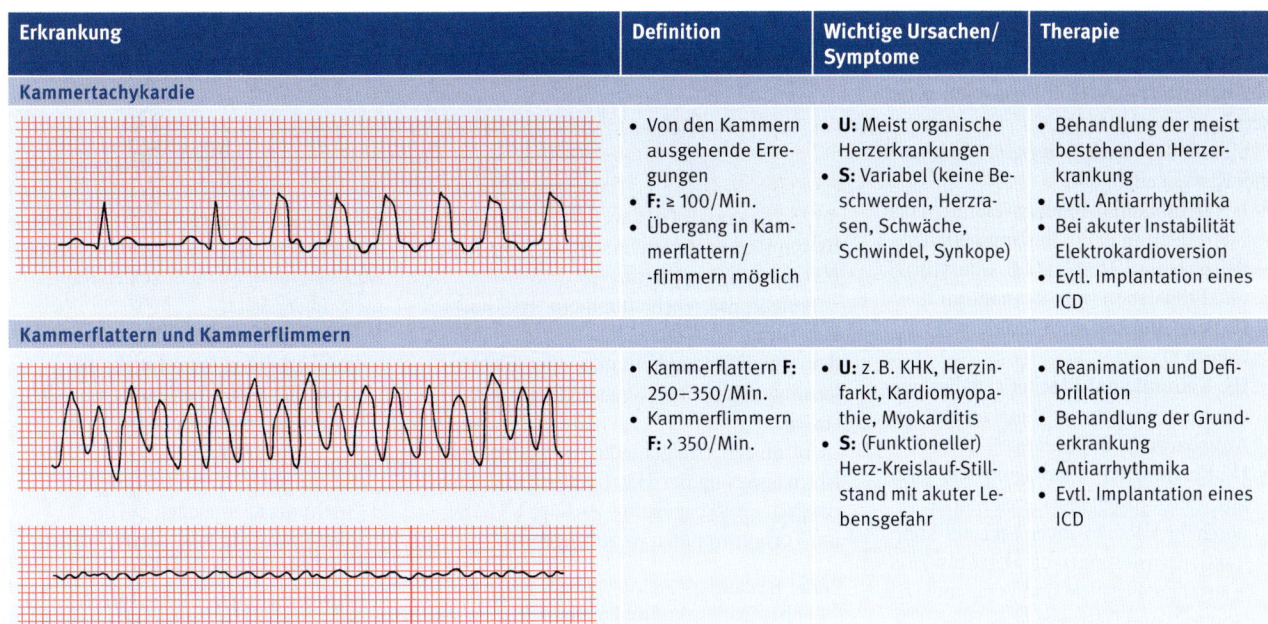

Erkrankung	Definition	Wichtige Ursachen/ Symptome	Therapie
Kammertachykardie			
	• Von den Kammern ausgehende Erregungen • **F:** ≥ 100/Min. • Übergang in Kammerflattern/-flimmern möglich	• **U:** Meist organische Herzerkrankungen • **S:** Variabel (keine Beschwerden, Herzrasen, Schwäche, Schwindel, Synkope)	• Behandlung der meist bestehenden Herzerkrankung • Evtl. Antiarrhythmika • Bei akuter Instabilität Elektrokardioversion • Evtl. Implantation eines ICD
Kammerflattern und Kammerflimmern			
	• Kammerflattern **F:** 250–350/Min. • Kammerflimmern **F:** > 350/Min.	• **U:** z. B. KHK, Herzinfarkt, Kardiomyopathie, Myokarditis • **S:** (Funktioneller) Herz-Kreislauf-Stillstand mit akuter Lebensgefahr	• Reanimation und Defibrillation • Behandlung der Grunderkrankung • Antiarrhythmika • Evtl. Implantation eines ICD

Tab. I/31.5.2 Übersicht über die Herzrhythmusstörungen. F = Herzfrequenz (Kammerfrequenz), U = Ursachen, S = Symptome. AV-Block und Vorhofflimmern sind im Text dargestellt. [Bilder: B152]

Bei alten Menschen sind sie häufig Zeichen einer organischen Herzerkrankung.

Besonders häufig bei alten Menschen sind das Vorhofflimmern und der AV-Block, die deshalb im Text ausführlich dargestellt werden.

Krankheitsentstehung

Einige Herzrhythmusstörungen sind eher eine normale Reaktion des Herzens auf äußere Einflüsse als eine Erkrankung, etwa die Tachykardie bei Aufregung oder nach zu viel Kaffee. Sieht man hiervon ab, können Herzrhythmusstörungen bedingt sein durch:
• Herzerkrankungen, etwa KHK (→ Kap. I/31.5.10), Herzinfarkt (→ Kap. I/31.5.10), Myokarditis (→ Kap. I/31.5.13), Kardiomyopathie (→ Kap. I/31.5.14), Herzfehler (→ Kap. I/31.5.15)
• Erkrankungen außerhalb des Herzens, z. B. beim Karotissinussyndrom (→ Tab. I/31.5.2), durch zu hohen oder zu niedrigen Kaliumspiegel im Blut, bei Schilddrüsenüberfunktion (→ Kap. I/31.3.8), als unerwünschte Medikamentenwirkung.

Symptome, Befund und Diagnostik

❯ Leitsymptome tachykarder Herzrhythmusstörungen sind häufig Herzrasen, Angina pectoris und Linksherzinsuffizienz mit Atemnot.
Bei bradykarden Herzrhythmusstörungen stehen oft Leistungsminderung, Schwindel, Synkopen und unklare Stürze im Vordergrund. Die Durchblutungsminderung der Organe kann bei alten Menschen außerdem zu Verwirrtheit und Schlaganfall führen.

Auch wenn die Leitbeschwerden verschieden sind: Letztlich sinkt bei höhergradigen Tachy- wie Bradykardien die Auswurfleistung des Herzens und beide können im Extremfall zu Synkope und Kreislaufstillstand führen.

Die Diagnose wird durch Ruhe-, Langzeit- und Belastungs-EKG gesichert. Immer wird eine Ultraschalluntersuchung des Herzens durchgeführt, ggf. erfolgen weitere Untersuchungen.

Behandlung

Am wichtigsten ist es, die Grunderkrankung herauszufinden und zu behandeln.

Bei tachykarden Herzrhythmusstörungen gibt es je nach Art der Rhythmusstörung folgende Möglichkeiten:
• Gabe von Antiarrhythmika
• **Elektrokardioversion**. Bei Vorhofflattern, Vorhofflimmern oder schweren Tachykardien kann **Elektrokardioversion** (*Verabreichung eines R-Zacken-getriggerten Gleichstromstoßes*) in Kurznarkose evtl. wieder einen Sinusrhythmus herstellen. Bei Vorhofflimmern findet dies geplant statt, bei schweren Tachykardien als Notfallmaßnahme. Der Gleichstromstoß depolarisiert alle Herzmuskelzellen.

Normalerweise erholt sich der Sinusknoten als erster und übernimmt dann (wieder) die Schrittmacherfunktion
• **Katheterablation**. Bei einigen tachykarden Herzrhythmusstörungen kann versucht werden, die ursächlichen zusätzlichen Leitungsbahnen oder „Störfelder" im Herzen über einen Herzkatheter z. B. mittels Hochfrequenzstrom zu zerstören
• Implantation eines **ICD**. Bei großer Gefahr von Kammertachykardien bis zum Kammerflimmern kann ein **ICD** (engl. *implantable cardioverter defibrillator*) implantiert werden, um einen plötzlichen Herztod zu verhindern. Das herzschrittmacherähnliche Gerät erkennt Tachykardien und versucht zunächst, diese durch kleinere elektrische Impulse zu beenden. Gelingt dies nicht, wird automatisch defibrilliert. **Defibrillation** bezeichnet die Abgabe eines Gleichstromstoßes ohne EKG-Triggerung. Zusätzlich hat der ICD eine Schrittmacherfunktion.

Bei schweren Bradykardien bleiben Medikamente meist erfolglos. Sehr häufig hilft aber eine **Schrittmachertherapie.**

❯ **Vorsicht!**
Kammerflattern und **Kammerflimmern** entsprechen funktionell einem Herz-Kreislauf-Stillstand. Sie erfordern eine sofortige kardiopulmonale Reanimation (Herz-Lungen-Wiederbelebung) und Defibrillation.

Antiarrhythmika

Antiarrhythmika sollen tachykarde Herz-rhythmusstörungen und Extrasystolen bessern.

Sie werden nach *Vaughan/Williams* in vier Klassen eingeteilt:

- **I: Natriumkanal-Blocker** verändern den Na⁺-Einstrom in die Herzmuskelzellen. Beispiele sind Ajmalin (z. B. Gilurytmal®) und Propafenon (z. B. Rytmonorm®)
- **II: Beta-Blocker,** etwa Bisoprolol (z. B. Concor®)
- **III: Kaliumkanal-Blocker** verlangsamen den Kaliumausstrom. Hauptvertreter ist Amiodaron (z. B. Cordarex®)
- **IV: Kalzium(Ca^{2+})-Antagonisten:** Kalzium-Antagonisten blockieren Kanäle, durch die Kalzium-Ionen bei einer Kontraktionsauslösung in die Herzmuskelzelle strömen. Beispiele sind Verapamil (z. B. Isoptin®) und Diltiazem (z. B. Dilzem®).

Viele Antiarrhythmika können zu Magen-Darm-Beschwerden, ZNS-Störungen (Kopfschmerzen, Schwindel) sowie zu Herzkraftschwächung und Herzrhythmusstörungen führen.

Da Antiarrhythmika oft die Prognose nicht verbessern, werden sie mit Ausnahme der Beta-Blocker zurückhaltend verabreicht. Für viele Herzrhythmusstörungen werden heute Katheterablation oder ICD-Implantation bevorzugt.

Beobachtung und Überwachung bei Antiarrhythmikatherapie

- Beobachtung der allgemeinen Leistungsfähigkeit
- Kontrolle von Pulsfrequenz, -qualität und Blutdruck
- Achten auf unerwünschte Wirkungen.

Vorhofflimmern

Mit einer Häufigkeit von 9 % der über 80-Jährigen ist **Vorhofflimmern** (→ Abb. I/31.5.18) die häufigste Herzrhythmusstörung des alten Menschen. 📖 2

Die Vorhoffrequenz liegt bei 350–600 Kontraktionen/Min. mit völlig unregelmäßiger Überleitung auf die Kammern (*absolute Arrhythmie*). Die Kammerfrequenz kann somit zu niedrig, normal oder zu hoch sein.

Ursache ist häufig eine Überdehnung des Vorhofs z. B. bei Herzklappenfehlern oder einer KHK.

Viele Erkrankte haben nur eine geringe Leistungsminderung, manche überhaupt keine Beschwerden. Die eigentliche Gefahr besteht in der Thrombenbildung im linken Vorhof, die zu einer Embolie z. B.

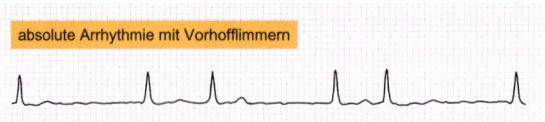

absolute Arrhythmie mit Vorhofflimmern

Abb. I/31.5.18 EKG-Bild bei Vorhofflimmern. [L190]

mit Schlaganfall (→ Kap. I/31.11.12) oder Extremitätenarterienverschluss (→ Kap. I/31.6.12) führen kann.

Besteht das Vorhofflimmern erst kurze Zeit, kann im Krankenhaus versucht werden, durch Antiarrhythmika oder **Elektrokardioversion** einen Sinusrhythmus herzustellen.

Ansonsten erfolgen eine medikamentöse Normalisierung der Herzfrequenz und eine Langzeit-Antikoagulation (→ Kap. I/31.4.9), um Vorhofthromben vorzubeugen.

> **Internet- und Lese-Tipp**
> Kompetenznetz Vorhofflimmern:
> www.kompetenznetz-vorhofflimmern.de

AV-Block

Beim **AV-Block** (*atrioventrikulärer Block*) ist die Erregungsleitung von den Vorhöfen zu den Kammern verzögert oder unterbrochen.

Hauptursachen beim alten Menschen sind degenerative Veränderungen des Reizleitungssystems oder eine KHK.

Es werden drei Grade unterschieden (→ Abb. I/31.5.19):

- **AV-Block I. Grades.** Die Überleitung findet verzögert statt (im EKG Verlängerung der PQ-Zeit). Eine Behandlung ist meist nicht nötig

- **AV-Block II. Grades.** Die Überleitung ist verzögert, zusätzlich werden Vorhofaktionen teilweise nicht zu den Kammern übergeleitet
  - Beim **Typ Wenckebach** verzögert sich die Überleitung immer mehr, bis schließlich eine Überleitung ausfällt. Der Puls ist unregelmäßig
  - Beim **Typ Mobitz** werden die Vorhoferregungen in einem bestimmten Rhythmus übergeleitet. Bei der 2 : 1-Überleitung nur jede zweite, bei der 3 : 1-Überleitung nur jede dritte usw. Bei wechselndem Überleitungsverhältnis ist der Puls unregelmäßig, sonst regelmäßig und eher verlangsamt. Bei Beschwerden wie Leistungsminderung, Luftnot oder Synkopen ist eine Behandlung erforderlich
- **AV-Block III. Grades.** Die Überleitung der Vorhoferregung auf die Kammern ist aufgehoben, sodass Vorhöfe und Kammern unabhängig voneinander schlagen (*AV-Dissoziation*). Da die Kammerfrequenz mit weniger als 40 Schlägen/Min. sehr niedrig ausfällt, entwickeln sich oft Zeichen einer Herzinsuffizienz und es besteht die Gefahr von Synkopen (*Adams-Stokes-Anfall*). Gibt es keine behebbare Ursache, ist eine Herzschrittmachertherapie erforderlich.

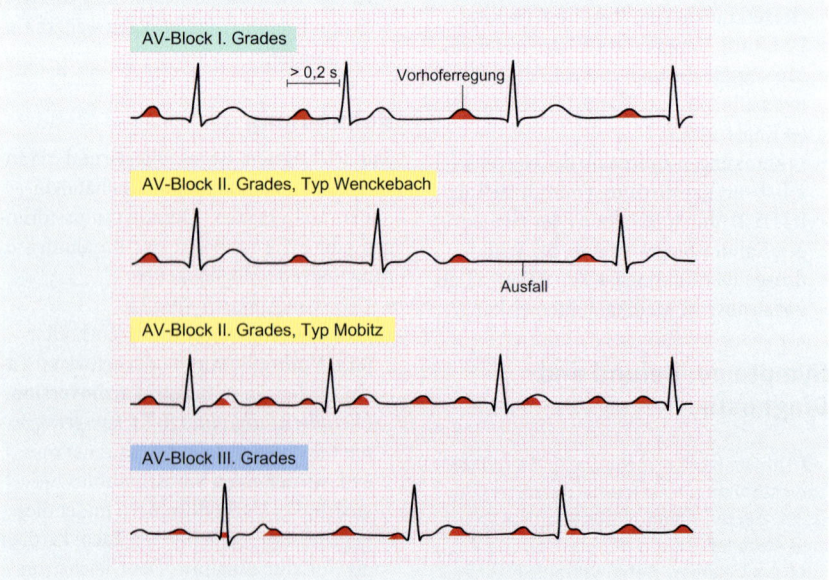

Abb. I/31.5.19 EKG-Bilder bei den verschiedenen AV-Blöcken. [L190]

Herzschrittmachertherapie

Bei ausgeprägten Bradykardien wird der Sauerstoffbedarf des Körpers nicht mehr gedeckt, bei Synkopen besteht hohe Unfallgefahr. In diesen Fällen ist eine **Herzschrittmachertherapie** angezeigt. Anstelle der natürlichen Erregungen stimulieren künstliche Impulse des Herzschrittmachers die Herzmuskelzellen zur Kontraktion.

Temporäre (*passagere*) **Herzschrittmacher** kommen im Krankenhaus zur Überbrückung von Notfallsituationen zum Einsatz. Ein Elektrodenkabel wird über eine große Vene ins Herz eingeführt, der Impulsgeber liegt außerhalb des Körpers.

Ein **permanenter Herzschrittmacher** (→ Abb. I/31.5.20) wird meist in Lokalanästhesie subkutan im Bereich des großen Brustmuskels eingesetzt (→ Abb. I/31.5.21). Für die Impulsübermittlung werden je nach Schrittmachertyp eine oder mehrere Elektroden über die Schlüsselbeinvene (*V. subclavia*) und die obere Hohlvene (*V. cava superior*) in den rechten Vorhof bzw. die rechte Kammer vorgeschoben und dort verankert, bei der kardialen Resynchronisationstherapie außerdem in der linken Kammer.

Pflege nach Schrittmacherimplantation

- Täglicher aseptischer Verbandswechsel, falls der Betroffene vor Entfernen der Fäden entlassen wurde. Duschen meist nach fünf Tagen erlaubt
- Evtl. in den ersten Tagen Unterstützung bei der Körperpflege und beim Ankleiden, da der Arm der betroffenen Seite einige Tage geschont werden soll
- Information des Arztes bei Auffälligkeiten der Wunde, Pulsveränderungen, Fieber oder Beschwerden, z. B. Schwindel.

Information des Betroffenen

- In aller Regel keine Beeinträchtigung im Alltag. Ausnahme: kein Sport, bei denen der Arm der Schrittmacherseite stark beansprucht wird
- Benutzung von Haushaltsgeräten, z. B. Fön, Handy, bei Abstand von 20 cm zum Schrittmacheraggregat problemlos, ebenso z. B. Diebstahlsicherungen in Kaufhäusern bei zügigem Durchgehen
- Information aller behandelnden Ärzte über den Schrittmacher, da ein Schrittmacher eine Kontraindikation z. B. für eine Kernspintomografie ist
- Schrittmacherausweis stets mitnehmen, Einhalten der Kontrolltermine.

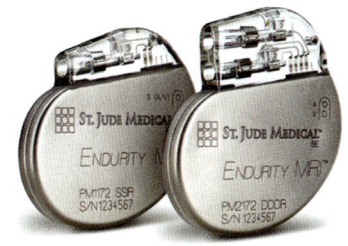

Abb. I/31.5.20 Permanenter Herzschrittmacher. [V122]

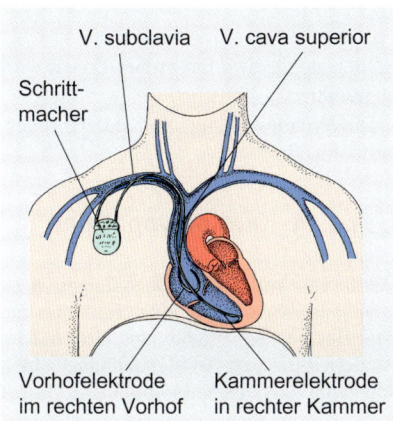

Abb. I/31.5.21 Lage eines permanenten Herzschrittmachers im Körper. Das Schrittmacheraggregat wird in Lokalanästhesie oder Vollnarkose subkutan implantiert. [L190]

I/31.5.13 Entzündliche Herzerkrankungen

Endokarditis

> **Endokarditis:** Entzündung der Herzinnenhaut (des Endokards) mit drohender Zerstörung der Herzklappen. Am häufigsten sind Mitral- und Aortenklappe betroffen.

Krankheitsentstehung

Die **infektiöse Endokarditis** ist meist durch Bakterien bedingt, selten (und v. a. bei Abwehrschwäche) durch Pilze. Bei Vorschädigungen der Herzklappen ist das Risiko erhöht.

Eine **nichtinfektiöse Endokarditis** kann z. B. bei Kollagenosen auftreten. Heute sehr selten ist die **rheumatische Endokarditis** (*Endocarditis rheumatica*) im Rahmen eines **rheumatischen Fiebers** nach Streptokokkeninfektion. Eigentlich gegen die Streptokokken gerichtete Antikörper greifen hier das Endokard an.

Symptome, Befund und Diagnostik

- **Akute Endokarditis** (in aller Regel bakteriell): Fieber, Schüttelfrost, Bewusstseinstrübung, Herzinsuffizienz, schnell Multiorganversagen
- **Subakute Endokarditis** (durch weniger aggressive Bakterien und Pilze): unklare Temperaturerhöhungen, Blutarmut, langsam zunehmende Herzinsuffizienz
- **Rheumatische Endokarditis:** Gelenkschmerzen in großen Gelenken, Hauterscheinungen (ringförmige Hautausschläge, kleine subkutane Knötchen), allgemeines Krankheitsgefühl bei zunächst kaum vorhandenen Herzbeschwerden
- Diagnosesicherung durch Erregernachweis in der Blutkultur, Ultraschalluntersuchung des Herzens (*Echokardiografie*).

Behandlung

Bei den bakteriellen Endokarditiden werden mehrere Wochen Antibiotika i. v. gegeben.

Prognose

Je früher eine antiinfektive Therapie einsetzt, desto besser ist die Prognose. Bei schweren Klappenschäden ist ein herzchirurgischer Eingriff erforderlich.

Information des Erkrankten

Endokarditisprophylaxe: Nach einer bakteriellen Endokarditis muss der Erkrankte bei besonderen Risiken (beispielsweise Zahnsanierung mit Zahnfleischeröffnung, Operationen) vorbeugend Antibiotika erhalten.

Myokarditis

> **Myokarditis:** Akute oder chronische Entzündung der Muskelschicht des Herzens.

Häufigste Ursache einer **Myokarditis** sind Virusinfektionen, seltener Infektionen durch Pilze oder Bakterien, Autoimmunprozesse oder eine Strahlentherapie.

Die Beschwerden sind sehr unterschiedlich von Beschwerdefreiheit über allgemeine Schwäche und Herzrhythmusstörungen bis zur schweren Herzinsuffizienz.

Die Diagnose erfolgt durch EKG, Blutuntersuchungen und bildgebende Verfahren, v. a. Ultraschalluntersuchung. Die Behandlung ist meist symptomatisch mit körperlicher Schonung und Therapie von Komplikationen.

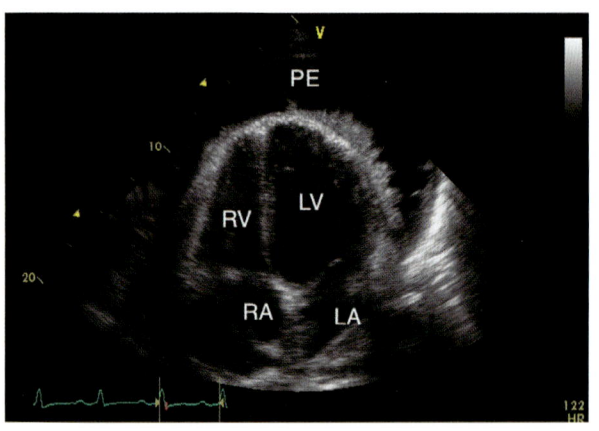

Abb. I/31.5.22 Echokardiografisches Bild bei Perikarditis. Der Perikarderguss (PE) stellt sich als dunkler Saum um das Herz dar (RV = rechter Ventrikel = rechte Kammer, LV = linke Kammer, RA rechtes Atrium = rechter Vorhof, LA = linker Vorhof). [E911]

Perikarditis

> **Perikarditis:** Entzündung des Herzbeutels.

Eine **Perikarditis** kann u. a. infektiös (meist viral), immunologisch, durch Urämie oder Tumoren (Lungen-, Brustkrebs, maligne Lymphome) bedingt sein.

Zu Beginn besteht meist eine **trockene Perikarditis** mit Schwäche, Atemnot, Beklemmungsgefühl im Liegen und einem retrosternalen, oft lage- und atemabhängigen Schmerz. Auskultatorisch ist ein typisches **Perikardreiben** zu hören. Häufig entwickelt sich daraus eine **feuchte Perikarditis** mit **Perikarderguss** (Flüssigkeitsansammlung zwischen den beiden Herzbeutelblättern). Die Schmerzen klingen dann ab. Da der Herzbeutel nur wenig dehnbar ist, werden die Herzhöhlen eingeengt, sodass bei stärkerer Ausprägung eine Herzinsuffizienz entsteht.

Mittel zur Diagnose sind EKG, Blutuntersuchungen, Ultraschalluntersuchung (→ Abb. I/31.5.22) und Röntgen des Brustkorbs. Die Behandlung umfasst Bettruhe, Schmerzbekämpfung, Entzündungshemmung und evtl. den gezielten Einsatz von Antibiotika oder Immunsuppressiva. Ein großer Erguss wird oft punktiert.

Die Prognose hängt von der Grunderkrankung ab.

I/31.5.14 Kardiomyopathien

> **Kardiomyopathie:** Erkrankungen des Herzmuskels, die mit einer Fehlfunktion des Herzens einhergehen und nicht durch andere Herz- oder Gefäßerkrankungen bedingt und erklärt sind (→ Abb. I/31.5.23).

Dilatative Kardiomyopathie

Die **dilatative Kardiomyopathie** (*DCM*) ist durch die Erweiterung (*Dilatation*) der Herzkammern, evtl. einen mangelnden Verschluss besonders der Mitralklappe und eine eingeschränkte Pumpleistung gekennzeichnet.

Ursachen können beispielsweise Virusinfektionen oder Alkoholabusus sein, meist bleibt die Ursache aber unklar.

Leitsymptom ist eine zunehmende Linksherzinsuffizienz.

Meist ist nur eine symptomatische Behandlung möglich.

Hypertrophische Kardiomyopathie

Bei der **hypertrophischen Kardiomyopathie** (*HCM*) verdickt sich der Herzmuskel ohne dabei leistungsstärker zu werden, evtl. mit zusätzlicher Verengung der Ausflussbahn zur Aorta durch einen Muskelwulst. Die hypertrophische Kardiomyopathie tritt in ca. 50 % familiär gehäuft auf.

Leitsymptome sind Atemnot bei Belastung, Angina pectoris, Herzklopfen, Schwindel und Synkopen. Hauptgefahr ist der plötzliche Herztod.

Hauptsäulen der konservativen Behandlung sind Schonung und Gabe von Kalziumantagonisten bzw. Beta-Blockern. Ansonsten wird eine katheterinterventionelle „Verödung" oder operative Entfernung der verdickten Herzmuskulatur im Bereich der Ausflussbahn in Erwägung gezogen.

I/31.5.15 Erworbene Herzklappenfehler

> **Herzklappenfehler:** Krankhafte Veränderung und Funktionsstörung einer Herzklappe.

Prinzipiell werden Klappenstenose und Klappeninsuffizienz unterschieden:

- Bei einer **Klappenstenose** öffnen sich die Klappensegel bzw. -taschen nicht weit genug. Die vorgeschalteten Herzabschnitte müssen einen höheren Druck aufbringen, um das Blut durch die enge Öffnung zu pressen. Übersteigt dies die Leistungsfähigkeit des Herzens, entsteht eine Herzinsuffizienz
- Bei einer **Klappeninsuffizienz** schließt die Klappe nicht mehr richtig, bleibt also auch dann ein Stückchen offen, wenn sie ganz geschlossen sein sollte. Während jeder Kammerkontraktion wird bei einer Segelklappeninsuffizienz ein Teil des Blutes in den Vorhof zurückgepresst. Schließen die Taschenklappen nicht mehr richtig, fließt nach jeder Kammersystole ein Teil des ausgeworfenen Blutes in die Kammern zurück. Auch hier entwickelt sich eine Herzinsuffizienz, da das Herz die Mehrarbeit durch das hin- und herpendelnde Blut schließlich nicht mehr leisten kann.

Beim alten Menschen am häufigsten sind die Aortenklappenstenose und die Mitralklappeninsuffizienz:

- Die **Aortenklappenstenose** ist überwiegend degenerativ bedingt. Da die linke Kammer muskelstark ist, kann sie die

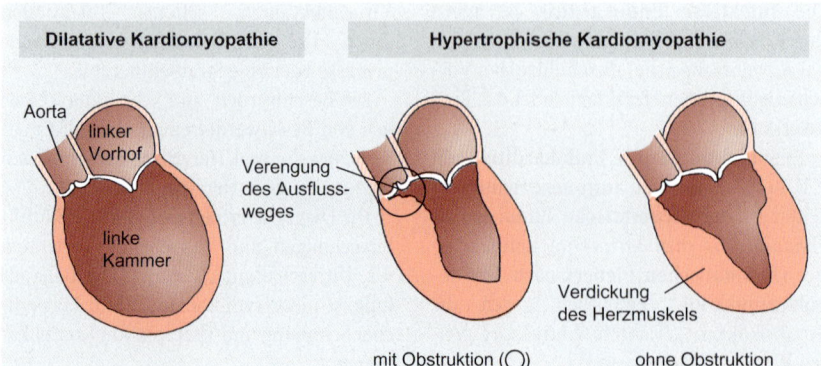

Abb. I/31.5.23 Die beiden häufigsten Formen der Kardiomyopathie in der Kammersystole. [L190]

Abb. I/31.5.24 Bioprothese (links). Die konservierte Schweineklappe wird auf einen Rahmen aufgezogen und am hellen Gewebering eingenäht. Mechanische Kippscheibenprothese (rechts). Kommt das Blut aus der Gegenrichtung, schlägt die Scheibe zurück und verschließt die Öffnung. [X217]

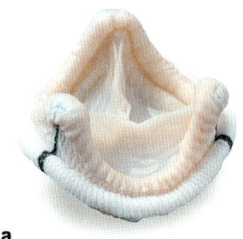

a

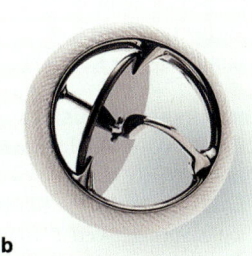

b

Mehrarbeit lange leisten. Schließlich kommt es aber zu Leistungsminderung, Linksherzinsuffizienz, Angina pectoris, Schwindel und Synkopen v. a. bei Belastung

- Ursache der (chronischen) **Mitralklappeninsuffizienz** beim alten Menschen ist oft eine Dilatation (Erweiterung) der Herzkammer. Dadurch wird die Klappe so „auseinander gezogen", dass sie nicht mehr richtig schließt. Auch hier kann die linke Kammer lange ausreichend Blut fördern, bis es zu Atemnot (zunächst bei Belastung), Schwindel und Herzinsuffizienz kommt.

Die Diagnostik umfasst Auskultation (in beiden Fällen systolisches Herzgeräusch), EKG, Röntgenaufnahme des Brustkorbs, Ultraschalluntersuchung des Herzens (*Echokardiografie*) und Herzkatheteruntersuchung.

Meist werden Herzinsuffizienz und Rhythmusstörungen zunächst konservativ behandelt, bis schließlich doch eine **operative Klappenrekonstruktion** oder ein **Klappenersatz** nötig sind (→ Abb. I/31.5.24). Gerade bei alten Menschen kann die Entscheidung, ob Nutzen oder Risiko überwiegen, sehr schwierig sein. Der isolierte Aortenklappenersatz oder das Einbringen eines Mitralklappen-Clips bei alten

oder multimorbiden Menschen mittels Katheter ist dann je nach Einzelfall eine Alternative.

Je nach Klappenart ist zeitlich befristet oder auf Dauer eine Antikoagulation (→ Kap. I/31.4.9) nötig. Außerdem ist zeitlebens eine Endokarditisprophylaxe (→ Kap. I/31.5.13) erforderlich.

I/31.5.16 Schock

> **Schock:** Versagen der Kreislaufregulation mit gefährlicher Durchblutungsverminderung lebenswichtiger Organe. Nach Ursache unterteilt in **Volumenmangelschock, kardiogenen, septischen** und **anaphylaktischen Schock,** die unterschiedlich behandelt werden.

Krankheitsentstehung
Volumenmangelschock

Der **Volumenmangelschock** (*hypovolämischer Schock*) entsteht durch Flüssigkeitsverluste, z. B. Blutverlust (über ca. 10 % des Gesamtblutvolumens), Plasmaverlust nach einer Verbrennung oder Verlust von Wasser und Elektrolyten bei starken Durchfällen oder Erbrechen.

Kardiogener Schock

Der **kardiogene Schock** ist die Schwerstform einer akuten Herzinsuffizienz. Häufige Ursachen des Pumpversagens beim alten Menschen sind Herzinfarkt (→ Kap. I/31.5.10), schwere Herzrhythmusstörungen (→ Kap. I/31.5.12) oder Lungenembolie (→ Kap. I/31.7.16).

Septischer Schock

Zum **septischen Schock** (Sepsis → Kap. I/32.3.3) kommt es bei schwersten bakteriellen Infektionen. Die Freisetzung von **Bakterientoxinen** (→ Kap. I/32.4.1) verursacht eine Weitstellung der Gefäße und somit einen relativen Flüssigkeitsmangel. Besonders gefährlich: Das Herz-Minuten-Volumen ist anfangs gesteigert, die Haut warm und gut durchblutet, weshalb der lebensbedrohliche Zustand des Kranken evtl. zu spät erkannt wird.

Anaphylaktischer Schock

Der **anaphylaktische Schock** ist die schwerste allergische Typ-I-Reaktion (→ Kap. I/26.6.1). Als Folge eines Allergenkontaktes kommt es zu starker Histaminfreisetzung. Diese führt u. a. zu Gefäßweitstellung mit Blutdruckabfall, Abnahme des Herz-Minuten-Volumens und Verengung der Bronchien.

Folgen

In allen Fällen resultieren ein relativer oder absoluter Flüssigkeitsmangel in den Blutgefäßen und ein Blutdruckabfall. Darauf schüttet der Körper vermehrt Noradrenalin und Adrenalin aus. Sie steigern Herzfrequenz sowie Herzkraft und veren-

Symptome bei Schock

- **Bewusstseinsveränderungen:** Unruhe, Apathie, Somnolenz, Koma
- **Herz-Kreislauf-Störungen:** Puls > 100/Min., Blutdruck < 90–100 systol. —> Schockindex > 1   Schockindex = $\dfrac{\text{Puls}}{\text{RR}_{\text{systol.}}}$
- **Atemstörungen:** Tachypnoe, Dyspnoe
- **Nierenfunktionsstörung:** Oligo-Anurie

Zusätzlich:

Volumenmangelschock	Kardiogener Schock	Septischer Schock	Anaphylaktischer Schock
• kalt-feuchte, blass-graue Extremitäten • starker Durst • kollabierte Halsvenen	• kalt-feuchte, blass-graue Extremitäten • Orthopnoe (Patient sitzt und ringt nach Luft) • oft Halsvenenstauung, Beinödeme, „Brodeln" über der Lunge	• oft Fieber • Haut anfangs warm und gut durchblutet, evtl. septische Herde (Eiterpusteln) • später kleine Hautblutungen (Petechien) durch Gerinnungsstörungen	• Juckreiz, Hautröte, -quaddeln • meist Fieber, Schüttelfrost • Schwindel • Übelkeit, Erbrechen • Haut anfangs warm und gut durchblutet

Abb. I/31.5.25 Übersicht über die Symptome bei Schock. [A400]

gen die Blutgefäße in nicht primär lebensnotwendigen Organen wie Haut und Muskulatur. Durch diese Kreislaufzentralisierung steigt der Blutdruck wieder etwas, die lebenswichtigen Organe wie Herz und Gehirn können zumindest eine Zeitlang weiter mit Blut versorgt werden. Auf Dauer allerdings versagen die zunächst sinnvollen Kompensationsmechanismen, es entwickelt sich ein Kreislauf- und Multiorganversagen (Versagen mehrerer lebenswichtiger Organe).

Symptome

→ Abb. I/31.5.25 fasst die Symptome des Schocks zusammen.

Erstmaßnahmen und Behandlung

Wiederbelebung → Kap. I/36.3.1

> **❯ Vorsicht!**
> Ein Schock ist immer ein Notfall. Der Pflegebedürftige muss so rasch wie möglich in ein Krankenhaus gebracht werden. Die Erstmaßnahmen der Altenpflegerinnen umfassen:
> * Vitalzeichenkontrolle
> * Gegebenenfalls Reanimation
> * Benachrichtigung von Rettungsdienst und Notarzt
> * Bei erhaltenem Bewusstsein Rückenposition mit erhöhten Beinen. Ausnahme: beim kardiogenen Schock Oberkörperhoch- und Beintiefpositionierung
> * Bei Bewusstlosigkeit und erhaltener Atmung stabile Seitenposition.

Auf der Intensivstation wird der Zustand stabilisiert und die Grunderkrankung gesucht und behandelt. Trotzdem ist die Sterblichkeit gerade beim alten Menschen hoch.

Wiederholungsfragen

1. Wie erfolgt der Blutfluss durch das Herz? (→ Kap. I/31.5.2)
2. Was machen Sie, wenn ein Pflegebedürftiger über „Herzschmerzen" klagt? (→ Kap. I/31.5.9)
3. Wie entsteht eine koronare Herzkrankheit (KHK), wozu kann sie führen? (→ Kap. I/31.5.10)
4. Welche Symptome lassen Sie – im Vergleich zur Angina pectoris – an einen Herzinfarkt denken? (→ Kap. I/31.5.10)
5. Welche Medikamente gibt es zur Behandlung einer Herzinsuffizienz? (→ Kap. I/31.5.11)

6. Welche Informationen geben Sie Schrittmacherträgern zum Verhalten im Alltag? (→ Kap. I/31.5.12)

Literaturverzeichnis

1. Herold, G. (et al.): Innere Medizin 2017. Köln, 2016.
2. Erdmann, E. (Hrsg.): Klinische Kardiologie. Springer Verlag, Heidelberg, 2011.
3. Ponikowski, P.; Voors, A. A.; Anker, S. D. (et al.): 2016 ESC Guidelines for the diagnosis and treatment of acute and chronic heart failure European Heart Journal 2016, 37, S. 2129 – S. 2 200.

I/31.6 Erkrankungen des Kreislauf- und Gefäßsystems

> **❯ Blutgefäße:** Transportwege für das Blut und damit Sauerstoff, Nährstoffe und Stoffwechselprodukte im menschlichen Körper. Bilden zusammen mit dem Herzen das **Herz-Kreislauf-System** (*kardiovaskuläres System*).

Erkrankungen des Kreislauf- und Gefäßsystems sind die häufigste Todesursache in Deutschland und nehmen mit dem Alter deutlich zu.

Viele dieser Erkrankungen werden begünstigt durch eine Jahrzehnte während ungesunde Lebensführung mit z.B. Rauchen, unausgewogener Ernährung und Übergewicht, Bewegungsmangel und Dauerstress. Die entstehende chronische Erkrankung führt oft lange nicht zu Beschwerden. Erst in einem weit fortgeschrittenen Stadium kommt es v.a. durch Folgeschäden oder Minderdurchblutung mit unzureichender Nährstoff- und Sauerstoffversorgung der Zellen zu belastenden und akuten oder gar lebensbedrohlichen Symptomen. Viele Betroffene können erst jetzt zu einem gesundheitsfördernden Lebensstil motiviert werden. Bei der Pflege alter Menschen sind zudem viele Ereignisse und gesundheitliche Problemen zu berücksichtigen, die auf das Kreislauf- und Gefäßsystem wirken.

Pflegerische Handlungsfelder

Altenpflegerinnen identifizieren die für die Pflege relevanten Handlungsfelder bei den Erkrankungen des Kreislauf- und Gefäßsystems. Folgende Pflegediagnosen können sie häufig feststellen (→ Abb. I/31.6.1).

I/31.6.1 Beispiel eines Pflegeprozesses bei „peripherer Durchblutungsstörung"

> **❯ Periphere Durchblutungsstörung:** Verminderung der Blutzirkulation in der Peripherie, die die Gesundheit beeinträchtigen könnte.

Mögliche Folgen einer **peripheren Durchblutungsstörung,** Beispiele für medizinische Diagnosen und andere Folgen:
* Stoffwechselstörung durch Bewegungsrückgang (z. B. erhöhte Blutzuckerwerte)
* Amputation von Gliedmaßen (Zehen oder Unterschenkel)
* Thrombophlebitis, Thrombose, Embolie
* Empfindungsstörungen an der betroffenen Extremität
* Ulcus cruris venosum
* Claudicatio intermittens.

> **Ⓐ Fallbeispiel Ambulant, Teil I**
>
> Berta Rüderich ist 75 Jahre alt und lebt allein in einer Dreizimmerwohnung im 1. Stock eines Mehrfamilienhauses. Frau Rüderich ist bei einer Größe von 1,60 Metern und 90 kg Körpergewicht übergewichtig. Sie raucht täglich ca. zehn Zigaretten und leidet an einer mittelgradigen Hypertonie.
>
> Bei den täglichen Einkäufen und bei ihren nachmittäglichen Spaziergängen zum Alten- und Servicezentrum muss Frau Rüderich seit einigen Wochen nach ungefähr 100 Metern stehen bleiben, weil sie starke Schmerzen in den Beinen verspürt. Während einer Pause, in der sie die Auslagen einer Bäckerei betrachtet, bessert sich der Schmerz und sie kann weitergehen bis zum Schaufenster einer Sanitärfirma. Abermals muss sie aufgrund der starken Schmerzen stehen bleiben.
>
> Seit drei Wochen besteht zudem noch eine ca. fünf Zentimeter große, nicht heilende Verletzung am Schienbein, die sich Frau Rüderich nach einem Sturz zugezogen hatte. Die Wunde wird regelmäßig von der Altenpflegerin Dorothee Zenker versorgt, da Frau Rüderich aufgrund der Adipositas in ihrer Beweglichkeit stark eingeschränkt ist und sich nicht selbst verbinden kann.

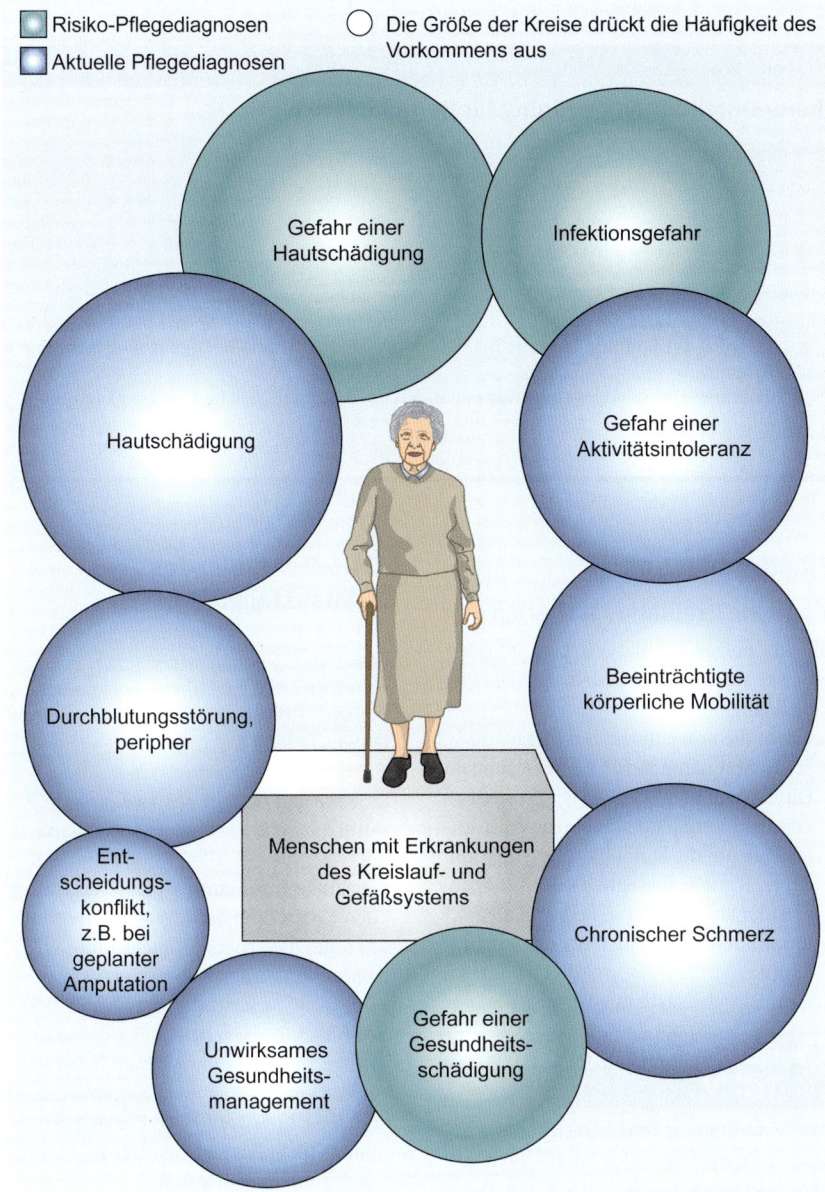

Risiko-Pflegediagnosen

Aktuelle Pflegediagnosen

Die Größe der Kreise drückt die Häufigkeit des Vorkommens aus

Gefahr einer Hautschädigung

Infektionsgefahr

Hautschädigung

Gefahr einer Aktivitätsintoleranz

Durchblutungsstörung, peripher

Beeinträchtigte körperliche Mobilität

Ent-scheidungs-konflikt, z.B. bei geplanter Amputation

Menschen mit Erkrankungen des Kreislauf- und Gefäßsystems

Chronischer Schmerz

Unwirksames Gesundheits-management

Gefahr einer Gesundheits-schädigung

Abb. I/31.6.1 Häufige Pflegediagnosen im Zusammenhang mit der Versorgung von Menschen, die an Erkrankungen des Kreislauf- und Gefäßsystems leiden. [L138]

Pflegediagnostik

Bestimmende Merkmale

- Veränderte Hauteigenschaften (Farbe, Elastizität, Haare, Feuchtigkeit, Nägel, Gefühl, Temperatur)
- Veränderte Nägel (z. B. brüchig, verdickt)
- Ödeme
- Schmerzen in den Beinen nach kurzer Gehstrecke („*Schaufensterkrankheit*", *Claudicatio intermittens*)

- Sensibilitätsstörung
- Verzögerter Heilungsprozess bei Verletzungen und Wunden
- Fehlende oder verminderte, nicht tastbare Pulse

Beeinflussende Faktoren

- Störungen in der Atmung
- Störungen in der Blutströmung
- Blutfluss ist unterbrochen

- Störungen in der Blutzusammensetzung (z. B. Hämoglobin, Hämatokrit)
- Enzymvergiftung
- Rauchen
- Diabetes mellitus
- Geringer Muskeltonus z. B. durch Lähmungen, neurologische Erkrankungen.

❯ Eine periphere Durchblutungsstörung kann bei alten Menschen zu einem Ulcus cruris venosum führen (→ Kap. I/31.6.20). Ein Ulcus cruris venosum ist durch verminderte Wundheilungstendenz und eine ausgesprochene Neigung zu Rezidiven gekennzeichnet. Die Pflegebedürftigen müssen sich oft in langwierigen Behandlungen mit den Auswirkungen ihrer Durchblutungsstörung befassen. Die Behandlung und Rezidivprophylaxe erfordert von den Betroffenen die Durchführung krankheitsbedingter Selbstpflegetätigkeiten.

❯ **Vorsicht!**
Die genaue Beurteilung einer peripheren Durchblutungsstörung ist entscheidend. Altenpflegerinnen unterscheiden eine arterielle von einer venösen Durchblutungsstörung, da sie jeweils unterschiedliche Erstversorgungsmaßnahmen erfordern (→ Kap. I/31.6.12, → Kap. I/31.6.18). Eine exakte Beobachtung und Beurteilung und das rechtzeitige Einbeziehen eines Arztes sind erforderlich.

Ⓐ Fallbeispiel Ambulant, Teil II

Die Altenpflegerin Dorothee Zenker bemerkt mit Sorge, dass die Schienbeinwunde bei Berta Rüderich unverändert bestehen bleibt. Während Dorothee Zenker die Wunde nach dem Behandlungsschema des Hausarztes verbindet, berichtet Frau Rüderich, dass sie zunehmend Schwierigkeiten mit dem Gehen hat. Nach dem Verbandswechsel unterhält sich Frau Zenker noch eine Weile mit Frau Rüderich. Die Altenpflegerin rät dringend, aufgrund der geschilderten Beschwerden den Hausarzt sobald wie möglich aufzusuchen. Abermals und eindringlich weist Frau Zenker auf die Gesundheitsrisiken und die Gefahren des Nikotinkonsums hin, aber Frau Rüderich reagiert abweisend und ist für diese Argumente nicht zugänglich.

I
31

Pflegetherapie

Beispiel einer Pflegeplanung bei peripherer Durchblutungsstörung für Berta Rüderich

Pflegediagnostik	Pflegetherapie	
aktuelle Pflegediagnosen (aP), Risiko-Pflegediagnosen (RP), Einflussfaktoren/Ursachen (E), Symptome (S), Ressourcen (R)	Pflegeziele/erwartete Ergebnisse	Pflegemaßnahmen
• **aP:** Periphere Durchblutungsstörung • **E:** Claudicatio intermittens • **E:** Schmerzen in den Beinen nach kurzer Gehstrecke • **R:** Ist orientiert • **R:** Möchte wieder schmerzfrei gehen können	• Gewebedurchblutung ist erhalten • Pflegebedürftige führt die Maßnahmen zur Verbesserung des Blutrückflusses selbstständig durch • Risikofaktoren sind der Pflegebedürftigen bekannt	• Erhält Informationen über Raucherentwöhnungsprogramm • Aktive und passive Bewegungsübungen vermitteln • Zum Erhalt der täglichen Spaziergänge anregen • Zum Besuch beim Hausarzt anregen

Mögliche Ziele/erwartete Ergebnisse festlegen

- Folgeschäden sind vermieden
- Mobilität ist erhalten
- Pflegebedürftige kennt die gefäßschädigende Wirkung von Nikotin
- Pflegebedürftige kann die Wundversorgung selbstständig durchführen
- Pflegebedürftige berät sich mit dem Hausarzt.

Maßnahmen planen und durchführen

Die im Folgenden dargestellten Pflegemaßnahmen stellen eine Auswahl dar:
- Förderung der Bewegung ohne Überlastungsrisiko
- Vermeidung von langem Sitzen oder Stehen
- Maßnahmen zur Verbesserung des Blutrückflusses (z. B. Autotransfusionsunterstützung durch nächtliche Beinhochlagerung, Kompressionsverbände)
- Unterstützung bei einem Nikotinentwöhnungsprogramm.

❯ Zusätzlich zu den Maßnahmen, die durch die Pflege erfolgt sind, kommen ggf. die durch den Arzt angeordneten Maßnahmen der Behandlungspflege zum Tragen.

Internet- und Lese-Tipp
Als Assessmentinstrument kann der Wittener Aktivitätenkatalog der Selbstpflege bei venös bedingten offenen Beinen (WAS-VOB) zur Identifizierung von Selbstpflegedefiziten eingesetzt werden. Auf dieser Basis lassen sich pflegerische Interventionen planen, umsetzen und evaluieren.

Pflegeevaluation

Mögliche Evaluationskriterien

Die im Folgenden dargestellten Pflegeergebnisse stellen eine Auswahl dar. Die Pflegebedürftige:
- Kennt die präventiven und therapeutischen Maßnahmen zur Verbesserung der Durchblutung
- Zeigt ein Verhalten, das einen positiven Einfluss auf die Durchblutungssituation hat (z. B. mehr Bewegung)
- Erleidet keine weiteren Folgeschäden
- Empfindet Entlastung und Schmerzlinderung
- Kann sich selbstständig versorgen.

Ⓐ Fallbeispiel Ambulant, Teil IV

Da Berta Rüderich nichts mehr über die Auswirkungen des Nikotins auf ihre Gefäße hören möchte, nimmt sich die Altenpflegerin vor, dem Alten- und Servicezentrum einen Besuch abzustatten. Sie weiß, dass Frau Rüderich jeden Nachmittag in diesem Zentrum verbringt. Dorothee Zenker möchte die Leiterin des Alten- und Servicezentrums für einen Vorschlag gewinnen: An einem der Nachmittage soll ein guter Referent einen eindrucksvollen Vortrag über die Risiken des Rauchens, aber auch die Hilfsmöglichkeiten bei der Entwöhnung halten. Dadurch hätte Frau Rüderich vielleicht eine Chance, das Rauchen doch aufzugeben und ein Fortschreiten der bereits bestehenden Arteriosklerose zu verzögern.

I/31.6.2 Aufbau des Gefäßsystems

❯ **Arterien** (*Schlagadern*): Gefäße, in denen das Blut vom Herzen weg strömt. **Venen:** Gefäße, die das Blut zum Herzen leiten.

Der Kreislauf besteht aus zwei großen Abschnitten: dem Körper- und Lungenkreislauf.
- Die linke Herzkammer presst das Blut in den **Körperkreislauf** (*großen Kreislauf*). Er leitet das sauerstoffreiche Blut in den Körper und transportiert „auf dem Rückweg" sauerstoffarmes Blut zurück zum rechten Herzen
- Die rechte Herzkammer pumpt das sauerstoffarme Blut in den **Lungenkreislauf** (*kleinen Kreislauf*). Nach Passage der Lunge fließt das sauerstoffreiche Blut zurück zum linken Herzen.

Beide Kreisläufe sind prinzipiell gleich aufgebaut. Das Blut wird zunächst in eine große **Arterie** gepumpt (→ Abb. I/31.6.2). Diese verzweigt sich zu immer mehr und immer dünneren Arterien. Die dünnsten Arterien sind die **Arteriolen.** Sie münden in feinste *Haargefäße,* die **Kapillaren,** in denen der Stoffaustausch stattfindet. Danach sammeln **Venolen** das Blut. Sie vereinen sich zu größer werdenden **Venen,** über die das Blut ins Herz zurückfließt.

Arterien und Arteriolen

Aufbau

Arterien sind aus drei Wandschichten aufgebaut, die das **Gefäßlumen** (*Gefäßlichtung*) umgeben.

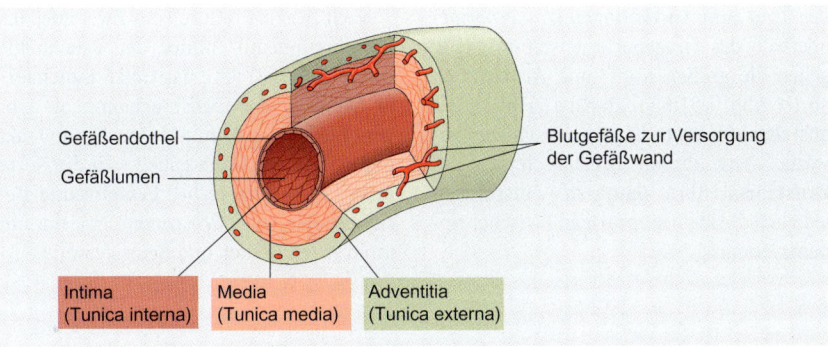

Abb. I/31.6.2 Blutgefäßaufbau, hier am Beispiel einer Arterie. Venen sind vergleichbar aufgebaut, ihre Wand (v.a. die Media) ist aber erheblich dünner. [L190]

- Das **Gefäßendothel** aus flachen Zellen ist die innerste Schicht mit Kontakt zum fließenden Blut. Darunter liegt lockeres Bindegewebe mit einer elastischen Membran. Zusammen bilden sie die **Intima** (*Tunica interna*)
- Die **Media** (*Tunica media*), mittlere und breiteste Schicht, besteht aus glatten Muskelzellen, kollagenen und elastischen Fasern
- Die äußere **Adventitia** (*Tunica externa*) aus Bindegewebe und elastischen Fasern stellt die Verbindung zur Umgebung her.

Mit zunehmendem Alter wird die Arterienwand dicker, insbesondere nimmt die Dicke der Intima im Verhältnis zur Media zu. Die elastischen Fasern werden weniger, das Bindegewebe mehr. Die Arterien verlieren dadurch an Elastizität und reagieren langsamer auf Blutdruckschwankungen.

Arterien vom elastischen und muskulären Typ

Herznahe Arterien haben besonders viele elastische Fasern in der Media. Das während der Kammerkontraktion ausgeworfene Blut dehnt kurz die Gefäßwände. Anschließend zieht sich die elastische Gefäßwand zusammen und schiebt so das in ihr gespeicherte Blut weiter (Windkesselfunktion → Abb. I/31.6.3). Damit sorgen diese

Arterien vom elastischen Typ für einen gleichmäßigen Blutstrom.

Bei den kleineren Arterien und den Arteriolen hingegen überwiegen die glatten Muskelzellen. Diese **Arterien vom muskulären Typ** regulieren durch ihre Kontraktion die Weite des Gefäßlumens und damit die Durchblutung der von ihnen versorgten Organe.

Kapillaren

Kapillaren sind die feinsten Blutgefäße. Ihre Wand ist sehr dünn und porös, sodass ein Stoffaustausch zwischen Blut und Interstitium stattfinden kann. Der langsame Blutfluss begünstigt zusätzlich den Stoffaustausch.

Blutfluss und Stoffaustausch in Arteriolen, Kapillaren und Venolen werden als **Mikrozirkulation** bezeichnet.

Organe mit hohem Sauerstoffbedarf haben ein sehr dichtes Kapillarnetz, wenig stoffwechselaktive Organe hingegen nur wenige Kapillaren. Oberhaut (Epidermis), Augenhornhaut und -linse, Knorpel und Herzklappen haben keine Kapillaren. Sie werden über Diffusion (→ Kap. I/14.3.6) versorgt.

> ❯ Je nach Körperstelle reicht das aufliegende Körpergewicht, um Kapillaren in der Leder- und Unterhaut beim Liegen abzudrücken und damit den Stoffaustausch des Gewebes zu unterbrechen. Ein **Dekubitus** entsteht (→ Kap. I/31.2.6).

Venolen und Venen

In den **Venolen** und den **Venen** befinden sich mehr als zwei Drittel des gesamten Blutvolumens (→ Abb. I/31.6.6). Deshalb heißen sie auch **Kapazitätsgefäße.**

Der Druck in den Venen ist niedriger als in den Arterien, weshalb ihre Wände dünner als die der Arterien sind. Die Intima bildet in vielen kleinen und mittelgroßen Venen **Taschenklappen** (→ Abb. I/31.6.4). Diese funktionieren wie ein Ventil, das den Blutstrom nur zum Herzen hin freigibt. Unterstützt wird das Klappensystem durch die Skelettmuskulatur. Deren Kontraktionen drücken die Venen zusammen und pressen das Blut in Richtung Herz. Diese **Muskelpumpe** verbessert besonders den venösen Rückfluss der unteren Extremität.

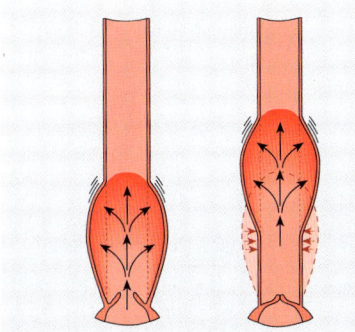

Abb. I/31.6.3 Die Windkesselfunktion. [L190]

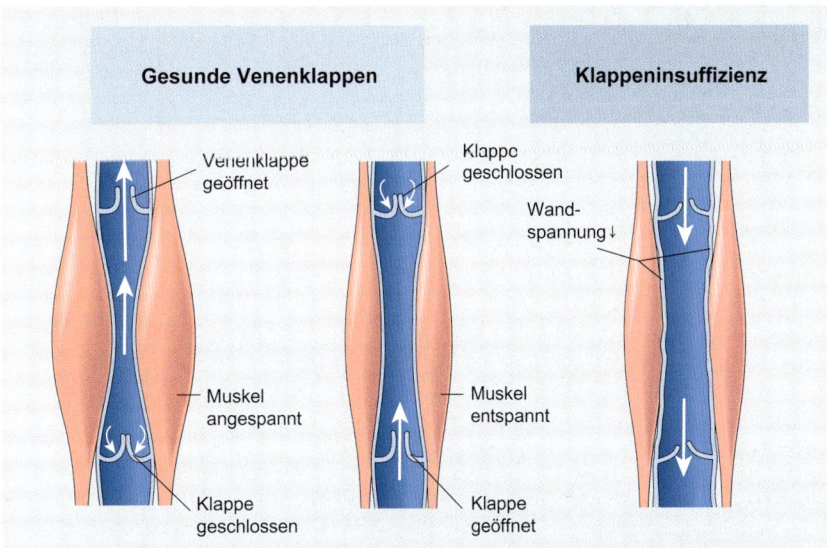

Gesunde Venenklappen

Venenklappe geöffnet

Muskel angespannt

Klappe geschlossen

Klappeninsuffizienz

Klappe geschlossen

Wandspannung↓

Muskel entspannt

Klappe geöffnet

Abb. I/31.6.4 Funktion der Venenklappen. Links wird das Blut bei Muskelkontraktion durch die geöffnete Venenklappe nach oben Richtung Herz gepresst. Gleichzeitig verhindert die untere geschlossene Klappe den Rückstrom. Bei entspannter Muskulatur (Mitte) fließt Blut von unten durch die jetzt wieder geöffnete Klappe nach. Sind die Venen erweitert (rechts), schließen die Klappen nicht mehr vollständig. Auf Dauer entsteht aus solch einer Klappeninsuffizienz eine Varikosis (Krampfadererkrankung). [L190]

I/31.6.3 Arterien des Körperkreislaufs

Aus der linken Herzkammer geht die **Aorta** hervor. Die Aorta ist die größte Arterie des Menschen.

Nach dem Abgang der beiden Herzkranzarterien (→ Kap. I/31.5.7) steigt die Aorta als **aufsteigende Aorta** (*Aorta ascen-* *dens*) auf zum **Aortenbogen** (*Arcus aortae*) oberhalb des Lungenarterienstamms. Hier gehen die großen Kopf- und Armarterien ab (→ Abb. I/31.6.5). Danach zieht sie als **absteigende Aorta** (*Aorta descendens*) abwärts. Aus ihrem Brustabschnitt, der **Brustaorta** (*Aorta thoracica*), entspringen lediglich die kleinen, paarigen Zwischenrippenarterien.

Nach Durchtritt durch das Zwerchfell ins Retroperitoneum (hinter der Bauchhöhle → Kap. I/31.8.2) wird das Gefäß **Bauchaorta** (*Aorta abdominalis*) genannt. Sie gibt verschiedene Äste für Magen-Darm-Trakt und Nieren ab. Dann gabelt sich die Aorta in die linke und rechte **gemeinsame Beckenarterie** (*A. iliaca communis*), die mit ihren Ästen Becken und Beine versorgt.

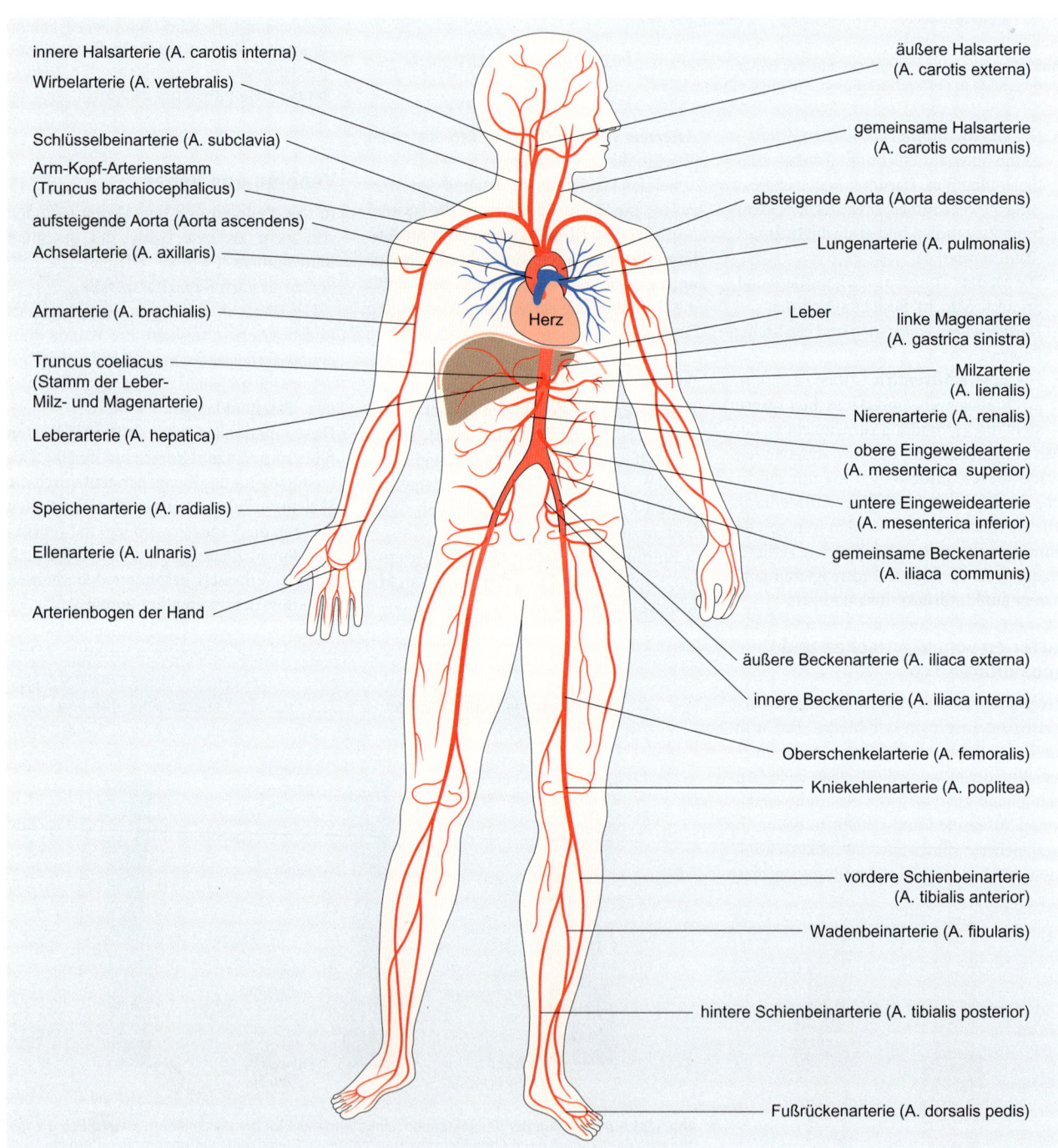

innere Halsarterie (A. carotis interna)
Wirbelarterie (A. vertebralis)
Schlüsselbeinarterie (A. subclavia)
Arm-Kopf-Arterienstamm (Truncus brachiocephalicus)
aufsteigende Aorta (Aorta ascendens)
Achselarterie (A. axillaris)
Armarterie (A. brachialis)
Truncus coeliacus (Stamm der Leber- Milz- und Magenarterie)
Leberarterie (A. hepatica)
Speichenarterie (A. radialis)
Ellenarterie (A. ulnaris)
Arterienbogen der Hand

äußere Halsarterie (A. carotis externa)
gemeinsame Halsarterie (A. carotis communis)
absteigende Aorta (Aorta descendens)
Lungenarterie (A. pulmonalis)
Herz
Leber
linke Magenarterie (A. gastrica sinistra)
Milzarterie (A. lienalis)
Nierenarterie (A. renalis)
obere Eingeweidearterie (A. mesenterica superior)
untere Eingeweidearterie (A. mesenterica inferior)
gemeinsame Beckenarterie (A. iliaca communis)
äußere Beckenarterie (A. iliaca externa)
innere Beckenarterie (A. iliaca interna)
Oberschenkelarterie (A. femoralis)
Kniekehlenarterie (A. poplitea)
vordere Schienbeinarterie (A. tibialis anterior)
Wadenbeinarterie (A. fibularis)
hintere Schienbeinarterie (A. tibialis posterior)
Fußrückenarterie (A. dorsalis pedis)

Abb. I/31.6.5 Wichtige Arterien des Menschen. [L190]

I/31.6.4 Venen des Körperkreislaufs

Verlauf und Namen der Venen (→ Abb. I/31.6.6) entsprechen meist denen der Arterien, wobei an den Extremitäten meist zwei Venen eine Arterie begleiten.

Alle Venen fließen zur oberen oder zur unteren Hohlvene. Die **obere Hohlvene** (*V. cava superior*) sammelt das Blut aus Armen, Kopf, Hals und Brust. In die beiden **Venenwinkel**, die Vereinigungen aus **Schlüsselbeinvene** (*V. subclavia*) und **innerer Drosselvene** (*V. jugularis interna*), münden außerdem die großen Lymphstämme, welche die Lymphe in den Blutkreislauf leiten (→ Kap. I/31.4.6). Die **untere Hohlvene** (*V. cava inferior*) nimmt das Blut aus Bauch, Beckenorganen und Beinen auf.

Pfortadersystem

Das nährstoffreiche Blut aus Magen, Darm, Milz und Bauchspeicheldrüse wird zuerst in der **Pfortader** (*V. portae*) gesammelt und

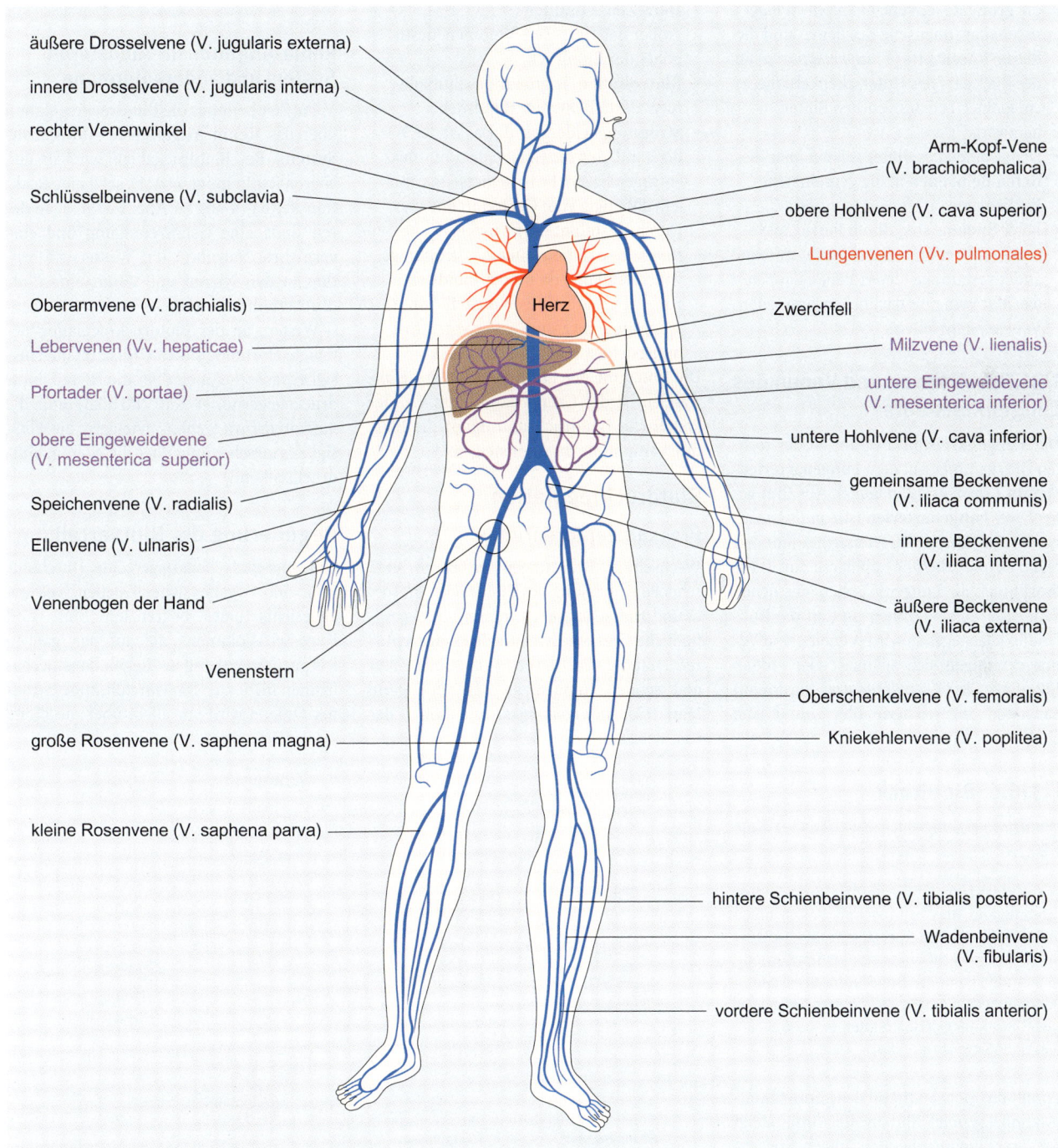

äußere Drosselvene (V. jugularis externa)

innere Drosselvene (V. jugularis interna)

rechter Venenwinkel

Schlüsselbeinvene (V. subclavia)

Oberarmvene (V. brachialis)

Lebervenen (Vv. hepaticae)

Pfortader (V. portae)

obere Eingeweidevene (V. mesenterica superior)

Speichenvene (V. radialis)

Ellenvene (V. ulnaris)

Venenbogen der Hand

Venenstern

große Rosenvene (V. saphena magna)

kleine Rosenvene (V. saphena parva)

Herz

Arm-Kopf-Vene (V. brachiocephalica)

obere Hohlvene (V. cava superior)

Lungenvenen (Vv. pulmonales)

Zwerchfell

Milzvene (V. lienalis)

untere Eingeweidevene (V. mesenterica inferior)

untere Hohlvene (V. cava inferior)

gemeinsame Beckenvene (V. iliaca communis)

innere Beckenvene (V. iliaca interna)

äußere Beckenvene (V. iliaca externa)

Oberschenkelvene (V. femoralis)

Kniekehlenvene (V. poplitea)

hintere Schienbeinvene (V. tibialis posterior)

Wadenbeinvene (V. fibularis)

vordere Schienbeinvene (V. tibialis anterior)

Abb. I/31.6.6 Die wichtigen Venen in der Übersicht. Das Pfortadersystem stellt einen Sonderfall des venösen Gefäßnetzes dar, da die Pfortader nicht direkt zum Herzen fließt, sondern sich in der Leber in Kapillaren aufteilt. [L190]

fließt zur Leber. Erst nach der Leberpassage gelangt das Blut über die **Lebervenen** (*Vv. hepaticae*) in die untere Hohlvene (→ Kap. I/31.8.11).

Beinvenen

Am Bein gibt es als Besonderheit oberflächliche und tiefe Beinvenen.

- Über die **oberflächlichen Beinvenen,** die **große Rosenvene** (*V. saphena magna*) an der Innenseite des Beines und die **kleine Rosenvene** (*V. saphena parva*) an der Rückseite des Unterschenkels, fließt ein kleiner Teil des venösen Blutes herzwärts
- Der Großteil des Blutes gelangt über die **tiefen Beinvenen** in die **gemeinsame Beckenvene** (*V. iliaca communis*)
- Beide Systeme sind durch **Perforansvenen** (Perforation = *Durchbruch*) miteinander verbunden, deren Venenklappen das Blut vom oberflächlichen zum tiefen Venensystem leiten.

I/31.6.5 Arterien und Venen des Lungenkreislaufs

Der **Lungenkreislauf** beginnt an der rechten Herzkammer mit dem **Lungenarterienstamm** (*Truncus pulmonalis*). Aus ihm gehen zwei **Lungenarterien** (*Aa. pulmonales*) hervor. Sie führen sauerstoffarmes Blut und teilen sich letztlich in Kapillaren auf. Diese umspinnen die Lungenbläschen, aus denen Sauerstoff aufgenommen und an die Kohlendioxid abgegeben wird. Venolen und Venen vereinigen sich zu meist vier großen **Lungenvenen** (*Vv. pulmonales*), die das mit Sauerstoff angereicherte Blut zum linken Herzvorhof leiten.

I/316.6 Blutdruck

Blutdruckmessung nach Riva-Rocci → Kap. I/20.2.1

> **›› Blutdruck:** Kraft, die das Blut auf die Gefäßwand der Arterien und Venen ausübt. Im klinischen Sprachgebrauch ist der Druck in den größeren Arterien des Körperkreislaufs gemeint. Der Blutdruck wird üblicherweise in **mmHg** (*Millimeter Quecksilbersäule*) angegeben, selten in Kilopascal (*kPa*); 7,5 mmHg = 1 kPa.

Pumpt das Herz während der Kammerkontraktion (*Systole*) Blut in die Aorta, steigt der Druck beim ruhenden jungen Erwachsenen bis auf 120 mmHg. Dies ist der **systolische Blutdruckwert.** Der **diastolische Wert** von rund 80 mmHg entsteht, wenn

das Herz in der Diastole erschlafft und der Druck in der Aorta fällt. Die **Blutdruckamplitude** ist die Differenz zwischen beiden, bei einem Blutdruck von 120/80 mmHg beträgt sie z.B. 40 mmHg.

Einflussfaktoren

Die Höhe des Blutdrucks hängt vor allem ab vom:

- **Herz-Zeit-Volumen** (→ Kap. I/31.5.8). Je größer das Herz-Zeit-Volumen, desto höher der Blutdruck
- **Blutvolumen.** Je größer das Blutvolumen, desto höher der Blutdruck
- **Strömungswiderstand.** Das ist der Widerstand, den die Gefäße dem Blutfluss entgegensetzen. Er ist seinerseits vor allem abhängig vom Gefäßdurchmesser. Durch **Vasodilatation** (*Gefäßerweiterung*) der Arterien sinkt der Strömungswiderstand und damit der Blutdruck. Umgekehrt führt **Vasokonstriktion** (*Gefäßverengung*) zum Anstieg von Strömungswiderstand und Blutdruck.

Die Abnahme der Elastizität in den Gefäßwänden ist der Grund dafür, dass v.a. der systolische Blutdruck und damit die Blutdruckamplitude im Alter steigen.

Blutdruckregulation

Pressorezeptorenreflex

Wechselnde Belastungen erfordern eine schnelle Anpassung des Blutdrucks. In Aorta und Halsschlagadern messen druckempfindliche Sinneszellen, die **Pressorezeptoren,** ständig die Dehnung der Gefäßwand und senden Impulse an das verlängerte Mark (*Medulla oblongata*). Je höher der

Blutdruck, desto stärker die Dehnung und desto mehr Impulse. Viele Impulse pro Zeiteinheit hemmen im Kreislaufzentrum des verlängerten Marks die Sympathikusaktivität. Als Folge erschlaffen viele Gefäße, Herzfrequenz und Schlagvolumen sinken, der Blutdruck fällt. Bei zu niedrigen Blutdruckwerten verlaufen die Vorgänge umgekehrt.

Beim alten Menschen laufen die Kreislaufreflexe langsamer als beim jüngeren.

Renin-Angiotensin-Aldosteron-System und andere Hormone

Mehr Zeit benötigt die Blutdruckregulation über das **Renin-Angiotensin-Aldosteron-System.** Bei Blutdruckabfall wird in den Nieren Renin freigesetzt. Es setzt eine Reaktionskette in Gang (→ Abb. I/31.6.7), an deren Ende eine Gefäßverengung und eine vermehrte Natrium- und Wasserreabsorption in den Nieren und damit eine Blutdruckerhöhung stehen.

Weitere an der Blutdruckregulation beteiligte Hormone sind *ADH* (senkt die Flüssigkeitsausscheidung über die Nieren, blutdrucksteigernd, → Kap. I/31.3.3) und die *natriuretischen Peptide* (steigern die Flüssigkeitsausscheidung über die Nieren, blutdrucksenkend).

Regulierung der Blutverteilung

Um eine stets bedarfsgerechte Durchblutung der Organe sicherzustellen, reichen angesichts eines begrenzten Blut- und Herz-Zeit-Volumens die auf den ganzen Körper einwirkenden Regulationsmechanismen nicht aus. Die Durchblutung einzelner Organe wird vor allem über die Weite

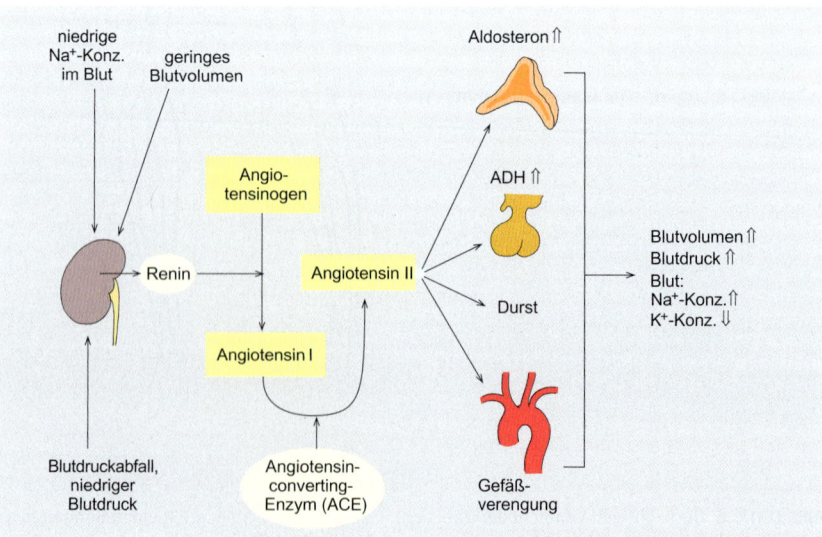

Abb. I/31.6.7 Das Renin-Angiotensin-Aldosteron-System in der Schemazeichnung. [L190]

der versorgenden Arterien und Arteriolen reguliert:

- Lokaler Sauerstoffmangel, Stoffwechselprodukte wie CO_2, Laktat und Wasserstoffionen (saurer pH-Wert), die z.B. bei Muskelarbeit vermehrt anfallen, erweitern die Gefäße und steigern so die Durchblutung der nachgeschalteten Gewebe
- Substanzen wie das vom Gefäßendothel produzierte NO (Stickstoffmonoxid) oder Histamin wirken ebenfalls lokal gefäßerweiternd
- Bei Sympathikusaktivierung werden Adrenalin und Noradrenalin aus dem Nebennierenmark freigesetzt. Sie gelangen in den ganzen Körper. Infolge der unterschiedlichen Ausstattung mit Rezeptoren werden die Arterien im Bauchraum und in der Haut enger (die Durchblutung sinkt), wohingegen die Arterien im Herzen und der Skelettmuskulatur sich erweitern.

I/31.6.7 Temperaturregulation

Fieber → Kap. I/20.6

Eine wichtige Rolle spielt das Gefäßsystem auch bei der **Regulation der Körpertemperatur.**

Trotz Schwankungen z.B. der Außentemperatur und der Wärmebildung hält der Körper seine **Körperkerntemperatur** gleichmäßig bei rund 37 °C, mit Tagesschwankungen von etwa ± 0,5 °C.

Haut und Extremitäten sind meist deutlich kälter, z.B. beträgt ihre Temperatur bei einer Raumtemperatur von 20 °C und einer Körperkerntemperatur von 37 °C nur 28 °C. Diese **Körperschalentemperatur** hängt erheblich stärker von der Umgebungstemperatur ab.

Temperaturempfindliche Rezeptoren (**Thermorezeptoren**) „messen" die Temperatur im Körperinneren und an seiner Oberfläche und melden diese Werte an das **thermoregulatorische Zentrum** im Hypothalamus (→ Kap. I/31.11.4). Signalisieren sie eine zu hohe Temperatur, steigert dieses Zentrum die Durchblutung der Haut durch Gefäßerweiterung. Damit kann überschüssige Wärme abgegeben werden (rote Haut z.B. bei körperlicher Anstrengung). Eine erhöhte Schweißsekretion steigert durch die Kühlung der Hautoberfläche und der entstehenden Verdunstungskälte ebenfalls die Wärmeabgabe.

Entgegengesetzte Vorgänge laufen bei einer zu niedrigen Temperatur ab: Die Hautdurchblutung wird gedrosselt, damit weniger Wärme über die Körperoberfläche verloren geht. Willkürliche Muskelbewegungen und Muskelzittern führen über eine gesteigerte Wärmebildung zu einer Temperaturerhöhung.

> **» Hinweise zu gesundheitsförderndem Verhalten**
>
> Kneipp'sche Maßnahmen, z.B. Wassertreten im Storchengang, Wechselduschen oder Tautreten trainieren die Reaktionsfähigkeit der Gefäße. Die Füße müssen aber vorher warm sein und auch nach der Anwendung so schnell wie möglich wieder warm werden. Natürlich bieten auch Saunabesuche eine hervorragende Möglichkeit, die Gefäßfunktionen zu aktivieren. Bei Infektionen aller Art sollte man pausieren und bei Vorerkrankungen, z.B. des Herzens, je nach Intensität der geplanten Anwendung den Arzt fragen.

I/31.6.8 Hauptbeschwerden bei Kreislauf- und Gefäßerkrankungen

Beinschmerzen

Klinisch bedeutsame **Beinschmerzen** treten bei unvollständigen oder vollständigen Gefäßverschlüssen auf. Bei einem arteriellen Verschluss werden sie durch die Minderdurchblutung ausgelöst, bei venösen Verschlüssen durch die Stauung des Blutes und der Gewebeflüssigkeit.

Akute Beinschmerzen

- Beim akuten **Arterienverschluss** am Bein hat der Erkrankte akute, starke Schmerzen, das Bein ist blass und kalt, und die Fußpulse sind nicht tastbar
- Schmerzen durch **Venenverschlüsse** beginnen langsamer und sind in der Regel nicht so stark wie die bei Arterienverschlüssen. Insbesondere Schmerzen in der Wadenmuskulatur, die beim Auftreten zu- und bei erhöhter Positionierung abnehmen, können auf eine tiefe Beinvenenthrombose hindeuten.

> **» Vorsicht!**
>
> Der akut einsetzende, heftige und nicht nachlassende Beinschmerz ist als Leitsymptom des kompletten Arterienverschlusses ein Notfall (Erstmaßnahmen → Kap. I/31.6.13).

Intermittierende Beinschmerzen

Intermittierende (*wiederkehrende*) **Beinschmerzen** treten charakteristischerweise unter Belastung auf und verschwinden in Ruhe. Sie können ein wichtiges Alarmsignal sein. Beispiel ist die **Claudicatio intermittens** (*Schaufensterkrankheit* → Kap. I/31.6.12).

Schwellung und Ödem

> **»** Die akute Schwellung einer Extremität ist Leitsymptom des venösen Verschlusses.

Eine Beinschwellung innerhalb von Stunden bis Tagen infolge einer tiefen Bein- oder Beckenvenenthrombose ist am häufigsten. Andere Ursachen einer einseitigen Beinschwellung sind Krampfadern (→ Kap. I/31.6.16), ein Lymphödem (→ Kap. I/31.10.8) oder eine Verletzung.

> **»** Viele Menschen haben eine physiologische, meist geringe Umfangsdifferenz zwischen rechtem und linkem Bein. Als bedeutsam gilt meist erst eine Umfangsdifferenz von mehr als 2,5 cm an der Wade.

Chronische Hautveränderungen und trophische Störungen

Sowohl arterielle als auch venöse Gefäßleiden führen über einen herabgesetzten Zellstoffwechsel zu Ernährungsstörungen in den betroffenen Körperabschnitten bis zu Zellnekrosen. Am augenfälligsten sind die Veränderungen der Haut mit den Schwerstformen Ulkus und Gangrän (→ Kap. I/31.6.20).

I/31.6.9 Bluthochdruck

> **» Bluthochdruck** (*arterielle Hypertonie*, meist kurz *Hypertonie*): Dauerhafte, nicht situationsabhängige Blutdruckerhöhung über 140/90 mmHg. Gefährlich durch ihre Spätkomplikationen. Ungefähr 75 % der 70- bis 79-Jährigen haben einen Bluthochdruck. Insgesamt wissen mittlerweile über 85 % aller Betroffenen von ihrer Erkrankung. 📖📖 1

Krankheitsentstehung

In 80–90 % handelt es sich um einen **primären** (*essenziellen*) **Bluthochdruck** (→ Tab. I/31.6.1). Verschiedene genetisch bedingte Faktoren treffen mit äußeren Einflüssen zusammen und erhöhen den Blutdruck. Bei letzteren sind v.a. Übergewicht, falsche Ernährung mit zu viel Kochsalz, Alkoholmissbrauch, Bewegungsmangel und ungünstige Stressverarbeitung zu nennen.

	Systolischer RR	Diastolischer RR
Optimal	< 120 mmHg	< 80 mmHg
Normal	120–129 mmHg	80–84 mmHg
Hochnormal	130–139 mmHg	85–89 mmHg
Leichter Bluthochdruck *(Hypertonie Grad 1)*	140–159 mmHg	90–99 mmHg
Mittelschwerer Bluthochdruck *(Hypertonie Grad 2)*	160–179 mmHg	100–109 mmHg
Schwerer Bluthochdruck *(Hypertonie Grad 3)*	≥ 180 mmHg	≥ 110 mmHg
Isolierter systolischer Bluthochdruck	≥ 140 mmHg	< 90 mmHg

Tab. I/31.6.1 Einteilung der Hypertonie bei Erwachsenen. Fallen systolischer und diastolischer Blutdruck in unterschiedliche Kategorien, gilt die höhere Einstufung [W912-001]. 📖 2

Der **sekundäre Bluthochdruck** (bei Erwachsenen 10–20 %) ist Folge anderer Grunderkrankungen:
- Hormoneller Störungen, z.B. primärem Hyperaldosteronismus (häufig), Schilddrüsenüberfunktion
- Nierenerkrankungen einschließlich Nierenarterienverengung, die über eine Durchblutungsminderung der betroffenen Niere zu einer erhöhten Reninsekretion und in der Folge zu einer Blutdrucksteigerung im ganzen Körper führt
- Medikamenteneinnahme (z.B. Glukokortikoide).

Symptome, Befund und Diagnostik

Die meisten Menschen mit primärem Bluthochdruck haben keine Beschwerden, die Blutdruckerhöhung wird zufällig diagnostiziert. Einige klagen über Kopfdruck/-schmerzen, Herzklopfen, Schwindel oder Atemnot bei Belastung.

Bei sekundärem Bluthochdruck können außerdem Beschwerden durch die Grunderkrankung bestehen.

Die Diagnose wird durch wiederholte Blutdruckmessungen gesichert, im Zweifel durch eine ambulante 24-Stunden-Blutdruckmessung. Blut- und Urinuntersuchungen, EKG und Ultraschalluntersuchungen sollen weitere Herz-Kreislauf-Risikofaktoren und Folgeschäden aufdecken und einen sekundären Bluthochdruck ausschließen.

> **❯ Vorsicht!**
> Bei einer **hypertensiven Krise** entgleist der Bluthochdruck akut, die Werte liegen meist über 220/120 mmHg. Bei zusätzlichen lebensbedrohlichen Beschwerden oder Folgeschäden spricht man vom **hypertensiven Notfall.**
> - Symptome: Kopfschmerzen, Unruhe, Schwindel, Übelkeit, Bewusstseinsstörungen, epileptische Anfälle, Seh- oder Sprachstörungen, Angina pectoris, Luftnot

- Erstmaßnahmen:
  - Pflegebedürftigen beruhigen, Bettruhe einhalten lassen, Vitalzeichen kontrollieren
  - Falls Bedarfsmedikation vorhanden, diese verabreichen (z.B. Nitrolingual®, Bayotensin®)
  - Rettungsdienst/Notarzt benachrichtigen. Nur wenn keine Beschwerden bestehen, der Blutdruck durch die Bedarfsmedikation zu senken ist und die weitere Kontrolle des Pflegebedürftigen in einer Einrichtung gewährleistet ist, reicht ein (dringlicher) Besuch des Hausarztes.

Spätkomplikationen

Je länger eine Hypertonie besteht und je höher der Blutdruck ist, desto größer ist die Gefahr von **Spätkomplikationen:**
- Bluthochdruck beschleunigt die Arteriosklerose. Wichtigste Folgeerkrankungen sind die koronare Herzkrankheit bis zum Herzinfarkt (→ Kap. I/31.5.10) und der (ischämische) Schlaganfall (→ Kap. I/31.11.12)
- Bluthochdruck ist wesentlicher Risikofaktor für eine Hirnblutung (→ Kap. I/31.11.12)
- Am Herzen entwickelt sich eine **hypertensive Herzkrankheit,** u.a. mit gehäuftem Auftreten von Linksherzinsuffizienz (→ Kap. I/31.5.11) und Vorhofflimmern (→ Kap. I/31.5.12)
- Die hochdruckbedingte Nierenschädigung heißt **hypertensive Nephropathie.** Sie kann bis zum Nierenversagen führen (→ Kap. I/31.9.12).

Internet- und Lese-Tipp
Deutsche Hochdruckliga (DHL) e.V.: www.hochdruckliga.de

Behandlung

Bei den sekundären Bluthochdruckformen wird – falls möglich – die Grunderkran-

kung behandelt, z.B. eine Nierenarterienstenose beseitigt.

Die Behandlung der primären Hypertonie umfasst:
- Allgemeinmaßnahmen
  - Abbau von Übergewicht, ausgewogene Ernährung
  - Wenn dem alten Menschen möglich, Ausdauersport, da dieser blutdruckregulierend wirkt. Gegebenenfalls Entspannungsübungen
  - Beseitigung weiterer Herz-Kreislauf-Risiken, z.B. durch Nikotinverzicht, Behandlung eines Diabetes mellitus
- Medikamentöse Behandlung mit Antihypertensiva.

Antihypertensiva

> **❯ Antihypertensiva** *(Antihypertonika)*: Blutdrucksenkende Medikamente.

Ein Blutdruck über 160 mmHg sollte auch bei alten Menschen medikamentös gesenkt werden, bei Werten von 140–160 mmHg wird eine Medikation v.a. bei unter 80-Jährigen in gutem Allgemeinzustand erwogen. Allerdings wird die Behandlung vorsichtig begonnen, da sonst das Risiko orthostatischer Blutdruckabfälle besteht, die zu Stürzen oder einer Verschlechterung der Gehirndurchblutung bis zur Verwirrtheit führen können. Bei unter 80-Jährigen in gutem Allgemeinzustand ist der Zielblutdruck ≤ 140/90 mmHg (bei Diabetikern und Nierenfunktionsstörungen etwas niedriger), bei über 80-Jährigen 140–150/90 mmHg, bei gebrechlichen Menschen hängt er davon ab, welche Blutdruckwerte und Medikamente vertragen werden.

Folgende **Antihypertensiva** mit unterschiedlichen Wirkmechanismen sind Substanzen erster Wahl. Sie werden je nach Erfordernis einzeln oder in Kombination eingesetzt:
- **Diuretika.** Sie wirken über eine vermehrte Natrium- und Wasserausscheidung (→ Kap. I/31.9.6)
- **Beta-Blocker** (β-*Blocker, -Rezeptoren-Blocker*). Beta-Blocker wie Bisoprolol (z.B. Concor®), Carvedilol (z.B. Dilatrend®) oder Metoprolol (z.B. Beloc®) verringern v.a. den Einfluss des Sympathikus auf das Herz. Sie vermindern Herzfrequenz und Herzkraft, senken dadurch das Herzzeitvolumen und infolgedessen den Blutdruck. Hauptsächliche unerwünschte Wirkungen sind ein zu langsamer Herzschlag, Gefäß- und Atemwegsverengung

- **Hemmer des Renin-Angiotensin-Aldosteron-Systems. ACE-Hemmer,** etwa Captopril (z.B. Captobeta®) oder Enalapril (z.B. Xanef®), hemmen das Angiotensin-converting-Enzym und damit die Angiotensin-II-Bildung. Außerdem wirken sie organschützend auf Herz und Nieren. Häufigste unerwünschte Wirkung mit ca. 10 % ist ein chronischer Reizhusten. Bei Unverträglichkeit von ACE-Hemmern werden **Angiotensin-II-Rezeptorantagonisten** (*AT-II-Blocker, Sartane*), z.B. Losartan (Lorzaar®), eingesetzt. Sie hemmen die Wirkung von Angiotensin II und gelten als vergleichbar
- **Kalziumantagonisten,** etwa Nifedipin (z.B. Adalat®) oder Nitrendipin (z.B. Bayotensin®), erweitern die peripheren Blutgefäße und senken damit den Widerstand im Gefäßsystem und den Blutdruck.

Ein einfaches Therapieschema erleichtert die Mitarbeit des Pflegebedürftigen. Regelmäßige Hausarztbesuche, die Beauftragung eines Pflegedienstes mit der Blutdrucküberwachung sowie Laborkontrollen sind dringend angeraten.

Pflege

Wesentliche Aufgabe der Altenpflegerinnen ist es, den Pflegebedürftigen zur Mitarbeit bei der Behandlung zu motivieren, da der Bluthochdruck als solcher keine Beschwerden bereitet, aber möglicherweise unerwünschte Medikamentenwirkungen auftreten. Sie leiten Pflegebedürftige in häuslicher Pflege oder deren Angehörige zur Blutdruckkontrolle an, wobei Oberarmmessgeräte für alte Menschen geeigneter sind als Handgelenkmessgeräte.

» Lern-Tipp

Leiten Sie mehrere Menschen ohne medizinische Vorkenntnisse aus Ihrem Freundeskreis zur Blutdruck-Selbstmessung an. Besprechen Sie danach in der Klasse, welche Fehler besonders häufig aufgetreten sind. Erstellen Sie aufgrund Ihrer Erfahrungen eine schriftliche Anleitung (am besten am PC), die man einem Pflegebedürftigen an die Hand geben könnte.

Ernährungsempfehlungen für Hypertoniker lauten:
- Kochsalzreduzierte Ernährung mit 4–6 g Kochsalzaufnahme täglich durch
  – Meiden von stark gesalzenen Lebensmitteln, beispielsweise Salzhering, Matjesfilets, Eisbein, vor allem geräucherte Wurst, Dosengemüse, Fertiggerichte, gesalzene Nüsse, Salzgebäck

– Sparsamen Salzgebrauch beim Kochen (lieber Kräuter und andere Gewürze benutzen). Verzicht auf das Nachsalzen bei Tisch. Bei Gewürzzubereitungen auf den Salzanteil achten
– Bevorzugung von Garmethoden, die den Eigengeschmack der Lebensmittel erhalten, z.B. Dünsten, Grillen, Schmoren
– Trinken natriumarmer Mineralwässer (≤ 20 mg/l), Kaffee und schwarzen Tee nur in Normalportionen trinken
- Einschränkung der Alkoholzufuhr
- Kaliumreiche Ernährung, da Kalium blutdrucksenkend wirkt. Ein hoher Anteil an Kalium findet sich in Obst, Gemüse und Kartoffeln.

I/31.6.10 Hypotonie

> **Hypotonie:** Dauerhafte Blutdruckerniedrigung unter 100/60 mmHg bei gleichzeitigen Beschwerden durch die Minderdurchblutung der peripheren Organe.
> **Orthostatischer Blutdruckabfall** (*orthostatische Hypotonie*): Wiederkehrender Blutdruckabfall beim Positionswechsel vom Liegen zum Stehen mit Sturzgefahr. Tritt besonders bei alten Menschen auch ohne Hypotonie auf.

Krankheitsentstehung

Die **primäre** (*essenzielle*) **Hypotonie** hat keine erkennbare Ursache. Sie ist bei jüngeren Menschen am häufigsten und harmlos. Mit zunehmendem Alter werden **sekundäre** (*symptomatische*) **Hypotonien** als Ausdruck einer Grunderkrankung (z.B. Herzinsuffizienz, Flüssigkeitsmangel, Medikamentennebenwirkung, Bettlägerigkeit) häufiger.

Symptome und Befund

Leitbeschwerden sind Abgeschlagenheit, Leistungs- und Konzentrationsschwäche sowie Schwindel, Ohrensausen, Schwarzwerden vor den Augen und evtl. kurze Bewusstlosigkeit beim Aufstehen oder längerem Stehen.

Behandlung

Vorrangig ist zunächst die Medikamentenüberprüfung und Ursachenbeseitigung. Ansonsten sollte versucht werden, mit nichtmedikamentösen Maßnahmen auszukommen. Die **blutdruckerhöhenden Mittel** (*Antihypotonika*) wie beispielsweise Sympathomimetika (etwa Etilefrin, z.B. Effortil®) haben gerade bei alten Menschen oft unerwünschte Wirkungen.

Pflege

Altenpflegerinnen können mit folgenden nebenwirkungsfreien Maßnahmen eine Steigerung des Blutdrucks erzielen:
- Kein abruptes Aufstehen aus dem Liegen, sondern zunächst Aufsetzen und z.B. Kreisen mit den Füßen oder Anziehen der Beine
- Bei längerem Stehen Wippen auf dem Zehenballen oder Anspannen der Beinmuskulatur
- Gefäßtraining durch Wechselduschen, Bürstenmassagen oder klimatische Reize
- Regelmäßige körperliche Betätigung
- Falls keine Kontraindikationen vorliegen: Reichliches Trinken, kein Sparen beim Salz.

I/31.6.11 Arteriosklerose

> **Arteriosklerose:** Meist gleichbedeutend benutzt zu **Atherosklerose,** der in den Wohlstandsgesellschaften häufigsten Arterienerkrankung mit Verhärtung und Verdickung der Arterienwand und Einengung der Arterienlichtung. Folgen sind Durchblutungsstörungen, die im ganzen Körper auftreten können, besonders häufig aber Herz, Gehirn und untere Extremität betreffen. Die Folgeerkrankungen der Arteriosklerose sind nicht nur die häufigste Todesursache in den Industrieländern, sie schränken auch die Lebensqualität der Betroffenen erheblich ein und haben enorme soziale Bedeutung.

Krankheitsentstehung

Die verschiedenen Risikofaktoren führen zunächst zu einer Fehlfunktion des Endothels (→ Abb. I/31.6.8).
- Das Endothel wird durchlässiger für Blutbestandteile. Die Intima quillt zum **Intimaödem** auf
- Blutfette dringen in die Gefäßwand ein und bilden **Fettstreifen.** Auch weiße Blutkörperchen (einschließlich Fresszellen) und Blutplättchen lagern sich an oder dringen in die Arterienwand ein
- Es entwickelt sich eine chronische Gefäßwandentzündung. Bindegewebs- und Muskelzellen nehmen zu, es entstehen fibröse Herde, die **arteriosklerotischen Plaques.** Sie engen die Gefäßlichtung zunehmend ein
- Reißen die Plaques auf, kommt es zu rauen Defekten innen an der Gefäßwand, die nachfolgend von einem **Thrombus** (*Blutgerinnsel*) abgedeckt werden. Dadurch wird die Gefäßlichtung evtl. vollständig verlegt

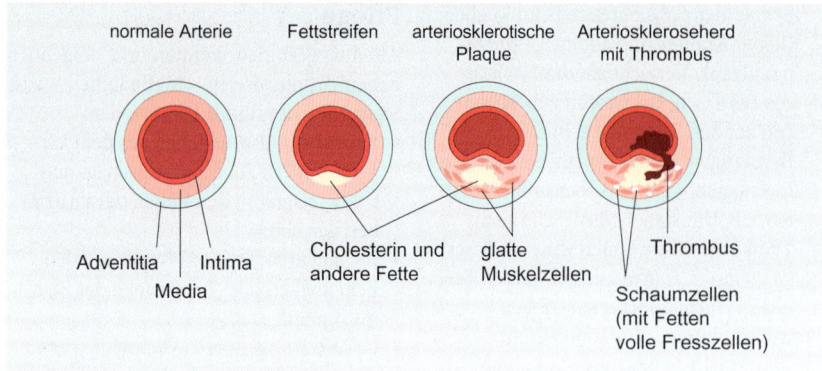

Abb. I/31.6.8 Entstehung der Arteriosklerose. [L190]

- Hinzu kommt, dass die Gefäßwand in ihrer Funktion gestört ist, insbesondere funktioniert die durch das Endothel gesteuerte Vasodilatation (*Gefäßweitstellung*) nicht mehr richtig.

Risikofaktoren

Hauptrisikofaktoren der Arteriosklerose sind Rauchen, Bluthochdruck, Diabetes mellitus, Fettstoffwechselstörungen sowie als nicht vermeidbare Risikofaktoren höheres Alter, männliches Geschlecht und familiäre Belastung.

Weitere Risikofaktoren sind ein erhöhtes **Homozystein** (eine im Stoffwechsel entstehende toxische Aminosäure), **Lipoprotein a** (ein Transportprotein für Blutfette), Fibrinogen (ein Gerinnungsfaktor → Kap. I/31.4.4) und CRP (ein Entzündungswert → Kap. I/32.3.4). Ihre genaue Bedeutung ist aber unklar.

Folgen der Arteriosklerose

Die arteriosklerosebedingten Erkrankungen sind Folgen der Durchblutungsminderung in den nachgeschalteten Gefäßgebieten:
- Koronare Herzkrankheit (*KHK* → Kap. I/31.5.10), Herzinfarkt (→ Kap. I/31.5.10)
- Schlaganfall (→ Kap. I/31.11.12), vaskuläre Demenz (→ Kap. I/33.4)
- Periphere arterielle Verschlusskrankheit (pAVK → Kap. I/31.6.12), akute arterielle Verschlüsse (→ Kap. I/31.6.14) der Leisten- und Beinarterien
- Nierenbedingter Bluthochdruck, Nierenfunktionsstörung (→ Kap. I/31.9.12)
- Insuffizienz der Eingeweidearterien (→ Kap. I/31.6.14), Mesenterialinfarkt (→ Kap. I/31.6.14)
- Bauchaortenaneurysma (→ Kap. I/31.6.15).

Eine Arteriosklerose ist immer eine *generalisierte* Gefäßerkrankung, es kann aber eine Gefäßregion klinisch im Vordergrund stehen (→ Abb. I/31.6.9).

Internet- und Lese-Tipp
- Deutsche Liga zur Bekämpfung von Gefäßerkrankungen e. V.: www.deutsche-gefaessliga.de
- Deutsche Gesellschaft für Angiologie Gesellschaft für Gefäßmedizin e. V.: www.dga-gefaessmedizin.de

I/31.6.12 Periphere arterielle Verschlusskrankheit

> **Periphere arterielle Verschlusskrankheit** (*pAVK*): Arteriosklerotische Verengungen und Verschlüsse der Extremitätenarterien, in über 90 % der unteren Extremität. Da viele Erkrankte langjährige Raucher sind, auch als *Raucherbein* bezeichnet.

Symptome, Befund und Diagnostik

Leitsymptom höhergradiger Stenosen (Verengungen) der Beinarterien ist die **Claudicatio intermittens** (*intermittierendes Hinken*). Die Betroffenen können nur eine begrenzte Strecke gehen, bevor ischämiebedingte Beinschmerzen sie zum Ausruhen zwingen. Da oft Schaufensterauslagen genutzt werden, um die Notwendigkeit einer Pause gegen-

über der Umwelt zu kaschieren, spricht man auch von *Schaufensterkrankheit*. Durch das Stehen verringert sich der Sauerstoffbedarf und die Schmerzen lassen nach.

Weitere Zeichen sind belastungsabhängige Schwäche der betroffenen Extremität, Kältegefühl und Gefühlsstörungen.

Im weiteren Verlauf der Erkrankung treten Ruheschmerzen, Nekrosen und Ulzera auf (→ Tab. I/31.6.2).

Die Diagnose wird klinisch gestellt. Der Lokalisations- und Schweregradbestimmung dienen Blutdruckmessungen an Arm und Knöchel mit Bestimmung des **Knöchel-Arm-Indexes** (< 0,9 → AVK), ein Gehtest, Duplexuntersuchungen der Beinarterien (→ Abb. I/31.6.9) und ggf. Kernspintomografie mit Gefäßdarstellung (*MR-Angiografie*).

Außerdem wird gezielt nach weiteren Arteriosklerose-Manifestationen (→ Kap. I/31.6.11) gesucht.

Einteilung der pAVK

- Einteilung nach Lokalisation:
  - **Beckentyp:** Verengung in Aorta oder Beckenarterie, Pulse ab Oberschenkelarterie nicht tastbar, Schmerz in Gesäß und Oberschenkel
  - **Oberschenkeltyp.** Verengung in Oberschenkel- oder Kniekehlenarterie, Pulse ab Kniekehlenarterie fehlen, Wadenschmerz
  - **Peripherer Typ.** Verengung in Unterschenkel- und Fußarterien, Fehlen der Fußpulse, Schmerz in der Fußsohle
- Einteilung nach Schweregrad (→ Tab. I/31.6.2).

Behandlung

Immer müssen Risikofaktoren beseitigt werden: Nikotinverzicht, optimale Einstellung von Diabetes, Bluthochdruck oder Fettstoffwechselstörungen.

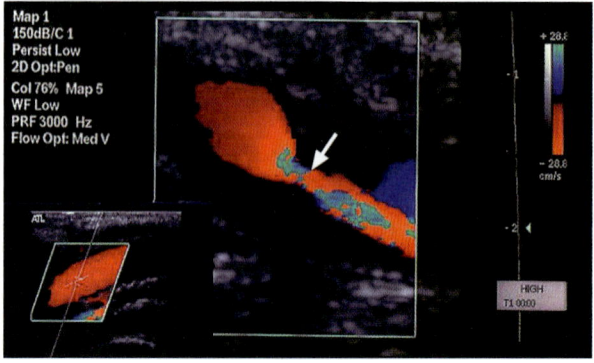

Abb. I/31.6.9 Die Farb-Duplex-Sonografie stellt Gefäßwand, Gefäßlichtung und Strömung nichtinvasiv dar und ist inzwischen unverzichtbar. Der Pfeil zeigt auf eine hochgradige Arterienverengung mit verändertem Blutfluss (Farbveränderungen um die Engstelle). [F479]

Stadium	Symptome	
I	Keine Beschwerden, aber nachweisbare Veränderungen	
II	Claudicatio intermittens/Belastungs-schmerz	II a: schmerzfreie Gehstrecke › 200 m
		II b: schmerzfreie Gehstrecke ‹ 200 m
III	Ruheschmerz in Horizontallage	
IV	Ruheschmerz, zusätzlich Ulkus bzw. Nekrose/Gangrän	

Tab. I/31.6.2 Stadien-Einteilung der pAVK nach Fontaine.

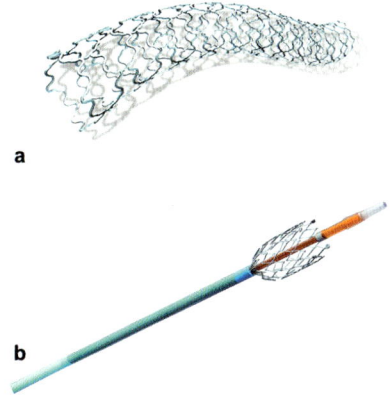

Abb. I/31.6.10 Stent (a entfaltet, b teilentfaltet mit Applikator). [V170-1]

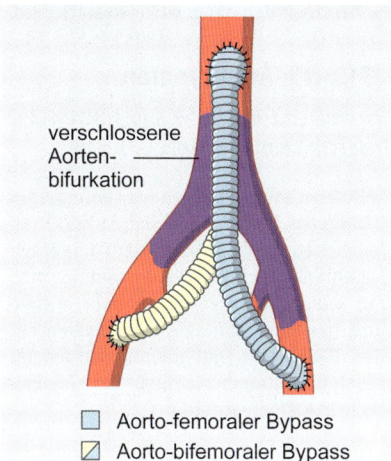

verschlossene Aorten-bifurkation

☐ Aorto-femoraler Bypass
▨ Aorto-bifemoraler Bypass

Abb. I/31.6.11 Aorto-bifemoraler Bypass. Die Kunststoffprothese – hier eine Bifurkationspro-these – verläuft in unmittelbarer Nähe des ste-nosierten Gefäßes. [L138]

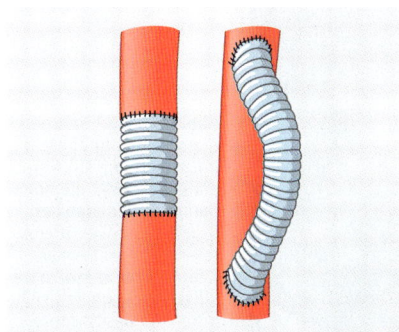

Abb. I/31.6.12 Interponat (links) und Bypass (rechts). [L190]

Ansonsten gibt es folgende Therapiemög-lichkeiten, die stadienabhängig einzeln oder kombiniert eingesetzt werden:
- **Gehtraining** durch zügiges Gehen oder Fußgymnastik bis knapp unter die Schmerzgrenze führt zur Ausbildung von Kollateralen, die über einen Umge-hungskreislauf das schlecht durchblutete Gebiet versorgen. Am besten sind struk-turierte Übungsprogramme mindestens dreimal wöchentlich für ½–1 Stunde. Sind diese nicht realisierbar, erfolgen Ei-genübungen nach vorheriger Anleitung
- Eine **medikamentöse Therapie** erfolgt immer mit Thrombozytenaggregations-hemmern (ASS, Clopidogrel → Kap. I/31.4.9), einem Statin (z. B. Simvastatin, → Kap. I/31.3.12), stadienabhängig evtl. auch mit verschiedenen gefäßaktiven Substanzen (z.B. Dusodril®)
- Bei der **PTA** (*perkutane transluminale Angioplastie*) wird die Gefäßverengung durch einen aufblasbaren Ballon aufge-dehnt, der mithilfe eines Katheters an die Enge gebracht wird. Die PTA wird heute fast immer mit der Implantation eines **Stents** (*innere Gefäßstütze* → Abb. I/31.6.10) kombiniert. Ein Stent ist ein beschichtetes oder unbeschichtetes „Maschenröhrchen", das das Gefäß nach der Aufdehnung von innen of-fen halten soll.
- Bei der **lokalen Lyse** wird ein hoch kon-zentriertes Fibrinolytikum (→ Kap. I/31.4.9) an den Thrombus gebracht, um ihn aufzulösen
- Operationen zur Gefäßeröffnung sind:
  - Die **Thrombendarteriektomie** (*TEA*) mit Ausschälung der Gefäßintima
  - **Bypassoperationen** durch Implantati-on einer Kunststoffprothese (→ Abb. I/31.6.11, → Abb. I/31.6.12) oder einer körpereigenen Vene
  - Entfernung des verengten oder ver-schlossenen Gefäßabschnitts und Er-satz durch ein **Interponat** (→ Abb. I/31.6.12)
- Bei Nekrosen oder unbeherrschbaren Ru-heschmerzen kann eine Amputation (möglichst weit distal) unumgänglich sein.

Pflege und Information des Erkrankten

Altenpflegerinnen betreuen und informie-ren den Betroffenen wie folgt:
- Leichte Beintiefpositionierung des Beins, bei gleichzeitiger Varikosis Flachpositio-nierung mit zwischenzeitlicher Tiefposi-tionierung
- Bei kalten Füßen keine Heizkissen oder heißen Wärmflaschen, da dies den Sauer-stoffbedarf steigert, sich aber nur die ge-sunden Gefäße erweitern. Auch das Tem-peraturempfinden kann gestört sein, so-dass das Risiko von Verbrennungen er-höht ist. Besser Wolldecken oder Wattepackungen
- Schutz vor Verletzung der schlecht durchbluteten Körperteile: Vorsicht beim Nägelkürzen, bequeme Schuhe
- Sorgfältige Fußpflege, Dekubitusprophy-laxe an den Fersen
- Bei Übergewicht Reduktionskost, bei er-höhten Blutfettwerten fettarme Diät (→ Kap. I/20.8). Bei Diabetikern optimale Einstellung des Diabetes mellitus (→ Kap. I/31.3.11)
- Motivation zu Nikotinverzicht und Geh-training.

I/31.6.13 Akuter Verschluss einer Extremitätenarterie

> **Akuter Verschluss einer Extremitäten-arterie:** Durch plötzliche Verlegung einer Arterie – meist der unteren Extremitäten – bedingter Durchblutungsstopp mit akuter Gefährdung der abhängigen Gewebe. Ge-fäßchirurgischer Notfall.
> **Embolie:** Gefäßverschluss durch einen Embolus, d. h. in die Blutbahn verschlepp-te Substanzen, die sich nicht im Blut lösen (z.B. Thromben, Luft, Fremdkörper oder Bakterien).

Krankheitsentstehung

70 % der **akuten Verschlüsse von Extremi-tätenarterien** sind Folge einer Embolie aus dem linken Herzen (z.B. bei Vorhofflim-mern → Kap. I/31.5.12) oder aus arterio-sklerotisch veränderten Arterien. Im Her-zen oder in einer großen Arterie entstande-ne Thromben lösen sich und verlegen eine periphere Arterie.

Ungefähr 20 % sind auf eine aufgepfropf-te Thrombose bei Arteriosklerose zurückzu-führen – etwa ein Beinarterienverschluss bei vorbestehender AVK-bedingter Stenose. Die übrigen 10 % sind durch eine Reihe wei-terer Ursachen bedingt. 📖📖 3

I 31

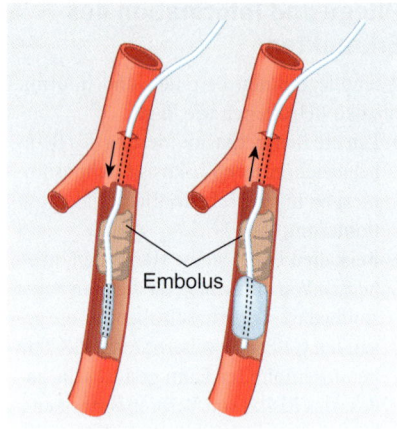

Embolus

Abb. I/31.6.13 Embolektomie mit einem Fogarty-Ballonkatheter. Der Katheter wird nach Inzision in die Arterie eingeführt (links) und mit dem entblockten Ballon durch den Embolus geschoben. Dann wird der Ballon geblockt und beim Herausziehen des Katheters der Embolus mit entfernt. [L138]

Symptome und Befund

Typisch für einen Extremitätenarterienverschluss sind die „6 englischen Ps":
- **P**ain: plötzlicher, sehr starker Schmerz
- **P**aleness: Blässe des betroffenen Körperteils
- **P**araesthesia: Gefühlsstörungen
- **P**ulslessness: Pulslosigkeit der Extremität
- **P**aralysis: Bewegungseinschränkung/-unfähigkeit
- **P**rostration: Schock.

Behandlung

Die Durchblutung muss binnen weniger Stunden wiederhergestellt werden, sonst ist eine Amputation wegen irreversibler Gewebeschäden unumgänglich. Dabei kommen je nach Situation sowohl katheterinterventionelle Methoden (z.B. lokale Lyse, Embolektomie mittels Ballonkatheter → Abb. I/31.6.13) als auch operative Verfahren (z.B. TEA, Bypass-OP) in Betracht.

Pflege

Bei Zeichen für einen plötzlichen arteriellen Gefäßverschluss verständigen Altenpflegerinnen sofort den (Not-)Arzt und bereiten die Verlegung ins Krankenhaus vor. Erstmaßnahmen sind:
- Bettruhe mit Tieflagerung der betroffenen Extremität und Watteverband
- Keine Nahrungs- oder Flüssigkeitszufuhr wegen möglicher Operation und Narkose
- Keine Kompressionsstrümpfe, keine einschnürenden Socken oder Verbände
- Vitalzeichenkontrolle.

> **» Vorsicht!**
> Bei Arterienverschluss keine i.m.-Injektionen, da diese eine Kontraindikation für eine eventuell erforderliche Lysetherapie darstellen können.

I/31.6.14 Durchblutungsstörungen der Eingeweidearterien

Akute arterielle Durchblutungsstörungen: Mesenterialinfarkt

> **» Mesenterialinfarkt:** Thrombotischer oder embolischer Verschluss einer Mesenterialarterie mit nachfolgender Durchblutungsstörung des Darms und hoher Sterblichkeit.

Die Krankheitsentstehung beim **Mesenterialinfarkt** entspricht der des akuten Verschlusses einer Extremitätenarterie.

Der Verlauf ist klassischerweise dreiphasig:
- Symptome sind zu Beginn starke Bauchschmerzen und in schweren Fällen ein Schock.
- Es folgt scheinbare Besserung für ca. 12 Stunden
- Danach zeigen sich ein *paralytischer Ileus* (Darmlähmung → Kap. I/31.8.20) und meist eine *Peritonitis* (→ Kap. I/31.8.20).

Erhärtet sich der Verdacht in der Duplex-Sonografie, erfolgt schnellstmöglich eine Angiografie (evtl. mit gleichzeitiger Therapie) oder Operation zur Entfernung des Embolus bzw. Thrombus. Sind bereits Darmnekrosen vorhanden, müssen die betroffenen Darmabschnitte operativ entfernt werden.

Chronische Durchblutungsstörungen

Chronische Durchblutungsstörungen entstehen am häufigsten bei älteren Menschen durch zunehmende Darmarterieneinengung bei Arteriosklerose.

Die Betroffenen klagen vor allem über Bauchschmerzen ca. 15–30 Min. nach dem Essen. Der Darm benötigt zur Verdauung vermehrt Sauerstoff, aufgrund der verengten Gefäße kann dieser aber nicht bereitgestellt werden. In Analogie zur KHK heißt dieses Bild **Angina abdominalis** (*Angina intestinalis*). Die Erkrankten nehmen ab, weil sie wenig essen, um Schmerzen zu vermeiden, und weil die Nährstoffresorption aufgrund der Durchblutungsstörung vermindert ist. Bei höchstgradiger Gefäßeinengung folgen Dauerschmerz, Blut im Stuhl und Ileus (→ Kap. I/31.8.20).

Therapeutisch wird die Blutversorgung des Darmes wenn irgend möglich verbessert, z.B. durch Ballondilatation. Mehrere kleine Mahlzeiten sind günstiger als wenige große, da für die Verdauung kleiner Mahlzeiten weniger Sauerstoff benötigt wird und die Beschwerden daher nicht so stark sind.

I/31.6.15 Aneurysmen

Zerebrale Aneurysmen → Kap. I/31.11.13
Aneurysmaformen → Abb. I/31.6.15

> **» Aneurysma:** Arterienausweitung, am häufigsten in der Bauchaorta. Bei alten Menschen meist arteriosklerosebedingt. Gefährlich durch Platzen des Aneurysmas mit Blutung in die umliegenden Gewebe und Thrombenbildung im Aneurysma mit den Risiko von Durchblutungsstörungen durch den Thrombus selbst oder eine Embolie in kleinere Arterien.

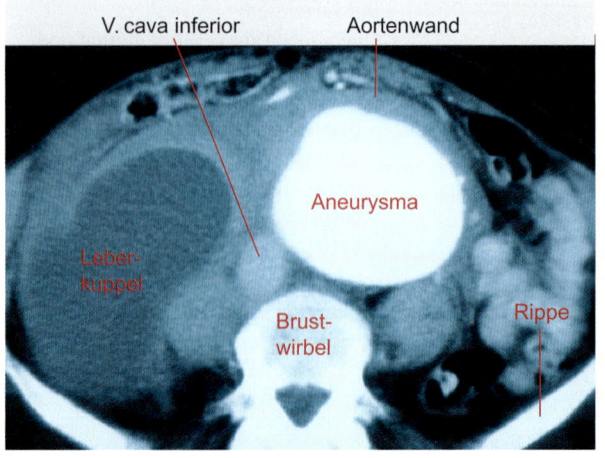

V. cava inferior   Aortenwand

Aneurysma

Leberkuppel

Brustwirbel   Rippe

Abb. I/31.6.14 Großes Aneurysma der oberen Bauchaorta im CT. Normalerweise hat die Aorta hier etwa den gleichen Durchmesser wie die untere Hohlvene (V. cava inferior). Die massive Gefäßaussackung ließ sich durch die Bauchdecke als pulsierender Tumor tasten. [T170]

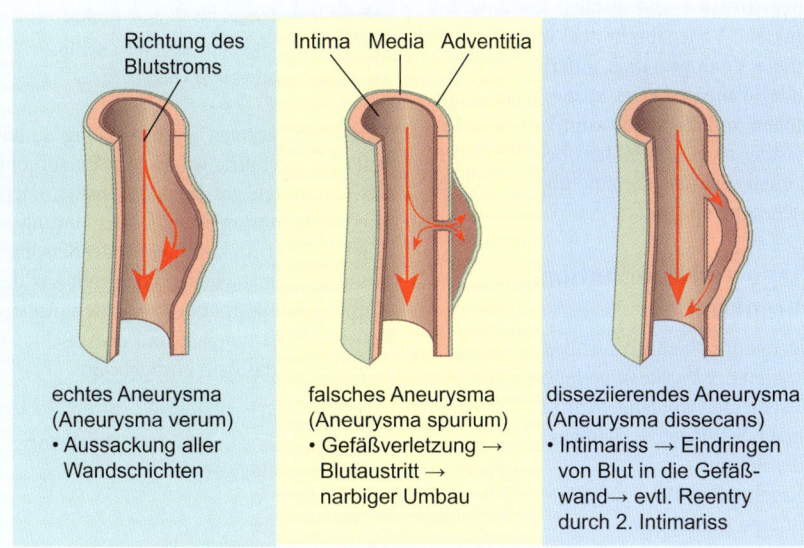

Richtung des Blutstroms | Intima Media Adventitia

echtes Aneurysma
(Aneurysma verum)
• Aussackung aller
  Wandschichten

falsches Aneurysma
(Aneurysma spurium)
• Gefäßverletzung →
  Blutaustritt →
  narbiger Umbau

disseziierendes Aneurysma
(Aneurysma dissecans)
• Intimariss → Eindringen
  von Blut in die Gefäß-
  wand→ evtl. Reentry
  durch 2. Intimariss

Abb. I/31.6.15 Die drei häufigsten Aneurysmaformen. [L138]

Bauchaortenaneurysma

> **Bauchaortenaneurysma** (*BAA*): Meist arteriosklerotisch bedingtes Aneurysma der Aorta zwischen dem Durchtritt durch das Zwerchfell und der Gabelung ungefähr auf Höhe von LWK 4, am häufigsten unterhalb des Abganges der Nierenarterien.

Viele Menschen mit einem **Bauchaortenaneurysma** haben keine Beschwerden, andere klagen über Rücken- und Bauchschmerzen. Die Diagnose wird durch bildgebende Verfahren (→ Abb. I/31.6.14) gesichert, nicht wenige Aneurysmen werden zufällig z.B. bei einer Ultraschalluntersuchung festgestellt.

Lebensbedrohliche Komplikation ist die Ruptur, die sich durch starke Schmerzen und schnelle Schockentwicklung zeigt.

Ob bei Erkrankten ohne Beschwerden das Risiko einer Operation mit Einsetzen einer Gefäßprothese oder das Rupturrisiko beim Zuwarten größer ist, hängt von Größe des Aneurysmas und Zustand des Betroffenen ab. Teilweise ist das minimal-invasive (endovaskuläre) Einbringen einer Stentprothese möglich. Bei einer Ruptur muss immer operiert werden, viele Betroffene sterben aber schon vor Operationsbeginn.

Disseziierende Aneurysmen

Bei einem **disseziierenden Aneurysma** (*Aneurysma dissecans* → Abb. I/31.6.15) dringt Blut durch einen Intimariss in die Gefäßwand und wühlt sich in ihr vor. Es beginnt meist in der aufsteigenden Aorta und kann bis zur Bauchaorta reichen.

Meist hat der Erkrankte bei Einbruch des Blutes in die Gefäßwand stärkste Schmerzen, vor allem im Brustkorb und zwischen den Schulterblättern. Weitere mögliche Symptome sind Schock und Durchblutungsstörungen des Herzens oder innerer Organe, wenn von der Aorta abgehende Arterien komprimiert werden.

Je nach Lage und Größe des Aneurysmas wird eine Gefäßprothese eingesetzt.

> **Vorsicht!**
> Bei Symptomen eines rupturierten oder disseziierenden Aneurysmas, rufen Altenpflegerinnen den Notarzt. Sie lassen den Betroffenen absolute Bettruhe einhalten und kontrollieren seine Vitalzeichen engmaschig.

I/31.6.16 Varikosis

> **Varizen** (*Krampfadern*): Geschlängelte und erweiterte oberflächliche Venen, am häufigsten an den Beinen.
> **Varikosis** (*Krampfaderleiden*): Ausgedehnte Varizen der Beine.

Ca. 20 % der Menschen bekommen im Lauf ihres Lebens **Varizen** oder venös bedingte Ödeme, Frauen häufiger als Männer. 📖 3

Krankheitsentstehung

Bei der **primären Varikosis** (*idiopathische Varikosis*) sind eine Venenwandschwäche oder eine Insuffizienz der Venenklappen für die Venenerweiterung verantwortlich. Fast immer liegt eine familiäre Belastung vor. Begünstigend wirken z.B. sitzende oder stehende Tätigkeit und Schwangerschaften.

Die **sekundäre Varikosis** ist Folge anderer Venenerkrankungen (z.B. einer tiefen Beinvenenthrombose → Kap. I/31.6.18), die zu einer Abflussbehinderung im tiefen Venensystem oder zur Zerstörung der Venenklappen führen. Die oberflächlichen Venen müssen mehr Blut transportieren und werden langfristig überlastet.

Einteilung

- **Besenreiservarizen,** kleine erweiterte Hautvenen, oft netzförmig angeordnet (harmlos)
- **Retikuläre Varizen** subkutaner Venen
- **Seitenastvarizen,** welche die Seitenäste der kleinen und großen Rosenvene (V. saphena parva bzw. magna) betreffen
- **Stammvarizen** (→ Abb. I/31.6.16) bei Erweiterung der kleinen und großen Rosenvene. Sie liegen an der Rückseite des Unterschenkels bzw. der Innenseite von Ober- und Unterschenkel.

Symptome, Befund und Diagnostik

Leitsymptome sind Schwere-, Spannungsgefühl und Schwellneigung der Beine sowie nächtliche Muskelkrämpfe. Im Gegensatz zur pAVK bessern sich die Beschwerden z.B. nach einem längeren Spaziergang. Hauptmittel zur Diagnostik ist die Duplex-Sonografie.

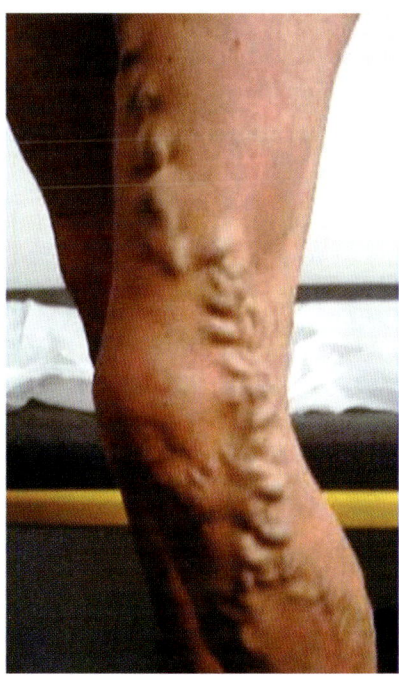

Abb. I/31.6.16 Ausgeprägte Stammvarizen der großen Rosenvene. [E915]

Komplikationen

Komplikationen einer Varikosis sind:

- Blutung nach dem Platzen einer Varize
- Varikothrombose (→ Kap. I/31.6.17)
- Chronische Hautveränderungen
- Chronisch-venöse Insuffizienz (CVI → Kap. I/31.6.19)
- Tiefe Venenthrombose (bei sehr ausgeprägter Varikosis).

Behandlung

Bei der **Sklerosierung** (*Verödung*) wird ein Verödungsmittel, das die Veneninnenwand schädigt, in die Varizen eingespritzt und danach ein Kompressionsverband angelegt. Sie ist mittlerweile auch bei Stammvarizen möglich.

Die betroffene Vene kann auch durch Hitze von innen verschlossen werden (**Radiofrequenzobliteration, endovenöse Lasertherapie**).

Operiert wird v.a. bei Stammvarizen, jedoch nur, wenn die tiefen Venen durchgängig sind. Häufig durchgeführt wird das **Venenstripping** (*Varizenstripping*) in einer seiner zahlreichen Varianten (→ Abb. I/31.6.17). Nach zwei kleinen Hautschnitten am proximalen und distalen Ende des erkrankten Venenabschnitts wird die erkrankte Vene proximal unterbunden, eine Sonde (*Venenstripper*) in die Vene vorgeschoben und die Sonde samt Vene und Seitenästen nach unten hin herausgezogen. Minimal-invasive Behandlungen werden zunehmend eingesetzt.

Pflege und Information des Erkrankten

Allgemeinmaßnahmen sollen das Fortschreiten der Varikosis verlangsamen:

- Vermeiden von langem Sitzen und Stehen („S-L-Regel"). Häufiges Hochlagern der Beine
- Regelmäßige Bewegung, um die Muskelpumpe zu aktivieren
- Frühzeitiges Tragen von Stützstrümpfen (bei ersten Zeichen) bzw. Kompressionsstrümpfen (bei Varizen)
- Keine direkte Sonneneinstrahlung auf die Beine, keine heißen Bäder (erweitern die Venen)
- Kalte Anwendungen/Wechselduschen zum Gefäßtraining
- Abbau von Übergewicht.

> **S-L-Faustregel für Venenkranke:**
> - **S** wie **S**tehen und **S**itzen ist **s**chlecht
> - Lieber **L**aufen und **L**iegen.

Varizenoperationen werden häufig ambulant durchgeführt, sofern die Versorgung des Operierten gesichert ist. Insbesondere am Operationstag ist auf Nachblutungen, Zeichen von Durchblutungs- oder Sensibilitätsstörungen sowie den korrekten Sitz des Kompressionsverbandes zu achten. Aufstehen ist sofort möglich und erwünscht, im Liegen wird das Bein hochgelagert.

Internet- und Lese-Tipp
Deutsche Gesellschaft für Phlebologie:
www.phlebology.de

I/31.6.17 Varikothrombose

> **Varikothrombose:** Gerinnselbildung in einer Varize mit nachfolgender Entzündung.
> **Thrombose:** Lokale intravasale Gerinnung (*Blutpfropfbildung*).

Bei der **Varikothrombose** bildet sich zuerst ein Blutgerinnsel (*Thrombus*) in einer oberflächlichen Krampfader. In der Folge kommt es zu einer unterschiedlich starken Entzündungsreaktion.

Die Vene ist verdickt, derb und druckschmerzhaft, ihre Umgebung oft gerötet und überwärmt. Die Diagnose wird klinisch gestellt, ggf. muss eine Beteiligung der tiefen Venen durch Duplexsonografie ausgeschlossen werden.

Die Behandlung umfasst:

- Lokal kalte Umschläge, Heparinsalben
- Gegebenenfalls Schmerzmittel
- Keine Bettruhe, sondern möglichst viel Gehen mit Kompressionsverband
- Nachts Wickeln und erhöhte Positionierung des Beines
- Evtl. Stichinzision mit Entfernen des Blutgerinnsels
- Bei Beteiligung der tiefen Venen weitergehende Maßnahmen, z.B. Heparingabe.

I/31.6.18 Tiefe Venenthrombose

> **Tiefe Venenthrombose** (*Phlebothrombose*): Verschluss einer tiefen Vene durch eine Thrombose; ganz überwiegend in den tiefen Bein- und Beckenvenen. Mit dem Alter steigende Häufigkeit.

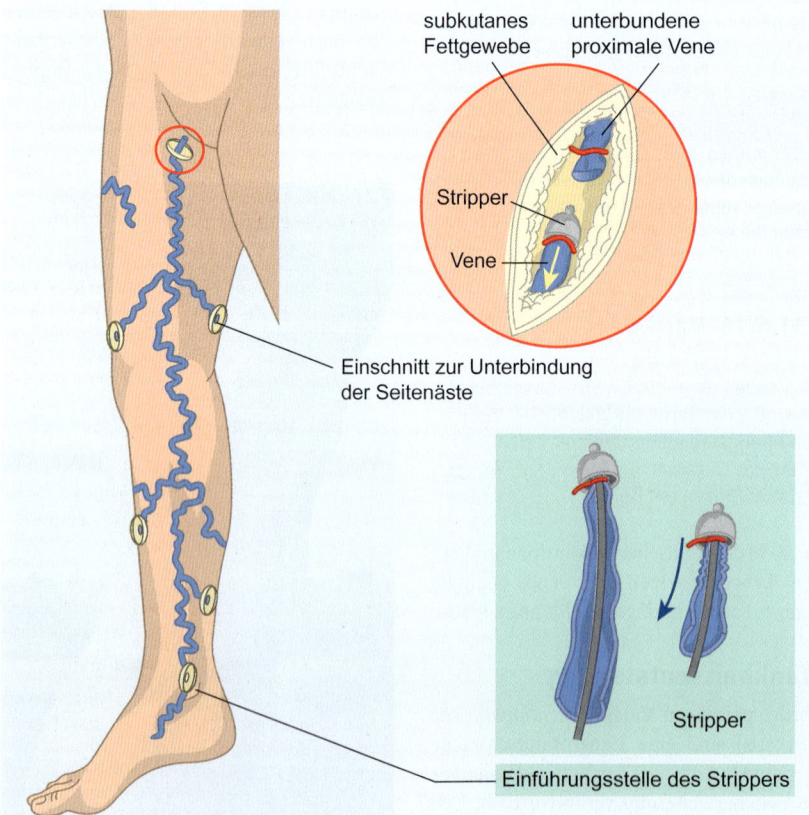

subkutanes Fettgewebe
unterbundene proximale Vene
Stripper
Vene
Einschnitt zur Unterbindung der Seitenäste
Stripper
Einführungsstelle des Strippers

Abb. I/31.6.17 Operative Varizenentfernung. [L138]

Krankheitsentstehung

Bei der **tiefen Venenthrombose** bildet sich in der Vene ein Thrombus und verlegt die Venenlichtung teilweise oder ganz. Dadurch ist der venöse Rückfluss gestört. In der Folge wird der Thrombus bindegewebig umgebaut und die Vene (teilweise) wieder öffnet. Die Gefäßlichtung bleibt aber meist zu klein und oft werden Venenklappen zerstört, sodass der venöse Rückfluss auf Dauer beeinträchtigt ist.

Risikofaktoren

Die Entstehung einer tiefen Venenthrombose wird durch unterschiedliche Faktoren begünstigt (**Virchow-Trias**):

- Veränderung der Blutströmung, v.a. Strömungsverlangsamung bei Bettruhe, Lähmungen, Gipsbehandlung, aber auch langes Sitzen mit abgeknickten Beinen während Busreisen oder Langstreckenflügen
- Gefäßwandschädigung nach Operationen, Unfällen oder durch Entzündung
- Veränderte Blutzusammensetzung mit erhöhter Gerinnungsneigung des Blutes, etwa bei erhöhtem Hämatokrit (z.B. bei Exsikkose, Polyglobulie), erhöhter Blutplättchenzahl oder einigen Tumoren. Die erhöhte Gerinnungs- und damit Thromboseneigung kann auch angeboren sein und besteht dann lebenslang. Am häufigsten sind die **APC-Resistenz** und ein zu hoher Prothrombinspiegel im Blut durch Mutation des für die Prothrombinbildung „zuständigen" Gens. Verdacht besteht bei frühen Thrombosen (vor etwa dem 45. Lebensjahr), Thrombosen ohne die genannten Risikofaktoren und wiederholten Thrombosen.

Symptome, Befund und Diagnostik

Die klassischen Leitsymptome sind Schwellung, Hauterwärmung, Schmerz und Zyanose. Sie sind allerdings unterschiedlich stark ausgeprägt.

- Teilweise ist das Bein deutlich geschwollen (→ Abb. I/31.6.18). Die Schwellung kann aber gerade bei bettlägerigen Menschen auch leicht und evtl. nur in der Knöchelregion vorhanden sein
- Die Schmerzen reichen von einem Schwere- und Spannungsgefühl am betroffenen Bein über einen belastungsabhängigen Fußsohlen- oder Wadenschmerz oder einen ziehenden Schmerz entlang der Venen bis zum starken Ruheschmerz
- Auch die Zyanose ist sehr variabel.

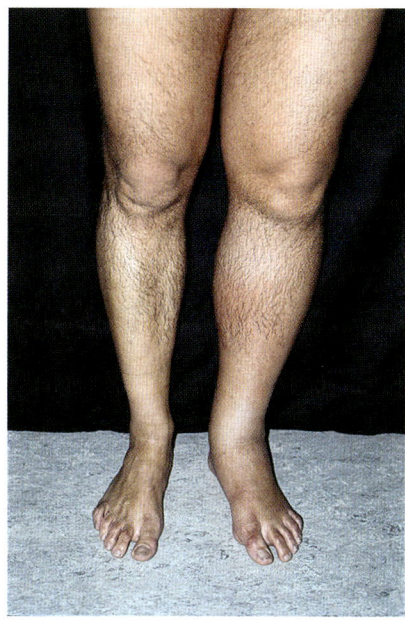

Abb. I/31.6.18 Patient mit tiefer Beckenvenenthrombose links. Die Schwellung des gesamten linken Beines ist bereits aus der Entfernung deutlich sichtbar und die Haut ist (unterschiedlich stark) gerötet. [R246]

Weitere Thrombosezeichen sind verstärkte Hautvenenzeichnung, Schmerzen beim Beklopfen der Wade, bei der Dorsalflexion der Fußsohle (*Hohmann-Zeichen*) oder bei Druck auf die Fußsohle (*Payr-Zeichen*).

> ❯ Vielfach verläuft eine tiefe Bein- oder Beckenvenenthrombose symptomarm und wird erst nach Auftreten einer Lungenembolie (→ Kap. I/31.7.17) diagnostiziert.

Bei klinisch niedriger Thrombosewahrscheinlichkeit werden die **D-Dimere** (*Fibrinbruchstücke*) im Blut bestimmt. Ein Normalbefund macht eine Beinvenenthrombose sehr unwahrscheinlich. Bei hoher Thrombosewahrscheinlichkeit oder erhöhten D-Dimeren erfolgen Ultraschalluntersuchungen (z.B. Duplex-, Kompressionssonografie) sowie ggf. Gefäßdarstellung durch Computer- oder Kernspintomografie oder selten konventionelles Kontrastmittelröntgen (**Phlebografie**). Bei nicht erklärbaren Thrombosen kann gerade bei alten Menschen eine Tumorsuche angeraten sein.

Schwerste Verlaufsform ist die **Phlegmasia coerulea dolens** mit fast vollständiger Verlegung aller venösen Strombahnen. Das Bein nimmt rasch an Umfang zu und verfärbt sich blaurot, die Pulse sind nicht mehr tastbar, da die Druckerhöhung auch den arteriellen Zufluss abklemmt. Der Erkrankte hat stärkste Schmerzen und gerät in einen Schock.

Komplikationen

Die wichtigsten Komplikationen sind:

- In den ersten Tagen eine evtl. lebensbedrohliche *Lungenembolie* (→ Kap. I/31.7.17)
- Im weiteren Verlauf eine *chronisch-venöse Insuffizienz* (→ Kap. I/31.6.19) infolge des nach wie vor gestörten venösen Abflusses und *Thrombose-Rezidive* auf den vorgeschädigten Venenwänden.

Behandlung

Ziele der Behandlung sind eine Lungenembolie zu verhindern und der Entstehung neuer Thromben sowie einer chronisch venösen Insuffizienz entgegenzuwirken.

Behandlung der Wahl ist die sofortige Antikoagulation über mindestens fünf Tage, am häufigsten durch High-dose-Heparinisierung mit niedermolekularem Heparin oder Fondaparinux subkutan (→ Kap. I/31.4.9). Fast gleichzeitig beginnt eine Langzeit-Antikoagulation mit Cumarinen oder direkten oralen Antikoagulanzien (→ Kap. I/31.4.9) für mindestens drei Monate (Dauer je nach Rezidivrisiko). 📖📖 4

Ein Versuch der Rekanalisierung durch Lysetherapie oder operative Thrombenentfernung (*Thrombektomie*) ist selten sinnvoll.

Pflege

> ❯ **Vorsicht!**
> Bereits bei Verdacht keine i.m.-Injektionen, da sie eine Kontraindikation für eine Lysetherapie darstellen.

Tiefe Beinvenenthrombosen werden seit Verfügbarkeit niedermolekularer Heparine häufig ambulant oder kurzstationär behandelt. Altenpflegerinnen begegnen Menschen in der Akutphase somit weit häufiger als früher, weil sie Betroffene entweder zu Hause bei der Heparininjektion oder der Kompressionstherapie unterstützen oder Pflegebedürftige sehr schnell wieder in die Einrichtung entlassen werden.

- Im Gegensatz zu früher werden die Betroffenen nicht mehr generell immobilisiert, sondern nur noch bei Begleiterkrankungen oder starken Beschwerden. Sie sollen vielmehr unter ausreichender Kompressionstherapie (Wickeln oder Kompressionsstrümpfe Klasse II) früh mobilisiert werden und mehrfach täglich gehen
- Im Liegen wird das Bein erhöht positioniert

- Wegen der Gefahr einer Lungenembolie sind abrupte Bewegungen, Pressen beim Stuhlgang (Obstipationsprophylaxe nötig), aber auch lokale Wärmeanwendungen ungünstig.

Rezidivprophylaxe und Information des Erkrankten

Auch wenn keine Antikoagulation mehr erforderlich ist, bleibt das Thromboserisiko meist erhöht. Bei Hinzutreten zusätzlicher Risiken, z.B. Bettlägerigkeit, sollten Betroffene Antithrombosestrümpfe tragen, ggf. verordnet der Arzt eine medikamentöse Thromboseprophylaxe (→ Kap. I/17.3.2).

Das gesamte therapeutische Team sollte über die durchgemachte Thrombose Bescheid wissen.

Thromboseprophylaxe

Ältere Menschen sind besonders thrombosegefährdet bei:
- (Überwiegender) Bettlägerigkeit, d. h. der Betroffene verbringt weniger als sechs Stunden täglich mit aktiver Bewegung (der Aufenthalt im Rollstuhl ist ebenfalls als Immobilität zu werten)
- Übergewicht
- Venösen Gefäßerkrankungen (Varizen, frühere Thrombosen).

Die **Thromboseprophylaxe** soll durch Beschleunigung der Blutströmung und der Herabsetzung der Gerinnungsneigung das Risiko einer Thrombose und damit auch einer Lungenembolie vermindern.

> **Fünf Bausteine** der Thromboseprophylaxe:
> - Mobilisation
> - Positionierung
> - Venenkompression durch MT-Strümpfe und Kompressionsverbände
> - Rückstromfördernde Gymnastik (z.B. auch als Aktivierungsangebot in stationären Pflegeeinrichtungen)
> - Heparinisierung (→ Kap. I/31.4.9).

Mobilisation

Der Betroffene soll so oft wie möglich aufstehen, vor dem Bett auf der Stelle treten und umhergehen. Durch das Gehen wird die Muskelpumpe aktiviert.

Positionierung

- Bei Erkrankten ohne arterielle Gefäßerkrankungen werden die Beine bis auf Herzhöhe gelagert (ohne extreme Hüftbeugung), um den venösen Rückfluss zu fördern
- Bei gleichzeitigen Arterienerkrankungen darf das betroffene Bein nicht erhöht positioniert werden, da dies die Durchblutung zusätzlich beeinträchtigen würde. Der beste Kompromiss ist hier eine Flachpositionierung, ggf. mit zwischenzeitlicher Tiefpositionierung.

Ausstreichen der Venen

Das **Ausstreichen der Venen**, eine Maßnahme, die über viele Jahre als wirkungsvolle Pflegetechnik für die Thromboseprophylaxe galt, führen Altenpflegerinnen nicht mehr durch. Einerseits konnte der Nutzen dieser Massage nicht belegt werden. Andererseits erhöht die Manipulation des Gewebes das Risiko der Lösung von Mikrothromben in den veränderten Gefäßen. Dadurch kann es zu Embolien kommen.

MT-Strümpfe

MT-Strümpfe üben von außen Druck auf die (oberflächlichen) Venen aus, beschleunigen so die Blutströmung und beugen damit Thrombosen bei Bettlägerigkeit vor. Sie werden 24 Stunden am Tag getragen. Der Druck der MT-Strümpfe beträgt im Knöchelbereich ca. 15 mmHg und nimmt zum Oberschenkel hin ab.

Kontraindikation ist v.a. eine fortgeschrittene periphere arterielle Verschlusskrankheit.

> Voraussetzung für die Wirksamkeit sind gute Passform und richtige Handhabung:
> MT-Strümpfe der passenden Größe auswählen und bei entstauten Venen anziehen.
> Ausgeleierte, verwaschene MT-Strümpfe rechtzeitig entsorgen.
> Der Arzt kann das Anziehen der Antithrombosestrümpfe in der ambulanten Versorgung als Pflegeleistung verordnen.

Kompressionsstrümpfe und -verbände

Kompressionsverbände und -strümpfe üben stärkeren Druck aus, wobei der Druck auch hier vom Fuß zum Oberschenkel hin abnimmt.

Medizinische Kompressionsstrümpfe werden bei mobilen Pflegebedürftigen mit Venenerkrankungen, nach Venensklerosierung oder -operation angewendet. Sie sind in vier Klassen (mit steigendem Kompressionsdruck) sowie als Wadenstrumpf, Halb-schenkelstrumpf, Schenkelstrumpf oder Strumpfhose (in jeweils drei Längen) erhältlich.

Altenpflegerinnen messen das entstaute Bein (am besten am Morgen vor dem Aufstehen) aus, um herauszufinden, ob eine handelsübliche Größe passt. Ansonsten muss der Strumpf maßgefertigt werden. Entsprechend wird ein medizinischer Kompressionsstrumpf nur für einen Pflegebedürftigen verwendet (Haltbarkeit ca. ein halbes Jahr). Medizinische Kompressionsstrümpfe werden zur Nacht abgelegt.

Hauptindikationen für einen (phlebologischen) **Kompressionsverband** sind venöse und lymphatische Erkrankungen. Bindenart und Anlegetechnik hängen von der Erkrankung und ihrer Ausprägung ab, ebenso die Tragedauer. Je nach Arztanordnung kann ein Kompressionsverband nur tagsüber getragen werden und ist dann täglich neu anzulegen, oder er wird über mehrere Tage belassen. Wichtig ist neben dem zum Oberschenkel hin abnehmenden Druck, dass sich keine Falten oder Fenster bilden und der Verband nirgendwo zu straff sitzt. Bläulich verfärbte, kalte Zehen sind ein Alarmsymptom. Pflegende überprüfen den korrekten Sitz direkt nach dem Anlegen und danach regelmäßig während der gesamten Zeit, in der der Verband angelegt bleibt.

Rückstromfördernde Gymnastik

Neben den Übungen mit Physiotherapeuten sollte auch ein Bettlägeriger mehrfach täglich selbst aktiv werden. Es gibt zahlreiche Übungen zur Beschleunigung des venösen Rückflusses, die auch im Bett möglich sind, z.B. „Bettradfahren", Fußkreisen, das Stützen der Füße gegen das Bettende mit gleichzeitigem Anspannen der Wadenmuskulatur oder Drücken der Beine gegen die Matratze.

I/31.6.19 Chronisch-venöse Insuffizienz

> **Chronisch-venöse Insuffizienz** (CVI): Typische Kombination von Venen- und Hautveränderungen bei länger bestehender Varikosis.
> **Postthrombotisches Syndrom:** Chronisch-venöse Insuffizienz nach tiefer Venenthrombose.

Sind die Venenklappen bei Varikosis funktionsunfähig oder nach einer tiefen Venenthrombose zerstört, staut sich das Blut im venösen Schenkel der Kapillaren und den Venolen und lässt dort den (hydrostatischen) Druck steigen. Zunächst besteht eine

Stadium	Klinische Befunde
I	Reversible Ödeme, erweiterte Hautvenen an den Fußrändern (Corona phlebectatica)
II	Permanente Ödeme, Pigmentveränderungen, Stauungsdermatitis, weiß-fleckige Hautatrophie
III	Bestehendes oder abgeheiltes Ulcus cruris

Tab. I/31.6.3 Stadieneinteilung der chronisch-venösen Insuffizienz (nach Widmer) [G453].

Ödemneigung, langfristig entsteht eine **Sklerose** (*Verhärtung*) der Haut und Pigmente lagern sich vermehrt ein. Die Haut wird infektionsanfälliger und heilt nach Verletzungen nur schlecht. Im Endstadium bilden sich Ulzerationen und Nekrosen.

Am häufigsten klagen die Erkrankten über Wadenschmerzen oder ein „Berstungsgefühl" im Bein bei längerem Stehen oder Sitzen. Wadenkrämpfe können ebenfalls auftreten (Befunde → Tab. I/31.6.3). Säulen der Behandlung sind Kompression und Therapie der Varikosis.

I/31.6.20 Ulcus cruris

Krankheitsentstehung → Tab. I/31.6.3

> **❯ Ulcus cruris** (*offenes Bein*): Hautdefekt am Unterschenkel, der mindestens bis in die Lederhaut reicht. Einzeln oder mehrfach auftretend, häufig venös, seltener arteriell bedingt. Kombinierte Formen kommen vor.

Symptome und Befund

Typische Hautveränderungen beim **Ulcus cruris** sind (zur Unterscheidung zwischen arteriellem und venösem Ulcus cruris → Tab. I/31.6.4):
- Glänzende, dünne, leicht verletzbare Haut
- Braungelbe oder bläuliche Hyperpigmentierung (besonders bei venösem Grundleiden → Abb. I/31.6.19)

- Unregelmäßige kleine Narben infolge Verletzungen bei schlechter Heilungstendenz
- Entzündliche Veränderungen bei bakterieller oder mykotischer Folgeinfektion
- Nagelveränderungen
- Harte, rote, schmerzhafte „Platten" kurz vor der Ulkusentwicklung.

Behandlung und Pflege

Die folgenden Ausführungen konzentrieren sich auf das venöse Ulcus cruris, da es das häufigere ist:
- Ärztliche Behandlung der venösen Grunderkrankung (ggf. auch operativ), bei Bedarf chirurgische/enzymatische/biologische Wundreinigung

- Unterstützung des Blutstroms: Ein Ulcus cruris heilt nur ab, wenn seine Ursache beseitigt werden kann, z.B. die Stauung bei venös bedingten Erkrankungen. Grundsäulen der Behandlung sind somit Kompression durch Kompressionsstrümpfe der Klasse II oder III und Bewegung
- Wundversorgung (→ Abb. I/31.6.20):
  – Reinigung des Ulkus nach Arztanordnung (z.B. mit Ringer-Lösung)

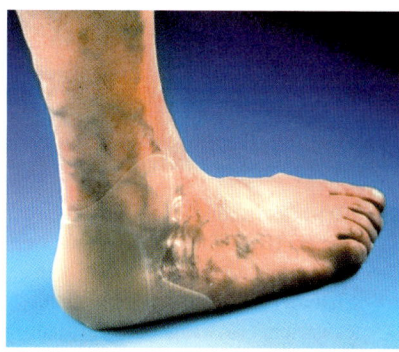

Abb. I/31.6.20 Hydrokolloide Verbände können auch bei sonst schwer zu verbindenden Wunden genutzt werden. [V130]

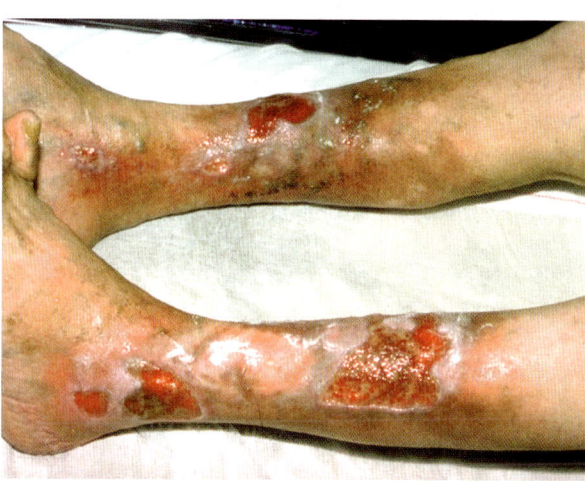

Abb. I/31.6.19 Venöse Ulcera cruris mit typischen braungelben Verfärbungen der Haut. Die langsame Wundheilung mit Narbenbildung vom Wundrand her ist erkennbar. [T195]

	Arterielles Ulcus cruris	Venöses Ulcus cruris	
Ursache	AVK der peripheren Arterien, Diabetes mellitus	Chronisch-venöse Insuffizienz	
Entstehungsmechanismus	Minderdurchblutung → unzureichende Versorgung der Zellen mit Sauerstoff und Nährstoffen → Mikrozirkulationsstörungen → herabgesetzter Zellstoffwechsel → Zell- und Gewebsnekrosen	Insuffiziente Venenklappen → erhöhter Venendruck → Ödem → vermehrter Anfall u.a. von Kohlendioxid und Laktat → herabgesetzter Zellstoffwechsel → Zell- und Gewebsnekrosen	
Bevorzugte Lokalisation	Druckstellen, z.B. Ferse, Zehen, Außenknöchel, vorderer Unterschenkel	Innenknöchel, medialer Unterschenkel, manschettenförmig am Unterschenkel	arterielles Ulcus cruris venöses Ulcus cruris
Beobachtbare Veränderungen	Kühle Haut, evtl. livide verfärbt, Fußpulse meist fehlend	Stauungsdermatose, evtl. Ödeme. Ulkusgrund infolge sekundärer Infektionen meist schmierig belegt, Ulkusränder wulstig, verhärtet	

Tab. I/31.6.4 Arterielles und venöses Ulcus cruris im Vergleich (Fußulkus bei diabetischem Fußsyndrom → Kap. I/31.3.11)

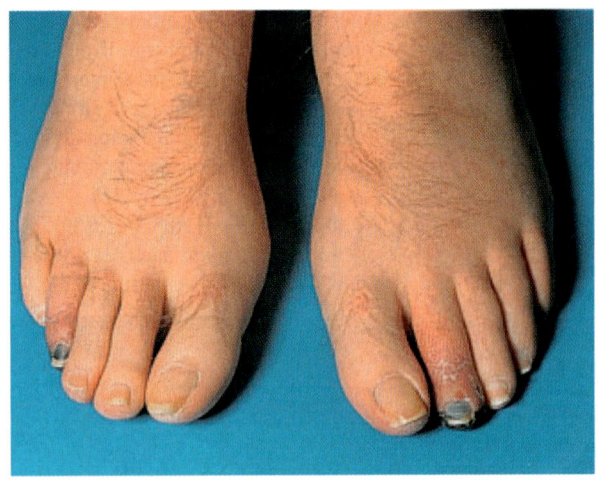

Abb. I/31.6.21 Trockene Gangrän zweier Zehen bei generalisierter Arteriosklerose. [E355]

– „Feuchte Wundbehandlung" mit Hydrogelen, Hydrokolloiden, hydroaktiven Verbänden, Alginaten, Polyurethanschäumen. Welches Präparat am besten geeignet ist, hängt u.a. vom Stadium und der Tiefe der Wunde ab. Zur Anwendung sind die Herstellerangaben zu beachten. Letztlich beruht die Wirkung aber immer darauf, dass die Wundauflage Beläge verflüssigt, Sekret einschließlich Keimen aufnimmt und quillt und dabei aber nicht mit der Wunde verklebt, sodass das neue Granulationsgewebe geschützt wird
• Hautpflege: Die Umgebung des Ulcus cruris sollte mit Öl (z.B. parfümfreies Hautöl) gereinigt und mit Bepanthen® oder Linola Fett® gepflegt werden.

Nekrose und Gangrän

Die **Nekrose** ist ein abgestorbener Gewebebezirk. Sonderform mit Minderdurchblutung als Ursache ist die **Gangrän.**

Durch Verdunstungs- und Schrumpfungsvorgänge entwickelt sich ein blauschwarzes bis schwarzes Areal, das wie mumifiziert aussieht. Das Gewebe ist trocken und hart. Man spricht von **trockener Gangrän** (→ Abb. I/31.6.21). Sie entsteht bei Kranken mit pAVK häufig nach kleinen Verletzungen oder an Druckstellen.

Besiedeln Bakterien die Nekrosen, zersetzt sich allmählich das abgestorbene Gewebe. Es kommt zur lebensbedrohlichen **feuchten Gangrän** mit matschig-schmierigem Aussehen und fauligem Geruch. Schwere Infektionen bis zur Sepsis sind mögliche Folgen.

❯ Altenpflegerinnen informieren auch bei kleinen Nekrosen unverzüglich den Arzt, um eine Behandlung zu ermöglichen.

Pflege

Aufgabe der Pflegenden bei der trockenen Gangrän ist das Trockenhalten und das Vermeiden von Infektionen.

Bei der feuchten Gangrän wird meist nur ein lockerer Verband aus Mullbinden angelegt und evtl. eine systemische Antibiotikatherapie durchgeführt.

Wiederholungsfragen

1. Wie wird der Blutdruck reguliert? (→ Kap. I/31.6.6)
2. Wie kann der Bluthochdruck eingeteilt werden? (→ Kap. I/31.6.9)
3. Welche nicht medikamentösen und medikamentösen Maßnahmen senken den erhöhten Blutdruck? (→ Kap. I/31.6.9)
4. Welche sind die Hauptrisikofaktoren der Arteriosklerose, was die wichtigsten Arteriosklerose-Folgeerkrankungen? (→ Kap. I/31.6.11)
5. Nennen Sie bitte die sechs typischen Symptome bei akutem Verschluss einer Extremitätenarterie. (→ Kap. I/31.6.13)
6. Wie wird eine Varikosis (Krampfaderleiden) behandelt? (→ Kap. I/31.6.16)
7. Welche gefährlichen Komplikationen der Phlebothrombose kennen Sie? (→ Kap. I/31.6.18)
8. Was sind die Bausteine der Thromboseprophylaxe? (→ Kap. I/31.6.18)

Literaturverzeichnis

1. Deutsche Hochdruckliga e. V. (DHL). www.hochdruckliga.de/tl_files/content/dhl/presse/Bluthochdruck-Zahlen-2015.pdf (letzter Zugriff: 12.12 2015).
2. Deutsche Gesellschaft für Kardiologie – Herz- und Kreislaufforschung e.V. (Hrsg.). ESC/DGK Pocket-Guidelines: Leitlinien für das Management der arteriellen Hypertonie. Düsseldorf, 2014.
3. Herold, G. (et al.): Innere Medizin 2017 Köln, 2016.
4. Deutsche Gesellschaft für Angiologie – Gesellschaft für Gefäßmedizin e.V.: Diagnostik und Therapie der Venenthrombose und der Lungenembolie. www.awmf.org/uploads/tx_szleitlinien/065-002l_S2k_VTE_2016-01.pdf (letzter Zugriff: 3.1 2017).

I/31.7 Erkrankungen des Atmungssystems

❯ **(Äußere) Atmung** (*Lungenatmung, Respiration*): Austausch der Atemgase Sauerstoff (O_2) und Kohlendioxid (CO_2) zwischen Körper und Umgebung.
Innere Atmung (*Zell-, Gewebeatmung*): Sauerstoffverbrauchende Reaktionen in der Zelle zur Energiegewinnung, v. a. zur Bildung von ATP als zelleigenem Energielieferanten.
Atmungssystem (*respiratorisches System*): Organe, die der äußeren Atmung dienen. Unterteilt in:
• **Obere Luftwege** (*oberer Respirationstrakt*): Nase, Nasennebenhöhlen und Rachen
• **Untere Luftwege** (*unterer Respirationstrakt*): Kehlkopf, Luftröhre, Bronchien und weiterer Bronchialbaum in den Lungen
• **Lungenbläschen** als Orte des Gasaustausches.

Atmen ist eine existenzielle Grundfunktion des Körpers. Langsame und regelmäßige **Atmung** steht für Ruhe, Entspannung und Schlaf, heftige oder laute Atmung für Anstrengung und Aufregung. Störungen der Atmung verursachen Risiken für den gesamten Organismus.

Erkrankungen des **Atmungssystems** sind ein Problem vieler alter Menschen. Vielfach trifft dabei das altersbedingte Nachlassen aller Teilfunktionen der Atmung zusammen mit jahrzehntelanger Einwirkung exogener Schädigungsfaktoren (in erster Linie Rauchen), anderen Risikofaktoren oder Erkrankungen. Erst durch diese Mehrfachbelastung dekompensiert die Atmungsfunktion dann.

Pflegerische Handlungsfelder

Altenpflegerinnen identifizieren die in der Pflege relevanten Handlungsfelder für die Erkrankungen des Atmungssystems. Folgende Pflegediagnosen können sie dabei häufig feststellen (→ Abb. I/31.7.1).

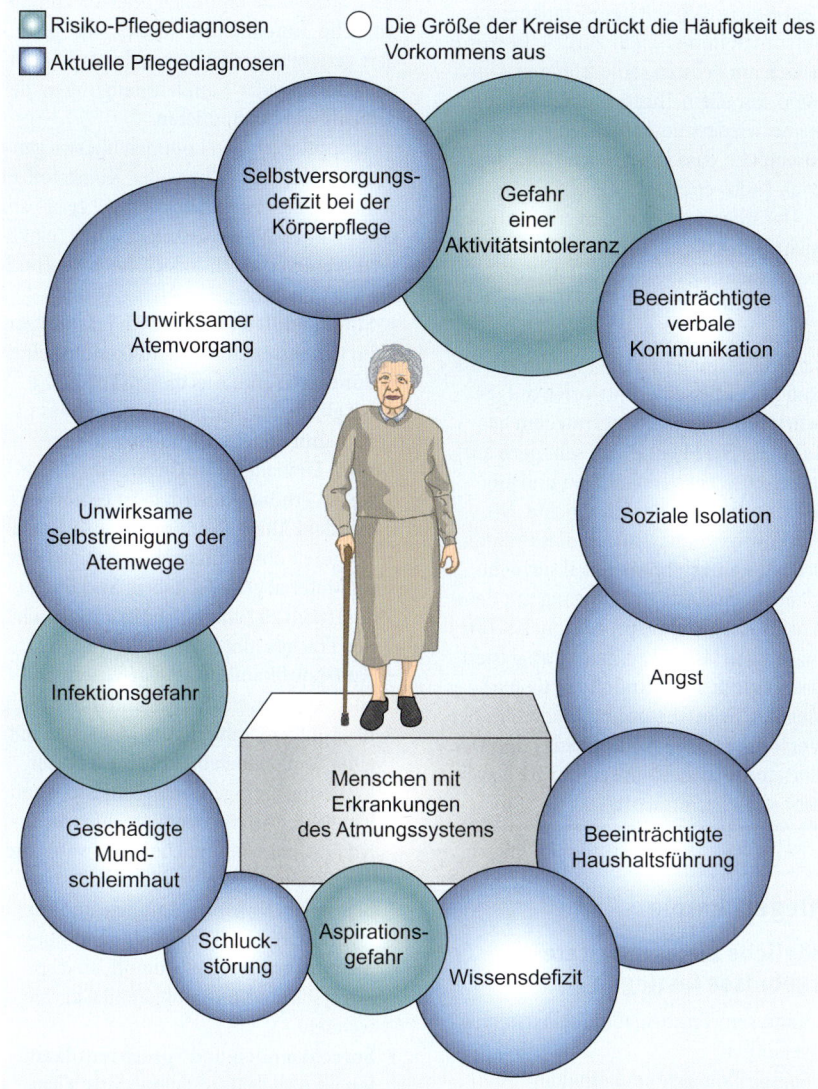

Risiko-Pflegediagnosen

Aktuelle Pflegediagnosen

Die Größe der Kreise drückt die Häufigkeit des Vorkommens aus

- Selbstversorgungsdefizit bei der Körperpflege
- Gefahr einer Aktivitätsintoleranz
- Unwirksamer Atemvorgang
- Beeinträchtigte verbale Kommunikation
- Unwirksame Selbstreinigung der Atemwege
- Infektionsgefahr
- Soziale Isolation
- Angst
- Geschädigte Mundschleimhaut
- Menschen mit Erkrankungen des Atmungssystems
- Beeinträchtigte Haushaltsführung
- Schluckstörung
- Aspirationsgefahr
- Wissensdefizit

Abb. I/31.7.1 Häufige Pflegediagnosen im Zusammenhang mit der Versorgung von Menschen, die an Erkrankungen des Atmungssystems leiden. [L138]

I/31.7.1 Beispiel eines Pflegeprozesses bei „Selbstversorgungsdefizit" bei einem Tracheostoma

❯ **Selbstversorgungsdefizit bei einem Tracheostoma:** Eingeschränkte Fähigkeit, Aktivitäten im Umgang mit und der Versorgung eines Tracheostomas durchzuführen. **Tracheostoma:** Durch einen Luftröhrenschnitt (*Tracheotomie*) operativ angelegte Verbindung zwischen Luftröhre und Körperoberfläche.

Mögliche Folgen eines **Selbstversorgungsdefizits bei einem Tracheostoma**, Beispiele für medizinische Diagnosen und andere Folgen (→ Abb. I/31.7.2):

- Infektionen der Haut und Schleimhaut in der Umgebung des Tracheostomas
- Infektionen und Entzündungen der Luftröhre (*Tracheitis*)

- Leistungseinschränkung und Mobilitätsverlust durch Atemnot
- Rückzug und soziale Isolation
- Plötzlich auftretende Atemnot durch Verlegung des Tracheostomas mit krustigen Borken oder Schleim kann zum akuten Erstickungstod führen.

Ⓐ Fallbeispiel Ambulant, Teil I

Die Altenpflegerin Dorothee Zenker betreut den 63-jährigen Rudolf Lentig in der häuslichen Umgebung. Herr Lentig wurde vor acht Tagen aus dem Krankenhaus entlassen. Dort wurde ihm der Kehlkopf wegen eines Karzinoms entfernt. Herr Lentig wohnt mit seiner Ehefrau und einer der beiden Töchter im eigenen Einfamilienhaus.

Pflegediagnostik

Bestimmende Merkmale

- Beeinträchtigte Fähigkeit zur Tracheostomaversorgung
- Der Betroffene oder Angehörige äußern, dass sie mit der Pflege überfordert sind
- Angestrengte Atmung
- Unruhe
- Angst
- Verschleimungen und Verkrustungen
- Atemnot, weil Schleim, der die Öffnung des Tracheostomas verlegt, nicht entfernt wird
- Wissensdefizit.

Beeinflussende Faktoren

- Selbstversorgungsdefizit (z. B. durch körperliche Schwäche, Bewegungsstörungen, z. B. nach einem Schlaganfall, durch Morbus Parkinson oder Multiple Sklerose, bei Gelenkdeformitäten der Hände, etwa durch rheumatische Erkrankungen)
- Chronische Verwirrtheit bei Menschen mit Demenz

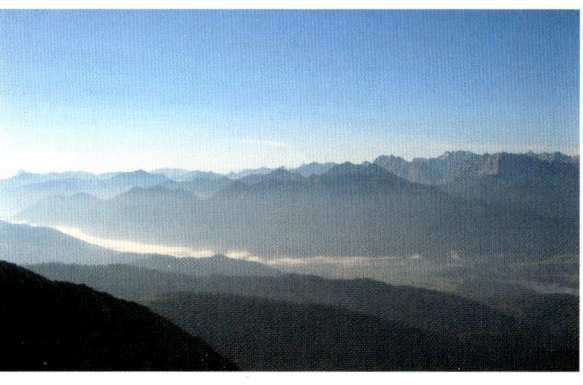

Abb. I/31.7.2 Die Atmung bestimmt das Lebensgefühl eines Menschen maßgeblich. [O408]

- Angst
- Reduzierte Motivation
- Wahrnehmungsstörung v. a. Sehen.

Liegt die operative Anlage des Tracheostomas erst kurze Zeit zurück, hat der Pflegebedürftige möglicherweise noch nicht gelernt, mit dem Tracheostoma selbstständig umzugehen. Auch das kann ein Grund für das Selbstversorgungsdefizit sein.

Eine Tracheotomie kann als Notfallmaßnahme bei einer Verlegung der oberen Luftwege, z. B. durch Fremdkörperaspiration oder Schleimhautschwellung (z. B. nach Insektenstich) oder zur Langzeitbeatmung durchgeführt werden. Als Dauerlösung wird ein Tracheostoma auch bei Kehlkopfentfernung angelegt, z. B. im Zuge der operativen Therapie einer Krebserkrankung am Kehlkopf. In der Altenpflege sind relativ häufig alte Menschen zu betreuen, die mit einem Tracheostoma versorgt sind.

Nach der Anlage wird das Tracheostoma durch eine Trachealkanüle offen gehalten. Später vernarbt der Rand der Öffnung, sodass das Tracheostoma auch ohne Kanüle offen bleibt.

Viele alte Menschen lernen schon bald nach der Operation, das Tracheostoma richtig zu pflegen, die Trachealkanüle selbstständig zu entfernen, zu reinigen und einzusetzen. Ein Selbstversorgungsdefizit kann durch verschiedene Erkrankungen und Beeinträchtigungen eintreten.

> **❯ Vorsicht!**
> Im Umgang mit Personen, die ein Tracheostoma tragen, ist es wichtig, eine ruhige Haltung zu bewahren, um Angst und Unsicherheit des Pflegebedürftigen zu mindern.

Ⓐ Fallbeispiel Ambulant, Teil II

Rudolf Lentig ist wegen der Krebsoperation und der daraus folgenden Stimmlosigkeit sehr deprimiert. Ihm kommen immer wieder die Tränen. Im Krankenhaus wurde ihm gezeigt, wie das Tracheostoma fachgerecht zu pflegen ist. Auf Grund starker Sekretabsonderung und einer Hemmung, sich mit seinem Defizit zu befassen, lehnt Herr Lentig es ab, den Verbandswechsel und die anderen nötigen Pflegemaßnahmen eigenständig auszuführen. Er möchte die Kanüle weder anfassen noch anschauen. Die Familienangehörigen haben ebenfalls starke Berührungsängste, da sie nichts falsch machen möchten. Herr

Lentig zieht sich seit dem Krankenhausaufenthalt immer mehr zurück. Er würde jedoch am liebsten seine früheren Aktivitäten, vor allem Theater- und Opernbesuche, wieder aufnehmen. Allerdings befürchtet er, dass jeder gleich sieht, dass er an Krebs erkrankt ist.

Dorothee Zenker, die Herrn Lentig zu mehr Selbstständigkeit verhelfen möchte, versucht, seine aktuellen Bedürfnisse herauszufinden. Die Kommunikation mittels Zettel und Bleistift ist etwas mühsam, da es immer recht lange dauert, bis Rudolf Lentig seine Antworten aufgeschrieben hat. Sie findet trotzdem heraus, dass Herr Lentig sich sehr gern auf anderem Wege verständigen und auf Dauer selbstständig sein möchte. Die Angehörigen unterstützen diese Wünsche nur eingeschränkt, weil sie nicht glauben, dass sich der Umgang mit dem Tracheostoma ohne professionelle Hilfe bewältigen lässt. Frau Zenker analysiert das Verhalten von Rudolf Lentig und stellt ein Selbstversorgungsdefizit bei der Versorgung des Tracheostomas fest. Der Pflegebedürftige ist in seiner Lebenswelt sehr stark beeinträchtigt.

Pflegetherapie

Mögliche Ziele/erwartete Ergebnisse festlegen

- Kann sein Tracheostoma selbstständig versorgen
- Soziale Kontakte sind erhalten
- Der Pflegebedürftige kennt die individuellen Risikofaktoren
- Der Pflegebedürftige zeigt ein Verhalten, das geeignet ist, eine Schädigung zu verhindern.

Maßnahmen planen und durchführen

Die im Folgenden dargestellten Pflegemaßnahmen stellen eine Auswahl dar.

Trachealkanülen

Um das Tracheostoma offen zu halten, wird eine **Trachealkanüle** eingesetzt, die es in unterschiedlichen Materialien und Ausführungen gibt.

Alle Kanülen besitzen ein **Kanülenschild,** das bei eingeführter Kanüle auf der Haut liegt. Rechts und links am Kanülenschild befindet sich eine Öffnung, an der das **Kanülenbändchen** angebracht wird, mit dem sich die Kanüle im Nacken befestigen

lässt. Die meisten Kanülen besitzen eine zusätzliche **Innenkanüle** (*Seele*), die gesondert gereinigt werden kann, damit Pflegende nicht bei jeder Kanülenreinigung an der Schleimhaut manipulieren.

Altenpflegerinnen kommen überwiegend mit Kanülen aus Silber oder Kunststoff in Kontakt. Silberkanülen sollten zwar auf Grund ihrer Nachteile nicht mehr eingesetzt werden, finden jedoch noch regelmäßig Verwendung.

- **Silberkanülen** (→ Abb. I/31.7.3) besitzen im Gegensatz zu Kunststoffkanülen eine dünnere Wand. Aus diesem Grund ist bei gleichem Außendurchmesser das Lumen größer. Silberkanülen sind sehr starr. Deshalb ist die Gefahr von Druckstellen erhöht. Außerdem ist es notwendig, dass Altenpflegerinnen bei längerer Tragezeit überprüfen, ob sich feine Risse im Material gebildet haben. Sie können zusätzlich zu Schleimhautirritationen in der Trachea führen
- **Kunststoffkanülen** sind gewebefreundlicher, leichter, elastischer und durchlässig für Röntgenstrahlen. Alte Menschen mit einer Strahlenbehandlung bei Krebserkrankungen tragen stets Kunststoffkanülen, weil sonst die energiereichen Strahlen gestreut würden. Die Folge wäre eine Zerstörung von Zellen, die erhalten bleiben sollen. Kunststoffkanülen sind verformbar. Bis die Tracheostomaöffnung nicht mehr narbig schrumpft, sind spiralverstärkte Kunststoffkanülen zu verwenden
- **Sprechkanülen** und **Sprechventilkanülen** (→ Abb. I/31.7.3) gibt es aus Silber oder aus Kunststoff. Sie besitzen eine Innenkanüle mit einer Aussparung (Fenster) und eine Außenkanüle mit siebartigen Löchern.

  Voraussetzung für das Sprechen mit einer Sprechkanüle ist, dass der Kehlkopf nicht operativ entfernt wurde. Während der Ausatmung gelangt die Ausatemluft durch das Sieb in den Kehlkopf und kann zur Stimmbildung benutzt werden. Dazu verschließt der Träger der Kanüle die vordere Öffnung bei der Ausatmung mit einem Finger. Es gibt auch Ventile, die sich beim Ausatmen von selbst schließen und dadurch die Stimmbildung ermöglichen
- Bei einigen alten Menschen bildet das vernarbte Tracheostoma eine so stabile Öffnung, dass keine Trachealkanüle mehr notwendig ist. Zum Offenhalten wird lediglich eine kurze, Kunststoffhülse, der **Stomabutton,** eingesetzt.

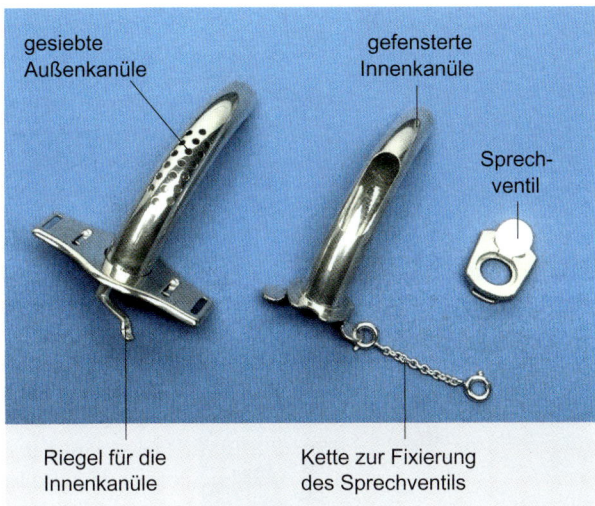

gesiebte
Außenkanüle

gefensterte
Innenkanüle

Sprech-
ventil

Riegel für die
Innenkanüle

Kette zur Fixierung
des Sprechventils

Abb. I/31.7.3 Sprechven-
tilkanüle aus Silber.
[K183]

Wechsel einer Trachealkanüle und Pflege des Tracheostomas

Die komplette Trachealkanüle (Innen- und Außenkanüle) wird bei reizlosem Stoma und unauffälliger Sekretmenge einmal pro Woche gewechselt. Die Innenkanüle ist mindestens einmal täglich zu wechseln und zu reinigen. Bei größeren Sekretmengen finden Wechsel und Reinigung entsprechend häufiger statt, um zu gewährleisten, dass die Kanüle stets durchgängig ist.

❯ Vorsicht!
Im **Notfall** bei akuter Atemnot durch Verlegung der Trachealkanüle sofort handeln, damit der Pflegebedürftige nicht erstickt:
- Bei einer Trachealkanüle mit Innen- und Außenkanüle sofort die Innenkanüle entfernen
- Bei einer einteiligen Trachealkanüle diese entfernen und eine kleinere einsetzen. Das geht einfacher und schneller. Die andere kann später in Ruhe eingesetzt werden.
Altenpflegerinnen achten darauf, dass immer eine Ersatz-Kanüle griffbereit liegt.

Vorbereitung
- Material
  – Desinfizierte Trachealkanüle
  – Evtl. neues Kanülenfixationsband
  – Gegebenenfalls Tracheostoma-Spreizer (*Killian-Spekulum*)
  – Abdecktuch
  – Händedesinfektionsmittel, 2 Paar Einmalhandschuhe
  – Metalline® oder saugfähige Schlitzkompresse, sterile Tupfer oder Kompressen
  – NaCl 0,9 % oder Aqua dest.
  – Evtl. Stomaöl® oder Silikonspray

  – Kanülenreinigungslösung, evtl. Kanülenreinigungsbürste
  – Zellstoff, Abwurfschale
  – Evtl. Material zum Absaugen (➜ Kap. I/20.3.2)
  – Evtl. Salbe zum Hautschutz bzw. zur Behandlung entzündeter Haut
- **Pflegebedürftigen** informieren und den Oberkörper hoch lagern
- **Altenpflegerinnen:** Hände desinfizieren, Einmalhandschuhe anziehen. Dem Pflegebedürftigen erklären, dass Handschuhe die Infektionsgefahr verringern
- **Raum:** Wenn möglich, andere Personen aus dem Zimmer bitten.

Pflegebedürftigen zum Trachealkanülenwechsel anleiten

Jeder Pflegebedürftige mit einem Tracheostoma wird in der Regel schon im Krankenhaus, sobald es der Zustand erlaubt, angeleitet, die Pflege des Tracheostomas und den Wechsel der Trachealkanüle selbst zu übernehmen, damit er schnellstmöglich Selbstständigkeit erlangt.

Hat der Pflegebedürftige diese Fertigkeiten im Krankenhaus noch nicht sicher erlernt, übernehmen Altenpflegerinnen die Anleitung.

Zunächst informieren Altenpflegerinnen den Pflegebedürftigen über die einzelnen Schritte der Versorgung und lassen ihn den gesamten Handlungsablauf mit einem Spiegel beobachten. Nach und nach leiten sie ihn schrittweise zur selbstständigen Versorgung des Tracheostomas an. Zunächst hilft der Pflegebedürftige z. B. bei der Reinigung der Innenkanüle. In einem nächsten Schritt entfernt er selbst die Innenkanüle und schließlich führt er unter Aufsicht der Altenpflegerinnen die komplette Versorgung ohne Hilfe aus.

Vollständige Übernahme durch Pflegende

> ❯ Beim Wechsel der Trachealkanüle streng aseptisch arbeiten.

- Handschuhe anziehen
- Schlitzkompresse entfernen und grobe Verschmutzungen mit einer Kompresse entfernen
- Bei starker Verschleimung evtl. absaugen
- Innenkanüle am Ansatz anfassen und herausziehen
- Innenkanüle mit steriler Kompresse außen reinigen und ggf. in Reinigungslösung legen, anschließend gut mit Wasser spülen. Kanülenreinigungsbürste zur inneren Reinigung nur verwenden, wenn sich Sekretreste nicht von selbst lösen, da sie die Oberfläche aufraut. Gegebenenfalls Beipackzettel lesen
- Neues Paar Handschuhe anziehen
- Bei Kunststoffkanülen Innenkanüle nach dem Trocknen zur besseren Gleitfähigkeit dünn mit Stomaöl® oder Silikonspray einreiben bzw. einsprühen (an einer glatten und gleitfähigen Innenwand bleiben Borken und Schleim schlechter haften)
- Kanülentrageband lösen, Außenkanüle herausnehmen (bei Unsicherheiten Rücksprache mit erfahrenen Kollegen oder einem Arzt)
- Haut mit einer sterilen, feuchten Kompresse oder Tupfer vorsichtig reinigen und trocknen (Wischrichtung von innen nach außen). Keine Seife (reizt) oder Watte (fusselt) verwenden. Darauf achten, dass keine Flüssigkeit in das Tracheostoma gelangt. Evtl. dazu das Tracheostoma mit einer Kompresse abdecken. Entzündete Haut nach Arztabsprache dünn mit Panthenolsalbe abdecken
- Schlitzkompresse so an die Außenkanüle legen, dass sie beim Einführen der Außenkanüle zwischen Haut und Kanüle zu liegen kommt. Bei Verwendung von Metalline®-Kompressen soll die silberne Seite an der Haut liegen (antibakteriell, entzündungshemmend)
- Außenkanüle einführen (➜ Abb. I/31.7.4) und Kanülenbändchen so fixieren, dass zwischen Haut und Bändchen zwei Finger Platz haben
- Innenkanüle einsetzen
- Dünnes Abdecktuch anbringen, um das Tracheostoma vor Fremdkörpern und Staub zu schützen und es optisch zu verdecken. Außerdem fängt das Tuch abgesonderten Schleim auf, wärmt die Ein-

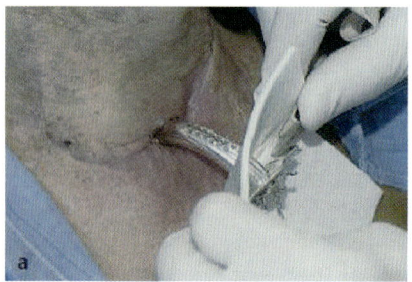

Entfernen der Außenkanüle.

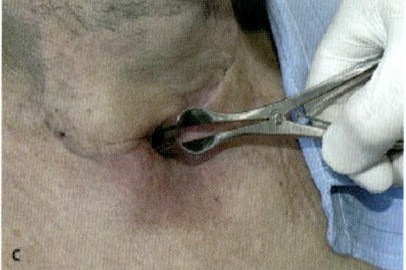

Offenhalten des Tracheostomas mit einem
Spekulum.

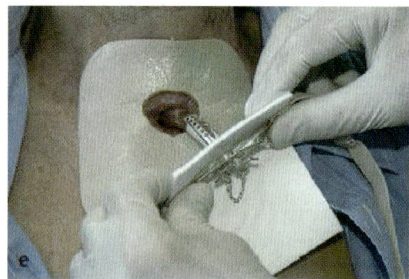

Einsetzen der Trachealkanüle. Zwischen
Hydrokolloidverband und Kanülenansatz liegt die
Tracheokompresse.

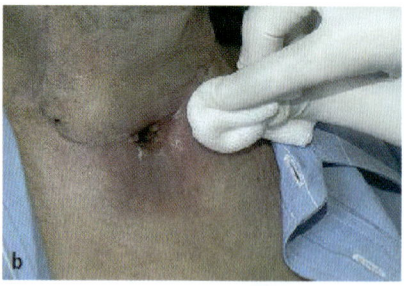

Reinigen des Wundrandes mit einer Kompresse.

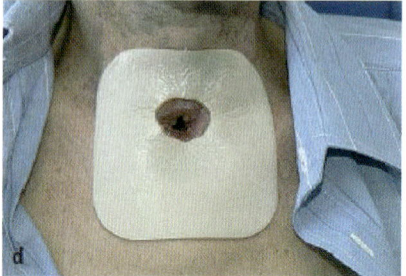

Aufkleben eines Hydrokolloidverbands bei einem
Tracheostoma mit gereizten Wundrändern.

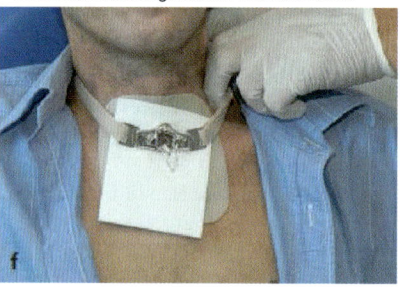

Ansicht nach erfolgtem Kanülenwechsel.
Zwischen dem Haltebändchen und der Haut sollt
Platz für zwei Finger sein.

Abb. I/31.7.4 a – f Tracheostomapflege und Kanülenwechsel. [M270]

atemluft und verringert die Austrocknung der Luftröhre.

❯ Vorsicht!
Keinesfalls dürfen Öl oder andere Haut-
pflegesalben ins Tracheostoma gelangen,
da sie zu einer schweren Ölpneumonie
führen können.

Nachbereitung

- Hände desinfizieren
- Material aufräumen, beim vollständigen
  Wechsel Trachealkanüle desinfizieren
  bzw. in der ambulanten Pflege 15 Min.
  lang auskochen
- Pflegebedürftigen bei Bedarf bequem
  positionieren
- Dokumentation der Maßnahme sowie
  der Beobachtungen.

❯ Wird die Kanüle desinfiziert, ist sie anschließend gut mit klarem Wasser zu spülen, da Rückstände des Desinfektionsmittels die Schleimhaut reizen würden.

Allgemeine Pflegemaßnahmen

❯ Bei einem endgültigen Tracheostoma
kann der Betroffene nicht mehr normal
sprechen.
Möglichkeiten der Stimmrehabilitation sind
in → Kap. I/18.7.2 beschrieben.

Da der Pflegebedürftige durch die künstlich
angelegte Öffnung atmet, entfallen wichtige
Funktionen von Nase, Mund und Rachen.
Die durch ein Tracheostoma eingeatmete
Luft wird **nicht**:
- Durch die feinen Flimmerhärchen in der
  Nase gefiltert und dadurch von Staub
  und Bakterien **gereinigt**
- Durch die schleimproduzierenden Zellen
  in der Nasenschleimhaut **angefeuchtet**
- Durch die gut durchblutete Nasen-
  schleimhaut **angewärmt**.

❯ Nach dem Wegfall dieser wichtigen
Schutzfunktionen werden die Schleimhäute der Atemwege durch die über das

Tracheostoma aufgenommene Luft stark
strapaziert. Sie werden gereizt, entzünden
sich leicht und produzieren vermehrt
Schleim. Da die eingeatmete Luft nicht angefeuchtet wird, ist der Schleim zäh und
bildet Borken.

Sekretabsaugung

Der vor allem in den ersten Wochen und
Monaten nach der Operation vermehrt produzierte Schleim kann nicht abgehustet
oder geschluckt werden. Er ist anfänglich
mehrmals täglich, später seltener und nur
bei Bedarf abzusaugen (→ Kap. I/20.3.2).
Dazu wird der Absaugschlauch aber nicht
über Mund oder Nase, sondern über die
Trachealkanüle eingeführt (*endotracheales
Absaugen*), bis ein leichter Widerstand
spürbar ist. Von da aus den Absaugschlauch
unter drehender Bewegung zurückziehen.
Höchstens 10–15 Sek. absaugen. Selbstständige alte Menschen können dies nach Anleitung mit Hilfe eines Spiegels allein durchführen (→ Abb. I/31.7.5).

Schleimhautbefeuchtung

Um die Schleimhaut anzufeuchten und
Borkenbildung zu vermeiden, ist es not-
wendig, die Schleimhaut mit speziellen
Inhaliergeräten oder einer „**künstlichen
Nase**", die auf das Tracheostoma aufge-
steckt wird, zu befeuchten. Künstliche
Nasen können nur bei alten Menschen an-
gewendet werden, die wenig oder keinen
Schleim produzieren, da sie durch
Schleim schnell verstopfen. Die „künstli-
che Nase" ist mindestens einmal täglich
zu wechseln.

Die Zimmerluft sollte immer einen
Feuchtigkeitsgehalt von 50–60 % besitzen,
um die Bildung von Borken zu verhindern.
Luftbefeuchter sind zur Verbesserung des
Raumklimas geeignet.

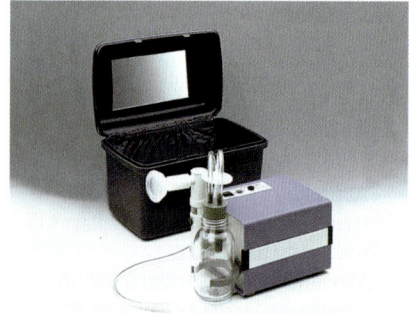

Abb. I/31.7.5 Kombiniertes Inhalier- und Absauggerät mit in den Transportkoffer eingebau-
tem Spiegel. [V156]

Manche Menschen passen sich nach einiger Zeit der veränderten Atemsituation so gut an, dass sie auch ohne ständige Luftbefeuchtung auskommen.

Körperpflege

Baden und **Duschen:** Bei der Körperpflege achten Pflegende darauf, dass weder Wasser noch Fremdkörper in das Tracheostoma gelangen. Der alte Mensch sollte deshalb nur in der Badewanne sitzen und nicht liegen und beim Duschen den Duschkopf in die Hand nehmen. Es ist ein spezieller Duschschutz erhältlich, der auf dem Tracheostoma befestigt werden kann (→ Abb. I/31.7.6).

Rasieren: Männer sollten sich nass rasieren, da bei der Trockenrasur Bartstoppeln in das Tracheostoma gelangen können. Sie sollten immer vom Stoma weg rasieren.

Ernährung

Heiße Speisen können nicht mehr durch **Pusten** oder **Schlürfen** gekühlt werden. Der alte Mensch sollte informiert werden, dass er die Temperatur der Speisen durch Fühlen mit den Lippen oder der Handgelenkinnenseite kontrollieren sollte, um Verbrennungen zu vermeiden.

Da die eingeatmete Luft nicht mehr an den Riechzellen in der Nase vorbeiströmt, kann ein Betroffener nichts riechen. Fällt der **Geruchssinn** aus, bemerkt er nicht so leicht, dass er möglicherweise verdorbene Lebensmittel zu sich nimmt. Da der Geschmackssinn zu einem erheblichen Teil auf der Fähigkeit zum Riechen basiert, ist auch er bei Pflegebedürftigen mit Tracheostoma deutlich eingeschränkt.

Darüber hinaus ist für **weichen Stuhlgang** zu sorgen, da die Fähigkeit zum Pressen eingeschränkt ist (→ Kap. I/20.13.2).

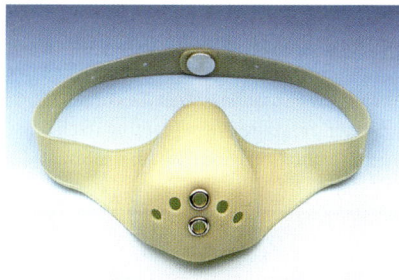

Abb. I/31.7.6 Ein Duschschutz, der über dem Tracheostoma fixiert wird, verhindert, dass Wasser in die Luftröhre gelangt. [V156]

Besonderheiten beim Husten

Nach Anlage eines Tracheostomas ist nur noch ein **leichtes Husten** möglich. Der alte Mensch sollte beim Husten seine Hand (evtl. mit Zellstoff) über das Tracheostoma legen und nicht mehr auf den Mund.

Psychische Situation

Die Anlage eines Tracheostomas ist eine schwere **psychische Belastung.** Der alte Mensch hat gleichzeitig mehrere Probleme zu bewältigen, wobei jedes für sich genommen schwerwiegend ist (→ Tab. I/31.7.1).

Er befindet sich in einer Auseinandersetzung mit:
- Dem veränderten Körperbild (→ Kap. I/18.9)
- Der veränderten Sprache bzw. mit dem Einüben einer neuen Sprache
- Der Beeinträchtigung der Atmung und einer damit verbundenen Erstickungsangst
- Dem Verlust des Geruchs- und z. T. auch des Geschmackssinns (→ Kap. I/18.6.2)
- Der Einschränkung des gesellschaftlichen Lebens durch plötzliche Hustenanfälle mit verstärktem Auswurf
- Mit der auslösenden Krankheit und mit dem Sterben.

Diese Probleme führen häufig dazu, dass der alte Mensch seine sozialen Kontakte einschränkt und sich isoliert. Eine einfühlsame Betreuung kann dem Pflegebedürftigen helfen, dass er sein Leben als lebenswert und sinnvoll empfindet. Sehr hilfreich kann der Austausch mit Gleichgesinnten sein. Deshalb streben Altenpflegerinnen an, den Betroffenen zur Teilnahme an einer Selbsthilfegruppe zu motivieren.

Tracheostoma und Rauchen

Bei sehr vielen Betroffenen musste das dauerhafte Tracheostoma wegen einer Kehlkopfentfernung bei Kehlkopfkrebs angelegt werden. Kehlkopfkrebs ist der häufigste Tumor im HNO-Bereich. Der Altersgipfel liegt um das 60. Lebensjahr. Männer erkranken etwa neunmal häufiger als Frauen. Fast alle Erkrankten sind Raucher, aber auch der Alkoholkonsum spielt eine Rolle (→ Abb. I/31.7.7). 📖 1

Die körperliche und psychische Abhängigkeit erklärt, warum viele Betroffene auch nach der Operation weiterrauchen. Sie nehmen die Zigarette nicht in den Mund, son-

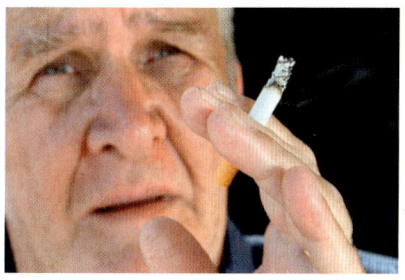

Abb. I/31.7.7 Viele Pflegebedürftige mit Tracheostoma waren vor der Kehlkopfentfernung starke Raucher, und es fällt ihnen schwer, das Rauchen aufzugeben. [J745-034]

dern halten sie an die Öffnung der Trachealkanüle. Viele Menschen reagieren mit Unverständnis oder Entrüstung, wenn sie das sehen.

Verbote, strafende Blicke oder Abwenden helfen dem alten Menschen nicht weiter. Viele sind im Grunde ihres Herzens verzweifelt darüber, wie sehr die Sucht ihre Gesundheit geschädigt hat und dass sie sich auch jetzt nicht von ihr befreien können.

Durch verständnisvolle Zuwendung, einfühlsame Gespräche (→ Kap. I/18) und Beratung zu Möglichkeiten der Raucherentwöhnung (→ Kap. I/20.3.2) fühlt sich der Betroffene ernst genommen, sodass es vielleicht gelingt, ihn dazu zu motivieren, das Rauchen aus eigenem Willen aufzugeben.

> ❯❯ Altenpflegerinnen informieren Raucher sachlich und ohne emotionale Entrüstung darüber, dass sie die Schleimhaut der Luftröhre extrem schädigen, wenn sie eine Zigarette über die Kanüle rauchen. Außerdem besteht Aspirationsgefahr, wenn bei der Inhalation Tabakkrümel in die Atemwege geraten.

Komplikationen

> ❯ **Vorsicht!**
> Bei **Notfällen** erfolgt eine Beatmung mit dem Beatmungsbeutel bzw. eine Sauerstoffverabreichung stets durch das Tracheostoma. Mund-zu-Mund- bzw. Mund-zu-Nase-Beatmungen sind erfolglos.

> ❯❯ Zur Feststellung und Einschätzung eines Selbstversorgungsdefizits bei einem Tracheostoma wurden für die pflegerische Praxis keine Assessmentinstrumente entwickelt. Aufmerksames Beobachten kann den Verdacht darauf bestätigen.

Ⓐ Fallbeispiel Ambulant, Teil III

Beispiel einer Pflegeplanung bei Selbstversorgungsdefizit bei Tracheostoma für Rudolf Lentig

Pflegediagnostik	Pflegetherapie	
aktuelle Pflegediagnosen (aP), Risiko-Pflegediagnosen (RP), Einflussfaktoren/Ursachen (E), Symptome (S), Ressourcen (R)	Pflegeziele/erwartete Ergebnisse	Pflegemaßnahmen
• **aP:** Selbstversorgungsdefizit bei einem Tracheostoma • **E:** Karziombedingte Kehlkopfentfernung • **E:** Möchte die Kanüle nicht anfassen • **R:** Orientiert, kooperativ, lebt mit Ehefrau • **R:** Möchte wieder seine früheren Gwohnheiten aufnehmen	• Tracheostoma wird selbstständig versorgt	• Versorgung des Tracheostomas durch die Pflegenden • Ehefrau zur Unterstützung und Assistenz des Pflegebedürftigen bei der Versorgung motivieren • Pflegebedürftiger wird in kleinen Schritten unter Aufsicht der Pflegenden zur Selbstversorgung angeleitet

Komplikationen	Ursachen	Maßnahmen
• Schleimhautverletzungen • Druckstellen • Blutungen • Evtl. Stenose	• Schlecht sitzende Trachealkanülen • Falsche Größe, Länge bzw. Form der Trachealkanüle	• Arzt informieren • Versorgung nach ärztlicher Anordnung • Prophylaktisch sorgfältige und regelmäßige Tracheostompflege durchführen
• Starke, evtl. eitrige Schleimbildung • Borken- und Krustenbildung • Entzündungen der Luftröhre, Bronchitis, Pneumonie	• Austrocknung der Luftröhrenschleimhaut durch zu geringe Luftfeuchtigkeit • Infektion	• Arzt informieren • Schleimhautbefeuchtung • Viel Flüssigkeit trinken • Atemstimulierende Einreibung und atemerleichternde Lagerung (→ Kap. I/17.7.2) • Nach Arztanordnung Inhalationen und medikamentöse Therapie
• Luftnot	• Verlegung der Trachealkanüle durch Borken	• Innenkanüle entfernen und reinigen • Abhusten (lassen) bzw. absaugen • Beim vollständigem Wechsel der Trachealkanüle hustet der alte Mensch die Borken oft aus • Kann keine Besserung erreicht werden: Arzt informieren; bei akuter Atemnot: Notarzt benachrichtigen
• Herausfallen oder Tieferrutschen der Kanüle	• Falsche Kanülengröße	• Arzt informieren, Neuanpassung der Trachealkanüle erforderlich

Tab. I/31.7.1 Komplikationen eines Tracheostomas und geeignete Maßnahmen.

Pflegeevaluation

Mögliche Evaluationskriterien

Die folgenden Pflegeergebnisse stellen eine Auswahl möglicher Evaluationskriterien dar.
Der Pflegebedürftige:
• Kann sein Tracheostoma selbstständig versorgen
• Sucht Kontakt zu anderen Personen
• Hat gelernt, sich mit anderen Menschen zu verständigen
• Kennt die Risiken als Träger einer Trachealkanüle
• Zeigt ein Verhalten, das eine Schädigung verhindert.

Ⓐ Fallbeispiel Ambulant, Teil IV

Nach einem Monat evaluiert Dorothee Zenker die Pflegeplanung für Herrn Lentig. Es war etwas schwierig, mit den Angehörigen einen Gesprächstermin zu finden, da alle berufstätig sind. Herr Lentig hilft zwischenzeitlich ein wenig bei der Versorgung seines Tracheostomas mit. Er hat allerdings noch große Angst, etwas falsch zu machen. Die anderen Familienangehörigen schauen bei der Versorgung gelegentlich zu und wollen die Handhabung im Laufe der Zeit erlernen. Die Verschleimung ist inzwischen durch die Verwendung einer künstlichen Nase besser

geworden. Rudolf Lentig ist froh, dass er nicht mehr so oft abgesaugt werden muss.

Seine Ehefrau hat Kontakt zu einer Selbsthilfegruppe aufgenommen und informiert sich gemeinsam mit ihrem Mann über die verschiedenen Möglichkeiten des Sprachersatzes. Dorothee Zenker passt die Pflegeplanung nach dem Evaluationsgespräch an die Situation an.

Internet- und Lese-Tipp
Bundesverband der Kehlkopfoperierten e. V. (Kehlkopflose, Rachen- Kehlkopfkrebs-Erkrankte und Halsatmer): www.kehlkopfoperiert-bv.de

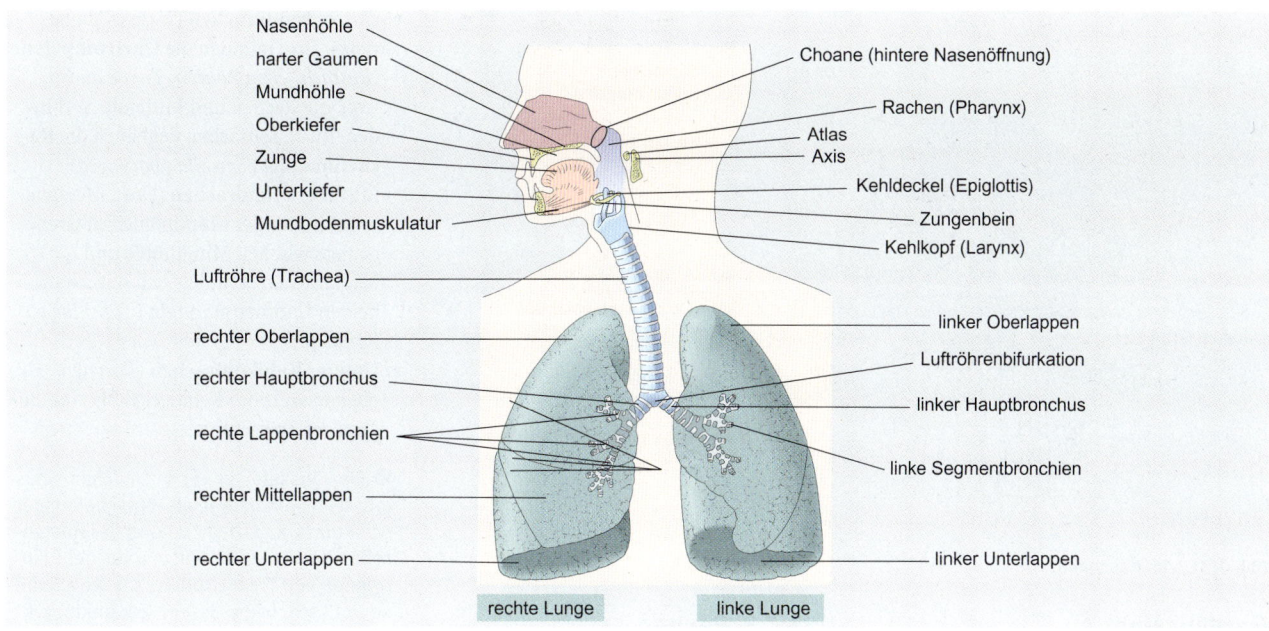

Abb. I/31.7.8 Das Atmungssystem in der Übersicht. [L190]

I/31.7.2 Nase

Aufbau und Funktion

Der innere Anteil der **Nase,** die **Nasenhöhle** (→ Abb. I/31.7.8, → Abb. I/31.7.9), wird nach unten vom harten Gaumen, nach oben vom Siebbein und zur Seite vom Oberkiefer begrenzt.

Die **Nasenscheidewand** (*Septum nasi*) teilt die Nasenhöhle in eine rechte und eine linke Hälfte.

Nach hinten öffnet sich die Nasenhöhle über die beiden **hinteren Nasenöffnungen** (*Choanen*) zum Rachen.

Die **untere, mittlere** und **obere Nasenmuschel** vergrößern die Oberfläche beider Seitenwände. Darunter liegen jeweils ein **unterer, mittlerer und oberer Nasengang.**

In der Nase wird die Atemluft vorgereinigt, angefeuchtet und erwärmt. Im oberen Anteil der Nase liegt das Riechorgan. Außerdem ist die Nase Resonanzraum für die Stimme.

Nasennebenhöhlen und Tränen-Nasen-Gang

Zu den **Nasennebenhöhlen** gehören beidseits (→ Abb. I/31.7.10):

- **Stirnhöhle** (*Sinus frontalis*), oberhalb der Augenhöhlen
- **Kieferhöhle** (*Sinus maxillaris*), unterhalb der Augenhöhlen
- **Siebbeinzellen** (*Cellulae ethmoidales*), zwischen den inneren Augenwinkeln

- **Keilbeinhöhle** (*Sinus sphenoidales*), oben hinter dem Nasenrachen.

Die Nasennebenhöhlen vermindern das Gewicht des knöchernen Schädels und stellen außerdem Resonanzräume für die Stimme dar.

Nasennebenhöhlen und Nasenhöhle sind über mehrere kleine Gänge miteinander verbunden. In den unteren Nasengang mündet außerdem der **Tränen-Nasen-Gang,** über den die Tränenflüssigkeit aus dem inneren Augenwinkel in die Nasenhöhle abfließt.

> ❯❯ Infekte der Nasenhöhle können in die Nasennebenhöhlen fortgeleitet werden und eine **Nasennebenhöhlenentzündung** (*Sinusitis*) auslösen.

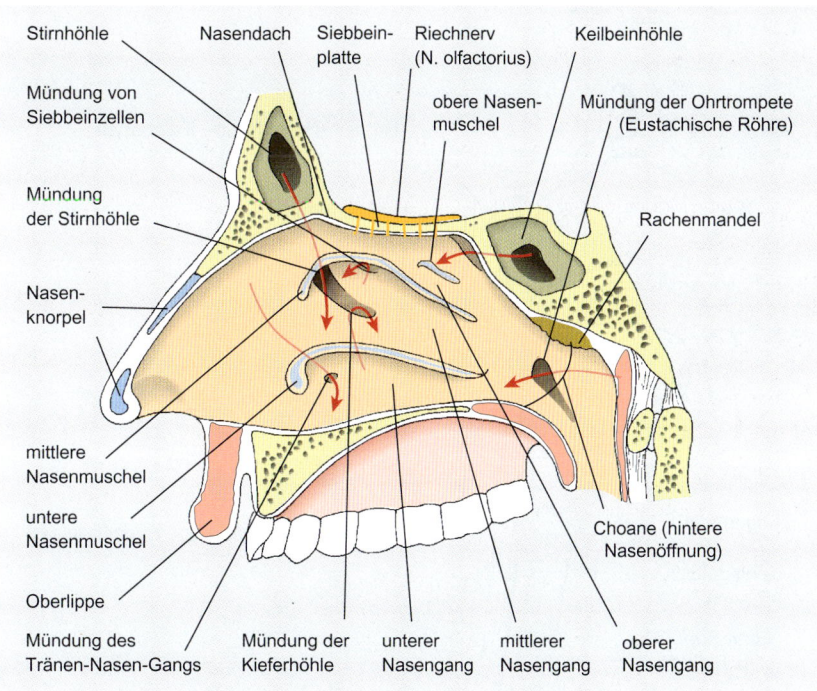

Abb. I/31.7.9 Schnitt durch die Nasenhöhle. [L190]

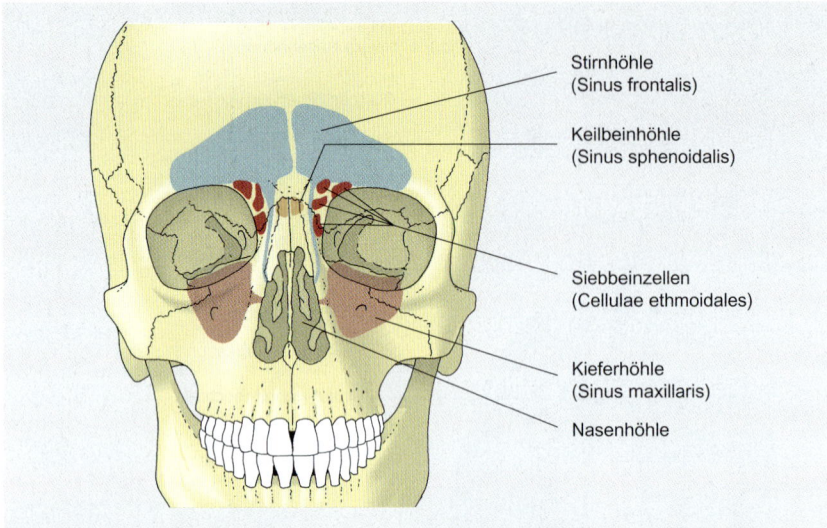

Abb. I/31.7.10 Nasennebenhöhlen. [L190]

Labels in figure:
Stirnhöhle (Sinus frontalis)
Keilbeinhöhle (Sinus sphenoidalis)
Siebbeinzellen (Cellulae ethmoidales)
Kieferhöhle (Sinus maxillaris)
Nasenhöhle

Geruchssinn

Im oberen Teil der Nasenhöhle liegt die **Riechschleimhaut** mit den Rezeptoren des **Geruchssinns.** Die Fortsätze der **Riechzellen** bilden die **Riechnerven** (*I. Hirnnerv, N. olfactorius*). Diese ziehen durch Löcher der Siebbeinplatte zu den **Riechkolben** in der vorderen Schädelgrube unter den Stirnlappen des Großhirns (→ Abb. I/31.11.13) und schließlich zum **Riechhirn,** entwicklungsgeschichtlich älteren Großhirnanteilen. Der Geruchssinn kontrolliert die Atemluft auf „Warnsignale", z. B. Brandgeruch oder den Geruch verdorbener Speisen.

I/31.7.3 Rachen

❯❯ **Rachen** (*Pharynx*): Muskelschlauch, der von der Schädelbasis bis zur Speiseröhre reicht. Im Rachen kreuzen sich Luft- und Speiseweg und teilen sich an seinem unteren Ende in:
• Die vorne gelegenen unteren Luftwege (Kehlkopf und Luftröhre)
• Die hinten vor der Halswirbelsäule verlaufende Speiseröhre.

Der **Rachen** lässt sich in drei Abschnitte gliedern (→ Abb. I/31.7.11):

• Oberer **Nasenrachen** (*Naso-, Epipharynx*). Hier münden die **Ohrtrompeten** (*Eustachischen Röhren, Tubae auditivae*), die Rachen und Mittelohr verbinden. Im Nasenrachen liegt auch die **Rachenmandel** (*Tonsilla pharyngea*)
• Mittlerer **Mundrachen** (*Oro-, Mesopharynx*) hinter der Mundhöhle. Im Grenzgebiet zwischen Mundhöhle und Mundrachen befinden sich seitlich die beiden **Gaumenmandeln** (*Tonsillae palatinae*)
• Unterer **Kehlkopfrachen** (*Laryngo-, Hypopharynx*) vom Kehldeckel bis zum Beginn der Speiseröhre.

❯❯ Ein ausgefeilter Schutzmechanismus mit dem *Kehldeckel* als entscheidender Struktur (→ Kap. I/31.7.4) und der **Hustenreflex** schützen die Lungen vor dem Eindringen von Fremdstoffen, z. B. von Speisepartikeln beim Essen. Erkrankte z. B. nach Schlaganfall oder mit anderen schweren neurologischen Störungen sind gefährdet, durch **Aspiration** (*Einatmen von Fremdkörpern in die Lunge*) eine Lungenentzündung zu entwickeln.

I/31.7.4 Kehlkopf

❯❯ **Kehlkopf** (*Larynx*): Röhrenförmiges Knorpelgerüst vom Zungengrund bis zur Luftröhre.
• Öffnet und schließt die unteren Luftwege
• Enthält die Stimmbänder und ist damit Hauptorgan der Stimmbildung.

Aufbau

Für die Festigkeit des **Kehlkopfes** sorgen mehrere Knorpel, die durch Bänder und Muskeln verbunden sind (→ Abb. I/31.7.12).
• Der größte Knorpel ist der **Schildknorpel,** dessen scharfkantiger Vorsprung den **Adamsapfel** beim Mann markiert
• Vorne oben am Schildknorpel ist der **Kehldeckel** (*Epiglottis*) beweglich befestigt
• Unterhalb des Schildknorpels liegt der siegelringförmige **Ringknorpel,** dessen Verdickung nach hinten gerichtet ist. Schild- und Ringknorpel sind durch Gelenke miteinander verbunden
• Das Siegel des Ringknorpels bildet außerdem die Basis für zwei kleine **Stellknorpel,** die Stellung und Spannung der Stimmbänder regulieren.
Der Kehlkopf ist mit Ausnahme des Kehldeckels und der Stimmbänder von einer gefäßreichen Schleimhaut (ähnlich der Nasenschleimhaut) bedeckt.

Labels in figure (Abb. I/31.7.11):
Nasenhöhle
Nasenrachen (Naso-, Epipharynx)
Rachenmandel
Mündung der Ohrtrompete
Gaumenmandel
Mundrachen (Oro-, Mesopharynx)
Kehldeckel (Epiglottis)
Kehlkopfrachen (Laryngo-, Hypopharynx)
Mundhöhle
Zungenbein
Kehlkopf (Larynx)
Luftröhre (Trachea)

Abb. I/31.7.11 Schnitt durch den Rachen mit seinen drei Etagen: Nasen-, Mund- und Kehlkopfrachen. [L190]

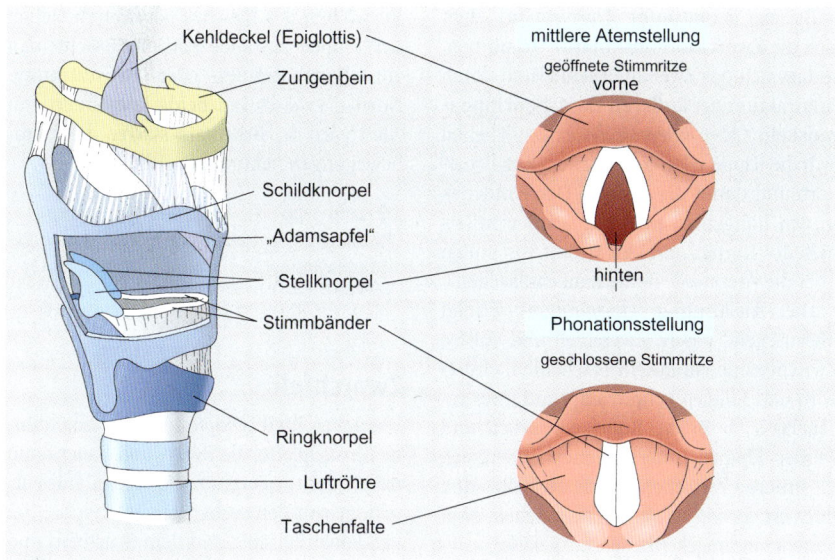

Kehldeckel (Epiglottis)
Zungenbein
Schildknorpel
„Adamsapfel"
Stellknorpel
Stimmbänder
Ringknorpel
Luftröhre
Taschenfalte

mittlere Atemstellung
geöffnete Stimmritze
vorne
hinten

Phonationsstellung
geschlossene Stimmritze

Abb. I/31.7.12 Links Zungenbein und Kehlkopf (Kehldeckel ist in Mittelstellung), rechts die Stimm-bänder in verschiedenen Stellungen (Blick von oben). [L190]

Stimmbänder und Stimme

Die Kehlkopfschleimhaut bildet zwei waage-recht übereinander gelegene Faltenpaare, die **Taschenfalten** und die darunter gelegenen **Stimmfalten.** Die freien Ränder der Stimm-falten in der Mitte des Kehlkopfinneren sind die **Stimmbänder** (→ Abb. I/31.7.12). Sie ver-laufen von der Innenfläche des Schildknor-pels nach hinten zu den beiden Stellknorpeln. Die Öffnung zwischen den Stimmbändern, die **Stimmritze** (*Glottis*), kann ebenso wie die Spannung der Stimmbänder über die Kehl-kopfmuskeln verändert werden. Durch die Stimmbänder erfolgt die **Tonbildung** beim Sprechen (Tonhöhe, Lautstärke).

I/31.7.5 Luftröhre und Bronchien

Luftröhre

Unterhalb des Ringknorpels beginnt die durchschnittlich 12 cm lange **Luftröhre** (*Trachea*). Sie wird von 16–20 hufeisenför-migen Knorpelspangen offen gehalten.

Wie der übrige Atemtrakt ist auch die Luftröhre innen von einer Schleimhaut (Flimmerepithel mit schleimbildenden Be-cherzellen) ausgekleidet. Durch den Flim-merschlag werden Fremdkörper zurück zum Rachen befördert.

Bronchien

An der **Luftröhrenbifurkation** auf Höhe des vierten Brustwirbels gabelt sich die Luftröhre in die beiden **Hauptbronchien.** Ihre Wand ist vergleichbar der der Luftröhre aufgebaut.

Nach wenigen Zentimetern teilt sich der rechte Hauptbronchus in drei und der linke Hauptbronchus in zwei **Lappenbronchien.**

Diese fünf Lappenbronchien teilen sich dann wie das Geäst eines Baumes weiter in **Segmentbronchien** auf, die sich wiederum in immer kleinere Äste verzweigen. Durch mehr als zwanzig Teilungsschritte entsteht so der **Bronchialbaum.**

Je kleiner die Bronchien werden, desto dünner und einfacher ist der Aufbau ihrer Wände. Ab den **Bronchiolen** mit einem In-

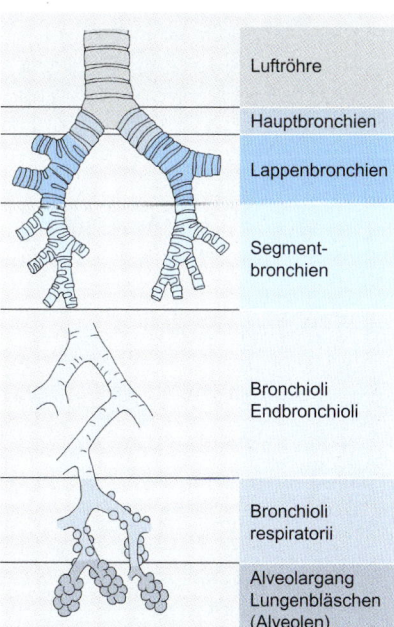

Luftröhre
Hauptbronchien
Lappenbronchien
Segment-bronchien

Bronchioli
Endbronchioli

Bronchioli respiratorii

Alveolargang
Lungenbläschen
(Alveolen)

Abb. I/31.7.13 Das Geäst des Bronchialbaums. Von der Luftröhre bis zu den Lungenbläschen zählt man durchschnittlich 23 Aufteilungen. [L190]

nendurchmesser von weniger als 1 mm feh-len die Knorpeleinlagerungen. Dafür sind die Bronchiolenwände reichlich mit glatten Muskelfaserzügen versehen, die den Zu- und Abstrom der Atemluft regulieren.

Die Bronchiolen verzweigen sich noch einmal (→ Abb. I/31.7.13) und gehen über die **Alveolargänge** in die traubenförmig ge-lagerten **Lungenbläschen** (*Alveolen*) über.

I/31.7.6 Lungen

❯ **Lungen** (*Pulmo*): Im Brustkorb gelege-ne Organe des Gasaustausches. Nehmen den lebensnotwendigen Sauerstoff aus der Atemluft auf und geben Kohlendioxid als wichtiges Stoffwechselendprodukt ab.

Lage und Aufbau

Die beiden **Lungen** liegen seitlich, vorne und hinten den Rippen an. Die **Lungenbasis** sitzt auf dem Zwerchfell, die **Lungenspitze** überragt das Schlüsselbein um 1–2 cm.

Der Raum zwischen den beiden Lungen wird **Mediastinum** (*Mittelfell*) genannt. Dort befinden sich Herz, Thymus, obere Hohlvene, Aortenbogen, *Milchbrustgang* (**Ductus thoracicus**), Luftröhre, Speiseröh-re, N. vagus und Zwerchfellnerven.

- Die rechte Lunge besitzt drei **Lungenlap-pen** (Ober-, Mittel- und Unterlappen), die linke zwei (Ober- und Unterlappen)
- Die Lappen werden nochmals in rechts zehn und links neun **Lungensegmente** gegliedert
- Ein Lungensegment besteht wiederum aus **Lungenläppchen**
- Jedes Lungenläppchen enthält zahlreiche **Lungenbläschen** (*Alveolen*), die At-mungskammern der Lunge. Mit einem Durchmesser von ca. 0,2 mm sind die Lungenbläschen gerade noch mit dem bloßen Auge sichtbar.

Die **Lungenwurzel** (*Lungenhilum*) liegt an der dem Mediastinum zugewandten Seite. Bronchien und Lungenarterienäste treten hier in die Lunge ein, Äste der Lungenve-nen aus. Außerdem liegen dort Lymphkno-ten, die bei Vergrößerung im Röntgenbild erkennbar sind.

Brustfell

Beide Lungen sind von einer hauchdünnen Hülle, dem **Lungenfell** (*Pleura visceralis*) überzogen. Es geht an der Lungenwurzel in das **Rippenfell** (*Pleura parietalis*) über, das die Innenwand des Brustkorbes auskleidet. Zwischen Lungen- und Rippenfell liegt der

Pleuraspalt, ein schmaler Raum mit etwas Flüssigkeit. Dadurch haften die beiden Blätter des **Brustfells** (*Pleura*) aneinander, lassen sich aber verschieben. Der geschlossene Pleuraspalt, in dem immer ein leichter Unterdruck herrscht und der keine Verbindung mit der Außenluft hat, ist Voraussetzung für die Bewegungen der Lungen während der Atmung.

I/31.7.7 Atemmechanik

> **Atemzug:**   Umfasst eine Ein- und Ausatmung.
>
> **Atemfrequenz:**   Zahl der Atemzüge/Min. In Ruhe beim Erwachsenen ca. 12–16/Min.

Ein- und Ausatmung

Die Lungen sind nicht aktiv beweglich, sondern folgen den Bewegungen des Brustkorbs (→ Abb. I/31.7.14).

Bei der **Einatmung** (*Inspiration*) zieht sich die **Zwerchfellmuskulatur** zusammen, sodass sich das Zwerchfell senkt, und durch Kontraktion der **äußeren Zwischenrippenmuskeln** (*Mm. intercostales externi*) heben sich die Rippen. Beides erweitert den Brustkorb und damit die Lungen. Der Luftdruck in den Lungen ist niedriger als der außerhalb des Körper und Luft strömt von außen über die Atemwege in die Lungenbläschen.

Die **Ausatmung** (*Exspiration*) erfolgt überwiegend passiv. Zwerchfell und äußere Zwischenrippenmuskeln erschlaffen. Brustkorb und Lungen kehren aufgrund ihrer Eigenelastizität in die Ruhelage zurück und werden kleiner. Unterstützend können sich die **inneren Zwischenrippenmuskeln** (*Mm. intercostales interni*) zusammenziehen. Nun besteht ein umgekehrtes Druckgefälle.

Je nachdem, ob die Einatmung überwiegend durch Abflachen des Zwerchfells mit Vorwölben des Bauches oder durch Heben der Rippen zustande kommt, spricht man von **Bauchatmung** oder **Brustatmung.** Normalerweise sind beide kombiniert. Im Alter wird der Brustkorb starrer, die Atembewegungen nehmen ab.

> **Lern-Tipp**
> Probieren Sie bewusst Brustatmung und Bauchatmung aus. Spüren Sie den Unterschied?

Zwerchfell

Das **Zwerchfell** (*Diaphragma*) ist eine dünne Muskelplatte, die Brust- und Bauchraum trennt. Seine quergestreifte Muskulatur entspringt von den sechs unteren Rippen, der Lendenwirbelsäule und dem Brustbein und setzt an einer zentral liegenden Sehnenplatte an. **Zwerchfelllücken** ermöglichen Aorta, Speiseröhre und unterer Hohlvene den Durchtritt.

Die Kontraktion der Zwerchfellmuskulatur wird durch die **Zwerchfellnerven** (*Nn. phrenici*) aus dem Halsgeflecht gesteuert. Sie ziehen durch den gesamten Brustbereich und dringen beidseits dicht neben dem Herzbeutel in die Zwerchfellmuskulatur ein.

Atemhilfsmuskulatur

Ein- und Ausatmung können durch weitere Muskeln, die **Atemhilfsmuskulatur,** unterstützt werden (→ Abb. I/31.7.15).

Damit die **inspiratorische Atemhilfsmuskulatur** (*Hilfseinatmer*) den Brustkorb erweitern kann, fixieren Menschen mit Atembeschwerden oft automatisch den Schultergürtel. Sie stützen sich mit den Ar-

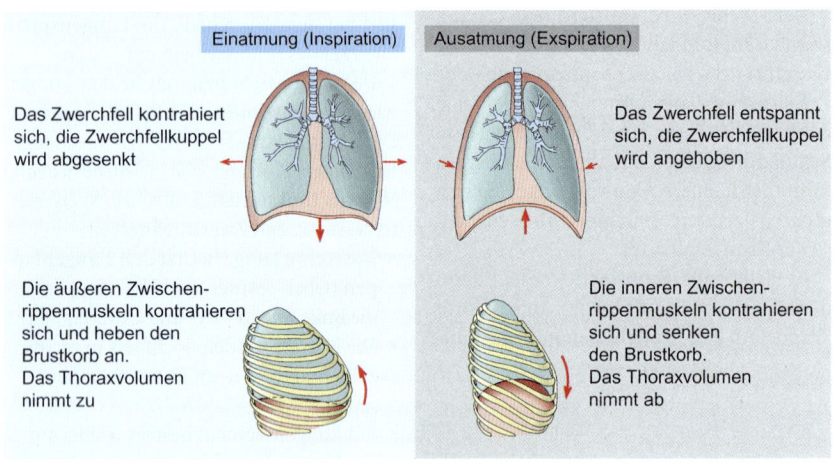

Abb. I/31.7.14 Mechanik der Ein- und Ausatmung. [L190]

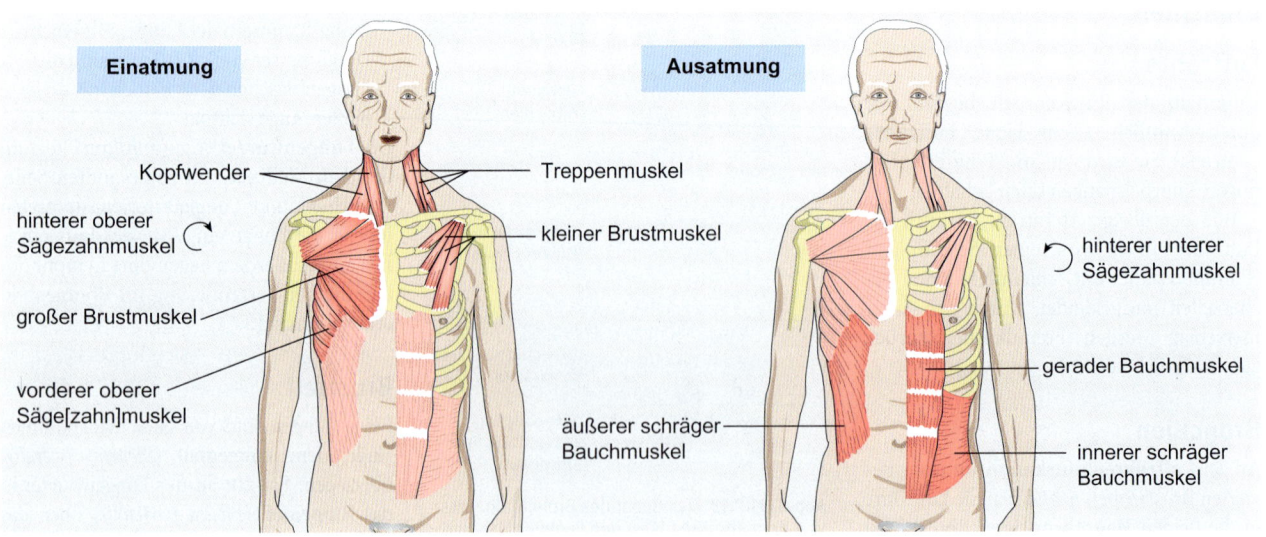

Abb. I/31.7.15 Atemhilfsmuskulatur. Links inspiratorische, rechts exspiratorische Atemhilfsmuskulatur. Die runden Pfeile bedeuten, dass der entsprechende Muskel am Rücken liegt. [L157]

men ab und sitzen nach vorn gebeugt im **Kutschersitz**.

Die **exspiratorische Atemhilfsmuskulatur** (*Hilfsausatmer*) verlagert die Eingeweide nach oben und verkleinert damit den Thoraxraum. Diese **Bauchpresse** setzt der Mensch unbewusst beim Husten und Niesen ein, nutzt sie aber auch beim Stuhlgang oder während der Geburt.

I/31.7.8 Gasaustausch und Gastransport

Gasaustausch

Die Lungenbläschen werden von den Kapillaren des Lungenkreislaufs umgeben. Ihr zuführender Schenkel enthält kohlendioxidreiches, sauerstoffarmes Blut. Während der Blutpassage durch die Lungenkapillaren diffundiert Sauerstoff (O_2) durch die Wände von Lungenbläschen und Kapillaren

aus der Luft ins Blut und Kohlendioxid (CO_2) in entgegengesetzte Richtung vom Blut in die Atemluft. Nach dem **Gasaustausch** enthält der ableitende Schenkel der Lungenkapillaren sauerstoffreiches, kohlendioxidarmes Blut. Dieses Blut mündet über die Lungenvenen in den linken Vorhof des Herzens.

Das Ausmaß des Gasaustausches hängt ab von:
- Den Konzentrationen bzw. den **Partialdrücken** der Gase in der Atemluft (→ Tab. I/31.7.2) und im Blut. Der Gasaustausch folgt stets einem Konzentrationsgefälle
- Der **Diffusionsfläche** (ca. 100 m²)
- Der **Diffusionsstrecke** (ca. 1 μm).

Gastransport im Blut

Der über die Lunge ins Blut aufgenommene Sauerstoff diffundiert in die roten Blutkör-

perchen und lagert sich an das Eisen des **Hämoglobins** an (roter Blutfarbstoff → Kap. I/31.4.3). Die Sauerstoffabgabe an das Gewebe erfolgt wiederum durch Diffusion. Hierfür sorgt der Konzentrationsunterschied zwischen dem sauerstoffreichen Blut und dem sauerstoffarmen Gewebe.

Kohlendioxid wird zum größten Teil als **Bikarbonat** (HCO_3^-) transportiert. In den Lungen wird aber nicht alles Kohlendioxid aus dem Blut abgegeben, weil ein gewisser Kohlendioxidgehalt im Blut z.B. zur Aufrechterhaltung des physiologischen Blut-pH-Wertes (→ Kap. I/14.2.7) und für die Steuerung der Atmung erforderlich ist.

> ❯ Bei der **Blutgasanalyse** werden Sauerstoff- und Kohlendioxid-Partialdruck sowie der Blut-pH zur Kontrolle bei Lungenerkrankungen, bei der Beatmung und bei Störungen im Säure-Basen-Haushalt bestimmt. Normal sind ein $paO_2 \geq 70$ mmHg (9,5 kPa) und ein $paCO_2$ um 40 mmHg (5,3 kPa).

Gasbestandteil	Einatmungsluft	Ausatmungsluft
Sauerstoff	21%	17%
Stickstoff	78%	78%
Edelgase	1%	1%
Kohlendioxid	0,03%	4%

Tab. I/31.7.2 Normale Anteile der Gase an der Einatmungs- und Ausatmungsluft in Prozent vom Luftvolumen (Vol.%).

I/31.7.9 Lungen- und Atemvolumina

> ❯ **Atemminutenvolumen** (*AMV*): Luftmenge, die in einer Min. ein- und ausgeatmet wird.

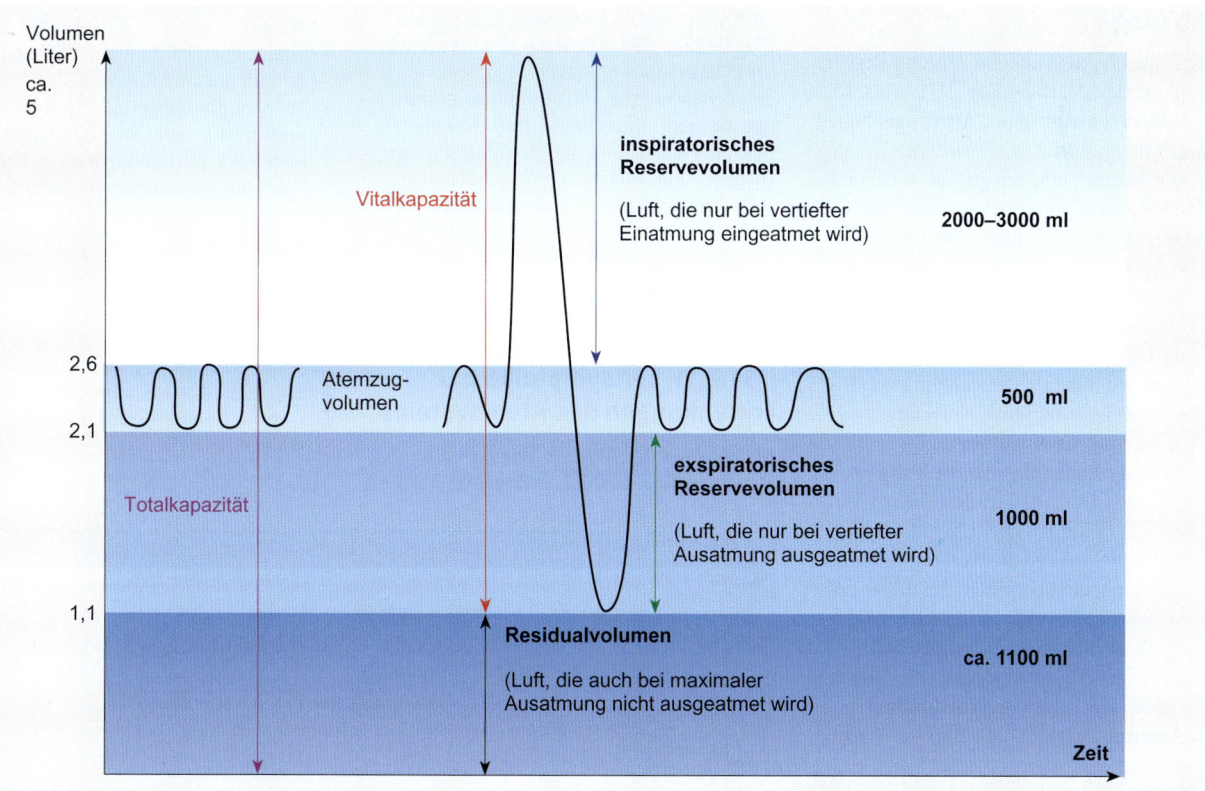

Abb. I/31.7.16 Atemvolumina bei Ruheatmung und bei vertiefter Ein- und Ausatmung (Werte für den jüngeren Erwachsenen). [L190]

Bei jedem Atemzug treten beim Erwachsenen etwa 500 ml Luft in die Luftwege ein. Davon gelangen jedoch nur zwei Drittel in die Lungenbläschen. Der Rest verbleibt im **Totraum,** dem Anteil der Luftwege, in dem kein Gasaustausch stattfindet. Mit 12–16 Atemzügen pro Min. atmet ein gesunder Erwachsener somit pro Min. etwa 7,5 l Luft ein und aus.

Durch verstärkte Ein- oder Ausatmung kann noch mehr Luft ein- bzw. ausgeatmet werden. Ganz luftleer werden die Lungen aber nie.

Die verschiedenen **Lungen- und Atemvolumina** können mit der **Spirometrie** gemessen werden und sind ein wichtiges Maß für die Lungenfunktion (→ Abb. I/31.7.16). Hierzu bläst der Betreffende über einen Schlauch in ein Spirometer, das die Atmungskurve aufzeichnet.

Besonders wichtig sind die **Vitalkapazität,** also das maximal ein- und ausatembare Luftvolumen, und die **Einsekundenkapazität,** das ist das Luftvolumen, das nach tiefer Einatmung innerhalb von einer Sekunde ausgeatmet werden kann (normalerweise ca. 80 % der Vitalkapazität).

> ❯ Mit zunehmendem Alter nimmt die Vitalkapazität ab und das Residualvolumen zu.

I/31.7.10 Steuerung der Atmung

Das Steuersystem für die Atmung liegt im verlängerten Mark (→ Kap. I/31.11.4). Dieses **Atemzentrum** passt Atemzugvolumen und Atemfrequenz den Erfordernissen an.

Die Regulierung erfolgt auf verschiedenen Wegen:

- **Mechanisch-reflektorische Atemkontrolle.** Dehnungsrezeptoren in der Lunge senden bei starker Dehnung bzw. Verkleinerung Reize aus, die dazu führen, dass jeweils die Gegenbewegung ausgelöst wird. Eine Lungendehnung verursacht eine Ausatmung, eine Lungenverkleinerung eine Einatmung
- **Atmungskontrolle über die Blutgase.** O_2- und CO_2-Partialdruck sowie pH-Wert des Blutes werden über **Chemorezeptoren** gemessen und die Werte an das Atemzentrum übermittelt. Niedriger pH-Wert (Azidose → Kap. I/14.2.7), erniedrigter O_2-Partialdruck und erhöhter CO_2-Partialdruck im Blut steigern die Atemtätigkeit. Von diesen drei **chemischen Atemreizen** hat CO_2 die stärkste Wirkung

> ❯ Bei vielen Menschen mit einer chronischen Atemwegserkrankung ist die CO_2-

Konzentration im Blut ständig erhöht. Erhalten sie konzentrierten Sauerstoff z. B. über eine Nasensonde, fällt der Sauerstoffmangel als einziger Atemantrieb weg. Es kann zum **Atemstillstand** (*Apnoe*) kommen.

- **Beeinflussung der Atemtätigkeit durch Schmerz- und Temperaturreize, Muskeltätigkeit** sowie **psychische Faktoren.** So reduzieren z. B. starke Kältereize den Atemantrieb, wohingegen Schmerz, Angst und Muskeltätigkeit ihn steigern.

> ❯ **Hinweise zu gesundheitsförderndem Verhalten**
>
> Viele Menschen betrachten das Atmen als etwas Selbstverständliches. Wer daran denkt, dass jeden Tag etwa 23 000 Atemzüge erforderlich sind, um den Körper mit dem nötigen Sauerstoff zu versorgen, wird einer bewussten Atmung mehr Aufmerksamkeit schenken.
> Einfachste Atemübung ist das tiefe Durchatmen, das zu einer besseren Belüftung der Lungen führt.
> Der Atemrhythmus ist auch untrennbar mit dem psychischen Befinden verknüpft. Wer hektisch seinen täglichen Aufgaben nachrennt, wird oberflächlich und schnell atmen und seinem Körper eine gute Sauerstoffversorgung vorenthalten. Wer täglich ein paar Minuten für eine Entspannung nutzt, kann schnell feststellen, dass sich damit eine langsame, tiefe Atmung einstellt, die eine optimale Voraussetzung für das **innere Gleichgewicht** (*Homöostase*) des Organismus bietet.
> Atemgymnastik, Kälte- und Wärmeanwendungen, atemstimulierende Einreibungen oder Maßnahmen aus den fernöstlichen Heilverfahren können erlernt, geübt und genutzt werden. Atmen können gibt dem Menschen ein Gefühl der Unabhängigkeit und Selbstständigkeit. Störungen der Atmung betreffen ihn ganzheitlich und existenziell.

I/31.7.11 Leitsymptome bei Erkrankungen des Atemsystems

Apnoe (Atemstillstand) → Kap. I/20.2.1
Zyanose → Kap. I/20.3.2, → Kap. I/31.5.9

Dyspnoe

> ❯ **Dyspnoe:** Erschwerung der Atmung. Meist im Sinne von **Atemnot** verwendet.

Die Ursachen für eine **Dyspnoe** sind vielfältig. Häufige Ursachen beim alten Menschen sind z. B. eine chronisch-obstruktive Lungenerkrankung (→ Kap. I/31.7.14), eine Herzinsuffizienz (→ Kap. I/31.5.11) oder eine Pneumonie (→ Kap. I/31.7.12).

Die Dyspnoe wird in vier Schweregrade eingeteilt (→ Tab. I/31.7.3). Grad I–III umfassen die **Belastungsdyspnoe** zunehmender Schwere und Grad IV die schwerste Form, die **Ruhedyspnoe.** Eine extreme Dyspnoe, die der Erkrankte nur durch aufrechte Haltung und Einsatz der Atemhilfsmuskulatur kompensieren kann, wird als **Orthopnoe** (ortho = *aufrecht*) bezeichnet. Die Betroffenen sitzen mit aufgerissenen Augen und einem Gesichtsausdruck voller Panik und Todesangst im Bett und ringen nach Luft.

> ❯ **Vorsicht!**
> **Erstmaßnahmen bei akuter Atemnot**
>
> - Hilfe holen, z. B. über die Rufanlage
> - Betroffenen nicht allein lassen, Ruhe vermitteln
> - Atmung erleichtern durch Oberkörperhochlagerung, evtl. Kutschersitz, beengende Kleidung entfernen, evtl. Fenster öffnen
> - Vitalzeichen kontrollieren. Geschehen zeitnah dokumentieren
> - Auf Arztanordnung Bedarfsmedikation verabreichen oder Sauerstoff geben
> - Gegebenenfalls Verlegung des Betroffenen ins Krankenhaus vorbereiten

Husten

> ❯ **Husten** (*Tussis*): Heftige Ausatmung gegen die zunächst geschlossene, dann plötzlich geöffnete Stimmritze. Schutzreflex zur Freihaltung der Atemwege von schädigenden Reizen.

Schweregrad	Symptomatik
Grad I	Atemnot nur bei größeren körperlichen Anstrengungen wie etwa schnellem Gehen, Bergaufgehen oder Treppensteigen
Grad II	Atemnot schon bei mäßiger körperlicher Anstrengung, z. B. beim langsamen Gehen auf ebener Strecke
Grad III	Atemnot bereits bei geringen körperlichen Anstrengungen wie An- und Ausziehen oder leichten Verrichtungen im Haushalt
Grad IV	Atemnot auch in Ruhe (Ruhedyspnoe)

Tab. I/31.7.3 Schweregrade der Dyspnoe.

Husten kann Ausdruck einer harmlosen Erkältung, aber auch Zeichen einer ernsten Erkrankung sein. Man unterscheidet:

- **Akuten Husten,** z. B. bei einer akuten Bronchitis oder Lungenentzündung
- **Chronischen Husten,** z. B. bei chronischer Bronchitis oder Lungenkarzinom
- Anfallsweisen, **rezidivierenden Husten,** z. B. bei Asthma bronchiale.

> ❯❯ Jeder Husten, der länger als 3–4 Wochen anhält, muss diagnostisch abgeklärt werden.

Ein **trockener Reizhusten** ohne nennenswerte Sekretproduktion tritt vor allem zu Beginn einer Bronchitis und bei chronischen Reizungen auf, aber auch beim Lungenkarzinom. Wird durch Husten Sekret aus dem Bronchialsystem in die oberen Luftwege befördert, spricht man von **produktivem Husten.**

Sputum

> ❯❯ **Sputum** (*Auswurf, Expektoration*): Ausgehustetes Bronchialsekret.
> **Hämoptyse:** Aushusten von blutigem Sputum oder geringen Blutmengen.
> **Hämoptoe:** Aushusten größerer Blutmengen.

Sputum kann folgende Veränderungen aufweisen:

- Zähes, fadenziehendes, glasiges Sputum (z. B. bei Asthma bronchiale)
- Größere Mengen weißlichen Schleims, v. a. morgens (z. B. bei chronischer Bronchitis)
- Gelblicher oder gelbgrün-eitriger Auswurf mit evtl. leicht süßlichem Geruch (z. B. bei eitriger Bronchitis)
- Dünnflüssiges oder schaumiges, leicht blutiges Sputum (z. B. beim akuten Lungenödem)
- Rotbraune Verfärbungen des Sputums (z. B. bei Hämoptyse infolge schwerer Bronchitis, Pneumonie, Bronchialkarzinom)
- Fade-süßlicher Geruch des Sputums (z. B. bei Pneumonie)
- Übelriechend-fauliger Geruch (z. B. Gewebszerfall beim Karzinom).

> ❯❯ Sputum ist potenziell infektiös. Deshalb bei jedem Umgang mit Sputum Handschuhe tragen, direktes Anhusten durch den Pflegebedürftigen vermeiden und z. B. kontaminierte Flächen desinfizieren.

Die Beobachtungen von Husten und Sputum sollten dokumentiert werden. Neben Menge, Farbe und Geruch sind mögliche Beimengungen bedeutsam. Mit dem bloßen Auge können Blut, Gewebeteile, Eiter oder Nahrungsreste erkannt werden. Immer ein Warnsignal sind Blutbeimengungen. Ist keine offensichtliche (und harmlose) Ursache erkennbar, informieren Pflegende den Arzt.

> ❯❯ **Vorsicht!**
> Jede Hämoptoe ist ein Notfall, da eine starke Blutung droht:
> - Sofortige Benachrichtigung des Arztes
> - Oberkörper erhöht positionieren
> - Beruhigung des Betroffenen
> - Auffangen des Blutes, etwa in einer Nierenschale
> - Evtl. Absaugen des Sekrets
> - Mundpflege.

Atemgeräusche

Die normale Atmung ist kaum hörbar. Das wohl häufigste **Atemgeräusch** und meist harmlos ist das Schnarchen während des Schlafs.

Pathologische Atemgeräusche sind Stridor und Rasselgeräusche.

Schnarchen und Schlafapnoesyndrom

Schnarchen entsteht durch atmungsbedingtes Flattern des Gaumensegels. Schnarchen mit regelmäßigen Atemzügen ist für den Schnarcher ohne Krankheitswert.

Es muss abgegrenzt werden gegen das **obstruktive Schlafapnoesyndrom,** die häufigste **schlafbezogene Atmungsstörung.** Betroffen sind v. a. übergewichtige Männer in der zweiten Lebenshälfte. Leitsymptome sind lautes, unregelmäßiges Schnarchen während der Nacht mit Atempausen ≥ 10 s (Unterbrechung des Luftstromes durch Erschlaffung der Rachenmuskulatur) sowie Kopfschmerzen und starke

Müdigkeit tagsüber. Komplikationen sind eine **pulmonale Hypertonie** (*Lungenhochdruck*), Bluthochdruck und Herzrhythmusstörungen. Eine Erstuntersuchung ist ambulant möglich, gesichert wird die Diagnose durch stationäre Untersuchung im Schlaflabor.

Allgemeinmaßnahmen wie Abbau von Übergewicht, Meiden von Rauchen, Alkohol und Schlafmitteln sowie Schlafen auf der Seite (nicht auf dem Rücken) reichen meist nicht. Überdruckbeatmung während des Schlafes über eine Maske (*nCPAP-Therapie, nCPAP = nasal continuous positive airway pressure* → Abb. I/31.7.17) hilft vielen Betroffenen gut, erfordert aber eine gewisse Eingewöhnungsphase.

Stridor

Ein **Stridor** ist ein pfeifendes Atemgeräusch durch Verengung der Atemwege. Stridor tritt z. B. auf bei einer Kompression der Luftröhre von außen durch eine Schilddrüsenvergrößerung oder beim Asthma bronchiale (→ Kap. I/31.7.13).

Rasselgeräusche

Wenn die Atemluft Sekret in den Bronchien hin und her bewegt, entstehen **Rasselgeräusche.**

Bei feuchtem Sekret kommt es durch Blasenbildung zu **feuchten Rasselgeräuschen.** Je nach Lokalisation im Bronchialbaum werden fein-, mittel- oder grobblasige feuchte Rasselgeräusche unterschieden (feinblasige RG in den kleinen Bronchien, grobblasige in großen Bronchien). Feuchte Rasselgeräusche sind am ehesten mit dem Perlen von Mineralwasser zu vergleichen, können aber auch brodelnden Charakter haben.

Trockene Rasselgeräusche entstehen, wenn zähes Bronchialsekret durch die vorbeistreichende Atemluft in Schwingungen gerät. Sie treten z. B. bei obstruktiver Bronchitis (→ Kap. I/31.7.14) auf.

Abb. I/31.7.17 Die nächtliche Überdruckbeatmung über eine Maske verhindert das Kollabieren der Atemwege bei obstruktivem Schlafapnoesyndrom. Oft sind mehrere Masken auszuprobieren, bis die individuell passende gefunden ist. Mithilfe der Atemunterstützung geht es vielen Betroffenen deutlich besser. [V081-002]

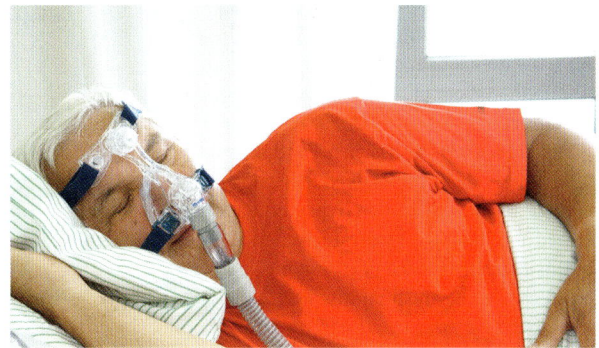

Atemgeruch

Der Atem des Gesunden ist nahezu geruchlos. Normal ist Atemgeruch nach bestimmten Nahrungsmitteln (z. B. Knoblauch) oder längerem Fasten (obstartig).

Ein unangenehmer **Atemgeruch** ist oft Hinweis auf eine Krankheit:

- **Azetongeruch** (Geruch nach Obst), in Verbindung mit einer Kussmaul-Atmung beim diabetischen Koma (→ Kap. I/31.3.11)
- **Foetor hepaticus** (süßlich-fötider Geruch, Geruch nach frischer Leber) beim Leberversagen (→ Kap. I/31.8.18)
- **Fade-süßlicher Geruch** (*Eitergeruch*) bei Bronchitis oder Pneumonie (→ Kap. I/31.7.12)
- **Fäulnisgeruch** (jauchig-stinkend), z. B. bei Lungenkarzinom durch Zerfallsprozesse
- **Urinöser Geruch** bei Nierenversagen (Urämie → Kap. I/31.9.12).

Nur schwer abzugrenzen ist der **Foetor ex ore** (*übler Mundgeruch*), z. B. durch Erkrankungen im Mund-Rachen-Raum wie eine Mandelentzündung (*Angina tonsillaris*) oder kariöse Zähne.

Hypo- und Hyperventilation

Hypoventilation

⟩ Hypoventilation: Im Verhältnis zum Sauerstoffbedarf des Körpers zu geringe Belüftung der Lungenbläschen bei vermindertem Atemminutenvolumen (→ Kap. I/31.7.9). Führt zum Abfall von pO_2 und Anstieg von pCO_2.

Mögliche Ursachen sind:
- Schmerzen in Brustkorb oder Abdomen, die zu einer **Schonatmung** führen
- Schlechter Allgemeinzustand des Erkrankten
- Störungen des Atemzentrums, der Atemmuskulatur oder Behinderung der Atemwege.

Respiratorische Insuffizienz

Bei einer **respiratorischen Insuffizienz** (*Atem-, Lungeninsuffizienz*) liegt eine so schwere Atemstörung vor, dass diese zum Abfall des Sauerstoffpartialdrucks (pO_2) im Blut führt.

Bei einer **respiratorischen Partialinsuffizienz** ist der Kohlendioxidpartialdruck (pCO_2) normal oder durch Hyperventilation erniedrigt. Bei der **respiratorischen Globalinsuffizienz** ist der pCO_2 erhöht und es entsteht eine respiratorische Azidose (→ Kap. I/14.2.7).

Hyperventilation

⟩ Hyperventilation: Gesteigertes Atemminutenvolumen über die Stoffwechselbedürfnisse des Körpers hinaus. Führt zu erniedrigtem pCO_2 bei normalem bis erhöhtem pO_2.

Eine **Hyperventilation** kann psychogen, metabolisch (*stoffwechselbedingt*), zentral (*durch ZNS-Schädigung*), kompensatorisch als Reaktion auf einen Sauerstoffmangel, hormonell oder medikamentös bedingt sein.

Eine psychogen bedingte Hyperventilation äußert sich in der **Hyperventilationstetanie** mit schneller Atmung, Kribbeln um den Mund und Pfötchenstellung der Hände als Leitsymptomen. Lässt man den Betroffenen die ausgeatmete Luft rückatmen (durch die vor den Mund gehaltene Hand oder eine Plastiktüte), kann die Hyperventilation durchbrochen werden, da durch die Rückatmung der pCO_2 ansteigt.

Atmungstypen

Die unbewusste Atmung eines Gesunden wird **Eupnoe** genannt. Sie ist regelmäßig und gleichmäßig tief, wobei die Einatmung etwas kürzer ist als die Ausatmung.

Wichtigster krankhafter Atmungstyp im Alltag (Übersicht → Abb. I/31.7.18) ist die **Kussmaul-Atmung,** eine abnorm tiefe, aber regelmäßige Atmung. Sie ist Zeichen eines zu niedrigen Blut-pHs, einer Azidose: Der Körper versucht, CO_2 abzuatmen und so den pH anzuheben. Wird ein Pflegebedürftiger bewusstlos und mit Kussmaul-Atmung aufgefunden, so ist ein diabetisches oder urämisches Koma sehr wahrscheinlich (→ Kap. I/31.3.11, → Kap. I/31.9.12).

I/31.7.12 Infektiöse Erkrankungen der Atmungsorgane

Erkältungskrankheiten

⟩ Erkältung: Praktisch immer viral bedingte (z. B. durch *Adeno-, Echo-, Rhinoviren*) Infektion der oberen Luftwege. Eine der häufigsten Erkrankungen, v. a. in den Wintermonaten.

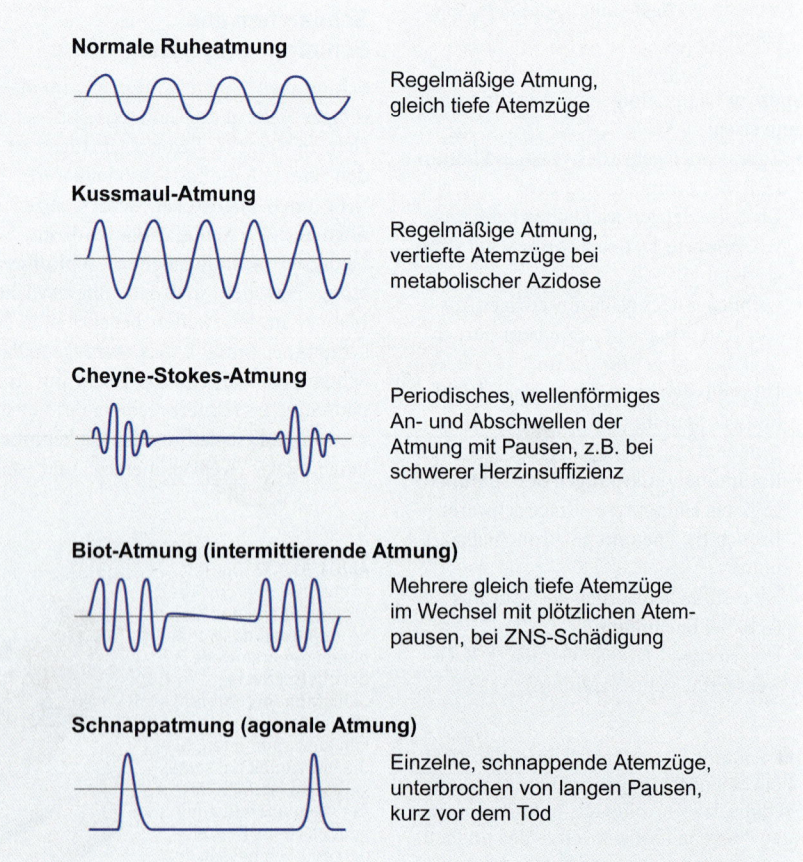

Normale Ruheatmung — Regelmäßige Atmung, gleich tiefe Atemzüge

Kussmaul-Atmung — Regelmäßige Atmung, vertiefte Atemzüge bei metabolischer Azidose

Cheyne-Stokes-Atmung — Periodisches, wellenförmiges An- und Abschwellen der Atmung mit Pausen, z. B. bei schwerer Herzinsuffizienz

Biot-Atmung (intermittierende Atmung) — Mehrere gleich tiefe Atemzüge im Wechsel mit plötzlichen Atempausen, bei ZNS-Schädigung

Schnappatmung (agonale Atmung) — Einzelne, schnappende Atemzüge, unterbrochen von langen Pausen, kurz vor dem Tod

Abb. I/31.7.18 Atmungstypen. [L190]

Nach einer Inkubationszeit von meist 1–2 Tagen beginnt die **Erkältung** häufig mit Schnupfen durch **Nasenschleimhautentzündung** (*Rhinitis*). Dieser ist zunächst dünnflüssig-klar und wird dann schleimig-eitrig. In der Folge treten Halsschmerzen mit „Kratzen" im Rachen, Heiserkeit und Husten als Zeichen einer **Rachenentzündung** (*Pharyngitis*) auf. Kopf- und Gliederschmerzen sowie subfebrile Temperaturen sind möglich. Die körperliche Untersuchung ist bis auf eine mäßige Rachenrötung unauffällig.

Eine Erkältung ist an sich harmlos, kann aber alte Menschen arg beeinträchtigen und v. a. bei bestehenden Lungenerkrankungen zu Komplikationen führen. Mit einer Erkrankungsdauer von einer Woche ist zu rechnen.

Akute (Tracheo-)Bronchitis

> **Akute Bronchitis:** Entzündung der Bronchien. Häufige Erkrankung mit Jahresgipfel im Winter, meist mit einer **Tracheitis** (*Entzündung der Luftröhre*) einhergehend.

Krankheitsentstehung

Meist ist die **akute Bronchitis** Folge einer viralen Infektion der oberen Luftwege, die sich nach „unten" ausbreitet. Manchmal ist sie durch chemische Reize bedingt (z. B. Rauchinhalation) oder tritt im Rahmen allgemeiner Viruserkrankungen auf.

Symptome und Befund

Die Bronchitis ähnelt der Erkältung, ist aber heftiger: Sie beginnt mit Schnupfen, Hals-, Kopf- und Gliederschmerzen und allgemeinem Krankheitsgefühl, gefolgt von Husten. Dieser ist zuerst trocken, bald produktiv mit meist schleimig-eitrigem Sputum. Oft klagt der Kranke über Brustschmerzen. Fieber über 39 °C ist selten.

Behandlung

Die Behandlung erfolgt symptomatisch mit fiebersenkenden und evtl. schmerzlindernden Medikamenten (z. B. Acetylsalicylsäure, etwa in Aspirin®). Bei behinderter Nasenatmung können für kurze Zeit Nasentropfen (z. B. Nasivin®) eingesetzt werden. Bakterielle Sekundärinfektionen erfordern eine Antibiose. Hustendämpfende Medikamente (Antitussiva, z. B. Codeinpräparate) sind v. a. nachts bei quälendem, trockenem Husten sinnvoll.

Pflege

- Bei Fieber Bettruhe
- Leichte, vitaminreiche Kost, reichliches Trinken, falls keine Kontraindikation, z. B. Herzinsuffizienz, vorliegen
- Ausreichend Frischluft
- Evtl. Anfeuchten der Raumluft, Inhalationen, Vibrationsmassage oder Einreibung mit ätherischen Ölen
- Nikotinkarenz.

Prognose und Information des Erkrankten

Die akute Virusbronchitis heilt beim Gesunden in der Regel folgenlos aus. Bei alten Menschen, insbesondere bei bestehenden Lungenerkrankungen, ist die Gefahr einer Lungenentzündung (*Pneumonie*) oder einer respiratorischen Insuffizienz (→ Kap. I/31.7.11) erhöht.

Influenza

> **Influenza** (*Virusgrippe, echte Grippe*): Akute Infektion der Atemwege, die den Erkrankten besonders durch ihre Komplikationen gefährdet.

Krankheitsentstehung

Die **Influenza** wird durch **Influenza-Viren** der Typen A, B oder C hervorgerufen. Die Übertragung erfolgt durch Tröpfchen- und Kontaktinfektion.

Eingeteilt werden die Influenza-Viren nach zwei kohlenhydrathaltigen Eiweißen auf ihrer Oberfläche, dem **Hämagglutinin** und der **Neuraminidase** (z. B. Influenza A H1N1).

> Typisches Kennzeichen der Influenza-Viren ist ihre Fähigkeit zur raschen Veränderung. Die „alten" Antikörper schützen nicht mehr vor den „neuen" Viren, sodass es immer wieder zu Epidemien oder gar Pandemien kommt.

Symptome, Befund und Diagnostik

Nach einer Inkubationszeit von 1–3 Tagen bekommt der Betroffene innerhalb weniger Stunden hohes Fieber. Er fühlt sich schwer krank und hat Kopf-, Glieder- und Rückenschmerzen sowie Husten und Halsschmerzen.

Meist ist der Rachen gerötet, evtl. sind Rasselgeräusche über der Lunge auskultierbar. Die Diagnose wird klinisch gestellt, bei Konsequenzen ist ein Schnelltest aus Rachen- und Atemwegssekret möglich.

Komplikationen

Besonders bei Abwehrgeschwächten, Älteren und Menschen mit Erkrankungen der Atemwege drohen Komplikationen. Am häufigsten sind:

- Lungenentzündungen (*Pneumonien*) durch die Viren selbst oder durch bakterielle Folgeinfektion
- Eine Verschlimmerung bestehender Atemwegserkrankungen bis zur respiratorischen Insuffizienz.

Gelegentlich kommt es zu bakteriellen Folgeinfektionen von Nasennebenhöhlen oder Ohren, selten z. B. zu Myokarditis (Herzmuskelentzündung → Kap. I/31.5.13) oder Kreislaufversagen.

> Die Influenza betrifft ältere Menschen eher seltener als jüngere, führt bei ihnen aber häufiger zu schweren Verläufen mit Krankenhauseinweisung. Die „Übersterblichkeit" durch Influenza ist in Jahren geringer Influenzaaktivität nicht fassbar, kann aber auch bei ca. 30 000 liegen. 📖📖 2

Behandlung

In den ersten 48 Std. nach Krankheitsausbruch kann eine antivirale Medikation den Krankheitsverlauf abschwächen und das Komplikationsrisiko vermindern. Sie wird v. a. für Risikogruppen empfohlen. Bevorzugt werden *Neuraminidasehemmer* in Tablettenform, etwa Tamiflu®.

Wird die Diagnose erst später gestellt, ist die Behandlung symptomatisch mit fiebersenkenden und schmerzlindernden Medikamenten (z. B. Paracetamol, etwa in ben-u-ron®) sowie evtl. schleimlösenden Präparaten.

Bakterielle Sekundärinfektionen werden mit Antibiotika therapiert. Bei alten Menschen wird die Indikation großzügiger gestellt als bei jüngeren, da ihre Gefährdung höher ist.

Pflege

Allgemeine Pflege:

- Bettruhe bis drei Tage nach Entfieberung, daher Thrombose-, Dekubitus-, Pneumonie- und Obstipationsprophylaxe
- Kontrollen von Vitalzeichen, Temperatur, Husten, Sputum
- Leicht verdauliche, vitaminreiche Kost, ausreichende Flüssigkeitszufuhr

- Hilfe z. B. bei der Körperpflege, Wechsel von Bett- und Leibwäsche, nach Bedarf.

Außerdem sollen Hygienemaßnahmen der Ansteckung weiterer Pflegebedürftiger sowie Altenpflegerinnen in der Pflegeeinrichtung vorbeugen: 📖 3

- Möglichst Unterbringung im Einzelzimmer mit eigener Nasszelle
- Anleitung des Pflegebedürftigen zur sorgfältigen Händehygiene und Hustenetikette (beim Husten Papiertaschentuch vor den Mund halten)
- Tragen von Handschuhen, Schutzkittel, Mund-Nasen-Schutz und ggf. Schutzbrille
- Händedesinfektion nach Kontakt mit dem Bewohner, erregerhaltigem Material oder Gegenständen sowie nach Ausziehen der Handschuhe vor Verlassen des Zimmers
- Tägliche Wischdesinfektion der bewohnernahen Flächen (z. B. Türgriffe, Nachttisch)
- Belassen von Gegenständen mit direktem Kontakt zum Pflegebedürftigen im Zimmer, Desinfektion am Ende der Erkrankung
- Übliche Reinigung von Geschirr und Wäsche
- Begrenzte Zahl von Kontaktpersonen
- Bei gehäuftem Auftreten Reduktion von Gemeinschaftsaktivitäten.

Information des Erkrankten

Bei komplikationslosem Verlauf klingen die Beschwerden nach etwa einer Woche ab. Es dauert aber noch einige Zeit, bis der Betroffene sich völlig gesund fühlt.

Eine Schutzimpfung gegen Influenza ist möglich und wird für alle älteren Menschen sowie Bewohner von Pflegeeinrichtungen empfohlen. Zwar sind gerade bei alten Menschen Erkrankungen trotz Impfung möglich, das Komplikationsrisiko ist dann aber deutlich geringer. Da sich die Viren rasch verändern, muss jedes Jahr mit den wahrscheinlich „aktuellen" Stämmen neu geimpft werden.

Pneumonie

> **Pneumonie** (*Lungenentzündung*): Entzündung des Lungenparenchyms aufgrund allergischer, physikalisch-chemischer oder infektiöser Ursachen. Pneumonien sind in vielen Industrieländern die häufigste zum Tode führende Infektionskrankheit. Erkrankungsrate und Sterblichkeit sind bei alten Menschen höher als bei Jüngeren. 📖 4

Ältere Menschen, Menschen mit Abwehrschwäche, mangelhafter Belüftung der Lungen (z. B. bei Bettlägerigkeit) oder beeinträchtigter Drainage der Atemwege (etwa durch einen Tumor) sowie langjährige Raucher sind besonders gefährdet, an einer **Pneumonie** zu erkranken.

Krankheitsentstehung und Einteilung

Es gibt verschiedene Einteilungskriterien:
- Nach Entstehung in **infektiöse** und **nichtinfektiöse Pneumonien.** Infektiöse

Pneumonien sind am häufigsten durch Bakterien verursacht, etwa *Streptococcus pneumoniae* (*Pneumokokken*), *Haemophilus influenzae, Staphylococcus aureus, Klebsiellen* und *Legionellen* (→ Kap. I/32.4.1). Bei den Viren sind z. B. die *Influenzaviren* zu nennen
- Nach Gesundheitszustand vor der Erkrankung in **primäre Pneumonien** (bei vorher Gesunden), **sekundäre Pneumonien** bei Menschen mit Vorerkrankungen (z. B. Bronchitis, Herzinsuffizienz) und **opportunistische Pneumonien** bei starker Abwehrschwäche
- Nach Befallstyp in:
  - **Lobärpneumonie.** Entzündung eines oder mehrerer Lungenlappen (→ Abb. I/31.7.19)
  - **Bronchopneumonie.** Herdförmige Entzündung der Bronchiolen und ihrer Umgebung
  - **Interstitielle Pneumonie.** Entzündung im Lungeninterstitium
  - **Pleuropneumonie.** Mitentzündung der Pleura
- Nach Entstehungsort in:
  - **Ambulant erworbene Pneumonien** (*AEP, community-acquired pneumonia, CAP*) – zu Hause erworben
  - **Health-care-associated pneumonia** (*HCAP*), bei Menschen mit regelmäßigem Kontakt zum Gesundheitswesen, z. B. bei Dialysepflichtigen. Sonderform ist die in Pflegeeinrichtungen erworbenen Pneumonie (**nursing-home-acquired pneumonia,** *NHAP*)

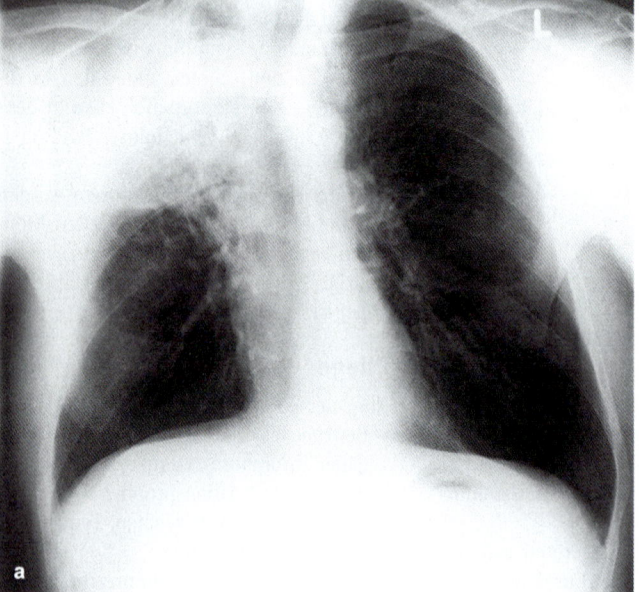
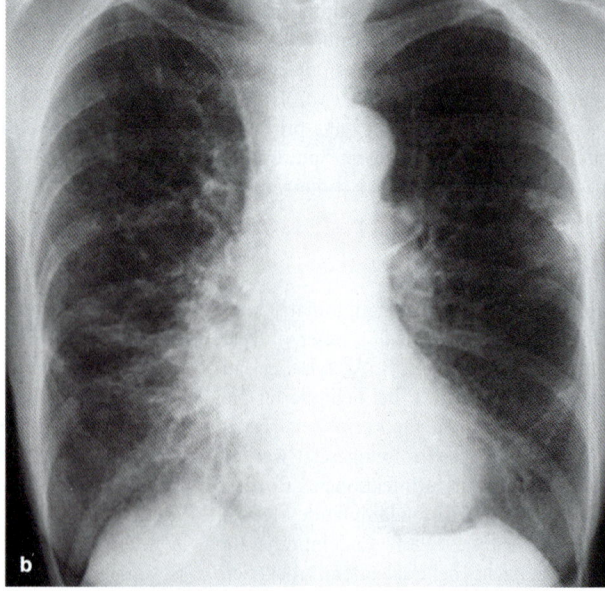

Abb. I/31.7.19 Links Lobärpneumonie in der p. a.-Aufnahme; p. a. = posterior (hinten) – anterior (vorne). Kennzeichnend ist eine große Verschattung. Rechts Bronchopneumonie, ebenfalls p. a.-Aufnahme. Viele kleine Verschattungen sind über beide Lungen verteilt. [T197]

– **Nosokomiale Pneumonien** (*hospital-acquired pneumonia, HAP*) – im Krankenhaus erworben
- Nach Geschwindigkeit der Symptomentstehung in die akut einsetzenden **typischen Pneumonien** und die langsam beginnenden **atypischen Pneumonien.**

Symptome, Befund und Diagnostik

Bei **typischen Pneumonien** entwickelt sich innerhalb von 12–24 Std. ein schweres Krankheitsbild. Der Erkrankte bekommt plötzlich hohes Fieber, oft mit Schüttelfrost. Gleichzeitig tritt Husten auf, der bald produktiv wird (eitriges, gelblich-grünes Sputum, evtl. auch rötlich-braun durch Blutbeimengungen). Evtl. bestehen Atemnot, Zyanose, zu schnelle oder flache Atmung, Mitbewegung der Nasenflügel beim Atmen (*Nasenflügeln*), Schmerzen beim Atmen (*pleuritischer Schmerz*) und *Schonatmung.*

Atypische Pneumonien beginnen langsam und uncharakteristisch mit trockenem Husten und Fieber, meist unter 39 °C. Das Allgemeinbefinden ist häufig nur mäßig beeinträchtigt. Daher können atypische Pneumonien zunächst als Erkältung fehlgedeutet werden.

> ❯❯ Gerade bei alten Menschen können Allgemeinbeschwerden (Schwäche, Verwirrtheit) über die wegweisenden Atembeschwerden dominieren.

Die Diagnose wird durch Röntgenuntersuchung gesichert. Ein Erregernachweis in Atemwegssekreten, Sputum oder evtl. Blut gelingt nicht immer.

Komplikationen

Prognoseentscheidend sind die Komplikationen, z. B. respiratorische Insuffizienz, Herz-Kreislauf-Versagen, Sepsis oder Lungenabszess.

Behandlung

Grundlage der Behandlung infektiöser Pneumonien ist die **antiinfektiöse Therapie:**
- Bei (mutmaßlich) bakterieller Pneumonie überlegt der Arzt, welche Keime am wahrscheinlichsten sind und wählt das Präparat entsprechend aus. Nach Erregersicherung wird die Behandlung evtl. geändert
- Bei Pilzpneumonien werden Antimykotika (z. B. Amphotericin B, Fluconazol) gegeben
- Bei Viren kommt eine Behandlung mit Virustatika meist zu spät, weil diese nur ganz früh im Verlauf die Virusvermeh-

rung hemmen. Hier erfolgt eine symptomatische Behandlung.
Hinzu treten allgemeine Maßnahmen:
- Bei unstillbarem Husten ohne Sputum werden **Antitussiva** (*hustendämpfende Medikamente*) verordnet
- Bei produktivem Husten können **Expektoranzien** die Schleimlösung unterstützen
- Bei starken Schmerzen oder hohem Fieber sind fiebersenkende und schmerzstillende Mittel, z. B. Paracetamol (etwa ben-u-ron®), angezeigt

Pflege

- Körperliche Schonung/gelockerte Bettruhe je nach Zustand des Pflegebedürftigen und Arztanordnung. Wegen der Gefahren der Bettruhe bei älteren Menschen sollte der Pflegebedürftige trotz genereller Schonung mehrmals täglich mobilisiert werden (z. B. zur Körperpflege, Toilettengang, Essen am Tisch)
- Unterstützung bei der Körperpflege
- Durchführung aller notwendigen Prophylaxen (z. B. Thrombose-, Dekubitusprophylaxe)
- Atemgymnastik, Inhalationen
- Leichte Kost
- Motivation, ausreichend zu trinken
- Regelmäßige Kontrolle von Temperatur, Blutdruck, Puls, Atmung und Bewusstsein.

Antitussiva

Antitussiva (*Hustendämpfer, Hustenstiller*) blockieren den Hustenreflex und lindern so den Hustenreiz (→ Tab. I/31.7.4). Viele Antitussiva sind Opiatabkömmlinge. Sie haben deshalb die unerwünschten Wirkungen der Opiate (v. a. Obstipation, Atemdepression, Sedierung, Abhängigkeit), wenn auch schwächer ausgeprägt.

Antitussiva werden bei quälendem Reizhusten ohne oder mit nur geringem Auswurf vor allem zur Nacht eingesetzt, damit der Betroffene schlafen kann. Sie dürfen nicht gleichzeitig mit Expektoranzien gegeben werden, da der produzierte Schleim dann nicht abgehustet werden kann.

Expektoranzien

Expektoranzien sind eine chemisch uneinheitliche Gruppe von Medikamenten. **Sekretolytika** steigern die Bronchialsekretion oder verflüssigen den bereits gebildeten Schleim, **Sekretomotorika** fördern den Abtransport des Sekrets.

Die Wirksamkeit von Expektoranzien ist für viele Indikationen nicht belegt. Voraussetzung für ihre Wirksamkeit ist ausreichende Flüssigkeitszufuhr.
- Zum einen können Expektoranzien oral gegeben werden. Häufig sind zur Steigerung der Trinkmenge Präparate sinnvoll, die in Flüssigkeit aufgelöst werden. Magen-Darm-Beschwerden sind als unerwünschte Wirkung möglich
- Für Inhalationen kann aus Expektoranzien (aber auch ätherischen Ölen) mit NaCl 0,9 % oder destilliertem Wasser eine Inhalationslösung hergestellt werden. Vorsicht – das Inhalieren kann zu einer Verkrampfung der Bronchialmuskulatur (*Bronchospasmus*) und damit zu lebensbedrohlicher Atemnot führen.

Beispiele für Expektoranzien sind Acetylcystein (z. B. Fluimucil®, ACC®), Ambroxol (z. B. AmbroHexal®, Mucosolvan®) und Bromhexin (z. B. Bisolvon®).

Pneumonieprophylaxe

Für viele Pflegebedürftige in der häuslichen Pflege wie in Pflegeeinrichtungen ist die **Pneumonieprophylaxe** für die Prognose entscheidend. Durch überwiegendes Liegen mit oft einseitiger Haltung bleiben ständig die gleichen Lungenbezirke unbelüftet, gleichzeitig ist die Abwehr vermindert. Alle diese Faktoren begünstigen die Entstehung einer Infektion. Entsprechend setzt auch die Prophylaxe an mehreren Punkten an (Details → Kap. I/17.8). Ärztlicherseits sind die Impfungen gegen Pneumokokken und Influenza von erheblicher Bedeutung.

Tuberkulose

> ❯❯ **Tuberkulose** (*Tb, Tbc, Schwindsucht*): Weltweit verbreitete, bakterielle Infektionskrankheit mit chronischem Verlauf,

Substanzgruppe	Arzneisubstanz	Handelsname (Beispiele)
Opiatabkömmlinge	Codein/-Abkömmlinge	Codicaps mono®, Paracodin®
	Dextromethorphan	Hustenstiller ratiopharm® Dextromethorphan
Andere Substanzen	Levodropropizin	Quimbo®
	Noscapin	Capval®
	Pentoxyverin	Silomat®

Tab. I/31.7.4 Antitussiva (Beispiele).

I 31

wobei nur ein kleiner Teil der Infizierten erkrankt. Meist in den Atmungsorganen lokalisiert, jedoch grundsätzlich Befall aller Organe möglich. Besonders gefährdet sind Ältere und Abwehrgeschwächte. Meldepflichtig.

In Deutschland ist die Erkrankungsrate an **Tuberkulose** in 2015 angestiegen (5865 Neuerkrankungen). Ein erster Altersgipfel liegt im Jugend- und frühen Erwachsenenalter, ein zweiter bei den über 79-Jährigen. **Lungentuberkulosen** machen knapp 80 % aller Erkrankungen aus. 📖 5

Krankheitsentstehung und -verlauf

Erreger der Tuberkulose ist das sehr widerstandsfähige Stäbchen **Mycobacterium tuberculosis.** Es wird beim Husten, Niesen oder Sprechen freigesetzt.

Primärtuberkulose: Die Tuberkulosebakterien gelangen mit dem Atemstrom in die Lunge. In den Folgewochen bildet sich ein kleiner **Primärherd,** der zusammen mit den regionären Lymphknoten als **Primärkomplex** bezeichnet wird. Der weitere Verlauf hängt von der Abwehrlage des Infizierten ab (→ Abb. I/31.7.20):

- Bei guter Abwehrlage heilt der Primärherd in der Lunge ab, es können aber Tuberkulosebakterien in den ganzen Körper gestreut werden und Jahrzehnte überleben
- Bei schlechter Abwehrlage schmilzt der Primärherd ein und es kommt zur **Frühform der Lungentuberkulose** oder zur *Frühgeneralisation* (Ausbreitung in den ganzen Körper) mit **akuter Miliartuberkulose.**

Postprimäre Tuberkulose: Bei der Tuberkulose alter Menschen handelt es sich praktisch immer um eine **postprimäre Tuberkulose.** Durch die Abwehrschwäche als Folge des Alters und von Erkrankungen kommt es zur Reaktivierung (*Wiederaufflackern*) der Jahrzehnte alten Organherde. Überwiegend entwickelt sich eine Lungentuberkulose, evtl. mit Kavernenbildung, seltener eine Urogenital- oder Knochentuberkulose. Je nach Abwehrlage ist auch hier eine Generalisation möglich.

Offene und geschlossene Tuberkulose: Bei einer **offenen Tuberkulose** sind in Sputum oder Magensaft des Erkrankten Tuberkulosebakterien nachweisbar, bei einer **geschlossenen Tuberkulose** nicht. Die Unterscheidung ist für die Einschätzung des Ansteckungsrisikos wichtig.

Symptome, Befund und Diagnostik

Die Beschwerden bei der **postprimären Lungentuberkulose** sind unspezifisch: Leistungsabfall, ständige Müdigkeit, Gewichtsverlust, subfebrile Körpertemperaturen mit Nachtschweiß und chronischer Husten (evtl. mit blutigem Sputum).

Die Diagnose wird durch Röntgenaufnahme und ggf. CT des Thorax (sehr variable Befunde → Abb. I/31.7.21), Tuberkulintest/IGRA und Nachweis der Tuberkulosebakterien in Sputum, Bronchialsekret oder Magensaft gesichert.

Tuberkulinhauttest (*THT*), **IGRA** (*Interferon-Gamma Release Assay, Interferon-γ-Test*): Beide Tests prüfen, ob sich das körpereigene Immunsystem mit Tuberkulosebakterien auseinandergesetzt hat. Sie werden ca. sechs Wochen nach einer Infektion positiv. Beim Tuberkulinhauttest injiziert der Arzt die Testsubstanz intrakutan am

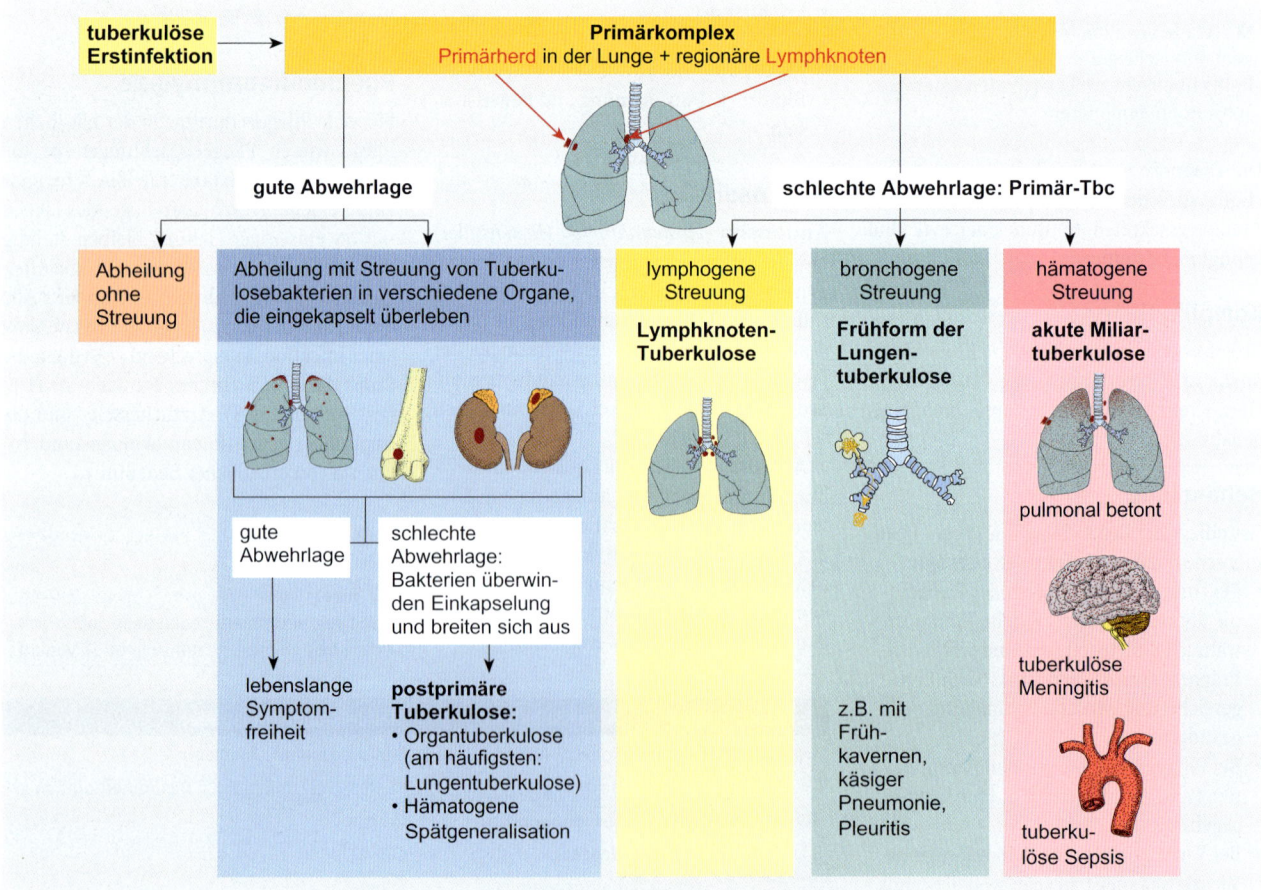

Abb. I/31.7.20 Pathogenese der Tuberkulose. [L215]

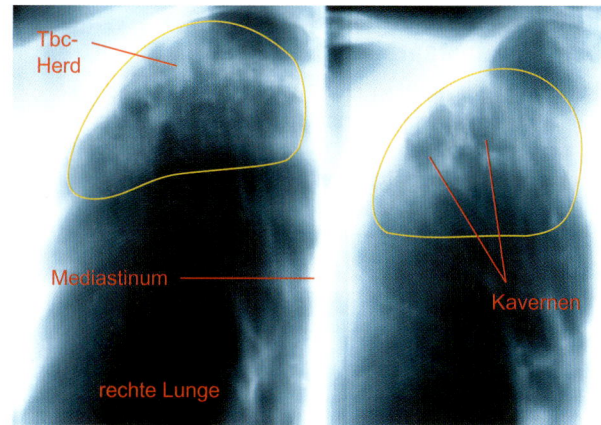

Abb. I/31.7.21 Oberlappen-Tbc rechts. Durch entzündliche Einschmelzung des Lungengewebes bilden sich Hohlräume (*Kavernen*), deren Wände durch Kalkeinlagerungen im Röntgenbild sichtbar werden. [T197]

Symptome, Befund und Diagnostik

Leitsymptom ist der **Asthmaanfall** mit Dyspnoe, erschwerter und verlängerter Ausatmung, trockenen Atemgeräuschen (Giemen, Pfeifen, Brummen) sowie v. a. zu Beginn des Anfalls Husten. Am Ende des Anfalls hustet der Betroffene meist zähen, glasigen Schleim aus. Viele Kranken sitzen mit vornüber geneigtem Oberkörper. Im schweren Anfall hat der Erkrankte quälende Erstickungsangst. Die Diagnose wird durch Lungenfunktionsprüfung gestellt.

> **Vorsicht!**
> **Warnzeichen des schweren Asthmaanfalls:** v. a. Dyspnoe beim Sprechen, Atemfrequenz über 25/Min., Puls über 110/Min.
> **Warnzeichen des lebensbedrohlichen Asthmaanfalls:** u. a. Erschöpfung, kein Sprechen mehr möglich, Bewusstseinstrübung (verminderte Ansprechbarkeit), flache Atmung, keine Atemgeräusche, Zyanose, Abfall von Puls oder Blutdruck.

Unterarm (*Mendel-Mantoux-Test*). Optimalerweise wird die Reaktion nach drei Tagen abgelesen. Positiv ist der Test bei einer tastbaren Verhärtung von ≥ 5 mm. Für den IGRA ist nur eine Blutentnahme nötig. Nach Kontakt mit Tuberkulosebakterien geben sensibilisierte T-Lymphozyten bei erneutem Kontakt (im Blutröhrchen) γ-Interferon ab, das gemessen werden kann.

> **Vorsicht!**
> Ein positiver Test besagt nur, dass der Körper sich mit dem Tuberkulosebakterium auseinandergesetzt hat, er bedeutet keine Erkrankung. Umgekehrt kann der Test bei (hochgradiger) Abwehrschwäche trotz Erkrankung negativ ausfallen.

Behandlung und Pflege

Bei jeder aktiven Tuberkulose erfolgt eine Behandlung mit **Antituberkulotika** (*Tuberkulostatika* → Tab. I/31.7.5), anfangs mit vier, später mit zwei Medikamenten. Wegen zunehmender Resistenzen erfolgt immer eine Resistenzbestimmung.

Wichtig ist absolute Alkohol- und Nikotinkarenz.

Erkrankte mit offener Tuberkulose werden zu Beginn der Erkrankung isoliert.

> **Beobachtung**
> • Vitalzeichen, Temperatur und Allgemeinbefinden
> • Husten, Sputum
> • Appetit, Gewicht (zweimal wöchentlich wiegen).

Information des Erkrankten

Wenn die medikamentöse Behandlung konsequent durchgeführt wird, sind die Heilungschancen gut. Eine Ausnahme bilden stark abwehrgeschwächte Kranke.

I/31.7.13 Asthma bronchiale

> **Asthma bronchiale** (*Bronchialasthma,* oft kurz *Asthma*): Anfallsweise auftretende Atemnot durch (überwiegend) reversible Atemwegsobstruktionen. Betrifft ca. 5 % der Erwachsenen. 📖 4
>
> Bei alten Menschen meist lange bekannte Erkrankung, Erstmanifestation im Alter selten. Schwerstes Bild ist der **Status asthmaticus** mit einem über 6–12 Std. dauernden Asthmaanfall.

Krankheitsentstehung

Es gibt zwei Hauptformen des **Asthmas bronchiale** (→ Abb. I/31.7.22):

• Beim **exogen-allergischen Asthma** handelt es sich um eine allergische Typ-I-Reaktion. Diese Form betrifft v. a. Kinder und jüngere Erwachsene
• Bei älteren Menschen liegt vornehmlich ein **nichtallergisches Asthma** vor. Hier lösen beispielsweise Infekte, körperliche Anstrengungen oder kalte Luft die Anfälle aus.

In beiden Fällen ist die Bronchialschleimhaut auch zwischen den Anfällen entzündet und reagiert überempfindlich.

Behandlung

Die Behandlung umfasst:

• Bei gelegentlichen Anfällen **Stufe 1:** Bedarfsmedikation mit Bronchodilatatoren (Medikamente zur Erweiterung der Bronchien = *Erleichterungsmedikamente = Reliever*). Dies setzt aber eine gute Symptomwahrnehmung voraus, die bei alten Menschen oft nicht mehr gegeben ist. Dann erfolgt sofort eine Dauertherapie
• Ab einer Anfallshäufigkeit von ca. einmal wöchentlich zusätzlich Dauertherapie je nach Schwere der Erkrankung. Die Dauermedikation soll die chronische Entzündung und Überempfindlichkeit der Bronchialschleimhaut unter Kontrolle bringen (*Kontrollmedikamente = Controller*).

Substanz (Abk.) Handelsname (Bsp.)	Unerwünschte Wirkungen (Beispiele)	Besonderes
Ethambutol (EMP) Myambutol®	• Schädigung des Nervensystems • Sehnervenentzündung bis zur Erblindung	• Regelmäßige Sehtests
Isoniazid (INH) Isozid®	• Leberschädigung • Schädigung des Nervensystems	• Gabe von Vitamin B_6 • Alkoholverbot • Leberenzymkontrollen
Pyrazinamid (PZA) Pyrafat®	• Harnsäureanstieg • Leberschädigung	• Zusätzliche Gabe von Allopurinol • Leberenzymkontrollen
Rifampicin (RMP) Eremfat®	• Leberschädigung	

Tab. I/31.7.5 Übersicht über die Antituberkulotika erster Wahl (nach WHO).

– **Stufe 2:** Niedrigdosiert inhalative Glukokortikoide (ICS). Alternativ in begründeten Fällen Leukotrien-Rezeptor-Antagonist, der die Wirkung der entzündungsfördernden und bronchialverengenden Leukotriene hemmt, oder niedrig dosiertes Theophillin

– **Stufe 3:** ICS niedrigdosiert plus lang wirksame β_2-Sympathomimetika. Alternativ ICS mittel/hoch dosiert oder ICS niedrig dosiert plus Leukotrien-Rezeptor-Antagonist oder plus Theophyllin

– **Stufe 4:** ICS mittelhoch dosiert plus lang wirksames β_2-Sympathomimetikum. Alternativ ICS hoch dosiert oder ICS mittelhoch/hoch dosiert plus Leukotrien-Rezeptor-Antagonist oder plus Theophyllin. Ggf. plus Tiotropium (ein Parasympatholytikum)

– **Stufe 5:** Zusätzlich orale Glukokortikoide, Tiotropium, bei IgE-vermittelter Entstehung auch Omalizumab (monoklonaler IgE-Antikörper zur s.c.-Injektion)

• Bei allergischem Asthma Meiden der Allergene, ggf. Hyposensibilisierung.

> ❯ **Vorsicht!**
> Asthma-Kranke dürfen bei Schmerzen oder Fieber keine Acetylsalicylsäure (z.B. Aspirin®) einnehmen, da diese Asthmaanfälle provozieren kann. Besser ist Paracetamol (z.B. ben-u-ron®). Außerdem müssen sie bei jedem neuen Arztkontakt auf ihre Erkrankung hinweisen.

Pflegerische Erstmaßnahmen beim Asthmaanfall

Hat ein Pflegebedürftiger einen Asthmaanfall, reagieren Altenpflegerinnen mit folgenden Maßnahmen:

• Durch ruhigen, einfühlsamen Umgang Angst des Kranken mindern, da diese wesentlicher Auslöser und Verstärker des Anfalls ist
• Atemerleichternde Position einnehmen lassen: sitzend, leicht vorgebeugt, Hände auf die Knie legen
• Bedarfsmedikamente inhalieren lassen, evtl. nach 5 Min. wiederholen
• Falls das Spray nicht nach wenigen Minuten Besserung bringt, Arzt verständigen
• Frischluftzufuhr erhöhen, z.B. Fenster öffnen (nicht bei kalter Witterung oder Pollenallergie, da Kälte bzw. Pollenexposition den Anfall verstärken)
• Vitalzeichen kontrollieren
• Gegebenenfalls weitere Maßnahmen nach ärztlicher Anordnung durchführen.

> **Internet- und Lese-Tipp**
> Deutscher Allergie- und Asthmabund e.V. (DAAB): www.daab.de

Schulung und Information des Erkrankten

Im anfallsfreien Intervall erfolgt die Schulung des Erkrankten, wobei alte Menschen meist nicht alle Punkte optimal umsetzen können.

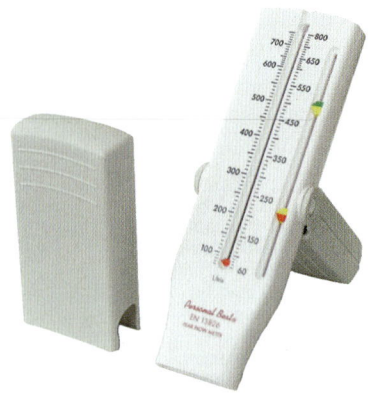

Abb. I/31.7.23 Mit dem etwa handgroßen Peak-Flow-Meter können Asthmatiker selbst ihre Atmung überprüfen und die Medikamente ggf. (auf Arztanordnung) anpassen. [U106]

• Kenntnis der wichtigsten Anfallsauslöser und der Möglichkeiten, sie zu vermeiden
• Eigenkontrolle der Atmung mit dem Peak-Flow-Meter (→ Abb. I/31.7.23)
• Information über die Warnsymptome, bei denen sofort ein Arzt aufgesucht werden muss
• Wissen, welche Medikamente für den Anfall und welche für die Dauerbehandlung geeignet sind
• Richtige Anwendung inhalativer Medikamente (→ Abb. I/31.7.24, → Abb. I/31.7.25). Bei einigen Systemen müssen Sprühstoß und Einatmung zeitlich koordiniert erfolgen, bei anderen ist ein gewisser Mindestatemstrom nötig. Gerade ältere Menschen können mit beidem Probleme haben, weshalb nicht selten verschiedene Systeme ausprobiert werden müssen. Zur Not muss auf Vernebler ausgewichen werden, für deren Bedienung der alte Mensch jedoch in aller Regel Hilfe benötigt
• Entspannungs- und Atemübungen zur besseren Wahrnehmung der Atmung
• Atemtechniken zur Verminderung der Atemwegsverengung, z.B. langsames Einatmen mit nachfolgendem Luft-Anhalten oder die **dosierte Lippenbremse:** Die Luft wird langsam durch die locker aufeinander liegenden Lippen ausgeatmet
• Hinweise auf Selbsthilfegruppen.

Bronchodilatatoren

> ❯ **Bronchodilatatoren** (*Bronchospasmolytika*): Substanzen, die über eine Erschlaffung der Bronchialmuskulatur die Atemwege erweitern. Rein symptomatische Wirkung, kein Einfluss auf Entzündung und Überempfindlichkeit der Bronchialschleimhaut.

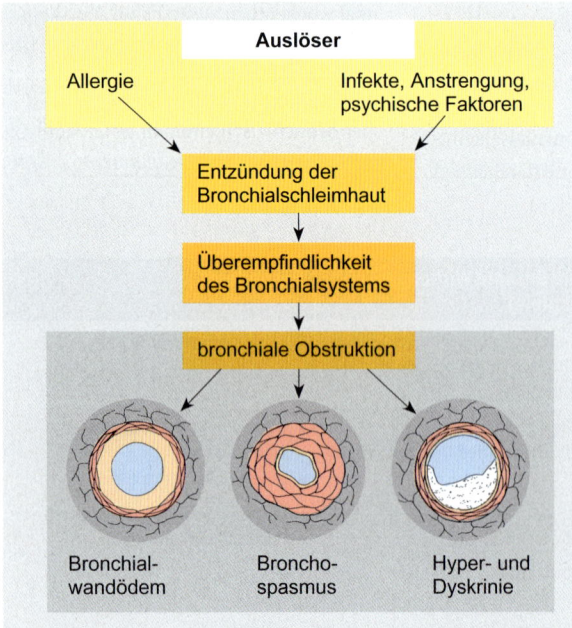

Abb. I/31.7.22 Pathogenese und Pathophysiologie des Asthma bronchiale. Bei bestehender chronischer Entzündung und Überempfindlichkeit (*Hyperreagibilität*) der Bronchialschleimhaut führen die verschiedensten Reize zu Schwellung der Bronchialschleimhaut (*Ödem*), Kontraktion der Bronchialmuskulatur (*Bronchospasmus*) sowie übermäßiger und zäher Schleimbildung (*Hyper-* und *Dyskrinie*). Diese münden dann in den Atemnotanfall. [L190]

Anwendung eines Dosieraerosols mit Spacer

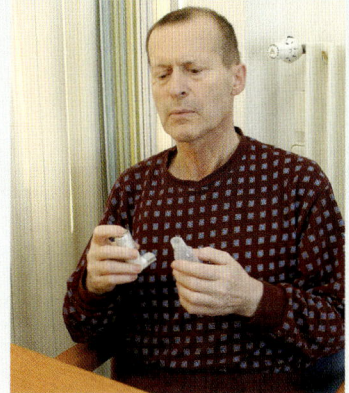

- Tief ein- und ausatmen
- Dosieraerosol schütteln
- Schutzkappe abnehmen

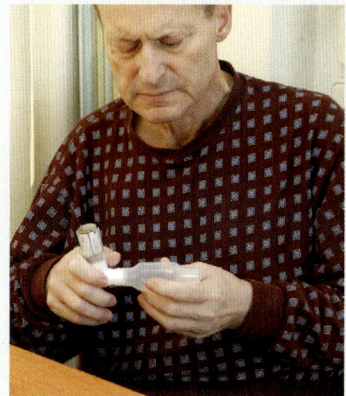

- Spacer aufsetzen
- Tief ausatmen
- Sprühstoß durch Druck auf den Metallbehälter auslösen

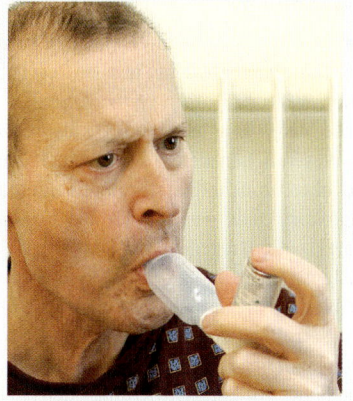

- Mundstück fest umschließen, Kappe abnehmen und tief einatmen
- Atem 5–10 s anhalten

Abb. I/31.7.24 Anwendung eines Dosieraerosols mit Spacer. [K115]

Wichtigste Darreichungsform der **Bronchodilatatoren** sind Dosieraerosole. Sie wirken bei korrekter Anwendung sehr schnell und haben, da nur wenig Wirksubstanz in die Blutbahn gelangt, wenig unerwünschte Wirkungen.

β₂-Sympathomimetika

Sympathomimetika greifen an den gleichen Rezeptoren an und haben die gleichen Wirkungen wie der Sympathikus. β_2-Sympathomimetika wirken v.a. auf die β_2-Rezeptoren und erweitern dadurch die Bronchien.
- Kurz wirksame Präparate: Fenoterol (z.B. Berotec®), Reproterol (z.B. Bronchospasmin®), Salbutamol (z.B. Sultanol®), Terbutalin (z.B. Bricanyl®). Als Bedarfsmedikation für den Anfall
- Lang wirksame Präparate: Formoterol (z.B. Oxis®), Salmeterol (z.B. Serevent®). Nur in Kombination mit inhalativen Glukokortikoiden (separat oder als Kombinationspräparat).

β_2-Sympathomimetika wirken auch auf das Herz, was zu Pulsanstieg, Herzklopfen, Herzrhythmusstörungen (mit Angina pectoris und Blutdruckkrisen als möglichen Folgen) sowie Händezittern und Unruhe führen kann. Deshalb werden β_2-Sympathomimetika bei Menschen mit Bluthochdruck, Herzrhythmusstörungen, koronarer Herzkrankheit oder Schilddrüsenüberfunktion nur unter sorgfältiger Kontrolle eingesetzt.

Parasympatholytika

Parasympatholytika (*Anticholinergika*) hemmen den Parasympathikus und erweitern dadurch die Bronchien. Unerwünschte Wirkungen bestehen in Mundtrockenheit und einer verminderten Produktion von Bronchialsekret (gering bei inhalativer Gabe). Parasympatholytika wirken langsamer und schwächer als β_2-Sympathomimetika. Im akuten Asthmaanfall reichen sie in der Regel nicht. Bei chronisch-obstruktiver Lungenerkrankung hingegen sind sie den Sympathomimetika ebenbürtig und werden bei Menschen mit Erkrankungen des Herzens bevorzugt.

Theophylline

Theophyllin und Theophyllinabkömmlinge (z.B. Bronchoretard®, Euphylong®) erweitern u.a. die Bronchien und Gefäße, indem sie die glatte Muskulatur erschlaffen lassen. Sie senken den Lungengefäßwiderstand und steigern den Atemantrieb. Da ihre therapeutische Breite gering ist, sind sie nur Reservemittel.

Anwendung eines Pulverinhalators

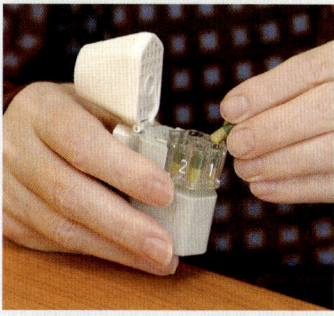

- Inhalator befüllen und danach schließen

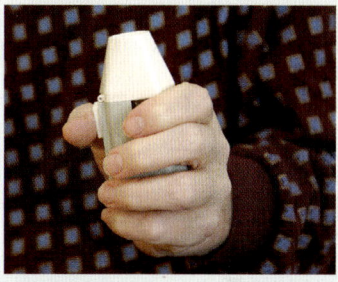

- Knopf drücken, um Inhaletten anzustechen
- Tief ausatmen

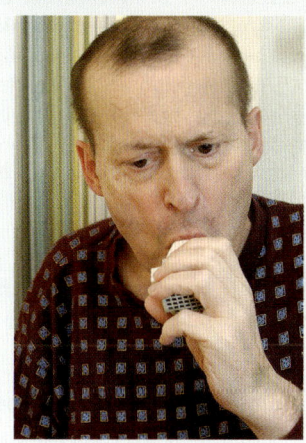

- Mundstück fest umschließen und einatmen
- Ggf. Vorgang wiederholen
- Nicht ins Gerät ausatmen!

Abb. I/31.7.25 Anwendung eines Pulverinhalators (Beispiel, Packungsbeilage beachten). [K115]

I/31.7.14 Chronisch-obstruktive Lungenerkrankungen

❯❯ **Chronisch-obstruktive Lungenerkrankungen** (*COLE* oder engl. *COLD* bzw. *COPD*): Bezeichnung für die **chronisch-obstruktive Bronchitis** und das (obstruktive) **Lungenemphysem** mit dem gemeinsamen

Kennzeichen einer weitgehend irreversiblen Verengung (*Obstruktion*) der Atemwege. In Deutschland ca. 7 Millionen Erkrankte. 📖 6

Ab dem mittleren Erwachsenenalter zunehmende Erkrankungshäufigkeit, Männer häufiger betroffen als Frauen. Schränken die Lebensqualität Betroffener deutlich ein und verkürzen die Lebenserwartung.

Chronische Bronchitis (gemäß Weltgesundheitsorganisation WHO): Husten und Auswurf an den meisten Tagen von mindestens drei Monaten in zwei aufeinander folgenden Jahren. Zunächst **einfache chronische Bronchitis** ohne Atemwegsverengung, die bei weiter anhaltenden Schädigungsfaktoren übergeht in eine **chronisch-obstruktive Bronchitis** mit Atemwegsverengung.

Lungenemphysem: Überblähung des Lungengewebes mit Zerstörung von Alveolen und Alveolarwänden. Dadurch Bildung immer größerer Emphysemblasen mit Verminderung der Gasaustauschfläche und Totraumvergrößerung.

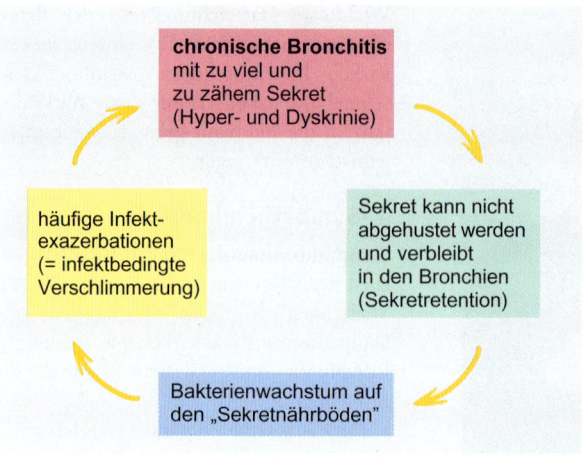

Abb. I/31.7.26 Bei der chronischen Bronchitis entsteht ein Teufelskreis, der zur zunehmenden Verschlimmerung der Erkrankung führt. [A400]

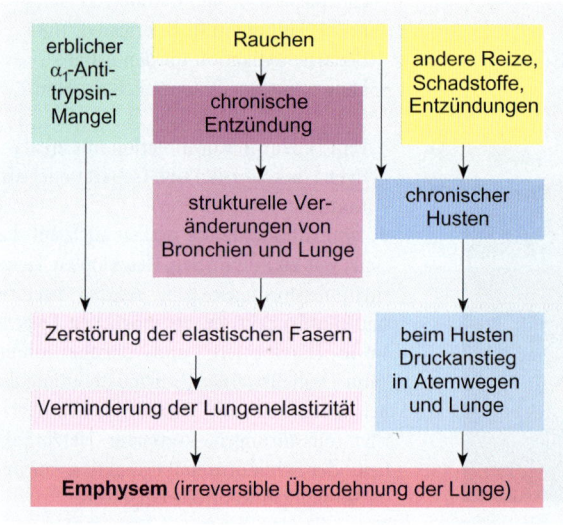

Abb. I/31.7.27 Pathogenese und Pathophysiologie des Lungenemphysems. [A400]

Krankheitsentstehung

Mehr als 90 % der Betroffenen mit **chronisch-obstruktiver Lungenerkrankung** sind Raucher oder Exraucher. Selten liegen andere Ursachen zugrunde, z. B. extreme Staubbelastungen im Beruf oder ein erblicher α_1-**Antitrypsin-Mangel.** 📖 7

Zunächst kommt es zu einer vermehrten Schleimsekretion und einer Funktionsstörung des Flimmerepithels. Später verschlimmern Infekte die Entzündung (→ Abb. I/31.7.26), Alveolarsepten werden zerstört und es entsteht durch Umbauvorgänge eine irreversible Atemwegsverengung.

Symptome, Befund und Diagnostik

Meist schon im mittleren Lebensalter kommt es zur **einfachen chronischen Bronchitis** mit v.a. morgendlichem Husten und schleimig-weißem Auswurf (*Raucherhusten*).

Über die Jahre entwickelt sich eine **chronisch-obstruktive Bronchitis** mit zunehmender Atemwegsverengung.

Leitsymptome sind eine oft anfallsartige Belastungsdyspnoe und Leistungsabfall. Kälte oder Nebel verstärken die Obstruktion. Die tolerierte Belastung wird immer geringer, akute **infektiöse Exazerbationen** (*infektbedingte Verschlimmerungen*) immer häufiger. Die Erkrankung betrifft den gesamten Organismus, erkennbar unter anderem an einem Gewichtsverlust und Muskelabbau, welche die die Belastbarkeit weiter vermindern.

Endstadium ist häufig das (obstruktive) **Lungenemphysem** (→ Abb. I/31.7.27). Typisch ist ein **Fassthorax** mit fast horizontal verlaufenden Rippen.

Diagnostisch werden Lungenfunktionsprüfung und Blutgasanalyse durchgeführt. Weitere Untersuchungen wie eine Röntgenaufnahme des Thorax dienen dem Ausschluss anderer Erkrankungen mit ähnlichen Beschwerden, etwa einem Lungenkarzinom.

Internet- und Lese-Tipp
COPD – Deutschland e.V.:
www.copd-deutschland.de
Deutsche Atemwegsliga e.V.:
www.atemwegsliga.de

Komplikationen

- Polyglobulie
- Respiratorische Insuffizienz (→ Kap. I/31.7.11)
- Druckerhöhung im Lungenkreislauf (*Lungenhochdruck, pulmonale Hypertonie*) mit Rechtsherzbelastung und Hyper-

trophie der rechten Herzkammer, die dann eine Rechtsherzinsuffizienz mündet.

Behandlung

Am wichtigsten und unverzichtbar ist die Beseitigung der Ursache, in aller Regel also Nikotinverzicht (*Raucherentwöhnung*).

Die Medikamente bei COPD entsprechen im Wesentlichen denen bei Asthma. Basis sind aber Bronchodilatatoren, inhallierbare Glukokortikoide werden nur bei häufigen Exazerbationen gegeben.

Atemwegsinfekte werden konsequent antibiotisch behandelt, vorbeugend sollen sich Betroffene gegen Influenza und Pneumokokken impfen lassen. In Spätstadien ist eine Sauerstofflangzeittherapie oder Heimbeatmung angezeigt.

Pflege

- Motivation zur Raucherentwöhnung
- Reichliche Flüssigkeitszufuhr (2–3 l/Tag) zur Schleimlösung, falls keine Kontraindikationen vorliegen

- Anleitung des Erkrankten zur richtigen Anwendung von inhalativen Medikamenten
- Atemübungen zum Erhalt oder zur Verbesserung der Thoraxbeweglichkeit
- Motivation zu individuell angepasstem Ausdauertraining (z. B. Gehen, Radfahren in der Ebene, Lungensportgruppe)
- Ernährung je nach Einzelfall (sowohl Über- als auch Untergewicht ist ungünstig)
- In fortgeschrittenen Stadien Sauerstoffgabe nach Anordnung.

> **Beobachtung**
> - Atmung, Husten und Sputum
> - Körpertemperatur: Fieber als Infektzeichen
> - Bewusstsein, Puls und RR, Hautfarbe.

Prognose

Wird die Schädigungsursache ausgeschaltet, ist die Prognose in Frühstadien recht gut. Meist führt die Erkrankung aber nach jahre- oder jahrzehntelangem Verlauf zu einem Lungenemphysem mit respiratorischer und Rechtsherzinsuffizienz. Dann ist die Prognose schlecht.

I/31.7.15 Bösartige Tumoren der Atmungsorgane

Kehlkopfkarzinom

> **Kehlkopfkarzinom** (*Larynxkarzinom, Kehlkopfkrebs*): Häufigster bösartiger Tumor im HNO-Bereich. Männer wesentlich häufiger betroffen als Frauen, Altersgipfel Mitte des 7. Lebensjahrzehnts. Hauptrisikofaktoren hoher Zigaretten- und Alkoholkonsum. In über 90 % Plattenepithelkarzinome. 5-Jahres-Überlebensrate gut 60 %. 📖 8

Symptome, Befund und Diagnostik

Leitsymptome des **Kehlkopfkarzinoms** sind Heiserkeit (v. a. bei den Stimmlippenkarzinomen), Druckgefühl, Schluckstörungen und Atemnot. Gelegentlich bemerken die Betroffenen als Erstes eine Halslymphknotenvergrößerung infolge Lymphknotenmetastasen.

Die Verdachtsdiagnose wird durch HNO-ärztliche Untersuchung gestellt und durch endoskopische Untersuchung des Kehlkopfs in Vollnarkose gesichert. Weitere Untersuchungen bestimmen die Tumorausdehnung genauer.

Behandlung

Therapie der Wahl ist fast immer die Operation. Eine **Stimmlippenentfernung** oder eine **Kehlkopfteilentfernung** genügen selten. Vielfach ist eine **Kehlkopfentfernung** (*Laryngektomie*) notwendig, ggf. mit Ausräumung der Halsweichteile (*Neck dissection*). Evtl. schließt sich eine Strahlentherapie an. Bei kleinen Tumoren können Strahlen- oder Laserbehandlung primäre Behandlungsform sein. Die Chemotherapie hat wenig Bedeutung.

Bei einer Kehlkopfentfernung muss ein **Tracheostoma**, eine künstliche Öffnung der Luftröhre nach außen, angelegt werden. Die meisten Betroffenen empfinden den Stimmverlust als einschneidendste Folge. Entsprechend wichtig ist, dass die **Stimmrehabilitation** durch Lernen einer **Ersatzsprache** (*Ruktusstimme*), **elektronische Sprechhilfen** oder **Stimmprothesen** möglichst früh beginnt.

Lungenkarzinom

> **Lungenkarzinom** (*Bronchialkarzinom, Lungenkrebs*): Primäres Lungenmalignom mit Ausgang vom Bronchialepithel. Bei Männern zweit-, bei Frauen dritthäufigster Tumor, bei Männern häufigste zum Tode führende bösartige Erkrankung. Mittleres Erkrankungsalter knapp unter 70 Jahren. Schlechte Prognose (5-Jahres-Überlebensrate unter 20 %). 📖 8

Krankheitsentstehung und Einteilung

Beim größten Teil der **Lungenkarzinome** spielen eingeatmete Schadstoffe für die Entstehung eine entscheidende Rolle. Dabei ist an erster Stelle das Tabakrauchen zu nennen, welches das Risiko je nach Alter bei Rauchbeginn, Rauchdauer und Zahl der insgesamt gerauchten Zigaretten bis 40-fach erhöht. Auch Passivrauchen erhöht das Risiko.

Berufliche Karzinogene (z. B. Asbest, Chrom, Kohlenteer) gelten als zweithäufigste Ursache, gefolgt von dem radioaktiven Edelgas Radon aus dem Erdreich. Bei gleichzeitigem Rauchen potenziert sich das Risiko.

Lungenkarzinome werden üblicherweise in vier histologische Typen unterteilt, wobei therapeutisch nur die Einteilung in **kleinzellige** (15 %) und **nicht kleinzellige Lungenkarzinome** (85 %, z. B. Plattenepithelkarzinom) von Bedeutung ist.

Symptome, Befund und Diagnostik

> Die Erstsymptome des Bronchialkarzinoms sind in der Regel **Spätsymptome**.

Dem Erkrankten fallen zunächst länger anhaltender, eher trockener Husten oder Veränderungen seines „Raucherhustens" auf. Blutiges Sputum ist möglich. Verlegt der Tumor einen Bronchus, entzünden sich dahinter gelegene Lungenabschnitte, was zu wiederholten **Retentionspneumonien** führt, die oft als „Atemwegsinfekte" fehlgedeutet werden. Später kommen Appetitlosigkeit, Gewichtsverlust und Leistungsknick hinzu.

Organüberschreitendes Wachstum zeigt sich z. B. durch Heiserkeit infolge einer Beeinträchtigung der Kehlkopfnerven oder gestaute Halsvenen.

Vor allem die kleinzelligen Lungenkarzinom verursachen *paraneoplastische Symptome* (→ Kap. I/34.3.1), z. B. ein Cushing-Syndrom (→ Kap. I/31.3.10), eine Hyperkalzämie (→ Kap. I/31.3.9) oder Muskelschwäche.

Manchmal geht der Erkrankte auch wegen Rückenschmerzen, Kopfschmerzen oder Lähmungen als Ausdruck einer bereits erfolgten Knochen- oder Gehirnmetastasierung zum Arzt.

Hauptmittel zur Diagnostik sind Röntgenaufnahmen (→ Abb. I/31.7.28), Thorax-CT (→ Abb. I/31.7.29) und Endoskopie (*Bronchoskopie* → Kap. I/27.2.12).

Behandlung

Bei ausreichender Funktion der übrigen Lunge und kleinem Tumor wird eine kurative Behandlung versucht:

- Bei nicht kleinzelligen Karzinomen ist die Therapie primär operativ, meist in Form einer **Lobektomie** (*operative Entfernung eines Lungenlappens*) oder einer **Pneumektomie** (*Entfernung einer Lunge*). Strahlen-, und zielgerichtete Chemotherapien werden je nach Stadium ergänzend eingesetzt. Bei Inoperabilität erfolgt primär eine Strahlentherapie
- Kleinzellige Karzinome metastasieren so früh, dass fast immer eine generalisierte Tumorerkrankung vorliegt, auch wenn zunächst keine Fernmetastasen nachweisbar sind. Sie werden durch Strahlen- *und* Chemotherapie behandelt, bei kleinem Tumor wird ggf. zusätzlich operiert. Infolge vieler Begleiterkrankungen ist bei alten Menschen eine kurative Behandlung noch seltener möglich als bei jüngeren.

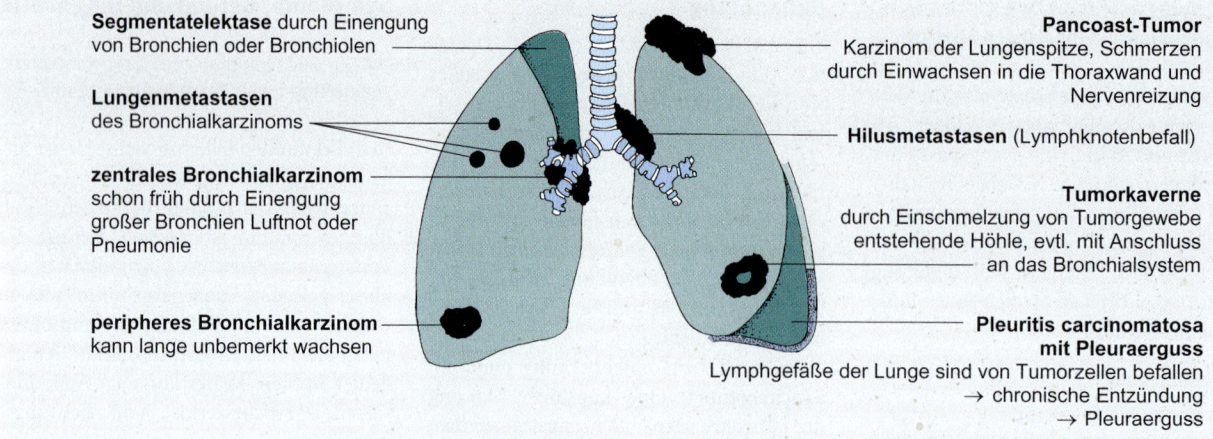

Segmentatelektase durch Einengung von Bronchien oder Bronchiolen

Lungenmetastasen des Bronchialkarzinoms

zentrales Bronchialkarzinom schon früh durch Einengung großer Bronchien Luftnot oder Pneumonie

peripheres Bronchialkarzinom kann lange unbemerkt wachsen

Pancoast-Tumor Karzinom der Lungenspitze, Schmerzen durch Einwachsen in die Thoraxwand und Nervenreizung

Hilusmetastasen (Lymphknotenbefall)

Tumorkaverne durch Einschmelzung von Tumorgewebe entstehende Höhle, evtl. mit Anschluss an das Bronchialsystem

Pleuritis carcinomatosa mit Pleuraerguss Lymphgefäße der Lunge sind von Tumorzellen befallen → chronische Entzündung → Pleuraerguss

Abb. I/31.7.28 Mögliche Befunde in der Röntgenaufnahme des Thorax bei einem Lungenkarzinom. [L215]

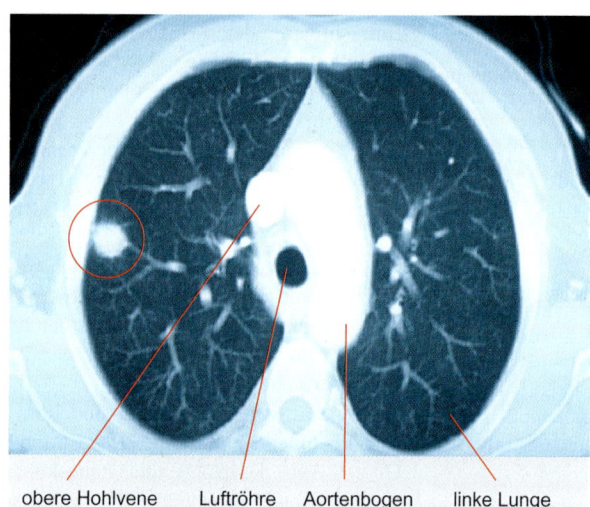

obere Hohlvene   Luftröhre   Aortenbogen   linke Lunge

Abb. I/31.7.29 CT-Aufnahme eines Lungenkarzinoms (roter Kreis) in der rechten Lunge. [T197]

Palliative Therapien umfassen:
- „Milde" Chemotherapien, Antikörpertherapien (→ Kap. I/34.4)
- Bronchoskopische Verfahren (Lasertherapie, Einsatz von Stents), um verengte Bronchien offen zu halten
- Verschiedene Strahlentherapien
- Schmerztherapie (→ Kap. I/35.3.2)
- Antitussiva zur Linderung eines unstillbaren Hustenreizes
- Glukokortikoide bei Hirnödem oder Leberkapselspannungsschmerz durch Metastasen
- Bisphosphonate bei Knochenmetastasen.

Pflege

Pflegeziele sind die größtmögliche Erhaltung der Lebensqualität des Erkrankten. Neben der Erhaltung der Mobilität und Selbstständigkeit bei den täglichen Verrichtungen ist auch die Vermeidung von Sekundärerkrankungen, z.B. Pneumonie, besonders wichtig.

Internet- und Lese-Tipp
Bundesverband Selbsthilfe Lungenkrebs e.V. (BSL): www.bundesverband-selbsthilfe-lungenkrebs.de

Lungenmetastasen

Lungenmetastasen (*sekundäre Lungenmalignome*) entstehen durch Streuung anderer bösartiger Tumoren (v.a. Mamma-, Nieren- und Prostatakarzinome) in die Lungen. Trotz palliativer Therapien ist die Prognose fast immer sehr schlecht.

I/31.7.16 Lungenfibrosen

❯ **Lungenfibrose:** Bindegewebiger Umbau (*Fibrosierung*) des Lungengerüsts mit verminderter Dehnbarkeit der Lungen und daher Lungenfunktionsstörung.

Ursachen einer **Lungenfibrose** sind z.B. chronische Linksherzinsuffizienz, (eingeat-

mete) Schadstoffe oder Kollagenosen, bei etwa 50% der Betroffenen lässt sich aber keine Ursache feststellen.

Leitbeschwerden sind zunehmende Dyspnoe und (trockener) Husten, außerdem bestehen teilweise die Symptome der Grunderkrankung.

Eine ursächliche Grunderkrankung wird behandelt. Die symptomatische Behandlung umfasst unter anderem Langzeit-Sauerstoffgabe.

I/31.7.17 Lungenembolie

❯ **Lungenembolie:** Plötzliche oder schrittweise Verlegung von Lungenarterien, überwiegend durch Thromben aus den tiefen Bein- und Beckenvenen. Diese erreichen über untere Hohlvene und rechtes Herz die Lungenstrombahn.

Krankheitsentstehung

Durch die Verlegung der Lungenstrombahn entsteht eine akute Widerstandserhöhung im Lungenkreislauf. Die rechte Herzkammer wird durch Pumpen gegen diesen Widerstand belastet. Es resultiert ein **akutes Cor pulmonale**. In schweren Fällen kommt es zum akuten Rechtsherzversagen.

Symptome und Befund

Leitsymptome der **Lungenembolie** sind plötzliche Atemnot, Zyanose, Husten (evtl. mit blutigem Sputum) und atemabhängige Thoraxschmerzen. Herz- und Atemfrequenz sind erhöht, der Puls oft unregelmäßig, die Halsvenen häufig gestaut. Der Erkrankte ist sehr ängstlich und unruhig. Die genaue Beschwerdeintensität hängt vom Ausmaß der Strombahnverlegung ab (→ Tab. I/31.7.6).

	I (klein)	II (submassiv)	III (massiv)	IV (fulminant)
Ausdehnung der Gefäßverschlüsse	• Periphere Äste	• Segmentarterien	• Ein Pulmonalarterienast	• Pulmonalarterienhauptstamm oder mehrere Lappenarterien
Klinik	• Leichte Dyspnoe • Thoraxschmerz	• Akute Dyspnoe • Thoraxschmerz • Tachypnoe • Tachykardie	• Akute schwere Dyspnoe • Thoraxschmerz • Zyanose • Unruhe • Synkope	• Dyspnoe • Schocksymptomatik • Drohender Herz-Kreislauf-Stillstand
Blutdruck	• Normal	• Leicht erniedrigt	• Stark erniedrigt	• Schock

Tab. I/31.7.6 Schweregradeinteilung der Lungenembolie anhand ihrer Symptome und Befunde (nach Grosser). [F948-001]

Zusätzlich bestehen evtl. die Symptome einer tiefen Beinvenenthrombose (→ Kap. I/31.6.18).

Behandlung

> **Vorsicht!**
> Erstmaßnahmen bei Lungenembolie:
> - Arzt oder Notarzt verständigen
> - Oberkörper erhöht positionieren, absolute Bettruhe, nicht bewegen
> - Pflegebedürftigen beruhigen, nicht allein lassen
> - Frischluft, evtl. Sauerstoff nach Arztanweisung geben
> - Vitalzeichen kontrollieren
> - Krankenhauseinweisung vorbereiten
> - Keine i. m.-Injektionen wegen evtl. Lysetherapie.

Medikamentöse Erstmaßnahmen sind die Schmerzbekämpfung mit Opioiden, Sedierung, z. B. mit Diazepam (z. B. Diazep-ct®), und i. v.-Gabe eines Heparinbolus.

Antikoagulation z. B. durch High-dose-Heparinisierung oder Fondaparinux (→ Kap. I/31.4.9) verhindert die weitere Ausbreitung der Lungenembolie, in den Stadien III und IV werden Lysetherapie (→ Kap. I/31.4.9) oder Entfernung des Embolus versucht. Bei Hypoxie sind Sauerstoffgabe und evtl. Beatmung erforderlich.

Information des Erkrankten

In aller Regel erfolgt nach dem Akutstadium eine Langzeit-Antikoagulation, in Deutschland derzeit meist mit Marcumar®, um erneute (Beinvenen-)Thrombosen zu verhindern (→ Kap. I/31.6.18).

I/31.7.18 Pleuraerkrankungen

Pleuritis

> **Pleuritis:** Brustfellentzündung.

Krankheitsentstehung

Zu einer **Pleuritis** kommt es z. B. bei einer Lungenentzündung, einer Herzinsuffizienz, bei Lungen- oder Pleuratumoren, aber auch einer Bauchspeicheldrüsenentzündung (*Pankreatitis*). Als **Pleuritis sicca** (*trockene Brustfellentzündung*) wird die Brustfellentzündung ohne Erguss bezeichnet. Aus ihr entwickelt sich meist eine **Pleuritis exsudativa** (*feuchte Brustfellentzündung*) mit einem entzündlichen Pleuraerguss.

Symptome und Befund

Der Erkrankte hat starke, atemabhängige Thoraxschmerzen, die zu einer ausgeprägten Schonhaltung und -atmung führen. Beim Übergang der Pleuritis sicca in eine Pleuritis exsudativa lassen die Schmerzen nach. Je nach Größe des Pleuraergusses treten Atemnot und Druckgefühl in der Brust in den Vordergrund. Kennzeichnend für eine Pleuritis sicca ist das „Pleurareiben" oder „Lederknarren" bei der Lungenauskultation.

Behandlung

An erster Stelle steht die Behandlung der Grunderkrankung. Bei der Pleuritis sicca ist eine Schmerzmittelgabe erforderlich, damit der Erkrankte durchatmen kann.

Pflege

Pflegerisch ist aufgrund der schmerzbedingten Atemeinschränkung eine konsequente Pneumonieprophylaxe wichtig (→ Kap. I/17.8). Der Kranke soll möglichst auf der gesunden Seite positioniert werden, um die Belüftung und Ausdehnung der erkrankten Lungenabschnitte zu fördern.

Prognose

Die Prognose der Erkrankung ist abhängig vom Grundleiden.

Pleuraerguss

> **Pleuraerguss:** Flüssigkeitsansammlung in der Pleurahöhle (→ Abb. I/31.7.30).

Je nach Art des **Pleuraergusses** werden unterschieden:
- **Hydrothorax:** klar-wässriges Sekret, z. B. bei Herzinsuffizienz
- **Serothorax:** klar-gelbliches, trübes oder leicht blutiges Sekret (z. B. bei Entzündungen, bösartigen Tumoren)
- **Pleuraempyem** (*Pyothorax*). Eitriger Erguss, z. B. aufgrund einer bakteriellen Pneumonie (→ Kap. I/31.7.12)
- **Hämatothorax:** Blut im Pleuraraum, z. B. durch Verletzung, **Pleuramesotheliom** (sehr bösartiger Pleuratumor), **Pleurakarzinose** (Durchsetzung der Pleura mit Metastasen)
- **Chylothorax.** Milchiges Sekret durch den Austritt von Lymphflüssigkeit in den Pleuraraum, z. B. bei malignen Lymphomen oder Verletzungen des Milchbrustgangs.

Symptome und Befund

Hauptsymptome eines ausgedehnten Pleuraergusses sind Atemnot und atemabhängige Schmerzen im Brustkorb.

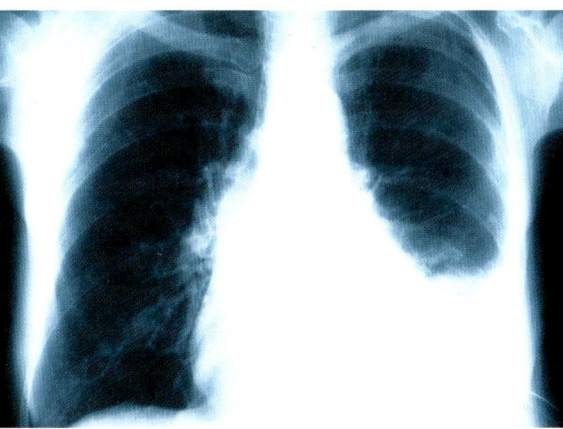

Abb. I/31.7.30 Röntgenaufnahme des Thorax bei Pleuraerguss links. Typisch für einen Pleuraerguss ist das seitliche Ansteigen der glatt begrenzten Verschattung. [T170]

I

31

❯❯ Da ca. 50 % aller Pleuraergüsse durch bösartige Tumoren bedingt sind, wird jeder neu aufgetretene Pleuraerguss punktiert und das Punktat untersucht.

Behandlung

Zum einen wird die Ursache des Pleuraergusses möglichst beseitigt. Größere Ergüsse werden abpunktiert, um die Atmung zu erleichtern und **Pleuraschwarten** (*Verwachsungen der Pleurablätter*) vorzubeugen.

Ständig wiederkehrende Pleuraergüsse, deren Ursache nicht beseitigt werden kann, z. B. bei Pleurakarzinose, können ggf. durch **Pleurodese** (*medikamentöse Verklebung der Pleurablätter*) gebessert werden.

Wiederholungsfragen

1. Welchen Weg nimmt die Luft vom Kehlkopf bis zu den Lungenbläschen? (→ Kap. I/31.7.5)
2. Welches sind die Leitsymptome des Schlafapnoesyndroms? (→ Kap. I/31.7.11)
3. Welche Einteilungskriterien für Pneumonien gibt es, stellen Sie eines genau dar. (→ Kap. I/31.7.12)
4. Welche Maßnahmen zur Pneumonieprophylaxe kennen Sie? (→ Kap. I/31.7.12)
5. Wie zeigt sich ein Asthmaanfall, wann liegt ein schwerer, wann ein lebensbedrohlicher Anfall vor? (→ Kap. I/31.7.13)
6. Welche Maßnahmen umfassen Behandlung und Pflege bei chronisch-obstruktiven Lungenerkrankungen? (→ Kap. I/31.7.14)
7. Nennen Sie die charakteristischen Symptome einer Lungenembolie. (→ Kap. I/31.7.17)

Literaturverzeichnis

1. Leischner, H.: Basics Onkologie. Elsevier Verlag, München, 2016.
2. Robert Koch-Institut (Hrsg.): Aktualisierung der der Influenza zugeschriebenen Mortalität, bis einschließlich der Saison 2012/2013. Epidemiologisches Bulletin 3/2015.
3. Empfehlungen des Robert-Koch Instituts zu Präventions- und Kontrollmaßnahmen bei Bewohnern mit Verdacht auf bzw. nachgewiesener Influenza in Heimen (aktualisiert August 2010): www.rki.de/DE/Content/Infekt/Krankenhaushygiene/Erreger_ausgewaehlt/Influenza/Influenza_Heim_pdf.pdf?__blob=publicationFile (letzter Zugriff: 13.12 2015).
4. Herold, G. (et al.): Innere Medizin 2017. Köln, 2016.
5. Robert Koch-Institut: Infektionsepidemiologisches Jahrbuch meldepflichtiger Krankheiten für 2015, Berlin, 2016.
6. www.lungeninformationsdienst.de/krankheiten/copd/verbreitung/index.html (letzter Zugriff: 19.12 2015).
7. Renz-Polster, H.; Krautzig, S. (Hrsg.): Basislehrbuch Innere Medizin. Elsevier Verlag, München, 2012.
8. Robert Koch-Institut und die Gesellschaft der epidemiologischen Krebsregister in Deutschland e. V. (Hrsg.): Krebs in Deutschland 2011/2012. RKI, Berlin, 2015.

I/31.8 Erkrankungen des Verdauungssystems

❯❯ **Verdauung:** Spaltung der aufgenommenen Nahrung in ihre resorptionsfähigen Bestandteile. Unterteilt in **mechanische Verdauung** (*Zerkleinerung größerer Nahrungsstücke*) und **chemische Verdauung** (*Zerlegung der Nahrung durch enzymhaltige Verdauungssekrete*).
Resorption: Aufnahme der aufgeschlüsselten Nahrungsbestandteile durch den Darm in die Lymphe oder ins Blut.
Verdauungssystem: System aus Verdauungstrakt (*Magen-Darm-Trakt*) sowie **Kopfspeicheldrüsen, Leber** und **Bauchspeicheldrüse,** welche die **Verdauungssekrete** zur chemischen Verdauung bereitstellen.

Über das **Verdauungssystem** wird dem Körper lebensnotwendige Energie zugeführt. Die Nahrungsaufnahme hat im Alter eine zentrale Bedeutung. Mahlzeiten dienen nicht allein der Nahrungszufuhr. Sie sind auch ein tagesstrukturierendes Merkmal (→ Kap. II/10.2), kulturelles Ritual und bedeuten im positiven Fall Genuss und die Möglichkeit zu sozialen Kontakten und Kommunikation.

Zwar altert auch das Verdauungssystem, dies führt jedoch meist nicht zu Beschwerden. Auch wenn exakte Zahlen fehlen, sind Erkrankungen des Verdauungssystems beim alten Menschen wohl nicht häufiger als in jüngeren Jahren. Sie sind aber anders gewichtet (so nehmen bösartige Tumoren erheblich an Häufigkeit zu) und zeigen nicht selten ein abweichendes klinisches Bild.

Pflegerische Handlungsfelder

Altenpflegerinnen identifizieren die in der Pflege relevanten Handlungsfelder bei den Erkrankungen des Verdauungssystems. Folgende Pflegediagnosen können sie dabei häufig feststellen (→ Abb. I/31.8.1).

I/31.8.1 Beispiel eines Pflegeprozesses bei „Diarrhö"

❯❯ **Diarrhö:** Passage von dünnflüssigem, ungeformtem Stuhl.

Mögliche Folgen von **Diarrhö**; Beispiele für medizinische Diagnosen und andere Folgen:
- Darmerkrankungen, z. B. Morbus Crohn, Colitis ulcerosa, glutensensitive Enteropathie. Bei der autoimmun bedingten **glutensensitiven Enteropathie** verträgt der Erkrankte das in fast allen Getreiden vorhandene **Gluten** (*Klebereiweiß*) nicht. Es führt zu chronischen Blähungen und Durchfällen mit **Malassimilation**
- Gewichtsabnahme
- Exsikkose
- Schwindel
- Desorientierung
- Entzündungen der Haut
- Elektrolytentgleisungen.

🅐 **Fallbeispiel Ambulant, Teil I**

Die Altenpflegerin Linda Müller kommt nach einer kurzen Pflegepause wieder zu Käthe Osterwelle nach Hause, um ihr bei der Körperpflege zu helfen. Frau Osterwelle war einige Tage im Krankenhaus, wo sie den dritten Zyklus ihrer Chemotherapie erhalten hat. Da sie diese Therapie sehr anstrengt, wurde Frau Osterwelle dazu stationär aufgenommen. Dieses Mal hat Frau Osterwelle die Therapie nicht gut vertragen und leidet sehr stark unter Übelkeit, Erbrechen und Durchfällen. Der Ehemann steht dem ganzen sehr hilflos gegenüber. Sein größter Wunsch ist, dass seine Frau nicht so leiden muss. Die ganze Familie hat Angst, dass der mühsam erkämpfte Gewichtsaufbau umsonst war.

Pflegediagnostik

Bestimmende Merkmale

- Abdominalschmerz
- Krämpfe
- Vermehrte Darmgeräusche
- Mindestens dreimal am Tag dünnflüssiger Stuhl
- Stuhldrang.

Beeinflussende Faktoren

Psychologisch:
- Angst
- Erhöhung des Stresslevels

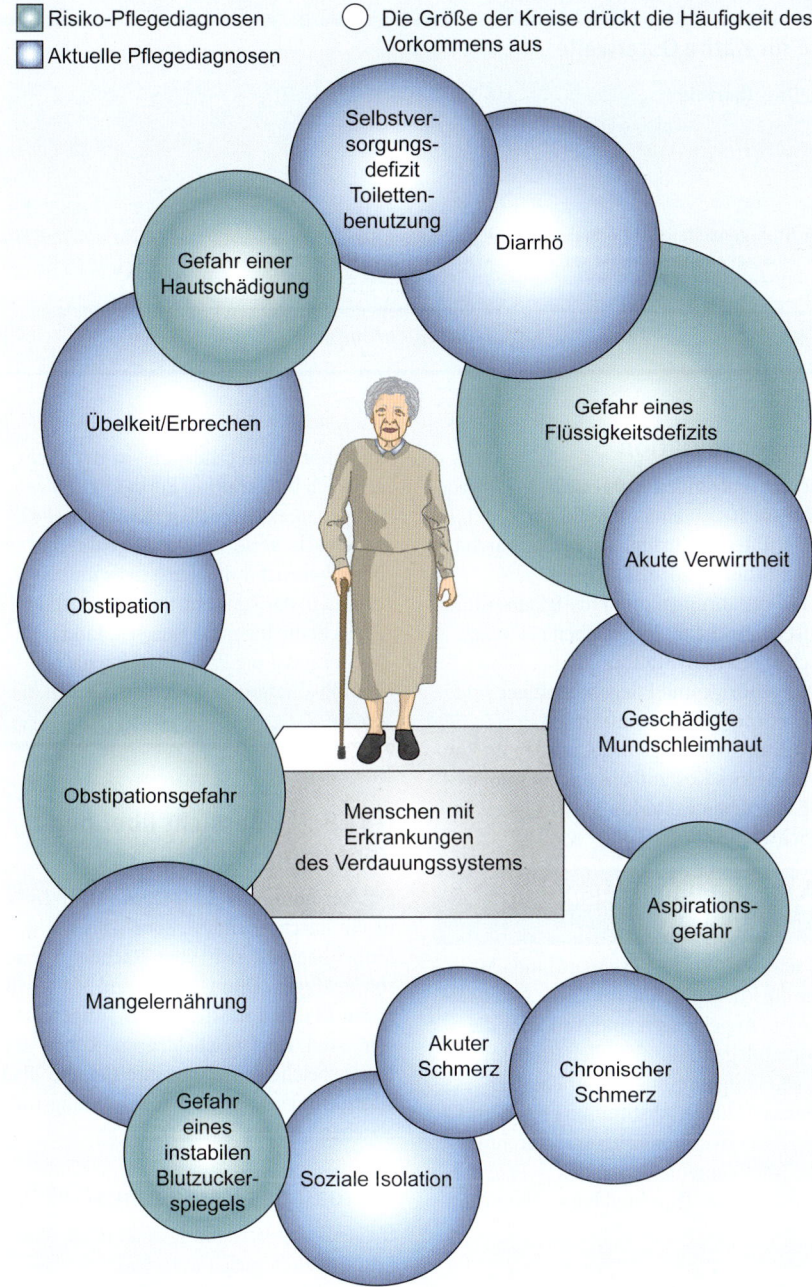

Risiko-Pflegediagnosen

Aktuelle Pflegediagnosen

Die Größe der Kreise drückt die Häufigkeit des Vorkommens aus

Selbstversorgungsdefizit Toilettenbenutzung

Diarrhö

Gefahr einer Hautschädigung

Übelkeit/Erbrechen

Gefahr eines Flüssigkeitsdefizits

Obstipation

Akute Verwirrtheit

Obstipationsgefahr

Geschädigte Mundschleimhaut

Menschen mit Erkrankungen des Verdauungssystems

Aspirationsgefahr

Mangelernährung

Akuter Schmerz

Chronischer Schmerz

Gefahr eines instabilen Blutzuckerspiegels

Soziale Isolation

Abb. I/31.8.1 Häufige Pflegediagnosen im Zusammenhang mit der Versorgung von Menschen, die an Erkrankungen des Verdauungssystems leiden. [L138]

- Reisen

Physiologisch:
- Magen-Darm-Entzündungen
- Stoffwechselerkrankungen (Malabsorption)
- Magen-Darm-Reizungen
- Unverträglichkeiten gegenüber Nahrungsmitteln
- Parasiten

Situationsbedingt:
- Unerwünschte Wirkungen von Medikamenten

- Exposition gegenüber Toxinen
- Missbrauch von Laxanzien
- Therapieregime
- Enterale Ernährung (z. B. PEG).

❯ Frequenz, Menge und Konsistenz der Ausscheidungen sind zu beobachten und genau zu dokumentieren. Die Überwachung der Ernährung und Flüssigkeitszufuhr ist wichtig und ggf. sind eine tägliche Gewichtskontrolle sowie die Beobachtung auf Zeichen einer Dehydratation (Austrocknung → Kap. I/31.9.9) angezeigt.

❯ **Vorsicht!**
Eine Diarrhö, die länger als ein paar Tage dauert, wiederkehrt oder mit Alarmzeichen wie Blut im Stuhl verbunden ist, muss ärztlich abgeklärt werden. Darüber hinaus können eigentlich „banale" Diarrhöen einen alten Menschen durch Dehydratation und Veränderungen des Elektrolythaushalts gefährden.

Ⓐ Fallbeispiel Ambulant, Teil II

Käthe Osterwelle erbricht mehrmals am Tag und muss häufig zur Toilette. Es ist der Altenpflegerin Linda Müller nicht klar, ob es sich noch um eine unerwünschte Wirkung der Chemotherapie handelt oder ob das Erbrechen und die Durchfälle durch eine andere Ursache ausgelöst sind. Die Familie ist keine große Hilfe, da alle recht ängstlich sind und auch Schwierigkeiten haben, mit den Ausscheidungen umzugehen. Frau Osterwelle ist durch die Situation sehr belastet, fühlt sich hilflos und spricht davon,

dass so ein Leben nichts mehr wert sei. Frau Müller stellt fest, dass Frau Osterwelle kaum mehr etwas isst und trinkt. Darüber hinaus kann die Altenpflegerin beobachten, dass sie Schwierigkeiten hat,

rechtzeitig die Toilette zu erreichen. Die Lebenswelt von Frau Osterwelle ist stark beeinträchtigt. Die Altenpflegerin vereinbart mit den Angehörigen, den Hausarzt zu verständigen.

Pflegetherapie

Mögliche Ziele/erwartete Ergebnisse festlegen

- Die Stuhlkonsistenz ist normal
- Die Zahl der Stuhlentleerungen beträgt weniger als drei pro Tag
- Die diarrhöauslösenden Faktoren sind bekannt und können vermieden werden
- Der Flüssigkeitshaushalt ist stabil
- Der Pflegebedürftige erkennt die individuellen Risikofaktoren
- Der Pflegebedürftige zeigt ein Verhalten, das geeignet ist, eine Schädigung zu verhindern.

Maßnahmen planen und durchführen

Die im Folgenden aufgeführten Pflegemaßnahmen stellen eine Auswahl dar:

A Fallbeispiel Ambulant, Teil III

Beispiel einer Pflegeplanung bei Diarrhö für Käthe Osterwelle

Pflegediagnostik	Pflegetherapie	
aktuelle Pflegediagnosen (aP), Risiko-Pflegediagnosen (RP), Einflussfaktoren/Ursachen (E), Symptome (S), Ressourcen (R)	Pflegeziele/erwartete Ergebnisse	Pflegemaßnahmen
• **aP:** Diarrhö • **aP:** Selbstfürsorgedefizit Toilettengang • **E:** Chemotherapie • **E:** Mehr als 5 × tgl. dünnflüssiger Stuhlgang • **E:** Braucht Unterstützung beim Toilettengang	• Stuhlkonsistenz ist normal • Flüssigkeitshaushalt ist stabil	• Begleitung zur Toilette • Hilfe bei der Körperpflege • Diätetische Ernährung • Vorübergehende Nutzung von Inkontinenzprodukten • Hausarzt informieren

• Beobachten und Dokumentieren der Stuhlkonsistenz (z. B. Diarrhö nach Gabe von Sondenkost)
• Überwachung der Kreislaufsituation
• Ermitteln der Essgewohnheiten
• Beratung zur diätetischen Ernährung und zum Kostaufbau
• Feuchtwarme Wickel zur Krampflösung (→ Abb. I/31.8.2)
• Bereitstellen z. B. eines Toilettenstuhls direkt neben dem Bett, um eine rasche Benutzung zu ermöglichen
• Unterstützung bei den Toilettengängen
• Anbieten von ausreichend Flüssigkeit (z. B. auch Schwarztee, Coca Cola)
• Hilfe bei der Körperpflege/Hauptpflege (Hautschutz im Analbereich)
• Unterstützung bei der Wahrung der Privatsphäre
• Beratung zum (vorübergehenden) Einsatz von Inkontinenzprodukten.

> ❱❱ Eine Obstipation (*Verstopfung*) ist ein häufiges Problem bei alten und immobilen Personen. Obstipation und Diarrhö können als Symptome gleichzeitig vorhanden sein. Eine zeitnahe ärztliche Abklärung ist erforderlich.

Pflegeevaluation

Die im Folgenden dargestellten Pflegeergebnisse stellen eine Auswahl dar:
• Der Pflegebedürftige hat keine Diarrhö, der Stuhl ist normal geformt
• Die Ernährungs- und Flüssigkeitszufuhr ist ausreichend. Es bestehen keine Zeichen der Dehydration
• Angehörige und Pflegebedürftiger sind über die Probleme informiert
• Weitere Nahrungsmittel werden im Rahmen eines Kostaufbaus angenommen
• Es bestehen weiterhin Kraftlosigkeit und Schwäche.

A Fallbeispiel Ambulant, Teil IV

Nach zwei Wochen evaluiert Linda Müller die Pflegeplanung für Käthe Osterwelle. Die Angehörigen sind froh, dass die Altenpflegerin die aktuellen Probleme regelmäßig mit ihnen bespricht. Der Hausarzt hat in Abstimmung mit dem Arzt, der die Chemotherapie durchführt, die Medikamente umgestellt. Das Erbrechen und der Durchfall haben daraufhin aufgehört. Frau Osterwelle ist noch sehr schwach und kraftlos. Sie hat in den vergangenen zwei Wochen weitere zwei Kilo Gewicht verloren. Die Angehörigen bemühen sich mit allen Tricks und Leckereien, das Gewicht und die Kraft der Pflegebedürftigen zu steigern. Linda Müller passt die Pflegeplanung nach dem Evaluationsgespräch an die Situation an.

I/31.8.2 Übersicht über den Verdauungstrakt

Der **Verdauungstrakt** (*Magen-Darm-Trakt*) ist ein durchgehendes „Rohr", das mit dem Mund beginnt, sich über Rachen, Speiseröhre, Magen, Dünn-, Dick- und Mastdarm erstreckt und am After endet. „Angeschlossen" sind Kopfspeicheldrüsen, Leber und Bauchspeicheldrüse, die ihre Sekrete über Ausführungsgänge in den Verdauungstrakt abgeben (→ Abb. I/31.8.3).

Feinbau des Verdauungstrakts

Im gesamten Verdauungstrakt ist die Wand grundsätzlich gleich aufgebaut (von innen nach außen, → Abb. I/31.8.4):
• **Mukosa** (*Schleimhaut*)
• **Submukosa** (*Bindegewebsschicht*)
• **Muskularis** (*Muskelschicht*)
• **Adventitia** zum Einbau in die Umgebung oder **inneres Bauchfellblatt.**
In den Wänden des Magen-Darm-Trakts liegt außerdem das **Darmwandnervensystem** (*enterisches Nervensystem*), das die Magen-Darm-Bewegungen steuert und zum vegetativen Nervensystem zählt (→ Kap. I/31.11.9). Zum Darmwandnervensystem gehören Nervengeflechte in der Submukosa (*Plexus submucosus* oder *Meissner-Plexus*) und in der Muskularis (*Plexus my-*

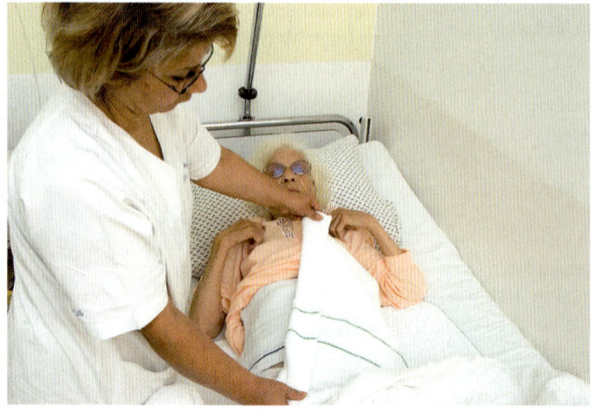

Abb. I/31.8.2 Bei Erkrankungen des Darmes wenden Pflegende nach Rücksprache mit dem Arzt Leibwickel an. [K115]

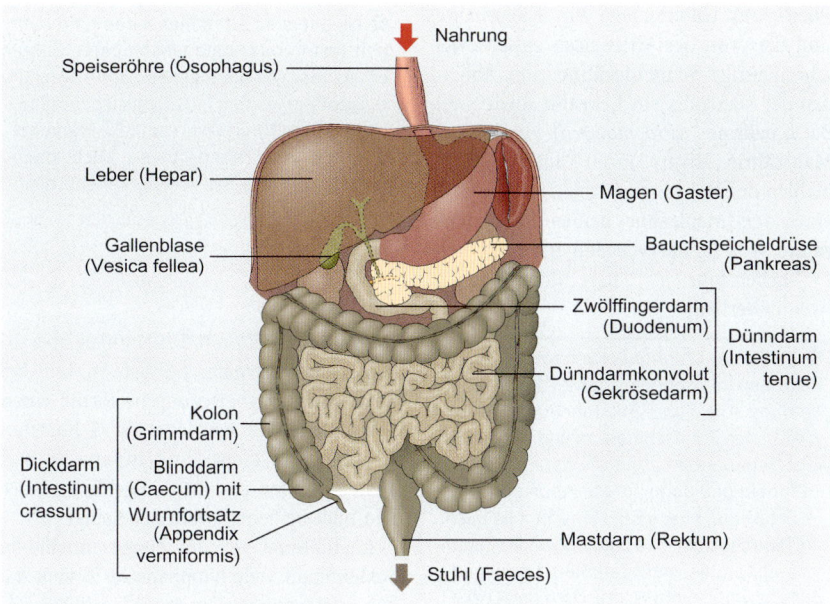

Abb. I/31.8.3 Übersicht über die Verdauungsorgane. [L190]

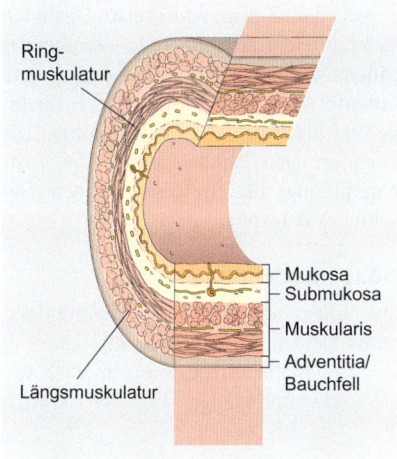

Abb. I/31.8.4 Grundsätzlicher Aufbau der Wandschichten des Verdauungstrakts. [L190]

entericus oder *Auerbach-Plexus*). Sympathikus und Parasympathikus wirken modulierend: Der Parasympathikus fördert die Verdauungstätigkeit. Der Sympathikus hemmt sie und kontrahiert (schließt) die Schließmuskeln.

Bei alten Menschen verändern sich die Darmbewegungen. Insbesondere scheinen die den Speisebrei vorwärts bewegende Peristaltik und die Koordination der verschiedenen Bewegungen nachzulassen, evtl. durch Untergang von Nervenzellen des Darmwandnervensystems. Meist bleiben die altersbedingten Magen-Darm-Veränderungen kompensiert und gewinnen erst im Zusammenspiel mit weiteren Störfaktoren Bedeutung.

Bauchfell

Die Bauchhöhle ist vom spiegelglatten **Bauchfell** (*Peritoneum*) ausgekleidet, das der Verschieblichkeit der Bauchorgane gegeneinander dient.

- Das **äußere Blatt des Bauchfells** (*Peritoneum parietale*) kleidet die Bauchwand von innen aus
- Das **innere Blatt des Bauchfells** (*Peritoneum viscerale*) bildet den äußeren Überzug vieler Bauchorgane (→ Abb. I/31.8.5). Organe, die (fast) vollständig von Bauchfell umschlossen werden, liegen **intraperitoneal** (z. B. Magen, Dünndarm außer Zwölffingerdarm, Leber). **Retroperitoneale** Organe wie der Zwölffingerdarm, der auf- und absteigende Teil des Kolons, die Bauchspeicheldrüse oder die Bauchaorta sind nur vorn von Bauchfell überzogen. **Extraperitoneale** Organe (z. B. der letzte Darmabschnitt) haben keinerlei Kontakt zum Bauchfell.

Intraperitoneale Organe haben an ihrer Rückseite ein „Aufhängeband" (Gekröse, beim Dünndarm **Mesenterium**, beim Dickdarm **Mesokolon** genannt), das praktisch nur aus zwei Bauchfellschichten besteht und durch das Blut-, Lymphgefäße und Nerven zum Organ ziehen.

I/31.8.3 Mund

Rachen → Kap. I/31.7.3

> **Mundhöhle:** Anfangsteil des Verdauungsrohrs. Aufgaben sind die Aufnahme der Nahrung, deren mechanische Zerkleinerung durch die Zähne, das Einspeicheln der Nahrung, der Beginn der Kohlenhydratverdauung und der Nahrungstransport zum Rachen.

Mundhöhle

Die **Mundhöhle** besteht aus dem **Mundhöhlenvorhof**, d. h. dem Raum zwischen Wangen, Lippen und Zähnen, sowie dem **Mundhöhlenhauptraum** (*Mundhöhle im engeren Sinne*), also dem Raum innerhalb der Zahnreihen (→ Abb. I/31.8.6).

Die **Mundschleimhaut** besteht aus mehrschichtigem unverhorntem Plattenepithel mit zahlreichen kleinen Speicheldrüsen. An den Zahnfortsätzen von Ober- und Unterkiefer ist die Mundschleimhaut mit der Knochenhaut verwachsen. Sie heißt dort **Zahnfleisch** (*Gingiva*).

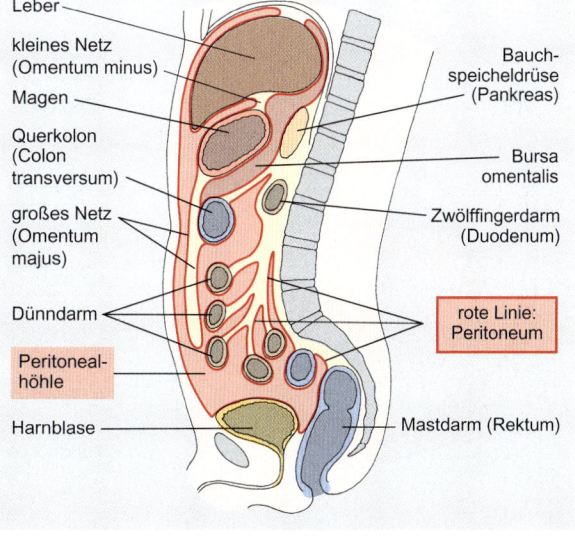

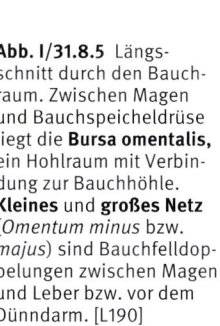

Abb. I/31.8.5 Längsschnitt durch den Bauchraum. Zwischen Magen und Bauchspeicheldrüse liegt die **Bursa omentalis,** ein Hohlraum mit Verbindung zur Bauchhöhle. **Kleines** und **großes Netz** (*Omentum minus* bzw. *majus*) sind Bauchfelldoppelungen zwischen Magen und Leber bzw. vor dem Dünndarm. [L190]

Zähne

Die **Zähne** zerkleinern die Nahrung mechanisch.

- Die **Zahnkrone,** der sichtbare Teil des Zahnes, ragt aus dem Zahnfleisch heraus
- Der **Zahnhals** ist vom Zahnfleisch umschlossen
- Die **Zahnwurzel** steckt fest verankert im **Zahnfortsatz** (*Alveolarfortsatz*) des Kiefers. Die **Wurzelhaut** umschließt die Zahnwurzel und ist durch straffe Bindegewebsfasern mit dem Zahnfortsatz verbunden. Am unteren Ende der Zahnwurzel (**Wurzelspitze**) liegt eine kleine Öffnung, die in das Innere des Zahnes führt. Über sie wird der Zahn mit Blut- und Lymphgefäßen sowie Nerven versorgt. Das gefäß- und nervenreiche Bindegewebe der Zahnhöhle heißt **Pulpa.**

Jeder Zahn ist aus drei Baustoffen aufgebaut (→ Abb. I/31.8.6):

- Das **Zahnbein** (*Dentin*) bildet die Hauptmasse des Zahns und ist härter als Knochen
- Der **Zahnschmelz,** der härteste Stoff des menschlichen Körpers, überzieht die Zahnkrone
- Der **Zahnzement** bedeckt die Zahnwurzel mit einer dünnen Schicht. Er ist ähnlich aufgebaut wie Knochengewebe.

Der Begriff **Zahnhalteapparat** (*Parodontium*) fasst Zahnzement, Wurzelhaut, Alveolarknochen und Zahnfleisch zusammen.

Gebiss des Erwachsenen

Das vollständige **Gebiss eines Erwachsenen** besteht aus 32 Zähnen (je 16 Zähne im Ober- und Unterkiefer): Pro Kieferhälfte sind dies von der Mitte nach außen zwei scharfkantige **Schneidezähne** zum Abbeißen der Nahrung, ein **Eckzahn** sowie zwei **Backenzähne** (*Praemolaren*) und drei **Mahlzähne** (*Molaren*) zum Kauen und Zermahlen der Nahrung (→ Abb. I/31.8.6). Die hintersten Mahlzähne heißen **Weisheitszähne,** weil sie überwiegend erst nach dem 17. Lebensjahr als letzte durchbrechen (wenn überhaupt).

> ❯ Bei **Karies** (*Zahnfäule*) verstoffwechseln Bakterien im Zahnbelag den Zucker aus der Nahrung. Die dabei entstehenden Säuren greifen den Zahnschmelz an und entkalken ihn. Unbehandelt greift die Karies auf das Zahnbein und dann auf die Pulpa über.
>
> Sehr häufig bei alten Menschen ist auch die **Parodontitis**, eine Erkrankung des Zahnhalteapparates mit Zahnfleischschwund, Bildung von Zahnfleischtaschen und Lockerung der Zähne bis zum Zahnverlust.

Kauvorgang

Kauen umfasst Schneide- und Mahlbewegungen. Bei **Schneidebewegungen** bewegt sich der Unterkiefer gegen den Oberkiefer, bei **Mahlbewegungen** wird der Unterkiefer nach vorne und hinten bzw. zur Seite gezogen. Kaumuskeln sind z. B. der Kau- und der Schläfenmuskel (→ Kap. I/31.1.5). Wangen- und Zungenmuskulatur unterstützen das Kauen, indem sie die Nahrung immer wieder zwischen die Zahnreihen bringen.

> ❯ Die meisten alten Menschen haben einen festen oder herausnehmbaren Zahnersatz, der wie die eigenen Zähne sorgfältig gepflegt werden muss. Da sich der Gaumen schnell verformt, sollten Pflegebedürftige ihre Zahnprothese auch dann einsetzen, wenn sie vorübergehend nicht essen dürfen.

Zunge

Die **Zunge** ist ein mit Schleimhaut überzogener, quergestreifter Muskel. Sie hilft bei Kau- und Saugbewegungen, formt einen schluckbaren Bissen, leitet die Schluckbewegungen ein, dient dem Geschmacks- und Tastempfinden und ist maßgeblich an der Lautbildung beim Sprechen beteiligt.

Im hinteren Teil der Zunge enthält die Schleimhaut viele lymphatische Zellen, die der Infektabwehr dienen und in ihrer Gesamtheit als **Zungenmandel** bezeichnet werden.

Auf der Zungenschleimhaut befinden sich zahlreiche Erhebungen, die **Zungenpapillen.** Nach ihrer Form unterscheidet man **fadenförmige, pilzförmige, warzenförmige** und **blattförmige Zungenpapillen.** Die fadenförmigen Papillen dienen der Tastempfindung, die übrigen enthalten **Geschmacksknospen.**

Geschmackssinn

Die Chemorezeptoren des **Geschmackssinns** werden durch gelöste Substanzen in der Mundhöhle erregt, wobei an allen Geschmacksempfindungen auch der Geruchs-

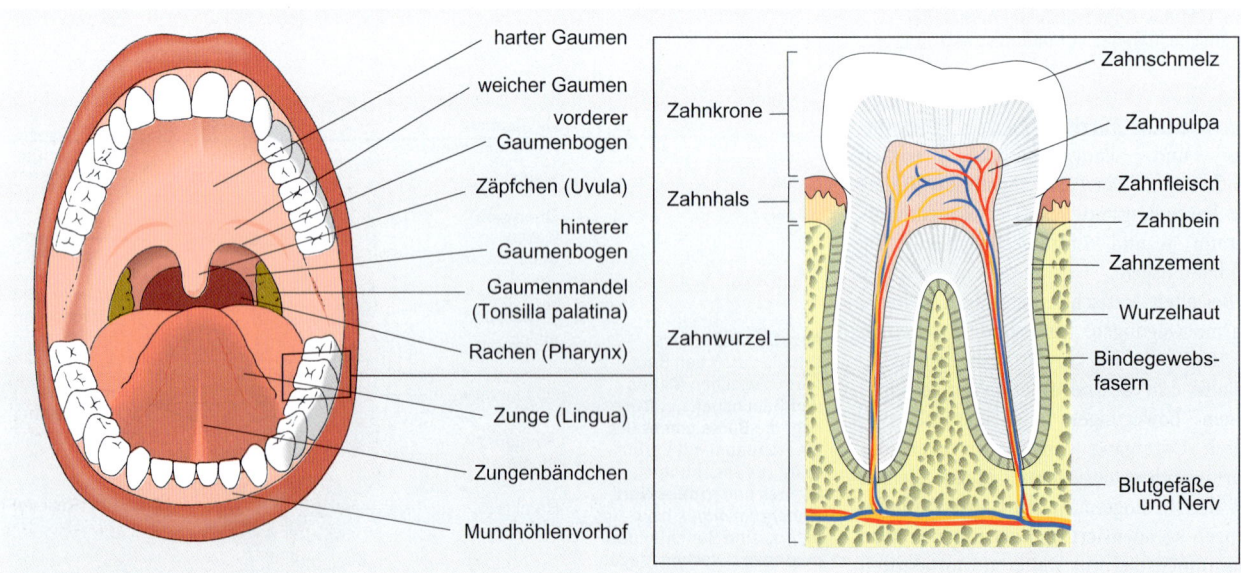

Abb. I/31.8.6 Links Blick in die Mundhöhle, rechts Längsschnitt durch einen Backenzahn. [L190]

harter Gaumen
weicher Gaumen
vorderer Gaumenbogen
Zäpfchen (Uvula)
hinterer Gaumenbogen
Gaumenmandel (Tonsilla palatina)
Rachen (Pharynx)
Zunge (Lingua)
Zungenbändchen
Mundhöhlenvorhof

Zahnkrone
Zahnhals
Zahnwurzel

Zahnschmelz
Zahnpulpa
Zahnfleisch
Zahnbein
Zahnzement
Wurzelhaut
Bindegewebsfasern
Blutgefäße und Nerv

sinn beteiligt ist. Die Rezeptoren für den Geschmackssinn liegen in den Geschmacksknospen der Zunge, der Mundschleimhaut, des Rachens und des Kehldeckels, besonders konzentriert aber in den Zungenpapillen.

Alle Geschmacksempfindungen können auf wenige Grundqualitäten zurückgeführt werden, wobei derzeit fünf gesichert sind: süß, salzig, sauer, bitter und umami (fleischig-herzhaft, erregt z. B. durch den Geschmackverstärker Glutamat).

Die Geschmacksempfindungen werden über mehrere Hirnnerven und verlängertes Mark zur hinteren Zentralwindung geleitet, wo der Geschmack bewusst wird (Kontrolle der Nahrung). Über Verbindungen zum Hypothalamus und zum limbischen System beeinflusst der Geschmack einer Speise die Verdauungsfunktionen sowie Gefühle und Befinden.

Speicheldrüsen

Die **Speicheldrüsen** bilden täglich ca. 1–1,5 l **Speichel,** der zu über 99 % aus Wasser besteht. Daneben enthält Speichel Elektrolyte (Natrium, Kalium, Kalzium, Chlorid), Bikarbonat, Schleim, das Stärke spaltende Enzym **Ptyalin,** das antibakterielle **Lysozym** und IgA-Antikörper (➔ Kap. I/32.2.2).

Speichel hält die Mundhöhle feucht, erleichtert das Sprechen und reinigt Mundhöhle und Zähne. Speichel macht gekaute Nahrung gleitfähig und löst die im Speisebrei enthaltenen Geschmacksstoffe.

Die Speichelsekretion wird durch das vegetative Nervensystem gesteuert. Geruchs- und Geschmacksreize, aber z. B. auch die Erwartung von Speisen stimulieren die Speichelsekretion.

Neben den vielen winzigen Drüsen gibt es drei große paarige **Kopfspeicheldrüsen** (➔ Abb. I/31.8.7). Sie liegen außerhalb des Mundes und geben ihr Sekret über Ausführungsgänge in die Mundhöhle ab:

- Die **Ohrspeicheldrüse** (*Glandula parotis*) liegt vor dem Ohr zwischen der Haut und dem Kaumuskel
- Die **Unterkieferspeicheldrüse** (*Glandula submandibularis*) befindet sich unterhalb der Mundbodenmuskulatur an der Innenseite des Unterkiefers
- Die **Unterzungendrüse** (*Glandula sublingualis*) liegt direkt auf der Mundbodenmuskulatur.

Gaumen

Der **Gaumen** bildet gleichzeitig das Dach der Mundhöhle und den Boden der Nasenhöhle. Der Gaumen besteht aus dem vorde-

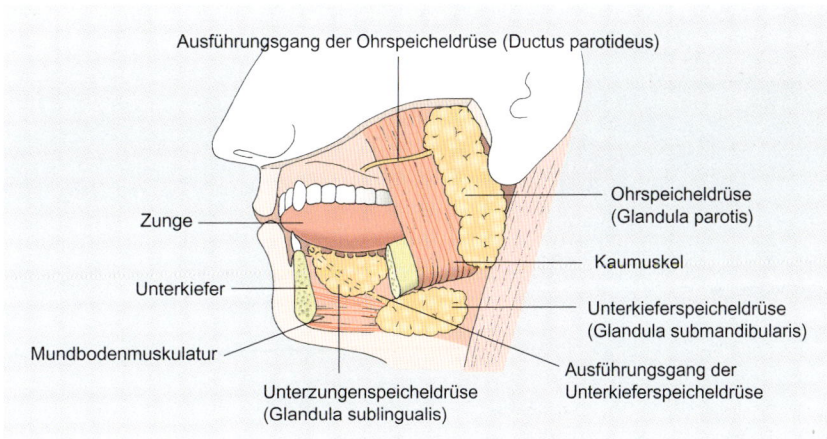

Abb. I/31.8.7 Die großen Speicheldrüsen und ihre Ausführungsgänge. [L190]

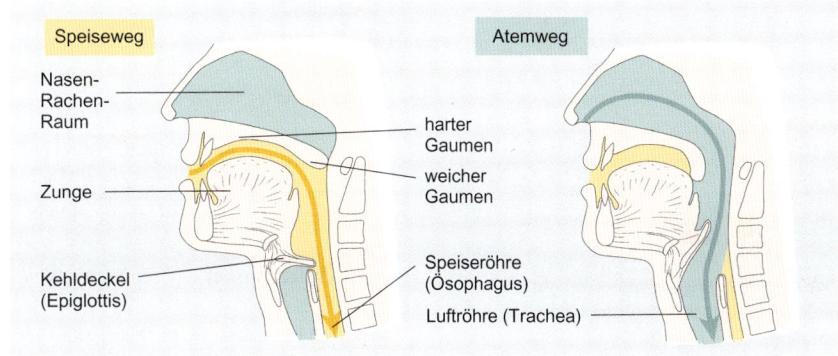

Abb. I/31.8.8 Kreuzung von Atem- und Speiseweg im Rachen. Beim Ein- und Ausatmen steht der Kehldeckel gestreckt nach oben – der Kehlkopf ist für die Atemluft geöffnet. Beim Schlucken legt sich der Kehldeckel durch Aufwärtsbewegung des Kehlkopfes über den Kehlkopfeingang und verschließt die unteren Luftwege. [L190]

ren knöchernen **harten Gaumen** und dem hinteren **weichen Gaumen** (*Gaumensegel*), einer Sehnen-Muskel-Platte (➔ Abb. I/31.8.6). In der Mitte des weichen Gaumens liegt das **Zäpfchen** (*Uvula*). Die seitlichen Ränder des Gaumensegels bilden je zwei Schleimhautfalten, die **vorderen** und **hinteren Gaumenbögen.** Zwischen vorderen und hinteren Gaumenbögen liegen die **Gaumenmandeln** (➔ Abb. I/31.8.6).

Schlucken

Ist die Nahrung ausreichend zerkleinert, drückt die Zunge den Bissen rachenwärts. Vor allem durch Berührung der Gaumenbögen wird der **Schluckreflex** ausgelöst:

- Der weiche Gaumen hebt sich und verschließt die Mundhöhle nach oben gegen den Nasen-Rachen-Raum (➔ Abb. I/31.8.8)
- Die Kontraktion der Mundbodenmuskulatur zieht den Kehlkopf nach oben. Dadurch legt sich der Kehldeckel über den Eingang des Kehlkopfes und verschließt

die unteren Atemwege. So gelangt der Speisebrei vom Rachen in die Speiseröhre und Verschlucken wird verhindert
- Kontraktionen der Rachenmuskulatur befördern den Bissen in die Speiseröhre.

I/31.8.4 Speiseröhre

❯ **Speiseröhre** (*Ösophagus*): Etwa 25 cm langer Muskelschlauch, der mit mehrschichtigem, unverhorntem Plattenepithel ausgekleidet ist und den Nahrungsbrei vom Rachen in den Magen leitet.

Verlauf

Die **Speiseröhre** beginnt hinter dem Ringknorpel des Kehlkopfs im Anschluss an den Rachen, verläuft hinter der Luftröhre abwärts und mündet nach dem Zwerchfelldurchtritt in den Magen.

An drei Stellen ist die Speiseröhre mit der Umgebung verwachsen. An diesen **Speiseröhrenengen** (➔ Abb. I/31.8.9) ist die Speiseröhre weniger dehnbar.

I
31

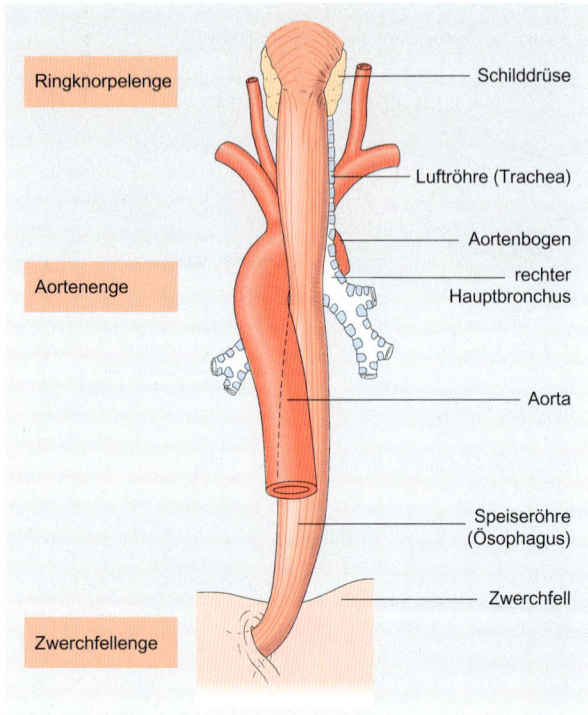

Abb. I/31.8.9 Verlauf der Speiseröhre und ihre drei natürlichen Engen (Ansicht von hinten). [L190]

> Zu große oder zu wenig gekaute Bissen können an den Speiseröhrenengen steckenbleiben.

Durchtritt des geschluckten Bissens durch die Speiseröhre

An Anfang und Ende der Speiseröhre entsteht durch spiralige Anordnung der Muskelfasern ein erhöhter Spannungszustand der Muskulatur, sodass die Speiseröhre *funktionell* verschlossen ist. Diese Abschnitte werden als **oberer** und **unterer** Speiseröhrenschließmuskel (*Ösophagussphinkter*) bezeichnet.

Mit Beginn des Schluckvorgangs erschlafft der obere Speiseröhrenschließmuskel und der Bissen kann in die Speiseröhre übertreten. Durch abwechselndes Zusammenziehen der quer und längs verlaufenden Muskelfasern entsteht eine wellenförmige Bewegung, auch **Peristaltik** genannt, durch die der Bissen Richtung Magen befördert wird. Kommt die peristaltische Welle am unteren Ende der Speiseröhre an, öffnet sich der untere Speiseröhrenschließmuskel und der Bissen kann in den Magen eintreten.

I/31.8.5 Magen

> **Magen** (*Gaster*): Sackartige Erweiterung des Verdauungskanals zwischen Speiseröhre und Zwölffingerdarm. Im Magen wird der Nahrungsbrei gründlich durchmischt und die Eiweiß- und Fettverdauung eingeleitet.

Abschnitte

Der **Magen** liegt intraperitoneal im linken Oberbauch. Er wird gegliedert in den **Mageneingang** (*Kardia, Magenmund*), den kuppelförmigen **Magengrund** (*Magenfundus*), den **Magenkörper** (*Magenkorpus*) als Hauptteil und den **Magenausgang** mit dem **Magenpförtner** (*Pylorus*) als Grenze zum Dünndarm (→ Abb. I/31.8.10).

Magenschleimhaut

Die **Magenschleimhaut** besteht aus Zylinderepithel mit vielen schleimbildenden Zellen. Die spezifischen **Magendrüsen** in Magengrund und -körper bestehen aus (→ Abb. I/31.8.11):
- Schleim produzierenden **Nebenzellen**
- **Belegzellen** zur Produktion von Salzsäure und Intrinsic-Faktor
- **Hauptzellen,** welche Pepsinogen und Lipase produzieren.

Die Magenschleimhaut enthält darüber hinaus endokrine (hormonproduzierende) Zellen. **G-Zellen** produzieren z. B. das Hormon **Gastrin,** das Magenperistaltik wie Magensaftsekretion stimuliert.

Magensaft

Alle Drüsen des Magens bilden durchschnittlich 1,5–2 Liter **Magensaft** pro Tag mit folgenden Bestandteilen:
- **Salzsäure** (pH-Wert 1–2). Denaturierung der Eiweiße, Aktivierung von Pepsinogen zu Pepsin, Desinfektion des Speisebreis
- **Pepsinogen.** Spaltung der Nahrungseiweiße in gröbere Bruchstücke
- **Lipase** (in geringer Menge). Spaltung von Fetten
- **Magenschleim.** Schutz der Schleimhaut vor Salzsäure und Pepsin
- **Intrinsic-Faktor.** Notwendig zur Aufnahme von Vitamin B_{12} im letzten Dünndarmabschnitt.

> Eine Atrophie der Magenschleimhaut im hohen Alter führt zu einer Verminderung der Intrinsic-Faktor-, Magensäure- und Pepsinsekretion.

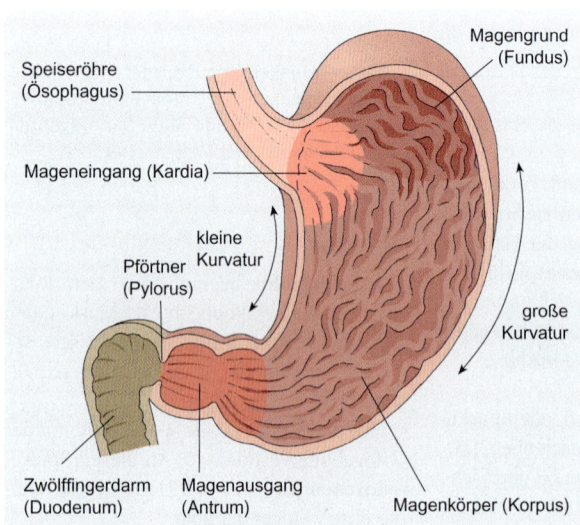

Abb. I/31.8.10 Der Magen im Längsschnitt. [L190]

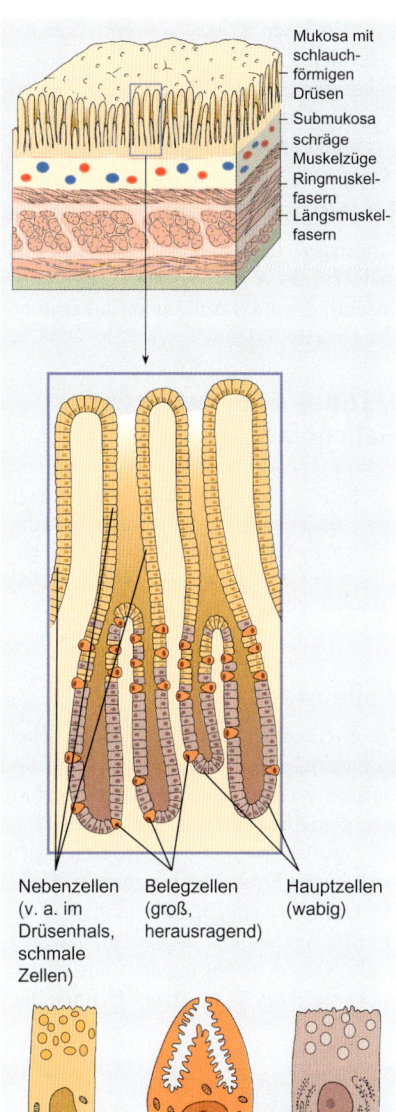

Abb. I/31.8.11 Der Aufbau der Magenschleimhaut. Die schlauchförmigen Drüsen bestehen aus Haupt-, Beleg- und Nebenzellen. [L190]

Nebenzellen (v. a. im Drüsenhals, schmale Zellen)

Belegzellen (groß, herausragend)

Hauptzellen (wabig)

Mukosa mit schlauchförmigen Drüsen

Submukosa schräge Muskelzüge

Ringmuskelfasern

Längsmuskelfasern

Magenmuskulatur und Magenentleerung

Die Muskularis des Magens besteht in Abweichung zum übrigen Verdauungstrakt aus *drei* Schichten von Muskelfasern, die innen schräg, in der Mitte ring- und außen längsförmig verlaufen.

So kann sich die Magengröße der Füllung anpassen, die Nahrung gut mit Magensaft vermischt und der Nahrungsbrei durch peristaltische Wellen zum Magenausgang weitergeleitet werden. Der Mageninhalt von bis zu 2 l passiert in kleinen Portionen den Pförtner. Die Geschwindigkeit der Magenentleerung hängt stark von

der Zusammensetzung der Nahrung ab. Die Verweilzeit der Speisen im Magen schwankt von 2–7 Std. Kohlenhydratreiche Speisen verweilen am kürzesten, fettreiche am längsten.

I/31.8.6 Dünndarm

> **Dünndarm:** Vom Magenausgang bis an den Blinddarm reichender, etwa 5 m langer Darmabschnitt, unterteilt in **Zwölffingerdarm** (*Duodenum*), **Jejunum** (*Leerdarm*) und **Ileum** (*Krummdarm*). Aufgaben sind die Bildung enzymhaltiger Verdauungssekrete, der Abschluss der Verdauung und die Aufnahme (*Resorption*) der entstehenden Moleküle in Lymphe bzw. Blut.

Abschnitte

Unmittelbar auf den Magen folgt der etwa 25 cm lange, C-förmige **Zwölffingerdarm** (*Duodenum*). Er liegt retroperitoneal und umschließt den Kopf der Bauchspeicheldrüse. Deren Ausführungsgang mündet in der Regel gemeinsam mit dem Gallengang im absteigenden Teil ins Innere des Zwölffingerdarms. Der Zwölffingerdarm beschreibt am Ende einen scharfen Knick (*Flexura duodenojejunalis*) und wird vom intraperitonealen, ca. 2 m langen **Jejunum** (*Leerdarm*) fortgesetzt. Dieses geht ohne scharfe Grenze in das ebenfalls intraperitoneale, ungefähr 3 m lange **Ileum** (*Krummdarm*) über (→ Abb. I/31.8.12).

> **Meckel-Divertikel:** Fingerförmige Ausstülpung des Ileums 0,5–1 m vom Blinddarm entfernt. Häufigkeit 1–3 %. Klinisch bedeutsam durch Entzündung und Blutung. 📖 1

Dünndarmschleimhaut

Zur optimalen Resorption ist die **Dünndarmschleimhaut** auf über 200 m² vergrößert durch (→ Abb. I/31.8.13):

- **Kerckring-Falten,** die ringförmig etwa 1 cm in die Darmlichtung vorspringen
- **Lieberkühn-Krypten,** Einstülpungen der Schleimhaut, in denen u. a. Schleim produziert wird
- **Dünndarmzotten,** 1 mm hohe Ausstülpungen der Schleimhaut, die in den Speisebrei eintauchen. Sie bestehen aus den resorbierenden **Saumzellen** (*Enterozyten*), Schleim produzierenden Becherzellen und Bindegewebe mit Blut- und Lymphkapillaren
- **Bürstensaum** aus *Mikrovilli*, das sind dicht beieinander stehende Fortsätze der Saumzellen. Über den Bürstensaum werden die Nährstoffmoleküle aufgenommen und dann über die Kapillaren bzw. Lymphgefäße der Zotten abtransportiert.

Als Besonderheit findet man in der Ileumschleimhaut zahlreiche **Lymphfollikel** (*Peyer-Plaques*) zur Immunabwehr.

Verdauungssäfte im Dünndarm

Für die Verdauungsvorgänge im Dünndarm sind die **Dünndarmsekrete** sowie **Galle** und **Bauchspeichel** erforderlich. Letztere werden dem Darminhalt im Zwölffingerdarm beigemischt. Die Produktion von Gallensaft erfolgt in der Leber, die Bildung von Bauchspeichel in der Bauchspeicheldrüse.

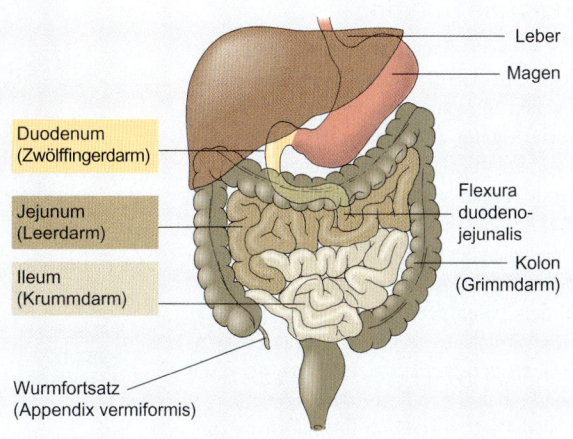

Abb. I/31.8.12 Die verschiedenen Dünndarmabschnitte. [L190]

Leber

Magen

Duodenum (Zwölffingerdarm)

Jejunum (Leerdarm)

Ileum (Krummdarm)

Flexura duodenojejunalis

Kolon (Grimmdarm)

Wurmfortsatz (Appendix vermiformis)

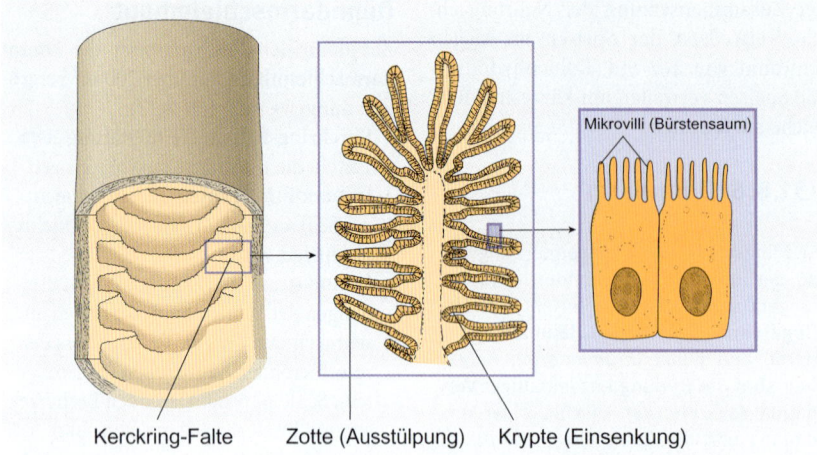

Kerckring-Falte   Zotte (Ausstülpung)   Krypte (Einsenkung)

Mikrovilli (Bürstensaum)

Abb. I/31.8.13 Kerckring-Falten, Zotten, Krypten und Mikrovilli vergrößern die Resorptionsfläche des Dünndarms. [L190]

I/31.8.7 Bauchspeicheldrüse

> **Bauchspeicheldrüse** (*Pankreas*): 15–20 cm langes, ca. 100 g schweres Organ, das auf Höhe des 1. Lendenwirbels quer im Oberbauch liegt. Nur an der Vorderseite von Bauchfell überzogen (*retroperitoneal*). Bildet als exokrine Drüse den **Bauchspeichel** (*Pankreassaft*), als endokrine Drüse in den **Langerhans-Inseln** Hormone für den Kohlenhydratstoffwechsel.

Abschnitte

Der vom Zwölffingerdarm umschlossene **Bauchspeicheldrüsenkopf** (*Pankreaskopf* → Abb. I/31.8.14) ist der breiteste Teil der **Bauchspeicheldrüse.** An den Kopf schließt sich der **Bauchspeicheldrüsenkörper** (*Pankreaskörper*) an. Diesem folgt der **Bauchspeicheldrüsenschwanz** (*Pankreasschwanz*), der bis zur Milz (→ Kap. I/31.4.6) zieht.

Exokrine Funktion

Der exokrine Bauchspeicheldrüsenanteil besteht aus kleinen Drüsenläppchen, deren Ausführungsgänge in den großen **Bauchspeichelgang** (*Pankreasgang, Ductus pancreaticus*) führen. Dieser durchzieht das gesamte Organ vom Schwanz bis zum Kopf und mündet meist gemeinsam mit dem Gallengang an der **großen Zwölffingerdarmpapille** (*Papilla duodeni major, Papilla Vateri*) in den Zwölffingerdarm (→ Abb. I/31.8.14). Gelegentlich existiert ein weiterer Gang (*Ductus pancreaticus accessorius*), der etwas oberhalb den Zwölffingerdarm erreicht.

Pro Tag werden von der Bauchspeicheldrüse etwa 1,5–2 l Sekret gebildet und dem

Dünndarminhalt beigemischt. Der aus dem Magen kommende Speisebrei ist sauer und muss im Dünndarm neutralisiert werden, damit die Enzyme des Bauchspeichels ihre Spaltfunktion erfüllen können. Dazu trägt das **Bikarbonat** (→ Kap. I/14.2.7) des Bauchspeichels zusammen mit den alkalischen Sekreten der Leber (*Galle*) und des Dünndarms bei. Der Bauchspeichel enthält zahlreiche Enzyme zur Aufschlüsselung der Nahrung in kleinste Bestandteile:

- **Proteasen** (*Trypsin, Chymotrypsin, Carboxypeptidase*) dienen der Eiweißspaltung

- α-**Amylasen** zerlegen Kohlenhydratmoleküle
- **Lipasen** trennen Fettsäuren von Neutralfetten (Triglyzeriden), spalten Cholesterin und Phospholipide.

Endokrine Funktion

Eingelagert in den exokrinen Anteil sind endokrin aktive Zellverbände (**Langerhans-Inseln**), die u. a. Insulin und Glukagon bilden (→ Kap. I/31.3.6).

I/31.8.8 Gallenwege und Gallenblase

> **Galle:** Von der Leber gebildete, über den Gallengang in den Zwölffingerdarm abgegebene, gelbbraune Flüssigkeit. Dient der Emulgierung von Fetten und der Fettverdauung.

Gallenwege

Die zwei aus der Leber kommenden **Lebergallengänge** (*Ductus hepaticus dexter* und *sinister*) vereinigen sich an der Leberpforte zum **gemeinsamen Lebergallengang** (*Ductus hepaticus communis*). Aus diesem geht nach kurzer Strecke und in spitzem Winkel der **Gallenblasengang** (*Ductus cysticus*) ab, der die Verbindung zur Gallenblase herstellt. Nach dem Abgang des Gallenblasengangs steigt der 6–8 cm lange **Hauptgallen-**

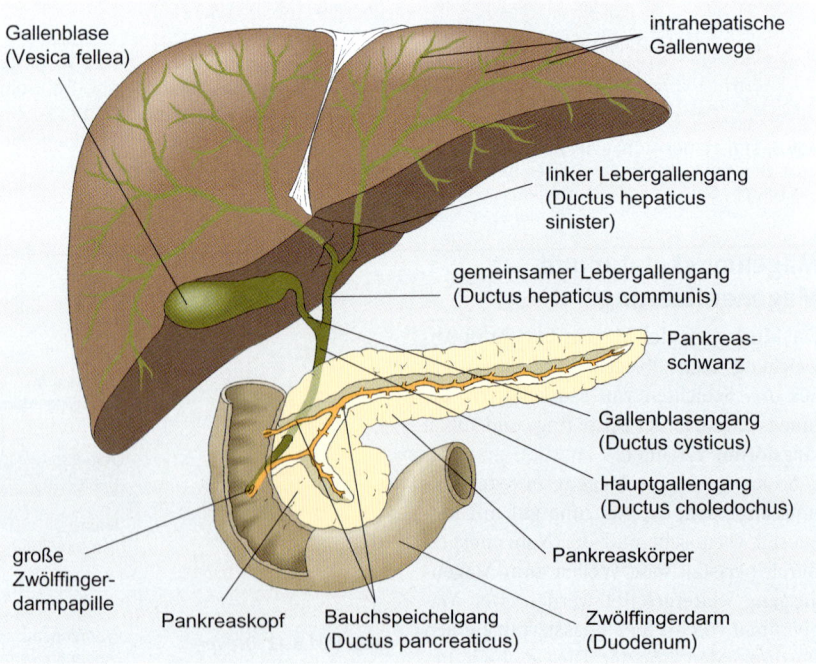

Gallenblase (Vesica fellea)

intrahepatische Gallenwege

linker Lebergallengang (Ductus hepaticus sinister)

gemeinsamer Lebergallengang (Ductus hepaticus communis)

Pankreasschwanz

Gallenblasengang (Ductus cysticus)

Hauptgallengang (Ductus choledochus)

Pankreaskörper

große Zwölffingerdarmpapille

Pankreaskopf

Bauchspeichelgang (Ductus pancreaticus)

Zwölffingerdarm (Duodenum)

Abb. I/31.8.14 Leber mit Gallenwegen und Bauchspeicheldrüse (Pankreas) mit Bauchspeichelgang (Pankreasgang). [L190]

gang (*Ductus choledochus*) hinter dem Zwölffingerdarm ab, durchquert den Bauchspeicheldrüsenkopf und mündet in der Regel gemeinsam mit dem Bauchspeichelgang in die große Zwölffingerdarmpapille. Der Schließmuskel (*M. sphincter Oddii*) an der Papille sorgt dafür, dass sich die Galle über den Gallengang und den Gallenblasengang in die Gallenblase zurückstaut, wenn sie nicht zur Verdauung benötigt wird (→ Abb. I/31.8.14).

Gallenblase

Die 8–10 cm lange, birnenförmige **Gallenblase** (*Vesica fellea*) liegt an der Unterseite der Leber. Sie fasst etwa 50 ml. Das Zylinderepithel der Gallenblasenschleimhaut resorbiert Wasser und dickt die Galle dadurch ein.

Unter der Gallenblasenschleimhaut liegt eine Schicht glatter Muskulatur, die durch Kontraktionen die Galle aus der Gallenblase in den Zwölffingerdarm austreibt.

Galle

Pro Tag bildet die Leber etwa 0,5–1 l **Galle.** Sie enthält – neben Wasser und Elektrolyten – vor allem Bilirubin aus dem Hämoglobinabbau, Gallensäuren, Phospholipide und Cholesterin.

Gallenfarbstoff Bilirubin

Bilirubin ist nicht wasserlöslich und zirkuliert im Blut an das Eiweiß Albumin gebunden. Dieses **indirekte Bilirubin** wird in der Leber vom Albumin getrennt, an Glucuronsäure gekoppelt und dadurch wasserlöslich. Das so entstandene **direkte Bilirubin** gelangt über die Galle in den Dünndarm.

Gallensäuren und enterohepatischer Kreislauf

Gallensäuren setzen die Oberflächenspannung zwischen Fetten und Wasser herab und ermöglichen damit eine sehr feine Verteilung (*Emulgierung*) der Fette im Dünndarminhalt.

Im Dünndarm verbinden sich die Fettpartikel aus der Nahrung mit den Gallensäuren zu kleinsten Partikeln, den **Mizellen.** Diese stellen den notwendigen Kontakt zur Darmschleimhaut her und ermöglichen damit die Fettresorption.

Im Ileum werden die meisten Gallensäuren rückresorbiert. Sie gelangen mit dem Pfortaderblut wieder zur Leber und werden dort erneut in die Galle abgegeben. Dieser Kreislauf der Gallensäuren zwischen Darm und Leber heißt **enterohepatischer Kreislauf** (→ Abb. I/31.8.15). Er entlastet die Leber, die durch dieses „Recycling" weniger Gallensäuren bilden muss.

Steuerung der Gallen- und Bauchspeichelsekretion

Die Gallen- und Bauchspeichelsekretion wird durch das vegetative Nervensystem und Hormone reguliert. Letztere werden von der Schleimhaut des Zwölffingerdarms freigesetzt, sobald Speisebrei vom Magen in den Zwölffingerdarm gelangt (→ Kap. I/31.8.6):

- **Sekretin** steigert z. B. den Bikarbonatgehalt des Bauchspeichels und stimuliert die Gallenbildung in der Leber
- **Cholezystokinin** (*CCK*) erhöht den Enzymgehalt des Bauchspeichels und treibt die Galle aus der Gallenblase aus.

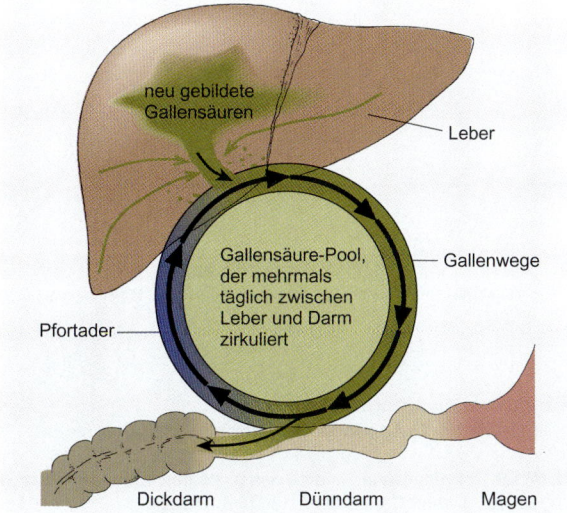

Abb. I/31.8.15 Enterohepatischer Kreislauf. Über 90 % der Gallensäuren, die täglich über die Gallenwege in den Darm gelangen, werden zurückgewonnen und der Leber zugeführt. [L190]

neu gebildete Gallensäuren

Leber

Gallensäure-Pool, der mehrmals täglich zwischen Leber und Darm zirkuliert

Gallenwege

Pfortader

Dickdarm   Dünndarm   Magen

I/31.8.9 Verdauung und Resorption der Nahrungsbestandteile

Verdauung und Resorption der Kohlenhydrate

Die Verdauung der Kohlenhydrate beginnt bereits im Mund durch die α-**Amylase** der Speicheldrüsen, das **Ptyalin.** Dabei entstehen größere Bruchstücke. Im Dünndarm wird der Speisebrei erneut mit α-Amylasen aus dem Bauchspeichel vermischt. Zusammen mit verschiedenen zuckerspaltenden Bürstensaumenzymen (z. B. Maltasen, Laktasen, Saccharasen) entstehen schließlich Einfachzucker (Glukose, Fruktose, Galaktose). Sie werden von den Saumzellen aufgenommen und über die Zottenkapillaren mit dem Pfortaderblut zur Leber transportiert (→ Abb. I/31.8.16).

Verdauung und Resorption der Eiweiße

Die Eiweißverdauung beginnt im Magen. Salzsäure denaturiert die Nahrungseiweiße und aktiviert Pepsinogen zu **Pepsin.** Die **Proteasen** aus dem Bauchspeichel sowie **Peptidasen** des Bürstensaums spalten die Eiweiße weiter auf. Aminosäuren, Di-, Tripeptide (aus zwei bzw. drei Aminosäuren) werden wiederum von den Saumzellen aufgenommen und gelangen über Kapillaren und Pfortaderblut zur Leber.

Verdauung und Resorption der Fette

Durch die Galle werden die Fette emulgiert und im Speisebrei fein verteilt. **Lipasen** aus dem Bauchspeichel zerlegen die Fette in ihre Grundbestandteile, die dann mithilfe von Gallensäuren in feinste Kügelchen, die *Mizellen,* verpackt werden. An der Membran der Saumzellen geben die Mizellen ihren Inhalt (z. B. Phospholipide, Cholesterin, Fettsäuren, fettlösliche Vitamine) frei. Kurz- und mittelkettige Fettsäuren können die Saumzellen direkt passieren und in die Zottenkapillaren übergehen.

Langkettige Fettsäuren werden in den Saumzellen neu „verpackt" und verlassen sie als **Chylomikronen.** Sie erreichen mit der Lymphe den Milchbrustgang und schließlich das Venenblut.

Resorption von Flüssigkeit

Ungefähr 2 l über die Nahrung zugeführte Flüssigkeit und 7 l (!) Verdauungssäfte (1–

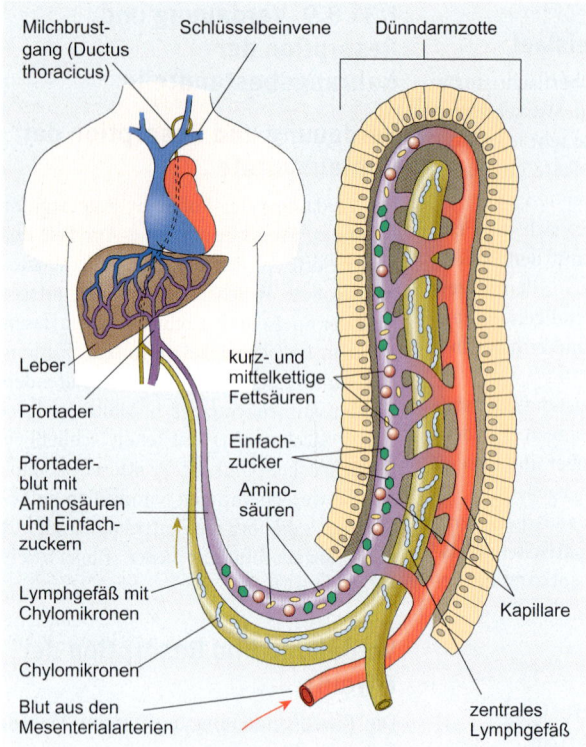

Abb. I/31.8.16 Resorption der Nährstoffe in den Dünndarmzotten und deren Abtransport über das Pfortadersystem und die Lymphbahnen (*Ductus thoracicus*). [L190]

1,5 l Speichel, 1,5–2 l Magensaft, 0,5–1 l Galle, 1,5–2 l Bauchspeichel, 2 l Dünndarmsekret) gelangen im Verlauf eines Tages in den Magen-Darm-Trakt. Der Großteil davon wird im Dünndarm ins Blut zurückgeführt.

I/31.8.10 Dickdarm und Mastdarm

> **Dickdarm:** Aus **Blinddarm** und **Kolon** bestehender, etwa 1,4 m langer Darmabschnitt. Aufgaben sind Eindickung des Darminhalts durch Resorption von Wasser, der weitere Abbau unverdaulicher Nahrungsreste durch die Darmbakterien und schließlich die Ausscheidung des **Stuhls** (*Kot, Faeces*).

Abschnitte des Dickdarms

Den Beginn des **Dickdarms** stellt der 6–8 cm lange, vor der rechten Darmbeinschaufel gelegene **Blinddarm** (*Caecum*) dar. In den Blinddarm stülpt sich von links in einem nahezu rechten Winkel das Dünndarmende ein, das **terminale Ileum.** An der Einmündungsstelle verhindern zwei Schleimhautfalten, die **Ileozäkalklappe** (*Valva ileocaecalis, Bauhin-Klappe*), den Rückfluss von Dickdarminhalt in den Dünndarm (→ Abb. I/31.8.17). Am unteren Ende des Blinddarms hängt der **Wurmfort-**

satz (*Appendix vermiformis*). In seine Wand sind zahlreiche Lymphfollikel eingelagert, die der Abwehr dienen.

An den Blinddarm schließt sich das **Kolon** (*Grimmdarm*) an. Das **aufsteigende Kolon** (*Colon ascendens*) verläuft an der rechten Bauchwand nach oben bis zur Le-

ber. Hier macht es eine scharfe Biegung (*Flexura coli dextra*) und zieht dann als **quer verlaufendes Kolon** (*Colon transversum*) zum linken Oberbauch in die Nähe der Milz. Nach einem zweiten Knick (*Flexura coli sinistra*) verläuft der Dickdarm als **absteigendes Kolon** (*Colon descendens*) an der linken seitlichen Bauchwand abwärts. In Höhe der linken Darmbeinschaufel löst sich das Kolon von der Bauchwand und beschreibt eine S-förmige Krümmung. Dieses **S-förmige Kolon** (*Colon sigmoideum, Sigma*) tritt ins kleine Becken und geht in den Mastdarm über.

Auf- und absteigendes Kolon liegen retroperitoneal. Blinddarm, Querkolon und Sigma hingegen liegen intraperitoneal.

Wandaufbau des Dickdarms

Der **Wandaufbau des Dickdarms** entspricht grundsätzlich dem des übrigen Verdauungstrakts (→ Abb. I/31.8.4). Kennzeichnend sind aber:
- Die Bündelung der äußeren Längsmuskelschicht in drei Streifen, die **Tänien,** an denen kleine **Fettanhängsel** (*Appendices epiploicae*) hängen
- Quere Einschnürungen der Dickdarmwand, zwischen denen **Haustren** als Ausbuchtungen deutlich hervortreten. Beide verändern sich mit den Darmbewegungen

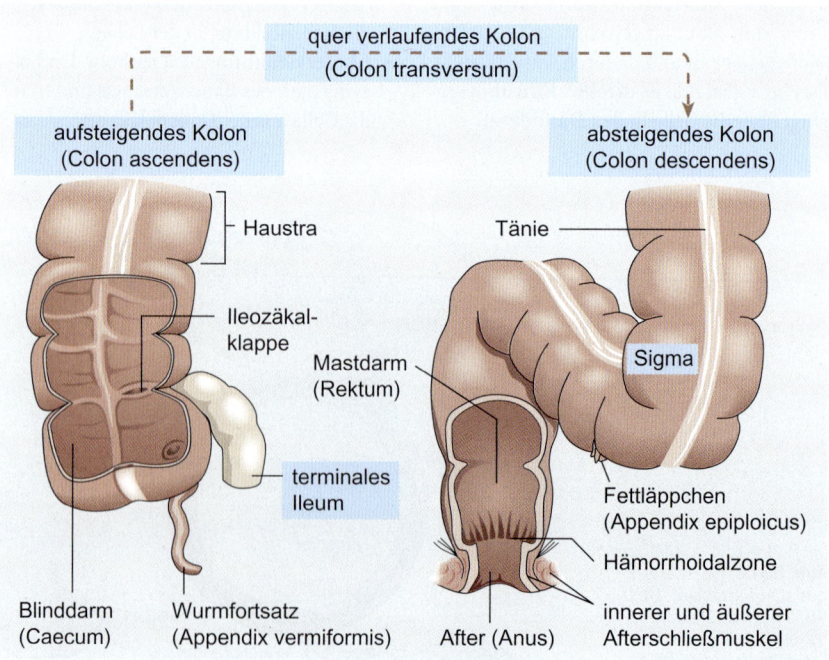

Abb. I/31.8.17 Anfangs- und Endteil des Dickdarms (Blinddarm und Sigma) sowie Mastdarm in der Vorderansicht (Übersicht → Abb. I/31.8.3). [L190]

- Histologisch tiefe Einstülpungen der Darmschleimhaut, die **Dickdarmkrypten.** Deren zahlreiche Becherzellen bilden Schleim, der die Dickdarmschleimhaut gegenüber dem zunehmend festeren Stuhl gleitfähig hält.

Darmflora

Die Bakterienzahl im Darminhalt steigt hinter der Ileozäkalklappe sprunghaft an auf etwa eine Billion Bakterien/ml Darminhalt. Ungefähr 400 Bakterienarten kommen im Darm normalerweise vor und bilden die physiologische **Darmflora.** Die Darmbakterien:

- Machen einen erheblichen Anteil der Gesamtstuhltrockenmasse aus
- Spalten unverdaute Nahrungsbestandteile, v. a. Eiweiße und Kohlenhydrate
- Bilden Vitamin K
- Sind wichtig für das Immunsystem.

Im Alter verschiebt sich das Verhältnis der Darmbakterien zueinander. Dies wird als eine Mitursache für die Obstipationsneigung alter Menschen angesehen.

Mastdarm

Der 15–20 cm lange **Mastdarm** (*Rektum*) bildet den letzten Darmabschnitt. Er liegt im kleinen Becken. Die typischen Merkmale des Dickdarms sind am Mastdarm nicht mehr vorhanden.

Obere Etage des Mastdarms ist die **Ampulla recti,** kurz **Ampulle.** Sie dient als Sammelbehälter für den Stuhl bis zur Ausscheidung.

Am **After** (*Anus*) mündet der Darm an die Körperoberfläche. Er wird durch zwei Muskeln verschlossen:

- Den **inneren Afterschließmuskel** (*M. sphincter ani internus*), eine Verstärkung der inneren Ringmuskelschicht des Darmes. Er besteht aus glatter Muskulatur und gehört zu den unwillkürlichen Muskeln
- Den **äußeren Afterschließmuskel** (*M. sphincter ani externus*), der Teil der quergestreiften Beckenbodenmuskulatur ist und willkürlich kontrahiert werden kann.

Die Mastdarmschleimhaut entspricht im oberen Abschnitt der des Dickdarms und geht dann in die äußere Haut des Afters mit Plattenepithel, Haaren und Talg- bzw. Schweißdrüsen über. In der **Hämorrhoidalzone** befindet sich unter der Schleimhaut ein arteriovenöses Gefäßpolster, das den Verschluss des Afters maßgeblich unterstützt.

Stuhlentleerung und Stuhl

Stuhlbeobachtung → Kap. I/21.2.2

Die **Stuhlentleerung** (*Defäkation*) ist ein reflexartig ablaufender Vorgang, der jedoch willentlich beeinflusst werden kann. Eine gefüllte Ampulle lässt Stuhldrang entstehen. Dann erschlafft der innere Afterschließmuskel durch die Wirkung des Parasympathikus. Er spannt auch die Längsmuskulatur des Mastdarms. Dadurch wird der Stuhl, ggf. unterstützt durch die Anspannung von Zwerchfell und Bauchmuskeln (*Bauchpresse*), nach außen getrieben. Durch willkürliche Kontraktion des äußeren Afterschließmuskels kann die Stuhlentleerung eine Zeitlang verzögert werden.

Der **Stuhl** (*Kot, Faeces*) besteht zu 75 % aus Wasser. Der Rest setzt sich zusammen aus:

- Unverdaulichen Nahrungsbestandteilen (vorwiegend Zellulose)
- Abgestoßenen Epithelzellen der Darmschleimhaut
- Schleim
- Gärungs- und Fäulnisprodukten der bakteriellen Zersetzungsvorgänge im Dickdarm
- **Sterkobilin,** das im Darm durch Umwandlung des Gallenfarbstoffs Bilirubin gebildet wird und dem Stuhl seine bräunliche Farbe verleiht
- Darmbakterien.

I/31.8.11 Leber

> **Leber** (*Hepar*): Größtes und mit ungefähr 1,5 kg schwerstes Bauchorgan und „Stoffwechselzentrale" des Körpers. Sie bildet Galle (→ Kap. I/31.8.8), hat wichtige Aufgaben im Eiweiß-, Kohlenhydrat- und Fettstoffwechsel, wandelt Ammoniak zu Harnstoff um, bildet eine Zwischenstufe von Vitamin D und baut Alkohol, Hormone und viele Medikamente ab.

Lage und Aufbau

Die **Leber** gliedert sich den größeren **rechten** und den kleineren **linken Leberlappen.** Ihre Hauptmasse liegt unter der rechten Zwerchfellkuppel, die **Zwerchfellfläche** der Leber ist teilweise mit dem Zwerchfall verwachsen. Der linke Leberlappen reicht über die Mittellinie hinaus in den linken Oberbauch.

Betrachtet man die Leber von der unteren **Eingeweidefläche** (→ Abb. I/31.8.18), erkennt man zwei kleinere Lappen, vorn den **quadratischen Lappen** und hinten den **Schweiflappen.** Zwischen diesen befindet sich die **Leberpforte.** Dort treten die **Leberarterie** (*A. hepatica propria*) und die **Pfortader** (*V. portae*) in die Leber ein, während die beiden **Lebergallengänge** (*Ductus hepaticus dexter* und *sinister*) die Leber hier verlassen.

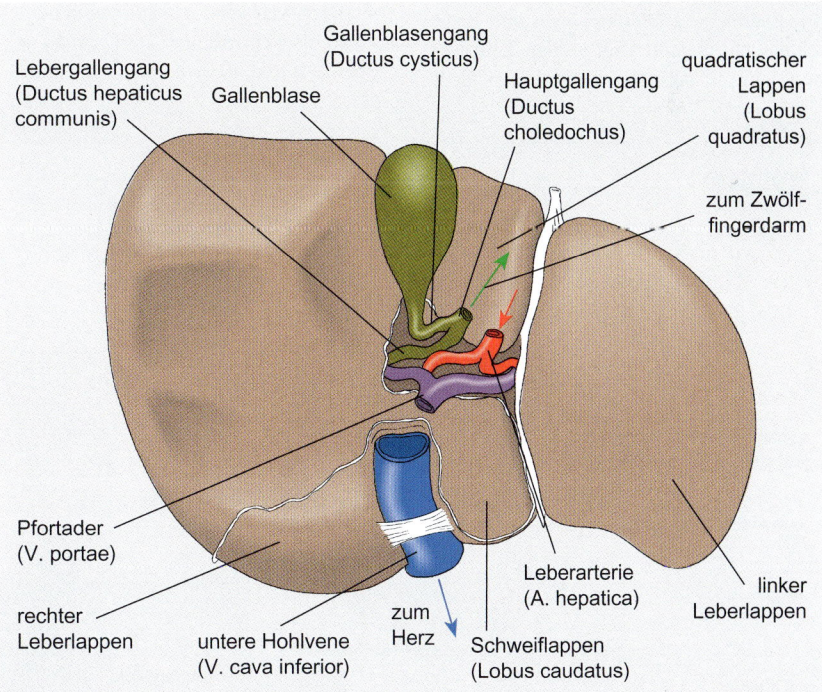

Abb. I/31.8.18 Eingeweidefläche (Unterseite) der Leber. An der quer gestellten Nische der Leberpforte treten Pfortader und Leberarterie in die Leber ein, der Lebergallengang verlässt die Leber. [L190]

Blutversorgung

Etwa 25 % des zur Leber gelangenden Blutes stammt aus der **Leberarterie** und ist sauerstoffreich. 75 % ihres Blutes erhält die Leber durch die **Pfortader,** die das venöse, nährstoffreiche Blut der Bauchorgane sammelt.

Feinbau der Leber

Klassischerweise wird die Leber in **Leberläppchen** (*Zentralvenenläppchen*) eingeteilt, deren Form an Bienenwaben erinnert (→ Abb. I/31.8.19). In der Mitte dieser „Waben" liegt eine **Zentralvene,** an ihren Eckpunkten stoßen jeweils drei Leberläppchen aneinander. Hier befinden sich die **Periportalfelder** (*Glisson-Dreiecke*), in denen je ein feiner Ast der Pfortader, ein Ast der Leberarterie und ein kleiner Gallengang verlaufen. Dieses Versorgungssystem bringt zu jeweils drei Leberläppchen Pfortaderblut und arterielles Blut bzw. nimmt Galle aus diesen drei Leberläppchen auf.

Das Leberläppchen besteht aus **Leberzellen** (*Hepatozyten*) mit dazwischen liegenden weiten Gefäßen, den **Lebersinusoiden** (→ Abb. I/31.8.19). Die Sinusoide sind die Leberkapillaren. Hier mischt sich Leberarterien- mit Pfortaderblut und fließt zentralwärts, wobei es zum Stoffaustausch mit den Leberzellen kommt. In der Mitte des Leberläppchens finden die Sinusoide Anschluss an die Zentralvene. Über die Zentralvenen aller Leberläppchen sammelt sich das Blut in zunehmend größeren Venen und fließt schließlich über die drei großen **Lebervenen** (*Vv. hepaticae*) dicht unter dem Zwerchfell in die **untere Hohlvene** (*V. cava inferior*).

Die Wände der Lebersinusoide werden von Endothelzellen sowie von **Kupffer-Sternzellen** gebildet. Letztere gehören dem Monozyten-Makrophagen-System an und können Bakterien, Fremdstoffe und Zelltrümmer aufnehmen.

Stoffwechselzentrale Leber

Das Pfortaderblut führt Nährstoffe in die Leber. Leberzellen können Stoffwechselprodukte speichern, umbauen, neu bilden oder abbauen.

- **Kohlenhydratstoffwechsel:** Die Leber baut überschüssigen Blutzucker (**Glukose**) in die Speicherform *Glykogen* (→ Kap. I/14.2.8) um (**Glykogenbildung**) und gibt umgekehrt gespeichertes Glykogen bei Bedarf wieder als Glukose an das Blut ab (**Glykogenolyse**). Die Glykogenvorräte sind jedoch schon nach 24 Std. Fasten erschöpft. Dann kann die Leber aus verschiedenen Amino- oder Fettsäuren Glukose neu herstellen (**Glukoneogenese**)
- **Eiweißstoffwechsel:** Die Leber stellt die meisten Bluteiweiße her, z. B. *Albumin* und etliche *Blutgerinnungsfaktoren* (→ Kap. I/31.4.4). Aus dem giftigen **Ammoniak,** das im Eiweißstoffwechsel anfällt, bildet die Leber **Harnstoff.** Dieser wird ins Blut abgegeben und über den Urin ausgeschieden
- **Fettstoffwechsel:** Fette können in der Leber als **Neutralfette** (*Triglyzeride*) gespeichert und im Bedarfsfall abgebaut werden, wobei *freie Fettsäuren* (→ Kap. I/14.2.8) entstehen. Außerdem bildet die Leber **Apolipoproteine** als Träger für die im Blut schlecht löslichen Fette und baut sie mit Fetten zu verschiedenen **Lipoproteinen** zusammen
  - Die Leberzellen synthetisieren **VLDL** (*Very-Low-Density-Lipoprotein*), das Neutralfette, Cholesterin und Phopholipide von der Leber zu den Geweben transportiert
  - Durch Abgabe ihrer Neutralfette werden die VLDL zu den cholesterinreichen **LDL** (*Low-Density-Lipoprotein*). Leber, aber auch Gewebe und Fresszellen, nehmen die LDL aus dem Blut auf
  - In der Leber synthetisiertes **HDL** (*High-Density-Lipoprotein*) bringt Cholesterin aus den Organen in die Leber und kann auf dem Weg dorthin Cholesterin zusätzlich aufnehmen.

> ❯ Im Alter nimmt die Stoffwechselaktivität der Leber ab. Dies sollte bei der Dosierung von Medikamenten berücksichtigt werden, die durch die Leber verstoffwechselt bzw. ausgeschieden werden.

Ausscheidungsorgan Leber

Schlecht wasserlösliche und damit auch im Blut schlecht lösliche Abbauprodukte geben die Leberzellen in die Gallenkapillaren ab. Durch die emulgierende Wirkung der Gallensäuren bleiben sie in der Galle in Lösung, gelangen mit dieser in den Darm und werden mit dem Stuhl ausgeschieden.

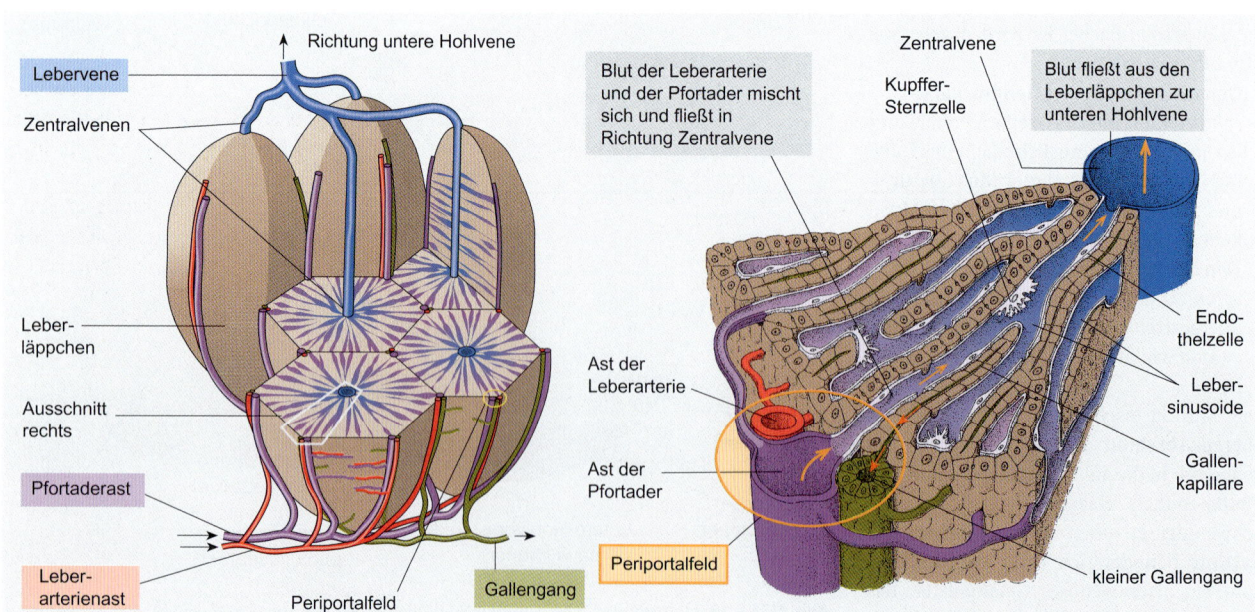

Abb. I/31.8.19 Links Leberläppchen mit Blutversorgung und Gallengang, rechts Leberzellen, Lebersinusoide und Gallengänge. [L190]

I/31.8.12 Erkrankungen der Mundhöhle

Herpes labialis → Kap. I/31.2.7
(Akute) Pharyngitis → Kap. I/31.7.12

Soorstomatitis

> **Soorstomatitis** *(Mundsoor)*: Durch Candida albicans (→ Kap. I/32.4.4) hervorgerufene Entzündung der Mundschleimhaut und der Zunge.

Eine **Soorstomatitis** tritt vor allem bei Menschen mit Abwehrschwäche auf. Leitsymptome sind Schmerzen im Mund und beim Schlucken, typisch sind weiße Beläge auf geröteter Schleimhaut (→ Abb. I/31.8.20). Nach Abstrichentnahme zur Diagnosesicherung besteht die Therapie in Mundspülungen mit Antimykotika-Lösungen, z. B. Ampho-Moronal®.

Mundkrankheitenprophylaxe

Spezielle Mundpflege → Kap. I/17.6

Normalerweise herrscht in der Mundhöhle ein Gleichgewicht verschiedener Mikroorganismen (*Mundflora*). Durch Störfaktoren kann dieses Gleichgewicht „kippen", sodass sich Pilze zu stark vermehren. Diese Störfaktoren sind v. a.:

- Mundtrockenheit (Speichel reinigt die Mundhöhle), z. B. bei Flüssigkeitsmangel, Nahrungskarenz (mangelnder Speichelfluss), Medikamenten (etwa einige Psychopharmaka, β-Blocker), Atmung durch den offenen Mund bei „verstopfter" Nase, nasal eingeführten Sonden oder Atemnot, beim **Sjögren-Syndrom** (Autoimmunerkrankung mit trockenem Mund und trockenem Auge)
- Abwehrschwäche, z. B. bei Diabetes
- Antibiotikabehandlung, da die Antibiotika auch auf die Bakterien der Mundhöhle wirken.

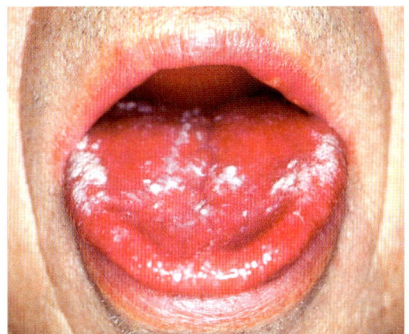

Abb. I/31.8.20 Soorstomatitis. Charakteristisch sind die abwischbaren weißlichen Beläge. [M117]

Der **Mundkrankheitenprophylaxe** dienen alle Mundpflegemaßnahmen, welche die normalen Abwehrfunktionen in der Mundhöhle stärken und neben dem Soor auch andere Erkrankungen der Mundhöhle zu verhindern helfen:

- Regelmäßige Mundhygiene, um Speisereste zu entfernen
- Anregung des Speichelflusses durch Kauen von Trockenfrüchten, Zitronenstäbchen, Fruchtgummi
- Feuchthalten der Mundschleimhaut durch Mundspülungen mit verdünntem Kamillentee
- Auswischen der Mundhöhle bei Nahrungskarenz, z. B. mit leichtem Zitronenwasser
- Wiederholtes Anbieten von Getränken.

Angina tonsillaris

> **Angina tonsillaris** *(Mandelentzündung, Tonsillitis)*: Entzündung der Gaumenmandeln. Leitsymptome Schluckbeschwerden, Halsschmerzen. Bei alten Menschen insgesamt seltener als in jüngeren Altersgruppen.

Krankheitsentstehung

Eine **Angina tonsillaris** ist fast immer durch Viren oder Bakterien verursacht. Bei letzteren sind β-hämolysierende Streptokokken am häufigsten.

Symptome, Befund und Diagnostik

Eine **Streptokokken-Angina** führt meist innerhalb weniger Stunden zu starken Schluckbeschwerden und Halsschmerzen, die zum Ohr ausstrahlen können. Der Betroffene fühlt sich krank und hat häufig Fieber.

Die Gaumenmandeln sind beidseits hochrot, geschwollen und meist mit den typischen gelblich-weißen Eiterstippchen belegt. Die Kieferwinkel-Lymphknoten können vergrößert und druckschmerzhaft sein.

Virusbedingte Anginen beginnen meist langsamer und erzeugen weniger ausgeprägte Beschwerden.

Diagnostisch werden zur Unterscheidung zwischen Streptokokken- und Virusangina oft Schnelltests aus einem Rachenabstrich durchgeführt.

Streptokokken-Folgeerkrankungen

Unbehandelte Streptokokken-Infektionen (v. a. Streptokokken-Angina, Erysipel → Kap. I/31.2.7) können nach wenigen Wo-

chen zu **Streptokokken-Folgeerkrankungen** führen. Gegen die Streptokokken gerichtete Abwehrstoffe greifen den eigenen Körper an. Früher gefürchtet, sind diese Komplikationen durch Antibiotikabehandlung inzwischen sehr selten.

- Beim **rheumatischen Fieber** dominieren zunächst Gelenkbeschwerden. Die *rheumatische Endokarditis* (Endokarditis rheumatica, rheumatische Herzinnenhautentzündung → Kap. I/31.5.13) bereitet zuerst keine Beschwerden, führt aber langfristig nicht selten zu Herzklappenschäden
- Außerdem kann es zur **akuten Poststreptokokken-Glomerulonephritis** *(Entzündung der Nierenkörperchen* → Kap. I/31.9.12) kommen.

Behandlung

Die Behandlung der Streptokokkenangina besteht in der Gabe von Penicillin V (alternativ Makrolide oder Oralcephalosporine). Bei starken Schmerzen oder zur Fiebersenkung kann z. B. Paracetamol gegeben werden.

Die Notwendigkeit einer **Tonsillektomie** (operative Entfernung der Gaumenmandeln) wegen wiederholter oder chronischer Streptokokken-Anginen besteht bei alten Menschen fast nie.

Pflege

- Schonung oder gelockerte Bettruhe je nach Befinden
- Kalte Zitronen-Halswickel, Mundpflege mit desinfizierenden Substanzen und ggf. weiche Kost zur Beschwerdelinderung.

Lippen- und Mundhöhlenkarzinome

Lippen- und Mundhöhlenkarzinome treten überwiegend bei älteren Männern auf. Meist handelt es sich um Plattenepithelkarzinome.

- Bei der Entstehung von Lippenkarzinomen (→ Abb. I/31.8.21) spielen Sonneneinstrahlung, aber auch z. B. Pfeiferau-

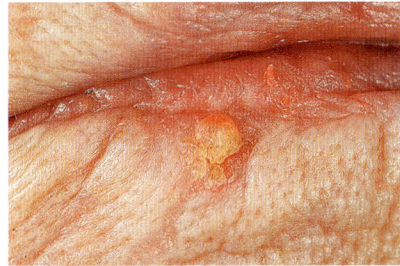

Abb. I/31.8.21 Unterlippenkarzinom. Bösartige Tumoren der Lippen befinden sich zum größten Teil an der Unterlippe. [E939]

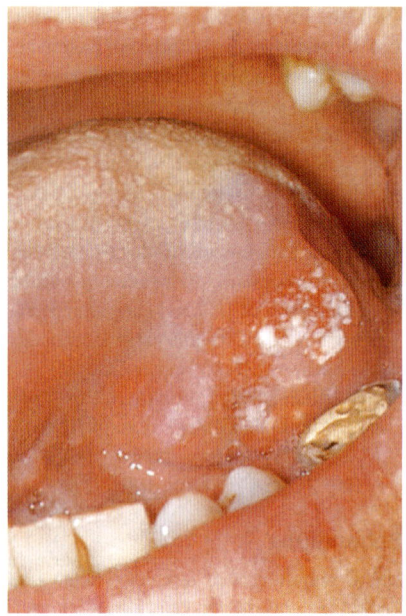

Abb. I/31.8.22 Zungenrandkarzinom links. [E307]

chen, eine wichtige Rolle. Sie zeigen sich zunächst überwiegend als kleine „Knoten" oder Geschwüre

- Mundhöhlenkarzinome (→ Abb. I/31.8.22) entwickeln sich meist in der Rinne zwischen unterer Zahnreihe und Zungenrand, im hinteren Drittel der Zunge oder an den Tonsillen und sind somit schlecht sichtbar. Oft besteht ein langjähriger Nikotin- bzw. Alkoholabusus. Erst-, aber Spätsymptome sind Schluckstörungen, Behinderung beim Sprechen oder bei der Mundöffnung und blutiger Speichel.

Nach der histologischen Diagnosesicherung wird operiert, ggf. mit **Neck dissection** (Entfernung der Lymphknoten und oft auch weiterer Weichteile am Hals). Gegebenenfalls erfolgt eine Strahlen- oder Radiochemotherapie.

Akute Speicheldrüsenentzündung

Eine **akute Speicheldrüsenentzündung** (*Sialadenitis, Sialoadenitis*) ist bei alten Menschen ganz überwiegend verursacht durch bakterielle Infektion bei wenig Speichelfluss (etwa wegen Nahrungskarenz, Dehydratation, Medikamenten), bakteriellen Entzündungen im Mund oder unzureichender Mundhygiene. Am häufigsten ist die Ohrspeicheldrüse betroffen.

Symptome, Befund und Diagnostik

Leitsymptome sind akute Schwellung und Schmerzen der Drüse sowie evtl. Fieber. Die

Drüse fühlt sich hart an. Die Haut über der erkrankten Drüse ist gerötet, bei Druck auf die Drüse kann Eiter aus dem Ausführungsgang in der Mundhöhle austreten. Bei der häufigen **Ohrspeicheldrüsenentzündung** (*Parotitis*) ist die Kieferöffnung erschwert und schmerzhaft. Als Komplikation können sich Abszesse entwickeln.

Die Diagnose kann meist klinisch, durch Blut- und Ultraschalluntersuchung gestellt werden.

Im Zweifel muss ein gut- oder bösartiger **Speicheldrüsentumor** z. B. durch Computer- oder Kernspintomografie ausgeschlossen werden. Dieser verläuft zwar meist ohne Schmerzen, kann aber durch Verlegung der Ausführungsgänge zu einer Entzündung führen.

Behandlung und Pflege

Veränderungen der Mundschleimhaut und Ohrspeicheldrüse → Kap. I/17.6

Behandlung und Pflege umfassen:
- Antibiotikagabe
- Gabe von Schmerzmitteln mit entzündungshemmender Wirkung
- Umschläge oder Salbenverbände auf die Drüse
- Sorgfältige Mundpflege
- Anregung des Speichelflusses durch **Speichellocker** wie saure Bonbons, Kaugummi und z. B. Zitronengetränke (alle ohne Zucker).

Speichelsteine

Speicheldrüsensteine (*Sialolithiasis*) treten v. a. im mittleren bis höheren Lebensalter auf. Meist liegt meist eine Speicheldrüsenfunktionsstörung zugrunde, die mit einer Viskositätszunahme des Speichels einhergeht. In ca. 80 % ist die Unterkieferspeicheldrüse betroffen.

Zunächst tritt nur beim Essen durch die dann verstärkte Speichelproduktion eine schmerzhafte Schwellung der Drüse auf. Nach einiger Zeit bleibt die Drüse ständig vergrößert und schmerzt.

Die Diagnose erfolgt meist klinisch und mittels Ultraschall.

Die konservative Therapie besteht in der Gabe von Speichellockern oder dem Versuch, den Stein durch Massage der Drüse zu entfernen. Auch eine extrakorporale Stoßwellenlithotripsie (ESWL) vergleichbar der bei Nierensteinen ist möglich (→ Kap. I/31.9.12). Ansonsten sind eine endoskopische Entfernung des Steins, eine Schlitzung des Ausführungsganges oder eine Entfernung der Speicheldrüse erforderlich.

I/31.8.13 Erkrankungen der Speiseröhre

Ösophagusvarizen → Kap. I/31.8.18

Leitsymptom Schluckstörung

> **Schluckstörung** (*Dysphagie*): Sammelbezeichnung für alle Auffälligkeiten beim Schlucken, z. B. Behinderung oder Unmöglichkeit des Schluckaktes, Steckenbleiben der Nahrung, Kloßgefühl oder Schmerzen beim Schlucken. Wichtigste Komplikation ist die Aspiration.

Die Ursachen für eine **Schluckstörung** sind vielfältig. Sie reichen von schmerzhaftem Schlucken bei Angina tonsillaris über Verschlucken oder Unfähigkeit zu schlucken beim Schlaganfall zu Beweglichkeitsstörungen oder Passagebehinderungen in der Speiseröhre nach an sich normalem Schluckakt. Manchmal ist eine Schluckstörung psychogen bedingt.

Typische Situation in der Altenpflege ist, dass der alte Mensch über eine zunehmende Schluckbehinderung klagt. Diese muss immer ärztlich abgeklärt werden, um eine bösartige Erkrankung auszuschließen. Bis dahin sollte der Pflegebedürftige essen, was ihm am wenigsten Beschwerden bereitet. Besonders dringlich ist der Arztbesuch bei gestörtem Schluckakt, evtl. mit Verschlucken, da dann Aspirationsgefahr besteht.

Genaue Diagnostik und Therapie richten sich nach der Grundkrankheit.

Speiseröhrendivertikel

> **Divertikel:** Sackartige Ausstülpung umschriebener Wandbezirke eines Hohlorgans.
> Divertikel kommen im Verdauungstrakt vor allem in der Speiseröhre und im Dickdarm vor.
> - **Pulsionsdivertikel** entstehen durch Druck von innen, **Traktionsdivertikel** durch Zug von außen
> - Bei **echten Divertikeln** stülpt sich die gesamte Wand aus, bei **falschen Divertikeln** (*Pseudodivertikeln*) treten Mukosa und Submukosa durch (Gefäß-)Lücken der Muskularis.

Häufigste und klinisch bedeutsamste **Speiseröhrendivertikel** (*Ösophagusdivertikel* → Abb. I/31.8.23) sind **Zenker-Divertikel**, falsche (Pulsions-)Divertikel gleich zu Beginn der Speiseröhre. Betroffen sind vorwiegend ältere Männer.

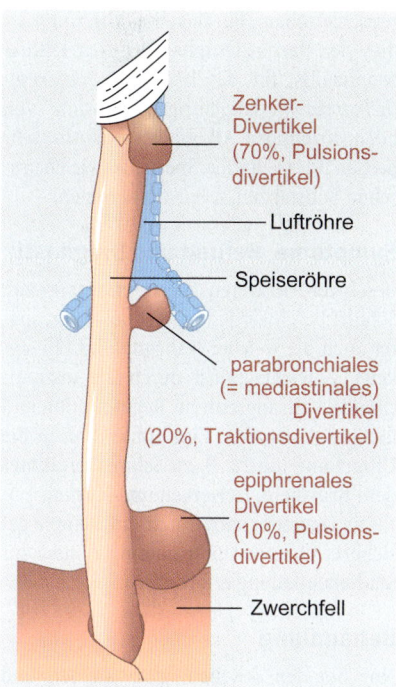

Abb. I/31.8.23 Übersicht über die Speiseröhrendivertikel. [L138]

Die meisten Divertikel bleiben unbemerkt. Ansonsten sind Schluckbeschwerden, Fremdkörpergefühl, schlechter Mundgeruch und nächtliches Zurückströmen unverdauter Speisen (*Regurgitation,* morgens Flecken auf dem Kopfkissen, Aspirationsgefahr) die Leitsymptome.

Diagnostisch erfolgen **Ösophagusbreischluck** (Darstellung der Speiseröhre durch Röntgenaufnahmen während des Schluckens von Kontrastmittel) und Endoskopie.

Ein Zenker-Divertikel, das Beschwerden bereitet, wird endoskopisch oder operativ entfernt.

Hiatushernie

> **Hiatushernie:** Zwerchfellbruch mit teilweiser oder kompletter Verlagerung des Magens in den Brustraum ohne Einstülpung der Speiseröhre. Mit steigendem Alter zunehmende Häufigkeit (50 % der über 60-Jährigen). 📖 2

Krankheitsentstehung und Einteilung

Die Ursache der **Hiatushernie** ist unklar. Wahrscheinlich lockert sich durch altersbedingte Erschlaffung des Bindegewebes die Verankerung des Mageneingangs und erweitert sich die Zwerchfelllücke für die Speiseröhre. Begünstigend wirkt eine Druckerhöhung im Bauchraum z. B. bei chronischer Obstipation oder Husten.

Unterschieden werden (→ Abb. I/31.8.24):
- **Hiatusgleithernie** (*axiale Hernie, gastroösophageale Hernie*). Zeitweiliges oder ständiges „Hochrutschen" des Mageneingangs oberhalb des Zwerchfells (90 % aller Hiatushernien)
- **Paraösophageale Hernie.** Normale Lage des Mageneingangs, der Magengrund drängt *neben* der Speiseröhre in den Brustraum. Extremform **Upside-down-Magen**
- Mischformen.

Symptome, Befund und Diagnostik

Gleithernien bereiten den Betroffenen meist keine Beschwerden. Mitunter tritt eine Refluxösophagitis wegen des fehlenden unteren Ösophagusverschlusses auf.

Paraösophageale Hernien führen zu Völlegefühl, Druckgefühl in der Herzgegend, Schluckbeschwerden oder Luftnot. Zudem sind sie komplikationsträchtig: Hauptkomplikationen sind Geschwüre an der Enge,

Einklemmung mit Strangulation der Blutzufuhr und **Magenvolvulus** (*Stieldrehung des Magens*). Refluxösophagitiden hingegen sind selten, da der Speiseröhren-Magen-Übergang normal ist.

Die Diagnose wird durch Endoskopie und **Röntgenbreischluck** gestellt.

Internet- und Lese-Tipp
Deutsche Gesellschaft für Verdauungs- und Stoffwechselkrankheiten e. V.: www.dgvs.de

Behandlung

Gleithernien bedürfen nur bei einer Refluxösophagitis der Therapie. Meist reichen Medikamente, eine Operation ist nur selten nötig. Paraösophageale Hernien werden wegen der möglichen Komplikationen auch bei Beschwerdefreiheit operiert, gerade bei alten Menschen möglichst laparoskopisch (→ Abb. I/31.8.25).

Refluxkrankheit und Refluxösophagitis

> **Gastroösophagealer Reflux:** Rückfluss von Mageninhalt in die Speiseröhre. **Gastroösophophageale Refluxkrankheit** (*GERD*): Beschwerden durch einen gastroösophagealen Reflux, v. a.
> - **Refluxösophagitis** (*erosive Refluxkrankheit, ERD*), also Entzündung der Speiseröhrenschleimhaut infolge eines gastroösophagealen Refluxes
> - **Atemwegsbeschwerden ohne Speiseröhrenveränderungen** (*nichterosive Refluxkrankheit, NERD*).
> **Barrett-Ösophagus:** Ersatz des unverhornten Plattenepithels der Speiseröhrenschleimhaut durch Zylinderepithel. Hohes Risiko eines Speiseröhrenkarzinoms.

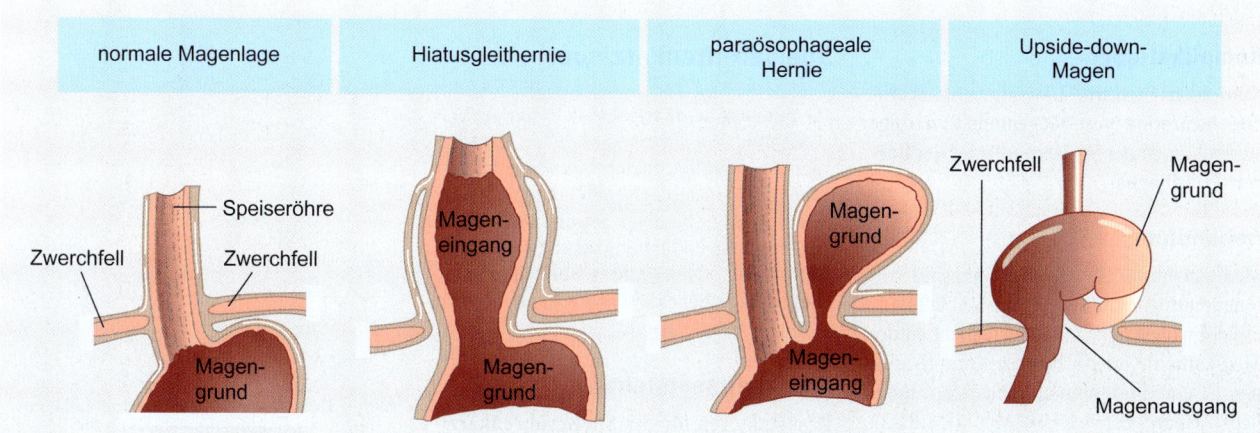

Abb. I/31.8.24 Physiologische Magenlage und Formen der Hiatushernie. [L138]

I 31

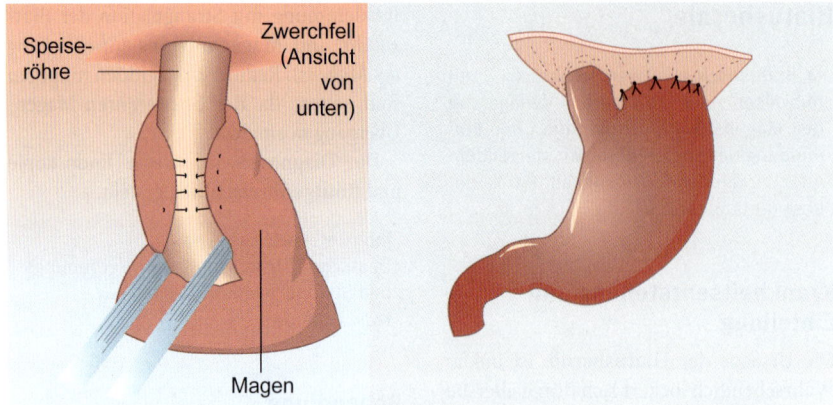

Speiseröhre

Zwerchfell (Ansicht von unten)

Magen

Abb. I/31.8.25 Beispiele für Operationsmöglichkeiten bei Hiatushernie. Bei der **Fundoplikatio** (links) wird der Magengrund manschettenförmig um die Speiseröhre gelegt, bei der **Fundophrenicopexie** (rechts) der Magengrund am Zwerchfell fixiert. [L138]

Krankheitsentstehung

Hauptursache der **Refluxkrankheit** ist ein unzureichender Verschluss des unteren Ösophagussphinkters, z. B. bei Hiatushernie. Durch **Reflux** (*Zurückfließen*) des aggressiven Magensaftes in die Speiseröhre entsteht oft eine chronische Entzündung der Speiseröhrenschleimhaut (**Refluxösophagitis**).

Symptome, Befund und Diagnostik

- Bei Refluxösophagitis zunächst **Sodbrennen** (Brennen hinter dem Brustbein) und saures Aufstoßen
- Später Schmerzen hinter dem Brustbein, Schluckbeschwerden, *Regurgitation* (Zurückfließen von Nahrung)
- Verstärkte Beschwerden beim Bücken, im Liegen und nach der Nahrungsaufnahme
- Evtl. zusätzlich oder im Vordergrund stehend Atemwegsbeschwerden, v. a. Husten, Heiserkeit, asthmaähnliche Beschwerden.

Hauptmittel zur Diagnostik ist die Endoskopie.

Komplikationen

Komplikationen sind Ulzerationen, nächtliche Aspiration von Mageninhalt, narbige Verengungen der Speiseröhre oder der **Barrett-Ösophagus.**

Behandlung

Medikamentöse Therapie der Wahl sind Protonenpumpenhemmer (→ Kap. I/31.8.14).

Bei Erfolglosigkeit, Unverträglichkeit der Medikamente oder schweren Komplikationen ist eine Fundoplikatio angezeigt, möglichst laparoskopisch (→ Abb. I/31.8.25). Bereits entstandene narbige Speiseröhren-

verengungen werden endoskopisch gedehnt.

Pflege und Information des Erkrankten

Folgende Allgemeinmaßnahmen unterstützen die Behandlung:
- Häufige kleine Mahlzeiten
- Meiden von „Säurelockern" und Speisen, die die Funktion des unteren Osohagussphinkters hemmen, z. B. Kaffee, Alkohol, Süßspeisen, Schokolade, fette Speisen
- Kohlenhydrat- und fettarme, aber eiweißreiche Nahrungsmittel
- Keine Mahlzeit innerhalb von 3 Std. vor dem Schlafengehen, kein Hinlegen nach den Mahlzeiten
- Schlafen mit erhöhtem Oberkörper
- Gewichtsreduktion bei Übergewicht
- In-die-Hocke-Gehen statt Bücken
- Keine einschneidende Kleidung, Gürtel oder Korsetts
- Obstipationsprophylaxe
- Nikotinkarenz (Rauchen verschlechtert die Durchblutung der Speiseröhrenschleimhaut).

Speiseröhrenkarzinom

> **Speiseröhrenkarzinom** (*Ösophaguskarzinom*, *Speiseröhrenkrebs*): Bösartiger Speiseröhrentumor. Vorwiegend an den drei physiologischen Engen lokalisiert. Männer häufiger betroffen als Frauen, mittleres Erkrankungsalter etwas unter 70 Jahren. Die 5-Jahres-Überlebensrate liegt derzeit bei ca. 20 %. 📖 3

Krankheitsentstehung

Risikofaktoren für das **Speiseröhrenkarzinom** sind chronische Reize der Speiseröh-

renschleimhaut. Für das *Adenokarzinom* ist dies der Barrett-Ösophagus durch Refluxösophagitis, für das häufigere *Plattenepithelkarzinom* langjähriger Konsum von hochprozentigen Alkoholika, Nikotin, sehr heißen oder scharfen Speisen sowie chemischen Substanzen, z. B. Nitrosaminen.

Symptome, Befund und Diagnostik

Beschwerden treten meist erst spät auf: Schluckbeschwerden (zuerst bei fester, später auch bei weicher Nahrung und Flüssigkeit), Gewichtsverlust durch die unzureichende Nahrungszufuhr, Regurgitation und fauliges Aufstoßen. Eine Infiltration in die Umgebung führt z. B. zu Schmerzen hinter dem Brustbein, Heiserkeit und Husten.

Die Diagnose wird durch Endoskopie gesichert. Weitere Untersuchungen sind zur Stadieneinteilung erforderlich.

Behandlung

Nur bei den seltenen, ganz kleinen und oberflächlichen Tumoren reicht eine *endoskopische Schleimhautentfernung* (**endoskopische Mukosaresektion, Submukosadissektion**). Ansonsten ist bei kurativem Ziel eine große Operation mit weitgehender/vollständiger Entfernung der Speiseröhre (**Ösophagusresektion** bzw. **Ösophagektomie**) nötig. Die „Lücke" wird durch Hochziehen des Magens oder ein **Darminterponat** (Zwischenschaltung eines Dünnoder Dickdarmstücks) überbrückt (→ Abb. I/31.8.26). Bei lokal fortgeschrittenen Tumoren kann eine präoperative Radio-/Radiochemotherapie den Tumor evtl. so ver-

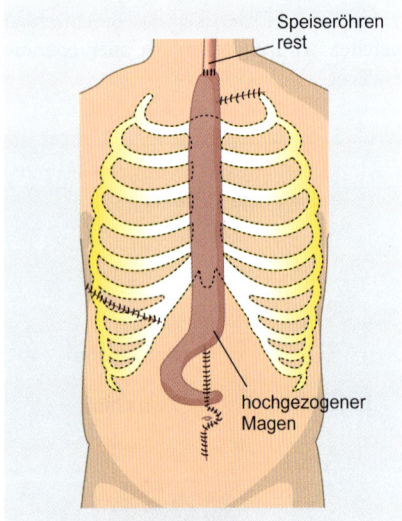

Speiseröhrenrest

hochgezogener Magen

Abb. I/31.8.26 Ösophagektomie und Magenhochzug als Ösophagusersatz. Die Abbildung veranschaulicht die Größe des Eingriffs. [L138]

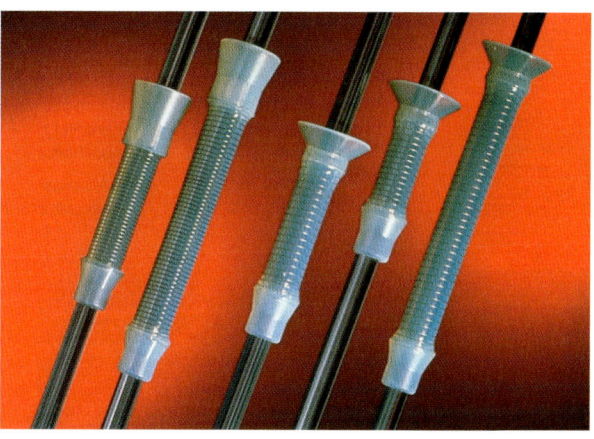

Abb. I/31.8.27 Ösophagusstents verschiedener Längen zum Offenhalten der Speiseröhre bei inoperablem Speiseröhrenkarzinom. Sie werden endoskopisch platziert und ermöglichen es dem Erkrankten, wieder festere Nahrung zu sich zu nehmen, da sie den Tumor daran hindern, in die Speiseröhrenlichtung hineinzuwachsen. [V214]

kleinern, dass er operabel wird. Bei Tumoren im oberen Speiseröhrendrittel erfolgt oft eine definitive Radiochemotherapie, da sie schwer zu operieren sind und früh in die Umgebung einwachsen.

Bei der Mehrzahl der Betroffenen sind nur noch palliative Therapien möglich, z. B. **Ösophagusstents** (→ Abb. I/31.8.27) und wiederholte Lasertherapien, um die Nahrungspassage möglichst lange zu erhalten, Legen einer **perkutanen endoskopischen Gastrostomie** (*PEG* → Kap. I/29.4.2) um die Nahrungszufuhr auch bei komplettem Verschluss der Speiseröhre zu ermöglichen.

Pflege

- Täglich 6–8 kleine Mahlzeiten verabreichen
- Mahlzeiten im Sitzen und mit reichlich Flüssigkeit einnehmen lassen. Nach den Mahlzeiten sollte der Betroffene möglichst eine Viertelstunde umhergehen
- Flüssige Zusatzkost (Formula-Diät → Kap. I/29.4.3) und Vitamine geben, um die Ernährungssituation des Erkrankten zu verbessern, ggf. hyperkalorische Ernährung (→ Kap. I/29.4.3) über eine PEG
- Nach Stenteinlage pürierte Kost reichen
- Beim Ruhen und Schlafen möglichst Kopf hoch, Beine tief lagern

I/31.8.14 Erkrankungen von Magen und Zwölffingerdarm

Leitsymptom Übelkeit und Erbrechen

Unterstützung alter Menschen bei Essen und Trinken → Kap. I/21.3.2

❯❯ Übelkeit (*Nausea*) und **Erbrechen** (*Emesis, Vomitus*): Gehören zum Symptomkomplex zahlreicher gastroenterologischen Erkrankungen.

Mallory-Weiß-Syndrom: Schleimhauteinrisse am Übergang von der Speiseröhre in den Magen durch Würgen und Erbrechen. Folge sind Bluterbrechen und Schmerzen.

Übelkeit und **Erbrechen** können außerdem zahlreiche Ursachen außerhalb des Magen-Darm-Trakts haben, z. B.:

- Herzinsuffizienz (*Stauungsgastritis*) oder Herzinfarkt (→ Kap. I/31.5.10)
- Medikamenteneinnahme (nicht nur Zytostatika, sondern z. B. auch Opioide, Antibiotika, Digitalis, Eisen, nichtsteroidale Antirheumatika)
- Stoffwechselentgleisungen, z. B. bei Diabetes (→ Kap. I/31.3.11) oder Nierenversagen (→ Kap. I/31.9.12)
- Störungen des Gleichgewichtsorgans, neurologische Erkrankungen (z. B. Hirnhautentzündung, → Kap. I/31.11.14)
- Allgemeininfektionen
- Vergiftungen
- Psychische Reaktion auf Schmerzen, Angst und Aufregung.

Bei alten Menschen kommt es durch Erbrechen schneller als bei Jüngeren zu Dehydratation (Austrocknung → Kap. I/31.9.9) und Elektrolytverschiebungen; je nach vorherigem Gesundheitszustand schon nach 1–2 Tagen. Daher muss die Ursache möglichst schnell gefunden und beseitigt werden.

Hauptpfeiler der symptomatischen Therapie bei Erbrechen ist der Flüssigkeits- und Elektrolytersatz. Reicht die orale Zufuhr nicht, ist bei alten Menschen die Indikation zu Infusionen großzügig zu stellen.

Gelegentlich (immer aber bei Chemotherapie mit Zytostatika) ist eine medikamentöse Unterdrückung des Erbrechens mit **Antiemetika** sinnvoll. Zur Verfügung stehen:

- **Antihistaminika,** z. B. Dimenhydrinat (etwa Vomex®). Hauptsächliche unerwünschte Wirkungen sind Müdigkeit,

Mundtrockenheit, Störung beim Wasserlassen (durch die anticholinerge Wirkung)
- **Dopaminantagonisten,** z. B. Domperidon (etwa Motilium®), Metoclopramid (etwa Paspertin®). Hauptsächliche unerwünschte Wirkungen sind Müdigkeit, Schwindel, Bewegungsstörungen
- **Serotonin-Antagonisten** (*Setrone, 5-HT$_3$-Antagonisten*), z. B. Ondansetron (etwa Zofran®), Tropisetron (etwa Navoban®). Sehr wirksam, v. a. eingesetzt bei zytostatikabedingtem Erbrechen. Hauptsächliche unerwünschte Wirkungen sind Kopfschmerzen und Magen-Darm-Beschwerden.

Akute Gastritis

❯❯ Akute Gastritis (*akute Magenschleimhautentzündung, Magenverstimmung*): Akute Entzündung der Magenschleimhaut. Bei Beseitigung der Ursache meist Ausheilen binnen weniger Tage.

Krankheitsentstehung

Die **akute Gastritis** entsteht durch Infektionen, Alkohol- und Nahrungsexzesse, Medikamenteneinnahme (z. B. nichtsteroidale Antirheumatika) oder Stress (z. B. nach Operationen). Bilden sich viele kleine oberflächliche Defekte in der Magenschleimhaut, spricht man von einer **erosiven Gastritis.**

Symptome und Befund

Die Erkrankten leiden unter Druckgefühl in der Magengegend, Appetitlosigkeit, Übelkeit und Erbrechen. Bei der erosiven Gastritis können Bluterbrechen und **Teerstuhl** (schwarzer Stuhl → Tab. I/31.8.1) hinzukommen.

Behandlung und Pflege

Meist reichen Nahrungskarenz oder Tee-Zwieback-Diät über 24–36 Std. und der Verzicht auf Kaffee, Alkohol und Nikotin. Alle nicht unbedingt notwendigen Medikamente werden abgesetzt, um den Magen nicht weiter zu belasten.

Chronische Gastritis

❯❯ Chronische Gastritis (*chronische Magenschleimhautentzündung*): Lang dauernde Entzündung der Magenschleimhaut. Gerade bei alten Menschen relativ häufige, oft symptomlose oder -arme Erkrankung.

Krankheitsentstehung

Die **chronische Gastritis** hat verschiedene Ursachen, deren Anfangsbuchstaben die **ABC-Klassifikation** ergeben:

- **Typ A** (ca. 5 %). **A**utoimmungastritis mit Autoantikörperbildung gegen Belegzellen und Intrinsic-Faktor. Dadurch **Anazidität** (Salzsäuremangel im Magensaft) und perniziöse Anämie (durch Vitamin-B$_{12}$-Mangel → Kap. I/31.4.7)
- **Typ B** (ca. 80 %). **B**akterielle Gastritis mit Besiedelung des Magens durch Helicobacter pylori (Hp-Infektion bei ca. 50 % der über 50-Jährigen) 📖 4
- **Typ C** (ca. 15 %). **C**hemisch-toxische Gastritis durch Gallenreflux oder Einnahme nichtsteroidaler Antirheumatika. 📖 4

Symptome, Befund und Diagnostik

Die chronische Gastritis verläuft häufig über Jahre symptomlos.

Nur eine Minderheit der Erkrankten leidet unter Oberbauchschmerzen, Übelkeit und Brechreiz.

Die Diagnose wird durch Endoskopie mit Biopsie und Untersuchung auf Helicobacter pylori gesichert.

Behandlung

Die Beschwerden des Erkrankten werden symptomatisch behandelt:

- Die Typ-A-Gastritis kann nicht ursächlich angegangen werden. Vitamin-B$_{12}$-Injektion alle drei Monate verhindert neurologische Beschwerden und Blutarmut
- Bei der Typ-B-Gastritis erfolgt eine *Eradikationstherapie*
- Wesentlich bei der Typ-C-Gastritis ist die Ursachenbeseitigung.

Magen- und Zwölffingerdarmgeschwür und Ulkuskrankheit

> ❯ **Ulkus** *(Geschwür)*: Umschriebener Substanzdefekt, der im Gegensatz zur **Erosion** nicht nur die Schleimhaut, sondern auch tiefere Wandschichten betrifft (→ Abb. I/31.8.28).
>
> Im Verdauungstrakt sind v. a. das **Magen- und Zwölffingerdarmgeschwür** (*Ulcus ventriculi* bzw. *duodeni*) häufig, wobei das Magengeschwür eher bei älteren und das Zwölffingerdarmgeschwür eher bei jüngeren Menschen auftritt. Entstehen über Jahre immer wieder Ulzera, handelt es sich um die chronisch-rezidivierende **Ulkuskrankheit.**

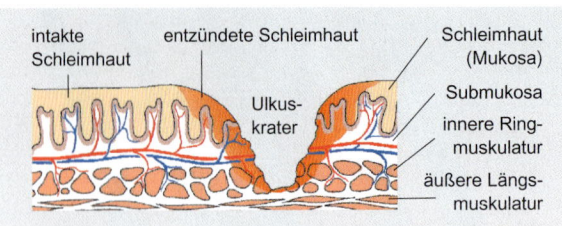

Abb. I/31.8.28 Schematische Darstellung eines Ulkus. Der Gewebsdefekt reicht tief und hat hier Submukosa und Ringmuskulatur erfasst. [L190]

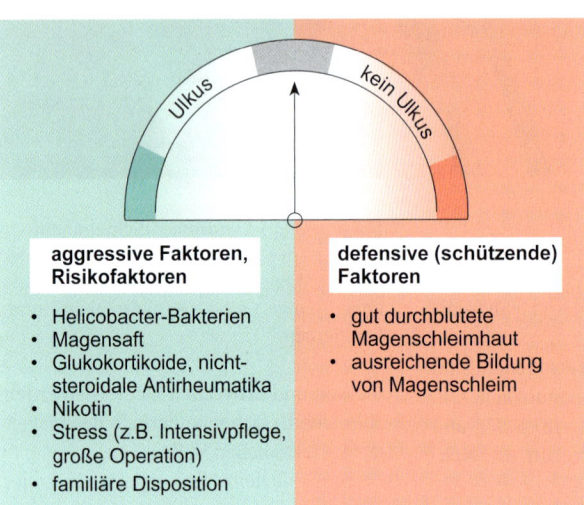

Abb. I/31.8.29 Faktoren, die zur Ulkusentstehung im Magen beitragen oder die Magenschleimhaut davor schützen. [L190]

Krankheitsentstehung

Bei der Entstehung von Magen- und Zwölffingerdarmgeschwüren spielt die Besiedelung mit **Helicobacter pylori** eine wesentliche Rolle. Helicobacter pylori ist ein gramnegatives Bakterium, das selbst im sauren Magensaft überleben kann.

Weitere Schädigungsfaktoren (→ Abb. I/31.8.29) sind Rauchen, Alkoholmissbrauch, bestimmte Arzneimittel (etwa nichtsteroidale Antirheumatika) und Disstress („ungünstiger Stress").

Beim **Zollinger-Ellison-Syndrom** bilden sich viele Geschwüre auch in tieferen Dünndarmabschnitten durch massive Magensäureresektion infolge eines Gastrin bildenden Tumors.

Akute **Stressulzera** sind meist ein einmaliges Geschehen, z. B. nach großen Operationen.

Symptome, Befund und Diagnostik

Im Vordergrund stehen unspezifische Beschwerden wie Übelkeit, Appetitlosigkeit, Völlegefühl und Schmerzen im Oberbauch, beim Magengeschwür meist direkt nach den Mahlzeiten, beim Zwölffingerdarmgeschwür zwischen den Mahlzeiten mit Besserung der Beschwerden durch Essen.

Da nicht wenige Erkrankte wenig oder keine Beschwerden haben (v. a. bei Einnahme nichtsteroidaler Antirheumatika), wird die Ulkuserkrankung manchmal erst nach dem Auftreten von Komplikationen diagnostiziert (→ Tab. I/31.8.1).

Die Diagnosesicherung erfolgt durch Endoskopie mit Biopsie (Magenkarzinomausschluss → Abb. I/31.8.30) und Untersuchung auf Helicobacter pylori.

Behandlung

Ulkusfördernde Medikamente werden wenn irgend möglich abgesetzt. Bei Helicobacter-pylori-Nachweis erfolgt eine **Eradikationstherapie.** Mit einer Erfolgsrate von 90 % bei nur einwöchiger Therapiedauer ist die Kombination aus einem Protonenpumpenhemmer und zwei Antibiotika (z. B. Clarithromycin und Amoxicillin) Behandlung der Wahl. Rezidive sind selten.

Ist Helicobacter nicht nachweisbar, werden Protonenpumpenhemmer gegeben.

Operative Behandlung

Durch die medikamentöse Therapie der Helicobacter-pylori-Infektion sind Operationen kaum noch erforderlich, falls operiert wird, reichen meist umschriebene Exzisionen oder Übernähungen. Blutungen lassen sich meist endoskopisch beherrschen.

Einige alte Menschen wurden früher wegen eines Magengeschwürs operiert.

- Bei den **Billroth-Operationen** wird ⅔ des Magens entfernt und der Magenrest mit dem Zwölffingerdarm (*Billroth-I-Resektion*) oder einer Jejunumschlinge

Symptome/Folgen	Maßnahmen zu Hause/ in der Pflegeeinrichtung	Therapie im Krankenhaus
Akute Blutung		
• Bluterbrechen (*Hämatemesis*) • Teerstuhl (schwarzer Stuhl) • Volumenmangel • Schock	• Vitalzeichenkontrolle • Nahrungskarenz • Möglichst flache Positionierung • Notfalleinweisung vorbereiten	• Evtl. Legen einer Magensonde • Infusionen, ggf. Transfusion • Endoskopie mit Versuch der Blutstillung, bei unstillbarer Blutung Operation • Medikamentöse Ulkustherapie
Chronische Blutung		
• Teerstuhl • Blutarmut (*Anämie*)	• Vitalzeichenkontrolle • Nahrungskarenz • Einweisung vorbereiten	• Endoskopie, evtl. mit Blutstillung • Medikamentöse Ulkustherapie, Eisengabe
Perforation (Durchbruch durch die Magen- oder Dünndarmwand)		
• Plötzliche Schmerzen • Zunehmend harter Bauch (Peritonitis → Kap. I/31.8.20) • Pulsanstieg, Blutdruckabfall, Schock	• Vitalzeichenkontrolle • Nahrungskarenz • Notfalleinweisung vorbereiten	• Schockbekämpfung • Evtl. Plasma- oder Blutersatz • Notoperation • Antibiotika
Penetration in umliegende Organe (Einbrechen des Ulkus in benachbarte Organe)		
• Anhaltende, starke, bohrende Schmerzen (oft bis in den Rücken und die linke Schulter)	• Vitalzeichenkontrolle • Nahrungskarenz • Notfalleinweisung vorbereiten	• Infusionstherapie • Meist Operation

Tab. I/31.8.1 Ulkuskomplikationen und Maßnahmen.

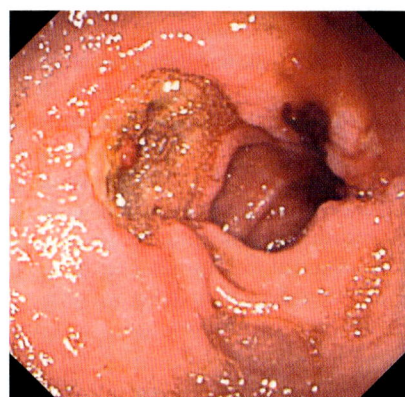

Abb. I/31.8.30 Endoskopisches Bild eines Zwölffingerdarmgeschwürs. Das im Ulkusgrund sichtbare Gefäß hat zu einer gastrointestinalen Blutung geführt. [F483]

(*Billroth-II-Resektion*) verbunden. Mögliche Komplikationen sind z. B. **Dumpingsyndrome** und ein **Magenstumpfkarzinom** 10–15 Jahre nach Billroth-II-Resektion
• Bei der **selektiven proximalen Vagotomie** werden die zum Magengrund und -körper ziehenden Äste des N. vagus durchtrennt. Dadurch sinkt die Säuresekretion auf ungefähr die Hälfte.

Pflege und Information des Erkrankten

Eine spezielle Ulkusdiät ist nicht erforderlich. Nur auf höherprozentige Alkoholika und Rauchen muss der Betroffene verzichten. Ansonsten sind eine ausgewogene Ernährung unter Berücksichtigung individueller Unverträglichkeiten und die Maßnahmen bei Refluxösophagitis empfehlenswert.

Ulkustherapeutika

> **Ulkustherapeutika:** Medikamente zur Behandlung von Magen- und Darmgeschwüren.

Die meisten **Ulkustherapeutika** reduzieren die Ausschüttung oder Wirkung von Magensäure.

In der Ulkus- und Refluxösophagitistherapie werden überwiegend Protonenpumpenhemmer gegeben, in der Prophylaxe auch Histamin-H_2-Antagonisten. Hauptindikation der Antazida ist (gelegentliches) Sodbrennen.
• **Protonenpumpenhemmer** (etwa Omeprazol, z. B. Antra®, Pantoprazol, z. B. Pantozol®) vermindern die Säuresekretion durch Hemmung eines Schlüsselenzyms für den Protonentransport aus den Belegzellen. Unerwünschte Wirkungen sind v. a. Magen-Darm-Beschwerden, Schwindel und Kopfschmerzen. Protonenpumpenhemmer werden vor dem Frühstück genommen
• Weniger stark wirksam sind **Histamin-H_2-Antagonisten** (etwa Famotidin, z. B. Pepdul®, Ranitidin, z. B. Zantic®). Sie blockieren die Histaminrezeptoren der salzsäurebildenden Belegzellen. An unerwünschten Wirkungen treten z. B. allergische Reaktionen, Magen-Darm-Beschwerden, Kopfschmerzen und Müdigkeit auf
• **Antazida** (etwa Aluminium- oder Magnesiumhydroxid, z. B. Maaloxan®) neutralisieren Magensäure. Aluminiumhaltige Präparate wirken eher verstopfend, magnesiumhaltige dagegen abführend. Antazida werden 1–2 Std. nach den Mahlzeiten und noch einmal zur Nacht eingenommen, immer mit einem Abstand von 1 Std. zu anderen Medikamenten.

Zu den Ulkustherapeutika können außerdem die Medikamente gegen Helicobacter pylori gerechnet werden.

Magenkarzinom

> **Magenkarzinom** (*Magenkrebs*): Bösartiger Tumor, meist von den Drüsen der Magenschleimhaut ausgehend (*Adenokarzinom*). Männer häufiger betroffen als Frauen, mittleres Erkrankungsalter bei Männern ca. 70, bei Frauen ca. 75 Jahre. Das auf Mukosa und Submukosa beschränkte **Frühkarzinom** hat eine gute Prognose, insgesamt ist die Prognose mit einer 5-Jahres-Überlebensrate von ca. 30 % eher schlecht. 📖 3

Krankheitsursachen

Risikofaktoren des **Magenkarzinoms** sind:
• Besiedelung des Magens mit Helicobacter pylori
• Typ-A-/-B-Gastritis
• Nikotin- und Alkoholmissbrauch
• Nitrosamine in der Nahrung, z. B. in Fleisch- und Wurstwaren
• Zustand nach Magenresektion
• Familiäre Disposition.

Symptome, Befund und Diagnostik

Das Magenkarzinom bereitet dem Betroffenen lange Zeit keine oder nur unspezifische Beschwerden („empfindlicher Magen"). Meist klagen die Erkrankten erst in späten Stadien über Gewichtsabnahme, Leistungsknick, Schmerzen, Übelkeit und Abneigung gegenüber bestimmten Speisen, v. a. Fleisch und Wurst. Chronische Blutverluste, die sich als Teerstuhl zeigen, können zu einer Blutarmut mit entsprechender Symptomatik (→ Kap. I/31.4.7) führen.

Die Diagnose wird durch Gastroskopie mit Biopsie gesichert. Weitere Untersuchungen sind zur Stadienbestimmung nötig.

Behandlung

Beim Frühkarzinom reicht evtl. eine endoskopische Mukosaresektion (→ Kap. I/31.8.13). Ansonsten ist eine operative Entfernung eines Teils oder des ganzen Magens (**Magenresektion** bzw. **Gastrektomie**) einschließlich Lymphknoten nötig. Oft müssen auch weitere Organe, z.B. untere Speiseröhre, großes und kleines Netz entfernt werden. Danach wird die Magen-Darm-Passage wieder hergestellt, meist mit Bildung eines Ersatzmagens (→ Abb. I/31.8.31).

Bei zunächst nicht operablen Tumoren kann präoperativ versucht werden, den Tumor durch (Radio)Chemotherapie so zu verkleinern, dass doch eine kurative Operation möglich ist (*Downstaging*).

Palliative Maßnahmen umfassen z.B. Radio- bzw. Chemotherapie, verschiedene endoskopische Verfahren zur Tumorabtragung (z.B. Lasertherapie) sowie bei stenosierendem Karzinom die Einlage eines Stents oder das Anlegen einer Ernährungsfistel zur Sicherstellung der Ernährung.

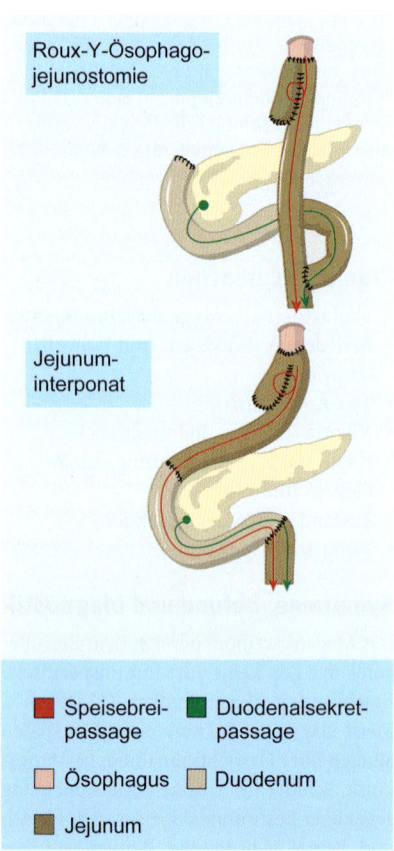

Abb. I/31.8.31 Gastrektomie und Wiederherstellung der Magen-Darm-Passage mit Bildung eines Ersatzmagens. Oben Dünndarmersatzmagen mit der Roux-Y-Technik, unten mit zwischengeschaltetem Jejunalsegment (Jejunum = Leerdarm). Beide Techniken sind auch ohne Ersatzmagenbildung möglich. [L138]

Information des Erkrankten

Der Operierte sollte folgende Diätempfehlungen einhalten:

- Die Nahrung auf 6–10 kleine Mahlzeiten verteilen, um den kleinen Rest- oder Ersatzmagen nicht zu überlasten
- Aus dem gleichen Grund auf reichliches Trinken zu den Mahlzeiten verzichten (nicht mehr als 200 ml auf einmal trinken). Keine großen Zuckermengen verzehren, da Zucker Wasser an sich zieht und somit wie Trinken wirkt
- Bei guter Verträglichkeit Vollkornprodukte bevorzugen, um eine zu rasche Speisebreipassage zu vermeiden
- Blähende, stark gewürzte oder gesalzene und sehr fette Speisen vermeiden
- Im Sitzen essen (Hinlegen nach dem Essen ist wegen Refluxgefahr ungünstig)
- Auf Alkohol und Rauchen verzichten
- An die Vitamin-B$_{12}$-Injektion alle drei Monate wegen des fehlenden Intrinsic-Faktors (Gefahr der perniziösen Anämie) denken.

Folgezustände nach Magenoperationen

Wie nach jeder Operation können auch nach Magenresektion Komplikationen auftreten, z.B. Blutungen oder Infektionen. Für die Altenpflege bedeutsam sind v.a. die Spätkomplikationen früher operierter alter Menschen, insbesondere:

- **Postoperative Refluxösophagitis.** Beschwerden wie bei „normaler" Refluxösophagitis. Behandlung zunächst medikamentös, bei Erfolglosigkeit operativ
- **Dumpingsyndrome** (engl. to dump = *hineinplumpsen*) durch zu rasche Nahrungspassage
  - **Frühdumpingsyndrom.** Flüssigkeit strömt osmotisch bedingt aus den Blutgefäßen in die Darmlichtung; damit entsteht ein Volumenmangel im Gefäßsystem. 10–20 Min. nach Beginn der Mahlzeit treten Übelkeit, Erbrechen, Hitzegefühl, Schwitzen, Blutdruckabfall, Tachykardie, Kollapsneigung und Durchfall auf. Durch das Einhalten diätetischer Maßnahmen bessern sich die Beschwerden meist
  - **Spätdumpingsyndrom** durch überschießende Insulinfreisetzung infolge der sehr schnell aufgenommenen Kohlenhydrate. 1–3 Std. nach der Nahrungsaufnahme bekommt der Erkrankte Heißhunger und Schwächegefühl mit Schweißausbruch bis hin zur hypoglykämischen (unterzuckerungsbedingten)

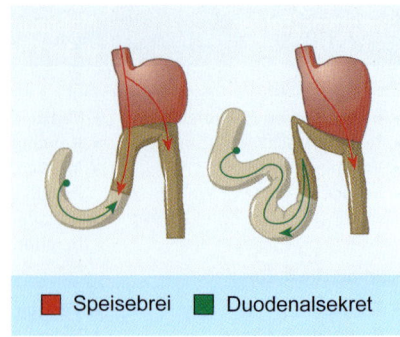

■ Speisebrei   ■ Duodenalsekret

Abb. I/31.8.32 Syndrom der zuführenden Schlinge. Links: Infolge einer technisch ungünstig angelegten Anastomose entleert sich Mageninhalt nicht nur in die abführende, sondern auch in die zuführende Jejunum(Leerdarm)schlinge. Rechts: Eine Stenose der zuführenden Jejunumschlinge im Bereich der Anastomose führt zur Ansammlung von Duodenalsekret. [L138]

Bewusstlosigkeit. Diätetische Maßnahmen (Zwischenmahlzeiten) mildern die Beschwerden. Die Betroffenen sollten wie Diabetiker stets Würfel- oder Traubenzucker zur Bekämpfung einer Hypoglykämie bei sich tragen

- **Syndrom der zuführenden Schlinge** (*Afferent-loop-Syndrom* → Abb. I/31.8.32). Galle und Bauchspeichel sowie ggf. Mageninhalt sammeln sich in der zuführenden Darmschlinge. Durch den gestauten Schlingeninhalt entwickelt sich ein Druckgefühl im rechten Oberbauch, das nach massivem galligem Erbrechen sofort verschwindet. Die Behandlung ist vorzugsweise operativ
- **Syndrom der abführenden Schlinge** (*Efferent-loop-Syndrom*). Folge einer Abflussbehinderung (z.B. durch Narbenstränge) in der abführenden Schlinge. Die Betroffenen leiden an massivem Erbrechen von Flüssigkeit, Galle und Nahrung. Auch hier ist in der Regel eine erneute Operation erforderlich.

I/31.8.15 Darmerkrankungen

Leitsymptom Blähungen

> **Blähungen** (*Meteorismus*): Entstehen durch übermäßige Füllung von Magen und Darm mit Luft oder anderen Gasen.
> **Malassimilation:** Verminderung der Nährstoffausnutzung. Leitsymptome Blähungen, Durchfälle, Gewichtsverlust, Mangelerscheinungen. Unterteilt in:
> - **Maldigestion.** Mangelnde Aufspaltung der zugeführten Nahrung durch Enzyme und Galle (z.B. durch fehlende Enzyme bei Bauchspeicheldrüsenerkrankungen)

- **Malabsorption.** Störung der Resorption aus dem Darm in die Blut- und Lymphgefäße (z. B. durch Veränderungen der Dünndarmschleimhaut, etwa bei Morbus Crohn).

Ursachen von **Blähungen** sind z. B.:
- Verzehr blähender Nahrungsmittel (z. B. Hülsenfrüchte, Zwiebeln, Kohl)
- Zufuhr kohlensäurehaltiger Getränke
- **Aerophagie** (*Luftschlucken*), z. B. bei hastigem Essen
- Vermehrte Gasproduktion durch Darmbakterien, insbesondere durch Abbau unverdauter Kohlenhydrate im Dickdarm. Ursachen können sehr viele unverdauliche Kohlenhydrate in der Nahrung, aber auch Darmerkrankungen wie eine glutensensitive Enteropathie oder ein Mangel an Verdauungsenzymen z. B. durch Bauchspeicheldrüsenerkrankung sein
- Reizdarmsyndrom (→ Kap. I/31.8.15).

Ist eine ernste Erkrankung ausgeschlossen, sollte die Ernährung umgestellt werden. Blähende Speisen und kohlensäurehaltige Getränke sollten vermieden werden. Kleine Bissen sowie langsames und gründliches Kauen verhindern übermäßiges Luftschlucken. Als Teeaufguss zubereitete Kräuter (z. B. Kümmel, Pfefferminz, Fenchel, Zimt, Nelke, Ingwer) lindern die Beschwerden. Nur selten sind Medikamente, z. B. Simeticon (etwa Lefax®), erforderlich.

Leitsymptom Obstipation

Obstipationsprophylaxe → Kap. I/20.13.2

> **Obstipation** (*Stuhlverstopfung*): Geringe Stuhlfrequenz (alle 3–4 Tage), harte Stuhlkonsistenz und erschwerter/schmerzhafter Stuhlgang. Häufigkeit 3–18% der Bevölkerung, jedoch 16% der über 65-jährigen Männer und 26% der über 65-jährigen Frauen, 26% der über 84-jährigen Männer und 34% der gleichaltrigen Frauen sowie 80% der Bewohner von Pflegeeinrichtungen. 📖 5
> **Koprostase:** Kotstauung im Dickdarm mit Kotverhärtung bis zur durch die Bauchdecke tastbaren „Geschwulst" und Bildung von **Kotsteinen**. Im Extremfall Ileus (*Darmverschluss* → Kap. I/31.8.20) oder Druckschädigung der Darmwand möglich.

Ursachen einer **akuten Obstipation** sind z. B.:
- Kolonkarzinom (Dickdarmkarzinom)
- Erkrankungen der Analregion, z. B. **Analfissuren** (*Einrisse der Analschleimhaut*), sodass die Defäkation schmerzhaft ist und deswegen unterdrückt wird
- Peristaltikstörungen nach Operationen oder bei Koliken

- Fieberhafte Erkrankungen.

Eine **chronische Obstipation** ist vor allem bedingt durch:
- Ballaststoffarme Kost, Flüssigkeitsmangel
- Bewegungsmangel
- Reizdarmsyndrom (→ Kap. I/31.8.15)
- Neurologische Erkrankungen, z. B. Parkinson-Syndrom (→ Kap. I/31.11.16)
- Medikamente (Opioide, Sedativa, Diuretika), Abführmittelmissbrauch
- Hormonelle Erkrankungen (z. B. Schilddrüsenunterfunktion → Kap. I/31.3.8).

Bei alten Menschen kommen fast immer mehrere Risikofaktoren zusammen, z. B. altersbedingte Veränderungen der Darmbeweglichkeit und -bakterien plus geringe Trinkmenge plus Bewegungsmangel plus Medikamenteneinnahme/obstipationsbegünstigende Erkrankungen. Bewohner von Pflegeeinrichtungen können eine Obstipation auch wegen der Scham entwickeln, auf Hilfe bei der Ausscheidung angewiesen zu sein. Gerade in der ersten Zeit nach dem Umzug spielen zudem Kostumstellung und ungewohnte Essenszeiten eine Rolle.

Bei Obstipation durch eine Kombination aus ballaststoffarmer Ernährung, Flüssigkeits- und Bewegungsmangel spricht man auch von **chronisch habitueller Obstipation.** Sie ist insgesamt am häufigsten.

> Der Obstipation alter Menschen liegen häufiger organische Ursachen zugrunde als bei jüngeren Menschen. Deshalb sollte *jede* Obstipation ohne erkennbare Ursache *einmalig* diagnostisch abgeklärt werden. Besonders dringlich ist die Abklärung bei schneller Entstehung der Obstipation oder Alarmsymptomen wie Blut im Stuhl oder Gewichtsverlust. Meist ist neben Blut- und Ultraschalluntersuchungen auch eine Koloskopie (Darmspiegelung) angezeigt.

Behandlung

Bei organisch bedingter Obstipation steht die Behandlung der Grunderkrankung im Vordergrund.

Bei chronisch habitueller Obstipation sind prinzipiell ausreichende Ballaststoff- und Flüssigkeitszufuhr und regelmäßige Bewegung die Säulen der Behandlung wie auch der Obstipationsprophylaxe (→ Kap. I/20.13.2). Beim alten und insbesondere beim pflegebedürftigen alten Menschen müssen die Maßnahmen im Vergleich zum jüngeren aber modifiziert werden.

Körperliche Bewegung. Generell ist auch beim alten Menschen regelmäßige körperliche Betätigung anzustreben. Sie reicht aber in aller Regel zur Behebung einer Obstipation nicht aus und ist pflegebedürftigen Menschen zudem nur sehr eingeschränkt möglich.

Toilettentraining. Daher gewinnt bei ihnen das Toilettentraining an Bedeutung. Der Pflegebedürftige sollte regelmäßig eine viertel bis halbe Stunde nach dem Frühstück die Toilette aufsuchen. Zu dieser Zeit ziehen große Peristaltikwellen über den Darm (*gastrokolischer Reflex*) und erleichtern den Stuhlgang. Generell sollte der Toilettengang bei Stuhlgang nicht aufgeschoben werden. Wenn irgend möglich sollte der Pflegebedürftige beim Stuhlgang sitzen.

Ballaststoffe. Ballaststoffe vergrößern das Volumen des Darminhalts, dehnen dadurch die Darmwand und fördern so die Peristaltik. Am besten ist eine ballaststoffreiche Kost (mindestens 40 g Ballaststoffe am Tag) durch viel Vollkornprodukte, Obst und Gemüse. Die Umstellung muss langsam erfolgen, da v. a. zu Beginn Völlegefühl und Blähungen möglich sind, die zu einer Ablehnung der Kost durch den Pflegebedürftigen führen können. Kann der Pflegebedürftige trotz Bemühungen nicht ausreichend Ballaststoffe zu sich nehmen oder lehnt er die Kost ab, kann auf isolierte Ballaststoffe und Quellmittel ausgewichen werden. Voraussetzung ist in allen Fällen eine ausreichende Trinkmenge.

Außerdem sind empfehlenswert:
- Morgens auf nüchternen Magen ein Glas lauwarmes, stilles Wasser oder Fruchtsaft trinken oder eingeweichte Trockenfrüchte (z. B. Backpflaumen) essen und das Einweichwasser trinken
- Geriebenen Apfel unter Joghurt oder Müsli mischen
- Täglich Sauermilchprodukte wie Naturjoghurt oder Kefir oder probiotische Joghurts verzehren
- Fermentiertes Gemüse, z. B. Sauerkraut, Sauerkrautsaft, zu sich nehmen
- Stopfende Lebensmittel meiden, z. B. Bananen oder Schokolade.

Abführmittel (*Laxanzien*). Insbesondere zu Beginn kann das Toilettentraining z. B. durch Gabe eines Glyzerinzäpfchens unterstützt werden. Stärkere Laxanzien sollten nur auf Arztanordnung und möglichst kurzzeitig gegeben werden.

Laxanzien

> **Laxanzien** (*Abführmittel*): Medikamente zur Beschleunigung des Nahrungstransports im Darm und der Darmentleerung (→ Abb. I/31.8.33).

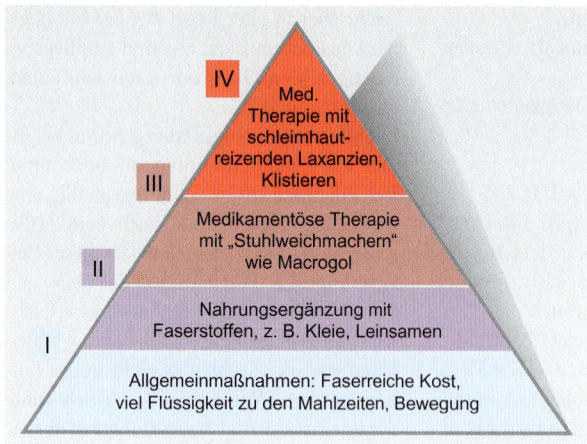

Abb. I/31.8.33 Pyramide der Obstipationsbehandlung. Auf jeder Stufe werden die Maßnahmen der Stufen darunter fortgesetzt. [L157]

Sinnvoll sind **Laxanzien** bei Menschen, die während der Stuhlentleerung nicht pressen sollen (z. B. nach Herzinfarkt, Augenoperationen) oder zur Darmreinigung vor Eingriffen, unverzichtbar bei Langzeit-Opioid-Behandlung.

Laxanzien dürfen nicht bei unklaren Bauchschmerzen, Ileus (Darmverschluss → Kap. I/31.8.20) oder akutem Abdomen (→ Kap. I/31.8.20) gegeben werden.

Quellmittel (*Füllmittel*) sind nicht resorbierbare Substanzen, die im Darm aufquellen, die Darmwand dehnen und reflektorisch die Darmperistaltik anregen (z. B. Weizenkleie, Leinsamen, Flohsamenschalen). Quellmittel müssen immer mit reichlich Flüssigkeit eingenommen werden, da sie sonst im Darm verkleben und im Extremfall zu einem mechanischen Ileus (→ Kap. I/31.8.20) führen.

Gleitmittel wirken durch „Schmiereffekt". Eingesetzt werden praktisch nur Glyzerinpräparate als Zäpfchen oder Klysma (z. B. Glycilax®).

Osmotische Abführmittel sind schwer resorbierbare Substanzen, die osmotisch Wasser im Darm zurückhalten, so wie Quellmittel wirken und wie diese mit reichlich Flüssigkeit genommen werden müssen. Heute bevorzugt wird Macrogol (Polyethylenglykole, PEG, z. B. Movicol®), das auch in Vorbereitungslösungen zur Koloskopie (Darmspiegelung) enthalten ist. Macrogol ist gut verträglich (wenig Blähungen), es treten keine Gewöhnung und wenig Elektrolytstörungen auf. Macrogol wirkt auch bei schweren Verstopfungen und ist bei der gerade bei Pflegebedürftigen oftmals nicht zu umgehenden Dauerbehandlung das Mittel der Wahl. Auch der lange bekannte Zuckeralkohol Lactulose gehört zu den osmotischen Abführmitteln, wirkt aber schwächer und führt häufiger zu Blähungen.

Möglichst selten eingesetzt werden **schleimhautreizende** (*antiresorptiv-sekretorische*) **Laxanzien,** etwa Bisacodyl (z. B. Dulcolax®) oder Natriumpicosulfat (z. B. Laxoberal®). Sie hemmen v. a. die Resorption von Elektrolyten und Flüssigkeit, vermehren das Stuhlvolumen und vermindern die Festigkeit des Stuhls. Unerwünschte Wirkungen sind z. B. Elektrolytstörungen, besonders ein zu niedriger Kaliumspiegel, der die Obstipation verstärkt.

Leitsymptom Diarrhö

Pflege bei Diarrhö → Kap. I/20.14.2, → Kap. I/31.8.1
Zusätzliche Maßnahmen bei infektiöser Diarrhö → Kap. I/15.7.8

> ❯ **Diarrhö** (*Durchfall*): Mehr als drei ungeformte, dünnflüssige Stühle täglich. Je nach zeitlichem Verlauf Unterscheidung zwischen **akuter** und **chronischer** (länger als einen Monat anhaltender) **Diarrhö.**

Ursachen für eine **Diarrhö** können sein:
- Magen-Darm-Infektionen
- Einnahme von Arzneimitteln (z. B. Abführmittel, Antibiotika)
- Psychische Einflüsse, z. B. Angst
- Darmerkrankungen, z. B. Morbus Crohn, Colitis ulcerosa, glutensensitive Enteropathie. Bei der autoimmun bedingten **glutensensitiven Enteropathie** verträgt der Erkrankte das in fast allen Getreiden vorhandene **Gluten** (*Klebereiweiß*) nicht. Es führt zu chronischen Blähungen und Durchfällen mit Malassimilation
- Bauchspeicheldrüseninsuffizienz (→ Kap. I/31.8.19).

Begleitsymptome der Diarrhö sind je nach Ursache z. B. krampfartige Bauchschmerzen oder Fieber. Eine Diarrhö, die länger als ein paar Tage dauert, wiederkehrt oder mit

Alarmzeichen wie Blut im Stuhl verbunden ist, muss ärztlich abgeklärt werden.

Darüber hinaus können auch an sich „banale" Diarrhöen einen alten Menschen durch Dehydratation (Austrocknung) und Veränderungen des Elektrolythaushalts gefährden.

Therapeutisch am wichtigsten sind die Beseitigung der Ursache und der Ersatz der Wasser- und Elektrolytverluste. Antidiarrhoika sind nur selten sinnvoll, da sie z. B. bei infektiösen Diarrhöen zu einer verzögerten Erregerausscheidung führen können.

Antidiarrhoika

> ❯ **Antidiarrhoika:** Medikamente gegen Durchfall.

Folgende Wirkstoffgruppen unterdrücken Durchfall:
- Präparate mit Mikroorganismen, v. a. **Saccharomyces boulardii**, die v. a. durchfallverursachende Bakterien und deren Wirkung auf den Darm hemmen
- **Absorbenzien** wie Aktivkohle (Kohle-Hevert® Tbl.) oder **Quellstoffe** wie Pektin, die Flüssigkeiten binden
- **Gerbstoffe** (z. B. Tannacomp®), die durch eine adstringierende (*zusammenziehende*) Wirkung auf die Darmschleimhaut deren Sekretion hemmen
- **Opioide** (z. B. Loperamid, etwa Imodium®), die die Darmperistaltik vermindern (Gefahr eines Darmverschlusses).

Stuhlinkontinenz

> ❯ **Stuhlinkontinenz:** Zeitweilig oder ständig unkontrollierte Stuhlentleerung. Die Zahlen zur Häufigkeit schwanken (Tabuthema). Betroffen sind wohl 0,5–5 % der Erwachsenen, in Pflegeeinrichtungen ca. 10 % (je höher der Anteil dementer Bewohner, desto mehr). Nicht selten zusammen mit einer Harninkontinenz auftretend, deren Häufigkeit ebenfalls mit dem Alter und mit zunehmender Pflegebedürftigkeit steigt (*Doppelinkontinenz*). ▨ 6

Die Ursachen der **Stuhlinkontinenz** sind vielfältig, u. a.:
- Durchfälle
- Schwere Obstipation mit Verflüssigung des Stuhls vor den Kotsteinen und „Vorbeilaufen" des flüssigen Stuhls (*Überlaufinkontinenz*)
- Beckenboden- oder Sphinkterschwäche bzw. -verletzungen z. B. durch Geburten

- Mastdarmvorfall, Hämorrhoiden, Tumoren
- Vorherige gynäkologische oder anorektale Operationen oder Strahlentherapien
- Neurologische Erkrankungen (z. B. Schlaganfall)
- Demenz
- Medikamente, z. B. Sedativa (der Betroffene bemerkt den Stuhldrang zu spät)
- Immobilität (der Betroffene erreicht die Toilette nicht schnell genug).

Meist werden drei **Schweregrade** differenziert.

- Grad I: Stuhlschmieren oder unwillkürlicher Abgang von Blähungen
- Grad II: unwillkürlicher Abgang von flüssig-breiigem Stuhl
- Grad III: unwillkürlicher Abgang von festem Stuhl.

❯ Stuhlinkontinenz schränkt die Lebensqualität des Betroffenen ein und führt nicht selten zur sozialen Isolation. Daher sollte diagnostisch, therapeutisch und pflegerisch alles unternommen werden, um die Stuhlinkontinenz zu beseitigen, zu bessern oder ihre Folgen zu lindern.

Die Diagnostik beginnt mit Anamnese, ggf. Führen eines Ess- und Defäkationsprotokolls und Untersuchung. Weitere Untersuchungen erfolgen je nach Verdacht, z. B. Endosonografie des Mastdarms, Koloskopie (zum Ausschluss v. a. von Darmtumoren), neurophysiologische Untersuchungen wie **Analsphinktermanometrie** (Messung von Ruhe- und Kneifdruck des Schließmuskels) und **Sphinkter-Elektromyografie** (Messung der elektrischen Aktivität des Schließmuskels) oder bildgebende Verfahren zur Darstellung der Stuhlentleerung (**Defäkografie**). Gerade bei alten Menschen liegt oft mehr als eine Ursache vor.

Behandlung und Pflege

Folgende Behandlungs- und Pflegestrategien werden je nach Ursache einzeln oder kombiniert eingesetzt.

- Stuhlregulierung (Erhöhung der Stuhlkonsistenz, Verminderung der Stuhlfrequenz), ggf. auch medikamentös
- Toilettentraining (regelmäßiger Toilettengang mit Stuhlentleerung)
- Kontinenztraining (gründliche, regelmäßige Darmentleerung mit anschließender Inkontinenzpause bis zur Wiederfüllung des Darms)
- Hygienemaßnahmen, z. B. Benutzung von Inkontinenzmaterialien, mehrfach tägliche Intimtoilette (→ Kap. I/21.6.2)

- Beckenbodengymnastik
- Biofeedback zur bewussten Wahrnehmung und Training der Schließmuskelanspannung (aktives Anspannen des Schließmuskels nach Einbringen eines Sensors in den Analkanal mit Rückmeldung der Spannung durch das Gerät)
- Elektrostimulation/Reizstrom (passive Stimulation des Schließmuskels)
- Sakralnervenstimulation. Hierbei werden die Nerven, die den äußeren Afterschließmuskel versorgen, künstlich durch einen „Schrittmacher" stimuliert. Vor der Implantation wird die Wirkung mittels eines externen Stimulators getestet
- Operative Verfahren, z. B. zur Schließmuskelrekonstruktion.

❯ Gerade die verschiedenen Trainingsmaßnahmen müssen wochen- oder monatelang konsequent durchgeführt werden, bevor sich Erfolge zeigen. Altenpflegerinnen motivieren Pflegebedürftige immer wieder, damit sie nicht vorschnell aufgeben.

Infektiöse Diarrhö

❯ **Infektiöse Diarrhö** (*infektiöse Gastroenteritis*): Ansteckende Durchfallerkrankung, verursacht durch Bakterien, Viren, Pilze, Protozoen und Parasiten. Hauptgefahren für alte Menschen und wesentliche Ursache von Todesfällen sind Dehydratation (Austrocknung) und Elektroytveränderungen.

Krankheitsentstehung, Symptome, Befund und Diagnostik

Leitsymptome aller **infektiösen Diarrhöen** sind Übelkeit, Erbrechen, Bauchschmerzen, Durchfall und Fieber. Komplikationen (z. B. Sepsis, reaktive Gelenkentzündung) treten je nach Erreger unterschiedlich häufig auf.

❯ Infektiöse Diarrhöen werden überwiegend fäkal-oral übertragen, d. h. durch unzureichende Toiletten- und Küchenhygiene. Prophylaktische Maßnahmen sind daher:
- Häufiges Händewaschen, vor allem nach jedem Toilettengang und vor dem Kontakt mit Lebensmitteln
- Situationsgerechte Händedesinfektion
- Kontinuierliches Kühlen gefährdeter Nahrungsmittel (z. B. Lagerung von Eiern im Kühlschrank)
- Sorgfältige Küchenhygiene, z. B. sofortiges heißes Spülen von Messern, mit denen Geflügel zerteilt wurde

- Gründliches Erhitzen von Speisen, die erfahrungsgemäß häufig kontaminiert sind (z. B. Hühnerfleisch). Verzicht auf den Genuss von rohem oder nicht durchgebratenem Fleisch, Rohei und Roheiprodukten.

Von den vielen Mikroorganismen, die eine Durchfallerkrankung auslösen können, seien einige beispielhaft dargestellt.

- **Noroviren:**
  - 2015 häufigste gemeldete Durchfallerkrankung 🕮🕮 7
  - Jahreszeitlicher Gipfel im Winter
  - Verhältnismäßig häufig Ausbrüche in Pflegeeinrichtungen und Krankenhäusern (erster Altersgipfel bei Kindern unter 5 Jahren, zweiter bei > 79-Jährigen) 🕮🕮 7
  - Hochansteckend, Übertragung fäkaloral und durch Aufnahme beim Erbrechen entstehender virushaltiger Tröpfchen
  - Inkubationszeit Stunden bis zwei Tage
  - Leitsymptome schwallartiges Erbrechen und Durchfälle, Erkrankungsdauer meist zwei Tage
- **Campylobacter** (gramnegative Bakterien):
  - 2015 zweithäufigste gemeldete Durchfallerkrankung 🕮🕮 7
  - Übertragung v. a. durch tierische Lebensmittel (Geflügel, rohes Fleisch, Rohmilch) und Haustiere
  - Inkubationszeit 2–5 Tage
  - Leitsymptome Fieber, Bauchschmerzen, meist wässrige Durchfälle, Erkrankungsdauer eine Woche
- **Salmonellosen** durch **Enteritis-Salmonellen** (gramnegative Bakterien)
  - 2015 vierthäufigste gemeldete (und zweithäufigste bakterielle) Durchfallerkrankung 🕮🕮 7
  - Übertragung v. a. durch Geflügel, Eier bzw. (Roh-)Eiprodukte und Meerestiere
  - Inkubationszeit wenige Stunden bis einen Tag
  - Sehr variable Ausprägung der Beschwerden, Diarrhö oft domininierend.

Die in Deutschland dritthäufigsten Erreger infektiöser Durchfallerkrankungen, die **Rotaviren,** führen v. a. bei Kindern zu Erkrankungen. Außerdem lösen verschiedene **Escherichia-coli-Stämme** (→ Kap. I/32.4.1) Durchfallerkrankungen aus. Bestimmte **Staphylokokken** können durch ihre Toxine (Gifte) eine Lebensmittelvergiftung hervorrufen.

In Deutschland derzeit selten und praktisch immer aus dem Ausland „eingeschleppt" sind die **bakterielle Ruhr** durch **Shigellen,** der **Typhus** durch **Typhus-Para-**

I 31

typhus-Salmonellen und die **Cholera** durch das Bakterium **Vibrio cholerae.** Gerade die beiden letztgenannten verursachen schwerste Erkrankungen.

Der Erregernachweis gelingt am ehesten in Stuhl, Erbrochenem oder Nahrungsmittelresten. Die Proben sind so schnell wie möglich zum Labor zu bringen, da einige Erreger auf Umwelteinflüsse sehr empfindlich reagieren. Blutuntersuchungen sind z. B. zur Kontrolle des Wasser- und Elektrolythaushalts nötig.

Behandlung

Die Behandlung besteht vor allem im oralen oder intravenösen Flüssigkeits- und Elektrolytersatz (*Rehydratation*), wobei bei alten Menschen häufig eine Krankenhauseinweisung erforderlich ist. Gelegentlich ist Antibiotikagabe bei bakteriellen Durchfallerkrankungen sinnvoll.

Pflege bei infektiöser Diarrhö

Bei leichten Krankheitsverläufen ist eine orale Rehydratation möglich. Eine generelle Nahrungspause wird nicht mehr für notwendig erachtet. Wenn der Pflegebedürftige Appetit hat, darf er essen, wobei eine leicht verdauliche, kohlenhydrathaltige Kost mit wenig Fett und ohne Milch meist am bekömmlichsten ist (v. a. probiotischer Joghurt wird aber oft gut vertragen). Wichtig ist in jedem Fall ausreichendes Trinken, z. B. Kräutertees oder Standard-Glucose-Elektrolyt-Lösungen, z. B. Elotrans®.

> **❯** Altenpflegerinnen kontrollieren regelmäßig:
> - Vitalzeichen, Allgemeinzustand, Temperatur
> - Flüssigkeitsbilanz, Hautzustand
> - Ausscheidungen (Erbrochenes, Stuhl, Urin)
> - Schmerzen.

Zusätzlich zur Pflege bei Diarrhö (→ Kap. I/20.14.2) sollen bei infektiöser Ursache Hygienemaßnahmen die Verbreitung der Infektion verhindern. Die zusätzlich erforderlichen Hygienemaßnahmen hängen vom ursächlichen Erreger ab (→ Kap. I/15.7.8).

Clostridium-difficile-Diarrhö

Clostridium difficile ist ein grampositives, sporenbildendes Stäbchenbakterium, das überall in der Umwelt vorkommt. Etwa 4 % der gesunden Erwachsenen, aber bis zu 40 % der Krankenhauspatienten sind infiziert und scheiden den Erreger mit dem Stuhl aus. 📖 4

Die meisten Infizierten haben keine Beschwerden. Vor allem nach Antibiotikabehandlung, nach Bauchoperationen, bei Abwehrschwäche oder im hohen Alter kann aus der **Clostridium-difficile-Infektion** (*CDI*) eine **Clostridium-difficile-assoziierte Diarrhö** (*CDAD*) werden. Meist wenige Tage bis zehn Wochen nach Antibiotikabehandlung kommt es zu Bauchschmerzen, Diarrhö und Fieber. Bestimmte Stämme rufen besonders schwere Verläufe hervor. Schwerstform ist die **pseudomembranöse Kolitis.**

Bis dahin gegebene Antibiotika müssen sofort abgesetzt werden und stattdessen Metronidazol gegeben werden, zusätzliche Probiotikagabe wird empfohlen (Pflege- und Hygienemaßnahmen → Kap. I/15.7.6).

Colitis ulcerosa

> **❯ Chronisch-entzündliche Darmerkrankungen** (*CED*)**:** Zusammenfassende Bezeichnung für Colitis ulcerosa und Morbus Crohn. Die Ursachen sind unklar und vermutlich in einem Zusammenspiel von inneren und äußeren Faktoren zu suchen. Möglicherweise steht eine gestörte Barrierefunktion der Darmschleimhaut am Anfang des Geschehens.
> **Colitis ulcerosa:** Chronische, oft in Schüben verlaufende Dickdarmentzündung. Erster Altersgipfel zwischen 20 und 30 Jahren, zweiter jenseits des 50. Lebensjahres.

Krankheitsentstehung

Die Entzündung ist bei der **Colitis ulcerosa** auf Mukosa und Submukosa begrenzt und führt zu Schleimhautulzerationen und Abszessen (→ Abb. I/31.8.35). Die Entzündung beginnt meist im Rektum und schreitet kontinuierlich Richtung Dünndarm fort.

Symptome, Befund und Diagnostik

Leitsymptome sind:
- Blutig-schleimige Durchfälle
- Krampfartige Bauchschmerzen

- Evtl. Fieber, Appetitlosigkeit, Übelkeit und Gewichtsabnahme
- Evtl. Manifestationen außerhalb des Darms, z. B. Gelenk-, Leber-, Gallenwegsentzündung.

Hauptmittel zur Diagnostik ist die Koloskopie mit Biopsie.

Komplikationen

Gefährlichste Akutkomplikation ist das **toxische Megakolon** mit massiver Erweiterung des Darmlumens. Symptome sind Erbrechen, hohes Fieber, ein aufgetriebenes, gespanntes Abdomen und Schockzeichen.

Wichtigste Spätkomplikation ist die Entwicklung eines kolorektalen Karzinoms nach langjähriger Krankheitsdauer.

Behandlung

Eine ursächliche Therapie gibt es bislang nicht. Folgende Medikamente sollen v. a. die Entzündung eindämmen:
- Mesalazin (5-Aminosalicylsäure, z. B. Salofalk®), hemmt die Synthese von Entzündungsmediatoren
- Glukokortikoide, unterdrücken den Entzündungsprozess. Beide können bei Befall des Rektums oder des absteigenden Kolons auch als Schaum oder Klysma gegeben werden, um unerwünschte Wirkungen zu minimieren
- Immunsuppressiva, etwa Azathioprin (z. B. Imurek®)
- Bei unzureichender Wirksamkeit der genannten Arzneimittel evtl. Biologika, z. B. Infliximab (z. B. Remicade®)
- Nach Abklingen des Schubs meist weiter Medikamente zum Remissionserhalt nötig, teilweise helfen E.-coli-Präparate.

Operiert wird bei Erfolglosigkeit oder Unverträglichkeit der Medikamente sowie nach langjährigem Krankheitsverlauf zur Vorbeugung vor einem Karzinom. Häufigste Operation ist die **totale Proktokolektomie mit ileoanalem Pouch,** d. h. die Entfer-

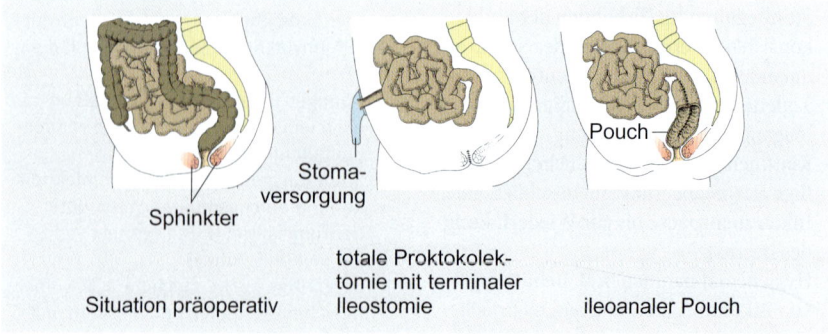

Abb. I/31.8.34 Chirurgische Therapieverfahren bei Colitis ulcerosa. [L190]

nung von Dick- und Mastdarm und Verbindung des Ileums (Leerdarms) mit dem Analkanal, wobei aus dem letzten Ileumteil ein Reservoir gebildet wird, das die Funktion der Rektumampulle übernimmt (→ Abb. I/31.8.34).

Eine Notoperation ist angezeigt bei konservativ nicht beherrschbarem toxischen Megakolon, Perforation oder schwerer Blutung. Wegen der sonst hohen Letalität wird nach der Darmresektion zuerst ein Ileostoma und erst später in einer zweiten Operation ein ileoanaler Pouch angelegt.

Pflege

Pflege bei Diarrhö → Kap. I/20.14.2
Stomapflege → Kap. I/29

- Ernährung: Pflegebedürftige zu Hause oder in Pflegeeinrichtungen werden in aller Regel oral ernährt
  - Regel für den Kostaufbau nach einem Schub: niedermolekulare Elementardiät, plus Brühe, Haferschleim, Reis, Zwieback, plus Weißbrot, Nudeln, Kartoffeln, Gemüse (anfangs nur leicht verdaulich und passiert), plus Fette (individuell verträgliche Kost)
  - Ausreichende Flüssigkeitszufuhr
  - Ersatz fehlender Mineralstoffe und Vitamine

Internet- und Lese-Tipp
Deutsche Morbus Crohn/Colitis ulcerosa Vereinigung DCCV e. V.: www.dccv.de

Morbus Crohn

> ❯❯ **Morbus Crohn** (*Enteritis regionalis*): Chronische, segmentale Entzündung der gesamten Darmwand. Ein Altersgipfel im frühen Erwachsenenalter und ein zweiter im höheren Lebensalter.

Krankheitsentstehung

Beim **Morbus Crohn** ist die ganze Darmwand entzündet (→ Abb. I/31.8.35), wobei entzündete und nicht entzündete Abschnitte abwechseln.

Es kann der ganze Magen-Darm-Trakt betroffen sein, vor allem sind aber der letzte Dünndarmabschnitt (terminales Ileum) und der angrenzende Dickdarm befallen.

Symptome, Befund und Diagnostik

Die Leitsymptome entsprechen im Wesentlichen denen der Colitis ulcerosa, die Durchfälle sind aber wässrig und nur selten

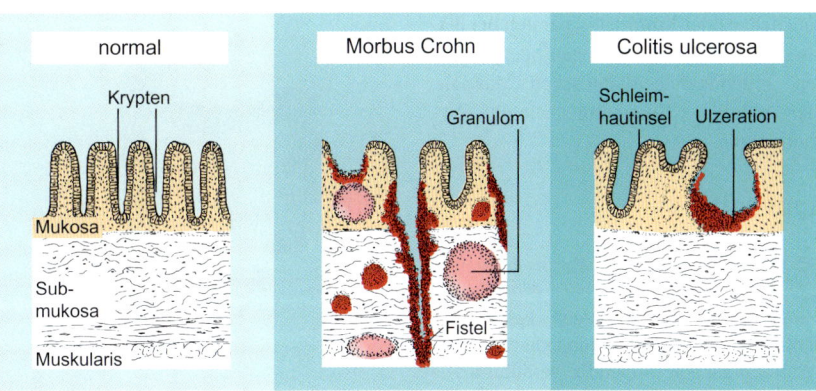

Abb. I/31.8.35 Morbus Crohn und Colitis ulcerosa im Vergleich. Während die Ulzerationen bei der Colitis ulcerosa auf Mukosa und Submukosa begrenzt sind, ergreifen sie bei Morbus Crohn alle Wandschichten und führen häufig zur Fistelbildung. [L190]

blutig und die krampfartigen Bauchmerzen geringer.

Die Diagnose erfolgt durch Endoskopie mit Biopsie, Ultraschall sowie ggf. eine Kernspintomografie des Dünndarms (*Hydro-MRT*).

Komplikationen

Komplikationen (→ Abb. I/31.8.36) sind v. a. Fisteln (zu Blase, Vagina, Uterus, Haut, perianal, anorektal), Abszesse, Perforation sowie als Spätkomplikation narbige Darmverengungen (*Darmstenosen*).

Behandlung und Pflege

Konservative Behandlung und Pflege ähneln der bei Colitis ulcerosa.

Bei Komplikationen wird operiert. Dabei handelt es sich aufgrund der bevorzugt befallenen Ileozäkalregion oft um eine **Ileozäkalresektion** (→ Abb. I/31.8.37) sowie um die Beseitigung von Fisteln oder Darmverengungen. Generell wird so wenig Darm wie möglich entfernt, um nach mehrfacher Operationsnotwendigkeit ein **Kurzdarmsyndrom** mit Durchfällen und Mangelerscheinungen durch Entfernung größerer Dünndarmanteile zu verhindern.

Reizdarmsyndrom

> ❯❯ **Reizdarmsyndrom** (*Reizkolon, Colon irritabile*): Häufige funktionelle Darmstörung unklarer Ursache.

Typisch für das **Reizdarmsyndrom** sind Bauchschmerzen wechselnder Stärke und Lokalisation (nicht nachts), oft verbunden mit Blähungen, Verstopfung und Durchfall. Alarmsymptome, z. B. Gewichtsverlust, sprechen gegen ein Reizdarmsyndrom.

Diagnostisch sind bei alten Menschen immer Blut- und Stuhluntersuchung sowie eine Koloskopie (Darmspiegelung) erforderlich, um die im Alter zunehmenden organischen Ursachen von Darmbeschwerden auszuschließen.

Die Behandlung ist individuell. Teilweise reicht es, den Pflegebedürftigen zu beruhigen, dass das Reizdarmsyndrom seine Aussichten nicht beeinträchtigt. Ansonsten ist die Behandlung symptomorientiert z. B. mit

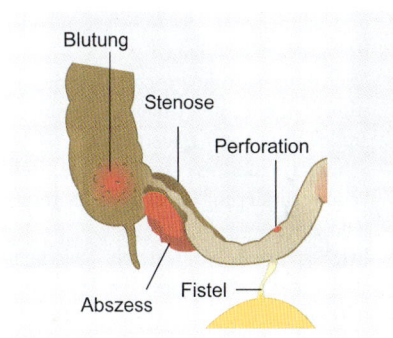

Abb. I/31.8.36 Komplikationen des Morbus Crohn. [L138]

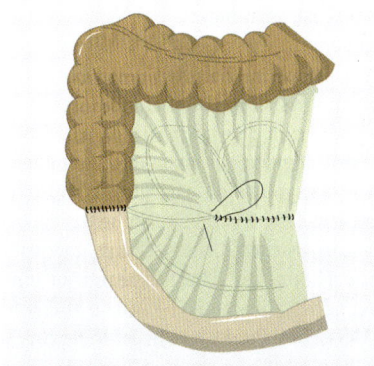

Abb. I/31.8.37 Ileozäkalresektion mit anschließender Ileoaszendostomie (Verbindung zwischen Ileumrest und Colon ascendens). [L138]

Fencheltee oder Kümmelpräparaten bei Blähungen, Wärmeanwendungen bei Schmerzen, individuellen diätetischen Maßnahmen, möglichst Bewegung sowie ggf. Psychotherapie.

Appendizitis

> **Akute Appendizitis** (*Wurmfortsatzentzündung*, umgangssprachlich *Blinddarmentzündung*): Akute, meist bakterielle Entzündung des am Blinddarm hängenden Wurmfortsatzes (**Appendix vermiformis**). Sie betrifft vornehmlich Kinder und jüngere Erwachsene, kann aber auch im hohen Alter auftreten und zeigt dann häufig ein atypisches Bild (**Altersappendizitis**).

Krankheitsentstehung

Ursache der akuten **Appendizitis** ist meist ein Verschluss der Appendixlichtung z. B. durch Kotsteine. Das gestaute Sekret schädigt durch Druck die Appendixwand und bildet einen optimalen Nährboden für die Darmbakterien.

Symptome, Befund und Diagnostik

Die klassische Symptomatik besteht in:
- Beginn mit Appetitlosigkeit, Übelkeit und Schmerzen in der Nabelgegend oder im mittleren Oberbauch
- Nach einigen Stunden Schmerzverlagerung in den rechten Unterbauch, nun gut lokalisierbarer Dauerschmerz. Schmerzverstärkung beim Gehen, Schmerzlinderung bei Beugen des rechten Beines
- Evtl. leichtes Fieber, Differenz zwischen axillar und rektal gemessener Temperatur häufig ≥ 1 °C.

Bei alten Menschen entwickeln sich die Beschwerden oft langsamer und sind insgesamt weniger eindrücklich (**Altersappendizitis**), die Entzündungsantwort des Organismus ist vermindert. Die axillar-rektale Temperaturdifferenz fehlt häufig, und selbst auf die Leukozytose (Erhöhung der weißen Blutkörperchen im Blut) ist kein Verlass.

Trotz der sehr variablen Lage von Blinddarm und Wurmfortsatz gibt es typische klinische Zeichen und Druckpunkte, die bei der körperlichen Untersuchung überprüft werden können und bei Schmerzen auf eine Appendizitis hindeuten (➜ Abb. I/31.8.38):
- **McBurney-Punkt** etwa in der Mitte zwischen Darmbeinschaufel und Nabel. Schmerzhafter Druckpunkt an der Übergangsstelle zwischen Appendix und Zäkum

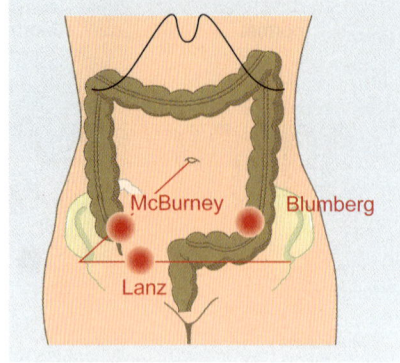

Abb. I/31.8.38 Die drei nach den Ärzten McBurney, Lanz und Blumberg benannten Druckpunkte bei der Appendizitis. [L138]

- **Lanz-Punkt.** Schmerzhafter Druckpunkt im rechten Drittel einer Verbindungslinie zwischen den Darmbeinstacheln; hier befindet sich meist die Spitze der Appendix
- **Rovsing-Schmerz.** Schmerzen beim Ausstreichen des aufsteigenden Dickdarms zum rechten Unterbauch hin
- **Blumberg-Zeichen.** Schmerzen im rechten Unterbauch bei plötzlichem Loslassen des eingedrückten Bauches auf der linken Seite (*gekreuzter Loslassschmerz*)
- **Psoas-Zeichen.** Beim Anheben des rechten Beines gegen einen Widerstand deutliche Schmerzen im rechten Unterbauch.

Oft ist der verdickte Wurmfortsatz in der Ultraschalluntersuchung sichtbar.

Komplikationen

Hauptkomplikation der Appendizitis ist die **Perforation.**
- Bei der **offenen Perforation** fließt eitriges Sekret in die freie Bauchhöhle und führt zu einer lebensbedrohlichen *diffusen Peritonitis* (Bauchfellentzündung)

- Von einer **gedeckten Perforation** spricht man, wenn *Adhäsionen* (Verwachsungen), z. B. nach vorherigen Entzündungen, eine Verbreitung des eitrigen Sekrets im Abdomen verhindern oder das große Netz die Perforation abdeckt. Dann entwickeln sich eine lokale Peritonitis und ein Abszess im rechten Unterbauch (*perityphlitischer Abszess*).

Behandlung

Bei Verdacht wird der Wurmfortsatz laparoskopisch oder konventionell entfernt (**Appendektomie**). Im Zweifel ist die Appendektomie ungefährlicher als die Komplikationen der Appendizitis.

Dickdarmdivertikel und -divertikulitis

> **Dickdarmdivertikulose:** Zahlreiche, meist falsche Divertikel vor allem im absteigenden Kolon und Sigma. Mit dem Alter zunehmende Häufigkeit auf schätzungsweise die Hälfte der über 70-Jährigen. Oft symptomlos.
> **Divertikulitis:** Entzündung der Divertikelwand und -umgebung.

Krankheitsentstehung

Am häufigsten sind **Sigmadivertikel.** Hoher Darmdruck bei Obstipation und eine evtl. zunehmende Bindegewebsschwäche im Alter führen zur Ausstülpung von Mukosa und Submukosa durch Gefäßlücken (falsche Divertikel ➜ Abb. I/31.8.39).

Ursache einer **Divertikulitis** ist in der Aussackung gestauter Darminhalt, der die Divertikelwand reizt und schließlich zur Entzündung führt.

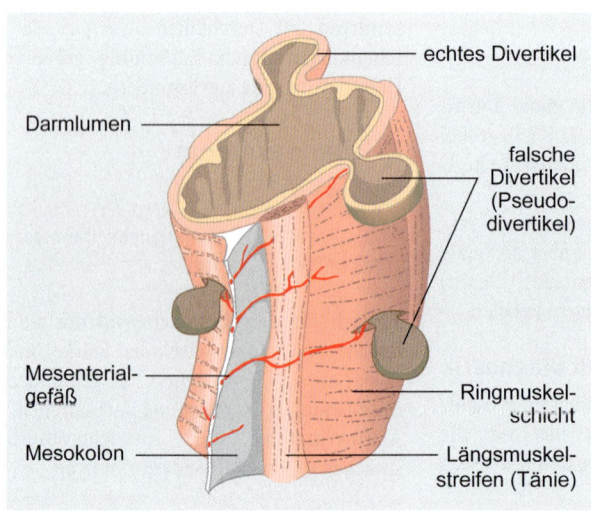

Abb. I/31.8.39 Echte und falsche Kolondivertikel. [L190]

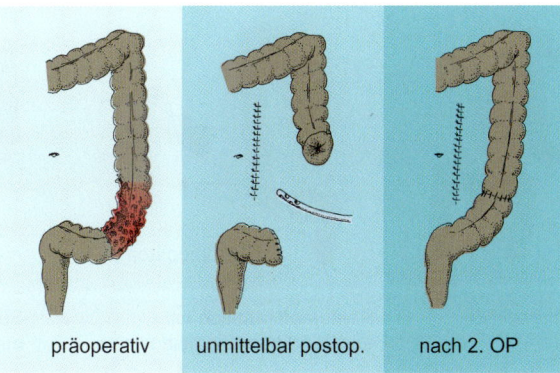

Abb. I/31.8.40 Diskontinuitätsresektion nach Hartmann. Der erkrankte Darmabschnitt wird entfernt und ein künstlicher Darmausgang angelegt, das Rektosigmoid wird blind verschlossen (Mitte). Meist kann das Stoma nach einigen Wochen zurückverlagert und so die Kontinuität des Darms hergestellt werden (rechts). [L190]

präoperativ   unmittelbar postop.   nach 2. OP

Symptome, Befund und Diagnostik

Meist bemerkt der Betroffene erst bei einer Divertikulitis Beschwerden, bei der häufigen **Sigmadivertikulitis** krampfartige Schmerzen im linken Unterbauch, die oft nach dem Essen zu- und nach Stuhlgang abnehmen, Stuhlunregelmäßigkeiten (Verstopfungen oder Durchfälle) und Blähungen. Fieber ist je nach Entzündungsschwere möglich.

Da das Bild dem einer Appendizitis ähnelt, jedoch links lokalisiert ist, wird die Sigmadivertikulitis gelegentlich auch als „Linksappendizitis" bezeichnet.

Die Diagnose einer Divertikulose erfolgt meist endoskopisch, die einer Divertikulitis durch Blutuntersuchungen, Ultraschalluntersuchungen und CT (Perforationsgefahr bei Endoskopie).

Komplikationen

- Divertikelblutung
- Abszessbildung
- Perforation
- Fistelbildung zu Harnblase und Vagina
- Narbige Darmverengung bis zum mechanischen Ileus (➜ Kap. I/31.8.20).

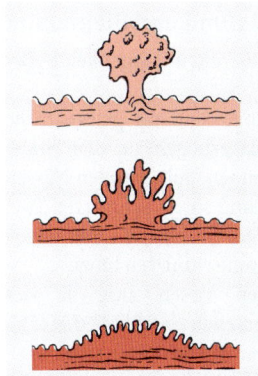

gestielt
niedriges Malignitätsrisiko

villös/zottig
mittleres Malignitätsrisiko

breitbasig
hohes Malignitätsrisiko

Abb. I/31.8.41 Unterschiedliche Wuchsformen von Dickdarmpolypen. Das Entartungsrisiko ist bei breitbasig wachsenden Polypen höher als bei gestielten. [L190]

Behandlung und Pflege

Die unkomplizierte Divertikulose wird durch Stuhlregulierung behandelt (➜ Kap. I/20.13.2).

Bei Divertikulitis ohne Komplikationen besteht die Therapie in ballaststoffarmer oder niedermolekularer Diät oder parenteraler Ernährung (je nach Schwere der Entzündung), Antibiotika und Schmerzbekämpfung bis zum Abklingen der Entzündung.

Bei Erfolglosigkeit der konservativen Behandlung, Blutung, Perforation oder Stenosen muss der divertikeltragende Darmabschnitt entfernt werden. Evtl. wird vorübergehend ein *Kolostoma* (künstlicher Darmausgang) angelegt, das später zurückverlagert wird (Hartmann-Operation ➜ Abb. I/31.8.40).

Dickdarmpolypen

> **Dickdarmpolypen:** Gutartige Vorwölbungen der Dickdarmschleimhaut, meist *Adenome*. Mit höherem Lebensalter häufiger werdend. Bedeutung v. a. durch ihr Entartungsrisiko.

Krankheitsentstehung

Bei der Entstehung von **Dickdarmpolypen** spielt wahrscheinlich die Ernährung in den Industrieländern (viel Fleisch und tierische Fette, ballaststoffarme Kost) eine wesentliche Rolle.

Sonderformen sind die verschiedenen erblichen **Polyposis-Syndrome** wie die **familiäre adenomatöse Polyposis** (*FAP*) mit zahlreichen Adenomen und früher Karzinomentwicklung.

Symptome, Befund, Diagnostik und Behandlung

Die meisten Polypen rufen keine Beschwerden hervor, sodass sie eher zufällig oder bei Komplikationen, z. B. Blutung, entdeckt werden (➜ Abb. I/31.8.41).

Wegen des Entartungsrisikos wird jeder Polyp endoskopisch abgetragen (**Polypektomie**) und histologisch beurteilt. Der Erkrankte sollte sich in regelmäßigen Abständen nachuntersuchen lassen. Größere Adenome und Passagestörungen können eine Dickdarmteilresektion erfordern.

Kolorektales Karzinom

> **Kolorektales Karzinom** (*Kolon-Rektum-Karzinom, Dickdarm- bzw. Mastdarmkarzinom*): Zweithäufigster bösartiger Tumor in Deutschland. Mittleres Erkrankungsalter über 70 Jahre. Prognose stadienabhängig, 5-Jahres-Überlebensrate derzeit 63 %.
> 👥 3

Krankheitsentstehung

Bei der Entstehung eines **kolorektalen Karzinoms** spielen Veranlagung und äußere Einflüsse zusammen. Risikofaktoren sind:
- Höheres Lebensalter
- Ballaststoffarme Ernährung mit viel Fett, (verarbeitetem) rotem Fleisch und wenig Gemüse
- Bestimmte Darmerkrankungen, z.B. Colitis ulcerosa
- Darmkrebs bei nahen Verwandten, familiäre Polyposis-Syndrome
- Hoher Alkoholkonsum, Rauchen
- (Deutliches) Übergewicht.

Die meisten kolorektalen Karzinome entwickeln sich aus Dickdarmpolypen (*Adenom-Karzinom-Sequenz*).

Symptome, Befund und Diagnostik

Beschwerden treten in aller Regel erst spät auf. Verdächtig sind jeder Wechsel von Stuhlgewohnheiten ohne erklärbare Ursache (z. B. Obstipation oder Diarrhö), Blut im Stuhl, Schmerzen, Leistungsknick und Gewichtsabnahme.

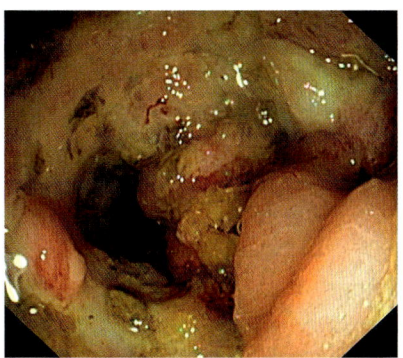

Abb. I/31.8.42 Endoskopisches Bild eines großen Kolonkarzinoms, das die Darmlichtung bereits deutlich einengt. [F484]

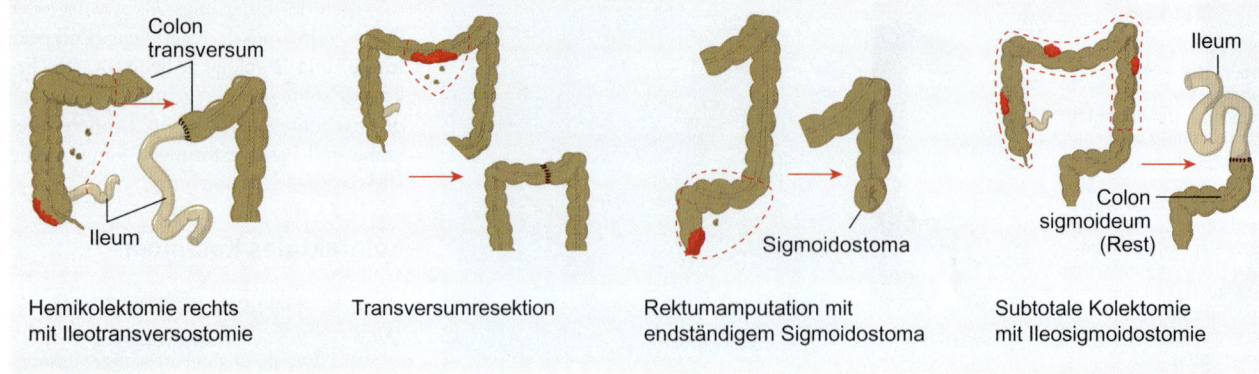

Hemikolektomie rechts
mit Ileotransversostomie

Transversumresektion

Rektumamputation mit
endständigem Sigmoidostoma

Subtotale Kolektomie
mit Ileosigmoidostomie

Abb. I/31.8.43 Auswahl typischer En-bloc-Resektionsverfahren an Kolon und Rektum. [L138]

Die Diagnose wird endoskopisch gestellt (→ Abb. I/31.8.42). Weitere Untersuchungen sind zur Stadieneinteilung erforderlich.

Kurative Behandlungen

Erster Behandlungsschritt ist fast immer die operative Entfernung des Tumors mit ausreichendem Sicherheitsabstand und unter Mitnahme der regionären Lymphknoten. Welche Darmanteile reseziert werden, hängt von der Lokalisation des Tumors ab (→ Abb. I/31.8.43). Meist handelt es sich um große Operationen, nur bei sehr kleinen Rektumkarzinomen kann evtl. eine transanale endoskopische Operation ausreichend sein. Die Schließmuskeln und damit die Kontinenz können überwiegend erhalten werden; Rektumkarzinome im unteren Drittel erfordern allerdings häufig eine (endgültige) Stomaanlage.

Häufig erfolgt eine prä- bzw. postoperative Radio- bzw. Chemotherapie.

> **Vorsicht!**
> Nach Rektumoperationen sind alle Manipulationen am Enddarm, etwa die rektale Temperaturmessung oder die Anwendung von Suppositorien, Klysmen oder Einläufen, verboten, um die Anastomose nicht zu gefährden.

Palliative Therapiemöglichkeiten umfassen Chemotherapien, zielgerichtete Therapien (z. B. mit Avastin®, Erbitux®), Operationen sowie Strahlen- oder Laserbehandlungen.

> **Internet- und Lese-Tipp**
> Felix Burda Stiftung: www.darmkrebs.de und www.felix-burda-stiftung.de

Pflege

Zum Zeitpunkt der Entlassung nach Hause oder in die Pflegeeinrichtung sind die unmittelbar postoperativen Komplikationen in aller Regel abgeklungen. Blasenentlee-rungsstörungen nach Operation eines Rektumkarzinoms können noch bestehen. Aufgaben der Altenpflegerinnen sind insbesondere die Unterstützung während einer Chemo- oder Strahlentherapie (→ Kap. I/34.4.3, → Kap. I/34.4.4) sowie die Stomapflege, ggf. mit Anleitung des Pflegebedürftigen selbst bzw. seiner Angehörigen.

> ❯❯ Die Prognose kolorektaler Karzinome könnte verbessert werden, wenn mehr Menschen Früherkennungsuntersuchungen in Anspruch nehmen würden.

Anal- und Rektumprolaps

> ❯❯ **Analprolaps:** Vorfallen und äußerliches Sichtbarwerden der Analschleimhaut.
> **Rektumprolaps:** Vorfallen und äußerliches Sichtbarwerden des Mastdarms (→ Abb. → I/31.8.44).

Häufigste Ursache des **Analprolaps** sind Hämorrhoiden. Der Sphinkterapparat ist meist intakt, der Sphinktertonus jedoch vermindert. Hauptbeschwerden sind wiederholte Blutungen und evtl. leichte Inkontinenz (verschmutzte Wäsche). Die Behandlung besteht vornehmlich in der Beseitigung der Hämorrhoiden.

Der **Rektumprolaps** ist durch Beckenbodenschwäche bedingt. Demzufolge sind v. a.

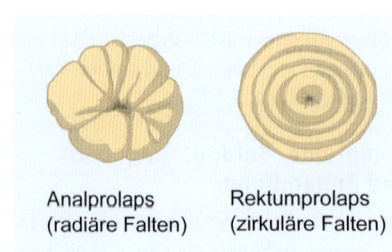

Analprolaps
(radiäre Falten)

Rektumprolaps
(zirkuläre Falten)

Abb. I/31.8.44 Anal- und Rektumprolaps. [L138]

ältere Frauen und Frauen nach mehreren Geburten betroffen. Der Sphinkterapparat ist geschädigt. Leitsymptome sind Fremdkörpergefühl, Nässen, Obstipation, gestörte Stuhlentleerung, Inkontinenz bis hin zu Druckulzera mit Blutabgang. Die Behandlung ist bei Erwachsenen immer operativ, wenn möglich laparoskopisch.

Hämorrhoiden

> ❯❯ **Hämorrhoiden:** Erweiterung des unter der Schleimhaut gelegenen arterio-venösen Gefäßpolsters im Analkanal. Mit einem Vorkommen von 80 % der über 30-Jährigen sehr häufig, aber nur bei einem geringen Prozentsatz der Betroffenen zu behandlungsbedürftigen Beschwerden führend. 📖 1

Krankheitsentstehung

Ursächlich scheinen neben einer familiären Veranlagung zu Bindegewebsschwäche v. a. chronische Obstipation, vorwiegend sitzende Tätigkeit und Schwangerschaften zu sein, weil hierdurch das Blut im Gefäßgeflecht gestaut wird.

Symptome, Befund und Diagnostik

Hämorrhoiden bereiten lange keine Beschwerden.

Erste Symptome sind oft gelegentliche hellrote Blutauflagerungen auf dem Stuhl, Jucken oder Brennen. Später treten Nässen und Schleimabgang sowie Schmerzen (v.a. bei und nach dem Stuhlgang), Fremdkörpergefühl und Stuhlschmieren hinzu.

Hämorrhoiden lassen sich in vier Schweregrade einteilen (→ Abb. I/31.8.45):
• **Stadium I.** Nur endoskopisch sichtbar
• **Stadium II.** Vorfall der Hämorrhoiden beim Pressen, sie gleiten anschließend spontan in den Analkanal zurück

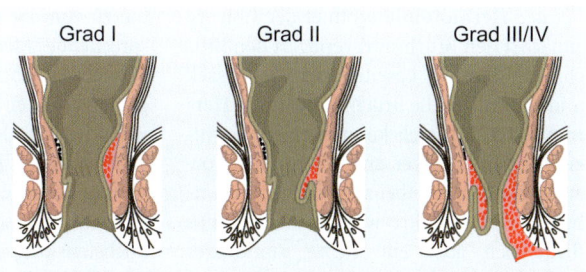

Abb. I/31.8.45 Gradeinteilung der Hämorrhoiden. [L138]

- **Stadium III.** Keine spontane Rückbildung des Vorfalls, manuelles Zurückschieben möglich
- **Stadium IV.** Ständig vorgefallene Hämorrhoidalknoten, die sich nicht mehr in den Analkanal zurückdrücken lassen (→ Abb. I/31.8.46).

Die Diagnose wird durch Untersuchung und Endoskopie gestellt.

Behandlung

Zu den allgemeinen Maßnahmen gehören:
- Gewichtsreduktion bei Übergewicht
- Obstipationsprophylaxe
- Waschen der Analregion nach jedem Stuhlgang (Bidet ist hilfreich)
- Lokale Applikation von schmerzstillenden und entzündungshemmenden Salben und Zäpfchen (z. B. Faktu®Salbe)
- Sitzbäder mit entzündungshemmenden Zusätzen (z. B. Kamille)
- Kalte feuchte Umschläge (abschwellende Wirkung).

Bei starken Beschwerden sind invasive Maßnahmen zu erwägen:
- **Sklerosierung** (*Verödung*) der Hämorrhoiden. Ein Verödungsmittel wird oberhalb der Knoten unter die Schleimhaut gespritzt. Die Knoten vernarben und bilden sich innerhalb weniger Wochen zurück
- **Gummibandligatur.** Durch das Abschnüren der Blutversorgung nekrotisieren die Knoten und fallen nach ca. einer Woche ab

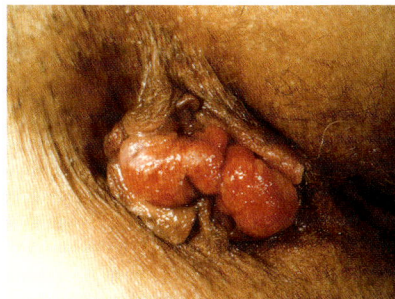

Abb. I/31.8.46 Vorgefallene Hämorrhoiden. [E929]

- **Hämorrhoidektomie** (*operative Entfernung der Hämorrhoiden*). Die vergrößerten Hämorrhoiden werden operativ in Vollnarkose abgetragen und gelockerte Strukturen fixiert.

Perianalthrombose

Beim Pressen oder nach langem Sitzen kann eine perianale Vene akut thrombosieren. Es bildet sich ein sehr schmerzhafter, bläulicher, harter Knoten. Rasche Linderung bringt die chirurgische Stichinzision mit Ausdrücken des Thrombus. Anschließende Sitzbäder beschleunigen die Heilung. Unbehandelt hinterlässt die **Perianalthrombose** eine **Mariske,** eine schlaffe Hautfalte im Analbereich ohne Krankheitswert.

Pflege

- Auf Nachblutungen im Analbereich achten
- Obstipationsprophylaxe durchführen
- Gegebenenfalls Schmerzmittel vor dem Stuhlgang geben

I/31.8.16 Hernien

Übersicht

> **Hernie** (*Bruch*): Eingeweide- oder Weichteilbruch mit **Bruchsack, Bruchpforte** und **Bruchinhalt.** Eine Hernie im Bauchraum ist in der Regel von Peritoneum umgeben (→ Abb. I/31.8.47).
> **Prolaps** (*Eingeweidevorfall*): Eingeweide „fallen" durch eine bereits vorhandene Lücke im Peritoneum. Die vorgefallenen Eingeweide sind nicht von Peritoneum bedeckt.

Krankheitsentstehung und Einteilung

Hernien werden v. a. eingeteilt nach:
- Ihrer Entstehung in **angeborene** und **erworbene Hernien**
  - **Angeborene Hernien** haben ihre Ursache im fehlenden Verschluss embry-

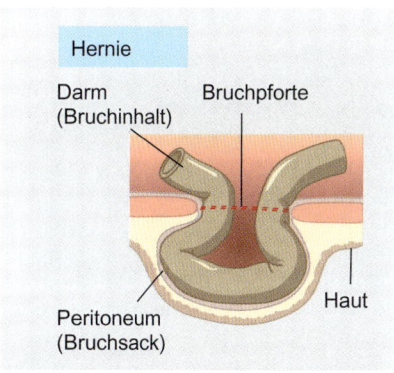

Abb. I/31.8.47 Hernie. [L138]

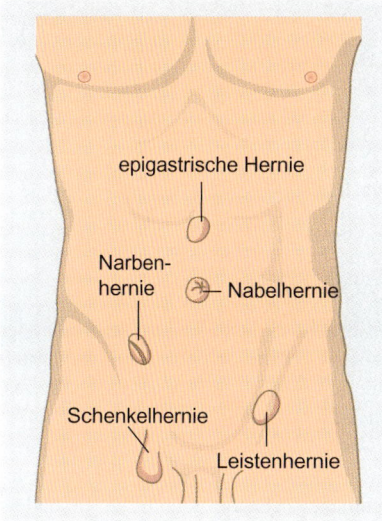

Abb. I/31.8.48 Lokalisation wichtiger äußerer Hernien. [L138]

onal bestehender Peritonealausstülpungen, z. B. ein Teil der Leistenhernien (→ Abb. I/31.8.48)
  - Die häufigeren **erworbenen Hernien** entstehen durch anlagebedingte oder erworbene Schwächen der Bauchwand (etwa an Durchtrittsstellen von Gefäßen oder nach Operationen). Begünstigend wirken Übergewicht, Bindegewebsschwäche oder chronische Obstipation
- Ihrer Lokalisation in die sichtbaren **äußeren** (z. B. Leisten-, Schenkelhernien → Abb. I/31.8.48) und die nicht sichtbaren **inneren Hernien** (z. B. Hiatushernie → Kap. I/31.8.13).

Äußere Hernien

Symptome, Befund und Diagnostik

Bei einer **äußeren Hernie** stülpt sich das Peritoneum parietale sackartig (**Bruchsack**) durch eine Lücke in der Bauchwand (**Bruchpforte**) in oder vor die Bauchdecke.

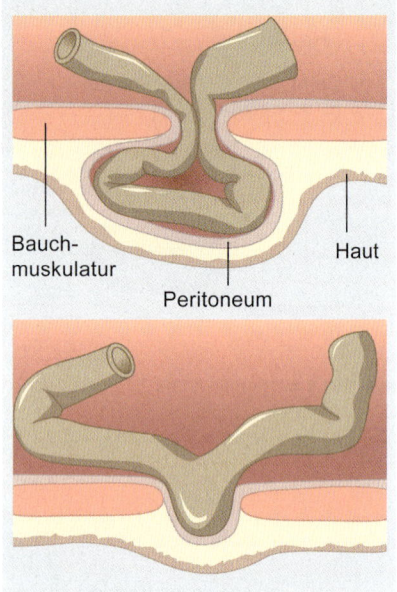

Abb. I/31.8.49 Komplett inkarzerierte Hernie mit Störung von Durchblutung und Darmpassage (oben) und inkomplett inkarzerierte Hernie (unten) mit lokaler Durchblutungsstörung ohne gestörte Darmpassage. [L138]

Im Bruchsack befinden sich zeitweise oder dauernd Bauchorgane, am häufigsten Dünndarm oder Teile des großen Netzes. Das ist der **Bruchinhalt** (→ Abb. I/31.8.47).

Äußere Hernien (→ Abb. I/31.8.48) bereiten oft keine Beschwerden oder nur gelegentliche ziehende Schmerzen besonders bei körperlicher Anstrengung. Im Bereich der Bruchpforte ist je nach Bruchsackgröße eine Vorwölbung tast- oder auch sichtbar. Diese Vorwölbung kann bei der **reponiblen Hernie** in den Bauchraum zurückgedrückt werden und stülpt sich bei Erhöhung des intraabdominalen Drucks durch Husten, Niesen oder Pressen wieder vor. Bei einer **irreponiblen Hernie**, z. B. durch Verwachsungen zwischen Bruchinhalt und Bruchsack, lässt sich die Hernie nicht zurückdrängen.

Komplikationen

Drohende Komplikation jeder Hernie ist die **Inkarzeration,** die Einklemmung von Bruchinhalt (z. B. Darm) in der Bruchpforte. Die Blutzufuhr wird abgeschnürt, binnen kurzer Zeit stirbt Darm ab und es bildet sich eine Bauchfellentzündung (*Peritonitis* → Kap. I/31.8.20) aus. Die **komplette Inkarzeration** (→ Abb. I/31.8.49) führt darüber hinaus zu einer Unterbrechung der Stuhlpassage mit mechanischem Ileus (→ Kap. I/31.8.20).

Behandlung

Eine Hernie kann nur durch offene oder endoskopische Operation beseitigt werden:

Bei der **Herniotomie** eröffnet der Chirurg zunächst den Bruchsack, verlagert den Bruchinhalt zurück, beseitigt den Bruchsack und verschließt die Bruchpforte durch **Hernioplastik.** Generell können einige Hernienoperationen unter entsprechenden Voraussetzungen auch bei alten Menschen ambulant durchgeführt werden, meist empfiehlt sich aber ein kurzer stationärer Aufenthalt. Nicht eingeklemmte Hernien können geplant, inkarzerierte Hernien müssen sofort operiert werden. Irreversibel geschädigte Darmabschnitte müssen entfernt werden.

Pflege und Information des Erkrankten

In den ersten postoperativen Tagen soll der Pflegebedürftige ruckartige Bewegungen meiden. Wie nach allen Bauchoperationen ist eine Obstipationsprophylaxe nötig. Nach einer Leistenbruchoperation sollten Männer eine Woche lang eine enge Unterhose tragen, um eine Hodenschwellung zu vermeiden.

Wann welche Belastung wieder erlaubt ist, hängt von der Art der Hernie und der Operation ab. Der Pflegebedürftige erhält

hierzu von der Praxis oder Klinik ein entsprechendes Merkblatt. Mobilisation ist, von Ausnahmen abgesehen, sofort möglich und gerade bei alten Menschen ausdrücklich erwünscht. Wandern o.Ä. ist nach wenigen Tagen möglich, Radfahren etwa eine Woche später. Bezüglich des Hebens von Lasten gibt es unterschiedliche Ansichten, mit höchstens 5 kg in den ersten 6 postoperativen Wochen ist man auf jeden Fall auf der sicheren Seite. Schwerstarbeit, die aber bei alten Menschen die Ausnahme sein dürfte, ist erst nach sechs Wochen wieder möglich.

Spezielle Hernien

Leistenhernie

Die **Leistenhernie** (*Hernia inguinalis*) ist mit ca. 75 % der häufigste Bruch (→ Abb. I/31.8.51). Sie betrifft zu 90 % Männer. 📖 8

- **Indirekte** (*laterale, schräge*) **Leistenhernien** treten am inneren Leistenring lateral (seitlich) der *epigastrischen Gefäße* (Gefäße an der Hinterfläche des geraden Bauchmuskels) in den Leistenkanal ein (→ Abb. I/31.8.50). Sie sind angeboren oder erworben. **Skrotalhernien** reichen bis in den Hodensack

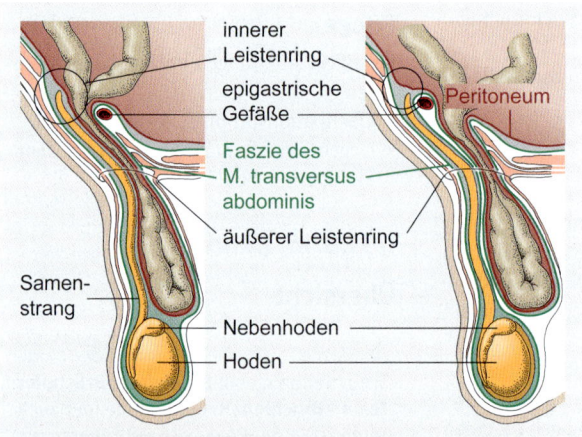

Abb. I/31.8.50 Links indirekte Leistenhernie. Sie tritt durch den inneren Leistenring lateral der epigastrischen Gefäße in den Leistenkanal ein. Rechts direkte Leistenhernie. Sie drückt sich z. B. bei hohem intraperitonealem Druck medial der epigastrischen Gefäße durch die hier sehr dünne Faszie des M. transversus abdominis in den Leistenkanal. [L190]

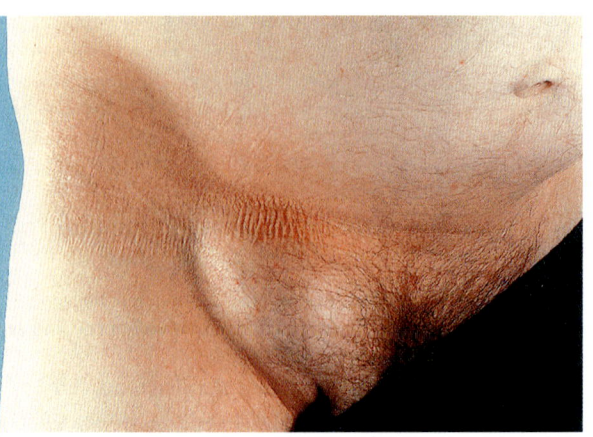

Abb. I/31.8.51 Deutlich sichtbare Leistenhernie rechts. [E927]

I
31

- **Direkte** (*mediale, gerade*) **Leistenhernien** schieben sich medial der epigastrischen Gefäße in den Leistenkanal (→ Abb. I/31.8.50 rechts). Sie sind immer erworben. Spätkomplikation einer Operation (neben dem immer möglichen Rezidiv) ist bei Männern selten eine Hodenatrophie.

Schenkelhernie

Die **Schenkelhernie** (*Femoralhernie, Hernia femoralis*) tritt v. a. bei älteren Frauen häufiger auf.

Die Bruchpforte liegt unmittelbar unter dem Leistenband und medial der Oberschenkelarterie und -vene. Wegen der engen Bruchpforte ist die Inkarzerationsgefahr hoch. Daher sollte eine Schenkelhernie sobald wie möglich operiert werden.

Nabelhernie

Die **Nabelhernie** (*Hernia umbilicalis*) kann angeboren oder erworben sein, erworbene Hernien betreffen v. a. übergewichtige Frauen. Die Vorwölbung liegt an der Nabelöffnung. Bei Erwachsenen sollte eine Nabelhernie wegen der häufigen Inkarzeration prinzipiell operiert werden.

Narbenhernie

Eine **Narbenhernie** (*Hernia cicatricea*) ist ein Bruch im Bereich einer Operationsnarbe.

Risikofaktoren sind Wundinfektionen oder häufiges Husten postoperativ sowie Adipositas, Eiweiß- und Vitaminmangel oder Diabetes mellitus.

Epigastrische Hernie

Der flächige Sehnenstreifen der Bauchmuskeln in der Mitte der vorderen Rumpfwand (*Linea alba* → Abb. I/31.1.20) ist oberhalb des Nabels nur dünn, oft mit kleinen Faszienlücken. Bei erhöhtem intraabdominellen Druck, z. B. häufiger Bauchpresse, kann sich dann eine **epigastrische Hernie** entwickeln.

I/31.8.17 Erkrankungen der Gallenblase und der Gallenwege

Gallensteinleiden

> **Gallensteinleiden**, -krankheit (*Cholelithiasis*): Bildung von Konkrementen in der Gallenblase (**Cholezystolithiasis**) bzw. in den Gallengängen (**Choledocholithiasis**). 10–15 % der Bevölkerung sind betroffen, jedoch 20 % der 75-jährigen Männer und 35 % der gleichaltrigen Frauen, allerdings oft ohne Beschwerden. 📖📖 1

Krankheitsentstehung

Am häufigsten sind Cholesterinsteine und gemischte Steine. Bei ihrer Entstehung spielen zu viel Cholesterin und zu wenige steinhemmende Substanzen in der Galle sowie ein verlangsamter Gallefluss eine Rolle. Es bilden sich kleine Kristalle, die zu Steinen heranwachsen (→ Abb. I/31.8.52).

Die Risikofaktoren werden oft als **6-F-Regel** zusammengefasst:
- Female – Frauen häufiger betroffen
- Forty – mittleres bis höheres Lebensalter
- Fat – Übergewicht
- Family – positive Familienanamnese
- Fertile – oft Kinder vorhanden
- Fair – blond, hellhäutig.

Symptome, Befund und Diagnostik

Die Mehrheit der Betroffenen hat keine oder nur gelegentliche, uncharakteristische Oberbauchbeschwerden.

Nur eine Minderheit erleidet die typische **Gallenkolik,** wenn ein Stein aus der Gallenblase in die Gallenwege ausgetrieben und eingeklemmt wird, bevorzugt in der großen Zwölffingerdarmpapille. Auslöser sind z. B. fette gebratene Speisen, Alkohol, Kaffee, aber auch psychische Belastungen.

Der Erkrankte hat heftige, krampfartige Schmerzen im rechten Ober- und Mittelbauch, die in Rücken oder rechte Schulter ausstrahlen können. Dazu kommen vegetative Begleiterscheinungen wie Schweißausbruch, Brechreiz und Erbrechen, evtl. verbunden mit einem Kreislaufkollaps. Die Schmerzen dauern 15 Min. bis wenige Std. und klingen dann ab.

Die Diagnose eines Gallensteinleidens kann problemlos durch Ultraschalluntersuchung gestellt werden (→ Abb. I/31.8.53). Bei einer akuten Gallenkolik sind oft weitere Untersuchungen nötig, z. B. Blutuntersuchungen, zum Ausschluss anderer Erkrankungen oder zur Erfassung von Komplikationen.

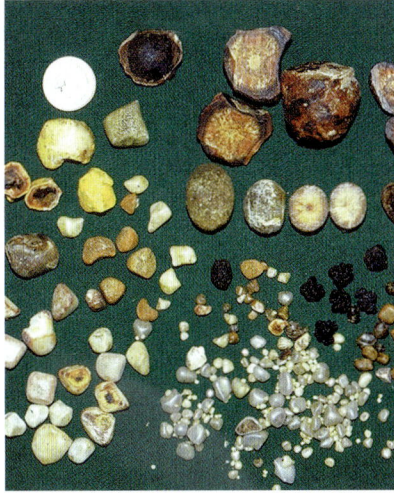

Abb. I/31.8.52 Gallensteine. Hellgelbe, kugelig-ovale Cholesterinsteine, schwarze Bilirubinsteine und gemischte Steine. Letztere machen den größeren Anteil aller Gallensteine aus. [T173]

Behandlung

Erster Schritt ist die Beendigung der Gallenkolik durch Gabe von **Spasmolytika** (*krampflösenden Mitteln*), z. B. Butylscopolamin (Buscopan®), und starken Schmerzmitteln, z. B. Pethidin (etwa Dolantin®) und Metamizol (etwa Novalgin®).

Im beschwerdefreien Intervall sollte dann die Gallenblase entfernt werden, da mit weiteren Koliken und evtl. Komplikationen zu rechnen ist.

In den Gallenwegen eingeklemmte Steine werden möglichst endoskopisch im Rahmen einer ERCP (→ Kap. I/27.2.12) nach Schlitzen der Papille (*Papillotomie*) entfernt. Die Gallenblasenoperation kann danach geplant mit geringerem Risiko durchgeführt werden.

Konservative Verfahren, z. B. die medikamentöse Steinauflösung, haben kaum Bedeutung.

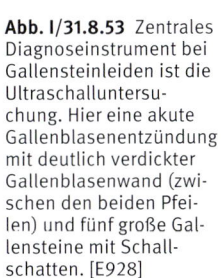

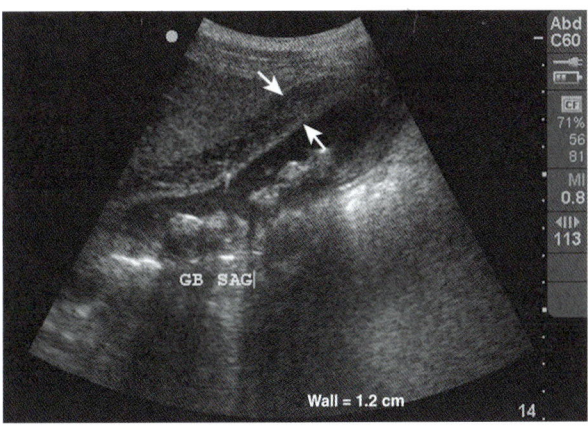

Abb. I/31.8.53 Zentrales Diagnoseinstrument bei Gallensteinleiden ist die Ultraschalluntersuchung. Hier eine akute Gallenblasenentzündung mit deutlich verdickter Gallenblasenwand (zwischen den beiden Pfeilen) und fünf große Gallensteine mit Schallschatten. [E928]

I
31

Gallenblasenentfernung

Eine **Gallenblasenentfernung** (*Cholezystektomie*) ist nötig, wenn Gallensteine zu Beschwerden geführt haben oder eine *Porzellangallenblase* mit verhärteter, verdickter Wand vorliegt. Inzwischen bevorzugt man die laparoskopische Gallenblasenentfernung. Gelingt diese nicht oder liegen z. B. Verwachsungen nach vorherigen Bauchoperationen vor, muss offen (konventionell) operiert werden.

Komplikationen

Ein Gallensteinleiden kann zu folgenden Komplikationen führen (→ Abb. I/31.8.54):
- **Gallenblasenentzündung** (*Cholezystitis*) und **Gallenwegsentzündung** (*Cholangitis*)
- **Gallenblasenhydrops** durch Gallenstau in der Gallenblase bei Verschluss des Gallenblasenganges durch einen Stein. Eventuell entwickelt sich ein **Gallenblasenempyem** (*Eiteransammlung in der Gallenblase*) aufgrund einer bakteriellen Superinfektion
- **Peritonitis** (*Bauchfellentzündung*) bei freier Perforation eines Steins in die Bauchhöhle
- **Leberabszess** aufgrund einer gedeckten Perforation
- **Gallensteinileus** bei Perforation in den Dünndarm
- **Verschlussikterus** bei Gallensteineinklemmung im Hauptgallengang
- Akute **Bauchspeicheldrüsenentzündung** (*Pankreatitis*) bei Steineinklemmung in der Papille.

Pflege bei Gallenkolik

- Kontrolle von Vitalzeichen, Allgemeinbefinden, Temperatur und Abdomen (härter werdend als Zeichen einer Peritonitis?)
- Nahrungskarenz bis zur Beschwerdefreiheit (mindestens 24 Std.), danach langsamer Kostaufbau
- Bauchdeckentspannende Positionierung, nach Rücksprache mit dem Arzt (nicht bei Entzündung) lokale Wärme auf den Oberbauch, z. B. Wärmflasche.

Gallenblasenentzündung

> ❯ **Gallenblasenentzündung** (*Cholezystitis*): Meist als Komplikation eines Gallensteinleidens auftretende Entzündung der Gallenblase.

Akute Gallenblasenentzündung

Ursächlich liegen der **akuten Gallenblasenentzündung** in 90 % Gallensteine mit zeitweiliger Verlegung des Gallenblasengangs zugrunde. 📖 4

Leitsymptome sind Schmerzen im rechten Oberbauch (evtl. mit Ausstrahlung in die rechte Schulter), Übelkeit, Erbrechen, Fieber über 38,5 °C, Schüttelfrost und Ikterus. Die Gallenblase ist druckschmerzhaft. Die Diagnose wird durch Blut- und Ultraschalluntersuchungen (→ Abb. I/31.8.53) gesichert. Da die Entzündungsantwort bei alten Menschen vermindert ist, sind wie bei anderen Erkrankungen auch hier die Beschwerden und Befunde (Fieber, Schmerz, erhöhte Entzündungswerte im Blut) schwächer als bei Jüngeren.

Die Behandlung im Krankenhaus umfasst Nahrungs- und Flüssigkeitskarenz mit parenteraler Ernährung, Bettruhe, intravenöse Antibiotikagabe und Schmerzbekämpfung. Wenn möglich wird die Gallenblase in den ersten drei Tagen entfernt, sonst nach völligem Abklingen der Entzündung.

Chronische Gallenblasenentzündung

Die **chronische Gallenblasenentzündung** ist Folge einer akuten Cholezystitis oder einer (evtl. symptomlosen) Cholezystolithiasis. Besonders nach dem Genuss von fetten Speisen treten Beschwerden wie Oberbauchdruck oder -schmerz, Koliken und Blähungen auf.

Eine chronische Gallenblasenentzündung kann zu einer **Porzellangallenblase** führen, bei der die Wand verkalkt und verhärtet ist. Eine Porzellangallenblase sollte wegen des Entartungsrisikos entfernt werden.

Gallenblasen- und Gallengangkarzinome

Gallenblasen- und **Gallengangkarzinome** sind selten.

Relativ spät auftretende Symptome sind ein langsam zunehmender und schmerzloser Ikterus (Gelbfärbung der Haut), Oberbauchbeschwerden, Übelkeit, Erbrechen und Gewichtsverlust.

Die Diagnose wird durch Ultraschalluntersuchungen, Computer- und Kernspintomografie gestellt.

Ganz überwiegend ist nur eine palliative Therapie möglich, z. B. bei Gallengangskarzinomen eine Stenteinlage zur Galleableitung. Die Prognose ist schlecht.

I/31.8.18 Erkrankungen der Leber

Leitsymptom Ikterus

> ❯ **Ikterus** (*Gelbsucht*): Gelbfärbung von Haut und Schleimhäuten durch Anstieg des Bilirubins im Blut mit Bilirubinübertritt in die Gewebe. Zuerst sichtbar als **Sklerenikterus** am Auge, weil sich hier die Gelbfärbung der Bindehaut vor dem Hintergrund der weißen Sklera (Lederhaut) abhebt. Normaler Bilirubinspiegel im Blut ≤ 1,1 mg/dl Blut (18,8 µmol/l), Ikterus sichtbar ab ca. 2 mg/dl Blut (34 µmol/l).

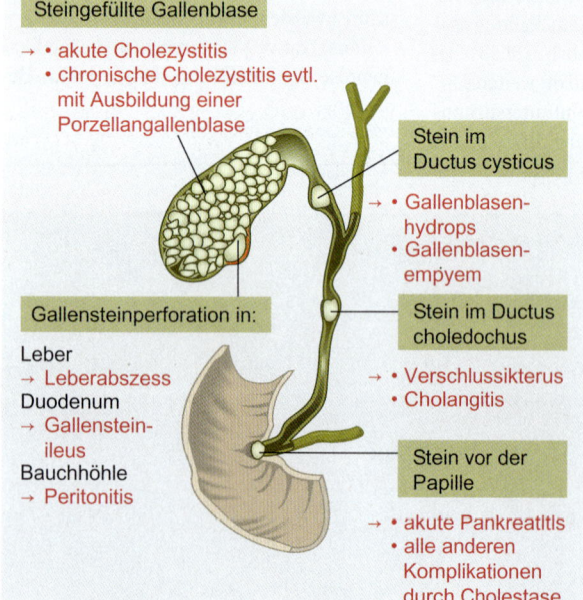

Steingefüllte Gallenblase
→ • akute Cholezystitis
  • chronische Cholezystitis evtl. mit Ausbildung einer Porzellangallenblase

Gallensteinperforation in:
Leber
→ Leberabszess
Duodenum
→ Gallensteinileus
Bauchhöhle
→ Peritonitis

Stein im Ductus cysticus

→ • Gallenblasenhydrops
  • Gallenblasenempyem

Stein im Ductus choledochus

→ • Verschlussikterus
  • Cholangitis

Stein vor der Papille

→ • akute Pankreatitis
  • alle anderen Komplikationen durch Cholestase

Abb. I/31.8.54 Mögliche Komplikationen von Gallensteinen (rote Schrift) in Abhängigkeit von ihrer Lokalisation. [L190]

I

31

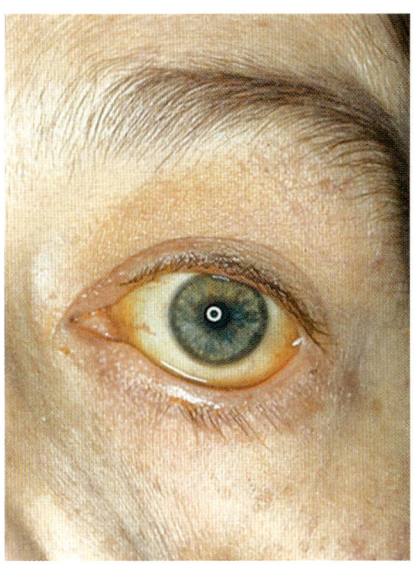
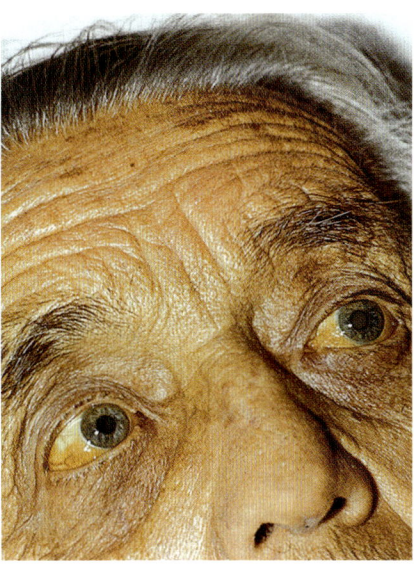

Abb. I/31.8.55 Links Sklerenikterus (Gelbfärbung der Augenbindehaut). Rechts Ikterus bei Gallenblasenkarzinom. [R168, R246]

Ikterusformen

Drei Formen des Ikterus (→ Abb. I/31.8.55) werden unterschieden:

- **Prähepatischer Ikterus**
  - Ursache ist ein vermehrter Anfall des wasserunlöslichen indirekten Bilirubins, meist durch erhöhten Abbau roter Blutkörperchen (*Hämolyse → hämolytischer Ikterus*). Die gesunde Leber kann das Übermaß an Bilirubin nicht umbauen, das indirekte Bilirubin im Blut steigt
  - Urin- und Stuhlfarbe normal, kein Juckreiz
- **Intrahepatischer Ikterus** (*Parenchymikterus*)
  - Ursache sind krankhafte Veränderungen der Leberzellen (Entzündung, Zirrhose), weshalb die Leberzellen das Bilirubin nicht richtig verarbeiten oder abgeben können
  - Urin-, Stuhlfarbe, Juckreiz variabel
- **Posthepatischer Ikterus** (*Verschlussikterus, cholestatischer Ikterus*)
  - Ursache ist eine Verlegung der Gallenwege mit daraus folgendem Gallenstau (*Cholestase*), z. B. durch Gallensteine, Tumoren. Das nach der Konjugation von den Leberzellen ausgeschiedene, direkte Bilirubin kann nicht abfließen, sondern staut sich zurück und steigt im Blut
  - Urin dunkel (→ Abb. I/31.8.56), Stuhl hell, Juckreiz (durch die erhöhten Gallensäuren im Blut).

Die Erstdiagnostik umfasst Blut- und Ultraschalluntersuchung. Weitere Untersuchungen folgen je nach Verdachtsdiagnose.

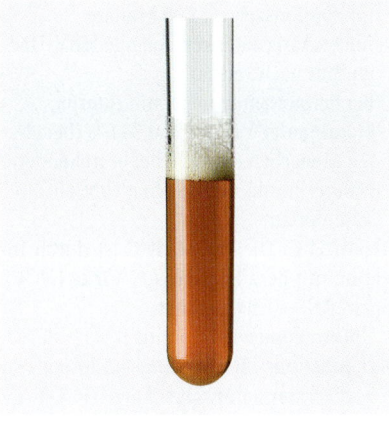

Abb. I/31.8.56 Bilirubinhaltiger bierbrauner Urin, auf dem sich nach dem Schütteln Schaumbläschen gebildet haben. [K115]

Behandlung

Ein prä- und intrahepatischer Ikterus wird meist konservativ behandelt. Die Ursachen eines posthepatischen Ikterus erfordern in der Regel eine Operation. Gegen den Juckreiz werden v. a. gallensäurebindende Medikamente, z. B. Cholestyramin (Quantalan®), gegeben.

Leitsymptom Aszites

> ❯ **Aszites** (*Bauchwassersucht*): Sammlung von Flüssigkeit in der freien Bauchhöhle. Meist Symptom einer fortgeschrittenen Erkrankung mit schlechter Prognose.

Krankheitsentstehung

Mit ca. 80 % häufigste Ursache eines **Aszites** ist die *Leberzirrhose.* 📖 1

Weitere Ursachen sind bösartige Tumoren oder Entzündungen im Bauchraum, eine (Rechts-)Herzschwäche und ausgeprägter Mangel an Bluteiweißen.

Symptome, Befund und Diagnostik

Der Erkrankte bemerkt den Aszites an einem vergrößerten Bauchumfang und einer teils erheblichen Gewichtszunahme, die aber durch eine gleichzeitige Abmagerung infolge der Grunderkrankung überdeckt werden kann (→ Abb. I/31.8.57).

Dem Untersucher fallen ein vorgewölbter Bauch mit verstrichener Nabelregion und evtl. eine Nabelhernie auf.

Die Ultraschalluntersuchung weist schon kleine Flüssigkeitsmengen ab 50–100 ml schnell und zuverlässig nach. Bei neu aufgetretenem Aszites wird etwas Flüssigkeit abpunktiert und zur Ursachenklärung im Labor untersucht.

Behandlung

Die symptomatische Therapie besteht in erster Linie in einer medikamentösen Ausschwemmung des Aszites mit Diuretika, vorzugsweise Spironolacton (z. B. Aldacto-

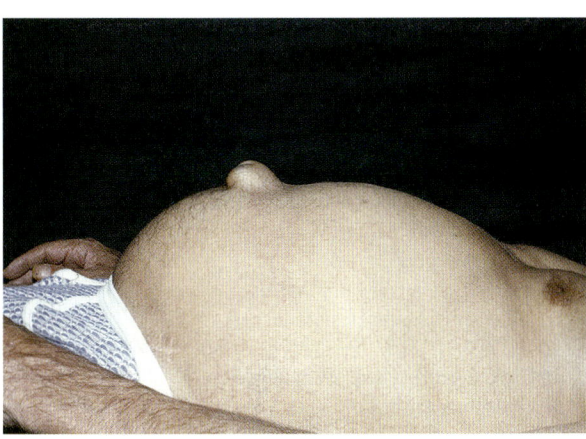
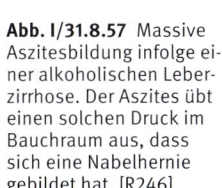

Abb. I/31.8.57 Massive Aszitesbildung infolge einer alkoholischen Leberzirrhose. Der Aszites übt einen solchen Druck im Bauchraum aus, dass sich eine Nabelhernie gebildet hat. [R246]

I
31

ne®), ggf. in Kombination mit anderen Diuretika. Bei massivem Aszites erfolgt eine Entlastungspunktion.

Pflege

- Körperliche Schonung, evtl. bauchdeckenentlastende Positionierung mit angezogenen Beinen
- Kalorisch ausreichende, eiweißreiche Kost. Verzicht auf sehr salzreiche Speisen, evtl. Beschränkung der Salzzufuhr auf 5 g täglich, Einschränkung der Trinkmenge nur bei niedrigem Blutnatriumspiegel (Arztanordnung)
- Flüssigkeitsbilanzierung
- Tägliche Gewichtskontrolle. Die tägliche Gewichtsabnahme sollte bei etwa höchstens 500 g liegen
- Pneumonieprophylaxe aufgrund der eingeschränkten Atmung.

Akute Virushepatitis

> **Hepatitis:** Entzündung der Leber. Je nach Ursache unterteilt v. a. in
> - **Infektiöse Hepatitis** (*Begleithepatitis* bei anderen Virusinfektionen oder *Virushepatitis* im engeren Sinne)
> - **Autoimmunhepatitis** durch Autoimmunprozesse
> - **Toxische Hepatitis** durch leberschädigende Substanzen (z. B. *Alkoholhepatitis*)
> - **Hepatitis bei Stoffwechselspeichererkrankungen.**
>
> **Akute Virushepatitis:** Akute, meldepflichtige Leberentzündung durch die **Hepatitisviren A–E.** Bei alten Menschen nicht häufiger als bei Erwachsenen im mittleren Erwachsenenalter, aber mit durchschnittlich schwererem Verlauf.

Krankheitsentstehung

Hepatitis A. Die **Hepatitis A** (*epidemische Virushepatitis*) wird durch das **Hepatitis-A-Virus** (*HAV*) hervorgerufen, ein RNS-Virus
- Übertragung v. a. fäkal-oral durch Schmierinfektion, infizierte Nahrungsmittel oder verseuchtes Wasser
- Inkubationszeit ca. 2–7 Wochen
- Virusausscheidung mit dem Stuhl etwa zwei Wochen vor bis zwei Wochen nach Beschwerdebeginn
- Bei Erwachsenen meist mit Ikterus
- Fulminanter (schwerster, oft tödlicher) Verlauf in 0,01–0,1 % (bei alten Menschen und bestehenden Lebererkrankungen mehr), immer Ausheilung, jedoch in ca. 10 % verzögert.

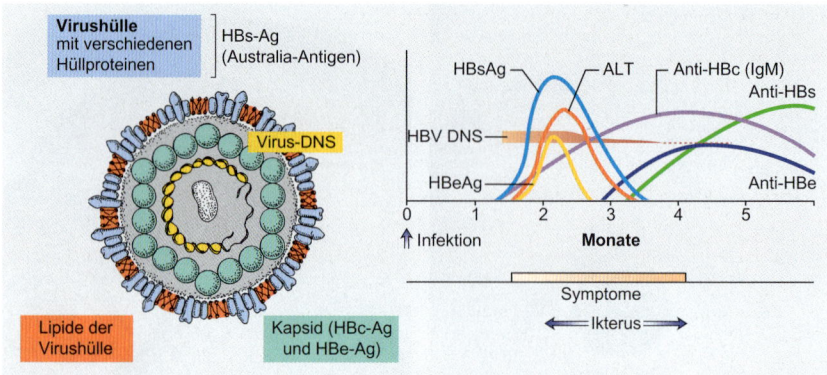

Abb. I/31.8.58 Links Hepatitis-B-Virus mit den diagnostisch wichtigen Antigenen. Rechts Verlauf der Blutbefunde bei akuter Hepatitis-B-Infektion. [L190, E911]

Hepatitis B. Verursacher der **Hepatitis B** ist das **Hepatitis-B-Virus** (*HBV*), ein DNS-Virus (→ Kap. I/32.4.2).
- Übertragung in erster Linie durch Körpersekrete (Blut/-produkte, Speichel, Sperma, Vaginalsekret)
- Inkubationszeit ca. 1–6 Monate
- Ansteckungsfähigkeit solange HBV-DNS im Blut nachweisbar
- Bei Erwachsenen meist mit Ikterus
- Fulminanter Verlauf in 0,5–1 % (bei alten Menschen und v. a. bei bestehenden Lebererkrankungen mehr), 10 % chronische Verläufe.

Hepatitis C. Die **Hepatitis C** ist durch Infektion mit dem **Hepatitis-C-Virus** (*HCV*), einem RNS-Virus, bedingt.
- Übertragung wie Hepatitis B
- Inkubationszeit 2 Wochen – 5 Monate
- Ansteckungsfähigkeit solange HCV-RNS (Erbsubstanz des Hepatitis-C-Virus) im Blut nachweisbar
- Bei Erwachsenen in ca. 75 % ohne oder mit unspezifischen Beschwerden
- Fulminanter Verlauf in ca. 1 % (bei alten Menschen und v. a. bei bestehenden Lebererkrankungen mehr), 50–85 % chronische Verläufe. Bei rechtzeitiger Diagnose und Behandlung in ca. 90 % Ausheilung.

Hepatitis E. Die **Hepatitis E** ist verursacht durch das **Hepatitis-E-Virus** (*HEV*), ein RNS-Virus.
- Übertragung v.a. durch mangelhaft durchgegartes Schweinefleisch
- Inkubationszeit 2–9 Wochen
- Oft asymptomatisch, fulminante/chronische Verläufe selten
- Dauer der Ansteckungsfähigkeit unklar

Symptome, Befund und Diagnostik

Das klinische Erscheinungsbild ist bei allen Hepatitisformen ähnlich. Typisch ist ein dreiphasiger Verlauf der Erkrankung.

Prodromalphase:
- Dauer einige Tage
- Grippeähnliche Allgemeinsymptome mit Abgeschlagenheit, subfebrilen Temperaturen, Magen-Darm-Beschwerden, Gelenk- und Muskelschmerzen, evtl. Hautausschlag.

Krankheitsphase:
- Ikterus, grau-gelber Stuhl und brauner Urin, Juckreiz
- Druckschmerzhafte Vergrößerung der Leber, Milz- und Lymphknotenschwellung.

Rekonvaleszenzphase:
- Dauer variabel
- Langsame Rückbildung der Krankheitszeichen, längeres Bestehen v. a. der Abgeschlagenheit
- Evtl. zweigipfliger Krankheitsverlauf bei Hepatitis A.

Die Diagnose wird durch Blutuntersuchungen gesichert. Bei den Leberwerten sind v. a. die **Transaminasen ALT** (*Alanin-Amino-Transferase*) und **AST** (*Aspartat-Amino-Transferase*) massiv erhöht. Das ursächliche Virus kann durch Blutuntersuchung auf Virusbestandteile und vom Körper des Erkrankten gebildete Antikörper auf das Virus herausgefunden werden (→ Abb. I/31.8.58).

Komplikationen

Gefährlichste Frühkomplikation ist ein **fulminanter Verlauf** mit schwersten Leberfunktionsstörungen, der zum Tode des Erkrankten im Leberkoma führt.

Die wichtigste Spätkomplikation besteht im Übergang in eine **chronische Hepatitis** mit erhöhtem Risiko einer **Leberzirrhose** und eines **Leberzellkarzinoms.** Die Häufigkeit ist von der Hepatitisform abhängig.

> Der Übergang in eine chronische Hepatitis ist nicht vorhersehbar. Leichte Beschwerden bedeuten kein komplikationsloses Abheilen.

Behandlung und Pflege

Bei einer Hepatitis C wird (pegyliertes) α-Interferon gegeben, bei einer schweren Hepatitis B antivirale Substanzen, z.B. Baraclude®. Die symptomatische Behandlung besteht in Schonung, Alkoholverbot und Weglassen aller nicht unbedingt nötigen Medikamente. Der Pflegebedürftige darf essen, was er verträgt, wobei fettarme Kost am besten vertragen wird.

> **Internet- und Lese-Tipp**
> Deutsche Leberstiftung:
> www.deutsche-leberstiftung.de

Hygienemaßnahmen

Altenpflegerinnen beachten zum Schutz von **Bewohnern, Angehörigen und Personal** folgende Hygienemaßnahmen:

- Einzelzimmerunterbringung bei Hepatitis A und E bei unzureichender persönlicher Hygiene (etwa Inkontinenz, Demenz), bei Hepatitis B und C nur in Sonderfällen (z. B. blutigen Durchfällen)
- Separate Toilette/Waschbecken (regelmäßige Desinfektion)
- Tragen von Handschuhen und Schutzkitteln, wenn ein Kontakt mit infektiösem Material möglich ist
- Händedesinfektion nach Umgang mit infektiösem Material (auch wenn Handschuhe getragen wurden). Auch getrocknetes Blut ist infektiös
- Hygieneartikel des Erkrankten beschriften und gesondert aufbewahren (z. B. im Nachttisch)
- Verwerfen oder Desinfizieren kontaminierter Gegenstände. Kennzeichnen und separates Entsorgen von kontaminierter Wäsche, Waschen bei ≥ 60 °C oder mit desinfizierendem Waschmittel.

Information des Erkrankten

Pflegebedürftige und ggf. ihre Angehörigen werden über die Ansteckungsmöglichkeiten und die entsprechenden Schutzmaßnahmen informiert. Außerdem werden sie auf die Notwendigkeit einer längeren, absoluten Alkoholkarenz hingewiesen, insbesondere ambulant betreute Pflegebedürftige außerdem auf das Einhalten regelmäßiger Kontrolluntersuchungen.

Immunprophylaxe

Eine spezifische **Immunprophylaxe** ist gegen Hepatitis A und B möglich. Bei bekannter Exposition und Ausbrüchen können Impfungen enger Kontaktpersonen sinnvoll sein.

Chronische Hepatitis

> **⊙ Chronische Hepatitis** (*chronische Leberentzündung*): Länger als sechs Monate bestehende Entzündung der Leber.

Krankheitsentstehung

Ursachen einer **chronischen Hepatitis** können sein:

- Eine nicht ausgeheilte Virushepatitis B–D. Es kommt zwar zu Immunreaktionen (erkennbar an Antikörpern gegen das Virus), die aber das Virus nicht eliminieren
- Eine **Autoimmunhepatitis.** Sie betrifft meist jüngere Frauen
- Arzneimittel, Chemikalien
- Stoffwechselerkrankungen, wobei die **Hämochromatose** am häufigsten ist. Bei dieser vererbten Eisenstoffwechselstörung kommt es zu krankhaften Eisenablagerungen und in der Folge zu Leberschäden, Diabetes mellitus und bronzefarbener Haut. Männer sind häufiger und früher betroffen als Frauen.

Die Entzündung mit Zerstörung von Leberzellen hat Umbauvorgänge in der Leber mit Bindegewebsvermehrung (*Fibrose*) zur Folge. Bei einer starken entzündlichen Reaktion entsteht so im Laufe der Jahre eine *Leberzirrhose*.

Symptome, Befund und Diagnostik

Die Beschwerden sind uncharakteristisch: Müdigkeit, Abgeschlagenheit, verminderte Leistungsfähigkeit, evtl. Völle- und Druckgefühl im Oberbauch. Zwischenzeitlich können akute Entzündungsschübe mit Ikterus auftreten.

Die Diagnose wird durch Blutuntersuchungen (erhöhte Leberwerte, Nachweis einer Virushepatitis oder von Autoantikörpern, Bestimmung von Werten des Eisenhaushalts), Ultraschalluntersuchung und ggf. Leberbiopsie gestellt.

Behandlung und Pflege

Allgemeine Maßnahmen umfassen Alkoholverzicht, das Absetzen aller nicht dringend notwendigen Medikamente, das Vermeiden übermäßiger körperlicher Anstrengungen und eine ausgewogene, vitaminreiche Ernährung.

Medikamentös werden bei einer chronischen Virushepatitis α-Interferon und Virustatika (virushemmende Medikamente) gegeben. Bei der Autoimmunhepatitis sollen Immunsuppressiva die ursächlichen Autoimmunprozesse zurückdrängen. Die

Hämochromatose ist durch Aderlässe und eisenarme Ernährung gut behandelbar.

Fettleber

> **⊙ Fettleber:** Lichtmikroskopisch sichtbare Fetttröpfchen in über 50 % der Leberzellen.

Krankheitsentstehung

Hauptursache der **Fettleber** (→ Abb. I/31.8.59) ist chronischer Alkoholkonsum, der in den Leberzellen zu vermehrter Fettablagerung und gesteigertem Anfall lebertoxischer Substanzen führt. Daneben sind der Diabetes mellitus, Überernährung und Fettstoffwechselstörungen hierzulande häufige Ursachen.

Symptome, Befund und Diagnostik

Die meisten Erkrankten haben keinerlei Beschwerden. Die Fettleber wird eher zufällig z. B. durch Ultraschalluntersuchung diagnostiziert.

> **⊙ Alkoholmissbrauch** ist in Deutschland die häufigste Einzelursache für Leberschäden und chronische Bauchspeicheldrüsenentzündungen.
> Als risikoarme Alkoholmenge wird derzeit 12 g täglich für Frauen und ca. 25 g für Männer angesehen. Außerdem sollten immer „alkoholfreie" Tage eingelegt werden.

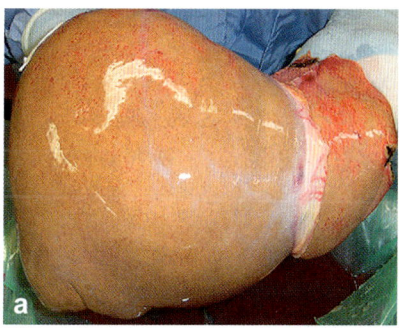

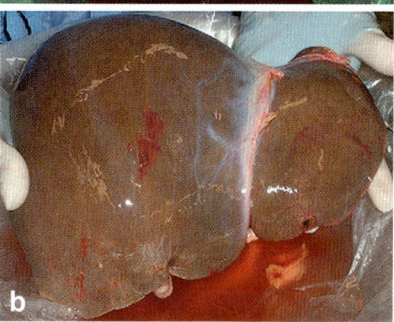

Abb. I/31.8.59 Fettleber. Während die normale Leber eine tiefrote Farbe hat (b), ist die Fettleber viel blasser und gelblich und zudem angeschwollen (a). [E350]

Formel zur Berechnung der Alkoholmenge:
Vol% × 0,8 = g Alkohol in 100 ml Getränk
Beispiel Wein mit 11 Vol%:
11 Vol% × 0,8 = 8,8 g Alkohol in 100 ml
Wein
Für eine Frau sind also ca. 150 ml dieses
Weins tolerabel (13 g ÷ 8,8 g/100 ml), für
einen Mann fast das Doppelte.

Leberzirrhose

> **Leberzirrhose** *(Schrumpfleber)*:
Chronisch fortschreitende, irreversible
Zerstörung der Leberläppchen mit knotig-
narbigem Umbau der Leber. Mögliches
Endstadium nahezu aller Lebererkrankungen. Altersgipfel 50.–60. Lebensjahr,
Männer ungefähr doppelt so häufig betroffen wie Frauen. Prognose abhängig
vom Stadium, bereits eingetreten Komplikationen und der Möglichkeit, die Ursache
auszuschalten.

Krankheitsentstehung

Häufigste Ursachen einer **Leberzirrhose**
sind mit ca. 50 % ein chronischer Alkoholabusus und mit ca. 25 % eine chronische
Virushepatitis. 📖 1

Seltenere Ursachen sind z. B. die Autoimmunhepatitis, Gallenwegserkrankungen
mit Gallenstau *(sekundär biliäre Zirrhose)*,
langer Blutstau in der Leber etwa bei
(Rechts-)Herzschwäche, Medikamente,
Gifte und Stoffwechselerkrankungen.

Symptome, Befund und Diagnostik

- Allgemeinbeschwerden sind verminderte
  Leistungsfähigkeit, Gewichtsverlust,
  Schwitzen und psychische Verstimmung
- **Leberhautzeichen** treten auf, v. a. **Spider
  naevi** (Gefäßsternchen der Haut → Abb.
  I/31.8.60), **Palmarerythem** (gerötete
  Handinnenflächen → Abb. I/31.8.60) und
  ein **Medusenhaupt** *(Caput medusae,* er-
  weiterte Venen unter der Bauchhaut bei
  Pfortaderhochdruck → Abb. I/31.8.61)
- Aufgrund des gestörten Abbaus von Ge-
  schlechtshormonen in der Leber entste-
  hen **hormonelle Störungen,** die sich im
  Alter in erster Linie bei Männern zeigen:
  Libidoverlust, Potenzstörungen, Gynäkomastie (Brustbildung beim Mann), Potenzstörungen und ein Verlust der männlichen Sekundärbehaarung.

Bei der körperlichen Untersuchung kann
evtl. eine derbe Leber getastet werden. Oft
zeigt sich ein von Blähungen und Aszites
aufgetriebener Bauch.

Eine Leberzirrhose ist bei der Ultraschalluntersuchung sichtbar. Weitere Untersuchungen (z. B. Blutuntersuchungen, Endoskopie) dienen der Suche nach einer evtl.
noch behandelbaren Ursache und Komplikationen.

Komplikationen

Komplikationen der Leberzirrhose sind v.a.:
- Pfortaderhochdruck mit Umgehungs-
  kreisläufen
- Verminderte Syntheseleistung der Leber

- Hepatische Enzephalopathie und Leberkoma
- Leberzellkarzinom.

Pfortaderhochdruck

Die Ansammlung von Bindegewebe in der
Leber engt die Blutgefäße ein. Das Blut kann
nicht mehr ungehindert durch die Leber
strömen und es entsteht ein **Pfortaderhochdruck** *(portale Hypertension)*. Durch
den Blutstau bilden sich Umgehungskreis-
läufe zwischen der Pfortader und der oberen bzw. unteren Hohlvene, die nach außen
z. B. als Medusenhaupt sichtbar werden.
Viel gefährlicher sind aber Venenerweite-
rungen am Speiseröhren-Magen-Übergang
(Ösophagus- bzw. *Magenfundusvarizen)*, die
platzen und zu einer lebensbedrohlichen
Blutung führen können (weitere Folgen des
Pfortaderhochdrucks → Abb. I/31.8.61).

Beeinträchtigte Lebersyntheseleistung

Die beeinträchtigte Syntheseleistung der
Leber führt zu:
- Erhöhter Blutungsneigung (→ Kap.
  I/31.4.1, → Kap. I/31.4.8) durch die unzu-
  reichende Bildung von Gerinnungsfaktoren
- Ödem- und Aszitesentwicklung aufgrund
  der verminderten Albuminbildung.

Hepatische Enzephalopathie und Leberkoma

Als **hepatische Enzephalopathie** (Enzephalopathie = *nicht entzündliche Schädigung des Gehirns*) werden verschiedene
neurologische und psychische Auffälligkei-

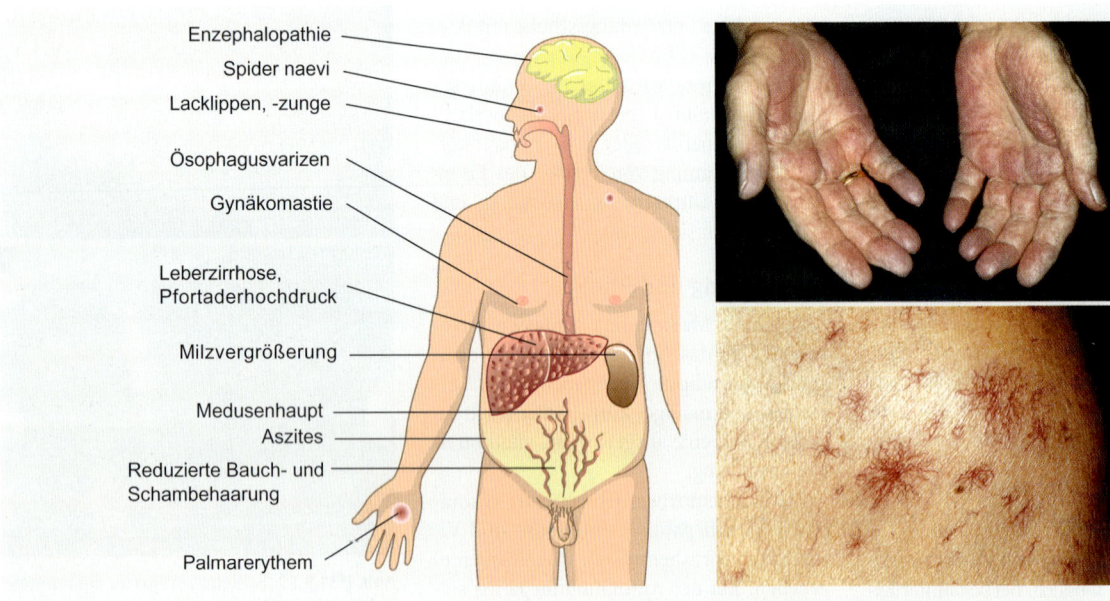

Enzephalopathie
Spider naevi
Lacklippen, -zunge
Ösophagusvarizen
Gynäkomastie
Leberzirrhose, Pfortaderhochdruck
Milzvergrößerung
Medusenhaupt
Aszites
Reduzierte Bauch- und Schambehaarung
Palmarerythem

Abb. I/31.8.60 Links typische Symptome eines Erkrankten mit Leberzirrhose im Überblick. Rechts oben klassisches Palmarerythem, rechts unten Spider naevi (vergrößert). [L190, R168, R246]

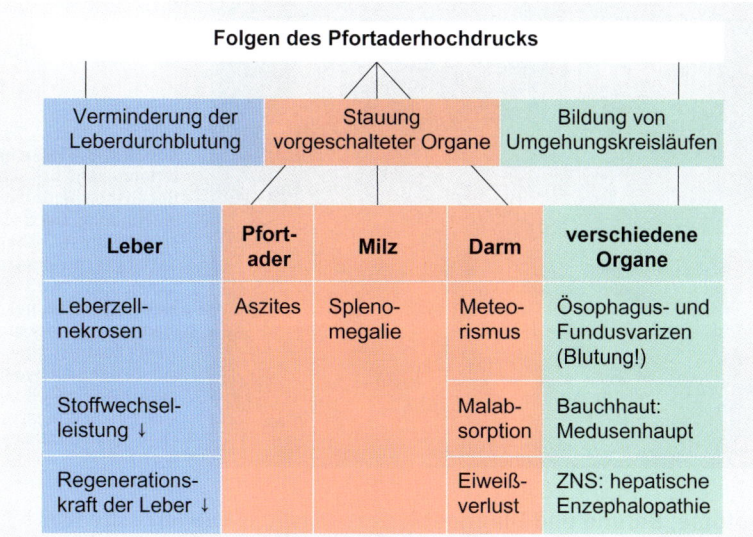

Folgen des Pfortaderhochdrucks

Abb. I/31.8.61 Auswirkungen des Pfortaderhochdrucks. [A400]

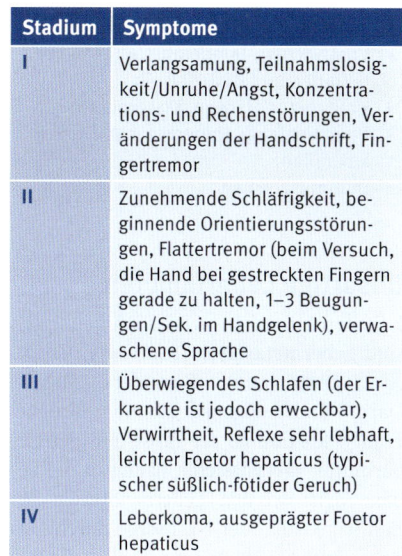

Stadium	Symptome
I	Verlangsamung, Teilnahmslosig-keit/Unruhe/Angst, Konzentra-tions- und Rechenstörungen, Ver-änderungen der Handschrift, Fin-gertremor
II	Zunehmende Schläfrigkeit, be-ginnende Orientierungsstörun-gen, Flattertremor (beim Versuch, die Hand bei gestreckten Fingern gerade zu halten, 1–3 Beugun-gen/Sek. im Handgelenk), verwa-schene Sprache
III	Überwiegendes Schlafen (der Er-krankte ist jedoch erweckbar), Verwirrtheit, Reflexe sehr lebhaft, leichter Foetor hepaticus (typi-scher süßlich-fötider Geruch)
IV	Leberkoma, ausgeprägter Foetor hepaticus

Tab. I/31.8.2 Stadien der hepatischen Enzepha-lopathie (nach der West-Haven-Klassifikation).

I
31

ten (→ Abb. I/31.8.62) des Kranken durch den Ausfall der Leberfunktionen zusam-mengefasst (Stadien → Tab. I/31.8.2). Es kommt u. a. zu einer Anhäufung von Am-moniak, der von den Leberzellen nicht mehr in Harnstoff umgewandelt wird.

Schwerste Form ist das **Leberkoma** (*he-patisches Koma, Coma hepaticum*).

Leberzellkarzinom

Bei Leberzirrhose ist das Risiko eines Leber-zellkarzinoms erhöht.

Behandlung

Die Schädigungsursache wird so schnell wie möglich ausgeschaltet. Aszites und Ödeme werden medikamentös ausgeschwemmt (→ Kap. I/31.9.9). Bei starkem Aszites wird eine Entlastungspunktion vorgenommen. Beta-Blocker und Nitrate können den Druck im Pfortaderkreislauf etwas senken.

Ösophagus- oder Magenfundusvarizenblu-tungen sind ein Notfall und bedürfen immer der Krankenhauseinweisung. Im Kranken-haus wird nach Kreislaufstabilisierung ver-sucht, die Blutung endoskopisch zu stoppen. Gelingt dies nicht, werden die blutenden Ge-fäße durch eine **Ösophaguskompressions-sonde** (Magensonde mit Ballon) von Speise-röhre bzw. Magen her zusammengedrückt.

Bei unbeherrschbarem Aszites oder auf Dauer sehr hohem Blutungsrisiko kann ein **transjugulärer intrahepatischer portosys-temischer (Stent-)Shunt** (*TIPS*) implan-tiert werden. Hierbei wird über einen Ka-theter ein Stent in die Blutgefäße der Leber eingebracht, der Pfortadersystem und Le-bervenen verbindet und den Blutfluss ge-

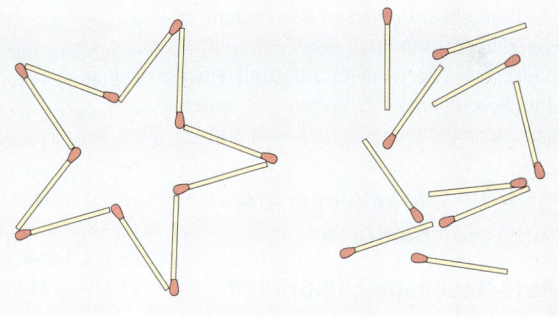

Abb. I/31.8.62 Streich-holztest bei hepatischer Enzephalopathie. Durch die Gehirnschädigung ist der Erkrankte unfähig, koordinierte Handlungen durchzuführen. Es ge-lingt ihm nicht, aus Streichhölzern einen Stern zu legen. [L190]

währleistet. Er senkt zwar den Druck, stei-gert jedoch das Risiko der Enzephalopathie, weil noch mehr Blut „nicht entgiftet an den Leberzellen vorbeifließt".

Auch beim drohenden Leberkoma ist der Pflegebedürftige unverzüglich ins Kranken-haus zu verlegen.

Pflege und Information des Erkrankten

❯ Unabdingbar ist absolute Alkoholka-renz unabhängig von der Ursache der Le-berzirrhose.

- Weglassen aller Medikamente, die eine zusätzliche Belastung der Leber darstellen
- Vitaminreiche, kochsalzarme, kalorisch ausreichende Mischkost, die zur besse-ren Verträglichkeit in mehreren kleinen Mahlzeiten eingenommen werden sollte
- Obstipationsprophylaxe, um Druckerhö-hungen im Bauchraum durch Pressen zu vermeiden

- Besonders bei hepatischer Enzephalopa-thie sorgfältige Mund- und Hautpflege
- Pneumonieprophylaxe aufgrund der In-fektionsgefährdung durch den Eiweiß-mangel
- Bei Aszites: Kochsalz- und Flüssigkeits-einschränkung nach Arztanordnung
- Bei hepatischer Enzephalopathie: Ver-minderung der Eiweißzufuhr (Arztan-ordnung, Gratwanderung zwischen Am-moniakerhöhung bei zu viel und prog-nostisch ungünstiger Mangelernährung bei zu wenig Eiweiß), ggf. Gabe ver-zweigtkettiger Aminosäuren (z.B. Hepa-Merz®) und/oder L-Ornithin-Aspartat (z.B. Falkamin®). Stuhlregulierung und Verminderung der Ammoniakbildung im Darm mit Laktulose (Bifiteral®).

❯ **Vorsicht!**
Der Erkrankte soll keine Medikamente ei-genmächtig einnehmen, da auch frei ver-käufliche Arzneimittel die Leber belasten (z. B. das Schmerzmittel Paracetamol).

> Altenpflegerinnen achten auf:
> - Vitalzeichen, Temperatur, Allgemein-
>   befinden und Bewusstsein
> - Haut (blaue Flecken, Kratzspuren)
> - Bauchumfang, Körpergewicht, Flüssig-
>   keitsbilanz
> - Blutungszeichen.

Bösartige Lebertumoren

Bei alten Menschen weitaus am häufigsten sind **Lebermetastasen** (*sekundäre bösartige Lebertumoren*). Besonders Magen-Darm- und Lungenkarzinome sowie bei Frauen Karzinome der Brust und der Gebärmutter metastasieren häufig in die Leber. Meist werden Lebermetastasen bei Erstdiagnostik oder Nachsorge durch Ultraschalluntersuchung festgestellt. Palliative Behandlungsmethoden umfassen Chemo- und Antikörpertherapie sowie verschiedene lokale Therapien wie Strahlen- oder Laserbehandlung.

In Deutschland selten ist das **(primäre) Leberzellkarzinom** (*hepatozelluläres Karzinom*), das überwiegend aufgrund einer Leberzirrhose entsteht. Wegen der späten Diagnose ist die Prognose meist schlecht.

I/31.8.19 Erkrankungen der Bauchspeicheldrüse

Akute Bauchspeicheldrüsenentzündung

> **Akute Bauchspeicheldrüsenentzündung** (*akute Pankreatitis*): Plötzlich einsetzende Entzündung der Bauchspeicheldrüse mit Selbstandauung (*Autolyse*) des Organs und Beeinträchtigung der Pankreasfunktion. Sterblichkeit abhängig von der Entzündungsschwere (*interstiell-ödematose* oder schwere *hämorrhagisch-nekrotisierende Bauchspeicheldrüsenentzündung*), generell aber im Alter und bei Vorerkrankungen erhöht.

Krankheitsentstehung

Häufigste Ursache der **akuten Bauchspeicheldrüsenentzündung** ist eine Gallensteineinklemmung in der großen Zwölffingerdarmpapille, zweithäufigste der Alkoholabusus.

Die Verdauungsenzyme werden bereits in der Bauchspeicheldrüse und nicht erst im Dünndarm aktiviert. Folge ist eine Selbstandauung des Organs.

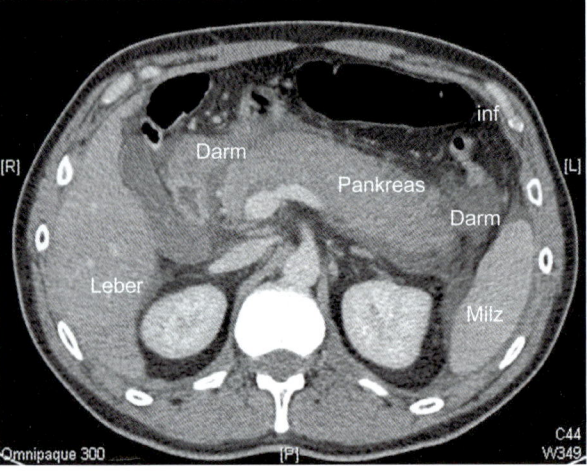

Abb. I/31.8.63 Computertomografie bei akuter Bauchspeicheldrüsenentzündung. Die Bauchspeicheldrüse (Pankreas) ist geschwollen und nimmt als Hinweis auf einen schweren, nekrotisierenden Verlauf nur wenig Kontrastmittel auf. In der Bauchspeicheldrüsenumgebung sind Entzündungszeichen darstellbar (inf). [E911]

Symptome, Befund und Diagnostik

Typisch ist ein plötzlicher Beginn mit schweren Dauerschmerzen im Oberbauch, die oft gürtelförmig in den Rücken ausstrahlen. Außerdem bestehen:
- Übelkeit, Erbrechen
- Geblähtes Abdomen
- Subileus oder Ileus
- Evtl. Fieber, Ikterus
- In ausgeprägten Fällen Aszites, Pleuraergüsse, Kreislaufstörungen.

Die Diagnose wird durch Blutuntersuchungen (erhöhte Bauchspeicheldrüsenwerte Amylase und Lipase) und Sonografie, meist auch Computer- oder Kernspintomografie (→ Abb. I/31.8.63) gesichert.

Komplikationen und Verlauf

Lebensbedrohliche Komplikationen der akuten Bauchspeicheldrüsenentzündung sind Kreislaufversagen mit Lungen- und Nierenversagen, Verbrauchskoagulopathie (→ Kap. I/31.4.8), Sepsis, Abszesse und die Bildung von **Pseudozysten.**

> **Pseudozysten** im Pankreas sind die Folgen von Nekrosen oder Blutungen. Ihre Wand besteht aus Bindegewebe, eine Epithelauskleidung fehlt.

Behandlung und Pflege

Die Therapie einer akuten Pankreatitis erfolgt konservativ:
- Intravenöser Elektrolyt- und Volumenersatz
- Evtl. (kurzzeitig) parenterale Ernährung. Möglichst bald oraler Kostaufbau (nach Arztanordnung) oder Ernährung über eine gastrointestinale Sonde
- Schmerzbekämpfung

- Prophylaxe eines Stressulkus durch Protonenpumpenhemmer
- Thromboseprophylaxe
- Evtl. Antibiotika
- Evtl. Legen einer Magensonde
- Therapie von Komplikationen.

Außerdem muss die Ursache beseitigt werden, z.B. durch eine endoskopische Papillenschlitzung bei in der Papille eingeklemmten Gallensteinen. Auch Komplikationen wie Pseudozysten oder Abszesse werden möglichst endoskopisch und nur wenn unbedingt nötig operativ angegangen.

Chronische Bauchspeicheldrüsenentzündung

> **Chronische Bauchspeicheldrüsenentzündung** (*chronische Pankreatitis*): Kontinuierlich oder in Schüben fortschreitende Entzündung der Bauchspeicheldrüse mit zunehmendem Verlust der exokrinen und später auch endokrinen Bauchspeicheldrüsenfunktion. In ca. 80 % durch Alkoholmissbrauch bedingt. 4

Symptome, Befund und Diagnostik

Leitsymptome der chronischen Pankreatitis:
- Rezidivierende Schmerzattacken über Stunden bis Tage, nicht selten ausgelöst durch Alkohol oder fettes Essen. Die Schmerzen sind typischerweise im Oberbauch lokalisiert und können gürtelförmig in den Rücken ausstrahlen. Im Endstadium der Erkrankung ("Ausbrennen" der Pankreatitis) lassen sie meist nach
- Übelkeit, Völlegefühl, Blähungen, oft verstärkt durch Nahrungsaufnahme
- Gewichtsabnahme

- Bei weitgehender Organzerstörung
  - **Exokrine Bauchspeicheldrüseninsuffizienz** mit Mangel an Verdauungsenzymen und dadurch Maldigestion (→ Kap. I/31.8.15) mit Fettstühlen, Meteorismus und Diarrhö
  - **Endokrine Bauchspeicheldrüseninsuffizienz** mit Insulinmangel und Diabetes mellitus.

Die Verdachtsdiagnose wird gesichert durch Blutuntersuchungen, Ultraschalluntersuchung und ggf. **MRCP** (*Magnetresonanz-Cholangiopankreatikografie,* Kernspintomografie mit Darstellung von Bauchspeichelgang und Gallenwegen). Bei Verdacht auf Maldigestion wird als Bauchspeicheldrüsenfunktionstest meist das Bauchspeicheldrüsenenzym *Pankreas-Elastase-1* im Stuhl bestimmt.

Komplikationen

Komplikationen sind Pseudozysten, Abszesse, Milz- und Pfortaderthrombose sowie Verengungen des Bauchspeichel- oder des Hauptgallengangs. Das Risiko eines Bauchspeicheldrüsenkarzinoms ist erhöht.

Behandlung

Die Behandlung umfasst:
- Alkoholabstinenz
- Behandlung zwischenzeitlicher Schübe wie bei akuter Bauchspeicheldrüsenentzündung
- Gegebenenfalls Schmerzmittelgabe
- Bei exokriner Bauchspeicheldrüseninsuffizienz Ersatz der Bauchspeicheldrüsenenzyme (z. B. Kreon®-Granulat) und ggf. der fettlöslichen Vitamine. Mehrere kleine Mahlzeiten. Bei ausreichendem Enzymersatz und guter Verträglichkeit keine Einschränkung des Fettverzehrs unter die erwünschte Tageszufuhr nötig. Bei unzureichender Fettverträglichkeit Gabe mittelkettiger Triglyzeride (MCT)
- Bei Diabetes mellitus Insulintherapie (→ Kap. I/31.3.11)
- Endoskopische Behandlung z. B. von Verengungen des Bauchspeichelgangs oder Pseudozysten
- Operative Therapie mit Teilentfernung der Bauchspeicheldrüse (**Pankreasteilresektion**) oder Drainageoperationen (**Pankreatojejunostomie** → Abb. I/31.8.64), wenn endoskopische Behandlung nicht möglich oder erfolglos.

Prognose

Die Prognose hängt v. a. davon ab, ob es frühzeitig gelingt, die Ursache auszuschalten.

Bauchspeicheldrüsenkarzinom

> **Bauchspeicheldrüsenkarzinom** (*Pankreaskarzinom, Bauchspeicheldrüsenkrebs*): Dritthäufigster bösartiger Tumor im Verdauungssystem nach kolorektalem und Magenkarzinom. Zu ca. 70 % im Bauchspeicheldrüsenkopf lokalisiert. Histologisch meist Adenokarzinom. Männer etwas häufiger betroffen als Frauen. Mittleres Erkrankungsalter bei Männern 71, bei Frauen 75 Jahre. Sehr schlechte Prognose (5-Jahres-Überlebensrate < 10 %). 📖 3

Symptome, Befund und Diagnostik

Beschwerden treten beim **Bauchspeicheldrüsenkarzinom** meist spät auf und sind unspezifisch: Oberbauchbeschwerden, Appetitlosigkeit, Gewichtsverlust, Leistungsknick, evtl. auch Rückenschmerzen. Nur papillennahe Tumoren können früh zu Ikterus durch Verlegung der ableitenden Gallenwege und dadurch zur Diagnose führen. Manchmal treten Thrombosen oder Thrombophlebitiden auf.

Hauptmittel zur Diagnostik sind die bildgebenden Verfahren.

Behandlung

Eine kurative Therapie kann nur bei ca. 20 % der Betroffenen versucht werden und ist immer operativ.

Das Ausmaß der Operation hängt von Lage und Größe des Tumors ab. Häufig erfolgt eine **pyloruserhaltende partielle Duodenopankreatektomie** (→ Abb. I/31.8.65). Entfernt werden Bauchspeicheldrüsenkopf und Teile des -körpers, Zwölffingerdarm und Gallenblase. Meist folgt eine (adjuvante) Chemotherapie.

Je nach Resektionsausmaß (immer nach **totaler Duodenopankreatektomie** mit vollständiger Entfernung der Bauchspeicheldrüse) entwickelt sich postoperativ ein insulinpflichtiger Diabetes mellitus.

Die palliative Behandlung stützt sich v. a. auf die Chemotherapie, ggf. ergänzt um zielgerichtete Therapien. Endoskopische Maßnahmen wie eine Stenteinlage oder Palliativoperationen sollen v. a. den Gallenabfluss und die Nahrungspassage erhalten.

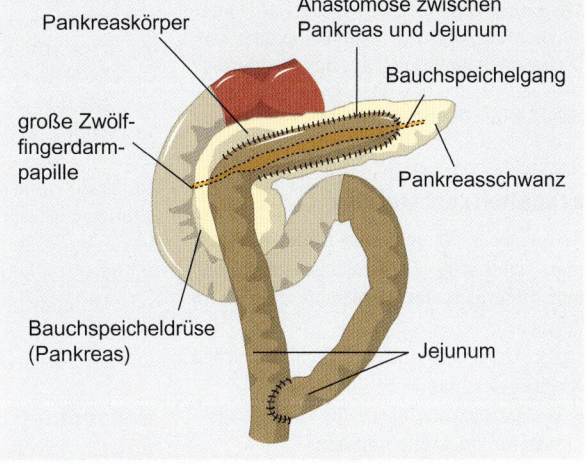

Abb. I/31.8.64 Pankreatojejunostomie bei chronischer Pankreatitis. Der Ductus pancreaticus wird langstreckig eröffnet und mit einer ausgeschalteten Jejunumschlinge verbunden. Dadurch kann das zuvor gestaute Sekret abfließen. [L190]

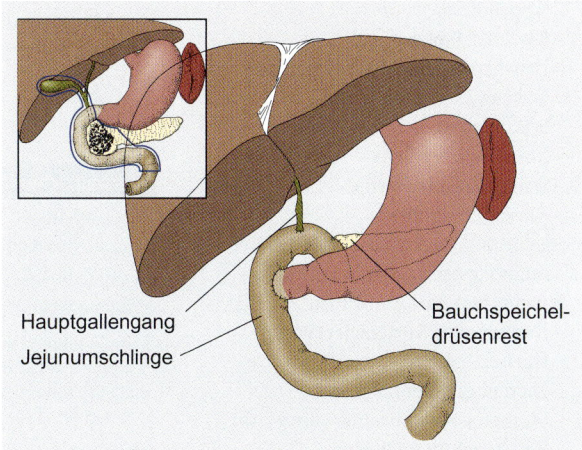

Abb. I/31.8.65 Pyloruserhaltende partielle Duodenopankreatektomie. [L190]

Ernährung nach (teilweiser) Bauchspeicheldrüsenentfernung

Die Ernährung nach Bauchspeicheldrüsenentfernung muss das Fehlen der Verdauungsenzyme und den Diabetes mellitus berücksichtigen. Grundzüge sind:

- Verteilung der Nahrung auf 6–8 kleine Mahlzeiten täglich
- Vitamin- und eiweißreiche Ernährung
- Diabetesgerechte Ernährung (→ Kap. I/31.3.11)
- Ersatz der fehlenden Pankreasenzyme, z. B. durch Kreon® Granulat
- Fettgehalt der Kost je nach Verträglichkeit. Ist eine ausreichende Frettzufuhr nicht möglich, zusätzliche Gabe von mittelkettigen Triglyzeriden (MCT)
- Ersatz der fettlöslichen Vitamine und Vitamin B_{12}, evtl. Gabe von Eisen-, Kalium-, Kalzium-, Spurenelementpräparaten
- Blutuntersuchung.

I/31.8.20 Akutes Abdomen

Überblick

> **Akutes Abdomen** (*akuter Bauch*): Alle ursächlich zunächst unklaren, akuten Beschwerden im Bereich des Bauchs, die ein unverzügliches diagnostisches und therapeutisches Handeln erfordern.

Krankheitsentstehung

Als Ursachen für ein **akutes Abdomen** kommen zahlreiche Erkrankungen innerhalb und außerhalb des Verdauungssystems in Betracht.

Die Ursachen sind bei alten Menschen anders gewichtet als bei Jüngeren.

- Bei den Erkrankungen des Verdauungssystems sind am häufigsten:
  - Magenperforation
  - Appendizitis
  - Divertikulitis
  - Bauchspeicheldrüsenentzündung
  - Gallenblasenentzündung
  - Stuhlverhalt
  - Mechanischer Ileus
  - Eingeklemmte Hernie
  - Mesenterialinfarkt
- Als Erkrankungen außerhalb des Verdauungssystems, aber innerhalb des Bauchraums sind zu nennen:
  - Rupturiertes Aortenaneurysma
  - Harnverhalt
  - Nierenbeckenentzündung
  - Stumpfes Bauchtrauma oder Wirbelkörperfraktur nach Sturz

- Ursächliche Erkrankungen außerhalb des Bauchraums sind v. a.:
  - Herzinfarkt
  - Lungenentzündung
  - Diabetisches Koma.

Symptome, Befund und Diagnostik

Leitsymptome des akuten Abdomens sind (plötzliche) Bauchschmerzen, Abwehrspannung und Kreislaufstörungen bis zum Schock.

Bei alten Menschen ist das Bild häufig atypisch. Insbesondere sind die Schmerzen oft geringer als bei Jüngeren. Nicht selten ist der alte Mensch akut verwirrt.

> **Vorsicht!**
> Ein akutes Abdomen ist ein Notfall. Schon bei Verdacht gilt:
> - Haus-/Notarzt benachrichtigen und um sofortigen Besuch bitten
> - Vitalzeichen, Allgemeinbefinden, Schmerzen beobachten
> - Ausscheidungen beobachten und ggf. aufheben
> - Nahrungs- und Flüssigkeitskarenz sowie Bettruhe einhalten lassen
> - Weitere Unterstützung bis zum Eintreffen des Arztes nach Bedarf, z. B. Unterstützung bei Erbrechen
> - Keine Schmerzmittel ohne ausdrückliche Arztanordnung, da sie das klinische Bild verschleiern
> - Krankenhauseinweisung vorbereiten.

Im Krankenhaus sind Anamnese, Untersuchungen, Blutuntersuchung, EKG, bildgebende Verfahren (Ultraschalluntersuchung, Röntgen, CT), bei Frauen auch gynäkologische Untersuchung, erste Schritte zur Diagnostik. Weitere Untersuchungen hängen von der Verdachtsdiagnose ab.

Behandlung

Parallel zur Diagnostik wird der Kreislauf stabilisiert und je nach Beschwerden z. B. eine Magensonde zur Magenentlastung gelegt. Die weitere Behandlung (konservativ oder operativ) hängt von der Ursache ab.

Prognose

Bei rechtzeitiger Diagnose und Möglichkeit einer kausalen Therapie sind die Aussichten recht gut. Jede Verzögerung verschlechtert die Prognose.

Ileus

> **Ileus** (*Darmverschluss*): Störung der Darmpassage und medizinischer Notfall. Der **paralytische Ileus** entsteht durch eine Lähmung der Darmmuskulatur, der **mechanische Ileus** durch ein Hindernis. Prognose abhängig von Ursache und Zeitpunkt der Diagnose/Therapie.
> **Subileus:** Unvollständiger Ileus.

Krankheitsentstehung

Beim **mechanischen Ileus** ist die Darmlichtung durch ein Hindernis verlegt. Bei alten Menschen sind z. B. bösartige Tumoren, Koprostase (→ Kap. I/31.8.15), narbige Stränge (*Briden*) oder Verwachsungen (*Adhäsionen*) zwischen Darmschlingen (**Briden-** bzw. **Adhäsionsileus**) häufig (→ Abb. I/31.8.66). Beim **Strangulationsileus** ist zusätzlich die Darmdurchblutung gestört, etwa bei einer eingeklemmten (*inkarzerierten*) Hernie.

Ein **paralytischer Ileus** (*Darmparalyse*) ist bei alten Menschen oft Folge einer Divertikulitis oder eines Mesenterialinfarkts (→ Kap. I/31.6.14). Auch jede generalisierte Peritonitis (Bauchfellentzündung) und jeder länger bestehende mechanische Ileus führen zum paralytischen Ileus.

Symptome und Befund

Gemeinsame Symptome und Untersuchungsbefunde beider Ileusformen sind (abgrenzende Symptome → Tab. I/31.8.3):

- Übelkeit und Erbrechen. Bei fortgeschrittenem, unbehandeltem Ileus auch **Miserere** (kotiges Erbrechen durch Rückstau des Darminhalts in den Magen)
- Blähungen durch aufgetriebenes Abdomen
- Volumenmangel bis zum Schock.

Mechanischer Ileus	Paralytischer Ileus
• Krampfartige Schmerzen durch starke Peristaltik (der Darm versucht, das Hindernis durch starke Bewegungen zu überwinden)	• Druckgefühl
	• Diffuse Dauerbauchschmerzen
• Stuhl-/Windverhalt bei Ileusursache in den unteren Dünndarmabschnitten und im Dickdarm	• Stuhl-, Windverhalt
	• Unstillbarer Schluckauf
• Bei Auskultation Stenoseperistaltik: metallische, spritzende, hochgestellte oder klingende Darmgeräusche	• Bei Auskultation Fehlen von Darmgeräuschen (*Totenstille*)
• Nach Stunden bis Tagen Verstummen der Darmgeräusche durch Ermüdung der Darmmuskulatur	

Tab. I/31.8.3 Unterscheidung von mechanischem und paralytischem Ileus.

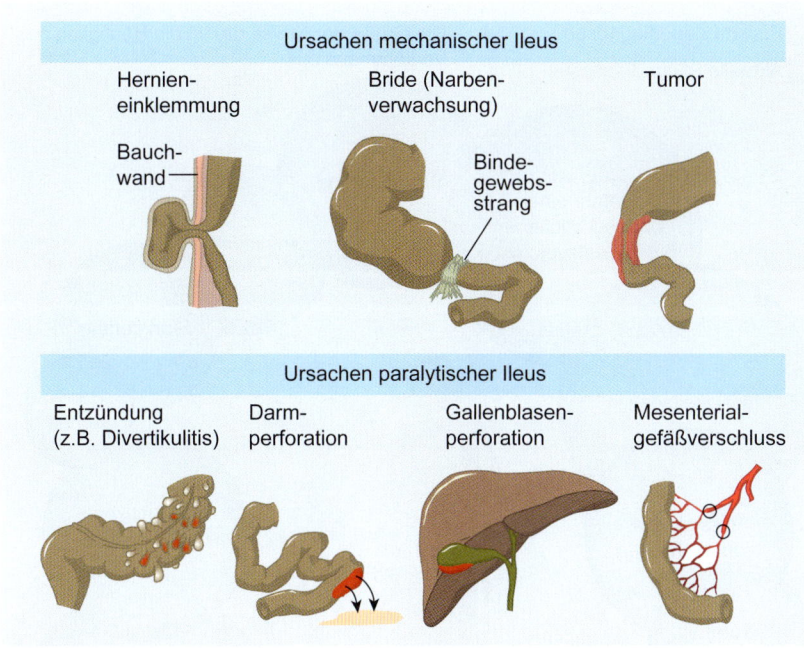

Abb. I/31.8.66 Häufige Ursachen des paralytischen und des mechanischen Ileus. [L190]

Komplikationen

Hauptkomplikationen des Ileus sind:
- Volumenmangel und evtl. Volumenmangelschock aufgrund der fehlenden Rückresorption von Verdauungssäften und der Flüssigkeitsverluste
- Durchwanderungsperitonitis.

Behandlung

Der paralytische Ileus wird überwiegend konservativ behandelt mit:
- Nahrungskarenz
- Legen einer Magen- oder Duodenalsonde und anschließendem Absaugen des gestauten Sekrets
- Anregung der Peristaltik z. B. durch Parasympathomimetika
- Korrektur des Flüssigkeits- und Elektrolythaushalts durch Infusionen
- Gegebenenfalls Antibiotikagabe.

Ein mechanischer Ileus erfordert meist eine rasche Operation.

Peritonitis

> **Peritonitis:** Bauchfellentzündung. Lebensbedrohliche Erkrankung.
> Ist die Peritonitis örtlich begrenzt, spricht man von einer **lokalen Peritonitis.**
> Betrifft sie das gesamte Peritoneum, handelt es sich um eine *diffuse* oder **generalisierte Peritonitis.**

Krankheitsentstehung

Bei der häufigen **bakteriellen Peritonitis** gelangen Krankheitserreger in die Bauchhöhle.

Hauptformen sind die **Perforationsperitonitis** nach Perforation eines bakterienhaltigen Hohlorgans (z. B. perforierte Appendizitis) und die **Durchwanderungsperitonitis,** bei der die Bakterien durch eine stark geschädigte Darmwand wandern (z. B. bei Mesenterialinfarkt).

Bei der seltenen **abakteriellen Peritonitis** rufen Blut oder Sekrete, z. B. Galle, die Entzündung hervor.

Symptome, Befund und Diagnostik

Eine **lokale Peritonitis** verursacht einen starken, aber örtlich eingegrenzten Bauchschmerz.

Charakteristisch für eine **generalisierte Peritonitis** ist neben starken Bauchschmerzen eine zunehmende Abwehrspannung der Bauchmuskulatur, die sich bis zum „brettharten" Bauch steigern kann. Die Diagnostik entspricht der bei akutem Abdomen.

Behandlung

Die Behandlung der genannten Peritonitisformen besteht in der sofortigen Operation mit Beseitigung der Ursache (z. B. Übernähung einer Perforation). Zusätzlich spült der Chirurg die Bauchhöhle und legt Drainagen zur Ableitung von Sekret ein.

Wiederholungsfragen

1. Erklären Sie die Begriffe „intraperitoneal" und „retroperitoneal" und nennen Sie je ein Beispiel für ein intraperitoneales und für ein retroperitoneales Organ! (→ Kap. I/31.8.2)
2. Wie heißen die einzelnen Abschnitte des Dickdarms? (→ Kap. I/31.8.10)
3. Wie zeigt sich eine Streptokokken-Angina? (→ Kap. I/31.8.12)
4. Welche Beschwerden verursacht eine Refluxkrankheit, wie wird sie behandelt? (→ Kap. I/31.8.13)
5. Was hilft gegen Obstipation? (→ Kap. I/31.8.15)
6. Was ist bei der Betreuung eines Pflegebedürftigen mit infektiöser Diarrhö zu beachten? (→ Kap. I/15.7.7, → Kap. I/31.8.15)
7. Welche Symptome und Komplikationen kennzeichnen eine Leberzirrhose? (→ Kap. I/31.8.18)
8. Wie wird eine chronische Bauchspeicheldrüsenentzündung behandelt? (→ Kap. I/31.8.19)

Literaturverzeichnis

1. Renz-Polster, H.; Krautzig, S. (Hrsg.): Basislehrbuch Innere Medizin. Elsevier Verlag, München, 2012.
2. Layer, P.; Rosien, U. (Hrsg.): Praktische Gastroenterologie. Elsevier Verlag, München, 2011.
3. Robert Koch-Institut und die Gesellschaft der epidemiologischen Krebsregister in Deutschland e.V. (Hrsg.): Krebs in Deutschland 2011/2012. Robert Koch-Institut, Berlin, 2015.
4. Herold, G. (Hrsg.): Innere Medizin 2017. Köln, 2016.
5. Füsgen, I.: Geriatrie. Band 1. Kohlhammer Verlag, Stuttgart, 2004.
6. Zeyfang, A.; Hagg-Grün, U.; Nikolaus, T.: Basiswissen Medizin des Alterns und des alten Menschen. Springer Verlag, Berlin/Heidelberg, 2013.
7. Robert Koch-Institut: Infektionsepidemiologisches Jahrbuch für 2015. Berlin, 2016.
8. Largiadèr, F.; Saeger, H. D.; Keel, M.; Bruns, L.: Checkliste Chirurgie. Thieme Verlag, Stuttgart, 2016.

I 31

I/31.9 Erkrankungen des Harnsystems und Störungen des Wasser- und Elektrolythaushalts

> **Harnsystem:** System aus den harnbildenden **Nieren** sowie **Sammelrohren** der Nieren, **Nierenbecken, Harnleitern, Harnblase** und **Harnröhre** als **ableitenden Harnwegen.** Hauptaufgaben sind die Urinproduktion und -ausscheidung sowie die Regulation des Wasser-, Elektrolyt- und Säure-Basen-Haushalts. Außerdem Bildung der Hormone Renin und Erythropoetin sowie Umwandlung von Vitamin-D-Vorstufen in das aktive Hormon.

Erkrankungen des Harnsystems und Störungen des Wasser- und Elektrolythaushalts sind bei alten Menschen häufig. Zu erwähnen sind v. a. Harnwegsinfekte (→ Kap. I/32.3.4), Harninkontinenz (→ Kap. I/20.11), Dehydratation (Austrocknung → Kap. I/31.9.9) sowie das chronische Nierenversagen (→ Kap. I/31.9.12) durch das Zusammenspiel einer physiologisch nachlassenden Nierenfunktion mit lang einwirkenden äußeren Schädigungsfaktoren.

Für Altenpflegerinnen ist es eine große Herausforderung, alte Menschen mit Kontinenzstörungen zu begleiten. Neben der psychischen Belastung der Betroffenen kommt es häufig zum Abbruch sozialer Kontakte und zur Vereinsamung. Auch für Angehörige ist der Umgang mit Kontinenzstörungen oft problematisch. Durch die entstehenden Gerüche und Verunreinigung stellt sich nicht selten die Frage, ob die Betroffenen noch in ihrer Wohnung bleiben können.

Altenpflegerinnen identifizieren die für die Pflege relevanten Handlungsfelder bei den Erkrankungen des Harnsystems und Störungen des Wasser- und Elektrolythaushalts. Folgende Pflegediagnosen können sie häufig feststellen (→ Abb. I/31.9.1).

I/31.9.1 Beispiel eines Pflegeprozesses bei „Flüssigkeitsüberschuss"

> **Flüssigkeitsüberschuss:** Erhöhte isotonische Flüssigkeitsretension.

Mögliche Folgen eines **Flüssigkeitsüberschusses;** Beispiele für medizinische Diagnosen und andere Folgen:

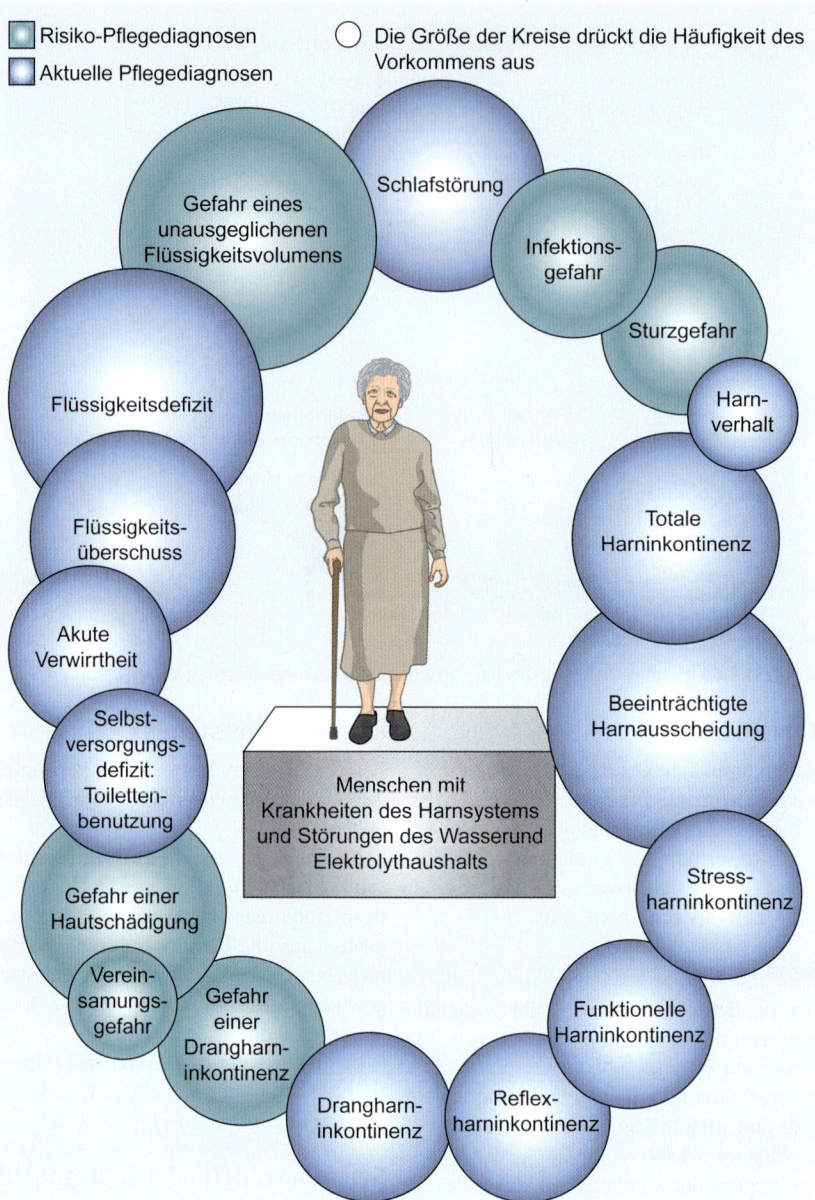

Risiko-Pflegediagnosen
Aktuelle Pflegediagnosen
Die Größe der Kreise drückt die Häufigkeit des Vorkommens aus

Gefahr eines unausgeglichenen Flüssigkeitsvolumens

Schlafstörung

Infektionsgefahr

Sturzgefahr

Flüssigkeitsdefizit

Harnverhalt

Flüssigkeitsüberschuss

Totale Harninkontinenz

Akute Verwirrtheit

Selbstversorgungsdefizit: Toilettenbenutzung

Beeinträchtigte Harnausscheidung

Menschen mit Krankheiten des Harnsystems und Störungen des Wasserund Elektrolythaushalts

Gefahr einer Hautschädigung

Stressharninkontinenz

Vereinsamungsgefahr

Gefahr einer Drangharninkontinenz

Funktionelle Harninkontinenz

Drangharninkontinenz

Reflexharninkontinenz

Abb. I/31.9.1 Häufige Pflegediagnosen im Zusammenhang mit der Versorgung von Menschen, die an Krankheiten des Harnsystems und Störungen des Wasser- und Elektrolythaushalts leiden. [L138]

- Bein- und Lungenödeme
- Rasche Gewichtszunahme
- Atemnot
- Thrombose
- Hypo- bzw. Hyperkaliämie.

S Fallbeispiel Stationär, Teil I

Kordelia Frese ist 75 Jahre alt und wohnt seit vielen Jahren in einem Einzelzimmer des „Seniorenzentrums Maxeberg". Sie fühlt sich soweit gesund und versorgt sich selbst.

Beim Treppensteigen verspürt sie allerdings schnell Atemnot und weiß, dass sie im ersten Stockwerk stehen bleiben muss, weil sie keine Luft mehr bekommt. Bei ihren täglichen Einkäufen im Supermarkt um die Ecke gerät sie ebenfalls schnell in eine Dyspnoe. Ärgerlich findet sie die Tatsache, dass sie nachts mindestens zweimal aufstehen muss, um zur Toilette zu gehen. Sie ist eine zuverlässige Frau und sucht immer wieder ihren Hausarzt auf. Der runzelt beim Blick auf die Laborergebnisse regelmäßig die Stirn und erklärt ihr, dass ihre Niere eingeschränkt arbeitet.

Pflegediagnostik

Bestimmende Merkmale

- Gewichtszunahme innerhalb eines kurzen Zeitraums
- Einfuhr übersteigt Ausfuhr
- Ödeme
- Veränderungen des Blutdrucks
- Veränderung des Atemmusters
- Kurzatmigkeit, Dyspnoe
- Veränderung des psychischen Zustands (Unruhe)
- Angst.

Beeinflussende Faktoren

- Beeinträchtigter Regulationsmechanismus
- Übermäßige Flüssigkeitszufuhr
- Übermäßige Natriumzufuhr (z. B. in Infusionen und Kochsalz).

❯❯ Medikamente wie Diuretika oder Digitalis sowie die Gabe von Elektrolyten beeinflussen den Flüssigkeitshaushalt in besonderer Weise. Über- bzw. Unterdosierung kann zu einem Flüssigkeitsüberschuss bzw. einem Flüssigkeitsmangel führen.

❯❯ **Vorsicht!**
Bei Auftreten von Atemnot und Unruhe verbunden mit Rasselgeräuschen besteht ein hohes Risiko für ein Lungenödem. In diesem Fall informieren Altenpflegerinnen umgehend den Arzt.

Ⓢ **Fallbeispiel Stationär, Teil II**

Eines Tages eilt die Altenpflegerin Hermine Brauer den Flur entlang. Kordelia Frese steht am Fenster, geht dann aber auf die Altenpflegerin zu und verwickelt diese in ein Gespräch. Sie berichtet über ihre Beine, die in jüngster Zeit stark geschwollen sind, über Atemnot, Herzklopfen und Abgeschlagenheit. Frau Brauer tröstet Frau Frese so gut sie kann. Sie beobachtet, dass die Bewohnerin offensichtlich kurzatmig ist und dass ihre Unterschenkel sehr dick sind. Sie rät Frau Frese dringend, ihren Hausarzt aufzusuchen. Zwei Tage später bestätigt der Arzt das Vorliegen einer Linksherzinsuffizienz und einer eingeschränkten Nierenfunktion. Er bittet Frau Brauer, sich um die Überwachung von Frau Frese zu kümmern, eine Restriktion der Flüssigkeitsmenge auf maximal 1,5 l pro Tag und eine natriumarme Diät umzusetzen.

Pflegetherapie

Mögliche Ziele/erwartete Ergebnisse festlegen

Der Pflegebedürftige:
- Zeigt ein stabiles Flüssigkeitsvolumen mit ausgeglichener Bilanz
- Hat ein stabiles Körpergewicht
- Kennt die verursachenden Faktoren
- Ist in der Lage, den Flüssigkeitszustand zu überwachen
- Verfügt über Kenntnisse bei der Gestaltung einer natriumarmen Ernährung
- Hat keine Ödeme.

Maßnahmen planen und durchführen

Die im Folgenden genannten Pflegemaßnahmen stellen eine Auswahl dar:
- Erfassen des Trinkverhaltens
- Erstellung einer Flüssigkeitsbilanz
- Tägliche Gewichtskontrolle
- Beobachtung auf Zeichen einer Dyspnoe
- Tägliche Messung des Beinumfangs (Ödem-Kontrolle)
- Häufiges erhöhtes Positionieren der Beine
- Tägliches Anlegen von Anti-Thrombose-Strümpfen (nach ärztlicher Anordnung)
- Information und Anleitung des Pflegebedürftigen zu den Zusammenhängen zwischen Krankheit, Therapie und Flüssigkeitshaushalt.

❯❯ Mit einer erhöhten Positionierung des Oberkörpers können Altenpflegerinnen dem Pflegebedürftigen Erleichterung bei Atemnot verschaffen. Durch eine Tiefpositionierung der Beine verstärken sich die Beinödeme. Altenpflegerinnen achten auf eine zielgerichtete und an die Situation angepasste Positionierung (→ Tab. I/17.13).

Pflegeevaluation

Mögliche Evaluationskriterien

Die im Folgenden genannten Pflegeergebnisse stellen eine Auswahl dar. Der Pflegebedürftige:
- Zeigt ein stabiles Flüssigkeitsvolumen mit ausgeglichener Bilanz
- Hat drei Kilo Gewicht innerhalb von zehn Tagen verloren
- Kennt die verursachenden Faktoren
- Ist in der Lage, den Flüssigkeitszustand zu überwachen
- Hat Schwierigkeiten, sich an die natriumarme Kost zu gewöhnen
- Weist deutlich geringere Ödeme auf.

Ⓢ **Fallbeispiel Stationär, Teil III**

Beispiel einer Pflegeplanung bei Flüssigkeitsüberschuss für Kordelia Frese

Pflegediagnostik	Pflegetherapie	
aktuelle Pflegediagnosen (aP), Risiko-Pflegediagnosen (RP), Einflussfaktoren/Ursachen (E), Symptome (S), Ressourcen (R)	Pflegeziele/erwartete Ergebnisse	Pflegemaßnahmen
- **aP:** Flüssigkeitsüberschuss - **E:** Beeinträchtigter Regulationsmechanismus - **E:** Deutliche Gewichtszunahme, Kurzatmigkeit, Dyspnoe, Veränderung des Bewusstseinszustands (Unruhe) - **R:** Pflegebedürftige bemüht sich um Kontakt mit Arzt und Altenpflegerin - **R:** Möchte wieder längere Strecken ohne Beschwerden gehen	- Stabiles Flüssigkeitsvolumen mit ausgeglichener Bilanz liegt vor - Ist in der Lage, den Flüssigkeitszustand selbst zu steuern - Körpergewicht ist um 5 kg reduziert - Kennt die verursachenden Faktoren - Die Ödeme sind zurückgegangen	- Tägliches Messen des Beinumfangs (Ödeme) - Zusammenhänge zwischen Krankheit, Therapie und Flüssigkeitshaushalt erläutern - Häufiges Hochlagern der Beine - Tägliche Gewichtskontrolle - Erstellen einer Flüssigkeitsbilanz - Überwachung der Flüssigkeitszufuhr

Ⓢ Fallbeispiel Stationär, Teil IV

Kordelia Frese fühlt sich inzwischen wesentlich wohler. Nachdem der Hausarzt ihr ein Diuretikum verschrieben hatte, musste sie häufig zur Toilette gehen und hat viel Urin ausgeschieden. Die Informationen von Hermine Brauer und die Mithilfe bei der Umsetzung des Diätplans sowie der Einfuhrkontrolle waren sehr hilfreich. Sie kann jetzt wieder ohne größere Beschwerden selber zum Einkaufen gehen.

I/31.9.2 Nieren

Lage und äußere Gestalt

Die **Nieren** (*Renes,* Einzahl *Ren* → Abb. I/31.9.2) liegen retroperitoneal beidseits der Wirbelsäule dicht unter dem Zwerchfell. Sie sind ca. 12 cm lang, 6 cm breit, 3 cm dick, 150 g schwer und bohnenförmig. Die rechte Niere steht wegen der darüber liegenden Leber etwas tiefer als die linke.

Im medialen Nierenrand liegt eine nischenförmige Vertiefung, die **Nierenpforte** (*Nierenhilum*). Hier treten Nierenarterie, Nierenvene, Nerven, Lymphgefäße und Harnleiter ein bzw. aus.

Eine derbe Bindegewebskapsel, eine Fettschicht und eine dünne Bindegewebshülle schützen die Niere vor Stößen und halten sie in ihrer Position.

Innerer Aufbau

Im Inneren der Niere befindet sich das **Nierenbecken** (*Pyelon*). Daran schließt sich das **Nierenmark** an. Ganz außen liegt die etwas hellere **Nierenrinde** (→ Abb. I/31.9.2).

Ausläufer der Rinde, **Nierensäulen** genannt, reichen hinunter bis zum Nierenbecken und unterteilen das Mark in kegelförmige **Markpyramiden.** Die Spitzen der Markpyramiden heißen **Nierenpapillen.** Jede Nierenpapille besitzt viele kleine Öffnungen, die in einen **Nierenkelch** münden.

Blutversorgung

- Nach ihrem Eintritt in die Niere teilt sich die **Nierenarterie** (*A. renalis*) mehrfach, bis schließlich in jedes **Nierenkörperchen** eine kleine Arteriole eintritt, das **Vas afferens** (*zuleitendes Gefäß*)
- Das Vas afferens verzweigt sich in ein knäuelartiges **Kapillargeflecht,** den *Glo-*

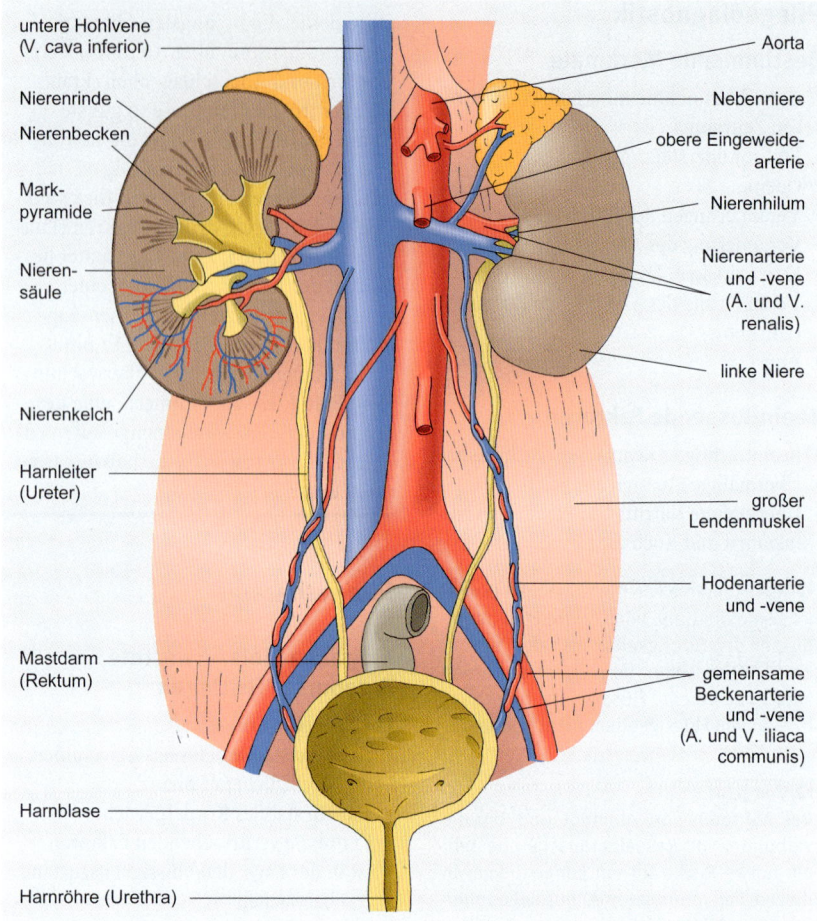

untere Hohlvene (V. cava inferior) — Aorta

Nierenrinde — Nebenniere

Nierenbecken — obere Eingeweidearterie

Markpyramide — Nierenhilum

Nierensäule — Nierenarterie und -vene (A. und V. renalis)

— linke Niere

Nierenkelch

Harnleiter (Ureter) — großer Lendenmuskel

— Hodenarterie und -vene

Mastdarm (Rektum) — gemeinsame Beckenarterie und -vene (A. und V. iliaca communis)

Harnblase

Harnröhre (Urethra)

Abb. I/31.9.2 Das Harnsystem besteht aus linker und rechter Niere, den beiden Harnleitern, der Harnblase und der Harnröhre. [L190]

merulus. Das Blut fließt durch den Glomerulus hindurch und über ein *ableitendes Gefäß* (**Vas efferens**) ab (→ Abb. I/31.9.3). Bei diesem Vas efferens handelt es sich als Besonderheit erneut um eine kleine Arteriole
- Das Vas efferens zweigt sich anschließend noch einmal in Kapillaren auf. Dieses zweite Kapillarnetz umgibt die Harnkanälchen, nimmt einen Großteil der filtrierten Substanzen auf und dient der Sauerstoff- und Nährstoffversorgung des Nierengewebes
- Das venöse Blut jeder Niere gelangt durch größer werdende Venen in die **Nierenvene** (*V. renalis*) und dann in die **untere Hohlvene** (*V. cava inferior*).

Nephron

Die Urinbildung erfolgt im **Nephron.** Jedes Nephron besteht aus einem Nierenkörperchen mit dazugehörigem **Harnkanälchen** (*Nierenkanälchen, -tubulus, Tubulusapparat*).

Mit zunehmendem Alter nimmt die Zahl der Nephrone ab auf ca. zwei Drittel mit 70 Jahren. 📖 1

Nierenkörperchen und Filtration

Ein Nierenkörperchen besteht aus dem Glomerulus und einem umgebenden „Becher", der **Bowman-Kapsel** (→ Abb. I/31.9.3). Deren **inneres Blatt** liegt direkt auf den Kapillarschlingen, das **äußere Blatt** bildet den eigentlichen Becher.

Wenn das Blut durch den Glomerulus fließt, wird durch den Blutdruck als wesentliche Kraft Flüssigkeit in den **Kapselraum** zwischen den beiden Blättern der Bowman-Kapsel abgepresst, der **Primärharn** (*Glomerulusfiltrat*). Durch den Filter aus Kapillarendothel, darunter liegender Basalmembran und innerem Blatt der Bowman-Kapsel können nur Wasser und kleinste Plasmabestandteile hindurchtreten. Blutzellen und die meisten Eiweiße werden zurückgehalten. Das Glomerulusfiltrat ist daher ein nahezu eiweißfreies **Ultrafiltrat.**

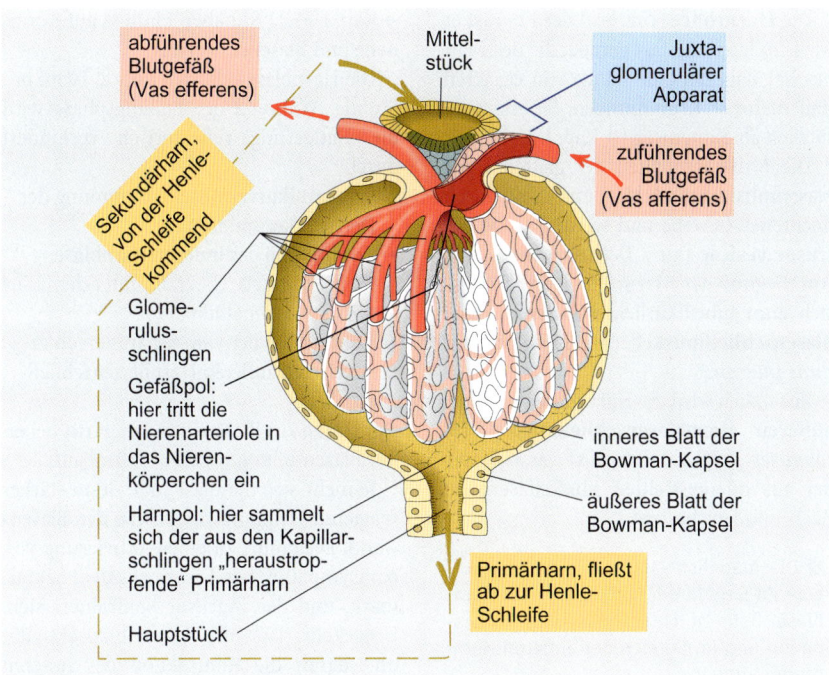

abführendes Blutgefäß (Vas efferens)

Mittelstück

Juxtaglomerulärer Apparat

zuführendes Blutgefäß (Vas afferens)

Sekundärharn, von der Henle-Schleife kommend

Glomerulusschlingen

Gefäßpol: hier tritt die Nierenarteriole in das Nierenkörperchen ein

Harnpol: hier sammelt sich der aus den Kapillarschlingen „heraustropfende" Primärharn

Hauptstück

inneres Blatt der Bowman-Kapsel

äußeres Blatt der Bowman-Kapsel

Primärharn, fließt ab zur Henle-Schleife

Abb. I/31.9.3 Feinbau eines Nierenkörperchens. [L190]

> **Glomeruläre Filtrationsrate** (*GFR*): Primärharnmenge, die von beiden Nieren pro Zeiteinheit gebildet wird. Beim gesunden jungen Erwachsenen ca. 120 ml pro Min. bei 1,73 m² Körperoberfläche entsprechend ca. 175 l/Tag. Langsames Absinken bereits ab ungefähr 25 Jahren, ab ca. 50 Jahren Abnahme der GFR pro Lebensjahrzehnt um mehr als 10 ml/Min. bezogen auf 1,73 m² Körperoberfläche. 📖 2
> **Clearance** (*Reinigung, Klärung*): Plasmamenge, die pro Zeiteinheit von einer bestimmten Substanzmenge befreit wird (z.B. *Kreatinin-Clearance*). Erlaubt Rückschlüsse auf die GFR und damit die Nierenleistung.

Harnkanälchen

Am **Harnpol** geht das äußere Blatt der Bowman-Kapsel in das **Harnkanälchen** (*Tubulus*) über (Abschnitte → Abb. I/31.9.4). Es zieht zunächst in Richtung Nierenmark und dann zurück zum Nierenkörperchen, wo es sich an das Vas afferens legt. Spezialisierte **Epitheloidzellen** des Vas afferens, die **Macula densa** aus Zellen des Mittelstücks und **extraglomeruläre Mesangiumzellen** bilden hier den **juxtaglomerulären Apparat.** Erst danach zieht das Harnkanälchen endgültig Richtung Nierenmark, um schließlich in ein **Sammelrohr** zu münden.

Aufgabe der Harnkanälchen ist die Rückresorption von Wasser, Natrium, Bikarbonat, Phosphat, Magnesium, Kalzium, Glukose, Eiweißen und Aminosäuren ins Blut. Den Verlust von 175 l Wasser täglich könnte sich der Körper gar nicht leisten! Umgekehrt werden auch Substanzen aus dem Blut aktiv in die Harnkanälchen abgegeben, etwa Wasserstoffionen und Harnsäure.

Die „Feineinstellung" der Natrium-, Kalium- und Wasserausscheidung erfolgt in Mittelstück und Sammelrohr unter dem Einfluss der Hormone Aldosteron und ADH (→ Kap. I/31.3.5, → Kap. I/31.3.3).

Hormonelle Aufgaben der Nieren

- Die Epitheloidzellen des juxtaglomerulären Apparats bilden **Renin** (Renin-Angiotensin-Aldosteron-System → Kap. I/31.6.6)
- In der Nierenrinde wird **Erythropoetin** (*EPO*) synthetisiert, das die Bildung roter Blutkörperchen im Knochenmark anregt (→ Kap. I/31.4.3)
- In der Haut unter Sonneneinstrahlung gebildetes oder mit der Nahrung aufgenommenes *Cholecalciferol* baut die Leber zur Speicherform *25-OH-Cholecalciferol* um. Dieses wird in den Nieren zum wirksamen **Vitamin-D-Hormon** (*Kalzitriol, 1,25-Dihydroxycholecalciferol*). Vitamin-D-Hormon erhöht die Kalziumresorption im Dünndarm, fördert die Tätigkeit der knochenaufbauenden Osteoblasten und steigert die Kalzium-Rückresorption in der Niere.

I/31.9.3 Ableitende Harnwege

Sammelrohre und Nierenbecken

Mit den **Sammelrohren** beginnen die ableitenden Harnwege. In den Sammelrohren werden noch geringe Mengen Wasser rückresorbiert. Der „fertige" **Urin** (*Harn, Sekundärharn*) fließt über die Nierenpapillen in die **Nierenkelche,** die sich zum **Nierenbecken** vereinigen.

Das Nierenbecken ist, wie der gesamte Harntrakt, mit Übergangsepithel (→ Kap. I/14.4.2) ausgekleidet. In der Wand des Nie-

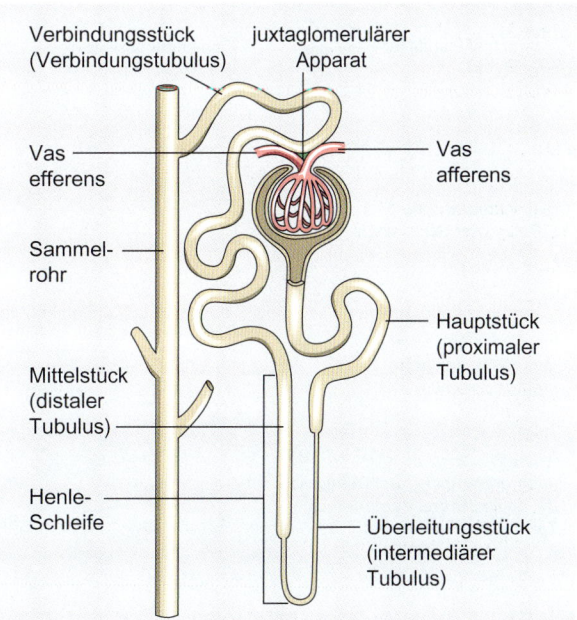

Verbindungsstück (Verbindungstubulus)

juxtaglomerulärer Apparat

Vas efferens

Vas afferens

Sammelrohr

Hauptstück (proximaler Tubulus)

Mittelstück (distaler Tubulus)

Henle-Schleife

Überleitungsstück (intermediärer Tubulus)

Abb. I/31.9.4 Nephron, Vas afferens und efferens in der Schemazeichnung. Die geraden Teile von Haupt- und Mittelstück sowie das dünne Überleitungsstück werden als Henle-Schleife zusammengefasst. [L190]

renbeckens liegen glatte Muskelfasern, die den Abtransport des Urins in die Harnleiter fördern.

Harnleiter

Das Nierenbecken verengt sich nach unten zum **Harnleiter** (*Ureter*). Die beiden ca. 3 mm dicken und 25–30 cm langen Schläuche ziehen retroperitoneal (hinter dem Bauchfell → Kap. I/31.8.2) ins kleine Becken und münden dort in die Harnblase.

Die Einmündungsstelle ist so in die Blasenwand eingefügt, dass sie als Ventil wirkt: Der Urin kann zwar von den Harnleitern in die Blase fließen, aber nicht zurück ins Nierenbecken.

> ❯❯ Vor allem an den drei **Harnleiterengen,** dem Abgang vom Nierenbecken, der Überkreuzung der Beckengefäße und dem Verlauf durch die Harnblasenwand, können sich Nierensteine einklemmen und zu Koliken führen.

Harnblase und Harnröhre

Die **Harnblase** (*Vesica urinaria*) speichert den Urin. Sie liegt vorn im kleinen Becken direkt hinter der Schambeinfuge. Das Dach der Harnblase wird vom äußeren Bauchfellblatt (→ Kap. I/31.8.2) bedeckt. Der hintere Teil der Blase grenzt bei der Frau an Scheide und Gebärmutter (→ Abb. I/31.9.5), beim Mann an Samenblasen und Mastdarm (→ Abb. I/31.10.7). Das maximale Fassungsvermögen der Harnblase beträgt etwa 800 ml.

Die **Harnröhre** (*Urethra*) der Frau ist etwa 4 cm lang und fast gerade, die des Mannes hat dagegen eine Länge von ca. 25 cm und mehrere Krümmungen. Sie dient zusätzlich als Samenweg (→ Kap. I/31.10.4).

Die Muskelschichten der glatten Harnblasenmuskulatur bilden ein stark durchflochtenes Gewebe und werden als **M. detrusor vesicae** (kurz *Detrusor*) bezeichnet. Am Beginn der Harnröhre verdicken sie sich zum unwillkürlichen **inneren Harnblasenschließmuskel** (*M. sphincter urethrae internus*).

Zusätzlich wird die Harnröhre durch den **äußeren Harnblasenschließmuskel** (*M. sphincter urethrae externus*) verschlossen, der aus quergestreiften Muskelfasern des Beckenbodens besteht.

> ❯❯ Die männliche Harnröhre hat drei Engen: Zu Beginn am Abgang aus der Harnblase, beim Durchtritt durch den Beckenboden und im Bereich der äußeren Harnröhrenöffnung.

Harnkontinenz und Miktion

> ❯❯ **Harnkontinenz:** Fähigkeit der Harnblase, Urin zu speichern sowie aufgrund willentlicher Steuerung abzugeben.
> **Miktion:** Harnlassen, Wasserlassen, Blasenentleerung.

Sowohl das vegetative Nervensystem als auch der Schamnerv (*N. pudendus*) aus dem Kreuzbeinnervengeflecht (Plexus sacralis

→ Kap. I/31.11.8) haben Einfluss auf Kontinenz und Blasenentleerung.

Die Harnblase füllt sich mit ca. 50 ml pro Stunde. Während der Füllungsphase wird die Entleerung reflektorisch verhindert durch:

- Sympathikusvermittelte Hemmung der Detrusorkontraktion
- Kontraktion des inneren Harnblasenschließmuskels, ebenfalls unter dem Einfluss des Sympathikus
- Kontraktion des vom Schamnerven innervierten äußeren Harnblasenschließmuskels.

Der Drang zur Blasenentleerung tritt bei einer Blasenfüllung von 300–350 ml auf.

Je mehr sich die Blase füllt, desto stärker reagieren Dehnungsrezeptoren der Blasenwand. Dies führt zu einer Aktivierung von parasympathischen Fasern aus dem Sakralmark, und der Detrusor kontrahiert sich. Umgekehrt lässt die Sympathikusaktivität und damit die Kontraktion des inneren Harnblasenschließmuskels nach. Auch der willkürlich kontrollierbare äußere Harnblasenschließmuskel erschlafft und die Blase entleert sich.

I/31.9.4 Urin

Gewinnung von Mittelstrahlurin → Kap. I/27.2.7
Sammeln von Urin → Kap. I/27.2.7

Täglich werden ca. 1–1,5 l Urin, verteilt auf 4–6 Miktionen, ausgeschieden. Normalerweise ist Urin klar-gelblich (gelblich durch *Urobilinogen,* ein Abbauprodukt des roten Blutfarbstoffs, → Kap. I/31.4.3). Der pH-Wert liegt je nach Ernährung bei 4,8–7,6; bei fleischreicher Kost ist der Urin sauer, bei vegetarischer alkalisch. Das spezifische Gewicht des Urins beträgt 1,001–1,035 (bezogen auf Wasser = 1).

Hauptbestandteil des Urins ist mit 95 % Wasser. Weitere Bestandteile sind u.a.:

- Harnstoff (aus dem Eiweißstoffwechsel)
- Kreatinin (aus dem Muskelstoffwechsel)
- Harnsäure (aus dem Purinstoffwechsel)
- Ionen (Natrium, Kalium, Kalzium, Magnesium, Chlorid)
- Phosphat
- Metaboliten abgebauter Medikamente
- Minimale Mengen an Zellen, z.B. Epithelien, rote und weiße Blutkörperchen.

> ❯❯ **Urinuntersuchungen**
> **Urinteststreifen** (→ Abb. I/31.9.6) ermöglichen eine rasche und kostengünstige Untersuchung z.B. auf Eiweiß, Glukose, rote und weiße Blutkörperchen und Ketonkörper.

Abb. I/31.9.5 Harnblase der Frau im Frontalschnitt (von vorn). [L190]

- rechter Harnleiter
- Einmündungsstelle des linken Harnleiters
- linker Harnleiter (Ureter)
- Peritoneum
- Blasendreieck ohne Fältelung der Schleimhaut
- glatte Muskulatur der Blasenwand (M. detrusor vesicae)
- innerer Harnblasenschließmuskel (M. sphincter urethrae internus)
- Austrittsstelle der Harnröhre
- Schambein (Os pubis)
- äußerer Harnblasenschließmuskel (M. sphincter urethrae externus; Teil des Beckenbodens)
- Harnröhre (Urethra)
- Scheidenöffnung

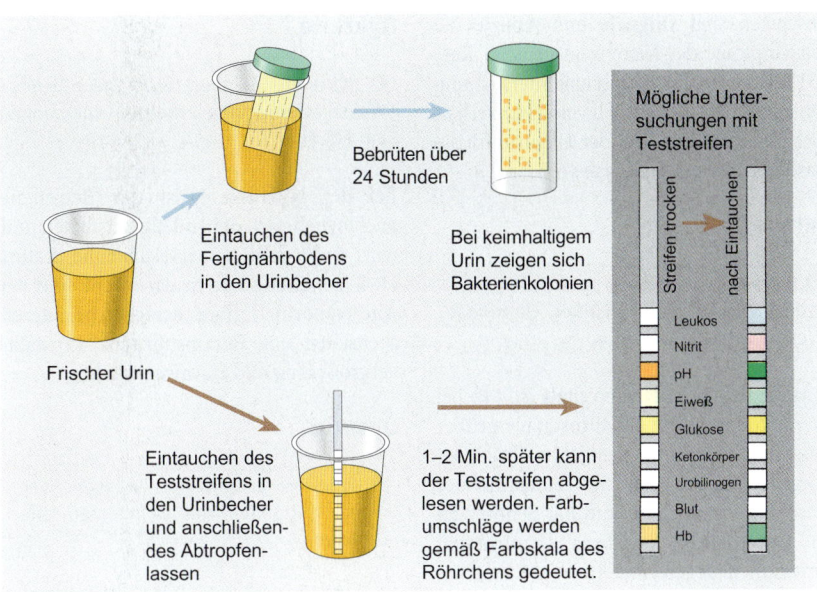

Mögliche Untersuchungen mit Teststreifen

Bebrüten über 24 Stunden

Eintauchen des Fertignährbodens in den Urinbecher

Bei keimhaltigem Urin zeigen sich Bakterienkolonien

Frischer Urin

Eintauchen des Teststreifens in den Urinbecher und anschließendes Abtropfenlassen

1–2 Min. später kann der Teststreifen abgelesen werden. Farbumschläge werden gemäß Farbskala des Röhrchens gedeutet.

Streifen trocken / nach Eintauchen

Leukos
Nitrit
pH
Eiweß
Glukose
Ketonkörper
Urobilinogen
Blut
Hb

Abb. I/31.9.6 Einfache Urinuntersuchungen. [L190]

Sie haben sich deshalb in der Erstuntersuchung, etwa bei Verdacht auf Harnwegsinfekte, durchgesetzt.

Zentrifugiert man Urin, so reichern sich die festen Bestandteile im Bodensatz an. Dieses **Urinsediment** (*Harnsediment*) kann mikroskopisch untersucht werden. Normal sind unter anderem verschiedene Kristalle, wenige rote und weiße Blutkörperchen und Harnwegsepithelien. **Zylinder** sind rollenförmige Verklumpungen, die „Ausgussmodelle" eines Harnkanälchens sind und somit aus den Nieren stammen. Ganz wenige Eiweißzylinder (*hyaline Zylinder*) sind normal, Zylinder aus roten und weißen Blutkörperchen hingegen immer krankhaft.

Bei Verdacht auf Harnwegsinfekt wird eine **Urinkultur** angelegt. Von Ausnahmen abgesehen genügen Fertignährböden, die nur in den Urin eingetaucht, in ihren Behälter zurückgesteckt und dann in den Brutschrank gestellt werden. Im Labor ist auch die Antibiotikatestung (*Antibiogramm* → Abb. I/32.10) möglich.

I/31.9.5 Wasserhaushalt

Bedeutung des Wassers für die Ernährung, Wasserein- und -ausfuhr → Kap. I/16.4
Flüssigkeitsbilanzierung → Kap. I/21.2.2

Der Körper ist auf einen ausgeglichenen **Wasserhaushalt** angewiesen, damit das innere Milieu (→ Kap. I/14.2.7) im Gleichgewicht bleibt und alle Stoffwechselprozesse regelrecht ablaufen. Eine ständige Regulation des Wasserhaushalts sorgt dafür, dass der Körper weder ausgetrocknet noch überwässert ist.

Rezeptoren im Hypothalamus messen ständig die Konzentration (genauer: Osmolalität) des Blutes, Dehnungsrezeptoren in den großen Venen und im rechten Vorhof den Füllungszustand der Gefäße. Diese und andere Informationen laufen im Hypothalamus zusammen. Bei Wassermangel wird aus dem Hypophysenhinterlappen ADH freigesetzt (→ Kap. I/31.3.3), das die Wasserrückresorption in Harnkanälchen und Sammelrohren steigert. Die Urinausscheidung verringert sich. Gleichzeitig kommt es bei erhöhter Blutkonzentration zu Durst.

Umgekehrt führt ein Wasserüberschuss beim Gesunden über ein Absinken der ADH-Sekretion zur Ausscheidung der überschüssigen Flüssigkeit mit dem Urin und Reduktion der Trinkmenge.

An der Regulation des Wasserhaushalts sind außerdem das Renin-Angiotensin-Aldosteron-System (→ Kap. I/31.6.6) und die natriuretischen Peptide (→ Kap. I/31.6.6) beteiligt.

> Beim alten Menschen beträgt der Wassergehalt des Körpers durchschnittlich nur noch 55 % im Vergleich zu 65 % in jungen Jahren. Zudem ist die Anpassungsfähigkeit der Nieren auf Änderungen im Wasserhaushalt vermindert. Beides zusammen führt zu einer höheren Ödem- wie Dehydratationsneigung des alten Menschen. 3

I/31.9.6 Elektrolythaushalt

Vor allem sechs **Elektrolyte** (in Wasser gelöste Ionen → Kap. I/14.2.4) liegen im Körper in höheren Konzentrationen vor:

- **Natrium (Na⁺).** Häufigstes und damit für den osmotischen Druck maßgebliches Kation (positiv geladenes Ion) im Extrazellulärraum. Normal 136–148 mmol/l (Plasma)
- **Kalium (K⁺).** Häufigstes Ion in den Zellen. Wichtige Rolle bei der Erregungsübertragung im Nervensystem und am Herzen. Normal 3,5–4,8 mmol/l (Plasma)
- **Kalzium (Ca⁺⁺).** Wesentlicher Bestandteil von Knochen und Zähnen. Entscheidende Rolle bei der Erregungsübertragung vom Nerv auf den Muskel und bei der Muskelkontraktion. Normal 2,1–2,6 mmol/l (Plasma)
- **Magnesium (Mg⁺⁺).** Bestandteil von Enzymen, dämpft die Muskelerregbarkeit. Normal 0,7–1 mmol/l (Plasma)
- **Chlorid (Cl⁻).** Häufigstes und damit für den osmotischen Druck entscheidendes Anion (negativ geladenes Teilchen) im Extrazellulärraum. Normal 96–110 mmol/l (Plasma)
- **Anorganisches Phosphat (HPO₄³⁻).** Knochenmineral, Baustein von ATP (→ Kap. I/14.2.5) und Zellmembranen, Puffer (→ Kap. I/14.2.7). Normal 0,8–1,5 mmol/l (Plasma).

I/31.9.7 Säure-Basen-Haushalt

Blut-pH-Wert und Puffersysteme

Der Organismus muss den Blut-pH zwischen 7,35 und 7,45 konstant halten, damit alle Stoffwechselreaktionen optimal ablaufen.

Für die Konstanthaltung sorgen **Puffersysteme** im Blut, die Lungen und die Nieren (→ Kap. I/14.2.7). Das wirkungsvollste Puffersystem im Blut ist der **Bikarbonat-Puffer** (*Kohlensäure-Bikarbonat-System*): Bikarbonationen (HCO₃⁻) binden „saure" Wasserstoffionen (H⁺) zu Kohlensäure (H₂CO₃). Kohlensäure zerfällt in „neutrales" Wasser (H₂O) und Kohlendioxid (CO₂). Kohlendioxid kann über die Lunge abgeatmet werden, dadurch vermindert sich die Menge der sauren Substanzen im Körper. Langsamer funktioniert die Regulierung über die Nieren, die die Ausscheidung von H⁺ und Bikarbonat verändern.

Azidose und Alkalose

Durch Überlastung der Puffersysteme kann es zu **Azidose** (pH < 7,35) oder **Alkalose** (pH > 7,45) kommen. Sie haben entweder **metabolische** (*stoffwechselbedingte*) oder **respiratorische** (*atmungsbedingte*) Ursachen:

- Eine **metabolische Azidose** entsteht durch Anhäufung saurer Stoffwechselprodukte, z.B. beim massiv entgleisten Diabetes mellitus durch vermehrte Produktion von Ketonkörpern (*Ketoazidose*)
- Eine **metabolische Alkalose** entwickelt sich am häufigsten durch starke Verluste von Magensäure infolge von gehäuftem Erbrechen oder nach Magendrainagen
- Zu einer **respiratorischen Azidose** kommt es bei Lungenfunktionsstörungen mit verminderter Abatmung von Kohlendioxid
- Eine **respiratorische Alkalose** tritt auf, wenn übermäßig Kohlendioxid abgeatmet wird. Eine solche **Hyperventilation** ist am häufigsten psychisch bedingt (→ Kap. I/31.7.11).

> **Hinweise zu gesundheitsförderndem Verhalten**
>
> Für die Aufrechterhaltung der Organfunktionen und des Wohlbefindens ist eine Flüssigkeitszufuhr von ca. 1–1,5 l täglich notwendig. Schwitzen, sei es bei körperlicher Anstrengung, Hitze oder Fieber, macht ebenso einen „Zuschlag" erforderlich wie etwa Durchfälle.
> Alte Menschen trinken nicht selten zu wenig. Dabei spielen mehrere Faktoren zusammen. So ist das Durstempfinden alter Menschen verringert. Während sich ein junger Mensch beim Trinken unbesorgt nach seinem Durst richten kann, müssen alte Menschen bewusst mehr trinken, als sie eigentlich möchten. Dies fällt ihnen umso schwerer, als dass es früher nicht üblich war, „literweise Wasser zu trinken". Dagegen wurde viel häufiger Suppe gegessen. Manche alte Leute trinken zudem bewusst zu wenig, weil sie nicht so oft zur Toilette gehen möchten, etwa weil sie Probleme haben, diese schnell genug zu erreichen.

I/31.9.8 Leitbeschwerden und -befunde bei Erkrankungen des Harnsystems

Leitbeschwerden

Oligurie und Anurie

> **Oligurie:** Verminderung der Harnausscheidung auf 100–500 ml täglich.
> **Anurie:** Verminderung der Harnausscheidung unter 100 ml täglich.

Bei alten Menschen ist eine geringe Harnausscheidung durch Dehydratation (Austrocknung) häufig. Wird der Flüssigkeitsmangel behoben, steigt die Urinmenge von selbst.

Ansonsten sind **Oligurie** und **Anurie** die Leitsymptome des Nierenversagens (→ Kap. I/31.9.12). Durch Ultraschalluntersuchung können sie minutenschnell vom Harnverhalt abgegrenzt werden (bei der Oligurie ist die Blase leer, beim Harnverhalt voll).

Harnverhalt

> **Harnverhalt** (*Harnretention*): Unvermögen, trotz prall gefüllter Harnblase Wasser zu lassen.

Ursache für einen **Harnverhalt** ist z.B. bei älteren Männern oft eine Prostatavergrößerung mit Verlegung der Harnröhre. Der Pflegebedürftige wird mit zunehmender Blasenfüllung unruhig und hat Schmerzen im Unterbauch. Ständiges Urintröpfeln spricht nicht gegen einen Harnverhalt, da es hierzu auch durch „Überlaufen" der maximal gefüllten Blase (*Überlaufinkontinenz* → Kap. I/20.11) kommen kann.

> **Vorsicht!**
> Bei liegendem Blasenverweilkatheter an die Möglichkeit einer Katheterverstopfung oder -abklemmung denken.

Polyurie

> **Polyurie:** Erhöhung der Urinmenge auf mehr als 2,5 l täglich, in Extremfällen auf 10–20 l täglich.

Häufigste Ursache einer **Polyurie** beim älteren Menschen ist die Hyperglykämie (hoher Blutzucker) beim Diabetes mellitus (→ Kap. I/31.3.11). Dabei scheiden die Nieren große Mengen Glukose aus, was nur mit viel Flüssigkeit möglich ist. Als Reaktion auf die Polyurie verspürt der Betroffene starken Durst und versucht, durch **Polydipsie** (*vermehrtes Trinken*) den hohen Flüssigkeitsverlust auszugleichen.

Pollakisurie

> **Pollakisurie:** Häufiger Harndrang mit jeweils nur geringer Urinmenge; in der Regel ist die Urinmenge über 24 Stunden normal.

Häufige Ursachen einer **Pollakisurie** sind bei Frauen Harnwegsinfekte (→ Kap. I/32.3.4) und bei älteren Männern die Prostatavergrößerung (→ Kap. I/31.10.9). Typischerweise berichtet der Betroffene, dass er „ständig auf die Toilette müsse, aber immer nur für ein paar Tropfen".

Nykturie

> **Nykturie:** Vermehrtes nächtliches Wasserlassen ohne erhöhte Trinkmenge am Abend.

Bei der **Nykturie** muss der Betroffene nachts mehrfach die Toilette aufsuchen und wird dadurch in seiner Nachtruhe gestört (1–2 Toilettengänge in der Nacht sind bei Älteren normal). Hauptursachen bei älteren Menschen sind Herzinsuffizienz, Prostatavergrößerung und Harnwegsinfekte.

Dysurie

> **Dysurie:** Erschwertes Wasserlassen, meist verbunden mit Schmerzen oder Brennen.

Ist ein Harnwegsinfekt die Ursache der **Dysurie,** liegt oft gleichzeitig eine Pollakisurie vor. Tumoren der unteren Harnwege verursachen ebenfalls häufig ein unangenehmes Gefühl oder Schmerzen beim Wasserlassen.

Leitbefunde

Bei Beschwerdefreiheit können einfache Teststreifenuntersuchungen (→ Abb. I/31.9.6) oft wegweisende Befunde aufdecken:

- **Hämaturie.** Krankhafte Ausscheidung von roten Blutkörperchen mit dem Urin, d. h. mehr als 5 Erythrozyten/µl Urin. Unterteilt in die nur mittels Urinuntersuchung nachweisbare **Mikrohämaturie** und die mit bloßem Auge sichtbare **Makrohämaturie** (ab ca. 1 ml Blut/l Urin). Hauptursachen Nieren- bzw. Blasenentzündungen, Tumoren, Steine. Bei Frauen kann eine Hämaturie durch gynäkologische Blutungen vorgetäuscht werden

> **Vorsicht!**
> Jede Hämaturie muss abgeklärt werden, auch wenn sie von selbst wieder aufgehört hat.

- **Leukozyturie.** Krankhafte Ausscheidung von weißen Blutkörperchen mit dem Urin, d. h. mehr als 10 Leukozyten/µl Urin. Extremform **Pyurie** (*Eiterharn*). Häufigste Ursache Harnwegsinfekte (→ Kap. I/32.3.4)
- **Proteinurie.** Ausscheidung von Eiweiß im Urin über 150 mg/24 Std. Gering und vorübergehend z.B. bei Fieber oder starker körperlicher Anstrengung. Ausscheidung über 1,5 g täglich immer krankhaft (Nieren- oder bestimmte Bluterkrankungen). Sonderform **Mikroalbuminurie** mit

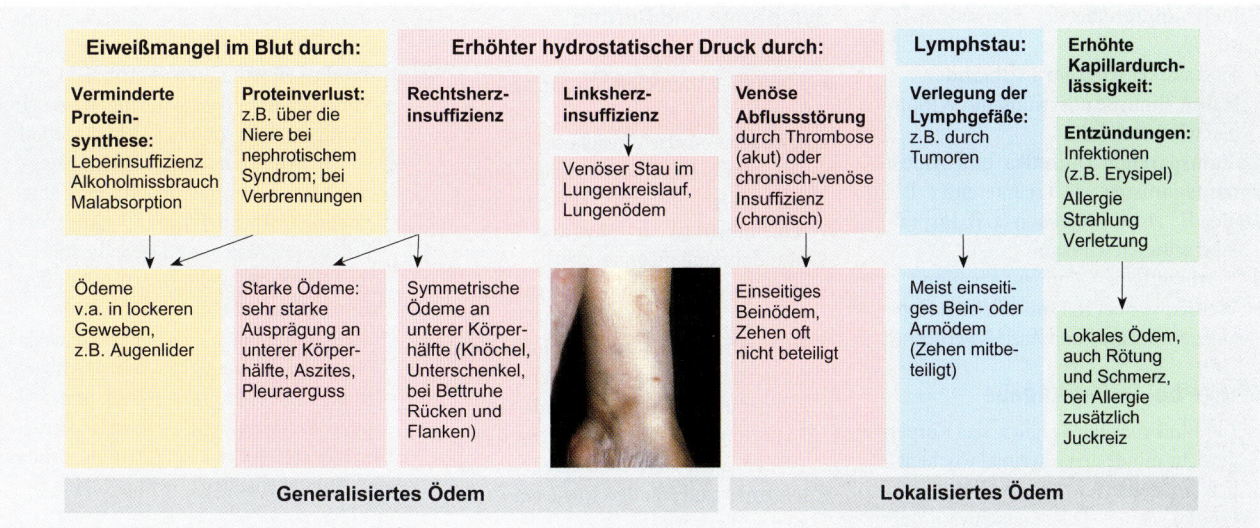

Eiweißmangel im Blut durch:		Erhöhter hydrostatischer Druck durch:			Lymphstau:	Erhöhte Kapillardurchlässigkeit:
Verminderte Protein-synthese: Leberinsuffizienz Alkoholmissbrauch Malabsorption	**Proteinverlust:** z.B. über die Niere bei nephrotischem Syndrom; bei Verbrennungen	**Rechtsherz-insuffizienz**	**Linksherz-insuffizienz** ↓ Venöser Stau im Lungenkreislauf, Lungenödem	**Venöse Abflussstörung** durch Thrombose (akut) oder chronisch-venöse Insuffizienz (chronisch)	**Verlegung der Lymphgefäße:** z.B. durch Tumoren	**Entzündungen:** Infektionen (z.B. Erysipel) Allergie Strahlung Verletzung
Ödeme v.a. in lockeren Geweben, z.B. Augenlider	Starke Ödeme: sehr starke Ausprägung an unterer Körper-hälfte, Aszites, Pleuraerguss	Symmetrische Ödeme an unterer Körper-hälfte (Knöchel, Unterschenkel, bei Bettruhe Rücken und Flanken)		Einseitiges Beinödem, Zehen oft nicht beteiligt	Meist einseiti-ges Bein- oder Armödem (Zehen mitbe-teiligt)	Lokales Ödem, auch Rötung und Schmerz, bei Allergie zusätzlich Juckreiz
Generalisiertes Ödem					**Lokalisiertes Ödem**	

Abb. I/31.9.7 Übersicht über die wichtigsten Ursachen von Ödemen. [M150]

Albuminausscheidung von 30–300 mg Albumin/24 Std., die Frühzeichen einer diabetes- oder bluthochdruckbedingten Nierenschädigung ist und mittels spezieller Teststreifen festgestellt werden kann
- **Bakteriurie:** Vorhandensein von Bakterien im Urin. Wegen der Möglichkeit einer Verunreinigung beim Gewinnen der Urinprobe erst bedeutsam bei mehr als 100 000 Bakterien/ml Mittelstrahlurin.

I/31.9.9 Störungen des Wasser- und Elektrolythaushalts

Ödeme

> **Ödem** *(Wassersucht)*: Ansammlung wässriger Flüssigkeit im Gewebe; kann lokal oder generalisiert auftreten.

Krankheitsentstehung

Beim Gesunden ist das Verhältnis zwischen dem Flüssigkeitsausstrom aus dem arteriellen Schenkel der Kapillaren ins Interstitium (Zwischenzellraum) und dem Einstrom im venösen Schenkel aus dem Interstitium ausgeglichen (→ Kap. I/14.3.6). Bei **Ödemen** verbleibt zu viel Flüssigkeit im Interstitium (Ursachen → Abb. I/.31.9.7).

Symptome und Befund

Geringe Wasseransammlungen im Gewebe werden in der Regel nicht bemerkt. Bei stärkeren Ödemen (→ Abb. I/.31.9.8) klagen Erkrankte über:
- Rasche Gewichtszunahme
- „Dicke Beine"
- Zunahme des Leibesumfangs
- Verquollenes Gesicht und Lidödeme.

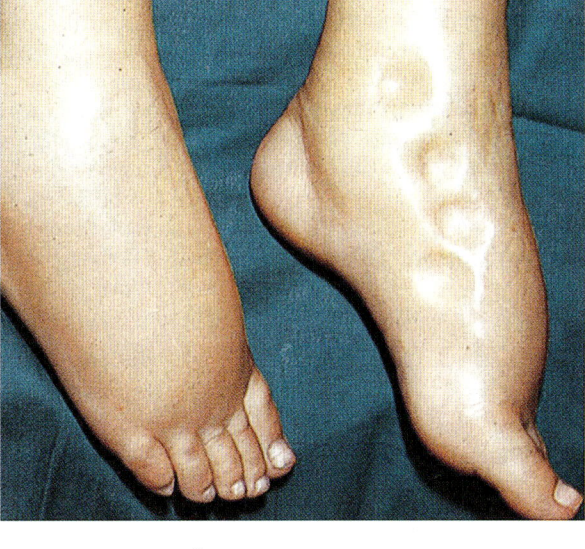

Abb. I/31.9.8 Ödeme der Füße. Auf Fingerdruck bilden sich Dellen, die nach Loslassen nur langsam verstreichen. [E436]

Behandlung

Ausgeprägte Ödeme werden durch die Gabe von **Diuretika** ausgeschwemmt. Wegen der dadurch erhöhten Thrombosegefahr ist häufig eine Low-Dose-Heparinisierung erforderlich. Oft sind eine salzarme Kost und Beschränkung der Flüssigkeitszufuhr (Arztanordnung) sinnvoll.

Gleichzeitig muss die Ursache beseitigt werden, da die Ödeme sonst sehr schnell erneut auftreten.

Diuretika

> **Diuretika:** Medikamente, die durch direkten Angriff an der Niere harntreibend *(diuretisch)* wirken.

Hauptanwendungsgebiete für **Diuretika** sind Bluthochdruck, Herzinsuffizienz und Ödeme. Die verstärkte Flüssigkeitsausscheidung senkt den Blutdruck, entlastet das Herz und schwemmt Wasseransammlungen im Gewebe aus.

Substanzen, Präparate und Wirkprinzipien

Diuretika hemmen in den Harnkanälchen die Rückresorption von Elektrolyten, vor allem Kochsalz, substanzabhängig aber auch von Kalium, Kalzium und Magnesium. Durch die erhöhte Elektrolytausschwemmung steigt osmotisch bedingt der Harnfluss. Es werden vor allem drei Gruppen unterschieden.

Thiazidabkömmlinge wie Hydrochlorothiazid (z.B. Esidrix®):
- Sind schwach bis mittelstark wirksam
- Haben als unerwünschte Wirkungen z.B. Hypokaliämie, Blutzucker- und Harnsäureanstieg.

Schleifendiuretika wie Furosemid (z.B. Lasix®):
- Sind stärker wirksam als Thiazide
- Haben ähnliche unerwünschte Wirkungen wie Thiazide.

Kaliumsparende Diuretika und **Aldosteronantagonisten** wie Triamteren (z. B. im Dytide H®) bzw. Eplerenon (z. B. Inspra®):
- Sind schwach wirksam
- Verringern die Kaliumausscheidung
- Werden v.a. bei Herzinsuffizienz, Hyperaldosteronismus und Aszites verordnet.

Pflege bei Diuretikagabe

- Der Blutdruck wird täglich, das Körpergewicht mindestens zweimal wöchentlich kontrolliert
- Eine zu schnelle Ödemausschwemmung (mehr als 500 g täglich) erhöht die Thrombosegefahr (bei starker Gewichtsabnahme Arzt verständigen)
- Altenpflegerinnen achten auf Zeichen einer Hypo- bzw. Hyperkaliämie sowie einer Dehydratation
- Der Pflegebedürftige nimmt die Diuretika am besten morgens, damit seine Nachtruhe nicht durch Toilettengänge gestört wird.

Dehydratation

> **Dehydratation** (*Unterwässerung, Volumendefizit*): Verminderung des Körperwassers.

Krankheitsursachen

Ursachen der **Dehydratation** sind entweder eine verminderte Flüssigkeitsaufnahme oder erhöhte Flüssigkeitsverluste (z.B. Erbrechen, Durchfälle, Schwitzen, Polyurie).

Je nachdem, ob das Blutnatrium erniedrigt, normal oder zu hoch ist, spricht man von **hypotoner, isotoner** oder **hypertoner Dehydratation.**

Uneinheitlich benutzt wird der Begriff **Exsikkose.** Mal wird er gleichbedeutend mit Dehydratation verwendet, mal bezeichnet er nur die hypertone Dehydratation, mal die klinischen Zeichen der Dehydratation wie eine trockene Zunge.

Ältere Menschen sind im Vergleich zu Jüngeren stärker dehydratationsgefährdet. Die Gründe sind ein prozentuell geringerer Wasseranteil des Organismus, vermindertes Durstgefühl, geringere Fähigkeit der Nieren, den Urin zu konzentrieren und insgesamt verlangsamte Regulationsmechanismen.

Symptome und Befund

Leitsymptome sind:
- Durst (bei Älteren oft nur gering ausgeprägt)
- Schwäche, Antriebslosigkeit
- Trockene Schleimhäute, rissige Zunge mit borkigen Belägen. Trockene Mundschleimhaut ist allerdings auch bei Mundatmung möglich
- „Stehende" Hautfalten. Hebt man mit Daumen und Zeigefinger eine Hautfalte ab, verstreicht diese nicht sofort wieder, sondern bleibt erst einmal stehen. Wegen des altersbedingt verminderten Spannungszustands der Haut ist dieser Test bei alten Menschen gerade an Unterarmen und Händen sowie bei Kachexie nicht zuverlässig
- Verminderter Achselschweiß („pudertrockene" Achsel beim Tasten – sehr zuverlässig)
- Ausscheidung von wenig, aber stark konzentriertem, dunklem Urin (bis zur Anurie)
- Zunehmende Herzfrequenz, niedriger werdender Blutdruck. Durch den niedrigen Blutdruck Schwindel mit erhöhter Sturzneigung
- Obstipation
- Verwirrtheit, Bewusstseinstrübung
- Evtl. Fieber.

Behandlung und Pflege

Flüssigkeitsbedarf → Kap. I/16.4

In leichten Fällen kann das Flüssigkeitsdefizit durch ausreichendes Trinken (2–4 l täglich) behoben werden. Dies ist allerdings bei alten Menschen und insbesondere bei Demenzkranken nicht einfach.
- Getränk so hinstellen, dass der alte Mensch es gut erreicht und selbstständig trinken kann

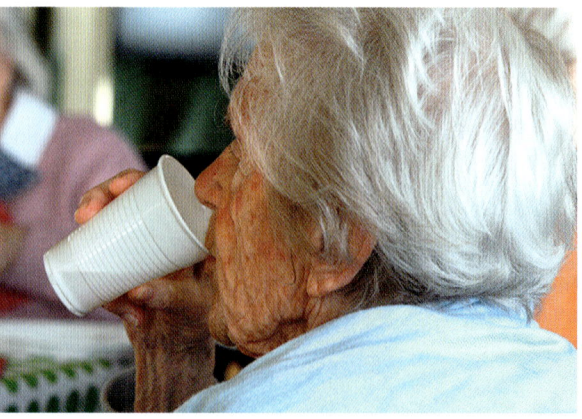

- Immer wieder Getränk anbieten. Auch Angehörige bitten, immer wieder zum Trinken zu animieren (→ Abb. I/31.9.9)
- Vorlieben des Pflegebedürftigen berücksichtigen. Bei hypotoner Dehydratation ist z.B. Brühe (aus Brühwürfeln) geeignet, bei isotoner und hypertoner Dehydratation (Mineral-)Wasser, Kräuter- oder Früchtetee. Mag der Pflegebedürftige diese Getränke nicht, fragen Altenpflegerinnen, was er lieber trinken würde, denn besser ein „ungesundes" Getränk als gar keins. Flüssigkeit kann darüber hinaus z.B. in (dünnen) Grießsuppen oder Wackelpudding „versteckt" werden. Des Weiteren führen die Altenpflegerinnen eine Flüssigkeitsbilanz (→ Kap. I/21.2.2).

> Sehr heiße Sommermonate führen die Bedeutung der **Dehydratationsprophylaxe** in der Altenpflege besonders eindrücklich vor Augen. Prinzipiell gilt für die Betreuer alter Menschen:
> - Hitzewarnungen z.B. der Gesundheitsämter oder des Deutschen Wetterdienstes (www.dwd.de) beachten
> - Trinkmenge bei zu erwartender Hitze steigern. Bei Pflegebedürftigen mit Trinkmengenbeschränkung vorher mit dem Hausarzt klären, wie die Trinkmenge angepasst werden soll
> - Raumtemperaturen möglichst niedrig halten, Bewohnern Schatten ermöglichen
> - Anstrengende Tätigkeiten reduzieren und auf den Vormittag und späten Nachmittag legen.

Reicht das Trinken nicht aus, kann gerade bei alten Menschen Flüssigkeitsgabe über eine subkutane Infusion sinnvoll sein. In schweren Fällen muss der Erkrankte Infusionen erhalten, die genau auf die Elektrolytstörung abgestimmt sind. Die Prognose hängt von Ursache und Schweregrad der Störung ab.

Abb. I/31.9.9 Manchmal müssen Altenpflegerinnen pflegebedürftige Menschen immer wieder ermuntern genügend zu trinken. [J787]

Hyperhydratation

> **Hyperhydratation** (*Überwässerung, Volumenüberlastung*): Wasserüberschuss im Organismus.

Krankheitsursachen

Hauptursache der **Hyperhydratation** alter Menschen ist wohl die Herzinsuffizienz, gefolgt von Nierenerkrankungen und Leberzirrhose. Auch ärztliche Maßnahmen, v.a. zu viele Infusionen oder Langzeiteinnahme von Glukokortikoiden, können zur Hyperhydratation führen.

Je nach Natriumkonzentration im Blut (erniedrigt, normal oder erhöht) werden **hypotone, isotone** und **hypertone Hyperhydratation** unterschieden.

Symptome und Befund

Symptome der Hyperhydratation sind:
- Gewichtszunahme und Ödeme
- Abgeschlagenheit
- Dyspnoe und Herzklopfen
- Pralle, glänzende Haut und gestaute Halsvenen
- Möglicherweise ZNS-Symptome (Verwirrtheit, Krampfanfälle, Bewusstseinsstörungen).

Behandlung und Pflege

Neben der Behandlung der Grunderkrankung ist eine Einschränkung der Flüssigkeitszufuhr und oft auch der Salzaufnahme mit der Nahrung erforderlich. Reicht dies nicht aus, erfolgt eine Behandlung mit Diuretika oder, in schweren Fällen, eine Dialyse oder Hämofiltration.

Neben der Flüssigkeitsbilanzierung steht in der Pflege die Beachtung der diätetischen Vorschriften im Vordergrund.

Störungen des Kaliumhaushalts

Hypokaliämie

Eine **Hypokaliämie** (*zu niedriger Blutkaliumspiegel*) ist bei alten Menschen häufig. Ursächlich stehen die Einnahme von Diuretika oder Abführmitteln, Durchfälle und Erbrechen im Vordergrund.

Klinisch zeigt sich eine Hypokaliämie durch:
- Müdigkeit, evtl. Verwirrtheit
- Muskelschwäche bis zu Lähmungen
- Obstipation bis zum paralytischen Ileus
- Herzrhythmusstörungen bis zum Kammerflimmern.

Meist reichen das Beseitigen der Ursache (v.a. Absetzen oder Umstellen der Medikamente), der Verzehr kaliumreicher Nahrungsmittel (z.B. Bananen, Trockenobst, Obstsäfte) und die orale Gabe von Kaliumpräparaten (z.B. Kalinor® Brausetabletten).

Hyperkaliämie

Hauptursache der **Hyperkaliämie** (*zu hoher Blutkaliumspiegel*) ist die Niereninsuffizienz (→ Kap. I/31.9.12), v.a. in Verbindung mit der Einnahme kaliumsparender Diuretika oder ACE-Hemmern.

Wegweisende Beschwerden sind:
- Parästhesien um den Mund, Pelzigwerden der Zunge
- Muskelschwäche, Muskelzuckungen
- Bradykarde Herzrhythmusstörungen bis zum Herzstillstand.

Bei leichter bis mäßiger Hyperkaliämie reichen Absetzen ursächlicher Medikamente, Verzicht auf kaliumreiche Lebensmittel, Gabe von Schleifendiuretika und Natriumbikarbonat i. v. sowie Entfernung des Kaliums durch Kationenaustauscherharze wie Resonium® (tauschen im Darm Natrium gegen Kalium aus). Ansonsten muss dialysiert werden.

Störungen des Kalziumhaushalts

Hypokalzämie

Eine **Hypokalzämie** (*Kalziummangel*) hat ihre Ursache z.B. in hormonellen Störungen (Vitamin-D-Stoffwechselstörungen, Parathormonmangel), Malabsorption oder Gabe von Schleifendiuretika, z.B. Lasix®.

Akuter Kalziummangel führt zur **Tetanie** mit erhöhter Erregbarkeit von Nerven und Muskeln:
- Kribbeln und Pelzigkeitsgefühl, meist um den Mund
- Pfötchenstellung der Hände und Spitzfußstellung durch Muskelkrämpfe
- Krampfanfälle.

Chronischer Kalziummangel zeigt sich durch trophische Hautstörungen (trockene, rissige Haut), Haarausfall, Querrillen an den Nägeln und Osteomalazie (→ Kap. I/31.1.16).

Die Behandlung besteht in Kalziumgabe (kalziumreiche Ernährung mit Milch- und Milchprodukten, Kalziumbrausetabletten) sowie evtl. Substitution von Vitamin D. Kalziumgabe i.v. (bei Tetanie) muss wegen der Gefahr von Herzrhythmusstörungen sehr langsam und vorsichtig erfolgen.

Hyperkalzämie

Eine **Hyperkalzämie** (*zu hoher Blutkalziumspiegel*) ist in ca. 90 % durch bösartige Tumoren oder Nebenschilddrüsenüberfunktion verursacht.

Leichte Hyperkalzämien verlaufen oft symptomlos. Hauptbeschwerden sind ansonsten Muskelschwäche, Übelkeit, Erbrechen, Obstipation, Polyurie (gesteigerte Urinmenge) und Herzrhythmusstörungen.

> **Vorsicht!**
> Warnsymptome der lebensbedrohlichen **hyperkalzämischen Krise** sind massiv erhöhte Urin- und als Folge Trinkmengen, Erbrechen, Dehydratation, Fieber, Herzrhythmusstörungen und Bewusstseinsstörungen bis zum Koma.

Bei Tumoren werden Bisphosphonate und Glukokortikoide (erhöhen die Kalziumausscheidung und vermindern die Kalziumresorption) gegeben. Die Ernährung sollte möglichst kalziumarm sein (kalziumarme Mineralwässer, keine Milch und Milchprodukte). Die hyperkalzämische Krise wird im Krankenhaus (zusätzlich) mit Kalzitonin, forcierter Diurese mittels Schleifendiuretika und ggf. Dialyse behandelt.

I/31.9.10 Erkrankungen der Harnblase und Harnröhre

Harnwegsinfektion und Harnblasenentzündung

> **Harnwegsinfektion** (*Harnwegsinfekt, kurz HWI*): Ganz überwiegend bakterielle Entzündung der ableitenden Harnwege. Häufige Erkrankung alter Menschen.

Krankheitsentstehung

Harnwegsinfektionen sind fast immer bakterielle Infektionen. Meist wandern Darmbakterien aus dem Analbereich über die Harnröhre in die Harnblase und führen dort zu einer Entzündung.

Risikofaktoren sind:
- Allgemeine Abwehrschwäche, etwa bei Diabetes mellitus
- „Verschleppen" von Darmbakterien, z.B. infolge Fehlern bei der Intimhygiene (Säuberung des Anus von hinten nach vorn), Stuhlinkontinenz, aber auch Geschlechtsverkehr
- Geringe Flüssigkeitsaufnahme, sodass die Spülwirkung des Harns geringer ist
- Verengungen der Harnröhre, bei alten Männern oft durch Prostatavergrößerung

I
31

- Restharnbildung, etwa bei Blasenentleerungsstörung infolge Polyneuropathie, bei Männern auch durch Prostatavergrößerung, bei Frauen durch Gebärmuttersenkung
- Nierensteine
- Dauerkatheter.

Während in jüngeren Jahren Frauen wegen ihrer kurzen Harnröhre weitaus häufiger betroffen sind als Männer, gleicht sich die Häufigkeit von Harnwegsinfektionen bei Männern im Alter aufgrund der zunehmenden Risikofaktoren an die der Frauen an. Aus dem gleichen Grund steigt die Rate chronisch-rezidivierender Verläufe.

Symptome und Diagnostik

Klassische Zeichen der **Harnblasenentzündung** (*Zystitis*) sind Pollakisurie (→ Kap. I/31.9.8), Dysurie (→ Kap. I/31.9.8) und evtl. **Blasentenesmen** (krampfartige Schmerzen oberhalb des Schambeins). Bei alten Menschen ist das Bild sehr variabel von asymptomatischem Verlauf (mit Diagnose erst bei Komplikationen) über das typische Bild bis zur plötzlichen (Drang-)Inkontinenz.

Fieber, Rücken- und Flankenschmerzen zeigen eine Mitbeteiligung der oberen Harnwege an (→ Kap. I/31.9.12).

Die Diagnose wird durch Urinstreifentest (rote und weiße Blutkörperchen und meist auch Nitrit positiv), Urinsediment und -kultur gestellt.

Behandlung

Ein Harnwegsinfekt älterer Menschen wird fast immer mit Antibiotika behandelt. Präparate und Therapiedauer hängen vom Vorhandensein oder Nicht-Vorhandensein von Risikofaktoren für (schwere) Komplikationen ab.

Pflege und Information des Erkrankten

Folgende pflegerische Maßnahmen eignen sich sowohl bei einem bestehenden Harnwegsinfekt als auch zur **Zystitisprophylaxe:**

- Ausreichende Trinkmenge (1,5–2 l täglich)
- Evtl. Verzehr von Cranberry-Produkten (Wirkung umstritten)
- Sofortiges Aufsuchen der Toilette bei Harndrang, Kontinenzförderung
- Vermeiden von Kälte (z. B. angemessene Kleidung, nicht auf kalte Bänke setzen), bei bestehender Infektion nach Arztrücksprache Wärmeanwendung auf den Unterbauch
- Regelmäßiger Wechsel der Unterwäsche

- Richtige Intimhygiene (z.B. von vorne nach hinten wischen, zum Waschen pH-neutrale Präparate verwenden)
- Vermeiden von Blasendauerkathetern, hygienischer Umgang mit Blasendauerkathetern.

Harnblasenkarzinom

> **Harnblasenkarzinom:** Häufigster Krebs des Harntrakts, in 95 % **Übergangsepithelkarzinom** (*Urothelkarzinom*). Mit zunehmendem Lebensalter häufiger werdend, Männer häufiger betroffen als Frauen. 5-Jahres-Überlebensrate einschließlich In-situ-Karzinomen ca. 70 %. 📖 4

Krankheitsentstehung

Als Hauptrisikofaktor des **Harnblasenkarzinoms** gilt das Rauchen. Weitere Risikofaktoren sind u.a. bestimmte Industriechemikalien (aromatische Amine) und chronische Blasentzündungen. Viele Betroffene weisen aber keine Risikofaktoren auf.

Symptome, Befund und Diagnostik

Leitsymptom ist Blut im Urin ohne Schmerzen. Evtl. bestehen Beschwerden beim Wasserlassen. Die Diagnose wird durch **Blasenspiegelung** (*Zystoskopie*) mit Biopsie gesichert (→ Abb. I/31.9.10). Weitere Untersuchungen können zur Ausbreitungsbestimmung erforderlich sein.

Behandlung

Oberflächliche Harnblasenkarzinome werden ganz überwiegend in Vollnarkose durch die Harnröhre abgetragen (**transurethrale Resektion der Blase**, *TUR-B*). Oft werden danach der (frühere) Tuberkulose-Impfstoff BCG oder Zytostatika ein- oder mehrfach für einige Stunden über einen Blasenkatheter in die Harnblase eingebracht, um den häufigen Rezidiven vorzubeugen.

Ist der Tumor bereits in die Muskelschicht eingewachsen, wird bei Erkrankten in gutem Allgemeinzustand und kurativem Behandlungsziel die Harnblase einschließlich der Nachbarorgane entfernt (**radikale Zystektomie**). Danach muss operativ eine neue Harnableitung geschaffen werden. Bevorzugt werden *kontinente Harnableitungen:* Es wird aus einem Darmstück eine **Ersatzblase** geformt und mit der Harnröhre verbunden, sodass der Betroffene auf normalem Wege Wasser lassen kann, oder es wird ein **kontinentes Stoma** im Nabelbereich gebildet, das über einen Katheter entleert wird.

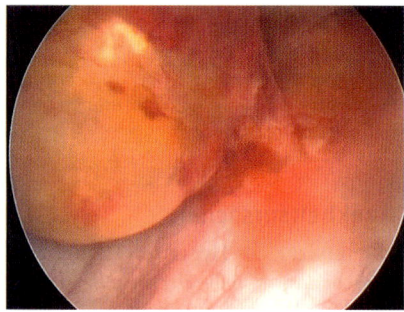

Abb. I/31.9.10 Zystoskopisches Bild eines Blasentumors. [F466]

Ist die große Operation aufgrund des Allgemeinzustands des Betroffenen nicht möglich, wird individuell entschieden, ob z.B. TUR, Laser-, Strahlen- oder Chemotherapie die Beschwerden am besten lindert.

I/31.9.11 Harninkontinenz

> **Harninkontinenz:** Unwillkürlicher Urinabgang. Bei alten Menschen sehr häufig – schätzungsweise 30 % aller über 65-Jährigen sind betroffen. 📖 5

Krankheitsentstehung und Einteilung

Die Ursachen der **Harninkontinenz** sind bei Frauen und Männern unterschiedlich: Bei Frauen dominieren Belastungs- und Dranginkontinenz, bei Männern Drang- und später oft Überlaufinkontinenz bei Prostatavergrößerung. Bei alten Menschen liegen nicht selten mehrere Ursachen gleichzeitig vor.

Belastungsinkontinenz

Bei einer **Belastungsinkontinenz** (*Stressinkontinenz*) verliert der Betroffene bei Druckerhöhungen im Bauch (z.B. durch Husten, Pressen) unwillkürlich Urin. Ursache ist ein verminderter Harnröhrenverschlussdruck, meist infolge Schwäche der Beckenbodenmuskulatur. Blasensensibilität und -motorik sind normal (kein Harndrang). Die Belastungsinkontinenz wird in drei Schweregrade eingeteilt (→ Tab. I/31.9.1).

Schweregrad	Symptomatik
Grad I	Urinabgang bei Husten, Niesen, Lachen
Grad II	Urinabgang bei Aufstehen, Treppensteigen, Laufen
Grad III	Urinabgang in Ruhe, beim Liegen

Tab. I/31.9.1 Schweregrade der Belastungsinkontinenz (nach Stamey). [G604]

Dranginkontinenz

Bei **Dranginkontinenz** (*Urge-Inkontinenz, überaktive Blase*) spüren die Betroffenen schon bei geringer Blasenfüllung plötzlich einen so starken, **zwanghaften Harndrang** (*imperativer Harndrang*), dass sie den Urin bis zum Erreichen einer Toilette nicht mehr zurückhalten können. Die Speicherfunktion der Blase ist gestört, die Blasenverschlussmechanismen als solche sind intakt.

Ursächlich sind:
- Reizzustände der Harnblasenschleimhaut (etwa infolge Blasenentzündung oder Prostatavergrößerung), sodass schon bei geringer Füllung sehr starker Harndrang entsteht
- Verminderte Detrusorhemmung durch das ZNS, etwa infolge Schlaganfällen
- Gesteigerte Detrusoraktivität
- Gestörtes Zusammenspiel zwischen Detrusor und Harnblasenschließmuskel.

❯❯ Auch eine Kombination aus Belastungs- und Dranginkontinenz kommt vor. Diese bezeichnet man als **Mischinkontinenz.**

Überlaufinkontinenz

Ein tropfenweiser ungewollter Urinabgang bei maximal gefüllter Harnblase kennzeichnet die **Überlaufinkontinenz.** Ursachen sind z.B. eine Prostatavergrößerung beim Mann, aber auch Nervenschädigungen etwa bei Diabetes.

Neurogene Inkontinenz

Beim alten Menschen selten ist die **neurogene Inkontinenz** (*Reflexinkontinenz*). Durch Rückenmarkschädigung ist die Blasenentleerung nicht mehr willkürlich regulierbar, sondern erfolgt nur noch über den erhaltenen Reflexbogen zwischen Blase und Sakralmark.

Extraurethrale Inkontinenz

Ein unwillkürlicher Urinabgang über Fisteln heißt **extraurethrale Inkontinenz.**

Funktionelle Inkontinenz

Bei der **funktionellen Inkontinenz** kann der Pflegebedürftige z.B. die Toilette aufgrund von Bewegungseinschränkungen nicht rechtzeitig erreichen oder hat infolge einer Demenz „vergessen", wie man die Toilette aufsucht.

Internet- und Lese-Tipp
Deutsche Kontinenz Gesellschaft e.V.: www.kontinenz-gesellschaft.de

Diagnostik und Behandlung

❯❯ Ein **Kontinenz-Assessment** ist Bestandteil jedes geriatrischen Assessments. Es sollte u.a. bei Aufnahme in eine Pflegeeinrichtung und danach in regelmäßigen Abständen erfolgen.

Die Basisdiagnostik umfasst Anamnese (einschließlich Miktionsprotokoll), Untersuchung, Urinuntersuchung und Ultraschalluntersuchung (einschließlich Restharnbestimmung durch Ultraschall vor und nach dem Wasserlassen). Beim **Pad-Test** (*Vorlagentest*) wird eine Vorlage gewogen, vom Pflegebedürftigen eine gewisse Zeit getragen und dann wieder gewogen. So kann der Harnverlust quantifiziert werden. Weitergehende Untersuchungen, z.B. urodynamische Untersuchungen (→ Abb. I/.37.9.11), schließen sich je nach Verdachtsdiagnose an.

Die Behandlung setzt bei alten Menschen oft an mehreren Punkten an:
- Medizinische Therapien, z.B.:
  – Behandlung einer Prostatavergrößerung oder einer Gebärmuttersenkung
  – Bekämpfung eines Harnwegsinfekts
  – Bei Belastungsinkontinenz evtl. α-Sympathomimeta (z.B. Gutron®, eigentlich gegen niedrigen Blutdruck) oder Duloxetin (z.B. Cymbalta®, eigentlich ein Antidepressivum)
  – Bei Dranginkontinenz evtl. Anticholinergika (z.B. Detrusitol®)

- Bei Frauen Östrogene (als Vaginalzäpfchen oder -creme), welche die Schließmuskelfunktion verbessern
- Beckenbodengymnastik. Ganz wesentlich ist sie bei Belastungsinkontinenz, sie zeigt aber auch bei der Dranginkontinenz Erfolge
- Blasen- und Toilettentraining (Kontinenztraining)
- Verschiedene Trainingsverfahren zur Unterdrückung des Harndrangs
- Optimale Umgebung, z.B. gute Erreichbarkeit einer Toilette, praktische Kleidung
- Gegebenenfalls Nutzung von Inkontinenzhilfsmitteln (→ Kap. I/20.11.2)
- Selten Einmalkatheterisierungen.

❯❯ **Vorsicht!**
Viele Inkontinente vermindern mehr oder minder bewusst ihre Trinkmenge, um so den psychisch belastenden Harnabgang zu „reduzieren". Als Konsequenz droht nicht nur eine Dehydratation (→ Kap. I/31.9.9), auch die Neigung zu Harnwegsinfekten nimmt zu.

I/31.9.12 Erkrankungen der Nieren und Harnleiter

Akute Pyelonephritis

❯❯ **Pyelonephritis** (*Nieren- und Nierenbeckenentzündung*): Ganz überwiegend bakterielle Infektion von Nierenbecken

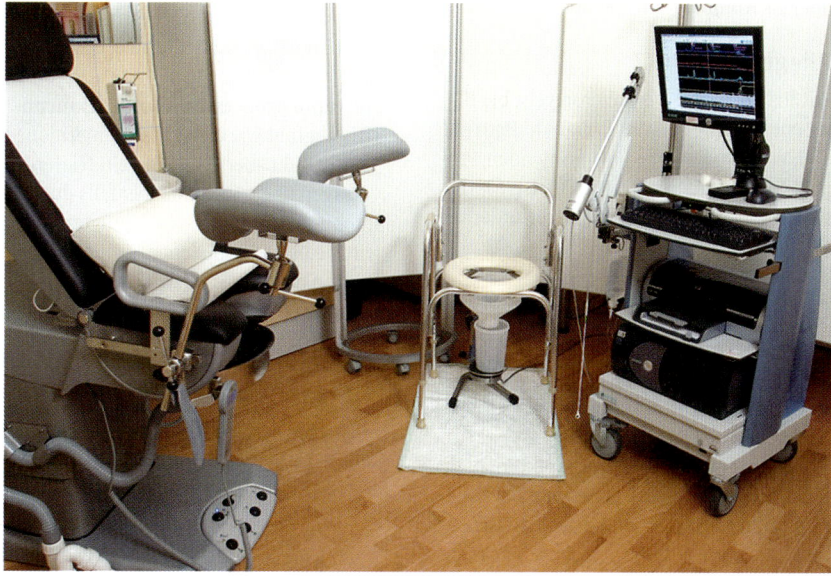

Abb. I/31.9.11 Urodynamische Untersuchungen sind oft zentral bei der Inkontinenzdiagnostik. Dazu gehören z.B. die Harnstrahlmessung durch Wasserlassen in ein spezielles Messgerät (*Uroflowmetrie*) oder Druckmessungen in Harnblase und Harnröhre mittels Katheter in Blase und Darm (*Urethradruckprofil*). Hier ein moderner Urodynamik-Messplatz mit Untersuchungsstuhl (links), „Toilette" für die Harnstrahlmessung (Mitte) und Monitor zur Betrachtung der Druck- und Muskelaktivitätskurven (rechts). [K115]

und Nierenparenchym (Nierenfunktionsgewebe), v.a. von Interstitium und Harnkanälchen.

Krankheitsentstehung

Die **akute Pyelonephritis** entsteht meist infolge einer Blasenentzündung, wenn die Erreger ins Nierenbecken aufsteigen.

Symptome, Befund und Diagnostik

Folgende drei Symptome weisen auf die Erkrankung hin:
- Klopfschmerz im Nierenlager
- Fieber, ggf. Schüttelfrost
- Dysurie.

> ❯❯ Bei alten Menschen ist die Symptomatik oft atypisch mit unklarem Fieber, Übelkeit, Erbrechen, Bauchschmerzen oder Verschlechterung des Allgemeinbefindens (Verfall, Verwirrtheit).

Neben Urinuntersuchung sind Blut- und Ultraschalluntersuchung zur Erfassung von Komplikationen und Risikofaktoren nötig.

> ❯ **Vorsicht!**
> Bei jeder Pyelonephritis besteht das Risiko der Keimeinschwemmung in die Blutbahn mit lebensbedrohlicher **Urosepsis.**

Behandlung

Es wird immer mit Antibiotika über mindestens zehn Tage behandelt, evtl. auch i. v. oder als Kombinationstherapie.

Pflege

Zusätzlich zu den Verhaltensregeln bei Blasenentzündung soll der Erkrankte Bettruhe einhalten, sodass alle entsprechenden Prophylaxen erforderlich sind. Oft ist das Erstellen einer Flüssigkeitsbilanz erforderlich (→ Kap. I/1.2.2).

Chronische Pyelonephritis

Ursache der **chronischen Pyelonephritis** sind ganz überwiegend nicht ausgeheilte bakterielle Harnwegsinfektionen, z.B. bei Abflussstörung des Urins.

Die Symptome sind uncharakteristisch: Der Erkrankte ist matt, appetitlos, hat Kopf- und dumpfe Rückenschmerzen. Zwischenzeitliche akute Schübe zeigen sich manchmal nur durch Fieber.

Wird die Ursache rechtzeitig beseitigt, ist die Prognose gut. Ansonsten führt die Zerstörung von Nierengewebe ganz langsam

über viele Jahre zur chronischen Niereninsuffizienz.

Glomerulopathien

> ❯ **Glomerulopathie:** Bezeichnung für Nierenerkrankungen unterschiedlicher Ursache mit Veränderungen der Nierenkörperchen (*Glomeruli*).

Glomerulopathien werden unterteilt in (→ Tab. I/31.9.2):
- **Nicht entzündliche** und **entzündliche Glomerulopathien**
- **Primäre Glomerulopathien** ohne und **sekundäre Glomerulopathien** mit fassbarer Grunderkrankung.

Glomerulonephritis

> ❯ **Glomerulonephritis:** Nichtinfektiöse Entzündung der Nierenkörperchen beider Nieren.

Krankheitsentstehung und Symptome

Bei der **akuten Glomerulonephritis** werden v. a. unterschieden:
- Die **akute postinfektiöse Glomerulonephritis** ist Folge einer Infektion, oft mit Streptokokken. Antigen-Antikörper-Komplexe lösen eine Entzündungsreaktion an den Nierenkörperchen aus. 1–4 Wochen nach der Infektion kommt es zu allgemeinem Krankheitsgefühl, Müdigkeit, Kopfschmerzen, Fieber, Hämaturie (Blut im Urin), Bluthochdruck und Ödemen
- Die **rapid progressive Glomerulonephritis** beginnt wie die akute Glomerulonephritis, geht aber schnell in ein Nierenversagen über. Sie kann ebenfalls durch Infektionen bedingt sein, häufiger aber tritt sie bei verschiedenen Systemerkrankungen oder aus unklarer Ursache (*idiopathisch*) auf.

Die **chronische Glomerulonephritis** verläuft schleichend mit Mikrohämaturie, Proteinurie, über Jahre langsam steigendem Blutdruck und zunehmenden Nierenfunktionsstörungen. Sie wird deshalb oft erst spät entdeckt. Die Ursache bleibt häufig unklar.

Diagnostik

Die Diagnostik umfasst neben Blut-, Urin- und Ultraschalluntersuchungen meist auch eine Nierenbiopsie zur Differenzierung.

Behandlung

Bei einer akuten postinfektiösen Glomerulonephritis wird Penicillin gegeben, die rapid progressive Glomerulonephritis spricht oft auf Glukokortikoide oder Immunsuppressiva wie Cyclophosphamid (etwa Endoxan®) an.

Bei der chronischen Glomerulonephritis wird die Diagnose meist zu spät für eine spezifische Behandlung gestellt.

Ganz wichtig in der symptomatischen Behandlung ist die Bluthochdruckbehandlung.

Pflege

Nach Entlassung aus dem Krankenhaus:
- Weiter Kontrollen v.a. von Blutdruck, Gewicht, Flüssigkeitsbilanz
- Diät und Trinkmenge je nach Krankheitsbild (Arztanordnung)
- Gegebenenfalls Thrombose-, Pneumonie-, Dekubitus- und Kontrakturenprophylaxe
- Achten auf das Einhalten der ärztlichen Kontrolltermine.

Prognose

Die Prognose hängt von Glomerulonephritisform, Möglichkeit und Zeitpunkt einer spezifischen Behandlung ab und ist bei alten Menschen insgesamt schlechter als bei jüngeren. Die chronische Glomerulonephritis schreitet langsam bis zum Nierenversagen fort.

	Primäre Glomerulopathie	Sekundäre Glomerulopathie
Entzündlich (Glomerulonephritis)	• Akute postinfektiöse Glomerulonephritis • Idiopathische rapid progressive Glomerulonephritis	• Nierenbeteiligung bei den verschiedenen Kollagenosen, z.B. Lupus erythematodes (→ Kap. I/31.1.14)
Nicht entzündlich	• Fokal-segmentale Glomerulosklerose	• Diabetische Glomerulopathie (diabetische Nephropathie) • Glomerulopathie bei Bluthochdruck (hypertensive Nephropathie)

Tab. I/31.9.2 Gliederung der Glomerulopathien (Auswahl). Bei alten Menschen dominieren die sekundären Glomerulopathien und dabei v.a. die diabetische und hypertensive Nephropathie.

Nephrotisches Syndrom

> **Nephrotisches Syndrom:** Sammelbezeichnung für verschiedene Erkrankungen, die mit massiven Eiweißverlusten über die Nieren und Ödemen aufgrund des Eiweißmangels einhergehen.

Krankheitsentstehung

Beim **nephrotischen Syndrom** wird der glomeruläre Filter (→ Kap. I/31.9.2) so durchlässig, dass es zu massiven Eiweißverlusten über den Urin kommt. Dadurch sinkt der kolloidosmotische Druck im Blut und Ödeme treten auf.

Die Ursachen sind vielfältig. Hauptursachen bei alten Menschen sind bestimmte Glomerulonephritiden und die diabetische Nephropathie.

Symptome, Befund und Diagnostik

Definierende Symptome des nephrotischen Syndroms sind:
- Ödeme, v.a. an Lidern, Gesicht („aufgedunsenes Aussehen") und Beinen
- Starke Proteinurie (> 3,5 g/Tag, in Extremfällen bis zu 50 g/Tag)
- Hypoproteinämie (zu wenig Eiweiß im Blut)
- Hyperlipoproteinämie (Blutfetterhöhung).

Die Diagnostik erfolgt im Wesentlichen wie bei Glomerulonephritis.

Behandlung

Zunächst sollte die auslösende Ursache möglichst beseitigt werden. Die weitere Therapie ist symptomatisch.

Pflege

Die pflegerischen Maßnahmen umfassen:
- Körperliche Schonung
- Kontrollen von Puls, Blutdruck, Flüssigkeitsbilanz, Gewicht und Temperatur (erhöhte Infektionsgefahr)
- Thromboseprophylaxe
- Trinkmengenbeschränkung nach Arztanordnung, kochsalzarme und leicht eiweißreduzierte Kost.

Internet- und Lese-Tipp
- Bundesverband Niere e.V.: www.bundesverband-niere.de
- Deutsche Gesellschaft für Nephrologie: www.dgfn.eu
- KfH Kuratorium für Dialyse und Nierentransplantation e.V.: www.kfh-dialyse.de

Akutes Nierenversagen

> **Akutes Nierenversagen** (*akute Niereninsuffizenz*): Plötzliche, prinzipiell reversible Abnahme der Nierenfunktion. Nach wie vor Gesamtsterblichkeit bis über 50 %, je nach Alter, Grund- und Begleiterkrankungen des Betroffenen. 📖📖 6
> **Harnpflichtige Substanzen:** Stoffe, die nur über die Nieren ausgeschieden werden. Bei Nierenversagen steigt entsprechend ihr Blutspiegel.
> Diagnostisch am wichtigsten sind
> - **Cystatin C** (normal ≤ 1 mg/l),
> - **Kreatinin** (normal ≤ 0,8 mg/dl bei Frauen, ≤ 1,1 mg/dl bei Männern)
> - **Harnstoff** (normal 10–50 mg/dl).
> Cystatin C steigt schon bei leichter Nierenfunktionsstörung, Harnstoff zuletzt. Bei alten Menschen kann außerdem trotz normalen Kreatininspiegels im Blut eine Nierenfunktionseinschränkung vorliegen, da der Kreatininspiegel von der Muskelmasse abhängt, die bei alten Menschen vermindert ist.

Krankheitsentstehung

Häufig ist das **prärenale Nierenversagen.** Zwar können die Nieren innerhalb weiter Blutdruckgrenzen das Glomerulusfiltrat konstant halten (*Autoregulation der Nieren*). Bei sehr niedrigem Blutdruck unter etwa 80 mmHg systolisch sinkt jedoch die Nierendurchblutung so stark, dass das Glomerulusfiltrat abnimmt und Zellen der Harnkanälchen absterben.

Das **(intra-)renale Nierenversagen** hat seine Ursache innerhalb der Niere, etwa in einer toxischen Schädigung der Harnkanälchen oder schwersten Glomerulonephritis.

Insbesondere bei älteren Männern von Bedeutung ist das **postrenale Nierenversagen.** Hier liegt primär eine Harnabflussstörung vor, z.B. durch Prostatavergrößerung. Wird diese nicht beseitigt, leiden die Nieren mit der Folge eines Nierenversagens (weitere Ursachen → Abb. I/31.9.12).

Symptome, Befund und Diagnostik

Stadien des akuten Nierenversagens → Abb. I/31.9.13

Leitsymptome des akuten Nierenversagens sind Oligo- und Anurie, Überwässerung mit hohem Blutdruck, Ödemen und Luftnot sowie Herzrhythmusstörungen (durch Hyperkaliämie) und Zeichen einer metabolischen Azidose.

Bereits bei Verdacht wird der Pflegebedürftige ins Krankenhaus eingewiesen. Immer erforderlich sind Urin-, Blut- und Ultraschalluntersuchungen, außerdem EKG und Röntgenaufnahmen der Lunge. Weitere Untersuchungen hängen z.B. von der vermuteten Ursache ab.

Behandlung

Die Therapie umfasst die Behandlung der Grunderkrankung und eine symptomatische Therapie u.a. mit Flüssigkeits- und Elektrolytbilanzierung und ggf. Nierenersatztherapie.

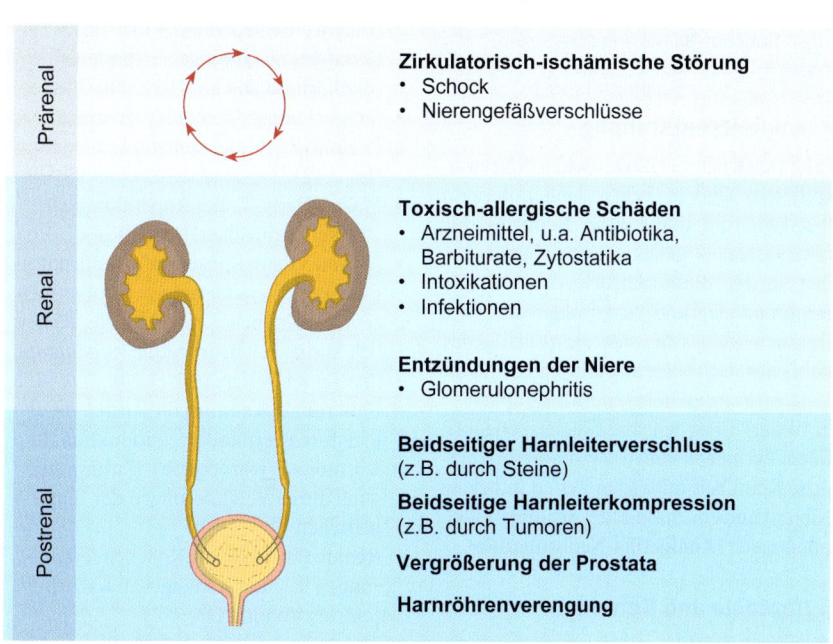

Prärenal

Zirkulatorisch-ischämische Störung
- Schock
- Nierengefäßverschlüsse

Renal

Toxisch-allergische Schäden
- Arzneimittel, u.a. Antibiotika, Barbiturate, Zytostatika
- Intoxikationen
- Infektionen

Entzündungen der Niere
- Glomerulonephritis

Postrenal

Beidseitiger Harnleiterverschluss (z.B. durch Steine)

Beidseitige Harnleiterkompression (z.B. durch Tumoren)

Vergrößerung der Prostata

Harnröhrenverengung

Abb. I/31.9.12 Mögliche Ursachen des Nierenversagens. [L190]

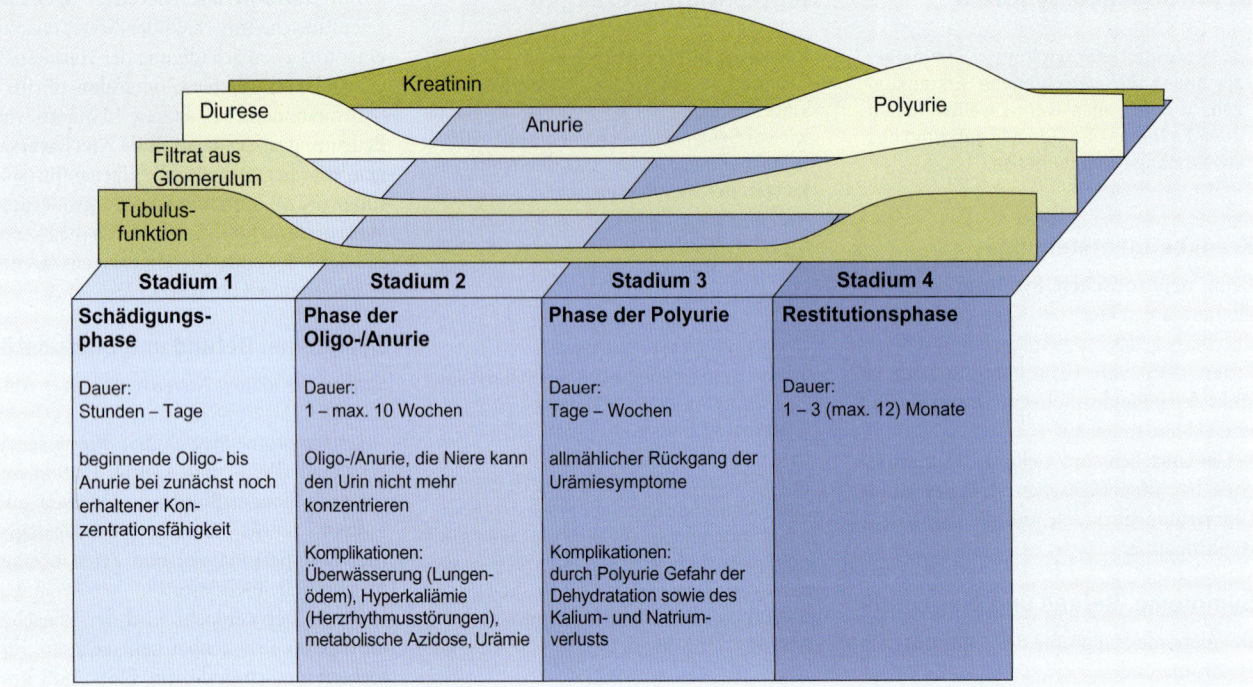

Abb. I/31.9.13 Stadien des akuten Nierenversagens. [A400]

Chronische Niereninsuffizienz

> ❯ **Chronische Niereninsuffizienz** (*chronisches Nierenversagen*): Langsam zunehmende Nierenfunktionsstörung mit irreversiblem Funktionsverlust beider Nieren. Häufige und nach wie vor häufiger werdende Erkrankung alter Menschen.
> **Urämie** (*Harnvergiftung*): Beschwerdebild als Folge der Anreicherung harnpflichtiger Substanzen bei Nierenversagen.

Krankheitsentstehung

Hauptursachen der **chronischen Niereninsuffizienz** sind in Deutschland mit ca. ⅓ der Fälle die **diabetische Nephropathie** und mit ca. ¼ gefäßbedingte Nierenschäden durch Bluthochdruck (hypertensive Nephropathie) und Arteriosklerose. 🕮 6 Daraus erklärt sich auch die zunehmende Zahl chronisch Niereninsuffizienter und die Verschiebung zu höheren Altersgruppen.

Weitere Ursachen sind Glomerulonephritiden, Pyelonephritiden, **Zystennieren** (erbliche Krankheit mit vielen Zysten in beiden Nieren) und ein chronischer Schmerzmittelmissbrauch (**Analgetika-Nephropathie**).

Symptome und Befund

Aufgrund der hohen Leistungsreserve der Nieren treten erst spät Beschwerden auf, meist zuerst Abgeschlagenheit. Die Symptome nehmen langsam zu und betreffen schließlich alle Organe.

- Beeinträchtigtes Allgemeinbefinden
- Haut: Juckreiz, bräunlich-gelbe, trockenschuppige Haut
- Urämischer Fötor (urinartiger Geruch der Atemluft und der Haut)
- Herz und Kreislauf: Herzinsuffizienz (*Herzschwäche* ➙ Kap. I/31.5.11), Perikarditis (Herzbeutelentzündung ➙ Kap. I/31.5.13), Herzrhythmusstörungen, Hypertonie (Bluthochdruck ➙ Kap. I/31.6.9), Ödeme
- Lunge: Lungenödem, Pleuraergüsse, Pneumonie (Lungenentzündung ➙ Kap. I/31.7.12)
- Magen-Darm-Trakt: Appetitlosigkeit, Übelkeit, Erbrechen, Durchfälle
- Nervensystem: Konzentrationsstörungen, psychische Veränderungen, Kopfschmerzen, Verwirrtheit, Krampfanfälle, schließlich Koma. Polyneuropathie (Schädigung der Nerven ➙ Kap. I/31.11.20)
- Blut: **renale Anämie** (Blutarmut vor allem durch verminderte Produktion des Hormons Erythropoetin), Blutungsneigung durch Veränderungen der Blutplättchen
- **Renale Osteopathie:** Knochenveränderungen u.a. durch Mangel an Kalzitriol (aktives Vitamin D)
- Metabolische Azidose als Ausdruck der verminderten Wasserstoffionenausscheidung.

Die Stadieneinteilung der chronischen Niereninsuffizienz zeigt ➙ Tab. I/31.9.3.

Behandlung

- Vermeidung aller nierenschädigenden Substanzen, z.B. auch nichtsteroidaler Antirheumatika (teilweise rezeptfrei!)
- Optimale Blutdruckeinstellung, ggf. Senkung des Blutcholesterinspiegels
- Konsequente Behandlung von Harnwegsinfekten (➙ Kap. I/32.3.4)
- Gegebenenfalls Gabe von Phosphatbindern
- Gegebenenfalls Gabe von Erythropoetin, Vitamin D
- Gegebenenfalls Korrektur der Serum-Elektrolyte und der Azidose.

> ❯ Alle Medikamente, die wegen anderer Grunderkrankungen erforderlich sind, müssen auf eine notwendige Dosisreduktion bei Niereninsuffizienz überprüft werden.

Pflege

Die pflegerischen Maßnahmen umfassen die Beratung des Erkrankten über eine angepasste Lebensweise:
- Regelmäßige körperliche Betätigung angepasst an die Leistungsfähigkeit
- Sorgfältige Hautpflege wegen des Juckreizes

Klinisches Stadium GFR	Symptome
I Normale Nierenfunktion GFR > 90 ml/Min.*	• Keine
II Volle Kompensation GFR 60–89 ml/Min.*	• Serum-Kreatinin normal *(kreatininblinder Bereich)* • Evtl. Bluthochdruck
III Kompensierte Retention GFR 30–59 ml/Min.*	• Serum-Kreatinin und -Harnstoff erhöht • Leistungsschwäche, Anämie, Bluthochdruck
IV Dekompensierte Retention *(präterminale Niereninsuffizienz)* GFR 15–29 ml/Min.*	• Serum-Kreatinin ≥ 6 mg/dl • Entwicklung von Urämiesymptomen
V Terminale Niereninsuffizienz GFR < 15 ml/Min.*	• Serum-Kreatinin ≥ 10 mg/dl • Ausgeprägte Urämiesymptome • Irreversibel, Nierenersatztherapie notwendig

* bezogen auf eine Körperoberfläche von 1,73 m²

Tab. I/31.9.3 Stadien der chronischen Niereninsuffizienz (nach glomerulärer Filtrationsrate gemäß der National Kidney Foundation, NFK).

• (Selbst-)Kontrollen von Blutdruck, Puls, Atmung, Temperatur, unerwünschte Medikamentenwirkungen (Überdosierungsgefahr).

Die Niereninsuffizienz erfordert außerdem zunehmende Rücksicht bei der Ernährung:

• Kalorisch ausreichende Kost (→ Kap. I/16.2.2)
• Frühzeitige Reduktion der Eiweißzufuhr auf 0,6 g/kg Körpergewicht, da sich dies günstig auf die Nierenrestfunktion auswirkt
• Salzarme Ernährung, da Salz Bluthochdruck und Ödeme begünstigt und den Durst steigert
• Bei fortgeschrittener Niereninsuffizienz kaliumarme Ernährung, d. h. Meiden kaliumreicher Nahrungsmittel wie Bananen, Aprikosen, Tomaten, Säften, Schokolade, oder Verminderung des Kaliumgehalts durch entsprechende Zubereitung (Kartoffeln klein schneiden, wässern, Wasser wegschütten, neues Wasser darübergießen und dann erst kochen)
• Einschränkung der Phosphataufnahme. Phosphatreich sind beispielsweise Nüsse, Milch und Milchprodukte, Vollkornprodukte und Fleisch sowie viele Fertigprodukte. Später zusätzlich Gabe von Phosphatbindern
• Gegebenenfalls Ersatz fehlender Vitamine und Spurenelemente
• Individuelle Handhabung der Trinkmenge. In frühen Stadien eher hohe Flüssigkeitszufuhr, da die Nieren den Urin nicht mehr konzentrieren können. In fortgeschrittenen Stadien Flüssigkeitseinschränkung (Faustregel: erlaubte Flüssigkeitsmenge = Urinvolumen des Vortages plus 500 ml).

❯❯ Vorsicht!
Als Flüssigkeit zählt nicht nur die getrunkene Flüssigkeit. Es muss auch der Flüssigkeitsgehalt in Speisen, sogar z.B. in gekochten Nudeln, berücksichtigt werden.

Gerade bei älteren Menschen bestehen häufig außerdem Ernährungseinschränkungen durch einen Diabetes, sodass eine Ernährungsberatung immer sinnvoll ist.

❯❯ Lern-Tipp
Schreiben Sie ein paar Tage lang auf, was Sie jeweils essen und trinken. Versuchen Sie dann, Ihre Salz-, Kalium- und Phosphataufnahme pro Tag zu berechnen. Was/Wieviel davon dürften Sie bei Niereninsuffizienz noch essen? Nehmen Sie an einer Diätberatung für Niereninsuffiziente teil, vielleicht zusätzlich an einer für einen Pflegebedürftigen mit gleichzeitig bestehendem Diabetes!

Nierenersatztherapie

Entgleist die Stoffwechsellage trotz geregelter Lebensweise und Medikamenten, muss eine **Nierenersatztherapie** Wasser und harnpflichtige Substanzen aus dem Körper entfernen und das Elektrolyt- und Säure-Basen-Gleichgewicht gewährleisten:

• Am häufigsten wird die **Hämodialyse** angewandt. In aller Regel findet sie in einer Dialysepraxis oder einem Dialysezentrum statt. Dies bedeutet für den Pflegebedürftigen feste, längere Abwesenheiten von zu Hause. Viele ältere Menschen schätzen aber die ständige Anwesenheit von Fachpersonal, die damit verbundene Sicherheit und die Möglichkeit zum Gespräch mit gleichermaßen Betroffenen

• Die verschiedenen Verfahren der **Peritonealdialyse** *(PD, Bauchfelldialyse)* nutzen das Bauchfell als semipermeable Membran. Die Peritonealdialyse wird überwiegend als Heimdialyse durchgeführt. Generell ist die Peritonealdialyse und dabei v.a. die **automatische Peritonealdialyse** auch für ältere Menschen geeignet, sie erfordert aber gute Schulung und Kooperation des Betroffenen und es liegen häufiger Kontraindikationen vor.

Prinzip der Hämodialyse

Bei der **Hämodialyse** (kurz *Dialyse*) wird das mit harnpflichtigen Substanzen belastete Blut mit Hilfe einer Pumpe über ein Schlauchsystem durch einen **Dialysator** geleitet, der unzählige haarfeine Röhrchen mit semipermeablen Membranen enthält. Das Blut aus dem punktierten Shuntgefäß und das **Dialysat** („Waschlösung") fließen im Gegenstrom aneinander vorbei. Aufgrund des Konzentrationsgefälles zwischen Blut und Dialysat treten nicht ausgeschiedene (kleinmolekulare) Substanzen in das Dialysat über. Zusätzlich wird dem Blut des Erkrankten Wasser entzogen. Damit sich im Dialyseapparat keine Blutgerinnsel bilden, wird das Blut heparinisiert. Das „gereinigte" Blut wird dem Erkrankten über ein weiteres Schlauchsystem wieder zugeführt (→ Abb. I/31.9.14).

Meist sind drei **Dialysen** wöchentlich über 3–5 Stunden erforderlich, um die harnpflichtigen Substanzen auf akzeptable Werte zu senken.

Die Hämodialyse erfordert ein gut punktierbares großes Gefäß. Deshalb wird rechtzeitig vor Beginn der ersten Behandlung eine arterio-venöse Fistel an einer Extremität angelegt – am häufigsten am Unterarm (**Brescia-Cimino-Shunt** → Abb. I/31.9.15).

Psychische Situation des Dialysepflichtigen

Die Abhängigkeit von der Dialyse und Einschränkungen in praktisch allen Bereichen des Alltags sowie die trotz Dialyse verminderte Leistungsfähigkeit im Vergleich zu Gleichaltrigen führen oft zu psychischen Problemen. Sie können sich ganz unterschiedlich äußern: Der eine Pflegebedürftige resigniert vielleicht und wird teilnahmslos, der andere aggressiv. Altenpflegerinnen bemühen sich, die Motive dieses Verhaltens zu ergründen und dem Pflegebedürftigen Raum für Gespräche zu geben.

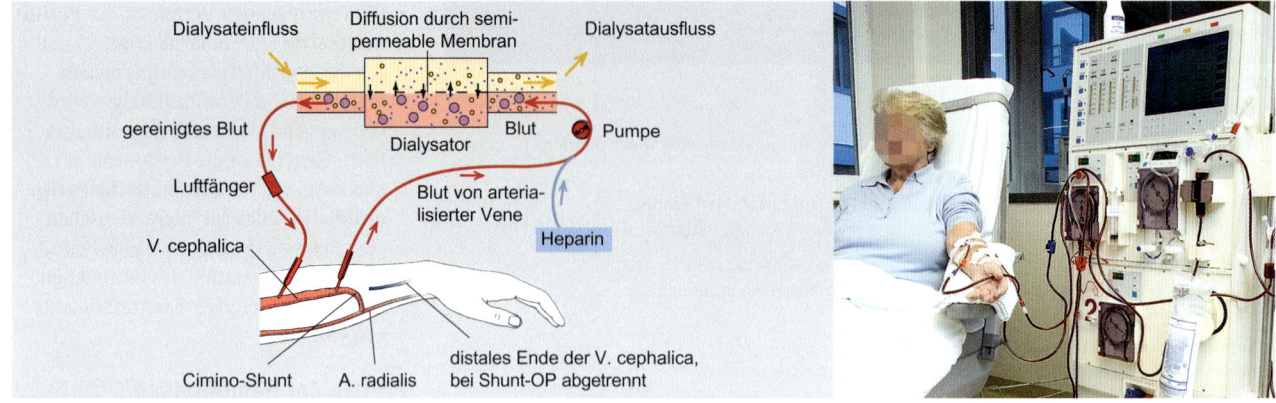

Abb. I/31.9.14 Links Prinzip der Hämodialyse in der Schemazeichnung, rechts erkrankte Frau während der Dialyse. [L190, K115]

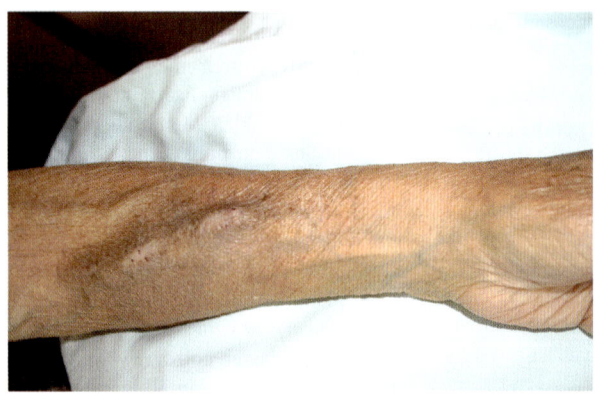

Abb. I/31.9.15 Shunt zur Dialyse. Die erweiterte Vene ist bereits aus einiger Entfernung deutlich zu erkennen. [E420]

Pflege bei Dialyse

Während der Dialyse betreut speziell geschultes Pflegepersonal die Betroffenen. Aber auch in der Zeit dazwischen sind bestimmte Punkte zu beachten:

- Tägliche Gewichts- und Shuntkontrollen (Rötungen? Schwellungen? Hämatom?). Normal sind ein tastbares Schwirren und mit dem Stethoskop hörbares Rauschen über dem Shunt
- Beachtung der Ernährungsrichtlinien (auch von der Dialyseform abhängig, Arztanordnung): Salz-, kalium- und phosphatarme, dabei aber kalorisch ausreichende Diät. Proteinzufuhr täglich 1,2 g/kg Körpergewicht
- Einschränkung der Trinkmenge so, dass der Pflegebedürftige im dialysefreien Intervall nicht mehr als 1 kg täglich zunimmt.

Nierentransplantation

Auch für Ältere ist die **Nierentransplantation** ein Ausweg aus der Dialyse. Vorausgesetzt, es liegen keine Kontraindikationen vor, etwa ein Krebsleiden oder Inoperabilität, können auch über 70-Jährige transplantiert werden.

Präoperative Untersuchungen sollen eine bestmögliche Gewebeverträglichkeit von Spender und Empfänger sicherstellen. Die eigenen, funktionsunfähigen Nieren werden nicht entfernt, sondern die Spenderniere wird zusätzlich im Unterbauch platziert. Lebenslange Gabe von Immunsuppressiva soll eine Organabstoßung verhindern.

> » Es gibt ein „Seniorenprogramm" bei Eurotransplant, das **European Senior Programm** (*ESP*, www.eurotransplant.org). Nieren von über 65-jährigen Spendern (die vorher oft abgelehnt worden waren) werden über 65-jährigen Empfängern verpflanzt, für die die begrenzte „Haltbarkeit" der älteren Niere keine Rolle spielt.

Nierenzellkarzinom

> » **Nierenzellkarzinom** (*Nierenkrebs*, früher *Hypernephrom*): Ursächlich unklares Karzinom der Niere, das durch bösartige Entartung der Harnkanälchenzellen entsteht. Altersgipfel ca. 70 Jahre, Männer häufiger betroffen als Frauen. 5-Jahres-Überlebensrate gut 75 %. 📖 4

Das **Nierenzellkarzinom** bereitet meist lange keine Beschwerden. Die klassischen (Spät-)Symptome sind:

- Schmerzlose Mikro- oder Makrohämaturie
- Schmerzen im Nierenlager oder in der Flanke
- Paraneoplastische Symptome wie Bluthochdruck (durch Reninproduktion des Tumors) oder Polyglobulie (zu viele rote Blutkörperchen bei Erythropoetinproduktion).

Die Diagnose wird durch bildgebende Verfahren gesichert (→ Abb. I/31.9.16). Über die Hälfte der Karzinome werden heute durch Untersuchungen aus anderem Grunde entdeckt, bevor sie Beschwerden bereiten.

Erster Schritt ist die meist operative Entfernung der betroffenen Niere einschließlich der Nebenniere, eines Großteils des Harnleiters und der Lymphknoten (**Tumornephrektomie**). Bei kleinen Tumoren

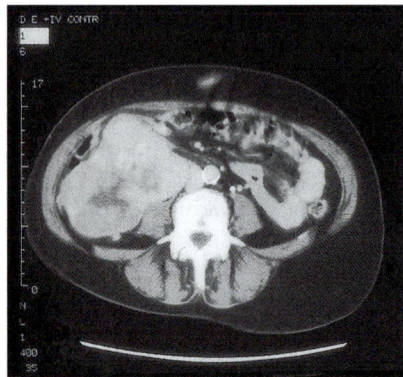

Abb. I/31.9.16 Nierenzellkarzinom im CT. Die Niere ist massiv vergrößert und deformiert. Im Tumorbereich ist die normale Nierenstruktur aufgehoben. [E904]

wird wegen der altersbedingt eingeschränkten Nierenfunktion bei älteren Menschen häufiger als bei Jüngeren eine Teilentfernung in Erwägung gezogen.

Auch bei palliativem Behandlungsziel kann eine Nierenentfernung zur Komplikationsvermeidung angezeigt sein, außerdem werden Interferon, Zytostatika, Kinasehemmer und Antikörper gegeben.

Nierensteinkrankheit

> **Nierensteinkrankheit** (*Harnsteinkrankheit, Nephro-, Urolithiasis*): Steinbildung in den ableitenden Harnwegen, häufig mit typischen Schmerzanfällen verbunden, den **Nierenkoliken.**

Krankheitsentstehung

Die **Nierensteinkrankheit** ist eine multifaktorielle Erkrankung mit Übersättigung des Urins an steinbildenden Substanzen bei:
- Vermehrter Ausscheidung steinbildender Substanzen
- Vermindertem Vorhandensein steinhemmender Substanzen im Urin
- Urin-pH < 5,5 und > 7
- Harnwegsinfektionen
- Harnstau
- Sehr konzentriertem Urin.

Zunächst bilden sich kleine Kristalle, die sich in der Folge vergrößern.

Am häufigsten sind **Kalziumsteine** (ca. 75 %) und **Uratsteine** (*Harnsäuresteine,* ca. 10 %). 📖📖 7

Symptome, Befund und Diagnostik

Leitsymptom des Nierensteinleidens ist die **Nierenkolik** durch Einklemmung des Steines. Der Erkrankte hat stärkste, krampfartige Schmerzen, die wellenförmig wiederkehren. Typisch ist sein Bewegungsdrang während der Kolik. Der Schmerz durch festgeklemmte Steine in Nierenbecken oder oberem Harnleiter strahlt in den Rücken aus, der bei tieferen Harnleitersteinen in Hoden oder Schamlippen. Viele Erkrankte leiden außerdem unter Übelkeit, Erbrechen oder einem Subileus.

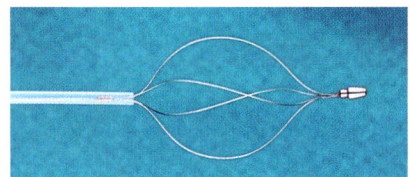

Abb. I/31.9.17 Dormia-Körbchen, das durch ein Endoskop vorgeschoben wird und in aufgespanntem Zustand den (Nieren-, Gallen-)Stein umfasst. Der Stein kann dann beim Herausziehen des Endoskops entfernt werden. [K183]

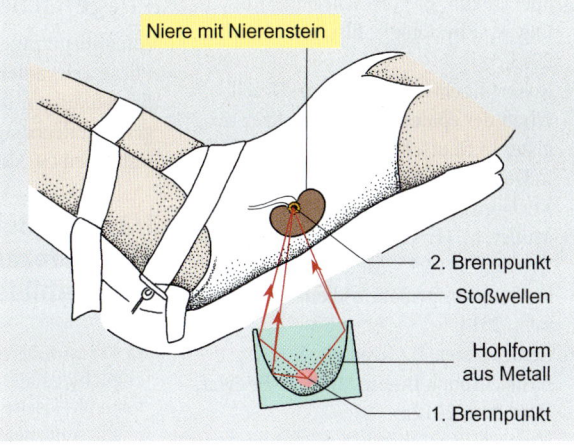

Abb. I/31.9.18 Extrakorporale Stoßwellenlithotripsie (ESWL). Die Stoßwellen werden durch Reflektoren auf den zu zertrümmernden Nierenstein gebündelt. Durch wiederholte Stoßwellenbelastung lockert sich der Mineralverbund und der Stein zerbröckelt in sandkorngroße Teile, die mit dem Urin ausgeschieden werden. [L190]

Beschwerden beim Wasserlassen oder Blut im Urin sind weitere Symptome.

Der Pflegebedürftige wird allein schon wegen der Schmerzen ins Krankenhaus eingewiesen, wo neben Urin- und Blutuntersuchungen auch eine Ultraschalluntersuchung und im Zweifel eine CT erfolgt.

Behandlung

Viele Steine gehen bei Gabe schmerz- und krampflösender Arzneimittel, reichlichem Trinken und körperlicher Bewegung ohne weitere Eingriffe ab.

Ansonsten stehen je nach Lokalisation und Größe des Steins zur Verfügung:
- **Extrakorporale Stoßwellenlithotripsie** (*ESWL*). Stoßwellen werden auf den Stein gebündelt und lassen ihn schließlich zerbröckeln (→ Abb. I/31.9.18). Übrig bleiben zahlreiche kleine Steinfragmente, die über den Harnleiter abgehen, dabei aber Koliken auslösen können
- **Endoskopische Verfahren.** Im Rahmen einer Blasenspiegelung (Zystoskopie) wird das Endoskop bis in den Harnleiter vorgeschoben und der Stein z.B. mittels Fasszangen oder Dormiakörbchen (→ Abb. I/31.9.17) entfernt oder durch spezielle Geräte zertrümmert
- Die **perkutane Nephrolitholapaxie** ist eine sonografisch gesteuerte Endoskopie des Nierenbeckens in Vollnarkose. Der Stein wird mobilisiert, die Fragmente ausgespült oder entfernt.

Pflege und Rezidivprophylaxe

Nach der Entlassung sollen einige Verhaltensregeln das sonst hohe Risiko einer erneuten Steinbildung minimieren:
- Tägliche Trinkmenge ca. 3 l, sofern keine Kontraindikationen dagegen sprechen, damit der Harn nicht zu konzentriert wird. Spätabendliches Trinken führt zwar zum nächtlichen Toilettengang, ist aber nötig, um einer Harnübersättigung während der Nacht vorzubeugen
- Kontrolle der Harnkonzentration durch Urinteststreifen
- Kein übermäßiger Genuss von Fleisch, Milch und Milchprodukten. Gegebenenfalls zusätzlich je nach Zusammensetzung des Steines:
  – Wenig Oxalat (z.B. in schwarzem Tee, Schokolade, Spinat), aber normale Kalziumzufuhr (Osteoporoseprophylaxe)
  – Bei Uratsteinen purinarme Ernährung mit wenig Fleisch (→ Kap. I/31.3.13)
- Bei Harnsäuresteinen Alkalisieren, bei Infektsteinen Ansäuern des Urins
- Konsequente Behandlung von Harnwegsinfekten, da sich Stein und Infekt gegenseitig begünstigen.

Wiederholungsfragen

1. Wie ist ein Nephron aufgebaut? (→ Kap. I/31.9.2)
2. Wie ist die Niere am Hormonhaushalt beteiligt? (→ Kap. I/31.9.2)
2. Was ist die Gemeinsamkeit von Oligurie und Harnverhalt, was der Unterschied? (→ Kap. I/31.9.8)
4. Welche Symptome treten bei einer Dehydratation auf? (→ Kap. I/31.9.9)
5. Welche Symptome können bei einer akuten Pyelonephritis auftreten? (→ Kap. I/31.9.12)
6. Welche Symptome treten bei einer Urämie auf? (→ Kap. I/31.9.12)

Literaturverzeichnis

1. Füsgen, I.: Geriatrie Band 1. Kohlhammer Verlag, Stuttgart, 2004.
2. Thomas, L.: Labor und Diagnose. TH-Books-Verlags-Gesellschaft, Frankfurt, 2012.

3. Speckmann, E.-J.; Hescheler, J.; Köhling, R.: Physiologie. Elsevier, München, 2013.
4. Robert Koch-Institut und die Gesellschaft der epidemiologischen Krebsregister in Deutschland e. V. (Hrsg): Krebs in Deutschland 2011/2012. Robert Koch-Institut, Berlin, 2015.
5. Müller, M. (Hrsg.): Gynäkologie und Urologie 2014/15. Medizinische Verlags- und Informationsdienste, Breisach, 2014.
6. Renz-Polster, H.; Krautzig, S. (Hrsg.): Basislehrbuch Innere Medizin. Elsevier, München, 2012.
7. Keller, C. K.; Geberth, S. K.: Praxis der Nephrologie. Springer Verlag, Berlin, 2010.

I/31.10 Erkrankungen der Geschlechtsorgane

> **Geschlechtsorgane** (*Genitale*): Von Geburt an vorhandene Organe, ohne die keine Fortpflanzung möglich ist. Unterteilt in **innere** und **äußere Geschlechtsorgane.** Aufgaben der Geschlechtsorgane sind letztlich alle der Fortpflanzung dienenden Vorgänge, von der Produktion der **Geschlechtshormone** und befruchtungsfähiger **Geschlechtszellen** (**Ei-** bzw. **Samenzellen**) über die sexuelle Vereinigung im **Geschlechtsakt, Schwangerschaft** und **Geburt** bis zur **Ernährung des Säuglings.**

Wohl bei keinem anderen Organsystem wird das unterschiedliche Spektrum der Erkrankungen je nach Alter deutlicher als bei den **Erkrankungen der Geschlechtsorgane.** Im jüngeren und mittleren Erwachsenenalter dominieren Infektionen, Fragen der Empfängnisverhütung, unerfüllter Kinderwunsch und bei Frauen Schwangerschaftsprobleme. Im Alter dagegen stehen die Folgen nachlassender Geschlechtshormonproduktion und bösartige Erkrankungen im Vordergrund.

Aufgabe der Altenpflegerinnen ist es, die Intimsphäre stets zu wahren sowie die Pflegebedürftigen taktvoll zu betreuen. Eine behutsame Begleitung basiert auf Empathie und Sensibilität. Alte Menschen sind es ggf. nicht gewohnt, über Erkrankungen der Geschlechtsorgane zu reden. Altenpflegerinnen bieten Gespräche an, akzeptieren aber auch, wenn der Pflegebedürftige nicht darüber sprechen möchte. Je nach kultureller Prägung sind Erkrankungen der Geschlechtsorgane mit Tabus belegt und ist ein Austausch darüber nicht möglich.

Pflegerische Handlungsfelder

Altenpflegerinnen identifizieren die für die Pflege relevanten Handlungsfelder bei den Erkrankungen der Geschlechtsorgane. Folgende Pflegediagnosen können sie häufig feststellen (→ Abb. I/31.10.1).

I/31.10.1 Beispiel eines Pflegeprozesses bei „Körperbildstörung"

> **Körperbildstörung:** Verwirrung bezüglich des mentalen Bildes über das eigene physische Selbst.
> Ein vom Betroffenen definierter Belastungszustand, der zeigt, dass der Körper nicht mehr länger das Selbstwertgefühl einer Person unterstützt und sich störend auf die Person auswirkt, indem er ihre sozialen Beziehungen begrenzt. Ein verändertes Körperbild liegt vor, wenn individuelle und soziale Bewältigungsstrategien zur Veränderung der Körperrealität, des Körperideals und der Körperrepräsentation durch Verletzung, Erkrankung oder Behinderung oder soziale Stigmatisierung unwirksam oder überfordert werden.

Mögliche Folgen von einem **gestörten Körperbild,** Beispiele für medizinische Diagnosen und andere Folgen:
- Ausfall einer Körperfunktion
- Psychische Störungen

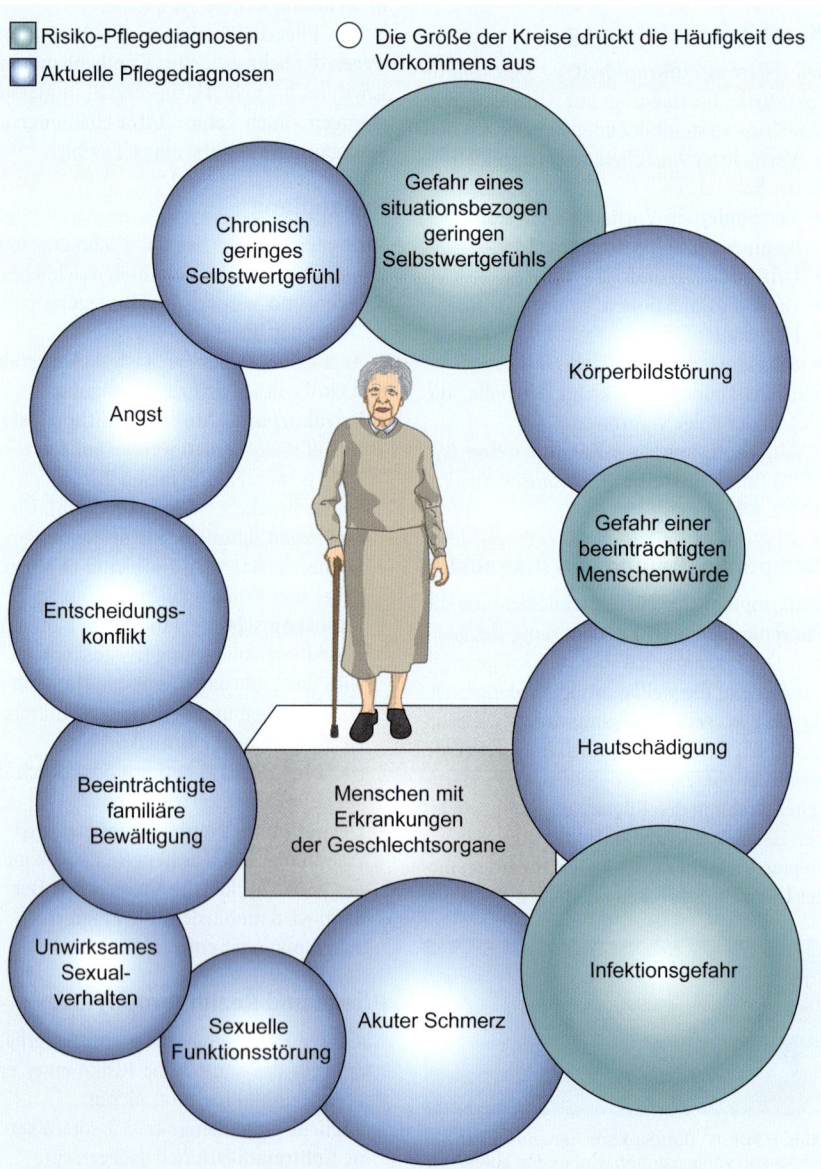

Abb. I/31.10.1 Häufige Pflegediagnosen im Zusammenhang mit der Versorgung von Menschen, die an Erkrankungen der Geschlechtsorgane leiden. [L138]

- Auffällige Verhaltensweisen
- Scham
- Ekel
- Geringes Selbstwertgefühl, Identitätsstörungen
- Rückzug, Einsamkeit, soziale Isolation
- Verwahrlosung (körperlich und psychisch).

S Fallbeispiel Stationär, Teil I

Die Altenpflegerin Hermine Brauer arbeitet im „Seniorenzentrum Maxeberg", in dem sich Charlotte Grote als ehrenamtliche Helferin engagiert. Sie unterhält sich gern mit der 75-jährigen Witwe, die weit gereist ist und schon in fast allen Teilen der Welt war. Frau Grote beeindruckt durch ihre sehr gepflegte Erscheinung und ihr dichtes, silberfarbenes Haar. Sie legt sehr viel Wert auf ihre Körperpflege. Für die Bewohner ist sie wegen ihrer Weltläufigkeit eine angenehme Gesprächspartnerin.

Während einer Unterhaltung auf dem Flur des Wohnbereichs erzählt Frau Grote von ihrer letzten Reise und erwähnt seufzend, dass sie während dieser Zeit einige Kilogramm Körpergewicht zugenommen hat. Es lag wohl, so vermutet Frau Grote, an den allzu reichlichen und überaus leckeren Speisen auf dem Kreuzfahrtschiff.

Pflegediagnostik

Bestimmende Merkmale

- Fehlendes Körperteil oder -merkmal (z. B. Haare, Extremitäten und Brust nach Amputation)
- Veränderung der Körperstruktur oder der Funktion (z. B. Stoma, Narben, sexuelle Funktionsstörung, gelähmter Arm)
- Äußerung des Betroffenen über Gefühle, die eine veränderte Sichtweise auf den eigenen Körper hinsichtlich Erscheinung, Form oder Funktion wiedergeben
- Fokus auf das frühere Aussehen oder Funktion
- Depersonalisierung des verlorenen oder veränderten Körperteils (z. B. bei Neglect: Pflegebedürftiger sagt über seinen eigenen gelähmten Arm: „Zu wem gehört dieser Arm?")
- Absichtliches Verbergen oder Entblößen eines Körperteils
- Vermeidet es, den eigenen Körper anzuschauen/zu berühren
- Scham
- Negative Gefühle über den Körper
- Veränderung in der sozialen Einbindung.

Beeinflussende Faktoren

- Abweichungen vom früheren Erscheinungsbild durch Krankheiten, Therapien, Medikamente (z. B. nach außen wachsender Tumor, chirurgische Eingriffe, Chemotherapie, Kortison)
- Folgen von Unfällen (z. B. Narben, Entstellungen im Gesicht, abgetrennte Gliedmaßen)
- Entwicklungsbedingter Übergang (z. B. Alterungsprozesse)
- Kulturelle oder religiöse Faktoren
- Psychosoziale Faktoren.

> ⟩⟩ Auch alte Menschen legen Wert auf Ästhetik und benötigen Unterstützung zur Kompensation der Körperbildstörung. Beratung und Hilfen z. B. bei der Bekleidung und beim Benutzen von Hilfsmitteln haben eine wichtige Funktion.

> ⟩ **Vorsicht!**
> Viele betroffene Menschen reden nicht offen über ihre Gefühle bezüglich ihres veränderten Körperbildes. Die Bezugspersonen merken oft nicht, wenn ein Mensch darüber verzweifelt ist und sich deshalb zurückzieht. Für den Betroffenen kann

dies in die Vereinsamung münden. Altenpflegerinnen können diese Entwicklung durch gezieltes Beobachten und Begleiten beeinflussen.

S Fallbeispiel Stationär, Teil II

Hermine Brauer trifft Frau Grote erst einige Monate später im Seniorenzentrum wieder. Sie hatte sich bereits gewundert, warum die Helferin so lange abwesend war, aber angenommen, dass sie vielleicht eine längere Reise angetreten oder ihren Sohn in den USA besucht hätte. Es ist zwar Winter, aber die Altenpflegerin ist doch erstaunt, dass Frau Grote ihren dicken Filzhut in dem warmen Raum nicht abnimmt. Auch in den folgenden Wochen sieht sie Frau Grote ausschließlich mit diesem Hut. Bei einer passenden Gelegenheit fragt Hermine Brauer Frau Grote nach dem Grund.

Charlotte Grote erzählt, dass ihr Hausarzt bei einer Routineuntersuchung einen erheblichen Aszites festgestellt hatte. Der konsultierte Gynäkologe diagnostizierte ein ausgedehntes Ovarialkarzinom. Es folgten eine Operation und viele Behandlungen mit Chemotherapeutika.

Frau Grote hatte sich nicht vorstellen können, dass sie während der langen Behandlung mit Zytostatika ihr prachtvolles, von allen bewundertes Haar verlieren würde und wollte von einer Perücke absolut nichts wissen.

Nun aber, so berichtet Frau Grote, sei sie über ihre Kahlköpfigkeit so unglücklich, dass sie sich nur noch mit ihrem Filzhut in die Öffentlichkeit wagen würde. Traurig erzählt sie Hermine Brauer, dass sie einfach keine andere Lösung finden könne, denn sowohl beim Friseur als auch im Hutgeschäft möchte sie sich auf keinen Fall ohne Haare zeigen.

Pflegetherapie

🄢 Fallbeispiel Stationär, Teil III

Beispiel einer Pflegeplanung bei einer Körperbildstörung für Charlotte Grote

Pflegediagnostik	Pflegetherapie	
aktuelle Pflegediagnosen (aP), Risiko-Pflegediagnosen (RP), Einflussfaktoren/Ursachen (E), Symptome (S), Ressourcen (R)	Pflegeziele/erwartete Ergebnisse	Pflegemaßnahmen
• **aP:** gestörtes Körperbild • **E:** Chemotherapie • **E:** Haarausfall, fühlt sich unwohl in Gesellschaft, Rückzug, Scham, Furcht vor den Reaktionen anderer • **E:** Absichtliches Verbergen der Kopfhaut, leidet unter der Situation • **E:** Benötigt eine Lösung für ihre Kahlköpfigkeit • **R:** Möchte unter Menschen und weiter ehrenamtlich tätig sein	Die Betroffene • Nimmt Beratung und Hilfe an • Kann ihre Gefühle und Bedürfnisse mitteilen • Spricht über die körperlichen Veränderungen • Anerkennt sich als Person mit individuellen Stärken • Benutzt eine Perücke	• Erhält Informationen zu Perücken • Regelmäßige Kontakte zur Pflegebedürftigen, behutsame Thematisierung des Haarausfalls und des veränderten Körperbildes, Ermutigung und Hilfe bei den sozialen Kontakten • Zur Anschaffung einer Perücke ermutigen

Mögliche Ziele/erwartete Ergebnisse festlegen

Der Pflegebedürftige
- Kann seine Gefühle und Bedürfnisse mitteilen
- Spricht über die körperlichen Veränderungen
- Erkennt die Veränderungen und strebt danach, sie in angemessener Weise zu integrieren
- Anerkennt sich als Person mit ihren Stärken
- Benutzt Hilfsmittel
- Nimmt Unterstützung und Beratung in Anspruch.

Maßnahmen planen und durchführen

Die im Folgenden dargestellten Pflegemaßnahmen stellen eine Auswahl dar:
- Beobachtung und Dokumentation der Verhaltensauffälligkeiten
- Schaffen einer entspannten Gesprächssituation
- Aufbau einer vertrauensvollen Beziehung (Vermittlung von Anteilnahme, Anerkennung der Gefühle)
- Häufige Kontakte mit dem Pflegebedürftigen (Wertschätzung entgegenbringen)
- Ermutigen des Pflegebedürftigen und seiner Bezugspersonen, sich die jeweiligen Gefühle gegenseitig mitzuteilen
- Ermutigen von Bezugspersonen, den Betroffenen als vollwertigen Menschen zu behandeln
- Setzen von Grenzen bei destruktivem Verhalten und dem Pflegebedürftigen

beim Erkennen positiver Verhaltensweisen helfen
- Unterstützung der Fähigkeiten bezüglich des eigenen Erscheinungsbilds
- Besprechen der Möglichkeiten, passende Hilfsmittel auszusuchen
- Positive Rückmeldung zu den erreichten Veränderungen.

Pflegeevaluation

Mögliche Evaluationskriterien

Die im Folgenden dargestellten Pflegeergebnisse stellen eine Auswahl dar. Der Pflegebedürftige:
- Weicht aus oder reagiert aggressiv, wenn das Thema angesprochen wird
- Äußert Scham in Bezug auf das fehlende oder veränderte Körperteil
- Spricht über die körperlichen Veränderungen und kann die jeweiligen Gefühle und Bedürfnisse mitteilen
- Sucht Unterstützung und Beratung
- Benutzt Hilfsmittel zur Unterstützung der Übereinstimmung mit dem Körperbild.

🄢 Fallbeispiel Stationär, Teil IV

Hermine Brauer hört verständnisvoll zu und nimmt sich für die Gespräche Zeit, obwohl Charlotte Grote nicht zu den Bewohnerinnen des Seniorenzentrums gehört. Die Altenpflegerin spricht Frau Grote Mut zu und versichert ihr, dass sie ihre Unsicherheit sehr gut verstehen könne. Sie weiß, dass viele Erkrankte während einer Chemotherapie am meisten

unter dem sichtbaren Haarverlust leiden. Frau Brauer kennt aber Adressen ambulanter Dienste, die mit einer größeren Auswahl an Perücken zu den Betroffenen in die Wohnungen kommen und diese beraten. Die Erkrankten können dann ungestört eine für sie passende Perücke auswählen.

Frau Brauer erzählt der 75-Jährigen von dieser Möglichkeit und bietet an, einen Kontakt herzustellen. Die Altenpflegerin nimmt sich auch vor, Frau Grote darin zu unterstützen, dass der Kontakt zu den Bewohnern des Seniorenzentrums erhalten bleibt.

I/31.10.2 Geschlechtsorgane der Frau

Die **inneren Geschlechtsorgane der Frau** liegen geschützt im kleinen Becken. Zu ihnen zählen **Eierstöcke, Eileiter, Gebärmutter** und **Scheide** (→ Abb. I/31.10.2).

Zu den **äußeren Geschlechtsorganen** (*Vulva*) gehören **Schamberg, große und kleine Schamlippen, Kitzler, Scheidenvorhof** und die **großen Scheidenvorhofdrüsen.**

Eierstöcke

> ❯ **Adnexe:** Eierstock und Eileiter.

Die beiden **Eierstöcke** (*Ovarien*) der Frau sind etwa 2,5–5 cm lang und 1 cm dick. Sie liegen intraperitoneal und sind am seitlichen Rand des kleinen Beckens aufgehängt.

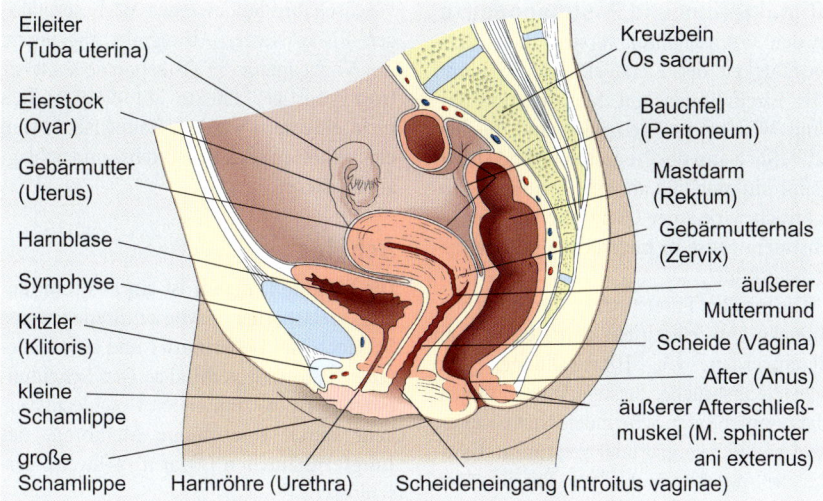

Abb. I/31.10.2 Die weiblichen Geschlechtsorgane im Sagittalschnitt. [L190]

Aufgaben der Eierstöcke sind die Bereitstellung von befruchtungsfähigen Eizellen sowie die Bildung **weiblicher Geschlechtshormone** (*weiblicher Sexualhormone*).

Ab der Pubertät reift in den Eierstöcken in jedem **Monatszyklus** eine befruchtungsfähige Eizelle heran. Eizelle und umgebendes Epithel- und Bindegewebe werden zusammen als **(Ovarial-)Follikel** bezeichnet. Die reifenden Eizellen produzieren vor allem **Östrogen,** das unter anderem die Gebärmutterschleimhaut zum Wachstum anregt.

In der Mitte des Monatszyklus erfolgt der **Eisprung** (*Ovulation*). Das Ei wird gleichsam aus dem sprungreifen **Graaf-Follikel** und damit aus dem Eierstock katapultiert und vom Eileitertrichter aufgefangen. Die Eizelle wandert dann Richtung Gebärmutter. Innerhalb von 12–24 Std. muss sie auf Spermien (Samenzellen) treffen – andernfalls stirbt sie ab.

Der entleerte Graaf-Follikel im Eierstock wird zum **Gelbkörper** (*Corpus luteum*) und bildet bis zum Eintritt der Menstruationsblutung **Gestagene** (*Gelbkörperhormone*), vor allem Progesteron.

Eileiter

Die paarigen **Eileiter** (*Tubae uterinae, Tuben*) sind etwa 8–20 cm lang und liegen intraperitoneal. Ihr gebärmutterfernes Ende ist trichterförmig zur Bauchhöhle geöffnet und nimmt die Eizelle nach dem Eisprung auf.

Die Wand der Eileiter besteht aus einer stark gefältelten Schleimhaut mit Flimmerepithel und einer dünnen Muskelschicht. Daher kann sie die Eizelle aktiv durch Flimmerschlag und wellenförmige Bewegungen in 3–4 Tagen zur Gebärmutter befördern.

Gebärmutter

Die birnenförmige, etwa 7 cm lange **Gebärmutter** (*Uterus*) liegt zwischen Harnblase und Mastdarm. Bänder fixieren die Gebärmutter im kleinen Becken.

Die Gebärmutter gliedert sich in zwei Abschnitte:
- Der obere, breitere Anteil, der **Gebärmutterkörper** (*Corpus uteri*), umschließt die **Gebärmutterhöhle** (*Cavum uteri*). Die kuppelförmige Begrenzung nach oben heißt auch **Gebärmuttergrund** (*Fundus uteri*). Während der Schwangerschaft dient der Gebärmutterkörper als Fruchthalter
- Der untere, enge Teil der Gebärmutter ist der **Gebärmutterhals** (*Cervix uteri*), er umgibt den **Gebärmutterhalskanal.** Sei-

ne Drüsen bilden einen zähen Schleim, der die Gebärmutterhöhle wie ein Pfropf verschließt und vor aufsteigenden Keimen aus der Scheide schützt. Nur während der fruchtbaren Tage in der Zyklusmitte und bei der Regelblutung wird dieser Kanal durchlässig. Der in die Scheide hineinragende Teil des Gebärmutterhalses heißt **Portio.** Am **äußeren Muttermund** öffnet sich der Gebärmutterhalskanal zur Scheide (→ Abb. I/31.10.3).

Die Uteruswand besteht aus drei Schichten:
- Innen liegt die **Gebärmutterschleimhaut** (*Endometrium*). Sie gliedert sich in die oberflächennahe **Funktionsschicht** (*Funktionalis*) und die muskelnahe **Basalschicht** (*Basalis*)
- Den Hauptteil macht die mittlere **Gebärmuttermuskelschicht** (*Myometrium*) aus glatter Muskulatur aus
- Der äußere Überzug der Gebärmutter besteht größtenteils aus Bauchfell (→ Kap. I/31.8.2), das hier **Perimetrium** heißt.

Weibliche Geschlechtshormone und Menstruationszyklus

> **Menarche:** Erste Menstruationsblutung.
> **Klimakterium** (*Wechseljahre*): Übergangsphase zwischen der (vollen) Geschlechtsreife und der Postmenopause. Umfasst etwa das 47.–55. Lebensjahr.
> **Menopause:** Letzte von den Eierstöcken gesteuerte Menstruationsblutung.
> **Postmenopause:** Zeitraum ab ein Jahr nach der Menopause.

Abb. I/31.10.3 Innere weibliche Geschlechtsorgane im Frontalschnitt (Ansicht von hinten). [L190]

Bei der Frau kommt es während der Geschlechtsreife durch Sekretion von FSH und LH (→ Kap. I/31.3.3) zu zyklischen Veränderungen der Geschlechtsorgane, die einmal monatlich die Befruchtung einer Eizelle und ihre Einnistung in die Gebärmutterschleimhaut ermöglichen.

- **FSH** (*Follikelstimulierendes Hormon*) wird vor allem in der ersten Zyklushälfte abgegeben. Es fördert die Follikelreifung in den Eierstöcken und damit die Ausschüttung von **Östrogenen,** welche in der ersten Zyklushälfte zum Aufbau der Funktionsschicht führen (weitere Östrogenwirkungen → Abb. I/31.10.4)
- **LH** (*Luteinisierendes Hormon*), vor allem in der Zyklusmitte ausgeschüttet, regt zusammen mit FSH den **Eisprung** an und bewirkt die Gelbkörperbildung. Der Gelbkörper produziert das Hormon **Progesteron.** Progesteron fördert u. a. Auflockerung und Drüsensekretion der Funktionsschicht, sodass die Gebärmutterschleimhaut in der zweiten Zyklushälfte bereit ist für die Aufnahme der Frucht (weitere Progesteronwirkungen → Abb. I/31.10.4).

Kommt es nach einem Eisprung nicht zur Befruchtung, bildet sich der Gelbkörper zurück und stellt seine Progesteronproduktion ein. Als Folge wird die Funktionsschicht 14 Tage nach dem Eisprung als **Menstruationsblutung** (*Regel-, Periodenblutung*) abgestoßen. Eine Monatsblutung dauert 4–5 Tage, dann baut sich die Funktionsschicht der Gebärmutter erneut auf.

Klimakterium und Postmenopause

In den Wechseljahren versiegt die Reaktionsfähigkeit der Eierstöcke auf FSH und LH. Eizellreifung und Menstruationsblutung werden unregelmäßig und bleiben schließlich aus, die Progesteron- und Östrogenproduktion fällt ab. Eine geringe Menge schwach wirksamer Östrogene wird in der Postmenopause in Eierstöcken und Fettgewebe gebildet.

Die meisten Frauen haben durch die hormonelle Umstellung ein gewisses Maß an Beschwerden, v. a. Hitzewallungen und Schweißausbrüche, fleckige Hautrötungen, Herzklopfen oder Schwindel. Nicht wenige sind häufiger gereizt oder verstimmt. Gerade die psychosomatischen Beschwerden sind aber von vielen Faktoren abhängig.

In höherem Alter stehen Östrogenmangelerscheinungen im Urogenitalbereich im Vordergrund: Die Scheidenschleimhaut wird dünner und trockener, was zu Problemen beim Geschlechtsverkehr und einer erhöhten Infektionsneigung führen kann. Die Blasenschleimhaut wird ebenfalls empfindlicher. Auch die bei alten Frauen häufige Osteoporose (→ Kap. I/31.1.15) wird durch Östrogenmangel gefördert.

Gegen die Beschwerden am Urogenitaltrakt helfen Östrogen-Vaginalzäpfchen oder -cremes. Bei welchen Frauen eine **Hormonersatztherapie,** also die systemische Östrogengabe, sinnvoll ist, wird nach wie vor kontrovers diskutiert. Derzeit wird eine Hormonersatztherapie jüngeren Frauen (50–59 Jahre) zur Linderung starker Wechseljahresbeschwerden nach sorgfältiger Risiko-Nutzen-Abwägung angeboten. Zur Vorbeugung der Osteoporose sollte sie trotz günstiger Effekte auf die Knochen nicht eingesetzt werden. Hauptrisiken sind eine Erhöhung des Brustkrebs- und Schlaganfallrisikos.

Scheide

Die **Scheide** (*Vagina*) ist ein 8–12 cm langer, elastischer Muskel-Bindegewebs-Schlauch, der Gebärmutter und äußere Geschlechtsorgane verbindet. Der **Scheideneingang** ist bis zum ersten Geschlechtsverkehr durch eine dünne Membran, das **Jungfernhäutchen** (*Hymen*), teilweise verschlossen.

Die Schleimhaut der Scheide besteht aus mehrschichtigem unverhorntem Plattenepithel, das Glykogen enthält. Unter **Östrogeneinfluss** verstoffwechseln die Scheidenzellen dieses Glykogen zu Milchsäure. Der Vorgang wird unterstützt von **Milchsäurebakterien** (*Laktobazillen, Döderlein-Stäbchen*), die zur physiologischen Scheidenflora gehören. Damit entsteht in der Scheide ein saures Milieu (pH 4), das vor aufsteigenden Keimen schützt.

Äußere weibliche Geschlechtsorgane

Ein Fettpolster vor der Symphyse bildet den **Schamberg** (*Mons pubis, Venushügel*), an dem die äußeren **großen Schamlippen** (*Labia majora*) beginnen (→ Abb. I/31.10.5).

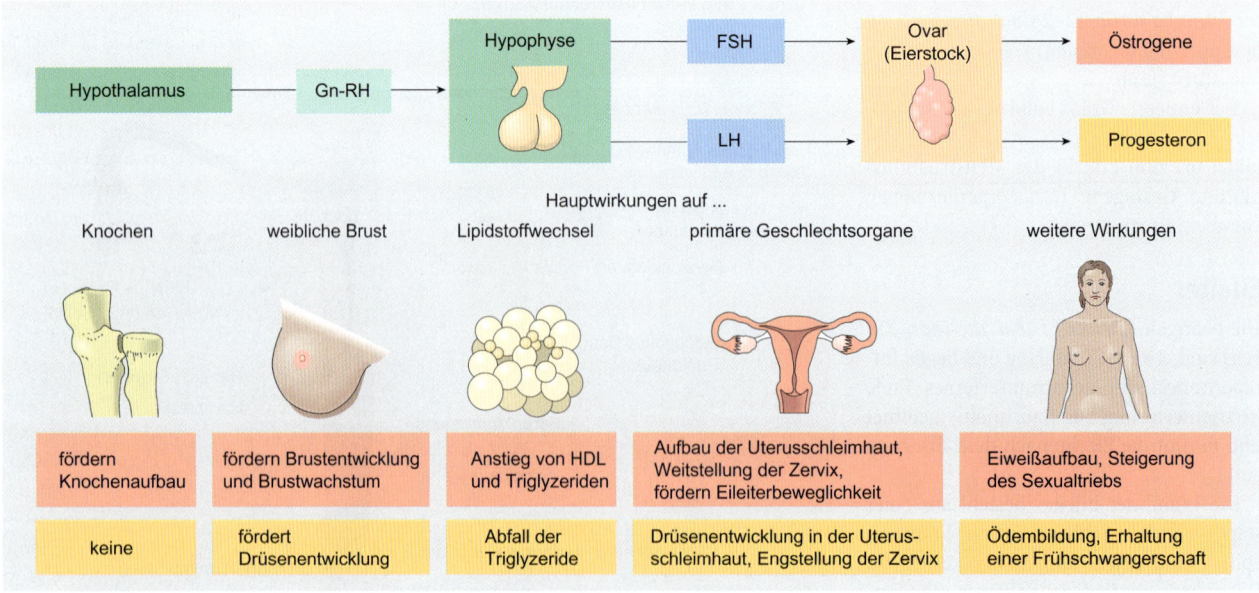

Abb. I/31.10.4 Die Wirkungen der weiblichen Sexualhormone Östrogen und Progesteron (Östrogene: rosa Felder, Progesteron: orange Felder). [L190]

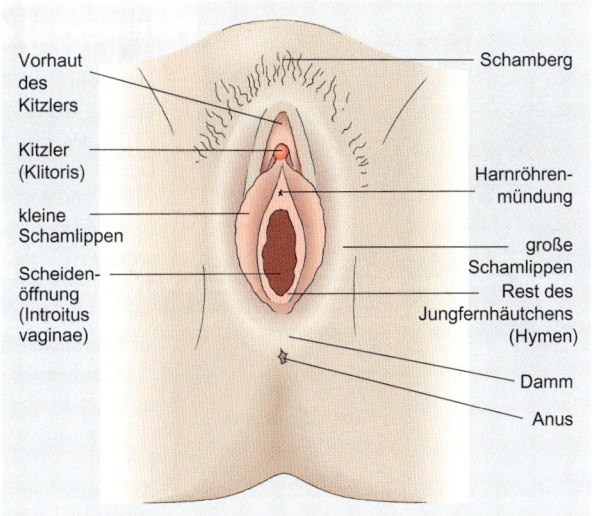

Abb. I/31.10.5 Äußeres weibliches Genitale (*Vulva*). [L190]

Labels in figure:
Vorhaut des Kitzlers
Kitzler (Klitoris)
kleine Schamlippen
Scheidenöffnung (Introitus vaginae)
Schamberg
Harnröhrenmündung
große Schamlippen
Rest des Jungfernhäutchens (Hymen)
Damm
Anus

Sie sind behaart und enthalten Talg-, Schweiß- und Duftdrüsen. Die inneren **kleinen Schamlippen** (*Labia minora*) sind haarlose Hautfalten mit zahlreichen Talgdrüsen. Sie begrenzen den **Scheidenvorhof** (*Vestibulum vaginae*), in den sich neben der Scheide auch die Harnröhre und kleine Drüsen öffnen. Am vorderen Ende der beiden kleinen Schamlippen liegt der **Kitzler** (*Klitoris*). Am hinteren Ende befinden sich die Ausführungsgänge der schleimbildenden **großen Scheidenvorhofdrüsen** (*Bartholin-Drüsen*).

Die Schleimhaut des Kitzlers enthält reichlich sensible Nervenendigungen. Sie schwillt bei sexueller Reizung an und entspricht damit gewissermaßen der männlichen Eichel.

I/31.10.3 Weibliche Brust

Die **Brüste** (*Mammae*) der Frau liegen zwischen der 3. und 6. Rippe auf der Faszie des großen Brustmuskels in der Unterhaut (→ Abb. I/31.10.6). Sie bestehen aus Drüsen-, Binde- und Fettgewebe.

Die eigentliche **Brustdrüse** (*Glandula mammaria*) setzt sich zusammen aus etwa 15–20 **Einzeldrüsen** (*Lappen*) und deren Drüsengängen. Die Lappen bestehen aus kleineren **Läppchen** und diese wiederum aus **Milchsäckchen**. Die Lappen sind in Binde- und unterschiedlich viel Fettgewebe eingebettet, die der Brust ihre individuelle Form verleihen.

Die **Brustwarze** (*Mamille*) liegt im stärker pigmentierten **Warzenhof.** Auf ihr münden die Milchausführungsgänge. Die Brustwarze enthält viele sensible Nervenen-

digungen, über die erotische Empfindungen und der Milcheinschuss während der Stillzeit ausgelöst werden.

Ab den Wechseljahren nehmen Läppchenzahl und -größe ab, das Milchgangepithel bildet sich zurück. Der Fettgewebsanteil der Brust kann erheblich zunehmen, ihr Bindegewebe wird schlaffer, sodass sich die Brust senkt.

I/31.10.4 Geschlechtsorgane des Mannes

Innere Geschlechtsorgane des Mannes sind **Hoden, Nebenhoden, Samenleiter** und **Geschlechtsdrüsen** (**Vorsteherdrüse, Samenbläschen** und **Cowper-Drüsen**). **Männliches Glied** und **Hodensack** bilden die **äußeren Geschlechtsorgane** des Mannes (→ Abb. I/31.10.7).

Hoden und Hodensack

Die im geschlechtsreifen Zustand etwa pflaumengroßen, paarigen **Hoden** (*Testes*) liegen im **Hodensack** (*Skrotum*).

Außen umgibt eine derbe Bindegewebskapsel den Hoden, innen wird er durch mehrere bindegewebige Scheidewände (*Septen*) in Läppchen unterteilt. Diese **Hodenläppchen** enthalten vielfach gewundene **Hodenkanälchen** (*Samenkanälchen, Tubuli seminiferi*). Das **Keimepithel** der Hodenkanälchen besteht aus **Keimzellen** bzw. ihren Vorstufen sowie **Sertoli-Stützzellen**. Ab der Pubertät reifen ständig **Spermien** (*Samenzellen*) heran. Die Spermienbildung dauert ca. 80 Tage.

Die Sertoli-Stützzellen sorgen für das notwendige hormonelle Milieu während der Spermienreifung und haben Ernährungs- und Stützfunktion.

Im Bindegewebe zwischen den Hodenkanälchen liegen Gruppen von **Leydig-Zwischenzellen,** die das männliche Geschlechtshormon **Testosteron** produzieren.

> ❯ Die Hoden sind sehr schmerzempfindlich. Daher achten Altenpflegerinnen darauf, dass sie bei Pflegetätigkeiten, z. B. dem Positionieren eines Pflegedürftigen, nicht eingeklemmt oder gedrückt werden.

Auch in den Hoden sind mit zunehmendem Alter degenerative Veränderungen zu beobachten, mit negativen Auswirkungen auf Spermienzahl und -qualität. Die Testosteronspiegel sinken. Im Gegensatz zur Frau vollzieht sich dies jedoch ganz allmählich über Jahrzehnte und in individuell sehr unterschiedlichem Ausmaß.

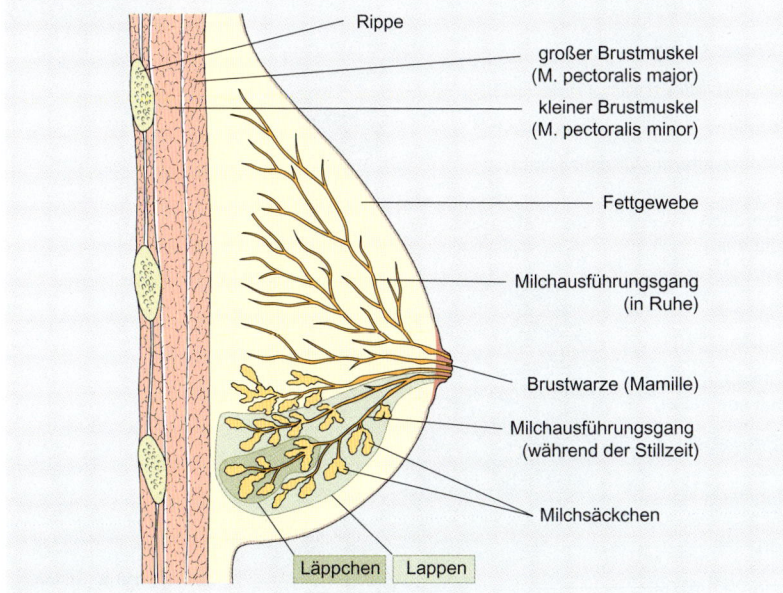

Labels in figure:
Rippe
großer Brustmuskel (M. pectoralis major)
kleiner Brustmuskel (M. pectoralis minor)
Fettgewebe
Milchausführungsgang (in Ruhe)
Brustwarze (Mamille)
Milchausführungsgang (während der Stillzeit)
Milchsäckchen
Läppchen Lappen

Abb. I/31.10.6 Feinbau der weiblichen Brust (Sagittalschnitt). [L190]

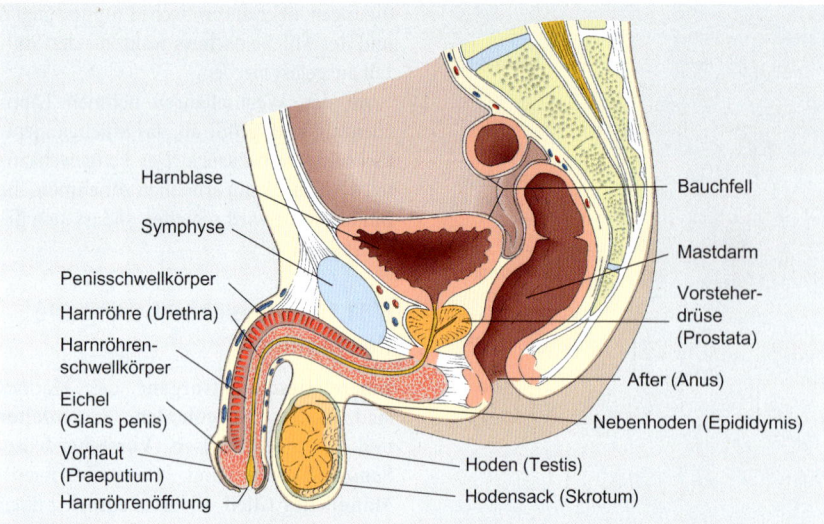

Harnblase

Symphyse

Penisschwellkörper

Harnröhre (Urethra)

Harnröhrenschwellkörper

Eichel (Glans penis)

Vorhaut (Praeputium)

Harnröhrenöffnung

Bauchfell

Mastdarm

Vorsteherdrüse (Prostata)

After (Anus)

Nebenhoden (Epididymis)

Hoden (Testis)

Hodensack (Skrotum)

Abb. I/31.10.7 Männliche Geschlechtsorgane im Sagittalschnitt durch das Becken. [L190]

Männliche Geschlechtshormone

Ab der Pubertät schüttet der Hypophysenvorderlappen **FSH** und **LH** (→ Kap. I/31.3.3) aus. FSH regt beim Mann die Spermienreifung an, LH stimuliert die Leydig-Zwischenzellen zur Ausschüttung von **Testosteron.**

Testosteron ist das wichtigste der **männlichen Geschlechtshormone** (*männlichen Sexualhormone, Androgene*). Es fördert v. a.:
- Wachstum der Geschlechtsorgane
- Ausbildung der sekundären männlichen Geschlechtsmerkmale (männliche Körperbehaarung einschließlich Bartwuchs, tiefe männliche Stimme)
- Spermienreifung (zusammen mit FSH)
- Eiweißaufbau, Knochen- und Muskelwachstum
- Geschlechtstrieb (*Libido*).

Nebenhoden

Jedem Hoden liegt am hinteren oberen Rand ein **Nebenhoden** (*Epididymis*) auf. Er besteht hauptsächlich aus dem mehrere Meter langen, gewundenen und dicht zusammengepackten **Nebenhodengang.** Im Nebenhoden reifen die Spermien weiter heran und werden gespeichert.

Samenleiter

Der Nebenhodengang geht ohne scharfe Grenze in den **Samenleiter** (*Ductus deferens*) über. Er ist etwa 50 cm lang und hat einen Durchmesser von ca. 3 mm (→ Abb. I/31.10.8).

Der Samenleiter zieht mit **Hodenarterie, Hodenvene** und Nerven im **Samenstrang** vom Nebenhoden durch den Leistenkanal.

Der Samenstrang wird von Bindegewebshüllen umgeben, zwischen denen der **Hodenhebermuskel** (*M. cremaster*) liegt, welcher die Hoden bei Kälte oder Berührung der Oberschenkelinnenseite reflektorisch nach oben zieht.

Im Bauchraum verläuft der Samenleiter im Bogen nach hinten, durchsetzt die Vorsteherdrüse (Prostata) und öffnet sich in die Harnröhre, die ab dort auch als *Harnsamenröhre* bezeichnet wird.

Die Wand des Samenleiters enthält glatte Muskulatur, die während des **Samenergusses** (*Ejakulation*) den Samen in die Harnröhre schleudert.

Geschlechtsdrüsen

Auf seinem Weg vom Nebenhoden zur Harnröhre werden den Spermien Sekrete aus den **Geschlechtsdrüsen** beigemischt.

Die paarigen **Samenbläschen** (*Bläschendrüsen, Vesiculae seminales*) liegen an der Rückwand der Harnblase und münden dort in die Samenleiter. Sie produzieren ein alkalisches, fruktosereiches Sekret. Der pH-Wert von 7,5 fördert die Beweglichkeit der Spermien, Fruchtzucker (Fruktose) dient als Energielieferant.

Zwischen der Unterfläche der Harnblase und der Beckenbodenmuskulatur befindet sich die unpaare, kastaniengroße **Vorsteherdrüse** (*Prostata*). Sie umschließt den Anfangsteil der Harnröhre und besteht aus 30–50 Einzeldrüsen, umgeben von Bindegewebe und glatten Muskelzügen. Das dünnflüssige, milchige Sekret der Prostata mit einem pH-Wert von ca. 6,5 enthält u. a. saure Phosphatase zur Verflüssigung des Ejakulates.

Die kleinen paarigen **Cowper-Drüsen** (*Glandulae bulbourethrales*) liegen im Beckenboden, bilden Schleim und münden ebenfalls in die Harnröhre.

Männliches Glied und Harnröhre

Am sichtbaren Anteil des **männlichen Glieds** (*Penis*) unterscheidet man **Penisschaft** und **Eichel.** Der Penis ist von der dehnbaren Hautfalte, der **Vorhaut** (*Praeputium*) überzogen, welche die Eichel bedeckt und zurückgestreift werden kann.

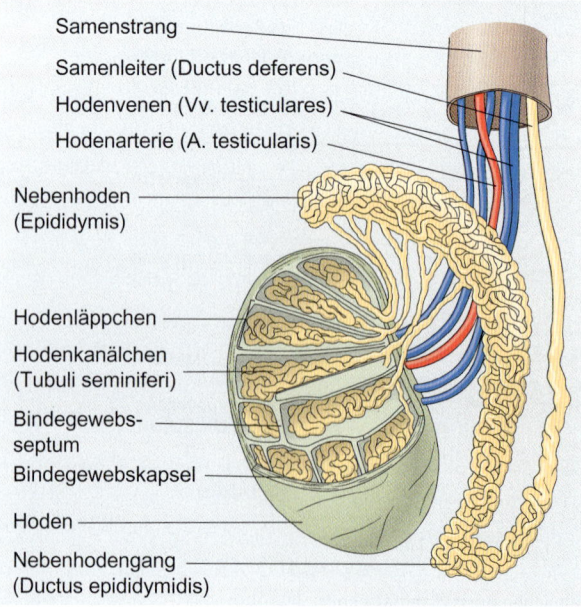

Samenstrang

Samenleiter (Ductus deferens)

Hodenvenen (Vv. testiculares)

Hodenarterie (A. testicularis)

Nebenhoden (Epididymis)

Hodenläppchen

Hodenkanälchen (Tubuli seminiferi)

Bindegewebsseptum

Bindegewebskapsel

Hoden

Nebenhodengang (Ductus epididymidis)

Abb. I/31.10.8 Hoden, Nebenhoden und Samenleiter. [L190]

> Unter der Vorhaut sammeln sich Sekret und zelluläre Abschilferungen, die einen idealen Nährboden für Bakterien bilden. Bei der Intimpflege muss deshalb die Vorhaut zurückgeschoben, das Sekret entfernt und anschließend der Bereich gut abgetrocknet werden. Danach wird die Vorhaut wieder vorgezogen, um eine Schnürringbildung (*Paraphimose*) zu vermeiden.

Der Penisschaft enthält drei Schwellkörper, die jeweils von einer derben Bindegewebskapsel umschlossen sind (→ Abb. I/31.10.9).

- Der an der Penisunterseite liegende **Harnröhrenschwellkörper** (*Corpus spongiosum penis*) enthält die Harnröhre und endet mit der Eichel
- Die zweischenkligen **Penisschwellkörper** (*Corpora cavernosa penis*) ermöglichen die **Erektion** (*Aufrichtung des Glieds*). Dabei füllen sich schwammartige Hohlräume durch Erweiterung der Arteriolen prall mit Blut, während gleichzeitig der venöse Rückstrom gedrosselt ist.

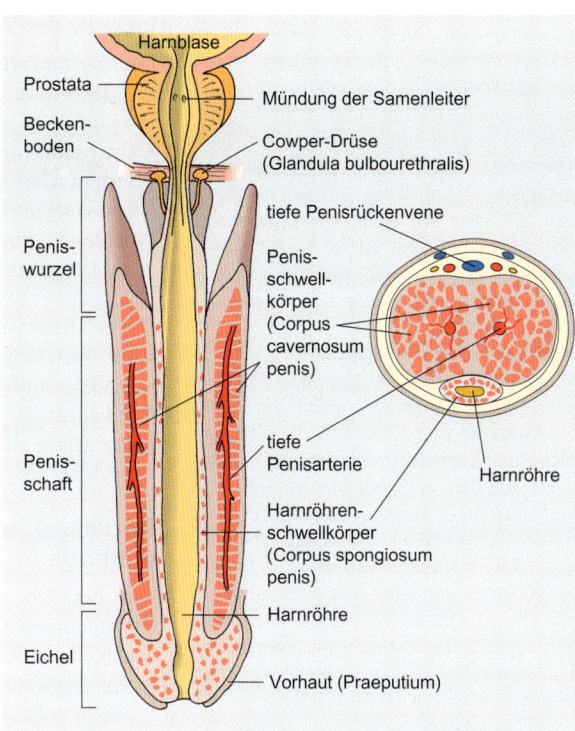

Abb. I/31.10.9 Der Penis im Längs- und Querschnitt. [L190]

Sperma

Das **Sperma** (*Ejakulat, Samenflüssigkeit*) setzt sich aus den **Spermien** (*Samenzellen* → Abb. I/31.10.10) sowie den Sekreten von Nebenhoden, Samenbläschen, Prostata und Cowper-Drüsen zusammen. Es ist schwach alkalisch und neutralisiert damit beim Geschlechtsverkehr das saure Scheidenmilieu. Sperma wird durch vegetativ ausgelöste **Ejakulationen** (*Samenergüsse*) abgegeben. Die normalerweise 2–6 ml Sperma enthalten mindestens 20 Millionen Spermien/ml.

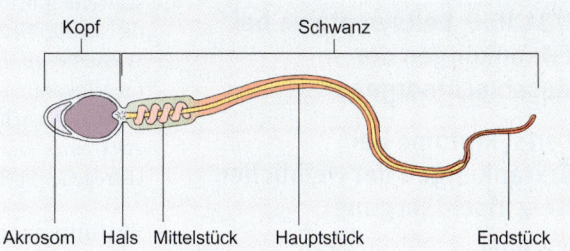

Abb. I/31.10.10 Spermium. [L190]

I/31.10.5 Sexueller Reaktionszyklus von Frau und Mann

Die Funktionen der Geschlechtsorgane von Mann und Frau sind im **sexuellen Reaktionszyklus** optimal aufeinander abgestimmt.

- In der **Erregungsphase** wird durch Reize, z. B. Geruch des Partners oder Berührung der **erogenen Zonen**, sexuelle Erregung hervorgerufen. Puls- und Atemfrequenz, Blutdruck, Muskelspannung und Hautdurchblutung steigen. Bei der Frau sondern Scheidenwand und Scheidenvorhofdrüsen ein schleimiges Sekret ab, das die Scheide anfeuchtet und ein Eindringen des Penis erleichtert. Schamlip-

pen und Klitoris schwellen an, die Brustwarzen richten sich auf. Beim Mann kommt es zur Erektion
- In der **Plateauphase** verstärken sich die Reaktionen der Erregungsphase
- Höhepunkt sexueller Erregung ist die **Orgasmusphase,** der als intensiver Genuss empfunden wird. Bei der Frau kommt es zu rhythmischen Kontraktionen von Beckenbodenmuskulatur und Gebärmutter, beim Mann wird die Samenflüssigkeit durch rhythmische, unwillkürliche Muskelkontraktionen ausgeschleudert (*Samenerguss, Ejakulation*)
- In der **Rückbildungsphase** kehren alle Organe in den nicht erregten Zustand zurück. Anschließend folgt beim Mann die **Refraktärphase,** während der Erektion und Orgasmus nicht möglich sind.

Sexualität und insbesondere Geschlechtsverkehr im Alter waren lange ein Tabu (→ Kap. I/22.5). Zwar ist mit zunehmendem Alter längere Stimulation nötig, lassen

Scheidenbefeuchtung bzw. Erektionsfähigkeit nach, ist die Orgasmusphase kürzer und beim Mann die Refraktärphase länger. Nicht erst der Film „Wolke 9" hat aber vor Augen geführt: Viele alte Menschen praktizieren und genießen Geschlechtsverkehr bis ins hohe Alter. Sie gehen offener als früher auch mit körperlichen Problemen um und suchen z. B. ärztlichen und pflegerischen Rat. Darüber hinaus wünschen sich etliche alte Menschen Geschlechtsverkehr und überhaupt Zärtlichkeit und Sexualität, haben jedoch keinen Partner (mehr).

> **Hinweise zu gesundheitsförderndem Verhalten**
>
> Nicht nur das Nachlassen der sexuellen Funktionen, auch mangelnde Vitalität sowie Beschwerden (fast) aller Art im Alter werden immer wieder auf die in höheren Lebensjahren verringerte Menge der Geschlechtshormone zurückgeführt. Zwar lassen die Geschlechtshormonspiegel mit

I

31

zunehmendem Alter bei beiden Geschlechtern nach – mit unbestrittenen und bei der Frau besonders offensichtlichen Folgen. Die Gleichung Hormonabfall = Beschwerden geht trotzdem nicht auf. Ein älterer Mann kann trotz niedriger Testosteronspiegel ein erfülltes Sexualleben haben, während ein anderer trotz höherer Hormonspiegel über typische „Altersbeschwerden" klagt. Und 70-jährige Frauen können noch voller Pläne sein oder sich selbst aufgegeben haben – trotz gleich niedriger Östrogenspiegel.

Mann oder Frau sein ist nicht an hohe Geschlechtshormonspiegel gebunden, und eine Geschlechtshormongabe im Alter ist nicht als harmloser Ersatz fehlender Hormone, sondern als medizinische Behandlung mit Risiken zu sehen. Viel besser helfen oft nichtmedikamentöse Maßnahmen: gesunde Ernährung, Bewegung, (kleine) Unternehmungen oder soziale Kontakte, einfach aktiv bleiben. Auch die Pflanzenheilkunde bietet Hilfen, etwa pflanzliche Substanzen mit östrogenartiger Wirkung (*Phytoöstrogene*) oder Kürbiskerne.

I/31.10.6 Leitsymptome bei Erkrankungen der Geschlechtsorgane

Leitsymptome bei Erkrankungen der weiblichen Geschlechtsorgane

Ausfluss

> **Ausfluss** (*Fluor genitalis, Fluor vaginalis*): Physiologische oder pathologische Vaginalsekretion.

Ein leichter, farb- und geruchloser, glasigschleimiger **Ausfluss** ist normal. Er hält die Scheide feucht und schützt vor dem Eindringen von Erregern. Ab der Menopause nimmt seine Menge aufgrund der hormonellen Umstellung ab.

Mögliche Ursachen eines krankhaften Ausflusses sind v. a. Infektionen oder Tumoren der weiblichen Geschlechtsorgane sowie Fremdkörper in der Vagina. Geruch, Aussehen und Konsistenz des Fluors können erste Hinweise auf die Ursache geben (→ Tab. I/31.10.1).

Juckreiz der Vulva

Der *Pruritus vulvae*, ein oft quälender **Juckreiz der Vulva,** tritt besonders nachts auf. Ursachen können sein:

- Östrogenmangel in der Postmenopause
- **Lichen sclerosus,** eine chronische Erkrankung mit degenerativen Hautveränderungen (perlmuttartig glänzende Haut mit Depigmentierungen) und Schrumpfung der Vulva
- Candidiasis (→ Kap. I/32.4.4)
- Parasiten (z. B. Skabies → Kap. I/15.7.9)
- Diabetes mellitus, Leber-, Nierenfunktionsstörungen
- Mangelnde oder umgekehrt übertriebene Hygiene.

Trockene Scheide und senile Urethritis

Nach der Menopause kann es infolge eines Östrogenmangels zur Austrocknung und Rückbildung des Vaginal- und Harnröhrenepithels kommen.

Folgen sind eine **trockene Scheide** mit erhöhter Infektionsanfälligkeit und Beschwerden beim Geschlechtsverkehr sowie die **senile Urethritis** mit Brennen beim Wasserlassen, häufigem Harndrang, Belastungsinkontinenz und Juckreiz.

Nach Ausschluss anderer Ursachen wie etwa eines Harnwegsinfekts werden lokal Östrogene gegeben.

Blutung nach der Menopause

Ursachen für **Blutungen nach der Menopause** können u. a. Entzündungen oder bösartige Tumoren sein. Es kann sich dabei um Kontaktblutungen nach Geschlechtsverkehr, Schmierblutungen oder periodenstarke Dauerblutungen handeln.

> Jede Blutung nach der Menopause ist karzinomverdächtig und muss diagnostisch abgeklärt werden.

Beschwerden im Bereich der weiblichen Brust

Häufige **Beschwerden im Bereich der weiblichen Brust** sind Schmerzen, tastbare Knoten, Hautveränderungen und eine Sekretion aus der Mamille.

> Jeder Knoten in der Brust muss abgeklärt werden. Insbesondere nicht druckschmerzhafte oder unregelmäßig begrenzte Knoten sind so lange karzinomverdächtig, bis das Gegenteil bewiesen ist.

Leitsymptome bei Erkrankungen der männlichen Geschlechtsorgane

Miktionsstörungen

Häufiges Wasserlassen, ein verzögerter Miktionsbeginn, schwächerer Harnstrahl sowie später zwanghafter Harndrang sind Leitbeschwerden der Prostatavergrößerung.

Eine krampfartig schmerzhafte Miktion deutet auf eine Entzündung der unteren Harnwege oder der Prostata hin.

Erektile Dysfunktion

Mit zunehmendem Lebensalter häufiger wird die **erektile Dysfunktion,** umgangssprachlich als *Impotenz* bezeichnet, bei der das männliche Glied nicht steif genug wird oder bleibt, um den Geschlechtsakt zu vollziehen.

Die Ursachen reichen von psychischen Faktoren (z. B. Stress, Konflikten, Versagensangst) über Durchblutungsstörungen infolge Arteriosklerose oder Diabetes, Operationen im Becken und neurologischen Erkrankungen zu Peniserkrankungen.

Die Diagnostik ist ursachen- und einzelfallabhängig. Therapeutisch werden häufig und mit gutem Erfolg **PD5-Inhibitoren** (z. B. Viagra®, Levitra®) als Tablette gegeben, welche eine zu geringe, aber vorhandene Erektion durch Arterienerweiterung verstärken. Die Wirkung hält einige Stunden, Nitrate (gegen Angina pectoris → Kap. I/31.5.10) dürfen nicht gleichzeitig genommen werden.

I/31.10.7 Sexuell übertragbare Erkrankungen

Meldepflicht → Kap. I/15.7.1

> **Sexuell übertragbare Erkrankungen** (*sexually transmitted diseases, STD*): Erkrankungen, die vorwiegend oder (fast) immer durch sexuelle Kontakte übertragen werden. Sexuell übertragbare Erkrankungen sind bei alten Menschen insgesamt selten. Allerdings muss v. a. bei den nicht pflegebedürftigen „jungen Alten" bei entsprechender Symptomatik daran gedacht werden, da sie z. B. nach Partnerverlust durchaus neue Sexualkontakte eingehen,

Vorkommen	Geruch/Farbe	Konsistenz
Pilzinfektion	• Geruchlos, weiß-gelblich	• Krümelig
Trichomonadeninfektion	• Übel riechend, gelblich	• Schaumig
Karzinom	• Oft fauliger Geruch, fleischwasserfarben	• Wässrig

Tab. I/31.10.1 Geruch, Farbe und Konsistenz bei Ausfluss (Beispiele).

aber oft wenig Risikobewusstsein haben und infolge der fehlenden Notwendigkeit einer Empfängnisverhütung auch keine Kondome benutzen.

Die **sexuell übertragbaren Erkrankungen** umfassen:

- Die vier **klassischen Geschlechtskrankheiten** *Gonorrhö, Lues,* sowie – in Deutschland selten – **weicher Schanker** (*Ulcus molle*) und **Lymphogranuloma venereum** (*Lymphogranuloma inguinale*)
- Eine Reihe weiterer Erkrankungen, die häufig durch sexuelle Kontakte übertragen werden, z. B. *Trichomonadeninfektionen, Herpes-Infektionen* der Geschlechtsorgane, *Hepatitis-B-* (→ Kap. I/31.8.18) und *HIV-Infektion* (→ Kap. I/38.4.2).

Gonorrhö

> **Gonorrhö** (*Tripper*): Durch **Gonokokken** (*Neisseria gonorrhoeae*) hervorgerufene bakterielle Infektionskrankheit mit meist deutlichen Beschwerden beim Mann und häufig symptomarmem Verlauf bei der Frau. Manifestiert sich v. a. an den Schleimhäuten des Urogenitaltrakts, des Analkanals, seltener des Rachens. Häufigste „klassische" Geschlechtskrankheit.

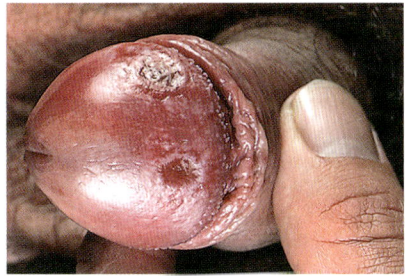

Abb. I/31.10.11 Syphilitischer Primäraffekt am Penisschaft. [R125]

Bei Männern ruft die **Gonorrhö** nach 2–7 Tagen meist eine akute Harnröhrenentzündung mit Brennen beim Wasserlassen sowie (eitrigem) Ausfluss aus der Harnröhre hervor. Bei Frauen bleibt die Infektion nicht selten wegen Beschwerdearmut unbemerkt, sie kann aber aufsteigen und zu Eileiterentzündungen führen.

Die Behandlung ist antibiotisch, z.B. einmalig mit Ceftriaxon plus Azithromycin. Der Sexualpartner muss ebenfalls behandelt werden.

Lues

> **Lues** (*Syphilis, harter Schanker*): Durch das Schraubenbakterium **Treponema pallidum** hervorgerufene chronische Geschlechtskrankheit.

Etwa drei Wochen nach der Infektion entsteht an der Eintrittstelle der Erreger, also meist an den äußeren Geschlechtsorganen, ein schmerzloses Knötchen, das rasch zu einem Geschwür (**Primäraffekt,** *Ulcus durum, harter Schanker*) zerfällt (→ Abb. I/31.10.11). Außerdem schwellen die Leistenlymphknoten an. Die Beschwerden dieses **Primärstadiums** gehen von selbst zurück.

Etwa zwei Monate nach der Infektion beginnt das **Sekundärstadium** mit Allgemeinbeschwerden und generalisierten Lymphknotenschwellungen, gefolgt von einem nicht juckenden Hautausschlag vor allem an Rumpf, Händen und Füßen. Auch ein Ausschlag im Mund und **Condylomata lata** (nässende, hochinfektiöse breite Papeln der Genital- und Analregion) sind typisch.

Spätere Stadien, z.B. ein Befall des Nervensystems, sind hierzulande selten, da Antibiotikagaben aus anderem Grund eine nicht diagnostizierte frühe Lues mit behandeln. Antibiotikum erster Wahl ist Penicillin.

I/31.10.8 Erkrankungen der weiblichen Geschlechtsorgane

Gebärmuttersenkung und -vorfall

> **Gebärmuttersenkung** (*Descensus uteri*): Tiefertreten des Uterus.
> **Gebärmuttervorfall** (*Prolaps uteri*): Teilweises (*Partialprolaps*) oder vollständiges (*Totalprolaps*) Absinken der Scheidenwände und des Uterus vor die Vulva.

Krankheitsentstehung

Der **Gebärmuttersenkung** (→ Abb. I/31.10.12) liegt ein Missverhältnis zwischen Belastbarkeit und tatsächlicher Belastung des Beckenbodens zugrunde. Bedeutsam sind vor allem:

- Anlagebedingte Bindegewebsschwäche
- Übergewicht
- Mehrere Geburten
- Körperliche Anstrengung (z. B. schweres Heben)
- Intraabdominelle Druckerhöhung (z. B. chronischer Husten)
- Beckenbodentrauma
- Gynäkologische Operationen.

Durch die enge Verbindung zwischen Scheidenvorderwand und Blase bzw. Darm senken sich meist auch Blase und Mastdarm.

Symptome, Befund und Diagnostik

Leitbeschwerden bei Gebärmuttersenkung sind:

- Druck- und Fremdkörpergefühl im Unterleib
- Rückenschmerzen
- Harnwegsinfekte, Harninkontinenz, aber auch Harnentleerungsstörungen durch Lageveränderungen der Harnblase

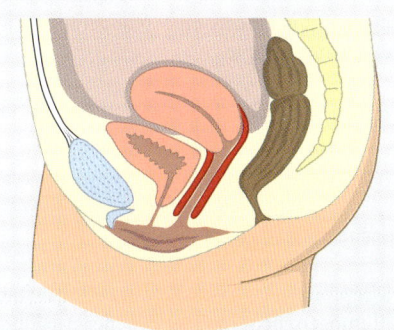
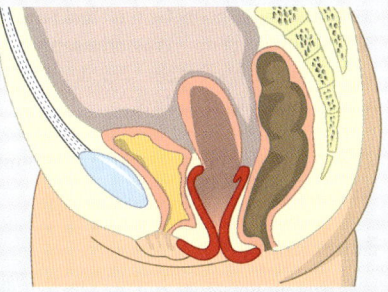
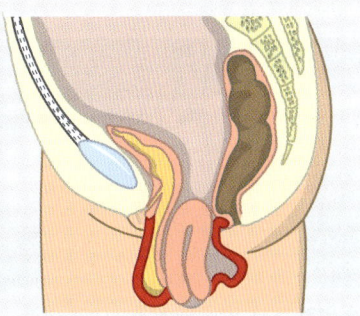

Abb. I/31.10.12 Links physiologische Lage der weiblichen Beckenorgane. Mitte beginnende Gebärmuttersenkung (*Descensus uteri*), rechts Gebärmuttervorfall (*Totalprolaps*) mit Hervorstülpen der Vagina. [L157, L138]

- Stuhlentleerungsstörung und Obstipation durch deszensusbedingte Veränderungen des Darms
- Schleimhautulzera am prolabierten Uterus und an den Vaginalwänden.

Die Diagnose wird durch die gynäkologische Untersuchung gestellt.

Behandlung

In leichten Fällen können regelmäßige Beckenbodengymnastik, lokale Östrogenbehandlung und ggf. Gewichtsabnahme ausreichen.

Vielen Frauen fällt es schwer, die Beckenbodenmuskulatur gezielt anzuspannen. Dies wird durch die Nutzung von Scheidenkegeln (*Konen*) erleichtert. Sie werden wie ein Tampon in die Vagina eingeführt (→ Abb. I/31.10.13) und sollen zunächst durch bewusste, später durch unbewusste Beckenbodenanspannung gehalten werden. Erfolg erfordert aber konsequente Anwendung über Monate.

Ansonsten besteht die Therapie in der operativen **Gebärmutterentfernung** (*Hysterektomie, Uterusexstirpation*), in der Regel verbunden mit einer **Kolporrhaphie** (*operative Raffung der vorderen und hinteren Scheidenwand*) und **Beckenbodenplastik.**

Ein in die Scheide eingelegtes Pessar, das den Uterus in Position halten soll (→ Abb. I/31.10.14), ist wegen der Gefahr von Ulzera und Scheidenentzündungen kaum jemals eine Dauerbehandlung. Es wird morgens von der Frau eingeführt und abends wieder entfernt und gereinigt. Kann die Patientin dies nicht, gibt es Pessare, die ca. alle vier Wochen vom Arzt gewechselt werden.

Vulvitis und Kolpitis

> **Vulvitis:** Entzündung der äußeren weiblichen Geschlechtsorgane.
> **Kolpitis** (*Vaginitis*): Scheidenentzündung. Durch Zunahme begünstigender Faktoren häufiges Problem älterer Frauen.

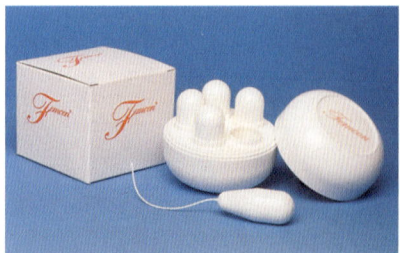

Abb. I/31.10.13 Das Trainingsset mit unterschiedlich schweren Scheidenkegeln (hier Femcon®, Gewicht 20–70 g) kann in Apotheken erworben werden. [V096]

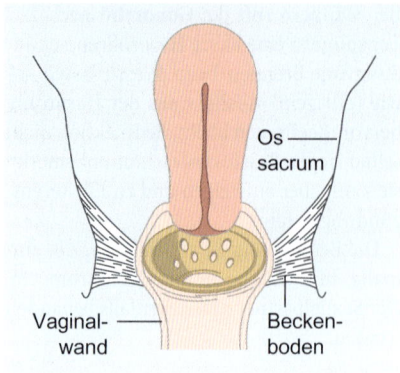

Abb. I/31.10.14 Lage eines Pessars in der Scheide. Es ist in der Beckenbodenmuskulatur verankert und fixiert die Gebärmutter in ihrer physiologischen Position. [L138]

Vulvitis und **Kolpitis** treten oft gemeinsam auf (*Vulvovaginitis*).

Krankheitsentstehung

Die **Vulvitis** kann entstehen:
- Durch mechanische oder chemische Reize jeder Art, z. B. enge Wäsche, synthetische Fasern, Waschmittel, Seifen, parfümiertes Toilettenpapier
- Aufgrund hormoneller Veränderungen (v. a. Östrogenmangel in der Postmenopause)
- Bei Infektionen (Krätze, Herpes genitalis, Trichomonaden, Soor)
- Stoffwechselbedingt (Diabetes mellitus)
- Bei Adipositas (Mazeration der Haut durch vermehrte Schweißabsonderung)
- Als Folge einer Kolpitis.

Ursache der **Kolpitis** ist meist eine Verminderung der Döderlein-Bakterien in der Scheide bei Östrogenmangel oder Antibiotikabehandlung. Der normalerweise saure Scheiden-pH steigt, sodass andere Bakterien (z. B. Escherichia coli), aber auch Pilze (v. a. Candida) bessere Wachstumsbedingungen finden.

Symptome, Befund und Diagnostik

Gemeinsame Symptome sind brennende Schmerzen v. a. beim Gehen, Juckreiz und Beschwerden beim Wasserlassen sowie beim Geschlechtsverkehr. Bei der Kolpitis besteht zusätzlich Ausfluss.

Die Diagnose wird durch gynäkologischen Untersuchung (sichtbare Rötung, Schwellung) und Abstrich gesichert.

Behandlung

Die Behandlung hängt von der Ursache ab:
- Vermeidung reizender Faktoren
- Bei Infektionen lokal Antiinfektiva (Scheidenzäpfchen/-cremes)

- Wiederherstellung des sauren Milieus der Scheide zur Vermeidung von Rückfällen, z. B. durch Milchsäureovula zum Einlegen in die Scheide (etwa Vagiflor®)
- Ausgleich des Östrogenmangels durch lokale Östrogengabe (z. B. Oekolp®)
- Behandlung von Grunderkrankungen (z. B. bessere Einstellung eines Diabetes mellitus).

Internet- und Lese-Tipp
Deutsche Gesellschaft für Gynäkologie und Geburtshilfe e. V. (*DGGG*): www.dggg.de

Vulvakarzinom

> **Vulvakarzinom:** Mit jährlich etwa 2800–3900 Erkrankungen (invasive Karzinome) in Deutschland eher seltenes Karzinom, hauptsächlich Plattenepithelkarzinom. Der Altersgipfel liegt bei 70–90 Jahren, die Prognose ist stadienabhängig. 📖 1

Als Risikofaktoren des **Vulvakarzinoms** gelten z. B. Immunschwäche, Rauchen und Infektionen mit Papillomaviren. Wahrscheinlich gibt es eine Form mit und eine ohne Papillomaviren-Infektion, wobei erstere bei jüngeren und letztere bei älteren Frauen auftritt.

Leitsymptome sind Juckreiz, rote Flecken, derbe Bezirke oder kleine Geschwüre meist an den Schamlippen. Spätsymptome sind große oder blutende Tumoren, Schmerzen sowie evtl. Beschwerden beim Wasserlassen und Vergrößerung der Leistenlymphknoten.

Die Diagnose wird durch Biopsie gesichert.

Inzwischen wird, wenn irgend möglich, der Tumor mit Sicherheitsabstand entfernt und auf die verstümmelnde Entfernung der äußeren Geschlechtsorgane und der regionären Lymphknoten (**radikale Vulvektomie**) verzichtet. Gegebenenfalls erfolgt eine Nachbestrahlung, bei fortgeschrittenen Tumoren zunehmend eine präoperative Radiochemotherapie.

Scheidenkarzinom

> **Scheidenkarzinom** (*Vaginalkarzinom*): Seltenes Genitalkarzinom vorwiegend der älteren Frau.

Symptome des **Scheidenkarzinoms** sind Blutungen, fleischwasserfarbener Ausfluss, Juckreiz, Fremdkörpergefühl und Schmerzen (v. a. beim Wasserlassen). Je nach Tu-

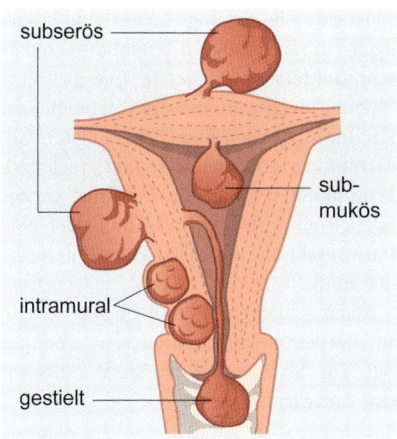

Abb. I/31.10.15 Uterusmyome werden nach ihrer Wuchsrichtung benannt: Man unterscheidet subseröse (in Richtung Peritonealhöhle wachsende), submuköse (in die Gebärmutterhöhle wachsende) und die häufigen intramuralen (in der Muskelschicht liegenden) Myome. Auch gestielte Varianten kommen vor. [L138]

morlokalisation und -ausdehnung erfolgt eine operative Therapie oder Bestrahlung.

Gebärmuttermyome

> **Gebärmuttermyom:** Gutartiger Tumor der Gebärmuttermuskulatur. Sehr häufig, wobei es in und nach den Wechseljahren meist zu einer spontanen Rückbildung kommt.
> **Uterus myomatosus:** Vorkommen zahlreicher Myome.

Bei der Entstehung von **Gebärmuttermyomen** (→ Abb. I/31.10.15) spielen hormonelle Faktoren eine Rolle, insbesondere der Östrogeneinfluss.

Nach den Wechseljahren werden Myome durch den geringen Östrogeneinfluss meist kleiner und bereiten nur noch selten Beschwerden, am ehesten Druckgefühl im Unterleib oder Obstipation.

Die Diagnose erfolgt durch Tast- und Ultraschalluntersuchung.

Myome müssen nur behandelt werden bei starken Beschwerden, vor allem (zunehmenden) Schmerzen, raschem Wachstum oder wenn unklar ist, ob es sich nicht doch um einen bösartigen Tumor handelt.

Behandlung der Wahl bei älteren Frauen ist die **Gebärmutterentfernung** (*Hysterektomie*), entweder durch die Scheide (*vaginale Hysterektomie*) oder einen Bauchschnitt (*abdominale Hysterektomie*).

Gebärmutterhalskrebs

> **Gebärmutterhalskrebs** (*Zervixkarzinom*): Früher häufigster Genitalkrebs der Frau, durch Früherkennungsuntersuchungen Häufigkeitssenkung in Deutschland auf ca. 20 % aller Genitalkarzinome. 5-Jahres-Überlebensrate insgesamt 65–70 %. 📖 2

Krankheitsentstehung

Gebärmutterhalskrebs entsteht bevorzugt im Übergangsbereich (*Umwandlungszone*) zwischen dem Plattenepithel der Portio und dem Zylinderepithel des Gebärmutterhalses (→ Abb. I/31.10.16). Meist entwickelt er sich langsam über **Dysplasien** (*Zellveränderungen* → Kap. I/34.2.2) und **Carcinoma in situ** (Karzinom, das die Basalmembran noch nicht durchbrochen hat).

Risikofaktoren sind:
- Infektion mit Papillomaviren
- Häufig wechselnde Sexualpartner
- Mangelnde Intimhygiene
- Rauchen
- Immunsuppression.

Symptome, Befund und Diagnostik

Meist kommt es erst spät zu:
- Fleischwasserfarbigem oder blutigem, teilweise übel riechendem Ausfluss
- Kontaktblutungen, Schmierblutungen, aber auch stärkeren Blutungen
- Schmerzen beim Wasserlassen oder Stuhlgang.

Die Diagnose erfolgt durch gynäkologische Untersuchung und Biopsie. Weitere Untersuchungen hängen von Tumorausdehnung und Einzelfall ab.

Behandlung

Hauptpfeiler der Behandlung sind Operation und Strahlentherapie.

In frühen Krankheitsstadien ist die Behandlung primär operativ. Bei einem Carcinoma in situ reicht eine **Konisation** (Entfernung des äußeren Muttermundes und eines kegelförmigen Gewebestückes aus dem Gebärmutterhals → Abb. I/31.10.16). Bei einem kleinen Karzinom erfolgt eine Gebärmutterentfernung (*Hysterektomie*).

Oft ist aber die Radikaloperation nach **Wertheim-Meigs** angezeigt mit Entfernung von Gebärmutter, Parametrien (umgebendem Bindegewebe), oberem Scheidendrittel und Lymphknoten des Abflussgebiets. Gegebenenfalls schließt sich eine Strahlentherapie oder Radiochemotherapie an.

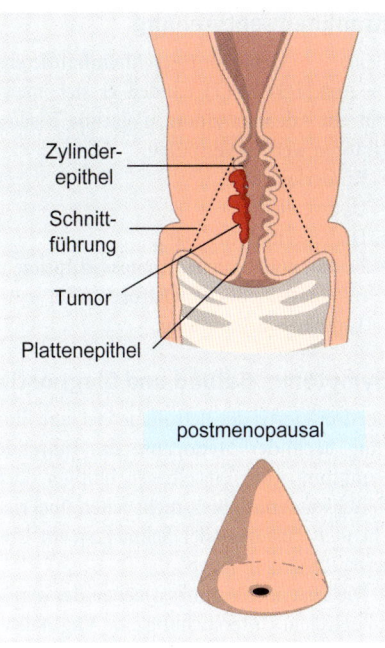

Abb. I/31.10.16 Konisation. In der Postmenopause entwickelt sich ein Gebärmutterhalskrebs vor allem im Gebärmutterhalskanal. Entsprechend ist der entfernte Gewebekegel eher hoch als breit. [L138]

Bei Inoperabilität oder fortgeschrittenen Tumoren wird eine Radiochemotherapie durchgeführt. Trotz der Kombination aus perkutaner Strahlentherapie (Bestrahlung von außen durch die Haut) und Kontaktbestrahlung (Bestrahlung mithilfe spezieller Applikatoren in Scheide oder Uterus) kommt es oft zu einer strahlenbedingten Entzündung von Haut, Blase und Mastdarm. Zunehmend erfolgen bei großen Tumoren präoperative Chemotherapien, um den Tumor zu verkleinern und dann operieren zu können.

> Für Gebärmutterhalskrebs gibt es durch die jährlichen Vorsorgeuntersuchungen ab dem 20. Lebensjahr mit Abstrichentnahme und -untersuchung eine gute Früherkennungsmöglichkeit, die aber gerade von älteren Frauen nicht selten vernachlässigt wird.

Gebärmutterschleimhautkrebs

> **Gebärmutterschleimhautkrebs** (*Gebärmutterkörper-, Gebärmutterhöhlenkrebs, Endometrium-, Korpuskarzinom*): Von der Gebärmutterschleimhaut ausgehendes Karzinom mit einem mittleren Erkrankungsalter von 69 Jahren. Prognose abhängig von Tumordifferenzierung und -stadium, mit einer 5-Jahres-Überlebensrate von insgesamt 80 % relativ gut. 📖 2

I

31

Krankheitsentstehung

Beim **Gebärmutterschleimhautkrebs** (→ Abb. I/31.10.17) handelt es sich meist um ein Adenokarzinom. Folgende Risikofaktoren werden vermutet:

- Kinderlosigkeit
- Übergewicht
- Diabetes mellitus Typ 2
- Postmenopausale Hormonsubstitution mit ausschließlicher Östrogengabe, Tamoxifenbehandlung.

Symptome, Befund und Diagnostik

Bei drei Viertel der Betroffenen ist eine Blutung nach der Menopause das führende Symptom. Auch ein eitriger, blutiger oder fleischwasserfarbener, nicht selten übel riechender Ausfluss oder Schmerzen im Unterbauch sind möglich.

Die Diagnostik umfasst neben der gynäkologischen Untersuchung eine **Vaginalsonografie** (Ultraschalluntersuchung von der Scheide aus → Abb. I/31.10.18) und eine **Gebärmutterspiegelung** (*Hysteroskopie*) mit getrennter Ausschabung von Gebärmutterhals und -körper (fraktionierte Abrasio) in Narkose.

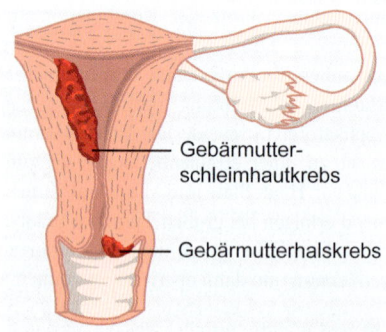

Abb. I/31.10.17 Typische Lokalisationen von Gebärmutterschleimhaut- und Zervixkarzinom. [L190]

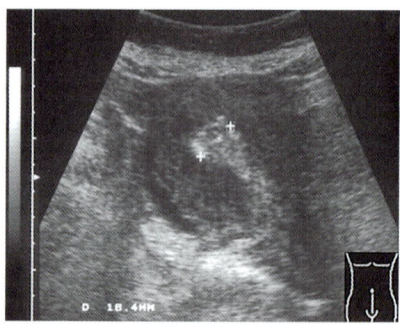

Abb. I/31.10.18 Die Vaginalsonografie ist das Verfahren der ersten Wahl zur Beurteilung der inneren Geschlechtsorgane. Hier ein Gebärmutterschleimhautkrebs (zwischen den Messkreuzen). [M390]

Behandlung

Die Behandlung ist primär operativ. Mindestens werden Gebärmutter (*abdominale Hysterektomie*), Eileiter und Eierstöcke (*Adnexektomie*) entfernt, je nach Tumorgröße darüber hinaus z.B. Lymphknoten, umgebendes Bindegewebe und Scheidenanteile. Auch bei großen Tumoren ist meist eine Reduktion der Tumormasse sinnvoll. Postoperativ oder bei Inoperabiliät sind Strahlentherapie, Gestagengabe und Chemotherapie möglich.

Eierstockkarzinom

> **Eierstockkarzinom** (*Ovarialkarzinom*): Vom Oberflächenepithel ausgehender, bösartiger Eierstocktumor. Mit steigendem Lebensalter zunehmende Häufigkeit.

Krankheitsentstehung

Die genaue Ursache des **Eierstockkarzinoms** ist unbekannt. Wahrscheinlich spielen erbliche Veranlagung und hormonelle Faktoren eine Rolle (Risikosteigerung durch frühe erste und späte letzte Regelblutung sowie Kinderlosigkeit, Risikominderung durch Langzeiteinnahme der „Pille").

Symptome, Befund und Diagnostik

Eierstocktumoren führen meist sehr spät zu Beschwerden, da sie eine erhebliche Größe erreichen können, bevor sie andere Organe beeinträchtigen. Selbst dann sind die Symptome unspezifisch:

- Unklare Unterbauchschmerzen
- Druck-, Völle- oder Fremdkörpergefühl
- Zunahme des Leibesumfangs (durch den Tumor oder infolge eines tumorbedingten Aszites)
- Evtl. Blasen- oder Darmbeschwerden
- Bei Stieldrehung oder Ruptur des Tumors akutes Abdomen (→ Kap. I/31.8.20)
- In fortgeschrittenen Stadien Allgemeinsymptome wie Leistungsminderung und Gewichtsverlust.

Bei Verdacht wird eine Vaginalsonografie durchgeführt, nicht wenige Eierstocktumoren werden auch zufällig bei einer Ultraschalluntersuchung aus anderem Grunde entdeckt.

Behandlung

Jeder Eierstocktumor mit soliden („knotigen") Anteilen und jede länger bestehende Eierstockzyste muss operiert werden. Nur

so ist eine Abgrenzung von gut- und bösartigen Tumoren möglich. Ergibt die Schnellschnittuntersuchung (erste Gewebeuntersuchung noch während der Operation) ein Karzinom, werden Eierstöcke, Eileiter, Gebärmutter, großes Netz und regionäre Lymphknoten entfernt. Manchmal ist zusätzlich eine Blasenteilresektion oder eine Darmresektion mit Anlage eines Enterostomas nötig.

Meist schließt sich eine Chemotherapie an, die verbliebene Tumorreste zerstören soll. Die Strahlentherapie spielt hingegen eine untergeordnete Rolle.

Prognose

Die 5-Jahres-Überlebensrate aller erkrankten Frauen liegt derzeit wegen der späten Diagnose nur bei ca. 40% (in frühen Stadien ist die Prognose erheblich besser). 📖 2

Mammakarzinom

> **Mammakarzinom** (*Brustkrebs*): Häufigste und in allen Altersgruppen bedeutsame Krebserkrankung der Frau, wobei es sich am häufigsten um **duktale** (von den Milchgängen ausgehende) **Adenokarzinome** handelt. Mit einer 5-Jahres-Überlebensrate von derzeit knapp 80% relativ gute Prognose. 📖 2

Krankheitsentstehung

Risikofaktoren des **Mammakarzinoms** sind v. a.:

- Genetische Veranlagung (Mutationen der Gene BRCA1 oder 2, bei ca. 5%, eher jüngere Frauen)
- Deutliches Übergewicht
- Kinderlosigkeit, kurze Stillzeit
- Frühe erste oder späte letzte Regelblutung
- **Mastopathie** (*hormonell bedingte Umbaureaktion der Brust bei Östrogenüberschuss*) mit Zellatypien
- Krebserkrankung von Gebärmutter, Eierstöcken oder Darm
- Einnahme von Hormonen in den Wechseljahren (nach heutigem Wissen über eine Förderung des Tumorwachstums und nicht der Tumorentstehung).

Symptome, Befund und Diagnostik

> Leitsymptom ist der einseitige, derbe und nicht druckschmerzhafte Knoten in der Brust.

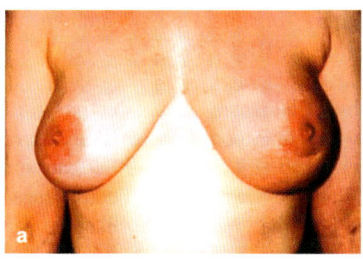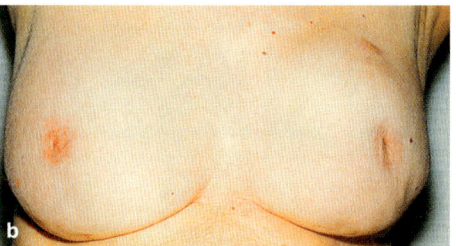

Abb. I/31.10.19 Links inflammatorisches Mammakarzinom. Rechts fortgeschrittenes Mammakarzinom mit Mamillenretraktion. [E425, E982]

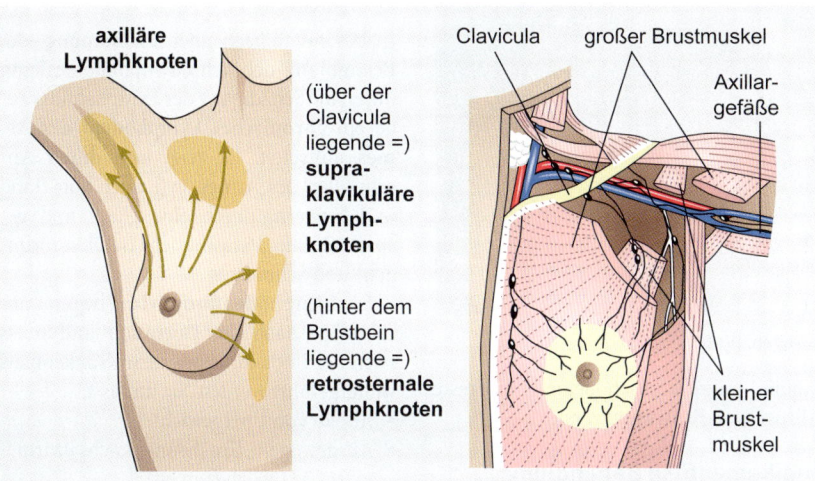

Abb. I/31.10.20 Links Lymphabflusswege der Brustdrüse. Der Hauptabflussweg führt zu den Lymphknoten der Achselhöhle der gleichen Seite. Rechts anatomische Ansicht der axillären Lymphknoten. [L138]

Weitere mögliche Zeichen sind:
- Einziehungen oder Vorwölbungen einer Brust, Einziehung einer Brustwarze (→ Abb. I/31.10.19)
- **Orangenhautphänomen,** d. h. Grobporigkeit und Lymphödem der Haut über dem Tumor
- Neu aufgetretene Größen- oder Formunterschiede der Brüste
- Unverschieblichkeit der Haut über einer Verhärtung oder der Brustdrüse auf dem Brustmuskel
- Sekretion aus der Brustwarze
- Ekzemartige Hautveränderungen, die in späteren Stadien geschwürig zerfallen
- Knoten in der Achselhöhle.

Die Untersuchung umfasst zunächst das Abtasten der Brüste und der Achselhöhlen, da der Lymphabfluss des mit ca. 50 % am häufigsten betroffenen oberen äußeren Quadranten vorwiegend zur Achselhöhle erfolgt (→ Abb. I/31.10.20). 📖 3

Zur Basisdiagnostik gehören außerdem:
- **Mammografie** (*Röntgenuntersuchung der Brust* → Abb. I/31.10.21)
- **Mammasonografie** (*Ultraschalluntersuchung der Brust*)
- Biopsie (oft ambulant).

Weitere Untersuchungen wie Blutuntersuchungen, Ultraschall von Ober- und Unterbauch oder Skelettszintigrafie folgen, wenn die Biopsie ein Karzinom ergeben hat (bei sehr kleinen Tumoren evtl. verzichtbar).

Die Behandlung eines Mammakarzinoms steht auf drei Säulen: Operation, Bestrahlung, medikamentöse Therapie.

Operationsverfahren

Basis der Behandlung ist immer die operative Entfernung des Tumors mit ausreichendem Sicherheitsabstand.

Brusterhaltende Operation (*BET*). Unter bestimmten Voraussetzungen (einzelner, nicht in Haut oder Brustmuskel eingewachsener und nicht zu großer Tumor) kann brusterhaltend operiert werden. In den vergangenen Jahren ist der Prozentsatz brusterhaltender Operationen auf etwa 75 % gestiegen. Unverzichtbar ist eine postoperative Bestrahlung der Restbrust, um das Risiko eines Lokalrezidivs zu senken.

Mastektomie (*Ablatio mammae*). Bei *multizentrischem* (an mehreren Stellen auftretendem) Tumorwachstum, großen Tumoren, Kontraindikationen gegenüber einer Bestrahlung, aber auch Ablehnung der

Bestrahlung durch die Frau wird die Brustdrüse einschließlich Haut und Brustwarze entfernt, normalerweise aber nicht der Brustmuskel.

Lymphknotenentfernung. Früher wurden generell zahlreiche Achsellymphknoten entfernt, was bei vielen Frauen ein Lymphödem des Armes auf der betroffenen Seite zur Folge hatte. Aktuell wird in aller Regel nur der **Wächterlymphknoten** (*Sentinel-Node*), also der erste Lymphknoten im Tumorabflussgebiet, entfernt. Vor der Operation wird ein Farbstoff oder eine radioaktive Substanz in das Tumorgewebe gespritzt, sodass der Wächterlymphknoten während der Operation gut auffindbar ist. Er wird entfernt und feingeweblich untersucht. Finden sich keine Tumorzellen, ist mit sehr hoher Wahrscheinlichkeit die gesamte Achselhöhle frei von Metastasen und eine Entfernung weiterer Lymphknoten nicht nötig.

Büstenhalterprothese und operativer Wiederaufbau der Brust. Da die Entfernung einer Brust das Körpergefühl einer Frau stark beeinträchtigt, sollte jede Frau unabhängig vom Alter über die individuelle Möglichkeit von Büstenhalterprothesen und operativem Brustaufbau aufgeklärt und beraten werden. Zeitdruck besteht dabei nicht, denn ein Brustwiederaufbau ist sowohl bei der Erstoperation als auch später möglich.

- **Büstenhalterprothesen** (*Epithesen*) werden in BH oder Badeanzug eingelegt oder mit Haftstreifen am Körper befestigt (→ Abb. I/31.10.22). Der optische Ausgleich gelingt in aller Regel gut, nicht

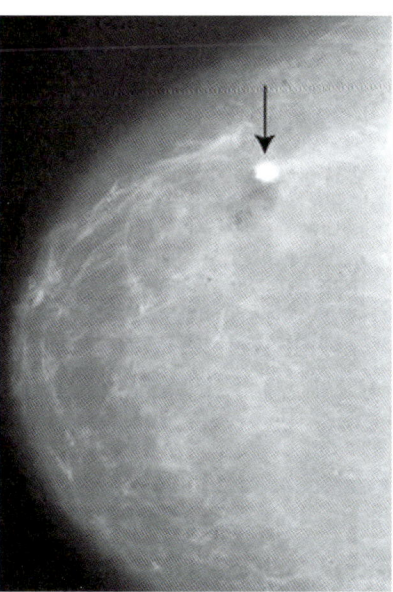

Abb. I/31.10.21 Kleines, nicht tastbares Mammakarzinom (Pfeil) in der Mammografie. [E355]

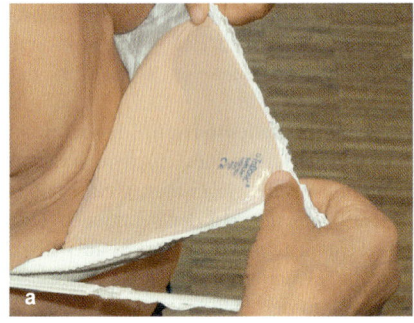
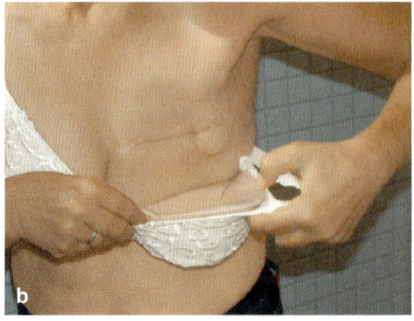
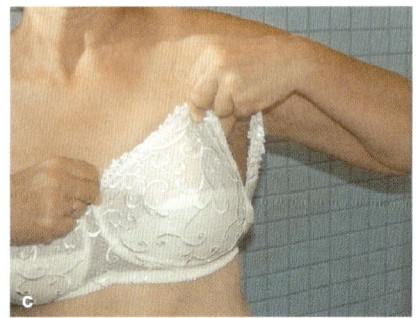
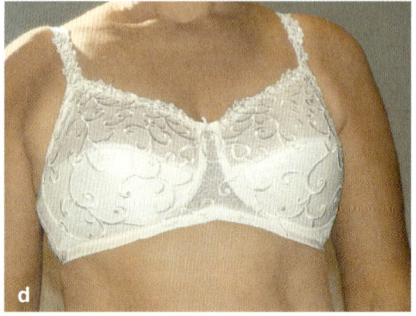

Abb. I/31.10.22 Anlegen einer Brustprothese mit Haftstreifen. [V463]

wenige Frauen haben aber Schulterprobleme oder Angst, dass die Prothese verrutscht

• **Operativer Brustaufbau**
  – **Expanderprothese.** Der Chirurg implantiert eine Kunststoffhülle (*Expander*) unter die Haut oder unter den Brustmuskel, die regelmäßig mit Kochsalz gefüllt wird und durch ihre Größenzunahme die Haut dehnt. Nach Erreichen der gewünschten Größe wird der Expander durch eine Dauerprothese ausgetauscht. Da der Eingriff relativ klein ist, kommt er auch für ältere Frauen in Betracht. Nachteilig ist die Möglichkeit einer **Kapselfibrose**
  – Ein **Brustaufbau mit körpereigenem Material** ist durch Verschiebung bzw. Verpflanzung von Muskel-Haut-Lappen z. B. aus dem Rücken (*Latissimus-dorsi-Flap*) oder vom Bauch (*Rectus-abdominis-Lappen*) möglich. Allerdings steht nicht immer genug Gewebe zur Verfügung. Bei älteren Frauen kommt einschränkend hinzu, dass es sich um große Operationen mit entsprechenden Kontraindikationen und postoperativen Komplikationen handelt.

Strahlenbehandlung

Die Bestrahlung beginnt meist 4–6 Wochen nach der Operation (Pflege → Kap. I/34.4.3). Sie soll nach einer brusterhaltenden Operation oder bei großen Tumoren (nach Mast-

ektomie) mikroskopisch kleine Tumorreste in Brust bzw. Brustwand zerstören.

Medikamentöse Behandlung

Im Gegensatz zur Strahlentherapie wirken die medikamentösen Therapien auf den ganzen Körper.

Chemotherapie: Die Chemotherapie (Details und Pflege → Kap. I/34.4.4) erfolgt als neoadjuvante Chemotherapie bei großen Tumoren zur präoperativen Tumorverkleinerung, als adjuvante Chemotherapie („begleitende, unterstützende" Therapie → Kap. I/34.4.5) zur Minderung des Rezidivrisikos und als palliative Chemotherapie.

Hormontherapie: Bei ungefähr ⅔ der postmenopausalen Frauen tragen die Tumorzellen Hormonrezeptoren auf ihrer Oberfläche, d. h. das Tumorwachstum wird durch weibliche Geschlechtshormone gefördert. Diesen Frauen wird eine mehrjährige adjuvante Hormontherapie angeraten. Zur Verfügung stehen das **Anti-Östrogen** Tamoxifen, **GnRH-Analoga** (z. B. Zoladex®) und **Aromatasehemmer** wie Exemestan (Aromasin®). Sie blockieren die Umwandlung von Androgenen aus der Nebenniere und dem Fettgewebe zu Östrogen. Auch in der palliativen Situation ist die Hormontherapie etabliert. Nebenwirkungen sind je nach Substanz Hitzewallungen, Thrombosen, Begünstigung der Osteoporose, Gelenkbeschwerden und ein zu starker Aufbau der Gebärmutterschleimhaut (bei Tamoxifen).

Weitere Therapien: Einige Tumoren haben sehr viele **HER-2-Rezeptoren** (HER-2 = *Humaner epidermaler Wachstumsfaktor 2*) auf ihrer Oberfläche. Diese Tumoren sprechen auf den monoklonalen Antikörper Trastuzumab (z.B. Herceptin®) an, der für die adjuvante wie palliative Therapie zugelassen ist. Eine weitere Möglichkeit ist der Kinasehemmer Lapatinib (z.B. Tyverb® → Kap. I/34.4.5).

Lymphödem

Insbesondere nach einer Ausräumung oder Bestrahlung der Achsellymphknoten kann durch die Schädigung der Lymphabflusswege ein **chronisches Lymphödem des Armes** auftreten. Es zeigt sich durch Anschwellen des Armes, evtl. auch von Hand und Fingern, durch eine glatte und gespannte Haut, Parästhesien (Gefühlsstörungen) und Schmerzen.

Die **Lymphödemprophylaxe** beginnt unmittelbar nach der Operation und muss nach der Entlassung aus dem Krankenhaus weitergeführt werden. Sie umfasst:

• Abbau von Übergewicht
• Ausgewogene Ernährung (kochsalzarm essen, 2 l täglich trinken)
• Frühzeitige und gezielte Bewegungstherapie von Arm und Schultergürtel (→ Abb. I/31.10.23)
• Häufiges erhöhtes Positionieren des Armes
• Regelmäßige Betätigung der Muskelpumpe am betroffenen Arm
• Keine einseitigen Tätigkeiten mit dem betroffenen Arm, kein schweres Heben, Tragen oder längeres Hängen des Armes. Anlegen eines vom Sanitätsfachgeschäft angepassten Kompressions-Armstrumpfes bei nicht zu vermeidenden ungünstigen Tätigkeiten
• Keine Stauung am betroffenen Arm. Also keine enge Kleidung, Uhrarmbänder oder Ringe, keine Blutdruckmessung auf der operierten Seite
• Vermeiden von Verletzungen wegen der erhöhten Infektionsgefahr, z.B. Handschuhe bei der Gartenarbeit, Fingerhut beim Nähen, Vorsicht bei der Nagelpflege, keine Blutentnahmen oder Injektionen am betroffenen Arm
• Möglichst wenig Hitze (keine langen Bäder, keine Sauna, kein Dampf beim Bügeln), keine direkte Sonneneinstrahlung.

Ist es trotzdem zu einem Lymphödem gekommen, werden die Maßnahmen intensiviert. Zusätzlich erfolgt eine **Lymphdrainage** (spezielle Massage entlang der Lymphbahnen).

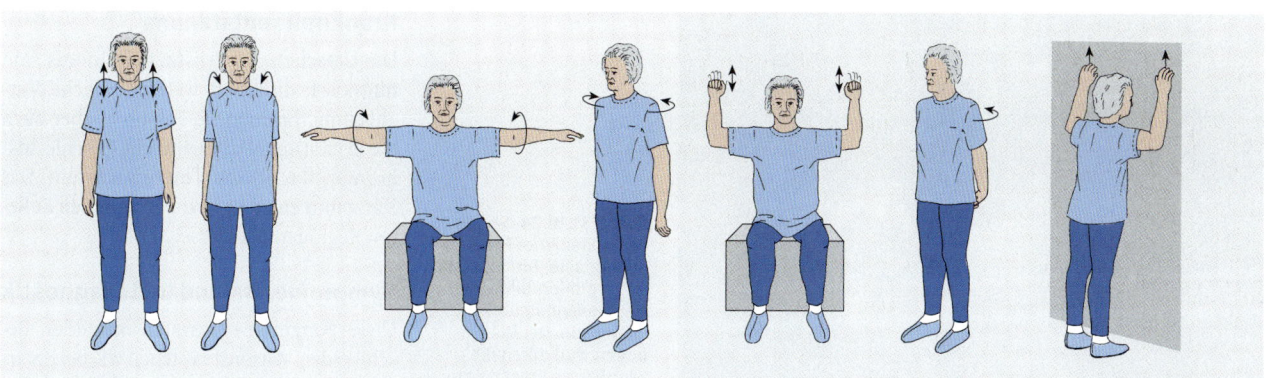

Abb. I/31.10.23 Bewegungsübungen zur Lymphödemprophylaxe. [L190]
Schultern gleichzeitig oder im Wechsel nach oben ziehen und fallen lassen.
Mit beiden Schultergelenken Kreise nach hinten beschreiben.
Die Arme waagerecht in Schulterhöhe heben und kleine, kreisende Bewegungen mit der Betonung nach hinten ausführen.
Beide Schulterblätter der Wirbelsäule nähern und dann entspannen.
Beide Arme über Schulterhöhe anwinkeln. Drei- bis fünfmal die Hände öffnen und schließen, dabei die Arme langsam sinken lassen. Entspannen und wiederholen.
Hände hinter dem Rücken falten und die Schultern bewusst mit nach hinten nehmen, locker lassen und wiederholen.
Mit dem Gesicht zur Wand versuchen, mit beiden Händen und Armen an der Wand hinaufzukrabbeln, bis die Arme völlig gestreckt sind. [L190]

Internet- und Lese-Tipp
Deutsche Krebshilfe e. V.:
www.krebshilfe.de

Pflege

Gerade die Brüste sind Ausdruck der Weiblichkeit – auch bei älteren Frauen. Die Entfernung einer Brust ist daher mit Ängsten verbunden, die sich auf das Selbstbewusstsein auswirken. Daher ist neben der Unterstützung im Alltag, etwa der Körperpflege, die seelische Betreuung der Frau ganz wichtig. Zu erwähnen sind in diesem Zusammenhang auch Selbsthilfegruppen.

Gegebenenfalls machen Altenpflegerinnen auf die Möglichkeit eines Schwerbehindertenausweises aufmerksam oder erinnern an die Nachsorgeuntersuchungen, die über mindestens zehn Jahre nötig sind.

> ❯❯ Alle Frauen nach dem 30. Lebensjahr sollten im Rahmen der Krebsfrüherkennungsuntersuchung einmal jährlich die Brust durch den Gynäkologen abtasten lassen.
> Die **Selbstuntersuchung der Brust** kann die ärztliche Untersuchung nicht ersetzen. Frauen sollten sich aber über das normale Aussehen und Gefühl ihrer Brüste bewusst sein und die Veränderungen kennen, bei denen ärztlicher Rat notwendig ist.
> Frauen zwischen 50 und 70 Jahren haben außerdem Anspruch auf eine Mammografie-Screening-Untersuchung alle zwei Jahre (Einladungsverfahren).

I/31.10.9 Erkrankungen der männlichen Geschlechtsorgane

Benignes Prostatasyndrom und Prostatavergrößerung

> ❯❯ **Benignes Prostatasyndrom** (*BPS*): Beschwerden der unteren Harnwege durch eine **benigne Prostatahyperplasie** (*BPH, gutartige Prostatavergrößerung*) bzw. Harnabflussbehinderung aus der Blase in die Harnröhre. Eine der häufigsten Erkrankungen des fortgeschrittenen Lebensalters – fast alle über 80-Jährigen sind betroffen.

Krankheitsentstehung

Bei der Entstehung der **benignen Prostatahyperplasie** spielen verschiedene Faktoren eine Rolle, v. a. altersbedingte Veränderungen des Hormonhaushalts (u. a. des Androgen-Östrogen-Gleichgewichts). Auch Wachstumsfaktoren und evtl. Stammzellen in der Prostata könnten bedeutsam sein.

Folge der Prostatavergrößerung ist eine zunehmende Einengung der Harnröhre mit Blasenentleerungsstörungen.

Symptome, Befund und Diagnostik

Hauptbeschwerden sind:
- Zu Beginn schwächerer Harnstrahl, verzögerter Miktionsbeginn, häufiger Harndrang (*Pollakisurie* → Kap. I/31.9.8), nächtlicher Harndrang (*Nykturie* → Kap. I/31.9.8)

- Später zunehmende Restharnbildung, Dranginkontinenz, Harnwegsinfekte, evtl. Blasensteine
- Zuletzt Überlaufinkontinenz, Harnstau mit Nierenschädigung.

> ❯❯ **Vorsicht!**
> Ein Harnverhalt kann in jedem Stadium auftreten und muss sofort durch transurethrale oder suprapubische Harnableitung behandelt werden. Bei großem Harnvolumen › 800 ml ist eine fraktionierte Entleerung der Harnblase notwendig, um eine Entlastungsblutung aus der Blasenschleimhaut zu vermeiden.

Diagnostisch sind rektale Untersuchung, Blut- und Ultraschalluntersuchungen (→ Abb. I/31.10.24) notwendig.

Behandlung

An Medikamenten stehen zur Verfügung:
- **Phytopräparate,** v. a. aus Sägepalmenfrüchten und Kürbiskernen (z. B. Prostagutt® bzw. Granu Fink® Prosta forte). Sie vermindern möglicherweise die Aktivität der Reduktase, wirken entzündungshemmend und abschwellend
- α-**Rezeptorenblocker** (Terazosin, beispielsweise Flotrin®). Durch Entspannung der glatten Blasenmuskulatur entlasten sie den Blasenhals und erleichtern das Wasserlassen. Hauptnebenwirkungen sind Blutdrucksenkung, Schwindel, Kopfschmerzen und Verminderung der Libido
- **PD5-Inhibitoren** (z.B. Tadalafil, etwa Cialis®). Bisher eingesetzt bei Erektions-

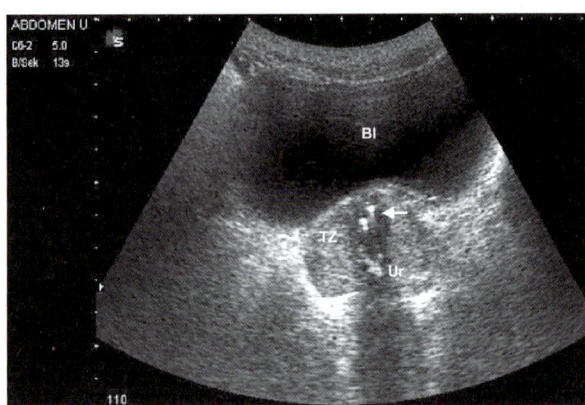

Abb. I/31.10.24 Sonografie bei benigner Prostatahyperplasie. Die Prostata ist vergrößert und sieht v.a. blasennah unregelmäßig aus. Der Blasenboden wird durch die vergrößerte Prostata angehoben. [M381]

störungen, wirken sie auch ähnlich den α-Rezeptorenblockern

• **Reduktasehemmer** (Finasterid, z. B. Proscar®) hemmen die Umwandlung von Testosteron in das biologisch aktive Dihydrotestosteron und verkleinern die Prostata. Unerwünschte Wirkungen umfassen z. B. abdominale Beschwerden, Kopfschmerzen und Brustwachstum sowie Verminderung von Libido und Potenz.

Operation

Nach mehrfachen Harnwegsinfekten oder Harnverhalten, bei Nierenschäden oder Blasensteinen ist eine Operation dringend angezeigt, auch bei starken Beschwerden sollte sie überlegt werden.

Derzeitiges Standardverfahren ist die **transurethrale Elektroresektion der Prostata** (*TUR-P* → Abb. I/31.10.25), bei der die Prostata weitgehend entfernt, die Prostatakapsel aber belassen wird. Akutkomplikationen sind Blutungen und durch Einschwemmung von Spülflüssigkeit über eröffnete Blutgefäße ein **Einschwemmsyndrom** (*TUR-Syndrom*) mit Verschiebungen im Wasser- und Elektrolythaushalt. Postoperative Inkontinenz ist meist vorübergehend, narbige Harnröhrenverengungen oder Potenzstörungen wohl eher selten. Allerdings sind viele Operierte unfruchtbar, da sich das Ejakulat in die Blase ergießt.

Lehnt der Pflegebedürftige die Operation ab oder ist sie wegen sehr hohen Operationsrisikos nicht möglich, gibt es mehrere minimal-invasive Möglichkeiten, z. B. die **transurethrale Mikrowellen-Thermotherapie** (*TUMT*) oder verschiedene **transurethrale Laserverfahren**. Auch wenn die Operation noch nicht so dringlich ist, sind sie eine Alternative. Sind auch diese Verfahren angesichts des Allgemeinzustands des Betroffenen zu belastend, bleibt nur die dauerhafte Harnableitung oder im Einzelfall die Einlage eines Harnröhrenstents.

Pflege und Information des Erkrankten

• Überdehnung der Blase (z. B. durch Trinken zu großer Flüssigkeitsmengen oder Nicht-auf-die-Toilette-Gehen bei Harndrang) vermeiden
• Kühlschrank-kalte Getränke, stark alkoholhaltige Getränke sowie Kälteexposition meiden, da diese das Risiko eines Harnverhalts steigern
• Probieren, ob lokale Wärmeanwendung das Wasserlassen erleichtert.

Internet- und Lese-Tipp
Informationsportal zur Urologie (getragen vom Berufsverband der Deutschen Urologen e. V. und der Deutschen Gesellschaft für Urologie e. V.): www.urologenportal.de

Prostatakarzinom

> **Prostatakarzinom:** Krebs der Vorsteherdrüse. Häufigster bösartiger Tumor des Mannes. Betrifft vor allem Männer über 60 Jahre.

Krankheitsentstehung

Die Ursachen des **Prostatakarzinoms** sind ungeklärt, diskutiert werden erbliche Veranlagung, hormonelle Faktoren, aber auch die Ernährung. Das männliche Geschlechtshormon fördert das Tumorwachstum. Das Karzinom entsteht in ca. 70 % in den äußeren Regionen der Drüse.

Symptome, Befund und Diagnostik

Viele Karzinome bereiten keinerlei Beschwerden. Ansonsten stehen wie bei gutartigen Prostataerkrankungen Störungen der Harnentleerung im Vordergrund. Auch Rückenschmerzen („Ischiasbeschwerden") aufgrund einer bereits erfolgten Metastasierung können Grund für den Arztbesuch sein.

Die Diagnostik umfasst eine rektale Untersuchung, Blut- und Ultraschalluntersuchungen, ggf. weitere bildgebende Verfahren und eine (ambulante) **Prostatabiopsie.** Tumormarker des Prostatakarzinoms ist das Eiweiß **PSA** (*Prostata-spezifisches Antigen*), das aber auch bei gutartigen Prostataerkrankungen erhöht ist.

Behandlung

Gerade bei alten Männern mit Begleiterkrankungen ist ein Prostatakarzinom oft nicht lebensbegrenzend und der Therapieentscheid deshalb schwierig. Mit dem Betroffenen werden alle in Frage kommenden Möglichkeiten detailliert besprochen, damit er eine Entscheidung treffen kann.

Bei **Active Surveillance** (*AS, aktive Überwachung*) wird unter engmaschigen Kontrollen zugewartet mit dem Ziel, bei Tumorwachstum *kurativ* einzugreifen. **Watchful Waiting** (*WW*) bezeichnet eine abwartende

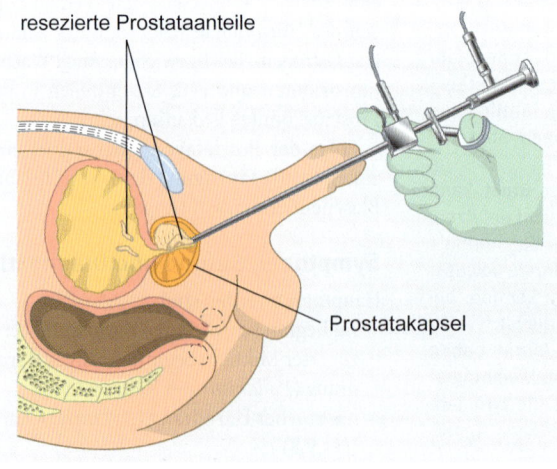

Abb. I/31.10.25 Bei der transurethralen Resektion der Prostata (TUR-P) wird das hyperplastische Prostatagewebe „abgehobelt". Die permanente Spülung der Blase schwemmt die „Prostataspäne" aus. [L138]

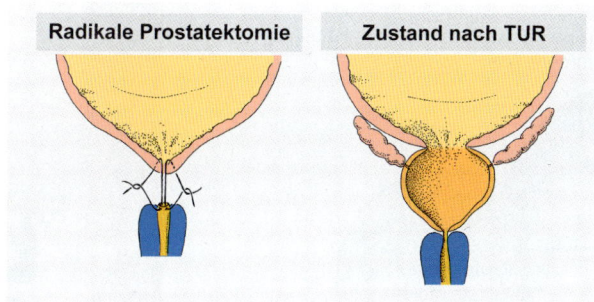

Radikale Prostatektomie   **Zustand nach TUR**

Abb. I/31.10.26 Unterschied zwischen TUR bei Prostatahyperplasie (rechts) und radikaler Prostatektomie bei Prostatakarzinom (links). [L190]

Haltung und *palliative* Therapie bei Fortschreiten der Erkrankung und ist vor allem bei hohem Lebensalter oder schweren Begleiterkrankungen eine Option.

Beträgt die Lebenserwartung voraussichtlich noch zehn Jahre oder mehr und ist der Tumor auf die Prostata beschränkt, rät der Arzt meist zur **radikalen Entfernung der Prostata** (*radikale Prostatektomie*) mit Entfernung der regionären Lymphknoten (→ Abb. I/31.10.26). Allerdings kommt es durch die Operation immer zu Unfruchtbarkeit sowie häufig zu Potenzstörungen und Inkontinenz (die Zahlen schwanken sehr stark). Einem Teil der Betroffenen werden zusätzlich Strahlen- oder Hormontherapie angeraten.

Alternative ist eine **Strahlentherapie** durch das Einbringen radioaktiver „Kügelchen" in die Prostata (*Brachytherapie*) und/oder *perkutane* Bestrahlung (von außen), die bezüglich der Tumorkontrolle mittlerweile als vergleichbar gilt. Auch hier sind Nebenwirkungen, insbesondere Potenzstörungen, häufig.

Ist das Prostatakarzinom fortgeschritten und hat sich der Tumor in umliegende Organe ausgebreitet, ist eine Heilung nicht mehr möglich. Hauptsäule der palliativen Behandlung ist die **Hormontherapie,** etwa mit *GnRH-Agonisten* (z. B. Zoladex®), *GnRH-Antagonisten* (z. B. Plenaxis®) oder *Antiandrogenen* (z. B. Androcur®). Sie unterbindet die wachstumsfördernde Wirkung der Androgene auf das Prostatakarzinom oft über Jahre. Unerwünschte Wirkungen sind v. a. Hitzewallungen, Brustwachstum und Potenzstörungen. Bei Erfolglosigkeit kann eine Chemotherapie überlegt werden.

> ❯ Die beste Form der Prostatakrebsfrüherkennung ist nach wie vor umstritten, der Nutzen einer intensiven Früherkennung durch PSA-Kontrollen nicht belegt. Nicht wenige Mediziner erachten sie bei älteren Männern über ca. 70 Jahren nicht mehr als sinnvoll, da das Risiko einer erheblich beeinträchtigten Lebensqualität durch Therapie eines kleinen Karzinoms größer ist als das Risiko, an dem Karzinom zu sterben.

Wiederholungsfragen

1. Was versteht man unter den Begriffen Menarche, Klimakterium, Menopause und Postmenopause? (→ Kap. I/31.10.2)
2. Was sind mögliche Ursachen für Juckreiz der Vulva? (→ Kap. I/31.10.6)
3. Was sind die Leitsymptome eines Mammakarzinoms? (→ Kap. I/31.10.8)
4. Welche Behandlungsverfahren werden beim Mammakarzinom eingesetzt? (→ Kap. I/31.10.8)
5. Zu welchen Beschwerden führt eine Prostatavergrößerung? (→ Kap. I/31.10.9)
6. Welche Behandlungsmöglichkeiten beim Prostatakarzinom gibt es, wovon hängt die Wahl insbesondere ab? (→ Kap. I/31.10.9)

Literaturverzeichnis

1. Katalinic, A.; Gerdemann, U.; Pritzkuleit, R.: Aktuelle Zahlen zum Vulvakarzinom in Deutschland (Stand Mai 2015). www.vulvakarzinom-shg.de/board/content.php?338-aktuelles-zum-vulvakarzinom (letzter Zugriff: 1.1 2017).
2. Robert Koch-Institut und die Gesellschaft der epidemiologischen Krebsregister in Deutschland e.V. (Hrsg.): Krebs in Deutschland 2011/2012. Häufigkeiten und Trends. Robert Koch-Institut, Berlin, 2015.
3. Goerke, K.; Steller, J.; Valet, A.: Klinikleitfaden Gynäkologie Geburtshilfe. Elsevier Verlag, München, 2016.

I/31.11 Erkrankungen des Nervensystems

B. Dammshäuser (I/31.11.1; I/31.11.12), I. Grammer, P. König, N. Menche
Demenzen → Kap. I/33.4

> ❯ **Nervensystem:** Gesamtheit der Nervengewebe des Menschen. Dient der Erfassung, Speicherung und Verarbeitung von Informationen aus Körper wie Umwelt und ihrer Beantwortung durch entspre-

chende Reaktionen. Regelt dadurch zusammen mit dem Hormonsystem die Leistungen aller Organsysteme. Ist auch die Grundlage aller „höheren" Funktionen, z. B. Bewusstsein, Gefühlen oder Wertvorstellungen.

Das Nervensystem wird üblicherweise eingeteilt:
- Nach der Lage in **zentrales Nervensystem** (*ZNS*) mit Gehirn und Rückenmark sowie **peripheres Nervensystem** (*PNS*) aus Hirn- und Rückenmarknerven
- Nach der Funktion in **willkürliches** (*somatisches*) **Nervensystem** zur Steuerung bewusster Vorgänge und **vegetatives** (*autonomes*) **Nervensystem** zur Steuerung v. a. von Organfunktionen (→ Kap. I/31.11.9).

Typische **Erkrankungen des Nervensystems** bei älteren Menschen sind zerebrovaskuläre Erkrankungen (z. B. Schlaganfall → Kap. I/31.11.12) sowie neurodegenerative Erkrankungen wie etwa das idiopathische Parkinson-Syndrom (→ Kap. I/31.11.16) oder die Alzheimer-Demenz (→ Kap. I/39.4.3). Auch Epilepsien (→ Kap. I/31.11.15) sind im Alter entgegen der landläufigen Meinung häufig.

Pflegebedürftige mit neurologischen Erkrankungen erfordern häufig einen großen Pflegeaufwand wegen ihrer vielfältigen Selbstfürsorgedefizite. Dabei spielen die eingeschränkte körperliche Mobilität und die veränderten Denkprozesse oft eine zentrale Rolle. Dazu kommen unter anderem Kommunikationsprobleme und depressive Verstimmungen, die die Pflege dieser Menschen zu einer sehr komplexen Aufgabe machen.

Pflegerische Handlungsfelder

Altenpflegerinnen identifizieren die für die Pflege relevanten Handlungsfelder bei den Erkrankungen des Nervensystems. Folgende Pflegediagnosen können sie häufig feststellen (→ Abb. I/31.11.1).

I/31.11.1 Beispiel eines Pflegeprozesses bei „Neglect"

> ❯ **Neglect** (engl.: *vernachlässigen, nicht beachten, Halbseitenunaufmerksamkeit, halbseitige Vernachlässigung*): Beeinträchtigung in der sensorischen und motorischen Reaktion, der kortikalen Repräsentation und räumlichen Wahrnehmung des Körpers und des unmittelbaren Umfeldes, gekennzeichnet durch eine fehlende Aufmerksamkeit für eine Seite zu gunsten einer Überaufmerksamkeit für die andere

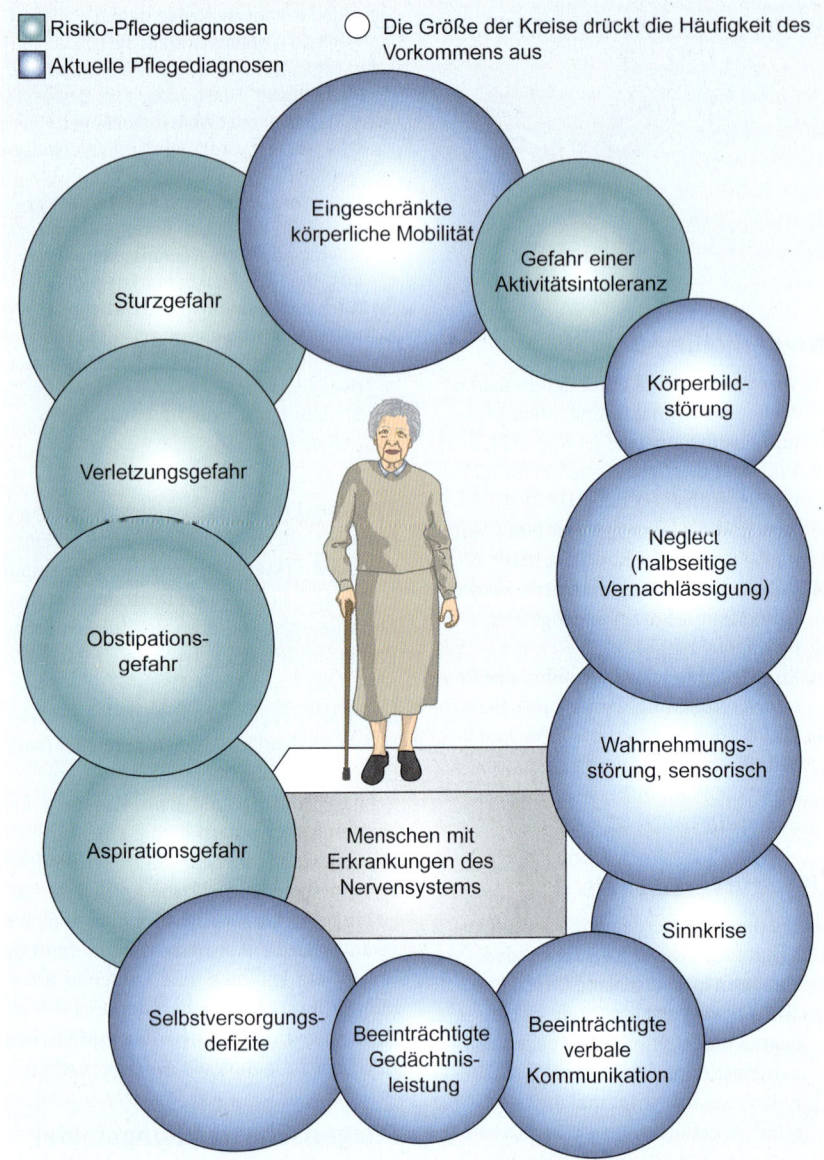

Abb. I/31.11.1 Häufige Pflegediagnosen im Zusammenhang mit der Versorgung von Menschen, die an Erkrankungen des Nervensystems leiden. [L138]

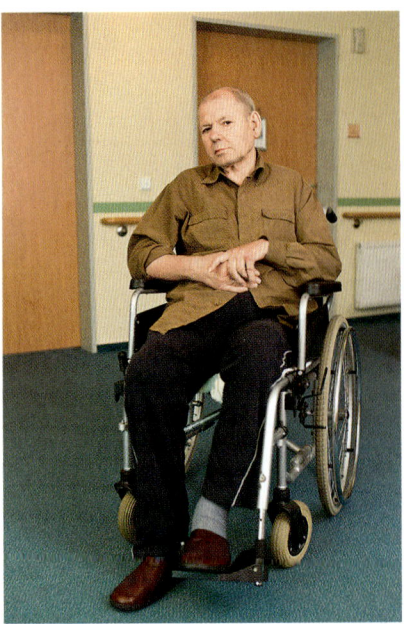

Abb. I/31.11.2 Nach einem Schlaganfall kann es passieren, dass eine Körperhälfte vollständig vernachlässigt wird. Der Betroffene nimmt dann Reize auf dieser Seite nicht wahr und reagiert auch nicht darauf, obwohl keine motorischen Defizite und Störungen der Sinnesorgane vorliegen. Die Wahrnehmungsreize können im Gehirn nicht verarbeitet werden. [K115]

Internet- und Lese-Tipp

Der britische Neurologe Oliver Sacks beschreibt in seinem Buch „Der Mann, der seine Frau mit einem Hut verwechselte" eine intelligente Frau, die sich nach einem Schlaganfall bei den Pflegenden beschwerte, weil diese ihr keinen Nachtisch aufs Tablett gestellt hätten. Den Hinweis, er stehe doch links von ihrem Teller, schien sie nicht zu verstehen. Wenn man ihr den Kopf sanft nach links drehte, sodass das Gewünschte in der intakten rechten Hälfte ihres Gesichtsfeldes erschien, sagte sie: „Ach da ist es ja, aber eben war es noch nicht da." Sie hatte den Begriff „links" vollständig verloren. Manchmal beklagte sie sich, dass ihre Portionen zu klein seien, weil sie nur von der rechten Hälfte des Tellers aß. Wenn sie ihr Gesicht schminkte, trug sie Lippenstift und Make-up nur auf die rechte Seite auf. Nicht erlernbar war für sie, ihren Teller so zu drehen, dass auch die andere Hälfte für sie sichtbar wurde. Sie löste das Problem, indem sie sich einen Rollstuhl besorgte, der sich um seine eigene Achse drehte. Wenn sie jetzt etwas suchte, das eigentlich vorhanden sein müsste, fuhr sie nur um ihre eigene Achse herum, bis es in ihrem Blickfeld erschien.

Aus: Sacks, Oliver: Der Mann, der seine Frau mit einem Hut verwechselte. rororo Verlag, Hamburg-Reinbek, 2009.

Seite. Die Wahrnehmungsstörung der Reize einer Körperhälfte wird durch die Schädigung einer Hirnhälfte bei intakten Sinnesorganen verursacht, wobei die Funktionseinbußen vom Betroffenen selbst nicht bemerkt werden.

Mögliche Folgen der **halbseitigen Vernachlässigung**, Beispiele für medizinische Diagnosen und andere Folgen:

Da die Betroffenen ihre massiven Störungen selbst nicht als solche empfinden (→ Abb. I/31.11.2) und ihre Fähigkeiten stark überschätzen, weil sie z. B. meinen, alles wahrnehmen sowie jederzeit allein aufstehen und laufen zu können, sind sie hochgradig **verletzungs-** und **sturzgefährdet**.

Darüber hinaus sind Pflegebedürftige mit halbseitiger Vernachlässigung stark **dekubitus-, kontraktur-, pneumonie-** und **thrombosegefährdet.** In schweren Fällen kann es zur dauerhaften Bettlägerigkeit kommen.

Die Folgeerscheinungen betreffen auch psychische und soziale Bereiche:

• Körperbildstörung mit Beeinträchtigung des Ich-Gefühls und der Identität (→ Kap. I/18.3)
• Psychische Reaktionen, z. B. Unsicherheit, Angst, Aggressionen
• Soziale Isolation durch „sonderbares" Verhalten.

A Fallbeispiel Ambulant, Teil I

Der 58-jährige Michael Holtkamp erlitt vor drei Monaten einen Schlaganfall in der rechten Gehirnhälfte. Für kurze Zeit wurde er stationär im Krankenhaus, anschließend für zwei Monate in einer Rehabilitationseinrichtung behandelt. Seit zwei Wochen ist er wieder zu Hause und wird täglich von Dorothee Zenker betreut, einer Altenpflegerin des ambulanten Pflegedienstes in Bogendorf.

>> Am häufigsten tritt das Neglect-Phänomen in der Altenpflege bei Menschen nach einem **Schlaganfall** (*Apoplexie* → Kap. I/31.11.12) auf. Grundsätzlich können aber alle hirnorganischen Erkrankungen zu einer halbseitigen Vernachlässigung führen, wenn sie die entsprechenden Hirnregionen (*Parietallappen*) schädigen, z.B. Hirntumoren oder Schädel-Hirn-Traumata.
Es können die visuellen, akustischen oder sensorischen Wahrnehmungsfähigkeiten betroffen sein. Dabei funktionieren die Sinnesorgane weiter, gestört ist die Verarbeitung der Sinnesreize im Gehirn. Je nach Ausmaß der Ausfälle spricht man von **mono-** oder **multimodalem** Neglect.

Pflegediagnostik

Bestimmende Merkmale

Visueller Neglect

- Ausrichtung von Augen und Kopf auf die weniger betroffene Seite, fehlende oder unzureichende Beachtung visueller Reize, die von der stärker betroffenen Seite kommen
- Unfähigkeit, Dinge und Personen, zu sehen, die sich auf der stärker betroffenen Seite befinden
- Verzehren der Nahrung von nur einer Tellerhälfte, häufige Klagen über zu kleine Portionen
- Vernachlässigung der stärker betroffenen Seite beim Lesen, Schreiben und Zeichnen, d.h. die eine Hälfte der Buchseite wird nicht wahrgenommen, das Blatt nur halb beschrieben, die Zeichnung nur halb angefertigt.
- Beim Schreiben Ersetzen von Buchstaben, um alternative Wörter zu bilden, die dem eigentlich gewollten Wort in der Länge ähnlich sind.

Akustischer Neglect

- Unfähigkeit, von der stärker betroffenen Seite kommende Geräusche wahrzunehmen
- Fehlende Reaktion auf Ansprache
- Wahrnehmung nahender Autos und anderer Geräusch- und Gefahrenquellen erst, wenn sie den akustischen Wahrnehmungsbereich der weniger betroffenen Seite erreichen.

Sensorischer Neglect

- Unfähigkeit, die stärker betroffene Seite zu erkennen und wahrzunehmen, deswegen fehlende Aktivierung dieser Körperhälfte
- Unfähigkeit, die Augen, den Kopf, Arme, Beine und den Rumpf zur vernachlässigten Seite zu bewegen, trotz wahrgenommener Reize
- Fehlendes Bewusstsein für die Position der vernachlässigten Extremitäten
- Fokussierung auf eine Körperhälfte z.B. beim Waschen, Kämmen und Rasieren
- Merkliches Abschweifen des Kopfes und des Rumpfes auf die vernachlässigte Seite
- Verlagerung der Schmerzempfindung auf die nicht vernachlässigte Seite
- Im Extremfall: Wahrnehmung der vernachlässigten Körperseite als Fremdkörper bis hin zur Ablehnung. Beispielhaft ist folgende Äußerung: „Nehmen Sie bitte den Arm dort mit, den hat jemand liegen lassen."

Beeinflussende Faktoren

Hirnverletzung, z.B.:
- Hirnschädigung
- Neurologische Erkrankung
- Trauma
- Tumor.

>> Der Betroffene sieht z.B. den vernachlässigten Arm, kann aber keine Verbindung zu ihm herstellen.
Die Empfindung von Berührung, Schmerz, Temperatur und die Lage des Körpers geht verloren.
Häufig ist die halbseitige Vernachlässigung mit einem **Pusher-Syndrom** (engl. to push: *drücken, schieben*) verbunden, bei dem sich die Körperachse des Betroffenen zur vernachlässigten Körperhälfte verschiebt, weshalb er mit der weniger betroffenen Seite in die Richtung der vernachlässigten Körperhälfte drückt.

A Fallbeispiel Ambulant, Teil II

Dorothee Zenker liest im Überleitungsbogen, dass im Krankenhaus bei Michael Holtkamp ein sensorischer Neglect festgestellt wurde. In erster Linie ist sein linker Arm betroffen, den er weder wahrnimmt noch bewegt. Sein linkes Bein ist vom Neglect wenig betroffen. Frau Zenker sieht, dass Herr Holtkamp mithilfe eines Gehstocks wieder relativ gut laufen kann und schon kurze Spaziergänge unternimmt. Er nutzt den Gehstock aber nur selten, da er meint, mit dem Hilfsmittel sehr alt auszusehen.

Ebenso ist auf seiner linken Seite ein akustischer Neglect festgestellt worden, d.h. Michael Holtkamp hört Geräusche nicht, die von dieser Seite kommen und reagiert entsprechend auch nicht auf eine Ansprache von links. Er fühlt sich dadurch sehr eingeschränkt. Manchmal reagiert er aggressiv, weil es ihn stört, wenn man ihm vorwirft, er habe eine Aufforderung nicht wahrgenommen. Bei seinen Spaziergängen agiert er im Straßenverkehr sehr unsicher. Frau Zenker erfährt aber auch, dass Herr Holtkamp durch seine Ehefrau und seine Freunde viel Unterstützung erfährt.

Pflegetherapie

Mögliche Ziele/erwartete Ergebnisse festlegen

- Der Pflegebedürftige kann Bewegungen durchführen, die die vernachlässigte Seite einbeziehen, z.B.:
  – Kann die vernachlässigte Körperseite waschen
  – Kann Bewegungsabläufe ohne Einschränkung durchführen
- Nimmt gelähmte Körperhälfte vollständig wahr
- Der Muskeltonus ist angepasst
- Kann alte Gewohnheiten wieder aufnehmen (z.B. Spazierengehen).

Maßnahmen planen und durchführen

Die im Folgenden dargestellten Pflegemaßnahmen stellen eine Auswahl dar.

Pflegebedürftige mit einer halbseitigen Vernachlässigung werden nach dem **Bobath-Konzept** gepflegt, das weiter unten ausführlich erläutert ist.

Die Betroffenen sind in der Lage, Handlungen, die sich immer auf die gleiche Weise wiederholen, neu zu erlernen und nach einiger Zeit auch selbst auszuführen. Altenpflegerinnen können unterstützend tätig werden, indem sie:

• Den Pflegebedürftigen auffordern und motivieren, die vernachlässigte Körperhälfte zu gebrauchen
• Bei jeder Handlung zuerst die stärker betroffene Seite in den Arbeitsprozess einbeziehen, z. B. beim Greifen einer Tasse
• Die stärker betroffene Hand führen, damit sich der Pflegebedürftige die richtigen Bewegungsabläufe einprägt
• Den Pflegebedürftigen ermuntern, alte Gewohnheiten und Beschäftigungen wieder aufzunehmen.

> **Vorsicht!**
Frustrationen durch Überforderung vermeiden. Nur schrittweise in Absprache mit dem Betroffenen vorgehen. Es hat keinen Zweck, dem Pflegebedürftigen das Vorhandensein der vernachlässigten Körperseite beweisen zu wollen, das führt nur zu Unsicherheit und Verzweiflung, weil der Betroffene sie nicht wahrnehmen kann.

Körperorientierende Ganzkörperwaschung

Die **körperorientierende Ganzkörperwaschung** gehört zum Konzept der Basalen Stimulation® in der Pflege nach Bienstein und Fröhlich. Grundprinzip der neurophysiologischen Waschung und der Lemniskatenwaschung ist es, von der weniger betroffenen Körperhälfte den Bezug zur wahrneh-

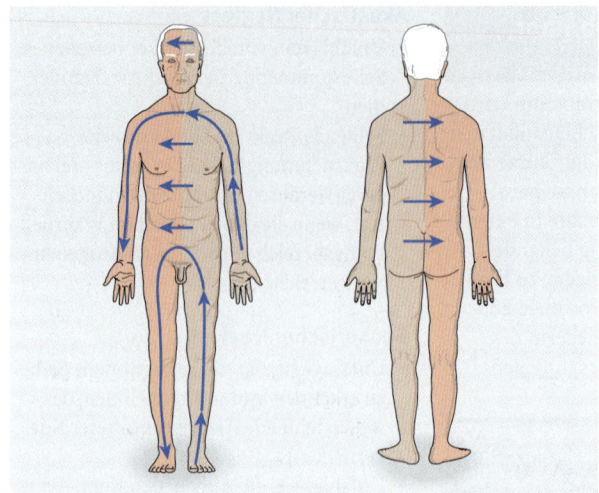

Abb. I/31.11.3 Neurophysiologische Waschung: Pflegende waschen von der weniger betroffenen zur stärker beeinträchtigten Seite hin. [L231]

mungsbeeinträchtigten Körperseite herzustellen (→ Abb. I/31.11.3):

• Von der gesunden Seite über die Mittellinie hin zur stärker beeinträchtigten Seite waschen
• Waschung mit deutlichem, großflächigem Druck und einem rauen Waschlappen durchführen, damit der Erkrankte den Vorgang besser spüren kann
• Waschung an der weniger betroffenen Hand beginnen und ohne Unterbrechung der Berührung über die kranke Seite bis hin zur wahrnehmungsschwachen Hand fortsetzen. Nach dem gleichen Prinzip Brust, Beine, Füße und Rücken waschen, zuletzt das Gesicht.

> Zeitpunkt und Ausmaß der Waschungen auf die Bedürfnisse des Pflegebedürftigen abstimmen. Dabei Gewohnheiten der Körperpflege, soweit möglich, berücksichtigen.

Verletzungen vermeiden und Prophylaxen durchführen

• Da die Betroffenen besonders verletzungsgefährdet sind, ergreifen Altenpflegerinnen Maßnahmen zur Vermeidung von Verletzungen und Stürzen (→ Kap. I/17.5)
• Kontrakturprophylaxe (→ Kap. I/17.4)
• Dekubitusprophylaxe (→ Kap. I/17.2).

> **Vorsicht!**
Pflegende legen alle benötigten Gegenstände so hin, dass der Pflegebedürftige sie erreichen kann. Dabei ist dringend darauf zu achten, dass die Klingel auf der weniger betroffenen Seite anzubringen ist, da der Pflegebedürftige sie im Notfall auf der stärker betroffenen Seite weder vermuten noch finden würde.

Pflegeevaluation

Ⓐ Fallbeispiel Ambulant, Teil III

Beispiel einer Pflegeplanung Neglect für Michael Holtkamp

Pflegediagnostik	Pflegetherapie	
aktuelle Pflegediagnosen (aP), Risiko-Pflegediagnosen (RP), Einflussfaktoren/Ursachen (E), Symptome (S), Ressourcen (R)	Pflegeziele/erwartete Ergebnisse	Pflegemaßnahmen
• **aP:** Neglect (halbseitige Vernachlässigung der linken Körperseite) • **aP:** Selbstversorgungsdefizit: Kleiden/äußere Erscheinung • **aP:** Selbstversorgungsdefizit: Waschen/Körperpflege • **E:** Apoplektischer Insult • **E:** Fehlendes Bewusstsein für den linken Arm • **E:** Unfähigkeit, von der betroffenen Seite kommende Geräusche wahrzunehmen • **R:** Rechte Körperhälfte ist funktionsfähig • **R:** Linkes Bein ist fast funktionsfähig • **R:** Visuelle Wahrnehmung auf der weniger betroffenen Seite ist nicht beeinträchtigt	• Bezieht den stärker betroffenen Arm bei der Körperpflege ein • Kann die stärker betroffene Seite in Bewegungsabläufe integrieren • Kann selbstständig spazieren gehen • Kann sich selbstständig versorgen	• Einmal täglich bei der Körperpflege unterstützen • Beim An- und Auskleiden unterstützen • Pflege nach dem Bobath-Konzept (siehe Standard) planen • Physio- und Ergotherapie organisieren • Pflegebedürftigen und Angehörige über den Neglect, seine Auswirkungen und die Behandlungsmöglichkeiten informieren • Zum Umgang mit Gehstock anleiten • Zu kleinen Spaziergängen motivieren und begleiten

Mögliche Evaluationskriterien

Die folgenden Evaluationskriterien stellen eine Auswahl möglicher Pflegeergebnisse dar. Der Pflegebedürftige:

- Kann die vernachlässigte Körperseite waschen
- Widmet der linken Körperhälfte Aufmerksamkeit
- Kann allein im Hof spazieren gehen
- Ist sehr unzufrieden mit den langsamen Fortschritten seiner Genesung
- Wird bei Misslingen von Handlungen sehr ärgerlich oder fängt an zu weinen.

Ⓐ Fallbeispiel Ambulant, Teil IV

Nach einiger Zeit evaluiert Dorothee Zenker die Pflegeplanung für Michael Holtkamp. Sie hält fest, dass dieser zwar immer noch widerstrebend, aber immerhin häufiger den Gehstock benutzt. Die Unterstützung durch seine Freunde und die Aussicht, wieder mehr mit seinen Tauben arbeiten zu können, motiviert ihn sehr.

Frau Zenker unterstützt Herrn Holtkamp morgens bei der Körperpflege, mittlerweile kommt er aber relativ gut mit seinem rechten Arm zurecht. Er hat gelernt, den vernachlässigten linken Arm in Handlungen einzubeziehen.

Der akustische Neglect zeigt bis dato keine Besserung, Herr Holtkamp lernt aber langsam, damit umzugehen. Er weist nun seine Mitmenschen auf seine Krankheit hin und lernt, vermehrt mit den Augen zu arbeiten. Im Straßenverkehr fühlt er sich noch unsicher, er wartet lieber, bis seine Frau Zeit hat, ihn während der Spaziergänge zu begleiten. Nach der Evaluation wird die Pflegeplanung an die aktuelle Situation angepasst. Um Herrn Holtkamp weiter in die eingeschlagene Richtung zu unterstützen, informiert die Altenpflegerin ihn über eine Selbsthilfegruppe und empfiehlt, sich diese einmal anzuschauen.

Bobath-Konzept bei Halbseitenlähmung

An- und Auskleiden bei Hemiplegie oder Hemiparese → Kap. I/31.11.12

Bobath-Konzept: Derzeit erfolgreichstes Rund-um-die-Uhr-Behandlungskonzept für Menschen mit Lähmungen (*Plegie, Parese*), erhöhtem Muskeltonus (*Spastik*) und

gestörter Körperwahrnehmung durch Hirnschädigung, z. B. nach Schlaganfall oder bei Multipler Sklerose mit folgenden Zielen:

- Förderung der normalen Bewegungsabläufe
- Einflussnahme auf den Muskeltonus
- Förderung der Körperwahrnehmung.

Entwickelt wurde das Konzept von Berta und Karel Bobath, einer Physiotherapeutin und einem Neurologen. Berta Bobath erkannte in der Behandlung bei Menschen mit einer spastischen Hemiplegie, dass hoher Muskeltonus durch Bewegung beeinflussbar ist und entwickelte gemeinsam mit ihrem Mann ein Behandlungskonzept.

Daraus entstand ein umfassendes Konzept, das auf viele Belange des täglichen Lebens Einfluss hat, z. B. Waschen, Ankleiden, Lageveränderungen, Stehen und Gehen.

Bis in die Gegenwart ist der Grundgedanke des Bobath-Konzepts vorhanden. Allerdings haben die Behandlungsansätze sich durch aktuelle Ergebnisse der Hirnforschung grundlegend verändert und somit auch die pflegerische Unterstützung des Betroffenen. In diesem Kapitel werden die Grundzüge des Bobath-Konzepts sowie die Angebote von Positionierung und Mobilisation vorgestellt. Das Bobath-Konzept findet sich aber auch in anderen Kapiteln dieses Lehrbuchs (→ Kap. I/21.6.2).

> ❯ Das Bobath-Konzept ist ein interdisziplinäres 24-Stunden-Konzept. Es kommt bei Menschen mit einer Schädigung des zentralen Nervensystems zur Anwendung. Das Konzept gibt keine Behandlungstechniken vor, sondern bietet individuelle Unterstützungen bei den Handlungsabläufen. Dabei werden gelähmte Körperabschnitte in den Bewegungsablauf integriert. Auf der Grundlage des biopsychosozialen Modells der ICF (International Classification of Functioning) erarbeiten Pflegende gemeinsam mit dem Betroffenen Ziele, die eine weitgehende Teilhabe am Leben ermöglichen.

Durch Wiederholung von Handlungen bilden sich neue Nervenverbindungen. Diese Fähigkeit zur Regeneration bezeichnet man als **Plastizität des Gehirns.**

Bewegungsabläufe können aber nur dann erneut gelernt werden, wenn:

- Von Anfang an (nicht erst nach Abschluss der akuten Krankheitsphase) normale **beidseitige** Bewegungsabläufe trainiert werden
- Sich die Hirnzellen von Anfang an durch

Wiederholung die Bewegungsabläufe einprägen

- Das Konzept rund um die Uhr bei allen Lebensaktivitäten angewandt wird
- Alle Berufsgruppen im interdisziplinären Team, z. B. Ärzte, Pflegende, Physio-, Ergotherapeuten und Logopäden, das Bobath-Konzept anwenden.

> ❯ Im Folgenden wird der Einfachheit halber von der stärker betroffenen (gelähmten) und der weniger betroffenen (gesunden) Körperseite gesprochen. Da ein Mensch mit einer gelähmten Seite sich auch mit seiner weitgehend intakten Seite nicht normal bewegen kann und muskulär immer sein Gleichgewicht halten muss, kann auch nicht von einer „gesunden Seite" gesprochen werden. In diesem Lehrbuch findet die Bezeichnung „weniger betroffene Seite" Verwendung. Sie verdeutlicht, dass die Erkrankung den gesamten Menschen betrifft.

Grundlagen nach dem Bobath-Konzept

Pflegende können die Wahrnehmung über die gelähmte Körperhälfte fördern, indem sie die stärker betroffene Seite bei Bewegungen in eine physiologische Stellung bringen und dem Betroffenen Zeit lassen, die Bewegung auf dieser Seite zu initiieren. Die Umgebung, d. h. das Zimmer, in dem der Erkrankte lebt, soll so gestaltet sein, dass alle Sinnesreize von der stärker betroffenen Seite ausgehen und diese stimulieren. Nur wenn der Mensch sich bewegt oder bewegt wird, bekommt das ZNS ein Bild über das momentane Körperschema. Wahrnehmungsförderung gelingt am effektivsten bei Bewegungsveränderung, z. B. bei:

- Positionswechseln. Regelmäßige Wechsel der Positionen spiegeln dem Gehirn über Druckrezeptoren ein wechselndes Körperbild
- Beidseitigen Bewegungen
- Bewegungsübergängen (Transfer).

Positionierung nach dem Bobath-Konzept

Regelmäßiges Drehen und Positionieren rund um die Uhr erzielt folgende Ergebnisse:

- Förderung der Wahrnehmung der stärker betroffenen Körperhälfte
- Einfluss auf Muskeltonus
- Wohlbefinden des Erkrankten, d. h. der Betroffene kann länger in der jeweiligen Position verbleiben
- Sicherheit

- Bewegungserleichterung, indem der Erkrankte eigene Bewegung in der Position durchführen kann
- Verbesserung der Sensorik, indem die Position regelmäßig verändert wird
- Anbahnung („Vorbereitung") physiologischer Bewegungsabläufe
- Vorbeugung schmerzhafter Komplikationen vor allem in der stärker betroffenen Schulter und Hand
- Vorbeugung von Komplikationen der Bettlägerigkeit, z. B. Kontrakturen, Dekubitus, Pneumonie, Thrombose.

Die Positionierung des Menschen mit Schlaganfall richtet sich nach dem Betroffenen. Nicht ein starrer Positionierungsplan, sondern das aktuelle Bedürfnis des Erkrankten ist maßgeblich: je nachdem, ob der Betroffene entspannen und schlafen möchte oder in der Liegeposition aktiv sein kann. Pflegende passen alle Positionierungen an die körperlichen Verhältnisse an.

> **Vorsicht!**
Bei der Positionierung besondere Vorsicht im Umgang mit dem Arm der plegischen Seite:
- Nicht am Handgelenk zerren
- Arm an zwei Gelenken anfassen und positionieren.

Im Stuhl an einem Tisch sitzen

Günstig ist diese Position, da sie, vor allem zur Spitzfußprophylaxe (→ Kap. I/17.4.2), am wirksamsten ist und die aufrechte Sitzposition die Aufmerksamkeit der Umwelt gegenüber fördert. Am besten eignet sich ein Stuhl mit Armlehnen, nicht federnder, durchgehender Rückenlehne und gerader Sitzfläche. Ein Rollstuhl erfüllt diese Kriterien nicht optimal. Ist er (vorübergehend) für die Sitzposition unumgänglich, stellen Altenpflegerinnen die Bremsen fest.

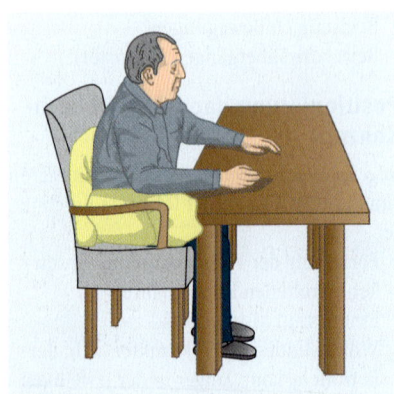

Abb.I/31.11.4 Mit einem Stuhl am Tisch sitzen. [L138]

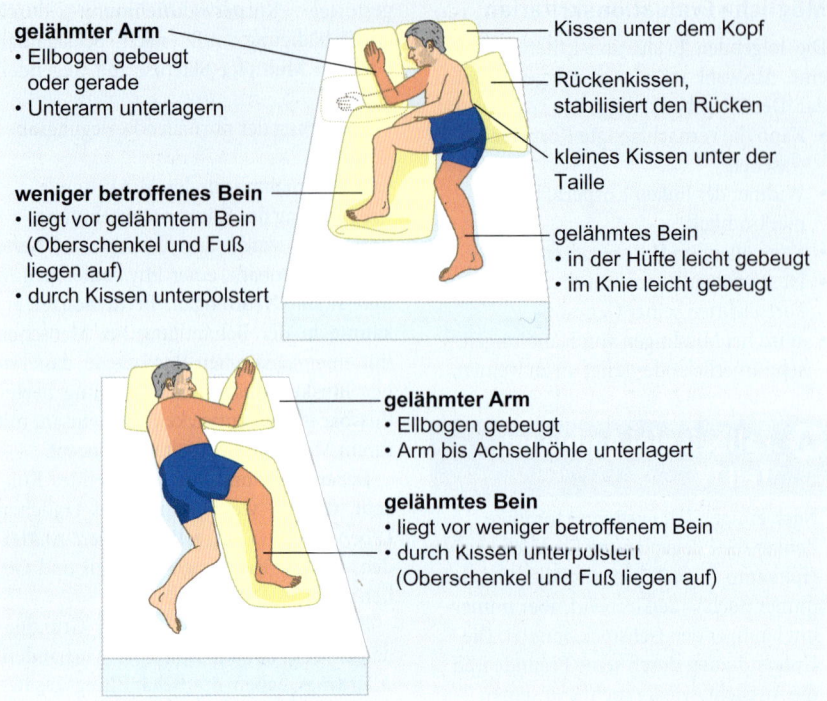

gelähmter Arm
- Ellbogen gebeugt oder gerade
- Unterarm unterlagern

weniger betroffenes Bein
- liegt vor gelähmtem Bein (Oberschenkel und Fuß liegen auf)
- durch Kissen unterpolstert

Kissen unter dem Kopf

Rückenkissen, stabilisiert den Rücken

kleines Kissen unter der Taille

gelähmtes Bein
- in der Hüfte leicht gebeugt
- im Knie leicht gebeugt

gelähmter Arm
- Ellbogen gebeugt
- Arm bis Achselhöhle unterlagert

gelähmtes Bein
- liegt vor weniger betroffenem Bein
- durch Kissen unterpolstert (Oberschenkel und Fuß liegen auf)

Abb. I/31.11.5 Positionierung auf der stärker (oben) und auf der weniger betroffenen (unten) Seite. [L138]

- Füße fest und parallel auf den Boden stellen, Knie im 90°-Winkel beugen (lassen)
- Den gelähmten Arm unterstützend am Ellenbogen körpernah positionieren (→ Abb. I/31.11.4)
- Zwei Kissen zum Polstern: eins zwischen Unterarm und Tischkante, eins zwischen Lendenwirbelsäule und Stuhllehne.

Auf der stärker betroffenen Seite liegen

Bett flach stellen und als Ausgangslage die 90°-Seitenlage auf der stärker betroffenen Seite (→ Abb. I/31.11.5 oben) wählen.
- Kopf gut bis in Nackenbereich mit einem großen Federkissen unterlagern
- Stärker betroffenen Arm am Oberarm schon beim Drehen des Oberkörpers mitführen, damit der Erkrankte nicht auf dem Arm zu liegen kommt
- Rücken durch Handtuchrolle und Kissen unterstützen. Unten liegende Taille mit kleinem Kissen unterstützen (fördert die Rumpfstabilität)
- Stärker betroffenes Bein leicht gebeugt nach hinten bringen (Streckung hängt vom Betroffenen ab)
- Oben liegendes, weniger betroffenes Bein vollständig auf einer Decke positionieren (Unterstützungsfläche von der Leiste bis zu den Zehen)

- Innenrotierten stärker betroffenen Arm in leicht außenrotierte Stellung korrigieren
- Gestreckten Unterarm mit einem kleinen Kissen oder Handtuch leicht anheben (nimmt Spannung von der Bizepssehne).

> Die Positionierung auf der stärker betroffenen Seite ist für den Pflegebedürftigen oft mit Unsicherheit und Ängsten verbunden, weil er diese Seite nicht spürt, keinen Halt hat und das Gefühl verspürt, zu fallen. Diese Pflegebedürftigen brauchen besonders am Rumpf Materialien, die Stabilität bieten, z.B. ein kleines Kissen (bzw. eine gefaltete Decke) am unten liegenden seitlichen Thorax, an der Taille oder am Rücken

> **Vorsicht!**
Altenpflegerinnen ziehen während des Positionierens niemals die Schultern nach vorn, da sonst der Rumpf bzw. die Wirbelsäule rotieren.

Auf der weniger betroffenen Seite liegen

Bett flach stellen, als Ausgangslage dient die 90°-Seitenpositionierung auf der weniger betroffenen Seite (→ Abb. I/31.11.5 unten).
- Stärker betroffenen Arm auf einem größeren Kissen in Beugung positionieren

- Bei unruhigen Pflegebedürftigen ist u.U. ein zusätzliches Kissen im Rücken notwendig (das Kissen gibt Unterstützung, wenn der Betroffene sich in Rückenposition drehen will)
- Weniger betroffener Arm liegt gebeugt vor dem Oberkörper oder unter dem Kopf
- Stärker betroffenes Bein leicht in Hüfte und Kniegelenk gebeugt auf eine Decke und Kissen positionieren
- Weniger betroffenes Bein liegt im Hüftgelenk leicht angewinkelt und im Kniegelenk gebeugt auf der Matratze.

Im Bett sitzen

Das Sitzen im Bett ist eine zusätzliche Positionsveränderung wenn der Pflegebedürftige nur für kurze Zeit am Tisch oder im Rollstuhl sitzen kann. Er kann z.B. zum Essen und Trinken, in diese Lage gebracht werden (→ Abb. I/31.11.6).
- Pflegebedürftiger sitzt aufrecht im Bett
- Kopfteil des Bettes fast senkrecht stellen
- Beide Knie mit einem dünnen Kissen unterlagern
- Kleines Kissen zwischen Lendenwirbelsäule und Rückenteil schieben. Darauf achten, dass der Pflegebedürftige nicht mit dem Gesäß nach vorn wegrutscht
- Eine lang gerollte Decke um den Rücken des Pflegebedürftigen legen. Den stärker betroffenen Arm zusätzlich mit einem Kissen unterlagern
- Kissen vor die Füße modellieren.

Auf dem Rücken liegen

- Zwei große Kissen A-förmig übereinander legen (→ Abb. I/31.11.7)

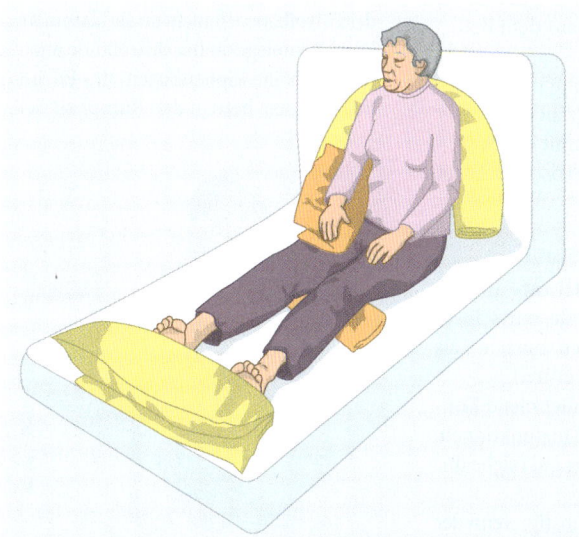

Abb. I/31.11.6 Im Bett sitzen bei Halbseitenlähmung. [L138]

- Öffnung so gestalten, dass die Schultern unterstützt sind und die Brustwirbelsäule Raum hat, nach unten zu sinken
- Kleines Kissen unter den Kopf legen
- Knie unterlagern (Unterlagerung bringt Becken auf die Unterlage)
- Stärker betroffenen Arm mit zusätzlichem Kissen (unter dem Ellenbogen) unterlagern, sofern er nicht auf der Matratze aufliegt. Hand und Unterarm neben den Körper oder auf den Bauch des Pflegebedürftigen legen; darauf achten, dass das Handgelenk nicht abknickt
- Sollte das stärker betroffene Bein in Außenrotation fallen, Handtuchrolle oder Kissen seitlich vom Becken bis zum Trochanter major anlegen
- Beide Füße mit Kissen unterstützen.

> **❯ Vorsicht!**
> Spastik und Kontrakturen verhindern:
> - Bettbügel und ähnliche Aufrichthilfen vermeiden
> - Die beste **Spitzfußprophylaxe bei Hemiplegie** ist das aufrechte Sitzen. Kann der Pflegebedürftige nur im Bett liegen, hilft es, das Becken etwa fünfmal täglich anzuheben, damit die Fußflächen gegen die Matratze gedrückt werden (→ Abb. I/31.11.8).

Mobilisation nach dem Bobath-Konzept

Bei allen Umlagerungen im Bett besteht die Gefahr, dass der gelähmte Arm, v.a. die Schulter, verletzt wird, weil er vom Pflegebedürftigen nicht rechtzeitig „in Sicherheit gebracht" werden kann oder falsch belastet wird.

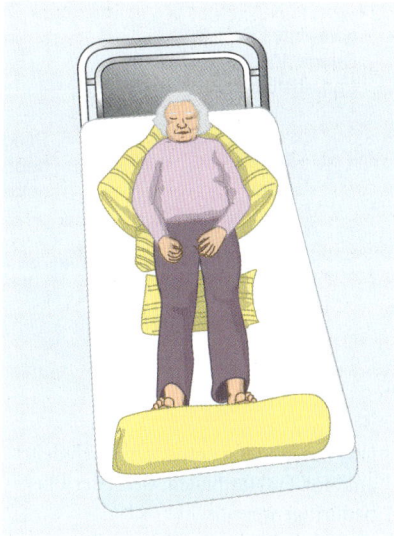

Abb. I/31.11.7 Rückenposition bei Halbseitenlähmung. [L138]

> **❯ Rückenschonende Arbeitsmethoden:**
> - Bett so auf Arbeitshöhe einstellen, dass der eigene Körper mit einem Knie im Bett beweglicher eingesetzt werden kann
> - Körper des Halbseitengelähmten nie tragen, sondern abschnittsweise und nacheinander bewegen
> - Eigenen Körper beim Bewegen des Pflegebedürftigen mitbewegen, z.B das Gewicht über die Beine nach vorn oder hinten verlagern
> - Dem Pflegebedürftigen Zeit für aktives Mitbewegen geben
> - Materialien zur Sicherheit für den Pflegebedürftigen nutzen, damit der Pflegende nicht halten muss.

Im Bett bewegen

Damit ein Pflegebedürftiger im Bett bewegt werden kann, z.B. zum Positionswechsel, hebt er in einem ersten Schritt das **Becken an**. Außerdem ist das Beckenheben die wirkungsvollste Spitzfußprophylaxe bei Halbseitengelähmten.
- Auf die gelähmte Körperseite stellen
- Weniger betroffenen Fuß an das Gesäß ziehen lassen
- Gelähmten Fuß am Fußrücken umfassen, die andere Hand führt den Oberschenkel oberhalb der Kniekehle beim Schieben des Unterschenkels in Richtung Gesäß
- Diese Stellung fixieren (→ Abb. I/31.11.8), durch Druck in Richtung Ferse, Zug in Richtung Knie und Kommando das selbstständige Beckenanheben unterstützen
- Zum **Hochrutschen** in Richtung Kopfende den Pflegebedürftigen Becken wie oben beschrieben anheben lassen, dabei

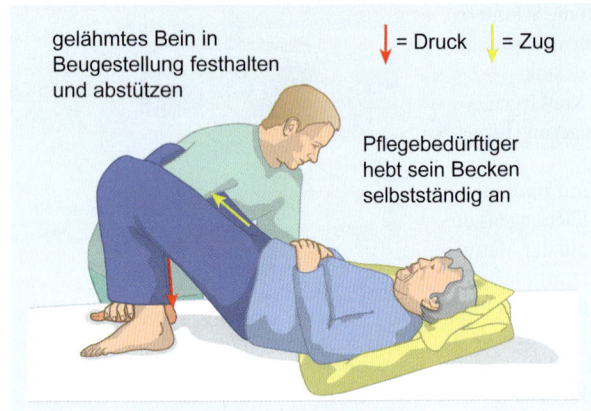

gelähmtes Bein in Beugestellung festhalten und abstützen

↓ = Druck   ↓ = Zug

Pflegebedürftiger hebt sein Becken selbstständig an

Abb. I/31.11.8 Becken anheben als Spitzfußprophylaxe und um den Pflegebedürftigen im Bett zu bewegen. [L138]

gelähmten Fuß fixieren, evtl. auch den anderen Fuß festhalten, wenn der Pflegebedürftige wegrutscht

• Auf das Kommando „Kopf hoch und nach oben drücken" drückt sich der Pflegebedürftige in Richtung Kopfende. Evtl. eine Handfläche unter das Schulterblatt legen, damit sich die Schulter auch nach oben schiebt und nicht nach unten auf die Matratze drückt.

Um den Pflegebedürftigen an den seitlichen Bettrand zu bewegen, verwenden Altenpflegerinnen folgende Technik:

• Pflegebedürftigen in Seitenlage bringen. Je nachdem, ob er sich der rücken- oder bauchwärts gerichteten Bettseite nähern soll, kommen zwei Maßnahmen in Betracht:
  – Mit den Händen von vorn rechte und linke Schulter umfassen und Pflegebedürftigen durch Gewichtsverlagerung der Beine nach vorn ziehen
  – Sich hinter den Pflegebedürftigen stellen, mit einer Hand oben um den Brustkorb fassen, andere unter die unten liegende Schulter legen und Pflegebedürftigen zu sich hin ziehen.

Vom Liegen zum Sitzen im Bett

Der Pflegebedürftige liegt auf dem Rücken. Die Altenpflegerin stellt sich seitlich neben das Bett. Sie umfasst die Schultern des Pflegebedürftigen von vorn und bewegt ihn über Rotation zu sich hin. Dabei stützt die Altenpflegerin sich mit einem Knie auf der Matratze ab und verlagert das eigene Körpergewicht nach hinten in Richtung Fußteil des Bettes.

Aufsitzen an der Bettkante

• Pflegebedürftiger liegt in Rückenposition auf A-förmig angeordneten Kissen
• Pflegebedürftigen unterstützen, mit aufgestellten Beinen das Becken an die Bettkante zu bewegen

• Oberkörper dem Becken zuordnen, sodass Schulter und Hüfte jeweils eine Linie bilden und der Betroffene diagonal im Bett liegt
• Kopf hoch genug unterlagern (ggf. zusätzlich mit einem kleinen Kissen)
• Das stärker betroffene Bein aus dem Bett holen. Das weniger betroffene Bein stellt der Pflegebedürftige auf der Matratze auf
• Bett tiefstellen, damit der Betroffene nach dem Aufrichten sofort Bodenkontakt und damit Stabilität hat
• Oberkörper des Pflegebedürftigen leicht drehen und beim Aufrichten zum Sitz unterstützen. Dazu eine Hand an Rumpf und Schulter (der nahen, stärker betroffenen Seite) und die andere Hand an den Schultergürtel der weniger betroffenen Seite legen. Der Pflegebedürftige legt seinen weniger betroffenen Arm auf die Schulter der Altenpflegerin, wird von ihr aber darauf hingewiesen, sich beim Hochkommen nicht an der Schulter der Altenpflegerin hochzuziehen
• Beim Hochsetzen nimmt der Betroffene das andere Bein ebenfalls aus dem Bett hinaus
• Pflegebedürftigen am Rumpf unterstützen, um einen geraden Sitz an der Bettkante zu erreichen, damit das Becken gleichmäßig (symmetrisch) belastet ist.

Transfer vom Bett in den Stuhl

Den **Transfer von der Bettkante in den (Roll-)Stuhl** führen Pflegende mit schwer betroffenen Pflegebedürftigen zunächst als tiefen Transfer durch (siehe unten).

Gewinnt der Betroffene zunehmend Kontrolle über seine Hüft- und Kniefunktionen, wird der Transfer über den Stand (siehe unten) durchgeführt.

In der Anfangsphase ist es günstig, wenn der Transfer über die weniger betroffene Seite erfolgt. Wenn der Betroffene dann genügend

Tonus im stärker betroffenen Bein hat und wenn das Fußgelenk stabil ist, erfolgt der Transfer über die stärker betroffene Seite.

Bei halbseitengelähmten und somit wahrnehmungsgestörten Pflegebedürftigen werden Transfers nicht mit einer Drehscheibe durchgeführt. Die Betroffenen würden dadurch stark verunsichert und darüber hinaus entstünde kein Lerneffekt, weil die Bewegung mit diesem Hilfsmittel nicht nachvollziehbar ist.

Tiefer Transfer

• Der Pflegebedürftige sitzt am Bettrand und hat vollständigen Fußsohlenkontakt zum Boden. Er hat Schuhe an, weil diese dem Fuß Halt geben
• Der Rollstuhl steht mit angezogenen Bremsen parallel zum Bett, Seitenlehne und Fußraste sind entfernt
• Die Füße des Pflegebedürftigen sind so weit zurückgestellt, dass von oben gesehen die Fußspitzen ungefähr in Kniehöhe stehen
• Die Altenpflegerin steht vor dem Betroffenen, der stärker betroffene Arm liegt auf dem Schoß des Betroffenen oder hängt neben dem Körper
• Die Pflegenden stabilisieren grundsätzlich das Drehbein
• Die Altenpflegerin steht mit zusammengeklemmten Knien vor dem Pflegebedürftigen (die Knie stabilisieren das Drehbein von vorn) und greift mit einer Hand unter der Achsel der weniger betroffenen Seite hindurch bis unterhalb des Schulterblatts
• Der Pflegebedürftige legt seine Hand (der weniger betroffenen Seite) auf den Rücken der Altenpflegerin; sie achtet darauf, dass der Betroffene sich nicht an sie klammert
• Die Altenpflegerin hat ihre Hände am Rumpf (Nähe Rippenbogen) des Pflegebedürftigen, bewegt den Rumpf zu sich

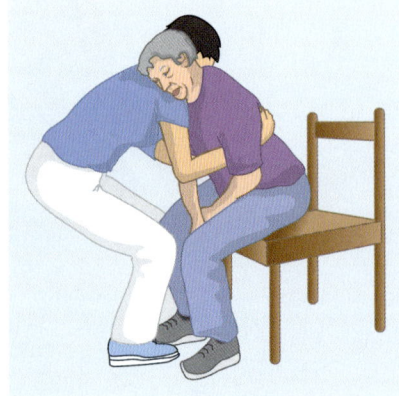

Abb. I/31.11.9 Tiefer Transfer. [L138]

und bringt somit das Becken in Aufrichtung, bis der Oberkörper aufgerichtet ist. Anschließend verlagert sie ihr Gewicht nach hinten und hilft damit dem Pflegebedürftigten, seinen Oberkörper so weit nach vorn zu verlagern, bis sein Körpergewicht auf den Beinen ruht. Dabei wird der Oberkörper weit nach vorn über die Unterstützungsfläche Füße gebracht

- Sobald die Altenpflegerin die Aktivität des Pflegebedürftigen spürt (das Gesäß sich hebt), bewegt sie das Gesäß einige Zentimeter seitlich Richtung Rollstuhl und setzt es dann wieder ab
- Ggf. ist es notwendig, den Fuß des stärker betroffenen Beins nach dem Absetzen in der Achse stehend (Knie zum Fuß) nachzuholen
- Der gesamte Vorgang wird 2- bis 3-mal wiederholt, bis der Pflegebedürftige mit einem weiteren Schwenk in den Rollstuhl gelangt. (→ Abb. I/31.11.9)

Gehen

Erste Gehversuche erfolgen mit einem Physiotherapeuten, später können Altenpflegerinnen mit dem Pflegebedürftigen üben.

- Sich neben die gelähmte Seite des alten Menschen stellen und seine Hüfte umfassen und stützen
- Gewicht auf das gelähmte Bein verlagern und den ersten Schritt durch das weniger betroffene Bein ausführen lassen. Dabei evtl. das Knie der gelähmten Seite mit dem eigenen Knie unterstützend fixieren
- Gewicht auf das weniger betroffene Bein verlagern und stärker betroffenes Bein nach vorn schwingen lassen.

Voraussetzung ist, dass der alte Mensch ein Gleichgewichtsgefühl hat und das stärker betroffene Bein belasten kann.

Anleiten und führen

Um die Wahrnehmung der gelähmten Körperseite zu fördern und dem Pflegebedürftigen die Chance zu geben, die richtigen Bewegungsabläufe zu erlernen und sich einzuprägen, wird der gelähmte Arm dann geführt, wenn bereits Eigenaktivität, d.h. muskuläre Anspannung vorhanden ist. Das bedeutet, dass der Pflegebedürftige Gegenstände in seine Hand nimmt und Altenpflegerinnen ihn dabei durch die Kraft ihres Armes unterstützen. 📖 1

Informationen und Kurse zum Bobath-Konzept

Altenpflegerinnen können das Bobath-Konzept in einem Kurs erlernen und sie haben die Möglichkeit, es in diesem Rahmen immer wieder zu üben. Nur so sind Erfolge im Sinne von Tonusbeeinflussung und Erlernen von Bewegungsabläufen zu erwarten. 📖 2

Informationen über Kursangebote gibt es z.B. über den Verein „Bobath-Initiative für Kranken- und Altenpflege" (siehe Internet- und Lese-Tipp).

> **Internet- und Lese-Tipp**
> Bobath-Initiative für Kranken- und Altenpflege®: www.bika.de

I/31.11.2 Bestandteile des Nervengewebes

> ❯ **Nervengewebe:** Besteht aus den spezialisierten **Nervenzellen** (*Neurone*), die zur Erregungsbildung, -leitung und -verarbeitung fähig sind, sowie den **Gliazellen**, die Ernährungs- und Stützfunktionen übernehmen.

Nervenzellen

Nervenzellen besitzen wie andere Zellen einen Zellkörper mit Zellkern und Organellen (→ Kap. I/14.3). Sie zeichnen sich aber durch besondere Fortsätze aus (→ Abb. I/31.11.10):

- Mehrere kurze Fortsätze, die **Dendriten,** nehmen Signale aus benachbarten Zellen auf und leiten sie weiter zum Zellkörper
- Ein kabelartiger Fortsatz von bis zu 1 m Länge, das **Axon** (*Neurit*), übermittelt die Impulse an seinen Endverzweigungen (*Synapsen* → Abb. I/31.11.12) an andere Zellen.

Afferente Nervenzellen leiten Impulse von den Sinneszellen oder peripher liegenden Nervenzellen zum ZNS hin.

Efferente Nervenzellen leiten umgekehrt Impulse vom ZNS weg zu den Zielzellen im Körper.

Gliazellen und Markscheiden

Gliazellen erfüllen Ernährungs-, Isolierungs- und Schutzfunktionen für die Nervenzellen:

- **Astrozyten** sind sternförmige Zellen mit zahlreichen Fortsätzen. Sie umhüllen die Nervenzellen im ZNS. Astrozyten bilden außerdem eine Grenzschicht zwischen dem Blut und den empfindlichen Nervenzellen. Diese **Blut-Hirn-Schranke** lässt viele Substanzen, z.B. einige Medikamente, nicht passieren
- **Oligodendrozyten** bilden im ZNS die Markscheiden, die wie eine elektrische Isolierung wirken
- **Schwann-Zellen** übernehmen die elektrische Isolierung im peripheren Nervensystem.

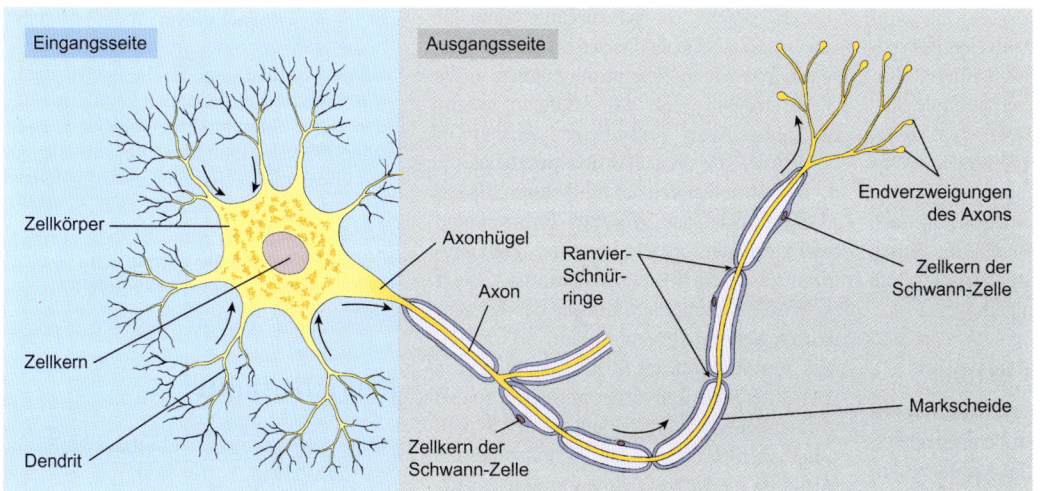

Eingangsseite — Ausgangsseite

Zellkörper
Axonhügel
Axon
Ranvier-Schnür-ringe
Endverzweigungen des Axons
Zellkern der Schwann-Zelle
Zellkern
Markscheide
Dendrit
Zellkern der Schwann-Zelle

Abb. I/31.11.10 Aufbau einer Nervenzelle. Aufnahme von Informationen im Bereich der „Eingangsseite", Fortleitung zu anderen Nerven- oder Muskelzellen auf der „Ausgangsseite". [L190]

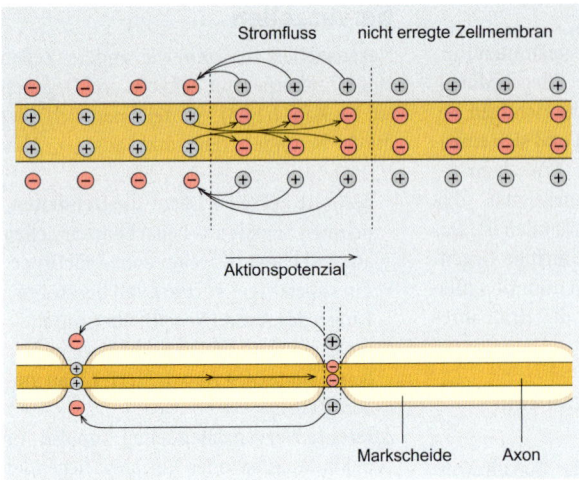

Stromfluss   nicht erregte Zellmembran

Aktionspotenzial

Aktionspotenzial

Markscheide   Axon

Abb. I/31.11.11 Während das Aktionspotenzial bei marklosen Nervenfasern in kleinen Schrittchen die Nervenzellmembran entlang wandert (*kontinuierliche Erregungsausbreitung*, oben), kann es bei markhaltigen Fasern von Schnürring zu Schnürring springen und kommt dadurch viel schneller voran (*saltatorische Erregungsleitung*, unten). [L190]

Nervenfasern und Nerven

Eine **Nervenfaser** setzt sich aus dem Axon und den umhüllenden Gliazellen zusammen.

Bei **markhaltigen Nervenfasern** bilden die Gliazellen durch mehrfaches Umwickeln eine *dicke* Hülle um jedes Axon, die *Myelin-* oder **Markscheide** (→ Abb. I/31.11.10). Wo zwei Gliazellen aneinander stoßen, ist die Markscheide unterbrochen. Diese Unterbrechungen heißen **Ranvier-Schnürringe.** Die Markscheiden sorgen für eine schnelle, **saltatorische Erregungsleitung,** da die Signale von einem Schnürring zum nächsten „springen" können.

Bei **marklosen Nervenfasern** schließt die Gliascheide mehrere Axone ein, die Hülle ist nur *dünn.* Die Leitungsgeschwindigkeit dieser **kontinuierlichen Erregungsleitung** ist viel niedriger.

Versorgen efferente Fasern einen Skelettmuskel, heißen sie auch **motorische Nervenfasern.** Leiten afferente Fasern Informationen von Sinneszellen oder -organen, werden sie als **sensorische** oder **sensible Nervenfasern** bezeichnet.

Nervenfaserbündel im zentralen Nervensystem heißen **Bahnen** oder **Stränge.** Bündel von mehreren parallel verlaufenden Nervenfasern des peripheren Nervensystems, die gemeinsam in eine Bindegewebshülle eingebettet sind, bilden einen **Nerven.** Ein Nerv kann sowohl motorische als auch sensible Fasern enthalten, sich in seinem Verlauf mehrere Male aufteilen oder sich mit anderen Nerven vereinigen.

Weiße und graue Substanz

Gebündelte markhaltige Nervenfasern sehen weiß aus. Sie bilden im zentralen Nervensystem die **weiße Substanz.** Eine größere An-

sammlung von eng beieinander liegenden Nervenzellkörpern sieht eher grau aus und wird entsprechend als **graue Substanz** bezeichnet. Die oberflächliche graue Substanz im Gehirn heißt **Rinde** (*Cortex*), in der Tiefe spricht man von einem **Kern** (*Nucleus*).

I/31.11.3 Funktion der Nervenzellen

Die Fähigkeit von Nervenzellen, Informationen aufzunehmen, weiterzuleiten und zu verarbeiten, beruht auf elektrischen und biochemischen Vorgängen.

Elektrische Vorgänge der Erregungsleitung

In Ruhe ist das Innere der Nervenzellmembran im Vergleich zum Zelläußeren durch unterschiedliche Ionenkonzentrationen negativ geladen. Dieses **Ruhepotenzial** liegt bei - 70 mV.

Kommen Signale auf der Eingangsseite der Nervenzelle an, also am Dendriten oder Zellkörper (→ Abb. I/31.11.11), ändert sich die Durchlässigkeit der Nervenzellmembran für Ionen. Bei ausreichend vielen erregenden Signalen können so viele positive Ionen in die Zelle strömen, dass das Zellinnere positiv gegenüber dem Zelläußeren geladen ist (+ 30 mV). Dies ist das **Aktionspotenzial.**

Das Aktionspotenzial führt durch die Ladungsunterschiede zwischen erregten und nicht erregten Abschnitten der Zellmembran zu einem kleinen Stromfluss. Dieser kehrt die Ladungsverhältnisse der benachbarten Nervenzellmembran um. So wandert das Aktionspotenzial Stück für Stück vom Dendriten über Zellkörper und Axon zu den Enden der Axonverzweigungen, den Synapsen. „Zurück" kann das Aktionspotenzial nicht, da die Nervenzellmembran unmittel-

bar nach einem Aktionspotenzial nicht sofort wieder „umgeladen" werden kann.

Biochemische Vorgänge der Erregungsleitung

Synapsen verbinden Nervenzellen miteinander, aber auch mit Muskel- oder Drüsenzellen. Die Synapse zwischen einem Axon und einer Muskelzelle wird **motorische Endplatte** genannt (→ Kap. I/31.1.4).

An Synapsen werden die Signale weitergeleitet, ganz überwiegend auf chemischem, nur selten auf elektrischem Weg.

Eine chemische Synapse hat drei Teile (→ Abb. I/31.11.11):
- In den **präsynaptischen Endknöpfen** (lat. prä = *vor*) am Ende des Axons befinden sich die **synaptischen Bläschen** mit den **Neurotransmittern,** den Überträgerstoffen
- Die **postsynaptische Membran** (lat. post = *nach*) besitzt Rezeptoren für die Bindung der Neurotransmitter
- Zwischen beiden liegt der **synaptische Spalt.**

Trifft ein Aktionspotenzial an den Endaufzweigungen des präsynaptischen Axons ein, werden Neurotransmitter aus den synaptischen Bläschen in den synaptischen Spalt freigesetzt. Sie verbinden sich mit den Rezeptoren der postsynaptischen Membran und ändern dort die Ionenströme. Je nach Art des Neurotransmitters und des Rezeptors kann das Membranpotenzial dadurch zum Negativen (*hemmende Synapse*) oder zum Positiven (*erregende Synapse*) verschoben werden. Ergibt sich insgesamt eine deutliche Verschiebung zum Positiven, wird an der postsynaptischen Nervenzelle ein Aktionspotenzial ausgelöst, das sich wie oben dargestellt fortpflanzt.

Danach werden die Neurotransmitter abgebaut oder zurück in den präsynaptischen Endknopf transportiert.

> Die **Myasthenia gravis** ist eine Autoimmunerkrankung mit Störung der neuromuskulären Reizübertragung. Die Acetylcholinrezeptoren der motorischen Endplatte werden durch Autoantikörper blockiert. Leitsymptom ist die belastungsabhängige Ermüdung der Skelettmuskulatur, gefürchtet und lebensbedrohlich sind Schluck- und Atemlähmung.
>
> Dadurch kann die Erregung nicht vom Nerv auf den Muskel weitergeleitet werden.

Neurotransmitter

> **Neurotransmitter:** Überträgerstoffe an den Synapsen.

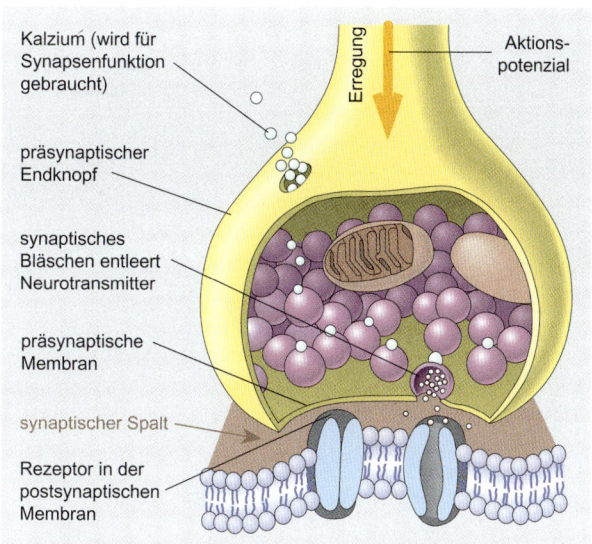

Kalzium (wird für Synapsenfunktion gebraucht)

präsynaptischer Endknopf

synaptisches Bläschen entleert Neurotransmitter

präsynaptische Membran

synaptischer Spalt

Rezeptor in der postsynaptischen Membran

Erregung

Aktions-potenzial

Abb. I/31.11.12 Aufbau einer Synapse. [L190]

I/31.11.4 Gehirn

Das **Gehirn** ist der im knöchernen Schädel liegende Teil des Zentralnervensystems (→ Abb. I/31.11.13). Es wird gegliedert in Großhirn, Zwischenhirn, Hirnstamm (aus Mittelhirn, Brücke und verlängertem Mark) und Kleinhirn.

Großhirn

> **Großhirn** (*Endhirn, Telencephalon, Cerebrum*): Direkt unter der knöchernen Schädelkalotte liegender, mit 80 % des Gehirngewichts größter und gleichzeitig entwicklungsgeschichtlich jüngster Hirnabschnitt. Sitz des Bewusstseins, z. B. aller bewussten Empfindungen und Handlungen, des Willens und des Gedächtnisses.

Neurotransmitter sind z. B. **Acetylcholin**, die Katecholamine **Noradrenalin** und **Dopamin, Serotonin** oder **GABA** (*Gamma-Aminobuttersäure*).

Eine Nervenzelle kann mehrere Neurotransmitter in den synaptischen Bläschen speichern, umgekehrt kann die postsynaptische Membran Rezeptoren für verschiedene Neurotransmitter haben.

Für die Funktion des Nervensystems ist ein Gleichgewicht der verschiedenen Neurotransmitter von elementarer Bedeutung, etliche neurologische und psychiatrische Erkrankungen sollen durch Neurotransmittermangel oder -überschuss bedingt sein. Die Alzheimer-Demenz wird z. B. mit Acetylcholinmangel in Verbindung gebracht, bei den Parkinson-Syndromen fehlt Dopamin und

ein Mangel an Serotonin wird bei der Entstehung von Depressionen diskutiert.

> Im Alter kommt es zu einem Verlust von Nervenzellen und Synapsen, es werden weniger Transmitter gebildet und das Gehirn reagiert empfindlicher auf viele Störeinflüsse, z. B. Durchblutungsminderung oder Flüssigkeitsmangel. Die Gliazellen nehmen hingegen zu. Diese Veränderungen sind aber nicht gleichbedeutend mit geistigem Abbau. Nach aktuellem Wissen bleiben die geistigen Fähigkeiten bis etwa zur Mitte des achten Lebensjahrzehnts konstant und nehmen auch danach nur langsam ab. Ganz wichtig für die Altenpflege: Das Gehirn kann sich zeitlebens an Veränderungen anpassen (*Plastizität des Gehirns*) und ist lernfähig.

Lappen und Furchen

Die äußere Oberfläche des Großhirns ist durch zahlreiche **Windungen** (*Gyri*, Einzahl: *Gyrus*) und **Furchen** (*Sulci*, Einzahl: *Sulcus*) geprägt.

Die augenfälligste, von vorn nach hinten verlaufende **Längsfurche** teilt das Großhirn in zwei Hälften, die **Großhirnhemisphären**. Nur in der Tiefe sind die Hemisphären durch ein breites, quer verlaufendes Fasersystem, den **Balken** (*Corpus callosum*), miteinander verbunden.

Weitere Furchen unterteilen die Großhirnhemisphären in **Großhirnlappen** (→ Abb. I/31.11.14): **Stirn-, Scheitel-, Hinterhaupt-** und **Schläfenlappen** (*Lobus frontalis, parietalis, occipitalis* und *temporalis*).

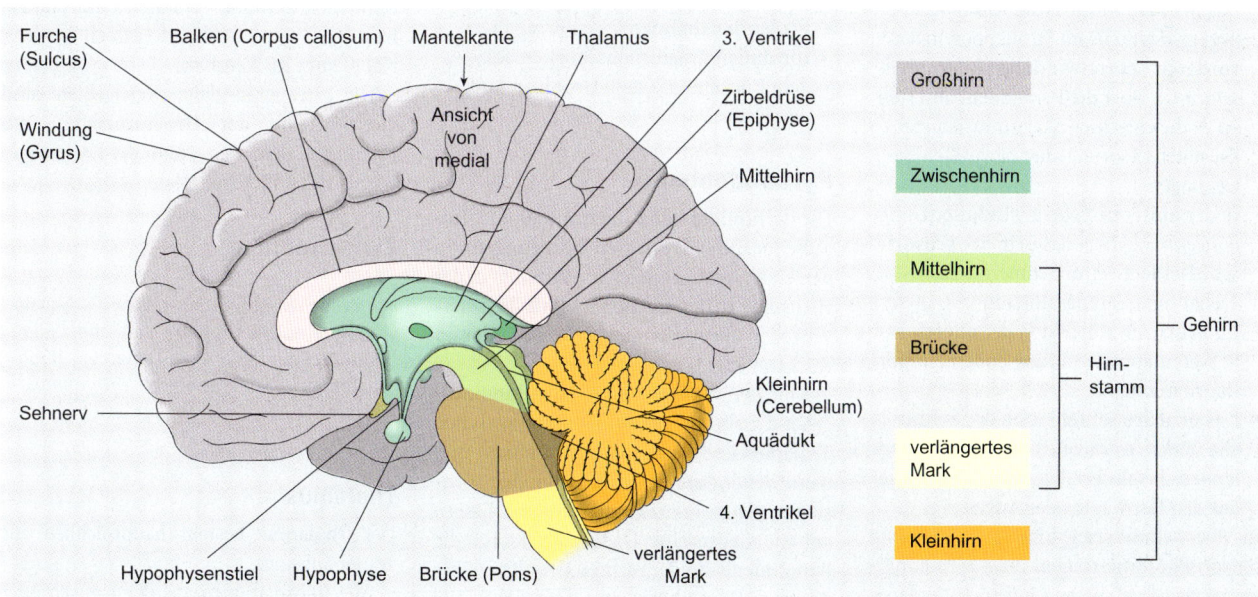

Furche (Sulcus)

Windung (Gyrus)

Balken (Corpus callosum)

Mantelkante

Ansicht von medial

Thalamus

3. Ventrikel

Zirbeldrüse (Epiphyse)

Mittelhirn

Kleinhirn (Cerebellum)

Aquädukt

4. Ventrikel

Sehnerv

Hypophysenstiel

Hypophyse

Brücke (Pons)

verlängertes Mark

Großhirn

Zwischenhirn

Mittelhirn

Brücke

verlängertes Mark

Kleinhirn

Hirn-stamm

Gehirn

Abb. I/31.11.13 Längsschnitt durch das Gehirn. [L190]

I
31

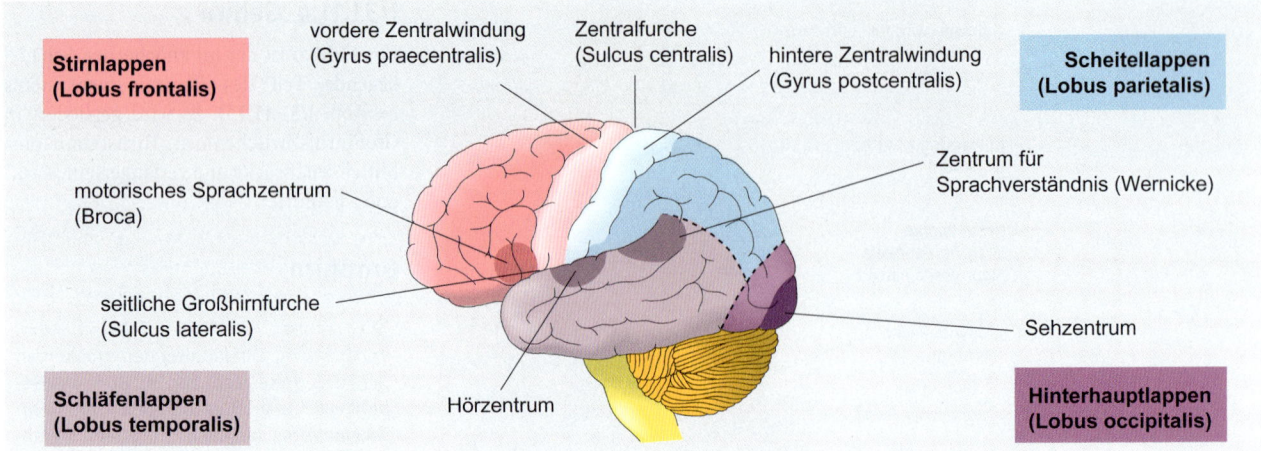

Abb. I/31.11.14 Aufteilung des Großhirns in Hirnlappen mit Übersicht der Rindenfelder. Seitenansicht. [L190]

Graue Substanz des Großhirns

Zur grauen Substanz des Großhirns gehört zum einen die oberflächliche **Großhirnrinde** (*Cortex cerebri*). Weitere, teils mächtige graue Nervenzellanhäufungen befinden sich in der Tiefe des Großhirns inmitten der weißen Substanz. Zu diesen **Großhirnkernen** zählen z. B. der **Schweifkern** (*Nucleus caudatus*) und der **Schalenkern** (*Putamen*), die zu den Basalganglien gehören.

Rindenfelder des Großhirns

Nervenzellverbände mit ähnlichen Funktionen liegen in der Großhirnrinde in **Rindenfeldern** zusammen.

Primäre Rindenfelder sind über eine Art Punkt-zu-Punkt-Verbindung mit peripheren Körperteilen verknüpft:

- Das **primäre motorische Rindenfeld** liegt größtenteils im Stirnlappen in der **vorderen Zentralwindung** (*Gyrus praecentralis*). Über die Pyramidenbahn steuert es die einzelnen Skelettmuskeln an. Es ist der Ursprung aller bewussten Bewegungen
- In der **hinteren Zentralwindung** (*Gyrus postcentralis*) liegt das **primäre sensorische** Rindenfeld für Schmerz-, Tast-, Tiefen- und Temperatursinn
- Im **primären Hörfeld** in der **oberen Schläfenlappenwindung** enden die Hörinformationen
- Das **primäre Sehfeld** ist in der **Sehfurche** (*Sulcus calcarinus*) des Hinterhauptlappens lokalisiert. Hier laufen die Reize aus den Netzhäuten der Augen ein.

In den **sekundären Rindenfeldern** sind sensorische Erfahrungen oder Handlungsentwürfe gespeichert. Zu den sekundären Hörzentren gehört z. B. das **Wernicke-Zen-**trum für das Sprachverständnis. Zu den sekundären motorischen Rindenfeldern zählt das **Broca-Sprachzentrum** im unteren Stirnlappen.

Zusätzlich gibt es **Assoziationsfelder** für die Zusammenführung beispielsweise von Informationen und Bewegungsmustern.

Weiße Substanz des Großhirns

Die **weiße Substanz des Großhirns** besteht aus Nervenfaserbündeln, die Hirnabschnitte miteinander verbinden:

- **Kommissurenbahnen** verlaufen quer und verbinden linke und rechte Großhirnhemisphäre. Die mächtigste Kommissurenbahn ist der erwähnte Balken (→ Abb. I/31.11.13)
- **Assoziationsbahnen** verknüpfen Gebiete innerhalb einer Großhirnhemisphäre
- **Projektionsbahnen** leiten Erregungen von anderen Gehirnabschnitten oder dem Rückenmark zum Großhirn und umgekehrt.

Pyramidenbahn

Die **Pyramidenbahn** übermittelt die Impulse für die willkürlichen Bewegungen von den ersten motorischen Nervenzellen in der Hirnrinde zu den zweiten motorischen Nervenzellen in den Hirnnervenkernen oder im Rückenmark.

Von der vorderen Zentralwindung ausgehend zieht die Pyramidenbahn zwischen Thalamus und Basalganglien hindurch und dann weiter durchs Mittelhirn in den Hirnstamm. Dort kreuzen die meisten Fasern auf die Gegenseite. Dadurch versorgt die Pyramidenbahn der rechten Großhirnhälfte die linke Körperhälfte und umgekehrt. Die Fasern für die motorischen Hirnnerven en-den an den motorischen Kernen der Hirnnerven. Die übrigen ziehen weiter ins Rückenmark, wo auf der „Zielhöhe" auch noch die letzten Fasern kreuzen (→ Abb. I/31.11.15).

Extrapyramidales System

Das **extrapyramidale motorische System** steuert vor allem die unwillkürlichen Muskelbewegungen und den Muskeltonus (→ Kap. I/31.1.4) und sorgt für harmonische Abläufe bewusster Bewegungen.

Die Nervenzellen des extrapyramidalen Systems liegen in Kerngebieten unterhalb der Hirnrinde, vor allem in den Basalganglien und im Hirnstamm. Die **Basalganglien** (*Stammganglien*) sind tief gelegene (basale) Kerngebiete des Groß- und Zwischenhirns (→ Abb. I/31.11.16). Die Fasern des extrapyramidalen Systems verlaufen dann außerhalb der Pyramidenbahn (jedoch in ihrer Nähe) zum Rückenmark.

Die extrapyramidalen Kerngebiete sind vielfältig mit der Großhirnrinde, dem Kleinhirn, dem Seh- und dem Gleichgewichtsorgan verschaltet.

Zwischenhirn

› **Zwischenhirn** (*Diencephalon*): Schaltstelle zwischen Großhirn und Hirnstamm. Hauptbestandteile sind **Thalamus, Hypothalamus** und **Hypophyse** (*Hirnanhangdrüse*).

Thalamus

Der **Thalamus** besteht hauptsächlich aus grauer Substanz.

Alle Informationen aus der Umwelt oder dem Körper mit Ausnahme der Geruchsein-

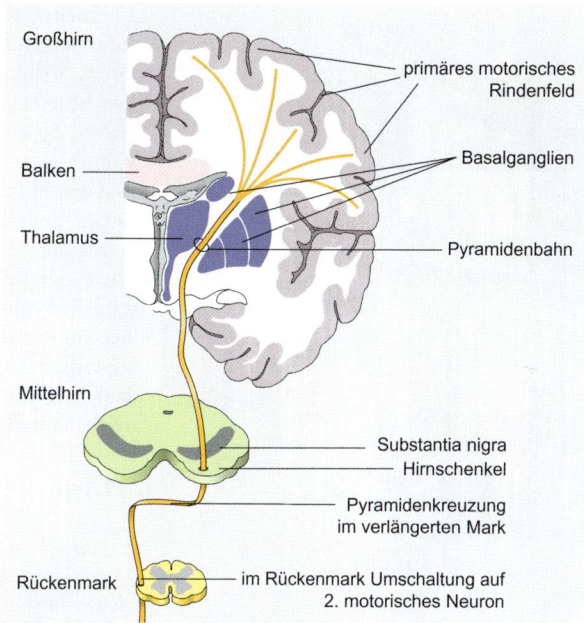

Abb. I/31.11.15 Verlauf der Pyramidenbahn. Die etwa 10 % der Fasern, die erst im Rückenmark kreuzen, sind nicht dargestellt. [L190]

Brücke

In der **Brücke** (*Pons*) liegen Hirnnervenkerne und Verbindungsbahnen zwischen Großhirn und Rückenmark bzw. Großhirn und Kleinhirn.

Verlängertes Mark

Das **verlängerte Mark** (*Medulla oblongata*) bildet den unteren Teil des Hirnstamms. Es geht ohne scharfe Grenze ins Rückenmark über.

- Das verlängerte Mark enthält in seiner weißen Substanz auf- und absteigende Bahnen. Hier kreuzen auch die Pyramidenbahnfasern
- In der grauen Substanz des verlängerten Marks liegen ein Teil der Hirnnervenkerne sowie Steuerungszentren für lebenswichtige Funktionen, z. B. das Herz-Kreislauf-, Atem-, Schluck- und Hustenzentrum.

Formatio reticularis

Im gesamten Hirnstamm verteilt liegen netzartig angeordnet Nervenzellen, die in ihrer Gesamtheit als **Formatio reticularis** bezeichnet werden. Die Formatio reticularis ist ein Regulationszentrum für das Bewusstsein und den Schlaf-Wach-Rhythmus.

Kleinhirn

❯ **Kleinhirn** (*Cerebellum*): Liegt in der hinteren Schädelgrube unterhalb des Hinterhauptlappens.

Ähnlich wie das Großhirn hat auch das **Kleinhirn** zwei Hälften, deren Oberfläche

drücke gelangen über aufsteigende Bahnsysteme zum Thalamus. Erst nach Verarbeitung und „Filtern" gelangen die für den Gesamtorganismus wichtigen Signale über Projektionsbahnen zur Großhirnrinde, wo sie zu bewussten Empfindungen werden.

Weitere Verbindungen bestehen zum **limbischen System,** einer funktionellen Einheit von Strukturen des Groß-, Zwischen- und Mittelhirns, die wesentlich an Gefühlen, Gedächtnis und Antrieb beteiligt ist.

Hypothalamus

Der **Hypothalamus** liegt unterhalb des Thalamus und spielt bei der Steuerung zahlreicher körperlicher und psychischer Lebensvorgänge eine wichtige Rolle, z. B. Flüssigkeitshaushalt, Nahrungsaufnahme und Körpertemperatur.

Diese Steuerung geschieht teilweise nerval über das vegetative Nervensystem und teilweise hormonell über den Blutweg (→ Kap. I/31.3.2). Der Hypothalamus ist somit zentrales Bindeglied zwischen Nerven- und Hormonsystem.

Hypophyse

Die **Hypophyse** (*Hirnanhangdrüse*) liegt als erbsengroßes Organ im Türkensattel über der Keilbeinhöhle. Sie ist eine übergeordnete Hormondrüse (→ Kap. I/31.3.3).

Hirnstamm

❯ **Hirnstamm:** Unterster Gehirnabschnitt mit den drei Teilen **Mittelhirn, Brücke** und **verlängertem Mark** (→ Abb. I/31.11.16).

Mittelhirn

Als **Mittelhirn** (*Mesencephalon*) bezeichnet man das nur 1,5 cm lange Mittelstück zwischen dem Zwischenhirn und dem Oberrand der Brücke. Wichtige Zonen im Mittelhirn sind:

- Kerngebiete des extrapyramidalen Systems, z. B. die **schwarze Substanz** (*Substantia nigra*). Ihre Nervenzellen ziehen zu Einheiten der Basalganglien und arbeiten mit Dopamin als Neurotransmitter
- Die **Hirnschenkel** (*Pedunculi cerebri*), lange Leitungsbahnen, die z. B. die Pyramidenbahnen enthalten
- Die **Vierhügelplatte** als akustisches und optisches Reflexzentrum.

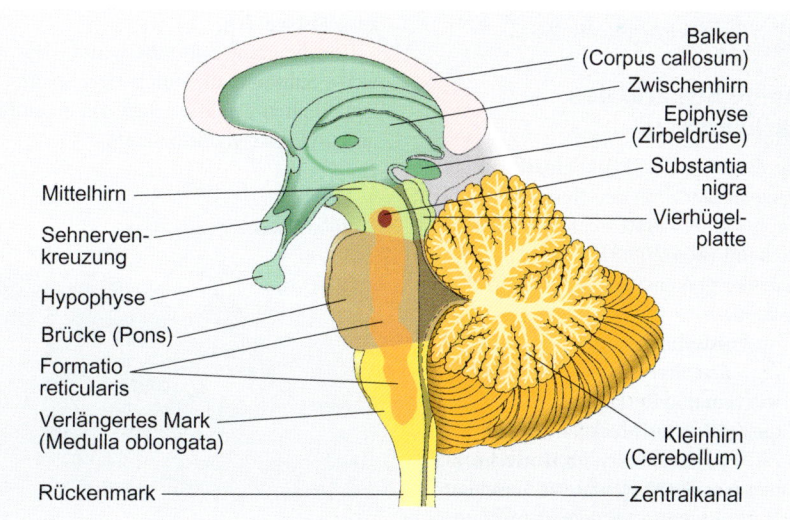

Abb. I/31.11.16 Zwischenhirn, Hirnstamm und Kleinhirn. [L190]

durch (hier aber viel feinere) Furchen und Windungen vergrößert wird.

Darunter befinden sich, ebenfalls vergleichbar dem Großhirn, mehrere **Kleinhirnkerne** und Nervenbahnen als weiße Substanz.

Das Kleinhirn ist durch **Kleinhirnstiele** direkt oder indirekt mit fast allen Gehirnteilen, dem Rückenmark und dem Gleichgewichtsorgan verbunden.

Diese Verbindungen ermöglichen dem Kleinhirn seine Arbeit als koordinierendes motorisches Zentrum. Es reguliert die Muskelgrundspannung (*Muskeltonus*), stimmt Bewegungen aufeinander ab und hält das Gleichgewicht aufrecht.

I/31.11.5 Rückenmark

> **Rückenmark** (*Medulla spinalis*): Verbindung zwischen dem Gehirn und den *Rückenmarknerven* sowie Schaltzentrum für die *Rückenmarkreflexe*.

Gliederung des Rückenmarks

Das Rückenmark geht in Höhe des großen Hinterhauptlochs (*Foramen magnum*) als zentimeterdicker Strang aus dem verlängerten Mark hervor und verläuft im Wirbelkanal abwärts.

Über seine gesamte Länge entspringen beidseits Nervenwurzeln, die sich zu 31–33 paarigen **Rückenmarknerven** (*Spinalnerven*) vereinigen. Entsprechend werden 31–33 Rückenmarksegmente differenziert (→ Abb. I/31.11.17):

- Acht **Halssegmente** (C1–8)
- Zwölf **Brustsegmente** (Th1–12)
- Fünf **Lendensegmente** (L1–5)
- Fünf **Kreuzbein**(*Sakral*)**segmente** (S1–5)
- 1–3 **Steißbeinsegmente** (S1–3).

Innere Struktur des Rückenmarks

Im Zentrum des Rückenmarks liegt die graue Substanz mit den Nervenzellkörpern, die im Querschnitt schmetterlingsförmig erscheint (→ Abb. I/31.11.18). Die äußeren Teile der grauen Substanz werden **Hörner** genannt:

- Im **Vorderhorn** liegen motorische Nervenzellen, deren Axone über **Vorderwurzeln** und Rückenmarknerven zur quergestreiften Muskulatur ziehen
- Zu den Nervenzellen im **Hinterhorn** ziehen sensible Nervenfasern. Sie leiten Nervenimpulse aus dem Körper über

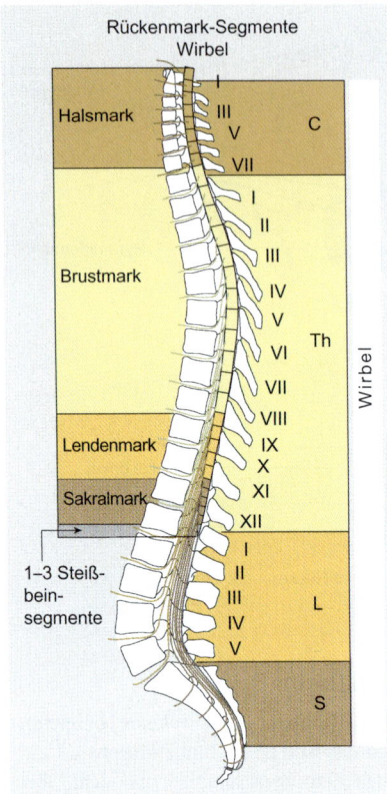

Abb. I/31.11.17 Rückenmark und Rückenmarknerven. Das Rückenmark erstreckt sich im Wirbelkanal vom 1. Halswirbel bis zum 1.–2. Lendenwirbel. Die Rückenmarksegmente sind gegenüber den zugehörigen Wirbelkörpern zunehmend nach oben versetzt. [A400–190]

Rückenmarknerven und **Hinterwurzeln** zum Rückenmark
- Im **Seitenhorn** liegen Nervenzellen des vegetativen Nervensystems (→ Kap. I/31.11.9).

Über Schaltstellen in der grauen Substanz des Rückenmarks können Reflexe (→ Kap. I/31.11.6) ohne Umweg über das Gehirn ausgelöst werden.

Um die graue Substanz herum liegt die weiße Substanz, die durch zwei Spalten in zwei Hälften geteilt ist. Jede Hälfte enthält auf- und absteigende Bahnen:

- Die **aufsteigenden Bahnen** vermitteln Informationen über Hautberührung, Druck, Stellung von Muskeln und Gelenken, Schmerz und Temperatur an das Gehirn. So leiten z. B. die Hinterstrangbahnen zwischen der hinteren Spalte und den Hinterhörnern Erregungen des Druck- und Tastsinns sowie der Tiefensensibilität
- Die wichtigsten **absteigenden Bahnen** sind die Pyramidenbahnen für die Willkürmotorik und die extrapyramidalen motorischen Bahnen. Diese Bahnen verlaufen im seitlichen und vorderen Bereich der weißen Substanz.

I/31.11.6 Reflexe

> **Reflexe:** Vom Willen unabhängige Reaktionen auf Reize. Dienen dem Schutz des Organismus (Schutz- und Fluchtreflexe, z. B. reflektorisches Zurückziehen der Hand bei einem Schmerzreiz), der Bewegungssteuerung (z. B. Aufrechthalten gegen die Schwerkraft) oder der Koordination von Organfunktionen (z. B. bei der Harnblasen- oder Stuhlentleerung oder der Speichelsekretion).

Bei **Eigenreflexen** erfolgen Reizaufnahme und -antwort an demselben Organ. Werden Muskelspindeln durch Dehnung gereizt, verläuft die Erregung über afferente Nervenfasern und Hinterwurzel zum Hinterhorn des Rückenmarks. Dort wird sie auf motorische Vorderhornzellen umgeschaltet. Über die Vorderwurzel und den Rückenmarknerv kommt es zu einer Kontraktion des gedehnten Muskels.

Wichtige Eigenreflexe sind:
- **Patellarsehnenreflex** (*PSR*). Schlag auf die Patellarsehne unterhalb der Kniescheibe führt zu Streckung im Kniegelenk (→ Abb. I/31.11.19)
- **Achillessehnenreflex** (*ASR*). Schlag auf die Achillessehne erzeugt eine Plantarflexion des Fußes

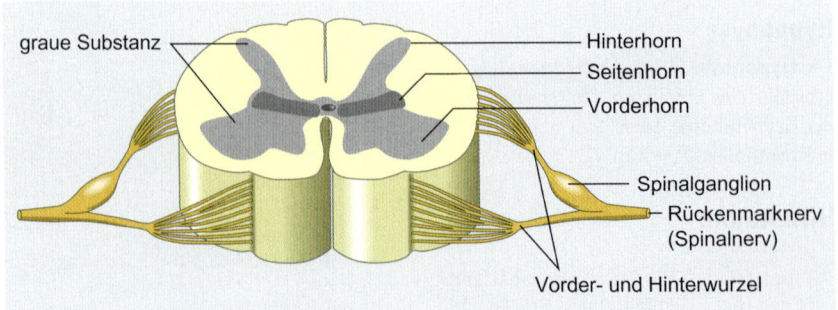

Abb. I/31.11.18 Das Rückenmark im Querschnitt mit Rückenmarknerven (Spinalnerven). [L157]

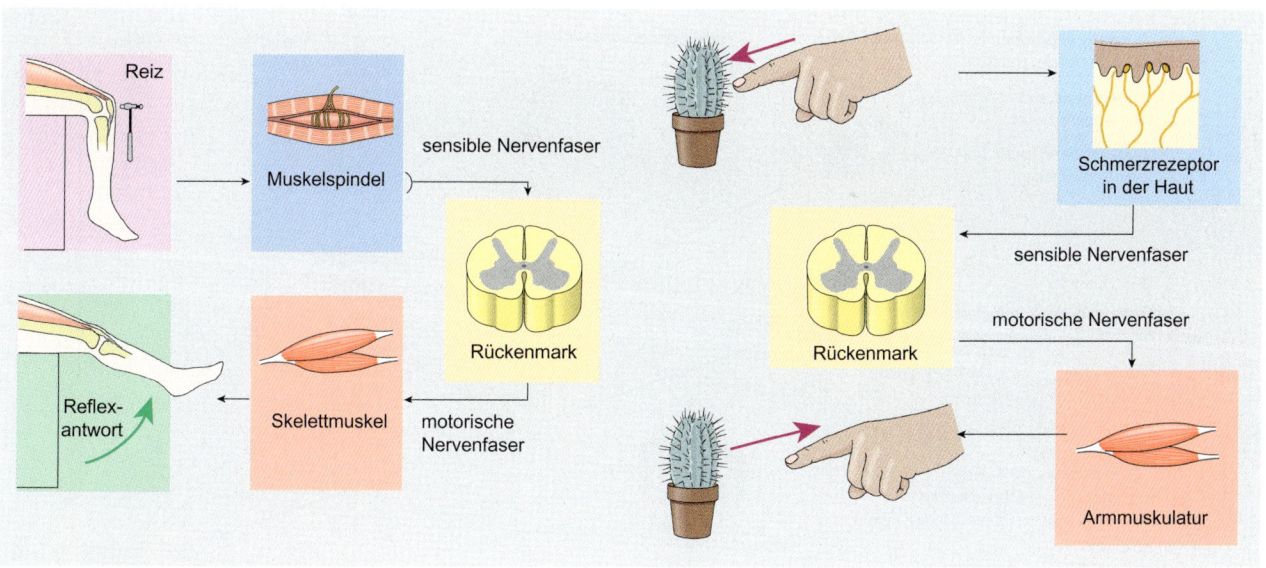

Abb. I/31.11.19 Links Schema des Reflexbogens beim Eigenreflex. Beim Patellarsehnenreflex finden Reizaufnahme und Reizantwort jeweils im selben Organ, dem vierköpfigen Oberschenkelmuskel, statt. Rechts Schema eines Reflexbogens beim Fremdreflex am Beispiel einer Fluchtreaktion nach Schmerzreiz. Reizaufnahme und -antwort finden an verschiedenen Organen statt. [L190]

- **Bizeps-** und **Trizepsreflex** (*BSR, TSR*). Schlag auf die Bizepssehne löst eine Beugung, Schlag auf die Trizepssehne eine Streckung des Ellenbogengelenks aus.

Bei **Fremdreflexen** finden Reizaufnahme und -antwort an unterschiedlichen Organen statt. Der Reflexbogen verläuft hier über mehrere Schaltstellen.

Zu den Fremdreflexen zählen z. B. der:
- **Bauchhautreflex** (*BHR*). Leichtes Bestreichen der Bauchhaut bewirkt eine Anspannung der Bauchmuskeln
- **Kornealreflex.** Berühren der Augenhornhaut führt zu Lidschluss
- **Hustenreflex.** Reizung der Bronchialschleimhaut führt zu Husten.

I/31.11.7 Hirnnerven

> **Hirnnerven:** Vor allem der Innervation von Kopf und Hals dienende periphere Nerven, die ihren Ursprung im Gehirn haben bzw. zu diesem hin ziehen. Rechts und links gibt es je zwölf Hirnnerven.

Nach ihrer Funktion unterscheidet man (→ Abb. I/31.11.20):
- Sensorische Hirnnerven, die die Empfindungen aus den Sinnesorganen zum Gehirn leiten (Nn. I, II, VIII)
- Willkürmotorische Hirnnerven (Nn. IV, VI, XI, XII)
- Hirnnerven, die sich aus verschiedenen (willkürmotorischen, sensorischen oder parasympathischen) Fasern zusammensetzen (Nn. III, V, VII, IX, X).

I/31.11.8 Rückenmarknerven

Aus jedem Rückenmarksegment gehen links und rechts je eine vordere und hintere Nervenwurzel hervor. **Vorder-** und **Hinterwurzel** schließen sich zu einem **Rückenmarknerven** (*Spinalnerven*) zusammen.

Die Rückenmarknerven verlassen den Wirbelkanal seitlich durch die Zwischenwirbellöcher (→ Kap. I/31.1.6). Unmittelbar nach seinem Austritt aus dem Zwischenwirbelloch teilt sich jeder Rückenmarknerv in vier Äste.

Die hinteren Äste versorgen den Rücken motorisch und sensibel.

Die vorderen Äste bilden im Brustbereich die **Zwischenrippennerven** (*Interkostalnerven, Nn. intercostales*) für Haut und Muskeln von Brustkorb und Bauch. Die vorderen Äste der Rückenmarknerven von Hals-, Lenden- und Kreuzbeinsegmenten vermischen sich zunächst zu **Nervengeflechten** (*Plexus*), aus denen dann die eigentlichen peripheren Nerven hervorgehen (→ Abb. I/31.11.21):
- Das **Halsgeflecht** (*Plexus cervicalis*, aus C1–4) innerviert Haut und Muskeln in der Hals- und Schulterregion und mit dem **Zwerchfellnerv** (*N. phrenicus*) das Zwerchfell
- Aus dem **Armgeflecht** (*Plexus brachialis*, C5–Th1) entspringen neben kleineren Ästen zu Nacken und Schulter die drei großen Armnerven. Der **Speichennerv** (*N. radialis*) versorgt Muskulatur und Haut an der Streckseite des Arms. **Ellennerv** (*N. ulnaris*) und **Mittelnerv** (*N. me-*

dianus) innervieren Beugemuskeln des Unterarms sowie Muskulatur und Haut der Hand
- Die Nerven aus dem **Lendengeflecht** (*Plexus lumbalis*, L1–4) ziehen zu unterer Bauchwand, äußeren Geschlechtsorganen sowie Haut und Streckmuskeln an den Beinen. Der wichtigste Nerv ist der **Oberschenkelnerv** (*N. femoralis*). Er verläuft an der Vorderseite des Oberschenkels und versorgt dort die Haut und den vierköpfigen Oberschenkelmuskel (M. quadriceps femoris)
- Das **Kreuz[bein]geflecht** (*Plexus sacralis*, L5–S4), das größte Nervengeflecht, innerviert über den **Schamnerv** (*N. pudendus*) einen Teil des Damms und der Beckenbodenmuskulatur. Aus ihm geht auch längste und dickste Nerv des Menschen hervor, der **Ischiasnerv** (*N. ischiadicus*), der unterhalb des großen Gesäßmuskels abwärts zieht. Oberhalb der Kniekehle teilt er sich in zwei Äste, den **Schienbeinnerv** (*N. tibialis*) und den **Wadenbeinnerv** (*N. peroneus*). Sie versorgen Unterschenkel und Fuß.

I/31.11.9 Vegetatives Nervensystem

> **Vegetatives Nervensystem** (*autonomes Nervensystem*): Gesamtheit der Nerven und Nervenzellen, die dem Willen nicht untergeordnet sind. Steuert lebenswichtige Organfunktionen wie Atmung, Kreislauf, Verdauung, Stoffwechsel und Wasserhaushalt.

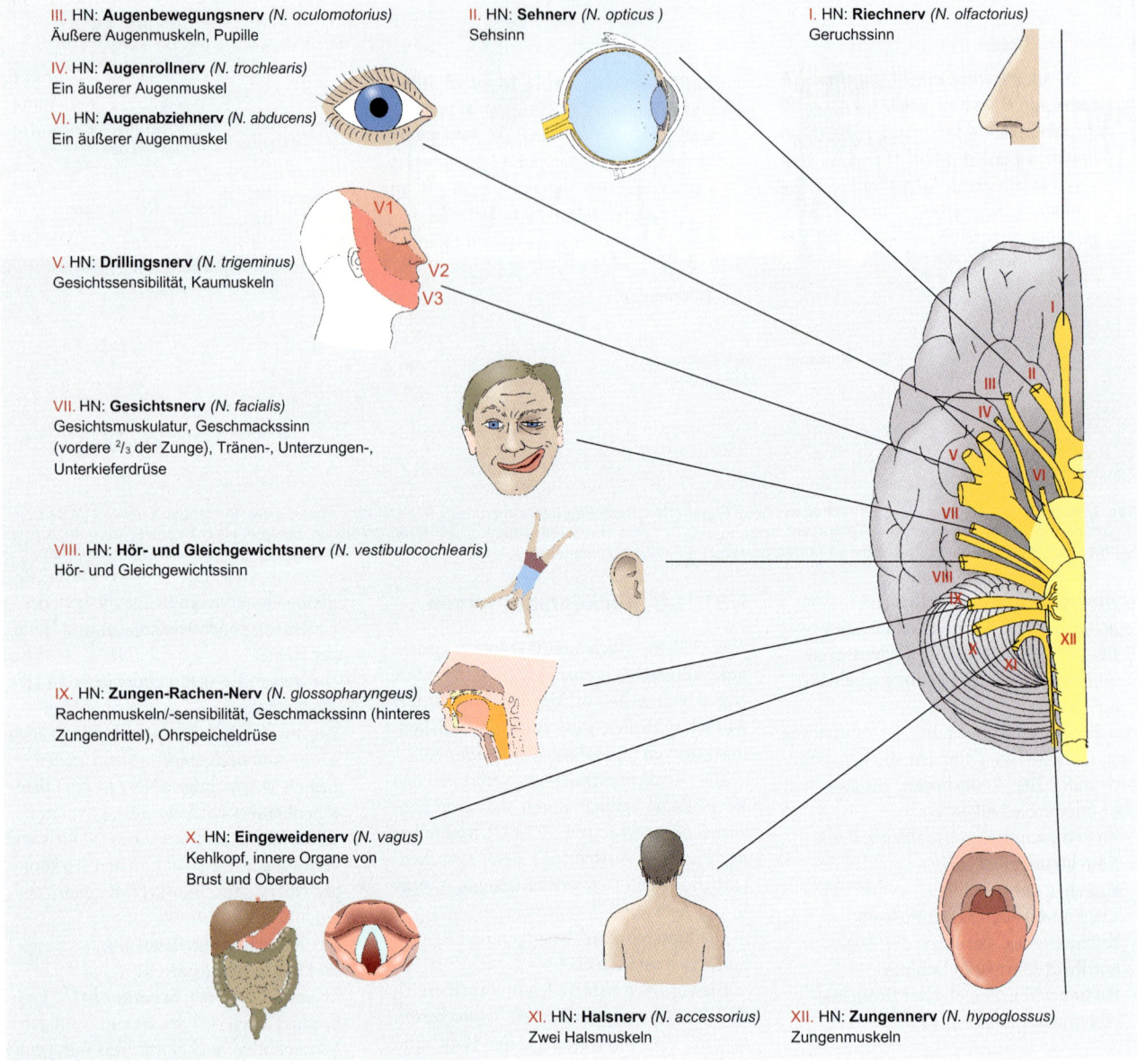

III. HN: **Augenbewegungsnerv** *(N. oculomotorius)*
Äußere Augenmuskeln, Pupille

IV. HN: **Augenrollnerv** *(N. trochlearis)*
Ein äußerer Augenmuskel

VI. HN: **Augenabziehnerv** *(N. abducens)*
Ein äußerer Augenmuskel

II. HN: **Sehnerv** *(N. opticus)*
Sehsinn

I. HN: **Riechnerv** *(N. olfactorius)*
Geruchssinn

V. HN: **Drillingsnerv** *(N. trigeminus)*
Gesichtssensibilität, Kaumuskeln

VII. HN: **Gesichtsnerv** *(N. facialis)*
Gesichtsmuskulatur, Geschmackssinn
(vordere ²/₃ der Zunge), Tränen-, Unterzungen-,
Unterkieferdrüse

VIII. HN: **Hör- und Gleichgewichtsnerv** *(N. vestibulocochlearis)*
Hör- und Gleichgewichtssinn

IX. HN: **Zungen-Rachen-Nerv** *(N. glossopharyngeus)*
Rachenmuskeln/-sensibilität, Geschmackssinn (hinteres
Zungendrittel), Ohrspeicheldrüse

X. HN: **Eingeweidenerv** *(N. vagus)*
Kehlkopf, innere Organe von
Brust und Oberbauch

XI. HN: **Halsnerv** *(N. accessorius)*
Zwei Halsmuskeln

XII. HN: **Zungennerv** *(N. hypoglossus)*
Zungenmuskeln

Abb. I/31.11.20 Die zwölf Hirnnerven (Ansicht von unten). [L190]

Das **vegetative Nervensystem** wird üblicherweise gegliedert in Sympathikus, Parasympathikus (mit meist gegensinnigen Wirkungen) und intramurales Nervensystem (→ Abb. I/31.11.22).

Sympathikus und Parasympathikus

❯ Faustregel: Der Sympathikus fördert Energiemobilisierung und Leistung (z.B. körperliche Arbeit, Reaktion auf Stressreize), der Parasympathikus Wiederaufbau und Erholung (z.B. Essen, Verdauen, Ausscheiden). Fast alle Organe werden von beiden Teilsystemen innerviert (→ Tab. I/31.11.1).

Zentrale Teile

Die **zentralen Teile** des Parasympathikus liegen im Hirnstamm und in den Seitenhörnern der Kreuzbeinsegmente. Die zentralen Sympathikusteile liegen in den Seitenhörnern der Brust- und Lendensegmente des Rückenmarks. Auf dieser Ebene werden bereits einige Funktionen wie etwa die Blasenentleerung reguliert. Sie werden aber von höheren Zentren im Gehirn beeinflusst.

Periphere Teile

Die vegetativen Fasern verlassen das Rückenmark über die Vorderwurzeln. Im Gegensatz zu den motorischen Fasern, die direkt zu den Skelettmuskeln ziehen, werden die vegetativen Nervenzellen auf dem Weg zu ihrem Zielorgan noch einmal in **Ganglien** umgeschaltet.

- Die sympathischen Ganglien sind überwiegend beidseits der Wirbelsäule perlschnurartig zum **Sympathikusgrenzstrang** aufgereiht und verknüpft
- Die parasympathischen Ganglien liegen weit entfernt vom Rückenmark in unmittelbarer Nähe oder innerhalb der Erfolgsorgane.

Neurotransmitter (Überträgerstoff) in den Ganglien ist immer Acetylcholin.

An den Erfolgsorganen arbeitet hingegen der Parasympathikus weiter mit Acetylcholin, der Sympathikus hingegen mit Noradrenalin.

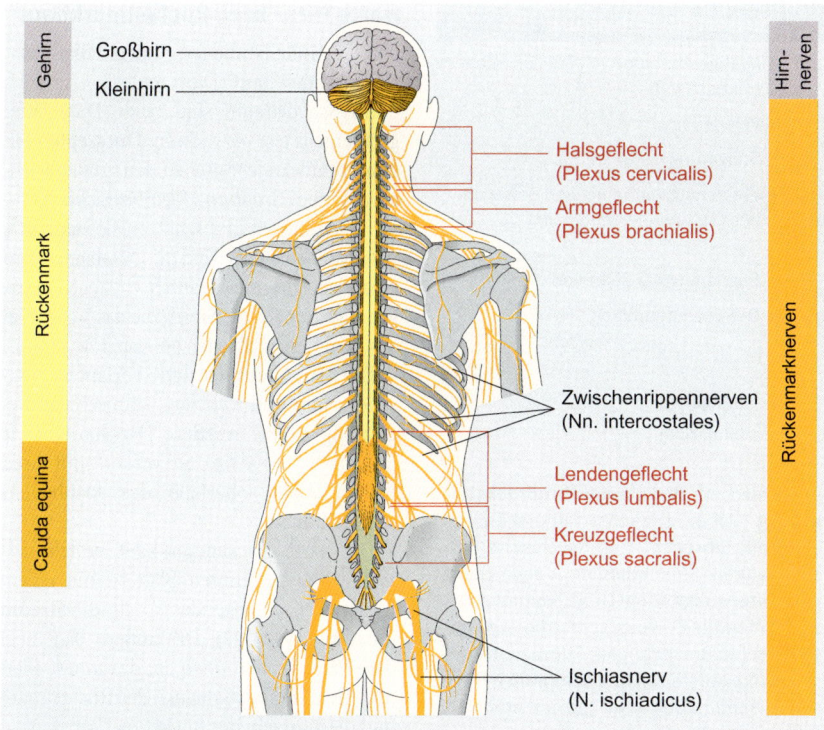

Gehirn
Großhirn
Kleinhirn

Rückenmark

Cauda equina

Halsgeflecht
(Plexus cervicalis)

Armgeflecht
(Plexus brachialis)

Zwischenrippennerven
(Nn. intercostales)

Lendengeflecht
(Plexus lumbalis)

Kreuzgeflecht
(Plexus sacralis)

Ischiasnerv
(N. ischiadicus)

Hirnnerven

Rückenmarknerven

Abb. I/31.11.21 Rückenmarknerven und Nervengeflechte (Plexus). Ab L1 ziehen Vorder- und Hinterwurzeln als Cauda equina abwärts. [L190]

Die Erfolgsorgane, die vom Sympathikus beeinflusst werden, besitzen unterschiedliche Noradrenalinrezeptoren: α- und β-**Rezeptoren,** wobei die Untertypen $α_1$ und $α_2$ bzw. $β_1$ und $β_2$ differenziert werden.

❯❯ Mit Medikamenten können bestimmte Rezeptoren erregt oder blockiert werden. Am Herzen überwiegen z. B. $β_1$-Rezeptoren, die zu Anstieg von Puls und Kontraktionskraft des Herzens führen. Beta-Blocker blockieren diese Rezeptoren und senken dadurch den Blutdruck. An den Bronchien dagegen vermittelt der Sympathikus über die $β_2$-Rezeptoren eine Erschlaffung der Bronchialmuskulatur und somit eine Atemwegserweiterung. $β_2$-Sympathomimetika stimulieren die $β_2$-Rezeptoren der Bronchien und erweitern diese ebenfalls.

Intramurales Nervensystem

Zum vegetativen Nervensystem zählen außerdem Nervenzellen und -geflechte in den Wänden z. B. von Magen, Darm und Harnblase, die diesen Organen weitgehende Autonomie verleihen. Besonders ausgedehnt ist dieses **intramurale Nervensystem** im Magen-Darm-

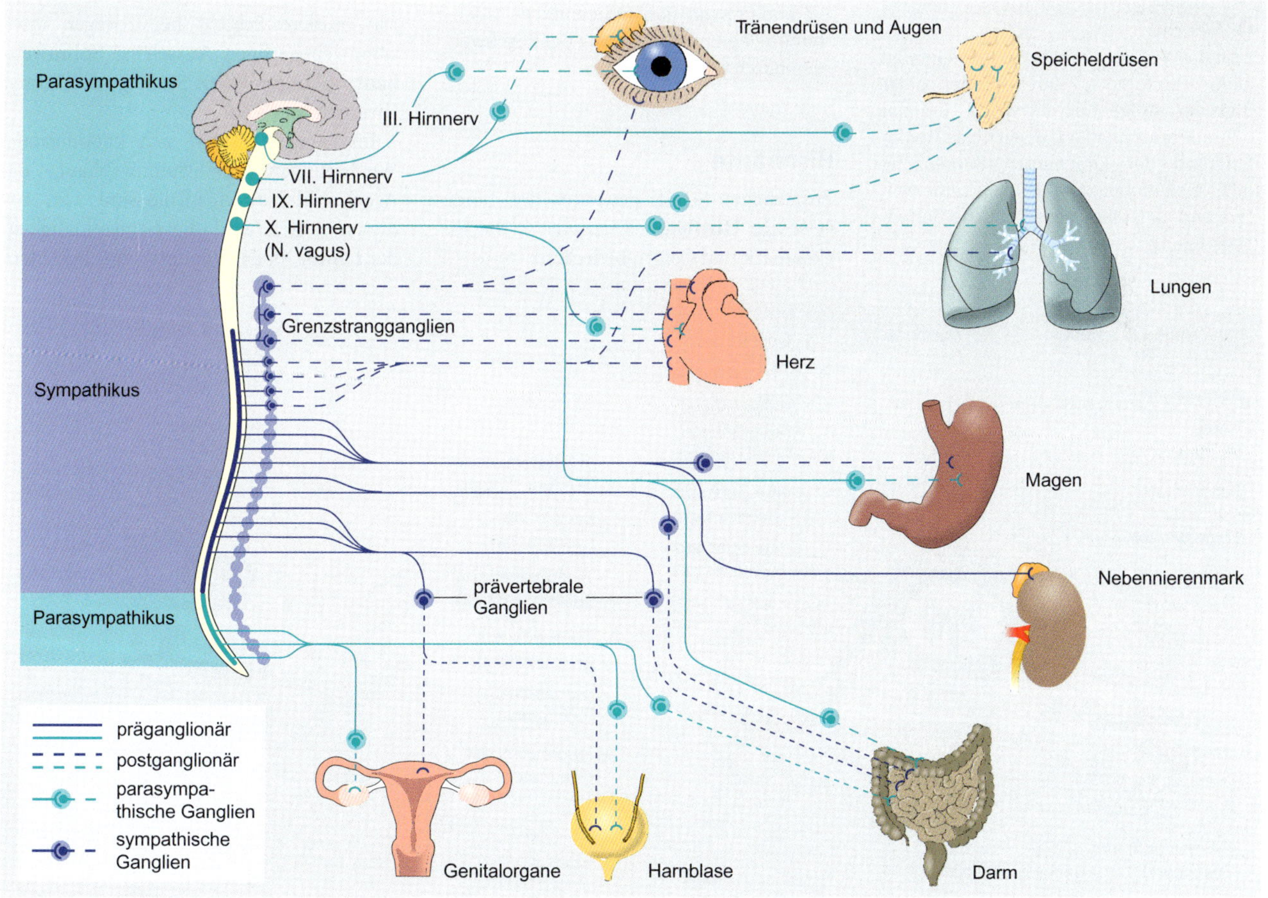

Parasympathikus

Tränendrüsen und Augen

Speicheldrüsen

III. Hirnnerv

VII. Hirnnerv
IX. Hirnnerv
X. Hirnnerv
(N. vagus)

Grenzstrangganglien

Sympathikus

Parasympathikus

prävertebrale
Ganglien

Lungen

Herz

Magen

Nebennierenmark

präganglionär
postganglionär
parasympathische Ganglien
sympathische Ganglien

Genitalorgane

Harnblase

Darm

Abb. I/31.11.22 Übersicht über das vegetative Nervensystem. [L190]

Organ	Sympathikuswirkung	Parasympathikuswirkung
Herz	• Zunahme von Herzfrequenz und Kontraktionskraft	• Mäßige Abnahme von Puls und Kontraktionskraft
Bronchien	• Erweiterung	• Verengung
Speicheldrüsen	• Verminderung der Sekretion	• Steigerung der Sekretion
Magen-Darm-Trakt	• Verminderung von Tonus und Bewegungen, Sphinkteren kontrahiert	• Steigerung von Tonus und Bewegungen, Sphinkteren entspannt
Verdauungsdrüsen	• Verminderung der Sekretion	• Steigerung der Sekretion
Harnblase	• Kontraktion des inneren Harnblasenschließmuskels, Detrusorerschlaffung	• Detrusorkontraktion
Pupille	• Erweiterung	• Verengung

Tab. I/31.11.1 Wichtige Funktionen von Sympathikus und Parasympathikus.

Trakt und wird dort auch als **Darmwandnervensystem** bezeichnet (→ Kap. I/31.8.2).

I/31.11.10 Schutz- und Versorgungseinrichtungen des ZNS

Knöcherne Begrenzung

Das empfindliche Nervengewebe von Gehirn und Rückenmark liegt gut geschützt im knöchernen Schädelraum bzw. Wirbelkanal.

> **❯ Vorsicht!**
> Bei einer Volumenzunahme, sei es infolge eines Hirntumors, -ödems oder einer Blutung, steigt der **Hirndruck** (normal ≤ 15 mmHg) schnell an, da sich das Gehirn aufgrund der knöchernen Begrenzung nicht ausdehnen kann. Folge ist eine weitere und meist lebensbedrohliche Gehirnschädigung.

Leitsymptome der **akuten Hirndrucksteigerung** sind zunächst Kopfschmerz, Übelkeit, Erbrechen und psychische Veränderungen einschließlich Verwirrtheit. Bei weiter steigendem Druck kommt es zu zunehmender Bewusstseinstrübung, ungerichteten Bewegungen, Pupillenstörungen, Reflexausfällen und schließlich Hirnstammschädigung und Tod an Atemversagen.
Die **chronische Hirndrucksteigerung** verläuft langsamer und zeigt sich teils lange nur durch Kopfschmerzen, psychische Veränderungen und morgendliche Nüchternübelkeit (mit Besserung der Beschwerden durch Erbrechen).

Hirnhäute

Zusätzlichen Schutz gewähren drei bindegewebige **Hirnhäute** (*Meningen*), die Rückenmark und Gehirn bedecken.

Harte Hirn- bzw. Rückenmarkhaut

Äußere Hülle ist die feste **harte Hirn**- bzw. **Rückenmarkhaut** (*Dura mater*).

Im Schädelraum sind beide Durablätter größtenteils fest verwachsen. **Durasepten** bilden Trennwände zwischen den großen Hirnabschnitten (*Großhirn-, Kleinhirnsichel, Kleinhirnzelt*), stützen und schützen sie zusätzlich. An manchen Stellen sind die Durablätter voneinander getrennt. Dadurch entstehen starrwandige Kanäle, die **Sinus,** die das Venenblut aus dem Gehirn ableiten (→ Abb. I/31.11.23).

Die **Hirnhautarterien** verlaufen zwischen Dura und Knochen. Klinisch von Bedeutung ist die **mittlere Hirnhautarterie** (*A. meningea media*). Sie verläuft mit ihren beiden Ästen oberhalb des Jochbogens scheitelwärts.

Die harte Rückenmarkhaut besteht aus zwei völlig getrennten Blättern mit einem dazwischen liegenden **Epiduralraum** (→ Abb. I/31.11.23). Das äußere Blatt liegt dem Wirbelkanal innen an, das innere Blatt umgibt als derber Schlauch das Rückenmark und die Wurzeln der Rückenmarknerven.

Weiche Hirn- und Rückenmarkhäute

Die mittlere Schicht heißt wegen ihres spinnwebenartigen Aussehens **Spinnwebhaut** (*Arachnoidea*). Sie liegt der harten Hirnhaut innen an.

Im Gehirn stülpen sich knopfförmige Wucherungen der Spinnwebhaut, die **Arachnoidalzotten,** in die Sinus vor. Aus diesen Zotten wird die Gehirnflüssigkeit, der **Liquor,** in das Venensystem abgeleitet.

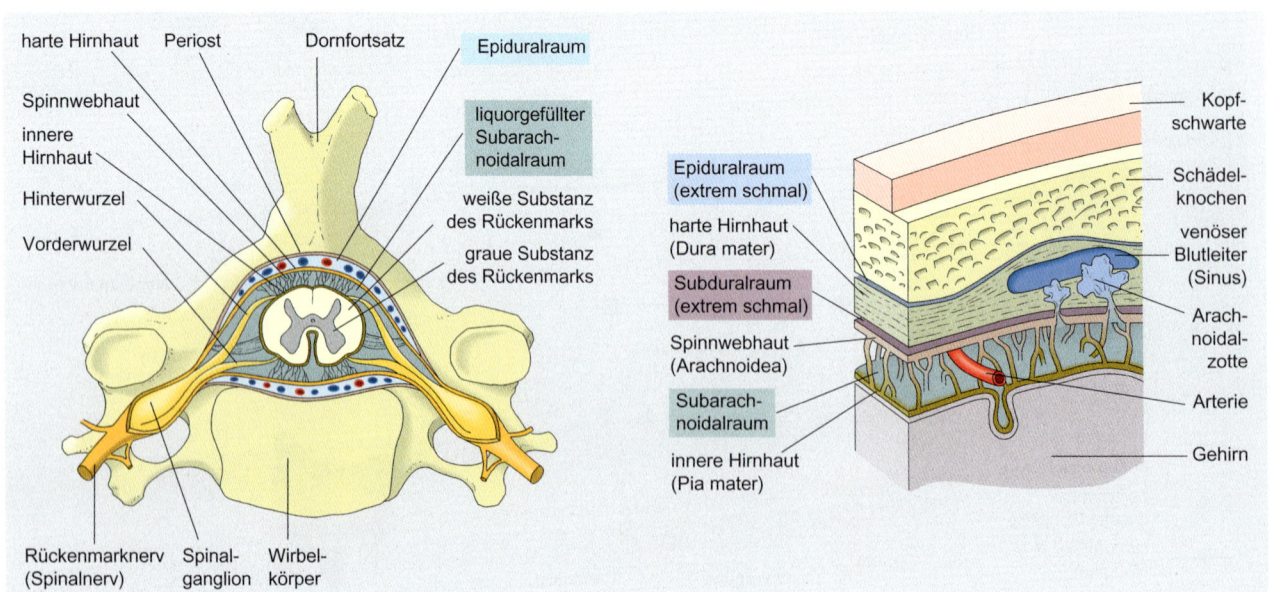

Abb. I/31.11.23 Die Rückenmark- und Hirnhäute. [L190]

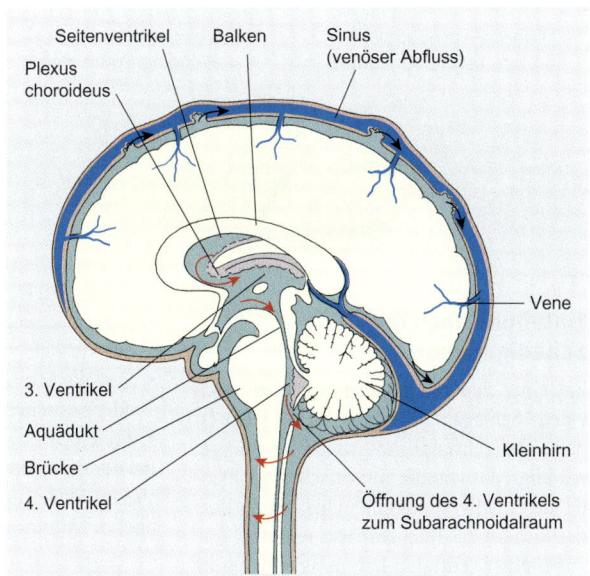

Seitenventrikel · Balken · Sinus (venöser Abfluss)

Plexus choroideus

Vene

3. Ventrikel
Aquädukt
Brücke
4. Ventrikel

Kleinhirn

Öffnung des 4. Ventrikels zum Subarachnoidalraum

Abb. I/31.11.24 Die Liquorräume mit Bildungsorten und Strömungsrichtung (Pfeile) des Liquors. [L190]

Die zarte **innere Hirnhaut** (*Pia mater*) bedeckt unmittelbar die Oberfläche des ZNS und reicht in alle Vertiefungen hinein.

Arachnoidea und Pia mater heißen zusammenfassend auch **weiche Hirnhäute.** Zwischen ihnen liegt der mit Liquor gefüllte **Subarachnoidalraum.**

Liquor und Liquorräume

Der *Liquor cerebrospinalis* (kurz **Liquor,** *Gehirn-Rückenmarks-Flüssigkeit*) ist eine klare, farblose Flüssigkeit in und um Gehirn und Rückenmark. Er schützt das empfindliche ZNS wie ein Wasserkissen vor Stößen und hat wichtige Funktionen beim Stoffaustausch zwischen Blut und Nervengewebe.

Man unterscheidet zwei Liquorräume:
* Zu den **inneren Liquorräumen** gehören die Hirnkammern und der Zentralkanal im Rückenmark (→ Abb. I/31.11.24)
* Der Subarachnoidalraum umschließt als **äußerer Liquorraum** das ZNS.

Im Gehirn gibt es vier miteinander verbundene **Hirnkammern** (*Ventrikel*): zwei bogenförmige **Seitenventrikel** in den Großhirnhemisphären sowie den **3. Ventrikel** im Zwischenhirn und den **4. Ventrikel** zwischen Kleinhirn und Hirnstamm.

Der 4. Ventrikel setzt sich fadenförmig in den **Zentralkanal** des Rückenmarks fort, außerdem hat er drei Öffnungen zum Subarachnoidalraum von Gehirn und Rückenmark.

Der Liquor wird in den **Plexus choroidei** der Hirnkammern gebildet, gefäßreichen Einstülpungen der inneren Hirnhaut mit spezialisierten Gliazellen. Er durchfließt dann innere und äußere Liquorräume und wird schließlich durch die Arachnoidalzotten ins Blut abgeleitet (→ Abb. I/31.11.24).

Blutversorgung des Gehirns

Hirnversorgende Arterien

Der hohe Sauerstoff- und Nährstoffbedarf des Gehirns wird über ein Arteriensystem an der Hirnbasis (Unterseite des Gehirns) gedeckt. Dieses speist sich zu ca. je einem Drittel aus den beiden **inneren Halsarterien** (*Aa. carotides internae*) und der unpaaren **Schädelbasisarterie** (*A. basilaris*), die durch Zusammenschluss der beiden **Wirbelarterien** (*Aa. vertebrales*) entsteht.

Aus den inneren Halsarterien gehen beidseits die **vordere** und **mittlere Großhirnarterie** (*A. cerebri anterior* bzw. *me-*

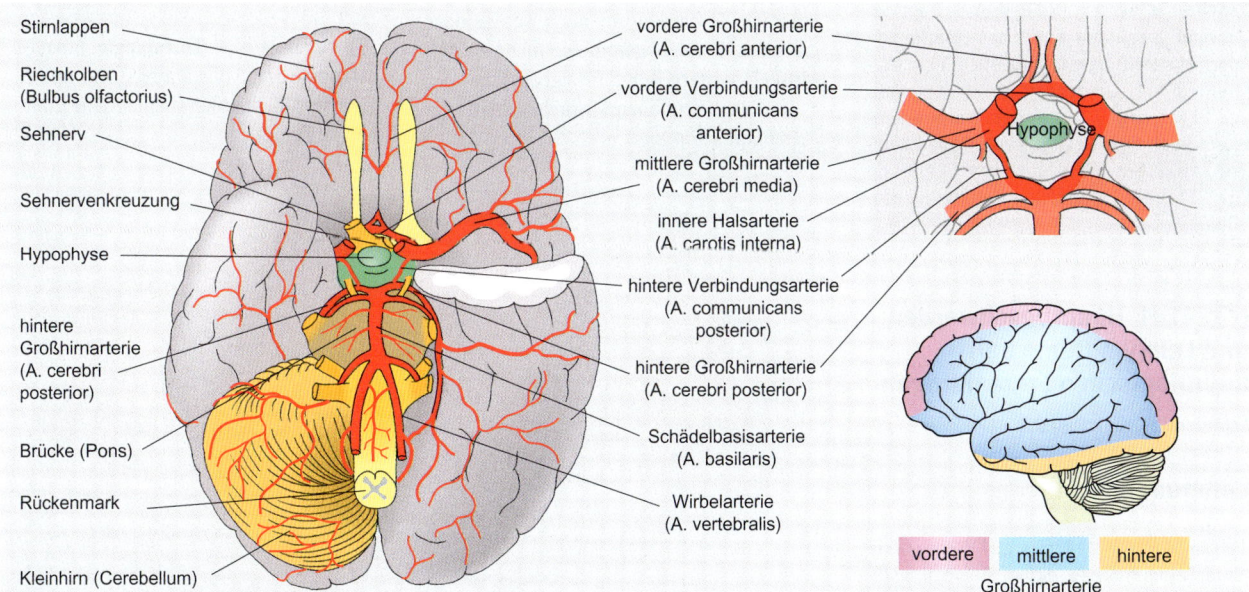

Stirnlappen

Riechkolben (Bulbus olfactorius)

Sehnerv

Sehnervenkreuzung

Hypophyse

hintere Großhirnarterie (A. cerebri posterior)

Brücke (Pons)

Rückenmark

Kleinhirn (Cerebellum)

vordere Großhirnarterie (A. cerebri anterior)

vordere Verbindungsarterie (A. communicans anterior)

mittlere Großhirnarterie (A. cerebri media)

innere Halsarterie (A. carotis interna)

hintere Verbindungsarterie (A. communicans posterior)

hintere Großhirnarterie (A. cerebri posterior)

Schädelbasisarterie (A. basilaris)

Wirbelarterie (A. vertebralis)

Hypophyse

vordere | mittlere | hintere
Großhirnarterie

Abb. I/31.11.25 Links die Hirnarterien an der Hirnbasis. Ansicht von unten.
Rechts oben in dunklerem Rot der Circulus arteriosus im Detail.
Rechts unten arterielle Versorgung des Großhirns von außen. Vordere und mittlere Großhirnarterien versorgen u. a. Stirnlappen, Hypothalamus, Thalamus, Sprachzentren und Teile des Scheitel- und Schläfenlappens. Äste der Schädelbasisarterie sind zuständig u. a. für Teile des Schläfen- und Hinterhauptlappens, Kleinhirn, Innenohr und Hirnstamm. [L190]

dia) hervor. Die Schädelbasisarterie zweigt sich an ihrem Ende in die beiden **hinteren Großhirnarterien** (*Aa. cerebri posteriores*) auf. Die schmale **vordere Verbindungsarterie** (*A. communicans anterior*) verbindet die beiden vorderen Großhirnarterien, die beiden **hinteren Verbindungsarterien** (*Aa. communicantes posteriores*) jeweils die mittlere und hintere Großhirnarterie. So entsteht an der Hirnbasis ein Gefäßring, der **Circulus arteriosus cerebri** (*Wilisii* → Abb. I/31.11.25). Da die Verbindungsäste vom Kaliber her individuell sehr unterschiedlich sein können, kann es bei einem Gefäßverschluss aber trotz dieser „Umgehung" zu Durchblutungsstörungen kommen.

Venen des Gehirns

Das venöse Blut aus dem Gehirn sammelt sich in größer werdenden Venen, die schließlich alle in die bereits erwähnten Sinus münden. Diese führen das Blut zur rechten und linken inneren Drosselvene (*Vena jugularis interna*).

> ❯❯ **Hinweise zu gesundheitsförderndem Verhalten**
>
> Zeitlebens geistig fit zu bleiben – wer wünscht sich das nicht. Auch wenn es keine Garantie gibt, das beste Rezept scheint geistige und körperliche Aktivität zu sein. Getreu dem Motto „wer rastet, der rostet" oder „use it or loose it" sollte das Gehirn in jungen wie in alten Jahren regelmäßig beansprucht werden. Die Betonung liegt dabei auf „beanspruchen", das Überfliegen der Tageszeitung reicht nämlich nicht. Außerdem hat sich gezeigt, dass regelmäßige Bewegung nicht nur dem Körper, sondern auch dem Geist gut tut. Ganz davon zu schweigen, dass auch die Seele von geistiger wie körperlicher Betätigung profitiert.

I/31.11.11 Hauptbeschwerden und Leitsymptome bei neurologischen Erkrankungen

Schwindel → Kap. I/30.3.2

Lähmungen

> ❯❯ **(Motorische) Lähmung:** Verminderte oder aufgehobene aktive Bewegungsfähigkeit.
> Je nach Schweregrad unterteilt in
> • **Parese** (*unvollständige Lähmung*)
> • **Paralyse** (*Plegie, vollständige Lähmung*).

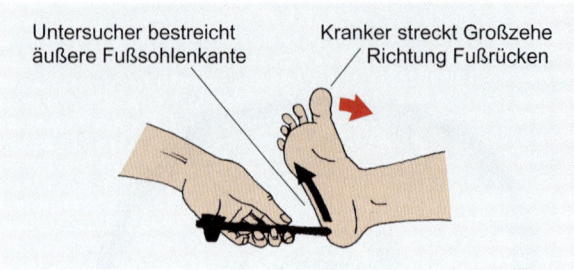

Abb. I/31.11.26 Der Babinski-Reflex gehört zu den Pyramidenbahnzeichen. Dies sind pathologische Reflexe, die bei Schädigung des ersten motorischen Neurons auftreten. [L215]

Untersucher bestreicht äußere Fußsohlenkante

Kranker streckt Großzehe Richtung Fußrücken

Einteilung nach dem Schädigungsort

Bei einer **zentralen Lähmung** (z. B. nach einem Schlaganfall → Kap. I/31.11.12) ist das erste (zentrale) motorische Neuron geschädigt, das von der motorischen Hirnrinde über die Pyramidenbahn bis zu den Vorderhörnern des Rückenmarks reicht.

Bei einer zentralen Lähmung bleiben die Schaltkreise für die Muskeleigenreflexe im Rückenmark in der Regel erhalten, hemmende Impulse aus dem Gehirn erreichen das Rückenmark aber nicht mehr. Deshalb:
• Ist die Muskelgrundspannung im Sinne einer Spastik erhöht (*spastische Lähmung*)
• Kommt es in der Regel nicht zu **Muskelatrophie** (*Muskelschwund*)
• Sind die Muskeleigenreflexe gesteigert
• Sind pathologische Reflexe, z. B. der Babinski-Reflex, auslösbar (→ Abb. I/31.11.26).

Bei einer **peripheren Lähmung** ist das zweite (periphere) motorische Neuron geschädigt. Es werden nur noch wenige oder gar keine Bewegungsimpulse mehr zu den Muskeln weitergeleitet. Infolgedessen:
• Sind die betroffenen Muskeln schlaff (*schlaffe Lähmung*)

• Kommt es wegen fehlenden Gebrauchs der Muskeln zur Muskelatrophie
• Sind die Muskeleigenreflexe vermindert oder erloschen
• Treten pathologische Reflexe nicht auf.

Bei der **myogenen Lähmung** liegt die Ursache im Skelettmuskel. Sie ähnelt der peripheren Lähmung.

Einteilung nach den betroffenen Gliedmaßen

Eine weitere Möglichkeit, Lähmungen einzuteilen, ergibt sich aus ihrer Verteilung am Körper (→ Abb. I/31.11.27):
• **Monoparese** bzw. **Monoplegie,** unvollständige bzw. vollständige Lähmung einer einzelnen Gliedmaße (Arm oder Bein)
• **Hemiparese** bzw. **Hemiplegie,** unvollständige bzw. vollständige Lähmung einer Körperhälfte (rechts oder links)
• **Paraparese** bzw. **Paraplegie,** unvollständige bzw. vollständige Lähmung zweier symmetrischer Gliedmaßen (beide Beine)
• **Tetraparese** bzw. **Tetraplegie,** unvollständige bzw. vollständige Lähmung aller vier Gliedmaßen (beide Arme und beide Beine).

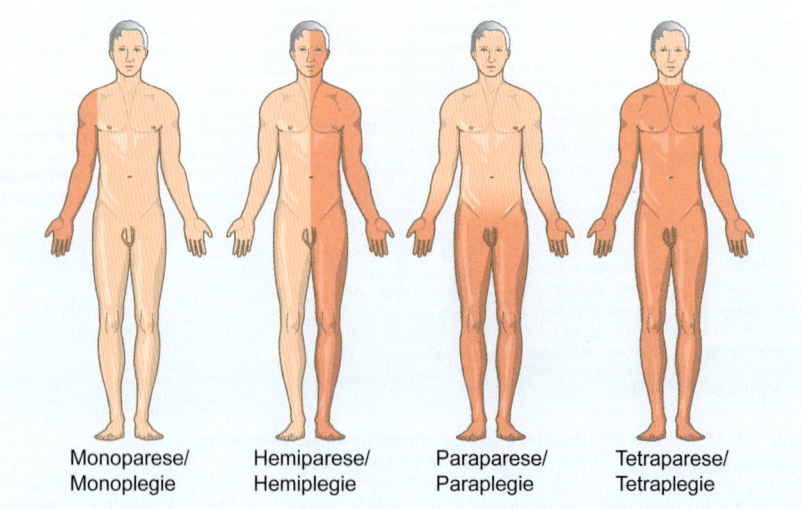

Monoparese/ Monoplegie   Hemiparese/ Hemiplegie   Paraparese/ Paraplegie   Tetraparese/ Tetraplegie

Abb. I/31.11.27 Einteilung der Lähmungen entsprechend der betroffenen Gliedmaßen. [L190]

Sensibilitätsstörungen

> ❯ **Sensibilitätsstörungen** (*Empfindungsstörungen, sensible Lähmung*): Störung der Reizwahrnehmung als Folge einer Schädigung der Sinnesrezeptoren, einer gestörten Weiterleitung der Erregungen zum Gehirn oder einer beeinträchtigten Reizverarbeitung im Gehirn.

Peripher bedingte **Sensibilitätsstörungen** treten z. B. nach Durchtrennung eines peripheren Nervs auf.

Zentral bedingte Sensibilitätsstörungen beruhen auf einer Schädigung beispielsweise der Hinterstränge oder der hinteren Zentralwindung.

Folgende Formen von Sensibilitätsstörungen werden unterschieden:

- **Hypästhesie/Hyperästhesie,** herabgesetzte bzw. erhöhte Berührungsempfindung
- **Hypalgesie/Hyperalgesie,** herabgesetzte bzw. gesteigerte Schmerzempfindung
- **Dysästhesie,** andersartige bzw. unangenehme Wahrnehmung eines vorhandenen Reizes, wenn z. B. eine leichte Berührung als Schmerz empfunden wird
- **Parästhesie,** subjektive Missempfindung (z. B. Ameisenlaufen).

Querschnittläsion

> ❯ **Querschnittläsion** (*Querschnittlähmung*): Teilweise oder vollständige Durchtrennung des Rückenmarks.

Zahlreiche Ursachen können zu einer **Querschnittläsion** führen, etwa Unfälle, Bandscheibenvorfälle, Entzündungen, Blutungen oder Tumoren. Letztere sind bei alten Menschen deutlich häufiger als in jungen Jahren.

Bei einer akuten Querschnittläsion, etwa bei einem Unfall oder metastasenbedingten Wirbelkörpereinbruch, kommt es zunächst zum **spinalen Schock** mit Lähmung von Blase und Mastdarm, Ausfall der Sensibilität, schlaffer Lähmung, Reflexausfall und vegetativen Störungen unterhalb der Läsion.

Im weiteren Verlauf oder bei einer langsam entstehenden Querschnittläsion ist die Lähmung nicht schlaff, sondern spastisch und es bestehen Pyramidenbahnzeichen.

Ist das Rückenmark nur teilweise geschädigt, sind nicht alle Symptome vorhanden (z. B. besteht eine Restbeweglichkeit auf einer Seite).

> ❯ **Vorsicht!**
> Verdacht auf ein Querschnittsyndrom erfordert umgehende ärztliche Abklärung, bei akuter Entstehung benachrichtigen Pflegende sofort den Arzt oder den Rettungsdienst.

Die technische Diagnostik umfasst immer bildgebende Verfahren (Kernspintomografie). Die Behandlung ist ursachenabhängig.

Veränderungen des Muskeltonus

> ❯ **Muskeltonus** (*Muskelgrundspannung*): Spannungszustand des ruhenden Muskels.

Muskelhypertonie

Bei der **Muskelhypertonie** ist der Muskeltonus krankhaft erhöht. Dies äußert sich als erhöhter Widerstand des Muskels gegen passive Dehnung.

Eine **Spastik** entsteht als Folge einer Pyramidenbahnschädigung, z. B. beim Schlaganfall (→ Kap. I/31.11.12). Die spastischen Muskeln setzen einer passiven Dehnung vor allem zu Beginn der Bewegung erhöhten Widerstand entgegen, der im weiteren Verlauf der Bewegung nachlässt (*Taschenmesserphänomen*).

Betroffen sind v. a. Muskelgruppen, die der Schwerkraft entgegenwirken (Armbeuger, Beinstrecker). Bei schnellen Bewegungen, einseitigen Anstrengungen, Schmerzen oder Angst ist die Spastik besonders stark. Im Gegensatz zum Rigor bleibt die Spastik bei vorsichtigem Bewegen sehr gering und kann durch korrekte Lagerung des Erkrankten ganz verschwinden.

Die Ursache des **Rigors** liegt in einer Störung des extrapyramidalen Systems (z. B. bei Morbus Parkinson → Kap. I/31.11.16). Der wächserne Widerstand bleibt während der gesamten Bewegung gleich, vergleichbar dem Widerstand beim Biegen einer Kerze. Dabei kann es zum **Zahnradphänomen** kommen, d. h. zum ruckartigen Nachlassen des Widerstands bei passiver Bewegung (→ Abb. I/31.11.28).

Muskelhypotonie

Bei der **Muskelhypotonie** ist der Muskeltonus verringert. Der Widerstand der Muskeln gegenüber passiver Bewegung ist deutlich herabgesetzt. Dies äußert sich z. B. in einem abnorm starken Schlenkern der Arme, wenn man die Schultern des Kranken

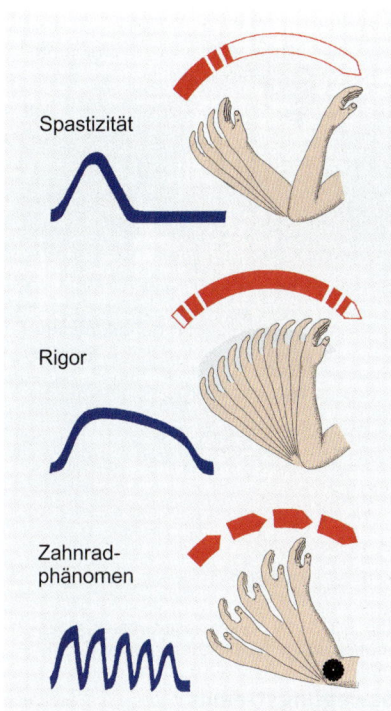

Abb. I/31.11.28 Bei Spastik und Rigor ist der Muskeltonus auf jeweils charakteristische Weise erhöht. [L190]

schüttelt. Die Muskelhypotonie kann z. B. durch Schädigung des Kleinhirns oder durch eine periphere Lähmung bedingt sein.

Tremor

> ❯ **Tremor:** Rhythmisches, unwillkürliches, meist symmetrisches Zittern durch abwechselnde Kontraktionen gegensätzlich wirkender Muskelgruppen.

Ein ganz leichter (unsichtbarer) Tremor ist normal. Ein verstärkter **physiologischer Tremor** ist z. B. bei Erregung, aber auch Schilddrüsenüberfunktion zu beobachten. Ein **pathologischer Tremor** ist Zeichen einer Krankheit.

Ruhetremor

Der **Ruhetremor** tritt in Ruhe auf und wird bei gezielten Bewegungen oft geringer. Er betrifft vor allem die Hände, gelegentlich den Kopf, selten die Beine.

Typisch ist der **Pillendreher**- oder **Münzenzählertremor** der Parkinsonkranken (→ Kap. I/31.11.16). Hier betrifft der Tremor vor allem die Daumen- und Zeigefingermuskeln. Die entstehenden Bewegungen erinnern an diejenigen beim „Pillendrehen" oder Geldzählen.

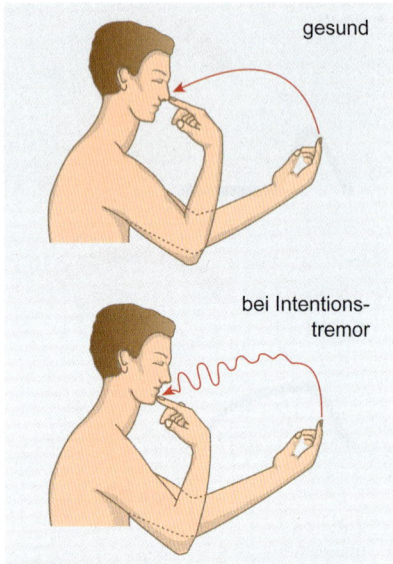

gesund

bei Intentions-
tremor

Abb. I/31.11.29 Finger-Nase-Versuch. Oben
normal, unten bei Intentionstremor. [L138]

Bewegungstremor

Der **Bewegungstremor** (*Aktionstremor*)
tritt bei Bewegungen auf. Der **Haltetremor**
zeigt sich v. a., wenn eine bestimmte Position gegen die Schwerkraft gehalten werden
soll, der **Intentionstremor** bei zielgerichteten Bewegungen (→ Abb. I/31.11.29). Er
wird mit näher kommendem Ziel immer
heftiger und ist typisch für Kleinhirner-
krankungen.

Der bei alten Menschen häufige **senile
Tremor** (*Alterszittern*) ist überwiegend ein
Bewegungstremor und dabei v. a. ein Halte-
tremor. Es besteht ein unregelmäßiges
Händezittern, oft zusammen mit „Kopf-
schütteln" und Mundbewegungen.

Ataxie

> **Ataxie:** Gestörter Bewegungsablauf
durch mangelhafte Koordination der Muskeln, z. B. aufgrund von Kleinhirn- oder
Rückenmarkserkrankungen, bei Schädigungen des Gleichgewichtssystems oder
(sensibler) peripherer Nerven (Polyneuropathie).

Hinterstrangataxie

Die **Hinterstrangataxie** (*spinale Ataxie*)
tritt bei Erkrankungen der sensiblen Leitungsbahnen in den Hintersträngen des Rückenmarks auf, z. B. bei Multipler Sklerose
(→ Kap. I/31.11.14). Informationen z. B.
über die Beschaffenheit des Bodens oder die
Stellung der verschiedenen Körperteile zu-

einander werden nicht mehr ausreichend
zum Gehirn weitergeleitet. Bei geöffneten
Augen ist die Hinterstrangataxie wesentlich
geringer ausgeprägt als bei geschlossenen,
da der Sehsinn die Tiefensensibilität teilweise ersetzt. Der Betroffene geht z. B. verhältnismäßig sicher, solange er auf seine
Füße blicken kann. Soll er mit geschlossenen Augen gehen, ist er sturzgefährdet.

Kleinhirnataxie

Die **Kleinhirnataxie** (*zerebellare Ataxie*) ist
Folge einer Kleinhirnschädigung.

Der Erkrankte leidet unter einer **Rumpf-,
Stand-** und **Gangataxie**. Er kann nicht gerade sitzen oder stehen, sondern fällt um, sein
Gang ist breitbeinig-taumelnd. Der Kranke
kann auch keine feinen Bewegungen ausführen. Die Bewegungen sind „verwackelt" und
schießen oft über das Ziel hinaus.

Werkzeugstörungen

> **Werkzeugstörungen:** Zentralnervös
bedingte Störungen „höherer" Hirnleistungen, also komplexer Handlungen oder
Gedankengänge, wobei Sinnesorgane und
ausführende Organe intakt sind.

Aphasie

> **Aphasie:** Zentrale Sprachstörung
nach abgeschlossener Sprachentwicklung
bei intakten Sprechorganen. Häufigste
Werkzeugstörung und bei alten Menschen
oft Folge eines Schlaganfalls.

Folgende Formen der **Aphasie** werden unterschieden:
- Bei der **motorischen Aphasie** (*Broca-
Aphasie*) ist das Sprachverständnis des Betroffenen weitgehend erhalten. Er kann
aber nur unter großer Anstrengung im Te-
legrammstil sprechen, da die Sprachproduktion stark gestört und verlangsamt ist
- Die **sensorische Aphasie** (*Wernicke-Aphasie*) ist gekennzeichnet durch gestörtes
Sprachverständnis bei gleichzeitig flüssigem Sprechen. Der Betroffene spricht viel,
die einzelnen Wörter sind meist auch verständlich, ergeben aber kaum einen Sinn
- Typisch für die **amnestische Aphasie**
sind schwere Wortfindungsstörungen
bei nur leicht gestörtem Sprachverständnis und flüssigem Sprechen. Der Betroffene kann einen ihm gezeigten Gegenstand nicht benennen, aber umschreiben
(z. B. „das, womit man die Türen auf-
macht" statt „Schlüssel")

- Bei der **globalen Aphasie** sind Sprachverständnis *und* Sprachproduktion erheblich gestört. Die Kranken sprechen
oft nur einzelne Wörter, die sie evtl. im-
merzu wiederholen.

Lesen und Schreiben als „sprachnahe" Fähigkeiten sind in vergleichbarer Weise beeinträchtigt wie Sprachverständnis und
Sprechen, sodass hierüber kein Ausgleich
des Defizits möglich ist.

Weitere Werkzeugstörungen

- **Agrafie:** Unfähigkeit zu schreiben
- **Alexie:** Unfähigkeit zu lesen
- **Akalkulie:** Unfähigkeit zu rechnen
- **Apraxie:** Unfähigkeit, bestimmte Handlungen auszuführen. Der Betroffene ist
z. B. nicht in der Lage, sich zu kämmen,
obwohl er nicht gelähmt ist
- **Agnosie:** Störung des Erkennens, wobei
die verschiedenen Sinneswahrnehmungen betroffen sein können. Bei der **visuellen Agnosie** etwa sieht der Betroffene einen Gegenstand zwar, erkennt ihn aber
nicht. So beschreibt der Betroffene eine
Banane richtig als gelben, gebogenen Gegenstand, erkennt sie aber nicht als
Frucht. Durch Betasten oder Schmecken
hingegen erkennt er die Banane sofort
- **Neglect:** Nichtbeachtung einer Körper-,
evtl. auch Raumhälfte – meist der linken
nach Schädigung der rechten Großhirnhemisphäre (→ Kap. I/31.11.1).

Bewusstseinsstörungen

> **Bewusstseinsstörung:** Störung des
menschlichen Gesamterlebens. Unterteilt
in **quantitative Bewusstseinsstörungen**
mit Minderung der Wachheit (*Bewusstseinstrübung*) und der Schwerstform **Bewusstlosigkeit** (*Koma*) und **qualitative
Bewusstseinsstörungen** mit veränderter
Bewusstseinsklarheit (→ Kap. I/33.2.1).

Krankheitsentstehung

Eine **quantitative Bewusstseinsstörung** bis
hin zur **Bewusstlosigkeit** kann zahlreiche
Ursachen haben, z. B.:
- Neurologische Erkrankungen, etwa
Schlaganfall, Schädel-Hirn-Trauma, Gehirnentzündung
- Blutzuckerentgleisungen bei Diabetes
mellitus, schwere Nieren- und Leberfunktionsstörungen, Vergiftungen.

Die Bewusstseinstrübung kann plötzlich
entstehen, etwa bei Unterzuckerung, aber
auch langsam, etwa zunehmende Leberfunktionsstörungen bei Metastasenleber.

Symptome und Einteilung

Anschaulich, aber nicht sehr genau ist folgende Einteilung:

- **Benommenheit.** Verlangsamtes Denken und Handeln. Der Betroffene ist relativ wach, örtlich, zeitlich und zur eigenen Person (Name, Wohnort, Geburtstag) orientiert
- **Somnolenz.** Abnorme Schläfrigkeit. Der Betroffene ist für kurze Zeit erweckbar und gerade noch zu Ort, Zeit und Person orientiert, vermag aber nur noch einfache Fragen zu beantworten
- **Sopor:** Schlafähnlicher Zustand. Der Betroffene ist durch Ansprache nicht mehr erweckbar, reagiert aber gezielt auf Schmerzreize
- **Koma:** Bewusstlosigkeit. Der Betroffene ist nicht erweckbar, die Augen sind (fast immer) geschlossen, Abwehr auf Schmerzreize und Pupillen hängen von der Komatiefe ab.

Für die genaue Einstufung akuter quantitativer Bewusstseinsstörungen wird v.a. die **Glasgow-Koma-Skala** (→ Tab. I/31.11.2) verwendet. Für die Beurteilung chronischer Bewusstseinsstörungen gibt es spezielle Instrumente, z.B. **SMART** (*Sensory Modality Assessment and Rehabilitation Technique*) oder KRS (Koma-Remissions-Skala).

Zusätzliche Symptome hängen von der Komaursache ab. So bestehen bei Schlaganfall oder Gehirnblutung neurologische Ausfälle; bei einer Unterzuckerung ist der Betroffene meist nass geschwitzt.

> ❯❯ Eine Bewusstseinstrübung oder Bewusstlosigkeit ist auch Leitsymptom des **Schädel-Hirn-Traumas** (*Schädel-Hirn-Verletzung*). In der Altenpflege typisch: Ein alter Mensch ist aus dem Bett gefallen oder die Treppe hinuntergestürzt und hat eine Kopfplatzwunde – oder doch mehr?
> - Am häufigsten ist die einfache **Schädelprellung,** die nicht zu den Schädel-Hirn-Traumata gerechnet wird. Es bestehen keinerlei Bewusstseinsstörungen oder neurologische Ausfälle
> - Bei einem **Schädel-Hirn-Trauma** liegt eine Gehirnbeteiligung vor. Leitsymptome sind eine zumindest kurzzeitige Bewusstlosigkeit nach dem Ereignis und ein Erinnerungsverlust (*Amnesie*). Bei höhergradigem Schädel-Hirn-Trauma kommt es außerdem zu neurologischen Ausfällen
> - Mögliche Früh- oder Spätkomplikation sind **traumatische intrakranielle Blutungen,** am häufigsten ein **epidurales Hämatom** (oft bei Kalottenfraktur → Kap. I/31.1.5) oder eine **chronische Subduralblutung** (→ Kap. I/31.11.13).

Neurologische Funktion	(Beste) Reaktion des Kranken	Bewertung (Punkte)
Augen öffnen	• Spontanes Öffnen	4
	• Öffnen auf Ansprechen	3
	• Öffnen auf Schmerzreiz	2
	• Kein Öffnen der Augen	1
Verbale Reaktion	• Orientiert	5
	• Verwirrt, desorientiert	4
	• Unzusammenhängende Worte	3
	• Unverständliche Laute	2
	• Keine verbale Reaktion	1
Motorische Reaktion auf Schmerzreize	• Befolgen von Aufforderungen	6
	• Gezielte Schmerzabwehr	5
	• Massenbewegungen	4
	• Abnorme Beugebewegungen	3
	• Abnorme Streckbewegungen	2
	• Keine motorische Reaktion	1

Summe der drei Einzelwerte › 7 leichtes, 6–7 mittelschweres, ‹ 6 tiefes Koma (normal 15, minimal 3)
Nach Schädel-Hirn-Trauma (Anfangswerte): › 12 leichtes, 9–12 mittelschweres, ‹ 9 schweres Schädel-Hirn-Trauma

Tab. I/31.11.2 Glasgow-Koma-Skala.

Diagnostik und Behandlung

> ❯ **Vorsicht!**
> Altenpflegerinnen rufen bei jeder Bewusstseinstrübung oder Bewusstlosigkeit eines Pflegebedürftigen unverzüglich den Notarzt. Bis zu seinem Eintreffen wird der Betroffene nicht allein gelassen (weitere Erste-Hilfe-Maßnahmen → Kap. I/36.3).

Im Krankenhaus laufen Ursachenklärung und evtl. notwendige Sicherung der Vitalfunktionen parallel.

Die Diagnostik umfasst Monitoring/ EKG, Blutuntersuchungen und oft auch bildgebende Verfahren (Computer- oder Kernspintomografie).

Wachkoma

Folge beispielsweise nach Schädel-Hirn-Trauma oder langem Sauerstoffmangel des Gehirns kann ein **Wachkoma** (*Syndrom der reaktionslosen Wachheit, apallisches Syndrom*) sein, eine schwerste Hirnschädigung mit erhaltenen Hirnstammfunktionen, aber weitgehend ausgefallenen Großhirnfunktionen.

Der Betroffene atmet selbst, seine Kreislaufregulation ist intakt und er hat einen (wenn auch abnormen) Schlaf-Wach-Rhythmus. Bei geöffneten Augen fixiert er aber nicht (Augen sind starr oder gleiten hin und her), er nimmt keinen Kontakt zur Umgebung auf, zielgerichtete Handlungen und Sprechen fehlen.

Bei guter Pflege können Menschen im Wachkoma Jahre überleben, die Prognose bezüglich einer neurologischen Erholung ist aber gerade bei alten Menschen insgesamt schlecht.

I/31.11.12 Schlaganfall

> ❯ **Schlaganfall** (*zerebraler Insult,* engl. *stroke*): Akute Durchblutungsstörung des Gehirns mit neurologischen Ausfällen (z.B. Bewusstseinsstörungen, Lähmungen, Sensibilitätsstörungen).
> **Zerebrovaskuläre Insuffizienz:** Sammelbegriff für alle Durchblutungsstörungen des Gehirns.

Pro Jahr erleiden ca. 200 000 Menschen in Deutschland erstmalig einen **Schlaganfall.** Der Schlaganfall ist in Deutschland die dritthäufigste Todesursache und die häufigste Ursache dauerhafter Behinderung im Erwachsenenalter. Etwa 75 % der Betroffenen weltweit sind älter als 70 Jahre. 📖 3

Krankheitsentstehung

Hirninfarkt

In ca. 80–85 % handelt es sich um einen **ischämischen Schlaganfall** bei **Hirninfarkt,** also einen Untergang von Gehirngewebe durch verminderte Blutversorgung (*Ischämie*). 📖 4

Ursachen sind:
- Hochgradige Verengung oder thrombotischer Gefäßverschluss einer Hirnarterie oder einer hirnversorgenden Arterie bei Arteriosklerose (→ Kap. I/31.6.11)
- Arterio-arterielle Embolie, also Verlegung einer Arterie durch abgelöste und mit dem Blut ins Gehirn verschleppte Blutgerinnsel oder Ablagerungen aus einer arteriosklerotisch veränderten Halsschlagader
- Embolie aus dem Herzen, z. B. bei Vorhofflimmern (→ Kap. I/31.5.12)

I
31

- Mikroangiopathie der kleinen Gehirngefäße
- Selten Karotisdissektion („Aufspalten" der Wand der Halsschlagader), Gefäßentzündung, arterielle Hypotonie.

(Beeinflussbare) Risikofaktoren sind Bluthochdruck, Diabetes mellitus, Rauchen und Fettstoffwechselstörungen.

Hirnblutungen

In 10–15 % ist eine **intrazerebrale Blutung** (*Hirnmassenblutung*) ursächlich.

Häufigster Risikofaktor ist der Bluthochdruck. Orale Antikoagulation (z. B. Marcumar®-Einnahme) erhöht das Risiko ebenfalls.

Bei etwa 5 % der Betroffenen liegt dem klinischen Bild des Schlaganfalls eine **Subarachnoidalblutung** zugrunde (→ Kap. I/31.11.13). 📖 4

Symptome und Befund

Typisch für einen Schlaganfall ist der plötzliche, „schlagartige" Ausfall von Hirnfunktionen. Die Symptomatik ist abhängig davon, welche Hirnarterie betroffen ist und welche Gehirngebiete deshalb ausfallen.

Leitsymptome beim häufigsten Schlaganfall, dem **Cerebri-media-Infarkt,** sind:

- Armbetonte Hemiparese (→ Abb. I/31.11.31), oft mit Gesichtsbeteiligung. Die Lähmung ist anfangs schlaff und später spastisch. Der Babinski-Reflex (→ Abb. I/31.11.26) ist meist von Anfang an auslösbar
- Schluckstörung
- Halbseitige Sensibilitätsstörungen, z. B. Taubheitsgefühl
- Sehstörungen, v. a. *homonyme Hemianopsie,* d. h. Ausfall der gleichen (z. B. linken) Gesichtsfeldhälfte auf beiden Augen
- Aphasie, meist bei Verschluss der linken A. cerebri media, weil die Sprachzentren bei den meisten Menschen in der linken Hemisphäre lokalisiert sind
- Apraxien (→ Kap. I/31.11.11)
- Neglect (→ Kap. I/31.11.1)
- Harninkontinenz oder -verhalt wegen Beteiligung des kortikalen Blasenzentrums
- Bewusstseinstrübung bis zu Bewusstlosigkeit
- Verwirrtheit
- Psychische Veränderungen.

❯❯ Aufgrund der Kreuzungen sowohl der absteigenden Pyramidenbahnen als auch der aufsteigenden sensiblen Bahnen ist bei Verschluss einer rechten Großhirnarterie die linke Körperhälfte des Erkrankten betroffen und umgekehrt.

Bei einem Verschluss der Schädelbasisarterie kommt es zum **Hirnstamminfarkt.** Es dominieren dann Schwindel, Koordinations-, Schluck-, Sprech- und Sehstörungen.

Warnzeichen

Nicht immer kommt ein Schlaganfall wirklich schlagartig. Manchmal gehen ihm Sekunden oder Minuten dauernde neurologische Ausfälle durch kurzzeitige Durchblutungsstörungen voraus, z. B. eine **Amaurosis fugax** (flüchtige Sehstörungen auf einem Auge) oder kurzzeitige Lähmungen („Am Morgen fiel mir irgendwie die Tasse aus der Hand und eine Minute später war wieder alles in Ordnung").

Solche Ereignisse sollten nur noch als **transitorische ischämische Attacke** *(TIA)* bezeichnet werden, wenn sich die Symptome innerhalb einer Stunde vollständig zurückbilden und eine Kernspintomografie unauffällig ist. Wegen des Risikos eines „großen" Schlaganfalls sollten sie baldmöglichst abgeklärt werden.

Diagnostik und Behandlung

❯ **Vorsicht!**

Bei Verdacht auf einen Schlaganfall rufen Altenpflegerinnen sofort den Rettungsdienst, bei Atem- oder Bewusstseinsstörungen den Notarzt. Je früher die Therapie beginnt, am besten in einer **Stroke Unit** (*Spezialabteilung für Schlaganfallkranke*), desto größer sind die Überlebenschancen des Erkrankten und die Wahrscheinlichkeit einer weitgehenden Rückbildung der neurologischen Ausfälle.

Diagnostik

Diagnostisch erfolgt neben Blutuntersuchungen, Messung der Sauerstoffsättigung und EKG möglichst rasch eine Computer- oder Kernspintomografie des Gehirns, um zwischen einem Hirninfarkt und einer Hirnblutung zu unterscheiden (→ Abb. I/31.11.30).

Akutbehandlung

Die **Akutbehandlung** im Krankenhaus umfasst: 📖 4

- Kontrolle (*Monitoring*) und Sicherung der Vitalfunktionen, um die Sauerstoffversorgung geschädigter, aber noch nicht abgestorbener Gehirnzellen zu optimieren. Also hochnormaler/etwas zu hoher Blutdruck, ggf. Sauerstoffgabe, Intubation und Beatmung
- Regulation von Flüssigkeits- und Elektrolythaushalt, Blutzucker und Körpertemperatur. Flüssigkeitsmangel, aber auch ein hoher Blutzucker oder erhöhte Körpertemperatur sind ungünstig
- Sicherstellung der Ernährung, wegen der häufigen Schluckstörungen evtl. über eine Sonde
- Evtl. **Lysetherapie** bei einem Hirninfarkt innerhalb der ersten Stunden unter Beachtung der Kontraindikationen. Dadurch soll, vergleichbar dem Vorgehen bei Herzinfarkt, die Durchblutung wiederhergestellt werden
- Evtl. Behandlung eines Hirnödems, da die Hirnschwellung die Gehirnzellen zusätzlich schädigt
- Thrombose-, Pneumonie-, Dekubitusprophylaxe

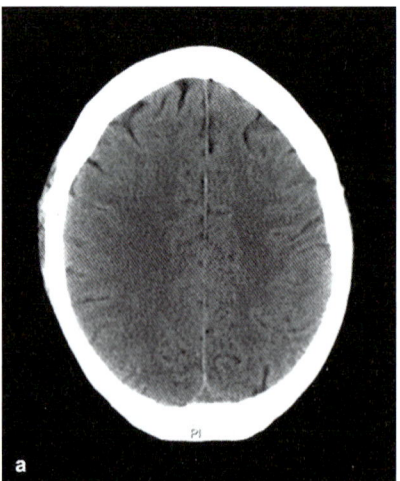 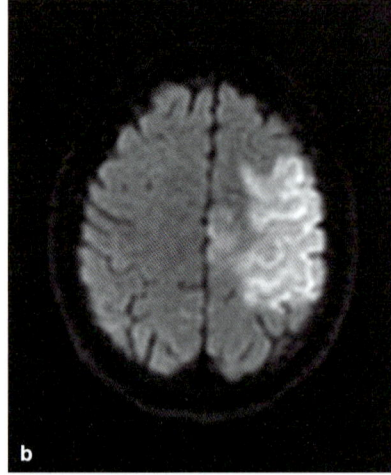

Abb. I/31.11.30 CT und Kernspintomografie sind im Nachweis bzw. Ausschluss von Hirnblutungen etwa gleichwertig. Hirninfarkte zeigt die Kernspintomografie etwas früher, sie dauert aber länger und ist nicht überall verfügbar. Hier ein Patient mit ganz frühem Hirninfarkt. Das CT (a) ist noch unauffällig. Die Kernspintomografie (b) zeigt einen großen Hirninfarkt links. [F469]

- Intensive Frührehabilitation, u. a. mit frühestmöglicher Physiotherapie nach dem Bobath-Konzept, angepasst an die Leistungsfähigkeit des Kranken, Schlucktraining, später ggf. Logopädie.

Verhütung von Rezidivschlaganfällen

Die konsequente Behandlung von Grunderkrankungen und die Beseitigung von Risikofaktoren vermindern das Wiederholungsrisiko erheblich:
- Nikotinverzicht
- Konsequente Behandlung von Diabetes mellitus, Bluthochdruck, Fettstoffwechselstörungen
- Nach Hirninfarkt Thrombozytenaggregationshemmer, meist 100 mg Acetylsalicylsäure täglich
- Bei speziellen Indikationen wie etwa Thromben in den Herzhöhlen Langzeit-Antikoagulation (→ Kap. I/31.4.9)
- Bei hochgradigen Karotisstenosen (Halsschladerverengungen) evtl. **PTA** (perkutane transluminale Angioplastie = Aufdehnung der Stenose durch einen kleinen, aufblasbaren Ballon → Kap. I/31.5.10) oder Gefäßoperation.

Rehabilitation

Durch intensive Bewegungs- und Sprachübungen gelingt es häufig, in einer Rehabilitationsklinik die Fähigkeiten der Erkrankten so zu verbessern, dass eine Rückkehr nach Hause (evtl. mit Unterstützung durch ambulante Dienste oder Angehörige) möglich ist.

Kann sich der Kranke (weitgehend) selbst versorgen, kommt alternativ auch eine teilstationäre oder ambulante Förderung in einer spezialisierten Tagesklinik in Wohnortnähe in Betracht.

Als wichtig hat sich vor allem das wiederholte Üben alltagsrelevanter Bewegungen erwiesen.

> ❯ **Lern-Tipp**
> Versuchen Sie einmal, sich nur unter aktiver Bewegung eines Armes bzw. Beines zu waschen, anzuziehen und zu frühstücken. Schaffen Sie es?

Komplikationen

Neben allgemeinen Komplikationen, z. B. Lungenentzündung oder Harnwegsinfekt, gibt es einige schlaganfall-spezifische Komplikationen.

Subluxierte Schulter und Schulter-Syndrom

Bei einer Halbseitenlähmung fehlt die muskuläre Gelenkführung der Schulter infolge der Lähmungen, sodass der Humeruskopf der betroffenen Seite nicht mehr korrekt in der Schultergelenkspfanne steht. Damit sich aus dieser **subluxierten Schulter** kein schmerzhaftes **Schulter-Syndrom** entwickelt, muss der Arm z. B. durch Unterstützung beim Bewegen (Gewicht abnehmen, Absinken und Innenrotation vermeiden) geschützt werden. Mit der Rückkehr von Hand- und Armfunktionen bildet sich die Subluxation meist zurück.

Infusionen werden wegen der schlechten Resorption von Paravasaten und Hämatomen nicht am stärker betroffenen Arm angelegt. In der Achsel einschnürende Kleidung ist wegen der Behinderung des venösen und lymphatischen Rückflusses ebenfalls ungünstig.

Pusher-Syndrom

Bei vielen Erkrankten kann in der Anfangsphase ein **Pusher-Syndrom** auftreten (→ Kap. I/31.11.1). Um seine subjektive Vertikale zu erreichen, verlagert der Betroffene das Körpergewicht in jeder Körperhaltung auf die gelähmte Seite. Die Betroffenen sind extrem sturzgefährdet.

> **Internet- und Lese-Tipp**
> - Stiftung Deutsche Schlaganfall-Hilfe: www.schlaganfall-hilfe.de
> - Kompetenznetz Schlaganfall: www.kompetenznetz-schlaganfall.de

An- und Auskleiden bei Hemiplegie oder Hemiparese
Grundregeln

Kleidung, die sich leicht bedienen lässt, weit geschnitten und den individuell ausgeprägten Bewegungseinschränkungen des Pflegebedürftigen angemessen ist, kann das Maß der erreichbaren Selbstständigkeit steigern (→ Tab. I/31.11.3)

> ❯ Bei halbseitengelähmten Menschen beginnt das
> - **Aus**kleiden mit der „**ge**sunden Seite" (Eselsbrücke: Au-ge)
> - **An**kleiden mit der **ge**lähmten Seite (Eselsbrücke: An-gel).
> Grundregel: Der weniger betroffene Arm führt den stärker betroffenen Arm.

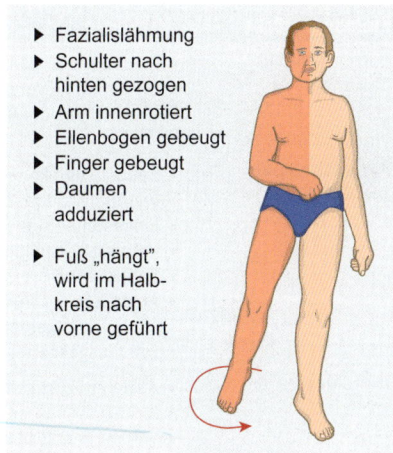

> ▶ Fazialislähmung
> ▶ Schulter nach hinten gezogen
> ▶ Arm innenrotiert
> ▶ Ellenbogen gebeugt
> ▶ Finger gebeugt
> ▶ Daumen adduziert
>
> ▶ Fuß „hängt", wird im Halbkreis nach vorne geführt

Abb. I/31.11.31 Rechtsseitige spastische Hemiparese nach Schlaganfall. [L138]

- Um eine Tonuserhöhung des stärker betroffenen Beines zu vermindern, dieses Bein über das weniger betroffene schlagen. Kann der Pflegebedürftige das Bein noch nicht aktiv heben, kann er es mit seinen gefalteten Händen (gelähmter Daumen liegt oben) führen
- Darauf achten, dass die Kleidung nirgends einschneidet
- Anleitung zum An- und Auskleiden jeden Tag in der gleichen Reihenfolge, damit der Pflegebedürftige sich die Handlungsschritte einprägen kann.

> ❯ **Vorsicht!**
> Wegen der Gefahr des Ausrutschens achten Altenpflegerinnen darauf, dass der Pflegebedürftige beim An- und Auskleiden nicht in Strümpfen, sondern barfuß oder in Schuhen auf dem Fußboden steht.

Ankleiden geschlossener Oberbekleidung

- Kleidungsstück, z. B. Pullover, so auf die Oberschenkel legen, dass das Rückenteil nach oben und der Saum zum Körper zeigt
- Mit der weniger betroffenen Hand den Saum bis zum Ärmel hochstreifen lassen, bis das Armloch frei liegt
- Ebenfalls mit der weniger betroffenen Hand den stärker betroffenen Arm in die Ärmelöffnung legen und das Kleidungsstück über den Ellbogen ziehen.

Erste Möglichkeit
- Ärmel des stärker betroffenen Armes bis zur Schulter hochziehen
- Rückenteil zusammenraffen
- Pullover über den Kopf ziehen
- Mit dem weniger betroffenen Arm in den zweiten Ärmel schlüpfen

I
31

Kleidungsstücke	Merkmale	Indikationen
Herrenhemden Damenblusen	• Klettverschluss an der Schulter • Die verkürzte Vorderlänge verhindert Stoffansammlungen • Abstimmung der Rückenteile auf Sitzlänge	• Bewegungseinschränkungen im Schulter- und Arm-bereich • Rollstuhlfahrer • Gehbehinderte Männer
Herren- und Damenho-sen	• Saubere und korrekte Verarbeitung der Innenkanten und Nähte (verhindert, dass der Fuß hängen bleibt) • Eingenähte Urinbeuteltasche • Variable Verstellung der Bundweite • Seitlicher Reißverschluss • Abklappbares Vorder- bzw. Hinterteil, anderes Teil wird durch ein innen angebrachtes Gummiband gehalten • Evtl. ausgespartes Gesäß- und verkürztes Vorderteil	• Behinderungen • Lähmungen • Stomaträger • Erleichterung der Benutzung der Urinflasche bzw. To-ilette • Rollstuhlfahrer • Gehbehinderte Männer
Herrenjacken	• Anziehmöglichkeit von vorn • Klettverschluss an der Schulter • Vorder- und Rückenlänge entsprechen den Sitzmaßen	• Bewegungseinschränkungen im Schulter- und Arm-bereich • Rollstuhlfahrer • Gehbehinderte Männer
Kleider	• Anziehmöglichkeit von vorn • Klettverschluss an der Schulter • Weit geschnittene Ärmel • Verstellmöglichkeit der Handgelenksweite • Eingearbeitete Falten in der Schulterpasse • Vorn: durchgehender Reißverschluss • Evtl. ausgespartes Gesäß mit passendem Halbrock. Evtl. „Ober- und Untertritt": doppelter Rücken, der hinten übereinander ge-legt wird, an der Schulter mit Klettverschluss verschlossen, beim Hinsetzen kann man die Teile nach vorne oder auseinan-der ziehen, beim Stehen fallen sie übereinander	• Bewegungseinschränkungen im Schulter- und Arm-bereich • Rollstuhlfahrerinnen • Gehbehinderte Frauen • Rundrücken • Inkontinenz • Stoma
Unterrock	• Eingenähte Katheterbeuteltasche	• Blasenkatheter • Inkontinenz
Strümpfe und Strumpfhosen	• Halterlose Strümpfe • Strumpfhosen, die im Schritt offen sind	• Inkontinenz
Bade- und Morgen-mäntel	• Ausreichende Weite • Anziehmöglichkeit von vorn oder hinten • Reißverschluss, Knöpfe oder Klettverschluss • Evtl. ausgespartes Gesäß • Evtl. „Ober- und Untertritt"	• Rheuma • Halbseitenlähmung • Spastik • Bewegungseinschränkungen
Nachthemden	• Anziehmöglichkeit von vorn, hinten oder über den Kopf • Evtl. „Ober- und Untertritt"	• Schwerkranke • Inkontinenz
Essschürzen	• Kochfest • Strapazierbar • Optisch ansprechend • Verschluss durch Verschlingen von breiten rutschfesten Zipfeln im Nackenbereich, die nicht an den Haaren ziehen	• Schwierigkeiten bei der Nahrungsaufnahme
Unterhose	• Im Schritt offen • Mit Klettverschluss beidseitig verschließbar • Eingearbeitete Tasche für Urinbeutel in halblangen Schlüpfern	• Inkontinenz • Blasenkatheter • Gehbehinderungen
Spezielle Bekleidung	• Bekleidung aus zwei spiegelgleichen Teilen für jede Körperseite	• Extreme Behinderungen

Tab. I/31.11.3 Übersicht über behindertengerechte Bekleidung.

• Pullover am Körper herunterziehen und in Form bringen.

Zweite Möglichkeit
• Mit der weniger betroffenen Hand in den Ärmel schlüpfen
• Ärmel des stärker betroffenen Armes bis zur Schulter hochziehen
• Rückenteil zusammenraffen
• Oberkörper nach vorne, den Kopf nach unten beugen und das Kleidungsstück drüberziehen und in Form bringen.

Ankleiden offener Oberbekleidung
• Kleidungsstück mit dem Kragen zum Kör-per und der Innenseite nach oben auf die Oberschenkel des Pflegebedürftigen legen
• Betroffenen Arm greifen, in den Ärmel gleiten lassen
• Wieder aufrichten, den Ärmel bis zum Oberarm hochziehen und das Kleidungs-stück zwischen stärker betroffenem Arm und Körper hindurchschieben

• Kleidungsstück am Kragen greifen und so weit wie möglich über die stärker betroffe-ne Schulter Richtung Rückenmitte ziehen
• Vorderteile zum Knöpfen zurechtlegen, mit dem Knopf beginnen, den der Pfle-gebedürftige am besten sieht
• Manschette auf der weniger betroffenen Seite lässt sich nur vor dem Ankleiden oder nach behindertengerechter Anpas-sung schließen, z. B. indem der Knopf durch ein Gummiband oder einen Klett-

verschluss ersetzt wird. So kann die Manschette durch Hin- und Herrollen des Armes verschlossen werden.

> **Praxis-Tipp**
> Altenpflegerinnen lernen die Probleme des Pflegebedürftigen besser zu verstehen, wenn sie das An- und Auskleiden mit einer Hand selbst einmal ausprobieren.

Auskleiden offener oder geschlossener Oberkleidung

Wenn möglich, Pflegebedürftigen das Kleidungsstück selbstständig aufknöpfen lassen.

Erste Möglichkeit
- Mit der weniger betroffenen Hand den Stoff hinten am Hals zusammenraffen
- Kopf und Oberkörper nach vorn neigen
- Kleidungsstück über den Kopf ziehen
- Erst mit dem weniger betroffenen, dann mit dem stärker betroffenen Arm aus dem Ärmel schlüpfen.

Zweite Möglichkeit
- Ärmel von der weniger betroffenen Schulter ziehen und aus dem Ärmel schlüpfen
- Ärmel vom stärker betroffenen Arm abstreifen.

Ankleiden einer Hose im Sitzen mit Aufstehen

Voraussetzung ist, dass der Pflegebedürftige sicher und frei stehen kann.
- Mit der weniger betroffenen Hand das stärker betroffene Bein am Knie fassen und über das weniger betroffene Bein legen
- Hose so weit über das stärker betroffene Bein streifen, dass der Fuß ganz aus dem Hosenbein herausschaut (nicht über das Knie ziehen, weil es sonst beim Hineinschlüpfen mit der weniger betroffenen Seite Probleme gibt)
- Betroffenes Bein neben das weniger betroffene stellen
- Mit dem weniger betroffenen Fuß in das Hosenbein schlüpfen und die Hose so weit wie möglich hochziehen
- Aufstehen und die Hose über die Hüfte ziehen. Damit die Hose beim Aufstehen nicht herunterrutscht: Hosenträger vor dem Aufstehen über die Schultern ziehen
- Hose verschließen.

Auskleiden der Hose im Sitzen

- Hose öffnen und so weit wie möglich über die Hüften schieben

- Becken hochstemmen und die Hose nach unten ziehen
- Zuerst mit dem weniger betroffenen Bein aus der Hose schlüpfen
- Stärker betroffenes Bein über das weniger betroffene legen und die Hose ausziehen.

Ankleiden der Hose im Liegen

- Kopfteil flach stellen
- Kissen in A-Lage unterlegen
- Beide Beine anstellen
- Altenpflegerin stützt das stärker betroffene Bein
- Hose bis zum Knie über das stärker betroffene Bein ziehen
- Hose über das weniger betroffene Bein ziehen
- Entweder den Pflegebedürftigen das Becken hochheben und Hose über die Hüfte ziehen lassen oder der Pflegebedürftige rollt sich von einer Seite auf die andere und zieht dabei die Hose hoch
- Hose verschließen.

Pflege des Schlaganfall-Kranken nach der Entlassung

Nach der Entlassung kann der Betroffene nur leicht beeinträchtigt, aber auch schwerst pflegebedürftig sein. Entsprechend unterschiedlich gestalten sich die pflegerischen Maßnahmen:
- Falls Unterstützung bei Mobilisation, Körperpflege und Ankleiden nötig ist, erfolgt diese möglichst nach dem Bobath-Konzept (→ Kap. I/31.11.1)
- Bei Schluckstörungen kann eine länger dauernde künstliche enterale Ernährung erforderlich sein. Meist wird im Krankenhaus zunächst eine Magensonde gelegt und nach ungefähr zwei Wochen über die Anlage einer PEG entschieden (Pflege bei künstlicher enteraler Ernährung → Kap. I/29.4, Pflege bei PEG → Kap. I/29.4.2)
- Bei mehr als der Hälfte der Überlebenden bleiben neurologische Ausfälle zurück, häufig Lähmungen oder Sprachstörungen. Eine weitere (langsame) Rückbildung ist auch nach Monaten noch möglich.

Altenpflegerinnen organisieren die Physiotherapie und Logopädie und lassen sich geeignete Übungen für das selbstständige Training zeigen. Sie leiten den Betroffenen sowie seine Angehörigen an und motivieren immer wieder zu den

Übungen (gerade Letzteres erfordert bei älteren Menschen nicht selten erhebliche Anstrengungen)
- Besonders belastend für Angehörige sind, neben Handlungsstörungen, oft die psychischen Veränderungen, etwa Teilnahmslosigkeit oder Depression. Altenpflegerinnen informieren die Angehörigen, dass diese Veränderungen Folge der Erkrankung sind.

I/31.11.13 Weitere Durchblutungsstörungen und Blutungen des ZNS

> **Vorsicht!**
> Alle **intrakraniellen Blutungen,** d.h. Blutungen im Schädelinneren, sind lebensbedrohliche Notfälle, weil jede stärkere Blutung wegen der Volumenbegrenzung schnell Druck auf das empfindliche Gehirn ausübt.

Subarachnoidalblutung

> **Subarachnoidalblutung** (SAB): Lebensbedrohliche Blutung in den Subarachnoidalraum zwischen Spinnwebhaut und Pia mater. Altersgipfel bei ca. 50 Jahren. 📖 4

Krankheitsentstehung

Häufigste Ursache einer **Subarachnoidalblutung** ist der Riss eines *Hirnarterienaneurysmas*. Eine anlagebedingte Gefäßwandschwäche, meist an der Gehirnbasis, führt im Laufe der Zeit zu einer Gefäßaussackung. Blutdruckerhöhung kann das Aneurysma dann platzen lassen (→ Abb. I/31.11.32).

Symptome, Befund und Diagnostik

Typisch sind:
- Plötzlich (binnen einer halben Minute!) stärkste Kopfschmerzen (*Vernichtungskopfschmerz*)
- Übelkeit und Erbrechen
- Nackensteifigkeit
- Oft Bewusstseinstrübung bis zur Bewusstlosigkeit.

Seltener zeigt sich eine Subarachnoidalblutung durch das klinische Bild eines Schlaganfalls.

Hauptmittel zur Diagnostik bei Verdacht auf Subarachnoidalblutung ist das Computer- oder Kernspintomogramm.

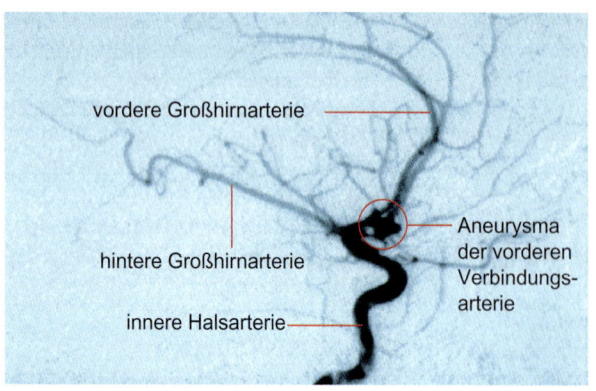

vordere Großhirnarterie

hintere Großhirnarterie

innere Halsarterie

Aneurysma
der vorderen
Verbindungs-
arterie

Abb. I/31.11.32 Hirnarterienaneurysma in der Angiografie (Ansicht von der Seite). Im Bereich der vorderen Verbindungsarterie (*A. communicans anterior*) ist eine Gefäßerweiterung zu sehen. [T170]

Komplikationen

Frühkomplikationen sind v. a. Vasospasmen (krampfartige Gefäßengstellung) der Hirnarterien mit Gefahr des Hirninfarkts und eine erneute Blutung. Wichtige Spätkomplikationen sind Hydrozephalus (→ Kap. I/31.11.18) und epileptische Anfälle (→ Kap. I/31.11.15).

Behandlung

Wenn irgend möglich wird das Aneurysma wegen des hohen Risikos einer erneuten Blutung innerhalb der ersten drei Tage ausgeschaltet. Bevorzugt wird das minimal-invasive *Coiling* („Zustopfen" des Aneurysmas durch kleine Spiralen über einen Kathetereingriff). Ansonsten wird mikrochirurgisch operiert (*Clipping*). Ist ein früher Eingriff nicht möglich, muss ungefähr zwei Wochen gewartet werden, bis der Vasospasmus (Gefäßkrampf) mit Gefahr der Durchblutungsminderung abgeklungen ist.

(Chronische) Subduralblutung

❯❯ **Subduralblutung:** Blutung zwischen harte Hirnhaut und Spinnwebhaut. Die **akute Subduralblutung** entsteht durch ein Schädel-Hirn-Trauma. Die in der Geriatrie bedeutsame **chronische Subduralblutung** entwickelt sich Wochen nach einem banalen Trauma.

Krankheitsentstehung

Eine alltägliche Verletzung kann besonders bei älteren Menschen zu einer ganz langsamen, venösen Blutung in den Subduralraum führen. Das Risiko ist z. B. bei Antikoagulation oder chronischem Alkoholmissbrauch erhöht.

Symptome, Befund und Diagnostik

Die **chronische Subduralblutung** beginnt schleichend mit Kopfschmerzen, Antriebs-

armut, Gedächtnis- und evtl. Orientierungsstörungen. Neurologische Ausfälle sind teilweise sehr diskret. Das Bild verschlimmert sich über Wochen und wird bei alten Menschen nach wie vor nicht selten als „Abbau" verkannt. An das ursächliche Bagatelltrauma erinnern sich oft weder Pflegebedürftiger noch Pflegende.

Die Blutung lässt sich meist in Computer- oder Kernspintomografie nachweisen.

Behandlung

Kleine Blutungen resorbiert das Gewebe von selbst. Bei größeren Blutungen wird das Blut meist über eine Bohrlochdrainage abgeleitet, seltener operativ ausgeräumt. Bei rechtzeitiger Entlastung ist die Prognose meist gut.

Epiduralblutung

❯❯ **Epiduralblutung:** Rasch entstehende Blutung zwischen Schädelknochen und harter Hirnhaut. Nur bei schneller Ausräumung Möglichkeit einer guten Erholung.

Krankheitsentstehung

Epiduralblutungen entstehen am häufigsten durch einen Riss der mittleren Hirnhautarterie (*A. meningea media*) im Rahmen eines Schädel-Hirn-Traumas.

Symptome, Befund und Diagnostik

Typisch, aber nicht zwingend ist ein Verlauf in drei Phasen:
- Kurze Bewusstseinsstörung unmittelbar nach der Verletzung
- Freies Intervall, in dem der Betroffene weitgehend unauffällig ist
- Nach wenigen Stunden erneute Bewusstseinstrübung, Halbseitensymptomatik, einseitig weite Pupille durch den steigenden Hirndruck.

Die CT kann die Blutung meist darstellen.

Behandlung

Einzige erfolgversprechende Therapie ist die schnellstmögliche operative Hämatomausräumung. Sonst führt der schnell steigende Hirndruck durch Versagen lebenswichtiger Gehirnzentren zum Tod.

I/31.11.14 Infektiöse und entzündliche Erkrankungen des ZNS

Hirnhautentzündung

❯❯ **Hirnhautentzündung** (*Meningitis*): Vielfach lebensbedrohliche Entzündung der Hirnhäute (*Meningen*).

Krankheitsentstehung

Eine **Hirnhautentzündung** ist bei alten Menschen überwiegend Folge einer bakteriellen ZNS-Infektion, häufig mit Streptococcus pneumoniae (früher: Pneumokokken), Listerien oder gramnegativen Enterobakterien wie E. coli. Viren sind seltener, Pilze v. a. bei Abwehrschwäche die Ursache.

Die Erreger erreichen das ZNS meist während einer Allgemeininfektion mit dem Blut. Seltener werden sie von benachbarten Entzündungen fortgeleitet.

Symptome, Befund und Diagnostik

Typisch für eine bakterielle Hirnhautentzündung ist ein schweres Krankheitsbild mit (→ Abb. I/31.11.33):
- Hohem Fieber
- Übelkeit und Erbrechen
- Heftigsten Kopfschmerzen
- Licht-, Geräuschempfindlichkeit
- Nackensteife, **Opisthotonus** (Rückwärtsbeugung des Kopfes mit Überstreckung von Rumpf und Extremitäten)
- Bewusstseinsstörungen.

Bei alten Menschen sind die Symptome nicht selten schwächer ausgeprägt, teilweise dominieren Verwirrtheit und „Verfall" über die spezifischen Zeichen.

Virusbedingte Hirnhautentzündungen verlaufen meist milder.

Pflegebedürftige mit Verdacht auf Hirnhautentzündung müssen sofort in ein Krankenhaus transportiert werden. Die Diagnostik umfasst Blutuntersuchungen, eine Lumbalpunktion mit Liquoruntersuchungen (→ Abb. I/31.11.34) und eine Schädel-CT.

Behandlung

Bei bakterieller Hirnhautentzündung ist eine hochdosierte intravenöse Antibiotikabe-

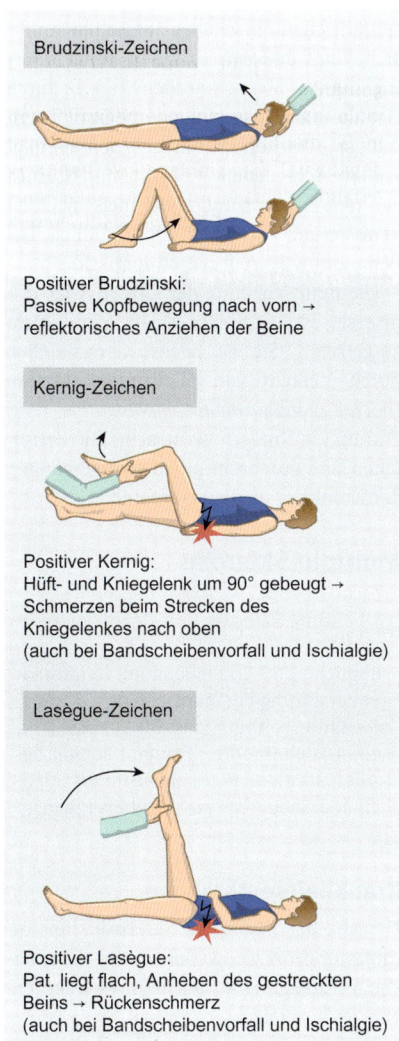

Brudzinski-Zeichen

Positiver Brudzinski:
Passive Kopfbewegung nach vorn →
reflektorisches Anziehen der Beine

Kernig-Zeichen

Positiver Kernig:
Hüft- und Kniegelenk um 90° gebeugt →
Schmerzen beim Strecken des
Kniegelenkes nach oben
(auch bei Bandscheibenvorfall und Ischialgie)

Lasègue-Zeichen

Positiver Lasègue:
Pat. liegt flach, Anheben des gestreckten
Beins → Rückenschmerz
(auch bei Bandscheibenvorfall und Ischialgie)

Abb. I/31.11.33 Klinische Meningitiszeichen. Vor allem zu Beginn der Erkrankung und bei alten Menschen können sie aber gering sein oder fehlen. [L138]

handlung oft lebensrettend. Sie wird sofort nach Abnahme von Blut- bzw. Liquorkulturen unter Berücksichtigung der häufigsten Erreger begonnen und später ggf. korrigiert. Je nach Erreger werden Kontaktpersonen prophylaktisch mit Antibiotika behandelt, um weitere Erkrankungen zu verhindern.

Ein Teil der meningitisverursachenden Viren ist gegenüber Virostatika (z.B. Acic®) empfindlich.

Prognose

Die Prognose ist abhängig von Erreger, Abwehrlage und Schwere des Krankheitsbilds. Bei alten Menschen ist die Sterblichkeit höher als bei Erwachsenen mittleren Alters. Zudem bleiben oft Schäden zurück.

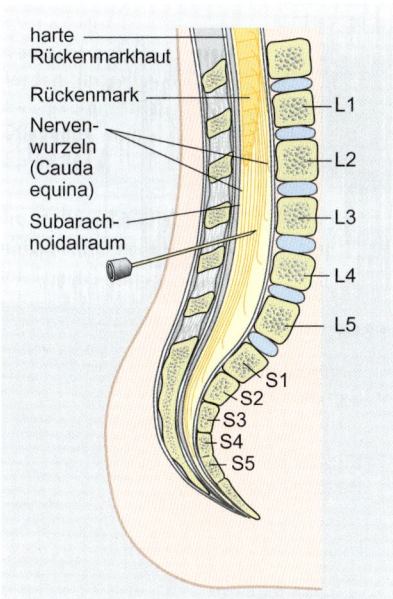

harte Rückenmarkhaut
Rückenmark
Nervenwurzeln (Cauda equina)
Subarachnoidalraum
L1
L2
L3
L4
L5
S1
S2
S3
S4
S5

Abb. I/31.11.34 Unverzichtbar bei entzündlichen ZNS-Erkrankungen ist die Liquoruntersuchung. Sie kann im Liegen oder im Sitzen und, falls die Grunderkrankung keinen Krankenhausaufenthalt erfordert, ambulant oder kurzstationär durchgeführt werden. Kopfschmerzen und Übelkeit nach der Punktion sind möglich, ernste Komplikationen selten. [L190]

Gehirnentzündung

> **Gehirnentzündung** (*Enzephalitis*): ZNS-Infektion mit überwiegendem Befall des Gehirns. Prognose abhängig von Erregertyp und Allgemeinzustand des Erkrankten.

Krankheitsentstehung

Gehirnentzündungen werden durch die gleichen Erreger verursacht wie Hirnhautentzündungen, wobei aber Viren dominieren.

Eine Sonderform ist die **embolische Herdenzephalitis** als Folge vieler kleiner septischer Embolien. Dabei werden die Bakterien vom Infektionsherd, z.B. einer Herzklappenentzündung, gelöst und mit dem Blut ins Gehirn getragen, wo sie kleine Entzündungsherde hervorrufen.

Symptome, Befund und Diagnostik

Während eine leichte Begleitenzephalitis im Rahmen einer Allgemeininfektion oft unbemerkt bleibt, ist das Vollbild der Erkrankung eindrücklich:
- Bewusstseinsveränderungen bis zur Bewusstlosigkeit
- Psychische Veränderungen, v. a. Unruhe, Verwirrtheit, psychotische Symptome (z. B. Wahnvorstellungen → Kap. I/33.2)

- Neurologische Ausfälle, z. B. Lähmungen oder Sprachstörungen
- Epileptische Anfälle (→ Kap. I/31.11.15).

Bei vielen Formen der Gehirnentzündung erkranken alte Menschen durchschnittlich schwerer als junge.

Die Diagnose wird durch Blut- und Liquoruntersuchung sowie Kernspin- oder Computertomografie gestellt.

Behandlung

Da der Erreger zunächst unbekannt ist, werden zu Beginn oft Antibiotika (gegen Bakterien → Kap. I/32.4.1) und Virostatika (gegen einen Teil der Viren → Kap. I/32.4.2) gegeben. Bei Verdacht auf eine Herpes-simplex-Enzephalitis ist die sofortige intravenöse Gabe von Aciclovir (z.B. Aciclovir Hospira®) angezeigt.

Zeckenübertragene ZNS-Infektionen

> **Zeckenübertragene ZNS-Infektionen:** Bakterielle oder virale ZNS-Infektionen, die durch Zeckenstich übertragen werden. In Mitteleuropa sind die **Frühsommermeningoenzephalitis** (*FSME*) und die **Lyme-Borreliose** von Bedeutung (→ Abb. I/31.11.35).

FSME

Die **Frühsommermeningoenzephalitis** (*FSME*) ist virusbedingt. Zecken übertragen das **FSME-Virus** bei ihrem Stich auf den Menschen. Ungefähr eine Woche später beginnt die Krankheit mit grippeähnlichen Symptomen. Nach mehrtägiger Beschwerdefreiheit folgt eine **Meningitis** (*Hirnhautentzündung*), **Meningoenzephalitis** (*Hirnhaut- und Gehirnentzündung*) oder **Myelitis** (*Rückenmarkentzündung*) mit Lähmungen. Die Diagnose erfolgt durch Liquor- und Blutuntersuchung. Die Therapie ist rein symptomatisch.

Eine aktive Impfung ist möglich und für alle Menschen, die sich in Risikogebieten im Freien aufhalten (v. a. Süddeutschland, Österreich, Schweiz, Südosteuropa) empfohlen. Eine Auffrischimpfung ist für über 50-Jährige alle drei Jahre sinnvoll.

Lyme-Borreliose

Die **Lyme-Borreliose** wird durch eine Infektion mit Bakterien der Art **Borrelia burgdorferi** hervorgerufen. Man unterteilt die Erkrankung in drei Stadien, wobei jedes Stadium fehlen kann.

I

31

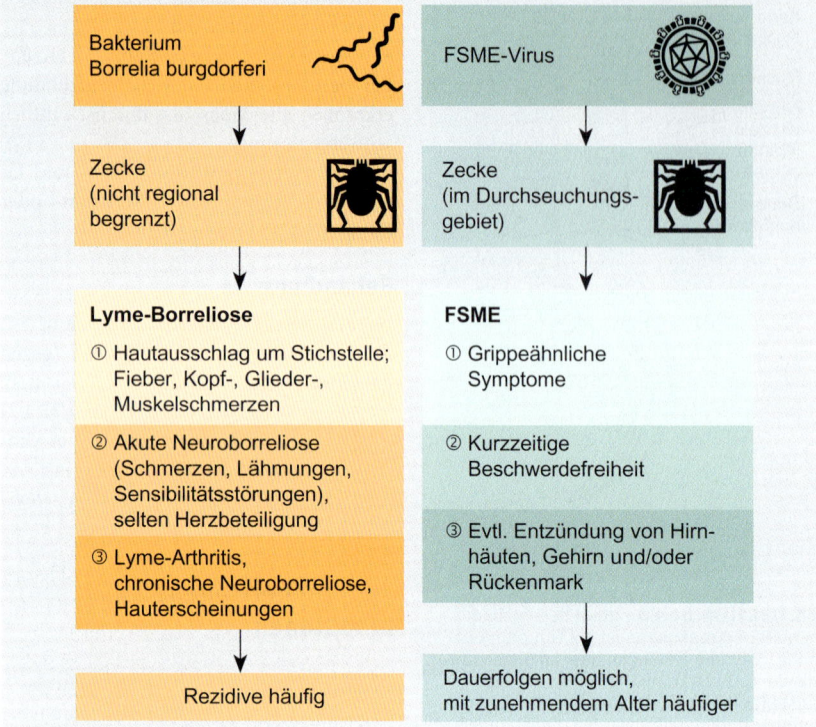

Bakterium Borrelia burgdorferi	FSME-Virus
Zecke (nicht regional begrenzt)	**Zecke** (im Durchseuchungs- gebiet)
Lyme-Borreliose ① Hautausschlag um Stichstelle; Fieber, Kopf-, Glieder-, Muskelschmerzen ② Akute Neuroborreliose (Schmerzen, Lähmungen, Sensibilitätsstörungen), selten Herzbeteiligung ③ Lyme-Arthritis, chronische Neuroborreliose, Hauterscheinungen	**FSME** ① Grippeähnliche Symptome ② Kurzzeitige Beschwerdefreiheit ③ Evtl. Entzündung von Hirn- häuten, Gehirn und/oder Rückenmark
Rezidive häufig	Dauerfolgen möglich, mit zunehmendem Alter häufiger

Abb. I/31.11.35 Die beiden häufigsten von Zecken übertragenen Krankheiten sind die Lyme-Borreli- ose und die FSME. [L190]

- **Stadium I** nach Tagen bis Wochen: flä- chige, sich ringförmig ausbreitende und schließlich von selbst wieder verschwin- dende Hautrötung um die Stichstelle (**Erythema chronicum migrans**), evtl. Allgemeinbeschwerden
- **Stadium II** nach Wochen bis Monaten: **akute Neuroborreliose** mit Nerven- und Nervenwurzelentzündung, die sich v. a. durch Schmerzen, Lähmungen und evtl. Sensibilitätsstörungen an den Extremitä- ten sowie Hirnnervenausfälle (am häu- figsten Fazialislähmung) zeigt. Seltener Karditis (Herzentzündung)
- **Stadium III** nach Monaten bis Jahren: Befall von Haut, Gelenken und Nerven- system (**chronische Neuroborreliose** z. B. mit Gang- und Blasenstörungen, Halbseitenlähmung).

Die Behandlung erfolgt mit Antibiotika. Ei- ne Impfung gibt es nicht.

> ❯❯ **Richtiges Verhalten verringert das Risi- ko von Zeckenstichen und damit Erkran- kungen:**
> - Unterholz und Dickicht möglichst mei- den
> - Wenige Körperteile unbekleidet lassen (Hosenbeine in Stiefel oder Strümpfe stecken, Kopfbedeckung tragen)

- Freie Körperteile mit Insekten-Repel- lents (z. B. Autan®) einreiben
- Nach einem Spaziergang Haut nach Ze- cken absuchen
- Haustiere und ihre Schlafplätze regel- mäßig auf Zecken kontrollieren.

Falls es doch zu einem Zeckenstich ge- kommen ist:
- Zecke möglichst bald mit einer in Apo- theken erhältlichen Zeckenpinzette oder -karte herausziehen oder durch einen Arzt entfernen lassen. Stichstelle desinfizieren, Hände reinigen
- Stichstelle 4–6 Wochen auf Verände- rungen beobachten.

Creutzfeldt-Jakob-Krankheit

> ❯❯ **Creutzfeldt-Jakob-Krankheit** (CJK): Sehr seltene, prionenbedingte und immer tödli- che ZNS-Erkrankung mit den Leitsymptomen Bewegungsstörungen und Demenz. Alters- gipfel der häufigsten sporadischen Form 60.–70. Lebensjahr. 📖 4
> **Prionen:** Eiweiße, die sich von normalen Körpereiweißen nur durch ihre falsche Fal- tung unterscheiden. Sie sind unter un- günstigen Umständen übertragbar und wandeln die normalen Eiweiße ebenfalls in die Fehlform um, die nicht abgebaut werden kann und sich im Gehirn anrei- chert.

Die **Creutzfeldt-Jakob-Krankheit** tritt in sporadischen Einzelfällen auf, selten famili- är bedingt und extrem selten durch Über- tragung von Mensch zu Mensch, z. B. durch Hornhauttransplantate. Sie beginnt meist mit psychischen Veränderungen, gefolgt von verschiedenen Koordinationsstörun- gen und Demenz und endet meist nach ei- nem Verlauf von 0,5–2 Jahren tödlich. Die Behandlung ist rein symptomatisch.

Die **neue Variante der CJK** (nvCJD, d = disease) ist bislang in Deutschland nicht aufgetreten. Sie ist höchstwahrscheinlich durch Verzehr von an **Rinderwahnsinn** (bovine spongiforme Enzephalopathie, BSE) erkrankten Rindern verursacht. Die Betrof- fenen sind durchschnittlich deutlich jünger, der Krankheitsverlauf langsamer.

Multiple Sklerose

> ❯❯ **Multiple Sklerose** (MS, Encephalomye- litis disseminata, ED): Chronisch-ent- zündliche ZNS-Erkrankung mit herdförmi- ger Zerstörung der Markscheiden. Erstma- nifestation oft um das 30. Lebensjahr, selten auch im Alter. Frauen häufiger be- troffen als Männer. Prognose unterschied- lich und anfänglich nicht vorhersagbar.

Krankheitsentstehung

Ursache der **Multiplen Sklerose** sind Au- toimmunprozesse, wobei sowohl die erbli- che Veranlagung als auch Umweltfaktoren eine Rolle spielen.

In der weißen Substanz des Zentralner- vensystems werden herdförmig die Mark- scheiden zerstört (Entmarkung, Demyelini- sierung). Die neurologischen Ausfälle sind Folge der durch den Verlust der Markschei- den verlangsamten oder unterbrochenen Erregungsleitung. Schon früh kommt es auch zu Nervenzellschäden.

Symptome und Befund

Dadurch, dass jede beliebige Stelle der wei- ßen Substanz betroffen sein kann, ist prak- tisch jedes zentralnervös bedingte Erschei- nungsbild möglich.

Häufig treten auf:
- Augensymptome. Erstsymptom ist oft ei- ne schmerzhafte Sehnervenentzündung (**Retrobulbärneuritis**) mit Sehminde- rung. Später sind Doppelbilder durch Augenmuskellähmung nicht selten
- Sensibilitätsstörungen. Möglich sind Miss- empfindungen (z. B. „Ameisenlaufen"), Taubheitsgefühle wie auch verminderte Berührungs- und Schmerzempfindung

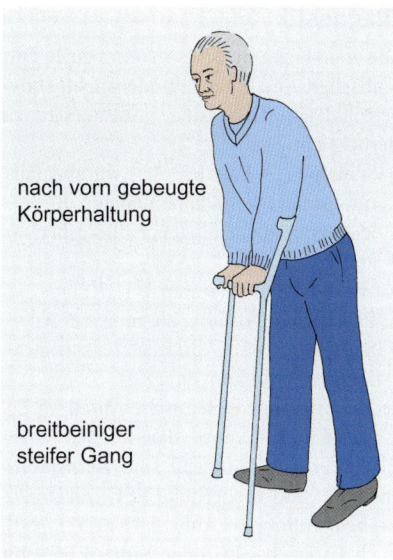

Abb. I/31.11.36 Typische Gangstörung eines Multiple-Sklerose-Kranken. Die spastische Lähmung der Beine und die Koordinationsstörungen führen zu einem charakteristisch steifen Gangbild mit breiter Beinstellung. [L190]

nach vorn gebeugte
Körperhaltung

breitbeiniger
steifer Gang

- Motorische Störungen. Diese äußern sich v. a. durch eine spastische Beinlähmung und unwillkürliche Muskelzuckungen
- Kleinhirnsymptome. Besonders typisch sind Sprechstörungen (d. h. die Wörter werden richtig gewählt, aber undeutlich ausgesprochen), Ataxie (→ Kap. I/31.11.11) und Intentionstremor (→ Kap. I/31.11.11). Die Kombination aus Koordinationsstörungen und spastischer Lähmung führt zu einem breitbeinig-steifen Gang (→ Abb. I/31.11.36)
- Blasen-Mastdarm-Störungen durch Rückenmarkbeteiligung. Am Anfang besteht v. a. ein imperativer Harndrang (plötzlich auftretender, so starker Harndrang, dass es zum Einnässen kommen kann). In späteren Krankheitsstadien können Stuhl- und Urininkontinenz, aber auch Harnretention hinzutreten
- Psychische Störungen. Sie können sowohl als Reaktion auf die Erkrankung auftreten – meist handelt es sich dann um reaktive Depressionen – als auch hirnorganisch, also durch die Erkrankung selbst, bedingt sein
- Erschöpfbarkeit. Typisch ist außerdem eine abnorm schnelle Ermüdbarkeit.

Verlaufsformen

Im Wesentlichen werden folgende Verläufe unterschieden: 📖📖 4
- **Schubförmiger Verlauf** (anfangs 80–85 %). Hier kommt es zwischen akuten Verschlechterungen (*Schüben*) zur deutlichen oder vollständigen Rückbildung der

Symptome (*Remission*) innerhalb von Wochen oder Monaten, bis dann Monate oder Jahre später der nächste Schub auftritt
- **Primär fortschreitender** (*progredienter*) **Verlauf** (10–15 %). Hier nehmen die Ausfälle von Beginn an stetig zu. Diese Form beginnt durchschnittlich später als die schubförmige und betrifft Männer und Frauen gleich häufig
- **Sekundär fortschreitender** (*progredienter*) **Verlauf** (ohne Behandlung bei ca. 50 % der Betroffenen nach 10 Jahren). Die Beschwerden nehmen kontinuierlich zu, wobei zumindest anfangs oft Schübe zusätzlich bestehen.

Diagnostik

Die Diagnose erfordert den Nachweis von mindestens zwei ZNS-Herden, die zu unterschiedlichen Zeitpunkten entstanden und nicht durch eine andere Ursache zu erklären sind. Hierzu dienen:
- Anamnese und Untersuchung
- Spezielle EEG (Prinzip des EEG → Kap. I/31.11.15). Bei den **evozierten Potenzialen** wird die Reaktion des Gehirns auf einen Seh-, Hör- oder Hautreiz gemessen. Bei einem Entmarkungsherd ist sie typisch verändert
- Kernspintomografie zur Darstellung der Herde
- Lumbalpunktion mit Liquoruntersuchung zum Nachweis der Entzündung und einer Immunglobulinproduktion im ZNS selbst (**oligoklonale Banden**).

Behandlung

Heilung ist bisher nicht möglich. Medikamente sollen die Rückbildung der Symptome fördern und die Wahrscheinlichkeit neuer Schübe vermindern. Entsprechend der Krankheitsentstehung gelangen v. a. das Immunsystem beeinflussende und antientzündliche Medikamente zum Einsatz:
- Im Schub werden v. a. Glukokortikoide gegeben (unerwünschte Wirkungen → Kap. I/31.3.5). Bei Unwirksamkeit kommt eine **Plasmapherese** (*Plasmaaustauschbehandlung*) in Betracht
- Mittel erster Wahl zur Schubprophylaxe sind Beta-Interferone (z. B. Avonex®, Rebif®) und Glatirameracetat (Copaxone®). Beide werden subkutan, Interferone je nach Präparat auch intramuskulär gespritzt, Beta-Inferferone bevorzugt abends, damit der Pflegebedürftige die eventuellen grippeähnlichen unerwünschten Wirkungen teilweise verschläft. Alternativen v.a. bei unzureichender Wirksamkeit oder hochaktivem Verlauf sind Alemtuzumab

(z. B. Lemtrada®), Azathioprin (z. B. Imurek®), Dimethylfumarat (z. B. Tecfidera®), Fingolimod (z. B. Gilenya®), Natalizumab (z. B. Tysabri®), Mitoxantron (z. B. Ralenova®) und Teriflunomid (z. B. Aubagio®).

Außerdem ist eine symptomatische medikamentöse Behandlung besonders belastender Beschwerden wie Spastik, Tremor, Blasenentleerungsstörungen oder Depression möglich und nötig.

Regelmäßige Physiotherapie ist ganz wesentlich für den Erhalt von Mobilität und Selbstständigkeit.

> **Internet- und Lese-Tipp**
> Deutsche Multiple Sklerose Gesellschaft: www.dmsg.de

Pflege

Eine sorgfältige Pflege kann Komplikationen wie Dekubitus oder Kontrakturen vermeiden und so die Prognose verbessern:
- Motivation zur, ggf. Unterstützung bei der Physiotherapie und Bereitstellung geeigneter technischer Hilfen. Wenn irgend möglich „Hilfe zur Selbsthilfe"
- Pneumonie- und Infektionsprophylaxe, da v. a. bei der Akuttherapie mit hohen Glukokortikoiddosen die Infektionsgefahr erhöht ist
- Blasen- und Darmtraining. Wegen der Infektionsgefahr möglichst kein Dauerkatheter, sondern intermittierende Einmalkatheterisierung. Aufklärung des Kranken über erhöhtes Risiko von Harnwegsinfekten und Betonung der Prophylaxe durch reichliches Trinken
- Bei Immobilität Dekubitus-, Thrombose- und Kontrakturprophylaxe
- Bei Bettlägerigen Bewegen und Lagern nach dem Bobath-Konzept
- Förderung von Hobbys und sozialen Aktivitäten, da diese die Lebensqualität oft wesentlich verbessern
- Ausreichend Schlaf bzw. Ruhepausen
- Keine starke Hitze, da Temperaturerhöhung die neurologische Situation oft verschlechtert
- Kontaktvermittlung zu Selbsthilfegruppen.

I/31.11.15 Epileptische Anfälle und Epilepsie

Ein **epileptischer** (*zerebraler*) **Anfall** beruht auf einer vorübergehenden Funktionsstörung der Nervenzellen im Gehirn. Dabei steht eine abnorme Aktivitätssteigerung des Zentralnervensystems am Anfang des Geschehens, bildhaft am ehesten mit Gewitterentladungen vergleichbar.

> ❯ Jedes Gehirn vermag bei genügend hoher Belastung mit einem epileptischen Anfall zu reagieren. Unterschiedlich ist allerdings die **Krampfschwelle**, d. h. die Belastung, die erforderlich ist, um einen zerebralen Krampfanfall auszulösen.

Gelegenheitsanfall

> ❯ **Gelegenheitsanfall** (*Okkasionsanfall*): Epileptischer, meist generalisierter tonisch-klonischer Krampfanfall, der nur im Zusammenhang mit außergewöhnlichen Belastungen des Gehirns auftritt. Häufigkeit über 10 % der Gesamtbevölkerung. 📖 4

Bei einem epileptischen **Gelegenheitsanfall** lösen starke Belastungen des Gehirns den Anfall aus, z. B.:

- Bestimmte Medikamente, Vergiftungen, übermäßiger Alkoholkonsum oder umgekehrt Alkoholentzug
- Stoffwechselentgleisungen
- Gehirnentzündung
- Schlafentzug.

Meist handelt es sich um einen generalisierten tonisch-klonischen Anfall. Eine medikamentöse Unterdrückung des Anfalls ist nicht nötig. Wohl aber kann die Abgrenzung des Gelegenheitsanfalls vom erstmaligen Anfall einer Epilepsie im Erwachsenenalter sehr schwierig sein.

Epilepsie

> ❯ **Epilepsie** (*zerebrales Anfalls-, Krampfleiden*): Wiederholtes Auftreten zerebraler Krampfanfälle. Etwa ein Drittel der Epilepsien beginnt im Alter über 60 Jahren. 📖 4

Krankheitsentstehung

Bei **Epilepsien** wirken äußere Faktoren und erbliche Veranlagung zusammen. Die Krampfschwelle ist so stark erniedrigt, dass minimale Belastungen (z. B. Flackerlicht) zu epileptischen Anfällen führen oder diese sogar Auslöser auftreten.

- Epilepsien mit (vermutlich) genetischer Ursache heißen **genetische** (*idiopathische genuine*) **Epilepsien.** Sie können in jedem Lebensalter auftreten, die Erstmanifestation liegt aber meist im Kindes- oder Jugendalter
- **Strukturell-metabolischen** (*symptomatischen*) **Epilepsien** liegt eine Hirnschädigung zugrunde, etwa ein Schlaganfall oder

ein Hirntumor. Sie sind der Grund für die starke Epilepsiezunahme bei alten Menschen
- Teilweise bleibt die Ursache unklar.

Fokale (partielle) Anfälle

Fokale Anfälle gehen von einem bestimmten Bezirk des Gehirns aus. Die Beschwerden hängen davon ab, welches Gehirngebiet betroffen ist. So kommt es z. B. bei unkontrollierten Entladungen in der vorderen Zentralwindung zu Muskelzuckungen oder solchen der hinteren Zentralwindung zu Missempfindungen in der von dem betroffenen Hirnbezirk versorgten Körperregion, z. B. einer Hand. Auch Sehen von Lichtblitzen oder Hören von Tönen ist möglich.

Einfache fokale Anfälle gehen ohne, **komplexe fokale Anfälle** mit Bewusstseinstrübung einher.

Generalisierte Anfälle

Bei **generalisierten Anfällen** sind beide Gehirnhälften von den abnormen Erregungen betroffen, bei **primär generalisierten Anfällen** von Anfang an, bei **sekundär generalisierten Anfällen** durch die Ausbreitung der abnormen Erregungen. Hinweise auf einen fokalen Ursprung ergeben sich evtl. aus dem Anfallsbeginn.

Am bekanntesten ist die **Grand-mal-Epilepsie:**

- Der Anfall kann mit einer **Aura** beginnen, z. B. ein vom Magen aufsteigendes komisches Gefühl oder die Wahrnehmung eines bestimmten Geruchs
- In der **tonischen Phase** stürzt der Betroffene zu Boden, oft mit einem Schrei, seine Arme und Beine sind steif gestreckt, es bestehen eine Zyanose und weite, lichtstarre Pupillen, und es kann zu einem Zungenbiss kommen
- Nach Sekunden folgt die **klonische Phase** mit Zuckungen des Körpers, schaumigem Speichel vor dem Mund und häufig Urin- und Stuhlabgang
- Nach meist weniger als 2 Min. enden die Zuckungen, der Betroffene erwacht langsam und ist evtl. desorientiert oder schläft, teils über Stunden (**Terminalschlaf**). Bei alten Menschen ist diese Phase durchschnittlich länger als bei jüngeren
- Später erinnert sich der Betroffene nicht an den Anfall.

Es gibt aber auch generalisierte Anfälle, die weit weniger dramatisch verlaufen, etwa Muskelanspannung oder -erschlaffung oder **Absencen** mit kurzem „Wegtreten".

Diagnostik

Die erste Frage ist, ob es sich um einen epileptischen Anfall handelt oder nicht. Differenzialdiagnostisch sind insbesondere zu berücksichtigen:

- Synkopen (→ Kap. I/31.5.9), die ebenfalls mit motorischen Phänomenen, z. B. leichten Armzuckungen, einhergehen können
- Hypoglykämien (→ Kap. I/31.3.11)
- **Psychogene Anfälle,** die zu keiner Anfallsform „passen" und sich teils theatralisch vor Publikum ereignen.

Jeder erstmalige epileptische Anfall im Erwachsenenalter muss diagnostisch abgeklärt werden. Zwingend sind Kernspintomografie und wiederholte **EEG** (*Elektroenzephalogramm* → Abb. I/31.11.37), evtl. auch **Langzeit-EEG** oder **Video-EEG** (mit gleichzeitiger Videoaufnahme des Betroffenen, um Erscheinungsbild und EEG miteinander in Bezug setzen zu können).

Behandlung

> ❯ **Vorsicht!**
> Hat ein Pflegebedürftiger erstmalig einen epileptischen Anfall, rufen Altenpflegerinnen den Notarzt. Sie schützen den Betroffenen vor Verletzungen (z. B. von scharfkantigen Möbeln oder Treppe wegziehen, keinen Gummikeil zwischen die Zähne schieben) und positionieren ihn nach dem Anfall ggf. in der stabilen Seitenposition. Ein einzelner Anfall muss nicht medikamentös unterdrückt werden.
> Bei bekannter Epilepsie richten sich Altenpflegerinnen nach der bestehenden Arztanordnung. Der Notarzt muss nur gerufen werden bei einer Anfallsserie oder einem **Status epilepticus** (Grand-mal-Anfall über 5, fokale Anfälle oder Absencen über 30 Min. Dauer), bei Verletzungen, geändertem Anfallsverlauf oder Atemstörungen noch nach dem Anfall.

Die Therapie umfasst:

- Behandlung der Ursache
- Vermeidung von auslösenden Faktoren
- Medikamentöse Unterdrückung mit Antiepileptika.

Antiepileptika

Antiepileptika (*Antikonvulsiva*) sind bei einem Status epilepticus zur Unterbrechung des Anfalls oder als Prophylaxe in der Regel nach dem zweiten epileptischen Anfall indiziert.

Zur Anfallsunterbrechung werden meist Benzodiazepine eingesetzt (→ Kap. I/33.6.2),

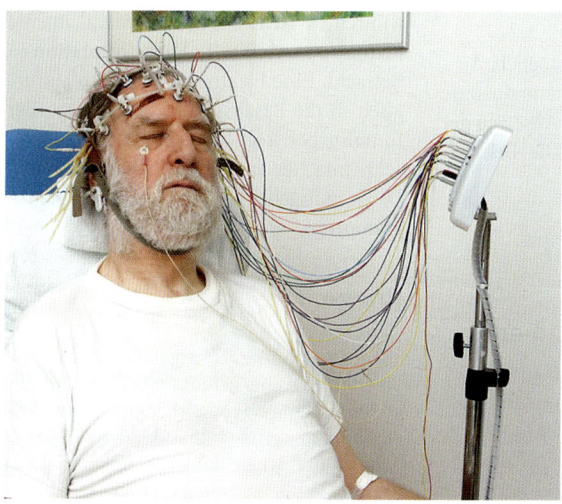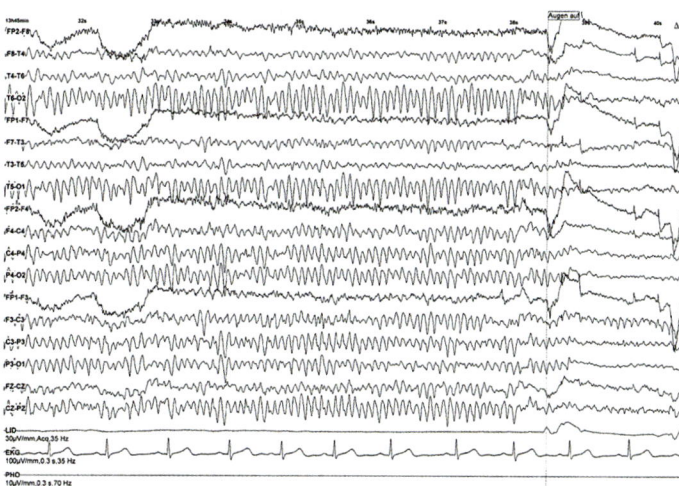

Abb. I/31.11.37 Links Anfertigung eines EEGs (Elektroenzephalogramms), rechts EEG. Die Gehirnaktivität geht mit elektrischen Potenzialschwankungen einher, die über Kopfhautelektroden schmerz- und nebenwirkungsfrei abgeleitet werden können. [K115, R243]

die auch als Zäpfchen oder Rektiolen verfügbar sind.

Bei alten Menschen ist die Medikamentenwahl in der Dauertherapie infolge der verringerten Stoffwechselaktivität und der oft zahlreichen weiteren Medikamente eher schwieriger als bei jüngeren Menschen. Derzeit gelten v. a. folgende Präparate für ältere Menschen am ehesten als geeignet:
- Carbamazepin (in Retardform), z. B. Carbamazepin AL retard®
- Gabapentin, z. B. Neurontin®
- Lamotrigin, z. B. Lamictal®
- Levetiracetam, z. B. Keppra®
- Valproinsäure, z. B. Ergenyl®.

Ist aber ein älterer Mensch mit lange bekannter Epilepsie mit einem anderen Medikament anfallsfrei, so ist es in aller Regel am besten, die Medikation zu belassen.

Alle Antiepileptika können zentralnervöse Nebenwirkungen, etwa Müdigkeit, haben. Hinzu kommen substanzspezifische unerwünschte Wirkungen. Bei alten Menschen wird oft mit der halben „Normaldosis" begonnen und ggf. langsam gesteigert.

Internet- und Lese-Tipp
Deutsche Epilepsievereinigung gem. e. V.: www.epilepsie.sh

Pflege

Wesentliche Aufgabe der Altenpflegerinnen ist die Gewährleistung einer zuverlässigen Medikamenteneinnahme. Alle behandelnden Ärzte werden über die Erkrankung informiert. Wegen der zahlreichen Wechselwirkungen sollten keinerlei Medikamente eigenmächtig genommen werden. Antiepileptika dürfen keinesfalls plötzlich abgesetzt werden.

Lebensführung des Epileptikers

- Der Epileptiker soll seine individuellen Anfallsauslöser meiden. Fernsehen ist in aller Regel unproblematisch, der Raum sollte aber nicht verdunkelt sein
- Körperliche Aktivität ist (wie bei anderen älteren Menschen auch) erwünscht. Zwar sollte der Betroffene sich beim Sport nicht bis zur körperlichen Erschöpfung belasten, dies ist bei Älteren aber ohnehin selten der Fall. Wichtig ist v. a. das Vermeiden einer Eigen- oder Fremdgefährdung durch einen Anfall (z. B. kein Schwimmen ohne Begleitung im unbeaufsichtigten Badesee)
- Sinnvoll ist das Führen eines Anfallskalenders. Bei Aufenthalten außer Haus sollte der Betroffene einen Notfallausweis bei sich haben
- Für die Fahrerlaubnis gibt es etablierte Richtlinien (Faustregel: Mindestfahrpause drei Monate, Voraussetzung meist zwei Jahre Anfallsfreiheit).

Prognose

Die Prognose ist abhängig von der Ursache und der Anfallsform. Ungefähr zwei Drittel sind unter medikamentöser Behandlung anfallsfrei.

I/31.11.16 Parkinson-Syndrom und Morbus Parkinson

> **Parkinson-Syndrom:** Erkrankung des *extrapyramidal-motorischen Systems* mit Symptomkomplex aus Hypo-/Akinese (Bewegungsarmut), Rigor (Muskelsteife) und Ruhetremor. Betrifft knapp 1,5 % der über 60-Jährigen und 3 % der über 70-Jährigen. 5

Krankheitsentstehung

Als Hauptformen des **Parkinson-Syndroms** werden unterschieden:
- Der **Morbus Parkinson** (*primäres, idiopathisches Parkinson-Syndrom*) ist Folge eines ursächlich ungeklärten Untergangs dopaminergener Zellen im Mittelhirn (→ Kap. I/31.11.4). Dadurch fehlt Dopamin in den Basalganglien
- Das **symptomatische Parkinson-Syndrom** (*sekundäre Parkinson-Syndrom*) hat eine fassbare Ursache, z. B. Vergiftungen oder Gehirnentzündung. Sonderform ist das **medikamenteninduzierte Parkinson-Syndrom** nach Einnahme z. B. von Neuroleptika (→ Kap. I/33.7.2) oder bestimmter Antiemetika (etwa Paspertin®)
- Abgegrenzt werden außerdem **Parkinson-Syndrome im Rahmen anderer degenerativer ZNS-Erkrankungen.**

In allen Fällen kommt es zu einem Dopaminmangel.

Symptome, Befund und Diagnostik

Entsprechend der Funktion der Stammganglien und des extrapyramidalen Systems (→ Kap. I/31.11.4) kommt es bei Funktionseinschränkungen nicht zu Lähmungen, sondern zu Störungen der normalen Bewegungsabläufe.

Diagnosekriterien des Parkinson-Syndroms sind:
- Hypo- oder Akinese. Allgemeine Bewegungsarmut mit starrer Mimik (*Maskengesicht*), Fehlen der normalen Mitbewegungen (Erkrankter schwingt beim Gehen die Arme nicht mit).

Und zusätzlich eines der drei folgenden Symptome:

- Rigor (→ Kap. I/31.11.11)
- Ruhetremor (→ Kap. → I/31.11.11)
- Haltungsinstabilität, beeinträchtigte Stellreflexe, d. h. Schwierigkeiten, den Körper aufrecht zu halten.

Der Betroffene geht kleinschrittig (trippelnd) und gebückt mit leicht gebeugten Armen und Beinen (→ Abb. I/31.11.38). Schwierigkeiten bereiten insbesondere das Starten (z. B. Loslaufen) und Stoppen (z. B. Stehenbleiben) einer Bewegung, wobei der Erkrankte Mühe hat, nicht vornüber zu fallen.

Zusätzlich auftreten können:

- Zahnradphänomen
- Leise, monotone Sprache
- Beim Schreiben kleiner werdende Schrift (Mikrografie)
- Vegetative Störungen, z. B. Speichelfluss, Schwitzen, *Salbengesicht* (das Gesicht des Erkrankten sieht immer aus wie frisch eingecremt), orthostatische Hypotonie (→ Kap. I/31.6.10), Temperaturregulationsstörungen, Obstipation, verschiedene Blasenentleerungsstörungen
- Stimmungsschwankungen wie depressive Verstimmung, Überempfindlichkeit und Gereiztheit
- Verlangsamtes Denken, Konzentrationsstörungen, im weiteren Verlauf überzufällig häufig Demenzentwicklung.

Die Diagnose wird durch klinisches Bild und probeweise L-Dopa-Gabe gestellt. Eine (einmalige) Computer- oder Kernspintomografie soll weitere Grunderkrankungen ausschließen.

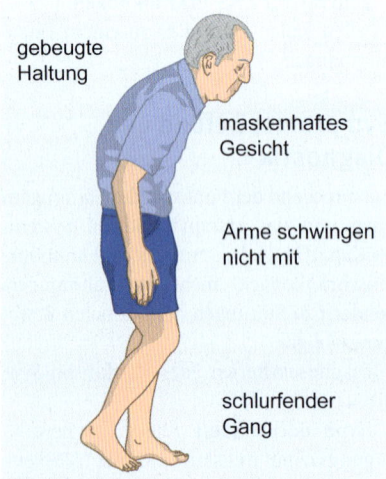

gebeugte
Haltung

maskenhaftes
Gesicht

Arme schwingen
nicht mit

schlurfender
Gang

Abb. I/31.11.38 Charakteristische Körperhaltung beim Morbus Parkinson. [L190]

Behandlung

Eine Heilung ist derzeit nicht möglich. Ausnahme ist das medikamenteninduzierte Parkinson-Syndrom, das nach Absetzen der Medikamente verschwindet. Die Behandlung fußt auf:

- Medikamentöser Therapie
- Physio- und Bewegungstherapie
- Psychosozialer Begleitung.

Anti-Parkinson-Medikamente

Ziel der medikamentösen Therapie ist es, das gestörte Gleichgewicht zwischen Dopamin und Acetylcholin zu bessern (Überblick über die eingesetzten Substanzen → Tab. I/31.11.4).

Bei Erkrankten über 70 Jahren ist L-Dopa Medikament der ersten Wahl. Es wirkt anfänglich sehr gut, verliert jedoch häufig nach 5–10 Jahren an Wirkung und beeinflusst den Krankheitsverlauf nicht. Bei unter 70-Jährigen werden deshalb Dopaminagonisten bevorzugt, die möglicherweise den Krankheitsverlauf günstig beeinflussen.

Im Verlauf der Jahre kommt es häufig zu Problemen wie abrupt wechselnder Beweglichkeit (*On-off-Phänomen*), die eine Umstellung der Medikamente erforderlich machen.

Bei fortgeschrittener Erkrankung mit Erfolglosigkeit oder untragbaren uner-

wünschten Wirkungen der Medikamente kommt evtl. eine **tiefe Hirnstimulation** in Betracht. Eine Elektrode wird neurochirurgisch in die Basalganglien implantiert, der Impulsgeber liegt ähnlich wie beim Herzschrittmacher in der Schlüsselbeinregion. Der Impulsgeber wird dann individuell programmiert.

Pflege

> Insbesondere in fortgeschrittenen Stadien kann es bei vergessener Medikamenteneinnahme oder gleichzeitigen anderen Erkrankungen zur fast völligen Bewegungsunfähigkeit kommen (**akinetische Krise**). In diesen Fällen informieren Altenpflegerinnen sofort den Arzt und bereiten die Einweisung ins Krankenhaus vor.

Physiotherapie

Die Übungen mit den Physiotherapeuten reichen zeitlich nicht aus; der Erkrankte muss auch eigenständig, mit den Altenpflegerinnen und Angehörigen üben. Die Altenpflegerin lässt sich deshalb von den Physiotherapeuten für den Pflegebedürftigen geeignete Übungen zeigen, z. B. gegen das **Freezing-Phänomen** (*plötzliche Bewegungsblockaden*) oder Schreibübungen. Bei Schluck- und Sprechstörungen sollte Logo-

Präparat (Bsp. Handelsname)	Unerwünschte Wirkungen (Beispiele)
L-Dopa + Abbauhemmer: Mindert als ZNS-gängige Vorstufe von Dopamin dessen Mangel im Gehirn, der Abbauhemmer verringert die periperen Dopa-Nebenwirkungen	
• Levodopa + Benserazid (Madopar®) • Levodopa + Carbidopa (Nacom®)	• Unerwünschte Wirkungen: Magen-Darm-Beschwerden, orthostatische Hypotonie, Dyskinesien*, Unruhe, Verwirrtheit, Halluzinationen • Einnahme 0,5–1 Std. vor oder 1,5–2 Std. nach dem Essen
(Non-Ergot-)Dopaminagonisten: Stimulieren die gleichen Rezeptoren wie Dopamin	
• Piribedil (Clarium®) • Pramipexol (Sifrol®) • Ropinirol (Requip®) • Rotigotin (Neupro®, TTS)	• Unerwünschte Wirkungen: Magen-Darm-Beschwerden, Müdigkeit, orthostatische Hypotonie, Beinödeme, Unruhe, Halluzinationen
COMT-Hemmer: Hemmen den Dopaminabbau in der Peripherie. Zugelassen nur in Kombination mit L-Dopa	
• Entacapon (Comtess®)	• Verstärkung der L-Dopa-Nebenwirkungen, Durchfall, dunkler Urin
MAO-Hemmer (MAO = Enzym Monoaminoxidase): Hemmen den Dopaminabbau, sparen L-Dopa	
• Rasagilin (Azilect®) • Selegilin (Selegilin AL®)	• V. a. verstärkte L-Dopa-Nebenwirkungen
NMDA-Antagonisten: Blockieren Glutamat(NMDA)-Rezeptoren	
• Amantadin (Amantadin Stada®) • Budipin (Parkinsan®)	• Anticholinerge Wirkungen, Ödeme, Halluzinationen. Herzrhythmusstörungen (Budipin)
** Dyskinesien = unwillkürliche, nicht unterdrückbare Fehl-Bewegungen, z. B. Grimassenschneiden, Schmatzen, Kauen	

Tab. I/31.11.4 Medikamente zur Behandlung eines Parkinson-Syndroms.

pädie erfolgen, hier gilt für die häuslichen Übungen Vergleichbares. Die Ziele müssen aber realistisch sein, damit der Pflegebedürftige nicht durch vorhersehbare ständige Misserfolge demotiviert wird. Ein Teil der Übungen ist auch in Gruppen möglich, dies fördert gleichzeitig soziale Kontakte.

Aktivierende Pflege und weitere Pflegemaßnahmen

Unterstützung alter Menschen bei der Körperpflege und beim Kleiden → Kap. I/21

- Im Sinne einer aktivierenden Pflege nehmen Altenpflegerinnen dem Pflegebedürftigen nur so viel ab wie unbedingt nötig, sie ermutigen ihn immer wieder zum selbstständigen Tun und leiten ihn entsprechend an. Der Erkrankte braucht für alles viel Zeit, daher ist oft viel Geduld vonnöten
- Zum Erhalt der Selbstständigkeit tragen auch eine sichere Umgebung (im häuslichen Umfeld, z. B. Handläufe in Fluren, Beseitigung von Stolper- und Rutschfallen), Geh-, Bad-, Alltags- und Küchenhilfen (etwa Duschhocker oder rutschfeste Teller) sowie geeignete Kleidung bei
- Beim Essen sollte in fortgeschrittenen Stadien ausprobiert werden, bei welcher Kost sich der Erkrankte am wenigsten verschluckt. Nach dem Essen ist Mundpflege wichtig. Altenpflegerinnen achten außerdem auf ausreichende Flüssigkeitszufuhr
- Viele Parkinsonkranke atmen nicht tief genug und sind deshalb pneumoniegefährdet. Daher werden Atemübungen konsequent durchgeführt
- Applikation einer Tränenersatzflüssigkeit wirkt bei zu seltenem Lidschlag Augenentzündungen entgegen
- Bei Bettlägerigkeit werden die entsprechenden Prophylaxen konsequent durchgeführt
- Die fehlende Mimik bedeutet nicht, dass der Pflegebedürftige nicht an seiner Umgebung teilnimmt. Altenpflegerinnen behandeln den Betroffenen nie wie ein Kind, häufige und angemessene Gespräche bessern auch die depressive Verstimmung
- Vielen Betroffenen hilft Kontakt zu Selbsthilfegruppen.

Internet- und Lese-Tipp
- Deutsche Parkinson Vereinigung e. V.: www.parkinson-vereinigung.de
- Kompetenznetz Parkinson: www.kompetenznetz-parkinson.de

Prognose

Morbus Parkinson führt über die Jahre oft zur steigenden Pflegebedürftigkeit der meist älteren Kranken. Bei symptomatischen Parkinson-Syndromen ist die Prognose ursachenabhängig.

I/31.11.17 Amyotrophe Lateralsklerose

> **Amyotrophe Lateralsklerose** (ALS): Ursächlich unklare, unheilbare Erkrankung mit fortschreitendem Untergang des ersten und zweiten motorischen Neurons und zunehmenden Lähmungen.

Die **amyotrophe Lateralsklerose** beginnt meist mit asymmetrischer Muskelschwäche und Muskelzuckungen (häufig der Hände) oder Sprech- und Schluckstörung. Die Lähmungen schreiten immer weiter fort.

Im Gegensatz zu anderen Erkrankungen bestehen gleichzeitig schlaffe *und* spastische Lähmungen, Muskelatrophien *und* Pyramidenbahnzeichen (→ Kap. I/31.11.11).

Die Diagnose wird durch das klinische Bild und elektrophysiologische Untersuchungen (z. B. EMG, evozierte Potenziale) gestellt.

Riluzol (z. B. Rilutek®) verzögert das Fortschreiten etwas. Letztlich ist aber die Behandlung symptomatisch, z. B. mit Ergo- und Physiotherapie, Hilfsmittelversorgung, Ernährung über eine PEG und ggf. Heimbeatmung in Spätstadien mit zunehmender Schwäche der Atemmuskulatur. Patient und Angehörige bedürfen kontinuierlicher psychischer Unterstützung.

I/31.11.18 Hydrozephalus

> **Hydrozephalus:** Erweiterung der Liquorräume.

Beim **Hydrozephalus** sind die inneren oder äußeren Liquorräume erweitert.

Der Hydrozephalus infolge Liquorresorptionsstörung (etwa nach Hirnhautentzündung) oder durch Verlegung der liquorleitenden Wege (**Verschlusshydrozephalus,** etwa durch einen Tumor) treten altersunabhängig auf. Die Beschwerden sind durch den langsam ansteigenden Hirndruck bedingt. Die Diagnostik umfasst immer bildgebende Verfahren. Therapeutisch sollte die Ursache beseitigt werden. Ist dies nicht möglich, kann der Liquor ggf. durch einen Shunt in die Bauchhöhle oder ins Blut abgeleitet werden.

Idiopathischer Normaldruckhydrozephalus

Eine Sonderform des Hydrozephalus, die vorwiegend bei älteren Menschen auftritt, ist der ursächlich ungeklärte **idiopathische Normaldruckhydrozephalus.**

Typisch ist die Kombination aus:
- Gangstörungen (kleinschrittig-schlurfend, breitbasig)
- Demenzartiges Bild. Bei genauer Beobachtung dominieren Verlangsamung und Antriebsmangel, hingegen sind die Gedächtnisstörungen eher gering
- Blasenstörungen (oft zunächst imperativer Harndrang, dann Inkontinenz).

Zeigt das Computer- oder Kernspintomogramm erweiterte Hinkammern ohne Hirnatrophie, folgt meist ein **Liquorablasstest:** Abpunktieren von ca. 40 ml Liquor oder mehrtägige Liquordrainage bessert die Beschwerden deutlich. Die Behandlung besteht in der Ableitung des Liquors über einen Shunt.

I/31.11.19 Hirntumoren

> **Hirntumoren:** Vom Gehirngewebe oder seinen Hüllen ausgehende gut- oder bösartige Tumoren (*primäre Hirntumoren*) oder Metastasen (Tochtergeschwülste) anderer bösartiger Tumoren ins Gehirn (*sekundäre Hirntumoren*).

Primäre Hirntumoren

Übersicht

Primäre Hirntumoren sind bei alten Menschen im Vergleich zu anderen Tumoren eher selten. Wie bei anderen Organen gibt es gut- und bösartige Tumoren, wobei im Gehirn allerdings auch gutartige Tumoren lebensbedrohlich sein können, wenn sie z. B. wichtige Zentren durch Druck beeinträchtigen und nicht operiert werden können.

Die Symptome eines Hirntumors sind zum einen **Hirndrucksymptome** (→ Kap. I/31.11.10), zum anderen **Herdsymptome** je nach Tumorlokalisation (z. B. Lähmung eines Armes). Häufigste Zeichen sind Kopfschmerzen, psychische Veränderungen (z. B. Reizbarkeit, Teilnahmslosigkeit) und epileptische Anfälle.

Wichtigste technische Untersuchung ist die Kernspintomografie.

Bei älteren Menschen treten am häufigsten folgende Tumoren auf:

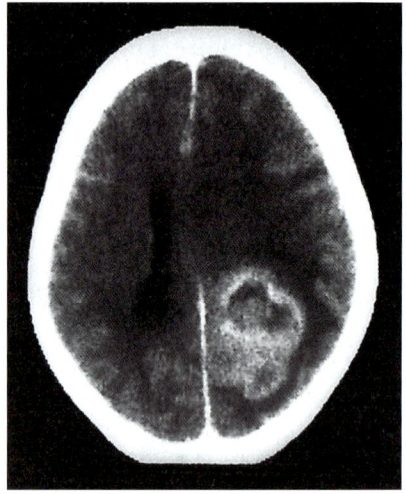

Abb. I/31.11.39 Glioblastom des Gehirns. Dieser bösartige Tumor wächst infiltrierend und schnell. Typisch ist das ringförmige Aussehen nach Kontrastmittelgabe. [R276]

Glioblastom

Das **Glioblastom** (*Glioblastoma multiforme, Astrozytom Grad IV*) geht von den Gliazellen der Großhirnhemisphären aus. Es wächst sehr schnell, die Prognose ist schlecht (→ Abb. I/31.11.39). Der Altersgipfel liegt im 40.–60. Lebensjahr.

Meningeome

Meningeome sind gutartige, langsam wachsende Tumoren der Hirnhäute von Gehirn oder Rückenmark. Behandlung der Wahl ist die operative Entfernung. Ist diese z. B. wegen ungünstiger Lokalisation oder schlechten Gesundheitszustands zu riskant, kann inzwischen zielgenau bestrahlt werden. Nach vollständiger Entfernung ist die Prognose gut.

Hirnmetastasen

Hirnmetastasen sind Tochtergeschwülste bösartiger Organtumoren. Sie sind in höherem Alter weit häufiger als primäre Hirntumoren. Behandlung der Wahl sind meist die symptomatische Bekämpfung von Hirndruck und ggf. zerebralen Anfällen sowie eine Strahlentherapie. Die Prognose ist insgesamt schlecht.

I/31.11.20 Erkrankungen des peripheren Nervensystems

Erkrankungen des peripheren Nervensystems werden entsprechend dessen Gliederung vielfach unterteilt in:
- **Erkrankungen mit Beteiligung vieler peripherer Nerven** (Polyneuropathie/ Polyneuritis)

- **Plexussyndrome** durch Beschädigung der Nervengeflechte, z.B. des Armgeflechts bei einer subkapitalen Humerusfraktur (→ Kap. I/31.1.20)
- **Schädigung einzelner Nerven**
  - Schädigung einzelner Hirnnerven, z.B. Trigeminusneuralgie, idiopathische periphere Fazialisparese
  - Schädigung einzelner Rückenmarknerven, z.B. des Speichennervs
- **Nervenwurzelsyndrome** *(radikuläre Syndrome)* durch Beeinträchtigung einer oder mehrerer Nervenwurzeln, z.B. Nervenwurzelkompression durch Bandscheibenvorfall oder Spinalkanalstenose (→ Kap. I/31.1.13).

Polyneuropathie

> **Polyneuropathie** (*PNP*): Nicht verletzungsbedingte Erkrankung mehrerer peripherer Nerven. Bei deutlich entzündlicher Komponente auch **Polyneuritis** genannt.

Krankheitsentstehung und Einteilung

Die wichtigsten Ursachen einer **Polyneuropathie** in Deutschland sind langjähriger Diabetes mellitus und Alkoholmissbrauch.

Weitere Ursachen sind z. B. Medikamente oder Gifte, Infektionen, bösartige Erkrankungen, ausgeprägte Nierenfunktionsstörungen oder Vitamin B_{12}-Mangel. Teilweise lässt sich keine Ursache finden.

Symptome, Befund und Diagnostik

Hauptsymptome der Polyneuropathie sind:
- Sensibilitätsstörungen, sowohl vermindertes Berührungs-, Vibrations-, Schmerz- und Temperaturempfinden als auch zu starkes Berührungs- und Schmerzempfindungen, Dys- und Parästhesien und spontane brennende Schmerzen. Die Beschwerden sind typi-

scherweise symmetrisch und distal betont und v. a. im Bereich der unteren Extremität sockenförmig verteilt. Die Kranken sagen oft, es kribble überall an den Beinen, die Füße seien „taub" oder sie gingen „wie auf Watte"
- Motorische Störungen. Auch hier sind sowohl Reizerscheinungen (Muskelzuckungen, -krämpfe) als auch Ausfälle (Lähmungen) möglich
- Vegetative Störungen. Bei Beteiligung des vegetativen Nervensystems sind u. a. trophische Hautveränderungen bis zum Ulkus, verzögerte Wundheilung, verminderte Schweißsekretion an den Extremitäten, Magen-, Blasen- und Darmentleerungsstörungen zu beobachten.

Technische Diagnoseverfahren zur Stützung der Verdachtsdiagnose sind **Messung der Nervenleitgeschwindigkeit** und **Elektromyografie** (*elektrophysiologische Untersuchung eines Muskels*). Weitere Untersuchungen, z. B. Blutuntersuchungen, dienen der Ursachenfindung.

Behandlung

An erster Stelle steht die Ursachenbeseitigung bzw. die Behandlung der Ersterkrankung.

Bei diabetischer Polyneuropathie kann α-Liponsäure (z. B. Thioctacid®) versucht werden. Einige Antiepileptika helfen gegen Parästhesien und Schmerzen. Vitamingaben sind (nur) bei Mangel angezeigt.

Pflege

- Physiotherapie mit ständigem Üben der für die Verrichtung täglicher Bedürfnisse notwendigen Bewegungen
- Gegebenenfalls Einsatz von Hilfsmitteln (z. B. spezielle Schuhe, Gehhilfen)
- Verletzungsprophylaxe wegen der verzögerten Wundheilung (professionelle Fußpflege)

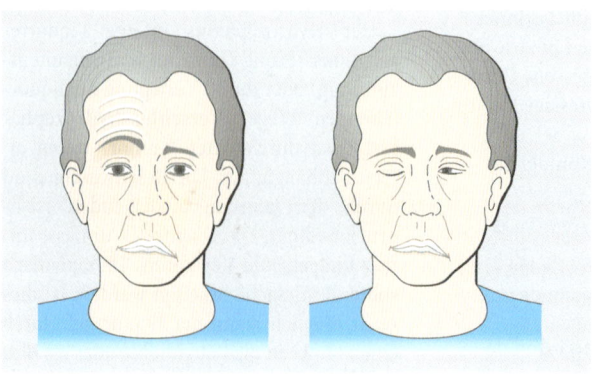

Abb. I/31.11.40 Linksseitige periphere Fazialislähmung. Links wurde der Erkrankte aufgefordert, die Stirn zu runzeln, rechts sollte er die Augen fest verschließen. [L106]

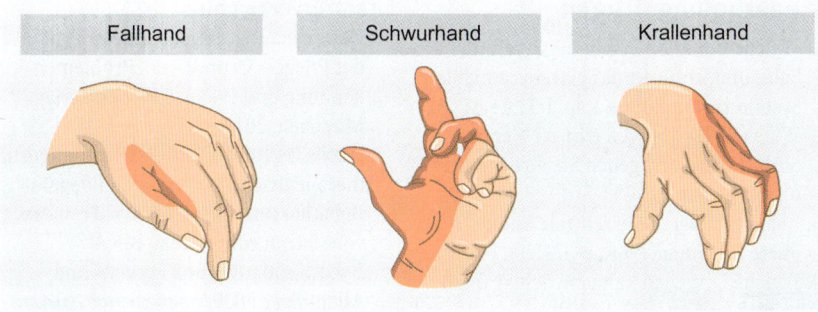

Abb. I/31.11.41 Lähmungen der Hand bei Schädigungen der einzelnen Nerven (dunkel der sensibilitätsgestörte Hautbezirk). Links Speichen-, mitte Mittel-, rechts Ellennerv. [L157, L138]

- Sorgfältige Dekubitusprophylaxe, da der Betroffene aufgrund der Sensibilitätsstörungen stärker gefährdet ist.

Prognose

Unter optimaler Therapie kommt es manchmal zu einer allmählichen Symptomrückbildung über Monate, meist jedoch nicht zur völligen Wiederherstellung.

Erkrankungen einzelner Nerven

Idiopathische periphere Fazialisparese

> **❯❯ Idiopathische periphere Fazialisparese:** Ursächlich unklare, schlaffe Lähmung der vom N. facialis (Hirnnerv VII → Kap. I/31.11.7) versorgten Muskeln einer Gesichtshälfte.

Die **idiopathische periphere Fazialisparese** ist die häufigste Hirnnervenläsion.

Innerhalb von Stunden stellen sich eine unvollständige oder vollständige Gesichtslähmung (→ Abb. I/31.11.40), Sensibilitätsstörungen, Geschmacksstörungen und Störungen der Tränen- und Speichelsekretion ein.

Typischerweise bemerkt der Erkrankte morgens beim Blick in den Spiegel, dass sein Gesicht „völlig verzogen" ist. Im Gegensatz zur zentralen Fazialislähmung, z.B. infolge eines Schlaganfalls (→ Kap. I/31.11.12), ist dem Erkrankten das Stirnrunzeln nicht möglich.

Um zu klären, ob andere Ohr- und Ohrspeicheldrüsenerkrankungen bzw. ein Zoster oticus (Zoster im Versorgungsgebiet des VII. und VIII. Hirnnerven) vorliegen, sollte der Erkrankte einen HNO-Arzt konsultieren. Blutuntersuchungen sollen eine Borrelien-Infektion ausschließen.

Die Behandlung besteht in möglichst frühzeitiger Glukokortikoidgabe.

Pflegerisch ist zu beachten, dass die Hornhaut des Auges durch Augentropfen und nächtlichen Uhrglasverband vor dem Austrocknen geschützt werden muss, da der Lidschluss unvollständig ist. Mimische Übungen (unter physiotherapeutischer Anleitung vor dem Spiegel) sollen die Rückbildung unterstützen.

Die Prognose ist überwiegend gut.

Weitere Schädigungen einzelner peripherer Nerven

Schädigungen einzelner peripherer Nerven sind meist auf anhaltenden Druck, Dehnung, Quetschung oder auch direkte Verletzung zurückzuführen.

Die Symptome bestehen je nach Nerv in Lähmungen, Muskelatrophie, Sensibilitätsausfällen, Störungen der Schweißsekretion, evtl. auch Parästhesien (Missempfindungen) und Schmerzen im Versorgungsgebiet des betroffenen Nervs.

Beispiele für Symptome bei Schädigungen unterschiedlicher Nerven des Armes (→ Abb. I/31.11.41):
- Bei Schädigung des **Speichennervs (N. radialis),** z.B. nach einer Fraktur des Oberarmschaftes, kann der Erkrankte die

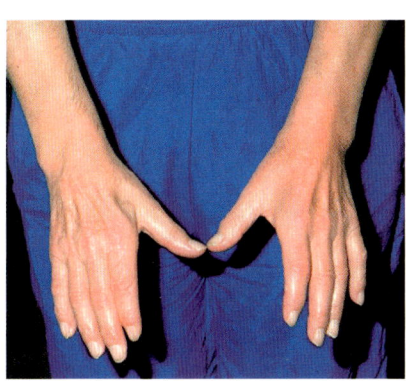

Abb. I/31.11.42 Atrophie der kleinen Handmuskeln bei Schädigung des Ellennervs (N. ulnaris). [K183]

Hand nicht mehr gegen die Schwerkraft strecken – **Fallhand**
- Bei Schädigung des **Mittelnervs (N. medianus),** z.B. nach Verletzungen am Oberarm oder Ellenbeuge, kann der Betroffene die Hand nicht mehr zur Faust ballen, sondern nur noch die ulnaren Finger beugen (Versorgung durch den N. ulnaris) – **Schwurhand**
- Recht häufig ist auch das **Karpaltunnelsyndrom.** Der Mittelnerv wird hier im „Tunnel" zwischen Handwurzelknochen und Halteband der Beugesehnen zusammengedrückt, meist aus unklarer Ursache. Leitsymptome sind Kribbeln und später Schmerzen von Fingern und Hand sowie Atrophie der Daumenballenmuskulatur (→ Abb. I/31.11.42).
- Bei Schädigung des **Ellennervs (N. ulnaris),** z.B. nach Ellenbogenverletzungen, bleiben bei einer Beugung Ring- und Kleinfinger weitgehend gestreckt, Zeigefinger, Daumen und (oft) der Mittelfinger können aufgrund der Innervation durch den N. medianus gebeugt werden – **Krallenhand.**

An der unteren Extremität können auftreten:
- Eine Schädigung des **Oberschenkelnervs (N. femoralis),** bei der neben Sensibilitätsstörungen typischerweise eine Schwäche der Kniestrecker vorliegt (Treppensteigen erschwert oder gar unmöglich)
- Eine Schädigung des **Ischiasnervs (N. ischiadicus),** bei der Unterschenkel und Fuß im Extremfall völlig gelähmt sind
- Eine Schädigung des **Wadenbeinnervs (N. peroneus),** meist durch Druck am

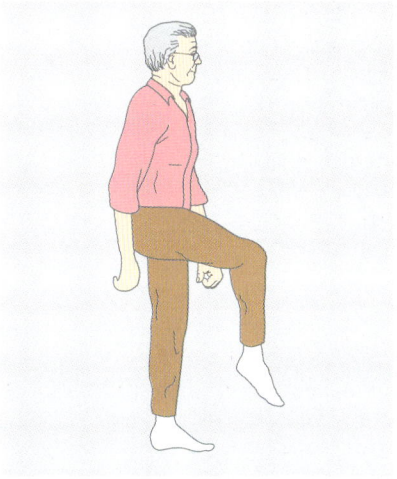

Abb. I/31.11.43 Steppergang bei Fußheberlähmung infolge Schädigung des Wadenbeinnervs (N. peroneus). [L106]

31

Wadenbeinköpfchen), die zu einem charakteristischen Gangbild führt, dem **Steppergang** (→ Abb. I/31.11.43). Durch den Ausfall der Fuß- und Zehenheber hängt der Fuß herab und der Betroffene beugt beim Gehen verstärkt das Knie, damit der Fuß nicht auf dem Boden schleift

- Eine Schädigung des **Schienbeinnervs (N. tibialis)**, sodass der Betroffene bei Schädigung in der Kniekehle nicht mehr auf den Zehenlaufen kann und es zu einer Krallenstellung der Zehen kommt.

Wiederholungsfragen

1. Welche Funktion erfüllt die Pyramidenbahn und wofür ist das extrapyramidale System zuständig? (→ Kap. I/31.11.4)
2. Wie viele Hirnnerven gibt es? Nennen Sie bitte fünf und geben Sie ihre Funktion an. (→ Kap. I/31.11.7)
3. Charakterisieren Sie zentrale und periphere Lähmung. (→ Kap. I/31.11.11)
4. Welche Ursachen kann ein Schlaganfall haben? (→ Kap. I/31.11.12)
5. Welche Symptome sind bei der häufigsten Form des Schlaganfalls, dem Cerebri-media-Infarkt, zu erwarten? (→ Kap. I/31.11.12)
6. Wie entsteht eine Subduralblutung, was sind die Leitsymptome? (→ Kap. I/31.11.13)
7. Benennen und erklären Sie bitte die drei Hauptsymptome des Morbus Parkinson. (→ Kap. I/31.11.16)
8. Wie wird der Morbus Parkinson behandelt? (→ Kap. I/31.11.16)

Literaturverzeichnis

1. Dammshäuser, B.: Bobath-Konzept in der Pflege – Grundlagen, Problemerkennung und Praxis. Elsevier Verlag, München, 2012.
2. Jacobs G., Kohl R.: BIKA®-Leitlinien zur therapeutisch aktivierenden Pflege, Bobath-Konzept; Aktivität – Transfers vom Sitzen zum Sitzen; BIKA® – Bobathinitiative für Kranken- und Altenpflege 2009, überarbeitet 2014.
3. Zahlen nach Angaben der Stiftung Deutsche Schlaganfall-Hilfe, www.schlaganfall-hilfe.de (letzter Zugriff: 27.01 2016).
4. Deutsche Gesellschaft für Neurologie (DGN): Leitlinien für Diagnostik und Therapie in der Neurologie. Thieme Verlag, Stuttgart, 2012.
5. Klingelhöfer, J., Berthele, A. (Hrsg.): Klinikleitfaden Neurologie. Elsevier Verlag, München, 2015.

I. Grammer, P. König, N. Menche

I/32 Pflege alter Menschen mit Infektionskrankheiten

In der zweiten Hälfte des 20. Jahrhunderts schien der Sieg über die Infektionskrankheiten in greifbare Nähe gerückt. Moderne Impfstoffe und Antibiotika sollten die früher so gefürchteten Erreger von Influenza, Tuberkulose, Lungenentzündung und Durchfallerkrankungen beherrschen. Die Entwicklungen der vergangenen 30 Jahre ergaben jedoch ein anderes Bild. Neue Infektionskrankheiten breiteten sich aus (z. B. AIDS ➜ Kap. I/32.4.2) und es entwickelten sich multiresistente Keime.

Ein Nachlassen der Immunabwehr sowie eine Häufung begünstigender Faktoren machen alte Menschen anfällig für Infektionskrankheiten. An der Spitze stehen Harnwegs-, Atemwegs- (einschließlich Lungenentzündung und Influenza) sowie Haut- und Weichteilinfektionen (einschließlich Infektionen bei Dekubitus).

Infektionskrankheiten sind gerade für alte Menschen gefährlich und verursachen oft sehr uncharakteristische Symptome. Da das Immunsystem mit zunehmendem Alter und insbesondere beim gleichzeitigen Vorliegen mehrerer Erkrankungen (Multimorbidität ➜ Kap. I/27.1.1) weniger leistungsfähig arbeitet, fehlen oft die wichtigen Alarmzeichen als Reaktion auf eine bedrohliche Infektion. Aufgrund des im Alter veränderten klinischen Bildes erfolgen Diagnostik und Therapie oft (zu) spät, viele Erkrankungen verlaufen schwerer und bereits bestehende Begleiterkrankungen begünstigen Komplikationen zusätzlich.

Pflegerische Handlungsfelder

Altenpflegerinnen identifizieren die für die Pflege relevanten Handlungsfelder bei Infektionskrankheiten. Sie können verschiedene Pflegediagnosen häufig feststellen (➜ Abb. I/32.1).

I/32.1 Beispiel eines Pflegeprozesses bei „Hyperthermie"

❯ Hyperthermie *(Fieber)* Körperkerntemperatur über dem tageszyklischen Normbereich aufgrund des Versagens der Thermoregulation.

Mögliche Folgen von **Hyperthermie;** Beispiele für medizinische Diagnosen und andere Folgen:
- Exsikkose
- Fieberkrämpfe
- Veränderter Bewusstseinszustand/Somnolenz (➜ Kap. I/31.11.11)
- Verwirrtheit (➜ Kap. I/33.2.1)
- Stoffwechselentgleisungen
- Thrombose (➜ Kap. I/31. 6. 18)
- Hautirritationen
- Tachykardie oder Herzrhythmusstörungen.

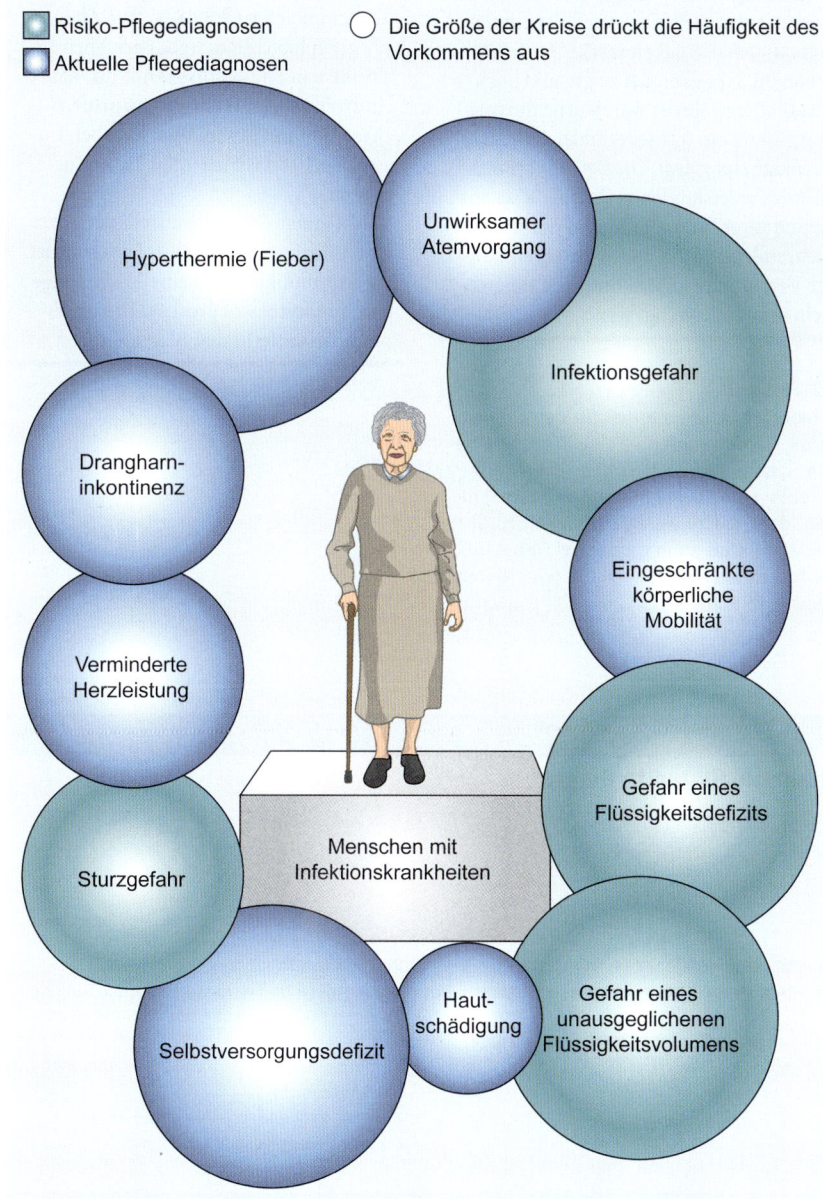

Legende:
- Risiko-Pflegediagnosen
- Aktuelle Pflegediagnosen
- ○ Die Größe der Kreise drückt die Häufigkeit des Vorkommens aus

Kreisbeschriftungen:
- Hyperthermie (Fieber)
- Unwirksamer Atemvorgang
- Infektionsgefahr
- Drangharninkontinenz
- Eingeschränkte körperliche Mobilität
- Verminderte Herzleistung
- Gefahr eines Flüssigkeitsdefizits
- Sturzgefahr
- Menschen mit Infektionskrankheiten
- Selbstversorgungsdefizit
- Hautschädigung
- Gefahr eines unausgeglichenen Flüssigkeitsvolumens

Abb. I/32.1 Häufige Pflegediagnosen im Zusammenhang mit der Pflege alter Menschen mit Infektionskrankheiten. [L138]

Pflegediagnostik

Bestimmende Merkmale

- Krampfanfälle
- Fühlbare Überwärmung
- Erhöhte Atemfrequenz
- Tachykardie
- Durstgefühl
- Schüttelfrost
- Gerötete Haut
- Lethargie.

Beeinflussende Faktoren

- Krankheiten, z. B. Infektionen
- Hohe Umgebungstemperatur
- Unangemessene Kleidung
- Dehydratation
- Erhöhter Stoffwechsel
- Medikamente
- Reduzierte Schweißabsonderung
- Übermäßige Aktivität.

> In der Regel ist Fieber die Folge einer Infektion mit Viren oder Bakterien. Der Körper setzt nach Kontakt mit den Erregern bestimmte Stoffe frei, die zu einer Erhöhung der Körpertemperatur führen. Durch den Anstieg der Temperatur werden Stoffwechselvorgänge beschleunigt, was die Abwehrreaktion des Körpers unterstützt. Fieber hilft also dem Organismus, Erreger zu bekämpfen.

Ⓢ Fallbeispiel Stationär, Teil I

Judith Belser ist 72 Jahre alt und wohnt seit drei Jahren im „Seniorenzentrum Maxeberg". Sie ist an Multipler Sklerose erkrankt und schon lange pflegebedürftig. Die letzten Krankheitsschübe haben ihre Selbstständigkeit stark eingeschränkt und sie ist sehr immobil geworden. Nur noch wenige Stunden am Tag kann sie außerhalb des Bettes im Rollstuhl verbringen. Diese Zeit ist ihr sehr wichtig, weil sie die Kontakte zu anderen Bewohnern der Einrichtung aufrechterhalten möchte. Bedingt durch die neurologische Erkrankung hat sich eine Inkontinenz entwickelt. Da Frau Belser in den vergangenen Wochen starke Hautirritationen im Sakralbereich zeigte und auch dekubitusgefährdet war, wurde ihr vorübergehend ein transurethraler Blasenverweilkatheter gelegt. Die Bewohnerin ist damit einverstanden gewesen, da sie aufgrund ihrer Immobilität und der wiederkehrenden Spastik durch die regelmäßige Versorgung mit Inkontinenzhilfsmitteln sehr angestrengt war.

> **Vorsicht!**
Fieber ist Schwerstarbeit für den Organismus. Darum empfehlen sich in dieser Phase Schonung und Bettruhe. Ein häufiges Problem bei älteren Menschen besteht darin, dass sie zu wenig Flüssigkeit zu sich nehmen. Dies kann gerade bei Fieber fatale Folgen bis hin zu Kreislauf- oder Nierenversagen haben.

Ⓢ Fallbeispiel Stationär, Teil II

Altenpflegerin Petra Schwarz, die am Nachmittag Dienst in dem Wohnbereich hat, erfährt durch ihre Kollegin Hermine Brauer, dass es Judith Belser gar nicht gut geht und sie zu Mittag nichts essen mochte. Frau Schwarz besucht die Bewohnerin gleich nach der Dienstübergabe und macht sich ein Bild von ihrem Zustand. Sie findet Frau Belser schläfrig, die Lippen sind spröde und trocken, das Gesicht ist gerötet und die Stirn fühlt sich heiß an. Frau Schwarz motiviert die Bewohnerin zu einem Lagewechsel und misst dann ihre Körpertemperatur. Das Thermometer zeigt 38,8 °C. Die Altenpflegerin bietet Frau Belser reichlich zu Trinken an und bespricht mit ihr, dass es sinnvoll sei, den Hausarzt anzurufen. Dieser kommt gegen Abend vorbei. Inzwischen ist das Fieber auf 39,5 °C gestiegen.

Mit einem Schnelltest stellt der Arzt einen Harnwegsinfekt fest. Er verordnet ein Antibiotikum und eine Trinkmenge von mindestens 2 l pro Tag. Die Altenpflegerin entfernt den Blasenkatheter.

Pflegetherapie

Ⓢ Fallbeispiel Stationär, Teil III

Beispiel einer Pflegeplanung bei Hyperthermie für Judith Belser

Pflegediagnostik	Pflegetherapie	
aktuelle Pflegediagnosen (aP), Risiko-Pflegediagnosen (RP), Einflussfaktoren/Ursachen (E), Symptome (S), Ressourcen (R)	Pflegeziele/erwartete Ergebnisse	Pflegemaßnahmen
• **aP:** Hyperthermie • **E:** Harnwegsinfektion • **S:** Anstieg der Körpertemperatur auf 39,5 °C • **S:** Veränderung des Bewusstseinszustands (Schläfrigkeit) • **R:** Pflegebedürftige hilft bei den Pflegemaßnahmen mit und ist sehr kooperativ • **R:** Hat Kontaktbedürfnis zu anderen Bewohnern	• Körpertemperatur ist im Normbereich • Trinkt mindestens 2 l Flüssigkeit täglich • Erleidet keinen Hitzestau • Akzeptiert die vorübergehende Bettruhe	• Reichen von Flüssigkeit • Körperpflege und erfrischende Waschungen • Zweimal täglich Messen der Körpertemperatur • Verabreichen des Antibiotikums nach ärztlicher Anordnung • Zum ausreichenden Trinken motivieren • Erstellen einer Flüssigkeitsbilanz

Mögliche Ziele/erwartete Ergebnisse festlegen

Der Pflegebedürftige:
- Zeigt eine Körpertemperatur im Normbereich
- Nimmt ausreichend Flüssigkeit zu sich
- Hat eine intakte Haut
- Erleidet keinen Hitzestau (leichte, dünne Bettdecken verwenden)
- Ist nicht allein, wenn er ängstlich ist
- Kennt die verursachenden Faktoren.

Maßnahmen planen und durchführen

Die im Folgenden genannten Pflegemaßnahmen stellen eine Auswahl dar:
- Kontrolle der Körpertemperatur
- Kontrolle weiterer Vitalwerte
- Erfassen des Trinkverhaltens, z. B. mit einer Flüssigkeitsbilanz
- Ermöglichung von Bettruhe
- Unterstützung bei den Selbstfürsorgedefiziten
- Schonende Waschung zur Erfrischung
- Bei starkem Schwitzen Wäschewechsel
- Überprüfung von Bewusstsein und Orientierung
- Umsetzung der ärztlichen Anordnungen.

> ❯ Man spricht von Fieber, wenn die Körpertemperatur über 38 °C steigt. Fieber kann man im Enddarm (rektal), unter der Zunge oder in der Achselhöhle messen (→ Kap. I/20.2.1). Die rektal gemessene Temperatur fällt um ca. 0,4 °C höher aus als die Temperatur, die an den anderen genannten Stellen gemessen wird. Temperaturen über 41 °C können gefährlich werden, weil unter ihrem Einfluss das körpereigene Eiweiß denaturiert. Meist ist das Fieber am späten Nachmittag am höchsten (→ Kap. I/20.6).

Pflegeevaluation

Mögliche Evaluationskriterien

Die im Folgenden aufgeführten Pflegeergebnisse stellen eine Auswahl dar. Der Pflegebedürftige:
- Zeigt eine Körpertemperatur im Normalbereich
- Nimmt eine ausreichende Trinkmenge pro Tag zu sich
- Hat am Sakralbereich eine intakte Haut
- Nimmt das Antibiotikum regelmäßig zu sich
- Möchte noch nicht mobilisiert werden. Fühlt sich sehr schwach.

Ⓢ Fallbeispiel Stationär, Teil IV

Judith Belser fühlt sich inzwischen besser. Das Antibiotikum hat günstig auf den Harnwegsinfekt gewirkt. Das Fieber ist innerhalb von zwei Tagen abgeklungen und Frau Belser hilft mit, eine ausreichende Trinkmenge pro Tag zu erreichen. Sie fühlte sich noch sehr schwach und blieb während der vergangenen Tage ausschließlich im Bett. Nun soll sie mobilisiert werden und einige Stunden im Rollstuhl sitzen. Beim nächsten Besuch des Hausarztes möchte die Altenpflegerin Petra Schwarz das weitere Vorgehen bezüglich der Inkontinenzversorgung besprechen.

I/32.2 Grundlagen der Immunologie

> ❯ **Immunologie:** Lehre von Aufbau, Strukturen und Funktion des Immunsystems.
> **Immunsystem:** Hoch entwickeltes Abwehrsystem, das den Menschen vor schädlichen Mikroorganismen der Außenwelt, aber auch vor abnormen Zellen des eigenen Körpers schützt.

Jeder Mensch kommt täglich mit Millionen Viren, Bakterien, Pilzen und Parasiten in Kontakt. Sie leben in der Luft, in Nahrungsmitteln, auf und im Menschen. Ein Großteil dieser Lebewesen schadet dem Menschen nicht, viele unterstützen ihn sogar. Diejenigen, die schaden können, werden in der Regel durch das **Immunsystem** vernichtet. Das Immunsystem richtet sich darüber hinaus gegen abnorme Zellen des eigenen Körpers, z. B. Tumorzellen.

I/32.2.1 Äußere Schutzbarrieren des Körpers

Schon beim Versuch, in den Körper einzudringen, stoßen mögliche Krankheitserreger auf eine Reihe von **äußeren Schutzbarrieren** (→ Abb. I/32.2):
- Das saure Milieu auf der Haut und die **Normalflora,** also die normalen Haut- und Schleimhautbakterien, hemmen die Ansiedlung vieler pathogener (krankmachender) Bakterien und Pilze
- Enzyme in Mundspeichel, Bronchialschleim und Tränen (v. a. das Lysozym) töten ständig Keime ab

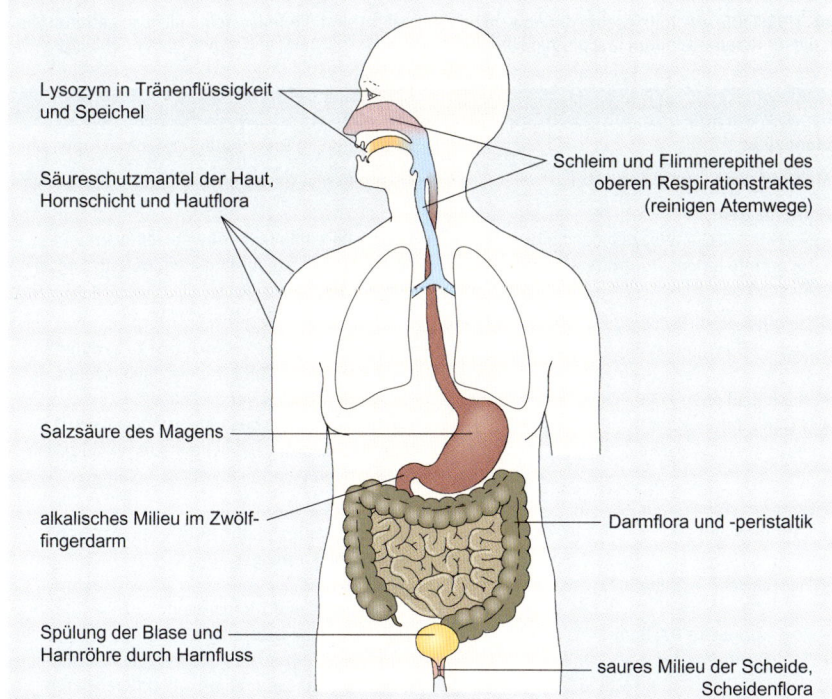

Lysozym in Tränenflüssigkeit und Speichel

Säureschutzmantel der Haut, Hornschicht und Hautflora

Schleim und Flimmerepithel des oberen Respirationstraktes (reinigen Atemwege)

Salzsäure des Magens

alkalisches Milieu im Zwölffingerdarm

Darmflora und -peristaltik

Spülung der Blase und Harnröhre durch Harnfluss

saures Milieu der Scheide, Scheidenflora

Abb. I/32.2 Äußere Schutzbarrieren des menschlichen Organismus. Sie sind das erste Hindernis für eindringende Krankheitserreger: Haut und Schleimhäute bilden eine mechanische Barriere, die durch bakterienhemmende körpereigene Substanzen verstärkt wird. Die Normalflora verhindert das Überwuchern von Haut und Schleimhäuten mit gefährlichen Mikroorganismen. [L190]

- Das Flimmerepithel der Atemwege reinigt die Atemluft
- Die Magensäure macht viele Erreger aus der Nahrung unschädlich
- Der Harnstrom entfernt (Darm-)Keime aus dem Harntrakt.

❯ Bestimmte Regionen des Körpers (z. B. Haut, Mundhöhle, Dickdarm, Scheide) sind physiologischerweise von Bakterien besiedelt. Diese „normalen" Bakterien werden als **Normalflora** (*Standortflora, physiologische Flora*) bezeichnet. Sie verhindert das zu starke Wachstum und Eindringen mancher gefährlicher Krankheitserreger und hat nach aktuellem Wissen auch Bedeutung für ein regelrechtes Funktionieren des Immunsystems. Die Keime der Normalflora rufen nur unter bestimmten ungünstigen Bedingungen Erkrankungen hervor (z. B. wenn Darmkeime in die Scheide oder die Harnwege gelangen).

I/32.2.2 Organe, Gewebe und Zellen des Immunsystems

Übersicht

Gelingt es Krankheitserregern, die äußeren Barrieren zu durchbrechen und in den Körper einzudringen, werden sie sofort vom Immunsystem erkannt und bekämpft.

Die Zellen, Gewebe und Organe des Immunsystems sind im ganzen Organismus verteilt und bestehen im Wesentlichen aus:
- Knochenmark
- Thymus
- Lymphatischem Rachenring mit Rachen-, Gaumen- und Zungenmandeln
- Lymphatischem Gewebe des Darms
- Lymphknoten
- Milz
- Abwehrzellen im Blut und fast allen Organen und Geweben.

Das Immunsystem gehört – zusammen mit dem Zentralnervensystem – zu den kompliziertesten und am stärksten vernetzten Organsystemen des Menschen.

Vier Teilsysteme der Abwehr

Wegen seiner Komplexität wird das Immunsystem meist in **vier Teilsysteme der Abwehr** gegliedert, um es besser verständlich zu machen (→ Tab. I/32.1).

Die **unspezifische Abwehr** steht von Geburt an gegen alle Erreger zur Verfügung. Sie ist außerdem sehr schnell, reicht aber nicht immer aus.

Die gezielte **spezifische Abwehr** entwickelt sich erst nach der Geburt. Sie benötigt für jeden neuen Erreger bei der Erstinfekti-

on eine Zeitspanne von etwa 1–3 Wochen. Dafür ist sie dann sehr effektiv und kann Monate, Jahre oder sogar lebenslang vor diesem einen Erreger schützen.

Sowohl an der unspezifischen als auch an der spezifischen Abwehr sind **zelluläre** Mechanismen, also Abwehrzellen, und **humorale** Faktoren, d. h. nichtzelluläre Abwehrstoffe in den Körperflüssigkeiten, beteiligt.

Zelluläre Abwehr

Entwicklung aus Stammzellen

❯ **Stammzellen:** Undifferenzierte (noch nicht spezialisierte), unbegrenzt teilungsfähige Zellen.

Am Immunsystem des Menschen sind viele verschiedene Zellen beteiligt. Sie entwickeln sich aus pluripotenten („viel könnenden") **Stammzellen** des Knochenmarks. Aus diesen Stammzellen entstehen zwei Reihen von Abwehrzellen (→ Tab. I/32.2):

- Die **myeloischen Zellen,** aus denen drei Arten von Granulozyten (→ Kap. I/31.4.5) und die Monozyten/Makrophagen hervorgehen
- Die **lymphatischen Zellen,** von denen die B-Lymphozyten (B-Zellen), T-Lymphozyten (T-Zellen) und die natürlichen Killerzellen abstammen.

Bis auf die Makrophagen sind alle Abwehrzellen (auch) im Blut zu finden und bilden dort die **weißen Blutkörperchen** (*Leukozyten* → Kap. I/31.4.5).

Lymphozyten und lymphatische Organe

Im Gegensatz zu den Zellen der myeloischen Reihe sind die **Lymphozyten** noch nicht „fertig", wenn sie das Knochenmark verlassen.
- Sie müssen z. B. noch einen **Antigenrezeptor** zur Antigenerkennung erhalten. Bindet ein passendes Molekül an diesen Rezeptor, so hat der Lymphozyt

Abwehrsystem	Zellulär	Humoral (nichtzellulär)
Spezifisches	• T-Lymphozyten (T-Helferzellen, zytotoxische T-Zellen, regulatorische T-Zellen, T-Gedächtniszellen)	• Im Blut gelöste Antikörper (produziert von Plasmazellen = aktivierten B-Lymphozyten)
Unspezifisches	• Monozyten/Makrophagen • Neutrophile Granulozyten • Natürliche Killerzellen	• Komplement • Zytokine • Lysozym

Tab. I/32.1 Die vier Teilsysteme der Abwehr. In der Realität sind die Teilsysteme nicht so getrennt wie in dieser Tabelle, sondern fast unüberschaubar miteinander vernetzt und voneinander abhängig.

Name	Funktion
Monozyten	• Fresszellen im Blut, Vorläufer der Makrophagen
Makrophagen *(große Fresszellen)*	• Fresszellen in Geweben und Lymphflüssigkeit
Granulozyten: • Neutrophile Granulozyten (kleine Fresszellen) • Basophile und eosinophile Granulozyten, Mastzellen	 • Fresszellen, häufigste Abwehrzellen im Blut • Abwehrzellen gegen Parasiten, Beteiligung an allergischen Reaktionen
B-Lymphozyten *(B-Zellen):* • (Naive) B-Lymphozyten • Plasmazellen • B-Gedächtniszellen	 • Bei Antigenkontakt Entwicklung zu aktivierten B-Lymphozyten, Vorläufer der Plasmazellen • Antikörperproduzierende Zellen • Langlebige, auf ein bestimmtes Antigen geprägte B-Zellen, die sich bei erneutem Antigenkontakt sofort vermehren und zu Plasmazellen differenzieren
T-Lymphozyten *(T-Zellen):* • T-Helferzellen • Zytotoxische T-Zellen • Regulatorische T-Zellen • T-Gedächtniszellen	 • Erkennen Antigene und aktivieren B-Lymphozyten und Makrophagen • Erkennen und Zerstören von Viren befallene Körperzellen und Tumorzellen • Begrenzung der Abwehrreaktion • Langlebige T-Lymphozyten, die sich bei erneutem Antigenkontakt vermehren und differenzieren
Natürliche Killerzellen *(NK-Zellen)*	• Greifen unspezifisch virusinfizierte Zellen und Tumorzellen an

Tab. I/32.2 Die wichtigsten Abwehrzellen (vereinfacht). Antigen = jede Struktur, die vom Abwehrsystem über dessen Rezeptoren erkannt wird.

„sein" Antigen („seinen" Schädling) erkannt und es kommt zur Abwehrreaktion. So ist gewährleistet, dass die Lymphozyten wirklich gezielt (spezifisch) nur auf ein Molekül (ein Antigen) ansprechen

- Außerdem werden solche Lymphozyten aussortiert, die sich gegen normale körpereigene Zellen richten würden.

Erst dann sind die Lymphozyten in der Lage, ihre Aufgaben im Rahmen der Immunabwehr zu erfüllen. Diese Reifung und Entwicklung der Vorläuferzellen zu immunkompetenten Lymphozyten heißt **Prägung.** Sie findet in Knochenmark bzw. Thymus statt:

- Lymphozyten, die ihre Prägung im **Knochenmark** (engl. *bone marrow*) erfahren, werden **B-Lymphozyten** (*B-Zellen*) genannt
- Im **Thymus** erfolgt die Differenzierung und Weiterentwicklung der **T-Lymphozyten** (*T-Zellen*).

Knochenmark und Thymus werden deshalb als **primär-lymphatische Organe** bezeichnet. Die ausgereiften Lymphozyten bilden 25–45 % der weißen Blutkörperchen. Sie gelangen aus dem Blut in das Interstitium der Gewebe, in Lymphgefäße und Lymphknoten. Zu den „Hauptarbeitsplätzen" der Lymphozyten gehören neben den Lymphknoten die Milz, die Mandeln und die lymphatischen Gewebe des Darms. Diese Wirkungsorte werden gemeinsam als **sekundär-lymphatische** Organe bezeichnet.

Selbst- und Fremderkennung

Alle Zellen der unspezifischen und der spezifischen Immunabwehr haben eine gemeinsame Aufgabe. Sie müssen fremde Partikel, egal welcher Art und Herkunft, als solche erkennen, um sie dann zu bekämpfen. Es muss also ständig entschieden werden, was fremd ist und was nicht. Als Erkennungszeichen dienen dabei vor allem die **MHC-Moleküle.**

MHC bedeutet *major histocompatibility complex* oder *Haupt-Gewebeverträglichkeitskomplex:*

- *MHC-I-Moleküle* finden sich an der Oberfläche aller kernhaltigen Körperzellen und der Blutplättchen. Sie binden in einer „Falte" *zelleigene* Eiweiße und zeigen sie T-Lymphozyten
- *MHC-II-Moleküle* kommen nur auf bestimmten Abwehrzellen vor. Sie lagern in ihrer Falte *zellfremde* (z. B. bakterielle) Eiweiße ein.

Alle Zellen müssen dem Immunsystem ständig diese „molekularen Passbilder" zeigen und überprüfen lassen. Ein MHC-I-Molekül mit normalen zelleigenen Eiweißen in der Falte wird z. B. als körpereigen erkannt und toleriert, ein solches mit durch Virusinfektion veränderten zelleigenen Eiweißen nicht.

Die MHC-Moleküle sind hoch individuell. Es gibt – abgesehen von eineiigen Zwillingen – kaum zwei Menschen, die genau die gleichen MHC-Muster haben. MHC-Moleküle erschweren deshalb Organtransplantationen.

Unspezifische zelluläre Abwehr: Fresszellen (Phagozyten)

Nach ihrer Freisetzung aus dem Knochenmark zirkulieren **neutrophile Granulozyten** und **Monozyten** im Blut und bilden dort mindestens zwei Drittel der weißen Blutkörperchen. Sie drängen sich durch die Poren der Kapillaren in alle Gewebe. Die Monozyten entwickeln sich dort zu **Makrophagen.**

Die genannten Fresszellen umschließen Fremdstoffe oder -zellen, nehmen sie in sich auf (Endozytose) und „verdauen" sie mithilfe ihrer Enzyme.

> **» Monozyten-Makrophagen-System** (*MMS*): Zahlreiche Phagozyten, die von gemeinsamen Vorläuferzellen abstammen. Dazu gehören u. a. Monozyten, neutrophile Granulozyten, die Fresszellen verschiedener Gewebe, die knochenabbauenden **Osteoklasten** und Zellen der **Mikroglia** (kleinste Gliazellen im Gehirn → Kap. I/31.11.2).

Natürliche Killerzellen erkennen veränderte (virusinfizierte oder tumoröse) Körperzellen und zerstören sie durch zellschädigende Substanzen.

Spezifische zelluläre Abwehr: T-Lymphozyten

> **» Antigen:** Jede Substanz, die vom Abwehrsystem über dessen Rezeptoren erkannt wird. In aller Regel wird dadurch eine Abwehrreaktion angestoßen.

Für die spezifische zelluläre Abwehr sind die im Thymus geprägten **T-Lymphozyten** (→ Abb. I/32.4) verantwortlich.

Im Gegensatz zu den Fresszellen arbeiten die T-Lymphozyten nicht bei jedem Erreger, sondern antigenabhängig (*spezifisch*): Sie haben im Rahmen der Prägung Antigenrezeptoren zur Antigenerkennung er-

halten, die bei ihnen **T-Zell-Rezeptoren** heißen.

T-Zellen können „ihr" Antigen aber nicht direkt erkennen, sondern nur, wenn sie es durch andere Abwehrzellen gewissermaßen vorverdaut in der Falte des entsprechenden MHC-Moleküls dargeboten bekommen. Dies heißt **Antigenpräsentation.**

Es gibt verschiedene Typen mit unterschiedlichen Funktionen:

- **T-Helferzellen** erkennen fremde Antigene (in Kombination mit dem MHC-II-Molekül) und aktivieren anschließend andere Abwehrzellen, z. B. B-Lymphozyten. T-Helferzellen sind also gleichsam Helfer und Verstärker anderer Abwehrzellen
- **Zytotoxische T-Zellen** erkennen antigenspezifisch virusinfizierte und bösartige Körperzellen (durch Bindung der nun veränderten Zelleiweiße an das MHC-I-Molekül) und zerstören sie (→ Abb. I/32.3)
- **T-Gedächtniszellen** sind langlebige T-Lymphozyten, die bei erneutem Kontakt mit dem gleichen Antigen die Produktion weiterer spezifischer T-Lymphozyten rasch in Gang bringen
- **Regulatorische T-Zellen** hemmen andere Abwehrzellen und verhindern dadurch zu starke Abwehrreaktionen, aber auch Autoimmunreaktionen und Allergien.

Im Alter nehmen die T-Zell-Funktionen ab, was für die Zunahme bösartiger Tumoren im Alter mitverantwortlich sein könnte.

Humorale Abwehr

Unspezifische humorale Abwehr

Zur **unspezifischen humoralen Abwehr** gehören das Komplementsystem, die Zytokine und Lysozym.

Das **Komplementsystem** besteht aus mehreren Eiweißen, den **Komplementfaktoren,** die in Blut und Interstitium vorkommen. Das Komplementsystem wird durch bakterielle Antigene oder Antigen-Antikörper-Komplexe aktiviert. Die Komplementfaktoren reagieren dann in einer festen Reihenfolge (Kaskade) miteinander. Sie zerstören die Zellmembran des Bakteriums oder anderer Fremdzellen und locken Fresszellen und Lymphozyten an.

Zytokine sind chemische Botenstoffe, die der Zusammenarbeit zwischen den verschiedenen Abwehrzellen dienen. Sie regulieren z. B. die Aktivität der Lymphozyten. Zu den Zytokinen gehören z. B. die Interferone.

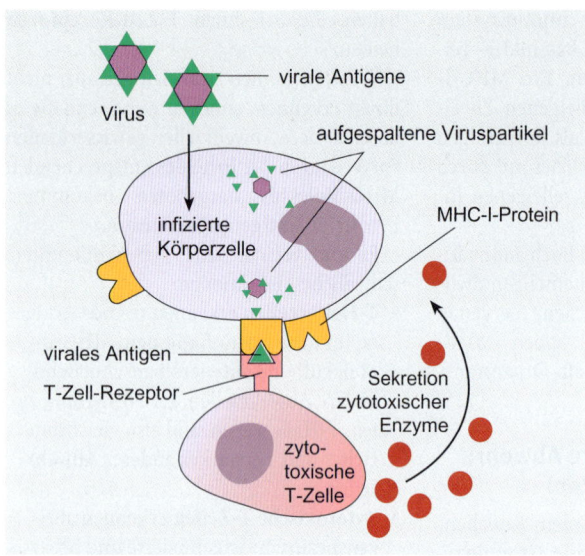

Abb. I/32.3 Zytotoxische T-Zellen erkennen virusinfizierte Zellen an neuen, viralen Oberflächenantigenen. Sie schütten dann zytotoxische Enzyme aus, die zur Lyse (Auflösung) der infizierten Zelle führen (vereinfachte Darstellung). [L190]

Lysozym kommt in Tränenflüssigkeit, Nasen-, Darmsekreten sowie weißen Blutkörperchen vor und wirkt bakterizid (bakterientötend).

Spezifische humorale Abwehr: Antikörper

❯ **Antikörper** (*Ak, Immunglobuline, Ig*): Auf ganz bestimmte Antigene passende Eiweiße, die von **Plasmazellen** (= aktivierte B-Zellen) gebildet werden.

Nach Kontakt mit einem Antigen wandeln sich die aktivierten **B-Lymphozyten** unter starker Vermehrung zu **Plasmazellen** um.

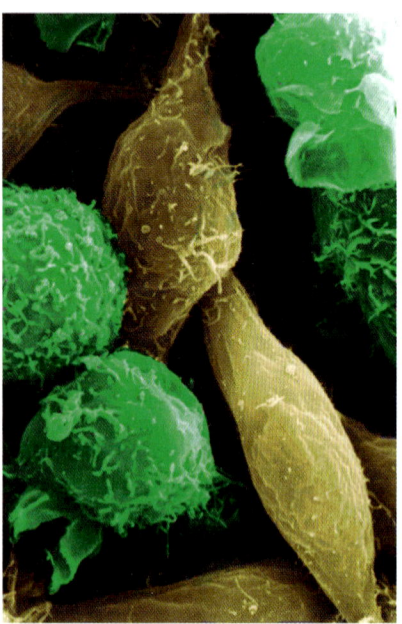

Abb. I/32.4 Rasterelektronische Aufnahme von T-Lymphozyten (grün) und Melanomzellen (bestimmte Hautkrebszellen, gelb). [X243]

Diese produzieren in großen Mengen **Antikörper** (*Immunglobuline*) gegen dieses spezielle Antigen. Außerdem wandelt sich ein Teil der aktivierten B-Lymphozyten in **B-Gedächtniszellen** um. Diese können bei erneutem Kontakt mit demselben Antigen die Produktion von Antikörpern schneller in Gang bringen.

Ein Antikörper richtet sich „maßgeschneidert" nur gegen ein einziges Antigen, ähnlich einem Schlüssel-Schloss-Prinzip. Wie ein Schlüssel ins Schloss passt und dann mit diesem verbunden ist, binden sich Antigen und Antikörper. Durch diese Bindung wird das Antigen z. B. neutralisiert oder die antigentragende Zelle abgetötet (→ Abb. I/32.5).

Man unterscheidet fünf verschiedene Klassen von **Immunglobulinen** (*Ig*). Sie unterscheiden sich in ihrem Aufbau:

- Das große **Immunglobulin M** (*IgM*) wird bei Erstkontakt mit einem Erreger am schnellsten gebildet und kann somit zur frühen Infektionsdiagnose dienen. IgM sind sehr groß – sie sind aus fünf Grundstrukturen zusammengesetzt
- **Immunglobulin G** (*IgG* → Abb. I/32.6) ist der häufigste Blutantikörper und wird v. a. in der Spätphase nach Erstkontakt mit einem Antigen sowie bei abermaligem Kontakt mit dem gleichen Antigen gebildet
- Das **Immunglobulin A** (*IgA*), der vorherrschende Antikörpertyp der Schleimhautsekrete, ist vor allem für den Schutz vor solchen Mikroorganismen verantwortlich, die über die Schleimhäute ins Körperinnere gelangen
- **Immunglobulin D** (*IgD*) sind Antigenrezeptoren auf den B-Lymphozyten

- **Immunglobulin E** (*IgE*) ist an der Parasitenabwehr und allergischen Reaktionen beteiligt. Es wird von IgE-Rezeptoren auf der Oberfläche von Mastzellen oder basophilen Granulozyten gebunden, woraufhin diese Histamin ausschütten.

❯ Die im Rahmen einer Abwehrreaktion gebildeten Antikörper unterscheiden sich immer ein klein wenig voneinander. Im Labor lassen sich aber exakt gleiche **monoklonale Antikörper** herstellen. Sie werden zur Diagnose und Behandlung benutzt, etwa in der Krebstherapie (→ Kap. I/34.4.5).

I/32.2.3 Immunität und Impfungen

Immunität

❯ **Immunität:** Unempfänglichkeit eines Organismus für eine Infektion mit pathogenen Mikroorganismen bzw. deren Toxinen. Kann:
- **Angeboren** sein, z. B. die artbedingte Immunität des Menschen gegenüber vielen Erregern, die bei Haustieren vorkommen, etwa die Maul- und Klauenseuche. Dieser unspezifische Schutz heißt auch (**angeborene**) **Resistenz**
- **Erworben** sein durch einen früheren Antigenkontakt infolge natürlicher Infektion oder **Impfung.**

Bei der **erworbenen Immunität** sind im Rahmen der Infektion spezifische Antikörper und spezifisch sensibilisierte T- und B-Gedächtniszellen gegenüber dem Mikroorganismus gebildet worden. Diese schützen den Organismus über mehrere Monate bis lebenslang vor einer abermaligen Erkrankung durch den gleichen Mikroorganismus.

Auch **inapparente** (vom Betroffenen nicht wahrgenommene) **Infektionen** können eine Immunität hinterlassen (*stille* oder **stumme Feiung**).

❯ Als Faustregel kann gelten, dass generalisierte Infektionen (Allgemeininfektionen → Kap. I/32.3.3) eine länger dauernde Immunität hinterlassen, Lokalinfektionen (z. B. der Haut) ohne wesentlichen Blutkontakt der Erreger jedoch nicht.

Die Dauer der Immunität hängt von Erregereigenschaften (stark oder schwach *immunogen* = die Abwehr anregend) wie auch vom Immunsystem des Infizierten ab. So beeinträchtigen etwa äußere Faktoren, z. B. Mangelernährung, die Abwehr. Bei alten Menschen ist die Immunantwort durchschnittlich geringer.

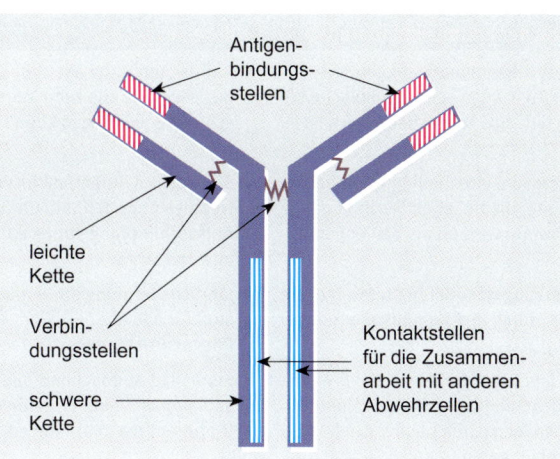

Abb. I/32.6 IgG-Antikörper. Die Y-Form wird durch verknüpfte **schwere Ketten** gebildet, an deren kurzem Ende je eine **leichte Kette** aufsitzt. IgG-Antikörper besitzen Kontaktzonen für die Bindung von Antigenen und die Kommunikation mit anderen Abwehrzellen. Die verschiedenen Immunglobuline unterscheiden sich im Aufbau der schweren Kette und der Zahl der miteinander verknüpften Grundstrukturen. [L190]

Bildbeschriftung: Antigen-bindungsstellen · leichte Kette · Verbindungsstellen · schwere Kette · Kontaktstellen für die Zusammenarbeit mit anderen Abwehrzellen

Impfungen

> **Impfung** (*Schutzimpfung*): Künstliche Immunisierung gegen bestimmte Erkrankungen, ohne dass der Betroffene zuvor die Erkrankung durchmachen muss.
> Es gibt zwei Arten der Impfung: Passiv- und Aktivimpfung.

Passivimpfung

> **Passivimpfung** (*Passivimmunisierung, passive Immunisierung*): Übertragung von spezifischen Antikörpern gegen bestimmte Erreger oder Toxine, die von einem anderen Organismus gebildet worden sind. Die Antikörper sind dabei meist menschlicher Herkunft.

Die **Passivimpfung** besteht in der Gabe von Antikörpern gegen Erreger oder ihre Toxine (Antitoxine). Diese fangen den Erreger bzw. das Toxin ab und machen ihn dadurch unschädlich.

Die meisten Antikörperpräparate werden von Plasmaspendern gewonnen, also Menschen (**homologe Seren**). Sehr selten stammen Antitoxine aus dem Blut von Tieren (**heterologe Seren**). So kommen z. B. die Antitoxine gegen Botulismus und Diphtherie von Pferden. Bei ihnen ist das Risiko allergischer Reaktionen größer. Evtl. können gentechnisch hergestellte Präparate in Zukunft das Risiko senken.

Passivimpfungen bieten sofortigen Schutz, der aber nur 1–3 Monate anhält. Dann hat der Organismus die Antikörper abgebaut.

Aktivimpfung

> **Aktivimpfung** (*Aktivimmunisierung, aktive Immunisierung*): Künstliche Erzeugung einer Immunität durch die Verabreichung von
> • **Lebendimpfstoffen** (abgeschwächte Krankheitserreger)
> • **Totimpfstoffen** (Antigene toter Krankheitserreger)
> • **Toxoidimpfstoffen** („entschärfte" Giftstoffe).

Bei der **Aktivimpfung** wird das Immunsystem aktiviert (angeregt), passende Antikörper und Gedächtniszellen zu bilden, die dann bei einer tatsächlichen Infektion bereitstehen und die Krankheitserreger schnell vernichten.

Bis der Schutz einsetzt, dauert es entsprechend 2–3 Wochen. Für einen mehrjährigen Schutz ist bei vielen Erregern zunächst eine **Grundimmunisierung** mit 2–3 Impfungen in bestimmten, vom Hersteller vorgegebenen Abständen erforderlich. Danach halten **Auffrischimpfungen,** meist im Abstand von 3–10 Jahren, den Schutz aufrecht. Wurde eine Auffrischimpfung vergessen, kann sie in aller Regel nachgeholt werden. Die Grundimmunisierung braucht nicht wiederholt zu werden.

Unerwünschte Wirkungen von Impfungen beschränken sich meist auf lokale Reaktionen um die Einstichstelle. Seltener sind Allgemeinbeschwerden, z. B. Unwohlsein. Meist gehen sie innerhalb weniger Tage von selbst vorbei und sind keine Impfkomplikation, sondern ein Zeichen dafür, dass sich der Körper mit dem Erreger auseinandersetzt.

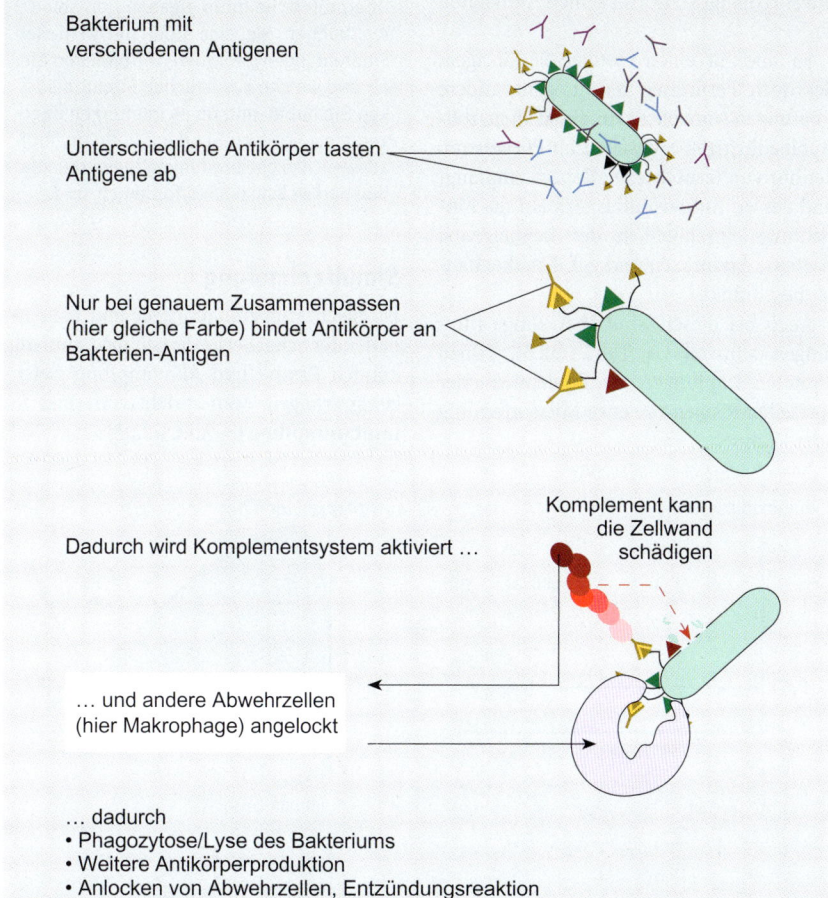

Bakterium mit verschiedenen Antigenen

Unterschiedliche Antikörper tasten Antigene ab

Nur bei genauem Zusammenpassen (hier gleiche Farbe) bindet Antikörper an Bakterien-Antigen

Dadurch wird Komplementsystem aktiviert …

Komplement kann die Zellwand schädigen

… und andere Abwehrzellen (hier Makrophage) angelockt

… dadurch
• Phagozytose/Lyse des Bakteriums
• Weitere Antikörperproduktion
• Anlocken von Abwehrzellen, Entzündungsreaktion

Abb. I/32.5 Eine von mehreren möglichen Antigen-Antikörper-Reaktionen (hier Abtöten eines Bakteriums). [L190]

I 32

Erkrankung	Kurzcharakterisierung der Erkrankung (Details)	Hinweise
Diphtherie	• Bakteriell verursachte Allgemeinerkrankung, die durch Verlegung der Atemwege oder systemische Wirkungen des Diphtherietoxins lebensbedrohlich ist (→ Kap. I/32.4.1)	• Auffrischimpfung alle zehn Jahre, die gut zusammen mit der ebenfalls alle zehn Jahre nötigen Tetanus-Auffrischimpfung erfolgen kann (Td)
FSME	• Durch Zecken übertragene, virusbedingte Hirnhaut- und Gehirnentzündung, die bei alten Menschen durchschnittlich schwerer verläuft als bei jüngeren (→ Kap. I/31.11.14)	• Sinnvoll bei Aufenthalt im Freien in Risikogebieten (auch wenn es nur z. B. Park, Garten sind). Bei alten Menschen Auffrischimpfung streng nach Herstellerangaben, meist alle drei Jahre
Influenza	• Virusbedingte Erkrankung der oberen Atemwege, die ältere Menschen v. a. durch ihre Komplikationen gefährdet (→ Kap. I/31.7.12)	• Jährliche Impfung im Herbst mit dem „aktuellen" Impfstoff für alle über 60-Jährigen und alle Bewohner von Pflegeeinrichtungen
Keuchhusten (*Pertussis*)	• Bakteriell bedingte Erkrankung, die sich bei Erwachsenen v. a. durch wochenlangen, schweren Husten zeigt und die bei alten Menschen häufiger zu Komplikationen führt als bei jüngeren (→ Kap. I/32.4.1)	• Einmalige Auffrischimpfung im Erwachsenenalter, die zusammen mit einer ohnehin nötigen Tetanus- und Diphtherie-Auffrischimpfung erfolgen kann (Tdap)
Pneumokokkenkrankheiten	• Vor allem pneumokokkenbedingte Lungenentzündung (→ Kap. I/31.7.12) und Hirnhautentzündung (→ Kap. I/31.11.14)	• Einmalige Impfung bei über 60-Jährigen (Auffrischimpfung je nach Gefährdung. Mindestabstand 6 Jahre)
Tetanus (*Wundstarrkrampf*)	• Lebensbedrohliche, bakterielle Erkrankung mit heftigen Muskelkrämpfen. Die Erreger leben im Erdreich und können nicht gemieden werden (→ Kap. I/32.4.1)	• Auffrischimpfung alle zehn Jahre (zusammen mit der Diphtherie- und ggf. Keuchhustenimpfung), im Verletzungsfall (abgesehen von kleinen, sauberen Wunden) bereits nach fünf Jahren

Tab. I/32.3 Sinnvolle (Aktiv-)Impfungen für ältere Pflegebedürftige, die sich nur im Haus und dem näheren Umfeld aufhalten (nach den Impfempfehlungen der STIKO 2016). 📖 1

Impfempfehlungen werden von der **Ständigen Impfkommission** (*STIKO*) am Robert-Koch-Institut aufgestellt und jährlich aktualisiert.

Ältere Menschen sind oft nicht ausreichend geimpft. Impfungen gehörten in Kindheit und Jugend der heute alten Menschen nicht zum Standard (etliche Impfungen standen damals noch nicht zur Verfügung) und sind daher bei vielen alten Menschen nicht als fester Bestandteil der Gesundheitsfürsorge im Bewusstsein verankert. Manche alten Menschen meinen, Impfungen seien nur etwas für Kinder, andere denken, sie hätten so wenige Kontakt, dass die Maßnahme überflüssig sei. Wieder andere haben die Auffrischimpfungen einfach vergessen.

Welche Impfungen ein alter Mensch braucht, hängt stark von seinen Aktivitäten ab.

So sind für einen rüstigen 73-Jährigen, der noch Fernreisen macht, ganz andere Impfungen sinnvoll als für einen alten, rollstuhlbedürftigen Menschen im Pflegeheim, der nur von Erwachsenen Besuch empfängt und dessen Aktionsradius sich auf die Einrichtung einschließlich des heimeigenen Gartens, Arztpraxen und ggf. Krankenhäuser beschränkt.

Auch bei diesem sind aber einige Impfungen sinnvoll (→ Tab. I/32.3). Hinzu kommen Impfungen bei Epidemien oder speziellen Risiken wie etwa Milzentfernung oder Dialyse.

> ❯ **Lern-Tipp**
> Überprüfen Sie Ihren eigenen Impfschutz! Wo können Sie sich über die aktuellen Empfehlungen informieren? Überlegen Sie, ob und welche zusätzlichen Infektionsrisiken Sie haben und ob es Impfungen dagegen gibt. Schauen Sie dann in Ihrem Impfausweis, welche Impfungen Sie bereits haben und welche noch erforderlich sind.

Simultanimpfung

Ist gleichzeitig ein sofortiger und lang anhaltender Schutz erforderlich bzw. sinnvoll, können Passiv- und Aktivimpfung gleichzeitig erfolgen. Man spricht von einer **Simultanimpfung** (→ Abb. I/32.7).

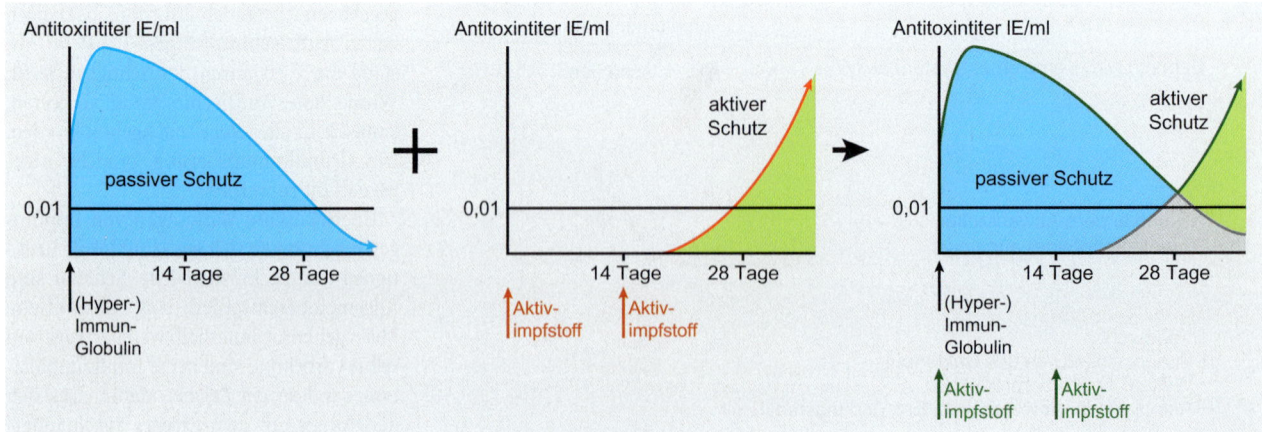

Abb. I/32.7 Prinzip der Simultanimpfung. Die passive Impfung mit (Hyper-)Immunglobulin überbrückt die Zeit, bis sich der Schutz durch die aktive Impfung mit Toxoid-Impfstoff aufgebaut hat. [M121]

Bei alten Menschen wohl häufigste Situation ist eine erdverschmutzte Verletzung bei sicher oder möglicherweise fehlender Grundimmunisierung gegen Tetanus (z. B. sicher nicht geimpft, kein Impfausweis verfügbar). Dann ist eine Passivimpfung z. B. mit Tetagam® zum gleichen Zeitpunkt wie die Aktivimpfung z. B. mit Tetanol® sinnvoll. Die Impfstoffe müssen aber in verschiedene Spritzen aufgezogen und an unterschiedlichen Körperstellen gespritzt werden, damit sie sich nicht gegenseitig neutralisieren.

> **Hinweise zu gesundheitsförderndem Verhalten**
>
> Impfungen sind eine wesentliche, bei weitem aber nicht alleinige Maßnahme zur Vorbeugung von Infektionen. Bei allen Menschen stärken z. B. ein aktiver, aber nicht erschöpfender Lebensstil, eine ausgewogene Ernährung und Reize wie z. B. kalt-warme Wechselduschen die Abwehrkräfte. Selten und v. a. bei einigen gefährlichen Infektionskrankheiten ist eine vorbeugende Medikamentengabe (meist Antibiotikagabe) sinnvoll. Solche Maßnahmen, die die Krankheitsbereitschaft eines Menschen vermindern, werden als **Dispositionsprophylaxe** bezeichnet.
>
> Nicht zu unterschätzende Bedeutung haben Hygienemaßnahmen. Sorgfältige Hände-, Küchen- und Toilettenhygiene beugen vielen Infektionen vor. Im medizinischen Bereich ist darüber hinaus ein aseptischer Umgang mit Instrumenten und Kathetern aller Art sowie Wunden extrem wichtig (Details → Kap. I/15). Alle Maßnahmen, die dazu dienen, den Kontakt Nicht-Infizierter mit einem Erreger zu vermeiden, werden als **Expositionsprophylaxe** zusammengefasst.

I/32.3 Allgemeine Aspekte der Infektionslehre

I/32.3.1 Grundbegriffe der Infektionslehre

Infektion – Infektionskrankheit

> **Infektion:** Übertragung, Haftenbleiben, Eindringen und Vermehrung von Mikroorganismen oder Parasiten im menschlichen Körper.
> **Infektionskrankheit:** Erkrankung durch eine Infektion. Viele, aber längst nicht alle Infektionskrankheiten werden von Mensch zu Mensch übertragen, sind also **ansteckend.**
> **Infektionskette:** Weg der Weitergabe eines Erregers von einem Wirt auf den nächs-

ten, bestehend aus **Infektionsquelle/Erregerreservoir, Übertragungsweg** und **Empfänger** (→ Abb. I/32.8, → Kap. I/15.1.3).
Mikroorganismen (*Kleinstlebewesen, Mikroben*): Nur mit dem Mikroskop, aber nicht mit dem bloßen Auge sichtbare Kleinstlebewesen. Für den Menschen bedeutsam sind **Bakterien, Pilze, Protozoen** (*Urtierchen*) und **Viren,** wobei letztere „Grenzfälle" des Lebens sind, da sie nicht über einen eigenen Stoffwechsel verfügen.

Während man im allgemeinen Sprachgebrauch **Infektion** und **Infektionskrankheit** oft sinngleich benutzt, unterscheidet die Medizin zwischen diesen Begriffen.

Pathogenität von Mikroorganismen

Viele **Mikroorganismen** sind für den Menschen harmlos oder gar nützlich und nicht in der Lage, Krankheiten hervorzurufen (*apathogen*).

Nur verhältnismäßig wenige Mikroorganismen rufen beim Menschen Infektionskrankheiten hervor, sie werden dann als **Krankheitserreger** (*Infektionserreger, Krankheitskeime*) bezeichnet. Neben den **Bakterien, Pilzen, Protozoen** und **Viren** als Mikroorganismen gibt es **tierische**

Krankheitserreger sowie die **Prionen** als pathogene Eiweiße (→ Kap. I/31.11.14).

Obligat pathogene (*zwangsläufig krankmachende*) **Mikroorganismen** rufen bei fast jedem Menschen eine Infektion hervor. Obligat pathogene Mikroorganismen können nur abgewehrt werden, wenn ihnen gegenüber eine Immunität besteht (→ Kap. I/32.2.3), Beispiel ist das Masernvirus.

Fakultativ pathogene (*unter Umständen krankmachende*) **Mikroorganismen** verursachen nur bei allgemeiner oder lokaler Abwehrschwäche eines Menschen eine Infektion, also dann, wenn die Situation für sie günstig ist. Hierzu gehören die meisten Pilze und viele Bakterien. Diese Erkrankungen heißen **opportunistische Infektionen.**

Sowohl obligat als auch fakultativ pathogene Mikroorganismen können nur dann eine Infektion verursachen, wenn sie in einer bestimmten Menge auf den menschlichen Organismus einwirken. Die minimale Zahl von Keimen, die eine Erkrankung hervorrufen kann, wird als **Infektionsdosis** bezeichnet. Beispielsweise liegt die Infektionsdosis von Typhus-Salmonellen (→ Kap. I/31.8.15) bei nur ca. 1 000 (10^3) Keimen. Enteritis-Salmonellen hingegen lösen erst ab einer Infektionsdosis von ca. einer Million (10^6) Keimen Durchfälle aus.

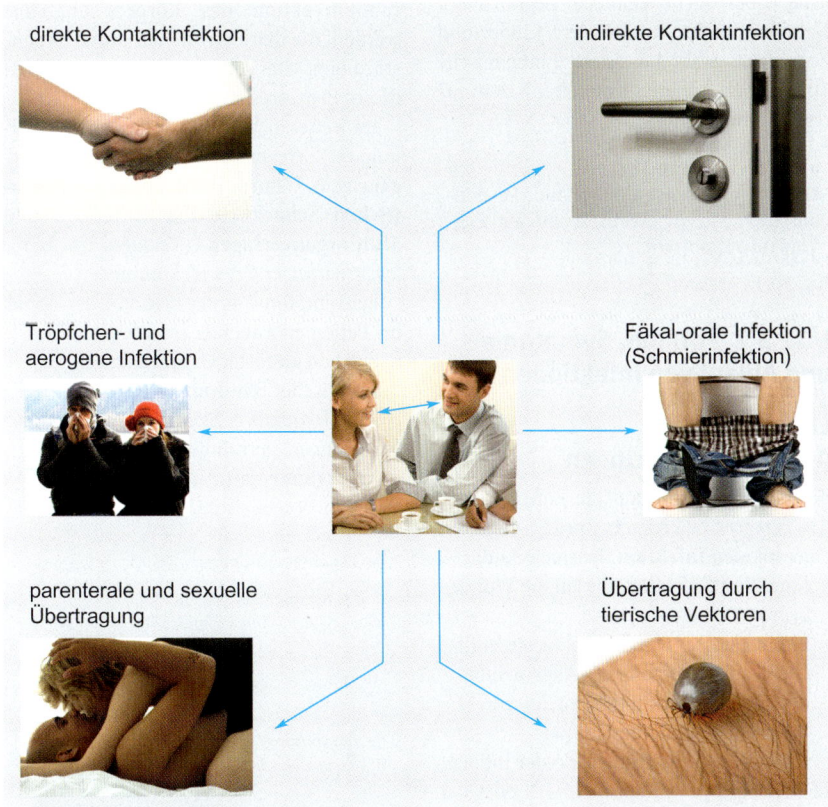

direkte Kontaktinfektion

indirekte Kontaktinfektion

Tröpfchen- und aerogene Infektion

Fäkal-orale Infektion (Schmierinfektion)

parenterale und sexuelle Übertragung

Übertragung durch tierische Vektoren

Abb. I/32.8 Wichtige Übertragungswege von Infektionen (Details → I/15.1.3). [M121, Foto: J787]

Während **Pathogenität** die generelle Fähigkeit eines Mikroorganismus beschreibt, eine Krankheit hervorzurufen, bezeichnet **Virulenz** den erregertypischen Grad der Gefährlichkeit. So sind Influenza-Viren pathogen. Es gibt aber Virustypen, die durchschnittlich milde Krankheitsbilder hervorrufen, und solche, die typischerweise sehr schwere Erkrankungen hervorrufen. Die Typen sind also unterschiedlich virulent.

Epidemie, Pandemie und Endemie

Sind nur wenige Menschen gegen obligat pathogene Keime immun, so können sich die Erreger – und damit die Krankheit – rasch von Mensch zu Mensch ausbreiten. Folgen sind:

- Eine **Epidemie,** das ist eine zeitlich und örtlich begrenzte Häufung von Infektionskrankheiten, z. B. eine Grippe- oder Cholera-Epidemie
- Eine **Pandemie,** d. h. die Ausbreitung der Epidemie über einen Kontinent oder die ganze Welt (oder anders ausgedrückt, eine zeitlich, aber nicht örtlich begrenzte Häufung).

Bei einer **Endemie** („Dauerverseuchung") ist der Erreger in einer bestimmten Region weit verbreitet und ständig vorhanden (örtliche, aber nicht zeitliche Begrenzung). Dann erkranken insbesondere Kinder und Zugereiste, während ältere Einheimische durch einen früheren Kontakt mit dem Erreger immun sind.

> **Internet- und Lese-Tipp**
> Centers for Disease Control and Prevention: www.cdc.gov (Website nur auf Englisch und Spanisch)

I/32.3.2 Formen, Symptome und Ablauf von Infektionen

Lokale und Allgemeininfektionen

Bleibt die Infektion auf die Eintrittspforte des Erregers beschränkt, spricht man von einer **lokalen Infektion.** Beispiele sind:

- Eine Wundinfektion, die auf die Wunde begrenzt bleibt
- Ein infektiöser Durchfall ohne wesentliche Beeinträchtigung des Allgemeinbefindens. Die Infektion bleibt auf die Darmschleimhaut beschränkt.

Bei **Allgemeininfektionen** wie der Influenza (Virusgrippe → Kap. I/31.7.12) oder der Tuberkulose (→ Kap. I/31.7.12) dringen die Erreger bis ins Gefäßsystem vor und ziehen den gesamten Organismus in Mitleidenschaft. Diese Infektionen werden auch als *systemische* oder *generalisierte Infektionen* bezeichnet.

Bakteriämie bezeichnet das Eindringen einer kleineren Zahl Bakterien in die Blutbahn, z. B. von einer Wunde aus. Im Blut werden die Keime meist schnell vernichtet, ohne dass sie sich vermehren oder in anderen Organen ansiedeln können.

Sepsis

> **Sepsis** *(Septikämie, Blutvergiftung):* Lebensbedrohliche Organstörungen durch fehlregulierte Immunantwort des Organismus auf eine Infektion. Leitsymptome sind hohes, intermittierendes Fieber, oft mit Schüttelfrost, Herz- Kreislauf- und Atemveränderungen und erheblich beeinträchtigtes Allgemeinbefinden. Bei alten Menschen nicht selten atypische Verläufe mit allgemeinem Verfall und Verwirrtheit als wesentlichen Symptomen. Immer lebensbedrohlich.

Gelangen von einem Entzündungsherd (z. B. einem schweren Harnwegsinfekt bei Blasendauerkatheter, Gallenblasenentzündung) zeitweilig oder kontinuierlich Erreger ins Blut, so kann eine fehlregulierte Immunreaktion des Körpers ausgelöst werden, die den Betroffenen durch Organstörungen vital gefährdet. Die Einzelheiten dieses Prozesses sind bislang ungeklärt.

Im weiteren Verlauf kann es zur Absiedlung der Erreger in vorher unbeteiligte Organe (z. B. Gehirn, Herzklappen,) zum **septischen Schock** (→ Kap. I/31.5.16) und **Multiorganversagen** (*Versagen mehrerer lebenswichtiger Organe*) kommen.

Leitsymptome und -befunde der *Sepsis* bei Patienten mit einer Infektion sind:

- Zeichen gestörter Organfunktion, v. a. systolischer Blutdruck ≤ 100 mmHg, Atemfrequenz ≥ 22/Min., Bewusstseinsstörungen, verminderte Urinproduktion
- Körpertemperatur ≤ 36 oder ≥ 38 °C

- Weiße Blutkörperchen im Blut ≥ 12 000 oder ≤ 4 000/µl und/oder typisch verändertes Differenzialblutbild (→ Kap. I/31.4.5).

Bei alten Menschen zeigt sich eine Sepsis zunächst oft durch uncharakteristische Symptome und beginnt schleichend. Fieber und Schüttelfrost, sonst wegweisend, sind oft nur gering bzw. fehlen. Beim geringsten Verdacht oder bei „unerklärlichem" Verfall oder Verwirrtheit eines Pflegebedürftigen benachrichtigen Altenpflegerinnen daher unverzüglich den Haus- oder Notarzt.

Der Pflegebedürftige muss sofort in ein Krankenhaus eingewiesen werden, wo Blutuntersuchungen (darunter Blutkulturen → Kap. I/32.3.4) und Untersuchungen zur Ursachensuche erfolgen. Die Behandlung besteht in der intravenösen Gabe mehrerer Antibiotika, der Bekämpfung von Komplikationen und ggf. einer operativen Beseitigung des Entzündungsherdes.

Trotz optimaler Behandlung ist die Sterblichkeit gerade bei alten Menschen und Nosokomialsepsis hoch.

Typischer Ablauf einer Infektionskrankheit

Inkubationszeit

> **Inkubationszeit** (lat. *incubare* = *brüten*): Zeitlicher Abstand zwischen Ansteckung und Krankheitsausbruch.

Eine Infektionskrankheit bricht nicht unmittelbar nach der Ansteckung aus (→ Abb. I/32.9). Die Erreger brauchen eine gewisse Zeit, um ihre Zielgewebe zu besiedeln, sich zu vermehren und Gewebeschäden zu setzen. Die Zeit von der Ansteckung bis zum Einsetzen von Beschwerden heißt **Inkubationszeit.**

Die Inkubationszeit kann unterschiedlich lang sein, von einem halben Tag bei bestimmten Magen-Darm-Infektionen bis zu Jahren, z. B. bei der Lepra. Die meisten Infek-

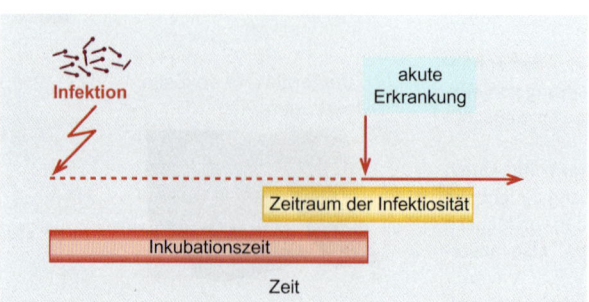

Abb. I/32.9 Zeitlicher Verlauf einer (akuten) Infektionskrankheit in der Schemazeichnung. [L190]

tionskrankheiten haben eine Inkubationszeit von wenigen Tagen bis drei Wochen.

Kurz vor dem Auftreten der ersten Krankheitszeichen findet meist eine explosionsartige Vermehrung der Keime statt. Viele, vor allem virale, Infektionen sind am Ende der Inkubationszeit und zu Beginn der Krankheitsphase besonders ansteckend.

Phase des Krankseins und Leitsymptome

Es folgt die **Phase des Krankseins.** Der Infizierte kann nur leicht beeinträchtigt, aber auch lebensgefährlich erkrankt sein. Die Krankheit verläuft entweder **fulminant** (*mit sehr schnellem Beginn und schwerstem Krankheitsbild*), **akut** (*mit raschem Beginn*), **subakut** (*mit allmählichem, schwer abgrenzbarem Krankheitsbeginn*), **chronisch** (*mit langsamem Krankheitsverlauf*) oder **rezidivierend** (*wiederkehrend*).

❯❯ Klassische **Leitsymptome** von Infektionskrankheiten sind Fieber, beeinträchtigtes Allgemeinbefinden, Lymphknotenschwellungen und Hautausschläge, oft kombiniert mit wegweisenden Organbeschwerden wie etwa Halsschmerzen oder Schnupfen.

Bei alten Menschen ist das klinische Bild nicht selten verändert mit Appetitlosigkeit, Übelkeit, allgemeiner Schwäche bis zum „Verfall", Exsikkose (Austrocknung), Gewichtsverlust, Verwirrtheit und Herz-Kreislauf-Störungen. Dadurch wird möglicherweise (zu) spät an eine Infektion gedacht.

Überwindungsphase

Der Erreger wird in der **Überwindungsphase** in der Überwinungsphase aus dem Körper entfernt. Gelingt dies nicht, kommt es zum Tod des Erkrankten oder zur örtlichen Eingrenzung des Erregers (z. B. in einer Kapsel oder in einem Organ). Diese kann mit **Dauerausscheidung** des Keimes verbunden sein, d. h. die Betroffenen scheiden den Krankheitserreger länger als zehn Wochen nach Krankheitsausbruch aus (z. B. bei Salmonellose → Kap. I/31.8.15).

Bei verminderter Abwehrlage können sich zunächst zurückgedrängte Erreger wieder vermehren und selbst Jahrzehnte nach der Ersterkrankung erneut zu einer manifesten Erkrankung führen. Beispiele hierfür sind die Tuberkulose und die Gürtelrose.

Einige, v. a. virusbedingte, systemische Infektionskrankheiten hinterlassen eine lang andauernde Immunität (→ Kap. I/32.2.3).

I/32.3.3 Diagnostik, Behandlung und Pflege bei Infektionskrankheiten

Diagnostik

Anamnese und Befund

Wie bei anderen Erkrankungen, so sind auch bei Infektionskrankheiten Anamnese (Krankengeschichte) und Untersuchungsbefund wesentliche Wegweiser der Diagnostik.

Bei der Anamnese besonders wichtig sind Fragen nach möglichen Infektionsquellen, also nach Umgebungserkrankungen, Tierkontakten, bei Magen-Darm-Beschwerden nach den Speisen der letzten 1–2 Tage, bei rüstigen alten Menschen oder vielen Besuchern auch nach Reisen.

Bei der Untersuchung achtet der Arzt besonders auf häufige Infektionszeichen, z. B. Rachenrötung, Nierenlagerklopfschmerz und Lymphknotenschwellungen.

Labor- und technische Untersuchungen

Aufgrund von Anamnese und Untersuchung plant der Arzt das weitere Vorgehen. Oft erfolgen Blutuntersuchungen, die Untersuchung weiterer Körperflüssigkeiten und technische Untersuchungen.

- Blutuntersuchungen dienen:
  - Der Feststellung der Entzündungsantwort des Körpers. Insbesondere bakterielle Infektionskrankheiten führen zu einem deutlichen Anstieg der Entzündungswerte BSG und CRP (→ Kap. I/26.5.1) sowie Blutbildveränderungen (Anstieg der weißen Blutkörperchen =

Leukozytose, viele neutrophile Granulozyten = *Granulozytose,* oft Vermehrung der „jungen" stabkernigen Granulozyten = *Linksverschiebung*)
  - Dem **Erregernachweis** (z. B. durch Blutkultur, Antikörpernachweis)
  - Der Diagnose und Schweregradeinschätzung von Organschäden durch die Infektion (z. B. Leber- und Gerinnungswerte bei Leberentzündung)
- Die Untersuchung weiterer Körperflüssigkeiten (z. B. Urin, Rachen-, Bronchialsekret, Liquor) soll ebenfalls die Entzündungsantwort des Organismus erfassen (z. B. weiße Blutkörperchen im Urin) sowie einen Erregernachweis ermöglichen
- Röntgen- und Ultraschalluntersuchungen. Sie ermöglichen evtl. die Lokalisation einer Entzündung, z. B. ist eine Lungenentzündung in der Röntgenaufnahme des Thorax sichtbar.

Erregerkulturen

Bei Verdacht auf eine Infektionskrankheit ist eine **Erregerkultur** oft einer der ersten Diagnoseschritte. In der Altenpflege am häufigsten ist eine Urinkultur auf einem Fertignährboden, die von Altenpflegerinnen angelegt wird. **Bakterien- und Pilzkulturen** können aber auch aus Rachen- oder Wundabstrich, Sputum, Blut oder Liquor angelegt werden.

Das Prinzip ist immer gleich: Die möglicherweise erregerhaltige Probe wird auf einen Nährboden aufgebracht und in einem Brutschrank bebrütet. Unter diesen optimalen Bedingungen vermehren sich die Erreger rasch. Auf festen Nährmedien bilden

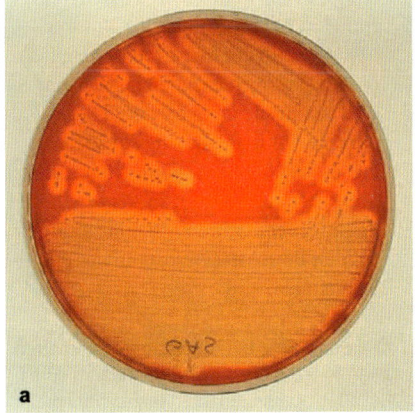
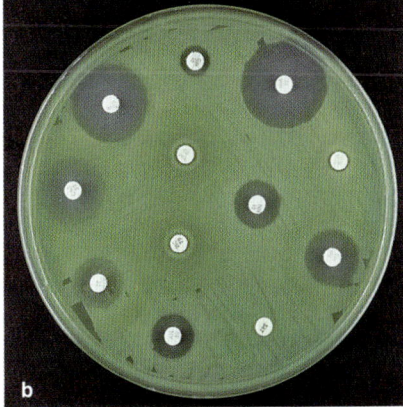

Abb. I/32.10 a) Bakterienkultur auf dem Nährmedium Blutagar. Das zu untersuchende Blut/Sekret wurde zickzackförmig auf den Agar aufgetragen und bebrütet. Gelbe, punktförmige Bakterienkolonien sind gewachsen.
b) Antibiogramm. Auf den mit Bakterien beimpften Agar werden verschiedene Antibiotikablättchen gelegt. Diese hemmen das Bakterienwachstum (grün) unterschiedlich stark (dunkle Ringe). Das Antibiotikum auf dem Blättchen mit dem größten Hemmhof hemmt das Bakterienwachstum am meisten und verspricht damit die höchsten Erfolgschancen bei der Behandlung. [E971, E397]

sich mit dem bloßen Auge sichtbare **Kolonien** (→ Abb. I/32.10), flüssige Medien werden trübe. Bakterien haben sich meist schon nach 2–3 Tagen (Ausnahme z. B. Tuberkulosbakterien), Pilze (→ Abb. I/32.24) erst nach 1–3 Wochen so stark vermehrt, dass sie danach z. B. mikroskopisch identifiziert werden können.

Wachsen in einer Erregerkultur Keime, schließt sich eine **Resistenzbestimmung** (*Sensibilitätsprüfung*) an. Dabei wird getestet, wie stark der Zusatz bestimmter **Antiinfektiva** (*Medikamente gegen Infektionserreger*) das Erregerwachstum hemmt. Ergebnis ist das **Antibiogramm** (→ Abb. I/32.10), das dem Arzt die Auswahl eines geeigneten Antibiotikums erheblich erleichtert.

> ❯❯ Wichtig für die Aussagekraft einer Erregerkultur ist, dass die Probe nicht durch Umgebungskeime, z. B. von der Haut des Pflegebedürftigen oder des Arztes, verunreinigt wird.

Andere Möglichkeiten des Erregernachweises

Für einen Teil der Erreger gibt es noch andere Nachweismöglichkeiten:

- Den direkten **immunologischen Erregernachweis** durch Antigen-Antikörper-Reaktion (teils als Schnelltests verfügbar). Der fraglich erreger(= antigen)haltigen Probe wird ein Antikörper zugegeben. Die Antigen-Antikörper-Reaktion wird dann z. B. durch Koppelung an eine Farbstoffreaktion sichtbar gemacht
- Den direkten Erregernachweis durch **PCR** (*Polymerase-Kettenreaktion*) mit anschließendem Erbgutnachweis. Die Erbsubstanz des Erregers wird zunächst gentechnisch sehr schnell vermehrt und kann dann, ebenfalls gentechnisch, nachgewiesen werden
- Den indirekten Erregernachweis durch Untersuchung des Blutes auf Antikörper gegen den Erreger (Antikörperbildung → Kap. I/32.2.2). Er liefert allerdings bei Krankheitsbeginn meist noch keine Ergebnisse, da die Antikörperbildung zu diesem Zeitpunkt noch nicht in Gang gekommen ist.

Behandlung

Einige leichte Infektionskrankheiten, etwa eine Erkältung, bedürfen keinerlei Behandlung. Ansonsten fußt die Behandlung bei Infektionskrankheiten auf zwei Säulen:

- **Antiinfektiva** sind Medikamente gegen Infektionserreger, also gegen Bakterien,

Viren, Pilze oder Parasiten, wobei aber längst nicht gegen alle Infektionserreger Antiinfektiva verfügbar sind. Die Details sind bei den jeweiligen Krankheitserregern abgehandelt. Insgesamt selten angezeigt ist die Gabe eines **Antitoxins** (*Gegengifts*)
- Ebenso wichtig und nicht selten die einzig möglichen Ansätze sind die Beschwerdebekämpfung und Behandlung von Komplikationen. Hierzu gehört z. B. die Senkung von Fieber.

Pflege

Meldepflicht bei Infektionskrankheiten → Kap. I/15.7.1

Alte Menschen werden durch eine Infektionskrankheit oft viel stärker in Mitleidenschaft gezogen als jüngere bei einer vergleichbaren Erkrankung. Sie benötigen meist mehr Unterstützung, und vor allem sind sie stärker komplikationsgefährdet, sodass sie engmaschiger beobachtet werden müssen:

- Das verschlechterte Allgemeinbefinden führt häufig zu Bettlägerigkeit. Entsprechend sind alle nötigen Prophylaxen durchzuführen (→ Kap. I/17)
- Fieber belastet durch die damit einhergehende Herzfrequenzsteigerung das Herz. Außerdem erhöht es den Flüssigkeitsbedarf. Aufgrund der krankheitsbedingten Schwäche ist es aber oft (noch) schwieriger als gewöhnlich, die alten Menschen zum Trinken zu animieren, sodass die Exsikkosegefahr (Austrocknungsgefahr) hoch ist
- Die Exsikkose, fehlende Bewegung wie auch viele Infektionen selbst führen zu Kreislaufregulationsstörungen und steigern dadurch die Kollaps- und Sturzgefahr. Deshalb kontrollieren Altenpflegerinnen regelmäßig Puls und Blutdruck bzw. leiten in der häuslichen Altenpflege die Angehörigen dazu an. Bei Schwindel- oder Kollapsneigung darf der Pflegebedürftige nur in Begleitung aufstehen
- Fieber und Exsikkose führen beim alten Menschen nicht selten zu Verwirrtheit. Entsprechend achten Altenpflegerinnen auf den Bewusstseinszustand des Pflegebedürftigen.

> ❯❯ Fieber ist bei Infektionskrankheiten zwar generell ein sinnvoller Mechanismus. Bei alten Menschen übersteigen aber meist schon bei mäßigem Fieber die fieberbedingten Risiken den Nutzen. Deshalb sollte Fieber großzügiger als in jungen Jahren nach Rücksprache mit dem Arzt gesenkt werden. Dazu eignen sich neben Arzneimitteln auch physikalische Maßnahmen, z. B. Wadenwickel (→ Kap. I/20.6.2).

Hinzu kommen besondere räumliche, organisatorische und hygienische Maßnahmen, um eine Verbreitung der Erreger zu verhindern. Ob und welche Hygienemaßnahmen zusätzlich zu den Standardhygienemaßnahmen erforderlich sind, hängt v. a. vom Übertragungsweg der Erreger und weiterer Erkrankungen des Pflegebedürftigen (z. B. Inkontinenz, Demenz) ab (Details → Kap. I/15).

I/32.3.4 Nosokomiale Infektionen

> ❯❯ **Nosokomiale Infektion** (griech. *nosokomeion = Krankenhaus, Nosokomial-, Krankenhausinfektion, infektiöser Hospitalismus*): „Infektion mit lokalen oder systemischen Infektionszeichen als Reaktion auf das Vorhandensein von Erregern oder ihrer Toxine, die im zeitlichen Zusammenhang mit einer stationären oder einer ambulanten medizinischen Maßnahme steht, soweit die Infektion nicht bereits vorher bestand" (Definition nach den Begriffsbestimmungen des Infektionsschutzgesetzes). 📖 2
>
> Nosokomiale Infektionen werden überwiegend durch Bakterien verursacht.

In erster Linie denkt man bei einer **nosokomialen Infektion** an Krankenhäuser. Aber auch in Arztpraxen, Pflege- oder anderen medizinischen Einrichtungen oder bei der ambulanten Pflege zu Hause werden medizinische Maßnahmen durchgeführt – entscheidend ist der Zusammenhang zwischen der Maßnahme und dem Setzen einer Infektion.

Der historische Begriff **Hospitalismus** entstand aus der Beobachtung, dass viele Menschen, die wegen ihrer eigentlichen Erkrankung im „Spital" versorgt wurden, zusätzlich an Infektionen erkrankten. Der Grund: Pflege- und Therapieeinrichtungen sind stärker mit oft auch widerstandsfähigeren Krankheitserregern belastet als die „normale" Umgebung des Menschen.

Internet- und Lese-Tipp

- Robert-Koch-Institut (*RKI*): www.rki.de (u. a. mit vielen Publikationen zum Infektionsschutz, zu Hygienemaßnahmen sowie Impfungen und Merkblättern zu zahlreichen Infektionskrankheiten)
- Nationales Referenzzentrum für Surveillance von nosokomialen Infektionen (*NRZ*): www.nrz-hygiene.de
- Berufsgenossenschaft für Gesundheitsdienst und Wohlfahrtspflege (*BGW*): www.bgw-online.de

- Bundesanstalt für Arbeitsschutz und Arbeitsmedizin (*BAuA*): www.baua.de
- Öffentlicher Gesundheitsdienst (*ÖGD*) in Baden-Württemberg: www.gesund heitsamt-bw.de (u. a. mit Arbeitsschutzgrundlagen [unter Netzwerke/infektionsfrei], Informationen zu multiresistenten Erregern [unter Netzwerke/MRE] und Merkblättern zu Infektionsschutz, Prävention und Gesundheitsfürsorge [unter Gesundheitsthemen und Fachservice/Publikationen]).

Das Wort „Hospitalismus" hat heute eine umfassendere Bedeutung. Hospitalismus bezeichnet alle durch bzw. während eines Krankenhaus- bzw. Heimaufenthaltes aufgetretene Schäden.

Darunter fallen zum einen die nosokomialen Infektionen als infektiöser Hospitalismus. Dazu gehört aber auch der **psychische Hospitalismus,** also psychische Störungen, die Menschen bei längerem Aufenthalt in Krankenhäusern oder Pflegeeinrichtungen, bei Einsamkeit und unzureichender Betreuung entwickeln können. Kennzeichen sind z. B. eintönige, immer wiederkehrende Bewegungsmuster (etwa Schulterzucken oder Hin- und Herwenden des Kopfes), Interessenverlust, Antriebslosigkeit und Aggressivität.

> ❯❯ Schätzungen für Deutschland gehen von über 600 000 nosokomialen Infektionen jährlich aus, bis zu 15 000 Menschen sterben jährlich daran. 🕮 3 Am häufigsten sind postoperative Wundinfektionen, Harnwegsinfektionen und untere Atemwegsinfektionen einschließlich Pneumonien.
>
> Angaben bezüglich nosokomialer Infektionen in Pflegeeinrichtungen gibt es wenig, Häufigkeit und Gewichtung hängen auch vom Risikoprofil der Bewohner ab. Nach Angaben aus den USA machten Harnwegs-, Atemwegs-, Haut- und Weichteilinfektionen (einschließlich infizierter Dekubitus) 75–80 % aller nosokomialen Infektinen bei Heimbewohnern aus. Bei einer Studie in einer deutschen Pflegeeinrichtung waren Magen-Darm-Infektionen, Infektionen der unteren Atemwege und Harnwegsinfektionen am häufigsten. 🕮 4

Häufige nosokomiale Infektionen

Atemwegsinfektionen

Häufige Nosokomialinfektionen der Atemwege sind die Bronchitis (➜ Kap. I/31.7.12) und die Pneumonie (➜ Kap. I/31.7.12).

Eine Aspirationspneumonie entsteht, wenn z. B. durch Verschlucken von Nahrung flüssige oder feste Stoffe in die Atemwege gelangen und der Pflegebedürftige so schwach ist, dass er diese nicht abhusten kann (➜ Kap. I/17.7).

Eine Pneumonie entsteht auch, wenn ein bettlägeriger Pflegebedürftiger nicht genügend mobilisiert wird. Die Atmung ist flach, zudem werden immer die gleichen Lungenbezirke schlecht belüftet und bieten den Mikroorganismen ideale Wachstumsbedingungen.

Harnwegsinfektionen

Die Harnblase ist normalerweise keimfrei. Barrieren wie beispielsweise die Verschlussmechanismen und der Harnfluss bieten einen natürlichen Schutz vor eindringenden Keimen.

Durch einen Blasenkatheter (➜ Abb. I/32.11) wird dieser Schutz aufgehoben, Keime können aus dem Genitalbereich in die Blase gelangen und eine **Harnwegsinfektion** hervorrufen.

Außerdem wirkt der Katheter gewissermaßen als „Keimleiter" – Keime können über den Katheterschlauch in die Blase hochsteigen (*Leitschienenfunktion*). Je länger ein Blasendauerkatheter liegt, desto größer ist dieses Risiko (➜ Kap. I/29.8).

> ❯❯ Die beste Prophylaxe nosokomialer Harnwegsinfektionen liegt darin, genau abzuwägen, ob ein Blasenkatheter wirklich notwendig ist.
> Beispielsweise ist alleinige Harninkontinenz keine Indikation für eine Urinableitung mit dem Blasenkatheter (➜ Kap. I/29.8).

Magen-Darm-Infektionen

Auch bei **Magen-Dam-Infektionen** kann es sich um nosokomiale Infektionen handeln, z. B. Salmonellenerkrankungen oder, in der Altenpflege besonders gefürchtet, Norovirus-Ausbrüche.

Wundinfektionen

Die **Infektion einer zuvor entzündungsfreien Wunde** entsteht meist durch eine nicht fachgerechte Wundversorgung (➜ Kap. I/29.7). Besonders problematisch sind das Ulcus cruris (➜ Kap. I/31.6.20) und die diabetische Gangrän (➜ Kap. I/31.6.20). Sie sind oft minderdurchblutet und mit Mikroorganismen kontaminiert und müssen hygienisch einwandfrei versorgt werden. Unzureichende Hygiene kann schnell eine Wundinfektion hervorrufen – im ungünstigen Fall droht eine lebensbedrohliche Sepsis.

Andere Wunden können bei ungenügender Wundabdeckung und mangelnder Körperpflege durch körpereigene Mikroorganismen verunreinigt werden und sich entzünden. So kann z. B. ein Druckgeschwür (➜ Kap. I/31.2.6) am Steiß durch E. coli aus dem Stuhl infiziert werden.

Vorbeugung nosokomialer Infektionen

Nosokomiale Infektionen sind nicht selten prognoseentscheidend für den Pflegebedürftigen. Deshalb sollte alles unternommen werden, um sie zu verhindern. Besonders folgende Maßnahmen sind bei der **Vorbeugung nosokomialer Infektionen** von Bedeutung:

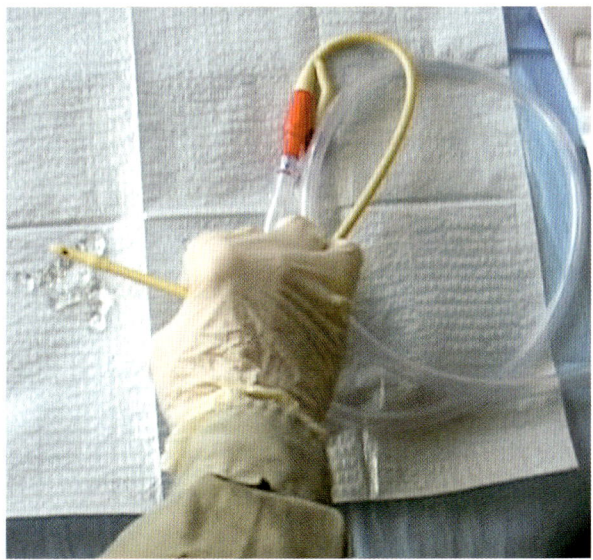

Abb. I/32.11 Invasive Maßnahmen in Krankenhäusern bergen ein erhöhtes Risiko, nosokomiale Infektionen zu verursachen. [E972]

- Einhaltung der Hygieneregeln (Händehygiene!), hygienisch korrektes Arbeiten (→ Kap. I/15.4)
- Reinigung und Desinfektion/Sterilisation von kontaminierten Bereichen/Geräten (→ Kap. I/15.2)
- Vermeidung von medizinischen und pflegerischen Maßnahmen, die mit einem erhöhten Risiko für den Pflegebedürftigen einhergehen (etwa das Legen eines Blasendauerkatheters → Kap. I/29.8.1)
- Zusätzliche Maßnahmen bei Pflegebedürftigen mit ansteckenden Erkrankungen (Isolierung, Schutzausrüstung → Kap. I/15.4, → Kap. I/15.5)
- Gegebenenfalls Antibiotikagabe bei besonders gefährdeten Menschen.

Allerdings sind nicht alle nosokomialen Infektionen vemeidbar, da bei ihrem Entstehen auch unabänderliche begünstigende Faktoren des Pflegebedürftigen eine Rolle spielen (etwa Abwehrschwäche, Inkontinenz, Dauerkatheter).

I/32.4 Krankheitserreger und ausgewählte Infektionskrankheiten

Zwei Bedingungen müssen zutreffen, damit ein Mikroorganismus zum Krankheitserreger wird:
- Der Mikroorganismus ist für den Menschen pathogen
- Das Immunsystem des Menschen kann diesen pathogenen Mikroorganismus nicht abwehren.

Als Krankheitserreger bedeutsam sind Bakterien, Pilze, Protozoen (Urtierchen) und Viren als Mikroorganismen, außerdem tierische Parasiten (→ Tab. I/32.4).

I/32.4.1 Bakterien und bakteriell bedingte Erkrankungen

> **Bakterien:** Einzeller mit einer Größe von 0,2–5 µm, die alle Merkmale des Lebens (→ Kap. I/15.1.1) aufweisen und als **Prokaryonten** (lat.: pro = *vor*, griech.: karyon = *Kern*) keinen Zellkern besitzen. Bakterien lassen sich in der Regel auf unbelebten Nährböden anzüchten.

Kennzeichen der Bakterien

Bakterien besitzen keinen Zellkern. Ihre Desoxyribonukleinsäure (DNS) liegt ohne abgrenzende Membran, aber eng umschrieben, z. B. als verschlungener Fa-

	Merkmale	Beispiele
Bakterien	• Einzeller ohne festen Zellkern (*Prokaryonten*); das Erbgut liegt lose, z. B. als DNS-Faden, im Zytoplasma, dadurch schnellere Vermehrung. Keine Zellorganellen	• Streptokokken • Staphylokokken • Escherichia coli • Proteus • Salmonellen • Klebsiellen • Clostridien
Viren	• Kleinste Krankheitserreger, nur aus Erbinformation (DNS oder RNS) bestehend, die in einem Eiweißmantel und evtl. einer Hülle verpackt ist	• Grippe-Virus • Hepatitis-Virus • Herpes-Virus • Masern-Virus • Mumps-Virus • Röteln-Virus
Pilze	• Pflanzenähnliche Mikroorganismen, jedoch ohne Fähigkeit zur Photosynthese (Energiegewinnung aus CO_2 und Sonnenlicht)	• Candida albicans (medizinisch wichtigster Hefepilz → Kap. I/32.4.4) • Aspergillus flavus (Schimmelpilz → Kap. I/32.4.4)
Protozoen	• Parasitisch lebende, einzellige Krankheitserreger mit Zellkern (*Eukaryonten*)	• Plasmodien (Malariaerreger) • Trichomonaden
Würmer, Insekten	• Parasitisch lebende, tierische Krankheitserreger	• Rinder-, Schweinebandwurm • Kopf-, Filz-, Kleiderlaus • Krätzmilbe

Tab. I/32.4 Die fünf großen Gruppen der für den Menschen bedeutenden Krankheitserreger: Bakterien, Viren, Pilze sowie Protozoen und tierische Krankheitserreger als Parasiten.

den, im Zytoplasma (→ Abb. I/32.12). Dieses größte DNS-Molekül des Bakteriums ist das **Bakterienchromosom.** Einige Bakterien enthalten darüber hinaus kleinere, ringförmige DNS-Moleküle, die **Plasmide.**

Bakterien pflanzen sich ungeschlechtlich durch **Querteilung** fort. Dadurch können sie sich sehr schnell vermehren: Die Generationsdauer eines Bakteriums beträgt durchschnittlich 20–30 Min., somit kann ein einziges Bakterium unter günsti-

gen Bedingungen in drei Stunden rund 500 Nachkommen hervorbringen.

Bakterien sind in der Lage, Erbgut auszutauschen, v. a. über den Austausch der erwähnten Plasmide. So können z. B. Antibiotikaresistenzen weitergegeben werden.

Das Zytoplasma wird von einer **Zellmembran** umschlossen, um die als weitere Schicht eine starre **Zellwand** liegt. Viele Bakterien besitzen eine **Kapsel** zum Schutz vor den Abwehrzellen des Wirts und **Geißeln** oder **Fimbrien** zur Fortbewegung.

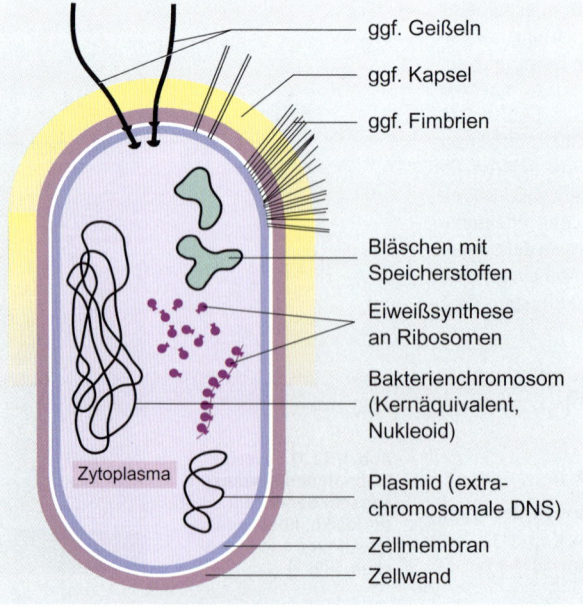

ggf. Geißeln

ggf. Kapsel

ggf. Fimbrien

Bläschen mit Speicherstoffen

Eiweißsynthese an Ribosomen

Bakterienchromosom (Kernäquivalent, Nukleoid)

Plasmid (extrachromosomale DNS)

Zellmembran

Zellwand

Zytoplasma

Abb. I/32.12 Der schematische Aufbau einer Bakterienzelle. Charakteristisch ist – im Gegensatz zur tierischen Zelle – das Fehlen eines Zellkerns, das Erbgut liegt lose im Zytoplasma. [L190]

Toxinproduktion durch Bakterien

Nicht nur die Bakterien selbst können Krankheitserscheinungen verursachen, sondern auch von ihnen gebildeten **Toxine** (*Gifte*). Werden die Toxine von lebenden Bakterien abgegeben, spricht man von **Exotoxinen** (z. B. das von E. coli). Werden die Gifte erst nach Auflösung der Bakterien frei, handelt es sich um **Endotoxine**; sie verursachen die Mehrzahl der Lebensmittelvergiftungen.

Einteilung der Bakterien

Äußere Form

- **Kokken** (*Kugelbakterien,* griech.: kokkos = *Beere, Kern* → Abb. I/32.13) sind kugelige Bakterien, die sich häufig zu charakteristischen Verbänden wie Trauben oder Ketten zusammenschließen. **Diplokokken** sind paarig angeordnete Kugelbakterien
- **Stäbchen** (→ Abb. I/32.13) haben einen lang gestreckten Zellkörper, der lang oder kurz, plump oder schlank erscheinen kann. Es gibt **gerade** und **gekrümmte Stäbchen**. Bei letzteren werden **einfach gekrümmte Stäbchen** (*Vibrionen*) von den **Schraubenbakterien** (*Spirochäten*) unterschieden
- **Fadenförmige Bakterien** (selten).

Verhalten bei der Färbung nach Gram

Bei der **Gramfärbung** wird das in der Bakterienwand enthaltene **Murein** (lat.: murus = *Mauer*) angefärbt.

- **Grampositive** Bakterien wie Staphylokokken enthalten mehrere Mureinschichten in ihrer Zellwand und erscheinen unter dem Lichtmikroskop lilablau
- **Gramnegative** Bakterien wie Salmonellen besitzen nur eine einzige Mureinschicht und sind rot gefärbt.

Auswirkung von Sauerstoff

- **Aerobe** Bakterien benötigen zum Leben Sauerstoff
- **Fakultativ anaerobe** Bakterien können mit und ohne Sauerstoff leben
- **Obligat anaerobe** Bakterien überleben nur unter Sauerstoffausschluss. Für sie ist Sauerstoff ein Gift.

Sporenbildner

Einige Bakterien, z. B. Clostridien, können Ruheformen bilden, die **Sporen**. Sporen besitzen eine feste Zellwand und ein wasserarmes Inneres und haben ihren Stoffwechsel auf ein Minimum reduziert oder ganz eingestellt. Derart beschaffen sind sie äußerst hitze- und säurebeständig und können auch unter ungünstigen Verhältnissen Jahrzehnte in der Außenwelt überleben. Bessern sich die Lebensbedingungen, wandelt sich die Spore in das vermehrungsfähige Bakterium um.

Nachweis von Bakterien

Zum Bakteriennachweis geeignet sind prinzipiell alle genannten Verfahren (→ Kap. I/32.3.4). Oft steht dabei die **Bakterienkultur** im Vordergrund.

Erkrankungen durch Bakterien

Bakterien können sowohl leichte als auch schwere Infektionen überall im Körper hervorrufen (→ Tab. I/32.5). Zu den häufigsten pathogenen Bakterien zählen grampositive Kokken wie die traubenförmig angeordneten **Staphylokokken** (*Haufenkokken*), die kettenförmig angeordneten **Streptokokken** (*Kettenkokken*) und die jeweils zu zweit umkapselten **Pneumokokken** (*Streptococcus pneumoniae* → Abb. I/32.13).

Bakterien sind für die überwiegende Zahl der Harnwegsinfektionen, viele Lungenentzündungen (→ Kap. I/31.7.12) und Magen-Darm-Infekte (→ Kap. I/31.8.15) sowie die Tuberkulose (→ Kap. I/31.7.12) verantwortlich.

Eine Bakterienart kann oftmals – abhängig vom Bakterienstamm, der Eintrittspforte und den Entwicklungsbedingungen – ganz unterschiedliche Erkrankungen auslösen: Staphylococcus aureus z. B. ist häufiger

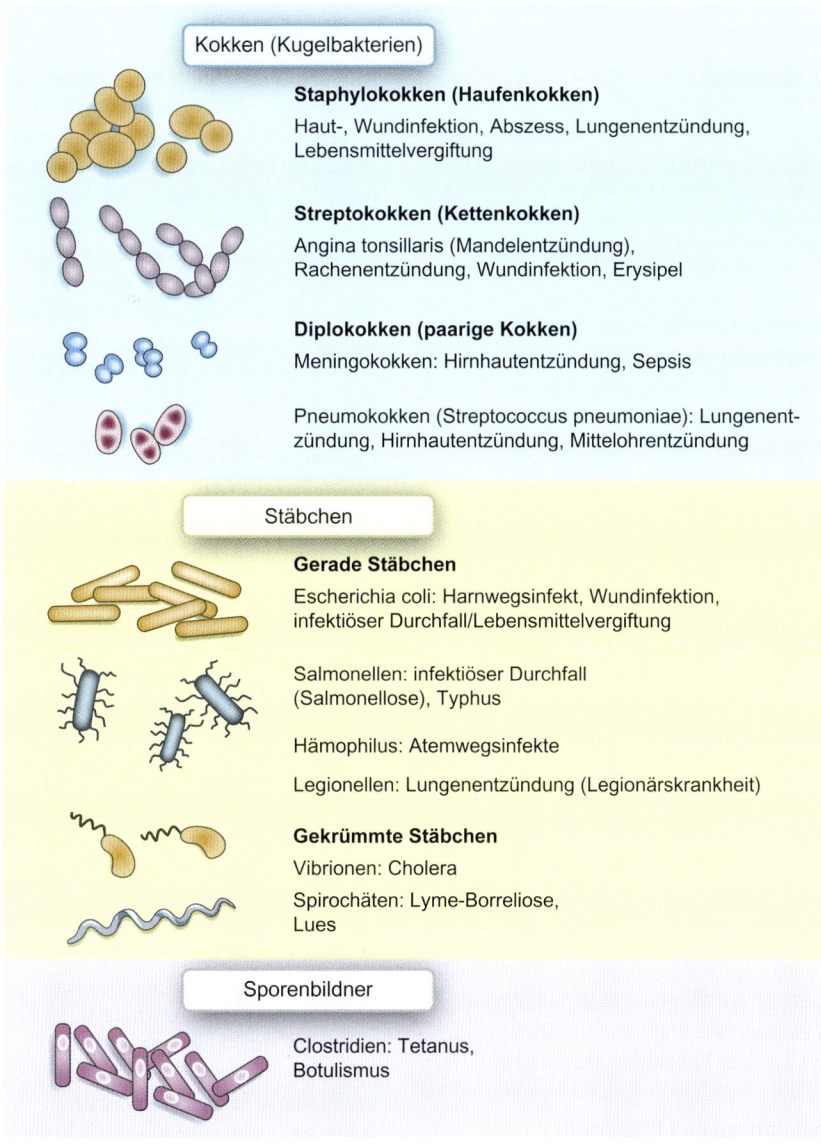

Kokken (Kugelbakterien)

Staphylokokken (Haufenkokken)
Haut-, Wundinfektion, Abszess, Lungenentzündung, Lebensmittelvergiftung

Streptokokken (Kettenkokken)
Angina tonsillaris (Mandelentzündung), Rachenentzündung, Wundinfektion, Erysipel

Diplokokken (paarige Kokken)
Meningokokken: Hirnhautentzündung, Sepsis

Pneumokokken (Streptococcus pneumoniae): Lungenentzündung, Hirnhautentzündung, Mittelohrentzündung

Stäbchen

Gerade Stäbchen
Escherichia coli: Harnwegsinfekt, Wundinfektion, infektiöser Durchfall/Lebensmittelvergiftung

Salmonellen: infektiöser Durchfall (Salmonellose), Typhus

Hämophilus: Atemwegsinfekte

Legionellen: Lungenentzündung (Legionärskrankheit)

Gekrümmte Stäbchen
Vibrionen: Cholera

Spirochäten: Lyme-Borreliose, Lues

Sporenbildner

Clostridien: Tetanus, Botulismus

Abb. I/32.13 Verschiedene Bakterienformen, die lichtmikroskopisch zu unterscheiden sind, und häufige von ihnen verursachte Erkrankungen. [L157]

I

32

Erkrankungen	Details im Buch	Erkrankungen	Details im Buch	Erkrankungen	Details im Buch
Angina tonsillaris (Mandelentzündung)	→ Kap. I/31.8.12	Gehirnentzündung (Enzephalitis)	→ Kap. I/31.11.14	Lyme-Borreliose	→ Kap. I/31.11.14
Augenbindehautentzündung (Konjunktivitis)	→ Kap. I/30.2.4	Gonorrhö (Tripper)	→ Kap. I/31.10.7	Mittelohrentzündung (Otitis media)	→ Kap. I/30.3.3
Bakterielle Ruhr	→ Kap. I/31.8.15	Harnwegsinfekte	→ Kap. I/31.9.10	Pontiac-Fieber	→ Kap. I/32.4.1
Cholera	→ Kap. I/31.8.15	Herzklappenentzündung (Endokarditis)	→ Kap. I/31.5.13	Rachenentzündung (Pharyngitis)	→ Kap. I/31.7.12
Chronische Magenschleimhautentzündung (Gastritis) Typ B	→ Kap. I/31.8.14	Hirnhautentzündung (Meningitis)	→ Kap. I/31.11.14	Salmonellosen	→ Kap. I/31.8.15
Diarrhö (Durchfall)	→ Kap. I/31.8.1	Keuchhusten	→ Kap. I/32.4.1	Tetanus (Wundstarrkrampf)	→ Kap. I/32.4.1
Diphtherie	→ Kap. I/32.4.1	Knochenentzündung (Ostitis, Osteomyelitis)	→ Kap. I/31.1.14	Tuberkulose	→ Kap. I/31.7.12
Erysipel (Wundrose)	→ Kap. I/31.2.7	Legionärskrankheit (Legionellen-Pneumonie)	→ Kap. I/32.4.1	Typhus	→ Kap. I/31.8.15
Furunkel, Karbunkel	→ Kap. I/31.2.7	Lues	→ Kap. I/31.10.7	Wundinfektionen	→ Kap. I/32.3.5
Gastroenteritis	→ Kap. I/31.8.15	Lungenentzündung (Pneumonie)	→ Kap. I/31.7.12		

Tab. I/32.5 Übersicht über bakteriell bedingte Infektionskrankheiten.

Erreger eitriger Fingerentzündungen (Nagelumlauf, Panaritium). Gelangen solche Staphylokokken nun vom entzündeten Finger einer Köchin in Lebensmittel und können sie sich dort vermehren und Giftstoffe (*Enterotoxine*) produzieren, so rufen sie beim Konsumenten der verunreinigten Nahrung eine Lebensmittelvergiftung hervor, meist einen akuten Brechdurchfall.

Umgekehrt kann ein bestimmtes klinisches Bild oftmals durch verschiedene Keime verursacht werden. Als Erreger von Harnwegsinfekten kommen in erster Linie gramnegative Stäbchen wie Escherichia coli (E. coli), Proteus, Klebsiella und Enterobacter, daneben aber auch Enterokokken in Frage. Auch eine Lungenentzündung kann durch zahlreiche Erreger verursacht sein.

Andererseits gibt es bakterielle Infektionskrankheiten, denen immer ein und derselbe Erreger zuzuordnen ist. Hierzu zählen z. B. der Keuchhusten (durch das gramnegative Stäbchen Bordetella pertussis) und die Lues (durch das korkenzieherförmige Treponema pallidum).

Behandlung bakterieller Infektionen

Kausal – also den Mikroorganismus abtötend – werden bakterielle Infektionen durch **Antibiotika** behandelt. Bei Infektionen mit Toxin produzierenden Bakterien kann die frühzeitige Gabe eines **Antitoxins** (*Gegengifts*) entscheidend helfen, so etwa bei der Diphtherie.

Hinzu treten symptomatische Maßnahmen je nach Art und Schwere der Erkrankung.

Antibiotika

> **Antibiotika:** Gegen Bakterien wirksame Antiinfektiva (Arzneimittel gegen die Erreger von Infektionskrankheiten). Hemmen das Wachstum von Bakterien (**Bakteriostase**) oder töten diese ab (**Bakterizidie**).

Wirkung und unerwünschte Wirkungen

Antibiotika hemmen auf unterschiedliche Weise das Wachstum von Bakterien oder töten diese sogar ab. Dabei nutzt man nach Möglichkeit Stoffwechselunterschiede zwischen menschlichen und Bakterienzellen. Mehrere Antibiotika hemmen z. B. die Zellwandsynthese. Da menschliche Zellen keine Zellwand haben, werden sie (verhältnismäßig) wenig angegriffen.

Das Wirkspektrum der Antibiotika ist unterschiedlich. Antibiotika, die nur gegen ein oder wenige Bakterienarten wirken, heißen **Engspektrumantibiotika.** Antibiotika, die viele Bakterien erfassen, heißen **Breitspektrumantibiotika.**

Die hauptsächlichen unerwünschten Wirkungen aller Antibiotika (wenn auch in unterschiedlichem Ausmaß) sind Allergien, Appetitlosigkeit, Übelkeit sowie Durchfälle und Pilzinfektionen der Haut und Schleimhäute (v. a. Scheidenpilzinfektionen bei Frauen) durch die Schädigung der Normalflora. Hinzu kommen substanzabhängige Wirkungen wie Blutbildveränderungen oder Hörschäden (Packungsbeilage beachten).

Substanzen und Präparate
- **Penicilline,** etwa Penicillin V (z. B. Isocillin®), Amoxicillin (z. B. Amoxicillin

AL®), Flucloxacillin (z. B. Staphylex®), Mezlocillin (z. B. Mezlocillin Carino®). Penicilline wirken v. a. gegen grampositive Kokken (z. B. Hirnhautentzündung durch Meningokokken, eitrige Angina und Erysipel durch Streptokokken), Breitspektrumpenicilline außerdem gegen einige Stäbchen (z. B. Harnwegsinfektion durch E. coli, Atemwegsinfektionen durch Haemophilus). Penicilline sind insgesamt gut verträglich und haben eine große therapeutische Breite
- **Cephalosporine,** etwa Cefachlor (z. B. Panoral®) oder Cefixim (z. B. Cephoral®) stören wie die Penicilline die Zellwandsynthese. Ältere Cephalosporine wirken v. a. bei den grampositiven Keimen, neuere haben ein breiteres Wirkungsspektrum. Orale Präparate werden z. B. bei Harn- oder Atemwegsinfektionen gegeben
- **Makrolide,** etwa Erythromycin (z. B. Erythrocin®), Azithromycin (z. B. Zithromax®) oder Clarithromycin (z. B. Klacid®). Sie erfassen etwa die gleichen Keime wie Penicillin V plus Haemophilus influenzae und Legionellen und werden entsprechend oft als Ersatzpräparate bei Penicillinallergie und bei Atemwegsinfektionen eingesetzt
- **Gyrasehemmer,** etwa Ciprofloxacin (z. B. Ciprobay®), Ofloxacin (z. B. Tarivid®) und Moxifloxacin (z. B. Avalox®) haben ein breites Wirkungsspektrum, insbesondere bei den gramnegativen Bakterien. Entsprechend sind sie häufige Antibiotika gegen Harn- und Atemwegsinfekte. Recht häufig sind zentral-

nervöse unerwünschte Wirkungen (z. B. Unruhe)

- **Sulfonamide.** Sie werden insgesamt selten eingesetzt. Ausnahme ist die lange bekannte Kombination aus Sulfamethoxazol und Trimethoprim (Cotrimoxazol, z. B. Eusaprim®), die evtl. gegen (unkomplizierte) Harnwegsinfektionen, Bronchitis und Nasennebenhöhlenentzündung eingesetzt werden kann und gut verträglich ist
- **Tetracycline,** etwa Doxycyclin (z. B. Doxycyclin Stada®), werden v. a. bei Atemwegsinfekten verordnet. Während der Behandlung dürfen keine Sonnenbäder genommen werden
- **Aminoglykoside,** etwa Gentamicin (z. B. Refobacin®), **Carbapeneme,** etwa Imipenem (z. B. Zienam®), **Glykopeptide,** etwa Vancomycin (z. B. Vancomycin Eberth®), werden wegen der Notwendigkeit einer parenteralen Behandlung, ihrer unerwünschten Wirkungen sowie geringen therapeutischen Breite vor allem bei schweren Infektionen verwendet.

Hinweise zur Behandlung und Anwendung

Prinzipiell gibt es Antibiotika zur oralen oder zur parenteralen (v. a. intravenösen) Gabe, wobei in der häuslichen Altenpflege und in Pflegeeinrichtungen praktisch nur orale Antibiotika eingesetzt werden. Als Zäpfchen können Antibiotika wegen der unzuverlässigen Resorption nicht gegeben werden.

Im Idealfall wird das Präparat nach Erregeridentifizierung und Antibiogramm ausgewählt. Um nicht so lange warten zu müssen, entnimmt der Arzt oft eine Probe für die Erregerkultur und beginnt dann sofort mit der Behandlung. Er überlegt, welcher Erreger aufgrund von Art und Lokalisation der Infektion sowie Vorerkrankungen (Abwehrschwäche, Katheterträger) und Aufenthaltsort des Pflegebedürftigen zu Beginn der Infektion (zu Hause, in der Pflegeeinrichtung oder im Krankenhaus) am wahrscheinlichsten ist und wählt das Antibiotikum entsprechend. Gegebenenfalls stellt er bei ausbleibendem Behandlungserfolg oder unerwarteten Ergebnissen des Antibiogramms die Behandlung um.

Bei schweren Infektionen weist der Arzt den Pflegebedürftigen ins Krankenhaus ein, wo die Behandlung intravenös, nicht selten mit mehreren Antibiotika gleichzeitig, eingeleitet wird.

Eine begonnene Therapie ist in vorgeschriebener Dosierung und ausreichend lange durchzuführen. Zu früh abgebrochene Antibiotika-Behandlungen führen zur Ausbreitung von Resistenzen und einem Wiederaufflackern (*Rezidiv*) der Infektion.

> **❯ Resistenzen gegen Antibiotika**
>
> Kann ein Antibiotikum einen bestimmten Erreger nicht schädigen, spricht man von **Resistenz** des Erregers gegenüber der Substanz. Die Resistenz kann eine natürliche, von Anfang an vorhandene Eigenschaft, oder z. B. infolge von Mutationen oder Übertragung von Bakterien-DNS erworben sein. **Multiresistente Erreger** (*MRE*), also gegenüber *mehreren* Antibiotika unempfindliche Bakterien (z. B. MRSA), stellen in stationären Einrichtungen ein großes Problem dar. Pflegebedürftige können trotz Besiedelung mit MRE in die Pflegeeinrichtung oder nach Hause entlassen werden. Dann sind zusätzliche Hygienemaßnahmen nötig, um eine Weiterverbreitung des Erregers zu verhindern (→ Kap. I/15.7.4).

Pflege bei Antibiotikatherapie

- Dosierung und Dosierungsintervalle genau einhalten. „Dreimal täglich" bedeutet eine gleichmäßige Verteilung über 24 Std., also einen 8-Stunden-Rhythmus (z. B. 6 Uhr, 14 Uhr, 22 Uhr)
- Haut des Pflegebedürftigen auf Hautausschlag oder Pilzbefall beobachten
- Auf die Ausscheidungen des Pflegebedürftigen achten, um Durchfall als eine der unerwünschten Wirkungen rechtzeitig zu erkennen. Vorbeugend können probiotischer Joghurt oder Laktobazillen-Präparate aus der Apotheke versucht werden, v. a. bei einer längeren Antibiotikabehandlung. Leichter Durchfall ist meist harmlos. Bei schweren oder blutigen Durchfällen benachrichtigen Altenpflegerinnen unverzüglich den Hausarzt. Zum einen wird das Medikament dann evtl. nicht mehr ausreichend resorbiert, zum anderen sind sie Warnzeichen einer teils lebensbedrohlichen Dickdarment-

zündung durch *Clostridium difficile* (*Clostridium-difficile-assoziierte Diarrhö*, Schwerstform *pseudomembranöse Colitis*), die Folge einer Schädigung der normalen Darmflora ist
- Auch bei Erbrechen an die verminderte Resorption des Antibiotikums und damit an das Versagen der Therapie denken
- Einnahmevorschriften beachten (Packungsbeilage!).

Diphtherie

> **❯ Diphtherie** (*Halsbräune*): Gefährliche, meldepflichtige Infektionskrankheit durch **Korynebakterien** mit Geschwür- und Pseudomembranbildung (fibrinöse Schleimhautauflagerung) im Mund-Rachen-Raum und ernsten systemischen Komplikationen (vor allem Herz- und Nervenschädigungen). Die Gefährlichkeit der Diphtherie ist durch das von den Bakterien produzierte Toxin bedingt.

Die **Diphtherie** ist derzeit in Deutschland sehr selten. Sie kommt aber z. B. in Osteuropa und Indien noch vor und kann von dort eingeschleppt werden. Eine zu geringe Durchimpfungsrate kann dann größere Ausbrüche zur Folge haben.

- **Corynebacterium diphtheriae** wird durch Tröpfcheninfektion oder direkten Kontakt übertragen. Die **Rachendiphtherie** (Inkubationszeit 1–4 Tage) ähnelt mit Schluckschmerzen und schmerzhaft vergrößerten Lymphknoten zu Beginn einer „normalen" eitrigen Angina, die Beläge (→ Abb. I/32.14) reichen aber weiter als die Tonsillen (Mandeln). Bedrohlich sind die **Kehlkopfdiphtherie** wegen einer möglichen Verlegung der Atemwege durch die Beläge sowie toxin-

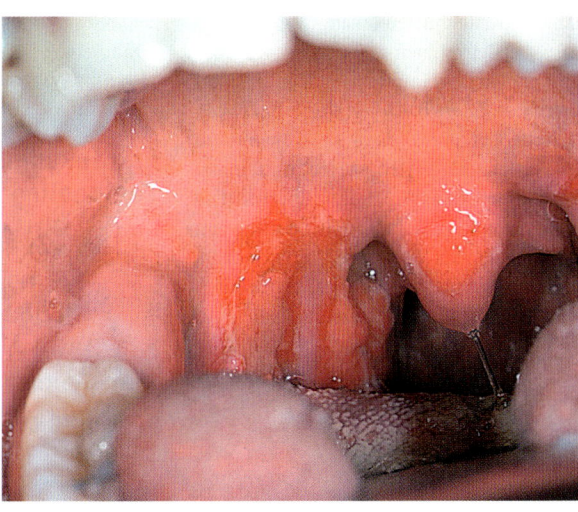

Abb. I/32.14 Pseudomembranen bei Diphtherie. Gerade angesichts ihrer Seltenheit ist die Gefahr groß, dass die Diphtherie zu Beginn mit einer „normalen" Mandelentzündung verwechselt wird. [E508]

bedingte Herz- und Nervenschäden, die bis zu acht Wochen lang möglich sind.

- In Deutschland mittlerweile bedeutsamer ist **Corynebacterium ulcerans.** Es kommt auch bei Tieren vor und kann sowohl eine Rachendiphtherie als auch nach direkter Kontaktinfektion die **Hautdiphtherie** mit nekrotisierenden Hautulzera hervorrufen.

Bei Verdacht müssen sofort das Gesundheitsamt benachrichtigt, Isolierungs- und Schutzmaßnahmen eingeleitet und der Betreffende ins Krankenhaus eingewiesen werden. Dort wird neben intensivmedizinischen Maßnahmen möglichst schnell Diphtherie-Antitoxin gegeben.

> ❯ Zuverlässige und sehr gut verträgliche Prophylaxe ist die Diphtherie-Schutzimpfung, die bei jedem Menschen alle zehn Jahre aufgefrischt werden sollte (→ Kap. I/32.2.3).

Keuchhusten

> ❯ **Keuchhusten** (*Pertussis, Stickhusten*): Durch das Bakterium **Bordetella pertussis** verursachte, insbesondere für Säuglinge lebensbedrohliche Allgemeinerkrankung mit typischen Hustenanfällen. Meldepflichtig.

Bordetella pertussis wird durch Tröpfcheninfektion übertragen.

Bei Kindern beginnt der **Keuchhusten** wie ein banaler Atemwegsinfekt. Die Symptome verringern sich dann aber nicht, sondern werden stärker, und es entwickeln sich die typischen Hustenanfälle. Bei Erwachsenen verläuft die Erkrankung nicht selten uncharakteristisch als wochenlanger trockener Husten, der mit heftigem Würgen einhergehen kann. Da diese Verläufe oft nicht als Keuchhusten erkannt werden, stecken die Betroffenen nicht selten viele andere an. Nicht geimpfte Säuglinge sind dadurch besonders bedroht (kleine Enkel von Pflegebedürftigen!), denn sie können statt der Hustenanfälle Atempausen bekommen.

Seitdem kleine Kinder überwiegend durchgeimpft sind, hat die Bedeutung von Erwachsenen als Überträger zugenommen, denn Impfschutz wie auch der Schutz durch eine durchgemachte Erkrankung halten nur ca. 10–20 Jahre. Deshalb wird seit 2009 in Deutschland eine einmalige Auffrischimpfung auch bei Erwachsenen empfohlen (→ Kap. I/32.2.3).

Tetanus

> ❯ **Tetanus** (*Wundstarrkrampf*): Schwere Erkrankung mit Muskelkrämpfen, bedingt durch das Toxin von **Clostridium tetani,** einem grampositiven, anaeroben Sporenbildner.

Clostridium tetani kommt überall in der Erde vor und kann bei jeder verunreinigten Verletzung in die Wunde gelangen. Bei schlechter Sauerstoffversorgung vermehren sich die Bakterien und das von ihnen produzierten Gift greift das Nervensystem an. Auch Alltagsverletzungen, z. B. ein Rosendorn im Finger, können ausreichen.

Meist wenige Tage bis drei Wochen nach der Verletzung beginnt der **Tetanus** mit Kopfschmerzen und Müdigkeit, es folgen Muskelsteife und Muskelkrämpfe auf geringste Reize. Sie beginnen am Kopf (Kieferklemme), steigen dann ab und können durch Beteiligung der Atemmuskulatur tödlich sein. Das Bewusstsein ist erhalten. Der Pflegebedürftige muss sofort in ein Krankenhaus eingewiesen und dort intensivmedizinisch betreut werden.

Durch Verfügbarkeit und breite Anwendung der Tetanus-Impfung ist der Tetanus in Deutschland heute selten und es kommt trotz vergessener Auffrischimpfungen meist nicht zum Vollbild, da irgendwann früher im Leben zumindest ein Teil der Impfungen erfolgte. Verlassen sollte man sich hierauf aber nicht. Altenpflegerinnen sollten bei jedem Pflegebedürftigen den Impfschutz überprüfen und ggf. dazu motivieren, ihn zu vervollständigen. Nur knapp ⅔ der über 65-Jährigen hat in den zurückliegenden 10 Jahren eine Auffrischimpfung erhalten. 📖 5

> ❯ Es gibt den Tetanusimpfstoff als Einzelimpfung sowie kombiniert mit dem Diphtherie-Impfstoff (Td) oder dem Diphtherie- und Keuchhusen-Impfstoff (Tdap). Dadurch ist die Organisation der Auffrischimpfungen einfach.

Erkrankungen durch Legionellen

> ❯ **Legionärskrankheit** (*Legionellen-Pneumonie*): Lungenentzündung durch Legionellen, in 90 % **Legionella pneumophila.**

Krankheitsentstehung

Legionellen leben im Wasser, sie bevorzugen warmes, aber nicht heißes Wasser (25–45 °C). In Deutschland sind vor allem Warmwasser-

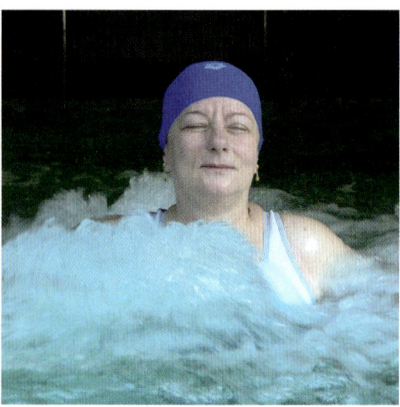

Abb. I/32.15 So entspannend ein Aufenthalt im Whirlpool ist, auch Legionellen schätzen das warme Wasser. Bei unzureichender Wasseraufbereitung können Whirlpools daher zum Ausgangspunkt einer Legionellen-Infektion werden. [J787]

versorgungen (Duschen), warme Badebecken (Whirlpools → Abb. I/32.15), Befeuchter- und Klimaanlagen als Infektionsquellen von Bedeutung.

Die Übertragung erfolgt durch Einatmen von legionellenhaltigen Aerosolen, also feinen „Wassersprays". Eine Übertragung von Mensch zu Mensch wurde bislang nicht nachgewiesen, Trinken legionellenhaltigen Wassers ist ungefährlich. Die Inkubationszeit beträgt 2–10 Tage.

Symptome, Befund und Diagnostik

Legionellenerkrankungen sind opportunistische Infektionen. Darauf weist schon der Name **Legionärskrankheit** hin: Die Erkrankung wurde erstmalig bei Legionären in den USA diagnostiziert. „Amerikanische Legion" bezeichnet dort eine Veteranenorganisation der Armee – die Erkrankung trat also erstmalig bei alten Menschen auf.

Die Erkrankung beginnt mit grippeähnlichen Beschwerden, Fieber und trockenem Husten.

- Bleibt es bei grippeartigen Beschwerden, spricht man vom **Pontiac-Fieber,** das oft nicht als Legionellenerkrankung erkannt wird
- Es kann sich aber auch in den Folgetagen eine Lungenentzündung entwickeln, die *Legionellen-Pneumonie* oder eben *Legionärskrankheit.* Ungefähr die Hälfte der Betroffenen hat außerdem Durchfälle. Benommenheit oder Verwirrtheit durch ZNS-Beteiligung können komplizierend hinzukommen.

Die Diagnose wird durch Röntgenaufnahme des Thorax und Blutuntersuchungen gestellt, eine Erregersicherung durch Kultur oder Antigennachweis wird angestrebt.

Behandlung

Pflege → Kap. I/31.7.12

Die Behandlung besteht in Antibiotikagabe über 2–3 Wochen sowie symptomatischen Maßnahmen bei Atemstörungen oder anderen Komplikationen.

> ❯ Um weitere Erkrankungen zu vermeiden, sollte bei jeder Legionelleninfektion nach der Infektionsquelle gesucht werden.
>
> Vorbeugend sollten „gefährdete" Wasseranlagen regelmäßig gereinigt und desinfiziert werden. Eine Möglichkeit ist die Erhöhung der Wassertemperatur auf ca. 70 °C einmal pro Woche, da die Legionellen bei diesen Temperaturen schnell absterben. Werden wasserhaltige Geräte im häuslichen Bereich länger nicht genutzt, sollten sie gründlich gereinigt und trocken gelagert werden.

I/32.4.2 Viren und Viruserkrankungen

> ❯ **Viren:** Mit einer Größe von 0,02–0,4 μm winzige Infektionserreger. „Sonderform des Lebens", da sie zwar Erbsubstanz (DNS oder RNS), aber keine Zellstruktur und keinen eigenen Stoffwechsel besitzen.
>
> Deshalb können sie sich nur innerhalb lebender Wirtszellen vermehren.

Kennzeichen der Viren

Viren sind etwa 10- bis 100-mal kleiner als Bakterien (→ Abb. I/32.16). Sie sind unter dem Lichtmikroskop nicht mehr zu erkennen, lassen sich aber durch ein Elektronenmikroskop darstellen, das eine sehr viel höhere Auflösung hat. Die Form der Viren ist meist geometrisch, z. B. **kubisch** oder **helixförmig** (quadratisch bzw. spiralig).

Viren bestehen aus Erbsubstanz (DNS oder RNS, → Kap. I/14.2.8), die von einem **Eiweißmantel** (*Kapsid*) umschlossen ist. Komplexere Viren besitzen zusätzlich eine lipidhaltige Außenhülle (**Virushülle,** *Envelope,* engl.: envelope = *Umschlag,* → Abb. I/32.17). Sie entsteht aus der Zellmembran der befallenen Zelle.

Viren enthalten weder Organellen noch Enzyme. Deshalb sind sie zu ihrer Vermehrung auf Wirtszellen angewiesen.

Virusvermehrung

Das Virus heftet sich an die Rezeptoren der Wirtszelle (→ Abb. I/32.18, hier T-Lympho-

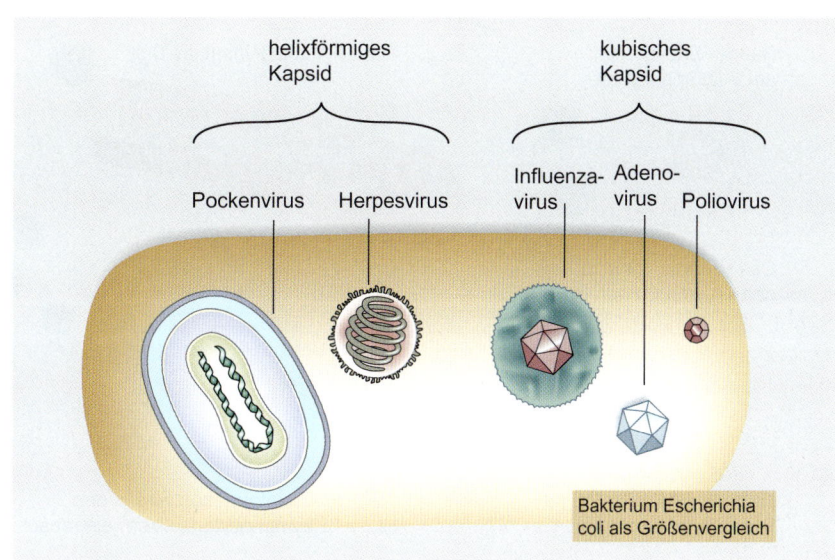

Abb. I/32.16 Größenvergleich und Aufbau verschiedener Viren. [L157]

zyt), dringt in die Zelle ein und setzt seine Erbsubstanz frei.

Danach gibt es mehrere Möglichkeiten:
- **Produktive Infektion.** Die Erbsubstanz des Virus „programmiert" die Zelle so um, dass sie Viruspartikel bildet und zusammensetzt.
  - Bei vielen Viruserkrankungen produziert die infizierte Wirtszelle nur noch neue Viren, aber keine lebensnotwendigen Eiweiße mehr für sich selbst. Die Wirtszelle stirbt bald nach ihrer Infektion ab und setzt dabei zahlreiche neue Viren frei, die ihrerseits weitere Zellen infizieren
  - Andere Viren werden in geringer Menge und über einen längeren Zeitraum ohne Zelltod freigesetzt. Infizierte Zellen können aber teilweise vom Immunsystem erkannt und vernichtet werden
- **Latente Infektion.** Verschiedene Viren können mit ihrem Erbgut über viele Jahre, oft lebenslang, in bestimmten Körperzellen verbleiben. Meist findet dabei über lange Zeitabschnitte keine Virusvermehrung statt, bevor es beispielsweise bei Abwehrschwäche zum erneuten Krankheitsausbruch kommt. Beispiele hierfür sind Herpesvirus-Infektionen
- **Tumortransformation.** Das Virus schleust seine Erbsubstanz in die Erbsubstanz der Wirtszelle ein. Die Änderung der genetischen Information führt zur Umwandlung der Wirtszelle in eine Tumorzelle. Beispielsweise spielen Papillomviren eine wesentliche Rolle bei der Entstehung des Gebärmutterhalskrebses (→ Kap. I/31.10.8), wobei aber nur sehr wenige aller infizierten Frauen einen Tumor entwickeln.

Einteilung der Viren

Im wissenschaftlichen Bereich werden die Viren nach ihrer Erbsubstanz eingeordnet. Im pflegerischen Alltag ist jedoch die historisch gewachsene Einteilung nach klinischen Krankheitsbildern am gebräuchlichsten, z. B. Mumps- oder Hepatitis-Virus.

Nachweis von Viren

Viren wachsen nicht auf unbelebten Nährböden, sondern nur auf aufwändigen Gewebekulturen. Aus diesem Grunde werden Viren nur selten durch Anzüchten nachgewiesen. Früher spielte der indirekte Erregernachweis durch Nachweis spezifischer

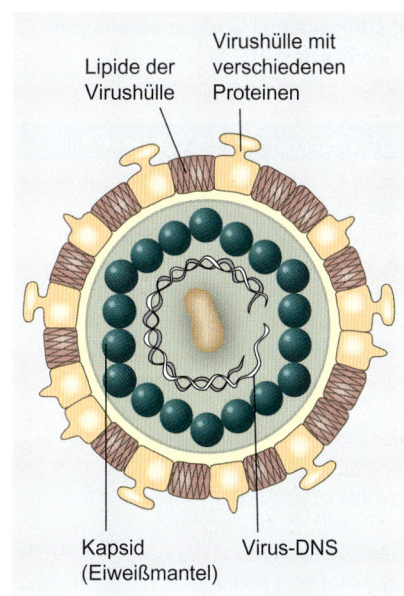

Abb. I/32.17 Aufbau des Hepatitis-B-Virus. [L157]

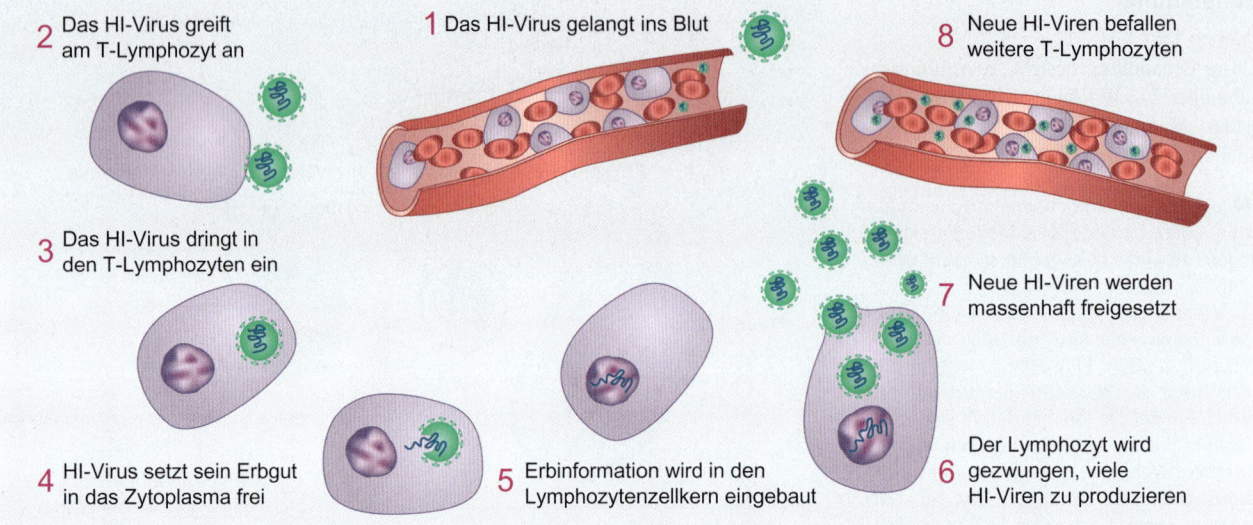

2 Das HI-Virus greift am T-Lymphozyt an

1 Das HI-Virus gelangt ins Blut

8 Neue HI-Viren befallen weitere T-Lymphozyten

3 Das HI-Virus dringt in den T-Lymphozyten ein

7 Neue HI-Viren werden massenhaft freigesetzt

4 HI-Virus setzt sein Erbgut in das Zytoplasma frei

5 Erbinformation wird in den Lymphozytenzellkern eingebaut

6 Der Lymphozyt wird gezwungen, viele HI-Viren zu produzieren

Abb. I/32.18 Eindringen in die Wirtszelle, Vermehrung und Ausbreitung von Viren (am Beispiel des HI-Virus). [L157]

Virusantikörper oft die entscheidende Rolle. Heute stehen zunehmend direkte Antigen- und Erbsubstanznachweise zur Verfügung (→ Kap. I/32.3.4).

Erkrankungen durch Viren

» Virale Infektionen sind wahrscheinlich noch häufiger als bakterielle.

Zu den **Erkrankungen durch Viren** gehören z. B. (→ Tab. I/32.6):
- Atemwegsinfekte, z. B. Schnupfen, Bronchitiden, grippale Infekte und Influenza (Virusgrippe → Kap. I/31.7.12)
- Leberentzündungen (Virushepatitiden → Kap. I/31.8.18)
- Hirnhaut- und Gehirnentzündungen (→ Kap. I/31.11.14)

- „Kinderkrankheiten", z. B. Masern, Mumps und Windpocken
- Die Immunschwächekrankheit AIDS.

Wie bei den bakteriellen Infektionen gibt es Viruserkrankungen, für die immer ein und derselbe Erreger verantwortlich ist (z. B. Masern und Tollwut), und viele andere Virusinfekte, die durch eine ganze Reihe von Erregern bedingt sein können (z. B. die unspezifischen „Erkältungskrankheiten").

Behandlung von Viruserkrankungen

Da Viren sich innerhalb der menschlichen Zellen vermehren, ist die medikamentöse Bekämpfung schwerer als bei Bakterien. Medikamente gegen Viren bzw. virusinfizierte Zellen treffen immer auch gesunde Körperzellen. Die meisten dieser **Virosta-**

tika wirken außerdem nur, wenn sie ganz früh nach Krankheitsausbruch gegeben werden, und etliche Viren werden durch keines der aktuell verfügbaren Medikamente erfasst. Aus diesen Gründen ist bei den meisten Virusinfektionen lediglich eine symptomatische Behandlung möglich bzw. sinnvoll.

Virostatika

» **Virostatika** (*Virustatika*): Medikamente gegen Viren.

Wirkung
Viren haben keinen eigenen Stoffwechsel (→ Kap. I/14.1.1), sie bedienen sich menschlicher Enzyme und Stoffwechselreaktionen. Nur wenige virusspezifische Strukturen

Erkrankungen	Details im Buch	Erkrankungen	Details im Buch	Erkrankungen	Details im Buch
AIDS	→ Kap. I/32.4.2	Gehirnentzündung (Enzephalitis)	→ Kap. I/31.11.14	Influenza (Virusgrippe)	→ Kap. I/31.7.12
Akute Magenschleimhautentzündung (Gastritis)	→ Kap. I/31.8.14	Herpes simplex/labialis	→ Kap. I/31.2.7	Lungenentzündung (Pneumonie)	→ Kap. I/31.7.12
Angina tonsillaris (Mandelentzündung)	→ Kap. I/31.8.12	Herpes zoster (Gürtelrose)	→ Kap. I/31.2.7	Mittelohrentzündung (Otitis media)	→ Kap. I/30.3.3
Bronchitis	→ Kap. I/31.7.12	Herzbeutelentzündung (Perikarditis)	→ Kap. I/31.5.13	Pleuritis (Brustfellentzündung)	→ Kap. I/31.7.17
Diarrhö (Durchfall)	→ Kap. I/31.8.1	Herzmuskelentzündung (Myokarditis)	→ Kap. I/31.5.13	Rachenentzündung (Pharyngitis)	→ Kap. I/31.7.12
Erkältungskrankheiten	→ Kap. I/31.7.12	Hirnhautentzündung (Meningitis)	→ Kap. I/31.11.14	Warzen	→ Kap. I/31.2.7
Frühsommermeningoenzephalitis (FSME)	→ Kap. I/31.11.14	Infektiöse Mononukleose (Pfeiffer-Drüsenfieber)	→ Kap. I/32.4.2	Virushepatitis	→ Kap. I/31.8.18
Gastroenteritis	→ Kap. I/31.8.15				

Tab. I/32.6 Übersicht über virusbedingte Infektionskrankheiten.

oder Enzyme können durch die derzeit verfügbaren **Virostatika** gezielt blockiert werden. Die meisten Virostatika hemmen die Bildung der viralen Erbsubstanz.

Substanzen, Präparate und unerwünschte Wirkungen

Beispiele für Virostatika sind z. B.:

- Aciclovir (etwa Zovirax®), Valaciclovir (etwa Valtrex®) oder Brivudin (etwa Zostex®) gegen Herpes- und Varicella-Zoster-Viren, insgesamt gut verträglich
- Foscarnet (etwa Foscavir®) oder Ganciclovir (etwa Cymeven®) gegen schwere Zytomegalievirus-Infektionen
- Oseltamivir (etwa Tamiflu®) gegen Influenza-Viren
- Ribavirin (etwa Rebetol®) v. a. gegen Hepatitis-(C-)Viren
- Medikamente gegen HIV.

Die hauptsächlichen unerwünschten Wirkungen sind Magen-Darm-Beschwerden, Leber- und Nierenschäden, Blutbildveränderungen und neurologisch-psychiatrische Symptome.

Infektiöse Mononukleose

> **Infektiöse Mononukleose** (*Pfeiffer-Drüsenfieber, Monozytenangina, kissing disease, Studentenfieber*): Durch das **Epstein-Barr-Virus** verursachte Erkrankung v. a. des lymphatischen Gewebes mit Hauptbeschwerden an den Gaumenmandeln. Bei alten Menschen selten, da meist nach früherem Kontakt Immunität besteht.

1–3 Wochen nach der Tröpfchen- oder Kontaktinfektion kommt es zu einem anginaartigen Bild mit Fieber, Kopf- und Halsschmerzen, grau-weiß belegten Gaumenmandeln und Lymphknotenschwellung. Auch Leber und Milz sind geschwollen, und zwar auch noch mehrere Wochen nach Abklingen der Beschwerden (Rupturgefahr bei

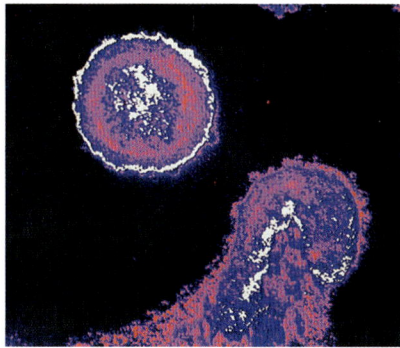

Abb. I/32.19 HI-Virus. [E441]

Laborkategorie	Klinische Kategorie		
CD4-T-Zellen	A: akute Infektion, asymptomatisch, Lymphadenopathie	B: HIV-assoziierte Erkrankungen	C: AIDS-definierende Erkrankungen
1: › 500/µl	A1 (1)	B1 (1)	C1 (3)
2: 200–499/µ/l	A2 (2)	B2 (2)	C2 (3)
3: ‹ 200/µ/l	A3 (3)	B3 (3)	C3 (3)

Tab. I/32.7 CDC-Klassifikation 1993 (in Klammern 2008, v. a. in USA gebräuchlich).

stumpfer Gewalt). Die Behandlung ist symptomatisch.

> Die infektiöse Mononukleose wird nicht selten mit einer Streptokokken-Angina verwechselt. Wird dann Ampicillin oder Amoxicillin gegeben, kommt es häufig zu einem ausgedehnten Hautausschlag, der für eine Penicillinallergie gehalten wird, aber keine ist.

HIV-Infektion und AIDS

> **AIDS** (kurz für *acquired immune deficiency syndrome, erworbenes Immundefektsyndrom*): 1981 erstmals beschriebene Immunschwächekrankheit als Folge einer Infektion mit dem **humanen Immundefizienz-Virus** (*HIV*). In Deutschland gab es Ende 2015 über 84 000 HIV-Infizierte, schätzungsweise 460 Menschen sind 2015 daran gestorben. 📖 6
> Die HIV-Infektion ist bis heute nicht heilbar, aber häufig (abhängig z. B. von möglichen Begleiterkrankungen) über Jahrzehnte beherrschbar. Deshalb ist in Zukunft eine Zunahme HIV-infizierter alter Menschen zu erwarten.

Übertragung und Krankheitsentstehung

Es sind zwei verschiedene Typen von **HI-Viren** bekannt (**HIV-1** und **HIV-2**), wobei in Deutschland praktisch nur HIV-1 vorkommt.

HIV wird durch virushaltige Körpersekrete übertragen, ganz überwiegend Blut, Sperma, Vaginalsekret und Schleim der Darm- bzw. Analschleimhaut. Hauptübertragungsweg sind Sexualkontakte, gefolgt von Blut-Blut-Kontakten. Das Virus dringt dann durch kleinste Hautverletzungen oder intakte oder verletzte Schleimhaut in den Körper ein.

> HIV wird nicht durch alltägliche Sozialkontakte (z. B. Umarmen), Speichel oder Tränen übertragen.

In der Lymph- und Blutbahn baut das Virus seine Erbsubstanz vor allem in CD-4-Zellen ein (→ Abb. I/32.19). **CD4** ist ein Oberflächenmolekül auf Abwehrzellen, das für das „Andocken" der HI-Viren erforderlich ist und v. a. auf Makrophagen und T-Helferzellen vorkommt.

Schon früh zerstört das Virus immer mehr T-Lymphozyten, der Organismus kann den Verlust jedoch jahrelang durch gesteigerte Produktion kompensieren. Erst nach Jahren nehmen die T-Lymphozyten so ab, dass sich eine zunehmende allgemeine Abwehrschwäche zeigt, die schließlich zu starker Anfälligkeit gegenüber sonst ungefährlichen Krankheitserregern und damit zur Häufung opportunistischer Infektionen (→ Kap. I/32.3.1) führt.

Die Viren gelangen auch ins ZNS und führen dort zu einer chronischen Entzündung (**Neuro-AIDS**).

Internet- und Lese-Tipp
Kompetenznetz HIV/AIDS:
www.kompetenznetz-hiv.de

Hauptrisikogruppen

Hauptrisikogruppen für eine HIV-Infektion sind aufgrund der Übertragungswege:

- Männer, die Sex mit Männern haben (insbesondere bei Analverkehr ohne Kondom)
- Heterosexuelle mit häufig wechselnden Partnern, wenn sie kein Kondom benutzen
- I. v.-Drogenabhängige bei gemeinsamer Benutzung von Injektionsbestecken
- Menschen aus Ländern, in denen das HIV sehr verbreitet ist (und als Folge auch deren Sexualpartner)
- Kinder nicht behandelter infizierter Mütter
- Menschen, die (in Deutschland) vor 1986 Blut oder Blutprodukte erhalten haben (v. a. Bluterkranke → Kap. I/31.4.8).

> Altenpflegerinnen zählen derzeit nicht zu den Risikogruppen.

I
32

Stadieneinteilung

Die Zeit von der Ansteckung bis zum Krankheitsausbruch ist sehr unterschiedlich. Die meisten Infizierten haben (unbehandelt) zehn Jahre nach der Ansteckung Symptome, aber nicht unbedingt das Vollbild AIDS.

Standard ist eine Stadieneinteilung nach der CDC-Klassifikation (CDC = Centers for Disease Control, USA), wobei sich das Stadium aus den Beschwerden (klinische Kategorie) und den CD4-T-Zellen (Laborkategorie) ergibt (→ Tab. I/32.7).

- **Klinische Kategorie:** Je stärker die Krankheitszeichen, desto weiter ist die Erkrankung fortgeschritten.
  - **Kategorie A:** 1–6 Wochen nach der Infektion bekommt ein Teil der Infizierten eine grippeähnliche Erkrankung mit Fieber, Gliederschmerzen, Rachenentzündung, Magen-Darm-Beschwerden, Lymphknotenschwellung und evtl. Hautausschlag (**akute HIV-Infektion**). Die Beschwerden bilden sich von selbst zurück und werden oft als „Grippe" fehlgedeutet. Danach ist der Infizierte völlig beschwerdefrei (**asymptomatische Infektion**), bis Monate oder Jahre später anhaltende Lymphknotenschwellungen an mehreren Körperstellen gleichzeitig folgen (**generalisierte Lymphadenopathie**)
  - **Kategorie B:** Hierzu gehören die **HIV-assoziierten** (*gekoppelten*) **Erkrankungen.** Die Infizierten leiden unter Beschwerden wie wiederkehrenden und schwer behandelbaren Soorerkrankungen (→ Kap. I/32.4.4), Herpes zoster (→ Kap. I/31.2.7), wiederholtem Fieber und länger andauernden Durchfällen. Ihr Allgemeinzustand verschlechtert sich
  - **Kategorie C:** Bestimmte opportunistische Infektionen wie etwa eine Pneumocystis-jirovecii-Pneumonie, Tumoren (Kaposi-Sarkome), ein Befall des Gehirns und eine massive Abmagerung (**Wasting-Syndrom**) sind AIDS-definierend, d. h. wenn sie bei einem positiven HIV-Test vorliegen, spricht man von AIDS als Vollbild der Erkrankung
- **Laborkategorie:** Je weniger CD4-T-Zellen im Blut, desto ungünstiger. Da das HIV v. a. diese Zellen zerstört, bedeutet ihre Verminderung im Blut das Fortschreiten der Erkrankung.

HIV-assoziierte Infektionen

AIDS-Kranke erleiden durch die hochgradige Abwehrschwäche regelmäßig Infektionen, die ansonsten sehr selten sind (→ Abb.

I/32.20). Häufig treten auch Mehrfachinfektionen auf, d. h. mehrere Infektionen zum gleichen Zeitpunkt.

Bezeichnend sind z. B. wiederkehrende Lungenentzündungen durch **Pneumocystis jirovecii** (früher *Pneumocystis carinii*). Pilzinfektionen, insbesondere wiederholte und tiefe Soorerkrankungen, kommen bei AIDS-Kranken praktisch immer vor. Typische Virusinfektionen des AIDS-Kranken sind schwere Zytomegalie-Infektionen, Herpes labialis (→ Kap. I/31.2.7) und Herpes zoster

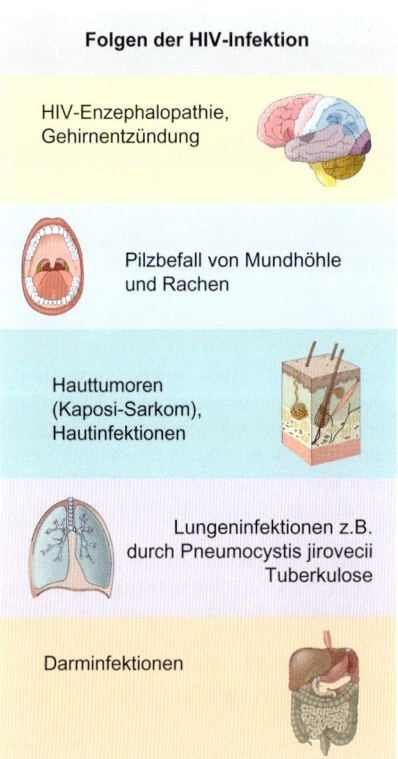

Folgen der HIV-Infektion

HIV-Enzephalopathie, Gehirnentzündung

Pilzbefall von Mundhöhle und Rachen

Hauttumoren (Kaposi-Sarkom), Hautinfektionen

Lungeninfektionen z. B. durch Pneumocystis jirovecii Tuberkulose

Darminfektionen

Abb. I/32.20 Die häufigsten Folgen der HIV-Infektion. [L190]

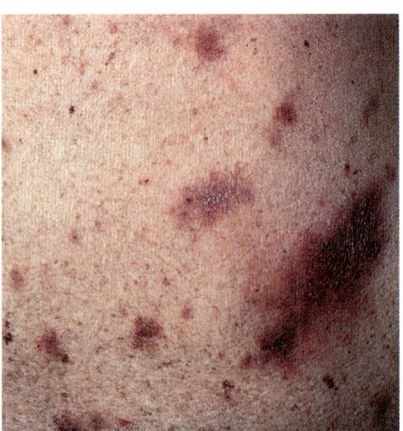

Abb. I/32.21 Kaposi-Sarkome bei einem AIDS-Kranken. Außerhalb der Immunschwächekrankheit AIDS sind Kaposi-Sarkome extrem selten. [E799]

(→ Kap. I/31.2.7). Bakterielle Infektionen, die gehäuft auftreten, sind z. B. bakterielle Lungenentzündungen (→ Kap. I/31.7.12) und Tuberkulose (→ Kap. I/31.7.12).

HIV-gekoppelte bösartige Tumoren

Zwei bösartige Tumoren sind für das AIDS-Vollbild typisch:

- **Maligne Lymphome,** v. a. Non-Hodgkin-Lymphome. Lymphome sind bösartige Tumoren, die vom lymphatischen Gewebe ausgehen (→ Kap. I/31.4.11)
- Das **Kaposi-Sarkom,** das häufiger Männer betrifft. Es ist ein bösartiger Tumor endothelartiger Zellen, der oft zunächst in Haut und Unterhaut, später auch in Schleimhäuten und inneren Organen lokalisiert ist (→ Abb. I/32.21).

Diagnostik

Die Routinediagnostik bei Verdacht auf HIV-Infektion umfasst mittlerweile Tests, die sowohl Antikörper gegen HIV als auch das p24-Antigen des HIV erfassen. Es bleibt aber nach wie vor eine diagnostische Lücke, in der die Tests trotz HIV-Infektion negativ sind. Ein sicherer Infektionsausschluss ist erst drei Monate nach dem letzten Risikokontakt bzw. der Exposition möglich. In der Zeit zwischen Ansteckung und Positiv-werden der Tests ist der Infizierte ansteckend.

Bei gesicherter HIV-Infektion folgen weitere Untersuchungen wie etwa die Bestimmung der CD4-T-Zellen, um den Zustand des Immunsystems einzuschätzen.

Behandlung

Inzwischen gibt es zahlreiche **antiretrovirale Medikamente.** Standard in Deutschland ist heute die **HAART** (*hoch aktive antiretrovirale Therapie*) aus einer Kombination von drei oder mehr Medikamenten, welche die Zahl der Viren im Blut (Viruslast) wesentlich senkt und dadurch Immunsystem und Gesundheitszustand erheblich verbessert. Allerdings kann die Behandlung teils erhebliche unerwünschte Wirkungen haben und muss konsequent und nach aktuellem Wissen lebenslang durchgeführt werden.

Darüber hinaus müssen Infektionen und Tumoren frühestmöglich behandelt werden. Weitere abwehrschwächende Faktoren wie Mangelernährung sollten unbedingt vermieden werden.

Vorbeugung

Der HIV-Infektion kann nur durch Meiden infizierter Sekrete vorgebeugt werden. Hierzu gehört insbesondere das Benutzen von Kondomen beim Geschlechtsverkehr mit neuen, wechselnden oder „unsicheren" Partnern („safer sex"). Drogensüchtige sollten ihre Injektionsbestecke nicht mit anderen teilen.

Im medizinischen Bereich sind die Beachtung der einschlägigen Hygiene- und Desinfektionsmaßnahmen, die sorgfältige Herstellung von Blutprodukten, ihre gezielte, möglichst sparsame Anwendung und das weitestmögliche Umsteigen auf Eigenblutspenden hervorzuheben.

Infektionsrisiko und Infektionsschutz des Pflegepersonals

Das Risiko, sich durch Pflegemaßnahmen mit dem HI-Virus zu infizieren, ist sehr gering. Häufigste Ursache sind wohl Nadelstichverletzungen, gefolgt von Infektionen über die Schleimhäute bzw. kleinste Hautverletzungen (rissige Haut).

> **» Hauptpfeiler der Infektionsprophylaxe in der Pflege**
>
> - Tragen von *Latex-Handschuhen* bei jedem Kontakt mit Körperflüssigkeiten. Handschuhe aus anderem Material bieten keinen ausreichenden Schutz
> - Vermeiden von Verletzungen mit gebrauchten Instrumenten, insbesondere Kanülen
> - Gewissenhafte Händehygiene.

Beim Umgang mit HIV-Infizierten sind Maßnahmen zum Selbstschutz zwar unumgänglich, doch besteht bei normalen alltäglichen Kontakten keine Ansteckungsgefahr. Für Infizierte ist es wichtig, dass sie „normal" behandelt werden.

Folgende Regeln im Umgang mit HIV-Infizierten und AIDS-Kranken sind zum Infektionsschutz einzuhalten. Sie entsprechen denen zur Vorbeugung von Hepatitis B und C, die ebenfalls über Blut und sexuelle Kontakte übertragen werden:

- Verletzungen durch gebrauchte Instrumente, v. a. Injektionsnadeln, vermeiden (Benutzung sicherer Instrumente, raschestmögliche Entsorgung in spezielle Behälter → Kap. I/27.5, → Abb. I/31.22)
- Bei möglichem Kontakt mit Blut, Ausscheidungen und Sekreten sowie beim Waschen des Bewohners Latex-Handschuhe benutzen. Hände regelmäßig desinfizieren (→ Kap. I/15.4.4). Hände anschließend mit fetthaltigen Cremes pflegen: So können kleinste Hautrisse, die den Viren als Eintrittspforten dienen, vermieden werden
- Beim Verbandswechsel stark nässender Wunden oder bei massiven Durchfällen zusätzlich Schutzkittel verwenden

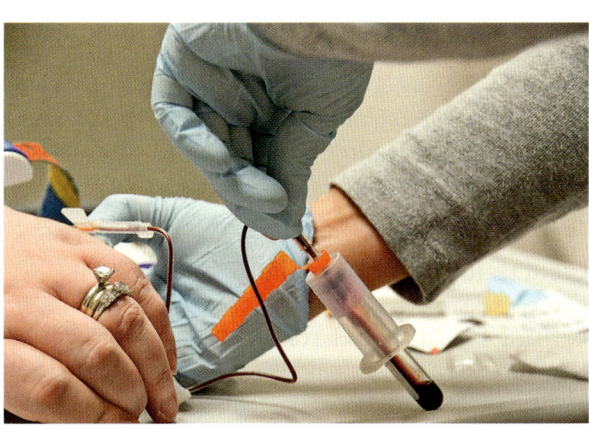

Abb. I/32.22 Die Verletzung durch ein gebrauchtes Instrument ist als solche in der Regel harmlos. Die eigentliche Gefahr besteht in der Übertragung von Infektionen. Wenn technisch irgend möglich sollten sichere Instrumente verwendet werden, die das Risiko versehentlicher (Nadelstich-)Verletzungen minimieren. [J787]

- Bei möglicher Aerosolbildung (etwa unkontrollierbarer Husten, Absaugen) Mund-Nasen-Schutz und Schutzbrille anlegen
- Material, das mit erregerhaltigem Blut in Berührung gekommen ist, als Sondermüll kennzeichnen und korrekt entsorgen (→ Kap. I/15.5.4)
- Verschüttete Körperausscheidungen mit einer Desinfektionslösung aufwischen und Oberflächendesinfektion anschließen. Dabei Latex-Handschuhe benutzen
- Andere Personen, die nicht kontinuierlich an der Betreuung beteiligt sind (z. B. Teilzeitkräfte, Aushilfen), vor Beginn der Pflege über die Hygienemaßnahmen informieren, ebenso Besucher.

> **» Erstmaßnahmen bei Nadelstichverletzungen**
>
> Bei einer **Verletzung mit einem gebrauchten Instrument oder bei Blut- oder Sekretspritzern ins Auge** wird in Deutschland empfohlen:
> - Blutung nicht bzw. nicht sofort stoppen (spült infektiöses Material aus), Manipulationen an der Wunde vermeiden, v. a. nicht quetschen, nicht ausdrücken, um evtl. Erreger nicht tiefer ins Gewebe zu drücken
> - Wunde gründlich mit Desinfektionsmittel spülen (z. B. mit Betaseptic®). Danach für mindestens 10 Min. einen mit Desinfektionsmittel getränkten Tupfer auflegen, ggf. erneut mit Desinfektionsmittel tränken
> - Nadel oder Instrument für evtl. Untersuchung sicherstellen
> - Bei Spritzern auf verletzte Haut mit Wasser und Seife waschen und mit desinfektionsmittelgetränktem Tupfer großflächig abreiben. Bei Spritzern ins Auge mit Ringer-, Kochsalzlösung oder Wasser spülen. Bei Spritzern in den Mund Sekret ausspucken, Mund mehrfach intensiv mit Wasser spülen (Wasser ausspucken)

- **Sofort** Betriebs-/Durchgangsarzt aufsuchen und Verletzung melden (bei der Verletzung handelt es sich um einen Betriebsunfall). Der Arzt ordnet ggf. Blutuntersuchungen der Altenpflegerinnen und des Pflegebedürftigen, von dem das Blut stammt (sofern feststellbar), an. Bei unsicherem Impfschutz der Altenpflegerin gegen Hepatitis B wird aktiv und passiv geimpft. Bei relevantem Risiko einer HIV-Infektion leitet der Arzt eine **medikamentöse postexpositionelle Prophylaxe** (*PEP*) über meist vier Wochen ein, die bei Exposition das Risiko einer Infektion deutlich mindert. Die Altenpflegerin wird bis 3 Monate nach der Verletzung ärztlich kontrolliert
- Bis zum Infektionsausschluss keinen ungeschützten Geschlechtsverkehr haben, bis 6 Monate nach Exposition kein Blut spenden. 🙥🙥 7

I/32.4.3 Prionen und Prionkrankheiten

> **» Prionen** (engl. *proteinaceous infectious particle*, Merkhilfe *proteinartiges infektiöses Agens ohne Nukleinsäure*): Noch einfacher als Viren gebaute, lediglich aus Eiweiß bestehende infektiöse Teilchen.

Prionen sind fehlgefaltete Formen eines normalen Körpereiweißes. Das normale Eiweiß hat eine überwiegend spiralige Struktur und kommt v. a. im Nerven- und lymphatischen Gewebe vor. Seine genaue Funktion ist unbekannt. Die pathogenen, infektiösen Prionen besitzen dieselben chemischen Eigenschaften, sind jedoch faltblattartig angeordnet und können vom Organismus praktisch nicht abgebaut werden. Sie reichern sich an, schädigen das Gehirn und wandeln die gesunden, körpereigenen Eiweiße auf noch nicht bekannte Weise in die fehlgefalteten Formen um.

Prionkrankheiten sind eine Gruppe seltener ZNS-Erkrankungen, die durch kleine „Löcher" im Gehirn gekennzeichnet sind und deshalb **spongiforme Enzephalopathien** (spongiform = *schwammartig*) heißen. Entzündungsreaktionen sind nicht zu beobachten.

Creutzfeldt-Jakob-Krankheit

Zu den häufigsten spongiformen Enzephalopathien zählt die **klassische Creutzfeldt-Jakob-Krankheit** (*CJK*), von der besonders ältere Menschen befallen werden. Meist tritt sie als einzelne Erkrankung auf (*sporadisch*), gelegentlich ist sie vererbt, sehr selten durch Transplantation von Dura (harte Hirnhaut) oder Hornhaut übertragen. Sie beginnt meist mit psychischen Veränderungen, gefolgt von fortschreitenden Koordinationsstörungen und Abnahme der geistigen Fähigkeiten (Demenz → Kap. I/33.4) und führt unweigerlich zum Tode.

Auch Tiere erkranken an spongiformen Enzephalopathien, wobei **BSE** (*bovine spongiforme Enzephalopathie, Rinderwahnsinn*) bei Rindern am bekanntesten ist. Die Übertragung des BSE-Erregers auf den Menschen (u. a. durch Verzehr infektiösen Fleisches) führte ab 1995 v. a. in Großbritannien zu einer neuen Form der Creutzfeldt-Jakob-Krankheit (**variante Creutzfeldt-Jakob-Krankheit,** *vCJK*). Die Erkrankten sind durchschnittlich jünger, der Verlauf ist schneller. In Deutschland sind bislang keine Erkrankungen aufgetreten.

Eine sichere Diagnose von CJK und vCJK ist nur durch Untersuchung des Gehirns möglich, also durch Hirnbiopsie oder nach dem Tod. Kernspintomografie und Liquoruntersuchung können aber bei passendem klinischem Bild die Diagnose wahrscheinlich machen. Behandlung und Pflege sind rein symptomatisch.

I/32.4.4 Pilze und Mykosen

> **Pilze** (*Fungi*): Pflanzenähnliche Lebewesen, die als **Eukaryonten** (griech. eu = *gut,* karyon = *Kern*) einen abgegrenzten Zellkern besitzen. Ihre festen Zellwände bestehen größtenteils aus Kohlenhydraten, darunter die unlösliche Gerüstsubstanz *Chitin*.

Kennzeichen der Pilze

Pilze sind vielgestaltig (→ Abb. I/32.23). Sie können nur aus einer einzelnen Zelle bestehen, z. B. die Hefen. Die meisten Arten bilden aber einen komplexen Zellverband aus sich verzweigenden **Pilzfäden** (*Hyphen*). Manche Pilze zeigen beide Wuchsformen.

Pilze vermehren sich durch Sprossung, Zerfall der Pilzfäden oder Bildung von Fruchtkörpern, die Sporen abgeben. Pilzsporen dienen ausschließlich der Verbreitung von Pilzen und sind nicht mit Bakteriensporen als Bakterien-Dauerformen (→ Kap. I/32.4.1) zu vergleichen.

Einteilung der Pilze

Für die in Pflegeeinrichtungen bedeutenden krankheitsverursachenden Pilze wird die einfache **D-H-S-Klassifikation** verwendet. Unterschieden werden:

- **Dermatophyten** (Fadenpilze → Abb. I/32.23): Sie befallen die Haut des Menschen und ihre Anhangsgebilde (Dermatomykosen → Kap. I/31.2.7)
- **Hefen** (*Sprosspilze* → Abb. I/32.23): Hefen verursachen zumeist Infektionen der Haut und Schleimhäute. Sie können bei Abwehrschwäche auch zu den inneren Organen vordringen und zu einer Pilz-

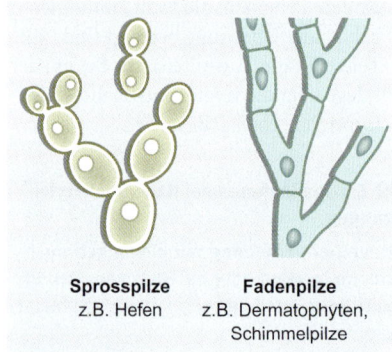

Sprosspilze
z. B. Hefen

Fadenpilze
z. B. Dermatophyten, Schimmelpilze

Abb. I/32.23 Charakteristische Wuchsformen von Pilzen. [L157]

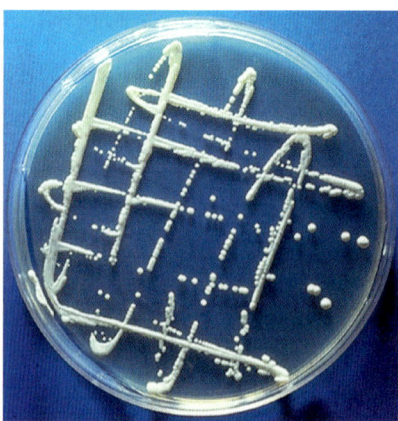

Abb. I/32.24 Pilzkultur. Für die hier im Bild gezeigten Candida-albicans-Kolonien typisch ist die weiße Farbe der Kolonien (daher auch der Name). [M123]

sepsis führen. Bedeutend ist insbesondere der Hefepilz Candida albicans (→ Abb. I/32.24), der die häufigen Soorerkrankungen verursacht (→ Kap. I/31.2.7)

- **Schimmelpilze** (Fadenpilze): Sie befallen v. a. die inneren Organe. Beispiel ist **Aspergillus fumigatus,** der bei Abwehrschwäche zu Lungenerkrankungen (Entzündung, „Pilzball") führen kann.

Nachweis von Pilzen

Wie Bakterien können auch Pilze zum Nachweis in einer Kultur angezüchtet und danach z. B. durch Betrachtung mit dem bloßen Auge und mikroskopisch identifiziert werden (→ Abb. I/32.24). Allerdings sind die Bebrütungszeiten mit 1–4 Wochen wesentlich länger. Für einen Teil der Pilze gibt es direkte Antigennachweise.

Behandlung von Pilzinfektionen

Die Behandlung von Pilzinfektionen stützt sich zum einen auf die Gabe von Medikamenten. Da es sich aber in Europa ganz überwiegend um opportunistische Infektionen handelt, müssen gleichzeitig die lokalen oder allgemeinen ungünstigen Faktoren beseitigt werden, wenn der Behandlungserfolg von Dauer sein soll.

Antimykotika

> **Antimykotika:** Medikamente gegen Pilzinfektionen.

Antimykotika greifen an verschiedenen Stellen in den Stoffwechsel der Pilze ein, v. a. an der Zellmembran und der DNS-Synthese.

Die Behandlung lokaler Pilzinfektionen ist zwar teils langwierig, aber meist unproblematisch. Die Präparate werden auf die Haut oder Schleimhaut aufgetragen und haben, da sie nicht resorbiert werden, praktisch keine unerwünschten Wirkungen.

Oral oder intravenös gegeben haben Antimykotika allerdings recht viele unerwünschte Wirkungen, vor allem, weil sie häufig lange Zeit eingenommen werden müssen. Häufig sind z. B. Hautausschläge, Magen-Darm-Beschwerden (Übelkeit, Erbrechen, Durchfälle), Kopfschmerzen und Leberfunktionsstörungen.

Bekannte Substanzen sind z. B.:

- Zur lokalen Gabe Amorolfin (etwa Loceryl®), Ciclopirox (etwa Batrafen®), Clotrimazol (etwa Canesten®), Nystatin (etwa Moronal®, die orale Gabe entspricht einer lokalen Behandlung von Mund-

und Darmschleimhaut, da die Substanz nicht aus dem Darm aufgenommen wird)

- Zur systemischen Gabe lipidformuliertes/liposomales Amphotericin B (z. B. AmBisome®), Caspofungin (z. B. Cancidas®), Fluconazol (z. B. Diflucan®, Fungata®), Flucytosin (etwa Ancotil®), Itraconazol (etwa Sempera®), Voriconazol (etwa Vfend®)
- Zur lokalen oder systemischen Gabe „klassisches"Amphotericin B (etwa Ampho-Moronal®, lokal gegen Mundsoor und Pilzerkrankungen des Darms, da das Präparat bei oraler Gabe nicht resorbiert wird), Terbinafin (etwa Lamisil®).

Erkrankungen durch Pilze

Pilze sind überall in der Umwelt vorhanden, und einige Pilze siedeln auch beim Gesunden auf Haut oder Schleimhäuten, ohne zu einer manifesten Erkrankung zu führen.

Bei den bedeutsamen **Mykosen** (*Pilzerkrankungen*) in Europa handelt es sich – von Ausnahmen abgesehen – um **opportunistische Infektionen.** Voraussetzung für die Entstehung einer Pilzerkrankung ist also nicht nur das Vorhandensein des Pilzes, sondern zusätzlich lokale oder allgemeine begünstigende Faktoren wie etwa feuchte Hautfalten oder eine Abwehrschwäche, etwa infolge eines Diabetes mellitus. Alte Menschen sind deshalb besonders gefährdet.

Am häufigsten sind **lokale Mykosen,** bei denen Pilze die Haut oder Schleimhäute begrenzt befallen. Lokale Mykosen beginnen schleichend, sind in der Regel harmlos und durch lokal wirkende Präparate gut zu behandeln. Allerdings kehren sie häufig wieder.

Bei einer hochgradigen Abwehrschwäche des Erkrankten können sich viele sonst ungefährliche Pilze im Körper ausbreiten und zu **opportunistischen systemischen Mykosen,** häufig auch einer **Pilzsepsis,** führen. Diese beginnen ebenfalls oft schleichend, nehmen dann aber oft einen lebensbedrohlichen Verlauf und sind nur schwer durch systemische Gabe von Antimykotika zu behandeln.

Unabhängig von einer Abwehrschwäche können Pilze außerdem zu allergischen Erkrankungen führen, z. B. allergischem Asthma.

In der Altenpflege am häufigsten sind die verschiedenen Hautpilzerkrankungen (*Dermatomykosen* → Kap. I/31.2.7) und Candidosen.

Candidose

> **Candidose** (*Candida-Mykose, Soormykosen*): Erkrankung durch Hefepilze der Gattung Candida, in 90 % der Fälle durch Candida albicans. Kann auf Haut und Schleimhaut begrenzt bleiben oder generalisieren.

Krankheitsentstehung

Hefen der Gattung **Candida** sind fakultativ pathogen: Nur bei prädisponierenden (begünstigenden) lokalen oder allgemeinen Faktoren wie Druckstellen durch Zahnprothesen oder Blasendauerkatheter bzw. Antibiotikabehandlung oder Diabetes mellitus können sie sich stark vermehren und zu einer Erkrankung (*Candidose*) führen.

Symptome, Befund und Diagnostik

Candidabedingte Hautpilzerkrankungen → Kap. I/31.2.7

Bei Candida-Erkrankungen der Schleimhäute spricht man meist von **Soor.**

- **Mundsoor:** Leitsymptom Schmerzen beim Essen, Mundschleimhaut gerötet mit weißlichen, meist abwischbaren Belägen auf geröteter Schleimhaut, evtl. Mundschleimhautgeschwüre (→ Abb. I/32.25)
- **Speiseröhrensoor:** Leitsymptom Schmerzen beim Essen
- **Candidose der Atemwege:** Leitsymptome Husten, Auswurf
- **Scheidensoor:** Leitsymptome Juckreiz, weißlich-krümeliger Scheidenausfluss (*Fluor*)
- **Harnröhren-** oder **Harnblasenentzündung:** Leitsymptome Juckreiz, häufiger Harndrang, Brennen beim Wasserlassen

Bei starker Abwehrschwäche können die Pilze sich ausbreiten und tiefer gelegene Organe befallen (z. B. Candida-Lungenentzündung) oder sogar zu einer Sepsis führen. Im Vergleich zu bakteriellen Infektionen beginnen die Beschwerden oft langsamer.

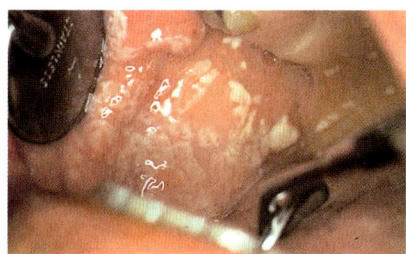

Abb. I/32.25 Typisch für Mundsoor sind die weißlichen Beläge auf geröteter Schleimhaut. Anfangs lassen sich die Beläge gut abwischen, später blutet die Schleimhaut dabei. [E288]

Beim Schleimhautsoor ist die Diagnose klinisch, mikroskopisch oder durch Kultur eines Abstriches möglich. Die Diagnostik tiefer Infektionen entspricht den üblichen Richtlinien.

Behandlung

Bei Befall von Haut und Schleimhaut reicht in aller Regel die lokale Anwendung von Antimykotika.

Bei tiefen Organinfektionen oder Sepsis werden Antimykotika systemisch gegeben. Trotzdem ist die Sterblichkeit hoch, was auch durch den in der Regel schlechten Gesamtzustand des Pflegebedürftigen verursacht ist.

Damit der Soor nicht wiederkommt, werden die begünstigenden Faktoren wenn irgend möglich beseitigt.

I/32.4.5 Parasiten und Erkrankungen durch Parasiten

> **Parasit** (griech. *parasitos Mitesser, Schmarotzer*): Lebewesen, das in oder auf einem anderen Organismus (*Wirt*) lebt und sich auf dessen Kosten von Körpersubstanz, Körpersäften oder Magen-Darm-Inhalt ernährt. Der Wirtsorganismus wird dabei direkt oder durch Entzug von Nährstoffen in seiner Funktion beeinträchtigt.

Obwohl alle Infektionserreger in der einen oder anderen Form auf Kosten der von ihnen befallenen Organismen leben, werden unter dem Begriff **Parasiten** in aller Regel nur die Protozoen und tierischen Erreger zusammengefasst. **Ektoparasiten** leben *auf* dem Menschen (z. B. Läuse), **Endoparasiten** *in* ihm (etwa Würmer).

Einteilung der Parasiten

Protozoen

Protozoen (*Urtierchen*) sind Einzeller, die alle Zeichen des Lebens zeigen, sich meist durch Geißeln, Wimpern oder füßchenförmige Ausläufer fortbewegen können und eine Zellmembran aufweisen.

Protozoen spielen eine wichtige Rolle als Erreger von Tropenkrankheiten, z. B. der Malaria. In Mitteleuropa ist bei älteren Menschen lediglich die Infektion der Genitalschleimhäute mit Trichonomaden von Bedeutung (*Trichomoniasis* → Kap. I/31.10.6), außerdem das Wiederaufflackern einer Toxoplasmose bei Abwehrschwäche.

Die **Toxoplasmose** wird durch infizierten Katzenkot sowie die Aufnahme rohen Fleisches oder verseuchter Rohkostsalate übertragen. Die meisten heute alten Menschen haben irgendwann im Leben Kontakt mit **Toxoplasmen** gehabt, in aller Regel ohne jegliche Beschwerden. Die Toxoplasmen können aber in Zysten jahrzehntelang im Körper überleben und sich bei (hochgradiger) Abwehrschwäche vermehren, etwa bei AIDS. Folge ist dann vor allem eine Gehirnhautentzündung, die trotz Antibiotikabehandlung lebensbedrohlich ist und bei den Überlebenden oft Dauerschäden hinterlässt.

Gliederfüßer

Unter den **Gliederfüßern** (*Arthropoden*) spielen für menschliche Infektionen v. a. Insekten wie Läuse, Flöhe, Wanzen, Mücken oder Fliegen sowie Spinnentiere, z.B. Milben (→ Abb. I/32.26), Zecken, eine Rolle.

Manche Arten verursachen als Parasiten selbst Erkrankungen, z.B. Milben als Erreger der Hautkrankheit Scabies (*Krätze* → Kap. I/31.2.7) oder Läuse als Erreger der Pedikulosen (→ Kap. I/15.7.9).

Andere verbreiten als **Vektoren** (*Überträger*) durch ihren Biss Krankheitserreger. So können Zecken in Deutschland das FSME-Virus oder Borrelien übertragen (→ Kap. I/31.11.14).

Würmer

Würmer (*Helminthen*) sind vielzellige Lebewesen mit z.T. sehr differenziertem Aufbau. Sie besitzen z.B. einen Verdauungstrakt, männliche und weibliche Geschlechtsorgane, ein Nervensystem und eine äußere Hülle.

Wurmerkrankungen (*Helminthosen*) sind in Ländern mit ungenügenden hygienischen Lebensbedingungen weit verbreitet. Medizinische Bedeutung haben in Deutschland die **Bandwürmer** (*Cestoden*) und **Fadenwürmer** (*Nematoden*).

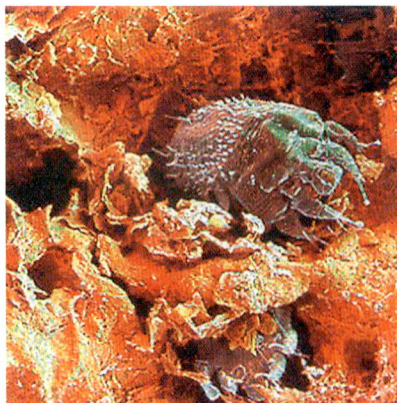

Abb. I/32.26 Milben sind mit etwa 20 000 Arten die größte Gruppe der Gliederfüßer. Einige Arten verursachen Erkrankungen beim Menschen. [V204]

Behandlung von Wurmerkrankungen
Wurmmittel

Medikamente gegen Wurmerkrankungen heißen **Wurmmittel** (*Anthelminthika*). Sie sollen die Würmer im Körper des Menschen abtöten.

Unerwünschte Wirkungen, am häufigsten Magen-Darm-Beschwerden, sind teilweise durch das Medikament selbst bedingt, teilweise durch das Absterben der Würmer. Insgesamt werden die häufigen Kurzzeit-Anwendungen gut vertragen (teilweise ist nur eine Einmaltherapie nötig, ggf. mit Wiederholung nach 2–3 Wochen).

Häufig verordnet werden:
- Albendazol (z. B. Eskazole®)
- Mebendazol (z. B. Vermox®)
- Niclosamid (z. B. Yomesan®). Kein Alkohol während der Behandlung
- Praziquantel (z. B. Cesol®)
- Ivermectin (z.B. Scabioral®). Ivermectin zur oralen Gabe ist seit 2016 in Deutschland erhältlich für die orale Behandlung der Skabies bei Ausbrüchen oder wenn Lokaltherapie nicht möglich ist.

Bedeutende Wurmerkrankungen
Madenwurmerkrankung

> **Madenwurmerkrankung** (*Oxyuriasis*): Infektion mit den zu den Fadenwürmer zählenden Madenwürmern. Häufigste, aber in der Regel harmlose Wurmerkrankung.

Madenwürmer (*Enterobius vermicularis, Oxyuris vermicularis*) sind bis zu 12 mm lang und fadenförmig. Erwachsene Madenwürmer leben im unteren Dünndarm und im Dickdarm.

Die Übertragung erfolgt, indem die Weibchen den Darm durch den After verlassen, um in der Analgegend Tausende Eier abzulegen. Auslöser für die Eiablage ist Wärme, z. B. Bettwärme. Innerhalb weniger Stunden entwickeln sich in den Eiern infektionsfähige Larven. Da die Ablage der Eier Juckreiz in der Analgegend auslöst, kann v. a. im Schlaf eine fäkal-orale Infektion erfolgen: Die Betroffenen kratzen sich in der Analgegend und nehmen die kontaminierten Finger in den Mund.

Madenwurminfektionen stellen in Pflegeeinrichtungen eher einen Zufallsbefund dar. Wesentliche Symptome sind Juckreiz und Kratzeffekte in der Analgegend, evtl. mit daraus entstehenden Hautentzündungen. Durch das Schlafdefizit sind die Betroffenen tagsüber müde und unleidlich.

Die Diagnose wird durch den Wurmnachweis im Stuhl oder durch den Einachweis in der Analgegend gestellt. Hierzu eignet sich am besten die Klebestreifenmethode, bei der ein durchsichtiger Klebestreifen morgens auf die Perianalhaut gedrückt und gleich darauf abgezogen wird. Der Klebestreifen wird dann ohne Falten auf einen Objektträger geklebt und mikroskopisch untersucht.

Die problemlose Behandlung besteht in der Gabe von Wurmmitteln.

Um eine Streuung der Eier zu verhindern, sind folgende Hygienemaßnahmen sinnvoll:
- Den Pflegebedürftigen nachts eng anliegende Wäsche anziehen lassen, um Kratzen zu verhindern
- Den Pflegebedürftigen zu regelmäßigem Händewaschen und Nagelreinigen anhalten und Fingernägel kurz schneiden, um die Hände als „Depot" für Wurmeier auszuschalten
- Unterwäsche zweimal täglich, Bettwäsche möglichst einmal täglich waschen, am besten bei 95 °C, mindestens aber bei 60 °C
- Bei pflegerischen Tätigkeiten mit möglichem Kontakt zu kontaminiertem Material Handschuhe, ggf. auch Schutzkittel tragen
- Standardhygienemaßnahmen penibel einhalten
- Beim Betten Decke und Kissen nicht „aufschlagen", um keinen Staub aufzuwirbeln
- In Einzelfällen, z. B. bei Stuhlinkontinenz, Pflegebedürftigen in ein Einzelzimmer verlegen

Erkrankungen durch Spulwürmer

> **Spulwurmerkrankung** (*Askariasis*): Infektion durch den zu den Fadenwürmer gehörenden **Spulwurm** (*Ascaris lumbricoides*), die zu Allgemeinbeschwerden, Husten und Magen-Darm-Beschwerden führen kann. Weltweit vorkommend, v.a. in warmen, ländlichen Gebieten.

Der Entwicklungszyklus der **Spulwürmer** ist recht kompliziert:

Der Infizierte scheidet die Spulwurmeier mit seinem Stuhl aus. 3–6 Wochen später hat sich innerhalb des Eies eine infektionsfähige Larve gebildet. Nach oraler Aufnahme der Eier (z.B. durch fäkaliengedüngte, ungewaschene Rohkost) gelangen die Larven in den Dünndarm, werden dort freigesetzt, durchwandern die Darmwand und erreichen mit dem Blut die Lungen. Dort treten die Parasiten in die Alveolen über und wandern die Atemwege hinauf bis zum

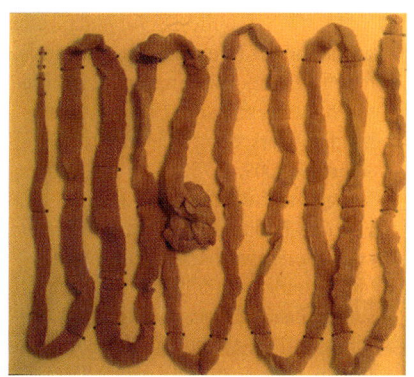

Abb. I/32.27 Teile eines Rinder(finnen)bandwurms. Der ausgewachsene Rinderbandwurm wird bis zu 10 m lang, die einzelnen Glieder sind ungefähr 1–2 cm lang. In der Abbildung fehlt der Kopf des Bandwurms mit den Haftorganen. [E321]

Kehlkopf. Durch Verschlucken gelangen sie wieder in den Magen-Darm-Kanal, wo sie zu den erwachsenen Würmern heranwachsen und nach 1,5 – 2 Monaten neue Eier produzieren.

Mögliche Beschwerden in der Wanderphase sind leichtes Fieber und grippeähnliche Symptome mit Husten. Der Darmbefall in der intestinalen Phase kann Bauchschmerzen, Übelkeit und Durchfälle verursachen.

Die Diagnose erfolgt durch mikroskopischen Ei-Nachweis im Stuhl. Die Behandlung besteht in der Gabe von Wurmmitteln.

Rinder- und Schweinebandwurmerkrankung

> **Rinder- und Schweinebandwurmkrankung:** Häufigste und glücklicherweise fast immer gut therapierbare Bandwurmerkrankungen des Menschen, hervorgerufen durch den **Schweine-** bzw. **Rinderbandwurm** (*Taenia solium* und *Taenia saginata*).

Der **Rinderbandwurm** (*Taenia saginata* → Abb. I/32.27) und der verwandte **Schweinebandwurm** (*Taenia solium*) leben im Darm des Menschen, der mit Eiern gefüllte Bandwurmglieder (**Proglottiden**) mit dem Kot ausscheidet. Die Eier werden z. B. über fäkaliengedüngte Weiden von Rindern bzw. Schweinen aufgenommen, in deren Muskulatur sich die infektionsfähigen Larvenstadien, die *Finnen,* entwickeln. Verzehrt ein Mensch unzureichend gegartes, finnenhaltiges Fleisch, schließt sich der Kreislauf) (→ Abb. I/32.28).

Beim Schweinebandwurm können sich auch im Menschen Finnen entwickeln, wenn er, z. B. über kontaminierte Rohkost oder Salat, die Eier aufnimmt. Dann spricht man von **Zystizerkose.**

Die Symptome einer Bandwurmerkrankung sind meist mild, der Erkrankte leidet unter unklaren Oberbauchbeschwerden und Gewichtsverlust.

Die Beschwerden bei Zystizerkose hängen davon ab, wo sich die Finnen entwickeln (Muskelschmerzen, aber auch z. B. zerebrale Krampfanfälle).

Die Diagnose erfolgt über den Nachweis von Wurmsegmenten im Stuhl, bei Verdacht auf Zystizerkose durch Blutuntersuchung und bildgebende Verfahren.

Behandelt wird mit Wurmmitteln. Der Behandlungserfolg muss durch Stuhluntersuchungen nach ca. drei Monaten kontrolliert werden. Bei Zystizerkose müssen die Finnen teilweise chirurgisch entfernt werden.

Echinokokkose

> **Echinokokkose:** Erkrankung des Menschen durch den **Hundebandwurm** (*Echinokokkus*), wesentlich ernster als Rinder- und Schweinebandwurmerkrankungen. Unterschiedliche Krankheitsbilder durch die beiden Arten **Echinococcus granulosus** und **Echinococcus multilocularis**. Echinococcus multilocularis wird häufig auch als **Fuchsbandwurm** bezeichnet, da neben dem Hund der Fuchs Endwirt ist.

Hunde und Füchse scheiden die eihaltigen Proglottiden mit ihrem Kot aus. Der Mensch infiziert sich durch die orale Aufnahme der Bandwurmeier, z. B. beim Verzehr ungewaschener Waldbeeren, und wird zum Zwischenwirt. Über die Blutgefäße können die Larven in alle Organe gelangen.

Typisch für **Echinococcus granulosus** ist, dass sich in der Regel eine große **Hydatidenzyste** mit den Finnen bildet, fast immer in der Leber. Zunächst hat der Erkrankte keine Beschwerden. Erst wenn die Hydatidenzyste eine gewisse Größe erreicht hat, bekommt der Erkrankte charakteristische Symptome in der Lebergegend. Verlegt die Zyste die Gallenwege, kann ein Ikterus entstehen (→ Kap. I/31.8.18). Platzt die Blase, entwickelt der Erkrankte häufig schwere allergische Reaktionen. An zweiter Stelle folgt der Befall der Lunge.

Echinococcus multilocularis bildet zahlreiche kleine Herde, die in die Umgebung eindringen und das Gewebe zerstören.

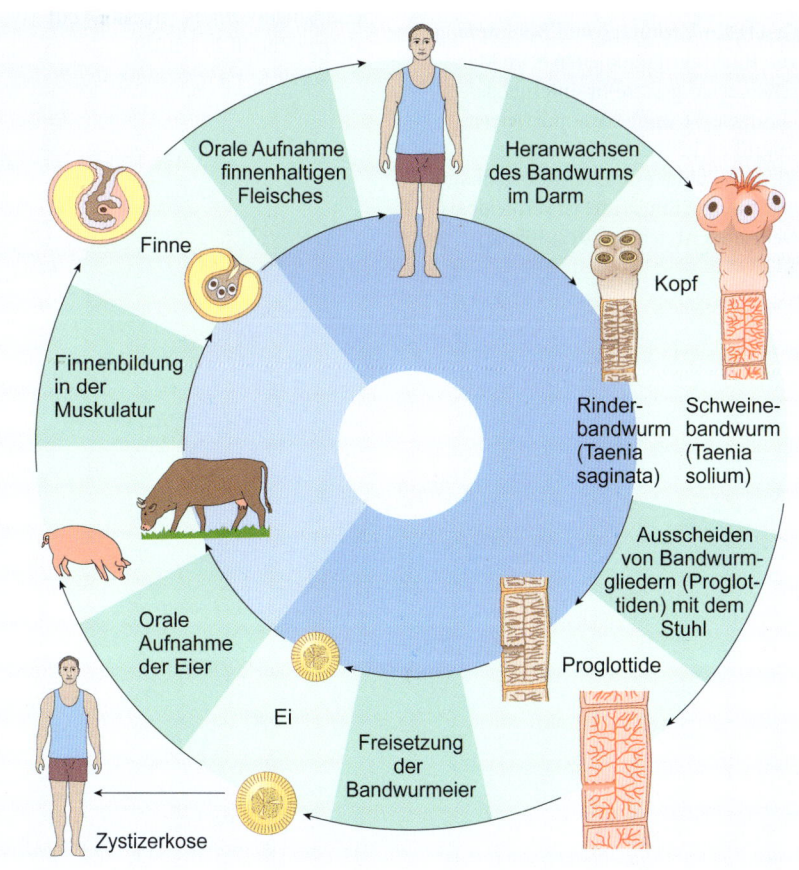

Orale Aufnahme finnenhaltigen Fleisches

Heranwachsen des Bandwurms im Darm

Finne

Kopf

Finnenbildung in der Muskulatur

Rinderbandwurm (Taenia saginata)

Schweinebandwurm (Taenia solium)

Orale Aufnahme der Eier

Ausscheiden von Bandwurmgliedern (Proglottiden) mit dem Stuhl

Proglottide

Ei

Freisetzung der Bandwurmeier

Zystizerkose

Abb. I/32.28 Entwicklungszyklus des Rinder- und Schweine(finnen)bandwurms. [L190]

Auch hier ist meist die Leber betroffen (Hauptsymptome sind Lebervergrößerung, Ikterus), gefolgt von der Lunge. Besonders ernst ist ein Gehirnbefall.

Die großen Zysten des Echinococcus granulosus können häufig minimal-invasiv behandelt oder chirurgisch entfernt werden. Bei den infiltrierend wachsenden Zysten des Echinococcus multilocularis ist dies jedoch oft nicht möglich. Dann kann eine Langzeit-Behandlung z. B. mit Albendazol (Eskazole®) versucht werden.

Nur bei vollständiger Entfernung aller Zysten ist die Prognose gut.

> **» Hygienehinweise bei Bandwurmbefall**
>
> Menschen mit Bandwurmbefall scheiden mit dem Stuhl infektiöse Bandwurmeier aus, die je nach Wurmart bei oraler Aufnahme zur Bildung von Wurmlarven im Körper führen können. Deshalb ist sorgfältiges Händewaschen des Erkrankten nach jedem Toilettengang besonders wichtig.
>
> Altenpflegerinnen müssen beim Umgang mit dem Stuhl des Erkrankten unbedingt Handschuhe tragen. Da die gebräuchlichen Hände- und sonstigen Desinfektionsmittel gegen die Eier des Schweinebandwurmes unzureichend wirksam sind, müssen die Hände nach dem Ausziehen der Handschuhe zusätzlich gründlich gewaschen werden.

Wiederholungsfragen

1. Welche vier Teilsysteme der Abwehr werden unterschieden? Nennen Sie für jedes Teilsystem (mindestens) eine Struktur mit der dazugehörigen Aufgabe. (→ Kap. I/32.2.2)

2. Was versteht man unter einer Aktiv-, was unter einer Passivimpfung? (→ Kap. I/32.2.3)

3. Wie verläuft eine Infektionskrankheit typischerweise? (→ Kap. I/32.3.2)

4. Nennen Sie mindestens fünf bakteriell verursachte Infektionskrankheiten! (→ Kap. I/32.4.1)

5. Wie können sich Altenpflegerinnen im Alltag vor Infektionen schützen, die durch Blut übertragen werden (z. B. HIV-, Hepatitis-C-Infektion)? (→ Kap. I/32.4.2)

7. Sie haben sich trotz aller Vorsicht mit einer benutzten Butterfly-Kanüle gestochen (Sie wissen, von welchem Bewohner die Kanüle stammt). Was machen Sie? (→ Kap. I/32.4.2)

8. Wie zeigt sich ein Mundsoor, wie wird er behandelt? (→ Kap. I/32.4.4)

Literaturverzeichnis

1. Robert Koch-Institut (Hrsg.): Empfehlungen der Ständigen Impfkommission (STIKO) am Robert-Koch-Institut, Stand August 2016. www.rki.de/DE/Content/Infekt/EpidBull/Archiv/2016/Ausgaben/34_16.pdf?__blob=publicationFile (letzter Zugriff: 8.1 2017).

2. Gesetz zur Verhütung und Bekämpfung von Infektionskrankheiten beim Menschen. www.gesetze-im-internet.de/bundesrecht/ifsg/gesamt.pdf (letzter Zugriff 29.1 2016).

3. Richter-Kuhlmann, E. A.: Krankenhausinfektionen: Ein Drittel ist vermeidbar. Deutsches Ärzteblatt 2012; 109(48): A-2 396.

4. Heudorf, U.; Schulte, D.: Surveillance nosokomialer Infektionen in einem Altenpflegeheim. Inzidenz und Risikofaktoren. Bundesgesundheitsblatt – Gesundheitsforschung – Gesundheitsschutz, 7/2009, S. 732–744. Springer Verlag, Berlin/Heidelberg, 2009.

5. Poethko-Müller, C., Schmitz, R.: Impfstatus von Erwachsenen in Deutschland. Bundesgesundheitsblatt – Gesundheitsforschung – Gesundhaitsschutz 2013 (56), 5/6: S. 845–857.

6. Robert Koch-Institut (Hrsg.): HIV/AIDS in Deutschland – Eckdaten der Schätzung. Epidemiologische Kurzinformation des Robert Koch-Instituts Stand: Ende 2015. www.rki.de/DE/Content/InfAZ/H/HIVAIDS/Epidemiologie/Daten_und_Berichte/EckdatenDeutschland.pdf?__blob=publicationFile (letzter Zugriff: 8.1 2017).

7. Deutsch-Österreichische Leitlinien zur postexpositionellen Prophylaxe der HIV-Infektion. Empfehlungen, Stand 2013. http://www.daignet.de/site-content/hiv-therapie/leitlinien-1/Deutsch_Osterreichische%20Leitlinien%20zur%20Postexpositionellen%20Prophylaxe%20der%20HIV_Infektion.pdf (letzter Zugriff 29.1 2016).

U. Kastner, R. Löbach, K. Menker (I/33.5.11)

I/33 Pflege alter Menschen mit psychischen Erkrankungen

I/33.1 Grundlagen psychischer Erkrankungen

> **Psyche:** Seele, Gemüt (im Gegensatz zum Leib oder Körper). Bezeichnet meist die Gesamtheit der Gedanken und Gefühle, des Erlebens und Wollens eines Menschen. Strukturelle Grundlage der Psyche ist das Nervensystem und dabei in erster Linie das Gehirn (→ Kap. I/31.11.4). Wie aber auf dieser Grundlage die Gedanken und Gefühle genau zustande kommen, ist trotz deutlicher Fortschritte der Forschung in den vergangenen Jahren unklar – das Gefühl „Liebe" oder das Krankheitszeichen „Wahnvorstellung" lassen sich bis heute keiner Gehirnregion und keinem Botenstoff eindeutig zuordnen.

Schätzungsweise 20–25 % aller älteren Menschen leiden unter einer behandlungsbedürftigen psychischen Erkrankung (→ Abb. I/33.1). Die Häufigkeit psychischer Erkrankungen entspricht damit in etwa der im mittleren Lebensalter. Die meisten älteren Menschen bleiben also trotz der mit dem Alter verbundenen Erkrankungen und Verlustsituationen psychisch gesund oder nur wenig beeinträchtigt. 📖 1 📖 2

Anders sieht die Situation in Pflegeeinrichtungen aus. Dort sind alte Menschen mit psychischen Erkrankungen (v. a. Demenz) stark überrepräsentiert. Auch gibt es Hinweise dafür, dass bei sehr alten Menschen über 80–85 Jahren psychische Erkrankungen häufiger sind, was in erster Linie auf die Zunahme der Demenzen in diesem Alter zurückzuführen sein dürfte.

Die meisten chronischen psychischen Erkrankungen bestehen auch im gehobenen Alter weiter, sodass in dieser Lebensspanne die gleichen psychischen Erkrankungen zu beobachten sind wie bei jüngeren Menschen.

Dazu kommen solche psychischen Erkrankungen, die im Alter gehäuft auftreten, allen voran die Demenzen. Wahrscheinlich stehen die Demenzen mit der Hälfte bis zwei Drittel aller psychisch erkrankten alten Menschen an erster Stelle, gefolgt von den Depressionen mit wohl ungefähr einem Drittel. Die Zahlen sind allerdings „mit Vorsicht zu genießen", da von einer nennenswerten Dunkelziffer auszugehen ist. 📖 2

Pflegerische Handlungsfelder

Altenpflegerinnen übernehmen Verantwortung für die Pflege und Betreuung einer speziellen Klientengruppe, die aufgrund der vorliegenden gerontopsychiatrischen Erkrankung häufig besondere Pflegebedarfe aufweist. Es handelt sich oftmals um hochkomplexe Pflegeprozesse, die im Hinblick auf das notwendige Fachwissen der professionell Pflegenden bei speziellen Pflegeanlässen eine vertiefte Expertise erfordern. Hierzu gehört zum Beispiel die begründete Auswahl und Anwendung von spezifischen Assessmentinstrumenten zur Diagnostik besonderer Pflegebedarfe, etwa von Selbstpflegekompetenzen oder der psychosozialen Situation von demenziell Erkrankten, von Personen mit chronischen Psychosen

oder Depressionen und ebenso die Anwendung forschungsbasierter Interventionen. Das hierzu notwendige vertiefte Fachwissen kann durch spezifische Fort- und Weiterbildungen erworben werden, wie sie z. B. die Fachweiterbildung für psychiatrische Pflege oder der Studiengang psychiatrische Pflege bieten. Alternativ oder ergänzend kommt eine Hinzuziehung von externen Pflegeexperten zur kollegialen Beratung in Betracht. 📖 18

> **Praktisches aus der Forschung**
> Die im Januar 2016 erstmalig auf Deutsch erschienene Pflegeinterventionsklassifikation, engl. **Nursing Interventions Classification** (*NIC*), die mit den NANDA-Pflegediagnosen kompatibel ist, wurde im Center for Nursing der University of Iowa College of Nursing (USA) aus der Praxis entwickelt und wird fortlaufend überarbeitet. Sie beschreibt als systematisierte Taxonomie forschungsbasierte direkte und indirekte pflegerische Handlungen, die auf der Grundlage klinischer Urteilsbildung in Reaktion auf eine Pflegediagnose ausgeführt werden, um Patientenergebnisse zu verbessern. Sie umfasst pflegetherapeutische und präventive Interventionen sowohl für physische als auch für psychosoziale Pflegephänomene. Für die psychiatrische Pflege weist sie ein Set von 62 Kerninterventionen aus, die als vorwiegend angewandte, bzw. entscheidende Interventionen diesen Fachbereich repräsentieren. 📖 11

I/33.2 Leitsymptome und Diagnostik bei psychischen Erkrankungen

I/33.2.1 Leitsymptome psychischer Erkrankungen

Ängste → Kap. I/33.9.1
Zwänge → Kap. I/33.9.3

Psychische Erkrankungen können zu vielfältigen Beschwerden führen:

- Bei den *körperlichen* Beschwerden dominieren (chronische) Schmerzen und Beschwerden, die im weitesten Sinne mit vegetativen Funktionen zu tun haben, z. B. Übelkeit oder andere Magen-Darm-Beschwerden, Schwindel, Erschöpfung

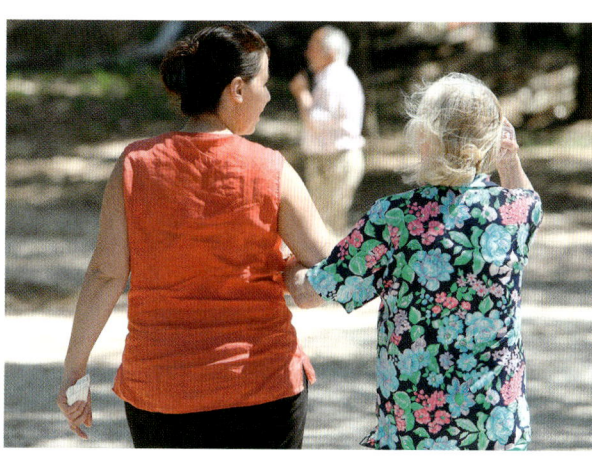

Abb. I/33.1 Alte Menschen sind überwiegend psychisch gesund. Gerade Altenpflegerinnen in Pflegeeinrichtungen begegnen aber vielen psychisch kranken alten Menschen. Aufgrund der demografischen Entwicklung wird die Gerontopsychiatrie (Alterspsychiatrie) in den kommenden Jahrzehnten an Bedeutung gewinnen. [J787]

	Bewusstseinstrübung	Bewusstseinseinengung	Bewusstseinsverschiebung
Definition	• Mangelnde Bewusstseinsklarheit, Verlust von Zusammenhängen	• Reduktion der Bewusstseinsinhalte, d. h. es erscheint nur noch ein kleiner Ausschnitt des Gesamterlebens im Bewusstsein	• Gefühl einer allgemeinen Intensitätssteigerung (z. B. von Wachheit, Wahrnehmung)
Klinik	• Der Betroffene ist verwirrt und desorientiert (siehe unten), außerdem oft unruhig und ablenkbar	• Der Betroffene wirkt fasziniert durch eine einzige Sache, er spricht auf Außenreize nur vermindert an	• Der Betroffene wirkt ekstatisch („entrückt"), schildert umfassende Erkenntnisse und Einsichten

Tab. I/33.1 Vergleich der qualitativen Bewusstseinsstörungen.

• Die *psychischen* Beschwerden, also Veränderungen im Denken, Erleben und Fühlen, können von außen nicht unmittelbar beobachtet werden. Es muss von den Äußerungen des Betroffenen und seinem Verhalten zurückgeschlossen werden. Zudem sind die Grenzen zum „normalen" Denken und Fühlen teilweise fließend.

Im Folgenden sind die wichtigsten psychischen Symptome dargestellt.

Internet- und Lese-Tipp
• BASTA – Bündnis für psychisch erkrankte Menschen: http://openthedoors.de
• Bundeszentrale für gesundheitliche Aufklärung (BZgA): www.bzga.de

Bewusstseinsstörungen

Quantitative Bewusstseinsstörungen → Kap. I/31.11.11

❯ **Bewusstsein:** Gesamtheit aller psychischen Vorgänge (Gedanken, Gefühle, Wahrnehmungen) verbunden mit dem Wissen um das eigene Ich und die Subjektivität dieser Vorgänge.
Bewusstseinsstörung: Störung dieser Gesamtheit. Unterteilt in **quantitative** und **qualitative** Bewusstseinsstörungen.

Bei **qualitativen Bewusstseinsstörungen** sind die **Bewusstseinsinhalte** verändert. Der Kranke ist dabei wach und kann komplexe Handlungen ausführen (→ Tab. I/33.1).

Orientierungsstörungen, Verwirrtheit und Delir

❯ **Orientierung:** Wissen um die gegenwärtige Situation.

Orientierungsstörung: Beeinträchtigung der Fähigkeit, sich bezüglich Zeit, Ort, Situation und eigener Person zurechtzufinden.
Desorientiertheit: Aufhebung der Orientierung. Schwerste Form der Orientierungsstörung.
Verwirrtheit: Nicht einheitlich benutzter Begriff, der ein komplexes Bild aus eingeschränkter oder aufgehobener Orientierung, Denk-, Gedächtnis- und Wahrnehmungsstörungen umfasst und meist durch Unruhe gekennzeichnet ist.
Delir: Akuter Verwirrtheitszustand durch eine organische Ursache. Leitsymptome sind Bewusstseinsstörung, Desorientiertheit, kognitive Beeinträchtigungen (z. B. Gedächtnisstörungen), Störungen des Affekts (etwa Angst), psychomotorische Störungen (meist Unruhe) und vegetative Symptome (z. B. Schwitzen, schneller Puls). Typischerweise im Tagesverlauf fluktuierende Ausprägung.

Der wache, gesunde Mensch weiß, wo er sich befindet, welcher Wochentag ist, was gerade geschieht und wer er selbst ist. Bei Orientierungsstörungen ist dieses Wissen nur noch z. T. oder gar nicht mehr vorhanden. In der Regel wird mit zunehmendem Schweregrad erst die **zeitliche,** dann die **örtliche** und **situative** und erst zuletzt die **Orientierung zur eigenen Person** beeinträchtigt (→ Tab. I/33.2). Eine leichte oder mäßige Orientierungsstörung kann bei flüchtigen Kontakten durchaus unbemerkt bleiben. Andererseits besteht z. B. die Gefahr, dass eine hochgradige Schwerhörigkeit wegen des unangemessenen Verhaltens des Betroffenen für eine Desorientiertheit gehalten wird. Altenpflegerinnen sollten deshalb genau beobachten.

Delir

Die Bezeichnung **Delir** wird üblicherweise synonym gebraucht zu einem **akuten Verwirrtheitszustand** aus organischer Ursache (organisch bedingte psychische Störung → Kap. I/33.4.2), wobei wechselnde Bewusstseinslage, motorische Unruhe und vegetative Entgleisung vorkommen.

Das Delir ist eine typische Erkrankung des älteren Menschen: Vor dem 60. Lebensjahr ist es sehr selten, hingegen erleiden 30–50 % der über 70-Jährigen während eines Krankenhausaufenthaltes ein Delir. 📖 4

Ein Delir wird oft durch ein Zusammenspiel **mehrerer** Faktoren hervorgerufen, vor allem:
• Medizinische Ursachen wie Hormonstörungen, Dehydratation (Austrocknung), Schlaganfall, Infektionen, etwa Lungenentzündungen oder Harnwegsinfekte (wobei lokale Symptome fehlen können) oder Stoffwechselentgleisungen (z. B. bei Diabetes mellitus)
• Medikamente, (z. B. Antibiotika)
• Medikamenten-/Alkohol-/Drogenrausch oder umgekehrt -entzug.

Der Betroffene ist desorientiert, verkennt seine Umgebung und hat Wahrnehmungsstörungen, typischerweise Halluzinationen (oft optische). Meist ist er unruhig und erregt und nestelt ständig. Seltener ist die umgekehrte Auslenkung mit verminderter Aktivität. Gerade diese Delirform wird aber häufig zu spät erkannt. Außerdem sind Denken, Gedächtnis, Aufmerksamkeit und Schlaf-Wach-Rhythmus gestört. An vegetativen Störungen liegen z. B. beschleunigter Puls, Blutdruckerhöhung, Zittern und Schwitzen vor.

❯ **Vorsicht!**
Das Delir ist ein psychiatrischer Notfall, der rascher ärztlicher Klärung bedarf. Altenpflegerinnen verständigen umgehend den Hausarzt, am Wochenende den Notarzt. Wird die Ursache gefunden und beseitigt, ist das Delir oft **reversibel** (*umkehrbar*).

Chronische Verwirrtheit

Entsteht eine Verwirrtheit langsam und nimmt über Monate oder Jahre zu, spricht man von **chronischer Verwirrtheit.** Hauptursache ist die Demenz (→ Kap. I/33.4).

	Störung der zeitlichen Orientierung	Störung der örtlichen Orientierung	Störung der situativen Orientierung	Störung der Orientierung zur eigenen Person
Definition	• Nichtwissen von Datum, Tag, Monat, Jahr, Jahreszeit	• Nichtwissen des Ortes, an dem man sich aufhält (z. B. Stadt, Krankenhaus, Büro)	• Nichtwissen der Situation, in der man sich befindet (z. B. Bewohner einer Pflegeeinrichtung → Abb. I/33.3)	• Nichtwissen, wer man ist (z. B. Name, Vorname, Geburtsdatum)
Klinik	• Der Betroffene sagt, es sei der erste Januar. Tatsächlich ist es aber Hochsommer	• Der Betroffene meint, er sei zu Hause und verhält sich auch so. Dabei ist er in der Pflegeeinrichtung	• Der Betroffene glaubt, man wolle ihm seine Kleidung stehlen. Er erkennt nicht, dass ihm die Altenpflegerin beim Ankleiden helfen will	• Der Betroffene weiß nur seinen Vornamen, aber nicht seinen Nachnamen. Er sagt, er sei schon vor längerer Zeit geboren

Tab. I/33.2 Vergleich der Orientierungsstörungen.

Aufmerksamkeits- und Konzentrationsstörungen

> **Aufmerksamkeitsstörung:** Störung der Fähigkeit, sich einem Ausschnitt der Gesamtwahrnehmung oder des Gesamterlebens *zuzuwenden*.
> **Konzentrationsstörung:** Störung der Fähigkeit, über längere Zeit bei einem Ausschnitt der Gesamtwahrnehmung oder des Gesamterlebens zu *verweilen*.

Ein Gesunder kann z. B. konzentriert dem Vortrag eines Redners zuzuhören. Andere Wahrnehmungen, etwa das Hören eines entfernten Telefonklingelns oder das Sehen vorbeifahrender Autos, lenken ihn nicht ab. Bei **Störungen der Aufmerksamkeit und Konzentration** kann der Betroffene „nicht richtig zuhören" und sich nicht über längere Zeit mit einer Sache beschäftigen (→ Abb. I/33.2).

Gedächtnisstörungen

> **Gedächtnisstörung:** Beeinträchtigung der Fähigkeit, sich Wahrnehmungen und Empfindungen zu merken und später daran zu erinnern.

Gedächtnisstörungen können die Merkfähigkeit, das Kurzzeit- und das Langzeitgedächtnis betreffen:
- Bei **Merkfähigkeitsstörungen** vergisst der Betroffene Neues bereits nach wenigen Minuten
- Bei **Störungen des Kurzzeitgedächtnisses** kann er Neues nur für einige Minuten bis Stunden behalten
- Von **Störungen des Langzeitgedächtnisses** spricht man, wenn sich der Betroffene an Ereignisse, die Monate bis Jahre zurückliegen, nicht mehr erinnern kann.

Gedächtnisstörungen betreffen meist zuerst neue Gedächtnisinhalte und erst später alte. Das bedeutet, dass lang zurückliegende Erinnerungen am längsten bewahrt werden.

So vergisst ein Mensch mit zunehmender Gedächtnisstörung zunächst nur die Namen der Pflegenden, dann die der Enkel und schließlich die der eigenen Kinder.

> Eine gewisse Gedächtnisabnahme mit zunehmendem Alter ist normal. Diese beeinträchtigt aber im Gegensatz zu den Gedächtnisstörungen bei Demenz nicht die Alltagsfähigkeiten.

Denkstörungen

> **Denkstörungen:** Störungen des Denkens, die in zwei Kategorien zu unterteilen sind.
> - **Formale Denkstörungen** mit Störungen des Gedankengangs
> - **Inhaltliche Denkstörungen** mit krankhaftem Gedankeninhalt.

Formale Denkstörungen

Formale Denkstörungen sind Störungen des **Gedankengangs** (→ Tab. I/33.3). Das Denken ist v. a. langsamer, nicht zielgerichtet oder nicht zusammenhängend. Fällt dem Betroffenen selbst die Denkstörung auf, klagt er z. B., er könne nicht mehr klar denken, es falle ihm ständig etwas anderes ein oder das Denken sei viel mühsamer als früher.

Inhaltliche Denkstörungen

> **Wahn:** Objektiv falsche Einschätzung der Realität, die vom Betroffenen mit großer Gewissheit erlebt und trotz Gegengründe nahe stehender Menschen oder auch gegenteiliger Erfahrungen aufrechterhalten wird. Immer krankhaft.

Von **inhaltlichen Denkstörungen** spricht man, wenn die Urteilsfähigkeit des Betroffenen beeinträchtigt ist und sich das Denken offensichtlich mit veränderten, „kranken" Inhalten beschäftigt. Wichtigste inhaltliche Denkstörung ist der **Wahn**.

Die **Wahnthemen** (*Wahninhalte*) sind kulturell und sozial beeinflusst. Typisch in der mitteleuropäisch geprägten Gesellschaft sind z. B.:
- **Beziehungswahn.** Die Ereignisse in der Umgebung haben eine besondere Bedeutung für den Betroffenen. Er bezieht alles, was geschieht, auf sich. So glaubt eine an Beziehungswahn erkrankte Frau, alle Leute im Haus redeten nur noch über sie

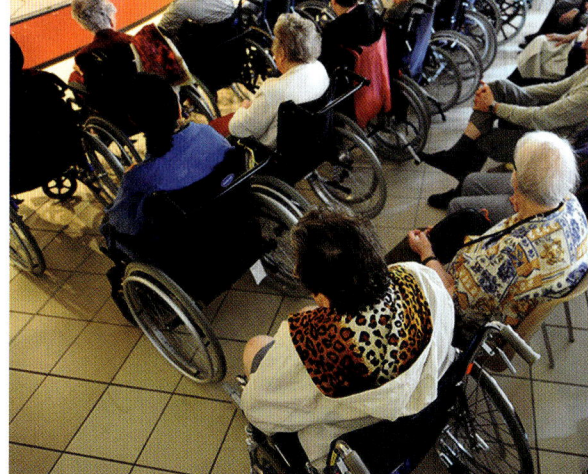

Abb. I/33.2 Ein Gesunder ist in der Lage, konzentriert dem Vortrag eines Redners zu folgen. Liegt eine Störung der Konzentration vor, ist dies schon bei kleinsten Anlässen, z. B. dem Husten eines Mithörers, nicht mehr der Fall. [J787]

Störung	Definition	Klinik (Beispiele)
Denkhemmung	• Subjektives Gefühl des Betroffen, dass das Denken „gebremst" ist	• Der Betroffene klagt über „blockiertes" Denken
Denkverlangsamung	• Objektive Verlangsamung des Denkens	• Der Betroffene spricht langsam, sein Wortschatz ist reduziert. Das Mitdenken fällt ihm schwer
Umständliches Denken	• Unfähigkeit, Nebensächliches von Wichtigem zu trennen	• Der Betroffene kommt beim Erzählen von „Hölzchen auf Stöckchen" und bleibt an jeder Kleinigkeit hängen
Grübeln, (Einengung des Denkens)	• Ständige Beschäftigung mit bestimmten, meist unangenehmen Gedankengängen, Fixierung des Denkens auf wenige Themen	• Der Betroffene sagt, er müsse pausenlos über die finanzielle Lage der Familie grübeln und könne an nichts anderes mehr denken. Bei anderen Themen kehrt er immer wieder zum Thema „Finanzen" zurück
Perseveration	• Wiederholen von Worten/Inhalten, die vorher im Gespräch gefallen, aber nun nicht mehr sinnvoll sind	• Der Betroffene sagt z. B. ständig, er komme nicht darüber hinweg, auch wenn er auf die Frage seiner Biografie angesprochen wird
Assoziativ gelockertes Denken, bei stärkerer Ausprägung Ideenflucht	• „Gedankensprünge" durch Wort- und Bildassoziationen, Vermehrung von Einfällen, ohne dass diese zu Ende gedacht werden	• Der Betroffene spricht von der kastanienbraunen Haarfarbe seiner Ehefrau, wechselt zum Thema Bäume, kommt dadurch aufs Waldsterben und springt dann zu den verstorbenen Großeltern
Gedankensperre/-abreißen	• Plötzliches Abbrechen eines bis dahin flüssigen Gedankengangs ohne erkennbaren Grund	• Der Betroffene spricht über seine Schulzeit. Plötzlich hält er inne, schaut sich irritiert um und fährt dann mit der Schilderung seiner Ehe fort
Zerfahrenes (inkohärentes) Denken	• Völlig zusammenhangloses und zerrissenes Denken und Sprechen. Im Extremfall „Wortsalat"	• Typischer Satz des Betroffenen: „Mein meiner Mutter mal mein meine – mein Nachbar malt macht – gestern macht es und stinkt nach Gas und im Ofen"

Tab. I/33.3 Die häufigsten formalen Denkstörungen.

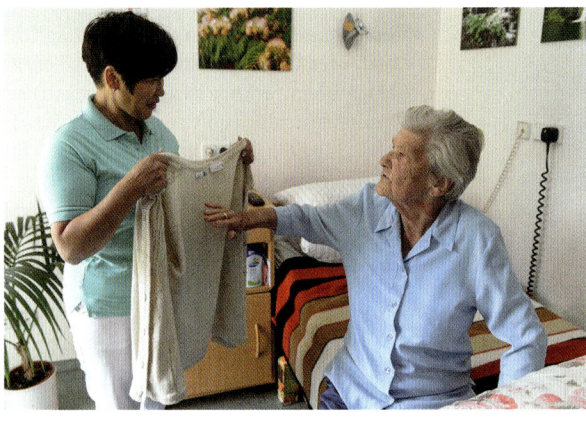

Abb. I/33.3 Störung der situativen Orientierung. Die alte Dame weiß nicht, dass sie sich in einer Pflegeeinrichtung befindet. Beim Umkleiden wehrt sie sich, da sie glaubt, man wolle ihr die Kleidung stehlen. [K157]

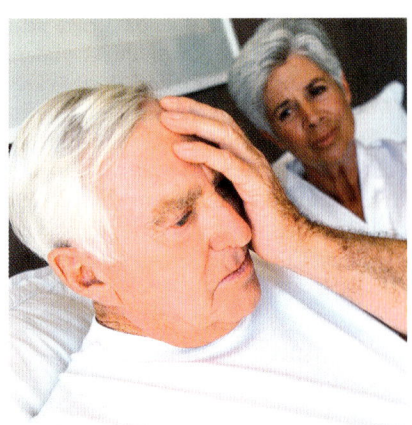

Abb. I/33.4 Menschen mit einem hypochondrischen Wahn sind absolut davon überzeugt, schwer krank zu sein. Dadurch können sich vegetative Körperfunktionen evtl. wirklich verändern (z. B. der Puls steigen) und so den Betroffenen in seiner Überzeugung (z. B. an schwersten Herzrhythmusstörungen zu leiden) bestätigen. [J787]

• **Verfolgungswahn.** Der Verfolgungswahn kann als Sonderform des Beziehungswahns betrachtet werden. Der Betroffene bezieht nicht nur alles, was geschieht, **auf** sich, sondern auch **gegen** sich und fühlt sich als Ziel von Feindseligkeit. So glaubt ein Mann, er solle umgebracht werden, und weigert sich deshalb zu essen. Menschen mit Verfolgungswahn haben oft große Angst

• **Verarmungswahn.** Der Betroffene ist unerschütterlich vom drohenden finanziellen Ruin überzeugt

• **Bestehlungswahn.** Eine Bewohnerin verlegt häufig ihre Geldbörse. Sie erinnert sich nicht mehr daran, wo sie sie hingelegt hat, und ist jedes Mal der felsenfesten Überzeugung, bestohlen worden zu sein

• **Schuldwahn.** Der Betroffene ist sicher, dass er gegen ein göttliches oder sittliches Gebot verstoßen und große Schuld auf sich geladen hat

• **Größenwahn.** Die Betroffenen überschätzen sich. Sie erleben sich z. B. als ungeheuer begabt, schön, mächtig oder halten sich für Gott, Jesus oder den Bundeskanzler

• **Hypochondrischer Wahn.** Der Betroffene ist sicher, krank oder dem Tode verfallen zu sein. Auch positive Untersuchungsergebnisse beruhigen ihn nicht (→ Abb. I/33.4).

» Bei einem Pflegebedürftigen mit Wahn ist es ebenso falsch, ihm dem Wahn ausreden zu wollen, wie auch, ihm darin Recht zu geben. Am besten ist es, dem Betroffenen zu vermitteln, dass man seine Überzeugung nicht teilt, ihm aber glaubt, dass er seine Situation so erlebt wie er es sagt.

Wahrnehmungsstörungen

Halluzinationen

» **Halluzination** (Trugwahrnehmung, Sinnestäuschung): Wahrnehmungserlebnis ohne reales Objekt und ohne Reizquelle in der Außenwelt, das der Kranke aber für einen wirklichen Sinneseindruck hält.

Es gibt **Halluzinationen** auf allen Sinnesgebieten (→ Tab. I/33.4). Ein Kranker mit akustischen Halluzinationen hört z. B. Stimmen in einem stillen Raum. Kein ande-

	Definition	Klinik (Beispiele)
Akustische Halluzination	• Hören von Stimmen oder Geräuschen	• Der Betroffene hört die Stimme eines Bekannten, der sagt, das alles sei doch Unsinn
Optische Halluzination	• Sehen von Personen, Tieren, Gegenständen, Szenen oder Handlungsabläufen	• Der Betroffene sieht eine Teufelsfratze an einer weißen Wand oder „weiße Mäuse" über die Bettdecke huschen
Körperhalluzination (Leib-halluzination)	• Fühlen z. B. von Berührung, Druck, Schmerzen	• Der Betroffene klagt über elektrische Schläge, die aus der Wand kämen
Olfaktorische (Geruchs-), **gustatorische** (Geschmacks-) **Halluzination**	• Riechen bzw. Schmecken meist unangenehmer Qualitäten	• Der Betroffene isst nicht, weil das Essen nach Blut schmecke. Außerdem hat er Angst im Zimmer, weil es so stark nach Gas rieche

Tab. I/33.4 Übersicht über die Halluzinationen.

rer im Raum hört etwas. Der Kranke ist fest davon überzeugt, dass er die Stimmen wirklich hört und dass es sich nicht um „Einbildungen" handelt.

Illusion

Im Gegensatz zu Halluzinationen handelt es sich bei **Illusionen** um Verkennungen tatsächlich vorhandener Sinneseindrücke. Beispiel: Ein Bewohner hält beim nächtlichen Aufwachen im Halbschlaf den wehenden Vorhang für einen Einbrecher.

Störungen des Ich-Erlebens

> **Störung des Ich-Erlebens:** Gestörtes Erleben der eigenen Persönlichkeit (des Ichs) mit Störung der Abgrenzung zwischen eigener Person und Umwelt.

Das **Ich** ist der Teil der Psyche, der dem Menschen Sicherheit über seine Individualität und Persönlichkeit gibt. Dazu gehört, dass eigene psychische Vorgänge (z. B. Gefühle, Gedanken) auch als **meinhaftig**, also eigen erkannt werden. Bei einigen psychischen Erkrankungen, besonders bei Schizophrenien, kommt es zu einer Störung der **Ich-Grenzen** und dadurch zu Unsicherheiten: „Denke ich, oder denkt ein anderer in mir?".

Zu den Ich-Störungen gehören:
- **Derealisation.** Die Umgebung scheint dem Betroffenen verändert, unwirklich, fremdartig und unvertraut
- **Depersonalisation.** Die eigene Person kommt dem Kranken verändert, unwirklich oder fremd vor. Er steht sich selbst fremd gegenüber („Ich kenne mich selbst nicht mehr")
- **Gedankenausbreitung.** Der Betroffene hat den Eindruck, dass seine Gedanken von anderen gelesen würden, dass andere wüssten, was er denkt

- **Gedankenentzug.** Der Betroffene klagt, dass andere ihm seine Gedanken wegnehmen würden
- **Gedankeneingebung.** Der Betroffene meint, dass andere seine Gedanken von außen beeinflussen und steuern
- **Fremdbeeinflussungserlebnisse.** Hier erlebt der Betroffene seine Handlungen und Handlungsantriebe als von außen beeinflusst und sagt z. B., er wolle nicht schreien, aber es schreie aus ihm heraus, und das liege an den Strahlen.

> **Lern-Tipp**
>
> Wie haben Sie in Ihrer Arbeit den Umgang mit Menschen erlebt, deren Wahrnehmung deutlich von den üblichen Normen abweicht? Wie können Altenpflegerinnen geschützte Räume für die Betroffenen schaffen?

Störungen der Affektivität

> **Affektivität** (Emotionalität): Gesamtheit der Gefühlsregungen, Stimmungen und Selbstwertgefühle eines Menschen.
> **Störungen der Affektivität:** „Gefühlsstörung", also veränderte Grundstimmung, veränderte Schwankungsbreite der Gefühle oder einer Situation nicht angemessene Gefühle.

Die wichtigsten **Störungen des Affekts** sind:
- **Depressivität.** Abnorme, länger dauernde Niedergeschlagenheit („Ich kann mich über nichts mehr freuen")
- **Ängstlichkeit.** „Ich habe Angst vor allem und jedem"
- **Gefühl der Gefühllosigkeit.** Gefühl, nichts mehr empfinden zu können und im Inneren völlig leer zu sein („In mir ist alles tot: Wenn ich wenigstens weinen könnte!")

- **Insuffizienzgefühle.** Gefühl, nichts wert zu sein („Ich bin unfähig, zu denken oder zu arbeiten. Eigentlich bin ich absolut überflüssig.")
- **Affektstarre.** Verringerung der emotionalen Schwingungsfähigkeit, der Spannbreite der Gefühle
- **Euphorie.** Übersteigertes Wohlbefinden („Ich bin so glücklich wie nie zuvor!")
- **Dysphorie.** Missmutige, ärgerliche Grundstimmung
- **Affektarmut.** Gefühlsarmut
- **Ambivalenz.** Gleichzeitige Existenz widersprüchlicher, eigentlich einander ausschließender Gefühle
- **Parathymie.** Gefühl und Erlebnis passen nicht zusammen. z. B. berichtet der Betroffene lächelnd, die Ärztin habe ihm gerade ein Gift gespritzt, das seine Knochen auflöse.

Antriebs- und psychomotorische Störungen

Antriebsstörungen

> **Antrieb:** Aktivität, Initiative eines Menschen.
> **Antriebsstörung:** Minderung oder Steigerung der inneren Kraft zur zielgerichteten Aktivität.

Der **Antrieb** ist gewissermaßen der „seelische Motor", der dem Menschen Tätigkeit überhaupt erst ermöglicht. Antrieb ist vom Willen weitgehend unabhängig.
- Als **Antriebsarmut** wird ein Mangel an Initiative und seelischer Energie bezeichnet. Die Betroffenen können „sich kaum aufraffen", es fehlt ihnen an Spontanität und Tatgeist. In maximaler Ausprägung führt Antriebsarmut zur motorischen Bewegungslosigkeit, dem **Stupor**
- Ein Betroffener mit **Antriebssteigerung** platzt geradezu vor Energie. Er ist ständig in Bewegung und unermüdlich tätig.

Psychomotorische Störung

> **Psychomotorik:** Gesamtbild der Bewegungen eines Menschen.
> **Psychomotorische Störung:** Störung in der Art, sich zu bewegen, d. h. das Erscheinungsbild der Bewegung oder die Körperhaltung während der Bewegung sind gestört.

Alle Bewegungen eines Menschen werden nicht nur von seinem Willen, sondern auch von seiner Psyche beeinflusst. Entsprechend können auch hier Störungen auftreten:

**I
33**

- **Psychomotorische Unruhe**
- **Stereotypien** sind Bewegungen oder Worte, die gleichförmig wiederholt werden, z. B. das unruhige Nesteln beim alkoholischen Entzugsdelir
- **Manierierte** und **bizarre Bewegungen** sind an sich alltägliche Bewegungen, die aber auffällig geziert, schwülstig oder posenhaft ausgeführt werden, etwa das hoheitliche Winken einer Kranken, die im Rollstuhl durch den Gang gefahren wird.

I/33.2.2 Diagnostik psychischer Erkrankungen

Anamnese und Untersuchung

Psychische Erkrankungen sind oft nur schwer fassbar.

Die Diagnostik psychischer Erkrankungen fußt vor allem auf dem Gespräch zwischen dem Pflegebedürftigen und dem Untersucher.

- Die Anamnese entspricht im Wesentlichen dem in → Kap. I/32.2.2 Gesagten. Sie hat jedoch andere Schwerpunkte, z. B. fragt der Untersucher gezielt nach Alkohol- und Medikamentenkonsum, früheren Suizidversuchen, akuten Belastungssituationen und nach Stärken und Schwächen, die der Betroffene bei sich selbst sieht. Oft ist eine Fremdanamnese sinnvoll, da der Betroffene sich nicht selten anders wahrnimmt als seine Umgebung oder sich nicht mehr (angemessen) äußern kann.
- Immer ist eine gründliche körperliche Untersuchung nötig
- Während Anamnese und Untersuchung achtet der Untersucher auf das Verhalten des Pflegebedürftigen und das Vorliegen der in → Kap. I/32.2.1 dargestellten Leitsymptome
- Gegebenenfalls schließen sich spezielle **psychologische** bzw. **neuropsychologische Tests** an, z. B. bei Verdacht auf Demenz.

Labor- und technische Untersuchungen

Es gibt keine **Labor-** oder **technischen Untersuchungen** zur sicheren Diagnose psychischer Erkrankungen. Gerade bei alten Menschen sind sie aber trotzdem sehr häufig angezeigt, um eventuelle organische Ursachen psychischer Veränderungen nicht zu übersehen. Beispiele sind eine Bestimmung der Schilddrüsenhormone im Blut bei depressiver Stimmungslage oder Computer- oder Kernspintomografie bei Verdacht auf Demenz.

Einteilung psychischer Erkrankungen

Die **ICD-10** (*internationale Klassifikation psychischer Störungen der WHO*) ist das gängige Klassifikationsschema psychischer Störungen. Sie teilt überwiegend nach der beobachtbaren Symptomatik und nach dem Verlauf ein.

I/33.3 Behandlung psychischer Erkrankungen

I/33.3.1 Psychopharmaka

❯ **Psychopharmaka:** Arzneimittel, die hauptsächlich auf das ZNS wirken und Denken, Gefühle und dadurch Verhalten eines Menschen verändern können. In erster Linie eingesetzt zur Behandlung psychischer Erkrankungen.

Psychopharmaka haben in weiten Kreisen immer noch einen schlechten Ruf. Ihnen wird z. B. vorgeworfen, sie seien eine „chemische Keule", die der billigen Ruhigstellung diene, aber an den eigentlichen Problemen oder der Erkrankung des Betroffenen nichts ändere.

Dies stimmt nicht. Gerade bei schweren psychischen Erkrankungen können Psychopharmaka den Weg für andere Therapien ebnen, etwa indem sie Ängste in den Hintergrund treten lassen und dem Betroffenen dadurch eine Verhaltenstherapie oder die Auseinandersetzung mit dem zugrunde liegenden Problem ermöglichen. Die Langzeitprognose z. B. von Menschen mit Schizophrenie hat sich durch die Verfügbarkeit von Psychopharmaka wesentlich verbessert (→ Abb. I/33.5).

Auf der anderen Seite stimmt aber auch: Gerade bei leichten psychischen Störungen sind Psychopharmaka vielfach entbehrlich. Auch bei schweren psychischen Erkrankun-

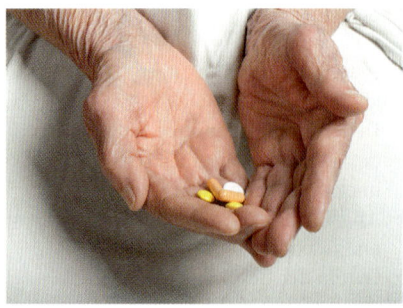

Abb. I/33.5 Psychopharmaka können bei schweren psychischen Erkrankungen unverzichtbar sein. Bei alten Menschen ist die Präparatewahl durch die vielen anderen notwendigen Medikamente oft erschwert. [J787]

gen dürfen Psychopharmaka nicht die einzige Therapiesäule sein.

Gerade bei alten Menschen ist die medikamentöse Therapie psychischer Störungen durch die potenziellen Wechselwirkungen mit anderen notwendigen Medikamenten erschwert. Bei ihnen sind eine besonders sorgfältige Risiko-Nutzen-Abwägung und die Berücksichtigung nicht medikamentöser Behandlungsformen nötig.

❯ Wie bei allen Medikamenten gilt auch für Psychopharmaka: sorgfältige Indikationsstellung.

Die Psychopharmaka werden in diesem Buch bei den Erkrankungen abgehandelt, bei denen sie indiziert sind:
- Antidementiva (→ Kap. I/33.4.3)
- Antidepressiva (→ Kap. I/33.6.1)
- Anxiolytika (→ Kap. I/33.6.2)
- Neuroleptika (→ Kap. I/33.7.2)
- Stimmungsstabilisatoren (→ Kap. I/33.6.2).

I/33.3.2 Psychotherapien

❯ **Psychotherapie:** Behandlung einer Erkrankung mit psychologischen Mitteln.

Bei der **Psychotherapie** werden Erkrankungen mit aus der Psychologie hergeleiteten Mitteln behandelt. In erster Linie handelt es sich dabei um psychische Erkrankungen. Es können aber auch körperliche Erkrankungen durch eine verbesserte Krankheitsbewältigung und günstigere Coping-Strategien positiv beeinflusst werden.

Die zahlreichen Psychotherapien können nach verschiedenen Kriterien eingeteilt werden, z. B.:
- Nach den teilnehmenden Personen in **Einzel-, Gruppen-, Paar-, Familientherapien**
- Nach der Zeitdauer in **Kurzzeit-** und **Langzeittherapien**
- Nach den eingesetzten Mitteln u. a. in **Gesprächs-, Kunst-, Musiktherapie**
- Nach dem grundlegenden Ansatz in **Psychoanalyse** bzw. **tiefenpsychologisch orientierte Therapieformen** und **Verhaltenstherapien.**

Psychotherapien sind keine „bequemen" Behandlungen. Sie erfordern eine aktive Mitarbeit des Betroffenen, der sich seinen Problemen stellen und an seinem Verhalten arbeiten muss. Daher muss eine gewisse Belastbarkeit des Betroffenen gegeben sein (Psychotherapie bei einer hochakuten Störung kann weiter in die Störung hineintreiben). Ein Erfolg stellt sich zudem nicht sofort, sondern oft erst nach wochen- oder monatelangem, teils unangenehmen oder sogar schmerzlichem Bemühen ein. Dafür besteht aber die Chance auf lang anhaltende Besserung.

> ❯ Entgegen einem weit verbreiteten Vorurteil sind auch alte Menschen psychotherapiefähig. Voraussetzungen sind wie bei jüngeren Menschen auch Krankheitseinsicht, Therapiewille sowie Wille und Fähigkeit zu aktiver Mitarbeit.

Wegen ihrer großen Bedeutung sollen Psychoanalyse bzw. tiefenpsychologisch orientierte Therapien und Verhaltenstherapie im Folgenden in ihren Grundzügen und vereinfacht dargestellt werden.

Tiefenpsychologische Psychotherapien

> ❯ **Tiefenpsychologische Psychotherapien:** Psychotherapien, die darauf gründen, dass die Symptome ungünstige „Lösungen" unbewusster Konflikte sind. Beschwerdebesserung wird entsprechend durch die Bearbeitung dieser anfangs unbewussten Konflikte erreicht.

Tiefenpsychologische Psychotherapien (*psychodynamische Psychotherapien*) basieren letztlich auf dem Instanzenmodell nach *Sigmund Freud*.

Instanzenmodell nach Freud

Nach Freuds Auffassung gliedert sich die menschliche Psyche in drei **Instanzen** (→ Abb. I/33.6):

• Das **Es** umfasst die Gesamtheit der unbewussten Triebe, Wünsche und Gefühle. Das Es drängt vehement nach Befriedigung dieser Wünsche
• Das **Über-Ich** ist das Gewissen. Es enthält die verinnerlichten gesellschaftlichen, elterlichen und eigenen Werte und Normen
• Das **Ich** ist die Instanz, die den Kontakt zur Realität herstellt und zwischen den Ansprüchen des Es, des Über-Ichs und der Realität vermittelt.

Nach Freuds Auffassung entstehen psychische Störungen, wenn Konflikte zwischen Es und Über-Ich durch das Ich nicht angemessen gelöst werden können. So kann ein Konflikt z. B. ins Unbewusste **verdrängt** werden. Damit ist zwar zunächst eine Scheinlösung erreicht, wirklich „aus der Welt" ist der Konflikt aber nicht. Er kann im späteren Leben wieder aufbrechen und (zunächst unverständlich erscheinende) Beschwerden verursachen. Dem Betroffenen selbst ist dieser Konflikt nicht bewusst.

Tiefenpsychologische Verfahren

Tiefenpsychologische Verfahren sollen den für die Beschwerden ursächlichen, meist in der Kindheit liegenden Konflikt aufdecken, damit er nachträglich aufgearbeitet und gelöst werden kann. Sie erfordern alle eine gewisse Ausdrucks- und Einsichtsfähigkeit und -willen vom Betroffe-

nen. Dabei gibt es mittlerweile verschiedene Verfahren.

• Die „ursprüngliche" **klassische** (*große*) **Psychoanalyse** „auf der Couch" ist sehr aufwändig und zieht sich über Jahre. In der Versorgung erkrankter Menschen spielt sie nur eine geringe Rolle
• Die **tiefenpsychologisch orientierte** (*psychoanalytisch orientierte, psychodynamische*) **Psychotherapie** und die **psychoanalytische Kurzzeittherapie** basieren auf dem gleichen Fundament. Sie streben aber keine grundlegenden Änderungen der Persönlichkeitsstruktur an, sondern stellen die aktuellen Probleme des Betroffenen in den Mittelpunkt und bearbeiten bewusstseinsfähige Konflikte. Betroffener und Therapeut sitzen sich gegenüber, der Therapeut ist im Vergleich zur klassischen Psychoanalyse aktiver. Sind die Voraussetzungen erfüllt, eignen sich solche Therapien durchaus auch für ältere Menschen.

Verhaltenstherapien

> ❯ **Verhaltenstherapie:** Psychotherapeutische Behandlungsform, die davon ausgeht, dass gestörtes Verhalten erlernt wurde und somit durch geeignete Verfahren auch wieder verlernt werden kann.

Alle **Verhaltenstherapien** gründen darauf, dass menschliches Verhalten eng mit Lernen verbunden ist.

Lerntheorien

Lernen kann auf verschiedene Weise stattfinden. Wesentliche Lerntheorien im Zusammenhang mit Verhaltenstherapien sind die klassische und operante Konditionierung und das Lernen am Modell.

Beim **Klassischen Konditionieren** nach *Iwan Petrowitsch Pawlow* geht es um die Verbindung von Reizen und Reflexen: Bei Hunden führt wiederholte Futtergabe (auf die reflektorisch Speichelsekretion folgt) mit gleichzeitigem Läuten einer Klingel zur vermehrten Speichelproduktion nicht nur bei der Futtergabe, sondern auch beim Hören der Klingel. Folgt nach einiger Zeit auf das Klingeln keine Futtergabe mehr, verringert sich die Speichelproduktion allmählich. Durch klassische Konditionierung koppeln sich Reaktionen an Situationen. Nach erfolgter Kopplung kann allein die Erinnerung an eine Situation, z. B. Angst, die mit ihr verbundenen körperlichen Reaktionen wachrufen. Bei einem Menschen kann Höhenangst z. B.

Abb. I/33.6 Beziehung von Es, Ich und Über-Ich. [A400]

bereits auftreten, wenn er sich nur vorstellt, etwa auf einer Aussichtsplattform zu stehen.

Zweiter wichtiger Lernmechanismus ist das **operante Konditionieren** nach *Burrhus Frederic Skinner*. Grundannahme hier ist, dass Verhalten durch seine Konsequenzen gesteuert wird. Sind die Konsequenzen einer Handlung für den Betroffenen angenehm (z. B. Zuwendung), handelt es sich um **positive Verstärkung.** Unangenehme negative Konsequenzen machen das Auftreten eines Verhaltens unwahrscheinlicher, diese Konsequenzen nennt man **Bestrafung.** Heben Konsequenzen einen unangenehmen Zustand (etwa Angst) auf, spricht man von **negativer Verstärkung** (also z. B. wenn ein Mensch mit Höhenangst den Turm heruntersteigt). Das Hinabsteigen vom Turm wird durch die Angstminderung negativ verstärkt und durch diese Verstärkung künftig öfter auftreten. Ein Verhalten, das durch Angstminderung negativ verstärkt wird, nennt man **Vermeidungsverhalten.** Der Prozess der negativen Verstärkung ist wichtig für das Verständnis vieler unverständlich scheinender Verhaltensweisen: Sie werden nicht wegen angenehmer, positiver Verstärker ausgeführt, sondern weil sie unangenehme, belastende oder quälende Zustände beenden. Dieser „Selbsthilfeversuch" führt aber auf Dauer nicht zu einer Besserung, sondern zur Verschlechterung.

Dritte wesentliche Lerntheorie ist das **Modell-Lernen:** Menschen lernen durch Vorbilder. Ein Mensch schaut sich aus seiner Umgebung Verhaltensweisen ab. Er kann dadurch neues Verhalten kennen lernen oder nachvollziehen, welches Verhalten in welcher Situation angebracht ist.

Verhaltenstherapeutische Verfahren

Lange bekannt ist die **systematische Desensibilisierung,** die v. a. bei Phobien (→ Kap. I/33.9.1) angewandt wird. Die systematische Desensibilisierung gehört zu den Verfahren der **Reizkonfrontation.** Reizkonfrontation bedeutet, dass der Betroffene der ihn belastenden Situation oder dem quälenden Gefühl ausgesetzt wird (→ Abb. I/33.7). Bei der systematischen Desensibilisierung erlernt der Betroffene im ersten Schritt ein Entspannungsverfahren (→ Kap. I/33.3.3). In einem zweiten Schritt erstellt er zusammen mit dem Psychotherapeuten eine Angsthierarchie, d. h. er sortiert die angstbesetzten Situationen nach der Intensität der Angst (z. B. „Be-

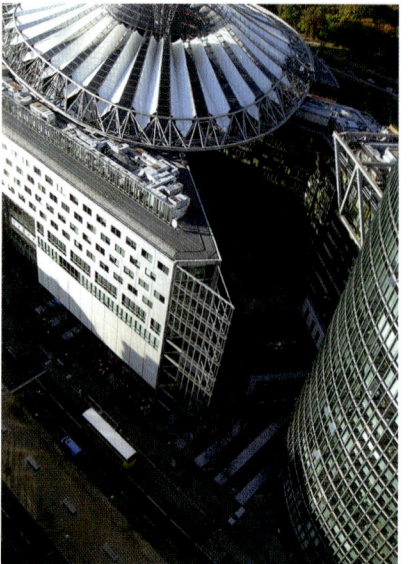

Abb. I/33.7 Verhaltenstherapien können z. B. bei Angststörungen helfen, etwa bei Höhenangst. Welche Form der Verhaltenstherapie gewählt wird, hängt von vielen Faktoren ab, z. B. von der Belastbarkeit des Betroffenen oder der Situation, in der die Angst auftritt. [J787]

trachten einer kleinen Spinne auf einem Foto" = am wenigsten angstbesetzt bis „eine dicke Spinne über den Arm krabbeln lassen" = am meisten angstbesetzt). In einem dritten Schritt soll sich der Erkrankte entspannen und wird dann im entspannten Zustand der am wenigsten angstbesetzten Situation ausgesetzt. Beginnt er Angst zu bekommen, soll er das erlernte Entspannungsverfahren anwenden, bevor er z. B. das Spinnenfoto weiter betrachtet. Dies geschieht so lange, bis er die am wenigsten angstbesetzte Situation angstfrei aushalten kann. Dieser Prozess wird so lange fortgesetzt, bis der Betroffene auch die am stärksten angstbesetzte Situation bewältigen kann.

Ein weiteres konfrontatives Verfahren ist die graduierte **Reizkonfrontation mit Reaktionsmanagement,** auch als *Habituationstraining* bezeichnet. Der Betroffene soll sich in eine angstauslösende Situation begeben und lernen, die Angst ohne Flucht- oder Vermeidungsverhalten auszuhalten. Auch hier wird „klein angefangen" und gesteigert, bis sich der Betroffene die Angst abtrainiert hat. Ein Mensch mit Angst vor vollen Kaufhäusern soll z. B. zunächst mit dem Therapeuten zu einer Tageszeit mit wenig Betrieb ins Erdgeschoss eines Kaufhauses gehen und, wenn die Angst auftritt, nicht rausgehen, sondern so lange im Kaufhaus bleiben, bis die Angst abklingt. Es folgt der Gang ins Kaufhaus-Erdgeschoss zu einer wenig belebten Tageszeit

ohne den Therapeuten, dann der Gang in den dritten Stock zu einer wenig belebten Tageszeit mit dem Therapeuten usw. Auch bei Zwängen ist dieses Verfahren sehr erfolgreich. Ähnlich funktioniert das **Flooding,** nur dass dabei sofort die am stärksten angstbesetzte Situation gewählt wird. Erkrankter und Therapeut müssen vorher klären, was der Therapeut tun darf, um Vermeidungsverhalten des Betroffenen zu verhindern.

Operante Verhaltenstherapien basieren auf der oben dargestellten operanten Konditionierung. Durch Verändern der Konsequenzen soll gewünschtes Verhalten gefördert und ungünstiges gelöscht werden. Von Bedeutung sind v. a. positive Verstärker zur Förderung gewünschten Verhaltens und der Ersatz bisheriger positiver Konsequenzen auf problematisches Verhalten durch neutrale Konsequenzen. Negative Konsequenzen, also Strafen, werden kaum verwendet.

Kognitive Verhaltenstherapien berücksichtigen stärker das Denken des Betroffenen und dessen Einfluss auf Wahrnehmung und Verhalten. Bei der kognitiven Umstrukturierung sollen die Betroffenen ihre „Denkfehler" erkennen und ihre falschen Annahmen und Bewertungen korrigieren. Durch die Änderung der Einstellung ändern sich auch Gefühle und Verhalten, was wiederum das Denken beeinflusst.

Auch Modell-Lernen kann verhaltenstherapeutisch genutzt werden, etwa indem der Therapeut einem Betroffenen mit Waschzwang richtige Händehygiene vermittelt.

I/33.3.3 Weitere Behandlungsformen

Medikamente und Psychotherapie sind im Optimalfall eingebettet in ein Gesamtkonzept therapeutischer Maßnahmen. Dazu gehören unter anderem:

- **Entspannungsverfahren,** z. B. die **progressive Muskelrelaxation nach Jacobson** oder das **autogene Training,** soll der Betroffene v. a. in Stresssituationen anwenden und dadurch nicht nur körperlich, sondern auch psychisch entspannen (→ Kap. I/21.9.2)
- **Kreative Therapien** wie Musik- oder Kunsttherapien oder bildnerisches Gestalten sollen dem Betroffenen ermöglichen, seine Gefühle und Probleme anders als durch Worte auszudrücken

- **Ergotherapien** sollen durch Handeln erreichen, dass der alte Mensch seinen Alltag und seine zwischenmenschlichen Beziehungen wieder möglichst selbstständig und sinnvoll gestalten kann. Das Spektrum ergotherapeutischer Verfahren ist weit und umfasst das Üben alltagspraktischer Fähigkeiten ebenso wie handwerkliche Tätigkeiten und Sozialtraining
- **Milieugestaltung** bedeutet eine bewusste Umgebungsgestaltung je nach Erkrankung (→ Kap. I/33.5.1). Dazu gehören die Gestaltung der Räumlichkeiten und der zwischenmenschliche Umgang, aber auch die Regeln und Strukturen der Wohngruppe oder -gemeinschaft.

I/33.4 Demenzen

I/33.4.1 Beispiel eines Pflegeprozesses bei „ruhelosem Umhergehen"

> **Ruheloses Umhergehen:** Ungerichtete, ziellose oder sich wiederholende Fortbewegung, die das Individuum einer Gefahr aussetzt; häufig unvereinbar mit Grenzen, Einschränkungen oder Hindernissen. 10 11 17

Mögliche Folgen des **ruhelosen Umhergehens**; Beispiele für medizinische Diagnosen und andere Folgen:
- Entlastung des Pflegebedürftigen (Bewegung beeinflusst das Befinden günstig)
- Erhöhtes Risiko, sich zu verirren
- Erhöhte Gefahr einer Mangelernährung
- Erhöhte Gefahr einer Verletzung durch Sturz
- Hohe Belastung für die pflegenden Angehörigen.

A Fallbeispiel Ambulant, Teil I

Anton Wahl, ein 73-jähriger pensionierter Postbeamter, leidet seit mehreren Jahren an einer Alzheimer-Demenz. Er wohnt mit seiner Ehefrau Paula in der Erdgeschosswohnung eines Zweifamilienhauses am Ortsrand von Bogendorf. In der anderen Wohnung lebt der Sohn mit seiner Freundin und einem fünfjährigen Kind. Paula Wahl ist sehr ängstlich auf das Wohlergehen ihres Mannes bedacht und hat deshalb eine Vereinbarung mit dem ambulanten Pflegedienst über einen wöchentlichen Besuchstermin geschlossen.

Altenpflegerin Dorothee Zenker betreut die Familie. Weil Herr Wahl keine Bewegungseinschränkungen hat, assistiert sie ihm während dieser Gelegenheiten lediglich beim Vollbad, das er sehr gern nimmt. Seit einiger Zeit ist Herr Wahl tagsüber verstärkt unruhig und bricht immer wieder zu Spaziergängen auf, bei denen er am liebsten unbegleitet ist.

Pflegediagnostik

Bestimmende Merkmale
- Hyperaktivität
- Planloses Umherwandern
- Unbeirrbarkeit
- Beständiges Sich-Fortbewegen in angespanntem Zustand
- Unbeabsichtigtes Verlassen sicherer Aufenthaltsorte
- Unbefugtes Betreten
- Verirren
- Lange Perioden der Fortbewegung ohne erkennbares Ziel
- Suchendes Verhalten
- Überprüfendes Verhalten
- Folgt Pflegenden auf Schritt und Tritt
- Perioden der Fortbewegung unterbrochen von Zeiten des Stillstands, z. B. Sitzen, Stehen, Schlafen.

Beeinflussende Faktoren
- Veränderte Gefühlslage, z. B. Frustration, Angst, Langeweile, Heimweh
- Kognitive Beeinträchtigung, z. B. Gedächtnisstörung, Desorientiertheit
- Reizüberflutung aus der Umgebung
- Sedierung
- Trennung von der gewohnten Umgebung
- Emotionaler Zustand, z. B. Angst
- Physiologischer Zustand oder Bedürfnis, z. B. Hunger, Durst, Harndrang
- Tageszeit
- Hirnorganische Veränderung, z. B. Abnahme der Hirnmasse bei Alzheimer-Demenz.

> Wissenschaftler vermuten, dass der Bewegungsdrang, den vor allem demenzkranke Menschen zeigen, ein Ausdruck der Suche nach Sicherheit ist. Die Ursachen sind letztlich jedoch ungeklärt.

> **Vorsicht!**
Da der Bewegungsdrang offenbar eine Ventilfunktion für das psychische Befinden der Pflegebedürftigen darstellt, unterbinden Altenpflegerinnen ihn nicht. Sie richten im Gegenteil die Umgebung so weit wie möglich darauf ein, damit die Betroffenen das Bedürfnis ohne ein Risiko für ihre Sicherheit ausleben können, z. B. angemessene Beleuchtung, Beseitigung von Stolperfallen.

A Fallbeispiel Ambulant, Teil II

Paula Wahl hat Angst, dass ihr Mann sich während seiner Spaziergänge verlaufen könnte, oder dass ihm ein Unfall zustößt. Sie berichtet der Altenpflegerin Dorothee Zenker, dass sie vergeblich versucht habe, ihn von den Ausflügen abzubringen, die er allein unternimmt. Darauf habe Anton Wahl unwirsch reagiert und sei einmal sogar ohne Jacke aus dem Haus gegangen, als es regnete. Dorothee Zenker beruhigt die Ehefrau und erklärt ihr den Zusammenhang zwischen dem Bewegungsdrang und der Demenzerkrankung.

Sie empfiehlt erneut, Kontakt zur Selbsthilfegruppe für Angehörige demenzkranker Menschen in der Nachbarstadt aufzunehmen. Außerdem gibt die Altenpflegerin der Ehefrau einige Sicherheitstipps.

Pflegetherapie
Mögliche Ziele/erwartete Ergebnisse festlegen

Der Pflegebedürftige:
- Kann seinem Bedürfnis nach körperlicher Betätigung nachkommen
- Ist auf seinen Spaziergängen gegen Verletzungen gesichert
- Findet sicher nach Hause zurück.

Die Angehörigen:
- Sind über die mögliche Ursachen und Bedeutung des Bewegungsdrangs informiert und akzeptieren ihn.

Maßnahmen planen und durchführen

Die im Folgenden genannten Pflegemaßnahmen stellen eine Auswahl dar:
- Feste und bequeme Schuhe anziehen (lassen)
- Kleidung anziehen (lassen), die dem Wetter angemessen ist
- Reflektoren an der Oberbekleidung anbringen (abhängig von der Tages- und Jahreszeit)
- Notizzettel mit Hinweisen und Telefonnummer der Angehörigen in den Taschen der Oberbekleidung des Pflegebedürftigen aufbewahren, bzw. Brustbeutel, Notfallarmband verwenden
- Ggf. elektronische Geräte (z. B. GPS-Sender) einsetzen, die eine Lokalisation ermöglichen (Rechtsgrundlage beachten → Kap. I/29.2)
- Regelmäßige Kontrolle, ob der Pflegebedürftige sich auf dem Spazierweg noch zuverlässig orientieren kann

I 33

Ⓐ Fallbeispiel Ambulant, Teil III

Beispiel einer Pflegeplanung bei ruhelosem Umhergehen für Anton Wahl

Pflegediagnostik	Pflegetherapie	
aktuelle Pflegediagnosen (aP), Risiko-Pflege-diagnosen (RP), Einflussfaktoren/Ursachen (E), Symptome (S), Ressourcen (R)	Pflegeziele/erwartete Ergebnisse	Pflegemaßnahmen
• **aP:** Ruheloses Umhergehen • **E:** Aufgrund kognitiver Beeinträchtigungen infolge einer Alzheimer-Demenz • **S:** Pflegebedürftiger besteht darauf, täglich (allein) seinen gewohnten Spaziergang zu machen • **S:** Pflegebedürftiger drängt auf Verlassen der Wohnung (Hyperaktivität), wovon selten abzubringen ist • **R:** Pflegebedürftiger hat keine Bewegungseinschränkungen, bisher hat er immer den Weg zurück zur Wohnung gefunden	• Pflegebedürftiger kann seinem Bewegungsdrang nachkommen • Pflegebedürftiger findet nach Hause zurück • Pflegebedürftiger ist angemessen gekleidet • Die Angehörigen sind über die mögliche Ursachen und Bedeutung des Bewegungsdrangs informiert und akzeptieren ihn	• Feste Schuhe anziehen (lassen) • Angemessene Kleidung anziehen (lassen) • Gelegentliche, diskrete Begleitung bei den Spaziergängen zur Kontrolle der Orientierungsfähigkeit • Beobachtung auf auftretende Bewegungseinschränkungen • Angehörigen die Zusammenhänge zwischen Krankheit und Bewegungsdrang erläutern • Maßnahmen zur Sicherung des Pflegebedürftigen während der Spaziergänge treffen • Maßnahmen zur Reizdosierung und Stressreduzierung zuhause • Vorgehensplan entwickeln und schriftlich festlegen für den Fall des Ausbleibens

• Regelmäßige Kontrolle, ob der Pflegebedürftige sich noch unbeeinträchtigt zu Fuß bewegen kann.

Pflegeevaluation

Mögliche Evaluationskriterien

Die im Folgenden genannten Pflegeergebnisse stellen eine Auswahl dar.
Der Pflegebedürftige
• Ist während seiner Spaziergänge angemessen gekleidet
• Kommt eigenständig und unversehrt von seinen Ausflügen zurück
• Erscheint nach der Befriedigung des Bewegungsdrangs ausgeglichener.
Die Angehörigen
• Sind über die Bedeutung der Bewegung im Zusammenhang mit Demenz informiert
• Haben im häuslichen Umfeld Reize dosiert und Stressfaktoren reduziert
• Sind informiert über das Risiko eines Unfalls oder des Verlaufens und haben einen schriftlichen Vorgehensplan für den Fall des Ausbleibens
• Unterstützen den Pflegebedürftigen.

Ⓐ Fallbeispiel Ambulant, Teil IV

Einige Wochen später macht Altenpflegerin Dorothee Zenker mit dem Ehepaar Wahl einen Gesprächstermin zur Evaluation der aktuellen Situation aus. Frau Wahl erzählt, dass der Bewegungsdrang nahezu gleich geblieben sei. Das Spaziergehen entlastet ihren Mann. Sie hat Kontakt mit der Selbsthilfegruppe auf-

genommen und dort erfahren, dass es sich bei der Unruhe um eine häufige Erscheinung der Erkrankung handelt. Sie hat ihren Mann, der immer denselben Weg geht, mehrmals begleitet und festgestellt, dass er sich aktuell noch gut orientieren kann und sicher nach Hause findet. Sie besteht darauf, dass er helle Kleidung anzieht und während der Spaziergänge einen reflektierenden Gürtel quer über dem Oberkörper trägt, obwohl die Wege nicht stark von Autos frequentiert sind. Zuhause achtet sie darauf, dass ihr Mann nicht durch laute Radio- oder Fernsehprogramme oder zu hohe Anforderungen unter Stress gerät und sich zurückziehen kann.

❯ Weglaufen, Hinlaufen, Ruheloses Umhergehen

Personen mit Demenz äußern oder zeigen häufig ein verstärktes Bedürfnis, sich zu bewegen, umherzugehen oder den Ort, an dem sie sich gerade befinden, verlassen zu wollen und sich auf den Weg zu machen, um etwas zu erledigen oder sich auf die Suche nach etwas zu machen.

Dieses Phänomen wird im Deutschen mit Bezeichnungen wie „Weglauf- oder Hinlauftendenz" beschrieben, womit dem beobachteten Verhalten jeweils eine zugrundeliegende Motivation zugeschrieben wird, was problematisch sein kann, weil die ursächlichen oder beeinflussenden Faktoren dieses Verhaltens, das auch in der gewohnten Umgebung auftritt, individuell und vielfältig sind.

Der Begriff „Ruheloses Umhergehen" (engl. *Wandering*), der ebenso die NANDA-Pflegediagnose bezeichnet, erscheint ge-

eigneter, weil damit das Verhalten neutral und ohne Hinweis auf mögliche Motivationshintergründe beschrieben wird. 📖 10 Diese werden als Einflussfaktoren im Rahmen der Pflegediagnostik individuell für den Einzelfall erhoben.

Für die Pflegediagnose „Ruheloses Umhergehen" sieht die Pflegeinterventionsklassifikation (NIC) die spezifische Intervention „Demenzpflege: ruheloses Umhergehen" mit einem umfassenden Katalog pflegerischer Aktivitäten zur Problemlösung vor. 📖 11

❯ Herausforderndes Verhalten

Damit wird ein häufig vorkommendes Verhalten von Personen mit Demenz bezeichnet, das besondere Anforderungen an die Menschen in deren Umgebung stellt, z. B. Ruhelosigkeit, aggressives Verhalten, Rufen und Schreien oder Apathie. Auf den Begriff „Herausforderndes Verhalten" einigte sich die Expertengruppe im Rahmen eines Forschungsprojekts im Auftrag des Bundesministeriums für Gesundheit (BMG) zur Weiterentwicklung/Sicherung einer qualifizierten Pflege bei Demenz bereits im Jahr 2006. Dieser Begriff unterstellt keinen durch die Person mit Demenz selbst verursachten Ursprung des Verhaltens, wie das etwa die Bezeichnung „Verhaltensstörung" impliziert. Auch wird keine Abhängigkeit davon hergestellt, ob das Verhalten in der Umgebung als abweichend wahrgenommen wird, wie das z. B. bei Verwendung des Begriffs „Verhaltensauffälligkeit" geschieht.

Der Begriff „Verhaltensproblem" erschien den Experten ebenfalls nicht angemessen, weil er eine negativ bewertende Konnotation impliziert, die dann vor allem auf eine Beseitigung des als problematisch erlebten Verhaltens verweist. Herausforderndes Verhalten wird hier verstanden als Reaktion der Person mit Demenz auf eine zunehmend unvertraut und unberechenbar erlebte Umwelt, in der es nicht mehr gelingt, Kontakt zu anderen Menschen aufzunehmen und verstanden zu werden und in der sie sich machtlos fühlen. Auf diese Weise werden die umgebenden Menschen aufgefordert, Aspekte der Beziehungsgestaltung und des Milieus als wichtige veränderbare Einflussfaktoren für das Verhalten zu betrachten. Die Expertengruppe hat zum Umgang mit herausforderndem Verhalten Rahmenempfehlungen für die Praxis formuliert. 📖📖 23

I/33.4.2 Formen der Demenz

> ❯ **Demenz:** Organisch bedingter, meist über Jahre fortschreitender Verlust von intellektuellen Fähigkeiten und dadurch bedingte Beeinträchtigung im Alltag. In Deutschland sind derzeit etwa eine Million Menschen von einer mittelschweren oder schweren Demenz betroffen.
> **Organisch bedingte psychische Störung** *(OPS, körperlich begründbare psychische Störung):* Durch eine körperliche Erkrankung bedingte psychische Störung.

Die Wahrscheinlichkeit für eine **Demenz** steigt mit zunehmendem Alter. Bei 60- bis 65-Jährigen beträgt sie 1,5 % und verdoppelt sich dann alle fünf Jahre auf über 30 % bei den 90-Jährigen. Aufgrund der demografischen Entwicklung wird mit einer erheblichen Zunahme der Demenzerkrankungen in den kommenden Jahrzehnten gerechnet. 📖📖 2

> ❯ Trotz der zunehmenden Häufigkeit der Demenz mit steigendem Alter ist die Demenz keine „normale Alterserscheinung", sondern eine spezifische Erkrankung.

Abgrenzung zur Depression

Gerade in frühen Stadien fällt die Unterscheidung zur Depression auch erfahrenen Untersuchern schwer. Dies beruht zum einen darauf, dass Demenzerkrankte als Reaktion auf den erlebten Kompetenzverlust auch depressive Symptome entwickeln, andererseits auch depressive Menschen schwerere, wenn auch rückbildungsfähige kognitive Symptome (früher: „Pseudodemenz") zeigen können.

Depressive klagen dabei neben den primären Symptomen oft über Konzentrations- und Merkfähigkeitsstörungen, seltener über Orientierungsstörungen. Der Beginn ist häufig schneller, die depressiven Symptome sind schwerwiegender als bei typischen Demenzverläufen.

Demenzerkrankte kaschieren oft ihre Symptome, „reden die Bedeutung herunter" (dissimulieren), die Stimmung schwankt, es besteht keine durchgängig depressive Symptomatik, bzw. diese kann durch Ablenkung schnell aufgehoben werden. Im Zweifelsfall wird der Betroffene psychopharmakologisch zunächst antidepressiv behandelt.

Formen

- Ca. 60 % der Betroffenen leiden an einer **Alzheimer-Demenz** (→ Kap. I/33.4.3)
- Etwa 10–15 % der Demenzen sind **vaskuläre Demenzen** (Mischformen von Alzheimer- und vaskulärer Demenz sind möglich)
- Ebenfalls etwa 10–15 % der Demenzen werden der **Lewy-Körperchen-Demenz** zugeschrieben
- Die übrigen verteilen sich auf verschiedene, eher seltene Ursachen (→ Tab. I/33.5). 📖📖 4

Symptome und Schweregrade

Symptome

Demenzen zeigen unabhängig von ihrer Ursache ein relativ gleichförmiges Bild. Zur Symptomatik der Demenz gehören:

- **Gedächtnisstörungen.** Zunächst tritt eine abnehmende Lernfähigkeit für Neues auf. Später wird auch das Altgedächtnis beeinträchtigt (relativ kurz zurückliegende Ereignisse zuerst). Der Betroffene wiederholt sich, vergisst Gespräche und Termine und verlegt Gegenstände. In der Folge kommt es zu fortschreitenden **Orientierungsstörungen** bezüglich des Raums, der Zeit, der Situation und der eigenen Person. Zunächst verfährt oder verläuft sich der alte Mensch z. B. in nicht vertrauter Umgebung. Später findet er sich auch in seiner evtl. langjährig gewohnten Umgebung nicht mehr zurecht (sucht z. B. ein Haus, das in seinem Geburtsort stand), und schließlich erkennt er den Ehepartner oder die eigenen Kinder nicht mehr (hält etwa die Tochter für die eigene Mutter)
- **Denkstörungen.** Informationsverarbeitung und Konzentration sind zunehmend gestört, das Denken wird langsam und haftend. Abstraktions- und Urteilsvermögen leiden, kritisches Abwägen und Problemlösungen werden zunehmend schwieriger – bis zum Verlust von Kritik- und Urteilsfähigkeit. Zuerst kann der Betroffene neue, komplexe Probleme nicht

mehr lösen. Später kommt es auch zu **Störungen des Affekts.** Bei den Gefühlsstörungen sind Depression und Missmut am häufigsten. Der Affekt kann vom Demenzkranken oft nicht mehr ausreichend gesteuert werden und schwankt hin und her *(Affektlabilität).* Bei der **Affektinkontinenz** genügen kleinste Anlässe, um den Betroffenen z. B. in unangemessenes Weinen ausbrechen zu lassen. Sehr belastend sind Aggressionen

- **Antriebsstörungen,** am häufigsten **Antriebsarmut.** Eigeninitiative und Spontanität lassen nach, der Lebensraum engt sich ein, Hobbys und soziale Kontakte werden nicht mehr gepflegt
- **Neuropsychologische Symptome.** Bei diesen *Werkzeugstörungen* sind Handlungsabläufe gestört (→ Kap. I/31.11.11). Die **Apraxie** beschreibt die Unfähigkeit zu bestimmten Bewegungsfolgen (z. B. werden beim Anziehen zwei unterschiedliche Paar Schuhe oder mehrere Kleidungsstücke übereinander gezogen). Bei fortgeschrittenerer Demenz geht die Sprache verloren *(Aphasie,* Beginn oft mit Wortfindungsstörungen), und der Betroffene erkennt z. B. Gegenstände immer weniger *(Agnosie).*

Von einer Demenz wird nur gesprochen, wenn die Beschwerden außerdem so stark sind, dass sie den Alltag beeinträchtigen und mindestens sechs Monate vorhanden sind. Bestehen leichte Gedächtnisstörungen, die die alltagspraktischen Fähigkeiten noch nicht oder kaum beeinträchtigen, spricht man eher von einer **leichten kognitiven Störung.** Das Risiko einer Demenzentwicklung ist erhöht.

Die Reaktion der Kranken auf ihren Zustand ist sehr unterschiedlich. Im Anfangsstadium bemerken viele Betroffene ihre Defizite und versuchen, sie z. B. durch Ablenkung vom Thema oder „Merkzettelchen" zu kaschieren. Andere verleugnen die Krankheitssymptome, sowohl sich selbst als auch anderen gegenüber.

> ❯ Sehr belastend im praktischen Alltag sind oft die krankheitsbedingten Verhaltensauffälligkeiten wie Umherlaufen oder aggressive Handlungen.

Schweregrade

Üblicherweise wird die Demenz in drei **Schweregrade** eingeteilt, die fließend ineinander übergehen:

- **Leichte Demenz.** Störungen des Kurzzeitgedächtnisses, Wortfindungsstörungen, Unmöglichkeit anspruchsvoller Tä-

I
33

Primär degenerative Erkrankungen

- Alzheimer-Demenz (→ Kap. I/33.4.2)
- Lewy-Körperchen-Demenz (siehe Text)
- Frontotemporale Demenz (Stirnlappen-betonte Hirnatrophie, frühe Veränderungen von Sozialverhalten und Affektivität)
- Demenz bei Morbus Parkinson (sechsfach erhöhtes Risiko)
- Chorea Huntington (erblich, früher Beginn, Kombination aus Wesensveränderung, Bewegungsstörungen, Demenz)

Kardiovaskuläre Erkrankungen

- Vaskuläre Demenz (→ Kap. I/33.4.4)

Hormonelle, Stoffwechsel- und Ernährungsstörungen

- Enzephalopathie bei schweren Leber- oder Nierenfunktionsstörungen
- Schilddrüsen- und Nebenschilddrüsenfunktionsstörungen
- Hypophysenvorderlappenunterfunktion
- Speicherkrankheiten, z. B. Morbus Wilson (Kupferspeicherkrankheit)
- Vitaminmangelsyndrome, z. B. Vit.-B-Mangel

Infektionen und Entzündungen

- AIDS (→ Kap. I/32.4.2)
- Creutzfeldt-Jakob-Erkrankung (→ Kap. I/32.4.3)
- Neurolues (Lues-Befall des Gehirns → Kap. I/31.10.7)
- Meningoenzephalitiden (Entzündungen von Hirnhäuten und Gehirn) anderer Ursache (→ Kap. I/31.11.14)

Toxische Schädigungen

- Alkoholabusus (Wernicke-Enzephalopathie, Korsakow-Syndrom → Kap. I/33.11.3)
- Drogen, Medikamente
- Organische Lösungsmittel
- Schwermetalle

Liquorzirkulationsstörungen

- Normaldruck-Hydrozephalus (→ Kap. I/31.11.18)

Traumata

- Subduralhämatom (→ Kap. I/31.11.13)
- Schwere oder wiederholte Hirntraumata

Tumoren

- Vor allem frontobasale Hirntumoren

Sonstige Ursachen

- Sauerstoffmangel des Gehirns

Tab. I/33.5 Überblick über Erkrankungen, die zu den Symptomen einer Demenz führen können.

tigkeiten. Beginnende Schwierigkeiten in fremder Umgebung und eingeschränktes Urteilsvermögen. Vielfach Stimmungsschwankungen. Der Alltag und die selbstständige Lebensführung sind zwar eingeschränkt, unabhängiges Leben aber noch möglich

- **Mittelschwere Demenz.** Störungen auch des Langzeitgedächtnisses, zunehmende Orientierungsstörungen und deutlicher Verlust von Alltagskompetenzen. Beginnende Hilfs- und Aufsichtsbedürftigkeit. Ein unabhängiges Leben ist nicht mehr möglich, wohl aber noch einfache Tätigkeiten und damit ein Teil der Alltagsaktivitäten
- **Schwere Demenz.** Sprechen allenfalls noch weniger Wörter, fortschreitender Verlust motorischer Fähigkeiten, zunehmend neurologische Symptome und körperliche Komplikationen. Pflegebedürftigkeit.

Diagnostik

Die Diagnose Demenz wird v. a. klinisch gestellt. Psychometrische Tests wie etwa der **Demenz-Detections-Test** (*DemTect*) oder der **Mini-Mental-Status-Test** (*MMST*), evtl. gefolgt von umfangreicheren Tests, zeigen das Ausmaß der Defizite.

Durch Blutuntersuchungen (v. a. Blutbild, Blutzucker, Entzündungs-, Schilddrüsen-, Leber-, Nierenwerte, Vitamin B$_{12}$) und technische Untersuchungen (v. a. Computer- oder Kernspintomografie des Gehirns) müssen behandelbare Demenzursachen ausgeschlossen werden.

Gerade für die Frühdiagnostik und die Abgrenzung zu anderen psychiatrischen oder organischen Erkrankungen haben sich seit Anfang 1980 Gedächtnisambulanzen und Memory Clinics in ganz Deutschland etabliert. Ziel ist hier, eine differenzierte Diagnostik im Verdachtsfall oder in frühen Erkrankungsstadien durchzuführen und ggf. eine entspre-

chende Therapie einzuleiten. Die Zentren sind zumeist an psychiatrische/neurologische oder geriatrische Kliniken angebunden, entsprechende Adressen werden von der Alzheimer Gesellschaft zur Verfügung gestellt.

> ❯❯ Zwar geht die Tendenz zu einer frühen Diagnostik, auch um den Betroffenen ggf. noch das Verfassen von Vorausverfügungen zu ermöglichen. Verleugnet ein alter Mensch aber seine Symptome und lehnt er eine Diagnostik ab, so ist dies zu akzeptieren.

I/33.4.3 Alzheimer-Demenz

> ❯❯ **Alzheimer-Demenz** (*Demenz vom Alzheimer-Typ, kurz DAT*): Erstmals 1907 vom deutschen Psychiater *Alois Alzheimer* beschriebene, häufigste Form der **primär degenerativen Demenzen**. Die Erkrankungsursache ist unbekannt, der Verlauf langsam fortschreitend und über eine zunehmende Pflegebedürftigkeit nach Jahren zum Tode führend.

Krankheitsentstehung

Die Krankheitsursache ist, abgesehen von den seltenen erblichen Formen, bislang unbekannt. Als Risikofaktoren (neben dem Alter) gelten Alzheimer-Erkrankungen bei Verwandten ersten Grades, Risiken für Gefäßerkrankungen, niedriges Bildungsniveau, Alkoholmissbrauch und bestimmte neurologische Erkrankungen wie Schädel-Hirn-Verletzungen oder Parkinson-Krankheit.

Mikroskopisch typisch sind **neurofibrilläre Veränderungen** (*Alzheimer-Fibrillen*) und **Amyloidablagerungen** (*amyloide Plaques, senile Plaques;* Amyloid ist eine Eiweißstruktur) im Gehirn. Außerdem schrumpft das Gehirn der Erkrankten im Laufe der Erkrankung immer mehr (*diffuse Hirnatrophie* → Abb. I/33.8).

Pathobiochemisch ist eine Verminderung des Neurotransmitters Azetylcholin am auffälligsten.

Symptome, Befund und Diagnostik

Typisch für die Alzheimer-Demenz sind (gemeinsame Symptome der verschiedenen Demenzformen → Kap. I/33.4.1):

- Beginn mit Konzentrationsstörungen, Interesselosigkeit, Deprimiertheit
- Dann Störungen des Kurzzeitgedächtnisses, die schleichend beginnen, aber immer stärker werden

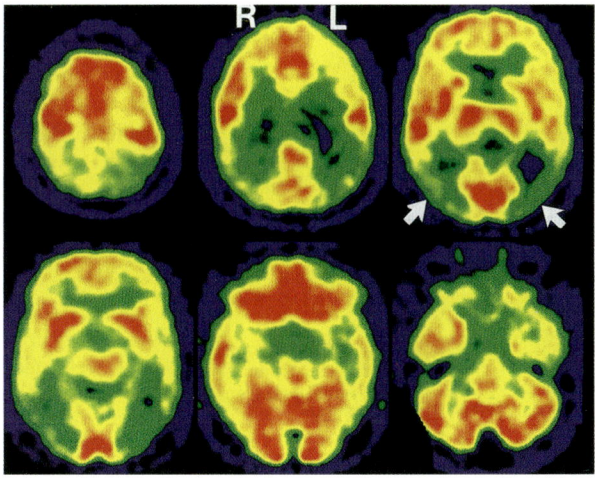

Abb. I/33.8 Darstellung des Gehirns eines Menschen mit Alzheimer-Demenz. Die Bilder zeigen einen reduzierten Glukosestoffwechsel beidseits (Pfeile). Für solche Darstellungen wird ein spezielles Verfahren angewandt, die Positronenemissionstomografie. [S008-3-01]

- Zunehmende Desorientiertheit, Verhaltensauffälligkeiten
- Erst spät neurologische Herdsymptome, z. B. erhöhter Muskeltonus oder Reflexauffälligkeiten
- Langsam, aber stetig fortschreitender Verlauf bis zu Bettlägerigkeit und völliger Pflegebedürftigkeit.

Die Diagnose der Alzheimer-Demenz ist eine Ausschlussdiagnose. Sie kann zu Lebzeiten nicht gesichert, aber wahrscheinlich gemacht werden durch:

- Kennzeichen der **Hirnatrophie** in der Computer- oder Kernspintomografie, zuerst im Bereich des Hippocampus, Schläfen- und Scheitellappens, später im gesamten Gehirn (globale Hirnatrophie)
- Verlangsamtem Grundrhythmus im EEG
- Erhöhung des **Tau-Proteins,** Erniedrigung von **Amyloid-Peptid** im Liquor.

Behandlung

Eine kausale Therapie steht für die Alzheimer-Demenz bislang nicht zur Verfügung.

- Nicht medikamentöse Behandlungen sollen die Fähigkeiten des Pflegebedürftigen möglichst lange erhalten, Verhaltensauffälligkeiten bessern und sein Wohlbefinden fördern. Im Vordergrund stehen die Milieu- und Umfeldgestaltung, kognitive Aktivierung, Ergo- (→ Abb. I/33.9), Physio-, Bewegungs-, ggf. Verhaltens-, Musik- und Tanztherapie sowie Validation®.

⟩ Die Wirksamkeit etlicher nichtmedikamentöser Behandlungen, etwa Gedächtnistraining, Musiktherapie, Reminiszenz(Erinnerungs)therapie, ist bislang nicht belegt, ebenso wenig die Überlegenheit bestimmter Therapien. Betreuung, die sich an den emotionalen Bedürfnissen des Kranken orientiert, Training alltäglicher Fertigkeiten und eine optimale Umfeldgestaltung haben einen positiven Effekt. 📖 5

- Dogmen sind bei der Wahl der nichtmedikamentösen Behandlungen fehl am Platz. Maßstab sollte sein, was angesichts der regionalen Verfügbarkeit und individuellen Situation machbar ist und die Lebensqualität von Krankem und Angehörigen verbessert
- Zur Erhaltung und möglicherweise Verbesserung der Hirnleistung sollten Antidementiva versucht werden
- Trotz optimaler Betreuung ist eine medikamentöse Behandlung besonders belastender Verhaltensauffälligkeiten wie etwa Unruhe oder Wahnvorstellungen oft nicht zu umgehen.

Antidementiva

Unter dem (nicht einheitlich verwendeten) Begriff **Antidementiva** werden chemisch und vom Wirkprinzip her unterschiedliche Arzneimittel zur Verbesserung der Hirnleistung zusammengefasst.

Medikamente erster Wahl sind die **Cholinesterasehemmer** Donepezil (z. B. Aricept®), Rivastigmin (z. B. Exelon®) und Galantamin (Reminyl®).

Sie versuchen, über eine Hemmung der acetylcholin-abbauenden Cholinesterase den Acetylcholinmangel im Gehirn zu beheben. Die Wirksamkeit von Cholinesterasehemmern ist belegt, aber begrenzt.

Hauptsächliche unerwünschte Wirkungen sind Magen-Darm-Beschwerden (Übelkeit, Erbrechen, Diarrhö), Herzrhythmus-störungen mit zu langsamem Puls, gelegentlich Schwindel oder Gewichtsverlust, selten Unruhe.

Ab der mittelschweren Demenz zugelassen ist Memantin (z. B. Axura®), das als NMDA-Rezeptor-Antagonist in den Glutamatstoffwechsel eingreift. Neben Magen-Darm-Beschwerden sind Schwindel, Unruhe und Erregung mögliche unerwünschte Wirkungen.

Keines der genannten Präparate vermag das Fortschreiten einer Demenz zu stoppen oder sie gar zu heilen und auch nicht alle Betroffenen sprechen auf ein bestimmtes Präparat an.

Da die zerebrale Leistungsfähigkeit auch ohne medikamentöse Therapie fluktuieren kann, wird ein Präparat drei – sechs Monate gegeben und dann erst über Erfolg oder Fehlschlagen der Therapie geurteilt. Bei Erfolglosigkeit oder erheblichen unerwünschten Wirkungen wird das Medikament abgesetzt.

Es gibt noch zahlreiche weitere Medikamente gegen Hirnleistungsstörungen (*Nootropika*), z. B:

- Ginkgo-biloba-Präparate aus Extrakten des Fächerblattbaumes (z. B. Tebonin®)
- Dihydroergotoxin (z. B. Circanol®)
- Nicergolin (z. B. duracebrol®)
- Piracetam (z. B. Nootrop®)
- Kalziumantagonisten wie etwa Nimodipin (z. B. Nimotop®).

All diese Medikamente sind jedoch wegen ihrer fraglichen Wirkung umstritten.

Prognose

Sterbebegleitung bei Demenzkranken → Kap. I/20.16.2

Die Alzheimer-Demenz schreitet letztlich immer weiter fort. Derzeit vergehen zwischen Beschwerdebeginn und Tod durchschnittlich acht Jahre.

I/33.4.4 Vaskuläre Demenz

⟩ **Vaskuläre Demenz:** Sammelbegriff für Demenzen durch Gefäßerkrankungen. Nach der Alzheimer-Erkrankung zweithäufigste Form der Demenz. Oft stufenweise Verschlechterung, bei Stillstand der Gefäßerkrankung nicht zwangsläufig weiter fortschreitend.

Krankheitsentstehung

Die **vaskuläre Demenz** ist auf Gefäßveränderungen zurückzuführen:

- Die **Multiinfarktdemenz** infolge vieler kleiner Schlaganfälle (*multipler Infarkte*)

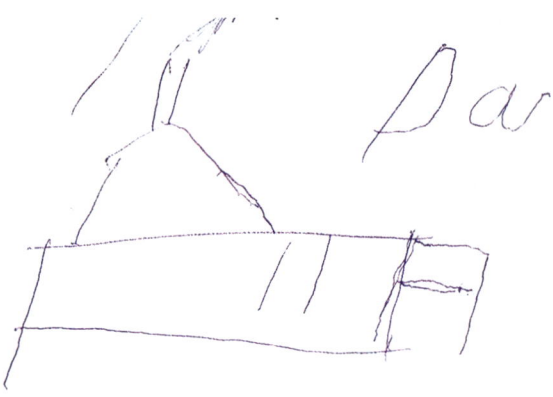

Abb. I/33.9 Zeichnung einer Alzheimer-Erkrankten, die ein Haus darstellen sollte. [K183]

hat ihre Ursache oft in einer ausgeprägten Arteriosklerose, seltener in Herzkrankheiten mit Embolien
- Auch wenige Infarkte an besonders wichtigen Stellen, **strategische Infarkte,** können eine Demenz verursachen
- Die **Binswanger-Krankheit** (*subkortikale arteriosklerotische Enzephalopathie, kurz SAE*) wird oft durch Veränderung der kleinen Gehirnarterien (Mikroangiopathie) hervorgerufen, meist bei lang dauernder arterieller Hypertonie. Betroffen ist v. a. das Marklager unterhalb der Großhirnrinde.

Symptome, Befund und Diagnostik

Aufgrund der verschiedenen Ursachen sind Symptomatik und Verlauf der vaskulären Demenzen nicht einheitlich. Generell kann aber folgendes Bild gezeichnet werden:
- Störungen von Merkfähigkeit, Aufmerksamkeit und Konzentration, wobei die Gedächtnisstörung meist nicht so im Vordergrund steht wie bei den Anfangsstadien der Alzheimer-Demenz
- Im Untersuchungsbefund früh neurologische Auffälligkeiten
- Bereits im Anfangsstadium Verhaltensänderungen
- Nicht langsam fortschreitende, sondern schubweise (selten phasenweise) Verschlechterung durch erneute Durchblutungsstörungen.

Entsprechend der Krankheitsentstehung decken die technischen Untersuchungen Gehirninfarkte auf. EKG und Ultraschalluntersuchungen klären die Herz-Kreislauf-Situation des Pflegebedürftigen.

Behandlung

Die Behandlung umfasst zum einen die gleichen medikamentösen und nicht medika-

mentösen Maßnahmen wie bei Alzheimer-Demenz. Cholinesterasehemmer sollten versucht werden, da sich in Studien Hinweise auf eine Wirkung auch bei vaskulärer Demenz ergeben haben und Mischformen aus Alzheimer- und vaskulärer Demenz recht häufig sind.

Außerdem wird die internistische Grunderkrankung behandelt (z. B. Blutdruck-, Blutfett-, Blutzuckereinstellung, Gabe von Thrombozytenaggregationshemmern, um eine Thrombenbildung in den hirnversorgenden Arterien zu verhindern).

Prognose

Die vaskuläre Demenz schreitet im Gegensatz zur Alzheimer-Demenz nicht zwangsläufig fort.

I/33.4.5 Weitere Demenzen

Es gibt eine Vielzahl weiterer Erkrankungen, die zu den Symptomen einer Demenz führen können und z. T. behandelbar sind (→ Tab. I/33.5).

Lewy-Körperchen-Demenz

> **Lewy-Körperchen-Demenz** (*Lewy-Body-Demenz, LBD*): In den vergangenen Jahren zunehmend diskutierte, ursächlich unklare Demenzform mit krankhafter Eiweißverklumpung in den Nervenzellen. Mikroskopisch sind im Hirngewebe die namengebenden **Lewy-Körperchen** nachweisbar.

Im Vordergrund steht eine Symptomtrias von Demenz, Halluzinationen und Parkinson-Symptomen. Die Gehirnfunktionen sind typischerweise sehr schwankend (z. B. zeitweilige Verwirrtheit). Stürze und kurze Bewusstlosigkeiten treten gehäuft auf. Typisch ist außerdem eine Neuroleptika-Überempfindlichkeit.

Die Diagnose wird vor allem aufgrund der klinischen Beobachtung gestellt, oft ist

besonders die Abgrenzung zur Alzheimer-Demenz schwierig.

Die **Lewy-Körperchen-Demenz** spricht gut auf Cholinesterasehemmer an. Die Beeinflussbarkeit der Parkinsonbeschwerden durch L-Dopa ist sehr unterschiedlich.

Frontotemporale Demenz

> **Frontotemporale Demenz** (*FTD*): Früher als Pick-Krankheit bezeichnet, Abbau von Nervenzellen im Vorderhirnbereich mit Persönlichkeitsveränderungen und Sprachstörungen, Antriebsverlust, Rituale und Zwänge, auffälliges negatives Sozialverhalten. Mikroskopisch Tau-Ablagerungen im Hirngewebe.

Anders als bei den typischen Demenzformen stehen nicht Gedächtnis- oder Orientierungsstörungen im Vordergrund, sondern zunehmende sprachliche Veränderungen (Aphasie) und vor allem Verhaltensänderungen. Die Betroffenen fallen durch fehlende Rücksichtnahme, Taktlosigkeit, aber auch ritualisierte Handlungen und Antriebsstörungen auf. Bei zunächst fehlenden fassbaren kognitiven Symptomen und einem relativ frühen Erkrankungsalter von unter 60 Jahren ist die Erstdiagnose schwierig und führt zu Verwechslung mit anderen psychiatrischen Krankheitsbildern wie Manie oder primären Persönlichkeitsstörungen. Familiäre Häufungen finden sich bei der Hälfte der Fälle.

Cholinesterase-Hemmer zeigen keine Wirksamkeit, Antipsychotika können die Primärsymptome lindern, in Einzelfällen zeigen sich auch Antidepressiva durch Erhöhung des Serotonin-Spiegels wirksam.

Aufgrund des sehr unterschiedlichen Symptomspektrums haben Angehörige und Pflegende mit völlig anderen Herausforderungen zu kämpfen.

I/33.5 Pflege bei Demenz

Menschen, die an einer demenziellen Erkrankung leiden, zeigen infolge ihrer Erkrankung die prioritäre Pflegediagnose **chronische Verwirrtheit** und weitere (individuelle) Pflegediagnosen. Sie haben ein hohes Risiko, existenziell gefährdende Erfahrungen, z. B. Angst, Unsicherheit, Abhängigkeit oder Machtlosigkeit zu machen, was jedoch nicht zwangsläufig der Fall sein muss. Wenn die betroffenen Personen in einem fördernden Milieu angemessen betreut und gepflegt werden, ist relatives Wohlbefinden trotz fortschreitender Erkrankung für viele erreichbar (→ Abb. I/33.10).

Der Umgang mit Menschen mit Demenz ist eine Herausforderung für professionell Pflegende und pflegende Angehörige gleichermaßen. Die Erkrankung löst den Realitätsbezug der Betroffenen auf und verändert ihre Persönlichkeit. Die Erkrankten werden nicht nur vergesslich, sondern zeigen sich oft verunsichert, angespannt und gereizt oder abwehrend. Sie ziehen sich in kindlich anmutende Verhaltensmuster zurück oder entwickeln wahnhafte Ideen. Insbesondere lang dauernde Pflegebeziehungen werden durch diese tief greifenden Veränderungen belastet.

Eine zusätzliche Schwierigkeit besteht darin, zu akzeptieren, dass selbst eine optimale pflegerische Versorgung den Krankheitsprozess nicht dauerhaft aufhalten kann.

Zentrale Aufgabe der Pflegenden ist, die Menschen mit Demenz zu begleiten und Kommunikationsformen anzuwenden, die dem jeweiligen Stadium der Erkrankung angemessen sind. Es ist notwendig, eine Balance zwischen der Ermutigung zum eigenständigen Handeln, der diskreten Anleitung oder Assistenz und der vollständigen Übernahme von Alltagshandlungen zu finden. Im Pflegealltag stellt sich vor allem die Frage, ob es den Pflegenden gelingt, mit den demenzkranken Menschen in Kontakt zu kommen und sich auf ihr Erleben der Welt einzustellen. Deshalb ist die Akzeptanz der vorliegenden Erkrankung eine der wichtigsten Voraussetzungen der pflegerischen Arbeit. Wenn das Verhalten der Pflegenden durch ruhige Gelassenheit, Empathie, Ehrlichkeit und Echtheit geprägt ist, löst es beim Menschen mit Demenz das Empfinden aus, geschätzt und angenommen zu sein. Altenpflegerinnen sind sich bewusst, dass viele demenzkranke Menschen ein sehr feines Gespür für zwischenmenschliche Beziehungen und die Stimmigkeit der Kommunikation haben. Es geht also darum, verbale und nonverbale Signale in Übereinstimmung zu bringen, authentisch zu sein, was bedeutet, dass die Pflegenden manchmal auch schwierige Gefühle und Grenzen anerkennen und in wertschätzender Form benennen. Damit vermitteln Pflegende den Erkrankten eindeutige Informationen über Situationen bzw. Umgebungen und machen Ihnen gleichzeitig glaubhaft, dass sie im Rahmen einer therapeutisch ausgerichteten Beziehung akzeptiert und als erwachsene Personen angenommen sind. Die tiefe Unsicherheit, die das Verhältnis

von Menschen mit Demenz zu ihrer Umgebung häufig kennzeichnet, lässt sich durch eine möglichst große Beziehungsstabilität günstig beeinflussen. Deshalb sollten betreuende Einrichtungen die Häufigkeit des Personalwechsels in den pflegerischen Teams gering halten. Als geeignetes Organisations-System hat sich die Bezugspflege (→ Kap. III/3.2.2) erwiesen.

Der pflegerische Zugang stützt sich vor allem auf Kenntnisse über die biografischen Erfahrungen der Betroffenen. Für eine sorgfältige und umfassende Anamnese ist es – vor allem in fortgeschrittenen Stadien der Demenz – geboten, Angehörige zu befragen. Die gründliche Erhebung von Informationen aus der Erfahrungswelt des Betroffenen ermöglicht Altenpflegerinnen die korrekte Einschätzung von Reaktionen in speziellen Situationen (z. B. Angst vor Dunkelheit) und gibt Hinweise darauf, wie sich ein besserer, individueller Zugang erreichen lässt. Der Tagesgestaltung (→ Kap. II/10) kommt erhebliche Bedeutung zu. Neben den täglich wiederkehrenden Elementen wie Körperpflege und Mahlzeiten bieten Altenpflegerinnen, ggf. in Zusammenarbeit mit weiteren Berufsgruppen, eine Struktur an, die an den individuellen Bedürfnissen und Fähigkeiten der betreuten Menschen orientiert ist. Dazu zählen vor allem pflegetherapeutische Betreuungsangebote (z. B. Gesprächskontakte, Mahlzeitengestaltung und -begleitung) in Einzel- oder Gruppenarbeit.

Internet- und Lese-Tipp
- Deutsche Alzheimer Gesellschaft, Selbsthilfe Demenz: www.deutsche-alzheimer.de
- Kompetenznetz Demenzen e. V. (unterstützt vom Bundesministerium für Bildung und Forschung): www.kompetenznetz-demenzen.de

> Demenz betrifft nicht nur den einzelnen Menschen, sondern auch das gesamte Umfeld und im Besonderen die nächsten Bezugspersonen. Sie wird auch als „Krankheit der Angehörigen" bezeichnet. Deshalb beziehen Altenpflegerinnen die Mitglieder der Familie so weit wie es diesen möglich ist in die Pflege ein und zeigen Verständnis für deren Belastungen und Reaktionen. Zusammenfassend lassen sich folgende, übergeordnete Ziele der Pflege von Personen mit Demenz formulieren. Die Betroffenen:
- Fühlen sich wertgeschätzt und angenommen
- Können die gewohnten Alltagstätigkeiten so lange wie möglich durchführen
- Finden bedürfnisgerechte, angemessene Beschäftigungen
- Sind so lange wie möglich in ihr psychosoziales Umfeld integriert
- Erleben die Umgebung als sicher und kommen zumindest phasenweise zur Ruhe (zeigen relatives Wohlbefinden).

I/33.5.1 Milieugestaltung

Menschen mit Demenz benötigen möglichst konstante Bedingungen in ihrer Umgebung, um ihre Fähigkeiten so lange wie möglich bewahren zu können. Häufig machen jedoch auftretende Pflegediagnosen im fortgeschrittenen Stadium der Demenz, die ambulant nicht beherrschbar sind oder Veränderungen im Umfeld der Erkrankten eine Übersiedlung in eine stationäre Einrichtung notwendig. Damit verlieren die Betroffenen ihr vertrautes Umfeld und die gewohnten Tagesroutinen.

Daraus resultierend kommt es häufig zu einer akuten Verstärkung der Demenzsymptome. Pflegende können in dieser Phase

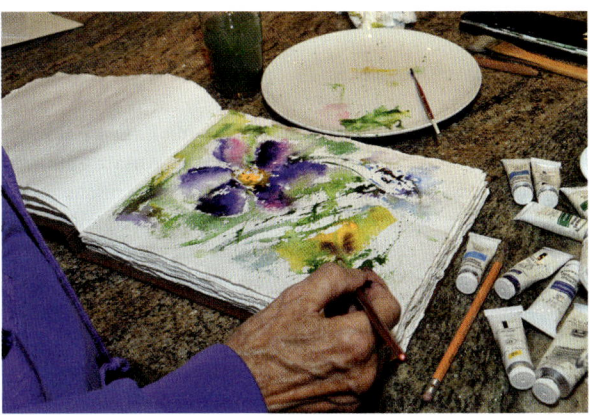

Abb. I/33.10 Die Förderung des Demenzkranken durch aktivierende Maßnahmen kann den Verlauf der Erkrankung verlangsamen. [K157]

lindernd eingreifen, indem sie den Betroffenen besonders behutsam begegnen und den Fokus ihrer Arbeit zunächst auf die Herstellung einer tragfähigen (therapeutischen) Beziehung legen sowie berücksichtigen und vermitteln, dass ein „Sich-Einlassen" auf die neue Umgebung und die Unterstützung durch Pflegende vor allem Geduld, Zeit und Kontinuität braucht.

Außerdem stehen ihnen die Techniken der **Milieugestaltung** zur Verfügung. Dabei geht es darum, dem Erkrankten eine Umgebung zu bieten, in der er sich sicher und angenommen fühlen kann.

In stationären Einrichtungen ist es nicht immer leicht, eine Atmosphäre herzustellen, die wohnlich ist und Privatheit ausstrahlt. Pflegende sind z. B. an architektonische Vorgaben gebunden. Neu erbaute Häuser berücksichtigen meist die Erkenntnisse aus der Pflege- und Versorgungsforschung und unterstützen durch ihre architektonische Ausstattung die Gestaltung einer sicheren und fördernden Umgebung für Menschen mit Demenz.

Neben der Ausstattung mit angenehmen Farben, Bildern und Pflanzen sollte eine stationäre Einrichtung den Bewohnern gute Orientierungshilfen und Barrierefreiheit bieten (→ Kap. II/9). Insgesamt sollte das Milieu niedrig stimulierend und gekennzeichnet sein durch Flexibilität und Toleranz in Bezug auf demenzbedingtes, bedürfnisgesteuertes Verhalten der Bewohner einerseits, sowie durch Kontinuität hinsichtlich eines respektvollen Umgangs- und Kommunikationsstils andererseits. Ebenso sollte ein Wechsel bei den Bezugspflegenden und den Tagesroutinen möglichst vermieden werden. Altenpflegerinnen fördern einen regelmäßigen wechselseitigen Austausch und die Abstimmung von Interventionen aller Beteiligten.

Sie achten darauf, dass Bewohner die Möglichkeit haben, ihre Zimmer mit privaten Möbelstücken und Gegenständen einzurichten, die für sie eine persönliche Bedeutung haben, z. B. Bilder, Bücher, Fotoalben, Gläser und Geschirr, Werkzeuge oder Utensilien für ein Hobby. In der Milieugestaltung berücksichtigen Pflegende auch die bisher gelebte individuelle Tagesstruktur sowie das gewohnte Maß an Sozialkontakten des neuen Bewohners und achten darauf, dass dieser wenn gewünscht, möglichst viele der stabilisierenden Aspekte seines bisherigen Alltags und häuslichen Umfelds

weiterführen kann (z. B. Aufsteh- und Schlafzeiten, Spaziergänge, Mittagsschlaf, gewohnter Tagesablauf, Anzahl und Häufigkeit der Sozialkontakte).

Die forschungsbasierte **Pflegeintervention Demenzpflege** (→ Kap. I/33.1) der amerikanischen Pflegeinterventionsklassifikation (NIC) beschreibt einen umfassenden Katalog von konkreten Aktivitäten mit dem Ziel, eine fördernde und sichere Umgebung für Menschen mit Demenz herzustellen und die Kommunikation und Interaktion mit ihnen angemessen und unterstützend zu gestalten. Des Weiteren enthält die Liste Aktivitäten zur Gestaltung des Kontakts mit den Angehörigen und zur Reduzierung von Risiken, die für die Pflegeplanung und praktischen Anwendung jeweils ausgewählt oder auch variiert, bzw. ergänzt werden können. 📖 11

> ❯ Das **EasyDay-Konzept** setzt konsequent auf die Verringerung von Reizen, die auf Menschen mit Demenz einwirken. In diesem Zusammenhang geht es darum, den von Demenz betroffenen Menschen Sicherheit zu vermitteln. Dabei sollen vor allem bekannte Rituale und gesteuerte Wiederholungen alltäglicher Routinen das Lebensgefühl der Pflegebedürftigen positiv beeinflussen. Dieser Ansatz versucht, der Erlebensfähigkeit von Menschen mit reduzierter Aufnahmekapazität gerecht zu werden. Dazu sollen Pflegende nicht nur ihre Kommunikationstechniken auf die beeinträchtigten Gesprächspartner abstimmen, sondern auch die Umgebung so gestalten, dass von ihr möglichst wenige Stress-Faktoren ausgehen. Das Berliner Adolf-Althausen-Institut bietet ein- und zweitägige Fortbildungen an, bei denen die Pflegenden die Prinzipien des Konzepts kennenlernen:
> (www.adolf-althausen-institute.com).

I/33.5.2 Personzentrierter Ansatz nach Tom Kitwood

Tom Kitwood, ein englischer Sozialpsychologe, entwickelte Mitte der 1980er-Jahre zusammen mit *Kathleen Bredin* einen **personzentrierten Ansatz** zum Umgang mit demenzkranken Menschen. Er stellte die Person in den Mittelpunkt des Interesses und betonte, dass die Haltung der Pflegenden und anderer Bezugspersonen bedeutsam für das Wohlbefinden und den Krankheitsverlauf ist. 📖 12

Menschen erfahren sich in Beziehungen zu anderen als Person und sie beziehen aus

den sozialen Kontakten u. a. Anerkennung, Respekt und Vertrauen.

Im Zusammenhang mit demenziell erkrankten Menschen lässt sich daraus schließen, dass eine akzeptierende Grundhaltung erst die Basis schafft, auf der es möglich ist, deren Verhalten zu deuten und zu verstehen (→ Abb. I/33.11). Von diesem Standpunkt aus betrachten Pflegende die Auswirkungen der Demenz nicht als störendes und auffälliges Verhalten. Stattdessen nehmen Pflegende die Personen in den Blick, die hinter diesem Verhalten stehen und gehen davon aus, dass sie sich – wie jeder andere Mensch auch – aus bestimmten Gründen so verhalten, wie sie es tun.

Kitwood hat analysiert, dass Menschen mit Demenz sehr häufig negativen Haltungen ihrer Umwelt ausgesetzt sind. Er beschrieb 17 Kategorien dieser ungeeigneten Verhaltensformen.

Beispiele für entpersonalisierendes Verhalten

Im Folgenden sind Beispiele dieser ungeeigneten Verhaltensformen aufgelistet:

- **Betrügen** – Täuschung über tatsächliche Sachverhalte mit dem Ziel der Manipulation, Ablenkung und Veranlassung zur Kooperation
- **Zwingen** – Ausübung von Druck und Zwang, um ein gewünschtes Verhalten zu erzielen
- **Entwerten** – Die subjektiven Erlebnisse und Gefühle der Person mit Demenz für ungültig erklären

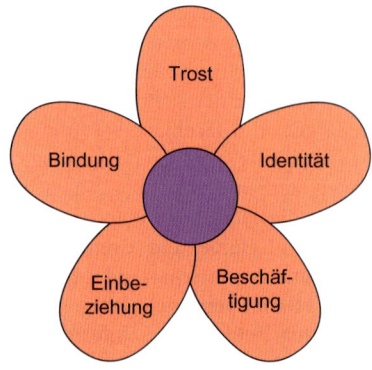

Abb. I/33.11 Die wichtigsten emotionalen Bedürfnisse von Menschen mit Demenz (nach Kitwood). [L143]

- **Zur Machtlosigkeit verurteilen** – Den Betroffenen nicht erlauben, noch vorhandene, eigene Fähigkeiten zu nutzen
- **Infantilisieren** – Den Betroffenen autoritär behandeln, z. B. „wie ein Kind" ansprechen
- **Einschüchtern** – Anwendung von Drohungen und körperlicher Gewalt
- **Etikettieren** – Die Person mit Demenz nicht mit ihrem Namen, sondern mit anderen Begriffen, z. B. mit ihrer Diagnose oder ihrer Zimmernummer bezeichnen
- **Stigmatisieren** – Ausschluss des Betroffenen aus dem sozialen Gefüge
- **Überholen** – Der Person mit Demenz ungeeignete Angebote machen oder in einem für sie zu schnellen Tempo Unterstützung anbieten
- **Zum Objekt machen** – Den Menschen mit Demenz wie eine Sache ohne Gefühle behandeln, z. B. bei der pflegerischen Versorgung.

> ❱❱ Tom Kitwood betont, dass die genannten Kategorien des Verhaltens nicht aufgrund von Böswilligkeit entstehen, sondern Ausdruck einer ererbten Pflegetradition sind, die den demenzerkrankten Menschen ausgrenzt und seines „Personseins" beraubt.

Personzentrierte Pflege

Mithilfe der **personzentrierten Pflege** lässt sich das Bedürfnis des demenzkranken Menschen befriedigen, sich selbst als Person wahrzunehmen.

Die Pflegenden nehmen dabei dem Erkrankten gegenüber eine reflektierende und wertschätzende Grundhaltung ein. Sie sind sensibel für ihre eigenen Ängste vor einer Demenz und bauen die daraus entstehenden Abwehrmechanismen ab.

Besondere psychische Bedürfnisse von Menschen mit Demenz

Kitwood spricht von fünf besonderen psychischen Grundbedürfnissen, die sich im zentralen Bedürfnis nach Liebe vereinen. Sie sind bei allen Menschen vorhanden, wenn auch nicht immer offensichtlich. Bei demenzerkrankten Menschen treten sie infolge der Erkrankung stärker zutage:

- **Trost** – Benötigen demenzerkrankte Menschen in besonderem Maße, da ihr Leben von Verlusterfahrungen geprägt

ist (Verlust von geliebten Menschen, Fähigkeiten, Rollen)
- **Primäre Bindung** – Entspricht der Beziehung eines Kindes zu seinen Eltern. Das Bedürfnis nach engem Kontakt zu einer Vertrauensperson erlangt wegen der mangelnden Vertrautheit mit den Gegebenheiten der Gegenwart eine besondere Bedeutung
- **Einbeziehung** – Die Gewissheit, Teil einer Gruppe zu sein, ausreichend beachtet und gefragt zu werden kann die Erfahrung der zunehmenden Isolation mildern
- **Beschäftigung** – Mit vertrauten, persönlich wichtigen Themen und Tätigkeiten, die von außen betrachtet auch passiv erscheinen können, hilft dem Betroffenen, seine Fähigkeiten zu erhalten und sein Selbstwertgefühl zu stärken
- **Identität** – Indem Pflegende im täglichen Umgang auf die Biografie Bezug nehmen und gewohntes Rollenverhalten und die Persönlichkeit des Betroffenen beachten und bestätigen, auch dann, wenn es sich um schwierige Verhaltensweisen handelt, helfen sie dem Erkrankten, sich seiner selbst gewiss zu sein und zu bleiben.

Diese Hauptbedürfnisse lassen sich durch gezielt angewendete positive Formen der Interaktion ansprechen, die im Pflegeplan bei chronischer Verwirrtheit als individuelle Interventionen dokumentiert werden.

> ❱❱ **Lern-Tipp**
> Schauen Sie sich das Video zu dem Song „Fragezeichen" der Kölner Band Purple Schulz an (www.youtube.com/watch? v=MSWm9bgkidE). Sprechen Sie in Gruppen von vier oder fünf Leuten darüber, wie darin auf sprachlicher und filmischer Ebene die Veränderungen des Handelns und Erlebens durch eine demenzielle Erkrankung dargestellt sind. Mögliche Fragen:
> - Welche Gefühle entwickelt die dargestellte Person? Sind sie nachvollziehbar?
> - Welches Verhältnis verbindet die dargestellte Person mit der Realität? Welche Bedeutung hat die reale Welt für die Person?
> - Wie sollten Kontaktpersonen reagieren, um stützend zu wirken?
> - Entspricht die Darstellung in dem Video Ihren Erfahrungen mit Menschen, die an Demenz erkrankt sind? Wo liegen Unterschiede?
> Diskutieren Sie Ihre Ergebnisse anschließend im Plenum.

Positive Interaktionen

Tom Kitwood benennt zwölf Arten **positiver Interaktion,** die auf der Grundlage seines personzentrierten Ansatzes basieren. Sie können ineinander übergehen und sind deshalb nicht immer klar zu trennen.

Anerkennen

Pflegende können **Anerkennung** des demenzkranken Menschen durch einen einfachen Akt des Grüßens (mit Namen und Handschlag), durch zugewandtes Zuhören oder durch das Erzählen von prägenden Lebensereignissen erreichen. Anerkennung zeigt sich nicht nur verbal, sondern auch durch die innere und die zugewandte äußere Haltung (z. B. Blickkontakt).

Verhandeln

Pflegende **verhandeln** mit Fragen nach Vorlieben und Bedürfnissen sowohl die einfachen Angelegenheiten des Alltags (Kleidungswünsche, Lieblingsspeisen), als auch Fähigkeiten und Fertigkeiten (Können Sie allein aufstehen? Möchten Sie nach draußen gehen?).

Dabei berücksichtigen sie Unsicherheiten sowie Ängste und geben die Informationen in einem angemessenen, langsamen Tempo weiter. Hierdurch erhält auch ein Mensch im fortgeschrittenen Stadium der Demenz eine Kontrolle und damit eine gewisse Macht über seine Alltagshandlungen.

Zusammenarbeiten

Zusammenarbeit bindet demenzkranke Menschen in alle Tätigkeiten ein und verhindert die Degradierung zu einem Objekt des pflegerischen Willens. Diese Stärkung der Eigeninitiative lässt sich besonders gut bei hauswirtschaftlichen Tätigkeiten (z. B. Kochen, Putzen, Backen) und Einbeziehen in Pflegehandlungen umsetzen.

Spielen

Im **Spiel** können demenzkranke Mensch kreativ agieren, ohne einem Erfolgsdruck ausgesetzt zu sein. Die Pflegenden gestalten dieses Angebot deshalb spontan und ohne bestimmte Ziele zu verfolgen.

Timalation

Eine sinnesbezogene oder sensorische Ansprache vermittelt Vergnügen, Kontakte und Sicherheit ohne intellektuelle Forderungen.

**I
33**

Der Begriff **Timalation** (griech. timao = *ich würdige* und lat. stimulatio = *Anregung, Reiz*) bezeichnet diese Art des Zugangs, der z. B. auch bei der Anwendung von Aromatherapie, bei Tanzangeboten, dem gezielten Einsatz von Musik oder Massage (Basale Stimulation® ➔ Kap. I/18.1.2) umgesetzt wird.

Feiern

Das **Feiern** des Lebens und des Augenblicks, ist eine Art des Umgangs, die Freude und Geselligkeit vermittelt. Während der gemeinsamen Erfahrung einer stimmungsvollen Atmosphäre verschwinden oft die Grenzen zwischen den demenzerkrankten Menschen und den Pflegenden.

Entspannen

Pflegende helfen, das Tempo des Tagesablaufs zu drosseln (Ruhe, Reizabschirmung) und können z. B. durch unmittelbaren Körperkontakt (Hand halten, Berührung) **Entspannung** herbeiführen.

Validation®

Validation® anerkennt und stärkt subjektive Erfahrungen und Wirklichkeiten (➔ Kap. I/33.5.5). Die Pflegenden nehmen mit dieser Haltung die Emotionen des Gegenübers wahr, antworten auf der Gefühlsebene und unterstützen dadurch das Selbstwertgefühl.

Halten

Der Begriff des **Haltens** beschreibt aus psychologischer Sicht, den Erkrankten einen sicheren Raum zu bieten, in dem auch extreme Emotionen einen Platz haben und nicht dazu führen, dass die Bezugspersonen sich abwenden (➔ Abb. I/33.12). Das Halten kann auch eine intensive körperliche Berührung umfassen.

Erleichtern

Durch diskrete Hilfestellung versetzen Pflegende den Betroffenen in die Lage, Dinge zu tun, für die ihm infolge der Erkrankung inzwischen die Fähigkeiten zur eigenständigen Durchführung fehlen. Das **Erleichtern** dient der Stärkung vorhandener Fähigkeiten und der Stabilisierung des Selbstwertgefühls.

Schöpferisch sein

Schöpferisch sein bietet auch demenzkranken Menschen die Möglichkeit, sich durch kreativen Selbstausdruck als wertvoll zu erleben. Geeignete Angebote, diese Impulse zu stärken sind Malen, Musizieren, Singen

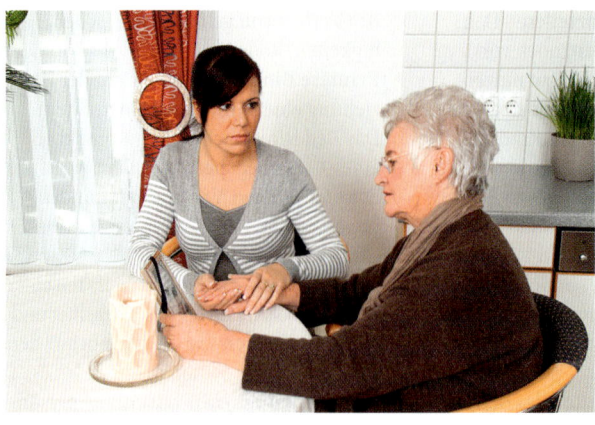

Abb. I/33.12 Ehrlich vermittelter Trost kann über Verlusterfahrungen hinweghelfen. [J745–028]

oder Tanzen. Es gilt jedoch vor allem, das eigeninitiierte schöpferische Tun der Person mit Demenz im Alltag zu erkennen und zu unterstützen.

Geben

Der demenzerkrankte Mensch bringt Mitgefühl, Freude, Trost, Dankbarkeit oder Besorgnis gegenüber Pflegenden zum Ausdruck.

Vielleicht macht er auch ein Geschenk (Süßigkeit) oder bietet Hilfe an. Pflegende nehmen solche Zeichen der Gegenseitigkeit in der Beziehung dankbar an.

I/33.5.3 Psychobiografisches Pflegemodell nach Böhm

Der österreichische Pflegewissenschaftler *Erwin Böhm* entwickelte das **psychobiografische Pflegemodell** und die sich daraus ergebende **„re-aktivierende und thymopsychische Pflege"**. Außerdem begründete er die „Übergangspflege" für die Geriatrie. 📖📖 19

Böhm verfolgt in seinem Pflegemodell einen **ganzheitlichen Ansatz,** der sich intensiv mit der Biografie der Betroffenen befasst. Es ist beeinflusst von der Tiefenpsychologie von Sigmund Freud, der Individualpsychologie von Alfred Adler sowie der Verhaltens- und Sozialtherapie.

Das Pflegemodell nach Böhm baut nicht auf wissenschaftlich fundierten, empirischen Untersuchungen auf, sondern entstand aus den jahrzehntelangen Erfahrungen des Autors und soll sich ständig weiterentwickeln.

Pflegende, die nach diesem Modell arbeiten, ermitteln über die Biografiearbeit Aktivitäten, die dem Betroffenen von früher bekannt sind und ihm eine Motivation geben, aktiv zu werden. So lässt sich bis zu einem gewissen Grad Normalität herstellen. Sie dient der psychischen Stabilisierung, fördert Ressourcen und vermittelt die Anerkennung der psychobiografisch gewachsenen Identität.

Thymopsychische Biografie

Die Pflegenden erheben zunächst die **thymopsychische Biografie** des Pflegebedürftigen und erfassen dafür prägende Faktoren und Erfahrungen. Dazu zählen gewohnte Umgangsformen, vertraute Abläufe im Alltag, Redewendungen, Dialekt, persönliche Lebensanschauung und Bewältigungsstrategien.

Unter **Thymopsyche** versteht Böhm den Teil der Seele, der vorwiegend mit den Gefühlen zu tun hat. Sie umfasst Emotionen, Befinden sowie Triebe und hilft dem Menschen zu entscheiden, was für ihn intuitiv-emotional angemessen und richtig ist.

Eine Prägung des Menschen findet nach Böhm vor allem in den ersten 25–30 Lebensjahren statt. Alle Erlebnisse und Erfahrungen, die für einen Menschen in dieser Zeit bedeutungsvoll waren, nehmen im Alter wieder einen stärkeren Einfluss auf sein Verhalten. Normalität ist für demente Menschen das, was den Prägungen bis zum frühen Erwachsenenalter entspricht.

Das Ziel von Böhms Modell ist die **„Wiederbelebung der Altersseele",** die er als den Ursprung des Lebendigen und der Motivation betrachtet. Aktivierung und körperliche Mobilisierung sind demnach zweitrangig.

Erreichbarkeitsstufen – Interaktionsstufen

Erwin Böhm unterscheidet sieben **Erreichbarkeits-** bzw. **Interaktionsstufen.** Mit ihnen berücksichtigt er die Tatsache, dass die Betroffenen sich im Krankheitsverlauf in frühere Entwicklungsstufen zurückziehen. Dies wirkt auf die Gefühlswelt des Erkrankten und auf die Möglichkeit, sie durch Kommunikation zu erreichen.

- **Erreichbarkeitsstufe 1 – Tertiäre Sozialisation.** Der lebenslange Prozess des Lernens von Normen und Verhalten ist primär durch die Familie, das Milieu und die nähere Umgebung beeinflusst. Die Erreichbarkeitsstufe der tertiären Sozialisation entspricht der eines Erwachsenen. Die Erkrankten können noch kognitiv ausgerichtete Gespräche auf der Inhalts- und Bezugsebene führen und sind für eine aktivierende Pflege zugänglich. Für die Kommunikation ist die Kenntnis von individuellen Verhaltensmustern und Motiven sowie emotional prägenden Lieblingsthemen von Bedeutung

- **Erreichbarkeitsstufe 2 – Mutterwitz.** Mutterwitz ist eine Form der Kommunikation, in der man offen spricht, „wie einem der Schnabel gewachsen ist". In einer Zeit, in der viele Väter durch Krieg oder Gefangenschaft über lange Zeit von den Familien getrennt waren, waren es hauptsächlich die Mütter, die diese humorvolle Kommunikationsform sowie die emotionalen Erfahrungen weitergaben und damit die rationalen Anteile im Leben mitprägten. Oft entwickeln die Erkrankten Strategien, um dem Gefühl des Älterwerdens zu entkommen; möglich sind Scheinanpassung (Rückzug) oder Überkompensation. In dieser Entwicklungsstufe können Pflegende die Betroffenen durch humorvolle Redewendungen, mit Witz, Einfallsreichtum und Phantasie oder durch Verwendung eines vertrauten Dialekts erreichen (→ Abb. I/33.13)

- **Erreichbarkeitsstufe 3 – Seelische, soziale Grundbedürfnisse.** Auf dieser Stufe erreicht das gesprochene Wort die Erkrankten nicht mehr zuverlässig. Sie erhalten stattdessen Sicherheit durch reaktivierende Pflege. Die Pflegebedürftigen finden sich oft in Situationen, die sie nicht verstehen, die ungewohnt oder beängstigend sind. Gefühle spielen eine zentrale Rolle; oft sind starke Stimmungsschwankungen zu beobachten. Die reaktivierende Pflege setzt auf die Befriedigung der seelischen und sozialen Grundbedürfnisse. Man unterscheidet zwischen primären Bedürfnissen, z. B. Nahrung, Trinken, Ruhe, und den sekundären oder reaktiven Bedürfnissen, die auf eine erlernte Situation (z. B. sich zu Hause fühlen) bezogen sind

- **Erreichbarkeitsstufe 4 – Prägung.** Unter Prägungen versteht Böhm vor allem eingespielte Verhaltensnormen, die dem

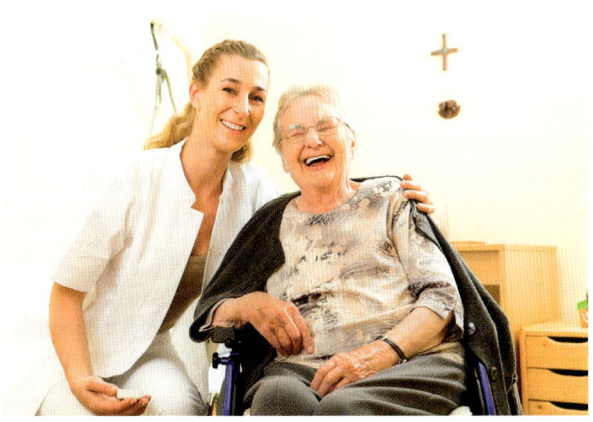

Abb. I/33.13 Humor ist ein Kommunikationsmittel, mit dem sich leicht Kontakt herstellen lässt – auch zu Menschen mit Demenz. [J787]

Menschen Sicherheit vermitteln. Die Rituale stammen z. T. aus der christlichen Religion (z. B. Weihnachten, Ostern) oder sind Zeremonien des Alltags (z. B. die Art zu essen, zu schlafen, sich zu kleiden, zu grüßen, zu kommunizieren). In dieser Phase agiert ein demenziell erkrankter Mensch mit den aus der Kindheit vertrauten Mechanismen. Die depressive Grundstimmung verstärkt sich, Veränderungen wirken bedrohlich. Die Aufgabe der Pflegenden ist es, das stabilisierende Verhalten zuzulassen und anzuerkennen, auch wenn ihnen der Sinn verschlossen bleibt

- **Erreichbarkeitsstufe 5 – Höhere Antriebe.** Die Triebe, Tagträume und Phantasien sind entscheidend für die Motivation und das Verhalten der Betroffenen. Böhm unterscheidet zwischen allgemeinen, leiblichen (z. B. Nahrung, Sexualität, Schlaf, Bewegung) und seelischen Trieben (z. B. Macht, Geltung, Schönheit). Demenzkranke in dieser Phase sind kognitiv stärker eingeschränkt. Verbale Kommunikation ist nur noch in kurzen Sätzen möglich und zunehmend erschwert. Die Erkrankten handeln meist unreflektiert und richten ihr Handeln auf Bedürfnisbefriedigung aus. Unruhe oder Antriebsminderung sind zu beobachten

- **Erreichbarkeitsstufe 6 – Intuition.** Erkrankte zeigen schwere kognitive Einbußen, laufen häufig ziellos umher und bewegen sich stereotyp. Die nonverbale Kontaktaufnahme steht im Vordergrund. Intuition bedeutet die Fähigkeit, sich in Menschen und Situationen hineinzuversetzen, diese in ihrer Gesamtheit zu erfassen und entsprechend zu reagieren. Rationales Verhalten spielt keine Rolle. Auch der Demenzkranke kann seine Umwelt intuitiv erfassen und entsprechend reagieren. Das Gefühlsleben und die Reaktionen sind durch Mythen, ma-

gisches Denken (vor allem aus der Kindheit) und abergläubische oder religiöse Vorstellungen geprägt. Zur Kontaktaufnahme sind Symbole und Rituale, z. B. Gebete, Gesänge, gut geeignet

- **Erreichbarkeitsstufe 7 – Urkommunikation.** Entspricht nach Böhm der Basisstimulation. Die Kontaktaufnahme erfolgt nur noch nonverbal über Geräusche, Stimme, Gerüche, Mimik, Gestik und Berührung. Der Erkrankte ist in dieser letzten Lebensphase oft immobil und bedarf einer höheren Reizanflutung als ein mobiler Mensch, da es sonst zu einem seelischen Stillstand kommt, der zerstörend auf die letzten Lebenskräfte wirken würde. Per Hautkontakt bauen Pflegende eine Verbindung zum Pflegebedürftigen auf. Um das Wohlbefinden des Erkrankten optimal zu fördern, sollte Urkommunikation nicht nur während alltäglicher Pflegeverrichtungen, sondern als eigenständige Pflegeintervention stattfinden.

I/33.5.4 Erinnerungspflege und Biografiearbeit

Nur wer sich an sein Leben erinnern kann, weiß, wer er ist. **Erinnerungspflege** und **Biografiearbeit** (→ Kap. I/10) sind in der Begleitung demenzkranker alter Menschen von zentraler Bedeutung. Die Begriffe werden oft gleichbedeutend verwendet.

Biografiearbeit heißt Beschäftigung mit der Lebensgeschichte und ist grundsätzlich in jedem Lebensalter möglich. In der gesprächsorientierten Biografiearbeit finden Einzel- und Gruppengespräche zu vorgegebenen Themen statt. Die aktivitätsorientierte Biografiearbeit zeichnet sich durch aktive Tätigkeit aus: neben Singen und Basteln gehören hierzu Alltagshandlungen (z. B. Tisch decken → Abb. I/33.14).

Erinnerungspflege ist eine Arbeits- und Kommunikationsform, die versucht, an die

I 33

Lebenserfahrungen anzuknüpfen. Pflegende bringen die Menschen mit ihren Erinnerungen in Kontakt. Sie verwenden dazu **Trigger.** Damit bezeichnet man Auslöser, die den Erkrankten helfen, sich an die Vergangenheit zu erinnern (z. B. Bilder, Gegenstände, Gerüche, Geräusche).

Beide Strategien stellen als ganzheitliche Begleitungs- und Kommunikationsansätze den Menschen mit seinen Erfahrungen, Erlebnissen und Prägungen in den Mittelpunkt. Mit zunehmendem Verlust der Gedächtnisleistungen verliert sich der vernunftorientierte Aspekt. Stattdessen tritt die emotionale Bedeutung in den Vordergrund.

> ❯ Erleben und Erinnern bleiben als grundlegende Fähigkeiten auch bei einer Demenz erhalten und bilden die Grundlage für die persönliche Orientierung.

Erinnerungspflege und Biografiearbeit orientieren sich nicht an den Defiziten, sondern berücksichtigen vor allem die Fähigkeiten und Eigenschaften, über die ein Mensch noch verfügt.

In vielen stationären Einrichtungen wurden „Erinnerungszimmer" eingerichtet. Diese Räume sind z. B. mit alten Polstermöbeln, Schränken, Vitrinen, Bildern und anderen Alltagsgegenständen aus der Lebensspanne der Bewohner ausgestattet, die zum Erinnern und Erzählen anregen (→ Abb. I/10.3).

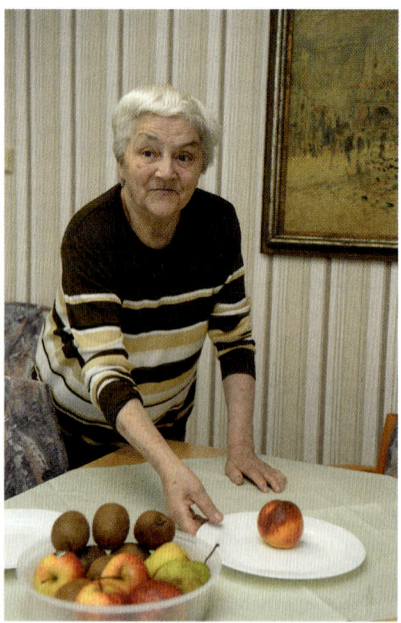

Abb. I/33.14 Simple Alltagshandlungen, etwa das Decken eines Tisches, sind geeignet, eine Verbindung zur Vergangenheit herzustellen und können so demente Menschen aktivieren. [K157]

Reminiszenztherapie

Die **Reminiszenztherapie** (*Erinnerungstherapie*) fasst Angebote für ältere Menschen zusammen, die ihnen helfen, sich intensiv mit der eigenen Vergangenheit auseinander zu setzen.

Sie soll zu einer positiven Bilanz der Biografie führen. Dabei beschäftigen sich die Menschen vor allem mit Fotoalben, Briefen, Dokumenten, aber auch – weniger auf die Individualität bezogen – mit zeitgeschichtlichen Daten, an die sich Erinnerungen knüpfen lassen. Auch Alltagsaktivitäten, z. B. das Nachkochen von alten Rezepten, das Singen von Liedern, die für die jeweilige Generation wichtig waren, gehören dazu. Typischerweise ist die Reminiszenztherapie als Gruppenangebot gestaltet und dient der Verbesserung der Kommunikation, auch in Bezug auf die Pflegenden. 📖 6

Pflegetherapeutische Gruppenangebote im Rahmen eines strukturierten Tagesablaufs

Tagesstrukturierende Maßnahmen → Kap. II/10

Die psychosoziale Betreuung der dementen Menschen nimmt neben der körperlichen und medizinischen Versorgung einen sehr hohen Stellenwert ein.

In stationären Einrichtungen vermitteln Pflegende den Bewohnern durch die Strukturierung des Tages (z. B. feste Zeiten für gemeinsames Essen, ausgewogene Ruhe- und Aktivitätsphasen) und **pflegetherapeutische Gruppenangebote** Sicherheit, Vertrautheit und Kontinuität.

In einer Atmosphäre der Offenheit haben Bewohner die Möglichkeit, sich mit ihren Ressourcen und Erfahrungen einzubringen. Die abwechslungsreichen Angebote sollen alle Sinne sowie die geistigen und sozialen Fähigkeiten ansprechen und auch die körperliche Aktivität fördern. Durch die gleichzeitige Vermittlung von Freude, Bestätigung, Humor und Geselligkeit bieten die pflegetherapeutischen Gruppenangebote vielseitige Möglichkeiten der Kommunikation.

Inhalte

- Übungen und Spiele zum Gedächtnis- und Konzentrationstraining
- Biografiearbeit
- Seniorengymnastik
- Ball- und Kegelspiele
- Gesellschaftsspiele

- Musik, Gesang und Tanz
- Lesen und Erzählen, Zeitungsrunde
- Basteln und Gestalten
- Hauswirtschaftliche Tätigkeiten.

Es bietet sich an, die Angebote thematisch und auch jahreszeitlich auszurichten.

Die Einrichtung eines festen pflegetherapeutischen Angebots führt zu Ruhe und Ausgeglichenheit bei vielen Betroffenen. Zusätzlich (z. B. für unruhige Bewohner) kann Einzelbetreuung angezeigt sein. Im fortgeschrittenen Stadium zeigen sich Personen mit Demenz in Gruppenaktivitäten, die Konzentration erfordern oder wegen komplexer Anforderungen im Sozialkontakt innerhalb der Gruppe oftmals maximal gefordert oder überfordert. Altenpflegerinnen beobachten die Betroffenen daraufhin, um zum richtigen Zeitpunkt die pflegetherapeutischen Angebote den abnehmenden Fähigkeiten anzupassen, damit noch vorhandene Ressourcen und relatives Wohlbefinden geschützt, bzw. gestärkt werden. Zeigen Personen mit Demenz in Gruppenangeboten häufiger Hinweise auf Unbehagen z. B. durch Anspannung, motorische Unruhe, Desinteresse oder häufiger auftretende Konflikte mit anderen Gruppenteilnehmern ist ein Hinterfragen der Angemessenheit und ggf. eine Modifizierung des Angebots angezeigt.

Orientierungshilfen

Pflegende können desorientierten Menschen helfen, sich örtlich, zeitlich, zur Situation und Person zu orientieren. Voraussetzung ist, dass die Betroffenen noch einen Bezug zur Realität haben und an der Gegenwart interessiert sind. Zur Unterstützung ist die Umgebung entsprechend auszustatten, z. B. mit:

- Uhren und Kalendern in ausreichender Zahl, an denen sie sich zeitlich orientieren können
- Namensschilder an den Türen, die es erleichtern, das eigene Zimmer zu finden
- Gut lesbare Namensschilder an der Kleidung der Mitglieder des Teams, um die Erinnerung an Personen zu unterstützen
- Deutliche Markierung von häufig zu gehenden Wegen (z. B. zur Toilette, in den Speisesaal) mit Farben oder Piktogrammen, zur Erleichterung der Orientierung auch für Menschen mit Leseschwierigkeiten (→ Abb. I/33.15)
- Ansprache der Betroffenen mit Namen und ggf. mit Titel im biografisch-gewohnten Kommunikationsstil

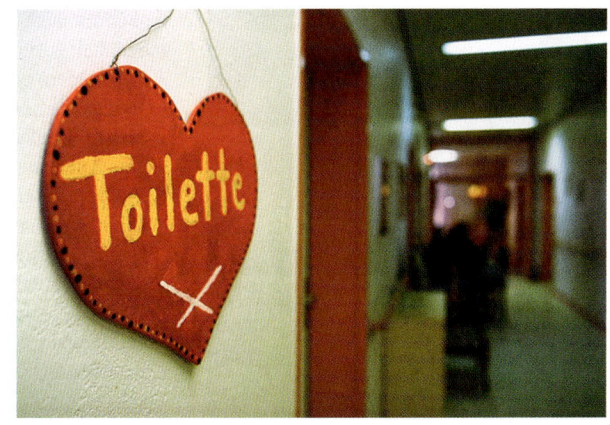

Abb. I/33.15 Deutliche Farbmarkierungen in der Umgebung können – zumindest während der ersten Stadien der Demenz – Bewohnern von Pflegeeinrichtungen die Orientierung erleichtern. [K157]

- Organisation eines gleich bleibenden Tagesablaufs mit regelmäßig und zu festen Zeiten wiederkehrenden Aktivitäten
- Information der Betroffenen über Zeit, Ort und zur Person bei jedem Kontakt in diskreter, beiläufiger Form
- Möglichst Vermeidung von Umzügen innerhalb der Einrichtung
- Nutzung der Vergangenheit als Brücke zur Gegenwart.

Korrekturen führen meist zu erhöhtem Stress und Abwehr bei den Betroffenen. Pflegende korrigieren Fehler der Betroffenen nur im Ausnahmefall, wenn die Betroffenen dies ausdrücklich wünschen oder Gefahr droht.

I/33.5.5 Validation®

Die **Validation®** wurde von der amerikanischen Gerontologin *Naomi Feil* entwickelt. Der Begriff bezeichnet eine grundsätzliche Haltung im Umgang mit Demenzkranken. 📖 20

In der Validation® verbinden sich therapeutische Ansätze aus der Tiefenpsychologie, der Gesprächs-, Gestalt- und Familientherapie sowie dem neurolinguistischen Programmieren (NLP) praxisnah zu einem wertschätzenden lösungsorientierten Umgang mit demenzkranken alten Menschen. Naomi Feil benutzt für die validierende Kommunikation das Bild vom „in den Schuhen des anderen gehen". Das heißt, der Gesprächspartner eines Menschen mit Demenz greift den emotionalen Gehalt einer Aussage auf und validiert ihn (validieren = für gültig erklären), ohne zu analysieren, zu bewerten oder zu korrigieren.

Demenzkranke Menschen müssen nicht „verbessert" und die Symptome nicht behoben werden. Vielmehr kommt es darauf an, sie in ihrer aktuellen Gefühlswelt und bei den Lösungsversuchen wertschätzend zu begleiten.

> **❯ Validationsziele**
>
> - Zugang finden zur Erlebenswelt der Person mit Demenz
> - Wiederherstellung/Stärkung des Selbstwertgefühls
> - Reduktion von Stress
> - Rechtfertigung des gelebten Lebens
> - Lösung der unbewältigten Konflikte aus der Vergangenheit
> - Reduktion chemischer und physikalischer Zwangsmittel
> - Verbesserung der verbalen und nonverbalen Kommunikation
> - Verhinderung eines Rückzugs in das Stadium des „Vegetierens"
> - Verbesserung des Gehvermögens und des körperlichen Wohlbefindens.

Theoretische Basis

Die Validation® nach Naomi Feil hat eine ihrer Grundlagen in der **Theorie der Lebensstadien und -aufgaben** des Psychologen Erik Erikson. Hiernach gliedert sich das menschliche Leben in acht Zeitphasen, in denen jeweils spezifische Aufgaben zu bewältigen sind.

Gelingt dies nicht oder – was meistens der Fall ist – nicht vollständig, taucht die unvollendete Aufgabe im späteren Leben ein zweites und evtl. ein drittes Mal auf und kann dann gewissermaßen „nachgeholt" werden.

Naomi Feil fügt den Phasen Eriksons eine weitere hinzu, die des hohen Alters (ca. > 80 Jahre). Im hohen Alter häufen sich körperliche und soziale Verluste (z. B. Nachlassen von Seh- und Hörvermögen, Einschränkung des Kurzzeitgedächtnisses, Tod des Partners). Die Kontrolle des Menschen über sich selbst lässt nach.

Demenzkranke Menschen durchlaufen nach Feil vier Aufarbeitungsphasen des Lebens, denen sie jeweils einige der Validationstechniken als besonders angemessen und hilfreich zuordnet:

- Stadium der mangelhaften oder unglücklichen Orientierung
- Stadium der Zeitverwirrtheit
- Stadium der sich wiederholenden Bewegungen
- Stadium des Vegetierens/Vor-sich-hin-Dämmerns.

Bei der Aufarbeitung der Vergangenheit spielen **Symbole** eine ganz besondere Rolle. Der sehr alte, zunehmend desorientierte Mensch benutzt Symbole, um Gefühle und Bedürfnisse aus der Vergangenheit auszudrücken. Naomi Feil bezeichnet diese Symbole deshalb als „Fahrkarten in die Vergangenheit". Symbole können Personen, Gegenstände oder ein Verhalten sein.

Zielgruppe

Nach Erfahrungen Naomi Feils profitieren sehr alte, desorientierte Menschen am meisten von Validation®. Sie kann auch bei jüngeren Menschen mit einer (Alzheimer-) Demenz angewandt werden und zeigt vielfach positive Effekte über eine gewisse Zeit.

Techniken

Die Validation® wird individuell auf den alten Menschen angewandt. Es haben sich aus der Erfahrung aber Techniken herauskristallisiert, die sich in bestimmten Stadien als meistens erfolgreich erwiesen haben.

Die Anwendung von Validation® ist nicht auf eine bestimmte Berufsgruppe begrenzt. Neben unmittelbaren Bezugspersonen (Pflegenden und Angehörigen) können alle, die mit dem alten Menschen Kontakt haben, sie anwenden.

Anwendung bei mangelhaft oder unglücklich orientierten Menschen

Mangelhaft oder unglücklich orientierte Menschen sind weitgehend orientiert. In ihrer Orientierung sind diese Menschen aber unglücklich, da sie die im hohen Alter zwangsläufig auftretenden Verluste nicht akzeptieren, Gefühle nicht eingestehen und wichtige Lebensaufgaben nicht vollendet haben.

Die kognitiven Fähigkeiten sind weitgehend erhalten. Allenfalls treten gelegentliche Lücken im Kurzzeitgedächtnis auf, die den Betroffenen bewusst sind und zu Scham, Verleugnung und Konfabulationen (objektiv falsche Aussagen) führen.

Die Betroffenen äußern die verleugneten Gefühle und Konflikte oft symbolhaft. Häufig beschuldigen sie andere, beschweren sich fortlaufend oder bilden einen starken Sammeltrieb aus.

Folgende Techniken eignen sich (auch in Kombination):

- **Zentrieren.** Bezeichnet die Konzentration des Anwenders auf seine eigene Atmung, um sich von den eigenen Gefühlen zu distanzieren und für die Gefühle des Gegenübers zu öffnen. Es ist der erste Schritt jeder Validation®
- **Verwendung eindeutiger Wörter.** Demenzkranke Menschen interessieren sich nicht für das „Warum" ihrer Gefühle und ihres Verhaltens. Entsprechende Fragen können zum Rückzug des Betroffenen führen. Günstig sind Fragen nach Tatsachen in sachlichen Formulierungen („*Wer* klopft ständig gegen die Wand?", „*Was* haben Sie gesehen?", „*Wo* hat er gestanden?", „*Wann* ist das passiert?", „*Wie* sieht die Frau aus, die da kommt?"). Dies vermittelt am ehesten das Gefühl von Respekt und Ernst-Genommen-Werden und erhält die Kommunikation
- **Umformulieren/Wiederholen.** Der Validationsanwender wiederholt mit eigenen Worten, was der Gesprächspartner gesagt hat und vermittelt dabei ehrliches Mitgefühl
- **Ansprechen des bevorzugten Sinnesorgans.** Die meisten Menschen bevorzugen einen Sinn, etwa Sehen, Hören, Riechen oder Fühlen. Dies lässt sich aus der Wortwahl in seinen Gesprächsbeiträgen ableiten. Erzählt z. B. ein visuell orientierter Mensch von einem Spaziergang über eine Blumenwiese, spricht er am ehesten von dem „farbigen Blumenmeer", ein auditiv orientierter Mensch erinnert sich vielleicht an das „Rauschen der Blätter im Wind" und ein geruchsbetonter (olfaktorisch ausgerichteter) Mensch erzählt etwas über die duftenden Blumen. Ein korrekt reagierender Validationsanwender verwendet daraufhin vermehrt Schlüsselwörter, die dem bevorzugten Sinnesorgan zuzuordnen sind (→ Abb. I/33.16)
- **Polarität – Fragen nach dem Extrem.** Diese Fragen, z. B. „Wo war es am schlimmsten?" soll den Gesprächspartner motivieren, seine Gefühle stärker auszudrücken, weil dies Erleichterung verschafft
- **Sich das Gegenteil vorstellen.** Beschwert sich ein Demenzkranker z. B.

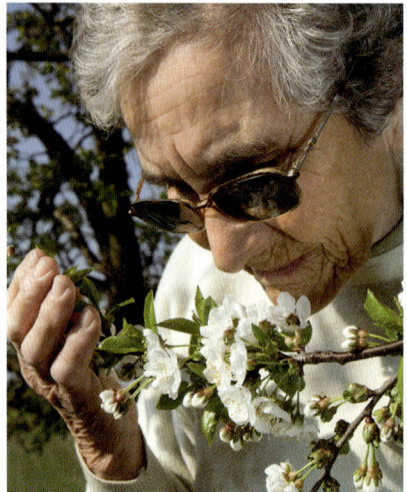

Abb. I/33.16 Menschen, deren Wahrnehmung stark über den Geruchssinn geprägt ist, lassen sich von angenehmen Düften positiv beeinflussen. [J787]

immer wieder über die Essensqualität, fragt der Validationsanwender, ob es Zeiten gegeben habe, in denen das Essen besser war. Dies kann evtl. zu Lösungsansätzen aus früheren Zeiten führen

- **Erinnern.** Dient sowohl dem Vertrauensaufbau als auch dem Aufdecken früherer Lösungsstrategien des Erkrankten. Erinnerungen lassen sich am ehesten durch Fragen mit „nie" und „immer" provozieren („War das schon immer so?").

Gefühle und Berührungen sind dem mangelhaft oder unglücklich orientierten Menschen in aller Regel unangenehm. Deshalb hält der Validationsanwender einen Abstand von ca. 50 cm ein und beschränkt Berührungen auf das gesellschaftlich bei Fremden übliche Maß (also z. B. Händeschütteln zum Abschied).

Anwendung bei Menschen im Stadium der Zeitverwirrtheit

Zweite Phase der Aufarbeitung ist nach Naomi Feil das **Stadium der Zeitverwirrtheit.** Zeitverwirrte Menschen leben in der Vergangenheit, sie können z. B. die Uhrzeit nicht einordnen und verwechseln Personen der Gegenwart mit solchen aus der Vergangenheit. Kommunikationsfähigkeit, Kontrolle, Sprache und sprachnahe Leistungen lassen deutlich nach, die Betroffenen können sich nicht an soziale Konventionen halten und streben nach sofortiger Bedürfnisbefriedigung.

Gefühle spielen bei Menschen im Stadium der Zeitverwirrtheit eine wichtige Rolle,

sie kehren auch diesbezüglich oft zur Vergangenheit zurück.

Neben den oben genannten Techniken sind folgende besonders hilfreich:

- **Mehrdeutigkeit.** Häufig kommt es vor, dass Außenstehende die Wortschöpfungen des Erkrankten nicht verstehen und daher Probleme haben zu antworten. Hier ist es sinnvoll, Fürwörter (er, sie, es, jemand) an Stelle der nicht verstandenen Worte zu benutzen und damit eine eindeutige Zuordnung zu vermeiden
- **Berührung.** Zeitverwirrte Menschen reagieren oft positiv auf Berührung. Zusammen mit Augenkontakt und einer einfühlsamen, liebevollen Stimme weckt sie angenehme Erinnerungen. Bemerkt der Validationsanwender jedoch, dass der Betroffene Berührung nicht mag, respektiert er dies
- **Anpassen an die Gefühlslage.** Der Validationsanwender beobachtet unter anderem Haltung, Mimik, Augen und Bewegungen und passt sich dem daraus abgeleiteten Stimmungsbild an
- **Verbindung Verhalten – Bedürfnis.** Feil geht davon aus, dass sich das auffällige Verhalten demenzkranker Menschen in Beziehung setzen lässt zu drei Bedürfnissen: dem nach Liebe, dem, nützlich zu sein und dem, eigene Gefühle auszudrücken. Sie äußern sich oft in einem Verhalten, das dem orientierten, in der Gegenwart lebenden Außenstehenden zunächst sinnlos erscheint, sich aber häufig durch die Kenntnis der Biografie erschließt
- **Musik.** Zeitverwirrte Menschen können trotz Nachlassens der übrigen sprachlichen Fähigkeiten oft noch altbekannte Lieder singen. Das gemeinsame Singen dieser Lieder ist eine Möglichkeit, Kommunikation aufrechtzuerhalten.

Anwendung bei Menschen im Stadium der sich wiederholenden Bewegungen

Im **Stadium der sich wiederholenden Bewegungen** haben die sprachlichen Fähigkeiten so weit nachgelassen, dass der Betroffene nur noch einzelne oder sogar unverständliche Worte spricht.

Mittel zum Gefühlsausdruck, aber auch zur Eigenstimulation, sind nunmehr vor allem Klänge, Laute und Bewegungen aus der Vergangenheit, die evtl. über Stunden und bis zur Selbstschädigung wiederholt werden. In diesem Stadium gelten im Wesentlichen die Grundsätze der Validation® bei zeitverwirrten Menschen.

Verbale Techniken sind geeignet, solange der Betroffene noch spricht. Entsprechend seines Zustands nehmen aber Berührungen einen noch größeren Raum ein. Sinnvoll ist es, Gegenstände zur Verfügung zu stellen, die einen Bezug zum früheren Leben herstellen und mit denen der Erkrankte „arbeiten" kann.

Eine weitere Technik ist das **Spiegeln,** bei dem Pflegende die Bewegungen einschließlich z. B. seiner Mimik und Atmung wiederholen, um sich besser in den alten Menschen hinein versetzen zu können.

Anwendung bei Menschen im Stadium des Vegetierens

Im **Stadium des Vegetierens** liegen die alten Menschen typischerweise fast regungslos mit geschlossenen Augen im Bett. Es ist von außen nicht erkennbar, was sie wahrnehmen und empfinden. Validation® in diesem Stadium setzt vor allem Berührungen und von früher bekannte Musik ein.

Gruppenvalidation

Gruppenvalidation eignet sich für zeitverwirrte Menschen und solche im Stadium der sich wiederholenden Bewegungen. Bei den regelmäßigen Treffen finden die Aktivitäten (z. B. Singen, Gespräch, Bewegung) in immer gleicher Reihenfolge und eingebettet in ein Begrüßungs- und Abschiedsritual statt. Der Validationsanwender weist möglichst jedem Teilnehmer eine feste Rolle zu, die zu seinem früheren Leben passt. Gruppenvalidation schafft ein Gemeinschaftsgefühl und regt die Betroffenen zur Kommunikation an.

I/33.5.6 Integrative Validation®

❯❯ Die Innenwelt von Menschen mit Demenz als subjektive Wahrheit gelten lassen.

Der Ansatz der **Integrativen Validation®** (*IVA*) ist eine Weiterentwicklung der Validation® nach Naomi Feil und wurde in den 1990er Jahren von der Diplompädagogin und Gerontopsychologin *Nicole Richard* initiiert. 📖 21 Die Integrative Validation® geht im Unterschied zu Feil nicht von einem ursächlichen Zusammenhang zwischen früheren ungelösten Konflikten und dem Entstehen einer Demenzerkrankung aus. Es handelt sich um eine auf die Ressourcen der Betroffenen fokussierte Methode, die sich

nicht an der Einteilung nach Stadien orientiert. Ebenso wird auf Fragen an die Personen mit Demenz verzichtet, damit keine Irritationen, Ängste oder Stress aufkommen. Die Integrative Validation® orientiert sich ausschließlich an der Gegenwart, weil sie im Unterschied zu Feil davon ausgeht, dass Personen mit Demenz aktuelle Situationen in ihrer Lebenswelt erleben, die sie überfordern.

Bis auf an Depression und Schizophrenie erkrankte Menschen, die sich zur Validation® nicht eignen, sind nach Auffassung der Integrativen Validation® alle Menschen zu validieren, unabhängig vom Alter. Im Zentrum der Methode stehen Antriebe und Gefühle der betroffenen Menschen, die trotz fortschreitendem Zellverfall im Gehirn lange erhalten bleiben und die Ressource darstellen, die den Zugang zum Verständnis des Verhaltens und zur Begegnung mit der Person darstellen.

Nach Richard ist bei einer Krise, d. h. dann, wenn Personen mit Demenz irritiert oder mit einer Situation überfordert sind, Folgendes im Kontakt zu beachten:

- **Punkt I.** Gefühle und Antriebe des Demenzerkrankten wahrnehmen und erspüren
- **Punkt II.** Validieren der Gefühle und Antriebe, d. h. annehmen, akzeptieren und wertschätzen, *persönliches Echo geben*
- **Punkt III.** Allgemein validieren, d. h. durch allgemeinen Sprachgebrauch – Sprichwörter, Lieder, Gebete – bestätigen, *generelles Echo geben*
- **Punkt IV.** Validieren von Sätzen aus dem Lebensthema – Beruf, Hobby – und Einbindung von türöffnenden Schlüsselwörtern, *biografisches Echo geben.*

I/33.5.7 10-Minuten-Aktivierung nach Ute Schmidt-Hackenberg

Therapeutische Tischbesuche → Kap. II/10.4.15

Das von *Ute Schmidt-Hackenberg* entwickelte Konzept der **Zehn-Minuten-Aktivierung** aktiviert demenziell erkrankte Menschen im Tagesverlauf und spricht sie auf verschiedenen Ebenen an. Pflegende orientieren sich bei der Auswahl der Angebote an individuellen Lebens- oder Alltagserfahrungen. Da Menschen mit Demenz sich oft nur kurzzeitig konzentrieren können, sollte das Programm nicht länger als zehn Minuten dauern, dafür aber täglich stattfinden. 📖 22

Das Angebot findet in kleinen homogenen Gruppen statt, am besten regelmäßig

zu einem festen Zeitpunkt. Es kann aber auch spontan in die freie Zeit eingebaut werden, weil es keiner umfangreichen Vorbereitung bedarf.

Es bietet sich an, mit Alltagsgegenständen und Materialien zu arbeiten, die den Demenzkranken bekannt sind. Die Teilnehmer können diese **Türöffner** anfassen oder ausprobieren. Geeignet sind z. B. alte Haushaltsgegenstände (z. B. Bügeleisen, Waschbrett, Fleischwolf, Milchkanne, Sammeltasse), Handwerksgegenstände (z. B. Bohrer, Hammer, Holzschuh), verschiedene Wäschestücke und Hüte, Schuhe, Bilder, alte Zeitungen. Mit ihrer Hilfe lassen sich verschüttete Erinnerungen, aber auch Handlungsabläufe vergegenwärtigen. Außerdem regt die Aktivierung den Austausch in der Gruppe an.

❯❯ Pflegende denken daran, dass viele Alltagsgegenstände vor allem den Erfahrungsschatz weiblicher Teilnehmer ansprechen. Für Männer sollten sie Gegenstände verwenden, die deren gesellschaftlicher Rolle entsprechen, z. B. aus der Berufswelt (→ Abb. I/33.17).

Es bietet sich an, die bereits gesammelten Gegenstände in Kisten thematisch zu ordnen (z. B. Haushaltsgegenstände, Tücher, Bilder, Handwerks- oder Handarbeitszeug), um sie leichter greifbar zu haben. Diese Kisten sollten eine Liste des Inhalts enthalten sowie eine Kurzanleitung für die 10-Minuten-Aktivierung, damit bei Bedarf auch nicht eigens geschulte Altenpflegerinnen das Angebot leiten können.

I/33.5.8 Angehörigenarbeit

Nach Angaben der Deutschen Alzheimer-Gesellschaft leben die meisten Demenzkranken zuhause und werden von ihren **Angehörigen** gepflegt. Überwiegend übernehmen Frauen diese Aufgabe und geraten dabei häufig in einen Konflikt. Es ist fast unmöglich, den Anforderungen der sehr

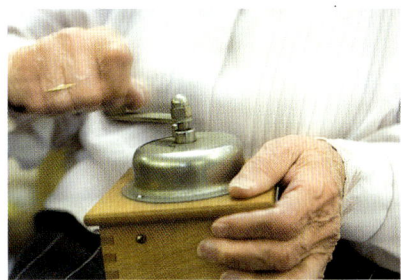

Abb. I/33.17 Der Kontakt zu Alltagsgegenständen, die einen Bezug zur Lebensgeschichte herstellen, setzt Erinnerungen in Gang. [K157]

zeitintensiven Pflege gerecht zu werden, wenn gleichzeitig eventuell eine berufliche Tätigkeit sowie die Rolle als Erziehende zu bewältigen sind. Zusätzlich belastet der besondere Charakter einer Demenzerkrankung, die unvermeidlich zum vollständigen Abbau der intellektuellen Fähigkeiten der Betroffenen sowie einer erheblichen Persönlichkeitsveränderung führt, die Pflegesituation.

Deshalb besteht für Altenpflegerinnen im ambulanten Bereich ein wesentlicher Teil der Arbeit darin, die Angehörigen zu unterstützen und im Umgang mit dem erkrankten Familienmitglied zu beraten und zu schulen. Wichtig ist es vor allem, das Verständnis für dessen verändertes Verhältnis zur Realität zu wecken. Gerade für Menschen, die ein enges Verhältnis zu dem Betroffenen haben, ist es oft besonders schwer, die häufig auftretenden Aggressionen und Beschuldigungen nicht persönlich zu nehmen, sondern als Zeichen der Unsicherheit, von Unbehagen oder Situationsverkennung zu werten und entsprechend zu beantworten.

In stationären Einrichtungen ist die Einbeziehung von Angehörigen in die Pflege der Menschen mit Demenz unerlässlich. Diese sind eine wichtige Informationsquelle für die Erhebung von Gewohnheiten, Erfahrungen oder Ressourcen. Außerdem können sie insbesondere nach einem Umzug in eine Einrichtung einen Bezugspunkt für die Erkrankten bilden und so den Aufbau einer Pflegebeziehung erleichtern.

> ❯ Oft fühlen Angehörige sich schuldig oder meinen, versagt zu haben, wenn die häusliche Pflege der demenzerkrankten Person sich als nicht mehr hinreichend erweist und ein Umzug in eine stationäre Einrichtung erfolgen muss. Diese Entscheidung fällt meist erst, wenn die pflegenden Angehörigen mit ihren Kräften völlig am Ende sind. Deshalb benötigen sie Verständnis und positive Verstärkung durch Altenpflegerinnen.

Ziele von Angehörigenarbeit

- Aufbau eines Vertrauensverhältnisses durch regelmäßige Gespräche
- Vermeidung von Überforderung
- Entlastung und Motivation zur Selbstpflege
- Würdigung der erbrachten Leistung
- Verbesserung des Wissens der Angehörigen bezüglich der Krankheit

- Stärkung der Hilfsbereitschaft und Ressourcen
- Einbeziehung in die Betreuung und Pflege
- Einbeziehung in die Planung pflegerischer Perspektiven
- Information über Hilfs- und Entlastungsangebote (z. B. Tagespflege, Angehörigengruppen).

> ❯ Ein gutes Angehörigenkonzept mit festen Gesprächszeiten und Möglichkeiten des gegenseitigen Austauschs wirkt entlastend auf die Angehörigen und ist bereichernd für die pflegerische Betreuung. Bezugspflegende sind verantwortliche und maßgebliche Ansprechpartner für Angehörige.

I/33.5.9 Körperbezogene Pflege

Körperpflege und Kleiden

Um das Selbstbewusstsein zu stützen, achten Altenpflegerinnen darauf, dass die Erkrankten so lange wie möglich die Körperpflege sowie das An- und Auskleiden selbstständig ausführen. Eine wichtige Aufgabe ist deshalb die geduldige und taktvolle Anleitung bzw. diskrete Übernahme von Tätigkeiten.

Altenpflegerinnen begleiten die Pflegebedürftigen bei diesen Alltagsaktivitäten und legen z. B. die benötigten Utensilien in der richtigen Reihenfolge hin oder erinnern daran, welcher Schritt auf den anderen folgt. Erst bei zunehmender Einschränkung übernehmen sie einzelne Pflegehandlungen, später auch die gesamte Pflege.

Die nachlassende Fähigkeit, die Umgebungstemperatur bei der Wahl der Kleidung zu berücksichtigen, führt dazu, dass die Erkrankten vor allem im Winter das Risiko der Unterkühlung tragen. Pflegende verhindern dies durch regelmäßige, gezielte Beobachtung und Unterstützung.

Körperpflege/Baden

Die Hilfe bei der Körperpflege und beim Ankleiden gehört zu den körpernahen Tätigkeiten, die von Menschen mit Demenz in Situationsverkennung oder aus Scham häufiger, manchmal sogar tätlich, abgewehrt wird. Hier gilt es dann vor allem herauszufinden, warum die Unterstützung bei der Körperpflege für die Person mit Demenz in der bis dato angebotenen Form unannehmbar ist und nach einem individuellen, für die betreffende Person weniger bedrohlichen Vorgehen

zu suchen. Altenpflegerinnen informieren in diesem Fall die Angehörigen und beziehen diese in die Überlegungen zum weiteren Vorgehen ein, damit sie verstehen, dass manche gebotenen Körperpflegemaßnahmen zum aktuellen Zeitpunkt oder in der gewünschten Form oder Frequenz ohne oder sogar gegen den von der Person mit Demenz geäußerten Willen nicht erfolgen können.

Die **Pflegeintervention (Demenzpflege) Körperpflege** aus der bereits vorgestellten Pflegeinterventionsklassifikation (NIC) definiert als Ziel die Vermeidung, bzw. Verringerung von aggressivem Verhalten während der Körperpflege. Die Aktivitätenliste beschreibt konkrete Tätigkeiten, die geeignet sind, der Person mit Demenz die notwendige Körperpflege weniger bedrohlich, d. h. annehmbar und erträglich zu machen. Es geht darum, als prioritäres Ziel bei der Körperpflege die Stärkung des Personseins zu beachten, dem das Ziel der Reinigung des Körpers nachgeordnet ist. Entsprechend richten sich die Tätigkeiten der Pflegenden auf die Gestaltung einer behaglichen Umgebung und Situation (angemessene Zimmertemperatur, leise Musik, Raumduft, warmes Licht, keine Störungen, Hektik, Lärm, Benutzen von angewärmten Badetüchern) und die Berücksichtigung von individuellen Gewohnheiten und Bedürfnissen der Person mit Demenz (z. B. bei Durchführungszeit und Art der Körperpflege), sowie das personzentrierte Vorgehen der Pflegenden während des gesamten Kontakts (z. B. gleichgeschlechtliche Pflegeperson, ruhiges Vorgehen, Ablenkung statt Konfrontation). 📖📖 11

Ernährung

Da Demenz phasenweise mit motorischer Unruhe einhergeht – manche Erkrankte legen pro Tag auch in geschlossenen Gebäuden zu Fuß bis zu 40 Kilometer zurück – kann der Kalorienbedarf deutlich (bis auf 3 500 kcal) erhöht sein. 📖📖 7

Zusätzlich können unterschiedliche Faktoren, z. B. Konzentrationsmangel, innere Anspannung, Ablenkung, Unbehagen oder unerwünschte Arzneimittelwirkungen dazu führen, dass die Betroffenen nicht in der Lage sind, für die Zeit der Nahrungsaufnahme am Tisch sitzen zu bleiben.

Als geeignete Maßnahme hat sich das Angebot von „Fingerfood" erwiesen (→ Abb. I/33.18). Damit werden Speisen bezeichnet, die man aus der Hand essen kann,

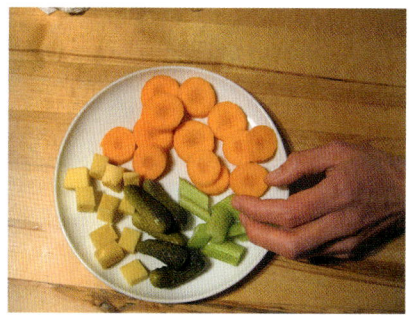

Abb. I/33.18 Speisen, die in mundgerechte Stücke geteilt sind (Fingerfood), kommen dem starken Bewegungsdrang dementer Menschen entgegen. Man kann sie im Gehen essen. [O408]

ohne Besteck zu benötigen. Diese Speisen haben den zusätzlichen Vorteil, den Erkrankten ein sinnliches Erlebnis zu liefern. In stationären Einrichtungen können Altenpflegerinnen Imbiss-Stationen an den Orten einrichten, die von den Bewohnern besonders häufig frequentiert werden. Belegte Brote in mundgerechten Stücken, Käsewürfel, Wursthappen oder Gemüse- und Obststücke eignen sich ideal für das „Eat by walking", also das Essen unterwegs.

Altenpflegerinnen berücksichtigen auch die veränderte Geschmackswahrnehmung und bieten vorzugsweise süße Speisen an. Saure Nahrungsmittel empfinden Erkrankte häufig als bitter und lehnen sie deshalb ab. Farbig umrandete Teller lenken die Aufmerksamkeit und den Blick auf die angebotene Nahrung.

Dem Risiko einer zu geringen Flüssigkeitsaufnahme können Pflegende mit dem Angebot süßer und farbiger Getränke entgegenwirken. Geeignet sind vor allem Säfte und Milch-Mix-Getränke. Die Einführung fester Trink-Rituale in einer Gruppe kann das Trinkverhalten zusätzlich günstig beeinflussen. Farbige Trinkbecher mit Nasenausschnitt ersetzen die manchmal noch üblichen „Schnabelbecher". Sie ermöglichen ein Schlucken von Flüssigkeiten ohne Überstreckung des Kopfes und erleichtern auf diese Weise den Schluckakt wesentlich.

In späteren Stadien der Erkrankung können die Betroffenen häufig nicht mehr ausreichend Nahrung zu sich nehmen. Nach ärztlicher Einschätzung und sorgfältiger Absprache im Team und mit den Angehörigen (ethische Fallbesprechung → Kap. I/6.3.5) kann die Anlage einer PEG angezeigt sein (→ Kap. I/29.4.2).

Ausscheidung

Im fortgeschrittenen Erkrankungsstadium treten häufig Harn- und Stuhlinkontinenz auf. Pflegende prüfen sehr genau, ob äußere Umstände, etwa Orientierungsschwierigkeiten auf dem Weg zur Toilette, die Auslöser sind (funktionelle Inkontinenz) und über welche Fähigkeiten und Ressourcen die Person mit Demenz noch verfügt. Sie planen entsprechende individuelle Interventionen, z. B. eine deutliche Kennzeichnung oder nächtliche Beleuchtung des Toilettenbereichs, die Nutzung eines Toilettenstuhls direkt am Bett, die regelmäßige Begleitung zum Toilettengang bzw. die Nutzung von Inkontinenzmaterialien (→ Kap. I/25.4.2).

Bewegung und Sicherheit

Menschen mit Demenz sind in bestimmten Stadien der Erkrankung fast den ganzen Tag auf den Beinen. Dies mindert zwar die Gefahr von Lungenentzündungen oder der Entwicklung eines Dekubitus, doch entsteht durch den Bewegungsdrang das Risiko von Verletzung, denn manchmal können die Betroffenen Gefahren nicht zuverlässig einschätzen. In stationären Einrichtungen ist es notwendig, die baulichen Voraussetzungen für eine ungehinderte Bewegung zu schaffen. In der ambulanten Pflege richten Altenpflegerinnen ihr Augenmerk vor allem auf die Sicherheit des Pflegebedürftigen, indem sie z. B. raten, Sturzfallen wie Teppichkanten zu entfernen.

In einer späten Krankheitsphase sind die Betroffenen häufig bettlägerig. Dann ist es notwendig, sämtliche Prophylaxen (→ Kap. I/17) anzuwenden, um Schäden abzuwenden, die aus der Bettlägerigkeit (Isolation, Verlust des Körpergefühls) mit dem damit einhergehenden Bewegungsmangel entstehen können.

> ❯❯ Manche Arzneimittel, z. B. Neuroleptika und andere Psychopharmaka, können eine Gangunsicherheit verursachen. Pflegebedürftige, die solche Arzneimittel einnehmen, sind intensiv auf solche unerwünschten Arzneimittelwirkungen (UAW) zu beobachten.

I/33.5.10 Kognitive Anregung für Menschen mit Demenz

Bei der **kognitiven Anregung,** engl. **Cognitive Stimulation Therapy** (*CST*) handelt es sich um eine von den Wissenschaftlern Spector, Thorgrimsen, Woods, Orrell und

Mitarbeitern entwickelte und im Rahmen einer großen und hochwertigen Studie auf ihre Wirksamkeit geprüfte, psychosoziale Gruppenintervention für Menschen mit leichter bis mittelschwerer Demenz, die noch kommunikationsfähig sind. 📖📖 13

Sie zielt neben der Kognition gleichzeitig auf soziale Funktionen. Insgesamt werden 14 Sitzungen von je 45 Minuten Dauer innerhalb von sieben Wochen angeboten. Das Konzept ist als Weiterentwicklung des **Realitäts-Orientierungstrainings** (*ROT*) aufzufassen, das davon ausgeht, dass mangelnde Anforderungen zur Verschlechterung kognitiver Fähigkeiten beitragen. Beim ROT werden Personen mit Demenz mit der Realität konfrontiert und belehrt, was allerdings demütigend wirken kann. Deswegen wird das ROT zunehmend kritisch gesehen. Kognitive Anregung (CST) stimuliert Personen mit leichter bis mittelschwerer Demenz, vermeidet dabei jedoch die konfrontativen und bloßstellenden Aspekte des ROT und setzt bei den Gruppenteilnehmern auf „implizites Lernen".

Merkmale

Die Kleingruppe besteht aus fünf oder sechs (nach bestimmten Kriterien bzgl. Krankheitsstadium und Fähigkeitsprofil) ausgesuchten Teilnehmern. Die Treffen werden von zwei Personen kontinuierlich moderiert, die wesentliche Schlüsselprinzipien beherrschen und umsetzen. Das Angebot findet regelmäßig zweimal wöchentlich über einen siebenwöchigen Zeitraum in einem ruhigen und freundlich-hellen Raum statt und bietet Kontinuität hinsichtlich der Teilnehmer, Gruppenleiter, Zeiten und Räumlichkeiten. Der Ablauf der Treffen ist ritualisiert und beginnt mit einem **Auftakt** von ca. zehn Min. Dauer, der die Brücke zum vorherigen Gruppentermin bildet. Anschließend folgen das **Schwerpunktthema** mit ca. 25 Min. und abschließend der **Ausklang** mit ca. zehn Min.

Schlüsselprinzipien

Im Unterschied zu anderen auf die Verbesserung der Kognition zielenden Programmen, in denen die Interaktion und Haltung der Anwender nicht explizit beschrieben wird, bildet hier die ausdrückliche Verpflichtung der Anwender auf die folgenden **Schlüsselprinzipien** das konstitutive Element des Konzepts:

Die Personzentrierung, der Respekt gegenüber den Teilnehmenden und deren Ermutigung zur Mitwirkung, die Einbeziehung und der Schutz vor Ausgrenzung, das Einräumen von Wahlmöglichkeiten, die locker gestaltete Atmosphäre, das Erfragen von Meinungen statt von Fakten, das Anknüpfen an Erinnerungen (was eine sorgfältige Biografiearbeit voraussetzt → Kap. I/10), das Ansprechen der Sinne, das kontinuierliche Angebot zum Anschauen, Berühren das Ausschöpfen und Stärken des noch vorhandenen Potenzials und der Aufbau und die Stärkung von Beziehungen während der Treffen.

Verlaufsdokumentation

Der Verlauf wird nach jeder Stunde für jeden Teilnehmer individuell unter den Kategorien Interesse, Kommunikation, Freude/Spaß und Stimmungslage mit vorgegebenen Zahlenwerten eingeschätzt, um eine gezielte Anpassung des Programms an die Bedürfnisse der Teilnehmer für den nächsten Termin vornehmen zu können. Die Flexibilität bei den Themen, um Irritationen und Überforderungen einzelner Teilnehmer möglichst zu vermeiden, ist ausdrücklich vorgesehen.

Auswahl der Gruppenteilnehmer

Um sicherzustellen, dass die Teilnehmer von der Gruppenintervention profitieren können, ist deren sorgfältige Auswahl anhand von bestimmten objektiven Kriterien von großer Wichtigkeit. Es soll darüber hinaus versucht werden, eine möglichst homogene Gruppe zu bilden.

Wirksamkeit von CST

Zahlreiche Studien belegen, dass Personen mit leichter bis mäßiger Demenz (unabhängig von der gleichzeitigen Einnahme von Antidementiva) von dieser psychosozialen Gruppenintervention profitieren können. Dies trifft insbesondere in den Bereichen der allgemeinen Verbesserung der Kognition und der verbesserten Lebensqualität zu. Die Effektstärken von CST zeigen sich vergleichbar mit denen, die in pharmakologischen Studien mit Antidementiva (Acetylcholinesterasehemmern) erzielt wurden.

I/33.5.11 Pflegerische Assessments

Für die medizinische Diagnostik einer Demenz wendet man mittlerweile Standardverfahren an. Zur Einschätzung des Pflegebedarfs sind solche Assessment noch recht unbekannt.

CarenapD

Speziell zur Erfassung der Bedarfe von ambulant betreuten Menschen mit Demenz und ihrer pflegenden Angehörigen wurde Ende der 1980-er Jahre in Schottland das **CarenapD** (*Care Needs Assessment Pack for Dementia*) entwickelt. Im Jahr 2004 übersetzte eine Forschungsgruppe der Universität Witten-Herdecke das Instrument, passte es an die Verhältnisse in Deutschland an und unterzog es einem Praxistest. Die Studie zeigte eine gute Praktikabilität.

Der komplexe Fragenkatalog des CarenapD umfasst neben einem Demenzscreening u. a. die Erhebung der Hauptprobleme nach der Einschätzung der Betroffenen und professionell Pflegenden, eine Liste der bisher genutzten Dienstleistungen zur Unterstützung, eine Bedarfserfassung (auch bezogen auf Ernährung und Wohnraumanpassung) und einen Biografiebogen.

Die Erhebung des Bedarfs ist in sieben Dimensionen gegliedert (zu denen jeweils mehrere Aspekte/Items abzufragen sind):

- Gesundheit und Mobilität (10 Items)
- Selbstpflege und Toilettengang (9 Items)
- Soziale Interaktion (7 Items)
- Denken und Gedächtnis (4 Items)
- Verhalten und mentale Befindlichkeit (11 Items)
- Haushalt (7 Items)
- Leben in der Gemeinde (9 Items).

Jeder Aspekt sieht drei mögliche Antworten vor:

- Kein Bedarf (eine Einschränkung liegt nicht vor)
- Erfüllter Bedarf (eine Einschränkung liegt vor, ist aber durch entsprechende Hilfen kompensiert)
- Nicht erfüllter Bedarf (Einschränkung liegt vor und ist noch nicht kompensiert; dieser Aspekt ist in den Hilfeplan aufzunehmen).

Der aus dieser Erhebung entstehende Hilfeplan sieht keine individuell einsetzbaren Angebote vor, sondern nennt allgemeiner die Möglichkeiten, wie sich der Bedarf decken lassen könnte.

Die Studie zeigte, dass das CarenapD ein sinnvolles und gut anwendbares Assessmentinstrument ist. Altenpflegerinnen, die es benutzen wollen, benötigen einen fünftägigen Einführungskurs, der Sicherheit im Umgang mit der komplexen Befragung und Auswertung vermittelt. 📖 25

> ❯ Die körperlichen Einschränkungen, die sich bei einer Demenz entwickeln können, sind relativ leicht mit den etablierten Assessmentinstrumenten zu erfassen. Schwieriger ist es, Aussagen über das Befinden der Betroffenen zu bekommen. Mehrere Instrumente geben Aufschluss über die Zufriedenheit und das (Un-)Wohlbefinden von Menschen mit Demenz.

Dementia Care Mapping

Kitwood und Bredin haben ein Beobachtungsverfahren entwickelt, das es möglich macht, die Perspektive und das Wohlbefinden von Menschen einzuschätzen, die aufgrund einer fortgeschrittenen Demenz keine Auskunft über ihre Bedürfnisse (mehr) geben können. Inzwischen ist das **Dementia Care Mapping** (*DCM*) auch in Deutschland verbreitet. Speziell geschulte Pflegende erheben mit dieser Technik ein sehr genaues Bild von der psychosozialen Situation eines Betroffenen.

Die Ergebnisse der 6–8 Std. dauernden Beobachtung können helfen, die Gründe für das veränderte Verhalten herauszufinden und die Pflege, Förderung und Begleitung dieses Menschen personenzentriert zu verbessern. Die Ergebnisse geben auch an, wie hoch insgesamt das relative Wohlbefinden in einer Einrichtung ist. Sie dienen somit der Qualitätsmessung. Nicht zuletzt ist DCM damit ein Instrument zur Überprüfung (Evaluation) der Pflege. DCM ist ein sehr zuverlässiges, aber auch aufwendiges Verfahren, das ausschließlich im stationären Bereich anwendbar ist.

Internet- und Lese-Tipp
Informationen zur Fortbildung im Dementia Care Mapping (DCM):
www.dcm-deutschland.de

H. I. L. D. E.

Ebenfalls für den stationären Bereich ist das **Heidelberger Instrument zur Erfassung von Lebensqualität bei Demenz** (*H. I. L. D. E.*) entwickelt worden. Um ein möglichst objektives Bild der Lebensqualität zu erhalten, erfolgt eine sehr umfassende und breit angelegte Datensammlung, u. a. mittels medizinischer Untersuchungen, Interviews, Einschätzungen der räumlichen Umwelt, Analyse der Pflegedokumentation. So werden die unterschiedlichen Dimensionen der Lebensqualität erfasst, z. B. die räumliche Umwelt (objektiv und subjektiv), soziale Bezugssysteme, Aktivitäten und die Emotionalität. Die Erstellung und Anwendung eines solch umfassenden Profils kann ausschließlich durch speziell geschulte Personen erfolgen.

Internet- und Lese-Tipp
Abschlussbericht zu H.I.L.D.E. der Universität Heidelberg:
www.gero.uni-heidelberg.de/imperia/md/content/fakultaeten/vekw/ifg/forschung/hildekongress/hilde_abschlussbericht_erste_foerderphase.pdf

Profilerstellung des Wohlbefindens

Keinen Anspruch auf umfassende Objektivität und professionelle Evaluation stellen die Entwickler der **Profilerstellung des Wohlbefindens** (Bradford Dementia Group) an ihr Instrument. Vielmehr sehen sie es als ein Sensibilisierungsinstrument, um sich besser in Menschen mit Demenz hineinversetzen zu können. Es basiert auf dem personzentrierten Ansatz nach Tom Kitwood, ist jedoch kein Ersatz für das DCM, sondern aufgrund einer geschätzten Anwendung von fünf – zehn Minuten im Pflegealltag oft deutlich praktikabler. Dabei ist der Prozess des Reflektierens weit wichtiger als das Ergebnis. Sowohl in der stationären als auch in der häuslichen Betreuung werden mit seiner Hilfe Pflegende für das Wohlbefinden der Menschen mit Demenz aufmerksam gemacht.

Die Datenerfassung geschieht mittels teilnehmender Beobachtung und Gesprächen mit Hilfe eines übersichtlichen Profilbogens. Dabei ist zunächst egal, ob eine Bezugsperson des Betroffenen oder mehrere Mitarbeiter gemeinsam bzw. getrennt voneinander die Bewertung vornehmen. 14 Indikatoren werden einzeln betrachtet und ausgewertet. Daran schließt sich die Planung einer Intervention (Handlung) an. Empfohlen sind regelmäßige Wiederholungen der Erhebung, um Veränderungen der Bedürfnisse des Menschen mit Demenz zu erfassen und einen Handlungsplan erstellen zu können, der das Wohlbefinden verbessert. Zur Anwendung der Profilerstellung des Wohlbefindens bedarf es keiner formalen Voraussetzungen.

Internet- und Lese-Tipp
Eine gute Darstellung der Profilerstellung des Wohlbefindens hat die Landesinitiative Demenz-Service NRW herausgegeben: „Wie geht es Ihnen?" Konzepte und Materialien zur Einschätzung des Wohlbefindens von Menschen mit Demenz: www.demenz-service-nrw.de/tl_files/Landesinitiative/Logos/pdf-die%20Landesinitiative/Demenz-Service-Band-3.pdf

❯❯ Zur Erklärung von herausforderndem Verhalten, das Menschen mit Demenz häufig zeigen, wurde in Nordamerika ein Modell entwickelt (*Need driven dementia compromised behaviour model/NDB*). Nach diesem Modell können Altenpflegerinnen in individuellen Situationen herausfinden, welche Ursachen den Reaktionen der Betroffenen zugrunde liegen.

Das NDB-Modell unterscheidet als Ursachen (u.a.):
- Hintergrundfaktoren
  - Neurologischer Status (z.B. Gedächtnis, Sprachfähigkeit, Sensorik/Sinnesempfindung)
  - Gesundheitszustand, gemessen am Allgemeinzustand, den Fähigkeiten der Alltagsbewältigung, der Affektlage, dem Geschlecht, der Herkunft, dem Familienstand, dem Bildungsstand und beruflichen Hintergrund
  - Psychosoziale Verfassung, z.B. Stressresistenz
- Nahe Faktoren
  - Physiologische Bedürfnisse, z.B. Hunger und Durst, Stuhl- und Harnausscheidung, Schmerz, Unwohlsein, Schlafstörungen (→ Kap. I/21.9)
  - Angst (→ Kap. I/33.9), Langeweile
  - Umgebung, z.B. Wohnraumgestaltung (→ Kap. II/9)
  - Konstanz bei den Bezugspersonen.

Für die pflegerischen Maßnahmen in diesem Fällen sind u.a. Erinnerungspflege (→ Kap. I/33.5.4), Basale Stimulation® (→ Kap. I/18.1.2), und Snoezelen (→ Kap. I/21.9.2) empfohlen.

I/33.5.12 Beispiel eines Pflegeprozesses bei „chronischer Verwirrtheit"

❯❯ **Chronische Verwirrtheit:** Irreversible, lang andauernde bzw. fortschreitende Verschlechterung von Intellekt und Persönlichkeit, gekennzeichnet durch eine verminderte Fähigkeit, Umweltreize zu interpretieren, verminderte intellektuelle Denkfähigkeit und angezeigt durch Störungen des Gedächtnisses, der Orientierung und des Verhaltens. 📖 10

Pflegediagnostik

Bestimmende Merkmale

- Veränderte Interpretation von Reizen aus der Umgebung, z.B. Einsichtsmangel, Person nicht zugänglich für Argumente, Vergiftungsängste, Bestehlungsideen, Eifersuchtsgefühle

- Persönlichkeitsveränderung, z.B. mit verstärkter Reizbarkeit, Enthemmung, Verlust der Schamgrenze
- Veränderte Reaktion auf Reize, z.B. ruheloses Umhergehen, verringerte Stresstoleranz, geäußerte Gefühle von Unsicherheit, Angst, Verzweiflung, Fremdheit, der Anspannung
- Beeinträchtigtes Langzeitgedächtnis
- Beeinträchtigtes Kurzzeitgedächtnis
- Beeinträchtigte Sozialkontakte, z.B. bei Verlust von sozialen Fertigkeiten und Verhaltensregeln, Vertrauensverlust und Misstrauen
- Lange bestehende kognitive Beeinträchtigung, z.B. Sprachstörungen, verlangsamte Gedanken, beeinträchtigte Urteilsfähigkeit, beeinträchtigte Orientierung, Unfähigkeit, bekannte Dinge zu erkennen (Agnosie), Störung von Handlungsabläufen (Apraxie)
- Keine Veränderung im Bewusstseinsgrad
- Fortschreitende kognitive Beeinträchtigung (→ Abb. I/33.19).

Beeinflussende Faktoren

Veränderung/Schädigung/Untergang von Hirngewebe (etwa durch Verletzungen, Entzündungen, Durchblutungsstörungen, Degeneration, metabolischer Störungen) z.B. bei Alzheimer Krankheit, zerebrovaskulärem Ereignis, Kopfverletzung, Korsakow-Syndrom, Multi-Infarkt-Demenz.

Ressourcen

Ressourcen und Fähigkeiten eines Menschen können psychischer, sozialer, körperlicher oder ökonomischer Art sein. Die im Folgenden genannten Ressourcen stellen eine Auswahl dar.
Der Pflegebedürftige:
- Kann das subjektive Erleben in Worten ausdrücken
- Verfügt über unbeeinträchtigte Beweglichkeit, ausreichend körperliche Belastbarkeit
- Verfügt über intakte Sinneswahrnehmung
- Zeigt sich im Kontakt zu anderen Menschen freundlich zugewandt
- Drückt eigene Gefühle verbal aus
- Nimmt angebotene Unterstützung an
- Erkennt Gefahren
- Findet sich in der näheren Umgebung zurecht
- Hat eine enge Beziehung zu bestimmten Personen
- Verfügt über ausreichende finanzielle Mittel
- Benutzt vertraute Hilfsmittel
- Ist meist ausgeglichen gestimmt.

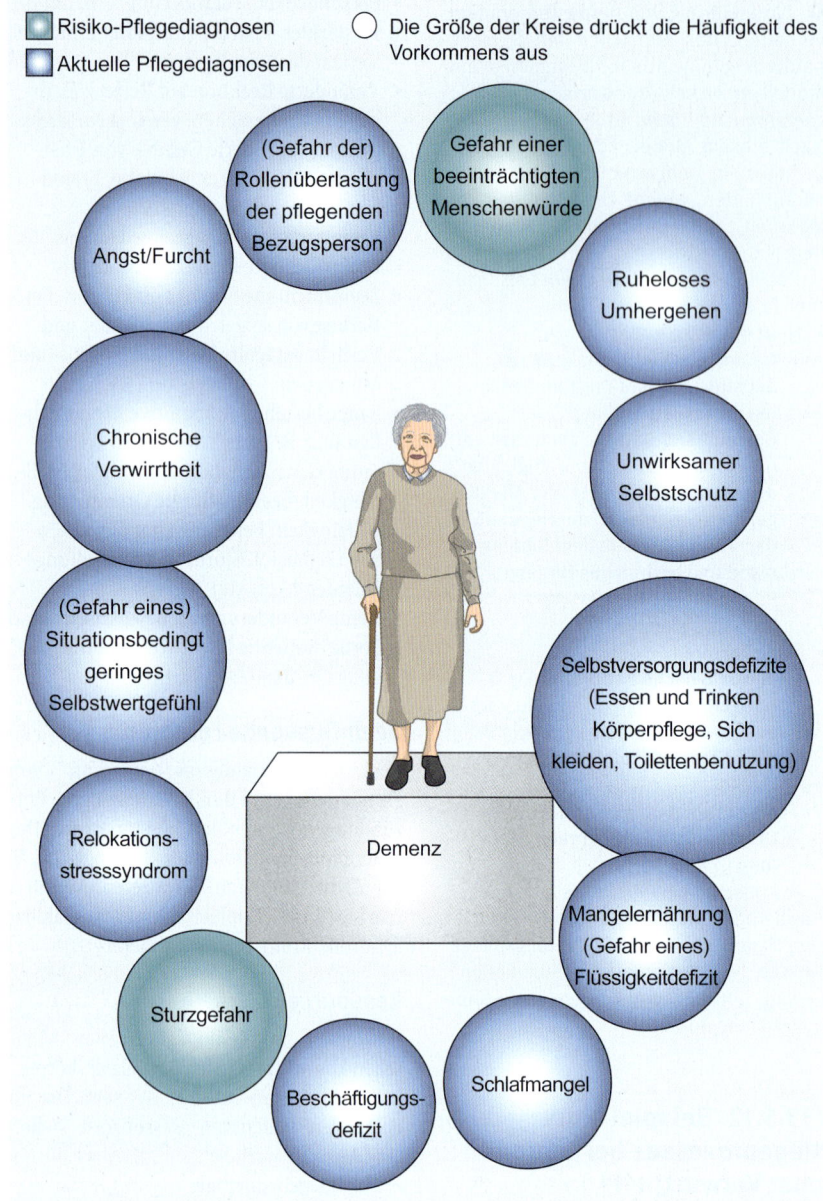

Risiko-Pflegediagnosen
Aktuelle Pflegediagnosen
○ Die Größe der Kreise drückt die Häufigkeit des Vorkommens aus

Abb. I/33.19 Im Zusammenhang mit Demenzen ergeben sich häufig die hier dargestellten Pflegediagnosen. [M613]

Pflegetherapie

Mögliche Ziele/erwartete Ergebnisse festlegen

Der Pflegebedürftige bewahrt oder erlangt relatives Wohlbefinden indem er verbal äußert oder mit dem Verhalten ausdrückt:

- Sich verstanden und akzeptiert zu fühlen
- Interesse im Sozialkontakt zu haben
- Interesse an/in (Gruppen-)Aktivitäten zu haben

- Sich sicher bzw. aufgehoben zu fühlen
- Zufriedenheit, Entspannung, Genuss zu empfinden
- Freundliche Zugewandtheit und Blickkontakt im Kontakt mit anderen Menschen aufzunehmen.

Maßnahmen planen und durchführen

Die im Folgenden genannten Pflegemaßnahmen stellen Kategorien von Maßnah-

men bei chronischer Verwirrtheit dar, die bezogen auf den betroffenen Pflegebedürftigen individuell formuliert, festgelegt und durchgeführt werden müssen (→ Kap. I/33.5):

- **Ermitteln** von Ressourcen, des Ausmaßes der Beeinträchtigungen, möglicher Gefährdungsaspekte, der Einstellung des Pflegebedürftigen und seiner Angehörigen zur Verwirrtheit, sowie medizinischer Diagnosen im Zusammenhang mit der Verwirrtheit
- **Gestalten** eines angepassten Milieus, um Sicherheitsrisiken zu minimieren und ein Gefühl von Aufgehobensein bei eingeschränkten kognitiven Fähigkeiten zu erlangen, zu bewahren oder zu erhöhen
- **Anpassen** der Kommunikation und Beziehungsgestaltung, um das Selbstwertgefühl zu stärken
- **Informieren, beraten, unterstützen** der Angehörigen
- **Einbeziehen** des Betroffenen und der Angehörigen.

Pflegeevaluation

Mögliche Evaluationskriterien

Die im Folgenden genannten Pflegeergebnisse stellen eine Auswahl dar.
Der Pflegebedürftige

- Zeigt trotz kognitiver Beeinträchtigungen infolge Demenz Zeichen von Wohlbefinden und gesundem Selbstwertgefühl
- Zeigt im Rahmen individueller Möglichkeiten größtmögliche Selbstbestimmung
- Zeigt das im Rahmen des Krankheitsverlaufs bestmögliche Funktionsniveau
- Sicherheitsrisiken sind dokumentiert und durch angemessene Maßnahmen minimiert.

Die Angehörigen

- Sind informiert über die individuellen Einflussfaktoren, die bestimmenden Merkmale, sowie die möglichen Auswirkungen der chronischen Verwirrtheit
- Sind in den Pflegeprozess einbezogen, beteiligen sich an Interventionen
- Sind informiert über Leistungen der Sozialversicherung/Pflegeversicherung nach SGB XI, Selbsthilfegruppen und Unterstützungsangebote für Angehörige von Menschen mit Demenz.

I/33.6 Affektive Störungen

> **Affektive Störungen:** Psychische Erkrankungen, bei denen Veränderungen der Stimmung im Vordergrund stehen. Bei gedrückter Stimmung spricht man von **Depression,** bei gehobener Stimmung von **Manie,** wobei die Depression wesentlich häufiger ist als die Manie. Meist sind außerdem Antrieb und Denken verändert (→ Abb. I/33.20).

Aktuell geht man davon aus, dass affektive Störungen oft durch ein Zusammenspiel von genetischer Veranlagung und Umwelteinflüssen (*multifaktoriell*) bedingt sind.

Der Verlauf ist phasenhaft, zwischen den Krankheitsphasen sind die Betroffenen in der Regel vollkommen gesund.

I/33.6.1 Beispiel eines Pflegeprozesses bei „chronisch geringem Selbstwertgefühl"

> **Chronisch geringes Selbstwertgefühl:** Lang anhaltende negative Selbsteinschätzung/Gefühle über sich selbst oder die eigenen Fähigkeiten. 📖 10

Mögliche Folgen des chronisch geringen Selbstwertgefühls können weitere Pflegediagnosen sein, die z. B. aufgrund von Passivität auftreten. In Betracht kommen hier u. a. Selbstversorgungsdefizite, soziale Isolation, Aktivitätsintoleranz und die Gefahr eines Immobilitätssyndroms.

ⓢ Fallbeispiel Stationär, Teil I

Maria Meyerbeer wird schon seit längerer Zeit regelmäßig morgens mehrfach von Hermine Brauer geweckt, bleibt

jedoch wach im Bett liegen. Auf Nachfrage gibt sie mit leiser Stimme an, dass sich das Aufstehen nicht lohne, sie dafür ja doch wieder zu schwach sei und sich sowieso niemand für sie interessiere, was sie auch gut verstehen könne. Sie schaut die Pflegerin dabei nicht an, sondern spricht im Bett liegend zur Wand gerichtet.

Als Hermine Brauer ihr mitteilt, dass sie sich für Frau Meyerbeer interessiere, antwortet Frau Meyerbeer nach längerer Zeit schließlich: „Ja, Sie müssen das sagen, weil sie Altenpflegerin sind. Aber für mich lohnt sich das nicht, fragen Sie mal die anderen Bewohner, die sind doch froh, wenn sie mich nicht sehen müssen. Mit mir ist doch nichts los."

Den Kollegen im Spätdienst fällt auf, dass Frau Meyerbeer am Abend aufsteht, den Bademantel über das Nachthemd streift und sich in ihrem Zimmer in den Sessel setzt. Im Kontakt zeigt sie sich zugewandter und weniger pessimistisch. Sie isst und trinkt etwas und nimmt ihre Medikamente ein.

Pflegediagnostik

Bestimmende Merkmale

- Abhängig von der Meinung anderer
- Schätzt sich selbst als unfähig ein, mit Ereignissen/Situationen umzugehen
- Sozialer Rückzug
- Unzureichende Körperpflege
- Übertreibt negatives Feedback über sich selbst
- Sucht exzessiv nach Bestätigung
- Ausdruck von Schuld
- Ausdruck von Scham
- Häufige Erfolglosigkeit im bisherigen Leben
- Zögert, neue Situationen/Dinge auszuprobieren
- Unentschlossenes Verhalten
- Fehlender Blickkontakt
- Fehlendes Durchsetzungsvermögen
- Passt sich übermäßig an
- Passiv
- Weist positives Feedback über sich selbst zurück (→ Abb. I/33.21).

ⓢ Fallbeispiel Stationär, Teil II

Hermine Brauer und Janine Guter tauschen sich über das so unterschiedliche Befinden und Verhalten von Frau Meyerbeer aus, das im Pflege- und Betreuungsteam für Irritationen sorgt. Sie sprechen darüber, wie sie dieses Verhalten in der Pflegeprozessplanung angemessen beschreiben und mit welchen Maßnahmen sie Frau Meyerbeer unterstützen können.

Hermine Brauer findet im Verhalten der Bewohnerin viele Hinweise, die auf chronisch geringes Selbstwertgefühl deuten und die bei ihr diagnostizierte Depression könnte ein maßgeblicher Einflussfaktor dafür sein, die es Frau Meyerbeer vor allem morgens besonders schwer macht, sich selbst etwas zuzutrauen und Energien zu mobilisieren.

Beeinflussende Faktoren

- Unzureichende Anpassung an einen Verlust
- Fehlende Zuneigung
- Fehlende Anerkennung
- Fehlende Gruppenzugehörigkeit
- Empfundener Widerspruch zwischen dem Selbst und kulturellen sowie spirituellen Normen
- Empfundener Mangel an Zugehörigkeit

Depressive Verstimmung
- Denkhemmung
- Psychomotorische Hemmung
- Vitalstörungen
- Wahnthemen Schuld und Verarmung

Manische Verstimmung
- Ideenflucht
- Psychomotorische Erregung
- Steigerung der Vitalgefühle
- Wahnthema Größenideen

Abb. I/33.20 Die beiden Pole der affektiven Störung: Depression und Manie. [J787]

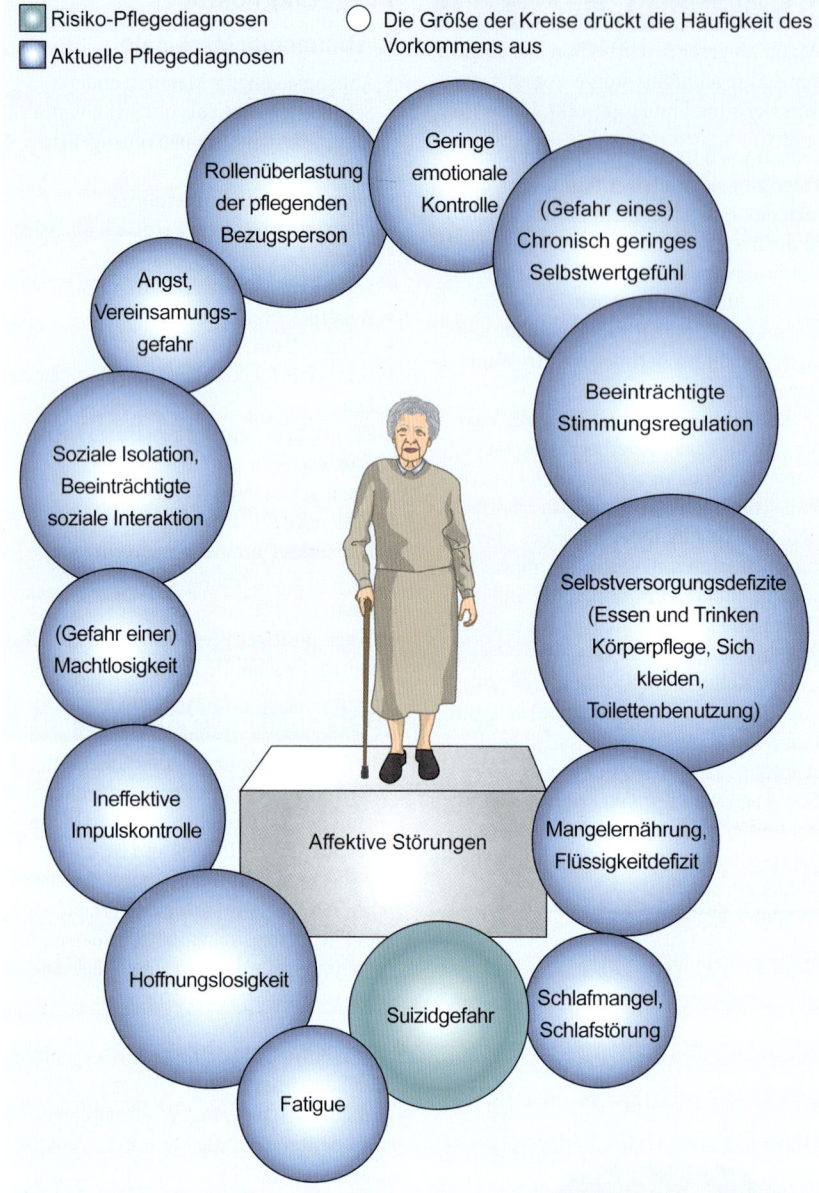

- Risiko-Pflegediagnosen
- Aktuelle Pflegediagnosen

○ Die Größe der Kreise drückt die Häufigkeit des Vorkommens aus

Rollenüberlastung der pflegenden Bezugsperson

Geringe emotionale Kontrolle

(Gefahr eines) Chronisch geringes Selbstwertgefühl

Angst, Vereinsamungsgefahr

Soziale Isolation, Beeinträchtigte soziale Interaktion

Beeinträchtigte Stimmungsregulation

(Gefahr einer) Machtlosigkeit

Selbstversorgungsdefizite (Essen und Trinken Körperpflege, Sich kleiden, Toilettenbenutzung)

Affektive Störungen

Ineffektive Impulskontrolle

Mangelernährung, Flüssigkeitdefizit

Hoffnungslosigkeit

Suizidgefahr

Schlafmangel, Schlafstörung

Fatigue

Abb. I/33.21 Im Zusammenhang mit affektiven Störungen ergeben sich häufig die hier dargestellten Pflegediagnosen. [M613]

- Empfundener Mangel an Respekt von anderen
- Psychiatrische Erkrankung
- Wiederholte Misserfolge
- Wiederholte negative Verstärkung
- Traumatisches Ereignis
- Traumatische Situation.

Ressourcen

Die im Folgenden genannten Ressourcen stellen eine Auswahl dar.

Der Pflegebedürftige
- Verfügt über intakte kognitive Fähigkeiten
- Verfügt über intakte Sinneswahrnehmung

- Drückt Vertrauen in einzelne, eigene Fähigkeiten aus
- Ist bereit, sich selbst zu hinterfragen
- Erhält von Bezugspersonen wertschätzende, aufrichtige Rückmeldungen zur eigenen Person.

Pflegetherapie

Mögliche Ziele/erwartete Pflegeergebnisse festlegen

Der Pflegebedürftige:
- Äußert positive Gefühle über den Selbstwert
- Äußert Zuversicht

- Kommuniziert offen eigene Gefühle (positive/negative)
- Zeigt/bewahrt ein gepflegtes äußeres Erscheinungsbild
- Akzeptiert Komplimente von anderen
- Zeigt/bewahrt eine aufrechte Haltung
- Zeigt/äußert Akzeptanz der eigenen Grenzen
- Zeigt Aktivität.

Maßnahmen planen und durchführen

Die im Folgenden genannten Pflegemaßnahmen stellen eine Auswahl dar: 📖 11 📖 17
- Unterstützen, Abhängigkeit von anderen zu akzeptieren
- Unterstützen, negative Vorstellungen von sich selbst zu überprüfen
- Ausdrücken, Anerkennen der Fortschritte der Person, die gesetzten Ziele zu erreichen
- Ermöglichen/Herstellen einer Umgebung und von Aktivitäten, die geeignet sind, das Selbstwertgefühl zu steigern
- Beobachten der Häufigkeit von selbstentwertenden Äußerungen
- Tätigen positiver und anerkennender Aussagen über den Patienten
- Beobachten der Äußerungen bzgl. des Selbstwerts
- Ermutigen, eigene Stärken zu erkennen
- Ermutigen, in der Kommunikation mit anderen Blickkontakt aufzunehmen
- Vermeiden von negativer Kritik, Vermeiden von Necken und Hänseln
- Zuversicht zeigen bezüglich der Fähigkeiten der Person, mit Situationen umzugehen
- Zeigen von Empathie
- Motivieren, über frühere Erfolge zu erzählen
- Helfen, erreichbare Ziele zu erkennen
- Besprechen der angestrebten Pflegeziele
- Informieren über zu planende Pflegemaßnahmen
- Beraten über wichtige präventive Maßnahmen.

Pflegeevaluation

Mögliche Evaluationskriterien

Die im Folgenden genannten Pflegeergebnisse stellen eine Auswahl dar.

Der Pflegebedürftige
- Erkennt eigene negative Gedanken und Gefühle zu seiner Person
- Kennt eigene Fähigkeiten und nutzt sie konstruktiv

Ⓢ Fallbeispiel Stationär, Teil III

Beispiel einer Pflegeplanung bei chronisch geringem Selbstwertgefühl für Maria Meyerbeer

Pflegediagnostik	Pflegetherapie	
aktuelle Pflegediagnosen (aP), Risiko-Pflegediagnosen (RP), Einflussfaktoren/Ursachen (E), Symptome (S), Ressourcen (R)	Pflegeziele/erwartete Ergebnisse	Pflegemaßnahmen
• **aP:** Chronisch geringes Selbstwertgefühl • **E:** Beeinflusst durch Morgentief infolge Depression • **S:** Frau Meyerbeer äußert morgens im Bett zur Wand gedreht häufig, dass sich das Aufstehen nicht lohne, niemand Interesse an ihr habe, dass mit ihr nichts los sei und nimmt dabei keinen Blickkontakt auf • **R:** Frau Meyerbeer verlässt abends aus eigenem Antrieb das Bett und äußert sich im Kontakt weniger pessimistisch, isst, trinkt und nimmt Medikamente ein	• Frau Meyerbeer kommuniziert offen eigene Gefühle • Beschriebene Ressourcen bleiben erhalten • Sie akzeptiert und beachtet die eigenen Grenzen • Sie äußert zunehmend Zuversicht und zeigt eigene Aktivität	• Frau Meyerbeer im Gespräch als regelmäßige Pflegeintervention zusätzliche Besuche abends mit dem Angebot der Unterstützung bei der Körperpflege durch Pflegende vorschlagen und um Einverständnis werben • Angebot (siehe bei Einverständnis) regelmäßig durchführen, d. h. Frau Meyerbeer bei der Körperpflege unterstützen und dabei ermutigen, negative Vorstellungen von sich selbst zu überprüfen. Im Kontakt mit ihr anerkennend äußern und bestätigen, dass sie momentan eine schwierige Zeit erlebt. Dabei Empathie zeigen und sie ermutigen, Geduld mit sich und der Erkrankung zu haben

Janine Guter hört ihrer erfahrenen Kollegin genau zu. Auf die Pflegediagnose „chronisch geringes Selbstwertgefühl" wäre sie nicht so bald gekommen, aber die Hinweise, die Hermine Brauer bei Maria Meyerbeer beschreibt und auf die psychische Erkrankung zurückführt, hat sie selbst auch beobachtet. Das Verhalten von Frau Meyerbeer ist für sie jetzt bes-

ser nachvollziehbar. Nun fallen ihr auch unterstützende Maßnahmen ein, die man Frau Meyerbeer anbieten kann: Man könnte sie ermutigen, abends die Körperpflege durchzuführen, weil es ihr dann vielleicht leichter fällt und man könnte sie regelmäßig abends im Zimmer aufsuchen, um ihr Interesse an ihrer Person und Verständnis für ihre momentane Si-

tuation und Trost und Ermutigung auszudrücken. Hermine Brauer freut sich über das Engagement der Schülerin und bestätigt, dass dies angemessene psychiatrische Pflegemaßnahmen sind, die selbstverständlich in den Pflegeplan aufgenommen werden, wenn sie mit Frau Meyerbeer besprochen worden sind und sie diesen zustimmt.

• Schätzt sich selbst zunehmend positiv ein und anerkennt eigene Schwächen
• Erlebt positive Beziehungen zu anderen Menschen.

Ⓢ Fallbeispiel Stationär, Teil IV

Inzwischen sind zwei Wochen verstrichen. Maria Meyerbeer hatte sich bei den Vorschlägen zur Unterstützung, die von Hermine Brauer in einem abendlichen Gespräch vorgebracht wurden, bei dem mit Einverständnis von Frau Meyerbeer Janine Guter dabei sein durfte, zunächst sehr pessimistisch gezeigt, die Maßnahmen aber auch nicht rundweg abgelehnt. Sie erhält abends Unterstützung bei der Körperpflege von Schülerin Janine Guter, die bei diesen Kontakten kleine Handreichungen macht und behutsam aber eindeutig den selbstentwertenden Äußerungen der Bewohnerin anerkennende Kommentare gegenüberstellt und sich zuversichtlich äußert, was die Perspektiven bezogen auf deren Fähigkeiten betrifft. Dabei zeigt sie sich empathisch und freundlich und bittet Frau Meyerbeer, nicht zu hart mit sich

selbst ins Gericht zu gehen, sondern zu versuchen, mit sich Geduld zu haben, zu spüren und darauf zu achten, was ihr gut tut und wann es zu viel wird.

Hermine Bauer hat mit Janine Guter das Vorgehen besprochen und ihr beim ersten Gespräch mit Frau Meyerbeer, an dem sie teilnehmen durfte, modellhaft gezeigt, wie sie empathisch mit der Bewohnerin kommunizieren und interagieren kann. Hermine Bauer nimmt sich Zeit für die junge Schülerin und reflektiert mit ihr die bisherigen abendlichen Kontakte zu Frau Meyerbeer, um den Verlauf und die Wirkung der psychiatrischen Pflegemaßnahmen einschätzen zu können: Janine Guter berichtet, dass sie den Eindruck habe, dass Frau Meyerbeer sich im Vergleich zu den ersten Abenden inzwischen vorsichtig öffne und sie habe auch bemerkt, dass diese bereits auf sie gewartet habe. Auch tue Frau Meyerbeer die anerkennenden Äußerungen nicht mehr gleich ab. Hermine Bauer anerkennt und lobt diese genaue Beobachtung und Rückmeldung. Beide werten die Veränderung im Verhal

ten von Maria Meyerbeer als positive Tendenz und schließen daraus, dass sie die bisherigen Maßnahmen tatsächlich zu entlasten scheinen. Sie werden sich spätestens in der nächsten Woche oder bei beobachteten Verhaltensveränderungen wieder darüber austauschen. Janine Guter ist nach dem Gespräch mit der Anleiterin froh und zufrieden über das Vertrauen und die Anerkennung. Im Umgang mit der psychisch kranken Bewohnerin fühlt sie sich nun sicherer.

> **❯ Depression:** Affektive Störung mit krankhaft niedergedrückter Stimmung, die mit einer Vielzahl psychischer und körperlicher Symptome einhergehen kann. Genaue Häufigkeitsangaben sind schwer zu ermitteln. Wahrscheinlich leiden ca. 5–10 % aller älteren Menschen (jedoch 15–20 % der Bewohner von Pflegeeinrichtungen) unter einer schweren Depression. Leichte depressive Störungen, die oft nicht diagnostiziert werden, aber die Lebensqualität beeinträchtigen, sind noch deutlich häufiger (ca. 20 % der älteren Menschen und 40–50 % der Pflegeeinrichtungsbewohner). 📖 2

Jeder Mensch erlebt neben Zeiten der Freude auch Zeiten der Traurigkeit, denn Stimmungsschwankungen gehören zum Leben. **Depressionen** sind nicht nur durch die besondere Schwere und Dauer der Trauer und Niedergeschlagenheit gekennzeichnet, sie sind auch qualitativ anders als die „normale" Traurigkeit. Eine **erstmalig** nach dem 60. Lebensjahr auftretende Depression wird als **Altersdepression** bezeichnet.

Krankheitsentstehung

Depressionen können bei verschiedenen körperlichen und psychischen Erkrankungen auftreten. Sie können alleiniges Symptom oder Teil einer komplexen psychischen Störung sein.

Traditionell wurden die Depressionen nach der mutmaßlichen Ursache eingeteilt, häufig in drei große Gruppen:

- **Endogene Depression** als depressive Phase einer **endogenen affektiven Psychose**. Endogen bedeutet hier anlagebedingt ohne feststellbare äußere Ursache, im Gegensatz zu exogen (körperlich begründbar, von außen kommend)
- **Psychogene Depression,** ausgelöst durch psychische Faktoren, mit den Formen **reaktiver Depression** (auf belastende und Lebensereignisse) und **neurotischer Depression** (infolge ungelöster seelischer Konflikte)
- **Somatogene Depression** durch Organerkrankungen, etwa Schilddrüsenunterfunktion, bei anderen Gehirnerkrankungen, z. B. Demenz, oder als unerwünschte Medikamentenwirkung.

Diese Einteilung wurde (weitgehend) verlassen, die Bezeichnungen werden allerdings teilweise noch benutzt.

Die Mediziner gehen derzeit davon aus, dass bei Depressionen wie bei anderen psychischen Erkrankungen auch innere und äußere Faktoren in unterschiedlicher Gewichtung ineinander greifen. Eine genetisch bedingte **Vulnerabiliät** (*Verletzlichkeit, Krankheitsbereitschaft*), Persönlichkeitsfaktoren, frühere Lernerfahrungen und verschiedene Stressoren führen zusammen auf noch nicht genau geklärte Weise zur manifesten Depression.

Neurobiochemisch sind Neurotransmitterstörungen im Gehirn nachweisbar, v. a. im Noradrenalin-, Serotonin- und Dopaminhaushalt. Ob diese allerdings Ursache oder „gemeinsame Endstrecke" sind, ist unklar. Außerdem werden Zusammenhänge zum Hormon-, insbesondere Glukokortikoidstoffwechsel diskutiert.

Oft als Sonderform abgegrenzt wird die **saisonale Depression** (*SAD, Winterdepression*). Der Mangel an Sonnenlicht im Winterhalbjahr soll hier zu Störungen des Melatonin-Serotonin-Gleichgewichts führen.

Symptome

Leitsymptome von Depressionen sind:

- **Niedergeschlagene, gedrückte, freudlose Stimmung.** Die Ausprägung reicht von leichter Niedergedrücktheit über „echte Traurigkeit" bis zum „Gefühl der Gefühllosigkeit" („leer", „wie abgestorben"). Die Niedergeschlagenheit schwankt zwar etwas von Tag zu Tag, wird aber z. B. durch positive Ereignisse in der Umgebung kaum beeinflusst
- **Schuld-, Insuffizienzgefühle.** Nicht nur die Umwelt, auch sich selbst können die Betroffenen nicht mehr positiv wahrnehmen; ihr Selbstwertgefühl ist vermindert, im Extrem halten sich die Betroffenen für wertlos, überflüssig. Schuldgefühle sind sehr häufig
- **Angstgefühle,** die schleichend oder überfallartig sein können
- **Wahnvorstellungen.** Bei sehr schweren Depressionen kommt es zu Wahnvorstellungen. Sie spiegeln die oben dargestellten Gefühle. Entsprechend sind Schuldwahn, Verarmungswahn und hypochondrischer Wahn am häufigsten
- **Antriebsstörung, meist Antriebsminderung.** Die Kranken „können sich zu nichts aufraffen", weder im Alltag noch für Hobbys. Sie haben keinen Schwung und werden schnell müde. Sie bewegen sich nur langsam, der Gesichtsausdruck ist leidend oder erstarrt. In Extremfällen kommt es zu einem **depressiven Stupor.** Der Kranke ist nahezu bewegungslos, stumm und reagiert nicht mehr auf die Umwelt. Seltener ist eine (ziellose) Unruhe, die Betroffenen ringen die Hände oder laufen rastlos auf und ab. Dies wird als **agitierte Depression** bezeichnet
- **Sozialer Rückzug.** Depressive ziehen sich typischerweise zurück, verbringen ihre Zeit allein und sind nicht mehr im Stande, emotionale Bindungen aufrecht zu halten. Sie fühlen sich, als säßen sie unter einer Glasglocke oder in einem tiefen Loch
- **Denkstörungen.** Das Denken ist erschwert und verlangsamt, wie gebremst (*Denkhemmung*). Manchmal müssen die Erkrankten zwanghaft über einige wenige, bedrückende Themen nachgrübeln. Das Zeiterleben ist verändert. Vielen Betroffenen erscheinen die Vorgänge des täglichen Lebens als sich endlos lang hinziehend, nicht enden wollend (*Zeitdehnung*)
- **Störungen von Konzentration, Aufmerksamkeit und Gedächtnis.** Sie können so ausgeprägt sein, dass bei alten Menschen eine Demenz vorgetäuscht wird. Mit Abklingen der Depression verschwindet diese **Pseudodemenz**
- **Schlafstörungen.** Charakteristisch sind Ein- und Durchschlafstörungen mit morgendlichem Früherwachen
- **Somatische Beschwerden.** Gerade bei alten Menschen sind körperliche Beschwerden sehr häufig, bei der **larvierten Depression** bestimmen sie das klinische Bild. Die Beschwerden können alle Organe betreffen, besonders typisch sind aber Appetit- und dadurch Gewichtsverlust, Druck- oder Schweregefühl im Brustbereich, Kopfschmerzen, Schwindel, Magen-Darm-Beschwerden oder Rückenschmerzen oder (bei Frauen) Unterleibsschmerzen
- **Schwankung im Tagesverlauf.** Charakteristisch sind ein „Morgentief" und eine „abendliche Aufhellung".

> **» Vorsicht!**
> Die Suizidgefahr (→ Kap. I/33.12) ist bei Depressionen erhöht.

Diagnostik

Gerade bei alten Menschen sind Fehldiagnosen häufig: Einerseits wird bei körperlichen Beschwerden nicht daran gedacht, dass eine Depression dahinter stecken könnte. Andererseits wird eine bestehende niedergedrückte Stimmung oft nicht als krankhafte Depression eingestuft, sondern auf „das Alter" zurückgeführt, oder die Depression wird zwar erkannt, aber nicht ausreichend abgeklärt und dadurch behebbare organische Ursachen übersehen.

Haben Altenpflegerinnen den Verdacht, dass ein Pflegebedürftiger an einer Depression leidet, sollten sie einen Besuch beim Hausarzt oder Neurologen/Psychiater anregen bzw. veranlassen. Diagnostisch wird dann zum einen die psychische Störung durch Gespräch und evtl. entsprechende Tests beurteilt (z. B. die **geriatrische Depressionsskala,** *GDS* → Abb. I/33.22). Zum anderen wird durch internistische und neurologische Untersuchungen, Blutuntersu-

Geriatrische Depressionsskala (GDS)
(nach Sheikh und Yesavage 1986)

	Ja	Nein
1. Sind Sie grundsätzlich mit ihrem Leben zufrieden?	○	□
2. Haben Sie viele Ihrer Aktivitäten und Interessen aufgegeben?	□	○
3. Haben Sie das Gefühl, Ihr Leben sei inhaltsleer?	□	○
4. Überkommt Sie oft Langeweile?	□	○
5. Sind Sie meistens in guter Stimmung?	○	□
6. Sind Sie manchmal besorgt, dass Ihnen etwas Schlimmes zustoßen könnte?	□	○
7. Fühlen Sie sich meistens glücklich?	○	□
8. Bleiben Sie lieber zuhause als rauszugehen und etwas zu unternehmen?	□	○
9. Finden Sie es schön, am Leben zu sein?	○	□
10. Fühlen Sie sich noch kraftvoll?	○	□
11. Fühlen Sie sich oft hilflos?	□	○
12. Haben Sie das Gefühl, wertlos zu sein?	□	○
13. Haben Sie das Gefühl, Ihre Situation sei hoffnungslos?	□	○
14. Haben Sie das Gefühl, dass es den meisten Leuten Ihres Alters besser geht?	□	○
15. Haben Sie das Gefühl, dass Sie mit dem Gedächtnis mehr Probleme haben als die meisten in Ihrem Alter?	□	○

Summe □ = Punktwert _____

Bemerkungen: _____

_____

ausgefüllt von: _____   Datum: _____

Abb. I/33.22 Die Geriatrische Depressionsskala (GDS) ist ein Screening-Test auf Depressionen speziell für ältere Menschen. Normal sind 0–5 Punkte, Werte darüber deuten auf eine Depression hin. [F508]

chungen, EKG, EEG und (einmalige) Computer- oder Kernspintomografie des Gehirns nach organischen Grunderkrankungen gesucht.

Behandlung

Die meisten Depressionen alter Menschen können ambulant behandelt werden. Suizidale Tendenzen sind jedoch immer ein Grund für eine stationäre Aufnahme.

Die Behandlung von Depressionen umfasst stets nicht medikamentöse Verfahren, v. a. Psychotherapien. Das Verfahren wird individuell ausgewählt. Durch kognitive Verhaltenstherapie soll der Betroffene z. B. negative Selbstwahrnehmung und Gedanken erkennen und korrigieren lernen. Bei mäßig schweren und schweren Depression kommt eine medikamentöse Behandlung mit Antidepressiva (siehe unten) und ggf. Stimmungsstabilisatoren (→ Kap. I/33.6.2) hinzu.

Weitere Behandlungsmethoden:
- **Wachtherapie** (*Schlafentzug*). Diese basiert auf Hinweisen, dass gerade der Schlaf in den frühen Morgenstunden Depressionen verstärkt. Tatsächlich hilft vollständiger oder teilweiser Schlafentzug einigen Betroffenen, die Wirkung hält allerdings nur kurz an
- Bei der Sonderform der saisonalen Depression **Lichttherapie** durch Sonnenlicht oder spezielle Lampen (→ Abb. I/33.23)
- **Elektrokrampftherapie** unter Kurznarkose (und unter Muskelentspannung) bei therapieresistenten Depressionen.

❯❯ Auch wenn sich nach einem belastenden Ereignis, z. B. dem Tod eines nahen Angehörigen oder der Diagnose einer schweren Erkrankung, eine länger dauernde, relevante Depression entwickelt und diese somit „plausibel" erscheint, sollte behandelt werden.

Antidepressiva

❯❯ **Antidepressiva** (*Thymoleptika*): Psychopharmaka, die stimmungsaufhellend und angstlösend wirken. Einige Antidepressiva wirken darüber hinaus beruhigend, andere antriebssteigernd. Die Untergruppe der Serotonin-Wiederaufnahme-Hemmer (siehe unten) wirkt außerdem gegen Zwänge.

Antidepressiva werden vor allem bei mittelschweren und schweren Depressionen, aber auch z. B. bei Zwangs- und Angststörungen gegeben. Bei (rezidivierenden) depressiven Störungen werden sie oft über die akute Krankheitssymptomatik hinaus zur Rückfallprophylaxe eingesetzt. Unterstützend können Antidepressiva bei chronischen Schmerzen (→ Kap. I/35.3.2) gegeben werden.

❯❯ Entgegen einem verbreiteten Vorurteil besteht keine Abhängigkeitsgefahr.

Alle Antidepressiva greifen in den Neurotransmitterhaushalt (Botenstoffhaushalt) des Gehirns ein. Vor allem hemmen sie die Wiederaufnahme von Noradrenalin oder Serotonin, hemmen das Noradrenalin und Serotonin abbauende Enzym *Monoaminoxidase* oder steigern die Freisetzung von Noradrenalin und Serotonin.

Hinzu kommen pflanzliche Präparate wie Johanniskraut (z. B. Jarsin®), deren Wirkmechanismen noch unbekannt sind.

Die Wirksamkeit der verschiedenen Substanzen und mögliche unerwünschte Wirkungen lassen sich im Einzelfall nicht vorhersagen. Deshalb wird das Präparat vor allem nach den Begleiterkrankungen und

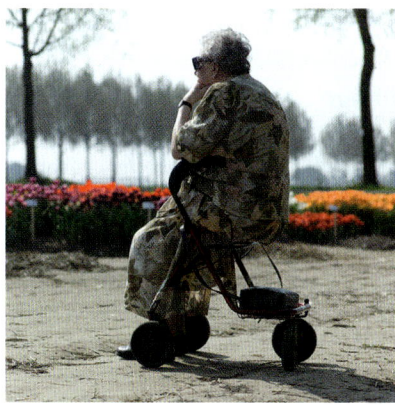

Abb. I/33.23 Die saisonal abhängige Depression (SAD) wird durch Lichttherapie günstig beeinflusst. Für die (prophylaktische oder therapeutische) Lichttherapie können Sonnenlicht sowie spezielle Lampen genutzt werden. [J787]

I 33

weiteren Medikamenten des Betroffenen und nach seiner zusätzlichen sedierenden oder antriebsfördernden Wirkung ausgesucht.

Bei älteren Menschen meist bevorzugt werden **selektive Serotonin-Wiederaufnahme-Hemmer** (*SSRI*) wie etwa Citalopram (z. B. Cipramil®), Escitalopram (z. B. Cipralex®), Fluoxetin (z. B. Fluxet®) oder Sertralin (z. B. Zoloft®). Hauptsächliche unerwünschte Wirkungen, insbesondere zu Beginn der Behandlung, sind Magen-Darm-Beschwerden, Unruhe und Schlafstörungen. Insgesamt gut verträglich ist auch der spezifische **MAO-A-Hemmer** Moclobemid (z. B. Aurorix®), der nur die Unterform A der Monoaminoxidase hemmt, ebenso Mirtazapin (Remergil®), Venlafaxin (Trevilor®) und Agomelatin (Valdoxan®).

Zur Kontrolle etwaiger unerwünschter Wirkungen müssen regelmäßig EKG und Blutwerte (Blutbild, Elektrolyte, Leberwerte) kontrolliert werden.

Ältere Substanzen, z. B. Amitriptylin (z. B. Amitriptylin beta®) oder Imipramin (z. B. Tofranil®) werden bei alten Menschen wegen ihrer unerwünschten (anticholinergen) Wirkungen nur zurückhaltend eingesetzt.

Für alle Antidepressiva gilt, dass die stimmungsaufhellende Wirkung erst nach 10–14 Tagen beginnt und sich dann langsam aufbaut. Daher kann über die Wirksamkeit und einen evtl. Präparatwechsel erst nach mehreren Wochen entschieden werden.

> ❯❯ Typischerweise treten die unerwünschten Wirkungen der antidepressiven Therapie bereits *vor* der aufhellenden Wirkung auf und machen den von Depression Betroffenen noch mehr Angst. In dieser Phase brauchen sie besondere Unterstützung.

Pflege

Der Umgang mit depressiven Menschen erfordert von allen Beteiligten Einfühlungsvermögen und Geduld. Der Betroffene befindet sich bildhaft ausgedrückt in einem inneren Gefängnis, aus dem er keinen emotionalen Kontakt zu anderen Menschen aufbauen kann (→ Abb. I/33.24). Auf Außenstehende erscheint er vielfach emotional unerreichbar.

Besonders wichtig ist es, eine gesunde Balance zwischen aktivierenden Maßnahmen und einer Überforderung zu finden. Nehmen Pflegende dem Pflegebedürftigen zu viel ab, um ihn zu schonen, unterstützen sie indirekt sein negatives Selbstbild. Nehmen sie ihm zu wenig ab, ist der Pflegebedürftige schnell

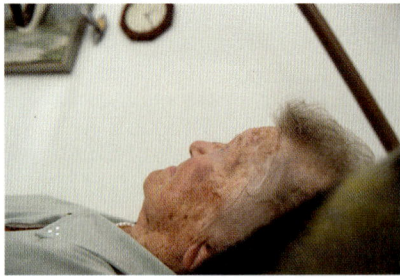

Abb. I/33.24 Depressive Menschen haben oft massive Antriebsstörungen und neigen dazu, ganze Tage im Bett zu verbringen. [K157]

überfordert – ebenfalls mit ungünstigen Auswirkungen. Ähnliches gilt für Zuwendung: Viele Depressive fühlen sich durch zu viel Zuwendung unter Druck gesetzt und entwickeln Schuldgefühle, weil sie für die ihnen entgegengebrachte Zuwendung keine Gegenleistung erbringen können. Zuwendungsentzug empfinden sie als Bestätigung ihrer ohnehin schon stark ausgeprägten Minderwertigkeitsgefühle. Unangebrachter Trost („Es ist unnötig, dass Sie sich wegen solcher Kleinigkeiten schuldig fühlen") oder Floskeln („Alles wird wieder gut") sind unangebracht, weil sie Unverständnis signalisieren. Besser ist es, dem Pflegebedürftigen gut zuzuhören, sein Gefühl der Ausweglosigkeit zu akzeptieren, aber ihn darüber zu informieren, dass dieses Gefühl Teil der Erkrankung ist.

Die Begleitung des Betroffenen gelingt am besten innerhalb der Bezugspflege (→ Kap. III/3.2.2).

> ❯❯ Weder Pflegende noch Angehörige sollten den akut depressiv Erkrankten auffordern „sich zusammenzureißen" und „positiv zu denken".

Angemessene Aktivierung und Hilfe bei der Alltagsbewältigung

Für depressive Menschen sind oft schon einfache Anforderungen des täglichen Lebens eine große Anstrengung. Im akuten Stadium entlasten Pflegende den Betroffenen und bieten ihm ausreichend Rückzugsmöglichkeiten.

Aktivierende Maßnahmen stehen unter dem Grundsatz „fördern ohne zu überfordern" und sollten so bald wie möglich einsetzen. Es gilt die Devise, zu Eigenaktivität zu ermutigen, statt diese einzufordern. Bei gemeinsamen Beschäftigungen und in den Therapien erfahren die Erkrankten, dass sie viel mehr können, als sie sich zugetraut hätten, und kleine Erfolgserlebnisse erhöhen die Motivation für weitere Aktivitäten.

Die Pflegenden beobachten die Fähigkeit der Betroffenen zur eigenständigen Einhaltung der Tagesstruktur, zur Durchführung der Körperpflege und zur Aufnahme von ausreichend Flüssigkeit und Nahrung und bieten bei Bedarf Unterstützung an. Das bedeutet u. a., dass der Pflegebedürftige morgens regelmäßig zu angemessener Uhrzeit (Morgentief) freundlich geweckt wird und ermutigt wird aufzustehen. Gegebenenfalls gehört dazu auch die Ermutigung, Anleitung oder Unterstützung bei der Körperpflege und bei extremen Antriebsstörungen mit Bewegungseinschränkungen ggf. auch die Lagerung und die Durchführung zusätzlicher Prophylaxen, um einem Immobilitätssyndrom vorzubeugen.

Bei den häufig auftretenden Schlafstörungen und der Unruhe haben sich alternativ zu Medikamenten auch Beruhigungstees, entspannende Bäder, der Einsatz ätherischer Öle und Entspannungstechniken (→ Kap. II/21.9.2) bewährt. Bedingt durch verminderten Antrieb, Konzentrations- und Gedächtnisstörungen, Wahnerleben und Störungen des Selbstwertgefühls brauchen depressive Menschen bei vielen Verrichtungen pflegerische Unterstützung.

Altenpflegerinnen bieten dem Pflegebedürftigen wiederkehrend entlastende Gespräche und gemeinsame Unternehmungen wie Spaziergänge an und laden dazu ein, sich am Wohngruppen- bzw. Hausprogramm zu beteiligen, oder mit Angehörigen oder anderen Bewohnern Kontakte aufzunehmen, bzw. zu pflegen.

Sie respektieren die Entscheidungen des Betroffenen, teilen ihm jedoch auch ehrlich mit, wenn sie aus pflegerisch-professioneller Sicht eine Entscheidung oder ein Verhalten des Betroffenen nicht gutheißen oder mittragen können, z. B. wenn dadurch Gefährdungen auftreten und erklären ihre Einschätzung der Situation sachlich und offen.

Internet- und Lese-Tipp
Stiftung Deutsche Depressionshilfe:
www.deutsche-depressionshilfe.de

Suizidgefahr

Ein wichtiges pflegerisches Problem ist die **Suizidgefahr** (→ Kap. I/33.12). Die Pflegenden achten auf suizidale Äußerungen und gehen mit direkten Gesprächsangeboten darauf ein. Dieser offensive Umgang mit dem Problem befreit den Betroffenen von Schuldgefühlen und schafft Vertrauen. Bei der Äußerung von Suizidgedanken ziehen Altenpflegerinnen einen Arzt hinzu.

I/33.6.2 Manie

> **Manie:** Affektive Störung mit gehobener Stimmung, Antriebssteigerung, Denkstörungen sowie evtl. Wahn. In der Regel Teil einer bipolaren affektiven Störung.

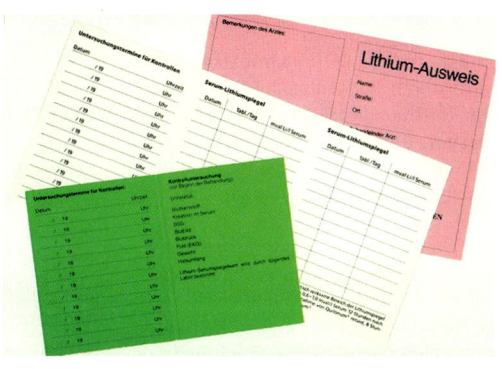

Abb. I/33.25 Pflegebedürftige, die ein Lithiumpräparat einnehmen, sollen stets einen Lithiumausweis bei sich tragen. [K183]

Krankheitsentstehung

Manische Zustände kommen (fast) nie isoliert vor. Sie sind meist Teil einer bipolaren affektiven Störung (→ Kap. I/33.6.3) oder Begleitsymptom verschiedener psychiatrischer Krankheitsbilder.

Symptome, Befund und Diagnostik

Leitsymptome einer Manie sind:
- **Gehobene Stimmung.** Meist ist die Stimmung gehoben (euphorisch). Im Verlauf schlägt sie nicht selten in Gereiztheit oder gar Aggression um, insbesondere wenn sich die Umgebung den Wünschen des Betroffenen widersetzt
- **Wechselnde Interessen.** Der Kranke hat vielfältige, schnell wechselnde Interessen, es fehlt aber die Ausdauer, die Interessen zu verfolgen
- **Ideenflucht.** Das Denken ist beschleunigt und flüchtiger als sonst, die Kranken springen von Einfall zu Einfall. Durch äußere Eindrücke werden sie sofort abgelenkt, sie können sich nicht mehr konzentrieren. Extremfall ist die **verworrene Manie**
- **Selbstüberschätzung**
- **Wahn.** Als Ausdruck der veränderten Grundstimmung dominiert Größenwahn, z. B. der Wahn, durch Spenden die Armut auf der Welt beseitigt zu haben
- **Antriebssteigerung.** Die Betroffenen fühlen sich oft ausgesprochen wohl, aktiv und leistungsfähig und entwickeln große Energie. Sie befinden sich ständig in Bewegung, eilen von einer Beschäftigung zur nächsten, meistens ohne zu einem Ergebnis gekommen zu sein, und reden teils unaufhörlich. In schweren Fällen kommt es zu einer so starken **psychomotorischen Erregung,** dass die Betroffenen toben und Gegenstände zerstören
- **Vegetative Symptome.** Hierzu zählen insbesondere verkürzte Schlafdauer und gesteigerte Libido. Beides wird von den Erkrankten aber nicht als störend empfunden

- **Eingeschränkte Kritik- und Urteilsfähigkeit.** Gehobene Stimmung, Größenideen und Antriebssteigerung führen oft zu Realitätsverlust und unüberlegten Handlungen. Typisch sind Verschuldung durch maßlose Einkäufe, Übernahme unerfüllbarer Verpflichtungen und unüberlegte Geschäftsgründungen. Zwischenmenschliche Kontakte (auch sexuelle) werden schnell hergestellt und ebenso schnell wieder gelöst.

Die Diagnose wird vor allem klinisch gestellt.

Bei einer früheren Depression liegt eine bipolare affektive Störung (→ Kap. I/33.6.3) vor. Auch bei der Manie müssen andere Erkrankungen, Medikamente oder Drogen als Ursache der Stimmungsänderung ausgeschlossen werden.

Behandlung

Obwohl Menschen mit Manie sich subjektiv bestens und gesund fühlen, müssen sie behandelt werden, um Schaden von ihnen und ihrer Umgebung abzuwenden. Nur in leichten Fällen kann ambulant behandelt werden. Ansonsten wird die Behandlung im Krankenhaus eingeleitet, bei akuter Eigen- oder Fremdgefährdung kann die Einweisung in eine geschlossene psychiatrische Abteilung notwendig sein.

Die medikamentöse Therapie stützt sich in erster Linie auf die Gabe von Neuroleptika (v. a. atypische Neuroleptika wie Olanzapin, etwa Zyprexa® → Kap. I/33.7.2), Lithium (siehe unten) oder die Antiepileptika Carbamazepin und Valproinsäure. Bei schwerer Manie werden Neuroleptika mit Benzodiazepinen (zur Beruhigung) kombiniert. Nach Abklingen der Akutsymptomatik muss eine weitere Medikamentengabe zur Phasenprophylaxe bzw. Vorbeugung von weiteren manischen Episoden erfolgen, wobei die gleichen Medikamente eingesetzt werden.

Eine Psychotherapie ist während der akuten Erkrankung meist nicht möglich, da die Betroffenen ihre Probleme nicht erkennen können. Dennoch benötigen die Erkrankten eine enge und stützende Begleitung.

Stimmungsstabilisatoren

Stimmungsstabilisatoren (*Mood-Stabilizer*) sollen die veränderte Stimmung sowohl bei depressiver als auch bei manischer „Auslenkung" regulieren. Haupteinsatzgebiete sind die Akutbehandlung der Manie sowie die Rückfallprophylaxe bei bipolaren affektiven Störungen.

Am längsten bekannt ist **Lithium** (z. B. Quilonum®). Lithium ist ein Medikament mit vielfältigen unerwünschten Wirkungen (→ Abb. I/33.25). Zu nennen sind unter anderem Magen-Darm-Beschwerden, Zittern, Muskelschwäche, Schilddrüsenfunktionsstörungen, Blutzuckerschwankungen, Herzrhythmus- und Nierenfunktionsstörungen. Außerdem kann das Körpergewicht stark steigen. Die therapeutische Breite ist gering, vor allem bei Wasserverlusten können schnell Vergiftungserscheinungen entstehen.

Entsprechend wird Lithium bei älteren Menschen nur zurückhaltend eingesetzt und nur, wenn eine gewissenhafte Medikamenteneinnahme und ärztliche Kontrollen einschließlich Blutuntersuchungen und EKG gewährleistet sind. Die Pflegenden beobachten den Betroffenen nicht nur auf unerwünschte Wirkungen der Lithiumbehandlung und Überdosierungserscheinungen, sondern auch auf Erkrankungen, die zu einer erhöhten Gefahr der Intoxikation führen (z. B. Durchfall, Erbrechen, Fieber). Der Pflegebedürftige soll keine Medikamente eigenmächtig einnehmen (auch frei verkäufliche Schmerzmittel oder harntreibende Tees können den Lithiumspiegel erhöhen) und Speisen normal salzen.

I

33

> **» Vorsicht!**
> Gefährlich ist die **Lithiumintoxikation.** Sie wird durch kochsalzarme Diät, Verlust von Natrium und Flüssigkeit (Schwitzen, Fieber, Diuretika) oder falsche Einnahme des Präparats begünstigt und zeigt sich zunächst durch Magen-Darm-Beschwerden und uncharakteristische ZNS-Erscheinungen (Müdigkeit, Apathie, Schwindel, Tremor). In schwersten Fällen kommt es zu zerebralen Krampfanfällen, Koma, Herzrhythmusstörungen und akutem Nierenversagen. Die Behandlung ist dann nur auf einer Intensivstation möglich.

Die stimmungsstabilisierende Wirkung einiger (vor allem atypischer) Neuroleptika wie Olanzapin (z. B. Zyprexa® → Kap. I/33.7.2) und der Antiepileptika Carbamazepin, Lamotrigin und Valproinsäure (→ Kap. I/31.11.15) ist noch nicht lange bekannt. Diese Präparate sind für alte Menschen meist besser geeignet.

Anxiolytika und Hypnotika: Benzodiazepine

> **» Anxiolytika:** Angstlösende Medikamente.
> **Hypnotika:** Schlafmittel.

Anxiolytika sollen Ängste lösen, „gleichmütig" machen. Hauptsächlich eingesetzt werden Benzodiazepine.

Benzodiazepine

Benzodiazepine wirken nicht nur angstlösend, sondern auch beruhigend (*sedierend*), schlafanstoßend (*hypnotisch*) und (zentral) muskelentspannend. Sie unterdrücken zerebrale Krampfanfälle.

Ein kurz wirksames Benzodiazepin (Wirkdauer unter 6 Std.) ist z. B. Brotizolam (etwa Lendormin®), mittellang (6–24 Std.) wirken Bromazepam (etwa Lexotanil®), Lorazepam (etwa Tavor®) und Oxazepam (etwa Noctazepam®), und Diazepam (etwa Diazepam-ratiopharm®, Valium®) zählt zu den lang wirksamen Benzodiazepinen (Wirkdauer über 24 Std.).

Benzodiazepine sind kurzzeitig zur Behandlung von Angst indiziert, z. B. bei schwersten Depressionen. Entsprechend ihrer Wirkungen sind sie außerdem als Antiepileptika (→ Kap. I/31.11.15), zur Therapie akuter Anspannung (z. B. präoperativ) und zur Sedierung, etwa nach

Herzinfarkt (→ Kap. I/31.5.10), geeignet. Problematisch ist der nach wie vor häufige und oft missbräuchliche Einsatz von Benzodiazepinen als Schlafmittel (*Hypnotikum*).

Benzodiazepine sind in der Regel gut verträglich. Die wichtigsten akuten unerwünschten Wirkungen sind Müdigkeit (Beeinträchtigung der Fahrtüchtigkeit!), Sturzneigung (wegen Muskelentspannung) und paradoxe Reaktion (Erregung). Da Benzodiazepine im Gehirn die Atmung hemmen, muss bei (höher dosierter) intravenöser Gabe die Atmung beobachtet werden. Bei akuter Alkohol-, Rauschgift- oder Psychopharmakavergiftung dürfen Benzodiazepine nicht gegeben werden.

Die Toxizität von Benzodiazepinen ist gering, d. h. sie sind recht „sichere" Medikamente. Für die Behandlung akuter Überdosierungen (etwa als Suizidversuch mit gesammelten Tabletten) steht als spezifisches Antidot Flumazenil (Anexate®) zur intravenösen Gabe zur Verfügung.

Bei Langzeiteinnahme von Benzodiazepinen besteht erhebliche Abhängigkeitsgefahr. Bei plötzlichem Absetzen kommt es zu Entzugssymptomen wie Schlaflosigkeit, Unruhe, Zittern, Angstzuständen und Albträumen, in schweren Fällen zu zerebralen Krampfanfällen und Delir.

> **» Vorsicht!**
> Benzodiazepine gehören in Deutschland zu den am meisten verkauften Medikamenten. Sie werden weitaus häufiger eingesetzt (etwa als Schlafmittel) als es sinnvoll ist und sind in zahlreichen Kombinationspräparaten (z. B. gegen Muskelverspannungen) enthalten. Ihr Abhängigkeitspotenzial wird nach wie vor unterschätzt.

Pflege und Information

Nur leicht Erkrankte können zuhause oder in der Einrichtung bleiben:

- Ruhige, sachliche und klare Kommunikation. Vorsichtiges Bremsen der Redeflut, kein Einlassen auf Witzeleien o. Ä., um den Betroffenen nicht in seinem Verhalten zu bestärken
- Reizarme Umgebungsgestaltung, kein Überangebot an Beschäftigungsmöglichkeiten, gleichzeitig sollte sich der Betroffene sein Zuviel an Energie aber ausleben dürfen, da viele bei Bewegungseinschränkung gereizt reagieren

- Vermeidung von Konfliktthemen, weder Verstärken noch Aberkennen von Wahnideen
- Grenzen anderer Bewohner schützen (Kranken evtl. abschirmen), z. B. keine Geschäfte mit ihnen zulassen
- Entspannende Bäder oder Tees gegen Schlafstörungen, auf Arztanordnung Schlafmedikamente.

Nach der Akutphase leiden die Erkrankten häufig unter Schuldgefühlen, bei deren Bewältigung die Pflegenden durch Krankheitsaufklärung und Verständnis helfen können. Aus dieser Gefühlslage kann eine ernsthafte depressive Verstimmung entstehen. In dieser Phase ist das Suizidrisiko erhöht.

I/33.6.3 Bipolare affektive Störungen

> **» Bipolare affektive Störung:** Depressive und manische Phasen im Wechsel. Bei alten Menschen ist die Erkrankung in aller Regel bereits bekannt.

Bei einer **bipolaren affektiven Störung** treten depressive und manische Episoden im Wechsel auf. Die einzelnen Phasen dauern Tage bis Monate. Dazwischen kann eine symptomfreie Zeit von einigen Tagen bis mehreren Jahren liegen, der Umschwung in die andere Phase kann aber im Extremfall völlig unvorhersehbar innerhalb weniger Stunden erfolgen. Auch eine gemischte Symptomatik ist möglich.

Unabdingbar ist ein Langzeitmedikation (*Phasenprophylaxe*) mit Stimmungsstabilisatoren (→ Kap. I/33.6.2). Sie führt oft zu einer deutlichen Besserung, wird aber nicht selten von den Betroffenen eigenmächtig abgebrochen. Nicht medikamentöse Maßnahmen sind ebenfalls auf Dauer sinnvoll (z. B. Milieu-, Sozio- und Psychotherapie).

Die Pflege ist der Phase angepasst, in der sich der Betroffene gerade befindet (Pflege von depressiven Menschen → Kap. I/33.6.1, Pflege von manischen Menschen → Kap. I/33.6.2).

Internet- und Lese-Tipp
Informationsangebot zu Psychosen oder bipolaren Erkrankungen: www.psychose.de

I/33.7 Erkrankungen des schizophrenen Formenkreises

I/33.7.1 Beispiel eines Pflegeprozesses bei „gestörter persönlicher Identität"

> ❯ **Gestörte persönliche Identität:** Unfähigkeit, eine integrierte und vollständige Selbstwahrnehmung aufrechtzuerhalten. 🕮 10 🕮 14 🕮 17

Auf Menschen, die an Erkrankungen des schizophrenen Formenkreises leiden, trifft häufig die Pflegediagnose **gestörte persönliche Identität** zu (→ Abb. I/33.26).

Ⓢ Fallbeispiel Stationär, Teil I

Lena Kohler lebt seit drei Wochen im Seniorenzentrum Maxeberg in einem der Einzelzimmer. Sie ist mit ihren 63 Jahren eine der jüngsten Bewohnerinnen. Hermine Brauer berichtet als Bezugspflegende bei der heutigen kollegialen Beratung, die im Rahmen der Nachsorge nach dem letzten stationären Aufenthalt von Frau Kohler in der psychiatrischen Klinik hier in der Pflegeeinrichtung gemeinsam mit dem Team und der Expertin für psychiatrische Pflege aus der Klinik stattfindet, Frau Kohlers Biografie und schildert die aktuelle Situation.

Die ledige und kinderlose Frau Kohler war Fremdsprachenkorrespondentin und hat 14 Jahre in einer international agierenden Stiftung gearbeitet, bis sie wegen ihrer paranoiden Schizophrenie, die zu mehrfachen stationären Behandlungen geführt hatte, mit 48 Jahren schließlich berufsunfähig wurde. Bis auf eine kurze Zeit, in der sie mit einem Freund zusammen wohnte, hat Frau K. im Elternhaus, in einer eigenen Wohnung gewohnt, wo sie vollkommen zurückgezogen gelebt und sich um die alte, inzwischen verstorbene Mutter kümmerte. Außerhalb der Familie hatte sie keine Kontakte. Seit einem Sturzereignis in der Wohnung ist Frau Kohler auf den Rollstuhl angewiesen und nach einer erneuten Einweisung in die psychiatrische Klinik und einem anschließenden, einmonatigen Aufenthalt dort ist der Bruder als gesetzlicher Betreuer für die Patientin bestellt worden und hat hier einen Platz für seine Schwester gefunden. Er war sehr erleichtert und sofort damit einverstanden, dass seine Schwester eine psychiatrische

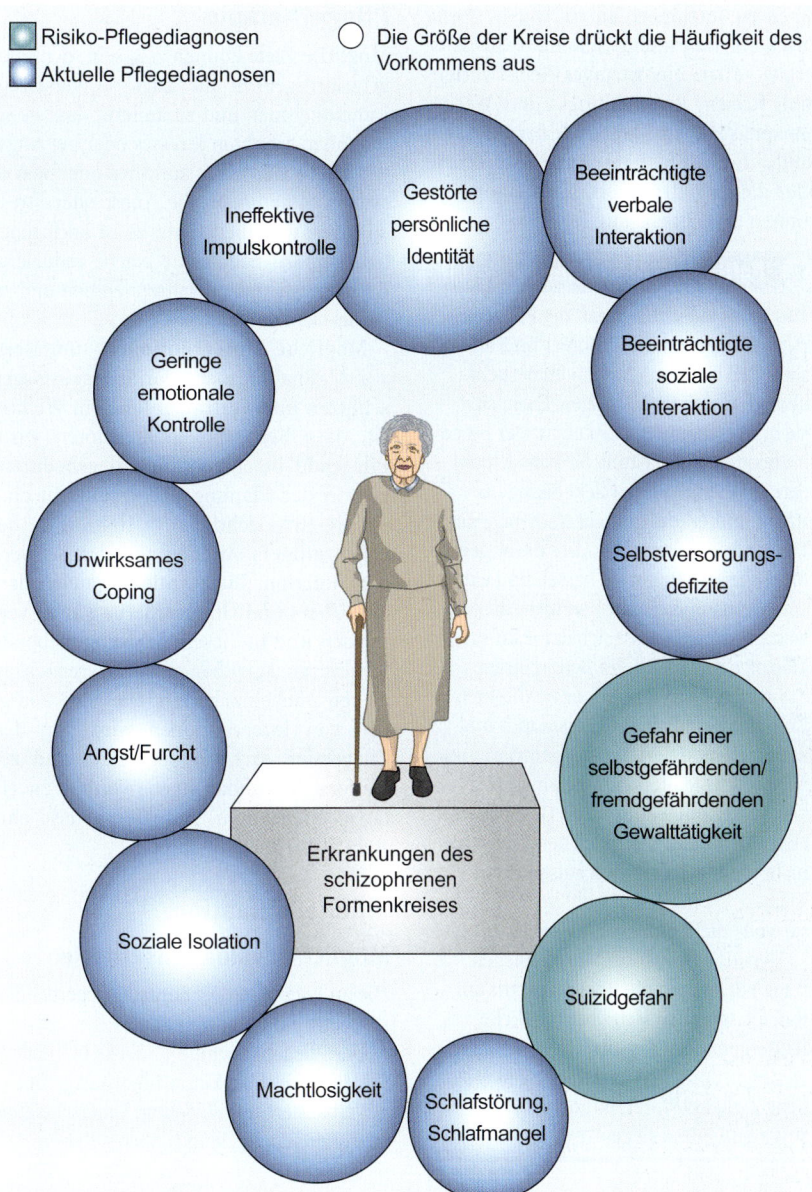

Risiko-Pflegediagnosen

Aktuelle Pflegediagnosen

○ Die Größe der Kreise drückt die Häufigkeit des Vorkommens aus

Ineffektive Impulskontrolle

Gestörte persönliche Identität

Beeinträchtigte verbale Interaktion

Geringe emotionale Kontrolle

Beeinträchtigte soziale Interaktion

Unwirksames Coping

Selbstversorgungsdefizite

Angst/Furcht

Gefahr einer selbstgefährdenden/ fremdgefährdenden Gewalttätigkeit

Erkrankungen des schizophrenen Formenkreises

Soziale Isolation

Suizidgefahr

Machtlosigkeit

Schlafstörung, Schlafmangel

Abb. I/33.26 Im Zusammenhang mit Erkrankungen des schizophrenen Formenkreises ergeben sich häufig die hier dargestellten Pflegediagnosen. [M613]

Pflegeüberleitung im Rahmen der Entlassung aus der psychiatrischen Klinik erhält, die mehrere aufsuchende Kontakte und die kollegiale Beratung umfasst. Er besucht seine Schwester regelmäßig mehrmals in der Woche und hat Hermine Brauer aus deren Leben berichtet.

Pflegediagnostik

Bestimmende Merkmale und beeinflussende Faktoren

Kennzeichnend sind falsche Überzeugungen bezüglich der eigenen Person bis hin zum Wahn, Unsicherheit, Gefühle von Fremdsein oder Leere, sowie die Unfähigkeit, zwischen inneren und äußeren Reizen zu unterscheiden. Typisch ist, dass die Erkrankten nicht in der Lage sind, ihr subjektives Empfinden mit den Umständen der Außenwelt abzugleichen. Sie befinden sich deshalb in einem Dissens mit ihrer Umgebung, zeigen widersprüchliche Persönlichkeitszüge, unwirksames Problemlösungs- und Rollenverhalten. Die Beziehungen zu anderen Menschen sind häufig gestört. Diese Merkmale sind z. B. bedingt durch psychiatrische Erkrankungen, manische Phasen oder organische Psychosyndrome, durch die Unfähigkeit der betroffenen Personen, anderen Men-

I
33

schen zu vertrauen, durch Ängste, sowie durch eine stark eingeschränkte Stresstoleranz. Auch ein geringes Selbstwertgefühl, Krisen, Entwicklungs- und Wachstumsphasen, ein Wechsel der sozialen Rolle, beeinträchtigte Familienprozesse oder die Indoktrination durch einen Kult können ursächlich sein.

Ⓢ Fallbeispiel Stationär, Teil II

Das Team tauscht sich mit der Pflegeexpertin aus. Wenn Lena Kohler im Rollstuhl den Gemeinschaftsraum besucht, verändert sich ihr Verhalten. Dann sitzt sie mit verspannter Muskulatur der Beine im bequemen Rollstuhl. Sie hält sich an den Stuhllehnen fest, blickt häufig im Raum umher und gibt auf Nachfrage der Pflegenden flüsternd an, dass die anderen Menschen im Raum sie hassen und auf eine Gelegenheit warten würden, ihr etwas anzutun. Sie lässt sich dann auf Erklärungen nicht ein. Im Bett in ihrem Zimmer liegend reagiert sie im direkten Kontakt freundlich und zugewandt und zeigt sich motiviert und konzentriert, um bei den Pflegeinterventionen mitzuwirken. Frau Kohler äußerte im Gespräch mit Hermine Brauer mehrfach den Wunsch, nicht mehr aus dem Bett aufstehen zu müssen. Sie fühle sich wohl im Bett und sie wolle nicht mobilisiert werden.

Hermine Brauer und ihre Kollegen fragen deswegen die Pflegeexpertin um Rat. Sie tauschen sich über mögliche Hintergründe aus, sammeln Ideen zum weiteren Vorgehen und überle gen mögliche Ziele und Interventionen für die Anpassung des Pflegeprozesses.

Pflegetherapie

Mögliche Ziele können z. B. sein, den Pflegebedürftigen in die Lage zu versetzen, wahrzunehmen und zu äußern, dass in Situationen erhöhten Stresses oder bei Angst fälschliche Gedanken auftreten oder dass er sich in Situationen, die Angst oder Stress auslösen, geschützt fühlt. Es ist auch möglich, ihm zu helfen, die eigene reduzierte Belastungsfähigkeit wahrzunehmen und zu berücksichtigen.

Mögliche Interventionen umfassen v. a. Maßnahmen, die vor Stressauslösern schützen und Vertrauen fördern. Wichtig ist, dass Bezugspflege angeboten wird. Pflegende beteiligen die Pflegebedürftigen an der Planung. Sie vermitteln eine positiv-zuversichtliche Haltung bei gleichzeitigem Anerkennen der Schwere der Situation. Interventionen zielen darauf, Über- und Unterforderungen zu vermeiden und in diesem Sinne haltgebende Strukturen aufzubauen oder Grenzen zu ziehen und einzuhalten. Die Notwendigkeit von Interventionen wird von den Pflegenden sachlich begründet und getroffene Vereinbarungen werden zuverlässig eingehalten. Auf diese Weise entsteht allmählich Vertrauen.

Pflegeevaluation

Mögliche Evaluationskriterien

Die im Folgenden genannten Pflegeergebnisse stellen eine Auswahl dar.
Der Pflegebedürftige
- Verbalisiert ein klares Identitätsgefühl
- Verbalisiert eine eindeutige Unterscheidung zwischen inneren und äußeren Reizen

- Beschreibt die Umwelt exakt
- Erkennt und zieht persönliche Konsequenzen aus seinem Handeln.

Ⓢ Fallbeispiel Stationär, Teil IV

Hermine Brauer hat nach der kollegialen Beratung das Gespräch mit Frau Kohler wieder aufgenommen und ihr versichert, dass sie sich um ein Vorgehen bemühen werde, das die Ängste von Frau Kohler ernstnimmt und ihre Wünsche berücksichtigt, jedoch auch ihre körperliche Unversehrtheit bewahrt. Sie hat ihr erklärt, dass ein so starker Rückzug von anderen Menschen, verbunden mit einem ständigen Aufenthalt im Bett, mit einem hohen Risiko erheblicher Gesundheitsschädigungen einhergeht, den sie als Fachperson nicht mittragen könne. Sie fordert Frau Kohler auf, mit ihr an einem Kompromiss zu arbeiten. Schließlich einigen sie sich auf das Vorgehen, das in der Pflegeplanung beschrieben ist. In der ersten Zeit vergewissert sich Frau Kohler bei jedem Kontakt, dass man auch künftig nicht mehr von ihr verlangen werde als vereinbart. Hermine Brauer bestätigt ihr immer wieder, dass die Vereinbarungen selbstverständlich eingehalten werden. Nach einiger Zeit zeigt sich Frau Kohler im Rollstuhl sitzend entspannt und zufrieden.

❯ Praktisches aus der Forschung

Die NANDA-Pflegediagnose „gestörte Denkprozesse", die bei Erkrankungen des schizophrenen Formenkreises ebenfalls häufig zutreffende Merkmale beschreibt, ist aus dem Kanon der Diagnosen gestrichen.

Ⓢ Fallbeispiel Stationär, Teil III

Beispiel einer Pflegeplanung bei gestörter persönlicher Identität für Lena Kohler

Pflegediagnostik	Pflegetherapie	
aktuelle Pflegediagnosen (aP), Risiko-Pflegediagnosen (RP), Einflussfaktoren/Ursachen (E), Symptome (S), Ressourcen (R)	Pflegeziele/erwartete Ergebnisse	Pflegemaßnahmen
• **aP:** Gestörte persönliche Identität • **E:** Psychiatrische Erkrankung, Wechsel der sozialen Rolle nach Einzug in die Pflegeeinrichtung • **S:** Wahnhafte Selbstbeschreibung • **S:** Unfähig, zwischen inneren und äußeren Reizen zu unterscheiden • **S:** Rückzug ins Zimmer/Bett (unwirksames Coping) • **R:** Frau K. äußert ihre Gefühle und Befürchtungen verbal • **R:** Wenn sie sich im Zimmer in ihrem Bett befindet, zeigt sie sich ausgeglichen und zufrieden • **R:** Aktuell gibt es keine Zeichen von körperlichen Schäden infolge Inaktivität; Physiotherapie 2 × wöchentlich wird als stützend erlebt	• Sie hat als angenehm empfundenen Sozialkontakt • Ihre körperliche Unversehrtheit bleibt erhalten (Hautzustand, Beweglichkeit, Kraft, Kreislauf, Atmung) • Frau K. nimmt die Umwelt korrekt wahr und äußert ein klares Gefühl für die persönliche Identität	• Frau K. nimmt im Zimmer am Tisch sitzend das Mittag- und Abendessen ein und verbleibt jeweils für eine Std. im Rollstuhl • Sie wird von Bezugspflegenden tgl. zu den Mahlzeiten in ihren Spezialrollstuhl mobilisiert • Betreuungsassistenten begleiten Frau K. 2 × wöchentlich (Di., Do.) nachmittags für ca. 30 Min. zum Spaziergang außerhalb des Zimmers oder zu Gruppenaktivitäten

worden, weil sie das notwendige Evidenzniveau (LOE) nicht erreicht hat. Inzwischen arbeiten die Experten daran, den Status wiederherzustellen. Sobald die Diagnose so bearbeitet ist, dass sie ihren Platz wieder einnehmen kann, reiht dieses Lehrbuch sie erneut in die Liste der Pflegediagnosen ein

I/33.7.2 Übersicht und Verlaufsformen der Schizophrenie

> **Schizophrenie:** Psychische Erkrankung mit schweren Störungen des Denkens, Fühlens und Wahrnehmens. Betrifft die gesamte Persönlichkeit und verändert sie tiefgreifend. Die Schizophrenie kann in unterschiedlichen Erscheinungsformen auftreten, weshalb man auch von der **Gruppe der Schizophrenien** oder von **Erkrankungen des schizophrenen Formenkreises** spricht. Häufigkeit ca. 1 % der Bevölkerung. Erstmanifestation meist im frühen Erwachsenenalter, sehr selten bei alten Menschen. 📖 8

Krankheitsentstehung

Den **Schizophrenien** liegt ein vielfältiges Ursachengefüge zugrunde, das bisher nicht ganz geklärt ist. Ergebnisse von Familien- und Zwillingsstudien zeigen, dass Schizophrenien genetisch mitbedingt sind. Möglicherweise spielen auch vorgeburtliche Gehirnveränderungen (z. B. Sauerstoffmangel, Virusinfektionen) eine Rolle. Im weiteren Leben lösen dann äußere Faktoren auf diesem Boden die manifeste Erkrankung aus. Je höher die Krankheitsbereitschaft eines Menschen ist, desto eher können zusätzliche Belastungen zum Ausbruch der Erkrankung führen.

Neurobiochemisch wird eine Störung der Neurotransmitter (Überträgerstoffe) Dopamin und Glutamat vermutet. Diese soll zu einer Störung der Informationsverarbeitung führen. Der Betroffene kann z. B. Wichtiges nicht mehr von Unwichtigem trennen.

Symptome, Befund und Diagnostik

> Schizophrene Erlebnisweisen sind so ungewöhnlich, dass man sie nur schwer mitteilen oder nachvollziehen kann. Im Zentrum der Erkrankung stehen charakteristische Veränderungen von Denkstruktur, Wahrnehmung und Affekt. Der Bezug des Kranken zur Realität ist gestört (→ Abb. I/33.27).

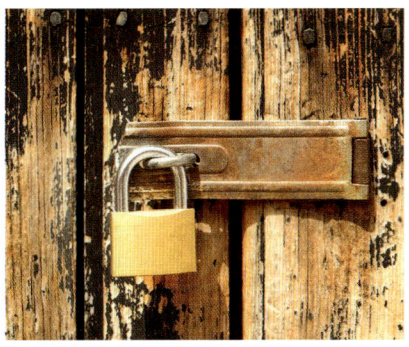

Abb. I/33.27 Manche schizophrene Kranke leiden unter einer Gefühlssperre, durch die sie vollkommen gleichgültig wirken. Die Gefühle sind aber nicht verschwunden, eher hinter einer Tür verschlossen, die der Kranke nicht mehr öffnen kann. [J787]

Schizophrenien können akut oder schleichend mit ungewöhnlichen oder unverständlichen Verhaltensweisen beginnen. Es gibt nicht **das** Schizophreniesymptom, wohl aber charakteristische Leitsymptome. Sie können in ihrer Ausprägung sehr unterschiedlich sein.

Formale Denkstörungen

Die eindrücklichste formale Denkstörung bei der Schizophrenie ist die **Zerfahrenheit.** Die Gedankenverbindungen werden lockerer, brechen ab (manchmal mitten im Satz), in schweren Fällen der Schizophrenie erscheint das Denken von außen zusammenhanglos (obschon es innerhalb des psychotischen Erlebens durchaus sinnvoll sein kann).

Der Kranke redet unverständlich und bildet evtl. kaum richtige Sätze oder Worte („Wortsalat"). Die Bedeutungen der verschiedenen Wörter werden nicht mehr scharf gegeneinander abgegrenzt (**Begriffszerfall**). Manchmal bilden die Erkrankten durch Verknüpfung von Begriffen ganz neue Wörter (**Neologismen**). Ein Pflegebedürftiger ist z. B. mit seinen Turnschuhen gelaufen und erzählt später, er habe „gelaufsohlt".

Störungen des Affekts

Als besonders schizophrenietypisch gelten folgende **Störungen des Affekts:**

- **Ambivalenz**, d. h. eigentlich miteinander unvereinbare Gefühlsqualitäten treten gleichzeitig auf und stehen oft beziehungslos nebeneinander. Der Betroffene empfindet z. B. Hass und Liebe gleichzeitig für ein und dieselbe Person oder weint und lacht zugleich. Dieser Zwiespalt der Gefühle oder Wünsche ist oft sehr quälend

- **Parathymie** (*paradoxe Affekte*). Hierbei stimmen die Gedankeninhalte nicht mit den nach außen sichtbaren Gefühlsäußerungen überein. Schreckliche Erlebnisse können munter lächelnd erzählt werden und umgekehrt
- **Autismus.** Hierunter versteht man eine „Ich-Versunkenheit" und Abkapselung von der Realität. Die Erkrankten können sich nicht mehr so verhalten, wie es die jeweilige Situation erfordern würde. So befragt etwa ein Betroffener stundenlang seine Mitbewohner nach ihren Vorfahren und erstellt Stammbäume, ohne deren Desinteresse und Ärger überhaupt wahrzunehmen. Autismus ist ein Mechanismus, durch den sich der Ich-gestörte Kranke vor Überforderungen schützt. Extrem autistische Kranke nehmen keinen Anteil an ihrer Umgebung, sprechen kaum noch (*Mutismus*) oder bewegen sich nicht (*Stupor*).

Angst ist im Erleben des Schizophrenen allgegenwärtig, vor allem in der Akutphase der Erkrankung, da die in der Erkrankung neu aufkommenden psychotischen Erlebnisweisen hochgradig verstörend wirken.

Nach längerem Krankheitsverlauf kommt es nicht selten zur **Affektverflachung** mit verminderten Affekt- und Gefühlsäußerungen (→ Abb. I/33.27).

Inhaltliche Denkstörungen: Wahn

Wahn ist definierbar als eine Vorstellung oder Wahrnehmung des Erkrankten, die nicht der Realität entspricht und von der er dennoch unkorrigierbar überzeugt ist. Der Betroffene erkennt Symptome wie die Halluzinationen oder Ich-Störungen weder als krankheitsbedingt noch als inhaltlich falsch. Er erlebt sie vielmehr als real und vertritt sie mit absoluter Gewissheit. Die Entwicklung der Wahnsymptomatik versteht man als einen (unbewussten) Bewältigungsversuch des Kranken, die krankheitsbedingte Angst leichter zu ertragen.

Meist entsteht Wahn aus einer **Wahnstimmung.** Die Erkrankten merken, dass sich etwas Bedrohliches zusammenbraut. Ihre Umgebung erscheint ihnen merkwürdig, viele belanglose Handlungen geheimnisvoll. Die genaue Bedeutung können sie jedoch nicht entschlüsseln. Bei der **Wahnwahrnehmung** misst der Betroffene einer realen Begebenheit oder einem Gegenstand eine objektiv falsche Bedeutung zu. Er hält z. B. alle blauen Autos für die Autos von Verfolgern. Im Extremfall baut sich der Kranke ein regelrechtes **Wahnsystem** zusammen.

33

Am häufigsten sind Beziehungs- und Verfolgungswahn. Des Weiteren erwähnenswert sind Eifersuchtswahn, Liebeswahn und Größenwahn.

> ❯ Altenpflegerinnen bedenken im Umgang mit Menschen, die einen Wahn ausgebildet haben, dass diese Störung nicht durch Gespräche korrigierbar ist.
> Betroffene sind Argumenten unzugänglich. Um in der Pflegebeziehung wahrhaftig und verlässlich zu bleiben, ist es besser, den Betroffenen zu sagen, dass man ihre Überzeugungen zur Kenntnis nehmen und als solche akzeptieren, nicht aber teilen kann.

Wahrnehmungsstörungen

Besonders häufige Wahrnehmungsstörungen sind **Halluzinationen,** vor allem **akustische Halluzinationen** und **Körperhalluzinationen** (*Leibhalluzinationen*):

- Akustische Halluzinationen können einfache Geräusche, aber auch Worte oder Stimmen sein. Stimmen können als kommentierende („Sie wäscht sich"), imperative („Wirf dich vor den Zug") oder dialogisierende, sich über den Erkrankten unterhaltende Stimmen auftreten
- Körperhalluzinationen werden typischerweise als von „außen gemacht" empfunden. Die Erkrankten erzählen etwa, man würde sie bestrahlen oder mit Nadeln durchbohren. Daneben gibt es eigenartige Leibgefühle (Brennen, Kribbeln, Schrumpfen der Glieder), die als **Zönästhesien** bezeichnet werden.

Störungen des Antriebs und der Psychomotorik

Katatone Erscheinungen durch Störungen des Antriebs und der Psychomotorik treten im Vergleich zu früheren Jahren weniger ausgeprägt auf. Zur Katatonie gehören z. B. motorische Erstarrung, bizarre Haltungen, Automatismen, Manierismen, Grimassieren oder Bewegungsstürme. Dabei nehmen die Betroffenen alles wahr, was in ihrer Umwelt geschieht, sie können sich aber nicht am Geschehen beteiligen. Katatone Erscheinungen gehen meist mit starker innerer Anspannung einher. Sehr selten, aber lebensbedrohlich, ist die **perniziöse Katatonie.**

Der Antrieb kann in der akuten Krankheitsphase durch innere Unruhe oder manische Stimmungslagen gesteigert sein. Bei der Entwicklung einer Residualsymptoma-

tik nach langem Krankheitsverlauf entsteht oft Antriebsarmut.

Störungen des Ich-Erlebens

Zum Kern der schizophrenen Erkrankung gehören **Störungen des Ich-Erlebens.** An Schizophrenie Erkrankte können sich selbst als fremd oder unheimlich erleben (*Depersonalisation,* z. B. „Dieses Bein gehört mir nicht"). Genauso können sie auch ihre Umwelt als unvertraut, sonderbar und räumlich verfälscht empfinden (*Derealisation*). Die Erkrankten fühlen sich „wie im falschen Film". Die Grenze zwischen „Ich" und „Umwelt" kann zerbrechen, sodass sie die eigenen Denk- und Willensprozesse nicht mehr als solche erkennen.

Besonders belastend ist in diesem Zusammenhang das Gefühl, die Gedanken gehörten ihnen nicht mehr allein. Leiden die Erkrankten unter **Gedankenausbreitung,** sind sie überzeugt, alle anderen könnten ihre Gedanken lesen und wüssten genau, was sie über sie denken. Beim **Gedankenlautwerden** hören die Betroffenen ihre eigenen Gedanken laut. Oft berichten sie, ihre Gedanken seien fremdgesteuert. Eine fremde Macht entziehe ihnen ihre Ideen mitten im Satz, sodass sie nicht zu Ende denken können (*Gedankenentzug*). Genauso können Erkrankte Gedanken als von anderen gedacht und aufgezwungen empfinden. So behauptet etwa ein Mann, seine Frau „gebe ihm schon seit einigen Monaten Gedanken in den Kopf" (*Gedankeneingebung*). Die Erkrankten beklagen, sie müssten alles mitdenken, was anderen Leuten durch den Kopf geht. Die Fremdbeeinflussung kann neben den Gedanken auch Gefühlsäußerungen und Handlungen betreffen. Die Betroffenen haben das Gefühl, schreien, toben oder um sich schlagen zu „müssen" („Die Schreie kommen nicht von mir. Meine Stimmbänder werden bestrahlt und dann schreit es aus mir heraus.").

Plus- und Minussymptome

Zur Einteilung der Vielzahl von Symptomen ist auch die Unterscheidung zwischen Plus- und Minussymptomen gebräuchlich:

- **Plussymptome** (*positive Symptome*) sind Phänomene, die bei einem gesunden Menschen nicht auftreten, z. B. Wahn, Wahrnehmungsstörungen (Halluzinationen) und Störungen des Ich-Erlebens
- **Minussymptome** (*negative Symptome*) bezeichnen das Fehlen von Funktionen und Teilbereichen der Psyche, die beim Gesunden normalerweise anzutreffen

sind, z. B. Störungen von Affekt, Antrieb oder Denkfähigkeiten, Freudlosigkeit, fehlende Spontanität, sozialer Rückzug oder verminderte soziale Leistungsfähigkeit.

> ❯ Bei alten Menschen mit Schizophrenie stehen meist die Negativsymptome im Vordergrund, v. a. sozialer Rückzug und Teilnahmslosigkeit. Auch Wahn und Halluzinationen sind im Alter verhältnismäßig häufig und können isoliert auftreten.

Diagnostik

Die Diagnose wird durch eine psychiatrische Untersuchung gestellt, wobei die Abgrenzung gegenüber anderen psychischen Erkrankungen v. a. dann schwierig ist, wenn nur wenige Symptome vorliegen.

Labor- und technische Untersuchungen dienen wie bei anderen psychischen Erkrankungen dem Ausschluss organischer Gehirnerkrankungen oder anderer Erkrankungen mit sekundärer Beteiligung des Gehirns.

Formen der Schizophrenie

Oft werden v. a. folgende Schizophrenieformen unterschieden, die fließend ineinander übergehen können. Die Einteilung erfolgt jeweils nach der vorherrschenden Symptomatik in der aktuellen Krankheitsphase:

- **Paranoid-halluzinatorische Schizophrenie** mit Dominanz von Verfolgungswahn und anderen Wahnideen sowie akustischen Halluzinationen
- **Hebephrene Schizophrenie** mit affektiven Störungen (v. a. Enthemmung, unangemessene Heiterkeit, Gleichgültigkeit, „läppische" Stimmung) und formalen Denkstörungen
- **Katatone Schizophrenie** v. a. mit psychomotorischen Störungen (sowohl mit einem Zuwenig als auch einem Zuviel an Bewegung)
- **Schizophrenia simplex** mit ausgeprägter Negativ- und geringer Plussymptomatik, sehr schwer zu diagnostizieren
- **Schizophrene Residuen** nach mehreren schizophrenen Phasen. Der Betroffene zeigt Symptome, die sich weder bessern noch verschlimmern, z. B. Denk- oder Konzentrationsstörungen, Beeinträchtigungen des Allgemeinbefindens, mangelnde körperliche und geistige Belastbarkeit, erhöhte Erregbarkeit und Intoleranz gegen Stress, Verlust des Selbstvertrauens sowie Minderung von Antrieb und Ausdauer.

Behandlung

Bei einer akuten Symptomatik ist meist eine Krankenhauseinweisung nötig, immer bei Selbst- oder Fremdgefährdung. Ein Hauptproblem in der Akutphase ist die fehlende Krankheitseinsicht.

Entsprechend der vielfältigen Ursachen und Beeinflussungsfaktoren einer Schizophrenie gibt es keine einzelne Therapieform, mit der sich die Schizophrenie einfach beseitigen ließe. Medikamentöse Therapie, Psychotherapie, Ergotherapie, bewusste Umfeldgestaltung und ggf. weitere Therapien sowie Unterstützung durch Sozialarbeiter müssen immer zusammen eingesetzt werden, um den Erkrankten so weit wie möglich zu rehabilitieren.

Medikamentöse Behandlung

Die Hauptsäule der Schizophrenietherapie ist jedoch die Behandlung mit Neuroleptika, die sowohl in der Akutphase als auch zur Langzeitbehandlung und Rezidivprophylaxe eingesetzt werden.

Neuroleptika wirken besser auf die Positiv- als auf die Negativsymptomatik. Ist eine regelmäßige Medikamenteneinnahme nicht gewährleistet, können Injektionen mit Depot-Neuroleptika ausreichende Medikamentenspiegel sichern. Bei starken Angstzuständen werden zusätzlich Tranquilizer (z. B. Benzodiazepine → Kap. I/33.6.2) gegeben.

Psychotherapie

Psychotherapie bei Schizophrenen ist immer supportiv, d. h. stützend und strukturierend. Hilfreich sind insbesondere Verhaltenstherapien. So können z. B. krankheitsauslösende Situationen und Faktoren analysiert werden, damit der Betroffene besser mit ihnen umgehen kann. Rollenspiele können die soziale Kompetenz verbessern. Gegen die häufig auftretenden Konzentrationsstörungen hilft kognitives Training.

Sinnvoll sind auch psychoedukative Gruppen. Die Betroffenen erhalten neutrale Informationen über die Krankheit und sollen lernen, Krisensituationen und warnende Frühsymptome eines Rezidivs zu erkennen und rechtzeitig (ärztliche) Hilfe in Anspruch zu nehmen.

Psychoanalytisch orientierte Standardverfahren sind nicht geeignet, da sie Verschlechterungen begünstigen können. Gegebenenfalls kommen aber speziell an Schizophrenien angepasste Formen in Frage.

Ein großes Problem für die Wiedereingliederung in den Alltag ist die teils hartnäckige Negativsymptomatik. Für die notwendige Aktivierung sind die pflegerisch angewandten Therapieformen, z. B. Training der Alltagsbewältigung, besonders wichtig. Ergänzt wird das Behandlungskonzept durch körperliche Aktivierung und Ergotherapie.

Pflege

Die Pflege von Menschen mit gestörtem Realitätsbezug verursacht durch Schizophrenie ist immer eine Gratwanderung zwischen Unterstimulation, die die Negativsymptomatik begünstigen, und Überstimulation, die die Positivsymptome verstärken würde.

Allgemeine Pflegeziele bei Menschen mit Störungen des Realitätsbezugs: 📖📖 15
- Die Betroffenen erleiden in Phasen des Realitätsverlusts keinen Schaden
- Die Betroffenen erreichen den für sie bestmöglichen Realitätsbezug
- Die Betroffenen erkennen Situationen und Faktoren, die negativen Einfluss auf den Realitätsbezug haben.

Für den Umgang mit psychotischen Menschen ist wichtig:
- Nicht in die Wahnwelt des Betroffenen einzusteigen
- Auf die eigene Realität hinzuweisen, ohne zu verletzen oder bloßzustellen (Konsens im Dissens)
- Die krankhaften Anteile des Betroffenen nicht zu „konsumieren", z. B. wenn sie spannend oder belustigend erscheinen
- Dem Betroffenen mitzuteilen, was man versteht und Ressourcen zu erkennen
- Im Gespräch sowie anderen Kontakten im „Hier-und-Jetzt" und bei praktischen, realistischen Dingen zu bleiben
- Im Team über die eigenen Gefühle und Ängste zu sprechen
- Nicht über Halluzinationen zu streiten
- Dem Betroffenen zu helfen, das Gespräch zu strukturieren, z. B.: „Was möchten Sie heute zuerst besprechen?" oder „Was ist das für Sie wichtigste Problem?" und wieder zum Thema zurückführen: „Sie wollten über … sprechen" oder helfen, ein Gespräch zu beenden: „Lassen Sie uns hier jetzt einen Punkt machen und das andere Thema morgen besprechen?"
- Zu versuchen, die Emotionen hinter den teilweise unverständlichen Äußerungen zu erfassen
- Psychotische Menschen nicht ohne vorherige Ankündigung zu berühren

- Freundliche Distanz zu halten, dem psychotischen Menschen nicht „zu nahe" zu treten oder unangemessen vertraulich zu werden
- Betroffenen Rückmeldung zu geben über das, was nicht verstanden wurde oder unglaubwürdig klingt: „Das habe ich jetzt nicht verstanden" oder „Es fällt mir schwer, das zu glauben"
- Zu beachten und zu berücksichtigen, dass Stress, z. B. Lärm, Reizüberflutung, hohe Anforderungen oder Sozialkontakt bei Menschen mit gestörtem Realitätsbezug, die Störung meist verstärkt
- Einen eindeutigen Kommunikationsstil zu pflegen (z. B. keine Anspielungen, Flüstern), mit klaren, einfachen und übersichtlichen Informationen
- Verlässlichkeit von Absprachen zu beachten, z. B. unbedingtes Einhalten von Verabredungen, um das Vertrauen nicht zu gefährden
- Ambivalenten Pflegebedürftigen bei ihrer Entscheidungsfindung Unterstützung anzubieten, ggf. gemeinsames Abwägen von Vor- und Nachteilen
- Unterstützung beim Aufbau und Halten sozialer Kontakte, z. B. Begleitung zu Terminen
- Hilfe bei der Alltagsbewältigung, individuelle Unterstützung bei den Alltagsaktivitäten je nach aktuellem Zustand.

Recovery-Konzept

„Gesundung ist eine Haltung, eine Einstellung und ein Weg, die täglichen Herausforderungen anzugehen. Es ist ein selbst gesteuerter Prozess, um Sinn und Zielsetzung ins Leben zurück zu gewinnen." (Patricia Deegan, 1995)

Mit der Hoffnung als zentralem Aspekt psychischer Gesundheit arbeitet das Konzept **Recovery**, das in den angelsächsischen Ländern bereits verbreitet ist. Recovery könnte mit Genesung, Gesundung oder Wiederherstellung von Gesundheit übersetzt werden. Bereits in den 1990er-Jahren schlossen sich in den USA psychisch kranke Menschen zusammen, die lange als unheilbar krank oder „austherapiert" galten und die trotz dieser negativen Prognose gesundeten. Sie begründeten die Recovery-Bewegung, der sich rasch engagierte Fachleute und Angehörige anschlossen. Gemeinsam machen sie seitdem darauf aufmerksam, dass Genesung auch von schweren psychischen Erkrankungen möglich ist und das Vorurteil „Einmal krank – immer krank" unbegründet ist. 📖📖 16

I
33

Prognose

Die meisten Betroffenen können zumindest ein Stück in das normale Leben eingegliedert werden. Das Suizidrisiko ist allerdings hoch und liegt um 10 %.

Neuroleptika

> **Neuroleptika** (*Antipsychotika*): Psychopharmaka, die nicht nur sedierend wirken, sondern die gestörten psychischen Funktionen zu „ordnen" vermögen (*antipsychotische Wirkung*). Darüber hinaus wirken Neuroleptika in unterschiedlichem Maße sedierend, antihistaminisch, antiemetisch, antiadrenerg und anticholinerg.

Neuroleptika wirken v. a. über einen Eingriff in den Dopaminstoffwechsel im Gehirn. Sie besetzen die Dopaminrezeptoren, führen aber in den Nervenzellen kaum oder gar nicht zu den Dopaminwirkungen. Dadurch bremsen sie die Überaktivität des Dopaminsystems, die v. a. für Wahn, Halluzinationen und Erregung bei Schizophrenie verantwortlich gemacht wird.

Einteilung

Man unterscheidet typische und atypische Neuroleptika:

- **Typische** (*klassische*) **Neuroleptika** sind seit Jahrzehnten bekannt. Sie werden weiter unterteilt in **hoch-, mittel-** und **niederpotente Neuroleptika.** Ein hochpotentes Neuroleptikum wirkt stark antipsychotisch und gering beruhigend, beim niederpotenten ist es umgekehrt. Mittelpotente Neuroleptika nehmen eine Mittelstellung ein
- Hoch- und mittelpotente Neuroleptika werden entsprechend v. a. gegen psychotische Zustände eingesetzt. Zu den hochpotenten Neuroleptika zählen unter anderem Benperidol (z. B. Glianimon®), Flupentixol (z. B. Fluanxol®) und Haloperidol (z. B. Haldol®). Zu den mittel-

potenten Neuroleptika gehören Perazin (z. B. Taxilan®) oder Zuclopenthixol (etwa Ciatyl®). Häufige und belastende unerwünschte Wirkung sind Bewegungsstörungen
- Niederpotente Neuroleptika werden v. a. bei Erregungs-, Angst- und Spannungszuständen sowie Schlafstörungen gegeben. Beispiele sind z. B. Levomepromazin (z. B. Neurocil®), Pipamperon (z. B. Dipiperon®) und Promethazin (z. B. Atosil®). Bewegungsstörungen sind selten
- Die neueren **atypischen Neuroleptika** bessern zusätzlich die Negativsymptomatik. Sie haben deutlich weniger unerwünschte Wirkungen, besonders auf Herz und Bewegung. Dadurch ist die Lebensqualität der Erkrankten besser und die Quote der Therapie-Abbrecher geringer. Atypische Neuroleptika sind unter anderem Amisulprid (Solian®), Clozapin (z. B. Leponex®), Olanzapin (Zyprexa®), Quetiapin (Seroquel®), Risperidon (z. B. Risperdal®) und Ziprasidon (z. B. Zeldox®).

Um die regelmäßige medikamentöse Behandlung bei chronisch Kranken zu sichern, gibt es von einigen hochwirksamen Neuroleptika Depotformen, die nur alle zwei – vier Wochen als i. m.-Injektion verabreicht werden. Die Behandlung ist dann allerdings schlechter steuerbar.

Unerwünschte Wirkungen

> Entgegen einem weit verbreiteten Vorurteil machen Neuroleptika nicht abhängig.

Bei (hochpotenten) klassischen Neuroleptika sind extrapyramidale Bewegungsstörungen (→ Kap. I/31.11.4) häufig. Man teilt sie in vier Gruppen ein:

- **Frühdyskinesien** (Dyskinesien = *spontan auftretende, unwillkürliche Bewegungen*) zu Beginn der Behandlung, meist schmerzhafte Krämpfe von Zungen-, Schlund-, Kiefer-, Arm- oder äußerer Augenmuskulatur. Frühdyskinesien werden mit Biperiden (etwa Akineton®) behandelt
- **Spätdyskinesien** nach länger dauernder Neuroleptikatherapie, am häufigsten unwillkürliche Bewegungen der Mund-, Schlund- und Gesichtsmuskulatur, z. B. Schmatz- und Kaubewegungen. Ihre Behandlung ist schwierig und teilweise erfolglos
- **Akathisie,** ein starker, willentlich nicht beeinflussbarer Bewegungsdrang. In aus-

geprägten Fällen kann der Betroffene weder ruhig sitzen noch stehen. Auch hier ist die Behandlung schwierig
- Ein **pharmakogenes Parkinson-Syndrom** (→ Kap. I/31.11.16) mit Muskelsteifigkeit (Rigor), Zittern (Tremor) und v. a. Bewegungsarmut (Hypokinese). Es helfen Biperiden (z. B. Akineton®) und evtl. Umstellung des Neuroleptikums.

Weitere unerwünschte Wirkungen bestehen in Kreislaufstörungen, Gewichtszunahme, Mundtrockenheit, Obstipation, Harnverhalt, depressiver Verstimmung, Verminderung der kognitiven Leistungsfähigkeit, Libido- und Potenzstörungen.

> **Vorsicht!**
> Ganz seltene, aber lebensgefährliche unerwünschte Wirkungen sind:
> - Das **maligne neuroleptische Syndrom** mit Fieber, Rigor und Akinese, Bewusstseinsstörungen, starkem Schwitzen und Tachypnoe
> - **Agranulozytosen** (→ Kap. I/31.4.10) auf Grund gestörter Leukozytenbildung (v. a. bei Clozapin).

Für ältere Menschen sind einige atypische Neuroleptika von ihrem Nebenwirkungsprofil her am besten geeignet.

Bei Neuroleptikabehandlung sind regelmäßige ärztliche Kontrollen einschließlich EKG- und Blutuntersuchungen unverzichtbar.

I/33.7.3 Schizoaffektive und anhaltende wahnhafte Störungen

Schizoaffektive Störungen

> **Schizoaffektive Störungen:** Episodische Erkrankungen mit dem Auftreten von schizophrenen und affektiven Symptomen in derselben Krankheitsphase.

Schizoaffektive Störungen stehen zwischen schizophrenen und affektiven Erkrankungen. Je nachdem, ob die Stimmung pathologisch gehoben oder gesenkt ist, handelt es sich um eine **schizomanische** oder **schizodepressive** Episode. Die Diagnose ist schwierig, eine Behandlung aber recht gut möglich.

Anhaltende wahnhafte Störungen

> **Anhaltende wahnhafte Störungen:** Störungen mit einem länger dauernden Wahn als hervorstehendem oder einzigem Symptom.

Anhaltende wahnhafte Störungen sind charakterisiert durch lang, evtl. lebenslang dauernde einzelne oder mehrere aufeinander bezogene Wahnvorstellungen. Nicht mit der Diagnose vereinbar sind eindeutige und anhaltende akustische Halluzinationen (Stimmen), schizophrene Symptome, deutliche affektive Symptome oder eine eindeutige Gehirnerkrankung.

Wahnhafte Störungen sind schwer zu behandeln. Nach jahrelangem Krankheitsverlauf ist die Symptomatik oft chronifiziert, der Betroffene ist häufig nicht behandlungswillig. Es kann ein Behandlungsversuch mit Neuroleptika unternommen werden, bei depressiver oder unruhiger Symptomatik auch mit Antidepressiva oder Sedativa. Ein Zugang über Psychotherapie kann versucht werden. Oft benötigen die Betroffenen sozialtherapeutische Betreuung.

I/33.8 Persönlichkeitsstörungen und -änderungen

I/33.8.1 Beispiel eines Pflegeprozesses bei „unwirksamem Coping"

> ❱ **Unwirksames Coping:** Ist nicht in der Lage, eine verlässliche Bewertung der Stressfaktoren durchzuführen; eine unangemessene Wahl von angewendeten Reaktionen und/oder die Unfähigkeit, vorhandene Ressourcen zu nutzen. 📖 10

Unter dem Begriff **Coping** werden unterschiedliche Verhaltensweisen zusammengefasst, mit denen Menschen auf bestehende oder erwartete Belastungen reagieren, um diese psychisch oder durch gezieltes Handeln auszugleichen oder zu bewältigen (→ Abb. I/33.28). Menschen mit Persönlichkeitsstörungen haben häufig Probleme, Stresssituationen angemessen einzuschätzen und mit Belastungen adäquat umzugehen.

⑤ Fallbeispiel Stationär, Teil I

Die siebzigjährige Ella Müller ist eine tatkräftige und durchsetzungsstarke Persönlichkeit. Sie hatte nach der mittleren Reife eine zweijährige Lehre als Krankengymnastin absolviert und war in diesem Beruf bis zur Rente selbstständig in eigener Praxis tätig. Sie ist ledig und kinderlos und hatte bis zum Einzug in die Pflegeeinrichtung allein und zurückgezogen in einer Wohnung gelebt. Wegen einer bereits vor Jahren diagnostizierten Per-

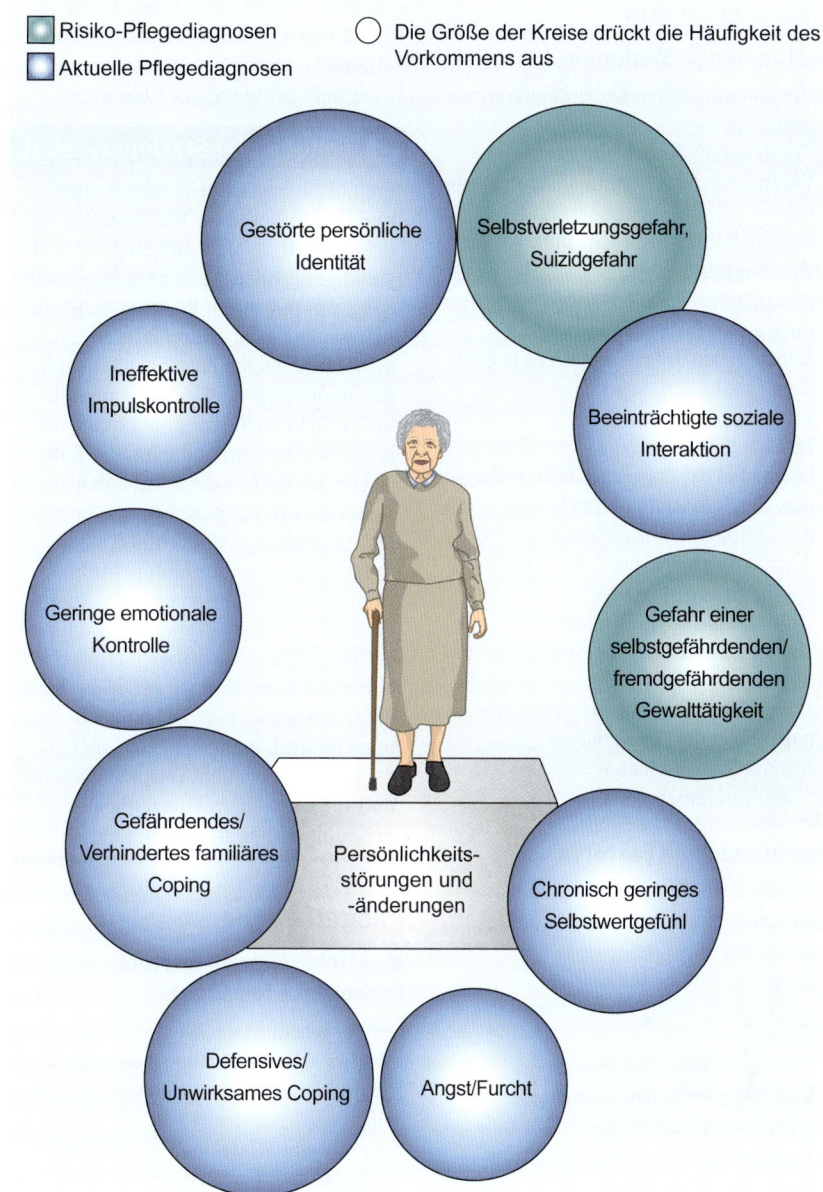

Abb. I/33.28 Im Zusammenhang mit Persönlichkeitsstörungen und -änderungen ergeben sich häufig die hier dargestellten Pflegediagnosen. [M613]

sönlichkeitsstörung mit extremen Rückzugstendenzen war ihr ein gesetzlicher Betreuer zur Seite gestellt worden, mit dem sie in engem Kontakt steht. Körperlich besteht seit langem die Diagnose essentielle Hypertonie. Im Rahmen einer seit einigen Monaten langsam zunehmenden Verschlechterung des psychischen Befindens, einhergehend mit massiver Unruhe und Schlafstörungen, war es allmählich zu einer vollständigen Verwahrlosung der Wohnung gekommen und nachdem Frau Müller wegen fehlender Krankheitseinsicht alle angebotenen ambulanten Unterstützungsangebote ab-

gelehnt hatte, bestand schließlich eine potenzielle Eigengefährdung und sie wurde auf Veranlassung des gesetzlichen Betreuers zur stationären Behandlung in die psychiatrische Klinik aufgenommen, wo die Verdachtsdiagnose beginnende Alzheimer-Demenz gestellt wurde. Sie selbst bemerkt Gedächtnisstörungen und dass sie manchmal Schwierigkeiten hat, das zu vermitteln, was sie mitteilen möchte. Ihr Sprachverständnis ist nahezu ungestört. Frau Müller ist im Anschluss an die stationäre Behandlung vor vier Wochen in ein Einzelzimmer ins Seniorenzentrum Maxeberg eingezogen.

I 33

Pflegediagnostik

Bestimmende Merkmale

- Veränderung des Konzentrationsvermögens
- Veränderung des Schlafmusters
- Veränderung des Kommunikationsmusters
- Verminderte Inanspruchnahme sozialer Unterstützung
- Destruktives Verhalten anderen gegenüber, sich selbst gegenüber
- Schwierigkeit, Informationen zu organisieren
- Fatigue
- Häufige Erkrankungen
- Ist nicht in der Lage, nach Hilfe zu fragen, sich Informationen zu besorgen, mit einer Situation umzugehen, Grundbedürfnisse zu befriedigen, der Rollenerwartung zu entsprechen
- Unwirksame Copingstrategien
- Unzureichender Zugang zu sozialer Unterstützung
- Unzureichendes zielgerichtetes Verhalten/Problemlösungsverhalten
- Risikoreiches Verhalten
- Suchtmittelmissbrauch.

Beeinflussende Faktoren

- Falsche Bedrohungsbeurteilung
- Geschlechtsunterschiede bei Coping-Strategien
- Hohes Maß an Bedrohung
- Unfähigkeit, Kräfte für die Anpassung zu schonen
- Unzureichendes Vertrauen in die Fähigkeit, mit einer Situation umzugehen
- Unzureichendes Gefühl der Kontrolle
- Unzureichende Gelegenheit, sich auf Stressoren einzustellen
- Unangemessene Ressourcen
- Unzureichende soziale Unterstützung
- Entwicklungsbedingte Krise
- Situationsbedingte Krise
- Unsicherheit.

Ressourcen

Die im Folgenden genannten Ressourcen stellen eine Auswahl dar.
Der Pflegebedürftige:

- Verfügt über ausreichend Energie zur Alltagsbewältigung
- Integriert professionelle Leistungen in das Unterstützungsarrangement
- Äußert den Wunsch, Entwicklungspotenziale nutzen zu wollen
- Sieht Sinn in der Problembewältigung

- Kennt Unterstützungsmöglichkeiten
- Erhält Unterstützung durch sein soziales Umfeld
- Verfügt über finanzielle Ressourcen.

Ⓢ Fallbeispiel Stationär, Teil II

Frau Müller spricht Hermine Brauer und ihre Kollegen im Wohnbereich täglich ungezählte Male aufgeregt an und verlangt nachdrücklich nach Unterstützung, um mit ihrem Betreuer zu telefonieren. Sie bedeutet den Pflegenden bei den Medikamentenausgaben regelmäßig, man möge ihr die Medikamente ins Zimmer stellen und sie nehme diese dann später ein und lehnt die Einnahme im Beisein der Pflegenden ab. Außerdem verlangt sie bis zu zehnmal täglich, dass man ihren Blutdruck misst. Sie geht auf immobile Mitbewohner im Gemeinschaftsraum zu und versucht mit diesen Bewegungsübungen durchzuführen. Zwischendurch hält sie sich im Zimmer auf und schläft dort häufig kurz ein. Sie lässt sich manchmal aber auch auf Gesprächskontakte ein, versteht Gesprächsinhalte und zeigt sich dann kurzzeitig zufrieden und entspannt

Pflegetherapie

Mögliche Ziele/erwartete Ergebnisse festlegen

Der Pflegebedürftige:

- Entwickelt der Situation angemessene Bewältigungsstrategien und setzt diese um
- Beschreibt Strategien, wie angemessene Maßnahmen erarbeitet werden können
- Beschreibt, welche Ressourcen für die Problembewältigung verfügbar sind
- Äußert Bereitschaft für Verhaltensänderungen
- Plant angemessenes und zielgerichtetes Vorgehen
- Setzt der Planung entsprechende Handlungen um
- Zeigt abstinentes Verhalten
- Teilt auftretende Spannungsgefühle mit
- Äußert verbesserte Zufriedenheit mit eigenen Bewältigungsformen
- Äußert Gefühle der Sicherheit und des Selbstvertrauens.

Maßnahmen planen und durchführen

Die im Folgenden genannten Pflegemaßnahmen stellen eine Auswahl dar:

- Ermitteln des Verständnisses für die momentane Situation und wie das momentane Geschehen wahrgenommen wird, sowie von früheren Strategien, mit Problemen umzugehen
- Ermutigen, sich mitzuteilen
- Einfache und klare Erklärung von Abläufen und Handlungsweisen
- Anbieten von Strukturierungshilfen (Tagesplan/Wochenplan)
- Anbieten von regelmäßigen entlastenden Gesprächskontakten
- Gesprächsbereitschaft bei aufkommenden Spannungsgefühlen/Stress
- Besprechen von alternativen Lösungsstrategien
- Informieren über verfügbare Unterstützungsangebote
- Unterstützen beim Treffen von Entscheidungen
- Achten auf höfliche und respektvolle Begegnung
- Aufzeigen von Wegen, wie Gefühle angemessen und annehmbar geäußert werden können
- Ermutigen, die bisherige Lebensweise zu überdenken
- Unterstützen bei notwendigen Veränderungen.

Pflegeevaluation

Mögliche Evaluationskriterien

Die im Folgenden genannten Pflegergebnisse stellen eine Auswahl dar.
Der Pflegebedürftige

- Ist in der Lage, Stressbewältigungsstrategien anzuwenden
- Versteht und benennt den Zusammenhang zwischen emotionalen Problemen und körperlichen Symptomen
- Beachtet sozial akzeptierte Grenzen im Sozialkontakt
- Ist in der Lage zu benennen, welche seiner Verhaltensweisen nicht akzeptabel sind
- Nimmt bereitwillig am Behandlungsprogramm teil
- Leitet die erforderlichen Änderungen des Lebensstils ein
- Demonstriert angepasstes Bewältigungsverhalten.

Ⓢ Fallbeispiel Stationär, Teil III

Beispiel einer Pflegeplanung bei unwirksamem Coping für Ella Müller

Pflegediagnostik	Pflegetherapie	
aktuelle Pflegediagnosen (aP), Risiko-Pflegediagnosen (RP), Einflussfaktoren/Ursachen (E), Symptome (S), Ressourcen (R)	Pflegeziele/erwartete Ergebnisse	Pflegemaßnahmen
• **aP:** Unwirksames Coping • **E:** Hohes Maß subjektiv erlebter Bedrohung • **E:** Unzureichendes Gefühl der Kontrolle • **E:** Unsicherheit • **S:** Sie nutzt unwirksame Coping-Strategien • **S:** Sie zeigt unzureichendes Problemlösungsverhalten (zeigt sich gestresst und angespannt, fragt und fordert immer wieder Hilfe ein) • **S:** Sie lehnt die Einnahme der Medikamente unter Aufsicht häufig ab • **S:** Sie zeigt (in Situationsverkennung) distanzloses Verhalten gegenüber Mitbewohnern • **R:** Sie lässt sich aber auch auf Gesprächskontakte ein, versteht Gesprächsinhalte und zeigt sich dann kurzzeitig entspannt • **R:** Der gesetzliche Betreuer ist damit einverstanden, tgl. kontaktiert zu werden	• Frau M. zeigt einen ruhigen, gelassenen Affekt, äußert Zuversicht • Sie lässt Vertrauen erkennen • Sie nimmt die Medikamente unter Aufsicht ein • Sie zeigt seltener, bzw. geringer ausgeprägte Hinweise auf Stress/berichtet den Rückgang negativer Gefühle • Ihr gelingt eine hinreichende Anpassung an die veränderten Lebensumstände	• Frau M. erhält Bezugspflege (einen festen Ansprechpartner pro Schicht) • Im Kontakt mit Frau M. nimmt die Bezugspflegeperson die Rolle eines freundlichen und wertschätzenden Verhandlungspartners ein, der im Sinne der Professionalität auf klar festgelegten Grenzen – hier der Einnahme der Medikation unter Aufsicht – bestehen muss (Anknüpfung an die frühere Professionalität der Frau M.) • Bezugspflegekraft sichert bei geäußerten Sorgen zu, dass der Betreuer zuständig ist und sich verlässlich kümmert. Sie kann 1 × tgl. mit diesem telefonieren (Absprache mit Betreuer) und erhält Hilfe beim Herstellen des Kontakts • Nach Wunsch von Frau M. werden bis zu 3 × tgl. zusätzliche RR-Messungen durchgeführt/dokumentiert • Wenn Frau M. in Situationsverkennung auf Mitbewohner zugeht wird sie abgelenkt. Wenn dies nicht zum Erfolg führt wird sie begrenzt (Vier-Augen-Kontakt!): „Frau M. in ihrer Praxis früher waren sie die Chefin, hier und heute bin ich verantwortlich."

Ⓢ Fallbeispiel Stationär, Teil IV

Für das gesamte Team waren die ersten Wochen mit Ella Müller sehr anstrengend, aber nachdem man sich auf ein gemeinsames Vorgehen und die Bereitstellung von kontinuierlicher Bezugspflege geeinigt hatte, entspannt sich allmählich die Situation und sie zeigt sich weniger angespannt und gestresst. Hierzu, da sind sich die Kollegen einig, hat vor allem auch die gute Zusammenarbeit

innerhalb des Teams und mit dem Betreuer mit der Formulierung von klaren Absprachen beigetragen, die Frau M. zuverlässigen Halt und Orientierung gegeben haben.

I/33.8.2 Persönlichkeitsstörungen: Übersicht

❯ **Persönlichkeit:** Anhaltendes Muster von Erlebens- und Verhaltensweisen eines Menschen, das Ausdruck des individuellen Lebensstils und des Verhältnisses zu sich und anderen Personen ist.
Persönlichkeitsstörungen: Lang dauernde Abweichungen im Erleben und Verhalten eines Menschen im Vergleich zur Mehrheit der Bevölkerung, die sich im Verlauf der Persönlichkeitsentwicklung ausgeformt haben und nicht Folge einer anderen psychischen oder Gehirnerkrankung sind. Diese Abweichungen können mit Leid für den Betroffenen selbst oder andere verbunden sein und dadurch behandlungsbedürftig im Sinne einer Krankheit werden.

Die Summe aller Eigenschaften und Verhaltensmuster eines Menschen wird in der Psychologie üblicherweise als **Persönlichkeit** bezeichnet.

Die Spannbreite des Normalen ist weit. Der eine steht gern im Mittelpunkt, der andere scheut es, im Rampenlicht zu stehen, der eine ist eher ordentlich, der andere lässt gerne Sachen herumliegen.

Persönlichkeitsstörungen sind nicht durch die **Art** des Erlebens- und Verhaltensmusters definiert, sondern durch ihr

extremes Ausmaß: Eine an sich normale Eigenschaft ist so stark ausgeprägt, dass der Betroffene selbst oder seine Umwelt darunter leidet.

Dadurch, dass die Grenzen zwischen „normalem" Erleben bzw. Verhalten und Persönlichkeitsstörungen fließend sind, ist es auch schwierig zu sagen, wie häufig Persönlichkeitsstörungen sind. Schätzungen gehen davon aus, dass mehr als 10 % der Erwachsenen betroffen sind. 🕮 3

Persönlichkeitsstörungen entstehen früh im Leben und bleiben meist bis ins Alter bestehen. Sie können im Alter milder werden, aber auch stärker hervortreten.

Krankheitsentstehung

Wie bei den meisten psychischen Erkrankungen geht man aktuell von einem multifaktoriellen Erklärungsmodell aus. Neben biologischen und genetischen Faktoren spielen die Lebens- und Lerngeschichte eines Menschen und seine soziale Situation eine Rolle.

Symptome, Befund und Diagnostik

Die Diagnose ist nicht durch ein einzelnes Gespräch möglich, sondern nur durch Eigen- und Fremdanamnese sowie längere Beobachtung in unterschiedlichen Situationen. Die Abweichung im Erleben (Denken, Wahrnehmung, Affektivität, Impulskontrolle, Antrieb) und Verhalten (z. B. Beziehungen zu anderen Menschen) ist deutlich, tief greifend und lang andauernd. Die Betroffenen sind in ihrem Verhalten starr und unflexibel, sie reagieren in vielen Situationen unpassend.

Oft kommt es dadurch früher oder später zu Beeinträchtigungen im Beruf oder im sozialen Bereich und zu subjektivem Leidensdruck.

Psychologische Persönlichkeitstests, in denen sich die Betroffenen selbst beurteilen sollen (z. B. verschiedene Aussagen spontan als für sich zutreffend oder nicht zutreffend bewerten), können eine Hilfe sein.

Andere psychische Erkrankungen wie Depressionen oder Abhängigkeit müssen ausgeschlossen werden.

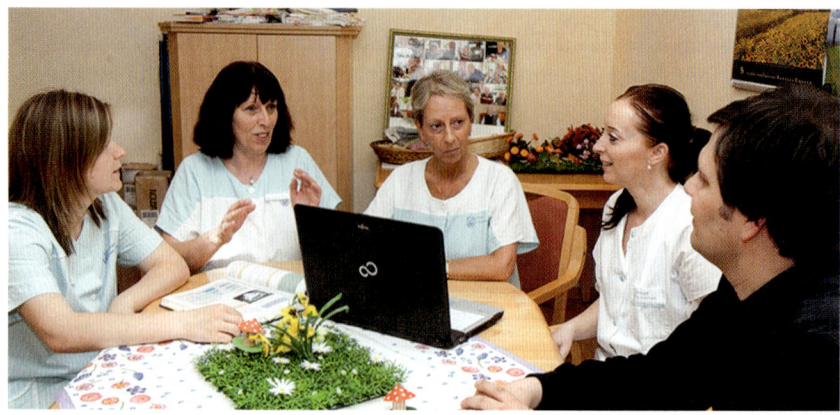

Abb. I/33.29 Regelmäßige Teambesprechungen und genaue Absprachen verhindern eine Spaltung des Teams und ein Gegeneinander-Ausgespielt-werden der einzelnen Team-Mitglieder. [K313]

Behandlung

Die Behandlung von Persönlichkeitsstörungen ist schwierig:

- Zum einen sieht der Betroffene oft nicht sich selbst und sein Verhalten, sondern das seiner Mitmenschen als Ursache seiner Probleme an. Krankheitseinsicht und Therapiewille sind also nicht von Anfang an gegeben, sondern müssen erst erarbeitet werden
- Zum anderen ist die Behandlung nicht auf kurze Zeit angelegt, sondern dauert wegen des üblicherweise seit Jahrzehnten eingefahrenen Erlebens und Verhaltens lange.

Im Vordergrund der Behandlung stehen Psychotherapien, wobei sich speziell auf Persönlichkeitsstörungen zugeschnittene Strategien als am besten geeignet erwiesen haben. Der Betreffende soll durch Rückmeldungen über sein Verhalten in den Beziehungen und durch das Erproben neuen Verhaltens korrigierende Erfahrungen machen. Er soll selbst lernen, adäquat zu beobachten und Rückmeldung zu geben. Ziel ist die Veränderung von Selbst- und Fremdwahrnehmung sowie des Denkens und damit ein flexibleres Verhalten im Alltag.

Pflege

Persönlichkeitsgestörte Menschen können im Alltag sehr anstrengend sein. Am besten geeignet ist die Bezugspflege. Wichtig sind verlässliche Beziehungen und klare, für den Pflegebedürftigen durchschaubare Regeln. Diese werden von allen Betreuern eingehalten, damit der Erkrankte sie nicht gegeneinander ausspielen kann (→ Abb. I/33.29). Dabei ist es wichtig, dass die Be-

ziehungsgestaltung zum Betroffenen jederzeit wertschätzend bleibt und das Verhalten des Betroffenen nicht moralisch bewertet wird.

Persönliche Eigenschaften als problematisch zu erkennen und ablegen zu müssen ist schmerzhaft und kann Ängste und depressive Verstimmungen hervorrufen. Darauf gehen Altenpflegerinnen empathisch ein. Sie machen dem Erkrankten immer wieder deutlich, dass die Behandlung ein langer Prozess ist, und spiegeln ihm auch kleinschrittige Veränderungen.

Internet- und Lese-Tipp

- Angst-Hilfe e. V.: www.angst-selbsthilfe.de
- Borderline-Selbsthilfe: www.borderline-netzwerk.info
- Deutsche Gesellschaft Zwangserkrankungen e. V.: www.zwaenge.de

Prognose

Die Prognose hängt von der genauen Persönlichkeitsstörung und ihrer Ausprägung ab.

I/33.8.3 Formen von Persönlichkeitsstörungen

Eine eindeutige Einteilung von Persönlichkeitsstörungen gibt es nicht. Meist werden vor allem folgende Formen unterschieden, wobei ein Betroffener nicht alle Züge der jeweiligen Störung aufweisen muss. Die Grenzen zwischen den verschiedenen Formen sind fließend.

Abhängige Persönlichkeitsstörung

Menschen mit einer **abhängigen** (*asthenischen*) **Persönlichkeitsstörung** fühlen sich

schwach und hilflos. Sie sind passiv und meiden es, Verantwortung für sich zu übernehmen oder Entscheidungen zu treffen. Stattdessen schieben sie anderen die Verantwortung für ihr Leben zu. Menschen mit einer abhängigen Persönlichkeitsstörung haben meist Angst vor dem Verlassenwerden und verhalten sich deshalb aufopfernd bis unterwürfig anderen gegenüber unter Missachtung eigener Bedürfnisse.

Ängstliche Persönlichkeitsstörung

Kennzeichen der **ängstlichen** (*vermeidenden*) **Persönlichkeitsstörung** sind eine große Selbstunsicherheit, Minderwertigkeitsgefühle und Angst, von anderen schlecht beurteilt zu werden. Die große Sehnsucht nach Akzeptanz und Zuneigung ist verbunden mit Überempfindlichkeit gegenüber Kritik. Die Betroffenen haben so große Angst davor, anderen unterlegen zu sein oder Fehler im Alltag zu begehen, dass sie sowohl Kontakte nicht mehr pflegen als auch berufliche oder andere Anforderung meiden.

Zwanghafte Persönlichkeitsstörung

Die **zwanghafte** (*anankastische*) **Persönlichkeitsstörung** ist durch extreme Sorgfältigkeit, Gründlichkeit und Ordnungsliebe gekennzeichnet (→ Abb. I/33.30). Diese Merkmale erscheinen in ihrer Ausprägung übertrieben. Der Perfektionismus der Betroffenen hindert sie zusammen mit dem Bedürfnis nach ständiger Kontrolle möglicherweise daran, Arbeiten zu delegieren und die eigentlichen Aufgaben zu bewältigen. Oftmals verlangen die Erkrankten eigensinnig von anderen, sich ihren Gewohnheiten unterzuordnen.

Paranoide Persönlichkeitsstörung

Menschen mit einer **paranoiden Persönlichkeitsstörung** sind leicht kränk- und verletzbar, misstrauisch und nachtragend. Hinter freundlichen Handlungen anderer vermuten sie nicht selten eine „versteckte" Falle. Manche Betroffene sind ausgesprochen streitsüchtig und rechthaberisch. Sie neigen zu Selbstbezogenheit und überhöhtem Selbstwertgefühl.

Schizoide Persönlichkeitsstörung

Bei einer **schizoiden Persönlichkeitsstörung** wirken die Erkrankten kühl, abweisend und desinteressiert an ihrer Umwelt. Selten können sie wirkliche Freude empfinden oder herzliche Beziehungen eingehen. Da sie soziale Normen nur unzureichend wahrnehmen, wirkt ihr Auftreten häufig unpassend und seltsam. Viele leben als „exzentrische Einzelgänger".

Dissoziale Persönlichkeitsstörung

Menschen mit einer **dissozialen** (*antisozialen*) **Persönlichkeitsstörung** fallen durch Reizbarkeit, Verantwortungslosigkeit, Missachtung sozialer Normen und Straffälligkeit auf. Sie können sich kaum in andere hineinversetzen (mangelndes Einfühlungsvermögen), Reue oder Schuldbewusstsein sind kaum vorhanden oder fehlen. Die Betroffenen verspüren nur wenig Angst, Frustration können sie nur schwer ertragen. Sie neigen zu impulsivem, aggressivem Verhalten, geben oft der Umwelt die Schuld für die Konflikte. Auch aus Strafen können sie nicht lernen.

Histrionische Persönlichkeitsstörung

Menschen mit einer **histrionischen** oder *hysterischen* **Persönlichkeitsstörung** genießen es, im Mittelpunkt zu stehen, fordern ständig Aufmerksamkeit und Anerkennung. Sie setzen dazu z. B. ein unangemessen verführerisches Auftreten, theatralisch wirkendes Verhalten und einen übertriebenen Ausdruck von Gefühlen ein. Betroffene sind insgesamt oberflächlich, auf sich bezogen und manipulativ, gleichzeitig aber leicht beeinflussbar durch andere Personen oder Umstände („Moden").

Narzisstische Persönlichkeitsstörung

Menschen mit einer **narzisstischen Persönlichkeitsstörung** legen nach außen ein großartiges Selbstbild an den Tag. Sie übertreiben die eigenen Leistungen, pflegen teilweise intensive Fantasien von Macht, Ruhm und Erfolg und erwarten, entsprechend „gewürdigt" zu werden. Gegenüber anderen sind sie wenig einfühlsam und werten deren Leistungen ab. Gleichzeitig sind die Betroffenen leicht kränkbar und ihr Selbstwertgefühl ist instabil.

Emotional instabile Persönlichkeitsstörung

Die **emotional instabile Persönlichkeitsstörung** (*emotional instabile Persönlichkeitsstörung vom impulsiven Typ*) zeichnet sich durch plötzliche und heftige Aktionen aus (*Impulsivität*). Betroffene verlieren in Krisensituationen die Kontrolle über sich und handeln ohne Rücksicht auf mögliche Konsequenzen. Ihre Grundstimmung ist starken Schwankungen unterworfen, sodass sie häufig schon bei geringsten Anlässen mit gewalttätigen Wutausbrüchen reagieren.

Borderline-Persönlichkeitsstörung

Die **Borderline-Persönlichkeitsstörung** oder *emotional instabile Persönlichkeitsstörung vom Borderline-Typ* wird unterschiedlich klassifiziert (daher Grenzstörung, engl. borderline = *Grenzlinie*), meist aber zu den Persönlichkeitsstörungen gezählt.

Das Krankheitsbild zeigt über die emotionale Instabilität und fehlende Impulskontrolle des impulsiven Typs hinaus Störungen

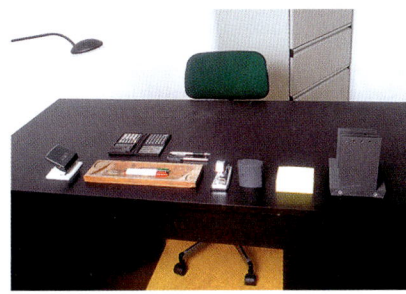

Abb. I/33.30 Menschen mit einer zwanghaften Persönlichkeitsstörung sind übertrieben ordentlich. Auf dem Schreibtisch müssen z. B. die verschiedenen Utensilien an einem ganz bestimmten Platz und parallel zur Tischkante angeordnet sein. [K183]

des Selbstbildes. Hinzu kommen Unsicherheit hinsichtlich persönlicher Ziele und der sexuellen Präferenz. Die Betroffenen (in der Mehrzahl Frauen) haben oft intensive, aber unbeständige Beziehungen. Vielfach teilen sie die Menschen in der Umgebung in „Gut" und „Böse" ein.

Belastend sind die ausgeprägten Stimmungsschwankungen in Verbindung mit einer massiven inneren Anspannung und einem (scheinbar) nicht zu ordnenden Gefühlschaos. Fast alle Betroffene haben depressive „Einbrüche", viele diffuse Ängste, manche verschiedene Phobien. Die Nähe zu den psychotischen Erkrankungen äußert sich in häufig kurzzeitigen wahnähnlichen Zuständen und Halluzinationen. Typisch ist außerdem ein selbstzerstörerisches (autodestruktives) Verhalten. So fügen sich die Erkrankten z. B. Schnittverletzungen oder Verbrennungen zu. Nicht selten entwickeln sie eine Abhängigkeit. Bei emotionalen Krisen drohen Borderline-Persönlichkeiten oft mit Suizid oder unternehmen tatsächlich einen Selbsttötungsversuch.

I/33.8.4 Andauernde Persönlichkeitsänderung nach Extrembelastung

> **Andauernde Persönlichkeitsänderung nach Extrembelastung:** Mindestens zwei Jahre bestehende Persönlichkeitsänderung bei vorher nicht persönlichkeitsgestörten Erwachsenen, die einer längeren extremen Belastung ausgesetzt waren. Leitsymptome sind v. a. Misstrauen, Hoffnungslosigkeit, Gefühl der Leere und des Bedrohtseins, Anspannung und infolgedessen sozialer Rückzug.

Eine Persönlichkeit kann sich nach **Extrembelastungen** so verändern, dass das grundlegende Erlebens- und Verhaltensmuster des Betroffenen nach eigener oder auch der Beurteilung seiner Mitmenschen nicht mehr erkennbar ist. Die Persönlichkeitsstörung ist nicht auf genetische Disposition oder lebens- und lerngeschichtliche Erfahrungen zurückzuführen. Der entscheidende Faktor ist die (länger andauernde) extreme Belastung, die der Veränderung vorausgegangen ist. Beispiele solcher Extrembelastungen können Kriege, Folter, Geiselhaft, Gefangenschaft oder Gewalt sein. Das Verhaltensmuster muss über einen Zeitraum von mindestens zwei Jahren stabil beobachtbar sein.

I

33

In der Behandlung ist neben der psychischen – ggf. auch körperlichen – Ruhe und Erholung das therapeutische Gespräch über das auslösende Ereignis von zentraler Bedeutung. Die Erlebnisse sollen besprochen und dadurch gefühlsmäßig aktiviert und im therapeutisch geschützten Rahmen erneut erlebt werden. Letztendlich soll durch die Aktivierung der Gefühle eine Gewöhnung an die Erinnerung stattfinden. Die therapeutischen Ansätze sind in der Regel mehrdimensional. Sie versuchen auf unterschiedliche Weise und ganz individuell, auf das Erleben einzuwirken (z.B. auch Rollenspiel, Entspannungs-, Ergo-, Bewegungs-, Tanz- und Kunsttherapie).

I/33.9 Angst-, Zwangs-, Belastungs- und somatoforme Störungen

Gemeinsames Kennzeichen von **Angst-, Zwangs-, Belastungs- und somatoformen Störungen** ist, dass **Angst** bei ihnen eine große Rolle spielt.

Angst ist wie alle Gefühle mit körperlichen Reaktionen und typischem Verhalten verbunden. Angst macht den Organismus bereit zum Kampf oder zur Flucht. Der Körper mobilisiert Energien, das Blut wird statt ins Gehirn in die Muskeln gepumpt, Verdauungsprozesse werden verlangsamt oder eingestellt, die Fortpflanzungslust ist gedämpft.

Auch in zwischenmenschlichen Beziehungen trägt Angst zu Risikobewusstsein und Sicherheit bei. Bei Angst-, Zwangs-, Belastungs- und somatoformen Störungen hat jedoch die an sich normale, ja überlebenswichtige Angst krankhafte Ausprägung angenommen (→ Abb. I/33.31).

I/33.9.1 Beispiel eines Pflegeprozesses bei „Angst"

> **Angst:** Unbestimmtes Gefühl des Unbehagens oder der Bedrohung, das von einer autonomen Reaktion begleitet wird (häufig unbestimmte oder dem Individuum unbekannte Quelle); eine Besorgnis, die durch die vorweggenommene Gefahr hervorgerufen wird. Es ist ein Warnsignal für drohende Gefahr und ermöglicht dem Individuum, Maßnahmen zum Umgang mit der Gefahr einzuleiten. 📖 10 📖 11

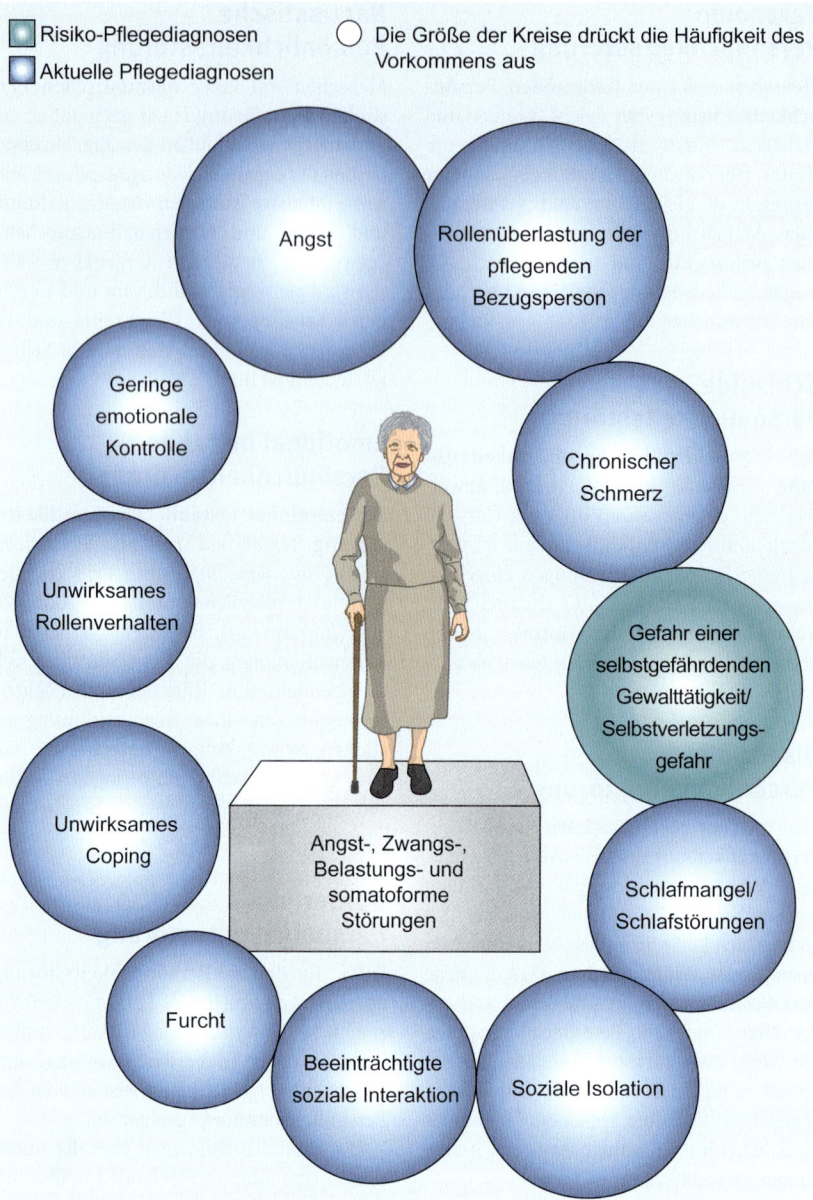

Abb. I/33.31 Im Zusammenhang mit Angst-, Zwangs-, Belastungs- und somatoformen Störungen und -änderungen ergeben sich häufig die hier dargestellten Pflegediagnosen. [M613]

Ⓢ Fallbeispiel Stationär, Teil I

Uta Anker ist 73 Jahre alt und lebt seit vier Monaten im Seniorenzentrum Maxeberg. Die ehemalige Redaktionsleiterin einer katholischen Zeitung leidet seit ihrer Pensionierung vor zehn Jahren an einer generalisierten Angststörung und einer rezidivierenden depressiven Störung. Frau Anker war nach einem dreimonatigen Aufenthalt in einer psychiatrischen Klinik ins Heim eingezogen. Sie ist adipös und benötigt zum Gehen einen Rollator. Es bestehen die Pflegediagnosen Selbstversorgungsdefizit (SVD) Körperpflege, SVD sich kleiden und SVD Toilettenbenutzung. Sie hatte bis zum stationären Krankenhausaufenthalt mit ihrem fünf Jahre älteren Mann im gemeinsamen Haus gelebt. Er hatte sich außerstande gesehen, sie weiterhin zu pflegen und auf einer räumlichen Trennung bestanden. Auch die Funktion des gesetzlichen Betreuers hatte er an einen Berufsbetreuer abgegeben. Frau Anker war in stabilisiertem psychischen Zustand ins Seniorenzentrum Maxeberg entlassen worden und hatte sich gut in die neue Umgebung eingelebt. Sie nahm bisher aktiv an den Angeboten im Haus teil und bewältigte den Weg in den Speiseraum mit Hilfe ihres Rollators eigenständig. Sie hatte Hermine Brauer freudestrahlend mitgeteilt, dass sie inzwischen wieder in Brief- und Telefonkontakt mit ihrem Ehemann stehe und sich mit diesem wieder versöhnt habe. Der Ehemann hat Frau Anker inzwischen ein paarmal besucht und auch Päckchen geschickt, über die sie sich sehr gefreut hat.

Pflegediagnostik

Bestimmende Merkmale (Auswahl)

- **Verhalten:** Umherblicken, Ruhelosigkeit, Mustern der Umgebung, meidet Blickkontakt, ziellose Betätigung
- **Gefühlsbezogen:** Besorgt, verstört, selbstbezogen, nervös, reizbar, beunruhigt, übererregt, verunsichert
- **Physiologisch:** Angespannte Gesichtszüge, Zittern, verstärktes Schwitzen, zitternde Stimme, Durchfall, Herzklopfen, erhöhter oder erniedrigter Puls bzw. Blutdruck, verstärkte Atmung, Harndrang, Schwäche, Atembeschwerden, Übelkeit, Schlafstörung, häufiges Wasserlassen, Mattigkeit
- **Kognitiv:** Gedankenblockade, Verwirrtheit, Konzentrationsschwierigkeiten, eingeschränkte Wahrnehmung, verminderte Problemlösefähigkeit, Vergesslichkeit, beeinträchtigte Aufmerksamkeit.

Beeinflussende Faktoren

- Wesentliche Veränderung oder Bedrohung: des ökonomischen Status, der Umwelt, des Gesundheitszustands, der Interaktionsmuster, der Rollenfunktion, des Rollenstatus, des Selbstkonzepts
- Beeinträchtigte Orientierung, mangelnde kognitive Fähigkeiten
- Begegnung mit Unbekanntem
- Gefühl, der Situation nicht gewachsen zu sein, der Überforderung
- Fehlende Kommunikationsmöglichkeiten
- Geringer Selbstwert
- Informationsmangel, fehlendes Wissen
- Unerfüllte Bedürfnisse
- Suchtmittelmissbrauch
- Situative Krisen
- Stressoren
- Somatische Beschwerden, Schmerzen
- Erlerntes Verhalten, zwischenmenschliche Übertragung
- Todesdrohung.

Ressourcen

- Spricht über eigene Gefühle
- Hat Vertrauen zu Bezugspersonen
- Ist kognitiv nicht beeinträchtigt
- Kennt angstauslösende Faktoren.

ⓢ **Fallbeispiel Stationär, Teil II**

Seit einigen Tagen hat sich der Zustand von Frau Anker nun wieder verschlechtert. Sie steht morgens nur mit Mühe auf, lehnt die Angebote im Haus ab, bittet darum, auf dem Weg in den Speiseraum begleitet zu werden und zeigt keinen Appetit bei den Mahlzeiten. Als Hermine Brauer nachfragt, berichtet sie von Alpträumen nachts, die sie quälen und dass sie sich nicht mehr traue, den Weg in den Gemeinschaftsraum zu gehen, weil sie dann bestimmt stürzen würde. Hermine Brauer erkennt bei Frau Anker Hinweise auf zunehmende Angst. Sie fragt bei ihr nach, wie sie sich diese Zustandsveränderung erklärt. Frau Anker antwortet, dass ihr Mann bei seinem Besuch vor zwei Wochen mitgeteilt hat, er werde demnächst in Urlaub fahren. Sie seien früher immer zusammen gefahren und sie habe sich deswegen mit ihm gestritten. Sie habe ihn telefonisch nicht erreichen können. Vielleicht sei ihm etwas zugestoßen? Vielleicht habe sie aber auch seine Telefonnummer nicht mehr richtig im Kopf? Womöglich verliere sie allmählich ihr Gedächtnis? Dann müsse sie wieder in die Klinik und womöglich für immer dort bleiben? Ihre Stimme zittert und ängstlich schaut sie Hermine Brauer an.

Pflegetherapie

Mögliche Ziele/erwartete Ergebnisse festlegen

- Erscheint entspannt und äußert, dass sich die Angst auf ein erträgliches Maß verringert hat oder nicht mehr besteht
- Beschreibt Faktoren, die Angst begünstigen/verringern
- Setzt Ressourcen gezielt ein
- Hat Interesse an Entspannungsübungen
- Benennt Techniken und Verhaltensweisen, die bei aufkommender Angst eingesetzt werden können.

Maßnahmen planen und durchführen

- Anerkennen der Angst des Betroffenen
- Ermutigen, Gefühle mitzuteilen

- Helfen, Bezug zur Realität herzustellen
- Wohltuende Interventionen anbieten (z. B. Entspannungsmusik, Rückenmassage, warmes Bad)
- Gefühle des Betroffenen ernst nehmen
- Informieren über, Besprechen von, mögliche(n) Angstauslöser(n)
- Beim Betroffenen bleiben, bis sich die Angst deutlich reduziert hat
- Atemübungen
- Entspannungsübungen
- Reize dosieren und Belastungen reduzieren (Lärm, Stress, zu hohe Anforderungen, Konflikte vermeiden, angemessenes Licht, ruhige, freundliche Ansprache, alle Maßnahmen ankündigen, nur wenige Informationen geben, ggf. wiederholen)
- Den Betroffenen bei der Entwicklung von Strategien bezogen auf angstauslösende Situationen unterstützen.

Pflegeevaluation

Mögliche Evaluationskriterien

Die im Folgenden genannten Pflegeergebnisse stellen eine Auswahl dar.
Der Pflegebedürftige

- Ist in der Lage seine Angst auf einem für ihn erträglichen Niveau zu halten
- Ist in der Lage, den Beginn der Angstsymptome zu erkennen und einzugreifen
- Erlebt zunehmend angstfreie Zeit und Wohlbefinden.

ⓢ **Fallbeispiel Stationär, Teil IV**

Eine Woche ist vergangen: Frau Anker benötigt viel Kontakt und Zuspruch. Sie hat weiterhin Alpträume und ruft nachts regelmäßig die diensthabenden Pflegenden um Beistand. Sie hält sich an die getroffenen Vereinbarungen und geht in die Koch- und die Singgruppe. Die Fachärztin hat nach einem Gespräch mit Uta Anker deren Medikation angepasst und mit Hermine Brauer und dem Pflegeteam telefonische Rückmeldung vereinbart. Frau Anker nimmt die verordneten angstlösenden Medikamente regelmäßig ein. Der Ehemann hat sich wie vereinbart telefonisch gemeldet, allerdings die Versuche von Frau Anker abgelehnt, ihn zu häufigeren Anrufen zu bewegen.

(S) Fallbeispiel Stationär, Teil III

Beispiel einer Pflegeplanung bei Angst für Uta Anker

Pflegediagnostik	Pflegetherapie	
aktuelle Pflegediagnosen (aP), Risiko-Pflegediagnosen (RP), Einflussfaktoren/Ursachen (E), Symptome (S), Ressourcen (R)	Pflegeziele/erwartete Ergebnisse	Pflegemaßnahmen
• **aP:** Angst • **E:** Wesentliche Veränderung der Umgebung und des Rollenstatus nach dem Einzug in die Einrichtung • **E:** Situationsbedingte Krise (Ehemann ist allein im Urlaub) • **S:** Schlafstörung/Alpträume • **S:** Besorgtheit, innere Unruhe • **S:** Gefühle der Unzulänglichkeit, Selbstfokussierung, Unsicherheit, erhöhte Vorsichtigkeit • **S:** Verminderte Problemlösefähigkeit, verändertes Konzentrationsvermögen, Furcht, Vergesslichkeit • **R:** Hat Vertrauen zu Bezugspersonen in der Einrichtung • **R:** Äußert ihre Gefühle • **R:** Hört zu und zeigt Bereitschaft, Hilfe anzunehmen	• Frau A. spricht Angstgefühle aus • Erkennt Möglichkeiten mit der Angst umzugehen • Nutzt Unterstützungssysteme wirksam aus • Nutzt Entspannungstechniken zum Angstabbau • Hält soziale Kontakte aufrecht	• Nachmittags übt Frau A. im Zimmer die während des Klinikaufenthalts erlernte progressive Muskelentspannung nach Anleitung (auf CD) • Frau A. betätigt bei Alpträumen in der Nacht die Rufanlage • Die Nachtwache wirkt kurz beruhigend ein (emotionale Unterstützung) und stellt nach Wunsch leise vertraute Entspannungsmusik zur Ablenkung an • Pflegende bieten ihr alternativ Mandala-Malen zur Ablenkung und Fokussierung an • 2 × wöchentlich vormittags Einladung und Begleitung zur Koch- und Singgruppe (Gehen am Rollator) • Täglich Einladung und Begleitung zum Mittagessen im Gemeinschaftsraum (Gehen am Rollator)

Hermine Brauer setzt sich zu ihr und bietet Frau Anker ihre Hand. Sie beruhigt Frau Anker: die Telefonnummer des Ehemannes liegt im Heim vor und man wird ihn gemeinsam anrufen. Sie spricht mit ruhiger Stimme und versichert ihr, dass sie keine Zeichen für Gedächtnisprobleme bei Frau Anker bemerkt. Sie erinnert sie daran, dass sie bereits mehrfach in der Klinik war und jedes Mal nach dem Abschluss der Behandlung wieder entlassen wurde. Sie erreichen den Ehemann unter dessen Mobilfunknummer. Er befindet sich tatsächlich seit einigen Tagen am Urlaubsort. Er hatte seine Frau bei der Ankunft angerufen und mit ihr vereinbart, dass er sie 1 × pro Woche (samstags) anruft. Frau Anker erinnert diese Vereinbarung und scheint damit zunächst einmal entlastet. Hermine Brauer bespricht und vereinbart anschließend mit Frau Anker Ziele und Maßnahmen, die ihr helfen können, aufkommende Ängste einzudämmen. Frau Anker ist auch einverstanden damit, dass Hermine Brauer die behandelnde Fachärztin kontaktiert und wegen eines Hausbesuchs und der Überprüfung der Medikation nachfragt. Sie ergänzt den Pflegeplan und überreicht Frau Anker eine Kopie mit den vereinbarten Interventionen.

I/33.9.2 Angststörungen

> ❯ **Angststörungen:** Häufige psychische Störungen mit (angesichts der Situation) unangemessener Angst als Leitsymptom. Meist unterteilt in:
> - **Phobien** mit Angst vor ungefährlichen Objekten bzw. in harmlosen Situationen
> - **Panikstörungen** mit Angstanfällen ohne besondere Auslöser
> - **Generalisierte Angststörung** mit länger dauernder, diffuser Angst und Besorgnissen im Alltag verbunden mit Anspannung und weiteren körperlichen Beschwerden
> In allen Fällen sind die Beschwerden so stark, dass der Betroffene sie nicht kontrollieren kann und sie seinen Alltag beeinträchtigen.

Krankheitsentstehung

Angststörungen sind wie andere psychische Erkrankungen multifaktoriell bedingt, d. h. durch ein Zusammenspiel von Anlage und Umwelt. Genetische und neurobiologische Faktoren spielen ebenso eine Rolle wie die Lebens- und Lerngeschichte eines Menschen und aktuelle Auslöser. Von großer Bedeutung bei der Entstehung von Angst- und Zwangserkrankungen sind insbesondere die Lernmechanismen des klassischen und operanten Konditionierens (→ Kap. I/33.3.2).

Vor allem ist der Prozess der negativen Verstärkung wichtig. Das Herabsteigen vom Turm vermindert bei einem Betroffenen mit Höhenangst zunächst einmal die Angst, es handelt sich dabei um negative Verstärkung. Diese Besserung ist aber nur kurzzeitig. Auf Dauer wird die Angst nicht geringer, sondern stärker. Um der Angst zu entgehen, vermeidet der Betroffene z. B. künftig Türme, sieht keine Fotos von hohen Türmen an. Langfristig verfestigt sich die Angst, weil der Betroffene keine korrigierenden Erfahrungen macht. Er erlebt nicht mehr das Abklingen der Angst in der Situation selbst, wird immer ungeübter im Bewältigen der angstbesetzten Situation, die Erwartungsangst vor den entsprechenden Situationen wird immer größer. Es entsteht ein Teufelskreis aus Vermeidung und Angst, der sich selbst aufrechterhält (→ Abb. I/33.32).

Formen und Symptome

Phobien

Bei spezifischen **Phobien** beziehen sich die Ängste auf bestimmte, abgrenzbare Objekte oder Situationen, z. B. Angst vor Spinnen, vor geschlossenen Räumen, vor dem Fliegen, vor offenen Plätzen (→ Abb. I/33.33).

Krankheitswert und Behandlungsnotwendigkeit gewinnen Phobien, wenn das Vermeidungsverhalten den Alltag erheblich beeinträchtigt, wenn etwa ein Spinnenphobiker kaum mehr baden und duschen kann, weil er befürchtet, dass Spinnen aus dem Abfluss kriechen könnten.

Auch die **soziale Phobie** kann zu den spezifischen Phobien gerechnet werden. Die Betroffenen haben Angst vor solchen Situationen, in denen sie von anderen (negativ) bewertet werden könnten. Meist haben sie Angst vor *kleinen* Gruppen, in denen ein Einzelner durchaus Beachtung finden kann, z. B. (kleinere) Feste, Arbeitsgruppen, Halten eines Vortrages. Menschen mit sozialen Phobien ziehen sich immer mehr zurück (*Vermeidung*), werden dadurch ungeübter in der sozialen

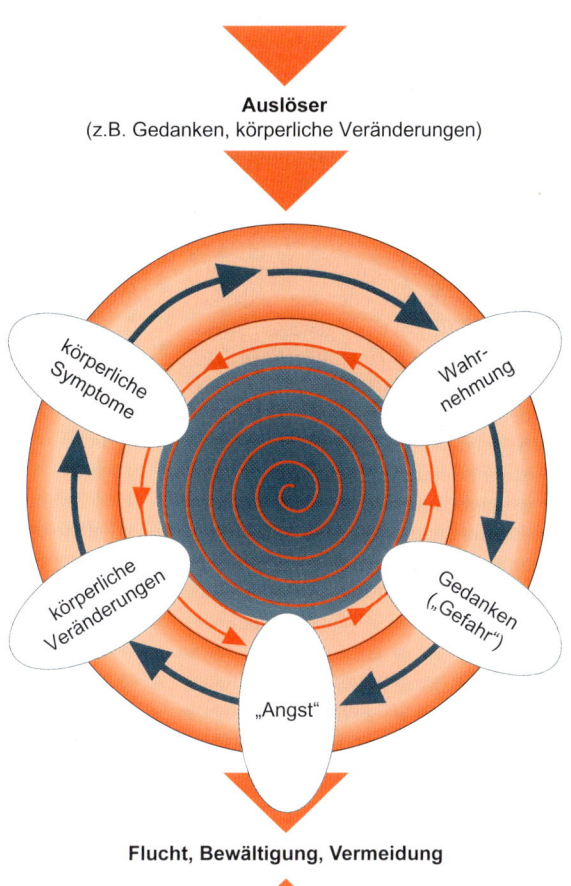

Abb. I/33.32 Der „Teufelskreis der Angst". [L190]

schlag, uncharakteristische Bauchbeschwerden oder Schlafstörungen.

Diagnostik

Die Diagnose einer Angststörung wird klinisch und durch spezielle psychologische Tests gestellt. Andere psychische und körperliche Erkrankungen müssen als Ursache ausgeschlossen werden.

Behandlung

Zur Behandlung von Angst-, Zwangs- und Panikstörungen haben sich Verhaltenstherapien bewährt, v. a. die Verfahren der Reizkonfrontation (→ Kap. I/33.3.2). Das Verfahren wird unter anderem nach Art der angstbesetzten Situation und Belastbarkeit des Betroffenen ausgewählt. Auch kognitive Verhaltenstherapien, bei denen der Erkrankte seine Denkmuster hinter der Angst erkennen, die Angst neu bewerten und kontrollieren lernen soll, können helfen. Konfrontative und kognitive Therapien können miteinander kombiniert werden.

In psychoanalytisch orientierten Verfahren kann versucht werden, über einen längeren Zeitraum den zugrunde liegenden Konflikt aufzudecken und zu bearbeiten. Parallel zum Abbau von Ängsten und Zwängen muss adäquates, d. h. ein an die Situation angemessenes Verhalten aufgebaut werden.

Bei sehr starken Störungen werden anfangs Psychopharmaka eingesetzt.

Pflege

Viele Betroffene mit Angststörungen werden ambulant behandelt.

Altenpflegerinnen ermutigen die Pflegebedürftigen dazu, die im Rahmen der Therapie erarbeiteten Problemlösungsstrategien anzuwenden und greifen bereits gemachte Erfahrungen positiv auf, ohne sie zu bedrängen.

Kompetenz geraten so in einen Teufelskreis.

Die meisten Phobiker sind sich der Widersinnigkeit ihrer Angst verstandesmäßig durchaus bewusst. Dennoch können sie die Angst nicht bewältigen.

Panikstörungen

Vorherrschende Symptome bei **Panikstörungen** (*Panikattacken*) sind wiederkehrende, plötzliche psychische und körperliche Angstsymptome, die aufgrund ihrer Heftigkeit und ihrer Unvorhersehbarkeit von den Betroffenen als Attacken und aufgrund ihrer Intensität als Panik empfunden werden. Typisch sind Schwindel, Herzrasen, Schweißausbrüche, Zittern, Erstickungsgefühle oder ein Engegefühl in der Brust verbunden mit der Angst zu sterben oder die Kontrolle zu verlieren. Die Attacken treten unerwartet auf und führen zu **Erwartungsangst.** Der Betroffene vermeidet immer mehr Situationen aus Angst, in diesen Situationen einen Panikanfall zu erleiden und keine Hilfe bekommen zu können. Die Panikanfälle ent-

wickeln eine Eigendynamik und treten immer häufiger auf.

Generalisierte Angststörung

Bei der **generalisierten Angststörung** ist die Angst nicht auf eine bestimmte Situation gerichtet, sondern generalisiert und lang anhaltend. Der Betroffene macht sich permanent Sorgen, ist ständig angespannt und hat vegetative Beschwerden wie Kopfschmerzen, Schwindel, schnellen Herz-

Abb. I/33.33 Ein Mensch mit einer Phobie vor Plätzen weiß vom Verstand her genau, dass das Überqueren eines Platzes ungefährlich ist. Trotzdem hat er eine kaum oder nicht überwindbare Angst, den Platz zu überqueren. Er empfindet diese Angst als unsinnig und quälend. [K183]

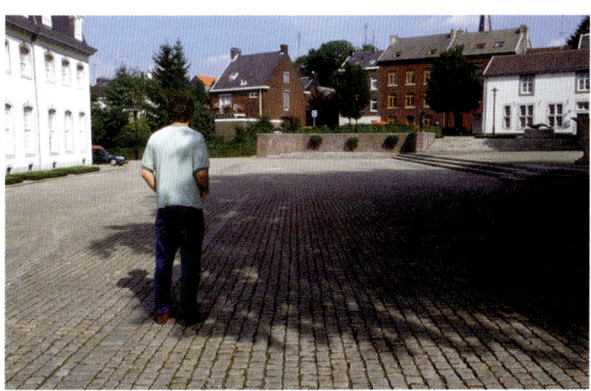

Assessment

Grundsätzlich ist es im Assessment wichtig, möglichst genau zu bestimmen, wann und in welchen Situationen bei den Betroffenen Angst auftritt, die vom Betroffenen empfundene oder tatsächliche Bedrohungssituation zu erkennen und die Reaktionen des Betroffenen darauf genau zu beobachten und zu beschreiben. 📖 15

Altenpflegerinnen beobachten insbesondere die Stärke der Angst und Gefühle von Aggression und Verzweiflung, die im schlimmsten Fall sogar zur Suizidalität führen können.

Im Einzelkontakt ist es wichtig:
- Eine ruhige und Sicherheit gebende Haltung einzunehmen
- Sich nicht von der Angst des Betroffenen anstecken zu lassen
- Im Alltag Aktivitäten anzubieten, die keinen Wettbewerbscharakter haben, da solche potenziell belastend und damit stressfördernd sind
- Situationen zu identifizieren, die den Angstlevel beeinflussen
- Als Gesprächspartner eine akzeptierende Grundhaltung einzunehmen
- Die Gesprächsführung einfühlsam zu gestalten
- Aktiv regelmäßige, zeitlich begrenzte Kontakte zum Betroffenen herzustellen
- Stärken des Betroffenen zu identifizieren und zu benennen
- Angstfreie Zeiten wahrzunehmen und zurückzumelden
- Ablenkungstechniken zu identifizieren (z. B. Spaziergang, Lesen, Musik hören, Tee trinken, Karten oder andere Spiele spielen, Fernsehen)
- Die Angstgefühle des Betroffenen nicht zu entwerten (z. B. mit dem Hinweis, dass der Betroffene keine Angst zu haben brauche).

I/33.9.3 Zwangsstörungen

> **Zwangsstörungen** (*Zwangsneurose*): Psychische Erkrankungen mit **Zwangsgedanken, -impulsen** oder **-handlungen** als Leitsymptom. Diese drängen sich dem Betroffenen immer wieder und in gleicher Form auf und werden als sinnlos und quälend erlebt. Versuche, den Zwang zu unterdrücken, bleiben aber erfolglos und rufen oft Angst hervor.

Dass **Zwangsstörungen** im Alter neu entstehen, ist eher selten. Wohl aber bestehen früher entstandene Zwangsstörungen meist im Alter fort und können intensiver werden oder sich ausbreiten.

Krankheitsentstehung

Bei Zwangsstörungen wird eine multifaktorielle Entstehung angenommen.

Meist treten die Zwangsgedanken oder -handlungen erstmalig in stressreichen, als belastend empfundenen Situationen auf. Das Zwangsverhalten oder die Gedanken führen anfänglich zu einer gewissen Stressreduktion im Sinne einer negativen Verstärkung (→ Kap. I/33.3.2). Auf Dauer (insbesondere bei andauernden Stress- bzw. Belastungssituationen) hält der Zwang nicht nur an, sondern entwickelt sogar eine Eigendynamik und wird immer schlimmer. Der Erkrankte macht keine korrigierenden Erfahrungen mehr, engt seine Wahrnehmung zunehmend auf die Zwangssymptomatik ein und „verlernt" dabei angemessenes Verhalten.

Der Betroffene empfindet die Gedanken als von sich, von innen kommend. Er wehrt sich zwar, weil er auf Verstandesebene deren Sinnlosigkeit erkennt, kann aber die Zwänge nicht unterdrücken, weil dann oft starke Angst entsteht.

Symptome, Befund und Diagnostik

Bei den Zwangsgedanken sind Zweifel und Befürchtungen, Aggressivität und Sexualität wesentliche Themen. Handlungszwänge äußern sich oft als Kontroll- oder Kontaminationszwänge. Zwangsgedanken und -handlungen sind nicht immer auseinander zu halten und bedingen einander.

Die Zwänge beeinträchtigen den Alltag des Betroffenen und führen z. B. zu sozialen oder gesundheitlichen Schäden. So wäscht sich eine Person hundertmal am Tag die Hände um Infektionen zu vermeiden, obwohl die Haut durch das Waschen inzwischen erheblich angegriffen ist (→ Abb. I/33.34).

Eine andere Person kontrolliert vor dem Verlassen des Hauses so oft den Herd und andere Elektrogeräte oder ob alle Fenster verschlossen sind, dass sie sich zuerst grundsätzlich bei allen Terminen verspätet und es später kaum oder gar nicht mehr schafft, die Wohnung wirklich zu verlassen.

Die Diagnostik besteht aus Anamnese, Untersuchung, Beobachtung und ggf. psychologischen Tests. Abgegrenzt werden müssen andere psychische Erkrankungen wie Wahn, Depressionen oder Abhängigkeitserkrankungen.

Behandlung

Therapeutisch stehen Verhaltenstherapien im Vordergrund, ggf. zusammen mit Entspannungsverfahren.

Oft sind Expositionsübungen sinnvoll: Bei Waschzwang infolge des Zwangsgedankens „ich werde mich infizieren" muss der Betroffene bei der Expositionsübung die Angst so lange aushalten, bis sie abklingt, ohne dass er die Hände gewaschen hat. Vor der Übung wird festgelegt, wie der Zwang unterbunden wird, z. B. Wasser im Zimmer vorübergehend abdrehen und andere (saubere) Wasserquellen zu entfernen. Wichtig ist, auch auf subtiles Vermeidungsverhalten zu achten.

Bei Zwangsgedanken können kognitive Verhaltenstherapien helfen: Der Betroffene soll seine Zwangsgedanken als solche erkennen, um sich in der Folge von ihnen zu distanzieren.

Medikamentös können Antidepressiva, v. a. Serotonin-Wiederaufnahmehemmer, eingesetzt werden.

Pflege

> **Vorsicht!**
Es kann gefährlich sein, Zwangskranke an ihren Handlungen zu hindern. Dann kommt es zu großer innerer Anspannung, Unruhe und Angst, da der Kranke den zugrunde liegenden Zwangsimpulsen nicht ausweichen kann.

Generell müssen Altenpflegerinnen die Zwänge und den damit verbundenen Leidensdruck eines Pflegebedürftigen ernst nehmen. Sinn und Zweck von zwanghaften Handlungen ist die Abwehr von extremer Angst und deshalb ist der Versuch, die Be-

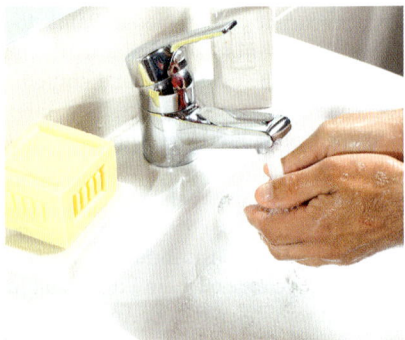

Abb. I/33.34 Ein recht häufiger Zwang ist der Waschzwang. Ein Mann leidet unter der Vorstellung, sich durch Berührung von Händen, Türklinken oder anderen Gegenständen mit einer Krankheit zu infizieren. Kommt es trotz aller Vorsichtsmaßnahmen zu einer vermeintlichen Beschmutzung, wäscht er sich zigmal hintereinander die Hände. [J787]

troffenen an der Ausübung zu hindern, für diese meist extrem bedrohlich. Der Alltag sollte ausreichend Angebote zur Begleitung, Beschäftigung und Ablenkung bieten.

Bei Zwangsgedanken sollten Altenpflegerinnen Gespräche über Inhalte der Zwangsgedanken zeitlich begrenzen und sich nicht zu Argumentationen und ständigen Rückversicherungen verleiten lassen.

I/33.9.4 Belastungsreaktionen

> **Belastungsreaktionen:** Psychische Reaktionen vorher psychisch unauffälliger Menschen auf starke Belastungssituationen, die so ausgeprägt sind, dass sie Krankheitswert besitzen. Ein zeitlicher Zusammenhang muss erkennbar sein. Unterteilt in rasch beginnende **akute Belastungsreaktionen** und die verzögert einsetzende **posttraumatische Belastungsstörung** (*PTSD*).

Auch bei vorher psychisch gesunden Menschen kann es zu sehr starken psychischen Veränderungen durch außergewöhnliche Belastungen (etwa Bedrohung des eigenen Lebens oder das eines nahen Angehörigen, Besitzverlust) kommen. Das belastende Ereignis muss so stark sein, dass die Störung ohne es nicht denkbar gewesen wäre. Außerdem spielen die individuelle Bereitschaft (Verletzlichkeit/Widerstandsfähigkeit) des Betroffenen, die Art des Ereignisses, soziale Unterstützung und andere Faktoren eine Rolle.

Akute Belastungsreaktion

Die **akute Belastungsreaktion** setzt oft schon wenige Minuten nach einer massiven Belastung (etwa Unfall) ein. Nach einer anfänglichen „Betäubung", u.a. mit Aufmerksamkeitsstörung, Bewusstseinseinengung und evtl. sogar Desorientiertheit, kommt es zu einem wechselnden klinischen Bild aus Verzweiflung, Angst, Depression, Überaktivität oder umgekehrt Stupor und Rückzug. Nach Stunden bis einigen Tagen klingen die Beschwerden ab.

Die akute Belastungsreaktion wird meist akut und schnell behandelt – eher im Sinne einer Krisenintervention als einer längerfristigen Therapie. Nach Unfällen, Katastrophen oder Bränden stehen den Betroffenen speziell geschulte Therapeuten zur Seite, die bei der Traumabewältigung gezielte und individuelle Hilfe leisten. Manchmal kann aufgrund des subjektiven Leidensdrucks eine Einweisung in eine psychiatrische Klinik notwendig werden.

Posttraumatische Belastungsreaktion

Die **posttraumatische Belastungsreaktion** tritt erst Wochen bis Monate nach dem belastenden Ereignis auf und dauert länger als einen Monat.

Typisch sind die sich immer wieder aufdrängenden, unkontrollierbaren Erinnerungen an das Ereignis oder Träume davon (*Nachhallerinnerungen, flashbacks*), emotionale Starre („Dumpfheit"), Verlust der Lebensfreude, verminderte Aktivitäten, Rückzug und eine vegetative Übererregtheit mit Schlafstörungen, Reizbarkeit, Konzentrationsstörungen und übermäßigen Schreckreaktionen. Der Betroffene meidet jegliche Situationen, die zu solchen Erinnerungen führen könnten.

Die Behandlung erfolgt durch spezielle Psychotherapien, ggf. unterstützt durch Psychopharmaka. Die Erkrankung kann chronifizieren und geht mit einem erhöhten Risiko z.B. für Depressionen oder Abhängigkeitserkrankungen einher. Meist aber ist die Prognose günstig.

I/33.9.5 Anpassungsstörungen

> **Anpassungsstörung:** Subjektives Leid und emotionale Beeinträchtigung durch ungünstig verlaufende Auseinandersetzung mit belastenden Ereignissen oder einschneidenden Lebensveränderungen. Beginn meist 1–3 Monate nach Beginn des Ereignisses, Dauer selten länger als sechs Monate.

Eine **Anpassungsstörung** kann als Folge von z.B. belastenden Trennungserlebnissen, Todesfällen, Auswanderung oder Flucht auftreten, bei alten Menschen etwa nach Umzug in eine Altenpflegeeinrichtung infolge des Todes ihres Ehepartners. Auch ungewöhnlich lange und problematische Trauerreaktionen fallen hierunter.

Die Betroffenen sind ängstlich-besorgt und depressiv verstimmt, sie fühlen sich der neuen Situation und dem Alltag nicht gewachsen. Anpassungsstörungen dauern länger als akute Belastungsreaktionen und klingen nur langsam und schwankend ab.

Die Behandlung kann einzeln oder in der Gruppe erfolgen, stationär oder ambulant.

Altenpflegerinnen achten beim Pflegebedürftigen vor allem auf Probleme und Einschränkungen in der Alltagsbewältigung sowie im lebenspraktischen und sozialen Bereich. Sie können beim Aufbau von sozialen Kontakten unterstützen, Möglichkeiten zur Teilnahme an lokalen Freizeitangeboten aufzeigen oder Kontakte zu einschlägigen Beratungsstellen initiieren.

I/33.9.6 Somatoforme Störungen

> **Somatoforme Störungen:** Nicht eindeutig definierter Sammelbegriff für verschiedene psychische Störungen mit länger während körperlichen Beschwerden und anhaltender Angst des Betroffenen, organisch erkrankt zu sein (trotz unauffälliger Untersuchungsergebnisse).
> Weder andere psychische noch organische Erkrankungen erklären die Beschwerden hinreichend.

Krankheitsentstehung

Somatoforme Störungen entstehen wahrscheinlich durch eine Vielzahl innerer und äußerer Faktoren: genetische und neurobiologische Faktoren, die Persönlichkeit, bis dahin gemachte Lernerfahrungen, sowohl was Problembewältigungsstrategien als auch was Krankheiten betrifft, psychosoziale Belastungsfaktoren und viele andere mehr.

Formen und Symptome

Vor allem werden folgende Bilder zu den somatoformen Störungen gerechnet.

Somatoforme Schmerzstörung

Leitsymptom der **somatoformen Schmerzstörung** sind chronische Schmerzen in ein oder mehreren Körperregionen, besonders häufig Kopfschmerzen, Schmerzen am Bewegungsapparat (Rückenschmerzen) oder Schmerzen im Bauchbereich.

Die Beschwerden sind oft unklar und wechselnd und werden teils dramatisch geschildert, die Krankengeschichte und die Liste der bereits durchgeführten Untersuchungen sind oft lang.

Organische Schäden und Erkrankungen erklären das Bild nicht (hinreichend).

Somatoforme autonome Funktionsstörung

Bei **somatoformen autonomen Funktionsstörungen** konzentrieren sich die Beschwerden auf Organe, deren Tätigkeit stark vom vegetativen (autonomen) Nervensystem beeinflusst wird, also Herz, Magen-Darm-, Atmungs-System und Harnwege (Wasserlassen). Dabei kann ein Organ im Vordergrund stehen (z.B. das Herz; diese Störung wurde früher als **Herzneurose** bezeichnet).

Begleitend liegen meist Befindensstörungen vor, etwa schnelle Erschöpfbarkeit. Trotz wiederholt unauffälliger Untersuchungsergebnisse und ärztlicher Aufklärung bestehen viele Betroffene auf weiteren Untersuchungen, weil sie massiv unter den anhaltenden Beschwerden leiden.

Somatisierungsstörungen

Menschen mit einer **Somatisierungsstörung** klagen oft mehrere Jahre lang über zahlreiche und wechselnde Beschwerden, ohne dass körperlich begründbare Fehlfunktionen festgestellt werden können. Jedes Organ kann betroffen sein. So bestehen etwa zunächst über Monate uncharakteristische Oberbauchbeschwerden, später dann Missempfindungen des linken Armes, abgelöst oder überlagert von chronischen Rückenschmerzen.

Hypochondrische Störungen

Bei der **hypochondrischen Störung** entsteht das Leid weniger infolge der Beschwerden als vielmehr durch die Sorge um die Krankheit, die sich durch diese anzukündigen scheint. Teilweise werden auch körperlich normale Phänomene als krankhaft interpretiert. Der Betroffene hat z. B. gelegentliche Blähungen. Er fürchtet nun, dass diese das Zeichen einer ernsten Darmerkrankung sind und beobachtet sich genau auf weitere Bauch- oder Stuhlbeschwerden. Möglicherweise führt die ausgeprägte Selbstbeobachtung dann wirklich über das vegetative Nervensystem zu Magen-Darm-Beschwerden.

Diagnostik

Diagnostisch müssen sowohl psychische als auch körperliche Erkrankungen ausgeschlossen werden. Die meisten Betroffenen mit somatoformen Störungen lehnen es heftig ab, eine psychische (Mit-)Verursachung ihrer Beschwerden anzunehmen.

Behandlung

Basis jeder Behandlung ist ein vertrauensvolles Verhältnis. Dazu müssen die Behandler dem Erkrankten signalisieren, dass sie ihm, seinem Leiden und seiner Symptomatik Glauben schenken. Beschwerdefreiheit als Therapieziel ist nicht realistisch.

Die Behandlung setzt an mehreren Punkten an und ist sehr individuell:

- Vorsichtiges Hinführen des Betroffenen zu psychischen Faktoren bei der Beschwerdeentstehung
- Unterstützen einer aktiven Lebensführung, Abbau von Schonverhalten und symptomverstärkendem Verhalten
- Je nach Beschwerdebild zeitlich begrenzte physikalische Maßnahmen. Bewegungsübungen, z. B. bei Schmerzen
- Psychotherapie, v. a. kognitive Verhaltenstherapien, bei hypochondrischen Störungen auch Expositionsverfahren (mit solchen Situationen, die der Erkrankte für gesundheitsgefährdend hält). Aufdeckende Therapien nur später im Einzelfall
- Evtl. Psychopharmaka, insbesondere wenn Hinweise auf begleitende Depressionen oder Angststörungen bestehen oder diese sich zu entwickeln beginnen
- Begleitende Behandlung vorhandener körperlicher Erkrankungen.

Pflege

Pflegebedürftige mit somatoformen Störungen nehmen die Pflegenden oft stark in Anspruch und klagen häufig über ihre Beschwerden. Dies ist für sie manchmal die einzige Möglichkeit, zu kommunizieren. Altenpflegerinnen nehmen die Beschwerden ernst und werten sie nicht als „unbegründet" oder gar „eingebildet", versuchen aber, Kontakt über Gesprächsthemen außerhalb der körperlichen Beschwerden zu finden. Sie ermutigen den Pflegebedürftigen z. B. zu aktiver Freizeitgestaltung und sozialen Aktivitäten.

I/33.10 Psychosomatische Störungen

> **Psychosomatik:** Medizinisches Fachgebiet, das sich mit den Wechselwirkungen zwischen Körper und Seele befasst.
> **Psychosomatische Störungen:** Erkrankungen, bei denen psychische Faktoren Krankheitsentstehung und -verlauf wesentlich mitbestimmen.

I/33.10.1 Beispiel eines Pflegeprozesses bei „beeinträchtigter Resilienz"

Ⓐ Fallbeispiel Ambulant, Teil I

Die asthmakranke Monika Bach versorgt zusammen mit dem ambulanten Pflegedienst Bogendorf ihren chronisch depressiv erkrankten, pflegebedürftigen Vater Alfons Bach, der neuerdings allein in der kleinen

Wohnung im sechsten Stock eines großen Mietshauses lebt. Seine Ehefrau hatte sich um ihn gekümmert, musste jedoch nach einem Schlaganfall wegen anhaltender, starker Mobilitätseinschränkungen selbst vor kurzem in eine Pflegeeinrichtung einige Kilometer entfernt ziehen, was trotz Pflegeversicherungsleistungen für die Familie eine große finanzielle Belastung bedeutet. Herr Bach wird von Linda Müller und einer Kollegin täglich aufgesucht. Er erhält Essen auf Rädern und zusätzliche Betreuungsleistungen. Linda Müller kennt Frau Bach schon länger, denn diese unterstützt ihre betagten Eltern und besucht sie fast täglich abwechselnd nach ihrer Arbeit als Kassiererin im Supermarkt. Frau Bach ist als Angehörige eine wichtige Ansprechpartnerin für Linda Müller.

> **Resilienz:** Die besondere Fähigkeit eines Menschen, im Lebensverlauf auftretende Krisen unter Einbeziehung persönlicher und sozial vermittelter Ressourcen durchzustehen, zu bewältigen und daraus Nutzen für die individuelle Weiterentwicklung zu ziehen. Menschen entwickeln Resilienz vor allem durch die Erfahrung, Widrigkeiten im Leben gemeistert zu haben. 📖 24 📖 17
> **Gefahr einer beeinträchtigten Resilienz:** Risiko einer reduzierten Fähigkeit, ein Muster positiver Reaktionen auf eine nachteilige Situation oder Krise aufrecht zu erhalten. 📖 10 📖 1

Pflegediagnostik

Risikofaktoren

- Vorliegende chronische Krisen
- Mehrere gleichzeitige nachteilige Situationen
- Vorliegen einer neuen Krise (→ Abb. I/33.35)

Ⓐ Fallbeispiel Ambulant, Teil II

Linda Müller ist aufgefallen, dass Frau Bach bedrückt wirkt und häufig unter Atemnot leidet. Immer mal wieder greift sie in die Jackentasche und benutzt ein Dosieraerosol. Linda Müller ist besorgt und spricht Frau Bach schließlich behutsam darauf an. Sie erfährt, dass Frau Bach schon seit vielen Jahren unter Asthma leidet. Nebenbei erzählt Frau Bach, dass sich die Mutter, die sie zweimal wöchentlich im Heim besucht dort nicht wohlfühle, unbedingt wieder nach Hause wolle und ihr immer wieder Vorwürfe mache.

Sie schäme sich deswegen aber sie werde dann immer wütend und streite laut mit ihrer Mutter herum. Sie sei sowieso die schlechte Tochter, die noch nie etwas richtig gemacht habe. Sie könne nur noch stundenweise im Supermarkt arbeiten und verdiene nur wenig Geld, da bliebe ihr halt vor lauter Sorgen manchmal einfach die Luft weg.

Linda Müller weiß aus einer Fortbildung über Quartiersarbeit und Vernetzung, dass die Ambulanz der psychiatrischen Klinik in der zehn Kilometer entfernten Stadt über spezielle Beratungs- und Therapieangebote für pflegende Angehörige verfügt. Sie zeigt Frau Bach ein Informationsblatt dazu. Sie rät ihr, doch dort einmal anzurufen und nach Unterstützungsmöglichkeiten zu fragen. Frau Bach entschließt sich nach erneuter Ermutigung von Linda Müller einigen Tagen tatsächlich dazu und sie erhält einen Termin in der Institutsambulanz.

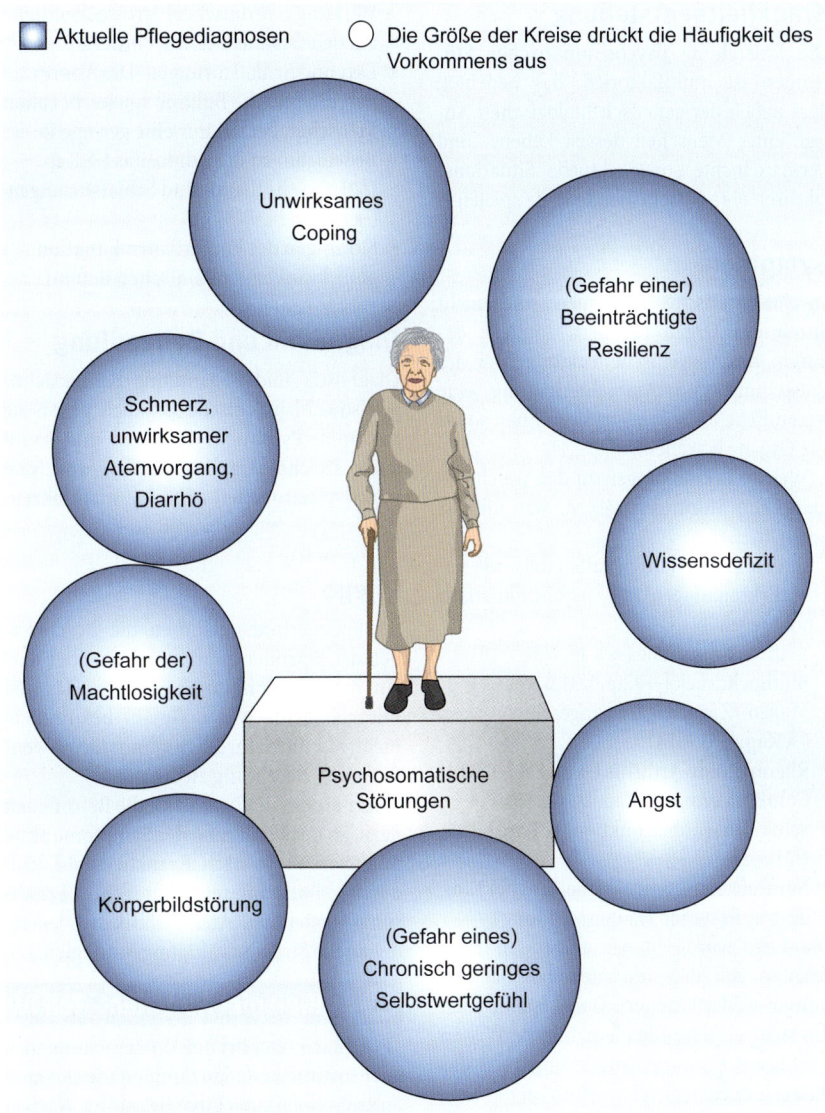

Abb. I/33.35 Im Zusammenhang mit psychosomatischen Störungen ergeben sich häufig die hier dargestellten Pflegediagnosen. [M613]

Pflegetherapie

Ⓐ Fallbeispiel Ambulant, Teil III

Beispiel einer Pflegeplanung bei Gefahr einer beeinträchtigten Resilienz für Monika Bach

Pflegediagnostik	Pflegetherapie	
aktuelle Pflegediagnosen (aP), Risiko-Pflegediagnosen (RP), Einflussfaktoren/Ursachen (E), Symptome (S), Ressourcen (R)	Pflegeziele/erwartete Ergebnisse	Pflegemaßnahmen
• **RP:** Gefahr einer beeinträchtigten Resilienz • **E:** Mehrere gleichzeitig vorliegende nachteilige Situationen (geringe finanzielle Ressourcen, Pflegebedürftigkeit beider Eltern) • **E:** Vorliegen einer zusätzlichen, neuen Krise (Einzug der Mutter in die Pflegeeinrichtung) • **R:** Frau B. fragt selbst um Rat und sucht nach Unterstützung	• Frau B. wendet in den Kontakten mit der Mutter eine konstruktive Kommunikationsstrategie an • Sie erlangt ein verbessertes physisches Wohlbefinden (Atemnot tritt seltener bzw. in geringerem Ausmaß auf) • Sie berichtet von einem zunehmenden Gefühl des emotionalen Wohlbefindens und der Kontrolle	• Frau B. erhält in den Gesprächskontakten mit der Pflegexpertin emotionale Unterstützung durch aktives Zuhören und der Ermutigung, ihre Gefühle zu äußern • Sie wird ermutigt, sich ein realistisches Bild der Rolle als sorgende Angehörige zu machen und erlernt die Kommunikationsstrategie der wertschätzenden Begrenzung (Respekt erweisen und Respekt verlangen) für die Kontakte mit der Mutter • Sie wird in die offene Gruppe für sorgende Angehörige eingeladen • Sie erhält zusätzlich psychotherapeutische Gespräche im Rahmen des Case-Management-Programms

Krankheitsentstehung

Die Entstehung **psychosomatischer Störungen** ist multifaktoriell, das bedeutet, dass neben der genetisch-biologischen Anlage eines Menschen dessen Lebens- und Lerngeschichte sowie aktuelle Situationsfaktoren eine entscheidende Rolle spielen.

Symptome

Psychosomatische Störungen sind nicht durch das Organ definiert, sondern dadurch, dass psychische Faktoren bei der Entstehung und Aufrechterhaltung eine wesentliche Rolle spielen. Sie können somit alle Organe betreffen.

Welche Erkrankungen zu den psychosomatischen Störungen zählen, war und ist umstritten.

In den 1950er-Jahren galten folgende sieben Erkrankungen als psychosomatisch („holy seven"):
- Asthma bronchiale (→ Kap. I/31.7.13)
- Bluthochdruck (→ Kap. I/31.6.9)
- Magen-/Zwölffingerdarmgeschwür (→ Kap. I/31.8.14)
- Rheumatoide Arthritis (→ Kap. I/31.1.14)
- Colitis ulcerosa (→ Kap. I/31.8.15)
- Schilddrüsenüberfunktion (→ Kap. I/31.3.8)
- Neurodermitis (chronische, v. a. bei Kindern auftretende Hautentzündung).

Die Liste wurde in den folgenden Jahrzehnten von den verschiedenen Schulen immer wieder erneuert. Dabei spielte auch das sich verändernde medizinische Wissen eine Rolle, etwa die Entdeckung, dass das Bakterium Helicobacter pylori bei der Entstehung von Magengeschwüren eine Rolle spielt.

Letztlich sind aber alle diese Listen umstritten. Überholt ist auch, dass hinter einer bestimmten Erkrankung immer die gleiche psychische Ursache stecken müsse oder ein bestimmter psychischer Konflikt zu einer bestimmten Erkrankung führe.

> ❯ Bei allen Erkrankungen spielen psychische Faktoren eine Rolle, da die Krankheitsbewältigung fast immer Einfluss auf den Verlauf nehmen kann. Es variiert lediglich das Maß der Beeinflussung. Eine scharfe „Grenzziehung" zwischen psychosomatischen und somatischen Erkrankungen kann es daher nicht geben.

Drei Gruppen von Krankheiten bilden die Schwerpunkte der Psychosomatik:
- Körperliche Erkrankungen mit einer hohen Bedeutung psychischer Faktoren, z. B. Asthma bronchiale. Dabei steht die Wirkung (chronischer) Stressbelastung auf den Organismus im Vordergrund
- Ess- und Schlafstörungen. Die Anorexia nervosa und die Bulimie spielen bei alten Menschen derzeit nur eine geringe Rolle. Bedeutsam ist die Adipositas (→ Kap. I/20.8), sehr häufig sind Schlafstörungen (→ Kap. I/21.9)
- Störungen der körperlichen Funktion ohne krankhaften klinischen Befund.

Diagnostik und Behandlung

Diagnostik und Behandlung berücksichtigen sowohl psychische als auch physische Faktoren. Psychische Faktoren und somit auch Psychotherapien werden von den meisten Betroffenen zunächst nicht akzeptiert.

Pflege

Altenpflegerinnen nehmen die Beschwerden der Betroffenen ernst, achten aber darauf, die Beziehung so zu gestalten, dass die Pflegebedürftigen das Gefühl bekommen, nicht nur über ihre Symptomatik Zuwendung und Beachtung zu erhalten.

Außerdem motivieren sie die Betroffenen dazu, an der Linderung der Symptome aktiv mitzuwirken, je nach Krankheitsbild, z. B. durch Entspannungstechniken, Ernährungsumstellung, Atemtechniken oder individuelle Stressbewältigungsstrategien.

Ⓐ Fallbeispiel Ambulant, Teil IV

Frau Bach zeigt bei der Untersuchung in der Institutsambulanz unter anderem eine sehr hohe subjektive Belastung. Nach eingehender Beratung entscheidet sie sich, am Behandlungsprogramm „Case Management für sorgende Angehörige in psychischen Krisen" teilzunehmen, das dort von einer Psychotherapeutin gemeinsam mit einer Expertin für psychiatrische Pflege angeboten wird und eine zeitlich begrenzte Behandlung von sechs Monaten vorsieht. Die Pflegeexpertin stellt nach einem ausführlichen Anamnesegespräch u. a. die Pflegediagnose „Gefahr einer beeinträchtigten Resilienz". Sie arbeitet gemeinsam mit Frau Bach als angestrebte Pflegeergebnisse das Erlernen einer konstruktiven Kommunikationsstrategie für die Besuche bei der Mutter und eine Verbesserung der eigenen Selbstpflege heraus. Frau Bach selbst wäre nicht auf die Idee gekommen die Verschlechterung ihrer Asthmaerkrankung in Verbindung mit den Veränderungen in der Familiensituation und den herausfordernden Rollenanforderungen zu bringen. Sie lernt in den psychotherapeutischen Gesprächen allmählich, sich nicht die Schuld für den Einzug der Mutter in die Pflegeeinrichtung zu geben und schmerzhafte Veränderungen als Teil des Lebens anzunehmen sowie die Akzeptanz der eigenen Grenzen. Sie ist stolz auf sich, dass es ihr bei den Besuchen in der Einrichtung bereits mehrfach gelungen ist, sich gegen unangemessene Vorwürfe abzugrenzen.

In solchen Situationen teilt sie bei aufkommendem Ärger dies der Mutter ruhig und klar mit und beendet den Besuch. Die Asthmaanfälle treten inzwischen seltener auf.

I/33.11 Abhängigkeitssyndrome

I/33.11.1 Beispiel eines Pflegeprozesses bei „unwirksamer Verleugnung"

> ❯ **Unwirksame Verleugnung:** Bewusster oder unbewusster Versuch, das Wissen oder die Bedeutung eines Ereignisses zu leugnen, um Angst/Furcht zu reduzieren, was aber zur Beeinträchtigung der Gesundheit führt. 📖 10 📖 14

Ⓢ Fallbeispiel Stationär, Teil I

Der 80-jährige Matthis Peter lebt seit drei Jahren im Wohnbereich. Er selbst war beim Einzug (und ist es noch immer) wegen seiner eingeschränkten Belastbarkeit infolge einer chronisch obstruktiven Lungenerkrankung selbst auf Unterstützung, z. B. beim Duschen, angewiesen. Er geht längere Strecken mit dem Rollator. Zuhause war er mit der Hilfe des ambulanten Pflegedienstes zurechtgekommen. Wegen der zunehmenden Verwirrtheit seiner demenzkranken Ehefrau, die er keinesfalls allein lassen wollte, war er mit dieser zusammen in ein Zweibettzimmer des Seniorenzentrums Maxeberg gezogen. Hier ist er weiterhin jederzeit in ihrer Nähe und kümmert sich rührend um sie. Er hat einige Kontakte im Haus und scheint immer sehr zuversichtlich, ja geradezu eine Frohnatur zu sein, die mit allen Anforderungen und Belastungen zurechtkommt.

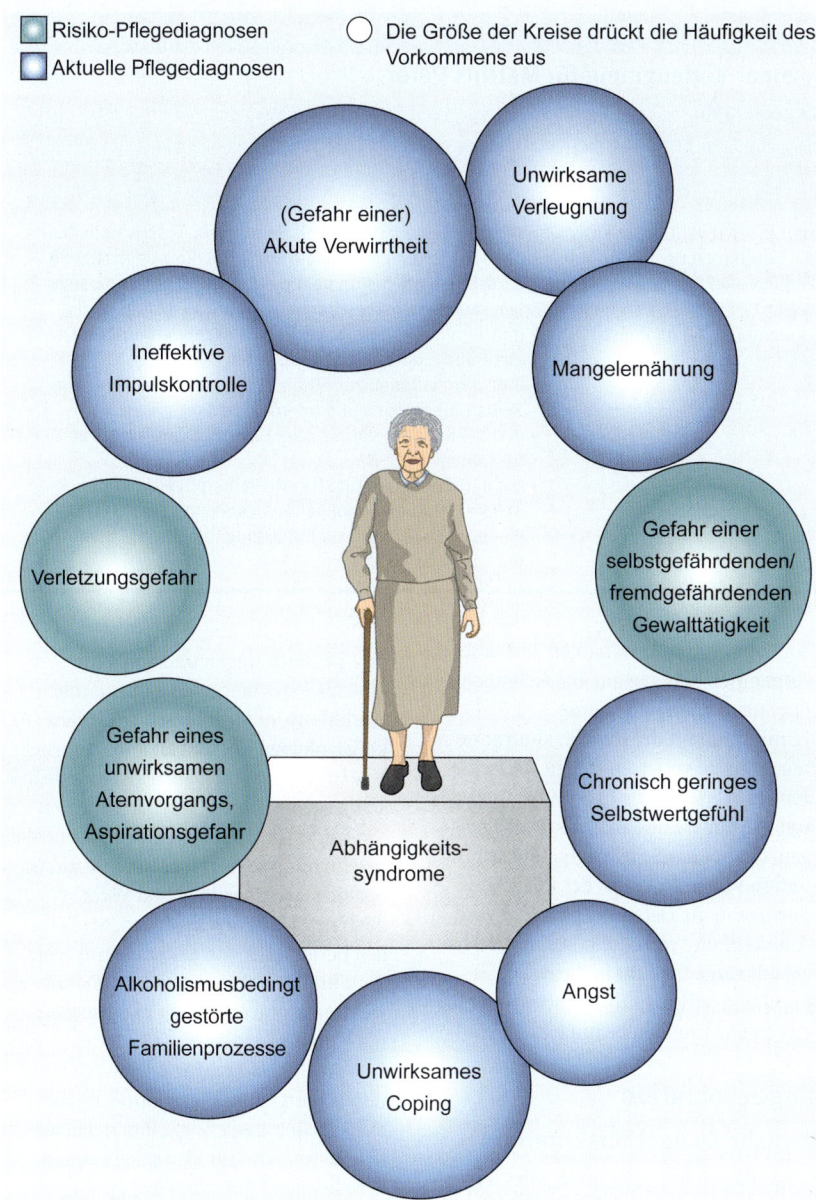

Risiko-Pflegediagnosen
Aktuelle Pflegediagnosen
Die Größe der Kreise drückt die Häufigkeit des Vorkommens aus

(Gefahr einer) Akute Verwirrtheit

Unwirksame Verleugnung

Ineffektive Impulskontrolle

Mangelernährung

Verletzungsgefahr

Gefahr einer selbstgefährdenden/ fremdgefährdenden Gewalttätigkeit

Gefahr eines unwirksamen Atemvorgangs, Aspirationsgefahr

Abhängigkeits- syndrome

Chronisch geringes Selbstwertgefühl

Alkoholismusbedingt gestörte Familienprozesse

Angst

Unwirksames Coping

Abb. I/33.36 Im Zusammenhang mit Abhängigkeitssyndromen ergeben sich häufig die hier darge-stellten Pflegediagnosen. [M613]

Pflegediagnostik

Bestimmende Merkmale

- Verleugnet Substanzmissbrauch/-abhän-gigkeit
- Verleugnet, dass die Einnahme der Subs-tanz Probleme im eigenen Leben verursacht
- Fährt trotz des Wissens, dass dies eine beeinträchtigte Funktionsfähigkeit oder körperliche Symptome zur Folge hat, mit dem Missbrauch fort
- Benutzt Rationalisierung bzw. Projekti-on, um das fehlangepasste Verhalten zu erklären

- Gesteht Auswirkungen auf das Lebens-muster nicht ein
- Lehnt eine Gesundheitsversorgung ab oder verzögert sie zum Schaden für die Gesundheit
- Zeigt unangemessenen Affekt
- Verschiebt die Quelle der Symptome auf andere Organe
- Macht bei Gesprächen über belastende Ereignisse geringschätzig abwertende Gesten oder Bemerkungen
- Bagatellisiert die Symptome
- Verschiebt die Angst vor den Auswir-kungen des Zustands.

Beeinflussende Faktoren

- Tieferliegende Ängste oder Befürchtungen
- Geringes Selbstwertgefühl
- Keine Kontrolle über Lebenssituation
- Fehlende Kompetenz, effektive Coping-Mechanismen anzuwenden
- Überwältigender Stress
- Drohende unangenehme Wirklichkeit (→ Abb. I/33.36).

Ressourcen

- Verfügt über intakte kognitive Fähigkei-ten
- Hat gutes Bildungsniveau
- Drückt Akzeptanz für eigene Stärken, Schwächen und Grenzen aus
- Ist grundsätzlich bereit, sich selbst zu hinterfragen
- Hat Bezugspersonen, schätzt deren Rat.

Ⓢ Fallbeispiel Stationär, Teil II

Hermine Brauer hat schon länger bemerkt, dass Herr Peter schmaler geworden ist und häufig fahrig-nervös und erschöpft wirkt. Er lehnt die angebotenen zusätzlichen Be-treuungsleistungen für seine Ehefrau ab und sagt dann immer, er schaffe das schon. Der Altenpflegerin ist schon einmal aufge-fallen, dass er Tüten mit leeren Weinfla-schen nach draußen zum Müllcontainer brachte und manches Mal hat sie morgens, als sie ihn und seine Frau bei der Körper-pflege unterstützt hat, mehrere benutzte Weingläser gesehen. Als sie ihn zuletzt be-reits früh morgens vor dem Haus wieder mit einer Tüte dort stehen sah, wich er ih-rem Blick und einem Kontakt aus. Dieses Erlebnis beschäftigt Hermine Brauer in den nächsten Tagen und sie berät sich mit ihrer Wohnbereichsleitung. Schließlich spricht sie Matthis Peter an und fragt, ob er in den nächsten Tagen einmal etwas Zeit für sie hätte, denn sie habe ein Anliegen und wür-de gern einmal in Ruhe mit ihm sprechen. Er zögert kurz, stimmt dann aber in ge-wohnt freundlicher Art zu.

Drei Tage später treffen sie sich nach dem Mittagessen, während Frau Peter ihren Mittagsschlaf macht, bei einer Tasse Kaffee in einem der Besprechungsräume des Wohnbereichs. Hermine Brauer hat sich gut auf das Gespräch vorbereitet, denn sie hat als erfahrene Altenpflegerin im Verhalten von Herrn Peter deutliche Hinweise auf ei-nen problematischen Alkoholkonsum er-kannt, den er zu kaschieren versucht. Sie sorgt sich um ihn und möchte ihm als seine Bezugspflegerin ihre Unterstützung anbie-ten, falls er diese benötigt und wünscht.

ⓢ Fallbeispiel Stationär, Teil III

Beispiel einer Pflegeplanung bei unwirksamer Verleugnung für Matthis Peter

Pflegediagnostik	Pflegetherapie	
aktuelle Pflegediagnosen (aP), Risiko-Pflege-diagnosen (RP), Einflussfaktoren/Ursachen (E), Symptome (S), Ressourcen (R)	Pflegeziele/erwartete Ergeb-nisse	Pflegemaßnahmen
• **aP:** Unwirksame Verleugnung • **E:** Furcht vor dem Verlust der Autonomie/der Trennung von der pflegebedürftigen Ehefrau • **E:** Übermäßiger Stress • **S:** Nimmt die Relevanz des problematischen Alkoholkonsums nicht wahr • **S:** Spielt den problematischen Alkoholkonsum herunter und verdrängt deren Ursprung • **R:** Lässt sich auf Gespräche zum Thema ein • **R:** Im Umfeld stehen Betreuungsangebote bereit	• Herr P. nutzt verfügbare sozi-ale Unterstützung • Er nutzt effektive Coping-Stra-tegien • Er vermeidet Alkoholmiss-brauch	• Bezugspflegekraft führt mit Herrn P. ein Gespräch, in dem die Beobachtungen und die Sorge um ihn wertschätzend, ehrlich und offen mitgeteilt werden und Respekt hinsicht-lich seines Selbstbestimmungsrechts ausgedrückt wird • Ihm vermitteln, dass er als Person akzeptiert wird und emotionale Unterstützung anbieten • Ihm Informationen zum Thema riskanter Alkoholkonsum, Selbsthilfegruppen und Internetadressen geben • Ihm bei Bedarf Beratung oder Unterstützung durch Fach-personen vermitteln • Mit ihm die aktuell praktizierte Selbstpflege im Hinblick auf die Betreuung der Ehefrau besprechen und regelmäßi-ge Betreuungszeiten zur Entlastung (Wochenplan) anbie-ten/aushandeln

Pflegetherapie

Mögliche Ziele/erwartete Ergebnisse festlegen

Der Pflegebedürftige:

- Setzt sich bewusst mit der Krankheit und der Situation auseinander
- Nimmt wahr, dass zwischen dem Ge-brauch der Substanz und persönlichen Problemen bzw. Beeinträchtigungen ein Zusammenhang besteht
- Nennt die Symptome der Erkrankung
- Beschreibt eigene Stärken, Schwächen und Grenzen
- Äußert die Bereitschaft, Unterschiede zwischen Selbst- und Fremdwahrneh-mung zu diskutieren
- Äußert die Bereitschaft, professionelle Unterstützung in Anspruch zu nehmen
- Spricht mit Vertrauenspersonen über ei-gene Gefühle
- Identifiziert die Vorteile der Einstellung des missbräuchlichen Alkoholkonsums
- Nutzt effektive Coping-Strategien
- Nutzt verfügbare Ressourcen.

Maßnahmen planen und durchführen

Die im Folgenden genannten Maßnahmen stellen eine Auswahl dar. 📖 14

- Aufbau einer therapeutischen Beziehung zum Pflegebedürftigen, ehrlich und ver-lässlich sein
- Dem Pflegebedürftigen vermitteln, dass er als Person akzeptiert wird

- Anbieten von Informationen, um falsche Annahmen bezogen auf den Gebrauch der Substanz zu korrigieren
- Einfühlsam mit der Realität konfrontie-ren, ohne zu verletzen z.B. in wertschät-zender Weise auf die Laborwerte verwei-sen, die einen Substanzmissbrauch bele-gen, da dies das Selbstwertgefühl schützt und so verhindert, dass der Pflegebe-dürftige in die Defensive gedrängt wird
- Anerkennung vermitteln, wenn der Pfle-gebedürftige Einsicht in die eigene Er-krankung äußert und Verantwortung für das eigene Handeln bekundet.

Pflegeevaluation

Mögliche Evaluationskriterien

Die im Folgenden genannten Pflegeergeb-nisse stellen eine Auswahl dar.

Der Pflegebedürftige:

- Äußert, dass er einen Zusammenhang erkennt zwischen dem Substanzge-brauch und seinen persönlichen Proble-men und Beeinträchtigungen
- Äußert Akzeptanz für die eigene Verant-wortung
- Anerkennt, dass Substanzmissbrauch bzw. Abhängigkeit eine Erkrankung dar-stellen
- Nimmt professionelle Hilfe in Anspruch.

ⓢ Fallbeispiel Stationär, Teil IV

Das erste Gespräch ist für beide nicht einfach, aber es gelingt Hermine Brauer,

ihre Beobachtungen und Sorge um Matthis Peter besonders taktvoll und einfühlsam zu formulieren und einen konstruktiven Kontakt zu ihm herzustel-len. Herr Peter spielt zunächst ihre Beob-achtungen herunter, lässt sich aber auf das Gespräch ein. Er räumt ein, abends regelmäßig Wein zu trinken. Er tue das, um sich zu entspannen und Wein sei doch nicht wirklich schädlich. Schließ-lich berichtet er von der Sorge um seine Frau und dass ihm alles manchmal zu viel werde und er einfach nicht abschal-ten könne.

Sie sprechen über seine schwierige Situa-tion als sorgender Partner und als Her-mine Brauer fragt, ob sie ihm dabei hel-fen dürfe, nicht nur für seine Frau son-dern auch gut für sich selbst zu sorgen, zeigt er sich offen dafür. Sie verabreden ein weiteres Gespräch in der kommen-den Woche. Herr Peter lässt sich auf die Unterstützung ein und überprüft das ei-gene Trinkverhalten. Er tauscht sich mit Hermine Brauer über genussvolles und riskantes Trinkverhalten aus. Allmählich lässt er mehr Hilfe bei der Betreuung sei-ner Frau zu und nutzt diese Pausenzeiten für die eigene Entspannung. Hermine Brauer hat ihm Internetadressen von Selbsthilfeinitiativen gegeben und Herr Peter hat sich informiert. Er hat seinen bisherigen Weinkonsum als Bedrohung für die Gesundheit erkannt und inzwi-schen auf ein „Genussglas" am Abend re-duziert.

I/33.11.2 Übersicht

» Abhängigkeitssyndrom (*nach ICD-10*): Gruppe von Verhaltens-, kognitiven und körperlichen Erscheinungen, die sich nach wiederholtem Substanzgebrauch entwickeln und gekennzeichnet sind durch den starken Wunsch, die Substanz einzunehmen, Schwierigkeiten, den Konsum zu kontrollieren und anhaltenden Substanzgebrauch trotz schädlicher Folgen. Der Substanzkonsum hat für die betroffene Person Vorrang erhalten gegenüber anderen Verhaltensweisen, die früher von ihr als wichtiger bewertet wurden.

Das Abhängigkeitssyndrom kann sich auf einen einzelnen Stoff beziehen (z.B. Tabak, Alkohol oder ein Medikament), auf eine Substanzgruppe (z.B. opiatähnliche Substanzen), oder auch auf ein weites Spektrum anderer Substanzen.

Körperliche Abhängigkeit: Entzugssyndrom nach (plötzlichem) Absetzen der Substanz.

Psychische Abhängigkeit: Starkes, unwiderstehliches Verlangen nach der Substanz (*Craving*).

Die Bezeichnung „Sucht" wird weitgehend synonym zum Begriff **Abhängigkeitssyndrom** verwendet. Sucht leitet sich aus dem Altdeutschen „siech" ab und bedeutet Krankheit (entgegen vieler Annahmen kommt „Sucht" nicht von „suchen"). Der Begriff Sucht trägt den Krankheitscharakter der Abhängigkeit also in sich, Jahrhunderte bevor dieser z.B. im Sozialgesetzbuch anerkannt wurde. Da die Bezeichnung Sucht vielfach abwertend und stigmatisierend benutzt wurde, ersetzte man ihn im medizinischen Sprachgebrauch durch die Bezeichnung „Abhängigkeitssyndrom". Mittlerweile ist er durch weitere Bezeichnungen präzisiert (siehe unten). Auch der Begriff Abhängigkeit ist allerdings nicht unumstritten.

Alle **psychotropen Substanzen** haben das Potenzial, ein Abhängigkeitssyndrom hervorzurufen. Psychotrope Substanzen wirken auf das Zentralnervensystem und beeinflussen die psychischen Funktionen (Denken, Fühlen, Wahrnehmen). Das können im Handel legal erhältliche Substanzen wie Alkohol, Tabakprodukte sowie flüchtige Lösungsmittel sein, Medikamente wie etwa Benzodiazepine oder verbotene (illegale) Substanzen wie Kokain oder Marihuana.

Die Bezeichnung **Drogen** wird unterschiedlich verwendet. Meist sind damit Rauschdrogen gemeint, d.h. Substanzen, die in erster Linie zur Erzeugung eines Rauschzustands verwendet werden.

» Abhängigkeitssyndrome sind häufig. Wie häufig genau, ist allerdings schwer zu sagen, denn die Dunkelziffer ist hoch. Zahlen für Deutschland gehen von ca. 10 Millionen Nikotinabhängigen, 1,9 Millionen Medikamentenabhängigen und 1,6 Millionen Alkoholabhängigen aus. 📖 3

Es gibt auch nicht stoffgebundene Abhängigkeiten, z.B. die Spielsucht. Diese „Verhaltenssüchte" sind in den „abnormen Gewohnheiten und Störungen der Impulskontrolle" klassifiziert.

Krankheitsentstehung

Zur Entstehung von Abhängigkeitserkrankungen gibt es je nach therapeutischer Schule unterschiedliche Theorien. Letztlich hat sich wie bei vielen psychischen Erkrankungen ein multifaktorielles Entstehungsmodell als praktikabel erwiesen, in dem zahlreiche Faktoren auf komplexe Weise ineinander greifen:

- **Biologische Faktoren.** Psychotrope Substanzen beeinflussen den Neurotransmitterhaushalt im Gehirn. Viele greifen in den Dopaminhaushalt ein, aktivieren das „Belohnungssystem" im Gehirn und steigern so das Wohlbefinden. Bei chronischem Konsum wird das System „heruntergeregelt". Für die gleiche „Belohnung" ist dann eine höhere Dosis notwendig, bei fehlender Zufuhr kommt es zu Entzugssymptomen. Glutamat soll am Entstehen des „Suchtgedächtnisses" beteiligt sein
- **Genetische Faktoren.** Genetische Varianten mit Wirkung auf das Belohnungssystem werden als eine von mehreren Ursachen dafür gesehen, dass einige Menschen mehr zur Abhängigkeitsentwicklung neigen als andere
- **Psychologische Faktoren.** Auch die verschiedenen Lerntheorien haben ihren Platz. Die Substanz kann z.B. über das Beseitigen negativer oder das Auslösen positiver Gefühle als Verstärker wirken. Besitzt die Substanz ein Abhängigkeitspotenzial, muss bei anhaltendem Konsum die Dosis erhöht werden, um die angestrebte Wirkung zu erhalten (*Toleranz*). Es entsteht ein Teufelskreis aus Konsum und Verstärkungen, der aufgrund zunehmender Entzugssymptome immer schwerer zu unterbrechen ist. Weitere psychologische Faktoren sind z.B. Vorbilder, die

ein Mensch in seinem näheren Umfeld hatte, sowie die erlernten Problembewältigungsstrategien
- **Soziokulturelle Faktoren.** Hier sind z.B. Konsumsitten, Akzeptanz einer Droge in einer sozialen Gruppe (→ Abb. I/33.37) oder Zugänglichkeit einer Droge (einschließlich gesetzlicher Beschränkungen) zu nennen. Lebenskrisen werden eher als Auslöser denn als Ursache einer Abhängigkeit gesehen.

Formen, Symptome und Diagnostik

Klinisch wird zum einen nach der Substanz unterschieden, z.B. Alkohol-, Opioid- oder Medikamentenabhängigkeit. Zum anderen werden je nach Ausprägung schädlicher Gebrauch sowie Missbrauch und Abhängigkeitssyndrom differenziert. Hinzu kommen weitere Erscheinungsbilder, die durch Einnahme psychotroper Substanzen bedingt sind, aber nicht zum Abhängigkeitssyndrom zählen, etwa die akute Vergiftung oder das Entzugssyndrom.

Schädlicher Gebrauch/Missbrauch

Schädlicher Gebrauch bzw. Missbrauch sind nicht eindeutig definiert. Schädlicher Gebrauch eines Stoffes liegt nach der ICD-10 vor, wenn es durch den Konsum zu körperlichen oder psychischen Schäden kommt. Dies kann z.B. eine Hepatitisinfektion durch i. v.-Injektion von Heroin, aber auch eine Verhaltensstörung durch Alkohol sein. Der „Hangover" oder „Kater" nach übermäßigem Substanzgebrauch fällt nicht hierunter. Andere Klassifikationen sprechen von **Missbrauch** und betonen mehr die daraus entstehenden sozialen und zwischenmenschlichen Probleme.

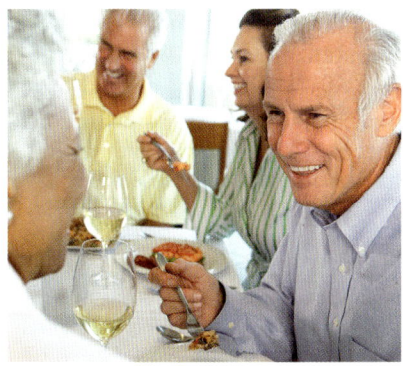

Abb. I/33.37 Alkoholkonsum ist in den meisten westlichen Ländern Bestandteil des sozialen Lebens. [J787]

I 33

Abhängigkeitssyndrom

Ein **Abhängigkeitssyndrom** wird nach der ICD-10 diagnostiziert, wenn mindestens drei der folgenden Kriterien erfüllt sind:

- Starker, zwangartiger Wunsch, psychotrope Substanzen zu konsumieren
- Verminderte Kontrollfähigkeit bezüglich des Beginns, der Beendigung und der Menge des Konsums
- Körperliches Entzugssyndrom bei Beendigung oder Reduktion des Konsums
- Toleranz. Um die ursprünglich durch niedrigere Dosen erreichten Wirkungen der psychotropen Substanz hervorzurufen, sind zunehmend höhere Dosen erforderlich
- Fortschreitende Vernachlässigung anderer Interessen bzw. Verpflichtungen zugunsten des Substanzkonsums, erhöhter Zeitaufwand, um die Substanz zu beschaffen, zu konsumieren oder sich von den Folgen des Konsums zu erholen
- Anhaltender Substanzkonsum trotz des Nachweises eindeutig schädlicher psychischer, physischer und sozialer Folgen und u. U. trotz des Wissens um die Folgen.

Diagnostik

Die Diagnose ist teilweise ausgesprochen schwierig, insbesondere wenn der Betroffene seinen Alltag noch (einigermaßen) aufrechterhalten kann.

Sie stützt sich auf Eigen- und Fremdanamnese, evtl. ergänzt durch Fragebögen (die aber nicht unbedingt ehrlich beantwortet werden), Untersuchung (z. B. auf eingetretene typische Folgeschäden) und Beobachtung des Betroffenen, ggf. über einen längeren Zeitraum. Laboruntersuchungen können oft die Aufnahme der Substanz nachweisen, aber nicht die Abhängigkeit.

Weitere Erscheinungsbilder durch Einnahme psychotroper Substanzen

Hinzu kommen weitere Erscheinungsbilder, die durch Einnahme psychotroper Substanzen bedingt sind, aber nicht zum Abhängigkeitssyndrom zählen, etwa:

- **Akute Vergiftung** (*akute Intoxikation*). Infolge der Substanzaufnahme kommt es zu vorübergehenden, akuten Wahrnehmungs-, Bewusstseins- und kognitiven Störungen, emotionalen Veränderungen und Verhaltensauffälligkeiten
- **Entzugssyndrom.** Das Entzugssyndrom tritt nach erheblicher Dosisreduktion

oder Absetzen der zuvor länger oder hoch dosiert zugeführten Substanz auf. Das Beschwerdebild variiert je nach Art der Substanz und Ausprägung der Abhängigkeit. Meist bestehen eine Vielzahl körperlicher und psychischer Erscheinungen (z. B. Unruhe, Schlaflosigkeit, vegetative Überregbarkeit, zerebrale Krampfanfälle)

- **Psychotisches Syndrom.** Dies sind z. B. Wahn, Halluzinationen, Erregung oder umgekehrt Stupor sowie abnorme Affekte durch die Substanz, die aber nicht durch Vergiftung oder Entzug bedingt sind und Wochen bis Monate dauern können
- **Amnestische Störung** (Gedächtnisstörung).

Psychische Komorbidität

In Kombination mit einer Alkohol-, Medikamenten- und Drogenabhängigkeit treten überzufällig häufig Psychosen, Ängste, Depressionen, Panikattacken und eine Vielzahl psychosomatischer Beschwerden auf. Diese können Folge der Abhängigkeit sein. Ebenso ist jedoch denkbar, dass der Betroffene bereits vor der Abhängigkeitserkrankung psychisch erkrankt war und den Suchtstoff zur Symptomlinderung („Selbsttherapie") eingesetzt hat.

Behandlung

Viele Betroffene konsultieren ihren Hausarzt, jedoch nicht primär wegen der Abhängigkeitserkrankung, sondern aufgrund der physischen und psychischen Folgeerscheinungen (z. B. Unruhe, familiäre Konflikte, Lebererkrankung).

Die Hausärzte sind dann eine wichtige Stelle, um die Abhängigkeit anzusprechen und die notwendigen Hilfen zu vermitteln. In Deutschland gibt es mittlerweile ein recht gutes **Suchthilfesystem** mit Beratungsstellen, Selbsthilfegruppen, ambulanten, teil- und vollstationären Therapien. Problematisch für ältere Menschen ist allerdings, dass etliche Angebote auf jüngere Menschen zugeschnitten sind.

Die Behandlung lässt sich in vier Phasen gliedern: Motivationsphase, Entgiftung, Entwöhnung, Nachsorge.

Motivation

Krankheitseinsicht und Therapiewille sind bei den meisten Betroffenen nicht von Anfang an vorhanden, aber Voraussetzungen einer erfolgreichen Behandlung. Wichtig ist, dem Betroffenen die Krankheitsentstehung

ohne Schuldzuweisung zu vermitteln (viele Betroffene sehen sich selbst auch als schuldig). Davon ausgehend kann er die Krankheit eher zugeben und Hilfen annehmen.

Entgiftung

Bei der **Entgiftung** liegt der Schwerpunkt auf dem körperlichen Entzug von der Droge.

Eine Entgiftung kann geplant als erster Schritt einer Langzeitbehandlung stattfinden. Ganz überwiegend ist eine stationäre Entgiftung zu empfehlen, gelegentlich kann eine teilstationäre oder ambulante Entgiftung (mit täglichen Arztkontrollen) sinnvoll sein. Nicht selten findet eine Entgiftung ungeplant statt, wenn infolge anderer Erkrankungen plötzlich ein Krankenhausaufenthalt erforderlich ist und der Betroffene deshalb keinen Zugang zu „seinem" Suchtmittel mehr hat.

Neben dem körperlichen Entzug sollten die Abhängigkeitserkrankung thematisiert sowie (falls noch nicht geschehen) die organisatorischen Schritte zur Weiterbehandlung initiiert und organisiert werden.

Entwöhnung

Nach der Entgiftung folgt eine ambulante oder stationäre **Entwöhnung.**

Sie umfasst Einzel- wie Gruppentherapien, bewegungstherapeutische und sportliche Angebote, ergotherapeutische Maßnahmen sowie Freizeitaktivitäten. Es wird auch nach dem Verstärkerpotenzial des Suchtstoffs gesucht. Warum hat ein bestimmter Stoff zu einer bestimmten Zeit so verstärkend gewirkt und welche Schlüsse lassen sich daraus für die Therapie ableiten? Sollte z. B. durch Alkohol Spannung reduziert werden, so muss auch die Ursache dieser Spannung angegangen werden. Bei Unzulänglichkeitsgefühlen kann z. B. soziales Kompetenztraining sinnvoll sein. Üblicherweise gehören auch Sozialarbeiter zur Regelung behördlicher oder finanzieller Probleme zum Team.

Nachsorge

Auch nach der Entwöhnung besteht noch lange (meist lebenslang) Rückfallgefahr. Nachsorge, z. B. durch regelmäßige Kontakte zu professionellen Mitarbeitern, aber auch Selbsthilfegruppen, soll die Rückfallgefahr vermindern.

Pflege

Beziehungen gestalten

Das erste Ziel einer pflegerischen Beziehungsgestaltung ist es, das **Vertrauen** der

Betroffenen zu erlangen. Viele von ihnen schämen sich wegen ihrer Abhängigkeit. Pflegende begegnen Erkrankten vorurteilsfrei und empathisch. Sie versuchen, deren Selbstwertgefühl zu stärken, z. B. indem sie Akzeptanz der Person vermitteln, wobei sie gezeigtes Suchtverhalten nicht „gnädig" verschweigen oder billigen und von den Betroffenen geäußerte Bagatellisierungen oder Rationalisierungen ehrlich und wertschätzend aber eindeutig benennen.

Pflegende müssen oft von sich aus das Gespräch suchen und sollten dabei auch über nicht krankheits-, abhängigkeits- und problembezogene Themen reden. Die **Bezugspflege** (→ Kap. III/ 3.2.2) eignet sich daher auch für die pflegerische Begleitung abhängiger Menschen besonders gut. Die Einhaltung der pflegerischen **Schweigepflicht** gegenüber sämtlichen außenstehenden Personen (insbesondere auch gegenüber der Polizei und der Justiz) ist selbstverständlich.

Leitsätze zum Umgang mit Abhängigen: 📖 15
- Nicht an die Vernunft appellieren
- Statt: „Sie dürfen nicht" – „Sie brauchen nicht"
- Hohes Maß an Geduld
- Nicht moralisieren
- Konsequentes, aber immer zugewandtes Handeln
- Enge Kooperation mit Beratungsstellen und Selbsthilfegruppen
- Einbeziehen der Familie (mit Einverständnis der Betroffenen)
- Getroffene Vereinbarungen einhalten.

❯❯ Pflegende sorgen für ein angemessenes und professionelles **Nähe-Distanz-Verhältnis.** Wie im Umgang mit allen anderen Pflegebedürftigen gelten auch für Menschen mit Abhängigkeitserkrankungen die Regeln einer personzentrierten und zugewandt-freundlichen Haltung und Kommunikation. Unpassende Vertraulichkeit in der Beziehungsgestaltung zu den Pflegebedürftigen ist ebenso unangebracht wie ein unpersönlich distanziertes Verhalten.

Die **Kommunikation** ist klar, offen und konsequent, lange Erklärungen und Diskussionen sind in der Regel nicht förderlich (→ Kap. I/13.1).

Umgang mit Rückfällen

Abhängigkeit ist eine chronische Erkrankung mit hohem Rezidivrisiko. Rückfälle sind daher ein Krankheitssymptom und sollten von Pflegenden keinesfalls als thera-

peutischer oder gar persönlicher Misserfolg angesehen werden.

Ein Rückfall oder Rückfallverdacht sollte immer offen angesprochen werden.

❯❯ Das aktuelle Befinden ist für Menschen mit Abhängigkeitserkrankungen manchmal wesentlich wichtiger als die Vergangenheit oder Zukunft.

Körperliches Wohlbefinden herstellen

Als Folge übermäßigen Substanzmittelmissbrauchs oder krankheitsbedingter Antriebsstörungen befinden sich einige Erkrankte in einem reduzierten Allgemeinzustand. Dieser ist meist zurückzuführen auf eine mangelhafte Körperpflege in Verbindung mit nicht ausreichender oder unregelmäßiger Ernährung. Pflegende ermutigen die Erkrankten unter Berücksichtigung des Schamgefühls dazu, der Körper- und Kleiderpflege wieder nachzukommen und geben bei Bedarf komplette oder teilweise Hilfen.

Viele Menschen mit Abhängigkeiten sind fehl- oder mangelernährt. Neben den regelmäßigen Mahlzeiten können Pflegende z. B. gesunde Zwischenmahlzeiten (etwa Obst, Joghurt) anbieten. Ebenso ist es sinnvoll, über eine ausgewogene und vitaminreiche Ernährung aufzuklären.

Krankheitseinsicht und Motivation schaffen

Es ist wichtig, die Betroffenen zu einer aktiven Auseinandersetzung mit ihrer Ist-Situation, also der vorhandenen „Lebenswelt", zu motivieren und ihre **Krankheitseinsicht** zu schärfen. Dazu gehört es auch, die Vorteile eines abstinenten Lebens klar darzustellen. Dies darf aber nicht in zu hoch gesteckte Ziele münden. Pflegende sollten sich daher stets der Prognose bewusst sein, also der realistischen Perspektivenplanung unter Berücksichtigung der familiären, sozialen, finanziellen, juristischen, gesundheitlichen und altersbedingten Situation.

Zu den Aufgaben der (Bezugs-)Pflegenden gehört es z. B. auch, die Erkrankten bei der Kontaktaufnahme zu Therapieeinrichtungen zu unterstützen oder zur Teilnahme an längerfristig orientierten Entwöhnungsprogrammen zu ermutigen.

Sozialverhalten fördern

Der Umgang mit Menschen, die an Abhängigkeiten leiden, erfordert ein **umfassendes Regelwerk,** das auch schriftlich festgehalten sein kann. Die Einhaltung dieser Vorga-

ben durch das gesamte Team ist unverzichtbar, wobei berechtigte Ausnahmen, die z. B. in einer Fallbesprechung erarbeitet wurden, möglich und sinnvoll sein können.

Im Rahmen des **lebenspraktischen Trainings** können auch Menschen mit Abhängigkeitserkrankungen Aufgaben im Rahmen des Alltags in einer stationären Einrichtung übernehmen. Dies kann ihrer Sozialisierung dienen, da viele Abhängige einen geregelten Tagesablauf nicht mehr gewohnt sind.

Auch die (sinnvolle) Nutzung von zeitlichen Freiräumen und die Motivation zu gemeinsamen **Freizeitaktivitäten** und deren Begleitung ist eine wichtige Aufgabe für Pflegende von abhängigen Menschen.

Menschen mit Abhängigkeitserkrankungen zeigen nicht selten Defizite bei der **Konfliktbewältigung.** Pflegende können vor allem durch ihr eigenes Vorbild helfen, neue Strategien zu entwickeln. Sie behalten auch in kritischen Momenten einen ruhigen, sachlichen und erklärenden Gesprächston bei.

Internet- und Lese-Tipp
Deutsche Hauptstelle für Suchtfragen e. V.: www.dhs.de

Angehörige begleiten und beraten

Angehörigenarbeit nimmt in der Behandlung abhängiger Menschen einen unterschiedlich hohen Stellenwert ein. Kommt es zu einem Kontakt zwischen Angehörigen eines Erkrankten und dem pflegerischen Team, bedarf es unbedingt der vorherigen Zustimmung des Betroffenen, wenn Einzelheiten über seinen Zustand besprochen werden sollen. Das Team hält sich unbedingt an den Willen des Betroffenen und kommt damit der **Schweigepflicht** nach.

Angehörige suchen in ihrer Verzweiflung und Sorge vielfach professionellen Rat und Hilfe bei den Pflegenden. Altenpflegerinnen vermitteln in diesen Fällen Verständnis für die jeweilige Situation, geben praktische Tipps im Umgang mit der Abhängigkeitserkrankung oder nennen Anlaufstellen für Angehörige Betroffener (z. B. Selbsthilfegruppen → Abb. I/33.38).

I/33.11.3 Besonderheiten der Alkoholabhängigkeit

Krankheitsentstehung → Kap. I/33.11.1

Bis vor relativ kurzer Zeit war **Alkoholabhängigkeit** bei alten Menschen ein Tabuthema. Tatsächlich trinken ältere Menschen durchschnittlich weniger Alkohol als jüngere. Dies hat mehrere Gründe. Ältere Menschen vertragen z. B. weniger Alkohol und schränken ihren Konsum teilweise deshalb ein. Einige verzichten aufgrund von Begleiterkrankungen, notwendigen Medikamenten oder gesundheitlichen Erwägungen auf Alkohol, andere besuchen weniger als in mittleren Jahren besonders „alkoholträchtige" Anlässe. Und nicht zuletzt haben schwer Alkoholabhängige ein erhöhtes Risiko, bereits vor dem Rentenalter an alkoholbedingten Folgeerkrankungen zu versterben.

Vernachlässigbar ist das Problem allerdings nicht: Schätzungsweise 2–3 % der älteren Männer und 0,5–1 % der gleichaltrigen Frauen, also bis zu 400 000 ältere Menschen in Deutschland, sind alkoholabhängig. Knapp 27 % der über 60-jährigen Männer und 8 % der Frauen pflegen einen riskanten Alkoholkonsum. In stationären Pflegeeinrichtungen ist der Prozentsatz höher. Die Unmöglichkeit, selbstständig zu leben, ist überwiegend Folge eines langjährigen (und weiter fortgesetzten) Alkoholkonsums. 📖 9

Symptome und Befund

Eine Alkoholabhängigkeit entwickelt sich meist schleichend über viele Jahre. Einige trinken zunächst regelmäßig kleine Alkoholmengen, andere trinken zunehmend häufiger Alkohol, um Stress abzubauen und Spannungen zu lösen. Gerade der riskante Alkoholkonsum ist dem Betroffenen selbst oft nicht bewusst.

Zeichen einer Alkoholabhängigkeit

Häufige Zeichen einer Alkoholabhängigkeit sind:

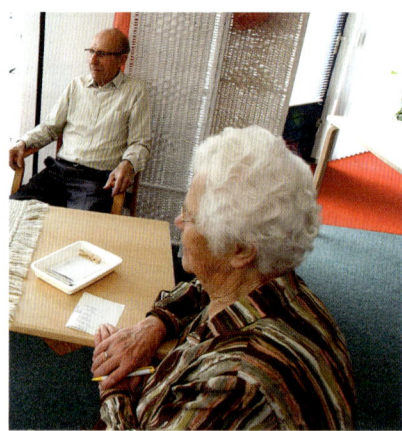

Abb. I/33.38 In Selbsthilfegruppen finden Menschen mit Abhängigkeitserkrankungen Halt, Orientierung und Hilfe. Es gibt auch Gruppen, in denen sich Angehörige zum Austausch treffen. [J787]

* Körperliche Zeichen, z. B. reduzierter Allgemeinzustand, gerötetes, aufgedunsenes Gesicht, gerötete Augen. Neigung zu schwitzen, Zittern, Schlaflosigkeit. Appetitlosigkeit, Übelkeit, Durchfall, Magenschleimhautentzündung. Gerade bei Älteren Schwindel, Stürze, kognitive Defizite. Diese Erscheinungen können auch durch andere Erkrankungen bedingt sein
* Psychische Auffälligkeiten und psychosoziale Probleme wie ängstliche, depressive, aber auch reizbare Stimmung, Stimmungsschwankungen. Schuldgefühle, niedriges Selbstwertgefühl, geringe Frustrationstoleranz. Unruhe, Nervosität. Interesselosigkeit, Vernachlässigung von Pflichten, Egoismus, Rücksichtslosigkeit. Probleme z. B. in der Ehe oder mit den Kindern. Ungepflegtes Äußeres, vernachlässigte Wohnung
* Verhaltensauffälligkeiten, z. B. heimliches Trinken von Alkohol, Trinken über Tag, gieriges Trinken, teilweise aggressives Bagatellisieren und Verleugnen des Alkoholproblems. Diese Zeichen sind praktisch beweisend für ein Alkoholproblem, wenn auch nicht unbedingt eine Alkoholabhängigkeit.

Viele Alkoholkranke sind äußerlich und bei nur flüchtigem Kontakt völlig unauffällig, und häufig bleibt die Fassade der Normalität bis kurz vor dem Zusammenbruch erhalten.

> ➤ Alte Menschen trinken das Zuviel an Alkohol vielfach zu Hause. Noch häufiger als bei jungen Menschen tritt bei ihnen die Alkoholabhängigkeit nicht unmittelbar durch den erhöhten Alkoholkonsum, sondern durch medizinische Probleme zutage.

Langfristige körperliche und psychische Folgeerkrankungen

Auf Dauer führt zu viel Alkohol (zur „unschädlichen" Menge → Kap. I/31.8.18) zu Folgeerkrankungen an praktisch allen Organsystemen, vor allem:
* Speiseröhre: Speiseröhrenentzündung (→ Kap. I/31.8.13), Ösophagusvarizen (→ Kap. I/31.8.18)
* Magen: Magenschleimhautentzündung (→ Kap. I/31.8.14), -geschwür (→ Kap. I/31.8.14)
* Bauchspeicheldrüse: Bauchspeicheldrüsenentzündung (→ Kap. I/31.8.19)
* Leber: Zunächst Alkoholfettleber, dann Alkoholhepatitis bis zum Endstadium der Leberzirrhose (→ Kap. I/31.8.18)
* Herz-Kreislauf: Herzrhythmusstörungen (→ Kap. I/31.5.12), dilatative Kardiomyopathie (→ Kap. I/31.5.14), Bluthochdruck (→ Kap. I/31.6.9)

* Stoffwechsel und Hormone: Fehlernährung, Vitaminmangel, Blutfett- und Harnsäureerhöhung, v. a. bei Diabetes mellitus Neigung zu Unterzuckerung. Störungen der Geschlechtshormone
* Immunsystem: Infektionsneigung
* Nervensystem: Entzugsdelir (siehe unten), **Wernicke-Korsakow-Syndrom** mit Bewusstseinsstörung, Verwirrtheit, Augenmuskellähmungen, Pupillenstörungen, Gangunsicherheit.

Abhängigkeitsphasen und Typologie nach Jellinek

In den 1950er-Jahren entwickelte der amerikanische Physiologe *Elvin Morton Jellinek* ein Stufenmodell und eine Typologie der Alkoholabhängigkeit.

Jellineks Modell gliedert die Erkrankung in vier Phasen (*präalkoholische, Prodromal-, kritische, chronische Phase*).

Bei den Trinkmustern unterscheidet Jellinek **Alpha-Trinker** (*Konflikt-, Sorgen-* oder *Erleichterungstrinker,* Trinken um zu entspannen oder Hemmungen abzubauen), **Beta-Trinker** (*Gelegenheitstrinker,* Trinken zunächst bei Familienfeiern, Stammtisch, beim Fernsehen, dann aus Gewohnheit), **Gamma-Alkoholiker** mit Kontrollverlust, aber auch alkoholfreien Zeiten, **Delta-Alkoholiker** (*Spiegeltrinker*) und **Epsilon-Alkoholiker** (*Quartalstrinker*) mit periodischem unwiderstehlichem Drang nach Alkohol und Trinkexzessen.

Beide Einteilungen werden vielfach noch angewendet, gelten aber als veraltet.

Early- und Late-onset

Bei alten Menschen mit Alkoholproblemen werden eine Early- und eine Late-onset-Gruppe unterschieden:
* Die meisten alkoholabhängigen älteren Menschen gehören zur **Early-onset-Gruppe.** Der Alkoholmissbrauch bzw. die Abhängigkeit besteht schon lange und wird im Alter fortgesetzt. Organische Folgeschäden sind häufig
* Bei der **Late-onset-Gruppe** hat sich die Alkoholabhängigkeit erst im Alter entwickelt. Lebenskrisen wie etwa Isolierung, Berentung oder Tod des Ehepartners spielen eine größere Rolle.

Diagnostik

Generell gelten für die Diagnose einer Alkoholabhängigkeit die in → Kap. I/33.11.1 genannten Kriterien. Dabei gibt es zahlreiche Fragebögen zur Eigen- und Fremdbeobachtung, mittlerweile sogar einige speziell für die Erfassung von Alkoholproblemen älterer Menschen. Zu erwähnen sind in diesem Zu-

Welche Rolle spielt Alkohol in Ihrem Leben?

Die folgenden Aussagen beschreiben eine Reihe von Verhaltensweisen und Problemen, die auftreten können, wenn Sie regelmäßig Alkohol trinken.

Prüfen Sie bei jeder Aussage, ob diese auf Sie zutrifft oder nicht und kreuzen Sie das entsprechende Feld an.

1. Haben Sie anderen gegenüber schon einmal untertrieben, wie viel Alkohol Sie trinken? Ja◯ Nein◯
2. Haben Sie nach ein paar Gläsern Alkohol manchmal nicht gegessen oder eine Mahlzeit ausgelassen, da Sie sich nicht hungrig fühlten? Ja◯ Nein◯
3. Helfen ein paar Gläser Alkohol, Ihre Zittrigkeit oder Ihr Zittern zu verhindern? Ja◯ Nein◯
4. Haben Sie, nachdem Sie Alkohol getrunken haben, manchmal Schwierigkeiten, sich an Teile des Tages oder der Nacht zu erinnern? Ja◯ Nein◯
5. Trinken Sie gewöhnlich Alkohol, um zu entspannen oder Ihre Nerven zu beruhigen? Ja◯ Nein◯
6. Trinken Sie, um Ihre Probleme für einige Zeit vergessen zu können? Ja◯ Nein◯
7. Haben Sie schon einmal mehr Alkohol getrunken, nachdem Sie einen Verlust in Ihrem Leben erlitten haben? Ja◯ Nein◯
8. Hat Ihnen schon einmal ein Arzt bzw. eine Ärztin oder eine andere Person gesagt, sie mache sich Sorgen bezüglich Ihres Alkoholkonsums? Ja◯ Nein◯
9. Haben Sie jemals Trinkregeln aufgestellt, um besser mit Ihrem Alkoholkonsum klar zu kommen? Ja◯ Nein◯
10. Verschafft Ihnen ein alkoholisches Getränk Erleichterung, wenn Sie sich einsam fühlen? Ja◯ Nein◯

Abb. I/33.39 Der SMAST-G ist ein spezieller Screening-Test auf Alkoholprobleme für ältere Menschen. [F507]

sammenhang z. B. der **MAST-G** (*Michigan Alcohol Screening Test-Geriatric*) und der kürzere **SMAST-G** (S für *short = kurz* → Abb. I/33.39). Fast immer besteht eine gleichzeitige Nikotinabhängigkeit, überzufällig häufig v. a. Angststörungen und Depressionen.

Durch körperliche, technische und Laboruntersuchungen (z. B. Ultraschall) sollen Folgeschäden erfasst werden. Laborwerte mit besonderer Bedeutung sind eine erhöhte γ-GT im Blut, ein erhöhtes MCV (beide nur hinweisend, nicht beweisend) sowie erhöhte **CDT** (*Kohlenhydrat-defizientes Transferrin*). Letztere sind praktisch beweisend für eine erhöhte Alkoholaufnahme, machen aber keine Aussage darüber, ob bereits die Kriterien eines Abhängigkeitssyndroms erfüllt sind.

Behandlung

Auffällig ist, dass alte Menschen in den ambulanten und stationären Suchthilfeeinrichtungen deutlich unterrepräsentiert sind. Entgegen weit verbreiteter Vorurteile ist aber die Behandlung einer Alkoholab-

hängigkeit beim alten Menschen nicht aussichtslos.

Die Behandlungsphasen entsprechen generell dem im → Kap. I/33.11.1 Gesagten.

Ist mit körperlichen Entzugserscheinungen zu rechnen, sollte die Entgiftung bei alten Menschen stationär durchgeführt werden, da ihr Verlauf weniger vorhersehbar ist als bei jüngeren Menschen. Außerdem sind ältere Menschen aufgrund der Erkrankungen des höheren Lebensalters durch die Entzugssymptomatik stärker komplikationsgefährdet.

> Nicht nur im Rahmen einer geplanten Entgiftung, auch durch ungeplanten, „erzwungenen" Alkoholentzug, z. B. infolge einer Erkrankung mit Bettlägerigkeit und Unmöglichkeit, Alkohol zu erlangen, kann es zum **Alkoholentzugssyndrom** (*AES*) kommen. Teilweise ist die Alkoholabhängigkeit nicht einmal bekannt. Folgende Zeichen weisen auf ein Entzugssyndrom hin:

- **Prädelir** mit beschleunigtem Herzschlag, Blutdruckerhöhung, Übelkeit, Unruhe, Schlafstörungen, Verstimmung, Schreckhaftigkeit, Händezittern, Verlangen nach Alkohol
- Bei stärkerer Ausprägung Gang- und Sprachstörungen, Halluzinationen, (kurzzeitige) Wahrnehmungsstörungen
- Evtl. weitere Steigerung zum lebensbedrohlichen **Alkoholdelir** (*Delirium tremens*) u. a. mit zusätzlicher Verwirrtheit, Bewusstseinsminderung, Suggestibilität (der Betroffene macht z. B. auf Aufforderung einen Knoten in eine nicht vorhandene Schnur)
- Evtl. Komplikationen wie zerebrale Krampfanfälle, Stürze.

Bemerken Altenpflegerinnen Zeichen eines Prädelirs, bitten sie den Hausarzt um einen dringenden Besuch oder kontaktieren den Notarzt. Mit einer Krankenhauseinweisung ist zu rechnen.

Die nachfolgende Entwöhnung kann ambulant, teilstationär oder stationär stattfinden. Alte Menschen benötigen zwar keine „besonderen" Therapien. Speziell auf ältere Menschen zugeschnittene Maßnahmen sind aber sinnvoll, jedoch (noch) nicht in gewünschtem Maße verfügbar. Bei solchen Programmen nehmen z. B. die Bilanz des eigenen Lebens, das Umgehen mit altersbedingten Verlusten, aber auch das Thema Wohnen größeren Raum ein als in Angeboten für jüngere Menschen. Fragen der beruflichen Rehabilitation sind demgegenüber nicht mehr von Bedeutung.

Umgang mit Alkoholkonsum in der Einrichtung

Der Gebrauch von Alkohol in Alten- und Pflegeeinrichtungen wird kontrovers diskutiert und sehr unterschiedlich gehandhabt. Dabei stehen der Erhalt eines individuellen Lebensraums und Fürsorge um den Bewohner oft im Konflikt.

Bereits bei Aufnahme muss daher das Trinkverhalten vor dem Einzug erfragt werden, v. a. ob eine zurückliegende Alkoholkrankheit vorliegt. Verlässliche Hinweise können oft nur die Angehörigen geben.

In der Einrichtung ist es notwendig, dass sich das Pflegeteam über die eigene Toleranzgrenzen verständigt und eine gemeinsame Haltung erarbeitet:

- Umgang mit Alkohol besprechen und im Hauskonzept festlegen
- Trockene Alkoholkranke identifizieren und z. B. auf Feiern und Festen schützen
- Nahrungsmittel mit Alkohol kennzeichnen

- Häufigkeit und Menge von Alkohol regeln
- Versteckte Alkoholika identifizieren (z. B. Hustensäfte, „Stärkungsmittel").

Für den größten Teil der Bewohner ist ein normaler Konsum von Alkohol unproblematisch. Pflegende klären sie über die geringeren Toleranzgrenzen und Wechselwirkungen mit Medikamenten auf.

Problematischer ist die Versorgung von alt gewordenen, ehemals alkoholabhängigen Bewohnern und Bewohnern der early-onset-Gruppe. Kennzeichen sind ein jüngeres Alter und fehlende soziale Bezüge. Hier ist in der Regel Alkoholabstinenz notwendig, toleriertes Trinken oder begleitetes Trinken führen zu Konflikten mit Personal oder Mitbewohnern, oft resultieren auch Verwahrlosung oder Hygieneprobleme.

> ❱❱ Zu Erreichung einer Abstinenz nach Alkoholrückfall muss der Pflegebedürftige unter Umständen zur Entgiftungstherapie stationär aufgenommen werden. Aufgrund der komplexen Situation empfiehlt sich eine gerontopsychiatrische oder psychiatrische Abteilung.

Pflege und Information

Wichtig ist ein nicht wertender Umgang. Gerade ältere Menschen haben oft große Hemmungen, Suchthilfemaßnahmen in Anspruch zu nehmen. Ein wertschätzender Umgang ohne Schuldzuweisungen (aber auch ohne das Problem zu verleugnen) kann dem Betroffenen ermöglichen, Hilfe zu suchen und anzunehmen.

Wichtige Umgangsregeln und Ziele:
- Keine Appelle an die Vernunft, Betroffenen nicht aufgeben
- Zunächst Vereinbarungen und Regeln zum Konsum treffen
- Risikoeinschätzung hinsichtlich Sturzgefährdung oder Desorientierung
- Lebensbedrohliche Zustände erkennen
- Konsequenzen nur aussprechen, wenn sie eingehalten werden können
- Ziel sind verlängerte suchtfreie Episoden bis zu dauerhafter Abstinenz.

Bei ambulanter Entwöhnung stärken Altenpflegerinnen den Betroffenen immer wieder in seiner Motivation, den einmal begonnenen Weg fortzusetzen.

Auch später wichtig sind eine sinnvolle Alltags- und Freizeitgestaltung. Evtl. können Therapien aus der Entwöhnungsphase eine Zeitlang fortgesetzt werden. Sinnvoll ist die Anbindung an Selbsthilfegruppen,

möglichst wohnortnah und speziell für ältere Menschen.

Ansonsten gelten dieselben pflegerischen Prinzipien wie bei anderen Abhängigkeitserkrankungen (→ Kap. I/33.11.1)

> ❱❱ **Lern-Tipp**
> Trinken Sie Alkohol? Wenn ja, überlegen Sie bitte, welche Art des Alkoholkonsums Ihnen kritisch erscheinen würde. Wo würden Sie für sich selbst Grenzen ziehen?

Prognose

Die Aussichten bezüglich einer weiteren Abstinenz sind vergleichbar denen jüngerer Menschen und bei Late-onset- besser als bei Early-onset-Abhängigkeit.

I/33.11.4 Besonderheiten der Medikamentenabhängigkeit

Wohl die „stillste" Abhängigkeit von allen ist die **Medikamentenabhängigkeit.** Genaue Zahlen sind daher kaum zu erhalten. Schätzungen für Deutschland gehen von 1,9 Millionen Medikamentenabhängigen aus, davon zwei Drittel Frauen. 📖 3

Medikamente mit Abhängigkeitspotenzial sind vor allem (→ Abb. I/33.40):
- Die zu den Psychopharmaka zählenden **Schlaf-** und **Beruhigungsmittel** und darunter v. a. die Benzodiazepine (z. B. Diazepam, Lorazepam → Kap. I/33.6.2) sowie Zopiclon und Zolpidem
- **Schmerzmittel.** Menschen, die wegen Tumorschmerzen Opioid-Analgetika erhalten, entwickeln zwar eine Toleranz, aber bei korrekter Anwendung nur sehr selten ein Abhängigkeitssyndrom. Häufig ist Schmerzmittelabhängigkeit hingegen bei Schmerzsyndromen mit psychischer Teilursache sowie Einnahme von Kombinationspräparaten aus einem Nicht-Opioid-Analgetikum und zusätzlichen Wirkstoffen wie Koffein

- **Aufputschmittel** und **Appetitzügler.**

Weitere Medikamente, etwa Abführmittel, werden häufig missbraucht, führen aber nicht zur Abhängigkeit.

Die folgenden Ausführungen beschränken sich auf die **Benzodiazepinabhängigkeit.** Sie ist die weitaus häufigste Medikamentenabhängigkeit älterer Menschen.

Krankheitsentstehung

Die generellen Überlegungen zur Krankheitsentstehung entsprechen dem in → Kap. I/33.11.1 Gesagten. Eine Besonderheit ist aber, dass die Abhängigkeit praktisch immer durch das medizinische System ermöglicht und unterhalten wird, denn Benzodiazepine sind verschreibungspflichtig.

Benzodiazepine wirken angstlösend und entspannend und werden bei Angst- und Spannungszuständen, Schlafstörungen, zur Unterdrückung von Krampfanfällen und zur Beruhigung, z. B. bei Herzinfarkt oder vor Operationen, eingesetzt. Gerade bei letzteren haben sie zweifellos ihren Platz. Bei Ängsten und anderen psychischen Erkrankungen sollten sie aber nur bei schweren Ausprägungen, sehr bewusst und zeitlich limitiert eingesetzt werden, bei Muskelverspannungen oder Schlafstörungen älterer Menschen gar nicht.

Abhängigkeit von diesen Wirkstoffen ist schon nach etwa zwei Monaten möglich. Die Entzugserscheinungen ähneln den Beschwerden, gegen die das Präparat ursprünglich verschrieben wurde, sodass das Präparat anfänglich nicht selten in der Fehlannahme, dass die Störung noch nicht vorbei sei, weiter genommen wird.

Symptome, Befund und Diagnostik

Bei alten Menschen liegt ganz überwiegend eine **Niedrigdosis-Abhängigkeit** vor. Es wird über lange Zeit regelmäßig ei-

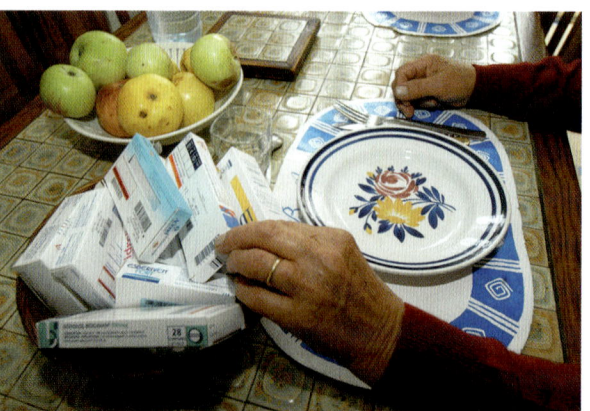

Abb. I/33.40 Medikamentenabhängigkeit entwickelt sich häufig mit Unterstützung durch das Gesundheitssystem, weil vor allem alten Menschen auch Arzneimittel mit Suchtpotenzial über viel zu lange Zeit verordnet und verabreicht werden. Es ist eine Aufgabe von Pflegenden, insbesondere die Anordnung von Schlaf- und Beruhigungsmitteln kritisch zu hinterfragen. [J787]

ne Benzodiazepindosis eingenommen, die nicht oder nur gering über der therapeutischen Dosis liegt. Die Grenze zwischen Missbrauch und Abhängigkeit ist dabei fließend.

Symptome sind vor allem medizinische Probleme, die aber bei alten Menschen häufig und deshalb unspezifisch sind: Schwindel, motorische Unsicherheit mit Stürzen und sturzbedingten Verletzungen, Gedächtnisstörungen, abnehmende Gehirnleistung, Vernachlässigung von bisherigen Interessen, Haushalt und anderen Pflichten. Gelegentlich kommt es zu paradoxen Erregungszuständen. Aufgrund dieser „Unauffälligkeit" ist die Diagnose sehr schwer zu stellen.

Hochdosis-Abhängigkeit mit rascher Dosissteigerung ist bei alten Menschen selten.

> **» Vorsicht!**
> Leitsymptome einer **Benzodiazepinvergiftung** aufgrund absichtlicher oder versehentlicher Überdosierung sind Bewusstseins- und Atemstörungen. Hier muss sofort der Notarzt gerufen und der Pflegebedürftige in ein Krankenhaus eingewiesen werden.

Behandlung

Benzodiazepin-Abhängige sind wegen fehlender Krankheitseinsicht, geringen Leidensdrucks unter Medikamenteneinnahme und den als sehr schlimm empfundenen Entzugsbeschwerden nur schwer zu einer Behandlung zu motivieren.

Vor der Behandlung der Niedrigdosis-Abhängigkeit alter Menschen ist insbesondere bei Multimorbidität und weiteren psychischen Störungen eine sorgfältige Risiko-Nutzen-Abwägung nötig. Empfehlenswert ist ein langsames Ausschleichen des Benzodiazepins über Wochen bis Monate. Dies kann durchaus ambulant durchgeführt werden, ohne den alten Menschen zu gefährden. Entzugserscheinungen wie Unruhe, Tinnitus (Ohrgeräusche), Schwitzen, Blutdruckerhöhung, Übelkeit bleiben bei diesem Vorgehen oft milde, ernste Komplikationen wie Krampfanfälle sind selten. Häufiger sind Absetzschlafstörungen, das Wiederauftreten der Beschwerden, die zur Benzodiazepinverschreibung geführt haben, sowie die Angst des Pflegebedürftigen vor Entzugserscheinungen. Evtl. ist die vorbeugende Gabe eines Antidepressivums sinnvoll.

Pflege

Die pflegerische Begleitung benzodiazepinabhängiger Menschen ist ähnlich wie bei jenen, die an einer Alkoholabhängigkeit leiden. Besonders beim Auftreten von Ängsten und gedrückter Stimmung sind aufmerksame pflegerische Begleitung und beruhigendes Einwirken wichtig.

I/33.12 Suizidalität

> **» Suizid** (*Freitod*): Absichtliche Selbsttötung.

In Deutschland nahmen sich im Jahr 2014 ca. 10 000 Menschen das Leben; darunter waren Männer etwa dreimal häufiger vertreten als Frauen. Die Zahl der Suizidversuche ist deutlich höher.

Besonders häufig sind **Suizide** bei alten Menschen: Deutlich mehr als die Hälfte aller vollendeten Suizide bei Frauen (65,3 %) betrifft die Altersgruppe der über 50-Jährigen. Von den Männern, die einen Suizid verübten, waren 57,8 % älter als 50 Jahre. Dies ist weit mehr, als es dem Anteil dieser Altersgruppen an der Bevölkerung entspricht. Gleichzeitig wird das Problem dieser **Alterssuizide** in der Öffentlichkeit weit weniger wahrgenommen als Suizide bei Jüngeren.

Von einem **gemeinsamen Suizid** spricht man, wenn mehrere Menschen zusammen Selbsttötung begehen. Bei einem **erweiterten Suizid** tötet der suizidale Mensch zuerst noch andere Personen. Meist handelt es sich hierbei um nahe stehende Menschen, z. B. den Ehepartner und die Kinder.

Häufig sind Suizidhandlungen Kurzschlussreaktionen im Rahmen von Lebenskrisen oder psychischen Störungen (besonders Depressionen und Schizophrenien), bei denen die Zeitspanne zwischen dem ersten Suizidgedanken und der Ausführung oft nur wenige Stunden beträgt. Selten handelt es sich bei Suiziden um **Bilanzsuizide,** bei denen der Betroffene nach rationaler Überlegung eine negative Bilanz seines Lebens zieht, die schließlich zur Selbsttötung führt. Da es fraglich ist, ob in einer Krise tatsächlich der freie Wille des Betroffenen zum Suizid führt, ist der Begriff des Bilanzsuizides umstritten.

I/33.12.1 Beispiel eines Pflegeprozesses bei „Suizidgefahr"

> **» Suizidgefahr:** Risiko einer selbstzugefügten, lebensbedrohlichen Verletzung.
> 🛏🛏 10 🛏🛏 14

S Fallbeispiel Stationär, Teil I

Janine Guter kommt ins Zimmer von Uta Anker (→ Kap. I/33.9.1) um sie zum Mittagessen abzuholen. In den vergangenen zwei Tagen hat sich der Zustand von Frau Anker nochmals verschlechtert. Sie verbringt den Großteil des Vormittags liegend im Bett und steht erst nach viel Überzeugungsarbeit auf. Nach wenigen Augenblicken jedoch flieht sie wieder ins Bett. Sie habe Angst, dass ihr das Zimmer und das Bett weggenommen werden, wenn sie das Bett verlasse. Janine Guter holt daraufhin das Mittagessen ins Zimmer und bleibt bei ihr, während Frau Anker auf der Bettkante sitzend wenige Bissen zu sich nimmt. Frau Anker blickt ratlos um sich und wirkt verloren. Sie habe Angst, allein im Zimmer zu sein und fortgeschickt zu werden. Alles habe keinen Sinn mehr. Sie sehe kein Licht am Ende des Tunnels und am besten sei es wohl, wenn sie tot wäre und niemanden mehr belasten würde.

Pflegediagnostik

Risikofaktoren

- Depressive Verstimmung
- Gefühle der Wertlosigkeit
- Nach innen gerichtete Wut
- Schuldgefühle
- Zahlreiche Misserfolgserlebnisse
- Verlust einer wichtigen Bezugsperson
- Gefühl, von einer wichtigen Person verlassen worden zu sein
- Hoffnungslosigkeit
- Vorangegangene Selbsttötungsversuche, familienanamnestisch bekannte Suizide
- Droht, sich selbst zu töten, äußert das Verlangen sich zu töten
- Selbsttötungspläne und vorhandene Mittel zur Ausführung
- Plötzliche euphorische Genesung von tiefer Depression
- Markante Änderung des Verhaltens, der Einstellung
- Testament verfassen, finanzielle Dinge regeln, Weggeben von Besitztümern
- Halluzinationen
- Wahnhafte Gedanken
- **Situationsbedingte Faktoren:** Ortswechsel, Institutionalisierung, Leben außerhalb des gewohnten, familiären Milieus, wirtschaftliche Unsicherheit, Pensionierung, Autonomieverlust, Scheidung, Tod des Partners

- **Demografische Faktoren:** Älterer Mensch, junger, männlicher Erwachsener
- **Soziale Faktoren:** Einsamkeit, soziale Isolation.

Ressourcen

Die im Folgenden genannten Ressourcen stellen eine Auswahl dar.

Der Pflegebedürftige:
- Hat eine stabile Beziehung
- Verfügt über eine Vertrauensperson
- Äußert eigene Gefühle
- Äußert Interesse an Gesprächen
- Zeigt Interesse an Sozialkontakten.

Ⓢ Fallbeispiel Stationär, Teil II

Janine Guter spürt, dass sie Uta Anker jetzt nicht alleinlassen sollte, denn Frau Anker wirkt sehr verzweifelt. Sie versichert ihr, bei ihr zu bleiben und betätigt die Rufanlage. Hermine Brauer kommt hinzu und spricht ruhig mit Frau Anker über ihre aktuellen Gefühle. Sie fragt schließlich behutsam aber direkt nach, ob Frau Anker zusichern kann, sich nichts anzutun? Als Frau Anker dies nicht zusichern kann und sich weiter hoffnungslos und untröstlich zeigt, kommt Hermine Brauer zu dem Schluss, dass sich Frau Anker nach ihrer Einschätzung aktuell in erheblicher Suizidgefahr befindet und dass eine stationäre Einweisung in die psychiatrische Klinik erwogen werden muss. Während Janine Guter weiter bei Frau Anker bleibt, informiert Hermine Brauer ihre Wohnbereichsleitung, den gesetzlichen Betreuer und die Fachärztin über den aktuellen Zustand von Frau Anker.

Pflegetherapie

Mögliche Ziele/erwartete Ergebnisse festlegen

Der Pflegebedürftige
- Übt keine Gewalt gegen sich selbst aus
- Äußert, wie sein Leben zukünftig gestaltet wird, nennt Ziele und konkrete Vorstellungen für die Zukunft
- Beschreibt mögliche Ursachen für Suizidgedanken
- Schließt mit einer Pflegeperson einen Vertrag, sich in einem bestimmten Zeitraum nicht zu verletzen
- Spricht Hoffnung aus
- Beteiligt sich am sozialen Geschehen
- Distanziert sich von Suizidgedanken
- Zeigt lebensbejahende Verhaltensmuster (spezifizieren)

- Berichtet über ein verbessertes Selbstwertgefühl
- Nimmt bei Spannungszuständen Kontakt zu Bezugspersonen auf.

Maßnahmen planen und durchführen

Die im Folgenden genannten Pflegemaßnahmen stellen eine Auswahl dar:
- Bereitstellen einer kontinuierlichen Bezugsperson
- Gezieltes Ansprechen auf Suizidgedanken
- Vereinbaren eines Vertrags, sich in einem bestimmten Zeitraum, einem bestimmten Setting keine Verletzungen zuzufügen
- Anbieten von Gesprächen in einem störungsfreien Umfeld
- Informieren darüber, welche Betreuungsperson zuständig ist und vom Betroffenen die Zusage einholen, Kontakt aufzunehmen, wenn Selbsttötungsgedanken aufkommen
- Ermutigen, eigene Gefühle zu erkennen und auszusprechen
- Zeit geben, zuhören
- Mit positiver Haltung begegnen, Blickkontakt halten, mit beruhigender Stimme sprechen
- Überwachen der medikamentösen Therapie
- Potenziell gefährliche Gegenstände aus der direkten Umgebung entfernen
- Bei unmittelbar notwendigen Beschränkungen (z. B. aufgrund von Gefahr im Verzug) mit entsprechenden Sicherheitsmaßnahmen reagieren und umgehend den Arzt (Notarzt) informieren.

Pflegeevaluation

Mögliche Evaluationskriterien

Der Pflegebedürftige
- Berichtet, keine Selbsttötungsgedanken zu haben
- Übt keine Gewalt gegen sich selbst aus
- Nennt Ansprechpartner, die er bei wieder aufkommender Suizidalität um Hilfe bitten kann.

Ⓢ Fallbeispiel Stationär, Teil III

Die Fachärztin von Uta Anker kommt zum Hausbesuch. Frau Anker kann sich auch bei ihr nicht klar von Suizidabsichten abgrenzen und deswegen erklärt ihr die Fachärztin, dass sie sie zu ihrem eigenen Schutz ins psychiatrische Krankenhaus

einweisen werde. Frau Anker scheint nun beinahe erleichtert und ist mit dem Vorgehen einverstanden. Der gesetzliche Betreuer begleitet sie ins Krankenhaus. Er informiert anschließend auch den Ehemann über das aktuelle Geschehen.

Am nächsten Tag, als Hermine Brauer wieder gemeinsam mit Janine Guter im Dienst ist, nimmt sie sich bewusst Zeit, um mit der Schülerin die Vorgänge vom Vortag noch einmal in Ruhe zu besprechen und zu reflektieren. Janine Guter ist froh darüber, denn sie hat sich gefragt, ob sie selbst hätte etwas anders machen müssen und ob die erfolgte Einweisung in die Klinik unvermeidlich war. Sie ist beruhigt und sogar ein wenig stolz, als Hermine Brauer ausdrücklich ihre Aufmerksamkeit und ihr umsichtiges Verhalten vom Vortag lobt.

Frau Anker wurde in eine beschützende gerontopsychiatrische Station eingewiesen, weil sie sich in akuter und erheblicher Lebensgefahr befunden hatte, die in der Pflegeeinrichtung nicht mehr sicher abzuwenden war. Alle durchgeführten Pflegeinterventionen zusammen mit der angepassten Medikation hatten diese Entwicklung schließlich nicht verhindern können.

Gefährdeter Personenkreis

Untersuchungen haben gezeigt, dass Menschen in bestimmten Lebenssituationen ein erhöhtes Suizidrisiko aufweisen.
- Menschen mit psychischen Krankheiten:
  - Depressive, die noch bzw. wieder genug Antrieb zum Suizid haben
  - Menschen mit Wahnideen und Halluzinationen. Bei ihnen kann der Suizidversuch z. B. auch durch Stimmen ausgelöst werden, die den Suizid befehlen
  - Alkoholkranke, Medikamenten- und Drogenabhängige
- Ältere, vor allem einsame ältere Menschen
- Menschen mit schweren körperlichen Erkrankungen, chronisch oder unheilbar Kranke (gerade bei Menschen über 60 Jahren spielen schwere körperliche Erkrankungen häufig eine Rolle)
- Flüchtlinge und aus ethnischen, religiösen oder politischen Gründen Verfolgte
- Alleinstehende ohne enge Beziehungen, besonders ohne familiäre Bindungen (→ Abb. I/33.41)
- Menschen, die schon einmal mit Suizid gedroht oder einen Suizidversuch unter-

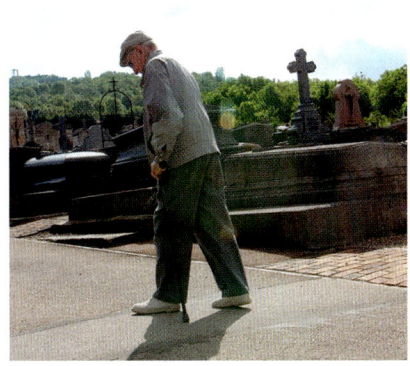

Abb. I/33.41 Das Fehlen enger Beziehungen oder familiärer Bindungen sowie der Tod des Partners können zu Suizidgedanken führen. [J787]

nommen haben. Besonders in den ersten Monaten nach einem Suizidversuch ist statistisch gesehen die Wahrscheinlichkeit für einen erneuten Versuch hoch

- Inhaftierte
- Menschen in schwierigen Lebenssituationen (z. B. Arbeitslosigkeit, Verschuldung).

> Bei alten Menschen sind psychische Erkrankungen, körperliche Erkrankungen (z. B. chronische Schmerzen, unheilbare Erkrankungen), Verlustereignisse und scheinbar unauflösliche zwischenmenschliche Konflikte, die Hauptrisikofaktoren für einen Suizid. Oft ist das Hauptmotiv weniger der Wunsch zu sterben als vielmehr der Wunsch, nicht mehr so weiterzuleben wie in der aktuellen Situation.

Stadien der suizidalen Entwicklung

Bei nicht psychotischen Menschen muss der Entschluss zur Selbsttötung erst „reifen". Der Suizidgefährdete durchläuft dabei verschiedene Phasen (nach Walter Pöldinger):

- **Erwägung.** Distanzierung und Steuerungsfähigkeit sind noch voll erhalten. Der Suizid wird in dieser Phase als mögliche Problem- oder Konfliktlösung in Betracht gezogen. Bei der gedanklichen Auseinandersetzung spielen einerseits psychodynamische Faktoren eine Rolle, z. B. soziale Isolierung und Aggressionen, die sich gegen die eigene Person wenden, weil sie nicht nach außen geleitet werden können. Aber auch Einflüsse von außen (Suizide in der Familie oder der Umgebung, Zeitungsmeldungen) können den Gedanken an ei-

nen Suizid als mögliche Problemlösung anstoßen

- **Ambivalenz.** Im Stadium der Ambivalenz sind Distanzierung und Steuerungsfähigkeit bereits eingeschränkt. Der Erkrankte durchlebt eine Phase, in der selbsterhaltende und selbstzerstörerische Kräfte gegeneinander wirken und er sich nicht sicher ist, was er tun will. So kann es zu direkten oder indirekten Suizidankündigungen kommen (Andeutungen, Drohungen, Voraussagen), die als Hilferufe und Kontaktsuche zu interpretieren sind

> **Vorsicht!**
Jede Suizidankündigung ist ernst zu nehmen.

- **Entschluss.** Im dritten Stadium kommt es zu einem Entschluss. Entweder entscheidet sich der Betroffene für das Weiterleben oder für die Suizidhandlung. Letzteres führt zu Suizidvorbereitungen. Distanzierung und Steuerungsfähigkeit sind aufgehoben. Den Pflegenden fällt häufig auf, dass sich der Betroffene scheinbar beruhigt hat, seine Stimmung vielleicht sogar besser ist und er nicht mehr über seine Selbsttötungsabsichten spricht. Aus diesem Verhalten den Schluss zu ziehen, dass die Suizidgefährdung nun nicht mehr besteht, ist sehr gefährlich, da es sich um die „Ruhe vor dem Sturm" handeln kann – die Stimmung ist besser, weil der Entschluss zum Suizid gefallen ist. In einem solchen Fall ist es unbedingt notwendig, den Betroffenen zu fragen, warum er jetzt keine Gedanken mehr an einen Suizid hegt, und ihm ein Gespräch über seine derzeitigen Gefühle anzubieten. Möglicherweise stellt sich heraus, dass er wieder Hoffnung geschöpft hat oder dass er kurz davor war bzw. ist, den Suizid durchzuführen. In solchen Situationen gehen die Pflegenden mit äußerster Vorsicht vor, um die Mitteilungsbereitschaft nicht schon im Ansatz zu ersticken.

> **Vorsicht!**
Hinweise auf eine besondere Suizidgefährdung sind:
- Plötzliche, unerklärliche Ruhe und Freude nach vorangegangener Phase der Verzweiflung („präsuizidale Aufhellung", Erleichterung über den Entschluss zur Selbsttötung)
- Verfassen eines Testaments
- Verschenken von persönlichem Eigentum

- Sammeln von Medikamenten
- Heftige Schuldvorwürfe oder Schuldwahn
- Aussagen über Sinnlosigkeit des Lebens
- Reden über Suizid, besonders bei Angabe konkreter Vorstellungen und Pläne
- Bericht über drängende Impulse, sich umzubringen
- Angabe von imperativen Stimmen, die den Suizid befehlen
- Antriebssteigerung durch Medikamente bei weiter bestehender depressiver Verstimmung
- Frühere Suizidversuche, Suizide in der Familie.

Jede Beobachtung, die auf akute Suizidgefahr hinweist, muss schnellstmöglich an das Team und an den behandelnden Arzt weitergegeben werden.

> Einem Selbsttötungsversuch von nicht psychotischen Menschen geht häufig ein **präsuizidales Syndrom** voran. Die Betroffenen fühlen sich einsam und ziehen sich von ihrer Umwelt zurück. Sie entwickeln Aggressionen gegen ihre Mitmenschen, die sie aber nicht äußern können. Schließlich wenden sie ihre aggressiven Gefühle gegen sich selbst. In der Fantasie beschäftigen sie sich mit dem Suizid und mit den Folgen für ihre Angehörigen.
> Bei psychotischen Menschen kann es dagegen völlig überraschend (ohne Vorankündigung) zum Suizid kommen.

Behandlung

Nach einem Suizidversuch werden die meisten Betroffenen zunächst im Akutkrankenhaus behandelt, bis sicher ist, dass keine lebensgefährlichen Organkomplikationen mehr drohen.

Die Maßnahmen sind von der gewählten Tötungsmethode abhängig. Bei Vergiftungen ist oft eine medikamentöse Entgiftung notwendig, eventuell auch eine Beatmung (→ Abb. I/33.42). Stich- oder Schusswunden müssen chirurgisch versorgt werden.

Fast immer wird im Verlauf der weiteren Behandlung zur Abschätzung des noch bestehenden Suizidrisikos ein Psychiater hinzugezogen.

- Nach einem Gespräch kann der Psychiater ggf. eine Weiterbehandlung in einer psychiatrischen Klinik empfehlen
- Besteht nach einem Suizidversuch der dringende Verdacht, dass der Betroffene weiterhin selbsttötungsgefährdet ist (z. B. aufgrund von Äußerungen wie „Schade, dass es nicht geklappt hat."), und ist er nicht bereit, sich freiwillig behandeln zu

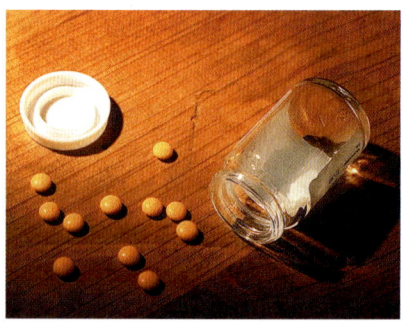

Abb. I/33.42 Etwa zwei Drittel aller Suizidversuche werden mit Tabletten verübt. [K183]

lassen, wird der Psychiater im Bedarfsfall eine Unterbringung in einer psychiatrischen Klinik gegen den Willen des Erkrankten veranlassen

- Ergeben sich bei der Begutachtung Hinweise für das Vorliegen einer psychiatrischen Erkrankung, wird der Psychiater eine weitere fachärztliche Behandlung für indiziert halten. Unter Umständen kann diese bei weiter vorliegender Eigen- oder Fremdgefährdung auch ohne das Einverständnis des Betroffenen erfolgen, also im Rahmen einer gerichtlich angeordneten Zwangsunterbringung in einem psychiatrischen Krankenhaus
- Distanziert sich der Betroffene im Gespräch mit dem Psychiater glaubhaft von Suizidgedanken und seinem Selbsttötungsversuch, wird der Psychiater ihm ggf. zu einer ambulanten psychotherapeutischen Behandlung raten.

Bei vielen Erkrankten bleibt im Gespräch mit dem Psychiater unklar, ob sie weiterhin Suizidgedanken haben. Nach Abklingen der somatischen Beschwerden werden sie entlassen. Es ist ihre freie Entscheidung, ob sie sich in psychotherapeutische Behandlung begeben oder nicht. Rechtlich gibt es keine Grundlage, einen solchen Menschen gegen seinen Willen zu therapieren.

> **Gibt es ein Recht auf Suizid?**
>
> Oft wird diskutiert, ob Ärzte und Pflegende überhaupt das Recht haben, einen suizidalen Menschen an der Selbsttötung zu hindern, da dieser doch seine Entscheidung frei getroffen habe und keine anderen Menschen schädige. Die meisten Psychiater und auch der Gesetzgeber gehen aber sowohl bei psychotischen als auch bei zuvor (scheinbar) gesunden Menschen davon aus, dass zumindest im Rahmen der akuten Krise die freie Willensbestimmung eingeschränkt ist und deshalb auch Zwangsmaßnahmen gerechtfertigt sind, um das Leben des Betroffenen zu retten.

> **Vorsicht!**
> Versuche, sich das Leben zu nehmen, sind immer Ausdruck extremer Verzweiflung. Um diese Krise zu meistern, bedarf es der Hilfe von außen.

I/33.12.2 Pflegerischer Umgang mit suizidgefährdeten Menschen

> **Vorsicht!**
> Ambivalenz ist ein deutliches Charakteristikum suizidgefährdeter Personen. Viele möchten gar nicht sterben, sondern sehen nur keinen anderen Weg, um einer unerträglichen Situation zu entkommen. 📖 15

Suizidale Tendenzen erkennen

Eine der wichtigsten Aufgaben der Pflegenden im Bezug auf gefährdete Pflegebedürftige ist die aufmerksame Beobachtung und das rechtzeitige **Erkennen suizidaler Tendenzen.** Viele Betroffene sprechen nicht über ihr Vorhaben, weil sie befürchten, daran gehindert zu werden. Dies betrifft vor allem Menschen, deren Handlungsspielraum (z. B. durch Bettlägerigkeit) begrenzt ist.

Geäußerte Hoffnungslosigkeit und Verzweiflung sind ernstzunehmende Hinweise auf Suizidalität. Hiervon abzugrenzen ist eine von vielen hochaltrigen Menschen geäußerte Lebensmüdigkeit, die Sehnsucht nach dem Lebensende, die eine Versöhnung mit dem Tod ausdrückt und nicht für die Absicht steht, dem Leben selbst ein Ende zu machen. Zum Beispiel mit den Worten „Ich hatte ein schönes, langes Leben und wäre nicht böse, wenn es bald zu Ende wäre" oder „Der Tod hat keinen Schrecken mehr für mich" ausgedrückt wird.

Suizidalität abklären

Wenn Unsicherheit über die **Selbsttötungsabsichten** eines Pflegebedürftigen besteht oder Zeichen und Risikofaktoren vorliegen, ist es geraten, den Betroffenen direkt auf Suizidgedanken anzusprechen. Früher wurde das Thema im Gespräch ausgeklammert, um einen möglicherweise suizidalen Menschen nicht in seinem Vorhaben zu bestärken. Ein Gespräch über Todeswünsche und -gedanken entlastet den Betroffenen aber in der Regel, wirkt vorübergehend befreiend und vermittelt zudem das Gefühl, ernst genommen zu werden.

Eine Suizidgefährdung lässt sich mit Hilfe des Fragenkatalogs von *Walter Pöldinger* grob einschätzen (→ Abb. I/33.43). Allerdings sollten Altenpflegerinnen dieses Instrument nicht anwenden, wenn es die Möglichkeit einer ärztlichen Konsultation gibt. Keinesfalls sollten die Fragen nacheinander „abgehakt" werden, weil der Betroffene das Gespräch sonst leicht als Test empfindet und sich zurückziehen könnte. Altenpflegerinnen sollten – wenn überhaupt – die entsprechenden Fragen mit angemessener Vorsicht ins Gespräch einbauen. Die Ergebnisse sind zu dokumentieren und umgehend mit einem behandelnden Arzt zu besprechen.

Wichtig ist, mit einem suizidalen Pflegebedürftigen in kontinuierlichem Kontakt zu bleiben und ihn vor allem im Hinblick auf eine Änderung der Selbsttötungsabsichten sorgfältig zu beobachten. Am Ende eines Gesprächs über dieses Thema sollte eine Frage stehen, die den Betroffenen auf die möglichen Hilfen in verzweifelt scheinenden Situationen verweist, etwa: „Können Sie mir versprechen, dass Sie uns informieren, wenn die Suizidgedanken Sie quälen?" Damit verdeutlichen Pflegende dem Betroffenen, dass er ernst genommen wird. Allerdings ist zu bedenken, dass die Absprachefähigkeit beeinträchtigt sein kann (z. B. durch psychiatrische Erkrankungen).

Vertrauen aufbauen

In der Betreuung suizidgefährdeter Menschen gehört es zu den schwierigsten Aufgaben, die richtigen Worte in der jeweiligen Situation zu finden. Der Betroffene darf keinesfalls in seiner Todessehnsucht bestärkt werden. Es gilt aber auch, die subjektiven Nöte nicht leichtfertig herunterzuspielen. Damit würde dem Betroffenen signalisiert, dass er allein gelassen und nicht ernst genommen ist.

Pflegende erheben niemals den Vorwurf, ein Suizid sei gegenüber den Mitmenschen (z. B. Familienmitgliedern) verantwortungslos. Richtig ist es, empathisch auf die Sorgen einzugehen und gleichzeitig zu verdeutlichen, dass es auch andere Perspektiven gibt.

Es kann vorkommen, dass Betroffene gereizt auf Gesprächsangebote reagieren und jede Hilfe ablehnen. Pflegende akzeptieren die Abwehrhaltung zunächst, signalisieren aber, dass sie im Bedarfsfall jederzeit ansprechbar sind. In manchen Situationen kann es sinnvoller sein, den Menschen Zeit zur Auseinandersetzung mit sich selbst zu

Je mehr Fragen im Sinne der angegebenen Antwort beantwortet werden, umso höher muss das Suizidrisiko eingeschätzt werden.

	Ja	Nein
1. Haben Sie in letzter Zeit daran denken müssen, sich das Leben zu nehmen?	X	
2. Haufig?	X	
3. Haben Sie auch daran denken müssen, ohne es zu wollen? Haben sich Selbstmordgedanken aufgedrängt?	X	
4. Haben Sie konkrete Ideen, wie Sie es machen wollen?	X	
5. Haben Sie Vorbereitungen getroffen?	X	
6. Haben Sie schon zu jemandem über Ihre Selbstmordabsichten gesprochen?	X	
7. Haben Sie einmal einen Selbstmordversuch unternommen?	X	
8. Hat sich in Ihrer Familie oder in Ihrem Freundes- und Bekanntenkreis schon jemand das Leben genommen?	X	
9. Halten Sie Ihre Situation für aussichts- und hoffnungslos?	X	
10. Fällt es Ihnen schwer, an etwas anderes als an Ihre Probleme zu denken?	X	
11. Haben Sie in letzter Zeit weniger Kontakte zu Ihren Verwandten, Bekannten und Freunden?	X	
12. Haben Sie noch Interesse daran, was in Ihrem Beruf und in Ihrer Umgebung vorgeht?		X
13. Haben Sie jemanden, mit dem Sie offen und vertraulich über Ihre Probleme sprechen können?		X
14. Wohnen Sie zusammen mit Familienmitgliedern oder Bekannten?		X
15. Fühlen Sie sich unter starken familiären oder beruflichen Verpflichtungen stehend?		X
16. Fühlen Sie sich in einer religiösen bzw. weltanschaulichen Gemeinschaft verwurzelt?		X

Anzahl der entsprechend beantworteter Fragen _____   Endzahl maximal 16

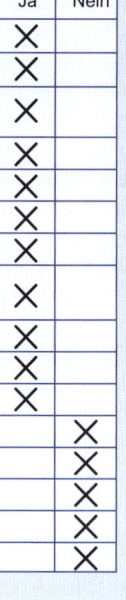

Abb. I/33.43 Fragenkatalog zur Abschätzung der Suizidalität nach Pöldinger. [G048]

lassen als z. B. fortwährend nachzufragen und die lebensmüden Gedanken zu thematisieren. Oft werden Betroffene dadurch offener und gewinnen Vertrauen. Die Entscheidung über die angemessene Strategie sollte im Team fallen und in Absprache mit dem Arzt.

❯ Pflegende, die Menschen in kritischen Lebenssituationen betreuen, sollten sich ihrer eigenen Gefühle bewusst sein und

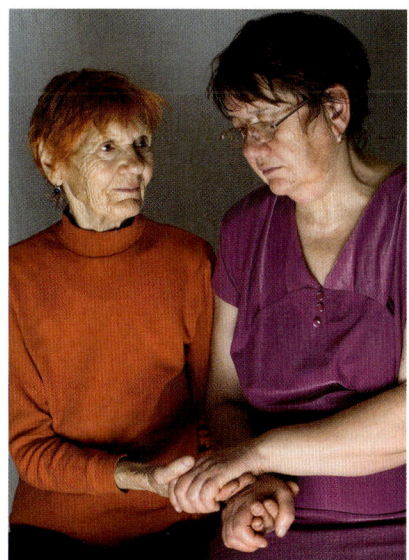

Abb. I/33.44 Der Aufbau eines Vertrauensverhältnisses zum Erkrankten ist oft ein wichtigerer Schritt zur Verhinderung eines Suizids als lediglich restriktive Maßnahmen zu ergreifen. [J787]

Fallbesprechungen oder Teamsitzungen regelmäßig dazu nutzen, die eigene Arbeit zu reflektieren und den damit verbundenen Gefühlen Ausdruck zu verleihen (→ Kap. IV/11).

Soziale Kontakte anbieten

Der Aufbau zwischenmenschlicher Beziehungen ist für suizidgefährdete Menschen, die oft jeden Kontakt zu ihrer Umwelt abgebrochen haben, eine schwierige, aber unerlässliche Aufgabe (→ Abb. I/33.44). Pflegende können die Pflegebedürftigen ermutigen und mit ihnen gemeinsam nach Werten suchen, die dem Leben einen Sinn geben. Auf Wunsch stellen sie den Kontakt mit einem Seelsorger her.

In Absprache mit dem Betroffenen kann es sinnvoll sein, enge Verwandte oder Freunde zu informieren und in den Betreuungsprozess einzubeziehen. Auch gemeinsame Aktivitäten (z. B. Spaziergänge, sportliche Betätigung, kleinere Arbeiten im Wohnbereich) können entlasten oder ablenken.

Internet- und Lese-Tipps
- AGUS e. V. (*Betreuung für Angehörige und Betroffene von Suizidfällen*): www.agus-selbsthilfe.de
- Deutsche Gesellschaft für Suizidprävention (*DGS*): www.suizidprophylaxe.de
- Internetseelsorge: www.internetseelsorge.bistum-wuerzburg.de

Maßnahmen bei akuter Eigengefährdung

Für akut suizidale oder nicht absprachefähige Pflegebedürftige muss das Team Sicherheit schaffen.

Da auch in diesen Fällen das Selbstbestimmungsrecht der Betroffenen zu wahren ist, benachrichtigen Pflegende in Situationen, die sie als kritisch einschätzen, umgehend den Arzt. Er wird die weiteren Schritte einleiten, zu denen auch eine Einweisung in eine geeignete psychiatrische Einrichtung gehören kann. Dort untersucht ein Psychiater den Betroffenen und erwirkt ggf. eine richterliche Entscheidung zur Unterbringung.

❯ **Lern-Tipp**
Sind Sie bereits mit dem Thema Selbsttötung konfrontiert worden? Welche Einstellung vertreten Sie dazu? Lehnen Sie Selbsttötung kategorisch ab oder können Sie sich Lebenssituationen vorstellen, in denen dies ein gangbarer Weg wäre? Welche ethischen Fragen sind in Bezug auf Suizid zu bedenken? Diskutieren Sie Ihre Haltung in der Gruppe.

Umgang mit Selbsttötungen in der Einrichtung

Leider lässt sich auch durch intensive Begleitung nicht jeder Suizid verhindern. In der Zeit nach einem Suizid braucht das Team Raum für Gespräche, in denen es sich

I
33

mit Trauer, Angst und Schuldgefühlen auseinandersetzen kann; hilfreich ist eine Supervision (→ Kap. IV/11.1).

Vor den Bewohnern einer stationären Einrichtung lässt sich ein Suizid nicht verheimlichen. Sie erfahren spätestens durch Gerüchte oder durch Angehörige von den Umständen des Todes ihres Mitbewohners. Ebenso kann es vorkommen, dass sich einzelne Mitbewohner – je nachdem wie eng sie mit ihm in Kontakt standen – mitverantwortlich oder sogar schuldig für den Tod fühlen. Um Spekulationen und Selbstvorwürfen vorzubeugen, sollten Pflegende einen Suizid mit Augenmaß, aber so offen wie möglich besprechen.

Dies gibt Mitbewohnern die Gelegenheit, ihren diesbezüglichen Gefühlen Ausdruck zu verleihen.

Genauso wichtig wie die Reflexion über die Selbsttötung innerhalb der Einrichtung ist es, die Angehörigen des Toten zu stützen. Sie müssen meist den Nachlass ordnen. Dabei können sich Gelegenheiten zum Gespräch ergeben.

Wiederholungsfragen

1. Was ist eine Halluzination und in welchen Formen kommt sie vor? (→ Kap. I/33.2.1)
2. Welche Demenzen werden unterschieden? (→ Kap. I/33.4)
3. Wie ist der angemessene Umgang mit dementen Menschen? (→ Kap. I/33.5)
4. Was sind die Ziele der Validation® nach Naomi Feil? (→ Kap. I/33.5.5)
5. Was ist bei der Aktivierung depressiver Menschen zu beachten? (→ Kap. I/33.6.1)
6. Welche unerwünschten Wirkungen haben Neuroleptika? (→ Kap. I/33.7.2)
7. Wie sollten Pflegende mit Wahnideen umgehen? (→ Kap. I/33.7.2)
8. Was sind Panikattacken? (→ Kap. I/33.9.2)
9. Welche Aspekte spielen bei der Kommunikation mit Suchtkranken eine Rolle? (→ Kap. I/33.11.1)
10. Welche Rolle spielen Pflegende in Bezug auf das Sozialverhalten der Pflegebedürftigen? (→ Kap. I/33.11.1)
11. Nennen Sie Zeichen einer Alkoholabhängigkeit. (→ Kap. I/33.11.2)
12. Was können Warnsignale für einen drohenden Suizid sein? (→ Kap. I/33.12)

Literaturverzeichnis

1. Häfner, S.; Martens, U.; Zipfel, S.: Psychische Erkrankungen im Alter. Schweizer Zeitschrift für Psychiatrie & Neurologie 1/2007, S. 42–45. Rosenfluh Publikationen AG, Neuhausen am Rheinfall/Schweiz, 2007.
2. Böhm, K.; Tesch-Römer, C.; Ziese, T. (Hrsg.): Beiträge zur Gesundheitsberichterstattung des Bundes. Gesundheit und Krankheit im Alter. Robert-Koch-Institut, Berlin, 2009.
3. Rentrop, M.; Müller, R.; Willner, H.: Klinikleitfaden Psychiatrie und Psychotherapie. Elsevier Verlag, München, 2016.
4. Diener, H.C.; Weimar, C. (Hrsg.): Leitlinien für Diagnostik und Therapie in der Neurologie. Nachzulesen unter www.dgn.org, dann weiter zu Leitlinien. (letzter Zugriff: 30.8 2016).
5. Deutsche Gesellschaft für Neurologie: Leitlinie Demenzen www.dgn.org/images/red_leitlinien/LL_2016/PDFs_Download/038013_LL_Demenzen_2016.pdf (letzter Zugriff: 30.8 2016).
6. Universitätsklinikum Freiburg Zentrum für Geriatrie und Gerontologie Freiburg (Hrsg</collab>.): Informationen für Pflegende und Angehörige www.demenz-leitlinie.de (letzter Zugriff: 30.8 2016).
7. Menebröcker, C.: Ernährungsprobleme bei Senioren mit Demenz. In: Ernährungs-Umschau 7/2004.
8. Hansen, W.: Medizin des Alterns und des alten Menschen. Schattauer Verlag, Stuttgart, 2007.
9. Deutsche Hauptstelle für Suchtfragen (Hrsg.): www.unabhaengig-im-alter.de/fileadmin/user_upload/dhs/pdf/SubStörungenAlter_web.pdf (letzter Zugriff: 30.8 2016).
10. Herdman, T. H.; Kamitsuru, S. (Hrsg.): NANDA international Pflegediagnosen: Definitionen und Klassifikation 2015–2017. Recom-Verlag, Kassel, 2016.
11. Bulechek, G. M.; Herrmann, M.: Pflegeinterventionsklassifikation (NIC). Hans-Huber-Verlag, Bern, 2016.
12. Kitwood, T. M.: Demenz. Der personzentrierte Ansatz im Umgang mit verwirrten Menschen. Hans-Huber-Verlag, Bern, 2013.
13. Spector, A., Thorgrimsen, L., Woods, B., Orrell, M.: Kognitive Anregung (CST) für Menschen mit Demenz. Hans-Huber-Verlag, Bern, 2012.
14. Townsend, M. C.: Pflegediagnosen und Pflegemaßnahmen für die psychiatrische Pflege. Hans-Huber-Verlag, Bern, 2012.
15. Sauter, D.; Abderhalden, C.; Needham, I.; Wolff, S.: Lehrbuch Psychiatrische Pflege. Hans-Huber-Verlag, Bern, 2012.
16. Stiftung Pro Mente Sana: www.promentesana.ch/de/wissen/recovery/veroeffentlichungen.html (letzter Zugriff: 19.10 2016).
17. Doenges, M., Moorhouese, M., Murr, A.: Pflegediagnosen und Maßnahmen, Hans-Huber-Verlag, Bern, 2014.
18. Fachhochschule Bielefeld, Deutsches Institut für angewandte Pflegeforschung (dip) e. V. Köln (Hrsg.): Anforderungs- und Qualifikationsrahmen für den Beschäftigungsbereich der Pflege und persönlichen Assistenz älterer Menschen. www.dip.de/fileadmin/data/pdf/projekte/01Anforderungs_und_Qualifikationsrahmen_09_2013.pdf (letzter Zugriff: 31.5 2016).
19. Böhm, E.: Psychobiografisches Pflegemodell nach Böhm. Maudrich-Verlag, Wien, 2009.
20. Feil, N., Klerk-Rubin, V. de: Validation®. Ein Weg zum Verständnis verwirrter alter Menschen. Reinhardt-Verlag, München-Basel, 2013.
21. Richard, N.: Integrative Validation nach Richard® (IVA). www.integrative-validation.de/start.html (letzter Zugriff: 31.5 2016).
22. Schmidt-Hackenberg, U.: Wahrnehmen und Motivieren. Die 10-Minuten-Aktivierung für die Begleitung Hochbetagter. Vinzentz-Verlag, Hannover, 2010.
23. Bundesministerium für Gesundheit (Hrsg.): Rahmenempfehlungen zum Umgang mit herausforderndem Verhalten bei Menschen mit Demenz in der stationären Altenhilfe. www.bundesgesundheitsministerium.de/fileadmin/fa_redaktion_bak/pdf_publikationen/Forschungsbericht_Rahmenempfehlungen_Umgang_Demenz.pdf (letzter Zugriff: 22.6 2016).
24. Welter-Enderlin, R.; Hildenbrand, B. (Hrsg.). Resilienz – Gedeihen trotz widriger Umstände. Carl-Auer Verlag, Heidelberg, 2006.
25. Zegelin, A.; Schnepp, W.: Kurzbericht – Überprüfung der Anwendbarkeit, Praktikabilität und Modalitäten der Implementierung des Assessments CarenapD für den deutschen ambulanten Sektor bei Demenz. www.bmfsfj.de/blob/77364/5dcf36f81874251688f6fdd21c83b741/kurzbericht-forschungsprojekt-carenapd-data.pdf (letzter Zugriff: 10.10 2016).

I/34 Pflege alter Menschen mit bösartigen Tumorerkrankungen

> **Tumor** (*Geschwulst*): Im engeren Sinne Gewebevermehrung durch überschießendes, unkontrolliertes Zellwachstum. Unterschieden werden **gutartige** (*benigne*) und **bösartige** (*maligne*) **Tumoren** (Gegenüberstellung → Tab. I/32.3). Bösartige Tumoren werden auch als **Krebserkrankungen** oder **onkologische Erkrankungen** bezeichnet. Sie breiten sich unbehandelt immer weiter aus und führen nach unterschiedlich langer Zeit zum Tod.
> **Onkologie:** Lehre von den (bösartigen) Tumoren einschließlich ihrer Entstehung, Vorbeugung, Erkennung und Behandlung.

Bösartige Tumorerkrankungen sind häufig. 2012 erkrankten in Deutschland fast 480 000 Menschen neu an einer bösartigen Erkrankung, fast 221 000 Menschen starben daran. Bösartige Erkrankungen können zwar prinzipiell in jedem Alter auftreten, sie sind aber vor allem eine Erkrankung des älteren Menschen: Das mittlere Erkrankungsalter beträgt 69–70 Jahre. Die drei häufigsten Krebserkrankungen (Lunge, Darm, Prostata bzw. Brust) machen bei Männern fast die Hälfte, bei Frauen fast 45 % der Neuerkrankungen aus (→ Abb. I/34.1). 📖 1

Entsprechend der sehr unterschiedlichen Verlaufsformen einer Tumorerkrankung ist das Spektrum der Betreuung durch Altenpflegerinnen vielfältig. Häufig leiden die Erkrankten therapiebedingt unter Kraftlosigkeit, Übelkeit, Schleimhautentzündungen oder postoperativen Beschwerden. In späteren Stadien der Erkrankung treten oft Schmerzen hinzu.

Viele Menschen verbinden mit „Krebs" eine unheilbare, mit großem Leiden verbundene, unheimliche Krankheit. Der Betroffene selbst und seine Angehörige sind körperlich und psychisch meist stark belastet. Von Altenpflegerinnen werden neben Fachkompetenz eine hohe soziale Kompetenz sowie Einfühlungsvermögen erwartet.

Pflegerische Handlungsfelder

Altenpflegerinnen identifizieren die für die Pflege relevanten Handlungsfelder bei bösartigen Tumorerkrankungen. Folgende Pflegediagnosen können sie häufig feststellen (→ Abb. I/34.2).

I/34.1 Beispiel einer Pflegeplanung bei Rollenüberlastung der pflegenden Bezugsperson

> **Rollenüberlastung der pflegenden Bezugsperson:** Bei dieser Pflegediagnose bezieht sich der Schwerpunkt des pflegerischen Handelns nicht auf den Pflegebedürftigen, sondern auf die Auswirkungen in seinem sozialen Umfeld.

Mögliche Folgen; Beispiele für medizinische Diagnosen:
- Überforderung der pflegenden Bezugsperson
- Soziale Isolation (→ Kap. I/22.3)
- Stresssymptomatik
- Rückenbeschwerden
- Herz-Kreislauf-Erkrankungen
- Schlafstörungen (→ Kap. I/21.2.6)
- Depressionen (→ Kap. I/33.6)
- Aggression und Gewalttätigkeit gegenüber dem Pflegebedürftigen

- Verwahrlosung des Pflegebedürftigen (→ Kap. I/23.3).

Ⓐ Fallbeispiel Ambulant, Teil I

Helmut Maier ist 76 Jahre alt und lebt mit seiner Frau Hilde in einem Einfamilienhaus. Herr Maier ist vor 7 Jahren an Dickdarmkrebs erkrankt. In der Anfangszeit waren die Kinder noch oft zu Besuch, doch jetzt kommen sie nur noch selten, da sie selbst Kinder haben und weit weg wohnen. Nach mehreren Operationen und Chemotherapien in den vergangenen Jahren geht es Herrn Maier zunehmend schlechter. Er war von Anfang an sehr traurig, zog sich zurück und war abweisend gegenüber seiner Familie, seinen Freunden und Bekannten. Hilde Maier kümmert sich aufopferungsvoll um ihren kranken Mann, obwohl sie sich den Lebensabend anders vorgestellt hatte. Oft denkt sie an die Reisen, die sie vorhatte und an schöne Ausflüge mit ihren Freundinnen. Dazu kommt sie aber nicht, weil sie immer für ihren Mann Helmut da sein will.

Pflegediagnostik

Bestimmende Merkmale

Pflegeaktivitäten:
- Sorge um die Betreuung des Pflegebedürftigen wenn die Pflegeperson unfähig ist, die Pflegeleistung zu erbringen
- Schwierigkeiten, die erforderlichen Aufgaben durchzuführen
- Sorge um die künftige körperliche und seelische Verfassung des Pflegebedürftigen
- Durch Pflegeroutinen überbeschäftigt sein
- Sorge um die künftige Fähigkeit der Pflegeperson, die Pflegeleistung zu erbringen (Verwahrlosung des Pflegebedürftigen, Aggression oder Gewalttätigkeit gegenüber dem Pflegebedürftigen).

Gesundheitszustand der Pflegeperson:
- Gestörter Schlaf
- Depressive Verstimmung

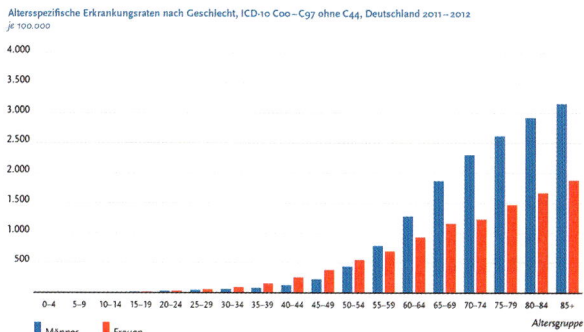

Altersspezifische Erkrankungsraten nach Geschlecht, ICD-10 C00–C97 ohne C44, Deutschland 2011–2012
je 100.000

■ Männer ■ Frauen
Altersgruppe

Abb. I/34.1 Die Grafik zeigt einen deutlichen Anstieg an Krebserkrankungen mit zunehmendem Alter. Das mittlere Erkrankungsalter liegt etwas unter 70 Jahren. [X221-003] 📖 1

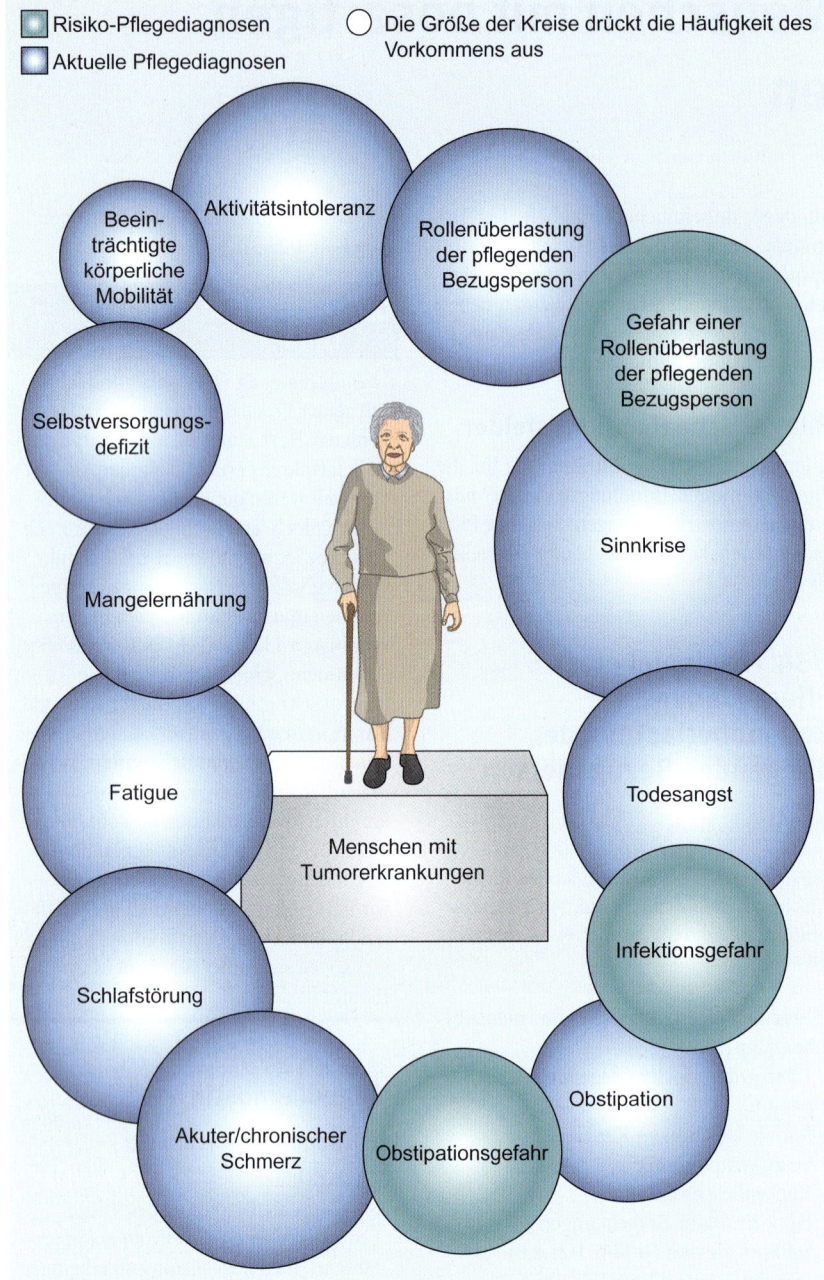

Legende:
- Risiko-Pflegediagnosen
- Aktuelle Pflegediagnosen
- ◯ Die Größe der Kreise drückt die Häufigkeit des Vorkommens aus

Kreise im Bild:
- Aktivitätsintoleranz
- Beeinträchtigte körperliche Mobilität
- Rollenüberlastung der pflegenden Bezugsperson
- Gefahr einer Rollenüberlastung der pflegenden Bezugsperson
- Selbstversorgungsdefizit
- Sinnkrise
- Mangelernährung
- Fatigue
- Menschen mit Tumorerkrankungen
- Todesangst
- Schlafstörung
- Infektionsgefahr
- Akuter/chronischer Schmerz
- Obstipationsgefahr
- Obstipation

Abb. I/34.2 Häufige Pflegediagnosen im Zusammenhang mit der Versorgung von Menschen, die an bösartigen Tumorerkrankungen leiden. [L138]

- Frustration
- Beeinträchtigte individuelle Bewältigung
- Ungeduld
- Fehlende Zeit, die persönlichen Bedürfnisse zu erfüllen
- Stress
- Veränderung der Freizeitaktivitäten.

Beziehung zwischen Pflegeperson und Pflegebedürftigem:
- Unsicherheit und Trauer bezüglich der veränderten Beziehung zum Pflegebedürftigen

- Sorge um Familienmitglieder
- Familienkonflikte.

Beeinflussende Faktoren

Gesundheitszustand des Pflegebedürftigen:
- Schwere, chronische Krankheit
- Unvorhersehbarer Krankheitsverlauf oder instabiler Zustand des Pflegebedürftigen
- Verhaltensauffälligkeiten (Wesensveränderungen) des Pflegebedürftigen

- Aggression und Gewalttätigkeit ausgehend vom Pflegebedürftigen.

Gesundheitszustand der Pflegeperson:
- Unfähigkeit, die eigenen Erwartungen oder die anderer zu erfüllen
- Beeinträchtigte Gesundheit
- Ungenügende Bewältigungsstrategien.

Beziehung zwischen Pflegeperson und Pflegebedürftigem:
- In der Vorgeschichte bereits belastete Beziehung
- Vorliegen von Gewalt oder Missbrauch
- Unrealistische Erwartungen des Pflegebedürftigen an die Pflegeperson
- Gestörte familiäre Funktionen in der Biografie.

Pflegeaktivitäten:
- Menge und zeitlicher Umfang der Pflege
- Komplexität der Tätigkeit
- Laufende Veränderung der Tätigkeit.

❯ Sowohl in der stationären als auch in der ambulanten Pflege ist die Bedeutung der Familie und weiterer privater Unterstützungsnetze unbestritten. Nach Angaben des Statistischen Bundesamts wurden im Jahr 2011 mehr als 1,76 Millionen hilfe- und pflegebedürftige Menschen zu Hause gepflegt, davon waren 1,18 Millionen ausschließlich auf die pflegerischen Leistungen Angehöriger angewiesen.

❯ Vorsicht!
Manche überlasteten pflegenden Angehörigen neigen dazu, jede zusätzliche Belastung zu kompensieren und dies vor ihrer Umwelt zu verbergen. So kann es passieren, dass nach außen das Bild einer „heilen Welt" entsteht, die Überlastung sich aber in einem plötzlichen Zusammenbruch der pflegenden Angehörigen zeigt.

Ⓐ Fallbeispiel Ambulant, Teil II

Da Helmut Maier seit der vergangenen Operation eine nässende Wunde am Bauch hat, wurde der ambulante Pflegedienst eingeschaltet. Die Altenpflegerin Dorothee Zenker besucht Herrn Maier jetzt einmal täglich. Frau Maier empfängt sie mit sorgenvollem Blick und berichtet, dass sich ihr Mann nicht wohl fühle. Herr Maier liegt mit erhöhtem Oberkörper auf dem Sofa, sein Gesicht ist eingefallen, seine Hautfarbe fahl. Er berichtet, dass ihn der Rücken schmerze, dass er keinen Appetit habe und im Krankenhaus schlecht behandelt worden sei. Zu seiner Frau gewandt sagt er, sie solle sich jetzt doch mal um ihren Kram kümmern. Frau Zenker bekommt den Eindruck, dass Herr Maier stark unter seiner Krankheit leidet und sehr unzufrieden ist. Beim Verabschieden an der Tür hat Frau Maier Tränen in den Augen und sie sagt, ihr Mann meine es nicht böse, wenn er sie wegschicke, er sei eben sehr krank und sie komme schon zurecht. Dann berichtet sie aber auch, dass ihr das alles über den Kopf wachse, sie sei doch keine Pflegerin. Auf ihrer weiteren Pflegetour macht sich Frau Zenker Gedanken, wie sich Frau Maier wohl fühlt und wie sie ihr helfen könnte.

Pflegetherapie

Mögliche Ziele/erwartete Ergebnisse festlegen

Die pflegende Angehörige:
- Nimmt Unterstützung von Pflegeorganisationen an
- Zeigt ein Verhalten, mit dem sich die übernommenen Aufgaben bewältigen lassen
- Berichtet über verbessertes Allgemeinbefinden
- Hat die Fähigkeit, die Situation bewältigen zu können
- Wendet Kompensationsstrategien an
- Organisiert sich weitere Unterstützung, um auch mal frei verfügbare Zeit für sich zu haben

Maßnahmen planen und durchführen

Die im Folgenden aufgeführten Pflegemaßnahmen stellen eine Auswahl dar:
- Ermitteln der Fülle und des Ausmaßes der erforderlichen Pflegeaufgaben
- Ermitteln von irrtümlichen Annahmen oder Mangel an Informationen sowie ungeeigneter Arbeitsweise bei der Pflege, die zu einer Überforderung der pflegenden Angehörigen führt
- Beobachten des Umgangs der Familienmitglieder miteinander und des Verhaltens in Problemsituationen
- Informations- und Beratungsgespräch mit der pflegenden Angehörigen zur Beschreibung der Pflegesituation
- Stärkung von pflegenden Angehörigen in ihrer Expertise
- Anleiten von Pflegetechniken
- Anleiten zu möglichem Vorgehen bei desorientiertem oder gewalttätigem Verhalten des Pflegebedürftigen
- Erarbeiten von Strategien, um die Pflege mit anderen Tätigkeiten zu koordinieren
- Ermutigung der pflegenden Angehörigen, Unterstützung anzunehmen (z. B. durch Pflegebegleiter, Nachbarschaftshilfe)
- Informationen und Ermutigung zur Teilnahme an einer Selbsthilfegruppe.

Pflegeevaluation

Mögliche Evaluationskriterien

Die im Folgenden dargestellten Pflegeergebnisse stellen eine Auswahl dar. Die pflegende Angehörige:
- Kann über die Anforderungen als pflegende Angehörige sprechen
- Nimmt Unterstützung von der Nachbarschaftshilfe und Pflegebegleitern an
- Hat einen Wochenplan mit den anfallenden Tätigkeiten erstellt
- Berichtet über verbessertes Allgemeinbefinden
- Hat sich mit den anderen Verwandten ausgesprochen, nimmt auch deren Unterstützung an
- Geht einmal pro Woche zum Treffen der Landfrauen
- Hat sich entschlossen, die Kurzzeitpflege in Anspruch zu nehmen.

A Fallbeispiel Ambulant, Teil III

Beispiel einer Pflegeplanung bei Rollenüberlastung der pflegenden Bezugsperson für Helmut Maier

Pflegediagnostik	Pflegetherapie	
aktuelle Pflegediagnosen (aP), Risiko-Pflegediagnosen (RP), Einflussfaktoren/Ursachen (E), Symptome (S), Ressourcen (R)	Pflegeziele/erwartete Ergebnisse	Pflegemaßnahmen
• **aP:** Schwierigkeit, die Rolle als pflegende Familienangehöriger oder Bezugsperson auszuüben • **E:** Schwere chronische Krankheit des Pflegebedürftigen, hohe zeitliche und emotionale Belastung der Pflegeperson • **E:** Findet es schwierig, bestimmte Pflegevorgänge auszuführen • **E:** Fühlt, dass durch den Aufwand der Pflege andere wichtige Rollen in ihrem Leben gestört sind • **E:** Empfindet Stress gegenüber dem Pflegebedürftigen • **E:** Fühlt sich niedergeschlagen und ausgelaugt • **R:** Ist bereit, sich beraten zu lassen • **R:** Möchte sich gern mit Ihren Freundinnen treffen	• Nimmt Unterstützung vom ambulanten Pflegedienst an • Kann über die Belastung sprechen • Erkennt Ressourcen, mit denen sich die Situation bewältigen lässt • Wendet Kompensationsstrategien an	• Erarbeiten von Strategien, um die Pflege mit anderen Tätigkeiten zu koordinieren • Ermutigung der pflegenden Angehörigen, Unterstützungsmöglichkeiten anzunehmen • Ermitteln der Fülle und des Ausmaßes der erforderlichen Pflegeaufgaben • Informations- und Beratungsgespräch mit der pflegenden Angehörigen zur Beschreibung der Pflegesituation • Anleitung zu Pflegetechniken

I

34

Drei Wochen später wirkt Hilde Maier schon etwas entspannter. Dorothee Zenker hat die häusliche Situation und den Pflegebedarf von Herrn Maier analysiert und ausführliche Gespräche mit allen Beteiligten geführt. Dabei hatte sich herausgestellt, dass Herr Maier es schlecht ertragen kann, so abhängig von seiner Frau zu sein. Nachdem ihm klar wurde, wie sehr sie unter seiner abweisenden Art leidet, hatte er sich um einen anderen Umgangston bemüht. Frau Maier hat es nach langer Zeit wieder einmal geschafft, den Nachmittag mit ihren Freundinnen zu verbringen. Frau Zenker wird Familie Maier weiter darin unterstützen, geeignete Formen der häuslichen Pflege zu finden, die den Bedürfnissen des Pflegebedürftigen und der pflegenden Angehörigen gleichermaßen entgegen kommen.

I/34.2 Ursachen und Entstehung bösartiger Tumoren

I/34.2.1 Ursachen der Tumorentstehung

Jede Tumorentstehung beginnt mit Erbgutänderungen (*Mutationen* → Kap. I/34.2.2):

- Ca. 5 % aller Krebserkrankungen treten im Rahmen **erblicher Tumorsyndrome** auf, d. h. ein Teil der zur Tumorentstehung erforderlichen Erbgutänderungen ist angeboren. Die Betroffenen haben ein deutlich erhöhtes Risiko für einen oder mehrere Tumoren (bis 100 %) und erkranken oft schon früh. Besonders bekannt ist der familiäre Brustkrebs (*BRCA1-* und *BRCA2-Gen*) 📖 2
- **Energiereiche Strahlung** führt zu Veränderungen an der DNS. So ist das Schilddrüsenkarzinomrisiko in der Umgebung von Tschernobyl auch 25 Jahre nach dem Reaktorunfall noch erhöht, mit linearem Anstieg mit der Strahlendosis 📖 3
- Ähnlich wirkt **UV-Licht,** das an der Hautkrebsentstehung beteiligt ist
- Bei **onkogenen Viren** wird die Erbsubstanz des Virus so in die menschliche Zelle eingebaut, dass sich deren

Wachstumseigenschaften verändern. So sind z. B. die *humanen Papilloma-Viren* an der Entstehung von Gebärmutterhalskrebs und *Hepatitis-B- und -C-Viren* an der Entstehung von Leberkrebs beteiligt

- An **chemischen Stoffen** sind z. B. *polyzyklische aromatische Kohlenwasserstoffe* (PAK), *aromatische Amine, Nitrosamine* und verschiedene *chemische Elemente* (z. B. Cadmium oder Arsen) zu nennen. Polyzyklische aromatische Kohlenwasserstoffe kommen z. B. in Zigarettenrauch und Autoabgasen vor, Nitrosamine in Zigarettenrauch und geräucherten Lebensmitteln
- Auch **Medikamente** können an der Entstehung bösartiger Tumoren beteiligt sein, so z. B. Zytostatika, die in die Zellteilung eingreifen.

Hormone wirken nach aktuellem Wissen v. a. über eine Wachstumsförderung. So beschleunigen Östrogene (weibliche Geschlechtshormone) das Wachstum eines Mammakarzinoms (Brustkrebs).

Sehr viele Tumoren entstehen aber spontan, ohne dass einer der genannten Risikofaktoren vorliegt. Nicht zu vergessen ist dabei das Alter, denn mit zunehmendem Alter häufen sich Fehler bei der Zellteilung und gleichzeitig nimmt die Fähigkeit der Zellen ab, diese zu reparieren.

> **❯ Hinweise zu gesundheitsförderndem Verhalten**
>
> Als Tumorursachen spielen mit Sicherheit das Alter, erbliche Faktoren und äußere Einflüsse eine Rolle, ihre Gewichtung ist aber bei vielen Tumoren noch unklar.
> Da Alter und Veranlagung nicht zu ändern sind, kann **Tumorvorbeugung** nur an den äußeren Einflüssen ansetzen, wobei die Gesellschaft wie jeder Einzelne gefordert sind.
> Wichtigster Einzelfaktor ist der Verzicht auf Rauchen, gefolgt von „gesunder" Ernährung (mit wenig tierischen Fetten, rotem Fleisch und Alkohol), regelmäßiger Bewegung und achtsamem Umgang mit der Sonne. Impfungen gegen Hepatitis B und Papilloma-Viren reduzieren das Risiko für Leber- und Gebärmutterhalskrebs, spielen aber gegenüber den anderen Faktoren eine untergeordnete Rolle.

> **❯ Lern-Tipp**
>
> Analysieren Sie Ihre eigenen Lebensgewohnheiten. Überlegen Sie, ob daraus ein erhöhtes Risiko erwachsen kann, eine Krebserkrankung zu erwerben.

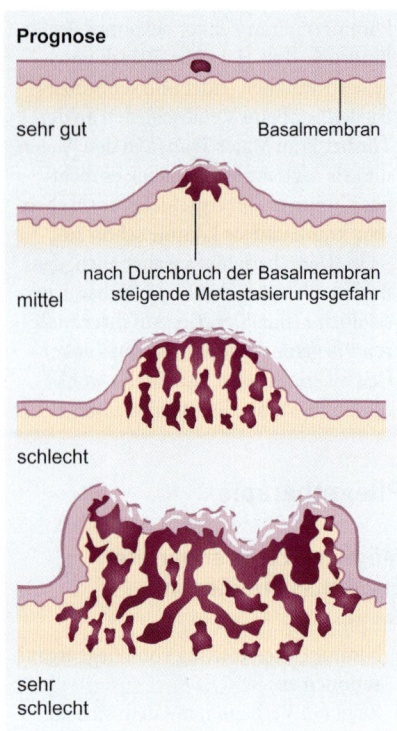

Abb. I/34.3 Zunehmendes Wachstum eines bösartigen Tumors. Die Tumorgröße ist nicht alleiniges, aber wesentliches Kriterium für die Abschätzung der Prognose. [L157]

I/34.2.2 Phasen der Tumorentstehung

Erster Schritt der **Tumorentstehung** ist die irreversible (unwiderrufliche) Umwandlung einer normalen Körperzelle in eine bösartige Tumorzelle. Hierzu sind mehrere Erbgutänderungen (*Mutationen*) in Genen nötig, die Zellwachstum, -differenzierung und -tod steuern.

Infolge der Erbgutänderung wachsen die Tumorzellen schneller oder leben länger als die normalen Zellen. Durch diesen „Vorteil" nehmen sie stärker zu als die gesunden Zellen. Dies passiert ganz langsam und unmerklich über Jahre oder gar Jahrzehnte. Zu Beginn sehen die Tumorzellen unter dem Mikroskop noch normal aus, später verlieren sie in unterschiedlichem Ausmaß ihre normalen Eigenschaften und Funktionen – sie werden **atypisch** und **entdifferenziert**. Sind in einem Epithelgewebe die Zellen hochgradig atypisch und ist die normale Zellschichtung aufgehoben, die Basalmembran als „Grenze" zum darunter liegenden Gewebe aber noch intakt, spricht man vom **Carcinoma in situ** (*CIS, präinvasives Karzinom*, → Abb. I/34.3).

Ab einer gewissen Größe durchbricht der Tumor die normalen Gewebeschranken (z. B. bei Epithelien die Basalmembran) und dringt in Nachbargewebe ein. Es handelt sich nun um einen **invasiven Tumor** (→ Abb. I/34.3), z.B. ein invasives Karzinom. Alle Kriterien eines **bösartigen** (*malignen*) **Tumors** sind jetzt erfüllt. Gelegentlich ist von *Mikro-* oder **Frühkarzinomen** die Rede. Dies sind ganz kleine Karzinome (mit entsprechend guter Prognose), aber keine Vorstufen, sondern „richtige" Karzinome.

Der Tumor bildet auch neue Blutgefäße, um seine Versorgung sicherzustellen (**Angiogenese**).

Mit zunehmender Größe steigt das Risiko, dass er *Tochtergeschwülste* setzt. Die Tochtergeschwülste heißen **Metastasen** – im Gegensatz zu dem ursprünglichen Tumor, der als **Primärtumor** bezeichnet wird.

I/34.2.3 Metastasierung bösartiger Tumoren

Ein wesentliches Kennzeichen bösartiger Tumoren ist die **Metastasierung** (*Filialisierung,* lat.: filia = *Tochter*), d.h. die Bildung von **Metastasen** (*Tochtergeschwülsten*) in primär nicht betroffenen Organen oder Organbezirken. Die Metastasierung und nicht der Primärtumor entscheidet, von Ausnahmen wie etwa Gehirntumoren abgesehen, in aller Regel über die Prognose.

Die Metastasierung ist eine aktive Leistung der Tumorzellen: Tumorzellen trennen sich vom Zellverband, lösen Bindegewebe auf und dringen in Lymph- oder Blutgefäße ein. Sie werden dann mit dem Lymph- oder Blutstrom in andere Körperregionen transportiert, bis sie in einem Kapillargebiet hängen bleiben. Dort heften sich die Tumorzellen an die Gefäßwand, durchbrechen sie und wandern in das umgebende Gewebe, um zu einer Metastase auszuwachsen. Hierzu ist nur ein kleiner Teil von Tumorzellen in der Lage, wahrscheinlich die **Tumorstammzellen,** die damit besonders gefährlich, aber gleichzeitig besonders schwer zu bekämpfen sind.

Lymphogene Metastasierung

Bei der **lymphogenen Metastasierung** gelangen Tumorzellen mit der Lymphe in die regionalen Lymphknoten. Können sie sich dort vermehren, bildet sich eine **Lymphknotenmetastase.** In der Folge dringen Tumorzellen in größere Lymphbahnen und schließlich über die Venenwinkel in das Blutsystem ein.

Hämatogene Metastasierung

Bei der **hämatogenen Metastasierung** (→ Abb. I/34.4) zerstören Tumorzellen von außen die Blutgefäßwand, werden mit dem Blut abtransportiert und bleiben meist im nächsten Kapillarnetz hängen. Es gibt zwar bestimmte Typen hämatogener Metastasierung (die vier häufigsten zeigt → Abb. I/34.4), zusätzlich spielen aber Eigenschaften der Tumorzellen und Empfänglichkeit der Organe bei der Metastasenbildung eine Rolle. So bilden sich in Gehirn und Knochen sehr häufig, in der Muskulatur hingegen sehr selten (klinisch erkennbare) Metastasen, obwohl alle von Arterien des Körperkreislaufs mit Blut versorgt werden.

Kavitäre Metastasierung

Außerdem besteht die Gefahr der Ausbreitung innerhalb seröser Höhlen, z.B. der Bauch- oder Pleurahöhle. Bei zahlreichen Metastasen spricht man von **Peritoneal**- bzw. **Pleurakarzinose.**

I/34.3 Symptome und Diagnostik bösartiger Tumorerkrankungen

I/34.3.1 Symptome bei Tumorerkrankungen

> ❯ Die meisten Tumorerkrankungen bereiten erst spät Beschwerden, die dann zunächst oft uncharakteristisch sind. Gerade alte Menschen mit ihren teilweise vielen Begleiterkrankungen und Beschwerden verkennen die ersten Symptome, sodass der Tumor erst spät festgestellt wird.

Symptome durch den Tumor

Beschwerden entstehen z.B., wenn der Tumor die Lichtung eines Hohlorgans verengt oder verlegt, Nachbarorgane zusammen-

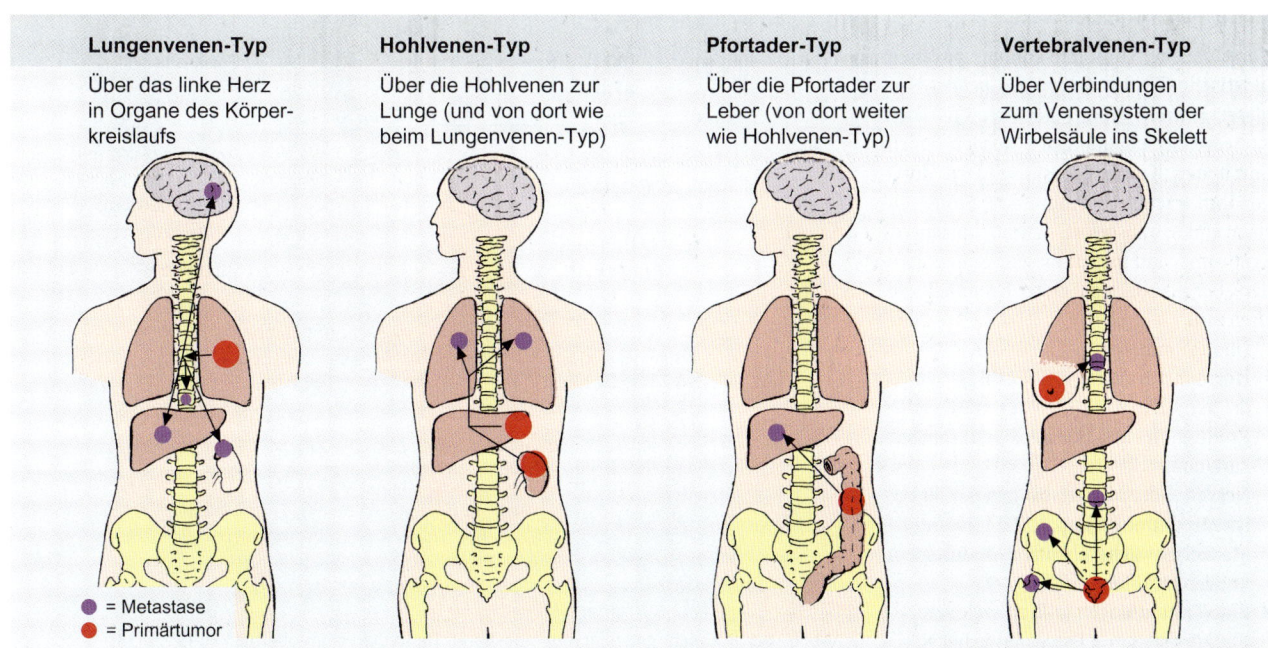

Lungenvenen-Typ	Hohlvenen-Typ	Pfortader-Typ	Vertebralvenen-Typ
Über das linke Herz in Organe des Körperkreislaufs	Über die Hohlvenen zur Lunge (und von dort wie beim Lungenvenen-Typ)	Über die Pfortader zur Leber (von dort weiter wie Hohlvenen-Typ)	Über Verbindungen zum Venensystem der Wirbelsäule ins Skelett

● = Metastase
● = Primärtumor

Abb. I/34.4 Die vier häufigsten Typen der hämatogenen Metastasierung. [L190]

I **34**

drückt oder in Magen-Darm-Trakt oder Harnwege blutet.

Auch wenn es keine Leitsymptome gibt – bei folgenden Beschwerden sollte an einen bösartigen Tumor gedacht werden:

- Leistungsknick, unerklärlicher Gewichtsverlust über 10 % des Ausgangsgewichts. Es ist zwar immer wieder zu beobachten, dass alte Menschen abnehmen, um sich dann auf einem niedrigeren Gewichtsniveau einzupendeln, ohne dass eine Ursache feststellbar ist. Trotzdem muss an einen Tumor gedacht und eine entsprechende Diagnostik durchgeführt werden
- Unerklärbare Schmerzen
- Änderungen bei Stuhlgewohnheiten, Stuhlgang oder Urin, z. B. neu aufgetretene Verstopfung, Blut im Urin
- Schlecht heilende Wunden, Hautveränderungen (z. B. Veränderungen an Muttermalen)
- Schwellungen, Verhärtungen oder Knoten (z. B. tastbare Veränderungen in der weiblichen Brust)
- Anhaltender Husten, Heiserkeit oder Schluckstörungen
- Bei alten Frauen: vaginale Blutungen oder veränderter Ausfluss.

Paraneoplastische Syndrome

> **Paraneoplastisches Syndrom** (*Paraneoplasie, PNS*): Tumorferne Symptome bei Tumorerkrankungen, die weder durch direkte Tumorinfiltration noch unmittelbar durch Metastasen zu erklären sind.

Verschiedene Tumoren können **paraneoplastische Syndrome** (para = *neben*; Neoplasie = *Neubildung*) hervorrufen. Diese Krankheitserscheinungen werden nicht durch den Tumor selbst, sondern durch von ihm erzeugte Hormone oder Stoffwechselprodukte ausgelöst. Paraneoplastische Syndrome sind insgesamt eher selten, können aber durchaus ein erstes Krankheitszeichen sein.

Häufig sind:

- Hormonstörungen, z. B. Cushing-Syndrom (→ Kap. I/31.3.10) durch ACTH-Produktion eines (kleinzelligen) Lungenkarzinoms
- Nerven- oder Muskelstörungen, z. B. Polyneuropathie (→ Kap. I/31.11.20) oder Muskelschwäche, ebenfalls oft durch ein Lungenkarzinom
- Blutveränderungen (z.B. zu viele rote Blutkörperchen = Polyglobulie bei Nie-

renzellkarzinom) und Gerinnungsstörungen einschließlich erhöhter Thromboseneigung. Letztere gilt als typisch für Bauchspeicheldrüsenkrebs (→ Kap. I/31.8.19).

I/34.3.2 Diagnostik von Tumorerkrankungen

Anamnese und Untersuchung können zwar den Verdacht auf eine bösartige Erkrankung lenken, reichen jedoch zur Diagnose nicht aus.

Praktisch immer werden bildgebende Diagnostik und dabei vor allem Computer- und Kernspintomografie oder Endoskopien mit Biopsien (v.a. im Bereich von Magen-Darm-Trakt, Harnblase und Lungen) durchgeführt.

Je nach Art und Lage des Tumors wird der Tumor selbst oder ein vergrößerter Lymphknoten punktiert oder entfernt und das Gewebe danach unter dem Mikroskop untersucht.

Tumormarker

> **Tumormarker:** Substanzen in Blut, anderen Körperflüssigkeiten oder Geweben, die beim Gesunden nicht oder nur in geringen Mengen vorkommen und bei (erhöhtem) Nachweis auf eine Tumorerkrankung hinweisen (→ Abb. I/34.5).

Es ist zwar immer wieder von **Tumormarkern** im Blut zu lesen, tatsächlich spielen sie aber bei der Suche nach einem Tumor eine geringe Rolle. Für viele Tumoren gibt es keine Marker, und wenn es sie prinzipiell gibt, sind sie oft erst erhöht, wenn der Tumor schon recht groß ist. Umgekehrt kann ein Tumormarker auch bei gutartigen Erkrankungen erhöht sein.

Hingegen sind Tumormarker in der Verlaufs- und Therapiekontrolle durchaus von Nutzen, da sie einen Rückfall oft früher anzeigen als andere Diagnoseverfahren. Deshalb wird bei der Erstdiagnose nach einem erhöhten Tumormarker

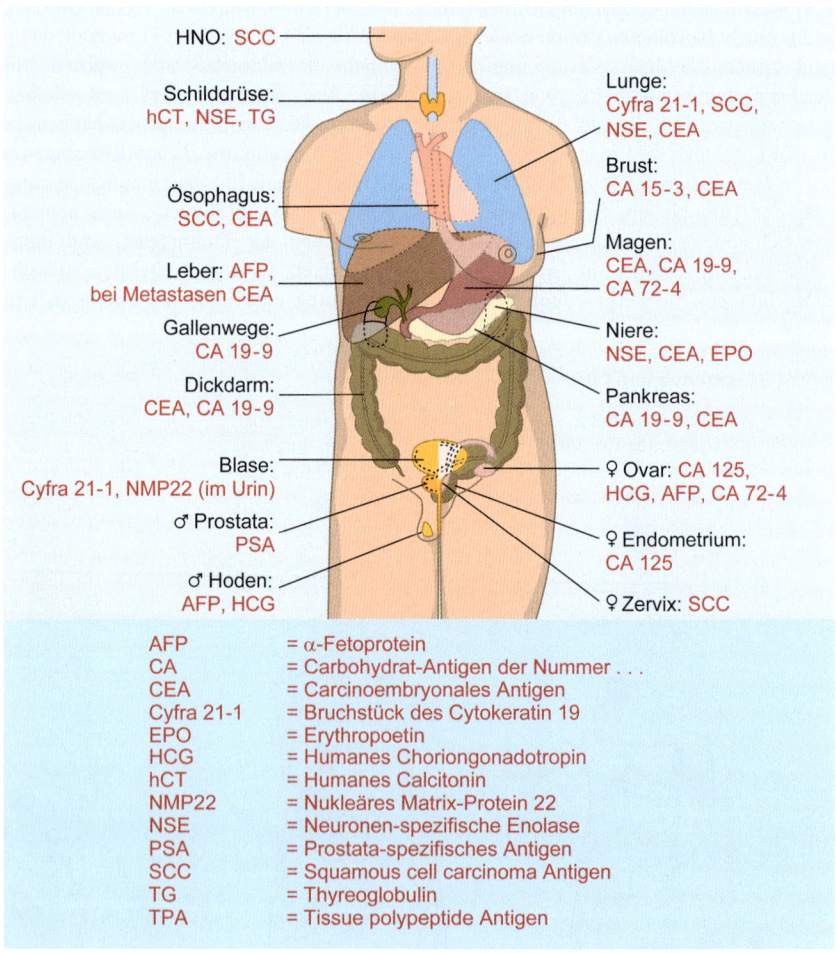

Abb. I/34.5 Die wichtigsten im Blut messbaren Tumormarker im Überblick. [L190, L138]

gesucht, auch wenn er für die Diagnose nicht erforderlich wäre.

Staging und TNM-System

Behandlung und Prognose eines Menschen mit einem bösartigen Tumor hängen (bei gleicher Gewebeart) wesentlich vom **Tumorstadium** ab, d. h. der Tumorausbreitung zum Zeitpunkt der Diagnose. Die Ausbreitungsdiagnostik und die Zuordnung zu einem Tumorstadium heißen **Staging.**

Das am häufigsten verwendete System zur Stadieneinteilung bösartiger Tumoren ist das **TNM-System** (→ Tab. I/34.1). Eine Stadieneinteilung nach dem TNM-System muss immer Angaben zu Tumorgröße (T = Tumor), Lymphknotenbefall (N = Nodulus) und Fernmetastasierung (M = Metastase) enthalten, z. B. T1N0M0. Weitere Angaben, z. B. zur Differenzierung des Tumorgewebes (G = Grading) oder einem Resttumor nach einer Operation (R = Resttumor), sind heute üblich, aber nicht zwingend. Für einige

Tumoren, etwa die Leukämien, ist das TNM-System nicht geeignet. Für sie gibt es spezielle Klassifikationen.

I/34.4 Behandlungsmöglichkeiten bei bösartigen Tumoren

I/34.4.1 Leitlinien der Behandlung bösartiger Tumoren

Alter allein ist kein Grund, einem Menschen eine wirksame Krebsbehandlung vorzuenthalten. Dass eine Tumorbehandlung im Alter nicht mehr möglich oder nicht mehr erfolgversprechend sei, sind Vorurteile. Auch dass sie „nicht mehr lohne" stimmt nicht – ein 70-jähriger Mann hat statistisch betrachtet noch eine Rest-Lebenserwartung von ca. 13,9 Jahren, eine 70-jährige Frau sogar noch von gut 16,6 Jahren. 📖📖 4

Viel wichtiger als das kalendarische ist das biologische Alter (→ Kap. I/14.5). Ob ein alter Mensch von einer intensiven Behandlung profitiert oder ob die unerwünschten Wirkungen zu einer irreversiblen Verschlechterung seines Gesundheitszustands und seiner Fähigkeiten führen und die Behandlung somit mehr schadet als nützt, hängt viel mehr von seinen Begleiterkrankungen ab als von seinem Alter in Jahren. Als Faustregeln können gelten:

- Bei „gesunden" älteren Menschen mit noch relativ langer Lebenserwartung ist die Behandlung vergleichbar mit der bei jüngeren Menschen. Aufgrund der phy-

siologischen Altersveränderungen des Organismus sind aber eine sehr engmaschige Krankenbeobachtung und ärztliche Kontrollen (einschließlich Laboruntersuchungen) nötig

- Bei der größten Gruppe, der Gruppe alter Menschen mit wesentlichen Begleiterkrankungen, muss die Behandlung individuell angepasst werden. Je schwerer die bereits vorhandenen Funktionsbeeinträchtigungen und Erkrankungen, desto mehr verschiebt sich der Fokus von der Heilung zur Lebensverlängerung und zur Symptomlinderung. Entsprechend hilft bei dieser höchst individuellen Entscheidung nicht nur das Tumorstaging, sondern auch das geriatrische Assessment (→ Kap. I/27.2.4)
- Bei alten Menschen, die infolge ihrer Begleiterkrankungen nur noch eine kurze Lebenserwartung haben, werden die Beschwerden bestmöglich gelindert, aber keine aggressiven und belastenden Therapien durchgeführt.

Mit welchen Verfahren ein Tumor behandelt werden kann bzw. muss, damit der Betroffene größtmögliche Chancen bei möglichst geringen Risiken und unerwünschten Wirkungen hat, hängt von Art und Ausbreitung des Tumors ab. Nicht jeder Tumor spricht auf jedes der folgenden Verfahren an. Bei älteren Menschen kommt erschwerend hinzu, dass es für diese Altersgruppe kaum Daten zur Wirksamkeit von Therapien gibt, da Ältere erst seit wenigen Jahren zunehmend in Therapiestudien berücksichtigt werden. Heute werden fast im-

T	Ausdehnung des Primärtumors
T0	• Keine Anhaltspunkte für Primärtumor
Tis	• Nichtinvasives Karzinom (Carcinoma in situ = Basalmembran noch intakt)
T1, T2, T3, T4	• Zunehmende Größe und Ausdehnung des Primärtumors
TX	• Mindesterfordernisse zur Erfassung des Primärtumors nicht erfüllt
N	**Fehlen oder Vorhandensein regionaler Lymphknotenmetastasen**
N0	• Keine Anhaltspunkte für regionale Lymphknotenbeteiligung
N1, N2	• Zunehmender Befall regionaler Lymphknoten
N3	• Sehr ausgedehnter Befall oder Befall nicht regionaler Lymphknoten
NX	• Mindesterfordernisse zur Erfassung der Lymphknotenbeteiligung nicht erfüllt
M	**Fehlen oder Vorhandensein von Fernmetastasen**
M0	• Keine Anhaltspunkte für Fernmetastasen
M1	• Fernmetastasen vorhanden
G	**Histopathologisches Grading**
G1, G2, G3	• Gut, mäßig, schlecht differenziert
G4	• Undifferenziert
GX	• Differenzierungsgrad kann nicht bestimmt werden

Tab. I/34.1 Das TNM-System zur Stadieneinteilung von Tumoren nach der UICC (Union internationale contre le cancer) ist das meistverwendete Tumorklassifikationssystem [G608].

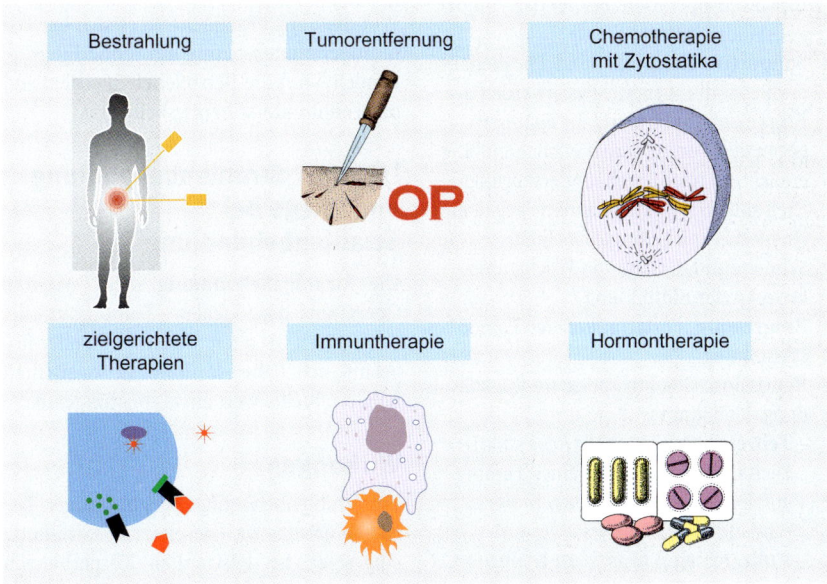

Abb. I/34.6 Die Säulen der Therapie bösartiger Tumoren. [A400, L190]

mer mehrere Therapieansätze verfolgt, z.B. Operation mit nachfolgender Bestrahlung oder Chemotherapie.

Insbesondere folgende Behandlungen stehen zur Verfügung (➔ Abb. I/34.6):
- Operative Tumorentfernung
- Strahlenbehandlung
- Chemotherapie mit Zytostatika
- „Zielgerichtete Therapien"
- Hormonbehandlung
- Immuntherapien.

Internet- und Lese-Tipps
- Deutsche Krebshilfe e. V.: www.krebshilfe.de
- Deutsche Krebsgesellschaft e. V.: www.krebsgesellschaft.de
- Krebsinformationsdienst, Deutsches Krebsforschungszentrum: www.krebsinformationsdienst.de

Begriffe zur Beschreibung der Therapie und ihres Erfolgs

Es gibt einige Begriffe, die vor allem in der Onkologie benutzt werden, dort aber regelmäßig.

- **Neoadjuvante Therapie.** Behandlung, die den Tumor vor der lokalen Behandlung verkleinern soll, z. B. Chemotherapie als erster Behandlungsschritt bei Brustkrebs vor einer Operation
- **Adjuvante Therapie.** Behandlungen, die nach der lokalen Behandlung eingesetzt werden, obwohl kein Tumor mehr nachweisbar ist, um winzig kleine, nicht darstellbare Tumorreste zu vernichten. Beispiele sind die Bestrahlung der Restbrust oder die Chemotherapie nach einer Brustkrebsoperation, bei der der Tumor vollständig entfernt wurde
- **Supportive Therapie.** Bündel begleitender Behandlungen, die Beschwerden des Erkrankten lindern und die aggressive, gegen den Tumor gerichtete Behandlung erleichtern oder überhaupt erst ermöglichen sollen, z. B. Medikamente gegen die chemotherapiebedingte Übelkeit, Schmerzmittel, Gabe von Wachstumsfaktoren der Blutbildung
- **Progression.** Fortschreiten der Tumorerkrankung
- **Remission.** Objektiv messbare Rückbildung des Tumors
  - **Teilremission** (*partielle Remission*). Deutliches Ansprechen eines Tumors auf die Behandlung, aber kein Verschwinden des Tumors
  - **Vollremission** (*komplette Remission, anscheinende Heilung*). Der Tumor ist

nach der Behandlung nicht mehr nachweisbar, der Erkrankte von Seiten des Tumors beschwerdefrei. Dies ist aber nicht gleichbedeutend mit endgültiger Heilung, da winzige Tumorzellnester (*Mikrometastasen*) verblieben sein und zu einem **Tumorrezidiv** (*Wiederauftreten des Tumors*) führen können
- **5-Jahres-Überlebensrate**. Anteil der Erkrankten in %, die nach fünf Jahren noch leben. Ist nicht identisch mit der **Heilung,** da Rezidive noch nach mehr als zehn Jahren auftreten können. Deshalb spricht man besser von **Langzeitüberleben.**

I/34.4.2 Operative Tumorentfernung

Bei soliden Tumoren ist fast immer eine **operative Tumorentfernung** sinnvoll (eine endoskopische Entfernung reicht nur sehr selten bei bestimmten sehr kleinen Tumoren). Auch wenn keine Chance auf Heilung besteht, kann eine Tumorentfernung oft durch Verkleinerung der Tumormasse das Leben verlängern oder die Lebensqualität verbessern, z. B. wenn ein nach außen durchgebrochener, geschwürig zerfallener Tumor entfernt wird. Die meisten Operationen sind durch die Fortschritte in Operations- und Narkosetechnik auch bei alten Menschen möglich.

Pflege

Tumoroperationen werden, abgesehen von sehr kleinen Hauttumoren, immer im Krankenhaus durchgeführt, sodass Altenpflegerinnen den Erkrankten erst nach der Wundheilung begegnen. Da es sich bei Tumoroperationen häufig um große Eingriffe handelt, sind die Betroffenen anschließend oft erhöht unterstützungsbedürftig.

I/34.4.3 Strahlenbehandlung und Pflege bei Strahlenbehandlung

Die **Strahlenbehandlung** dient wie die Operation der lokalen Tumorkontrolle. Auch sie ist bei alten Menschen in aller Regel möglich, teilweise nimmt sie sogar einen höheren Stellenwert ein als bei Jüngeren.

Wirkungen

Zur Strahlenbehandlung bei bösartigen Tumoren wird sehr energiereiche Strahlung eingesetzt. Im bestrahlten Körperbereich nehmen die Zellen einen Teil der Strahlung

auf. Folgen sind vor allem DNA-Schäden und Störungen aller anderen Zellfunktionen bis hin zum Zelltod. Dadurch, dass Tumorzellen schneller wachsen und ihre Reparaturfähigkeiten geringer ausgeprägt sind, werden sie stärker geschädigt als gesunde Zellen.

Perkutane Strahlenbehandlung

In der Altenpflege am bedeutsamsten ist die **perkutane Strahlentherapie** (➔ Abb. I/34.7), d. h. die Bestrahlung von außen durch die Haut. Spezielle Bestrahlungstechniken sollen eine Vernichtung des Tumors bei weitestmöglicher Schonung des gesunden Nachbargewebes erreichen.

Die perkutane Strahlentherapie wird ambulant durchgeführt: Der Pflegebedürftige fährt in aller Regel montags bis freitags mit einem Taxi oder Krankentransport in eine Strahlenklinik. Jede Sitzung dauert nur Minuten. Das Wochenende ist frei. Je nach Dosis dauert die Behandlung insgesamt 6–9 Wochen.

Unerwünschte Wirkungen der perkutanen Strahlenbehandlung und Pflege

Abhängig von der Größe des Bestrahlungsgebietes fühlen sich die Erkrankten müde und abgeschlagen. Sie sollten sich dann immer wieder ausruhen, aber im Rahmen ihrer Möglichkeiten aktiv bleiben.

Das Bestrahlungsgebiet wird vor der ersten Bestrahlung in der Klinik mit einem wasserfesten Stift markiert (➔ Abb. I/34.7). Die Markierung darf nicht entfernt werden. Die bestrahlte Haut wird sehr empfindlich, rötet und entzündet sich. Die Hautpflege erfolgt nach den Anweisungen des Strahlentherapeuten. Richtlinien sind:
- Nur kurz waschen und duschen (ohne Seife), beim Abtrocknen tupfen, nicht reiben
- Bestrahlungsfeld nur mit einer parfümfreien Lotion eincremen (meist gibt der Strahlentherapeut diesbezüglich Empfehlungen). Kein Deo, Parfüm oder andere Pflegemittel benutzen
- Hautbelastung jeglicher Art vermeiden. Also keine scheuernde Kleidung, engen BH, Synthetik, Pflaster usw. Keine Sonneneinstrahlung, Wärme- oder Kälteanwendungen, keine Injektionen
- Bei Schädelbestrahlung rechtzeitig Perücke verordnen und anpassen lassen
- Auffälligkeiten (Entzündung, offene Stellen) am nächsten Bestrahlungstag ansprechen.

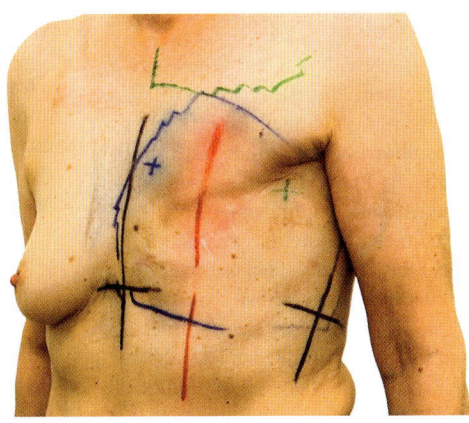

Abb. I/34.7 Häufigste Form der Strahlenbehandlung ist die perkutane Strahlenbehandlung durch die Haut hindurch. Bei dieser Frau ist das Bestrahlungsgebiet nach einer Brustkrebsoperation bereits eingezeichnet. Die Haut in diesem Bezirk bedarf sorgfältiger Beobachtung und Pflege. [K115]

Hinzu kommen weitere unerwünschte Wirkungen, je nachdem, welche Organe im Bestrahlungsfeld liegen.

- **Mundschleimhaut:** Mundtrockenheit, Mundschleimhautentzündung (*Stomatitis*), Mundsoor (Befall mit dem Hefepilz Candida albicans → Kap. I/32.4.4), Mundschleimhautgeschwüre (*Ulzera*), Rückbildung des Zahnfleisches (*Parodontose*), Geschmacksverlust.
  Pflege: Mund feucht halten (ausreichend trinken, ggf. zuckerfreie Kaugummis, Bonbons), zur Zahnpflege weiche Zahnbürste, Mundspülungen mit Tee, Kamillenlösung, panthenolhaltigen oder desinfizierenden Lösungen. Speisen nach Verträglichkeit (v. a. weiche, wenig gewürzte Speisen mit wenig Säure), ggf. vor den Mahlzeiten anästhesierende Lutschtabletten/Mundspülungen. Tägliche Beobachtung der Mundhöhle auf Rötungen, Blutungen, Geschwüre (dann Rücksprache mit dem Strahlentherapeuten)
- **Speiseröhre:** Speiseröhrenentzündung Pflege: pürierte Kost, ggf. Schmerzmittel vor dem Essen, ggf. enterale oder parenterale Ernährung
- **Magen-Darm:** Magen- bzw. Darmschleimhautentzündung mit Appetitlosigkeit, Übelkeit (evtl. Erbrechen), Durchfällen, Blut im Stuhl, Bauchschmerzen.
  Pflege: Medikamente gegen Übelkeit nach Arztanordnung, viele kleine Mahlzeiten, Speisen nach Verträglichkeit (hochkalorisch, eiweißreich, fett- und ballaststoffarm). Bei Erbrechen/Durchfall ausreichende Flüssigkeitszufuhr
- **Lungen:** Husten, Luftnot, Pneumonitis (Entzündung des Zwischengewebes) Pflege: Verzicht auf Rauchen, Atemgymnastik, Inhalationen
- **Schädel:** Kopfschmerz, Übelkeit, Gleichgewichts-, Konzentrationsstörungen. Pflege: Medikamente nach Arztanord-

nung, bei Gleichgewichtsstörungen Begleitung beim Aufstehen.

Weitere Strahlenbehandlungen

Es gibt noch weitere Möglichkeiten der **Strahlenbehandlung.** So können bei Gebärmutterkrebs kurzzeitig Kunststoffschläuche mit Caesiumkügelchen in die Gebärmutter eingelegt oder ein Prostatakrebs kann mit kleinen, strahlenden Kapseln „gespickt" werden, die auf Dauer im Körper bleiben. Diese Bestrahlungen können ambulant oder im Krankenhaus stattfinden. Die Reichweite der Strahlung ist sehr kurz. Unerwünschte Wirkungen treten deshalb v. a. an Nachbarorganen auf (z. B. Blasen- und Mastdarmreizung mit häufigem Harn- und Stuhldrang bei Prostatabehandlung).

In der Nuklearmedizin wird durch die Gabe offener Radionuklide bestrahlt. Bekanntestes Beispiel ist hier die Radiojodtherapie. Sie wird in Deutschland nur im Krankenhaus durchgeführt.

I/34.4.4 Chemotherapie mit Zytostatika und Pflege bei Chemotherapie

> **Zytostatika:** Starke Zellgifte zur Behandlung bösartiger Tumoren.

Im Gegensatz zu Operation und Strahlenbehandlung wirkt die **Chemotherapie** nicht umschrieben, sondern auf den ganzen Körper. Dies hat zwar den Vorteil, überall im Körper Tumorzellen zu vernichten, gleichzeitig aber den Nachteil, überall im Körper unerwünschte Wirkungen hervorzurufen.

Chemotherapien sind prinzipiell auch bei älteren Menschen möglich und sinnvoll, zumal inzwischen mehr Möglichkeiten zur Verfügung stehen als früher, ernste und belastende Wirkungen medikamentös „abzufangen". Es müssen aber Faktoren wie eine

altersbedingt verminderte Nieren- und Leberfunktion, Begleiterkrankungen und nicht absetzbare Dauermedikationen berücksichtigt und die Chemotherapie entsprechend angepasst werden. Dies kann eine Dosisreduktion oder ein anderes Therapieschema bedeuten, im Einzelfall (z. B. bei Pflegebedürftigen mit sehr vielen Begleiterkrankungen und Einschränkungen) auch einen Verzicht auf die Chemotherapie. Etablierte Standards gibt es dabei (noch) nicht, und selbstverständlich spielt der Wunsch des älteren Kranken ebenso eine Rolle wie bei jüngeren Betroffenen.

Wirkungen

Zytostatika sind Zellgifte, die auf wachsende, nicht aber auf ruhende Zellen wirken. Sie machen zunächst einmal keinen Unterschied zwischen Tumor- und normalen Körperzellen. Durch die bei Tumoren im Vergleich zum normalen Gewebe erhöhte Teilungsrate sowie beeinträchtigte Reparaturmechanismen werden die Tumorzellen aber stärker geschädigt als die normalen Körperzellen.

Substanzen und Präparate

Häufig eingesetzte Zytostatika sind:
- **Alkylantien** wie Cyclophosphamid (z. B. Endoxan®), Oxaliplatin (z. Eloxatin®) – greifen an der DNS an
- **Alkaloide** wie Irinotecan (z. B. Campto®), Paclitaxel (z. B. Taxol®), Vincristin (z. B. Cellcristin®) – hemmen z. B. die Ausbildung des Spindelapparates bei der Zellteilung
- **Antimetabolite** wie Fluorouracil (z. B. 5 FU Medac®), Methotrexat (z. B. Metex®) – hemmen als falsche Stoffwechselbausteine z. B. die DNS-Synthese
- **Antibiotika** wie Doxorubicin (z. B. AdriaCept®) – schädigen ebenfalls die DNS
- **Andere** wie Hydroxyharnstoff (z. B. Litalir®) – wirken durch unterschiedliche Angriffspunkte.

Durchführung einer Chemotherapie

Weil auch Tumoren stets einen gewissen Anteil ruhender Zellen enthalten, reicht eine einmalige Zytostatikagabe nicht aus. Die Zytostatika müssen wiederholt in standardisierten **Zyklen** oder als Dauertherapie (selten) gegeben werden. Oft werden mehrere Zytostatika kombiniert (*Kombinationschemotherapie*). Meist handelt es sich um **systemische Chemotherapien,** d. h. die Zytostatika gelangen mit dem Blut in den ganzen Körper. Seltener eingesetzt werden **regionale Chemotherapien** (z. B. wenn bei Blasenkrebs ein Zytostatikum in die Blase gebracht wird).

Früher wurden Chemotherapien praktisch nur im Krankenhaus durchgeführt. Durch die breite Verfügbarkeit implantierter zentralvenöser Katheter (Port → Kap. I/29.6.3), die Verkürzung vieler Zyklen auf 1–3 Tage und neue miniaturisierte Pumpen oder sich selbst entleerende Infusionsbehälter (→ Abb. I/34.8) können viele Chemotherapien ambulant verabreicht werden. Die Erkrankten gehen für ca. einen halben Tag in eine onkologische Praxis oder Tagesklinik und erhalten dort ihre Infusionen. Wird (zusätzlich) eine Pumpe oder ein selbstentleerendes System angehängt, müssen sie einen Tag später noch einmal in die Praxis kommen, damit die Mitarbeiter dort das System entfernen und den Port korrekt spülen.

Die ambulante Durchführung ist für den Erkrankten meist angenehmer als ein stationärer Aufenthalt und kann auch medizinisch günstiger sein, weil die Betroffenen eher aktiv bleiben. Sie bringt aber auch Probleme mit sich.

Ein älterer Mensch, der sich bis dahin (gerade noch) selbst versorgen konnte, kann durch die unerwünschten Wirkungen der Chemotherapie so geschwächt werden, dass er zumindest vorübergehend unterstützungsbedürftig wird. Gleichzeitig fallen die Pflege und Beobachtung weg, die im Krankenhaus üblich sind.

So kommt es nicht selten vor, dass Altenpflegerinnen in der häuslichen Pflege einen bis dahin rüstigen alten Menschen während einer Chemotherapie über einige Monate betreuen, bis er sich von der aggressiven Behandlung erholt hat.

Unerwünschte Wirkungen und Pflege

Zytostatika hemmen das Wachstum aller schnell wachsenden Zellen. Da sich auch die Zellen der Haarwurzeln, der Magen-Darm-Schleimhäute und die blutbildenden Zellen im Knochenmark rasch teilen, werden diese ebenfalls stark in Mitleidenschaft gezogen. Bei der Beeinträchtigung der Knochenmarkfunktion führen vor allem die Verminderung der weißen Blutkörperchen (*Leukozytopenie*) und der Blutplättchen (*Thrombozytopenie*) zu Problemen, weniger die Blutarmut. Die Schädigung der Keimdrüsen ist bei alten Menschen nicht mehr von Bedeutung.

Haarausfall

Infolge der Schädigung der Haarwurzelzellen fallen dem Pflegebedürftigen die Haare aus, evtl. verliert er alle Haare. Der Verlust des Kopfhaares ist eigentlich nur für ältere Frauen ein Problem, das sie sehr unterschiedlich stark empfinden (→ Abb. I/34.9). Einige Frauen belastet das veränderte Aussehen sehr, andere leiden kaum. Da auch der Pflegebedürftige selbst seine Reaktion auf die Haarlosigkeit nicht vorhersagen kann, sollte er sich auf jeden Fall rechtzeitig eine Perücke anfertigen lassen. Einige Pflegebedürftige tragen sie immer, andere nur außer Haus (und in der Wohnung z. B. ein Tuch oder nichts), wieder andere kaum oder gar nicht. Medizinisch wichtig ist nur der Schutz der Kopfhaut vor Kälte und starker Sonneneinstrahlung z. B. durch Mütze, Tuch oder Sonnenhut.

Appetitlosigkeit, Übelkeit und Erbrechen

Appetitlosigkeit, Übelkeit und vor allem Erbrechen gehören zu den am meisten gefürchteten Wirkungen einer Chemotherapie. Angst und heftige Beschwerden bei vorangegangenen Zyklen wirken verstärkend.

Daher werden je nach Intensität der zu erwartenden Beschwerden vorbeugend **Antiemetika** (*Medikamente gegen Erbrechen* → Kap. I/31.8.14) auf Arztanordnung gegeben. Die Auswahl richtet sich nach dem verabreichten Zytostatikum. Einige Zytostatika rufen erfahrungsgemäß mildes, anderes heftiges Erbrechen hervor. In Frage kommen Dopaminantagonisten wie etwa Metoclopramid (z. B. Paspertin®), Alizaprid (z. B. Vergentan®), Serotonin-Antagonisten (etwa Ondansetron, z. B.

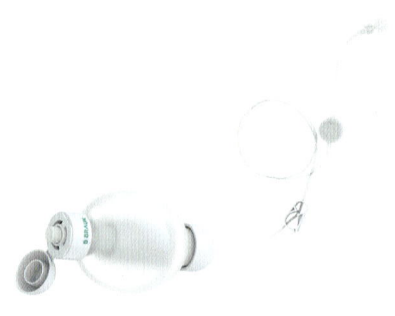

Abb. I/34.8 Sichere Infusionssysteme (hier ein sich selbst zusammenziehender Elastomer-Ballon) haben wesentlich zur ambulanten Durchführbarkeit von Chemotherapien beigetragen. [V133]

Zofran®, Palonosetron, z. B. Aloxi®), Glukokortikoide oder Neurokinin-Antagonisten (etwa Aprepitant, z. B. Emend®). Dadurch gelingt es meist, die Beschwerden in erträglichem Rahmen zu halten.

Die Pflegebedürftigen sollten in kleinen Mahlzeiten das essen, was ihnen bekommt. Zytostatika-Tabletten werden nach dem Essen genommen, nichts zu essen hilft nicht gegen die Übelkeit.

Entzündungen und Geschwüre der Mundschleimhaut

Eine häufige und sehr unangenehme Wirkung ist eine **Mundschleimhautentzündung** (*Stomatitis*), die sich bis zu **Mundschleimhautgeschwüren** (*Ulzera*) ausweiten kann, wobei die Infektionsgefahr durch die Abwehrschwäche erhöht ist.

Pflegerisch gilt im Wesentlichen das Gleiche wie bei der strahlentherapiebedingten Mundschleimhautentzündung (→ Kap. I/34.4.3).

Leukozytopenie mit Infektionsgefahr

Zytostatika hemmen substanz- und dosisabhängig die Bildung der weißen Blutkörperchen. Je weniger weiße Blutkörperchen ein Pflegebedürftiger aber hat, desto größer ist die Gefahr, dass er eine Infektion bekommt. Deshalb erfolgen regelmäßige Kontrollen der weißen Blutkörperchen. Bei einem zu starken Abfall kann deren Bildung durch Gabe von Wachstumsfaktoren, z. B. G-CSF (etwa Neupogen®), angeregt werden. Gegebenenfalls muss der Pflegebedürftige vorbeugend Antibiotika oder Antimykotika (Medikamente gegen bakterielle bzw. Pilzinfektionen → Kap. I/32.4.4) erhalten und in ein Krankenhaus eingewiesen werden.

Der Erkrankte erhält in aller Regel vom behandelnden Arzt genaue Anweisungen, was er während der ambulanten Chemotherapie darf und was nicht. Als Richtlinien können gelten:

- Hygieneregeln gewissenhaft beachten, insbesondere zur Küchen- und Toilettenhygiene. Hände häufig waschen
- Kontakt mit an einer Infektion Erkrankten und Menschenansammlungen meiden
- Speisen meiden, die hygienisch „problematisch" sind, z. B. rohes Hackfleisch, rohe Eier oder verderbliche Speisen, die längere Zeit offen oder außerhalb des Kühlschranks standen. Bei sehr wenig weißen Blutkörperchen können weitere

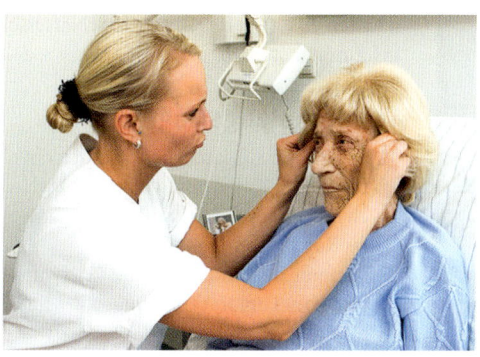
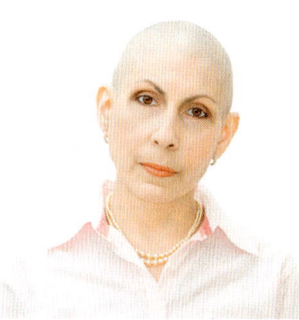

Abb. I/34.9 Für den Umgang mit Haarlosigkeit gibt es kein Patentrezept. Altenpflegerinnen zeigen Pflegebedürftigen die verschiedenen Möglichkeiten und helfen ihnen, für sich selbst den besten Weg zu finden. [K115, J745-040]

Einschränkungen nötig sein, auf die der Onkologe dann hinweist
• Beim Umgang mit Haustieren auf Hygiene achten, Haustiere tierärztlich kontrollieren lassen. Am besten Onkologen vor Beginn der Chemotherapie auf das Vorhandensein eines Haustieres aufmerksam machen
• Auf Frühzeichen von Infektionen, z.B. Rötung der Mundschleimhaut, Husten, Brennen beim Wasserlassen, Durchfall oder bei Frauen Juckreiz der Scheide achten. Auch ohne Beschwerden täglich Temperatur messen (nicht rektal).

Thrombozytopenie mit Blutungsgefahr

Auch die Zahl der Blutplättchen sinkt durch die Chemotherapie, wobei erst ein starker Abfall zu deutlich erhöhter Blutungsgefahr führt. Sinnvoll sind aber das Benutzen einer weichen Zahnbürste, der Verzicht auf sehr scharfkantige Nahrungsmittel und das Meiden bzw. Vorsichtsmaßnahmen bei den Situationen, in denen sich der Pflegebedürftige erfahrungsgemäß häufig verletzt. Treten gehäuft Nasenbluten oder blaue Flecke auf, sollte der Arzt angesprochen werden, ebenso bei Blut in Stuhl oder Urin. Bei unstillbaren Blutungen ist ein sofortiger Arztbesuch nötig. In schweren Fällen können Blutplättchenkonzentrate gegeben werden.

I/34.4.5 Zielgerichtete Therapien

Zielgerichtete Therapien oder *molekulare Krebstherapien* greifen an bestimmten Strukturen bzw. Signalketten der Zelle an. Zielgerichtet in dem Sinne, dass sie nur Tumorzellen schädigen, sind sie aber nicht. Oft werden die zielgerichteten Therapien mit anderen Behandlungen kombiniert.

Die (teils ernsthaften) unerwünschten Wirkungen hängen von der Substanz ab.

Besonders häufig sind Magen-Darm-Nebenwirkungen (Behandlung wie bei zytostatikabedingter Übelkeit) und Hauterscheinungen (Hautpflege auf Arztanordnung).

Monoklonale Antikörper

Monoklonale (exakt gleiche) Antikörper binden und blockieren z.B. Wachstumsfaktoren oder Oberflächenstrukturen der Tumorzellen, die an der Regulation des Zellwachstums beteiligt sind. Sie haben die Endung „mab", z.B. Bevacizumab (etwa Avastin®), Rituximab (etwa Mabthera®) oder Trastuzumab (etwa Herceptin®). Monoklonale Antikörper werden infundiert.

Signaltransduktionshemmer

Signaltransduktionshemmer (*Signalübertragungshemmer*) sind kleine Moleküle (*small molecules*), die *in* der Zelle Enzyme und damit Stoffwechselwege blockieren.
• Beispiele für **Kinase-Inhibitoren** (*Kinasehemmer*) sind Erlotinib (etwa Tarceva®), Imatinib (etwa Glivec®), Nilotinib (etwa Tasigna®) oder Sorafenib (etwa Nexavar®). Die zu aktiven Kinasen fördern das Tumorwachstum. Kinase-Inhibitoren enden alle auf „nib"
• Der **Proteasominhibitor** Bortezomib (z.B. Velcade®) hemmt den Eiweißabbau, was ebenfalls zum Zelltod führt.
Signaltransduktionshemmer können als Tablette geschluckt werden.

I/34.4.6 Weitere medikamentöse Behandlungen

Hormonbehandlungen

Vor allem Tumoren der Geschlechtsorgane (z.B. Brustkrebs, Gebärmutterschleimhautkrebs, Prostatakarzinom) werden in ihrem Wachstum von Hormonen beeinflusst. Bei diesen Tumoren können **Hormonbehand-**

lungen sinnvoll sein, z.B. Antiöstrogene oder Aromatasehemmer bei Brustkrebs (→ Kap. I/31.10.8) oder Antiandrogene bei Prostatakrebs (→ Kap. I/31.10.9).

Hormonbehandlungen haben wesentlich weniger Nebenwirkungen als Chemotherapien. Sie führen nicht zu erhöhter Pflegebedürftigkeit.

Immuntherapien

Immuntherapien sollen das Immunsystem unterstützen, den Tumor besser zu bekämpfen. Ein Beispiel ist die Gabe von Botenstoffen des Immunsystems, z.B. Interleukinen oder Interferon. Auch neuere immunmodulierende Substanzen wie etwa Lenalidomid (z.B. Revlimid®) oder Nivolumab (z.B. Opdivo®) zählen zu den Immuntherapien.

I/34.5 Allgemeine Pflege von Menschen mit Tumorerkrankungen

Essen und Trinken

Eine Tumorkrankheit kann auf verschiedene Weise die Ernährungssituation beeinflussen. So kommt es aus noch nicht im Detail geklärten Gründen bei einem Teil der Tumorkranken z.B. zu Speisenunverträglichkeiten, erhöhtem Energiebedarf oder unvollständiger Verwertung von Nährstoffen und infolgedessen zu Gewichtsverlust.

Tumoren im Magen-Darm-Trakt können außerdem die Passage des Nahrungsbreis beeinträchtigen. Auch Therapien, z.B. eine Chemotherapie, Schmerzen oder depressive Verstimmungen reduzieren die Nahrungsaufnahme und dadurch den Ernährungszustand.

• Kann der Pflegebedürftige normal essen, gelten die gleichen Empfehlungen wie für Gesunde
• Ist dies nicht der Fall, sollte der Pflegebedürftige so lange wie möglich zumindest teilweise oral ernährt werden. Ziel ist, dass er nicht weiter abnimmt. Dieses Ziel zu erreichen oder ihm so nahe wie möglich zu kommen, ist wichtiger als an Ernährungsgrundsätzen festzuhalten, die zwar an sich sinnvoll sind, die aber der Pflegebedürftige zum aktuellen Zeitpunkt nicht erreichen kann. Hilfreich ist:
  – Viele kleine Mahlzeiten reichen
  – Essen nicht erzwingen
  – Speisen kalorisch anreichern, z.B. Sahne zugeben

– Auf hohe Eiweißzufuhr von 1,2–2 g/kg Körpergewicht achten, z. B. Milch (evtl. mit zusätzlichem Eiweißpulver) als Getränk anbieten
– Geschmack des Pflegebedürftigen berücksichtigen. Viele ältere Menschen mögen z. B. weder Milch noch Milchshakes, lehnen aber eine Grießsuppe oder „dicke" Brühen nicht ab. Die Ernährungsvorlieben älterer Menschen spiegeln immer auch die Ernährungsgewohnheiten früherer Jahrzehnte

• Trinknahrung ist sinnvoll, falls normale Kost nicht ausreicht
• Hinzu kommen ggf. besondere Maßnahmen bei Chemo- oder Strahlentherapie (→ Kap. I/34.4.3, → Kap. I/34.4.4)
• Kann der Pflegebedürftige kaum oder gar nicht essen, ist eine (vorübergehende) enterale (über eine Sonde in den Verdauungstrakt) oder parenterale Ernährung (direkt in die Blutbahn) nicht zu umgehen (→ Kap. I/29.6.4)
• Wichtig: Eine „Krebsdiät", die Krebs heilen kann, gibt es nicht. 📖 5

Sich bewegen

> **Krebsassoziierte Fatigue** (*Fatigue-Syndrom*, engl. *cancer related fatigue, CRF*, von franz. *fatigue = Ermüdung*): Starke Müdigkeit, Kraftlosigkeit, Leistungsabfall, Konzentrationsstörungen, Schlafstörungen, Reizbarkeit, Ängste, Desinteresse, Antriebsarmut und depressive Verstimmung, die sich auch durch Ruhe und Schlaf nicht bessern.

Viele Krebskranke fühlen sich ständig erschöpft, und zwar so stark, dass selbst junge und erst rechte alte Menschen kaum noch ihren Alltag bewältigen. Auch Ruhe und Schlafen helfen wenig. Diese **krebsassoziierte Fatigue** ist durch ein Zusammenspiel *mehrerer* Einflüsse bedingt, z. B. den Tumor selbst, Gewichtsabnahme und belastende Behandlungen.

Pflegerisch ist es wichtig, dem Pflegebedürftigen einerseits ausreichend Ruhe und Schlaf zu ermöglichen (z. B. bestmögliche Schlafbedingungen, Ruhepausen am Tag). Auch Entspannungstechniken (→ Kap. I/21.9.2) können helfen. Andererseits motivieren Altenpflegerinnen den Pflegebedürftigen zu der Aktivität und Bewegung, die ihm (noch) möglich ist. Sonst kommt eine Abwärtsspirale in Gang, welche die Schwäche immer weiter verstärkt. Wichtig ist, dass der Pflegebedürftige weiß, dass starke

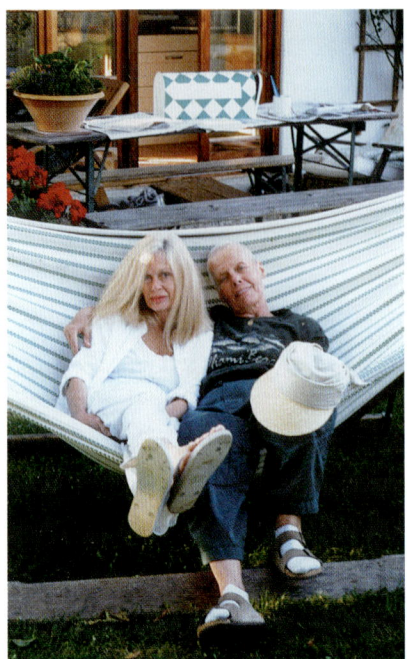

Abb. I/34.10 Eine Krebserkrankung ist immer eine existenzielle Krise. Zum Kraft-Tanken sind schöne Augenblicke und die Nähe zu geliebten Menschen wichtig. [O905]

Erschöpfung bei Krebs auch über längere Zeit normal ist und ein Haushalten mit den eigenen Kräften erfordert, dass aber z. B. Spazierengehen bestimmt nicht schaden.

Sich beschäftigen

Die Diagnose „Krebs" ist für (fast) jeden Menschen ein Schock und weckt existenzielle Ängste, unabhängig vom Alter. Altenpflegerinnen sind offen für Gespräche und ermutigen den alten Menschen, auch mit seinen Angehörigen über das zu sprechen, was ihn bewegt. Sie motivieren aber auch zu einer aktiven Lebensgestaltung mit Ablenkung, z. B. durch soziale Kontakte (Spielnachmittage oder –abende, Treffen mit der Familie → Abb. I/34.10) oder Spazierengehen. Bis dahin gepflegte Gewohnheiten und Beschäftigungen sollte der Pflegebedürftige wenn irgend möglich aufrechterhalten.

Soziale Kontakte und Beziehungen aufrecht erhalten

Geht es dem Pflegebedürftigen schlecht oder ist der Tod absehbar, unterstützen Altenpflegerinnen in besonderem Maße den Kontakt zu Angehörigen. Falls es dem Wunsch beider Parteien entspricht, versuchen sie, dass der Angehörige auch in einer Pflegeeinrichtung ohne Gästezimmer/-appartement in der Nähe des Kranken über-

nachten kann (z. B. Klappbett/Schlafsessel ins Zimmer stellen).

Wiederholungsfragen

1. Skizzieren Sie ganz kurz, wie sich ein bösartiger Tumor entwickelt und welchen Verlauf die Erkrankung nimmt. (→ Kap. I/34.2)
2. Nennen Sie mindestens fünf Leitsymptome bei Tumorerkrankungen. (→ Kap. I/34.3.1)
3. Welche Behandlungsmöglichkeiten bei Tumorerkrankungen gibt es? Skizzieren Sie diese mit jeweils 2–3 Sätzen. (→ Kap. I/34.4.1)
4. Was versteht man unter folgenden Begriffen: adjuvante Therapie, Vollremission, 10-Jahres-Überlebensrate? (→ Kap. I/34.4.1)
5. Sie unterstützen einmal täglich einen alten Herrn ambulant bei der Körperpflege, der nach einer Darmkrebsoperation noch nicht ganz wiederhergestellt ist und nun eine Chemotherapie bekommen soll. Mit welchen unerwünschten Wirkungen des Arzneimittels müssen Sie rechnen, worauf achten Sie bei der täglichen Begegnung? (→ Kap. I/34.4.4)

Literaturverzeichnis

1. Robert Koch-Institut und die Gesellschaft der epidemiologischen Krebsregister in Deutschland e.V. (Hrsg.): Krebs in Deutschland 2011/2012. Häufigkeiten und Trends. Robert Koch-Institut, Berlin, 2015.
2. Rahner, N.; Steinke, V.: Erbliche Krebserkrankungen. Deutsches Ärzteblatt Jahrgang 105, Heft 41, S. 706–13 vom 10.10 2008.
3. Brenner, A.; Tronko, M. D.; Hatch, M. (et al.): I-131 Dose Response for Incident Thyroid Cancers in Ukraine Related to the Chornobyl Accident. Environmental Health Perspectives 2011 July 1; 119(7): S. 933–939.
4. Sterbetafel Deutschland 2010/2012, erschienen am 22.4 2015. www.destatis.de/DE/ZahlenFakten/GesellschaftStaat/Bevoelkerung/Sterbefaelle/Tabellen/SterbetafelDeutschland.xlsx?__blob=publicationFile (letzter Zugriff 30.01 2016).
5. Deutsche Krebshilfe (Hrsg.): Die blauen Ratgeber 46. Ernährung bei Krebs. Bonn, 2015.

K. Menker

I/35 Pflege alter Menschen mit Schmerzen

Die Altenpflegerin Hermine Brauer betreut die 80-jährige Bewohnerin Amalie Lausner. Frau Lausner ist geistig fit und rege, körperlich leidet sie unter chronischen Rückenschmerzen. Die genaue Ursache hierfür ist nicht bekannt. Dabei ist Frau Lausner noch relativ selbstständig und kann mit Hilfe eines Rollators durch die Pflegeeinrichtung und auf kurzen Wegen draußen spazieren gehen. Während ihrer Rundgänge trifft sie sich immer mit anderen Bewohnerinnen und führt mit ihnen angeregte Gespräche.

Das Wissen über die Physiologie, die Einschätzung sowie die Therapie von Schmerzen ist für Pflegende unerlässlich, wie folgend beispielhaft genannte Studien zeigen:
- Etwa 9–15 Mio. Deutsche (je nach Untersuchung) leiden an behandlungsbedürftigen chronischen Schmerzen 📖 1
- 60–80 % aller Bewohner in Pflegeeinrichtungen klagen über anhaltende Schmerzen, aber nur 20 % werden tatsächlich mit Schmerzmitteln behandelt 📖 2
- Der Anteil von hochaltrigen Bewohnern stationärer Pflegeeinrichtungen, die mit Opiaten behandelt werden, ist um zwei Drittel niedriger, als bei jüngeren Senioren 📖 2
- Mehr als 50 % aller ambulant betreuten Menschen mit Demenz leiden unter chronischen Schmerzen 📖 1
- Vor allem Menschen mit kognitiven Einschränkungen wie Demenzkranke leiden häufig unter Schmerzen, ohne dass diese erkannt werden, da die Betroffenen nicht oder nur teilweise zur Kommunikation fähig sind. Erschreckend ist hier z. B. das Ergebnis einer Studie aus den USA, der zufolge Menschen mit fortgeschrittener Demenz nach hüftgelenksnaher Oberschenkelfraktur im Vergleich zu kognitiv unauffälligen Menschen nur ein Drittel der Menge an Morphin-Äquivalenten bekommen.

Schmerzstörungen gelten schon lange nicht mehr als lästige Nebenwirkung sondern sind eine eigenständige Diagnose und als diese im ICD 10 (Internationale Klassifikation der Krankheiten und verwandter Gesundheitsprobleme) aufgenommen. Schmerzmanagement gilt als primäre

Prävention, es ist damit Aufgabe jedes Pflegenden, Schmerzen bei Pflegebedürftigen vorzubeugen.

I/35.1 Physiologie von Schmerzen

» Schmerz: Im physiologischen Sinne Wahrnehmung von Verletzungen und Funktionsstörungen des Körpers und im psychischen Sinne unangenehmes bis qualvolles Ereignis, das subjektiv von jedem Menschen anders empfunden und bewertet wird, wobei individuelle Erfahrungen, biografische Hintergründe und soziale sowie kulturelle Einflüsse eine wichtige Rolle für das Schmerzerleben spielen (Definition laut Expertenstandard Schmerzmanagement in der Pflege). 📖 3

Schmerzen sind ein Phänomen, mit dem sich alle Menschen auseinandersetzen müssen. Sie reichen von einer momentanen Belastung und Beeinträchtigung der Lebensqualität bis zur Einschränkung des psychischen, physischen und sozialen Wohlbefindens und somit der gesamten Lebensqualität eines Betroffenen und seiner Angehörigen. Neueste Forderungen gehen daher sogar soweit, Schmerzen zum fünften Vitalzeichen zu machen und Schmerzen genauso regelmäßig wie Blutdruck, Puls, Atmung und Temperatur zu beurteilen. Die richtige pflegerische Betreuung von Pflegebedürftigen mit Schmerzen steigert deren Lebensqualität, verbessert die Versorgungsqualität und trägt langfristig zur Kostendämpfung im Gesundheitswesen bei.

» Schmerz ist das, was der Betroffene über die Schmerzen mitteilt, sie sind vorhanden, wenn der Betroffene sagt, dass er Schmerzen hat. 📖 4

Schmerz kann zunächst – ausschließlich physiologisch gesehen – als **Wahrnehmung** (→ Kap. I/8.1) einer (drohenden) Körperschädigung beschrieben werden. Er ist ein auf den Organismus gerichtetes Warnsignal (→ Abb. I/35.1). Schmerz zielt, ähnlich wie Angst, auf Schonverhalten, Hilfesuchen und Heilung. Die Definition als reine Sinneswahrnehmung wird der Komplexität des Schmerzes aber nicht gerecht. Bei der zentralen Wahrnehmungsverarbeitung werden die peripheren Schmerzsignale **emotional**

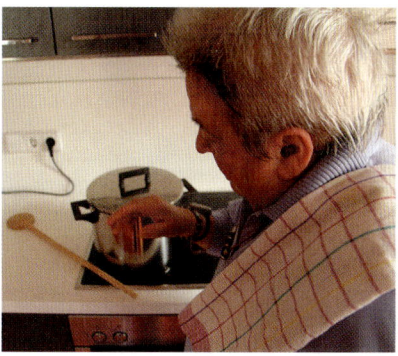

Abb. I/35.1 Schmerz ist ein lebensnotwendiger Alarmgeber und dient zum Selbstschutz des Organismus. Die Berührung eines heißen Topfes löst einen Schmerzreiz aus, der dazu führt, dass die Betroffene die Hand zurückzieht und damit eine Verletzung vermeidet. [K333]

und **kognitiv** bewertet und eingeordnet. Schmerz wird unterschiedlich erlebt, je nachdem, ob der Betroffene ihn als bedrohlich oder quälend, als bedeutend oder nebensächlich empfindet. Er ist ein **psychophysisches Erlebnis.** Schmerzverstärkende Faktoren sind z. B. Angst, Einsamkeit, Abhängigkeit, Sorgen, Langeweile oder Depressionen. Dagegen wirken Gefühle der Sicherheit, Zuwendung und Verständnis durch nahestehende Menschen, Selbstbestimmung, Hoffnung, Freude und Ablenkung **schmerzlindernd.**

Ist die Schmerzwahrnehmung gestört (etwa bei einer diabetischen Polyneuropathie), führt das zu unzureichendem Selbstschutz und dadurch zur Zunahme von Schäden und Komplikationen. So kann aus einer kleinen Hautverletzung eine bedrohliche Entzündung werden, wenn die banale Gewebeschädigung nicht bemerkt und versorgt wurde (→ Abb. I/35.1).

Einstellung zum Schmerz

Jede Schmerzempfindung wird stark von der **persönlichen Einstellung** beeinflusst, z. B. kann Angst das Schmerzerlebnis wesentlich steigern, Ablenkung und vermehrte Zuwendung können es lindern (→ Kap. I/35.3, → Tab. I/35.1).

Generell ist das subjektive Schmerzempfinden abhängig von, z. B.:
- Allgemeinzustand
- Geschlecht
- Erziehung
- Einstellung zur Erkrankung
- Selbstbeherrschung

Ängste des Betroffenen	Pflegemaßnahmen
Allgemeine Angst vor Schmerzen	• Betroffene über prophylaktische Maßnahmen gegen den Schmerz informieren • Betroffene über geplantes Schmerzmanagement aufklären • Schmerztagebuch führen lassen
Angst, mit dem Schmerz allein gelassen zu werden	• Gesprächsbereit sein und sich Zeit für den Betroffenen und seine Bedürfnisse nehmen • Pflegemaßnahmen ohne Hektik ausführen • Betroffenen nicht lange warten lassen, wenn er klingelt
Angst, von medizinischer Versorgung abhängig zu werden	• Information über das Recht auf angemessene Schmerzbehandlung aufklären • Betroffenen auf Maßnahmen hinweisen, die er selbstständig gegen die Schmerzen einsetzen kann, und ihn ggf. dazu anleiten, z. B. Entspannungsübungen, physikalische Maßnahmen, Tens-Gerät • Unabhängigkeit des Betroffenen fördern, z. B. durch selbstbestimmte Medikamenteneinnahme
Angst, als „überempfindlich" zu gelten	• Äußerungen des Betroffenen ernst nehmen und ihn dies in der Beziehung erleben lassen
Angst, nicht mehr als Persönlichkeit betrachtet zu werden	• Betroffenen ganzheitlich pflegen und nicht auf den Schmerzaspekt reduzieren, d. h. zu geeigneten Zeitpunkten z. B. auf seine privaten Interessen eingehen
Angst vor der Zukunft	• Pflegende Angehörige aufklären, was die Schmerzen für den Betroffenen bedeuten und welche Auswirkungen sie auf die Persönlichkeit und das Familienleben haben können • Gemeinsame Planung einer angemessenen Schmerztherapie bei Krankheiten mit zunehmenden Schmerzen

Tab. I/35.1 Durch Zuwendung können Pflegende helfen, Schmerzen zu lindern

• Schmerzschwelle (ändert sich im Laufe des Lebens)
• Ablenkung
• Zeitpunkt (Nacht oder Tag).

Schmerz ist nicht objektiv messbar. Der Pflegebedürftige muss deshalb versuchen, den Schmerz zu beschreiben.

Damit dies zielführend geschehen kann, ist es notwendig, dass der Betroffene und die Pflegenden die gleiche „Sprache" sprechen, das heißt, unter den beschreibenden Begriffen dasselbe verstehen und sie auf dieselbe Weise einordnen.

> ❱ Wie kaum eine andere Sinneswahrnehmung wird das Schmerzempfinden durch die **Psyche** beeinflusst. So kann z. B. Angst Schmerzen erheblich verstärken, während Freude und Entspannung den Schmerz dämpfen.

Schmerzrezeptoren zeigen in der Regel **keine Gewöhnung** (Adaptation), d. h. ihre Empfindsamkeit für Reize ist gleich bleibend stark, was von chronisch Kranken als besonders quälend empfunden wird. Die Ausbildung eines **Schmerzgedächtnisses** kann sogar zur Zunahme des Schmerzerlebens bei unveränderten peripheren Schmerzreizen führen.

Schmerzentstehung

Schmerzen entstehen bei Reizung der in der gesamten Hautfläche, aber auch im Inneren des Körpers liegenden **Schmerzrezeptoren** (*Nozizeptoren*). Schmerzempfindungen werden vorwiegend über freie Nervenendigungen vermittelt. Schmerzrezeptoren reagieren auf chemische Stoffe wie Prostaglandine oder Histamin (→ Kap. I/26.6.1), die bei Gewebsschädigungen oder Störungen im Gewebsstoffwechsel, z. B. bei Entzündungsvorgängen, freigesetzt werden.

Die Schmerzsignale werden von den Rezeptoren über Nervenbahnen an das Rückenmark und von dort an das Gehirn weitergeleitet. Erst jetzt wird der Schmerz bewusst wahrgenommen, wenn er nicht durch hemmende Mechanismen, z. B. in akuten Gefahrensituationen, in denen es ums Überleben geht, blockiert wird (→ Abb. I/35.2).

Auch wenn Schmerzen quälen, besitzen sie für den Körper als Alarmgeber eine wichtige Funktion, indem sie eine Körperschädigung anzeigen. Ab einer gewissen Intensität können alle Reize Schmerzempfindungen auslösen. Ein extrem lautes Geräusch wird z. B. nicht nur als laut, sondern auch als schmerzhaft empfunden.

Schmerzformen

Man unterscheidet nach dem Entstehungsort verschiedene Arten von Schmerz.

Somatischer Schmerz

Rührt die Schmerzempfindung von der Haut, dem Bewegungsapparat oder dem Bindegewebe her, spricht man von **somatischem Schmerz**. Dieser kann wiederum in zwei Arten unterteilt werden:
• Ist der Reiz in der Haut lokalisiert, spricht man vom **Oberflächenschmerz** (z. B. Nadelstich)
• Als **Tiefenschmerz** bezeichnet man einen Schmerz, der von Muskeln, Gelenken, Knochen oder Bindegewebe ausgeht (z. B. Arthroseschmerz).

Während der Oberflächenschmerz einen hellen Charakter hat, gut lokalisierbar ist und nach dem Ende des Reizes schnell abklingt, hat der Tiefenschmerz einen eher dumpfen oder brennenden Charakter, ist schwerer zu lokalisieren und klingt langsamer ab.

Viszeraler Schmerz

Der **viszerale Schmerz** (*Eingeweideschmerz*) ähnelt in seinem dumpfen Charakter dem Tiefenschmerz. Er tritt bei der Dehnung (z. B. Blähungen) oder bei Krämpfen von glatter Muskulatur, bei Mangeldurchblutung und bei Entzündungen auf. Er kann sich als Dauerschmerz (z. B. Magenschmerzen) oder als periodisch wiederkehrender Schmerz (z. B. Koliken) äußern.

Neurogener Schmerz

Der **neurogene Schmerz** entsteht durch Reizung von Nervenfasern und -bahnen, wenn diese geschädigt oder unterbrochen werden; er hat einen hellen, einschießenden Charakter (z. B. der Phantomschmerz nach Amputationen).

Pyschogener Schmerz

Der **psychogene Schmerz** beruht nicht auf einer Reizung von Schmerzrezeptoren, sondern auf seelischen Störungen, die der Mensch körperlich als Schmerzen empfindet.

Akuter und chronischer Schmerz

Neben dem Entstehungsort ist es auch sinnvoll, bezüglich der **Schmerzdauer** zu unterscheiden (→ Tab. I/35.2):

Akute Schmerzen sind plötzlich auftretende Schmerzen, haben eine begrenzte

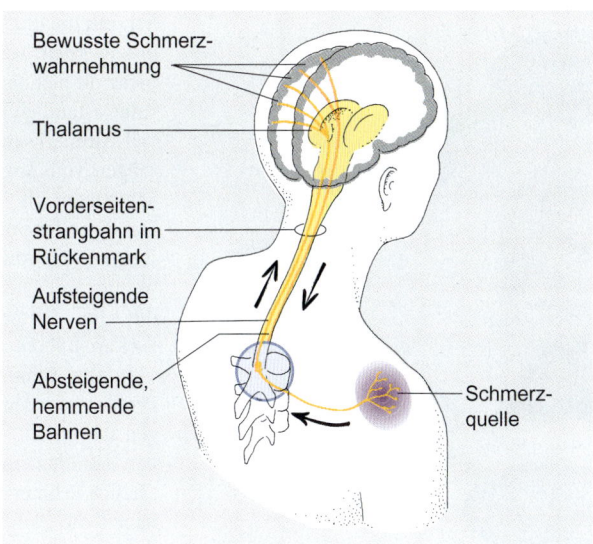

Abb. I/35.2 Vom Ort seiner Entstehung wird der Schmerzreiz über das Rückenmark zum Gehirn geleitet. Erst, wenn er dort angekommen ist, wird er bewusst wahrgenommen. [L138]

Bewusste Schmerzwahrnehmung

Thalamus

Vorderseitenstrangbahn im Rückenmark

Aufsteigende Nerven

Absteigende, hemmende Bahnen

Schmerzquelle

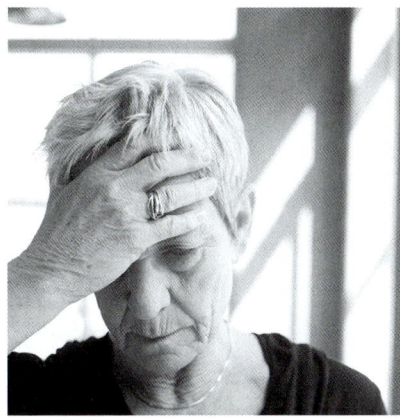

Abb. I/35.3 Zermürbende und immer wiederkehrende Schmerzen führen nicht selten zu einer Minderung von Aktivität und Leistungsfähigkeit. Auch Depressionen können entstehen. [J787]

Dauer und klingen rasch ab. Es steht die Schmerzwahrnehmung, meist einer lokalen Schmerzquelle, im Vordergrund. Er hat eine Warn- und Schutzfunktion für den Körper, die sich auch durch physiologische Begleiterscheinungen zeigt: Anstieg des Pulses, des Blutdrucks sowie der Atemfrequenz.

Plötzlich auftretender Schmerz ist deshalb zu dokumentieren, Pflegende informieren den Arzt darüber.

> Akute Schmerzen sind keine Krankheit, sondern Symptom einer Störung des Körpers und haben damit eine wichtige Schutz- und **Warnfunktion.**

Ziel der Schmerzbehandlung bei akuten Schmerzen ist es, dem Pflegebedürftigen unnötiges Leid zu ersparen und einer Chronifizierung von Schmerzen vorzubeugen.

Chronische Schmerzen sind fast ständig vorhanden oder kehren häufig wieder, wobei der Übergang von akuten zu chronischen Schmerzen fließend ist. Anders als bei akuten Schmerzen erfüllen chronische Schmerzen keine Warnfunktion sondern sind eine Fehlfunktion. Betroffenen fällt es immer schwerer, einen Zusammenhang zwischen einem Auslöser und dem Auftreten von Schmerz zu erkennen. Er wird außerdem in chronische tumorbedingte (maligne) und chronische nicht tumorbedingte Schmerzen wie Dauerkopfschmerz, Angina-pectoris-Schmerz oder Arthroseschmerz unterschieden, da sich die Behandlungsansätze unterscheiden. Chronische Schmerzen beeinflussen das psychische, physische und soziale Befinden und beeinträchtigen die Lebensqualität der Betroffenen und ih-

rer Angehörigen stark. So führen sie z. B. zu Depressionen, schweren Schlafstörungen und Persönlichkeitsveränderungen (→ Abb. I/35.3).

Kommt eine unangemessene Schmerzbewältigung hinzu, kann sich der Erkrankte auf diese Schmerzen fixieren. Eine **Schmerzspirale** (→ Abb. I/35.4) entsteht. Durch den Schmerz nimmt die psychische Anspannung zu, auch bereits in Erwartung des Schmerzes. Dies führt zu Muskelverspannungen oder Schonhaltungen. Dadurch werden wiederum andere Strukturen, z. B. Nerven, Gefäße, Sehnen, irritiert, was den Schmerz verstärkt.

Ein typisches Beispiel ist die ältere Frau, die sich seit Jahren mit zunehmenden Hüftbeschwerden immer seltener aus dem Bett erheben kann. Eine optimale **Analgesie** (*Schmerzstillung*) könnte sie wieder ausreichend bewegungsfähig machen, sie aktiv

am Leben teilhaben und ein Stück Lebensqualität zurückgewinnen lassen.

Eine weitere Gefahr von länger anhaltenden Schmerzen besteht darin, dass sich das Schmerzgeschehen von der Schmerz auslösenden Ursache abkoppelt und ein „Eigenleben" führt, also zu einem **eigenständigen Krankheitsbild** wird. Die körperlichen Ursachen für die Schmerzen sind dann längst abgeklungen oder nur gering ausgeprägt, sodass sie die andauernden Schmerzen nicht erklären. Dieses Phänomen lässt sich mit neurologischen Messmethoden nachweisen.

Schmerz im Alter

Die Häufigkeit bestimmter schmerzhafter Erkrankungen, z. B. des Bewegungsapparats, neuropathische Schmerzen oder Schmerzen als Ausdruck depressiver Erkrankungen, und damit anhaltende chronische Schmerzen, nehmen im Alter deutlich

	Akuter Schmerz	**Chronischer Schmerz**
Dauer	• Wenige Stunden bis Tage	• Diejenigen Schmerzen werden als chronisch bezeichnet, die einen individuell zu erwartenden Zeitrahmen überschreiten, in dem üblicherweise eine Heilung stattfindet
Lokalisation	• Gut lokalisierbar (Ort der Schädigung)	• Schlecht lokalisierbar, diffus, im Verlauf Vergrößerung der Schmerzregion
Ursache	• Ursache in der Regel bekannt (z. B. Schnitt in den Finger, Blinddarmentzündung, Fraktur)	• Ursachen vielfach unbekannt oder bekannt und nicht therapierbar (z. B. Kopfschmerzen, Rheuma, Phantomschmerz)
Bedeutung	• Warnsignal des Körpers und somit positiv	• Hat keinen Warnsignalcharakter mehr und somit negativ
Verlauf	• Besserung nach kurzer Zeit	• Oft voranschreitende Verschlechterung
Behandlung	• Kausale Behandlung	• Kausale Behandlung nicht möglich – Ziel ist die Schmerzlinderung und ein besserer Umgang mit dem Schmerz

Tab. I/35.2 Unterscheidung zwischen akuten und chronischen Schmerzen.

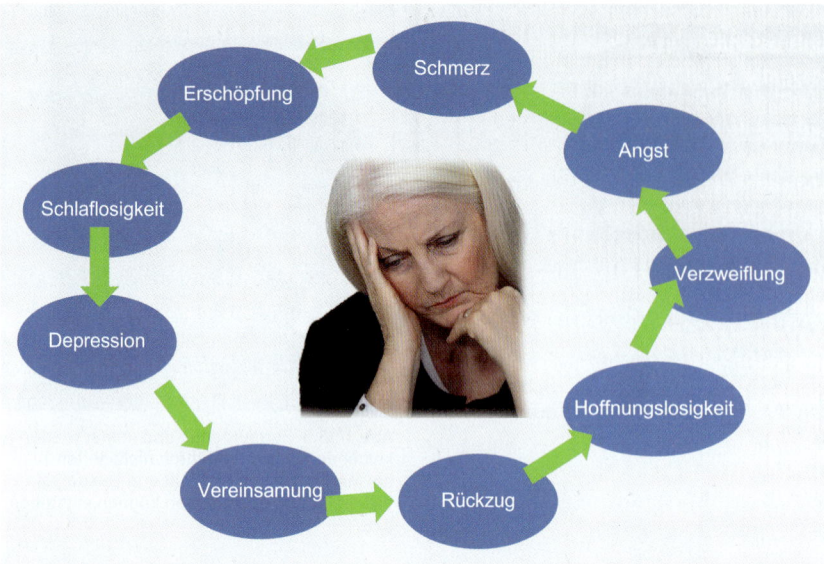

Abb. I/35.4 Chronische Schmerzen setzen eine Reihe psychischer, körperlicher und sozialer Störungen in Gang, die den Schmerz verstärken können. Ohne Hilfe ist es den Betroffenen kaum möglich, diese Schmerzspirale zu unterbrechen. [A400, Foto: J787]

zu. So ist bekannt, dass 60–80 % der über 60–90-jährigen Menschen unter starken Schmerzen leiden.

Leider sind viele ältere Menschen der Meinung, dass Schmerzen zum Alter gehören, haben Angst vor Medikamentenabhängigkeit oder sehen Schmerzen als Vorboten für weit schlimmere Krankheiten. Sie versuchen deshalb häufig, entsprechende Symptome zu ignorieren bzw. berichten weit weniger spontan als jüngere Menschen von ihren Schmerzen.

Das hat zur Folge, dass auch Ärzte und Pflegende oft nicht von diesen Schmerzen erfahren und eine Therapie deshalb nicht einsetzen kann. Hilfreich kann hier sein, nicht direkt nach Schmerzen zu fragen sondern verwandte Begriffe zu verwenden, wie z. B.: „Ist Ihnen nicht wohl?" oder „Quält Sie irgendwas?"

Weiterer Aspekt einer erschwerten Schmerztherapie ist die Tatsache, dass ältere Menschen an einer Vielzahl anderer Symptome und Erkrankungen leiden, deren Therapie im Vordergrund steht. Eine Schmerztherapie auf diese Therapien abzustimmen ist oft nicht das erste Ziel therapeutischer Bemühungen, zumal diese die Diagnostik erschweren kann. Erschwerend für eine adäquate Schmerztherapie ist außerdem die Tatsache, dass sowohl die Schmerzwahrnehmung, das Schmerzerleben und die Reaktionen im Vergleich zur Therapie jüngerer Betroffener verändert sind. Um jedoch eine Verselbstständigung und damit Chronifizierung des Schmerzes zu vermeiden, ist gerade bei älteren Menschen eine aufmerksame Schmerzanamnese mit folglich wirksamer Behandlung im multiprofessionellen Team notwendig.

Schmerz und kognitive Einschränkungen

Besonderer Aufmerksamkeit bedarf die Schmerzanamnese bei Menschen mit kognitiven Defiziten, z. B. mit einer Demenz. Leider zeigen Studien, dass Menschen mit einer Demenz wesentlich seltener und mit geringeren Mengen an Schmerzmitteln behandelt werden als geistig gesunde Menschen. Dabei ist mittlerweile klar, dass Menschen mit Demenz über eine erhöhte Schmerzsensibilität verfügen.

Nicht selten sind Unruhe, Schreien, das Verweigern der Nahrungsaufnahme und andere Unmutsäußerungen auf Schmerzen zurückzuführen.

Es ist sehr schwer, Schmerzen bei Menschen mit kognitiven Einschränkungen als solche zu erkennen, da die Verarbeitung der Schmerzreize verändert ist und die Schmerzwahrnehmung kognitiv nicht gut evaluiert und eingeordnet werden kann. Das heißt, dass die Betroffenen ihr „Unwohlsein" zum einen selbst kaum einordnen, zum anderen nicht adäquat mitteilen können, je nachdem, wie weit fortgeschritten ihre kognitiven Einschränkungen sind.

Zudem verfügen sie über eine verminderte Fähigkeit, Handlungsstrategien bezogen auf den Schmerz zu entwickeln. Schon Harndrang oder eine leichte Obstipation, bei der jeder Gesunde weiß, was er zu tun

hat, um die unangenehmen Empfindungen loszuwerden, wird bei Menschen mit Demenz oft nicht erkannt und einfach als Unruhezustand eingeordnet. Es erfordert sehr viel Aufmerksamkeit und Einfühlungsvermögen von Angehörigen und Pflegenden, Schmerzen als solche zu diagnostizieren. Der Betroffene muss sehr genau beobachtet werden, um Auffälligkeiten in Mimik, Bewegung oder dem Verhalten zu erkennen, die auf Schmerzen hinweisen können (→ Kap. I/35.2).

In der Schmerzbehandlung kann zum Problem werden, dass es vielen Angehörigen schwerfällt, dem Pflegebedürftigen neben den oft zahlreichen Medikamenten zusätzlich Schmerzmittel zu geben. Pflegende haben die Aufgabe, in guten Beratungen davon zu überzeugen, dass die Lebensqualität des Kranken durch die Einnahme der adäquaten Schmerzmedikation verbessert werden kann (→ Kap. I/35.3.1).

Folgen

Schmerzen beeinträchtigen alle Lebensbereiche eines Menschen. Chronische Schmerzen führen zu:

- Persönlichkeitsveränderungen
- Verhaltensänderungen, z. B. Passivität, Apathie, Aggression
- Sozialem Rückzug und Isolation
- Eingeschränkter Mobilität bis hin zum Immobilisationssyndrom (→ Kap. I/19.4) mit den entsprechenden Folgen, z. B. erhöhte Thrombose-, Pneumonie-, Kontraktur- und Dekubitusgefahr.

Andauernder Schmerz zermürbt den Menschen und kann Suizidgefahr (→ Kap. I/33.12) hervorrufen.

Aufgabe der Pflegenden zur Vermeidung dieser Folgen ist die gezielte Schulung und Beratung der Pflegebedürftigen und ihrer Angehörigen. Pflegende unterstützen darin, über das Schmerzgeschehen zu informieren und adäquate Bewältigungsstrategien für die Bewältigung des Alltags zur Verfügung zu stellen.

Internet- und Lese-Tipp
Deutsche Schmerzgesellschaft e. V.:
www.dgss.org
Deutsche Schmerzliga e. V.:
www.schmerzliga.de
Deutsche Schmerzhilfe e. V.:
www.schmerzhilfe.de
Deutsche Gesellschaft für psychologische Schmerztherapie und -forschung e. V:
www.dgpsf.de
Deutsche Seniorenliga e. V. – Chronische Schmerzen im Alter:
www.dsl-chronische-schmerzen.de

I/35.2 Informationssammlung

Ⓢ Fallbeispiel Stationär, Teil II

Wenn Hermine Brauer sich mit Amalie Lausner unterhält, klagt die Bewohnerin sehr selten über ihre Rückenschmerzen. Die Altenpflegerin bemerkt jedoch, dass sie bei vielen Bewegungen, vor allem beim Laufen, das Gesicht schmerzhaft verzieht. Ihre Spaziergänge werden zunehmend kürzer. Zudem sieht sie morgens immer sehr müde aus, als ob sie schlecht schlafe. Auf gezielte Nachfrage gibt die Bewohnerin Frau Brauer die Antwort, es gehe schon, sie würde es schon schaffen, zwar hätte sie auch nachts manchmal etwas Kreuzschmerzen, aber sie wolle sich nicht beklagen, anderen ginge es schlechter. Hermine Brauer kann Frau Lausner dazu ermuntern, gemeinsam mit ihr eine Schmerzanamnese durchzuführen. Unter anderem gibt Frau Lausner auf einer Schmerzskala den Faktor 7/10 an. Frau Brauer kann dem entnehmen, dass sie sich durchaus über ihre starken Schmerzen beklagen dürfte. Sie erklärt Frau Lausner, dass auf der Grundlage dieser Einschätzung, und vor allem auch weiterer gezielter Beobachtungen durch sie selbst, ihre Schmerzen mindestens gelindert werden können.

❯ Grundlagen eines erfolgreichen Schmerzmanagements, also vom Assessment bis zur Therapie, bilden in Deutschland die Expertenstandards „Schmerzmanagement in der Pflege bei akuten Schmerzen" (1. Aktualisierung 2011) sowie „Schmerzmanagement in der Pflege bei chronischen Schmerzen". Diese national anerkannten Qualitätsinstrumente bieten zahlreiche Hilfen und Unterstützungsmöglichkeiten. Das DNQP entwickelte eine Prozessdarstellung zum Schmerzmanagement bei chronischen Schmerzen. Mit Hilfe der übersichtlichen Darstellung der Handlungsabläufe (sie ist wie ein Algorithmus aufgebaut) können Pflegende gezielt erfassen, an welchem Punkt des Schmerzmanagements sie sich gerade befinden und welches die nächsten Handlungsschritte sein sollen. Das Schema ist unter www.pflegewiki.de/wiki/Expertenstandard_Schmerzmanagement_in_der_Pflege_bei_chronischen_Schmerzen zu sehen.

Internet- und Lese-Tipp
Deutsches Netzwerk für Qualitätsentwicklung in der Pflege: www.dnqp.de

Ursachen und Einflussfaktoren

Die Ursachen von **akuten Schmerzen** sind so zahlreich, dass es den Umfang des Lehrbuchs sprengen würde, sie alle zu nennen. Sie reichen von Zahn- und Kopfschmerzen über Koliken bis hin zu Schmerzen infolge von Verletzungen. Grundsätzlich können fast alle Erkrankungen und Verletzungen Schmerzen auslösen. Darüber hinaus entstehen Schmerzen auch bei medizinischer Diagnostik und Therapie, z. B. nach Operationen.

> ❯ **Vorsicht!**
> Bei Schmerzzeichen informieren Pflegende immer den Arzt.

Zu den häufigsten Verursachern **chronischer Schmerzen** gehören:
- Kopfschmerzen, z. B. Migräne oder Spannungskopfschmerz
- Neuralgien (Nervenschmerzen), z. B. die Trigeminusneuralgie (Gesichtsnervenschmerzen) oder Polyneuropathien, z. B. bei Diabetikern
- Phantomschmerz nach Amputation
- Psychische oder psychosomatische Ursachen, z. B. Dauerstress, Überforderung, ungelöste Konflikte
- Rückenschmerzen, z. B. bei Bandscheibenerkrankungen
- Gelenkverschleiß (Arthrose → Kap. I/31.1.13) oder entzündliche Gelenkserkrankungen (chronische Polyarthritis, Gicht)
- Krebserkrankungen (Tumorschmerzen → Kap. I/34.3.1)
- Herpes zoster (Gürtelrose → Kap. I/31.2.10).

> ❯ Folge und Ursache von Schmerzen sind nicht immer deutlich zu trennen, z. B. kann Immobilität zu Gewebeveränderungen und dadurch zu Schmerzen führen. Andererseits können Schmerzen auch Ursache von Immobilität sein.

Für viele Menschen ist es schwierig, Auskünfte über die **Intensität** ihrer Schmerzen zu geben. Aufgabe der Pflegenden ist eine aufmerksame und umfassende Schmerzanamnese. Besonders in folgenden Fällen kommt es häufig zu **Problemen in der Einschätzung** der Schmerzen und damit der Gefahr einer unzureichenden Schmerzbehandlung:
- Alte Menschen, die „schon viel erlebt und erlitten" haben, neigen dazu, kein Aufhebens um ihre Beschwerden zu machen. Oft haben sie die Einstellung, Schmerzen gehörten zum Alter. Besonders bei langsamer Zunahme der

Schmerzintensität arrangieren sie sich mit ihnen sowie der schmerzbedingten Einschränkung ihrer Lebensqualität. Tatsächlich aber steigt lediglich das Risiko im Alter, unter verschiedenen Erkrankungen zu leiden, die ein erhöhtes Schmerzrisiko mit sich bringen
- Wenn der Schmerz dem Kranken völlig unerklärlich ist und schicksalhaft über ihn hereingebrochen zu sein scheint, eskaliert er zur „Katastrophe". Die Betroffenen haben oft unmäßige Angst vor der Zukunft und entwickeln kaum Bewältigungsstrategien, weil ihnen das Verständnis für ihr Leiden (z. B. bei Phantomschmerzen) fehlt (*unverstandener Schmerz*)
- Menschen, die Unangenehmes, z. B. eine Krankheit, nicht wahrhaben wollen, halten oft erhebliche Schmerzen aus. So werden selbst größere Tumoren, die „normalerweise" erhebliche Schmerzen auslösen würden, nicht „bemerkt"
- Menschen, die sich selbst die Schuld an den Schmerzen geben, nehmen den Schmerz meist sehr intensiv wahr
- Manche Menschen betrachten Schmerzen als Herausforderung. Tapfer sein bedeutet, nicht über die Schmerzen zu „jammern". Solche Pflegebedürftige betonen oft, dass sie ihre Schmerzen gut aushalten könnten
- Manche Menschen verschweigen Schmerzen, weil sie Angst vor medikamentöser Schmerztherapie und den damit möglicherweise verbundenen unerwünschten Wirkungen haben
- Viele Menschen sprechen nicht über Schmerzen, um Pflegenden nicht zur Last zu fallen
- Verschiedene Kulturen haben ein unterschiedliches Verständnis vom Schmerz und vom „angemessenen Umgang" damit. Die kulturellen Schmerzkonzepte beeinflussen die Art, wie Schmerzen mitgeteilt und erlebt werden. So gilt es in der westlichen Kultur als Zeichen von Schwäche, Schmerzen zuzugeben. In anderen Kulturen ist ein sehr viel offenerer Umgang mit Schmerzen üblich, der auf Mitteleuropäer dramatisierend wirken kann
- Schmerzen unterschiedlicher Personen sind nicht miteinander vergleichbar. Man kann aus den Reaktionen des einen Menschen nicht die zu erwartende Reaktion eines Anderen ableiten. Auch wenn möglicherweise die gleiche Erkrankung zu Grunde liegt, verursacht sie dennoch

eine unterschiedliche Schmerzintensität, die der Betroffene individuell ausdrückt

- Vielen Menschen fehlt die Fähigkeit, ihre Schmerzen verbal ausdrücken zu können, z. B. Kindern, Menschen im Koma oder mit kognitiven Einschränkungen, z. B. einer Demenz.

Zusätzliche Einflüsse:

- Die Wortwahl beeinflusst die Antwort der alten Menschen. Fragen der Pflegenden sollten ihrem Sprachgebrauch angepasst sein
- Die persönliche Einstellung der Pflegenden wirkt sich auf die Wahrnehmung der Schmerzen aus und sollte reflektiert werden.

> Sehr alte Menschen haben häufig ein verringertes Schmerzempfinden. Das kann gefährlich sein, weil damit eine wichtige Warnfunktion „entschärft" wird. Während z. B. bei Kindern eine akute Blinddarmentzündung mit stärksten Schmerzen einhergeht und den Arztbesuch erzwingt, geben alte Menschen bei dem gleichen akuten Krankheitsbild oft nur „leichte Bauchschmerzen" an.

Schmerzassessment

Am Beginn der Pflege von Menschen mit Schmerzen steht die Schmerzeinschätzung, das **Schmerzassessment.** Schmerz ist als subjektives Phänomen nicht direkt messbar. Zur Einschätzung ist man auf die Mitteilungen der Menschen angewiesen, dabei ist die Selbsteinschätzung immer der Fremdeinschätzung vorzuziehen (→ Abb. I/35.5).

Grundsätzlich kann davon ausgegangen werden, dass alte Menschen das Thema Schmerz selten von sich aus ansprechen, weshalb jeder Pflegebedürftige schon beim ersten Aufnahmegespräch gezielt nach

Schmerzen und schmerzbedingten Problemen gefragt werden sollte. Man spricht hierbei vom **initialen Schmerzassessment.** Erfasst wird hierbei die Schmerzintensität in Ruhe, der Schmerzbeginn, die Schmerzdauer, die Schmerzfrequenz, die Lokalisation, die Schmerzqualität sowie Schmerz auslösende und verstärkende Faktoren.

- Wo treten Schmerzen auf? (**Schmerzlokalisation**), z. B. in einem eng begrenzten Bereich, etwa an Narben und Wunden oder diffus z. B. Gliederschmerzen bei Grippe, eher oberflächlich oder in der Tiefe, lokal begrenzt oder ausstrahlend z. B. in den linken Arm bei Herzinfarkt
- Wie stark sind die Schmerzen? (**Schmerzintensität**). Unterschieden wird die Schmerzstärke in Ruhe und Bewegung oder bei tiefem Einatmen. Der Pflegebedürftige wird gebeten, anhand einer Skala z. B. von 0 (keine Schmerzen) bis 10 (unerträgliche Schmerzen) einzuschätzen, wie stark die Schmerzen sind. Die **Schmerzstärke** ist der **wichtigste Indikator** für die Schmerzsymptomatik des Betroffenen
- Wie sind die Schmerzen? (**Schmerzqualität**), z. B. stechend (etwa bei Pleurareizung), schneidend, bohrend (z. B. bei einem Tumor), reißend, ziehend (z. B. bei Rückenschmerzen), drückend, klopfend (z. B. bei eitriger Entzündung), hämmernd, brennend (z. B. bei Hautabschürfungen), krampfartig (z. B. bei Nierenkolik), beklemmend (z. B. bei Angina pectoris), wellenförmig (z. B. bei Menstruationsbeschwerden). Die Schmerzqualität liefert wichtige Hinweise für die Auswahl des richtigen Schmerzmedikaments
- Wann und wie lange treten die Schmerzen auf? (**Schmerzverlauf**), z. B. morgens, abends, in Ruhe, bei körperlicher Anstrengung, nach dem Essen; er dauert nur wenige Minuten (**Schmerzattacken**)

oder mehrere Stunden (**Dauerschmerz**), hält über mehrere Tage kontinuierlich an oder ist mit Unterbrechungen spürbar
- Gibt es **Schmerzauslöser** bzw. **schmerzverstärkende Faktoren,** z. B. kalte Witterung, psychische Belastungen, bestimmte Haltungen und Positionierungen?

Kommt es im Lauf des initialen Assessments zu einer schmerzbestätigenden Einschätzung, schließt sich das **differenzierte Schmerzassessment** an. Bestenfalls erfolgt es interdisziplinär. Es umfasst die **Schmerzanamnese,** die die akute Schmerzsituation und die Vorgeschichte der Pflegebedürftigen sowie eine systematische **standardisierte** Messung der Schmerzintensität.

Zur Schmerzanamnese zählen neben den Aspekten des initialen Assessments unter anderem:

- Die **Schmerzursache,** z. B. tumorbedingt, therapiebedingt, unabhängig von Tumor oder Therapie
- Der **Schmerztyp,** z. B. Knochenschmerz, viszerale Schmerzen, neuropathische Schmerzen
- **Begleitsymptome,** z. B. Schwellung und Rötung bei einer Entzündung, Übelkeit, Schlafstörungen?
- Die **Auswirkungen auf das Alltagsleben.** Sind z. B. keine Spaziergänge mehr möglich?
- **Bisherige Therapien.** Erfahrungen des alten Menschen, Erfolge, unerwünschte Wirkungen. Dabei wird es dem Menschen möglich, auch über Enttäuschungen zu sprechen sowie über Erwartungen an die aktuelle Therapie.
- Der kognitive Status des Pflegebedürftigen
- Der Schmerzmedikamentengebrauch
- Bisherige Erfahrungen mit Schmerz
- Die Einstellung und Haltung von Familienangehörigen zu Schmerz und Schmerztherapie
- Die Klärung von Wissen, Erwartungen und Präferenzen zum Schmerzmanagement
- Das Wissen der Pflegebedürftigen und deren Angehörigen über Schmerzmanagementstrategien.

> Während der Schmerzanamnese sollte auch nach persönlichen **Erfahrungen** mit dem Schmerz gefragt werden, z. B. welche Maßnahmen bisher Linderung verschafften oder den Schmerz förderten oder ob der alte Mensch lieber allein sein möchte, wenn er starke Schmerzen hat, oder eher in Gesellschaft, die ihn ablenkt.

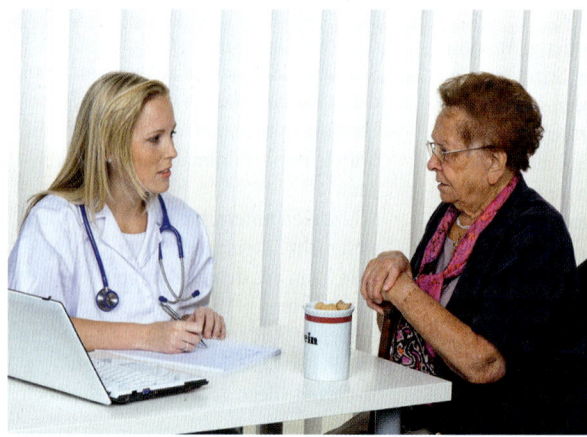

Abb. I/35.5 In einem umfassenden Anamnesegespräch lassen sich die Umstände der jeweiligen Schmerzsituation erheben. Dabei entsteht oft ein komplexes Bild, aber möglicherweise deuten sich auch Lösungen an. [J787]

Standardisierte Instrumente zur Schmerzeinschätzung

> Da Schmerzen ein subjektives Phänomen sind, erfolgt die Einschätzung der Schmerzen vor allem durch den alten Menschen selbst.

Mithilfe standardisierter **Schmerzskalen** lässt sich die Schmerzstärke bzw. -intensität erfassen. Es gibt verschiedene Skalen, z.B. numerische Rangskalen (*NRS*) mit Einteilungen von 0–10, verbale Rangskalen (z.B. VRS), in denen die Schmerzintensität mündlich abgefragt wird oder für Menschen die nicht lesen können, Kinder oder Personen mit kognitiven Einschränkungen, anhand von Smileys (visuelle Rangskalen → Abb. I/35.6). Bei der numerischen Rangskala werden die Ergebnisse im Bezug zur Skalenlänge angegeben, z.B. stellt sich eine Einschätzung von 3 auf einer Skala von 0–10 als 3/10 dar. Bei der Einschätzung werden der **Ruheschmerz** und der **Belastungsschmerz** unterschieden. Laut Expertenstandards setzt die Therapie ab einem Ruheschmerz mit dem Wert 3/10 bzw. einem Belastungsschmerz mit dem Wert 5/10 ein.

> **Internet- und Lese-Tipp**
> Initiative „Schmerz messen":
> www.schmerzmessen.de

Grundsätzlich muss die Frage nach Schmerzen regelmäßig wiederholt werden, mehrmals am Tag, in Ruhezuständen und unter Belastungen. Dabei ist es sinnvoll, diese Angaben in ein **Schmerzprotokoll** oder **Schmerztagebuch** (→ Abb. I/35.7) einzutragen. Dies sind Mittel der Pflegediagnostik und Grundlage der Erstellung und Kontrolle einer effektiven Schmerzbehandlung. Sie:

- Schulen die Selbstwahrnehmung
- Decken Zusammenhänge zwischen Verhalten oder äußeren Einflüssen und dem Schmerz auf
- Belegen die Wirkung der Medikamente
- Sind Teil der Dokumentation
- Machen verschiedene Schmerzzustände vergleichbar und Schmerzverläufe transparent.

Im Schmerztagebuch werden die Schmerzintensität, verstärkende und lindernde Faktoren, die Medikation und die unerwünschten Wirkungen der Arzneimittel erfasst. So werden Zusammenhänge zwischen Alltagssituationen und Schmerz, die Notwendigkeit sowie Wirkung der Medikation erkannt. Schmerztagebücher schulen die Selbstbeobachtung und Verhaltensanalyse der Menschen und werden besonders im ambulanten Bereich und in stationären Pflegeeinrichtungen eingesetzt.

Vorsicht ist allerdings bei Menschen mit chronischen Schmerzen geboten. Häufiges Abfragen der Schmerzstärke kann nachteilige Auswirkungen auf das Wohlbefinden haben. Sehr oft haben diese Menschen einen Mechanismus entwickelt, der sie von ihren Schmerzen ablenkt bzw. sie diese gut in den Alltag integrieren lässt. Mit gehäuften Abfragen wird immer wieder an den Schmerz erinnert und dieser folglich verstärkt. Um ihn nicht permanent ins Bewusstsein der Betroffenen zu rücken, ist die Nachfrage einmal pro Tag oder in noch längeren Abständen ausreichend. Dabei sollte eine Abfrage unter immer gleichen Bedingungen erfolgen, also z.B. zur gleichen Tageszeit, unter gleicher Belastung.

Fremdeinschätzung von Schmerzen

Schmerzassessment baut auf der **Selbsteinschätzung** der Menschen auf und ist daher bei kommunikationsgestörten Menschen mit besonderen Schwierigkeiten verbunden.

Ist ein Mensch zu einer Selbsteinschätzung nur eingeschränkt fähig oder kann er nicht ausreichend verbal kommunizieren, besteht die Gefahr, dass er schmerztherapeutisch unzureichend versorgt wird.

Besonders gefährdet sind:

- Kinder
- Menschen mit kognitiven Einschränkungen
- Menschen im Wachkoma
- Bewusstlose Menschen
- Beatmete Menschen
- Menschen mit fehlenden Sprachkenntnissen.

> Viele Menschen mit **kognitiven Einschränkungen,** z.B. bei beginnender oder mittelschwerer Demenz, können standardisierte Skalen, z.B. Gesichterskalen, anwenden. Dabei muss beachtet werden, dass Pflegebedürftige mit Demenz und Störungen des Kurzzeitgedächtnisses sich möglicherweise an zurückliegende Schmerzen nicht erinnern können. Dann sind ihnen nur Angaben zu **aktuellen** Schmerzen möglich und die Kontrollen müssen darum ausreichend oft stattfinden.

Die Probleme bei Menschen mit fehlenden Deutschkenntnissen können institutionell durch mehrsprachige Schmerzassessmentinstrumente oder durch den Einsatz von Übersetzern bewältigt werden.

> **Lern-Tipp**
> Welche Instrumente zur Erhebung von Schmerzen finden in der Einrichtung, in der Sie eingesetzt sind, Anwendung? Analysieren Sie den Umgang mit Schmerzen und stellen Sie fest, ob das Management angemessen ist. Diskutieren Sie mit anderen Altenpflegeschülern über die verschiedenen Erfahrungen.

Während Menschen mit einer leichten bis mittelschweren Demenz möglicherweise noch in der Lage sind, ihre Schmerzen auf einer Schmerzskala, z.B. mit Smileys einzuschätzen, kommt als Instrument für die Schmerzeinschätzung bei schwer dementen Menschen z.B. der **BESD-Bogen** (Beurteilung von Schmerzen bei Demenz → Abb. I/35.8) zum Einsatz. Der zuverlässige und einfach zu handhabende Bogen ermöglicht eine annähernde Quantifizierung von Schmerzen, also die Zuordnung zu Zahlen, die auch eine Verlaufskontrolle möglich macht. Im Bogen werden Verhaltensmerkmale, z.B. Mimik und Bewegung des Menschen mit Demenz abgefragt, die nach einer mehrminütigen Beobachtung durch die Pflegende beurteilt werden.

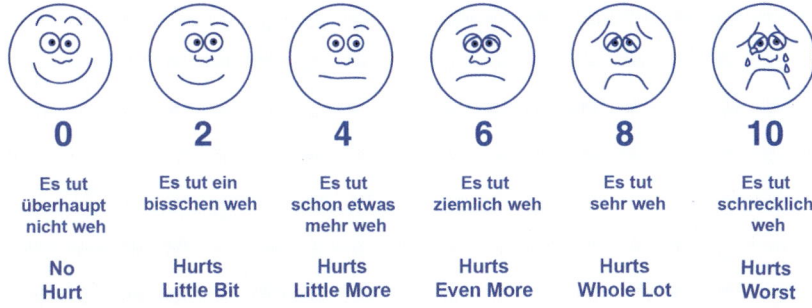

Wong-Baker FACES® Pain Rating Scale

0	2	4	6	8	10
Es tut überhaupt nicht weh	Es tut ein bisschen weh	Es tut schon etwas mehr weh	Es tut ziemlich weh	Es tut sehr weh	Es tut schrecklich weh
No Hurt	Hurts Little Bit	Hurts Little More	Hurts Even More	Hurts Whole Lot	Hurts Worst

www.wongbakerFACES.org   ©1983 Wong-Baker FACES® Foundation. Used with permission.

Abb. I/35.6 Die Schmerz-Smileys-Skala (nach Wong/Baker) erlaubt auch kognitiv oder verbal eingeschränkten Menschen die Darstellung ihres momentanen Schmerzempfindens. [W839]

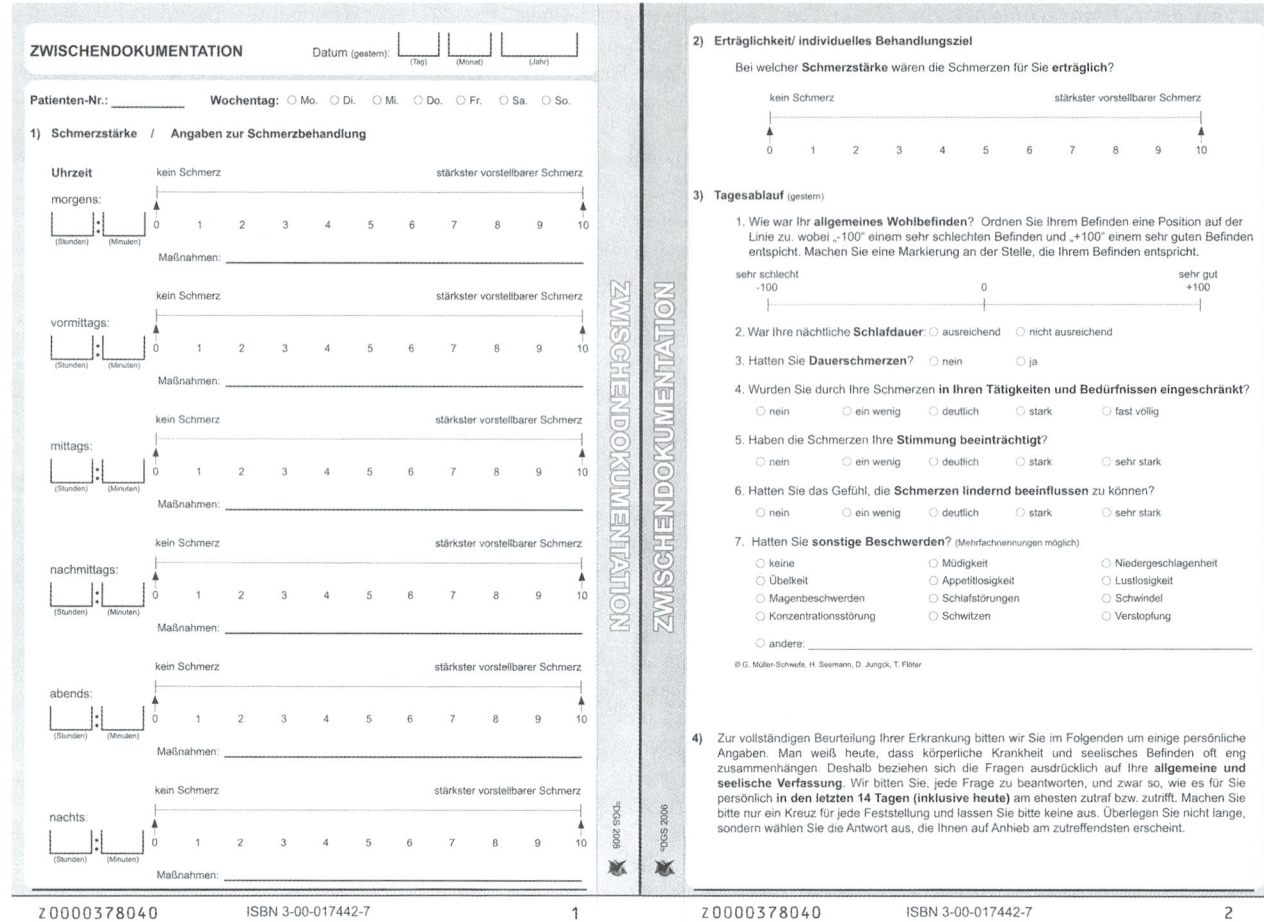

Abb. I/35.7 Beispielseiten aus dem Heidelberger Schmerz-Tagebuch. [W187]

Inhalte der Beobachtung sind die Atmung, negative Lautäußerung, der Gesichtsausdruck, die Körpersprache und die Frage nach notwendigem Trost. 📖 5

Eine weitere Möglichkeit zur Schmerzeinschätzung bei Menschen mit Demenz bietet das Instrument **BISAD** (Beobachtungsinstrument für das Schmerzassessment bei alten Menschen mit Demenz), bei dem neben der Körpersprache auch die Beweglichkeit und die Sozialkontakte als Schmerzindikatoren beobachtet werden. Für beide Instrumente gilt, dass sie das Verhalten bei Schmerzen, nicht die Schmerzen selbst oder die Schmerzintensität darstellen. Immer besteht auch die Möglichkeit, dass Betroffene Schmerzen haben, obwohl sie auf beiden Skalen null Punkte erreichen würden. Ursache könnten z. B. neurologische Ausfälle und Lähmungserscheinungen sein. Eine erhöhte Punktzahl ist jedoch ein ziemlich sicheres Indiz dafür, dass Schmerzen vorliegen.

Voraussetzung für eine verlässliche Einschätzung der Schmerzen ist in jedem Fall die personelle Kontinuität.

> ❱ **Vorsicht!**
> Pflegende sind bei der Erkennung von Schmerzen bei Menschen mit kognitiven Einschränkungen im besonderen Maße gefordert, da diese sich nicht uneingeschränkt mitteilen können.

Nicht nur bei den instrumentalisierten Beobachtungen gibt es viele Zeichen, die auf Schmerzen hindeuten:
- **Körperliche Zeichen**
  - Sichtbare Gewebeschäden, z. B. Verletzungen oder Entzündungen (bei Entzündungen auch lokale oder systemische Temperaturerhöhung möglich)
  - Schmerzverzerrtes Gesicht
  - Schonhaltung an der betroffenen Körperpartie
  - Verkrampfte Körperhaltung
  - Veränderte Bewegungsabläufe, z. B. Gangunsicherheit
  - Vegetative Reaktionen bei starken Schmerzen, z. B. Schwitzen, Erhöhung von Blutdruck und Pulsfrequenz, erweiterte Pupillen, erhöhte Atemfrequenz und flache Atmung
  - Appetitlosigkeit, evtl. Übelkeit und Erbrechen, Gewichtsabnahme bis zur Kachexie
- **Psychische Zeichen**
  - Angst, Verzweiflung, Depressionen
  - Schlafprobleme
  - Unruhe, Reizbarkeit, Konzentrationsstörungen
  - Herausforderndes Verhalten
  - Ungewöhnliche Aggressivität
  - Verwirrtheit
- **Soziale Zeichen**
  - Starker Rückzug auf sich selbst
  - Interessenverlust an der Umgebung
  - Veränderte Wahrnehmung der Zeit
  - Teilnahmslosigkeit.

> ❱ Bei der Pflege von alten Menschen, mit denen die Kommunikation erschwert oder unmöglich ist, gehen Altenpflegerinnen in allen Situationen, die erfahrungsgemäß mit Schmerzen assoziiert sind, davon aus, dass der Pflegebedürftige Schmerzen leidet und leiten eine entsprechende Behandlung ein.

I/35.3 Pflegetherapie

Die wirkungsvollste Schmerztherapie ist die Beseitigung der Schmerzursache. Dies ist allerdings nicht immer möglich. Leidet ein alter Mensch an chronischen Schmerzen, sind die Maßnahmen aller Berufsgruppen im **multiprofessionellen Team** darauf auszurichten, **Hilfe zur Selbsthilfe** zu leisten. Nur wenn alle „an einem Strang ziehen", kann der Pflegebedürftige in die Lage versetzt werden, alle ihm zur Verfügung stehenden Ressourcen für eine selbstbestimmte Lebensführung zu nutzen.

Im ambulanten Bereich haben sich mittlerweile **Schmerzambulanzen** etabliert, die auf die Behandlung chronischer Schmerzen spezialisiert sind.

> ❯ Die wichtigste Voraussetzung bei der Schmerztherapie ist der Grundsatz: Der vom Schmerz Betroffene ist der Spezialist und die einzige Autorität im Hinblick auf das Vorhandensein und die Art von Schmerzen, da nur er derjenige ist, der den Schmerz fühlt und ihn beurteilen kann.

Pflegende sollten für alles offen sein, was den Schmerz kontrollieren könnte und all das berücksichtigen, was nach Meinung des Betroffenen effektiv ist. Für eine erfolgreiche Behandlung von Schmerzen kommt ihnen aufgrund ihres engen Kontaktes zum Betroffenen eine Schlüsselrolle zu. Ihre Aufgabe ist es, Frühzeichen zu erkennen und adäquate Therapien zu koordinieren oder durchzuführen. Sie sollten dem alten Menschen bei der Schmerztherapie beratend zur Seite stehen. Eine weitgehende Beständigkeit im Pflegeteam ist hierfür unumgänglich.

> ❯ Eine effiziente Schmerzbehandlung erfordert Teamarbeit von Pflegenden, Physiotherapeuten, Psychologen, Allgemein- und Fachärzten sowie eine hohe personelle Kontinuität (multimodale Schmerztherapie).

Vorausschauende Pflegeplanung

Viele Situationen der medizinischen Versorgung sind mit Schmerzen verbunden (z. B. Verbandswechsel, Punktionen, Positionierungen). Solche prozeduralen Schmerzen werden durch **schmerzpräventive Pflegekonzepte** möglichst vermieden. Diese umfassen:

- Kontrolle aller mit Schmerzen verbundenen Maßnahmen auf ihre Notwendigkeit, z. B. Intervalle zwischen Verbandswechseln verlängern
- Vorausschauender Einsatz von Schmerzmitteln oder Sedativa. Dabei wird die Wartezeit bis zum Wirkeintritt berücksichtigt
- Einsatz lokaler Mittel, z. B. Emla-Pflaster® vor Punktionen
- Schmerzarme Applikation der Medikamente, Injektionen vermeiden
- Zeitliche Bündelung verschiedener Pflegemaßnahmen, um dem Pflegebedürftigen längere Erholungszeiten zu ermöglichen
- Einbeziehung des Pflegebedürftigen in die Pflegemaßnahmen, z. B. kann er selbst den Verband lösen
- Schmerzarme Durchführung der Maßnahmen, z. B. Durchfeuchten von Verbänden mit Ringer-Lösung

- Absprachen zwischen den Berufsgruppen, damit pflegerische Maßnahmen zur Schmerzprophylaxe planbar werden, z. B. die Schmerzmittelgabe vor der Mobilisation durch Physiotherapeuten.

I/35.3.1 Eigenes Schmerzmanagement des alten Menschen unterstützen

> ❯ **Eigenes Schmerzmanagement** (engl. *pain self-management*): Fähigkeit eines Menschen, seine Ressourcen zur Bewältigung des Schmerzes selbstständig einzusetzen.

Beim **eigenen Schmerzmanagement** wird die Selbstpflegekompetenz des Betroffenen gestärkt. Er wird durch intensive Begleitung dazu befähigt, alles zu tun damit sich seine Schmerzen erst gar nicht entwickeln bzw. reduziert werden.

Dazu wird er eben nicht nur medikamentös, sondern auch in seiner Gesamtheit betreut. Pflegende können den alten Menschen bei der Durchführung des eigenen Schmerzmanagements vor allem durch edukative Maßnahmen, aber auch durch einige praktische Dinge unterstützen:

- Umfassende Information zu allen Aspekten, die den Schmerz betreffen
- Beratung, wie der Schmerz verhindert oder mit ihm umgegangen werden kann
- Begleitung und Kontrolle der Effektivität der gewählten Maßnahmen
- Gesprächsbereitschaft über Ängste, Probleme, den Schmerz, seine Ursachen und Möglichkeiten der Behandlung signalisieren

---

Ⓢ Fallbeispiel Stationär, Teil III

Beispiel einer Pflegeplanung bei chronischem Schmerz für Amalie Lausner

Pflegediagnostik	Pflegetherapie	
aktuelle Pflegediagnosen (aP), Risiko-Pflegediagnosen (RP), Einflussfaktoren/Ursachen (E), Symptome (S), Ressourcen (R)	Pflegeziele/erwartete Ergebnisse	Pflegemaßnahmen
• **aP:** Chronische Rückenschmerzen • **R:** Ist sehr kontaktfreudig • **R:** Geht gern viel spazieren	• Äußert glaubhaft, dass die Schmerzen erträglich sind • Nimmt am gesellschaftlichen Leben der Einrichtung teil • Kennt schmerzlindernde Maßnahmen und wendet sie selbstständig an	• Schmerzspirale erklären • Über die Wirkung von Schmerzmedikamenten informieren und zur regelmäßigen Einnahme nach Arztanordnung motivieren • Über schmerzlindernde Maßnahmen, z. B. warmes Bad, aufklären und zu Entspannungsübungen anleiten • Zu Bewegungsübungen anleiten, Physiotherapeuten hinzuziehen • Zum Führen eines Schmerztagebuchs motivieren • Zu täglichen Spaziergängen motivieren • Gespräche über Schmerzen nach Bedarf anbieten • Rückengerechte Matratze für das Pflegebett organisieren

Atmung (unabhängig von Lautäußerung)	nein	ja	Punkt-wert
normal	☐	☐	0
gelegentlich angestrengt atmen	☐	☐	1
kurze Phasen von Hyperventilation (schnelle und tiefe Atemzüge)	☐	☐	
lautstark angestrengt atmen	☐	☐	2
lange Phasen von Hyperventilation (schnelle und tiefe Atemzüge)	☐	☐	
Cheyne Stoke Atmung (tiefer werdende und wieder abflachende Atemzüge mit Atempausen)	☐	☐	
Negative Lautäußerung			
keine	☐	☐	0
gelegentlich stöhnen oder ächzen	☐	☐	1
sich leise negativ oder missbilligend äußern	☐	☐	
wiederholt beunruhigt rufen	☐	☐	
laut stöhnen oder ächzen	☐	☐	2
weinen	☐	☐	

Gesichtsausdruck	nein	ja	Punkt-wert
lächelnd oder nichts sagend	☐	☐	0
trauriger Gesichtsausdruck	☐	☐	1
ängstlicher Gesichtsausdruck	☐	☐	
sorgenvoller Blick	☐	☐	
grimassieren	☐	☐	2
Körpersprache			
entspannt	☐	☐	0
angespannte Körperhaltung	☐	☐	1
nervös hin und her gehen	☐	☐	
nesteln	☐	☐	
Körpersprache starr	☐	☐	2
geballte Fäuste	☐	☐	
angezogene Knie	☐	☐	
sich entziehen oder wegstoßen	☐	☐	
schlagen	☐	☐	
Trost			
trösten nicht notwendig	☐	☐	0
Stimmt es, dass bei oben genanntem Verhalten ablenken oder beruhigen durch Stimme oder Berührung **möglich ist**?	☐	☐	1
Stimmt es , dass bei oben genanntem Verhalten trösten, ablenken, beruhigen **nicht** möglich ist?	☐	☐	2
TOTAL **von max.** /			__/10

Andere Auffälligkeiten:

....

....

Abb. I/35.8 Bewertungsbogen des BESD-Instruments. Für jede Kategorie, die auch im Instrument ausführlich beschrieben wird, sind max. 2 Punktwerte zu vergeben, die anschließend addiert und höchstens einen Gesamtwert von 10 ergeben. Ein Wert von 6 während einer Mobilisationssituation ist unbedingt behandlungsbedürftig. [W823–001]

- Gefühl von Sicherheit und Geborgenheit vermitteln und auf Wünsche und Bedürfnisse eingehen
- Angenehme Atmosphäre schaffen, z. B. durch Raumgestaltung und Musik nach Wünschen des Pflegebedürftigen
- Zur (Wieder-)Aufnahme von Hobbys motivieren
- Beruhigende Waschungen und Einreibungen (→ Kap. I/21.9.2) durchführen
- Je nach Ursache druckentlastende Positionierung durchführen, z. B. Tief- oder Weichposition
- Alternative Pflegemethoden, z. B. Aromatherapie (→ Kap. I/21.9.2) einsetzen, wenn sie vom Pflegebedürftigen gewünscht und als hilfreich empfunden werden
- Über die Möglichkeiten von Naturheilmitteln und Akupunktur zur ergänzenden Schmerzbehandlung beraten
- Entspannungsübungen, z. B. autogenes Training, Yoga, Feldenkrais, Tai Chi, Qigong, Meditation, Muskelentspannung nach Jacobson und Atemübungen empfehlen, Kurse vermitteln oder bei ausreichendem eigenen Fachkenntnissen Pflegebedürftigen dazu anleiten (→ Kap. I/21.9.2, → Kap. IV/10).

❯ Alle Maßnahmen, die das körperliche, psychische und soziale Wohlbefinden des schmerzleidenden Menschen steigern, dienen gleichzeitig der Schmerzlinderung. Dabei reicht es nicht aus, **nur** das körperliche, **nur** das seelische oder **nur** das soziale Wohl zu fördern (bio-psycho-soziales Modell). Erst die Kombination vieler Maßnahmen entspricht der Ganzheit des Menschen und ist ein erfolgversprechender Weg. Dabei entscheidet der Pflegebedürftige, welche Maßnahmen er anwenden möchte oder welche ihm wenig helfen.

❯ **Vorsicht!**
Zuwendung ist ein wichtiger Bestandteil der Schmerzbehandlung. Aber Vorsicht – zu viel Zuwendung von Pflegenden und Angehörigen, die den Betroffenen in die Passivität drängt, trägt zur Chronifizierung von Schmerzen bei. Besser ist es, wenn der alte Mensch in einem Klima emotionaler Geborgenheit seine Schmerzen aktiv mit von ihm selbst gewählten und angewendeten Maßnahmen beeinflusst.

I/35.3.2 Maßnahmen zur Schmerztherapie

Nichtmedikamentöse Schmerzbehandlung

Die **nichtmedikamentöse Schmerzbehandlung** ist mittlerweile als wertvolle Ressource und vor allem Unterstützung der medikamentösen Schmerzbehandlung anerkannt. Entsprechende Maßnahmen werden z. B. auch in den nationalen Expertenstandards als schmerzlindernd dargestellt. Aufgrund mangelnder wissenschaftlicher Evidenz kann zwar keine Therapie zielgerichtet empfohlen werden, eine Beobachtung der Wirkung und Abfrage der Vorlieben des Betroffenen kann jedoch bei der Wahl der Methode helfen und wirksam Schmerzen lindern. Dabei geht es vor allem darum, gezielt die Aufmerksamkeit vom Schmerz abzulenken und auf positive Ereignisse zu richten.

Zentral wirkende Behandlungsformen

Zentral wirkende Behandlungsformen nehmen direkt Einfluss auf die zentrale Schmerzverarbeitung und -wahrnehmung. Sie wirken über Ablenkung und Entspannung oder über die Veränderung der kognitiven Bearbeitungsstrategien.

Einfache Möglichkeiten sind Phantasiereisen, Fernsehen/Videos, Musik, Unterhaltung, Körperpflege, Lesen. Bei komplexen Schmerzsyndromen sind spezifische psychotherapeutische Verfahren indiziert.

> **Internet- und Lese-Tipp**
> - Deutsche Gesellschaft für Schmerztherapie e. V.: www.dgschmerztherapie.de
> - Internetplattform für Schmerz(-therapie): www.schmerz-online.de

Physikalische Maßnahmen

Je nach Ursache und Art der Schmerzen können verschiedene Methoden zum Einsatz kommen, z. B.:

- **Wärmeanwendung** bei chronischen Schmerzen, wenn die Muskulatur beteiligt ist, z. B. Verspannungen und Muskelschmerzen: Bäder, Wickel, Packungen und Umschläge haben bei großflächiger Anwendung eine intensive Wirkung, belasten jedoch Herz und Kreislauf
- **Kälteanwendung** bei akutem Schmerz, z. B. Entzündungen, Prellungen und Verstauchungen: Eiswickel oder gekühlte Gelbeutel großflächig auf die betroffenen Stellen legen, Pflegebedürftigen beobachten

- **Transkutane elektrische Nervenstimulation** (*TENS*). Bei dieser Methode überlagern Stromreize die Schmerzen und unterbrechen die Weiterleitung der Schmerzreize zum Gehirn
- **Körperliches Training** zur Kräftigung der Muskulatur und zum Einüben physiologischer Bewegungsmuster
- **Massagen** fördern die Durchblutung und den Abtransport von schmerzverursachenden Stoffwechselprodukten und lockern verkrampfte Muskulatur
- **Vibrationstherapie** wird besonders bei neuropathischen Schmerzen eingesetzt
- **Haltungstraining** oder **Rückenschule** sollen den Kreislauf von Fehlhaltung oder falschen Bewegungsabläufen, Muskelverspannung, Schmerz, vermehrte Fehlhaltung durchbrechen
- **Chirotherapie** befasst sich mit der Wiederherstellung der Beweglichkeit von Gelenken, die in Form und Zusammensetzung intakt sind, deren Funktion jedoch gestört ist. Bei älteren Pflegebedürftigen sollte dieses Verfahren nur durch erfahrene Therapeuten durchgeführt werden, da es unter Umständen zu Verletzungen (z. B. Lähmungen durch Nervenschädigung) kommen kann.

Ambulante und stationäre Schmerztherapien werden von Schmerzpraxen, -ambulanzen und -kliniken durchgeführt.

Medikamentöse Schmerzbehandlung

> **Nicht-Opioid-Analgetika** (*Nichtopioide*): Schmerzmittel unterschiedlicher chemischer Struktur. Wirken hauptsächlich über eine Synthesehemmung der schmerzvermittelnden Prostaglandine (→ Kap. I/32.5) in der Körperperipherie. Besonders bei leichten bis mäßigen Schmerzen, zur Fiebersenkung und z. T. auch als Antirheumatika geeignet.
> **Opioid-Analgetika** (*opioide Analgetika, zentrale Analgetika*): Vom Rauschmittel Opium abgeleitete, stark wirksame Schmerzmittel. Entfalten ihre Wirkung über Endorphinrezeptoren (*Opiatrezeptoren*) des ZNS. Unterliegen der Betäubungsmittelverschreibungsverordnung und dem Betäubungsmittelgesetz (→ Kap. IV/4).

> Die Verordnung von Schmerzmedikamenten ist eine ärztliche, die korrekte Verabreichung eine pflegerische Aufgabe.

Der Fortschritt in der **medikamentösen Schmerztherapie** ist nicht zuletzt der diffe-

renzierten Anwendung von Analgetika zu verdanken. Zur effektiven Beseitigung chronischer Schmerzen reicht in der Regel **nicht** die Monotherapie, also die Behandlung mit **einem** Analgetikum, z. B. mit einem überwiegend peripher wirkenden Nicht-Opioid-Analgetikum oder einem zentral ansetzenden Opioid-Analgetikum. Vielmehr sind Kombinationen aus peripher und zentral wirksamen Analgetika, z. B. Morphin und Metamizol, notwendig.

Schmerzmedikamente (*Analgetika*) greifen in die Schmerzentstehung oder in die Schmerzwahrnehmung ein. Da die Empfindung von Schmerz erheblich über die Psyche beeinflusst wird (→ Kap. I/35.1), kann häufig eine zusätzliche Gabe von Antidepressiva, Neuroleptika oder Antikonvulsiva den Verbrauch der Opiate reduzieren. Es werden nichtopioide Analgetika und opioide Analgetika unterschieden:

- **Nichtopioide Analgetika** sind schwach bis mittelstark wirksame Schmerzmedikamente, die in der Körperperipherie wirken und oft gleichzeitig eine fiebersenkende (*antipyretische*) und entzündungshemmende (*antiphlogistische*) Wirkung haben. Beispiele sind:
  - Acetylsalizylsäure (ASS, z. B. Aspirin®)
  - Phenylessigsäurederivate (Diclofenac, z. B. Voltaren®)
  - Paracetamol (z. B. ben-u-ron®)
  - Metamizol (z. B. Novalgin®)
- **Opioide Analgetika** sind stark wirksame Analgetika, die im ZNS wirken. Ihre Verschreibung unterliegt dem Betäubungsmittelgesetz. Beispiel für ein schwach wirksames Opioid ist Tramadol (z. B. Tramal®), für ein stark wirksames Opioid Morphin (z. B. MST®, Sevredol®).

> Die Suchtgefahr durch opioide Analgetika ist lange Zeit überschätzt worden. Das hat dazu geführt, dass noch immer viele Menschen mit Schmerzen unzureichend mit diesen stark wirksamen Schmerzmitteln versorgt sind.

Für die Schmerztherapie hat sich das **Drei-Stufen-Schema der WHO** bewährt, das ursprünglich für die Schmerzbehandlung von krebskranken Menschen entwickelt wurde (→ Abb. I/35.9).

Das WHO Stufenschema stellt den Standard für eine bedarfsorientierte aufbauende Schmerzbehandlung dar. Es umfasst Wirkstoffe verschiedener Herkunft und unterschiedlicher Wirkung die individuell kombinierbar sind. Dabei können nichtopioide Analgetika mit den schwachen oder starken

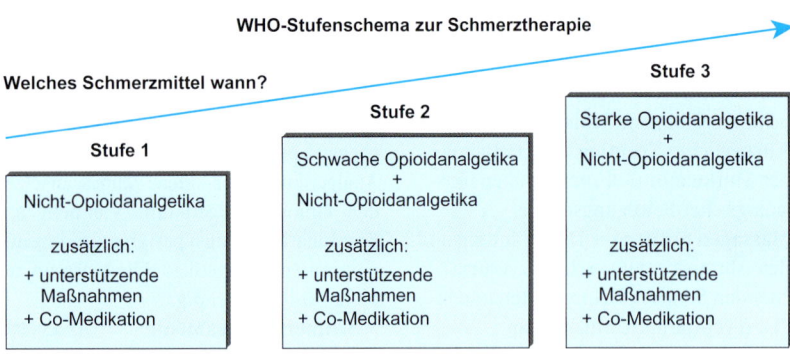

Abb. I/35.9 Erweitertes WHO-Stufenschema (modifiziert). [L143]

Opioiden, nicht jedoch schwache und starke Opioide miteinander kombiniert werden.

In seiner modifizierten Form nennt das WHO-Schema auch **adjuvante Medikamente** (*Begleitmedikamente*), die helfen, eine optimale Wirkung mit möglichst wenig unerwünschten Wirkungen zu erreichen:

- Medikamente gegen durch Opioide ausgelöste Übelkeit (*Antiemetika*)
- Medikamente gegen eine durch Opioide ausgelöste Obstipation (*Laxanzien*)
- Magenschutz bei NSAR.

Erst wenn diese Techniken nicht mehr wirken, kann eine invasive Therapie, also z. B. periduale oder spinale Injektionen, periduale Lokalanästhesie, erforderlich sein.

Für die **Medikamenteneinnahme** gelten folgende WHO-Empfehlungen:

- **By the mouth.** Die Schmerztherapie sollte möglichst oral verabreicht werden
- **By the clock.** Die Schmerzmedikamente sollten zu festen Zeitpunkten eingenommen werden, je nach Wirkdauer
- **By the ladder.** Die Medikation sollte nach dem WHO-Stufenschema erfolgen
- **For the individual.** Nicht das Dosierungsschema sondern der Schmerz des Patienten bestimmen die individuelle Therapie
- **Attention to detail.** Die Bedürfnisse des Patienten müssen berücksichtigt werden und auch nicht medikamentöse Behandlungen in das Therapieschema aufgenommen werden.

> ❯ Für die Therapie chronischer Schmerzen ist es wichtig, die Medikamente **nicht nach Bedarf** zu nehmen, also immer dann, wenn die Wirkung der letzten Tablette nachlässt und sich erneut Schmerzen einstellen, sondern kontinuierlich in einem **festen Rhythmus.** Dadurch lassen sich Schmerzspitzen vermeiden und der Medikamentenbedarf verringert sich.

Patient Controlled Analgesia

Unter **Patient Controlled Analgesia** (*PCA*) versteht man die „patientengesteuerte Schmerzbekämpfung". Das Schmerzmittel wird genau dann gegeben, wenn der Betroffene Schmerzen hat. Diese Therapie ist nur bei Menschen möglich, die das Prinzip der PCA verstehen können und bereit sind, selber aktiv zu werden, z. B. postoperativ (wenn der Pflegebedürftige nicht somnolent ist) oder während der Langzeittherapie bei Tumorerkrankungen. Um dem Betroffenen eine höchstmögliche Schmerzfreiheit zu gewährleisten, ist es wichtig, dass die Zuführung des Schmerzmittels rechtzeitig erfolgt. Dem Pflegebedürftigen muss deutlich gemacht werden, dass es nicht sinnvoll ist, Schmerzen auszuhalten.

Verschiedene Applikationsformen können bei diesem Prinzip umgesetzt werden:

- Die **intravenöse** Verabreichung wird am häufigsten angewandt. Das Analgetikum wird über eine Spritzenpumpe ans Infusionssystem angeschlossen. Diese gibt auf Knopfdruck des Erkrankten eine festgelegte Menge an Schmerzmitteln in die Infusion ab. Nach der Selbstverabreichung einer definierten Dosis des Medikaments wird eine Sperre aktiv, die eine erneute Injektion erst nach einem eingestellten Zeitfenster ermöglicht. Neben der ausschließlich intermittierenden Gabe von Schmerzmittel-Boli existiert auch die Möglichkeit, einen Basisbedarf zusätzlich dauerhaft zu injizieren
- Bei der **oralen** Verabreichung erhält der Erkrankte einmal täglich Tabletten, die er selbstständig einteilt
- Bei der **subkutanen** Therapie wird der Pflegebedürftige instruiert, die Injektion selbstständig durchzuführen und kann den Zeitpunkt dazu frei wählen

Die PCA ist sowohl ambulant als auch stationär durchführbar. Die Vorteile dieser Therapie liegen darin, dass im Allgemeinen weniger Schmerzmittel nötig sind, da der Schmerz sofort zu Beginn bekämpft wird. Gleichzeitig ist die Menge der Medikamente gut zu kontrollieren, was auch eine Anpassung der Therapie vereinfacht. Durch eine optimale Schmerzfreiheit werden auch andere Faktoren verbessert, die zum Wohlbefinden oder sogar einer früheren Genesung beitragen. So können Pflegebedürftige, die ausreichend mit Analgetika versorgt sind, z. B. schmerzfrei durchatmen und Bronchialsekret abhusten. Eine frühzeitige Mobilisation ist möglich und Liegezeiten werden verringert. Durch die verminderte Schmerzmittelmenge kommt es zu geringeren Nebenwirkungen. Außerdem wird die Autonomie des Schmerzkranken gesichert. Er ist in die Therapie eingebunden, kann mitarbeiten und fühlt sich ernst genommen.

> ❯ Für die intravenöse Schmerzmittel-Therapie bei chronischen Schmerzen erhalten die Betroffenen häufig ein **implantierbares Kathetersystem** (*Port*). Diese Katheter liegen vollständig unter der Haut und haben eine runde Silikon-Membran, die sich mit dünnen Nadeln punktieren lässt (→ Kap. I/29.6.3). Der Vorteil liegt hauptsächlich darin, dass sie im Vergleich zu anderen zentralvenösen Kathetern ein deutlich geringeres Infektionsrisiko darstellen und deshalb sowohl im stationären wie ambulanten Bereich einsetzbar sind. Ports lassen sich für die PCA wie auch für andere Strategien der pumpengesteuerten Analgesie gleichermaßen nutzen.

Für die pumpengesteuerte Schmerzmittelapplikation wurden Pumpen entwickelt, mit deren Hilfe sich der Pflegebedürftige per Knopfdruck parenteral bei Bedarf Schmerzmittel zuführen kann. Die Schmerzmittelmenge pro Dosis ist programmiert und nach einer vom Arzt festgelegten „Sperrzeit" kann der Pflegebedürftige die nächste Dosis anfordern. Die Höchstdosis pro Stunde ist ebenfalls festgelegt. Erfahrungen haben gezeigt, dass die Pflegebedürftigen damit sehr gut zurechtkommen und sogar Schmerzmittel einsparen. Der Nachteil besteht darin, dass Pumpen überwiegend auf den stationären Einsatz ausgelegt sind oder eine engmaschige Kontrolle durch professionelle und entsprechend ausgebildete Pflegende erfordern.

Management unerwünschter Wirkungen von Opiaten

Neben der erwünschten starken Schmerzstillung (*Analgesie*) der Opiate und Opioide, besitzen diese Arzneimittel unerwünschte Wirkungen, die sich im Wesentlichen ähneln. Pflegende sind dazu angehalten (wie in den Expertenstandards beschrieben), unerwünschten Wirkungen bei optimaler Schmerzkontrolle vorzubeugen, sie auszuschalten oder zu reduzieren. Neben dem, dass das Risiko für schmerzhafte Erkrankungen steigt (degenerative Erkrankungen des Bewegungs- und Stützapparates, z. B. Arthrose und Folgeerkrankungen der Osteoporose), verdoppelt sich bei alten Menschen das Risiko, dass bei einem Medikament unerwünschte Wirkungen auftreten. Wenn sie sechs verschiedene Substanzen einnehmen, ist die Wahrscheinlichkeit **unerwünschter Arzneimitteleffekte** ca. 14-mal höher als bei jüngeren Menschen. 📖 1

Außerdem haben die Betroffenen oft Angst vor unerwünschten Wirkungen oder Abhängigkeiten. Dann reduzieren sie die Dosis selbstständig oder nehmen bei stärkeren Schmerzen mehr ein. Etwa ein Fünftel aller Erkrankten nimmt seine Schmerzmedikamente nicht wie verordnet. 📖 1

Aufgabe der Pflegenden ist folglich die Verbesserung der **Therapietreue.** Die am häufigsten auftretenden unerwünschten Wirkungen sind:

- **Sedation.** Eine sedierende Wirkung ist v. a. zu Therapiebeginn und bei älteren Menschen zu beobachten. Sie lässt meist nach einigen Tagen deutlich nach. Bei älteren Menschen beginnt man also in der Regel mit einer Unterdosierung und steigert dann die Medikation. So hat der Organismus Zeit, sich an die Effekte der Medikamente zu gewöhnen. Damit entstehen weniger Benommenheit und Gleichgewichtsstörungen, was auch einer Sturzgefahr vorbeugt
- **Hemmung des Atemzentrums.** Die atemdepressive Wirkung der Opiate ist v. a. bei einer Überdosierung gefährlich. Da das Atemzentrum durch Schmerzen stimuliert wird, hat die atemdepressive Wirkung bei der Schmerztherapie klinisch oft nur geringe Bedeutung und wird v. a. bei gleichzeitiger Gabe weiterer atmungsdämpfender Arzneimittel bedeutsam
- **Hemmung des Hustenreflexes.** Codein, ein schwach wirksames Opiat, wird als Hustenmittel verwendet
- **Reizung des Brechzentrums im Stammhirn.** Übelkeit und Erbrechen sind zwei besonders unangenehme Erscheinungen, die hauptsächlich zu Beginn einer Opioidtherapie auftreten
- **Histaminfreisetzung** mit Juckreiz, Bronchialverengung und Gefäßweitstellung (empfinden die Betroffenen als besonders unangenehm)

- **Tonuserhöhung** der glatten Muskulatur des Magen-Darm-Trakts und der ableitenden Harnwege. Klinisch wichtig sind insbesondere die sehr häufige, behandlungsbedürftige spastische Obstipation (→ Kap. I/20.13) und der Harnverhalt
- **Einfluss auf die Stimmung.** Meist wirken Opioide euphorisierend (bei Menschen mit Schmerzen oft nur entspannend), manchmal aber auch Angst auslösend und niederschlagend. Der Einfluss auf die Stimmung ist bei intravenöser Zufuhr besonders intensiv, wodurch das Abhängigkeitsrisiko steigt.

Die Toleranzentwicklung gegenüber den Wirkungen und unerwünschten Wirkungen der Opiate ist unterschiedlich. Die Toleranzentwicklung gegenüber der analgetischen Wirkung wird häufig überschätzt.

> ❯ **Vorsicht!**
>
> **Zeichen der Opiatvergiftung**
> - Bewusstseinsstörungen bis hin zum Koma, zerebrale Krämpfe
> - Atemdepression (tiefe, langsame Atemzüge)
> - Zyanose durch zentrale Atemlähmung, Ansammlung von Bronchialsekret in den Atemwegen wegen Dämpfung des Hustenreflexes, toxisches Lungenödem bei Heroin
> - Übelkeit, Erbrechen, Darmatonie (*keine Darmtätigkeit*)
> - Hypothermie (*Abfall der Körpertemperatur*)
> - Anfangs Pupillenverengung (*Miosis*), bei Sauerstoffmangel und Blutdruckabfall in fortgeschrittenen Stadien jedoch Pupillenerweiterung (*Mydriasis*).

Pflege bei Opioidmedikation

Bei der Pflege von Menschen, die unter einer **Opioidmedikation** stehen, ist zu beachten:
- Opioidwirkung genau überwachen, insbesondere zu Beginn der Behandlung und bei Dosiserhöhung, dabei standardisierte Instrumente einsetzen
- Auf regelmäßige Einnahme nach einem genauen Zeitplan achten, ggf. Pflegebedürftigen wecken
- Puls, Blutdruck und Atmung kontrollieren
- Blasenentleerung überwachen (Möglichkeit eines Harnverhalts)
- Auf regelmäßigen Stuhlgang achten (Obstipationsprophylaxe → Kap. I/20.13.2)
- Gegebenenfalls Pneumonieprophylaxe durchführen (→ Kap. I/17.7)
- Sedierte Erkrankte nicht allein aufstehen lassen

- Auf Zeichen eines Missbrauchs oder das Sammeln von Medikamenten achten
- Information zur Bedeutung des Zeitplans (Konstanz des Wirkspiegels), Wirkungen und unerwünschte Wirkungen der Medikation
- Mitteilung, dass eine Zunahme der Medikation nicht automatisch eine Verschlechterung der Krankheit bedeutet, sondern Folge einer Toleranzentwicklung sein kann.

Menschen, die ständig starke Schmerzmedikamente erhalten, werden sowohl durch die Restschmerzen als auch durch die Behandlung selbst an ihre Krankheit erinnert und entwickeln oft ein Gefühl der Machtlosigkeit gegenüber der Krankheit oder Zorn auf die Gesunden in ihrer Umgebung. Ist den Pflegenden dies bewusst, können sie manche Reaktion besser verstehen und darauf eingehen.

Von großer Bedeutung ist das Gespräch der Pflegenden untereinander, damit sie die eigene Betroffenheit und Hilflosigkeit auffangen können (→ Kap. IV/11).

I/35.4 Pflegeevaluation

Ⓢ Fallbeispiel Stationär, Teil IV

Amalie Lausner führt nun ein Schmerztagebuch. Es gibt ihr das Gefühl, Kontrolle über ihre Schmerzen zu gewinnen und ist ein hilfreiches Mittel für sie, die Altenpflegerinnen und die Ärzte, ihren Schmerzzustand einschätzen und darauf reagieren zu können. Aus dem Tagebuch wird ersichtlich, dass die Dosierung des von den Ärzten angesetzten Schmerzmittels Voltaren® bisher zu niedrig ist. Noch immer treten Schmerzspitzen auf. Jedoch lernt Frau Lausner auch, mit ihren Schmerzen umzugehen. Nach der Evaluation passt Hermine Brauer die Pflegeplanung an die neue Situation an.

Wiederholungsfragen

1. Definieren Sie die Unterschiede zwischen akutem und chronischem Schmerz. (→ Kap. I/35.1)
2. Welche Falschannahmen führen häufig zu einer ungenügenden Schmerzbehandlung alter Menschen? (→ Kap. I/35.1)
3. Welche Besonderheiten sollten Pflegende bei dem Zusammenhang von Schmerzen und Demenz beachten? (→ Kap. I/35.1)
4. Was wird bei der Nutzung des BESD-Bogens beobachtet? (→ Kap. I/35.2)

I

35

5. Was versteht man unter schmerzpräventiven Pflegekonzepten? (→ Kap. I/35.3)

6. Welche physikalischen Maßnahmen der Schmerzbehandlung kennen Sie? Zählen Sie mindestens drei von ihnen auf. (→ Kap. I/35.3.1)

7. Welche unberechtigten Vorbehalte führen häufig zu einer nicht ausreichenden medikamentösen Schmerzbehandlung? (→ Kap. I/35.3.1)

8. Was versteht man unter „Patient controlled Analgesia" und worin liegen ihre Vorteile? (→ Kap. I/35.3.1)

Literaturverzeichnis

1. Deutsche Seniorenliga e. V.: Chronische Schmerzen im Alter. Erfordernisse einer effektiven Schmerzversorgung. Bonn, 2012.

2. Hell, W.: Schmerz – Warum eine Herausforderung für die Pflege? Vortrag für den MDK Bayern: www.iqp-ev.de/clients/IQP/IQP_ Content.nsf/res/Vortrag_Hell. pdf/$FILE/Vortrag_Hell.pdf (letzter Zugriff am 30.8 2016).

3. Deutsches Netzwerk für Qualitätssicherung in der Pflege (Hrsg.): Expertenstandard Schmerzmanagement in der Pflege bei akuten oder tumorbedingten chronischen Schmerzen. Entwicklung – Konsentierung – Implementierung. Osnabrück, 2005.

4. McCaffery, M.; Beebe, A.; Latham, J.: Schmerz. Urban & Fischer Verlag, München, 1997.

5. AWMF (Hrsg.): Leitlinie Kreuzschmerz: www.awmf.org/uploads/tx_szleitlinien/ nvl-007l_S3_Kreuzschmerz_2015-10. pdf (letzter Zugriff: 30.8 2016).

I/36 Erste Hilfe

W Fallbeispiel Wohngruppe

Moritz Schmitz, Altenpfleger im „Haus Wannestadt", kommt nach seinem Urlaub zum ersten Mal zum Dienst. Am Schwarzen Brett, das in der Küche hängt, sieht er eine Bekanntmachung. „Verpflichtende Erste-Hilfe-Schulung für Pflegende", liest er. „Was soll denn das? Das ist doch völlig unnötig!" sagt Moritz Schmitz. „Jeder von uns weiß schließlich, was im Notfall zu tun ist. Das ABC-Schema ist doch einfach genug!" Zufällig hört die Teamleiterin Luzia Greber seine Bemerkung. „Leider falsch", sagt sie. „Die neuen Richtlinien für die Wiederbelebung stellen nämlich die Thoraxkompressionen in den Mittelpunkt. Es ist vielleicht doch gut, wenn du zu der Schulung gehst!"

» **Medizinische Notfälle** treten gehäuft dort auf, wo kranke Menschen behandelt werden. Prinzipiell kann es aber überall und jederzeit zu Notfällen kommen. Notfälle führen oft in den Grenzbereich zwischen Leben und Tod. In Anbetracht des psychischen Drucks, unter dem die erste Hilfe stattfindet, ist ein durch häufige Übung eingeschliffenes, strukturiertes Vorgehen unabdingbar.

Weitere Voraussetzungen qualifizierter Hilfe sind zudem die Kenntnis der Erste-Hilfe-Möglichkeiten angesichts der vorhandenen Ausrüstung (z. B. Notfallwagen, Sauerstoffanschlüsse) und das Wissen über die weiteren Maßnahmen.

» Auszubildende in der Altenpflege müssen bei jedem Einsatz in einer neuen Pflegeeinrichtung, in einem neuen Bereich oder in der ambulanten Pflege frühzeitig mit der Notfallausstattung vertraut gemacht werden.

I/36.1 Was ist ein Notfall?

» **Notfall:** Akut lebensbedrohlicher Zustand, bei dem die **Vitalfunktionen** des Betroffenen gestört sind oder eine solche Störung unmittelbar droht.
Einem Notfall können nicht nur Verletzungen, sondern auch eine plötzliche Krankheit (z. B. Herzinfarkt), eine Verschlechterung bestehender Erkrankungen (z. B. Dekompensation einer Herzinsuffizienz) oder eine Vergiftung (Intoxikation) zugrunde liegen.

Häufige Symptome von Notfällen sind:

- **Störungen des Bewusstseins,** z. B. durch Ausfall der Atmung oder des Kreislaufs, Gewalteinwirkung auf den Kopf (Schädel-Hirn-Trauma), Schlaganfall, Krampfanfälle oder Vergiftungen
- **Störungen der Herzaktion,** z. B. durch Herzinfarkt, Herzinsuffizienz oder Störungen des Reizleitungs- und -bildungssystems
- **Störungen des Kreislaufs,** z. B. durch ein Schockgeschehen aufgrund von Volumenverlust oder anderen Ursachen
- **Störungen der Atmung,** z. B. durch eine Lungenentzündung, einen akuten Asthmaanfall, eine sich verschlimmernde COPD (*chronic obstructive pulmonary disease, chronisch obstruktive Lungenerkrankung*), Verlegung der Atemwege (Zurückfallen der Zunge beim Bewusstlosen, Aspiration, Insektenstich), bei Brustkorbverletzungen oder als Folge von Herz-Kreislauf-Störungen.

Psychische erste Hilfe

Den Notfall, d. h. den Zustand äußerster Hilflosigkeit, erlebt der Mensch als Grenzsituation. Psychische Stressreaktionen wie **Angst** und **Panik** können z. B. einen Schock verschlimmern und durch gesteigerten Sauerstoffverbrauch zum Versagen der Vitalfunktionen beitragen. Die Pflegenden sollten deshalb versuchen, der betroffenen Person insbesondere das Gefühl der Angst und des Alleinseins zu nehmen.

Beruhigung und Beistand sind auch dann unabdingbar, wenn der Betroffene so weit beeinträchtigt ist, dass er keine Reaktionen mehr zeigt. Das psychische Erleben kann noch erhalten sein, auch wenn das Reaktionsvermögen stark vermindert ist.

» **Lern-Tipp**
Stellen Sie sich eine Situation vor, in der Sie als Ersthelfer gefordert sind. Welche Gefühle und Hemmungen würden Sie haben? Wie würden Sie damit umgehen?

I/36.2 Prüfung der Vitalfunktionen

A Fallbeispiel Ambulant

Altenpflegerin Linda Müller betreut den 83-jährigen Dieter Zöpfl seit einigen Monaten. Er lebt mit seiner Ehefrau in einem Mehrfamilienhaus. Herr Zöpfl leidet an einer schweren Atemwegserkrankung, die durch sein Rauchen ungünstig beeinflusst wird. An diesem Morgen öffnet wie immer Frau Zöpfl die Wohnungstür und sagt zur Begrüßung: „Schön, dass Sie da sind, Frau Müller. Mein Mann schläft leider noch. Ich wollte ihn nicht wecken, weil er in der Nacht wieder so stark gehustet hat." Als Linda Müller ins Schlafzimmer schaut, findet sie Herrn Zöpfl mit blassem Gesicht im Bett liegen. Er atmet mühsam, aber regelmäßig. Die Altenpflegerin versucht, ihn zu wecken, aber Herr Zöpfl murmelt nur unverständliche Worte und lässt die Augen geschlossen. Sofort kontrolliert Linda Müller den Puls. Am Handgelenk kann sie keine Pulswelle tasten. Sie versucht es über der Halsschlagader und bemerkt, dass das Herz von Herrn Zöpfl mit einer Frequenz von 160/Min. sehr unregelmäßig schlägt. Die Altenpflegerin erklärt der Ehefrau, dass es notwendig sei, Hilfe zu holen und ruft den Notarzt. Dann nimmt Linda Müller ihr Blutdruckgerät zur Hand. Die Messung ergibt 95/60 mmHg.

Bei einem bewusstlosen – z. B. aus dem Bett gestürzten – Pflegebedürftigen verschaffen sich die ersthelfenden Altenpflegerinnen zunächst einen Überblick über die lebenswichtigen Körperfunktionen des Betroffenen. Diese Prüfung der **Vitalfunktionen** geschieht in der angegebenen Reihenfolge durch:

- Prüfung des Bewusstseins (→ Kap. I/36.2.1)
- Prüfung der Atmung (→ Kap. I/36.2.2)
- Prüfung der Kreislauffunktion, durch Tasten des Karotispulses, nicht länger als zehn Sekunden (→ Kap. I/36.2.3).

Die Prüfung der Vitalzeichen bildet die Entscheidungsbasis für die eventuell folgende Wiederbelebungsmaßnahme. Vitalzeichenkontrolle und Sofortmaßnahmen greifen ineinander. Stellen Pflegende fest, dass der Betroffene bewusstlos ist und keine Atmung aufweist, beginnen sie nach den Leitlinien des European Resuscitation Council (*ERC*) aus dem Jahr 2015 sofort mit der kardiopulmonalen Wiederbelebung (→ Kap. I/36.3.1). 📖 1

» Vorsicht!

Die **Überprüfung der Kreislauffunktion** kann im Notfall zeitraubend sein und bringt häufig unzuverlässige Ergebnisse. Deshalb sind nach den Leitlinien des ERC 2015 bei bewusstlosen, ungenügend atmenden Personen für nicht ausgebildete Ersthelfer weder Puls- noch Blutdruckkontrolle empfohlen. Stattdessen beginnen sie nach dem Absetzen des Notrufs unverzüglich mit der Wiederbelebung. Da Altenpflegerinnen aufgrund ihrer Ausbildung jedoch fachliche Beurteilungsfähigkeit besitzen, können sie zur genaueren Einschätzung der Situation die Pulskontrolle durchführen, sollten dafür jedoch nicht mehr als zehn Sekunden aufwenden.

I/36.2.1 Prüfung des Bewusstseins

> » **Bewusstlosigkeit:** Schwere Bewusstseinsstörung, bei der der Mensch weder auf Ansprache noch auf Reize (z. B. Schmerzreize) reagiert.

Reagiert ein angesprochener („Wie heißen Sie?"), offensichtlich bewusstloser Pflegebedürftiger nicht, sollte er direkt angefasst werden. Erfolgt auch bei Schütteln an den Schultern und lauter Ansprache („ Ist alles in Ordnung?") keine Reaktion, ist der Pflegebedürftige als bewusstlos anzusehen.

Ursachen der Bewusstlosigkeit

Die Ursache der **Bewusstlosigkeit** ist in der Regel zunächst unklar. Einer Bewusstlosigkeit können zahlreiche Störungen des zentralen Nervensystems zugrunde liegen:

- Durchblutungsstörungen oder Blutungen des Gehirns (etwa beim Schlaganfall → Kap. I/31.11.12)
- Entzündungen des Gehirns oder der Hirnhäute (Enzephalitis oder Meningitis → Kap. I/31.11.14)
- Schädel-Hirn-Verletzung infolge eines Sturzes
- Hirntumoren und -metastasen
- Krampfanfälle, z. B. Epilepsie (→ Kap. I/31.11.15).

Aber auch Störungen, die primär nicht im Gehirn liegen, können zu Bewusstlosigkeit führen, z. B.:

- Vergiftungen, etwa mit Alkohol oder Schlaftabletten (→ Kap. I/36.4.1)
- Stoffwechselentgleisungen, z. B. bei Funktionsstörungen der Leber, der Niere, der Schilddrüse und vor allem beim Diabetes mellitus

- Schock, z. B. bei einem zuvor nicht erkannten (stummen) Herzinfarkt
- Kreislaufstillstand. 📖 1

I/36.2.2 Prüfung der Atmung

Bei der **Prüfung der Atmung** müssen die Atemwege des Pflegebedürftigen für den Luftstrom frei sein (→ Abb. I/36.1). Bei Bewusstlosen verlegt häufig die Zunge aufgrund der allgemeinen Muskelerschlaffung den Rachenraum. Auch können Fremdkörper die Luftwege verlegen. Zur Prüfung der Atmung müssen deshalb zunächst die Atemwege freigemacht werden:

- Betroffenen auf den Rücken drehen
- Mund öffnen und auf Fremdkörper, Erbrochenes oder Blut inspizieren. Bei **sichtbaren** Fremdkörpern diese mit durch ein Gazestück bedeckten Zeige- und Mittelfinger entfernen (hierbei besteht für Pflegende stets die Gefahr, durch plötzliche Beißbewegungen verletzt zu werden)
- Lockere Gebissteile entfernen, festsitzende künstliche Zähne belassen
- Kopf nackenwärts überstrecken und halten (→ Kap. I/36.3.2)
- Kinn anheben und halten (→ Abb. I/36.2). 📖 1

Um die **Atemfunktion** zu prüfen, beugt der Ersthelfer seine Wange über Mund und Nase des Verletzten und blickt gleichzeitig zu dessen Brustkorb, evtl. Hand auflegen.

> » **Atemfunktion sehen, hören und fühlen**
>
> Atmet der Pflegebedürftige, so kann der Helfer dies **sehen** (Heben und Senken des Brustkorbs), **hören** (Atemgeräusche) und **fühlen** (Luftbewegung an seiner Wange

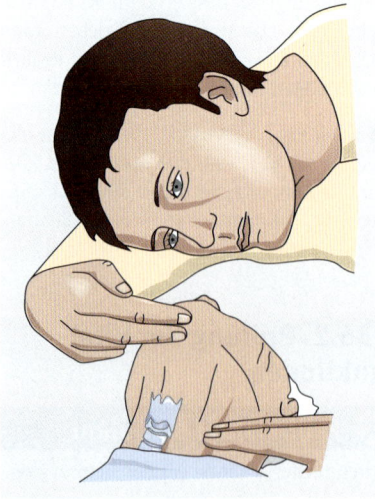

Abb. I/36.1 Prüfung der Atemfunktion durch Sehen, Hören und Fühlen. [L157]

→ Abb. 36.1). Vorsicht im Freien: Luftbewegungen durch Wind könnten täuschen. Die Atmung sollte höchstens 10 Sekunden lang geprüft werden. Sollte der Betroffene kaum atmen oder nur vereinzelt, langsame oder geräuschvolle Atemzüge machen, ist das kein ausreichendes Atemmuster (Schnappatmung → Kap. I/31.7.11).

I/36.2.3 Prüfung des Kreislaufs

Zur **Prüfung des Kreislaufs** eignen sich die Kontrolle von Lebenszeichen (normale Atmung, Husten, Körperbewegungen) und die **Pulsmessung.** Pflegende prüfen den Puls grundsätzlich bei Betroffenen, die entweder noch bei Bewusstsein sind, oder noch über eine ausreichende Atmung verfügen. Sind beide Funktionen ausgefallen, stehen für die Kontrolle des Kreislaufs **maximal zehn Sekunden** zur Verfügung. Die Pulskontrolle erfolgt am besten an der Halsschlagader (*A. carotis communis* → Abb. I/36.3), da beim Schock infolge des eingeschränkten Kreislaufs die Körperperipherie nur wenig durchblutet und der Puls am Handgelenk womöglich nicht spürbar ist. Sie tasten mit den Kuppen von Zeige- und Mittelfinger seitlich am Kehlkopf entlang und verschieben dann die Finger in die seitliche Halsgrube. So vermeiden Sie, dass Sie Ihren eigenen Puls am Daumen mit dem Puls des Betroffenen verwechseln. Sie überprüfen die Hals-

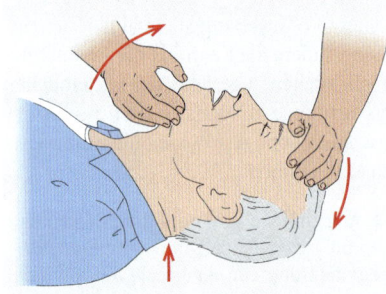

Abb. I/36.2 Überstrecken des Halses zur Schaffung freier Atemwege. [L190]

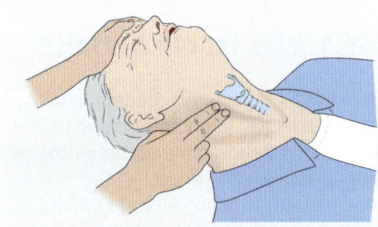

Abb. I/36.3 Pulskontrolle an der Halsschlagader (A. carotis communis). Die Überprüfung des Pulses ist Situationen vorbehalten, in denen der Betroffene entweder eine ausreichende Atemfunktion aufweist oder nicht bewusstlos ist. [L190]

schlagadern auf beiden Seiten nacheinander, um eine Minderversorgung des Gehirns durch gleichzeitige Kompression der zuführenden Gefäße zu vermeiden. 📖 1

> **❯ Vorsicht!**
> Niemals sollten beide Halsschlagadern **gleichzeitig** getastet werden. Die Zufuhr von Blut zum Gehirn wird dadurch evtl. eingeschränkt. Auch ein zu starkes Drücken auf die Halsschlagader ist gefährlich – es können bedrohliche Kreislaufreflexe ausgelöst werden, die im Extremfall zum Herzstillstand führen.

I/36.3 Vorgehen bei einem Notfall

ⓢ Fallbeispiel Stationär

Der 75-jährige Hans-Peter Klingel wohnt seit einigen Jahren im Seniorenzentrum. Herr Klingel leidet an Angina pectoris und nimmt entsprechende Medikamente dagegen ein. Er hält sich sehr genau an die Ratschläge seines Arztes und hat deshalb stets ein Nitrospray in der Tasche. Nur in einem Punkt kann er sich nicht überwinden: er liebt gutes Essen und findet die Küche im Seniorenzentrum ausgezeichnet. Bislang ist es ihm nicht gelungen, sein Übergewicht abzubauen. Schon häufiger hat er nach den Mahlzeiten Herzschmerzen gespürt. Nach dem Mittagessen will Herr Klingel vom Tisch aufstehen. Seine Tischnachbarn sehen, wie er sein Gesicht verzieht und sich an die Brust greift. Dann stürzt er zu Boden. Sofort entsteht im Speisesaal große Aufregung. Nur eine Köchin, die mit der Essensausgabe beschäftigt ist, behält einen kühlen Kopf. Sie ruft auf dem Wohnbereich an. Die diensthabende Altenpflegerin Hermine Brauer handelt überlegt. Sie nimmt den automatisierten externen Defibrillator, Beatmungsbeutel und Masken, die griffbereit im Dienstzimmer hängen und rennt mit einer Kollegin in den Speisesaal. Inzwischen ruft Altenpflegeschülerin Janine Guter bei der Rettungsleitstelle an.

Als die Altenpflegerinnen in den Speisesaal kommen, stehen viele Bewohner ratlos um den sehr blassen Herrn Klingel herum. Hermine Brauer bittet das Küchenpersonal, die Bewohner hinauszubegleiten. Ihre kurze Untersuchung ergibt, dass Herr Klingel bewusstlos ist und keine ausreichende Atmung aufweist. Die Altenpflegerinnen beginnen unverzüglich mit der Wiederbelebung.

Nach der **Prüfung der Vitalfunktionen** löst in der Pflegeeinrichtung jeder, der einen Pflegebedürftigen in bedrohlichem Zustand vorfindet, zunächst **Hausalarm** aus bzw. verständigt je nach Alarmplan weitere Helfer (z. B. Rettungsdienst oder Notarzt). In der ambulanten Pflege ist der Notarzt zu rufen.

Maßnahmen, wenn nicht reanimiert werden muss

Muss nicht wiederbelebt werden, schließen sich die folgenden Maßnahmen an:
- Dem Pflegebedürftigen gegenüber beruhigend und sicher auftreten
- Besonders im Falle eines akuten Verwirrtheitszustands den Pflegebedürftigen niemals allein lassen
- Arbeitskollegen und Arzt vom Dienst verständigen. Bei vitaler Bedrohung (z. B. Bewusstlosigkeit, Zyanose, massive Blutung) ggf. Notarzt über die Telefonnummer 112 verständigen, ggf. Pförtner benachrichtigen (Haustür öffnen lassen)
- Falls vorhanden: Infusionen vorbereiten (Vollelektrolytlösung)
- Bei Atemnot O_2-Gabe über Nasensonde bis 6 l/Min., über Maske bis 15 l/Min.
- Pflegebedürftigen bei Bewusstlosigkeit in stabiler Seitenlage positionieren (→ Abb. I/36.18)
- Vitalzeichen regelmäßig kontrollieren – mindestens alle drei Min., bis Hilfe kommt: RR, Puls, Bewusstseinslage, Atmung
- Kontrolle des Blutzuckers
- Medizinische und pflegerische Dokumente zur schnellen Information des eintreffenden Rettungsdienstes/Notarztes im Bewohnerzimmer bereitlegen (→ Kap. III/4)
- Maßnahmen auf Protokollblatt dokumentieren. 📖 2

> **❯ Lern-Tipp**
> Nehmen Sie sich ein wenig Zeit und üben Sie mit einem Familienangehörigen oder einem anderen Schüler die stabile Seitenlage (→ Abb. I/36.18). Lassen Sie sich beschreiben, wie es sich anfühlt, wenn Sie jemanden in diese Position bringen. Versuchen Sie, schnell und sicher zu arbeiten.

I/36.3.1 Reanimation nach den ERC-Leitlinien 2015

Das **European Resuscitation Council** (*ERC*), das europäische Gremium für die Erstellung von Notfallleitlinien, hat im Jahr 2015 aufgrund einer aktuellen internationalen Übereinkunft die Regeln für Erste-Hilfe-Maßnahmen verändert (→ Tab. I/36.1). Im Zentrum der Überlegungen stand vor allem die Vereinfachung des Vorgehens. Außerdem hat sich gezeigt, dass eine konsequente Durchführung der Thoraxkompression die

Maßnahmen	Ersthelfer	Arzt
Vitalzeichen prüfen	• Ansprechen • Vorsichtiges Schütteln an der Schulter • Atemtätigkeit überprüfen • Bei normaler Atmung Karotispuls tasten	• Fortlaufende, umfassende Kontrolle der Vitalparameter, meist apparativ assistiert
Atemwege freimachen	• Mechanische Reinigung von Mund und Rachen (nur bei sichtbaren Fremdkörpern) • Überstrecken des Kopfes und Anheben des Kinns, evtl. Esmarch-Handgriff (→ Abb. I/36.4) • Stabile Seitenlage (sofern Atmung vorhanden → Abb. I/36.18)	• Gezieltes Absaugen mit Gerät • Endotracheale Intubation
Thoraxkompression	• Thoraxkompressionen; „Arbeitsfrequenz": 100–120/Min.	
Atemspende	• Mund-zu-Mund- (bevorzugt) oder Mund-zu-Nase-Beatmung	• Beutelbeatmung mit Maske • Beutelbeatmung über supraglottische Atemwegshilfe (Larynxtubus oder -Maske) • Beutelbeatmung über Endotrachealtubus • Maschinelle Beatmung
Defibrillation	• Falls ein automatischer externer Defibrillator/AED (→ Kap. I/36.3.5) vorhanden ist, erfolgt Elektrotherapie auch durch Ersthelfer	• Defibrillation • Schrittmachertherapie
Drugs (Medikamente)		• Adrenalin • Amiodaron

Tab. I/36.1 Das Vorgehen bei der kardiopulmonalen Wiederbelebung/CPR (nach der ERC Leitlinie 2015).

Überlebenschancen von Menschen, die von einem Herz-Kreislauf-Stillstand betroffen sind, erheblich verbessert (→ Abb. I/36.5). Deshalb kommt jetzt den Thoraxkompressionen die höchste Priorität unter allen Wiederbelebungsmaßnahmen zu.

Das **Wiederbelebungsschema für Ersthelfer** enthält folgende Schritte (→ Abb. I/36.5):

- Kontrolle der Vitalzeichen (Bewusstsein, Atmung, Kreislauf)
- **A: A**temwege freimachen (→ Kap. I/36.3.2)
- → **T:** Thoraxkompressionen (→ Kap. I/36.3.3)
- **A: A**temspende (→ Kap. I/36.3.4).

Die **erweiterten Reanimationsmaßnahmen** werden in erster Linie von Ärzten und Rettungsdienstpersonal durchgeführt, wobei die **Elektrotherapie** (*Defibrillation*) auch von Ersthelfern ohne spezielle Ausbildung durchzuführen ist, sofern ein **automatischer externer Defibrillator** (*AED*) zur Verfügung steht und ohne Zeitverlust herbeigeholt werden kann:

- **D: D**efibrillation (→ Kap. I/36.3.5)
- **D: D**rugs = Medikamente (→ Kap. I/36.3.6).

Die Maßnahmen nach den ERC-Leitlinien 2015 sind bei jeder Reanimation zu ergreifen, also auch, wenn sich der Notfall auf der Straße oder außerhalb von Pflegeeinrichtungen ereignet hat. Pflegende sind in diesem Zusammenhang besonders gefordert, denn aufgrund ihrer Ausbildung und den dabei erworbenen Kenntnissen über die Körperfunktionen des Menschen gilt für sie die gesetzlich verankerte Pflicht zur Hilfeleistung noch umfassender als für andere Personen. 📖 1

I/36.3.2 A = Atemwege freimachen

Nur wenn die Atemwege des Betroffenen frei sind, kann die Luft aus dem Mund-Rachen-Raum in die Lunge gelangen. Verlegte Atemwege müssen als erstes freigemacht werden:

- Der Helfer entfernt alle sichtbaren Fremdkörper, z. B. Erbrochenes, aus dem Mund durch Ausräumung mit dem Finger, bei Verfügbarkeit auch mit Magillzange und Tupfer oder durch Absaugen. Fest sitzende Zahnprothesen werden belassen, lockere herausgenommen
- Beim Bewusstlosen sackt die Zunge oft nach hinten und verlegt die Atemwege. Überstrecken des Kopfes nackenwärts und zusätzliches Anheben des Unterkiefers beseitigen das Hindernis (→ Abb. I/36.2). Die Überstreckung des

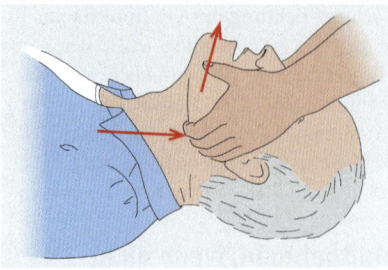

Abb. I/36.4 Esmarch-Handgriff: Beide Hände fassen das Kinn des Verletzten und schieben den Unterkiefer so nach vorn, dass die untere Zahnreihe vor die obere kommt. Gleichzeitig muss der Hals des Betroffenen überstreckt sein. [L190]

Kopfes sollte am besten schon bei der Prüfung der Atmung, jedoch erst nachdem eventuell vorhandene Fremdkörper entfernt wurden, durchgeführt werden

- Reichen diese Maßnahmen nicht aus, um eine Spontanatmung in Gang zu setzen, so kann der **Esmarch-Handgriff** angewendet werden, bei dem der Unterkiefer durch einen speziellen Griff weit nach vorne geschoben wird (→ Abb. I/36.4).

> **Vorsicht!**
> Auch einen bewusstlosen Menschen mit Verdacht auf eine Halswirbelsäulenverletzung bringen Ersthelfer in die stabile Seitenlage (→ Abb. I/36.18). Um eine zusätzliche Schädigung des Rückenmarks zu vermeiden, wird der Kopf durch einen Helfer achsengerecht stabilisiert.

I/36.3.3 T = Thoraxkompression

Sobald feststeht, dass der Betroffene bewusstlos ist und nicht ausreichend atmet, beginnen die Ersthelfer mit der **Thoraxkompression** (früher auch *Herzdruckmassage* genannt). Ein Notruf, hausintern oder mit der Telefonnummer 112, ist absolut notwendig und sollte so früh wie möglich nach Erkennen des Herz-Kreislauf-Stillstands erfolgen.

Da die Thoraxkompression wenn immer möglich in Kombination mit der Atemspende abläuft, spricht man auch von **kardiopulmonaler Reanimation** (*Herz-Lungen-Wiederbelebung*).

> ❯ Voraussetzung für erfolgreiche Thoraxkompressionen ist eine **harte Unterlage** (z. B. Reanimationsbrett, Fußboden, Bettbrett), da auf einer weichen Unterlage (z. B. Matratze) die Druckbewegungen auf den Brustkorb „verpuffen" – der Pflegebedürftige wird lediglich tiefer in die weiche Unterlage hineingedrückt.

Die Pflegenden entkleiden den Brustkorb des Betroffenen, um die richtige Lokalisation für die Thoraxkompression zu finden (→ Abb. I/36.6). Der Druckpunkt befindet sich in der Mitte des **Brustbeins** (*Sternum*).

> ❯ Eine erfolgreiche Thoraxkompression bei einem Erwachsenen erfolgt mit einer „Arbeitsfrequenz" von etwa 100–120 Kompressionen/Min.

Der Helfer drückt dabei das Brustbein mindestens 5 cm und höchstens 6 cm tief ein, was einige Kraft erfordert. Ebenso wesentlich ist es, dass er den Brustkorb danach vollkommen entlastet – allerdings ohne den Kontakt zum Körper zu verlieren –, damit das Herz sich wieder mit Blut füllen kann (→ Abb. I/36.9).

Thoraxkompressionen und Atemspende erfolgen im rhythmischen Wechsel mit einem empfohlenen Verhältnis von Thoraxkompression zu Atemspende von 30 : 2, also auf 30 Kompressionen des Brustkorbs folgen zwei Atemspenden. Die Helfer beginnen grundsätzlich mit der Thoraxkompression.

Ein-Helfer-Methode

Steht nur ein Helfer zur Verfügung, beginnt er die Reanimation mit 30 Brustkorbkompressionen und führt anschließend zwei Atemspenden durch (Verhältnis 30 : 2). Diesen Rhythmus behält der Helfer bei.

Da die **Ein-Helfer-Methode** sehr anstrengend ist, sollte dieser Helfer möglichst schnell eine zweite Person zur Unterstützung holen (z. B. durch Rufe). Gemeinsam gehen sie ohne Zeitverzug zur Zwei-Helfer-Methode über.

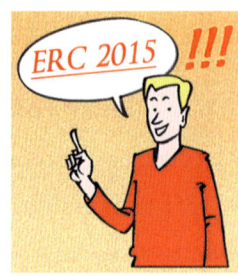
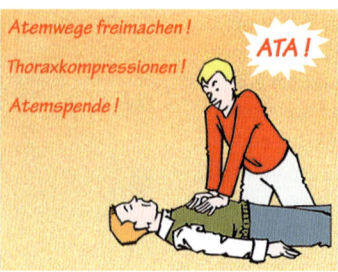

Abb. I/36.5 Die ERC-Leitlinien für die Wiederbelebung (*kardiopulmonale Reanimation*) haben das lange Zeit gültige ABC-Schema abgelöst. Vor den hier gezeigten Maßnahmen überprüfen Pflegende die Vitalzeichen (Bewusstsein, Atmung und Kreislauf) des Betroffenen. [M294, M297]

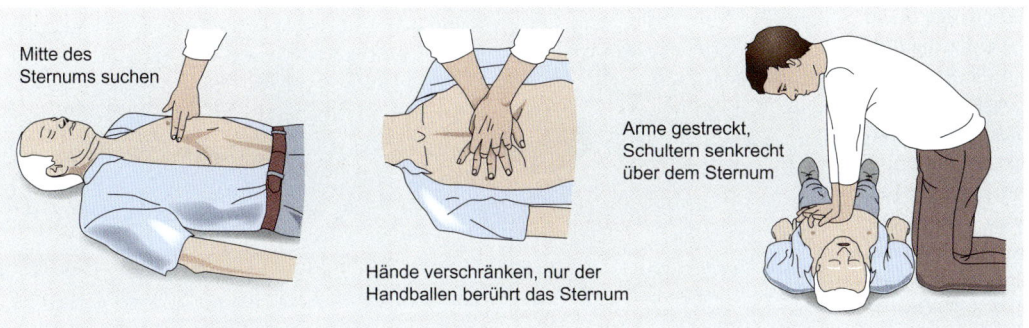

Abb. I/36.6 Thoraxkompressionen. Der Druckpunkt befindet sich in der Mitte des Sternums. Ersthelfer legen den Handballen der einen Hand auf diesen Bereich. Die Finger dieser Hand sind nach oben gestreckt. Der andere Handballen legt sich auf den Handrücken der ersten Hand. [L157]

Zwei-Helfer-Methode

Bei der **Zwei-Helfer-Methode** beatmet der eine Helfer, und der andere führt die Thoraxkompressionen durch. Die beiden Helfer stimmen sich dabei so ab, dass auf jeweils 30 Thoraxkompressionen zwei Atemspenden folgen (Verhältnis 30:2). Da die Thoraxkompressionen über längere Zeit sehr anstrengend sind, sollten sich die beiden Helfer im Abstand von zwei Min. abwechseln, also nach fünf Zyklen Thoraxkompressionen und Beatmung. Sie achten darauf, dass während des Positionswechsels die Unterbrechung der Thoraxkompressionen so gering wie möglich ist. Bereits eine Pause von 10 Sekunden kann den Betroffenen massiv schädigen.

Zur Effektivitätskontrolle kann der „Beatmer" während der Thoraxkompressionen die erzeugte Pulswelle an der A. carotis fühlen. Außerdem kann der „Drücker" die Effektivität der Beatmung rückmelden („Thorax hebt sich").

> ❯ Die **geglückte Wiederbelebung** erkennt der Helfer daran, dass der Puls am Hals tastbar wird und die Atmung einsetzt. Die Hautfarbe des Reanimierten sollte sich normalisieren und die Pupillen eng werden.

Abbruch der Reanimation

Der **Abbruch der Reanimation** kann grundsätzlich nur von einem Arzt angeordnet werden. Abbruch-Kriterien können sein:

- Länger als 30 Min. nach Beginn einer ordnungsgemäß durchgeführten Reanimation bestehender zerebraler Kreislaufstillstand (weite, lichtstarre Pupillen, Bewusstlosigkeit, fehlende Spontanatmung). Ausnahme ist die Reanimation bei Unterkühlung oder Intoxikation, da hier die Überlebenszeit des Körpers länger ist
- Länger als 20 Min. bestehende Zeichen des Herztodes im EKG (*Asystolie*) bei

nicht theoretisch behebbaren Ursachen, z. B. einer Lungenembolie.

Abwägung der Reanimations-Folgen

Eine erfolgreiche **Reanimation** ermöglicht dem Menschen ein Weiterleben. Die Lebensqualität kann auch nach einer Reanimation unverändert fortbestehen.

> ❯ Eine Reanimation ist nicht sinnvoll, wenn sicher absehbar ist, dass der reanimierte Mensch trotz Wiederbelebung in Kürze stirbt. Der behandelnde Arzt ist für die Entscheidung zur Reanimation verantwortlich. Bei Menschen mit lebensbedrohlichen Krankheiten bindet der Arzt wenn möglich die Angehörigen, die Pflegenden und, sofern dies gewünscht wird, auch die Seelsorger sowie den eventuell vorher geäußerten Wunsch des Patienten in die Entscheidung ein.

> ❯ **Vorsicht!**
> Soll ein Bewohner in der Pflegeeinrichtung nicht reanimiert werden, muss der Hausarzt das mit Handzeichen ins Dokumentationssystem eintragen. Anderenfalls sind die Pflegenden zur Reanimation verpflichtet. Diese Information ist möglichst prominent in der Kurve zu platzieren, sodass alle Beteiligten diese Entscheidung kennen.
> Damit ist auch in einer Notfallsituation gewährleistet, dass Pflegende und der Hausarzt eine nicht gewünschte Reanimation unterlassen.

I/36.3.4 A = Atemspende

Setzt nach Freimachen der Atemwege keine Spontanatmung ein, wird unverzüglich mit der künstlichen Beatmung durch die **Atemspende** begonnen.

Behelfsweise erfolgt die Atemspende zunächst durch **Mund-zu-Mund-Beatmung** oder, falls der Mund verletzt ist, nicht geöffnet werden oder keine Abdichtung erreicht werden kann, durch **Mund-zu-Nase-Beat-**

mung. Wegen der Gefahr von Infektionen und der besseren Wirksamkeit sollte die Beatmung aber möglichst mittels Maske und Beatmungsbeutel (z. B. Ambu®-Beutel) durchgeführt werden.

Diese Ersthelfermaßnahme erfolgt in einem Rhythmus, bei dem auf 30 Thoraxkompressionen zwei Atemspenden folgen, wobei der Helfer **eine Sekunde** lang Luft in die Atemwege des Betroffenen bläst (→ Abb. I/36.7).

Die instrumentelle Atemwegssicherung (Intubation oder supraglottische Atemwegshilfe) erfolgt durch den Arzt. Diese beugt zusätzlich der Aspiration (→ Kap. I/20.4) vor. Die Beatmung kann mit einer Frequenz erfolgen, die weitgehend unabhängig von den Thoraxkompressionen ist.

Mund-zu-Mund- und Mund-zu-Nase-Beatmung

Mund-zu-Mund-Technik

Bei der **Mund-zu-Mund-Beatmung** ist das Überstrecken des Halses entscheidend. Diesmal muss jedoch die Nase verschlossen werden (→ Abb. I/36.7).

Dies geschieht mit Daumen und Zeigefinger der auf der Stirn liegenden Hand. Der

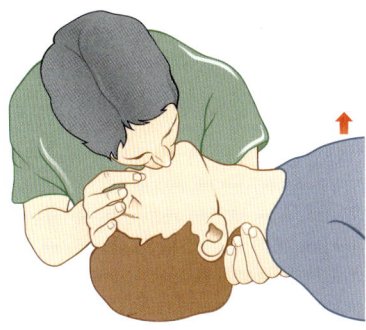

Abb. I/36.7 Mund-zu-Mund-Beatmung. Das leichte Anheben des Brustkorbs ist ein sicheres Zeichen dafür, dass die eingeblasene Luft die Lunge erreicht. [L126]

Helfer setzt seinen Mund fest um den Mund des Betroffenen herum auf. Gleichzeitig zieht er das Kinn nach oben, um die Atemwege freizuhalten. Durch den leicht geöffneten Mund bläst er die Luft ein. Bei richtiger Beatmungstechnik hebt und senkt sich der Brustkorb des Betroffenen. Ist dies nicht der Fall, sind eventuell die Atemwege verlegt. Der Helfer kontrolliert dann sorgfältig Mund und Rachen, um sichtbare Fremdkörper entfernen zu können (→ Kap. I/36.3.2). Oberste Priorität hat in diesem Fall die unverzügliche Fortsetzung der Thoraxkompressionen.

Mund-zu-Nase-Technik

- Als Erstes überstreckt der Helfer den Kopf des Pflegebedürftigen
- Der Helfer verschließt den Mund durch Druck des Daumens auf die Unterlippe in Richtung Oberlippe. Ist der Mund nicht richtig verschlossen, kann die in die Nase eingeblasene Luft entweichen, bevor sie in die Lunge gelangt
- Ist der Mund verschlossen, bläst der Helfer seine Ausatemluft eine Sekunde lang vorsichtig in die Nase des Pflegebedürftigen ein
- Danach erfolgt die Beatmung mit jeweils zwei Atemzügen nach 30 Thoraxkompressionen.

Vorgehen bei der Beatmung

Zuerst Atmung überprüfen (→ Kap. I/36.2.2). Wenn keine Spontanatmung vorhanden ist, erfolgen zunächst 30 Thoraxkompressionen (→ Kap. I/36.3.3), danach zwei Atemspenden. Diesen Rhythmus behalten die Helfer bei, unabhängig davon, ob die Atemspenden zielführend sind (→ Abb. I/36.11). Gegebenenfalls korrigieren sie die Kopflage und inspizieren noch einmal den Mundraum auf sichtbare Fremdkörper. Der Atem ist innerhalb einer Sekunde einzublasen.

Beutel-Masken-Beatmung

- Individuelle Auswahl der Maskengröße: Maske muss Nase und Mund dicht umschließen
- Esmarch-Handgriff (→ Abb. I/36.4) mit Vorziehen des Unterkiefers
- Fixation des Kiefers mit 3. bis 5. Finger der linken Hand bei Rechtshändern, Aufsetzen der Maske, „C-Griff" mit Zeigefinger und Daumen (→ Abb. I/36.8)
- Beatmungsbeutel rhythmisch zusammenpressen und danach entfalten lassen.

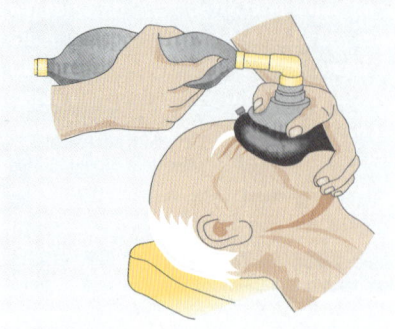

Abb. I/36.8 Beutel-Masken-Beatmung mit C-Griff. [L157]

Risiken der Beutel-Masken-Beatmung

Ein Teil der insufflierten (*eingeblasenen*) Luft gerät zwangsläufig über die Speiseröhre in den Magen und bläht diesen auf. Dies geschieht insbesondere bei ungeübten Helfern, die den Beutel zu schnell und mit zu hohem Druck zusammenpressen. Durch die ballonartige Magenfüllung wird
- Das Zwerchfell nach oben gedrückt, was die Lungenausdehnung und damit die Atemfunktion behindert
- Der Mageninhalt in die Speiseröhre gepresst, was eine Aspiration begünstigt.
Moderne Beatmungsbeutel verfügen deshalb über Druckventile, die zu hohe Beatmungsdrücke verhindern.

Beenden der Beatmung

Die Beatmung ist so lange fortzuführen, bis sie entweder erfolgreich ist, d. h. der Pflegebedürftige selber atmet, fachliche Hilfe eintrifft oder ein Arzt die Reanimation abbrechen lässt (→ Kap. I/36.3.3).

I/36.3.5 D = Defibrillation

So bald wie möglich wird ein **EKG** (→ Kap. I/27.2.6) aufgezeichnet, da es in vielen Fällen Auskunft über Form und Ursache des Kreislaufstillstands gibt (Asystolie? Kammerflimmern?) und auch eine Kontrolle der Therapiebemühungen ermöglicht.

Bei einem Kammerflimmern (→ Kap. I/31.5.12) muss unverzüglich eine **Defibrillation** erfolgen. Dabei soll ein elektrischer Stromstoß die Herzmuskelerregungen koordinieren (→ Abb. I/36.12).

Bei einem Notfall wird für die EKG-Ableitung ein kombiniertes Gerät eingesetzt, das die elektrischen Entladungen des Herzmuskels auf einem Bildschirm zeigt und zwei Metallkontakte (*pads* → Abb. I/36.12) bzw. zwei Defibrillations-Klebeelektroden

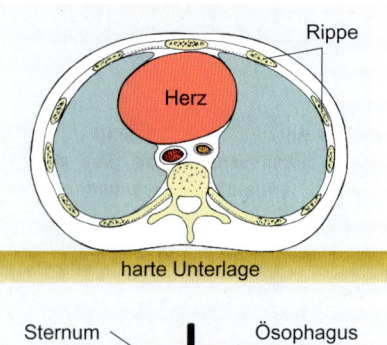

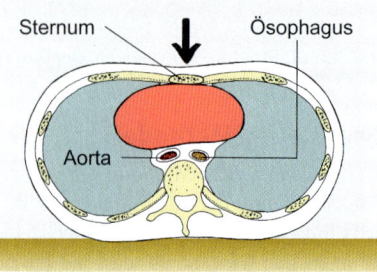

Abb. I/36.9 Wirkung der Thoraxkompressionen. Schnitt durch den Brustkorb. [L190]

besitzt, mit deren Hilfe der Stromstoß zur Defibrillation verabreicht werden kann.

Automatische externe Defibrillation

In Deutschland (und vielen anderen Ländern) wurden an Orten mit hohem Passantenaufkommen und mittlerweile auch in zahlreichen Pflegeeinrichtungen **automatische externe Defibrillatoren** (*AED*) installiert (→ Abb. I/36.10). Diese Geräte sind so ausgelegt, dass sie sich durch ungeschulte Ersthelfer leicht bedienen lassen.

In der Öffentlichkeit sind AED oftmals in einer Halterung gesichert, die nur nach einem Notruf z. B. bei der zuständigen Rettungsleitstelle zu öffnen ist.

Die Geräte verfügen über zwei Klebeelektroden, die auf der Brust des Betroffenen zu befestigen sind. Über diese Elektroden leiten sie die Herzaktionen ab. Sofern eine entsprechende Störung vorliegt, geben AED die Möglichkeit frei, einen Stromstoß auszulösen. Pflegende beachten, dass alle Helfer während der Defibrillation den Körperkontakt zum Betroffenen lösen und dafür sorgen müssen, auch nicht über stromleitende Materialien mit ihm in Verbindung zu stehen – andernfalls tragen sie das Risiko, durch den Elektroschock verletzt zu werden. 📖 3

In der überwiegenden Zahl der Notfälle gelangt ein Defibrillator jedoch mit dem Rettungsteam zum Betroffenen.

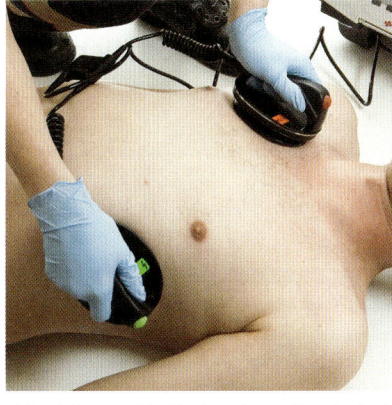

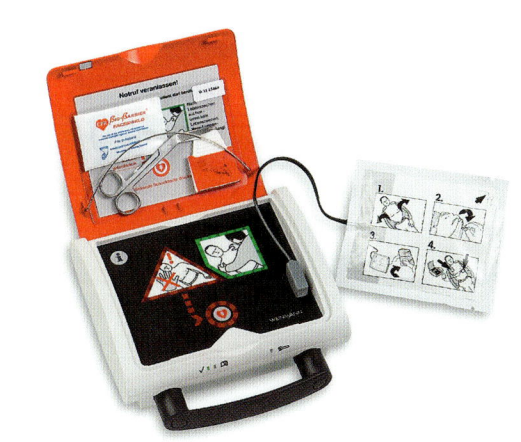

Abb. I/36.10 Der automatische externe Defibrillator ist auch für ungeschulte Ersthelfer leicht zu bedienen. Piktogramme erklären, wie die Klebeelektroden am Oberkörper des Betroffenen zu befestigen sind und führen durch den gesamten Vorgang. [V083]

Abb. I/36.12 Defibrillation eines Pflegebedürftigen mit Kammerflimmern. Zur Stromüberleitung werden großflächige Elektroden verwendet. Diese legt man unterhalb des rechten Schlüsselbeines und unterhalb der linken Brustwarze auf. Während der Defibrillation vermeiden die an der Wiederbelebung beteiligten Personen jede Berührung mit dem Pflegebedürftigen oder dem Bett. [J747]

I/36.3.6 D = (drugs) Notfallmedikamente

Um rasch **Notfallmedikamente** (engl. drugs = *Arzneimittel*) geben zu können, legt der Arzt einen venösen Zugang (z. B. Braunüle®). Die meisten Notfallmedikamente, z. B. Adrenalin, Amiodaron, Atropin, können auch in einen Knochen – oder genauer gesagt ins Knochenmark (*intraossär*) – verabreicht werden. Dafür sind spezielle Kanülen notwendig. Die Applikation über den Beatmungstubus ist seit den ERC-Leitlinien 2010 nicht mehr empfohlen.

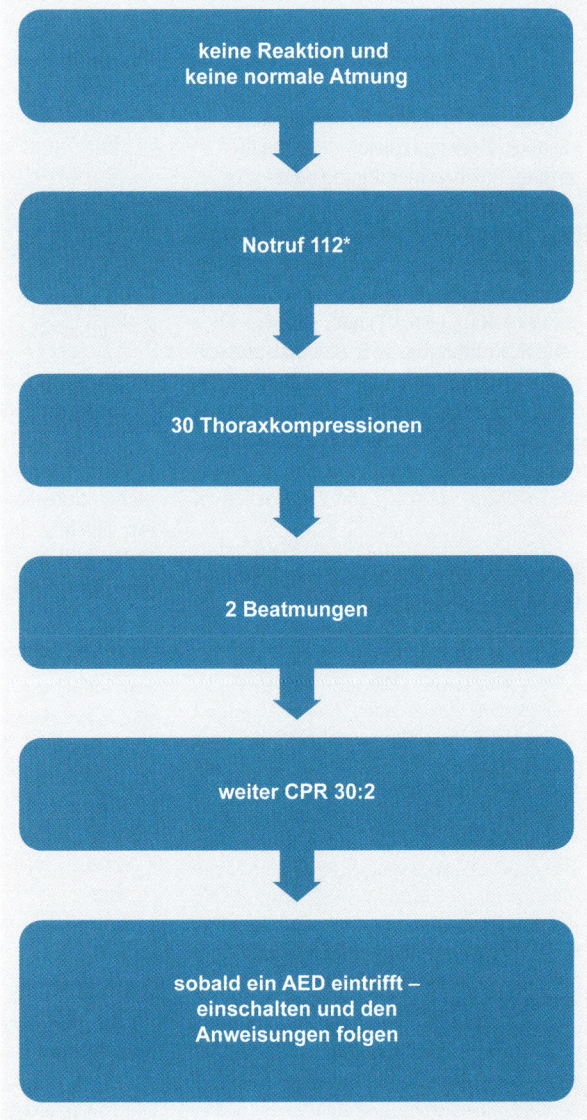

Die wichtigsten Notfallmedikamente

- **Adrenalin:** Stimuliert das sympathische Nervensystem und fördert dadurch die Schlagkraft, die Schlagfrequenz, die Reizleitung und die Erregbarkeit des Herzens. Alle diese Effekte sind erwünscht, um das Herz maximal anzuregen
- **Atropin:** Bei einem langsamen Herzschlag (*Bradykardie*) kann Atropin gegeben werden, das den dämpfenden Einfluss des Parasympathikus (→ Kap. I/31.11.9) vermindert. Es steigert dadurch die Erregungsüberleitung vom Herzvorhof zur Herzkammer. Außerdem erhöht es die Frequenz im Sinusknoten, macht das Herz aber auch für Herzrhythmusstörungen empfindlicher
- **Amiodaron** (Cordarex®): Ergibt das EKG die Diagnose eines Kammerflimmerns oder Kammerflatterns, wird das Medikament Amiodaron eingesetzt. Es dämpft die Erregungsleitung und die Bildung von Extrasystolen in der Herzkammer. 📖📖 4

keine Reaktion und keine normale Atmung

↓

Notruf 112*

↓

30 Thoraxkompressionen

↓

2 Beatmungen

↓

weiter CPR 30:2

↓

sobald ein AED eintrifft – einschalten und den Anweisungen folgen

Abb. I/36.11 Schema für die kardiopulmonale Reanimation nach der ERC-Leitlinie 2015. [F781–003]

I/36.4 Erstmaßnahmen bei verschiedenen Notfällen

Erstmaßnahmen bei Blutungen → Kap. I/29.7
Erstmaßnahmen bei Nadelstichverletzungen → Kap. I/32.4.2
Verlegung von Menschen im Notfall → Kap. III/4

Ⓢ Fallbeispiel Stationär

Nach dem Frühdienst macht sich Altenpflegeschülerin Janine Guter auf den Heimweg. Sie geht durch den Park in der Nähe des Seniorenzentrums. Dort fällt ihr ein Mann auf, der in seltsamer Haltung auf einer Bank abseits des Weges sitzt. Als sie näher kommt, hört sie seinen röchelnden Atem. Sie sieht, dass der Boden und seine Kleidung von Erbrochenem verschmutzt sind. Neben dem Mann liegt eine leere Schnapsflasche. Er reagiert nicht, als Janine Guter ihn laut anspricht. Erst, nachdem sie ihn vorsichtig an der Schulter berührt, zeigt der Mann ungerichtete Abwehrbewegungen und versucht, seine Augen zu öffnen. Janine Guter ruft die Rettungsleitstelle mit ihrem Handy und erklärt, wo sie sich befindet und welche Beobachtungen sie gemacht hat. Dann wartet sie, bis der Rettungswagen eintrifft. In dieser Zeit rüttelt sie den Betrunkenen immer wieder und beobachtet seine Reaktionen.

I/36.4.1 Vergiftungen und Rauschzustände

Gift kann über die Verdauungswege, die Atemwege, die Blutbahn oder die Haut aufgenommen werden (*Intoxikation* → Abb. I/36.13). Auf allen Wegen ist eine Schädigung des gesamten Organismus möglich. Das Gift kann entweder in Selbsttötungsabsicht, versehentlich oder bei einem Arbeitsunfall aufgenommen werden. Häufig sind Vergiftungen auch durch Überdosierung von Rausch- und Genussmitteln (z. B. Alkohol, illegale Drogen → Kap. I/33.11) bedingt.

Vergiftungserscheinungen

Folgende Symptome weisen auf eine **akute Vergiftung** hin:
- Zentralnervöse Störungen wie Erregung, Bewusstseinstrübung bis hin zum Koma (*tiefe Bewusstlosigkeit*), Krämpfe, Lähmungen, Kopfschmerzen, Schwindel
- Psychische Störungen wie Aggressivität, Wahnzustände, Phantasieren, Depressionen

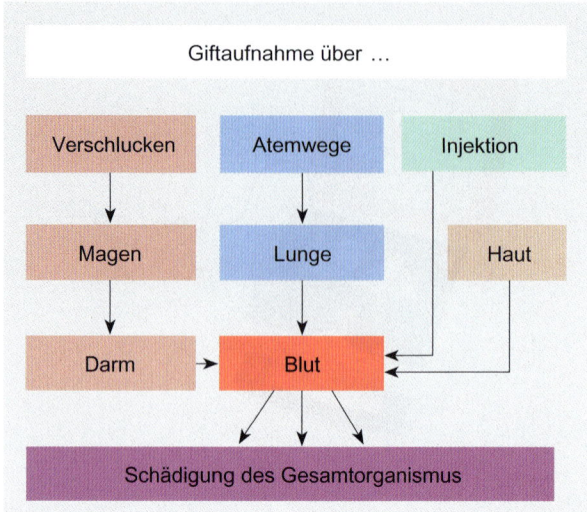

Abb. I/36.13 Möglichkeiten der Giftaufnahme. [A400]

- Magen-Darm-Störungen wie Übelkeit, Erbrechen, Durchfall oder Bauchkrämpfe
- Atem- und Kreislaufstörungen wie Schock, Kreislaufstillstand, Atemlähmung, Pulsbeschleunigung oder -verlangsamung

Hinzu treten lokale Schäden durch die toxische (*giftige*) Substanz, z. B. eine Speiseröhrenverätzung nach oraler Aufnahme von Säuren (→ Kap. I/36.4.2) oder Laugen.

Die Kombination von Bewusstseinsstörungen und Erbrechen kann für den Vergifteten gefährlich werden: Durch die Bewusstlosigkeit und die gleichzeitig verminderten Schutzreflexe kann es zur **Aspiration** (→ Kap. I/20.4) von Erbrochenem kommen.

❱❱ Zum **Anruf in der Vergiftungszentrale**

folgende Informationen bereithalten:
- Wer ist betroffen?
- Alter des Vergifteten
- Was wurde wahrscheinlich eingenommen? Evtl. gezielt nach Hinweisen suchen, z. B. Tablettenschachteln im Papierkorb
- Wie viel wurde maximal/minimal eingenommen? Möglichst detaillierte Informationen geben, z. B. Stärke des Medikaments – Packungsaufschrift beachten
- Wann ist die Einnahme wahrscheinlich erfolgt?
- Was ist bisher beobachtet worden?
- Was ist bisher unternommen worden?
- Welche Vorerkrankungen bestehen, z. B. Epilepsie oder Herzrhythmusstörungen?

Telefonnummern und **Internetadressen** der Giftinformationszentralen im deutschsprachigen Raum:

Berlin 030/1 92 40; www.giftnotruf.de
Bonn 02 28/1 92 40; www.gizbonn.de

Erfurt 03 61/73 07 30; www.ggiz-erfurt.de
Freiburg 07 61/1 92 40; www.giftberatung.de
Göttingen 05 51/1 92 40; www.giz-nord.de
Homburg/Saar 06 841/1 92 40; www.uniklinikum-saarland.de/giftzentrale
Mainz 06 131/1 92 40; www.giftinfo.uni-mainz.de
München 089/1 92 40; www.toxinfo.org
Schweiz
Zürich 145; aus dem Ausland 00 41/44/251 51 51; www.toxi.ch
Österreich
Wien 00 43/1/4 06 43 43; www.giftinfo.org

Durch die toxische Wirkung der eingenommenen Substanzen drohen neben der **akuten** Störung der Vitalfunktionen oft auch **Spätschäden,** z. B. der Leber, des Gehirns oder der Nieren.

Schweregrad einer Vergiftung

Vor allem die Abschätzung der Bewusstseinslage erlaubt eine Beurteilung des aktuellen Stadiums einer Vergiftung. Man unterscheidet:
- **Somnolenz.** Schläfrig, erweckbar durch laute Ansprache
- **Sopor.** Erweckbar nur durch Schmerzreize
- **Bewusstlosigkeit.** Nicht erweckbar.

Behandlung bei Vergiftungen

Bei Vergiftungen hat sich die **Elementartherapie** bewährt, die fünf Schritte umfasst (siehe Vorsichtkasten). Die Erste Hilfe besteht in der Sicherung der Vitalfunktionen und der Anforderung des Notarzts über die Rettungsleitstelle (Tel.: 112). Durch einen Anruf bei einer Vergiftungszentrale kann man sich weitere Anweisungen zur Erstversorgung geben lassen.

Alkoholvergiftung

Alkoholkrankheit, Alkoholdelir → Kap. I/33.11

Der alkoholvergiftete Pflegebedürftige ist an folgenden Zeichen zu erkennen:
- Bei mäßiger Vergiftung erhöhtes Selbstbewusstsein, das dann (bei weiterer Alkoholzufuhr) in eine hypnoseähnliche

Bewusstseinstrübung bis in ein narkotisches Stadium übergehen kann
- Störung der motorischen Koordination, abnehmende Konzentrationsfähigkeit, verlangsamte Reaktionen, Gedächtnisverlust für die zurückliegenden Stunden
- Geruch nach Alkohol (*Alkoholfötor*)
- Erhöhte Wärmeabgabe durch erweiterte periphere Gefäße (gerötetes Gesicht), häufig mit nachfolgender Unterkühlung
- Erbrechen, erhöhter Harnfluss (*Polyurie*).

Behandlung

Die ärztliche Behandlung von alkoholvergifteten Pflegebedürftigen läuft nur auf den ersten Blick immer nach dem gleichen Schema ab:
- Stabilisierung der Vitalfunktionen
- Bei drohender Atemlähmung Intubation und Beatmung
- Bei Volumenmangel Infusionstherapie mit Vollelektrolytlösung (z. B. Ringer-Laktat®)
- Bei Übererregung oder aggressivem Verhalten Haloperidol i. v. (z. B. in Haldol®).

Abgesehen von der sehr unterschiedlichen Alkoholtoleranz der Betroffenen (das klinische Stadium kann also über den tatsächlichen Vergiftungsgrad des Organismus täuschen) bestehen bei Alkoholkranken sehr oft gleichzeitig weitere Ursachen für ein Koma – insbesondere kommen Hypoglykämien (*Unterzuckerungen* → Kap. I/31.3.11), Mischintoxikationen (z. B. mit Tabletten oder Rauschgift), Hirnblutungen oder Hirnentzündungen (*Meningitiden* → Kap. I/31.11.14) vor. Entsprechend sind die oben stehenden Maßnahmen zu ändern.

Besteht nicht nur eine akute Alkoholvergiftung, sondern zugleich eine Alkoholabhängigkeit, können sich innerhalb von Stunden die Symptome eines **Alkoholentzugsdelirs** zeigen.

Benzodiazepinvergiftung

Benzodiazepine wie Valium®, Tavor® und Adumbran® gehören zu den meistverordneten Medikamenten in der Allgemeinmedizin und der Psychiatrie. Sie werden nicht selten in Suizidabsicht überdosiert eingenommen, in diesem Fall häufig mit Alkohol oder anderen Medikamenten wie trizyklischen Antidepressiva (*Mischintoxikation*).

Der Betroffene erscheint benommen, seine Muskeln sind schlaff und entspannt; er läuft – soweit noch möglich – ataktisch, also unkoordiniert. Bei starker Überdosierung treten Bewusstlosigkeit, Atemdepression und Blutdruckabfall hinzu.

Als **Antidot** (*Gegengift*) steht der Benzodiazepinantagonist Flumazenil (Anexate®) zur Verfügung, der i. v. gegeben wird. Die Antidotgabe sollte jedoch zurückhaltend erfolgen, vor allem bei Mischintoxikationen, da dabei schwerwiegende unerwünschte Wirkungen auftreten können. Die weiteren Maßnahmen richten sich nach dem Zustand des Pflegebedürftigen.

I/36.4.2 Verätzungen

Beim Trinken einer **ätzenden Substanz** kommt es zu heftigen Schmerzen und Speichelfluss. Die Schleimhäute sind durch Beläge, Verquellungen oder Blutungen verändert.

Als Erstmaßnahme wird dem Verunglückten etwa 200 ml Flüssigkeit, z. B. Leitungswasser oder Tee, in kleinen Schlucken zu trinken gegeben – nicht mehr, sonst besteht die Gefahr des Erbrechens.

Bei **Verätzungen** der Haut, z. B. durch Chemikalien, werden alle benetzten Kleider entfernt. Daraufhin ist der betroffene Bereich unter fließendem Wasser ausgiebig zu spülen. Ist kein Wasser vorhanden, wird der Schadstoff abgetupft. Pflegende achten auf ausreichenden Eigenschutz, indem sie vor der Versorgung Handschuhe und ggf. flüssigkeitsdichte Kittel anlegen.

Augenspülung

Bei einer akuten Gefährdung des Auges, z. B. durch Verätzung mit Kalk, Säuren, Laugen, Haushaltsreinigern oder nach dem Eindringen fester Fremdkörper (z. B. Kalkpartikel, Metallspäne) ist das Auge sofort mit Wasser zu spülen (→ Abb. I/36.14). Lose sitzende Partikel werden behutsam mit einem Tuch zur Nasenwurzel hin aus dem Auge gewischt. Nach der Erstversorgung erfolgt der Transport des Betroffenen zur weiteren Behandlung in die nächste Augenklinik oder in ein Allgemeinkrankenhaus.

I
36

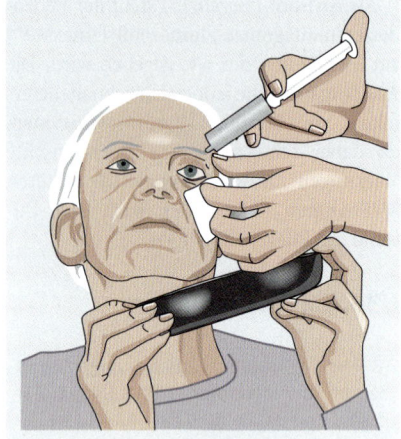

Abb. I/36.14 Augenspülung. [L157]

❯ Die möglichst **rasche Entfernung** der schädigenden Substanz ist entscheidend für eine günstige Prognose.

Materialien

- Spülflüssigkeit: Wasser oder nach Anordnung des Arztes
- 20-ml-Spritze oder Spülflasche (im Notfall sauberes Gefäß mit schmaler Ausflussöffnung, z. B. Mineralwasserflasche)
- Watteträger, Tupfer und Lidhalter (im Notfall Servietten, saubere Tücher)
- Auffangschale oder Tücher
- Tücher zum Abdecken
- Gummihandschuhe.

Durchführung

- Pflegebedürftigen informieren und zur Mitarbeit motivieren. Bett vor Nässe schützen
- Im Liegen oder Sitzen Kopf zur betroffenen Seite neigen lassen, damit die Spülflüssigkeit nicht über die Nase ins andere Auge läuft
- Augenlider mit Daumen und Zeigefinger spreizen, besser noch die Lider mit ei-

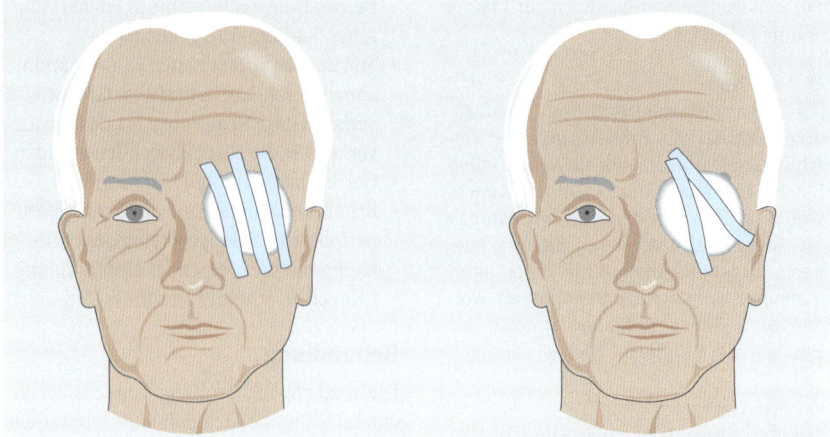

Abb. I/36.16 Anlegen eines Augenverbands: Die Pflaster werden entweder parallel zum Nasenflügel der betroffenen Seite geklebt (links) oder v-förmig angebracht, wobei die Spitze des „v" auf der Stirn klebt. [L157]

nem Lidhalter offen halten oder mit einem Watteträger ektropionieren (*nach außen stülpen* ➔ Abb. I/36.15)
- Versuchen, festsitzende Partikel vorsichtig mit einem sterilen Watteträger zu entfernen
- Spülflüssigkeit, insgesamt etwa 500 ml pro Spülung, aus ca. 10 cm Entfernung aus dem Beutel oder der Spülflasche über das Auge und den Bindehautsack laufen lassen
- Pflegebedürftigen während der Spülung auffordern, nacheinander nach oben, unten, links und rechts zu schauen – z. B. bei der Spülung der unteren Übergangsfalte nach oben.

❯ **Vorsicht!**
Die Gabe von **Medikamenten,** z. B. Tropfanästhetika zur leichteren Spülung, erfolgt ausschließlich nach Arztanordnung.

Nachsorge

Nach der Augenspülung verabreichen Pflegende je nach Arztanordnung Augensalbe

oder -tropfen und legen einen Augenverband an (➔ Abb. I/36.16).

I/36.4.3 Verbrennungen

❯ **Verbrennung:** Schädigung der Haut durch Hitze, chemische Einwirkung oder elektrischen Strom. Bei Gewebeschädigung durch heiße Flüssigkeiten spricht man auch von **Verbrühung.**

Bei ausgedehnten **Verbrennungen** bleibt das Krankheitsgeschehen nicht auf die unmittelbar betroffenen Hautbereiche beschränkt. Durch die Flüssigkeits- und Salzverluste kann ein Volumenmangelschock eintreten. Im Verlauf der Behandlung besteht das Risiko einer erheblichen Allgemein- und Organschädigung, der **Verbrennungskrankheit.**

Entscheidend für den Verlauf und für die Prognose einer Verbrennung sind:
- Flächenausdehnung
- Tiefenausdehnung (*Schweregrad*)
- Alter des Betroffenen.

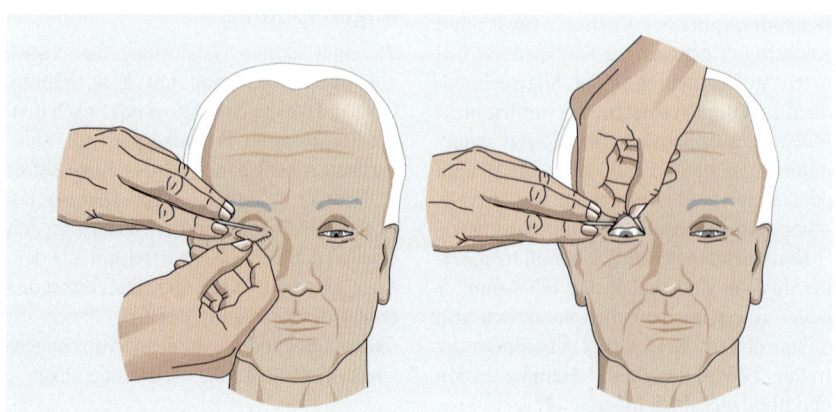

Abb. I/36.15 Links: Beim Ektropionieren wird das Oberlid um einen Gegenstand nach oben gewendet. Der Untersucher fasst dazu die Wimpern mit der einen Hand und legt mit der anderen z. B. einen Glasstab oder ein Streichholz auf das Oberlid. Rechts: Mit einer schnellen Bewegung wird das Lid nun um den Gegenstand geklappt. [L157]

Flächenausdehnung

Je größer der verbrannte Hautanteil, desto bedrohlicher die Verbrennung. Sind mehr als 10–15 % der Hautoberfläche betroffen, droht ein Volumenmangelschock (→ Kap. I/31.5.16), da große Mengen Körperwasser über die geschädigte Haut verloren gehen. Verbrennungen über 50 % der Körperoberfläche sind, vor allem bei älteren Menschen, in der Regel tödlich.

Zur Abschätzung des verbrannten Hautanteils hat sich die **Neunerregel** bewährt: Beim Erwachsenen lässt sich die Körperoberfläche in elf „Neun-Prozent-Stückchen" aufteilen (→ Abb. I/36.17). Bei Kindern gelten modifizierte Regeln, weil sie im Verhältnis zum Körper einen relativ großen Kopf haben.

Tiefenausdehnung

Je tiefer der Verbrennungsdefekt reicht, desto größer sind die zu erwartenden Wasserverluste und giftvermittelten Allgemeinschäden (*Verbrennungskrankheit*). Man unterscheidet drei Schweregrade:

- **Verbrennung 1. Grades.** Lokale **Schwellung** und **Rötung** durch Hyperämie, wie auch beim Sonnenbrand. Die Haut schuppt später ab; es bleiben keine Narben
- **Verbrennung 2. Grades.** Zusätzliche Bildung von **Brandblasen** mit starken

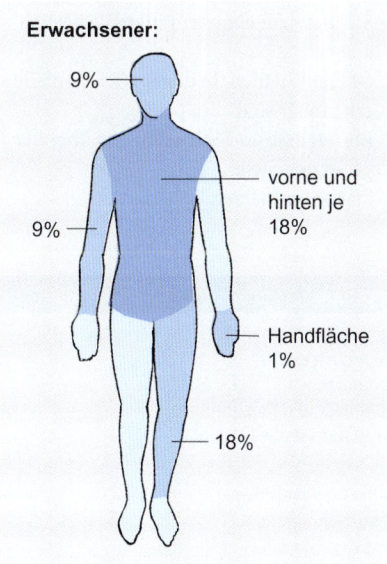

Abb. I/36.17 Figurenschema zur Neunerregel, die der Bestimmung der Flächenausdehnung von Verbrennungen dient. Kopf und Arm eines Erwachsenen machen etwa 9 % seiner Körperoberfläche aus. Sind kleinere Hautbezirke betroffen, lässt sich die Ausdehnung mit der Ein-Prozent-Regel abschätzen: Der Handteller des Verletzten entspricht etwa 1 % seiner Körperoberfläche. [A400]

Schmerzen. Neben der Oberhaut (*Epidermis*) ist auch die Lederhaut (*Dermis*) betroffen. Je nach Tiefenausdehnung erfolgt die Abheilung mit oder ohne Narbenbildung
- **Verbrennung 3. Grades.** Komplette Zerstörung (*Nekrose*) der Haut mit den Hautanhangsgebilden. Eine Selbstheilung ist nicht möglich. Die schwere drittgradige Verbrennung kann auch Unterhaut, Knochen, Sehnen und Muskulatur betreffen und wird dann auch als **Verbrennung 4. Grades** (*Verkohlung*) bezeichnet.

> ❯ Bei der Verbrennung 3. Grades werden die Hautanhangsgebilde (z. B. Haare, Schweißdrüsen) und die Schmerzrezeptoren der Haut zerstört. Je geringer die Schmerzen nach einer Verbrennung sind, desto schwerer kann die Schädigung sein.

Alter des Brandverletzten

Ältere Menschen sind durch Verbrennungen am meisten gefährdet. Zur Abschätzung der Prognose werden deshalb Lebensalter und Prozentanteil der verbrannten Körperoberfläche addiert. Werte < 50 zeigen eine gute, Werte > 75 eine schlechte, Werte > 100 eine aussichtslose Prognose an.

Erstmaßnahmen

Oft sieht die Verbrennung zunächst undramatisch aus: Blasen bilden sich erst nach einer gewissen Zeit, Gewebedefekte sind anfänglich schwer einzuschätzen, z. T. sind Verbrennungen unter Kleidern verborgen.

Verbrennungen bei Erwachsenen, die mehr als 10 % der Körperoberfläche umfassen, sind unbedingt im Krankenhaus zu behandeln. Betreffen die Verbrennungen sensible Körperbereiche (z. B. Hand, Genitale), führt auch eine geringere Ausdehnung bereits zwingend zur stationären Behandlung. Häufig benötigen die Betroffenen eine Spezialklinik.
- Kleiderbrände sofort löschen. Hierzu die brennende Person, die aus Panik meist versucht, davonzulaufen, in jedem Fall aufhalten
- Brennende Person mit Wasser übergießen oder in Wasser eintauchen
- Steht kein Wasser zur Verfügung, Flammen mit Tüchern ersticken oder die brennende Person in Wolldecken einhüllen bzw. auf dem Boden wälzen. Darauf achten, dass die verwendeten Tücher oder Decken nicht aus synthetischen Fasern bestehen, z. B. Polyester oder Polyacryl, da dieses Material in der Hitze mit der Haut

und tiefer liegenden Gewebeschichten verschmelzen kann. Feuerlöscher können auch eingesetzt werden; bei Verwendung aber nicht ins Gesicht spritzen
- Alle Verbrennungen nach dem Löschen rasch und nachhaltig kühlen. Hierzu die betroffenen Stellen mit lauwarmem Wasser für etwa 20 Min. übergießen. Die Benutzung von kaltem Wasser kann zu einer Unterkühlung des Brandopfers führen und zusätzliche Schäden verursachen. Auch Verbrühungen werden mit Wasser behandelt. Die Kleider auch hier möglichst rasch entfernen, da sie die Kühlung behindern. Bei Verbrennungen an Extremitäten können diese für ca. 15 Min. in Wasser getaucht werden
- Brandwunden mit einem sterilen Verbandtuch abdecken. Steht ein Verbandtuch nicht zur Verfügung, bleibt die Wunde unbedeckt. Keinesfalls Salben, Puder oder Sprays verwenden. Auch in die Haut eingebrannte Materialien, z. B. Teer, nicht entfernen
- Ein weiteres Auskühlen des Verletzten ist unbedingt zu vermeiden (z. B. durch Verhinderung von Luftzug)
- Schockbekämpfung und evtl. kardiopulmonale Reanimation (→ Kap. I/36.3.1) beginnen.

> ❯ **Vorsicht!**
> Insbesondere bei Explosionen oder Brand in geschlossenen Räumen sowie bei Brandmarkierungen im Gesicht an eine Atemwegsbeteiligung denken (*Inhalationsschaden mit Schleimhautschwellung und Lungenödem*).
> Die Schädigung des Respirationstrakts äußert sich durch Heiserkeit, Husten, Ruß im Sputum und Atemnot. Der **Inhalationsschaden** kann zu einer Stimmbandschwellung und zum Lungenversagen führen.

I/36.4.4 Kälteschäden

Körperkerntemperatur und -messung → Kap. I/20.1.1

> ❯ **Erfrierung:** Lokale, meist auf die Haut beschränkte Kälteschädigung ohne Absinken der Körperkerntemperatur.
> **Unterkühlung** (*Hypothermie*): Absinken der Körperkerntemperatur < 35 °C. Akute Lebensgefahr besteht bei Körperkerntemperaturen < 27–30 °C.

Erfrierung

Erfrierungen treten besonders an den **Akren** (Zehen, Finger, Ohrläppchen, Nasenspitze) auf. Ähnlich wie bei Verbrennungen

I
36

ist der Heilungsverlauf von der Tiefenausdehnung abhängig. Man unterscheidet drei Schweregrade. Wie bei der Verbrennung sind die Grade 1–2 auf die Epidermis bzw. Dermis beschränkt und heilen zumeist folgenlos ab.

- **Erfrierung 1. Grades:** Verfärbung. Zunächst ist die Haut wegen des durch die Kälte ausgelösten Gefäßkrampfes weiß, kalt und gefühllos. Später färbt sie sich blau-rot und wird äußerst schmerzhaft
- **Erfrierung 2. Grades:** Blasenbildung und schwere Schwellungen („Frostbeulen"). Die Schmerzempfindlichkeit ist erhalten
- **Erfrierung 3. Grades:** Nekrose. Die gesamte Haut und evtl. tiefere Weichteilschichten sind durch die kältebedingte Minderdurchblutung zerstört und verfärben sich schwarzblau.

Erstmaßnahmen

Ersthelfer entfernen die meist feuchte Kleidung. Anschließend hüllen sie den Betroffenen in warme Decken, damit sich der Körperteil langsam durch den einsetzenden Blutstrom erwärmt. Es ist strikt untersagt, unterkühlte Körperteile aktiv zu erwärmen, z. B. im Wasserbad. Durch die Wärmeapplikation würde der Sauerstoffbedarf des geschädigten Gewebes rasch steigen. Wegen der Kälte ist jedoch die Durchblutung stark eingeschränkt und kann diesen Bedarf nicht decken. Die Folge können Gewebsschäden sein.

> ❯ Die Hautschäden werden, ähnlich wie bei Verbrennungen, steril abgedeckt.
> Bei allen Erfrierungen muss an eine gleichzeitig vorliegende Unterkühlung gedacht werden. Diese ist **vorrangig** zu behandeln.

Unterkühlung

Die **Unterkühlung** (*Hypothermie*) betrifft den gesamten Organismus. Der Körper besitzt wirksame Gegenmaßnahmen, um sich vor Kälte zu schützen. Er kann z. B. durch Muskelzittern die Wärmeproduktion steigern oder durch Engstellung der Hautgefäße die Wärmeverluste vermindern (*Zentralisierung*).

Versagen diese Ausgleichmechanismen, sinkt die Körperkerntemperatur; also die „Betriebstemperatur" der wichtigsten Organe, mit gefährlichen Folgen:

- Verlangsamung des Stoffwechsels mit daraus folgender Schläfrigkeit und Bewusstseinsveränderung

- Langsamerwerden des Herzschlags (*Bradykardie*)
- Nachlassen der Schmerzempfindung.

Bei etwa 27 °C Körpertemperatur sind die sichtbaren Lebensäußerungen stark eingeschränkt. Bei einem weiteren Sinken der Körpertemperatur tritt Kammerflimmern und später dann ein Herzstillstand (*Asystolie*) auf (→ Tab. I/36.2).

Unterkühlung tritt häufig auf:

- Bei Bewusstlosen (keine angemessene Wärmeproduktion)
- Im Wasser, Wasser leitet Kälte 20-mal besser als Luft
- Bei Wind (rasche Wärmeverluste über die Haut)
- Unter Alkohol- und Medikamentenwirkung (z. B. Hypnotika, Tranquilizer), insbesondere Alkohol führt durch Weitstellung der Hautgefäße zu raschen Wärmeverlusten
- Bei alten Menschen durch eine eingeschränkte Wärmeproduktion
- Bei Menschen, die auf Grund einer Demenz nicht in der Lage sind, sich adäquat zu äußern (z. B. verlässt der Pflegebedürftige das Bett und schläft ohne Decke auf dem Lehnstuhl ein).

Erstmaßnahmen

- Bei Kreislaufstillstand rasch mit der kardiopulmonalen Reanimation beginnen. Auch bei extrem langsamem Pulsschlag (< 25 Schläge/Min.) muss reanimiert werden
- Weitere Kälteverluste verhindern. Nasse Kleider entfernen sowie den Unterkühlten gut bedeckt und windgeschützt lagern. Es ist nicht ratsam, den Betroffenen stark zu bewegen, um ihn z. B. in einen warmen Raum zu bringen. Heftige

Körperbewegungen können in diesen Fällen den **Bergetod** verursachen
- Nur bei leichter Unterkühlung mit erhaltenem Bewusstsein aktiv erwärmen. Bei allen schweren Fällen von Unterkühlung drohen durch eine aktive Erwärmung schwerwiegende Komplikationen, z. B. Herzflimmern und Schock. Den Unterkühlten in diesem Fall nur unter ärztlicher Aufsicht aufwärmen
- Geeignete Erwärmungsmaßnahmen bei bewusstseinsklaren Menschen sind: Verabreichung warmer Getränke, warme Packungen um den Körperstamm (z. B. Nacken, Achselhöhlen, Leisten)
- Niemals die Extremitäten isoliert erwärmen: es droht ein „Versacken" des Blutes mit nachfolgendem Volumenmangelschock.

I/36.4.5 Verletzungen nach Sturz

Stürze sind häufige Notfälle bei älteren und pflegebedürftigen Personen. Sie ereignen sich z. B. an Teppichkanten, Toiletten oder Treppen. Durch die reduzierte Stabilität der Knochensubstanz sind Brüche besonders des Oberarms oder des Oberschenkelhalses häufige Verletzungsmuster. Hinweise für Knochenbrüche sind folgende Symptome:

- Abnorme Stellung des Armes bzw. des Beines, z. B. unterschiedliche Beinlängen, abnorme Außenrotation des Fußes
- Schmerzhaft eingeschränkte Beweglichkeit
- Offene Wunden, in denen Knochenteile erkennbar sind
- Blutergüsse und Schwellungen über der verletzten Stelle
- Starke Schmerzen.

Stadium	Körperkerntemperatur	Symptome
I	35–33 °C	• Bewusstsein erhalten • Muskelzittern • Schmerzen • Blutdruck und Puls erhöht • Haut blass und kalt
II	33–30 °C	• Schläfrigkeit • Reflexe abgeschwächt • Keine Schmerzen • Blutdruck und Puls erniedrigt • Nach einem Tag: Hautödem und -blasen
III	30–27 °C	• Koma • Puls nicht tastbar • Minimale Atmung • Keine Reflexe • Evtl. Herz-Kreislauf-Stillstand (Asystolie) • Pupillenerweiterung

Tab. 36.2 Stadien der Unterkühlung und ihre Symptome.

Erstmaßnahmen

Bei Hinweisen auf Frakturen ziehen Altenpflegerinnen sofort den Rettungsdienst hinzu, da meist auch Blutgefäße betroffen sind und die verletzte Person deshalb durch Blutverlust akut gefährdet ist. Bis zum Eintreffen des Rettungsdienstes sollten Pflegende folgende Maßnahmen ergreifen:

- Auskühlen einer am Boden liegenden pflegebedürftigen Person unbedingt vermeiden (zudecken)
- Offene Wunden mit sterilem Material abdecken
- Stärkere Blutungen mit einem Druckverband versorgen
- Betroffene Extremität möglichst nicht bewegen (keinesfalls versuchen, die Fehlstellung mit Gewalt zu korrigieren)
- Die verletzte Person bei dem Versuch unterstützen, die Extremität in eine für sie schmerzarme Stellung zu bringen. Dazu ggf. eine Unterpolsterung mit z. B. Kissen anbieten
- Bei eventuell notwendigen Positionierungsmaßnahmen müssen Pflegende auch auf bisher nicht erkannte Verletzungen Rücksicht nehmen (z. B. Verletzungen der Halswirbelsäule – der Kopf muss mit besonderer Sorgfalt stabilisiert werden)
- Regelmäßige Kontrolle der Vitalfunktionen, insbesondere des Bewusstseins, da eine Verletzung des Gehirns nie ausgeschlossen werden kann. Sollte sich der Zustand verschlechtern, muss der Betroffene ggf. in stabile Seitenlage gebracht werden (→ Abb. I/36.18).

Das Rettungsdienstpersonal wird die betroffene Extremität mit einer Luftkammer- oder Vakuumschiene unterstützen, manchmal ist auch eine Schmerztherapie durch einen Arzt erforderlich. Anschließend wird die verletzte Person in ein Krankenhaus transportiert, um die Diagnose mit Röntgenaufnahmen zu sichern und ggf. eine operative Therapie durchzuführen.

I/36.4.6 Stromunfälle

Stromverletzungen entstehen, wenn elektrischer Strom durch den Körper fließt. Das Ausmaß der Schädigung hängt ab von:

- Stromart. Wechselstrom ist gefährlicher als Gleichstrom
- Stromspannung. Hochspannung ist gefährlicher als Niederspannung
- Stromstärke
- Einwirkzeit
- Hautwiderstand. Feuchte Haut leitet Strom besser

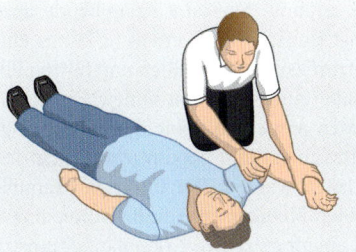

Den zugewandten Arm des Bewusstlosen rechtwinklig abspreizen. Den Arm so beugen, dass die Handfläche nach oben zeigt.

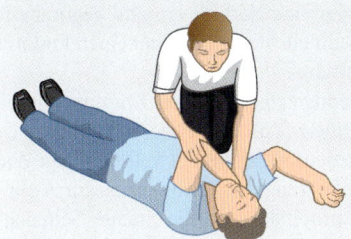

Den weiter entfernten Arm über die Brust des Betroffenen heranholen. Den Arm beugen und den Handrücken an die Wange des Bewusstlosen legen.

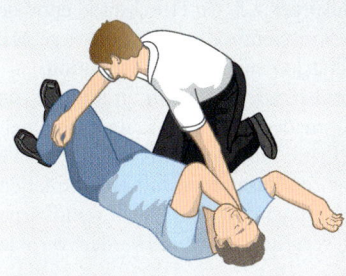

Mit einer Hand den Handrücken des Bewusstlosen an der Wange fixieren. Mit der anderen Hand das weiter entfernte Bein am Knie fassen, hochziehen (Knie gebeugt, Fuß am Boden) und den Betroffenen zu sich herüberdrehen.

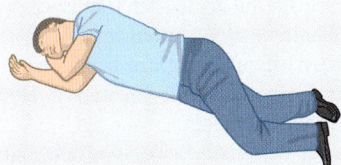

Hüfte und Knie des oben gelegenen Beins beugen.
Zum Freihalten der Atemwege den Kopf des Betroffenen nackenwärts beugen.
Diese Position ggf. mit der unter der Wange gelegenen Hand sichern.

Abb. I/36.18 Pflegende bringen bewusstlose Personen in die stabile Seitenlage. [L138]

- Stromweg. Stromfluss von Hand zu Hand ist gefährlicher als Stromfluss von Hand zu Fuß.

Der Strom kann zur direkten **elektrischen Schädigung** (*Störungen der Reizleitung im Körper*) und durch Umwandlung der Stromenergie in Hitze zur **thermischen Schädigung** (*Verbrennung*) führen. Folgen sind:

- **Herzrhythmusstörungen** bis hin zum Herzstillstand. Sie können sich noch Stunden (bis 24 Std.) nach dem Stromunfall entwickeln
- **Muskelverkrampfungen** insbesondere bei Wechselstrom. Hierdurch ist das Opfer oft nicht in der Lage, die Stromquelle loszulassen, sodass es zur verlängerten Stromeinwirkung kommt. Plötzliche Muskelverkrampfungen können so stark sein, dass es zu Muskelrissen oder Knochenbrüchen kommt
- **Zentralnervöse Schädigungen:** Verwirrung, gestörte Atemregulation, Koma
- **Atemstillstand** durch Lähmung des Atemzentrums im Gehirn oder durch Muskelverkrampfungen der Atemmuskulatur
- **Verbrennungen** insbesondere an den Ein- und Austrittsstellen des Stroms. Hier kommt es zur Hitzeentwicklung mit entsprechenden **Strommarken,** die eine unterschiedliche Tiefenausdehnung aufweisen können.

Erstmaßnahmen

Durch Kontakt zum Verletzten kann der Helfer in den Stromkreis geraten. Bei Unfällen mit elektrischem Strom hat die **Eigensicherung** deshalb höchste Priorität.

- Bei Haushaltsunfällen sofort die Stromzufuhr durch Ausschalten der Sicherung unterbrechen
- Bei Hochspannungsunfällen (Spannung > 1 000 Volt, z. B. an Hochspannungsleitungen) grundsätzlich sofort einen Notruf absetzen. Weitere Hilfe kann erst **nach** dem Eintreffen von Fachpersonal erfolgen
- Wenn erforderlich, mit der Wiederbelebung beginnen
- Evtl. vorhandene Strommarken wie Verbrennungswunden keimfrei bedecken.

I/36.4.7 Ertrinkungsunfall

Ursachen von **Ertrinkungsunfällen** sind fehlende Schwimmkenntnisse, Erschöpfung, Unterkühlung, aber auch Intoxikationen (oft Alkohol), Trauma (Sprung ins flache Wasser mit Schädel- bzw. Wirbelsäulenverletzung), seltener Krampfanfälle oder Herzinfarkt.

Ein beinahe ertrunkener Mensch ist in der Regel bewusstlos und zyanotisch. Meist besteht Atemstillstand, selten ist noch eine schnappende Atmung zu beobachten. Anfänglich ist evtl. noch ein schneller Herzschlag vorhanden, der bei längerem Untertauchen langsamer wird und schwindet (*Asystolie*). Durch den Sauerstoffmangel kommt es nicht selten zu Krampfanfällen. Erbrechen ist wegen der großen verschluckten Wassermengen häufig. Typisch ist ein weißlicher bis blutiger Schaum vor Mund und Nase. 🔖 2

Erstmaßnahmen

- Betroffenen aus dem Wasser retten. Der Betroffene sollte bei der Rettungsaktion stets **horizontal** liegen, um eine weitere Einschränkung der Hirndurchblutung zu verhindern
- Bei Tauchverletzungen bzw. Sprung oder Sturz ins Wasser an eine mögliche Wirbelsäulenverletzung denken. Der Kopf darf dann keinesfalls gebeugt oder gestreckt werden und Kopf und Rumpf sind achsengerecht zu drehen
- Bei Atemstillstand unverzüglich Mund-zu-Mund- oder Mund-zu-Nase-Beatmung durchführen
- Keinesfalls versuchen, „das Wasser aus der Lunge zu entfernen", etwa, wie früher üblich, indem der Betroffene mit dem Kopf nach unten „ausgeschüttelt" wird. Das in der Lunge verbliebene Wasser wird rasch vom Körper resorbiert
- Bei Pulslosigkeit kardiopulmonale Reanimation durchführen (→ Kap. I/36.3.1).

Meist besteht bei einem Ertrinkungsunfall gleichzeitig eine Unterkühlung. Die Betroffenen sind deshalb zusätzlich wie unterkühlte Personen zu versorgen (z. B. Schutz vor Wind, Entfernung nasser Kleider → Kap. I/36.4.4).

I/36.4.8 Krampfanfälle

Zerebrale Anfälle → Kap. I/31.11.15

> **Vorsicht!**
> **Zeichen eines Krampfanfalls** sind:
> - Plötzliches Hinfallen
> - Zuckende Bewegungen oder Verkrampfungen
> - Bewusstlosigkeit.

Ziel der Erstmaßnahmen bei **Krampfanfällen** ist die Vermeidung von Verletzungen. Dazu werden Hindernisse, z. B. Stühle,

weggeräumt. Muss der Krampfende unbedingt transportiert werden (z. B. aus einer Gefahrensituation), halten und führen Pflegende seinen Kopf von hinten. Die krampfenden Arme und Beine dürfen wegen der Verletzungs- und Frakturgefahr nicht festgehalten werden. Die Injektion krampflösender Medikamente (z. B. Diazepam) ist bei einem einzelnen Krampfanfall umstritten, bei **Krampfserien** oder langem, ununterbrochenem Krampfen (*Status epilepticus*) aber zwingend erforderlich. Bei schweren Atemstörungen mit Zyanose leitet der Notarzt eine Narkose ein und beginnt eine maschinelle Beatmung über einen Endotrachealtubus.

Häufig folgt auf einen Krampfanfall ein Dämmerschlaf. Der Pflegebedürftige muss nach dem Anfall bis zur vollständigen Wiedererlangung des Bewusstseins zur Aspirationsprophylaxe in die stabile Seitenlage gebracht werden (→ Abb. I/36.18).

I/36.4.9 Aspiration

Aspirationsprophylaxe → Kap. I/20.4.2

Verschluckt sich eine Person, gelangt der Fremdkörper, z. B. ein Fleischstück, entweder in die Speiseröhre oder in die Atemwege. Man spricht in letzterem Fall von **Aspiration.**

Die betroffene Person greift mit der Hand an den Hals und kann nicht mehr sprechen. Außerdem tritt oft ein starker Hustenreiz zusammen mit einem pfeifenden Atemgeräusch auf. Der Fremdkörper kann verschiedene Beschwerden verursachen:

- Schluckbeschwerden
- Schmerzen
- Atemnot und darauf folgende mangelhafte Belüftung der Lunge sowie eine blau-rote Verfärbung der Haut (*Zyanose* → Kap. I/31.5.9).

Altenpflegerinnen versuchen, durch energische Schläge mit der flachen Hand zwischen die Schulterblätter Hustenstöße beim Betroffenen auszulösen. Dazu beugt sich der Verunglückte vornüber, sodass sein Oberkörper herunterhängt.

Ist der Betroffene bewusstlos, folgendermaßen vorgehen:

- Notruf tätigen
- Mund des Pflegebedürftigen öffnen und die oberen Atemwege inspizieren. Sichtbare Fremdkörper mit dem gebogenen Zeigefinger entfernen
- Bei Atemstillstand Wiederbelebungsmaßnahmen einleiten (→ Kap. I/36.3.1).

I/36.5 Evakuierung und Räumung

> **Evakuierung:** Verbringen von Personen und Tieren aus einem gefährdeten Gebäude oder Gebiet einschließlich deren Unterbringung und Versorgung.
> **Räumung:** Schnelles In-Sicherheit-Bringen von Personen aus einem akut gefährdeten Bereich.

Die **Evakuierung** setzt einen verfügbaren Zeitraum zur Vorbereitung dieser Maßnahmen voraus. Bei der **Räumung** wird im Gegensatz zur Evakuierung angenommen, dass die gefährdeten Menschen das geräumte Gebäude zumindest zum Teil nach kurzer Zeit wieder betreten können.

Für das Gelingen einer solchen Aktion in einem Notfall sind Evakuierungskonzepte unabdingbar. Im Schadensfall selbst ist keine Zeit, sich darüber Gedanken zu machen.

In einem solchen Plan sollte unter anderem enthalten sein, wo sich die Hilfsmittel zur Evakuierung wie Rollstühle, Tücher und Tragen befinden. Er sollten auch Angaben umfassen, wie z. B. durch Brandschutztüren sichere von betroffenen Bereichen abgetrennt werden bzw. wo sich die einzelnen Brandabschnitte befinden. Außerdem kann das Konzept Sammelplätze festlegen und Alarmierungswege (z. B. via Schneeballsystem) definieren, um in kurzer Zeit ausreichend viel Personal benachrichtigen zu können. Weiterhin sollte darin klar definiert sein, wer im Schadensfall welche Aufgaben zu übernehmen hat und wer als Koordinator zur Verfügung steht.

Jeder Mitarbeiter einer Pflegeeinrichtung sollte sich unabhängig davon, ob er in der Pflege tätig ist oder nicht, mit dem Brandschutz- und Evakuierungskonzept seines Umfelds auseinandersetzen. Am besten ist natürlich eine regelmäßige Übung solcher Situationen mit den örtlichen Einsatzkräften der Feuerwehr, des Rettungsdienstes und des Katastrophenschutzes. 🔖 5

Hilfsmittel zur Räumung

Pflegebett

Hier ist es wichtig, dass der Pflegende mit den Funktionen der Betten vertraut ist, insbesondere mit der Herstellung der Rollbarkeit und der eventuellen Möglichkeit, durch Abbau von Bettgittern oder ähnlichem die Größe etwas zu reduzieren. Die Gefahr bei der Rettung mitsamt Bett besteht darin, dass durch die Größe unter Umständen der Rettungsweg für andere und für einen selbst versperrt wird.

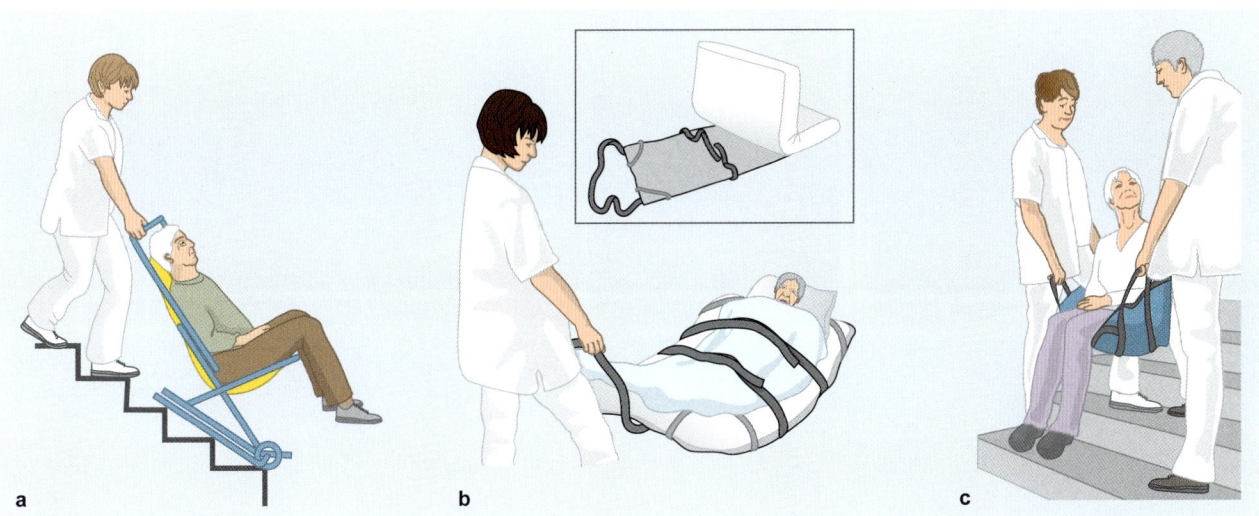

Abb. I/36.19 Der Evak Chair (a) eignet sich dafür, bewegungseingeschränkte Menschen über Treppen in Sicherheit zu bringen. Mithilfe von Rettungstüchern kann man Menschen liegend auf einer Matratze (b) oder sitzend (c) transportieren. [L138]

Rollstuhl

Rollstühle haben eine höhere Beweglichkeit und bessere „Rangiermöglichkeiten" als Pflegebetten. Der Bewohner muss aber in der Lage sein, rasch in diesen zu kommen und darin auch für eventuell längere Zeit sitzen bleiben zu können. Ein Problem bei der Rettung mittels Rollstuhl stellen Treppen und nicht funktionsfähige Aufzüge dar.

Evak Chair

Evak Chairs wurden speziell für die Räumung konzipiert. Der mit Rollen versehene Evakuierungsstuhl ermöglicht auch einen Transport über Treppen (→ Abb. I/36.19). Diese Stühle sind nur für die Räumung vorgesehen und werden nicht im Alltag eingesetzt. Deshalb muss die Handhabung den Pflegenden in wiederkehrenden Schulungen nahegebracht werden. 📖 6

Rettungstuch

Rettungstücher dienen dazu, pflegebedürftige, bewegungseingeschränkte Menschen mittels Schleifen zu transportieren (→ Abb. I/36.19). Sie befinden sich im Normalfall unter der Matratze des Bettes und verfügen über Ziehschlaufen, die im Gefahrenfall hervorgezogen werden. Die zu rettende Person wird mit Tuch und Matratze vom Bettgestell gezogen und in einen sicheren Bereich geschleift. Somit können enge Passagen wie Türen oder verstellte Bereiche in den Gängen (Rettungswege dürfen nach den Richtlinien des Brandschutzes niemals versperrt sein.) besser als mit einem Bett überwunden werden. 📖 7

Wiederholungsfragen

1. Was gehört zur Prüfung der Vitalfunktionen? (→ Kap. I/36.2)
2. In welchen Notfallsituationen prüfen Ersthelfer die Herzfunktionen? (→ Kap. I/36.2.3)
3. Welche Maßnahmen sind bei einem Notfall in einer Pflegeeinrichtung einzuleiten, wenn nicht reanimiert werden muss? (→ Kap. I/36.3)
4. Wie werden die Atemwege freigemacht? (→ Kap. I/36.3.2)
5. Wie werden Thoraxkompressionen korrekt durchgeführt? (→ Kap. I/36.3.3)
6. Welche Medikamente kommen bei der Reanimation zum Einsatz? (→ Kap. I/36.3.6)
7. Welche Schritte umfasst die Elementartherapie bei Vergiftungen? (→ Kap. I/36.4.1)
8. Welche Maßnahmen helfen, wenn sich jemand verschluckt hat? (→ Kap. I/36.4.9)

Literaturverzeichnis

1. Böhmer, R.; Schneider, T.; Wolke, B.: Reanimation kompakt. Naseweis Verlag, Mainz, 2011.
2. Grönheim, M.; Willems, J.; De Haan, W. (Hrsg.): Sanitätsdienst – Vom Ersthelfer zum Notfallhelfer. Elsevier-Verlag, München, 2009.
3. Perkins, K.G G.D; Handley, A. J.; Koster, R. W. (et al.): Basismaßnahmen zur Wiederbelebung Erwachsener und Verwendung automatisierter externer Defibrillatoren, Kapitel 2 der Leitlinien zur Reanimation 2015 des European Resuscitation Council. Notfall Rettungsmed 2015 (18) 748–769.
4. Soar, J.; Nolan, J. P., Böttiger, B. W. (et al.): Erweiterte Reanimationsmaßnahmen für Erwachsene („adult advanced life support"). Kapitel 3 der Leitlinien zur Reanimation 2015 des European Resuscitation Council. Notfall Rettungsmed 2015 (18) 770–832.
5. Prendke, W. D.; Schröder, H. (Hrsg.): Lexikon der Feuerwehr. Kohlhammer-Verlag, Stuttgart, 2001.
6. Scheuermann, K. (Hrsg.): Praxishandbuch Brandschutz. Beuth Verlag, Berlin, 2008.
7. Schonschek, O.: Brandschutz im Altenheim. www.weka.de/fachbeitrag/brandschutz-im-altenheim (letzter Zugriff: 29.4.16).

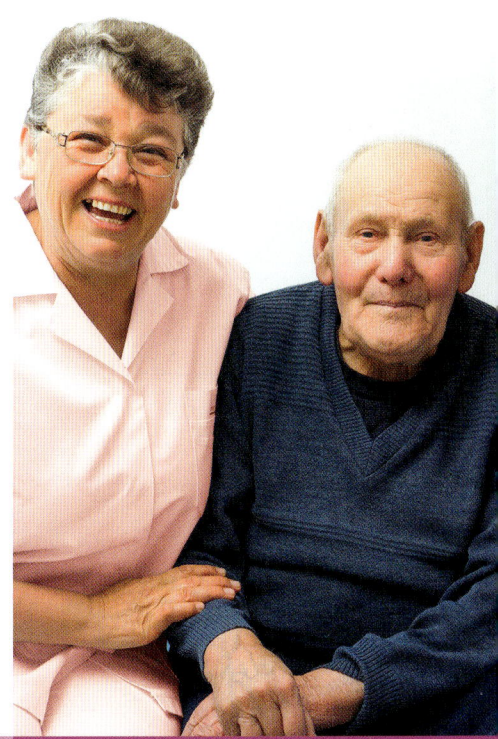

Lernbereich II

Unterstützung alter Menschen bei der Lebensgestaltung

G. Schmitt, C. Fichtl

II/1 Altern als Veränderungsprozess

A Fallbeispiel Ambulant

Altenpflegerin Linda Müller versorgt seit einigen Jahren Magda Limburger, eine 60-jährige Frau, die aufgrund einer fortgeschrittenen Multiplen Sklerose auf den Rollstuhl angewiesen ist. Der Ehemann war häufig dienstlich unterwegs, aber wenn die Altenpflegerin ihn mal traf, empfand sie ihn als höflichen und sehr netten Menschen, der sich intensiv um das Wohl seiner Frau kümmert. Vor zwei Wochen ist Herr Limburger in den Ruhestand getreten und seither scheint eine extreme Wandlung in ihm vorgegangen zu sein. Er schaut Linda Müller und ihren Kollegen bei allen Pflegeverrichtungen genau auf die Finger und äußert sehr aggressive Kommentare, wenn ihm etwas nicht gefällt. Seiner Frau ist das peinlich, weil sie ein ausgezeichnetes Verhältnis zu den Pflegenden hat.

> **Gerontologie** (Altersforschung): Wissenschaft, die sich mit dem Altern des Menschen, seinen Ursachen und Auswirkungen befasst. Hauptziel der Gerontologie ist es, Alternsprozesse zu optimieren.
> **Gerontopsychologie** (Alterspsychologie): Teilgebiet der Entwicklungspsychologie, das sich mit den Veränderungen menschlichen Verhaltens und Erlebens im Alter beschäftigt, z.B. Wahrnehmung, Lernen, Kommunikation.
> **Geriatrie** (Altersheilkunde): Lehre von den Krankheiten des alternden und alten Menschen, ihrer Vorbeugung und Behandlung.

Gerontologen unterscheiden zwischen **Altern** und **Alter.**

Altern ist ein lebenslanger Prozess, der von der Geburt bis zum Tod dauert. Er umfasst biologische, psychologische und soziale Prozesse, die ineinander greifen.

Alter ist eine eigenständige Lebensphase. Beim Alter eines Menschen unterscheidet man zwischen biografischem und biologischem Alter. Das **biografische** Alter, **auch kalendarisches** Alter genannt, richtet sich nach dem Geburtsdatum, das biologische bezeichnet den Zustand des Körpers. Dabei muss berücksichtigt werden, dass die verschiedenen Organsysteme unterschiedlich schnell altern. So kann jemand ein gesundes Herz haben, aber kranke, abgenutzte und dadurch vorzeitig gealterte Gelenke.

Das **biologische** Alter wird u. a. durch die **Veranlagung,** z. B. eine genetisch bedingte Fettstoffwechselstörung beeinflusst. Dazu kommen **äußere Einflüsse** wie Ernährung, körperliche Fitness und Umwelt.

Es ist immer eine Kombination aus angeborenen Voraussetzungen und äußeren Faktoren, die das Maß und die Geschwindigkeit des Alterns bestimmt (→ Abb. II/1.1).

Bei einer durchschnittlich gesunden Entwicklung ist ein Mensch meist bis ins hohe Alter nicht wesentlich eingeschränkt, was die Anforderung des Alltags anbelangt.

Es kommt nicht darauf an wie **alt** man ist, sondern **wie** man alt ist. (Carl Ochsenius)

> Es ist das Leben, das die Persönlichkeit formt, nicht das Alter.

Einstellungen zum Altern

Die Einstellung zum (eigenen) Altern wird bereits in der Kindheit beeinflusst durch
- Alte Menschen in der eigenen Familie und in der Nachbarschaft
- Märchenfiguren, z. B. die alte Hexe, die böse Stiefmutter, die kranke Großmutter
- Lehrer, Pfarrer, Künstler, Politiker und andere Menschen, die evtl. als Vorbild gedient haben
- Figuren aus der Werbung
- Vorgelebtes Verhalten, z. B. wie Eltern mit ihren alten Eltern umgegangen sind oder wie Großeltern ihren Enkeln begegnen.

Die Vorstellung, im Alter sei der schönste und wichtigste Teil des Lebens vorbei, und man gehöre zum alten Eisen, teilten im Jahr 2012 nur noch 8% der Menschen – 1994 waren es noch 15%.

Für die „Generali Altersstudie" befragte das Institut Allensbach 4197 Personen im Alter zwischen 65 und 85 Jahren zu ihrer Lebenszufriedenheit. Die Antworten ergaben einen Wert von 7,4 auf einer Skala von null bis zehn – also eine sehr positive Einschätzung. Die Studie ist für die ca. 15 Mio. Menschen dieser Altersgruppe repräsentativ. 📖 1

Defizitmodell

Die weit verbreitete Denkweise, Alter sei verbunden mit Krankheit und Leistungsabfall, ist schon vor Jahrzehnten wissenschaftlich widerlegt worden. Inzwischen bestätigt eine Langzeitstudie in den USA mit 20000 Frauen und Männern, die älter als 65 Jahre waren, dass altersbedingte Krankheiten, z. B. Gelenkentzündungen oder Hirninfarkt, seit 1984 kontinuierlich zurückgingen. Allein durch den besseren Gesundheitszustand bleiben alte Menschen länger selbstbestimmt und aktiv als früher. 📖 2

> **Lern-Tipp**
> Fragen Sie einen alten Menschen in Ihrer Bekanntschaft, der sein Leben aktiv führt, wie er den Alterungsprozess beurteilt. Versuchen Sie vor allem herauszubekommen, ob Ihr Gesprächspartner das Altern als wachsenden Verlust begreift, oder ob sich mit den zunehmenden Lebensjahren auch ein Gewinn einstellt. Fragen Sie detailliert nach, in welchen Phänomenen sich ein etwaiger Vorteil des Alters äußert.

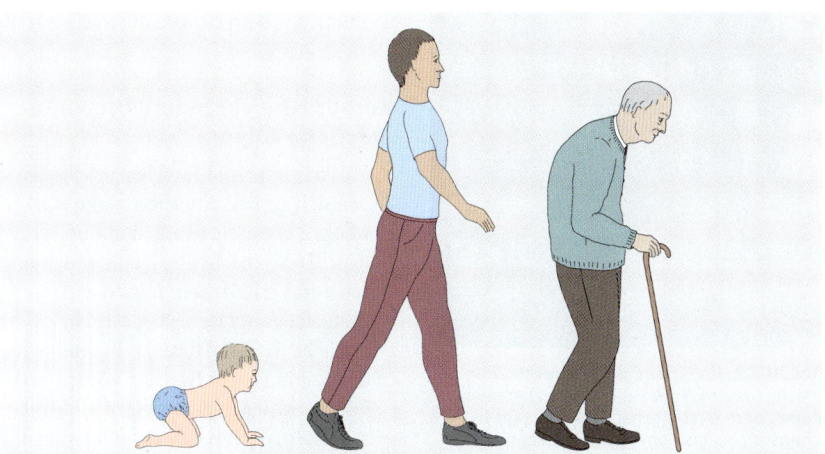

Abb. II/1.1 Am Anfang des Lebens läuft der Mensch auf vier, in der Mitte auf zwei und am Ende auf drei Beinen. [L190]

Eine Studie des Max-Planck-Instituts für Bildungsforschung in Berlin ergab, dass alte Menschen im Gegensatz zu jungen bei klassischen Intelligenzaufgaben keinen Altersabbau zeigen, sondern Stabilität und unter bestimmten Bedingungen sogar Leistungsüberlegenheit.

Das **„Defizit-Modell"**, das Alter mit Leistungseinbußen und Abbau gleichsetzt, wurde deshalb vom **„Kompetenz-Modell"** abgelöst, das die erhaltenen und zu fördernden Fähigkeiten und Kompetenzen alter Menschen in den Mittelpunkt stellt (→ Abb. II/1.2).

Es gibt viele Beispiele dafür, dass Menschen auch jenseits des 70. Lebensjahres geistig noch sehr rege sind und neue Lebensziele und Selbstkonzepte entwickeln. Einige Beispiele:

- Der Physiker Manfred von Ardenne leitete mit 90 Jahren sein physikalisch-medizinisches Institut in Dresden. Mit knapp 60 Jahren sattelte er noch auf die Medizin um, ein für ihn völlig neues Gebiet
- Hildegard Hamm-Brücher kandidierte mit 72 Jahren für das Amt der Bundespräsidentin
- Elisabeth Noelle-Neumann leitete mit 80 Jahren in Allensbach das führende Institut für Meinungsforschung in Deutschland
- Konrad Adenauer war 73 Jahre alt, als er zum ersten Mal Bundeskanzler wurde. Er blieb 14 Jahre im Amt

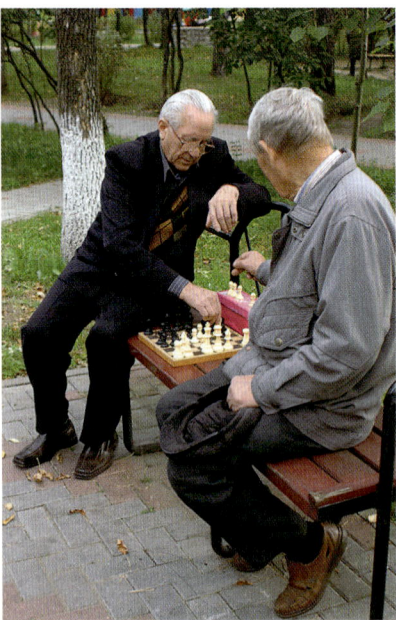

Abb. II/1.2 Menschen, die sich regelmäßig geistig fordern, so wie diese Schachspieler, haben nach wissenschaftlicher Erkenntnis gute Chancen, bis ins hohe Alter intellektuell leistungsfähig zu bleiben. In einigen Bereichen können sie sogar jüngere Menschen überragen. [J787]

- Der Wirtschaftswissenschaftler Jürgen Kuczynski galt bis zu seinem 95. Lebensjahr, in dem er starb, als der führende Experte für Wirtschaftsfragen in Deutschland. Regelmäßig kommentierte er in Fernsehsendungen die Weltwirtschaftspolitik und schrieb noch mit siebzig mehrbändige wissenschaftliche Werke.

Alter

> Nach der Definition der WHO gilt als alt, wer das 65. Lebensjahr vollendet hat (→ Kap. I/1.1). In Deutschland und Amerika spricht man von einem Menschen mit geriatrischen Krankheiten aber erst ab einem Alter von 70 Jahren. 📖 3

Das **Alter** ist eine der vielen Wandlungen im Laufe eines Lebens. Der alte Mensch lebt nicht generell schlechter oder besser, er lebt anders. Viele Einschränkungen sind krankheitsbedingt und hängen nicht in erster Linie mit dem Alter zusammen.

Fähigkeiten, die im Alter – individuell verschieden – abnehmen:

- Sehvermögen, Hörfähigkeit, Tastsinn
- Reaktionstempo
- Merkfähigkeit
- Muskelkraft und körperliche Leistungsfähigkeit
- Beweglichkeit
- Koordination.

Dagegen nehmen andere Fähigkeiten im Alter zu:

- Urteilsvermögen
- Erfassen von Sinnzusammenhängen
- Selbststeuerung
- Verantwortungsbewusstsein und Zuverlässigkeit
- Kommunikationsfähigkeit. 📖 4

Diese Fähigkeiten sind abhängig von Ausgangsbegabung, Lebensgeschichte, Bildung, Training und Anregungen durch das soziale Umfeld. 📖 5

Körperliche Veränderungen und mögliche Folgen

- Muskelmasse und Knochengewebe bilden sich zurück, Knorpelgewebe wird weniger elastisch. Muskelkraft und Ausdauer lassen nach, die Gefahr von Stürzen und Verletzungen nimmt zu
- Blutgefäße sind weniger elastisch. Zusätzliche Risikofaktoren, z. B. Bluthochdruck und Fettstoffwechselstörungen, führen zu Gefäßverengungen und -verschlüssen, die mit Gewebsuntergang und Funktionsverlust von Organen einhergehen. Regulationssysteme nachgeschalte-

ter Organe arbeiten nur noch eingeschränkt
- Mit dem Älterwerden nimmt die Zahl der Nervenzellen ab. Bei Hochbetagten sinkt die Geschwindigkeit der Informationsverarbeitung. Unsicherheit und Verletzungen, z. B. durch Stürze, können die Folge sein
- Im Alter ist die Anpassung an Umweltbedingungen verlangsamt, z. B. vermindert sich die Fähigkeit Wetterwechsel zu tolerieren, Sommerhitze führt leicht zu Kreislaufversagen

Da **Altersveränderungen** überall im Körper auftreten können, kommt es bei vielen alten Menschen zu einer Häufung von Krankheiten, die man als **Multimorbidität** bezeichnet.

Multimorbidität betrifft im somatischen Bereich sowohl die akuten Erkrankungen, z. B. Herzinfarkt oder Schlaganfall, als auch chronische Erkrankungen, z. B. Diabetes oder Rheuma. Hinzu kommen psychische Erkrankungen, z. B. Depressionen.

Viele „Alterskrankheiten" sind in Wahrheit „mitalternde" Erkrankungen. Sie entstehen schon in jüngeren Jahren, z. B. Bronchitis oder Arthrose. Echte Alterskrankheiten, d. h. Krankheiten, die mit dem Altern ab 50 Jahren auftreten können, gibt es nur wenige, z. B. die Prostatavergrößerung (→ Kap. I/31.10.9).

Es gibt aber Erkrankungen, die im Alter gehäuft auftreten, z. B. Herz-Kreislauf-Erkrankungen, Arteriosklerose, Lungenemphysem, Demenz.

Krankheiten alter Menschen sind vielfach die Folge von psychischen und sozialen Bedingungen und verminderter Anpassungsfähigkeit, z. B. Einsamkeit, depressive Stimmung, schlecht geheizte Wohnung, ungesunde Ernährung, mangelhafte Körperpflege.

Bei **Messungen** der Leistungsfähigkeit alter Menschen wird Krankheit oft unterschätzt und Alter überbewertet.

> **Gesundheit** bedeutet für alte Menschen nicht unbedingt die Abwesenheit von Krankheit und Behinderung, sondern die Abwesenheit von quälenden Beschwerden und die Kraft und Fähigkeit, Gebrechen und Einschränkungen zu meistern.

Um die Voraussetzungen für ein möglichst gesundes und selbstständiges Altern zu schaffen, sollten Menschen bereits in jüngeren Jahren ihre Lebensgewohnheiten auf die Förderung der Gesundheit und die Vermeidung von Krankheiten ausrichten. Hierbei gelten die Regeln der Prävention (→ Kap. I/4):

- Regelmäßige Bewegung
- Gesunde Ernährung, ausreichende Flüssigkeitszufuhr
- Frische Luft
- Gehirntraining
- Angemessene Behandlung von Grundkrankheiten
- Pflege sozialer Kontakte
- Gute Bildung und lebenslanges Lernen.

Im Alter kommen hinzu:

- An Vorsorgeuntersuchungen teilnehmen
- Therapeutische und medizinische Maßnahmen nutzen
- Gesunder Optimismus
- Selbstständigkeit und Selbstbestimmung erhalten. 📖 4

Lange glaubten Wissenschaftler, dass Nervenzellen schon im Säuglingsalter aufhören, sich zu teilen, und dass abgestorbene Nervenzellen nicht mehr zu ersetzen sind. Doch in neuerer Zeit fanden Neurologen und Biochemiker immer mehr Hinweise für das Gegenteil: stündlich werden im Gehirn neue Nervenzellen gebildet. Das ist jedoch auf einige wenige Hirnregionen begrenzt. Diese **Neurogenese** (*Entstehung von Nervenzellen*) hält bis ins Greisenalter an. Sie könnte Voraussetzung dafür sein, dass manche Menschen bis ins hohe Alter geistig fit bleiben. Dazu braucht es aber Lernreize und geistige Herausforderung.

Die Formel dazu lässt sich vereinfacht durch eine 3-L-Regel ausdrücken: Laufen, Lieben, Lesen. Oder anders formuliert: Das Gehirn und seine Leistungsfähigkeit profitieren durch die Reize, die durch Bewegung, soziale Kontakte und geistiges Training ausgelöst werden (→ Kap. I/13).

Medikamente im Alter

Ältere Menschen nehmen häufig mehrere Medikamente ein. Von den über 70-Jährigen nehmen ca. 20 % fünf und mehr Präparate täglich. Dabei beträgt die Wahrscheinlichkeit von Wechselwirkungen 38 % (→ Abb. II/1.3). Nimmt ein älterer Mensch sieben oder mehr Arzneimittel ein, liegt die Wahrscheinlichkeit schon bei 82 %. 📖 6 Bei etwa 10 % der Menschen, die mit ernsten Krankheitserscheinungen in Krankenhäuser kommen, erweisen sich die Beschwerden als unerwünschte Folge ihrer Arzneimitteleinnahme.

In Deutschland hat der Projektverbund PRISCUS unter wissenschaftlicher Leitung eine Liste mit Medikamenten zusammengestellt, die für ältere Menschen potenziell ungeeignet sind. Die PRISCUS-Liste umfasst

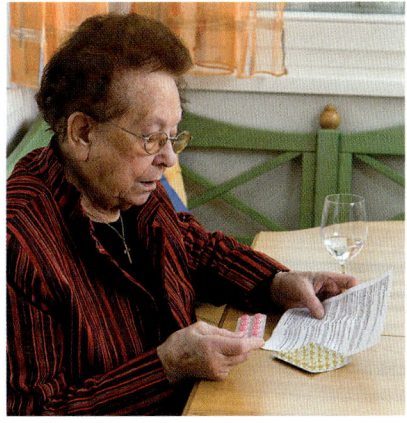

Abb. II/1.3 Alte Menschen, die viele verschiedene Arzneimittel einnehmen, gehen ein hohes Risiko ein, an unerwünschten Wirkungen der Substanzen zu erkranken. Im Beipackzettel können sie sich darüber informieren. [J787]

derzeit 18 Arzneimittelklassen mit 83 Medikamenten. Sie erhebt nicht den Anspruch auf Vollständigkeit sondern soll auf die besonderen Probleme der Arzneimitteltherapie bei älteren Menschen aufmerksam machen. Der Arzt hat darüber hinaus eine auf den einzelnen Patienten bezogene Nutzen-Risiko-Abwägung vorzunehmen. 📖 7

Nach einer Studie des wissenschaftlichen Instituts der Techniker Krankenkasse bekamen 18,9 % der über 65-Jährigen Medikamente aus der PRISCUS-Liste. Im Jahr 2008 lag der Anteil noch bei 21,7 %. 📖 8 Obwohl die PRISCUS-Liste nicht unumstritten ist, hat das Institut für angewandte Qualitätsförderung und Forschung im Gesundheitswesen (AQUA) allen Ärzten empfohlen, die PRISCUS-Liste bei Therapieentscheidungen als Empfehlung zu berücksichtigen. 📖 9 📖 10

Bildung und Gesundheit

Obwohl die Menschen immer älter werden, dauern die Krankheitsphasen immer kürzer, auch die Krankheitsphase vor dem Tod. Dazu trägt die bessere medizinische Versorgung bei, aber vor allem der Bildungsgrad der alten Menschen.

Es gibt eine große Kluft zwischen den Bildungsschichten, bzw. zwischen „Arm und Reich", die derzeit immer größer wird. Menschen aus höheren Bildungsschichten haben größere Chancen, lange gesund zu bleiben und selbstständig alt zu werden. Sie sind besser informiert, leben meist gesundheitsbewusster, können sich qualitativ bessere Lebensmittel, einen besseren Wohnkomfort und bessere medizinische Versorgung leisten. Sie nutzen außerdem mehr gesundheitsfördernde Freizeitangebote.

Kompetenz ist die Regel des Alterns, Unselbstständigkeit die Ausnahme. Aber: Kompetenzeinbußen existieren und sind ernst zu nehmen.

Emotionale Intelligenz

Soziale Fähigkeiten und Fertigkeiten, die ein Mensch im Laufe seines Lebens entwickelt hat, bestehen auch im Alter fort und können sogar weiter entwickelt werden. Dabei spielt die **emotionale Intelligenz** eine wichtige Rolle. „EQ statt IQ" heißt die neue Erfolgsformel von *Daniel Goleman,* dem Autor des Bestsellers „Emotionale Intelligenz". Darin beschreibt der amerikanische Psychologe die Intelligenz der Gefühle, d. h. Fähigkeiten wie die, sich selbst zu motivieren, auch bei Enttäuschungen weiterzumachen und sich in andere hineinzuversetzen. 📖 11

Psychische Veränderungen

Altern geht oft einher mit vermehrten Belastungen und einem allmählichen Rückgang von Lebensfunktionen. Viele alte Menschen reagieren darauf mit Abwehr, Festhalten am Gewohnten, Überängstlichkeit, labilem körperlichem und seelischem Gleichgewicht, Krankheiten und Krisen bis hin zu Selbsttötungstendenzen.

Oft gibt ihnen die Vergangenheit die Befriedigung, die sie in der Gegenwart nicht finden. Sie sprechen dann nur noch von früher und wehren alles Neue und Unbekannte ab.

Mit zunehmendem Alter nehmen schwere **Lebenskrisen** zu, verbunden mit vielen Verlusterlebnissen, z. B. Trennung oder Tod des Partners, Wegzug der Kinder und Enkel, Abschied vom Beruf und von Hobbys, die nicht mehr ausgeführt werden können. Im Rückblick ziehen die Betroffenen eine Bilanz des Lebens, die ihnen möglicherweise nicht günstig erscheint. Wenn sie zusätzlich keine erstrebenswerte Perspektive in die Zukunft entdecken können, entsteht in ihnen leicht der Eindruck, das Leben sei sinnlos (→ Kap. I/18.2.2).

Probleme können außerdem entstehen durch Einsamkeit, wegen fehlender sozialer Kontakte (→ Kap. I/22.3) und durch nachlassende Autonomie aufgrund körperlicher Behinderungen.

Ausstieg aus dem Berufsleben

Es gibt Berufe, bei denen man nicht mit Beginn des Rentenalters aufhören muss, sondern den Ausstieg gemäß dem eigenen Tempo und den eigenen Bedürfnissen gestalten kann. Oft zeigt sich bei Angehörigen dieser Berufe, dass das Gefühl, noch gebraucht zu werden und etwas Sinnvolles zu tun, nicht nur das Selbstbewusstsein stärkt, sondern auch länger jung hält.

Mit dem unfreiwilligen Ausstieg aus dem Berufsleben beginnt für die meisten Betroffenen von einem Tag zum anderen ein völlig neues Leben. Der Rentner muss nun seinen Tag selbst strukturieren und verliert auch noch von heute auf morgen den Kontakt zu seinen Kollegen und damit wichtige Bezugspunkte seines Lebens.

Um mit diesem biografischen Bruch angemessen umgehen zu können, sollten insbesondere Menschen, die in die Nähe des Ruhestands kommen, sorgfältig die Perspektiven analysieren, die ihnen das Leben bietet. Auch Menschen, die schon seit längerer Zeit das Rentenalter überschritten haben, profitieren von der Beschäftigung mit den Zielen, die sie ihrem Leben gesetzt haben oder noch setzen wollen. Die Fähigkeiten, die sie sich im Laufe der Zeit angeeignet haben, können zu einer wichtigen Ressource für die Zukunft werden:

- **Vergangenheit,** an frühere Interessen, Gewohnheiten, Fähigkeiten anknüpfen
- **Gegenwart,** den jeweiligen Tag strukturieren (→ Kap. II/10)
- **Zukunft,** für morgen planen.

Wohnen im Alter

Wohnen im Alter → Kap. II/9

Wohnen im Alter hat eine große Bedeutung. In der „Generali Altersstudie" gaben mehr als 50 % der Befragten an, dass sie in einer eigen Immobilie wohnen.

Alte Menschen, die noch in ihrer eigenen **Wohnung** leben, haben in der Regel mehr Möglichkeiten, ihren Tag sinnvoll auszufüllen. Allein das Versorgen eines Haushalts bietet Beschäftigung. Auch die Pflege der gewohnten Hobbys ist in der häuslichen Umgebung meist leichter. 📖 12

> ❯ Eine Umgebung, in der ein Mensch seine Kenntnisse und Fähigkeiten nicht anwenden kann, macht ihn zusätzlich unselbstständig und hilfsbedürftig.

Das **ökologische Modell des Alterns** geht davon aus, dass mit dem Älterwerden viele Funktionen und Fähigkeiten des Menschen nachlassen oder ganz verloren gehen, weil die ökologischen Gegebenheiten, z. B. die Umgebung, in welcher der alte Mensch lebt, nicht seinen individuellen Bedürfnissen und Fähigkeiten entsprechen. Dazu gehören z. B. die Wohnsituation, das Klima und

die Verkehrslage. Umweltbedingungen, die auf den alten Menschen zugeschnitten sind und viel Eigenaktivität ermöglichen, verhindern oder verringern nach dieser Theorie Fähigkeits- und Funktionsverluste. Besonders gilt dies für Menschen, deren Gesundheit, geistige Beweglichkeit und soziale Kontaktfähigkeit bereits beeinträchtigt sind.

Um älteren Menschen Möglichkeiten zu geben, sich zu informieren, bieten Betriebe und Volkhochschulen Seminare und Vorträge zu dem Thema: **„Vorbereitung auf das Alter"** an. Außerdem gibt es Veranstaltungen und Informationsmaterial über Angebote der Altenarbeit, **altengerechtes Wohnen** und neue Modellformen von Haus- und Wohngruppen oder Mehrgenerationenhäusern.

> ❯ Fähigkeiten, die geübt werden, bleiben erhalten (engl: *Use it or lose it*).

Alternstheorien

Alternstheorien haben in den vergangenen Jahrzehnten die Einstellung und die Angebote in der Altenarbeit auf unterschiedliche Weise beeinflusst. Sie versuchen, Veränderungsprozesse im Alter zu beschreiben und herauszufinden, was ältere Menschen brauchen, um ihren letzten Lebensabschnitt im Einklang mit sich und ihrer Umwelt verbringen zu können.

Die Alterstheorien besitzen nach aktueller Sicht keine Allgemeingültigkeit. Durch neue Forschungsansätze, z. B. Base 2 (→ Kap. I/1), versuchen Wissenschaftler die Komplexität des Alterns besser zu verstehen.

Disengagement-Theorie

Die **Disengagement-Theorie** (Disengagement: *Lösung, Sich-Zurückziehen*) vertritt

die Ansicht, dass der alte Mensch vor allem den Wunsch hat, untätig zu sein und sein Leben besinnlich ausklingen zu lassen (→ Abb. II/1.4). Nach diesem Modell geht man davon aus, dass sich die Lebenszufriedenheit des alten Menschen durch das Nachlassen vieler Aktivitäten und Alltagspflichten erhöht. Es wird als Verdienst angesehen, wenn der alte Mensch sich nach einem langen Berufsleben erholen und die Natur genießen kann. 📖 12

In den 1960er-Jahren wurde diese Theorie stark kritisiert. Als einen Gegenentwurf erfolgreichen Alterns favorisierten Fachleute die **Aktivitätstheorie.** Damit ältere Menschen auch im Alter an kulturellen Angeboten teilnehmen konnten, bauten viele Träger ihre Einrichtungen stadtnah.

Aktivitätstheorie

Die **Aktivitätstheorie** geht davon aus, dass die Zufriedenheit eines Menschen vom Umfang seiner Aktivitäten, seinem Einfluss auf die Umgebung und seinem „Gebrauchtwerden" abhängt. Seit den 1960er-Jahren entwickelte sich daraus ein „Aktivieren um jeden Preis". So wurden Altennachmittage, Bastelstunden und Kaffeefahrten organisiert, in der Annahme, das sei genau das, was **alle** alten Menschen brauchen (→ Kap. I/22.4). 📖 12

Die Aktivitätstheorie richtet sich an ältere Menschen, die körperlich und geistig rüstig sind. Gemäß einer biografieorientierten Pflege planen Altenpflegerinnen jedoch ihre Beschäftigungs- und Aktivierungsangebote individuell zugeschnitten auf die Bedürfnisse des Einzelnen.

Selektive Optimierung und Kompensation

Eine weitere Alternstheorie ist das Modell der **selektiven Optimierung und Kompensation** (*SOK*). Es geht davon aus, dass Men-

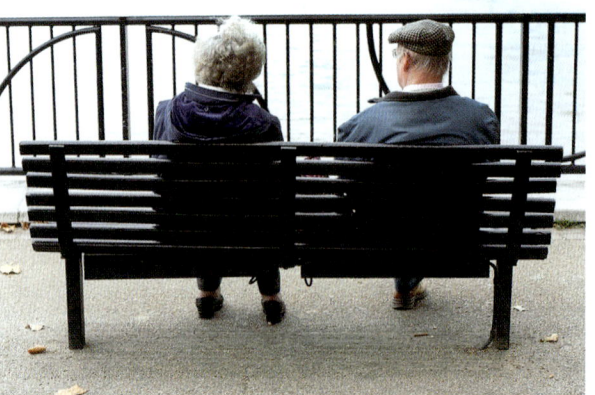

Abb. II/1.4 Laut der Disengagement-Theorie erhöht sich bei manchen alten Menschen die Lebenszufriedenheit durch das Nachlassen vieler Aktivitäten und Alltagspflichten. [J787]

schen in der Lage sind, sich so an abnehmende körperliche und geistige Fähigkeiten anzupassen, dass sie immer noch in der Lage sind, persönlich zufriedenstellende Leistungen zu vollbringen. Ein Beispiel für diese Theorie ist ein Landwirt, der in jungen Jahren einen Bauernhof bewirtschaftet, im Älterwerden einen Garten und gegen Ende seines Lebens eine Zimmerpflanze pflegt. In jeder Lebensphase kann er seine Liebe zu den Pflanzen leben, dadurch psychisch gesund bleiben und seine jeweils vorhandenen Fähigkeiten anwenden. 📖 12

Wiederholungsfragen

1. Welche körperlichen Veränderungen können im Alter auftreten? (→ Kap. II/1)
2. Welches Modell des Alterns erachten Sie als das zutreffendste? (→ Kap. II/1)
3. Was kann jeder tun, um möglichst lange geistig und körperlich fit zu bleiben? (→ Kap. II/1)
4. Was hat Bildung mit Gesundheit im Alter zu tun? (→ Kap. II/1)
5. Welche Fähigkeiten können im Alter zunehmen? (→ Kap. II/1)

Literaturverzeichnis

1. Generali-Altersstudie: https://altersstudie.generali-deutschland.de/ (letzter Zugriff: 5.6 2016).
2. Lehr, U.: Psychologie des Alterns. Quelle & Meyer Verlag, Wiebelsheim, 2003.
3. Informationsportal: www.medizinfo.de/geriatrie/alter/definition_alt.shtml (letzter Zugriff: 5.6 2016).
4. Beamtenbund und Tarifunion (dbb): www.dbb.de/fileadmin/pdfs/PVRForen/130515_vortrag_elke.pdf (letzter Zugriff: 5.6 2016).
5. Brandenburg, H.; Huneke, M.: Professionelle Pflege alter Menschen. Kohlhammer Verlag, Stuttgart, 2005.
6. Gesundheitsportal der deutschen ApothekerInnen: www.aponet.de/aktuelles/ihr-apotheker-informiert/20160208-arzneimittel-wirkung-aendert-sich-im-alter.html (letzter Zugriff: 5.6 2016).
7. Projektverbund Priscus: www.priscus.net (letzter Zugriff: 5.6 2016).
8. Wissenschaftliches Institut der Techniker Krankenkasse: www.tk.de/tk/pressemitteilungen/gesundheit-und-service/774390 (letzter Zugriff: 5.6 2016).
9. AQUA – Institut für angewandte Qualitätsförderung und Forschung im Gesundheitswesen GmbH: www.aqua-institut.de/de/aktuelles/priscus-studie.html (letzter Zugriff: 5.6 2016).
10. Fries, R.: Krankheits- und Medikamentenlehre für die Altenpflege. Elsevier Verlag, München, 2014.
11. Goleman, D.: Emotionale Intelligenz. Deutscher Taschenbuch Verlag, München, 2007.
12. Martin, M.; Kriegel, M. (Hrsg.): Psychologische Grundlagen der Gerontologie. Kohlhammer Verlag, Stuttgart, 2014.

II
1

V. Spanaus

II/2 Demografische Entwicklung

Kennzeichen der Entwicklung

🅢 Fallbeispiel Stationär

Frederica Müller, 78 Jahre alt, hat bislang allein in ihrem Häuschen in ländlicher Gegend gelebt und ihren Haushalt selbstständig geführt. Bei einem Sturz hat sie sich kürzlich einen Oberschenkelhalsbruch zugezogen. Seitdem ist sie in ihren Bewegungsmöglichkeiten stark eingeschränkt und auf einen Rollstuhl sowie fremde Hilfe angewiesen. Vor dem Unfall war Frau Müller überzeugt, im Pflegefall von ihrer einzigen Tochter, Christa Sauer, versorgt zu werden. So kannte sie es von früher, als sich Großfamilien in derartigen Situationen gegenseitig unterstützten.

Christa Sauer ist jedoch vor vielen Jahren mit ihrem Mann berufsbedingt in eine etwa 100 km entfernte Stadt gezogen und noch fest in ihren Beruf eingebunden. Sie ist nicht in der Lage, ihre Mutter bei sich aufzunehmen und adäquat zu versorgen.

Frederica Müller ist enttäuscht, weil alles darauf hindeutet, dass sie ihr Haus verlassen und in eine stationäre Pflegeeinrichtung umziehen muss.

> ❯ **Demografie** (griech. *demos = Volk, graphein = schreiben*): Fortschreibung der Altersentwicklung in einer Gesellschaft.

Der Altersaufbau einer Bevölkerung stellt dar, wie sich das Gefüge zwischen den älteren und jüngeren Generationen verhält. In Deutschland kehrt derzeit eine geringe Geburtenrate in Kombination mit der steigenden Lebenserwartung das Generationenverhältnis um. Der Anteil älterer Menschen an der Gesamtbevölkerung steigt. Diese Veränderung des Altersaufbaus der Bevölkerung wird als **demografischer Wandel** bezeichnet. Als Kennzeichen dieses Altersstrukturwandels sind zu nennen:

- Verjüngung des Alters
- Entberuflichung des Alters
- Feminisierung des Alters
- Singularisierung des Alters
- Hochaltrigkeit. 📖 1

Verjüngung des Alters

Alter → Kap. I/1.1

Bei dem Punkt der **Verjüngung des Alters** sind verschiedene Auswirkungen zu unterscheiden. Hierzu gehören positive, negative und neutrale Verjüngungseffekte.

Als **positiver** Verjüngungseffekt ist z. B. die jüngere Selbsteinschätzung der Älteren zu nennen. Die Älteren fühlen sich jünger und sehen auch jünger aus als die Gleichaltrigen der vorangegangenen Generationen.

Zu den **negativen** Verjüngungseffekten zählt, dass ältere Arbeitslose lediglich aufgrund ihres Alters häufig nicht mehr eingestellt werden. Diese Altersgrenze, die zwar statistisch zu erfassen ist, aber naturgemäß keine gültige Definition aufweist, sinkt spürbar.

Der **neutrale** Verjüngungseffekt beschreibt schließlich, dass Frauen weniger Kinder haben und daher die Erziehungsphase der Kinder früher abgeschlossen ist, mit dem Resultat, dass sich vor allem die Frauen mit der Gestaltung der verbleibenden verlängerten Lebenszeit auseinandersetzen und dafür Rollenmuster entwickeln müssen.

Entberuflichung des Alters

Das Konzept der **Entberuflichung** unterscheidet zwischen zwei Merkmalen.

Zum einen gehört zu der Entberuflichung des Alters die Altersteilzeit ohne Berufstätigkeit. Dies ergibt sich aus einem frühen Berufsausstieg und einer höheren durchschnittlichen Lebenserwartung.

Zum anderen ist der Prozess der Berufsaufgabe selbst zu nennen. Dieser Prozess umfasst die individuelle Einstellung, die Konfrontation und den Umgang der älteren Arbeitnehmer mit der Flexibilisierung der Altersgrenzen.

Feminisierung des Alters

Da Frauen mit einer höheren Lebenserwartung als Männer rechnen können, überwiegt der Anteil der Frauen in den Bevölkerungsgruppen mit höherem Alter deutlich. Somit prägen Frauen das Bild vom Alter in der Gesellschaft.

Zu diesem qualitativen Aspekt kommt der quantitative hinzu. Das heißt, dass Frauen auch spezifische Angebote für Senioren sichtbar häufiger nutzen als Männer.

Aus diesen Phänomenen leitet sich der Begriff der **Feminisierung des Alters** sowohl im qualitativen als auch im quantitativen Bezugsrahmen her.

Singularisierung des Alters

Mit zunehmendem Alter steigt der Anteil der allein stehenden Personen. Damit ist auch eine Veränderung der Wohnformen der Älteren verbunden. Die Zahl der Ein- und Zwei-Personen-Haushalte steigt, während die Drei- und Mehr-Generationen-Haushalte abnehmen. Zukünftig wird eine weitere Polarisierung wahrscheinlich, die eine zunehmende Zahl von gemeinsam lebenden älteren Ehepartnern als auch von hochaltrigen Alleinlebenden betrifft.

Hochaltrigkeit

Das Phänomen der **Hochaltrigkeit** ist oftmals auch mit den negativen Seiten des Alters belastet. Folgende Gesichtspunkte sind häufig mit dem hohen Alter verbunden und treten in dieser Lebensphase verstärkt auf:

- Familiäre Isolierung, Vereinsamung und Auflösung der familiären und außerfamiliären Netzwerke (→ Kap. II/5)
- Krankheiten, zunehmende Multimorbidität und chronische Erkrankungen
- Psychische Erkrankungen und mentale Leiden
- Abhängigkeit von Hilfsangeboten und Pflegeleistungen
- Behandlungs- und Pflegebedürftigkeit. 📖 2 📖 3

Auswirkungen auf die Gesellschaft

Wird der Fokus der demografischen Entwicklung direkt auf die gesellschaftlichen Aspekte gerichtet, zeigt sich deutlich, dass dieser Wandel grundlegend auf den Wertekanon, die Struktur und die Institutionen der gesamten Gesellschaft wirkt. Betroffen sind z. B.:

- Soziale Sicherungssysteme und der Generationenvertrag
- Gestaltung der zunehmenden Lebensphase „Alter"
- Versorgung der älteren Menschen.

Generationenvertrag

> ❯ **Generationenvertrag:** Beziehungen und gegenseitige Verpflichtungen zwischen Alt und Jung. Es ist kein Vertrag im üblichen Sinne, sondern die Beschreibung der Zusammenhänge und Regelungen zwischen den Generationen. 📖 4

Der **Generationenvertrag** umfasst einerseits die Pflege und die Sorge der Älteren für den Nachwuchs sowie die Verantwortung dafür, die Voraussetzungen zu schaffen, dass ihre aufwachsenden Kinder persönlich gesichert, möglichst glücklich und in einer funktionierenden Welt leben können. Andererseits zählt die Sorge der Jüngeren für die Älteren dazu. Ihre Aufgabe ist es, das Auskommen, die Zufriedenheit sowie alle Voraussetzungen zu sichern, unter denen alte Menschen einem friedlichen Tod entgegensehen können. 📖 4

Individualisierung

Die **Individualisierung** ist ein Phänomen, das durch den kulturellen und strukturellen Wandel der Gesellschaft in Deutschland nach dem 2. Weltkrieg entstanden ist. Sie ist geprägt von sehr gegenläufigen Entwicklungen der Wertesysteme, die in einem raschen Wechsel aufeinander folgen.

Erstens werden familiäre Obliegenheiten zunehmend von öffentlichen Einrichtungen übernommen. Eltern lassen ihre Kinder meist in Kindertagesstätten bzw. Kindergärten betreuen und Familien übergeben die Versorgung pflegebedürftiger Angehöriger oft an professionelle ambulante oder stationäre Einrichtungen. Diese Entwicklung basiert auf einer veränderten Einschätzung gegenseitiger familiärer Verpflichtungen sowie einer neuen Bewertung der verschiedenen Lebensbereiche (etwa der Berufstätigkeit) und geht mit einer Reduzierung familiärer Bindungen einher.

Zweitens sind die Weltanschauungen und die Lebensformen verschiedenartiger geworden. Dieser Trend mündet in eine **pluralistische Gesellschaft.** Drittens führt die häufig vorausgesetzte Flexibilität des Einzelnen im Arbeitsprozess zu mehrfachen Wohnortwechseln. Die zwischenmenschlichen Beziehungen verlaufen daher nicht mehr in vormals gewohnten Strukturen.

Viertens haben sich die Geschlechterrollen verändert. Frauen verbinden eine Eheschließung nicht mehr unbedingt mit existenzieller Absicherung.

Prinzipiell gilt, dass durch die Individualisierung gewachsene Lebensgemeinschaften, wie Großfamilien und Dorf- oder Kirchgemeinden zerfallen. Dies hat zur Folge, dass sich die soziale Situation der älteren Menschen wandelt. 📖 5

Altersstruktur der Gesellschaft

Die demografische Entwicklung wird von drei Faktoren beeinflusst:
- Fertilität/Geburtenrate
- Lebenserwartung
- Wanderungssaldo.

Die momentane Bevölkerungsstruktur in Deutschland entspricht längst nicht mehr dem Muster einer klassischen Bevölkerungspyramide. In einer solchen stellen Kinder die stärksten Jahrgänge und mit zunehmendem Alter verringert sich die Zahl der jeweiligen Bevölkerungsgruppen.

Derzeit ist der Bevölkerungsaufbau anders strukturiert. Während das mittlere Alter am stärksten vertreten ist, gehören den Älteren und Jüngeren jeweils weniger Personen an. Dieser Wandel wird sich bis zum Jahr 2050 weiter vollzogen haben, sodass sich die zahlenmäßig starken Jahrgänge weiter nach oben verschieben und von zahlenmäßig geringeren ersetzt werden. Es ist davon auszugehen, dass im Jahr 2050 doppelt so viele 60-Jährige leben, als Kinder geboren werden. Diese Entwicklung hat zur Folge, dass u. a. die vorhandenen Sozialsysteme an die veränderte Situation anzupassen und die wirtschaftlichen Verhältnisse sowie die Lebenssituationen der alten Menschen umzustrukturieren sind (→ Abb. II/2.1, → Abb. II/2.2, → Abb. II/2.3).

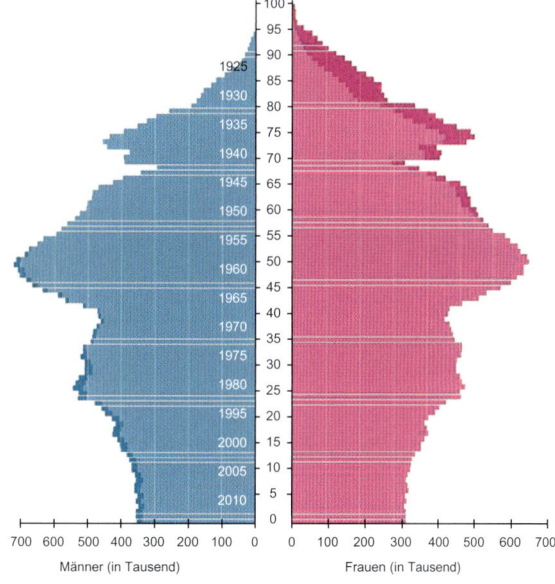

Abb. II/2.1 Altersaufbau 2014 in Deutschland. [W193] 📖 10

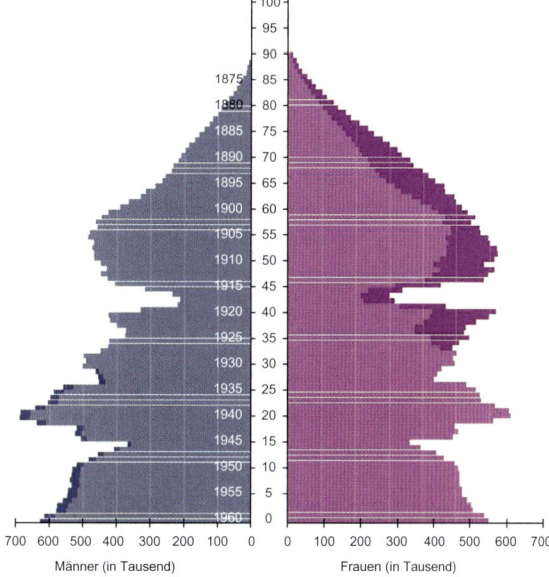

Abb. II/2.2 Altersaufbau 1960 in Deutschland. [W193] 📖 10

Zahl der Menschen im höheren Alter

Insgesamt nimmt die Zahl der Menschen im höheren Alter zunächst deutlich zu. Gemeint ist hier die Bevölkerungsgruppe der 65-Jährigen und Älteren. Im Jahr 2016 zählen etwa 17,5 Millionen Menschen zu dieser Altersgruppe, im Jahr 2060 werden es 22,3 Millionen sein.

Wenn man in dieser Bevölkerungsgruppe noch einmal zwischen den 65- bis unter 80-Jährigen sowie den 80-Jährigen und Älteren differenziert, wird ersichtlich, dass die Zahl der jüngeren Senioren nach 2020 rasch zunimmt. Zu diesem Zeitpunkt werden die geburtenstarken Jahrgänge der 1950er- und 1960er-Jahre dieses Alter erreicht haben. Ab dem Jahr 2030 reduziert sich die Zahl der 65- bis unter 80-Jährigen beträchtlich. Zählten 2005 rund 12 Millionen Menschen zu dieser Bevölkerungsgruppe, werden es 2030 ca. 15,6 Millionen und 2060 etwa 13,5 Millionen Menschen sein.

Zu den älteren Senioren, d. h. der Altersgruppe der 80-Jährigen und Älteren, zählten 2005 etwa 3,6 Millionen Menschen. Im Jahr 2030 werden 6,6 Millionen und 2060 gut 8,8 Millionen Menschen dazu gehören. Demzufolge wird diese Altersgruppe 2060 weit mehr als doppelt so stark sein wie 2005.

> **Lern-Tipp**
> Das Statistische Bundesamt erstellt Statistiken, die ein Bild für die gesamte Bundesrepublik geben. Tatsächlich aber werten auch Kommunen und Landkreise die ihnen zur Verfügung stehenden Zahlen aus. Recherchieren Sie die Altersverteilung in der Bevölkerung Ihrer Region. Versuchen Sie herauszufinden, welche Faktoren dafür entscheidend sind. Vergleichen Sie die Ergebnisse mit den Zahlen des Bundes. Diese Aufgabe lässt sich besonders gut als Gruppenarbeit bewältigen.

Lebenserwartung

> **Lebenserwartung:** Statistischer Durchschnittswert des Zeitraums, den ein Lebewesen zwischen Geburt und Tod zu erwarten hat. Für Menschen ist er nach Geschlechtern zu unterscheiden.

Ein zentraler Teil der Diskussion um die Bevölkerungsentwicklung ist die Berechnung der durchschnittlichen **Lebenserwartung** (→ Abb. II/2.4, → Abb. II/2.5, → Abb. II/2.6).

Bereits seit 130 Jahren werden in Deutschland ein steter Rückgang der Sterblichkeit sowie eine steigende Lebenserwartung registriert. Der momentane Stand der Lebenserwartung in Deutschland liegt für einen 2015 geborenen Jungen bei durchschnittlich 78,4 Jahren. Ein in diesem Zeitraum geborenes Mädchen hat durchschnittlich sogar eine Lebenserwartung von 83,4 Jahren.

Kinder, die 1980 zur Welt kamen, haben eine durchschnittliche Lebenserwartung von 69,6 Jahren (Jungen) bzw. 76,3 Jahren (Mädchen).

Dieser kontinuierliche Anstieg der Lebenserwartung ist auf verschiedene Faktoren zurückzuführen. So haben u. a. Fortschritte der medizinischen Versorgung, der Hygiene, der Ernährung, der Wohnsituation sowie die verbesserten Arbeitsbedingungen und der gestiegene materielle Wohlstand zu diesem Anstieg geführt. Infektionskrankheiten, z. B. Tuberkulose, die zu Beginn des 20. Jahrhunderts oft auch bei jüngeren Menschen zum Tod geführt hatten, wurden zurückgedrängt. Gegenwärtig gehören Krebserkrankungen und Erkran-

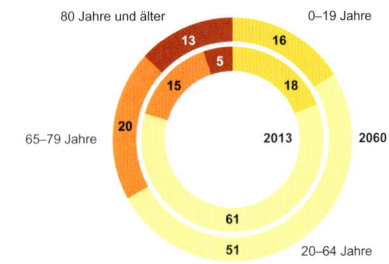

Abb. II/2.5 Bevölkerung nach Altersgruppen (in %) 2013 und 2060. [W193] 📖 10

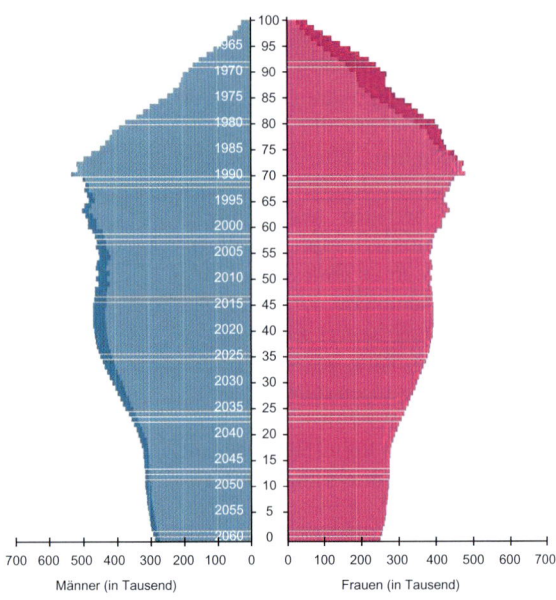

Abb. II/2.3 Altersaufbau 2060 in Deutschland (Prognose). [W193] 📖 10

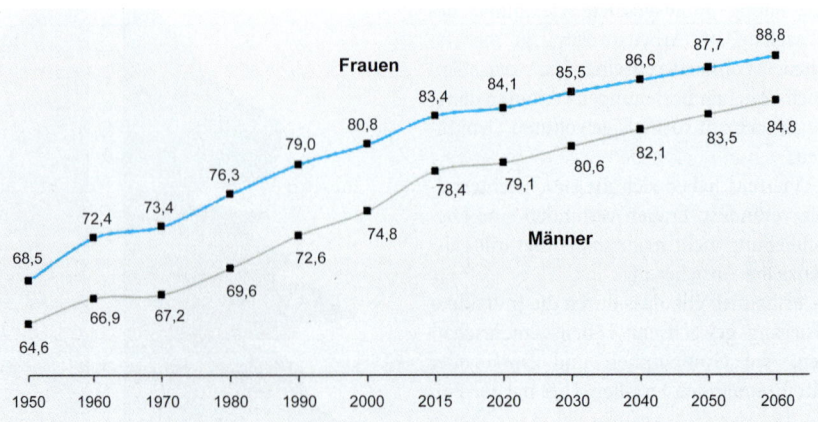

Abb. II/2.4 Entwicklung der Lebenserwartung bei Geburt in Deutschland nach Geschlecht in den Jahren von 1950 bis 2060 (in Jahren). [W193] 📖 10

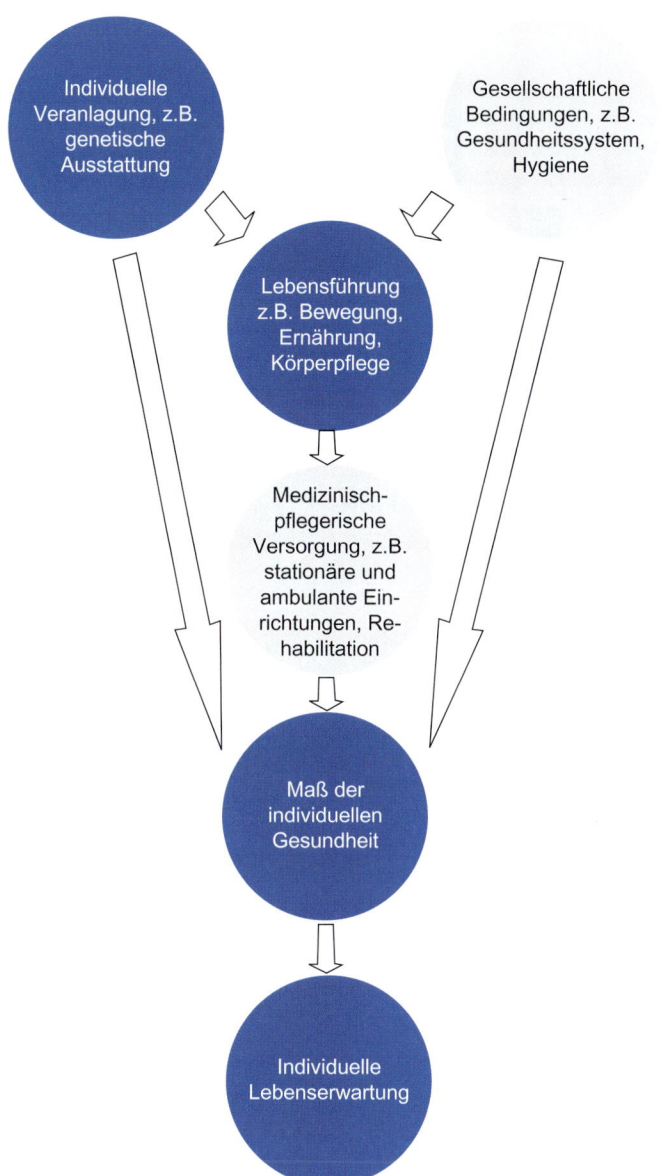

Abb. II/2.6 Ursachen der steigenden Lebenserwartung. [J787, O408, L190]

kungen des Kreislaufsystems zu den häufigsten Todesursachen. Mit ihnen ist jedoch vermehrt erst im hohen Alter zu rechnen.

Die oben beschriebene höhere Lebenserwartung der Frauen wirkt sich unweigerlich auf die Geschlechterverteilung der älteren Senioren aus. Da der Anteil der Frauen bei den über 60-Jährigen weitaus höher ist, kommt es zu einer zunehmenden **Feminisierung** der älteren Bevölkerung.

Als mögliche Begründung für diesen Zustand kommt eine Übersterblichkeit der Männer infrage.

Dies bedeutet, dass die Frauen nicht länger leben, sondern die Männer früher sterben. Diese Theorie wird insofern untermauert, als dass die Sterblichkeitsrate der Männer in allen Altersgruppen höher als die der Frauen liegt. Ursachen hierfür könnten sein:

- Höheres Erkrankungsrisiko der Männer (außer natürlich bei frauenspezifischen Erkrankungen)
- Höheres Unfallrisiko aufgrund einer höheren Risikobereitschaft.

Der Frauenanteil der älteren Bevölkerung beträgt bis zu 70 %. Demzufolge erkranken Frauen absolut gesehen häufiger an alterstypischen Leiden. Zudem sind sie meist ab einem jüngeren Alter verwitwet als Männer. 📖 5 📖 9

Anteil der pflegebedürftigen Personen

Die Zahl der Pflegebedürftigen steigt stetig. In Deutschland waren im Jahr 2013 bereits 2,6 Millionen Menschen im Sinne des Gesetzes der Sozialen Pflegeversicherung (SGB XI) pflegebedürftig. Dies ist ein Anstieg von ca. 5 % gegenüber dem Jahr 2011. Die Mehrheit der Pflegebedürftigen, die 2011 zu Hause versorgt wurden, stellten mit 62 % Frauen. Ebenso überwog der Anteil der Frauen bei den vollstationär betreuten Pflegebedürftigen mit 74 %. Mit zunehmendem Alter steigt das Risiko, pflegebedürftig zu werden. Die ab 90-Jährigen weisen eine mit 58 % entsprechend hohe Quote an Pflegebedürftigkeit auf (→ Abb. II/2.7).

Die Versorgung der 2,6 Millionen Pflegebedürftigen ist unterschiedlich geregelt. Im Dezember 2013 wurde fast die Hälfte der Bedürftigen, d. h. 47 % durch Angehörige gepflegt. Davon zählten ca. 7,1 % in die III. Pflegestufe. 📖 6

Herausforderungen und Chancen

Die demografische Entwicklung kann zugleich als **Herausforderung** sowie als **Chance** für die Gesellschaft betrachtet werden.

Die Herausforderung liegt vor allem darin, dass die zunehmende Zahl älterer Menschen mit steigenden medizinischen Gesundheitsausgaben verbunden ist. Dies bedeutet, dass die finanziellen Ausgaben der sozialen Sicherungssysteme deutlich zunehmen werden. Somit scheinen Reformen innerhalb der Sozialversicherung unumgänglich zu sein. Denkbar wäre z. B. der verstärkte Einsatz von präventiven Maßnahmen zur Vermeidung oder Verzögerung der typischen Alterserkrankungen.

Die Chance der demografischen Entwicklung liegt z. B. in der verstärkten Nutzung des altersbedingten **Humanvermögens.** Unter Humanvermögen werden u. a. das Wissen, die Erfahrungen, die Handlungsstrategien, die Werte und das Engagement der älteren Bevölkerung verstanden. Auf diese einzigartigen Fähigkeiten könnten sowohl die Arbeitswelt als auch die Familien und die Kommune verstärkt zurückgreifen, um einen entsprechenden beiderseitigen Nutzen daraus zu ziehen. 📖 7

Auswirkungen auf die Altenpflege

Die demografische Entwicklung mit der Zunahme des Durchschnittsalters der Bevöl-

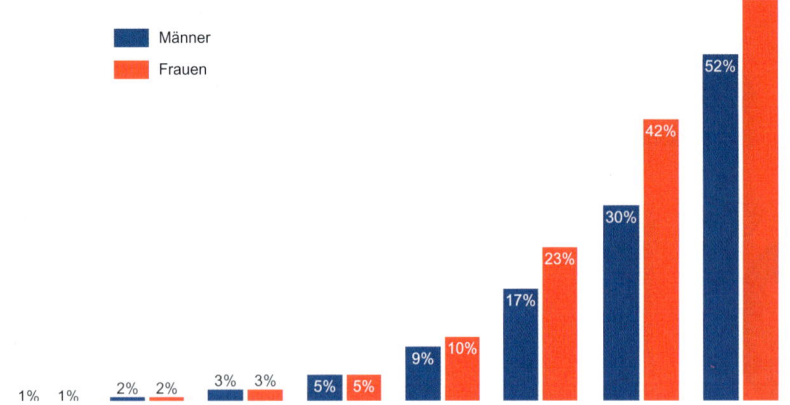

Abb. II/2.7 Pflegequoten 2013 nach Alter und Geschlecht. [W193] 📖📖 1

kerung spiegelt sich auch in der Altersstruktur der Beschäftigten. In der professionellen Altenpflege wird diese Entwicklung besonders deutlich zu spüren sein, da die Zahl der Pflegebedürftigen zunimmt, gleichzeitig aber immer weniger Berufsanfänger dieser Branche zur Verfügung stehen. Künftig wird die Pflege wahrscheinlich von immer älter werdendem Pflegepersonal geleistet werden. Diese Tendenz zu älteren Pflegeteams wird zusätzlich von gesellschaftlichen und sozialpolitischen Rahmenbedingungen gestärkt. Um dem entgegenzuwirken, sollten die Unternehmen und Institutionen dieser Branche der Gesundheit und der Motivation der Pflegenden mehr Beachtung schenken (→ Kap. IV/10).

Zudem gilt es, die individuellen Ressourcen der älteren Pflegekräfte gezielter einzusetzen (Einbeziehung der Lebenserfahrung, zeitliche Flexibilität, Verbundenheit mit dem Unternehmen, Zuverlässigkeit, ausgeprägte kommunikative Fähigkeiten) und Qualifizierungsmöglichkeiten anzubieten.

Gelingt dies, wird eine Bereicherung für die Pflegenden, die Pflegebedürftigen und das Unternehmen spürbar. 📖📖 8

Wiederholungsfragen

1. Was zeigt der Altersaufbau einer Gesellschaft und worin besteht der demografische Wandel? (→ Kap. II/2)
2. Was versteht man unter dem Stichwort „Verjüngung des Alters"? (→ Kap. II/2)
3. Erläutern Sie den Generationenvertrag. (→ Kap. II/2)
4. Welche Auswirkungen hat die demografische Entwicklung auf die Altenpflege? (→ Kap. II/2)

Literaturverzeichnis

1. Gurk, S.: Demografische Entwicklung. In: Brendebach, C. M.; Groos-Böckelmann, G.; Loibl, A.; Schreckling, M.: Kurzlehrbuch Altenpflege (Band 1). Elsevier Verlag, München, 2009.
2. Bohnes, H. (et al.): In guten Händen – Altenpflege (Band 2). Cornelsen Verlag, Berlin, 2011.
3. Tews, H. P.: Neue und alte Aspekte des Strukturwandels des Alters. In: Naegele, G.; Tews, H. P.: Lebenslagen im Strukturwandel des Alters. VS Verlag für Sozialwissenschaften, Wiesbaden, 1993.
4. Andreae, S. (et al.): Thiemes Altenpflege in Lernfeldern – Schnell finden – schnell lesen – schnell verstehen. Thieme Verlag, Stuttgart, 2008.
5. Bremer-Roth, F. (et al.): In guten Händen. Altenpflege Band 1. Cornelsen Verlag, Berlin, 2005.
6. www.destatis.de (letzter Zugriff: 30.5 2016).
7. Bertelsmann Stiftung (Hrsg.): Demografischer Wandel, Präventions- und Rehabilitationspotenziale. Gütersloh, 2005.
8. www.bgw.online.de (letzter Zugriff: 30.5 2016).
9. www. statista.com (letzter Zugriff: 30.5 2016).
10. Statistisches Bundesamt. Bevölkerung Deutschlands bis 2060. 13. Koordinierte Bevölkerungsberechnung, 2015.
11. Statistisches Bundesamt. Pflegestatistik, 2013.

A. Zielke-Nadkarni

II/3 Ethniespezifische und interkulturelle Aspekte

❯ **Kontext:** Gesellschaftlicher Lebensraum, in dem sich Biografien entfalten und soziale Gruppenbildungen vollziehen.

Kultur: Im kulturhistorischen Zusammenhang ein überliefertes System von Bedeutungen, mit dem Menschen ihr Wissen vom Leben und ihre Einstellungen zum (Alltags-)Leben miteinander teilen, tradieren und weiterentwickeln. Kultur umfasst alle Lebensbereiche und äußert sich in Form von menschlichem Verhalten, zu dem Gedanken, Sprachen, Kommunikationsformen, Lebenspraxen, Glauben, Werte, Normen, Sitten, Rituale und soziale Rollen genauso gehören wie die verwendeten Gegenstände.

Milieu: Meint hier die Kategorisierung von Personen durch die Beschreibung ihrer sozialen Herkunft. Hat den Begriff der „sozialen Schicht" abgelöst, umfasst jedoch immer noch eine Hierarchie im Sinne dominanter und benachteiligter Gruppen. 📖 1 📖 2

Adhärenz (*engl. adherence = festhalten, befolgen*): Einhalten der Therapieziele, die vom Therapeuten und Behandelten gemeinsam festgelegt wurden. Betont die Kooperation; der Begriff *Compliance* zielt eher auf das Befolgen ärztlicher Anweisungen. 📖 3

Wanderungsbewegungen sind weltweit Realität. Aus vielen Ländern der Erde kamen und kommen Menschen nach Deutschland. Seit Sommer 2015 sind dies einerseits vermehrt traumatisierte Flüchtlinge, denen andererseits Migranten gegenüberstehen, die hier z. T. schon in der vierten Generation arbeiten und den bestehenden Wohlstand mitbegründet haben. Werden sie pflegebedürftig, so haben sie, wie alle anderen Menschen, Anspruch auf eine umfassende, personenorientierte Versorgung. Dazu bedarf es einer **kontextbezogenen Pflege,** die jene soziokulturellen Faktoren berücksichtigt, die in der Lebenswelt von Migranten für deren Gesundheit wichtig sind. Dies gilt nicht zuletzt aus ökonomischen Gründen, da sich Einflüsse der Lebenswelt auf die Effektivität von Pflegemaßnahmen auswirken (→ Abb. II/3.1).

Pflegesituationen erfordern die Festlegung von Pflegezielen, die Ausführung von pflegerischen Interventionen und die Bewertung der erzielten Pflegeergebnisse.

Für eine erfolgreiche Pflege ist die Kooperation des Pflegebedürftigen entschei-

dend. Um diese Kooperationsbereitschaft (*Adhärenz*) zu fördern, brauchen Pflegende Wissen über (z. T. sehr) andere Denk- und Sichtweisen und die Offenheit, diese zu akzeptieren.

In der Charta der Rechte hilfe- und pflegebedürftiger Menschen ist das Recht auf „Beachtung des Lebenshintergrundes und der Gewohnheiten" ausgeführt (→ Kap. I/6.1.2). 📖 4

Diese Rechtsauffassung kann als grundlegende Aufforderung zu einer **kultursensiblen Pflege** verstanden werden. Sie ist für alle Aktivitäten, Beziehungen und existenziellen Erfahrungen des Lebens (z. B. die ABEDL nach Krohwinkel → Kap. I/2.2.2) umzusetzen, in die immer soziokulturelle Aspekte einfließen, egal ob es sich um körperliche Lebensaktivitäten (z. B. „Essen und Trinken") oder um psychosoziale (z. B. „Für sichere und fördernde Umgebung sorgen") handelt. Daher ist Biografiearbeit (→ Kap. I/10) im Umgang mit Migranten unerlässlich.

Das Verhalten der Menschen ist nur wenig instinktgesteuert, daher ist der Mensch primär ein Kulturwesen, das seine Umgebung nach seinen Bedürfnissen gestaltet und verändert. Dies geschieht, in Abhängigkeit vom Klima und der natürlichen Umgebung, auf vielfältige Weise – man denke z. B. an die verschiedenen Haustypen (z. B. Steinhaus, Pfahlbau, Bambushütte, Iglu).

Zugleich ist der Mensch ein Sozialwesen. So wie seine kulturellen Schöpfungen weist auch sein Sozialverhalten verschiedene Inhalte und Formen auf.

Da dem Menschen von Natur aus nur in geringem Umfang Vorgaben mitgegeben sind, wie seine Beziehungen zu anderen Menschen und zu seiner Umwelt auszusehen haben, gibt er selbst seiner Welt Bedeutung und Sinn. Daher ist das Wirklichkeitsverständnis von Menschen unterschiedlicher kultureller Zugehörigkeit verschieden, wenngleich zwischen ihnen zahlreiche Gemeinsamkeiten bestehen.

Die Sprache ist das wichtigste Mittel für die Entstehung, Entwicklung und Tradierung von Kultur, denn mittels Sprache werden Begriffswelten entwickelt, die Bedeutungen tragen und Wirklichkeit erklären sollen.

Welche Deutungen der Wirklichkeit Gültigkeit haben, welche Werthaltungen und Normen akzeptabel sind und welche abgewertet werden, ist von den Machtstrukturen in jeder Gesellschaft bestimmt. Daher unterscheidet die Soziologie zwischen dominanter Kultur (hierzulande das bürgerliche Milieu) und Subkulturen, zu denen auch die verschiedenen Migrantengruppen zählen.

Mit andern Worten: Insbesondere (Arbeits-)Migranten gehören zu den benachteiligten Gruppen, da sie ihre Interessen nicht in gleicher Weise vertreten können wie An-

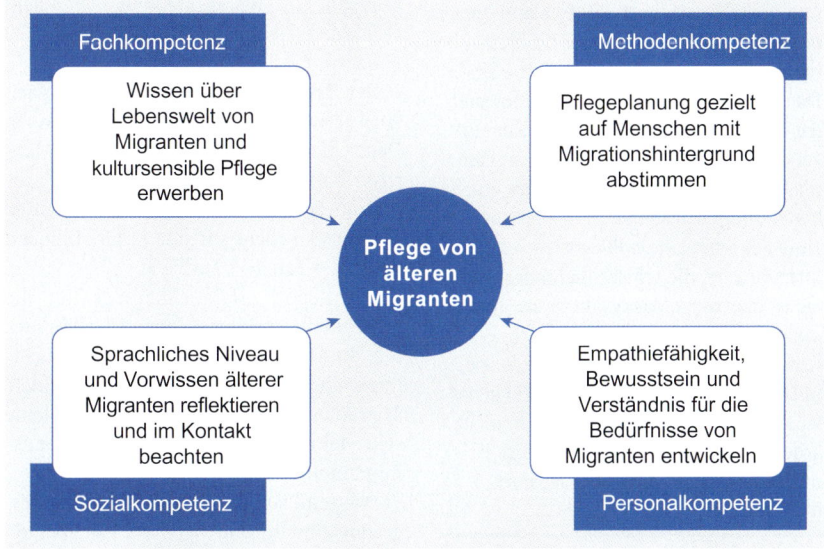

Abb. II/3.1 Teilkompetenzen für das Kapitel „ethniespezifische und interkulturelle Aspekte". [M343]

gehörige des bürgerlichen Milieus. Dies ist für Pflegende von besonderer Bedeutung, weil auch sie von den Vorstellungen der dominanten Kultur beeinflusst sind und daher u. U. Menschen ausgrenzen, die sie nicht verstehen, weil diese mit und in anderen Wirklichkeitsvorstellungen, Alltagsstrukturen und Beziehungsformen leben.

Wie ein Mensch andere Menschen, v. a. Migranten, wahrnimmt, hängt entscheidend von seinem Wissen, seinen Erfahrungen und seiner Weltsicht ab. Altenpflegerinnen sind als Mitglieder eines helfenden Berufs deshalb besonders aufgefordert, sozialer Ungleichheit in ihrem Bereich engagiert entgegenzutreten, nicht zuletzt weil alte kranke Menschen besonders wehrlos sind.

II/3.1 Lebensverhältnisse und Gesundheit von Migranten in der Bundesrepublik Deutschland

Ⓐ Fallbeispiel Ambulant, Teil I

Fatima Türgurs Wanderungsgeschichte ist typisch für türkische Migranten der „Ersten Generation". Sie wuchs in einem ostanatolischen Dorf auf. Im Alter von 13 Jahren heiratete sie und verließ (wie traditionell üblich) ihre Familie, um zu ihren Schwiegereltern zu ziehen. So kam sie nach Istanbul. Ein Jahr später ging ihr Mann nach Deutschland. Nach insgesamt drei Jahren Trennung holte er die Familie nach. Frau Türgur war mit der Emigration einverstanden. Sie kam mit 20 Jahren und drei Kindern nach Deutschland, ihre beiden Jüngsten wurden hier geboren. Inzwischen ist Frau Türgur 65 Jahre alt. Ihr Mann ist seit 26 Jahren arbeitslos und hat daher die Pflichtjahre für die Rentenversicherung nicht erfüllen können. Fatima Türgur selbst hat nur fünf Jahre gearbeitet und pflegt seither mit Unterstützung des ambulanten Pflegedienstes eine ihrer Töchter, die schwerstbehindert ist. Sie ist überzeugt, dass es ihr in der Türkei mit diesem Kind und ihrer eigenen Krankheit nicht so gut gehen würde wie in Deutschland. Da es in der Türkei keine Leistung vom Staat gibt, wenn man nicht arbeitet, könnte sich eine arbeitslose Familie die Versicherungsbeiträge dort nicht leisten.

II/3.1.1 Zahlen und Fakten

> **Migranten:** Im Inland oder im Ausland geborene Menschen, Zugewanderte, in Deutschland geborene eingebürgerte Ausländer sowie in Deutschland Geborene mit deutscher Staatsangehörigkeit, deren Eltern aus dem Ausland stammen. 🕮 5

Deutschland ist ein **Einwanderungsland** (→ Tab. II/3.1). Zwischen 1955 und 1973 warb die Bundesregierung Menschen aus Italien, Spanien, Griechenland, Türkei, Marokko, Portugal, Tunesien und Jugoslawien an. Damit wollte man den Arbeitskräftemangel infolge des Zweiten Weltkriegs ausgleichen. Bis ins 21. Jahrhundert waren Zu- und Abwanderung lange Zeit weitgehend ausgewogen. Erst seit 2010 gibt es wieder deutlich mehr Zuzüge als Abwanderungen. 🕮 6

Das Statistische Bundesamt erhebt die entsprechenden Zahlen jährlich. Im Jahr 2014 wurden noch 1,343 Millionen Zuzüge und 766 000 Fortzüge registriert. Das Jahr 2015 war demgegenüber von einer hohen Zuzugswelle mit knapp zwei Millionen ausländischen Personen gekennzeichnet, während zugleich rund 860 000 Ausländerinnen und Ausländer Deutschland verließen. 🕮 7 In den 1970er-Jahren stammten drei Viertel der Migranten aus fünf Ländern (Italien, Spanien, Griechenland, Türkei und Jugoslawien). Durch die Aufnahme von Spätaussiedlern seit Ende der 1980er-Jahre und die Osterweiterung der EU erhöhte sich die Zahl der Herkunftsländer ab 2004 und inzwischen kommen drei Viertel der Einwanderer aus mehr als 80 Herkunftsgruppen, in Ballungsräumen wie dem Frankfurter Raum sogar aus mehr als 170 Ländern. 🕮 8

Der Datenreport 2016 stellt fest, dass seit 2013 etwa 16 Millionen **Migranten** in Deutschland leben. Von den 50- bis 64-Jährigen haben 2,6 Millionen einen Migrationshintergrund (ca. 15 %), von Migranten ab dem 65. Lebensjahr sind es 1,5 Millionen (ca. 9 % → Tab. II/3.2). 🕮 5

Der Report erfasst allerdings nur die zahlenmäßig größten Gruppen der Migranten, die Darstellung vernachlässigt Flüchtlinge und Asylbewerber sowie gebildete Migranten, deren Integrationsprobleme sehr viel geringer sind als die der Arbeitsmigranten.

Während von der Bevölkerung ohne Migrationshintergrund bereits 24 % über 65 Jahre alt sind, gilt dies nur für 10 % der Menschen mit Migrationshintergrund. An-

ders als bei den Deutschen gibt es bei den älteren Migranten, insbesondere aus Italien, Türkei und Griechenland, einen Männerüberschuss. Dies ist ein Ergebnis der männlich dominierten Zuwanderungsgeschichte vor der Jahrtausendwende. 🕮 9

Bei den Zuwanderern aus dem Kosovo, der Russischen Föderation, der Ukraine und Weißrussland ist hingegen ein deutlicher Frauenüberschuss zu verzeichnen. Die türkischstämmigen Migranten stellen mit ca. 160 000 Personen den größten Anteil der älteren Ausländer (→ Tab. II/3.2), gefolgt von Italienern und Griechen.

Mehr als 27 % der über 65-jährigen Migranten lebten im Jahr 2007 in einem Einpersonenhaushalt (bei gleichaltrigen Deutschen betrug der Anteil 33 %). Frauen leben doppelt so häufig allein wie Männer. Unter den Spätaussiedlern aus der Russischen Föderation waren es sogar 40 %. Immerhin leben etwa 44 % der Migranten mit einem Kind im selben Haushalt. 🕮 10

Obwohl häufig die mittlerweile alten Eltern weit von ihren Kindern entfernt wohnen, bestehen enge familiäre Kontakte. 🕮 9

In Dreigenerationenhaushalten leben weniger als 5 % der Migranten. 🕮 10

Diese Zahlen machen deutlich, dass eine Berücksichtigung der besonderen Perspektiven pflegebedürftiger Migranten zu den vordringlichen Aufgaben der Altenpflege zählt.

> Eine **kultursensible Altenpflege** muss insbesondere die Arbeitsmigranten in den Blick nehmen, die un- oder angelernte Tätigkeiten in Deutschland verrichtet haben und zu den Niedriglohnempfängern gehörten. Sie sind im Durchschnitt kränker und ärmer als Deutsche aus vergleichbaren Milieus. Die Einwanderung der meisten von ihnen ist durch wirtschaftliche, soziale und politische Notlagen im Herkunftsland begründet.

Internet- und Lese-Tipp
Ministerium für Arbeit, Integration und Soziales des Landes Nordrhein-Westfalen: www.mais.nrw.de

II/3.1.2 Arbeitsbedingungen

Die **Arbeitsbedingungen** waren für Deutsche und Ausländer durchgängig ungleich. Männliche ausländische Arbeitnehmer, die aktuell im Rentenalter sind, wurden zu drei Vierteln, ausländische Frauen zu 60 % unter Durchschnitt bezahlt. 🕮 11

Sie arbeiteten häufiger als Deutsche im Schichtdienst, leisteten körperlich schwere-

Staatsangehörigkeit	insgesamt	männlich	weiblich
EU	4 013 179	2 188 257	1 824 922
Türkei	1 506 113	776 510	729 603
Sonstiges Europa			
• Kosovo	208 613	110 194	98 419
• Russische Föderation	230 994	86 362	144 632
• Ukraine	133 774	49 058	84 716
• Weißrussland	21 151	6 165	14 986
Afrika insgesamt	318 577	184 015	134 562
• Nordafrika	134 137	81 733	52 404
Vorderasien	317 065	178 987	138 078
• Irak	85 469	49 538	35 931
• Iran	60 699	34 022	26 677
• Syrien	56 901	33 356	23 545
Süd-/Südostasien	333 393	157 715	180 678
Ost-/Zentralasien			
• Afghanistan	397 142	205 062	192 080

(*) Es wurden nur ausgewählte Länder/Regionen berücksichtigt (Statistisches Bundesamt, 2016, S. 37 f.) 📖📖 8

Tab. II/3.1 Ausländische Bevölkerung nach Staatsangehörigkeit und Geschlecht. (*)

Staatsange-hörigkeit	65–75 Jahre	75–85 Jahre	85–95 Jahre	95 und mehr	Durchschnitts-alter/Jahre
EU	M 147 807	58 947	9 616	1 064	40,2
	W 126 982	45 596	12 709	1 567	39,9
Türkei	M 75 587	41 464	2 722	68	43,1
	W 84 604	28 492	3 054	159	43,4
Sonstiges Europa mit Kosovo, Russischer Föderation, Ukraine, Weißrussland	M 24 469	11 380	2 094	136	37,8
	W 25 282	13 697	3 600	382	38,8
Afrika	M 5 147	2 830	491	39	32,0
	W 3 557	1 472	163	15	32,3
Vorderasien	M 6 334	2 785	573	90	28,6
	W 6 047	2 708	783	139	28,9
Süd-/Südost-asien	M 3 007	761	199	18	33,6
	W 4 604	11 055	273	35	38,1
Afghanistan	M 1 226	486	139	14	24,8
	W 1 517	764	238	27	28,7

(*) Es wurden nur ausgewählte Länder/Regionen berücksichtigt; W = weiblich, M = männlich (Statistisches Bundesamt, 2016, S. 44–59) 📖📖 8

Tab. II/3.2 Ausländische Bevölkerung am 31.12 2015 nach Staatsangehörigkeit und Altersgruppe. (*)

re, häufig gesundheitsschädlichere Arbeit (z. B. im Akkord, an Fließbändern, unter dem Einfluss von Lärm, Staub, Chemikalien), überproportional in besonders belastenden Bereichen der Wirtschaft (etwa Landwirtschaft, Schwerindustrie, Autoindustrie, Textilproduktion, Hotelgewerbe), waren an Arbeitsplätzen mit höherem Unfallrisiko tätig, und sie wurden häufiger entlassen. 📖📖 12

In wirtschaftlichen Krisenzeiten wurden diese Menschen zu Dauerarbeitslosen. So lag 2010 die Arbeitslosenquote in der ausländischen Bevölkerung mit 12 % überproportional hoch (bei Personen ohne Migrationshintergrund 6 %); 15 % der männlichen ausländischen Arbeitslosen ist 50 Jahre und älter, bei den Frauen sind es 12 %. Im Gegensatz dazu sind Personen ohne Migrationshintergrund zwischen 55 und 65 Jahren zu rund 6,5 % arbeitslos. 📖📖 9

Das Bundesministerium für Arbeit und Soziales sieht als Gründe für die höhere Arbeitslosenquote schlechte Ausbildungsprofile, geringe Sprachkenntnisse, Nichtanerkennung von Bildungsabschlüssen und tradierte Geschlechterrollen. Frauen, insbesondere Türkinnen, reisten häufig ohne berufliche Qualifikation und mit geringer Schulbildung ein und verrichteten überwiegend unter ungünstigen Bedingungen (z. B. im Akkord) unqualifizierte Arbeit (etwa in der Kunststoffverarbeitung, der Gastronomie, in Putzkolonnen) oder auch schlecht bezahlte Näharbeiten in der Textilindustrie.

❯❯ Lern-Tipp

Laden Sie den Migrationsbeauftragten Ihrer Stadt oder Gemeinde zu einem Gespräch in die Klasse ein. Lassen Sie sich über die Situation und Probleme berichten, mit denen ausländische Menschen in Ihrer Umgebung leben. Fragen Sie insbesondere nach dem Pflegebedarf dieser Bevölkerungsgruppe. Alternativ können Sie auch Mitarbeiter eines Pflegedienstes, der von Altenpflegerinnen mit ausländischen Wurzeln betrieben wird, zu einem Interview bitten.

II/3.1.3 Bildung und Deutschkenntnisse

Ⓐ Fallbeispiel Ambulant, Teil II

Fatima Türgur ist nur fünf Jahre zur Schule gegangen, hat aber dennoch einen Führerschein erworben und kann den Koran auf Arabisch lesen. Sie hat in Deutschland nur fünf Jahre lang als angelernte Fabrikarbeiterin in der Motormontage gearbeitet und war danach Hausfrau.

Ihr Mann hat sieben Jahre lang die Schule besucht und war als angelernter Arbeiter bei verschiedenen Firmen in Deutschland tätig.

Bei Migranten bestehen hinsichtlich der **Bildung** große Unterschiede zwischen Männern und Frauen sowie zwischen der „Ersten Generation" der Arbeitsmigranten (d. h. Personen, die vor 1973 eingereist sind) und ihren Kindern und Enkeln. 26,5 % der Migranten über 65 Jahre haben keinen Schulabschluss. 📖📖 13

Allgemein kann man sagen: je älter eine Person, desto geringer ist ihre Bildung. Frauen haben überdies seltener einen Schulabschluss als Männer. Von den über

65-jährigen Migrantinnen haben 59 % keinen Berufsabschluss, bei den Männern sind es 30 %. 🔲🔲 13

Auch **Deutschkenntnisse** sind nur bedingt vorhanden. Insbesondere ältere türkische Frauen, unter denen die Analphabetenrate bei 31,3 % liegt sowie polnische Männer weisen die geringsten Deutschkenntnisse auf. 🔲🔲 10

Dies gilt in ähnlicher Weise für Frauen aus Jugoslawien und Griechenland sowie für ältere Italiener und Griechen. 🔲🔲 14

II/3.1.4 Gesundheit von Migranten

Die Benachteiligung von Migranten zeigt sich in Form von Gesundheitsproblemen und geringeren Chancen auf eine bedürfnisgerechte Versorgung. 🔲🔲 15

Im Vergleich zu Deutschen weisen ältere Ausländer eine höhere Sterblichkeitsquote auf, die durch ungünstigere Gesundheitsfaktoren in der Kindheit bedingt sind. Hinzu kommen hohe körperliche Beanspruchungen während des Arbeitslebens, seelische Belastungen durch die Umstände der Migration und ein niedrigerer sozioökonomischer Status, mit dem erhöhter Stress und niedrige Einkommen einhergehen. 🔲🔲 16

Verschiedene Untersuchungen zeigen ein gehäuftes Auftreten von chronischen Krankheitsbildern, Tuberkulose sowie funktionellen und psychosomatischen Erkrankungen. 🔲🔲 15 🔲🔲 17

II/3.2 Familienbeziehungen bei Migranten

Ⓐ Fallbeispiel Ambulant, Teil III

Die Schwiegerfamilie von Fatima Türgur bestand aus mehreren Schwägerinnen und Schwagern. Da ihr Mann der älteste Sohn der Familie ist, musste sie acht Jahre in der Schwiegerfamilie leben und den größten Teil der Hausarbeit für alle leisten.

In den ersten Jahren litt sie stressbedingt unter epileptischen Anfällen. Nach der Tradition erhält der Haushalt der Schwiegereltern durch die Heirat des Sohnes eine zusätzliche Arbeitskraft zugunsten der übrigen Frauen. Dies stellt für die jeweils jüngste Frau eine enorme Belastung dar. Erst mit der Geburt des ersten Sohnes gewinnt sie an Status

innerhalb des Haushalts. Fatima Türgur und ihr Mann haben fünf Kinder. Ihre jüngste Tochter verliebte sich mit 13 Jahren in einen Jungen aus Jugoslawien. Sie sollte jedoch einen Verwandten aus der Türkei heiraten, darum lief sie von zuhause weg. Die Familie schaltete die Polizei ein, die das Mädchen fand und zu ihren Eltern zurückbrachte. Aus Kummer stürzte sie sich vom Balkon im dritten Stock des Wohnhauses. Sie verbrachte viele Monate in Krankenhäusern und Rehabilitationskliniken und wird seitdem von Fatima Türgur gepflegt. Einmal am Tag kommen Mitarbeiter des ambulanten Pflegedienstes vorbei, um der Mutter zu helfen.

Fatima Türgurs Mann hilft im Haushalt, z. B. bei der Versorgung der Tochter, beim Entsorgen des Mülls und manchmal beim Einkauf. Frau Türgur sagt, dass er ihr sehr viel Freiheit lässt. Ihr Hobby ist es, im Koran zu lesen, und sie ist zum Vorlesen oft bei Bekannten eingeladen. In dieser Zeit trägt ihr Mann die Verantwortung für die kranke Tochter. Auch zeigt er sehr viel Verständnis für die Diabeteserkrankung seiner Frau.

Enge **Familienbeziehungen** sind ein Merkmal vieler Migrantenfamilien. Ob in der Türkei, in Osteuropa, in Asien oder Afrika, ob Muslime oder jüdische Flüchtlinge – in Ländern mit mangelhafter sozialstaatlicher Fürsorge ist die Familie die alles entscheidende Ressource, Lebensmittelpunkt, Überlebensgarant und der einzig sichere Zufluchtsort.

Die Kehrseite ist, insbesondere im ländlichen Raum, eine ausgeprägte soziale Kontrolle, meist strikte hierarchische Regeln und wenig Raum für Individualität. Dies kann sich z. B. darin ausdrücken, dass nicht der Pflegebedürftige, sondern der älteste Mann der Familie über Pflegemaßnahmen entscheidet. Aufgrund der Geschlechtertrennung im Alltag erfolgt die Pflege kranker männlicher Familienmitglieder vielfach durch andere Männer, während Frauen einander, ihre Ehemänner sowie die jüngeren Söhne versorgen. Die Sorge füreinander ist ein Kernkonzept der Familien, dahinter müssen die persönlichen Interessen des Einzelnen zurückstehen.

Gehorsam gegenüber den Eltern, die Dominanz der Männer und traditionell eine weitgehende Trennung der Arbeitsbereiche von Männern und Frauen sind weitere Merkmale in vielen Migrantenfamilien.

Beeinflusst von der deutschen Umgebung zeigen jedoch jüngere Familienmitglieder zunehmend Individualisierungstendenzen, was zu Generationskonflikten führt (siehe Fallbeispiel, Teil III).

Im Allgemeinen ordnen die Familienmitglieder Beziehungskonflikte jedoch der Verpflichtung zur gegenseitigen Fürsorge unter.

Internet- und Lese-Tipp
- Multikulturelles Seniorenheim in Duisburg: www.drk-haus-am-sandberg.de
- Multikulturelles Altenpflegeheim in Berlin: www.pflegehaus-kreuzberg.de

II/3.3 Verständnis von Gesundheit und Krankheit in anderen Kulturen

Definitionen von Gesundheit und Krankheit → Kap. → I/1.2.1, → Kap. I/1.2.2

Ⓐ Fallbeispiel Ambulant, Teil IV

Nach Meinung von Fatima Türgur wird ein Mensch durch Stress, Sorgen und viele Probleme krank. Zuhause soll man sich erholen. Sie selbst kann diese Vorstellung allerdings nicht verwirklichen, weil sie, auch im Alter, viele Sorgen mit ihren Kindern hat. Sie sagt von sich selbst, sie sei aufgrund ihres Diabetes sehr empfindlich und launisch. Auch schaffe sie es nicht, ruhig zu bleiben, vor allem, wenn sie in der Familie alles erledigen müsse und für alles verantwortlich sei. Um die Gesundheit zu stärken, sei es wichtig, seelische Unterstützung zu erhalten, regelmäßig zu essen, sich auszuruhen oder zu bewegen. In ihrem Fall sei es wichtig Diät zu halten, auf die Zusammensetzung und Menge der Speisen zu achten, an die frische Luft zu gehen. Aber man müsse sich auch nützlich fühlen.

Jede soziokulturelle Gruppe hat ihr eigenes Verständnis von **Gesundheit und Krankheit.** Diese Einstellung ist auch vom sozialen Milieu sowie familiär geprägt und individuell ausgestaltet. Daher ist es schwierig, ein umfassendes Bild der verschiedenen Haltungen zu entwerfen.

Die Pflegewissenschaftlerin *Madeleine Leininger* entwickelte als erste eine transkulturelle Pflegetheorie, die bei der Betrachtung verschiedener Kulturen aus pflegerischem Blickwinkel folgende Aspekte einschließt: Religion, Verwandtschaftsverhältnisse, Wirtschaft, Bildung, kulturelle Normen und Werte. Einschränkend ist zu sagen, dass Leininger individuelle und familiale Perspektiven außer Acht lässt und sich auf die Darstellung ganzer Kulturgruppen konzentriert. Dies führt zu Stereotypen und undifferenzierten Aussagen, weshalb inzwischen eher Leiningers Leistung als Pionierin transkultureller Pflege beachtet wird. 📖 18

Wichtig für Pflegende sind grundlegende Hinweise darauf, welche verschiedenen Vorstellungen existieren, jedoch müssen dann die individuellen Ausprägungen im Rahmen der Pflegediagnostik erfragt und im Zuge der Pflegemaßnahmen berücksichtigt werden.

Das **biomedizinische Krankheitsmodell** fragt nach Symptomen und damit nach überindividuellen Krankheitszeichen. Sie werden in internationalen Klassifikationssystemen wie der **ICD** (*International Classification of Diseases*), der **ICF** (*International Classification of Functioning, Disability and Health, einer Erweiterung der ICD* → Kap. I/5.1.4) oder dem **DSM** (*Diagnostic and Statistic Manual of Mental Disorder*) beschrieben. Daneben gibt es sehr viele andere Sichtweisen. 📖 19

Dazu gehört z. B. der Glaube, dass eine Erkrankung **gottgewollt** ist und als **Schicksal** oder **Strafe** betrachtet werden sollte.

> ### Ⓐ Fallbeispiel Ambulant, Teil V
>
> Fatima Türgur ist strenggläubig und darf gerade deshalb nicht klagen. Oft hat sie Angst vor Gott, weil er das Leben so eingerichtet hat. Seitdem sie, wie auch ihr Mann, ihr Vater und ihr Schwiegervater, nach Mekka gepilgert ist, geht es ihr besser. Aber sie kann immer noch nicht verstehen, wie es zum Selbstmordversuch ihrer Tochter kommen konnte.
>
> Sie lehnt die Hilfe eines Hodschas (*islamischer Religionsgelehrter*) grundsätzlich ab, nachdem sie einmal zu einem Gespräch mit ihm überredet wurde und feststellen musste, dass der Hodscha, den sie aufsuchte, ein Scharlatan war und sich nur für ihr Geld interessierte. Trotz der Belastung durch die Pflege der Tochter betet sie fünfmal am Tag. Sie sagt: „Wir müssen beten. Wenn man nicht stehen kann, sitzend, wenn man nicht sitzen kann, liegend. Wenn man gelähmt ist, kann man sogar mit den Augen beten. Ich habe es so gelernt. Das ist Allahs Wille und ich werde es bis zum Sterben tun."

Die Gebete helfen ihr, den Alltag zu bewältigen. Sie sagt: „Seit ich ein Kind war, habe ich immer diese Gewohnheit gehabt, deshalb hilft Allah mir immer, er lässt mich nicht im Stich." Sie glaubt an das Schicksal, das man nicht beeinflussen kann. Aber warum Gott mit ihr so hart umgeht, versteht sie nicht und ist deswegen manchmal ratlos. Sie hat keine Erklärung für ihr Schicksal, glaubt aber fest daran, dass Allah weiß, was er tut und dass man ohne Klage annehmen muss, was Allah gibt.

Verbreitet sind auch **magisch-religiöse Vorstellungen** vom Wirken von **Geistwesen** oder **Göttern,** z. B. im Volksislam, Hinduismus oder im Voodoo.

Dazu gehören z. B. die Dschinn, Geistwesen, die von Allah aus dem Feuer geschaffen wurden. Sie sind ein wichtiger Bestandteil der islamischen Legendenbildung und in der türkischen Alltagsmythologie allgegenwärtig. Sie erscheinen in Menschengestalt und können in den Körper eindringen. Da sie das Böse verkörpern, können sie den Menschen bei Fehltritten viel Schaden zufügen.

Des Weiteren gibt es Vorstellungen von **Verhexungen** (*Verwünschungen*). Hexenzauber wird mittels dazu befähigter Personen für gute Zwecke und als Schadenszauber für böse Ziele eingesetzt, z. B. wenn jemand einen Ehemann wünscht, geheilt werden möchte oder einen anderen mit Krankheit strafen will.

Krankheiten können auch von **dämonischen Mächten** ausgelöst werden. Sie zeigen sich z. B. im „bösen Blick". Dieser Glaube ist im gesamten Mittelmeerraum, auf der arabischen Halbinsel, in Lateinamerika sowie in Teilen Asiens weit verbreitet. Der böse Blick ist einer Person angeboren, bzw. er entsteht aus Abneigung oder Neid und kann Krankheiten hervorrufen.

> ### Ⓐ Fallbeispiel Ambulant, Teil VI
>
> „Nazar" heißt der böse Blick auf Türkisch. Fatima Türgur glaubt an *nazar* und daran, dass sie sofort merkt, wenn jemand ihn hat. Als sie jung verheiratet war, wunderten sich die Nachbarinnen, dass sie als so kleines Kind für die ganze Schwiegerfamilie sorgen musste, und sagten das auch laut. Ihre Schwiegermutter betete dann, dass der böse Blick der Frauen sie nicht träfe. Fatima Türgur hatte immer Kopfschmerzen, nachdem diese Frauen zu Besuch waren. Ihre Schwiegermutter behauptete dann, dass der böse Blick daran schuld sei.

Zur Heilung werden Abwehrzauber eingesetzt und Schutzmaßnahmen ergriffen, z. B. das Sprechen von Gebeten, das Trinken heiligen Wassers, bei Besuchen im Herkunftsland auch Tieropfer, der Verzehr besonderer Speisen, das Tragen von Amuletten oder Anhängern in Form eines blauen Auges.

Wenn Altenpflegerinnen also unbekannte, oft durchaus unscheinbare Gegenstände im Krankenbett oder am Körper von Pflegebedürftigen finden, sollten sie diese nicht entfernen, sondern ihre Bedeutung erfragen und den dahinter stehenden Glauben respektieren. 📖 20

Nur die westliche biomedizinische Perspektive trennt weitgehend konsequent zwischen Körper und Geist/Seele. Aus der Sicht verschiedener kultureller Gruppen ist der Mensch dagegen ein unteilbares Ganzes. Daher sagen sprachliche Bilder, die einen Körperzustand beschreiben, häufig etwas über seelische Probleme aus, z. B.: „Das ist mir richtig auf den Magen geschlagen!" „Ich habe die Nase voll!"

Aus diesem Grund achten Altenpflegerinnen stets auf die Ausdrucksweise von Migranten, da sie möglicherweise indirekt auf Probleme hindeutet. So sprechen z. B. türkische Frauen der ersten Generation in bestimmter Weise davon, wie man „durch eine kranke Seele körperlich krank werden" kann (→ Tab. II/3.3).

In einigen Kulturen, etwa bei Menschen von den Philippinen, gibt es darüber hinaus die Vorstellung, dass die **Seele den Körper** auf kurze Zeit oder dauerhaft **verlassen** kann. Geschieht dies über einen längeren Zeitraum, wird der Betroffene krank. Kehrt die Seele nicht zurück, stirbt er. Die Seele verlässt den Körper z. B., wenn der Mensch ein Tabu gebrochen oder eine gesellschaftliche Norm verletzt hat.

Durch übernatürliche Wesen oder Verhexung kann es auch zum Seelenraub kommen, da die Seele Ausflüge unternimmt, während der Körper schläft. Hier kann nur ein Medium durch Fürbitte Hilfe leisten, das als Heilkundiger innerhalb der jeweiligen Kultur den Umgang mit Geistern und Verhexungen beherrscht (→ Abb. II/3.2). Heilkundige dieser Art sind z. B. Schamanen, Medizinmänner oder Priester. 📖 21

Nicht zuletzt, weil **organmedizinisches Wissen** bei den Befragten der ersten Generation von Arbeitsmigranten selten vorhanden ist, heißt Kranksein für sie, es zu fühlen, meist in Form von Schmerzen.

Einen Diabetes mellitus z. B., der zunächst ohne Schmerzen und sonstige spürbare Krankheitszeichen verläuft, können Menschen, die unter dem Eindruck solcher

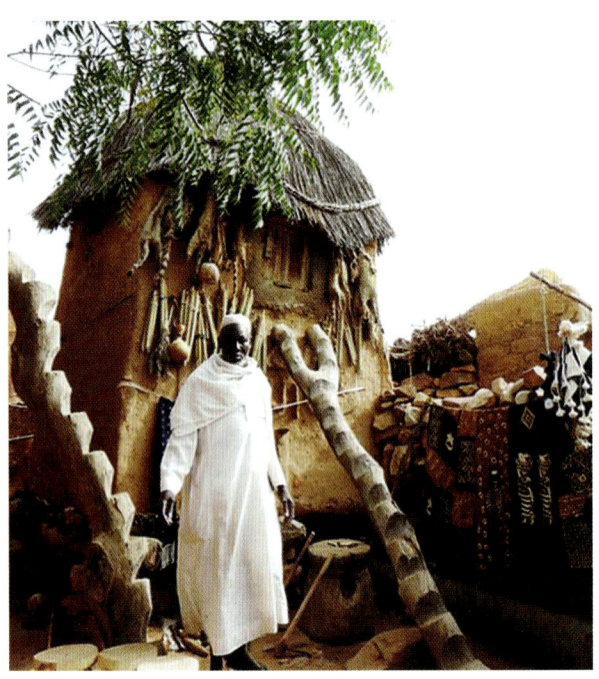

Abb. II/3.2 Schamanen und Medizinmänner können nach den Vorstellungen einiger Kulturen verlorene Seelen zurückbringen. [M343]

Ursache	Krankheitszeichen	Wirkungen/sprachlicher Ausdruck
„Durch eine kranke Seele körperlich krank werden"	• Probleme/Stress haben • Schreien • Alles in sich hineinfressen	• Magenschmerzen haben • Kopfschmerzen haben • Organe erkranken
	• Einsam sein • Viel nachdenken müssen	• Kreislaufstörungen haben
	Angst haben • Vor Gewalttätigkeit in der Familie • Vor Arbeitslosigkeit • Vor der Zukunft	• Fieber haben • Meningitis haben • Das Herz bleibt stehen
	• Kontrolle verlieren	• Das Gehirn wird haltlos
	• Verrückt werden	• Sich den Kopf erkälten
	• Verluste erleiden	• Die Leber wird durchstochen • Das Herz wird durchstochen • Die Organe fallen
	Inneres Gleichgewicht verlieren: • Angst haben • Sich immer krank fühlen • Nicht mehr weiter wissen	• Der Nabel fällt
	• Keine Kraft haben • Nicht arbeiten können • Die Familie nicht versorgen können	• Die Schultern fallen • Die Arme sind abgerissen

Tab. II/3.3 „Durch eine kranke Seele körperlich krank werden."

Vorstellungen stehen, kaum als Krankheit begreifen. So lässt sich auch häufig nur schwer die Einsicht vermitteln, dass eine diätetische Umstellung der Nahrungsaufnahme erfolgen muss. Diese Situation hängt wesentlich mit der mangelnden Bildung zusammen. Jedoch muss eine diätetische Beratung auch auf die spezifische Ernährung des jeweiligen Menschen abgestimmt sein.

Viele alte Migranten der 1. Generation verfügen nicht über eine realistische Vorstellung von Aufbau und Funktionen ihres eigenen Körpers. Deswegen haben sie z.B. auch Schwierigkeiten, Ärzten oder Pflegenden Krankheitssymptome genauer zu beschreiben.

II/3.4 Besonderheiten der Pflege in spezifischen Alltagsbereichen

In der Alltagsgestaltung aller kulturellen Gruppen drückt sich die Beziehung von Menschen untereinander, die Beziehung der Menschen zur Natur und zur überna-türlichen Welt in unterschiedlicher Weise aus. Die jeweiligen **Besonderheiten** treten **in spezifischen Alltagsbereichen** auf, die für eine personenbezogene Pflege von Migranten deshalb eine zentrale Rolle spielen können.

II/3.4.1 Ernährung

Unterstützung alter Menschen bei der Ernährung → Kap. I/21.3

Essen ist mehr als die Aufnahme von Nahrung: es hat weltweit bei allen kulturellen Gruppen soziale, religiöse und ökonomische Bedeutung und ist klimatisch-regional sowie familial geprägt. 📖📖 22

Darüber hinaus sind mit ihm symbolische Bedeutungen verbunden, die sich in Form von Nahrungsge- und verboten, in Ritualen, Sitten und Bräuchen zeigen (z.B. im christlichen Abendmahl, im islamischen Zuckerfest am Ende der Fastenzeit, im jüdischen Sabbatmahl).

„Liebe geht durch den Magen" heißt es, womit bildlich die große Bedeutung des Essens für das persönliche Wohlbefinden angesprochen wird. In der Pflege ist **Wunschkost** ein Weg, die Zufriedenheit der Pflegebedürftigen zu steigern. Sie kann auch ein Weg sein, um einer Kachexie bei Demenzkranken vorzubeugen (→ Kap. I/20.9).

Ernährung ist ein Stück Heimat und deshalb als Ressource zu betrachten. Sie ist sowohl in Pflegeeinrichtungen wie im ambulanten Bereich ein mehrmaliger täglicher sozialer Fixpunkt und gerade auch für Menschen, die durch Pflegebedürftigkeit in ihren Freizeitmöglichkeiten eingeschränkt sind, ein Höhepunkt im Alltag (→ Kap. II/10.2.1).

Über folgende Aspekte der Essgewohnheiten eines Pflegebedürftigen erheben Altenpflegerinnen konkrete Informationen im Rahmen der Pflegediagnostik:
• Gewohnte Speisen und Reihenfolge der Aufnahme der Speisen, z.B.
  – Spezielle Lebensmittel, etwa Gewürze (→ Abb. II/3.4), Fleisch geschächteter Tiere
  – Verbotene Lebensmittel, etwa Alkohol (auch in Medikamenten) für strenggläubige Moslems, Schweinefleisch für Moslems und Juden, Rindfleisch für Hindus; orthodoxe Juden trennen milch- und fleischhaltige Speisen strikt voneinander (koschere Kost). Viele tabuisierte Lebensmittel gelten häufig aus (z.T. überholten) hygienischen Gründen als „unrein". Gerade hier ist jedoch auf die individuelle Haltung der Pflegebedürftigen zu achten

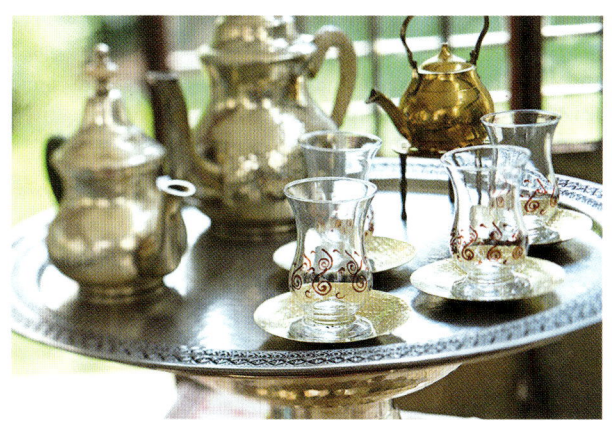

Abb. II/3.3 In islamischen Gesellschaften spielt das Teetrinken eine wichtige soziale Rolle. [J787]

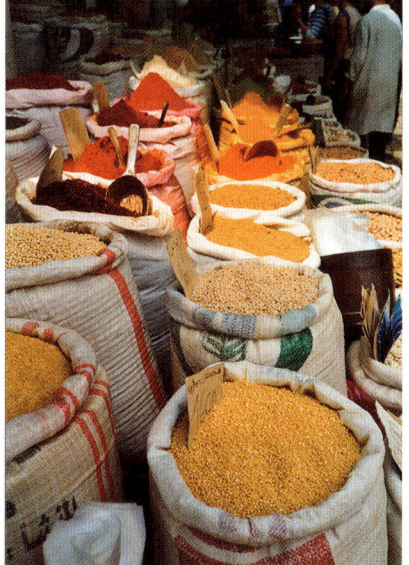

Abb. II/3.4 Gewürze verleihen den Speisen ein typisches Aroma. Menschen, die nicht in Ihrer Heimat leben, erfahren über diese speziellen Geschmackserlebnisse ein Stück ihrer Identität. [M343]

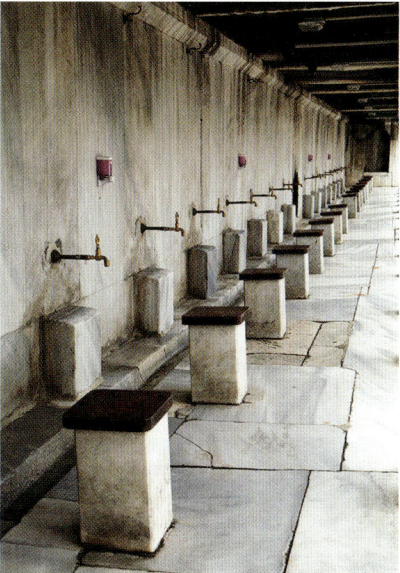

Abb. II/3.5 Rituelle Waschungen (hier ein Waschplatz an einer Moschee) haben für religiöse Menschen eine Bedeutung, die über die bloßen Hygienevorstellungen hinausgeht. [J787]

oder Mittel- und Südamerika unterscheiden Nahrungsmittel nach den Kategorien „heiß/kalt", die nichts mit der Temperatur der Speisen zu tun haben, sondern ihre Wirkung auf den Körper beschreiben.

Heiße bzw. kalte Eigenschaften werden in vielen Zusammenhängen wirksam: Es gelten nicht nur Lebensmittel als „heiß" oder „kalt", sondern auch Krankheiten, Medikamente, körperliche und seelische Zustände. Auch natürliche und übernatürliche Kräfte werden auf diese Weise eingeteilt.

Da man „Gesundheit" als Balance zwischen „heiß" und „kalt" versteht, behandelt man Krankheiten mit der Verabreichung von „heißen" oder „kalten" Speisen und Medikamenten, um das gestörte Gleichgewicht zu normalisieren.

> ❯ Mit dem Begriff des „Schächtens" bezeichnet man eine Technik des Schlachtens von Tieren nach ritueller Vorschrift (bei Moslems und Juden) durch einen dafür geschulten Schlachter. Ziel ist ein schneller Tod ohne unnötigen Stress sowie ein vollständiges Ausbluten, das als Voraussetzung für die Genießbarkeit des Fleisches gilt.

II/3.4.2 Ausscheidung und Intimbereich

Unterstützung alter Menschen bei der Ausscheidung → Kap. I/21.5

Der **Intimbereich** und das Thema Sexualität gelten in vielen Kulturen unbedingt als Tabubereiche.

Je strenger die soziale Trennung von Männern und Frauen innerhalb einer kulturellen Gruppe ist, desto umfangreicher werden die Tabus sein, mit denen alle Aspekte der Ausscheidung und des Intimbereichs belegt sind.

Im Islam oder im Hinduismus z. B. gelten Körperflüssigkeiten prinzipiell als „unrein". Um die mit der Ausscheidung veräußerlichte Unreinheit zu beheben, von der dann auch die Umwelt betroffen ist, sind rituelle Waschungen zu vollziehen.

Auch bei pflegerischen Maßnahmen im Intimbereich sind kulturelle Gegebenheiten zu beachten. Entgegen landläufigen Annahmen pflegen z. B. auch muslimische Männer, etwa Väter und Söhne (also männliche Familienangehörige) oder Freunde, insbesondere im Intimbereich, wenn die Pflege nicht von deren Ehefrau durchgeführt wird. Zum Teil pflegen Männer auch ihre Ehefrauen.

– Ernährungsvorschriften zu besonderen Ereignissen, etwa religiösen Festtagen, in Fastenzeiten, bei Todesfällen
• Gewohnte Essenszeiten
• Formen ritualisierter Nahrungsaufnahme, etwa der englische „Five-o'clock-tea" die japanische oder chinesische Teezeremonie, das soziale Teetrinken in islamischen Ländern (→ Abb. II/3.3)
• Vorschriften zur Körperhygiene zu den Mahlzeiten, z. B. Reinigung der Hände unter fließendem Wasser (→ Abb. II/3.5) vor und nach dem Essen; Nahrungsaufnahme mit der rechten Hand, da die linke in vielfach zur Reinigung nach dem Toilettengang benutzt wird
• Gestaltung des Essbereichs
• Regelungen der Rangfolge bei der Nahrungsaufnahme, z. B. getrennt nach Geschlechtern.

Großen Wert legen Migranten oft auch auf die gewohnte **Zubereitung** der Speisen. Obwohl viele Migranten schon seit Jahrzehnten in Deutschland leben, haben sie ihre Ernährungsgewohnheiten aus dem Herkunftsland beibehalten und stehen einer abweichenden Ernährungsweise häufig ablehnend gegenüber. Eine Beachtung ihrer individuellen Ernährungsgewohnheiten empfinden sie daher als ein wichtiges Merkmal guter Pflege. Nach Vorschrift des Korans sollte man nicht zu üppig essen und nicht, wenn man keinen Hunger hat.

Daneben ist Ernährung immer auch mit spezifischen Ansichten zur Gesunderhaltung verbunden. Zur Verdeutlichung soll hierfür exemplarisch die Klassifizierung von Lebensmitteln als „heiß" oder „kalt" beschrieben werden: Viele Kulturgruppen in der islamischen Welt, in China, Indien

> ❯ Grundsätzlich ist ein achtsamer Umgang mit **Schamgefühlen** wichtig. Altenpflegerinnen gehen davon aus, dass die Pflegebedürftigen bei der Intimtoilette von gleichgeschlechtlichen Pflegenden versorgt werden möchten und fragen danach, welche spezifischen Aspekte sie dabei beachten sollen. Insbesondere bei Demenzkranken sollten grundsätzliche gleichgeschlechtliche Pflegende eingesetzt werden.

II/3.4.3 Hygiene

Grundlagen der Hygiene → Kap. I/15

Von großer Bedeutung für Muslime, Juden, Hindus oder Sinti und Roma ist der Bereich der **Hygiene.**

Hier ist exemplarisch dargestellt, wie umfangreich Hygienevorschriften möglicherweise von einzelnen muslimischen Menschen verstanden werden (→ Tab. II/3.4). Es ist selbstverständlich notwendig, die Gewohnheiten im Einzelfall pflegediagnostisch abzufragen, denn obwohl z. B. Toilettenpapier in Gebrauch ist, gilt dies nicht für jedermann.

Für Muslime ist der Tag durch fünf Gebete unterteilt und strukturiert. Jedem Gebet soll, abhängig vom persönlichen Bedarf, eine Teil- oder Ganzwaschung vorausgehen (→ Tab. II/3.4). Obwohl streng genommen nur Kinder, Kranke und altersschwache Menschen von der **Gebetspflicht** (*Salat*) befreit sind, halten viele Türken in Deutschland den Ritus nicht mehr streng ein. Pflegekräfte sollten sich jedoch erkundigen, ob Gelegenheit zum Gebet gewünscht ist und ggf. bei Hausbesuchen Gebetszeiten berücksichtigen.

> ❯ Gebete eines Moslems sollten nie unterbrochen werden, auch nicht, um einen OP-Termin einzuhalten, hierzu sind entsprechende Informationen im Vorhinein zu geben. Die Kleider und der Ort des Gebets sollen rein sein.

Das mit dem Gebet verbundene Gebot der Reinheit hat neben der hygienischen zugleich kultische Bedeutung, da die äußere Reinheit die innere symbolisiert. Rituelle Waschungen können die verlorene innere Reinheit wieder herstellen. Durch das Berühren einer Person des anderen Geschlechts kann bereits eine teilweise Unreinheit gegeben sein, die durch eine Teilwaschung behoben wird. Nach Geschlechtsverkehr und Menstruation ist eine Ganzwaschung vorgeschrieben (→ Tab.

II/3.4). Auch vieles andere gilt als unrein: Exkremente, Urin, Schweiß, Blut, aber auch Hunde, Schweine, Alkohol und Nicht-Moslems. Diese Art der Unreinheit bedeutet nicht Schmutz, sondern die aus der Berührung mit diesen Personen/Dingen herrührende Unwürdigkeit, die Religion auszuüben.

Bei stark schwitzenden moslemischen Pflegebedürftigen sollten – auch wegen dieser Vorstellung – häufiger Bettwäsche und Kleidung gewechselt und eine Waschung angeboten werden.

Die Körperreinigung soll unter **fließendem Wasser** erfolgen (→ Tab. II/3.4). Dem entspricht der Vorgang des Duschens, nicht jedoch ein Reinigungsbad, bei dem man quasi im eigenen Schmutz liegt. Vor medizinischen Bädern wird eine Körperreinigung vorgenommen, anschließend ebenfalls geduscht. Bei einer Waschung im Bett ohne fließendes Wasser ist, bei strenggläubigen Personen auf Nachfrage, abgekochtes Wasser zu verwenden (das jedoch nicht mit Leitungswasser zum Abkühlen vermischt werden darf).

Vor und nach jeder Mahlzeit sollten die Hände gewaschen werden. Für Nahrungsmittel, die mit den Händen gegessen werden, ist traditionell nur die rechte Hand zu benutzen. Dies sollte auch bei der Nahrungsanreichung unbedingt beachtet werden und gilt ebenso für Hindus und Buddhisten.

> ❯ Obwohl viele Moslems gegenüber deutschen Pflegenden Konzessionen machen, denn „die können es ja nicht wissen", wünschen einige von ihnen doch, dass Pflegende, wenn sie Muslime pflegen, sowohl die Einteilung rechte/linke Hand als auch die individuell gewünschten Reinigungsvorschriften beachten.

Um eine Reinigung nach dem Toilettengang mit fließendem Wasser zu ermöglichen, kann in stationären Einrichtungen eine Wasserkanne im Toilettenraum deponiert und ihr Zweck erklärt werden.

II/3.4.4 Sterben/Tod

Sterben → Kap. I/20.16

Nicht nur in der mitteleuropäisch geprägten Gesellschaft ist der Umgang mit dem Sterben und dem Tod schwierig und tabubesetzt. Daher müssen Pflegende sich bei der Familie erkundigen, welche nahe stehenden Personen Ansprechpartner in

Anlass	Hygienische Maßnahme	Mittel
Tägliches Gebet	• Dreimal Hände waschen, dreimal Mund spülen, dreimal Nase putzen, dreimal Gesicht waschen, dreimal die Arme bis zum Ellenbogen waschen, dann die Ohren waschen, den Hals kühl abwischen mit den Händen, ein Viertel des Kopfes mit der Hand befeuchten und die Füße waschen	• Fließendes Wasser
Nase putzen		• Linke Hand
Wasser lassen oder Stuhl absetzen	• Danach nass oder trocken reinigen	• Waschlappen • Fließendes Wasser • Toilettenpapier • Linke Hand
Achselhaare entfernen	• Rasur	• Linke Hand
Schamhaare entfernen	• Rasur	• Linke Hand
Während der Menstruation	• Tgl. einmal die Zähne putzen, einmal die Genitalien und die Füße waschen	• Fließendes Wasser • Linke Hand
Nach der Menstruation	• Rituelle Reinigung (Ganzkörperwaschung): Nachdem der Unterkörper gewaschen ist, muss man über den Kopf dreimal Wasser fließen lassen. Dreimal über die rechte Schulter und dreimal über die die linke Schulter, der ganze Körper muss von Kopf bis Fuß gewaschen werden; Hände waschen	• Fließendes Wasser
Nach dem Geschlechtsakt	• Nachdem der Unterkörper gewaschen ist, muss man über den Kopf dreimal Wasser fließen lassen, dreimal über die rechte Schulter und dreimal über die linke Schulter, der ganze Körper muss von Kopf bis Fuß gewaschen werden; Hände waschen	• Fließendes Wasser

Tab. II/3.4 Wünsche zur Körperreinigung bei Muslimen.

der Terminalphase sein können. Sie sollten auch die Frage klären, wie aus soziokultureller Sicht mit einer Sterbesituation umzugehen ist, ob es besondere Rituale (z. B. Ausrichtung des Sterbenden nach einer Himmelsrichtung, Gebete, Aufstellen einer Kerze, Waschungen) gibt, wie das Krankenzimmer gestaltet sein sollte und ob die spirituelle Begleitung durch einen Geistlichen gewünscht wird.

Grundsätzlich sind Krankenbesuche bei vielen kulturellen Gruppen (z. B. Juden, Moslems, Sinti und Roma) eine religiöse bzw. soziale Verpflichtung und Selbstverständlichkeit. Kranke und insbesondere Sterbende werden nicht allein gelassen. Besucher sollten daher unbedingt im gewünschten Umfang zugelassen werden, auch wenn dies manchmal den Pflegealltag belastet.

Viele soziokulturelle Gruppen unterscheiden zwischen dem biologischen und dem sozialen Tod. Der soziale Tod tritt erst nach einer (unterschiedlich langen) Übergangsphase zwischen dem biologischen Tod und der Aufnahme ins Jenseits ein. Entsprechend gibt es Rituale um den Todeszeitpunkt sowie Rituale im Rahmen des sozialen Todes. 📖📖 22

Für Pflegende ist besonders die Zeit unmittelbar nach Eintritt des Todes bedeutungsvoll, da sie hier leicht Verhaltensnormen verletzen können, was wiederum Auswirkungen auf das Seelenheil des Verstorbenen haben kann. In dieser Zeit gibt es viele, z. T. gegensätzliche Bräuche. So dürfen z. B. Nicht-Juden den Körper verstorbener Juden nicht berühren, daher müssen Pflegende bei der Versorgung Handschuhe tragen. Auch soll der Leichnam möglichst komplett bestattet werden, daher sind Kleidung und Bettzeug, die sein Blut enthalten, für die Familie aufzubewahren. Im Gegensatz dazu ist im Islam ein sauberer Körper Voraussetzung für die Aufnahme ins Paradies. (Blut-)befleckte Bettwäsche und Kleidung müssen daher unbedingt gewechselt werden. Es sei also noch einmal betont, wie wichtig auch in diesem Zusammenhang ein Abgleich mit den Wünschen der Familie ist.

II/3.4.5 Die Wahl der Heilkundigen

Obwohl für Deutsche der Gang zum Arzt die am häufigsten gewählte Form der Gesundheitsversorgung ist, existieren auch für sie Alternativen, z. B. Heilpraktiker, Homöopathen, Chiropraktiker, Psychologen, Geistheiler, Warzenbeschwörer, Priester.

Diese werden häufig parallel zu Ärzten aufgesucht. Ähnliches gilt auch für Ausländer.

Abhängig von der religiösen Orientierung und den kulturellen Gewohnheiten werden z. B. Hodschas (muslimische Geistliche), Rabbiner (jüdische Geistliche), Medien (Vermittler zwischen dem Menschen und der „geistigen Welt", zu ihnen gehören z. B. Schamanen, Zauberer, Voodoo-Priester, Medizinmänner), oder Menschen, die tradiertes Heilwissen besitzen, aufgesucht, von denen man sich anstelle der Schulmedizin oder zu ihrer Ergänzung Hilfe erhofft.

Diese Heilkundigen vertreten oft einen ganzheitlichen Ansatz, der den Menschen in seinem soziokulturellen Kontext betrachtet und nicht allein die Symptome der Erkrankung.

Dadurch wird die psychosoziale Seite vieler Erkrankungen von vornherein ebenso mitbedacht wie die religiöse Orientierung der Pflegebedürftigen. Sie bestimmt z. B., ob die Erkrankung als Folge einer Verfehlung entstanden ist, wodurch neben den medizinisch und pflegerisch notwendigen auch andere Maßnahmen zur Heilung notwendig werden.

II/3.4.6 Voraussetzungen für kultursensible Pflege

Grundlagen der Ethik → Kap. I/6

Angesichts der vielfältig belasteten Lebenssituation von Migranten ist seitens der Pflegenden besondere Fürsorge für diese Menschen mehr als wünschenswert. Sie drückt sich im Beistand in persönlichen Krisen aus, in menschlicher Nähe und Wärme, dem Vermitteln von Sicherheit und engmaschiger psychosozialer Betreuung. Offenheit für ungewohnte Lebensformen und Werthaltungen sowie Behutsamkeit im Umgang sorgen für eine beidseitig angenehme und weitgehend angstfreie Pflegeatmosphäre, die immer, aber insbesondere für Demenzkranke äußerst wichtig ist.

Vertrauen sollte durch Bezugspflege (→ Kap. III/3.2.2), Zeit für Gespräche außerhalb und im Rahmen der Arbeitsroutine sowie durch Herzlichkeit im Umgang aufgebaut werden. Kommt dann noch Wissen zum biografischen und gesellschaftspolitischen Hintergrund der Pflegebedürftigen hinzu, sind alle Voraussetzungen für eine kultursensible Pflege erfüllt.

Internet- und Lese-Tipp
Arbeitskreis Ausbildungsstätten für Altenpflege: Memorandum für eine kultursensible Altenhilfe: www.aaa-deutschland.de/pdf/Charta-Memorandum_komplett.pdf

II/3.5 Belastungsfaktoren eines erfolgreichen Alterns bei Migranten

II/3.5.1 Strukturelle Belastungsfaktoren

Unsicherheit der ausländerrechtlichen Situation

Mit Ausnahme der deutschen Aussiedler aus Osteuropa sowie Bürgern aus EU-Staaten leben Migranten überwiegend in einer unsicheren sozialen und rechtlichen Lage, da die für sie geltenden Gesetze einer häufigen Veränderung unterworfen sind. Dies hat unmittelbare Folgen für die Grundlagen ihres Aufenthaltes im Gastland, erschwert die Planung der eigenen Zukunft bzw. behindert sie. Hinzu kommt die Bedrohung bestimmter Gruppen von Zuwanderern durch Rechtsradikale oder Rassisten.

Internet und Lese-Tipp
Ärzte der Welt e.V. (Humanitäre Organisation, die Migranten ohne Zugang zur Krankenversicherung, z. B. illegal in Deutschland lebenden Menschen, medizinische Hilfe zur Verfügung stellt): www.aerztederwelt.org

Komplexität des Gesundheitssystems

A Fallbeispiel Ambulant, Teil VII

Als Fatima Türgurs Tochter einmal zum Frauenarzt musste, verhielt der Arzt sich in unangemessener Weise. Diese Haltung hat Frau Türgur sehr verletzt. Ihren Hausarzt bezeichnet sie als netten Menschen, der Interesse an der Tochter zeige. Allerdings hatte sie jahrelang kein höhenverstellbares, ausreichend langes, mobiles Pflegebett und der Rollstuhl passte nicht durch die Wohnungstür, sodass jedes Mal jemand die Tochter halten musste, während der Rollstuhl durch die Tür geschoben wurde. Kein Vertreter der medizinisch-pflegerischen Berufsgruppen, die zur Unterstützung der Versorgung ins Haus kommen, hat jemals eine umfassende professionelle Beratung angeboten. Frau Türgur und ihr Mann sprechen nicht genug Deutsch und haben daher keine ausreichenden Möglichkeiten, die behördlichen Hürden anzugehen.

Mangelnde Informationen über die Wege zu den verschiedenen Therapeuten und

Unterstützungsleistungen innerhalb des **komplexen Gesundheitssystems** sowie fehlende Aufklärung über Ansprüche führen dazu, dass viele Ausländer Hilfe primär über Bezugspersonen der eigenen Ethnie, bevorzugt der Familie, in Anspruch nehmen.

Nicht zuletzt aufgrund diskriminierender Erfahrungen mit Behörden (sowohl im Herkunftsland wie auch in Deutschland) holen sie sich erst dann Hilfe, wenn sie an der Grenze der eigenen Leistungsfähigkeit angelangt sind. Selbstausbeutung für die Pflege der Angehörigen bis zur eigenen Erschöpfung ist daher die Regel.

Selbst Deutsche beklagen die Undurchsichtigkeit der Förderansprüche für ihre erkrankten Angehörigen und die mangelnde Beratungsbereitschaft von Ärzten und Krankenversicherungen. In einer solchen Situation besteht eine große Gefahr, dass sozial schwache Menschen mit mangelnden Sprachkenntnissen leer ausgehen.

Ein weiterer Belastungsfaktor sind die **unterschiedlichen Zuständigkeiten** der verschiedenen Berufsgruppen im Gesundheitswesen, z.B. Pflegende, Ärzte, Physiotherapeuten, Team der Behindertenwerkstatt, Vertreter des Gesundheitsamts. Oft fehlt ein Case Manager, der die Versorgungen koordiniert (→ Kap. III/3, → Kap. III/4). Dies führt zur Verschärfung der Pflegesituation, zu höchsten Belastungen bei den pflegenden Angehörigen bis zum Burn-out (→ Kap. IV/9.2.5) oder anderen durch Überlastung bedingten Erkrankungen.

Institutionelle Hilfen sind durch **unsichtbare Barrieren** oft nur schwer erreichbar, insbesondere durch Sprachschwierigkeiten und Diskriminierung. Auch im Gesundheitssektor bedient man sich bewusst sprachlicher Mittel, um den Zugang zu Geld- und Sachleistungen unrechtmäßig zu beschränken. Opfer der Unverständlichkeiten des „Amtsdeutsch" sowie zahlloser Formalitäten und damit struktureller Gewalt sind insbesondere Menschen ohne höhere Bildung oder ohne ausreichende Deutschkenntnisse. Pflegende sollten daher angemessene Informationen geben und dazu beitragen, dass bei Bedarf Dolmetscher zur Verfügung stehen.

II/3.5.2 Soziale Belastungsfaktoren

Altersarmut

Wie weiter oben gezeigt, gehören ältere Ausländer zu den Beziehern von Niedri-

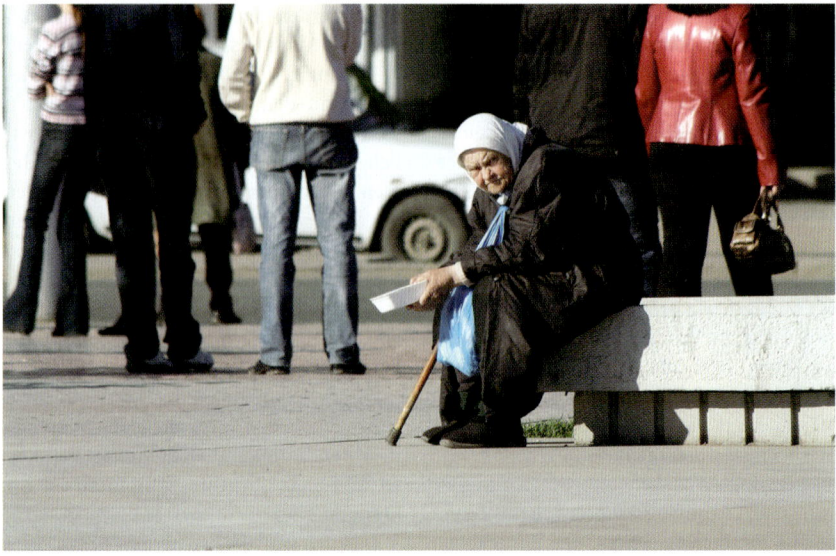

Abb. II/3.6 Ältere Ausländer sind überdurchschnittlich häufig von Altersarmut betroffen. [J787]

geinkommen und Frauen waren häufig nur geringfügig beschäftigt. Deshalb ist diese Gruppe prinzipiell von **Altersarmut** bedroht (→ Abb. II/3.6). 📖📖 23

In Kombination mit einer durchschnittlich höheren Morbiditätsrate und angesichts der vielen medizinischen Leistungen, die von den Krankenkassen nicht mehr bezahlt werden, ergibt sich eine gerade im Alter prekäre Situation.

2009 waren nur 37 % der ausländischen Rentner Frauen, d.h. Frauen leben überwiegend von der Unterstützung Angehöriger. 📖📖 9

Nur 2 % der Deutschen über 65 Jahre müssen Hilfe nach dem Grundsicherungsgesetz in Anspruch nehmen. In der gleichaltrigen ausländischen Bevölkerung sind es 13 %. Die Rente ausländischer Neurentner liegt durchschnittlich unterhalb der Schwelle für die Grundsicherung von 698 Euro 📖📖 24

Einsamkeit durch fehlende Nähe von Angehörigen

Familienbeziehungen und soziale Netzwerke alter Menschen → Kap. II/5

Während traditionell die Mehrgenerationenfamilie Migranten Rückhalt und Unterstützung bot, ist dies mittlerweile nicht mehr im selben Umfang möglich.

Die Töchter sind zunehmend berufstätig, Arbeitsplätze häufig mit erheblicher Mobilität verknüpft, und Kindergärten ersetzen die traditionelle Funktion der Großeltern. Obwohl es bei vielen kulturellen Gruppen verpönt ist, seine Eltern in eine stationäre Pflegeeinrichtung zu geben, wird dies situationsbedingt häufiger.

Dies ist für Eltern wie Kinder gleichermaßen schwer erträglich und schambesetzt.

Isolation von der Umgebungsgesellschaft

Noch immer stellen private Kontakte zwischen Migranten und Deutschen eher die Ausnahme dar. Neben sprachlichen Gründen ist dies sicher auch auf Vorurteile und Desinteresse der Mehrheitsgesellschaft zurückzuführen. Infolgedessen sind die sozialen Netze von Migranten in vielen Fällen auf die eigene Ethnie beschränkt, was bei Pflegebedürftigkeit zu Versorgungsproblemen führen kann.

II/3.5.3 Persönliche Belastungsfaktoren

Multimorbidität → Kap. I/33.1.1

Traumatisierungen

Viele ältere Migranten haben traumatische Erfahrungen (z. Verfolgung, Krieg, Katastrophen) gemacht (→ Kap. I/10). Unter den Arbeitsmigranten sind hiervon insbesondere Kurden, Menschen aus Jugoslawien, Roma, Sinti sowie jüdische Migranten aus der Gemeinschaft Unabhängiger Staaten (GUS) betroffen. Menschen, die während der Nazi-Herrschaft verfolgt wurden, vielleicht sogar Überlebende von Konzentrationslagern sind, haben häufig auch nach dem Dritten Reich unter Diskriminierung und Verfolgung gelitten. 📖📖 25

Traumatisierungen betreffen darüber hinaus Flüchtlinge aus Diktaturen weltweit, die Folter- und Kriegserfahrungen mitbringen. Flüchtlinge aus afrikanischen und asiatischen Ländern leiden häufig unter den Nachwirkungen von Katastrophen wie Dürren, Erdbeben, Tsunamis oder Kriegen, in denen sie Angehörige, Besitztümer sowie ihre Heimat verloren.

Über diese Erfahrungen sprechen die Betroffenen bei Pflegebedürftigkeit meist nicht, da die Verletzungen zu tief reichen und Schilderungen auf Unverständnis stoßen könnten. 📖📖 25

Die Erinnerungen sind mit Schrecken, Angst und ausgeprägten Gefühlen der Isolation und Hilflosigkeit verbunden. Als Angehörige diskriminierter Minderheiten sind sie – zu Recht – misstrauisch. Obwohl viele Betroffene eigentlich Hilfe benötigen, hindert ihre psychische Verfassung sie daran, Unterstützung in Anspruch zu nehmen. Damit werden sie ein weiteres Mal um Lebensqualität gebracht, die sie durch angemessene Hilfe erleben könnten. Pflegende sollten daher aufmerksam werden, wenn sie bestimmte Verhaltensmuster beobachten, die Hinweise darauf geben, dass es sich um eine Person mit traumatischen Erfahrungen handelt:

- Große Furcht vor dem Duschen
- Starkes Erschrecken, wenn plötzlich jemand im Zimmer steht oder bei überraschenden Berührungen
- Diffuse Ängste (z. B. vor lauten Stimmen, dem Weinen oder Schreien von Mitbewohnern)
- Psychosomatische Probleme
- Panik bei Knallgeräuschen
- Klammern an Vertrauenspersonen bei gleichzeitigem Abweisen anderer Menschen
- Schlafstörungen und Alpträume (oft mit der Entwicklung von Gegenstrategien, z. B. das Schlafen in einem Sitzstuhl oder das bewusst gesuchte Einschlafen vor dem Fernseher)
- Lebensmittel verstecken (Hungererfahrung)
- Depressionen oder posttraumatische Stresssymptome (→ Kap. I/10.1.3).

Besonders schwerwiegend sind Traumata für Demenzkranke, deren Kurzzeitgedächtnis schwindet und damit die Bindung an die Gegenwart, während die unterdrückten Erinnerungen im Langzeitgedächtnis extrem beängstigend werden können (→ Kap. I/33.4). Hier sind eine warmherzige Umgebung und enge psychosoziale Begleitung unabdingbar. 📖📖 26

Die Betroffenen vergessen die schrecklichen Ereignisse praktisch nie. Die Vergangenheit holt diese Menschen in Form von Retraumatisierungserlebnissen (*Flashbacks*) ein. Durch **Trigger** (*Auslöser*) aller Art werden überfallartig alte Wunden aufgerissen, denen die Betroffenen in diesen Momenten hilflos ausgeliefert sind.

Trigger sind medizinische Maßnahmen (z. B. Injektionen), aber auch pflegerische Alltagsaktivitäten wie (aufgezwungenes) Rasieren oder Haare schneiden sowie jede Form von Zwang. Grelle Untersuchungslampen können Furcht und Verweigerung bewirken, ein Wechsel der Bezugspflegeperson kann als Krise erlebt werden.

Wiederholungsfragen

1. Warum ist Biografiearbeit im Umgang mit Migranten unerlässlich? (→ Kap. II/3.1)
2. Worin zeigt sich die Benachteiligung von Migranten in der Gesellschaft? (→ Kap. II/3.1, → Kap. II/3.1.4)
3. Welche Besonderheiten gibt es im Krankheitsverständnis von Migranten? (→ Kap. II/3.3)
4. Was sollte bei einer kultursensiblen Ernährung beachtet werden? (→ Kap. II/3.4.1)
5. Worauf ist bei der Intimpflege zu achten? (→ Kap. II/3.4.2)
6. Warum ist die Beachtung von kulturgebundenen Vorschriften für Sterbende so wichtig? (→ Kap. II/3.4.4)
7. Welche Belastungsfaktoren bestehen für Migranten im Alter und wie können Pflegende ihnen entgegenwirken? (→ Kap. II/3.5.1)

Literaturverzeichnis

1. Biermann, B. (et al.): Soziologie. Studienbuch für soziale Berufe. Reinhardt Verlag, München; Basel, 2013.
2. Bremern, H.; Lange-Vester, H. (Hrsg.): Soziale Milieus und Wandel der Sozialstruktur. Verlag für Sozialwissenschaften, Wiesbaden, 2006.
3. Schulz, M., Dorgerloh, S., Ratzka, S., Gray, R., Behrens, J.: Therapeutische Interventionen zur Beeinflussung der Adherence chronisch Kranker – Ureigenste Domäne professionellen pflegerischen Handelns. PADUA, 2007.
4. Bundesministerium für Familien, Senioren, Frauen und Jugend. (Hrsg.): Charta der Rechte hilfe- und pflegebedürftiger Menschen, Berlin, 2010.
5. Bundeszentrale für politische Bildung. Datenreport 2016. Lebenssituation älterer Menschen mit Migrationshintergrund, 2016.
6. Bade, K. J.; Oltmer, J.: Normalfall Migration. Bundeszentrale für politische Bildung, Bonn, 2004.
7. Statistisches Bundesamt: www.destatis.de/DE/PresseService/Presse/Pressemitteilungen/2016/03/PD16_105_12421.html (letzter Zugriff: 22.7.16).
8. Statistisches Bundesamt: Nettozuwanderung von Ausländerinnen und Ausländern im Jahr 2015 bei 1,1 Millionen (Pressemitteilung Nr. 105 vom 21.3 2016), 2016.
9. Bundesamt für Migration und Flüchtlinge: Ältere Migrantinnen und Migranten. Entwicklungen, Lebenslagen, Perspektiven. Forschungsbericht 18, 2012.
10. GeroStat – Deutsches Zentrum für Altersfragen (Hrsg.) Menning, S.; Hoffmann, E.: Report Altersdaten. Ältere Migrantinnen und Migranten. Berlin, 2009.
11. Gaugler, E.; Weber, W.; Gille, G.; Kachl, H.; Martin, A.; Werner, E.: Ausländer in deutschen Industriebetrieben. Ergebnisse einer empirischen Untersuchung. Peter Hanstein Verlag, Königstein/Taunus, 1978.
12. Oltmer, J.; Bade, K. J.; Bommes, M.: Nachholende Integrationspolitik – Problemfelder und Forschungsfragen. Universität Osnabrück. Institut für Migrationsforschung und Interkulturelle Studien, Osnabrück, 2008.
13. Statistisches Bundesamt: Jahrbuch 2012, Wiesbaden, 2012.
14. Haug, S.: Sprachliche Integration von Migranten in Deutschland. Integrationsreport Teil 2, Working Paper 14. Nürnberg, Bundesamt für Migration und Flüchtlinge, 2007.
15. Waller, H.: Sozialmedizin. Grundlagen und Praxis. Kohlhammer Verlag, Stuttgart, 2007.
16. Eggerth, D. E.; Flynn, M. A.: Immigration: Implikationen für Stress du Gesundheit. In: Genkova, P.; Ringeisen, T; Leong, F. T. L.: Handbuch Stress und Kultur. Wiesbaden, Springer, S. 343–359, 2013.
17. Razum, O.; Zeeb, H.; Meesmann, U.; Schenk, L. (et al.): Migration und Gesundheit. Schwerpunktbericht der Gesundheitsberichterstattung des Bundes. Robert-Koch-Institut, Berlin, 2008.

II

3

18. Leininger, M.: Transcultural nursing: Concepts, theories and practices. New York, 1978.
19. Deutsches Institut für medizinische Dokumentation und Information: ICF Internationale Klassifikation der Funktionsfähigkeit, Behinderung und Gesundheit. WHO, Genf, 2005.
20. Zielke-Nadkarni, A.: Individualpflege als Herausforderung in multikulturellen Pflegesituationen. Hans-Huber-Verlag, Bern, 2003.
21. Bacalzo, D.: Erschreckte Kinderseelen auf den Philippinen. In: Keller, F. B. (Hrsg.): krank warum? cantz Verlag, Ostfildern, 1996.
22. Helman, C. G.: Culture, Health and Illness. Arnold (Hodder Headline), London, 2007.
23. Riesen, I.: Der IW-Integrationsmonitor. IW-Trends, Heft 1, Institut der Deutschen Wirtschaft, Köln, 2009.
24. Seils, E.: Armut im Alter – aktuelle Daten und Entwicklungen, in: WSI-Mitteilungen 5/2013 (Hans-Böckler-Stiftung).
Schwerpunktheft „Altern in der Arbeitsgesellschaft" 7/2013.
25. Zielke-Nadkarni, A.; Hilgendorff, C.; Schlegel, S.; Poser, M.: „Man sieht nur, was man weiß". NS-Verfolgte im Alter. Mabuse Verlag, Frankfurt/Main, 2009.
26. Schlegel, S.; Hilgendorff, C.: Geschützte Orte – Stützung und Stärkung älterer NS-Verfolgter im Alltag. In: Zielke-Nadkarni (et al.): „Man sieht nur, was man weiß". NS-Verfolgte im Alter. Mabuse Verlag, Frankfurt/Main, 2009.

II
3

II/4 Glaubens- und Lebensfragen

II/4.1 Der Sinn des Lebens

Ⓢ Fallbeispiel Stationär

Die Altenpflegeschülerin Janine Guter ist traurig, weil vor zwei Tagen eine Bewohnerin des Seniorenzentrums verstorben ist, zu der sie ein besonders gutes Verhältnis hatte. Die Frau erinnerte sie an ihre Großmutter, nicht nur, weil sie sich ziemlich ähnlich sahen, sondern auch, weil sie beide eine fast deckungsgleiche Haltung zu verschiedenen Fragen des Lebens eingenommen hatten. Vielleicht, überlegt Janine Guter, lag die Gemeinsamkeit darin begründet, dass die beiden Frauen aus dem Sudetenland stammten.

Was ist der **Sinn des Lebens?** Liegt der Sinn des Lebens im Leben selbst? Oder liegt er in einer dem Leben übergeordneten Macht? Wie sucht man nach dem Sinn des Lebens? Lohnt sich die Suche überhaupt?

Einige Menschen gehen davon aus, dass das Leben leichter ist, wenn man sich nicht dauernd mit der Suche nach seinem Sinn beschäftigt.

Die meisten Menschen beschäftigen sich jedoch mehr oder weniger intensiv mit der Frage nach dem Lebenssinn. Oft geschieht dies erst, wenn Ereignisse einen Menschen aus der Bahn werfen, z.B. Enttäuschungen oder Unglücke. Manchmal kommt es zu einer **Sinnkrise.**

Auch die Anforderungen eines neuen Lebensabschnitts führen manchmal zu einer Sinnkrise, bekannt ist z.B. die **Midlife Crisis** (*Krise der Lebensmitte*). Vor allem mit zunehmendem Alter, oder angesichts des nahenden Todes, beschäftigen sich viele Menschen mit der Frage nach dem Lebenssinn. Oft prägt die Frage, was nach dem Tod kommt, diese Suche. Sie hat also eine existenzielle Anbindung.

❯❯ Pflegende wissen um die Bedeutung, die die Sinnfrage für den Einzelnen haben kann, damit sie den Menschen in existenziellen Fragen verstehen.

Eigene **Einstellungen** und **Werte** sind bedeutsam für das Sinnerleben. Es besteht darin, dass Menschen versuchen, ihre Lebenswerte zu verwirklichen. Da für jeden Menschen der Sinn des Lebens ein anderer ist, je nach seinen Einstellungen und Werten, gibt es keine Definition von Lebenssinn, die auf jeden Menschen zutrifft. Was für den einen völlig unsinnig und inakzeptabel ist, ist für den anderen stimmig. Der Begriff Sinn wird oft synonym gebraucht mit **Wert, Zweck, Nutzen** oder dem **Ziel** des Lebens, z.B. eine Liebe finden, mit diesem Menschen das Leben teilen, ein Haus und vielleicht Kinder zu haben.

Viele Menschen verstehen unter Lebenssinn die Bedeutung des eigenen Lebens für sich und andere Menschen. Meist bezieht die Suche nach dem Lebenssinn die Frage nach Glück und dem Sinn von Leiden ein. Die meisten Antworten auf die Frage nach dem **absoluten Lebenssinn** beruhen auf religiösen oder philosophischen Überzeugungen.

Hoffnung als Ressource in der Pflege

Hat ein Mensch für sich den Lebenssinn gefunden, gibt ihm dieses Wissen **Hoffnung** und **Zuversicht.** Im Gegenzug kann die Überzeugung, das Leben sei sinnlos, zu Resignation oder Auflehnung führen. Im Falle der Resignation, also der Hoffnungslosigkeit, fühlt man sich gelähmt und handlungsunfähig. Hoffnung hingegen ist eine Quelle, aus der Menschen in schwierigen Situationen Kraft schöpfen und die damit zur wertvollen Ressource wird.

❯❯ Aufgaben der Pflegenden

Pflegende sollten alten Menschen auch in ausweglos erscheinenden Situationen die Zuversicht nicht nehmen, sondern kleine Hoffnungen stützen. Dies geschieht durch eine eigene positive Grundeinstellung, das Informieren und Ernstnehmen der Betroffenen, der Eröffnung von Wahlmöglichkeiten oder vielleicht auch durch Ablenkung. Bei Fortschritten sollte mit Lob und Anerkennung nicht gespart werden.

Gerade im Krankheitsfall kann Zuversicht das Krankheitsgeschehen positiv beeinflussen.

Hoffnung ist das Konzept eines Menschen, einen günstigen Ausgang einer Situation zu erwarten, ohne das Ergebnis tatsächlich zu kennen. Der Mensch denkt an die Zukunft, an Optionen und Alternativen. Die Möglichkeit des Schlimmsten wird also nicht ausgeblendet, Hoffnung ist nicht gleichzusetzen mit Illusion. Vielmehr ist Hoffnung das Gespür für das Mögliche und damit auch die Möglichkeit, das Schicksal beeinflussen zu können. 📖 1

Überzeugung hat ebenfalls eine große Wirkung. Auch körperlich lässt sich die therapeutische Wirksamkeit von Hoffnung feststellen. Mittlerweile ist erwiesen, dass positive Erwartung z.B. Energien mobilisiert und Abwehrkräfte steigert.

Für Altenpflegerinnen ergeben sich eine ganze Reihe von Handlungsmöglichkeiten, Zuversicht und Hoffnung in die Pflege einzubeziehen.

Neben einer positiven Gesprächsführung und Beratung, der körperlichen Zuwendung oder den Möglichkeiten des Ablenkens wie Musik hören, Lesen oder Malen empfiehlt *Angelika Abt-Zegelin* sogar, die Kategorie Hoffnung in der Pflegeplanung zu ergänzen. Unter dem Bereich „Sinn finden" kann eine Pflegediagnostik mit spezifische Fragen zu Zuversicht und Hoffnung erfolgen, z.B. die Frage nach der Bedeutung von Hoffnung für den alten Menschen, der Quelle der Hoffnung oder was ihn an seiner Hoffnung festhalten lässt. Auch die Frage danach, ob der Mensch auf die Realisierung seiner Hoffnung flexibel wirkt, ist wichtig. Eingetragen werden dann Eindrücke und Äußerungen des Betroffenen. Neben einer positiv unterstützenden Gesprächsführung, die den Blick auch auf kleine Fortschritte lenken sollte, kann das Streben nach Hoffnung durch die Gestaltung der Umgebung unterstützt werden. So könnten kleine Postkarten oder Bilder mit kurzen Texten zum Thema Hoffnung aufgehängt oder verteilt werden. Abt-Zegelin spricht sogar von der Idee eines Klinikspaziergangs zum Thema „Hoffnung entwickeln". 📖 2

❯❯ Lern-Tipp
Worin besteht der Sinn Ihres Lebens? Schreiben Sie Ihre Überzeugungen und Einstellungen auf und sprechen Sie mit Kollegen, die sich dieselbe Frage gestellt haben.

II/4.2 Bedeutung von Glauben und Religiosität für die Pflege

🅐 Fallbeispiel Ambulant

Die Altenpflegerin Linda Müller betreut den 81-jährigen Erwin Hahn. Sie ist von diesem Mann beeindruckt, weil er trotz seiner fortgeschrittenen Krebserkrankung eine große innere Ruhe ausstrahlt. Eines Tages kommen sie während der Morgentoilette auf das Leben und den Sinn des Daseins zu sprechen. Erwin Hahn sagt: „Der Mensch kann nicht tiefer fallen, als in Gottes Hand. Das habe ich schon so oft in meinem Leben erfahren, und ich weiß es auch jetzt. An meiner Überzeugung wird kein Krebs etwas ändern."

> **Religion:** Überzeugung einer Gruppe von Menschen, die sich auf Dinge jenseits der rationalen Erfahrung richtet. Ist meist verbunden mit einem Wertekanon sowie tradierten Ritualen. Diese sind überwiegend in Schriften niedergelegt, die als grundlegend verstanden werden (z. B. Bibel, Koran, Tanach → Abb. II/4.1). Religion umfasst beinahe immer den Glauben an eine Gottheit. Sie ist als Macht zu begreifen, die über die Grenzen der belebten und unbelebten Umwelt hinausgeht. Im Gegensatz zum Glauben, der als Einzelleistung eines Individuums zu verstehen ist, handelt es sich bei der Religion um eine Übereinkunft zwischen ihren Anhängern, aus denen eine gemeinsame Anschauung über deren Inhalte entstehen kann.

Ergänzend zur **Religion** kennt der westliche Sprachgebrauch den Begriff der **Spiritualität.** Er bezieht sich auf Menschen, die an das Geistige glauben, jedoch nicht unbedingt einer Religion angehören. Glaubt jemand gar nicht an die Existenz eines Gottes, so spricht man von **Atheismus.** In Deutschland geben immer mehr Menschen ihre Religionszugehörigkeit auf (Kirchenaustritte). Gottesglaube, also Spiritualität, ist hingegen verbreitet.

Der **Glaube** eines alten Menschen beeinflusst sein Denken und Handeln oft von Kindesbeinen an und ist besonders im Alter ein wesentlicher Teil der Lebensgestaltung. Menschen versuchen eine Orientierung für ihr Leben und ihr Zusammenleben zu finden. Religionen bieten dazu, im Gegensatz zur Ethik (→ Kap. I/6), die versucht, die Fragen in offener, wissenschaftlicher Weise zu

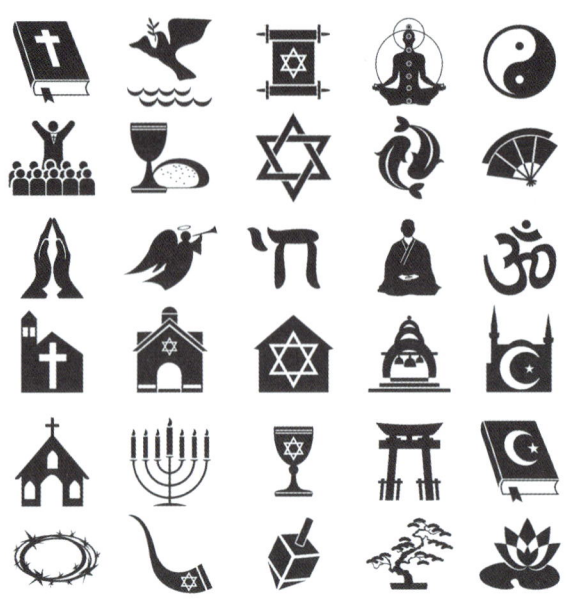

Abb. II/4.1 Symbole verschiedener Weltreligionen. [J787]

klären, ein geschlossenes Werte- und Erklärungssystem, das auf dem Glauben an eine göttliche Kraft basiert. Die religiöse Überzeugung hilft dem Menschen, sich seiner Werte bewusst zu werden, zwischen Gut und Böse zu unterscheiden und Antworten auf die Frage nach dem Sinn des Lebens zu finden (→ Abb. II/4.2). Viele Menschen suchen in ihrem Glauben Hilfe, Hoffnung und Halt.

> Die Religionen beeinflussen die Wertvorstellungen des Menschen, geben ihnen Orientierung und erklären den Sinn des Lebens (→ Kap. II/4.1).

Da Altenpflegerinnen in Deutschland künftig vermehrt ausländische Pflegebedürftige betreuen werden, ist es wichtig, die Inhalte verschiedener Glaubensrichtungen zu kennen (→ Kap. II/3).

> **Lern-Tipp**
> Schauen Sie sich in Ihrer Altenpflegeeinrichtung um. Welchem Glauben folgen die alten Menschen?

Religiöse Anamnese

Die religiöse Überzeugung eines alten Menschen ist die Grundlage für das pflegerische Handeln und ist von Altenpflegerinnen im Rahmen ganzheitlicher Pflege zu berücksichtigen. Oft haben alte Menschen oder gar Sterbende den Wunsch, Frieden mit ihrem Schöpfer oder einer spirituellen Macht zu schließen. Manchmal ist das Bedürfnis, sich mit Gott und den Menschen auszusöhnen, stärker als die Sorge vor Siechtum, Schmerz und Unannehmlichkeiten. Eine religiöse Handlung zu vollziehen empfinden sie manchmal wichtiger, als gewaschen zu werden oder Medikamente einzunehmen. Im Rahmen einer umfassenden Biografiear-

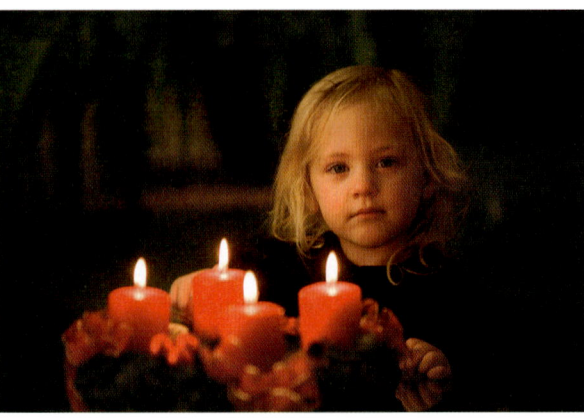

Abb. II/4.2 Viele Kinder lernen die Bedeutung religiöser Symbole und Überzeugungen von klein auf kennen und integrieren sie im späteren Leben ganz selbstverständlich in ihr persönliches Wertesystem. [J787]

beit (→ Kap. I/10) stellen Pflegende Fragen zur Bedeutung und Ausübung des Glaubens und der Religion des alten Menschen:

- Gehören Sie einer bestimmten Religion/ Konfession an?
- Welcher Heimatgemeinde gehören Sie an?
- Welche Bedeutung hat der Glaube für Sie? Hat Glaube zu anderen Zeiten in Ihrem Leben eine entscheidende Rolle gespielt?
- Haben Sie bereits jemanden, mit dem Sie über diese Belange reden können? Möchten Sie Ihre religiösen Anliegen mit jemandem hier besprechen? Soll es eine bestimmte Person (z. B. ein Geistlicher) sein?
- Sind Sie an seelsorgerlichen Angeboten interessiert und wenn ja, an welchen?
- Welche Rituale sind für Sie wichtig?
- Was benötigen Sie, um ihr Wohlbefinden zu steigern und ihren Glauben leben zu können (→ Abb. II/4.3)?
- Gibt es zurzeit existenzielle Themen oder Fragen die Sie beschäftigen?

Je nach Religion des alten Menschen ergeben sich konkrete Fragen, die auf die Ausübung des Glaubens bezogen sind, z. B. nach:

- Bedürfnissen im Bezug auf die Ernährung
- Bedürfnisse bezüglich der Körperpflege
- Einrichtung des Zimmers (ob z. B. Möbel umgestellt werden müssen zum Zweck der religiösen Ausübung oder ob das Kreuz aus dem Zimmer entfernt werden soll)
- Besondere Feiertage.

❯ Je nachdem, welcher Religion ein alter Mensch angehört, ordnet er den Sinn von Alter und Gebrechlichkeit völlig unterschiedlich ein, z. B. als:
- Strafe oder Sühne für vergangenes Fehlverhalten
- Letzte Prüfung, die vor dem Tod bestanden werden muss
- Möglichkeit, sich Gott als Mitglied der „Gemeinschaft der Heiligen" schon sehr nahe fühlen zu können.

❯ **Lern-Tipp**
Machen Sie sich Gedanken, wie Sie mit den Pflegebedürftigen ins Gespräch darüber kommen können, was ihnen ihre Religion bedeutet, welche Stellung sie in ihrem Leben einnimmt. Vielleicht können Sie passende Symbole oder Gegenstände mitnehmen, um mit ihnen in Gespräch zu kommen.

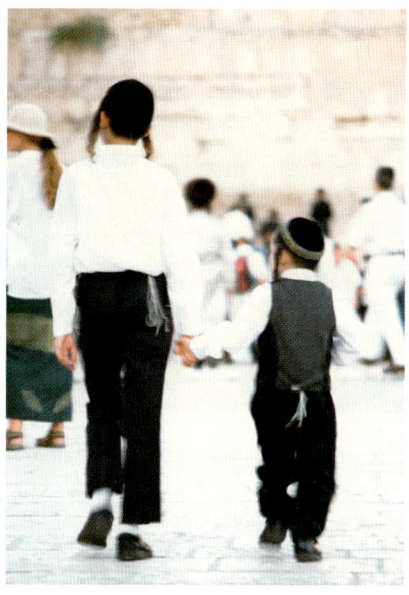

Abb. II/4.3 In manchen Religionsgemeinschaften tragen nicht nur die Repräsentanten des Glaubens, sondern auch andere Mitglieder Erkennungszeichen, um ihre Zugehörigkeit zu betonen, hier jüdische Jungen mit Kippa. [J787]

Internet- und Lese-Tipp
Eine umfassende Übersicht der Bedeutung interkultureller Pflege in Bezug auf den religiösen Hintergrund von Patienten und Angehörigen gibt die „Kleine Handreichung – Religion und Religionszugehörigkeit":
www.pflege-ndz.de/tl_files/pdf/
Handreichung_interk._Pflege_2010-3.pdf

Christentum

Das **Christentum** ist die größte der fünf großen Weltreligionen. Christen glauben an einen einzigen Gott, der in einem einzigen Wesen drei Personen vereint (Dreieinigkeit): Vater (Schöpfer), Sohn (Jesus Christus) und Heiliger Geist. Auch sprechen sie von einem „lebendigen Gott", der in der Welt handelt. Die Basis des christlichen Glaubens bilden die Menschwerdung Gottes in seinem Sohn Jesus von Nazareth, dessen Opfertod in Form der Kreuzigung und seine Auferstehung. Die Auferstehung Jesu ist, gemeinsam mit der Liebe zu Gott und der Liebe zum Nächsten (Nächstenliebe) zentrales Element des Christentums. Durch die Taufe werden Christen zu Nachfolgern Jesu. Die Urkunde ihres Glaubens ist für Christen die Bibel, auch genannt das „Buch der Bücher", oder die „Heilige Schrift", eine Sammlung von Schriften, die das Wort Gottes enthalten. 📖 1

Pflege im Christentum

Besondere Regeln beim Essen, den Medikamenten oder medizinischen Eingriffen sind nicht zu beachten. Eine Ausnahme bildet die Fastenzeit, die der Neuorientierung und Besinnung dient. Während dieser 40 Tage zwischen Aschermittwoch und Karfreitag verzichten katholische Christen häufig auf Genüsse wie Alkohol und Süßigkeiten. Der Sonntag gilt als „Tag des Herrn" und wird mit Arbeitsruhe und Gottesdiensten gefeiert. Wichtige Feiertage der Christen sind:

- Weihnachten. Die Geburt Jesu am 25. Dezember jeden Jahres
- Karfreitag. Todestag Jesu. Gläubige möchten an diesem Tag durch Gebete mit Gott in Zwiesprache treten. Viele katholische Christen essen am Freitag kein Fleisch, vor allem nicht am Karfreitag
- Ostern. Auferstehung Jesu Christi
- Pfingsten. Aussendung des Heiligen Geistes.

Tod im Christentum

Begleitung Sterbender → Kap. I/20.16

Christen glauben an die Auferstehung nach dem **Tod,** in neuer, nicht vorstellbarer Seinsweise, und an das ewige Leben. Das „Reich Gottes" beginnt bereits mit dem Leben auf der Erde und relativiert und überdauert den Tod. Der Mensch hat teil an der Ewigkeit und Unendlichkeit Gottes. Das ewige Leben meint unter anderem „Fülle des Lebens" und grenzenloses Glück, das sich bruchstückhaft bereits im irdischen Leben darstellt.

Das ewige Leben ist kein Ersatz für das irdische Leben sondern beginnt bereits mit ihm und ist seine Vollendung.

Islam

Islam (arabisch) bedeutet „Unterwerfung unter Gott, völlige Hingabe an Gott", aber auch „Frieden". Angehörige dieser Religion werden im deutschsprachigen Raum als Muslime oder Moslems bezeichnet. Der Gott im Islam, Allah, erwartet von den Gläubigen Gehorsam und sollte von den Bösen gefürchtet werden. Gegenüber Gläubigen jedoch ist er voller Güte und Barmherzigkeit. Moslems lehnen die christliche Vorstellung der Dreifaltigkeit ausdrücklich ab, ebenso jede Personifizierung oder gar bildliche Darstellung Gottes.

Der Islam ist nicht allein eine Religion, sondern zugleich ein Kulturraum und ein geschlossenes rechtlich-politisches Wertesystem. Eine Trennung von Religion und Staat ist deshalb nach islamischem Verständnis nicht vorgesehen. Der Islam gründet auf dem Koran, der für die Gläubigen das unverfälschte Wort Gottes ist. Mohammed ist der letzte von Gott gesandte Prophet, dem in göttlichen Offenbarungen der Koran diktiert wurde. Die Befolgung des Korans sowie der „Fünf Säulen des Islam" sind zentrale Pflichten der Gläubigen. Wer diese lebt und verwirklicht ist auf dem Weg ins Paradies. Zu den „Fünf Säulen" gehören:

- **Salāt,** das regelmäßige **Gebet** zu Allah (→ Abb. II/4.4). Es wird zu festgelegten Zeiten verrichtet, zu denen der Ausrufer (*Muezzin*) ruft, während der Morgendämmerung, mittags, nachmittags, während der Abenddämmerung und nach Einbruch der Nacht
- **Saum,** das **Fasten.** Es findet alljährlich im islamischen Monat Ramadan statt. Die Gläubigen fasten von Beginn der Morgendämmerung bis zum vollendeten Sonnenuntergang; die Enthaltsamkeit bezieht sich auf Essen, Trinken, Rauchen, Geschlechtsverkehr und das allgemeine Verhalten
- **Zakat,** das **Almosengeben.** Die Almosensteuer ist die verpflichtende, von jedem psychisch gesunden, freien, erwachsenen und finanziell dazu fähigen Muslim zur finanziellen Beihilfe von Armen, Sklaven, Schuldnern und Reisenden sowie für die Anstrengung oder den Kampf auf dem Wege Gottes
- **Schahada,** das **Glaubensbekenntnis.** Das Glaubensbekenntnis lautet: „Ich bezeuge, dass es keine Gottheit außer Gott gibt und dass Mohammed der Gesandte Gottes ist." Mit dieser Formel wird fünfmal am Tag zum Gebet gerufen
- **Haddsch,** die **Pilgerreise** zum Heiligtum in Mekka. Die Stadt Mekka gilt, mit der Kaaba als zentralem Heiligtum des Islam, als heiligster Ort für Muslime. Sie ist Geburtsort des Propheten Mohammed. Durch sie wird die Gebetsrichtung bestimmt. Jeder Muslim sollte sofern möglich, mindestens einmal in seinem Leben nach Mekka pilgern, um dort die Kaaba siebenmal zu umschreiten. 📖 2

Pflege im Islam

Der Glaube nimmt bei Muslimen einen ganz besonders hohen Stellenwert ein. Bei der Einrichtung von Zimmern achten Pflegende darauf, dass kein Kreuz oder christliche Bildnisse im Zimmer hängen. Der Alltag gläubiger Muslime ist von den Gebetszeiten (bis zu fünf täglich) strukturiert. Ihr Leben ist ausgerichtet auf die Erfüllung von Allahs Willen, damit sie am

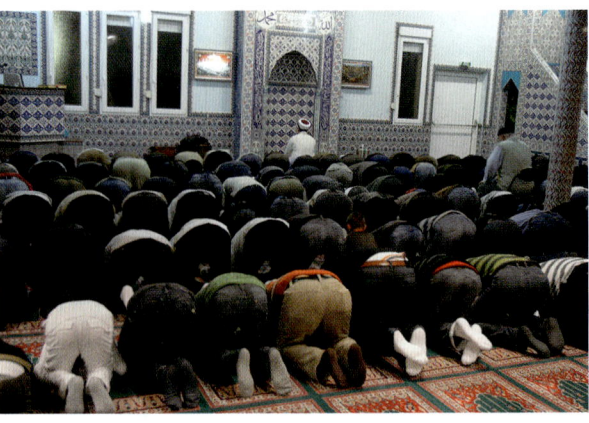

Abb. II/4.4 Das gemeinsame Gebet in der Moschee vermittelt Muslimen auch ein Gemeinschaftsgefühl. [J787]

Ende der Zeiten ins Paradies kommen. Der „Heilige Wochentag" im Islam ist der Freitag, an dem das Mittagsgebet eine zentrale Stellung hat.

Ernähren

Im Allgemeinen sind weder Schweinefleisch noch Alkohol erlaubt.

Ausscheiden

Der Intimbereich kann, je nach Tradition, bei muslimischen Frauen den ganzen Körper außer Gesicht und Händen umfassen, und bei Männern von den Oberschenkeln über den Körperstamm bis zu den Oberarmen reichen. Im Allgemeinen gilt: der Intimbereich einer moslemischen Frau darf nur von einer Frau gesehen bzw. behandelt werden. Moslemische Männer dürfen nur von einem anderen Mann betreut werden.

Bewegen

Verfügt die pflegerische Einrichtung über einen Gebetsraum für Muslime, ermöglichen Pflegende die Besuche zu den Gebetszeiten.

Moslemische Bewohner stationärer Einrichtungen erhalten auf Wunsch, sofern dies gesundheitlich vertretbar ist, die Möglichkeit, nach Mekka zu pilgern.

Ruhe und Schlaf

Gläubige Muslime sprechen das letzte Gebet nach Sonnenuntergang. Damit sie die Gebetszeit einhalten können, stimmen Pflegende die Zeitplanung der Abendtoilette mit ihnen ab.

Kleiden

Für die meisten Muslima ist das Tragen eines Kopftuchs (→ Abb. II/4.5) ein wichtiger Bestandteil des Glaubens. Außerdem darf Ihre Kleidung nicht körperbetonend sein und muss so geschnitten sein, dass keine Haut (bis zu den Fußknöcheln und bis zu den Handgelenken) sichtbar ist. Diese Anforderungen erfüllt der Hidschab (typischer Umhang). Bei den Männern dürfen nur der Unterarm und die Waden zum Vorschein kommen.

Hygiene

Vor jeder Gebetszeit reinigen sich Muslime rituell mit Wasser. Hilfebedürftigen Muslimen waschen Pflegende das Gesicht, die Ohren, die Hände bis zum Ellenbogen und die Füße. Auch vor jeder Mahlzeit erhalten muslimische Bewohner die Möglichkeit, sich die Hände zu waschen. Auch dies sollte in gleichgeschlechtlicher Pflege erfolgen. Bei beiden Geschlechtern muss das Schamhaar und die Achselbehaarung stets ent-

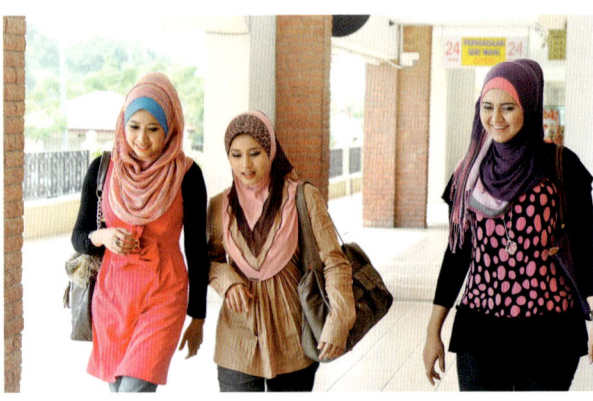

Abb. II/4.5 Das Kopftuch wird von manchen Kritikern aus der westlichen Welt als Zeichen der Unterdrückung von Frauen interpretiert. Für viele muslimische Frauen aber gehört es selbstverständlich zur Kleidung. [J787]

fernt werden. Traditionell verwendet man „fließendes", kein „stehendes" Wasser zur Reinigung.

Kommunikation

Um sprachliche Probleme zu vermeiden, klären Pflegende, ob Mitarbeiter mit Kenntnissen der jeweiligen Sprache in der Einrichtung tätig sind. Die Zusammenführung von Moslems in der Einrichtung kann ebenfalls von Vorteil sein.

Tod im Islam

Begleitung Sterbender → Kap. I/20.16

Liegt ein Muslim im Sterben, sollen die Angehörigen und ein islamischer Seelsorger gerufen werden. Der sterbende Moslem hebt den Finger zum Himmel und spricht das Sterbegebet und das islamische Glaubensbekenntnis. Wenn der Sterbende den Finger nicht selbst heben kann, übernehmen das Angehörige oder andere Muslime. Sollte kein Moslem zu dieser Zeit anwesend sein, dürfen auch Andersgläubige die Hilfe leisten.

Der Gläubige darf nicht durstig sterben, er sollte ausreichende Möglichkeiten haben, zu trinken. Außerdem ist er so zu drehen, dass er in Richtung Mekka blickt, also in südöstliche Richtung. Nach dem Tod wird der Leichnam mit fließendem Wasser gewaschen und anschließend in weiße Laken gehüllt. Diese spirituelle Handlung kann nur der Imam (Geistlicher) oder ein anderer, darin unterwiesener Moslem durchführen. Ist dies nicht möglich, wird der Leichnam versorgt und im Nachhinein spirituell gereinigt. Die Versorgung eines Verstorbenen islamischen Glaubens durch Andersgläubige ist für die Angehörigen sehr schwierig zu akzeptieren und erfordert daher viel Fingerspitzengefühl.

Muslime glauben daran, dass sie nach dem Tod ins Paradies aufgenommen werden. Ihrem Glauben nach ist das Paradies ein schöner Garten, in dem andauernder Frühling und Freude herrscht. Bei der Beerdigung wird ein Moslem so ins Grab gelegt, dass sein Gesicht in Richtung Mekka deutet.

Judentum

Das Judentum (→ Abb. II/4.6) ist 3 500 Jahre alt und damit die älteste Religion, die einen einzigen Gott verehrt (*Monotheismus*). Wie Christen und Muslime sehen Juden in der Beziehung zwischen Gott (*Jahwe*) und Abraham die Wurzeln für ihre Religion. Im Gegensatz zu den Christen steht bei ihnen jedoch nicht die Liebe Gottes zu den Menschen im Mittelpunkt, sondern sie betonen die Gerechtigkeit Gottes, der über die Menschen richtet und gute mit schlechten Taten verrechnet.

Mittelpunkt und Quelle des jüdischen Lebens ist die **Tora** (bedeutendster Teil des Tanach, der jüdischen Bibel). Die Tora umfasst die fünf Bücher Moses (*Pentateuch*), die bei den Christen Teil des Alten Testaments sind. Die orthodoxen Juden glauben, dass die Worte der Tora die Worte Gottes sind, die er vor 3 000 Jahren auf dem Berg Sinai an Moses weitergab. Darin steht die frühe Geschichte der jüdischen Religion und des Volkes Israel. Zudem regelt die Tora viele Fragen des jüdischen Alltags. Sie wird stets mit Ehrfurcht behandelt.

Das Judentum ist eine Religion der Schrift. Es kennt weder einen Klerus, wie es ihn in den christlichen Kirchen gibt, noch ein geistliches Oberhaupt wie den Papst. Auch Priester als Vermittler zwischen Gott und den Menschen sind dem Judentum fremd.

Stattdessen gibt es die **Rabbiner,** besonders gelehrte, fromme und weise Juden. Sie tragen als Gemeindevorsteher die Verantwortung für ihre Gemeindemitglieder und beraten sie in religiösen, persönlichen und auch alltäglichen Dingen. 📖 3 📖 4

Eine Taufe gibt es bei den Juden nicht, da ein Jude in seine Glaubensgemeinschaft hineingeboren wird. Hierbei ist die Abstammung von einer jüdischen Mutter entscheidend.

Das Judentum kennt zwar keine verschiedenen Konfessionen, jedoch sind die Unterschiede zwischen orthodoxen und liberalen Juden enorm, weshalb die Frage nach den individuellen religiösen Bedürfnissen besonderes Gewicht gewinnt.

Pflege im Judentum

Da es unter den Juden verschieden streng religiöse Gruppierungen gibt, erfragen Pflegende immer die persönlichen Wünsche

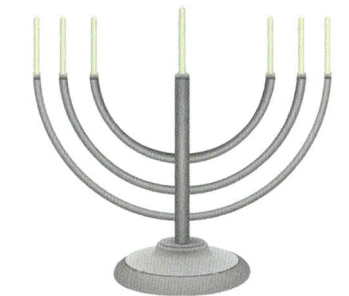

Abb. II/4.6 Die Menora – ein siebenarmiger Leuchter – ist eine der wichtigsten religiösen Symbole des Judentums. [J787]

und Bedürfnisse eines jüdischen Pflegebedürftigen. Im Allgemeinen gelten folgende Regeln:

Die jüdische Familie ist verpflichtet, einen bettlägerigen Menschen zu pflegen und für ihn zu beten. Streng orthodoxe Juden übernehmen die Grundpflege und die Ernährung ihrer Angehörigen.

Juden beten dreimal täglich, am liebsten in der Gemeinde. Ist es also möglich, treffen sich Juden zum gemeinsamen Gebet in einem separaten Raum.

Der **Sabbat** (Freitagabend bis Samstagabend) ist den Juden heilig. Juden sind während dieser Zeit zur Ruhe und Erholung verpflichtet. Es besteht an diesem Tag ein Arbeitsverbot, das z. B. nicht nur körperliche Arbeit, sondern auch das Zubereiten von Nahrungsmitteln und Hausarbeit umfasst. Verbote beziehen sich auf den Gebrauch von Feuer und bestimmten Energien. Es ist orthodoxen Juden verboten, am Sabbat Licht anzuzünden oder elektrische Klingeln zu benutzen. Daher kann es vorkommen, dass strenggläubige Juden das Pflegepersonal bitten, samstags öfter nach ihm zu sehen. Dringend notwendige ärztliche Maßnahmen können jedoch auch am Samstag vorgenommen werden.

Waschen und Kleiden

Als Zeichen ihrer Ehrfurcht vor Gott tragen strenggläubige Juden eine Kopfbedeckung, der Mann ein Käppchen, die Kippa (*Kappel, Jarmulka* → Abb. II/4.3), oder einen Hut. Verheiratete Frauen haben das Haar sehr kurz geschnitten und bedecken den Kopf mit einer Perücke oder einem Tuch. Die Kopfbedeckung ist auch ein Erkennungszeichen und symbolisiert das Selbstbewusstsein. Manche Juden verzichten deshalb auch bei Bettlägerigkeit nicht auf die kleine Kappe.

Das Händewaschen ist bei Juden ein religiöser Ritus, sie waschen die Hände z. B. nach dem Aufstehen, vor und nach jeder Mahlzeit sowie vor jedem Gebet.

Grundsätzlich werden Frauen nur von Frauen gewaschen, Männer dürfen von beiden Geschlechtern gewaschen werden. Bei Männern ist noch zu beachten, dass der Bart, oft Erkennungszeichen eines Juden, nie gewaschen oder nass rasiert wird.

Während des Sabbats führen Juden keine Körperpflege durch.

Essen und Trinken

Juden gehen davon aus, dass der Körper den Geist durch die Einhaltung bestimmter Essensvorschriften heiligt. Deshalb befolgen viele Juden strenge Vorschriften bezüglich der Ernährung.

Nach der jüdischen Vorschrift ist Gläubigen nur koschere Kost erlaubt. Das heißt die Speisen müssen einem bestimmten Verfahren hergestellt und zubereitet sein, wobei Ausnahmen zulässig sind, z. B. alle pflanzlichen Nahrungsmittel, weshalb man einem jüdischen Pflegebedürftigen vegetarische Kost anbieten kann.

Juden, die die Speisegesetze streng beachten, dürfen nur Fleisch von Tieren essen, die Wiederkäuer sind und gespaltene Hufe haben, z. B. Rinder, Schafe, Ziegen. Verboten ist Schweinefleisch. Erlaubt sind einige Geflügelarten wie Hühner, Gänse, Enten und Tauben. Von den Fischen dürfen nur die gegessen werden, die Schuppen und Flossen haben, also z. B. keine Aale.

Alle diese Tiere müssen von speziell dafür ausgebildeten jüdischen Metzgern geschlachtet werden. Das Fleisch muss ausgeblutet sein, da jeder Blutgenuss untersagt ist. Solche Speisen können von Küchen in Gemeinschaftseinrichtungen meist nicht hergestellt werden, da es außerdem untersagt ist, Speisen, die Milch enthalten mit denselben Küchengeräten zuzubereiten wie Fleisch.

Eine Möglichkeit ist, den Pflegebedürftigen mit koscheren Speisen zu verpflegen, die seine Angehörigen mitbringen.

Sinn finden

Da jeder Jude, so lange er kann, leben und damit Gott dienen soll, darf einem (orthodoxen) Juden nie die Hoffnung auf Gesundung genommen werden. Obwohl die Bibel „Blutgenuss" verbietet, sind Bluttransfusionen erlaubt, da die Rettung von Menschenleben alle Gebote und Verbote der jüdischen Religion aufhebt. Euthanasie, Sterbehilfe und Maßnahmen die das Leben verkürzen, sind aus denselben Gründen strengstens untersagt.

Tod im Judentum

Begleitung Sterbender → Kap. I/20.16

Für Juden steht immer das irdische Leben im Mittelpunkt ihres Glaubens. Der Tod bedeutet für sie vor allem das Ende des Lebens. Das bedeutet, dass der Mensch dann nicht mehr in der Lage ist, Gott zu verehren. Vorstellungen vom Leben nach dem Tod haben eher untergeordnete Bedeutung und sind in der jüdischen Theologie nicht systematisch ausgearbeitet. Die Vorstellungen von einem Leben nach dem Tod gehen bei Juden auseinander. Viele glauben an das Überleben der Seele, einige

an die Auferstehung nach dem Tod oder an eine „Unterwelt", in die die Toten gelangen. An diesem auch „Schattenwelt" genannten Ort ist der Mensch von Gott getrennt.

Für den Umgang mit Verstorbenen gibt es einige Regeln: Acht Minuten nach dem Eintritt des Todes wird eine Daunenfeder auf Nase und Mund gelegt. Der Sohn des Verstorbenen bzw. ein nächster männlicher Angehöriger verschließt Augen und Mund, danach lässt man den Leichnam etwa 30 Min. allein.

Orthodoxe Juden beauftragen eine eigene Gesellschaft, die Chewra Kadischah (heilige Gemeinschaft) mit der Versorgung des Verstorbenen. Andernfalls übernehmen Pflegende diese Aufgabe. Dabei werden die Hände des Verstorbenen entlang des Rumpfes ausgestreckt, er wird gewaschen und mit einem weißen Hemd bekleidet. Der Körper wird mit einem weißen Tuch bedeckt und das Bett so gestellt, dass die Beine Richtung Tür zeigen. In Kopfhöhe des Leichnams wird auf dem Nachttisch eine Kerze angezündet.

Buddhismus

Der **Buddhismus** ist eine Lehrtradition und Religion, die ihren Ursprung in Indien hat. Er wurde nach seinem Gründer *Siddharta Gautama* benannt, der sich mit 29 Jahren aus seinem Leben und von seiner Familie zurückzog, um durch ein asketisches und entbehrungsreiches Leben zur Erleuchtung zu kommen (→ Abb. II/4.7). Als er diese Erleuchtung gefunden hatte, wurde er **Buddha** genannt. Nach der buddhistischen Lehre ist jedes Lebewesen einem endlosen Kreislauf von Geburt und Wiedergeburt (*Reinkarnation*) unterworfen.

Ziel von Buddhisten ist es, durch ethisches Verhalten, die Befolgung von Tugenden, Meditation sowie die Entwicklung von Mitgefühl und Weisheit aus diesem

Kreislauf herauszukommen. Auf diesem Weg sollen Leid und Unvollkommenheit, die vor allem durch Neid und Gier entstehen, überwunden und durch Einsicht (Erwachen) der Zustand des **Nirwana** erreicht werden. Das Nirwana ist ein sehr vielschichtiger Begriff. Er bezeichnet einen Zustand, in dem es kein Leid mehr gibt. Er ist Erlösung und der Gegensatz zum ewigen Kreislauf der Wiedergeburt. Das Nirwana kann im irdischen Leben oder auch nach dem Tod im Jenseits erfahren werden.

Generell ähnelt der Buddhismus eher einer Denktradition oder Philosophie als einer Religion im westlichen Verständnis. Er benennt weder einen allmächtigen Gott noch wird von einer ewigen Seele gesprochen.

Buddha selbst sah sich weder als Gott noch als Überbringer einer göttlichen Lehre. Er stellte klar, dass er die Lehre nicht aufgrund göttlicher Offenbarung erhalten, sondern vielmehr durch eigene meditative Schau ein Verständnis der Natur des eigenen Geistes und der Natur aller Dinge erkannt habe. Trotzdem gibt es im Buddhismus ethische Regeln für ein „rechtschaffenes Leben". 📖 5

Pflege im Buddhismus

Waschen und Kleiden

Buddhisten der östlichen Länder legen Wert auf gleichgeschlechtliche Pflege. Im westlichen Buddhismus ist das nicht so strikt, sollte aber vorher mit dem Pflegebedürftigen abgesprochen werden.

Die Füße gelten als Gegenstück des Kopfes und werden in Asien oft als unrein bezeichnet. Deshalb möchten Buddhisten, falls sie eine Statue oder ein Bildnis Buddhas im Zimmer haben, nicht so schlafen, dass die Füße darauf zeigen.

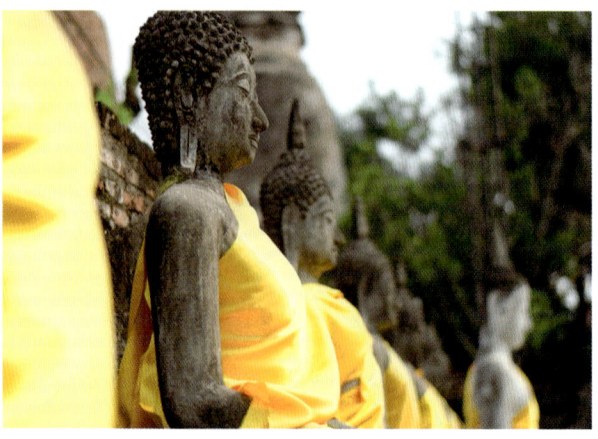

Abb. II/4.7 Die Verehrung Buddhas bezieht sich auf seine Stellung als Religionsgründer. Sie zeigt sich durch Statuen, die in Ländern mit buddhistischen Einwohnern zahlreich aufgestellt sind. [J787]

Essen und trinken

Grundsätzlich wird im Buddhismus geraten, nicht übermäßig viel zu essen, da dies Trägheit und Faulheit hervorrufen und der Gesundheit schaden kann. Einige Buddhisten meiden Fleisch, Alkohol, manche auch Knoblauch und Zwiebeln. Auf keinen Fall darf ein Tier unmittelbar für eine Mahlzeit getötet werden.

Sinn finden

Um seine Religion nach eigenem Ermessen und eigenen Bedürfnissen ausführen zu können, richten manche Buddhisten sich im Zimmer einen kleinen Altar ein, auf dem Buddhastatuen stehen. Dort meditieren sie.

Allgemeines

Da Buddhisten großen Respekt vor allen Lebewesen haben, da in jeder Pflanze oder jedem Tier die Seele eines verstorbenen Menschen stecken kann, sehen sie es nicht gern, wenn Tiere getötet werden. So sollten nach Möglichkeit in Gegenwart von Buddhisten keine Insekten getötet, sondern gefangen und ins Freie gesetzt werden.

Tod im Buddhismus

Begleitung Sterbender → Kap. I/20.16

Buddhisten gehen davon aus, dass ein Mensch aus fünf Daseinsfaktoren besteht: dem Körper, den Empfindungen, den Wahrnehmungen, den Triebkräften und dem Bewusstsein. Diese Daseinsfaktoren und die Wahrnehmung dieser Faktoren sind schon im Laufe des Lebens nicht unveränderlich, d.h. ein alter Mensch nimmt sich selbst anders wahr als er es in jungen Jahren getan hat. Beim Tod lösen sich die Faktoren voneinander, das „Ich" löst sich auf. Das Bewusstsein verlässt den sterbenden Körper, um sich, gesteuert durch unbewusste Eindrücke im Geist, nach einer bestimmten Zeit wieder mit einem neuen Körper zu verbinden. Das Sterben ist für einen Buddhisten in letzter Konsequenz etwas Ähnliches wie „Kleider wechseln". Meist stehen Buddhisten dem Tod sehr gelassen gegenüber und wünschen sich, frühzeitig über den bevorstehenden Tod informiert zu werden, damit sie sich besser vorbereiten können. Sterbende werden auf die rechte Seite gedreht, da Buddha so gestorben ist. Angehörige mancher buddhistischen Richtungen bevorzugen aber die Meditationsstellung, zumindest eine gewisse aufrechte Körperhaltung.

Ein Verstorbener sollte dann aus Rücksicht auf die Prozesse beim Sterbevorgang nach Möglichkeit – je nach buddhistischer Richtung – wenige Stunden bis zu drei Tage völlig störungsfrei gelassen und nicht einmal berührt werden. Ist dies aufgrund der räumlichen Gegebenheiten nicht möglich, wünschen sich Buddhisten, dass zunächst der Scheitel des Verstorbenen ganz sacht mit einer Repräsentation Buddhas (z. B. einem Bild oder Text) berührt wird, bevor der Verstorbene angefasst wird. Der buddhistische Glaube sagt, dass 68 Stunden nach Eintritt des Todes das Bewusstsein des Verstorbenen wieder erwacht und der **Bardo-Zustand** beginnt. Er dauert sieben Wochen. In dieser Zeit lesen die Angehörigen aus dem tibetischen Totenbuch, das als Anleitung für den Verstorbenen dient, durch den Bardo-Zustand hindurch in eine gute Wiedergeburt zu finden.

Wiederholungsfragen

1. Welche Bedeutung hat die Gewissheit eines Lebenssinns für den Menschen? (→ Kap. II/4.1)
2. Beschreiben Sie, warum das Konzept Hoffnung so wichtig ist für alte und vor allem kranke Menschen. (→ Kap. II/4.1)
3. Welche Aufgaben könnten Pflegende übernehmen, um Hoffnung zu geben und zu unterstützen? (→ Kap. II/4.1)
4. Definieren Sie Religion und ihre Auswirkung auf gläubige Menschen. (→ Kap. II/4.2)
5. Wie beurteilen Christen den Tod? (→ Kap. II/4.2)
6. Welche fünf zentralen Pflichten fordert der Islam von den Gläubigen? (→ Kap. II/4.2)
7. Wie sind verstorbene Muslime nach den Regeln ihrer Religion zu behandeln? (→ Kap. II/4.2)
8. Erklären Sie die Bedeutung der Speisevorschriften im Judentum. Welche Speisen sind gläubigen Juden verboten? (→ Kap. II/4.2)
9. Was ist das Nirwana? (→ Kap. II/4.2)

Literaturverzeichnis

1. Miller, J. F.: Coping fördern – Machtlosigkeit überwinden. Hans-Huber-Verlag, Bern, 2003.
2. Abt-Zegelin, A.: Positives Denken. Hoffnung – Energiequelle in schwierigen Zeiten. In: Die Schwester/Der Pfleger 03/2009, S. 290–294.
3. Die Bibel nach der Übersetzung Martin Luthers. Standardausgabe mit Apokryphen. Deutsche Bibelgesellschaft, Stuttgart, 1985.
4. Koran. Verlag der Islam, Frankfurt am Main, 1980.
5. Liss, H.; Böckler, A. M.; Landthaler, B.: Tanach – Lehrbuch der jüdischen Bibel. Universitätsverlag Winter, Heidelberg, 2008.
6. Crüsemann, F.: Die Tora – Theologie und Sozialgeschichte des alttestamentlichen Gesetzes. Gütersloher Verlagshaus, 2005.
7. Schumann, H. W.: Handbuch Buddhismus – Die zentralen Lehren – Ursprung und Gegenwart. Diederichs Verlag, München, 2008.

II

4

U. Becker

II/5 Familienbeziehungen und soziale Netzwerke alter Menschen

A Fallbeispiel Ambulant

Altenpflegerin Dorothee Zenker betreut die 82-jährige Clementine Lindner, die in einem Dorf wohnt. Clementine Lindner ist seit zehn Jahren Witwe. Ihr einstmals großer Bekanntenkreis wird von Jahr zu Jahr kleiner und seit sie selber nicht mehr gut laufen und andere Menschen besuchen kann, ist es stiller um sie geworden. Sie hat einen Sohn, der als Kind asthmakrank war und für den sie viel getan hat. Viele Jahre hat sie in Heimarbeit Geld hinzuverdient, damit er eine gute Ausbildung haben konnte. Jetzt wohnt dieser Sohn mit seiner Familie in der Stadt, 50 km entfernt. Seine beiden Kinder sind schon erwachsen und zum Studium weit weg gezogen. Herr Lindner ist beruflich stark eingespannt und besucht seine Mutter alle paar Wochen, meist am Samstagnachmittag. Häufig wird er mit Vorwürfen empfangen. Frau Lindner findet, dass er sich zu wenig um sie kümmere und dass auch die Schwiegertochter häufiger kommen und ihr helfen könne. Die Altenpflegerin sieht, dass Frau Lindner tatsächlich mehr Hilfe gebrauchen könnte, sie hört auch die Klagen Frau Lindners über ihre „undankbare" Familie und dass der Sohn ihr etwas schuldig sei.

Familie ist das, was sie für den Einzelnen bedeutet, z. B. die traditionelle Kernfamilie, die „Patchworkfamilie", die Lebenspartnerschaft, die gleichgeschlechtliche Partnerschaft (mit oder ohne Kinder) aber auch die Wahlfamilie oder die nahestehenden Menschen.

Sozialisation in der Familie

Sozialisation beginnt für die meisten Menschen in der **Familie.** Hier erlebt das Kind Vertrauen, Selbstwertgefühl und die Fähigkeit, auf andere Menschen zuzugehen und sich mit ihnen auseinander zu setzen. In dieser Phase werden das moralische Bewusstsein und das Leistungsverhalten geprägt (*Werte*). Probleme während dieser Zeit können zu Persönlichkeitsstörungen führen. Auch wenn diese im Erwachsenen-

alter gut kompensiert waren, können sie im Alter bei zunehmender Gebrechlichkeit und Hilflosigkeit deutlicher hervortreten.

> ❯ „Sie sagt immer Mama zu mir. Sie erkennt mich nicht mehr – mich – ihre einzige Tochter. Anfangs war das schrecklich für mich! Inzwischen habe ich in der Angehörigengruppe gelernt, damit umzugehen. Vielleicht sagt sie Mama, weil sie sich bei mir zu Hause fühlt und weil ich so aussehe wie ihre Mutter in jungen Jahren. Inzwischen genügt mir der Gedanke, dass sie spürt, ich bin eine wichtige und vertraute Person für sie, und es geht ihr gut bei mir."
> **Aus dem Gespräch einer pflegenden Angehörigen**

Das **Urvertrauen** oder **Urmisstrauen** aus der ersten Beziehung und die Erlebnisse späterer Beziehungen prägen das Erleben und Verhalten eines Menschen lebenslang. Für den einen bedeutet es die Erinnerung an erfahrene Nähe und Zuwendung, für den anderen eine andauernde Sehnsucht oder ein Gefühl von Resignation. Damit ein Kind sich ungehindert zu einer reifen Persönlichkeit entwickeln kann, braucht es vertrauensvolle Beziehungen zu anderen Menschen, eine gute Bindung. Die Voraussetzungen für eine gute Bindung waren in Kindheit und Jugend der jetzt alten Menschen oft nicht gut (➜ Abb. II/5.1).

Die Kriegs- und Nachkriegszeit machte es auch liebevollen Eltern oft schwer, gut für ihre Kinder da zu sein, ihnen Vertrauen in das Leben zu vermitteln. 📖 1

Der **Erziehungsstil** in Elternhaus, Schule und Jugendgruppen, in den Betrieben und nicht zuletzt beim Militär, war im 20. Jahrhundert über weite Strecken generell autoritärer als es inzwischen üblich ist (➜ Abb. II/5.2).

Viele Menschen mussten nach dem Zusammenbruch des Dritten Reichs erst mühsam lernen, was Demokratie heißt und wie man im Zusammenleben mit anderen nach demokratischen Spielregeln leben kann. Bis

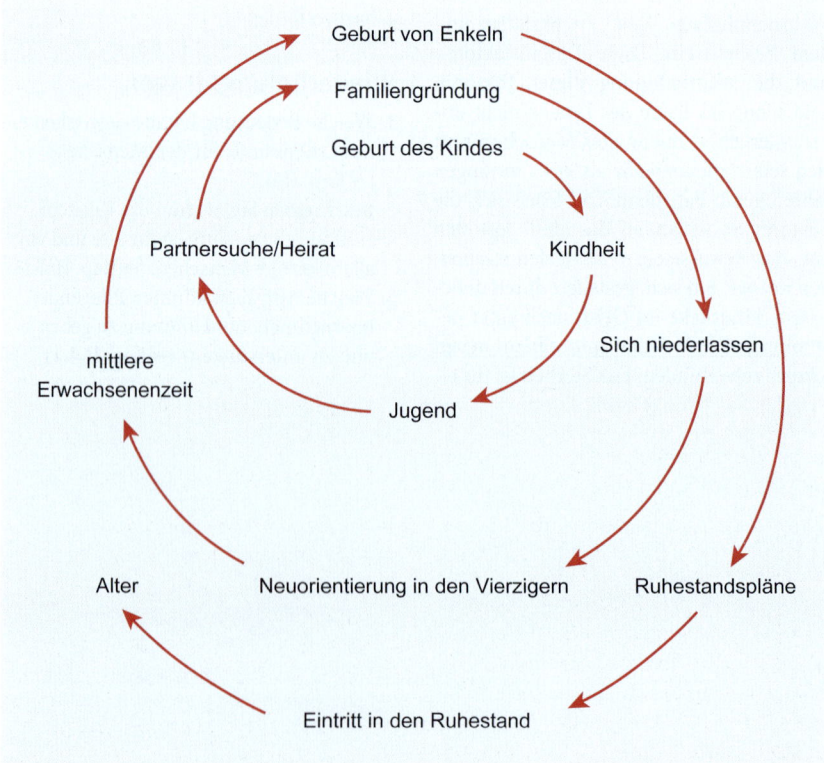

Abb. II/5.1 Lebensspirale der Familie nach Combrinck-Graham. Ob familiäre Pflege gelingt, hängt auch von der Lebensphase ab, in der sich die Angehörigen gerade befinden. [F512, Zeichnung L138]

II 5

sich dies auch in den Familien spiegelte, dauerte es teilweise noch viele Jahre.

So war es in vielen Familien früher üblich, dass Kinder bei Tisch nicht reden durften oder nur dann, wenn sie gefragt wurden. Sie hatten kaum Mitspracherecht bei Entscheidungen. Lange Diskussionen gab es nur in wenigen Familien. Die Mehrzahl der Kinder traute sich nicht, die eigenen Eltern oder Lehrer offen zu kritisieren oder deren Verhalten in Frage zu stellen.

Mit zunehmendem Alter wird ein Kind auch außerhalb der Familie geprägt, z. B. in Kindergarten, Schule, Jugendgruppe, Beruf, Verein. Defizite aus früheren Sozialisationsphasen können hier bedingt noch ausgeglichen werden.

Für viele hochbetagte Menschen ist es schwierig, sich von den ungeschriebenen Gesetzen ihrer Kinder- und Jugendjahre zu befreien. So erklärt sich auch, warum so viele alte Menschen nicht wagen, ihre **Meinung** zu äußern oder offene **Kritik** anzubringen. Auch das mit zunehmender Gebrechlichkeit stärker werdende Bedürfnis nach vertrauensvoller Nähe kann oft nicht gut geäußert werden. Viele Situationen des *herausfordernden Verhaltens* haben hier ihren Ursprung.

Die Bewältigung von **Familien- und Hausarbeiten** war in früheren Jahren zumindest für die Frauen ein wesentliches Sozialisationsziel und ist für die derzeitige Generation alt gewordener Frauen häufig Lebensinhalt. Sie umfassten pflegerische, pädagogische, hauswirtschaftliche und soziale Aufgaben, z. B. Kinder erziehen, Angehörige pflegen, Finanzen regeln, kochen, waschen, putzen, einkaufen oder Gartenpflege.

Die in der Biografie gewonnenen Kenntnisse können Senioren oft lebenslang als Ressource nutzen, denn auch in stationären Einrichtungen der Altenpflege sind relativ leicht Möglichkeiten der Tagesstrukturierung anhand dieser alltäglichen Aktivitäten zu verwirklichen (→ Kap. II/10.4.4).

Ältere Männer können aufgrund der früher üblichen Geschlechterrollen nur selten auf solche Erfahrungen zurückgreifen (→ Abb. II/5.3). Werden sie nach dem Tod der Ehefrau plötzlich mit diesen Dingen konfrontiert, kann das schwierig werden. Aber nicht wenige Männer entwickeln gerade in dieser Situation neue Fähigkeiten.

In stationären Einrichtungen ist das Beschäftigungsangebot meist auf die zahlenmäßig dort stärker vertretenen Frauen ausgerichtet, sodass Männer sich von den Angeboten wenig angesprochen fühlen (→ Kap. II/10.4.10).

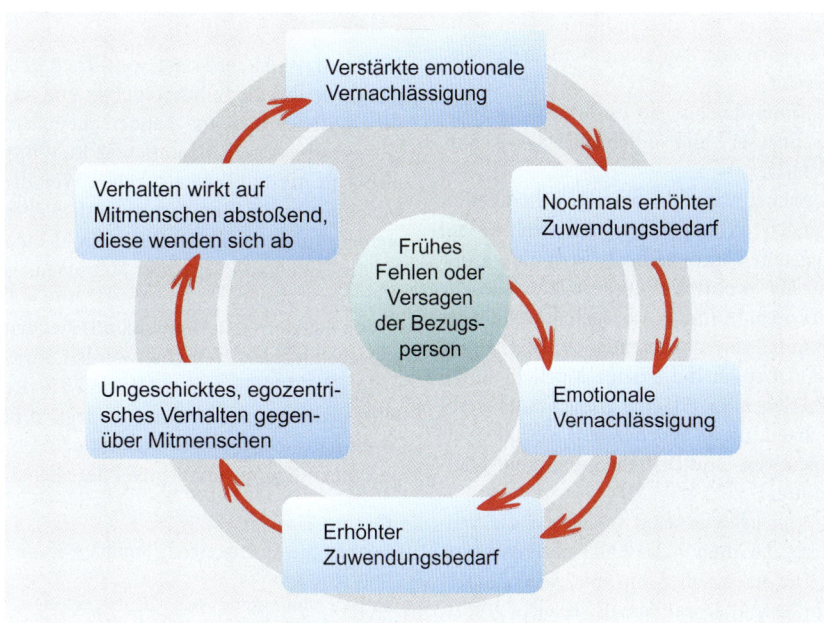

Abb. II/5.2 Beziehungsstörungen und Einsamkeit sind häufig die Folgen einer fehlenden oder ablehnenden Bezugsperson in der Kindheit. [A400]

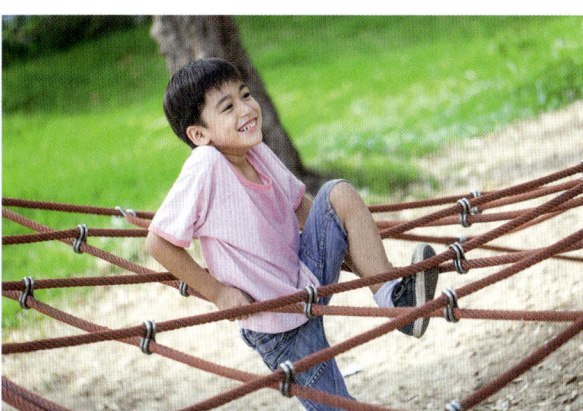

Abb. II/5.3 Ein Kind, das früh erlebt, dass es selbstständig sein darf und trotzdem geborgen ist, kann Vertrauen in die Welt entwickeln. [J787]

Prägende Lebensumstände

- Kommt jemand aus einer Großfamilie, hat er im Berufsleben viel mit anderen Menschen zu tun gehabt, hat er seine Freizeit gern mit Freunden und in Vereinen verbracht?
- War jemand Einzelkind und im Beruf und in seiner Freizeit eher ein Einzelkämpfer?

Aktuelle soziale Situation

Biografiearbeit → Kap. I/10
- Wohnt der Pflegebedürftige in seiner vertrauten Umgebung?
- Hat der Pflegebedürftige seinen Lebenspartner, Kinder, andere Verwandte oder Freunde im Haus oder in der Nähe?
- Wie ist der Kontakt zur Nachbarschaft, zum Stadtteil, zu Vereinen und zur Kirche?
- Welche Kontakte zu professionellen Einrichtungen der Altenhilfe gibt es schon?

Mythos Großfamilie

Wenn im Rahmen der Altenarbeit von Familie gesprochen wird, tauchen fast immer Behauptungen auf, wie: „Früher war alles besser. Da gab es noch die **Großfamilie.** Da wurden alte Menschen nicht ins Altenheim abgeschoben."

Tatsächlich handelt es sich dabei um eine Romantisierung der Vergangenheit, in der die tatsächlichen Bedingungen einseitig dargestellt sind.

Bereits seit dem Mittelalter war die Großfamilie mit mehr Generationen unter einem Dach in Westeuropa nicht die vorherrschende Familienform. Groß war die Familie wegen des zahlreichen Gesindes, der Kinder und der unverheirateten Geschwister. Im Adel, im Handwerk und im städtischen Bürgertum kam es noch am ehesten vor, dass man mit den Großeltern zusammen wohnte. Aber diese Bevölkerungsgruppen waren vor der Industrialisierung im Vergleich zum Bauerntum stark in der Minderheit.

Schon damals gab es Armen- und Siechenhäuser und Altenspitäler (→ Kap. IV/3.1).

Früher waren die ökonomischen Bedingungen oft ungünstig, man wohnte auf engstem Raum, es herrschten eine große soziale Kontrolle und ungeschriebene Normen. Intimität war auch innerhalb der Familie nur schwer möglich. Die Familie war aber oft die einzige Möglichkeit, zu überleben. Es gab eine große Frauensterblichkeit (oft im Wochenbett), deshalb häufige Zweit- und Drittehen und junge Stiefmütter.

Von jeher bestand in Europa die Tendenz, die Alten in das Altenteil zu drängen.

Der nach außen hin erwiesene Respekt vor dem Alter war damals vielleicht größer, meist aber durch den Druck der Kirche. Oft versuchten die Alten, die Jungen zu unterdrücken. Diese wiederum versuchten, sich gegen die Alten durchzusetzen. Das Bild einer sozialen Idylle zeichnet sich unter diesen Umständen nicht ab.

Familie in der Gegenwart

Seit dem Beginn der statistischen Aufzeichnungen hat sich in Deutschland die Zahl der pflegebedürftigen Menschen kontinuierlich erhöht. Im Jahre 2001 zählte das Statistische Bundesamt 2,04 Millionen Pflegebedürftige im Sinne des Pflegeversicherungsgesetzes SGB XI, von denen ca. 70 % zuhause versorgt wurden, in der Regel durch Angehörige. 📖 2

Bis zum Jahr 2013 stieg die Zahl der offiziell als pflegebedürftig bekannten Menschen auf 2,6 Millionen. Diese Zahl wird weiter steigen; erst um das Jahr 2060 ist mit einem Rückgang der Zahl der Pflegebedürftigen zu rechnen. 📖 3

Angehörige sind oft **die wichtigsten Bezugspersonen** für einen alten Menschen. Viele alte Menschen wünschen sich aber zu ihren Angehörigen **Nähe auf Distanz,** d. h. Intimität mit Abstand. Sie möchten so lange wie möglich in den eigenen vier Wänden bleiben und nicht in die Wohnung der Kinder oder eine stationäre Einrichtung ziehen.

> 📖 Wie einsam sich ein alter Mensch fühlt, hängt oft von seinen Erwartungen ab und nicht von den tatsächlichen Kontakten. Dabei ist auch nicht die Menge sondern die Qualität der sozialen Kontakte wichtig.

Pflegende Angehörige

In einem Wohlfahrtsstaat westlicher Prägung, wie ihn die Bundesrepublik und andere mitteleuropäische Länder darstellen, gibt es weniger rein ökonomische Konflikte zwischen Alt und Jung als früher. Weil die Menschen inzwischen aber wesentlich älter werden, führt das zu größeren Problemen bei der Hilfe und Pflege alter Menschen als in früheren Zeiten.

Von den derzeit in Deutschland lebenden pflegebedürftigen Menschen werden etwas mehr als 1,7 Millionen und damit 70 % der Pflegebedürftigen ambulant gepflegt, d. h. in der häuslichen Umgebung, mit oder ohne Unterstützung durch einen Pflegedienst.

> **» Lern-Tipp**
> Denken Sie an Ihre eigene familiäre Situation. Wäre es für Sie möglich, die Pflege eines Familienmitglieds zu übernehmen, wenn eine chronische Erkrankung eintritt? Überlegen Sie, welche Möglichkeiten Ihnen in diesem Fall zur Verfügung stehen und wie Sie sich entscheiden würden. Diskutieren Sie Ihre Argumente mit anderen Altenpflegeschülern, die sich ebenfalls mit dem Thema befasst haben.

Mehr als drei Viertel der Pflegenden sind Frauen. Viele von ihnen sind selbst schon alt und gesundheitlich beeinträchtigt. Ungefähr ein Drittel der pflegenden Angehörigen werden selbst krank. Manche sterben sogar noch vor den Gepflegten. Nach Schätzungen pflegen inzwischen schon 225 000 Kinder und Jugendliche unter 18 Jahren Familienmitglieder. 📖 4

Motive für die Übernahme der Pflege durch Angehörige:
- Selbstverständlichkeit
- Pflichtgefühl
- Christliche Nächstenliebe, Mitleid
- Helfen wollen, sinnvoller Einsatz
- Wiedergutmachung, Dankbarkeit, Generationenausgleich
- Lebenssinn, soziale Anerkennung
- Schuldgefühle
- Gegebenes Versprechen
- Konfliktvermeidung
- Finanzielle Motive.

Fragen, die sich viele pflegende Angehörige stellen:
- Muss ich pflegen, obwohl ich das nicht kann oder will, nur weil ich verwandt bin?
- Wie lange muss man jemanden pflegen?
- Welche Hilfe darf ich von außen in Anspruch nehmen?

Probleme pflegender Angehöriger:

- Das Miterleben von Krankheit und Verfall
- Dauernde Anspannung durch die Anforderungen, die Tag und Nacht fortdauern
- Schlechtes Gewissen, nicht genug zu tun.

Zusätzliche Belastungen entstehen durch den Rahmen häuslicher Pflege:
- Lebensbedingungen
- Sozialer Hintergrund
- Geschichte der Beziehungen zwischen Pflegenden und Gepflegten
- Eigene Lebensplanung
- Vorhandene oder nicht vorhandene Kraftquellen.

Bei der Pflege eines demenziell erkrankten Menschen stehen die Angehörigen ganz besonders vor der Herausforderung, einen „uneindeutigen Verlust" zu bewältigen. Darunter versteht man in diesem Fall, dass der alte Mensch zwar äußerlich möglicherweise ganz gesund wirkt aber gleichzeitig geistig nicht mehr erreichbar ist. Angehörige müssen in solchen Situationen immer wieder ein „sowohl – als auch"-Denken einüben. Während sie einerseits Verantwortung für den Pflegebedürftigen übernehmen, müssen sie gleichzeitig Verantwortung für das eigene Wohlergehen tragen; während sie sich einerseits auf den Abschied von diesem Menschen einstellen, erleben sie auch viele schöne Momente voller Lebendigkeit. 📖 5

Pflegende (Ehe-)Partner erleben, wie die bisherigen Vorstellungen von Partnerschaft schrittweise immer weniger gelebt werden können und bleiben trotzdem Partner. 📖 6

Durch die großen Einschränkungen infolge der Erkrankung müssen Angehörige auch sehr viel Verantwortung übernehmen. Dabei trotzdem den Respekt vor diesem Menschen zu erhalten, stellt einen Ausdruck „filialer Reife" dar. Umgekehrt steht der alte Mensch davor, als ehemaliger Elternteil nun auch Hilfe und Unterstützung im Sinne einer „parentalen Reife" zuzulassen. 📖 7

Angebote für pflegende Angehörige

Pflegende Angehörige sind besonders gefährdet, **auszubrennen** (→ Kap. IV/9.2.5), vor allem, wenn sie keine ausreichende Beratung, Ausbildung, Anleitung und Unterstützung erhalten. Sie können sich anfangs meist nicht vorstellen, was auf sie zukommt. Die Pflege eines chronisch erkrankten alten Menschen kann bis zu 30 Jahre dauern. Früher starben alte Menschen, einmal krank geworden, relativ schnell an einer Infektion. Häufigste Todesursache war die

Lungenentzündung, die man damals auch „die Gnädige" nannte, weil sie vor langem Leiden bewahrte.

> ❯ Pflege kann nur gut gehen, wenn es den Pflegenden gut geht. 📖 8

Kommunale und kirchliche Träger bieten neben **Kursen in häuslicher Pflege** und Seminaren zum Umgang mit Demenzkranken auch Selbsthilfegruppen für pflegende Angehörige an. Der Erfahrungsaustausch mit Menschen, die sich in einer vergleichbaren Lebenssituation befinden, macht vielen Betroffenen Mut und kann dadurch sehr entlastend wirken.

> ❯ Pflegende brauchen Geduld, Kraft, Stärke und Kondition. Sie brauchen aber auch ein gesundes Maß an Selbstliebe als Schutz gegen Stress, Krankheit und Ausbrennen. „Liebe deinen Nächsten – wie **dich** selbst!" 📖 8

Weitere Entlastungsmöglichkeiten

- Stundenweise Entlastung durch andere Familienmitglieder, Freunde, Bekannte, Hilfskräfte oder Ehrenamtliche (*Alltagsbegleiter*)
- Tagespflege, Nachtpflege, Gruppenangebote für Menschen mit Demenz
- Kurzzeitpflege
- Betreuter Urlaub mit Menschen mit Demenz.

Auch Möglichkeiten, gemeinsam gute Momente zu erleben, sind für Angehörige letztlich entlastend. Beispiele hierfür sind gemeinsame Tanzcafès, gemeinsame Bewegungsangebote wie IDEA oder gemeinsame Urlaube. In solchen Situationen sind Angehörige oft auch aufgeschlossener gegenüber Beratungsangeboten.

Wichtig für ein konstruktives Miteinander zwischen professionell Pflegenden und den oft stark belasteten Angehörigen ist vor allem die gegenseitige Akzeptanz. Altenpflegerinnen können die Erfahrungen, die Angehörige bei der Betreuung eines Erkrankten gemacht haben, auch als Ressource für die eigene Arbeit nutzen. Diese wissen z. B. genau, welche Rituale oder physikalischen Maßnahmen dem Betroffenen zu einem ungestörten Schlaf oder einer Schmerzlinderung verhelfen. Wenn Altenpflegerinnen solche Hinweise aufgreifen, können sie z. B. die Menge der erforderlichen Arzneimittel senken.

Ein zweiter Aspekt dieser Form der Akzeptanz ist die Förderung des Selbstbewusstseins der Angehörigen. Indem sie sich

von professionellen Pflegenden wertgeschätzt fühlen und im Gespräch mit ihnen eine Plattform zum Ausdruck ihrer Gefühle und Sorgen finden, erhalten sie einen Ausgleich und Kraft, in den menschlich oft sehr schwierigen Pflegebeziehungen zu bestehen.

Da die Zahl demenzkranker alter Menschen stetig zunimmt, ist der Bedarf an Helfern zur Entlastung der Angehörigen besonders groß. Hier ist es aber wichtig, dass die Freiwilligen schon vor ihrem ersten Einsatz eine Fortbildung in Alterspsychiatrie und im Umgang mit **Demenz** erhalten (➜ Kap. I/33.5).

Anlaufstellen für pflegende Familien

Individuelle Möglichkeiten zur **Beratung** für spezielle Situationen und Probleme finden alte Menschen, wenn sie sich bei Krankenversicherungen, Seniorenzentren, kommunalen Seniorenbeiräten oder im Telefonbuch bzw. dem Internet kundig machen. Auch in den neu eingerichteten Pflegestützpunkten können sie Adressen und Kontaktdaten erhalten. Weitere Beratungsangebote bieten z. B.:

- **Hilfsorganisationen,** z. B. Malteser, Johanniter, Diakonie, Caritas, AWO, ASB
- **Kirchengemeinden,** die oft einen ehrenamtlich organisierten Hilfsdienst für Senioren bzw. professionelle Pflegedienste unterhalten
- **Telefonseelsorge**
- **Briefseelsorge,** Dienst der evangelischen Landeskirchen.

Haustiere in der Familie

Viele Menschen haben zu ihrem **Haustier** eine sehr enge Beziehung, die vielleicht stärker ist als die zu den Familienmitgliedern (➜ Abb. II/5.4). Eine solch enge Bindung wird problematisch, wenn der Umzug in eine Einrichtung ansteht. Es gibt nicht

viele Einrichtungen, in die man ein Haustier mitnehmen kann (➜ Kap. II/10.4.13) Alternativen könnten in diesen Fällen betreute Wohngruppen bieten. Ansonsten muss geklärt werden, wer sich weiterhin um das Tier kümmert, ob und wie ein Kontakt zwischen dem alten Menschen und seinem „Liebling" weiter gepflegt werden kann.

Soziale Netze alter Menschen

Die Familie als **soziales Netz** für gegenseitige Hilfeleistung oder auch für die gemeinsame Freizeitgestaltung wird stetig kleiner. Wegen der vielfältigen Möglichkeiten einer individuellen Lebensgestaltung gründen junge Menschen seltener klassische Familien. Wenn sie es tun, warten sie damit länger. Das hat vor allem den Grund, dass sich die Prioritäten der Lebensplanung von der traditionellen Gemeinschaftsidee hin zur individuellen Selbstentfaltung verschoben haben. Auch Zwänge des Berufslebens, die von Arbeitnehmern zunehmende Flexibilität und die Bereitschaft zu Wechseln des Wohnortes erfordern, haben die Möglichkeiten der gegenseitigen innerfamiliären Fürsorge erheblich eingeschränkt.

Umso wichtiger wird es für jeden Einzelnen, sich möglichst früh schon ein **Netz von Beziehungen** zu schaffen, das die Funktionen der Familie übernehmen kann.

Die Abnahme traditioneller Bindungen bringt gleichzeitig ein großes Maß individueller Freiheit mit sich. Inzwischen leben auch alte Menschen sehr **unterschiedliche Lebenskonzepte,** z. B. neben der klassischen Kleinfamilie auch verschiedene Formen von Haus- und Wohngruppen. Dienstleister bieten dafür zahlreiche Hilfen als Ersatz für die familiäre Unterstützung, vom Ausführ-Service für den Hund bis zur Fußpflegerin oder Friseurin, die ins Haus kommen (➜ Kap. I/22.3).

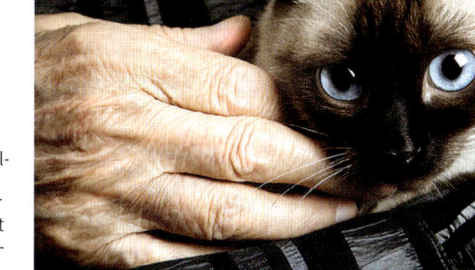

Abb. II/5.4 Langjährige Beziehungen zwischen alten Menschen und ihren Haustieren können sogar die sozialen Kontakte mit anderen Menschen ersetzen. [J787]

Ehrenamtliche Helfer

Ehrenamtliche Helfer aus Kirchengemeinden, Wohlfahrtsverbänden oder anderen gemeinnützigen Organisationen können Brücken bauen zwischen Institutionen, Gruppen und allein stehenden alten Menschen sowie pflegenden Familien.

Auch Kinder und Jugendliche aus Schulen, Vereinen und Jugendorganisationen, z. B. Pfadfinder, arbeiten ehrenamtlich bei alten Menschen.

Einsatzmöglichkeiten für Ehrenamtliche

- Hausbesuche in der Wohnung oder der Einrichtung
- Besorgungen
- Begleitung bei Spaziergängen oder Konzertbesuchen
- Gemeinsame Freizeitgestaltung, z. B. (Karten)Spielen, Musizieren, Malen
- Kontakt aufbauen zu Gruppen
- Kontakt aufbauen zu Bewohnern einer Einrichtung, um dann an gemeinsamen Veranstaltungen, Basaren oder Ausflügen teilnehmen zu können.

Für Laien ist die Zusammenarbeit mit Fachleuten eine Ermutigung und Unterstützung bei fachlichen Fragen. Fortbildungen und Plattformen für den Erfahrungsaustausch können wichtige Motivationsgeber für den Einsatz in einem Ehrenamt sein (→ Kap. II/14). 📖 9

> ❯ Wer ehrenamtlich arbeitet, investiert meist eine Menge Kraft und Zeit. Wenn Helfer dann auf längere Sicht keine Rückmeldung, Lob oder Anerkennung bekommen, besteht die große Gefahr, dass auch sie ausbrennen. Ihre Motivation lässt nach, und irgendwann geben sie die ehrenamtliche Tätigkeit frustriert auf. Oft geschieht das unter einem Vorwand, und die Profis erfahren die wirklichen Gründe nie. 📖 10

Wiederholungsfragen

1. Was hat sich im Lauf der Jahrhunderte geändert im Hinblick auf die Pflege alter Menschen in der Familie? (→ Kap. II/5)
2. Welche Entlastungsmöglichkeiten gibt es für pflegende Angehörige? (→ Kap. II/5)
3. Nennen Sie Anlaufstellen für pflegende Angehörige; welche gibt es in Ihrer Region? (→ Kap. II/5)
4. Nennen Sie mögliche Motive für die Übernahme der Pflege durch Angehörige. (→ Kap. II/5)
5. Was versteht man unter einem sozialen Netz? (→ Kap. II/5)

Literaturverzeichnis

1. Bode, S.: Die vergessene Generation – Die Kriegskinder brechen ihr Schweigen. Klett-Cotta Verlag, Stuttgart, 2014.
2. Statistisches Bundesamt, Pflegestatistik 2001: www.destatis.de/DE/Publikationen/ Thematisch/Soziales/ Sozialpflege1Bericht2001.pdf?__ blob=publicationFile (letzter Zugriff: 1.5 2016).
3. Statistisches Bundesamt, Pflegestatistik 2013: www.destatis.de/DE/ Publikationen/Thematisch/Gesundheit/ Pflege/PflegeDeutschlandergebnisse 5224001119004.pdf?__ blob=publicationFile (letzter Zugriff: 1.5 2016).
4. Newsletter „Thema Pflegeforschung" des BMBF, www.gesundheitsforschung-bmbf.de/_media/12_NL_ Pflegeforschung.pdf (letzter Zugriff: 1.5 2016).
5. Boss, P.: Da und doch so fern: Vom liebevollen Umgang mit Demenz-kranken. Rüffer und Rub, Zürich, 2014.
6. Wadenpohl, S.: Demenz und Partnerschaft. Lambertus Verlag, Freiburg, 2008.
7. Stoppe, G. (Hrsg.): Niedrigschwellige Betreuung von Demenzkranken. Kohlhammer Verlag, Stuttgart, 2009.
8. Barmer Pflegereport 2014: http://presse.barmer-gek.de/barmer/web/ Portale/Presseportal/Subportal/ Presseinformationen/ Archiv/2014/141125-Pflegereport/PDF-Pflegereport-2014,property=Data.pdf (letzter Zugriff: 5.4 2016).
9. Kuratorium Deutsche Altershilfe: Demenz – ein Grund für Überforderung und Burnout? Pro Alter 6, 2012.
10. Perrig-Chiello, P. (Hrsg.): Pflegende Angehörige älterer Menschen. Hogrefe Verlag, Göttingen, 2011.

H.-J. Wilhelm

II/6 Sexualität im Alter

Sexualverhalten → Kap. I/22.5

Sexualität ist ein Thema, das im Alter präsent und vielschichtig ist, obwohl kaum darüber gesprochen wird. Vor dem Hintergrund, dass aufgrund der pflegerischen Arbeit unentwegt Grenzen von Seiten des Personals überschritten werden, ist es unabdingbar, dieses Thema intensiv zu diskutieren.

Es wird sichtbar, dass „Sex" in diesem Zusammenhang auch ein wichtiger Punkt ist, aber bei weitem nicht der einzige oder gar wichtigste.

S Fallbeispiel Stationär

Vor einigen Jahren ist Irene Lerch mit ihrem Ehemann in das „Seniorenzentrum Maxeberg" gezogen. Sie waren ein lebenslustiges Paar, das an fast allen Gemeinschaftsaktivitäten teilnahm. Als der Mann plötzlich infolge eines Herzinfarkts starb, bemerkte das Pflegeteam eine deutliche Veränderung an der äußeren Erscheinung und am Wesen von Frau Lerch. Sie lachte weniger, sprach kaum noch mit den anderen Bewohnern und begann, ihr Äußeres zu vernachlässigen. Zuvor war sie alle zwei Wochen zum Friseur gegangen, nun wusch sie sich die Haare nur noch unregelmäßig und die früher von ihr so geliebten Schminkutensilien rührte sie überhaupt nicht mehr an. Als eines Tages Heinz Schmitzke, ein neuer Bewohner, an ihrem Tisch Platz nimmt, geht innerhalb von wenigen Tagen erneut eine erstaunliche Veränderung mit Frau Lerch vor sich. Sie erscheint mit schicker Frisur und kauft sich sogar neue Kleidung. Bald darauf sehen die Altenpflegerinnen sie vertraulich plaudernd mit Heinz Schmitzke im Garten spazieren gehen.

Sowohl „Alter", als „Sexualität", „Krankheit" und „Behinderung" sind Tabuthemen und es liegt auf der Hand, dass die Verknüpfung zwischen diesen Lebensbereichen die Situation nicht einfacher macht. Wichtig bei dieser Frage sind die Begriffe „Grenzen" und „Grenzüberschreitungen".

Warum wird Sexualität bei kranken oder älteren Menschen oft als „anormal" oder gar „pathologisch" oder „pervers" wahrgenommen? 📖 1

In der modernen Gesellschaft werden alte Menschen ebenso wie Behinderte häufig als asexuelle Wesen angesehen. Ihre sexuellen Bedürfnisse werden nicht in Betracht gezogen, oder sie rufen Ablehnung hervor. Die Medien und die Werbeindustrie zeigen Sexualität vorzugsweise in Verbindung mit Jugend und Schönheit. Wichtig hierbei sind aber auch die gesellschaftlichen Werte. Wenn Sexualität nur akzeptiert wird, um Kinder zu zeugen, zeigt sich deutlich, warum Sexualität im Alter ein Tabuthema war – und teilweise sicher immer noch ist. Durch den Wertewandel ändert sich nun auch langsam der Blick auf diese Themen.

Mit zunehmendem Lebensalter kommt es zwar zu Veränderungen der körperlichen sexuellen Reaktionen, das bedeutet aber keineswegs den Verlust der sexuellen Bedürfnisse.

» Praktisches aus der Forschung

Eine amerikanische Studie befragte eine Gruppe von Menschen mit einem durchschnittlichen Alter von 86 Jahren. Von den Teilnehmern gaben 64% (Frauen) und 82% (Männer) an, regelmäßige sexuelle Kontakte zu pflegen.

Grenzen und Grenzüberschreitungen

S Fallbeispiel Stationär

Ein gutes Beispiel für die unterschiedliche Interpretation der Ausgangssituation ist das Zubettbringen eines 65-jährigen dementen Bewohners. Die Mitarbeiter beklagen sich, dass dieser Bewohner jeden Abend, wenn sie ihn ausziehen wollen, aggressiv oder anzüglich reagiert und es für sie somit fast unmöglich ist, ihm bei der Abendtoilette zu assistieren. Seitens der Altenpflegerinnen ist dies ein verständliches Problem. Wenn man nun aber die Situation auch aus der Sicht des Bewohners betrachtet, wird erkennbar, dass es zwei mögliche Interpretationen für diese Situation gibt. Für ihn ist sicherlich nicht klar, dass er sich als dementer Bewohner in einer Pflegeeinrichtung befindet und die Mitarbeiterin ausschließlich eine Altenpflegerin ist, die ihn zu Bett bringen möchte. Für den Bewohner wird es sich um eine Frau handeln, die ihn in ein Zimmer bringt, auf das Bett setzt und dann beginnt, ihn

auszuziehen. Aus der Sicht des Mannes ist es in einer solchen Situation nicht sinnvoll, einfach abzuwarten und die Frau passiv gewähren zu lassen. Somit handelt auch er aus seiner Sicht ganz verständlich.

Grenzüberschreitungen sind für die oben geschilderte Situation von besonderer Bedeutung, sodass es zunächst darum geht, die Grenzen näher zu betrachten.

Grenzen lassen sich im sozialen Miteinander nicht immer einfach ziehen und können für die jeweils Handelnden an unterschiedlichen Linien verlaufen. Die Ausgangssituation kann von den Handelnden ebenso unterschiedlich definiert werden wie das Handeln des jeweiligen Gegenübers. So kann eine Handlung für eine Person eine gravierende Grenzverletzung und für den anderen nur ein Versehen oder ein Fehlinterpretation des Gegenübers sein. Goffman hat hierfür den Begriff der „korrektiven Austäusche" geprägt. 📖 2 Er meint damit z.B. Entschuldigungen.

Grenzverletzungen sind alltäglich und nichts Ungewöhnliches. Meist geschehen sie unbeabsichtigt, manchmal aber auch bewusst, z.B. beim Flirten, denn Flirten besteht gerade aus diesem Spiel mit den Grenzüberschreitungen. Es ist ein vorsichtiges Vortasten: Wie reagiert der Andere, wenn ich dies tue oder das sage? Ohne solche vorsichtigen Grenzüberschreitungen wäre Flirten nicht Flirten.

»

Amerikanische Soldaten haben in der kurzen Zeit, in der sie in England vor der Invasion stationiert waren, zahlreiche Kinder gezeugt. Dies nahm Margaret Mead, die sich wissenschaftlich mit dem Thema „Flirten" befasste, zum Anlass, die Situation zu untersuchen. Die Wissenschaftlerin fand heraus, dass die rasche Annäherung der Geschlechter eine grundlegend unterschiedliche Interpretation der Bedeutung von Küssen war. Während ein Kuss für die amerikanischen Männer überhaupt nichts bedeutete, galt er für die Engländerinnen als sehr intime Geste. So waren sich die Amerikaner gar nicht bewusst, dass sie eine erhebliche gesellschaftliche Grenze überschritten, als sie die Engländerinnen küssten. Von dieser Geschwindigkeit positiv überrascht, zogen die Damen nach, sodass die Herren das weitere Vorgehen der Engländerinnen als sehr forsch empfanden. 📖 3 Dies zeigt, wie wichtig die unterschiedliche Interpretation einer Handlung für das Ergebnis sein kann.

Genau dasselbe Missverständnis, das Mead aufdeckte, entsteht – wenn auch auf anderer Ebene – bei der Arbeit mit älteren Menschen. Hier werden oft durch die Mitarbeiter Grenzen überschritten, ohne dass diese sich darüber bewusst sind. Anschließend sind sie von den Reaktionen der Bewohner überrascht.

Wandel der Sexualität im Lauf des Lebens

Im **Lauf des Lebens** sammelt jeder Mensch unterschiedliche Erfahrungen mit seiner Geschlechtlichkeit. Diese bestimmen lebenslang die Einstellung zu seinem Körper sowie zu körperlichen Kontakten mit anderen Menschen.

Allerdings hindert der gesellschaftliche Druck alte Menschen oft, ihren Bedürfnissen ausreichend nachzugehen. Sie schämen sich ihrer Begierden und verleugnen sie aus Angst, als „schamlose Alte" oder als „Lustgreise" angesehen zu werden.

Das Verhalten eines Menschen wird immer auch durch **äußere Einflüsse** geprägt und reglementiert. Bei der Sexualität alter Menschen sind dies:

* Moral und Sitte
* Normen und Gesetze des jeweiligen Kulturkreises
* Negative Erfahrungen und Prägungen im Lauf des Lebens
* Wissensdefizite bezüglich der Sexualität
* Vorurteile und Hemmungen durch sexualfeindliche Erziehung und damit übernommene Tabus, z. B. „Das gehört sich nicht!".

Für die meisten alten Menschen war Sexualität zeitlebens keine Selbstverständlichkeit. Auch innerhalb der Familie wurden Zärtlichkeiten kaum offen ausgetauscht. Die überwiegende Zahl der Kinder wurde in früheren Jahren zu Hause nicht aufgeklärt, stattdessen herrschten **Tabus** im Zusammenhang mit Liebe und Sexualität.

Deshalb zeigen viele alte Menschen wenig Toleranz gegenüber der modernen sexuellen Freizügigkeit.

Für **Frauen** war Sexualität häufig verbunden mit den Ängsten vor einer Schwangerschaft sowie der daraus folgenden gesellschaftlichen Stigmatisierung, falls sie nicht verheiratet waren. Ein uneheliches Kind zu haben, galt noch bis in die 1960er-Jahre in fast allen Kreisen der Bevölkerung als Schande.

> **⟩⟩ Lern-Tipp**
> Was denken Sie, wenn Ihnen in der Stadt ein Seniorenpaar Händchen haltend entgegenkommt? Was würden sie empfinden, wenn sie ein Seniorenpaar wild knutschend auf einer Parkbank sitzen sähen?

Abtreibungen aus gesellschaftlichem Druck

Obwohl **Abtreibungen** in Deutschland unter Strafe standen, kamen sie in großer Zahl vor. Viele alte Frauen leiden insgeheim unter den seelischen und körperlichen Folgen einer Abtreibung, zu der sie sich in früheren Jahren gezwungen sahen. Viele haben sich damals, im Krieg oder danach, aus finanzieller Not oder unter starkem gesellschaftlichem Druck von Eltern oder Partnern zu einer Abtreibung drängen lassen und bereuen das ihr ganzes Leben lang.

Wertewandel in den 1960er-Jahren

In den 1960er-Jahren entstand ein freizügiger Trend, in dessen Folge sich die Wertmaßstäbe veränderten und eine entscheidende Liberalisierung der öffentlichen Haltung gegenüber der Sexualität eintrat. Die **Antibabypille** kam damals auf den Markt und befreite die Frauen von der Angst vor den Folgen des sexuellen Verkehrs, die sie bis dahin fast ausschließlich allein getragen hatten. Dadurch hat sich das sexuelle Selbstverständnis der Frauen wesentlich verändert. 📖 4

Einfluss körperlicher Veränderungen auf die Sexualität

Sexualverhalten → Kap. I/22.5

Mit Eintritt in die Wechseljahre verlieren **Frauen** durch die Abnahme der Östrogenproduktion die Fähigkeit zur Fortpflanzung. Ihre sexuellen Bedürfnisse und ihre Erlebnisfähigkeit ändern sich aber nicht zwangsläufig. Viele Frauen erleben gerade in den Jahren nach der Menopause Sexualität freier und entspannter – weil sie sich über ungeplante Schwangerschaften keine Gedanken mehr machen müssen.

Allerdings geht das Klimakterium mit erheblichen hormonellen Umstellungen einher. Daraus können Schwierigkeiten beim Geschlechtsverkehr entstehen. Viele Frauen bemerken, dass ihre Scheide auch während der Erregung weniger feucht wird als früher. Sie haben Schmerzen beim Koitus und möchten aus diesem Grund mit ihrem Partner nicht mehr verkehren. Gleitmittel aus der Apotheke schaffen in diesem Fall meist Abhilfe.

Physiologische Veränderungen können bei Männern eine verzögerte Erektion, einen verkürzten Orgasmus und ein schnelleres Erschlaffen des Penis zur Folge haben.

Impotenz ist nicht in erster Linie eine Alterserscheinung sondern kann die Folge von verschiedenen Krankheiten sein, z. B. Durchblutungsstörungen, Bluthochdruck. Auch seelische Störungen können Ursache für eine Impotenz sein. Unter fachgerechter Behandlung lässt sie sich oft beseitigen.

Veränderungen der sexuellen Aktivität

Es gibt keine wissenschaftlichen Hinweise für eine Altersgrenze sexueller Bedürfnisse und Fähigkeiten.

Sexualität bleibt in jedem Alter ein wichtiger Bestandteil des Lebens, aber Gewohnheiten, Interessen und Tempo können sich ändern.

Sexuelle Bedürfnisse nehmen im Laufe eines Lebens nicht automatisch ab. Im Alter haben besonders der Gesundheitszustand, die Wohnsituation, bestehende Partnerschaften und Erfahrungen mit bisherigen sexuellen Beziehungen entscheidenden Einfluss auf die Bedürfnisse und deren Befriedigung.

Sexualität im Alter kann beeinträchtigt sein durch:

* Hormonelle Veränderungen
* Verändertes Aussehen
* Krankheiten
* Wirkungen von Medikamenten
* Vorurteile und Tabus
* Soziale und räumliche Umgebung, z. B. in Pflegeeinrichtungen oder in der Familie der Kinder.

Nicht nur bei alten Menschen können körperliche Beschwerden dazu führen, dass sexuelle Bedürfnisse und Aktivitäten nachlassen.

Nach vorübergehender Krankheit erwacht das sexuelle Interesse mit der Genesung meist wieder. Dagegen können chronische Erkrankungen, insbesondere wenn sie die Intimsphäre betreffen, z. B. Inkontinenz, Schmerzen, neurologische und seelische Erkrankungen, die Sexualität dauerhaft behindern.

Wenn durch Krankheit Sexualität nicht mehr wie gewohnt gelebt werden kann, sollten Betroffene den Arzt fragen, ob Sex ihnen in dieser Phase schaden kann.

> **⟩⟩** Nähe, Zärtlichkeit und Wärme sind in jedem Fall förderlich für das Wohlbefinden und den Heilungsverlauf (→ Abb. II/6.1).

Partnerschaft und Ehe im Alter

Untersuchungen haben gezeigt, dass

* Viele alte Menschen sich nach Nähe und Geborgenheit sehnen. Ihre Wünsche reichen von einem Gesprächspartner bis hin zu einem Sexualpartner

II 6

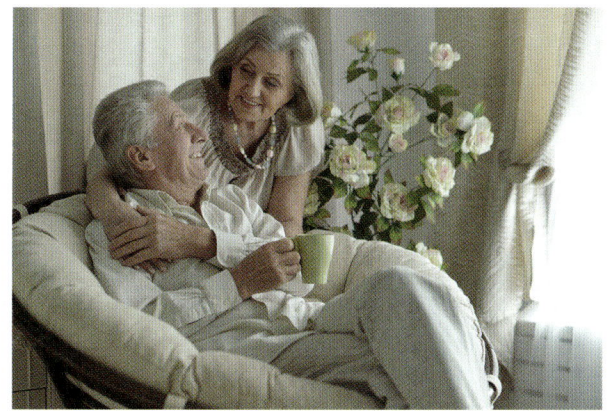

Abb. II/6.1 Auch in höherem Lebensalter trägt Zärtlichkeit und sexuelle Aktivität zum Wohlbefinden bei. [J787]

- Viele alte Menschen jenseits des 65. Lebensjahres, die in Partnerschaften leben, noch regelmäßig Geschlechtsverkehr haben
- Gefühle der Einsamkeit häufig auch durch fehlende Möglichkeiten zu sexuellen Aktivitäten ausgelöst werden.

> Die besten Voraussetzungen für eine aktive Sexualität bis ins hohe Alter sind eine gesunde Lebensweise, genügend Bewegung, die Erhaltung des Idealgewichts und Zurückhaltung gegenüber Genussgiften (z. B. Nikotin, Alkohol).

Alte Menschen bleiben meist solange sexuell aktiv, wie ihre Partnerschaft besteht. Nach dem Tod des Partners geht der zurückgebliebene Partner nur selten eine neue sexuelle Beziehung ein. Gründe dafür sind: Treue über den Tod hinaus, gesellschaftliche Vorurteile und mangelnde Gelegenheit. Für viele ist Selbstbefriedigung eine Möglichkeit, ihren körperlichen Bedürfnissen nachzukommen.

Für Menschen, die ihr Leben lang Probleme mit der Sexualität hatten und keine befriedigenden Erfahrungen machen konnten, kann das Ende der Partnerschaft aber auch eine Befreiung sein. Sie sind froh, wenn sie im Alter diesen „lästigen Pflichten" nicht mehr nachkommen müssen. Wenn ein Mensch sich bewusst für ein Leben ohne sexuelle Aktivität entschieden hat, sollten Altenpflegerinnen dies akzeptieren.

Traumatische Erlebnisse

Posttraumatisches Belastungssyndrom → Kap. I/22.6

An Folgen sexueller Gewalt wie Missbrauch oder Vergewaltigung leiden Frauen und Männer bis ins hohe Alter. Solche **traumatischen Erlebnisse** können tief sitzende seelische Störungen zur Folge haben, nicht nur im Bereich des Sexuallebens. Oft schämen sich die Opfer, über ihre Erlebnisse und die damit verbundenen Probleme zu sprechen.

Auch das Thema Homosexualität ist in diesem Zusammenhang sehr wichtig, denn homosexuelle und transsexuelle Menschen mussten lange Zeit auch mit einer strengen strafrechtlichen Verfolgung leben. Gemäß § 175 RStGB war Homosexualität strafbar. Im Nationalsozialismus wurden homosexuelle Menschen verfolgt und in Konzentrationslager verschleppt. Im Jahr 1936 wurde die Reichszentrale zur Bekämpfung der Homosexualität und Abtreibung gegründet, die u. a. die Rosa Liste mit Daten homosexueller Menschen erstellte.

In beiden Teilen Deutschlands blieb auch nach dem 2. Weltkrieg Homosexualität strafbar. Im Jahr 1989 wurde der § 151 durch die Volkskammer in der DDR gestrichen, der § 175 des StGB wurde letztendlich erst 1994 aufgehoben.

Hieraus wird deutlich, dass ältere homosexuelle Menschen fast ein ganzes Leben unter strafrechtlicher Verfolgung zu leiden hatten. Dies ist für die Biografie dieser Menschen grundlegend, hat sie sehr geprägt und wird inzwischen allzu leicht vergessen.

> **Internet- und Lese-Tipp**
> Um die Lebens- und Pflegesituation homo- und transsexueller Senioren zu verbessern, wurde 2009 die Frankfurter Resolution verfasst:
> www.frankfurt-aidshilfe.de/ pdf/2009/2009_Resolution_ AlterninWuerde.pdf

Wohnsituation alter Menschen

Sexualverhalten → Kap. I/22.5

Sexualität benötigt Intimität. Wohnen pflegebedürftige Menschen z. B. bei ihren Kindern oder in einer Pflegeeinrichtung, schränken die äußeren Umstände den persönlichen Intimbereich häufig ein. Sexualität wird erschwert oder unmöglich gemacht, wenn die umgebenden Strukturen (→ Abb. II/6.2):

- Freiräume durch eine festgelegte Tagesstruktur beschneiden
- Nur bedingt Privatsphäre zulassen, z. B. in Mehrbettzimmern oder durch Nichtanklopfen
- Keine Rückzugsmöglichkeiten bieten, z. B. weil die Zimmer grundsätzlich offen stehen und von jedem ohne anzuklopfen betreten werden können.

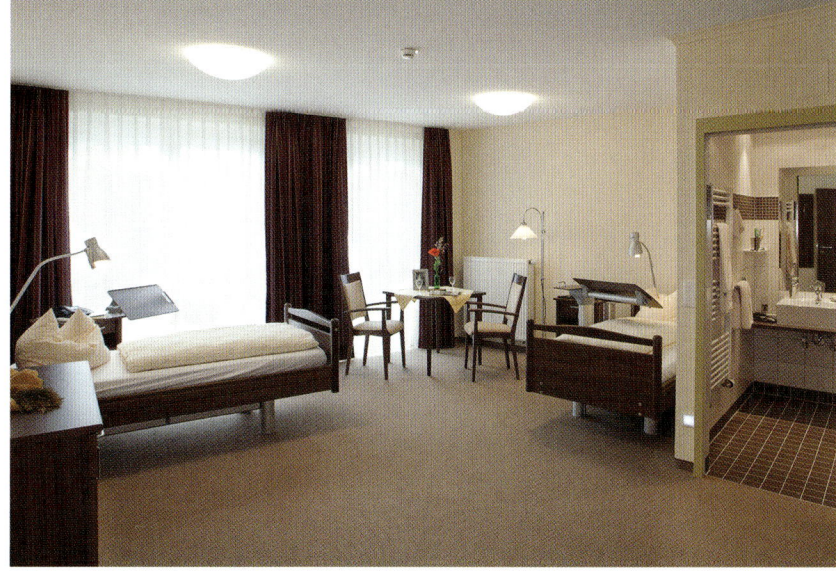

Abb. II/6.2 Doppelzimmer sind in vielen stationären Altenpflegeeinrichtungen häufig anzutreffen. Sie beschneiden die Intimsphäre und die Freiheit zur sexuellen Aktivität, wenn sie nicht (wie es nur ausnahmsweise vorkommt) von einem Paar bewohnt werden. [X356]

II 6

Wiederholungsfragen

1. Was beeinflusst die Einstellung zur Sexualität? (→ Kap. II/6)
2. Welche Faktoren machen es alten Menschen oft schwer, ihre Sexualität zu leben? (→ Kap. II/6)
3. Erläutern Sie, in welchen Situationen es im Verhältnis zwischen Pflegenden und Pflegebedürftigen zu Grenzüberschreitungen kommen kann. (→ Kap. II/6)
4. Wie bestimmt die Wohnsituation in stationären Einrichtungen die Sexualität der Bewohner und wie lässt sich daran etwas ändern? (→ Kap. II/6)

Literaturverzeichnis

1. Gatterer, G.: Sexualität in der Pflege. Österreichische Pflegezeitschrift; 11; 13–17, 2008.
2. Goffman, E.: Das Individuum im öffentlichen Austausch. Frankfurt am Main. Suhrkamp 1982.
3. Mead, M: Mann und Weib: das Verhältnis der Geschlechter in einer sich wandelnden Welt. Rowohlt Verlag, Reinbek bei Hamburg. 1985.
4. Keldenich, B.: Die Geschichte der Antibabypille von 1960 bis 2000 – Ihre Entwicklung, Verwendung und Bedeutung im Spiegel zweier medizinischer Fachzeitschriften: „Zentralblatt der Gynäkologie" und „Lancet". Shaker Verlag, Aachen, 2002.
5. Wilhelm, H. J.: Gefangene ihrer Wahrheit. Athena Verlag, Oberhausen, 1998.

II

6

E. Franke

II/7 Menschen mit Behinderung im Alter

II/7.1 Alte Menschen mit Behinderung

Begriff der Behinderung → Kap. I/1.4
Pflege alter Menschen mit Behinderung
→ Kap. I/24

Ⓢ Fallbeispiel Stationär

Heinz Klein wurde mit einer wesentlichen geistigen und leichten körperlichen Behinderung geboren. Bis zu seinem 32. Lebensjahr lebte er in einer Einrichtung für Menschen mit vorwiegend geistiger Behinderung. Dann zog Herr Klein mit Mitbewohnern seiner Wohngruppe in ein Reihenhaus innerhalb eines überschaubaren Wohngebiets. Diese Wohngruppe wird von der Einrichtung für behinderte Menschen im Rahmen der Assistenz im notwendigen Maß einige Stunden in der Woche vor allem beim Umgang mit Geld, bei Behördengängen und Arztbesuchen unterstützt. Alle können ihren Alltag gut organisieren. Die körperlichen Beeinträchtigungen von Herrn Klein nahmen im Laufe der Jahre zu, sodass er mehr Hilfe und Unterstützung benötigte, was vor allem die Körperpflege betraf. Auch das Arbeiten fällt Herrn Klein von seinen motorischen Möglichkeiten her immer schwerer. Er soll in Kürze aufgrund seines Lebensalters berentet werden. Deshalb wurde ein Arbeitsplatzwechsel bzw. vorzeitiges Ausscheiden aus der Werkstatt nicht in Betracht gezogen. Da abzusehen ist, dass Herr Klein bald nicht mehr allein in seiner Wohngruppe wird leben können, wurde die Pflegedienstleitung vom „Seniorenzentrum Maxeberg", das sich im Wohngebiet von Herrn Klein befindet, angefragt, ob er dort aufgenommen werden könnte.

Der demografische Wandel (→ Kap. II/2) der bundesdeutschen Bevölkerung betrifft Menschen mit und ohne Behinderung gleichermaßen. Die Lebenserwartung der Menschen nimmt zu. Der medizinische Fortschritt hat auch die Lebenserwartung behinderter Menschen verlängert. Da viele Menschen mit Behinderung in der Nazizeit ermordet wurden, waren in den vergangenen Jahrzehnten nur wenige alte Menschen mit lebenslanger Behinderung zu finden. Inzwischen ist die Nachkriegsgeneration im Seniorenalter und es zeichnet sich in Deutschland ein enormer prozentualer Zuwachs älterer Menschen mit Behinderung ab.

Derzeit leben noch die meisten alten Menschen mit geistiger Behinderung in Einrichtungen für Menschen mit Behinderung. Im Zuge der Inklusion und Dezentralisierung werden die großen und auch kleineren Einrichtungen zugunsten einer inklusiven Wohnmöglichkeit in „normalen" Wohnungen oder Wohngruppen aufgelöst. Zukünftig werden Menschen auch mit geistiger Behinderung aus ihren Wohnungen kommend, in denen sie aufgrund der Zunahme von Einschränkungen auch mit Hilfe und Unterstützung nicht mehr allein leben können, in die Altenpflegeeinrichtungen aufgenommen werden müssen (→ Abb. II/7.1). Auch hier wird es künftig also mehr Normalität für Menschen mit Behinderungen geben.

❯❯ Lern-Tipp

Die Pflegedienstleitung fragt Hermine Brauer um Rat. Was würden Sie der Pflegedienstleitung sagen? Wo sehen Sie Unterschiede oder Gemeinsamkeiten in den Bedürfnissen und der Selbstwahrnehmung von Herrn Klein und Senioren ohne Behinderung?

Formen der Behinderung

Das Sozialgesetzbuch IX definiert, was eine Behinderung ist (→ Kap. I/1.4).

Es gibt **körperliche Behinderungen** (Behinderungen am Bewegungsapparat), **Sinnesbehinderungen** (Blindheit, Gehörlosigkeit, Schwerhörigkeit, Taubblindheit), **Sprachbehinderungen, psychisch-seelische Behinderung, Lernbehinderung, geistige Behinderung.**

Vielfach liegt nicht nur eine isolierte Behinderung vor, sondern eine **Mehrfachbehinderung.** Eine Hörbehinderung (*Grund-* oder *Primärbehinderung*) kann zu einer mangelhaften Sprachentwicklung und damit zu einer Sprachbehinderung (*Folge-* oder *Sekundärbehinderung*) führen.

Aufgrund der eingeschränkten Kommunikationsfähigkeit des Betroffenen kann es zur sozialen Ausgrenzung kommen, die als **tertiäre Behinderung** bezeichnet wird.

Es gibt **angeborene** Behinderungen, z. B. durch Fehler in der Erbinformation oder im **Laufe des Lebens erworbene,** z. B. durch Krankheit, Unfälle oder Alterungsprozesse (→ Kap. I/24).

Der Grad der Behinderung wird über das **Schwerbehindertengesetz** geregelt. Liegt ein Behinderungsgrad von mindestens 50 % vor, besteht eine Schwerbehinderung. Menschen mit einer **Schwerbehinderung** erhalten einen Schwerbehindertenausweis (→ Kap. I/1.4). Nur diese Personen werden in den offiziellen Statistiken erfasst.

Maßnahmen zur Unterstützung Behinderter

Über die Definition von Behinderung im SGB IX hinaus, hat die Weltgesundheitsorganisation (*WHO*) eine Teilung des Begriffs Behinderung vorgenommen, um die für die Unterstützung Behinderter notwendigen Maßnahmen daraus ableiten zu können.

Es gibt **drei** unterschiedliche Funktionseinschränkungen bei Behinderungen und **vier** Lebensbereiche, die von der Behinderung betroffen sein können.

Funktionseinschränkungen

- **Schädigung** (*Impairment*), bezogen auf Körper- und Organstrukturen
- **Fähigkeitsstörung** bzw. **Funktionseinschränkung** oder **-verlust** (*Disability*),

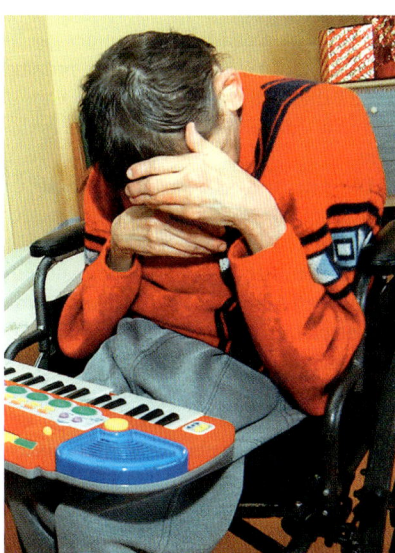

Abb. II/7.1 Geistig behinderte Menschen stellen besondere Anforderungen an Pflegeeinrichtungen. [J787]

bezogen auf die körperlichen und geistigen Fähigkeiten, die durch die Schädigung entstanden sind

- **Beeinträchtigung** bzw. **Benachteiligung** (*Handicap*), bezogen auf die eigene Rolle und die eigene Selbstständigkeit, die sich durch die Schädigung und daraus folgende Funktionseinschränkung entwickelt hat.

Lebensbereiche

- **Schädigung** der Körperfunktionen und -strukturen
- **Beeinträchtigung der Aktivität,** z. B. nicht mehr gehen zu können
- **Beeinträchtigung** der Teilhabe am gesellschaftlichen Leben (*Partizipation*)
- **Umweltfaktoren,** z. B. die Innenarchitektur oder Architektur, die nicht auf Menschen mit Behinderung abgestimmt ist (→ Kap. II/9) oder die negative öffentliche Meinung in Bezug auf Menschen mit Behinderungen. 📖 1

Integration von Menschen mit Behinderungen

> ❯ **Inklusion:** Herstellung von Umständen, unter denen Menschen mit verschiedenen Fähigkeiten und Bedürfnissen ihr Recht auf Teilhabe am (sozialen) Leben verwirklichen können.

Im Art. 3 des Grundgesetzes ist festgelegt, dass niemand wegen seiner Behinderung benachteiligt werden darf. Damit garantiert der Staat Menschen mit Behinderung die Teilhabe am Leben in der Gemeinschaft und in der Gesellschaft (→ Kap. III/5.1.1). Die Teilhabe an allen Bereichen des gesellschaftlichen Lebens soll Menschen mit und ohne Behinderung in gleichem Maße möglich sein – das ist der Grundsatz von Inklusion.

Die finanzielle Unterstützung erhalten Menschen mit Behinderung z. B. aus der staatlichen Sozialhilfe. Diese Eingliederungshilfen dienen der Schaffung von Bildungs- und Ausbildungsmöglichkeiten, von Arbeitsplätzen und von Wohnraum und ermöglichen so die Integration von Menschen mit Behinderung in die Gesellschaft. Dabei ist die Integration von Menschen mit Behinderung nicht an ein bestimmtes Lebensalter zu koppeln. So werden z. B. Menschen mit geistiger Behinderung in jedem Alter einen besonderen und individuellen Unterstützungsbedarf haben. Dieser Unterstützungsbedarf wird bei vielen Menschen mit

zunehmendem Alter, beim Auftreten altersbedingter Erkrankungen und der Abnahme von körperlichen sowie geistigen Möglichkeiten und nachfolgend der Zunahme von Beeinträchtigungen (*Handicap*) steigen (siehe Fallbeispiel).

II/7.2 Betreuungs- und Wohnformen für Menschen mit Behinderungen

Auch Menschen mit Behinderungen sind in Bezug auf die Gestaltung ihres Alters vor große Herausforderungen gestellt. Für einen Menschen mit einer angeborenen Behinderung, der ein 40- bis 50-jähriges Arbeitsleben hinter sich hat, kann der Übergang ins Rentenalter eine solche Herausforderung sein, bei der er Unterstützung braucht. Dabei kann es nicht darum gehen, diesem Menschen als „Ersatz" eine Bastel- und Spielgruppe anzubieten, damit er seinen Tag „sinnvoll" verbringt. Der Übergang vom Arbeits- in das Rentnerleben ist eine Weichenstellung entweder in Richtung (weiterer) Ausgrenzung (Isolierung, Vereinsamung) oder zu mehr Teilhabe und Inklusion. Auch Senioren mit Behinderungen können Wünsche für ein aktives Seniorenleben entwickeln; auch sie wollen das machen, wozu sie in all den Jahren zuvor nicht kamen. Sie wollen Ausflüge und Urlaube machen, sie wollen Neues erleben und gleichzeitig Altes bewahren. Auch sie benötigen das Gefühl, wichtig zu sein und gebraucht zu werden. Auch alte Menschen mit Behinderung wollen ihre Autonomie, ihre Selbstständigkeit geachtet und geschützt sehen.

In den Betreuungskonzepten alter Menschen mit Behinderung geht es um den Erhalt oder die Wiedererlangung von Selbstständigkeit und Lebensqualität. Behinderte sollen die Möglichkeit haben, ihr Leben selbstbestimmt zu gestalten und am gesellschaftlichen Leben teilzuhaben. Die Vorstellungen von Selbstbestimmung und Teilhabe sind dabei ganz individuell und mitunter für Betreuungskräfte nicht immer nachvollziehbar – aber immer zu achten. Betreuungskräfte stehen dabei nicht selten in einem Spannungsfeld: das professionelle Wissen, was dem Menschen mit Behinderung nützen würde und was er demnach tun oder lassen sollte, prallt auf die völlig andere Meinung und Sichtweise des Menschen mit Behinderung, der seine ganz eigenen Ideen und Vorstellungen leben möchte und dazu auch das Recht hat.

Auch für die Betreuung und das Wohnen von alten Menschen mit Behinderung gilt: so wenig Hilfe wie nötig und so viel Hilfe wie möglich. Für einen Rollstuhlfahrer bedeutet das z. B. das Entfernen von Türschwellen – einem Blinden helfen Türschwellen bei der Raumorientierung. Einem Verwirrten helfen minimalistische Piktogramme an den Türen für Damen- und Herrentoiletten – ein Mensch mit geistiger Behinderung wird diesen Bildchen keine Information entnehmen können, ihm würden eher realistische Zeichnungen oder Fotos helfen. Auch Hilfsangebote und Hilfsmittel sind immer auf die jeweilige Behinderung und die individuellen Möglichkeiten abzustimmen.

> **Internet- und Lese-Tipp**
> - Aktion Mensch, Deutsche Behindertenhilfe – Aktion Mensch e. V.: www.aktion-mensch.de
> - Internationale Klassifikation der Funktionsfähigkeit, Behinderung und Gesundheit (*ICF*). Erhältlich beim Deutschen Institut für Medizinische Dokumentation und Information (*DIMDI*): www.dimdi.de

Wiederholungsfragen

1. Wie bewerten Sie die Behinderung von Herrn Klein anhand der Internationalen Klassifikation der Funktionalität, Behinderung und Gesundheit der WHO? (→ Kap. II/7.1)
2. Welche Maßnahmen der Rehabilitation und Integration müssen für Herrn Klein geplant werden? (→ Kap. II/7.1)
3. Nennen Sie drei Funktionseinschränkungen, die von einer Behinderung verursacht sein können. (→ Kap. II/7.1)
4. Nennen Sie vier Lebensbereiche, die von einer Behinderung betroffen sein können. (→ Kap. II/7.1)

Literaturverzeichnis

1. Stanjek, K. (Hrsg.): Altenpflege konkret – Sozialwissenschaften. Elsevier Verlag, München, 2017.
2. Ding-Greiner, C.: Heimat durch individuelle Betreuung bieten, in: Pflege Zeitschrift 10/2008, S. 548–551.
3. Havemann, M.; Stöppler, R.: Altern mit geistiger Behinderung. Grundlagen und Perspektiven für Begleitung, Bildung und Rehabilitation. Kohlhammer Verlag, Stuttgart, 2010.
4. Vereinte Nationen: Übereinkommen über die Rechte von Menschen mit Behinderungen. www.un.org/Depts/german/uebereinkommen/ar61106-dbgbl.pdf (letzter Zugriff: 30.8.2016).

II

7

C. Kolb

II/8 Ernährung und Haushalt

II/8.1 Einkauf von Lebensmitteln

Grundlagen der Ernährungslehre (→ Kap. I/16).

Ⓐ Fallbeispiel Ambulant

Thomas Pult weiß seit einiger Zeit, dass er auf Sellerie allergisch reagiert. Die Altenpflegerin Linda Müller, die ihn seit einigen Tagen im Rahmen der hauswirtschaftlichen Betreuung besucht, ist seine unmittelbare Ansprechpartnerin. Da er sich selbst versorgt, kauft er auch immer wieder Fertiggerichte und Dosensuppen.

Beim **Einkauf von Lebensmitteln** sind unterschiedliche Aspekte für die individuelle Kaufentscheidung von Bedeutung. Die Lebensmittelkennzeichnung ist sehr umfangreich. Die folgenden Ausführungen beschränken sich auf die Allergenkennzeichnung, die Nährwertkennzeichnung und das Mindesthaltbarkeits- bzw. Verbrauchsdatum.

Allergenkennzeichnung

Für verpackte Lebensmittel gilt die **Allergenkennzeichnung** (Allergie → Kap. I/26.6.1). Die 14 Zutaten (→ Tab. II/8.1), die in Europa am häufigsten Lebensmittelallergien auslösen sowie die Produkte, z. B. Lezithin aus Ei oder Soja, die daraus hergestellt werden, sind zu kennzeichnen. Die Angaben sind zu finden:
• In der Zutatenliste
• Im Namen des Produkts, z. B. Milchschokolade.
Bei Lebensmitteln ohne Zutatenliste müssen Hersteller gesondert auf allergene Inhaltsstoffe hinweisen, z. B. sind viele Weine mit der Aufschrift „enthält Schwefel" versehen.

> ❯ Nicht verpflichtend ist die Aussage „kann Spuren von Nüssen enthalten", zu finden etwa auf Müsli-Packungen in folgender Formulierung: „Kann Spuren von Soja, Nüssen, Erdnüssen, Sellerie und Milchprodukten enthalten." Es handelt sich hierbei um eine freiwillige Angabe des Herstellers. Für Betroffene ist dies keine verlässliche Information. Menschen, die selbst kleinste Spuren bestimmter Lebensmittel meiden müssen, sollten vor dem Verzehr unbedingt beim Hersteller genauere Informationen einholen. 📖 3

Produktgruppen

Die Bestandteile bestimmter **Produktgruppen** müssen nicht einzeln aufgelistet werden, wenn ihr Anteil weniger als 2 % beträgt und keines der 14 Hauptallergene (→ Tab. II/8.1) enthalten ist. Bei mehr als 2 % ist der Name des Bestandteils anzugeben.

Ist bei einem Anteil von weniger als 2 % jedoch eines der vierzehn Allergene enthalten, muss es genannt sein. Diese Regelung betrifft folgende Produktgruppen:
• Gewürze und Gewürzmischungen
• Kakao- und Schokoladenerzeugnisse
• Konfitüre und ähnliche Erzeugnisse
• Fruchtsäfte und Fruchtnektar
• Jodsalz. 📖 1 📖 6

Zusammengesetzte Zutaten

Für Lebensmittelallergiker, die auf andere als die 14 genannten Allergene (→ Tab. II/8.1) reagieren, ist von Bedeutung: Alle Einzelbestandteile in **zusammengesetzten Zutaten** müssen gekennzeichnet werden.

> ❯ **Beispiele für Produkte, deren Zutaten genannt sein müssen**
>
> • Als Zutat in einer Fruchtzubereitung in Joghurt: Erdbeeren in einer Fruchtzubereitung in Joghurt
> • Verwendung von Aprikosen- und Pfirsichkernen an Stelle von Mandeln in Marzipan. 📖 4

> ❯ **Vorsicht!**
> Es besteht keine Kennzeichnungspflicht für Allergene in:
> • Unverpackten Lebensmitteln, z. B. Gebäck beim Bäcker
> • Kleinen Packungen, z. B. Portionspackung für Marmelade
> • Küchen der Gemeinschaftsverpflegung, z. B. Hinweis auf Speisekarte. 📖 1 📖 2

> ❯ **Lern-Tipp**
> Sind Sie selbst betroffen oder kennen Sie Pflegebedürftige, die eine Allergie haben? Würden Sie in der Allergenkennzeichnung eine Änderung vornehmen? Wenn ja, welche?

Mindesthaltbarkeitsdatum

Verpackte Lebensmittel tragen ein **Mindesthaltbarkeitsdatum** (*MHD* → Abb. II/8.1).

Dieser Zeitpunkt, bis zu dem die Ware unter bestimmten Aufbewahrungsbedingungen ihre spezifischen Eigenschaften behält, ist gekennzeichnet mit den Worten:
• „Mindestens haltbar bis …", wenn der Tag genannt wird. Dies ist bei allen Lebensmitteln möglich
• „Mindestens haltbar bis Ende …", mit
  – Tag und Monat, wenn die Haltbarkeit weniger als drei Monate beträgt, z. B. bei Milchprodukten

Deklarationspflichtige Zutaten von verpackten Lebensmitteln
Glutenhaltige Getreide und daraus gewonnene Erzeugnisse
Krebstiere und daraus gewonnene Erzeugnisse
Eier und daraus gewonnene Erzeugnisse
Fisch und daraus gewonnene Erzeugnisse
Erdnüsse und daraus gewonnene Erzeugnisse
Sojabohnen und daraus gewonnene Erzeugnisse
Milch und daraus gewonnene Erzeugnisse
Schalenfrüchte, d. h. Mandeln, Haselnüsse, Walnüsse, Cashewnüsse, Pekannüsse, Paranüsse, Pistazien, Makadamianüsse, Queenslandnüsse und daraus gewonnene Erzeugnisse
Sellerie und daraus gewonnene Erzeugnisse
Senf und daraus gewonnene Erzeugnisse
Sesamsamen und daraus gewonnene Erzeugnisse
Schwefeldioxid und Sulfite in Konzentrationen von mehr als 10 mg/kg (ausgedrückt als SO_2)
Lupinen und daraus gewonnene Erzeugnisse
Weichtiere und daraus gewonnene Erzeugnisse

Tab. II/8.1 Liste der vierzehn Zutaten, die in verpackten Lebensmitteln deklariert werden müssen. Gemäß Anhang III a, Artikel 6 Abs. 3a, 10 und 11 Richtlinie 2007/68/EG. 📖 1 📖 5

II 8

– Monat und Jahr, wenn die Haltbarkeit zwischen drei und 18 Monaten beträgt, z. B. bei Säften

– Jahr, wenn die Haltbarkeit mehr als 18 Monate beträgt, z. B. bei Konfitüre, Konserven.

In Verbindung mit der Angabe „mindestens haltbar …" ist entweder das Datum selbst oder die Stelle, an der es auf der Etikettierung angegeben ist, einzusetzen. Ist das angegebene Mindesthaltbarkeit nur bei Einhaltung bestimmter Temperaturen oder Lagerbedingungen gewährleistet, so ist dies zusätzlich anzugeben z. B. „bei 7 °C mindestens haltbar bis". 🔖 2 🔖 3

» Vorsicht!
Das Mindesthaltbarkeitsdatum gilt nur für ungeöffnete Verpackungen.

» Eine kritische und sorgfältige Prüfung der Lebensmittel ist vor dem Verzehr unbedingt erforderlich. Auch wenn nach Ablauf des Mindesthaltbarkeitsdatums das Lebensmittel nicht zwangsläufig für den Verzehr ungeeignet sein muss, können deutliche sensorische Veränderungen bei erheblichem Überschreiten der genannten Frist eintreten. Unterbrechungen der Kühlkette können bereits vor dem Erreichen des MHD zum Verderb führen.

In der Lebensmittelkennzeichnungsverordnung ist festgelegt, welche Lebensmittel kein Mindesthaltbarkeitsdatum tragen müssen. Dazu zählen z. B. frisches Obst oder Essig.

Verbrauchsdatum

Anstelle des Mindesthaltbarkeitsdatums tritt bei leicht verderblichen Waren, z. B. Hackfleisch, das **Verbrauchsdatum.** Auf Produkten, die schon nach kurzer Zeit eine unmittelbare Gefahr für die menschliche Gesundheit darstellen könnten, wird das Verbrauchsdatum mit den Worten: „verbrauchen bis …" angegeben. Es ist das Datum selbst einzusetzen, oder die Stelle, an

der es auf der Etikettierung angegeben ist. Es besteht ein Verkehrsverbot nach Ablauf des Verbrauchsdatums, d. h. das Lebensmittel darf nicht mehr verzehrt bzw. verkauft werden. 🔖 2 🔖 3

Nährwertkennzeichnung

Die EU plant eine verpflichtende und einheitliche **Nährwertkennzeichnung** für alle Mitgliedstaaten. Deshalb wird an dieser Stelle auf die Nährwertprofile verzichtet, z. B. Grenzwerte für Zucker, Fett und Salz in Lebensmitteln. Einige Vorschriften der **Health-Claims-Verordnung** gelten seit dem 1.7 2007.

Nährwert- und gesundheitsbezogene Angaben in der Werbung und Kennzeichnung von Lebens- und Nahrungsergänzungsmitteln sind nur noch zulässig, wenn sie durch die Health-Claims-Verordnung, d. h. Nährwertangaben mit Gesundheitsbezug, ausdrücklich zugelassen sind und den von der Europäischen Behörde für Lebensmittelsicherheit (EFSA) noch zu entwickelnden Nährwertprofilen entsprechen.

Ist eine Angabe, z. B. Werbeaussage, nicht zugelassen, darf sie nicht verwendet werden.

Nährwertbezogene Angaben

Nährwertbezogene Angaben sind eindeutig geregelt und nur noch zulässig, wenn sie den rechtlichen Anforderungen der Verordnung entsprechen.

» Beispiele für nährwertbezogene Angaben

- Fettfrei/ohne Fett. Das Produkt enthält nicht mehr als 0,5 g Fett pro 100 g oder 100 ml. Angaben wie „xxx % fettfrei" sind verboten
- Energiearm. Feste Lebensmittel enthalten nicht mehr als 40 kcal (170 kJ)/100 g oder im Falle von flüssigen Lebensmitteln nicht mehr als 20 kcal (80 kJ)/100 ml. Für Tafelsüßen gilt eine Grenze von 4 kcal (17 kJ) pro Portion

- Energiereduziert. Der Brennwert ist um mindestens 30 % verringert. Es sind die Eigenschaften anzugeben, die zur Reduzierung des Gesamtbrennwerts des Lebensmittels führen
- Energiefrei. Das Produkt enthält nicht mehr als 4 kcal (17 kJ)/100 ml Für Tafelsüßen gilt eine Grenze von 0,4 kcal (1,7 kJ) pro Portion
- Zuckerarm. Feste Lebensmittel enthalten nicht mehr als 5 g Zucker pro 100 g oder im Fall von flüssigen Lebensmitteln 2,5 g Zucker pro 100 ml
- Zuckerfrei. Das Produkt enthält nicht mehr als 0,5 g Zucker pro 100 g bzw. 100 ml
- Ohne Zuckerzusatz. Das Produkt enthält keine zugesetzten Einfach- oder Zweifachzucker Es wird, wegen seiner süßenden Wirkung, kein anderes Lebensmittel verwendet. Wenn das Lebensmittel von Natur aus Zucker enthält, sollte das Etikett auch den Hinweis enthalten: „Enthält von Natur aus Zucker"
- Leicht. Das Produkt muss dieselben Bedingungen erfüllen wie die Angabe „reduziert"; die Angabe muss außerdem mit einem Hinweis auf die Eigenschaften einhergehen, die das Lebensmittel „leicht" machen.

Gesundheitsbezogene Angaben

Gesundheitsbezogene Angaben sind nur zulässig, wenn sie als „Claim" in einem Gemeinschaftsregister aufgeführt und damit für ein Lebensmittel oder eine Lebensmittelzutat zugelassen sind. Beispielhafte Formulierungen sind „stärkt die Abwehrkräfte", „cholesterinsenkend" oder „unterstützt die Gelenkfunktionen".

Krankheitsbezogene Angaben

Krankheitsbezogene Angaben unterliegen Sondervorschriften. Beispielhafte Formulierungen sind „schützt vor Herz-Kreislauf-Erkrankungen" oder „eine ausreichende Kalzium-Zufuhr kann zur Verringerung des Osteoporose-Risikos beitragen". 🔖 5

Internet- und Lese-Tipp
- Bundesinstitut für Risikobewertung: www.bfr.bund.de
- aid Infodienst: www.was-wir-essen.de
- Bundesverband der Lebensmittelkontrolleure e. V.: www.lebensmittelkontrolle.de
- DGE-Qualitätsstandard für Essen auf Rädern: www.fitimalter-dge.de/service/medien.html?eID=dam_frontend_push&docID=652

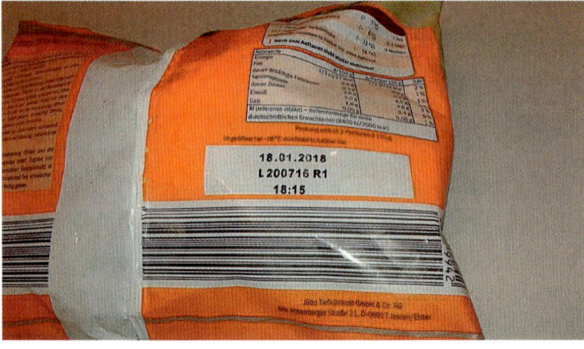

Abb. II/8.1 Viele verpackte Lebensmittel müssen einen Aufdruck tragen, dem das Mindesthaltbarkeitsdatum zu entnehmen ist. [O1047]

II/8.2 Lagerung von Lebensmitteln

Ⓐ Fallbeispiel Ambulant

Thomas Pult wundert sich, warum die Bananen, die er so gern isst, nach einem Tag braun und unansehnlich aussehen. Er legt sie jedes Mal nach dem Einkauf sofort in den Kühlschrank, damit sie länger frisch bleiben. Er beobachtet, wo Frau Müller das Obst aufbewahrt, nachdem sie für ihn Besorgungen erledigt hat.

Die sachgerechte **Lagerung von Lebensmitteln** und Speisen ist für den Erhalt der Nährstoffe maßgeblich.

Frische, trockene, gekühlte und tiefgekühlte Lebensmittel und Konserven sind unter optimalen Bedingungen, z. B. angepasste Luftfeuchtigkeit und Temperatur, und sachgemäßer Behandlung zu lagern, damit die Nährstoffverluste (→ Tab. II/8.2) gering bleiben. Speisen, die nicht direkt nach der Zubereitung verzehrt werden, müssen warm gehalten oder abgekühlt, kühl gelagert und später auf Verzehrtemperatur gebracht werden (*regenerieren*).

Nährstofferhaltende Lagerung

Maßnahmen, die während der Lagerung die Nährstoffe **erhalten** bzw. die Verluste verringern, sind z. B.:
- Lagerung von frischem Obst und Gemüse in Gemüsefächern des Kühlschranks. Ausnahmen sind kälteempfindliche Sorten, z. B. Bananen und Ananas
- Getrennte Lagerung von Sorten, die auf Ethen empfindlich reagieren bzw. Gas ausscheiden, z. B. Kartoffeln und Äpfel
- Pflanzenöle dunkel und kühl lagern, um Vitamin-E-Verluste zu verhindern
- Leicht verderbliche bzw. empfindliche Lebensmittel immer kühl lagern, die Kühlkette nicht unterbrechen und das Verbrauchsdatum bzw. Mindesthaltbarkeitsdatum beachten
- Speisen nicht länger als 30 Min. bei über 65 °C warm halten. Lange Warmhaltezeiten sind zu vermeiden, besser ist das schnelle Abkühlen auf 5 °C und erneutes Erwärmen
- Optimale Lagerdauer von Lebensmittel einhalten, z. B. fertige Speisen, die Fleisch oder Fisch enthalten, maximal drei Monate tiefgekühlt lagern
- Konserven im Keller, dunkel und unter 20 °C lagern
- Aufgussflüssigkeit in Konserven wegen der gelösten Vitamine und Mineralstoffe

z. B. als Garflüssigkeit für Reis verwenden. 🕮 6 🕮 7

❯ Lern-Tipp
Wo lagern Sie Ihr Pflanzenöl? Legen Sie Ihre Bananen in den Kühlschrank? Lagern Sie Ihre Kartoffeln im Keller? Befinden sich die Äpfel im gleichen Raum?

Internet- und Lese-Tipp
Zahlreiche Informationen über optimale Lagerbedingungen für Lebensmittel:
- Deutsche Gesellschaft für Ernährung e. V. (DGE): www.dge.de
- Auswertungs- und Informationsdienst für Verbraucherschutz, Ernährung, Landwirtschaft e. V. (aid): www.aid.de

II/8.3 Zubereitung von Lebensmitteln

Ⓐ Fallbeispiel Ambulant

Irmengard Altmann ist es von früher gewohnt, ihr Gemüse mit viel Wasser zu kochen. Nun schaut sie den Mitarbeitern des Pflegedienstes zu, die das ganz anders machen.

Nach einer nährstofferhaltenden Vorbereitung von Lebensmitteln, z. B. dem Schälen, Waschen, Einweichen, Zerkleinern und Mischen von Gemüse, folgt die **Zubereitung** der Speisen.

Beispiele für eine schonende Vorbereitung von Lebensmitteln sind:
- Lebensmittel unzerkleinert unter fließendem kaltem Wasser und so kurz wie möglich waschen (→ Abb. II/8.2)

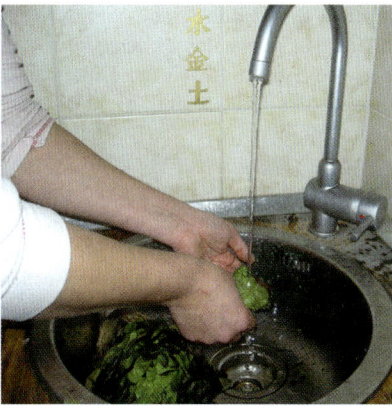

Abb. II/8.2 Zur Schonung der Inhaltsstoffe von Lebensmitteln ist es günstig, sie unzerkleinert unter fließendem Wasser zu säubern [M294]

- Empfindliche Lebensmittel, z. B. Himbeeren, in stehendem Wasser waschen.

Garverfahren

Der Begriff **Garverfahren** fasst unterschiedliche technische Prozesse des Garens zusammen. Sie werden eingeteilt in:
- Feuchte Garverfahren, z. B. Kochen, Dünsten, Dämpfen und Garziehen
- Garen unter Druck, z. B. Druckkochen, Druckdämpfen, Druckdünsten
- Trockene Garverfahren, z. B. Braten, Backen, Grillen, Frittieren
- Kombinationen aus feuchten und trockenen Garverfahren, z. B. Schmoren
- Garen in der Mikrowelle. Sonderform des Garens, das sich keinem der genannten Verfahren zuordnen lässt. 🕮 8

Nährstoffverluste beim Garen

Die **Nährstoffverluste** (→ Tab. II/8.2) betreffen vor allem die wasserlöslichen Vita-

Ø Verluste in %	Wasser-/Sauerstofflöslich	Empfindlichkeit gegenüber		Vitamine
		Licht	Hitze	
20	×	×	×	A
10	○	×	○	D
10	○	×	○	E
Gering	○	×	○	K
30	×	×	×	C
30	×	○	×	B_1
20	×	×	○	B_2
Weniger als 10	×	○	○	Niacin
30	×	○	×	Pantothensäure
50	×	×	×	Folsäure
20	×	×	×	B_6
12	×	×	○	B_{12}

○ = stabil; × = empfindlich

Tab. II/8.2 Durchschnittliche Vitaminverluste bei Lagerung und schonender Zubereitung der Lebensmittel. 🕮 7

mine, z. B. Vitamin C und Vitamine der B-Gruppe, sowie der Mineralstoffe. Die Verluste hängen ab von der Flüssigkeitsmenge, der Garzeit und der Höhe der Temperatur.

Der durchschnittliche Vitamin-C-Verlust beim Dämpfen und Dünsten von Gemüse beträgt 10–30 %, beim Kochen bei 30–50 %. Der durchschnittliche Folsäure-Verlust liegt beim Dünsten bei 25 %, beim Kochen bei 50 %. 🕮 7

Nährstofferhaltende Maßnahmen bei der Zubereitung

Einige Beispiele für eine nährstoffschonende Zubereitung:

- Garverfahren mit wenig Flüssigkeit erhalten die Nährstoffe besser als Kochen in viel Wasser, z. B. Dünsten und Dämpfen von Gemüse
- Das Garen mit der Mikrowelle schont die Nährstoffe, vorausgesetzt es erfolgt ein fachgerechter Umgang mit dem Gerät.

Folgende Regeln gelten für das Garen:

- Auswahl einer Methode, die zum Rezept passt
- Kurze Garzeiten einhalten
- Kleinstückige Speisen verlieren weniger Nährstoffe als großstückige Produkte
- Blanchieren im Dampf oder kurzes Anbraten von Gemüse hält die Verluste der fettlöslichen Vitamine, z. B. Vitamin E und Karotinoide, gering. 🕮 6 🕮 7

II/8.4 Besonderheiten in der Gemeinschaftsverpflegung

Ⓢ Fallbeispiel Stationär

Das „Seniorenzentrum Maxeberg" verfügt über eine Küche, deren Platzangebot so groß ist, dass es sehr leicht für die Verpflegung von mehr Menschen ausreichen würde, als derzeit tatsächlich zu beliefern sind. Gerade wurde ein neuer Küchenchef eingestellt. Er überlegt, ob es möglich wäre, einen mobilen Essensservice auf die Beine zu stellen oder eine Kooperation mit anderen Einrichtungen über die Belieferung mit Speisen einzugehen.

Verpflegungskonzepte

Im Rahmen der Qualitätssicherung (→ Kap. III/7), legt die Einrichtung ein **Verpflegungskonzept** vor, das vom MDK gefordert wird und für alle Mitarbeiter in allen Berei-

chen als grobe Orientierung dient. Dieses Konzept ist Grundlage für die Entwicklung der betriebseigenen Standards für die:

- Ernährungsphysiologische Qualität (→ Kap. I/16), z. B. die Mahlzeiten basieren auf den D-A-CH Referenzwerten für über 65-Jährige
- Sensorische Qualität, z. B. Speisen dürfen maximal 60 Min. warm gehalten werden
- Hygienische Qualität (→ Kap. I/15.6), z. B. bei der Zubereitung von Geflügel sind die kritischen Kontrollpunkte zu beachten (→ Kap. I/16.5.1).

Die Verpflegungsqualität umfasst neben der Produktqualität für Speisen und Getränke auch die Qualität der Räume, z. B. anregende Gestaltung und Servicequalität. Diese bezieht sich auf die Betreuung der Pflegebedürftigen, z. B. Hilfen beim Essen, Umgang mit Wünschen. 🕮 9

Die Festlegungen in den internen Standards unter Berücksichtigung des Expertenstandards „Ernährungsmanagement zur Sicherstellung der oralen Ernährung und Flüssigkeitsversorgung in der Pflege" und der Qualitätsstandards für die Verpflegung in stationären Einrichtungen (DGE), müssen überprüfbar sein. Eine enge Zusammenarbeit zwischen den Bereichen Pflege, Küche, Hauswirtschaft ist sinnvoll (→ Kap. IV/7). 🕮 9 🕮 10

Verpflegungssysteme

Ein **Verpflegungssystem** in der Gemeinschaftsverpflegung beschreibt die Art, wie die Speisen produziert werden. Die verschiedenen Prozessstufen (→ Abb. II/8.3) sind für die einzelnen Verpflegungssysteme typisch. Sie unterscheiden sich hauptsächlich nach der Art ihrer thermischen – und damit zeitlichen sowie meist auch räumlichen – Entkoppelung von Speisenprodukti-

on und -ausgabe. Die Einrichtung entscheidet, ob die Speisen in der betriebseigenen Küche hergestellt oder angeliefert werden. Das Verpflegungssystem wird ausgewählt in Abhängigkeit von z. B.:

- Qualifikation des Personals bzw. Personalbedarf
- Technische und räumliche Gegebenheiten
- Hygieneaufwand
- Vor- und Zubereitungsaufwand
- Finanziellen Voraussetzungen
- Ökologischen Aspekten.

Folgende Verpflegungssysteme werden in der Gemeinschaftsverpflegung eingesetzt:

- Temperaturgekoppelte Systeme. Die Speisen werden zentral in Großküchen hergestellt und bei Bedarf bis zur Essensausgabe warm gehalten
  - **Cook & Serve** (*Kochen und Servieren*). Die Speisen werden aus frischen Lebensmitteln hergestellt und umgehend nach dem Garen ausgegeben
  - **Cook & Hold & Serve** (*Kochen, Warmhalten und Servieren*). Die Speisen werden im Cook & Serve-Verfahren hergestellt und bis zum Ausgabezeitpunkt warm gehalten
- Temperaturentkoppelte Systeme. Die Speisen werden nach der Herstellung für eine zeitlich begrenzte Lagerdauer schnell- oder tiefgekühlt und bei der Ausgabe vor Ort erwärmt
  - **Cook & Chill** (*Kochen und Kühlen*). Nach dem Garen werden die Speisen möglichst schnell auf eine Temperatur von unter 3 °C gekühlt. Die gekühlten Speisen werden vor Ort aufbereitet. Bei ununterbrochener Kühlkette können die Speisen bis zu fünf Tage gelagert werden
  - **Sous-Vide-Verfahren;** Variante des Cook & Chill-Verfahrens. Geeignete

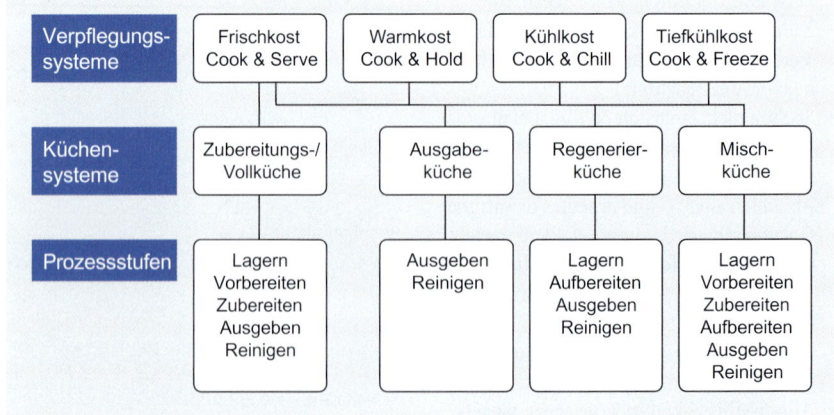

Abb. II/8.3 Prozessstufen der Verpflegungssysteme Cook & Serve, Cook & Hold, Cook & Chill, Cook & Freeze. [W862]

rohe Produkte werden in Folienverpackung unter Vakuum eingeschweißt, darin gegart und anschließend gekühlt
– **Cook & Freeze** (*Kochen und Einfrieren*). Nach dem Garen werden die Speisen tiefgefroren angeliefert und vor Ort aufbereitet und erwärmt
• Mischformen, z. B. Mahlzeiten werden tiefgekühlt angeliefert, erwärmt und mit frisch zubereiteten Komponenten, wie Salat, ausgegeben.

Bewertung

Cook & Serve

Bei sach- und fachgerechter Behandlung der Lebensmittel lassen sich mit dieser Methode qualitativ hochwertige Speisen zubereiten. Eine flexible Anpassung an Wünsche und Zahl der Essensteilnehmer ist möglich.

Cook & Hold

Die Speisen dürfen, entsprechend der DIN 10 508 „Temperaturen für Lebensmittel", maximal drei Stunden warm gehalten werden. Das ist hinsichtlich der hohen Nährstoffverluste und sinkenden sensorischen Qualität bei längerem Warmhalten sinnvoll. Ein zusätzliches Angebot an frischen Produkten ist zu empfehlen.

Cook & Chill

Eine gute ernährungsphysiologische und sensorische Qualität ist möglich. Das Angebot sollte auf jeden Fall durch frische Produkte, z. B. Rohkost und Salate, ergänzt werden. Die Produktpalette ist eingeschränkt.

Cook & Freeze

Eine gute ernährungsphysiologische und sensorische Qualität ist möglich. Sie ist vor allem abhängig von der Mahlzeiten- und Speiseplangestaltung sowie der Aufbereitung in der Einrichtung. Das Angebot sollte auf jeden Fall durch frische Produkte er-

gänzt werden. Die Produktpalette ist eingeschränkt.

> **》 Lern-Tipp**
> Welches Verpflegungssystem ist in Ihrer Einrichtung etabliert? Wie beurteilen Sie die sensorische und ernährungsphysiologische Qualität?

Convenience-Produkte

> **》 Convenience-Produkte** (engl. *Bequemlichkeit*): Industriell produzierte Gerichte bzw. Bestandteile von Speisen.

Convenience-Produkte finden ihren Einsatz in den verschiedenen Systemen der Gemeinschaftsverpflegung. Eine industrielle Vorbearbeitung der Produkte führt zu einer Einsparung von Küchenarbeitszeit. Solche Nahrungsmittel haben einen höheren Bearbeitungsgrad als Rohware.

Wiederholungsfragen

1. In welchen Fällen besteht keine Kennzeichnungspflicht für die 14 Hauptallergene? (→ Kap. II/8.1)
2. Welche Produkte müssen mit dem Verbrauchsdatum gekennzeichnet werden? (→ Kap. II/8.1)
3. Was besagt das Verbrauchsdatum im Unterschied zum Mindesthaltbarkeitsdatum? (→ Kap. II/8.1)
4. Welche Bedeutung hat die nährwertbezogene Angabe „zuckerarm"? (→ Kap. II/8.1)
5. Welche Prozessstufen sind für die einzelnen Verpflegungssysteme typisch, die in der Gemeinschaftsverpflegung eingesetzt werden? (→ Kap. II/8.4)

Literaturverzeichnis

1. Richtlinie 2007/68/EG der Kommission vom 27. November 2007 zur Änderung von Anhang IIIa der Richtlinie 2000/13/EG des Europäischen Parlaments und Rates hinsichtlich bestimmter Lebensmittelzutaten.
2. Verordnung (EG) Nr. 415/2009 der Kommission vom 20. Mai 2009 zur Änderung der 2. 2. Richtlinie 2007/68/EG zur Änderung von Anhang IIIa der Richtlinie 2000/13/EG des Europäischen Parlaments und Rates hinsichtlich bestimmter Lebensmittelzutaten.
3. Bundesrecht: Gesamte Rechtsvorschrift der Lebensmittelkennzeichnungsverordnung (LMKV) von 1993, Fassung vom 27.9 2009.
4. aidSpecial: Wichtige Bestimmungen des Lebensmittelrechts für Gastronomie und Gemeinschaftsverpflegung. Bonn, 2009.
5. aidHeft: Achten Sie aufs Etikett! Kennzeichnung von Lebensmitteln. Bonn, 2008.
6. Verordnung (EG) Nr. 1924/2006 des Europäischen Parlaments und des Rates vom 20. Dezember 2006 über nährwert- und gesundheitsbezogene Angaben über Lebensmittel.
7. Deutsche Gesellschaft für Ernährung, Österreichische Gesellschaft für Ernährung, Schweizerische Gesellschaft für Ernährungsforschung, Schweizerische Vereinigung für Ernährung (D-A-CH). Referenzmaße für die Nährstoffzufuhr, Bonn, 2008.
8. aidSpecial: Nährwertveränderungen bei der Lebensmittelzubereitung im Haushalt. Bonn, 2008.
9. aidinfodienst: Richtig kochen – schonend zubereiten. Bonn, 2008.
10. aidinfodienst und DGE (Hrsg.): Senioren in der Gemeinschaftsverpflegung. Bonn, 2007.
11. Deutsche Gesellschaft für Ernährung (DGE): Qualitätsstandards für die Verpflegung in stationären Senioreneinrichtungen. Bonn, 2009.

II 8

S. Gurk

II/9 Wohnen im Alter

II/9.1 Schaffung eines förderlichen und sicheren Wohnraums und Wohnumfelds

Ⓢ Fallbeispiel Stationär

Helene Albrecht zieht heute in das „Seniorenzentrum Maxeberg". Mit Unterstützung der Altenpflegeschülerin Janine Guter hat sie ihr neues Zimmer mit den von ihr mitgebrachten Dingen eingerichtet. Die Altenpflegeschülerin kommt und bringt ihr den Kaffee. Frau Albrecht sitzt auf der Bettkante und weint. „Warum weinen Sie denn?", fragt die Altenpflegeschülerin. „Ich möchte in meine Wohnung zurück! Hier fühle ich mich nicht zu Hause. Ich vermisse mein Wohnzimmer mit der gemütlichen Sitzecke. Hier habe ich das Gefühl, nur ein Schlafzimmer zu haben. Außerdem sieht dieses Bett nicht wie mein Bett zu Hause aus!" Die Altenpflegeschülerin versucht, Frau Albrecht zu trösten. Das gelingt ihr nur schwer. Die Bewohnerin benötigt mehrere Wochen, um sich in die neue Situation einzufinden.

Der eigene **Wohnraum** bedeutet Identität, Selbstbestimmung und Individualität. Er bietet Intimität, Rückzugsmöglichkeit, Schutz vor Umwelteinflüssen und die Möglichkeit, mit der Umwelt in Kontakt zu treten.

Das **Wohnumfeld** ist der Bereich, der sich direkt an eine Wohnung anschließt, etwa ein Eingangs- und Flurbereich, ein Garten, das Stadtviertel oder der Stadtteil, in dem die Wohnung liegt.

Der zweite Bericht zur Lage der älteren Generation in der Bundesrepublik Deutschland „Wohnen im Alter" weist darauf hin, dass die über 70-Jährigen täglich nur rund 3,5 Stunden außerhalb ihrer Wohnung verbringen. 📖 1

Im Alter haben die **Wohnung** und das **Wohnumfeld** eine überragende Stellung als Lebensmittelpunkt. Wenn der Wohnraum und das Wohnumfeld auf die Fähigkeiten und Bedürfnisse des älteren Menschen abgestimmt sind, erhalten und fördern sie:

- Körperliche Bewegungsfähigkeit (*Mobilität*) und geistige Leistungsfähigkeit
- Selbstbestimmte und selbstständige Lebensweise (*Autonomie*)

- Lebensqualität, die auch Faktoren wie Privatheit, Intimität und Sicherheit umfasst
- Ressourcen des Einzelnen bei bestehenden und neu auftretenden Krankheiten
- Gezielte Kommunikation nach außen.

Diese Faktoren finden sich im **ABEDL®-Modell** von Monika Krohwinkel mehrfach (→ Kap. I/2.2.2). In der Kategorie „Lebensaktivitäten realisieren können" listet die Pflegeforscherin „für eine sichere und fördernde Umgebung sorgen" als eigenständigen Unterpunkt auf. Auch im **Strukturmodell** der Bundesregierung ist diesem Aspekt eine Kategorie gewidmet. Sie heißt „Wohnen/Häuslichkeit" (→ Kap. I/2.2.1).

Förderlich und **sicher** sind der Wohnraum bzw. das Wohnumfeld, wenn die Gestaltung sich an den Wünschen und Bedürfnissen sowie an den körperlichen und geistigen Fähigkeiten (*Ressourcen/Kompetenzen*) eines älteren Menschen orientiert (→ Tab. II/9.1).

❯❯ Lern-Tipp
Gibt es in Ihrer Einrichtung ein spezielles Gestaltungskonzept, das auf die Fähigkeiten des älteren Menschen abgestimmt ist? Wonach haben Sie selbst Ihre Wohnung ausgesucht und eingerichtet?

Der gezielte Aufbau eines **sozialen Netzes** hilft, den Zugang zum gesellschaftlichen Leben offen zu halten. Ein auf die Bedürfnisse des älteren und pflegebedürftigen Menschen abgestimmter Lebensraum eröffnet die Möglichkeit, am sozialen Leben teilzunehmen und kann einer **Vereinsamung** älterer und pflegebedürftiger Menschen entgegenwirken.

❯❯
Ein auf den älteren Menschen und seine Erkrankungen abgestimmtes Wohnraumkonzept unterstützt Pflegende bei ihrer Arbeit und trägt zum Erfolg von pflegetherapeutischen Maßnahmen bei.

Faktoren, die einen **förderlichen** und **sicheren** Wohnraum sowie dessen Umfeld schaffen:

- Gestaltung und Einrichtung von Räumen, die Vertrautheit, Wohlgefühl und Sicherheit vermitteln (→ Kap. II/9.1.1, → Kap. II/9.2)
- Farb- und Lichtkonzepte, die die Orientierung und die Alltagsgestaltung erleichtern (→ Kap. II/9.1.2)
- Schwellen- bzw. Barrierefreiheit (→ Kap. II/9.1.3), die die Maßnahmen zur Sturzprävention (→ Kap. I/17.5) unterstützen und die Bewegungsfähigkeit erhalten
- Einsatz von Hilfsmitteln (→ Kap. I/19.3.2) wie Rollatoren oder Rollstühle und Sicherheitssystemen wie Brandmelder oder ein Hausnotrufsystem
- Versorgungsstrukturen, z. B. Einkaufsmöglichkeiten, Ärzte, Apotheker, Pflegedienste, kulturelle sowie andere Freizeit-Angebote (*Infrastruktur*).

	Körperliche Funktionseinschränkungen	Ausgleichsmöglichkeiten durch die Raumgestaltung
Auge (→ Kap. I/30)	• Farbwahrnehmung ↓ (bestimmte Farben können nur schwer unterschieden werden, z. B. Grün- und Blautöne gleicher Intensität)	• Kontrastreiche Farbgebung, um die Wahrnehmung zu fördern
	• Sehfähigkeit in der Nähe ↓ (Altersweitsichtigkeit/Presbyopie)	• Ausreichend große Schriften auf Informationen, z. B. Speiseplänen oder Namensschildern, angemessene Lichtquellen
Haut (→ Kap. I/31.2)	• Tastsinn ↓	• Griffe haben eine Mindestgröße, Oberflächen an Stützgriffen oder Handläufen eine leicht angeraute Oberfläche
Altersbedingte Einschränkungen am Bewegungsapparat (→ Kap. I/31.1, → Kap. I/19)	• Muskuläre Kraft ↓	• Sichere Wohnung durch Handläufe oder Stützgriffe, Schwellenfreiheit, um die Bewegungsfähigkeit zu fördern
	• Festigkeit der Knochen ↓: Gefahr für Knochenbrüche steigt	• Stolperfallen beseitigen, Handläufe, Stützklapp- und Haltegriffe anbringen

Tab. II/9.1 Beispiele für altersbedingte, körperliche Funktionseinschränkungen und eine darauf abgestimmte Lebensraumgestaltung.

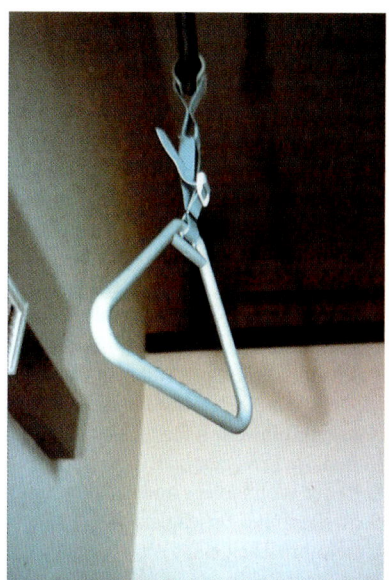

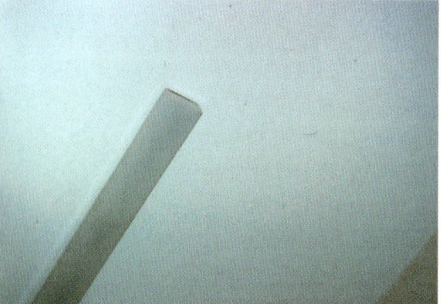

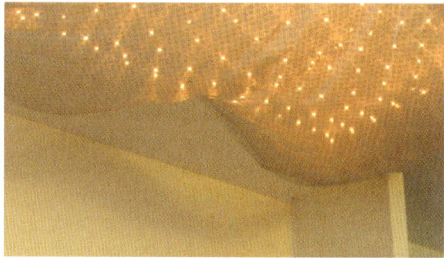

Abb. II/9.1 Versuchen Sie den Blickwinkel eines bettlägerigen Menschen einzunehmen – welche Umgebung des Pflegebetts finden Sie angemessen und welche nicht. Warum? [M652, W864]

Internet- und Lese-Tipp
- Bundesministerium für Familie, Senioren, Frauen und Jugend: www.bmfsfj.de/BMFSFJ/Aeltere-Menschen/zuhause-im-alter.html
- Landesinstitut für den öffentlichen Gesundheitsdienst NRW (Informationen zur Sturzprävention): www.praeventionskonzept.nrw.de

II/9.1.1 Gestaltung und Einrichtung von Räumen

Die **Gestaltung der Räume** bestimmt deren Atmosphäre und das Befinden des Menschen, der darin wohnt. Die Farbgebung der Wände, die Möbel, Bodenbeläge und das Lichtsystem machen Räume behaglich, freundlich, gemütlich oder angenehm, geben Sicherheit und laden so zum Verweilen ein.

Räume mit ihren Einrichtungsgegenständen, z. B. Möbel, Bilder, Geschirr oder Dekorationsgegenstände, vermitteln Privatheit und Intimität. Die Räume werden so zu **Rückzugsbereichen** und spiegeln die Individualität des älteren Menschen. Bei einem Umzug helfen die mitgebrachten Einrichtungsgegenstände, die vertraute Raumatmosphäre herzustellen (→ Kap. I/10).

» Lern-Tipp
Welche Gegenstände sind bei der Raumgestaltung für Sie selbst wichtig? Gibt es in diesem Zusammenhang einen Unterschied zwischen älteren und jüngeren Menschen?

In stationären Einrichtungen mit **Doppelzimmern** hilft die bewusste Platzierung der Möbel, den persönlichen Intimbereich abzugrenzen und Privatsphäre herzustellen. Eine **geräuscharme Atmosphäre** ist für schwerhörige Menschen oder Hörgeräteträger wichtig, um in der Gemeinschaft an der Kommunikation teilzunehmen. Wand- und Deckenbehänge aus Stoff können eine geräuscharme Atmosphäre schaffen. Andererseits stellen angemessene Umgebungsgeräusche, etwa das Schlagen einer Kirchturmuhr, eine Verbindung zum Umfeld her.

In Pflegeeinrichtungen wird das Bett auch zu einem eigenständigen Lebensraum: Pflegebedürftige Menschen verbringen aufgrund unterschiedlichster Ursachen auch tagsüber Zeit im Bett (→ Abb. II/9.1).

» Lern-Tipp
Versuchen Sie den Blickwinkel eines bettlägerigen Menschen einzunehmen. Welche persönlichen Gegenstände könnten für den bettlägerigen Menschen einen wichtigen Außenreiz darstellen?

Persönliche Gegenstände wie Fotos, Bilder oder andere Erinnerungsstücke können dem bettlägerigen Menschen ebenfalls als Anregung dienen wie auch ein individuell gestalteter Betthimmel (→ Abb. II/9.1).

Auch der Medizinische Dienst der Krankenversicherung (MDK) überprüft im Rahmen der MDK-Qualitätsprüfungen z. B. Defizite in der Ausstattung. 📖📖 2

II/9.1.2 Licht- und Farbkonzepte

Licht

> **»** Lichtstrahlen haben ein Lichtfarbspektrum und eine Beleuchtungsstärke (*Helligkeit*).

Licht bzw. Lichtquellen wie das Sonnenlicht oder Leuchtstoffröhren haben unterschiedliche Eigenschaften. Die Lichtfarbe, das Lichtfarbspektrum, lässt z. B. den beleuchteten Gegenstand in seiner Farbigkeit erstrahlen. Eine weitere Eigenschaft von Lichtquellen ist die **Beleuchtungsstärke,** die in Lux gemessen wird. Die Beleuchtungsstärke bestimmt die Helligkeit an verschiedenen Stellen des Raums, z. B. auf einem Schreibtisch, Nachttisch, um das Bett oder in gemeinschaftlich genutzten Gebäudeteilen (→ Abb. II/9.2). Je mehr Helligkeit vorhanden ist, desto besser kann das Auge Gegenstände erkennen.

> **»** Mit dem Alter nimmt die Sehfähigkeit des Auges ab. Dies gilt für das Sehen in der Nähe und in der Ferne. Augenerkrankungen können die Sehfähigkeit weiter einschränken. (→ Kap. I/30)

Eine Studie des Schweizerischen Zentralvereins für das Blindenwesen untersuchte, welche **Bewohner** von Pflegeeinrichtungen noch eine Tageszeitung lesen können (→ Abb. II/9.3). Bei einer **angemessenen**

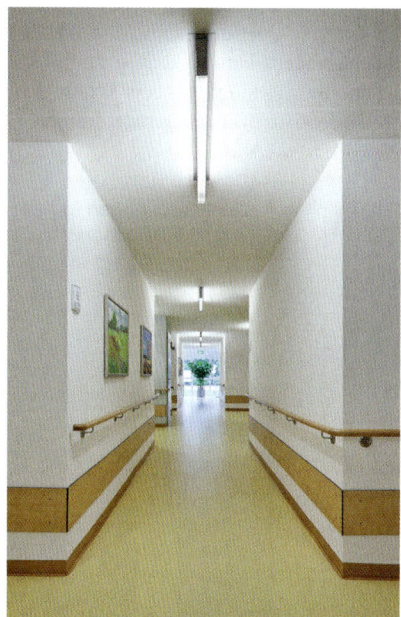

Abb. II/9.2 Auch in Fluren muss ausreichende Helligkeit herrschen, wie bei diesem Lichtkonzept. [V557]

II

9

Beleuchtungsstärke, in diesem Fall 6 000 Lux, konnten Pflegebedürftige oft selbstständig lesen.

> ❯ Sind die Lichtverhältnisse nicht auf die Bedürfnisse des älteren Auges abgestimmt, ist davon auszugehen, dass der Betroffene Gegenstände und Menschen in seiner Umwelt nicht erkennt.

Das **Licht** kann nicht nur auf die Stimmung Einfluss nehmen, sondern auch auf biologische Abläufe im Körper, z.B. den Schlaf- und Wachrhythmus. 📖 3

Farben

Farben haben unterschiedliche Wirkungen. Sie kommen z.B. in **Farbsymboliken** zum Ausdruck, die abhängig vom Kulturkreis und Lebensraum sind. Hierzu zählt u.a., dass Schwarz für Trauer steht, Weiß die Farbe der Reinheit ist und Feuerwehrautos rot sind. Westeuropäer assoziieren mit der Farbe Rot eine Gefahr oder ein Verbot. Die Farbe Grün steht für Erlaubnis, Entwarnung und Hoffnung. Farben wecken in den Menschen Empfindungen. So wird etwa die Farbe Blau mit Kühle, Frische, Wasser oder Himmel in Verbindung gebracht.

Farben können auch zur **Kennzeichnung** und damit der **Orientierung** dienen.

Hierbei ist es wichtig, dass die gekennzeichneten Gegenstände sich durch die Farbgebung deutlich vom Hintergrund abheben, damit sie leicht erkennbar sind, z.B. ein Handlauf oder Stützgriff sollte sich farblich stark von der dahinterliegenden Wand unterscheiden. Farben können zur Kennzeichnung von Eingangs- oder Wohnbereichen oder ganzer Etagen genutzt werden.

> ❯ Die Farbauswahl ist abhängig vom Einsatzort. Zur Kennzeichnung oder Orientierung sollten kräftige Farben genutzt werden. 📖 4

II/9.1.3 Barrierefreie Wohnraum- und Wohnumfeldgestaltung

> ❯ **Barrierefreiheit:** Barrierefrei sind bauliche und sonstige Anlagen, Verkehrsmittel, technische Gebrauchsgegenstände, Systeme der Informationsverarbeitung, akustische und visuelle Informationsquellen und Kommunikationseinrichtungen sowie andere gestaltete Lebensbereiche, wenn sie für behinderte Menschen in der allgemein üblichen Weise, ohne besondere Erschwernis und grundsätzlich ohne fremde Hilfe zugänglich und nutzbar sind (§ 4 Gesetz zur Gleichstellung behinderter Menschen).

Barrierefreie Lebensräume ermöglichen Menschen ein selbstständiges Leben, unabhängig von ihren körperlichen Fähigkeiten. Die barrierefreie Gestaltung von Wohnräumen ist in der überarbeiteten **DIN-Norm 18040** Teil 2 Barrierefreies Bauen festgelegt.

> **Internet- und Lese-Tipp**
> DIN-Norm 18040–2:
> http://nullbarriere.de/din18040-2.htm

Die Eliminierung von Stolperfallen und die gute Erreichbarkeit von Bedienelementen oder Handläufen vermittelt Sicherheit. Das Zwei-Sinne-Prinzip besagt, dass mindestens zwei der drei Sinne wie Sehen, Hören oder Tasten bei der Gestaltung z.B. von Informationssystemen genutzt werden, um blinde oder taube Menschen eine sichere Orientie-

rung zu bieten. Barrierefreie Lebensräume erhalten die Mobilität auch beim Einsatz von Gehhilfen und Rollstühlen. Barrierefreiheit ist Teil der Sturzprävention (→ Kap. I/17.5).

Begriffe wie behinderten- oder seniorengerechte Gestaltung werden zwar benutzt, aber es gibt hierzu keine Definitionen oder Normen. Um eine konkrete Aussage zur Gestaltung zu machen, verwendet man den Begriff **Barrierefreiheit,** da er offiziell durch eine DIN-Norm festgelegt ist. Die **DIN-Normen** enthalten Planungshinweise, die sich auf den Grundriss eines Gebäudes bzw. einer Wohnung beziehen sowie auf die Innenraumgestaltung. Dort sind als **Planungshinweise** u.a. zu finden:

- Stufenlose Erreichbarkeit (*Schwellenfreiheit*) der Wohnanlage und der Wohnung
- Schwellenfreier Duschplatz
- Unterfahrbarkeit eines Waschbeckens mit einem Rollstuhl
- Bewegungsflächen mit einer bestimmten Größe, die für die Nutzung eines Rollstuhls oder eines Rollators notwendig sind und z.B. vor Aufzugs- und Wohnungseingangstüren, im schwellenfreien Duschbereich oder auch vor Einrichtungsgegenständen
- Greifhöhen für Bedienelemente wie Handläufe oder Schalter.

> **Internet- und Lese-Tipp**
> - Bundesministerium für Umwelt, Naturschutz, Bau und Reaktorsicherheit: Leitfaden Barrierefreies Bauen www.bmub.bund.de/fileadmin/Daten_BMU/Pools/Broschueren/barrierefreies_bauen_leitfaden_bf.pdf
> - Hessisches Ministerium für Arbeit, Familie und Gesundheit: www.barrierefrei-fuer-alle.de
> - Wissenswertes zum Themenkreis barrierefreies Planen, Bauen und Wohnen: www.nullbarriere.de

II/9.2 Lebensräume für Menschen mit Demenzerkrankungen

Pflege alter Menschen mit psychiatrischen Erkrankungen → Kap. I/33

Ⓦ Fallbeispiel Wohngruppe

Die Einrichtung von „Haus Wannestadt" ist Teamarbeit gewesen. Anders als in vielen Einrichtungen, die sich mit der bestehenden Architektur arrangieren müssen, hat die Geschäftsleitung der Stiftung, die als Vermieterin fungiert, auf eine multiprofessionelle Planung gesetzt.

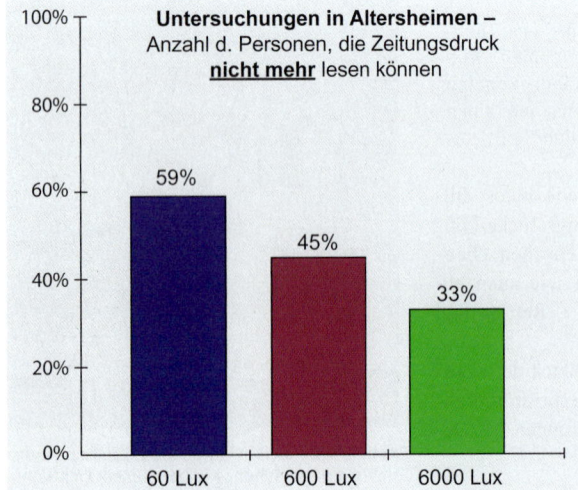

Abb. II/9.3 60 Lux entsprechen einer normalen Wohnzimmerbeleuchtung, 600 Lux entsprechen der gesetzlich geforderten Helligkeiten in Büroräumen, 6 000 Lux ist die Helligkeit einer angemessenen Leselampe. [W863]

Bereits an der Suche eines geeigneten Hauses waren nicht nur die Architekten und Vertreter der Bauherren sowie ein Arzt beteiligt, sondern auch zwei Altenpflegerinnen mit gerontopsychiatrischer Zusatzqualifikation. Sie verfügten über langjährige Erfahrung in der Versorgung von Menschen mit Demenz. Regelmäßig traf sich das Gremium – in der heißen Bauphase sogar einmal wöchentlich – um optimale Bedingungen für die künftigen Bewohner zu schaffen. Diese Mühe sieht man dem Haus an. Es hat nicht nur eine wohnliche Atmosphäre und ist barrierefrei, sondern besticht auch durch viele praktische Details, z. B. die Türen zu den Bewohnerzimmern sind wegen ihrer Farbe gut zu erkennen.

Menschen mit einer Demenzerkrankung verlieren zunehmend die Fähigkeit, ihre Umwelt zu verstehen und in ihr sinnvoll zu handeln. Dies hat insbesondere Gültigkeit, wenn ein Betroffener in ein neues Umfeld umzieht, z. B. in eine Hausgemeinschaft.

Das soziale Umfeld, die Betreuungsatmosphäre sowie der **Wohn-** und **Lebensraum** können Menschen positiv beeinflussen. Die räumliche Umwelt übernimmt in diesem Zusammenhang eine **ausgleichende** (*kompensatorische*) und eine **therapeutische** Funktion.

Die **kompensatorische Funktion** einer auf die Fähigkeiten der Bewohner abgestimmten Gestaltung fördert:
- Wahrnehmung
- Situationsverständnis
- Orientierung.

Im Sinne der **therapeutischen Funktion** kann die räumliche Gestaltung z. B. Verhaltensauffälligkeiten entgegenwirken, die vielfach im Rahmen einer Demenz auftreten (→ Kap. I/33.4). Ein an Demenz erkrankter Mensch kann sich den **Umwelteinflüssen** nicht entziehen.

Folgen dieser Umwelteinflüsse können Verhaltensauffälligkeiten wie Angst, Unruhe und Aggressivität sein, die mit einem Gestaltungskonzept gemildert werden, das Geborgenheit, Vertrautheit und emotionale Sicherheit vermittelt (→ Tab. II/9.2).

> ❯ Der **milieutherapeutische Gestaltungsansatz** ermöglicht den an einer Demenz erkrankten Menschen eine bessere Teilnahme an den Alltagsaktivitäten. In gleichem Umfang unterstützt das Gestaltungskonzept die Arbeit der Pflegenden (→ Kap. I/33.5.1).

Gestaltung von Wohnbereichen und Wohnräumen

Eine übersichtliche Architektur ermöglicht es Bewohnern, ihr Ziel im Blick zu haben: Flure enden nicht im Dunkeln; der Blickkontakt zum Gemeinschaftsbereich bleibt kontinuierlich möglich. Türen, die für sie zu öffnen sind, sind deutlich gekennzeichnet und geben einen Hinweis, was sich hinter ihnen verbirgt. Umgekehrt sind Türen, durch die Bewohner nicht eintreten sollen, z. B. von Funktionsräumen, nicht gekennzeichnet bzw. durch eine mit der Umgebung identischen Farbwahl versteckt.

Einrichtungsgegenstände geben Hinweise, was in Räumen stattfindet, z. B. Mahlzeiten einnehmen, Schlafen, Kochen. Die Biografiearbeit gibt Anregungen, wie die Lebensräume der Bewohner früher ausgesehen haben. Persönliche Gegenstände (→ Kap. I/10) schaffen Vertrautheit und vermitteln Geborgenheit. Die Möblierung, Bilder und Dekorationen geben **Orientierungshilfen** und können die Selbstständigkeit unterstützen und Sicherheit vermitteln (→ Tab. II/9.2).

> ❯ Bei der Positionierung von Gegenständen ist der Blickwinkel des Bewohners entscheidend. Von seinem Sitzplatz oder vom Bett aus möchte er die für ihn wichtigen Dinge sehen.

Licht- und **Farbkonzepte** spielen bei der Gestaltung von Lebensräumen für an Demenz erkrankte Menschen eine besondere Rolle. Hilfsmittel wie eine Brille kommen im Bett vielfach nicht zum Einsatz. Andererseits lässt sich die Frage, ob die Brille die eingeschränk-

te Sehfähigkeit noch korrigieren kann, nicht immer objektiv beantworten.

> ❯ Eine angemessene Beleuchtung und der bewusste Einsatz von Farbkonzepten sind eine Voraussetzung für die Wahrnehmung (→ Kap. II/9.1.2).

Barrierefrei (→ Kap. II/9.1.3) gestaltete Wohnräume und Wohnumfelder gleichen körperliche Unsicherheiten aus und lassen den Einsatz von Gehhilfen zu. Einrichtungen mit einem wohnlichen Charakter geben den Bewohnern Sicherheit, da sie das Gefühl vermitteln, nicht in einer Institution zu sein (→ Abb. II/9.4). **Gemeinschaftsräume** ermöglichen eine gemeinsame Alltagsgestaltung. Menschen mit einer Demenzerkrankung brauchen eine Rückzugsmöglichkeit, die aber den Kontakt mit der Gemeinschaft zulässt. 🪑🪑5 🪑🪑6 🪑🪑7

Momentan werden Konzepte entwickelt, die die vom Schweregrad der Erkrankung abhängigen Bedürfnisse der Menschen mit demenziellen Veränderungen berücksichtigen.

> ❯ Das Konzept der **Pflegeoase** ist für Menschen mit einer fortgeschrittenen Demenz entwickelt worden. Es gibt keine Bewohnerzimmer mehr, sondern nur noch Gemeinschaftsräume, in denen die Alltagsgestaltung stattfindet.
>
> Forschungsergebnisse und weitergehende Informationen sind unter dem Stichwort Pflegeoase bei der Demenz Support Stuttgart gGmbH zu finden www.demenz-support.de (www.demenz-support.de/publikationen/ wissensfundus/demenz_weit_ fortgeschritten) sowie auf der Website des Kuratoriums Deutsche Altershilfe www.kda.de

Kompensatorische Funktion der Gestaltung (Beispiele)	
Erleichterung von Wahrnehmung, Situationsverständnis und Orientierung	• Übersichtlicher Grundriss • Flure ohne Sackgassen, Vermeiden von langen, verwinkelten Korridoren • Erkennbarkeit der Funktion von Räumen • Vermeiden von spiegelnden Flächen
Förderung vorhandener Fähigkeiten	• Inneneinrichtung mit Aufforderungscharakter • Zeitungen, Bücher, große Uhr
Therapeutische Funktion der Gestaltung (Beispiele)	
Regulierung von Umweltreizen	• Sanfte sensorische Anregung durch Musik, Geräusche, Gerüche
Vermittlung von Sicherheit und Geborgenheit	• Keine Stolperschwellen
Förderung von Sozialkontakten	• Gemeinschaftsbereiche, z. B. Ess- und Aufenthaltsräume, die für jeden selbstständig erreichbar sind und den Blickkontakt zum Pflegepersonal zulassen
Unterstützung von Selbstbestätigung und Eigenständigkeit	• Vermeiden von Barrieren
Ermöglichung von Privatheit und biografischer Kontinuität	• Ausstattung des Zimmers mit vertrauten Gegenständen

Tab. II/9.2 Kompensatorische und therapeutische Aspekte der baulichen Gestaltung (nach Sybille Heeg).

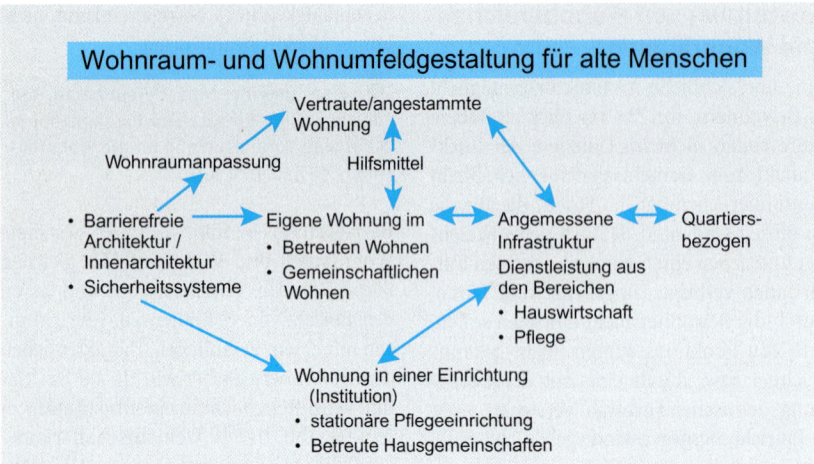

Wohnraum- und Wohnumfeldgestaltung für alte Menschen

Abb. II/9.4 Faktoren, die bei der Gestaltung des Wohnraums und seines Umfelds bezüglich alter Menschen zu beachten sind. [M652]

> **Lern-Tipp**
> Kennen Sie spezielle Einrichtungskonzepte für Menschen mit einer Demenzerkrankung? Wie können Sie Gesichtspunkte der Erinnerungspflege und Biografiearbeit in ein milieutherapeutisches Einrichtungskonzept integrieren?

Internet- und Lese-Tipp
- Deutsche Alzheimer Gesellschaft e. V.: www.deutsche-alzheimer.de
- Freunde alter Menschen e. V.: www.alzheimerwgs.de
- Bundesministerium für Familie, Senioren, Frauen und Jugend: www.wegweiserdemenz.de

II/9.3 Wohnformen im Alter

Ⓐ Fallbeispiel Ambulant

Die Pflegedienstleiterin Yasmina Özdemir hat einen Termin für ein Aufnahmegespräch mit Franziska Bleibtreu. Die 87-jährige Dame ist aufgrund eines Diabetes mellitus fast blind, hat aber bis vor kurzer Zeit mit Hilfe einer Nachbarin ihren Haushalt selbst versorgen können. Nun hat die Nachbarin einen Schlaganfall erlitten und Frau Bleibtreu ist ganz auf sich allein gestellt, weil sie in Ihrem Wohnviertel keine näheren Bekannten hat. Sie ist erst vor acht Jahren aus einem eigenen Haus in die Wohnung umgezogen. „Ich habe zwar daran gedacht, eine Erdgeschosswohnung zu nehmen, weil ich mir das Treppenlaufen ersparen wollte, aber dass es mit meinen Augen so schlecht werden würde, das habe ich natürlich nicht erwartet", sagt Franziska Bleibtreu.

Die meisten Menschen haben den Wunsch, bis ins hohe Alter in der ihnen vertrauten Umgebung zu leben und dort zu sterben.

> Mit zunehmendem Alter steigt das Risiko für Pflegebedürftigkeit (→ Tab. II/9.3). Deshalb muss die Wohnung angepasst oder die Wohnsituation verändert werden.

Quartiersbezogene Wohnkonzepte beziehen sich auf das Wohnen in einem Wohnviertel. Sie haben das Ziel, dem älteren Menschen ein soziales Netz und ein Dienstleistungsangebot – in Kombination mit einer angemessenen Architektur – in seinem angestammten Wohnviertel zu bieten. 📖📖 8

Internet- und Lese-Tipp
Stiftung Liebenau mit Informationen zu Quartiersprojekten: www.netzwerk-song.de

II/9.3.1 Zu Hause wohnen

Die Anpassung der Wohnung an die geänderten körperlichen Fähigkeiten eines Menschen ist eine Voraussetzung, um **zu Hause wohnen** zu können (→ Tab. II/9.4). Bei zunehmender Bewegungseinschränkung stellt sich die Frage, inwieweit Hilfsmittel wie Rollator oder Rollstuhl in der Wohnung benutzt werden können.

Um den eigenen Haushalt so lang als möglich eigenständig zu führen, benötigen alte Menschen eine gute **Infrastruktur**, d. h. Geschäfte, Ärzte, Apotheken, kulturelle und soziale Treffpunkte sind in der Nähe und gut erreichbar. Neben professionellen Dienstleistern für Pflege und Hauswirtschaft ergänzen ehrenamtliche Helfer, Angehörige und Freunde das Betreuungsangebot. Folgende Dienstleistungen sollten zur Verfügung stehen:
- Mahlzeitenservice
- Hilfe im Haushalt
- Einkaufsdienste
- Hausmeisterservice
- Friseur (Hausbesuche)
- Fahr- und Begleitdienste
- Besuchsdienste. 📖📖 9

> Viele Städte und Gemeinden haben Broschüren erstellt oder weisen im Internet auf das ortsansässige Leistungsangebot hin.

Alter (von ... bis unter ... Jahren)	Pflegebedürftige in der Altersgruppe (in absoluten Zahlen)	Bevölkerung der Altersgruppe gesamt (in absoluten Zahlen)	Anteil Pflegebedürftiger an der Bevölkerungsgruppe (in Prozent)
‹60	357 610	58 864 526	0,61
60–70	212 944	8 987 654	2,4
70–80	614 155	8 555 702	7,2
80–85	482 827	2 297 441	21
85–90	538 799	1 410 061	38,2
≥90	419 871	652 079	67,9

Tab. II/9.3 Zahl der pflegebedürftigen Menschen nach Altersgruppen in Deutschland (Pflegestatistik 2013. Statistisches Bundesamt, 2015).

Zahl pflegebedürftiger Menschen insgesamt	Zu Hause lebend	In Einrichtungen der stationären Altenhilfe lebend
2,6 Mio.	1,86 Mio. (71 %)	764 000 (29 %)

Tab. II/9.4 Zahl der pflegebedürftigen Menschen, die in Deutschland zu Hause oder in einer stationären Altenhilfeeinrichtung leben (Pflegestatistik 2013. Statistisches Bundesamt, 2015). [W1003]

II/9.3.2 Gemeinschaftliches Wohnen

> **Gemeinschaftliches Wohnen:** Selbstständig organisierte Wohnform.

Zum Konzept des **gemeinschaftlichen Wohnens** gehören Wohngruppen und Hausgemeinschaften (→ Tab. II/9.5).

Die Gemeinschaft **entwickelt** ihr eigenes Wohnprojekt von der Planung über die Finanzierung bis zur Fertigstellung in Kooperation mit Fachleuten. Diese Gemeinschaften bestehen nicht nur aus älteren Menschen, sondern ganz bewusst schließen sich auch Menschen unterschiedlichen Alters und Familienstandes zusammen (Mehrgenerationenhäuser).

Ein wichtiger Bestandteil in diesem Konzept ist die **Nachbarschaftshilfe,** die die Mitglieder unterstützt. Reicht dies nicht aus, können externe Dienstleister beauftragt werden. Die Wohnprojekte sollten in der Nähe Einkaufsmöglichkeiten, ein kulturelles Angebot und soziale Dienstleister bieten.

Die Gemeinschaft bestimmt, wer Mitglied wird, die Organisationsform und die Architektur, die den Kriterien der Barrierefreiheit folgen sollte.

> **Lern-Tipp**
> Haben Sie Vorstellungen, wie Sie im Alter leben möchten? Wie haben Ihre Eltern oder Großeltern im Alter gelebt?

> **Internet- und Lese-Tipp**
> - Bundesvereinigung Forum Gemeinschaftliches Wohnen e. V.: www.fgwa.de
> - Bundesministerium für Familien, Senioren, Frauen und Jugend: www.mehrgenerationenhaeuser.de
> - Schader-Stiftung; Stiftung Trias (Hrsg.): Raus aus der Nische – rein in den Markt! Ein Plädoyer für das Produkt „Gemeinschaftliches Wohnen". Schader-Stiftung, Darmstadt und Stiftung trias, Hattingen, 2008.
> - Stiftung trias – Gemeinnützige Stiftung für Boden, Ökologie und Wohnen: www.stiftung-trias.de

II/9.3.3 Wohnen mit erhöhtem Betreuungs- und Pflegeangebot

Wohnen mit erhöhtem Betreuungs- und Pflegeangebot bietet neben dem Wohnraum auch Dienstleistung, z. B. Pflege, Hauswirtschaft, Betreuung und Beschäftigung.

Einerseits unterscheiden sich die vielfältigen Angebote darin, ob jemand noch eine eigene Wohnung oder nur ein Zimmer bewohnt (→ Tab. II/9.6). Andererseits ist die Frage wichtig, ob der ältere Mensch die einzelnen Dienstleistungen frei wählen und individuell abrufen kann, wie im betreuten Wohnen, oder ob er vertraglich verpflichtet ist, die Dienstleistungen ausschließlich von einem Anbieter zu beziehen (→ Kap. III/5, → Kap. III/6).

Betreutes Wohnen

> **Betreutes Wohnen** (*Service-Wohnen*): Leistungsangebot bestehend aus einer barrierefreien Wohnung/Wohnanlage sowie Grundleistungen (*allgemeine Betreuungsleistungen*) und Wahlleistungen (*weitergehende Betreuungsleistungen*). Das Angebot ist in der DIN-Vorschrift 77800 geregelt.

Im **Betreuten Wohnen** hat jeder seine eigene Wohnung, die gemietet oder gekauft sein kann. Neben dem Miet- bzw. Kaufvertrag gibt es einen Serviceleistungsvertrag, der zusätzlich abgeschlossen wird. Hierin enthalten sind die **Grundleistungen,** die pauschal für jeden Mieter bzw. Eigentümer berechnet werden, z. B. ein Haus-Notrufsystem. Die **Wahlleistungen** werden je nach Bedarf also nach erbrachter Leistung abgerechnet, z. B. Pflegeleistung. Die Anbieter können frei gewählt werden. Gemeinschaftsräume fördern soziale Kontakte.

> **Internet- und Lese-Tipp**
> Ziel des betreuten Wohnens ist die selbstständige Lebensführung in der eigenen Wohnung, im Bedarfsfall mit Unterstützung. Das Bundesministerium für Familie, Senioren, Frauen und Jugend hat zum betreuten Wohnen bzw. zu betreuten Wohnanlagen eine Checkliste herausgegeben. Diese ist zu finden in der Broschüre „Auf der Suche nach der passenden Wohn- und Betreuungsform" S. 54 ff. (www.bmfsfj.de/BMFSFJ/Service/publikationen,did=133804.html)

Inwieweit eine Versorgung bei einer zunehmenden Pflegebedürftigkeit möglich ist, hängt von der Schwere der Pflegebedürftigkeit ab.

Eine **Zertifizierung** gemäß den Vorschriften ist möglich. Einige Bundesländer, z. B. Baden-Württemberg und Nordrhein-Westfalen, haben ein Qualitätssiegel zum Betreuten Wohnen entwickelt. 🎧🎧 10

Wohnprojekt	Kennzeichen	Zielgruppe
Wohngruppe	• Jedes Mitglied hat ein eigenes Zimmer • Gemeinschaftsräume wie Küche, Wohn- und Essbereich werden von allen genutzt	• Menschen einer Altersgeneration • Menschen aus unterschiedlichen Altersgenerationen (Mehrgenerationen-Wohnen)
Hausgemeinschaft	• Jedes Mitglied hat eine eigene Wohnung • Ein zusätzlicher Gemeinschaftsraum ist vorhanden	• Menschen einer Altersgeneration • Menschen aus unterschiedlichen Altersgenerationen (Mehrgenerationen-Wohnen)

Tab. II/9.5 Kennzeichen von Wohngruppen und Hausgemeinschaften im Vergleich.

Wohnform	Wohnen	Pflege	Heimgesetze kommen zur Anwendung
Betreutes Wohnen	• In der eigenen Wohnung	• Frei wählbar; durch ambulanten Pflegedienst erbracht	• Nein
Betreute Wohngruppe	• Im eigenen Zimmer	• Frei wählbar; durch ambulanten Pflegedienst erbracht	• Nein (die Wohngemeinschaft bestimmt, wer dort einzieht)
Seniorenresidenz	• In der eigenen Wohnung	• Nicht frei wählbar; stationäres Versorgungskonzept	• Ja
Stationäre Pflegeeinrichtung	• Im Einzel- oder Doppelzimmer	• Nicht frei wählbar; stationäres Versorgungskonzept	• Ja

Tab. II/9.6 Wohnformen mit einem erhöhten Betreuungs- und Pflegeangebot.

II 9

Internet- und Lese-Tipp
DIN-Norm 77800: http://nullbarriere.de/din77800_betreutes_wohnen.htm

II/9.3.4 Stationäre Pflegeeinrichtung

> **Stationäre Pflegeeinrichtung:** Einrichtung, die im Sinne der Heimgesetze dem Zweck dient, ältere Menschen oder pflegebedürftige oder behinderte Volljährige aufzunehmen, ihnen Wohnraum zu überlassen sowie Betreuung und Verpflegung zur Verfügung zu stellen.

Die **stationäre Pflegeeinrichtung** ist ein Versorgungskonzept, das eine 24-stündige Betreuung und Pflege gewährleistet und den **Heimgesetzen** unterliegt (→ Kap. III/5). Pflegebedürftige Bewohner schließen einen **Heimvertrag** ab, der u. a. sämtliche Kosten und Leistungen im Detail auflistet. Hierzu zählen Miete und Verpflegungskosten, Kosten für die Reinigung der Räume, Wäschereinigung und Pflegekosten bezogen auf die Pflegegrade.

Die Bewohner wohnen in einem Einzel- oder Doppelzimmer. Bauliche Mindestanforderungen bezogen auf den Grundriss und die Ausstattung war bis 2006 in der **Heimmindestbauverordnung** festgelegt, die z. B. die Größe des Wohnschlafraums bestimmt. Der Wohnschlafraum für einen Bewohner umfasst mindestens eine Größe von 12 m^2 und für zwei Bewohner 18 m^2. Inzwischen hat jedes Bundesland sein eigenes Heimgesetz und eine dazugehörige Durchführungsverordnung etabliert.

Jedem Betreiber bleibt es frei gestellt, über diese Mindestanforderungen hinaus zu gehen und damit die bauliche Qualität und Ausstattung zu verbessern. 📖 11 📖 12

> Stationäre Pflegeeinrichtungen werden sowohl von den Heimaufsichtsbehörden wie den Pflegekassen kontrolliert.

Internet- und Lese-Tipp
Kuratorium Deutsche Altershilfe: www.kda

Wiederholungsfragen

1. Geben Sie Gestaltungsmöglichkeiten an, die die selbstständige Lebensführung älterer Menschen unterstützen. (→ Kap. II/9.1.1)
2. Nennen Sie Faktoren, die durch räumliche Gestaltungskonzepte, die sich an den Bedürfnissen älterer Menschen orientieren, beeinflusst werden können (→ Kap. II/9.1)
3. Erläutern Sie den Begriff Barrierefreiheit und geben Sie Beispiel für eine barrierefreie Architektur/Innenarchitektur an. (→ Kap. II/9.1.3)
4. Nennen Sie Konzepte, die pflegetherapeutische Maßnahmen im Rahmen der Betreuung von Menschen mit einer Demenzerkrankung, unterstützen können. (→ Kap. II/9.2)
5. Erläutern Sie Kriterien der milieutherapeutischen Gestaltung. (→ Kap. II/9.2)
6. Nennen Sie Kennzeichen des betreuten Wohnens. (→ Kap. II/9.3.3)
7. Definieren Sie den Begriff „stationäre Pflegeeinrichtung". (→ Kap. II/9.3.4)

Literaturverzeichnis

1. Bundesministerium für Frauen, Senioren, Familie und Jugend: Zweiter Bericht zur Lage der älteren Generation in der Bundesrepublik Deutschland: Wohnen im Alter und Stellungnahme der Bundesregierung zum Bericht der Sachverständigenkommission, 1998. http://dip21.bundestag.de/dip21/btd/13/097/1309750.pdf (letzter Zugriff: 6.5.2016).
2. Medizinischer Dienst der Spitzenverbände der Krankenkassen e. V. (MDS), Qualitätsprüfungs-Richtlinien Transparenzvereinbarung „Grundlagen der MDK-Qualitätsprüfungen nach Paragraf 114 ff. SGB XI in der stationären Pflege", MDS, Essen, GKV-Spitzenverband, Berlin (Hrsg.) 2014. www.mds-ev.de/fileadmin/dokumente/Publikationen/SPV/PV_Qualitaetspruefung/PV_Grundlagen_Qualipruefung_stationaer.pdf (letzter Zugriff: 6.5.2016).
3. VDI/VDE Richtlinie 6008 Blatt 3: Barrierefreie Lebensräume. Möglichkeiten der Elektrotechnik und Gebäudeautomatisation. www.nullbarriere.de/vdi-6008-3.htm (letzter Zugriff: 6.5.2016).
4. Kuratorium Deutsche Altershilfe (KDA) (Hrsg.): Licht + Farbe – Wohnqualität für ältere Menschen. Köln, 2009. www.kda.de/kdaShop/altersgerechtes-planen-bauen-und-wohnen/7022/licht-farbe-wohnqualitaet-fuer-aeltere-menschen.html (letzter Zugriff: 6.5.2016).
5. Heeg, S.: Bauliches Milieu und Demenz. In: Wahl, H. W.; Tesch-Römer, C. (Hrsg.): Angewandte Gerontologie in Schlüsselbegriffen: Kohlhammer Verlag, Stuttgart, 2000.
6. Heeg, S.; Bäuerle, K.: Heimat für Menschen mit Demenz – Aktuelle Entwicklungen im Pflegeheimbau – Beispiel und Nutzungserfahrung. Mabuse-Verlag, Frankfurt a. Main, 2012.
7. Marquardt, G.; Schmieg, P. (Hrsg.): Kriterienkatalog Demenzfreundliche Architektur. Möglichkeiten der Unterstützung der räumlichen Orientierung in stationären Altenpflegeeinrichtungen. Logos Verlag, Berlin, 2012.
8. Rüßler, H.; Stiel, J.: Im Quartier selbstbestimmt älter werden. In: sozialraum.de (5) Ausgabe 1/2013. www.sozialraum.de/im-quartier-selbstbestimmt-aelter-werden.php (letzter Zugriff: 6.5.2016).
9. Keller, S.: Leben und Wohnen im Alter. Stiftung Warentest, Berlin, 2011.
10. Kuratorium Qualitätssiegel Betreutes Wohnen für ältere Menschen Nordrhein-Westfalen e. V.: www.kuratorium-betreutes-wohnen.de (letzter Zugriff: 6.5.2016).
11. Kaiser, G.: Vom Pflegeheim zur Hausgemeinschaft. Empfehlungen zur Planung von Pflegeeinrichtungen. Kuratorium Deutsche Altershilfe (Hrsg.), Köln, 2008.
12. Michell-Auli, P.; Sobinski, C.: Die 5. Generation: KDA-Quartiershäuser. Ansätze zur Neuausrichtung von Alten- und Pflegeheimen. Kuratorium Deutsche Altershilfe, Köln, 2013.

B. Reichert, K. Tschuchnig; E. Gräßel, M. Straubmeier (II/10.4.14)

II/10 Tagesstrukturierende Maßnahmen

II/10.1 Warum brauchen Menschen Struktur im Leben?

W Fallbeispiel Wohngruppe

Anneliese Huber, 80 Jahre alt, ist vor kurzem in das „Haus Wannestadt" eingezogen. Dieser Schritt war notwendig geworden, da die Angehörigen mit der Betreuung überfordert waren. Frau Huber zog nach dem Tod ihres Mannes vor einem Jahr zu ihrer Tochter in eine Stadtwohnung mit Balkon. In der letzten Zeit verließ Frau Huber immer wieder selbstständig die Wohnung, um ihren Bauernhof zu suchen. Frau Huber stammt aus einer Bauernfamilie und hat mit ihrem Mann einen Bauernhof geführt. Sie ist eine bodenständige, praktisch veranlagte Frau. Der Altenpfleger Moritz Schmitz ist verantwortlich dafür, ein tagesstrukturierendes Betreuungsangebot für Frau Huber zu planen. Als Anneliese Huber nach dieser Planung zu einem klassischen Klavierkonzert im Haus begleitet wird, ist sie während des Konzerts sehr unruhig. Sie steht mehrmals auf und geht umher. Daraufhin begleitet eine Altenpflegerin sie in einen anderen Aufenthaltsraum. Während der nächsten Übergabe tauschen sich die Mitarbeiter über diese Erfahrung aus und überlegen, wie das Betreuungsangebot für Frau Huber optimiert werden kann.

Um sich mit dem Sinn **tagesstrukturierender Maßnahmen** auseinander setzen zu können, muss man sich zunächst die Frage nach der Bedeutung der Worte stellen. Der Duden erläutert den Begriff „Struktur" mit: „Sinnfügung", oder „Aufbau, sowie innere Gliederung". Das Wort „Maßnahme" steht für eine „zweckbestimmte Handlung".

> » Eine „tagesstrukturierende Maßnahme" ist eine „Handlung zum Zweck, dem Tag einen sinnvollen, gegliederten Aufbau" zu geben.

Jeder gesunde Mensch strukturiert seinen Tag grundsätzlich selbst. Die drei großen Pfeiler sind Schlafen, Essen und Arbeiten/Freizeit. Sie bestimmen den Tagesrhythmus. Hinzu kommen die vielen kleinen Dinge, mit denen jeder Mensch den Tag individuell gestaltet, z. B.:

- Morgens immer Radio hören und dabei Kaffee trinken
- In der Frühstückspause um 10 Uhr Zeitung lesen
- Im Kreise der Familie speisen
- Nach dem Mittagessen spazieren gehen
- Abends die Fernsehnachrichten anschauen.

Das Ende der Erwerbstätigkeit und der Beginn des Rentenalters ist für viele Menschen ein tiefgehender Einschnitt, den sie aber durch die Fähigkeit der Selbststrukturierung kompensieren können, z. B. mit ehrenamtlicher Arbeit, Vereinsmitgliedschaften oder Sport.

Durch verschiedene Krankheiten kann ein Mensch eben diese Fähigkeiten verlieren, und er verändert oft auch sein Verhalten.

Dieses Kapitel beschäftigt sich also mit unterstützenden Maßnahmen für die Menschen, die ihrem Tag selbst keine Struktur mehr geben können. Dabei ist für jeden Senioren biografiebezogen ein individuelles Angebot zu erstellen, damit er spürt, dass sein Leben noch immer „sinnvoll" ist.

Für jeden Menschen bedeutet Sinn selbstverständlich etwas anderes. Grundsätzlich gilt daher die Faustregel, dass Pflegende in einem Betreuungsangebot nichts unternehmen sollen, was dem Senioren nicht gefällt, nach dem Motto: „Was du nicht willst, das man dir tu, das füg auch keinem andern zu."

> » **Lern-Tipp**
>
> Schreiben Sie einen Tagesplan für sich selbst. Notieren Sie alle Aktivitäten, die sie täglich ausführen und unterscheiden Sie zwischen Pflichten und Zeiträumen, die Ihnen zur freien Verfügung stehen. Denken Sie darüber nach, was Ihnen die jeweiligen Aktivitäten bedeuten. Diese Aufgabe eignet sich auch zur Erarbeitung in der Gruppe.

II/10.1.1 Bedeutung tagesstrukturierender Maßnahmen für Menschen mit Demenz

Für die meisten älteren Menschen war der Alltag und somit der überwiegende Teil ihres Lebens von Arbeit geprägt, gefolgt vom Essen und Trinken, denn ein altes Sprichwort sagt „Wer arbeitet, darf auch essen." Ausruhen und Erholung nahmen viel weniger Raum ein als heutzutage.

Bekannte Abläufe und vertraute Personen vermitteln Sicherheit und Geborgenheit. Diese wiederum schaffen ein gutes Selbstwertgefühl. Vertrautheit und Sicherheit ist besonders wichtig für Menschen, die an einer Demenzerkrankung leiden. Diese Menschen verlieren im Verlauf ihrer Erkrankung zunehmend die Fähigkeit, sich allein zielgerichtet zu beschäftigen. Daher ist für sie eine Unterstützung in der Tagesstrukturierung besonders notwendig. Hierbei achten Pflegende sehr genau auf die jeweilige Lebensgeschichte.

Insbesondere Tätigkeiten, die in der Vergangenheit vertraut waren und die gern ausgeführt wurden, können auch in fortgeschrittenen Phasen der Erkrankung Vertrautheit und Sicherheit vermitteln. Auch regelmäßig wiederkehrende und sich inhaltlich wiederholende Strukturen und Rituale sind in der Alltagsgestaltung für Demenzkranke von großer Bedeutung. Dadurch lassen sich Desorientierung und Unsicherheit vermindern, aus denen die Gefahr eines verstärkten inneren Rückzugs entsteht. 📖 1

> » Weder Leistung noch ein Produkt sind Ziele der Beschäftigung, sondern das Tun an sich steht im Mittelpunkt der Betreuung.

II/10.1.2 Rahmenbedingungen für eine sinnvolle Tagesstrukturierung

Gute **Rahmenbedingungen** wirken sich positiv auf die Tagesstrukturierung aus.

Die Räume sollten eine individuelle, wohnliche Atmosphäre vermitteln und angenehme Erinnerungen wecken. Eine enge Zusammenarbeit mit Angehörigen und Ehrenamtlichen erleichtert die Planung und Umsetzung von Aktivitäten. Angehörige sollten in den Tagesablauf einbezogen und eingeladen werden, an einzelnen Maßnahmen mitzuwirken. Entscheidend für eine individuell gestaltete Tagesstruktur ist es, den persönlichen Rhythmus des jeweiligen Menschen zu berücksichtigen.

Die Betreuer sind gefordert, die Senioren so zu begleiten, dass sie den Tag sinnvoll verbringen und erfüllt erleben können, ohne über- oder unterfordert zu sein. Sehr wichtig ist auch die Art des Umgangs mit den zu betreuenden Menschen.

Dokumentation tagesstrukturierender Maßnahmen

Die Durchführung der erbrachten Leistungen (Maßnahmen) wird durch Unterschrift oder Namenskürzel der verantwortlichen Betreuungskraft im **Durchführungsnachweis** (→ Abb. II/10.1) zeitnah dokumentiert.

II/10.1.3 Kommunikation als Voraussetzung einer guten Betreuung

Der Umgang mit den zu betreuenden Menschen sollte geprägt sein von Einfühlungsvermögen, Echtheit und Akzeptanz. Kommunikation findet bei jedem Kontakt zwischen Menschen statt. Wichtig sind dabei ein offener Blickkontakt, eine angemessene Lautstärke, ein freundlicher Tonfall und begleitende Gesten, sodass eine Atmosphäre entsteht, in der sich der Gesprächspartner wohl fühlt.

Menschen, die sich nicht mehr sprachlich ausdrücken können oder Sprache nicht verstehen, suchen die nonverbale Kommunikation.

Das bedeutet, dass Tonfall, Lautstärke, Haltung, Blickkontakt und Gestik des Gegenübers (die atmosphärische Prägung der Kommunikation), von diesen Menschen sehr sensibel wahrgenommen werden. Oft ist also die nonverbale Kommunikation wichtiger als das gesprochene Wort.

Begegnet man einem Menschen wohlwollend und freundlich, wird er dies wahrscheinlich erwidern. Es kommt darauf an, durch die Kommunikation eine Brücke zu dem anderen Menschen zu bauen, auf der man sich gern begegnet (→ Kap. I/18.1.1).

Name

Angebote G = Gruppe E = Einzel □ = motiviert X oder Hdz. = teilgenommen — = Angebot abgebrochen ○ = nicht teilgenommen / = ausgefallen Jahr 20 ___ Nr. ___

Monat	G/E	1	2	3	4	5	6	7	8	9	10	11	12	13	14	15	16	17	18	19	20	21	22	23	24	25	26	27	28	29	30	31
Gedächtnistraining																																
Erinnerungsarbeit																																
Fotoalben / Bilder / ... anschauen																																
Lesen / Vorlesen																																
Gesprächskreis																																
Gesellschaftsspiele																																
Musik hören, musizieren, singen																																
Handwerkliches Arbeiten																																
Kreatives (malen, basteln, gestalten ..)																																
Hauswirtschaftliche Aktivierung (Kochen, Backen, ...)																																
Bewegungsübungen / Tanz / Sitztanz																																
Spaziergang / -fahrt																																
Arbeit im Garten																																
Versorgung von Haustieren																																
interne Veranstaltung																																
Ausflug																																
Externe Veranstaltung																																
Gottesdienst																																
Friedhofbegleitung																																

Datum	Bemerkungen	Hdz.	Datum	Bemerkungen	Hdz.

Abb. II/10.1 Beispielformular (GODO Systems GmbH) zur Dokumentation von Betreuungsleistungen im Rahmen von tagesstrukturierenden Maßnahmen (Mögliche Symbole zur Bezeichnung des Angebots oder der Teilnahme: G = Gruppenangebot; E = Einzelangebot; □ = motiviert; ✗ [oder Handzeichen] = teilgenommen; O = nicht teilgenommen; – = Angebot abgebrochen; / = ausgefallen). [J787]

II/10.1.4 Bedeutung der Lebensgeschichte in der Tagesgestaltung

Für die Auswahl der Maßnahmen zur Tagesgestaltung hat die individuelle **Lebensgeschichte** eine große Bedeutung.

Jeder Mensch hat eine einzigartige Vergangenheit mit Höhen und Tiefen, die ihn auf individuelle Weise geprägt haben. Daraus haben sich bei jedem Menschen ein typischer Charakter, sein aktuelles Verhalten, spezifische Gewohnheiten, Empfindsamkeiten sowie Vorlieben und Abneigungen entwickelt. Die Kenntnis der Biografie erleichtert daher einen angemessenen, verständnis- und respektvollen Umgang mit dem Gegenüber.

Wenn vertraute Rituale und Gewohnheiten aus der Biografie des zu Betreuenden bekannt sind, kann auch die Assistenz bei den täglichen Dingen des Lebens erfolgreicher gelingen.

Außerdem bietet das Wissen über das Leben des alten Menschen die Chance, seine vorhandenen Ressourcen gezielt zu fördern. Das Wissen und der Erfahrungsschatz sollten in die Gestaltung des Tages einfließen.

Pflegende sollten die persönlichen Vorlieben der alten Menschen in ihren Handlungen stets berücksichtigen. So ist es z.B. entscheidend zu wissen, ob der Betreute sein Essen gern in Gemeinschaft einnimmt oder ob er gewohnt ist, allein zu essen; ob er besondere Einschlafrituale entwickelt hat, ob er Licht im Schlafzimmer benötigt oder ob es dunkel sein soll. Das Berücksichtigen dieser Gewohnheiten erscheint zunächst vielleicht kleinlich, doch für den alten Menschen sind sie eine große Hilfe, da sie Sicherheit und Vertrautheit vermitteln.

II/10.1.5 Einbeziehen von Angehörigen in den Tagesverlauf

In jeder Form der Altenbetreuung, sei es ambulant, teilstationär oder stationär, ist die **Einbeziehung von Angehörigen** in das Tagesgeschehen eine elementare Aufgabe der Pflegenden. Sie gibt dem alten Menschen Sicherheit und Abwechslung und bedeutet Vertrautheit und Bereicherung für ihn. Darüber hinaus entlastet es das Pflege- und Betreuungspersonal.

Angehörige können wichtiges Wissen zur Biografie des zu Betreuenden einbringen. Daher sollte zu Beginn der Pflegebeziehung

von Seiten des Personals die Initiative zum Aufbau eines eigenständigen Kontakts zu den Angehörigen ausgehen. Dies ist besonders wichtig für die Betreuung von Menschen mit Demenz.

Viele Angehörige verstehen zunächst das große Interesse der Pflegenden an präzisen Informationen aus der Biografie nicht. Es ist daher ihre Aufgabe, den Angehörigen zu erläutern, dass verlässlich gewonnene und detaillierte Informationen über die Lebensgeschichte des zu pflegenden Menschen die Grundlage für eine auf die Person zugeschnittene und professionelle Pflege und Betreuung bilden. Die Pflegenden sollten sehr sensibel mit der Form und dem Zeitpunkt der biografischen Informationssammlung sein.

Das unpersönliche und starre Abfragen eines Biografiebogens im Sinne der reinen Dokumentationspflicht ist zu vermeiden, denn es handelt sich stets um private und schützenswerte Angaben.

Angemessen ist ein einfühlsames, offenes Gespräch in ruhiger Atmosphäre. Sollten Angehörige oder der alte Mensch intime Details aus dem Leben berichten, die nicht weitergegeben werden sollen, sind diese absolut vertraulich zu behandeln, d.h. Pflegende erzählen sie weder weiter, noch fixieren sie diese Mitteilungen in der Dokumentation. Jeder Verstoß gegen die Schweigepflicht würde einen schweren Vertrauensmissbrauch bedeuten.

Für die Einzelbetreuung durch Mitarbeiter, Angehörige oder Ehrenamtliche hat sich eine Liste als sehr hilfreich erwiesen, auf der mögliche Betreuungsaktivitäten stehen. Diese Liste wird von oder mit Angehörigen erstellt und gut sichtbar im Zimmer angebracht. Aufgelistet sind Beispiele von Betreuungsaktivitäten, die gut durchgeführt werden können, auch wenn wenig Zeit vorhanden ist (→ Kap. II/10.4.15).

II/10.2 Wesentliche Komponenten in der Tagesstruktur

Ⓦ Fallbeispiel Wohngruppe

Im „Haus Wannestadt" suchen die Mitarbeiter den Zugang über verschiedene Sinnesorgane, um den Bewohnern ein Gefühl für den Tagesablauf zu vermitteln. Die Mitarbeiter haben mit den Bewohnern und Angehörigen verschiedene Tischmusik ausgewählt. Zu den Essenszeiten erklingt nun sanft und nicht aufdringlich jeweils ein bestimmtes Musikstück. Es war zu erkennen, dass die Bewohner positiv auf diese Änderung reagierten.

Eine Tagesstrukturierung für Senioren setzt sich im Wesentlichen aus den Komponenten Grundpflege, Mahlzeiten, Alltagsaktivitäten, Gruppenangebote sowie Einzelbetreuung zusammen (→ Tab. II/10.1, → Tab. II/10.2).

Für nachtaktive Bewohner sollte es eine Möglichkeit geben, in „Nachtcafés" oder „Abendtreffs" zu essen, zu trinken und sich zu beschäftigen.

Grundpflege und Mahlzeiten in der Tagesstrukturierung

Veränderungen des physischen, geistigen und psychischen Befindens sowie des sozialen Umfeldes treten im Alter häufig auf. Dadurch kann es zu erheblichen Einschränkungen der Alltagskompetenzen kommen.

Durch die vermehrte Pflegebedürftigkeit nehmen Pflege und Mahlzeiten einen Großteil des Tages in Anspruch. Daher sind beide ein wichtiger Teil der Tagesgestaltung.

Sich wiederholende und immer auf die gleiche Weise verrichtete Tätigkeiten in der Grundpflege können Sicherheit und Halt geben. Dabei sollten Vorlieben bei der Körperpflege, bevorzugte Zeiten beim Toilet-

Tageszeit	Komponenten der Tagesstruktur
Morgens	• Grundpflege • Frühstück im Speisesaal oder im eigenen Zimmer
Vormittags	• Betreuungsangebote • Toilettentraining (→ Kap. I/20.11.2, → Kap. → I/20.12.2).
Mittags	• Mittagessen • Mittagsschlaf oder Zeit zum Entspannen
Nachmittags	• Kaffeerunde • Betreuungsangebote • Toilettentraining
Abends	• Abendessen • Betreuungsangebote • Pflege und Hilfe beim Zubettgehen

Tab. II/10.1 Möglicher Tagesablauf für einen alten Menschen, z. B. in einer stationären Einrichtung.

II 10

Montag	Dienstag	Mittwoch	Donnerstag	Freitag	Samstag
8–10 Uhr Gemeinsames Frühstück (Wohnbereich)	8–10 Uhr Gemeinsames Frühstück (Wohnbereich)	8–10 Uhr Gemeinsames Frühstück (Wohnbereich)	8–10 Uhr Gemeinsames Frühstück (Wohnbereich)	8–10 Uhr Gemeinsames Frühstück (Wohnbereich)	8–10 Uhr Gemeinsames Frühstück (Wohnbereich)
10 Uhr Gymnastik (Seniorentreff)	10 Uhr Kreatives/jahres- zeitliches Gestalten (Seniorentreff)	10 Uhr Fit für Körper und Geist (Seniorentreff)	11 Uhr Gymnastik/Sturz- prophylaxe (Seniorentreff)	10 Uhr Gemeinsames Kochen und Mittagessen (Seniorentreff)	9.30 Uhr Weißwurst-Frühstück; anschließend gemüt- liches Beisammensein (Seniorentreff)
10–11.30 Uhr Verschiedene Betreuungsangebote (Wohnbereich)	10–11.30 Uhr Verschiedene Betreuungsangebote (Wohnbereich)	10–11.30 Uhr Verschiedene Betreuungsangebote (Wohnbereich)	10–11.30 Uhr Verschiedene Betreuungsangebote (Wohnbereich)	10–11.30 Uhr Verschiedene Betreuungsangebote (Wohnbereich)	10–11.30 Uhr Verschiedene Betreuungsangebote (Wohnbereich)
12–15 Uhr Mittagessen/Mittagsruhe (Wohnbereich)					
15–18 Uhr Kaffee und Kuchen Verschiedene Betreuungsangebote (Wohnbereich)	15–18 Uhr Kaffee und Kuchen Verschiedene Betreuungsangebote (Wohnbereich)	15–18 Uhr Kaffee und Kuchen Verschiedene Betreuungsangebote (Wohnbereich)	15–18 Uhr Kaffee und Kuchen Verschiedene Betreuungsangebote (Wohnbereich)	15–18 Uhr Kaffee und Kuchen Verschiedene Betreuungsangebote (Wohnbereich)	15–18 Uhr Kaffee und Kuchen Verschiedene Betreuungsangebote (Wohnbereich)
15 Uhr Frauenstammtisch (Seniorentreff)	15 Uhr Männerstammtisch oder Wii-Spielen (Seniorentreff)	15 Uhr Singen mit Klavier- begleitung (Seniorentreff)	15 Uhr Kegeln (Seniorentreff)	15 Uhr Entspannung durch Snoezelen (Seniorentreff)	
18–19 Uhr Abendessen (Wohnbereich)					
19–20 Uhr Gemeinsamer Ausklang des Tages im Speisesaal mit Unterhaltung (Wohnbereich)					

Tab. II/10.2 Beispiel einer Wochenplanung in einer stationären Pflegeeinrichtung.

tengang oder z. B. auch ein abendliches Einschlafritual einbezogen werden. Auch hierzu sind detaillierte Informationen aus der Biografie wichtig.

> ❯❯ Eine angenehme Pflegeatmosphäre mit einem netten Gespräch, z. B. über das Alltagsgeschehen oder das Wetter, kann schon viel Freude und Abwechslung für die Senioren bedeuten (→ Kap. II/10.4.15).

Essen und Trinken als Gemeinschaftserlebnis

Eine angenehme Atmosphäre während der Mahlzeiten ist eine wichtige Voraussetzung für eine gelungene Tagesgestaltung. Pflegende können auf verschiedene Weise dazu beitragen. Die Bildung von **Tischgemeinschaften** wirkt sich sehr positiv auf die Nahrungsaufnahme und das soziale Verhalten aus. In der Gemeinschaft wird nicht nur Nahrung aufgenommen, sondern auch ein Stück Geborgenheit vermittelt. Zu beachten ist aber, dass manche Menschen sich wegen ihrer Persönlichkeit oder ihrer Tagesform in einer größeren Gemeinschaft nicht wohl fühlen. Ihnen ist eine Alternative zu bieten.

Als vorteilhaft hat sich die Anwesenheit einer Altenpflegerin während der Essenszeiten erwiesen. In vielen Familien war es üblich, mit verschiedenen Generationen an einem Tisch zu speisen. Das heißt, die Al-

tenpflegerin, die im Idealfall mit den Bewohnern gemeinsam isst, vermittelt ein Gefühl der Kontinuität und Vertrautheit. Dadurch lässt sich die aufgenommene Nahrungsmenge bei Personen steigern, die wenig essen. Beginnende Unruhezustände können schon im Voraus aufgefangen werden. Bei den Vor- und Nachbereitungen des Essens beziehen Pflegende die Bewohner möglichst umfassend ein. Die alten Menschen können sich z. B. sehr gut beim Tischdecken, Serviettenzusammenlegen, Getränkeausteilen, Geschirrabräumen sowie dem Säubern der Tische beteiligen. Es ist auch möglich, kleinere Speisen gemeinsam zuzubereiten, z. B. Obstsalate und Häppchen.

Zwischen den Zeiten für die Pflege und die Mahlzeiten sollten dem alten Menschen verschiedene Möglichkeiten geboten werden, den Tag nach seinen Bedürfnissen zu leben (→ Kap. I/22.4.2).

Viele Menschen brauchen eine Aufgabe; sie wollen etwas Sinnvolles tun. Auch alte Menschen wollen nützlich sein. Es gibt ihnen das Gefühl, gebraucht zu werden und verschafft ihrem Leben einen positiven Inhalt. Sie erhalten für ihr Tun Lob und Wertschätzung, die ihr Wohlbefinden stärken. Am besten eignen sich zunächst Tätigkeiten, die dem gewohnten Alltag des jeweiligen Menschen sehr nahe sind, z. B.:

- Wäsche zusammenlegen und bügeln
- Putzen und kochen

- Blumen gießen
- Gartenarbeit
- Geschirr spülen und abtrocknen
- Freunde besuchen
- Spaziergänge
- Bett machen
- Tierbesuche oder Haustiere versorgen
- Lesen von Zeitungen
- Pflegen der Hobbys
- Einkaufen.

II/10.3 Maßnahmen zur Tagesstrukturierung

In vielen stationären Einrichtungen wird ein Wochenplan (→ Tab. II/10.2) erstellt, um den Bewohnern Hilfen zur Tagesstruktur zu geben.

II/10.4 Aktivitäten mit Senioren

Ⓦ Fallbeispiel Wohngruppe

An jedem Mittwochnachmittag kommt Schwung in das „Haus Wannestadt". Herbert Leuchter, der Ehemann einer Bewohnerin, bringt zur Kaffeezeit um 15 Uhr sein Akkordeon mit. Dann sitzen alle Bewohner und die Mitarbeiter zusammen am Tisch und singen. Meistens stimmt Herbert Leuchter Volkslieder oder alte Schlager an. Er hat über die vergangenen Jahre eine dicke Notenmappe gesammelt. „Nicht unbedingt mein Musikgeschmack, aber wenn ich sehe, wie die Bewohner beim Singen aufblühen, machen mir die Lieder direkt Spaß", sagt Herbert Leuchter.

Die Wichtigkeit des Bedürfnisses der Beschäftigung von Menschen mit und ohne Demenz ist mittlerweile in der Altenarbeit unumstritten. Diese Erkenntnis spiegelt sich in vielen Konzepten (z. B. bei Tom Kitwood → Kap. I/33.5.2).

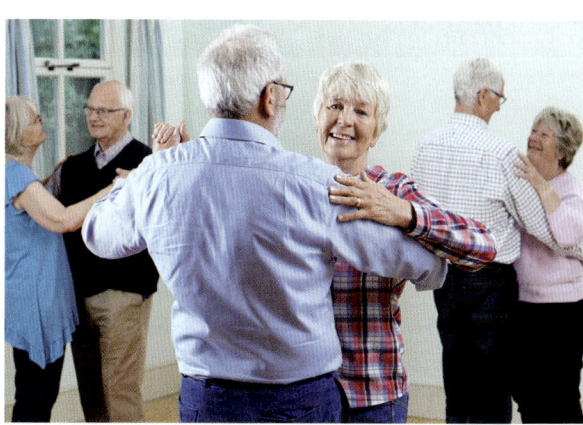

Abb. II/10.2 Tanzen vermittelt eine intensive Form der zwischenmenschlichen Beziehung. [J787]

II/10.4.1 Gymnastik, Kraft- und Balance-Training

Mit **Gymnastik** sind viele alte Menschen dazu zu bewegen, sich aktiv einer Gruppe anzuschließen oder sich auch allein ein wenig anzustrengen.

Es hat für sie einen Sinn, etwas für den Erhalt oder zur Verbesserung ihrer Beweglichkeit zu tun. In zahlreichen Studien wurde nachgewiesen, dass es bei regelmäßigem Training zu einer Verbesserung von Beweglichkeit, Ausdauer, Geschick, Reaktion, Kraft und Balance kommt.

Seniorengymnastik sowie psychomotorische Übungen sind keine Physiotherapie. Sie dienen vielmehr der allgemeinen Förderung vorhandener Fähigkeiten.

Fit zu sein und etwas für seine Gesundheit zu tun, gut gehen und stehen zu können, allein aufstehen zu können, ja sogar der Wunsch, selbstständig die Toilette aufzusuchen, motivieren Bewohner oft, an der Gymnastik teilzunehmen. Neben einer Förderung der körperlichen Fähigkeiten werden dabei natürlich auch der Geist und die Seele des alten Menschen angesprochen.

Für ehemalige Sportler kann die Seniorengymnastik eine Weiterführung ihres Hobbys aus der Vergangenheit sein und bietet damit eine weitere Möglichkeit, an die Biografie anzuknüpfen.

Die ausgewählten Übungen sollten immer auf die jeweilige Zusammensetzung der Gruppe sowie auf die körperlichen und geistigen Fähigkeiten der Teilnehmer abgestimmt sein. Das Angebot der Gymnastik sollte regelmäßig durchgeführt werden, optimal ist zweimal die Woche. Dabei sollte die Dauer von 45 bis max. 60 Minuten nicht überschritten werden.

Ziele:
- Erhaltung und Förderung vorhandener Fähigkeiten
- Verbesserung bzw. Wiederherstellung des Körpergefühls
- Entwicklung von Gemeinschaftsgefühl und Sozialverhalten
- Verbesserung der Koordination, Reaktion und Konzentration
- Akzeptanz der eigenen Einschränkung/Behinderung
- Freude an der Bewegung
- Kräftigung der Muskulatur und Unterstützung des Halteapparats
- Anregung des Herz-Kreislauf-Systems
- Aktivierung der Wahrnehmungsfähigkeiten
- Lösung innerer Spannungen und verkrampfter Haltung
- Stärkung des Ich-Gefühls
- Erhaltung, möglichst Verbesserung der Gelenkbeweglichkeit und Ausdauerleistung
- Förderung der Unabhängigkeit durch länger erhaltene Mobilität.

Der Einsatz von einfachen Sportgeräten vermittelt den Teilnehmern Abwechslung und Spaß im Gruppenalltag. Mit Hilfe dieser Geräte führen Teilnehmer die Bewegungen oft unbewusster, spontaner und lockerer aus als bei Übungen, die direkt auf die Aktivierung einzelner Körperteile zielen. Bei verschiedenen Spielarten lassen sich Reaktion und Koordination hervorragend üben. Die Auswahl dieser Materialien ist riesig. Sie reicht von Alltagsgegenständen bis zu modernen Sportartikeln. Hier eine kleine Auswahl:
- Verschiedene Bälle (z. B. Tennisbälle, Gymnastikbälle, Tischtennisbälle, Luftballons)
- Säckchen gefüllt mit verschiedenen Materialien (z. B. Kirschkerne, Reis)
- Tennisringe
- Seile
- Stäbe
- Gymnastikreifen
- Schwungtuch
- Gewichtshanteln
- Fußmanschetten.

Eine Alternative zu gekauften Übungsmaterialien sind Alltagsgegenstände, die ohnehin in den Einrichtungen vorhanden sind, z. B.: Zeitungen, Handtücher, Wasserflaschen aus Kunststoff, Schals, Tücher, Bierdeckel, Pappteller, Wäscheklammern, Joghurtbecher, Bettlaken, Korken, Dosen, Wattebäusche, Einmachringe, Vogelschutznetze, Abdeckplanen.

II/10.4.2 Musik, Singen und Tanz

Musik, Singen und Tanz ist tief in der menschlichen Geschichte verwurzelt. Diese Aktivitäten haben von jeher eine große Bedeutung für alle Menschen und sind deshalb meist jedem von Kind auf bekannt. Daher haben Musik und gemeinsames Singen in der Tagesgestaltung mit Senioren einen wichtigen Stellenwert (→ Kap. II/11).

Tanzen ist bei vielen Senioren sehr beliebt, es knüpft an biografische Begebenheiten an und ist Teil der Erinnerung an vergangene Zeiten (→ Abb. II/10.2). Tanzen ist fast überall möglich, z. B. bei Festen im Gruppenraum oder im Zimmer eines Bewohners. 🔖🔖 2

II/10.4.3 Gehirntraining

Inzwischen ist es unstrittig, dass ein regelmäßiges **Gehirntraining** (auch *ganzheitliches Gedächtnistraining*) zur Erhaltung und Steigerung der Gedächtnisleistung beiträgt.

Die kognitiven Leistungen spielen bei der Alltagsbewältigung und dem Empfinden von Unabhängigkeit und der Stärkung des Selbstwertgefühls eine entscheidende Rolle.

Das Gedächtnis hat die Fähigkeit, Informationen zu speichern und wenn nötig abzurufen (→ Tab. II/10.3). Mit zunehmendem Alter ist die Aufnahme und Verarbeitung von Informationen und die Reaktion

Leistung des Gehirns	Übungen (Beispiele)
Wahrnehmung	• Übungen, die die Sinne anregen: Riechen, Schmecken, Tasten
Konzentration	• Suchaufgaben: Übungen, bei denen sich die Teilnehmer auf einen Punkt konzentrieren müssen
Merkfähigkeit	• Das Merken von Namen
Wortfindung	• Übungen, bei denen möglichst viele Wörter gesucht werden, die z. B. einsilbig sind, oder die mit „K" beginnen und mit „S" aufhören
Formulierung	• Begriffe umschreiben
Assoziatives Denken	• Begriffe pantomimisch darstellen oder erkennen
Logisches und zusammenhängendes Denken	• Zahlenfolgen erstellen • Fragespiele mit drei möglichen Lösungen
Strukturieren und Urteilsfähigkeit	• Benennen von Unterschieden • Aufzählen von Wochentagen nach dem ABC, Zuordnen • Fehler in Geschichten suchen
Fantasie und Kreativität	• Zeichnen und Malen
Denkflexibilität	• Stegreifgeschichten oder Abwandeln von Wörtern, z. B.: Not – Note, Reis – Reise

Tab. II/10.3 Übungen, mit denen sich die Gedächtnisleistungen trainieren lassen.

auf neue Anforderungen bei vielen Menschen erschwert oder verlangsamt.

> **Internet- und Lese-Tipp**
> „Das Gehirntraining steigert spielerisch und ohne Stress die Leistung des Gehirns und beteiligt Körper, Geist und Seele. Auf der Basis aktueller Forschungsergebnisse entwickelte der Bundesverband Gedächtnistraining e. V. ein ausgewähltes Übungsprogramm zur Förderung spezifischer Gehirnleistungen." Bundesverband Gedächtnistraining e. V.: www.bvgt.de
> Der Verband bietet auch eine Ausbildung zum Trainer für Gedächtnistraining und andere Weiterbildungen (z. B. Gedächtnistraining für Blinde) an.

Ganzheitliches Gedächtnistraining bezieht alle Sinne und beide Gehirnhälften ein. In der Gruppe fördert es die Sprachfähigkeit und die soziale Kompetenz. Nachweislich verbessert es die Durchblutung und den Stoffwechsel des Gehirns, was zu einer Steigerung der allgemeinen Lernfähigkeit führt. Die gleichzeitige Aktivierung des gesamten Organismus hebt das körperliche und geistige Wohlbefinden.

Das wird von Schülern und Studenten, von Berufstätigen sowie Hausfrauen und besonders von älteren Menschen sehr geschätzt. Es führt nicht selten sogar zu einem erfolgreicheren und glücklicheren Leben.

Hier eine kleine Auswahl an Übungen, die ohne großen Aufwand durchgeführt werden können (Beispiele mit Trainingszielen, Quelle: AOK Sachsen).

- **Kalenderreihen** (*Konzentration, Denkflexibilität*)
  - Sagen Sie die Monate vorwärts in der richtigen Reihenfolge auf
  - Nun nennen Sie die Monate (möglichst schnell) rückwärts, Dez., Nov., … Jan.
  - Jetzt sortieren Sie bitte die Monate alphabetisch: April, August, Dezember …
- **Buchstaben-Sätze** (*Wortfindung, Phantasie, Kreativität*)
  - Bilden Sie möglichst lange Sätze, in denen alle Wörter mit demselben Buchstaben beginnen, z. B.: Manchmal machen muntere, mollige Mädchen miesepetrige, mickrige Männer mit Müller-Milch munter!
- **ABC-Übung zum Thema Musik/Literatur** (*Wortfindung, Langzeitgedächtnis*)
  - Ein Teilnehmer gibt einen Buchstaben des Alphabets vor und die anderen müssen mit diesem Anfangsbuchstaben möglichst viele Pop-Stars bzw. Liedtitel finden (oder auch mit Komponisten, Dichtern, Autoren und den entsprechenden Kompositionen bzw. Werken, Romanen)
- **Stegreif-Geschichte** (*Wortfindung, Kreativität, Denkflexibilität*)
  - Zwei Teilnehmer erzählen eine Stegreif-Geschichte. Teilnehmer 1 fängt einen Satz mit A an, hört mittendrin auf, Teilnehmer 2 muss den Satz fortsetzen, das erste Wort muss mit B beginnen. Danach fährt Teilnehmer 1 mit dem Buchstaben C fort usw.
  - Variation: Teilnehmer 2 erzählt mit dem letzten Buchstaben des letzten Wortes von Teilnehmer 1 und wiederholt ggf. den vorherigen Satz.

Eine Übung, die sich speziell in der Altenpflege als beliebt erwiesen hat, ist das Ergänzen von Sprichwörtern und Redewendungen. Hierbei werden der Beginn oder das Ende dieser Sätze laut vorgelesen und die Teilnehmer sollten sie ergänzen. Beispiele:
- Alte Liebe … (rostet nicht)
- Bei Nacht sind … (alle Katzen grau.)
- Den Letzten beißen … (die Hunde).
oder
- … hat die größten Kartoffeln (Der dümmste Bauer)
- … scheut das Feuer (Gebranntes Kind).

Eine andere sehr beliebte Variante ist das Verdrehen von Sprichwörtern. Hier sind zwei Satzteile aus verschiedenen Sprichwörtern aneinandergereiht. Beide Sprichwörter sollen erraten werden. Beispiel:
- Morgen, morgen nur nicht heute ersetzt den Zimmermann
- Man soll den Tag nicht mit Steinen werfen
- Viele Köche liegen in der Würze
- Geteiltes Leid gehört kleinen Kindern nicht
- Was du heute kannst besorgen, lernt Hans nimmermehr

Das Gehirntraining ist bei älteren Menschen sehr beliebt und lässt sich gut auf das vorhandene Leistungsniveau abstimmen. 📖 3

II/10.4.4 Kochen und Backen

Auch das Zubereiten von Speisen ist für viele Senioren, vor allem für die weiblichen, eine bekannte und vertraute Tätigkeit. **Kochen und Backen** gehörte für viele Frauen zu den täglichen Arbeiten.

Das gemeinsame Kochen, sei es mit einem nahen Angehörigen oder in einer größeren Gruppe, wirkt sich in vielen Bereichen positiv aus. Im gemeinsamen Tun entsteht das Gefühl, gebraucht zu werden und eine gewisse Verantwortung für das Gelingen zu tragen.

Die Freude am gemeinsamen Arbeiten schafft soziale Integration und fördert das physische sowie psychische Wohlbefinden. So lässt sich eine stressvermeidende Atmosphäre erreichen. Durch das gemeinsame Planen und den Erfahrungsaustausch über alte Rezepte lassen sich besonders das Langzeitgedächtnis bzw. das Erinnerungsvermögen aktivieren. Beim Kochen und Backen entdecken die Teilnehmer oft Fähigkeiten neu, die bereits verloren schienen. Dies stärkt das Selbstwertgefühl enorm. Außerdem regt die Beschäftigung mit Nahrungsmitteln alle Sinne an: sei es durch den wohlriechenden Braten im Ofen, das Formen von Knödeln, oder das Probieren und Abschmecken der Speisen.

Ein gemeinsam gebackener Kuchen stärkt das Wir-Gefühl und obendrein nimmt man ihn als absolute Besonderheit wahr. Der Höhepunkt einer solchen Aktivität ist dann das gemeinsame Essen der zubereiteten Speisen.

Beispielhafter Ablauf einer Koch- und Backgruppe

Vorbereitung:
- Auswahl und Zusammenstellung der Speisen mit den Teilnehmern besprechen
- Zutaten besorgen, evtl. gemeinsamer Einkauf auf dem Wochenmarkt
- Vorbereitung der Küche kurz vor dem Beginn der Zubereitung der Mahlzeit; z. B. Bereitstellung des Arbeitsmaterials und der Lebensmittel, Arbeitsplätze entsprechend der individuellen Besonderheiten der Teilnehmer einteilen
- Gegebenenfalls Teilnehmer abholen.

Durchführung:
- Begrüßung der Teilnehmer
- Besprechung des Ablaufs (Aufteilung der Tätigkeiten erfolgt nach den individuellen Fähigkeiten und Wünschen der Teilnehmer)
- Gegebenenfalls Unterstützung beim Händewaschen geben
- Immer wieder das Gespräch suchen und die Kommunikation untereinander fördern. Nur bei Bedarf Hilfe bei der Ausführung geben

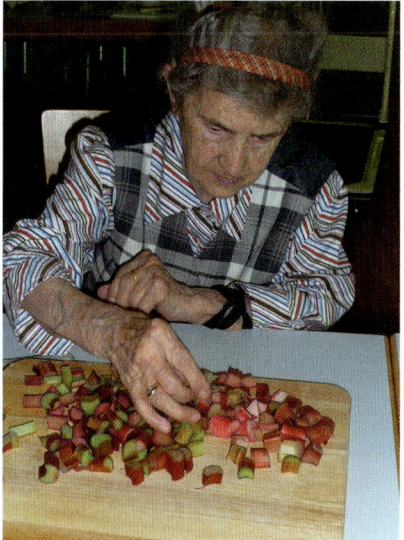

Abb. II/10.3 Obst putzen und sortieren gehört zu den lebenspraktischen Tätigkeiten in der Backgruppe. [K333]

- Nach dem Kochen gemeinsam den Tisch decken, wenn gewünscht Tischgebet sprechen
- Angenehme Atmosphäre während des Essens schaffen, z. B. durch Tischgespräche
- Nach dem Essen ggf. gemeinsam Geschirr spülen und abtrocknen
- Anschließend erhalten die Teilnehmer die Gelegenheit zur Mittagsruhe.

In einer Koch- und Back-Gruppe zeigt sich oft deutlich, dass sich die Teilnehmer während der Alltagstätigkeiten sehr gut entfalten können (→ Abb. II/10.3). Sie bringen Lebenserfahrung und Wissen auf diesem Gebiet ein. Das stärkt die Lebensfreude.

II/10.4.5 Ausflüge gestalten

Viele ältere Menschen erinnern sich gerne an **Ausflüge,** die sie früher unternommen haben. Zu Fuß, mit dem Fahrrad oder mit der Bahn ging es immer wieder mal in die nähere Umgebung. Einen Ausflug zu machen, bedeutete die notwendige Abwechslung vom Alltag und vom Arbeitsleben. Aufgrund dieser biografischen Verankerung sollten Ausflüge ein fester Bestandteil des Beschäftigungsangebots sein (→ Abb. II/10.4).

Möglichkeiten für Ausflüge:
- Café-, Restaurantbesuch oder Besuch eines Biergartens, Spaziergang in einer Parkanlage, Museumsbesuch; Besichtigung von Sehenswürdigkeiten, z. B. einer Kirche
- Besuche geselliger oder kultureller Veranstaltung, z. B. Zirkus, Konzert, Theater, Ausstellung
- Ausflugsziele können sich auch am Jahreskreis orientieren, z. B. Oktoberfest, Picknick im Grünen, Weihnachtsmarkt.

Ausflüge vermitteln:
- Freude und Spaß
- Abwechslung, sie sind Höhepunkte im Alltag
- Psychosoziales Wohlbefinden
- Ablenkung von Sorgen und Problemen
- Erinnerungen an die Vergangenheit
- Kontakt zur Außenwelt
- Positive Aspekte der Gemeinschaft und der Kommunikation
- Aktivierung der Wahrnehmungsfähigkeit
- Erhalt und Förderung der zeitlichen und örtlichen Orientierung (Jahreszeit/Umgebung).

Bei der Auswahl eines geeigneten Ausflugsziels ist Folgendes zu berücksichtigen:
- Wünsche und Interessen der Teilnehmer

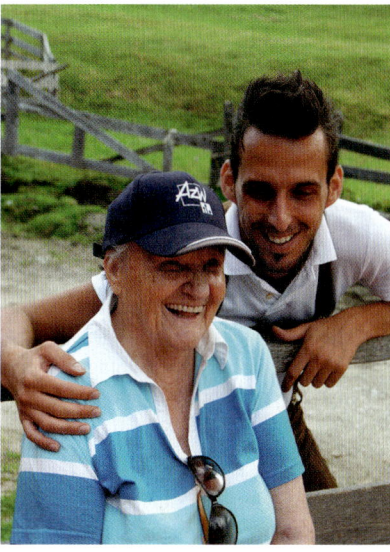

Abb. II/10.4 Ein Ausflug ins Grüne ist Spaß und Abwechslung für alle. [K333]

- Entfernung, Zeitumfang (Ruhebedürfnis der Bewohner bedenken)
- Verpflegungsmöglichkeit
- Rollstuhlgerechte Zu- und Aufgänge und behindertengerechtes WC vorhanden?
- Geeignete Parkplätze vorhanden?

Pflegende müssen vor einem Ausflug auch darauf achten, dass die Teilnehmer angemessen ausgestattet sind. Gegebenenfalls ist es erforderlich, Assistenz bei der Zusammenstellung der Ausrüstung zu leisten. Insbesondere berücksichtigen Pflegende Schwierigkeiten, die aufgrund der individuellen Situation der Teilnehmer auftreten können (z. B. Diabetes, Epilepsie, Regelung von Finanzen). Zur Ausrüstung können gehören:
- Geeignetes Transportmittel
- Genügend Betreuungspersonen, ggf. auch ehrenamtliche Helfer
- Tages- und Bedarfsmedikation der Teilnehmer (z. B. Kreislaufpräparate, Magen-Darm-Mittel, Analgetika, Traubenzucker, Insulin)
- Notfallrucksack
- Kleidung/gutes Schuhwerk, die an das Ziel und das Wetter angepasst sind
- Hilfsmittel (z. B. Rollstühle, Rollatoren, Gehstöcke)
- Gegebenenfalls Sonnenschutzcreme, Mückenschutzmittel, Hüte, Schirme
- Fotoapparat, Getränke, Zwischenmahlzeit, z. B. Obst.

> ❯❯ Bei Gruppenausflügen mit alten Menschen ist es unbedingt notwendig, ein Mobiltelefon dabeizuhaben, um in Notfällen rasch Hilfe organisieren zu können.

II
10

Regeln für die Durchführung eines Ausflugs:

- Überanstrengung der Teilnehmer während des Ausflugs vermeiden
- Unterstützung bei den Alltagsaktivitäten gewährleisten
- Gespräche anregen und moderieren (biografischer Ansatz), z. B. die Gruppe auf Besonderheiten oder bemerkenswerte Details aufmerksam machen
- Ausführliche und angemessene Informationen über das Ausflugsziel geben
- Auf Wunsch gemeinsames Singen oder Beten, z. B. bei einer Wallfahrt.

II/10.4.6 Miteinander spielen

Spiele begleiteten den alten Menschen oft schon das ganze Leben lang. Ob allein oder in der Gruppe, miteinander zu spielen ist keine verschwendete Zeit, sondern bedeutet Förderung auf seelischer, geistiger und körperliche Ebene. Es gibt eine große Auswahl an Spielen, die vielen älteren Menschen vertraut ist, und die sie gern spielen (z. B. Mühle, Mensch ärgere dich nicht, Kniffel).

Das gemeinsame Spielen vermittelt Freude, es bietet die Möglichkeit, Gemeinschaft zu erleben und Raum für Kontakt und Kommunikation zu erhalten. Spiele fördern verschiedene Gedächtnisfunktionen (z. B. Konzentration, Aufmerksamkeit, Merkfähigkeit, Denken), sie bieten Ablenkung und Entspannung. Darüber hinaus sind sie geeignet, Regeln und Grenzen akzeptieren zu lernen („verlieren können"). Außerdem sind Spiele geeignet:

- Ausdauer, Wahrnehmung, Motorik und Selbstbestätigung zu fördern (etwas riskieren, sich etwas zutrauen, Erfolg haben)
- Geduld mit sich und anderen zu üben
- Rücksichtnahme zu trainieren
- Für einige Zeit Probleme und Sorgen vergessen zu lassen.

Bei der Vorbereitung und Durchführung sind einige wichtige Punkte zu beachten:

- Geeignete Spiele auswählen
- Abstufung der Schwierigkeiten ermöglichen (z. B. Veränderung der Spielsteine oder Karten)
- Wünsche der Teilnehmer, sowie frühere Erfahrungen in den Ablauf integrieren
- Angenehme, entspannte Atmosphäre schaffen
- Spielregeln verständlich vermitteln, wenn nötig: Regeln vereinfachen oder Hilfsmittel einsetzen, z. B. Kartenhalter, große Spielsteine/Würfel/Bilder/Karten.

Durch eine gezielte Begleitung vermeiden Pflegende eine Über- bzw. Unterforderung.

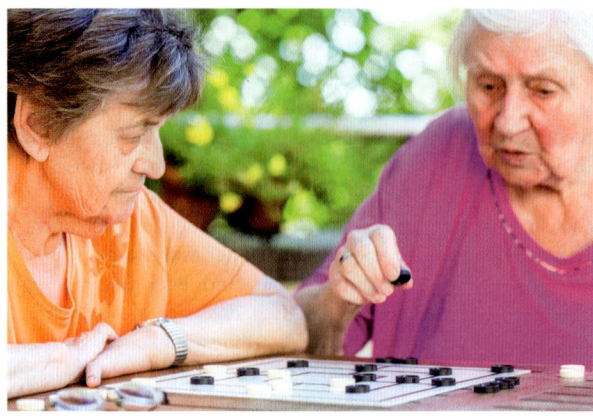

Abb. II/10.5 Tischspiele machen auch Senioren Spaß. [J787]

Sie machen den Spielern immer wieder Mut, loben Erfolge und fördern so die Motivation.

Das Angebot der Spiele sollte immer individuell auf das physische und psychische Befinden abgestimmt sein.

> » Es darf niemand zum Spielen gedrängt oder gezwungen werden, ein **Nein** ist als ein Nein zu akzeptieren. Dies gilt auch für alle anderen Angebote.

Manche Menschen haben schon lange nicht mehr gespielt und haben Angst, Fehler zu machen oder sich zu blamieren. Häufig lehnen sie aus diesem Grund das Mitspielen ab. Durch vorsichtiges und einfühlsames Heranführen können sie oft ermutigt werden, doch an den Spielen teilzunehmen.

Auswahl seniorengerechter Spiele

- **Tischspiele:** z. B. Mühle (→ Abb. II/10.5), Dame, Schach, Halma, Mensch ärgere dich nicht, Vertellekes, Die Sonnenuhr, Monopoly, Bingo, Puzzle, Solitär, Zahlenklapp-Spiel, Riesen Mikado
- **Wortspiele:** z. B. Scrabble, Holzklapp-Spiele (Haste Worte)
- **Würfelspiele:** z. B. Knobeln, Zahlenklapp-Spiele
- **Stapelspiele:** z. B. Jenga (kann in angemessener Größe auch in einer Werkgruppe hergestellt werden)
- **Memo-Spiele:** z. B. Gegenstands-Memo, Erinnerungs-Memo mit historischen Motiven
- **Kartenspiele:** z. B. Skat, Doppelkopf, Canasta
- **Kim-Spiele:** Dies sind Ratespiele, die vor allem die Wahrnehmung der fünf Sinne Sehen, Tasten, Schmecken, Riechen und Hören beanspruchen.

Eine gute Spielanleitung und Begleitung ist für alte Menschen besonders wichtig.

Gruppenleiter sollen die Spieler motivieren, das Spiel erklären, die Teilnehmer aufmerksam beobachten und Schwächen ausgleichen, damit niemand bloßgestellt wird. 📖📖 4

II/10.4.7 Generationsübergreifende Begegnungen und Projekte

Alte Menschen haben oft ein Kontaktbedürfnis zu Menschen anderer Altersgruppen. Im besonderen Maße sind Zusammenkünfte mit Kindern und Jugendlichen beliebt. Man unterscheidet diese Generationsarbeit in **innerfamiliäre** und **außerfamiliäre** Beziehungen.

Die Förderung von innerfamiliären Beziehungen besteht meist in einer aktiven Angehörigenarbeit. Pflegende motivieren Angehörige, an generationsübergreifenden Aktionen teilzunehmen, z. B. gemeinsames Kaffeetrinken, Feste, Ausflüge, Spiele-Nachmittage (→ Abb. II/10.6).

Außerfamiliäre Kontakte werden oft als kommunikationsfördernde Projekte von Institutionen wie Senioren-Clubs, Alten- und Servicezentren, betreuten Wohneinrichtungen oder Pflegeeinrichtungen initiiert.

Oftmals sind es aber auch Einrichtungen der Kinder- und Jugendhilfe, Kindergärten, Jugendzentren, Schulen, Bürgerzentren oder Pfarrgemeinden, die sich um einen Kontakt zur älteren Generation bemühen.

Die Möglichkeit des Zusammenwirkens ist vielseitig. Dabei sind der rege Austausch, das gegenseitige Helfen und die gemeinsamen Erlebnisse wichtig.

Beispiele:

- Kinder und Jugendliche helfen alten Menschen, z. B. durch regelmäßige Besuchsdienste, Einkaufshilfe, Begleitung bei Amts- oder Arztbesuchen, Unterstüt-

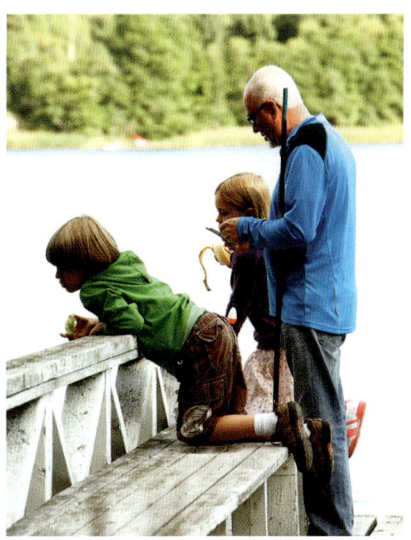

Abb. II/10.6 Der Austausch zwischen den Generationen ist für alle Beteiligten gewinnbringend. [J787]

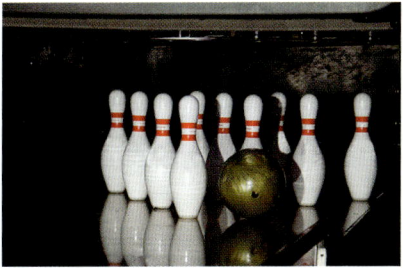

Abb. II/10.7 Kegeln und Bowling sind wertvolle Beschäftigungsangebote, weil sie sowohl die Bewegung als auch die Kommunikation der Mitspieler fördern. [J787]

zung bei der Anwendung neuer Technik, etwa Computer und Internet
- Alte Menschen helfen Kindern und Jugendlichen, z. B. als Ratgeber, Mentor, Nachhilfelehrer, reifer Freund, Trainer oder allgemein in der Kinderbetreuung
- Kinder und Jugendliche und alte Menschen helfen anderen. Alt und Jung können im Team ein gemeinsames Ziel verwirklichen (z. B. kommunale Projekte, politische Aufgaben)
- Aktivitäten wie gemeinsames Theaterspielen, Tanzen, Ballett, Sport, Kochen und Backen, Essen, Feiern, Singen und Musizieren, Geschichtenerzählen, Malen und Töpfern, biografische Gesprächskreise, Spielen (von Karten bis zu Computerspielen) auch Spielen mit der Spielkonsole. 📖 5

II/10.4.8 Kegeln, Dart und andere Wurfspiele

Beschäftigungsangebote wie **Kegeln, Dart und andere Wurfspiele** sind besonders beliebt, da es sich um einen spielerischen Wettbewerb handelt, der ohne Leistungsdruck durchgeführt werden kann (→ Abb. II/10.7). Diese Aktivitäten fördern vor allem die körperliche Bewegung, die Hand-Augen-Koordination und die Körperwahrnehmung. Sie steigern Aufmerksamkeit und Konzentrationsfähigkeit.

Kegeln kann in verschiedenen Formen angeboten werden: Neben einer „richtigen" Kegelbahn, wie man sie aus Gaststätten kennt, gibt es die Möglichkeit, mit einer

Tischkegelbahn oder in einem Stuhlkreis zu kegeln. Hierbei sind die Kegel in der Mitte des Kreises aufzustellen.

Eine neuartige Variante ist das Kegeln/ Bowling mittels einer Spielkonsole (Wii Kegeln).

Für das Dart-Wurfpfeilspiel verwendet man eine gewöhnliche elektronische Dartscheibe mit Ton- und Lichteffekten. Die Punkte können rückwärts oder vorwärts gerechnet werden.

Das Werfen kann sowohl aus einer stehenden als auch einer sitzenden Position geschehen. Die Dartscheibe lässt sich in der Senkrechten vor den Teilnehmern aufstellen oder zur Vereinfachung auf den Boden legen.

Weitere beliebte Wurfspiele sind z. B. Ringewerfen, Murmelspiele, Dosenwerfen. 📖 6

II/10.4.9 Spielkonsolen

Mobile und stationäre **Spielkonsolen** von Sony, Nintendo und Microsoft wurden bislang hauptsächlich von Kindern, Jugendlichen und jung gebliebenen Erwachsenen genutzt. Doch dieses Bild wandelt sich. Mittlerweile bieten die Hersteller für ihre Plattformen Spiele an, die auch für Senioren interessant sind und ihnen angemessene körperliche Aktivitäten abfordern.

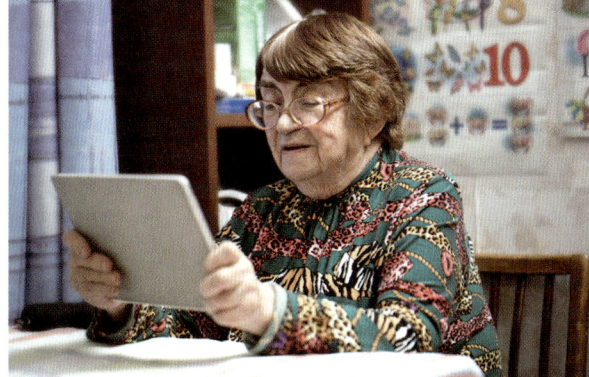

Abb. II/10.8 Die intuitive Nutzerführung von Tablet-Computern ermöglicht Senioren einen vergleichsweise leichten Einstieg in die Beschäftigung mit digitalen Medien. [J787]

Die Wii-Spielkonsole von Nintendo ist z. B. ein Gerät, das die natürlichen Bewegungen der Mitspieler auf einem Bildschirm umsetzt.

Spiele, z. B. Kegeln, sind damit wegen der sehr leichten Handhabung und der einfachen Regeln auch für Menschen mit körperlichen Einschränkungen leicht erlernbar. Dadurch wird ohne großen Aufwand ein abwechslungsreicher Spielspaß möglich.

Sämtliche Spiele werden einhändig mit einer einzigen, kabellosen Fernbedienung gesteuert. Bewegungssensoren erfassen Lage und Bewegungen im Raum und setzen sie grafisch auf dem Bildschirm um.

Der Spielende schwingt z. B. nur seinen Arm und deutet damit einen Wurf beim Kegeln an. Dies erfordert nur wenig Kraft – und das Ergebnis lässt sich am Bildschirm verfolgen. Hinzu kommt, dass es beim Einsatz der Konsolen meist gleichgültig ist, ob der Spieler sitzt oder steht. Deshalb eignen sie sich sehr gut für Rollstuhlfahrer.

Es besteht die Möglichkeit, die Potenziale der Wii-Konsole noch weiter auszuschöpfen. Mit einem Zusatzcontroller, der an die Fernbedienung angeschlossen wird, kann man z. B. gegeneinander boxen oder rudern.

Mit dem „Wii-Fit" können Senioren auch regelrecht Sport treiben. Man erwirbt dazu eine Art Brett, das Balance-Bord, auf dem die Übungen durchgeführt werden. Dieses Brett enthält Sensoren, die die momentane Körperstellung erfassen und grafisch umsetzen. Dadurch lassen sich auch Übungen realisieren, z. B. zur Sturzprophylaxe.

Computer als Hilfsmittel

Neue Medien → Kap. II/13

Nicht nur Spielkonsolen, sondern auch **Computer** und Laptops (→ Abb. II/10.8) lassen sich gut in Gruppenstunden oder zur Einzelarbeit einsetzen. Ein Laptop oder fahrbarer PC ist in den meisten Einrichtungen vorhanden.

So lassen sich z. B. Fotografien mit einem Beamer sehr groß an die Wand projizieren, sodass auch Menschen mit Sehschwächen die Möglichkeit erhalten, Bilder aus der Vergangenheit zu betrachten.

Auch lassen sich manche Senioren von einfachen Spielen, z. B. Flipper, Autorennspiele, schnell begeistern und erreichen dabei rasche Erfolgserlebnisse.

Es gibt auch Computerspiele, die speziell für Senioren entwickelt wurden. Sie fördern Konzentration, Aufmerksamkeit, Wahrnehmung, Merkfähigkeit, Auffassungsgeschwindigkeit und Reaktion.

Als Highlight lassen sich mit Computern auch Farb-, oder Schwarz-Weiß-Filmvorführungen bzw. Diashows veranstalten. Sie vermitteln ein wenig das Gefühl eines Kinos.

Seit einiger Zeit finden auch Tablet-PC Eingang in die Betreuung von Senioren. Sie werden sowohl in Gruppen als auch in der Einzelbetreuung eingesetzt. Eine große Auswahl von kostenlosen Apps steht zur Verfügung. Beliebt sind regionale Zeitungen, Tagesschau in 100 Sekunden und Ratespiele. Beim Einsatz in größeren Gruppen werden die Bilder mittels Beamer auf eine Wand projiziert oder per Funk direkt auf einen Großbildfernseher übertragen. In der Einzelbetreuung genügt meist der Monitor des Tablet-PCs.

Internet- und Lese-Tipp

Einige Anbieter stellen die Programme für Computer als Komplettpakete zusammen, z. B. die Firma Plejaden (www.plejaden. net), die in ihrem psychosozialen Therapieprogramm „Plejaden.net pro" verschiedene Funktionsbereiche bereitstellt, z. B. Fotoalben, Musikalben, Erinnerungen, Gedächtnistraining, Aktivierungen. Das Programm ist auch auf dem iPad nutzbar. (→ Kap. II/13).

II/10.4.10 Aktivitäten für Männer

Gruppenangebote in Einrichtungen oder Institutionen der Altenhilfe sind von den Themen sowie von den Teilnehmern her oft sehr weiblich geprägt. Daher ist es nicht leicht, **Männer** für Aktivitäten zu begeistern – und wenn sie sich doch zu einer Teilnahme überreden lassen, fühlen sie sich manchmal nicht wohl, da sie meist die Minderheit (manchmal sogar der einzige) sind.

Eine Alternative dazu sind spezifische Angebote, die sich speziell an männliche Senioren richten.

Bei einem Stammtisch können Männer unter sich sein. Hier fühlen sie sich sicher und wohler als unter Frauen. Bei diesen Treffen berücksichtigen Pflegende besonders männerspezifische Themen. Während einer gemütlichen Zusammenkunft können z. B. folgende Themen angesprochen werden:

- Sport (Magazine, Zeitungen Autogrammkarten, Bilder, Sendungen, biografische Geschichten)
- Autos (Prospekte, Auto- und Motorradzeitungen, Autoteile, Autoausfahrten → Abb. II/10.9)
- Werkzeug: Unterschiedliche Gerätschaften zeigen bzw. verwenden (kleinere Arbeiten)
- Holz: Verschiedene Holzarten besprechen, befühlen und bearbeiten
- Militärzeit: Erfahrungen über Einsatz, Verwundungen und Verlust austauschen
- Berufe: Erinnerungen aus dem Berufsleben austauschen
- Politik: Meinungen und Einschätzungen diskutieren
- Wirtschaft: Aktuelle Nachrichten aus der Wirtschaft besprechen
- Hobbys: Über persönliche Interessen berichten.

Dieser Austausch stärkt die sozialen Kontakte. Wie bei allen Aktivitäten ist auch hier die Kontinuität des Angebots wichtig.

Es ist für Pflegende immer wieder eine Herausforderung, männerspezifische Angebote zu entwickeln. Ein sehr gutes Beispiel für eine gelungene Idee: In den Garten des Dementenbereichs in einer Einrichtung stellte man ein älteres Auto. Das Auto wurde daraufhin mit Hingabe von (in der Mehrheit) den männlichen Bewohnern gehegt und gepflegt. Der Einrichtungsleiter behauptete mit Stolz, dass dies wohl das sauberste Auto weit und breit sei.

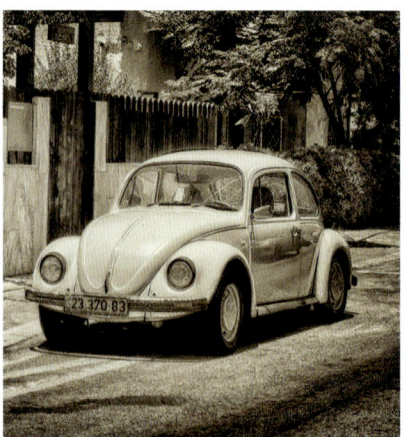

Abb. II/10.9 Oldtimer sind mit Erinnerungen an frühere Jahre verbunden. [J787]

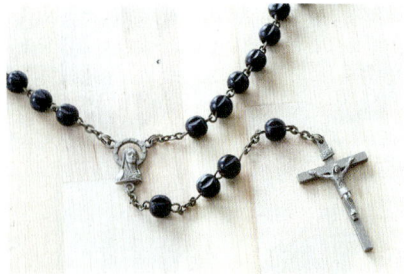

Abb. II/10.10 Religiöse Symbole geben Menschen Halt und Zuversicht. [J787]

II/10.4.11 Spirituelle Aktivitäten

Religiöse Rituale waren und sind für viele ältere Menschen ein fester Bestandteil des Lebens. Der Glaube, egal welcher Religion, hat die Menschen geprägt.

Je nach Biografie sollten Pflegende Elemente des Glaubens in die Struktur des Tages bzw. der Woche einfließen lassen. Dies könnten bei Christen das gemeinsame Mittagsgebet, ein Rosenkranz (→ Abb. II/10.10) oder der Besuch eines Sonntagsgottesdienstes sein. Für andere Religionen sind es andere spirituelle Handlungen, auf die Rücksicht zu nehmen ist. Daher ist es in der Betreuung immer wichtig, auch den religiösen Hintergrund jedes Einzelnen zu beachten.

Eine besonders wichtige und sehr gut umsetzbare religiöse Aktivität ist eine Kurzandacht für verstorbene Mitmenschen. Sie gibt besonders älteren Menschen Trost und Halt sowie das Gefühl, auch nach dem Tod nicht vergessen zu sein.

Pflegende machen Menschen ohne religiösen Hintergrund religionsunabhängige spirituelle Angebote.

II/10.4.12 Altbekannte Geschichten und Märchen

Altbekannte Geschichten, Sagen und Märchen kennen viele Menschen von klein auf. Auch im Alter hört man sie immer wieder gern. Jüngeren sind Märchen oft nur noch teilweise bekannt, manchmal nur die Sprüche und Reime (z. B. aus Hänsel und Gretel: „Wer knuspert an meinem Häuschen? Der Wind, der Wind, das himmlische Kind!"). Leichter, als ein Märchen zu erzählen, fällt ihnen daher, es vorzulesen, z. B. von den Brüdern Grimm oder Hans Christian Andersen.

Um das Thema Märchen für die Zuhörer ein wenig aufzufrischen, könnten Pflegende z. B. absichtlich Fehler einbauen. Demente Zuhörer entdecken diese so gut wie immer.

Besonders wichtig ist es, in einem ruhigen Sprechtempo (das etwa der Erzählgeschwindigkeit entspricht) vorzulesen, damit die Zuhörer leicht folgen können. Außerdem beachten Pflegende den Grad des geistigen Rückschrittes bei ihren Zuhörern. Je stärker z. B. eine Demenz ausgeprägt ist, desto einfacher und kürzer sollten die gewählten Texte sein. Damit verhindern Pflegende Überforderung. Die betroffenen alten Menschen erinnern sich mithilfe der Märchen an positive Dinge, ihre kognitiven Fähigkeiten werden angeregt und ihr Langzeitgedächtnis stimuliert. 📖 7

II/10.4.13 Tiere und Tierbesuche in Senioreneinrichtungen

Die positive Wirkung von **Tieren** auf die physische und psychische Gesundheit des Menschen wird in der Altenpflege immer bekannter und immer häufiger gezielt eingesetzt (→ Abb. II/10.11).

Positive Effekte treten aber nur ein, wenn der jeweilige Bewohner in seinem Leben einen guten Bezug zu Tieren hatte. Sollte dies nicht der Fall sein, kann ein Tier auch sehr negative Gefühle auslösen. Daher sollten Pflegende diese Kontakte sorgfältig beobachten und jederzeit die Möglichkeit des Rückzugs für Tier und Mensch offen halten.

Die förderlichen Aspekte von Tierbesuchen und (noch besser) einrichtungseigenen Tieren in der Pflege alter Menschen sind mannigfaltig, es seien hier nur einige angeführt. Generell entfalten Tiere eine sehr beruhigende Wirkung gerade auf ältere und demente Menschen. Befindet sich ein Tier, z. B. ein Hund, in einem Wohnbereich, ändert sich rasch die gesamte Stimmung, nicht nur bei den Bewohnern, sondern auch bei den Besuchern und Pflegekräften.

Im Idealfall sollte ein Tier sich dauerhaft in einem Wohnbereich aufhalten. Dabei ist das Spektrum an möglichen Tieren sehr groß. Es muss nicht einmal ein Hund oder eine Katze sein, die immerhin einen relativ großen Versorgungsaufwand erfordern. Auch Fische in einem Aquarium oder Nagetiere, z. B. Hamster, haben nachweislich eine sehr positive Wirkung.

Selbstverständlich ist dafür zu sorgen, dass ein Tier in der Einrichtung artgerecht gehalten wird, z. B. Rückzugsmöglichkeiten erhält. So muss etwa einer Katze immer auch Auslauf im Freien gewährt werden. Das Tier sollte auf keinen Fall „ausgebeutet" werden.

Die Versorgung von Tieren erfordert eine gute Koordination. Dabei können auch Bewohner sehr gut einbezogen werden. Ein Tier bildet somit einen Fixpunkt, der im Wohnbereichsleben fest verankert ist.

> ❯ Für die Haltung in einer Einrichtung eignen sich ausschließlich sehr ruhige Tiere, die auch in Stresssituationen nicht aggressiv reagieren. Speziell Hunde können auch für die Therapiebegleitung ausgebildet werden und übernehmen dann noch weitergehende Aufgaben.

Immer wieder taucht der Vorwurf auf, dass Tiere auf diese Weise lediglich missbraucht würden. Das trifft nicht zu, denn die Tiere sind in der Regel begeistert bei der Sache, und sie erleben sehr positive Reaktionen von Menschen. Allerdings hat der Mensch sehr wohl die Pflicht, seine Tiere nicht zu überfordern und ihnen für diese in der Tat extrem anstrengende Arbeit den nötigen Ausgleich zu bieten – und sich darüber klar zu sein, ob das Tier geeignet ist oder nicht. Hierzu empfiehlt sich eine professionelle Beratung. 📖 8

Hundebesuchsdienste

Eine weitere Möglichkeit, Kontakte mit Tieren zu fördern, sind **Hundebesuchsdienste,** bei denen ehrenamtliche Hundehalter zu festen Terminen in die Einrichtung kommen. Diese Besucher sollten von einem Mitarbeiter oder einem weiteren ehrenamtlichen Helfer, z. B. Freund oder Verwandten, begleitet und betreut werden. Dadurch ist gewährleistet, dass weder Tier noch Mensch überfordert werden.

Internet- und Lese-Tipp
Um die Organisation der Besuchsdienste in München kümmert sich die „Streichelbande", ein gemeinnütziger Verein, der Menschen mit Handicap Wärme und Freude bringen will und dies zweifelsfrei auch schafft. Die Mitglieder arbeiten ehrenamtlich – die „Bezahlung" ist aber reichlich: ein Lächeln auf Gesichtern, die schon lange nicht mehr gelächelt haben, die Reaktionen von sonst reglosen Menschen, spürbare Zufriedenheit:
www.streichelbande.de

II/10.4.14 MAKS®

> ❯ **MAKS®:** Multimodale (Ressourcen erhaltende) Gruppentherapie für Menschen mit kognitiven Beeinträchtigungen, im Ausmaß einer leichten oder mittelschweren Demenz. Sie vereinigt **m**otorische, **a**lltagspraktische **k**ognitive und **s**oziale/spirituelle Elemente (daher MAKS®).

Die Bezeichnung „Ressourcen erhaltende Therapie" für **MAKS®** hat wesentliche Vorteile gegenüber den bisherigen Begriffen „nicht medikamentös" oder „nicht pharmakologisch". Erstens hilft die Vermeidung der Vorsilbe „nicht" das Missverständnis aufzulösen, die Anwendung „Ressourcen erhaltender Therapien" richte sich gegen die Verwendung von Arzneimitteln. Richtig ist, dass MAKS® und andere Ressourcen erhaltende Therapien nichts mit einer Pharmakotherapie zu tun haben. Sie können mit einer Arzneimittelbehandlung kombiniert oder allein angewendet werden. Zweitens spricht die Bezeichnung das Ziel und das therapeutische Potenzial dieser Behandlungsform an, nämlich den Effekt, Fähigkeiten zu erhalten.

Eine MAKS®-Gruppenstunde beginnt stets mit einer Einstimmung, die der in der Gruppe erlebten Zeit (sozialer Aspekt) einen sinnstiftenden Impuls geben soll (ca. zehn Min.). Das Spektrum der Vorschläge erstreckt sich von gemeinsamem Singen eines Liedes bis zum Austausch von Erfahrungen zu einem bedeutenden Thema (z. B. Worüber habe ich mich heute gefreut?).

Anschließend führen die Teilnehmer (senso-)motorische Übungen durch (ca. 30 Min.); z. B. Kegeln, Tennisball auf Teller balancieren und dem Sitznachbarn überge-

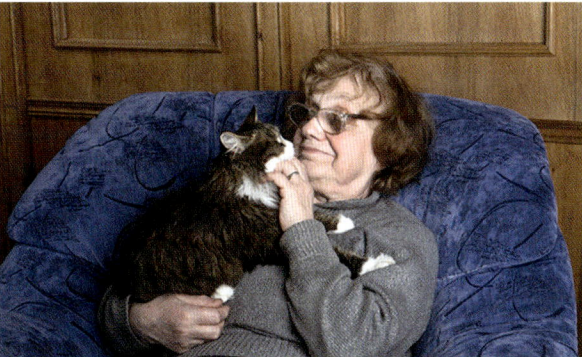
Abb. II/10.11 Tiere vertreiben Einsamkeit und wecken oft auch in demenzkranken, alten Menschen starke Gefühle. [J787]

II
10

ben. Es folgt eine Pause (ca. zehn Min.). Das Spektrum der kognitiven Aufgaben reicht von Übungen mit Papier und Bleistift, die meistens in drei Schwierigkeitsgrade eingeteilt sind (z. B. Wörter im Buchstabenmix erkennen), bis zu PC-gestützten Übungen in der Gruppe, wie Bildergeschichten vervollständigen oder Gemeinsamkeiten finden, die mit dem Beamer projiziert und gemeinsam gelöst werden (ca. 30 Min.).

Im Bereich **Kognition,** bei dem die Gefahr der Über- oder Unterforderung groß ist, eignen sich Aufgaben, die in der Gruppe gelöst werden besonders gut, so dass niemand bloßgestellt wird. Jeder kann sich entsprechend seiner Ressourcen einbringen. Alltagspraktische Aktivitäten (z. B. Kochen, Backen, Gärtnern), Gestalterisches oder Handwerkliches (z. B. Arbeiten mit Holz), bilden den Abschluss (ca. 40 Min.).

Das Besondere an MAKS® ist die Kombination dieser Komponenten, der Abwechslungsreichtum der Übungen und die Möglichkeit der individuellen Förderung (→ Tab. II/10.4). 📖 9

Die MAKS®-Therapie:

- Ist wirksam vor allem hinsichtlich alltagspraktischer Fähigkeiten und der Gedächtnis- und Denkfähigkeit
- Verschafft den Teilnehmenden eine positiv erlebte Zeit in Gemeinschaft
- Verbessert die Stimmung durch Verminderung der Depressivität
- Verbessert das Verhalten, indem es das soziale Miteinander fördert und herausforderndes Verhalten mindert
- Wirkt genauso intensiv oder sogar besser auf Kognition und alltagspraktische Fähigkeiten wie die derzeit effektivsten Medikamente gegen die Alzheimer-Demenz. Die Wirkung hält länger an als die

einer medikamentösen Therapie (Wirkzeiten der Arzneimittel sind für lediglich sechs Monate nachgewiesen).

❯ Praktisches aus der Forschung
Die MAKS®-Therapie wurde in einer wissenschaftlichen Studie überprüft – durchgeführt als randomisiert-kontrollierte Verlaufsuntersuchung und gefördert vom Bundesministerium für Gesundheit. Die Ergebnisse wurden in wissenschaftlichen Arbeiten veröffentlicht (Gräßel u. a. 2011; Luttenberger u. a. 2012). Diese Arbeiten sind auch in deutscher Übersetzung kostenlos auf der MAKS-Homepage herunterzuladen (www.maks-aktiv.de). Dort sind auch weitere Informationen zu dem Projekt verfügbar.

Aus MAKS® und verwandten Projekten lassen sich vier elementare Schlussfolgerungen ableiten (Gräßel u. a. 2013):

- Alltagspraktische Fähigkeiten lassen sich mittels einer multimodalen Therapie (MAKS®) aber auch mittels einer beschäftigungstherapeutischen Intervention trotz zugrunde liegendem Fortschreiten der degenerativen Demenzerkrankung stabilisieren (mindestens für zwölf Monate) – und zwar sowohl durchgeführt von professionellen Pflegenden als auch von Assistenzkräften und pflegenden Angehörigen, wenn diese systematisch dazu angeleitet werden. Voraussetzung ist jedoch die Regelmäßigkeit der Maßnahmendurchführung. Insbesondere bei alltagspraktischen Fähigkeiten besteht die Tendenz zur Nachhaltigkeit des Therapieeffekts
- Der Erhalt kognitiver Fähigkeiten bedarf einer spezifischen kognitiven Stimulation in regelmäßiger Form
- Eine multimodale Intervention ist definitiv einer unimodalen überlegen. Das

zeigt sich auch darin, dass die Verhaltenskomponenten der Menschen mit Demenz erst bei multimodaler Therapie deutlich verbessert werden. Erst hier ist ein „Überstrahlungseffekt" der Intervention auf nicht durch die Maßnahme direkt angesteuerte Bereiche (hier das Verhalten) zu beobachten
- „Ressourcen erhaltende Therapien" sollten frühzeitig und regelmäßig angewendet werden, um die gewünschte Wirkung zu erzielen – bevor die Demenz weit fortgeschritten ist. Es geht um den Erhalt von Fähigkeiten.

❯ Die Umsetzung der MAKS®-Therapie wird in Schulungen vermittelt. Die Entwicklung geht dahin, unterschiedliche Programme für Menschen mit leichter oder mittelschwerer Demenz (MAKS-m) auf der einen Seite und für schwer Erkrankte (MAKS-s) auf der anderen Seite anzubieten. MAKS® richtet sich an professionelle Pflegende, die in vollstationären Pflegeeinrichtungen, Tagespflegeeinrichtungen und Tageskliniken tätig sind. Schulungen finden als „In-House"-Angebote und in Zusammenarbeit mit Bildungsträgern statt.

II/10.4.15 SimA®

❯ SimA®(*Selbstständig im Alter*): Aktivierungsansatz zur Demenzprävention durch Förderung der kognitiven und motorischen Fähigkeiten im Alter.

Das SimA®-Konzept basiert auf einer Initiative der Diakonie Neuendettelsau. Es beschreibt die Umsetzung wissenschaftlicher Erkenntnisse in ein funktionales Programm. Darin sind körperliche und geistige Aktivierung zeitnah kombiniert und an die

MAKS®-Wochenplan					
	Soziale Einstimmung (zehn Min.)	**Sensomotorisches Training (30 Min.)**	**Pause (zehn Min.)**	**Kognitives Training (30 Min.)**	**Alltagspraktisches Training (40 Min.)**
Montag	Austauschrunde: Wofür ich dankbar bin	Gleichgewichtstraining		Beamerübung: Paare Finden	Obstquark mit Pistazien zubereiten
Dienstag	Atemmeditation	Tischkicker		Beamerübung: Bildergeschichten ordnen	Schlüsselbrett werken, Teil 1
Mittwoch	Früher-Heute-Austauschrunde: Was bedeutet der Frühling für mich?	Handtuchgymnastik		Papier-/Bleistiftübung: Sätze verbinden	Schlüsselbrett werken, Teil 2
Donnerstag	Wahrnehmungsübung Riechen	Dartspiel mit Körnerkissen		Beamerübung: Schatten finden	Rührkuchen backen
Freitag	Austauschrunde: Wie bin ich heute hier angekommen?	Kombination Grob- und Feinmotorik: Kaffeetafel decken		Beamerübung: „Was passt zusammen" Café	Kaffeerunde mit Musik und Tanz

Tab. II/10.4 Beispielhafter Wochenplan für die MAKS®-Therapie. 📖 9

Leistungsfähigkeit der Gruppenteilnehmer angepasst.

Das Konzept ermöglicht, stufenlos sowohl auf die Fähigkeiten von leistungsbereiten, selbstständigen Senioren einzugehen als auch auf die Bedürfnisse eines demenziell veränderten Menschen.

Studien im Rahmen der SimA®-Forschung ergaben, dass sich die Entwicklung demenzieller Veränderungen durch konsequentes kognitives und psychomotorisches Training um fünf Jahre hinauszögern lässt. 📖 10

Internet- und Lese-Tipp
Informationen zu SimA®:
www.sima-akademie.de

❯ Die Umsetzung des SimA®-Konzepts wird in einer Schulung vermittelt. Die SimA®-Akademie sieht ihre Aufgabe in der Bereitstellung von Angeboten, um Fachkräfte, Ehrenamtliche und verschiedene Institutionen mit den Schulungsinhalten vertraut zu machen. Dadurch soll eine großflächige Angebotsvielfalt in der Demenzprävention erreicht werden (www.sima-akademie.de/ausbildung/uebersicht).

II/10.4.16 Einzelbetreuung

Fast alle Aktivitäten, die Senioren in der Gemeinschaft ausüben können, lassen sich auch in Form von **Einzelbetreuung** gestalten.

Spazierengehen

Für viele Menschen war der tägliche **Spaziergang** ein wichtiger Bestandteil des Tages (→ Abb. II/10.12). Dies sollte auch im hohen Alter möglich sein, egal ob der Betroffene gehfähig oder auf den Rollstuhl angewiesen ist. Besonders demenzerkrankte Menschen können auf einem Spaziergang ihren Bewegungsdrang ausleben. Die Gehfähigkeit bleibt durch das Training länger erhalten. Zusätzlich fördern Spaziergänge am späten Nachmittag das gesunde Schlafverhalten.

Spaziergänge sind bei jedem Wetter möglich, wenn Pflegende darauf achten, dass die Pflegebedürftigen passende Kleidung und Schuhe anziehen. Bei einem Aufenthalt im Freien gibt es viel zu entdecken. Außerdem findet sich hier die (ansonsten seltene) Gelegenheit für ein ruhiges Gespräch.

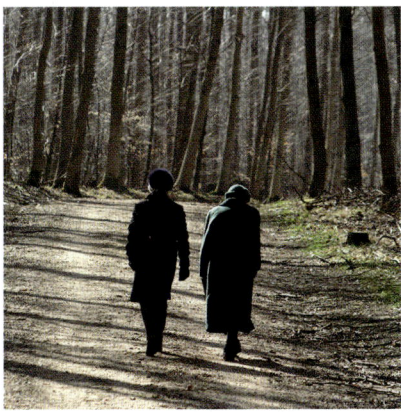

Abb. II/10.12 Spaziergänge schaffen eine Verbindung zur Natur. Die Bewegung dient außerdem der Bewahrung eines gesunden Schlafverhaltens. [J787]

Klangschalen

Klangschalen kommen ursprünglich aus den Himalaya-Gebieten. Alte Schriften übermitteln, dass die Wirkung von Klängen bereits vor mehr als 5 000 Jahren in Indien und Tibet bekannt war und auch zur Heilung angewendet wurde.

Die Wirkung der Klangschalenmassage lässt sich mit einem Stein vergleichen, den man ins Wasser wirft. Trifft der Stein auf das Wasser, entstehen Wellen, die sich über die gesamte Oberfläche ausbreiten. Ähnliches geschieht bei einer Klanganwendung.

Der Körper besteht zu etwa 70 % aus Wasser. Ausgelöst durch die Klangschale, „verteilt" es die Klänge im ganzen Körper. Die wohltuenden Schwingungen bringen gleichsam die Zellen im Körper in Schwung, eine tiefe Entspannung entsteht.

Klangschalen kommen in Pflegeeinrichtungen zunehmend zum Einsatz. Besonders bettlägerige Bewohner, deren Lebensraum eingeschränkt ist, können von ihrer Anwendung profitieren. Die Klangschalen können auf den bekleideten Körper oder um ihn herum aufgestellt werden. Das Gehör nimmt die Klänge auf. Die Schwingungen übertragen sich auf den Körper, der sie als leise Vibration wahrnimmt. Die Klangschale spricht Körper, Geist und Seele an. Sie wirkt unterstützend auf die Körperwahrnehmung und fördert Vertrauen.

In der Pflege steht die Entspannung im Vordergrund, aber zunehmend nutzt man auch hier die Wirkung der Klänge zur Pneumonie-, Kontrakturen-, und Obstipationsprophylaxe. Auch Bewohner mit Schlaganfall können vom Einsatz der Klangschale profitieren, z. B. durch verbesserte Beweglichkeit/Wahrnehmung betroffener Gliedmaßen Die klassische Klangschalen-Massage (nach Peter Hess) wird im Pflegebereich eher weniger angewendet. Empfehlenswert ist eine fundierte Weiterbildung, damit Pflegende die Möglichkeiten des Klangschalen-Einsatzes optimal zum Wohle des Bewohners anwenden zu können.

Gruppenstunden können durch Klangschalen bereichert werden, etwa zur Untermalung einer Traumreise oder mittels einer „Klangrunde" zum Einstimmen.

❯ Klangschalen bieten Menschen mit Demenz eine Entspannungsmöglichkeit, die nicht überfordert. Klangerlebnisse stellen keine kognitiven Ansprüche, denn Spüren und Erleben steht im Vordergrund. Vibrationen gehören zu den Ur-Erfahrungen des Menschen, weil ein ungeborenes Kind etwa die Stimme der Mutter als Vibration empfindet. Unter ihrem Einfluss baut sich Stress ab und innere Unruhe verringert sich.

Vibrationsmassage

Für **Vibrationsmassage** setzen Pflegende zunehmend Massagehilfen in unterschiedlichen Ausführungen ein. Sie sind meist batteriebetrieben und haben oft die Form von Tieren (z. B. Käfer, Frosch, Fisch). Ihre sanfte Vibration fördert Entspannung und baut Stress ab. Bei gefährdeten Personen halten Pflegende vor der Anwendung Rücksprache mit dem behandelnden Arzt.

Therapeutischer Tischbesuch

❯ **Therapeutischer Tischbesuch** (*TTB*): Das systematische und zeitlich begrenzte Aufsuchen der pflegebedürftigen Menschen an ihrem Sitzplatz (oder an ihrem Bett) unter Einbeziehung kommunikationsanregender Medien (Definition nach *Bernd Kiefer*).

Eine weitere Möglichkeit der Kurzzeitaktivierung eines Bewohners bietet der **therapeutische Tischbesuch** (→ Abb. II/10.13).

Dieses Konzept ist zeitlich wesentlich kürzer angelegt als die 10-Minuten-Aktivierung (→ Kap. I/33.5.3). Der Bewohner soll nur zwei bis vier Min. aktiviert werden. Trotzdem zeigt sich ein gleichwertiger Effekt. 📖 11

Wichtig ist die Kontinuität des Angebots. Deutliche Erfolge stellen sich nach geraumer Zeit ein. Die Besuche sollten täglich erfolgen und abwechslungsreich sein.

Die Aktivierung besteht im Grunde in einer Sinnesstimulation und einem Denkanstoß. Der Pflegebedürftige wird zunächst

II
10

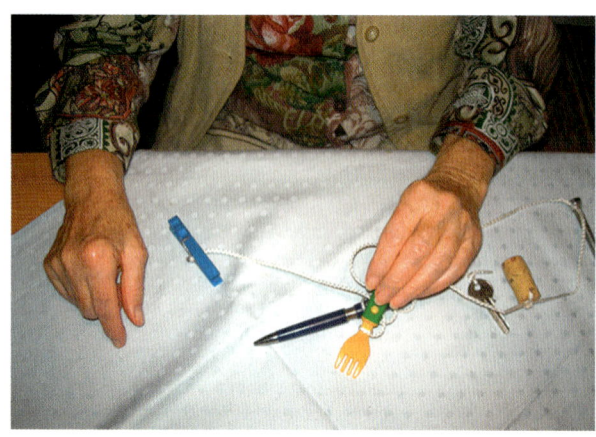

Abb. II/10.13 Fühlschnur für den therapeutischen Tischbesuch. [M294]

auf seiner Ebene begrüßt, d.h. man setzt sich zu ihm, reicht ihm die Hand. Bei Menschen aus anderen Kulturkreisen gibt man vielleicht einen Wangenkuss oder auch einen Handkuss. Das Erkennen dieser alten Gesten weckt in dem Bewohner Vertrautheit und Geborgenheit, man steigt damit direkt in die Biografie ein. Dies fördert sein Interesse und bietet die Basis für die weitere Aktivierung.

Hierbei werden kurz biografiebezogen alte oder neue Alltagsgegenstände oder z.B. kleinere Naturmaterialen gezeigt und in die Hand genommen. Sind diese Gegenstände erkannt, endet die Aktivierung mit einem ebenso persönlichen Abschied. Selbstverständlich kann man dieses Vorgehen auch zum Einstieg in eine längere Einzelbetreuung nutzen.

Auch wenn auf den TTB keine weitere Aktivierung folgt, wirkt der Pflegebedürftige anschließend mental aktiver, ruhiger und ausgeglichener. Damit haben Pflegende ein Instrument, mit dem sie Menschen ohne großen Zeitaufwand das Gefühl geben können, angenommen und akzeptiert zu sein und ihr Wohlbefinden nachhaltig zu steigern.

Als sehr praxistauglich haben sich die Fühlschnüre des Entwicklers der TTB, *Bernd Kiefer,* erwiesen. Es handelt sich dabei um mehrere kleinere Gegenstände, die an einen Faden geknotet sind, den der Pflegebedürftige in die Hand bekommt. Geeignet sind z.B. Schwämme, Gummis, Schrauben, Perlen, Knöpfe, Muttern, Wäscheklammern, Schlüssel. Diese Dinge greifen biografische Themen auf. Der Pflegebedürftige hat die Aufgabe, sie zu erkennen. Die Vorteile liegen darin, dass Pflegende ein großes Spektrum von Gegenständen schnell bei der Hand haben und die Aktivierung sehr flexibel gestalten können. 📖 12

Tagesbetreuung von bettlägerigen Menschen

Die Zahl bettlägeriger Menschen nimmt in Senioreneinrichtungen zu. Sie sind in ihren Aktivitäten stark eingeschränkt und können auf Grund ihrer körperlichen Situation ihr Zimmer nicht selbstständig verlassen. Deswegen ist es notwendig, diesen Menschen ein speziell auf ihre Bedürfnisse abgestimmtes Betreuungsprogramm zu bieten.

In der Einzelbetreuung spürt der Mensch, dass ihm Aufmerksamkeit und Wertschätzung entgegen gebracht wird. Er erhält die Möglichkeit, zu seiner Umwelt Kontakt aufzunehmen. Seine Sinne werden angeregt und Wohlbefinden stellt sich ein.

Pflegende planen die Angebote am Bett sorgfältig:
- Betroffenen stets über die geplante Beschäftigung informieren. Die Kommunikation kann sowohl verbal als auch non-verbal, z.B. über Körperkontakt, stattfinden (➜ Kap. I/18.1.1)
- Benötigte Materialien vorab bereitstellen, um Unterbrechungen der Beschäftigung zu vermeiden
- Auf eine geeignete Bettposition achten, Pflegebedürftigen ggf. neu lagern
- Gegebenenfalls Prinzipien des Snoezelens (➜ Kap. I/21.9.2) anwenden. Dafür stehen meistens speziell eingerichtete Räume oder eine mobile Ausrüstung zur Verfügung (➜ Abb. II/10.14)
- Gegebenenfalls Prinzipien der 10-Minuten-Aktivierung nach Ute Schmidt Hackenberg (➜ Kap. I/33.5.3) anwenden.

> ❯❯ Für das Einbeziehen von Angehörigen und Ehrenamtlichen in die Tagesstruktur hat sich eine Liste bewährt, auf der individuell ausgewählte Aktivitäten stehen, die oft einen Bezug zur Lebensgeschichte des jeweiligen Menschen haben. Pflegende hängen diese Liste gut sichtbar im Zimmer auf. Vorzugsweise umfasst sie Aktivitäten, die leicht durchführbar sind, auch wenn wenig Zeit vorhanden ist. Sie kann Pflegenden und Besuchern gleichermaßen als Ideengeber dienen. Einige Vorschläge:
> - Zeitung, Gedichte oder andere kurze Texte vorlesen
> - Haare kämmen oder Nägel lackieren
> - Gemeinsam eine Nachspeise essen oder eine Tasse Kaffee trinken
> - Tiere vom Fenster aus beobachten
> - Bei der Hausarbeit helfen
> - Den Garten besuchen
> - Zimmerpflanzen bewundern
> - Familienfotos und Postkarten anschauen
> - Besuche mit Haustieren

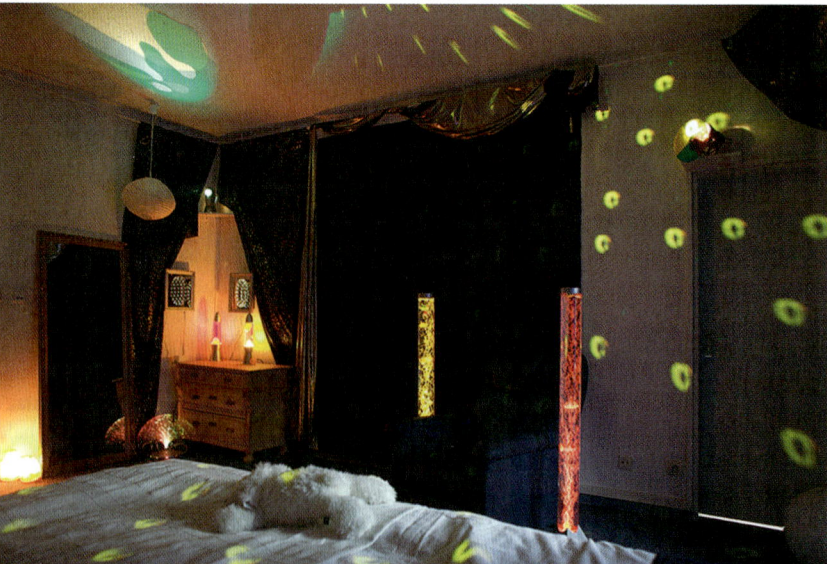

Abb. II/10.14 Schon wenige eingeschaltete Snoezelelemente verwandeln den Raum [K157]

- Stoffe auswählen und betasten
- Alte Fernsehserien oder einen Film gemeinsam anschauen
- Gemeinsam Musik hören (z. B. Lieblingsmusik oder mithilfe einer Spieluhr)
- Mitbringen von Puppen/Therapiepuppen
- Einsatz von wohlriechenden Düften
- Kleine Massagen (z. B. mit dem Igelball) 📖 13
- Blumen(sträuße) zur Anregung der Sinne betrachten
- Erinnerungskisten mit Gegenständen aus dem Leben des Betroffenen betrachten
- Bücher mit Abbildungen anschauen
- Individuelle biografiebezogene Fotocollagen anfertigen
- Elemente aus der Basalen Stimulation® anwenden.

Wiederholungsfragen

1. Für jeden Menschen bedeutet Aktivität bzw. Beschäftigung und „Sinn" etwas anderes. Welche Faustregel gilt deshalb immer in allen Betreuungsangeboten? (→ Kap. II/10.1)

2. Von was sollte die Kommunikation mit den betreuten Menschen geprägt sein? (→ Kap. II/10.1.3)

3. Welche positiven Auswirkungen hat eine regelmäßige Gymnastik auf alte Menschen? (→ Kap. II/10.4.1)

4. Warum lassen sich Männer manchmal nicht so leicht zur Teilnahme an Aktivitäten motivieren? (→ Kap. II/10.4.10)

5. Auf welche Menschen könnte ein Kontakt mit Tieren nachteilig wirken? (→ Kap. II/10.4.13)

6. Welche Materialien können beim Therapeutischen Tischbesuch (TTB) zum Einsatz kommen? (→ Kap. II/10.4.16)

Literaturverzeichnis

1. Völkel, I.; Ehmann, M. (Hrsg.): Betreuungsassistenz. Lehrbuch für Demenz- und Alltagsbegleitung. Elsevier Verlag, 2016.

2. Harms, H.; Dreischulte, G.: Musik erleben und gestalten mit alten Menschen. Elsevier Verlag, München, 2007.

3. Mötzing, G.: Beschäftigung und Aktivitäten mit alten Menschen. Elsevier Verlag, München, 2013.

4. Lindner, E.: Aktivierung in der Altenpflege. Elsevier Verlag, München, 2013.

5. Greger, B. R.: Generationenarbeit. Elsevier Verlag, München; 2001.

6. Hegert, M. (Hrsg.): Aktivierungskarten für die Seniorenarbeit. Elsevier Verlag, München, 2016.

7. Jettenberger, M.: Geschichten und Gedichte für die Altenpflege. Elsevier Verlag, München, 2013.

8. Gäng, M.; Turner, D. C.: Mit Tieren leben im Alter. Reinhardt Verlag, München, 2005.

9. Eichenseer, B.; Gräßel, E. (Hrsg.): Aktivierungstherapie für Menschen mit Demenz: motorisch, alltagspraktisch, kognitiv, spirituell. Elsevier Verlag, München, 2011.

10. Selbstständig im Alter: www.sima-akademie.de/sima/was-ist-sima (letzter Zugriff: 30.5 2016).

11. Rudert, B.; Kiefer, B.: Der therapeutische Tischbesuch. TTB – die wertschätzende Kurzzeitaktivierung. Vincentz Network, Hannover, 2007.

12. Rudert, B.; Kiefer, B.: Die TTB-Fühlschnur. Vincentz Network, Hannover, 2009.

13. Bell, V.; Troxel, D.; Cox, T.; Hamon, R.: So bleiben Menschen mit Demenz aktiv: 147 Anregungen nach dem Best-Friends-Modell. Reinhardt Verlag, München, 2007.

II
10

S. Duesmann

II/11 Musische, kulturelle und handwerkliche Beschäftigungs- und Bildungsangebote

Ältere Menschen bilden in Mitteleuropa zunehmend keine heterogene Gruppe mehr. Das gilt sowohl für die körperliche als auch für die seelisch geistige Entwicklung und vor allem auch für die ökonomische Situation im Alter. Daraus ergibt sich für die Altenhilfe als wesentliche Aufgabe, sehr individuell auf die unterschiedlichen Bedürfnisse und Wünsche einzugehen und die Angebote für Senioren biografieorientiert zu gestalten.

Zudem ergibt sich durch die Qualitätsprüfrichtlinien gerade für die stationäre Altenhilfe eine Verpflichtung, angemessene Angebote vorzuhalten und einzusetzen

> **» Auszug aus den Qualitätsprüfrichtlinien für stationäre Pflegeeinrichtungen Kapitel 8**
>
> 8.1 Werden Leistungen der sozialen Betreuung angeboten?
>
> a) Werden im Rahmen der sozialen Betreuung Gruppenangebote gemacht?
>
> (Das Kriterium ist als erfüllt anzusehen, wenn das Pflegeheim Gruppenangebote konzeptionell plant und regelmäßig anbietet; regelmäßig bedeutet an mindestens fünf von sieben Wochentagen.)
>
> b) Werden im Rahmen der sozialen Betreuung Angebote für Bewohner gemacht, die nicht an Gruppenangeboten teilnehmen können?
>
> (Das Kriterium ist erfüllt, wenn die stationäre Pflegeeinrichtung für Bewohner, die aufgrund kognitiver Defizite, Einschränkungen in der Mobilität oder anderer Handicaps nicht an Gruppenangeboten teilnehmen können, an mindestens drei von sieben Tagen Angebote für diese Bewohnergruppe plant und anbietet. Dies wird anhand der Konzeption und der Angebotsplanung überprüft. Es ist nicht ausreichend, nur persönliche Gedenktage zu berücksichtigen und Unterstützung bei persönlichen Anliegen zu geben.) 📖 1

Mitarbeiter der Altenhilfe sind deshalb gefordert, alten Menschen bei der Gestaltung der freien Zeit Anregungen zu geben oder Angebote zu machen und sie mit allen Sinnen und Gefühlen und Ausdrucksmöglichkeiten sowie dem Verstand anzusprechen.

Freizeitangebote aus Kunst, Musik oder Literatur (aktiv oder passiv) haben eine soziale und sinnstiftende Wirkung und bieten den alten Menschen die Möglichkeit der Kontaktaufnahme.

Animieren

Animieren heißt anregen, ermuntern. Altenpflegerinnen sollten sich jedoch nicht darauf verlassen, dass ein Angebot allein aufgrund seiner Attraktivität einen alten Menschen veranlasst, daran teilzunehmen. Sie denken immer daran, dass viele Gründe, z. B. Antriebsschwäche, Ängste und Unsicherheit eine große Hemmschwelle darstellen können. Der persönliche Kontakt zu einem Mitarbeiter des Vertrauens kann für den alten Menschen sehr hilfreich sein.

Erfolgserlebnisse

Wenn die Teilnehmer bei allen Aktivitäten **Erfolgserlebnisse** haben – seien sie auch noch so klein, lassen sich auch Frustrationen und Misserfolge leichter verkraften.

Neben allen Überlegungen bei der Planung und Durchführung einer Gruppe bleibt ein wichtiges Ziel: Die Teilnehmer sollen Spaß haben. In einer angenehmen Atmosphäre, bei guter Stimmung und im geselligen Miteinander kann ein alter Mensch sich anders spüren und verhalten als sonst. Das gilt auch für die Gruppenleiter. Wenn sie etwas anbieten, das ihnen selbst keinen Spaß macht, müssen sie sich überwinden. Das werden die Teilnehmer spüren, und diese Stimmung kann sich schnell auf die ganze Gruppe ausweiten.

II/11.1 Geselligkeitsorientierte Gruppenangebote

Ⓢ Fallbeispiel Stationär

Altenpflegeschülerin Janine Guter betreut den 74-jährigen Karl-Olof Hirt. Der Mann ist vor einigen Wochen ins „Seniorenzentrum Maxeberg" gezogen. Nach fast 20 Jahren, die er als Witwer allein lebte, war ihm aufgrund seiner Parkinson-Erkrankung die Versorgung des Haushalts zu mühselig geworden. Herr Hirt hat sich nicht freiwillig zum Umzug entschlossen, sondern er sah sich dazu gezwungen. Im Seniorenzentrum ist er bisher noch nicht richtig angekommen. Er lehnt die Bekanntschaft anderer Bewohner ab. Zu Janine Guter hat er jedoch gleich vom ersten Tag an Zutrauen gefasst. Die Altenpflegeschülerin weiß, dass Herr Hirt früher Schach gegen sich selbst zu spielen pflegte. Einer der ehrenamtlichen Helfer, ein pensionierter Gymnasiallehrer, ist ebenfalls ein exzellenter Schachspieler. Janine Guter versucht schon seit Tagen, Herrn Hirt zu einer Partie gegen den Lehrer zu überreden.

Gesellschaftsspiele

Spiele bereichern das Leben eines Menschen in jedem Alter, man verliert auch mit steigenden Lebensjahren nicht die Begeisterung dafür oder die Fähigkeit, sich selbst und seine Umwelt im Spiel zu vergessen. Die sozialen Kontakte, die durch das Spiel gefestigt oder auch neu gewonnen werden, sind an Wert nicht zu unterschätzen, denn vielen Senioren fällt es schwer, neue Freunde und Bekannte kennen zu lernen.

Durch Spiel und Heiterkeit gelingt das schneller und leichter. Damit ältere Menschen nicht auf Mühle, Backgammon oder Halma verzichten müssen, bieten viele Hersteller inzwischen spezielle Spiele für Senioren an. Die Figuren sind etwas größer und besser erkennbar als die normaler Spiele. Ebenso sind Karten mit großen Zeichen, dazu Kartenhalter und -mischer erhältlich oder auch große Dominosteine, die besser zu fassen und zu koordinieren sind.

Spiele wie das beliebte Memory fördern die Merkfähigkeit und unterstützen das Gedächtnis. Auch Kreuzworträtsel und Sudoku kann man in extra großem Format kaufen. Mit dem Begriff „Spiele für Senioren" ist keinesfalls gemeint, dass ältere Menschen im Spiel unter sich bleiben sollen, diese Spiele wurden im Gegenteil dazu entwickelt, dass die Senioren eben nicht bei geselligen Spieleabenden im Familien- und Freundeskreis automatisch ausgeschlossen sind, weil sie vielleicht Kartensymbole nicht erkennen, oder weil ihre Feinmotorik im Laufe der Jahre nachgelassen hat. Das offene Ansprechen der Probleme älterer Menschen hat auch in anderen Bereichen bereits Abhilfe geschafft, die Herstellung von Spielen für Senioren hat nicht unerheblich zu mehr Spaß und Freude im Leben älterer Menschen beigetragen und erhöht auf diesem Weg die Lebensqualität (→ Abb. II/11.1). Je nach

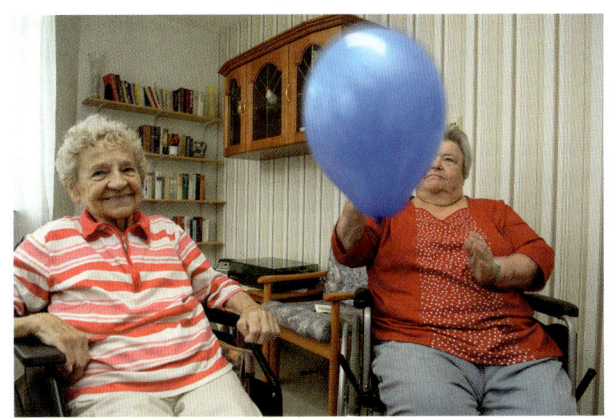

Abb. II/11.1 An geselligen Spielen können auch Menschen mit eingeschränkten Körperfunktionen teilnehmen. [K157]

individuellen Bedürfnissen und Wünschen kann zwischen verschiedenen Spielearten gewählt werden:

- **Brettspiele,** z. B. Mensch ärgere dich nicht; Kartenspiele, z. B. Rommee, Canasta, Skat, Doppelkopf oder Quartett, Elfer raus, Uno; Würfelspiele, z. B. Kniffel; Legespiele, z. B. Scrabble, Memory; Geschicklichkeitsspiele, z. B. Kugellabyrinth, Jenga; Geduldsspiele, z. B. Tangram, Puzzle
- **Denksport,** z. B. Gehirntraining, „Gedächtnis spielend trainieren" nach Franziska Stengel
- **Ratespiele,** z. B. Teekessel, Musikstücke raten (von CD oder gesummte Liedanfänge, geklatschte Rhythmen), Sprichwörter ergänzen, „Wer andern eine Grube gräbt …?", Liedanfänge ergänzen
- **Pantomime,** z. B. Berufe oder Filmtitel („Die Drei von der Tankstelle") raten
- **Kimspiele,** z. B. Gerüche von mitgebrachten Aromafläschchen oder Gewürzgläsern raten; **Tastkim:** mit verbundenen Augen Materialien ertasten, wie Stoffe, Fell, Schmirgelpapier, Schwamm, Holz; vertraute Gegenstände unter einem Tuch erfühlen, wie Kochlöffel, Zitronenpresse oder Locher
- **PC-Spiele,** z. B. Siedler, Christoph Kolumbus, Spiele mit Beamer (MAKS® → Kap. II/10.4.14)
- **Elektronische Spiele,** z. B. Gameboy.

Für Bettlägerige eignen sich hauptsächlich Spiele, die auf kleinem Raum und mit wenigen Spielern zu spielen sind, z. B. Steckspiele, die für die Reise mit dem Zug oder im Auto entwickelt wurden. Sie sind allerdings nicht zu empfehlen bei Sehstörungen und feinmotorischen Störungen.

Einige Spiele kann man auch allein spielen, z. B. Solitär, elektronische Spiele (z. B. Gameboy), Puzzle, Gedulds- oder Geschicklichkeitsspiele. 📖 2

Spielideen

Bingo

Viele alte Menschen verbringen ihre Nachmittage oder Abende gern in geselliger Runde beim **Bingo.** Das Spielprinzip ist ganz einfach zu verstehen, es gibt jeweils fünf Spalten, passend zu dem Namen BINGO. In den Spalten befinden sich Kästchen mit den verschiedenen Zahlen. Eine Person zieht wie bei einer Tombola Kugeln mit Zahlen und liest diese laut vor. Jeder Spieler, der diese Zahl in seinen Kästchen findet, markiert es. Hat ein Mitspieler fünf gezogene Zahlen in einer horizontalen, vertikalen oder diagonalen Linie, so hat er „Bingo" und gewinnt ggf. einen Preis.

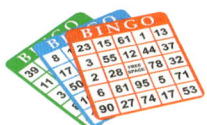

Bingo ist bei Senioren wegen seiner Einfachheit so beliebt. Auch Unerfahrene haben schnell das Spielprinzip von Bingo gelernt. Darüber hinaus ist es ein Gesellschaftsspiel, sodass die Senioren unter sich sind und eine gute soziale Anbindung an ihre Altersgenossen erhalten. Weiterhin ist bei dem Spiel die Spannung sehr hoch, da alle dem Volltreffer „Bingo" entgegenfiebern, sodass es nicht langweilig werden kann. Außerdem können die Senioren meist eine kleine Überraschung gewinnen, die natürlich noch einmal besonders anspornt und hoffen lässt.

Ein weiterer Vorteil von Bingo ist, dass es nahezu jeder spielen kann. Auch Sehbehinderte, die kleine Ziffern nicht gut erkennen können. Für den Fall druckt man einfach ein größeres Zahlenfeld aus, sodass die Ziffern leichter sichtbar sind. Nicht nur den Senioren macht das Spiel Spaß, auch jungen Menschen, die daran teilhaben und das Spiel betreuen. Darüber hinaus ist Bingo

nicht einmal teuer, entweder wird es komplett kostenlos angeboten oder man darf nach Entrichtung einer kleinen Einstiegsgebühr mitspielen.

Memory

Memory ist eine vom Ravensburger Spieleverlag eingetragene Marke für ein bekanntes Gesellschaftsspiel nach dem Pairs-Prinzip. Aus verdeckt liegenden Kärtchen müssen durch Aufdecken gleiche Paare gefunden werden.

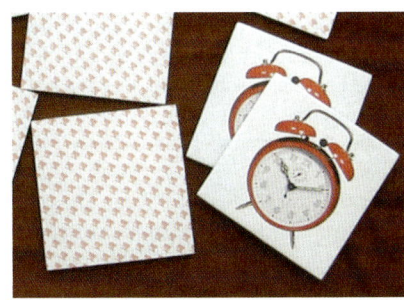

Das Spiel „Erinner' Dich" ist ein für Senioren entwickeltes Memory, das ohne großen Aufwand eingesetzt werden kann. Es umfasst 36 Karten, die groß und griffig hergestellt sind (Urban & Fischer Verlag). Es fördert die Geselligkeit, die Feinmotorik und das Gedächtnis.

Vertellekes

Vertellekes ist in den vergangenen Jahren wohl zu einem der beliebtesten Gesellschaftsspiele in der Altenpflege geworden. Das Wort Vertellekes leitet sich vom Plattdeutschen „vertellen" ab und bedeutet „Geschichten erzählen". Das ist der Grundgedanke dieses Gesellschaftsspiels; Beieinandersitzen und Geschichten erzählen, sich erinnern, Schmunzeln, Nachdenken und Singen.

Das Spiel kennt keine Verlierer und so nehmen die älteren Menschen das Spiel als sehr positiv wahr. Dieses Spiel ist auch bei demenzkranken Menschen einsetzbar und ohne großen Aufwand zu organisieren.

Ehrenamt

Viele Menschen bekleiden bis ins hohe Alter ein **Ehrenamt,** d. h. sie arbeiten freiwillig und unentgeltlich oder gegen eine geringe Aufwandsentschädigung z. B. in Vereinen, sozialen Einrichtungen, Kirchengemeinden (→ Kap. II/14). Hier hat sich in den vergangenen Jahrzehnten ein Wertewandel vollzogen. Die früheren Motive wie Dienen, Helfen und Pflichtbewusstsein verlieren immer mehr an Bedeutung. Auch Ehre und

Ansehen sind weniger gefragt als der persönliche Gewinn für den Einzelnen.

Viele dieser Freiwilligen haben den Wunsch, Kontakt mit anderen Menschen zu pflegen, Dinge kreativ mitzugestalten, ihre Fähigkeiten einzubringen und sich zu qualifizieren (→ Kap. II/5). 🗨🗨 3

Generationenübergreifende Aktivitäten

Kinder ziehen meist ganz von allein Aufmerksamkeit auf sich, sobald sie einen Raum betreten. Vor allem Senioren nehmen häufig sofort Kontakt zu den Kindern auf. Allein das Beobachten, aber auch die gemeinsame Aktivität mit Kindern weckt häufig Ressourcen bei den älteren Menschen.

Das liegt sicher zu einem daran, dass viele Kinder den Senioren ganz unvoreingenommen und unverkrampft begegnen und zum anderen, dass Kinder keine hohen Erwartungen an den Senioren haben.

Moderne Generationenarbeit berücksichtigt die derzeitige gesellschaftliche Struktur. Jung-und-Alt-Projekte bauen vor allem auf die verbindenden Interessen zwischen den Menschen der verschiedenen Altersgruppen auf (→ Kap. II/10.4.7).

Auch stationäre Alteneinrichtungen öffnen sich mehr und mehr für Menschen von außerhalb. Sie werden immer mehr zu Begegnungsstätten in den Wohnvierteln, in denen sie liegen. Aus diesem Grund bietet es sich an, vielfältige Kooperationen einzugehen.

Mögliche Kooperationspartner können sein:
- Schulen und Kindertagesstätten
- Sportvereine
- Musikschulen und Kinderchöre
- Schützen- oder Karnevalsvereine
- (Ur)Enkel ihrer Bewohner oder Kinder von Mitarbeitern.

Ideen für Angebote

Singen und Musizieren

- Kindertagesstätten und Schulen bereiten zu bekannten Feiertagen häufig Lieder vor. Man kann die Organisatoren fragen, ob sie bereit wären, in der Einrichtung aufzutreten. Denkbar wäre auch, mit einigen Senioren gemeinsam ein Lied einzuüben
- Man kann die Mitarbeiter der Pflegeeinrichtung fragen, ob deren Kinder ein Instrument beherrschen und Lust haben in der Einrichtung aufzutreten. Vielleicht

lässt sich auch ein Kontakt zu einer Musikschule herstellen.

Lesen und vorlesen

Man kann eine generationenübergreifende Gruppe ins Leben rufen (z. B. in Zusammenarbeit mit einer Grundschule) unter verschiedenen Motti, etwa „ Wir erhalten unseren Dialekt", oder „Sprache unserer Heimat". Mit gemeinsamen Büchern und Bildern ist diese Gruppe ohne großen Aufwand vorzubereiten und kann im Rahmen der Erinnerungspflege gestaltet sein.

Handarbeiten, basteln und dekorieren

Ein gemeinsamer Handarbeits- oder Basteltag, vielleicht mit einer Lehrerin für textiles Gestalten und einigen Schülern, kann ein Ansporn sein, um jahreszeitliche Dekoration selbst herzustellen.

Betreuung von Mitarbeiterkindern

Das Angebot einer gemeinsamen Betreuung und Aktivität von Kindern und Senioren kann auch für Mitarbeiter einer Einrichtung sehr attraktiv sein. Eine solche Veranstaltung kann z. B. einmal jährlich unter dem Motto „Das ist Mamas/Papas Arbeitsplatz" stattfinden.

Kochen mit Kindern

Durch das gemeinsame Kochen kann die Küche zu einem Sinnespark werden, der beiden Generationen Spaß und neue Erfahrungen vermittelt.

II/11.2 Bildungsorientierte Beschäftigungsangebote

Lebenslanges Lernen ist das Stichwort für ein Konzept, das den Menschen befähigen soll, während des gesamten Lebens eigenständig zu lernen, seine Lebensführung optimal zu gestalten und den Zusammenhalt in der Gesellschaft zu stärken.

> ❯❯ **Bildungsorientierte Beschäftigungsangebote** tragen dazu bei, dass der alte Mensch den Wert seines Lebens in der Gesellschaft auch jenseits der Berufswelt erkennen kann.

Es gibt noch sehr viele alte Menschen, die aufgrund ihrer biografischen Bedingungen lediglich ein geringes Bildungsniveau erreicht haben. Allerdings wird – bedingt durch den Wandel in der Arbeitswelt und im Bildungssystem – der Anteil älterer

Menschen mit einem höheren Bildungsabschluss in Zukunft zunehmen. Diese künftigen Alten werden voraussichtlich mehr Interesse an Bildungsangeboten haben.

Wie inzwischen in der Forschung von Erwachsenenbildung herausgefunden worden ist, gibt es bei älteren Menschen einen großen Wunsch nach selbstgesteuertem Lernen und das Bedürfnis, ihre Lebenserfahrungen in diesen Lernprozess einzubringen. Aus diesem Wissen heraus, ist die Idee der Bürgeruniversität, der Seniorenakademie oder des Bundesfreiwilligendienstes (BUFDI) entstanden.

Bildungsangebote greifen mehrere Bedürfnisse alter Menschen auf, z. B.:
- Fähigkeiten für die Lebensbewältigung zu erwerben
- Etwas für andere zu tun
- Sich sinnvoll zu beschäftigen und sich zu entwickeln.

Bildungsangebote für ältere Menschen sollten sich an deren Kenntnissen und Bedürfnissen orientieren. Häufig besteht ein großes Interesse an praktischen Lebenshilfen, z. B. Gesundheitsberatung, Ernährung, rechtlichen Fragen.

Bei den Zielgruppen gilt es zu unterscheiden zwischen:
- **Lernungewohnten** alten Menschen, die vielleicht seit ihrer Schulzeit kein Bildungsangebot wahrgenommen und selten einmal ein Buch gelesen haben
- **Lerngewohnten** alten Menschen, die nie aufgehört haben, etwas für ihre Bildung zu tun, die belesen sind und sich mündlich und schriftlich gut ausdrücken können.

Auch bei der Altenbildung gelten die Prinzipien der **Animation:** Neugierde, Ermutigung und Anschaulichkeit sind ebenso wichtig wie die Inhalte einer Veranstaltung. Wenn erst einmal Interesse geweckt ist, wenn ein alter Mensch motiviert ist, mehr zu erfahren und sich weiterzubilden, findet er oft auch allein Möglichkeiten, z. B. weiterführende Literatur und Themen in Rundfunk, Fernsehen und Zeitungen (→ Abb. II/11.2).

Bildungsarbeit mit alten Menschen sollte vor allem Möglichkeiten schaffen, die eigene **Alltagsbewältigung** zu reflektieren, zu vergleichen und auch private, schwer veränderbare Dinge gemeinsam mit anderen zu besprechen, z. B. Probleme mit Angehörigen, Umgang mit Finanzen oder Kochrezepte für Alleinstehende.

Bei den folgenden Bildungsangeboten ist es Aufgabe der Altenpflegerinnen, über die Möglichkeiten zu informieren und zu bera-

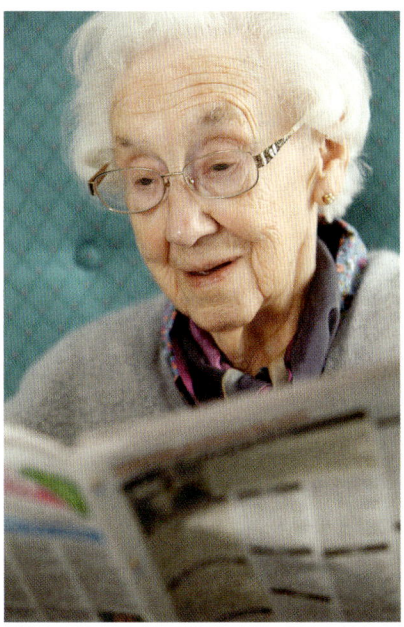

Abb. II/11.2 In lokalen Tageszeitungen befinden sich zahlreiche Hinweise auf Bildungs- und Beschäftigungsveranstaltungen für Senioren. [J787]

ten, zu motivieren und bei der Nutzung der vielfältigen Angebote zu unterstützen.

Vorträge und Seminare

Der Themenauswahl von **Vorträgen** und **Seminaren** in der Altenbildung sind keine Grenzen gesetzt. Es hängt auch hier immer davon ab, wie sich die Interessen und Wünsche der jeweiligen Zielgruppe zusammensetzen. Vorträge und Seminare sind Veranstaltungen, bei denen die Teilnehmer Informationen vorwiegend passiv aufnehmen. Bei diesen Angeboten sollte immer darauf geachtet werden, dass die Teilnehmer im Anschluss die Möglichkeit haben, sich aktiv in das Thema einzubringen, z. B. in einer Gesprächsrunde.

Selbsthilfegruppen

Hier geben sich die Gruppenmitglieder gleichberechtigt gegenseitige Hilfe zur Selbsthilfe. **Selbsthilfegruppen** entstehen, ähnlich wie Bürgerinitiativen, durch gemeinsame Betroffenheit, z. B. Einsamkeit, Behinderung oder Krankheit. Das Spektrum der Alteninitiativen geht von kleinen Gesprächs- und Hobbykreisen über Nachbarschaftshilfen bis hin zu den großen, überregionalen Initiativen (→ Kap. II/15).

Klassische Themen in der Altenbildung, an denen erfahrungsgemäß viele alte Menschen Interesse haben, sind z. B.:

• Vorbereitung auf das Alter

• Wenn Großeltern erziehen
• Soziale Sicherung
• Das Wichtigste über Testament und Erbfolge
• Patienten- und Betreuungsverfügung
• Partnerschaft und Sexualität im Alter
• Wohnen im Alter
• Gehirntraining.

Seniorenstudium

An Universitäten können Interessierte, unabhängig von ihrem Bildungsniveau, als Gasthörer Vorlesungen besuchen. Nach Ermittlungen der Universität Augsburg ist das etwa die Hälfte der älteren Studierenden. Die andere Hälfte der alten Hochschulbesucher ist als „ordentliche" Studenten eingeschrieben. Es gibt Schätzungen, dass etwa jeder vierte der älteren Studierenden ein Vollstudium mit einem Magister, Diplom oder Doktortitel abschließt. Von Senioren bevorzugt werden die Studienfächer Geistes- und Sozialwissenschaften, Geschichte, Philosophie und Kunstgeschichte.

Bundesfreiwilligendienst

Der **Bundesfreiwilligendienst** (*BUFDI*) ist für ältere und jüngere Menschen eine sehr gute Möglichkeit Ihr Wissen und Ihre Erfahrungen weiterzugeben und sich für das Allgemeinwohl zu engagieren. Hierbei kann das Engagement in vielfältiger Weise stattfinden, im sozialen, ökologischen und kulturellen Bereich, aber auch im Sport, bei der Integration oder im Zivil- und Katastrophenschutz.

Volkshochschule

Eine weitere, sehr beliebte Form der bildungsorientierten Beschäftigungsangebote sind die Kurse der **Volkshochschule.** 2008 war jeder 8. Teilnehmer an den Kursen über 65 Jahre alt und die Tendenz ist steigend. Volkshochschulen verstehen sich als kommunale Weiterbildungszentren. Sie bieten Kurse, Einzelveranstaltungen, Kompaktseminare, Studienreisen und -fahrten ebenso an, wie „Bildung auf Bestellung" in Form von Firmen- oder Inhouse-Kursen. Senioren können auch als Dozenten bei Volkshochschulen arbeiten und darin eine neue Aufgabe finden.

> **Internet- und Lese-tipp**
> Deutscher Volkshochschulverband:
> www.dvv-vhs.de

Internet

Das **Internet** ist für eine Vielzahl der Senioren immer noch unbekannt und mit Ängsten verbunden, da sie mit dieser Technik nicht aufgewachsen und auch im Berufsleben nicht in Berührung gekommen sind. Dennoch steigt die Zahl der Senioren im Netz. Das Medium bietet ihnen viele neue Möglichkeiten der Alltags- und Freizeitgestaltung

> **Internet- und Lese-tipp**
> • Akademischer Verein der Senioren in Deutschland e. V. (*AVDS*): www.senioren-studium.de
> • Netzwerk Lernen im mittleren und höheren Alter (Learning in later life): www.uni-ulm.de/lill

Kulturorientierte Beschäftigungsangebote

Lesen

Untersuchungen aus den vergangenen Jahren zeigen, dass die Lesefreudigkeit mit zunehmendem Alter nachlässt. Viele Ältere finden **Lesen** zu mühsam und anstrengend. Sie meinen auch, es koste zu viel Geld. Wie für viele andere Beschäftigungen gilt auch für das Lesen: Beschäftigungen, die in der Jugend mit hohem Interesse und viel Engagement verfolgt wurden, spielen für das Alter eine große Rolle. Wer in der Jugend gern las, tut das meist auch bis ins hohe Alter. Wer sein Leben lang nichts von Büchern hielt, wird im Alter schwer dafür zu motivieren sein.

Verschiedene Hilfsmittel können körperliche Defizite ausgleichen und die Fähigkeit zum Lesen erhalten (→ Abb. II/11.3, → Abb. II/11.4).

Viele stationäre Einrichtungen verfügen über eine eigene **Bibliothek.** Ideal sind dafür zwei nebeneinander liegende Räume, einer zum Schmökern und einer für die Buchausgabe.

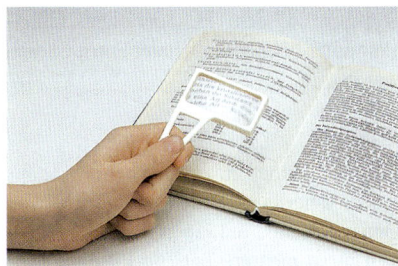

Abb. II/11.3 Bei gestörter Sehfunktion können Hilfsmittel das Lesen erleichtern. [V143]

II
11

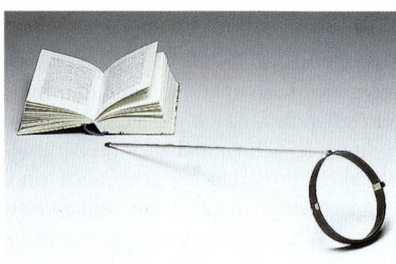

Abb. II/11.4 Durch einfache Kopfbewegungen ist mit diesem Hilfsmittel das Wenden von Buchseiten möglich. [V143]

❯❯ Die Tätigkeiten Lesen und Schreiben setzen eine hohe Konzentrationsfähigkeit voraus. Nur alte Menschen mit besonderem Interesse daran lassen sich leicht dazu motivieren.

Für alte Menschen, die zu Hause wohnen oder für Einrichtungen ohne Bücherei gibt es an vielen Orten die Aktion „Bücher auf Rädern", mobile Bibliotheken. Kontaktpersonen sind hier Gemeindeschwestern, die Fahrer von „Essen auf Rädern", Helfer aus der Jugend- und Altenarbeit und aus den Kirchengemeinden. Es ist auch möglich, Bücher aus Bibliotheken per Internet zu entleihen, sie sich auf dem Postweg zusenden zu lassen oder gleich am Bildschirm herunterzuladen.

Internet- und Lese-Tipp
Online-Bücherei: www.leih-ein-buch.de

Hörbücher

Hörbücher sind eine sehr gute Alternative zum Lesen, gerade für Senioren, die aufgrund mangelnder Sehfähigkeit mit dem Lesen Schwierigkeiten haben.

Hörbücher sind inzwischen in jeder Bücherei zum Ausleihen zu finden und es gibt sie zu allen Themen und können somit auch biografieorientiert angeboten werden.

E-Book

Das **E-Book** (*Digitalbuch*) ist inzwischen weit verbreitet und findet immer mehr Benutzer. Hierbei können mit einer speziellen Software auf dem PC oder dem Tablet-Computer Bücher in digitaler Form gelesen werden.

Vorteile

E-Books können in entsprechenden Shops jederzeit heruntergeladen werden und wiegen fast nichts. Auf einen E-Reader lassen sich meist mehrere Tausend E-Books speichern. Zudem verspricht ein E-Book größere

Barrierefreiheit, da sich die Buchstaben vergrößern lassen und so auch sehbehinderten Menschen das Lesen ermöglichen. Auch die Blendfreiheit bei E-Readern mit E-Ink-Display ist für entsprechend empfindliche Menschen von Vorteil. Für viele E-Book-Verfechter von entscheidender Bedeutung ist die Verfügbarkeit von zahlreichen kostenlosen E-Books – vor allem Klassiker.

Nachteile

Der größte Nachteil des E-Books ist wohl, dass es als Software behandelt wird. Kauft man ein E-Book, erhält man damit ausschließlich das Recht an der Benutzung, also das E-Book zu lesen. Besitzen, weiterverkaufen oder weiterverschenken lassen sich E-Books nur in eingeschränktem Maß. So ist es möglich, dass E-Book-Anbieter einzelne Titel oder ganze Bibliotheken löschen können, etwa, wenn ein E-Book-Leser oder der E-Book-Autor gegen Richtlinien verstoßen (haben).

Zudem kann es bei unterschiedlichen Anbietern von E-Readern zu Problemen mit den Lichtverhältnissen beim Lesen kommen, so dass dieses sich dann nicht mehr für sehbeeinträchtige Menschen nutzen lässt.

Kreatives Schreiben

Poesie- und Bibliotherapie nutzen geschriebenes und gesprochenes Wort als Ausdruck von Gedanken und Gefühlen. Der Text dient als Brücke, Zugang und Vermittler. Texte können ablenken, unterhalten, erheitern, anregen, nachdenklich machen, beeinflussen und bilden. 📖📖 4

Zur Poesie- und Bibliotherapie gehören:
- Unterstützung bei der Beschaffung und Auswahl von Büchern, Zeitschriften oder anderen Texten, die der jeweiligen Situation der Pflegebedürftigen angepasst sind
- Vorlesen und vorgelesen bekommen
- Verfassen von Gedichten oder Textstücken, um damit Erlebnisse und innere Bilder zu verarbeiten
- Lebenserinnerungen aufschreiben, Krankentagebuch, Briefe schreiben
- Gespräch und Gedankenaustausch anhand von Texten.

Internet- und Lese-Tipp
Stiftung Lesen: www.stiftunglesen.de

Schreiben kann die Fantasie und Kreativität besonders anregen. Als Gruppenarbeit bietet sich die Organisation einer **Schreibwerkstatt** an, eine feste Gruppe mit etwa vier bis sieben Teilnehmern, die sich regelmäßig treffen, um unter Anleitung zu verschiede-

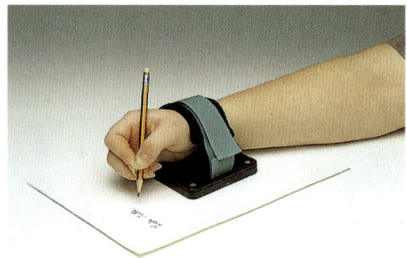

Abb. II/11.5 Diese Vorrichtung hilft, die Hand beim Schreiben ruhig zu halten. [V143]

nen Themen zu schreiben. Die literarischen Werke der Schreibwerkstatt können am Ende (z. B. für die anderen Bewohner der Einrichtung) veröffentlicht werden. Körperliche Defizite, z. B. Händezittern, lassen sich mit geeigneten Hilfsmitteln ausgleichen (→ Abb. II/11.5). So können z. B. auch ältere Menschen mit neurologischen Erkrankungen handschriftliche Texte verfassen. Alternativ kommen Computer zum Einsatz. Hierbei ist es wichtig, den Senioren die Funktionen nachvollziehbar zu erläutern.

Es gibt vieles, worüber geschrieben werden kann, z. B.:
- In einem vorgegebenen Zeitraum, maximal 5 Min., alle Gedanken aufschreiben, die einem gerade durch den Kopf gehen. Anschließend kann das Geschriebene in einer Gruppe präsentiert werden
- Bilder und Gegenstände beschreiben, auch Beziehungen und Gefühle einbeziehen, die zu diesen Motiven bestehen
- Gesellschaftliche, kulturelle oder politische Themen, zu denen man schriftlich Stellung nehmen kann, z. B. Emanzipation der Frau, Arbeitslosigkeit, Wiedervereinigung
- Erlebnisse aus der eigenen Biografie aufschreiben, z. B. Kriegserfahrungen, Beziehung zum Ehepartner oder Kindern, Erfahrungen während der Berufstätigkeit.

❯❯ Um auch Menschen zu motivieren, die das Schreiben nicht gewöhnt sind, stellen die Anleiter konkrete, verständliche und einfache Aufgaben. Je klarer die Vorstellung darüber ist, was er schreiben will, desto eher kann der alte Mensch seine Schreibhemmung überwinden.

❯❯ **Vorsicht!**
Das Schreiben über biografische Erlebnisse kann schmerzliche Gefühle auslösen. Dabei ist eine vertrauensvolle Atmosphäre sehr wichtig. Zum Schutz des Einzelnen kann es notwendig sein, Grenzen zu setzen.

II/11.2 Bildungsorientierte Beschäftigungsangebote

Erzählen und Erzählcafé

Erzählen bedeutet in der Altenpflege vorwiegend, dass alte Menschen aus ihrem Leben erzählen.

Sie sind Zeitzeugen bedeutender Ereignisse der jüngsten Geschichte und können mit ihren Erfahrungsberichten häufig auch das Interesse jüngerer Menschen wecken. Hierdurch kann eine intensive Auseinandersetzung zwischen den Generationen entstehen. Indem alte Menschen Anlass erhalten, ihre Geschichten zu erzählen, können sie sich noch einmal mit ihrer Vergangenheit auseinandersetzen. 📖 5

Gesprächsprozesse, die Erinnerungen hervorrufen, können von Altenpflegerinnen gesteuert werden. Dabei können sie persönliche oder zeitgenössische Gegenstände, z. B. alte Fotografien, Modeartikel aus der Vergangenheit, Rezepte und Literatur verwenden. Es können auch Familiensoziogramme oder Stammbäume der alten Menschen erstellt werden.

Findet das Erzählen in einer Gruppe an einem bestimmten Ort statt, handelt es sich um ein **Erzählcafé.** Jedes Treffen wird unter ein bestimmtes Thema gestellt, z. B. Schul- und Studiensituation, Familien- und Hausarbeit, kulturelle oder politische Ereignisse. Die Berichte können auf Band mitgeschnitten und als Zeitdokument über die Gesprächsrunde oder die Einrichtung hinaus veröffentlicht werden. Für solche Publikationen ist es allerdings notwendig, die Rechte- und Copyright-Situation vollständig zu klären.

> ❯❯ Wenn Menschen Gefallen daran gefunden haben, über ihr Leben und ihre Zeit zu sprechen, hören sie ungern wieder auf. Festgelegte Redelisten und -zeiten können gewährleisten, dass auch zurückhaltende Teilnehmer zu Wort kommen.

Gehirntraining

Gehirntraining → Kap. II/10.4.3

Gehirntraining erhält und fördert die geistigen Fähigkeiten. Es gibt inzwischen umfangreiche Literatur mit Aufgaben für Einzelpersonen und Vorschlägen für die Gruppenarbeit, z. B. Wortspiele.

Alte Menschen möchten aber nicht wie Schulkinder behandelt und „abgefragt" werden. Das Gehirn kann ebenso gut trainiert werden, wenn alte Menschen an einem Gruppengespräch teilnehmen, wenn sie alte Lieder singen, Spiele machen, bei Entscheidungen mitdenken und mitplanen können.

Genau wie bei Kindern gelten die Erkenntnisse der Gehirnforschung: Es muss Spaß machen. Versagensängste blockieren das Gehirn.

Theaterspiel

Das **Theaterspielen** weckt kreative Kräfte und stärkt das Selbstbewusstsein. Alte Menschen können dabei körperliche und sprachliche Ausdrucksformen aktivieren. Andererseits ermöglicht es ihnen ein intensives Gruppenerlebnis.

Es gibt große Unterschiede, was den Anspruch und das Können der Teilnehmer von **Theatergruppen** betrifft. Meist sind sie Laienspieler. Manche Gruppen werden von erfahrenen Schauspielern angeleitet und unterstützt. Die Stücke beziehen sich oft auf die Lebenswelt alter Menschen und sind mitunter selbst verfasst. Es können aber auch einfache Sketche, Kurzgeschichten, Witze oder Stegreifszenen sein, die nur zum eigenen Vergnügen oder vor kleinem Publikum innerhalb eines Altenclubs, einer Begegnungsstätte oder einer Pflegeeinrichtung gespielt werden.

> ❯❯ **Vorsicht!**
> Teilnehmer der Theaterarbeit nicht überfordern. Häufig bestehen anfangs Hemmungen und Ängste, sich in anderen Rollen oder in ungewohnten Bewegungsformen vor einer Gruppe zu präsentieren. Jeder Teilnehmer sollte nur die Übungen mitmachen, die er sich zutraut.

Formen des Theaterspiels

- **Pantomime:** Darstellung einer kleinen Geschichte, einer Situation oder eines Gefühls ohne Worte, z. B. Verliebtsein, Wut, komische Alltagssituationen
- **Rollenspiel:** jeder Teilnehmer spielt das Verhalten einer bestimmten Person in einer bestimmten Situation nach. Es können auch zwei oder mehrere Personen in einer Interaktion dargestellt werden. Das Rollenspiel eignet sich gut zum gemeinsamen Bearbeiten und Reflektieren von Konflikten
- **Bewegungsübungen:** Bewegung nach Vorgabe durch den Raum, z. B. Vorwärtsbewegung wie ein bestimmtes Tier, schnell oder langsam gehen

- **Sprechübungen:** einen vorgegebenen Dialog als direkte Rede vorlesen
- **Tanz- und Bewegungstheater:** stummes, aber bewegtes Spiel zu einem vorgelesenen Text.

Die Kulissen und Kostüme sind beim Tanz- und Bewegungstheater einfach und preiswert herzustellen. Die Hintergrundmusik oder -geräusche und die Sprecher, die die Handlung vorlesen, spielen wichtige Rollen, denn hier sprechen die Spieler selten oder gar nicht. Sie können sich aber, je nach Rolle, mimisch, gestisch, mit Bewegungen und Tanz ausdrücken, bei Bedarf auch seufzen, brummen, stöhnen oder lachen. Diese Form des Theaters eignet sich auch für Menschen mit geistigen oder körperlichen Beeinträchtigungen.

> ❯❯ Beim **Schwarzlichttheater** ziehen alle Teilnehmer schwarze Kleidung an und befinden sich in einem dunklen Raum. Notwendig ist ein besonderes Licht (*Schwarzlicht*), das vor allem weiße Dinge und Gegenstände mit bestimmten Farben leuchten lässt. Wenn ein Spieler weiße Handschuhe oder weiße Socken trägt und sich damit bewegt, sind nur Hände oder Füße sichtbar, der Spieler selbst aber nicht. So ist interessantes und effektvolles Theater möglich, ohne selbst gesehen zu werden. Diese Form des Theaterspiels eignet sich insbesondere für Schüchterne, aber auch für Menschen mit körperlichen und geistigen Einschränkungen. 📖 6

Puppenspiel

Das **Puppenspiel** bietet in der Arbeit mit alten Menschen zahlreiche Möglichkeiten. Puppen sind auch für alte Menschen anregend und werden mit viel Freude in die Hand genommen. Wie in vielen Bereichen der Beschäftigung sind auch beim Puppenspiel die Grenzen zwischen Bildungsarbeit, Hobby, Beschäftigungs- und Kunsttherapie fließend.

Die Puppen können:

- Von den alten Menschen selbst hergestellt werden, z. B. aus Pappmaché, lufttrocknender Modelliermasse, Stoff, Holzkugeln (Hobby, Beschäftigung)
- Anregungen geben zur Inszenierung von Szenen und Geschichten (Kunsttherapie, Bildungsarbeit)
- In gesprächstherapeutischen Prozessen eingesetzt werden (Psychotherapie).

Schon die Wahl der Puppen kann aufschlussreich sein im Hinblick auf die Psyche des Menschen. Puppen sind häufig **Symbolfiguren,** z. B. Kasper, König, Prinzessin, Hexe, Teufel.

> ❯ Das Puppenspiel eignet sich sehr gut für einen generationenübergreifenden Kontakt. Die Puppenspielergruppe kann z. B. Kindergarten- oder jüngere Schulkinder zu einer Vorstellung einladen.

Zu den bekanntesten Puppen zählen Handpuppen, Stabpuppen und Marionetten.

Das Puppenspiel erfordert zwar Erfahrung, kann aber auch nach und nach erlernt, verbessert und erweitert werden. In der Anfangsphase empfiehlt es sich, Szenen vorzugeben, z. B. aus Märchen oder aus dem Alltag der Einrichtung. Daraus können sich **Improvisationsspiele** ergeben. Das spielerische Element sollte dabei im Vordergrund stehen. Meist geht ein Gruppengespräch voraus, in dem man sich auf ein Thema einigt.

Die Gruppenleiter haben auch hier eine Modellfunktion. Falls es erforderlich ist, beginnen sie mit der ersten Szene. Findet eine Vorführung z. B. vor einem älteren Publikum statt, sind Begrüßungen wie „Kinder, seid ihr alle da?" zu vermeiden, weil eine solche Ansprache eine Abwertung der Gruppenarbeit als „Kinderei" bedeutet. 📖 7

Musizieren

Das Arbeiten mit **Rhythmen** und **Melodien** ist ein therapeutisches Mittel in der Einzel- und Gruppenarbeit, das gleichermaßen Körper und Geist anregen und vorübergehend ablenken kann. Es erlaubt jedem Menschen, im Rahmen seiner Fähigkeiten:

- Frei zu improvisieren
- Spielfreude, Kreativität und nonverbale Kommunikation zu entwickeln.

Ausschlaggebend bei der Planung musikalischer Beschäftigungsangebote sind die Pflegeprobleme und Ressourcen, die Gewohnheiten und Erfahrungen sowie die aktuellen Bedürfnisse der Pflegebedürftigen (→ Kap. I/22.1.1).

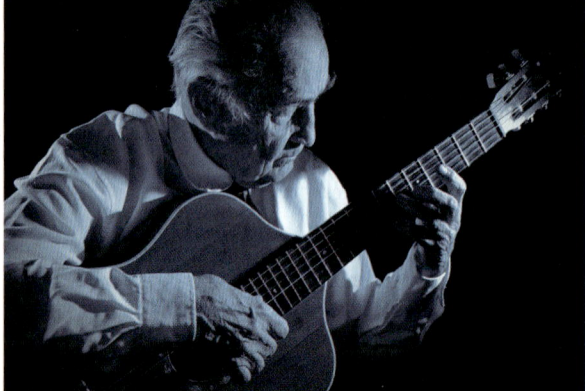

Abb. II/11.6 Lieder und Melodien sind oft mit positiven Erinnerungen verknüpft. [J787]

Es gibt verschiedene **Methoden,** sich mit Musik zu beschäftigen, z. B.:

- **Gruppensingen,** Chor, Kanon, z. B. „Froh zu sein bedarf es wenig"
- Gemeinsames Spiel oder Improvisieren mit **Orffschen Instrumenten**
- Gemeinsames **Musizieren,** z. B. mit selbst gemachten Instrumenten
- **Lautmalerei** für blinde Menschen: Umgang mit Tönen, Rhythmen und Melodien (Klangbildern) als Ersatz für bildnerisches Gestalten mit Farben und Formen
- Tänzerische **Musiktherapie**
- **Malen** nach Musik
- **Tanz und Bewegung** zu verschiedenen Rhythmen
- **Sitzgymnastik** oder Sitztänze nach Musik.

Das gemeinsame Hören von Musik erfordert von allen Zuhörern wegen der unterschiedlichen Geschmacksrichtungen, Hörgewohnheiten und Temperamente ein hohes Maß an **Toleranz.** Dazu bietet sich folgendes Vorgehen an:

- Vertraute Stücke anbieten
- Teilnehmer stellen ihre Lieblingsmusik vor, z. B. auf Schallplatte, CD oder Kassette. Das ist häufig Musik, die in einer bestimmten Lebensphase mit starken Gefühlen verbunden war. So wecken sie bei den anderen Teilnehmern Interesse an ihrer Geschichte. Vergangenheit wird lebendig (→ Abb. II/11.6)
- Gelegenheit geben zum Mitklatschen, Rhythmus klopfen, Schunkeln, Mitsummen oder Mitsingen, aber auch für **Zwischenbemerkungen** und **Gespräche**
- Ratespiele einbauen, z. B. „Erkennen Sie die Melodie?"
- Auf Wünsche der alten Menschen eingehen, z. B. durch ein Wunschkonzert
- Hörschädigungen berücksichtigen, z. B. allzu hohe Töne und Nebengeräusche vermeiden

- Leistungsdruck vermeiden; Pausen für Gespräche einlegen
- Bei Pflegebedürftigen, die ihre Musikwünsche nicht mehr mitteilen können, die individuellen Reaktionen auf die jeweilige Musik genau beobachten
- Hörerlebnisse auflockern durch Bilder oder Erzählungen über Komponisten, über deren Zeit, über den Inhalt von Operetten, Musicals.

Musik spricht die Gefühle im Menschen an und kann unabhängig von körperlichen und geistigen Einschränkungen erlebt werden. Sie fördert die Erlebnis- und Genussfähigkeit und hat vielfältige Wirkungen auf fast alle Lebens- und Kompetenzbereiche.

> ❯ **Lern-Tipp**
> Setzen Sie sich bei einer der nächsten Veranstaltungen, die in Ihrer Einrichtung für die Bewohner gegeben werden, ins Publikum. Es sollte am besten ein Konzert mit bekannten Volksliedern oder Schlagern sein. Beobachten Sie Bewohner die Sie kennen. Sehen Sie überraschende Reaktionen?

Übungen, die gezielt seelische Konflikte aufdecken und bearbeiten, gehören in die Hände von ausgebildeten Musiktherapeuten. Wenn Musikangebote von anderen Berufsgruppen gemacht werden, sollten sie in erster Linie unterhaltenden Charakter haben und sich an den Wünschen und Vorlieben der alten Menschen orientieren.

Vertraute und beliebte Melodien und Texte, z. B. bekannte Volks- und Kirchenlieder, rufen oft **Erinnerungen** wach, positive und auch negative. Das Sprechen über die Musik und das Austauschen von Erinnerungen stärken das Gemeinschaftsgefühl.

Richtig ausgewählte Musik hat auch einen starken Aufforderungscharakter und kann dadurch auch passive alte Menschen zum Zuhören und Mitmachen motivieren.

Freude am Singen kann beflügeln und aufgeschlossener machen. „Ganz nebenbei" ist Singen auch Atemschulung und, sofern man die Texte auswendig lernt, Gehirntraining. Das gleichzeitige Hören aufeinander vermittelt Harmonie und ist deshalb auch eine soziale Übung. 📖 8 📖 9

Alte Menschen, die schlechte Erfahrungen mit Musik gemacht haben oder ein Leben lang überzeugt waren, dass sie unmusikalisch sind und nicht singen können, wollen mit diesen Erfahrungen ernst genommen werden. Vielleicht sind sie bereit, erstmal unverbindlich zuzuhören.

II/11.3 Familien- und hausarbeitsorientierte Beschäftigungsangebote

Ⓢ Fallbeispiel Stationär, Teil I

Der Bewohner des Seniorenzentrums, Wilhelm Zaubzer, ist sehr anspruchsvoll, was die Auswahl der Menschen betrifft, mit denen er sich näher befassen möchte. Eines Abends fragt ihn eine Bewohnerin, ob er nicht auch mal in der Backgruppe vorbeischauen wolle. Herr Zaubzer reagiert zunächst reserviert und sagt, er werde es sich überlegen. Doch dann geht er tatsächlich zum angekündigten Zeitpunkt in die Küche des Wohnbereichs. Es zeigt sich, dass er ein passionierter Bäcker ist. Beim nächsten Mal möchte er seine Spezialität zubereiten, eine Sachertorte, deren Rezept er von seiner Mutter übernommen hat. Die Damen der Backgruppe sind begeistert, einen Mann kennen zu lernen, der in der Küche mindestens genauso gut zurechtkommt wie sie selbst.

Die Generation, die während und unmittelbar nach dem Zweiten Weltkrieg um das eigene Überleben oder das der Familien gekämpft hat, musste häufig die Erfahrung machen, dass Notzeiten die Kreativität und Fantasie fördern können. Viele Menschen

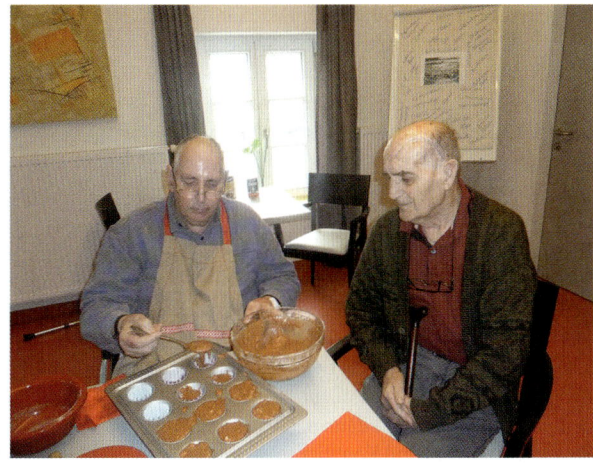

Abb. II/11.8 Gerade Männer finden beim gemeinsamen Backen neue Herausforderungen [K333]

haben damals mit wenigen gesammelten Lebensmitteln nahrhafte Gerichte oder Kuchen hergestellt, aus alten Lumpen entstanden Puppen und **Patchwork-Arbeiten** (→ Abb. II/11.7). Hier zeigt sich: Was Teil des Überlebenskampfes war, kann später zum Hobby werden. Viele alte Menschen arbeiten auch heute noch aus Sparsamkeit gern mit scheinbar wertlosem Material und mit Resten.

Hausarbeit und Wäschepflege

Viele alt gewordene Hausfrauen beschäftigen sich am liebsten mit vertrauten **Hausarbeiten,** bei denen sie sich sicher fühlen. Sie haben dabei meist auch das gute Gefühl, gebraucht zu werden. Das gilt für die noch zu Hause lebenden alten Menschen genauso wie für Bewohner stationärer Einrichtungen.

Wenn ein alter Mensch aufgrund körperlicher Beeinträchtigungen diese Arbeiten nicht mehr so korrekt ausführen kann, sollte das nicht überbewertet werden. **Kritik** und Korrektur sind nicht notwendig, das gilt insbesondere auch für demenzkranke

Menschen. (Die Wäsche muss nicht akkurat zusammengelegt sein).

Für alte Frauen, deren Fähigkeiten aufgrund einer Demenz schon sehr eingeschränkt sind, die aber immer gerne gestopft haben, können Strümpfe mit Löchern und andere zerrissene Wäschestücke bereitgehalten werden.

Kochen und Backen

Auch **Kochen** und **Backen** sind für viele Frauen vertraute Tätigkeiten, die mit dem Gefühl verbunden sind, etwas Sinnvolles zu tun.

Für alte Menschen, die noch zu Hause leben, ist das Kochen häufig alltägliche Notwendigkeit. Zur Gestaltung der Freizeit und des sozialen Miteinanders können alte Menschen sich jedoch hin und wieder treffen, um ein besonderes Essen vorzubereiten, für einen Kaffeenachmittag zu backen (→ Abb. II/11.8) oder gemeinsam neue Rezepte auszuprobieren.

Das Angebot, die alten Menschen regelmäßig an der Vor- und Zubereitung der gemeinsamen Mahlzeiten teilnehmen zu lassen, kann auch helfen, den Tagesablauf zu strukturieren und den alten Menschen damit eine zeitliche und räumliche **Orientierungshilfe** zu geben.

Alte Menschen mit einer **fortgeschrittenen Demenz,** zusätzlichen körperlichen Behinderungen, Sehschwäche u. a. sind oft nicht mehr in der Lage, bei Hausfrauentätigkeiten oder handwerklichen Arbeiten aktiv mitzuwirken.

Oft sind diese Tätigkeiten aber für diese Menschen **ständiges Thema und Antrieb:** „Ich muss nach Hause, für die Familie kochen."

Männer fallen oft auf durch ständiges Klopfen und Hämmern. Für diese Menschen ist es sehr hilfreich und entspannend,

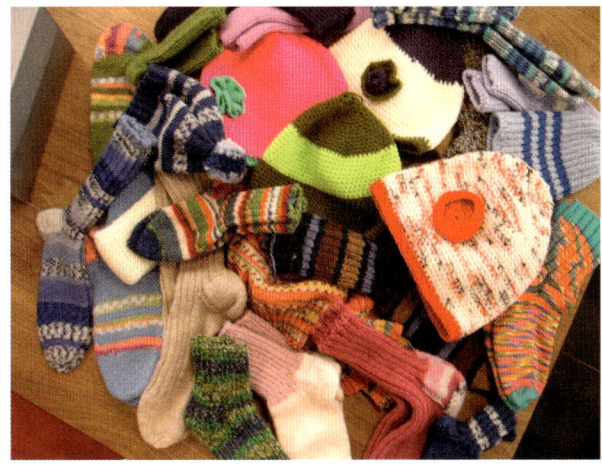

Abb. II/11.7 Wenn Senioren gemeinsam handarbeiten, können eindrucksvolle Dinge, beispielsweise für einen Basar, entstehen. [J787]

wenn man bei den Gesprächskontakten immer wieder ihre früheren Aufgaben in Beruf oder Familie zum Thema macht. „Was haben ihr Mann und die Kinder besonders gern gegessen? Was hat Ihre Mutter besonders gut gekocht?" „Haben Sie zu Hause viele Reparaturen selbst gemacht? Hatten Sie viele Mitarbeiter in Ihrer Werkstatt?" Oft genügt auch eine Annahme mit einem leicht fragenden Unterton: „Frau Schön, Ihnen war es wichtig, dass jeden Mittag pünktlich etwas Warmes auf dem Tisch stand und alle satt wurden. Das war sicher nicht immer einfach, vor allem kurz nach dem Krieg?". Oft kommt dann nach kurzem Zögern ein Seufzer und Kopfnicken. **Selbstwertgefühl** entsteht dann aus der Bestätigung von außen und dem Bewusstsein, im Leben etwas geleistet zu haben (→ Kap. I/10.1.4).

>> Jeder Teilnehmer möchte seine Arbeit so gut wie möglich machen. Konkurrenzverhalten lässt sich durch eine kreative und lockere Atmosphäre vermeiden, in der alle Köche für ihr Engagement und ihre Fähigkeiten gelobt werden.

Bei der Speisezubereitung und bei den Mahlzeiten gibt es zahlreiche Möglichkeiten, alte Menschen einzubeziehen, z.B.: gemeinsam Rezepte auswählen und Zutaten zusammenstellen oder besorgen, Kochgeräte bereitstellen, Gemüse putzen, Tisch decken, Abwaschen.

Für Menschen mit einer demenziellen Erkrankung im fortgeschrittenen Stadium eignet sich Hefeteig besonders wegen seiner Konsistenz, dem vertrauten Geruch und den vielen Möglichkeiten, ihn zu kneten, zu formen und evtl. auszustechen.

>> **Vorsicht!**
Bei der Zubereitung der Mahlzeiten besonders auf die Hygiene achten. Um Lebensmittelvergiftungen vorzubeugen, z.B.:
• Keine rohen Eier verwenden
• Speisen ausreichend erhitzen
• Reste nicht warm halten.

Kinderbetreuung

Das Gefühl des Gebrauchtwerdens kann für alte Menschen, die sehr rüstig sind, auch dadurch befriedigt werden, dass sie zeitweise **Kinderbetreuung** übernehmen, z.B. bei den eigenen Enkeln, als „Ersatzoma" in der Nachbarschaft oder auch bei Organisationen wie dem Kinderschutzbund.

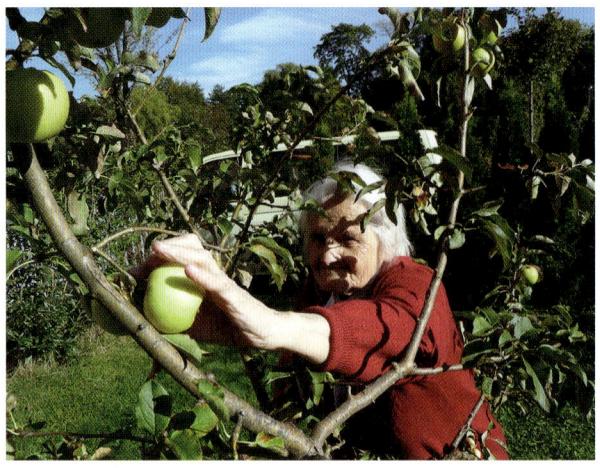

Abb. II/11.9 Im Garten kann sich jeder nützlich machen [K333]

Da das Märchenerzählen oder das Vorlesen in jüngster Zeit oft zu kurz kommen, ist das eine schöne Aufgabe auch für alte Menschen, die an den Sessel oder Rollstuhl gebunden sind. Allerdings sollte hier wieder berücksichtigt werden: Wer sein Leben lang nicht viel gelesen hat und wem der Bezug zu Märchen oder zu Kindern fehlt, der eignet sich wahrscheinlich weniger für diese Beschäftigung.

In manchen Altentagesstätten und Begegnungszentren, aber auch in stationären Einrichtungen, gibt es immer öfter Treffen unter dem Motto: **Alte und Junge** tun etwas miteinander. Dabei besuchen Erzieher oder Lehrer mit kleinen Gruppen von Kindergarten- oder Schulkindern eine Gruppe alter Menschen zum gemeinsamen Werken, Malen, Erzählen, Singen und Kaffee- bzw. Kakaotrinken. Für beide Altersgruppen sowie für Erzieher und Altenpflegerinnen entstehen neue Kontakte und Erfahrungen.

Gartenarbeit

Wenn ein Garten vorhanden und gut erreichbar ist, können viele alte **Hobbygärtner** ihre gewohnte Lieblingstätigkeit weiterhin pflegen (→ Abb. II/11.9). Vielleicht reizt es auch Menschen, die ihr Leben lang keinen Garten hatten, auf dem Grundstück der Einrichtung kleine Aufgaben in der Gartenarbeit zu übernehmen. Besonders hilfreich sind dabei **Hochbeete,** die auch für Rollstuhlfahrer erreichbar sind. Ein Gartenersatz kann auch ein Balkon oder eine Terrasse mit Blumenkästen und Kübelpflanzen sein. Wo auch das nicht machbar ist, kann ein alter Mensch die Pflege der Zimmerpflanzen übernehmen oder die Tischdekoration mit Schnittblumen.

II/11.4 Handwerklich orientierte Beschäftigungsangebote

S **Fallbeispiel Stationär, Teil II**

Wilhelm Zaubzer ist nun recht gut in das soziale Leben des Seniorenzentrums integriert. Er nimmt an vielen Veranstaltungen teil, auch wenn er mit spitzzüngiger Kritik nicht sparsam umgeht. Herr Zaubzer weigert sich allerdings entschieden, jemals eine Bastelgruppe zu besuchen: „Man muss wissen, wo die Grenze ist. Solche kindischen Spielereien kann machen, wer mag. Ich tu es jedenfalls nicht (→ Abb. II/11.10)."

Handwerkliche Techniken können die Koordination und Geschicklichkeit verbessern, die Muskeln kräftigen und Beweglichkeit fördern. So kann z.B. nach einem Schlaganfall das Zusammenspiel der Fingerbewegungen durch dauerhafte handwerkliche Arbeit verbessert werden, dadurch ist sie gleichzeitig Therapie.

Auch bei seelischen Problemen kann ein Hobby gleichzeitig therapeutisch wirken. Dabei ist es sinnvoll, Anregungen und Beratung von Ergotherapeuten einzuholen.

Für handwerkliche Beschäftigungen sind **Vorbereitungen** notwendig, z.B.:
• Techniken und Material nach den Fähigkeiten und Interessen der Teilnehmer auswählen
• Ausreichend Material besorgen
• Anschauungsmaterial vorbereiten
• Arbeitsplätze für die Teilnehmer vorbereiten
• Werkstücke so weit vorbereiten, dass sie von Teilnehmern mit eingeschränkter Motorik fertig gestellt werden können

❯ Die Motivation der Teilnehmer wird gefördert, wenn die Gruppen- oder Einzelangebote für die Beschäftigung mit dem Handwerk unter ein bestimmtes Motto gestellt werden, z. B. Raum- oder Gartenverzierungen für Ostern oder Weihnachten.

Zu den Werktechniken gehören:
- Holz- und Metallarbeiten, z. B. Laubsägearbeiten, Kupferschmuck
- Flechten mit Peddigrohr zur Herstellung von Körben
- Arbeiten mit Ton, Gips, lufttrocknender Modelliermasse, Knetwachs und Papiermaché, z. B. Gefäße, Figuren, Reliefs, Kacheln, Baumanhänger, Masken. Das freie Modellieren eignet sich auch für blinde und sehbehinderte Menschen
- Arbeiten mit Materialresten oder mit Funden aus der Natur, z. B. Blättern, Steinen, Muscheln, Tannenzapfen, Samen, Früchten, für Collagen oder Objektkästen, Kränze oder Gestecke
- Papierarbeiten, z. B. Klebebilder (Collagen), Scherenschnitte (Fensterbilder), Papier schöpfen. Es gibt auch Spezialscheren für Menschen mit Einschränkungen.

❯ **Praxis-Tipp**

Werkvorschlag „Holzarbeit": Weihnachtsbaum auf Kieferkanthölzern

5 × 5 cm starke Kieferkanthölzer werden unterschiedlich lang ausgesägt und verdreht aufeinandergestapelt. Durch einen Besenstiel sollen die Hölzer in der Mitte zusammengehalten werden. Dazu wird ein Mittelloch gebohrt und der Besenstiel hineingesteckt. Damit der Baum stehen kann, wird er auf einer 20 × 20 cm großen Holzplatte befestigt. Beim Bemalen des Baumes können die Teilnehmer ihrer Kreativität freien Lauf lassen. Zwei- oder dreidimensional geschnitzte Figuren aus Balsaholz lassen den Baum zusätzlich zur Geltung kommen.

Angebote für bettlägerige Menschen

- Mit Märchenwolle (bunte, ungesponnene Schafwolle), dünn verzupft, können auf grob gewebtem Stoff Bilder gelegt werden, die auch ohne Klebstoff haften und dann veränderbar sind. Sie eignet sich auch zum Modellieren von Figuren und Tieren
- Alte Zeitschriften oder Versandhauskataloge bieten viele Möglichkeiten für Collagen, z. B. ausgeschnittene oder ausgerissene Figuren bekommen fremde

Köpfe, Fische haben Flügel. Diese Beschäftigung macht vielen Erwachsenen Spaß. Sie wurde von großen Künstlern, z. B. Picasso, gesellschaftsfähig gemacht und setzt der Fantasie und Kreativität keine Grenzen. Empfehlenswert ist das Arbeiten mit Scheren, deren Spitzen abgerundet sind, und mit Klebestiften.

❯ **Praxis-Tipp**

Werkvorschlag „Schneiden und Kleben": Querbuch gestalten

Es macht vielen alten Menschen Freude, ein Querbuch (für andere) selbst herzustellen. Als Material dienen: ein DIN-A4-Schulheft, alte Kalenderblätter, Ausschnitte aus Zeitschriften, Fotos oder selbst gemalte Bilder und selbst geschriebene oder vergrößerte Kopien aus Büchern und Zeitschriften. Die Bilder und Texte werden so eingeklebt, dass beim Blättern die untere Seite verkehrt herum aufgeklebt oder aufgeschrieben wird.

Das Querbuch enthält viele bunte Bilder und kurze Texte im Großdruck. Es wird auf die Bettdecke gelegt, ein Kissen oder eine Rolle stützen die Rückwand des Buches. Nun reicht ein Antippen mit einem Finger, um eine Seite herunterzuklappen. Gelesen oder angeschaut wird immer nur die obere Seite (die untere steht jetzt auf dem Kopf). Wenn man das Buch einmal durchgeblättert hat, kann man es umdrehen und die anderen Seiten betrachten.

Handarbeiten

Handarbeiten eignen sich für Einzel- und Gruppenarbeit.

Viele Handarbeiten setzen ein gutes Sehvermögen und ein bestimmtes Maß an feinmotorischen Fähigkeiten voraus (→ Abb. II/11.10). Handarbeiten können die Feinmotorik schulen und sorgen vielfach für Gesprächsstoff.

Am weitesten verbreitet, und auch bei vielen älteren Frauen sehr beliebt, sind die klassischen **Handarbeitstechniken,** wie Stricken, Häkeln, Nähen und Sticken. Es gibt Handarbeitstechniken, die auch bei Männern auf Interesse stoßen können, z. B.:
- Weben
- Filzen, Modellieren mit Wolle
- Stoffdruck, Batik, Stoffmalerei
- Makramee, Klöppeln.

Handarbeiten für Männer

In den vergangenen Jahrzehnten griffen immer öfter auch **Männer** zu Nadel und Faden. Sticken, Stricken, Nähen und Weben sind Tätigkeiten, die früher zu anerkannten Männerberufen gehörten, entsprechende Berufsbilder sind z. B. Schneider, Polsterer, Weber. Fischer knüpfen Netze und auch junge Schäfer stricken oder filzen mit ihrer Schafwolle.

❯ **Praxis-Tipp**

Werkvorschlag „Lederarbeit": Geldbörsen, Täschchen und Rucksäcke nähen

Für Handarbeiten mit Leder eignet sich besonders gut das Buchbinderleder, da es leichter zu verarbeiten ist. Notwendig sind auch unterschiedliche Ledernadeln und eine Schere. Die Teilnehmer erhalten vorgestanzte und gelochte Lederteile, die sie dann z. B. zu einer Geldbörse zusammenfügen können. Auch hierbei ist es hilfreich, wenn die Teile für motorisch eingeschränkte alte Menschen ausreichend vorbereitet wurden.

In stationären Einrichtungen fallen im Alltag besonders viele Näharbeiten an, z. B. eingerissene Bettwäsche, Kleidung der Bewohner oder Dienstkleidung der Mitarbeiter. Einige Bewohner möchten sich an der anfallenden Arbeit beteiligen und damit das Gefühl bekommen, gebraucht zu werden. Es ist jedoch wichtig, sie um ihr Einver-

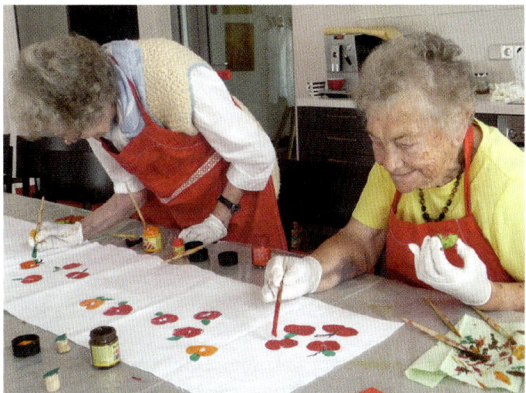
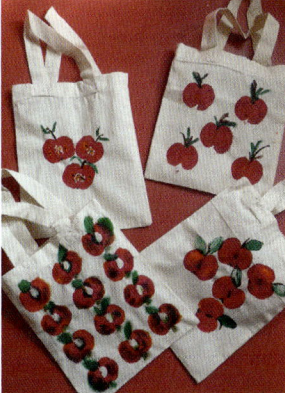

Abb. II/11.10 Beim Handarbeiten muss nicht immer gestrickt werden. Die Seniorinnen gestalten Taschen [K333]

ständnis zu bitten, bevor man sie in die Näharbeiten einbezieht.

Malen und Kleben

Malen und **Kleben** sind beliebte Techniken, die auch im Bett durchgeführt werden können (Angebote für bettlägerige Menschen). Die Teilnehmer können improvisieren und dabei Zeit, Raum, Sorgen und Nöte vergessen. Erlaubt ist alles, ohne Zensur.

Malen entspannt, baut Ängste ab und schafft Raum für Entfaltung. Beim Malen können depressive Stimmung in Kreativität umgewandelt, Unruhe und manische Verstimmung abgebaut werden. Deshalb wirkt Malen auch vorbeugend als eine Art „Seelenhygiene".

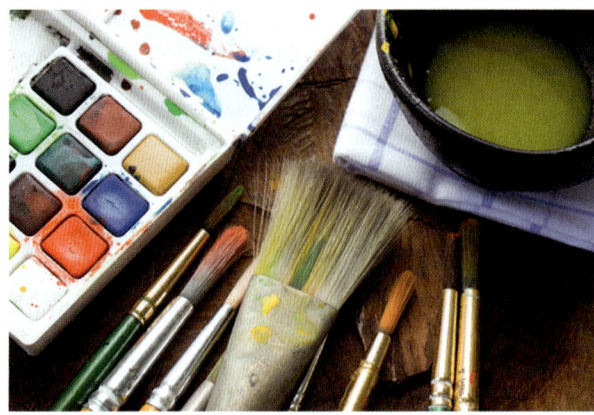

Abb. II/11.11 Mit den richtigen Arbeitsmitteln können wahre Kunstwerke entstehen. [J787]

> ❯❯ Malen eignet sich auch für die Gruppenarbeit. Begleitmusik, z. B. von Mozart, kann dabei für die Teilnehmer sehr anregend sein.

Zu den wichtigsten Materialien der Malarbeiten gehören (→ Abb. II/11.11):
- Farben, z. B. Finger-, Aquarell-, Acryl-, Tempera- und Kleisterfarben, Holzfarbstifte und Pastellkreiden
- Mehrere Papiersorten, z. B. Tonpapier, Japanpapier, Aquarellpapier, Seidenpapier, Transparentpapier, Architektenpapier
- Papiere zum Selbermachen, z. B. Marmorpapier, Kleisterpapier, handgeschöpfte Papiere oder Pappen, bedruckte und bemalte Papiere
- Kleber, z. B. Tapetenkleister, Mehlkleister, Klebestifte, Alleskleber, Holzleim.

In den folgenden Absätzen werden verschiedene Maltechniken vorgestellt.

Wachsmalkreide hat intensive Farben, die beim Malen gut zu kontrollieren sind und mit denen sich leicht Linien und ganze Flächen malen lassen. Wachsmalkreiden gibt es als Stifte oder Blöcke, letztere sehen aus wie flache Radiergummis.

> ❯❯ **Praxis-Tipp**
>
> **Werkvorschlag „Malen":** Wachsmalerei bügeln
>
> Einen Bogen Pergament- oder Architektenpapier nach Belieben mit Wachsmalstiften in mehreren Farben ausmalen, ungegenständlich oder mit einem einfachen Motiv, z. B. einer stilisierten Blüte. Dabei die Farbe dick auf die ganze Fläche auftragen. Danach das Blatt in der Mitte falten, die bemalte Fläche zeigt nach innen. Zwischen Zeitungspapier kurz bügeln, bis die Farbe schmilzt. Wenn das Papier im heißen Zustand schnell auseinandergefaltet wird, bildet die noch flüssige Farbe Veräs

telungen, die sehr interessante Motive, wie Zauberlandschaften oder Unterwasserwelten, ergeben. Die fertigen Bilder nach Bedarf zurechtschneiden, z. B. nur einen besonders schönen Ausschnitt verwenden, einrahmen oder auf Briefkarten kleben, etwa hinter ein Passepartout.

> ❯❯ **Praxis-Tipp**
>
> **Werkvorschlag „Malen":** Malen und Kleben
>
> Als Einstieg für eine Malgruppe eignet sich eine Mischtechnik von Malen und Kleben.
>
> Jeder Teilnehmer sucht in alten Illustrierten nach einem bunten Bild, von dem er einen kleinen Ausschnitt von ungefähr 10–15 cm Durchmesser herausreißt (nicht schneiden). Die Wahl ist jedem freigestellt, es muss kein Motiv darauf zu erkennen sein.
>
> Dieser „Papierschnipsel" wird auf ein großes Blatt Zeichenpapier geklebt, und um ihn herum wird mit Wachsmalkreiden gemalt. Dabei kann das ursprüngliche Motiv als Vorlage dienen, es kann aber auch ganz frei und ungegenständlich ein Bild gemalt werden, in das der „Papierschnipsel" integriert ist. Von weitem ist dieser oft gar nicht mehr auf Anhieb als solcher zu erkennen.

Der surrealistische Maler *Max Ernst* machte die Durchreibetechnik (Frottage) weltbekannt und museumsfähig. Viele Kinder benutzen diese Technik seit Generationen, um Geldstücke mit einem Bleistift auf ein Papier durchzureiben, auszuschneiden und als Spielgeld zu benutzen.

> ❯❯ **Praxis-Tipp**
>
> **Werkvorschlag „Malen":** Durchreibetechnik
>
> Als Motiv (Schablone) dient Pappe, z. B. die Rückseite von Kalendern, Zeichenblöcken oder Fotokarton. Will man Schmuckkarten machen, eignet sich ein Stück in Postkartengröße, auf das aus der

gleichen Pappe ein Motiv geklebt wird, z. B. ein Baum, eine Tulpe, ein Teddybär.

Ein Blatt Schreibmaschinenpapier wird zweimal gefaltet, sodass man die Schablone zwischen die ersten beiden Lagen schieben kann, um ein Verrutschen zu verhindern. Mit der langen Kante von Wachsmalblöcken wird nun gleichmäßig und flächig über das Papier gerieben. So erscheint langsam das durchgeriebene Motiv. Dabei können verschiedene Farben nebeneinander, stellenweise auch übereinander aufgetragen werden, zunächst helle Farben, dann dunklere.

Für das Aufzeichnen kann man einfache Motive aus Büchern, aus Werbeprospekten oder von Postkarten abzeichnen, durchpausen oder fotokopieren, z. B. Stern, Tannenbaum, Osterei.

Gruppenteilnehmer mit eingeschränkter Feinmotorik können unter den fertigen Schablonen auswählen und benötigen meist nur bei den ersten Versuchen etwas Unterstützung. Danach haben sie sehr schnell ihre Erfolgserlebnisse. Die Schablone kann viermal umgesteckt werden, bis vier Motive auf dem Bogen sind. Anschließend den Bogen auseinander schneiden und auf DIN-A6-Klappkarten kleben. Einfacher ist es, wenn nur ein Motiv pro Blatt durchgerieben und der Bogen als Faltbrief verwendet wird. Der Faltbrief lässt sich wie eine Briefkarte aufklappen, das Motiv befindet sich auf der Vorderseite.

Zum Herstellen größerer Bilder oder Collagen lassen sich auch andere Materialien durchreiben, z. B. Holzstücke, Vorhangspitze, Schuhsohlen und viele verschiedene Dinge des Alltags mit strukturierter Oberfläche. Statt Wachsmalkreiden kann man weiche, gut gespitzte Bleistifte, Kohle oder Holzfarbstifte nehmen und damit ebenfalls flach über das Papier streichen. Auch hier kann nach Lust und Laune geschnitten, geklebt und malerisch ergänzt werden.

❯ Je besser sich der Anleiter mit den verschiedenen Techniken auskennt, desto erfolgreicher verlaufen die Beschäftigungsangebote. Bücher, die Auskunft von Fachleuten sowie eigene Erfahrungen sind deshalb wichtig und hilfreich. 📖 10 📖 4

II/11.5 Bewegungsorientierte Beschäftigungsangebote

ⓢ Fallbeispiel Stationär

Paul Sahm steht sportlichen Angeboten sehr kritisch gegenüber. Das Tanzen bezeichnet er im Gespräch mit der Altenpflegeschülerin Janine Guter als „albernes Rumgehopse" und nachdem er einmal in den Raum mit der Sitztanzgruppe geschaut hatte, spottete er: „Das sieht ja aus wie bei der Geburtsvorbereitung, und dafür sind die doch alle schon ein bisschen spät dran!" Herr Sahm macht in diesem Punkt nur eine Ausnahme. Er geht gern ins hauseigene Schwimmbad und beteiligt sich sogar an der Wassergymnastik. Er bedauert allerdings, dass das Becken zu klein ist, um richtige Bahnen zu schwimmen.

Aktivität und **Bewegung** sind wichtige Grundbedürfnisse des Menschen (→ Kap. I/19). Bewegungsmangel kann zahlreiche körperliche Probleme bis hin zur Bettlägerigkeit zur Folge haben. Bewegung beugt Alterserkrankungen vor. Sie ist ein wirksames Mittel, um:

- Mobilität und Körperbewusstsein zu erhalten und zu verbessern
- Kreislauf, Atmung und Stoffwechsel anzuregen
- Koordination und Konzentration zu erhalten und zu fördern
- Kondition und Reaktion zu trainieren
- Stress abzubauen.

Bewegung kann aber auch das psychische Wohlbefinden steigern. Viele Menschen fühlen sich durch regelmäßige körperliche Bewegung emotional ausgeglichen und entspannt. 📖 11

Sport

Eine beliebte Freizeitbeschäftigung für alle Lebensalter und alle Bevölkerungsschichten ist der **Sport** (→ Abb. II/11.12). Dabei kann das Spielerische im Vordergrund stehen oder der Wettbewerb, der Wunsch, an eigene Grenzen zu stoßen, Geselligkeit und Teamgeist oder die eigene Fitness. Untersu-

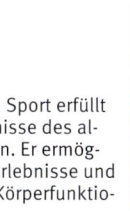
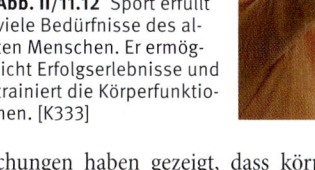
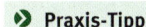

Abb. II/11.12 Sport erfüllt viele Bedürfnisse des alten Menschen. Er ermöglicht Erfolgserlebnisse und trainiert die Körperfunktionen. [K333]

chungen haben gezeigt, dass körperliches Training im Alter und bei vielen Erkrankungen und Behinderungen eine positive therapeutische Wirkung hat.

Besonders geeignete **Sportarten** für das Alter sind z.B. Spaziergänge, Gymnastik, Schwimmen, Wassergymnastik, Radfahren, Konditionstraining, Ballspiele, Kegeln, Tanzen, Bewegungstherapie.

Darüber hinaus gibt es Sportarten für Menschen mit:

- Speziellen Erkrankungen, z.B. Herzerkrankungen, Osteoporose, Rheuma, psychischen Erkrankungen
- Speziellen Behinderungen, z.B. für Rollstuhlfahrer, Amputierte, Blinde, Hörgeschädigte, psychisch Behinderte.

Seniorensport, auch als **Altersturnen** bezeichnet, wird häufig von Vereinen organisiert. Meist sind Menschen ab dem 55. Lebensjahr angesprochen, da sich ältere Menschen in anderen Sportgruppen oft überfordert fühlen.

In den vergangenen Jahren nahm die Zahl der alten Menschen zu, denen sportliche Betätigung von früh auf vertraut ist, z.B. durch Turnverein, Schulsport und Jugendgruppen.

❯ Sportangebote sollten auf die unterschiedlichen Belastungsfähigkeiten alter Menschen abgestimmt sein (→ Kap. II/10.4.1). Wichtigstes Ziel des Angebots ist das Erlebnis von Freude.

Die Einzel-, Partner- und Gruppengymnastik fördert Geschicklichkeit, Koordinations- und Konzentrationsfähigkeit, Reaktionsvermögen, Beweglichkeit der Gelenke und die Herzfunktion. Die Übungen können abwechslungsreich gestaltet werden, indem man mit unterschiedlichen Geräten und Hilfsmitteln arbeitet, z.B. mit Handtüchern, Fahrradschläuchen, Gummibändern, Ringen, Stäben, Bällen, Reissäckchen, Tennisbällen, kleinen Medizinbällen, Trampolin, Bänken und Stühlen.

❯ **Praxis-Tipp**

Arbeitsvorschlag „sportliche Aktivität": Werken und Gymnastik

Reissäckchen kann man sehr leicht selbst herstellen: Kleine Säckchen oder Waschhandschuhe werden mit Reis gefüllt und zugenäht. Nur so viel Reis einfüllen, dass das flach hingelegte Säckchen etwa so dick ist wie eine Hand. Man kann damit werfen wie mit einem kleinen Ball, das Säckchen rollt aber nicht weg. Es lässt sich überall flach hinlegen, z.B. auf Kopf, Schulter, Nacken, Handrücken und ist gut zu greifen.

❯ **Vorsicht!**

Gezielte Gymnastik und Sport bei Krankheiten des Bewegungsapparates, bei Herz- oder anderen Erkrankungen gehören in die Hände von Sport- oder Physiotherapeuten.

Gleichgewichts- und Krafttraining

Für alte Menschen, auch in Pflegeeinrichtungen, wurden spezielle Gehtrainings und Gleichgewichtsübungen zur Sturzprophylaxe entwickelt. Bei bestimmten gymnastischen Übungen werden zusätzlich Gewichtsmanschetten, elastische Bänder, Gewichtswesten und Kraftmaschinen eingesetzt (→ Kap. I/19.3.2, → Kap. I/17.5).

Tanzen

Tanzen ist so alt wie die Menschheit und gehört deshalb zu den ursprünglichsten Lebensäußerungen des Menschen. Beim Tanzen werden:

- Die Koordination von Gehör und Körperbewegung trainiert
- Spannung und Lösung, Befreiung und Selbstbestätigung erfahren
- Beziehungen und Nähe zu anderen Menschen und damit das Sozialverhalten gefördert

• Körperliches Training nicht als Anstrengung wahrgenommen, weil die Freude an der Bewegung überwiegt.

Tanzen kann anstecken wirken und von Isolation und Einsamkeit befreien, deshalb ist es für alte Menschen mehr als ein Zeitvertreib. Es hat eine therapeutische Wirkung auf Körper, Geist und Seele.

> ❯❯ Neben einer verbesserten Beweglichkeit und Koordination kann regelmäßiges Tanzen psychischen Erkrankungen vorbeugen, z. B. Depressionen. Es steigert die Lebensfreude und erhöht das Selbstbewusstsein, die Kommunikationsfähigkeit und die Kreativität.

Internet- und Lese-Tipp
Unter dem Titel „Wir tanzen wieder", Tanzen für Menschen mit und ohne Demenz gibt es seit 2007 ein Projekt von Stefan Kleinstück, in Tanzschulen in ganz Deutschland, Tanzlehrer auszubilden um die Schulen für Menschen mit und ohne Demenz zu öffnen: www.wir-tanzen-wieder.de

Es gibt verschiedene **Tanzarten**, z. B. Gesellschaftstanz, freie Tänze (*Improvisationstanz*), Volkstänze, meditative Tänze, Sitztanz. Rollstuhltanz nimmt bei der Begegnung zwischen Behinderten und Nichtbehinderten eine zunehmend wichtige Rolle ein (→ Abb. II/11.13).

Vor etwa 25 Jahren hat sich aus dem „Arbeitskreis für Tanz im Bundesgebiet" eine Sektion „Tanzen mit Senioren" herausgebildet, die es sich zur Aufgabe macht, Multiplikatoren für Altentanzkreise heranzubilden. Es handelt sich dabei aber nicht um verlangsamte Gesellschaftstänze, sondern um Kreis- und Paartänze sowie Folklore-Tänze in einem Tempo, das immer dem Bedürfnis der Gruppe angepasst ist. Charakteristisch für den **Seniorentanz** ist auch, dass die Schrittfolge unkompliziert gehalten

wird und die Tänze dadurch schnell und einfach zu erlernen sind. Für die Tanzkreise mit alten Menschen gibt es inzwischen eine Auswahl an Kassetten, Schallplatten und CDs mit verlangsamten Rhythmen und mit Tanzanleitungen.

Internet- und Lese-Tipp
• Deutscher Bundesverband Tanz e. V.: www.dbt-remscheid.de
• Bundesverband Seniorentanz e. V.: www.seniorentanz.de
• Bücher und CDs für Seniorentanz: www.fidula.de

> ❯❯ **Vorsicht!**
> Die Tanzbewegungen dürfen nicht einseitig belasten und so den Bewegungsapparat schädigen. Die Anleiter sollten sich zuvor mit den Krankheitsbildern der Teilnehmer auseinandersetzen und eventuell bei den Ärzten nachfragen, welche Bewegungen zu vermeiden sind.

Sitztänze

Beim **Sitztanz** sitzen die Teilnehmer im Kreis und bewegen sich nach dem Rhythmus der Musik. Der Übergang vom Sitztanz zur Gymnastik nach Musik ist fließend. Zusätzlich können Gegenstände verwendet werden, z. B. bunte Tücher oder Luftballons. Ziele des Sitztanzes sind neben der Beschäftigung und der Begegnung mit anderen die bessere Beweglichkeit der Schulter- und Nackenpartie, des Rückens, der Füße und der Knie, die alle beim Sitztanz bewegt werden können.

Aufgaben der Anleiter sind:
• Tanzanleitungen und die entsprechende Musik besorgen
• Musikanlage und Raum organisieren
• Tänze selbst einüben, damit die Bewegungen besser vermittelt werden können
• Gegenstände, z. B. Tücher, Bälle oder Kegel, bereithalten.

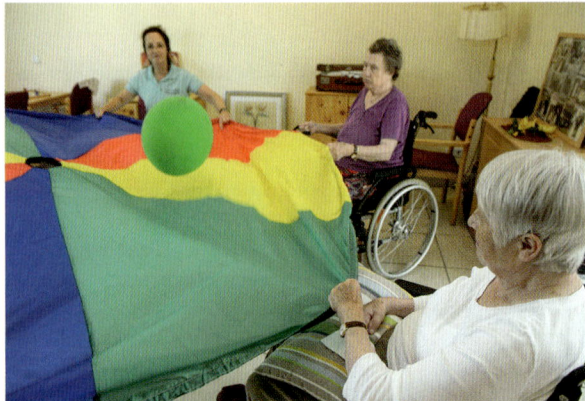

Abb. II/11.13 Auch Rollstuhlfahrern ist Gymnastik möglich. [K157]

Wiederholungsfragen

1. Welche geselligkeitsorientierten Gruppenangebote gibt es? (→ Kap. II/11.1)
2. Welche Beschäftigungsangebote eignen sich auch für Männer? (→ Kap. II/11.1)
3. Welche Bedeutung haben generationsübergreifende Aktivitäten für alte Menschen? (→ Kap. II/11.1)
4. Welche Möglichkeiten gibt es, Musik in die Arbeit mit alten Menschen einzubauen? (→ Kap. II/11.2)
5. Welche Aspekte sind beim Angebot von Werk- und Handarbeiten für alte Menschen zu berücksichtigen? (→ Kap. II/11.4)

Literaturverzeichnis

1. Medizinischer Dienst des Spitzenverbandes der Bund der Krankenkassen e. V.: Qualitätsprüfungs-Richtlinien-MDK. Anleitung Transparenzvereinbarung 2014. www.gkv-spitzenverband.de/media/dokumente/pflegeversicherung/richtlinien__vereinbarungen__formulare/transparenzvereinbarungen/pvts_neu_ab_2014_01_01stationaer/2014_Pflege_Pruefgrundlagen_stationaer.pdf (letzter Zugriff: 30.8.2016).
2. Baumgartner, M. (et al.): Spielekartei für Sonder- und Heilpädagogik. Verlag Modernes Lernen, Dortmund, 2007.
3. Beyschlag, R.: Altengymnastik und kleine Spiele. Urban & Fischer Verlag, München, 1999.
4. Lindner, E.: Aktivierung in der Altenpflege. Arbeitsmaterialien für die Praxis mit CD, Elsevier Verlag, München, 2005.
5. Neulist, A.; Moll. W.: Die Jugend alter Menschen. Gesprächsanregungen für die Altenpflege. Elsevier Verlag, München, 2005.
6. Günther, S.: Das Zauberlicht. Schwarzes Theater, Spiele und Aktionen mit Kindern (Spiele, Szenen und Ideen für Kinder zwischen 4 und 10 Jahre). Ökotopia Verlag, Münster, 2000.
7. Jaffke, F.: Puppenspiel. Arbeitsmaterial aus den Waldorfkindergärten. Heft 7. Verlag Freies Geistesleben, 1986.
8. Harms, H.; Dreischulte, G.: Musik erleben und gestalten mit alten Menschen. Elsevier Verlag, München, 2007. (Zu diesem Buch gibt es eine begleitende Musik-CD).
9. Schöps, A.; Strube, F.: Kein schöner Land – Liederbuch im Großdruck. (Bände 1 und 2) Strube Verlag, München, 2002.
10. Schmidt-Hackenberg, U.: Malen mit Dementen. Vincentz Network, Hannover, 2005.
11. Mötzing, G.: Beschäftigung mit alten Menschen. Elsevier Verlag, München, 2009.

II 11

S. Duesmann

II/12 Feste und Veranstaltungen

Der Soziale Dienst erhält den Auftrag, sich um die Organisation des Frühlingsfests im „Seniorenzentrum Maxeberg" zu kümmern. Die Dekoration und das Motto, unter dem das Fest stehen soll, wollen die Mitarbeiter gemeinsam mit den Senioren erarbeiten. Der soziale Dienst bespricht das Thema mit der Einrichtungsleitung und bezieht dann den Bewohnerbeirat in die konkrete Planung ein.

In der stationären Altenpflege ergibt aus den Transparenzkriterien (siehe Kasten), die Verpflichtung, eine Jahresplanung für Feste und Veranstaltungen vorzuhalten.

❯ **Auszug aus den Qualitätsprüfrichtlinien für stationäre Pflegeeinrichtungen**

Kapitel 8.1c

Gibt es Aktivitäten zur Kontaktaufnahme/Kontaktpflege mit dem örtlichen Gemeinwesen?

Die Frage ist mit „Ja" zu beantworten, wenn die stationäre Pflegeeinrichtung regelmäßige und geplante Kontakte zu Vereinen, Kirchengemeinden und Organisationen im Ort pflegt, die dem Ziel dienen, für die Bewohner mehr soziale Kontakte herzustellen und ihnen eine Teilhabe am Leben in der Gemeinschaft innerhalb und außerhalb der stationären Pflegeeinrichtung zu ermöglichen.

Kapitel 8.1d

Gibt es Maßnahmen zur Kontaktpflege zu den Angehörigen?

Das Kriterium ist erfüllt, wenn die stationäre Pflegeeinrichtung die Kontaktpflege zu Angehörigen und Bezugspersonen plant und diese regelmäßig in die soziale Betreuung, Versorgung und Pflege der Bewohner einbezieht bzw. einzubeziehen versucht. 📖 1

Feste feiern

Feste bereiten nicht nur Freude, sondern schaffen in erster Linie die Möglichkeit, Zeit in der Gemeinschaft anderer zu verbringen und soziale Kontakte aufzubauen. Diese Kontakte beziehen sich auf das Gemeinwesen, zu dem die Einrichtung gehört (z. B. die Kommune, benachbarte Kirchengemeinden, benachbarte Vereine, benachbarte Einrichtungen zur Kinderbetreuung bzw. Schulen) sowie die Familienangehörigen

der pflegebedürftigen Menschen. Nicht zu vernachlässigen ist auch der Aspekt, dass die Bewohner einer Einrichtung sich in zwangloser Geselligkeit untereinander besser kennenlernen können.

Feste befördern diese Kontaktaufnahme und vermitteln den Bewohnern stationärer Einrichtungen das Gefühl, Teil der sozialen Gemeinschaft zu sein. Sie bieten Reize für alle Sinne, seien es die besonderen kulinarischen Genüsse, die Dekoration oder ein unterhaltsames Programm.

Im Jahresablauf gibt es immer wieder Gelegenheiten zum Feiern:
- Jahreszeitliche und religiöse Feiern, z. B. Advent, Nikolaus, Weihnachten, Silvester, Fasching), Frühling, Sommer (→ Abb. II/12.1, Erntedank, Herbst, St. Martin
- Geburtstage und Namenstage
- Regionale Feste, z. B. historische Ereignisse.

Wenn in einer Gruppe Menschen aus **verschiedenen Kulturen** zusammenkommen, informieren sich Altenpflegerinnen im Rahmen der Biografiearbeit über die Gewohnheiten, religiöse Regeln und Festbräuche der jeweiligen Kulturen (→ Kap. II/3). In Einrichtungen mit vielen Menschen aus einem Land, z. B. Türkei, ist es wünschenswert und hilfreich, wenn diese auch unter den Pflegenden mehrere Landsleute finden. Altenpflegerinnen tauschen sich mit den alten Menschen darüber aus, wie sie Feste in ihrem Kulturkreis und in der Familie erlebt haben. Nicht immer sind Feste nur mit positiven Erinnerungen verbunden.

Allein stehenden Menschen wurde an Festtagen ihre Einsamkeit oft besonders bewusst. In Familien gab es gerade an Wo

chenenden, im Urlaub und an Festtagen oft auch Streit bis hin zu Ehescheidungen.

Für Hausfrauen waren Festtage verbunden mit viel Arbeit, Stress und Hektik bis zur letzten Minute und nicht selten mit Enttäuschungen, wenn dann doch nicht alles so verlief wie gewünscht, oder wenn die erhoffte Anerkennung und das Lob ausblieben.

Männer fürchteten bei Familienfesten oft die zu große Nähe, Sentimentalität und problematische Gesprächsthemen.

Feste wie Weihnachten können aber auch Anlass sein, sich der Kranken, Verstorbenen oder weit entfernten Verwandten und Freunde zu erinnern. Sie sind dann oft mit Trauer, Wehmut und Rührseligkeit verbunden.

Fastnachtsveranstaltungen sind nicht jedermanns Sache. Deshalb befragen Altenpflegerinnen speziell vor solchen Festgelegenheiten, wie die Wünsche der Bewohner sind. Dann sollte das Fest wie ein Höhepunkt gestaltet und nur von kurzer Dauer sein. Zwar kann z. B. eine Faschingsfeier sehr lustig sein, doch das bedeutet keinesfalls, dass die Bewohner tagelang Luftschlangen im Speisesaal anschauen möchten. 📖 2

Bedürfnisse der Pflegebedürftigen

Humor als Kommunikationsmittel → Kap. I/18.8.2

Oft gewinnen die Mitarbeiter und Bewohner in stationären Einrichtungen Ideen und Anregungen bei schönen Festen, die sie anderswo besuchen. Aber dasselbe Programm, das in der einen Einrichtung mit den dortigen Bewohnern ein voller Erfolg

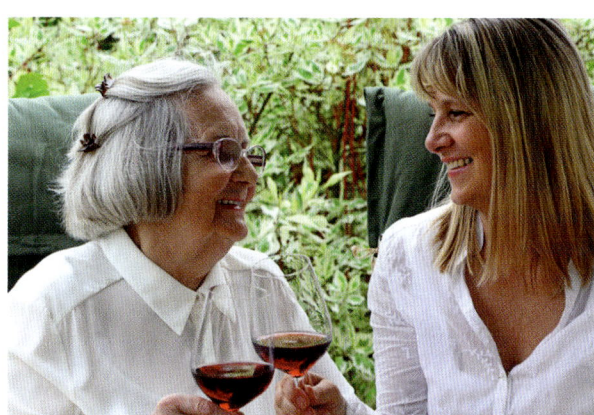

Abb. II/12.1 Feste im Grünen sind reizvoll, weil alle Programmideen und Gestaltungsmöglichkeiten möglich sind. [J748]

war, kommt vielleicht an einem anderen Ort und mit anderen Leuten überhaupt nicht an. Mechanisches Nachahmen führt selten zum Erfolg. 📖 3

Die wichtigsten Grundregeln bei der Organisation von Festen sind:

- Das ganze Jahr über schon „Stoff" sammeln, z. B. Gedichte, Sprüche, Lieder, Geschichten und Ideen, Programmpunkte, Dekoration. Dabei Ausschau halten nach verborgenen Talenten und noch unentdeckten Künstlern unter den alten Menschen und Kollegen
- An Altbewährtes und Bekanntes anknüpfen, evtl. von Jahr zu Jahr bestimmte Traditionen pflegen, aber auch Neues einbauen
- Einladungen rechtzeitig verteilen und Programm bekannt machen, z. B. über Plakate, Handzettel, Zeitungsnotizen
- Unterschiedliche „Komitees" bilden, z. B. für die Organisation von Speisen und Getränken, Bewirtung, Programm, Dekoration, Bestuhlung
- Möglichst alle Mitarbeiter, Ehrenamtliche sowie Freunde der Einrichtung und Angehörige der Bewohner in die Organisation und den Ablauf des Festes einbeziehen. Auch daran denken, dass die Teilnehmer während des Festes immer einen Ansprechpartner finden und damit zum Gespräch animiert werden sollten
- Behinderungen der Teilnehmer berücksichtigen
- Menschen mit Blasenschwäche oder Angst, nicht rechtzeitig die Toilette zu erreichen, kann eine Veranstaltung in großem Saal allein deshalb schon Stress bereiten
- Menschen mit Schwerhörigkeit oder Sehschwäche haben oft Schwierigkeiten, einem Programm zu folgen, wenn die Bühne zu weit weg, die Beleuchtung schlecht und die Geräuschkulisse zu laut ist
- Große Veranstaltungen können Menschen mit Demenz verwirren. Dann geraten sie möglicherweise in Angst, was zu Unsicherheit und Ablehnung führt. Hier gilt der Grundsatz: weniger ist mehr
- Schwierigkeiten, sich über eine längere Zeit zu konzentrieren, führen oft dazu, dass ein alter Mensch während einer Veranstaltung unruhig wird oder vorzeitig in

sein Zimmer zurückkehren möchte. Deshalb ist die Länge des Programms in jedem Fall an die Kapazitäten der Teilnehmer anzupassen. Besser ist es, kürzere Veranstaltungen zu planen, bei denen sich alle wohl fühlen, als ellenlange Programme, die nur ein Teil des Publikums bis zum Ende erlebt.

Festvorbereitungen

- Hol- und Bringdienste für die Besucher organisieren
- Moderatoren bestimmen
- Darbietungen benachbarter Einrichtungen nutzen, z. B. Kirchenchor, Theateraufführungen von Schulen.

> **»** Darauf achten, dass die Teilnehmer durch das Programmangebot nicht überfordert sind und dass die einzelnen Darbietungen dem Geschmack des Publikums entsprechen. Es ist nicht sinnvoll, z. B. ein literarisch anspruchsvolles Theaterstück in moderner Inszenierung aufzuführen, wenn die Wünsche der Zuschauer auf eine Bauernkomödie gerichtet sind. Bereits bei der Planung berücksichtigen Altenpflegerinnen die unterschiedlichen Fähigkeiten und Bedürfnisse der Pflegebedürftigen.

Spontane Feste

Auch wenn in stationären Einrichtungen der Altenhilfe vor allem die jahreszeitlich orientierten Feste sowie Feiern anlässlich von Geburtstagen im Zentrum des Jahresablaufs stehen, kann ein **spontanes Fest** den Bewohnern sehr viel Freude machen. Anlässe lassen sich dafür in großer Zahl finden, z. B. die Rückkehr einer Bewohnerin aus dem Krankenhaus, die erste Sonnenblume auf der Terrasse, den Einzug eines neuen Bewohners oder das bestandene Examen der Altenpflegeschülerin.

Dabei stehen dann nicht Vorbereitungen, Dekoration, Essen oder Programm im Mit-

telpunkt, sondern einfach das gemütliche Beisammensein. In einem kleinen Kreis um einen Tisch zu sitzen und sich Zeit für einander zu nehmen, kann vielleicht mehr bedeuten als ein großes Fest, bei dem die Mitarbeiter, die freiwilligen Helfer und oft sogar die Angehörigen eine Menge Stress haben und mehr auf den Beinen sind als an der Seite der Bewohner (→ Abb. II/12.2).

Ausflüge und Reisen

Ausflüge gestalten → Kap. II/10.4.5

Ausflüge und **Reisen** sind für alte Menschen, die in stationären Einrichtungen leben oder aufgrund körperlicher Einschränkungen nur noch selten ihre Wohnung verlassen, ganz besondere Höhepunkte im Jahr. Neue Eindrücke und eine andere Umgebung, sei es auch nur für einen begrenzten Zeitraum, setzen häufig positive Empfindungen frei. Im Mittelpunkt einer Reise oder eines Ausflugs stehen das intensive Zusammensein und die Kommunikation mit den anderen Reiseteilnehmern. Mehr als bei anderen Gruppenaktivitäten wächst dabei ein **Zusammengehörigkeitsgefühl.** Die Erinnerungen an die Reise verbinden die Teilnehmer auch lange Zeit nach dem gemeinsamen Erlebnis.

> **»** Interessierte Teilnehmer werden über einen Zeitraum von mehreren Wochen jeden Morgen in der Nähe ihrer Wohnung an zentralen Haltepunkten mit Bussen abgeholt und in eine Tageseinrichtung am Stadtrand gebracht. Dort verbringen sie mit anderen alten Menschen zusammen den Tag mit den Mahlzeiten und mit unterschiedlichen Programmen. Am Abend werden sie nach Hause gefahren. Diese Art der Erholung bevorzugen vor allem die alten Menschen, die noch nie gern weite Reisen gemacht haben, die gern abends im eigenen Bett schlafen oder die aus gesundheitlichen Gründen in der Nähe ihres vertrauten Behandlungsteams bleiben wollen.

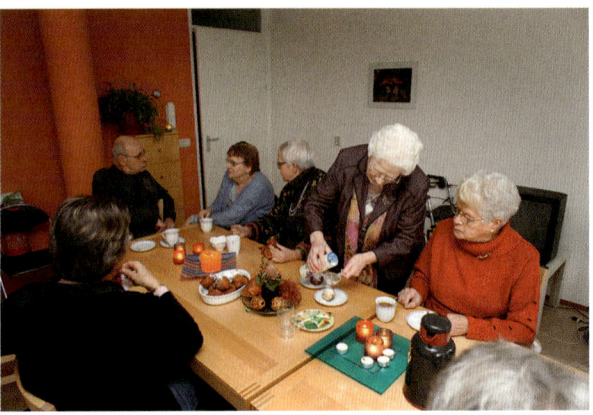

Abb. II/12.2 In kleiner, geselliger Runde bietet sich oft mehr Gelegenheit zum Austausch als bei großen Festen. [J787]

Auch die örtlichen Volkshochschulen, die kirchliche Erwachsenenbildung oder die kommunale Altenhilfe bieten unterschiedliche Möglichkeiten für Ausflüge und Reisen an, z. B. Studienfahrten, Wochenendfreizeiten, Seminare, Wallfahrten. Oft sind die Reiseziele und -programme sehr genau auf die körperlichen Bedürfnisse alter Menschen ausgerichtet.

> **» Vorsicht!**
> Alte Menschen sollten über die Methoden und Gefahren von kommerziellen Kaffeefahrten ausreichend informiert sein, damit sie sich nicht zum Kauf von meist kostspieligen Produkten (z. B. Heizdecken) überreden lassen.

Wiederholungsfragen

1. Wie lauten die Grundregeln der Organisation von Festen? (➔ Kap. II/12)
2. Wie lassen sich Teilnehmer in die Planung und Vorbereitung von Veranstaltungen einbeziehen? (➔ Kap. II/12)
3. Welche negativen Erinnerungen können alte Menschen an frühere Feste haben? (➔ Kap. II/12)
4. Welche Behinderungen können die Freude an Festen trüben, und warum? (➔ Kap. II/12)

Literaturverzeichnis

1. Medizinischer Dienst des Spitzenverbandes der Bund der Krankenkassen e. V.: Qualitätsprüfungs-Richtlinien-MDK. Anleitung Transparenzvereinbarung 2014. www.gkv-spitzenverband.de/media/dokumente/pflegeversicherung/richtlinien__vereinbarungen__formulare/transparenzvereinbarungen/pvts_neu_ab_2014_01_01stationaer/2014_Pflege_Pruefgrundlagen_stationaer.pdf (letzter Zugriff: 30.8.2016).
2. Klütsch, E.: Feste und Feiern. Vincentz Network, Hannover, 1992.
3. Mötzing, G.: Beschäftigung und Aktivitäten mit alten Menschen, Elsevier Verlag, München, 2009.

II
12

S. Duesmann

II/13 Medienangebote

> **Medien** (*Massenmedien*): Kommunikationsmittel, die viele Menschen erreichen sollen. Unterteilung in **klassische Medien,** z. B. Fernsehen, Video, Radio, Zeitungen, Zeitschriften, Bücher, Telefon, Handys, und **neue Medien,** v. a. Internet (mit E-Mail-Verkehr, anderen Text-, Bild- und Sprachnachrichten, Streaming), DVDs und CD-Roms.

Medien spielen im Alltag älterer und pflegebedürftiger Menschen eine wichtige Rolle. Im Allgemeinen ziehen sie die klassischen Medien den neueren Medien vor. Die Nutzung der Medien kann durch verschiedene Faktoren beeinträchtigt sein, z. B. Seh- und Hörbehinderungen (→ Kap. I/30).

Medien erfüllen verschiedene **Funktionen.** Sie können als Ersatz für fehlende direkte Kommunikation dienen und als Geräuschkulisse verwendet werden (z. B. Radio, Fernsehen). Sie stellen aber auch eine Informationsquelle dar und fungieren dabei als Informationsvermittler und Meinungsträger (z. B. Fernsehen, Zeitungen). Medien können zur Unterhaltung und Entspannung genutzt werden (z. B. Fernsehen, Radio, Bücher) und eine tagesstrukturierende Maßnahme sein (z. B. Zeitung lesen beim Frühstück, Radio hören bei der Hausarbeit, Nachrichten am Abend im Fernsehen schauen). Medien dienen der direkten Kommunikation (z. B. Telefon, Internet), können die Kommunikation fördern und unterstützen (z. B. Gesprächsgrundlage durch Information über bestimmte Themen).

Klassische Medien

ⓈFallbeispiel Stationär

Theo Clausing lebt seit einiger Zeit im „Seniorenzentrum Maxeberg", da er alleinstehend ist und sich zu Hause nicht mehr versorgen konnte. Er bewohnt ein eigenes Zimmer, in dem sich auch ein Fernseher befindet. Seit Herr Clausing eingezogen ist, wirkt er unzufrieden und nörgelt an allem herum. Die Altenpflegerin Hermine Brauer nimmt dies wahr und fragt ihn direkt nach den Gründen seiner Unzufriedenheit.

Herr Clausing berichtet, dass er Lehrer gewesen sei und zeitlebens immer viel gelesen habe. Dies würde ihn aber jetzt zu sehr anstrengen. Im Seniorenzentrum langweile er sich und fühle sich allein, da er keine Freunde habe. Allein fernzusehen verstärke sein Gefühl der Einsamkeit.

Fernsehen

Der Fernsehkonsum steigt in der gesamten Bevölkerung stetig, insbesondere bei älteren Menschen stellt das **Fernsehen** das am häufigsten genutzte Medium dar. Durchschnittlich sehen Menschen ab 50 Jahren fast fünf Std. (297 Min.) täglich fern. 📖 1

Das Fernsehen dient dazu, sich zu informieren (z. B. durch Nachrichten), Denkanstöße zu erhalten (z. B. durch Talk-Shows), sich zu entspannen und zu unterhalten (Filme aller Art), aber auch Langeweile und Einsamkeit zu bekämpfen. Fernsehen ist bequem zu konsumieren und jederzeit verfügbar.

> **Lern-Tipp**
> Schätzen Sie Ihren eigenen täglichen Medien-Konsum ein. Wie viel Zeit verwenden Sie aufs Lesen – zählen Sie nicht nur Ihre Beschäftigung mit Büchern, sondern auch mit Zeitungen, Zeitschriften oder anderen Druckwerken. In welchem Verhältnis steht dies zu der Zeit, die Sie mit Internet, Fernsehen oder Radio verbringen? Wo liegen die Ursachen für Ihre Medienauswahl?

Durch das Fernsehen können auch immobile und pflegebedürftige Menschen am Tagesgeschehen teilnehmen und die Welt in Bildern sehen. Das Fernsehen kann eine sinnvolle Möglichkeit sein, den Tag zu strukturieren.

Das Angebot des Fernsehens reicht über Nachrichtensendungen, Sendungen über das regionale Geschehen, Politik, Sport, Verbrauchersendungen, Ratgebern bis zu Diskussionsrunden, Spielfilmen und Serien. Insbesondere die Serien, auch Seifenopern oder Telenovelas genannt, können Einsamkeit und Langeweile dadurch reduzieren, dass sie dem Fernsehzuschauer durch die tägliche Ausstrahlung und den leicht nachvollziehbaren Handlungsablauf eine Art Familienersatz bieten.

Wenn das Fernsehen für einen Pflegebedürftigen zu aufregend und die Bilderfolge zu schnell ist, als dass er sie verstehen könnte, ist es als Medium ungeeignet und man sollte darüber nachdenken, welches andere Medium besser geeignet wäre oder ob das Fernsehen vielleicht auf eine kurze Serie pro Tag reduziert wird, weil diese sich eher durch langsame Bilder und wenig Handlung auszeichnen.

> **Vorsicht!**
> Ein zu stark ausgeweiteter Fernsehkonsum birgt das Risiko, sich zu isolieren und an anderen Aktivitäten des Lebens nicht mehr teilzunehmen. Eine „Dauerberieselung" Pflegebedürftiger durch Fernsehen in stationären Einrichtungen muss unbedingt vermieden werden. Zu viel Fernsehen fördert passives Verhalten und Bewegungsarmut.

Das Fernsehen kann einen Menschen auch mit Bildern und Informationen überfluten. Eine Pause und etwas Abwechslung werden häufig als angenehm empfunden.

Menschen mit Beeinträchtigungen des Sehvermögens können beim Fernsehen über den Stereoton/Zweikanalton zusätzliche Sprechtexte nutzen, die z. B. einen Handlungsort oder das Verhalten der Darsteller beschreiben (*Audiodeskription*).

Ist das Hörvermögen eingeschränkt, gibt es die Möglichkeit, Untertitel einzustellen, drahtlose Kopfhörer oder Hörverstärker zu tragen oder Sendungen in Gebärdensprache zu sehen.

> In stationären Pflegeeinrichtungen können Filmveranstaltungen durchgeführt werden, z. B. mit Hilfe eines Beamers und einer Leinwand. Bestimmte Spielfilme oder thematische Filmreihen finden durch die dabei entstehende Kinoatmosphäre bei den Bewohnern großen Anklang.

Zeitungen und Zeitschriften

Zeitungen und Zeitschriften sind bei älteren Menschen beliebte Medien (→ Abb. II/13.1). Die Tageszeitung nimmt dabei eine besondere Stellung ein. Sie informiert über Aktuelles und Neues in der Welt sowie über lokale Geschehnisse. Beliebt sind auch die Anzeigen- und Ratgeberseiten sowie Rätsel, nicht zu vergessen die Fernsehprogrammzeitschriften.

Dieses Medium hat sich auf die immer größer werdende Lesergruppe der älteren Menschen eingestellt und geht auf ihre speziellen Interessen gesondert ein. Zahlreiche Tages- oder Wochenzeitungen bieten Seniorenseiten an. Die Themen reichen von Ge-

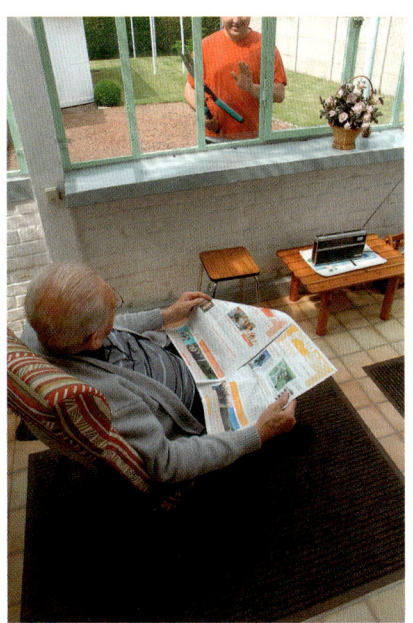

Abb. II/13.1 Zeitung lesen ist bei älteren Menschen sehr beliebt. [J787]

sundheit, Ernährung, Rezepten, Haus und Garten, Natur, Tieren bis hin zu prominenten Menschen und ihren Schicksalen.

Auf besonderes Interesse stoßen Programmzeitschriften, konfessionelle Blätter, kommunale Seniorenzeitschriften, verbands- und institutionsgebundene Blätter, Kundenzeitschriften, Seniorenratgeber und Hauszeitungen der Einrichtungen.

> ❯❯ In einer stationären Pflegeeinrichtung kann eine eigene Hauszeitung angeboten werden, die hausinterne Mitteilungen enthält, Veranstaltungshinweise, Rätsel und Unterhaltung bietet oder Fotos zeigt. Hier sind die Bewohner gefragt, mitzuhelfen und ihre Interessen einzubringen.

Radio

Das **Radio** wird häufig als Begleitmedium genutzt. Musikalische Sender oder Hörspiele dienen der Unterhaltung und Entspannung, Nachrichten, Wettervorhersagen oder politische und kulturelle Reportagen werden zur Information genutzt.

Das Radio kann genauso tagesstrukturierend sein wie das Fernsehen und ist insbesondere für Menschen mit einer Seheinschränkung hervorragend geeignet. Teilweise werden spezielle Programme für Bewohner von Pflegeeinrichtungen angeboten.

> ❯❯ Das Radio sollte nicht ständig zur „Berieselung" nebenbei laufen.

Bücher

Ältere und vor allem pflegebedürftige Menschen haben häufig viel Zeit, die sie sinnvoll nutzen möchten. **Bücher** stellen eine ausgezeichnete Möglichkeit dar, sich gezielt mit genau den Inhalten zu beschäftigen, die einen interessieren – vorausgesetzt, es stehen Bücher zu den entsprechenden Themen zur Verfügung und der Betreffende kann noch lesen. Das Lesen von Büchern ist sehr gut geeignet, um sich zu entspannen und vom Alltag abzulenken.

Die Tatsache, dass mit zunehmendem Alter die Zahl der Lesenden in der Bevölkerung abnimmt, lässt sich darauf zurückführen, dass eine Verschlechterung des Gesundheitszustands die Lese-Fähigkeit beeinträchtigt, z. B. können bei Sehstörungen die Buchstaben nur noch mit Mühe entziffert werden, wodurch das Lesen zu anstrengend wird. Komplexe Inhalte oder zu lange Sätze machen unter Umständen Mühe beim Verstehen eines Textes. In solchen Fällen können Bücher im Großdruck oder Lupen Abhilfe schaffen. Eine weitere Option sind leichter verständliche Bücher.

> ❯❯ Vorlesegruppen können hilfreich sein, damit auch Menschen zuhören und an Diskussionen teilnehmen können, die nicht mehr in der Lage sind, selbst zu lesen.

Eine gute Möglichkeit, gedruckte Bücher zu ersetzen, stellen die **Hörbücher** dar. Bei Hörbüchern handelt es sich um ein vorgelesenes Werk auf einem Tonträger, meist auf CD. Hörbücher können käuflich erworben oder in einer Bibliothek ausgeliehen werden.

Alternativ kann man **E-Book-Reader** (Lesegeräte in Form eines kleinen Tablet-Computers (→ Abb. II/13.2) nutzen. Die handlichen Bildschirmgeräte ermöglichen eine individuelle Anpassung der gezeigten Schriftgröße sowie eine an die jeweilige Sehkraft angepasste Darstellung der Kontraste. Da die flachen und leichten Bildschirme tausende Bücher speichern können, sind sie besonders gut für Menschen mit körperlichen Einschränkungen geeignet, die z. B. Schwierigkeiten haben, die Seiten von konventionellen Büchern umzublättern.

Telefon und Handy

Telefone und Handys dienen der Kommunikation mit anderen Menschen (→ Abb. II/13.3). Für ältere Menschen, die allein leben, sind sie wichtige Bestandteile des Lebens. Bei neueren Telefonen lassen sich häufig verwendete Telefonnummern speichern, z. B. von Angehörigen oder Freunden, was für Menschen, die vergesslich sind, eine große Hilfe darstellt.

Handys bieten den Vorteil, dass man sie mitnehmen und von überall telefonieren kann. Mit ihrer Hilfe können ältere Menschen in Notsituationen Hilfe rufen, etwa wenn sie gestürzt sind und allein nicht mehr aufstehen können.

Manche ältere Menschen haben Probleme, Handys zu bedienen und schrecken vor der Technik zurück. Es gibt jedoch Handys für Senioren, die leichter zu bedienen sind und größere Tasten und Anzeigen auf dem Display haben. Ihr Menü ist vereinfacht und auf die speziellen Bedürfnisse älterer Menschen zugeschnitten. Um die Bedienung eines Handys zu erlernen und die Furcht davor zu verlieren, können ältere Menschen einen Handykurs für Senioren belegen.

Neue Medien

Computer und **Internet** sind Medien, die für ältere Menschen immer wichtiger werden. Vor einiger Zeit schreckten noch viele

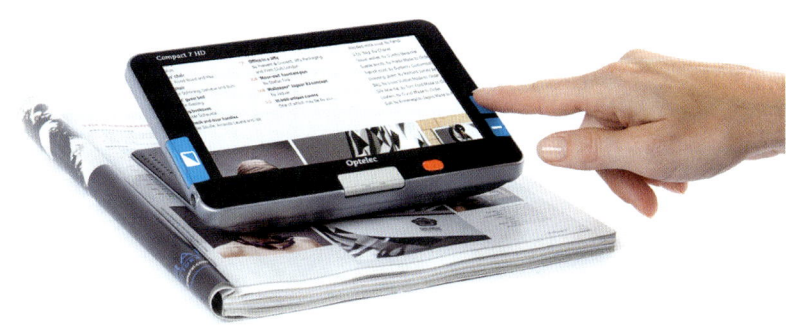

Abb. II/13.2 Bei gestörter Sehfunktion erleichtern Hilfsmittel das Lesen (hier ein Lesegerät). [V734]

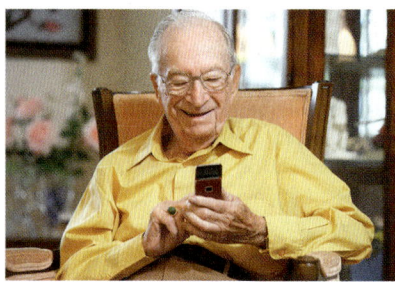

Abb. II/13.3 Die Nutzung von Mobiltelefonen ist auch für alte Menschen inzwischen selbstverständlich. [J787]

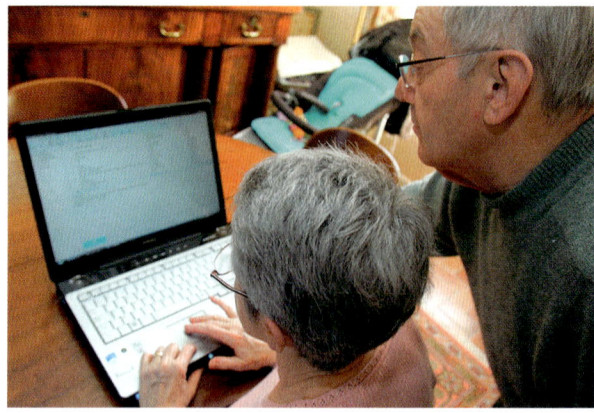

Abb. II/13.4 Ein beliebtes und originelles Bildungsangebot ist das Internetcafé „ab 50". [J787]

Ältere vor der Nutzung **neuer Medien** zurück. Inzwischen aber sind immer mehr Menschen im höheren Alter bereit, sich auf Computer einzulassen (→ Abb. II/13.4). Teilweise kennen sie Computer noch aus ihrer Arbeitswelt oder sie sind interessiert zu lernen, wie man mit der digitalen Technik umgeht.

Das Internet ermöglicht es z. B., soziale Kontakte zu knüpfen und zu pflegen, mit Bekannten zu kommunizieren, sich Informationen zu beschaffen, Musik herunterzuladen, Einkäufe zu tätigen, digitale Fotos zu bearbeiten oder Bankgeschäfte abzuwickeln.

Auch Computerspiele für Senioren erfreuen sich immer größerer Beliebtheit. Derzeit spielen etwa 18 % der Altersgruppe zwischen 50–64 Jahren regelmäßig. In den meisten Fällen kommen die Serious-Games bei den Älteren gut an. Das sind z. B. Lern- und Logikspiele sowie Gedächtnistraining. Abgeholt wird die ältere Generation derzeit in erster Linie über Spiele, die auf dem Tablet-PC oder Smartphone laufen. Dort findet eine Renaissance von alten Klassikern sowie Brett- und Kartenspielen statt. Populär sind u. a. Titel wie Tetris oder Angry Birds.

Tablets punkten in Sachen Bedienbarkeit. Die Hemmschwelle vor zu viel Technik und langwieriger Installation ist dadurch gesunken. Außerdem ist ein Touchscreen leichter zu handhaben als eine Tastatur oder ein Controller.

Einführungen in das Medium Internet gibt es an Volkshochschulen oder Seniorenbüros. Darüber hinaus können in generationsübergreifenden Projekten Schüler den interessierten älteren Menschen die entsprechenden Kenntnisse vermitteln. Die Schwerpunkte sollten vorher festgelegt werden, also ob ein älterer Mensch lediglich E-Mails schreiben, das Internet zur Recherche nutzen oder komplexere Inhalte erlernen möchte.

Wenn ältere Menschen solche Einführungen absolviert haben, sollte unbedingt ein Computer zur Verfügung stehen, damit sie weiter praktisch üben können. Vielleicht können auch CD-Roms, z. B. mit Spielen, bereitgestellt werden.

Für Menschen mit Sehproblemen kann die Schriftgröße entsprechend vergrößert werden, um das Lesen zu erleichtern, und ein größerer Bildschirm ausgewählt werden.

Bei sehr starken Seheinschränkungen oder Blindheit kann eine Sprachausgabe bzw. ein Webreader genutzt werden oder eine Ausgabe in einer Braille-Zeile (Screen-Reader, d. h. Bildschirmleseprogramm). Spezielle Tastaturen mit großen Tasten und einer Spracheingabe-Software ermöglichen es, dem Computer Texte zu diktieren.

Im Internet gibt es auch „barrierefreie Internetseiten", die leichter bedienbar und lesbar sind.

Außerdem ist es möglich, auf den Internet-Präsenzen von Einrichtungen Unterseiten anzulegen, auf denen Senioren selbstgewählte Inhalte veröffentlichen können. Hier haben sie die Möglichkeit, die Ergebnisse ihrer künstlerischen oder sonst wie gearteten Unternehmungen in geschütztem Rahmen öffentlich zu machen.

Internet- und Lese-Tipp
Informationen über Barrierefreiheit im Internet: www.barrierefreies-webdesign.de

Wiederholungsfragen

1. Welche Funktion haben Medien für die Mitglieder einer Gesellschaft? (→ Kap. II/13)
2. Welche Vorteile bietet das Fernsehen und welche Gefahren birgt es? (→ Kap. II/13)
3. Wie gehen Printmedien (z. B. Zeitungen) auf die Bedürfnisse alter Menschen ein? (→ Kap. II/13)
4. Wie können Pflegende alte Menschen bei der Nutzung des Internets unterstützen? (→ Kap. II/13)

Literaturverzeichnis

ARD/ZDF-Medienkommission: Erhebung der durchschnittlichen Nutzungsdauer von Medien 2014. www.ard-zdf-onlinestudie.de/index.php?id=483 (letzter Zugriff: 30.8.2016).

B. Brieden

II/14 Freiwilliges Engagement alter Menschen

Edelgard Maurer ist vor einem halben Jahr aus dem Berufsleben als Altenpflegerin ausgeschieden. In den letzten fünf Jahren vor der Rente arbeitete sie bei dem ambulanten Pflegedienst in Bogendorf. Trotz der gemeinsamen Unternehmungen und Reisen mit ihrem Ehemann und der Kontakte zu ihren Kindern und Enkelkindern fühlt sie sich zunehmend unzufrieden und unausgeglichen. Der Bitte des Pfarrers ihrer Kirchengemeinde, neben der langjährig von ihr betreuten Seniorengruppe zwei weitere Gruppen regelmäßig zu übernehmen, möchte sie nicht nachkommen, da sie sagt, sie habe ihr gesamtes Arbeitsleben mit Senioren verbracht. Nun sei es an der Zeit, etwas ganz Neues zu tun. Sie will eine Tätigkeit aufnehmen, bei der sie ihre Erfahrungen mit Kindern einbringen kann. Ihre Nichte, die bei einem großen Wohlfahrtsverband tätig ist, verweist sie an eine Vermittlungsagentur für ehrenamtlich tätige Bürger. Nach einem ausführlichen Gespräch mit einer der Mitarbeiterinnen, die gezielt nach ihren Wünschen und Vorstellungen fragt, nimmt sie Kontakt mit einem sozialen Verein auf und hilft nun zweimal in der Woche bei der Hausaufgabenbetreuung der Kinder einer integrativen Grundschule.

> **Freiwilliges Engagement** (Ehren-amt): Tätigkeit die „freiwillig", das heißt ohne Bezahlung (unentgeltlich) verrichtet wird. Man spricht auch vom „bürgerschaftlichen Engagement".

Wachsende Bedeutung des Engagements

Demografische Entwicklung → Kap. II/2

Das freiwillige Engagement älterer Menschen erfährt derzeit wachsende öffentliche Aufmerksamkeit. Hierfür gibt es Gründe, die mit dem allgemeinen **Strukturwandel des Alters** zusammenhängen:

- Deutliche Verlängerung des „dritten Lebensabschnitts" aufgrund der höheren Lebenserwartung
- Verbesserte Lebenssituation und Leistungsfähigkeit der älteren Menschen aufgrund der meist vorhandenen finanziellen Absicherung und der verbesserten Gesundheitsversorgung.

Senioren verstehen freiwilliges Engagement als Chance, ihre verfügbare Zeit mit neuem Sinn zu versehen.

Sie nutzen individuelle Fähigkeiten und Erfahrungen und gewinnen neue Kenntnisse, soziale Anerkennung sowie neue soziale Kontakte.

Untersuchungen zeigen, dass es hierbei einen sich wechselseitig verstärkenden Zusammenhang gibt: Je mehr ein Mensch sozial eingebunden ist, desto eher engagiert er sich und je mehr er sich engagiert, desto stärker wächst seine soziale Einbindung. 📖📖

Oft nehmen Menschen im Ruhestand ein Engagement auf, für das sie während der Phase der Berufsarbeit bzw. Familientätigkeit keine Zeit hatten. Viele Senioren beginnen in dieser Phase aber auch bewusst mit ganz neuen Aktivitäten (→ Tab. II/14.1).

Beteiligung

Der im Auftrag des Bundesministeriums für Familie, Senioren, Frauen und Jugend erstellte **Freiwilligensurvey** (eine umfangreiche Untersuchung zum Thema „Freiwilliges Engagement in Deutschland") zeigt, dass die Gruppe der älteren Menschen insgesamt eine große Wachstumsgruppe darstellt, die immer noch viel Potenzial bietet. Die Ergebnisse der Befragung des Jahres 2014 heben hervor, dass das Engagement der älteren Menschen zwar in den vergangenen fünfzehn Jahren im Vergleich zu den mittleren Altersgruppen stärker zugenommen hat, dennoch weist der Beteiligungsgrad der Personen ab 65 Jahren immer noch den geringsten Anteil auf (34 %). Dies gilt auch für den Bereich der „öffentlichen gemeinschaftlichen Aktivitäten", die als eine Vorform des freiwilligen Engagements betrachtet werden können. Hier weist die Altersgruppe ab 65 Jahre mit 65,5 % ebenfalls die niedrigste Quote auf.

Kirchlich-religiöser Bereich/Seelsorge	Sport/Bewegung/Gesundheit	Sozialer/politischer Bereich	Freizeit/Kontakte	Kultur/Musik
• Betreuung von Seniorengruppen • Besuchsdienste • Einzelgespräche • Gemeindearbeit • Jugendarbeit • Kirchenzeitung • Sterbebegleitung	• Gymnastikgruppe • Nordic-Walking-Treff • Unterstützung der Vereinsarbeit • Vorträge/Kurse zu Gesundheitsthemen	• Hausaufgabenhilfe • Sprachförderung • Einzelfallhilfe • Jugendarbeit/Mentoren • Bewerbungstraining • Tafeln/Mahlzeitenausgabe • Seniorenbeiräte • Selbsthilfegruppen • Umweltschutz • Tierschutz	• Frühstückstreffs • Bastelgruppen • Spieltreffs • Ausflüge und Fahrten • Gehirntraining • Erzählcafés	• Theatergruppen • Orchester • Singen mit Kindern • Vorlesenachmittage • Geschichtswerkstätten
Organisationen mit Bedarf				
• Kirchengemeinde • Pflegeeinrichtung • Krankenhaus • Hospizverein • Telefonseelsorge	• Vereine • Bürgerzentren • Schulen	• Schulen/Kindertagesstätten • Parteien/Initiativen • Soziale Vereine • Jugendzentren • Kinderschutzbund • Haftanstalten	• Seniorentreffs und -begegnungsstätten • Seniorennetzwerke • Nachbarschaftstreffs	• Stadtteilgruppen • Vereine • Theater • Museen • Bibliotheken

Tab. II/14.1 Beispiele der Möglichkeiten für ehrenamtliches Engagement.

II
14

Gründe hierfür werden in der gesundheitlichen Einschränkung oder in den zeitlich konkurrierenden Pflegetätigkeiten vieler älterer Menschen gesehen. Auch bei jüngeren Menschen mit starken gesundheitlichen Einschränkungen liegt die Engagementquote mit 25,8 % sehr niedrig. Es könnte aber auch auf teilweise fehlende spezielle Engagementmöglichkeiten für ältere Menschen hinweisen. Berücksichtigt werden muss auch, dass in der Altersgruppe der 65-Jährigen und Älteren der Anteil der Personen, die sich noch niemals freiwillig engagiert haben, mit 35,2 Prozent relativ hoch ist. 📖 1

In der Gruppe der älteren Menschen ist es den Freiwilligen besonders wichtig, dass sich im Rahmen des Engagements Kontakte mit anderen Generationen ergeben, da bei vielen dieser zwischengenerative Kontakt in ihren privaten Netzen immer weniger möglich ist. 📖 1

Wichtige Bereiche des Engagements:
• Sport und Bewegung
• Schule und Kindergarten
• Kirche und Religion
• Sozialer Bereich
• Kultur und Musik
• Freizeit und Geselligkeit. 📖 1

Wandel und Modernisierung

Wegen der allgemein zurückgehenden Zahlen von Ehrenamtlichen in herkömmlichen Tätigkeitsfeldern und die wachsende Verbreitung neuer Organisationsformen unterscheidet man heute zwischen einem „alten" und einem „neuen" Ehrenamt: 📖 1
• **Altes Ehrenamt** ist in klar strukturierten Einrichtungen und Organisationen, z. B. Kirchengemeinden, Vereinen, Verbänden, Parteien und Gewerkschaften zu finden. Es richtet sich nach bewährten Regeln, ist in fest gefügte Formen der

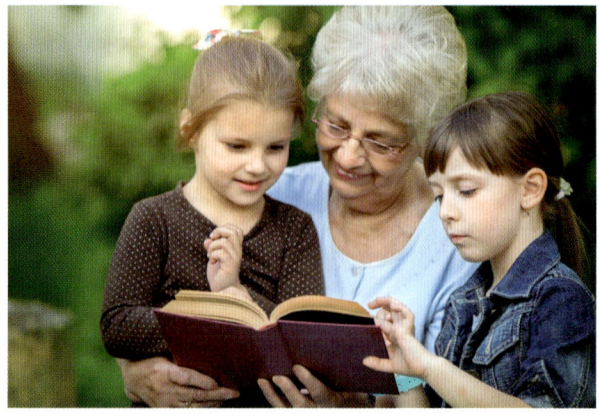

Abb. II/14.1 Am Vorlesen haben nicht nur „Jung und Alt" Spaß: Es kann auch eine Entlastung für junge Familien sein, wenn ältere Menschen sich mit Kindern beschäftigen. [J748]

Zusammenarbeit und Arbeitsteilung eingebaut und unterliegt den Weisungen und der Aufsicht hauptamtlicher Mitarbeiter. Diese klassische Form des Engagements ist mit der langfristigen Bindung an eine Organisation und ihre Aufgaben verbunden
• **Neues Ehrenamt** ist bei Nachbarschaftshilfen, Initiativen, Selbsthilfegruppen und Projekten zu finden. Es gründet sich auf konkrete Lebenssituationen und ist nur gering formalisiert. Die Ehrenamtlichen wählen die Aufgaben selbstbestimmt. Die Tätigkeit kann von vergleichsweise kurzer Dauer sein.

Neue Werte und Motivationen

Die Gründe, eine freiwillige Tätigkeit aufzunehmen, haben sich bei allen Bevölkerungsgruppen verändert. Früher standen oftmals Motive einer Dienst- und Pflichterfüllung, einer bedingungslosen Hingabe an eine soziale Aufgabe unter Verzicht auf die Befriedigung eigener Bedürfnisse und Interessen im Vordergrund. Die Freude am Helfen, verbunden mit einem starken sozialen Pflichtgefühl, ist offensichtlich noch immer das wichtigste Motiv für bürgerschaftliches

Engagement auch der älteren Menschen. 61 % stimmen im Jahr 2009 der Aussage: „Ich will durch mein Engagement die Gesellschaft zumindest im Kleinen mitgestalten" zu. Dabei betont aber insbesondere die Altersgruppe der ab 66-Jährigen zunehmend auch interessenorientierte persönliche Motive gegenüber reinen geselligkeitsoder gemeinwohlorientierten Interessen. 📖 1

Die älteren Menschen tendieren damit inzwischen stärker zu selbstbezogenen Motiven für ihr Engagement. Folgende Gründe gewinnen an Bedeutung:
• Bereicherung der eigenen Lebenserfahrung
• Erweiterung der individuellen Fähigkeiten und Kompetenzen
• Wunsch, Spaß zu haben (→ Abb. II/14.1)
• Möglichkeit, eigene Fähigkeiten und Kenntnisse einzubringen und zu entwickeln
• Sich aktiv halten
• Interessante Leute kennen lernen.
Sie suchen oft eine freiwillig gewählte Aufgabe, die sich vom Zeitaufwand den eigenen Bedürfnissen und Interessen anpasst und die persönlichen Kräfte und Möglichkeiten nicht übersteigt (→ Tab. II/14.2). Unabhän-

Freiwilliges Engagement	Erwartungen der Einrichtung	Wünsche der ehrenamtlichen Helfer	Möglicher Konflikt
Mithilfe im Wohnbereich einer Altenpflegeeinrichtung	• Entlastung des Personals • Übernahme einfacher Tätigkeiten • Mitarbeit ohne große Einarbeitung • Einhalten der Regeln und Anordnungen • Zeiten werden durch den akuten Bedarf bestimmt	• Austausch mit den Mitarbeitern • Gewinnung neuer Kenntnisse und Erfahrungen • Einbringen neuer Ideen und Konzepte • Einsatzzeiten werden durch persönliche Situation bestimmt	• Pflegekräfte fühlen sich zusätzlich belastet • Konkurrenz zwischen Ehrenamtlichen und Pflegekräften • Ehrenamtliche fühlen sich nicht genug geschätzt
Förderunterricht und Hausaufgabenbetreuung in einer Schule	• Entlastung bei schwierigen Einzelfällen • Umsetzung des Konzepts der Lehrer • Akzeptanz der Autorität der Lehrer	• Kontakt mit Kindern und Jugendlichen • Beteiligung an Entscheidungen • Einbringen eigener Erfahrungen und Ansichten • Diskussion über Konzepte	• Lehrer fühlen sich in ihrer Kompetenz angegriffen • Schüler spielen Lehrer und Ehrenamtliche gegeneinander aus • Ehrenamtliche vermissen die Zugehörigkeit zum Team

Tab. II/14.2 Unterschiedliche Erwartungen der Beteiligten (an zwei Beispielen).

gig vom Alter stimmen fast alle Engagierten folgender Aussage zu: „Ich möchte durch mein Engagement vor allem mit anderen Menschen zusammenkommen". Die Motive der älteren Menschen in den neuen und alten Ländern unterscheiden sich in diesem Punkt kaum.

Voraussetzungen für die Aufnahme einer freiwilligen Tätigkeit

Die Suche nach einer geeigneten Tätigkeit gestaltet sich in der Praxis oft schwieriger als erwartet. Die Ansprechpartner der Einrichtungen sind durch eine spontane Kontaktaufnahme oft überfordert und reagieren daher abweisend. Einrichtungsleitungen halten es manchmal für nicht notwendig, die Mitarbeiter, die dann konkret mit den Ehrenamtlichen zu tun haben, in den Prozess einzubeziehen. Dadurch entstehen leicht Spannungen und Konflikte zwischen den Beteiligten.

Die Aufnahme eines freiwilligen Engagements erfordert eine professionelle Beratungs- und Vermittlungstätigkeit, wie sie Seniorenbüros oder Freiwilligenagenturen bieten. Gerade die älteren Engagierten wünschen sich eine bessere öffentliche Informa-

tion und Beratung über die Möglichkeiten des freiwilligen Engagements.

Internet- und Lese-Tipp

Die großen Freiwilligenagenturen der Stadt Köln haben sich im „Kölner Arbeitskreis Bürgerschaftliches Engagement" (KABE) zusammengeschlossen. In Zusammenarbeit mit Wissenschaftlern, Politikern, Vertretern der Wirtschaft und der Kommunalstelle zur Förderung und Anerkennung des ehrenamtlichen Engagements wurden in einer Arbeitsgruppe Leitlinien erarbeitet. Diese klären die erforderlichen Rahmenbedingungen und umfassen auch eine Selbstverpflichtung der Stadt Köln zur Anerkennung und Förderung des bürgerschaftlichen Engagements.

Kölner Netzwerk Bürgerengagement: www.engagiert-in-koeln.de

Wichtig ist, dass die ehrenamtliche Tätigkeit langfristig durch Schulungen und die Möglichkeit des Austauschs begleitet wird. Die älteren Menschen sind bezüglich ihrer Anerkennung durch die hauptamtlichen Mitarbeiter als sehr sensibel einzuschätzen. Gerade wenn Konflikte auftreten, muss eine neutrale Moderation gewährleistet sein, um zu vermeiden, dass die älteren Menschen

ihr Engagement frustriert aufgeben. Auch für die hauptamtlichen Mitarbeiter kann es sehr entlastend sein, wenn den engagierten älteren Menschen klare Grenzen aufgezeigt und Rahmenbedingungen erläutert werden.

Wiederholungsfragen

1. Welche Entwicklung wirkt sich günstig auf die Teilhabe alter Menschen am bürgerschaftlichen Engagement aus? (→ Kap. II/14)
2. Was versteht man unter „neuem Ehrenamt"? (→ Kap. II/14)
3. Welche Motive für ehrenamtliches Engagement gewinnen zunehmende Bedeutung? (→ Kap. II/14)

Literaturverzeichnis

1. Deutsches Zentrum für Altersfragen (DZA): Freiwilliges Engagement in Deutschland – Der deutsche Freiwilligensurvey 2014. Im Auftrag des Bundesministeriums für Familie, Senioren, Frauen und Jugend: www.bmfsfj.de/RedaktionBMFSFJ/Broschuerenstelle/Pdf-Anlagen/Freiwilligensurvey-2014-Langfassung, property=pdf,bereich=bmfsfj,sprache=de,rwb=true.pdf (letzter Zugriff: 1.8.2016).

II 14

B. Brieden

II/15 Selbsthilfegruppen

Ⓐ Fallbeispiel Ambulant

Die 85-jährige Agatha Mirow ist an einer Demenz vom Typ Alzheimer erkrankt. Für die gesamte Familie stellt die nun erforderliche pflegerische Versorgung und persönliche Betreuung im häuslichen Umfeld eine große Herausforderung dar. Viele Reaktionen der Mutter erscheinen den Angehörigen völlig unverständlich. Trotz einer ausführlichen Diagnostik durch den herangezogenen Facharzt und der weiteren Betreuung durch den langjährigen Hausarzt bleiben viele Fragen der Familienmitglieder unbeantwortet. Auch das erfahrene Personal des ambulanten Pflegediensts in Bogendorf kann nicht immer weiterhelfen und hat aufgrund des großen Zeitdrucks nur sehr eingeschränkte Möglichkeiten, ausführliche Erklärungen zu geben. Paula Dehner, die Tochter der Erkrankten, die den Hauptteil der Pflege übernimmt, hat zunehmend das Gefühl, der Situation allein ausgeliefert zu sein. Bei einem Angehörigengespräch weist die Pflegedienstleiterin Yasmina Özdemir die Familie auf eine Angehörigengruppe von Menschen mit Demenz am Ort hin. Die Teilnahme an den Treffen und der Austausch mit Menschen, die eine ähnliche Situation erleben, geben vor allem der Tochter Kraft und neuen Mut. Darüber hinaus erhält sie viele hilfreiche Ratschläge und wichtige Informationen.

> ❯ **Selbsthilfegruppen:** Selbstorganisierte Zusammenschlüsse von Menschen, die ein gleiches Problem oder Anliegen haben und gemeinsam etwas dagegen bzw. dafür unternehmen möchten. Die Teilnehmer suchen bewusst den Weg der gegenseitigen Hilfe.

Bereiche

Selbsthilfegruppen widmen sich hauptsächlich folgenden **Bereichen** (→ Tab. II/15.1):
- Chronische oder seltene Krankheiten/ Behinderungen (zwei Drittel bis drei Viertel)
- Lebenskrisen
- Belastende soziale Situationen.

Eine eindeutige Zuordnung ist nicht immer möglich und sinnvoll, da die Grenzen vielfach fließend sind. Die Belastung durch eine chronische Krankheit führt nicht selten zu einer belastenden sozialen Situation oder Lebenskrise.

Neben den Gruppen für die Betroffenen selbst gibt es auch vermehrt **Angehörigengruppen**, z. B.:
- Angehörige Suchtkranker
- Angehörige von Menschen mit Demenz
- Angehörige psychisch Erkrankter.

Organisation und Aufbau

Die häufigste Rechtsform von Selbsthilfegruppen ist der eingetragene Verein. Dies erleichtert die Beantragung öffentlicher Fördergelder. Auch Spendengelder können so besser abgerechnet werden. Es existieren aber auch zahlreiche Selbsthilfegruppen als lose Zusammenschlüsse ohne Rechtsform.

Der Aufwand einer Vereinsgründung und die damit verbundenen Aufgaben und Verantwortung stellen für die Teilnehmer mancher Gruppen eine gewisse Hürde dar.

Selbsthilfegruppen werden meistens ehrenamtlich und ohne die Mitwirkung professioneller Kräfte geleitet. Dies ermöglicht eine gleichberechtigte Zusammenarbeit der Beteiligten. Eine Distanz, wie sie gegenüber Therapeuten oder Ärzten besteht, gibt es nicht. Die Zahl der Selbsthilfegruppen in Deutschland wird auf ca. 100 000 geschätzt. Rund 3,5 Millionen Menschen engagieren sich in diesen Gruppen. Dies ist die im europäischen Vergleich höchste Zahl.

Die meisten Selbsthilfegruppen sind Mitglied in einer Dachorganisation auf Bundesebene, z. B. in der Bundesarbeitsgemeinschaft Selbsthilfe von Menschen mit Behinderung und chronischer Erkrankung und ihren Angehörigen e. V. (BAG SELBSTHILFE) oder dem Deutschen Paritätischen Wohlfahrtsverband. 📖 1 📖 2

Selbsthilfeorganisationen

Teilweise haben sich regionale Selbsthilfegruppen zu überregionalen, landesweiten oder bundesweiten Verbänden zusammengeschlossen. Diese **Selbsthilfeorganisationen** unterstützen die Gruppen vor Ort, bieten Fortbildungsveranstaltungen an und nehmen gezielt Einfluss auf Politik und Verwaltung. Derzeit sind 365 bundesweit aktive Organisationen verzeichnet. In den Geschäftsstellen arbeiten neben engagierten Ehrenamtlichen auch hauptamtliche Mitarbeiter unterschiedlicher Berufsgruppen, meist Sozialarbeiter bzw. Sozialpädagogen, Verwaltungskräfte oder Ärzte.

> **Internet- und Lese-Tipp**
> Nationale Kontakt- und Informationsstelle zur Anregung und Unterstützung von Selbsthilfegruppen (NAKOS): www.nakos.de

Finanzierung

Systeme sozialer Sicherung → Kap. III/1

Finanzielle Unterstützung erhalten die gesundheitsbezogenen Selbsthilfeorganisationen vor allem von der gesetzlichen Krankenversicherung, aber auch aus Mitgliedsbeiträgen, Spenden und von Rentenversicherungen. Unter bestimmten Voraussetzungen können Selbsthilfegruppen im Rahmen der **Selbsthilfeförderung** nach § 20 h des Fünften Sozialgesetzbuchs die Kosten für z. B. Büro, Räume, Öffentlichkeitsarbeit erstattet bekommen. Durch das Gesundheitsmodernisierungsgesetz des Jahres 2004, das für die Krankenkassen gilt, haben die Selbsthilfeorganisationen über ihre Dachorganisationen Mitspracherechte in wichtigen Fragen der Gesundheitsversorgung. Die Einzelheiten sind in § 140 f und § 140 g SGB V geregelt.

Chronische oder seltene Krankheiten/Behinderungen	Lebenskrisen	Soziale Situationen
- Allergien - Atemwegserkrankungen - Herz-Kreislauf-Erkrankungen - Diabetes - Krebserkrankungen - Rheuma - AIDS - Morbus Alzheimer - Abhängigkeitserkrankungen - Psychische Erkrankungen	- Scheidung - Trennung - Tod eines Angehörigen - Kinderlosigkeit - Unfälle - Partnerschaftsprobleme	- Alleinstehende Senioren - Alleinerziehende - Arbeitslosigkeit - Frauenselbsthilfe - Migrantenvereinigungen - Nachbarschaftsgruppen - Obdachlosigkeit - Gruppen zu Familien- und Erziehungsfragen

Tab. II/15.1 Häufige Arbeitsbereiche von Selbsthilfegruppen.

Dies bedeutet, dass im Normalfall die Teilnahme an einer Selbsthilfegruppe kostenfrei ist. Gerade für chronisch Kranke und deren Angehörige, aber auch für Menschen in schwierigen sozialen Situationen oder Lebenskrisen ist dies nicht unerheblich.

Zweck von Selbsthilfegruppen

Selbsthilfegruppen dienen im Wesentlichen dem Informations- und Erfahrungsaustausch von Betroffenen und Angehörigen, der praktischen Lebenshilfe sowie der gegenseitigen emotionalen Unterstützung und Motivation (→ Abb. II/15.1). Indem die Teilnehmer versuchen, Schwierigkeiten gemeinsam zu meistern, wird der Einzelne entlastet und Einsamkeit verringert. Die Beispiele der anderen Teilnehmer haben eine Beziehung zur eigenen Lebensrealität und werden daher als echt und nachvollziehbar erlebt.

Die Leistungen der Selbsthilfegruppen sind inzwischen als wichtige Ergänzung zum professionellen Gesundheits- und Sozialsystem anerkannt.

Mit der Arbeit in einer Selbsthilfegruppe soll kein finanzieller Gewinn erwirtschaftet werden. Im Mittelpunkt steht die konkrete Hilfe für die Mitglieder. Ergänzend bieten viele Selbsthilfegruppen eine Beratung für Außenstehende oder soziale Einrichtungen

an. In der Altenpflege kann die Zusammenarbeit mit Selbsthilfegruppen dafür sorgen, dass das gegenseitige Verständnis bei der Versorgung der Pflegebedürftigen wächst und Konflikte mit Pflegebedürftigen oder Angehörigen vermindert werden. Ein Verzeichnis der regionalen Selbsthilfegruppen sollte in jeder Einrichtung der stationären und ambulanten Pflege vorhanden sein sowie genutzt und gezielt ausgehändigt werden. Diese Verzeichnisse sind bei der jeweiligen **Selbsthilfekontaktstelle** erhältlich.

Selbsthilfekontaktstellen

Die bundesweit 242 **Selbsthilfekontaktstellen** und 54 Selbsthilfeunterstützungsstellen, die zusätzlich 46 Außenstellen unterhalten, unterstützen mit Angeboten an insgesamt 342 Stellen die örtlichen Selbsthilfegruppen. Träger der Selbsthilfekontaktstellen sind Wohlfahrtsverbände oder kommunale Träger. Diese Kontaktstellen vermitteln Suchende an bestehende Selbsthilfegruppen oder unterstützen den Aufbau einer neuen Gruppe. Die Mitarbeiter stellen Kontakte zwischen den Selbsthilfegruppen und Fachleuten her, organisieren Fortbildungen und vernetzen die Selbsthilfegruppen. Jeder Landkreis und jede Großstadt hat eine Selbsthilfekontaktstelle.

Internet- und Lese-Tipp

Die Kreisgruppe des Paritätischen Wohlfahrtsverbands in Köln unterstützt als Selbsthilfe-Kontaktstelle die ca. 1000 Selbsthilfegruppen in Köln. Auf der Homepage der Kontaktstelle sind alle Themenbereiche alphabetisch aufgelistet, zu denen es in Köln eine Selbsthilfegruppe gibt. Zusätzlich wurde ein Selbsthilfewegweiser „Selbsthilfegruppen in Köln" (Neuauflage 2015) herausgegeben, der Hinweise und Kontaktadressen zu 221 Gruppen enthält. Viele der Kölner Gruppen haben zusätzlich ihre Daten in dem Portal für Nordrhein-Westfalen veröffentlicht: www.selbsthilfenetz.de

Wiederholungsfragen

1. Was sind Selbsthilfegruppen und welche Ziele verfolgen sie? (→ Kap. II/15)
2. In welchen Arbeitsfeldern sind Selbsthilfegruppen stark vertreten. Nennen Sie fünf Beispiele. (→ Kap. II/15)
3. Wie finanzieren sich Selbsthilfegruppen? (→ Kap. II/15)
4. Welche Aufgabe haben Selbsthilfekontaktstellen? (→ Kap. II/15)

Literaturverzeichnis

1. Bundesarbeitsgemeinschaft SELBSTHILFE von Menschen mit Behinderung und chronischer Erkrankung und ihren Angehörigen e. V. (BAG SELBSTHILFE): www.bag-selbsthilfe.de (letzter Zugriff: 17.7 2016).
2. Der Paritätische Gesamtverband: www.der-paritaetische.de (letzter Zugriff: 17.7 2016).

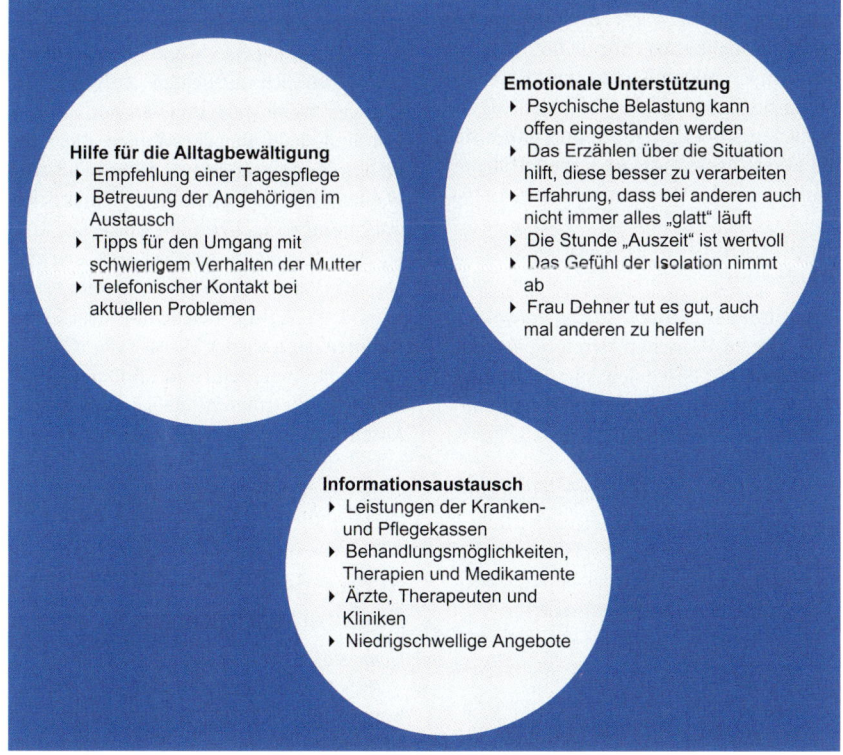

Abb. II/15.1 Nutzen einer Selbsthilfegruppe am Beispiel Angehöriger von Alzheimererkrankten. [A400]

B. Brieden

II/16 Seniorenvertretungen und -beiräte

Ⓦ Fallbeispiel Wohngruppe

Harald Starke arbeitete in der Geschäftsführung der Edeltraud-und-Karl-Heinz-Linse-Stiftung. Seitdem er im Ruhestand ist, setzt er sich privat dafür ein, dass sich die Lebensbedingungen in seiner Heimatstadt für ältere Menschen verbessern. Er hat gerade eine Unterschriftensammlung gestartet, damit die Ampelphasen an einer großen zentralen Kreuzung für die Fußgänger verlängert werden, um auch gehbehinderten Menschen eine ungefährdete Überquerung der Straße zu ermöglichen. Es ärgert ihn, wenn im Stadtrat immer über ältere Menschen gesprochen wird anstatt mit ihnen. Von einem Bekannten hat er gehört, dass es in dessen Stadt seit einigen Jahren einen Seniorenbeirat gibt. Mit einigen Mitstreitern will Harald Starke sich nun kundig machen, wie man einen solchen Seniorenbeirat einrichtet und welche Aufgaben und Rechte dieser in der Kommune hat.

> ❯ **Seniorenvertretungen und -beiräte:** Durch die Senioren einer Kommune gewählte Interessensvertretungen der älteren Bürger gegenüber Politik und Verwaltung.

Hintergrund

Seit den 1970-er Jahren schlossen sich in einzelnen Städten und Gemeinden ältere Menschen zusammen, die der Meinung waren, dass man bei Entscheidungen zu wenig Rücksicht auf die speziellen Belange der Senioren nahm.

Sie setzten sich damit für ihre Beteiligung auf örtlicher Ebene bei der Gestaltung des Gemeindelebens ein.

Es entstanden die ersten **Seniorenräte, -beiräte** oder **-vertretungen** auf freiwilliger Basis in Städten und Gemeinden im ganzen Bundesgebiet. Sie arbeiten bis heute in unterschiedlicher Form, sind unterschiedlich konstituiert und nehmen vielfältige Aufgaben wahr.

Diese Unterschiede sind in der Vielfalt der Städte und Kommunen und insbesondere in der Freiwilligkeit der Einrichtung ohne verbindliche rechtliche Regelungen begründet. Der Begriff Seniorenvertretung wird als Oberbegriff verwendet.

Entwicklung und Struktur

Mittlerweile gibt es ca. 1 500 kommunale Seniorenvertretungen. Unterschiedliche Rahmenbedingungen der Arbeit sind durch eine teilweise Förderung durch die Kommunen mit Sachmitteln, Kostenerstattungen und kostenloser Raumnutzung gegeben. Die unterschiedlichen Angaben zur Zahl der Gremien entstehen, weil sie nicht alle Mitglieder ihrer jeweiligen Landesvertretung sind.

Viele Seniorenvertretungen sind jedoch auf Landesebene in den 16 **Landesseniorenvertretungen** (*LSV*) und auf Bundesebene in der **Bundesarbeitsgemeinschaft der Landesseniorenvertretungen** (*BAG LSV*) organisiert. Die Landesseniorenvertretungen unterstützen die kommunalen Seniorenvertretungen durch Qualifikation, Beratung und Information. Sie bieten auch Hilfe für den Aufbau von neuen Seniorenvertretungen an.

Die Landesseniorenvertretungen betreiben kontinuierliche Öffentlichkeitsarbeit durch Fachveranstaltungen, Pressemeldungen, Publikationen sowie Internetauftritte. 📖📖 1

Die Mitglieder der Landesseniorenvertretungen sind gefragte Ansprechpartner auf landespolitischer Ebene für Stellungnahmen, Gremienmitarbeit und die Mitarbeit in Instituten und bei Projekten. Sie unterstützen innovative Ideen und setzen sich für deren Erprobung und Weiterführung ein.

Projektbeispiele aus Nordrhein-Westfalen

- **„Wohnen für Hilfe":** Studenten wohnen bei älteren Menschen, deren Häuser oder Wohnungen durch den Auszug der eigenen Kinder zu groß geworden sind und helfen dafür im Haushalt, anstatt Miete zu zahlen
- **„fit für 100":** Unter wissenschaftlicher Begleitung durch die Sporthochschule Köln wurden Übungsprogramme zur Erhaltung und Stärkung der Beweglichkeit für Menschen über 80 entwickelt.

Internet- und Lese-Tipp
- „Wohnen für Hilfe" (wfh): www.wfh-koeln.de
- Projektbüro „fit für 100" (ff100): www.ff100.de

Rechtliche Grundlage

Eine gesetzliche Verpflichtung zur Einrichtung von Seniorenvertretungen besteht nicht. Eine Ausnahme ist das Land Berlin. Dort trat im Jahre 2006 das **Berliner Seniorenmitwirkungsgesetz** (*BerlSenG*) in Kraft. In den **Gemeindeordnungen** (*GO*) der anderen Länder sind Seniorenvertretungen bisher nicht als verbindliches Gremium vorgesehen. Damit sind die Einrichtung und das Bestehen einer Seniorenvertretung letztlich vom politischen Willen oder auch Unwillen in der Kommune abhängig. Der Rat der jeweiligen Stadt oder Gemeinde muss dann eine Satzung der Seniorenvertretung beschließen und eine Wahlordnung erarbeiten. Eine langjährige Forderung der Seniorenvertretungen ist deshalb die Einbindung der Seniorenvertretungen in die Gemeindeordnung als Pflichtaufgabe der Kommunen.

Wahlen zur Seniorenvertretung am Beispiel der Stadt Köln

In Köln fanden 1978 und 1982 Urnenwahlen für die Bezirksseniorenvertretungen (→ Abb. II/16.1) in Seniorenwohnzentren, Altenclubs und anderen Einrichtungen statt. Die Senioren konnten also nur dann ihre Stimme abgeben, wenn sie einen dieser Orte persönlich aufsuchten. Aufgrund der geringen Wahlbeteiligung von nur ca. 10 % wurde deshalb für die Wahlen 1986 die Wahlordnung geändert und das städtische Wahlamt mit der Durchführung einer Briefwahl beauftragt. Hierdurch wurde kurzfristig eine Beteiligung von fast 40 % erreicht, bei der Wahl der Seniorenvertretung im Jahre 2011 lag die Beteiligung der Kölner Senioren dann wieder bei ca. 28 %. 📖📖 2

Eine Besonderheit ist in Köln, dass in einigen Stadtbezirken zusätzlich ausländische Mitbürger in den Seniorenvertretungen mitarbeiten. Hiermit möchte man der Tatsache Rechnung tragen, dass gerade die Zahl der älteren Migranten stark wächst.

Nutzen der Seniorenvertretungen

Demografische Entwicklung → Kap. II/2

Aufgrund der **demografischen Entwicklung** erhöht sich im Vergleich zu anderen Altersgruppen der Anteil der Menschen über 60 Jahre kontinuierlich. Gegenwärtig

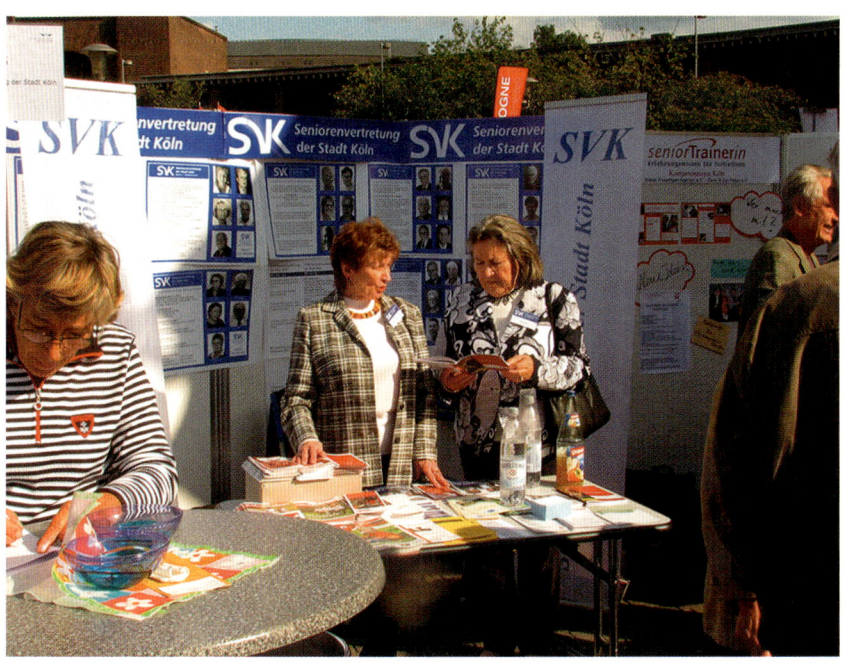

Abb. II/16.1 Stand der Seniorenvertretung am Tag des Ehrenamtes der Stadt Köln. [W296]

liegt er bei etwa einem Drittel. Es kann also nicht von einer Randgruppe gesprochen werden.

Ältere Menschen wollen ihr Leben zunehmend individuell, aktiv und selbst bestimmt gestalten. Sie wollen am kommunalen politischen Entscheidungsprozess teilhaben und dort ihre Erfahrungen einbringen. Seniorenvertretungen bieten eine Möglichkeit, bei der **Gestaltung des demografischen Wandels** innerhalb der Kommune mitzuwirken. Die Mitglieder der Seniorenvertretungen erkunden die Interessen der älteren Menschen und geben diese an die politischen Entscheidungsträger weiter. Sie vermitteln die spezifische Sicht älterer Menschen auf politische Planungen und Entscheidungen. Darüber hinaus fordern sie in den Ausschüssen des Rats ein Antrags- und Rederecht.

Viele ältere Menschen möchten sich unabhängig von Parteipolitik, Konfessionen oder Verbänden zum Wohl der Gemeinschaft einsetzen. Dies kann auch in den Sat-

zungen festgelegt sein. Beispiel Köln: „Die Seniorenvertretung ist ehrenamtlich, überkonfessionell und überparteilich tätig. Sie verfolgt keine eigenen wirtschaftlichen Ziele und ihre Mitglieder erhalten keine Zuwendungen" (§ 1 Wahlordnung der Seniorenvertretung der Stadt Köln vom 10. Mai 2011).

In den Seniorenvertretungen finden ältere Menschen die Möglichkeit zum politischen Engagement. Hierbei werden neben der Interessensvertretung für Ältere auch der Dialog und die Solidarität zwischen den Generationen angestrebt.

Aufgaben und Aktivitäten

Die inhaltliche Arbeit von Seniorenvertretungen umfasst ein breites Spektrum unterschiedlicher Anliegen und Probleme. Jede Seniorenvertretung entscheidet selbst, welche Aufgaben sie sich stellt und wie sie diese bearbeitet. Es hängt also sehr stark von den Möglichkeiten und der Einsatzbereitschaft

der jeweiligen Personen ab, wie aktiv und erfolgreich eine Seniorenvertretung arbeitet. Nicht zuletzt kommt es auch darauf an, wie gut die Zusammenarbeit innerhalb des Gremiums und mit den anderen Akteuren vor Ort ist.

Häufige Themen der Arbeit der Seniorenvertretungen sind:

- Freizeitmöglichkeiten
- Gesundheitsversorgung
- Öffentlicher Nahverkehr
- Wohnumfeld
- Altersarmut
- Pflege und Betreuung.

Seniorenvertreter sind immer am Austausch mit den Mitarbeitern, Bewohnern und Angehörigen der Pflegeeinrichtungen interessiert. Oft finden in Zusammenarbeit mit dem Heimbeirat und der Einrichtungsleitung Sprechstunden vor Ort statt. Sensibel registrieren die Seniorenvertreter Formen der Altersdiskriminierung im Alltag und machen diese publik.

Die Mitarbeit an Seniorennetzwerken, Runden Tischen und weiteren relevanten Gremien ergänzt das Aufgabenspektrum. Vertreter von Politik, Verwaltung und sozialen Organisationen finden bei den Seniorenvertretern immer Ansprechpartner.

Wiederholungsfragen

1. Welchen Sinn hat die Gründung von Seniorenbeiräten? (→ Kap. II/16)
2. Wie werden die Mitglieder dieser Gremien bestimmt? (→ Kap. II/16)
3. Welchen Aufgaben widmen sich die Mitglieder der Beiräte und Vertretungen? (→ Kap. II/16)

Literaturverzeichnis

1. Bundesarbeitsgemeinschaft der Landesseniorenvertretungen e. V.: www.bag-lsv.de (letzter Zugriff: 17.7.2016).
2. Seniorenvertretung der Stadt Köln: www.stadt-koeln.de/1/stadtrat/ ausschuesse-gremien/seniorenvertretung (letzter Zugriff: 17.7.2013).

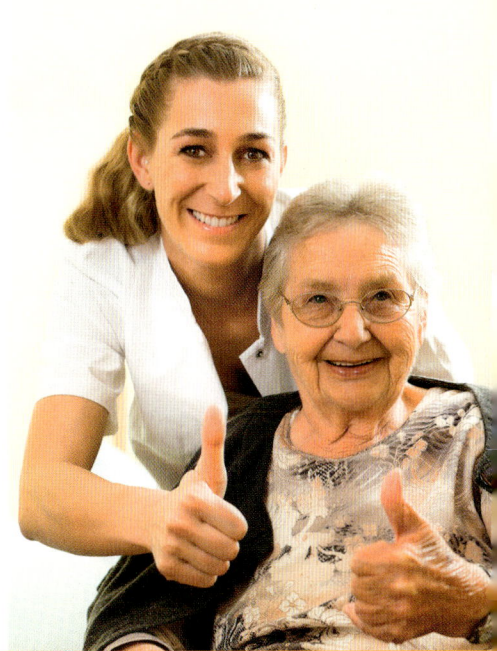

Lernbereich III

Rechtliche und institutionelle Rahmenbedingungen altenpflegerischer Arbeit

A. Palesch

III/1 Systeme sozialer Sicherung

Alter, Gesundheit, Krankheit, Behinderung und Pflegebedürftigkeit → Kap. I/1
Betriebswirtschaftliche Rahmenbedingungen → Kap. III/6

A Fallbeispiel Ambulant

Yasmina Özdemir, Pflegedienstleiterin des ambulanten Pflegedienstes in Bogendorf, hat den Anruf einer älteren Dame erhalten, die sie zu einem Informationsgespräch bat. Bereits am Telefon hörte sich die Frau sehr gestresst und überfordert an. Als Frau Özdemir zum vereinbarten Termin an der Haustür des Reihenhauses klingelt, in dem das Ehepaar Marianne und Dietmar Wolters wohnt, öffnet die sehr erregte Hausherrin. Im folgenden Gespräch schildert sie der Pflegedienstleiterin unter Tränen, dass ihr Ehemann in drei Tagen nach Hause entlassen würde. Er hatte einen Schlaganfall erlitten und sollte aus dem Krankenhaus eigentlich zunächst in eine Rehabilitationsklinik verlegt werden. Der 79-Jährige hatte sich jedoch kategorisch geweigert und verlangt, dass man ihn nach Hause lassen solle. „Was soll ich nur tun, Frau Özdemir? Ich habe keine Ahnung, wie ich das alles schaffen soll", sagt die verzweifelte Ehefrau.

Die Sozialstaatlichkeit der Bundesrepublik Deutschland ist im **Grundgesetz** (*GG*) in Artikel 20 Absatz 1 festgelegt. Der Sozialstaat hat das Ziel, die **soziale Sicherheit** und Gerechtigkeit herzustellen und zu erhalten. Er hat die Aufgabe, für den Ausgleich sozialer Unterschiede zu sorgen und in sozialen Notlagen zu helfen.

Soziale Sicherung

Die **soziale Sicherung** steht für den Schutz der Bürger vor den vielfältigen sozialen Risiken des Lebens und gliedert sich in drei Bereiche:

- **Gesetzliche Sozialversicherung.** Ausgleich von Risiken aufgrund von Krankheit, Unfall, Alter, Arbeitslosigkeit und Pflegebedürftigkeit (→ Kap. I/1.3)
- **Soziale Versorgung.** Schutz der Existenzsicherung bei Kriegsopfern, bei Wehr- und Zivildienstschäden und bei Vorliegen besonderer lebenstypischer Belastungen (z. B. Erziehungsgeld, Kin-

dergeld, Wohngeld, Ausbildungsförderung)
- **Sozialfürsorge.** Zur Sozialfürsorge gehören z. B. die Sozialhilfe und die Jugendhilfe.

Gesetzliche Sozialversicherung

> **Fünf-Säulen-Fundament der Sozialversicherung** (*Fünf Säulen der sozialen Sicherung*): Die fünf Sparten der gesetzlichen Sozialversicherung als wichtigster Teil der sozialen staatlichen Sicherung.

Zentraler Bestandteil des sozialen Sicherungssystems in Deutschland ist die **gesetzliche Sozialversicherung**, bestehend aus:

- Krankenversicherung
- Pflegeversicherung
- Unfallversicherung
- Rentenversicherung
- Arbeitslosenversicherung (→ Abb. III/1.1).

Pflegeversicherung

Pflegeversicherungsgesetz

Das **Pflegeversicherungsgesetz** (*SGB XI*) besteht seit dem 1.1.1995 und sichert das Risiko der Pflegebedürftigkeit ab. Alle Menschen in Deutschland sind gesetzlich verpflichtet, sich in einer Kranken- und Pflegeversicherung zu versichern. 90 % aller Menschen in Deutschland gehören einer gesetzlichen Versicherung an. Etwa 10 % haben sich privat kranken- und pflegeversichert.

Mit der **Pflegereform 2008** (*Pflege-Weiterentwicklungsgesetz*), und dem Inkrafttre-

ten des **Pflege-Neuausrichtungs-Gesetzes** (*PNG*) ab dem 1.1.2013 wurden die Leistungen weiter erhöht. Der **Spitzenverband der gesetzlichen Krankenkassen** (*GKV*) und der **Verband der Privaten Krankenversicherungen** (*PKV*) unterstützen alle Krankenkassen und -versicherungen bei der Umsetzung der gesetzlichen Vorgaben.

Ab dem 1.1.2015 ist das **Pflegestärkungsgesetz I** (*PSG I*) in Kraft getreten. Das Gesetz umfasst weitere Verbesserungen der Leistungen. Ab dem 1.1.2017 tritt der 2. Teil des Gesetzes, das **PSG II** (*Pflegestärkungsgesetz II*) in Kraft. Das Gesetz überführt die Pflegestufen in fünf Pflegegrade (→ Tab. III/1.1). Außerdem wird ein „Neues Begutachtungsassessment" (*NBA*) eingeführt und der **Pflegebedürftigkeitsbegriff** verändert.

Pflegebedürftigkeit und Pflegegrade im Sinne des Pflegeversicherungsgesetzes

Nach **§ 14 SGB XI** sind Personen **pflegebedürftig,** die wegen einer körperlichen, geistigen oder seelischen Krankheit oder Behinderung für die gewöhnlichen und **regelmäßig wiederkehrenden Verrichtungen im Ablauf des täglichen Lebens** auf Dauer, voraussichtlich für mindestens sechs Monate, in erheblichem oder höherem Maße in folgenden Bereichen Hilfen bedürfen (→ Kap. I/1.3):

- Mobilität
- Kognitive und kommunikative Fähigkeiten
- Verhaltensweisen und psychische Problemlagen

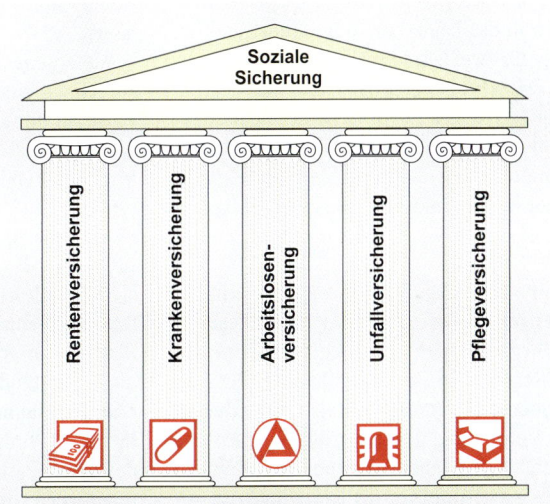

Abb. III/1.1 Die fünf Säulen der Sozialversicherung. [A400]

Leistungen der Pflegever-sicherung	Pflegegrad 1	Pflegegrad 2	Pflegegrad 3	Pflegegrad 4	Pflegegrad 5
Bisherige Pflegestufe	keine	0 +1	1*+ 2	2* +3	3* + Härtefall
Pflegegeld					
Monatlich in Euro	125**	316	545	728	901
Pflegesachleistungen					
Monatlich in Euro	0	689	1 298	1 612	1 995
Kombinationsleistung					
monatlich	Kombination von Pflegegeld und Sachleistung durch Pflegedienst				
Tages- oder Nachtpflege					
Monatlich in Euro	0	689	1 298	1 612	1 995
Kurzzeitpflege					
Jährlich in Euro	0	1 612			
Verhinderungspflege					
Jährlich in Euro	0	1 612			
Stationäre Pflege					
Monatlich in Euro	125	770	1 262	1 775	2 005

Hinweis: Alle pflegebedürftigen Bewohner der Pflegegrade 2 bis 5 einer Alten- oder Pflegeeinrichtung zahlen ab 2017 den gleichen pflegebedingten Anteil: ca. 580 Euro.
* und eingeschränkte Alltagskompetenz
** nur Kostenerstattung

Tab. III/1.1 Überblick über die Leistungen der Pflegeversicherung. Diese Zahlen gelten für 2017. Sie ändern sich sehr häufig (Quelle: Bundesministerium für Gesundheit).

- Selbstversorgung
- Bewältigung/selbstständiger Umgang mit krankheits- oder therapiebedingten Anforderungen und Belastungen
- Gestaltung des Alltagslebens und sozialer Kontakte.

Neues Begutachtungsassessment

Der Medizinische Dienst der Krankenversicherungen (MDK) stellt die Pflegebedürftigkeit nach dem Grad der Selbstständigkeit des Pflegebedürftigen fest. Für die Privatversicherten führt Medicproof bundesweit diese Begutachtungen durch. Grundlage ist das **Neue Begutachtungsassessment** (NBA), das am 1.1.2017 in Kraft getreten ist. Die bis dahin geltenden Pflegestufen wurden in das neue System überführt und haben für zwei Jahre Bestandsschutz.

Das NBA bemisst den Grad der Pflegebedürftigkeit nach dem Grad der Selbstständigkeit und nicht mehr nach dem Bedarf an Unterstützung aufgrund lediglich körperlicher Einschränkungen (→ Abb. III/1.2).

Beurteilung des Pflegebedarfs

Um einen Pflegegrad zu erhalten, stellt der Versicherte einen Antrag an seine Pflegeversicherung. Diese leitet den Antrag an den MDK (oder an Medicproof) weiter. Der Gutachter setzt sich dann mit dem Versicherten in Verbindung und führt die Begutachtung durch. Dabei muss er sich an den Richtlinien der Spitzenverbände der Krankenkassen ori-

entieren. Das Gutachten gibt der Gutachter an den MDK (oder Medicproof) zurück. Von dort geht das Gutachten an die Pflegekasse, die es prüft und dann einen Pflegegrad bewilligt oder ablehnt.

Das Ergebnis der Begutachtung muss dem Antragssteller innerhalb von fünf Wochen nach Antragseingang bei der Pflegekasse vorliegen. Für jede weitere Woche, in der das Gutachten dem Antragsteller nicht bekannt gegeben wird, erhält er von der Pflegeversicherung 70 Euro.

Um sich optimal auf eine Begutachtung vorzubereiten, kann jeder Pflegebedürftige sich durch einen Pflegestützpunkt in seiner Nähe oder durch Compass Private Pflegeberatung GmbH (Tel.: 0800 101 88 00) beraten lassen.

Außerdem hat jeder Versicherte Anspruch auf eine kostenlose und individuelle Pflegeberatung, die seine Versicherung ihm anbieten muss, wenn er von Pflegebedürftigkeit bedroht oder bereits pflegebedürftig ist.

Fünf Pflegegrade

Mit dem NBA prüfen Gutachter seit dem 1.1.2017 alle neuen Antragssteller auf Pflegeleistungen anhand eines Fragenkatalogs auf den Grad ihrer Selbstständigkeit. Wie hoch die Selbstständigkeit des Antragstellers ist, ermitteln sie mit Hilfe eines Punktsystems. Je mehr Punkte der Begutachtete erhält, desto höher ist der Pflegegrad, der ihm zugesprochen wird.

Pflegegrade nach Punkten

- Pflegegrad 1: geringe Beeinträchtigung der Selbstständigkeit (12,5–26,5 Punkte)
- Pflegegrad 2: erhebliche Beeinträchtigung der Selbstständigkeit (27–47,5 Punkte)
- Pflegegrad 3: schwere Beeinträchtigung der Selbstständigkeit (48–69,5 Punkte)
- Pflegegrad 4: schwerste Beeinträchtigung der Selbstständigkeit (70–89,5 Punkte)
- Pflegegrad 5: schwerste Beeinträchtigung der Selbstständigkeit mit besonderen Anforderungen an die pflegerische Versorgung (90–100 Punkte)

Leistungen der Pflegeversicherung

- **Pflegegeld:** je nach Pflegegrad wird ein Geldbetrag an den Pflegebedürftigen ausgezahlt, der zur Sicherstellung der Versorgung genutzt werden sollte
- **Sachleistungen:** wenn ein Pflegedienst bei der Versorgung in der Häuslichkeit unterstützt.
- **Tagespflege/Nachtpflege:** wenn der Pflegebedürftige tagsüber oder nachts in einer Einrichtung betreut wird.

Der Anspruch auf **Kurzzeitpflege** in einer stationären Einrichtung besteht für maximal acht Wochen im Jahr. Er besteht unabhängig davon, wie lange der Pflegebedürftige von seinen Angehörigen bereits in der häuslichen Umgebung versorgt wird und mindert den Anspruch auf Verhinderungspflege nicht. In dieser Zeit wird die Hälfte des Pflegegelds weiter gezahlt.

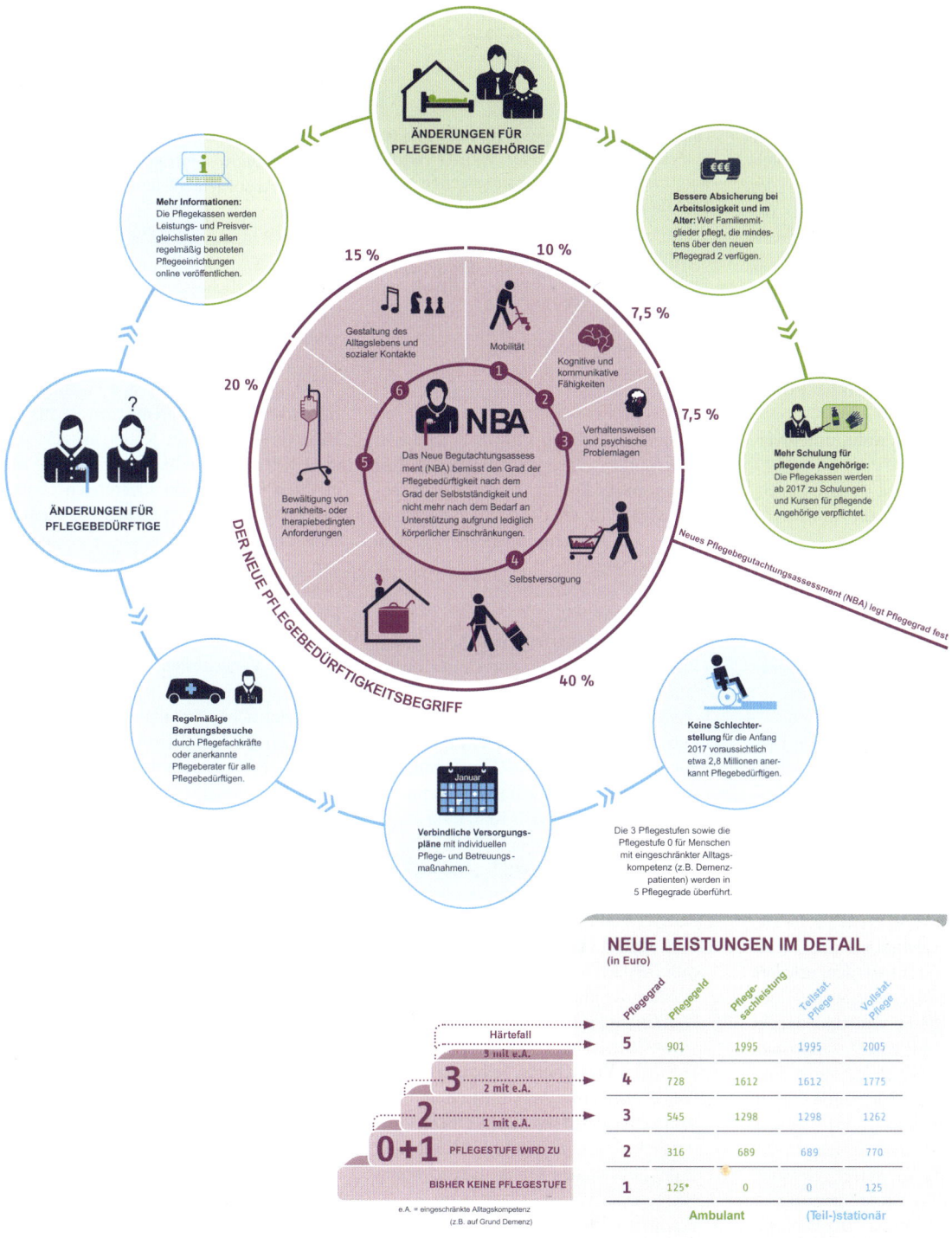

Abb. III/1.2 Das Begutachtungsinstrument zieht zur Beurteilung der Pflegebedürftigkeit das Maß der Selbstständigkeit eines Menschen heran. [X357]

Wer einen Angehörigen bereits sechs Monate pflegt, hat Anspruch auf **Verhinderungspflege** (oder Ersatzpflege) für maximal 42 Kalendertage. Die Verhinderungspflege wird auch übernommen, wenn die **zusätzlichen** Pflegepersonen mit dem Pflegebedürftigen verwandt (Kinder, Enkel, Eltern, Großeltern Geschwister) oder verschwägert sind, jedoch nicht mit ihm in häuslicher Gemeinschaft leben. Entstehen wegen der Pflegeübernahme Kosten durch einen Verdienstausfall oder die Anfahrt, können diese bei der Pflegekasse geltend gemacht werden.

Alle Pflegebedürftigen haben die Möglichkeit, **Entlastungsleistungen** in Höhe von 104 Euro pro Monat für haushaltsnahe Dienste zu nutzen. Der Dienst muss jedoch eine Anerkennung haben. Die Auszahlung des Betrags an den Versicherten ist nicht vorgesehen.

Bei den genannten Summen für die stationäre Pflege und die Tagespflege handelt es sich um **Pauschalbeträge** für Grund- und

Behandlungspflege sowie die sozialen Betreuungsleistungen. Darüber hinaus entstehen in einer stationären Einrichtung Kosten für Unterkunft und Verpflegung. Diese Hotelkosten übernimmt die Pflegeversicherung nicht, der Pflegebedürftige muss sie deshalb grundsätzlich selbst tragen. Reichen Eigenkapital und Einkommen des Pflegebedürftigen nicht aus, sollte der Betroffene einen Antrag auf Kostenübernahme beim Sozialamt stellen.

Die Pflegeversicherung deckt allerdings nicht alle Kosten einer Pflegebedürftigkeit ab. Daher unterstützt der Staat ab dem Jahr 2013 mit maximal 60 Euro im Jahr pro Versichertem die **zusätzliche private Pflegeversicherung.**

Pflegehilfsmittel und wohnumfeldverbessernde Maßnahmen

- Kostenübernahme bis zu 40 Euro monatlich für Pflegehilfsmittel, die zum Verbrauch bestimmt sind
- Bei technischen Hilfsmitteln ist ein Eigenanteil von 10 %, jedoch max. 25 Euro zu leisten, größere technische Hilfsmittel, z. B. Pflegebetten, Toilettenstühle, Badewannenlifter, Heimbeatmungsgeräte und Rollstühle, können leihweise überlassen werden
- Zuschüsse von bis zu 4 000 Euro für Umbaumaßnahmen (→ Kap. II/9.1), um die Pflege zu Hause weiter zu gewährleisten.

Leistungen für Personen mit eingeschränkter Alltagskompetenz

Mit der Pflegereform soll auch die Pflege und Betreuung von Personen mit **eingeschränkter Alltagskompetenz** (z. B. Demenzerkrankte) verbessert werden. Personen, die zuhause betreut werden, erhalten zusätzlich je nach Betreuungsbedarf einen Grundbetrag von 104 Euro monatlich oder einen erhöhten Betrag von 208 Euro monatlich. Diese Leistungen erhalten auch Personen, die keine Pflegestufe haben (Pflegestufe 0). Seit dem 1.1.2017 werden diese Leistungen mit den Leistungen des jeweiligen Pflegegrades verrechnet. Nur die Personen mit Pflegestufe 3 oder Härtefälle haben einen Bestandsschutz von zwei Jahren für den erhöhten Betrag von 208 Euro.

Für die stationäre Pflege und Betreuung dieser Personen können die Einrichtungen nach § 87 b die Finanzierung einer zusätzlichen Betreuungskraft beantragen, die dann durch die Pflegekasse finanziert wird. Für die Finanzierung müssen die Pflegeeinrichtungen die notwendigen Nachweise erbringen und mit der Pflegekasse verhandeln.

Internet- und Lese-Tipp
Gesetzessammlung im Internet:
www.gesetze-im-internet.de

❯❯ Lern-Tipp
Finden Sie die Verteilung der Pflegegrade in Ihrer Einrichtung heraus. Welche Verteilung hat die meisten ökonomischen Vorteile für eine Einrichtung?

Internet- und Lese-Tipp
Bundesministerium für Gesundheit:
www.bmg.bund.de

Krankenversicherung

Krankenversicherungsgesetz

Das **Sozialgesetzbuch V** (*SGB V, Krankenversicherungsgesetz*) enthält die gesetzlichen Regelungen zur Krankenversicherung. Zentrale Aufgabe ist, die Gesundheit der Versicherten zu erhalten, wiederherzustellen oder zu verbessern.

Versicherte

Es gibt vier Versichertengruppen:
- **Pflichtversicherte.** Arbeitnehmer, deren Jahresgehalt die Versicherungspflichtgrenze nicht überschreiten (2016: 56 250 Euro), Auszubildende, Arbeitslose, land- und forstwirtschaftliche Unternehmer und ihre Familienangehörigen, wenn diese im Betrieb mitarbeiten, Künstler, Publizisten, Teilnehmer an Rehabilitations- und berufsfördernden Maßnahmen, behinderte Beschäftigte, Studenten, Rentner und Rentenantragssteller
- **Beitragsfrei Familienversicherte.** Ehegatte, bei gleichgeschlechtlichen Partnerschaften der eingetragene Lebenspartner und Kinder bis zur Vollendung des 18. Lebensjahrs
- **Freiwillig Versicherte.** Selbstständige, Freiberufler sowie Arbeitnehmer mit einem Jahresgehalt über der Versicherungspflichtgrenze können sich freiwillig in der gesetzlichen Krankenversicherung oder auch privat versichern lassen
- **Privatversicherte.** Selbstständige, Personen mit einem Jahresgehalt über 56 250 Euro (2016) und Beamte können bzw. müssen sich privat versichern. Im privaten Versicherungsbereich findet das SGB V keine Anwendung. Alle privat Versicherten haben ihren individuellen Vertrag, der schon viele Jahre alt sein kann. Beamte sind zu einem bestimmten Prozentsatz durch ihren Dienstherrn (in Form der Beihilfestelle) anteilig abgesichert. Privatversicherte müssen die Kos-

ten der Behandlung zunächst selbst übernehmen und bekommen sie dann anteilig (je nach vertraglichen Vereinbarungen) von ihrer Versicherung erstattet. Bei einem Beihilfeanspruch müssen die Versicherten die Rechnungen immer bei beiden Kostenträgern einreichen, um ihren Anspruch vollständig geltend zu machen.

Träger

Die gesetzliche Krankenversicherung (*GKV*) hat keinen einheitlichen **Träger,** sondern gliedert sich in verschiedene Kassenarten.

Die Krankenkassen sind rechtsfähige Körperschaften des öffentlichen Rechts mit Selbstverwaltung. Alle Krankenkassen sind im GKV-Spitzenverband organisiert. Alle privaten Krankenversicherungen haben sich im Verband der privaten Krankenversicherungen (*PKV*) zusammengeschlossen.

Finanzierung

Die gesetzliche Krankenversicherung finanziert sich durch die Beiträge von Arbeitgebern und Versicherten. Wie in der Arbeitslosen- oder Rentenversicherung gibt es bei der gesetzlichen Krankenversicherung einen einheitlichen Beitragssatz, er wurde zum 1.1.2009 eingeführt und beträgt 2016 15,5 % (ermäßigt 14,90 %) des Bruttoeinkommens.

Die Beiträge werden je zur Hälfte vom Arbeitgeber und vom Arbeitnehmer aufgebracht. Privatversicherte zahlen individuelle Beiträge.

Leistungen

Die gesetzliche Krankenversicherung übernimmt die **Leistungen** zur Verhütung von Krankheiten und deren Folgen (*Vorsorge*), zur Empfängnisverhütung, bei Sterilisation und Schwangerschaftsabbruch, zur Früherkennung von Krankheiten, zur Behandlung einer Krankheit, bei Schwangerschaft und Mutterschaft. Außerdem zahlt sie Krankengeld.

Für die Altenpflege sind insbesondere die Leistungen für die **häusliche Krankenpflege** bedeutsam:
- **§ 37 Abs. 1 SGB V.** Versicherte erhalten häusliche Krankenpflege, wenn Krankenhausbehandlung geboten, aber nicht ausführbar ist oder wenn sie durch die häusliche Krankenpflege vermieden oder verkürzt wird. Sie umfasst die Grund- und Behandlungspflege sowie hauswirtschaftliche Versorgung

III
1

- **§ 37 Abs. 2 SGB V.** Versicherte erhalten als häusliche Krankenpflege Behandlungspflege, wenn sie zur Sicherung des Ziels der ärztlichen Behandlung erforderlich ist.

Sozialhilfe

Im Zuge der Umsetzung des Hartz-IV-Konzepts wurde das Bundessozialhilfegesetz (*BSHG*) durch das **Zwölfte Sozialgesetzbuch** (*SGB XII*) abgelöst. Seither bildet es den gesetzlichen Rahmen für die Sozialhilfe und ist eine wesentliche Grundlage für die Sozialfürsorge. Ob ein Mensch bedürftig ist und Leistungen erhält, wird im Einzelfall entschieden (*Individualisierungsprinzip*). Die Leistungen werden erst gewährt, wenn alle anderen Finanzquellen ausgeschöpft sind und das Einkommen unter dem festgelegten Regelsatz liegt (*Nachrangigkeitsprinzip*).

Träger

Die Sozialhilfe wird von örtlichen und überörtlichen **Trägern** geleistet. Örtliche Träger sind kreisfreie Städte und Kreise. Die Bundesländer bestimmen die überörtlichen Träger.

Anträge auf Sozialhilfe sind bei der Gemeinde zu stellen, in der der Bedürftige seinen tatsächlichen Aufenthalt hat. Die **Finanzierung** erfolgt aus allgemeinen Steuermitteln.

Leistungen

Die wichtigen Leistungsarten speziell für den Bereich der Altenpflege sind:

- **Grundsicherung** (*§§ 41–46, SGB XII*) erhalten Menschen ab Vollendung des 65. Lebensjahres sowie dauerhaft voll Erwerbsgeminderte zwischen 18–65 Jahren, die ihren Lebensunterhalt nicht aus dem eigenen Einkommen oder Vermögen bestreiten können. Im Bedarfsfall werden die Kosten für Unterkunft und Lebensunterhalt in stationären Einrichtungen von der Grundsicherung in Verbindung mit der **Hilfe zum Lebensunterhalt** (*§§ 27–40*) übernommen und sind damit nicht Teil der Hilfe zur Pflege
- **Hilfe zur Pflege** (*§§ 61–66 SGB XII*) wird gewährt,
  - Personen, die nicht gesetzlich pflegeversichert sind
  - Wenn trotz notwendigem Pflegeaufwand der Grad der Pflegebedürftigkeit nicht I erreicht
  - In Fällen kostenintensiver (Schwerst-) Pflege, wenn die begrenzten Leistungen der Pflegeversicherung (*Härtefall*) nicht ausreichen
- **Hilfe in anderen Lebenslagen** (*§§ 70–74 SGB XII*) bezieht sich neben anderen Bereichen (z. B. Blindenhilfe, Bestattungskosten) auf die **Altenhilfe** (→ Kap. III/2). Die Leistungen umfassen größtenteils persönliche Hilfen (z. B. Leistungen zum Besuch von Veranstaltungen) und Beratungsangebote (z. B. Unterstützung in Fragen der Aufnahme in eine Altenpflegeeinrichtung oder der Inanspruchnahme altersgerechter Dienste), aber z. B. auch Leistungen, die zur Beschaffung oder zum Erhalt einer Wohnung dienen, die den Bedürfnissen alter Menschen entspricht (→ Kap. II/9).

Wiederholungsfragen

1. Aus welchen Bereichen besteht die soziale Sicherung in Deutschland? (→ Kap. III/1)
2. In welchem Sozialgesetzbuch ist das Pflegeversicherungsgesetz enthalten? (→ Kap. III/1)
3. Wie ist der Begriff Pflegebedürftigkeit definiert? (→ Kap. III/1)
4. Welche Pflegegrade gibt es und wie sind die voneinander abgegrenzt? (→ Kap. III/1)
5. Für welche Leistungen der Altenpflege tritt die Krankenversicherung ein? (→ Kap. III/1)
6. Was regelt das Sozialgesetzbuch XII? (→ Kap. III/1)

Literaturverzeichnis

1. Gohde, J. (et al.): Bericht des Beirats zur Überprüfung des Pflegebedürftigkeitsbegriffs.
   www.bundesgesundheitsministerium.de/uploads/publications/Neuer-Pflegebeduertigkeitsbegr.pdf (letzter Zugriff: 14.7.2016).
2. Palesch, A.: Ambulante Pflegeberatung. Grundlagen und Konzepte für die Praxis. Kohlhammer Verlag, Stuttgart, 2012
3. Palesch, A.: Ambulante Pflege. Elsevier Verlag, München, 2016.

III

1

A. Palesch

III/2 Träger, Dienste und Einrichtungen im Gesundheits- und Sozialwesen

A Fallbeispiel Ambulant

Die Altenpflegerin Tanja Huber hat einige Monate beim Pflegedienst „Ambulante Pflege Bogendorf" gearbeitet. Sie plant nun, einen eigenen Pflegedienst zu eröffnen. Die dazu notwendige Ausbildung hat sie bereits absolviert. Zum erfolgreichen Aufbau eines ambulanten Pflegediensts sind viele Aspekte von Bedeutung. Nicht nur die Personal- und Kundengewinnung, die gesetzlichen Anforderungen, die Ausstattung und die Koordination der Touren stellen eine große Herausforderung dar. Sie kann ihre Erfahrungen beim ambulanten Pflegedienst gut nutzen, um sich auf die neue Aufgabe intensiv vorzubereiten.

Altenhilfe und Altenpflege

> **Altenhilfe:** Gesamtheit aller Aktivitäten und Hilfeleistungen, die dazu beitragen, „Schwierigkeiten, die durch das Alter entstehen, zu verhüten, zu überwinden oder zu mildern und alten Menschen die Möglichkeit zu erhalten, am Leben in der Gemeinschaft teilzunehmen" (§ 71 SGB XII).
> **Altenpflege:** Gesamtheit aller pflegerischen Tätigkeiten für pflegebedürftige alte Menschen.

Die **Altenpflege** ist ein Teilbereich der umfassenderen **Altenhilfe,** die unterschiedliche Hilfeleistungen der verschiedenen **Träger, Einrichtungen** und **Dienste,** aber auch der Familien und Nachbarn umfasst.

Träger der Altenhilfe und Wohlfahrtsorganisationen

> **Wohlfahrtsorganisationen:** Gesamtheit aller sozialen Hilfen, die in organisierter Form frei und gemeinnützig geleistet werden. Grundlage ist überwiegend ein durch Religion oder politische Ideale geprägtes Menschenbild.

Bei sämtlichen **Wohlfahrtsorganisationen** (→ Tab. III/2.1) ist die Altenhilfe nur ein Teil des Aufgabenspektrums. Daneben gibt es unter anderem

- Angebote für Kinder und Jugendliche, Mütter (mit Kindern), Ehepartner, Familien
- Dienste für behinderte Menschen
- Ambulante Pflege
- Ambulante Pflegeberatung
- Beratung für Menschen in besonderen Lebenslagen
- Angebote der sozialen Beratung und Betreuung für Menschen ausländischer Herkunft
- Betreuung von z. B. Flüchtlingen oder Asylbewerbern
- Weltweite Not-, Katastrophen- und Aufbauhilfe

Öffentliche Träger

> **Öffentliche Träger:** Anbieter von Pflege und sozialen Leistungen, die der Gemeinde, der Stadt, dem Land oder dem Bund zugeordnet sind. Befinden sich in der Trägerschaft einer Behörde. Jede Einrichtung und Institution hat ihre eigene Philosophie, nach der sie ihr Leitbild und ihre Ziele ausrichtet.

Öffentliche Träger können ihren Versorgungsauftrag an kirchliche oder private Einrichtungen ganz oder teilweise weitergeben.

Private Träger

> **Private Träger:** Anbieter von Pflege und sozialen Leistungen, die nicht auf gemeinnütziger Grundlage oder in Trägerschaft einer Kommune arbeiten. In der Regel Einzelpersonen oder Gruppen. Sind auf Gewinnerzielung ausgerichtet. Ihre Philosophie bewegt sich zwischen Gewinnerzielung, Wirtschaftlichkeit und humanem Menschenbild.

Private Anbieter haben ihren festen Platz auf dem Pflegemarkt und haben sich z. T. in Dachorganisationen zusammengeschlossen, z. B.:

- Arbeitsgemeinschaft privater Heime e. V. (APH)
- Arbeitgeber- und BerufsVerband Privater Pflege e. V. (ABVP)
- Bundesverband privater Anbieter sozialer Dienste e. V. (BPA).

Es gibt in vielen Bundesländern weitere Verbände, in denen sich die privaten Anbieter organisieren.

Dienste und Einrichtungen

In Deutschland ist die **Struktur der Altenhilfe** in einem abgestuften aber z. T. kombinierten Versorgungskonzept abgebildet, das gesetzlich verankert ist („ambulant vor stationär" nach § 3 Satz 2 SGB XI). Ist die Unterstützung, die durch die offene Altenhilfe möglich ist, nicht mehr ausreichend, können in abgestufter Form ambulante, teilstationäre oder stationäre Angebote in Anspruch genommen werden (→ Tab. III/2.2).

Offene Altenhilfe

Die **offene Altenhilfe** ist eher präventiv (*vorbeugend*) ausgerichtet. Als eigenständiger Hilfezweig umfasst sie alle Einrichtungen und Angebote, die sich auf den Bereich der allgemeinen Beratung, des Wohnens, der Freizeitgestaltung und Beschäftigung älterer Menschen beziehen (z. B. Altenberatungsstellen).

Ambulante Altenhilfe/Pflege

Die **ambulante Altenhilfe** zielt auf die Versorgung und Unterstützung pflege- oder hilfsbedürftiger (→ Kap. III/1) älterer Menschen im häuslichen Bereich und wird in der Regel von **ambulanten Pflegediensten** erbracht. Dieses professionelle Pflegeangebot unterstützt zumeist die Hilfen, die direkt von den Angehörigen oder nahestehenden Personen (*Laienpflege*) erbracht werden. Der Begriff ambulante Pflege umfasst sowohl die professionelle Pflege als auch die Laienpflege.

Teilstationäre Altenhilfe/Pflege

Tages- und Nachtpflegeeinrichtungen oder Altentagesstätten gehören zur **teilstationären Altenpflege,** die eine Zwischenstufe zwischen der ambulanten/häuslichen Pflege und der stationären Pflege darstellt.

Stationäre Altenhilfe/Pflege

Das letzte Glied in der Versorgungskette alter Menschen ist die **vollstationäre Pflege.** Sie wird erst dann gewährt, wenn die ambulan-

Wohlfahrtsverband	Kurzbeschreibung	Adresse
Arbeiterwohlfahrt (*AWO*)	Sozialwerk, dessen Ursprünge in der sozialdemokratischen Arbeiterbewegung zu finden sind	Arbeiterwohlfahrt Bundesverband e.V. Heinrich-Albertz-Haus Blücherstr. 62/63 10961 Berlin Tel.: 030/25 389 0 Fax: 030/25 389 32 599 www.awo.org
Deutscher Paritätischer Wohlfahrtsverband – Gesamtverband	Dachorganisation von über 10.000 kleineren Mitgliedsorganisationen, die im Bereich der sozialen Arbeit tätig sind	Deutscher Paritätischer Wohlfahrtsverband – Gesamtverband e.V. Oranienburger Str. 13–14 10178 Berlin Tel.: 030/24 636 0 Fax: 030/24 636 110 www.der-paritaetische.de
Deutscher Caritasverband	Wohlfahrtsverband der katholischen Kirchen in Deutschland. Seine Ausrichtung ergibt sich aus dem Namen Caritas (*Nächstenliebe*)	Deutscher Caritasverband e.V. Zentrale Karlstraße 40 79104 Freiburg Tel.: 07 61/200 0F ax: 07 61/200 572 www.caritas.de
Deutsches Rotes Kreuz (*DRK*)	Weltweit in humanitären Einsätzen tätig. Die Wurzeln des Deutschen Roten Kreuzes liegen in der Lazarettpflege während Kriegseinsätzen	Deutsches Rotes Kreuz e.V. DRK-Generalsekretariat Carstennstraße 58 12205 Berlin Tel.: 030/85 404 0 Fax: 030/85 404 450 www.drk.de
Diakonie Deutschland	Hat seine Grundlagen im evangelischen Glauben und umfasst den gesamten Bereich der sozialen Arbeit in der evangelischen Kirche	Diakonie Deutschland – Evangelischer Bundesverband Evangelisches Werk für Diakonie und Entwicklung e.V. Caroline-Michaelis-Straße 1 10115 Berlin Telefon: 030/65 21 10 Telefax: 030/65 21 13 333 www.diakonie.de
Zentralwohlfahrtsstelle der Juden in Deutschland (*ZWST*)	Dachorganisation von sozialen Einrichtungen und Wohlfahrtsorganisationen der jüdischen Gemeinschaft in Deutschland	Zentralwohlfahrtsstelle der Juden in Deutschland e.V. Hauptgeschäftsstelle Hebelstraße 6 60318 Frankfurt a. M. Tel.: 069/94 43 710 Fax: 069/49 48 17 www.zwst.org

Die Wohlfahrtsverbände haben sich zur **Bundesarbeitsgemeinschaft der Freien Wohlfahrtspflege** zusammengeschlossen (www.bagfw.de). Sie haben nicht nur stationäre Pflegeeinrichtungen, ambulante Pflegedienste oder Beratungsstellen in Trägerschaft, sondern auch Krankenhäuser, Kindergärten und Ausbildungsstätten. Die Arbeit der Wohlfahrtsverbände wird zu weit über 90 % aus staatlichen Mitteln bzw. den Sozialversicherungen finanziert. Mehrheitlich handelt es sich dabei um Leistungsentgelte (z. B. aus der Pflegeversicherung), teilweise gibt es auch pauschale Zuschüsse.

Tab. III/2.1 Wohlfahrtsverbände als Träger der Altenhilfe [Logos: W810, W811, W792, W322, W988].

Beispiele	Kurzbeschreibung
Offene Altenhilfe	
Altenclub, Altenberatungsstelle, offener Treff, offener Mittagstisch	• Anlaufstelle für alte Menschen zur Freizeitgestaltung und Beratung
Demenzcafé oder andere niedrigschwellige Angebote	• Betreuungsangebot für Menschen mit eingeschränkter Alltagskompetenz (z. B. bei Demenz)
Sozialdienste der Gemeinden oder Wohlfahrtsträger	• Beratungsstellen in allen Kreisen, Gemeinden und Städten, sowie in allen Wohlfahrtsverbänden
Sozialamt	• Beratung und finanzielle Unterstützung
Pflege- und Krankenkassen	• Einrichtungen zur Finanzierung der Pflege
Pflegestützpunkte	• Einrichtung zur Auskunft und Beratung für Pflegebedürftige und deren Angehörige; vernetzen die fallbezogenen Angebote • Für Privatversicherte: Compass Private Pflegeberatung e. V.
Ambulante Altenhilfe/Ambulante Pflege	
Sozialstation, Diakoniestation, ambulanter Pflegedienst	• Einrichtung zur Versorgung alter pflegebedürftiger Menschen im häuslichen Bereich
Betreutes Wohnen/Service-Wohnen	• In der Regel altengerechte Wohnanlage (Verträge besonders beachten)
Seniorenwohngemeinschaft	• Wohngemeinschaften für ältere und z. B. demenziell veränderte Menschen, gilt in der Regel als ambulante Versorgung
Ambulanter Hospizdienst, ambulanter Palliativdienst	• Spezielle ambulante Dienste, die Schwerstkranke und Sterbende im häuslichen Umfeld betreuen; Hospizdienst wird durch geschulte Hospizhelfer, Palliativdienst durch examinierte Pflegekräfte mit einer Palliativ-Care-Weiterbildung geleistet
Teilstationäre Pflege	
Altentagesstätte/Altenbetreuungszentren	• Einrichtung, in der sich alte Menschen während des Tages aufhalten und Angebote wahrnehmen können
Tages- oder Nachtpflegeeinrichtungen	• Einrichtung für ältere und pflegebedürftige Menschen
Stationäre Pflege	
Alten(pflege)einrichtungen	• Einrichtung zur Versorgung pflegebedürftiger alter Menschen
Kurzzeitpflege	• Einrichtung, in der pflegebedürftige alte Menschen für einen begrenzten Zeitraum versorgt werden
Hospiz	• Stationäre Einrichtung (unabhängig von Krankenhaus oder Pflegeeinrichtung) speziell zur Versorgung schwerstkranker Menschen mit begrenzter Lebenserwartung
Teilstationäre und stationäre Krankenhausbehandlung und Rehabilitation	
Geriatrische Tagesklinik	• Einrichtung für alte und pflegebedürftige Menschen zur Wiedergewinnung von Fähigkeiten
Psychiatrische Tagesklinik	• Einrichtung für psychiatrisch erkrankte Menschen
Rehabilitationsklinik	• Einrichtung zur Wiedergewinnung von Fähigkeiten
Geriatrisches Krankenhaus oder Klinik	• Krankenhaus zur Behandlung akuter Erkrankungen des Alters
Palliativstation	• Station eines Krankenhauses zur Behandlung von Menschen in der letzten Lebensphase, auf die Linderung von Beschwerden ausgerichtet
Gerontopsychiatrisches Krankenhaus oder Klinik	• Krankenhaus zur Behandlung von Menschen mit gerontopsychiatrischen Erkrankungen
Sanatorium/Kurstätte	• Einrichtung zur Erholung und Regeneration

Die Einordnung der einzelnen Dienste und Einrichtungen in die Struktur der Altenhilfe ist aufgrund der Angebotsvielfalt und -kombinationen und der unterschiedlichen, gesetzlich festgelegten Finanzierungsarten (Pflegeversicherung/Krankenversicherung/Sozialhilfe) oft nicht eindeutig zu bestimmen.

Tab. III/2.2 Beispiele für Dienste und Einrichtungen im Gesundheits- und Sozialwesen.

te/häusliche bzw. teilstationäre Pflege nicht mehr möglich ist (→ Kap. III/1) und wird ausschließlich finanziert, wenn sie in zugelassenen stationären Einrichtungen erfolgt.

Internet- und Lese-Tipp
Deutscher Verein für öffentliche und private Fürsorge e. V.: www.deutscher-verein.de

Wiederholungsfragen

1. Welche Wohlfahrtsverbände kennen Sie? (→ Kap. III/2)
2. Was ist der Unterschied zwischen Altenhilfe und Altenpflege? (→ Kap. III/2)
3. Was bedeutet „ambulant vor stationär"? (→ Kap. III/2)
4. Wodurch unterscheiden sich private von öffentlichen Trägern? (→ Kap. III/2)
5. Nennen Sie je ein Beispiel für offene Altenhilfe, ambulante Pflege, teilstationäre Pflege und stationäre Pflegeeinrichtungen. (→ Tab. III/2.2)

A. Palesch

III/3 Vernetzung, Koordination, Kooperation

III/3.1 Vernetzungsstrukturen und Kooperationsmodelle in der Altenhilfe

Ⓐ Fallbeispiel Ambulant

Yasmina Özdemir, Pflegedienstleiterin des Pflegedienstes „Ambulante Pflege Bogendorf", hat erfahren, dass der Pflegestützpunkt in der Kreisstadt eröffnet wurde. Um die Kooperation zwischen den Einrichtungen der Altenhilfe in der ländlichen Region um den Standort Bogendorf zu stärken, beschließt sie, Kontakt zum Pflegestützpunkt aufzunehmen. Sie möchte, dass der Stützpunkt im Rahmen der wöchentlichen Teamsitzung seine Arbeit den Pflegekräften ihres Dienstes vorstellt. Die Zusammenarbeit soll ähnlich wie mit den Krankenhaussozialdiensten und den Verantwortlichen für Pflegeüberleitung auf eine gute vertrauensvolle Basis gestellt werden. Sie weiß, dass das gegenseitige Kennenlernen eine wichtige Grundlage für eine reibungslose Zusammenarbeit ist.

Die Angebote zur Versorgung pflegebedürftiger Menschen entwickeln sich. Kontinuierlich entstehen neue Modelle von Wohnformen und spezialisierten Pflegeeinrichtungen. Daher besteht die Notwendigkeit einer Koordination, um eventuelle Versorgungsbrüche (z. B. zwischen einem Krankenhausaufenthalt und der häuslichen Pflege) durch die Vernetzung der Strukturen zu vermeiden und eine nahtlose Versorgung der Pflegebedürftigen sicher zu stellen.

III/3.1.1 Vernetzung durch Vermittlung und Koordinierung

Pflegestützpunkte und Pflegeberatung

Mit der Pflegereform 2008 hat der Gesetzgeber eine neue Koordinierungs- und Vermittlungsstelle für die unterschiedlichen Hilfsangebote geschaffen (→ Abb. III/3.1). Im Mittelpunkt des Konzepts **Pflegestützpunkt** steht nach Ansicht des Bundesministeriums für Gesundheit: Auskunft, Beratung, individuelles Fallmanagement und möglichst großer Service unter einem Dach.

Der Anspruch auf kostenlose, neutrale und individuelle Pflegeberatung (→ Kap. III/4) ist seit dem 1.1.2009 gesetzlich verankert. Die neutrale Pflegeberatung stellt eine große Entlastung für Pflegebedürftige und deren Angehörige dar, da es eine Vielzahl von Leistungen und Entlastungsangeboten, aber auch Stolpersteinen bei der Pflege in der Häuslichkeit gibt. Pflegebedürftige und ihre Angehörigen sollen hier Unterstützung und Beratung bei der Suche nach den passenden Hilfsangeboten (z. B. bei der Suche nach einer stationären Pflegeeinrichtung) erhalten. Die **ambulante Pflegeberatung** ist z. B. in den Pflegestützpunkten angesiedelt und hat folgende Aufgaben:

- Auskunft und Beratung von Pflegeversicherten und deren Angehörigen über Rechte und Pflichten sowie über unterschiedliche Unterstützungsangebote
- Vernetzung pflegerischer, medizinischer und sozialer Versorgungs- und Betreuungsangebote durch Pflegeberater (*Fallmanager*)
- Koordinierung der einzelnen Leistungen, nebst der erforderlichen Hilfe bei der Inanspruchnahme und Abwicklung der Leistungen
- Einbindung der ehrenamtlich tätigen Personen.

Internet- und Lese-Tipp
- Bundesministerium für Gesundheit: www.bmg.bund.de
- Fröse, S.: Was Sie über Pflegeberatung wissen sollten. Schlütersche Verlagsanstalt, Hannover, 2010.
- Palesch, A.: Ambulante Pflegeberatung. Grundlagen und Konzepte für die Praxis. Kohlhammer Verlag, Stuttgart, 2012.

Pflegeüberleitung

Die Vernetzung zwischen Krankenhaus und den weiterversorgenden Einrichtungen ist insbesondere durch die Verkürzung der **Verweildauern** (*Liegedauer*) immer wichtiger geworden. Die **Pflegeüberleitung** ist das Bindeglied zwischen diesen Institutionen und umfasst alle Aufgaben, die helfen, bei dem Übergang für eine größtmögliche Pflegekontinuität und -qualität zu sorgen. Die Pflegeüberleitung übernimmt eine wichtige Koordinierungsfunktion, indem sie die Versorgung des Pflegebedürftigen vor und bei dem Übergang aufeinander abstimmt. Die Pflegeüberleitung schließt damit die **Versorgungslücke,** die nach einem **Krankenhausaufenthalt** entstehen kann (→ Kap. I/25, → Kap. III/4).

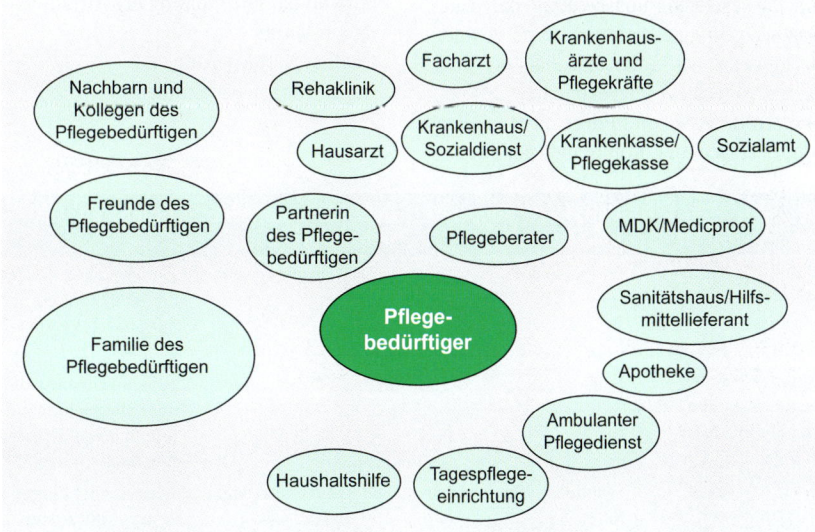

Abb. III/3.1 Vernetzte Versorgungsstrukturen in der Altenpflege werden immer wichtiger. Wie das Schaubild verdeutlicht, gibt es in einer Pflegesituation viele Akteure. [M499]

In immer mehr Kreisen und Städten wird die Notwendigkeit der optimalen Patientenüberleitung aus dem Krankenhaus in die Häuslichkeit erkannt. Dazu wurde durch das Landesinstitut für Gesundheit und Arbeit in NRW ein Projekt durchgeführt. Das Ergebnis ist ein praxiserprobter Überleitungsbogen der Städte Essen und Düsseldorf, der von vielen Kreisen und Städten inzwischen als Grundlage für die regionale Umsetzung genutzt wird. Nähere Infos dazu unter: www.essen.de/rathaus/ aemter/ordner_53/gesundheitskonferenz/ GK_Patientenueberleitung_Neu.de.html

Pflegekonferenzen

Pflegekonferenzen/Konferenzen für Alter und Pflege sind regionale Fachgremien, in denen Experten generelle Fragen und Probleme klären, die sich aus der Umsetzung des Pflegeversicherungsgesetzes auf kommunaler Ebene ergeben. Mitglieder der Pflegekonferenzen sind in der Regel Vertreter der örtlichen Einrichtungen und Dienste, Krankenhäuser und Pflegekassen. Die Konferenzen werden von den Kreisverwaltungen initiiert und geleitet.

Die Notwendigkeit einer engen Zusammenarbeit zwischen allen Beteiligten (z. B. Länder, Kommunen, Pflegeeinrichtungen, Pflegekassen, Medizinischer Dienst), um eine leistungsfähige, regional gegliederte, ortsnahe und aufeinander abgestimmte ambulante und stationäre Versorgung der Bevölkerung zu gewährleisten, findet sich im SGB XI § 8. Da die näheren Ausführungen des Pflegeversicherungsgesetzes der Landesgesetzgebung unterliegen, ist die Art der Zusammenarbeit unterschiedlich geregelt. Bis jetzt sind diese Pflegekonferenzen/Konferenzen für Alter und Pflege nicht in allen Bundesländern und Kommunen etabliert.

Das Ziel der Konferenzen ist es, die **Kooperation** und **Mitwirkung** zu fördern und die bestehende Angebotsstruktur zu **koordinieren** und **weiterzuentwickeln**.

Internet- und Lese-Tipp
Pflegekonferenz der Stadt Essen: www.essen.de/rathaus/aemter/ ordner_50/Pflegekonferenz.de.html

III/3.1.2 Vernetzung durch externe Kooperationen

❯ **Externe Kooperation:** Zusammenwirken von zwei oder mehreren Partnern bei der Erbringung von Leistungen bzw. untereinander abgestimmte (zumeist) vertraglich vereinbarte Aufgabenübernahme.

Der Gesetzgeber fördert bereits vielfältige **externe Kooperationen** zwischen den Leistungsanbietern im Gesundheitswesen, da dadurch die Möglichkeit gegeben ist, die unterschiedlichen Angebote so miteinander zu vernetzen, dass dem pflegebedürftigen Menschen alle notwendigen Hilfen koordiniert zur Verfügung stehen (→ Tab. III/3.1).

Auch für die jeweiligen Partner bieten externe Kooperationen vielfältige Vorteile, z. B.:
- Konzentration auf das eigene Kerngeschäft
- Jeder erbringt die Leistung, die seiner Kompetenz entspricht und hat gleichzeitig die Möglichkeit der Erweiterung der Dienstleistung
- Angebot vernetzter Versorgungsstrukturen und damit Erhöhung der Attraktivität am Markt
- Qualitätsverbesserung
- Gewinnung neuer Kunden.

❯ Vorsicht!
Bei allen externen Kooperationen besteht die Gefahr, dass die Wahlfreiheit des Pflegebedürftigen eingeschränkt wird. Dies ist nicht erlaubt. Das heißt, trotz einer Kooperation der Anbieter hat der Pflegebedürftige immer die Wahl, von wem und wann er die Leistungen erhalten möchte.

III/3.2 Interne Koordination und Kooperation

Ⓢ **Fallbeispiel Stationär**

Die Pflegedienstleiterin des „Seniorenzentrums Annaberg" achtet sehr auf eine sorgfältige Gestaltung der Dienstpläne. Viele der Mitarbeiter sind in Teilzeit angestellt und haben neben ihrer Berufstätigkeit umfangreiche familiäre Pflichten zu bewältigen.

Um den Altenpflegerinnen so weit wie möglich entgegen zu kommen, hat die Pflegedienstleiterin vor einigen Jahren ein System der Dienstplangestaltung eingeführt, das auf Mitwirkung setzt. In der ersten Woche eines jeden Monats verteilt sie ein Dienstplanformular in den Teams, in dem alle Mitarbeiter sowie die Feiertage und Wochenenden aufgeführt sind. Darin können die Mitarbeiter ihre Wunschdienste eintragen. Außerdem sollen sie weitere Tage nennen, an denen sie arbeiten könnten. Zusammen mit der Aufforderung, darauf zu achten, dass in jeder Schicht die notwendige Zahl der Fachkräfte gewährleistet ist, ergibt sich daraus nicht selten ein beinahe vollständiger Dienstplan – der außerdem den Vorteil hat, dass alle Beteiligten zufrieden sind, weil sie die unumgänglichen Kompromisse untereinander ausgehandelt haben.

	Beispiel für Kooperationspartner 1	Beispiel für Kooperationspartner 2	Grundlage
Häusliche Krankenpflege im Betreuten Wohnen	Betreutes Wohnen	Ambulanter Pflegedienst	Einrichtungen des betreuten Wohnens können mit ambulanten Pflegediensten Kooperationsvereinbarungen treffen, um die Pflege im Bedarfsfall sicherzustellen
Spezialisierte ambulante Palliativversorgung (SAPV) in der stationären Pflege	Stationäre Pflegeeinrichtung	Ambulanter Palliativdienst	Auch Pflegebedürftige stationärer Pflegeeinrichtungen haben Anspruch auf spezialisierte ambulante Palliativversorgung (§ 37 b SGB V). Stationäre Pflegeeinrichtungen können diese Leistung in Kooperation mit externen Dienstleistern anbieten, die mit den Krankenkassen einen Vertrag nach § 132 d SGB V abgeschlossen haben
Ärztliche Versorgung in der stationären Pflege	Stationäre Pflegeeinrichtung	Niedergelassener Arzt	Pflegeeinrichtungen können bei entsprechendem Bedarf Kooperationsverträge mit Ärzten abschließen (§ 119 b SGB V), um die ärztliche Versorgung in stationären Pflegeeinrichtungen sicherzustellen
Kooperation im Pflegestützpunkt	Kommune	Krankenkasse	Der Pflegestützpunkt wird z. T. von der Kommune und z. T. von der Pflegekasse mit den meisten Versicherten in der Region finanziert (§ 92 c SGB XI). Er muss neutral beraten

Tab. III/3.1 Beispiele für externe Kooperationen.

Für eine effiziente und wirksame Ablauforganisation sind Planungsinstrumente der **internen Koordination und Kooperation** einzusetzen. Dazu gehören vor allem die Dienstplanung, die Organisationsform der Pflege, die Kommunikation und die Information im Team.

III/3.2.1 Dienstplanung

> **❯ Dienstplan:** Planungsinstrument, mit dessen Hilfe der qualitative und quantitative Personaleinsatz unter Berücksichtigung der voraussichtlich anfallenden Arbeit sowie der Ruhezeiten für die Mitarbeiter für einen festgelegten Zeitraum von meistens vier Wochen vorausschauend aufeinander abgestimmt werden kann.

Dienstpläne erfüllen mehrere Funktionen:
- Planungsinstrument und Qualitätskontrolle (angemessener zeitlicher, quantitativer, qualitativer Personaleinsatz)
- Berechnungsgrundlage (Urlaub, Zeitzuschläge, Soll- und Überstunden)

- Juristisches Dokument (Haftungsprozesse, Arbeitsgerichtsprozesse). Dienstpläne müssen fünf Jahre aufbewahrt werden (→ Abb. III/3.2).

Im Rahmen der gesetzlich vorgeschriebenen, externen Qualitätsprüfungen (→ Kap. III/7.1.3) können der MDK und die Heimaufsicht Dienstpläne zur Einsicht anfordern.

Kriterien der Dienstplanerstellung

Folgende **Kriterien** sollten bei der Dienstplanung Berücksichtigung finden:
- Personenspalte mit Name und Vorname, Qualifikation, Funktion
- Umfang des Beschäftigungsverhältnisses
- Mehrzeilig pro Mitarbeiter
- Soll- und Ist-Planung sowie Minus- bzw. Überstunden
- Übertragungsspalte für Mehrstunden und Stundendefizite
- Summenspalte der Mitarbeiter pro Schicht
- Markierung der Wochenenden und Feiertage

- Gute Lesbarkeit und Übersichtlichkeit
- Dokumentenechte Führung und Unterschrift der verantwortlichen Person (bei Papierdienstplänen Kugelschreiber). Überschreibungen und Radierungen sind nicht erlaubt
- Planungszeitraum muss erkennbar sein
- Legende mit Erklärung der Abkürzungen und Angabe der Dienstzeiten.

Die Dienstplangestaltung ist oft eine gleichermaßen schwierige wie unbeliebte Aufgabe und erfordert entsprechende Kenntnisse. 📖 1

Die verantwortliche Pflegefachkraft bzw. Pflegedienstleitung berücksichtigt für die korrekte Erstellung des Dienstplans sowohl die **arbeitsrechtlichen** (z. B. Vorgaben aus dem Arbeitszeitgesetz) als auch die gesetzlichen **qualitätssichernden Anforderungen** (z. B. Orientierung an den Bedürfnissen der Pflegebedürftigen, Einhaltung Mindestqualifikation und -zahl der Mitarbeiter) und die **betriebsinternen** Vorgaben (z. B. Gesamtzahl der Stellen, Beschäftigungsverhältnisse, Qualifikation und Funktion der Mitarbeiter).

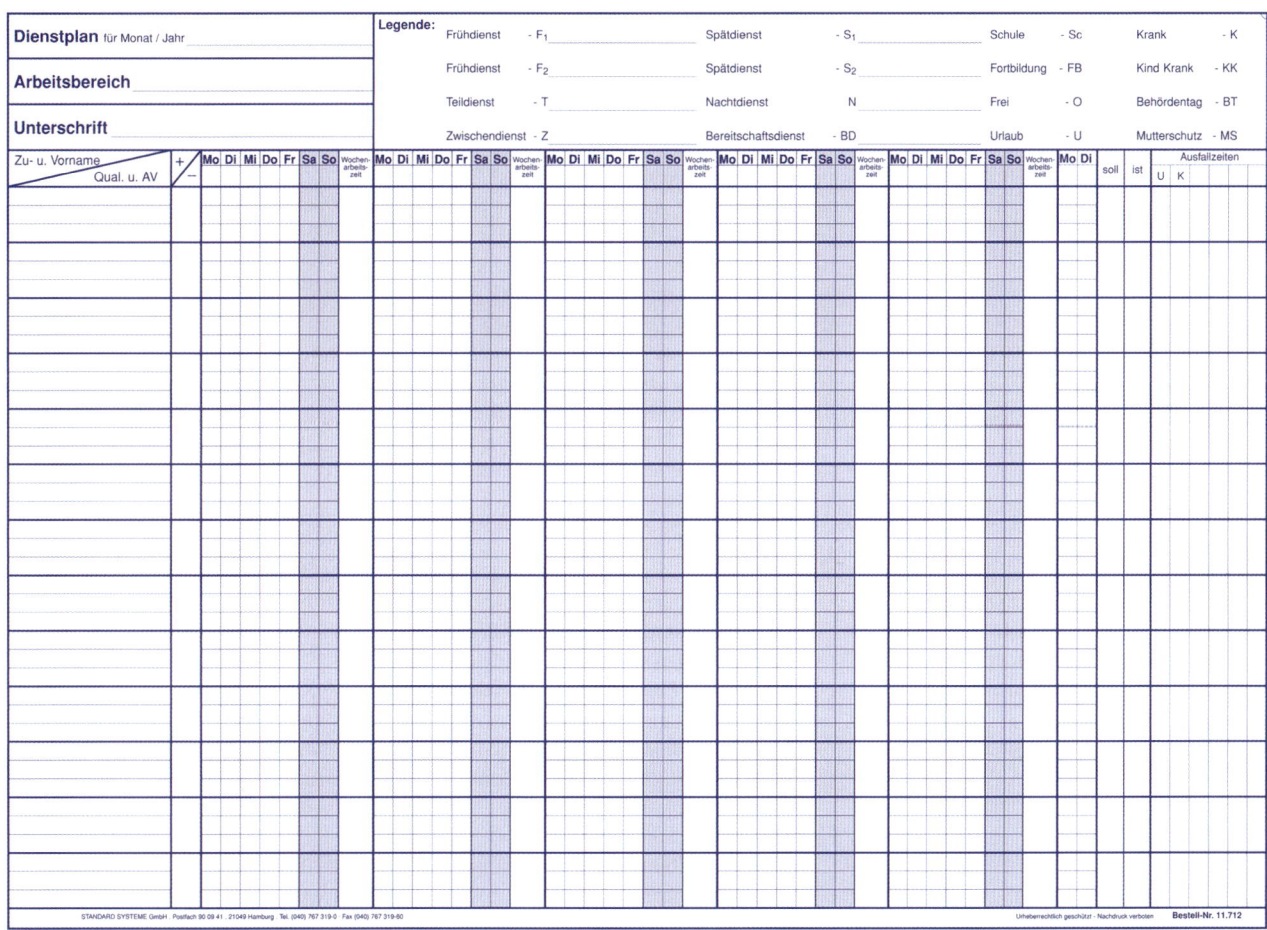

Abb. III/3.2 Dienstplanformular der Standard-System GmbH (Original im Format DIN A3). [V166]

III
3

Die **Zufriedenheit** der Mitarbeiter mit der Dienstplanung hängt davon ab, ob und in welcher Form sie an der Gestaltung beteiligt sind, wie verbindlich die eingetragenen Dienste sind, wann der Dienstplan herausgegeben wird und in welcher Art auf Veränderungen in der Dienstplanung (z. B. bei Krankheit) reagiert wird.

> ❯ Es ist sinnvoll, die Regelungen zur Dienstplanung in einem Standard festzuhalten, um für alle Mitarbeiter Planungssicherheit zu schaffen.

Internet- und Lese-Tipp
Altenpflegemagazin im Internet (*pqsg*): www.pqsg.de/seiten/openpqsg/hintergrund-standard-dienstplan.htm

Besonderheiten der Dienstplangestaltung für die ambulante Altenpflege

* Die Rahmenbedingungen können sich täglich ändern, deshalb ist es notwendig, dass der Dienstplan flexibel genug gestaltet ist, um Änderungen zuzulassen
* Nicht vorhersehbare Minus- oder Mehrarbeitsstunden führen zu Schwierigkeiten bei der Arbeitszeiteinteilung im Dienstplan
* Die Dienstplangestaltung sollte ermöglichen, zusätzliche Klienten ohne Personalengpässe in die Betreuung aufzunehmen
* Der Einsatz von Transportmitteln und die zurückzulegenden Wegezeiten sind bei der Dienstplanung zu berücksichtigen.

Elektronische Dienstplangestaltung

Viele Pflegeeinrichtungen haben mittlerweile ihre Dienstpläne auf eine elektronische Form umgestellt. Dies bietet Vor- und Nachteile.

Vorteile

* Gute Arbeitshilfe bei der Erstellung
* Rahmenbedingungen (z. B. Dienstzeiten), Anforderungsdaten und Mitarbeiterdaten stehen als Daten zur Verfügung
* Dienstplan kann online zur Verfügung gestellt werden
* Einfachere Verwaltung vor allem bei großen Einrichtungen
* Automatische Berechnung von Soll-, Ist-, Minus- und Überstunden
* Schnittstellen z. B. zur Lohnabrechnung, Zeiterfassung

* Integrierte Tourenplanung für ambulante Pflegedienste.

Nachteile

Der Erfolg der Umstellung ist abhängig von einer sorgfältigen Auswahl des Programms, einer gut geplanten und kompetenten Einführung unter Berücksichtigung der Vorarbeiten und der intensiven Schulung der zuständigen Mitarbeiter.

Internet- und Lese-Tipp
Aktuelle Marktübersicht zur Software für stationäre und ambulante Pflegeeinrichtungen: www.softguide.de/software/pflegeheime.htm

III/3.2.2 Tourenplanung

Wirtschaftliches und auf den Pflegebedürftigen bezogenes Planen der zu leistenden Tätigkeiten (Grund- und Behandlungspflege), unterliegt der Verantwortung der leitenden Pflegefachkraft.

Moderne Pflegedienste arbeiten mit einem EDV-Programm, das die **Tourenplanung,** die Leistungsabrechnung und den Dienstplan umfasst. Pflegebedürftige und Mitarbeiter werden einer festgelegten Tour zugeordnet. Planungsgrundlage sind die Wünsche der Pflegebedürftigen und die Mitarbeiterkapazitäten.

Die schriftlichen Tourenpläne können gleichzeitig als Arbeitszeitnachweise dienen, weil hier die gesamte Tagesarbeitszeit des Mitarbeiters aufgeführt und somit dokumentiert ist. Zur Dokumentation von Arbeitsbeginn und -ende, einschließlich aller organisatorischen Zeiten kann auch ein Fahrtenbuch genutzt werden. Anstatt eines Tourenprotokolls wird immer häufiger mit einem mobilen Erfassungsgerät gearbeitet. Hier werden die Daten der Tour direkt in das Gerät eingegeben. Diese werden dann in die zentrale Erfassung übertragen.

Grundlagen

* Berücksichtigung der Besonderheiten bezüglich des Gesundheitszustands des Pflegebedürftigen sowie seines Umfelds
* Festlegung der Einsatzpläne nach Zeiten (nützlich auch zur Übersicht bei der Aufnahme neuer Pflegebedürftiger)
* Zeitvorgaben beschreiben Zeitaufwand einer individuellen Pflegesituation
* Abweichungen sind normal
* Regelmäßige Überprüfung der Tourenpläne unabdingbar
* Tourenpläne konkretisieren den Dienstplan und enthalten Aussagen darüber,

welche Mitarbeiter wann (Datum und zeitliche Zuordnung zum Pflegebedürftigen) Leistungen erbringen.

Inhalte

* Datum, Name der Tour und des Mitarbeiters
* Arbeitsbeginn und -ende (Gesamtarbeitszeit und ggf. Pausen)
* Organisationszeit vor Beginn der Tour
* Fahrzeit zu den jeweiligen Pflegebedürftigen
* Zeit pro Einsatz
* Name, Adresse, Telefonnummer des Pflegebedürftigen
* Schlüsselnummer (**Cave:** ohne Hinweis, dass die angegebene Nummer sich auf einen Schlüssel bezieht; Diebstahlgefahr!)
* Evtl. zusätzliche Information über Besonderheiten
* Organisation.

III/3.2.3 Organisationsformen der stationären Altenpflege

In der stationären Altenpflege gibt es verschiedene **Organisationsformen** (*Pflegesysteme*), nach denen der pflegerische Ablauf gestaltet werden kann. 📖 2

Bereichspflege

> ❯ **Bereichspflege** (*Gruppenpflege*): Ein Team von Pflegenden ist für die umfassende Betreuung und Pflege einer Gruppe von Pflegebedürftigen zuständig.

Merkmale

* Einteilung mehrerer Pflegeteams in entsprechende Einheiten
* Eine große Pflegeeinheit (z. B. Wohnbereich) wird in kleine Einheiten geteilt, etwa nach Zimmern, Gruppen von Pflegebedürftigen, abgegrenzten Bereichen
* Das Team organisiert die anfallenden Tätigkeiten selbst, wobei eine Gruppenleitung für die geleistete Pflege verantwortlich ist.

Vorteile

* Die alten Menschen haben immer die gleichen Ansprechpartner
* Ganzheitliche Pflege lässt sich verwirklichen
* Tätigkeit der Pflegenden ist abwechslungsreich
* Gesamtes Team ist Ansprechpartner, z. B. für Angehörige und Ärzte

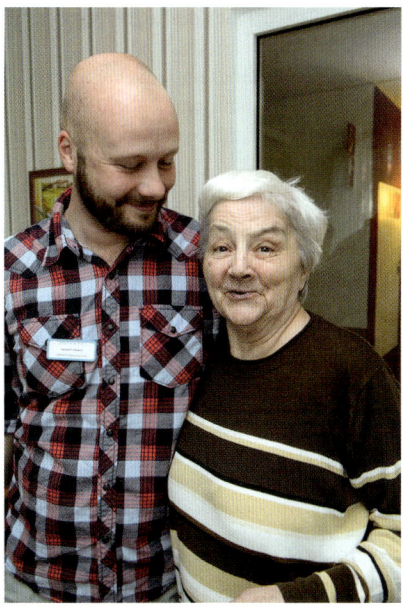

Abb. III/3.3 In der Bereichspflege können die Bedürfnisse der Pflegebedürftigen besser berücksichtigt werden als in der Funktionspflege. [K157]

- Durch längere Kontakte ist eine umfassende pflegerische Beobachtung von Verläufen möglich
- Arbeitserleichterung, da Mitglieder aus dem Team für verschiedene Tätigkeiten zur Verfügung stehen
- In einem Team können Pflegende unterschiedlicher Qualifikationen tätig sein
- Persönliche Belange der alten Menschen und der Pflegenden können berücksichtigt werden (→ Abb. III/3.3)
- Die alten Menschen fühlen sich sicher, da die Versorgung von „vertrauten Gesichtern" durchgeführt wird. Beziehungen können leichter entstehen
- Pflegende fühlen sich für ihre Leistung verantwortlich.

Nachteile

- Bereichspflege ist personalaufwendiger als Funktionspflege. Sie ist nicht durchführbar, wenn nicht genügend examinierte Pflegende zur Verfügung stehen
- Arbeitsausfälle durch Krankheit oder Urlaub bringen Unruhe ins Team und zu den Pflegebedürftigen.

Zimmerpflege

» **Zimmerpflege:** Altenpflegerinnen übernehmen die Verantwortung für eine bestimmte Zahl von Zimmern. Diese Zimmer bilden eine Pflegeeinheit. Insofern lässt sich die Zimmerpflege als Form der Bereichspflege verstehen.

Merkmale

- Einzelne Zimmer sind dem Pflegenden zugeordnet
- Zugeordnet wird meist nach räumlichen Gesichtspunkten
- Zuständige Pflegende können von Helfern oder Auszubildenden unterstützt werden.

Vorteile

- Kontinuierliche Pflegebeobachtung ist möglich
- Pflegebedürftige fühlen sich sicher, da sie feste Bezugspersonen haben, zu denen sie Vertrauen fassen können
- Ganzheitliche Betreuung ist möglich
- Strukturierung der Arbeit ist leichter möglich, da die Pflegenden eigenverantwortlich arbeiten
- Immer die gleichen Ansprechpartner, z. B. für Angehörige und Ärzte
- Die Verantwortung für die pflegerische Leistung liegt bei den zuständigen Pflegenden.

Nachteile

- Hohe Fachkräftequote erforderlich, daher teuer und nicht durchführbar, wenn nicht genügend Pflegefachkräfte zur Verfügung stehen
- Unsicherheit für die Pflegebedürftigen, wenn Pflegende freie Tage bzw. Urlaub haben oder krank sind
- Größere physische und psychische Belastung für die Pflegenden, da sie oft allein arbeiten müssen.

Bezugspflege im Sinne des Primary Nursing

» **Bezugspflege im Sinne des Primary Nursing:** Eine Bezugspflegende (*Primary Nurse*) ist für die Pflege und Betreuung ei-

ner bestimmten Zahl Pflegebedürftiger für die gesamte Dauer des Aufenthalts in der Einrichtung „rund um die Uhr" (24 Stunden, sieben Tage die Woche) verantwortlich.

Merkmale

- Jeder Pflegebedürftige hat eine bestimmte Pflegende als Bezugspflegeperson, die für die Pflege und Betreuung rund um die Uhr zuständig ist
- Ist die Bezugspflegende nicht anwesend, übernimmt eine andere Pflegekraft die Aufgaben, hält sich aber dabei genau an den Pflegeplan, der von der Bezugspflegekraft aufgestellt worden ist (*associated nurse*)
- Die Bezugspflegekraft organisiert die komplette Pflege für die Pflegebedürftigen, für die sie zuständig ist
- Die Bezugspflegekraft erstellt die Pflegeplanung, ist verantwortlich für die Dokumentation, die Pflege (Grund- und Behandlungspflege) und die Betreuung.

Vorteile

- Enges und gutes Vertrauensverhältnis zwischen Pflegebedürftigen und Bezugspflegenden (→ Abb. III/3.4)
- Ideale Voraussetzung für eine individuelle und personenorientierte Pflege
- Bezugspflegende sind kompetente Ansprechpartner für den Pflegebedürftigen, seine Angehörigen und die Ärzte
- Sicheres Gefühl für den Pflegebedürftigen, die Angehörigen und Ärzte
- Die Verantwortung für die Pflege liegt ausschließlich bei den zuständigen Bezugspflegekräften.

Nachteile

- Bezugspflegende sind immer Pflegefachkräfte, daher für den Träger sehr teuer

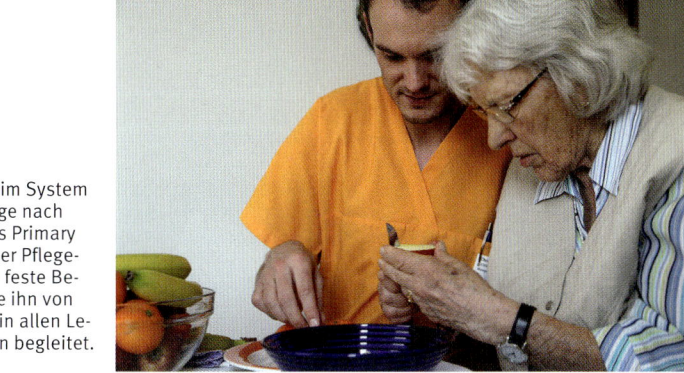

Abb. III/3.4 Beim System der Bezugspflege nach dem Prinzip des Primary Nursing hat jeder Pflegebedürftige eine feste Bezugsperson, die ihn von Anfang an und in allen Lebenssituationen begleitet. [K333]

III
3

- Höhere psychische und physische Belastungen für die Bezugspflegenden
- Psychische Belastungen sowohl für den Pflegebedürftigen als auch für die nachfolgende Bezugspflegekraft, wenn die ursprüngliche Bezugspflegekraft wechselt, z. B. wegen unlösbarer Konflikte.

> ❯❯ Das System des **Primary Nursing** wurde in den USA entwickelt und wird überwiegend im englischsprachigen Raum umgesetzt. Wenn alle Rahmenbedingungen stimmen, ist es aus Sicht der Pflegebedürftigen sowie nach Auffassung vieler Experten und Institutionen die ideale Pflegeorganisationsform. In Deutschland wird es derzeit nur selten vollumfänglich eingesetzt. 📖 3

Funktionspflege

> ❯❯ **Funktionspflege:** Alle Pflegebedürftigen werden vom gesamten Pflegeteam arbeitsteilig betreut. Die Funktionspflege ist sowohl für die alten Menschen als auch für die Pflegenden die ungünstigste Organisationsform, sie wird kaum noch angewandt.

Merkmale

- Pflegende werden von der Schichtleitung zu bestimmten Tätigkeiten für die gesamte Einheit eingeteilt, z. B. Verbände wechseln, Blutdruck messen, Medikamente richten und verteilen, Mahlzeiten vorbereiten und verteilen (→ Abb. III/3.5). Nur die dafür eingeteilten Pflegenden übernehmen diese Tätigkeiten
- Es existieren meist Wochenpläne für bestimmte Arbeiten, die für die gesamte Einheit erledigt werden
- Die Pflegenden betreuen die Pflegebedürftigen hinsichtlich der Tätigkeiten, zu denen sie eingeteilt sind.

Vorteile

- Wohnbereichs- bzw. Schichtleitung kann jederzeit den organisatorischen Ablauf überblicken
- Der strukturelle Tagesablauf eines Wohnbereichs lässt sich gut planen
- Pflegende lassen sich wirtschaftlich einsetzen.

Nachteile

- Es entwickelt sich kaum eine Beziehung zu einzelnen Pflegebedürftigen
- Die alten Menschen erleben durch die vielen Kontakte Unruhe und Verunsicherung
- Der einzelne Pflegebedürftige kann nicht ganzheitlich betreut werden, da bei jedem Kontakt mit Pflegenden immer nur ein Aspekt Berücksichtigung findet
- Arbeit wird durch stets dieselben Tätigkeiten monoton
- Die Informationsweitergabe erfordert viel Zeit
- Einblick in die Gesamtorganisation eines Wohnbereichs ist für die einzelnen Pflegenden kaum möglich
- Pflegende fühlen sich nicht für den gesamten Pflegeprozess verantwortlich, da sie jeweils nur einzelne Leistungen erbringen.

Mischformen im praktischen Alltag

Mischformen der genannten Möglichkeiten der Pflegeorganisation entstehen im praktischen Alltag aufgrund begrenzter personeller und finanzieller Ressourcen sowie aufgrund des Bestrebens, eine für die alten Menschen ideale Organisationsform umzusetzen.

Um diesen „Konflikt" zu lösen, werden **Bereichspflege, Funktionspflege** und **Bezugspflege** oft miteinander kombiniert.

Beispiele **typischer Bedingungen,** für die eine Mischform vorteilhaft ist:

- Pro Schicht gibt es nur eine begrenzte Zahl Pflegefachkräfte, die nicht alle Pflegebedürftigen umfassend versorgen können
- Notwendigkeit, gesetzliche Forderungen zu beachten, d. h. behandlungspflegerische Maßnahmen dürfen allgemein nur von Pflegefachkräften ausgeführt werden
- Fehlende Supervision oder Fallgespräche. Der Wechsel der Zuständigkeiten der Pflegenden beugt psychischen und physischen Belastungen vor
- Häufiger Personalwechsel oder Einsatz von Aushilfen und Leihpersonal.

> ❯❯ Fehlende ideale Rahmenbedingungen bedeuten nicht zwingend, auf alle Vorteile der Bezugspflege zu verzichten oder komplett auf die Funktionspflege umzustellen.

III/3.2.4 Kommunikation und Information

Kommunizieren → Kap. I/18

Jeder zwischenmenschliche Kontakt, sowohl der verbale als auch das nonverbale „In-Beziehung-Treten" zu anderen Menschen, ist **Kommunikation.** Da Altenpflege immer Beziehungen zu anderen Menschen herstellt, ist Kommunikation für die Altenpflege von zentraler Bedeutung (→ Kap. I/13, → Kap. IV/7).

Kommunikation ist Grundlage für den Informationsfluss und somit wesentliche Voraussetzung für die interne Koordination und Kooperation. 📖 4

Teambesprechung

> ❯❯ **Teambesprechung:** Treffen aller Teammitglieder, um über teaminterne Themen zu sprechen und gemeinsam Problem-Lösungen zu erarbeiten.

Ziele und Themen

Teambesprechungen dienen dazu, die Arbeit und Kooperation zu erleichtern und zu verbessern. Potenzielle Probleme lassen sich ausräumen, bevor sie zu ernsten Unstimmigkeiten führen. Teambesprechungen eignen sich auch für generelle Absprachen, z. B. über Veränderungen des Arbeitsablaufs (→ Abb. III/3.6).

Häufige **Themen von Teambesprechungen** sind:

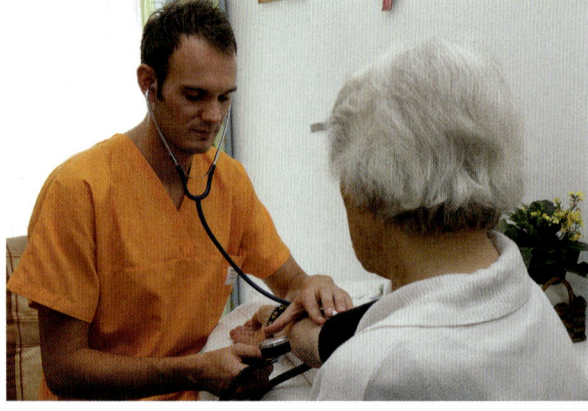

Abb. III/3.5 Bei der Funktionspflege hat jede Pflegekraft Aufgaben, die sie für die gesamte Station erledigt, z. B. Verbände wechseln, Blutdruck messen oder Essen austeilen. [K333]

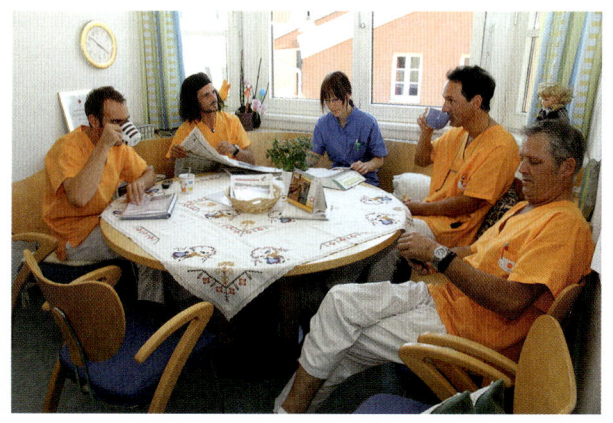

Abb. III/3.6 Die Effektivität einer Teambesprechung ist niedrig, wenn sich einige Mitarbeiterinnen durch „Schwätzchen" oder Zeitungslesen ausklinken. [K333]

- Schwierigkeiten in der Zusammenarbeit innerhalb des Teams oder mit Mitgliedern anderer Berufsgruppen, die nicht unmittelbar zum Team gehören
- Anordnungen der Einrichtungs- oder Pflegedienstleitung
- Änderungen im Arbeitsablauf
- Absprachen bezüglich der Dienstplangestaltung
- Urlaubsplanung
- Integration neuer Mitarbeiter.

Planung und Teilnahme

Es ist empfehlenswert, Teambesprechungen etwa **zweimal im Monat** abzuhalten. Ihre Dauer sollte auf ca. eine Stunde begrenzt sein. Häufigere Teambesprechungen sind nur notwendig, wenn ein aktuelles Problem zu lösen ist. An der Teambesprechung sind **alle Mitglieder** des Teams beteiligt (d. h. auch andere Berufsgruppen, z. B. Sozialdienst, Seelsorge, Hauswirtschaft).

Da nicht immer alle Mitglieder teilnehmen können (z. B. aufgrund von Urlaub, Krankheit) sind diese Besprechungen zu protokollieren. Das Protokoll erfüllt zusätzlich die Funktion, die Einhaltung von getroffenen Absprachen zu sichern und offen gebliebene Punkte auf die nächste Sitzung zu vertagen.

Fallbesprechung

> **Fallbesprechung:** Besprechung, bei der es um die Belange zu betreuender Personen geht.

Ziele und Themen

Fallbesprechungen ermöglichen es, sich gezielt nur einer pflegebedürftigen Person zu widmen und die Wirksamkeit von Pflege und Therapie zu beurteilen (→ Abb. III/3.7).

Themen von Fallbesprechungen:
- Krankheitsbild des Pflegebedürftigen und dessen Auswirkungen auf sein Wohlbefinden
- Möglichkeiten, medizinische Therapie und Pflegetherapie optimal aufeinander abzustimmen
- Pflegeplanung erstellen bzw. überprüfen und evtl. ändern.

Planung und Teilnahme

Fallbesprechungen können in den Pflegetag integriert werden, da nicht das gesamte pflegerische Team anwesend sein muss. Sie sollten höchstens **30 Min.** dauern, um die Diskussionen nicht unnötig in die Länge zu ziehen.

Eine Fallbesprechung ist nur effektiv, wenn sie ungestört stattfindet. Wie alle direkt mit der täglichen Pflegearbeit in Verbindung stehenden Gespräche ist auch die Zeit der Fallbesprechung **Arbeitszeit.** Fallbesprechungen können mit und ohne den Pflegebedürftigen sowie mit und ohne Angehörige durchgeführt werden.

Ansonsten nehmen alle Personen daran teil, die sich mit dem zu betreuenden Menschen befasst haben.

> **Praktisches aus der Forschung**
> Die Sektion BIS (Beraten, Informieren, Schulen) der Deutschen Gesellschaft für Pflegewissenschaft (DGP) e. V. hat einen praktischen Leitfaden zur Einführung und Implementierung der Kollegialen Beratung erarbeitet. Kostenloser Download unter: www.dg-pflegewissenschaft.de/2011DGP/wp-content/uploads/2011/09/2012-11-26-Leitfaden-DGP-A4-es-FINAL-gute-Auflösung.pdf

Dienstübergabe

> **Dienstübergabe:** Besprechung, bei der das Pflegepersonal einer Schicht Informationen an die Kollegen der folgenden Schicht weiterleitet.

Ziele und Themen

Die **Dienstübergabe** ist ein wichtiges Instrument zur Qualitätssicherung (→ Kap. III/7) in der Pflege. Dienstübergaben sichern die **Informationsweitergabe** von Schicht zu Schicht. Während der Übergabe wird die aktuelle Situation jedes Pflegebedürftigen angesprochen. Grundlage der Übergabe bildet das **Dokumentationssystem** (→ Kap. I/11), in das alle wichtigen Informationen der vorangegangenen Schicht eingetragen sind.

Die Dienstübergabe ist auch der geeignete Ort, noch nicht erledigte Arbeiten an die nächste Schicht zu übergeben.

Planung und Teilnahme

> Es kann sinnvoll sein, Dienstübergaben und Teambesprechungen zu koppeln. Dies ist nur erfolgreich, wenn die Teilnehmer sehr diszipliniert arbeiten und beide Besprechungen systematisch getrennt nacheinander stattfinden.

III

3

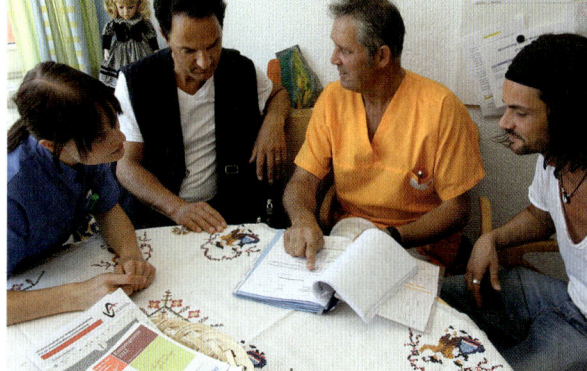

Abb. III/3.7 Alle, die an der Betreuung eines pflegebedürftigen alten Menschen beteiligt sind, sollten an den Fallbesprechungen teilnehmen. [K333]

Moderne Medien

Immer mehr Pflegekräfte und Pflegedienste nutzen die neuen Medien (z. B. Smartphone). Es gibt eine steigende Zahl recht nützlicher Apps, von unterschiedlichen Anbietern (z. B. für Arzneimittel, Fahrtroutenplaner und Laborwerte). Auch der Elsevier Verlag bietet Apps und E-Books an. Oft sind auch die Gratis-Apps schon recht nützlich.

Wiederholungsfragen

1. Welche Aufgaben hat ein Pflegestützpunkt? (→ Kap. III/3.1.1)
2. Was ist eine Pflegekonferenz/Konferenz für Alter und Pflege? (→ Kap. III/3.1.1)
3. Was bedeutet externe Kooperation? (→ Kap. III/3.1.2)
4. Nennen Sie vier Beispiele für Kooperationen. (→ Kap. III/3.1.2)
5. Nennen Sie acht Kriterien, die bei der Dienstplangestaltung zu berücksichtigen sind. (→ Kap. III/3.2.1)
6. Erklären Sie die Unterschiede der Bereichspflege, der Zimmerpflege, der Bezugspflege und der Funktionspflege. Nennen Sie Merkmale, Vor- und Nachteile aller Organisationsformen. (→ Kap. III/3.2.3)

Literaturverzeichnis

1. Friesacher, H.: Theorie und Praxis altenpflegerischen Handelns. Pflegewissenschaft und Pflegebildung, Band 2. Universitätsverlag bei V&R unipress, Osnabrück, 2008.
2. Manthey, M.: Primary Nursing. Ein personenbezogenes Pflegesystem. Hans-Huber-Verlag, Bern, 2005.
3. Müller, H.: Arbeitsorganisation in der Altenpflege. Ein Beitrag zur Qualitätsentwicklung und Qualitätssicherung. Schlütersche Verlagsanstalt, Hannover, 2008.
4. Kelm, R.: Arbeitszeit- und Dienstplangestaltung in der Pflege. Kohlhammer Verlag, Stuttgart, 2008.
5. Palesch; A.: Ambulante Pflege. Elsevier Verlag, München, 2016.

III

3

V. Spanaus

III/4 Schnittstellenmanagement und Pflegeüberleitung

Schnittstellenmanagement

Ⓢ Fallbeispiel Stationär

Albert Lehmann, ein 79-jähriger insulin-pflichtiger Diabetiker, kam vor einigen Tagen wegen entgleister Blutzuckerwerte und einer Magenschleimhautentzündung in das Krankenhaus. Nach Abklingen der Beschwerden steht die Entlassung bevor. Vor dem Krankenhausaufenthalt hat Herr Lehmann allein in einer kleinen Wohnung gewohnt und wurde von einem ambulanten Pflegedienst betreut. Zusätzlich kam seine Tochter mehrmals in der Woche zu Besuch, um nach dem Haushalt zu sehen. In der vergangenen Zeit stellte die behandelnde Hausärztin eine zunehmende demenzielle Erkrankung bei Herrn Lehmann fest, die dazu führte, dass er trotz Insulingabe nur noch sehr unregelmäßig aß und verstärkt unkontrollierte Handlungen ausführte. Während des Krankenhausaufenthalts wurde deutlich, dass Albert Lehmann nicht weiter allein leben kann. Es wurde vereinbart, dass er in eine stationäre Pflegeeinrichtung umziehen wird.

Vor der Entlassung organisierte der Sozialdienst des Krankenhauses in Absprache mit der Tochter einen Platz im nahe gelegenen Seniorenzentrum. Anschließend stattete die Pflegedienst-leiterin der stationären Einrichtung Herrn Lehmann einen Besuch ab, um sich bei ihm vorzustellen und um sich über wichtige pflegerische Belange zu informieren.

Die Bezugspflegekraft des Kranken-hauses dokumentiert im Überleitungsbo-gen alle wichtigen pflegerischen Fakten, der behandelnde Klinikarzt verfasst ei-nen ärztlichen Entlassungsbrief mit The-rapieempfehlungen für die Hausärztin.

An einer **Schnittstelle** treffen immer min-destens zwei Verantwortungsbereiche auf-einander (→ Abb. III/4.1). Es erfolgt ein Übergang der Verantwortung zwischen verschiedenen Berufen bzw. zwischen ver-schiedenen Einrichtungen. Schnittstellen entstehen grundsätzlich durch Arbeitstei-lung.

Eine Analyse der Arbeitsprozesse und die Erfassung der jeweiligen Zuständigkeiten können Schnittstellen im Unternehmen transparent machen. Nur durch das Erken-nen, Definieren, Regeln und schriftliche Fi-xieren der Prozesse ist eine optimale Steue-rung möglich.

Interne Schnittstellen

Die enge Kooperation der Mitarbeiter einer Einrichtung erfordert ein geeignetes Ma-nagement **interner Schnittstellen.** Daran sind, je nach Art der Einrichtung (z. B. stati-onäre Pflegeeinrichtung, Pflegedienst, Re-habilitationsklinik, Krankenhaus) verschie-dene Berufsgruppen beteiligt; meist Pfle-gende, Ärzte, Sozialarbeiter, Therapeuten und Mitarbeiter der Verwaltung. Erst wenn diese Übergänge klar geregelt sind, kann ei-ne professionelle Zusammenarbeit inner-halb der Einrichtung und schließlich auch mit den nachfolgenden Einrichtungen er-folgen.

Externe Schnittstellen

Externe Schnittstellen treten immer beim Übergang von einer Institution zur nächs-ten auf.

Eine Ausnahme bleibt die ambulante Versorgung, die aufgrund ihres Wesens kontinuierlich mit externen Einrichtungen oder Personen kooperiert.

Ambulante Versorgung

Die **ambulante Versorgung** wird von meh-reren Beteiligten geregelt. Neben dem am-bulanten Pflegedienst sind z. B. auch Haus- und Fachärzte, Therapeuten (etwa Logopä-den, Physiotherapeuten, Ergotherapeuten), Familienmitglieder oder Nachbarn betei-ligt. Zudem kann eine Essensversorgung durch „Essen auf Rädern" vereinbart und ein Hausnotrufsystem installiert werden.

Krankenhauseinweisung

Ist eine **Krankenhauseinweisung** aus der stationären Pflegeeinrichtung indiziert, wird zunächst der Hausarzt, bzw. der Not-arzt kontaktiert. Der Arzt prüft, ob die Krankenhausbehandlung erforderlich ist und leitet ggf. erste Schritte ein. Das Pflege-personal organisiert den Transport und muss dafür eventuell eine Zusage für die Kostenübernahme von der Krankenkasse einholen. Die erforderlichen Unterlagen werden der Begleitperson mitgegeben. Fa-milienangehörige, Betreuer und Einrich-tungsleitung sollten möglichst zeitnah in-formiert werden.

Krankenhausentlassung

Steht eine **Krankenhausentlassung** in die häusliche Umgebung an, ist vorab durch den Sozialdienst des Krankenhauses abzu-klären, welche pflegerischen, therapeuti-schen bzw. ärztlichen Maßnahmen bei den

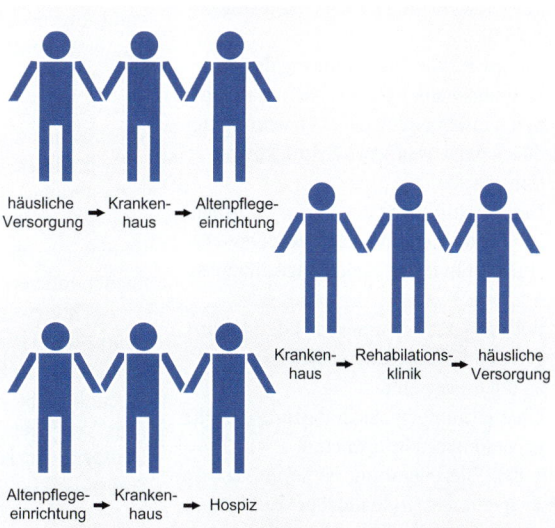

Abb. III/4.1 Einige typi-sche Versorgungsketten im Gesundheitssystem mit ihren Schnittstellen. [M655]

häusliche Versorgung → Kranken-haus → Altenpflege-einrichtung

Kranken-haus → Rehabilitations-klinik → häusliche Versorgung

Altenpflege-einrichtung → Kranken-haus → Hospiz

Betroffenen indiziert sind und möglichst nahtlos weitergeführt werden sollten. Je nach Bedarf werden die erforderlichen Dienste veranlasst. 📖 1

Pflegeberatung

Die Aufgaben des Schnittstellenmanagements liegen in einer bedarfsgerechten und personenbezogenen Versorgung und Leistungserbringung. Momentan werden die meisten Schnittstellenprobleme im Krankenhaus vom Sozialdienst abgefangen. Zudem kann der Sozialdienst von Pflegeberatern unterstützt werden.

Die **Pflegeberatung** (→ Kap. III/3.1.1) wurde mit dem Pflege-Weiterentwicklungsgesetz (§7a SGB XI in Ergänzung zum Beratungsanspruch nach §7 SGB XI) verpflichtend eingeführt und umfasst ein individuelles Fallmanagement (*Case Management*) der Pflegekasse für den Pflegebedürftigen. Seit dem 1.1.2009 haben Versicherte, die sowohl einen erkennbaren Hilfe- und Beratungsbedarf aufweisen als auch Leistungen nach dem SGB XI erhalten oder beantragen, einen gesetzlichen Anspruch auf individuelle Pflegeberatung bezüglich der Auswahl und Inanspruchnahme vorgesehener Sozialleistungen und entsprechender Hilfsangebote.

Die Pflegeberatung umfasst gemäß §7a SGB XI folgende Aufgaben:

- Den Hilfebedarf unter Berücksichtigung der Feststellungen der Begutachtung durch den medizinischen Dienst der Krankenversicherung systematisch zu erfassen und zu analysieren
- Einen individuellen Versorgungsplan mit den im Einzelfall erforderlichen Sozialleistungen und gesundheitsfördernden, präventiven, kurativen, rehabilitativen oder sonstigen medizinischen sowie pflegerischen und sozialen Hilfen zu erstellen
- Auf die für die Durchführung des Versorgungsplans erforderlichen Maßnahmen einschließlich deren Genehmigung durch den jeweiligen Leistungsträger hinzuwirken
- Die Durchführung des Versorgungsplans zu überwachen und erforderlichen falls einer veränderten Bedarfslage anzupassen
- Bei besonders komplexen Fallgestaltungen den Hilfeprozess auszuwerten und zu dokumentieren
- Über Leistungen zur Entlastung der Pflegepersonen zu informieren.

Mit der Pflegeberatung ist somit der Anspruch auf ein individuelles Fallmanagement verknüpft, d.h. erforderliche Leistungs- und Unterstützungsangebote werden geprüft und koordiniert. Erreicht werden soll damit eine optimal abgestimmte und bedarfsgerechte Hilfeleistung für die Versicherten. Dies ist insbesondere bei komplexeren Problemen wesentlich, in denen z.B. Leistungen verschiedener Kostenträger und Leistungserbringer sowie zusätzlich Beteiligter aufeinander abgestimmt werden müssen.

Bei der Umsetzung der Pflegeberatung entscheiden sich die Kassen hauptsächlich für eine der beiden folgenden Möglichkeiten: Entweder wird die Pflegeberatung in der eigenen Geschäftsstelle angeboten oder es werden verschiedene Angebotsformen miteinander kombiniert. Das heißt, neben der Beratung in der eigenen Geschäftsstelle werden teilweise Kooperationen mit und in Pflegestützpunkten geschaffen bzw. Dritte einbezogen. Zudem können sich die Versicherten grundsätzlich auch in der häuslichen Umgebung beraten lassen. 📖 2 📖 3

Eine weitere gesetzliche Neuerung, das Erste Pflegestärkungsgesetz trat im Januar 2015 in Kraft. 📖 4

Entlassungsmanagement

> **Entlassungsmanagement:** Organisation der weiteren Versorgung für Pflegebedürftige mit absehbarem Pflege- und Unterstützungsbedarf nach der Entlassung noch während ihres Aufenthalts im Krankenhaus oder in der Rehabilitationsklinik. 📖 1

Ein gutes **Entlassungsmanagement** umfasst die zeitgerechte Planung und Organisation der notwendigen pflegerischen Hilfsmittel und Versorgungsleistungen, und hilft auf diese Weise, Unsicherheiten Betroffener und Angehöriger zu vermeiden. Angestrebt ist eine kontinuierliche Versorgung ohne unnötig lange stationäre Aufenthalte, um die Gesundheit und die Lebensqualität der Betroffenen nicht zu beeinträchtigen.

Mit dieser Intention wurde vom Deutschen Netzwerk für Qualitätsentwicklung in der Pflege (DNQP) der Expertenstandard Entlassungsmanagement in der Pflege erarbeitet und veröffentlicht.

In einigen größeren Kliniken wurden bereits Pflegefachkräfte eingestellt, deren Aufgabe ausschließlich im Entlassungsmanagement besteht. Zudem ist der Sozialdienst in das Vorgehen involviert, sodass beide Berufsgruppen eng miteinander kooperieren müssen.

Expertenstandard „Entlassungsmanagement"

In Anbetracht der sich stetig verkürzenden Verweildauer im Krankenhaus und der Entstehung von poststationären Versorgungsbrüchen ist ein effektives Entlassungsmanagement unerlässlich. Im Jahr 2002 wurde der Expertenstandard Entlassungsmanagement in der Pflege vom Deutschen Netzwerk für Qualitätsentwicklung in der Pflege (*DNQP*) erstmals veröffentlicht. Als Instrument der Qualitätsentwicklung hat er sich weithin durchgesetzt. Im Jahr 2009 erfolgte die erste Aktualisierung dieses Standards.

Internet- und Lese-Tipp
Deutsches Netzwerk für Qualitätsentwicklung in der Pflege (*DNQP*): www.dnqp.de

Pflegeüberleitung

> **Pflegeüberleitung:** Handlungen, die erforderlich sind, um beim einrichtungsübergreifenden Übergang (z.B. vom Krankenhaus in die ambulante oder stationäre Pflege) für eine kontinuierliche Pflegequalität zu sorgen. 📖 1

Die Pflegeüberleitung ist vom Begriff der Überleitungspflege abzugrenzen. Dieses Kapitel geht nur auf die Pflegeüberleitung ein (Überleitungspflege → Kap. I/25.3).

Pflegeüberleitung im engeren Sinne fasst die pflegerischen Anteile des Entlassungsmanagements zusammen:

- Erfassen des Unterstützungsbedarfs
- Pflegeübergabe an die weiterbetreuende Einrichtung oder die weiterbetreuenden Personen
- Schriftliche Weitergabe der pflegerelevanten Informationen in Form eines Überleitungsbogens. 📖 1

Die Pflegeüberleitung umfasst verschiedene Maßnahmen. Dazu zählen die Entlassungsvorbereitung in der verlegenden Einrichtung sowie die Abstimmung mit der aufnehmenden Einrichtung. Dabei ist eine enge Zusammenarbeit aller beteiligten Berufsgruppen wesentlich. Zu klären sind:

- Wer informiert wen und wann worüber?
- Welche konkreten Vorbereitungen sind zu treffen?

Die Pflegenden informieren und beraten zu pflegerischen Belangen. Ärzte informieren über Details zur Verlegung bzw. Entlassung, den Stand der Therapie sowie die empfohlene medizinische Weiterbehandlung. Bei Bedarf sind weitere Berufsgruppen wie Physiotherapeuten und Logopäden einzubeziehen. Über die notwendigen finanziellen und sozialen Aspekte berät der Sozialdienst. Verfügt die Einrichtung über spezielle Entlassungsmanager, koordinieren diese den Entlassungsprozess maßgeblich.

> **❯❯ Lern-Tipp**
>
> Finden Sie heraus, wie die Pflegeüberleitung in ihrer Einrichtung strukturiert ist. Bitten Sie die zuständigen Kollegen um die Formulare, die für diesen Prozess zur Verfügung stehen. Arbeiten Sie beispielhaft die Überleitung für einen Pflegebedürftigen aus. Ist der Prozess verständlich und zielgerichtet strukturiert? Erkennen Sie Entwicklungspotenziale?

Aufgaben der Pflegenden

Die Pflegenden sind direkt an der Pflegeüberleitung beteiligt. Meist klären sie organisatorische Angelegenheiten bei der Verlegung, z. B. Terminvereinbarungen, oder entscheiden über den Bedarf einer Begleitperson beim Transport. Eine weitere wesentliche Aufgabe ist das Erstellen eines Überleitungsberichts. Sämtliche relevanten Informationen sind unverzüglich der Folgeeinrichtung zu übermitteln.

Überleitungsbericht

Die pflegerischen **Überleitungsberichte** sind sehr verschieden aufgebaut. Jede Einrichtung verfügt über entsprechende Formulare, die sich in ihrer Detailliertheit erheblich von denen anderer Einrichtungen unterscheiden können.

Jeder Überleitungsbericht sollte Angaben enthalten über:
- Zustand und Befinden des Betroffenen
- Erforderlichen Hilfsbedarf
- Familiäre und soziale Rahmenbedingungen
- Aktuelle Pflegeplanung.

Zudem können insbesondere in stationären Pflegeeinrichtungen Angaben zur Biografie des Betroffenen wesentlich sein.

Begleitbuch

Vereinzelt wird bei chronisch Kranken und Langzeit-Pflegebedürftigen ein **Begleitbuch** erstellt, in dem wichtige Daten, Informationen und Absprachen zum Betreuungsverlauf verzeichnet sind.

Gespräch

Das **Gespräch** zwischen den aktuellen und den künftigen Pflegenden ist neben den Dokumentationen ein wichtiger Bestandteil der Pflegeüberleitung. In diese Gespräche sollten möglichst auch die Betroffenen und deren Angehörige einbezogen sein.

Im gesamten Überleitungsprozess sollten die Bedürfnisse des Betroffenen und seiner Angehörigen beachtet werden. Eine Berücksichtigung der individuellen Wünsche im Überleitungsprozess verhilft zur Erhaltung der Lebensqualität des Betroffenen.

Wiederholungsfragen

1. Definieren Sie den Begriff „Schnittstelle" für den Arbeitsbereich der Altenpflege. (→ Kap. III/4)
2. Welche Aufgaben übernehmen Pflegeberater? (→ Kap. III/4)
3. Welche Charakteristika weist gelungenes Entlassungsmanagement auf? (→ Kap. III/4)
4. Welche Maßnahmen umfasst die Pflegeüberleitung? (→ Kap. III/4)
5. Welche Informationen soll ein Überleitungsbericht enthalten? (→ Kap. III/4)

Literaturverzeichnis

1. Andreae, S. (et al.): Thiemes Altenpflege in Lernfeldern – Schnell finden – schnell lesen – schnell verstehen. Thieme Verlag, Stuttgart, 2008.
2. „Evaluation der Pflegeberatung nach §7a Abs. 7 Satz 1 SGB XI. 2011": www.gkv-spitzenverband.de/media/ dokumente/pflegeversicherung/ beratung_und_betreuung/ pflegeberatung/Evaluation_der_ Pflegeberatung_Dezember_2011__7a_ Abs_SGB_XI.pdf (letzter Zugriff: 23.5.2016).
3. Sozialgesetzbuch XI: www.gesetze-im-internet.de (letzter Zugriff: 23.5.2016).
4. www.bmg.bund.de/themen/pflege/ pflegestaerkungsgesetze (letzter Zugriff: 23.5.2016).

III

4

III/5 Rechtliche Bedingungen altenpflegerischer Arbeit

III/5.1 Bedingungen der Berufsausübung

Ⓢ Fallbeispiel Stationär

Die Altenpflegeschülerin Janine Guter ist während der Arbeit täglich mit rechtlich relevanten Problemen konfrontiert. Heute erlebt sie besonders viele Situationen, in denen sie nicht genau weiß, wie sie sich entscheiden soll:

A) Als Janine die Flüssigkeitsbilanz von August Meier für den Vormittag erstellt, tritt die Hausärztin Dr. Becker auf sie zu und bittet sie, Herrn Meier in den nächsten drei Tagen dreimal täglich Augentropfen zu verabreichen. Die Ärztin drückt ihr ein Fläschchen Augentropfen in die Hand. Etwas verunsichert, was zu tun sei, bleibt Janine stehen

B) Clementine Ernst hat wegen ihrer demenziellen Erkrankung einen Betreuer. Er hat gefordert, das Bettgitter müsse wegen der allgemeinen Unruhe von Frau Ernst zum Schutz hochgezogen werden. Zu Beginn der Mittagsruhe bittet Frau Ernst Janine, das Bettgitter heute nicht anzubringen. Janine fragt eine Kollegin, was zu tun sei. Diese behauptet, eine Pflegekraft müsse die Haftung übernehmen, wenn sie dem Wunsch des Betreuers nicht nachkomme

C) Sebastian Dahl weigert sich, seine ärztlich verordneten Medikamente zu nehmen

D) Der Betreuer von Traude Straßburg bittet um Herausgabe der an Frau Straßburg gerichteten Post

E) Schließlich erlebt der Wohnbereich noch eine Aufregung. Die Bewohnerin Gundula Blaiche hat wieder einmal ihre Handtasche verlegt und beschuldigt Janine, sie bestohlen zu haben. Nach längerer Suche findet Janine die Tasche in einem Schrank auf dem Gang. Während der Dienstübergabe erklärt die Altenpflegeschülerin: „Meine Freundin Sabine arbeitet in der Stadtverwaltung und kennt Frau Blaiche auch. Ich bin mal gespannt, was sie zu dieser Geschichte sagt." Sofort erhebt eine Kollegin Einspruch: „Janine, du solltest dir gut überlegen, was du redest. Dienstliche Angelegenheiten unterliegen der Schweigepflicht!"

❯❯ Lern-Tipp

Überlegen Sie für jeden der oben geschilderten Fälle, wie – nach ihrem **Judiz** (*Rechtsempfinden* oder umgangssprachlich: „*Bauchgefühl*") – (rechtlich) richtig zu reagieren ist. Dabei überlegen Sie bitte auch, wo die Lösung gesetzlich geregelt sein könnte.

Stellen Sie zu jedem Teil der Sachverhalte klare, jeweils personenbezogene Fragen, ggf. in mehreren Stufen. Beispiele:

- Muss Janine die Augentropfen geben? Wenn nicht: Darf Janine die Augentropfen geben?
- Muss Janine das Bettgitter hochziehen?
- Muss Janine die Medikamente trotz der Einwände geben und darf sie dafür Überreden oder gar Zwang anwenden?
- Darf Janine die Briefe herausgeben?
- Darf Janine ihrer Freundin von dienstlichen Begebenheiten erzählen?

Gebrauchen Sie für die Antworten die Sprache („das einzige Werkzeug von Juristen") exakt. Der rechtliche Sprachgebrauch weicht von der Umgangssprache häufig ab. Beispiel: Der **Eigentümer** einer vermieteten Wohnung ist nicht der **Besitzer.** Besitzer der Wohnung ist der Mieter, denn er hat die tatsächliche Sachherrschaft – schlicht: den Wohnungsschlüssel (§ 854 Abs. 1 BGB).

Internet- und Lese-Tipp

Die für die tägliche Praxis in der Altenpflege so wichtige Lösung rechtlicher Fragen lebt davon, dass Pflegekräfte die Scheu vor Gesetzestexten überwinden. Bitte lesen Sie alle nachfolgend zitierten Paragrafen nach. (Merkspruch: „Ein Blick in den Gesetzestext erleichtert die Rechtsfindung.")

Die aktuellen Fassungen der Gesetze sind im Internet auf der Seite des Bundesjustizministeriums (und Juris) zu finden: www.gesetze-im-internet.de

Besonders empfehlenswert ist die vom Bundesministerium für Familie, Senioren, Frauen und Jugend betriebene Seite: www.altenpflegeausbildung.net

III/5.1.1 Menschen- und Grundrechte

> ❯❯ **Menschenrechte:** Als Menschenrechte (→ Kap. I/6.1.1) werden subjektive Rechte bezeichnet, die jedem Menschen gleichermaßen zustehen. Das Konzept der Menschenrechte geht davon aus, dass alle Menschen allein aufgrund ihres Menschseins mit gleichen Rechten ausgestattet sind und dass diese egalitär begründeten Rechte universell, unveräußerlich und unteilbar sind. Die Idee der Menschenrechte ist eng verbunden mit dem Humanismus und der in der Aufklärung entwickelten Idee des Naturrechts.

Jeder Mensch hat Rechte. Menschenrechte können nicht entzogen werden und bilden daher vor allem Abwehrrechte des Bürgers gegen den Staat zum Schutz seiner Freiheitssphäre. Die Generalversammlung der Vereinten Nationen verkündete am 10.12.1948 die **Allgemeine Erklärung der Menschenrechte** als Reaktion auf die Völkerrechtsverletzungen des 2. Weltkriegs und die von Nazi-Deutschland begangenen Morde vor allem an den europäischen Juden (→ Abb. III/5.1). Berühmte Vorgänger der Erklärung sind die englische Bill of

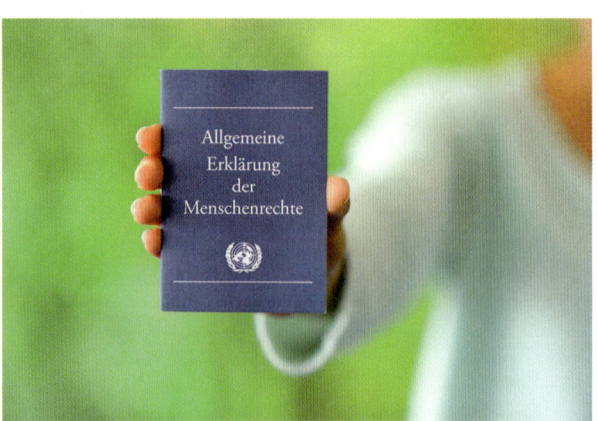

Abb. III/5.1 Titelblatt der Allgemeinen Erklärung der Menschenrechte. [K340]

Rights (1689), die Unabhängigkeitserklärung der Vereinigten Staaten (1776) und die Proklamation der Menschen- und Bürgerrechte während der französischen Revolution (1789). Durch die Ratifizierung dieser Erklärung verpflichten sich die Staaten, die Menschen- und Grundrechte zunehmend umzusetzen und als einklagbare Rechte auszugestalten.

Internet- und Lese-Tipp

Art. 1 Allgemeine Erklärung der Menschenrechte der UN: „Alle Menschen sind frei und gleich an Würde und Rechten geboren." Vollständige Fassung: www.ohchr.org/EN/ (Liegt auch in deutscher Sprache vor.)

Grundgesetz

> **Grundrechte:** Fundamentale, individuelle, unmittelbar geltende und einklagbare Rechte, die durch die Verfassung (Grundgesetz) garantiert werden. Durch die Grundrechte ist der Staat gebunden und die Macht des Staates gegenüber dem Einzelnen begrenzt.

In Deutschland sind die Grundrechte im **Grundgesetz** (*GG*) geregelt. In erster Linie wirken sie als **Abwehrrechte** der Bürger gegen den Staat zur Bewahrung der individuellen Freiheit und Gleichheit; in neuerer Zeit entwickelt insbesondere die Rechtsprechung des Bundesverfassungsgerichts daraus **Leistungs- und Teilhaberechte**, z. B. die Garantie eines Existenzminimums aus der Menschenwürde des Art. 1 GG. Mittelbar können sich Grundrechte aber auch auf das Verhältnis der Bürger untereinander auswirken (Drittwirkung), wenn z. B. private Pflegeversicherungsunternehmen jeden Bürger als Vertragspartner aufnehmen müssen (Kontrahierungszwang, § 110 Abs. 1 Nr. 1 SGB XI).

Das Grundgesetz ist die **Verfassung der Bundesrepublik Deutschland** und wurde am 8.5.1949 beschlossen. Darin sind alle wesentlichen staatlichen System- und Werteentscheidungen festgelegt, also die rechtliche und politische Grundordnung. Es steht über allen anderen deutschen Rechtsnormen. Das Grundgesetz regelt neben den Grundrechten die Grundentscheidungen des staatlichen Gemeinwesens (Staatsorganisation) – die Bundesrepublik Deutschland ist Demokratie, Republik, Sozialstaat, Bundesstaat und Rechtsstaat.

Die **Grundrechte** (Art. 1–19) stehen wegen ihrer historischen und für die Bürger praktischen hohen Bedeutung im ersten Abschnitt. Sie binden alle Staatsgewalt als unmittelbar geltendes Recht.

Internet- und Lese-Tipp

Art. 1 Abs. 3 GG: Die nachfolgenden Grundrechte binden Gesetzgebung, vollziehende Gewalt und Rechtsprechung als unmittelbar geltendes Recht. Vollständige Fassung des GG:
www.gesetze-im-internet.de/GG/

Durch ihre konstitutive Festlegung sind die Grundrechte nicht nur Staatszielbestimmungen, also ein fernes Ziel der politischen Betätigung, sondern individuelle, einklagbare Rechte eines jeden Bürgers. Für die Altenpflege ist dabei von Bedeutung, dass nicht nur der Staat, sondern auch die Körperschaften des öffentlichen Rechts, also die gesetzlichen Kranken- und sozialen Pflegekassen, das Ziel der geltenden Grundrechte sind.

Eine Änderung des Grundgesetzes kann nur mit einer Zweidrittelmehrheit des Bundestags und des Bundesrats erfolgen. Die Menschenwürde (Art. 1) und die Staatsprinzipen der Demokratie, Republik, Bundes-, Recht- und Sozialstaatlichkeit (Art. 20) sind nach Art. 79 Abs. 3 GG unabänderlich (*Ewigkeitsklausel*).

Einteilung der Grundrechte

Die Grundrechte können nach verschiedenen Kriterien eingeteilt werden. Betrachtet man die Adressaten, lassen sie sich in Menschen- und Bürgerrechte unterscheiden. Menschenrechte beziehen sich auf alle im Geltungsbereich des Grundgesetzes lebenden Menschen; Bürgerrechte hingegen schützen nur die deutschen Staatsbürger.

Unter dem Blickwinkel der Schutzzwecke kann man die Grundrechte in Freiheitsrechte, Gleichheitsrechte und Schutzgarantien unterscheiden. Bezogen auf die Ziele spricht man von Abwehr-, Leistungs- und Teilhaberechten (→ Abb. III/5.2).

Wahrung der Grundrechte

Das **Bundesverfassungsgericht** besteht aus zwei Senaten, denen jeweils acht Richter angehören. Das in Karlsruhe amtierende Gericht ist ein unabhängiges Verfassungsorgan. Es wacht über die Einhaltung der Grundrechte und der in der Verfassung festgelegten Regeln für die Politik und den Umgang des Staates mit seinen Bürgern. Wenn ein Staatsbürger seine Grundrechte durch staatliches Handeln verletzt sieht, hat er die Möglichkeit, sie vor diesem Gericht einzuklagen. Dies geschieht auf dem Weg einer **Verfassungsbeschwerde**.

Das Bundesverfassungsgericht prüft jede Entscheidung der vollziehenden Gewalt so-

III 5

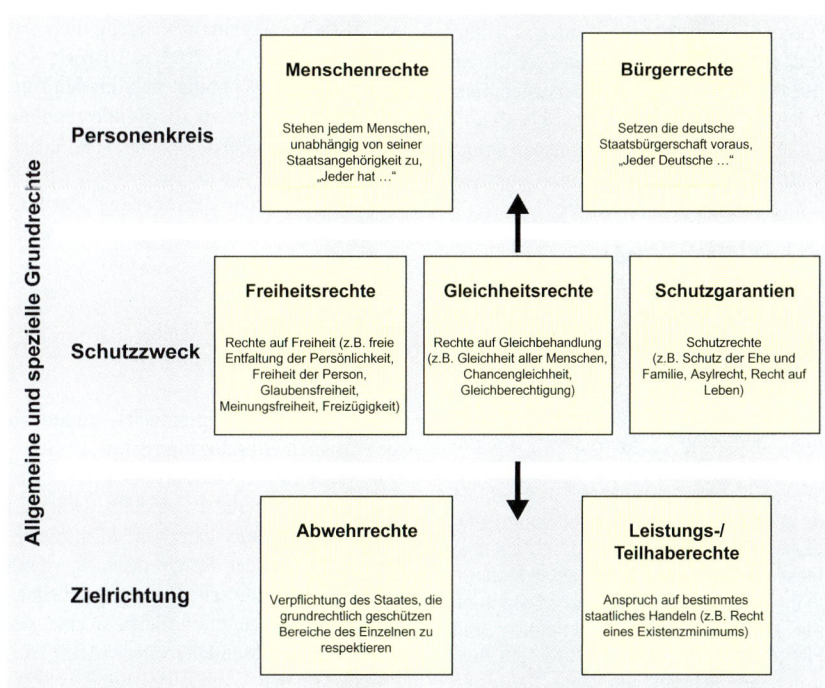

Abb. III/5.2 Einteilung der Grundrechte. [A400]

wie der Rechtsprechung am Maßstab des Verfassungsrechts (Art. 93 Abs. 1 GG).

Einschränkungen der Grundrechte

Zum Schutz der Allgemeinheit und jedes einzelnen Menschen gelten die Grundrechte nicht schrankenlos. Die **Einschränkung** kann sich aus dem Wortlaut des jeweiligen Grundrechts selbst ergeben („unmittelbare Schranke"), etwa in Art. 2 Abs. 1 GG (siehe Internet- und Lese-Tipp).

Internet- und Lese-Tipp
Art. 2 Abs. 1 GG: Jeder hat das Recht auf die freie Entfaltung seiner Persönlichkeit, soweit er nicht die Rechte anderer verletzt und nicht gegen die verfassungsmäßige Ordnung oder das Sittengesetz verstößt.

Andere Grundrechte enthalten Bestimmungen, die eine Einschränkung durch ein anderes Gesetz vorsehen, etwa Art. 10 Abs. 1 und 2 GG oder Art. 12 Abs. 1 GG (siehe Internet- und Lese-Tipp).

Internet- und Lese-Tipp
Art. 10 Abs. 1 und 2 Satz 1 GG:
(1) Das Briefgeheimnis sowie das Post- und Fernmeldegeheimnis sind unverletzlich.
(2) Beschränkungen dürfen nur auf Grund eines Gesetzes angeordnet werden.
Art. 12 Abs. 1 GG: Alle Deutschen haben das Recht, Beruf, Arbeitsplatz und Ausbildungsstätte frei zu wählen. Die Berufsausübung kann durch Gesetz oder auf Grund eines Gesetzes geregelt werden.

Weitere Einschränkungen können sich durch gleichrangige Grundrechte ergeben, die einander konkurrierend gegenüberstehen. Dann ist jeweils im Einzelfall zu entscheiden, ob und in welchem Maß die betroffenen Grundrechte beschränkt werden können, ohne dass sie ihren Wesensgehalt verlieren.

Internet- und Lese-Tipp
Um die für Altenpflege so wichtigen Grundrechte und weiteren gesetzlichen Regelungen bekannter zu machen und die abstrakten Rechtsnormen in eine Alltagssprache zu übersetzen, hat der Runde Tisch Pflege 2005 die Charta der Rechte der hilfe- und pflegebedürftigen Menschen (*Pflege-Charta*) verabschiedet (→ Abb. III/5.3). Die acht Artikel der Charta haben das Ziel, die Rolle und die Rechtstellung hilfe- und pflegebedürftiger Menschen zu stärken. Sie fassen grundlegende und selbstverständliche Rechte von Menschen zusammen, die der Unterstützung, Betreuung und Pflege bedürfen. Diese Rechte sind Ausdruck der Achtung der Menschenwürde (Art. 1 GG): www.pflege-charta.de

❯ Lern-Tipp
Die vorangegebenen Ausführungen geben wichtige Hinweise für die Konstellationen B, C und D des eingangs beschriebenen Fallbeispiels:
B) Muss die Altenpflegeschülerin Janine Guter das Bettgitter anbringen? Freiheitsentziehende Maßnahmen sind nach Art. 104 Abs. 1 Satz 1 und Abs. 2 GG an zwei Voraussetzungen gebunden. Stets muss eine Anordnung auf Grund eines förmlichen Gesetzes bestehen und die konkrete Anordnung muss ein Richter vorgenommen haben (Richtervorbehalt). Ob in diesem Fall beides vorliegt, klärt dieses Kapitel weiter unten
C) Muss Janine die Medikamente trotz der Einwände – durch Überreden oder gar Zwang – geben? Nach Art. 2 Abs. 1 GG hat jeder Mensch das Recht auf die freie Entfaltung seiner Persönlichkeit. Allerdings gelten die unmittelbaren Einschränkungen „soweit er nicht die Rechte anderer verletzt und nicht gegen die verfassungsmäßige Ordnung oder das Sittengesetz verstößt", die aber nicht einschlägig sind. Daher hat jeder das Recht „Nein" zu sagen – und „Nein" heißt auch in diesem Fall „Nein". Wie Janine richtig handelt, ist weiter unten erläutert
D) Darf Janine die Briefe herausgeben? Das Briefgeheimnis von Frau Straßburg ist durch Art. 10 Abs. 1 GG umfassend geschützt. Für die Herausgabe der Briefe an den Betreuer bedarf es einer richterlichen Anordnung.

III/5.1.2 Sozialstaatsprinzip

Als **Sozialstaatsprinzip** versteht man das Grundprinzip in Art. 20 Abs. 1 (sowie Art. 28 Abs. 1) GG. Es handelt sich um den Auftrag an die Legislative, die Bundesrepublik Deutschland als einen Sozialstaat zu erhalten. Dieses Grundprinzip ist durch Art. 79 Abs. 3 GG vor jeder Veränderung oder Einschränkung geschützt („Ewigkeitsklausel").

Internet- und Lese-Tipp
Art. 20 Abs. 1 GG: Die Bundesrepublik Deutschland ist ein demokratischer und sozialer Bundesstaat.

Das Sozialstaatsprinzip enthält – anders als die einzelnen Grundrechte (Art. 1–19 GG) – kein durch eine Verfassungsbeschwerde einklagbares Recht und ist deshalb (lediglich) ein Prinzip, Postulat oder eine Staatszielbestimmung, die der Konkretisierung durch weitere gesetzgeberische Handlungen bedarf. Abgeleitet werden die sozialen Rechte aus dem Schutz der Menschenwürde (Art. 1 Abs. 1 GG). Mit den Worten des Bundesverfassungsgerichts (Urt. v. 9.2.2010, BvL 1/09; BG-

Bl. I 2010, 193) in der „Hartz-IV-Entscheidung" zum Existenzminimum im SGB II: „Dieses Grundrecht aus Art. 1 Abs. 1 GG hat als Gewährleistungsrecht in seiner Verbindung mit Art. 20 Abs. 1 GG neben dem absolut wirkenden Anspruch aus Art. 1 Abs. 1 GG auf Achtung der Würde jedes Einzelnen eigenständige Bedeutung. Es ist dem Grunde nach unverfügbar und muss eingelöst werden, bedarf aber der Konkretisierung und stetigen Aktualisierung durch den Gesetzgeber, der die zu erbringenden Leistungen an dem jeweiligen Entwicklungsstand des Gemeinwesens und den bestehenden Lebensbedingungen auszurichten hat. Dabei steht dem Gesetzgeber ein Gestaltungsspielraum zu."

Die Konkretisierung wird durch die sozialrechtlichen Gesetze, insbesondere die (derzeit) 12 Sozialgesetzbücher in vier Schritten vorgenommen (→ Abb. III/5.4).

Das gesetzgeberische Programm konkretisiert im allgemeinen Teil der Sozialgesetzbücher, der für alle folgenden Sozialgesetzbücher gilt, in § 1 Abs. 1 Satz 1 SGB I den Auftrag aus dem Schutz der Menschenwürde in Art. 1 Abs. 1 GG in Verbindung mit dem Sozialstaatsprinzip in Art. 20 Abs. 1 GG (siehe Internet- und Lese-Tipp).

Internet- und Lese-Tipp
§ 1 Abs. 1 Satz 1 SGB I: Das Recht des Sozialgesetzbuchs soll zur Verwirklichung sozialer Gerechtigkeit und sozialer Sicherheit Sozialleistungen einschließlich sozialer und erzieherischer Hilfen gestalten.

Die eigentlichen Ziele sind in § 1 Abs. 1 Satz 2 SGB I genannt (siehe Internet- und Lese-Tipp).

Internet- und Lese-Tipp
§ 1 Abs. 1 Satz 2 SGB I: Es soll dazu beitragen,
- ein menschenwürdiges Dasein zu sichern,
- gleiche Voraussetzungen für die freie Entfaltung der Persönlichkeit, insbesondere auch für junge Menschen, zu schaffen,
- die Familie zu schützen und zu fördern,
- den Erwerb des Lebensunterhalts durch eine frei gewählte Tätigkeit zu ermöglichen und
- besondere Belastungen des Lebens, auch durch Hilfe zur Selbsthilfe, abzuwenden oder auszugleichen.

Die für die Altenpflege anwendbaren Regelungen sind insbesondere in folgenden Sozialgesetzbüchern zu finden:
- SGB V – Gesetzliche Krankenversicherung
- SGB IX – Rehabilitation und Teilhabe für Menschen mit Behinderung

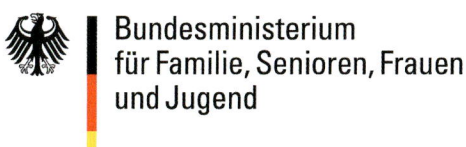

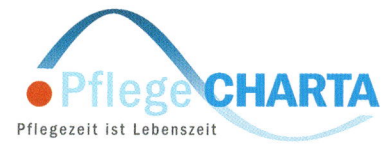

Pflege-Charta

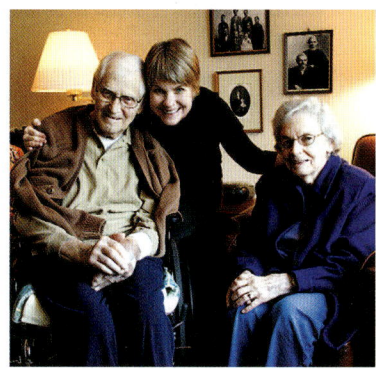

■ **Artikel 1:** Selbstbestimmung und Hilfe zur Selbsthilfe

Jeder hilfe- und pflegebedürftige Mensch hat das Recht auf Hilfe zur Selbsthilfe sowie auf Unterstützung, um ein möglichst selbstbestimmtes und selbständiges Leben führen zu können.

■ **Artikel 2:** Körperliche und Seelische Unversehrtheit, Freiheit und Sicherheit

Jeder hilfe- und pflegebedürftige Mensch hat das Recht, vor Gefahren für Leib und Seele geschützt zu werden.

■ **Artikel 3:** Privatheit

Jeder hilfe- und pflegebedürftige Mensch hat das Recht auf Wahrung und Schutz seiner Privat- und Intimsphäre.

■ **Artikel 4:** Pflege, Betreuung und Behandlung

Jeder hilfe- und pflegebedürftige Mensch hat das Recht auf eine an seinem persönlichen Bedarf ausgerichtete, gesundheitsfördernde und qualifizierte Pflege, Betreuung und Behandlung.

■ **Artikel 5:** Information, Beratung und Aufklärung

Jeder hilfe- und pflegebedürftige Mensch hat das Recht auf umfassende Informationen über Möglichkeiten und Angebote der Beratung, der Hilfe, der Pflege sowie der Behandlung.

■ **Artikel 6:** Kommunikation, Wertschätzung und Teilhabe an der Gesellschaft

Jeder hilfe- und pflegebedürftige Mensch hat das Recht auf Wertschätzung, Austausch mit anderen Menschen und Teilhabe am gesellschaftlichen Leben.

■ **Artikel 7:** Religion, Kultur und Weltanschauung

Jeder hilfe- und pflegebedürftige Mensch hat das Recht, seiner Kultur und Weltanschauung entsprechend zu leben und seine Religion auszuüben.

■ **Artikel 8:** Palliative Begleitung, Sterben und Tod

Jeder hilfe- und pflegebedürftige Mensch hat das Recht, in Würde zu sterben.

Im vollständigen Text der Pflege-Charta werden diese Rechte für die Lebenssituation hilfe- und pflegebedürftiger Menschen näher erläutert.
Die Broschüre und weitere Informationen zur Pflege-Charta erhalten Sie hier oder bei der vom Bundesministerium für Familie, Senioren, Frauen und Jugend eingerichteten Servicestelle Pflege-Charta:

* 6 Cent pro Anruf aus dem deutschen Festnetz, Mobilfunkanrufe abweichend, max. 42 Cent/Minute aus den Mobilfunknetzen

Abb. III/5.3 Die Pflege-Charta umfasst acht Artikel. [W200]

III
5

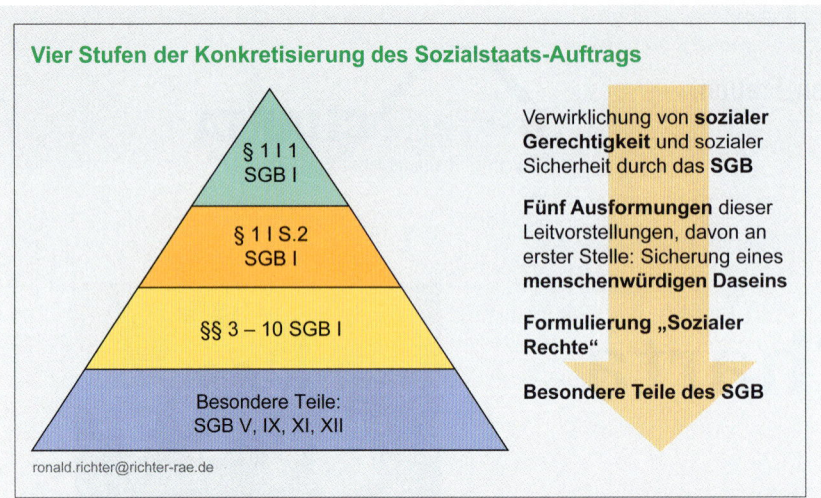

Abb. III/5.4 Vier Stufen der Konkretisierung des Sozialstaatsprinzips. [M653]

- SGB XI – Soziale Pflegeversicherung
- SGB XII – Sozialhilfe.

Das Problem der Rechtsanwendung im Sozialrecht, also auch im Kranken- und Pflegeversicherungsrecht, ist die (nicht nur gefühlte) Normenvielzahl und die Unübersichtlichkeit der nebeneinander stehenden Regelungen.

> **» Lern-Tipp**
>
> Die Anwendung der sozialrechtlichen Normen und Auseinandersetzung über problematische Praxisfälle mit den Vertragspartnern (Kranken-, Pflegekassen, Träger der Sozialhilfe) wird durch die **Normenpyramide** sehr erleichtert (→ Abb. III/5.5). Dabei sind zwei strikte Vorgaben zu beachten:
> - Auf welcher Stufe steht die konkrete Norm?
> - Die Normen auf unteren Stufen dürfen den Normen auf höheren Stufen nicht widersprechen und sie auch nicht einschränken, sondern lediglich konkretisieren, also weiter für die Praxis ausfüllen.

Die Abb. III/5.5 ist so zu lesen: Über allem steht das **Grundgesetz** (*GG*). Einzelne Grundrechte dürfen durch formelle (vom Bundestag, ggf. mit Zustimmung des Bundesrats erlassene) Bundesgesetze eingeschränkt werden, wenn eine Einschränkung gesetzlich vorgesehen ist. Auf der zweiten Stufe stehen **Bundesgesetze,** z. B. das SGB V, SGB XI, BGB oder StGB. Darunter befinden sich auch die *Exekutivgesetze,* also die Rechtsverordnungen die ein Bundesministerium aufgrund einer gesetzlichen Ermächtigung (Art. 80 GG) erlässt (z. B. Heimpersonalverordnung).

Dann folgen die **untergesetzlichen Rechtsnormen** (unter dem Gesetz stehend); im Bereich der Altenpflege sind dies die Richtlinien des Gemeinsamen Bundesausschusses. Diese Richtlinien konkretisieren die abstrakten gesetzlichen Ansprüche des SGB V für den einzelnen Behandlungsfall und sagen den Vertragsärzten, was sie verordnen dürfen (z. B. mit der Richtlinie zur Verordnung häuslicher Krankenpflege/HKP-Richtlinie).

> **Internet- und Lese-Tipp**
>
> Die Richtlinien des **Gemeinsamen Bundesausschusses** (*GBA*) finden sich stets in der neusten Fassung auf www.g-ba.de

Ohne Normcharakter folgen die **Richtlinien** der Spitzenverbände Bund der Krankenkassen oder Bund der Pflegekassen (z. B. Begutachtungsrichtlinie zur Einstufung in die Pflegeversicherung), die **Satzungen** der Kranken- und Pflegekassen sowie – im Schaubild nicht mehr enthalten – auf der siebten Stufe die **Expertenstandards** und **Leitlinien** der Fachverbände. Merke: Mit jeder Stufe nimmt die Konkretisierung zu. Allerdings darf eine niedrigere Stufe den vorherigen nicht widersprechen oder deren Aussagen einschränken.

III/5.1.3 Einwilligung des pflegebedürftigen Menschen

Künstliche Ernährung → Kap. I/29.4

Nach der verfassungsrechtlichen Grundlegung ist für die Berufsausübung in der Altenpflege dieses Kapitel am wichtigsten. Die folgenden rechtlichen Hinweise begleiten die tägliche berufliche Praxis und schützen insbesondere vor strafrechtlichen Folgen des eigenen Handelns.

> **»** Jede pflegerische Tätigkeit, ob ärztlich angeordnet oder aus eigener Fachlichkeit ausgeführt, findet im Spannungsfeld des verfassungsrechtlich garantierten Schutzes der Menschenwürde (Art. 1 Abs. 1 GG) statt. Allerdings stoßen in Art. 2 GG zwei verfassungsrechtliche Grundrechte aufeinander, die seitens der Pflegekräfte zu be

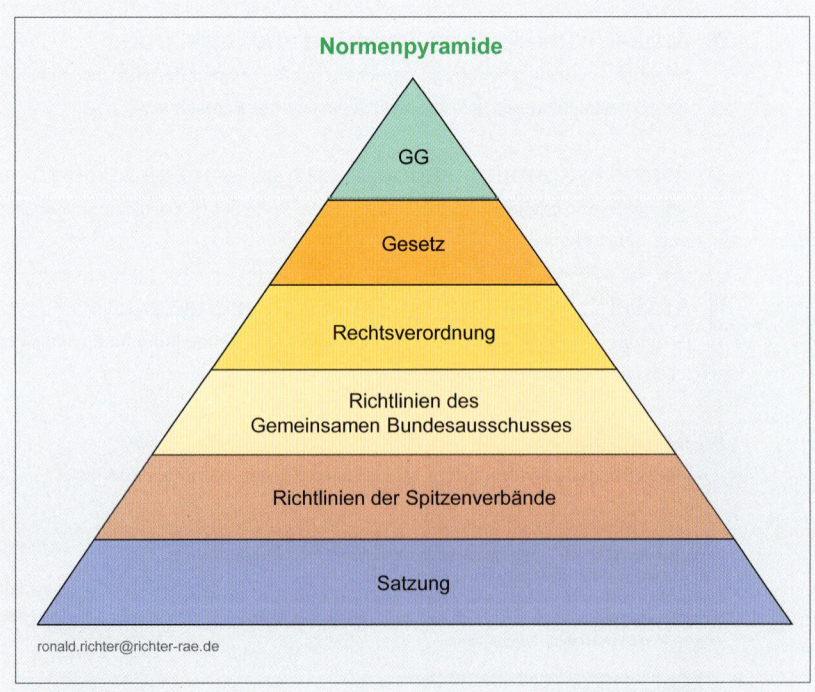

Abb. III/5.5 Normenpyramide. [M653]

achten sind: Einerseits der Schutz der körperlichen Unversehrtheit (Art. 2 Abs. 2 GG) und andererseits das Recht auf freie Entfaltung der Persönlichkeit (Art. 2 Abs. 1 GG), also das Selbstbestimmungsrecht eines jeden Menschen. Eine fachgerechte Pflege muss beiden Rechten Geltung verschaffen.

Internet- und Lese-Tipp
Art. 2 Abs. 1 und 2 GG:
(1) Jeder hat das Recht auf die freie Entfaltung seiner Persönlichkeit, soweit er nicht die Rechte anderer verletzt und nicht gegen die verfassungsmäßige Ordnung oder das Sittengesetz verstößt.
(2) Jeder hat das Recht auf Leben und körperliche Unversehrtheit. Die Freiheit der Person ist unverletzlich. In diese Rechte darf nur auf Grund eines Gesetzes eingegriffen werden.

Das Leben und die körperliche Unversehrtheit sind auf der folgenden Stufe der Normenpyramide durch das **Strafgesetzbuch** (*StGB*) geschützt. Dabei wird die konkrete Strafbarkeit durch den Abgleich mit den Bestimmungen des Strafgesetzbuchs einheitlich anhand von drei Aspekten geprüft:
- Der objektive und subjektive Tatbestand – also z. B. bei der Körperverletzung (§ 223 StGB): Die Verabreichung einer ärztlich verordneten i. m.-Injektion ist objektiv ein Eingriff in den Körper. Auch subjektiv ist der Tatbestand gegeben, denn die Pflegekraft „will" eine Spritze verabreichen und „weiß" was sie tut. Damit erfüllt jede ärztlich-medizinische und behandlungspflegerische Tätigkeit – ein häufiger Kritikpunkt der Ärzte sowie Pflegekräfte an den Juristen – den Tatbestand einer Körperverletzung
- Die Einwilligung des Betroffenen – sie ist entscheidend für die tägliche Praxis der Pflege
- Die persönliche Schuld des „Täters" und damit die Vorwerfbarkeit der Tat.

Entscheidend ist die Einwilligung des Betroffenen in die konkrete Heilbehandlung. Sie setzt eine vorherige und vollständige ärztliche Aufklärung voraus. Der Arzt darf die Aufklärung nicht an Pflegekräfte delegieren. Sie können höchstens zusätzliche, einfache Erläuterungen geben.

Für eine wirksame Aufklärung muss eine Verständigung mit dem behandlungsbedürftigen Menschen möglich sein und er muss zu einer zweckgerichteten Willensäußerung fähig sein. Es ist notwendig, dass der Betroffene den Sinn der Maßnahme

versteht und akzeptiert (siehe Internet- und Lese-Tipp). Er kann seine Einwilligung jederzeit zurücknehmen – auch, wenn eine Betreuung besteht.

Internet- und Lese-Tipp
§ 630e BGB – Aufklärungspflichten:
(1) Der Behandelnde ist verpflichtet, den Patienten über sämtliche für die Einwilligung wesentlichen Umstände aufzuklären. Dazu gehören in der Regel insbesondere Art, Umfang, Durchführung, zu erwartende Folgen und Risiken der Maßnahme sowie ihre Notwendigkeit, Dringlichkeit, Eignung und Erfolgsaussichten im Hinblick auf die Diagnose oder die Therapie. Bei der Aufklärung ist auch auf Alternativen zur Maßnahme hinzuweisen, wenn mehrere medizinisch gleichermaßen indizierte und übliche Methoden zu wesentlich unterschiedlichen Belastungen, Risiken oder Heilungschancen führen können.
(2) Die Aufklärung muss
  1. mündlich durch den Behandelnden oder durch eine Person erfolgen, die über die zur Durchführung der Maßnahme notwendige Befähigung verfügt; ergänzend kann auch auf Unterlagen Bezug genommen werden, die der Patient in Textform erhält,
  2. so rechtzeitig erfolgen, dass der Patient seine Entscheidung über die Einwilligung wohlüberlegt treffen kann,
  3. für den Patienten verständlich sein.
Dem Patienten sind Abschriften von Unterlagen, die er im Zusammenhang mit der Aufklärung oder Einwilligung unterzeichnet hat, auszuhändigen.
(3) Der Aufklärung des Patienten bedarf es nicht, soweit diese ausnahmsweise aufgrund besonderer Umstände entbehrlich ist, insbesondere wenn die Maßnahme unaufschiebbar ist oder der Patient auf die Aufklärung ausdrücklich verzichtet hat.

❯❯ Lern-Tipp
Die oben genannten Ausführungen geben wichtige Hinweise für die Konstellation C des eingangs geschilderten Fallbeispiels.
C) Muss Janine Guter die Medikamente trotz der Einwände – durch Überreden oder gar Zwang – geben? – Nach Art. 2 Abs. 1 GG hat jeder Mensch das Recht auf die freie Entfaltung seiner Persönlichkeit, also auf Selbstbestimmung. Daher muss eine Einwilligung für die Gabe bzw. Einnahme der Medikamente aktuell bestehen. Diese grundsätzliche Einwilligung ist im vorliegenden Fall widerrufen worden.
Daher: Jeder hat das Recht „Nein" zu sagen – und „Nein" heißt auch in diesem Fall „Nein". Kann also Janine Herrn Dahl nicht überzeugen die Medikamente zu nehmen,

darf sie diese nicht verabreichen. Sie würde sich sonst strafbar machen. Wie Janine vorzugehen hat, ist weiter unten beschrieben.

III/5.1.4 Betreuungsrecht und Vorsorgemöglichkeiten

Für den Fall der Geschäfts- oder Einwilligungsunfähigkeit sehen die gesetzlichen Regelungen Ersatzhandlungen vor, damit auch in diesen Fällen dem vorher geäußerten oder mutmaßlichen Willen des Betroffenen Geltung verschafft werden kann und das Selbstbestimmungsrecht der Betroffenen durchgesetzt wird. Zu unterscheiden sind
- Die vom Betreuungsgericht eingerichtete Betreuung (§§ 1896 ff. BGB)
- Die rechtsgeschäftlich – also ohne gerichtliche Anordnung – vereinbarte Vorsorgevollmacht
- Die Patientenverfügung
- Die Erforschung des mutmaßlichen Willens.

Unter Betreuung versteht man die rechtliche Vertretung des Betreuten, nicht eine Sozial- oder Gesundheits-„betreuung". Der Betreuer handelt für den Betreuten und dient so dem Grundrecht der Selbstbestimmung (Art. 2 Abs. 1 GG).

Internet- und Lese-Tipp
§ 1896 Abs. 1 Satz 1 BGB: Kann ein Volljähriger auf Grund einer psychischen Krankheit oder einer körperlichen, geistigen oder seelischen Behinderung seine Angelegenheiten ganz oder teilweise nicht besorgen, so bestellt das Betreuungsgericht auf seinen Antrag oder von Amts wegen für ihn einen Betreuer.

Gegen den freien Willen des betroffenen Volljährigen darf ein Betreuer nicht bestellt werden (§ 1896 Abs. 1a BGB).

Das Betreuungsgericht muss genau prüfen, für welche Aufgaben der Betroffene die Unterstützung eines Betreuers benötigt. Dazu können gehören:
- Vermögenssorge
- Gesundheitssorge
- Aufenthaltsbestimmung
- Regelung der Wohnungsangelegenheiten
- Vertretung gegenüber Behörden.

Ausdrücklich anzuordnen ist die Entgegennahme, das Öffnen und das Anhalten der Post (§ 1896 Abs. 4 BGB).

Gesetzliche Betreuer können Verwandte, nahestehende aber auch fremde Personen sein. Der Wunsch des Betreuten hat Vorrang vor anderen Interessen. Der Betreuer hat in dem festgelegten Aufgabenbereich folgende **Pflichten:**

- **Gesetzliche Vertretung.** In seinem Aufgabenbereich vertritt der Betreuer den Betreuten gerichtlich und außergerichtlich (§ 1902 BGB)
- **Persönliche Betreuung.** Die Betreuung darf nicht auf den Schriftverkehr beschränkt sein, sondern muss auch den persönlichen Kontakt umfassen (§ 1901 BGB)
- **Berücksichtigung des Wohls und der Wünsche des Betreuten.** Der Betreuer hat die Angelegenheiten gemäß den Bedürfnissen des Betroffenen zu regeln (§ 1901 Abs. 2 BGB)
- Einhaltung der **Informationspflicht gegenüber dem Betreuungsgericht** und **Einholung von richterlichen Genehmigungen** (z. B. für eine Wohnungsauflösung, § 1907 BGB).

Mit einer **Vorsorgevollmacht** kann die gerichtliche Anordnung der Betreuung in vielen Fällen verhindert werden. Dazu erteilt der Betroffene mittels notarieller Urkunde einer Person seines Vertrauens (General-) Vollmacht für eventuell anfallende Rechtsgeschäfte und Entscheidungen.

> ❯ Eingerichtete Betreuungen, Vorsorgevollmachten oder Patientenverfügungen sind von den Altenpflegerinnen stets zu erfragen und zu dokumentieren. Sie leiten daraus entsprechende Verfahrensabläufe ab, wenn die Voraussetzungen erfüllt sind. Das bedeutet, dass eine Patientenverfügung zwar zur Pflegedokumentation genommen wird, jedoch in einem verschlossenen Umschlag verbleibt, solange der Betroffene noch einwilligungsfähig ist. Eine zu früh zur Kenntnis genommene Patientenverfügung überlagert regelmäßig die weiteren Entscheidungen und leistet einem vorschnellen Handeln nach der geschriebenen Patientenverfügung Vorschub, obwohl ein entsprechender aktueller Wille noch erhoben werden könnte.

> ❯ **Lern-Tipp**
> Die vorangegangenen Ausführungen bilden die Basis für die Lösung der Konstellation D des eingangs geschilderten Fallbeispiels.
> Das Grundrecht zum Schutz des Fernmelde- und Postgeheimnisses (Art. 10 GG) wird durch § 1896 Abs. 4 BGB und eine konkrete gerichtliche Anordnung eingeschränkt. Janine darf die Briefe nur herausgeben, wenn ein entsprechender Beschluss des Betreuungsgerichts in der Pflegedokumentation hinterlegt ist.

III/5.1.5 Patientenverfügung und Behandlungsabbruch

Für die Durchführung ärztlich-medizinischer Behandlungen und die Behandlungspflege ist die Einwilligung des pflegebedürftigen Menschen von entscheidender Bedeutung. Ohne Einwilligung ist jede Behandlungspflege tatbestandsmäßig Körperverletzung und unterliegt damit dem Strafrecht. Ist der Betroffene einwilligungsunfähig, ist zu prüfen, ob für diesen Fall eine wirksame, schriftliche Weisung (Patientenverfügung) vorliegt oder ob der mutmaßliche Wille und damit der Behandlungswunsch erforscht werden muss (§ 1901a Abs. 2 BGB).

> ❯ **Internet- und Lese-Tipp**
> § 1901a Abs. 1 Satz -1 BGB: Hat ein einwilligungsfähiger Volljähriger für den Fall seiner Einwilligungsunfähigkeit schriftlich festgelegt, ob er in bestimmte, zum Zeitpunkt der Festlegung noch nicht unmittelbar bevorstehende Untersuchungen seines Gesundheitszustands, Heilbehandlungen oder ärztliche Eingriffe einwilligt oder sie untersagt (Patientenverfügung), prüft der Betreuer, ob diese Festlegungen auf die aktuelle Lebens- und Behandlungssituation zutreffen.

> ❯ Eine schriftliche Patientenverfügung entfaltet Wirkung, wenn
> - Der Verfügende für die vorgesehene medizinische Maßnahme nicht mehr über die erforderliche Einwilligungsfähigkeit verfügt
> - Die Verfügung die konkret anstehende Entscheidungssituation trifft
> - Sie auf die aktuelle Lebens- und Behandlungssituation zutrifft.

Die Prüfung der **Patientenverfügung** auf den konkreten Behandlungsfall nimmt der Betreuer oder Bevollmächtigte vor. Er prüft, ob die Festlegungen aus der Verfügung auf die aktuelle Lebens- und Behandlungssituation passen (§ 1901a Abs. 1 Satz 1 und Abs. 5 BGB). Der behandelnde Arzt prüft, welche ärztliche Maßnahme im Hinblick auf den Zustand und die Prognose des Betroffenen indiziert ist (§ 1901b Abs. 1 Satz 1 BGB). Zwischen beiden – dem behandelnden Arzt und Betreuer bzw. Bevollmächtigtem – ist im Rahmen der geltenden Konsenslösung eine Feststellung des Patientenwillens vorzunehmen.

Äußerungsmöglichkeiten bestehen für nahe Verwandte (§ 1901b Abs. 1 Satz 2, Abs. 2 BGB); nicht aber für Pflegende. Sind sich die Beteiligten einig, ist das Betreu-

ungsgericht nicht zu beteiligen. Dieses tritt nur bei unklaren Situationen zur Entscheidung hinzu (§ 1904 Abs. 1 BGB). Besteht Einvernehmen, fällt die Entscheidung ohne das Betreuungsgericht auch dann, wenn das Ergebnis ein Behandlungsabbruch ist (§ 1904 Abs. 4 BGB).

> ❯ **Internet- und Lese-Tipp**
> § 1904 Abs. 4 und 5 BGB:
> (4) Eine Genehmigung nach den Abs. 1 und 2 (des Betreuungsgerichts) ist nicht erforderlich, wenn zwischen Betreuer und behandelndem Arzt Einvernehmen darüber besteht, dass die Erteilung, Nichterteilung oder der Widerruf der Einwilligung dem nach § 1901a BGB festgestellten Willen des Betreuten entspricht.
> (5) Die Abs. 1 bis 4 gelten auch für einen Bevollmächtigten.

§§ 1901a und 1901b BGB enthalten verfahrensrechtliche Absicherungen, die den Beteiligten bei der Ermittlung des Patientenwillens und der Entscheidung über einen Behandlungsabbruch Rechts- und Verhaltenssicherheit bieten sollen und bei der Bestimmung der Grenze einer möglichen Rechtfertigung von kausal lebensbeendenden Maßnahmen auch für das Strafrecht Wirkung entfalten (BGH, Urt. v. 10.11.2010, 2 StR 320/10).

Sie dienen zum einen der Verwirklichung des verfassungsrechtlich garantierten Selbstbestimmungsrechts von pflegebedürftigen Menschen, die selbst zu einer Willensäußerung nicht in der Lage sind. Hierin erschöpft sich ihre Funktion jedoch nicht. Vielmehr tragen sie auch gleichgewichtig dem durch die Verfassung gebotenen Schutz des menschlichen Lebens Rechnung, indem sie die notwendigen strengen Beweisanforderungen an die Feststellung eines behandlungsbezogenen Willens des Betroffenen verfahrensrechtlich absichern.

Unter letzterem Gesichtspunkt ist zunächst sicherzustellen, dass Patientenverfügungen nicht ihrem Inhalt zuwider als Vorwand benutzt werden, um aus unlauteren Motiven auf eine Lebensverkürzung schwer erkrankter Menschen hinzuwirken.

Darüber hinaus muss in der regelmäßig die Beteiligten emotional stark belastenden Situation, in der ein Behandlungsabbruch in Betracht zu ziehen ist, gewährleistet sein, dass die Entscheidung nicht unter zeitlichem Druck, sondern nur nach sorgfältiger Prüfung der medizinischen Grundlagen und des ggf. in einer Patientenverfügung festgelegten Willens erfolgt.

> Nicht das **Leben** ist das am höchsten bewertete Rechtsgut des Grundgesetzes, sondern die verfassungsrechtlich geschützte **Würde** des Menschen, also seine Selbstbestimmung (ständige Rechtsprechung BGH, Urt. v. 15.11.1996, 3 StR 79/76, BGHSt 42, 301; Urt. v. 25.6.2010, 2 StR 454/09, BGHSt 55, 191).

Besteht keine schriftliche Patientenverfügung, ist der mutmaßliche Wille bzw. der Behandlungswunsch des Betroffenen zu ermitteln. § 1901a Abs. 2 BGB gibt dazu Entscheidungsmaßstäbe vor.

Konkrete Anhaltspunkte können z. B. sein:
- Frühere mündliche oder schriftliche Äußerungen
- Ethische Überzeugungen
- Religiöse Überzeugungen
- Sonstige persönliche Wertvorstellungen.

Dabei ist zu fragen: Welche Erkenntnismöglichkeiten – objektiv wie subjektiv – hatte der Betroffene? Im Zweifel ist mit dem Bundesgerichtshof (Urt. v. 13.9.1994, 1 StR 357/94, BGHSt 40, 257) dem Leben (und damit der Behandlung) Vorrang zu gewähren. Der Grundsatz heißt **in dubio pro vita** – im Zweifel für das Leben.

III/5.1.6 Freiheitsentziehende Maßnahmen

Von besonderer Bedeutung sind Sicherungsmaßnahmen zum Schutz pflegebedürftiger Menschen vor Fremd- und Eigengefährdung, also **freiheitsentziehende Maßnahmen.** Die Freiheit der Person kann nur auf Grund eines förmlichen Gesetzes beschränkt werden (Art. 104 Abs. 1 Satz 1 GG). Auch eine aus „sozialer Fürsorge" (aber ohne Einwilligung) vorgenommene Fixierung oder ein Festhalten gegen den Willen des Betroffenen **bleibt immer eine Straftat.**

Internet- und Lese-Tipp
§ 1906 Abs. 2 Satz 1 und 4 BGB:
(1) Die Unterbringung ist nur mit Genehmigung des Betreuungsgerichts zulässig.
(4) Die Abs. 1 bis 3 gelten entsprechend, wenn dem Betreuten, der sich in einer Anstalt, einem Heim oder einer sonstigen Einrichtung aufhält, ohne untergebracht zu sein, durch mechanische Vorrichtungen, Medikamente oder auf andere Weise über einen längeren Zeitraum oder regelmäßig die Freiheit entzogen werden soll.

Freiheitsentziehende Maßnahmen im Sinne des § 1906 Abs. 4 BGB sind daher nur in drei Fällen zulässig:

- Mit Einwilligung des Betroffenen
- Aus dem Gedanken des **rechtfertigenden Notstands** (§ 34 StGB), also im Falle einer akut andauernden Notsituation, die sofortiges Handeln bei einem einwilligungsunfähigen Menschen erforderlich macht
- Mit einer richterlichen Genehmigung (§ 1906 Abs. 2 Satz 1 BGB).

> Eine freiheitsentziehende Maßnahme auf Grund eines rechtfertigenden Notstands ist stets nur kurzzeitig möglich. Als Höchstgrenze einer Fixierung ohne richterliche Genehmigung ist die Frist nach § 128 StPO anzusehen, danach ist die richterliche Entscheidung spätestens am Tag nach dem Beginn der freiheitsentziehenden Maßnahme herbeizuführen.
> Jede **Vorrats-Einwilligung,** etwa im Heim- oder Einrichtungsvertrag, ist unzulässig. Der Grund, die getroffene Anordnung und die Dauer sowie der weitere Ablauf der Maßnahme sind detailliert und aktuell zu dokumentieren.

Freiheitsentziehende Maßnahmen können sein:
- **Verwendung mechanischer Vorrichtungen an Stuhl oder Bett zur Fixierung,** z. B. Bettgitter, Leibgurte, Schutzdecken oder Betttücher, Therapietische am (Roll-)Stuhl, Gurte am (Roll-)Stuhl, Hand-, Fuß- oder Bauchfesseln
- **Einsperren des Betroffenen** durch Absperren des Wohnbereichs oder des Zimmers, komplizierte Schließmechanismen an der Tür (Trickschlösser)
- **Verabreichung von Medikamenten,** z. B. Schlafmittel oder Psychopharmaka, wenn sie gegeben werden, um den Betreuten an der Fortbewegung in der Einrichtung oder am Verlassen der Einrichtung zu hindern, um die Pflege zu erleichtern oder um Ruhe auf dem Wohnbereich oder in der Einrichtung herzustellen
- **Anwendung sonstiger Maßnahmen und Hilfsmittel,** z. B. Zurückhalten am Hauseingang durch Personal, Wegnahme von Bekleidung (etwa der Schuhe), Wegnahme von Fortbewegungsmitteln (etwa Rollstuhl, Rollator), Sende- und Ortungsanlagen.

Freiheitsentziehende Maßnahmen können nicht vom Betreuer oder Bevollmächtigten angeordnet werden. Sie sind nur mit Genehmigung des Betreuungsgerichts zulässig (§ 1906 Abs. 2 Satz 1 BGB). In den Worten des Bundesgerichtshofs (Urt. v. 27.6.2012, XII ZB 24/12): Das Selbstbestimmungsrecht des Betroffenen wird nicht dadurch verletzt, dass die Einwilligung eines von ihm Bevollmächtigten in eine freiheitsentziehende Maßnahme der gerichtlichen Genehmigung bedarf (→ Kap. I/29.2).

> Bei notwendigen freiheitsentziehenden Maßnahmen ist die detaillierte Pflegedokumentation entscheidend. Die Frage 21 der Pflege-Transparenzvereinbarung, stationär – PTVS (oder die MDK-Prüfungsanordnung Ziffer 16.2) legt fest, wie vorzugehen ist: Liegen bei freiheitseinschränkenden Maßnahmen Einwilligungen oder Genehmigungen vor?
> - Die Frage ist mit „Ja" zu beantworten, wenn bei freiheitseinschränkenden Maßnahmen Einwilligungen der Bewohner oder richterliche Genehmigungen in der Pflegedokumentation schriftlich hinterlegt sind
> - Sofern die freiheitseinschränkende Maßnahme wegen akuter Selbst- oder Fremdgefährdung (rechtfertigender Notstand) erfolgt, ist das Kriterium ebenfalls erfüllt.

> **Lern-Tipp**
Mit den vorangegangenen Ausführungen lässt sich Konstellation B des eingangs beschriebenen Fallbeispiels lösen.
Janine Guter darf das Bettgitter nicht hochziehen, wenn die Betroffene derzeit einwilligungsfähig ist. Der Betreuer ist ohne gerichtliche Genehmigung ohnehin nicht zur Anordnung berechtigt. Alles andere wäre Freiheitsberaubung und nach § 239 StGB strafbar.

III/5.1.7 Haftungsrecht

Medizinproduktegesetz → Kap. I/29.3

Altenpflegerinnen gehören zu den Berufsgruppen, die allein aufgrund ihrer Tätigkeit der Gefahr ausgesetzt sind, Fehler mit haftungsrechtlichen Konsequenzen zu begehen, also Fehler, die entweder den pflegebedürftigen Menschen einen körperlichen oder dem Arbeitgeber einen materiellen Schaden zufügen, etwa durch Abrechnungsmängel. Die Arbeitgeber im Gesundheitswesen haben im Rahmen der Zulassung eine **Betriebs-** bzw. **Berufshaftpflichtversicherung** abzuschließen, die die Schäden Dritten gegenüber ausgleicht. Zu unterscheiden ist zwischen der **strafrechtlichen** und **zivilrechtlichen** Haftung sowie zwischen verschiedenen Verantwortungs- oder Haftungsebenen.

Bei Pflegeleistungen im Rahmen der gesetzlichen Krankenversicherung, vor allem bei der Erbringung von Behandlungspflege, dürfen Pflegekräfte nur tätig werden, wenn

III
5

die konkrete Verrichtung ärztlich angeordnet wurde. Pflegende sind stets im Rahmen der Delegation zur Fortsetzung der ärztlichen Therapie tätig.

Dadurch entstehen verschiedene Haftungsebenen (→ Abb. III/5.6), vor allem die Unterscheidung von Verordnungs- und Durchführungsverantwortung. Die **Verordnungsverantwortung** liegt allein beim behandelnden Arzt (diesen trifft daher auch die alleinige Haftung bei Unverträglichkeiten, Komplikationen, Fehlentscheidungen). Die **Organisationsverantwortung** liegt bei der Einrichtung.

Diese Verantwortung des Einrichtungsträgers ist allerdings – mit den Worten des Bundesgerichtshofs (Urt. v. 28.4.2005, III ZR 399/04) – auf die üblichen Maßnahmen begrenzt, die mit vernünftigem finanziellen und personellen Aufwand realisierbar sind.

Für ihr Tun ist schließlich die Pflegende verantwortlich (*Durchführungsverantwortung*).

Internet- und Lese-Tipp

§ 15 Abs. 1 Satz 2 SGB V: Sind Hilfeleistungen anderer Personen erforderlich, dürfen sie nur erbracht werden, wenn sie vom Arzt (Zahnarzt) angeordnet und von ihm verantwortet werden.

❯ Die behandlungspflegerischen Leistungen der Pflegenden sind stets eine „strenge Vorbehaltsaufgabe". Ohne ärztliche Verordnung darf die Pflegende nicht tätig werden.

❯ **Lern-Tipp**

Mit den vorangegangenen Ausführungen lässt sich Konstellation A des eingangs beschriebenen Fallbeispiels lösen.

Die Altenpflegeschülerin Janine Guter darf nur tätig werden, wenn die Gabe der Augentropfen ärztlich angeordnet wurde (eine bloße Bitte reicht dazu nicht aus).

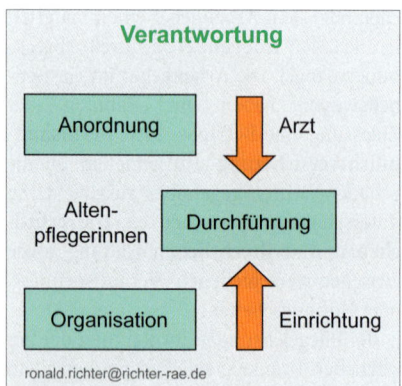

Abb. III/5.6 Verteilung der Verantwortung in der Altenpflege. [M653]

Jede ärztliche Verordnung sollte schriftlich vorliegen, entweder auf dem „Formular 12b" oder in der Pflegedokumentation der Einrichtung. § 7 Abs. 4 der Richtlinie zur Verordnung häuslicher Krankenpflege regelt dazu: „Die Vertragsärztin oder der Vertragsarzt soll bei Gelegenheit des Hausbesuches die Pflegedokumentation einsehen, diese für ihre oder seine Entscheidungen auswerten und bei Bedarf Anordnungen darin vermerken." In der täglichen Praxis geht es allerdings nicht immer geordnet schriftlich zu, sondern Verordnungen werden auch telefonisch vorgenommen, geändert oder erweitert. Altenpflegerinnen müssen die Gefahr eines Übermittlungsfehlers oder Missverständnisses berücksichtigen.

❯ Eine mündliche oder telefonische Verordnung ist **sofort** schriftlich zu fixieren (und in der Dokumentation mit „TA/telefonische Anordnung" kenntlich zu machen). Das Geschriebene ist dem behandelnden Arzt mündlich zu wiederholen. Außerdem ist auf eine (baldige) Abzeichnung des anordnenden Arztes zu bestehen (§ 7 Abs. 4 HKP-Richtlinie).

Beim Umgang mit mündlichen Anordnungen ist immer zu bedenken, dass Altenpflegerinnen bei Fahrlässigkeit haften.

Internet- und Lese-Tipp

§ 276 Abs. 2 BGB: Fahrlässig handelt, wer die im Verkehr erforderliche Sorgfalt außer Acht lässt.

Es kommt für eine Haftung auf die Sorgfalt an, zu der die Altenpflegerinnen nach den Umständen des konkreten Falls und ihren persönlichen Verhältnissen (berufsrechtlich) verpflichtet und (persönlich) fähig sind. Es ist ein Unterschied, ob sie aufgrund ihrer Kenntnisse nicht erkennen, dass es zu einer Schädigung kommen kann oder ob sie eine Schädigung für möglich halten und trotzdem darauf vertrauen, dass nichts passieren werde.

Sorgfaltspflicht und Sorgfaltspflichtverletzungen

Das Maß der **Sorgfaltspflichten** von Altenpflegerinnen leitet sich von den aktuellen wissenschaftlichen Erkenntnissen und den Vorschriften ab, die für die Berufsausübung gelten.

Beispiele für solche Regelwerke:
- Gesetzliche Vorgaben (z. B. zur Hygiene → Kap. I/15)
- Ausbildungs- und Prüfungsverordnungen (→ Kap. IV/4.2)

- Erkenntnisse aus Wissenschaft und Forschung (→ Kap. I/3)
- Leitlinien des Robert Koch-Instituts, der Fachgesellschaften und Berufsverbände (z. B. Expertenstandards)
- Stellenbeschreibungen (→ Kap. III/5.2.3).

Verletzungen der berufsspezifischen Sorgfaltspflichten gehören zu der wichtigsten Gruppe fehlerhaften Verhaltens mit haftungsrechtlicher Wirkung. Altenpflegerinnen haften dann, wenn sie ihre Sorgfaltspflicht schuldhaft verletzen und damit den Betroffenen schädigen oder dadurch eine strafbare Handlung begehen (→ Kap. I/29.1.2).

Beispiele für haftungsrelevante Handlungen

Fragen der Haftung sind von zahlreichen Bedingungen abhängig. Risikobehaftete Tätigkeiten, bei denen durch nachweisbares Fehlverhalten eine Haftung eintritt, sind z. B.:
- Fehler bei der Ausführung delegierter ärztlicher Aufgaben (→ Kap. I/29.1.2)
- Auftreten von Dekubitalulzera und Stürzen
- Verletzung der Schweigepflicht (→ Kap. III/5.1.8)
- Freiheitsentzug ohne Einwilligung (→ Kap. III/5.1.6)
- Mangelhafte Umsetzung der Hygieneregeln (→ Kap. I/15)
- Verkennen lebensbedrohlicher Situationen
- Aktive Sterbehilfe.

III/5.1.8 Schweigepflicht und Datenschutz

Altenpflegerinnen haben – wie Ärzte und andere Berufsgruppen, die regelmäßig in einem besonderen Vertrauensverhältnis stehen – die **Schweigepflicht** zu wahren. Sie ist Bestandteil des Berufes. Die Verletzung der Schweigepflicht ist eine Straftat.

Internet- und Lese-Tipp

§ 203 Abs. 1 Satz 1 und 4 StGB: Wer unbefugt ein fremdes Geheimnis, namentlich ein zum persönlichen Lebensbereich gehörendes Geheimnis oder ein Betriebs- oder Geschäftsgeheimnis offenbart, dass ihm als 1) Arzt, ... oder Angehörigen eines anderen Heilberufs, der für die Berufsausübung oder die Führung der Berufsbezeichnung eine staatlich geregelte Ausbildung erfordert, ... anvertraut worden oder sonst bekanntgeworden ist, wird mit Freiheitsstrafe bis zu einem Jahr oder mit Geldstrafe bestraft.
4) Die Absätze 1 bis 3 sind auch anzuwenden, wenn der Täter das fremde Geheimnis nach dem Tod des Betroffenen unbefugt offenbart.

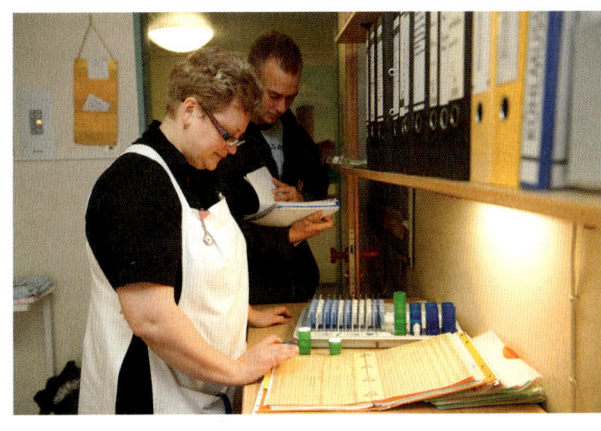

Abb. III/5.7 Inhalte der Pflegedokumentation unterliegen der Schweigepflicht. Die Akte ist so zu verwahren, dass Unbefugte keinen Einblick nehmen können. [K157]

Als **Geheimnis** gelten für Angehörige von Heil- und Pflegeberufen alle Informationen, die ihnen im Rahmen ihrer Berufsausübung direkt oder indirekt mitgeteilt werden und die mit der Behandlung und Pflege zusammenhängen. Dazu gehören z. B. Krankheitsgeschichten, Befunde, ärztliche Aufzeichnungen, Inhalte der Pflegedokumentation (→ Abb. III/5.7), auch wenn die Kenntnis darüber im Gespräch erlangt worden ist.

Datenschutz

Zusätzlich schützen das Bundesdatenschutzgesetz und die Datenschutzgesetze der Bundesländer Personendaten mit zahlreichen Vorschriften. Sie sollen verhindern, dass Einrichtungen die Daten der dort behandelten oder versorgten Personen beliebig an Dritte weitergeben.

III/5.2 Bedingungen des Beschäftigungsverhältnisses

Das Arbeits- und Ausbildungsverhältnis ist durch das **Arbeitsrecht** geregelt. Es schützt auch die Beschäftigten und ist in zwei Hauptgebiete einzuteilen:
- Das **Individualarbeitsrecht** regelt die Beziehungen zwischen Arbeiternehmern und Arbeitgebern durch das Arbeitsvertrags- und das Arbeitsschutzrecht
- Das **Kollektivarbeitsrecht** regelt die Beziehung zwischen Arbeitgebern und Arbeiternehmervertretungen durch das Betriebsverfassungs- bzw. Personalvertretungsrecht. Außerdem regelt es die Beziehung zwischen Gewerkschaften (bzw. anderen Arbeitnehmerverbänden) und Arbeiternehmern. Arbeitnehmer und -geber verfügen über die Koalitionsfreiheit. Sie können Gewerkschaften und Verbände gründen, die untereinander Arbeitskämpfe führen (z. B. mithilfe von Streiks) und Tarifverträge abschließen (→ Kap. IV/6, → Abb. IV/6.3).

III/5.2.1 Arbeitsvertrag

Jedes Arbeitsverhältnis wird mit einem **Arbeitsvertrag** begründet. Dieser ist nicht an eine bestimmte Form gebunden. Die Hauptpflicht des Beschäftigten besteht darin, Arbeitsleistung zur Verfügung zu stellen. Die Hauptpflicht des Arbeitgebers besteht in der Zahlung von Lohn.

> **Internet- und Lese-Tipp**
> § 611 Abs. 1 BGB: Durch den Dienstvertrag wird derjenige, welcher Dienste zusagt, zur Leistung der versprochenen Dienste, der andere Teil zur Gewährung der vereinbarten Vergütung verpflichtet.

Inhalt des Arbeitsvertrags

Jeder Arbeitsvertrag sollte die folgenden Angaben und Vereinbarungen enthalten, zumindest aber auf die entsprechenden gesetzlichen Regelungen verweisen, in denen diese Punkte festgelegt sind:
- Name und Anschrift des Arbeitgebers
- Beginn des Arbeitsverhältnisses
- Arbeitsstätte (Ort, an dem die Arbeitsleistung zu erbringen ist)
- Tätigkeitsbeschreibung oder Berufsbezeichnung (→ Kap. III/5.2.3)
- Dauer der Probezeit
- Wöchentliche und tägliche Arbeitszeit inkl. Vereinbarung zu Überstunden
- Sonn-, Feiertags- und Nachtarbeit
- Höhe der Vergütung, evtl. Zusatzleistungen
- Urlaubsanspruch pro Jahr
- Kündigungsfristen
- Möglicher Einsatz in anderen Bereichen des Betriebs aus wirtschaftlichen oder organisatorischen Gründen
- Hinweise zur Genehmigungspflicht für Nebentätigkeiten

Der Arbeitsvertrag ist im Einklang mit den **gesetzlichen Vorschriften** (z. B. Arbeitszeitgesetz, Schwerbehindertengesetz, Mut-terschutzgesetz, Jugendschutzgesetz) und für die Berufsgruppe ggf. bestehenden **Tarifverträgen** und **Betriebsvereinbarungen** (→ Kap. III/5.2.2) abzufassen. Diese Vorschriften bezeichnen jedoch nur das Mindestmaß der Arbeitnehmerrechte. Deshalb bleibt es dem Arbeitgeber überlassen, dem Mitarbeiter günstigere Bedingungen anzubieten (z. B. übertarifliche Bezahlung).

III/5.2.2 Tarifvertrag

> **Tarifvertrag:** Vertrag zwischen Arbeitgebern (bzw. deren Verbänden) und Gewerkschaften. Der Tarifvertrag umfasst Regelungen für Bedingungen, unter denen Arbeitnehmer zu beschäftigen sind (z. B. Entlohnung, Arbeitszeit, Urlaubsanspruch). Die Verhandlungspartner agieren unabhängig vom Staat (*Tarifautonomie*).

Als **Tarifvertragsparteien** handeln Arbeitgeber und deren Verbände mit den Gewerkschaften (→ Kap. IV/6) die Arbeitsbedingungen aus. Grundsätzliche Vereinbarungen, die nicht häufig verändert werden, sind überwiegend in **Mantel-** oder **Rahmentarifverträgen** festgelegt. Die Höhe der Arbeitsentgelte ist jedoch (auch aufgrund der Inflation) häufiger zu ändern und deshalb über **Lohn-** bzw. **Gehaltstarifverträge** geregelt. Tarifverträge entfalten die gleiche Wirkung wie ein Gesetz und binden damit Arbeitgeber und -nehmer gleichermaßen.

III/5.2.3 Direktionsrecht des Arbeitgebers

Stellenbeschreibungen

Der Arbeitgeber definiert die Art des Arbeitsverhältnisses mithilfe von **Stellenbeschreibungen** und **Dienstanweisungen**. Dieses Direktionsrecht ist durch Gesetze, Tarifverträge und Betriebsvereinbarungen eingeschränkt. Die schriftlich niedergelegten Regelungen binden nicht nur den Arbeitnehmer, indem sie seine Bringschuld genau beschreiben, sie beschneiden auch die Möglichkeit des Arbeitnehmers, im Einzelfall von diesen Vereinbarungen abzuweichen. Der Vorteil liegt für beide Vertragspartner in der transparenten Darstellung der gegenseitigen Ansprüche. Es ist ratsam, **Stellenbeschreibungen** für alle Positionen in Pflegeeinrichtungen zu erstellen.

III

5

Inhalt und Aufbau einer Stellenbeschreibung

Die Stellenbeschreibungen enthalten Aussagen zu mindestens folgenden Punkten:
- Bezeichnung der Funktion
- Vorgesetzte und ggf. nachgeordnete Mitarbeiter
- Verantwortungsbereich
- Aufgaben
- Erforderliche Kenntnisse und Fähigkeiten.

Dienstanweisungen

Dienstanweisungen sind verbindliche Anordnungen, die ein Arbeitnehmer im Zuge seiner bezahlten Beschäftigung ausführen oder beachten muss. Falls er wissentlich gegen sie verstößt, kann der Arbeitgeber bzw. der Dienstvorgesetzte eine Abmahnung aussprechen. Im Extremfall kann der Verstoß eine Kündigung zur Folge haben.

III/5.2.4 Mitarbeiterbeurteilungen und Arbeitszeugnisse

Für die **Beurteilung** der Arbeitsleistungen von Altenpflegerinnen sind die unmittelbaren Vorgesetzten zuständig (z. B. Beurteilung im Rahmen der Probezeit, regelmäßig durchzuführende Mitarbeitergespräche). Die **Abschlussbeurteilung** erfolgt in Form eines qualifizierten **Arbeitszeugnisses.** Meist verfassen Pflegedienst- oder Einrichtungsleitungen dieses Dokument und holen dafür die Einschätzung des unmittelbaren Vorgesetzten ein.

Jeder Arbeitnehmer hat einen Rechtsanspruch auf ein Zeugnis über sein Beschäftigungsverhältnis. Auf Wunsch ist es als **Zwischenzeugnis** bereits während des Arbeitsverhältnisses auszustellen, z. B. beim Wechsel des Vorgesetzten. Am Ende des Anstellungsverhältnisses ist die Ausstellung eines Zeugnisses zwingend erforderlich.

Es sind zwei Arten von Zeugnissen zu unterscheiden:
- **Einfache Zeugnisse** nennen die Beschäftigungsdauer und die Tätigkeit des Arbeitnehmers, bewerten aber seine Leistung nicht
- **Qualifizierte Zeugnisse** beschreiben die Tätigkeit und bewerten die Leistung detailliert und unter verschiedenen Gesichtspunkten.

Arbeitnehmer sollten sich bemühen, ein qualifiziertes Zeugnis zu erhalten, weil die bloße Nennung von Funktion und Beschäftigungsdauer ungenügende Leistungen vermuten lässt.

III/5.2.5 Mitbestimmung und Mitwirkung

Der **Betriebsrat** fungiert als Vertretung der Mitarbeiter. Im öffentlichen Dienst nennt man sie **Personalrat** und in kirchlichen Einrichtungen **Mitarbeitervertretung.** Die Beschäftigten wählen die Mitglieder dieser Gremien nach den allgemeinen demokratischen Regeln, die in Gesetzen festgelegt sind.

Im öffentlichen Dienst und in kirchlichen Einrichtungen ist die Wahl einer Arbeitnehmervertretung zwingend erforderlich. In Privatunternehmen gilt das Betriebsverfassungsgesetz, nach dem der Arbeitgeber eine solche Wahl ab fünf ständig Beschäftigten ermöglichen muss.

Jugendliche Arbeitnehmer haben ein Recht darauf, eine Jugend- oder Auszubildendenvertretung zu wählen. Der Betriebsrat muss die Beschäftigten mindestens einmal jährlich über seine Arbeit informieren und beruft dazu üblicherweise eine Betriebs-, Personal- oder Mitarbeiterversammlung ein. Die Arbeitnehmervertretungen haben ein Mitspracherecht bei vielen relevanten Entscheidungen des Arbeitgebers, z. B. Kündigungen.

Zusammenarbeit von Betriebsrat und Gewerkschaften

Betriebsräte und **Gewerkschaften** arbeiten meist eng zusammen (→ Kap. IV/6) und bedienen sich dafür der **Vertrauensleute,** die als Bindeglieder zwischen Betrieb und Gewerkschaft fungieren. Der Zugang von Mitarbeitern der Gewerkschaften zum Betrieb und zu Betriebsinformationen ist gesetzlich geregelt. Für die Teilnahme an Betriebsversammlungen bedarf es der Zustimmung von mindestens 25 % der Betriebsratsmitglieder.

Abgestufte Rechte des Betriebsrats

Mitbestimmung

- **Initiativrecht:** Der Betriebsrat ist bezüglich mancher Entscheidungen, z. B. über Arbeitszeitregelungen, den Vertretern des Arbeitgebers gleichgestellt. Diese Konstellation erfordert einen Kompromiss, den beide Verhandlungspartner gleichberechtigt aushandeln. Falls sie sich nicht einigen können, entscheidet die Schiedsstelle
- **Zustimmung:** Für einige Maßnahmen, z. B. Einstellungen, benötigt der Arbeitgeber die Zustimmung des Betriebsrats. Dieses Recht der Mitarbeitervertretung schließt aber nicht die Möglichkeit ein, einen eigenen Alternativvorschlag durchzusetzen.

Mitwirkung

- **Beratung:** Der Arbeitgeber ist verpflichtet, sich in definierten Angelegenheiten mit dem Betriebsrat abzustimmen
- **Anhörung:** Der Arbeitgeber teilt dem Betriebsrat seine Absichten schriftlich mit. Innerhalb einer festgelegten Frist kann die Mitarbeitervertretung dazu Stellung nehmen
- **Unterrichtung:** Der Arbeitgeber unterrichtet den Betriebsrat in angemessener Form über seine Pläne.

Betriebsvereinbarungen

Betriebsrat und Arbeitgeber können **Betriebsvereinbarungen** schließen (§ 77 BetrVG), die als Ergänzung der Tarifverträge zu betrachten sind. Sie wirken unmittelbar auf die Arbeitsverträge, gelten jedoch naturgemäß lediglich für die Arbeitnehmer des Betriebs, in dem sie getroffen wurden. Diese Vereinbarungen können alle Themen umfassen, für die der Betriebsrat ein Mitbestimmungsrecht besitzt.

III/5.2.6 Unfallverhütungsvorschriften der Berufsgenossenschaften

Die **Berufsgenossenschaften** fungieren als Aufsichtsgremium für alle Aspekte der Verhütung von Unfällen und Gesundheitsgefahren, die während der Berufsausübung auftreten können. Für die Pflegeberufe ist die **Berufsgenossenschaft für Gesundheitsdienst und Wohlfahrtspflege** zuständig (siehe Internet- und Lese-Tipp). Die Berufsgenossenschaften haben den größtmöglichen Schutz des Arbeitnehmers zum Ziel und erlassen dazu verbindliche Verordnungen. Mitarbeiter dieser Institutionen führen auch Kontrollen an den Arbeitsstätten durch. Gemäß der Vorschriften muss ein Arbeitgeber seinen Mitarbeitern geeignete Schutzausrüstungen zur Verfügung stellen, mit deren Hilfe sich Verletzungen und andere körperlichen Schäden vermeiden lassen.

Internet-Tipp
Berufsgenossenschaft für Gesundheitsdienst und Wohlfahrtspflege:
www.bgw-online.de

III
5

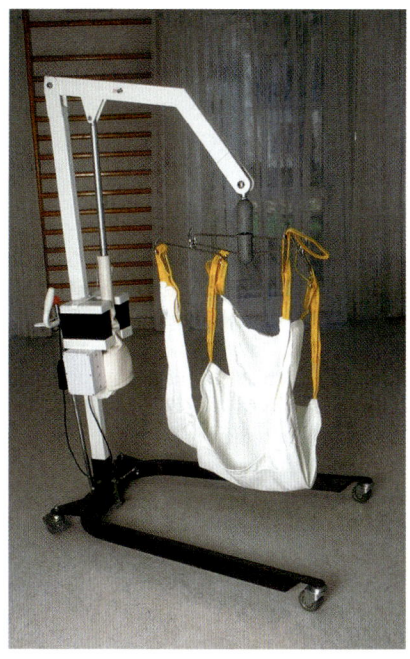

Abb. III/5.8 Der Arbeitgeber ist verpflichtet, die Gesundheit seiner Mitarbeiter zu schützen, indem er z. B. Hebevorrichtungen zur Verfügung stellt. [K183]

Vorschriften für Angehörige pflegerischer Berufe sind z. B.:

- **Einmalhandschuhe** (nach E. DIN 58 994) sind zu tragen, wenn die Mitarbeiter mit Stoffen hantieren, die zu Hautverletzungen führen können (z. B. während Wundversorgungen, bei Reinigungsarbeiten) oder die durch die Haut in den menschlichen Körper eindringen können, z. B. bei Einreibungen (→ Kap. I/15.4.2)
- **Arbeitskleidung** muss bei mehr als 60 °C waschbar sein (→ Kap. I/15.4.3). Die persönliche Schutzausrüstung (z. B. Mund-Nasen-Schutz, Handschuhe, Plastikschürze → Kap. I/15.4.2) schützt gegen die Verbreitung von Krankheitserregern und bei Feuchtarbeiten, z. B. Baden oder Inkontinenzversorgung
- Die **Schuhe** sollen vorn geschlossen sein und fest am Fuß sitzen. Sandalen und Schuhe mit Absätzen erfüllen nicht die Anforderungen der Unfallverhütung
- **Schmuck** an Händen und Armen ist während der Arbeitszeit untersagt, weil er ein hygienisches Problem verursacht und die pflegebedürftigen Menschen einem Verletzungsrisiko aussetzt (→ Kap. I/15.4.4).

Für die **persönliche Hygiene** müssen Arbeitgeber den Pflegekräften in stationären Einrichtungen laut Berufsgenossenschaft folgende Hilfsmittel zur Verfügung stellen:

- Leicht erreichbare Handwaschplätze mit fließendem warmem und kaltem Wasser, die sich ohne Handkontakt bedienen lassen
- Direktspender mit hautschonender Waschlotion
- Händedesinfektionsmittel entsprechend der VAH-Liste (→ Kap. I/15.2.3)
- Hautpflegemittel
- Einmalhandtücher
- Einmalhandschuhe für den Umgang mit Körperflüssigkeiten und für Feuchtarbeiten
- Flüssigkeitsdichte Plastikschürzen
- Flüssigkeitsdichte Hüllen für die Schuhe.

Der Arbeitgeber ist verpflichtet, Möglichkeiten für die gesonderte Lagerung der Schutzkleidung zu schaffen.

Zur Erleichterung des Transfers bewegungseingeschränkter Menschen muss der Arbeitgeber leicht und sicher bedienbare Gerätschaften (z. B. Lifter) bereitstellen (→ Abb. III/5.8).

Wiederholungsfragen

1. Was sind Grundrechte? (→ Kap. III/5.1.1)
2. In welcher Rechtsnorm ist das Betreuungsrecht enthalten? (→ Kap. III/5.1.4)
3. Was sind freiheitsentziehende Maßnahmen? (→ Kap. III/5.1.6)
4. Was bedeutet Haftung? (→ Kap. III/5.1.7)
5. Was verstehen Sie unter einer Schweigepflichtverletzung? (→ Kap. III/5.1.8)
6. In welche großen Bereiche lässt sich das Arbeitsrecht einteilen? (→ Kap. III/5.2)
7. Welche möglichen Inhalte eines Arbeitsvertrags kennen Sie? (→ Kap. III/5.2.1)
8. Muss ein Arbeitsvertrag schriftlich geschlossen werden? (→ Kap. III/5.2.1)

III

5

III/6 Betriebswirtschaftliche Rahmenbedingungen

III/6.1 Aufgaben der Betriebswirtschaftslehre

Betriebswirtschaftslehre ist wie die Volkswirtschaftslehre eine Teildisziplin der Wirtschaftswissenschaften. Die Volkswirtschaftslehre befasst sich mit den Vorgängen, die zwischen den Haushalten, den Betrieben, dem Staat und dem Ausland ablaufen. Sie nimmt dazu die Vogelperspektive ein und konzentriert sich auf die Makroökonomie (*Gesamtwirtschaft*).

Die Betriebswirtschaftslehre, die sich in zwei Hauptbereiche gliedert (allgemeine Betriebswirtschaftslehre und spezielle Betriebswirtschaftslehre) betrachtet die Vorgänge innerhalb der einzelnen Wirtschaftseinheiten, die Mikroökonomie (*Wirtschaft einzelner Institutionen*).

Wirtschaftseinheiten

Eine **Wirtschaftseinheit** (in der Wirtschaftswissenschaft auch Wirtschaftssubjekt genannt) nimmt als in sich geschlossene Marktpartei am Wirtschaftsgeschehen teil. Privathaushalte einerseits und Betriebe andererseits sind hinsichtlich Konsum und Produktion zu unterscheiden.

Privathaushalte produzieren im engeren Sinne nichts. Ihre wirtschaftliche Funktion besteht vor allem im Verbrauch von Gütern, die von Betrieben produziert wurden.

Betriebe sind aus wirtschaftswissenschaftlicher Sicht „fremdbedarfsdeckende Wirtschaftseinheiten". Das heißt, sie stellen Sachgüter her, bieten Dienstleistungen oder Informationen an, für die es in anderen Betrieben bzw. in privaten Haushalten einen Bedarf gibt (→ Abb. III/6.1). 📖 1

Grundsätzlich lassen sich produzierende Unternehmen als Teilnehmer im Wirtschaftskreislauf eines Staats unterscheiden in:
- Hersteller von Gütern (z. B. Autos, Kosmetika)
- Anbieter von Dienstleistungen (z. B. Friseure, Malerbetriebe, medizinische Versorgung, Pflege).

Besonderheiten der Altenpflege

Im Pflegeversicherungsgesetz ist verankert, dass die pflegerische Versorgung eine Aufgabe der gesamten Gesellschaft ist. Danach sollen die Länder, die Kommunen, die Pflegeeinrichtungen und die Pflegekassen unter Mitwirkung des Medizinischen Dienstes der Krankenversicherungen (*MDK*) eng zusammenarbeiten, um eine leistungsfähige, ortsnahe und auf einander abgestimmte ambulante und stationäre pflegerische Versorgung der Bevölkerung sicherzustellen.

III/6.2 Stationäre Pflegeeinrichtungen

Stationäre Pflegeeinrichtungen haben die Aufgabe, pflegebedürftige, meist ältere Menschen zu versorgen. Dazu erbringen sie pflegerische Leistungen und stellen insgesamt die Betreuung und Versorgung sicher. Pflegeeinrichtungen fallen entsprechend ihres Angebots unter den Oberbegriff der Unternehmen, die Dienstleistungen erbringen (→ Kap. III/6.1).

Kosten aus betriebswirtschaftlicher Sicht

Betriebswirtschaftlich definiert sind Kosten der ordentliche, betrieblich bedingte, bewertete Verzehr von Gütern und Dienstleistungen einer Periode. Es handelt sich um den für die Erstellung der Leistung in Geldeinheiten bewerteten Einsatz von Gütern und Dienstleistungen.

Da jede Pflegeeinrichtung als ein Dienstleistungsunternehmen zu betrachten ist, unterliegt sie dem allgemeinen Zwang, wirtschaftlich zu handeln, damit sie auf dem Markt bestehen kann (→ Tab. III/6.1).

Diese Notwendigkeit bedeutet, dass die zur Verfügung stehenden Mittel (z. B. Einnahmen aus den Pflegesätzen) optimal eingesetzt werden, z. B. für Personal- und Sachkosten. Konkret darf nach Abzug aller Kosten kein Defizit (*Fehlbetrag*) entstehen, da sonst die Existenz des Unternehmens gefährdet ist.

> ❯ Fehlbeträge kommen zustande, wenn die Kosten höher sind als die Erlöse.

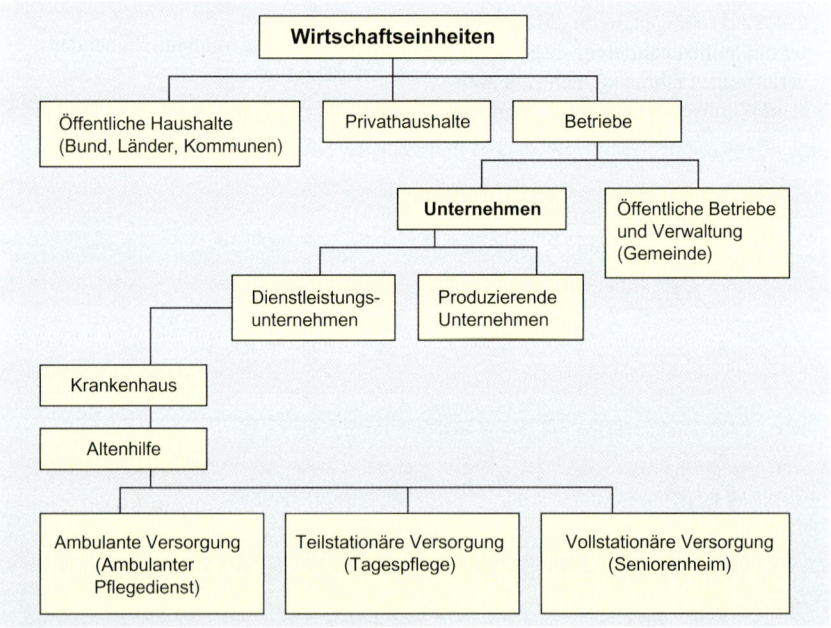

Abb. III/6.1 Aufteilung Wirtschaftseinheiten. [M654]

Aufwand	Gesamtvermögen	Ertrag
Kosten	Betriebsnotwendiges Vermögen	Leistung/Erlös
Ausgabe	Geldvermögen	Einnahme
Auszahlung	Kasse	Kasse

Tab. III/6.1 Grundbegriffe des betrieblichen Rechnungswesens. 📖 2

III
6

Kosten-Gliederung einer stationären Pflegeeinrichtung

Die Kernbereiche einer Einrichtung sind die einzelnen Abteilungen (z. B. Leitung, Pflege → Abb. III/6.2). Sie bilden die Grundlage des organisatorischen Aufbaus. In der Betriebswirtschaftslehre spricht man in diesem Zusammenhang von der Aufbauorganisation des Unternehmens. Ein **Organigramm** ist das abstrakte Schema dieses Aufbaus. In einer solchen Darstellung lassen sich die Zusammenhänge übersichtlich abbilden.

Die **Ablauforganisation** spiegelt die einzelnen Abläufe (*Prozesse*), die zur Erbringung der Dienstleistung (z. B. Pflege und Versorgung von Senioren) erforderlich sind.

In den jeweiligen Abteilungen beschäftigt das Unternehmen **Mitarbeiter,** die mit der Aufgabe betraut sind, die in der Einrichtung lebenden Menschen zu versorgen.

Um dieser Aufgabe nachkommen zu können, benötigen die Mitarbeiter **Material.** Der Einkauf des Materials verursacht Kosten.

Für ihre spezielle Form der Dienstleistung muss die Pflegeeinrichtung zwei Kostenblöcke, nämlich die **Personalkosten** und die **Sachkosten** getrennt betrachten.

Die für die Mitarbeiter anfallenden Löhne und Gehälter sind Personalkosten. Sie setzen sich wiederum aus den Bruttolöhnen und den Arbeitgeberanteilen an den Sozialversicherungsbeiträgen zusammen. Hinzu kommen weitere Kosten (z. B. Beiträge an die Berufsgenossenschaft), die bei der Betrachtung der Nettolöhne für die Mitarbeiter nicht ersichtlich sind.

Die Kostenblöcke bestehen aus vielen Einzelpositionen.

Personalkosten umfassen z. B.:
- Leitung und Verwaltung
- Pflegedienst
- Hauswirtschaft
- Haustechnik.

Sachkosten umfassen z. B.:
- Lebensmittel
- Energie
- Pflegemittel (z. B. Handschuhe)
- Bürobedarf.

Der Einsatz von Personal und Material verfolgt das übergeordnete Ziel, durch Tätigwerden die Lebensqualität und das Wohlbefinden der Bewohner herzustellen.

III/6.2.1 Dienstleistung der Pflegeeinrichtung

Die **Dienstleistung** einer Pflegeeinrichtung setzt sich wiederum aus zwei Teilen zusammen, nämlich Pflegeleistungen und Nichtpflegeleistungen.

Da die Dienstleistung in einer Pflegeeinrichtung vielschichtig ist, ist es notwendig, ihre Gliederung genauer zu betrachten (→ Abb. III/6.3).

Zuerst soll die Organisation und die Dienstleistung einer Abteilung vorgestellt werden, die nicht direkt mit der Pflege zu tun hat.

Organisation der Abteilungen

Am Beispiel einer Küche lässt sich die Organisation einer nicht primär pflegebezogenen Abteilung veranschaulichen.

In der Küche sind Mitarbeiter in einem hierarchischen System beschäftigt. Für diese Mitarbeiter fallen Personalkosten an. Der Mitarbeiter, der die Leitung der Küche innehat, ist verpflichtet, dafür zu sorgen, dass die von dieser Abteilung zu liefernde Dienstleistung (in diesem Fall die Produktion von Speisen und Getränken für die Bewohner) unter Beachtung der Wirtschaftlichkeit und dem sinnvollen Einsatz der Mitarbeiter sowie der Verwendung entsprechender Lebensmittel (Material) erbracht wird (→ Abb. III/6.4). Der Abbildung ist zu entnehmen, dass sowohl Personal- als auch Materialkosten anfallen, damit Bewohner

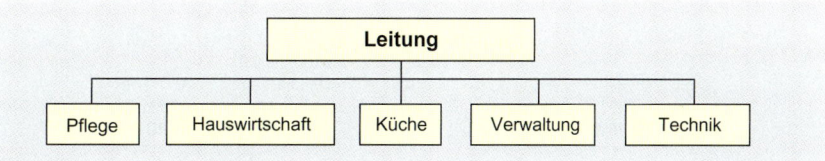

Abb. III/6.2 Organigramm einer vollstationären Einrichtung. [M654]

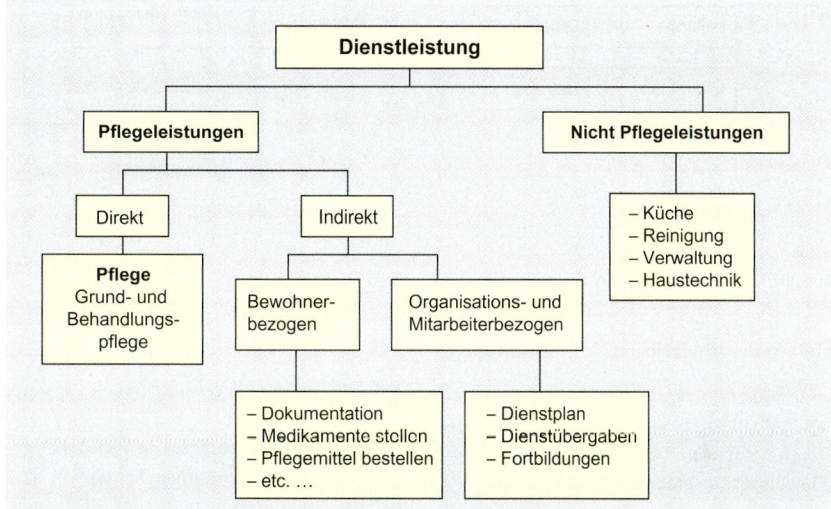

Abb. III/6.3 Darstellung der Dienstleistung in einer Pflegeeinrichtung. 📖📖 3 [A400]

mit Speisen und Getränken versorgt werden können.

Das Prinzip der Wirtschaftlichkeit gilt auch für die Küche, weil der tägliche, in Geld zu berechnende Verbrauch von Lebensmitteln und Getränken bei der Verhandlung der Pflegesätze berücksichtigt wird.

Das bedeutet konkret: Die Küchenleitung muss sich an die Vorgabe halten, für jeden Bewohner pro Tag den zur Verfügung stehenden Tagessatz nicht zu überschreiten. Dieser Tagessatz wird auch **Rohverpflegesatz** genannt. Er umfasst alle Speisen und Getränke, die der Bewohner täglich aus der Küche erhält.

Die organisatorische Darstellung der Küche lässt sich auf die anderen organisatorischen Einheiten der Einrichtung übertragen.

III/6.2.2 Zwei Komplexe der Dienstleistung Pflege

Direkte Pflege

Unter den Begriff **direkte Pflege** fallen alle Tätigkeiten, die unmittelbar am Bewohner ausgeführt werden. Zu nennen sind einerseits die Grundpflege (z. B. Waschen, Duschen, Verabreichung der Nahrung) und andererseits die Behandlungspflege (z. B.

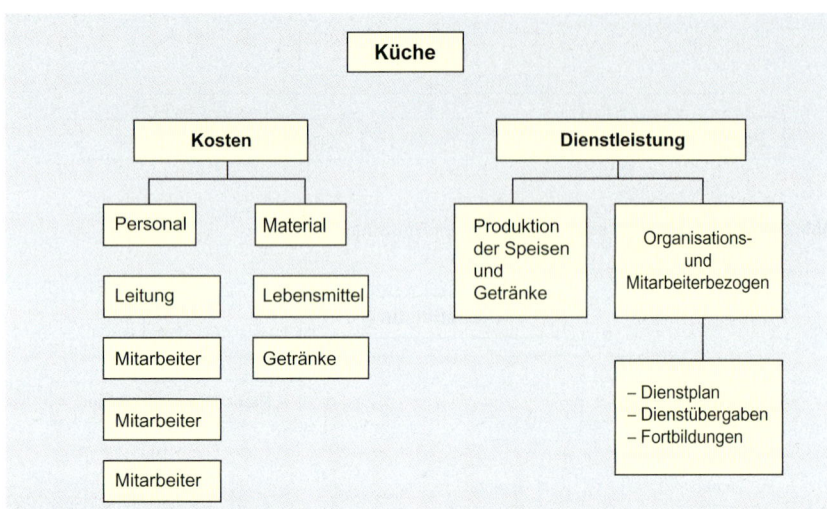

Abb. III/6.4 Gliederung einer Küche in einer stationären Pflegeeinrichtung. [M654]

Messen der Vitalzeichen, Spritzen verabreichen).

> ❯❯ Die Mitarbeiter (*Personalkosten*) benötigen Material (*Sachkosten*), um den Bewohner zu versorgen (*Dienstleistung*).

Als Institutionen, die mit den Anbietern die Pflegesätze verhandeln, haben die Kostenträger auch bestimmt, dass eine Einrichtung für jeden Bewohner einen festen Geldbetrag erhält.

Das bedeutet u. a., dass unter dem Gebot der Wirtschaftlichkeit nur bestimmte Pflegemittel, z. B. Handschuhe, eingesetzt werden können. Wenn die Leitung diesen Grundsatz außer Acht lässt, muss sie davon ausgehen, dass die Abschlussrechnung am Jahresende einen Fehlbetrag ausweist. Dieser Umstand würde die weitere Existenz der Einrichtung bedrohen.

Indirekte Pflege

Unter der **indirekten Pflege** sind alle Aufgaben zu verstehen, die sich auf Bewohner oder Mitarbeiter beziehen. Zu den bewohnerbezogenen Aufgaben der indirekten Pflege gehören z. B. Dokumentationsleistungen, Bestellungen der Verbrauchsgüter (etwa Handschuhe, Inkontinenzprodukte), Bestellungen von Medikamenten.

Unter die mitarbeiterbezogenen Aufgaben fallen z. B. Dienstplangestaltung, Urlaubsplanung, Dienstübergaben, Organisation von Fortbildungen.

Um die Dienstleistung der direkten und indirekten Pflege erbringen zu können, werden, wie bereits dargestellt, Mitarbeiter und Sachmittel benötigt.

Pflegeschlüssel

Definition der Pflegebedürftigkeit → Kap. → I/1.3

Pflegegrade → Abb. I/1.3, → Tab. I/1.2

Die Rahmenbedingungen sehen vor, dass sich die Zahl der Mitarbeiter der Pflege nach einem **Pflegeschlüssel** berechnet. Am Beispiel einer Pflegeeinrichtung mit 100 Plätzen soll diese Aussage konkretisiert werden.

Die demografische Entwicklung bestimmt zum wesentlichen Teil die Veränderung der Zahl der Pflegefälle. Die Ausgestaltung des Begriffs Pflegebedürftigkeit wird diesen Trend verstärken, da ein Teil der aktuell Hilfebedürftigen in absehbarer Zukunft zu den Pflegebedürftigen zählen wird. 📖 4

Für die Feststellung der Pflegegrade, die durch die Begutachtung des Medizinischen Dienstes der Krankenversicherung (*MDK*) erfolgt, ist der für Körperpflege, Mobilität und Ernährung benötigte Zeitbedarf ausschlaggebend. Der Anteil der pflegerischen Versorgung muss höher sein als der der hauswirtschaftlichen Versorgung. Je höher der Pflegegrad ist, umso mehr Zeit ist für die Versorgung des Pflegebedürftigen nötig und umso mehr Personal wird den Altenpflegeeinrichtungen zugestanden. Mit Einführung des neuen Pflegebedürftigkeitsbegriffs gibt es seit 1.1.2017 keine Pflegestufen mehr, sondern fünf Pflegegrade (→ Tab. III/1.1).

Wenn zu Grunde gelegt wird, dass die Pflegestufen im Vergleich zu den Pflegegraden so verteilt sind, wie in der Tabelle gezeigt, stehen der Einrichtung 36,06 Mitarbeiter in der Pflege zu (→ Tab. III/6.2). Von diesen 36,06 Mitarbeitern müssen mindestens die Hälfte, also 18,03, examinierte Mitarbeiter, oder wie es das Heimgesetz sagt, Fachkräfte sein.

Als Fachkräfte werden Mitarbeiter bezeichnet, die eine dreijährige Ausbildung in der Alten- oder Krankenpflege erfolgreich abgeschlossen haben. Diese Mitarbeiter versorgen die Bewohner an 365 Tagen rund um die Uhr.

Der aus dieser Berechnung entwickelte Personalschlüssel deckt nicht nur die reguläre Arbeitszeit, sondern auch den zeitlichen Aufwand, der z. B. durch Urlaub, Krankheit (bis 42 Tage) und Fortbildungen entsteht.

Die Mitarbeiter der Pflege werden in einem Dienstplan in den Früh-, Spät- und Nachtdienst entsprechend der Bewohnerzahl und den Pflegegraden eingeteilt.

Seit 2009 konnten die Einrichtungen für Bewohner, die an einer erheblich eingeschränkten Alltagskompetenz nach § 45 a SGB XI leiden, zusätzliche Betreuungskräfte nach § 87b SGB XI einstellen. Diese Regelung wurde mit dem Pflege-Neuausrichtungs-Gesetz und dem Pflegestärkungs-Gesetz erweitert auf alle Bewohner, die einen Pflegegrad haben.

Der Schlüssel beträgt seit 1.1.2016 1:20; d. h. für 20 Bewohner, die einen Pflegegrad haben, wird ein zusätzlicher Mitarbeiter eingestellt.

Bewohner		Personal in der Pflege (Planstellen)	
Pflegegrad 2	33	Pflegegrad 2	11
Pflegegrad 2	29	Pflegegrad 2	12,9
Pflegegrad 3	22	Pflegegrad 4	11,6
Rüstige	16	Rüstige	0,6
Gesamt	**100**	**Gesamt**	**36,01**
Schlüssel			
Pflegegrad 2	1 : 3,0		
Pflegegrad 3	1 : 2,25		
Pflegegrad 4	1 : 1,9		
Rüstige	1 : 27		

Tab. III/6.2 Stellenberechnung für Pflege-Mitarbeiter in einer stationären Einrichtung.

Die Einrichtung erhält von den Pflegekassen zusätzliches Geld, um daraus Mitarbeitende zu finanzieren.

Die Betreuungskräfte sind nicht in der Pflege einzusetzen. Sie begleiten den Bewohner mit an der Biografie orientierten Angeboten, um den Tag zu strukturieren. Regelleistungen, wie Essen eingeben oder Toilettengänge sind ausschließlich von den Pflegekräften auszuführen.

Brutto- und Netto-Jahresarbeitszeit

Bei der Einteilung der zur Verfügung stehenden Mitarbeiter ist von einer **Brutto-** (→ Tab. III/6.3) und einer **Netto-Jahresarbeitszeit** (→ Tab. III/6.4) auszugehen.

Wie diese Größen zu berechnen sind, zeigt ein Beispiel mit folgenden Annahmen:

Der Mitarbeiter ist über 40 Jahre alt und hat 30 Tage Urlaub. Er arbeitet 40 Stunden in einer Fünf-Tage-Woche. Seine Dienstzeit pro Tag beträgt also 5,714 Stunden, ausgehend von der Tatsache, dass eine Woche 7 Tage hat. Diese Umrechnung ist erforderlich, weil Mitarbeiter des Pflegedienstes in einer Pflegeeinrichtung im Schichtbetrieb rund um die Uhr zu arbeiten haben.

Die Berechnung der Netto-Jahresarbeitszeit erfolgt wie in Tab. III/6.4 dargestellt.

Den Tabellen III/6.3 und III/6.4 ist zu entnehmen, dass ein Arbeitnehmer an ungefähr 200 Tagen pro Jahr anwesend ist. Das entspricht etwa 54,8 % der Tage eines Jahres. Seine tatsächliche Arbeitszeit pro Tag unter Berücksichtigung der Fehlzeiten beträgt somit 4,38 Stunden. Dieser Erfahrungswert ist bei der Erstellung der Dienstpläne zu berücksichtigen.

III/6.2.3 Finanzierung stationärer Altenpflege

Am 1.1.1993 trat das **Gesundheitsstrukturgesetz** in Kraft. Mit diesem Gesetz wurde das für Krankenhäuser geltende Selbstkostendeckungsprinzip abgeschafft. Die Krankenhausbetreiber mussten mit den Kostenträgern (Krankenkassen und öffentliche Hand) prospektive (vorausschauende) Budgets vereinbaren. Bis zu diesem Zeitpunkt übernahmen die Kostenträger die in Krankenhäusern entstehenden Kosten vollständig.

Das Selbstkostendeckungsprinzip wurde (wegen der fehlenden Anreize zur Rationalisierung und sparsamem Wirtschaften) für die Kostenexplosion im Gesundheitswesen verantwortlich gemacht. Durch das Verhandeln prospektiver Budgets sollte dieser Entwicklung Einhalt geboten werden. An-

Tage im Jahr	Arbeitsstunden pro Tag	Brutto-Jahresarbeitszeit in Stunden
365	5,714	2 085,61

Tab. III/6.3 Brutto-Jahresarbeitszeit.

	Zahl
Tage im Jahr	365
Samstage/Sonntage	104
Urlaub (Tage)	30
Fortbildung (Tage)	5
Feiertage (Durchschnittswert)	11
Ausfall-Tage durch Krankheit (Durchschnittswert)	15
Netto-Arbeitstage pro Jahr	200
Durchschnittliche Netto-Jahresarbeitszeit in Stunden	1 600

Tab. III/6.4 Netto-Jahresarbeitszeit.

fang 1995 wurde das Vergütungsprinzip durch die geänderte Bundespflegesatzverordnung dahin gehend weiterentwickelt, dass Krankenhäuser ergänzend zu den Fördermitteln der öffentlichen Hand nur noch Anspruch auf medizinisch leistungsgerechte Pflegesätze hatten.

Diese neue Form der Finanzierung wurde auf die Altenpflegeeinrichtungen übertragen. Bis zur Einführung der Pflegeversicherung im Jahre 1995 im ambulanten und 1996 im vollstationären Bereich, wurde die Finanzierung von Pflegeeinrichtungen durch die Kostenübernahme der Sozialhilfeträger nach § 93 Bundessozialhilfegesetz (BSHG) gesichert. 📖 6

Für die Bewohner gab es nur zwei unterschiedliche Tagessätze. Entweder hatte der Arzt dem Bewohner nach Rücksprache mit der Einrichtung eine Pflegebedürftigkeit bescheinigt oder der Bewohner war rüstig. Bei bestehender Pflegebedürftigkeit gab es einen höheren Pflegesatz, entsprechend niedriger war der Einheitssatz für nicht pflegebedürftige, rüstige Bewohner.

Die Feststellung der Pflegebedürftigkeit wurde mit Einführung der Pflegeversicherung durch den Medizinischen Dienst der Krankenversicherungen (MDK) übernommen und war somit aus dem Zuständigkeitsbereich des Arztes und der Einrichtung

Kalkulierte Plätze	
Pflegegrad 1	0
Pflegegrad 2	33
Pflegegrad 3	29
Pflegegrad 4	22
Gesamt	**84**
Kalkulierte Pflegetage	
Berechnungstage	355
Pflegetage	29 820

Tab. III/6.5 Berechnung der Pflegetage.

herausgenommen. Seit 1996 zahlt die Pflegeversicherung eine Pauschale, die sich nach der Höhe der Pflegegrade richtet.

Aus der Einstufung ergeben sich die Pflegegrade und daraus entsteht der Pflegesatz. Dieses Vorgehen hat direkte Auswirkungen auf die Zahl und Qualifizierung der eingestellten Mitarbeiter.

Je mehr Bewohner in höhere Pflegegrade eingruppiert sind, desto mehr Mitarbeiter kann die Einrichtung beschäftigen und desto höher sind ihre Erlöse (→ Tab. III/6.5, → Tab. III/6.6).

Mit jedem Bewohner schließt die Einrichtung vor dem Einzug einen schriftlichen Vertrag. In diesem sind unter anderem die Form der Unterkunft (Einzel- oder Doppelzimmer) und die Art der Versorgung (Pflege oder Rüstige) geregelt. Ein weiterer Bestandteil des Vertrags ist die Höhe des Tagessatzes, der abhängig von der Form der Unterkunft und der Art der Versorgung ist.

Bestandteile des Tagessatzes

Der **Tagessatz** besteht aus drei Teilen:
- Dem Anteil für **Unterkunft** und **Verpflegung** (U+V)
- Dem Anteil für **Pflegeleistungen**
- Dem Anteil der gesondert berechenbaren **Investitionskosten,** der an dieser Stelle nicht besprochen wird, da er von der jeweiligen Immobilie abhängt.

	Pflegegrad 2	Pflegegrad 3	Pflegegrad 4
Personalschlüssel	3,00	2,25	1,90
Pflegetage pro Pflegegrade	11 715	10 295	7 810
Planstellen (nach Pflegegraden)	11	12,89	11,58
Planstellen gesamt	35,47		
Jährliche Durchschnittskosten pro Stelle	35 130,42 Euro		

Tab. III/6.6 Kalkulation der Personalkosten.

Das Verfahren der Tagessatzermittlung ist im Folgenden am Beispiel eines Musterhauses skizziert, in dem 84 Bewohner leben (→ Tab. III/6.7).

Aus der Zahl der Bewohner in den jeweiligen Pflegegraden ergeben sich die Pflegetage in den Pflegegraden und diese aufaddiert die Pflegetage insgesamt.

Im vorliegenden Beispiel ist mit 29 820 Pflegtagen insgesamt zu rechnen. Sie verteilen sich wie folgt:

- 11 715 Pflegetage für Bewohner des Pflegegrads I
- 10 295 Pflegetage für Bewohner des Pflegegrads II
- 7 810 Pflegetage für Bewohner des Pflegegrads III.

Die Sach- und die Personalkosten sind mit Hilfe eines aufwändigen Verfahrens zu verteilen. Die Berechnung wird hier nicht dargestellt, da sie für das weitere Verständnis nicht erforderlich ist. Die Ergebnisse sind die drei Teile des Tagessatzes.

Finanzquellen der Pflegeeinrichtung

Unter den **Entgeltschuldnern** sind primär der **Bewohner** und in den meisten Fällen die **Pflegekasse** zu verstehen. Das bedeutet, dass der Bewohner, mit dem der Heimvertrag geschlossen worden ist, für die Leistungen zahlen muss. Überwiegend trifft diese Konstellation zu. Nur in Ausnahmefällen hat der Bewohner keinen Anspruch auf Zahlungen aus der Pflegekasse. Erst wenn das nicht möglich ist, tritt der Entgeltschuldner sekundär ein. Damit sind die Sozialhilfeträger gemeint (→ Tab. III/6.9).

Wenn ein Bewohner die Kosten nicht vollständig aufbringen kann, übernimmt der Sozialhilfeträger den nicht gedeckten Betrag ohne eine Begrenzung. Die Pflegekassen dagegen haben ihre Zahlungen begrenzt (*gedeckelt* → Tab. III/6.10).

Das heißt, sie gewähren feste Zuschüsse, die sich an den Pflegegraden orientieren. Erst zum 1.7.2008 wurde dieser Festbetrag nach Einführung der Pflegeversicherung im Jahr 1996 im stationären Bereich nur für die Pflegegrade III angehoben. Für die anderen zwei Pflegegrade werden seit der Einführung der Pflegeversicherung dieselben Beträge gezahlt.

Verhandlungsparteien

Verhandlungsparteien sind diejenigen, die die Pflegesätze aushandeln. Sie tun dies mit Rücksicht auf die zu erwartende Kosten- und Leistungssituation. Die Pflegesätze werden von den Kostenträgern und den Leistungserbringern verhandelt (→ Tab. III/6.8).

III/6.3 Finanzierung ambulanter Altenpflege

In den vergangenen Jahren hat die ambulante Versorgung von Pflegebedürftigen stark zugenommen. Der Pflegebedürftige wird in seiner Wohnung von einem Pflegedienst oder einem Angehörigen bzw. in Kombination von beiden gepflegt. Auch in diesem Fall gruppiert der Medizinische

Kalkulierte Plätze					ST I	ST II	ST III
Pflegegrad 1	0	Berechnungstage	355	Personal-Schlüssel	3,00	2,25	1,90
Pflegegrad 2	33	Pflegetage	29 820	Belegtage pro Grad	11 715	10 295	7 810
Pflegegrad 3	29			Planstellen	11	12,89	11,58
Pflegegrad 4	22			Planstellen gesamt	35,47 (je 35 130,42 Euro Personalkosten/ Jahr)		
Gesamt	84						

Gesamtkostenkalkulation für das Jahr 2016				Pflege	Pflegegrade			
In Euro pro Tag			U + V Gesamt	Gesamt	I	II		III
Summe Personalkosten	1 890 632,00 Euro	63,40 Euro	360 696,40 Euro	1 529 935,60 Euro	497 980,75 Euro	550 817,47 Euro		481 137,38 Euro
Summe Sachkosten	1 118 752,01 Euro	37,52 Euro	615 586,70 Euro	503 165,30 Euro	197 672,08 Euro	173 711,83 Euro		131 781,39 Euro
Gesamtkosten brutto	3 009 384,01 Euro	100,92 Euro	976 283,10 Euro	2 033 100,90 Euro	695 652,84 Euro	724 529,30 Euro		612 918,76 Euro
		Tagessatz gesamt	Unterkunft und Verpflegung in Euro/Tag					
			32,74 Euro					
Pflegegrad 2		92,12	32,74 Euro	59,38 Euro				
Pflegegrad 3		103,12	32,74 Euro		70,38 Euro			
Pflegegrad 4		111,22	32,74 Euro			78,48 Euro		

Tab. III/6.7 Leistungsentgeltermittlung gemäß SGB XI § 85 Abs. 3 für vollstationäre Pflegeeinrichtungen.

Kostenträger	Leistungserbringer
Pflegekassen	Träger der Einrichtung
Sozialhilfeträger	Evtl. Spitzenverband

Tab. III/6.8 Beteiligte bei den Pflegesatzverhandlungen.

Leistungs-Bereich	Pflegeleistungen			Unterkunft	Investitionen	Zusatzleistungen
	Pflegegrad 2	Pflegegrad 3	Pflegegrad 4	Verpflegung	Instandhaltung	
Bezahlt vorrangig						
Entgelt-Schuldner primär	Pflegeversicherung/Pflegekasse			Pflegebedürftiger	Land bzw. Pflege-bedürftiger	Pflegebedürftiger
Wenn das Geld des Pflegebedürftigen nicht ausreicht						
Entgelt-Schuldner sekundär	Pflegebedürftiger bzw. Sozialhilfe			Sozialhilfe	Sozialhilfe	

Tab. III/6.9 Finanzierung stationärer Pflege mit und ohne Sozialhilfe. 📖📖 7

Pflegestufen	Pflegegrade	2016	2017
PS I	PG 2	1 064 Euro	770 Euro
PS II	PG 3	1 330 Euro	1 262 Euro
PS III	PG 4	1 612 Euro	1 775 Euro
Härtefall	PG 5	1 995 Euro	2 005 Euro
PS 0 + EA	PG 2	–	770 Euro
PS I + EA	PG 3	1 064 Euro	1 262 Euro
PS II + EA	PG 4	1 330 Euro	1 775 Euro
PS III + EA	PG 5	1 612 Euro	2 005 Euro
Härtefall	PG 5	1 995 Euro	2 005 Euro
PS I	PG 2	1 064 Euro	770 Euro

Tab. III/6.10 Leistungen für die stationäre Pflege nach SGB XI.

Dienst der Krankenversicherungen (*MDK*) den Pflegebedürftigen in Pflegegrade ein. Die dabei zugrunde liegenden Zeiten für den Pflegeaufwand sind mit denen aus der stationären Einstufung identisch.

Seit 1.1.2013 ist das **Pflege-Neuausrichtungs-Gesetz** (*PNG*) in Kraft getreten. Damit ist ein weiterer Schritt zur Stärkung der ambulanten Versorgung umgesetzt, gerade auch von Menschen mit erheblich eingeschränkter Alltagskompetenz. Diese erhielten bis Ende 2012 bis zu 200 Euro zusätzlich. Ab 2013 können sie unter verschiedenen Kombinationen wählen. 📖📖 8

Bei den Zahlungen aus der Pflegekasse kann der Pflegebedürftige unter den folgenden Alternativen wählen.

Pflegegeldzahlungen für die häusliche Pflege

Der Pflegebedürftige beschafft sich eine Pflegeperson, die ihn versorgt (→ Tab. III/6.11). Damit ist er verpflichtet, seine Grundpflege und die hauswirtschaftliche Versorgung selbst unter Zuhilfenahme dieser Pflegeperson sicherzustellen.

Pflegesachleistungen für die häusliche Pflege

Wenn ein pflegebedürftiger Mensch einen ambulanten Pflegedienst mit seiner Versorgung beauftragt, erhält er kein Pflegegeld, sondern der Pflegedienst erbringt **Pflege-sachleistungen,** deren Entlohnung die Pflegeversicherung übernehmen kann (→ Tab. III/6.12, → Abb. III/6.5).

> ❯ Die Leistungssätze in der ambulanten Versorgung wurden zum 1.1.2017 angehoben. Dies trägt der Forderung „ambulant vor stationär" Rechnung.

In der ambulanten Altenpflege werden keine Tagessätze vereinbart, wie es in stationären Einrichtungen üblich ist, sondern Leistungskomplexe. Der Pflegebedürftige schließt mit dem ambulanten Pflegedienst über die zu erbringenden Leistungskomplexe einen Vertrag. Da der Pflegebedürftige in diesem Fall kein Geld bekommt, sondern die Pflege, heißt dies **Sachleistung.**

Folgende Leistungskomplexe müssen ambulante Dienste erbringen können:

- Große Toilette/Vollbad – umfasst Ganzwaschung, Waschen im Bett, Duschen oder Baden
- Kleine Toilette – umfasst eine Teilwaschung inkl. erforderlichem An- und Ausziehen
- Transfer/An-, Auskleiden – umfasst das Umsetzen vom Bett/ins Bett
- Hilfe bei Ausscheidungen – umfasst auch die Katheterversorgung
- Einfache Hilfe bei Ausscheidungen – umfasst die Begleitung beim Toilettengang

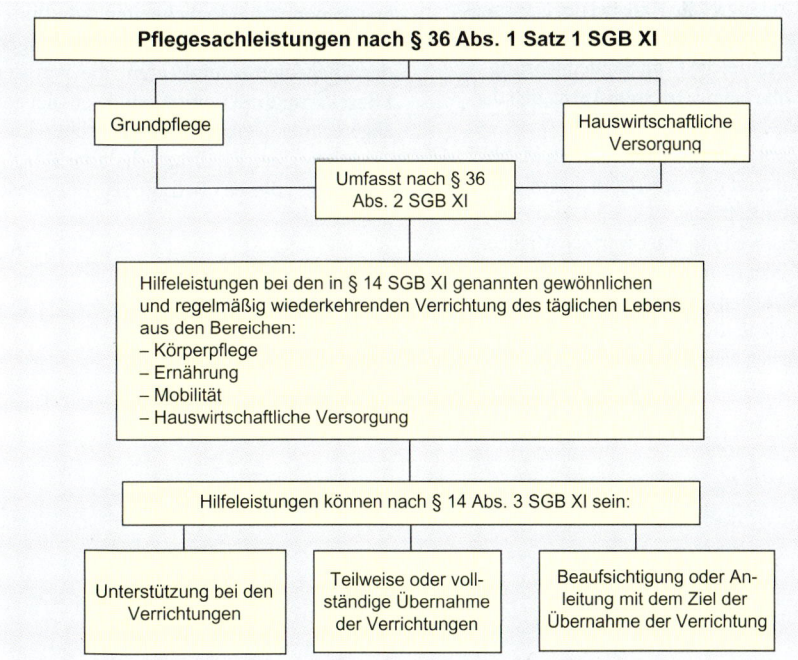

Abb. III/6.5 Inhalte der Pflegesachleistung. [W865]

III 6

Pflegestufen	Pflegegrade	2016	2017
neu	PG 1	–	Anspruch auf einen halbjährlichen Beratungsbesuch
PS I	PG 2	244 Euro	316 Euro
PS II	PG 3	458 Euro	545 Euro
PS III	PG 4	728 Euro	728 Euro
Härtefall	PG 5	–	901 Euro
PS 0 + EA	PG 2	123 Euro	316 Euro
PS I + EA	PG 3	316 Euro	545 Euro
PS II + EA	PG 4	545 Euro	728 Euro
PS III + EA	PG 5	728 Euro	901 Euro
Härtefall	PG 5	–	901 Euro

Tab. III/6.11 Pflegegeld (z. B. für Angehörige) nach § 37 SGB XI.

Pflegestufen	Pflegegrade	2016	2017
neu	PG 1	–	125 Euro
PS I	PG 2	468 Euro	689 Euro
PS II	PG 3	1 144 Euro	1 298 Euro
PS III	PG 4	1 612 Euro	1 612 Euro
Härtefall	PG 5	1 995 Euro	1 995 Euro
PS 0 + EA	PG 2	231 Euro	689 Euro
PS I + EA	PG 3	689 Euro	1 298 Euro
PS II + EA	PG 4	1 298 Euro	1 612 Euro
PS III + EA	PG 5	1 612 Euro	1 995 Euro

Tab. III/6.12 Pflegesachleistungen (zur Entlohnung eines Pflegediensts) nach § 36 SGB XI.

- Spezielles Lagern
- Mobilisation – umfasst auch die Bewegung einzelner Gliedmaßen
- Einfache Hilfe bei der Nahrungsaufnahme – umfasst Tisch decken, Flüssigkeit hinstellen, Abräumen
- Umfangreiche Hilfe bei der Nahrungsaufnahme
- Verabreichen von Sondennahrung
- Hilfe beim Verlassen/Aufsuchen der Wohnung
- Zubereitung einer einfachen Mahlzeit umfasst das Zubereiten einer kalten Mahlzeit
- Zubereitung einer warmen Mahlzeit
- Einkauf/Besorgungen
- Waschen, Bügeln, Putzen
- Vollständiges Ab-/Beziehen des Bettes
- Beheizen der Wohnung.

Jeder dieser Leistungskomplexe hat seinen festgelegten Preis, der mit den Kostenträgern (Pflegekassen) verhandelt worden ist.

Kombinationsleistungen

Der Pflegebedürftige kann die beiden zuerst genannten Möglichkeiten kombinieren. Hierbei kann er z. B. Pflegeleistungen der Pflegedienste einkaufen, die von der Pflegekasse direkt mit dem Dienstleister abgerechnet werden. Bleibt darüber hinaus ein Restbetrag übrig, erhält der Pflegebedürftige diesen Betrag als Pflegegeld ausbezahlt.

Wiederholungsfragen

1. Wie kommen Fehlbeträge in einem Dienstleistungsunternehmen zustande? (→ Kap. III/6.2)
2. Beschreiben Sie Unterschiede zwischen direkter und indirekter Pflege (→ Kap. III/6.2.2)
3. Wie wirken Pflegegraden der Bewohner auf den Pflegeschlüssel? (→ Kap. III/6.2.2)
4. Was ist mit Netto-Jahresarbeitszeit gemeint? (→ Kap. III/6.2.2)
5. Aus welchen Teilen setzt sich der Tagessatz zusammen? (→ Kap. III/6.2.3)
6. Wie finanziert sich ambulante Altenpflege? (→ Kap. III/6.3)

Literaturverzeichnis

1. Schierenbeck, H.: Grundzüge der Betriebswirtschaftslehre. Oldenbourg Wissenschaftsverlag, München, 2003.
2. Peters, S.; Brühl, R.; Stelling, J.: Betriebswirtschaftslehre. Oldenbourg Wissenschaftsverlag, München, 2005.
3. Zapp, W.; Funke, M.; Schneider, S.: Interne Budgetierung auf der Grundlage der Pflegeversicherung. Krankenhausdrucke-Verlag, Wanne-Eickel, 2000.
4. Schulz, E.: Zahl der Pflegefälle wird deutlich steigen. In: Wochenbericht des DIW, Berlin, 2008.
5. Hoffmann, E.; Nachtmann, J.: Alter und Pflege. Report Altersdaten GeroStat 03/2007. Deutsches Zentrum für Altersfragen, Berlin, 2007.
6. Bundesministerium der Justiz: Internet: http://bundesrecht.juris.de (letzter Zugriff: 16.7.2016).
7. Griep, H.; Renn, H.: Pflegesozialrecht Bd. 1 und 2. Nomos Verlag, Freiburg im Breisgau, 2002.
8. Sozialgesetzbuch (SGB) – Elftes Buch (XI) – Soziale Pflegeversicherung (18. November 2012) und Pflege-Neuausrichtungs-Gesetz vom 23. Oktober 2012 (§ 123 Abs. 2 SGB XI, der durch das Pflege-Neuausrichtungs-Gesetz vom 23. Oktober 2012 eingeführt wurde): www.gesetze-im-internet.de (letzter Zugriff: 16.7.2016).

III 6

S. Herrgesell

III/7 Qualitätsmanagement

Fallbeispiel Stationär

Im „Seniorenzentrum Maxeberg" gibt es immer wieder Probleme zwischen den Mitarbeitern der Hausreinigung und der Pflege, weil nicht eindeutig geklärt ist, wer für bestimmte Tätigkeiten zuständig ist. Und alle sagen, sie hätten keine Zeit. In einem Qualitätszirkel erarbeiten die Mitarbeiter beider Berufsgruppen gemeinsam eine Verfahrensregelung. Aus dieser geht eindeutig hervor, wer für die Tätigkeiten an der Schnittstelle zwischen der Pflege und der Hausreinigung zuständig ist. Fortan gibt es keine Diskussionen mehr, wer z. B. die Blumen gießt oder die Reinigungsmittel besorgt.

Das **Qualitätsmanagement** entwickelte sich zunächst in den 1950er-Jahren in Japan. In der Altenpflege in Deutschland hat das Thema mit der Einführung der Pflegeversicherung Einzug gehalten. Insbesondere das zum 1. Januar 2002 in Kraft getretene Pflege-Qualitätssicherungs-Gesetz (PQsG) hat als Änderungsgesetz zum Elften Sozialgesetzbuch (SGB XI) diese Entwicklung maßgeblich vorangetrieben. Das SGB XI wurde damals um Vorschriften zum Schutz der Pflegebedürftigen und zur Qualität ergänzt.

» **Lern-Tipp**
Überlegen Sie, was für Sie der Begriff Qualität bedeutet. Was wären Ihre Ansprüche an die Qualität, wenn Sie in einer stationären Altenhilfeeinrichtung aufgenommen wären, und welche Ansprüche hätten Sie an einen ambulanten Pflegedienst? Welche Ansprüche hingegen haben die Angehörigen der Pflegebedürftigen? Und was könnten die Anforderungen der Kostenträger, also der Kassen, sein?

Qualität ist ein schwer messbarer, von subjektiven Erwartungen und Vorstellungen geprägter Begriff. Während sich für den einen Qualität in einer freundlichen und warmherzigen Behandlung durch die Altenpflegerinnen spiegelt, verbindet ein anderer mit Qualität eine große Auswahl an frischen Lebensmitteln, oder ein umfangreiches Beschäftigungsangebot. Zu den subjektiven Sichtweisen der Pflegebedürftigen kommen die Erwartungen der Kostenträger, gesetzliche Anforderungen sowie Erkenntnisse der Pflegewissenschaft hinzu.

Die Grundlagen für eine gute Qualität werden diskutiert, erforscht, und z. B. in den nationalen Expertenstandards niedergeschrieben (→ Kap. III/7.2.2). Ziel ist es, den vielfältigen Anforderungen gerecht zu werden.

» **Qualität und Qualitätsmanagement gemäß DIN EN ISO 9000**

Qualität ist der „Grad, in dem ein Satz inhärenter Merkmale Anforderungen erfüllt". Inhärent bedeutet hier, „einer Einheit innewohnend". Beispiel: Der Pflegeprozess ist die Einheit und hat zum Ziel, Anforderungen des Pflegebedürftigen, der Angehörigen sowie der Pflegewissenschaft und Kostenträger zu erfüllen.

Qualitätsmanagement sind „aufeinander abgestimmte Tätigkeiten zum Leiten und Lenken einer Organisation bezüglich Qualität".

III/7.1 Rechtliche Grundlagen zum Qualitätsmanagement

III/7.1.1 Gesetzliche Bestimmungen im SGB

Das Gesetz zur Qualitätssicherung und Stärkung des Verbraucherschutzes in der Pflege – kurz **Pflege-Qualitätssicherungs-Gesetz** (PQsG) – trat am 1.2.2002 in Kraft und ist in das Pflegeversicherungsgesetz (SGB XI → Kap. III/1) integriert. Mit der Pflegereform 2008 sind die gesetzlichen Vorgaben zur Sicherung und Weiterentwicklung der Pflegequalität durch das Gesetz zur strukturellen Weiterentwicklung der Pflegeversicherung erweitert worden (→ Tab. III/7.1). Das **Pflege-Weiterentwicklungs-Gesetz** (PfWG) hat als Artikelgesetz das SGBXI um

Paragraph		Hinweise zum Inhalt des Paragraphen (keine vollständige inhaltliche Darstellung, dient nur der Orientierung)
§ 112	Qualitätsverantwortung	• Nennt die Verantwortung des Trägers für die Qualität in der Pflegeeinrichtung und enthält die Verpflichtung, sich an Maßnahmen zur Qualitätssicherung und Weiterentwicklung der Pflegequalität zu beteiligen und sie nachzuweisen
§113	Maßstäbe und Grundsätze zur Sicherung und Weiterentwicklung der Pflegequalität	• Enthält die Anforderung an die Vertragspartner, Maßstäbe und Grundsätze für die Qualität, Qualitätssicherung und Weiterentwicklung der Pflegequalität im ambulanten und stationären Bereich zu vereinbaren und kontinuierlich zu aktualisieren. Seit dem 1.3.2013 gelten erstmals eigene Maßstäbe und Grundsätze für die teilstationäre Pflege
§ 113a	Expertenstandards zur Sicherung und Weiterentwicklung der Qualität der Pflege	• Enthält die Forderung, dass die Vertragsparteien die Entwicklung und Aktualisierung von Expertenstandards sicherstellen
§ 113b	Schiedsstelle Qualitätssicherung	• Besagt, dass von den Vertragsparteien eine Schiedsstelle zur Qualitätssicherung eingerichtet werden muss. Die Rechtsaufsicht über die Schiedsstelle führt das Bundesministerium für Gesundheit
§§ 114, 114a	Qualitätsprüfungen, Durchführung von Qualitätsprüfungen	• Bezieht sich auf den Prüfauftrag des Medizinischen Dienstes der Krankenversicherungen (MDK) zur Durchführung von Qualitätsprüfungen
§ 115	Ergebnisse von Qualitätsprüfungen	• Regelt unter anderem, dass die Ergebnisse der Qualitätsprüfungen an die zuständigen Stellen weitergeleitet und im Internet veröffentlicht werden
§ 117	Zusammenarbeit mit der Heimaufsicht	• Enthält die Vorgaben zur Zusammenarbeit zwischen dem Medizinischen Dienst der Krankenversicherungen mit den Heimaufsichtsbehörden bei der Zulassung und der Überprüfung von stationären Pflegeeinrichtungen

Vertragsparteien nach § 113 sind: der Spitzenverband Bund der Pflegekassen, die Bundesarbeitsgemeinschaft der überörtlichen Träger der Sozialhilfe, die Bundesvereinigung der kommunalen Spitzenverbände, die Vereinigungen der Träger der Pflegeeinrichtungen. Zu beteiligen ist der Medizinische Dienst des Spitzenverbandes Bund der Krankenkassen (MDS).

Tab. III/7.1 Paragraphen des SGB XI mit Aussagen zum Qualitätsmanagement

III
7

vierzehn Artikel ergänzt und wurde kontinuierlich erweitert, z.B. um die Pflegestärkungsgesetze.

Maßgeblich für das Qualitätsmanagement ist im SGBXI das elfte Kapitel zu nennen, überschrieben mit „Qualitätssicherung, Sonstige Regelungen zum Schutz der Pflegebedürftigen".

Vorgaben zur Qualitätssicherung in anderen Sozialgesetzbüchern betreffen die Träger, Einrichtungen und Dienste, in denen die Krankenversicherung (SGB V) bzw. die Sozialhilfe (SGB XII → Kap. III/1) die Kosten übernehmen. Die gesetzlichen Bestimmungen im SGB V beziehen sich vorrangig auf Krankenhäuser, Reha-Einrichtungen und niedergelassene Ärzte. Maßgeblich für die Altenpflege ist unter anderem der §37 SGB V über die Erbringung der häuslichen Krankenpflege.

III/7.1.2 Gesetzliche Bestimmungen im Heimgesetz

Das Heimgesetz dient dem Schutz und der Teilhabe der Pflegebedürftigen in stationären Einrichtungen. Bis 2006 befand sich das Heimgesetz im Zuständigkeitsbereich des Bundes. Seit der Föderalismusreform sind die Länder für ordnungsrechtliche Vorschriften zuständig. Bis zum Erlass eigener Landesheimgesetze galt in allen Bundesländern zunächst das ehemalige Bundesheimgesetz weiter. Inzwischen haben alle Bundesländer bis auf Thüringen eigene Landesheimgesetze erlassen.

Alle Landesheimgesetze haben einige wesentliche Punkte gemeinsam:
- Verpflichtung, die Leistungen nach dem anerkannten Stand fachlicher Erkenntnisse zu erbringen
- Mitwirkung der Pflegebedürftigen
- Aufzeichnungs- und Aufbewahrungspflicht
- Überwachung durch die Heimaufsicht, deren Name je nach Bundesland variieren kann
- Untersagung des Heimbetriebes unter bestimmten Voraussetzungen
- Zusammenarbeit von Heimaufsicht, Medizinischem Dienst der Krankenversicherung, Pflegekassen und Sozialhilfeträgern.

» Lern-Tipp
Recherchieren Sie im Internet, welches Landesheimgesetz für Ihr Bundesland gilt. Skizzieren Sie die aus Ihrer Sicht wichtigen Aspekte im Zusammenhang mit dem Thema Qualitätsmanagement.

III/7.1.3 Externe gesetzliche Qualitätsprüfungen

Qualitätsprüfungen durch den MDK

» Ebenen der Qualität nach Avedis Donabedian

Strukturqualität: Umfasst Voraussetzungen und Bedingungen, unter denen Pflege erbracht wird, also personelle und sachliche Ressourcen sowie Rahmenbedingungen. Dazu können Anzahl und Qualifikation der Mitarbeiter, Ausstattung mit Hilfsmitteln, Kooperation mit Mitgliedern anderer Berufsgruppen gehören.
Prozessqualität: Bezieht sich auf die Qualität der Abläufe, die mit Hilfe verschiedener Konzepte und Methoden erhöht werden kann.
Ergebnisqualität: Bezieht sich auf den Grad, in dem die aufgestellten Ziele erreicht werden.

Der **Medizinische Dienst der Krankenversicherungen** (*MDK*) führt im Auftrag der Landesverbände der Pflegekassen externe Qualitätsprüfungen durch (→ Kap. III/7.1.1). Jede Einrichtung wird entsprechend einmal jährlich unangemeldet durch den MDK überprüft. Der Schwerpunkt dieser *Regelprüfungen* liegt auf der Wirksamkeit der Pflege und Betreuungsleistungen hinsichtlich der Struktur-, Prozess- und Ergebnisqualität. *Wiederholungsprüfungen* werden durchgeführt, wenn die Ergebnisse von den Forderungen des MDK abweichen oder wenn die Pflegeeinrichtung eine erneute Prüfung wünscht. In beiden Fällen ist eine solche Wiederholungsprüfung für die Einrichtung kostenpflichtig. Ferner kann der MDK anlassbezogene Prüfungen durchführen, z.B. auf der Grundlage von Beschwerden.

» Alle Qualitätsprüfungen, die von außen, d.h. durch beauftragte unabhängige Dritte durchgeführt werden, die nicht zur Einrichtung oder zum Unternehmen gehören, sind der externen Qualitätssicherung zugeordnet.

Bewertungssystematik – Pflegenoten

Der Ablauf und die Bedingungen für die Prüfungen durch den MDK sind in der **Qualitätsprüfrichtlinie** (*QPR*) und den mit geltenden Anlagen geregelt. Es gibt sowohl eine QPR für den ambulanten, als auch eine für den stationären Bereich. Die

QPR werden, unter anderem auf der Grundlage neuer Gesetze, von Zeit zu Zeit aktualisiert. Die nächsten Aktualisierungen werden ausgelöst durch das Pflegestärkungsgesetz. Die genauen Modalitäten waren bei Redaktionsschluss dieses Buches noch nicht klar. Zu diesem Zeitpunkt war noch die Bewertungssystematik auf der Grundlage eines Schulnotensystems in Kraft. Demnach vergibt der MDK für alle stationären und ambulanten Pflegeeinrichtungen Noten von 1,0 (sehr gut) bis 5,0 (mangelhaft). Zugrunde liegen die jeweiligen **Pflegetransparenzvereinbarungen** für den stationären und ambulanten Bereich (*PTVS* und *PTVA*).

Die Veröffentlichung der Prüfungsergebnisse (*Transparenzbericht*) muss verständlich und verbraucherfreundlich über das Internet erfolgen. Zusätzlich muss die Pflegeeinrichtung eine Zusammenfassung der Ergebnisse in der Einrichtung zugänglich für alle aushängen.

Das Benotungsverfahren ist eingebettet in weitere nicht notenrelevante Prüfkriterien, die der MDK mittels der Erhebungsbögen zur Strukturqualität und zur Ergebnisqualität abfragt.

Seit Inkrafttreten des Benotungsverfahrens ist das System sowohl von Vertretern der Einrichtungen als auch Pflegewissenschaftlern stark kritisiert worden. Hauptkritikpunkte sind:
- Kriterien seien nicht geeignet, um zuverlässig Qualität in der Altenpflege zu „messen"
- Eigenverantwortung der Pflegeeinrichtungen würde durch das System untergraben
- Inzwischen durchgängig gute Noten machten einen zuverlässigen Vergleich unmöglich
- System würde vor allem die Qualität der Dokumentation bewerten
- Negative Bewertungen z.B. bei gesundheitsgefährdenden Kriterien, könnten durch weniger wichtige Kriterien ausgeglichen werden.

Im Zuge der Kritik und der Weiterentwicklung des Verfahrens lohnt es sich, die aktuellen Entwicklungen im Blick zu behalten. Die jeweils gültige Fassung der QPR und der geltenden Anlagen ist kostenfrei beim MDS aus dem Internet herunterzuladen.

Internet und Lese-Tipp
Medizinischer Dienst des Spitzenverbandes Bund der Krankenkassen e.V. (MDS): www.mds-ev.de

Prüfungen durch die Heimaufsicht

> **Heimaufsicht:** Kontrolliert und berät stationäre Pflegeeinrichtungen im Sinne der Festlegungen des Landesheimgesetzes.

Vor der Föderalismusreform prüfte die Heimaufsicht gemäß § 15 HeimG (→ Kap. III/7.1.2) jährlich unangemeldet sowie anlassbezogen die stationären Pflegeeinrichtungen. Inzwischen sind die Prüfmodalitäten im jeweiligen Landesheimgesetz geregelt. Zum Teil haben die früheren Heimaufsichtsbehörden in den Bundesländern unterschiedliche Namen erhalten. Gemeinsam ist den Überprüfungen, dass Sie die folgenden Punkte einbeziehen:

* Personalausstattung
* Dienstplangestaltung
* Pflegedokumentation
* Bauliche Strukturen
* Mitwirkung der Bewohner.

Je nach Ergebnis dieser Prüfung können der Einrichtung Auflagen zur Beseitigung der Mängel gemacht werden. Im schlimmsten Fall kann es zu einer Schließung kommen.

> MDK und Heimaufsicht arbeiten eng zusammen und tauschen die Prüfergebnisse untereinander aus. Der Gesetzgeber will damit ausschließen, dass Einrichtungen betrieben werden, die keine angemessene Qualität in der Pflege und Betreuung erbringen und sicherstellen.

Internet- und Lese-Tipp
Bundesministerium für Gesundheit:
www.bmg.bund.de

III/7.2 Konzepte und Methoden der Qualitätsentwicklung

Ⓐ Fallbeispiel Ambulant

Seit der Gründungsphase hat sich der Dienst „Ambulante Pflege Bogendorf" stark verändert. Nicht nur die Zahl der Mitarbeiter ist gewachsen, auch das Dienstleistungsspektrum wurde erweitert. Zunehmend werden z. B. Schulungs- und Beratungsangebote für pflegende Angehörige erbracht. Die neue Pflegedienstleitung Caroline Möller erarbeitet gemeinsam mit den Mitarbeitern neue Bausteine für das Handbuch, in dem das Qualitätsmanagement des Dienstes niedergelegt ist.

Wichtige Aspekte sind anzupassen, etwa die Kundenorientierung innerhalb des Leitbildes und die zentralen Abläufe der Einrichtung. Außerdem wird das Verfahren der Pflegevisite eingeführt.

III/7.2.1 Grundsätze des Qualitätsmanagements

Qualitätsmanagement folgt international anerkannten Grundsätzen, die in der Normenfamilie ISO 9000 ff. festgeschrieben sind (→ Tab. III/7.2). Die Zertifizierungsnorm ISO 9001 aus dieser Normenreihe ist die international anerkannte Norm für die Einführung und kontinuierliche Weiterentwicklung von Qualitätsmanagementsystemen.

Kontinuierliche Verbesserung

Der Grundsatz der **kontinuierlichen Verbesserung** wird auf der Grundlage des **PD-CA-Zyklus** umgesetzt. Nach seinem Erfinder Edward Deming wird der Zyklus auch als Deming-Kreis bezeichnet (→ Tab. III/7.3, → Abb. III/7.1).

> **Qualitätssicherung und Qualitätsentwicklung**
> Der Begriff Qualitätssicherung stammt aus dem SGB XI, ist jedoch kritisch zu betrachten. „Sicherung" ist ein eher statischer Begriff. Modernes Qualitätsmanagement zielt hingegen auf Entwicklung ab. Das bedeutet, Ziel des Qualitätsmanagements ist die kontinuierliche Verbesserung. Das Pflege-Weiterentwicklungsgesetz hat den Begriff der Entwicklung erstmalig auch in das SGB XI eingebracht, ergänzend zum Begriff „Sicherung".

III/7.2.2 Qualitätsmanagementdokumentation

Die Bestandteile des Qualitätsmanagement legt jede Pflegeeinrichtung in der **Qualitätsmanagementdokumentation** bzw. dem Qualitätsmanagementhandbuch nieder.

Grundsatz	Erläuterung
Kundenorientierung	Dieser QM-Grundsatz bezieht sich darauf, dass die Anforderungen und Erwartungen des Kunden ermittelt und möglichst übertroffen werden sollen. Die wichtigsten Kunden in der Altenpflege sind die Pflegebedürftigen und ihre Angehörigen. Sowohl ambulant als auch stationär ist das Erstgespräch die wichtige Methode, um die Anforderungen zu ermitteln. Im Pflegeprozess findet ein fortlaufender Abgleich zwischen den Anforderungen und ihrem Erfüllungsgrad statt
Führung	Die Leitung der Einrichtung muss in Bezug auf die Qualitätsentwicklung mit gutem Beispiel vorangehen. Sie hat eine Vorbildfunktion und gibt die strategische Ausrichtung der Einrichtung vor
Einbeziehung der Personen	Ohne die Mitarbeiter kann es kein gelingendes Qualitätsmanagement geben. Daher sind sie in den Aufbau des Systems und auch der Dokumentation einzubeziehen. Das ist insbesondere unter dem Aspekt des Fachkräftemangels von Bedeutung, denn Mitarbeiter sie sich einbringen können, sind in der Regel zufriedener
Prozessorientierter Ansatz	Abläufe in einer Einrichtung sollten nicht isoliert voneinander betrachtet werden. Vielmehr sind Tätigkeiten zu einem Prozess zusammen zu fassen, um ein bestimmtes Ergebnis zu erreichen. Die einzelnen Schritte werden definiert und es wird festgelegt, welche Ressourcen erforderlich sind, um das Ergebnis zu erreichen. Die Schnittstellen und Übergänge zu anderen Abläufen in der Einrichtung werden betrachtet und möglichst optimiert
Ständige Verbesserung	Dieser Grundsatz zielt auf das ständige Bestreben der Einrichtung ab, die Qualität der geleisteten Arbeit zu verbessern. Im Rahmen der MDK-Prüfung wird hier von den Einrichtungen erwartet, dass sie nachweisen, wie sie das Qualitätsmanagement entwickeln. Beispielsweise müssen sie zeigen, welche Maßnahmen sie aufgrund eingehender Beschwerden umsetzen
Sachbezogener Ansatz für Entscheidungen	Entscheidungen im Qualitätsmanagement sind auf der Grundlage konkreter Zahlen, Daten und Fakten zu treffen. Etwa für die Fortbildungsplanung sollten konkrete Zahlen, z. B. über das Auftreten pflegerischer Risiken, herangezogen werden, um effektiv Schulungen auswählen zu können
Beziehungsmanagement	Die Zusammenarbeit mit Lieferanten, die für die Qualität entscheiden sind, ist durch eine transparente Kommunikation sowie Verständigung über gemeinsame Ziele zu verbessern. Im Pflegebereich sind wichtige Lieferanten z. B. Sanitätshäuser, Lieferanten von Pflegehilfsmitteln, aber auch die Hausärzte

Tab. III/7.2 Grundsätze des Qualitätsmanagements.

III
7

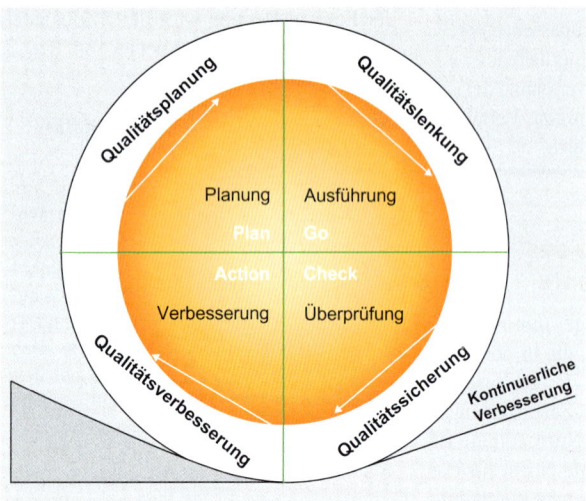

Abb. III/7.1 Teile des Qualitätsmanagements. [M656]

Wie die Dokumentation strukturiert ist, kann die Pflegeeinrichtung selbstständig entscheiden, starre Vorgaben gibt es hierzu nicht. Eine einfache Strukturierung hat sich bewährt. Möglich ist eine Unterteilung der wesentlichen Dokumente in:

- **Führungsprozesse:** Hier werden Regelungen zur strategischen Ausrichtung, wie das Leitbild, niedergelegt. Außerdem sind elementare Abläufe der Personalentwicklung zu beschreiben, wie die Gewinnung, Einarbeitung und Fortbildung
- **Kernprozesse:** Die Kernprozesse der Pflegeeinrichtung umfassen die eigentliche Kernleistung für den Pflegebedürftigen von der Aufnahme bis zu seinem Ausscheiden aus der Versorgung. Es geht also um den Pflegeprozess
- **Unterstützende Prozesse:** Hier werden alle Regelungen hinterlegt, die die Ausführung der eigentlichen Kernleistung unterstützen. Dazu gehören z. B. die Abläufe der Hauswirtschaft, Verwaltung und Technik.

Grundlage, um die Dokumentation aufzubauen und das Qualitätsmanagement zu entwickeln, ist das Leitbild der Einrichtung.

» Lern-Tipp

Laden Sie aus dem Internet die MDK-Anleitung zur Prüfung der Qualität für den stationären oder ambulanten Bereich herunter. Lesen Sie den Erhebungsbogen zur Prüfung der Struktur- und Prozessqualität und schreiben Sie sich die Mindestanforderungen heraus, die der MDK im Rahmen der Prüfung an die Dokumentation des Qualitätsmanagementsystems stellt. Welche Konzepte und Standards sollten z. B. vorgelegt werden? Gleichen Sie diese Anforderungen mit der bestehenden Dokumentation ihrer praktischen Einsatzorte ab.

Leitbild

» Leitbild: Bildet einen gemeinsamen Handlungsrahmen und fasst die wesentlichen Kriterien von Pflege, Betreuung und Versorgung zusammen, die dem professionellen Entscheiden und Handeln einer Einrichtung zugrunde liegen.

Ein **Leitbild** ist eine Summe aus Leitsätzen, die:

- Werte, Einstellungen und Interessen einzelner Gruppenmitglieder auf einen Nenner bringen
- Prioritäten setzen
- Eigene Grenzen aufzeigen
- Intern und extern informieren.

Arbeiten Altenpflegerinnen mit unterschiedlichen individuellen Verständnissen über die Qualität der Pflege und Betreuung zusammen, besteht die Gefahr, dass die Kontinuität des pflegerischen Handelns nicht sichergestellt ist. Das Leitbild drückt das gemeinsame Selbstverständnis der Einrichtung aus. Es bildet den Handlungsrahmen und bietet Orientierung für alle Mitarbeiter. Damit die Mitarbeiter das Leitbild mittragen und in ihrem Arbeitsalltag umsetzen, sind sie in die Entwicklung einzubeziehen.

Die Festlegung eines Leitbildes für eine professionelle und qualitätsgesteuerte Pflege unumgänglich.

In der Praxis ist es durchaus üblich, dass mehrere Leitbilder formuliert werden. Dies betrifft vor allem Organisationen, die unter einem gemeinsamen Träger geführt werden. Die eher abstrakten übergreifenden Leitbilder des Trägers werden dann z. B. in der stationären Einrichtung durch ein spezifisches Pflegeleitbild konkretisiert (→ Kap. I/6.2.2).

» Vorsicht!

Leitbilder sind aufeinander abzustimmen und folgen einer bestimmten hierarchischen Ordnung. Dabei steht ein Unternehmensleitbild an oberster Stelle, weil es Kernaussagen für das gesamte Unternehmen enthält. Alle anderen Leitbilder müssen sich an dem obersten Leitbild orientieren, sonst besteht die Gefahr, dass trotz der Formulierung von Leitbildern ein unterschiedliches Qualitätsverständnis herrscht.

Standards in der Pflege

» Standard: Norm oder Richtlinie, die man befolgen soll (aus dem Englischen). Die Weltgesundheitsorganisation (WHO, 1987) definiert einen Standard als ein „professionell abgestimmtes Leistungsniveau".

Standards in der Pflege dienen der Planung, Sicherung und Weiterentwicklung der Qualität.

Ein Standard gibt Antworten auf folgende Fragen:

- Wann soll was in welcher Zeit getan werden?
- Wie soll es getan werden?
- Wer tut es?
- Was soll erreicht werden?

Dadurch wird ein generelles Qualitätsniveau beschrieben und im pflegerischen Alltag überprüf- und bewertbar. Als interne Qualitätssicherungsmaßnahme wird dadurch die Pflegequalität nach innen (für die Mitarbeiter) und nach außen (für die älteren Menschen, die Angehörigen und die Kostenträger) definiert. Ein Standard muss immer eindeutig formuliert sein und die Möglichkeit zur Erfolgskontrolle bieten. Standards haben den Charakter einer Dienstanweisung oder schriftlichen Anordnung und sind damit für alle Mitarbeiter verbindlich.

Standards können sowohl zu pflegespezifischen Situationen (z. B. Thromboseprophylaxe) als auch eher zu organisatorischen Themen (z. B. Einarbeitung) entwickelt werden. Intern entwickelte Standards sollen so weit wie möglich an aktuellen wissenschaftlichen Erkenntnissen ausgerichtet sein.

Damit die Standards von den Mitarbeitern angewendet und verstanden werden, sind sie in Umfang und Ausmaß zu beschränken. Insbesondere Standards für die Durchführung der Grundpflege sind nicht zielführend, wenn die Einrichtung aktuelle Fachliteratur vorhält, in der diese Aspekte nachgelesen werden können. Für den pflegerischen Bereich empfiehlt es sich, Stan-

dards zu folgenden Themen zu entwickeln und kontinuierlich zu aktualisieren:
- Notfallsituationen
- Behandlungspflege
- Einrichtungsinterne Umsetzung nationaler Expertenstandards.

Nationale Expertenstandards

Die Bundesgesundheitsministerkonferenz (*GMK*) hat im Jahr 1999 beschlossen, Standards zur Qualitätssicherung in der Medizin und Pflege auf der Basis wissenschaftlich gesicherter Erkenntnisse erstellen zu lassen. Mittlerweile ist auch im SGB XI die Entwicklung von **Expertenstandards in der Pflege** gesetzlich festgeschrieben (→ Kap. III/7.1.1).

Expertenstandards sollen ein wissenschaftlich begründetes Qualitätsniveau zu zentralen Problemen der Pflege einrichtungsübergreifend festlegen und dokumentieren. Sie beschreiben den „State of Art", den aktuellen Stand der Pflegewissenschaft, der kontinuierlich überprüft und aktualisiert wird. So dient die Entwicklung von Expertenstandards der Qualitätsentwicklung.

In Deutschland wurde die Entwicklung der Expertenstandards bis zum Inkrafttreten des Pflege-Weiterentwicklungs-Gesetzes vom Deutschen Netzwerk für Qualitätsentwicklung in der Pflege (*DNQP*) geleitet, das durch Pflegeverbände, zahlreiche Einrichtungen und Pflegewissenschaftler unterstützt wird. Mit Inkrafttreten der „Verfahrensordnung zur Entwicklung von Expertenstandards zur Sicherung und Weiterentwicklung in der Pflege" vom 30.3.2009 werden Expertenstandards fachöffentlich ausgeschrieben und durch die Vertragsparteien vergeben. Bewerber haben ihre fachliche und methodisch-wissenschaftliche Kompetenz nachzuweisen.

> ❯ Expertenstandards sind externe Standards, d. h. sie sind nicht einrichtungsintern entwickelt. Zur Einführung in den pflegerischen Alltag bedürfen sie der Anpassung und Konkretisierung durch die Formulierung von internen Standards oder anderen Formen der schriftlichen Festlegungen.

Entwicklungsprozess von Expertenstandards

Die Expertenstandards werden von Gruppen aus Pflegewissenschaft und -praxis auf der Basis einer Literaturanalyse erarbeitet, anschließend auf einer Konsensus-Konfe-

renz der Fachöffentlichkeit vorgestellt, diskutiert und im Konsens verabschiedet. Nach der Auswertung eines Probelaufs (*Pilotphase*) in einigen Einrichtungen werden letzte Veränderungen vorgenommen, bevor die abschließende Veröffentlichung erfolgt. Gemäß §113a SGB XI sind die Standards im Bundesanzeiger zu veröffentlichen. Mit der Veröffentlichung im Bundesanzeiger werden die Expertenstandards rechtlich verpflichtend.

Vorliegende, noch nicht im Bundesanzeiger veröffentlichte Expertenstandards (bis 2016)

- Dekubitusprophylaxe in der Pflege (→ Kap. I/17.2)
- Entlassungsmanagement in der Pflege (→ Kap. III/4, → Kap. 1/25)
- Schmerzmanagement in der Pflege bei akuten Schmerzen (→ Kap. I/35)
- Sturzprophylaxe in der Pflege (→ Kap. I/17.5)
- Förderung der Harnkontinenz (→ Kap. I/20.11.2)
- Pflege von Menschen mit chronischen Wunden (→ Kap. I/29.7)
- Erhaltung und Förderung der Mobilität (→ Kap. I/19)
- Ernährungsmanagement zur Sicherstellung und Förderung der oralen Ernährung in der Pflege (→ Kap. I/16)

> ❯ **Expertenstandard „Erhaltung und Förderung der Mobilität"**
>
> Der Expertenstandard „Erhaltung und Förderung der Mobilität" war der erste, der im Rahmen der geplanten Veröffentlichungen im Bundesanzeiger durch den GKV-Spitzenverband in Auftrag gegeben wurde. Bei Redaktionsschluss dieses Buches war die Veröffentlichung noch nicht umgesetzt.

> ❯ **Vorsicht!**
>
> Expertenstandards können auch vor ihrer Veröffentlichung im Bundesanzeiger für Sachverständigengutachten bei Gericht herangezogen werden und haben damit haftungsrechtliche Relevanz (→ Kap. III/5). Bei der Qualitätsprüfung vergewissert sich der MDK, dass die Standards im Unternehmen vorliegen und umgesetzt werden (→ Kap. III/7.1.3).

Internet- und Lese-Tipp
Deutsches Netzwerk für Qualitätsentwicklung in der Pflege (*DNQP*): www.dnqp.de

III/7.2.3 Pflegevisite und interne Audits

Pflegevisite

> ❯ **Pflegevisite** (lat. *visitare hingehen; nachsehen, um zu trösten*): Gezielte Interaktion zwischen Pflegenden und Pflegebedürftigen (ggf. unter Einbeziehung der Angehörigen) mit dem Ziel, die Pflegequalität zu überprüfen und Pflegeziele und -maßnahmen festzulegen.

Ziele und Themen

Die Pflegevisite ist ein Instrument der leitenden Pflegefachkraft (→ Kap. III/7.2.6) zur Überprüfung der Pflegequalität und dient damit in erster Linie der internen Qualitätssicherung.

Die Pflegevisite erfolgt durch einen Besuch (*Visite*) der Pflegenden bei dem Pflegebedürftigen. Ziel ist, den Pflegebedürftigen in die Gestaltung seiner Pflege und seiner Belange einzubeziehen.

Themen sind z. B.:
- Beobachtung bzw. Überprüfung des Pflegezustands
- Beurteilung der Pflegemaßnahmen hinsichtlich ihrer Wirksamkeit
- Bewertung der Pflegeziele
- Überprüfung der Zufriedenheit des Pflegebedürftigen
- Überprüfung der Pflegeplanung und -dokumentation.

Indirekt dient die Pflegevisite auch der pflegefachlichen Anleitung der Mitarbeiter, der Feststellung von Verbesserungsbedarf im Pflege- und Betreuungsangebot sowie der Ermutigung des Bewohners und ggf. der Angehörigen, Anregungen zu geben (*Beschwerdestimulierung*). Sie ist also auch ein Instrument der Qualitätsentwicklung.

> ❯ Der „Medizinische Dienst der Krankenversicherungen" fordert im Rahmen von Qualitätsprüfungen die Durchführung von Pflegevisiten. Dies lässt sich durch einen umgesetzten Standard und entsprechende Checklisten, auf denen die Ergebnisse der Visiten dokumentiert sind, optimal nachweisen.

Planung, Durchführung und Dokumentation

Zumeist führen Leitungskräfte (z. B. Pflegedienstleitung, Wohnbereichsleitung), Bezugspflegende bzw. zuständige Pflegende die Pflegevisite gemeinsam durch. Zusätzliche Teilnehmer sind ggf.:
- Weitere Pflegende

- Therapeuten
- Sozialarbeiter
- Angehörige.

Pflegevisiten erfordern Zeit. Damit sie regelmäßig durchgeführt werden können, sind (z. B. in einer Monatsplanung) feste Termine in der Dienstplanung zu berücksichtigen. Während die Vor- und Nachbereitung meist im Dienstzimmer stattfindet, halten Pflegende die eigentliche Visite direkt bei dem Pflegebedürftigen ab. Hierbei ist, wie bei allen Pflegetätigkeiten, die Privat- und Intimsphäre (vor allem im stationären Bereich in Doppelzimmern) besonders zu berücksichtigen.

Die Ergebnisse der Pflegevisite werden protokolliert (z. B. auf der Checkliste → Abb. III/7.2). Pflegerelevante Punkte fließen in die Pflegeplanung ein. Gegebenenfalls werden die Ergebnisse mit dem gesamten Pflegeteam oder mit einzelnen Mitarbeitern besprochen. So können zu festgestellten Fehlerquellen Maßnahmen abgeleitet werden. Beispielsweise könnten bestimmte pflegerische Aspekte, wie die Dekubitusprophylaxe, Bestandteil der laufenden Fortbildungsplanung werden. In der Pflegedokumentation kann die Durchführung der Pflegevisite zusätzlich dokumentiert werden.

Interne Audits

> **Internes Audit** (lat. *hören, anhören*): Systematische selbst durchgeführte Überprüfung, ob festgelegte Strukturen, Prozesse und Ergebnisse auch im Alltag den festgelegten Anforderungen entsprechen.

Sind in einer Einrichtung Festlegungen z. B. in Form von Standards getroffen, muss regelmäßig geprüft werden, ob diese auch angewendet werden und noch aktuell sind. **Interne Audits** sind neben der Pflegevisite dazu ein wichtiges Instrument. Die Durchführung erfolgt in der Regel durch den Qualitäts(management)beauftragten. Hierbei gelten – ähnlich wie bei der Pflegevisite – folgende Regeln:

- Termine und Teilnehmer festlegen und ankündigen
- Checkliste verwenden (→ Abb. III/7.2), die aufführt, was überprüft werden soll
- Protokoll anfertigen
- Verbesserungsmaßnahmen gemeinsam besprechen und Umsetzung kontrollieren.

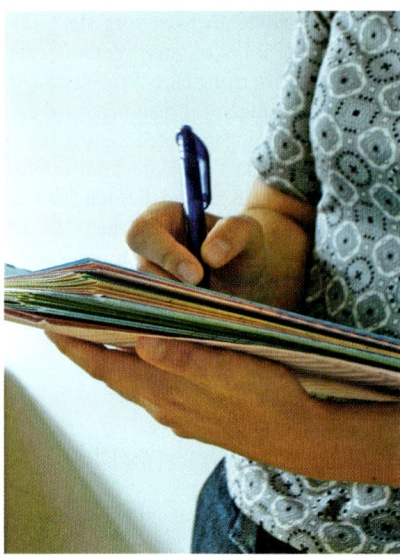

Abb. III/7.2 Checklisten erleichtern die Pflegevisiten. [O425]

III/7.2.4 Qualitätszirkel

> **Qualitätszirkel:** Arbeitsgruppe von Mitarbeitern, die regelmäßig Probleme bzw. Verbesserungspotenziale analysiert, dazu Lösungen erarbeitet, Umsetzungsmöglichkeiten abstimmt und diese im praktischen Arbeitsalltag begleitet, um einen kontinuierlichen Verbesserungsprozess in der Einrichtung zu unterstützen.

Ziele und Themen

Ziel der **Qualitätszirkel** ist eine kontinuierliche Qualitätsverbesserung. Um dieses Ziel zu erreichen, müssen sie vom Träger bzw. der Einrichtungsleitung gewollt und unterstützt werden. Themen für Qualitätszirkel sind z. B.:

- Vorgegebenes Thema bzw. Problem, zu dem Lösungen erarbeitet werden sollen
- Entwicklung von Standards (→ Kap. III/7.2.2)
- Verbesserungen von Ablauforganisation und Zusammenarbeit.

Mit der Einführung von Qualitätszirkeln geht ein nicht zu unterschätzender Nebeneffekt einher: Die Mitglieder werden in ihren sozialen Kompetenzen gestärkt und identifizieren sich stärker mit der Aufgabe und der Gesamtorganisation. Mit einer solchen Mitarbeiterbeteiligung entsteht eine höhere Mitarbeiterzufriedenheit und Motivation.

Planung, Durchführung und Dokumentation

Grundsätzlich können alle Mitarbeiter unabhängig von ihrer Qualifikation und Position im Qualitätszirkel mitarbeiten. Die Mitarbeit ist freiwillig. Es hat sich bewährt, die Zahl der Mitglieder auf fünf bis sieben zu beschränken. Der Qualitätszirkel sollte so zusammengesetzt sein, dass Vertreter jener Bereiche und Berufsgruppen mitarbeiten, die später die Maßnahmen umzusetzen haben.

> Die Bildung eines dauerhaften Qualitätszirkels, der bei Bedarf zusätzliche Mitarbeiter einlädt oder zu komplexeren Problemen weitere Zirkel ins Leben ruft, erhöht die Chance, den Qualitätsverbesserungsprozess langfristig am Leben zu erhalten.

Der Qualitätszirkel bedarf einer guten Moderation. Diese kann entweder von einem Qualitätsbeauftragten oder von einem Mitglied übernommen werden. Der Moderator braucht in jedem Fall Kenntnisse über Moderationstechniken.

Qualitätszirkel treffen sich regelmäßig. Die Zeitabstände und die Dauer sind jedoch je nach Unternehmen sehr unterschiedlich (z. B. einmal monatlich ein bis zwei Stunden). Die Arbeit im Qualitätszirkel ist Arbeitszeit. Die Sitzungen werden protokolliert. Auch die erarbeiteten Lösungen bzw. Verbesserungsmaßnahmen sowie die Umsetzungsschritte sollten schriftlich festgehalten werden (z. B. in Form von Standards, Ablaufplänen, Checklisten → Tab. III/7.3).

> In vielen Einrichtungen ist mittlerweile die Funktion eines Qualitätsmanagement-Beauftragten oder Qualitätsbeauftragten etabliert. Diese Mitarbeiter unterstützen die jeweiligen Leitungen und überwachen bzw. entwickeln das Qualitätsmanagement-System. Neben anderen Aufgaben (z. B. als Beschwerdestelle) übernehmen sie dann auch die Organisation und Durchführung der Qualitätszirkel und internen Audits.

III/7.2.5 Zertifizierungen

> **Zertifizierung:** Prüfung durch einen unabhängigen Dritten, ob festgelegte Anforderungen erfüllt werden. Eine Zertifizierung darf nur durch anerkannte Institutionen durchgeführt werden. Bei erfolgreicher Prüfung wird ein Zertifikat verliehen.

Phase des PDCA-Zyklus	Beispiel: Einführung der Pflegevisite im Pflegedienst „Bogendorf"
Plan: Planen	In der Planungsphase wird festgelegt, mit welcher Checkliste die Pflegevisite durchgeführt wird. Erstellung einer vorausschauenden Planung, wann welche Altenpflegerin welchen Pflegebedürftigen visitiert
Do: Tun	Die Pflegevisiten werden anhand der Planung durchgeführt
Check: Überprüfen	Die Ergebnisse der Pflegevisiten werden sowohl in Bezug auf den einzelnen Pflegebedürftigen überprüft als auch übergreifend. Dabei geht es auch um die Ermittlung von Optimierungsbedarf
Act: Umsetzen	Auf der Grundlage der Ergebnisse der Überprüfung werden Maßnahmen festgelegt und umgesetzt, um sowohl für den einzelnen Pflegebedürftigen den Pflegeprozess zu optimieren, als auch übergreifende Verbesserungen zu erzielen. Schwachstellen, die immer wieder festgestellt werden, könnten z. B. über Schulungen und Teambesprechungen optimiert werden

Tab. III/7.3 Der Deming-Kreis besteht aus vier Phasen.

ISO 9001:2008 – branchenneutrales QM-Modell

Die internationale Norm ISO 9001:2015 für ein umfassendes, prozessorientiertes Qualitätsmanagement ist im Jahr 2015 überarbeitet worden und wird bereits seit über 15 Jahren im Gesundheits- und Sozialwesen angewandt. Wer das Zertifizierungsverfahren erfolgreich durchläuft, weist nach, dass sein Qualitätsmanagement den festgelegten Anforderungen dieser Norm genügt. Die Vorgängerversion ISO 9001:2008 ist im Rahmen einer Übergangsfrist bis September 2018 noch ebenso gültig, wie die ISO 9001:2015.

DIN EN 15224 – branchenspezifisches QM-Modell

Aufbauend auf der Struktur der ISO 9001:2008 ist im Dezember 2012 die Europäische Norm „**DIN EN 15224** für Dienstleistungen in der Gesundheitsversorgung-Qualitätsmanagementsysteme" verabschiedet worden. Hierbei wurde das Deutsche Institut für Normung einbezogen. Die Norm richtet sich ausdrücklich auch an Pflegeeinrichtungen, und rückt insbesondere das Management von Risiken stärker in den Mittelpunkt des Qualitätsmanagements. Unklar ist, ob und wie diese neue Norm die Qualitätslandschaft in der Pflege beeinflussen wird. Einrichtungen die zertifiziert sind, können weiterhin ihre Zertifizierung auf der Grundlage der ISO 9001 beibehalten.

Pflegespezifische QM-Modelle

In den vergangenen Jahren wurden Ansätze für **pflegespezifische Qualitätsma**nagement-Modelle entwickelt. Dazu gehören z. B.:

- Diakonie-Siegel-Pflege. Dieses spezielle Modell wurde in Kooperation mit dem Diakonischen Institut für Qualitätsentwicklung ausgearbeitet
- Qualitätssiegel Pflegemanagement. Dieses Verfahren verbindet die Anforderungen der ISO 9001 mit den gesetzlichen Bestimmungen des SGB XI.

❯❯ Mit dem Pflege-Weiterentwicklungsgesetz ist im §114 ein Passus in Bezug auf die Anforderungen an die Zuverlässigkeit, Unabhängigkeit und Qualifikation von Prüfinstitutionen aufgenommen werden. Konkret war angestrebt, den Prüfumfang des MDK im Bereich der Strukturqualität für Einrichtungen zu reduzieren, die bereits von anderen unabhängigen Sachverständigen überprüft werden. Bislang hat diese Regelung keine Auswirkungen auf die Praxis gehabt.

III/7.2.6 Fachaufsicht

❯❯ **Fachaufsicht:** Verantwortungsbereich und systematische Tätigkeiten der verantwortlichen Pflegefachkraft, um die Struktur-, Prozess- und Ergebnisqualität der Pflege zu überwachen, zu steuern und zu sichern.

Pflegeeinrichtungen dürfen nur betrieben werden, wenn sichergestellt ist, dass die **Fachaufsicht** durch die „ständige Verantwortung einer ausgebildeten Pflegefachkraft" gewährleistet ist. Die verantwortliche Pflegefachkraft ist der Pflegekasse zu benennen.

Die Qualifikation, die eine verantwortliche Pflegefachkraft erfüllen muss, sind gesetzlich im § 71 SGB XI (→ Kap. III/7.1) verankert:

- Abschluss einer Ausbildung als Gesundheits- und Krankenpflegerin, Gesundheits- und Kinderkrankenpflegerin oder Altenpflegerin
- Praktische Berufserfahrung in dem erlernten Ausbildungsberuf von zwei Jahren innerhalb der vergangenen fünf Jahre
- Erfolgreich abgeschlossene Weiterbildung für leitende Funktionen mit einer Mindeststundenzahl von 460 Stunden.

Die verantwortliche Pflegefachkraft einer Einrichtung ist in der Regel die Pflegedienstleitung.

Verantwortung und Aufgaben

Folgende Verantwortungsbereiche fallen der verantwortlichen Pflegefachkraft zu:

- Umsetzung des Pflegekonzepts
- Organisation der fachlichen Planung, Durchführung und Evaluation des Pflegeprozesses
- Organisation der fachgerechten Führung der Pflegedokumentation
- Am Pflegebedarf orientierte Dienstplanung der Pflegenden
- Regelmäßige Durchführung von Dienstbesprechungen innerhalb des Pflegebereichs.

Mit dem Qualifikationsprofil und den Verantwortungsbereichen hat der Gesetzgeber sowohl die Rahmenstruktur als auch die inhaltlichen Vorgaben festgelegt. Aus dem definierten Verantwortungsbereich kann die Pflegedienstleitung Einzelaufgaben an die nächste Leitungsebene, z. B. Wohnbereichsleitungen, delegieren (*übertragen*). Damit nehmen diese die ihnen übertragenen Leitungsfunktionen wahr und erfüllen in Teilen die Führungsverantwortung. Dazu können z. B. folgende Aufgaben gehören:

- Gestaltung der Dienstpläne
- Anleitung der Mitarbeiter
- Überwachung der Mitarbeiter.

Dabei ist zu beachten, dass ein Mitarbeiter nur Aufgaben übernehmen darf, zu denen er befähigt ist. Dies betrifft auch die Übernahme von Leitungsaufgaben.

Trotz der Möglichkeit der Delegation bleibt die Pflegedienstleitung letztverantwortlich. Kommt es zu einem Schadensereignis, ist die verantwortliche Altenpflegerin nur dann entlastet, wenn sie nachweisen kann, dass sie alle erforderlichen Maßnahmen eingeleitet hat, um das Schadensereignis zu verhindern.

III

7

» Lern-Tipp
Versuchen Sie eine Stellenbeschreibung für eine verantwortliche Pflegefachkraft zu erstellen.

Instrumente der Fachaufsicht

Die Anwendung des Qualitätsmanagements ist die wesentliche Grundlage, um die Fachaufsicht in erforderlichem Maße umsetzen zu können. Die Pflegedienstleitung oder Wohnbereichsleitung greift dabei auf die Instrumente des Qualitätsmanagements zurück (→ Kap. III/7.2). Dazu gehören insbesondere:

- Entwicklung und Einführung von Standards und anderen Formen der Arbeitsanweisungen
- Durchführung von Pflegevisiten
- Durchführung von internen Audits.

📖 1 📖 2 📖 3 📖 4 📖 5

Wiederholungsfragen

1. Welche Expertenstandards kennen Sie? (→ Kap. III/7.2.2)
2. Wie werden in Deutschland Expertenstandards entwickelt? (→ Kap. III/7.2.2)
3. Was bedeuten die Begriffe Struktur-, Prozess- und Ergebnisqualität? (→ Kap. III/7.1.3)
4. Auf welcher gesetzlichen Grundlage beruht die Prüfung durch den Medizinischen Dienst der Krankenkassen? (→ Kap. III/7.1.1)
5. Was heißt Zertifizierung? (→ Kap. III/7.2.5)
6. Nennen Sie Gründe für die Etablierung eines einrichtungsinternen Qualitätsmanagements. (→ Kap. III/7.1.1, → Kap. III/7.1.2)
7. Was sind Themen der Pflegevisite? (→ Kap. III/7.2.2)
8. Wozu dienen Qualitätszirkel? (→ Kap. III/7.2.1)

Literaturverzeichnis

1. Zollondz, H. D.: Grundlagen Qualitätsmanagement – Einführung in Geschichte, Begriffe, Systeme und Konzepte. Oldenbourg Verlag, München, 2011.
2. Herzog, M.: Qualitätsmanagement in der Altenpflege: Von der Theorie zur Praxis. VDM-Verlag Dr. Müller, Saarbrücken, 2011.
3. DIN-Taschenbuch 226: Qualitätsmanagement, QM-Systeme und -Verfahren. Beuth-Verlag, Berlin, 2016.
4. Heering, C.: Das Pflegevisiten-Buch. Verlag Hans Huber, Bern, 2012.
5. Fröse, S.: Was Qualitätsbeauftragte in der Pflege wissen müssen. Schlütersche Verlagsanstalt, Hannover, 2013.
6. Herrgesell, S.: Das schlanke QM-Handbuch für die Altenpflege. PPM Verlag, Bonn, 2012/2013.

III

7

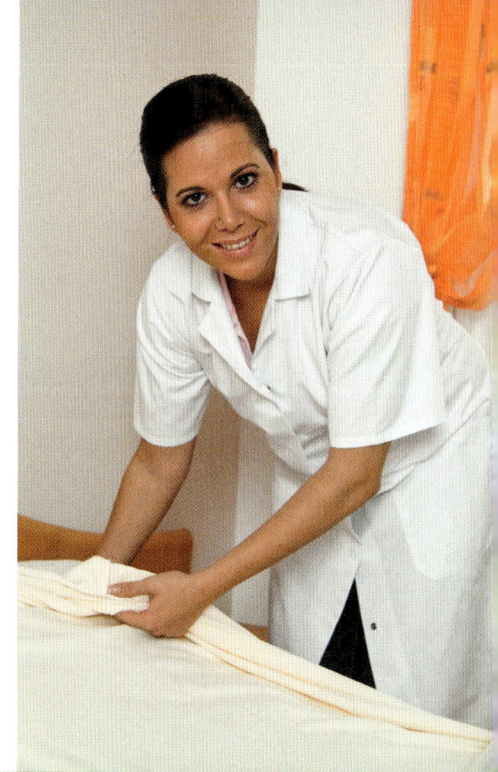

Lernbereich IV

Altenpflege als Beruf

R. Breuer

IV/1 Lern- und Arbeitsmethoden

IV/1.1 Grundbegriffe

Ⓢ Fallbeispiel Stationär

Altenpflegeschülerin Janine Guter tat sich im ersten Ausbildungsjahr schwer damit, auf die Eigenarten der Demenzerkrankten in ihrem Wohnbereich einzugehen. Dabei hatte ihre Klasse Demenz im Unterricht schon behandelt und auch das Konzept der Validation® kennen gelernt. Dann bekam sie mit Hermine Brauer eine neue Anleiterin, die sie auf Anhieb mochte. Janine orientierte sich daran, wie Frau Brauer mit Demenzerkrankten umging, und auf einmal konnte sie ihr Wissen über die Betreuung der Betroffenen viel leichter umsetzen.

IV/1.1.1 Lernen

> ❯ **Lernen:** Alle länger andauernden Veränderungen im Verhalten und Erleben, die auf Erfahrung und nicht auf Reifung oder einen momentanen Zustand wie Erschöpfung, Krankheit oder Drogenwirkung zurückzuführen sind. 🕮 1

Lernen ist ein sehr komplexer Begriff. Er bezeichnet viele verschiedene Aktivitäten, z. B. das Auswendiglernen, den Erwerb bestimmter Fähigkeiten, Fertigkeiten und Einstellungen, die Erweiterung von Kenntnissen und den Gewinn neuer Erkenntnisse, das Ziehen von Schlüssen aus Beobachtungen und Erfahrungen sowie das Verstehen von Zusammenhängen (→ Abb. IV/1.1).

Im Gehirn bedeutet Lernen das Verarbeiten jeglicher Art von Information durch Bildung von neuronalen Verknüpfungen. Es gehört zu den Grundeigenschaften des Gehirns, dass es unter allen Umständen gar nicht anders kann als Lernen. Man kann dem Gehirn nicht den Befehl geben: „Lerne jetzt nicht!", wie man ihm auch nicht befehlen kann, es solle eine Information „auf der Stelle" vergessen.

Lernen begleitet den Menschen durch das ganze Leben und wird ihm in jeder Entwicklungsstufe und in jedem Kontext abverlangt (*lebenslanges Lernen*). Lebenslanges Lernen ermöglicht die Anpassung an verschiedene Situationen. Dieses Konzept findet sich überall in der deutschen und europäischen Bildungslandschaft, z. B. im Deutschen Qualifikationsrahmen für lebenslanges Lernen (*DQR*).

Lernen in der Altenpflege

In der Altenpflegeausbildung findet Lernen an den Lernorten Schule und Praxis statt. Auf verschiedenen Feldern wird Lernleistung gefordert, theoretisches Wissen geht einher mit praktischen Fertigkeiten und manuellem Geschick, dazu sollen ethische Haltungen und Einstellungen ebenso gebildet werden wie personale und soziale Kompetenzen. Der Wandel der Anforderungen und Strukturen der Ausbildung (z. B. Lernen in Lernbereichen, Lernfeldern und Lernsituationen statt in einer Fächersystematik) bringt eine neue Herausforderung mit sich.

In die berufliche Ausbildung bringen Schüler aus der persönlichen **Lernbiografie** diverse Lernerfahrungen mit, die sich individuell beträchtlich voneinander unterscheiden. Längst nicht jeder hat früher effektive Lernstrategien vermittelt bekommen.

> ❯ **Lern-Tipp**
> Überlegen Sie, wie Sie bisher gelernt haben zu lernen. Haben Sie sich mehr an Inhalten, an Fächern oder an Personen (vielleicht Vorbildern) orientiert? Haben Sie Tipps bekommen, wie Sie Ihren eigenen Lernstil finden und entwickeln können? Haben Sie in den allgemein bildenden Schulen Gelegenheit gehabt, verschiedene Methoden wie Projektarbeit, Lernstationen oder Strukturlegeplan kennen zu lernen?

IV/1.1.2 Physiologische Voraussetzungen

Lernvorgang

Bei der Geburt hat ein Säugling bereits alle ca. 100 Milliarden Nervenzellen (*Neuronen*) ausgebildet, die auch einem Erwachsenen zur Verfügung stehen. Im Kindesalter werden diese Nervenzellen im neuronalen Netz durch die Wirkung von Umweltreizen miteinander verbunden.

Lernen geschieht physiologisch durch Stärkung dieser Vernetzungen, während Erinnern im Prinzip das Auffinden der Speicherstelle im neuronalen Netz darstellt. Früher wurde vermutet, dass die Ausbildung des neuronalen Netzes im Kindesalter abgeschlossen ist. Inzwischen geht man allerdings davon aus, dass Lernprozesse auch später durch die Neubildung von Neuronen und die Anpassung des neuronalen Netzes durch Aussprossung möglich sind (*neuronale Plastizität*). Diese Auffassung ist z. B. eine zentrale Grundlage für das Bobath-Konzept (→ Kap. I/31.11.1). 🕮 2

Das Gehirn ist in zwei Hälften (*Hemisphären*) geteilt und durch einen Balken (*Corpus callosum*) miteinander verbunden. Die beiden Hälften haben in der Informationsverarbeitung verschiedene Schwerpunkte, arbeiten jedoch eng zusammen. Die linke Hemisphäre arbeitet überwiegend logisch, begrifflich, erklärend, strukturiert. Die rechte Hemisphäre ist eher bildhaft, musisch, ganzheitlich, phantasievoll und spielerisch orientiert.

Ein so bedeutender Wissenschaftler wie der Physiker Albert Einstein war allerdings nicht nur linkshirnig dominiert. Er versagte in der Schule in Französisch, aber zu seinen Lieblingsbeschäftigungen gehörten das Geigenspiel und Phantasiespiele.

Wie werden Informationen im Gehirn gespeichert? Ein bekanntes Modell des Gedächtnisses ist das Drei-Speicher-Modell:

- **Ultrakurzzeitgedächtnis** (*sensorischer Speicher*). Aus der Umwelt gelangen über die Sinnesorgane in einer Sekunde ca. zehn Milliarden Informationseinheiten zum Gehirn. Diese Unmenge von Informationen muss gefiltert werden, da das Gehirn sonst völlig überfordert wäre. Es wählt aus dieser Menge nur einen Bruch-

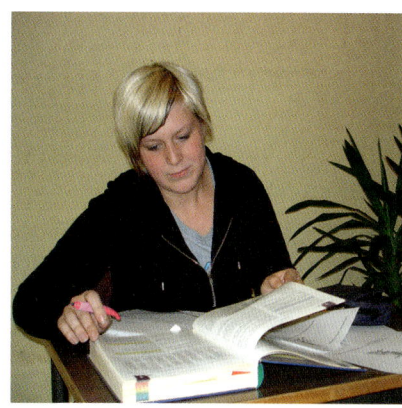

Abb. IV/1.1 Auch wenn Lernen eine natürliche Funktion des Gehirns ist, kostet es oft Mühe, komplexe Zusammenhänge zu verstehen und zuverlässig im Gedächtnis zu verankern. [M341]

IV 1

teil aus; ungefähr 100 Informationseinheiten passieren diesen Filter

- **Kurzzeitgedächtnis.** Die Informationseinheiten werden hier ein zweites Mal gefiltert. Von den 100 Informationseinheiten bleiben nur noch ca. zehn pro Sekunde übrig, die nun kurzfristig abgespeichert werden. Informationen mit etwa sieben Zeichen können einige Sekunden bis maximal 20 Min. gespeichert werden

- **Langzeitgedächtnis.** Es wird nur noch eine Informationseinheit pro Sekunde abgespeichert. Diese Informationen sind auch Jahre später noch verfügbar. Besonders gut werden Informationen gespeichert, denen der Mensch eine Bedeutung beimisst oder die er intensiv erlebt hat. Beim Lernen sollte der Inhalt mehrfach wiederholt werden, wenn er nicht im Unterricht erlebt wird. Am besten ist es, wenn die linke (*logische*) und die rechte (*bildhafte*) Hemisphäre beim Lernen beteiligt sind, dann kommt der Lernende mit etwa fünf bis acht Wiederholungen aus, um die Inhalte sicher im Gedächtnis zu verankern.

Das Langzeitgedächtnis kann nach den Inhalten noch einmal unterteilt werden:

- **Prozedurales Gedächtnis.** Hier werden Abläufe von Handlungen als komplexe Einheiten gespeichert (z. B. Schleife binden). Diese Abläufe können eher als Ganzes erinnert werden als in Form einzelner Informationen

- **Deklaratives Gedächtnis.** Hier werden Fakten, Regeln, persönliche Informationen und Erfahrungen gespeichert, diese können auch problemlos sprachlich wiedergegeben werden.

> » **Lern-Tipp**
> Befassen Sie sich mit dem „Schmerzgedächtnis" (Ort, Funktion, Wirkweise), das für Menschen mit akuten oder chronischen Schmerzen eine bedeutende Rolle spielt (→ Kap. I/35).

Lernphasen

Häufig treten im Lernprozess Abschnitte auf, in denen das Lernen unterschiedlich schnell voranschreitet. So ist am Anfang des Lernens der Einstieg oft mühsam, bevor die Lerngeschwindigkeit deutlich steigt. Im Verlauf der Zeit scheint man dann auf der Stelle zu stehen, trotz der täglichen Übung stellen sich fast keine Fortschritte ein. Solche stagnierenden Zustände nennt man **Lernplateaus** (→ Abb. IV/1.2). Sie zeigen

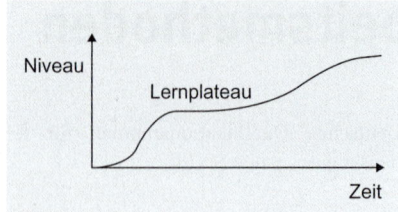

Abb. IV/1.2 Schematische Lernkurve. [M341]

an, dass sich im Gedächtnis neue Strukturen bilden. Lernplateaus sind also notwendige Vorgänge für einen weiteren Fortschritt im Lernen. Nach Überwindung eines Plateaus steigt die Lernkurve dann langsam wieder bis zu einer Obergrenze an.

IV/1.1.3 Lerntheorien

Arten des Lernens

Lernen durch Konditionierung

Ⓢ Fallbeispiel Stationär

Altenpflegeschüler Jens Breitscheid hat Schwierigkeiten, sich am Ende jeden Tages hinzusetzen und die Unterrichtsinhalte zu wiederholen, wie ihm sein Lehrer geraten hat. Dadurch sind seine Leistungen schlechter geworden. Jetzt hat er sich vorgenommen, erst zu lernen und sich dann mit einer Stunde Chatten im Internet zu belohnen. Tatsächlich verbessert sich auf diese Weise seine Lerndisziplin.

Die **instrumentelle Konditionierung** beschreibt Lernen aus den Konsequenzen eines Verhaltens. Wenn auf ein Verhalten eine unangenehme Konsequenz (*negativer Verstärker*) folgt, wird das Verhalten in der Zukunft eher vermieden werden. Folgt jedoch eine angenehme Konsequenz (*positiver Verstärker*), wird das Verhalten vermutlich häufiger auftauchen. Negative Verstärker sind Bestrafungen, positive Verstärker Belohnungen.

Lernen durch Einsicht

Beim **Lernen durch Einsicht** wird der Lernerfolg durch Nachdenken über ein Problem erzielt. Dabei muss der Schüler über Analysefähigkeiten verfügen, kann aber bei der Lösung ähnlich gearteter Probleme auf bekannte Lösungsstrategien zurückgreifen. Ein typisches Beispiel für diesen Ansatz ist der Pflegeprozess, bei dem mittels einer bekannten Strategie (*die Schritte des Pflegeplanungsprozesses*) verschiedene pflegerische

Probleme planvoll und durchdacht gelöst werden (→ Kap. I/7).

Lernen am Modell

Lernen wird hier unterstützt durch Vorbilder, an denen sich der Schüler orientiert. Durch **Modelllernen** werden vor allem soziale Kompetenzen gefördert, das heißt, die Form des Umgangs mit Menschen. Die Auswahl des bevorzugten Modells geschieht bewusst oder unbewusst, meistens werden Menschen gewählt, die bewundernswürdig oder erfolgreich wirken oder zu denen der Lernende eine gute Beziehung unterhält.

Lerntypen

Die unterschiedliche Vernetzung der Nervenzellen in den ersten Lebensjahren bedingt, dass es **Lerntypen** gibt, die sich dadurch unterscheiden, dass sie einen bestimmten Eingangskanal bevorzugen (nach *Vester*): 🕮 3

- Der **auditive Typ** lernt am besten durch Hören, liest sich Lernstoff laut vor und profitiert vom Zuhören im Unterricht

- Der **visuelle Typ** merkt sich Sachverhalte durch Sehen, indem er Skizzen, Filme und Bilder nutzt und sie sich beim Rekapitulieren vor das innere Auge holen kann

- Der **haptische Typ** lernt durch Tasten, (Be-)greifen und Ausprobieren und kann Lerninhalte erinnern, indem er sich die Tastempfindungen vergegenwärtigt oder die Aktivitäten, die er beim Ausprobieren ausgeführt hat

- Der **motorisch/kinästhetische Typ** lernt durch und bei Bewegungen (z. B. beim Joggen, Gestikulieren) und kann sich Inhalte auf diesem Weg ins Gedächtnis zurückrufen.

Diese vier Lerntypen kommen kaum in Reinform vor, die Lerntypentheorie wird vielfach auch kritisch betrachtet. 🕮 4

IV/1.1.4 Lernen und Vergessen

Lernspeicher

Das menschliche Gedächtnis ist kein automatischer und endgültiger **Lernspeicher.** Dennoch verläuft der Vorgang des Vergessens nicht in einer stetigen Kurve, vielmehr werden aufgenommene und gelernte Inhalte unterschiedlich lange gespeichert. Der Mensch behält deutlich weniger Dinge aus dem Mittelteil der Lernperiode, dafür mehr Informationen aus ihren Anfangs- und Endphasen. Außerdem werden Dinge stärker behalten, die durch Reimung, Wiederholung oder die Angabe des Sinns verknüpft (*assoziiert*) sind oder die einmalig (*singulär*) auftreten (*Restorff-Effekt* → Abb. IV/1.3).

Soll die Speicherleistung während des Lernens möglichst hoch sein, empfiehlt es sich, Phasen der Informationsvermittlung und Pausen abwechseln zu lassen. Als günstig hat sich die Länge einer Lernperiode von ca. 20–45 Min. erwiesen (→ Abb. IV/1.4). So kann der Lernende die Inhalte besser speichern und organisieren. Eine kurze Pause ermöglicht auch eine Erholung durch den Wechsel der Aktivität. Selbstverständlich gibt es hier individuelle Unterschiede.

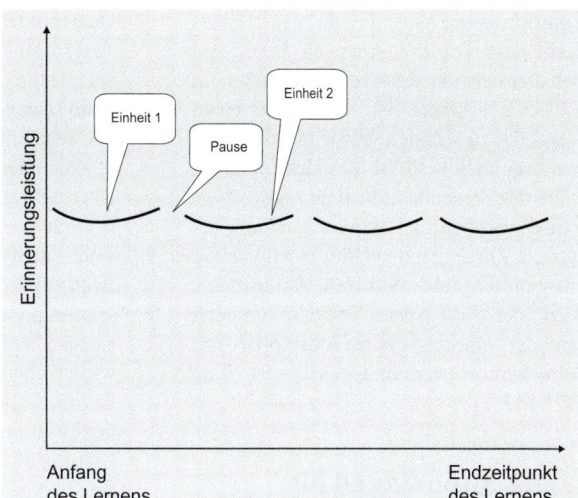

Abb. IV/1.4 Erinnerungskurve bei optimierter Lernperiode (eigene Darstellung nach Buzan 1999). Der Wechsel von Lernaktivitäten und Pausen ermöglicht ein hohes Behaltensniveau. [M341]

Lernblockaden

Ⓢ Fallbeispiel Stationär

Schülerin Janine Guter wurde gerade von der Tochter einer Bewohnerin auf dem Gang angesprochen und gebeten, für deren Mutter neue Körperpflegemittel zu bestellen. Als das Telefon gleich anschließend klingelt, eilt Janine hin und nimmt das Gespräch an. Als sie wieder auflegt, kann sie sich erst einmal nicht mehr erinnern, was die Tochter zu ihr gesagt hatte.

Gedächtnishemmungen

Obwohl das Gehirn immer lernt, gibt es viele Einflüsse im Lernverhalten, die sich auf den **Lernerfolg** negativ auswirken. Der österreichische Psychologe *Hubert Rohracher* unterscheidet folgende Formen von Gedächtnishemmungen: 📖📖 5

- **Retroaktive Hemmung** (*rückwirkende Hemmung*). Das Lernen und Behalten eines zuerst gelernten Stoffs wird durch

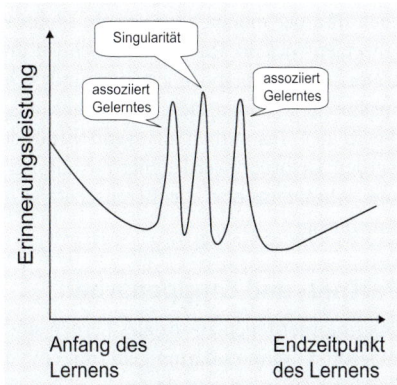

Abb. IV/1.3 Restorff-Effekt (eigene Darstellung nach Buzan 1999). Unterschiedliches Niveau der Lernleistung in Abhängigkeit vom Zeitpunkt der Informationsvermittlung und der Verknüpfung der Information. [M341]

Inhalte gehemmt, die später erlernt werden. Dies lässt sich besonders dann beobachten, wenn der zweite Lerninhalt Ähnlichkeiten mit dem ersten aufweist. Das Fallbeispiel zeigt eine typische retroaktive Hemmung, weil Janine durch den neuen Lerninhalt (die Informationen aus dem Telefongespräch) die vorher aufgenommene Information (die Bitte der Tochter) nicht mehr so leicht erinnert

- **Proaktive Hemmung** (*vorauswirkende Hemmung*). Ein Lernprozess, der unmittelbar vorhergegangen ist, beeinträchtigt das Lernen von Inhalten, die danach gelernt werden sollen. Lernt ein Schüler erst Anatomie und dann Rechtskunde, kann die Aufnahme der Rechtskundeinhalte durch das vorausgegangene Anatomielernen gestört sein. Dies äußert sich z. B. in Schwierigkeiten bei der Sache zu bleiben

- **Ähnlichkeitshemmung** (*Ranschburgsche Hemmung*). Wenn sich Lerninhalte sehr ähnlich sind, sind Störungen, die sich auf das Lernen beziehen, besonders stark. Soll ein Schüler Inhalte lernen, die sich auf Erbrecht beziehen und danach Inhalte aus dem Bereich Betreuungsrecht, ist eine Lernstörung sehr wahrscheinlich

- **Assoziative Hemmung** (*reproduktive Hemmung*). Gedächtnisinhalte, die bereits mit anderen Inhalten verknüpft sind, lassen sich sehr viel schwerer mit neuen Inhalten verbinden, als wenn diese Verknüpfung nicht bestehen würde. Dies ist im Übrigen einer der Gründe, warum überholtes Praxiswissen kaum durch neues, pflegewissenschaftlich gesichertes Wissen verdrängt werden kann, auch wenn erwiesenermaßen der neue

Inhalt fachlich richtig ist. Die bestehende Verknüpfung erweist sich oft als sehr viel resistenter

- **Ekphorische Hemmung.** Sollen früher gelernte Inhalte wiedergegeben werden, wird dieser Prozess der Wiedergabe negativ beeinflusst, wenn kurz vor der Wiedergabe ein neuer Lerninhalt aufgenommen wurde. Demnach ist es ungünstig, wenn kurz vor Prüfungen wichtige neue Lernstoffe vermittelt werden, denn sie können die Prüfungsleistung negativ beeinflussen

- **Affektive Hemmung.** Wenn nach dem Erlernen eines Stoffs starke emotionale Erregungen (z. B. Angst, Aufregung, Trauer) auftreten, beeinträchtigt dies die Reproduktion gelernter Inhalte. So ist eine schlechtere Wiedergabe von gelernten Inhalten zu erwarten, wenn ein Schüler nach dem Lernprozess z. B. eine sehr traurige Nachricht erfährt.

Mit dem Wissen um die verschiedenen Gedächtnishemmungen können Lernprozesse, Unterrichtsarrangements und Leistungsermittlungen gewinnbringend gestaltet werden.

Emotionen

Ⓢ Fallbeispiel Stationär

Altenpflegeschüler Jens Breitscheid hat am Vormittag Streit mit seiner Freundin gehabt. Abends sollte er eigentlich lernen, doch der Streit geht ihm nicht aus dem Kopf. So beschließt er, eine Weile mit seinem Freund Benjamin zu telefonieren. Danach fühlt er sich besser, setzt sich wieder an den Schreibtisch und kann sich leichter auf den Lernstoff konzentrieren.

IV

1

Emotionen wie Angst, Freude, Ärger, Eifersucht oder Trauer können die Lern- und Behaltensleistung drastisch beeinflussen. In solchen Zuständen ist es wichtig, einen Ausgleich zu schaffen, bevor mit dem Lernen begonnen wird. Ist dies nicht möglich, sollte der Lernende unbedingt regelmäßige Pausen machen und aktive Ablenkung betreiben. Am leichtesten fällt Lernen in einer entspannten und positiven Atmosphäre. Auch der Arbeitsplatz sollte so gestaltet sein, dass eine angenehme Atmosphäre mit dem Lernort verbunden wird (→ Kap. IV/1.4.1).

IV/1.2 Grundlagen für erfolgreiches Lernen

Ⓢ Fallbeispiel Stationär

Altenpflegeschülerin Janine Guter hat schon als Kind gern gelesen. Oft haben ihre Eltern sie nachts erwischt, wie sie mit einer Taschenlampe unter der Bettdecke lag und unbedingt vor dem Einschlafen noch ein Kapitel fertig lesen wollte. In der Ausbildung merkt die Schülerin aber, dass die Lektüre von Fachliteratur viel schwieriger ist. Von ihrem Vater, der beruflich ebenfalls sehr viel lesen muss, hat sie sich ein paar Tipps geben lassen. Nun legt sie immer Textmarker, Kugelschreiber und Schreibblock neben die Fachbücher. Wichtige Passagen markiert sie farbig, und nach jedem Kapitel fasst sie den Inhalt stichpunktartig mit eigenen Worten zusammen.

IV/1.2.1 Lesen als Informationsmanagement

Herangehen

- Vor dem Beginn des Lesens vorbereitende Überlegungen anstellen. Ein Roman wird anders gelesen als ein Fachbuch. Es ist also sinnvoll, sich auf die Art der Lektüre einzustellen und das Ziel des Lesens zu klären
- Aus der Flut von Texten diejenigen auswählen, die viel versprechend im Hinblick auf das Ziel erscheinen
- Methodisch an einen Text herangehen. Hier hat sich die effektive **SQ3R-Methode** bewährt:
  – **Survey** (*Überblick*). Am Anfang einen Überblick über den Textinhalt gewinnen

– **Question** (*Befragen*). Fragen an den Text formulieren, die dem Interesse entsprechen
– **Read** (*Lesen*). Den Text lesen und dabei Stellen markieren, die wichtig erscheinen. Es ist zu beachten, dass im Durchschnitt die relevanten Aussagen in ca. 20 % eines Textes vorhanden sind (*Pareto-Prinzip*)
– **Recite** (*Wiedergeben*). Nach einem Abschnitt die wesentlichen Aussagen in eigenen Worten oder Zeichnungen wiedergeben
– **Review** (*Rekapitulieren*). Erstellung einer Zusammenfassung am Ende der Lektüre; überprüfen, ob die Fragen an den Text beantwortet wurden.

Lesen optimieren

Lesen findet statt, indem die Augen in kleinen vorrückenden Sprüngen ein oder mehrere Wörter erfassen statt nacheinander einzelne Buchstaben aufzunehmen. Beim ungeschulten Lesen springen die Augen hin und zurück, das Lesetempo vermindert sich.

Mit folgenden Tipps lässt sich das Lesetempo steigern:
- Konsequent versuchen, drei bis vier Wörter gleichzeitig zu erfassen und trotzdem den Sinn zu begreifen
- Beim Lesen nicht ständig zurück und wieder nach vorn springen, sondern die Leserichtung konsequent verfolgen
- Nicht an den Wörtern kleben, sondern die Geschwindigkeit der Sprünge der Augen trainieren. Das Wortverständnis wird nicht darunter leiden
- Lesehilfe verwenden (z. B. Essstäbchen, Stricknadel, Stift), die das Auge dabei unterstützt, dem Text gleichmäßig und geradlinig zu folgen.

Nachbereiten und Sichern

Die Lernenden überprüfen am Ende der Lektüre Notizen, Auszüge und Markierungen auf Verständlichkeit und ergänzen sie durch eigene Gedanken, Anmerkungen, Verweise, Quellenangaben sowie neu entstandene Fragen. Auf diese Weise wird Lesen zur systematischen und effektiven Informationsgewinnung und dient damit einem umfassenden Informationsmanagement.

❯ Lern-Tipp

Zur Erweiterung und Aktualisierung des pflegerischen Wissens sollten Lernende und Lehrende in der Altenpflege fähig sein, sich Texte aus pflegewissenschaftlichen Veröffentlichungen systematisch

anzueignen. Dazu gehört, dass sie den Text vorab auf seine Relevanz prüfen ohne ihn vollständig gelesen zu haben. Ein Fachartikel ist in der Regel nach einem standardisierten Schema aufgebaut (→ Kap. I/3.1.4):
- **Überschrift.** Das Thema des Artikels in stark komprimierter und manchmal schwer verständlicher Form
- **Kurzer Einführungstext, ggf. mit Schlüsselwörtern.** Zusammenfassung des Artikels, wichtig zur Sichtung des Inhalts. Die Schlüsselwörter sind in den medizinischen und pflegerischen Datenbanken (z. B. MedLine, CINAHL, CareLit) hinterlegt (→ Kap. IV/1.5.5)
- **Englische Zusammenfassung** (*abstract*). Bedeutsam für den internationalen Kontext, da die Pflegesprache Englisch ist
- **Forschungsfrage.** Klärt das untersuchte Problem im Ansatz
- **Forschungsdesign.** Die für die Beantwortung der Forschungsfrage ausgewählte Methode (z. B. Interview)
- **Durchführung der Forschung.** Angabe der Rahmenbedingungen während der Realisierung der Untersuchung (z. B. Stichprobengröße, Verlauf)
- **Ergebnisse und Interpretation.** Ausführliche Darstellung der gewonnenen Resultate mit Einschätzung und ggf. weiterführenden Fragen.
- **Quellenangabe.** Wichtig für die Beurteilung eines Artikels und zum Weiterlesen.

IV/1.2.2 Zusammenarbeit beim Lernen

Lernen im Team

In der Altenpflege wird typischerweise im Team gearbeitet. Daher sollten Schüler in der Altenpflegeausbildung neben fachlichen und personalen auch soziale Kompetenzen entwickeln. Immer wenn Schüler im Unterricht miteinander arbeiten und sich austauschen, bilden sich Fähigkeiten aus, die in der Teamarbeit dringend benötigt werden. Gefordert werden hier Zuverlässigkeit, Akzeptanz und die Bereitschaft sich einzubringen.

Partner- und Gruppenarbeit

Die Anforderungen an soziales Lernen sind zugespitzt, wenn es darum geht, mit einem Partner oder in einer Kleingruppe zu arbeiten. Dies gilt im Besonderen, wenn die Arbeit bewertet wird. Analog zu dem Spruch: „Eine Kette ist nur so stark wie ihr schwächstes Glied" werden in solchen Sozialformen notwendigerweise lernschwächere Schüler unterstützt oder mitgetragen. Jedes Gruppenmitglied muss also in seiner Eigenheit angenommen werden und Rücksicht auf die anderen nehmen.

Gelingende Partner- und Kleingruppenarbeit verläuft in drei Phasen und benötigt unterschiedliche Aufgabenschwerpunkte:

- **Planungsphase**
  - Unterschiedliche Funktionen in der Gruppe (z. B. Moderator, Protokollant) verteilen
  - Aufgaben und Arbeitsschritte für die Gruppensitzungen sowie das Vorgehen klären
  - Zeitbedarf einschätzen und einen Zeitplan erstellen
- **Durchführungsphase**
  - Zielgerichtetes und kontinuierliches Arbeiten
  - Einander helfen und beraten
  - Immer wieder den Arbeitsstand überprüfen
  - Präsentation rechtzeitig vorbereiten
- **Auswertungsphase**
  - Arbeitsergebnisse der Sitzung (kritisch) bewerten
  - Zusammenarbeit (kritisch) überdenken
  - Vorsätze für die nächste Gruppensitzung fassen.

❯❯ Lern-Tipp

Hinweise für gelingende Gruppenarbeiten

- Einer hilft dem anderen und macht ihm Mut
- Andere Meinungen tolerieren und akzeptieren, einen Konsens finden (Zuhören ist ein wesentliches Element der Akzeptanz)
- Alle Gruppenmitglieder beteiligen, jeder macht mit und kann sich einbringen
- Aufgaben und Lernweg immer im Auge behalten
- Gemeinsam festgelegte Regeln beachten
- Zielstrebig und planvoll arbeiten
- Probleme offen ansprechen und gemeinsam lösen.

Lerngruppen

Funktionierende **Lerngruppen** können dabei helfen, schwierige Lernaufgaben zu bearbeiten (➙ Abb. IV/1.5). Die Kooperation der Gruppenmitglieder stärkt den Einzelnen und erhöht die Lernwirkung. Lerngruppen finden sich allerdings nicht selbstverständlich.

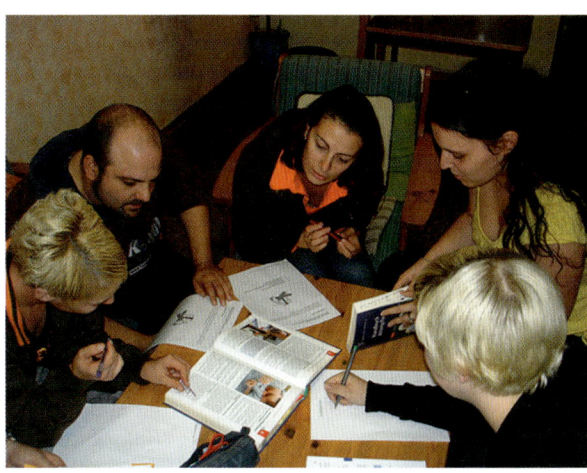

Abb. IV/1.5 Lernen in der Gruppe fordert und fördert soziale Kompetenzen. [M341]

Kennzeichen der Arbeit von Lerngruppen

- Kleine Gruppe (ca. drei bis vier Schüler)
- Regelmäßige Treffen über einen längeren Zeitraum
- Systematische Vor- und Nachbereitung der Themen
- Qualifiziertes und wertschätzendes Feedback
- Geklärte Erwartungen der Gruppenteilnehmer.

Motivation für Lerngruppen

- Kontaktaufnahme zwischen Schülern mit ähnlichen Interessen
- Gegenseitige Vermittlung schwieriger Inhalte
- Beschleunigung des Informationsflusses (z. B. durch die Weitergabe von Skripten).

Organisationsprinzipien von Lerngruppen

- Fester Lernort und Arbeitsplatz
- Gemeinsam erarbeitete Ziele
- Verbindliche Vereinbarungen über Inhalte, Methoden, Techniken und gegenseitige Lernüberprüfungen.

IV/1.2.3 Lernprozesse reflektieren

Lerntagebücher

Lerntagebücher sind ein bewährter Weg, auf dem sich Schüler mit ihrem eigenen Lernen beschäftigen. Sie können ihre Lernerfahrungen in verschiedener Weise darstellen und hinterfragen, sei es durch die Formulierung von Entdeckungen, Gedanken, Überlegungen, Gefühlen, aber auch von Stärken und Schwächen im eigenen Lernen, die sie erfasst haben. Auf diese Weise können Lerntagebücher das Lernen optimieren.

Die Form von Lerntagebüchern ist nicht festgelegt. Es bietet sich an, Blätter in einem Ordner zu sammeln. Das macht die Tagebücher flexibler. Neben Texten können auch Bilder, Skizzen, Diagramme und Fragebögen integriert werden. Oft werden in chronologischer Weise Lernaufgaben, ihre Lösung und die erzielten Lernerfolge dokumentiert und Feedbackbögen und Fremdbeurteilungen in das Lerntagebuch eingefügt. So erarbeiten Lernende gewissermaßen die subjektive Seite des Unterrichts und des Lernstoffs.

Lerntagebücher entstehen primär in einem privaten und geschützten Rahmen. Dies bedeutet, dass die Lehrer keinen Zugriff darauf haben. Neben der Dokumentation und der Reflexion können Lerntagebücher allerdings auch der Motivation (➙ Kap. IV/1.3.1) dienen, insbesondere wenn die Schüler den betreuenden Lehrkräften Einsicht gewähren. Sie erleben sich dann in ihrem eigenen Zugang zum Unterricht und zu den Inhalten wahrgenommen und gewürdigt.

Lerntagebücher sind ganz besonders für eigenständige Lernleistungen und erfahrungsorientierte Lernprozesse wertvoll. Folgende Impulsfragen sind hilfreich:

- Was war für mich persönlich wichtig?
- Was habe ich an Neuem erfahren?
- Wo liegt mein größter Lernfortschritt?
- Wo habe ich die größten Widerstände empfunden?
- Wo habe ich durchgehangen?
- Mir hat geholfen, dass …
- Ich würde bei ähnlichen Lernprozessen zurückgreifen auf …

Einen Schüler zum Lerntagebuch zwingen zu wollen ist kontraproduktiv und führt in der Regel zu formelhaften Berichten, die abgefasst werden, weil sie eben verlangt sind. Das Lerntagebuch ist allerdings ein so fruchtbares Instrument, dass Schüler unbedingt dazu ermutigt werden und ihnen der Sinn und eine Anleitung zum Führen des Lerntagebuchs vermittelt werden sollten. 📖 6

Lernberatung

Lernberatung trägt zu erfolgreichem Lernen bei, weil dabei ein Experte mit dem Lernenden den Lernprozess betrachtet. Ziel ist nach Möglichkeit eine eigenständige und konstruktive Problembewältigung und damit eine Verbesserung des Lernverhaltens. Obwohl Lernberatung keinesfalls einheitlich definiert ist, lassen sich ihre wesentlichen Aufgaben beschreiben:

- Erfassung von aktuellen Lernschwierigkeiten und der individuellen Lernbiografie
- Erkennung von Ressourcen im Lernverhalten
- Entwicklung möglicher Lösungswege und realisierbarer Strategien mit dem Schüler.

IV/1.3 Innere Lernbedingungen

ⓢ Fallbeispiel Stationär

Altenpflegeschüler Jens Breitscheid bekommt eine Klausur zurück, bei der er schlecht abgeschnitten hat. Obwohl er intelligent ist und auch viel Zeit ins Lernen investiert hatte, macht er einen resignierten Eindruck. Von Janine Guter auf seine Klausur angesprochen, meint er: „Ach, bei mir ist das halt immer so. Ich war noch nie gut." Als Janine ihn darauf hinweist, dass er in der vergangenen Woche bei praktischen Übungen im Unterricht geglänzt habe, wiegelt er ab und begründet dies damit, dass ihm die Übungen ja von der Lehrerin mehrfach gezeigt worden waren.

„Ihr Geist ist besser, als Sie denken." Mit diesem Satz beginnt Tony Buzan, Erfinder der **organischen Studienmethode** und der **Mind-maps** sein Buch „Kopftraining" und weist damit darauf hin, dass Lernende ihr Potenzial oft nicht ausschöpfen. Er betont, dass in der klassischen Schulausbildung grundlegende Informationen über das Gehirn, über das Lernen, Erinnern und Denken viel zu kurz kommen und systemati-

sche Techniken zur Unterstützung der Aufnahme und Speicherung von Inhalten viel zu wenig Beachtung finden.

IV/1.3.1 Motivation

> **Motivation:** Prozess, in dem Motive das menschliche Verhalten anregen und auf Ziele ausrichten.

Auch beim Lernen gibt es Ziele, die aus spezifischen **Motiven** (*Antrieben*) verfolgt werden. Interesse und Neugierde sind Beispiele für Motive, die in dem Schüler selbst liegen (*intrinsische Motivation*), Belohnung, gesellschaftliche Anerkennung und Zwänge liegen außerhalb des Schülers (*extrinsische Motivation*). Forschungen haben erwiesen, dass die intrinsische Motivation in der Regel tragfähiger ist als die extrinsische.

Leistungsmotivation

Bei der Motivation für Tätigkeiten, zu denen auch das Lernen gezählt werden kann, spielen die Motive Leistung und Anerkennung eine bedeutende Rolle. Nicht alle Menschen haben generell die gleiche Leistungsbereitschaft. Diese hängt vielmehr davon ab, welche soziokulturellen und psychosozialen Erfahrungen ein Mensch gemacht hat und ob er in einer aktuellen Situation eher Erfolg oder Misserfolg erwartet. Heckhausen und Heckhausen beschreiben drei Grundhaltungen: 📖 7

- **Erfolgsorientierung** (*Hoffen auf Erfolg*). Diese Menschen haben in ihrem bisherigen Leben eher Erfolge erlebt. Sie sind auch bei neuen Anforderungen auf Erfolg ausgerichtet, den sie sich dann auch selbst zuschreiben. Bei Misserfolgen machen sie meist äußere Faktoren verantwortlich und behalten die eigene Grundausrichtung bei
- **Misserfolgsorientierung** (*Furcht vor Misserfolg*). Nachdem diese Menschen in ihrem bisherigen Leben eher Misserfolge erlebten, planen sie bei neuen Unternehmungen Misserfolge ein oder konfrontieren sich gar nicht mit der neuen Herausforderung. Tritt der Misserfolg ein, fühlen sie sich in ihrer Haltung bestätigt. Erfolge schreiben sie hauptsächlich äußeren Faktoren zu
- **Orientierung an der Mitte** (*Wellness-Typ*). Diese Menschen haben ein gesundes Selbstbewusstsein entwickelt und gehen an Aufgaben eher offen heran, ohne zu verkrampfen. Erfolge und Misserfolge sehen sie als Resultat des eigenen Han-

delns. Dies führt kaum jemals zu einer Verzerrung des Selbstbilds.
Diese Einteilung kann für die Diagnose von Lern- und Leistungsproblemen (z. B. in einer Beratung) hilfreich sein.

Im Beispiel erscheint Jens typisch misserfolgsorientiert. Für eine Lernberatung (→ Kap. IV/1.2.3) wäre es sinnvoll, Jens konsequent auf seine Stärken hinzuweisen und ihm engmaschige Rückmeldungen über seinen Leistungsstand zu geben. Seine Misserfolgserlebnisse sollten analysiert werden, dass nicht nur das negative Erleben im Vordergrund steht, sondern die Ursachen einer schlechten Leistung ins Bewusstsein gelangen, damit er an ihnen arbeiten kann.

Motivationsförderung

Zum Erhalten und Fördern der Lernmotivation können folgende Hinweise hilfreich sein:

- Sinn, Bedeutung und Anwendungsbezug des Lernstoffes sollten dem Schüler deutlich sein
- Der Schüler sollte seine Ziele realistisch klären und sie ausdauernd verfolgen
- Er sollte sich überschaubare und konkrete Zwischenziele setzen und sie genau formulieren
- Er sollte seine eigenen Erfolge als seine Leistung würdigen und so seine Motivation stärken
- Er sollte positive Verstärker nutzen (z. B. in anstrengenden Situationen Belohnungen einplanen) und auch immer wieder gelobt werden. Die Anerkennung der Lernleistung durch Lehrkräfte und Anleiter kommt leider oft viel zu kurz
- Lernen sollte Spaß machen. Lernen sollte in dieser Hinsicht aufgelockert werden (z. B. anregende Gestaltung von Lernunterlagen, Selbsttätigkeit im Unterricht).

Fehlerkultur

Thomas J. Watson, der frühere Chef von IBM, soll einmal gesagt haben: „Wenn Sie erfolgreich sein wollen, verdoppeln Sie Ihre Misserfolgsrate!" Die Schüler werden sehr viel mehr motiviert sein, wenn ihnen klar gemacht wird, dass sie Fehler machen dürfen. „Ein Fehler ist kein Versagen, sondern Orientierungshilfe. Die Auseinandersetzung mit dem Fehler ist der Grundvorgang des Lernens überhaupt. Man wird nur aus Fehlern klug, wenn man weiß, dass man einen gemacht hat und über diesen nachdenkt." 📖 8

IV
1

IV/1.3.2 Konzentration

> **Konzentration:** Ausrichtung oder Verdichtung auf einen Punkt. Im Zusammenhang mit dem Lernen ist die Aufmerksamkeit gemeint, die auf eine Sache, einen Inhalt gerichtet ist. Sie verhindert, dass der Lerngegenstand aus den Augen gerät und der Schüler abschweift oder sich ablenken lässt.

Für ein hohes Maß an Aufmerksamkeit sind folgende Faktoren maßgebend:

- **Interesse.** Wenn ein Mensch interessiert ist, fällt es ihm leichter, aus vielen Nebengeräuschen die Stimme seines Gesprächspartners herauszuhören
- **Wenig Ablenkung.** Wenn ein Lehrer eine Klausur korrigieren muss, werden ihn Ablenkungen (etwa ständige Telefonate) in seiner Konzentration stören, er wird mehr Fehler bei der Korrektur machen (→ Abb. IV/1.6)
- **Körperliche und geistige Fitness.** Ein Schachspieler, der sich konzentrieren muss, braucht Wachheit und Leistungsfähigkeit, um seine Konzentration aufrecht zu erhalten
- **Ausdauer.** Ein Sportler wird in seiner Konzentration auf das Training nicht nachlassen, auch wenn sich seine Erwartungen nicht gleich erfüllen und Erfolge zunächst ausbleiben.

Konzentrationstest

Ein kleiner Test kann Hinweise auf die Konzentrationsfähigkeit geben. Er kann in Abständen wiederholt werden, um Verbesserungen der Konzentration zu ermitteln (→ Abb. IV/1.7).

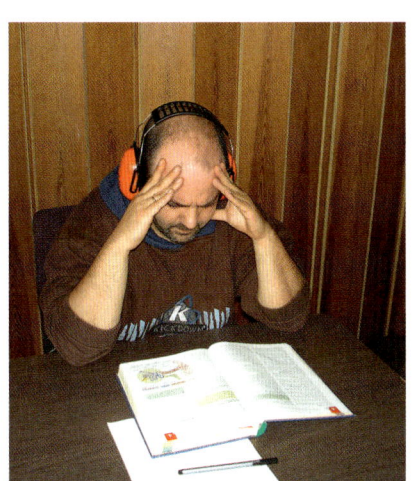

Abb. IV/1.6 Ablenkung stört die Konzentration. [M341]

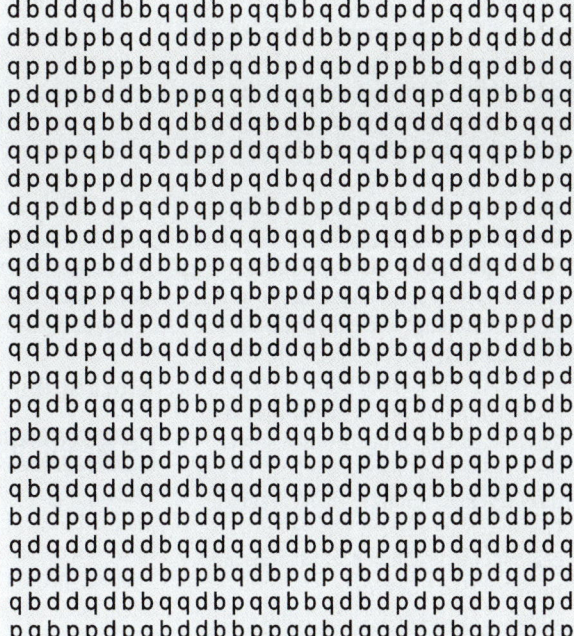

Abb. IV/1.7 Kleiner Konzentrationstest (Anweisung und Auswertung im Text). [M341]

Testanweisung

Innerhalb einer Minute ohne Hilfsmittel (z. B. Finger) aus dem Text die Buchstaben „d" heraussuchen. Nach dieser Minute das letzte „d", zu dem der Testteilnehmer gekommen ist, markieren. Anschließend die gefundenen „d" zählen.

Auswertung

- 7 bis 12 Punkte: Sie können sich konzentrieren, und ihre Konzentrationsfähigkeit kann noch verbessert werden. Weiter üben!
- 13 bis 18 Punkte: Gute Konzentration! Sie sind auf dem richtigen Weg und wachsen mit den Aufgaben
- Mehr als 18 Punkte: Sie sind wirklich intensiv dabei, wenn es um Konzentration geht. Schätzen Sie diese positive Eigenschaft bei sich! 📖📖 9

> **Lern-Tipp**
> - Wenn die Konzentration nachlässt: aufhören zu lernen und Ursachen der Konzentrationsstörung ermitteln
> - Entscheidung treffen: Ist eine Pause notwendig oder ist es möglich weiter zu lernen? Lernen mit der „Brechstange" ist sinnlos
> - Bei absoluter Unfähigkeit zur Konzentration: Körper strecken, Bewegungen oder eine entspannende bzw. kinesiologische Übung (→ Kap. IV/1.5.5) ausführen
> - Sich selbst eine Belohnung versprechen, wenn das Pensum bewältigt ist
> - Gemeinsam mit Kollegen lernen, wenn es dem individuellen Lernstil entspricht

So unterstützt man sich gegenseitig in der Konzentration auf die Sache
- Rhythmus in die Lerngewohnheiten bringen (gleiche Zeit, gleiche Dauer), das stärkt bei Durchhängern
- In den Pausen etwas tun, das wirklich Spaß macht. Nach der Pause geht dann das Konzentrieren viel leichter
- Keinesfalls Freizeit und Zeit zum Lernen vermischen: entweder konzentriert lernen oder bewusst ausspannen
- Manchmal passt überhaupt kein Tipp, da hilft dann nur Disziplin oder ein lernfreier Tag.

IV/1.3.3 Lern- und Denkförderung

Bezug zum Lernstoff

Lernen geschieht umso erfolgreicher, je mehr der Bezug der Lerninhalte zur Lebenswelt des Schülers hergestellt ist. Der Schüler kann einerseits in seiner Erfahrungswelt „abgeholt" werden, indem vorhandenes Wissen und Erfahrungen berücksichtigt werden. Andererseits wird der Bezug zur Lebenswelt des Schülers aufgebaut, indem Lehrende die praktische Anwendung des Wissens vermitteln (*Praxisrelevanz*). Immer sollte der Schüler von der Sinnhaftigkeit des Lerninhalts überzeugt sein.

Logisches Denken

Logisches Denken kann als eine Art systematischer kognitiver Bewegung aufgefasst werden, die Bezüge zwischen allgemeinen

IV 1

Grundsätzen und konkreten Phänomenen herstellt. Für das Lernen kann diese Art des Denkens genutzt werden, indem sie Zusammenhänge im Lernstoff anbietet, die das Behalten von Lerninhalten begünstigt. Im Folgenden sind drei Denkformen kurz vorgestellt:

- **Deduktives Denken.** Unter Deduktion versteht man in der Logik ein Verfahren, das es ermöglicht, aus allgemeinen Denkbegriffen speziellere Begriffe und Zusammenhänge korrekt abzuleiten. Die Deduktion ist also der Weg vom Allgemeinen (*Theorie*) zum Einzelfall (*Konkreten*). Erkennt der Lernende diesen Zusammenhang im Lernstoff, kann er ihn in aller Regel besser behalten. Ist z. B. das Prinzip des Blutkreislaufs bekannt, lassen sich aus diesem Wissen Einzelphänomene ableiten, etwa die Symptome bei Herzinsuffizienz
- **Induktives Denken.** Unter Induktion wird das Ableiten von Folgerungen aus gegebenen und bekannten Tatsachen verstanden (→ Abb. IV/1.8). Für die induktive Denkbewegung ist es typisch, Hypothesen anhand von bekannten Fakten aufzustellen und diese zu überprüfen. So lassen sich Voraussagen über die Wirklichkeit machen und Zusammenhänge bestimmen. Auch hier ermöglicht die Kenntnis über den inneren Zusammenhang vom Konkreten zum Allgemeinen eine höhere Lernleistung. Induktives Denken liegt z. B. vor, wenn Informationen aus einem Fallbeispiel analysiert und daraus Schlüsse auf dahinter liegende Phänomene gezogen werden
- **Denken in Analogien.** Beim analogen Denken wird eine Problemlösung dadurch begünstigt, dass ein anderes, bereits gelöstes Problem ein ähnliches (*analoges*) Prinzip enthält. Die Behal-

tensleistung wird verbessert, indem solche Analogien bewusst gemacht werden. Ein typisches Beispiel für eine solche Analogie ist das Schlüssel-Schloss-Prinzip in der Wirkweise von Immunzellen, die im Körper zirkulieren und spezifische Oberflächenstrukturen benötigen, um sich von Ort zu Ort und zurück zu ihrem Ausgangsort zu bewegen. Hier wird das bekannte Bild vom Schlüssel und dem Schloss benutzt, um das Verständnis zu erleichtern.

Blockbildung und Oberbegriffe

Ⓢ Fallbeispiel Stationär

Altenpflegeschülerin Janine Guter hatte lange darüber geklagt, dass sie sich Informationen über die verschiedenen Krankheiten, die im Unterricht vermittelt wurden, nicht merken könne. Ihre Anleiterin Hermine Brauer gibt ihr den Tipp, die Informationen in Definition – Symptome – Ursachen – Behandlung zu ordnen. Seither fällt ihr das Behalten der Inhalte wesentlich leichter.

Im Verlauf des Lernens bilden sich aus einzelnen Handlungsschritten größere Einheiten (*Handlungsblöcke*). Diese **Blockbildung** ermöglicht es, komplizierte Abläufe zu automatisieren. Niemand muss über die Einzelschritte nachdenken, wenn er z. B. eine Schleife bindet. Handlungsmuster werden im Block gespeichert und können dann als vollständiges Programm abgerufen werden. Diese Grundannahme wird unter anderem im Bobath-Konzept genutzt, dessen Ansatz auf die Reaktivierung bereits erlernter Bewegungsmuster zielt (→ Kap. I/31.11.1).

Oberbegriffe im Lernstoff fassen ähnliche Phänomene oder Begriffe zusammen. Je vielfältiger und komplexer der Lernstoff ist, umso mehr erleichtern Oberbegriffe das Erinnern der Inhalte. Wenn solche Oberbegriffe nicht durch Unterricht oder Lehrbücher vorgegeben sind, lohnt es sich, ein eigenes hierarchisches System aufzubauen. Lernende sollten sich also nicht nur auf einzelne Elemente konzentrieren, sondern den Lernstoff in eine übergeordnete Struktur von Begriffen einordnen.

Merktechniken

Viele Menschen verwenden **Merktechniken** im Alltag. Vermutlich hat jeder schon einmal eine „Eselsbrücke" benutzt (Merkhilfen wie Supination = Suppenschüssel

und andere Rhythmen, Reime, Merksätze). Techniken zur Erhöhung der Merkfähigkeit (*Mnemotechniken*) existieren schon seit der griechischen Antike. Allen diesen Techniken ist gemein, dass sie Systematik in den zu lernenden Inhalt bringen.

Im Folgenden sind einige dieser Techniken kurz vorgestellt.

Assoziative Verbindungen

Ziel der Technik der **assoziativen Verbindungen** ist es, sich eine Reihe von Begriffen einzuprägen. Dies geschieht dadurch, dass der Lernende zu jedem Begriff eine bildhafte Vorstellung entwickelt und diese Vorstellungsbilder miteinander verknüpft. So können die Begriffe Glas, Pisa, Auge und Pflaster verknüpft werden, indem die Assoziationen „ein Glas Wein in Italien", der „schiefe Turm von Pisa", die „blauen Augen des Urlaubsflirts aus Italien" und der „Pflasterverband beim letzten Wanderurlaub in Italien" gebildet werden. Die gemeinsame Assoziation „Italien" ermöglicht ein verbessertes Behalten der Begriffe, obwohl es quantitativ gesehen mehr Einzelinhalte sind, die das Gehirn sich merken muss.

Geschichtentechnik

Bei der **Geschichtentechnik** verknüpft man die Begriffe miteinander, indem man sie in einer Geschichte kombiniert, die selbst entwickelt ist und nicht vernünftig oder originell sein muss. Die Geschichte ist meist viel besser zu behalten als die Einzelbegriffe. Die oben genannten Begriffe könnten in folgende Geschichte gefasst werden: „Die Augen schmerzen beim Anblick des hellweißen Turms von Pisa im Sonnenlicht, sodass das Glas der Sonnenbrille dunkel abgetönt sein muss. Als der Schmerz zu groß wird, werden die Augen mit Pflaster verklebt."

Loci-Technik

Bei der **Loci-Technik,** die auch Technik der Orte genannt wird, verknüpft man die zu behaltenden Begriffe mit Stationen eines dem Lernenden bekannten Weges (z. B. dem Weg zur Arbeit oder zur Schule). Begeht er dann diesen Weg in seiner Vorstellung, fällt die Erinnerung an die Einzelbegriffe meist deutlich leichter.

❯❯ Lern-Tipp

Merken Sie sich in einer Minute die Begriffe Herz, Lunge, Magen, Milz, Bauchspeicheldrüse, Speiseröhre, Niere, Dickdarm und Blase. Wenden Sie verschiedene Merktechniken an.

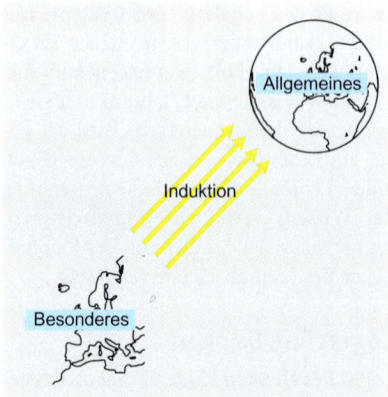

Abb. IV/1.8 Induktives Denken schließt vom Besonderen auf das Allgemeine. [M341]

Zeiteinteilung und Pausen

Menschen sind in ihren Körperfunktionen (z. B. Verdauung, Nierentätigkeit, Endokrinologie) wie auch in ihrer Leistungsfähigkeit tageszeitlichen Schwankungen unterworfen. Diese Schwankungen (*Biorhythmus*) betreffen auch die Fähigkeiten sich zu konzentrieren, zu reagieren und zu lernen (→ Abb. IV/1.9). Es gibt zwei deutlich erkennbare Zeiträume, in denen der menschliche Organismus auf Leistung eingestellt ist: am späten Vor- und am späten Nachmittag. Mit der Kenntnis dieser Zeiten lässt sich das eigene Lernen optimieren, indem in Zeiten, in denen der Körper weniger leistungsfähig ist, möglichst weniger gelernt wird, wenn sich dies einrichten lässt und beim Lernen häufiger Pausen gemacht werden.

Menschen brauchen den Wechsel zwischen Leistung und Erholung, zwischen Anspannung und Entspannung. **Pausen** sind für erfolgreiches Arbeiten und Lernen unbedingt notwendig. Die **Leistung** von Menschen, die ohne Pausen durcharbeiten, sinkt durch Ermüdung deutlich früher und erreicht ein schlechteres Niveau als von Menschen, die regelmäßige Pausen einhalten. Empfehlenswert ist ein Rhythmus, bei dem spätestens nach 45–60 Min. eine kurze Pause eingeplant ist. Dann sollten Lernende sich strecken, aufstehen, sich kurz bewegen und für frische Luft sorgen. Nach einigen Lerneinheiten ist es günstig, eine längere Pause von ca. 20–30 Min. einzulegen, vielleicht etwas Obst oder Gemüse zu essen, und erst nach dieser Pause an den Schreibtisch zurückzukehren.

Gesundheitsverhalten

Bewegung und Sport

Bewegung fördert die Leistungsfähigkeit des Gehirns, da sie die Plastizität des Ge-

hirns stimuliert (→ Kap. I/19). Dieses Wissen lässt sich nutzen bei der Gestaltung von Lernräumen (z. B. Verwendung von dynamischen Sitzhockern), bei der Lerngestaltung (z. B. Lernen in Kombination mit Gehen) wie auch bei der eigenen Lebensführung (z. B. Sport als Ausgleich und Stressabbau).

Trinken

Das **Trinken** hat eine erhebliche Bedeutung. Nicht umsonst wird gesagt, Wasser sei flüssige Intelligenz. Die Deutsche Gesellschaft für Ernährung (*DGE*) empfiehlt, regelmäßig ca. 2–3 Liter am Tag zu sich zu nehmen, das entspricht etwa einer Trinkmenge von 1,5 Liter (vorzugsweise Wasser, Kräutertee und Saftschorle). Die Zufuhr von Reizmitteln wie Kaffee sollte reduziert sein. Es ist ungünstig, erst zu trinken, wenn Durst spürbar wird. Durst ist ein Hinweis des Körpers, dass ein Flüssigkeitsmangel herrscht. Schon bei einem Verlust von ca. 3–5 % der Körperflüssigkeit treten Konzentrationsschwierigkeiten und Leistungseinbußen auf. 🔖 10

Ernährung

Grundlagen der Ernährungslehre → Kap. I/16

Auch die **Ernährung** spielt für effektives Lernen eine wichtige Rolle. Die reichliche Zufuhr von Vitaminen in Form von Obst, Gemüse, Rohkost und Salat, die auch viele notwendige Mineralstoffe enthalten, wirkt sich günstig aus. Kohlenhydrate in Form von Nudeln, Vollkornbrot, Reis und Kartoffeln sind Träger von Energie, die der Mensch für geistige Arbeit ebenso benötigt wie die ausreichende Zufuhr von Eiweiß in Form von Hülsenfrüchten, Fisch, Fleisch, Milch und Milchprodukten. Fett wird in geringerem Maß benötigt und ist von tierischer wie pflanzlicher Herkunft.

> ❯ **Lern-Tipp**
> - Kohlenhydrate, Eiweiß und Fett etwa im Verhältnis 55-30-15 % essen
> - Nahrungsaufnahme auf mehrere Mahlzeiten am Tag verteilen und zwischendurch kleine Portionen frisches Obst und Gemüse essen
> - Auf ausreichende Zufuhr von Ballaststoffen (z. B. in Vollkornprodukten, Obst, Gemüse, Salat) achten
> - Vielseitig und mit Genuss essen, auf angemessene Kalorienzufuhr achten
> - Auf genügend Bewegung (um den Stoffwechsel in Schwung zu halten) achten

- Nicht während des Lernens und Arbeitens, z. B. vor dem Computer, essen (Trinken ist jedoch erforderlich)
- Dem Gehirn regelmäßig *Brainfood* wie Vollkornprodukte (besonders aus Hafer, Hirse, Dinkel und Buchweizen), Trockenfrüchte, Nüsse, Mandeln und Sonnenblumenkerne sowie vitaminreiche Lebensmittel (Paprika, Orangen, Brokkoli, Spinat) gönnen
- Süßigkeiten meiden. Sie lassen den Blutzuckerspiegel kurzzeitig ansteigen. In der Folge sinkt der Blutzuckerspiegel sehr rasch. Dann fühlt man sich müde und unkonzentriert. Nach kurzer Zeit entsteht erneut Lust auf Süßes. 🔖 11

Schlaf

Im **Schlaf** regenerieren Menschen sich nachhaltig. Aus der Sicht des erfolgreichen Lernens ist es also unabdingbar, sich um einen erholsamen Schlaf zu kümmern. Dazu gehören Schlafhygiene wie ein ruhiges Schlafzimmer, sinnvolle Gewohnheiten vor dem Schlafengehen (z. B. keine schweren Mahlzeiten mehr, kein aufregendes Buch, Schlafzimmer lüften und abdunkeln), aber auch der Verzicht auf Schlafmittel als Ein- und Durchschlafhilfen, die den Erholungswert des Schlafes gravierend verändern.

Die notwendige Schlafdauer ist individuell verschieden und liegt nach Aussagen von Schlafforschern bei 5–10 Stunden. Interessanterweise können Menschen auch mit wenig Schlaf komplizierte Aufgaben ebenso erfolgreich lösen wie Personen, die ausreichend geschlafen haben.

Von unschätzbarem Wert für die Leistungsfähigkeit ist auch der kurze Erholungsschlaf zwischendurch (*Powernapping*). Er sollte maximal 10–30 Min. dauern und nicht im eigenen Bett stattfinden. Es ist besser, es sich am Arbeitsplatz bequem zu machen, sich im Sessel zurückzulehnen und die Beine hochzulegen. Dann die Augen schließen und entspannen. Mit etwas Übung erreicht man in einigen Minuten einen tiefen erholsamen Schlaf. Solche Pausen lassen die Leistungskurve auf nahezu 100 % steigen.

IV/1.4 Äußere Lernbedingungen

Ⓢ **Fallbeispiel Stationär**

Das Haus nebenan wird umgebaut. Ausgerechnet während der Urlaubszeit, die Altenpflegeschüler Jens Breitscheid sich diesmal ganz für das Lernen reserviert

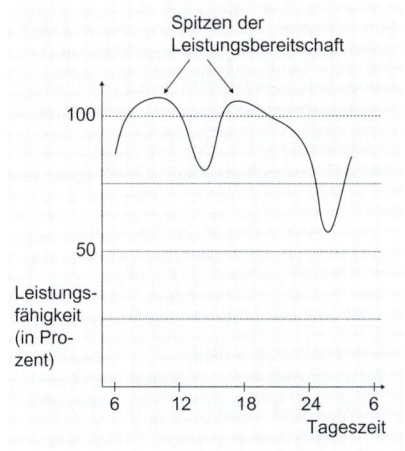

Abb. IV/1.9 Schematische Biorhythmuskurve. [M341]

IV
1

hatte. Bereits morgens um 7 Uhr fängt der Baulärm an und meistens hören die Handwerker nicht vor 17 Uhr damit auf. „So kann ich mich einfach nicht konzentrieren", denkt Jens Breitscheid genervt. Er packt den Rucksack und fährt zu seinen Eltern. Zwar hat er eigentlich keine Lust dazu, aber dort wartet immerhin sein altes Zimmer auf ihn, in dem garantiert niemand stören wird.

Das Lernen wird durch äußere Einflussgrößen entscheidend beeinflusst. Zu diesen externen Faktoren gehört neben dem Lernort, den Informationsquellen und der Speicherung der erarbeiteten Inhalte auch das Zeitmanagement. Das zuletzt genannte Thema ist wegen seiner besonderen Bedeutung in einem gesonderten Kapitel behandelt (→ Kap. IV/2).

IV/1.4.1 Lernort

Arbeitsplatz

Schreibtisch

Der **Schreibtisch** sollte aufgeräumt sein. Man benötigt Platz zum Lernen. Außerdem wirkt sich Ordnung positiv auf die Lernmotivation aus, verhindert Ablenkung durch herumliegende Dinge wie Zeitschriften, Handys oder Spiele und spart Zeit.

Die zu erledigenden Aufgaben können auf der einen Seite des Schreibtisches (Lernstapel) abgelegt werden. Erledigte Lernaufgaben kommen auf die andere Seite. Im Verlauf des Lernens wandern die Unterlagen des Lernstapels. So erlebt man den Lernfortschritt unmittelbar.

Stuhl

Bequemes Sitzen fördert das Lernen. Eine unbequeme Haltung lenkt unweigerlich ab. Der **Stuhl** sollte weder wackeln noch knarren. Verstellbare Stühle, Sitzkeile und -bälle erleichtern das Lernen, weil man darauf seine Sitzposition leicht auspendeln muss. Diese Art des Sitzens liegt allerdings nicht jedem. Falls jemand gerne auf dem Fußboden arbeitet – warum nicht?

Licht

Das **Licht** sollte von der Gegenseite der Schreibhand kommen: bei Rechtshändern also von links – und umkehrt. Sonst wird die Schreibfläche verschattet. Der Arbeitsplatz sollte hell und blendfrei ausgeleuchtet sein, andernfalls ermüdet man schneller.

Materialien

Es ist wichtig, alle **Materialien** (z. B. Stifte, Speichermedien, Getränke) griffbereit am Arbeitsplatz zu haben. Alles Suchen wegen mangelnder Vorbereitung ist reine Zeitverschwendung.

Zimmer

Das **Zimmer** sollte so gestaltet sein, dass man sich beim Lernen und Arbeiten darin wohl fühlt. Hierbei sind persönliche Vorlieben zu berücksichtigen (z. B. Raumtemperatur, Pflanzen, Musik, Duft, Kerze). Alles, was ablenken könnte, sollte möglichst hinter dem Rücken des Lernenden stehen, während alles, was beim Lernen unterstützt, in der Blickrichtung untergebracht ist.

Rituale

Es kann helfen, das Lernen mit einem kleinen **Ritual** zu beginnen oder zu beenden. Vielleicht zu Beginn eine Duftlampe anzünden, die durch das Lernen begleitet. Dies wird den Einstieg ins Lernen erleichtern.

IV/1.4.2 Quellen

EDV-gestützte Informationsquellen → Kap. IV/1.5.5

Lexika

Man kann sich das Lernen durch die Bereitstellung von Informationsquellen sehr erleichtern.

Dazu zählen **Lexika**, etwa medizinische, pflegerische bzw. andere Nachschlagewerke oder entsprechende Software zusätzlich zu den Büchern. Auf diese Weise kann man zeitnah einfache Fragen klären.

Bibliotheken

Bibliotheken sind günstige Quellen von Informationen. Die Publikationen sind nach einem Regelsystem geordnet, das verschiedene Suchstrategien erlaubt. Im Allgemeinen kann man dort nach Verfasser, Titel, Schlagwort oder einer Kombination suchen. Häufig lässt sich die Suche bereits am heimischen PC beginnen, da viele Bibliotheken webbasierte Bestandskataloge zur Verfügung stellen.

Bibliotheken gibt es von vielen unterschiedlichen Trägern (z. B. Kommunen, Bundesländer, Hochschulen). Oft lohnt sich die Frage, ob man die entsprechende Bibliothek nutzen darf (manche Hochschulen haben ihre Bibliotheken für externe Nutzer

geöffnet). Viele Bibliotheken halten für ihre Nutzer auch Fachzeitschriften bereit, die in aller Regel die aktuellsten Informationen zu einem Thema bieten.

Experten

Besonders am Anfang einer Recherche lohnt es sich auch, **Experten** zu befragen, die einem mit ihrem Wissen helfen können. Manchmal genügt schon ein kleiner Hinweis auf eine neue Quelle. Meistens sind Experten durchaus aufgeschlossen gegenüber interessierten Fragen.

IV/1.4.3 Speichermedien

Die Ergebnisse der Recherchen sollten systematisch festgehalten werden. Dazu stehen neben elektronischen **Speichermedien** auch Karteikarten zur Verfügung. Auf den Karteikarten (→ Abb. IV/1.10) sollten vermerkt sein:

- Name und Vorname des Verfassers
- Titel und ggf. Untertitel des Buches
- Auflage, Erscheinungsort und -jahr
- Ort der Ausleihe und Signatur
- Kurze Inhaltsangabe mit Bezug zur eigenen Arbeit.

Es ist empfehlenswert, die Karteikarten alphabetisch zu ordnen und pro Buch nur eine einzige Karte zu verwenden. Auf ähnliche Weise kann man auch Karteien für Zitate oder für Adressen aufbauen.

IV/1.5 Aufnahme und Weitergabe von Wissen

Ⓢ Fallbeispiel Stationär

Die Altenpflegeschülerin Janine Guter hat von ihrer Anleiterin Hermine Brauer den Auftrag erhalten, bei einem Angehörigenabend das Thema „Sturzrisikofaktoren – was kann ich als Angehöriger tun" vorzubereiten. Das „Seniorenzentrum Maxeberg" veranstaltet schon seit einigen Jahren regelmäßige Angehörigentreffen, bei denen immer wieder auch pflegespezifische Themen angeboten werden.

Janine sammelt ihre Unterlagen aus dem Unterricht, recherchiert Informationen im Internet und arbeitet eine Powerpoint-Präsentation aus. „Ein Glück, dass wir das Thema Vortrag schon im Unterricht hatten. Lange habe ich gedacht, die Lehrer wollen uns nur triezen!", denkt sie sich.

IV
1

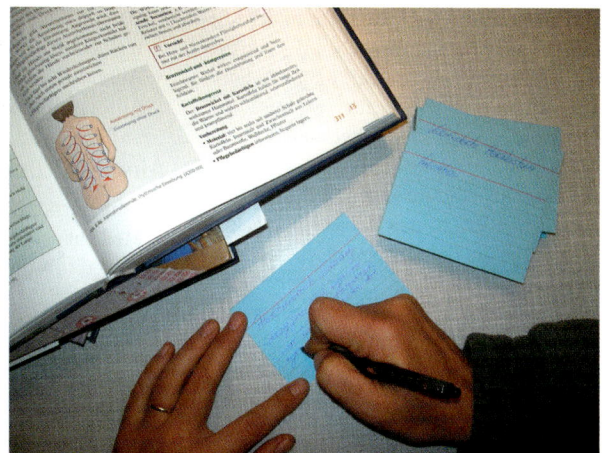

Abb. IV/1.10 Die klassischen Karteikarten sind ein sehr erprobtes Mittel zur Unterstützung des Lernens. [M294]

Bilder und Zeichnungen einbinden. Zunächst sollte man sich die Begriffe möglichst spontan ohne innere „Zensur" einfallen lassen. Dabei beginnt man mit einem zentralen Begriff oder Bild und lässt die Ideen baumartig um den Zentralbegriff wachsen. Diese Darstellung der Begriffsstrukturen kann das Lernen sehr erleichtern.

Lernkarteikasten

Der **Lernkarteikasten** mit fünf Fächern ist eine sehr effektive und bewährte Lernhilfe. Das System orientiert sich an den Gedächtnisspeichern im menschlichen Gehirn (→ Kap. IV/1.1.2). Nach fünfmaligem Wiederholen und richtigem Beantworten einer Karte ist die Information im Langzeitgedächtnis gespeichert.

Die Karteikarten sollten auf der Vorderseite mit einem zu erklärenden Begriff oder einer Frage beschriftet sein, auf die Rückseite kommt die Erklärung oder die Antwort.

Diese Karteikarten sind in das erste Fach einsortiert. Täglich wird dann wie folgt wiederholt: eine Karte hervorholen, Vorderseite lesen und die Antwort überlegen. Dann Antwort durch Umdrehen der Karte überprüfen. Am nächsten Tag diese Karten erneut in der beschriebenen Weise bearbeiten. Ist eine Antwort richtig, darf die Karte in das zweite Fach gesteckt werden. Wird sie falsch beantwortet, kommt sie zurück ins erste Fach.

Das zweite Fach ist erst zu bearbeiten, wenn es schon fast voll ist. Das Vorgehen entspricht dem beim ersten Fach, die richtig beantworteten Karten können ins nächste, also das dritte Fach gesteckt werden. Die falsch beantworteten Karten kommen zurück in das erste Fach.

Das erste Fach sollte unbedingt jeden Tag wiederholt und auch die anderen Fächer regelmäßig bearbeitet werden. Die jeweils richtig beantworteten Karten kommen immer ein Fach weiter, die falsch beantworteten zurück ins erste Fach.

Wenn das fünfte Fach fast voll ist, nimmt man einen Stapel Karten heraus und überprüft, ob man die richtigen Antworten sicher kennt. Wenn ja, kann man die Karten aussortieren oder vernichten, das Wissen ist nun im Langzeitgedächtnis verankert. Die Karten, bei denen die Antworten noch nicht korrekt im Gedächtnis geblieben sind, kommen allerdings zurück ins erste Fach.

> **❯ Lern-Tipp**
> Von vielen Verlagen gibt es zu unterschiedlichen Themen vorgefertigte und sehr brauchbare Lernkarten.

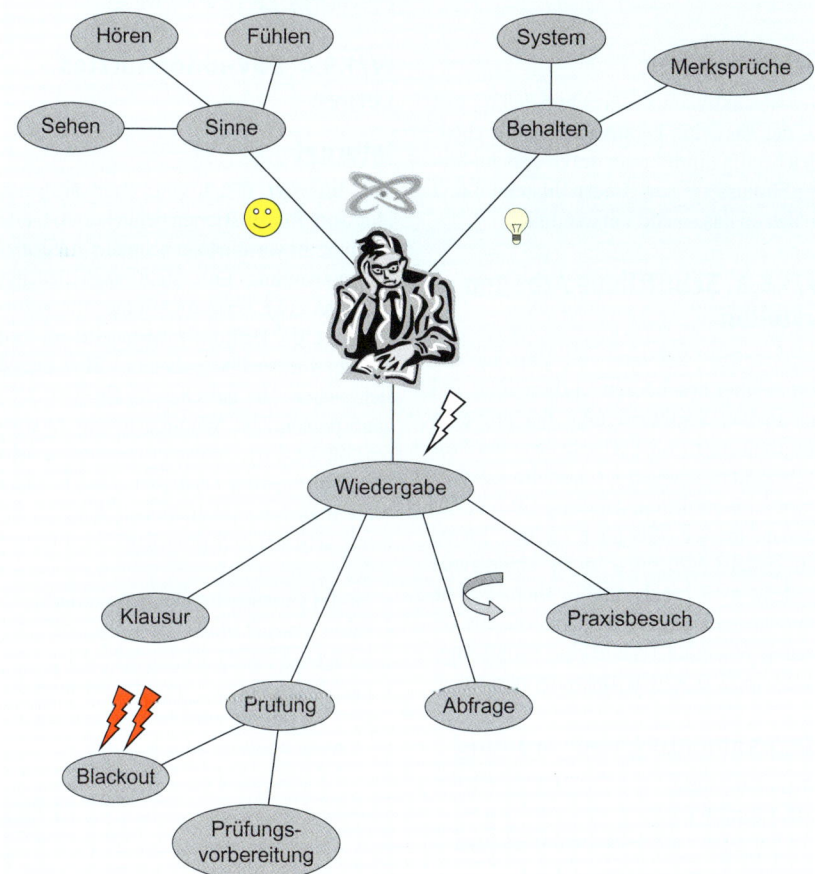

Abb. IV/1.11 Mind-map-Entwurf. [M341]

IV/1.5.1 Lerntechniken

Mind-maps, Clustering

Clustering und **Mind Mapping** werden zur Ideenfindung und -strukturierung eingesetzt. Als assoziative Techniken haben sie große Gemeinsamkeiten. Beim Clustering steht die ungeordnete Sammlung von Begriffen im Vordergrund, während für die Mind-map eine grafische Inhaltsstruktur kennzeichnend ist (→ Abb. IV/1.11). Grundlage beider Techniken ist die Hemisphärentheorie des Gehirns.

Die Begriffssammlung wird gezielt grafisch dargestellt um beide Hirnhälften anzusprechen. Neben Begriffen lassen sich auch

Lernspiel

Mit einem **Lernspiel** lässt es sich besonders leicht lernen. Tatsächlich gibt es neben vielen selbst gefertigten Spielen den „Examinator" 📖 12 und Literatur mit anregenden Beispielen für unterhaltsames Lernen (z. B. „Hepatitis-Domino" oder „Arzneimittellehre-Memory") 📖 13

Ein selbst gebasteltes Spiel hilft ebenfalls beim Behalten und unterstützt die Wiederholung des Lernstoffs.

> **❯❯ Lern-Tipp**
> - **Lernplakat.** Wer sich Inhalte nur sehr schwer merkt, kann ein Plakat anfertigen und es für eine Zeit an einen Ort hängen, an dem er sich regelmäßig aufhält, z. B. am Arbeitsplatz, über dem Bett, neben dem Spiegel. Jedes Mal, wenn das Plakat ins Auge fällt, erinnert man sich an die Lerninhalte und wiederholt Vergessenes. Der Lerninhalt wird so in zwei bis drei Wochen vertraut werden. Dann wechselt man das Plakat und macht damit Platz für neue Lerninhalte
> - **Austausch.** Gespräche mit anderen Menschen über das, was verstanden oder noch nicht verstanden wurde
> - **Lernpinnwand.** Kann Notizen und Stichworte umfassen, mit denen man sich gerade beschäftigt.

IV/1.5.2 Lernen im Unterricht

Zuhören

Gutes **Zuhören** ist ein idealer Grundstock für erfolgreiches Lernen. Zunächst bereitet man sich auf das Thema vor. Man setzt die Informationen in Bezug zu den eigenen Fragen, denkt mit und sucht nach Beispielen aus der individuellen Erfahrung.

> **❯❯ Lern-Tipp**
> Erfassen Sie bereits beim Zuhören die Struktur der gegebenen Informationen und bleiben Sie auch Autoritäten gegenüber stets kritisch.

Mitschreiben

Mitschreiben im Unterricht erfüllt mehrere Funktionen. Es konzentriert das im Unterricht Gesagte auf wesentliche Inhalte und strukturiert diese Fakten. Mit Hilfe der Notizen kann man die Inhalte später besser abrufen.

Das Mitschreiben vernetzt die angebotenen Inhalte mit dem eigenen Lernvorgang. Da dieser Prozess auf verschiedenen Ebe-

nen abläuft, sollte sich das auch in der Mitschrift spiegeln. Es hilft, neben die Notizen zum Inhalt am Rand Bemerkungen in Form von Symbolen, z. B. „!" für „wichtig", „~" für „na ja" oder ☺ für „gut gelaufen" einzufügen.

Emotionale Erfahrungen sollten durchaus einen Platz in der Mitschrift erhalten, etwa durch die Hervorhebung wichtiger Begriffe. Eigene Zusammenfassungen, Tabellen und Grafiken verbessern die Übersicht. Es ist sinnvoll, diese Notizen am Ende des Tages zu überarbeiten.

> **❯❯ Lern-Tipp**
> Entwerfen Sie eine persönliche Maske für Mitschriften mit eigens definierten Symbolen.

Sich beteiligen

Wer sich aktiv am Unterricht beteiligt, tritt aus der Passivität heraus und lernt leichter. Gleichzeitig nimmt man durch gezielte Fragen Einfluss auf das Unterrichtstempo und vertieft so das eigene Verständnis.

IV/1.5.3 Schriftliche Arbeiten erstellen

Hausarbeiten, Referate und Vorträge bedürfen einer besonderen Vorbereitung und inhaltlichen Strukturierung. Bei größeren Ausarbeitungen wie Facharbeiten oder Projektberichten sind im Grunde die gleichen Schritte auszuführen, allerdings ist hier der Umfang größer. Bisweilen ist das Thema vorgegeben und muss noch eingegrenzt werden, manchmal ist die Themensuche frei und damit eine zusätzliche Aufgabe am Anfang. Folgende Arbeitsschritte sind empfehlenswert, wenn das Thema geklärt ist.

Ideensammlung und -ordnung

- Brainstorming
- Mind-map
- Ordnung der Ideen und Entscheidung.

Materialsammlung und -verarbeitung

- Materialrecherche (→ Kap. IV/1.4.2)
- Eingrenzung des Materials.

Gliederung der Arbeit

- **Einführung:** Hinführung zum Thema, z. B. durch Fragen, Bezug zum Thema
- **Hauptteil:** Auseinandersetzung mit dem gewählten Thema (z. B. systematische

Darstellung, Diskussion von Thesen, Untersuchung einer Frage)
- **Abschluss:** Zusammenfassung, Fazit, Ausblick, persönliche Stellungnahme.

Ausarbeitung und Vortrag

- Schriftliche Niederlegung
- Medienauswahl (z. B. Metaplan, Film, Powerpoint-Präsentation) muss den Inhalt unterstützen und veranschaulichen (→ Abb. IV/1.12)
- Vortrag mit Hilfsmitteln (z. B. Moderationskarten, Medien).

Für die Visualisierung (Auswahl von Medien, Hinweise zu ihrer sachgerechten Verwendung) und die Präsentation (wie wird eine Präsentation interessant?) wird auf einschlägige Literatur verwiesen.

IV/1.5.4 EDV-unterstütztes Lernen

Internet

Das **Internet** bietet eine überwältigende Flut von Informationen jeglicher Art und Qualität. Es verführt zur schnellen Informationsgewinnung und stellt verschiedenes Material, etwa Lernprogramme, zur Verfügung (z. B. Demonstrationsmaterial von EDV-gestützter Pflegeplanung). Hier finden sich neben gut gesicherten Quellen auch ganz persönliche Meinungen und Ansichten, oft sind die Informationen nicht sehr dauerhaft im Netz verfügbar. Alles in allem sollte man mit Informationen aus dem Internet sehr kritisch umgehen. Dazu eignen sich Fragen wie:
- Ist der Herausgeber der Seite seriös?
- Kann ich eine Information aus dem Internet mit einem Fachbuch bestätigen?
- Handelt es sich nur um eine privat geäußerte Meinung, wird sie von anderen Nutzern bestätigt oder gestützt?

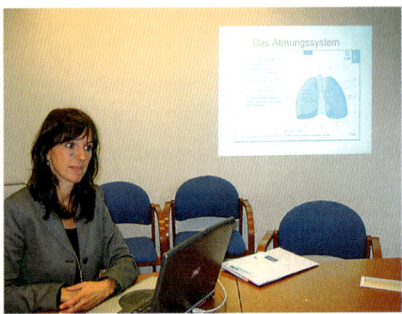

Abb. IV/1.12 Mit einem Beamer lässt sich eine auf dem Computer entworfene Präsentation leicht einem größeren Publikum präsentieren. [O408]

Neben gängigen Suchmaschinen (z. B. google.de, yahoo.de) finden sich im Internet viele Seiten, die sich mit pflegespezifischen Themen befassen und als Informationsquelle dienen können. Hier eine exemplarische Auswahl:

- Beckers Abkürzungslexikon medizinischer Begriffe: www.medizinische-abkuerzungen.de
- Interessante Seite für anatomische Informationen sowie z. B. über Krankheiten, Therapien: www.medizinfo.com
- Breit gefächertes Themenangebot zum Bereich Pflege: www.thema-pflege.de
- Seite mit kritischen Beiträgen zu verschiedenen Themen in der Pflege, vor allem aus dem Lernbereich 3 und 4: www.konfliktfeld-pflege.de

Web 2.0

Die Möglichkeiten des **Web 2.0** eröffnen eine neue Dimension des Online-Lernens. Mit Web 2.0 ist eine Nutzungsform des Internets gemeint, bei der die Interaktivität, das Mitmachen und Verändern, im Vordergrund steht.

Das bedeutet, dass Internetnutzer Inhalte selbst einstellen, anpassen und kommentieren sowie sich auf verschiedenen Ebenen miteinander austauschen können. Beispiele für pflegerelevante Web 2.0-Anwendungen:

- **Pflegebezogene Wikis.** Von Nutzern erstellte, erweiterte und veränderte Online-Lexika, z. B. pflegewiki.de
- **Pflegebezogene Online-Foren.** Plattformen, in denen Nutzer einen Austausch pflegen und Fragen stellen können, z. B. vincentz.net, das-altenpflege-forum.de, altenpflegeschueler.de, forumaltenpflege.de, pflegeboard.de
- **Pflegebezogene Blogs.** Plattformen, auf die eigene Erfahrungen und Informationen eingestellt werden können, z. B. kritische-ereignisse.de, healthcareblog.de, pflegeheimportal.de/blog.html
- **Webbasierte Lernangebote.** Didaktisch aufbereitete Inhalte, z. B. altenpflege-lernportal.de der Staatlichen Schule Gesundheitspflege (W1) Hamburg, plus-im-web.de/pflege das Plus im Web (Elsevier-Verlag)
- **Lernspiele.** Im Design eines Spiels gestaltete Lernprogramme für unterschiedliche Inhalte, z. B. dmoz.org/World/Deutsch/Spiele/Lernspiele (Übersicht über verschiedene Lernspiele), dmoz.org/World/Deutsch/Spiele/Computerspiele/Browserbasiert/Logik_und_Geschicklichkeit (verschiedene *serious games*).

Datenbanken

Zur professionellen Recherche können medizinische **Datenbanken** (z. B. MedLine, CINAHL) herangezogen werden. Die Auskünfte sind z. T. kostenpflichtig (z. B. bei CareLit).

In diesen Datenbanken können mit Hilfe von Suchbegriffen Veröffentlichungen (z. B. Artikel in Fachzeitschriften) aufgespürt werden.

Verarbeitungsprogramme für Literatur

Im Rahmen einer Recherche gesichtete Literatur kann sehr erfolgreich und flexibel mit einer Software zur Literaturverwaltung gespeichert werden. Die Möglichkeiten reichen von der kommentierten Speicherung von Titeln bis zur komfortablen Titelübernahme aus dem Web.

Freewareprogramme zur Literaturverwaltung:
- www.citavi.de (empfehlenswert und flexibel)
- www.zettelkasten.danielluedecke.de (effektiv, vereinfacht die Arbeit erheblich).

E-learning und blended learning

E-learning (*EDV-unterstütztes Lernen*) und **blended learning** (*vermischtes Lernen mit EDV-Unterstützung und Präsenzphasen*) sind Formen des Lernens, die mit den Möglichkeiten der elektronischen Datenverarbeitung und Kommunikationstechniken den Lernprozess neu gestalten. Lehr-Lernarrangements können online bereitgestellt und bearbeitet werden, Selbstkontrolle ist ebenso möglich wie zentrale Leistungserfassung. Die Arrangements können alle multimedialen Möglichkeiten ausschöpfen, allerdings stellt dies an die Lehrenden hohe Anforderungen. Nicht jede Online-Informationsseite ist gleich E-learning.

Die Vorteile dieser Lernformen liegen auf der Hand:

- **E-learning macht flexibel und selbst organisiert.** Lernen geschieht weitgehend unabhängig von Ort und Zeit sowie in selbstbestimmter Struktur, Einteilung und Rhythmus
- **E-learning ist preisgünstig.** Die Kosten für umfangreiche Papiere und Reisen zum Lernort werden minimiert, allerdings ist der Aufwand für die Erstellung von E-learning-Angeboten sehr hoch

- **Zeitersparnis.** Das individuelle Lernen, der gezielte Informationszugriff und das ungestörte Arbeiten ermöglichen ein zügiges Arbeitstempo
- **Individualität.** Jeder Lernende kann Wissen nach seinem individuellen Lerntempo aufbauen, Inhalte beliebig oft wiederholen und Schwerpunkte nach eigenem Interesse setzen
- **Eigenverantwortung.** Computergestütztes Lernen fördert die Selbstständigkeit beim Wissenserwerb.

Datenspeicherung

Organisiertes und systematisches Arbeiten zeichnet sich dadurch aus, dass zusammengetragene Informationen auch wiedergefunden werden können. Die Aufmerksamkeit sollte sich also darauf richten, die Arbeiten sinnvoll abzuspeichern. Zum effektiven Speichern gehören:

- **Aussagekräftige Datei- und Ordnernamen.** Man sollte in der Lage sein, anhand des Dateinamens den Inhalt herauszulesen. Dafür kann man die Möglichkeit von bis zu 256 Zeichen für den Dateinamen nutzen. Beispiel: Datei nicht „Auskunft.doc" nennen, sondern „160807_Auskunft_aid_Ernährungsregeln.doc"
- **Logische Ordnerstrukturen.** Dateien in Haupt- und Unterordner sortieren. Günstig ist eine wiederkehrende Systematik; Ordner ggf. in einem hierarchischen System anlegen (→ Abb. IV/1.13)
- **Dateieigenschaften.** Möglichkeit nutzen, bei den Eigenschaften einer Datei einige aussagekräftige Stichworte zu hinterlegen. Diese helfen bei der Dateisuche.

Datensicherung

Im Zusammenhang mit EDV-unterstütztem Arbeiten ist die konsequente und mehrfache Sicherung der mit dem PC erarbeiteten Ergebnisse Pflicht. Bei Computerabstürzen ohne entsprechende Vorkehrungen sind alle aktuell bearbeiteten Dateien verloren. Die Daten sollten auf mindestens zwei externen Speichermedien (z. B. CD-RW, DVD-RW, USB-Stick, Speicherkarte, externe Festplatte) in jedem Arbeitsstadium gesichert werden (Versionsangabe!). Hilfreich ist hier auch die Funktion „Hintergrundspeicherung", die Textverarbeitungsprogramme anbieten. Mit dieser Funktion werden automatisch im Hintergrund immer wieder Zwischenstadien eines Textes gespeichert, die nach einem Absturz leicht wieder hergestellt werden können. Ebenso

IV 1

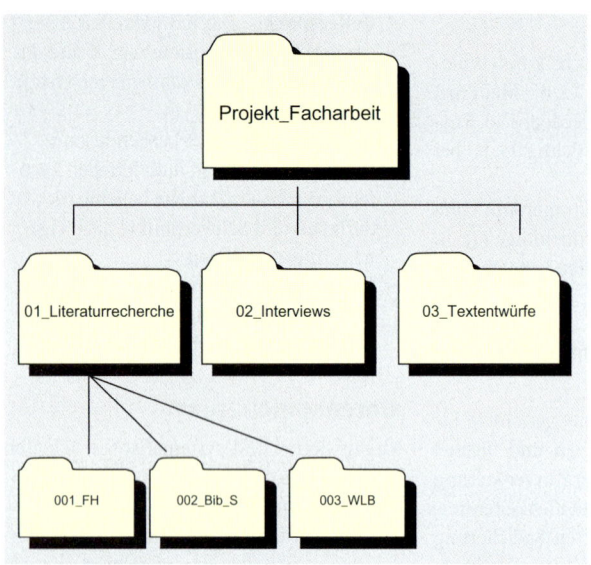

Abb. IV/1.13 Beispiel einer Ordnerorganisation von Dateien. [M341]

gibt es zuverlässige (auch kostenlose) Backup-Programme für solche Aufgaben.

Internet- und Lese-Tipp
Downloadhinweis für ein bewährtes Freeware-Backup-Programm:
www.traybackup.de

IV/1.5.5 Prüfungen erfolgreich bewältigen

Allgemeine Hinweise

Prüfungen planen

Kurzfristiges panikartiges Lernen vor Prüfungen hat keinen optimalen Behaltenswert (→ Kap. IV/1.1.4). Daher ist eine solche Prüfungsvorbereitung eher ungünstig. Sehr viel wirksamer ist eine systematische Vorbereitung:

- **Langfristige Planung.** Einen Überblick über die Rahmenbedingungen (z. B. Verordnungen, Bestimmungen) der Prüfungen und die von der Schule gegebenen Informationen (z. B. Eingrenzung der Lerninhalte) gewinnen
- **Mittelfristige Planung.** Relevante Inhalte ermitteln und die entsprechenden Unterlagen zusammenführen. Genau herausfinden, was man bereits kann und wo Defizite bestehen. Prüfungsinhalte so aufbereiten, dass optimales Lernen möglich wird
- **Kurzfristige Planung:** Inhalte mit Bedeutung versehen und sie mit eigenen Erfahrungen verknüpfen. Systematisch lernen und versuchen, den Lernstoff zu verstehen und zu durchdringen. Man muss in der Lage sein, einem anderen

Menschen die Kenntnisse zu erklären. Zeit für eine Gesamtwiederholung einplanen.

Eine gesunde Lebensweise pflegen

Vor Leistungsanforderungen sollte man auf eine **gesunde Lebensweise** achten (→ Kap. IV/1.3.3). Diese Bemühungen werden dazu führen, dass in Prüfungssituationen keine Leistungseinbrüche entstehen. Es ist nicht gut, sich einseitig auf das Lernen zu fixieren. Besser ist es, das „normale" Leben mit körperlicher Aktivität und den gewohnten Abwechslungen weiterzuführen.

Vor den Prüfungen entspannen

Der Ausgleich zur Anspannung in der Prüfungssituation ist eine gezielte Entspannung. Wie man dieses Ziel erreicht, ist individuell höchst unterschiedlich. Der Phantasie sind dabei keine Grenzen gesetzt. Manche Menschen hören gern laute Musik, andere gehen tanzen oder reagieren sich beim Sport ab.

Als Anregung werden einige einfache und wirksame Techniken vorgestellt:

- **Bewusstes Atmen.** Körper aufrichten und sich auf die Atmung konzentrieren. Länger aus- als einatmen, Atemluft ohne Zwang strömen lassen und die Atemzüge zählen
- **Muskelentspannung.** Gezielt einzelne Muskelgruppen anspannen (z. B. Hand-Unterarm-Oberarm). Die Spannung einige Sekunden halten und dann sanft und gleichmäßig lösen. Bei der Anspannung einatmen. Ausatmen, während sich die Muskelspannung löst. Günstig ist es, mit der kontrollierten

An- und Entspannung durch den ganzen Körper zu gehen und die Übung im Liegen zu machen
- **Fantasiereise.** Den ganzen Körper entspannen, z. B. mit der zuvor genannten Technik. Vorstellen, man begebe sich auf einem schönen Weg an einen angenehmen Ort (z. B. eine einsame Insel). In der Vorstellung an diesem Ort umschauen, fühlen, schmecken und riechen, den Aufenthalt genießen, bevor der Rückweg beginnt. Bei Fantasiereisen kann man immer wieder dasselbe Ziel aufsuchen, wenn es dort angenehm ist.

Internet- und Lese-Tipp
Auf dieser Homepage kann man kostenlos ca. 35 Min. Entspannungsmusik „Die Reise zum eigenen Entspannungsort" downloaden, um sie für Übungen zu verwenden:
www.mentaltraining-beckers.com

Kinesiologie

Kinesiologie ist die Lehre von der Bewegung und von Bewegungsabläufen. In den 1960er-Jahren fanden amerikanische Schulpsychologen heraus, dass sich bei Überkreuzbewegungen (rechter Arm – linkes Bein und umgekehrt) die Zusammenarbeit der beiden Gehirnhälften verbessert. Bewegung stellt also das Tor zum Lernen dar. Pädagogisch genutzte kinesiologische Bewegungsabläufe sind unter dem Begriff Brain-Gym® bekannt geworden. Zur Anregung werden hier drei Übungen vorgestellt: 13

- **„Denkmütze".** Fördert die Konzentration und harmonisiert die beiden Gehirnhälften. Beide Ohren sanft an der Außenseite massieren. Auf beiden Seiten gleichzeitig beginnen und an den Ohrkanten entlang nach unten vorarbeiten. Sanft an den Ohrläppchen ziehen. Es ist wichtig, dass die Ohren sanft nach hinten gezogen und der Ohrenrand dabei leicht nach außen gedreht wird. Die „Denkmütze" 5–15 Mal wiederholen. Dadurch stellt sich Erfrischung und Kühlung ein
- **Cross Crawl.** 10 Mal hintereinander die Überkreuzbewegung rechter Ellbogen zum linken Knie und linker Ellbogen zum rechten Knie ausführen (→ Abb. IV/1.14). Der Kopf bleibt dabei jedoch gerade, die Augen schauen nach links oben. Darauf achten, dass die Bewegungen langsam und bewusst ausgeführt werden. Dies bringt das Denken wieder in Schwung

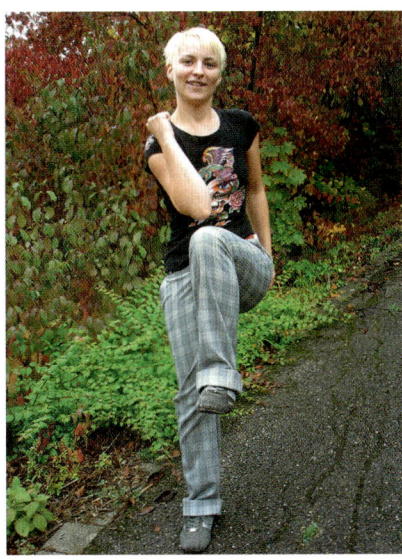

Abb. IV/1.14 Cross-Crawl. Die Übung kann im Stehen oder im Sitzen ausgeführt werden. [M341]

- **Augen-Achten.** Mit dem ausgestreckten Arm ein liegende Acht vor sich in die Luft malen. In der Mitte beginnen und nach oben rechts oder links fortfahren. Dabei den Kopf unbedingt ruhig halten und der Armbewegung mit den Augen folgen. Übung 15–30 Mal wiederholen. Die Augen werden sich regenerieren, stressfreies Lernen und Arbeiten wird erleichtert.

Schriftliche Prüfungen

Einstellung auf die Prüfung

Unmittelbar vor einer Klausur oder **schriftlichen Prüfung** sind Diskussionen mit Kollegen wenig sinnvoll. Das bringt einen Prüfling mit Sicherheit eher aus der Konzentration. Besser ist es, einige entspannende oder energetisierende Übungen zu machen.

Wenn die Prüfungsaufgaben verteilt worden sind, konzentriert man sich auf sich selbst. Oft hilft auch, sich in Gedanken positiv einzustimmen. Man kann ein kurzes Selbstgespräch in Gedanken führen, um sich zu beruhigen, z. B.: „Ich habe mich gut vorbereitet, also werde ich es auch schaffen!". Auf diese Weise kann man auch einen Blackout (*gelernte Inhalte können in Prüfungen nicht abgerufen werden*) vermeiden. Dieser entsteht in der Regel durch Überflutung mit Informationen.

Zu einer guten Vorbereitung gehören zwei weitere wesentliche Dinge:
- Zu schriftlichen Prüfungen unbedingt **Getränke** (vorzugsweise Wasser) mitnehmen, falls dies erlaubt ist. Trinken

fördert unmittelbar die Konzentration und damit die Leistungsfähigkeit. Auf zuckerhaltige Getränke sollte man verzichten, weil sie eher das Gegenteil bewirken
- Mehrere gute **Schreibgeräte** (z. B. Füller, Kugelschreiber), Textmarker und ggf. Farbstifte bereithalten, sodass man stets ausgefallene Materialien ersetzen kann. Die Schreibgeräte sollten angenehm in der Hand liegen.

Aufgaben verstehen

Nach dem Erhalt der Prüfungsaufgaben, ist es sinnvoll, sie zunächst ein- bis zweimal durchzulesen. Erscheint eine Aufgabe unklar gestellt, sollte ein Prüfling unbedingt nachfragen. Am Anfang einer schriftlichen Prüfung stören solche Rückfragen am wenigsten. Um die Aufgaben immer im Auge zu behalten, ist es nötig, sich zu fragen: Was genau ist hier gefordert? Wer zu Blackouts neigt, kann davon profitieren, eine Frage nach der anderen zu lesen und zu bearbeiten. Es ist wichtig, einen persönlichen Arbeitsstil zu finden.

Unklare Worte und Begriffe klären

Wenn eine Aufgabe unklar bleibt, ist es zunächst angemessen, sie noch einmal Wort für Wort durchzulesen, um zu überprüfen, ob alle Wörter beim ersten Durchlesen wirklich korrekt aufgefasst worden sind. Wenn der Prüfling nicht weiß, was überhaupt gefragt ist, kann er keine sinnvolle Antwort geben. Am Anfang jeder schriftlichen Prüfung steht also die Überlegung: Muss ich noch ein Wort, einen Begriff oder eine Frage klären?

Prüfungszeit einteilen

Eine grobe Orientierung bei der **Einteilung der Prüfungszeit** bietet folgender Vorschlag:
- 5 % Durchlesen und Klären der Aufgaben
- 5 % Festlegen der Reihenfolge, welche Aufgaben wann bearbeitet werden sollen
- 60 % Hauptbearbeitungszeit (ggf. mit Konzept)
- 25–30 % Überprüfen der niedergeschriebenen Ergebnisse.

Prüfungsaufgaben einteilen

Die Reihenfolge der zu bearbeitenden Aufgaben kann der Prüfling selbst festlegen, Hauptsache ist, zu kennzeichnen, welche Antwort zu welcher Aufgabe gehört und welche Frage schon bearbeitet wurde. Es ist

wichtig, sich nicht aus der Ruhe bringen zu lassen, wenn einem spontan eine Aufgabe nicht lösbar erscheint (siehe Kasten Lern-Tipp). Zunächst sollte man die Aufgaben auswählen, die am einfachsten und ohne großen Zeitaufwand zu lösen sind. Wer ungeordnet mit jeder Aufgabe beginnt und sie gleich wieder beiseitelegt, sobald sich keine spontane Lösung einstellt, setzt sich unnötig unter Stress.

Aufgaben ökonomisch lösen

Nicht an Aufgaben hängen bleiben, die nicht lösbar scheinen. Dabei verliert man zu viel Zeit. Wenn die Aufgabe klar ist, man aber im Augenblick nichts dazu schreiben kann, ist es besser, diese Aufgabe zu übergehen. An der bewusst offen gelassenen Lücke kann man am Schluss weiterarbeiten, wenn noch Zeit bleibt. Kann ein Prüfling allerdings zu einer Frage sehr viel schreiben, sollte er sich auf das Wesentliche beschränken und nicht zu sehr abschweifen. Oft wird bei Antworten viel zu viel geschrieben. Falls der Bewertungsschlüssel angegeben ist, sollte man sich hier an der Gewichtung der Aufgaben orientieren.

Kurze Entspannungspausen einlegen

Bei einer längeren schriftlichen Arbeit sollte man zwischendurch immer wieder eine **kurze Pause** einplanen, vor allem, wenn einem gerade nichts mehr einfällt. Schreibzeug beiseitelegen, tief durchatmen, für eine Minute entspannen.

So lassen sich übergroße Anspannung und Verkrampfung verhindern. Gerade unter Zeitdruck ist eine Entspannungspause besonders wichtig.

> ❯❯ **Lern-Tipp**
> - **Konzept erstellen:** Konzept nutzen, um spontane Ideen kurz zu skizzieren, Formulierungen auszuprobieren, Diagramme aufzuzeichnen
> - **Mind-mapping nutzen:** Mind-mapping ist sehr geeignet, um Aufgaben systematisch zu lösen. Sie bringen die Begriffe, die zum Thema gehören, in eine Struktur und bewahren davor, etwas zu vergessen
> - **Spontane Einfälle notieren:** In allen Phasen der Bearbeitung (auch beim ersten Durchlesen der Aufgaben) spontan auftauchende Begriffe notieren um sie zu sichern und im Verlauf auszuwerten
> - **Praxiserfahrungen:** Das in der Praxis erworbene Wissen auswerten, um eine Hilfe zu erhalten, wenn es bei einer

Aufgabe nicht weiterzugehen scheint. Beispiel: An einen Bewohner mit Herzinsuffizienz denken, wenn die Symptome des Krankheitsbildes nicht mehr präsent sind

- **Creative writing:** Gegen eine Schreibblockade hilft es, ein leeres Blatt Papier zu nehmen und unzensiert drauflos zu schreiben. Darunter kann alles sein, was einem in Bezug auf das Thema in den Sinn kommt. Der Sinn von Creative writing ist, wieder in einen Schreibfluss zu kommen.
- **Prüfungsaufgaben auswerten:** Oft werden in Aufgaben (vor allem in Fallbeispielen) mehr Informationen mitgeteilt als eigentlich notwendig. Es ist also sinnvoll, die Prüfungsaufgabe gründlich zu analysieren, ob sie Hinweise enthält, die für die Antwort verwendbar sind.

Mündliche Prüfungen

Situation vorwegnehmen

Da viele Schüler gerade mündliche Prüfungen fürchten, lohnt es sich, die Prüfungssituation vorher so genau wie möglich zu simulieren und ein Gefühl für die Zeit und das Setting zu bekommen (→ Abb. IV/1.15).

Die Simulation sollte so realistisch wie möglich sein um davon optimal zu profitieren.

Äußeres Erscheinungsbild

Es ist geraten, Prüfungssituation und Prüfer ernst zu nehmen. Prüfer sind auch nur Menschen und das Auftreten sowie das **äußere Erscheinungsbild** wirken sich (unbewusst) darauf aus, wie der Prüfling akzeptiert wird.

Interaktion mit den Prüfern

Mündliche Prüfungen sind vor allem dadurch gekennzeichnet, dass immer eine **In-**teraktion mit den Prüfern stattfindet. Dieser Umstand lässt sich nutzen, indem man

- Bei Verständnisschwierigkeiten nachfragt, Zeit gewinnt, ggf. die Frage wiederholen lässt
- Gedankengänge laut formuliert (der Prüfer kann nachvollziehen, wie die Ergebnisse entstehen und ggf. korrigierend einwirken)
- Die Reaktionen des Prüfers beobachtet (zustimmendes Nicken oder kritische Blicke)
- Bei Unsicherheiten nicht blockiert, sondern auch Teilwissen in Worte fasst und versucht, im Sprechfluss zu bleiben
- Zur eigenen Nervosität steht (Prüfer akzeptieren Nervosität in der Regel als der Situation angemessen).

IV/1.6 Praktisches Lernen

Ⓢ Fallbeispiel Stationär

„Ich habe mit meinen Praxiseinsätzen wirklich Glück gehabt", findet Altenpflegeschüler Jens Breitscheid. Gleich am ersten Tag hatte die erfahrene Altenpflegerin Hermine Brauer ihn in ihre Obhut genommen und zuerst einmal eine große Besichtigungsrunde im Wohnbereich veranstaltet. Jens Breitscheid weiß, dass seine Kollegin nicht ganz uneigennützig handelt, weil sie den Schülern gern Aufgaben überträgt, zu denen sie selbst keine Lust hat. Doch der Schüler nimmt das in Kauf, denn sie kann – im Gegensatz zu vielen anderen Pflegekräften – auch komplizierte praktische Aufgaben sehr anschaulich demonstrieren. Vor allem hat sie ein Gefühl dafür bewahrt, dass Theorie und Praxis manchmal weit von einander entfernt sind.

Abb. IV/1.15 Mündliche Prüfungen erfordern Selbstbewusstsein. Es ist nicht leicht, unter diesem Druck flüssig und zielgerichtet auf die Fragen zu antworten. [M341]

Praktisches Lernen baut auf theoretische Hintergründe auf und theoretische Inhalte müssen in der Altenpflege immer in konkreten Situationen angewandt werden. Die Ausführung selbst wird durch den theoretischen Hintergrund erweitert und fundiert, sodass der Schüler eine vertiefte Handlungsverantwortung übernehmen kann.

IV/1.6.1 Erwerb praktischer Kompetenzen

Für den **Erwerb praktischer Kompetenzen** gibt es ein 1968 von *R. H. Dave* entworfenes Modell. Der praktische Kompetenzerwerb geschieht demnach in verschiedenen, aufeinander folgenden Stufen, die bei der Praxisanleitung als psychomotorische Lernziele berücksichtigt werden können:

- **Imitation.** Der Schüler wird mit einem Handlungsablauf konfrontiert und beginnt ihn nachzuahmen. Der Anleiter demonstriert die Handlung und korrigiert grobe Fehler bei der Nachahmung
- **Manipulation.** Der Schüler setzt Anweisungen um, führt ausgewählte Handlungsabläufe aus und festigt sie mit fortschreitender Übung. Der Anleiter zergliedert die Handlung, gibt Hinweise und Erklärungen und hält den Schüler zu wiederholtem Üben an
- **Präzision.** Bei den vertraut gewordenen Handlungen werden Genauigkeit und Vermeiden von Fehlern bedeutsam. Die Aufgabe des Anleiters besteht darin, verfeinert zu korrigieren und die Abläufe exakt ausführen zu lassen
- **Handlungsgliederung.** Der Schüler koordiniert seine Handlungen in einer logischen Abfolge. Der Anleiter unterstützt den Schüler darin, die Handlungsschritte aufeinander abzustimmen und in einen flüssigen Gesamtzusammenhang zu stellen
- **Naturalisierung.** Der Schüler beherrscht die Handlung in einem sehr hohen Grad bei einem minimalen Aufwand an Energie. Er wird vom Anleiter darin unterstützt, indem dieser kleine korrigierende Tipps gibt und den Energieaufwand in den Blick rückt.

Dieser stufenweise Kompetenzerwerb führt dazu, dass der Schüler motiviert bleibt und nicht zu Anfang bereits überfordert wird. Die Stufen richten sich nach dem natürlichen Lernen am Handlungsvorbild und sind daher den Schülern in Grundzügen vertraut.

IV/1.6.2 Praxisanleitung

Grundregeln

Praxisanleitung ist sinnvollerweise nach folgenden Regeln aufgebaut:
- Vom Bekannten zum Unbekannten
- Vom Allgemeinen zum Besonderen
- Vom Leichten zum Schweren. 📖📖 8

Der Schüler sollte die Möglichkeit haben, sein Wissen einzubringen und daran anzuknüpfen. Die Lehrenden wecken seine Neugierde und machen ihm bewusst, dass pflegerische Arbeit immer mit Problemlösungsprozessen zu tun hat.

Zeitstruktur

Die Praxisanleitung sollte in Zeitblöcken von ca. 20 Minuten unterteilt sein (z. B. 20 Minuten Vorgespräch, 20 Minuten Demonstration usw.), da sonst die Konzentration stark nachlässt. Eine Phase der Übung durch Wiederholung sollte immer eingeplant werden. Eine Praxisanleitung kann sich auch auf mehrere getrennte Zeitabschnitte aufteilen, die dann vom Praxisanleiter miteinander verbunden werden müssen.

Wahrnehmungskanäle

Eine gelungene Praxisanleitung geschieht am günstigsten über unterschiedliche **Wahrnehmungskanäle.** Wenn dem Schüler eine Handlung nicht nur vorgemacht, sondern auch kommentiert und erklärt wird, spielen bereits das Hören und das Sehen ineinander. Werden unterschiedliche Medien einbezogen und dem Lernenden Material in die Hand gegeben, spricht die Lernsituation auch den motorisch-kinästhetischen Sinn an. Solch ein Lernangebot berücksichtigt die Unterschiede der verschiedenen Lerntypen (→ Kap. IV/1.1.3).

Gliederung der Anleitung

Die Praxisanleitung erfolgt systematisch und strukturiert. Ohne diese Bedingung ähnelt das praktische Lernen dem Lernstil von Versuch und Irrtum. Deswegen sind folgende Schritte unabdingbar:
- **Ziel der Anleitung festlegen.** Das Anleitungsziel und die gegenseitigen Erwartungen werden geklärt (z. B. das Handlungsniveau, das der Schüler durch die Anleitung erreichen will)
- **Überblick verschaffen.** Die Anleitungssituation wird grob umrissen, damit sich der Schüler einstellen kann, welches Lernangebot ihn erwartet

- **Fragen stellen lassen.** Der Schüler soll Lernfragen an die Anleitungssituation formulieren, die die Aufmerksamkeit fördern und eine spätere Auswertung der Praxisanleitung ermöglichen
- **Anleitung durchführen.** Die Anleitung wird unter Berücksichtigung der Stufen des psychomotorischen Kompetenzerwerbs durchgeführt (→ Kap. IV/1.6.1)
- **Anleitungssituation evaluieren, reflektieren und dokumentieren.** Der Verlauf und das Ergebnis der Praxisanleitung wird ausgewertet, hinterfragt und gesichert. Damit ist sichergestellt, dass der Schüler eine dokumentierte Rückmeldung über seine Praxisanleitung bekommt und auch der Praxisanleiter die Anleitung kontinuierlich verbessern kann.

Probleme bei der praktischen Anleitung

Häufige Schwierigkeiten bei der praktischen Anleitung ergeben sich durch ungünstige Rahmenbedingungen. Mangelnde Vorbereitung und ungeklärte Ziele der Beteiligten können vermieden werden. Eine gute Zeitplanung gewährleistet ausreichend Zeit für Anleitungssituationen, die Nachhaltigkeit wird durch eine profunde Dokumentation der praktischen Lernbegleitung sichergestellt.

IV/1.6.3 Prüfungen erfolgreich bewältigen

Ⓢ Fallbeispiel Stationär

Die Schülerin Anna Brandt, Kollegin von Janine Guter im „Seniorenzentrum Maxeberg", steht vor ihrer praktischen Prüfung. In einer Pause spricht sie Janine an und meint: „Was soll ich nur machen, ich hab so Panik vor der praktischen Prüfung. Dabei weiß ich noch gar nicht, was von mir verlangt wird. Nur dass zwei Prüfer kommen. Und wie soll ich mich eigentlich vorbereiten? Ich bin mit den Nerven total am Ende!"

Praktische Prüfungen

Mentale Vorbereitung

Vor der **praktischen Prüfung** sollte man die geplante Handlung mehrfach im Geist durchgehen. Es ist längst erwiesen, dass **mentale Vorbereitung** Lerneffekte bewirken und Leistung steigern kann. Man kann auf diese Weise auch Anspannung abbauen.

Praktisches Üben

Die in der Prüfung geforderten Handlungen sollte man **üben,** bis sie in Fleisch und Blut übergegangen sind (→ Kap. IV/1.6.1). Dabei ist festgefahrene Routine zugunsten von Sicherheit und Souveränität zu vermeiden. Allerdings kann man auch durch noch so viel Üben nicht vermeiden, in der Prüfungssituation aufgeregt zu sein. Es ist gut, sich von der Praxisanleitung immer wieder ein Feedback einzuholen, auch wenn es vielleicht unangenehm ist, dass einem jemand beim Arbeiten auf die Finger schaut.

Wiederholungsfragen

1. Welche physiologischen Voraussetzungen bringen Menschen für das Lernen mit? (→ Kap. IV/1.1.2)
2. Erläutern Sie den Begriff Ultrakurzzeitgedächtnis. (→ Kap. IV/1.1.2)
3. Wie lässt sich Lesen so systematisieren, dass man es optimal im Lernprozess einsetzen kann? (→ Kap. IV/1.2.1)
4. Welche Vorteile bietet Gruppenarbeit im Lernprozess? (→ Kap. IV/1.2.2)
5. Wie können Lernende sich motivieren? (→ Kap. IV/1.3.1)
6. Konstruieren Sie zwei Beispiele, wie das persönliche Gesundheitsverhalten das Lernen fördern kann. (→ Kap. IV/1.3.3)
7. Welche Bedeutung hat die Umgebung des Lernenden für das Lernergebnis? (→ Kap. IV/1.4.1)
8. Wie gehen Teilnehmer einer schriftlichen Prüfung ökonomisch mit der Zeit um, die sie zur Lösung der Aufgaben haben? (→ Kap. IV/1.5.5)

Literaturverzeichnis

1. Marwedel, U.: Gerontologie und Gerontopsychiatrie lernfeldorientiert. Verlag Europa-Lehrmittel, Haan, 2013.
2. Dammshäuser, B.: Bobath-Konzept in der Pflege. Grundlagen, Problemerkennung und Praxis. Elsevier Verlag, München, 2012.
3. Vester, F.: Denken, Lernen, Vergessen. dtv Wissen, München, 2004.
4. Neuerburg, C.: Lerntypen und ihre Bedeutung für die Personalentwicklung. E-book. GRIN, München, 2007, S. 34 ff.
5. Rohracher, H.: Die Arbeitsweise des Gehirns und die psychischen Vorgänge. Springer Verlag, Berlin, 2014.
6. Universität Freiburg, Pädagogisches Institut: Leitfaden zum Verfassen eines Lerntagebuchs. www.arealitaet.uni-kiel.de/documents/lerntagebuch.pdf (letzter Zugriff: 15.5.2016).

IV
1

7. Heckhausen, J. und H.: Motivation und Handeln. Springer Verlag, Heidelberg, 2010.

8. Quernheim, G.: Spielend anleiten und beraten. Hilfen zur praktischen Pflegeausbildung. Elsevier Verlag, München, 2013.

9. Gemmer, B.: Konzentration. Ernst-Klett-Verlag, Stuttgart, 2005.

10. Deutsche Gesellschaft für Ernährung: Hinweise zur Bedeutung des Trinkens: www.dge.de/wissenschaft/referenzwerte/wasser (letzter Zugriff: 15.5.2016).

11. Deutsche Gesellschaft für Ernährung: Vollwertig essen und trinken nach den 10 Regeln der DGE. www.dge.de/pdf/10-Regeln-der-DGE.pdf (letzter Zugriff: 15.5.2016).

12. Klamke, B.: Examinator: Lernkartenspiel für Pflegeberufe. Prüfungsvorbereitung. Aus- und Weiterbildung.

Schlütersche Verlagsgesellschaft, Hannover, 2013.

13. Wachsmann, F.: Lernspiele Pflege und Gesundheit. Verlag Europa-Lehrmittel, Haan, 2011.

14. Da Silva, K.: Energie durch Bewegung. Kinesiologische Übungen für die ganze Familie. Knaur Verlag, München, 2000.

H. Schambortski

IV/2 Zeitmanagement

Der Anspruch, Arbeit möglichst effektiv zu gestalten, ist für den Umgang mit Menschen nur eingeschränkt zu realisieren. Altenpflegerinnen haben es mit Pflegebedürftigen zu tun, die ihre Bedürfnisse nicht den Anforderungen des Zeitmanagements unterwerfen möchten. Es gibt in der Pflege immer wieder unvorhergesehene Situationen oder unaufschiebbare Anliegen.

Einem Brief ist es gleichgültig, wann er geschrieben wird – ein Pflegebedürftiger, der Schmerzen hat, benötigt so schnell wie möglich Hilfe.

Dienstleistungen am Menschen können nicht auf Vorrat produziert und gelagert werden.

Altenpflegerinnen können deshalb nicht frei über ihre Zeit verfügen oder sie ausschließlich unter dem Gesichtspunkt der Effektivität autonom gestalten. Begonnene Tätigkeiten lassen sich häufig nicht zu Ende führen, weil Anliegen von Pflegebedürftigen, Besuchern oder anderen Berufsgruppen nicht in festgelegte Zeitfenster einzufügen sind. Der Versuch, die Autonomie der Pflegebedürftigen in ein stark reglementiertes Zeitkorsett zu pressen, das dem Interesse des Unternehmens nach effektiver und möglichst planbarer Zeitgestaltung entgegenkommt, stünde im Widerspruch zu einer aktivierenden, die Selbstständigkeit erhaltenden Pflege.

Insofern ist **Zeitmanagement in der Pflege** ein Balanceakt zwischen der Notwendigkeit zum wirtschaftlichen Umgang mit den Zeitressourcen und prinzipiell nicht reglementierbaren menschlichen Bedürfnissen nach Zuwendung und Unterstützung. Dennoch haben Altenpflegerinnen gewisse Spielräume zum Zeitmanagement, die sie nutzen können.

Für die Auszubildenden ist darüber hinaus die Planung und Gestaltung der eigenen Lernzeiten ein Gebiet, für das Zeitmanagementtechniken hilfreich sind. Privatleben und Beruf zu vereinbaren, fällt ebenfalls leichter, wenn man Strategien und Techniken kennt, mit denen sich die Ressource Zeit für die Verfolgung persönlicher Ziele gut ausschöpfen lässt. Dabei kommt es nicht darauf an, immer schneller zu werden, sondern Wichtiges von Unwichtigem zu unterscheiden.

IV/2.1 Prinzipien des Zeitmanagements

Ⓢ Fallbeispiel Stationär

Die Altenpflegeschülerin Janine Guter weiß heute nicht, wo ihr der Kopf steht. Die Körperpflege bei Alberta Oswald hat viel länger gedauert als geplant, da es der Bewohnerin nicht gut ging. Jetzt noch schnell dokumentieren und schon sitzt ihr der nächste Termin im Nacken. Die Praxisanleiterin möchte ihr das Absaugen bei einem Bewohner zeigen. Außerdem hat sie der Bereichsleiterin versprochen, die Bestellung der Pflegeutensilien vorzubereiten. Zu allem Überfluss kommt jetzt noch Frau Weber völlig verzweifelt auf sie zu. Die verwirrte Bewohnerin ist der Meinung, dass ihre Kinder gleich von der Schule kämen und sie das Essen noch nicht fertig habe. Während sie Frau Weber zu beruhigen versucht, geht ihr durch den Kopf, dass sie heute unbedingt pünktlich Feierabend machen möchte. Sie hat sich mit einer Mitschülerin zum Lernen verabredet. In der Berufsschule steht eine wichtige Klassenarbeit an und ein Referat über Pflegetheorien muss auch noch vorbereitet werden.

> ❯❯ **Zeitmanagement:** Strategien und Techniken, die helfen, die zur Verfügung stehende Zeit effektiv zu nutzen.

Zeitmanagement bedeutet nicht, Zeit zu sparen. Zeit kann man nicht wie Geld sparen. Das ist auch das Thema in Michael Endes Kinderbuch Momo. Darin versuchen die grauen Herren alle Menschen dazu zu bringen, Zeit zu sparen. In Wahrheit jedoch werden die Menschen um ihre Zeit betrogen. Sie vergessen, im Jetzt zu leben, während sie versuchen, Zeit für später aufzuheben.

Menschen können auf die Zeit keinen Einfluss nehmen. Insofern ist der Begriff Zeitmanagement nicht ganz korrekt. Beeinflussbar ist jedoch der Umgang mit den zeitlichen Ressourcen, anders ausgedrückt: das Selbstmanagement.

Fünf Prinzipien bilden die Grundlage des Zeitmanagements:
- Ziele setzen
- Übersicht über die Aufgaben verschaffen
- Prioritäten setzen
- Aufgaben planen
- Motivierendes Umfeld schaffen.

Ziele setzen

Nur wer weiß, wohin er segeln möchte, findet den richtigen Wind. Deshalb ist es wichtig, sich darüber Klarheit zu verschaffen, welche **Ziele** verfolgt werden sollen. Erst wenn das Ziel klar ist, kann man entscheiden, welche Priorität einzelne Aufgaben haben. Ohne Ziel besteht die Gefahr, sich zu verzetteln, weil alles gleich wichtig scheint. So kann Janine Guter aus dem obigen Fallbeispiel anhand des ihr bekannten Unternehmensleitbildes entscheiden, dass es für sie Vorrang hat, sich zuerst um die verwirrte Bewohnerin zu kümmern.

Fragen, die bei der Zielfindung helfen sind z. B.:
- Persönliche Ziele
  - Was ist mir wichtig?
  - Was möchte ich kurz-, mittel- und langfristig erreichen?
  - Welchen Stellenwert sollen Beruf oder private Interessen in meinem Leben einnehmen?
- Betriebliche Ziele
  - Was unterstützt die Umsetzung des Leitbildes der Pflegeeinrichtung oder des Pflegedienstes?
  - Was fördert die Umsetzung der Pflegeziele?
  - Was sichert die wirtschaftlichen Grundlagen des Unternehmens?

Ziele sind dann handlungsleitend, wenn sie so formuliert sind, als ob der Zielzustand bereits eingetreten sei.

Beispiel: „In zwei Jahren bin ich examinierte Altenpflegerin." Statt: „Ich möchte Altenpflegerin werden."

Außerdem sollten Ziele erreichbar sein. Langfristige, große Ziele sollten in kleinere, leichter realisierbare Teilziele zerlegt sein.

Betriebliche Ziele sind im Gegensatz zu den persönlichen Zielen nicht frei wählbar. Diese für die Beschäftigten transparent zu machen ist eine Aufgabe der Führungskräfte und Bestandteil des Qualitätsmanagements (→ Kap. III/7).

IV/2.1.1 Übersicht über die Aufgaben gewinnen

Um zu entscheiden, welche Aufgabe Vorrang hat und sofort erledigt werden muss, was warten kann und was auch ganz wegfallen kann, ist die Erstellung einer **Übersicht** über sämtliche Verpflichtungen hilfreich.

Diese Aufgabenlisten entlasten den Kopf, weil man sich nicht alles merken muss, sondern die Übersicht als „Merkzettel" nutzen kann. Eine gute Technik für die Erstellung solcher Listen ist die Mind-map-Methode (→ Kap. IV/1.5.1). Da diese „Gedankenlandkarte" der Arbeitsweise des Gehirns besser entspricht als das chronologische Aufschreiben von Gliederungspunkten, fällt es mit ihrer Hilfe leichter, an alles zu denken. Außerdem werden Beziehungen zwischen den einzelnen Punkten deutlich. Auch einfache Aufgabenlisten erfüllen ihren Zweck. Computerprogramme, z. B. Microsoft Outlook, bieten Listen in ihrem Menü an, die gleichzeitig mit Erinnerungsfunktionen versehen sind. Sich immer wieder die Zeit nehmen, einen Überblick über die anstehenden Aufgaben zu verschaffen und diese auch aufzuschreiben, bewahrt davor, ziellos draufloszuarbeiten. Dieses Innehalten ist die Basis für das Zeitmanagement.

> ❱ Unter **Zeitdruck** fällt es häufig schwer, sich die nötige Zeit zu nehmen, da man gegen das innere Bestreben, lieber schon mal etwas „wegzuarbeiten" ankämpfen muss. Auch hier gilt der scheinbar paradoxe Satz „Wenn du es eilig hast, musst du langsamer gehen".

Prioritäten setzen

Wenn man durch zu viele Aufgaben unter Zeitdruck gerät, gilt es, Entscheidungen zu treffen. **Prioritäten setzen** heißt, sich klar darüber zu werden, welche Dringlichkeit die einzelnen Aufgaben besitzen.

Für diese Entscheidung werden Kriterien benötigt, anhand derer die Aufgaben zu bewerten sind. Der italienische Ökonom Vilfredo Federico Pareto formulierte das Prinzip der 80–20-Regel. 📖 1

Diese Faustregel drückt z. B. aus, dass in 20 % der zur Verfügung stehenden Zeit 80 % der Aufgaben erledigt werden können. Pareto schlägt vor, sich auf die 80 % der Aufgaben zu konzentrieren, die mit nur 20 % des Zeit- und Energieaufwandes bewältigt werden können. Damit soll der eigene Perfektionismus gezügelt werden. Wenn z. B. 80 % der Besprechungsergebnisse in 20 % der Besprechungszeit erzielt werden, sollte man sich nicht damit aufhalten, die Dinge bis ins Kleinste zu klären, sondern sich auf das Wesentliche konzentrieren.

Auch für die Vorbereitung von Prüfungen (→ Kap. IV/1.5) hilft dieses Prinzip: Wenn 80 % des Stoffes ausreichen, um die Prüfung gut zu bestehen, muss man nicht versuchen, 100 % zu lernen, da der Aufwand für die restlichen 20 % in keinem Verhältnis zum erzielbaren Mehrwert steht. Die Anwendung des Pareto-Prinzips führt also dazu, mit möglichst geringem Aufwand ein möglichst großes Ergebnis zu erzielen. Man sollte sich stets fragen, welche Aktivitäten am meisten dazu beitragen, die gesetzten Ziele zu erreichen.

Eine etwas feinere Abstufung für die Klassifizierung von Aufgaben ergibt die ABC-Analyse. Hier werden alle Aufgaben unterteilt in:
- A – sehr wichtig, hohe Priorität
- B – mittlere Priorität
- C – geringe Priorität.

Wenn es um Aufgaben des Pflegeteams geht, ist das natürlich häufig keine individuelle Entscheidung, sondern etwas, das mit dem gesamten Team zu klären ist. Unterschiedliche Prioritäten von Teammitgliedern können sonst zu Konflikten führen (→ Kap. IV/7).

Aufgaben planen

Auf der Grundlage der erstellten Aufgabenübersicht und der Zuordnung der Aufgaben zu Prioritäten beginnt die **Aufgabenplanung**. Jetzt wird für jede Aufgabe der Zeitbedarf ermittelt. Der geschätzte Zeitbedarf ist gleichzeitig eine selbstgesetzte Zeitvorgabe, die möglichst nicht überschritten werden sollte. Die Vorgabe bewahrt davor, sich zu verzetteln und dem Wunsch nach Perfektionismus zu erliegen. Anhand des ermittelten Zeitbedarfs der Einzelaktivitäten kann dann die Gesamtzeit errechnet und auf den Zeitraum umgelegt werden, der für die Erledigung zur Verfügung steht. Das kann ein Arbeitstag sein oder auch ein längerer Zeitraum, etwa die Planung eines größeren Projekts.

Wenn man feststellt, dass die vorhandene Zeit für die Erledigung aller Aufgaben nicht ausreicht, lässt sich anhand der Prioritäten entscheiden, welche Aufgaben wegfallen, verschoben oder verkürzt werden können oder was z. B. an die nächste Schicht oder die Hauswirtschaft delegiert werden kann. Vier Entlastungsfragen helfen, die eigene Zeit besser einzuteilen und Zeitfresser aufzuspüren:
- Warum gerade ich?
- Warum gerade jetzt?
- Warum so?
- Warum überhaupt?

Die Beantwortung dieser Fragen klärt, ob die Delegation von Aufgaben sinnvoll ist, ob Aufgaben auf einen späteren Termin gelegt werden können, ob es weniger aufwändige Lösungen gibt und welche Dinge ganz weggelassen werden können.

> ❱ Bei der Aufgabenplanung sollte man nicht die gesamte verfügbare Zeit in Beschlag nehmen, sondern etwa 40 % als Puffer für Unerwartetes frei lassen. Ansonsten besteht die Gefahr, dass bei der kleinsten Abweichung von der Planung Zeitdruck und Hektik entstehen, die wiederum zu „Zeitfressern" werden können.

IV/2.1.2 Motivierendes Umfeld schaffen

Natürlich sind Menschen motiviert, ihre Ziele zu erreichen und die dazugehörigen Aufgaben zu bewältigen. Dennoch gibt es hemmende und fördernde Faktoren für die **Motivation** (→ Tab. IV/2.1). Sie zu berücksichtigen, macht gutes Zeitmanagement aus.

Bei der Reflexion des eigenen Arbeitsstils gilt es, sich die persönlichen Stärken und Schwächen bewusst zu machen und diese gezielt zu nutzen bzw. zu beeinflussen. Der eigene Arbeitsstil hat eine Geschichte. Die Identifikation und Veränderung der motivationshemmenden „Glaubenssätze", die den

Motivationsfördernde Faktoren	Motivationshemmende Faktoren
• Regelmäßig überprüfen, was man schon erreicht hat • Erfolge würdigen und sich selbst dafür belohnen • Ziele und Aufgaben in überschaubare und leicht erreichbare „Häppchen" aufteilen • Anfangen, auch wenn man im Moment keine Lust hat – beim Tun kommt diese meist von selbst • Gewohnheiten und Rituale entwickeln, z. B. zu festgesetzten Zeiten lernen • Regelmäßige Pausen einhalten	• Unrealistische Ziele und zu große Aufgabenpakete • Perfektionismus und Detailverliebtheit • Fehlende Übersicht über die Aufgaben • Arbeit gegen den eigenen Biorhythmus, z. B. in der Mittagszeit komplizierte Aufgaben lösen • Unaufgeräumtes Arbeitsumfeld • Negatives Denken, z. B.: „Das werde ich bestimmt nicht schaffen" • Überlange Arbeitsphasen

Tab. IV/2.1 Hemmende und fördernde Faktoren für die Motivation der Aufgabenbearbeitung.

Menschen antreiben, können dazu beitragen, das Selbstmanagement zu verbessern.

Zeitfresser

Neben den Glaubenssätzen (→ Tab. IV/2.2) können persönliche „Zeitfresser" zu Zeitnot führen. Aus dieser Liste mit häufigen Schwachstellen können wiederum die wichtigsten eigenen Schwächen identifiziert werden:

- Unklare Ziele
- Keine oder unklare Prioritäten
- Versuch, zu viel auf einmal zu tun
- Fehlende Übersicht über anstehende Aufgaben
- Keine oder unrealistische Tagesplanung
- Kleben an Detailfragen
- Mangelhaftes Ordnungssystem und die damit verbundene lange Suche nach Notizen, Merkzetteln, Adressen oder Telefonnummern
- Schwierigkeit, „Nein" zu sagen
- Zu niedrige Einschätzung des Zeitbedarfs von Aufgaben
- Aufgaben nicht zu Ende führen
- Ablenkung, Lärm oder Unterbrechungen
- Unkritische Dauerhilfsbereitschaft
- Aufgaben, die erledigt werden müssen, immer wieder aufschieben
- Alle Fakten wissen wollen
- Hast und Ungeduld
- Unfähigkeit, Aufgaben an andere zu delegieren.

Die Liste der „Glaubenssätze" und der „Zeitfresser" zeigt, dass ein gutes Zeitmanagement viel mit Selbstbehauptung zu tun hat. Das ist in der Rolle von Auszubildenden in der Altenpflege nicht immer einfach. Die Befürchtung, Erwartungen der Vorgesetzten und des Teams nicht erfüllen zu können und schlechte Beurteilungen zu erhalten, kann dazu beitragen, sich selbst zu überfordern. Doch Dauerstress kann krank machen und die Freude an der Arbeit nehmen (→ Kap. IV/10).

Letztlich ist es für die eigene Leistungsfähigkeit besser, offen anzusprechen, wenn es zu viel wird und gemeinsam mit dem Team oder Vorgesetzten nach Lösungen zu suchen.

IV/2.2 Zeitmanagement in der Pflegepraxis

Ⓐ **Fallbeispiel Ambulant**

Yasmina Özdemir, Pflegedienstleiterin des Pflegedienstes „Ambulante Pflege Bogendorf" nimmt die häufig wiederkehrenden Klagen des Teams über zu umfangreiche administrative Pflichten ernst. Sie möchte prüfen lassen, wie viel Zeit die Pflegekräfte tatsächlich am Schreibtisch verbringen und ob sich der Arbeitsablauf optimieren lässt. Bei einer der wöchentlichen Dienstbesprechungen schlägt sie vor, eine Arbeitsgruppe mit dieser Aufgabe zu betrauen. Spontan melden sich drei Kolleginnen, die analysieren möchten, welche Strategien zu einer Verbesserung der Situation führen könnten. Das Team beschließt, in zwei Monaten die Ergebnisse der Arbeitsgruppe zu diskutieren.

Gerade weil die Arbeit mit Menschen nur begrenzt planbar ist, sind ausreichende Pufferzeiten wichtig, um Stress für sich selbst und die Pflegebedürftigen zu vermeiden. Das ist angesichts knapper Personalressourcen in Pflegeeinrichtungen häufig schwierig. Doch eine hohe Flexibilität in der Planung des Tagesablaufs erleichtert den Umgang mit den knappen Zeitressourcen. Folgende Beispiele verdeutlichen die Chancen, eines am individuellen Bedarf orientierten, flexiblen Umgangs mit der verfügbaren Zeit:

- Nicht alle Pflegebedürftigen müssen zur gleichen Zeit geweckt bzw. beim zu Bett gehen unterstützt werden. Im Rahmen der Biografiearbeit (→ Kap. I/10) gewonnene Informationen über die persönlichen Gewohnheiten und Vorlieben der Pflegebedürftigen liefern Hinweise dafür. So können Stoßzeiten, in denen viel zu tun ist, etwas entzerrt werden. Das können Pflegende auch bei der Tourenplanung in der ambulanten Pflege berücksichtigen.
- Auch die Kenntnis der Gewohnheiten der Pflegebedürftigen bezüglich ihrer Körperpflege kann bei der Arbeitsplanung für Entspannung sorgen. Nicht jeder ältere Mensch mag z. B. eine Ganzwaschung vor dem Frühstück
- Wenn zu starr an Tagesplanungen festgehalten wird, kann das zu Konflikten mit den Bedürfnissen der Pflegebedürftigen führen, deren Deeskalation oft mehr Zeit in Anspruch nimmt, als die kurzfristige Abweichung von der ursprünglichen Planung. So ist es auch unter dem Gesichtspunkt des Zeitmanagements günstiger, auf besondere Anlässe wie Schmerzen, Trauer oder Unruhe sofort einzugehen und dafür Tätigkeiten wie die Dokumentation oder Aufräumarbeiten zu verschieben
- Was lässt sich mit weniger Aufwand genauso gut machen? Diese Frage sollten sich Pflegeteams immer wieder stellen und ihren Perfektionismus hinterfragen. Dabei ist eine Verständigung im Team und mit Vorgesetzten über einen gemeinsamen Standard bezüglich der Qualitätsansprüche wichtig
- Rituale auf ihren Sinn hinterfragen. Die Temperaturmessung erfolgt z. B. nur anlassbezogen und nicht regelmäßig bei jedem Pflegebedürftigen
- Welche Aufgaben können auch durch die Hauswirtschaft oder durch die nächste Schicht übernommen werden? Es sollte nicht der Druck aufgebaut werden,

Glaubenssatz (Antreiber)	Erlaubnis für den besseren Umgang mit meiner Zeit
Sei immer perfekt!	• Ich bin gut genug, so wie ich bin • 80 % sind meistens ausreichend
Strenge dich immer an!	• Arbeit darf auch Spaß machen • Ich darf auch Pausen machen • Ich kann Aufgaben auf Zeiten legen, in denen mir die Erledigung leichter fällt
Sei immer anderen gefällig!	• Ich darf auch für mich sorgen • Ich werde auch respektiert, wenn ich mal „Nein" sage • Ich sorge für mich, wenn ich Konflikte konstruktiv austrage
Beeil dich immer!	• Ich nehme mir einfach die nötige Zeit • Ich darf zwischen „wichtig" und „weniger wichtig" unterscheiden • Ich darf Aufgaben auf einen späteren Termin legen • Ich muss terminierte Aufgaben erst am Endtermin fertig haben
Sei immer stark!	• Es ist in Ordnung, wenn ich meine Gefühle, Wünsche und Interessen ausdrücke • Ich darf anderen zeigen, dass es im Moment nicht geht • Ich darf mir Unterstützung holen

Tab. IV/2.2 Glaubenssätze, die den persönlichen Arbeitsstil prägen.

IV
2

dass eine Schicht unbedingt alle Aufgaben abschließen muss, auch wenn aufgrund von unvorhergesehenen Ereignissen die Zeit dafür nicht reicht. Es ist nicht anrüchig, Arbeit zu delegieren

- Bei einigen Aufgaben, z. B. beim Stellen der Medikamente oder der Pflegeplanung, ist es wichtig, sie ohne Störung zu erledigen. Störungen sind Fehlerquellen und sorgen dafür, dass mehr Zeit erforderlich ist, weil man sich immer wieder neu hineindenken muss. Für diese Aufgaben sind störungsfreie Zeitfenster einzuplanen
- Wie können die Ressourcen der Pflegebedürftigen auch zur Entlastung der Pflegenden besser gefördert und genutzt werden?
- Wie können die Touren in der ambulanten Pflege so realistisch geplant werden, dass es nicht zu unnötigen Verspätungen kommt, die Pflegende belasten und für Unmut der Pflegebedürftigen sorgen?

Wenn in einem Arbeitsbereich immer wieder Stresssituationen entstehen, weil das anwesende Personal die anfallenden Aufgaben nicht bewältigen kann, ist es sinnvoll, eine systematische und gezielte Aufgabenanalyse im Team durchzuführen. Dabei sind externe Moderatoren hilfreich, die dazu beitragen, dass Meinungsverschiedenheiten über den Stellenwert einer Tätigkeit und die Art der Aufgabenerledigung konstruktiv ausgetragen werden. Auch hat ein externer Blick auf die Arbeitsabläufe oft den Vorteil, nicht betriebsblind an überkommenen Gewohnheiten festzuhalten. 📖 2

IV/2.2.1 Zeitmanagement für Lernende

Die Spielräume bei der Zeiteinteilung im Arbeitsalltag der Pflege sind eher begrenzt. Lernende können ihr Zeitmanagement wesentlich freier gestalten. Das wird zum Problem, wenn man nicht gelernt hat, seine Zeit eigenverantwortlich einzuteilen. Gerade bei der Vorbereitung der Abschlussprüfung geraten diejenigen unter Zeitdruck, die ihre Lernzeiten nicht gut geplant haben. Folgende Tipps helfen bei der Planung der Vorbereitung auf Prüfungen und Klassenarbeiten:

- Überblick verschaffen, was alles gelesen und gelernt werden muss. Dazu gehört auch eine Abschätzung über die Zeitdauer der Aktivitäten und ihre sinnvolle Aufteilung auf den Zeitraum bis zur Prüfung

- Feste Lernzeiten im Terminkalender einplanen und nicht darauf warten, dass man Lust zum Lernen bekommt. Es ist viel einfacher, sich zu den festgesetzten Zeiten einfach an den Schreibtisch zu setzen und anzufangen, als sich jedes Mal neu überwinden zu müssen. Die Lernzeiten sollten realistisch sein. Besser über einen längeren Zeitraum ein bis zwei Stunden täglich als kurz vor der Prüfung ganze Tage lernen. Die persönliche Aufnahmefähigkeit und der eigene Biorhythmus sind zu berücksichtigen. So lernt man morgens vor einem Spätdienst besser als nachmittags direkt nach dem Frühdienst
- Langfristiges Lernen in „kleine Häppchen" aufteilen. Dafür spricht, dass auf diese Weise ausreichend Zeit für Wiederholungen zur Verfügung steht (→ Kap. IV/1)
- Lerngruppen bilden. Sie unterstützen die Selbstorganisation, weil die gemeinsam festgelegten Termine Meilensteine sind, auf die hingearbeitet werden kann. Anderseits hilft das gegenseitige Abfragen und Erarbeiten des Lernstoffs, das Thema zu durchdringen. Fragen der anderen decken oft eigene Lücken und Unsicherheiten auf. Wenn man anderen etwas erklärt, versteht man es selbst oft erst richtig. Außerdem gelingt es leichter, sich gegenseitig zum Lernen zu motivieren
- Texte nicht einfach nur lesen, sondern mit Fragen an den Text herangehen: Was will ich wissen? Welche Fragen soll mir der Text beantworten? Texte und Bücher müssen dann nicht vollständig gelesen, sondern lediglich auf die wichtigsten Aspekte hin durchsucht werden
- Tätigkeiten doppeln. Unter „Doppeln" versteht man eine Technik, Gelegenheiten zu nutzen, mehrere Dinge gleichzeitig zu tun. So können eine längere Fahrt mit öffentlichen Verkehrsmitteln oder eine Wartezeit beim Arzt oder in Behörden zum Lesen und Lernen genutzt werden
- Regelmäßige Pausen einhalten. Unterbrechungen sind gerade bei geistiger Arbeit wichtig. Nach 60–90 Min. eine kurze Pause einzulegen, erhält die Leistungsfähigkeit (→ Kap. IV/1.3.3)
- Nicht in Details verlieren. Auch hier gilt die Pareto-Regel, nach der man in 20 % der Zeit 80 % des relevanten Stoffs lernt
- Störungsfreies Lernen organisieren. Ablenkungen sind gerade in Lernphasen willkommen. Sie führen aber dazu, dass Lernende viel Zeit und Energie aufwen-

den müssen, sich wieder in den Lernstoff einzudenken. Also lieber das Telefon ausstellen und das Smartphone weglegen. Dem persönlichen Umfeld ist zu vermitteln, dass man in der festgelegten Lernzeit nicht gestört werden möchte
- Sich für Erfolge belohnen. Ein Erfolg kann schon sein, zwei Stunden lang konzentriert gelernt zu haben. Danach gönnt man sich etwas Schönes. Aber auch der Abschluss von kleinen Meilensteinen, z. B. eine gelungene Lernkontrolle in der Gruppe oder ein abgeschlossenes Thema, können Anlass für eine Belohnung sein.

IV/2.2.2 Balance zwischen Beruf und Privatleben

Ziel eines guten Zeit- bzw. Selbstmanagements ist es, Stresssituationen und Überforderung zu verhindern. Das dient der besseren Vereinbarkeit von **Beruf und Privatleben.** Aber auch die Balance zwischen diesen beiden Lebensbereichen selbst ist Gegenstand des Zeitmanagements.

Dazu gehört es, für sich zu klären, welche Bedeutung Beruf bzw. Familie, Freunde, Hobbys oder ehrenamtliches Engagement haben und wie viel Zeit und Energie für die verschiedenen Bereiche investiert werden soll. Ein dauerhaftes Ungleichgewicht zwischen den persönlichen Wünschen und der Realität führt zu Unzufriedenheit. Die Gefahr psychischer und gesundheitlicher Beeinträchtigungen nimmt zu (→ Kap. IV/10). Deshalb ist ein bewusster Umgang mit der eigenen Zeit und Energie ein wichtiger Aspekt der persönlichen Gesundheitsförderung.

Dabei kann folgende Technik unterstützend wirken:

Man trägt in ein Tortendiagramm (→ Abb. IV/2.1) ein, wie viel Zeit die verschiedenen Lebensrollen einnehmen, z. B. Altenpflegeschülerin, Tochter, Freundin, Handballspielerin. Dazu wird in einem Kreis für jede Rolle ein dem Zeitaufwand entsprechendes „Tortenstück" eingezeichnet. In einem zweiten Diagramm kann zusätzlich die Energieverteilung für diese Rollen notiert werden, da der Zeitaufwand sich vom Energieaufwand stark unterscheiden kann.

Ausgehend von der in den Diagrammen sichtbar gemachten Ist-Situation sind dann Fragen an die eigene Situation möglich:
- Fließen meine Zeit und meine Energie in die für mich wichtigen Bereiche?
- Wo möchte ich mich stärker bzw. weniger stark engagieren?

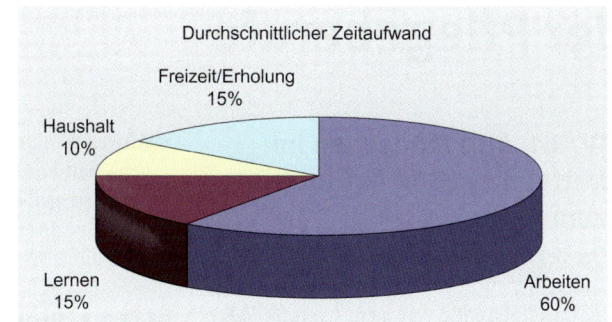

Durchschnittlicher Zeitaufwand

Freizeit/Erholung
15%

Haushalt
10%

Lernen
15%

Arbeiten
60%

Abb. IV/2.1 Beispiel für die Darstellung der Zeit- und Energieverteilung in einem Tortendiagramm. [M657]

- Was kann ich tun, um meine Wünsche zu realisieren?

Bei der Umsetzung der Veränderungswünsche bieten die beschriebenen Techniken des Zeitmanagements gute Hilfe (→ Tab. IV/2.1).

Zeitfresser Nummer eins im Beruf wie auch im Privatleben ist die Unfähigkeit, „Nein" zu sagen. Hier gilt es, selbstkritisch zu hinterfragen, ob z. B. Zusagen nur deshalb gemacht werden, um Konflikte zu vermeiden.

Wiederholungsfragen

1. Warum ist Zeitmanagement in der Pflege ein Balanceakt? (→ Kap. IV/2.1)
2. Welche Prinzipien bilden die Grundlage des Zeitmanagements? (→ Kap. IV/2.1)
3. Was ist das „Pareto-Prinzip"? (→ Kap. IV/2.1)
4. Was sind „Zeitfresser"? (→ Kap. IV/2.1.2)
5. Welche Beispiele für das „Doppeln" kennen Sie? (→ Kap. IV/2.2)
6. Was ist der Zeitfresser Nummer eins im Beruf und im Privatleben? (→ Kap. IV/2.2)

Literaturverzeichnis

1. Seiwert, L. J.: Wenn du es eilig hast, gehe langsam. Campus Verlag, Frankfurt/Main, 2012.
2. Berufsgenossenschaft für Gesundheitsdienst und Wohlfahrtspflege (Hrsg.): Arbeitsabläufe optimieren – Beschäftigte stärken (TP-Ao-11). Eigenverlag, Hamburg, 2015.

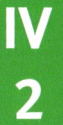

IV
2

G. Schmitt

IV/3 Geschichte der Pflegeberufe

Ⓢ Fallbeispiel Stationär

Nach der Dienstübergabe sitzt die Schülerin Janine Guter noch ein wenig mit den Kollegen aus dem Frühdienst zusammen. Sie kommen auf ihren Beruf zu sprechen und die mangelnde gesellschaftliche Anerkennung, die alte und kranke Menschen ihrer Ansicht nach genießen. „Früher war das besser. Alt werden und sterben gehörte einfach zum Leben dazu und all das fand selbstverständlich in der Großfamilie statt", sagt Altenpfleger Till Sonnenborn. Einige stimmen seiner Meinung zu, aber Janine Guter ist anderer Meinung: „Ich glaube nicht, dass Konflikte zwischen Generationen eine Entwicklung der modernen Gesellschaft sind. Das gab's schon immer. Bestimmt war das Leben für alte Menschen auch früher nicht einfach." Sie nimmt sich vor, zu diesem Thema zu recherchieren. Vielleicht kann sie daraus auch einen Vortrag für die Schule machen.

Die Geschichte der Pflege ist so alt wie die Menschheit. In vielen Kulturen und Aufzeichnungen finden sich Hinweise auf praktizierte Pflege. Funde aus der Steinzeit belegen heilkundliche Eingriffe (z. B. verheilte Knochenbrüche, die sich ohne intensive Fürsorge anderer Stammesmitglieder nicht erklären lassen). Vor allem im alten Indien unterschied man sehr früh zwischen Ärzten und Pflegenden. In den schriftlichen Zeugnissen (Veden und Samhitas) sind erwünschte Eigenschaften der Pflegenden genannt. Dazu gehörten u. a. die „Reinheit der Seele", die „Hingabe an den Kranken" sowie Geschicklichkeit bei der Anwendung unterstützender Maßnahmen, z. B. Heben der Kranken, Zubereitung der entsprechenden Nahrung und Reinigung der Betten. Bereits in dieser Zeit waren Pflegende verpflichtet, die Anordnungen der Ärzte auszuführen. 📖 1

Erst Ende der 1960er-Jahre hat sich die Altenpflege als eigenständiger Beruf neben der Krankenpflege etabliert. Die Versorgung alter Menschen hat jedoch eine lange Tradition.

IV/3.1 Alte Menschen im Mittelalter (800 n. Chr. bis zum 15. Jh.)

Der Begriff „Alter" hatte im Mittelalter eine andere Bedeutung als in der Gegenwart. Eine klare Trennung von „arm", „krank" oder „alt" gab es nicht. Wer als Erwachsener seinen Lebensunterhalt aus gesundheitlichen oder wirtschaftlichen Gründen nicht selbst bestreiten konnte, wurde zu den Bedürftigen und Armen gezählt.

Lebenserwartung

In vielen Veröffentlichungen gehen Autoren davon aus, dass zwischen 1600 und 1800 die **Lebenserwartung** deutlich geringer war als heutzutage. Sie soll bei 34 Jahren gelegen haben. Dies verschleiert den Blick darauf, dass es auch damals sehr wohl alte Menschen gab.

Neuere Forschung an Kirchenbüchern lassen erkennen, dass die hohe Sterblichkeit von Säuglingen und Kindern die Statistik verfälscht. Hatten die Menschen erst einmal das Jugendalter erreicht, wurden viele von ihnen zwischen 55 und 60 Jahre alt, aber auch 70–80 Jährige waren keine Seltenheit. 📖 2 📖 3

Ursachen

Die Menschen starben selten an Altersschwäche, sondern vielmehr an:
- Seuchen, z. B. Pest, und an anderen, damals nicht behandelbaren Krankheiten
- Unterernährung
- Kriegsverletzungen
- Frauen starben häufig bei Geburten und ihren Folgen (Kindbettfieber).

Darüber hinaus trugen schlechte Hygiene-, Wohn- und Arbeitsbedingungen, vor allem in den niedrigen sozialen Schichten, zu einer geringen Lebenserwartung bei.

Gebrechlichkeit im Alter

Ein hohes Alter ging mit vielerlei **Gebrechen** einher (→ Abb. IV/3.4), vor denen sich jeder fürchtete. Oft waren sie Anlass für Hohn und Spott. Aus dieser Zeit stammen die bis heute in einigen Landstrichen als Kirmesscherze gepflegten Bräuche wie Jungbrunnen und Altweibermühlen:
- Jungbrunnen waren große Quellen, in die man mit all seinen Leiden hinein stieg und die man nach einer bestimmten Zeit „vollkommen geheilt" verließ
- Altweibermühlen wurden ähnliche Eigenschaften zugeschrieben. Über eine Leiter stiegen die Betagten in eine alte Mühle und verließen diese ohne Gebrechen auf einer Rutsche.

IV/3.1.1 Rolle der Kirchen

Im Mittelalter stand die **katholische Kirche** unter dem besonderen Schutz des Königs, der sich als „durch Gottes Gnaden" eingesetzt verstand (→ Abb. IV/3.1). Die kirchliche Lehre forderte, dass sich der Glaube in guten Werken zeigen müsse. Zu ihnen zählte auch das Geben von Almosen (finanzielle Unterstützung). Geld zu spenden war bequem und deshalb verlagerte sich die Praxis vom tätigen Helfen zum rein materiellen Helfen.

Nächstenliebe als religiöse Verpflichtung

Die **religiöse Verpflichtung** veranlasste die meisten Menschen, sozial Schwächere zu unterstützen. Zu dem Grundanliegen der Mildtätigkeit gegenüber den Armen aus reiner **Nächstenliebe** kam der Wunsch, sich auf diese Weise einen Platz „in einem besseren Leben" zu verdienen bzw. dem Teufel zu entkommen. Bezeichnend dafür ist das

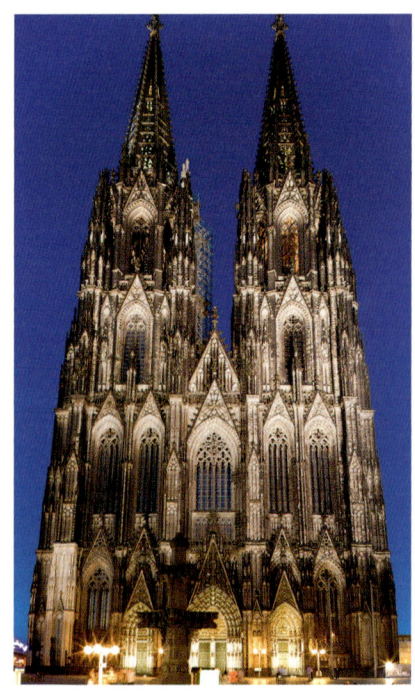

Abb. IV/3.1 Die Kirche stand im Mittelalter unter einem besonderen Schutz. [J787]

Gleichnis in der Bibel, nach dem eher ein Kamel durch ein Nadelöhr gehe, als dass ein Reicher in den Himmel komme. Aus diesem Grund entstanden zahlreiche private Stiftungen, mit denen die Bedürftigen, u. a. alte Menschen, versorgt wurden.

Reformation

Die **Reformation** Anfang des 16. Jahrhunderts brachte einen Bruch mit dieser Tradition. Martin Luther lehrte die Auffassung, dass ein Christ nur durch Gottes Gnade erlöst werden und in den Himmel kommen könne, anstatt in die Hölle, vor der alle große Angst hatten. Erst danach komme aus Dankbarkeit gegen Gott die tätige Nächstenliebe. Die Reformation löste in Europa den verheerenden dreißigjährigen Krieg aus, der die Versorgung der Menschen schwer belastete.

Altersversorgungsmodelle

Bauernerbrecht

Alt gewordene Bauern waren im Alter durch die **Ausgedinge** oder **Austragshäuser** wirtschaftlich versorgt. Der Altbauer übergab seinen Hof mit allen Rechten an die Erben. In welchem Alter die Hofübergabe stattfand und wie sich diese vollzog, wurde individuell durch einen Vertrag geregelt.

Als Gegenleistung für die Hofübergabe wurde auf dem Grundstück ein kleines Haus für die alten Bauern gebaut oder im Haus eine Wohnung bzw. ein Zimmer hergerichtet. Weitere Zuwendungen wurden meist in Form von Naturalien als Rentenersatz geliefert.

Der Altbauer verlor mit der Hofübergabe jedes Mitspracherecht auf seinem früheren Grund und Boden sowie seinen gesellschaftlichen Status. Dies galt auch für die verwitweten Bäuerinnen.

Lehnswesen – Versorgung durch Vermehrung des Besitzstandes

Mit der Herausbildung des Rittertums im 8. Jh. entstand das **Lehnswesen.** Die Landesfürsten liehen den Rittern Land, das ihren Unterhalt sichern und ihnen die Möglichkeit zur Ausrüstung geben sollte. Lehnsmann und Lehnsherr waren einander zur Treue verpflichtet.

Anfangs waren diese Lehen personengebunden; sie gingen bei „Mannfall", also wenn der Lehnsmann starb, an den Lehnsherren zurück. Später wurden die Lehen erblich. Dies mag darin begründet sein, dass der Lehnsherr die Hinterbliebenen des

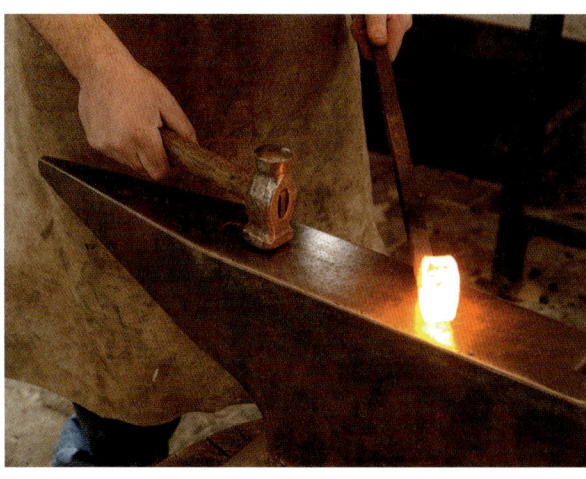

Abb. IV/3.2 Früher waren die Handwerker durch Zünfte versorgt. [J787]

Lehnsmannes versorgt wissen wollte. Durch diese Erblichkeit bildete sich der *Ritterstand* oder der *niedere Adel,* der damit im Alter durch seinen Grundbesitz versorgt war.

Altersversorgung in Klöstern und Stiften

Die Orden ermöglichten es vor allem den Laien, durch ein gottgefälliges Leben eine Form der sozialen Anerkennung zu erreichen. Besonders unverheiratete Männer und Frauen konnten hier eine Form der Bildung und der Freiheit erlangen, die ihnen sonst verwehrt gewesen wäre. Gleichzeitig sicherten die Klöster den Lebensunterhalt und halfen bei Krankheit und Gebrechlichkeit.

In Adelsfamilien war es gängige Praxis, Familienmitglieder in **Klöster und Stifte** einzukaufen und so deren Altersversorgung zu organisieren. Diese Regelung war bis ins 19. Jh. üblich.

Auch die unverheirateten Töchter der adeligen und bürgerlichen Schichten wurden in Klöster und Stifte aufgenommen, wenn deren Familien sie nicht versorgten und sie ihren Unterhalt nicht selbst bestreiten konnten.

Altersversorgung der Handwerker durch Zünfte

Im 12. Jh. entstanden die **Zünfte** als Verbände der Handwerker. Oft waren die Handwerker zur Mitgliedschaft verpflichtet.

Die Zünfte gewährten ihren Mitgliedern wirtschaftlichen Schutz und überwachten ihre Leistungen (→ Abb. IV/3.2). Ihre Rechte sowie die strengen Regeln des Zunftwesens waren in der Zunftrolle niedergelegt.

Das Arbeitsleben eines Handwerkers endete meist erst mit seinem Tod. Die Witwe

wurde von den Zunftmitgliedern unterstützt. Wie diese Hilfe konkret aussah, unterschied sich von Zunft zu Zunft. Oft durfte die Witwe den Betrieb mit Hilfe eines von der Zunft gestellten Gesellen ein Jahr lang weiterführen. Danach musste sie entweder den Betrieb aufgeben oder eine befähigte Person heiraten. In vielen Fällen entschied sich die Witwe aus der Not heraus zur erneuten Heirat. Häufig fiel die Wahl auf den um Jahrzehnte jüngeren Gesellen, der bei der Weiterführung des Betriebes geholfen hatte. Beide sicherten sich auf diese Weise den Lebensunterhalt.

Betteln als Möglichkeit der Versorgung

Das **Betteln** war im Mittelalter keine Seltenheit. Auf einen arbeitenden Menschen kamen laut dem Volksprediger *Eberlin von Günzburg* im 15. Jh. etwa 14 Bettler. Das Betteln war zwar beschwerlich, aber in der Regel die einzige Einkommensquelle der Alten und Armen.

Der karitative Auftrag der Kirche und die Gottesfürchtigkeit der Bevölkerung führten dazu, dass die Bettler durch **Almosen** überleben konnten. Das Almosenwesen war auch eine Aufgabe der sich zunehmend bildenden **Spitäler** (→ Abb. IV/3.3). Jeder Bettler erhielt bei diesen Einrichtungen eine Spende. Ob jemand das Almosenwesen „missbrauchte", wurde nicht überprüft. Mit der Reformation und der Verstaatlichung vieler Kirchengüter (*Säkularisation*) wurde eine **Kontrolle des Almosenwesens** durch Staat und Kommunen eingeführt.

IV/3.1.2 Spitalwesen

Die ersten **Spitäler** entstanden im 13. Jh. aus Stiftungen an die Kirche und waren deren Eigentum (→ Abb. IV/3.3). Zu Beginn der Neuzeit (ab dem 16. Jh.) hatte jede Stadt mindestens ein Spital.

IV
3

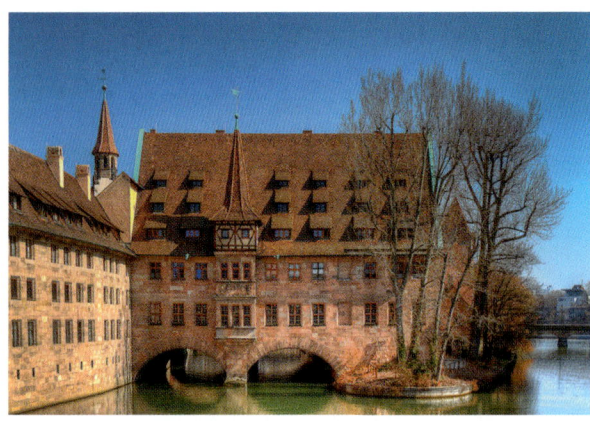

Abb. IV/3.3 Das im 14. Jahrhundert in Nürnberg erbaute Heilig-Geist-Spital war erst eine kirchliche, dann eine städtische Einrichtung zur Versorgung von Alten und Kranken. Auch heute ist noch ein städtisches Seniorenwohnheim darin untergebracht. [J745–045]

Der Stifter spendete nicht allein aus sozialer Pflicht Geld oder Gut für die Spitäler, sondern auch, um dadurch Gottes Gunst zu erlangen. Es war eine religiöse Pflicht, die Außenseiter der Gesellschaft zu versorgen und zu betreuen. Die Zuwendungen waren an Bedingungen geknüpft, die das Seelenheil des Stifters sichern sollten. So musste z. B. täglich der Gottesdienst besucht oder für das Seelenheil der Stifterfamilie gebetet werden.

Nur die Gottesfürchtigkeit des Bittstellers entschied darüber, ob jemand in ein Spital aufgenommen wurde bzw. Almosen erhielt.

Besser gestellte Bürger konnten sich mittels einer Pfründe in das Spital einkaufen. Sie überließen dem Spital ihr Einkommen oder eine bestimmte Geldsumme und konnten dafür in dem Haus leben. Je höher die Zuwendung, desto mehr Ansprüche konnten die Pfründer stellen. Einige bewohnten sogar ein eigenes Zimmer oder eine kleine Wohnung.

Aufgaben der Spitäler:
- Arme, Kranke, „Irre" und Alte versorgen
- Almosen verteilen
- Waisen- und Findelkinder betreuen.

Die Pflege bei Krankheit wurde meist von rüstigen Mitbewohnern übernommen, die in der Literatur als „Wärter" bezeichnet werden, was wohl ihrer Funktion auch am ehesten entsprach.

Die Umstände, unter denen „gepflegt" wurde, sind mit den heutigen nicht zu vergleichen. Die Krankensäle oder Siechenstuben wurden nicht gereinigt. Man schüttete nur frisches Stroh zwischen die Lager, auf denen die Kranken dicht an dicht lagen. Schwerkranke und Sterbende, Tuberkulöse, „stinkende Kranke", Epileptiker, „Irre" und Kriminelle lebten auf engstem Raum. Da frische Luft als schädlich galt, wurde auch nicht gelüftet. Historische Quellen, z. B. Aufzeichnungen von Ärzten und städtische Annalen, berichten, dass für das „Bettnässen" eine Geldbuße entrichtet werden musste.

IV/3.1.3 Altenbild in der Neuzeit (16.–18. Jh.)

Im 16. und 17. Jh. führten zahlreiche Kriege, besonders der 30-jährige Krieg von 1618–1648, aber auch Seuchen, z. B. Pest, Lepra und Syphilis sowie schwere Hungersnöte zu einer Verrohung der Sitten. Menschen fast aller gesellschaftlichen Schichten kämpften um ihr Überleben. Wer alt und krank war, den erwartete bittere Armut und Not.

Nach allen Grausamkeiten und dem weitgehenden Verlust menschlicher Zivilisation durch den 30-jährigen Krieg, begann gegen Ende des 17. Jahrhunderts ein Prozess des Umdenkens. Humanismus und Mitmenschlichkeit erhielten einen höheren Stellenwert. Disziplin und Regeln des Umgangs sollten zu einer funktionierenden Gesellschaft beitragen, in der Junge und Alte aufeinander Rücksicht nahmen. So entstand ein neues Altenbild, das durch Respekt vor dem Alter geprägt war.

Dies hatte jedoch für die arbeitsunfähigen Armen und Alten kaum positive Auswirkungen. Aufgrund der Tatsache, dass zu jener Zeit wirtschaftlicher Erfolg als Gnade Gottes galt, genossen sie kaum Ansehen. Durch die zunehmende Verstaatlichung kirchlicher Güter (*Säkularisation*) wurde die Situation der von der Kirche abhängigen alten Menschen wirtschaftlich lebensbedrohlich. 📖 4

Mythos Großfamilie

Die häufig in verklärter Weise dargestellte **Großfamilie** hat es kaum gegeben. Nur in Familien, denen ausreichende finanzielle Mittel zur Verfügung standen, duldete man die Alten, die nicht zum Lebensunterhalt beitrugen (→ Abb. IV/3.4). Wenn aber wirtschaftliche Not das Leben bestimmte, wurden die alten Menschen aus der Gemeinschaft ausgegrenzt. Indizien für diese Einschätzung sind:
- Die Notwendigkeit einer „professionellen Armen- und Siechenpflege" gab es schon ab dem Mittelalter. Viele alte Menschen jener Zeit überlebten nur durch das Almosenwesen
- Auch die durch die Ausgedinge (*Alterssicherung*) auf dem Hof verbleibende Generation der Altbauern sind nicht Zeichen einer harmonisch lebenden Großfamilie. Das Ausgedinge war eher mit einem Wirtschaftsabkommen zu vergleichen
- Die Tatsache, dass im 18. Jh. die durchschnittliche Haushaltsgröße bei 4,75 Personen lag, lässt ebenfalls darauf schließen, dass die Großfamilie ein Mythos ist.

IV/3.2 Vom 19. Jahrhundert zur Gegenwart

Ⓐ Fallbeispiel Ambulant

„Sie haben es gut, als Pflegerin können Sie heutzutage ganz normal leben", sagt die 88-jährige Sieglinde Kleinbrecht zur Altenpflegerin Linda Müller, als die ihr morgens im Wohnzimmer die Kompressionsstrümpfe anzieht. „Schön mit dem Auto herumfahren, ihre Patienten besuchen und nach acht Stunden ist der Dienst vorbei." Als Linda Müller die alte Dame erstaunt anschaut, berichtet diese von den Jahren nach dem Krieg, als sie selbst als Pflegerin arbeitete: „Wir mussten oft wochenlang Nachtdienst ohne Pause machen. Lippenstift und Nylonstrümpfe waren verboten. Wehe, wenn die Nonnen uns junge Mädchen mal mit einem Mann auf der Straße gesehen haben. Da gab es richtigen Ärger und zur Strafe musste man stundenlang Binden aufwickeln!"

Im 19. Jh. entwickelte sich der medizinische Fortschritt rasant. Die Medizin wurde von Aberglauben und dogmatischen Vorurteilen befreit und zur „Werkstätte zur Beseitigung fehlerhafter Körperzustände" (Lexikon der Medizin, Leipzig, 1924). Zu den bedeutendsten Fortschritten gehörten z. B. die Einführung der Vollnarkose sowie Kenntnisse über die Asepsis und damit über wirksame Maßnahmen zur Seuchenbekämpfung.

IV 3

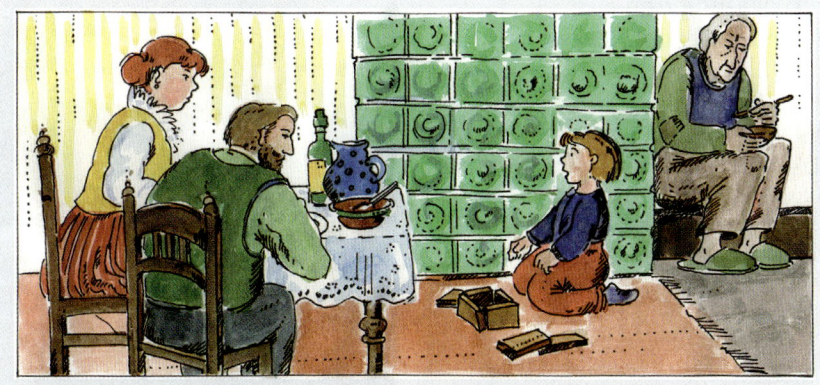

Der alte Großvater und sein Enkel

Es war einmal ein steinalter Mann, dem waren die Augen trüb geworden, die Ohren taub und die Knie zitterten ihm. Wenn er nun bei Tisch saß und den Löffel kaum halten konnte, schüttete er Suppe auf das Tischtuch und es floss ihm auch etwas wieder aus dem Mund. Sein Sohn und dessen Frau ekelten sich davor, und deswegen musste sich der alte Großvater endlich hinter den Ofen in die Ecke setzen und sie gaben ihm sein Essen in ein irdenes Schüsselchen und noch dazu nicht einmal satt; da sah er betrübt nach dem Tisch, und die Augen wurden ihm nass. Einmal auch konnten seine zittrigen Hände das Schüsselchen nicht festhalten, es fiel zur Erde und zerbrach. Die junge Frau schalt, er sagte aber nichts und seufzte nur. Da kaufte sie ihm ein hölzernes Schüsselchen für ein paar Heller, daraus musste er nun essen. Wie sie da so sitzen, so trägt der kleine Enkel von vier Jahren auf der Erde kleine Brettlein zusammen. „Was machst du da?", fragte der Vater. „Ich mache ein Tröglein", antwortete das Kind, „daraus sollen Vater und Mutter essen, wenn ich groß bin." Da sahen sich Mann und Frau eine Weile an, fingen endlich an zu weinen, holten sofort den alten Großvater an den Tisch und ließen ihn von nun an immer mit essen, sagten auch nichts, wenn er ein wenig verschüttete.

Abb. IV/3.4 Zu Beginn des 19. Jh. sammelten die Gebrüder Grimm Geschichten aus dem Volk, die bis dahin nur mündlich von Generation zu Generation weitergegeben wurden, und schrieben sie auf. Eines dieser Kinder- und Hausmärchen ist die Geschichte vom alten Großvater und seinem Enkel. [L119]

Medizinische Entwicklung in Krankenhäusern

Der Einzug der modernen Medizin hatte auch Auswirkungen auf die Armen- und Altenversorgung. Die Krankenhäuser entwickelten sich zu spezialisierten medizinischen Institutionen, in denen für die alten Menschen kein Platz mehr war. Siechtum und Alter boten der Medizin kein „lohnendes" Handlungsfeld. Das Zusammenleben der Alten und Siechen mit den heilbar Kranken wurde als Belastung empfunden. Es ergab sich die Notwendigkeit, andere Unterbringungsmöglichkeiten für alte Menschen zu schaffen.

Industrialisierung in der 2. Hälfte des 19. Jahrhunderts

Mit Beginn der **Industrialisierung** wurde der Wert eines Menschen vor allem an seinem Nutzen als Arbeitskraft gemessen.

Arbeiter, die trotz der körperlichen Belastungen nicht frühzeitig starben, sondern alt wurden, mussten ihren Lebensabend meist über die Almosenversorgung bestreiten. Dies galt auch für die Witwen von Arbeitern. Die nicht gesicherte Situation des Alters begann in der 2. Hälfte des 19. Jh. zunehmend eine Belastung für den Staat zu werden.

Die sich entwickelnde Arbeiterbewegung forderte für alt gewordene Arbeiter eine sichere Finanzierung. 1889 führte die Regie-

rung Bismarck die **Alters- und Invaliditätsversicherung** ein. Das waren die Geburtsstunde der Sozialversicherung sowie die Grundlage einer institutionalisierten Altersversorgung. In diesem Zusammenhang entstanden auch die ersten staatlichen Wohlfahrtsorganisationen (→ Kap. III/2).

IV/3.2.1 Erster Weltkrieg und Weimarer Republik

Der **Erste Weltkrieg** (1914–1918) hinterließ den meisten Menschen in Europa unbeschreibliches Elend. Der Untergang des deutschen Kaiserreichs und die Ausrufung der **Weimarer Republik** (1918–1933) brachten weitere politische und wirtschaftliche Wirren.

Die politischen Machtverhältnisse während der Weimarer Republik waren nicht stabil. Weltweit wurde gegen Wirtschaftskrisen angekämpft. Besonders die Folgen der Weltwirtschaftskrise 1929 trafen große Teile der Bevölkerung.

Unbeschadet durch solche Zeiten des Aufruhrs und der wirtschaftlichen Knappheit zu kommen, war für alle weniger Wohlhabenden schwierig. Besonders betroffen waren aber die alten Menschen, deren Renten für das Lebensnotwendige nicht ausreichten. Vielen blieb keine andere Wahl, als zu betteln und Lebensmittel zu stehlen. Bei ihren Kindern konnten sie nur in seltenen Fällen leben, da die wenigen vorhande-

nen Vorräte zunächst den Enkeln das Überleben sichern sollten. **Armenküchen** und **Armenspeisungen** in den Großstädten hatten Hochkonjunktur. An eine vernünftige ärztliche Versorgung für alte Menschen war nicht zu denken.

IV/3.2.2 Nationalsozialismus

Mit der Machtübernahme Adolf Hitlers 1933 und während des Zweiten Weltkriegs (1939–1945) waren dem Staat nur noch solche Menschen wertvoll, die etwas für Staat und Wirtschaft taten oder zur Verteidigung des Vaterlandes beitrugen.

Die alten Menschen gehörten in diesem Sinne zu den „Nutzlosen". Vielfach wurden sie zusammen mit chronisch Kranken in anstaltsähnlichen Institutionen untergebracht, in denen Disziplin und Strafen für mangelndes Wohlverhalten an erster Stelle standen.

Oft war das Leben alter und kranker Menschen auch direkt bedroht. Die Tötung **„lebensunwerten Lebens"** fand 1939 einen der ersten Höhepunkte. Alte und kranke Menschen wurden in zentrale Einrichtungen gebracht und vergast. Eine dieser Tötungsanstalten war die Anstalt Grafeneck in Baden-Württemberg. Pflegekräfte waren direkt und indirekt an der Tötung von Menschen beteiligt und erklärten später ihre Mittäterschaft oft damit, dass sie hätten gehorchen müssen. Diese dunkle Seite der Pflege bedarf noch intensiver Aufklärung. Obwohl im August 1941 nach massiven kirchlichen Protesten und wegen der beunruhigten Öffentlichkeit die Tötungen offiziell eingestellt wurden, sind viele alte Menschen weiterhin in abseits gelegene Einrichtungen geschafft und dort umgebracht worden. Viele von ihnen fielen mobilen Tötungskommandos zum Opfer. 🕮 5

IV/3.2.3 Entwicklung des Berufes Altenpflege nach 1945

Geburtsstunde des Berufes Altenpflege

Im Gegensatz zur Krankenpflege, die ihre Wurzeln zusammen mit der Medizin bereits vor Christi Geburt sieht, hat die **professionelle Altenpflege** ihren Ursprung erst im vergangenen Jahrhundert. Nach dem Ende des Zweiten Weltkriegs herrschten in Deutschland Hunger und Armut. Niemand hatte Zeit, sich um das Schicksal der Alten zu kümmern. Sie wurden unter minimalen baulichen und versorgungstechnischen Bedingungen in kirchlichen und staatlichen Einrichtungen untergebracht.

IV
3

Dort mussten sie sich strengen Hausordnungen fügen und vielfältige Arbeiten innerhalb der Anstalten erledigen, z. B. Wäsche waschen, Essen kochen und austeilen oder putzen.

Die niedrige Rente ließ den meisten von ihnen keinen Ausweg in ein anderes Leben.

Ende der **1950er-Jahre** wandelte sich die Rolle alter Menschen in Deutschland. Die Wirtschaft der BRD erlebte, gefördert vor allem von den USA, einen rasanten Aufschwung. In dieser Zeit des Wirtschaftswunders bekamen gesunde alte Menschen eine neue Rolle in der Gesellschaft zugesprochen:

- Damit beide Elternteile arbeiten gehen konnten, fiel den Großeltern die Aufgabe der Kinderbetreuung zu
- Die kleinen Renten der Alten wurden gebraucht, um den wirtschaftlichen Wohlstand der Familie aufzubauen. Das Geld ermöglichte z. B. die Anschaffung einer Waschmaschine oder eines Fernsehers.

Andererseits hatte die Bevölkerung in den 1950er-Jahren bereits einen erheblichen Anteil alter Menschen. Es war vorauszusehen, dass dieser Anteil zunehmen würde. Der medizinische Fortschritt ermöglichte vielen Menschen, älter zu werden. Mit dem Alter kamen allerdings auch Erkrankungen, die in früherer Zeit zum Tode geführt hätten, nun aber behandelbar waren. Der Begriff **Alterserkrankungen** entstand.

Auch die Versorgung alter Menschen in stationären Einrichtungen erlebte einen Wandel. Zunehmend stand die pflegerische Betreuung im Vordergrund, für die es keine ausreichend geschulten Kräfte gab. Das war die **Geburtsstunde des Berufs Altenpflege.**

Organisatorisch und räumlich wurden die Alteneinrichtungen zunehmend den Krankenhäusern angepasst. Große Schlafsäle, einige wenige Gemeinschaftsräume, Waschsäle und einfaches Essen waren für die damaligen Alteneinrichtungen typisch. Dazu mangelte es in den meisten Alten- und Pflegeeinrichtungen an Pflegenden. Die Zahl der Diakonissen (→ Abb. IV/3.5) und Ordensfrauen nahm nach dem 2. Weltkrieg schnell und kontinuierlich ab. Krankenschwestern und -pfleger wurden in den Krankenhäusern gebraucht, außerdem boten sich dort vielseitigere Qualifizierungs- und Aufstiegsmöglichkeiten. Es musste also zwingend jemand gefunden werden, der diese Lücke in der Versorgung alter Menschen schließen konnte. Der Blick der Politik und der gesellschaftlich Verantwortlichen fiel in diesem Zusammenhang auf die Frauen.

Entwicklung der Altenpflegeausbildung

Berufsgesetze der Pflegeberufe → Kap. IV/4

Zunehmend sahen sich die Träger der Alten- und Pflegeeinrichtungen der Notwendigkeit ausgesetzt, die vielen ungelernten Hilfskräfte zu **qualifizieren,** weil:

- Mehr Alterserkrankungen erkannt und behandelt werden konnten und so die pflegerischen Aufgaben komplexer wurden
- Sich die Einrichtungen zur Versorgung alter Menschen weg von bloßen Verwahranstalten entwickelten.

Regelmäßige Schulungen durch Ärzte und Krankenpfleger, allerdings ohne Stunden- oder Inhaltsvorgabe, gab es seit den Jahren 1957/58. Im Jahr 1960 setzte sich der Beruf Altenpflege mit einer noch sehr geringen Ausbildungsqualität durch. 1965 stellte der „Deutsche Verein für öffentliche und private Fürsorge" das erste Berufsbild (→ Kap. IV.4) für die Altenpflege vor. Dabei wurde gefordert, dass die Altenpflege ein eigenständiger und kein Hilfsberuf der Krankenpflege sein sollte. 1969 gab es in Nordrhein-Westfalen die erste zweijährige Ausbildung zur Altenpflege. 1974 gründete sich der erste deutsche Berufsverband für Altenpflege (→ Abb. IV/6.1) und bis 1979 war Altenpflege in allen Bundesländern als Ausbildungsberuf eingeführt.

In den **1970er-Jahren** hielten Werte wie Toleranz, Demokratie und Gleichberechtigung Einzug in die Gesellschaft. Das neue Denken hatte auch Auswirkungen auf die Pflege alter Menschen. Zusätzlich zu der Versorgung körperlicher Defizite stand nun auch die Befriedigung psychischer und sozialer Bedürfnisse der Pflegebedürftigen im Mittelpunkt der Bemühungen. Mit diesem ganzheitlichen Ansatz löste sich die Altenpflege von der körperorientierten Krankenpflege. Langsam wurde die räumliche Gestaltung der stationären Alteneinrichtungen wohnlicher und berücksichtigte die individuellen Bedürfnisse und Wünsche alter Menschen besser. Diese Entwicklung war auch dem Inkrafttreten des **Heimgesetzes** (→ Kap. III/5) zu verdanken, das wesentliche Punkte regelte.

Mit den neuen Ansprüchen verlängerte sich die Ausbildung bereits in dieser Zeit. Sie glich sich aber erst in den Jahren 1987/88 hinsichtlich ihrer Stundenvorgaben der Ausbildungsdauer der Krankenpflege an. Sie umfasste 1 800 Stunden Theorie und 3 000 Stunden Praxis.

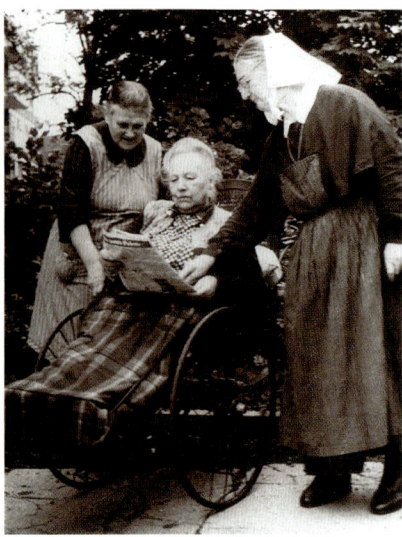

Abb. IV/3.5 Altenpflege in den 1960er-Jahren. [W216]

❯❯ Am 1.1.1975 trat das Heimgesetz in Kraft. Dadurch wurde die Versorgung in Altenheimen wesentlich verbessert.

Mit Einführung der **Pflegeversicherung** Mitte der **1990er-Jahre** bekam die ambulante Altenpflege Vorrang vor der stationären (→ Kap. III/2). Das führte dazu, dass inzwischen ein größerer Teil der alten Menschen in häuslicher Umgebung gepflegt wird. Stationäre Pflege wird zumeist erst in die Wege geleitet, wenn alle ambulanten Hilfen ausgeschöpft sind.

Frauenberuf Altenpflege

Wie die Krankenpflege wurde auch die Altenpflege als **Frauenberuf** konzipiert, wenn auch aus einer anderen historischen Absicht (→ Abb. IV/3.6).

Vor dem zweiten Weltkrieg war eine Berufstätigkeit der verheirateten Frauen nicht üblich, wurde mitunter gesellschaftlich sogar geächtet. Eine gute Ausbildung von Frauen und Mädchen vor der Ehe wurde nicht für notwendig erachtet.

In den Frauen glaubten die politischen und gesellschaftlichen Verantwortungsträger ein geeignetes Potenzial für zukünftige Pflegende in den Alten- und Pflegeeinrichtungen zu haben. Frauen ohne berufliche Qualifikation wurden als Hilfskräfte in die Alten- und Pflegeeinrichtungen geholt und arbeiteten dort unter der Leitung von Ordensfrauen oder weltlichen Krankenschwestern.

Männer interessierten sich kaum für diesen Beruf, da die Entlohnung gering und die Arbeitszeiten belastend waren. 📖📖 6

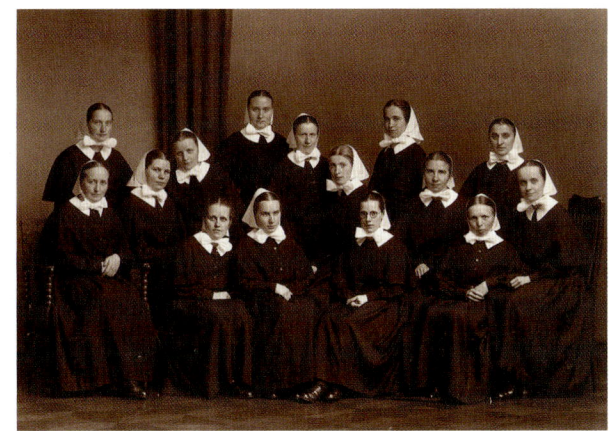

Abb. IV/3.6 Wie alle Pflegeberufe, auch die Altenhilfe: Ein typischer Frauenberuf. [W216]

IV/3.2.4 Altenpflege im 21. Jahrhundert

Steigende Lebenserwartung und sinkende Geburtenraten kennzeichnen den demografischen Wandel im 21. Jahrhundert. Inzwischen kann nicht mehr von „den alten Menschen" gesprochen werden. In einer älter werdenden Gesellschaft wird das Phänomen Alter umfangreicher erforscht. Die zunehmende Differenzierung ermöglicht ein genaueres Bild, zu dem junge Alte, Ältere und Hochbetagte gehören, die jeweils unterschiedliche Bedürfnisse und Anforderungen haben.

Künftige Altersentwicklung

„Die Alterung wird in Zukunft von den Hochbetagten (ab 80 Jahren) dominiert. Dies ist nicht zuletzt deshalb bedeutsam, weil vor allem diese Altersgruppe Hilfe- und Pflegeleistungen in Anspruch nehmen muss. Lebten 1871 weniger als 1 % ab 80-Jährige in Deutschland, so nahm ihr Anteil bis 2006 auf 5 % zu. Er wird sich bis 2050 nochmals verdreifachen. Dann wäre der Anteil der 80-Jährigen und Älteren genauso hoch wie der der unter 20-Jährigen. Die Hochbetagten sind außerdem die einzige Altersgruppe, die bis 2050 noch nennenswert anwachsen wird." 7 8 9

Da mit zunehmendem Alter auch die Wahrscheinlichkeit der Pflegebedürftigkeit wächst, ist mit einem weiteren Anstieg der Zahl pflegebedürftiger älterer Menschen zu rechnen. Damit nehmen auch die Anforderungen an die Altenpflege zu. Der demografische Wandel, die damit verbundenen gesundheitspolitischen Veränderungen und berufspolitischen Diskussionen haben dazu beigetragen, dass die bundeseinheitliche Ausbildung in der Altenpflege in Kraft getreten ist (→ Kap. IV/4).

Die nächste Entwicklung ist eine integrierte oder generalistische Ausbildung, in der die Kinderkrankenpflege, Krankenpflege und Altenpflege zu einer dreijährigen Ausbildung zusammengefasst sind.

Der Gesetzentwurf zur Reform der Pflegeberufe ist am 13.1.2016 ins Kabinett eingebracht worden und wurde in der ersten Lesung behandelt.

Diese Strategie soll Antworten auf die Zunahme der älteren und demenziell erkrankten Patienten in Krankenhäusern, auf die Zunahme des medizinischen Behandlungsbedarfs in den stationären Altenpflegeeinrichtungen und auf eine besonders breite Qualifikationsanforderung in der ambulanten Pflege liefern. 10 11

Internet- und Lese-Tipp
- Senioren-Pflege-Informationsportal: www.geroweb.de
- Information zur Altenpflegeausbildung: www.altenpflegeausbildung.net
- Zentrum für Altersfragen: www.dza.de

Wiederholungsfragen

1. Welche Tradition sicherte in früheren Zeiten vor allem Landwirten das Überleben im Alter? (→ Kap. V/3.1.1)
2. Erläutern Sie das Spitalwesen im Mittelalter. (→ Kap. IV/3.1.2)
3. Welche Rolle spielte die Großfamilie im 16. bis 18. Jahrhundert? (→ Kap. IV/3.1.3)
4. Wie veränderte die Industrialisierung die Sicht auf den Menschen? (→ Kap. IV/3.2)
5. Wann entstand das Berufsbild der professionellen Altenpflege und welche Faktoren lösten diese Entwicklung aus? (→ Kap. IV/3.2.3)
6. Wieso sind die Ursprünge der Altenpflege untrennbar mit der Berufstätigkeit von Frauen verbunden? (→ Kap. IV/3.2.3)

Literaturverzeichnis

1. Mühlberger, M.: Geschichte der Krankenpflege. www.carolusbrevis.de/martina/KPflege/Krankenpflege.pdf (letzter Zugriff 15.8.2016).
2. http://blog.histofakt.de/?p=962 (letzter Zugriff 22.5.2016).
3. www.thueringer-allgemeine.de/web/zgt/leben/detail/-/specific/Studie-Unsere-Vorfahren-wurden-aelter-als-bisher-angenommen-34221434 (letzter Zugriff 22.5.2016).
4. Hermann-Otto, E. (Hrsg.): Die Kultur des Alterns von der Antike bis zur Gegenwart. Röhrig Universitätsverlag, St. Ingbert, 2004.
5. Steppe, H.: Krankenpflege im Nationalsozialismus. Mabuse Verlag, Frankfurt/Main, 2013.
6. Plümpe, J.: Altenpflege. Entwurf eines Berufsprofils unter Berücksichtigung des Professionalisierungsprozesses. Brigitte Kunz Verlag, Hagen, 1997.
7. Bundesinstitut für Bevölkerungsforschung. Statistisches Bundesamt (Hrsg.): Daten, Fakten, Trends zum demographischen Wandel in Deutschland. 2008.
8. Bundeszentrale für politische Bildung: www.bpb.de/nachschlagen/zahlen-und-fakten/soziale-situation-in-deutschland/61538/altersgruppen (letzter Zugriff 22.5.2016).
9. Statista GmbH: http://de.statista.com/statistik/daten/studie/204738/umfrage/prognose-zum-bevoelkerungsanteil-ueber-80-jahre-in-deutschland/ (letzter Zugriff 22.5.2016).
10. Bundesministerium für Gesundheit: www.bmg.bund.de/presse/pressemitteilungen/pressemitteilungen-2016-1-quartal/pflegeberufsgesetz.html (letzter Zugriff 22.5.2016).
11. Bundesregierung: www.bundesregierung.de/Content/DE/Artikel/2016/01/2016-01-13-reform-pflegeberufe.html (letzter Zugriff 22.5.2016).

IV
3

IV/4 Berufsgesetze

Geschichte der Berufsentstehung

Die Altenpflege wurde in den vergangenen Jahrhunderten genauso wie die Krankenpflege zunächst als caritative Aufgabe angesehen (→ Kap. IV/3.1.1). Deshalb gab es bis 1960 keine Trennung zwischen Kranken- und Altenpflege.

Der Altenpflegeberuf ist somit der jüngste der in Deutschland seit 1907 gesetzlich geregelten Pflegeberufe (Abb. IV/4.1). Er entstand aufgrund des demografischen Wandels nach dem 2. Weltkrieg, etwa ab 1950, und wurde überwiegend von Frauen ausgeübt, die oft keine Ausbildung hatten. Das sollte sich bald ändern. Wesentliche Entwicklungsschritte der Altenpflege: 📖 1

- Ende der 1950er-Jahre begannen konfessionelle Einrichtungen mit dem Angebot von Ausbildungen
- Der Deutsche Verein für öffentliche und private Fürsorge verabschiedete 1965 das Berufsbild Altenpflege, das grundsätzlich Pflege, Beratung und Betreuung alter Menschen umfasst. Dadurch entstand der sozialpflegerische Schwerpunkt des Berufs
- 1969 trat in NRW die erste staatliche Ausbildungs- und Prüfungsordnung in Kraft
- Die erste Ausbildung zur staatlich anerkannten Altenpflegerin begann 1976 in Berlin
- 1974 gründete sich die erste deutsche Berufsorganisation der Altenpflege (DBVA → Abb. IV/6.1), der Ausbildungsgang wurde in fast allen Bundesländern auf zwei Jahre festgelegt
- Ab 1984 begann man in Berlin mit einer dreijährigen Ausbildung (zwei Jahre schulischer Unterricht, ein Jahr Praktikum)
- Ab Mitte der 1980er-Jahre begann man in der BRD, einen einheitlichen Gesetzentwurf für die Altenpflege zu erarbeiten. Daraus entstand das Altenpflegegesetz (AltPflG), das im August 2003 verabschiedet wurde (→ Kap. IV/4.1).

Weg zum Altenpflegegesetz

Die besondere politische Situation der Bundesrepublik Deutschland als Bundesstaat (*föderalistisches Staatsgebilde*) bringt mit sich, dass Bund und Länder bestimmte Auf- gaben getrennt regeln. Danach sind die Bundesländer zuständig für Bildungspolitik und somit auch für Ausbildungsvorschriften. Nur wenige Aufgaben unterliegen gemäß Art. 74 Abs. 1 Nr. 19 des Grundgesetzes (GG) der Gesetzgebung des Bundes. Dazu gehören: „Maßnahmen gegen gemeingefährliche und übertragbare Erkrankungen bei Menschen und Tieren, die Zulassung zu ärztlichen und anderen Heilberufen und zum Heilgewerbe, den Verkehr mit Arzneien, Heil- und Betäubungsmitteln und Giften."

Die Altenpflege gehörte zunächst nicht zu den Berufen, die den Bestimmungen dieses Grundgesetz-Artikels unterliegen. Sie unterstand der Kulturhoheit der Bundesländer, weil sie aufgrund ihres Berufsbilds nicht als Heilberuf sondern als sozialpflegerischer Beruf galt. Daraus resultierten am Ende 16 verschiedene Ausbildungsregelungen – für jedes Bundesland eine.

> ❯❯ In der DDR gab es weder den Altenpflegeberuf noch eine entsprechende Ausbildung. Dort war die Betreuung älterer Menschen eine Familienangelegenheit.

Erst im Oktober 2002 entschied das Bundesverfassungsgericht, dass der Altenpflegeberuf ein „anderer Heilberuf" im Sinne des Art. 74 Abs. 1 Nr. 19 GG ist (BVerfG, AZ: 2 BrF 1/01). Das Gericht war vom Bundesland Bayern angerufen worden, um diese Frage zu klären. In der Begründung des Urteils schreiben die Richter unter anderem, dass sich die Aufgaben von Altenpflegerinnen durch den demografischen Wandel so stark an das Berufsbild der Krankenpflege angenähert haben, dass eine Unterscheidung in vielen Bereichen nicht mehr möglich sei. Dazu habe vor allem die Einführung der Pflegeversicherung beigetragen. 📖 2

Mit diesem höchstrichterlichen Urteil wurde der Weg frei für ein bundeseinheitliches Altenpflegegesetz und eine einheitliche Ausbildungs- und Prüfungsverordnung. Diese gesetzlichen Grundlagen sichern ein bundesweit einheitliches Ausbildungsniveau und schärfen das Berufsprofil.

> ❯❯ **Lern-Tipp**
> Überlegen Sie, ob es Ihnen möglich ist, mit Ihrem eigenen Verhalten die Professionalisierung des Altenpflegeberufes voranzutreiben. Welche Instrumente stehen Ihnen dafür zur Verfügung? Wie viel Zeit investieren Sie in berufspolitische Belange?

IV/4.1 Altenpflegegesetz

Ⓐ Fallbeispiel Ambulant

Altenpflegerin Linda Müller sitzt mit zwei Praktikantinnen und einem Praktikanten am Kaffeetisch im Aufenthaltsraum des Pflegedienstes „Ambulante Pflege Bogendorf". Ihre Tour ist beendet. So hat sie Zeit, sich intensiv um die Berufsinteressenten zu kümmern. Eine Aufgabe, die ihr von der Pflegedienstleitung übertragen wurde und die ihr liegt.

Martina, 18 Jahre alt, kommt gleich zur Sache: „Ein Slogan des Pflegedienstes heißt: ‚Wir pflegen professionell!' Was bedeutet das?"

„Und warum wird durch das Altenpflegegesetz die Berufsbezeichnung, nicht jedoch die Tätigkeit geschützt?" fragt Marko, der sich nach mehreren Praktika für die Ausbildung zum Altenpfleger entschieden hat.

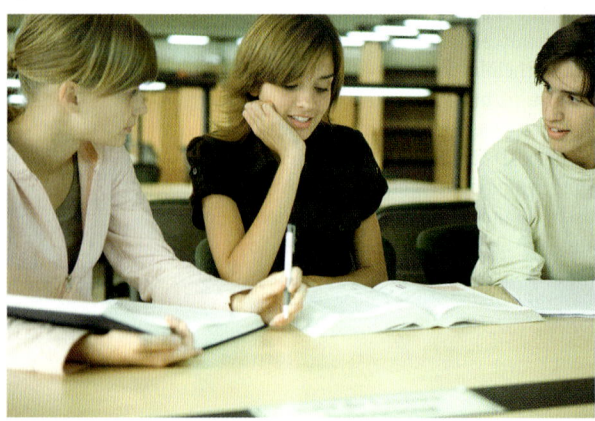

Abb. IV/4.1 Die Altenpflege ist ein junger Beruf. [J787]

> **Altenpflegegesetz** *(AltPflG)*: Gesetz zum Schutz der Berufsbezeichnungen „Altenpflegerin" und „Altenpfleger" sowie zur Regelung einer bundeseinheitlichen Ausbildung.

Berufsgesetze scheinen auf den ersten Blick trocken und unverständlich. Bei genauer Betrachtung geben sie jedoch Handlungsrahmen vor und ziehen Grenzen zu anderen Berufen (Tab. IV/4.1). Die Berufsgesetze der Pflegeberufe ermöglichen eine sehr breit anwendbare Aus- und Weiterbildung, die sich nicht allein auf Tätigkeiten in stationären und ambulanten Bereichen beschränkt. Mit einem guten Abschluss sind Tätigkeiten auch im weiter gefassten Gesundheitsmarkt möglich, auch in der Forschung jenseits der Pflegeforschung. Eine solch breit gefächerte Anwendung des Basiswissens, gestützt durch Kenntnisse auf dem Boden von Fort- und Weiterbildungen, findet man nur in wenigen Ausbildungen.

Das **Altenpflegegesetz** heißt eigentlich „Gesetz über die Berufe in der Altenpflege", weil darin ursprünglich auch die Belange der Altenpflegehilfe geregelt werden sollten.

Aufgrund der Intervention des Bundeslandes Bayerns allerdings entschied das Bundesverfassungsgericht, dass nur die Altenpflege in die Zuständigkeit des Bundes gehört. Die Altenpflegehilfe blieb in der Hoheit der Bundesländer.

Bestimmungsbereiche

Außer der Bestimmung, wer sich Altenpfleger nennen darf, regelt das Altenpflegegesetz folgende Fragen:

- Wie ist die Ausbildung geregelt?
- Wer darf die Ausbildung durchführen?
- Wer finanziert die Ausbildung?
- Wer ist für Ausbildungsangelegenheiten zuständig?

Vor dem Inkrafttreten des Bundesgesetzes befanden sich landesrechtlich unter den Zulassungsvoraussetzungen auch das Zugangsalter – 16 Jahre – mit dem man die Ausbildung beginnen konnte sowie die Mindestanforderungen an die schulische bzw. berufliche Bildung – Hauptschulabschluss oder gleichwertige Schulbildung, abgeschlossene Berufsausbildung bzw. dreijährige berufliche Tätigkeit.

Bei der Formulierung des Altenpflegegesetzes verzichtete der Gesetzgeber auf die Angabe eines Mindestalters.

Gliederung des Gesetzes	Inhalte (Beispiele)
Abschnitt 1 (§§ 1–2 a)	**Erlaubnis** • Voraussetzungen, die zur Führung der Berufsbezeichnung berechtigen • Dauer der Ausbildung, die für die Erlangung der Berufsbezeichnung zu absolvieren ist
Abschnitt 2 (§§ 3–9)	**Ausbildung in der Altenpflege** • Überbegriff der Kenntnisse, die in der Ausbildung zu vermitteln sind • Orte, an denen die praktische und theoretische Ausbildung stattfinden soll • Inhalte der Abschlussprüfungen • Personelle Ausstattung der Altenpflegeschulen • Voraussetzungen für den Zugang zur Ausbildung • Möglichkeiten zur Verkürzung der Ausbildungsdauer • Fehlzeiten und Urlaubsanspruch während der Ausbildung
Abschnitt 3 (§§ 10–12)	**Erbringen von Dienstleistungen** • Voraussetzungen für die Berufsausübung (auch für Altenpflegerinnen, die ihre Ausbildung nicht in Deutschland absolviert haben) • Hinweis auf die Erforderlichkeit deutscher Sprachkenntnisse zur Ausübung des Berufes
Abschnitt 4 (§§ 13–23)	**Ausbildungsverhältnis** • Inhalte des erforderlichen Ausbildungsvertrags • Nichtigkeit von Vereinbarungen zur Beschränkung der Berufstätigkeit • Pflichten des Trägers der Ausbildung • Pflichten der Schüler • Pflicht zur Zahlung einer Ausbildungsvergütung in angemessener Höhe • Probezeit von sechs Monaten • Regeln zur Kündigung während der Probezeit • Ende des Ausbildungsverhältnisses • Voraussetzungen zur Übernahme in ein unbefristetes Arbeitsverhältnis • Sonderstellung kirchlicher Ausbildungsträger
Abschnitt 5 (§§ 24–25)	**Kostenregelung** • Anrechnung der Ausbildungsvergütung auf das Entgelt des Trägers der Ausbildung • Erhebung von Ausgleichszahlungen durch die Bundesländer
Abschnitt 6 (§ 26)	**Zuständigkeiten** • Zulassung von Ausbildungsinteressenten durch Behörden der Bundesländer • Zulassung der Berufsausübung von Altenpflegerinnen durch Behörden der Bundesländer
Abschnitt 7 (§ 27)	**Bußgeldvorschriften** • Festsetzung des Bußgeldes bei ordnungswidrigem Führen der Berufsbezeichnung auf max. 3 000 Euro
Abschnitt 8 (§ 28)	**Keine Anwendung des Berufsbildungsgesetzes** • Herauslösung des Berufs der Altenpflege aus den Bestimmungen des Berufsbildungsgesetzes
Abschnitt 9 (§ 29–33)	**Übergangsvorschriften** • Rechtliche Stellung der Altenpflegerinnen, die ihre Ausbildung vor Inkrafttreten des Gesetzes absolviert haben • Rechtliche Stellung der Schulen, die ihre Zulassung vor Inkrafttreten des Gesetzes erhalten haben

Tab. IV/4.1 Inhalte und Gliederung des Altenpflegegesetzes. 📖 3

Schulische Voraussetzungen sind nunmehr laut § 6:

- Realschulabschluss oder ein anderer als gleichwertig anerkannter Bildungsabschluss oder eine andere abgeschlossene zehnjährige Schulbildung, die den Hauptschulabschluss erweitert

- Hauptschulabschluss oder ein als gleichwertig anerkannter Bildungsabschluss, sofern eine erfolgreich abgeschlossene, mindestens zweijährige Berufsausbildung oder die Erlaubnis als Krankenpflegehelferin oder Krankenpflegehelfer oder eine landesrechtlich geregelte, erfolg-

IV

4

reich abgeschlossene Ausbildung von mindestens einjähriger Dauer in der Altenpflegehilfe oder Krankenpflegehilfe nachgewiesen wird. 📖 3

Ausbildung in Teilzeit

Eine Besonderheit ist, dass künftige Altenpflegerinnen bei der Ausbildungsdauer zwischen drei Jahren Vollzeit und fünf Jahren **Teilzeit** wählen können. Der Grund für das Angebot der Teilzeitausbildung ist die Hoffnung des Gesetzgebers, mit diesem System mehr Interessenten für den hohen Personalbedarf in der Altenpflege anzusprechen.

Der theoretische Unterricht in der Altenpflegeausbildung dauert nunmehr 2 100 Stunden (1990: 1 400–2 240 Stunden), der Zeitrahmen für den praktischen Unterricht ist auf 2 000 Stunden festgelegt (1990: 1 200–3 000 Stunden).

Praktische Konsequenzen des Anforderungsprofils

Altenpflegerinnen müssen über hohe soziale Kompetenzen verfügen und benötigen eine hohe Frustrationsgrenze, um den oft schwierigen Umgang mit älteren Menschen bewältigen zu können. Sie müssen körpernahe Tätigkeiten ausführen können sowie ihre Aufgaben selbstständig und unter Einbeziehung der Tätigkeiten von Angehörigen anderer Berufsgruppen ausführen (→ Kap. IV/7).

Diesem professionell geprägten Berufsbild stehen die Erwartungen der Pflegebedürftigen gegenüber, die sich oft an idealisierten oder verzerrten Ansprüchen Außenstehender orientieren. Daraus kann sich für die Altenpflegerinnen ein Konflikt ergeben, wenn sie nicht lernen, bei den Auseinandersetzungen klar zwischen ihrer beruflichen Rolle und der Personenebene zu trennen (→ Kap. IV/9, → Kap. I/13).

Kompetenzen der Altenpflegerinnen

Altenpflege ist ein vielfältig gestaltbarer Beruf mit Zukunft. Diese Tatsache ergibt sich allein aus der demografischen Entwicklung der Bevölkerung (→ Kap. II/2). Einsatzbereiche für Altenpflegerinnen sind Altenpflegeeinrichtungen, Seniorenwohnzentren, ambulante Pflegedienste, Einrichtungen der Gerontopsychiatrie und Geriatrie, Tageskliniken, Kurzzeitpflege sowie Behörden, z. B. der Medizinische Dienst der Krankenversicherungen (MDK) und die Heimaufsicht.

Nach entsprechender Weiterbildung können Altenpflegerinnen auch spezialisierte Aufgaben übernehmen, z. B. als zertifizierte Wundmanager (→ Kap. IV/5).

Aktualisierung 2013

In dem am 28.10.2009 veröffentlichten Koalitionsvertrag zwischen CDU, CSU und FDP heißt es bezüglich der Altenpflege: „Wir wollen ein Berufsbild in der Altenpflege attraktiver gestalten. Darüber hinaus wollen wir die Pflegeberufe in der Ausbildung durch ein neues Berufegesetz grundlegend modernisieren und zusammenführen." 📖 4

Außerdem beschlossen die Parteien, die Pflegebedürftigkeit so zu definieren, dass nicht mehr ausschließlich körperliche Bedingungen, sondern auch andere Aspekte (z. B. Demenz) in die Beurteilung einfließen. Die Pflegeversicherung solle an diese Änderungen angepasst werden. Zusätzlich beschrieb der Vertrag die Absicht, Wohn- und Betreuungsformen zu fördern, die den Bedürfnissen der Pflegebedürftigen entsprechen, z. B. Wohngemeinschaften für Demenzkranke. 📖 4

Damit beschrieb der Koalitionsvertrag den Wunsch, ein bedürfnisorientiertes und bezüglich der Leistungsempfänger selbstbestimmtes Pflegeverständnis zu stärken.

In dem Koalitionsvertrag zwischen CDU, CSU und SPD, der am 27. November 2013 anlässlich der 18. Legislaturperiode des Bundestages veröffentlicht wurde, heißt es unter der Überschrift „Arzneimittel, Gesundheitsberufe und Prävention": „Gute Pflege setzt qualifiziertes und motiviertes Personal voraus. Wir setzen uns im Rahmen der rechtlichen Möglichkeiten für Personalmindeststandards im Pflegebereich ein und wollen die Pflegeberufe aufwerten. Dokumentationspflichten und Bürokratie müssen auf das Nötigste begrenzt werden." 📖 5

> **Internet- und Lese-Tipp**
> Die Koalitionsverträge der Bundesregierungen aus den Jahren 2009 und 2013 sind leicht im Internet nachzulesen (Adressen siehe Literaturanhang Nr. 4 und Nr. 5). Sie widmen den verschiedenen Aspekten der Pflege jeweils längere Passagen.

> **❯ Lern-Tipp**
> Vergleichen Sie die Aussagen der beiden Koalitionsverträge und prüfen Sie die unterschiedlichen Pflegeverständnisse, die in ihnen zum Ausdruck kommen, hinsichtlich der Anwendung in der Praxis.

Aktualisierung 2015

In der am 16.7.2015 aktualisierten Fassung des Altenpflegegesetzes heißt es in § 4, Abs. (7): „Abweichend von Satz 3 kann der Gemeinsame Bundesausschuss für die Tätigkeiten, die er in der Richtlinie nach § 63 Absatz 3c des Fünften Buches Sozialgesetzbuch festgelegt hat, für die zusätzliche Ausbildung standardisierte Module entwickeln, die vom Bundesministerium für Familie, Senioren, Frauen und Jugend im Einvernehmen mit dem Bundesministerium für Gesundheit auch ohne Vorliegen eines vereinbarten Modellvorhabens nach § 63 Absatz 3c des Fünften Buches Sozialgesetzbuch genehmigt werden können."

Diese Formulierung bedeutet, dass der Gemeinsame Bundesausschuss bei der Einrichtung von standardisierten Modulen zur Zusammenarbeit mit pflegewissenschaftlichen und pflegepädagogischen Ansprechpartnern verpflichtet ist. Daraus ergibt sich eine bedeutende Stärkung der Stellung von Pflegefachleuten bei der Ausarbeitung von Ausbildungsrichtlinien.

> **❯ Lern-Tipp**
> Recherchieren Sie (z. B. im Internet), was für ein Gremium der Gemeinsame Bundesausschuss ist und welche Aufgaben er insbesondere bezüglich der Pflegeberufe hat.

Gesetz zur Verbesserung der Rechte von Patientinnen und Patienten

Das am 25.2.2013 in Kraft getretene **Gesetz zur Verbesserung der Rechte von Patientinnen und Patienten** (*PatRechteG*) ist kein Berufsgesetz der Altenpflege, tangiert jedoch die Arbeit aller Personen, die in Gesundheitsberufen tätig sind. Daher ist es hier kurz erwähnt. Es soll die Rechte der Patienten gegenüber den in den Gesundheitsberufen tätigen Menschen stärken und bündelt alle relevanten Gesetze, die früher in verschiedenen Gesetzbüchern zu finden waren (etwa im Bürgerlichen Gesetzbuch; §§ 630a–630h) und regelt z. B. folgende Eckpunkte:

- **Aufklärungspflicht.** Der Arzt hat den Patienten über die zur Erstellung der Diagnose erforderlichen Maßnahmen, die Diagnose und die beabsichtigte Therapie aufzuklären. Verstößt er hiergegen, ist eine Einwilligung des Patienten in die Behandlungsmaßnahme unwirksam
- **Akteneinsicht.** Den Patienten steht das Recht zu, Einblick in die Krankenakte zu

nehmen und diese – auf eigene Kosten – zu kopieren.

- **Umgang mit Behandlungsfehlern.**
  - Förderung der Fehlervermeidungskultur, Risiko-/Beschwerdemanagement
  - Kodifizierung eines umfassenden Haftungssystems. **Beispiele:** 1) Im Fall eines groben Behandlungsfehlers, der generell geeignet ist, einen Schaden herbeizuführen, wird vermutet, dass der Fehler für den Eintritt des Schadens ursächlich war. Das heißt, dass der Behandelnde den Beweis antreten muss, dass sein Fehler den Schaden nicht verursacht hat. 2) Stammt der Schaden eines Patienten aus einem Gefahrenbereich, den der Behandelnde objektiv voll beherrschen kann, wird eine fehlerhafte Verrichtung der Behandlung vermutet
  - Verfahrensrechte bei Verdacht auf Behandlungsfehler stärken mit einheitlichen Schlichtungsverfahren und spezialisierten Kammern bei den Landgerichten den Rechtsschutz gegen Berufungsentscheidungen
- **Stärkung der Rechte gegenüber Leistungsträgern.** Hier sind besonders die Fristen zu erwähnen, die den Leistungsträgern gesetzt werden, um einen Antrag zu bearbeiten. Eine Entscheidung muss spätestens bis zum Ablauf von drei Wochen nach Antragseingang, oder in den Fällen, in denen eine gutachtliche Stellungnahme (insbesondere des MDK) eingeholt wird, innerhalb von fünf Wochen nach Antragseingang fallen.

Pflege-Neuausrichtungs-Gesetz

Das **Pflege-Neuausrichtungs-Gesetz** (*PNG, SGB XI, Art. 1*) ist als Bestandteil des Pflegeversicherungsgesetzes seit dem 1.1.2013 in Kraft und verbessert die Leistungen für Demenzkranke, die zuhause leben. Die Betroffenen gelten gemäß § 45a SGB XI als Pflegebedürftige „mit erheblichem allgemeinen Betreuungsbedarf". In diesem Paragrafen sind 13 Schädigungen und Funktionsstörungen festgelegt, die im Rahmen der Begutachtung hinsichtlich der Einstufung in einen Pflegegrad vom Gutachter beurteilt werden (Tab. IV/4.2).

Zu beachten ist, dass bei der zuständigen Pflegekasse der Krankenversicherung ein Antrag auf Erteilung des Pflegegrads gestellt werden muss (→ Kap. III/1). Hierzu ist es angebracht, ein meist ebenfalls bei der Krankenversicherung erhältliches Pflegeta-

Punkte, die ein Gutachter beurteilen muss, um über den Beaufsichtigungs- und Betreuungsbedarf zu entscheiden
• Unkontrolliertes Verlassen des Wohnbereichs (Hinlauftendenz) • Verkennen oder Verursachen gefährdender Situationen • Unsachgemäßer Umgang mit gefährlichen Gegenständen oder potenziell gefährdenden Substanzen • Tätlich oder verbal aggressives Verhalten in Verkennung der Situation • Im situativen Kontext inadäquates Verhalten • Unfähigkeit, die eigenen körperlichen und seelischen Gefühle oder Bedürfnisse wahrzunehmen • Unfähigkeit zu einer erforderlichen Kooperation bei therapeutischen oder schützenden Maßnahmen als Folge einer therapieresistenten Depression oder Angststörung • Störungen der höheren Hirnfunktionen (Beeinträchtigungen des Gedächtnisses, herabgesetztes Urteilsvermögen), die zu Problemen bei der Bewältigung von sozialen Alltagsleistungen geführt haben • Störung des Tag-Nacht-Rhythmus • Unfähigkeit, eigenständig den Tagesablauf zu planen und zu strukturieren • Verkennen von Alltagssituationen und inadäquates Reagieren in Alltagssituationen • Ausgeprägtes labiles oder unkontrolliert emotionales Verhalten • Zeitlich überwiegend Niedergeschlagenheit, Verzagtheit, Hilflosigkeit oder Hoffnungslosigkeit aufgrund einer therapieresistenten Depression

Tab. IV/4.2 Der Gutachter muss für jeden einzelnen der in dieser Tabelle genannten Punkte feststellen, ob ein Beaufsichtigungs- und Betreuungsbedarf (unabhängig von der Zeitdauer), auf Dauer (für mindestens sechs Monate) und regelmäßig besteht. Grundsätzlich gilt hier eine tägliche Erfordernis, auch bei unterschiedlicher Art der Betreuung. Die Alltagskompetenz gilt als eingeschränkt, wenn mindestens zwei Funktionsstörungen vorliegen, davon eine aus den Bereichen 1 bis 9, oder wenn eine dauerhafte und regelmäßige Funktionsstörung vorliegt.

gebuch zu führen und den Pflegeaufwand genau zu dokumentieren. Bei der Antragstellung sollte darauf hingewiesen werden, dass bei dem zu Begutachtenden eine Demenz vorliegt. Hilfreich ist ein ärztliches Attest, das dem Gutachter vorgelegt wird. Möglicherweise kann der pflegende Angehörige bereits vor der Begutachtung mit dem Gutachter besprechen, welche Defizite bei dem zu Begutachtenden vorliegen.

> ❯❯ Bei einem ungünstigen Bescheid ist es sinnvoll, in der im Bescheid angegebenen Frist Widerspruch einzulegen, das Gutachten anzufordern und in der weiteren gesetzten Frist den Widerspruch anhand des Gutachtens zu begründen. Bei Ablehnung des Widerspruchs kann vor einem Sozialgericht Klage erhoben werden.

Gutachter werden nicht allein vom MDK gestellt. Nach § 53b SGB XI hatte der Spitzenverband Bund der Pflegekassen bis zum 31.3.2013 Zeit, mit dem Ziel einer einheitlichen Rechtsanwendung Richtlinien zur Zusammenarbeit der Pflegekassen mit anderen unabhängigen Gutachtern im Verfahren zur Feststellung der Pflegebedürftigkeit zu erlassen. Diese Richtlinien sind für die Pflegekassen verbindlich. Für Personen, die die Ausbildung zur Altenpflege erfolgreich abgeschlossen haben, könnte sich aus dieser Bestimmung ein weiterer Aspekt ihrer Karriereplanung ergeben – und damit ein Anreiz, im Beruf zu verbleiben.

Pflege-Weiterentwicklungs-Gesetz (SGB XI – Pflegeversicherung § 113)

Mit dem **Gesetz zur strukturellen Weiterentwicklung der Pflegeversicherung** (*Pflege-Weiterentwicklungs-Gesetz*), in Kraft getreten am 1.7.2008, reagierte der Gesetzgeber auf die im Kabinettsentwurf vom 17.10.2007 definierten Probleme:

- Bessere Berücksichtigung des allgemeinen Betreuungs- und Beaufsichtigungsbedarf von Menschen mit demenzbedingten Fähigkeitsstörungen, mit geistigen Behinderungen oder psychischen Erkrankungen
- Anpassung der Leistungen aus der Pflegeversicherung
- Verbesserung der Qualität pflegerischer Versorgung
- Stärkung von Instrumenten der Qualitätssicherung und Qualitätsentwicklung
- Vermeidung der Überforderung der Pflegeversicherung.

Folgende Maßnahmen schlugen die Autoren des Entwurfs vor:

- Schaffung von Pflegestützpunkten (→ Kap. III/3.1.1)
- Individualanspruch auf umfassende Pflegeberatung (Fallmanagement → Kap. III/3.1.1)
- Verbesserung der Rahmenbedingungen insbesondere für neue Wohnformen durch gemeinsame Inanspruchnahme von Leistungen

IV

4

- Erweiterte Einsatzmöglichkeiten für Einzelpflegekräfte
- Schrittweise Anhebung der ambulanten und stationären Leistungen
- Ausweitung der Leistungen für Menschen mit eingeschränkter Alltagskompetenz
- Verbesserung der Leistungen zur Tages- und Nachtpflege
- Leistungsdynamisierung
- Erhöhung der Fördermittel zum weiteren Ausbau niedrigschwelliger Betreuungsangebote sowie für ehrenamtliche Strukturen und die Selbsthilfe im Pflegebereich
- Einführung einer Pflegezeit für Beschäftigte
- Stärkung von Prävention und Rehabilitation in der Pflege (→ Kap. I/5)
- Ausbau der Qualitätssicherung (→ Kap. III/7) und Weiterentwicklung der Transparenz
- Unterstützung des generationsübergreifenden bürgerschaftlichen Engagements (→ Kap. II/14)
- Abbau von Schnittstellenproblemen (→ Kap. III/4), Förderung der Wirtschaftlichkeit und Entbürokratisierung
- Stärkung der Eigenvorsorge
- Anhebung des Beitragssatzes um 0,25 Prozentpunkte
- Portabilität der Alterungsrückstellungen auch im Bereich der privaten Pflege-Pflichtversicherung.

Zu den Anforderungen gehören Maßstäbe und Grundsätze zur Sicherung und Weiterentwicklung der Pflegequalität (§ 113). Unterschieden wurden zunächst ambulante und stationäre Pflege. In den Grundsätzen heißt es für die ambulante Pflege:

- Die Pflege und hauswirtschaftliche Versorgung sollen den pflegebedürftigen Menschen helfen, trotz ihres Hilfedarfs ein möglichst selbstständiges und selbstbestimmtes Leben unter Wahrung der Privat- und Intimsphäre zu führen, das der Würde des Menschen entspricht
- Die Leistungen der Pflege und hauswirtschaftlichen Versorgung streben Lebensqualität und Zufriedenheit des pflegebedürftigen Menschen unter Berücksichtigung seiner Biografie und Lebensgewohnheiten an
- Die Pflege und hauswirtschaftliche Versorgung sind darauf auszurichten, die körperlichen, geistigen und seelischen Kräfte der pflegebedürftigen Menschen wiederzugewinnen oder zu erhalten. Dabei ist auf eine Vertrauensbasis zwischen dem pflegebedürftigen Menschen und

den an der Pflege und hauswirtschaftlichen Versorgung Beteiligten hinzuarbeiten
- Die Pflege wird fachlich kompetent nach dem allgemeinen anerkannten Stand medizinisch-pflegerischer Erkenntnisse bedarfsgerecht und wirtschaftlich erbracht. Die Pflege und die hauswirtschaftliche Versorgung werden im Rahmen der vereinbarten Leistungen in Abstimmung mit den Wünschen des pflegebedürftigen Menschen und seiner Bezugsperson(en) an die Situation des pflegebedürftigen Menschen angepasst
- Bei der Pflege und hauswirtschaftlichen Versorgung ist auf die religiösen Bedürfnisse der pflegebedürftigen Menschen Rücksicht zu nehmen und nach Möglichkeit den Wünschen nach einer kultursensiblen sowie gleichgeschlechtlichen Pflege Rechnung zu tragen
- Die an der Pflege und der hauswirtschaftlichen Versorgung Beteiligten arbeiten partnerschaftlich zusammen. Hierzu gehört der Informations- und Erfahrungsaustausch.

Vollstationäre Pflegeeinrichtungen erbringen die Leistungen im Rahmen des § 2 Abs. 2 Satz 2 und § 4 Abs. 3 SGB XI auf Basis der folgenden Ziele:

- Die Pflege, soziale Betreuung, Unterkunft und Verpflegung sollen den Bewohnern helfen, trotz ihres Hilfedarfs ein möglichst selbstständiges und selbstbestimmtes Leben unter Wahrung der Privat-und Intimsphäre zu führen, das der Würde des Menschen entspricht
- Die Leistungen der vollstationären Pflegeeinrichtung streben Lebensqualität und Zufriedenheit des Bewohners unter Berücksichtigung seiner Biografie und Lebensgewohnheiten an
- Die Pflege, soziale Betreuung, Unterkunft und Verpflegung sind darauf auszurichten, die körperlichen, geistigen und seelischen Kräfte der Bewohner wiederzugewinnen oder zu erhalten. Auf eine Vertrauensbasis zwischen dem Bewohner und den an der Pflege, sozialen Betreuung, Unterkunft und Verpflegung Beteiligten wird hingearbeitet
- Die Tages- und Nachtstrukturierung wird bewohnerorientiert ausgerichtet. Die Gestaltung eines vom Bewohner als sinnvoll erlebten Alltags sowie die Teilnahme am sozialen und kulturellen Leben werden gefördert. Die Bewohner werden bei der Wahrnehmung ihrer

Wahl- und Mitsprachemöglichkeiten unterstützt
- Die Pflege wird fachlich kompetent nach dem allgemein anerkannten Stand medizinisch-pflegerischer Erkenntnisse unter Berücksichtigung des fachlichen Standes der beteiligten Professionen bedarfsgerecht und wirtschaftlich erbracht
- Die Pflege, soziale Betreuung, Unterkunft und Verpflegung werden in Abstimmung mit den Wünschen des Bewohners an die Situation des Bewohners angepasst. Umzüge innerhalb der vollstationären Pflegeeinrichtung sollen nach Möglichkeit vermieden werden
- Bei der Pflege, sozialen Betreuung, Unterkunft und Verpflegung ist auf die religiösen Bedürfnisse der Bewohner Rücksicht zu nehmen und nach Möglichkeit den Bedürfnissen nach einer kultursensiblen und den Wünschen nach gleichgeschlechtlicher Pflege Rechnung zu tragen
- Bei der Pflege von Kindern und Jugendlichen ist den besonderen Belangen der Kinder und Jugendlichen Rechnung zu tragen.

Am 28.2.2013 traten die Grundsätze für die Qualitätssicherung in der teilstationären Pflege (Tagespflege) in Kraft:

- Tagespflegeeinrichtungen nach dem Pflege-Versicherungsgesetz sollen insbesondere
  - Tagespflegegäste unterstützen, trotz ihres Hilfebedarfs ein möglichst selbstständiges und selbstbestimmtes Leben zu führen, das der Würde des Menschen entspricht
  - Im Einzelfall fachlich kompetente und bedarfsgerechte Pflege nach anerkannten pflegewissenschaftlichen Erkenntnissen zu wirtschaftlich vertretbaren Bedingungen gewährleisten
  - Die körperlichen, geistigen und seelischen Fähigkeiten der Tagespflegegäste erhalten, fördern oder wiedergewinnen
  - Durch Information und Austausch eine partnerschaftliche Zusammenarbeit aller Beteiligten ermöglichen
  - Eine Vertrauensbasis zwischen Tagespflegegästen und Leistungserbringern schaffen
  - Flexibel auf die Notwendigkeiten des Einzelfalls reagieren
  - Ein an Lebensqualität und Zufriedenheit orientiertes Leben unter Berücksichtigung der individuellen Lebenssituation und der Biografie des Pflegebedürftigen fördern

– Die pflegenden Angehörigen durch die Leistungen der Tagespflege unterstützen und entlasten

– Die Tagesstrukturierung gästeorientiert ausrichten und dabei deren religiöse und kulturelle Bedürfnisse berücksichtigen

• Die Erreichung der Ziele wird durch den teilstationären Versorgungsauftrag, die Mitwirkung der Tagespflegegäste und deren Nutzung der Tagespflegeeinrichtung beeinflusst

• Die Tagespflegeeinrichtung arbeitet mit den an der gesundheitlichen Versorgung der Tagespflegegäste Beteiligten aktiv zusammen, sofern dies mit der tagespflegerischen Versorgung im Zusammenhang steht.

❯ Lern-Tipp

Vergleichen Sie die Ziele der Maßstäbe und Grundsätze für die Qualität und Qualitätssicherung. Worin bestehen die Unterschiede? Welche Probleme können für Leistungsempfänger auftreten?

❯ § 113a SGB XI regelt die Anwendung von Expertenstandards, die im Bundesanzeiger zu veröffentlichen sind. Obwohl dies bislang noch nicht geschehen ist (→ Kap. III/7.2.2), haben die Expertenstandards eine gewisse Rechtskraft. Daher müssen sie als Arbeitsgrundlage für die Entwicklung hauseigener Standards auf der Durchführungsebene angewendet werden. Wörtlich heißt es in Absatz 3: „Sie sind für alle Pflegekassen und deren Verbände sowie für die zugelassenen Pflegeeinrichtungen unmittelbar verbindlich. Die Vertragsparteien unterstützen die Einführung der Expertenstandards in die Praxis."

IV/4.2 Ausbildungs- und Prüfungsverordnung

Ⓢ Fallbeispiel Stationär

Altenpflegeschüler Jens Breitscheid hat Angst vor Prüfungen. Obwohl er regelmäßig lernt und sich bereits ein gutes Fachwissen in der Altenpflege angeeignet hat, beschleicht ihn Furcht, wenn er an die Abschlussprüfungen denkt. Er hat sich die Ausbildungs- und Prüfungsverordnung aus dem Internet heruntergeladen und überlegt, ob es wohl möglich wäre, die dort beschriebenen Prüfungssituationen nachzustellen, um sich bereits frühzeitig daran zu gewöhnen.

❯ Ausbildungs- und Prüfungsverordnung für den Beruf der Altenpflegerin und des Altenpflegers (Altenpflege-Ausbildungs- und Prüfungsverordnung, AltPflA-PrV): Regelwerk, das die Ausbildungsinhalte sowie die Form und die Themenabdeckung der abschließenden Prüfungen festlegt. Die Verordnung trat am 25.10.2002 in Kraft.

Ein Berufsbild wird insbesondere durch die Umsetzung der Ausbildungsinhalte geprägt.

Die zum Altenpflegegesetz gehörige **Ausbildungs- und Prüfungsverordnung** regelt:

• Wie ist die Ausbildung gegliedert?
• Welche Ausbildungs- und Prüfungsinhalte müssen vermittelt werden?
• Welchen Modalitäten unterliegt die Prüfung?

❯ Im AltPflG – anders als im entsprechenden Gesetz für die Krankenpflege – sind keine ausdrücklichen Ausbildungsziele formuliert. Es beschreibt jedoch, wozu die Ausbildung befähigen soll, d. h. welche Aufgaben Altenpflegerinnen nach bestandener Prüfung zu bewältigen in der Lage sein sollen. Die Ausbildung soll Kenntnisse, Fähigkeiten und Fertigkeiten vermitteln, die zur selbstständigen und eigenverantwortlichen Pflege einschließlich der Beratung, Begleitung und Betreuung alter Menschen erforderlich sind. Dies umfasst insbesondere:

• Sach- und fachkundige, den allgemein anerkannten pflegewissenschaftlichen, insbesondere den medizinisch-pflegerischen Erkenntnissen entsprechende, umfassende und geplante Pflege
• Mitwirkung bei der Behandlung kranker alter Menschen einschließlich der Ausführung ärztlicher Verordnungen (→ Kap. I/29)
• Erhaltung und Wiederherstellung individueller Fähigkeiten im Rahmen geriatrischer und gerontopsychiatrischer Rehabilitationskonzepte
• Mitwirkung an qualitätssichernden Maßnahmen in der Pflege, der Betreuung und der Behandlung
• Gesundheitsvorsorge einschließlich der Ernährungsberatung
• Umfassende Begleitung Sterbender
• Anleitung, Beratung und Unterstützung von Pflegekräften, die nicht Pflegefachkräfte sind
• Betreuung und Beratung alter Menschen in ihren persönlichen und sozialen Angelegenheiten
• Hilfe zur Erhaltung und Aktivierung der eigenständigen Lebensführung einschließlich der Förderung sozialer Kontakte

• Anregung und Begleitung von Familien- und Nachbarschaftshilfe und die Beratung pflegender Angehöriger.
Darüber hinaus soll die Ausbildung dazu befähigen, mit anderen in der Altenpflege tätigen Personen zusammenzuarbeiten und solche Verwaltungsarbeiten zu erledigen, die in unmittelbarem Zusammenhang mit den Aufgaben in der Altenpflege stehen. 📖 3

Die Ausbildungs- und Prüfungsverordnung konkretisiert die eher allgemeinen beruflichen Anforderungen, die im Altenpflegegesetz aufgeführt sind, indem sie sehr genau beschreibt, welche Unterrichtsinhalte die Ausbildung vermitteln muss.

Mit dem am 19.3.2013 in Kraft getretenen **Gesetz zur Stärkung der beruflichen Aus- und Weiterbildung in der Altenpflege** treten auch die in Artikel 1 § 7 dieses Gesetzes formulierten Änderungen in Kraft. Adressaten sind vorwiegend Personen, die die Ausbildung zur Altenpflegehilfe abgeschlossen und in dem Beruf gearbeitet haben. In der Pressemitteilung des BMG vom 19.3.2013 wird durch diese Änderungen Folgendes geregelt:

• Der Ausbau der bestehenden Möglichkeiten zur Ausbildungsverkürzung für berufliche Weiterbildungen durch Änderung des § 7 AltPflG
• Die erneute, auf drei Jahre befristete Vollfinanzierung auch von nicht verkürzbaren Weiterbildungen durch die Bundesagentur für Arbeit und die Jobcenter (Änderung des SGB III und II).

Die Vollfinanzierung von nicht abzukürzenden beruflichen Weiterbildungen durch die Bundesagentur für Arbeit und die Jobcenter gilt für Eintritte in die Ausbildung zur Altenpflegerin, die zwischen dem 1.4.2013 und dem 31.3.2016 erfolgt sind. Bei einer vor dem 1.4.2013 oder nach dem 31.3.2016 begonnenen Maßnahme gilt § 422 SGB III, das heißt die ersten beiden Ausbildungsjahre werden nach bisheriger Rechtslage von der Bundesagentur für Arbeit gefördert, das dritte Jahr ist weiterhin außerhalb der Arbeitsförderung sicherzustellen.

Insbesondere ist für die in § 7 Absatz 1 Nr. 2 Altenpflegegesetz aufgeführten Pflegehelfer vorgesehen, dass die Altenpflegeausbildung im Rahmen einer beruflichen Weiterbildung um ein Drittel der Ausbildungszeit zu verkürzen ist, wenn der Antragsteller in einer Pflegeeinrichtung für die Dauer von zwei Jahren einschließlich der Ausbildung beschäftigt war. Mit dieser Weiterentwicklung des Gesetzes erfahren die Berufe in der Altenpflege auch eine Angleichung an die Krankenpflegeberufe. Des Weiteren ist der

IV 4

Weg zur Anerkennung als verantwortliche Pflegefachkraft geebnet. Der Begriff **verantwortliche Pflegefachkraft** wird in § 71 Abs. 3 Satz 1 wie folgt definiert:

- „Für die Anerkennung als verantwortliche Pflegefachkraft im Sinne von Absatz 1 und 2 ist neben dem Abschluss einer Ausbildung als Gesundheits- und Krankenpflegerin oder Gesundheits- und Krankenpfleger, Gesundheits- und Kinderkrankenpflegerin oder Gesundheits- und Kinderkrankenpfleger, Altenpflegerin oder Altenpfleger eine praktische Berufserfahrung in dem erlernten Ausbildungsberuf von zwei Jahren innerhalb der vorangegangenen fünf Jahre erforderlich
- Für die Anerkennung als verantwortliche Pflegefachkraft ist ferner Voraussetzung, dass eine Weiterbildungsmaßnahme für leitende Funktionen mit einer Mindeststundenzahl, die 460 Stunden nicht unterschreiten soll, erfolgreich durchgeführt wurde."

Der Gesetzgeber erhofft sich mit dieser Aktualisierung ein höheres Interesse an dem Beruf, um die weiterhin drohenden Personalengpässe auffangen zu können.

> ❱❱ **Lern-Tipp**
> Prüfen Sie anhand des kompletten Gesetzestextes, an wen sich die Änderung richtet und was damit erreicht werden soll. Vergleichen Sie die Situation mit derjenigen, die zu Beginn Ihrer Ausbildung bestand.

Gliederung in Lernbereiche und Lernfelder

Bevor die Ausbildungs- und Prüfungsverordnung in Kraft trat, unterrichtete man auch in Altenpflegeschulen nach dem Fächer-Prinzip. Das heißt, den Schülern wurde z.B. theoretisches Wissen der Anatomie oder Physiologie vermittelt. Ihre selbstständige Aufgabe war es, daraus das Verständnis für einzelne Erkrankungen bzw. die Zusammenhänge zu Diagnostik oder Behandlung herzustellen.

Die aktuelle gesetzliche Regelung gliedert die Ausbildung in **Lernbereiche.** Darin sind einzelne theoretische Inhalte zu Sinnzusammenhängen verknüpft (Tab. IV/4.3).

Die Verordnung sieht vier Lernbereiche vor, die ihrerseits in Lernfelder gegliedert sind. Flankierend sind drei weitere Fächer (Deutsch, Religion, Ernährungslehre) vorgesehen. Zusätzlich können die Schulen Arbeitsgemeinschaften anbieten, die entweder der Vertiefung einzelner Lernfelder oder der Vermittlung zusätzlichen Wissens dienen.

> ❱❱ Die Benotung der Schüler in den Jahreszeugnissen erfolgt getrennt nach den einzelnen Lernbereichen.

Abschlussprüfung

Die Ausbildung in der Altenpflege schließt mit einer staatlichen **Prüfung** ab, in der Schüler das erworbene Wissen nachweisen müssen (Abb. IV/4.2). Staatliche Prüfung

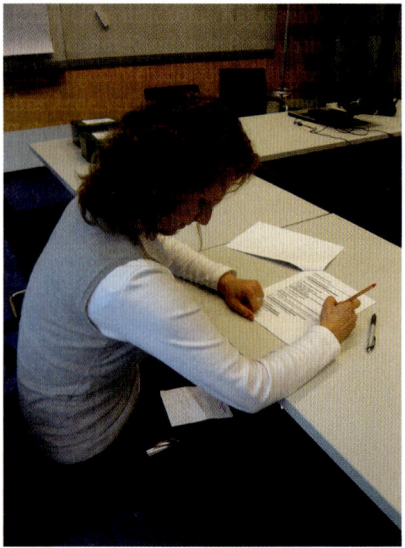

Abb. IV/4.2 Während der schriftlichen Prüfung sollen Altenpflegeschüler ausschließlich auf ihr eigenes Wissen zurückgreifen. Täuschungsversuche können dazu führen, dass der entsprechende Prüfungsteil für „nicht bestanden" erklärt wird. [O142]

bedeutet, dass diese Wissenskontrolle unter der Aufsicht von Vertretern der zuständigen Behörde stattfindet und damit den erforderlichen Ansprüchen genügt. Die Prüfung ist in drei Teile gegliedert, die einzeln benotet werden.

Schriftliche Prüfung

- Ist üblicherweise an der Altenpflegeschule abzuhalten (Ausnahmen sind möglich)

Lernbereiche	Lernfelder	Struktur in Altenpflege heute
1. Lernbereich Aufgaben und Konzepte in der Altenpflege	• Lernfeld 1.1: Theoretische Grundlagen altenpflegerischen Handelns • Lernfeld 1.2: Planung, Durchführung, Dokumentation und Evaluation der Pflege alter Menschen • Lernfeld 1.3: Personen- und situationsbezogene Pflege alter Menschen • Lernfeld 1.4: Anleitung, Beratung, Führen von Gesprächen • Lernfeld 1.5: Mitwirken bei der medizinischen Diagnostik und Therapie	**Aufgaben und Konzepte in der Altenpflege** Teil I (→ Kap. I/1 – Kap. I/36)
2. Lernbereich Unterstützung alter Menschen bei der Lebensgestaltung	• Lernfeld 2.1: Berücksichtigung der Netzwerke und Lebenswelten alter Menschen • Lernfeld 2.2: Unterstützung alter Menschen bei der Wohnraum- und Wohnumfeldgestaltung • Lernfeld 2.3: Unterstützung alter Menschen bei der Tagesgestaltung	**Unterstützung alter Menschen bei der Lebensgestaltung** Teil II (→ Kap. II/1–Kap. II/16)
3. Lernbereich Rechtliche und institutionelle Rahmenbedingungen (*Rechtskunde*)	• Lernfeld 3.1: Rechtliche und institutionelle Rahmenbedingungen • Lernfeld 3.2: Mitwirkung an qualitätssichernden Maßnahmen in der Altenpflege (im 3. Ausbildungsjahr)	**Rechtliche und institutionelle Rahmenbedingungen altenpflegerischer Arbeit** Teil III (→ Kap. III/1–Kap. III/7)
4. Lernbereich Altenpflege als Beruf (siehe Berufskunde)	• Lernfeld 4.1: Entwicklung von beruflichem Selbstverständnis • Lernfeld 4.2: Lernen lernen • Lernfeld 4.3: Umgang mit Krisen und schwierigen sozialen Situationen • Lernfeld 4.4: Erhaltung und Förderung der eigenen Gesundheit	**Altenpflege als Beruf** Teil IV (→ Kap. IV/1–Kap. IV/11)
5. Weitere Fächer	• Deutsch • Religion • Ernährungslehre	In allen Kapiteln vorhanden Besonders → Kap. II/4 und → Kap. I/16

Tab. IV/4.3 Die Ausbildung in der Altenpflege ist nach der Ausbildungs- und Prüfungsverordnung in Lernbereiche und Lernfelder gegliedert. Dieses System hat die Trennung der theoretischen Inhalte nach Fächern abgelöst. „Altenpflege heute" hat die Systematik der Lernbereiche übernommen.

IV
4

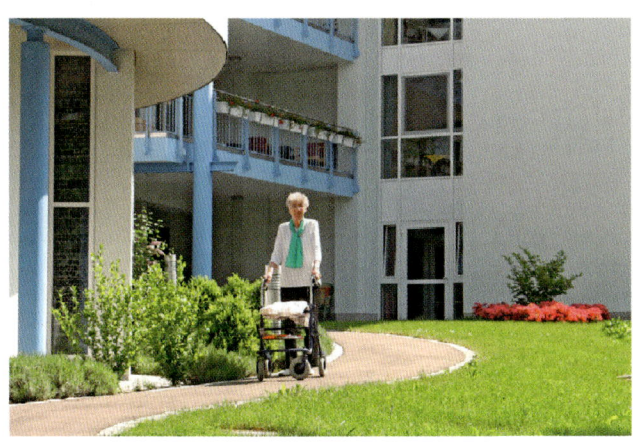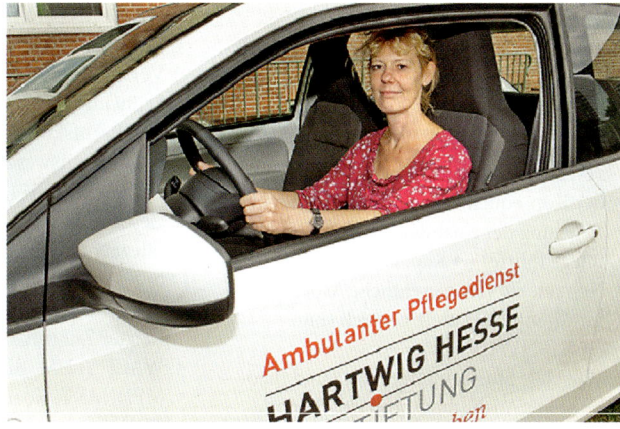

Abb. IV/4.3 Die Ausbildung zur Altenpflegerin kann in stationären Einrichtungen der Altenhilfe (links) oder bei ambulanten Pflegediensten (rechts) erfolgen. [rechts K115, links J745–046]

- Erfolgt in den Lernfeldern „Theoretische Grundlagen in das altenpflegerische Handeln einbeziehen" und „Pflege alter Menschen planen, durchführen, dokumentieren und evaluieren"; „Alte Menschen personen- und situationsbezogen pflegen" und „Bei der medizinischen Diagnostik und Therapie mitwirken"; „Lebenswelten und soziale Netzwerke alter Menschen beim altenpflegerischen Handeln berücksichtigen"
- Ist üblicherweise auf drei Tage aufgeteilt (Dauer jeweils 120 Min.)
- Wird von zwei Fachprüfern benotet.

Mündliche Prüfung

- Ist üblicherweise an der Altenpflegeschule abzuhalten (Ausnahmen sind möglich)
- Erfolgt in den Lernfeldern „Alte Menschen personen- und situationsbezogen pflegen"; „Institutionelle und rechtliche Rahmenbedingungen beim altenpflegerischen Handeln berücksichtigen" sowie „Berufliches Selbstverständnis entwickeln" und „Mit Krisen und schwierigen sozialen Situationen umgehen"
- Dauert nicht länger als zehn Min. (Redezeit des Prüflings)
- Kann mit Gruppen von max. vier Prüflingen durchgeführt werden.

Praktische Prüfung

- Ist in der Einrichtung abzuhalten, in der die praktische Ausbildung absolviert wurde (stationäre oder ambulante Einrichtung)
- Kann auch an einer simulierten Pflegesituation erfolgen

- Erfolgt in den Lernbereichen „Aufgaben und Konzepte in der Altenpflege" und „Unterstützung alter Menschen bei der Lebensgestaltung"
- Soll in einem Zeitraum von höchstens zwei Werktagen vorbereitet, durchgeführt und abgenommen werden
- Dauert nicht länger als 90 Min. 📖 6

Zeugnis und Urkunde

Über das Ergebnis, das ein Schüler in diesen Abschlussprüfungen erzielt, wird ein **Zeugnis** ausgestellt, das als Anlage bei späteren Bewerbungen zu verwenden ist. Davon unabhängig erhalten alle Altenpflegerinnen eine **Urkunde,** die beglaubigt, dass der Absolvent berechtigt ist, die staatlich geschützte Berufsbezeichnung einer Altenpflegerin oder eines Altenpflegers zu tragen.

Orte für den Unterricht

Der theoretische Unterricht erfolgt in Altenpflegeschulen, die praktische Ausbildung in stationären sowie ambulanten Pflegeeinrichtungen, deren Tätigkeitsbereich die Pflege alter Menschen einschließt (Abb. IV/4.3). Einzelne Abschnitte der praktischen Ausbildung können auch in psychiatrischen Kliniken mit gerontopsychiatrischer Abteilung oder anderen Einrichtungen der gemeindenahen Psychiatrie, Allgemeinkrankenhäusern, insbesondere mit geriatrischer Fachabteilung oder geriatrischem Schwerpunkt, oder geriatrischen Fachkliniken, geriatrischen Rehabilitationseinrichtungen sowie Einrichtungen der offenen Altenhilfe erfolgen.

> ❯ Ziel der neu strukturierten Pflegeausbildung, die das **Pflegeberufsreformgesetz** erreichen soll, ist eine **Generalistik**

mit einem einzigen Berufsabschluss für die bisher in Alten-, Kinderkranken- und Krankenpflege gegliederten Disziplinen. Die Berufsbezeichnung lautet dann „Pflegefachfrau" oder „Pflegefachmann".

Die neue Pflegeausbildung soll (wie bisher) drei Jahre dauern und Unterricht an Pflegeschulen sowie eine praktische Ausbildung bei einem Ausbildungsträger und weiteren Einrichtungen umfassen. Sie endet mit einer staatlichen Abschlussprüfung. Die Auszubildenden wählen im Rahmen der praktischen Ausbildung einen Vertiefungseinsatz, der anschließend im Zeugnis ausgewiesen ist.

Das neue Pflegeberufsgesetz soll die Grundlage für eine zukunftsfähige Pflegeausbildung, die Verbesserung der Pflegequalität und die Steigerung der Attraktivität des Pflegeberufs schaffen. Die Befürworter erhoffen sich eine Stärkung des Berufsbilds „Pflege" und der berufsständischen Identifikation.

Neben die inhaltliche Modernisierung und Entwicklung der beruflichen Pflegeausbildung treten Maßnahmen zur Verbesserung des Unterrichts und der praktischen Ausbildung, z.B. durch eine angemessene Praxisanleitung vor Ort.

Zunächst müssen jedoch die Voraussetzungen geschaffen werden, z.B. Erlass der notwendigen, ergänzenden Rechtsverordnungen, die Arbeit der Fachkommissionen und ein neues Finanzierungssystem. Daher soll das Gesetz gestuft in Kraft treten, bis am 1.1.2018 der erste Ausbildungsgang startet.

Das Konzept ist umstritten. Vertreter der Alten- und Kinderkrankenpflege befürchten u.a., dass die Spezialisierung bzw. Fachkompetenz verloren gehen wird, die durch die bisherigen Ausbildungsgänge erzielt wurde. 📖 7

**IV
4**

Wiederholungsfragen

1. Nennen Sie wesentliche Schritte der Entwicklung des Altenpflegeberufs seit 1950. (→ Kap. IV/4)
2. Wie kam es zu dem Urteil des Bundesverfassungsgerichtes von 2002, das in der Konsequenz zur bundeseinheitlichen Regelung der Ausbildung in der Altenpflege führte? (→ Kap. IV/4)
3. Nennen Sie vier wesentliche Aspekte, die im Altenpflegegesetz geregelt sind. (→ Kap. IV/4.1)
4. Wie viele Stunden praktischer und theoretischer Ausbildung sind im Altenpflegegesetz vorgesehen? (→ Kap. IV/4.1)
5. Nennen Sie fünf Bereiche, in denen Altenpflegeschüler laut Ausbildungs- und Prüfungsverordnung Kompetenzen entwickeln sollen. (→ Kap. IV/4.2)
6. Welche vier Lernbereiche sieht der Ausbildungsplan vor? (Tab. IV/4.3)
7. Wie lang soll eine praktische Abschlussprüfung dauern? (→ Kap. IV/4.2)

Literaturverzeichnis

1. May, C.: Pschyrembel Pflege. de Gruyter Verlag, Berlin, 2012.
2. Schneider, A.: Staatsbürger-, Gesetzes- und Berufskunde für Fachberufe im Gesundheitswesen. Springer Verlag, Heidelberg, 2014.
3. Gesetz über die Berufe in der Altenpflege: http://bundesrecht.juris.de/bundesrecht/altpflg/gesamt.pdf und www.buzer.de (letzter Zugriff: 30.7.2016).
4. WACHSTUM. BILDUNG. ZUSAMMENHALT. Koalitionsvertrag zwischen CDU, CSU und FDP. 17. Legislaturperiode, 2009: www.bmi.bund.de/SharedDocs/Downloads/DE/Ministerium/koalitionsvertrag.pdf?__blob=publication File (letzter Zugriff: 30.7.2013).
5. Deutschlands Zukunft gestalten. Koalitionsvertrag zwischen CDU, CSU und SPD; 18. Legislaturperiode des Deutschen Bundestages 2013 bis 2017: www.bundesregierung.de/Content/DE/_Anlagen/2013/2013-12-17-koalitionsvertrag.pdf?__blob=publicationFile (letzter Zugriff: 10.7.2016).
6. Ausbildungs- und Prüfungsverordnung für den Beruf der Altenpflegerin und des Altenpflegers (Altenpflege-Ausbildungs- und Prüfungsverordnung, AltPflAPrV): www.gesetze-im-internet.de/bundesrecht/altpflaprv/gesamt.pdf (letzter Zugriff: 30.7.2016).
7. Die Reform der Pflegeausbildung – Der Entwurf des Pflegeberufsgesetzes: www.bmfsfj.de/RedaktionBMFSFJ/Abteilung3/Pdf-Anlagen/reform-pflegeberufegesetz (letzter Zugriff: 10.7.2016).

IV 4

IV/5 Professionalisierung der Altenpflege; Berufsbild und Arbeitsfelder

IV/5.1 Beruf oder Profession

🅢 Fallbeispiel Stationär

Altenpflegerin Hermine Brauer kümmert sich intensiv um die Anleitung der Schüler. Bisher hat sie noch keine Weiterbildung als Praxisanleiterin. Die würde sie jedoch gern absolvieren, um sich für diese zusätzliche Aufgabe das notwendige theoretische Wissen anzueignen. Sie recherchiert im Internet über Möglichkeiten der Weiterbildung und findet ein Kursangebot ganz in ihrer Nähe. Der Kurs soll zwei Wochen dauern und 900 Euro kosten. Sie nimmt sich vor, in ihrem nächsten Gespräch mit der Pflegedienstleitung das Thema anzusprechen. Sie möchte die Pflegedienstleitung davon überzeugen, dass gerade sie die richtige Person dafür ist. Daher hat sie sich überlegt, dass sie im Rahmen der Weiterbildung den schon veralteten Schülerleitfaden überarbeiten könnte, sodass auch die Einrichtung davon profitiert.

> ❯ **Beruf** (*Arbeit, Beschäftigung*): Tätigkeit, die man dauerhaft ausübt, für die man eine bestimmte Ausbildung besitzt und mit der man seinen Lebensunterhalt verdient (Deutsches Wörterbuch).
> **Profession** (lat. *professio = öffentliches Bekenntnis*, lt. Duden veraltet für *Beruf, Gewerbe*): Welche Berufe als Professionen zu bezeichnen sind, ist durch die uneinheitliche Verwendung dieses Begriffs schwierig abzugrenzen. Geschichtlich gesehen bezeichnet man mit diesem Begriff besondere Berufe, die eng mit dem Aspekt der Wissenschaft verbunden sind. Sie zeichnen sich außerdem aus durch ein besonderes Berufsethos und eine Orientierung am Gemeinwohl. Zu den Professionen im klassischen Sinne gehören z.B. Ärzte, Juristen und Theologen (→ Abb. IV/5.1).

Merkmale einer Profession

In der Professionalisierungsdebatte der Pflege hat Kellnhauser folgende **Merkmale** genannt:

- Einheitliche akademische Ausbildung

- Autonomes Handeln unter Anwendung systematisierten Spezial- und Fachwissens
- Eigene Fachsprache
- Spezialisierungsprozess durch Fort- und Weiterbildung während der Berufsausübung
- Organisation in Berufsverbänden
- Autonome Berufsverwaltung
- Eigenständige Berufsethik. 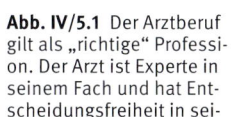 1

Da die Pflege nicht alle diese Merkmale erfüllt, wird sie derzeit eher als Semi-Profession (lat. *semi = halb*) bezeichnet. In Abgrenzung zur Profession weist eine Semi-Profession folgende Merkmale auf:

- Tätigkeiten sind nicht immer klar von denen anderer Berufsgruppen abgegrenzt
- Kein Standesgericht, das über die Einhaltung der Berufsethik entscheidet
- Nicht nur die Mitglieder können bestimmte gesellschaftliche Werte interpretieren.

Professionalisierung der Pflege

> ❯ **Professionalisierung:** Prozess der Entstehung und Anerkennung eines Berufs als Profession bzw. als akademischer Expertenberuf. Bezeichnet auch den Vorgang der individuellen Ausbildung und Qualifizierung.

Die **Professionalisierung** der Pflege wird seit vielen Jahren kontrovers diskutiert.

Mit der Akademisierung der Pflegeberufe (→ Kap. IV/5.2), der Entwicklung einer wissenschaftlichen Infrastruktur und der Veränderung gesetzlicher Vorgaben wird die Diskussion um die Professionalisierung der Pflege weiter lebhaft geführt.

Die Professionalisierung der Pflege zeigt sich insbesondere durch:

- Etablierung und Entwicklung der Pflegewissenschaft
- Entwicklung der Ausbildung bis hin zu Studien- und Promotionsmöglichkeiten
- Pflegeforschung und evidenzbasierte Pflege (z.B. durch die Herausbildung und Anwendung von Expertenstandards)
- Theoriegeleitetes Handeln in der pflegerischen Praxis durch die Anwendung von Pflegetheorien und Pflegemodellen.

> **Internet- und Lese-Tipp**
> Deutsches Zentrum für evidenzbasierte Pflege: www.ebn-zentrum.de

IV/5.1.1 Stufenmodell der Kompetenzentwicklung

Die Pflegewissenschaftlerin *Patricia Benner* entwickelte auf der Grundlage des Dreyfus-Modells des Kompetenzerwerbs das Modell **„Stufen zur Pflegekompetenz"** (→ Abb. IV/5.2). Dieses Modell basiert auf der Annahme, dass der Aufbau von Kompetenzen sich in Stufen entwickelt. Dabei handelt es sich nicht um ein Eigenschafts- oder Begabungsmodell, sondern um ein **situatives Modell,** bei dem die Ausbildung keine Rolle spielt. 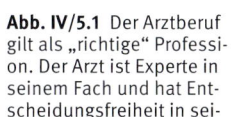 2

Benner unterscheidet folgende Stufen:

- **Stufe 1. Neulinge** haben noch keinerlei Erfahrungen mit einer realen Praxissituation. Sie sind auf Regeln angewiesen,

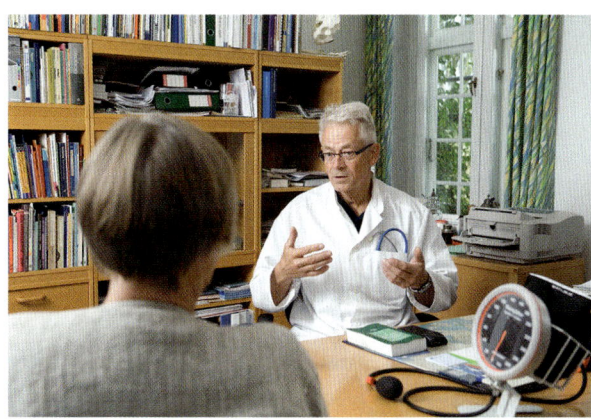

Abb. IV/5.1 Der Arztberuf gilt als „richtige" Profession. Der Arzt ist Experte in seinem Fach und hat Entscheidungsfreiheit in seinem Handeln. [J787]

IV 5

damit sie ihr Handeln daran orientieren können. Dadurch handeln sie oft eingeschränkt und unflexibel. Größere Zusammenhänge erkennen sie nicht. Zu den Neulingen gehören Schüler, die ohne jede Erfahrung in der Pflegepraxis beginnen. Auch ausgebildete Pflegende können sich auf dieser Stufe befinden, wenn sie z. B. in einem Arbeitsfeld (→ Kap. IV/5.2) beginnen, in dem sie über keinerlei Erfahrungen verfügen

- **Stufe 2. Fortgeschrittene Anfänger** haben bereits viele Situationen erlebt und bewältigt sowie zahlreiche Hinweise durch Praxisanleiter verarbeitet (→ Abb. IV/5.3). Wahrnehmung und Bewusstsein sind für bedeutsame, sich häufig wiederholende Praxissituationen geschärft. Durch dieses Erleben und Bewältigen haben sie Erfahrungen in realen Praxissituationen gesammelt, sodass sie erste Zusammenhänge erkennen
- **Stufe 3. Kompetente Pflegende** sind seit etwa zwei bis drei Jahren in einem oder mehreren ähnlichen Praxisfeldern tätig. Sie sind in der Lage, ihr Pflegehandeln

an längerfristigen Plänen bzw. Zielen auszurichten, da sie ihre Bedeutung kennen. Sie können Prioritäten setzen, weil sie bedeutsame von weniger bedeutsamen Situationen unterscheiden können. Statt lediglich zu reagieren, gehen sie kompetent und planvoll vor

- **Stufe 4. Erfahrene Pflegende** nehmen Situationen als Ganzes und nicht mehr in einzelnen Aspekten wahr. Über einzelne Situationen müssen sie nicht mehr nachdenken, weil sie aufgrund früherer Erfahrungen Zusammenhänge erfassen. Sie wissen, welche Folgen aus einer bestimmten Situation erwachsen können und sind in der Lage, Pläne entsprechend anzupassen. Erfahrene Pflegende wissen, welche Aspekte der Situation wichtig, welche weniger wichtig oder unwichtig sind
- **Stufe 5. Pflegeexperten** sind nicht mehr auf Regeln, Richtlinien und Maximen angewiesen, um in einer Praxissituation angemessen zu handeln. Sie erfassen Pflegesituationen intuitiv, und erkennen Probleme unmittelbar. Pflegende auf der

Expertenstufe halten sich nicht mit „unfruchtbaren Alternativdiagnosen und -lösungen" auf.

Angehörige als Pflegeexperten

> Mit dem Modell der Stufen zur Pflegekompetenz wird z. B. deutlich, dass nicht nur examiniertes Pflegepersonal, sondern auch **pflegende Angehörige** Pflegekompetenz auf verschiedenen Stufen erreichen können, allerdings nur in einer spezifischen Pflegesituation, in der sie unter Umständen schon viele Jahre selbst pflegen. Entsprechend ist es sehr wichtig, bisher gesammelte Erfahrungen der pflegenden Angehörigen ernst zu nehmen und einzubeziehen.

IV/5.1.2 Berufsbild

> **Berufsbild:** Beschreibung spezifischer Merkmale eines Berufs, durch die er sich von anderen Berufen abgrenzt.

Aussagen des Altenpflegegesetzes zum Berufsbild

Berufsgesetze der Pflegeberufe → Kap. IV/4

Die Berufsbezeichnungen „Altenpflegerin" oder „Altenpfleger" sind rechtlich geschützt. Das heißt, diese Bezeichnung dürfen nur Personen führen, denen nach dem Altenpflegegesetz (AltPflG) die Erlaubnis dazu erteilt worden ist. In diesem Gesetz ist festgelegt, welche Aufgaben den Beruf kennzeichnen.

Die selbstständige und eigenverantwortliche Pflege einschließlich Beratung, Begleitung und Betreuung alter Menschen umfasst insbesondere:

- Sach- und fachkundige, den allgemein anerkannten pflegewissenschaftlichen, insbesondere den medizinisch-pflegerischen Erkenntnissen entsprechende, umfassende und geplante Pflege
- Mitwirkung bei der Behandlung kranker alter Menschen einschließlich der Ausführung ärztlicher Verordnungen
- Erhaltung und Wiederherstellung individueller Fähigkeiten im Rahmen geriatrischer und gerontopsychiatrischer Rehabilitationskonzepte
- Mitwirkung an qualitätssichernden Maßnahmen in der Pflege, der Betreuung und der Behandlung
- Gesundheitsvorsorge einschließlich Ernährungsberatung

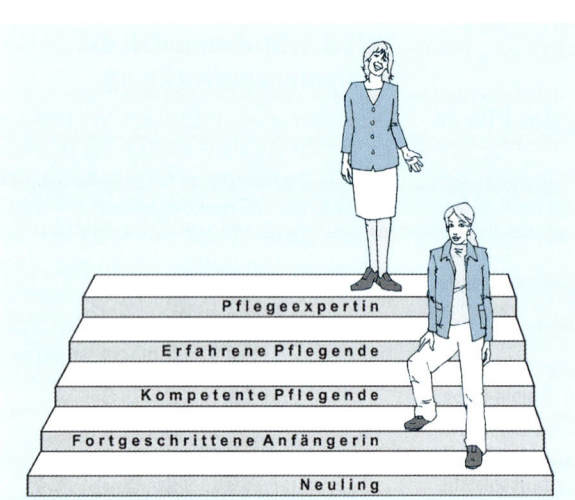

Abb. IV/5.2 Stufenmodell zur Pflegekompetenz nach Benner. [M297]

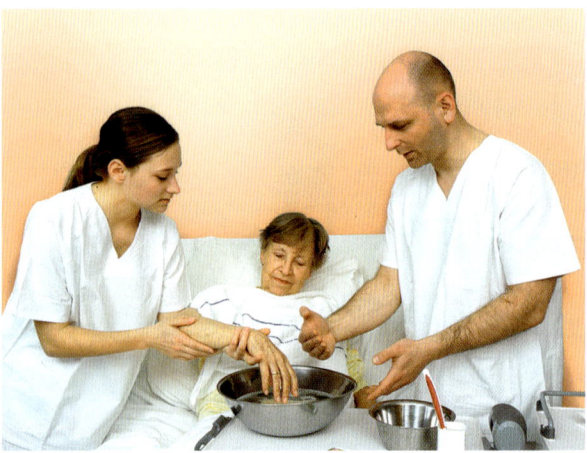

Abb. IV/5.3 Unerfahrene Pflegende bedürfen der Hinweise und Hilfe erfahrener Praxisanleiter. [K115]

- Umfassende Begleitung Sterbender
- Anleitung, Beratung und Unterstützung von Pflegekräften, die nicht Pflegefachkräfte sind
- Betreuung und Beratung alter Menschen in ihren persönlichen und sozialen Angelegenheiten
- Hilfe zur Erhaltung und Aktivierung der eigenständigen Lebensführung einschließlich der Förderung sozialer Kontakte, der Anregung und Begleitung von Familien- und Nachbarschaftshilfe und der Beratung pflegender Angehöriger
- Zusammenarbeit mit anderen in der Altenpflege tätigen Personen und Erledigung von Verwaltungsarbeiten.

Berufsbild des „Deutschen Berufsverbands für Altenpflege"

Ziel der Altenpflege ist es, die Würde und die Rechte alter Menschen zu wahren und ihnen ein eigenverantwortliches und selbstbestimmtes Leben im Alter zu ermöglichen. Das geschieht durch:

- Unterstützung zur Erhaltung und Gestaltung des persönlichen Lebensraums
- Förderung der Kontakte zwischen alten Menschen und zwischen den Generationen
- Schutz von Kompetenzen und Erhalt bzw. Förderung von Fähigkeiten
- Orientierung an individuellen Lebensverläufen
- Akzeptanz und Förderung der Einzigartigkeit und Individualität eines jeden Pflegebedürftigen
- Hilfe zur Sicherung eines anerkannten Platzes für alte Menschen in der Gesellschaft.

Internet- und Lese-Tipp
- Deutscher Berufsverband für Altenpflege (DBVA): www.dbva.de
- Deutscher Pflegerat: www.deutscher-pflegerat.de
- Nationale Konferenz zur Errichtung von Pflegekammern in Deutschland: www.pflegekammer.de

❯❯ Im Mai 2004 hat der **Deutsche Pflegerat** (*DPR*) eine **Rahmen-Berufsordnung** für professionell Pflegende verabschiedet. Ihr Geltungsbereich bezieht sich auf Altenpflegerinnen, Gesundheits- und Kinderkrankenpflegerinnen sowie Gesundheits- und Krankenpflegerinnen. Die Berufsordnung bietet den Leistungsempfängern und Leistungserbringern Kriterien der Qualitätssicherung.

IV/5.2 Arbeitsfelder und Qualifizierungsmöglichkeiten

Ⓦ Fallbeispiel Wohngruppe

Luzia Greber ist eigentlich mit ihrer Leitungsfunktion im „Haus Wannestadt" gut ausgelastet. Allerdings fühlt sie sich mit 25 Jahren noch zu jung, um für den Rest ihres Berufslebens in derselben Position als Altenpflegerin zu arbeiten. Sie überlegt, ob es möglich wäre, Pflegemanagement zu studieren. Realistisch gesehen käme dafür lediglich ein berufsbegleitendes Studium in Frage. Es wäre also nötig, ihre Arbeitszeit und damit auch ihr Einkommen um etwa die Hälfte zu reduzieren. Luzia Greber nimmt sich vor, einmal in Ruhe nachzurechnen, wie ihre finanzielle Situation unter diesen Bedingungen aussehen würde.

Arbeitsfelder

Für die Altenpflege gibt es vielfältige **Arbeitsfelder,** im stationären, teilstationären und ambulanten Bereich sowie in der offenen Altenhilfe (→ Kap. III/2.2).

Beispiele im stationären Bereich:
- Stationäre Alten(pflege)einrichtungen
- Geriatrische Krankenhäuser und Rehabilitationseinrichtungen
- Gerontopsychiatrische Krankenhäuser.

Beispiele im teilstationären Bereich:
- Tagespflege
- Geriatrische und psychiatrische Tageskliniken.

Beispiele im ambulanten Bereich:
- Ambulante Pflegedienste und Sozialstationen
- Wohngruppen.

Beispiele im offenen Bereich und anderen Institutionen:
- Betreutes Wohnen
- Sozialdienste, Beratungsstellen
- Sozialamt
- Pflegestützpunkte
- Pflegekasse.

Fort- und Weiterbildung

❯❯ **Berufliche Weiterbildung:** Sammelbegriff für alle Fortbildungs- und Umschulungsmaßnahmen, die der Aktualisierung, Vertiefung und Ergänzung der beruflichen Kenntnisse dienen. Weiterbildung ist also jede Form des Lernens und Qualifizierens, die auf der vorausgegangenen Bildungs- und Erfahrungsbasis aufbaut.

In der Praxis werden die Begriffe **Fort- und Weiterbildung** oft getrennt verwendet.

- **Fortbildung** führt nicht zum beruflichen Aufstieg oder zu einer Einstufung in eine höhere Gehaltsgruppe. Wird meist als Eintages- oder Wochenendveranstaltung (z. B. Fortbildung zum Thema Dekubitus) angeboten. Fortbildungsangebote gibt es z. B. zu:
  - Pflegefachthemen, z. B. Positionierungstechniken, Verbandtechniken
  - Pflegedokumentation, z. B. Durchführung und rechtliche Konsequenzen
  - Managementthemen, z. B. Mitarbeiterführung
  - Qualitätssicherung, z. B. Pflegevisite.
- **Weiterbildung** dient dem Erwerb neuen Wissens und neuer Fähigkeiten. Kann zum beruflichen Aufstieg oder auch zu einer Eingruppierung in eine höhere Gehaltsgruppe führen. Weiterbildungen erstrecken sich über einen Zeitraum von mehreren Monaten oder Jahren.

Weiterbildungsangebote können in drei Bereiche eingeteilt werden: **Pflegemanagement**, **Pflegelehre** und **Pflegepraxis** (→ Tab. IV/5.1).

Pflegestudium

Ausbildungs- und Prüfungsverordnung für die Berufe der Altenpflege → Kap. IV/4.2

Seit den 1990er-Jahren können sich Pflegende über ein Studium qualifizieren. Seither ist das Angebot an Studiengängen stetig gewachsen und die Zahl der Studierenden nimmt zu. Auch die Möglichkeit einer grundständigen Ausbildung per Studium ist gegeben.

Mittlerweile existieren mehr als 65 **Studiengänge** vorrangig an Fachhochschulen aber auch an Universitäten, die im gesamten Bundesgebiet angeboten werden:
- Pflegestudiengänge (z. B. Pflegemanagement, Pflegepädagogik, Pflegewissenschaft)
- Gesundheitswissenschaftliche Studiengänge (z. B. Gesundheitswissenschaften, Gesundheitsmanagement, Geragogik, Public Health).

Die Zugangsvoraussetzungen sind unterschiedlich. Auf Anfrage verschicken die (Fach-)Hochschulen Informationsmaterial über Zugangsvoraussetzungen und Studieninhalte. Viele Fachzeitschriften veröffentlichen regelmäßig Studienführer.

Studienabschlüsse

Bei erfolgreichem Abschluss der zumeist praxisorientiert aufgebauten Studiengänge

IV 5

Pflegemanagement	Pflegelehre	Pflegepraxis	Wissenschaft (nach Studium)	Weitere Möglichkeiten
• Stationsleiter, Wohnbereichsleiter • Pflegedienstleiter • Einrichtungsleiter • Geschäftsführer • Qualitätsmanager	• Praxisanleiter • Mentor • Trainerausbildung, z. B. für Kinästhetik®, Basale Stimulation®, Validation® • Lehrer für Pflege in Aus-, Fort- und Weiterbildung • Leiter einer innerbetrieblichen Fortbildung • Schulleiter • Leiter einer Weiterbildungseinrichtung	Pflegeexperte (in Deutschland noch nicht sehr verbreitet) oder einzelne Weiterbildungen wie: • Aromatherapie • Basale Stimulation® • Bobath-Konzept • Kinästhetik® • Validation® • Palliative Care • Fachaltenpflegerinnen in der Gerontopsychiatrie	• Dozent an (Fach-)Hochschulen • Wissenschaftlicher Mitarbeiter an (Fach-)Hochschulen • Forschung • Professur an Fachhochschulen (nach Promotion und fünfjähriger Berufserfahrung außerhalb des Hochschulbereichs) • Professur an Universitäten nach Habilitation (Erwerb der Lehrbefugnis an Hochschulen)	• Selbstständigkeit durch Gründung eines ambulanten Pflegediensts • Pflegeberater für Firmen • Gutachtertätigkeit beim „Medizinischen Dienst der Krankenversicherungen" • Pflegeberater z. B. bei Pflegekassen, beim Pflegestützpunkt • Referent bei Wohlfahrtsorganisationen • Selbstständigkeit als Pflegesachverständiger • Selbstständigkeit als Berufsbetreuer

Tab. IV/5.1 Karrieremöglichkeiten für Altenpflegerinnen.

erlangen die Absolventen einen **akademischen Grad.** Die alten Diplom-Studiengänge sind nur noch vereinzelt zu finden, da diese durch die neue Systematik von Bachelor und Master abgelöst wurden bzw. werden. Durch die Reform wurden die Abschlüsse europaweit vereinheitlicht. Folgende akademische Abschlüsse sind derzeit möglich:

- Bachelor (Dauer meist sechs Semester)
- Master (Dauer nach dem Bachelorabschluss meist zwei Semester)
- Diplom (Dauer meist zwischen sechs und acht Semester).

An einigen Universitäten ist mittlerweile auch die Promotion (*Erwerb des Doktorgrads*) möglich, z. B. Humboldt-Universität Berlin.

An einzelnen deutschen bzw. deutschsprachigen Fachhochschulen ist aktuell das Studium des Advanced Practice Nursing (ANP) möglich. Das Studium umfasst Angebote und Interventionen, die auf neuen wissenschaftlichen Erkenntnissen und Erfahrungswissen gründen. Dabei werden Forschungsergebnisse aufgenommen und umgesetzt. Die Resultate dieser Anwendungen werden systematisch ausgewertet.

Nach Abschluss des Studiums trägt man die Bezeichnung **Advanced Practice Nurse**

(*APN*). Die APN ist also eine akademisch ausgebildete Pflegekraft, mit dem Abschluss eines grundständigen Master (M. Sc. oder MNS) an einer speziell dafür akkreditierten Fachhochschule oder Universität. Sie arbeitet am und mit den Patienten, folglich in der direkten Pflege an der Basis. Ihre Rollen umfassen die Praktikerin, Expertin, Beraterin, Schulende oder Forscherin. Sie arbeitet als Spezialistin allein oder leitet ein entsprechendes Team.

APNs können als „Schrittmacher" bezeichnet werden, da sie zu einer Verbesserung der Patientenergebnisse und der Pflegequalität beitragen.

Sie kennen sich z. B. mit der Prävention von Stürzen bei älteren Menschen aus, und sind auf dem neusten Stand in der Früherkennung oder Vermeidung von akuten Verwirrungszuständen nach operativen Eingriffen.

> **Internet- und Lese-Tipp**
> - Informationen über Studiengänge: www.pflegestudium.de
> - Bundesverband unabhängiger Pflegesachverständiger und PflegeberaterInnen e. V.: www.bvpp.org
> - Deutsches Netzwerk für Advanced Practice Nursing: www.dnapn.de

Wiederholungsfragen

1. Worin unterscheidet sich ein Beruf von einer Profession? (→ Kap. IV/5.1)
2. Beschreiben Sie das Modell der Kompetenzentwicklung nach Patrizia Benner. (→ Kap. IV/5.1.2)
3. Welche Aussagen trifft das Altenpflegegesetz zum Berufsbild? Nennen Sie vier wesentliche Punkte. (→ Kap. IV/5.1.3)
4. Welche Ziele des Berufes der Altenpflege formuliert der Berufsverband? (→ Kap. IV/5.1.3)
5. Nennen Sie fünf Einsatzbereiche für examinierte Altenpflegerinnen. (→ Kap. IV/5.2)
6. Welche drei hauptsächlichen Bereiche für die Weiterbildung in der Altenpflege kennen Sie? Nennen Sie jeweils zwei mögliche Funktionen für entsprechend qualifizierte Pflegende. (→ Kap. IV/5.2)
7. Welche akademischen Grade können Altenpflegerinnen nach einem berufsbezogenen Studiengang erreichen? (→ Kap. IV/5.2)
8. Beschreiben Sie drei Aufgaben einer Advanced Nurcing Practice (APN). (→ Kap. IV/5.2)

Literaturverzeichnis

1. Kellnhauser, E.: Krankenpflegekammern und Professionalisierung der Pflege. Zawada Verlag, Mönchengladbach-Rheydt, 2012.
2. Benner, P.: Stufen zur Pflegekompetenz. Hans-Huber-Verlag, Bern, 1997.

A. Palesch

IV/6 Berufsverbände und Organisationen der Altenpflege

A Fallbeispiel Ambulant

Altenpflegerin Linda Müller hat von ihrer Pflegedienstleiterin Yasmina Özdemir das Angebot erhalten, sich zur Wundexpertin weiterbilden zu lassen. Frau Müller hatte sich entschlossen, vor der nächsten Weiterbildung unbedingt die freiwillige Registrierung für beruflich Pflegende zu machen. Sie hält das für ein Gebot des berufspolitischen Engagements – und eine notwendige Voraussetzung zur Professionalisierung ihres Berufsstands. „Das ist mir der Beitrag wirklich wert", sagt sie zu einer Kollegin, die sich kritisch über die Registrierung äußert.

Viele Berufsverbände und Arbeitsgemeinschaften bemühen sich um die Pflegenden. Die Liste des Deutschen Instituts für angewandte Pflegeforschung e. V. zählt aktuell 35 **Berufsverbände** und **Arbeitsgemeinschaften.**

Darin sind auch die Zusammenschlüsse im Rahmen der Caritas und Diakonie, die Arbeitsgemeinschaften nach Fachgebieten (z. B. Intensivpflege) oder Funktionen (z. B. Pflegedienstleitung) und Gewerkschaften enthalten.

Einige Berufsverbände der Pflege in Deutschland:

- Bundesinitiative Ambulante Psychiatrische Pflege e. V. (*BAPP*)
- Bundesfachvereinigung Leitender Krankenpflegepersonen in der Psychiatrie e. V. (*BFLK*)
- Bundesverband unabhängiger Pflegesachverständiger und PflegeberaterInnen (*BvPP*)
- Deutscher Berufsverband für Pflegeberufe (*DBfK*)
- Deutscher Berufsverband für Altenpflege (*DBVA*)
- Deutsche Fachgesellschaft Psychiatrische Pflege e. V. (*DFPP*)
- Deutsche Gesellschaft für Fachkrankenpflege und Funktionsdienste e. V. (*DGF*)
- Deutscher Pflegeverband e. V. (*DPV*)

- AnbieterVerband qualitätsorientierter Gesundheitspflegeeinrichtungen e. V. (*AVG*)
- Bundesarbeitsgemeinschaft Leitender Pflegepersonen e. V. (*BALK*)

Internet- und Lese-Tipp
Deutsches Institut für angewandte Pflegeforschung e. V.: www.dip-home.de

Berufliche Interessenvertretungen

❯❯ **Berufsverband:** Auf Dauer angelegte freiwillige Vereinigung von Personen oder Gruppen mit dem Ziel, gemeinsame Belange eines bestimmten Berufsstands organisiert zu fördern und Interessen zu vertreten.

Berufsverbände für die Pflege

Der erste nicht ordensgebundene Berufsverband moderner Prägung in Deutschland wurde 1903 von Agnes Karll gegründet („Berufsorganisation der Krankenpflegerinnen Deutschlands"). Dies war ein Berufsverband für freie Schwestern, d. h. für all jene Krankenschwestern, die keinem Mutterhaus (Orden oder ordensähnlich) zugehörig waren. Er ist der Vorläufer des Deutschen Berufsverbands für Pflegeberufe.

Stellvertretend für die große Zahl der Berufsverbände seien hier die folgenden drei genannt:

- **Deutscher** Berufsverband für Altenpflege (*DBVA*), gegründet 1974 (→ Abb. IV/6.1)

Abb. IV/6.1 1974 gründete sich der einzige deutsche Berufsverband für Altenpflege: Logo des DBVA. [W866]

- **Deutscher** Berufsverband für Pflegeberufe (*DBfK*), gegründet 1973 (→ Abb. IV/6.2) Die Abkürzung DBfK stimmt heute nicht mehr mit dem Namen überein (ursprünglich **D**eutscher **B**erufsverband **f**ür **K**rankenpflege), wurde aber aus Bekanntheitsgründen belassen

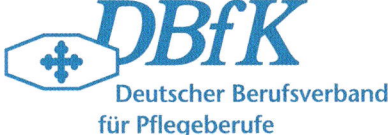

Abb. IV/6.2 Logo des DBfK. [W267]

- **Deutscher** Pflegeverband (*DPV*), gegründet 1948, Namensänderung 1997.

Allgemeine Aufgaben

- Interessenvertretung
- Förderung des Berufsstands und des Berufsbilds (→ Kap. IV/5.2)
- Beratung und Unterstützung der Mitglieder und der Angehörigen des Berufsstands
- Förderung der Aus-, Fort- und Weiterbildung
- Organisation von Veranstaltungen
- Öffentlichkeitsarbeit.

Um die Aufgaben besser ausführen und die berufspolitischen Interessen mit mehr Nachdruck durchsetzen zu können, schließen sich einzelne Berufsverbände oft zu **Dachverbänden** zusammen. Dies ist auch in der Pflege der Fall. Im Jahr 1998 hat sich der **Deutsche Pflegerat** (*DPR*) als Dachverband gegründet. Dem Deutschen Pflegerat gehören derzeit 16 Mitgliedsverbände an.

Freiwillige Registrierung der Pflegenden

Der DPR hat die **freiwillige Registrierung der Pflegenden** eingeführt. So können sich Altenpflegerinnen, Gesundheits- und Krankenpflegerinnen sowie Gesundheits- und Kinderkrankenpflegerinnen freiwillig in einem Verzeichnis registrieren lassen. Nach Aussage des DPR kommt dies einem

IV 6

Qualitätsprädikat gleich, da sich nur diejenigen registrieren lassen dürfen, die entsprechende Qualifizierungsnachweise erbringen. Die freiwillige Registrierung hat auch Gegner.

So hat sich der Deutsche Berufsverband für Altenpflege von dem Verfahren der freiwilligen Registrierung distanziert.

> **Internet- und Lese-Tipp**
> Registrierung beruflich Pflegender GmbH: www.regbp.de

Pflegekammer – in der Gründungsphase

Die Gründung von **Pflegekammern** in Deutschland wird seit Anfang der 1990er-Jahre auch von Berufsangehörigen kontrovers diskutiert.

1995 wurde der „Runde Tisch" zur Errichtung von Pflegekammern eingerichtet, aus dem 1997 auf Bundesebene die **Nationale Konferenz zur Errichtung von Pflegekammern in Deutschland** hervorging.

In vielen Bundesländern gibt es mittlerweile Initiativen zur Schaffung einer Pflegekammer, in einigen von ihnen sind inzwischen Kammern gegründet. Die Diskussion darüber ist jedoch nicht abgeschlossen. Der Freistaat Bayern hat z. B. entschieden, stattdessen eine Körperschaft des öffentlichen Rechts namens „Vereinigung der bayerischen Pflege" zu gründen, in der professionell Pflegende freiwillig Mitglied werden können.

Folgende Zuständigkeiten werden die Pflegekammern nach Aussage der Nationalen Konferenz wahrnehmen:
- Beratung des Gesetzes- und Verordnungsgebers, Beteiligung an Gesetzgebungsverfahren, Kooperation mit der öffentlichen Verwaltung
- Gutachtertätigkeit, Benennung von Sachverständigen
- Schiedsstellentätigkeit zur Beilegung von Streitigkeiten, die sich aus der Berufsausübung zwischen Mitgliedern oder zwischen diesen und Dritten ergeben
- Implementierung und Durchsetzung einer für alle Angehörigen der Pflegeberufe gültigen Berufsethik
- Förderung, Regelung, Überwachung und Anerkennung der beruflichen Aus-, Fort- und Weiterbildungen
- Abnahme von Prüfungen
- Registrierung aller Angehörigen der Pflegeberufe im entsprechenden Bundesland, Vergabe von Lizenzen

- Kooperation und Kontaktpflege mit anderen nationalen und internationalen Institutionen im Gesundheitswesen. 📖 1 📖 2

> ❯ Die **Pflegekammer** ist eine öffentlich-rechtliche Körperschaft mit Pflichtmitgliedschaft für Angehörige der Pflegeberufe. Im Gegensatz zu einem Berufsverband nehmen Kammern neben den Mitgliederinteressen **staatliche Aufgaben** wahr.

> **Internet- und Lese-Tipp**
> Nationale Konferenz zur Errichtung von Pflegekammern in Deutschland (Internetpräsenz der Landespflegekammer Rheinland-Pfalz): www.pflegekammer.de

Weitere Organisation in der Altenhilfe

Neben den Berufsverbänden gibt es vor allem vier **Organisationen,** die für die Altenarbeit eine besondere Bedeutung haben:
- Kuratorium Deutsche Altenhilfe „Wilhelmine-Lübke-Stiftung" (*KDA*)
- Deutsche Gesellschaft für Gerontologie und Geriatrie (*DGGG*)
- Deutsches Zentrum für Altersfragen (*DZA*)
- Deutscher Verein für öffentliche und private Fürsorge e. V. (*DV*).

> ❯ **Lern-Tipp**
> Welche Folgen würden Sie persönlich durch die Einrichtung einer Pflegekammer bemerken? Was halten Sie von dem Plan, Qualifizierungsnachweise von registrierten Pflegenden zu erwarten?

Gewerkschaften

> ❯ **Gewerkschaften:** Interessenverbände, die durch gemeinsames Handeln, notfalls durch Streik, die sozialen, wirtschaftlichen, beruflichen und politischen Forderungen der Arbeitnehmer gegenüber den Arbeitgebern und dem Staat vertreten. Sie sind aus historischer Sicht Teil der Arbeiterbewegung.

Geschichte der Gewerkschaften

1865 wurden der **Deutsche Zigarettenarbeiter-Verband** und 1866 der **Deutsche Buchdrucker-Verband** gegründet. Diese Vereinigungen der Arbeitnehmer waren die ersten Gewerkschaften. 1873 erkämpfte der Buchdrucker-Verband den ersten Tarifvertrag für das damalige deutsche Reichsgebiet. Nach der Verabschiedung des Sozialis-

tengesetzes durch das Kaiserreich im Jahre 1878, das die Auflösung sozialistischer Vereine verfügte und ihre Tätigkeit verbot, wurden die Gewerkschaften in den Jahren 1878–1890 in die Illegalität gedrängt. 1890 schloss sich ein Teil der Gewerkschaften in der **Generalkommission** der Gewerkschaften Deutschlands zusammen. Um 1913 hatte diese Organisation 2,5 Millionen Mitglieder.

1920 wurde aus der Generalkommission der **Allgemeine Deutsche Gewerkschaftsbund** (*ADGB*) geschaffen. Dieser verlor allerdings nach dem Ersten Weltkrieg aufgrund der Nachkriegskrise die Hälfte seiner acht Millionen Mitglieder, erholte sich aber in den Jahren 1924–1928 und entfaltete zunehmend politische Wirkung auf die Machtverhältnisse in Deutschland. Mit der 1929 einsetzenden Weltwirtschaftskrise endete die politische Einflussnahme. Die große Zahl der Arbeitslosen schwächte die Macht der Gewerkschaften. 1933 wurden mit der Schaffung der Deutschen Arbeitsfront auf Veranlassung der NSDAP alle bis dahin bestehenden Gewerkschaften verboten.

Die Gewerkschaften nahmen nach dem Ende des Zweiten Weltkrieges ihre Tätigkeiten wieder auf und schlossen sich 1949 zum **Deutschen Gewerkschaftsbund** (*DGB*) zusammen.

Hauptaufgaben der Gewerkschaften

Gewerkschaften vertreten die Interessen der abhängig Beschäftigten gegenüber dem Arbeitgeber bzw. den Arbeitgeberverbänden (→ Abb. IV/6.3). Hauptaufgabe der Gewerkschaften ist es, an der **Erhaltung und Verbesserung der Lebensbedingungen** der Arbeitnehmer mitzuwirken, z. B. durch:
- Schaffung und Sicherung von Arbeitsplätzen und Ausbildungsstellen
- Aushandeln von Tarifabschlüssen
- Verbesserung der Arbeitsbedingungen
- Sicherung der beruflichen Fort- und Weiterbildung.

Für Beschäftige der Pflege sind insbesondere folgende Gewerkschaften zu nennen:
- Vereinte Dienstleistungsgewerkschaft (*ver.di*)
- Christlicher Gewerkschaftsbund (*CGB*)
- Gewerkschaft Komba.

IV 6

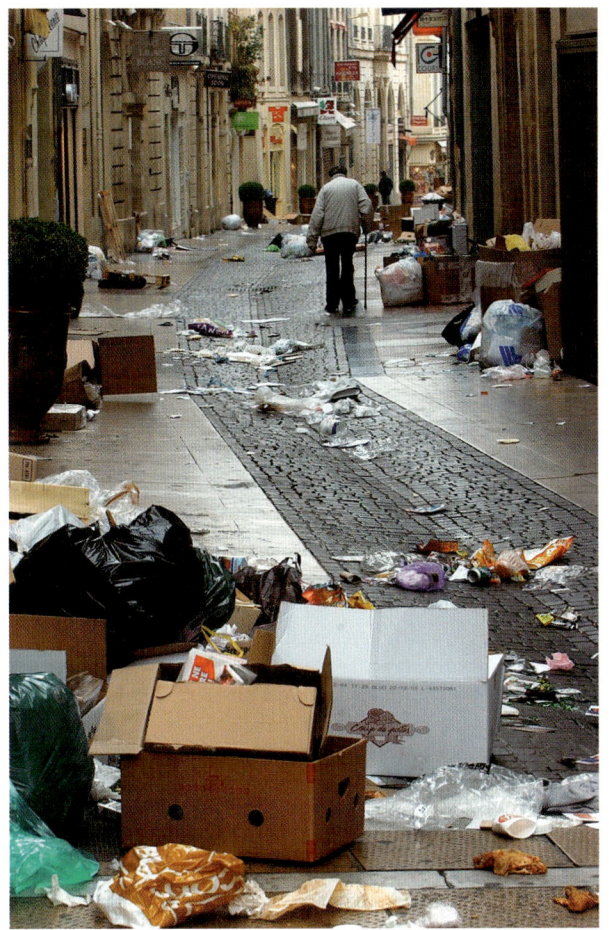

Abb. IV/6.3 Gewerkschaften können ihre Mitglieder zum Streik aufrufen. In der Pflege ist ein Streit oft problematisch, da die Pflegebedürftigen trotzdem versorgt werden müssen. Andere Berufsgruppen, z.B. die Müllentsorger, haben es da einfacher: die Wirkung ihres Streiks ist sofort sichtbar und für alle unangenehm, niemand kommt jedoch zu Schaden. [J787]

> **Lern-Tipp**
Tauschen Sie sich mit Kollegen über die letzten großen Streiks im Gesundheitswesen aus. Versuchen Sie herauszufinden, in welchen Fällen eine Teilnahme an einem Streik arbeitsrechtliche Konsequenzen für den Einzelnen haben könnte.

Abgrenzung zu anderen Interessensvertretern

Gewerkschaften sind nicht zu verwechseln mit den **innerbetrieblichen Arbeitnehmervertretungen** (*Betriebsrat, Mitarbeitervertretung, Personalrat* → Kap. III/5.2.5). Gewerkschaften stellen übergreifende Inte-

ressensvertretungen dar, der Betriebsrat bzw. die Mitarbeitervertretung oder der Personalrat sind die internen Interessensvertretungen der Mitarbeiter bei einem Arbeitgeber. Oftmals ist die Arbeitnehmervertretung eng mit der Gewerkschaft verbunden und selbst Gewerkschaftsmitglied. Diese Verbindung ist aber nicht zwingend.

Von **Berufsverbänden** grenzen sich Gewerkschaften insbesondere dadurch ab, dass sie die Interessen von Arbeitsnehmern vertreten, unabhängig davon, in welchem Beruf sie beschäftigt sind.

Wiederholungsfragen

1. Was sind die wesentlichen Aufgaben von Berufsverbänden und welche Verbände kennen Sie? (→ Kap. IV/6)
2. Was ist „Freiwillige Registrierung"? (→ Kap. IV/6)
3. Welche Aufgaben könnte eine Pflegekammer übernehmen? (→ Kap. IV/6)
4. Welches sind wichtige Organisationen in der Altenhilfe? (→ Kap. IV/6)
5. Was ist der Unterschied zwischen einer Gewerkschaft und einem Berufsverband? (→ Kap. IV/6)
6. Was sind die Hauptaufgaben von Gewerkschaften? (→ Kap. IV/6)

Literaturverzeichnis

1. Igl, G.: Weitere öffentlich-rechtliche Regulierung der Pflegeberufe und ihrer Tätigkeit, Rechtsgutachten zur Neuordnung der Tätigkeiten der Pflegeberufe im Gesundheits- und Sozialsystem, im Auftrag des Deutschen Pflegerats, 2008.
2. DBfK: www.pflegekammer-jetzt.de (letzter Zugriff: 10.7.2016).

U. Becker

IV/7 Teamarbeit und Zusammenarbeit mit anderen Berufsgruppen

IV/7.1 Team und Teamarbeit

Ⓢ Fallbeispiel Stationär, Teil I

Die Altenpflegeschülerin Janine Guter kommt in ihrem ersten praktischen Einsatz in das „Seniorenzentrum Maxeberg". Sie nimmt an der Übergabe teil, empfindet sie als großen Wirrwarr an Informationen und begleitet dann die Altenpflegerin Hermine Brauer. Als sie Frau Brauer bei ihrer Arbeit mit den einzelnen Pflegebedürftige beobachtet, denkt sie: „Aha, sie arbeitet ganz allein für sich und hat dabei ihre Ruhe. Keiner redet ihr rein!"

Zum Abschluss ihres ersten Arbeitstages erfolgt die Übergabe an die nächste Schicht, an der die Altenpflegeschülerin ebenfalls teilnimmt. Als es um die Mobilisation von Paul Müller geht, meint die Altenpflegerin der nächsten Schicht, Sybille Unruh, dass sie Herrn Müller am Vortag anders mobilisiert habe und dies für ihn besser sei. Es entsteht eine rege Diskussion um die verschiedenen Möglichkeiten, bis beide Altenpflegerinnen schließlich festlegen, eine Zeitlang die neue Mobilisationstechnik auszuprobieren. Dies wird im Pflegebericht vermerkt, damit es alle nachfolgenden Mitarbeiter nachlesen können.

Am nächsten Tag kommt Altenpflegeschülerin Janine mit unguten Gefühlen zum Dienst. Und tatsächlich, Hermine Brauer hat sich bei der Pflegedienstleitung über Sybille Unruh beschwert. Die Pflegedienstleiterin hat gleich für diesen Tag eine Teambesprechung anberaumt. Bei dieser Besprechung stellt sie kurz den Konflikt für alle dar und erläutert die unterschiedlichen Strategien der Kolleginnen bei der Pflege von Paul Müller. Danach fasst sie alle derzeit gängigen Mobilisationsformen von Pflegebedürftigen mit entsprechenden Einschränkungen zusammen. Im Anschluss fragt sie nach der Meinung aller Pflegekräfte. Es entsteht eine rege Diskussion. Am Ende kann tatsächlich eine übereinstimmende Mobilisationsform für Paul Müller festgelegt werden unter der Bedingung, dass nach zwei Wochen die Erfolge noch mal

überprüft werden müssen. Nach dieser Teambesprechung hat Janine Guter das Gefühl, dass das Team jetzt an einem Strang ziehen wird und sie außerdem enorm viel über Mobilisation gelernt hat.

> **❯ Team:** Organisatorischer Zusammenschluss mehrerer Menschen, die ein gemeinsames Ziel verfolgen.
> **Teamarbeit:** Jedes Teammitglied bringt sich entsprechend seiner Kapazitäten und Kompetenzen ins Team ein, um ein gemeinsames Arbeitsergebnis zu erzielen.

Teams gibt es in vielen Bereichen: Im Sport wird eine Mannschaft als Team bezeichnet, in einem Unternehmen ist damit die für einen bestimmten Zweck aus Mitarbeitern zusammengesetzte Arbeitsgruppe gemeint. Teams gibt es auch in Einrichtungen der Altenhilfe.

Kennzeichen eines Teams:
- Die Mitglieder eines Teams haben gemeinsame Ziele und arbeiten zusammen
- Sie tragen gemeinsam Verantwortung und ergänzen sich in ihren Fähigkeiten
- Abläufe und Aufgabenverteilungen werden von den Teammitgliedern innerhalb ihrer Möglichkeiten selbst geregelt.

In der Altenpflege ist ein Team ein Zusammenschluss verschiedener Mitarbeiter, die als gemeinsame Aufgabe die Pflege und Betreuung älterer Menschen haben. Ihr Ziel ist eine möglichst hohe Pflegequalität.

In der Betreuung von Pflegebedürftigen arbeiten die Altenpflegerinnen selten allein, sondern als Team an dem Ziel, die Situation eines Betroffenen in seinem Sinne zu optimieren. Dazu arbeiten sie partnerschaftlich

zusammen und orientieren sich an der Situation des Pflegebedürftigen.

In einem **funktionierenden Team** herrscht gegenseitiger Respekt und die Mitglieder erkennen ihre jeweiligen berufsspezifischen Fähigkeiten und Kompetenzen an. Hier werden Kapazitäten gebündelt eingebracht, um das Ziel besser erreichen zu können (*Synergieeffekt= Bündelung von Kräften*). Die Kommunikation funktioniert reibungslos, um hinsichtlich der gemeinsamen Ziele gemeinsame Entscheidungen zu treffen (➜ Tab. IV/7.1). Bei verschiedenen Situationen können den Fähigkeiten entsprechend die Führungsrollen wechseln. Teamaktivitäten werden gemeinsam überprüft und ausgewertet.

In einem Team hat jedes Mitglied eine eigene Rolle, Funktion, Position und Aufgabe, die es entweder zugewiesen bekommt oder die sich durch die Gruppendynamik entwickelt. Es gibt unterschiedliche **Teamrollen,** z. B.:
- Der Macher
- Der Beobachter
- Der Umsetzer
- Der Perfektionist
- Der Spezialist
- Der Wegbereiter und Weichensteller
- Der Koordinator und Integrator
- Der Erfinder und Neuerer.

Welche Rolle der Einzelne einnimmt, hängt maßgeblich von den fachlichen und persönlichen Kompetenzen ab.

In einem gut funktionierenden Team entwickelt sich ein **Teamgeist,** den man als gemeinsames spezifisches „Wir-Gefühl" bezeichnen könnte. Teamgeist entsteht, wenn die Teammitglieder ähnliche oder gleiche Ziele und Ideale haben und sich diese durch

Kriterien für eine gelungene Teamarbeit
Eindeutiges Gefühl der Zusammenarbeit, Involviertheit
Übernahme der Verantwortung durch den Einzelnen für die eigene Leistung und die der Gruppe, Verantwortungsgefühl für das Ergebnis
Gegenseitige Unterstützung und Ergänzung, funktionierender Informationsfluss, Gruppenzusammenhalt
Akzeptanz für gute Leistungen einzelner Teammitglieder
Engagement und Motivation entsprechend der Kompetenzen des Einzelnen
Zielorientiertes und effizientes Arbeiten, Abstimmung einzelner Tätigkeiten
Gleiche Rechte und Pflichten für alle Teammitglieder

Tab. IV/7.1 Kriterien für eine gelungene Teamarbeit.

IV
7

kommunikative Prozesse gegenseitig mitteilen.

Die polemische Bezeichnung von TEAM = „**T**oll, **e**in **a**nderer **m**acht's", spielt darauf an, dass Teams manchmal nicht funktionieren und nur wenige Leute oder gar nur ein Einzelner die ganze Arbeit übernimmt.

IV/7.1.1 Teamfähigkeit

Kollegiale Beratung und Supervision → Kap. IV/11

> **Teamfähigkeit:** Handlungskompetenz, sich einer Gruppe anderer Menschen anzuschließen und in sozialer Weise mit anderen zu interagieren sowie sich und seine Kompetenzen unter Berücksichtigung der Ziele der Gruppe optimal und konstruktiv einzubringen. Dazu gehören neben den beruflichen auch persönliche und zwischenmenschliche Kompetenzen.

In arbeitsteiligen Teams sind bestimmte Qualifikationen erforderlich, damit die Zusammenarbeit funktionieren kann. Dazu gehören:
- Kommunikationsfähigkeit und Sprachkompetenz
- Engagement
- Kooperations- und Konsensfähigkeit
- Ergebnisorientiertheit
- Teamwilligkeit
- Zwischenmenschliche Fähigkeiten, Menschenkenntnis, soziale Intelligenz (→ Kap. IV/7.1.3)
- Empathie (*Einfühlungsvermögen*)
- Emotionale Intelligenz
- Toleranz
- Rücksichtnahme
- Selbstdisziplin
- Kritikfähigkeit
- Konfliktfähigkeit.

Ein **Teamleiter** führt sein Team erfolgreich, wenn er verantwortlich, konsequent und flexibel agiert und in dem, was er tut, für seine Mitarbeiter vorhersehbar ist. Er sollte Durchsetzungsvermögen besitzen und selbstbewusst sein, denn er nimmt eine Vorbildfunktion ein. Er kennt die Stärken der einzelnen Mitarbeiter und weiß diese zu schätzen.

Ist die **Teamfähigkeit** gestört, weil z. B. ein Teammitglied nicht zur Teamarbeit bereit ist und als Einzelkämpfer arbeitet, sind insbesondere Kommunikationsfähigkeiten seitens des Teamleiters gefragt, um das Problem zu lösen. Kommt die Gruppe damit nicht allein zurecht, kann ein Supervisor (→ Kap. IV/11.1) zu Rate gezogen werden.

> **Lern-Tipp**
> Denken Sie an ein Team, in dem Sie arbeiten oder lernen. Schreiben Sie alle Mitglieder auf ein Blatt Papier. Dann versuchen Sie, die Mitglieder in einem Schema unterzubringen, das sowohl die Stärke der jeweiligen Beziehungen, als auch die Stellung der Personen in der Hierarchie des Teams darstellt. Lassen Sie sich dabei nicht von Funktionsbezeichnungen (z. B. Teamleiterin, Praxisanleiterin) beeinflussen, sondern urteilen Sie nur nach Ihrem eigenen, personenorientierten Eindruck. Dann überlegen Sie, ob Ihr Schema dem Selbstverständnis der Teammitglieder entspricht.

IV/7.1.2 Teamentwicklung

> **Teamentwicklung:** Prozess, den ein Team während seines Bestehens nahezu automatisch durchläuft. Als gesteuerter aktiver Prozess verbessert die Teamentwicklung die Zusammenarbeit.

Ein Team ist ein dynamisches Gebilde und niemals statisch. Es entwickelt sich kontinuierlich. Diese **Teamentwicklung** kann mehr oder weniger erfolgreich verlaufen und dazu führen, dass Teams gut oder schlecht funktionieren.

Teamentwicklungsprozess

Der **Teamentwicklungsprozess** kann in vier Phasen unterteilt werden:
- **Formierungs- oder Orientierungsphase** (*forming*). In dieser ersten Phase findet sich das Team zusammen und lernt sich kennen. Erste Grenzen können gesteckt und Erwartungen geäußert werden. Tätigkeiten werden verteilt. Hier muss die Führungskraft das Team „anführen"
- **Kampf- oder Konfliktphase** (*storming*). Die Konfliktphase tritt auf, wenn unterschwellige Konflikte auftauchen, neue Teammitglieder sich nicht einfügen, sich Cliquen bilden, ein „Ich"-Gefühl bei einzelnen Mitarbeitern entsteht, sich ein Kampf um die (informelle) Führung entwickelt oder Frustrationen eintreten. Folge sind Krisenstimmung, Konflikte, Machtkampf. Hier muss die Führungskraft eindeutige Ziele aufzeigen
- **Regel- oder Normierungsphase** (*norming*). In dieser Phase werden neue Gruppenrichtlinien entwickelt, neue Umgangsformen festgelegt. Es kommt zum Feedback und einem Austausch der Teammitglieder. Ein „Wir"-Gefühl ent-

steht, Leistungen der anderen werden wertgeschätzt, Vertrauen aufgebaut
- **Arbeitsphase** (*performing*). Die Arbeitsphase zeichnet sich durch Arbeitsorientierung, zielgerichtetes Handeln und Leistungswillen aus. Die Mitglieder gehen offen miteinander um, sind solidarisch und flexibel. Hier steuert sich das Team größtenteils selbst. Es herrscht ein guter Informationsfluss, Toleranz, Offenheit und hohe Motivation. Da die Gruppenstruktur geklärt ist, kann die Energie ohne Reibungsverluste in die Arbeit fließen. 1 2

Angefügt werden kann noch die **Auflösungsphase** (*adjourning*). Manchmal löst sich ein Team nach Beendigung einer Aufgabe auf.

Diese Entwicklung im Team verläuft nicht immer reibungslos und erfordert ein großes Maß an Kooperationsbereitschaft. Da Menschen unterschiedlich sind, funktionieren auch Gruppen nicht gleich. Manche Teams haben keine Konfliktphase, andere erreichen niemals die Arbeitsphase.

IV/7.1.3 Kommunikation im Team

Unterstützung alter Menschen bei der Kommunikation → Kap. I/18
Pflege alter Menschen mit Erkrankungen der Sinnesorgane → Kap. I/30

> **Kommunikation:** Austausch von Informationen. Dieser Austausch beruht auf Gegenseitigkeit und bezieht sich auf Wissen, Erkenntnisse oder Erfahrungen.
> **Kognitiv:** Die Erkenntnis betreffend, verstandes- oder erkenntnisbezogen.
> **Kognition:** Bewusstseinsinhalt, der in Beziehung zu einer Sinneserfahrung steht oder aus einem Denkprozess erwachsen ist.

Jeder zwischenmenschliche Kontakt zu anderen Menschen, sowohl der verbale, als auch der nonverbale, ist **Kommunikation.** Nur durch Kommunikation ist gewährleistet, dass Informationen fließen. Somit ist sie Voraussetzung für Veränderungen und Entwicklungen.

Kommunikation bedeutet Verständigung untereinander und meint die Fähigkeit, etwas ausdrücken, mitteilen und signalisieren und dabei gleichzeitig Nachrichten und Signale anderer empfangen, interpretieren und darauf reagieren zu können. Voraussetzung für Kommunikation ist, dass mindestens zwei Personen beteiligt sind, die in irgendeiner Weise miteinander agieren, bewusst oder unbewusst. Dabei ist die Sprache das deutlichste und umfassendste Mittel (*verbale Kommunikation*). Stimme und Sprachmelodie vermitteln ergänzende Informationen (*paraverbale Kommunikation*). Die Sprache wird meist mit dem Körper durch Mimik und Gestik unterstützt, manchmal sogar ersetzt (*nonverbale Kommunikation*).

Die paraverbale und nonverbale Kommunikation vermittelt insbesondere die gefühlsmäßigen Inhalte, auf die Menschen im Allgemeinen schneller und ohne langes Nachdenken reagieren.

Um kommunizieren zu können, bedarf es der **kognitiven Kompetenz.** Dies umfasst die Prozesse der Wahrnehmung, des Gedächtnisses und des Denkens. Wahrnehmung wird hier nicht als sensorische Verarbeitung von Reizen verstanden, sondern auch als Beurteilung und Einordnung des Wahrgenommenen in Bedeutungszusammenhängen.

Kommunikation setzt darüber hinaus **Sozialkompetenz** voraus, die auch als soziale Intelligenz bezeichnet werden kann, also die Fähigkeit, in Beziehungen klug zu handeln.

Voraussetzungen erfolgreicher Kommunikation

Voraussetzung erfolgreicher Kommunikation sind Fähigkeiten zum:
- Senden von Signalen, z. B. Sprechen
- Empfangen von Signalen, mit den Sinnen wahrnehmen, z. B. Hören
- Verarbeiten von Signalen, z. B. Verstehen.

Typische Fähigkeiten des Menschen zum **Senden** von Signalen sind:
- Lautsprache (Sprechen)
- Schriftsprache (Schreiben)
- Körpersprache (Gestik, Mimik, Haltung, Berühren).

Typische Fähigkeiten zum **Empfangen** von Signalen aus der Umwelt:
- Hören
- Sehen
- Fühlen
- Riechen
- Schmecken. 📖 3

> ❯❯ Die Kommunikation im Team vermittelt nicht nur Informationen, sie bestimmt auch die Beziehungsmuster des Teams als Spiegelbild der Beziehungen. Durch Kommunikation können Krisen und Probleme erkannt werden, sie dient gleichzeitig als Korrektiv beim Auftreten von Problemen und Konflikten.

Der Kommunikationsstil in einem Team sollte von Offenheit und aktivem Zuhören geprägt sein. Jedem Mitglied des Teams

wird Wohlwollen entgegengebracht. Über Fehler muss ohne Angst gesprochen werden können und wenn Kritik erforderlich ist, bezieht sie sich auf die Sache und nicht auf die Person. Die Teammitglieder respektieren sich gegenseitig und akzeptieren Unterschiede (→ Abb. IV/7.1).

Wenn in der Arbeitsphase eines Teams die Routine lähmend und langweilig wird, statt Solidarität Konkurrenz entsteht, einzelne Mitglieder dominieren und eine Hierarchie etablieren wollen oder die Stimmung schlechter wird, kommt es zur **Krise im Team.**

Bei Krisen muss immer geklärt werden, welche Schwierigkeiten wirklich die Ursache des Problems sind und von welcher Person die Probleme ausgehen. Dies muss allgemein verständlich in Worte gefasst werden (*Metakommunikation*). Man versucht also, darüber zu reden, wie man miteinander redet. Mitunter ist das keine leichte Aufgabe, aber nur so kann geklärt werden, warum eine Beziehung gestört ist. Hier ist Mut zur Selbstoffenbarung gefragt. Es empfiehlt sich, einen vorher vereinbarten Zeitraum hierfür zu vereinbaren, um diese Diskussion nicht ausufern zu lassen. (→ Kap. IV/9.1.8).

Metakommunikation kann in Form von kontinuierlich stattfindenden oder bei Bedarf anberaumten Teamgesprächen (→ Kap. IV/11) erfolgen, teilweise von einem externen Teilnehmer (z. B. Supervisor) begleitet werden. Bezieht sich das Kritikgespräch auf eine einzelne Person, erfolgt es unter vier Augen.

In funktionierenden Teams werden Konflikte als Bereicherung und Anregung verstanden, denn es geht eher um sachliche Probleme, weniger um emotionale Schwierigkeiten. Wenn sich die Mitglieder in den übergeordneten Zielen und beim Problemlösungsverfahren einig sind, können Lö-

sungen gefunden werden, die alle akzeptieren.

Dokumentation und Übergabe

Pflegedokumentation → Kap. I/11

In der Altenpflege müssen zahlreiche Informationen bezüglich der Versorgung der Pflegebedürftigen kommuniziert werden. Dies erfolgt schriftlich in der **Dokumentation** und mündlich in der **Übergabe.**

Die schriftliche Dokumentation enthält relevante Informationen über die Pflegebedürftigen, Anweisungen und Informationen innerhalb des Teams. Die Dokumentation erfolgt in einem standardisierten Dokumentationssystem.

Der wichtigste Ort der mündlichen Informationsübermittlung ist die Übergabe, bei der Informationen über die Pflegebedürftigen ausgetauscht werden können. Inhalte der Übergabe:
- Stand der aktuellen Pflege
- Schwierigkeiten mit bestimmten Situationen oder Bewohnern
- Ideen für Veränderungen.

> ❯❯ **Leitlinien einer guten Kommunikation**
> - Miteinander sprechen, nicht übereinander
> - Ziel der Kommunikation ist das gemeinsame Ziel
> - Keine Informationen vorenthalten
> - Interesse zeigen, an der Arbeit der Kollegen sowie an den Kollegen selbst
> - Bei Konflikten sachlich und klar bleiben
> - Enttäuschungen und Frustrationen formulieren
> - Eigene Wünsche und Lösungsvorschläge einbringen
> - Persönliche Verletzungen vermeiden, eventuell externe Beobachter hinzuziehen (z. B. Supervisor)
> - Aktiv zuhören, offen auf andere eingehen.

Nähe und Distanz

Eine Pflegebeziehung schafft zwischen den Pflegenden und den Pflegebedürftigen ein hohes Maß menschlicher Zuwendung und Nähe. Es kommt in dieser Beziehung zu einer körperlichen und persönlichen Nähe mit eigentlich fremden Menschen, die sonst nur bei Freunden und der Verwandtschaft üblich ist. Emotionale **Nähe** oder **Distanz** sind häufig auch eine Frage der Sympathie oder Antipathie. Bestehen im Team unterschiedliche Vorstellungen über die passende Nähe und Distanz zu Pflegebedürftigen, kann

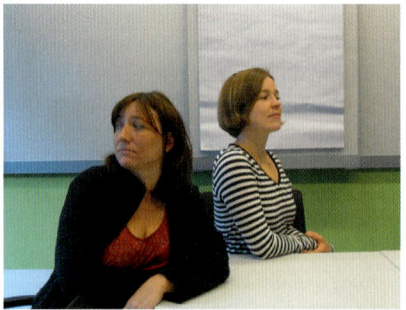

Abb. IV/7.1 Oft ist die körperliche Haltung, die Teammitglieder im Kontakt einnehmen, bezeichnend für die Stimmung, die zwischen ihnen herrscht. Hier zeigen sich Kolleginnen die „kalte Schulter". [O408]

IV 7

dies zu Konflikten führen (→ Abb. IV/7.2). Mitarbeiter, die sich stärker abgrenzen, fühlen sich in Konkurrenz zu Kollegen, die mehr Nähe zulassen.

> » Wichtig ist es, trotz Offenheit und Zugewandtheit Grenzen zu setzen und diese nicht zu überschreiten.

Konkurrenz und Rivalität

Persönliche Gesundheitsförderung → Kap. IV/10

Damit ein Team erfolgreich arbeiten kann, müssen Faktoren wie Kooperation, Empathie, Toleranz und Kritikfähigkeit gegeben sein. Die Teammitglieder müssen offen miteinander umgehen und kooperativ zusammenarbeiten, damit sie ihr gemeinsames Ziel erreichen. Wenn diese Faktoren von einigen Teammitgliedern nicht gewährleistet sind, weil sie sich als Konkurrenten oder Rivalen verstehen, bricht die Teamarbeit zusammen.

Konkurrenz bedeutet im Allgemeinen einen Wettkampf oder Wettbewerb auf einem bestimmten Gebiet, mit einem anderen in einen Wettbewerb zu treten bzw. sich mit anderen um etwas zu bewerben. **Rivalität** als spezielle Form der Konkurrenz heißt Nebenbuhlerschaft, Kampf um den Vorrang. Der Begriff Rivalität ist negativ besetzt und hat den Beweis der Überlegenheit zum Ziel.

Wenn es im Team zu Schwierigkeiten kommt, weil einzelne Mitarbeiter eine Vorrangstellung anstreben und mit ihrer Position nicht zufrieden sind, ist das Gleichgewicht zwischen Kooperation und Konkurrenz gestört, es kann zu Sticheleien, heimlichen Intrigen bis zum Mobbing kommen. Sämtliche Mitarbeiter sind gefragt, für solche Tendenzen aufmerksam zu sein und sofort einzugreifen, wenn Rivalitäten spürbar werden.

Probleme und Konflikte

Probleme und **Konflikte** treten auf, wenn die beteiligten Personen unvereinbare Ziele oder Werte verfolgen. Ursachen von Konflikten sind z. B.:

- Kommunikationsschwierigkeiten
- Unterschiedliche Wahrnehmungen
- Seltene oder begrenzte Ressourcen
- Unklare Organisationsstrukturen
- Ungewollte Abhängigkeiten
- Als unfair empfundene Rollenverteilung, unfaire Behandlung

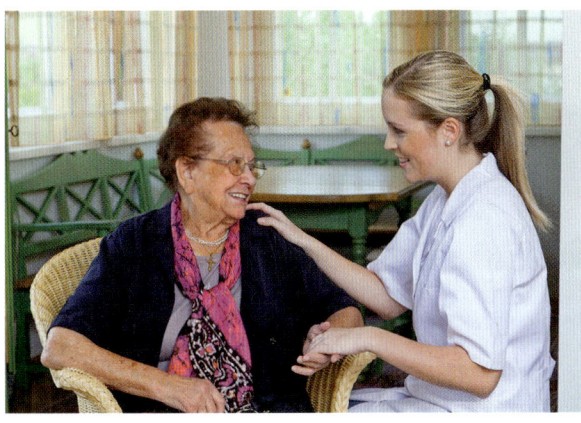

Abb. IV/7.2 Pflegende müssen die Balance zwischen Nähe und Distanz zu den Pflegebedürftigen wahren. Eine zu große Nähe überhäuft Pflegende mit Erwartungen, die sie am Ende nicht einlösen können und die zu Konflikten im Team führen kann. [J787]

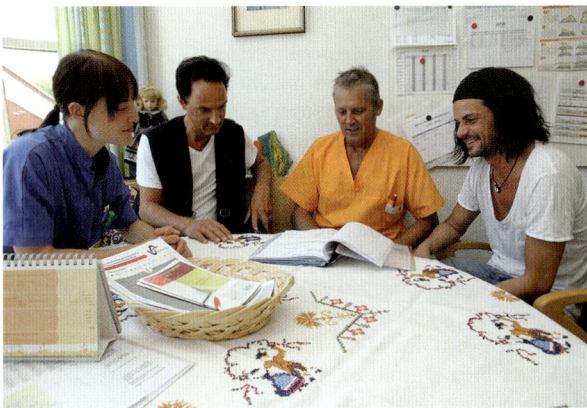

Abb. IV/7.3 Teamarbeit basiert auf gegenseitiger Achtung. [K333]

- Unzureichende Informationsweitergabe, bewusstes Zurückhalten von Informationen
- Konkurrenzverhalten und Rivalität (→ Abb. IV/7.3)
- Mobbing
- Interessenskonflikte
- Gewissenskonflikte
- Generationenkonflikte.

Konflikte können aber auch innere Ursachen haben, etwa durch die Auseinandersetzung mit Krankheit und Tod, Erfahrung von Hilflosigkeit und den eigenen Grenzen, fachliche Überforderung.

Treten in Teams Probleme und Konflikte auf, die das Team durch Besprechungen selbst nicht lösen kann, können Balintgruppen (→ Kap. IV/11.2) oder Teamsupervisionen (→ Kap. IV/11.1.2) helfen.

Kulturell bedingte Konflikte

Altenpflegerinnen treffen nicht nur in der Betreuung Pflegebedürftiger auf Menschen aus anderen Kulturen, sondern auch an ihrem Arbeitsplatz. Kollegen kommen aus verschiedenen Ländern und Herkunftssituationen mit ganz unterschiedlichen Prägungen und Vorstellungen von Pflege und Teamarbeit. Wenn Altenpflegerinnen nicht dafür offen sind, die Unterschiede wahrzu-

nehmen, oder schlichtweg mit der Verständigung Probleme haben, entstehen rasch Konflikte und persönliche Verletzungen.

Konflikte durch berufliche Belastungen

Konflikte und berufstypisches Befinden → Kap. IV/9

In der Altenpflege kommt es für die Mitarbeiter zu zahlreichen Belastungen körperlicher und psychischer Natur. Diese Belastungen können durch die Organisationsstruktur, das Team oder die eigene Einstellung zum Beruf bedingt sein. Kann ein Mitarbeiter diese Belastungen nicht sinnvoll bewältigen, kommt es zur „innerlichen Kündigung" oder gar zum Burnout (→ Kap. IV/9.2.5). Dies stellt für das Arbeitsteam ein großes Problem dar. Nicht selten arbeiten solche Teammitglieder nur noch mit geringstem Aufwand und haben ihr Interesse an der Qualität der Arbeit und dem Erfolg der Einrichtung verloren. Dieser „Dienst nach Vorschrift" trifft das gesamte Team.

Bei solchen Konflikten muss versucht werden, rechtzeitig zu reagieren und aufmerksam für die einzelnen Teammitglieder zu sein. Keinesfalls darf es bis zum Mobbing (→ Kap. IV/9.2.6) kommen, wenn etwa andere Mitarbeiter über den Betroffenen als

IV
7

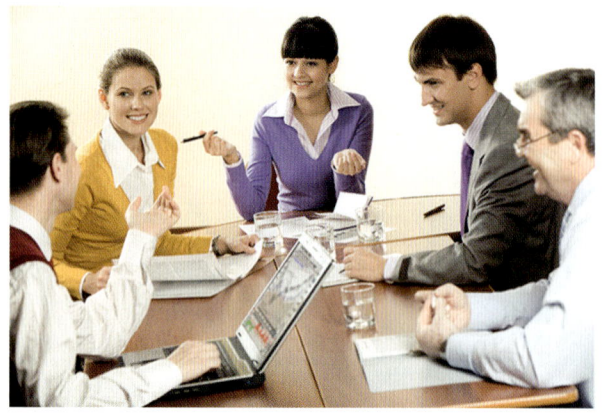

Abb. IV/7.4 Der Kollege in der Leitungsfunktion eines Teams benötigt gute Fähigkeiten zur Moderation, um Spannungen lösen zu können. [J787]

einen arbeitsscheuen Menschen lästern. Wenn ein Vier-Augen-Gespräch nicht ausreicht, sind vielleicht Teamsupervisionen hilfreich (→ Kap. IV/11.1.2). Auf jeden Fall ist zu vermeiden, dass der betroffene Mitarbeiter aus dem Beruf „flieht" und kündigt. Hier ist ein aufmerksamer und kompetenter Teamleiter gefragt (→ Abb. IV/7.4).

Regelmäßige Teamsupervisionen – bevor die Situation eskaliert – haben sich bewährt. Sie geben den Mitarbeitern das Gefühl, dass ihre Bedürfnisse ernst genommen werden und ein fester Platz dafür vorgesehen ist.

Konfliktlösungsstrategien

Um einen Konflikt zu lösen, ist es hilfreich, den Konflikt nicht als etwas Negatives und Bedrohliches zu betrachten, sondern als ein Warnsignal. Konflikte treten häufig und überall auf. Wichtig ist es, zu lernen, konstruktiv damit umzugehen.

❯ Bei einer Konfliktlösung darf es keinen Sieger und keinen Verlierer geben.

Die Konfliktlösung kann in vier Schritte unterteilt werden:
- **Eingeständnis** eines bestehenden Konflikts. Nur wenn man sich klar gemacht hat, dass Probleme im Team aufgetreten sind, die Beteiligten diesen Konflikt wahrnehmen und eine Konfliktlösung von allen gewünscht ist, kann man die Bewältigung konstruktiv angehen
- **Konfliktbeschreibung.** Alle Beteiligten stellen ihre Position und Meinung dar. Unter Umständen ist hier ein neutraler Diskussionsleiter hilfreich, der die Beteiligten darin unterstützt, den Konflikt zu versachlichen
- **Zielbeschreibung.** Erst wenn sich die Beteiligten darüber verständigt haben, welches Ziel sie mit der Konfliktlösung

anstreben, können sie den nächsten Schritt angehen
- **Lösungssuche.** Jetzt müssen verschiedene Lösungen gegeneinander abgewogen werden, um kreativ nach dem geeigneten Weg suchen zu können. Ziel ist ein Konsens der Meinungen, d. h. alle sind mit der Lösung einverstanden. Es ist hilfreich zu formulieren, wann und woran alle Beteiligten erkennen können, dass mit der besprochenen Lösung auch das vereinbarte Ziel erreicht wird
- **Umsetzung der Lösungsstrategie.** Die Lösungsstrategie für den Konflikt muss umgesetzt und überwacht werden, damit sie ihr Ziel erreicht. Manchmal ist eine Nachbesprechung hilfreich.

Nach der Lösung von Konflikten ist es nicht selten, dass die einzelnen Beteiligten das Gefühl haben, die Beziehung zueinander habe sich verbessert.

❯ **Vorsicht!**
Bei Konflikten rechtzeitig eingreifen, bevor die Situation eskaliert.

IV/7.2 Interdisziplinäres Team

Ⓢ Fallbeispiel Stationär, Teil II

Die Altenpflegeschülerin Janine Guter begleitet die Altenpflegerin Hermine Brauer weiterhin bei der Pflege. Eines Morgens kommen sie in das Zimmer von Paul Müller und möchten ihn mobilisieren. Herr Müller will nicht aufstehen und Hermine Brauer hat die Vermutung, dass er unter Schmerzen leidet. Da er unter einer Demenz in fortgeschrittenem Stadium leidet, kann er sich hierzu selbst nicht äußern.

Am nächsten Tag kommt der Hausarzt und Hermine Brauer schlägt vor, die Schmerzmedikation zu erhöhen. Der Hausarzt ist skeptisch, ob dies wirklich erforderlich sei und möchte sich ein umfassendes Bild verschaffen. Daraufhin wird für den übernächsten Tag eine Fallbesprechung vereinbart, an der neben Hermine Brauer auch die Wohnbereichsleitung, die Physiotherapeutin und der Hausarzt teilnehmen. Sie tauschen ihre Erfahrungen aus und überlegen, welches Vorgehen für Herrn Müller am geeignetsten sei. Die Bereichsleiterin ist überrascht, wie konstruktiv dieses Gespräch verläuft. Es wird verabredet, probeweise die Schmerzmedikation zu erhöhen und sich nach einer Woche telefonisch über die Ergebnisse zu verständigen. 📖 4

❯ **Interdisziplinäres Team:** Zusammenarbeit mehrerer Disziplinen.

Altenpflegerinnen arbeiten in **interdisziplinären Teams** mit anderen Berufsgruppen zusammen (→ Abb. IV/7.5). Das Ziel ist, die Pflegequalität zu sichern, zu kontrollieren und zu evaluieren.

Pflegende arbeiten in der Versorgung Pflegebedürftiger u. a. mit folgenden Professionen zusammen:
- Angehörigen
- Pflegeassistenten
- Mitarbeitern aus der Hauswirtschaft
- Haus- und Fachärzten
- Mitarbeitern der Verwaltung
- Mitarbeitern der Einrichtungsleitung
- Mitarbeitern der Apotheke
- Sozialarbeitern
- Heilerziehungspflegern
- Krankenpflegerinnen in Kliniken
- Physiotherapeuten
- Ergotherapeuten
- Logopäden
- Diätassistenten
- Seelsorgern
- Pfarrern
- Orthopädietechnikern.

❯ Unter einem therapeutischen Team versteht man alle an der Pflege eines alten Menschen beteiligten Berufsgruppen.

Im Mittelpunkt der interdisziplinären Arbeit stehen der Pflegebedürftige und seine Angehörigen. Die Vorteile der Interdisziplinarität liegen darin, dass mehrere Aspekte eines Problems professionell betrachtet werden können und die Problemlösung

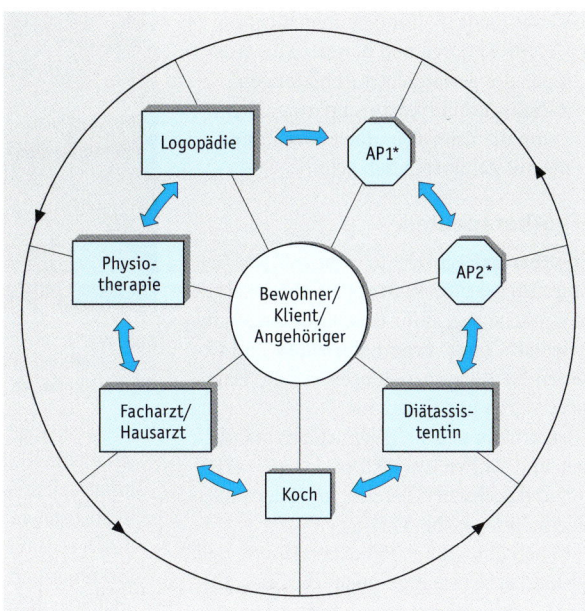

Abb. IV/7.5 Interdisziplinäres Team (* AP = Altenpflegerin). [L143]

Ärzte

Medizinische Diagnostik und Therapie der **Ärzte** nehmen erheblichen Einfluss auf das Befinden alter Menschen. Darüber hinaus kommt dieser Berufsgruppe die alleinige Entscheidung über die Richtlinien der jeweiligen Behandlung zu. Im System der Krankenversicherung (gesetzlich und privat) entscheiden sie darüber, welche therapeutischen Maßnahmen einzuleiten sind und ermöglichen die Kostenübernahme durch die verschiedenen Sozialversicherungen auf dem Wege einer ärztlichen Verordnung – von denen nahezu alle Berufsgruppen im Gesundheitswesen abhängig sind.

Ärzte der verschiedenen medizinischen Fachgebiete sorgen für die Sicherung der Funktionen einzelner Organsysteme. Häufigster (und meist erster) Ansprechpartner für Altenpflegerinnen ist der **Hausarzt.** Darunter sind Allgemeinmediziner zu verstehen, die im Idealfall über ein breites Wissen zu allen Erkrankungen verfügen, an denen alte Menschen häufig leiden. Hausärzte entscheiden je nach dem Befund, den sie während ihrer Untersuchung erheben, ob es notwendig ist, einen Facharzt aufzusuchen, der zumeist über weiterreichende diagnostische Möglichkeiten (z. B. Spezialgeräte) verfügt. Im Folgenden sind einige ärztliche Fachgebiete aufgeführt, mit denen Altenpflegerinnen besonders häufig in Kontakt treten:

- **Internisten** (*Fachärzte für Innere Medizin*) sind auf die medikamentöse Behandlung von Erkrankungen der Organsysteme spezialisiert. Dieses Fachgebiet ist weit gefächert und umfasst zahlreiche Disziplinen, z. B. **Gastroenterologie,** die auf Erkrankungen gerichtet ist, die mit Ernährung und Verdauung im Zusammenhang stehen. **Kardiologen** behandeln Erkrankungen des Herzens mit Arzneimitteln sowie mit interventionellen Verfahren, z. B. der kathetergestützten Einlage von Stents in Herzkranzgefäße oder der transvasalen Platzierung von Herzklappen. Die **Endokrinologie** beschäftigt sich mit Störungen des Stoffwechsels, z. B. beim Diabetes mellitus (*Diabetologie*). Die **Rheumatologie** widmet sich den zahlreichen Erkrankungen des rheumatischen Formenkreises. **Pulmologen** beschäftigen sich mit der medikamentösen Behandlung aller Arten von Lungenerkrankungen
- **Orthopäden** sorgen für die Sicherung der Beweglichkeit. Das Fachgebiet hat für die Erhaltung und Unterstützung der

nicht einseitig wird. Wenn die Kooperation und Kommunikation zwischen den einzelnen Berufsgruppen gut funktioniert, gelingt die optimale Versorgung der Pflegebedürftigen.

Beispiele für Beziehungen zwischen verschiedenen Berufsgruppen und der Altenpflege:

- Zusammenarbeit mit Ärzten – Kommunikation über die Durchführung von ärztlich verordneten Heilmaßnahmen
- Zusammenarbeit mit Ergotherapeuten, Logopäden – Koordination der Termine mit externen Therapeuten
- Zusammenarbeit mit Angehörigen – Einbeziehung in die Pflegemaßnahmen
- Zusammenarbeit mit Schülern und Hilfskräften – Anleitung in die durchzuführenden Maßnahmen
- Zusammenarbeit mit Krankenhausmitarbeitern im Falle einer Krankenhauseinweisung – Übergabe, Gewährleisten aller relevanten Informationen.

Die Schwierigkeiten eines interdisziplinären Teams liegen darin, dass jede Profession eine eigene Arbeitsstruktur und -organisation hat, unterschiedliche Kommunikationsformen und -wege vorhanden sind (z. B. Fachsprache der Ärzte) und möglicherweise verschiedene ethische Einstellungen vorhanden sind.

Diese Schwierigkeiten werden zu Problemen bei:

- Ungenügendem Informationsfluss
- Kompetenzgerangel
- Konflikten zwischen den Personen oder Berufsgruppen

- Ungenügender Koordination des Arbeitsablaufs.

Damit solche Probleme nicht auftreten und die Qualität gesichert bleibt, ist ein Schnittstellenmanagement erforderlich, d. h. eine übergeordnete qualitätsorientierte Kooperation aller beteiligten Berufsgruppen und Einrichtungen (→ Kap. III/4). Ein gelungenes Beispiel für ein hausärztlich orientiertes Management stellt das Projekt FIDEM aus Braunschweig dar. Ziel ist die verbesserte Versorgung Demenzkranker unter Einbeziehung der versorgungsrelevanten Berufsgruppen. Bei ethischen Konflikten haben sich ethische Fallbesprechungen sehr bewährt, in denen sich alle Beteiligten gleichberechtigt einbringen können (→ Kap. IV/8.3). 📖📖 5

Die Mitglieder des interdisziplinären Teams müssen die gleichen Ziele in der Arbeit haben. Dabei kann das übergeordnete Ziel dem vorliegenden Leitbild (→ Kap. I/6.2.2) entsprechen. Dann gibt es die projektbezogenen Ziele, z. B. das Vorgehen bei einem Notfall oder bei der Verlegung ins Krankenhaus. Eine übereinstimmende Pflege, z. B. bei Demenz, orientiert sich direkt an einer Arbeitssituation.

Aufgaben der Berufsgruppen im Gesundheitswesen

Im Folgenden ist eine (beispielhaft angelegte) Liste verschiedener Berufsgruppen aufgezählt, mit denen Altenpflegerinnen häufig zusammenarbeiten und mit denen sie zum Wohl der pflegebedürftigen Menschen in engem Kontakt stehen.

Mobilität viele Hilfsmittel entwickelt; ein großer Teil orthopädischer Interventionen erfordert operative Eingriffe. Deshalb ist dieses Fachgebiet sowohl konservativ als auch operativ tätig. Das Arbeitsgebiet der **Unfallchirurgen** überschneidet sich mit dem der Orthopäden, sie sind ebenfalls häufig mit dem Bewegungssystem befasst

- **Geriater** und **Gerontopsychiater** befassen sich spezialisiert und fächerübergreifend mit Alterserkrankungen, Altersrisiken und deren Vermeidung
- **Neurologen** und **Psychiater** diagnostizieren und therapieren Erkrankungen des Nervensystems und psychische Auffälligkeiten. Tests zur Demenzfrüherkennung ermöglichen eine früh einsetzende Behandlung und den Betroffenen sowie ihren Angehörigen die Auseinandersetzung mit der Situation
- **Chirurgen** sind immer gefragt, wenn es um eine operative Behandlung von Krankheiten geht. Auch in dieser medizinischen Disziplin haben sich im Laufe der medizinischen Entwicklung zahlreiche Fachgebiete etabliert. **Viszeralchirurgen** werden hinzugezogen, wenn ein alter Mensch an den Bauch-, insbesondere den Verdauungsorganen, zu operieren ist. **Herzchirurgen** führen operative Korrekturen am Herzen und den Lungen durch. **Neurochirurgen** befassen sich mit Eingriffen in das zentrale und periphere Nervensystem. **Plastische Chirurgen** stellen auf operativem Weg die äußere Form sowie die Funktionsfähigkeit des Körpers her
- **Augen-** und **HNO-Ärzte** behandeln Erkrankungen der Sinnesorgane mithilfe von Arzneimitteln und operativen Eingriffen
- **Notfallärzte** sind auf die Maßnahmen der ersten Hilfe spezialisiert und sichern die Lebensfunktionen von plötzlich lebensbedrohlich erkrankten Menschen bis zum Eintreffen in einem Krankenhaus
- **Anästhesisten** sichern die Lebensfunktionen während medizinischer Eingriffe und sorgen währenddessen für eine zuverlässige (sowie reversible) Ausschaltung des Schmerzempfindens und des Bewusstseins. Sie sind auch auf die Behandlung akuter und chronischer Schmerzen spezialisiert
- **Dermatologen** behandeln Hauterkrankungen mit Medikamenten sowie operativen Verfahren
- **Röntgenologen** führen diagnostische Maßnahmen mithilfe von bildgebenden Verfahren (z. B. Röntgenuntersuchung, CT, MRT) durch und bewerten die Aussagen der gewonnenen Abbildungen
- **Zahnärzte** sind Ansprechpartner, wenn es um die Zahngesundheit oder Probleme mit Zahnprothesen geht.

Ergotherapeuten

Ergotherapie (griech.: to ergon = *etwas tun, Aufgaben bewältigen*) ist der international gebräuchliche Begriff für **Beschäftigungs-** und **Arbeitstherapie**. **Ergotherapeuten** sind Experten für Alltagshandlungen, Arbeit, Haushalt, Freizeit und Kreativität.

Ergotherapie will helfen, Selbstständigkeit und Aktivität im körperlichen, geistigen und seelischen Bereich zu fördern oder zu erhalten (→ Abb. IV/7.6).

Neben den großen Bereichen Hobby und Freizeitbeschäftigung spielt die **Bewältigung alltagspraktischer Aufgaben** eine wichtige Rolle.

Der alte Mensch lernt durch die Ergotherapie, sein Bewegungsverhalten in allen Alltagsbereichen, z. B. Einkaufen, Kochen, Kommunizieren, und bei der Ausübung seiner Hobbys selbst zu kontrollieren. Dabei wird versucht, die lebenslangen Gewohnheiten zu berücksichtigen.

Ziele der Ergotherapie:

- Weitgehende Selbstständigkeit im alltäglichen Leben erhalten oder wiedererlangen
- Gestörte Funktionen nach Krankheit oder Unfall wiedererlernen
- Vorhandene Fähigkeiten so lange wie möglich erhalten
- Kontaktfähigkeit und Kommunikation verbessern.

Den Störungen entsprechend üben Ergotherapeuten mit den Betroffenen z. B. Essen, Waschen, Ankleiden, Schreiben, Hobbypflege, Handarbeiten und Werken, Umgang mit anderen Menschen, Belastbarkeit am Arbeitsplatz.

In geriatrischen Kliniken stehen die Aspekte der Rehabilitation im Vordergrund (→ Kap. I/5). Wenn möglich wird die Wiedereingliederung in die vertraute häusliche Umgebung (seltener in das Berufsleben) angestrebt. Dazu gehört ein lebenspraktisches Training mit vertrauten und gewohnten Tätigkeiten, z. B. Körperpflege, Haus- und Gartenarbeit. Mögliche Einsatzgebiete der Ergotherapie:

- Abklärung der Dauerbelastbarkeit, z. B. stunden- oder tageweise Rückkehr in die eigene Wohnung, Selbstversorgung
- Steigerung von Fähigkeiten, wie Konzentration, Kommunikationsfähigkeit, Selbstständigkeit

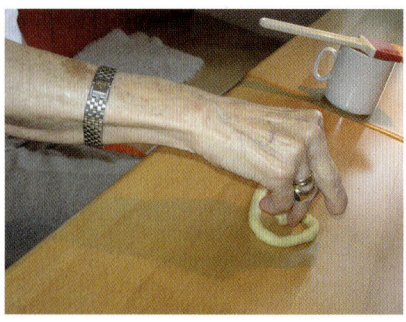

Abb. IV/7.6 Die Ergotherapie hilft alten Menschen, Alltagshandlungen selbstständig durchführen zu können. [K333]

- Arbeitsplatzgestaltung (z. B. Wie kann ich meine Küche behindertengerecht umgestalten?)
- Realistischere Selbsteinschätzung, u. a. durch regelmäßige Rückmeldung, angemessenes Lob oder konstruktive Kritik, auch von den Altenpflegerinnen
- Stärkung des Eigenkonzepts zur Schmerzbewältigung (→ Kap. I/35.3).

Ernährungsberatung

Ernährungsberater (*Diätassistenten, Oecotrophologen*) sind auf die Beratung von Menschen bezüglich der Ernährung spezialisiert. Die betrifft sowohl die Ernährung bei allgemeiner Gesundheit, als auch die Anforderungen durch Erkrankungen oder in verschiedenen Lebensaltern. Zahlreiche Erkrankungen lassen sich durch eine sinnvolle Umstellung der Ernährung günstig beeinflussen.

Erkrankungen der Gefäße, z. B. durch Arteriosklerose, mit Beeinträchtigungen wie Herzinfarkt, Schlaganfall oder Durchblutungsstörungen, werden durch eine jahrelange ungesunde Ernährung zumindest mitverursacht. Auch **Übergewicht** (*Adipositas*) wirkt sich negativ auf die Vitalfunktionen aus (→ Kap. I/20.8). Für eine Umstellung der Ernährung auf gesunde Vollwertkost und eine sanfte Gewichtsreduktion ist es nie zu spät.

Gern nutzen gesundheitsbewusste alte Menschen den Rat von Ernährungsberatern und besuchen Kochkurse für eine ausgewogene Ernährung. Dies kommt in erster Linie der Behandlung von Diabetes mellitus und der Prävention von Sekundärerkrankungen wie Herzinfarkt oder Apoplex zugute.

❯ Ernährungsberater, die im Krankenhaus oder bei einem Hersteller von Sondenkost arbeiten, sind für die Lösung spezieller Ernährungsprobleme sowie die Einstellung auf komplizierte Diäten ausgebildet.

Logopäden

Logopäden führen sprachtherapeutische Maßnahmen durch, wobei sie medizinische, pädagogische und psychologische Fachkenntnisse anwenden. Ziel der Logopädie ist es, den alten Menschen mit Hilfe seiner sprachlichen Fähigkeiten in seine soziale Umwelt zu integrieren. Logopäden arbeiten deshalb bevorzugt in Teams mit anderen Rehabilitationsberufen. Neben der Wiederherstellung des sprachlichen Ausdrucksvermögens geht es auch um den Erhalt oder eine Verzögerung des Abbaus kommunikativer Fähigkeiten insgesamt.

Logopäden nehmen auch eine zentrale Stellung bei der Behandlung von Schluckstörungen ein, indem sie mit Betroffenen den Schluckakt trainieren und detaillierte Pläne zum Aufbau verschiedener Nahrungskonsistenzen erarbeiten.

Physiotherapeuten

Physiotherapeuten werden nach ärztlicher Verordnung in der ambulanten und stationären Altenpflege aktiv. Ihre Behandlung ist in erster Linie auf die Beweglichkeit des Körpers gerichtet. Dabei wurde in den vergangenen Jahrzehnten immer mehr Wert auf eine Therapie gelegt, bei der der Behandelte aktiv mitarbeitet. Ideal wäre eine Behandlung, bei der der Betroffene auch einfache Übungen gezeigt bekommt, die er zu Hause selbstständig durchführen kann.

Die Therapeuten leiten die Pflegebedürftigen z. B. bei **Lungen- und Atemwegserkrankungen** zur Atemgymnastik und zum Umgang mit Atemhilfsmitteln, z. B. Atemtrainern, an (→ Abb. IV/7.7). Vereinzelt gibt es speziell ausgebildete **Atemtherapeuten,** die sich ausschließlich auf die Behandlung von Lungen- und Atemwegserkrankungen spezialisiert haben.

In stationären Einrichtungen veranstalten Physiotherapeuten neben Einzelbe-

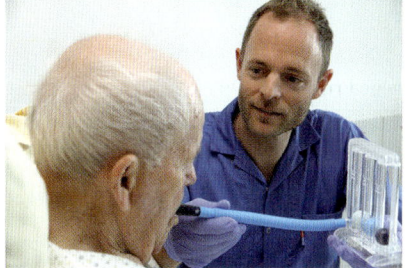

Abb. IV/7.7 Ein Physiotherapeut leitet einen älteren Mann zur Atemgymnastik an. Das Ziel ist, die Bälle möglichst weit nach oben zu atmen, damit auch die unteren Lungenabschnitte gut belüftet werden. [K333]

handlungen auch Gruppenangebote, z. B. Sitzgymnastik für gehbehinderte Senioren.

Bei Erkrankungen von Herz, Kreislauf und Gefäßen trainieren Physiotherapeuten vor allem die körperliche Ausdauer der Betroffenen, z. B. mittels eines **Gefäßtrainings.** Etwa durch Wandern, Schwimmen, Tanzen oder Gymnastik, lassen sich Herzleistung, Atemtiefe und -frequenz, Durchblutung und damit das allgemeine Wohlbefinden steigern und der Blutdruck senken.

> ❯❯ Physiotherapeuten unterstützen alte Menschen darin, ihre Beweglichkeit und damit ein positives Körperbild zu erhalten oder zu erlangen.

Psychotherapeuten und Psychologen

Psychotherapeuten und **Psychologen** arbeiten mit alten Menschen, um seelische Störungen zu bewältigen, gestörtes Verhalten zu ändern und Reifungs- und Entwicklungsprozesse zu fördern. Rund 20 % der über 80-Jährigen leiden an behandlungsbedürftigen, psychischen Störungen (→ Kap. I/33). Die Praxis zeigt, dass auch bei hochbetagten Menschen eine Gesprächstherapie oder eine verhaltenstherapeutische Begleitung sinnvoll und erfolgreich sein können.

Seelsorger

Seelsorger sind meist Theologen oder Menschen, die in den verschiedenen Religionsgemeinschaften eine Vertrauensstellung einnehmen.

Sie widmen sich den spirituellen Bedürfnissen der Menschen, die ihren Gemeinden oder Kirchen angehören. Meist kommen sie in Krisen zum Einsatz. In der Zusammenarbeit sind Pflegende vor allem dazu aufgerufen, vorurteilsfrei zu agieren. Auch wenn pflegebedürftige Menschen gänzlich anderen Wertvorstellungen oder religiösen Prämissen folgen, als die Pflegenden selbst, ist es notwendig, dass ein Klima der Akzeptanz besteht, in dem jeder Einzelne seine ureigenen Bedürfnisse befriedigen kann. An dieser Stelle kommt insbesondere die verfassungsrechtlich verbriefte Freiheit jedes Menschen zum Tragen, nach der jeder das Recht hat, seine religiösen Überzeugungen zu leben – solange sie sich im Rahmen der Menschenrechte bewegen.

Sozialpädagogen

Sozialpädagogen haben vielfältige Funktionen innerhalb und außerhalb von Pflege-

einrichtungen. Soziale Betreuung kann von alten Menschen bei der Alltagsbewältigung im häuslichen Bereich, bei der Wohnraumanpassung oder bei der Bewältigung persönlicher Krisen in Anspruch genommen werden. Sie können ebenso für die Organisation und Finanzierung von Hilfsprogrammen für Einzelne und Gruppen sorgen. Außerhalb von Pflegeeinrichtungen ist im Stadtteil jeweils das **Amt für soziale Dienste** für Sozialarbeit zuständig. Sozialpädagogen übernehmen jedoch zunehmend auch in Altenpflegeeinrichtungen und ambulanten Diensten unterstützende Aufgaben.

Wiederholungsfragen

1. Welche Rollen für Teammitglieder kennen Sie? (→ Kap. IV/7.1)
2. Welche Qualitäten brauchen Altenpflegerinnen, um im Team arbeiten zu können? (→ Kap. IV/7.1.1)
3. Teams sind dynamisch. Ein Modell nennt vier Phasen der Teamentwicklung. Welche sind es und wie lässt sich der charakteristische Aspekt jeder Phase beschreiben? (→ Kap. IV/7.1.2)
4. Was versteht man unter Metakommunikation und wann ist sie hilfreich? (→ Kap. IV/7.1.3)
5. Nennen Sie drei Leitlinien guter Kommunikation im Team. (→ Kap. IV/7.1.3)
6. Beschreiben Sie die Unterschiede zwischen Konkurrenz und Rivalität. (→ Kap. IV/7.1.3)
7. Strukturierte Konfliktlösung lässt sich in vier Schritte unterteilen. Welche sind es? (→ Kap. IV/7.1.3)
8. Welche Berufsgruppen können zu einem interdisziplinären Team in der Versorgung alter Menschen gehören? (→ Kap. IV/7.2)

Literaturverzeichnis

1. Biermann, B. (et al.): Soziologie. Studienbuch für soziale Berufe. UTB, Stuttgart, 2013.
2. Korte, H.; Schäfers, B. (Hrsg.): Einführung in die Hauptbegriffe der Soziologie. VS Verlag, Wiesbaden, 2010.
3. Schulz von Thun, F.: Miteinander reden 1–3. Rowohlt Taschenbuchverlag, Reinbek b. Hamburg, 2010.
4. Riedel, A. (et al.): Einführung von ethischen Fallbesprechungen – ein Konzept für die Pflegepraxis. Verlag Hans Jacobs, Lage, 2011.
5. Ambulante Betreuung hilfs- und pflegebedürftiger Menschen (ambet e. V.): www.fidem-projekt.de (letzter Zugriff: 1.5.2016).

IV 7

W. M. Heffels

IV/8 Ethische Herausforderungen in der Altenpflege

Die zentrale **ethische Herausforderung in der Altenpflege** ist die adäquate Berücksichtigung der speziellen Belange alter hilfe- und pflegebedürftiger Menschen.

Hierbei geht es um die Bestimmung dessen, was gute Pflege ist. Insofern stehen nicht medizinische Themen im Zentrum ethischer Fragen der Altenpflege, z. B. aktive und passive Sterbehilfe, Organtransplantation oder Therapieabbruch. Diese gehören eindeutig in die ärztliche Kompetenz.

Stattdessen geht es für Pflegende um Fragen, die aus unmittelbar pflegespezifischen Aufgaben entstehen.

IV/8.1 Verantwortliches Handeln – ein Entscheidungsmodell

Ⓢ Fallbeispiel Stationär

Die 76-jährige Eva Müller ist morgens stets unwirsch und müde. Sie möchte von den Pflegenden unterstützt werden, obwohl sie sich allein, wenn auch beschwerlich, versorgen könnte. Vor dem Einzug in die Einrichtung wurde die Bewohnerin bis zum plötzlichen Tod ihres Ehemannes vorbildlich umsorgt. Er las ihr buchstäblich die Wünsche von den Lippen ab. Und wenn dies mal nicht funktionierte, so erzählt sie, musste sie nur ein wenig klagen, dann klappte es.

Das von Pflegenden zu verantwortende Handeln erfolgt unter gesellschaftlichen Bedingungen (→ Kap. I/6.1) im kulturbezogenen Rahmen der Organisation bzw. der Familie (→ Kap. I/6.2). Die pflegerische Leistung umfasst zwei Kategorien:
- **Direkte Pflege,** das ist jede unmittelbare Aktion im Zusammenhang mit Pflegebedürftigen und Angehörigen
- **Indirekte Pflege,** sie umfasst
  - Kollegiales Handeln, also jede unmittelbare Aktion mit Mitarbeitern der Einrichtung (Pflegende, Sozialarbeiter, Verwaltungsmitarbeiter) oder assoziierten Mitgliedern (Ärzte, ehrenamtliche Mitarbeiter)
  - Administratives Handeln, also jede schriftliche Form von Kommunikation (z. B. Pflegedokumentation, Formblätter)
  - Ergänzendes Handeln, also Maßnahmen, die das direkte pflegerische Handeln unterstützen, z. B. die Hygiene betreffend.

❱ Pflegekräfte sind für ihr Tun und Lassen aus juristischer, moralischer und ethischer Sicht verantwortlich.

Die **juristische Dimension** bezieht sich auf die privat- oder strafrechtlichen Komponenten. **Moralische Verantwortung** heißt, dass die Pflegekräfte den allgemeinen Erwartungen seitens der Bewohner, der Angehörigen und des Managements der Organisation gleichermaßen entsprechen sollen. Pflegebedürftige Menschen und ihre Angehörigen erwarten von den Pflegenden, dass diese ihren Dienst gewissenhaft, verständnisvoll, freundlich und angemessen versehen und stets ein offenes Ohr und Herz haben.

Die moralischen Ansprüche seitens der Organisation besagen: arbeite fachlich korrekt, erledige deine Aufgaben zügig, arbeite so, dass keine Beschwerden oder Klagen kommen, sei bereit, einzuspringen und unterstütze die Pläne des Managements tatkräftig (→ Abb. IV/8.1).

Die Moralansprüche innerhalb der Berufsgruppe der Pflegenden sind sehr unterschiedlich und kommen nur unter dem Regulativ der Ganzheitlichkeit und der Lebensweltorientierung zusammen.

Erfassung ethischer Aspekte der Pflege

Grundsätzlich haben alle Altenpflegerinnen ein Gespür für das, was als moralisch richtig oder falsch anzusehen ist. Dieses Gefühl variiert von Individuum zu Individuum. In einer Situation, in der Altenpflegerinnen ihr Handeln nicht mit ihren eigenen moralischen Ansprüchen in Übereinstimmung bringen können, entsteht ein Kontrasterleben. Es bietet einen Anlass zur intensiven Auseinandersetzung mit einer ethischen Frage.

Außerdem kann die ethische Auseinandersetzung durch einen Gesprächspartner angeregt werden, der auf ein ethisches Problem hinweist oder eine ethische Frage aufwirft.

Ethische Probleme betreffen in der Pflegepraxis immer die Art und Weise der Aufgabenerfüllung von Pflegenden.

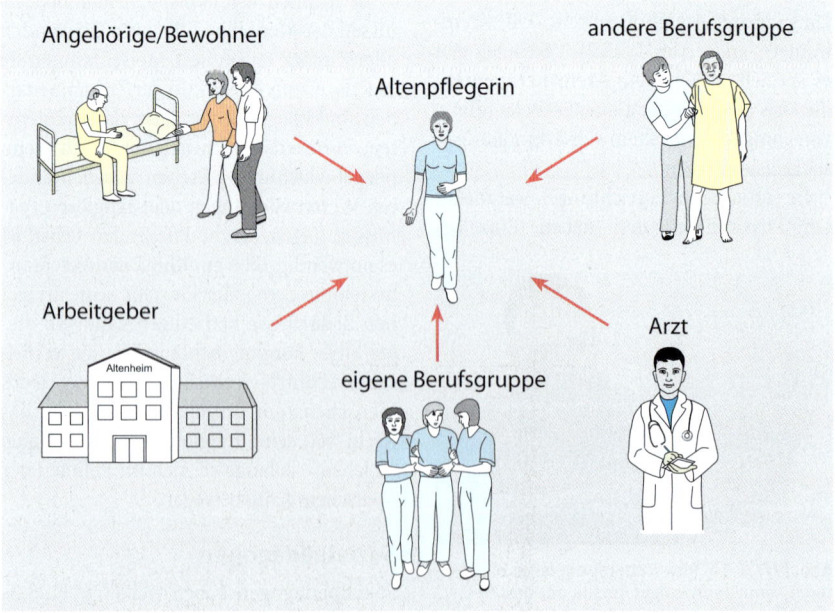

Abb. IV/8.1 Altenpflegerinnen sind moralischen Ansprüchen ausgesetzt, die aus verschiedenen Richtungen an sie herangetragen werden. [L190]

IV
8

> ❱ Ethische Überlegungen in der Pflege beziehen sich nicht auf philosophische Elfenbeinturmdiskussionen, sondern immer auf die Qualität des Pflegehandelns.

Verantwortlich Handeln heißt, sein Tun oder Lassen unter Abwägung vielfältiger Aspekte argumentativ rechtfertigen zu können. Die Abwägung lässt sich als Modell darstellen, das gedanklich von unten nach oben zu durchlaufen ist (→ Tab. IV/8.1).

Voraussetzung und Grundlage

Die erste Frage in Tab. IV/8.1 bildet die **Voraussetzungen und Grundlagen** des verantwortlichen Handelns ab. Sie ist sozusagen das Fundament, auf dem alle weiteren Fragen aufbauen.

(1) Die **Handlungsmächtigkeit** bezieht sich auf die Befähigung des Entscheiders, dem ethischen Problem sach- und fachgerecht begegnen zu können. Der Handelnde besitzt bestimmte Kenntnisse und Fertigkeiten in Bezug auf das, was verantwortungsethisch zu befinden und umzusetzen ist. Hat man z. B. nicht gelernt, die Bremsen eines Autos zu reparieren, ist es nicht verantwortlich, es trotzdem zu versuchen. Verantwortlich wäre in diesem Fall, die Reparatur jemandem zu übertragen, der die hierfür notwendigen Kenntnisse und Fertigkeiten besitzt.

(2) Die Frage nach dem Verstehen des Anderen bezieht sich auf alle Situationen, in denen mehrere Menschen am Prozess beteiligt sind. Hier geht es vor allem darum, sich die Wirklichkeit des anderen Menschen zu vergegenwärtigen. Was denkt, empfindet, fühlt der Andere? Welche Lebensperspektive nimmt er ein? Warum argumentiert er so und nicht anders? Durch die Beantwortung dieser Fragen trägt man einerseits der Einzigartigkeit seines Gegenübers Rechnung, zum anderen wirkt man vorschnellen Urteilen entgegen.

Handlungsmächtigkeit und Verständnis für den Anderen sind die Voraussetzung für verantwortliches Handeln, weil sie eine **Selbstvergewisserung** fordern.

Diese Selbstvergewisserung kommt in der Beschäftigung mit folgenden Fragen zum Ausdruck:

- Verfüge ich über die notwendigen Kenntnisse und Fertigkeiten zur Problembearbeitung?
- Weiß ich, mit wem ich es zu tun habe, und weiß ich, wie der andere denkt und fühlt?

Bei der Verneinung der ersten Frage ist eine Delegation der geforderten Handlung an je-

manden nötig, der über das entsprechende Fachwissen verfügt. Ist die zweite Frage mit nein zu beantworten, muss man sich mit dem Befinden des Gegenübers intensiver beschäftigen.

Situationsklärung

Bei der **Situationsklärung** geht es darum, das ethische Problem herauszuarbeiten.

(3) Das Wort Situation erfasst den Zusammenhang, in dem das Problem auftaucht sowie die darin befindlichen Personen mit ihren Interessen und Bedürfnissen. In einer Pflegesituation begegnen sich Personen in unterschiedlichen Rollen, z. B. Pflegende, Arzt, Pflegebedürftiger, Angehörige, Betreuer. Sie treffen in einem kulturellen Kontext (etwa Wohnbereich, Büro der Einrichtungsleitung, während einer Weihnachtsfeier) mit jeweils eigenen Erwartungen aufeinander. Wenn einer der Beteiligten ein bestimmtes Anliegen erörtern möchte, bedarf es einer Situationsklärung. Die zentrale Frage lautet dann: Wer erwartet was von wem?

Beispiel: Ein Pflegebedürftiger möchte mit einem Altenpfleger sprechen. Der Pfleger steht jedoch unter Zeitdruck, weil er andere Aufgaben zu erledigen hat. In diesem Fall liegt ein Problem für den Altenpfleger vor.

(4) Was ist das ethische Problem? In dem Beispiel möchte der Pflegebedürftige sich mit dem Altenpfleger unterhalten. Das Aufgabenpensum im Wohnbereich fordert den Altenpfleger jedoch auf, zügig weiterzuarbeiten. Das ethische Problem für den Altenpfleger ist hier die Zeitverteilung. Wie bemesse ich, welche Arbeiten wann und wie zu erledigen sind? Was ist wichtiger? Sowohl der Gesprächsbedarf des Pflegebedürftigen als auch die Erledigung der anderen Aufgaben haben ihre prinzipielle Berechtigung. Jetzt muss der Altenpfleger sich näher mit der Situation befassen, z. B. indem er herausfindet, ob der Pflegebedürftige lediglich ein wenig plaudern möchte oder ob er ein dringliches Anliegen hat. Auch die Bewertung der anderen Aufgaben ist erforderlich. Sind sie zwingend und sofort zu erledigen oder lassen sie sich auf später verschieben?

Gemeinwohlorientierung

(5) Zur **Gemeinwohlorientierung** beziehen Altenpflegerinnen das konkrete Problem auf allgemeine ethische Aussagen. Diese Abstraktion von der konkreten Situation auf eine allgemeine Ebene führt zur Besonnenheit. Mit ihrer Hilfe macht man sich klar, welche Gesetze, ethischen Prinzipien,

Normen, Werte oder Leitbilder bei der Entscheidung zu berücksichtigen sind.

Im angeführten Beispiel steht das Prinzip „individueller Bewohnerwille" dem Prinzip „Wohl aller anderen Pflegebedürftigen im Wohnbereich" gegenüber. Der Altenpfleger soll beide Forderungen erfüllen, nämlich die Arbeit im Wohnbereich erledigen **und** dem Pflegebedürftigen als Gesprächspartner zur Verfügung stehen.

Da die Vergegenwärtigung allgemeinethischer Forderungen dem Handeln lediglich eine Richtung weist, ist auf dieser Ebene noch keine Lösung möglich.

Personale Entscheidung

(6) Auf der Basis der allgemeinethischen Aussagen gilt es, mit einer **personalen Entscheidung** festzulegen, wie die folgende Handlung genau beschaffen sein muss. Im Beispiel geht es darum, das Wohl des einzelnen Pflegebedürftigen gegenüber dem Wohl aller anderen abzuwägen. Im Wesentlichen kommt es darauf an, welche Faktoren der Altenpfleger in dieser Situation stärker gewichtet. Betrachtet er die Anliegen als gleichwertig oder misst er einer Seite eine größere Bedeutung zu? Auf diese Entscheidung des Altenpflegers richten sich die Handlungsoptionen in den weiteren Schritten.

(7) Wenn beide Anliegen gleichermaßen wichtig sind, ist ein Kompromiss zwischen beiden zu suchen, z. B. kann der Altenpfleger das Gespräch zeitlich einschränken, es auf einen anderen Zeitpunkt verlagern oder seine Kollegen bitten, ihm Aufgaben abzunehmen, damit er Zeit für das Gespräch erhält.

(8) Erst wenn alle denkbaren Handlungsoptionen erfasst sind, beginnt die Phase der Selektion der Maßnahmen unter Berücksichtigung möglicher Konsequenzen. Die Auseinandersetzung mit den Vor- und Nachteilen der jeweiligen Möglichkeiten führt zu einer Abwägung von Nutzen und Wirkung. Das Ergebnis der Überlegung ist die bestmögliche Handlungsoption. Diese Suche entspricht der Redewendung „nach bestem Wissen und Gewissen".

Im genannten Beispiel entscheidet sich der Altenpfleger, das erbetene Gespräch mit dem Pflegebedürftigen eine Stunde später zu führen, damit er zunächst zeitlich gebundene Aufgaben erledigen und das Team über den Gesprächswunsch informieren kann. Er kann sich auf diese Weise dem Anliegen des Pflegebedürftigen angemessen widmen.

IV

8

Aspekte	Kritische Fragen, mit denen man sein Handeln abwägen kann
Personale Entscheidung	• 8. Welche der genannten Handlungsoptionen kann als die bestmögliche begründet werden? • 7. Welche Handlungsoptionen sind möglich? • 6. Auf welches Ziel soll das Handeln ausgerichtet sein?
Gemeinwohlorientierung	• 5. Welche allgemeinen Aussagen sind zu beachten?
Situationsklärung	• 4. Was ist das ethische Problem? • 3. Wer erwartet was?
Voraussetzung und Grundlage	• 2. Verstehe ich den anderen? • 1. Bin ich handlungsmächtig?

Tab. IV/8.1 Modell eines Prozesses, mit dem Altenpflegerinnen ihre Möglichkeiten zum verantwortlichen Handeln abwägen können.

Wege zur Lösung

Für die Lösung ethischer Probleme stehen drei Wege zur Verfügung, die nach dem gezeigten Schema zu einer Entscheidung führen (→ Tab. IV/8.1):

• **Individuelle Lösung.** Altenpflegerinnen treffen die Entscheidung allein
• **Dialog-Lösung.** Altenpflegerinnen suchen sich einen Dialogpartner mit der Erwartung: „Hilf mir, eine gute Entscheidung zu treffen." Der Dialogpartner übernimmt die Funktion eines Beraters, aber die Entscheidung bleibt bei den Altenpflegerinnen
• **Diskurs-Lösung.** Altenpflegerinnen regen eine Diskussion zu dem Problem im Team an. Dieser Diskurs folgt einem festgelegten Verfahren, z. B. einer „ethische Fallbesprechung" (→ Kap. IV/8.3.3, → Kap. I/6.3.5) und führt zu einer Entscheidung, in der die Perspektiven aller Teilnehmer enthalten sein können.

IV/8.2 Voraussetzungen der „guten Pflege"

Ⓢ Fallbeispiel Stationär

Altenpflegerin Petra Butzig arbeitet seit der Eröffnung des Seniorenzentrums im Hause. Sie ist immer zuverlässig, wirkte aber in den vergangenen Wochen etwas fahrig, d. h. sie vergisst schon mal das eine oder andere. Bislang war nichts Gravierendes geschehen, aber heute hat sie die Tabletten von zwei Bewohnerinnen vertauscht. Nach einer kollegialen Aussprache zieht Petra Butzig sich in den Umkleideraum des Wohnbereichs zurück: „Ich brauche jetzt mal zwei Minuten für mich!" Altenpflegeschülerin Janine Guter, die den Vorfall mitbekommen hatte, aber nicht bei der Aussprache anwesend war, hatte sich ihre Dienstkleidung durch ein Missgeschick verunreinigt. Als sie den Umkleideraum betritt, sieht sie, dass die Altenpflegerin einen „Flachmann" in ihren Umkleideschrank stellt und sich eine Pfefferminz-Pastille in den Mund schiebt. Beim Hinausgehen sagt Petra Butzig zur Altenpflegeschülerin: „Du hast nichts gesehen!"

Mitmenschlichkeit

> ❯ **Solidarität:** Grundprinzip des menschlichen Zusammenlebens. Bezeichnet das Zusammengehörigkeitsgefühl von Individuen und Gruppen (→ Abb. IV/8.2). Es äußert sich in gegenseitiger Hilfe und dem Eintreten für einander. Solidarität kann familiäre Kleingruppe genauso umfassen wie Staaten und Staatsgemeinschaften.

Die Idee der **Solidarität** (*Mitmenschlichkeit*) berücksichtigt, dass für jeden Menschen soziale Beziehungen und damit andere Menschen lebensnotwendig sind. Dieses grundlegende Bedürfnis macht den Menschen nicht nur abhängig von anderen, sondern eröffnet ihm auch die Möglichkeit zu kommunizieren und damit seine Persönlichkeit zu entwickeln. Mitmenschlichkeit repräsentiert die philosophische Vorstellung von Solidarität sowie vom Bild des Menschen als sozialem Wesen.

Betrachtet man die Dokumente zu den Menschenrechten, z. B. die „Charta der Rechte hilfe- und pflegebedürftiger Menschen" oder den Ethikkodex des ICN (→ Kap. I/6.1.2, → Kap. I/6.1.5), findet man in ihnen eine übereinstimmende Aussage: Der Mensch besitzt Würde, weil er ein Mensch ist. Diese Würde gilt es in jeder Begegnung so zu beachten, dass dem Gegenüber keine Geringschätzung, Verachtung, Beschämung oder Demütigung widerfährt.

Dies schließt ein Instrumentalisierungsverbot ein, d. h. kein Mensch darf andere Menschen zur Erreichung seiner Absichten missbrauchen.

Jede Begegnung muss demnach auf zwei Ebenen stattfinden. An der Oberfläche vollzieht sich der situationsgebundene Austausch, der auch als Auseinandersetzung gestaltet sein kann. Als Basis liegt darunter die zweite Ebene, auf der die Beteiligten ihr jeweiliges Gegenüber als einen Menschen mit Würde respektieren und das Instrumentalisierungsverbot beherzigen.

Mitmenschlichkeit bedarf der Herausbildung eines **Ethos** (*Haltung*), für das die solidarische Verwiesenheit der Menschen aufeinander und die Würde des Menschen unverletzlich ist.

> ❯ **Lern-Tipp**
> Versuchen Sie, sich an das Bild zu erinnern, das Sie als Kind von Ihren Eltern hatten. Denken Sie insbesondere an die Zeit, in der Sie noch nicht in der Lage waren, die Gründe des Verhaltens nachzuvollziehen. Vergleichen Sie dieses Bild mit dem Eindruck, den Sie als erwachsener Mensch von ihren Bezugspersonen haben. Was hat sich verändert? Wie beeinflussen Ihre ethischen Maßstäbe Ihre Urteile?

Anteilnahme

Der Mensch lässt sich als Konstrukteur seiner Welt verstehen. Aus der individuellen Perspektive sieht ein Individuum zuerst sich selbst. Durch die Fähigkeiten zum Denken und Empfinden kann jeder Mensch aber auch die Dinge und Vorgänge in der Welt in ihrer Auswirkung auf andere Menschen erleben und verarbeiten.

Anteilnahme bedeutet ein aufrichtiges Interesse an dem Teil des Denkens und Empfindens eines anderen Menschen, das nach außen sichtbar wird.

Hierin liegt der Unterschied zur Neugier, mit der das Interesse an Vorgängen in einem Menschen gemeint ist, die er nicht nach außen zeigt.

Bezogen auf die Aufgaben von Altenpflegerinnen erfordert Anteilnahme, die sichtbaren Signale der Pflegebedürftigen zu deuten. Die Fragen lauten in diesem Moment nicht: „Wie würde ich mich fühlen? Was würde ich denken?", sondern: „Wie denkt und empfindet der andere?"

Der deutsche Philosoph *Robert Spaemann* beschrieb die Anteilnahme unter dem Begriff **Wohlwollen** als einen Vorgang, der die Wirklichkeit des anderen in einem erwa-

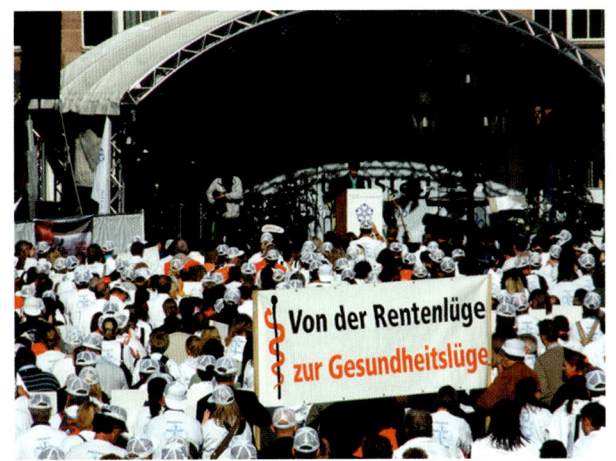

Abb. IV/8.2 Im Arbeitskampf handeln Streikende stellvertretend für alle anderen Arbeitnehmer der Branche. Sie beweisen Solidarität. [J745–047]

chen lassen soll. Spaemann kommt zu der Erkenntnis, dass von diesem Vorgang der Anteilnahme im sozialen Miteinander das ethische Denken ausgehen muss.

Handlungsmächtigkeit

Handlungsmächtigkeit vereint zwei aufeinander bezogene Bedeutungen. Eine Handlung ist durchdachtes Tun. Mächtigkeit meint fähig und zuständig sein, eine Handlung auszuführen.

Beispiel: Eine Altenpflegeschülerin hat im theoretischen Unterricht das Thema „Blasenkatheter" bereits gehört. In der Praxis aber hat sie bislang weder die Anlage eines Katheters demonstriert bekommen, noch sie selbst ausgeführt. Somit ist sie in diesem Punkt nicht handlungsmächtig. Sie hat zwar die Kenntnisse, aber weder die Fertigkeiten noch die formale Zuständigkeit.

Dialog- und Diskursfähigkeit

Um zu verstehen, was einen **Dialog** (*Unterredung*) ausmacht, muss man sich zunächst verschiedene Gesprächsformen vor Augen halten:

Eine **Meinungsäußerung** findet statt, wenn eine Person einer anderen ihre Meinung mitteilt. (Finden Sie nicht auch, dass …?). Kommt es darüber hinaus zu einer argumentativen Erwiderung (Das sehe ich anders, weil …) wird aus der Meinungsäußerung eine Diskussion oder ein **Meinungsaustausch.**

In einem **Lehrgespräch** vermittelt ein Wissender Kenntnisse an einen Lernenden.

Ein **Dialog** ist eine Gesprächsform, in der sich zwei Menschen begegnen und einander verstehen. Unter Freunden finden solche Gespräche quasi automatisch statt. Der Freund, an den man sich wendet, versteht den Inhalt, um den es geht, kann die emoti-

onalen Aspekte nachvollziehen und die Antwortsuche unterstützen, ohne Rezepte zu geben und den Dialogpartner zu einer bestimmten Antwort zu drängen. Im Dialog stehen die Denk- und Empfindungsprozesse des Dialogpartners im Zentrum des Geschehens; nicht das Ich, sondern das Du.

Der **Diskurs** ist ein Verfahren zur Aushandlung strittiger Normen und Werte. Er hilft, die bestmögliche Handlungsoption zu finden. Diese Gesprächsform läuft auf einen Konsens hinaus, d. h. die Entscheidung der Beteiligten entsteht nicht zufällig, sondern infolge von Regeln, mit deren Hilfe die beteiligten Personen

- Gleichrangig in den Diskurs einmünden
- Einen Moderator zur formalen Lenkung des Diskurses akzeptieren
- Alle Bedenken einbringen und im Diskurs berücksichtigen
- Am Ende hinter der Entscheidung stehen können.

Verantwortungsbewusstsein

Das **Verantwortungsbewusstsein** ist das Ethos (*Haltung*) des Einzelnen, für sein Tun und Lassen einzustehen. Dies setzt eine ethische Zuschreibung voraus: „Ich kann für mein Tun und Lassen keinen anderen Menschen oder kulturelle Rahmenbedingungen verantwortlich machen. Ich bin es selbst, der handelt und sich verhält. Ich trage die Verantwortung für meine Lebensgestaltung."

Ausnahmen für diese Zuschreibung sind äußere und innere Zwänge, wie es schon der griechische Philosoph *Aristoteles* in seiner „Nikomachischen Ethik" formulierte. Danach entsteht äußerer Zwang z. B. durch den Druck eines Dritten. Dies kann mit der Androhung extremer Folgen verbunden sein, etwa: „Wenn du dies nicht tust, töte ich dich!" 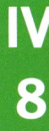 1

Der innere Zwang kann z. B. durch die Unzurechnungsfähigkeit infolge eines krankhaften Geschehens oder bei einem Kind, das noch nicht über die Fähigkeit zur Einsicht verfügt, gegeben sein.

Innerer Zwang wird durch die Rechtsprechung anders beurteilt als nach ethischen Gesichtspunkten. So gilt eine Person ab einem gewissen Alkoholspiegel juristisch nicht mehr als vollständig zurechnungsfähig. Aristoteles hingegen ist der Auffassung, dass ein Mensch, dem die Folgen des Alkoholkonsums bekannt sind, auch im Rausch verantwortlich ist für das, was er tut.

IV/8.3 Das „Gute in der Pflege"

🅢 Fallbeispiel Stationär

Der 34-jährige Altenpfleger Heinz Huber, verheiratet, zwei Kinder im Alter von 8 und 12 Jahren, freut sich nach drei durchgearbeiteten Wochen auf das freie Wochenende. Er sitzt mit seiner Familie am Frühstückstisch und plant einen Tagesausflug. Plötzlich klingelt das Telefon und die Bereichsleiterin Maria Meister meldet sich. Sie bittet um Entschuldigung und fragt Heinz Huber, ob er für einen erkrankten Kollegen sofort einspringen könnte. Der Altenpfleger weiß, dass ohne den Kollegen in der Schicht eine angemessene Pflege nicht zu gewährleisten ist. Der Blick von Heinz Huber wandert durch das Wohnzimmer zum Esstisch, wo er die Familie in freudiger Erwartung und bester Stimmung sieht. Was soll er der Bereichsleiterin antworten?

Das Regulativ „gute Pflege"

Pflegerisches Handeln ist einerseits die Ausführung manueller Tätigkeiten. Darüber hinaus ist Pflege aber auch Mitwirkung an einer sinnvollen Lebensgestaltung der betreuten Menschen. Hierzu bedarf es der Kommunikation zwischen den Pflegebedürftigen und den Pflegenden (→ Abb. IV/8.3). Sie müssen aushandeln, was den Pflegebedürftigen in der jeweiligen Situation gut tut.

Das **Gute in der Pflege** ist somit kein feststehender Katalog, wie er zurzeit von dem Medizinischen Dienst der Krankenversicherungen (*MDK*) abgearbeitet wird, sondern ein Gütemaß, das einerseits den Bedürfnissen der Pflegebedürftigen verpflich-

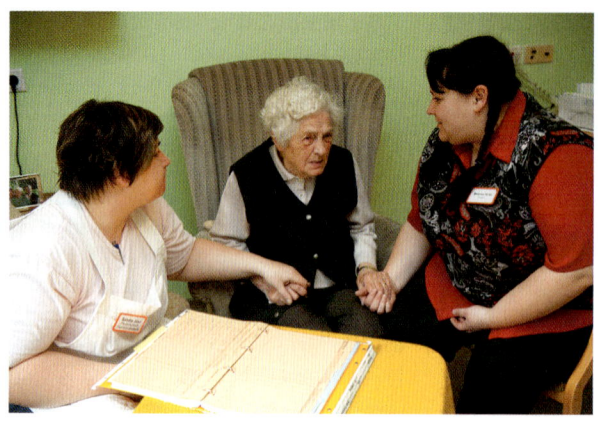

Abb. IV/8.3 Im Dialog mit dem Pflegebedürftigen überprüfen Altenpflegerinnen fortlaufend, ob ihre Pflegemaßnahmen tatsächlich an den Bedürfnissen orientiert sind. [K157]

tet ist und andererseits die berufsethischen Regeln und gesetzlichen Bestimmungen aufnimmt.

„Schlechte" Pflege ist entsprechend eine pflegerische Dienstleistung, in der die Belange der Pflegebedürftigen nicht erhoben und zur Abstimmung mit den berufsethischen und gesetzlichen Bestimmungen gebracht werden.

Der Begriff *„gefährliche" Pflege* bezeichnet demgegenüber eine fehlerhafte Pflegeausführung, die zu einer physischen oder psychischen Schädigung des Pflegebedürftigen führt.

Konkret bedeutet diese Differenzierung, dass das, was „gute Pflege" auszeichnet, in jeder Pflegesituation davon abhängt, ob die Pflegenden erkennen und dokumentieren, was der Pflegebedürftige für sich als gut bezeichnet. Diese Erkenntnisse sind in einer Pflegeplanung kontinuierlich zu aktualisieren. Damit wird jede Pflegesituation zu einem Aushandlungsprozess zwischen Pflegenden und Pflegebedürftigen, den Angehörigen oder dem Betreuer.

Der Begriff des **Regulativs** verdeutlicht, dass es sich um einen Vorgang handelt, in dem die Pflegenden zwischen den Belangen des Pflegebedürftigen und ihren eigenen ethischen, rechtlichen und wissenschaftlichen Erkenntnissen sowie organisatorischen Möglichkeiten einen für beide Seiten akzeptablen Ausgleich schaffen. Das Regulativ soll eine einseitige, übermäßige Wirkung eines dieser Elemente im System verhindern.

Die Pflegeforscherin *Ursula Koch-Straube* schreibt: „Eine lebensweltorientierte Pflege setzt [...] ein Bild vom alten pflegebedürftigen Menschen voraus, der trotz aller Einschränkungen im Alter, der Vielfältigkeit alles Lebendigen, den Chancen individueller Entwicklung und der Veränderung von Vorstellungen, Bedürfnissen, Wünschen und Zukunftsperspektiven Raum gewährt." 2

> Die pflegerische Dienstleistung ist eine Gestaltungsaufgabe im Hinblick auf das regulative Prinzip zur „guten Pflege". Sie erfordert Mitmenschlichkeit, Anteilnahme, Handlungsmächtigkeit, Dialog- und Diskursfähigkeit sowie Verantwortungsbewusstsein.

Das Gute wollen

Wenn das Gute in der Altenpflege nur unter Beteiligung der Pflegebedürftigen zu ermitteln ist, setzt der „gute Wille eines Pflegenden als Grundnorm zur Bestimmung des Pflegebedarfs" die Ermittlung der Vorstellungen der Pflegebedürftigen voraus. Die Pflegenden müssen also auf die Lebensweltorientierung eines jeden Pflegebedürftigen achten.

Das **„Gute zu wollen"** kann als selbst auferlegte Pflicht erlebt werden. Die Erfüllung des Ziels schafft Zufriedenheit und die Nichterfüllung entsprechend Unzufriedenheit.

Das Gute wollen heißt, den alten Menschen in seiner Individualität annehmen, seinen Belangen so weit wie möglich (unter Berücksichtigung der Bedingungen in der Organisation) zu entsprechen und eine „sichere" Pflege zu gewährleisten.

Die Haltung „Gutes zu wollen" erfordert professionelles Handeln. Die Pflegewissenschaftlerin *Andrea Zielke-Nadkarni* sagt, dass die Verständigungsprozesse in Pflegesituationen sich nur dann förderlich für die Pflegebedürftigen auswirken, wenn deren „relevante Deutungs-, Sinn- und Handlungsstrukturen" Eingang in den Pflegeprozess finden. Hierdurch wird das subjektive Erleben und Befinden des Menschen ein

wichtiger Bestandteil pflegerischen Handelns. Allerdings müssen Pflegende ihr Fachwissen mit den Bedürfnissen im Einzelfall abgleichen, um erkennen zu können, was das jeweils Gute in der Pflegesituation ist. 3

Pflegende in ethischen Fallbesprechungen

Ethische Fallbesprechungen können Klarheit schaffen, wenn sich ein hilfe- und pflegebedürftiger Mensch zu einer Therapieentscheidung oder Therapiezieländerung (zwischen kurativ und palliativ) nicht mehr selbst äußern kann und zugleich keine verwertbare Patientenverfügung oder andersgeartete Willenserklärung vorhanden ist (→ Kap. I/6.3.5).

Neben dem behandelnden Arzt, der Pflegedienst-, ggf. der Einrichtungsleitung, dem Seelsorger, dem Sozialarbeiter, einem Moderator, sowie ggf. Angehörigen oder Betreuer des Bewohners nimmt ein Pflegender (Bezugspflegender) an der ethischen Fallbesprechung teil.

Die teilnehmenden Personen sollen das Verfahren und den Fragebogen (→ Tab. IV/8.2) zur ethischen Fallbesprechung kennen, damit sie sich auf das Gespräch vorbereiten können.

Für die an der ethischen Fallbesprechung teilnehmenden Altenpflegerinnen empfiehlt es sich, das Thema mit anderen Mitgliedern des Teams vorher zu diskutieren. Dann können sie die Gesamtmeinung der beteiligten Pflegenden in der Besprechung vortragen.

> Die zentrale Aufgabe einer ethischen Fallbesprechung ist, herauszufinden, wie sich der Betroffene entscheiden würde, wenn er es denn könnte.

In der ethischen Fallbesprechung vertreten Pflegende ihren begründeten Standpunkt und nehmen aktiv am Diskus teil. Dieser Diskurs soll so gestaltet sein, dass er allen Teilnehmern ohne hierarchische Abstufungen erlaubt, nach dem besten Argument zur Lösung des ethischen Problems zu suchen. Alle Beteiligten sollten der am Ende formulierten Handlungsoption zustimmen können. Wenn sich keine Einigkeit erzielen lässt, kann auch die Verteilung der Stimmen das Ergebnis zeigen.

Fragen	Diskurs
Personale Entscheidung	
8. Welche der genannten Handlungsoptionen ist die bestmögliche? 7. Welche Handlungsoptionen sind möglich? 6. Worauf soll das Handeln ausgerichtet werden?	• Welche der möglichen Maßnahmen ist auch unter Berücksichtigung absehbarer Folgen die beste? • Was kann alles gemacht werden? • Was soll bei diesem hilfe- und pflegebedürftigen Menschen angestrebt werden?
Gemeinwohlorientierung	
5. Welche allgemeinen Aussagen sind zu beachten?	• Welche rechtlichen Bestimmungen müssen beachtet werden? • Welche Leitlinien müssen beachtet werden? • Welche ethischen Prinzipien werden berührt? • Welche religiösen Vorstellungen sollen berücksichtigt werden?
Situationsklärung	
4. Was ist das ethische Problem? 3. Wer erwartet was?	• Welche Werte oder Normen stehen einander gegenüber? • Welche Positionen nehmen die beteiligten Personen ein? • Wie werden diese Positionen begründet? • Welche Prognosen sind zugrunde zu legen?
Voraussetzung und Grundlage	
2. Verstehe ich den anderen? 1. Sind die Personen handlungsmächtig?	• Wer kann etwas zum mutmaßlichen Willen des Betroffenen sagen? • Wer kann erhellen, wie der Betroffene gelebt hat und was für ihn besonders wichtig war? • Klärung der Zuständigkeiten in der Besprechung und der Umsetzung des Ergebnisses (Empfehlung oder Entscheidung)
0. Warum ist das Gremium zusammengekommen?	• Einladungsgrund und Sachstandsbericht

Tab. IV/8.2 Fragebogen zur ethischen Fallbesprechung. (Von unten nach oben zu lesen.) Die Besprechung ist nahezu in dieselben Schritte gegliedert wie der ethische Entscheidungsprozess (➜ Tab. IV/8.1). Da in diesem Fall jedoch eine Gruppe gemeinsam zu einem Ergebnis kommen soll, stellen sich hier Fragen (linke Spalte), die nur durch einen Diskurs der Beteiligten zu beantworten sind.

Wiederholungsfragen

1. Was bedeutet „moralische Verantwortung" im Zusammenhang mit beruflichem Handeln in der Altenpflege? (➜ Kap. IV/8.1)
2. Was ist mit Selbstvergewisserung gemeint? (➜ Kap. IV/8.1)
3. Inwieweit ist Altenpflege am Gemeinwohl orientiert? (➜ Kap. IV/8.1)
4. Ethische Probleme lassen sich auf verschiedenen Wegen lösen. Was bedeutet „Dialog-Lösung"? (➜ Kap. IV/8.1)
5. Welche Dimensionen umfasst das Ideal der Mitmenschlichkeit? (➜ Kap. IV/8.2)
6. Erläutern Sie den ethischen Begriff „Das Gute in der Pflege". (➜ Kap. IV/8.3)

Literaturverzeichnis

1. Aristoteles: Nikomachische Ethik; in Dirlmeier, F. (Hrsg.): Nikomachische Ethik. Akademie-Verlag, Berlin, 1997.
2. Koch-Straube, U.: Fremde Welt Pflegeheim – Eine ethnologische Studie. Hans-Huber-Verlag, Bern, 2002.
3. Zielke-Nadkarni, A.: Individualpflege als Herausforderung in multikulturellen Pflegesituationen. Hans-Huber-Verlag, Bern, 2003.

IV
8

B. Dierkes-Zumhasch

IV/9 Konflikte und berufstypisches Befinden

IV/9.1 Berufstypische Stressfaktoren und Belastungen

> **Stressfaktoren** (*Stressoren*): Alle inneren und äußeren Reize, die eine Anpassungsfähigkeit erfordern. Der menschliche Organismus interpretiert die auf ihn wirkenden Reize und ihre Ergebnisse für die jeweilige Situation und bewertet sie entweder positiv oder negativ.

Der Pflegeberuf erfordert die ganze Frau bzw. den ganzen Mann. Die meisten Altenpflegerinnen empfinden ihren Beruf als interessant und abwechslungsreich. Sie erleben die täglichen Aufgaben als Herausforderungen, an denen sie fachlich und persönlich wachsen. Die Herausforderungen werden jedoch mitunter zur körperlichen bzw. psychischen Belastung mit Folgen für die persönliche Gesundheit und die Arbeitsqualität. Altenpflegerinnen erfahren immer wieder, dass vielschichtige berufstypische Stressoren sowie Konflikte und Spannungen in der Pflegebeziehung nur schwer zu bewältigen sind. Wenn es Altenpflegerinnen nicht gelingt, die Herausforderungen als momentan nützlich, angenehm und befriedigend zu bewerten oder wenn sie übersehen, für sich selbst zu sorgen, werden sie körperlich und seelisch krank. Wichtiges Ziel in der Altenpflegeausbildung ist daher, den Umgang mit Stressfaktoren und Belastungen frühzeitig zu erlernen und für die eigene Gesunderhaltung sensibilisiert zu werden, damit man mit Freude am Beruf gesund bleiben kann.

Je nach Arbeitsfeld – stationär, ambulant oder in Wohngruppen – sind die in diesem Kapitel genannten **Stressoren** mehr oder weniger ständige Begleiter des Pflegepersonals.

IV/9.1.1 Körperliche Stressfaktoren

Die **körperlichen Belastungen** in der Altenpflege sind sehr vielfältig, z. B.:

- Heben
- Tragen
- Lagern
- Schieben
- Großes Laufpensum im Zusammenhang mit Zeitdruck

- Temperatur in Einrichtungen und Wohnungen
- Vielfältige, oft auch unangenehme oder ekelerregende Gerüche
- Geräuschkulisse.

Obgleich mittlerweile Hebehilfen vielerorts im Einsatz sind und Seminare zum rückenschonenden Arbeiten angeboten werden, sind Rückenschmerzen die häufigste arbeitsbedingte Beschwerde in der Pflege. Ursache für verschlissene Wirbelsäulen und geschädigte Bandscheiben ist in der stationären Pflege weniger der Mangel an technischen Hebehilfen. Vielmehr verwenden Pflegende die vorhandenen Möglichkeiten aufgrund von räumlich oder zeitlich begrenzten Rahmenbedingungen nach wie vor zu wenig.

In der ambulanten Pflege sieht es etwas anders aus. Hier bildet die Wohnung des Pflegebedürftigen meist ein ergonomisches Vakuum. Enge Bäder und fehlende Hebehilfen zwingen Pflegende in eine ungünstige Körperhaltung. Die mühsamen Hebe- und Tragevorgänge aber wiederholen sich häufig. Das gilt insbesondere, wenn ein hoher Teil an Grundpflege zu bewältigen ist und die Pflegebedürftigen nur wenig mithelfen können und zudem noch übergewichtig sind. Bemerkt sei an dieser Stelle, dass Rückenschmerz auch eine Folge von psychischer Belastung, z. B. Über- oder Unterforderung, Zeitdruck oder fehlender Unterstützung sein kann.

IV/9.1.2 Arbeitszeitenregelung als Stressfaktor

> **S Fallbeispiel Stationär**
>
> Die 20-jährige Janine Guter arbeitet im „Seniorenzentrum Maxeberg". Sie befindet sich im 2. Ausbildungsjahr. Janine spielt gern Handball. Mit Beginn der Ausbildung musste sie ihre Stammposition in der Mannschaft aufgeben, da sie aufgrund der wechselnden Schichten nicht mehr regelmäßig zum Training gehen konnte. Um den körperlichen Ausgleich zu erhalten, entscheidet Janine sich dafür, ins Fitnessstudio zu gehen und im nahegelegenen Park zu joggen. Hier ist sie nicht an feste Zeiten gebunden. Am Wochenende fragen ihre Freunde sie oft, ob sie mit in die Disco gehen

möchte. Janine muss häufig absagen. Wenn sie frei hat, arbeiten ihre Freunde in der Regel. Ihre sozialen Kontakte kann sie nur noch begrenzt pflegen. Janine baut sich inzwischen einen neuen Bekanntenkreis auf. Sie trifft sich nun häufiger mit anderen Schülerinnen aus ihrer Klasse.

Die Dauer der Arbeitszeit sowie ihre Verteilung über den Tag haben großen Einfluss auf das Wohlbefinden und die Gesundheit der Beschäftigten in der Pflege. **Nacht- und Schichtarbeit** ist hier ebenso die Regel wie geteilte Dienste und **Überstunden** (→ Abb. IV/9.1). In der stationären Pflege wird die wöchentliche Arbeitszeit üblicherweise im Dreischichtbetrieb verrichtet. Traditionell arbeiten die Pflegenden im Wechsel zwischen **Früh- und Spätdienst,** häufig mit zusätzlichen Nachtschichtblöcken. Für den Menschen als tagaktives Lebewesen ist das nicht wirklich gesund. Dagegen lässt sich aber häufig nicht viel machen. Insgesamt empfinden Beschäftigte die Arbeitszeiten vor allem in der stationären Pflege als wenig sozial verträglich und sehr belastend.

> **Lern-Tipp**
> Wie geht es Ihnen mit dem Wechsel der Dienstzeiten? Was tun Sie, um die Umstellung zwischen dem regulären Tagesrhythmus und den Nachtdiensten zu bewältigen?

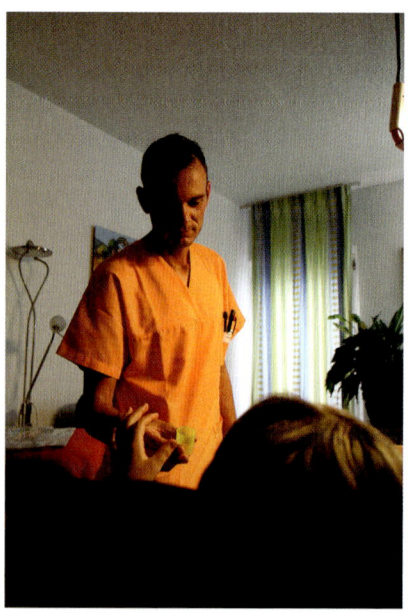

Abb. IV/9.1 Nachtdienst birgt besondere Belastungen für die Pflegekräfte, v. a. für Dauernachtwachen. [K333]

IV

9

Fragt man Altenpflegerinnen, was sich an ihrem Arbeitsalltag ändern müsste, äußern sie sehr häufig: keine Schichtarbeit und keine Überstunden. Knappe Personalkapazitäten führen jedoch häufig zu Mehrarbeit. Wird ein Mitglied des Teams krank, müssen die verfügbaren Mitarbeiter diese Dienste kurzfristig übernehmen. Passiert das häufig, bauen die Betroffenen Überstunden auf. Im Extremfall fehlen ihnen dann die notwendigen Regenerationsphasen. Das führt seinerseits zu Erschöpfung, Krankheit und Ausfall. Ein Teufelskreis entsteht.

Eine menschengerechte Schichtplanung sollte folgendes berücksichtigen:

- Nicht mehr als drei aufeinander folgende Nachtschichten
- Nach einer Nachtschichtphase sollten möglichst 24 Stunden Freizeit folgen, damit Zeit zur Erholung bleibt
- Zwei zusammenhängende freie Tage am Wochenende; diese haben einen höheren Erholungswert als zwei freie Tage während der Woche
- Die Mehrbelastung durch Nachtarbeit sollte durch Freizeit ausgeglichen werden
- Vorwärts orientierte Schichtwechsel – also Früh-, Spät- und Nachtschicht – sind gesünder
- Die Frühschicht sollte keine „Fast-Nacht-Schicht" sein
- Möglichst keine Ausdehnung der Tagesarbeitszeit auf mehr als acht Std.

❯ Schichtdienste lassen einen geregelten Lebensrhythmus kaum zu. Die Freizeitgestaltung erweist sich als schwierig. Feste Termine am Abend oder private Wochenendveranstaltungen können oftmals nicht wahrgenommen werden. Wenn andere feiern, müssen Altenpflegerinnen arbeiten.

IV/9.1.3 Zeitdruck und Zeitmangel als Stressfaktor

Ⓐ Fallbeispiel Ambulant

Dorothee Zenker arbeitet als Altenpflegerin seit acht Jahren beim ambulanten Dienst in Bogendorf. Sie liebt ihre Arbeit und hat sich mit viel Idealismus für den Pflegeberuf entschieden. Die definierten Leistungsvorgaben führen dazu, dass sie nur wenig Zeit für die sozialen und emotionalen Bedürfnisse der Pflegebedürftigen hat. Es fehlt die Zeit für Gespräche. Die Altenpflegerin leidet darunter, dass sie oft schon nach 15 Min. Pflegeverrichtung die Wohnungen verlassen und damit allein lebende alte Menschen ihrer Einsamkeit überlassen muss.

Die Ökonomisierung der Altenpflege in den vergangenen Jahren hat zu knappen Personalplänen und zeitlich definierten Leistungsvorgaben geführt. Zur Qualitätssicherung müssen Altenpflegerinnen zusätzliche administrative Aufgaben übernehmen. Diese haben zur Grund- und Behandlungspflege zugenommen. Es bleibt immer weniger Zeit für die sozialen und emotionalen Belange der Pflegebedürftigen.

Altenpflegerinnen erleben diese Situation häufig subjektiv als **Zeitdruck** und **Zeitmangel.** Nicht selten sind diese Zwänge auch objektiv vorhanden. Zeitlich unter Druck gesetzt, finden die seelische Betreuung der Pflegebedürftigen und die Gespräche mit Angehörigen nur noch selten statt. Wenn alles „Hoppla Hopp" gehen muss, leidet die Arbeitszufriedenheit. Häufig müssen Pflegende gegen besseres Wissen handeln. Der Zeitdruck und die Arbeitshetze führen zu emotional schwerwiegenden Belastungen (→ Kap. IV/2).

IV/9.1.4 Psychische Stressfaktoren

Die häufige Begegnung mit **Leid, Sterben** und **Tod** belastet viele Altenpflegerinnen psychisch erheblich. Die daraus entstehenden Gefühle begleiten die Pflegenden nicht selten über den Dienstschluss hinaus und schränken ihre Erholungsfähigkeit stark ein.

Mitverantwortlich dafür ist im Regelfall die hohe Identifikation der Pflegenden mit ihrem Beruf. Die Anpassung eigener Berufsideale an reale Pflegebedingungen stellen an den Erhalt des eigenen psychischen Wohlbefindens hohe Anforderungen. Unter ungünstigen Rahmenbedingungen entsteht schnell das Gefühl, nicht im wünschenswerten Umfang für die Pflegebedürftigen da sein zu können. Das erhöht den psychischen Druck. Selbstanspruch und Selbstbild kollidieren. Nicht selten entstehen Schuldgefühle und Selbstzweifel.

Weitere Erlebnisse und Begegnungen im Pflegealltag können als seelische Belastung erlebt werden:

- Auseinandersetzung mit den persönlichen Problemen der Pflegebedürftigen
- Auseinandersetzung mit Bedürfnissen, Ansprüchen und Leid von Angehörigen
- Fehlende Balance zwischen Nähe und Distanz zu Pflegebedürftigen (fehlende körperliche oder emotionale Distanz)
- Erfahrung von Hilflosigkeit und eigenen Grenzen
- Hohe fachliche Anforderungen
- Verantwortung für die Pflegebedürftigen

- Auseinandersetzung mit den Wünschen und Bedürfnissen der Pflegebedürftigen
- Auseinandersetzung mit den Erwartungen von Kollegen und Vorgesetzten
- Pflege des Intimbereichs (Ekel, Scham)
- Pflege und Betreuung dementer und psychisch kranker Menschen (Anteil der an Demenz erkrankten alten Menschen steigt stetig)
- Auseinandersetzung mit verhaltensauffälligen oder einfach „unbequemen" Pflegebedürftigen.

IV/9.1.5 Fehlende oder unzureichende Qualifikation als Stressfaktor

Betriebswirtschaftliche Rahmenbedingungen → Kap. III/6

Stationäre Pflegeeinrichtungen sind nach der Heimpersonalverordnung verpflichtet, mindestens zur Hälfte Fachkräfte zur Betreuung der Bewohner einzusetzen. Jede dritte Einrichtung erfüllt diese Fachkraftquote nicht.

Umfragen unter Pflegenden ergaben, dass viele der Befragten sich von Zeit zu Zeit fachlich überfordert bzw. auf ihre Aufgaben ungenügend vorbereitet fühlen. Die Weiterbildungsmöglichkeiten sind zwar faktisch gegeben, werden jedoch nicht zufriedenstellend genutzt.

IV/9.1.6 Fehlende gesellschaftliche Anerkennung als Stressfaktor

Ⓦ Fallbeispiel Wohngruppe

Der 40-jährige Moritz Schmitz hat in einem kleinen Krankenhaus Zivildienst geleistet. Er entscheidet sich, Altenpfleger zu werden. Seine Freunde verstehen die Entscheidung nicht. Mitunter verspotten sie ihn als „Hinternabwischer". In der Öffentlichkeit sagte er anfangs nur selten, welchen Beruf er gewählt hat. Inzwischen ist Herr Schmitz stolz auf seinen Beruf. Er beschließt, am Image der Altenpflege etwas zu ändern. Er lässt sich zum Mitarbeitervertreter wählen.

In Deutschland haben sich Altenpflegerinnen mit der **mangelnden gesellschaftlichen Anerkennung** ihres Berufs auseinander zu setzen. Die Pflege und Betreuung alter Menschen wird immer noch eher als eine Tätigkeit aus Nächstenliebe betrachtet.

Bemerkenswert ist zudem, dass sich die Altenpflege in der Rangfolge der gesellschaftlichen Anerkennung eher im unteren

IV 9

Mittelfeld befindet. Auffällig ist besonders, dass die Altenpflege nicht im gleichen Maße als professioneller Fachberuf wahrgenommen wird wie z. B. die Krankenpflege.

Im Zuge der Angleichung der Kranken- und Altenpflegeausbildungen ergibt sich erfreulicherweise eine Neubewertung in Richtung Gleichstellung der beiden pflegerischen Disziplinen.

Eine weitere Belastung ist die z. T. noch verbreitete Geringschätzung der Altenpflege durch Krankenpflegerinnen. Ein Hauptgrund dürfte die Medizinorientierung und der verstärkte Umgang mit technischen Geräten im Krankenhaus sein. Den altenpflegespezifischen Aufgaben, für die Altenpflegerinnen besser ausgebildet sind, wird vom Krankenpflegepersonal offensichtlich wenig Bedeutung beigemessen.

IV/9.1.7 Organisationsstruktur als Stressfaktor

Ⓢ Fallbeispiel Stationär

Im Leitbild des „Seniorenzentrums Maxeberg" ist nicht nur verankert, dass die Würde des Bewohners niemals verletzt wird, sondern auch, dass die Zufriedenheit der Mitarbeiter von großer Bedeutung ist. Nur mit zufriedenen Mitarbeitern lässt sich ein gutes Betriebsklima leben und eine professionelle und liebevolle Arbeit mit den Bewohnern und Angehörigen gestalten. Die Einrichtungs- und die Pflegedienstleitung sind sich dessen bewusst. Sie sehen sich aber aufgrund des stetig steigenden Kostendrucks nicht in der Lage die Arbeitsbedingungen zu optimieren.

Belastungen können durch unzureichende **Organisationsstrukturen** entstehen, z. B.:
- Personalmangel
- Zeitmangel
- Hierarchisches System mit wenig Entscheidungsfreiheit
- Fehlende Wertschätzung
- Angst vor Arbeitsplatzverlust
- Dienstplangestaltung (z. B. Überstunden, fehlende Erholungszeiten)
- Arbeitsüberlastung
- Kostendruck mit Auswirkung auf das Hilfsmittelangebot
- Willkürliche Teamzusammensetzungen
- Unklare Zielformulierungen und Kompetenzverteilung
- Unzureichend organisierte Arbeitsabläufe
- Unklare Absprachen
- Wenig Mitbestimmung und Autonomie

- Fehlende berufliche Entwicklungsmöglichkeiten.

Die personelle Situation ist in Alteneinrichtungen häufig unzureichend. Sie lässt eine Altenarbeit, die über die pflegerische Grundversorgung hinausgeht, häufig kaum zu. Dieser Umstand wird von Pflegenden als unbefriedigend erlebt.

Die mangelhafte personelle Ausstattung kann sich in Fluktuation (*Wechsel des Personals*) und höherem Krankenstand äußern. Dies wiederum führt zu Dienstplanänderungen, die Vertretungen und Überstunden notwendig machen. 📖 1

IV/9.1.8 Teamkonflikte als Stressfaktor

Psychisch und emotional belastend kann auch die Zusammenarbeit im **Team** sein.

Um qualitativ gute Arbeit zu leisten, ist ein gut funktionierendes Team unerlässlich. Gerade die Zusammenarbeit erfordert hohe soziale Kompetenzen. Häufig kommt es zu Konflikten und Schwierigkeiten unter den Kollegen.

Folgende Gegebenheiten im Pflegeteam können eine emotionale Belastung bedeuten:
- Unklare Kompetenz- und Aufgabenverteilung
- Unzureichende Informationsweitergabe, bewusstes Zurückhalten von Informationen
- Kommunikationsschwierigkeiten
- Rücksichtslosigkeit und grobe Umgangsformen
- Fehlendes Vertrauen
- Fehlende Ansprechpartner, mangelnder emotionaler Austausch
- Mangelnde Einfühlung von Kollegen
- Konkurrenzverhalten und Rivalität
- Mangelnde Anerkennung, Abwertung
- Generationskonflikte zwischen jüngeren und älteren Altenpflegerinnen
- Konsequenzen für die Fehler anderer tragen müssen
- Konflikte über Therapiekonzepte
- Fehlzeiten, Krankheiten
- Mobbing (→ Kap. IV/9.2.6), Intrigen.

IV/9.2 Folgen der Belastung

Ⓢ Fallbeispiel Stationär

Ein Beispiel für die negative Entwicklung der Stimmung in einem Team zeigt sich im Fall des Altenpflegeschülers Jens Breitscheid, der im „Seniorenzentrum Maxeberg" arbeitet. Jens Breitscheid war

vier Wochen lang wegen einer Sportverletzung arbeitsunfähig. Unglücklicherweise fiel seine Krankmeldung in einen Zeitraum, in dem das Team durch die Ausfälle einer Kollegin im Mutterschaftsurlaub sowie einer anderen langzeitkranken Altenpflegerin ohnehin geschwächt war. Als er wieder zum Dienst kommt, bemerkt der Altenpflegeschüler Vorbehalte im Team. Einmal hört er zwei Kolleginnen tuscheln und versteht Teile ihrer Unterhaltung: „… der legt sich sowieso nur auf die faule Haut …". Jens Breitscheid lässt diese Stimmung nicht auf sich beruhen, sondern spricht das Thema auf der folgenden Dienstbesprechung an.

IV/9.2.1 Belastungsfolgen im privaten Bereich

Die beruflichen Belastungen in der Altenpflege wirken sich auch auf den **privaten Bereich** aus. Unregelmäßige Dienstzeiten erfordern ein hohes Maß an Flexibilität und Organisationsfähigkeit. Die privaten Kontakte sind dem zeitlichen Rhythmus der Arbeit anzupassen. Nicht selten führt das zu:
- Konflikten im Familienleben
- Schwierigkeiten, regelmäßige persönliche Kontakte zu Freunden aufrecht zu erhalten
- Probleme, an regelmäßig stattfindenden kulturellen Angeboten oder Bildungsveranstaltungen teilzunehmen; Vereinen beizutreten
- Unregelmäßige persönliche Tagesgestaltung.

Gerade soziale Beziehungen sind jedoch eine wichtige Kraftquelle und ein Ausgleich zum Umgang mit Arbeitsbelastungen (→ Abb. IV/9.2).

IV/9.2.2 Folgen der Belastung im körperlichen und psychovegetativen Bereich

Wenn ein Mensch sich durch eine kurzfristige oder andauernde äußerst starke Belastung bedroht fühlt und er dies als Gefahr für die eigene Person und seine Fähigkeiten einstuft, setzt eine Reihe von Bewältigungsreaktionen ein. Ist der Mensch Dauerbelastungen ausgesetzt und bleibt eine zielgerichtete Bewältigung aus, kann es zu kurz- und langfristigen gesundheitlichen Schäden kommen.

Zahlreiche Studien beschäftigen sich mit Belastungen und deren Auswirkungen. Rückenschmerzen sind die häufigste Folge

IV 9

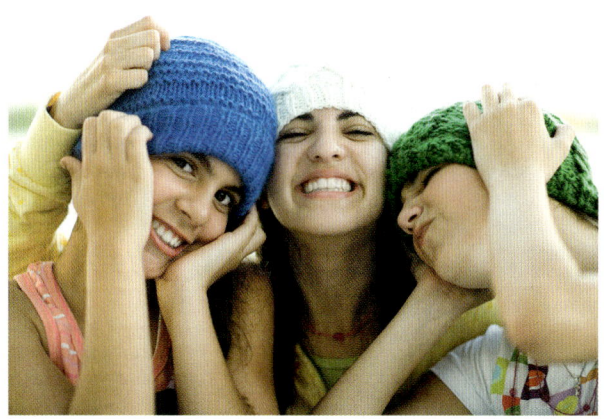

Abb. IV/9.2 Freundschaft und Austausch zwischen Gleichaltrigen ist ein guter Ausgleich zum stressigen Berufsalltag. [J787]

starker körperlicher Anstrengung in der Pflege. Die Folgen der vielfältigen Anforderungen und Belastungen lassen sich in vier Reaktionsbereiche aufteilen:

- **Psychosomatische Reaktionen,** z. B.: Rückenschmerzen, Muskelverspannungen, Kopfschmerzen, Schlafstörungen, Zittern, Blutdrucksteigerung, Magenschmerzen, Essstörungen, Herzstechen, häufige Erkrankungen aufgrund eines geschwächten Immunsystems, sexuelle Unlust, Schwindelanfälle
- **Psychische, emotionale Reaktionen,** z. B.: Nervosität, Alpträume, Angst- und Panik, Selbstzweifel, Depression, Resignation, Erschöpfung, permanente Unzufriedenheit
- **Reaktionen im Sozialverhalten,** z. B.: schnelles Aufbrausen, Streit und Konflikte mit Kollegen und Vorgesetzten, Aggressionen, Beziehungsverluste und Isolation, Abstumpfung, Partnerschaftsprobleme
- **Sonstige individuelle Reaktionen,** z. B.: Konzentrationsschwäche und steigende Fehlerhäufigkeit, Leistungsschwankungen, unsicheres Auftreten, erhöhter Alkohol-, Nikotin-, Tabletten- und Koffeinkonsum, häufige Krankmeldungen, äußerliche Verwahrlosung.

IV/9.2.3 Innere Kündigung als Folge überhöhter Belastung

Wenn Altenpflegerinnen Herausforderungen für sich nicht mehr positiv bewerten können oder wenn sie aufgrund der Arbeitsbedingungen ihre Zuversicht verlieren und ihre Ideen und ihr Engagement nicht mehr zur eigenen Zufriedenheit verwirklichen können, wenn ihnen Anerkennung fehlt oder sie aufgrund der Bezahlung oder sonstiger Enttäuschungen frustriert sind, kündigen sie häufig innerlich.

Eine **innere Kündigung** bedeutet, sich in einer Position mit einem Aufwand, der so gering wie möglich ist, nach außen formal zu halten. Das Interesse an der Qualität der Arbeit sowie am Erfolg der Einrichtung geht verloren. Anstrengungsarmer „Dienst nach Vorschrift" wird zum „Überlebensmotto".

Die Betroffenen scheuen die Folgen der tatsächlichen Beendigung des Arbeitsverhältnisses. Der innere Abschied äußert sich in minimalem beruflichem Einsatz, hohen Ausfallzeiten, fehlendem Engagement und fehlender Kreativität. Die betroffenen Arbeitnehmer warten nur noch sehnsüchtig auf Wochenenden, Urlaub und Freizeiten wo sie sich dann z. B. völlig in Aktivitäten verausgaben.

IV/9.2.4 Flucht aus dem Beruf als Folge überhöhter Belastung

Ungünstige Arbeitsbedingungen sowie das negative Berufsimage führen bei Altenpflegerinnen zur „Abstimmung mit den Füßen". Etwa 25 % des Pflegepersonals in Deutschland wechselt den Beruf. Das ergab die bis 2009 europaweit durchgeführte Längsstudie NEXT (nurses early exit study) zur Arbeitsbelastung von Pflegepersonal in Europa. In dieser Studie werden die Gründe für den vorzeitigen Berufsausstieg von Pflegekräften anhand von 40 000 Teilnehmern aus mehreren europäischen Ländern untersucht. Man kam zu dem Ergebnis, dass das Arbeitsaufkommen der Pflegenden in Deutschland im internationalen Vergleich sogar besonders hoch ist. Eine wichtige Rolle für Gesundheit und Verbleib in der Einrichtung spielt offenbar die Qualifikation: gut ausgebildete Kräfte sind – laut Ergebnis der NEXT-Studie – weniger wechselwillig als Berufsanfänger. 📖 2

Die überwiegende Zahl der frisch examinierten Altenpflegerinnen ist nach einem Jahr Berufstätigkeit jedoch zufrieden und arbeitet gern im Beruf. Die Gesellschaft für Betriebliche Gesundheitsförderung ermittelte 2009 in einer Studie, dass befragte Pflegekräfte eine hohe Zufriedenheit aus dem Umgang mit Klienten bezogen. Positiver als in anderen Branchen schätzen sie auch die Information und Beteiligung am Arbeitsplatz, Arbeitsorganisation, Entscheidungsspielräume und Entwicklungschancen ein. Kritischer als in anderen Branchen bewerteten sie weichere Faktoren wie Mitarbeiterführung, Arbeitsklima und Anerkennung.

Die häufigsten **Gründe für den Berufsausstieg** sind:

- Schlechtes Betriebsklima, z. B. durch Neid, Missgunst und Intrigen unter den Kollegen
- Hohe seelische und körperliche Belastungen
- Ungünstige Arbeitszeiten
- Unvereinbarkeit von Familie und Beruf
- Unmöglichkeit, eigene Berufsvorstellungen in der Arbeit umzusetzen.

Manche Altenpflegerinnen suchen den Ausweg aus der belastenden Arbeitssituation nicht in einem vollständigen Berufsausstieg, sondern in einem **Arbeitsplatzwechsel,** z. B. in den ambulanten Bereich oder die offene Altenarbeit. Andere **qualifizieren** sich, z. B. für Leitungsaufgaben oder durch ein Studium. Wieder andere entscheiden sich für Kinder und Familie und entziehen sich so dem Pflegealltag.

IV/9.2.5 Burnout-Syndrom

> ❯ **Burnout-Syndrom** (engl. *ausbrennen, ausgebrannt sein*): Akuter oder chronischer Zustand totaler psychischer und körperlicher Erschöpfung.

Das **Burnout-Syndrom** ist das Ergebnis längerer völliger Verausgabung, z. B. im Beruf. Es ist ein Zustand am Ende einer Entwicklung. Anfänglich hoch motiviert und engagiert, ziehen Betroffene sich innerlich von der Arbeit zurück und reagieren so auf erfahrene Belastungen und Enttäuschungen.

Bei Mitarbeitern in helfenden Berufen ist das Burnout-Syndrom sehr verbreitet. Gerade im Altenpflegeberuf steht eine anhaltend starke Belastung, verbunden mit großen Erwartungen und hohen Berufsidealen, im krassen Widerspruch zur beruflichen Realität.

Vom Burnout Betroffene gelangen zu der Überzeugung, in ihrem Beruf nicht leistungsfähig zu sein und anderen Menschen nicht helfen zu können. Die Unzufriedenheit nimmt zu und die Arbeit wird zu einer

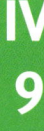

Zeichen des Burnout-Syndroms		
Körperliche Ebene	**Psychische Ebene**	**Soziale Ebene**
• Müdigkeit, Abgeschlagenheit, Erschöpfung • Schlafstörungen • Kopfschmerzen • Störungen der Immunabwehr, dadurch gehäuft Erkältungskrankheiten • Psychosomatische Erkrankungen	• Selbstzweifel, Resignation • Verzweiflung • Depression • Aggression, z. B. Wutausbrüche • Emotionale Härte den Pflegebedürftigen gegenüber • Alkohol, Nikotin- oder Schmerzmittelmissbrauch	• Rückzug (innere Kündigung) • Keine Zeit für Bewohner • Misstrauen und Einsamkeit

Tab. IV/9.1 Symptome des Burnout-Syndroms auf der körperlichen, psychischen und sozialen Ebene.

unangenehmen, sogar unerträglichen Pflicht.

Dieser Erschöpfungszustand kann sich sowohl als akutes Geschehen als auch als langjährige, chronische Erkrankung zeigen. Menschen, die durch ihre Persönlichkeitsstruktur dazu neigen, Probleme zu verdrängen oder Konflikten auszuweichen, sind häufiger betroffen als andere.

Das Burnout-Syndrom ist eine Krankheit mit vielfältigen Symptomen (→ Tab. IV/9.1) und behandlungsbedürftig. Ursachen des Burnout-Syndroms sind schlechte Arbeitsbedingungen und Überforderung bei gleichzeitig mangelnden individuellen Ressourcen. Häufig fehlen z. B. physische und psychische Belastbarkeit, Entlastung durch Familie, Freunde oder Kollegen und berufliche Kompetenzen.

Äußere Bedingungen, die ein Burnout-Syndrom begünstigen:
• Wenig Zeit für die Pflegebedürftigen
• Große Arbeitsteams
• Seltene Besprechungen und Vermeidung von offenen Gesprächen über Probleme und Konflikte im Team
• Widersprüchliche Arbeitsanweisungen
• Ungenaue Stellenbeschreibungen oder ungenügend gegeneinander abgegrenzte Kompetenzbereiche.

In der Person liegende Bedingungen, die ein Burnout-Syndrom begünstigen:
• Hohe, anspruchsvolle Ziele und Ideale im Beruf
• Großes Bedürfnis nach sozialen Kontakten und Nähe bei persönlicher Unfähigkeit, diese selbst herzustellen
• Kürzlich erfolgter Berufseinstieg
• Leben als Single (→ Tab. IV/9.2).

Phasen der Burnout-Entwicklung

Die **Entwicklung des Burnout-Syndroms** kann als ein Prozess aufeinander folgender Phasen dargestellt werden:
• **Enthusiastische Phase.** Die Pflegenden treten mit Begeisterung in ihren Beruf

ein und identifizieren sich mit ihrer Aufgabe. Sie haben Hoffnung auf beruflichen Erfolg und möchten ihre idealistischen Ziele erreichen. Sie engagieren sich bis zur Erschöpfung. Ihr Einsatz wird nicht gewürdigt
• **Stagnationsphase.** Die Betroffenen erfahren, dass sie ihre Ideale nicht verwirklichen können. Sie kommen nicht „voran". Allmählich zweifeln sie an ihrer eigenen Leistung. Sie reduzieren ihr Engagement und tun nicht mehr als nötig. Die erhofften Resultate stellen sich nicht ein. Die betroffenen Personen entwickeln mehr Distanz zu den Menschen. Selbstzweifel treten auf. Die Kräfte schwinden und erste Symptome, z. B. Magen- und Kopfschmerzen, stellen sich ein
• **Schuldzuweisungen.** Betroffene geben anderen die Schuld für die Situation oder neigen zu Selbstbeschuldigungen, ohne fähig zu sein, aktiv die Lage zu verbessern. Wer die Schuld bei anderen sucht, ohne in eine konstruktive Auseinandersetzung mit den Kollegen zu treten, belastet das Teamklima. Wer hingegen die Schuld bei sich sieht, wird sich als Versager fühlen. Die eigene Stimmungslage wird aggressiv und gereizt
• **Frustrationsphase.** In dieser Phase überlegen die vom Burnout-Syndrom Betroffenen, ob dies der richtige Beruf für sie ist. Sie sind frustriert. Ihre Haltung wird immer negativer und Schwierigkeiten mit den Kollegen spitzen sich zu. Sie haben das Gefühl der Machtlosigkeit und Unfähigkeit. Die psychosomatischen Symptome sind mittlerweile chronisch. Die Konflikte nehmen zu
• **Apathische Phase.** Es kommt zu einer Verflachung des emotionalen, geistigen und sozialen Lebens. Die Gefühle und Interessen der ausgebrannten Personen verlieren an Tiefe und Bedeutung. Die Anteilnahme an den Erlebnissen der Mitmenschen nimmt ab. Sie beschäftigen sich zunehmend mit sich selbst. Die

Selbstzweifel verstärken sich. Sie werden apathisch und ziehen sich von der Arbeit und den Menschen zurück. Es droht Vereinsamung
• **Verzweiflung und Suizidalität:** die Gefühle der Sinn- und Hoffnungslosigkeit können in Suizidabsichten gipfeln.

IV/9.2.6 Coolout

> **Coolout** (engl. *sich kalt machen*): Phänomen, das komplementär zum „Burnout" auftritt. Beschreibt und erklärt den Prozess einer moralischen Desensibilisierung, der sich in dem Spannungsfeld zwischen dem normativen pflegefachlichen Anspruch und den ökonomischen Zwängen des Pflegealltags entwickelt.

Die vom **Coolout** betroffenen Menschen erleben stetig den inneren Konflikt zwischen dem Anspruch nach patientenorientierter Pflege und der Verwirklichung des Pflegealltags.

Karin Kersting beschreibt den Prozess wie folgt: „Die Strukturen im Pflege- und Gesundheitsbereich fordern von den Pflegenden die Verwirklichung des hohen normativen Anspruchs (Patientenorientierung) innerhalb der wirtschaftlichen Zwänge. Das macht die Pflegeeinrichtungen erst zu humanen Einrichtungen trotz aller wirtschaftlichen Zwänge. Aber die wirtschaftlichen Zwänge nötigen zugleich zu funktionalem Handeln: Alles muss erledigt werden. Die Strukturen fordern etwas, das nicht einzulösen ist. Sie sind Kälte verursachend."

In diesem System lernen Pflegende, sich selbst kalt zu machen. Sie nehmen die strukturellen Bedingungen mit mehr oder weniger Widerstand hin. Damit stabilisieren sie das, wovor sie sich zu schützen suchen: Kälte.

Karin Kersting hat dieses Phänomen des sich „Kaltmachens" 1999 an Krankenpflegeschülerinnen untersucht. Sie zeigt in Ihrer Untersuchung typische Reaktionsmuster des Coolouts. 📖 3

> **Reaktionsmuster des Coolout**
> **Fraglose Übernahme**
> Um den inneren Konflikt zwischen dem eignen beruflichen Anspruch und den ökonomischen Zwängen aufzuheben, nehmen Pflegende die Bedingungen der Praxis, so wie sie sie erleben, fraglos als richtig hin. Sie verdrängen, dass personenorientierte Pflege nicht stattfindet. Sie deuten die Praxis so, dass personenorientierte Pflege – oder das, was sie dafür halten – stattfindet. Der eigene Anspruch sinkt.

Opfer

Pflegende erkennen sehr wohl, dass es einen Widerspruch zwischen dem Anspruch an personenorientierter Pflege und dem Arbeitsalltag gibt. Sie erkennen, dass sie gegen die Übermacht der Verhältnisse nichts ausrichten können. Sie müssen nicht nur aushalten, wie ihre Kollegen die Bedürfnisse der Pflegebedürftigen missachten, sondern sehen sich auch gezwungen, selbst so zu handeln. In dieser Rolle leiden sie.

Idealisierung

Pflegende wollen den Pflegebedürftigen trotz der wirtschaftlichen Zwänge im Alltag gerecht werden und suchen nach praktikablen Lösungen. Sie suchen bei jedem Einzelnen danach, was das Wichtigste für ihn ist. Wohlüberlegt machen sie dann z. B. Abstriche bei der Pflege. Das halten sie für legitim, weil sie die Unterlassungen als „unwichtige" Pflegemaßnahmen bewerten. Deshalb lassen sie z. B. vermeintlich unwichtige Pflegearbeiten weg oder widmen den Pflegebedürftigen ihre Zuwendung nur an jedem zweiten Tag. Pflegende glauben, sie könnten mit dieser Strategie den Widerspruch der Pflege lösen. Sie idealisieren den Pflegealltag. Bei genauerer Betrachtung ist jedoch zu erkennen, dass das Reaktionsmuster in subtiler Form ein „Sich kalt machen" darstellt. Der gewählte Lösungsversuch dient in erster Linie der Sicherung der Arbeitsabläufe und nicht der Erfüllung einer personenorientierten Pflege.

Reflektierte Hinnahme

Pflegende erkennen, dass für eine optimale Pflege einfach zu wenige Arbeitskräfte da sind. Unter den gegebenen wirtschaftlichen Bedingungen ist eine optimale Pflege nicht möglich. Sie erkennen, dass dies ein strukturelles Problem ist, das der Einzelne nicht lösen kann. Typisch für dieses Reaktionsmuster sind Resignation und die Erkenntnis, dass nur „halbe Sachen" möglich sind. Die Pflegenden akzeptieren das Mittelmaß.

Alle vier Reaktionstypen nach Karin Kersting zeigen, wie Pflegende ihre Pflegeansprüche mit mehr oder weniger Widerstand aufgeben, die Bedingungen der Pflege mittragen und sich in einem defizitären, an wirtschaftlichen Zwängen ausgerichteten Pflegealltag einrichten. Alle genannten Reaktionsmuster stabilisieren das System.

IV/9.2.7 Mobbing

> **Mobbing** (engl. *to mob = jemanden anpöbeln, über jemanden herfallen*): Systematischer Angriff auf jemanden über einen längeren Zeitraum. Es handelt sich im Gegensatz zu Schikanen um geplante Aktionen und Intrigen.

Mobbing hat viele Gesichter. Die Bedeutung des Mobbings im Pflegeberuf nimmt zu und darf nicht unterschätzt werden. Im Berufsalltag der Altenpflegerinnen kann es sich um Kleinigkeiten, z. B. abschätzige Blicke, Schweigen und spitze Bemerkungen, oder um offene Aggressionen, wie Anschreien oder Androhen von Gewalt, handeln. Besonders tückisch sind versteckte Mobbing-Aktionen, wie Arbeitsaufträge erteilen, die nicht zu bewältigen sind, Verstecken oder Vernichten von Arbeitsmaterialien oder -unterlagen. Der Psychoterror macht die Opfer krank und führt zu Fehlern in der Arbeit. Betroffene fallen häufig aus. Die scheinbar unbeteiligten Teammitglieder verschwenden viel Energie in die Intrigen. Wenn auch für sie der Stress in dem Klima zu groß wird, wechseln sie den Arbeitsplatz.

Der Arbeitspsychologe *Heinz Leymann* hat einen Katalog von 45 Mobbing-Handlungen aufgestellt und in vier Angriffsbereiche aufgeteilt. Es handelt sich um Aufzählungen von Handlungen, welche, wenn sie prozesshaft miteinander verknüpft sind und wiederholt auftreten, als Mobbing zu bezeichnen sind. Die einzelnen Mobbing-Handlungen helfen dabei, Mobbing zu analysieren und zu identifizieren. Einmalige Vorfälle und Handlungen sind noch kein Mobbing. Die Bezeichnung Mobbing sollte erst dann verwendet werden, wenn sich die Handlungen systematisch wiederholen mit dem Ziel, den anderen zu diskriminieren und zu schädigen.

45 Mobbing-Handlungen nach Leymann: 📖 4

- Angriffe auf die Möglichkeit, sich mitzuteilen
  - Der Vorgesetzte schränkt die Möglichkeit ein, sich zu äußern
  - Man wird ständig unterbrochen
  - Kollegen schränken die Möglichkeit ein, sich zu äußern
  - Anschreien oder lautes Schimpfen
  - Ständige Kritik an der Arbeit
  - Ständige Kritik am Privatleben
  - Telefonterror
  - Mündliche Drohungen
  - Schriftliche Drohungen
  - Kontaktverweigerung durch abwertende Blicke oder Gesten
  - Kontaktverweigerung durch Andeutungen, ohne dass man etwas direkt ausspricht
- Angriffe auf die sozialen Beziehungen
  - Man spricht nicht mehr mit dem/der Betroffenen
  - Man lässt sich nicht ansprechen
  - Versetzung in einen Raum weitab von den Kollegen
  - Den Arbeitskollegen wird verboten, den Betroffenen anzusprechen
  - Man wird wie „Luft" behandelt
- Angriffe auf das soziale Ansehen
  - Hinter dem Rücken des Betroffenen wird schlecht über ihn gesprochen
  - Man verbreitet Gerüchte
  - Man macht jemanden lächerlich
  - Man verdächtigt jemanden, psychisch krank zu sein
  - Man will jemanden zu einer psychiatrischen Untersuchung zwingen
  - Man macht sich über eine Behinderung lustig
  - Man imitiert den Gang, die Stimme oder Gesten, um jemanden lächerlich zu machen
  - Man greift die politische oder religiöse Einstellung an
  - Man macht sich über das Privatleben lustig
  - Man macht sich über die Nationalität lustig
  - Man zwingt jemanden, Arbeiten auszuführen, die sein Selbstbewusstsein verletzen
  - Man beurteilt den Arbeitseinsatz auf falsche und kränkende Weise
  - Man stellt die Entscheidungen des Betroffenen in Frage
  - Man ruft ihm obszöne Schimpfworte oder andere entwürdigende Ausdrücke nach
  - Sexuelle Annäherungen oder verbale sexuelle Angebote
- Angriffe auf die Qualität der Berufs- und Lebenssituation
  - Man weist den Betroffenen keine Arbeitsaufgaben zu
  - Man nimmt ihm jede Beschäftigung am Arbeitsplatz, so dass er sich nicht einmal selbst Aufgaben ausdenken kann
  - Man gibt ihm sinnlose Aufgaben
  - Man gibt ihm Aufgaben weit unter seinem eigentlichen Können
  - Man gibt ihm ständig neue Aufgaben
  - Man gibt ihm „kränkende" Aufgaben
  - Man gibt ihm Aufgaben, die seine Qualifikation übersteigen, um ihn zu diskriminieren

IV

9

- Angriffe auf die Gesundheit
  - Zwang zu gesundheitsschädlichen Arbeiten
  - Androhung körperlicher Gewalt
  - Anwendung leichter Gewalt, zum Beispiel um jemandem einen „Denkzettel" zu verpassen
  - Körperliche Misshandlung
  - Man verursacht Kosten für den Betroffenen, um ihm zu schaden
  - Man richtet physischen Schaden im Heim oder am Arbeitsplatz des Betroffenen an
  - Sexuelle Handgreiflichkeiten.

Die Vermeidung von Mobbing beginnt im persönlichen Bereich, z.B. Selbstbewusstsein stärken, innere Kräfte beleben und Konfliktlösungskompetenzen aufbauen (→ Kap. IV/10.4.1). Transparente und mitarbeiterfreundliche Strukturen (→ Kap. IV/10.1) helfen ebenso, Mobbing nicht aufkommen zu lassen. Darüber hinaus können innerbetriebliche Fortbildungen und Teamsupervisionen (→ Kap. IV/11.1.2) Mobbing vorbeugen.

Klatsch macht Spaß. Menschen fühlen sich gut und moralisch auf der richtigen Seite, wenn sie mit einseitig erzählten Geschichten über andere zum Ausdruck bringen, was sie moralisch für verwerflich halten. Es gibt ihnen ein Gefühl der Zusammengehörigkeit, mit anderen diese Klatschgeschichten auszutauschen. Um **Selbstdisziplin** zu üben und **Mobbing** zu vermeiden (→ Abb. IV/9.3), eignet sich der „Filter des Sokrates".

> ❯❯ Zum Philosophen Sokrates kam ein aufgeregter Schüler und sagte: „Sokrates, höre, was ich über den Phaidon erfahren habe …". „Halt, mein Freund", unterbrach ihn Sokrates, „hast du deine Geschichte durch die drei Filter geschickt?" „Welche drei Filter?" fragte der Schüler erstaunt. „Nun", erwiderte Sokrates, „bevor du mir etwas über einen anderen Menschen erzählst, frage dich: **Ist es wahr? Ist es wichtig?**

> **Ist es nützlich?** Wenn du diese drei Fragen mit ‚Ja' beantworten kannst, dann erzähle mir deine Geschichte." Daraufhin schwieg der junge Mann beschämt.

Das Beispiel des Schülers zeigt, wie sich mit simplem Nachdenken Selbstdisziplin üben lässt. Der griechische Philosoph *Sokrates* (470–399 v. Chr.) ist noch heute ein kluger Ratgeber. Seine Philosophie kann für das gesunde und stressfreie Miteinander von Altenpflegerinnen eine wichtige Grundhaltung zur Vermeidung von Intrigen und Psychoterror vermitteln.

IV/9.2.8 Gewalt in der Pflege

Ⓢ Fallbeispiel Stationär

Janine Guter ist im Seniorenzentrum „Maxeberg" seit Tagen für die Pflege von Elli Altmann zuständig. Die alte pflegebedürftige Dame ist sehr unzufrieden mit der Pflege von Janine. Sie ist der Meinung, Janine führe die Verrichtungen hektisch und grob durch. Ständig hat sie an Janine etwas auszusetzen. Janine schluckt die Wut Tag für Tag herunter. Die Wut wächst zunehmend. Als Janine an diesem Tag erneut zur Morgenpflege in das Zimmer geht, reagiert Frau Altmann sehr abweisend und möchte von so einer „unfähigen Person" nicht gepflegt werden. Janine schreit Frau Altmann an: „Dann waschen Sie sich doch gefälligst allein!"

> ❯❯ **Gewalt:** Körperlicher, psychischer und sozialer Einfluss auf einen Menschen, um ein bestimmtes Ziel gegen dessen Willen oder Bedürfnis zu erreichen.

Gewalt an Pflegebedürftigen steht häufig im Zusammenhang mit beruflicher Überlastung und Hilflosigkeit.

Die Angaben zu der Häufigkeit von Gewalt sind mit einer hohen Dunkelziffer behaftet. Allerdings geben mehrere Studien Hinweise darauf, dass gerade in Institutionen die Anwendung von Gewalt sowie Zwangsmaßnahmen keine Seltenheit sind. In einer Studie, die 2002 veröffentlicht wurde, befragte man 31 Münchner Alten- und Pflegeeinrichtungen. Laut Selbstauskunft durch die Pflegenden wurden zum Stichtag an 41,4 % der Bewohner freiheitsentziehende Maßnahmen durchgeführt, bei mehr als einem Drittel der Bewohner über mehr als 20 Stunden pro Tag. Die Pflegenden gaben als Begründung dafür zu 91 % an, die Beschränkung der Bewegungsfreiheit diene der Sturzprophylaxe.

Aus diesen und ähnlichen Zahlen lässt sich ablesen, dass Gewalt ein Problem in der Altenpflege ist. 📖 5

Gewalt in der Pflege entfaltet sich auf verschiedenen Beziehungsebenen. Nicht nur die Gewalthandlung der Mitarbeiter gegenüber den Pflegebedürftigen ist von Bedeutung. Grundsätzlich kann es zwischen allen Beteiligten eines Sozialgefüges zu gewaltsamen Übergriffen kommen (z. B. Mitarbeiter gegen Mitarbeiter, Angehörige gegen Pflegebedürftige, Pflegebedürftige gegen Mitarbeiter). Oft ist es für Außenstehende nicht einfach, festzustellen, wer **Opfer** oder **Täter** in einem Gewaltprozess ist.

Die deutsche Altersforscherin *Margret Dieck* unterscheidet folgende **Formen der Gewalt** an alten Menschen:
- Vernachlässigung
  - Aktive Vernachlässigung durch bewusste Handlungsverweigerung, z. B. Verweigerung von Nahrung und Flüssigkeit (→ Abb. IV/9.4)
  - Passive Vernachlässigung durch Handlungsunterlassung, z. B. Liegenlassen in den Ausscheidungen
- Misshandlung
  - Körperliche Misshandlung, z. B. Kneifen, Kratzen, Schlagen, Festbinden
  - Psychische Misshandlung, z. B. Schweigen, Beleidigen, Schimpfen
  - Soziale Misshandlung, z. B. Einschließen, Geld vorenthalten, Einweisung in eine Pflegeeinrichtung gegen den Willen des Betroffenen.

Weit verbreitet ist die Gewalt des Pflegepersonals gegenüber Pflegebedürftigen bei der Unterstützung der Körperpflege. Sie zeigt sich in folgenden Handlungen:
- Keine Berücksichtigung der Wünsche und Bedürfnisse
- Vermeiden/Unterlassen von Hilfeleistungen

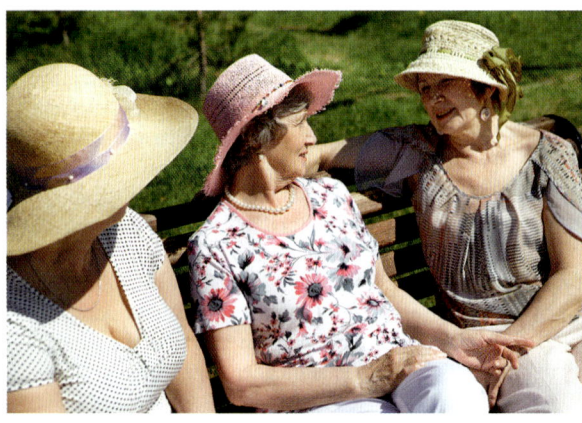

Abb. IV/9.3 Klatsch kann Spaß machen. Bevor man aber Geschichten über eine andere Person austauscht, sollte man sich jedoch immer fragen: Ist es wahr? Ist es wichtig? Ist es nützlich? [J787]

Belastungen durch	Keine	Gering	Mäßig	Hoch
Persönliche Eigenschaften				
Hoher Anspruch an ideale Arbeitsleistung				
Pessimistische Haltung gegenüber Problemen				
Unzufriedenheit mit dem eigenen Lebensentwurf				
Schwierigkeiten mit der Balance zwischen Nähe und Distanz (zu beruflichen Aufgaben)				
Mangelnde berufliche Qualifizierung				
Einschränkung des Privatlebens durch Dienstzeiten				
Berufstypische Tätigkeiten				
Zu viel Arbeit				
Fehlende Stellenbeschreibung				
Aufgaben, die der beruflichen Qualifizierung nicht entsprechen				
Häufige Störungen der Konzentration auf die eigentlichen beruflichen Aufgaben				
Mangelhafter Informationsfluss				
Übertragung zu großer Verantwortung				
Entmündigung durch Entzug von Verantwortung				
Hitze, Lärm, mangelhafte Beleuchtung				
Mangelnder Unfallschutz				
Exposition gegenüber gesundheitsgefährdenden Substanzen/Allergenen				
Fehlende Arbeitsmaterialien, Schutzausrüstung, Hilfsmittel				
Team der Kollegen/Hierarche				
Überbordende Kontrolle durch Kollegen				
Kommunikationsprobleme im Pflegeteam				
Ausgrenzung/Gruppenbildung im Pflegeteam				
Kommunikationsprobleme im multiprofessionellen Team				
Verbale/körperliche Gewalt in jeder Form				
Arbeitgeber/Betriebsorganisation				
Fehlendes Recht auf Mitbestimmung				
Kommunikationsprobleme mit Vorgesetzten				
Bevormundung durch Vorgesetzte				
Geringe Führungsstärke der Vorgesetzten				
Fehlendes Belohnungssystem				
Keine sachgerechten (regelmäßigen) Personalgespräche				
Mangelnde Karrierechancen				
Gefahr, den Arbeitsplatz zu verlieren				
Häufiger (angeordneter) Wechsel des Einsatzortes/der beruflichen Aufgaben				
Unangemessen niedrige Bezahlung				
Zeitgebundene Bedingungen				
Wechsel zwischen Früh-, Spät und Nachtdienst				
Wochenendarbeit				
Zu starrer Dienstplan				
Unverlässlicher Dienstplan (häufiger Diensttausch/Anordnung von Mehrarbeit)				
Lange Anfahrt zum Arbeitsplatz				
Zeitmangel aufgrund von Arbeitsüberlastung				
Langeweile im Berufsalltag				

Tab. IV/9.2 Belastungscheck [M294].

IV
9

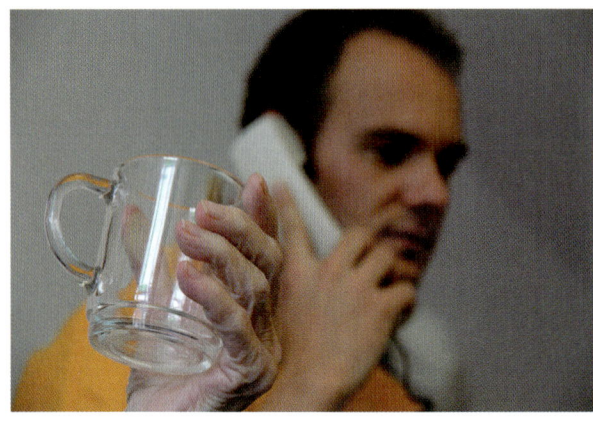

Abb. IV/9.4 Auch das absichtliche Nicht-Beachten ist eine Form der psychischen Gewalt und kann eine Folge der Überforderung der Pflegenden sein. [K333]

- Zwang zur Körperpflege
- Verletzung des Schamgefühls
- Anwendung freiheitsentziehender Maßnahmen
- Versagung der Rasur
- Vorenthaltung der Lieblingskleidung
- Einheitskleidung
- Verbale Gewalt, psychischer Druck.

Auch bei der Unterstützung der Nahrungs- und Flüssigkeitsaufnahme kann Gewalt zur Anwendung kommen:
- Einflößen von Flüssigkeiten
- Stopfen
- Essen verweigern
- Vorenthalten von Esshilfen/Essen verweigern
- Routinemäßige Verabreichung passierter Kost.

Häufige Ursache und Auslöser für Gewalt gegenüber Pflegebedürftigen sind:
- Konflikthafte Beziehung zwischen Pflegendem und Pflegebedürftigem
- Körperliche Angriffe des Pflegebedürftigen
- Sexuelle Übergriffe des Pflegbedürftigen
- Ekel
- Beschuldigungen, Misstrauen, Verhaltensstörungen bei Pflegebedürftigen
- Fehlende sozial-emotionale Kompetenzen seitens der Pflegekraft, z. B. Gedankenlosigkeit, Unachtsamkeit, Ignoranz, fehlende Empathie
- Unzureichende Kenntnisse der Krankheitsbilder
- Mangelndes Verständnis für die Situation des Pflegebedürftigen
- Schlechtes Betriebsklima
- Personalmangel
- Zeitmangel
- Familiäre/private Probleme
- Gesundheitliche Probleme.

Die genannten unterschiedlichen Formen der Gewalt bedingen und fördern sich gegenseitig. Häufig beginnt die Gewalt mit leichten Formen der Vernachlässigung und endet schlimmstenfalls mit der Tötung. Diese Steigerung wird als **Gewaltspirale** bezeichnet. Um die Gewaltspirale nicht in Gang zu setzen bzw. sie rechtzeitig unterbrechen zu können, benötigen Altenpflegerinnen Hilfen auf verschiedenen Ebenen:
- **Prävention** (*Vorbeugung*) von Gewaltsituationen durch professionelle Pflege, bei der mittels sorgfältiger Personalführung und einer hohen Pflegequalität die Bedürfnisse der Pflegebedürftigen und Pflegenden im Vordergrund stehen
- Unterbrechen der Gewaltspirale durch **Intervention,** z. B. Gespräche mit den Betroffenen, Hilfe durch Supervision, Fallbesprechungen und Selbsthilfegruppen sowie personalverändernde Maßnahmen (Änderung des Arbeitsbereichs, notfalls Auflösung des Arbeitsverhältnisses)
- Förderung des **Mitspracherechts** der Pflegebedürftigen durch die Bildung eines Heimbeirats
- Angebot einer Anlaufstelle für Pflegende, z. B. in Form einer **Vertrauensperson,** die bei Problemen im Umgang mit den Pflegebedürftigen angesprochen werden kann.

Individuelle Psychohygiene ist eine wesentliche Voraussetzung, Gewalt nicht aufkommen zu lassen (→ Kap. IV/10).

Gewalt gegen Pflegende

Es kommt durchaus auch zu Gewalthandlungen, die von pflegebedürftigen Menschen an Pflegenden verübt werden. Die Berufsgenossenschaft für Gesundheitsdienst und Wohlfahrtspflege ermittelte 2009, dass in ambulanten Pflegebeziehungen 71 % der Pflegenden Opfer verbaler Gewalt und 40 % Opfer körperlicher Gewalt wurden. Im stationären Bereich lag der Anteil der von verbaler Gewalt betroffenen Pflegenden sogar bei 78 %. 63 % wurden körperlich attackiert. 📖 6

Zur körperlichen Aggression zählen Schläge oder Kratzen, z. B. wenn ein pflegebedürftiger Mensch krankheitsbedingt die Umstände verkennt und die Pflegenden als Bedrohung empfindet. Insbesondere unter dem Einfluss psychiatrischer Erkrankungen, v. a. Wahn, kann es durchaus zu Aktionen mit Tötungsabsicht kommen. Sexuelle Übergriffe ereignen sich vor allem bei gemischtgeschlechtlichen Pflegebeziehungen und hier vor allem in Situationen, die einen intensiven Körperkontakt erfordern, z. B. während der Körperpflege oder bei der Mobilisation (→ Kap. II/6).

Gewaltträchtige Situationen entstehen vor allem aufgrund von:
- Unklaren Kommunikationsmustern
- Demenzerkrankungen
- Sozialer Isolation der pflegebedürftigen Menschen
- Lang dauernden Pflegebeziehungen, in denen unerfüllbare Erwartungen entstehen
- Frustration und krankheitsbedingten Missempfindungen, z. B. Schmerzen.

Arbeitgeber sind aufgerufen, Pflegende durch institutionelle Sicherungsmaßnahmen gegen Gewalt zu schützen, indem sie z. B. dafür sorgen, dass bekanntermaßen gewalttätige Pflegebedürftige stets von zwei Pflegenden oder ausschließlich männlichen Pflegenden versorgt werden.

Dies entbindet Pflegende nicht von der Sorgfaltspflicht. Sie müssen kritische Situationen sorgfältig einschätzen und sich ihnen ggf. rechtzeitig entziehen, um das Risiko für sich selbst zu minimieren. Eine sorgfältige Dokumentation sowie die Weitergabe entsprechender Informationen im Team während der Übergabegespräche ist ein wesentliches Instrument der Sicherung.

Wiederholungsfragen

1. Welche Tätigkeiten führen zu einer körperlichen Belastung Pflegender? (→ Kap. IV/9.1.1)
2. Wie beeinflusst der Schichtdienst die Lebensgestaltung von Altenpflegerinnen? (→ Kap. IV/9.1.2)
3. Welche Auswirkungen hat gesellschaftliche Anerkennung auf die Mitglieder eines Berufsstands? (→ Kap. IV/9.1.6)
4. In welcher Weise greifen organisatorische Strukturen in das Wohlbefinden von Altenpflegerinnen ein? (→ Kap. IV/9.1.7)
5. Was geschieht im Prozess der „inneren Kündigung"? (→ Kap. IV/9.2.3)

IV
9

6. Modellhaft sind sechs Stufen zur Ausbildung eines Burnout-Syndroms beschrieben. Erläutern Sie das Modell. (→ Kap. IV/9.2.5)
7. Erläutern Sie den Begriff „Mobbing". (→ Kap. IV/9.2.6)
8. Welche Maßnahmen sind geeignet, die Entwicklung von Gewalt in Pflegebeziehungen zu verhindern? (→ Kap. IV/9.2.7)

Literaturverzeichnis

1. Joost, A.: Berufsverbleib und Fluktuation von Altenpflegerinnen und Altenpflegern. Literaturauswertung, angefertigt im Rahmen einer Machbarkeitsstudie zum Berufsverbleib von Altenpflegerinnen und Altenpflegern im Auftrag des Bundesministeriums für Familie, Senioren, Frauen und Jugend, 2007. www.iwak-frankfurt.de/wp-content/uploads/2015/03/Berufsverbleib.pdf (letzter Zugriff: 10.7.2016).
2. Dichter, M. (et. al): Bergische Universität Wuppertal; FB D – Institut Sicherheitstechnik, Fachgruppe Pflegeforschung – Vortrag auf der 7. Internationale Konferenz Pflege und Pflegewissenschaft „Pflege – wozu und wohin?" am 24.–25. September 2009 im Universitätsklinikum Ulm. Die Veränderung der selbstberichteten Gesundheit und Arbeitsfähigkeit von beruflich Pflegenden vor und nach dem Einrichtungswechsel – Ergebnisse der NEXT-Studie. www.next.uni-wuppertal.de/download.php?f=703a1c9f9f3d502587d2ae99fa745fa2 (letzter Zugriff: 10.7.2016).
3. Kersting, K.: Coolout im Pflegealltag. Zeitschrift für Pflege, 3/1999.
4. Leymann, H.: Mobbing – Psychoterror am Arbeitsplatz – und wie man sich dagegen wehren kann. Rowohlt Verlag, Reinbek b. Hamburg, 2002.
5. Wlodarek, E.: Mich übersieht keiner mehr. Fischer Taschenbuchverlag, Frankfurt/Main, 2003.
6. Bischoff, J.: Professioneller Umgang mit Aggression und Gewalt gegen Pflegekräfte. Berufsgenossenschaft für Gesundheitsdienst und Wohlfahrtspflege, 2009.

IV 9

B. Dierkes-Zumhasch

IV/10 Gesundheitsförderung

Definitionen von Krankheit und Gesundheit
→ Kap. I/1.2

Erhalt und Förderung der Gesundheit sind ständige Aufgaben in allen Lebensbereichen. Es geht längst nicht mehr nur darum, Krankheiten zu verhüten, sondern darum, Gesundheit aktiv zu fördern. Moderne **Gesundheitsförderung** fragt nicht nur was Menschen krank macht, sondern zusätzlich, welche Faktoren die Gesundheit und die Lebensqualität verbessern können.

Alle einschlägigen Untersuchungen betonen die Zunahme psychischer Belastungen in den pflegerischen Berufen. Überforderung, Zeit- und Leistungsdruck sowie Arbeitsverdichtung sind für viele Pflegende tägliche Begleiter (→ Kap. IV/9.1).

Die Folge: psychische Erkrankungen nehmen bereits den dritten Platz auf der Häufigkeitsskala der Krankheiten ein, unter denen Angehörige pflegender Berufe leiden. Auch in der NEXT-Studie fanden die Untersucher bei den Pflegekräften in Deutschland einen hohen Burnout-Wert (→ Kap. IV/9.2.5). 📖 1

Diese Fakten zeigen, dass viele Pflegende fehlbelastet sind und sich nach entsprechenden Zeiträumen unter diesem Druck die negativen Folgen für Gesundheit und Wohlergehen zeigen.

Die Belastung resultiert immer aus einem Mix folgender Faktoren:
- Objektive Belastungen
- Subjektive Wahrnehmung und Bewertung der Belastungen
- Individuelle Bewältigung.

IV/10.1 Betriebliche Gesundheitsförderung

Erhebliche krankheitsbedingte Fehlzeiten und das frühzeitige Ausscheiden aus dem Beruf zeigen, dass viele Pflegende auf Dauer den körperlichen und seelischen Belastungen ihres beruflichen Alltags nicht gewachsen sind. Gleichzeitig steigt der Bedarf an beruflich Pflegenden, nicht zuletzt aufgrund der steigenden Zahl hilfe- und pflegebedürftiger Menschen in den kommenden Jahren. Personalknappheit in der Pflege ist einer der zentralen Themen des Arbeitgebers in der Altenpflege geworden. Deshalb ist neben der Gewinnung von Personal vor allem die Bindung von Pflegenden eine zentrale Herausforderung für das Personalmanagement von Gesundheitseinrichtungen. 📖 1

So gibt es u. a. zur Vereinbarkeit von Familie und Beruf schichtdienstfähige Betriebskindergärten. Auch das Thema „ältere Mitarbeiter in der Pflege halten" boomt.

Ⓢ Fallbeispiel Stationär

Sabine Jung erlebt mit dem Eintritt ins Berufsleben einen Praxisschock. Der Arbeitsalltag hat nichts mit dem zu tun, was sie in der Ausbildung gelernt hat und wie sie sich die Arbeit mit den Pflegebedürftigen vorstellt. Nach einem Jahr Berufstätigkeit ist sie frustriert. Für das, was ihr wichtig ist, für das, was sie kann und tun möchte, gibt es keine Entfaltungs- und Einsatzmöglichkeiten. Zunehmend leidet sie darunter, dass sie den Pflegebedürftigen nicht gerecht werden kann. Mit den Zielen und Strukturen in der Einrichtung kann sie sich nicht mehr identifizieren. Anfangs hat sie versucht, sich für Veränderungen im Haus einzusetzen. Erfolglos. Für weitere politische Aktivitäten reicht jetzt die Kraft nicht mehr. Immer häufiger meldet sie sich krank. Sie stellt fest, dass sie innerlich gekündigt hat, d. h. nur noch Dienst nach Vorschrift macht, ohne Freude und Interesse an der Arbeit zu empfinden. Frau Jung erkennt, dass sie sich nach einem neuen Arbeitgeber umsehen muss.

Gesundheit braucht Organisation

Im Zuge des Fachkräftemangels in der Pflege haben viele Pflegebetriebe das Thema Gesundheitsförderung und Mitarbeiterbindung für sich entdeckt. Will man die Gesundheit von Altenpflegerinnen nachhaltig fördern und sie längerfristig an die Einrichtung binden, braucht es eine gute Personalführung verbunden mit einer organisierten betrieblichen Gesundheitsförderung. Viele Einrichtungen setzen auf Mitarbeiterbefragung (→ Tab. IV/10.1). Diese sind ein effektives und häufig benutztes Instrument in der Organisationsführung um ein Feedback zu Gesundheit, Zufriedenheit und zu den Wünschen der Arbeitnehmer zu erhalten und somit Organisationsstrukturen auch im Sinne der Mitarbeiter zu verbessern.

Eine Befragung der Mitarbeiter, die sich an den Rahmenbedingungen der jeweiligen Einrichtung orientiert, zeigt den Arbeitgebern (Träger der Einrichtung) sehr genau, welche Vorstellungen in der Belegschaft existieren.

Die Berücksichtigung der Mitarbeiterwünsche trägt erheblich zur kontinuierlichen Verbesserung der Gesundheit, Zufriedenheit und Verweildauer der Mitarbeiter bei (→ Abb. IV/10.1).

Das Fallbeispiel von Sabine Jung zeigt, wie Altenpflegerinnen unter den Arbeitsbe-

Beeinflussbare Strukturen/Ausstattung	Möglich	Nicht möglich
Hierarchische Strukturen		
Fort- und Weiterbildungsprogramm		
Leitbilder und Ziele der gemeinsamen Arbeit		
Dienst- und Urlaubspläne		
Übertragung von Verantwortung auf Arbeitsgruppen oder einzelne Personen		
Ausstattung mit Hilfsmitteln		
Optimierung des Informationsflusses		
Erstellung des Dienstplans		
Verteilung von Verantwortung		
Freier Zugang zu Qualifizierungsmaßnahmen		
Krisenintervention		
Strategien zur Behebung von Arbeitsüberlastung		
Einfluss auf Veränderungen der Teamkonstellation		
Einfluss auf die eigene Karriereplanung		
Erleichterung der Teamentwicklung (→ Kap. IV/7.1.2) z. B. durch Feste oder regelmäßige Treffen		

Tab. IV/10.1 Checkliste für die Beurteilung der Gestaltungsspielräume von Altenpflegerinnen zur Verbesserung der Gesundheitsförderung an ihrem Arbeitsplatz. [M294]

IV 10

dingungen leiden können. Aufgrund der Strukturen in der jeweiligen Einrichtung sehen sie häufig keine Möglichkeiten, den Arbeitsalltag für sich befriedigend zu gestalten. Um aktiv und gesund im Beruf zu bleiben, brauchen Pflegekräfte Organisationsstrukturen, die es erlauben, sich beruflich zu entfalten.

Zur Gesunderhaltung von Altenpflegerinnen als wichtige und wertvolle Arbeitskräfte heute und künftig, sollten daher Verantwortliche in Einrichtungen für Folgendes sorgen:

- Überzeugendes Leitbild mit den Mitarbeitern entwickeln, mit dem diese sich identifizieren können und wollen
- Klima von Offenheit, Transparenz und Vertrauen schaffen
- Autonomie und Mitbestimmung bei Dienstzeiten, Arbeitsorganisation und Tätigkeitsbereichen fördern
- Klare und widerspruchsfreie Arbeitsziele formulieren
- Klare und verbindliche Stellenbeschreibungen sowie Aufgaben- und Verantwortungsbereiche definieren
- Raum für individuelle Gestaltung der Arbeit nach Bedürfnissen und Kompetenzen der Pflegenden bieten.

Eine mittlerweile verbreitete Organisationsform im Rahmen der Gesundheitsförderung ist der **Gesundheitszirkel.** Möglichst alle Mitarbeiter kommen in betrieblich organisierten Arbeitsgruppen zusammen. Geleitet wird der Kreis von einem neutralen Moderator. Um präventiv die Gesundheit der Altenpflegerinnen zu fördern, arbeitet man in fünf Schritten:

- Informationen zur Gesundheitssituation der Pflegekräfte sammeln (z. B. durch Krankenstatistiken, Mitarbeiterbefragungen, Gefährdungsbeurteilungen) und analysieren
- Konkrete Gesundheitsziele formulieren (z. B. die Senkung des Krankenstands)
- Geeignete Gesundheitsmaßnahmen auswählen, die sich auf die im ersten Schritt gefundenen Defizite beziehen
- Maßnahmensteuerung und -planung vornehmen; dabei sollte eine Dringlichkeitsliste erstellt werden, damit die Einrichtung nicht sich nicht durch ein „alles auf einmal" verzettelt
- Erfolg nach vorher vereinbarten Regeln und Kriterien überprüfen.

Eine Einrichtung kann sich darüber hinaus nach folgenden Kriterien auf Gesundheitsförderung prüfen:

- Sind die Arbeitsplätze ergonomisch gestaltet (z. B. Zahl der Hebehilfen)?

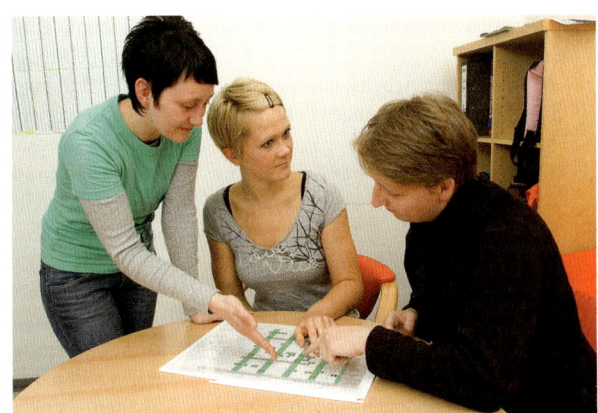

Abb. IV/10.1 Wenn Pflegende Einfluss auf die Dienstplangestaltung nehmen können, verringern sich die Anlässe für Unzufriedenheit mit der Situation am Arbeitsplatz. [K115]

Mögliche Strategien, Angebote und Ausstattung	Vorhanden	Nicht vorhanden
Angebot regelmäßiger Supervision mit externen Moderatoren		
Funktionierendes Beschwerdemanagement für Mitarbeiter		
Regelmäßige Personalgespräche (mind. 1 x jährlich)		
Qualitätsentwicklung mit Beteiligung der Mitarbeiter		
Familienfreundliche Arbeitszeitmodelle (z. B. Teilzeit, Kernarbeitszeit)		
Kostenfreie Mitarbeiter-Schulungen zu Gesundheitsthemen		
Kooperation mit einem Facharzt für Arbeitsmedizin		
Angebot gesunder, abwechslungsreicher Personalessen; kostenfreie Versorgung mit Mineralwasser		
Sachgerechte Ausstattung mit Hilfsmitteln und Verbrauchsgütern (für Infektionsvorbeugung und körperliche Entlastung)		
Kostenfreies Angebot von Rückenschulungen		
Kostenfreie Nutzung der einrichtungseigenen Ressourcen (z. B. Turnhalle, Schwimmbad) unter fachlicher Anleitung		

Tab. IV/10.2 Checkliste zur Beurteilung von Maßnahmen der Gesundheitsförderung in Pflegeeinrichtungen (Beispiele). [M294]

- Ist die Arbeit ganzheitlich und abwechslungsreich gestaltet?
- Gibt es betrieblich geförderte Sportangebote?
- Existieren Gesundheitszirkel?
- Haben Altenpflegerinnen Einfluss auf die Dienstplangestaltung?
- Gibt es Seminare zur Gesundheitsförderung?
- Gibt es die Möglichkeit zur Supervision? (→ Kap. IV/11.1)
- Werden mit den Pflegekräften berufliche Entwicklungsmöglichkeiten diskutiert?
- Werden Leitungskräfte im Umgang mit Personal geschult?

Um zu prüfen, ob eine Einrichtung fit für die Zukunft ist, empfiehlt es sich, die Mitarbeiter zu befragen. Wenn die Befragung anonym erfolgt, steigt die Wahrscheinlichkeit wahrheitsgemäßer Angaben. Nur so sind zielführende Hinweise zu erhalten (→ Tab. IV/10.2).

Die Berufsgenossenschaft für Gesundheitsdienst und Wohlfahrtspflege (BGW) formulierte 2012 im Rahmen einer Studie die Bedeutung des Arbeits- und Gesundheitsschutzes, um als Pflegebetrieb fit für die Zukunft zu sein.

Gelebter Arbeits- und Gesundheitsschutz beginnt laut BWG mit der Ausbildung und will alle Altersgruppen sowie jeden Einzelnen erreichen. Altersgerecht dem demografischen Wandel zu begegnen bedeutet:

- Mitarbeiter aller Altersstufen langfristig gesund erhalten
- Gesundheit jüngerer Pflegender von Anfang an stärken und fördern
- Mitarbeitern in besonderen Lebensphasen besondere Unterstützung und Hilfen bieten
- Ältere Mitarbeiter durch spezielle Maßnahmen im Unternehmen halten

Ziele für demografie-fitte Betriebe

Die Ziele sollen kurzfristig, individuell und personenbezogen umgesetzt werden:

- Soforthilfe für Mitarbeiter mit Gesundheitsschäden ermöglichen
- Bei Krankheit und Überlastungsanzeichen führen Mitarbeiter und Führungs-

IV
10

kraft gemeinsam eine Arbeitsplatzanalyse durch

- Anpassung des Arbeitsplatzes an die Leistungsvoraussetzungen der betroffenen Pflegenden
- Nutzung und entlastende Erweiterung der Kompetenzen erkrankter Mitarbeiter
- Anpassung von Arbeitszeit, Arbeitsaufgaben und Arbeitsplätze an die Lebenssituation und das Lebensalter einzelner Mitarbeiter
- Einrichtung von Karriereplanung und Entwicklungsmöglichkeiten für einzelne Mitarbeiter
- Entwicklung individueller, ressourcenorientierter Arbeitszeitmodelle.

Systemoptimierung

Sie soll mittel- und langfristig angelegt sein:

- Standardisiertes Verfahren zur Meldung von arbeitsbedingten Erkrankungen verwenden
- Alterstypische Belastungen reduzieren und altersspezifische Fähigkeiten besser nutzen
- Jüngere Mitarbeiter besser vor Spätfolgen im Alter schützen und langfristig einplanen
- Relevante Defizite in der Arbeitsbewältigungsfähigkeit effektiv ausgleichen
- Verfahren für systematische Wiedereingliederung entwickeln und betriebliches Eingliederungsmanagement einrichten
- Regelmäßige System-Checks und Mitarbeiterbefragungen im Sinne eines ständigen Verbesserungsprozesses etablieren
- Standardisierte Mitarbeitergespräche auf allen Ebenen von oben nach unten einrichten
- Mitarbeitergespräche mit Arbeits- und Gesundheitsschutzaspekten/-inhalten institutionalisieren
- Systematisch Personal in verschiedenen Altersgruppen mit spezifischen Qualifikationen gewinnen. 📖 3

Praxis-Tipps für demografie-fitte Betriebe

Pausen sind nur erholsam, wenn der Rahmen stimmt: Voraussetzung ist ein gemütlicher Pausenraum, der als solcher hergerichtet ist und zum Abschalten und Entspannen einlädt – ohne ständige Störungen. Die BWG schlägt vor, Beschäftigten im Pausenraum kostenlos Wasser und Obst anzubie-

ten. Schon ein kleines Entgegenkommen wertet die Auszeit auf.

In Fortbildungen können Mitarbeiter lernen, sich schnell und effektiv zu entspannen und ggf. Stress abzubauen. Solche „aktiven" Pausen lassen sich ergänzen durch Rückzugsmöglichkeiten im Entspannungsraum („Snoezelen-Raum") oder auf einem Massagestuhl. Neben den offiziellen Pausen entlasten Fünf-Minuten-Pausen, die jeder zwischendurch in den Pflegealltag einbauen kann. Die Führung kann das Team bitten, gezielt Maßnahmen für solche Pausen zu erarbeiten. Denkbar sind gegenseitige Kurzmassagen, und auch die Händedesinfektion und -pflege lässt sich für bewusstes, entspanntes Massieren der Hände nutzen. Auch „Apfelpausen" oder Pausen mit trainiertem „tiefem Durchatmen" bieten sich an.

Die volle Kraft der **Teamarbeit** kann sich entfalten, indem die Leitung der Gruppe konsequent Verantwortung überträgt. So stärkt sie die Motivation jedes Einzelnen. Das Zusammenwirken der Erfahrung der älteren Pflegekräfte mit dem unverbrauchten Schwung der Jüngeren wirkt positiv auf alle – die Bewohner, das Team und die Qualität der Pflege. Allerdings benötigen Teams in der Gründungsphase wie auch begleitend in der ersten Zeit besondere Unterstützung durch teambildende Maßnahmen. Dass es auch danach nicht ganz ohne Führung geht, versteht sich von selbst.

Job-Rotation, Mischarbeit, Tätigkeitswechsel

Ein anderer Aspekt beim Verteilen der Aufgaben ist die Suche nach gezielter Entlastung, wenn einzelne Mitarbeiter punktuell überfordert sind. Ein systematischer Wechsel von pflegerischen und administrativen Aufgaben, das Einführen eines „Bürotags" mit Dokumentations- und Planungstätigkeiten kann dabei entlasten.

Arbeitszeitmodelle nutzen

Altersgerechte **Arbeitszeitmodelle** berücksichtigen die Bedürfnisse und Möglichkeiten in allen Altersgruppen. In unterschiedlichen Lebensphasen kann eine angepasste Wochen- oder Jahresarbeitszeit sinnvoll sein. Alleinerziehende können mit bestimmten Arbeitszeiten Beruf und Kinderbetreuung besser verbinden. In manchen Lebensphasen mag eine Auszeit vor dem Gefühl des Ausgebranntseins schützen. Wiedereinsteiger, häufig verunsichert nach langer Abwesenheit aus dem

Pflegeberuf, benötigen ggf. einen langsamen Einstieg. Altenpflegerinnen, die Angehörige betreuen oder pflegen möchten, können weiterarbeiten, wenn die angebotene Arbeitszeit es zulässt. Und schließlich mag es für Ältere sinnvoll sein, nur noch Teilzeit in der Pflege zu arbeiten. Das bietet gleichzeitig Chancen für Ihr Unternehmen, indem sie Kompetenzen nutzen können, ohne die Mitarbeiter vor die Alternative Arbeit oder Ausstieg zu stellen. Die Optionen sind vielfältig:

- Reduzieren der Arbeitszeit
- Teilzeitarbeit
- Veränderungen des Schichtsystems
- Jahresarbeitszeitkonten
- Flexible Arbeitszeiten
- Wechselnde Aufgabenfelder zu bestimmten Zeiten
- Ein Wochentag „Auszeit" von der Pflege, stattdessen Dokumentation/Planung. Erfahrungen zeigen, dass Ausfälle durch Krankheit deutlich sinken, wenn eine stark belastete Mitarbeiterin von einer Vollzeit- auf eine Teilzeitstelle wechselt. Der Nutzen für das Unternehmen ist offensichtlich: Statt wiederkehrender Krankheit – mit allen negativen Begleiterscheinungen für die betroffenen Kollegen, Bewohner und Vorgesetzte – ist ihre Leistung wieder verlässlich einzuplanen.

Möglichkeiten zur Entlastung Einzelner

- Zeitweise Befreiung von negativ belastenden Aufgaben
- Vorübergehender Wechsel des Arbeitsplatzes
- Unterstützung durch einen zweiten Mitarbeiter – gleichzeitig kann dieser von dem Kollegen lernen
- Andere Tätigkeiten mit Belastungen übernehmen, die der Mitarbeiter besser bewältigen kann – etwa solche, die im Pflegealltag häufig „liegen bleiben"
- Übernehmen spezieller Aufgaben nach Fähigkeit
- Krankenzeit zur Fortbildung und Spezialisierung für besondere Tätigkeiten nutzen
- Andere Tätigkeitsschwerpunkte setzen, z. B. Spezialist für Wundbehandlung, Hygienebeauftragter, Mentor für Einarbeitungen, Mentor für rückengerechtes Arbeiten oder Experte für Gesundheitsförderung. 📖 2

IV/10.2 Persönliche Gesundheitsförderung

Nicht nur die gesunde Organisationsstruktur entscheidet über Gesundheit, Wohlbefinden und Verbleib im Unternehmen und Beruf. Ob eine Altenpflegerin in ihrem Beruf gesund bleibt, hängt auch in hohem Maße von ihrer subjektiven Wahrnehmung und Bewertung der Anforderungen und Stressfaktoren ab sowie von den individuellen Bewältigungsmöglichkeiten.

IV/10.2.1 Stress und Stressanfälligkeit

> **Stress:** Reaktion des menschlichen Organismus und der Psyche auf Stressoren, die aus der Umwelt oder dem Inneren des Menschen stammen und eine erhöhte Anspannung verursachen. In der Stresstheorie unterscheidet man zwischen zwei Stressformen.
> **Eustress:** Positiver Stress, der für das Überleben und die Selbsterhaltung unentbehrlich ist. Das Wahrnehmen von Reizen und Gefahren aus der Umwelt führt dazu, dass der Mensch kurzzeitig in einen Alarmzustand versetzt wird und physische und psychische Funktionen aktiviert werden, die es ermöglichen, dass er sich den Umweltanforderungen stellt. Nach der Aktivierung erfolgt die Entspannung.
> **Disstress:** Krankmachender Stress, der zur Überforderung und zur Dauerbelastung führt. Körper und Seele sind in andauerndem Alarm versetzt. Berufliche Belastungen (→ Kap. IV/9.1) führen nicht selten zu Disstress mit den entsprechenden Folgen (→ Kap. IV/9.2).

Bei der Betrachtung der Ursachen von **Stress** unterscheidet man zwischen äußeren und inneren Stressfaktoren. Äußere Stressfaktoren sind z.B. Belastungen aus dem Berufsleben. Innere Stressoren sind persönlichkeitsbedingte Faktoren, wie Einstellungen, Identitätsprobleme oder unbewusstes krankmachendes Verhalten. Ob ein Stressfaktor krank macht, hängt von den individuellen Einstellungen und Charaktereigenschaften einer Person ab. Nach Eckardt (1995) ist ein Mensch stressanfällig, wenn er folgende Merkmale aufweist:

- Starkes Bedürfnis nach Anerkennung
- Angst vor Kritik
- Wettbewerbshaltung: verhält sich latent (*unterschwellig*) feindselig
- Ist in Leistungssituationen gern unabhängig
- Ist bereit, sich zu verausgaben; ignoriert Entspannungsbedürfnis

- Ist sehr genau, gewissenhaft, planungsbedürftig; strebt nach Perfektion
- Fühlt sich häufig gehetzt und unter Zeitdruck
- Ist ungeduldig und durch Störungen irritierbar
- Ist sehr verantwortungsbewusst
- Ist unfähig, sich beruflich zu distanzieren
- Verfügt über eine ausgeprägte Bereitschaft, sich mit vorgegebenen und selbst gesetzten Zielen zu identifizieren. 📖 3

IV/10.2.2 Helfer-Syndrom

> **Helfer-Syndrom:** Durch die Persönlichkeit der Pflegenden verursachte, übertriebene und aufopfernde Pflege, die sich nicht an den Bedürfnissen des Pflegebedürftigen orientiert, sondern das Bedürfnis des Pflegenden nach Anerkennung befriedigt (→ Abb. IV/10.2).

Das **Helfer-Syndrom** ist eine mögliche Voraussetzung für das Burn-out-Syndrom (→ Kap. IV/9.2.5).

Die Ursachen für das Helfer-Syndrom liegen nach *Wolfgang Schmidbauer* in einem Mangel an Anerkennung der Persönlichkeit in der Kindheit durch die Eltern. Frühzeitig hat das Kind erfahren, dass es nur für etwas geliebt wird, was es leistet, nicht um seiner selbst willen. Es erlebt eine tiefe Kränkung des kindlichen Selbstwertgefühls. Um die Kränkung zu verarbeiten und geliebt zu werden, passt sich das Kind den elterlichen Normen an. Es entwickelt ein strenges Gewissen mit perfektionistischen Ansprüchen gegen sich selbst, blendet eigene Bedürfnisse sowie Interessen aus und verdrängt Bedürfnisse nach Zuneigung und Geborgenheit. Einem Erwachsenen mit dieser Prägung bleibt die Angst vor Abhängigkeit.

Aus Furcht vor weiteren Kränkungen des Selbstwertgefühls vermeidet dieser Mensch

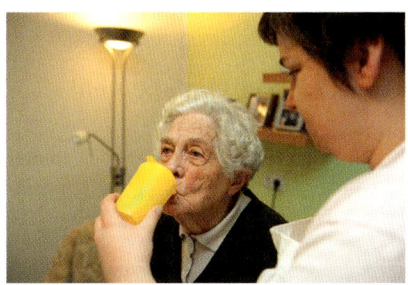

Abb. IV/10.2 Die zu starke Identifikation mit der Rolle des Helfenden kann ein Ausdruck des Helfer-Syndroms sein. Betroffene verlieren die Sensibilität für die Eigenständigkeit der Pflegebedürftigen und entmündigen sie durch die Übernahme von Tätigkeiten, die der Betroffene selbst noch gut ausführen könnte. [K157]

emotionale Nähe zu Mitmenschen. Um geliebt und anerkannt zu werden, opfert er sich für andere Menschen auf. So entsteht eine **Helferpersönlichkeit,** die unfähig ist, eigene Gefühle und Bedürfnisse zu äußern. Betroffene Altenpflegerinnen identifizieren sich völlig mit der Helferrolle. Es entsteht eine Fassade der Selbstlosigkeit. Das Selbstwertgefühl ist abhängig vom Gefühl, gebraucht zu werden. Die Bedürfnisse des Pflegebedürftigen oder das Pflegeziel der Bewohnerautonomie spielen keine Rolle, da es der Helferpersönlichkeit nur darum geht, durch übertriebene Hilfsbereitschaft Anerkennung zu erhalten.

Das Helfer-Syndrom führt zu Konflikten und Problemen für die Person selbst und andere:

- Übertriebene, regressionsfördernde Pflege
- Entmündigung der Pflegebedürftigen
- Alleinvertretungsanspruch für den Pflegebedürftigen
- Perfektionsanspruch
- Unfähigkeit, eigene Grenzen zu erkennen und eigene Hilflosigkeit zu ertragen
- Unfähigkeit, mit Misserfolgen umzugehen
- Unfähigkeit, gleichberechtigte Beziehungen zu führen, sich mit Kollegen auseinanderzusetzen und offen seine Meinung zu sagen
- Burnout-Gefahr. 📖 4

IV/10.3 Stressprävention

ⓢ Fallbeispiel Stationär

Die Altenpflegerin Hermine Brauer arbeitet im „Seniorenzentrum Maxeberg". Trotz einiger belastender Sachzwänge in der Altenpflege empfindet sie es als Privileg, in einem anspruchsvollen Beruf tätig zu sein. Er stellt ihr ständig neue Herausforderungen, die es ihr erlauben, sich persönlich und beruflich weiterzuentwickeln. Sie freut sich, dass sie nicht einfach eine sich stets wiederholende Tätigkeit ausführen muss, für die sie nur geringe Fähigkeiten benötigt. Sie weiß, dass es dafür viel Energie braucht, die sie nicht in jeder Lebenslage im gleichen Maß zur Verfügung hat. Sie weiß auch, dass sie ein gutes Fundament besitzt, auf das sie aufbauen kann. Ihre Stärken und Fähigkeiten kennt sie. Auch ihre Schwächen und Fehler versucht sie nicht zu verdecken, sondern anzunehmen. Früher hatte sie oft das Gefühl, nie wirklich zu genügen. Inzwischen ist sie sich selbst gegenüber milder gestimmt. Sie kann ge

IV

10

lassener mit Arbeitsanforderungen umgehen und freut sich an erreichten Zielen. Sie ist froh, in einem Beruf tätig zu sein, der der Allgemeinheit einen großen Nutzen bringt. Sie weiß, dass sie gute Arbeit leistet. Besonders stolz ist Hermine Brauer darauf, dass sie auch in Drucksituationen die Ruhe behält.

IV/10.3.1 Ressourcenkonzept

In der Arbeitsstressforschung hat man herausgefunden, dass hohe Anforderungen nicht grundsätzlich belastend wirken. Wenn ausreichend interne **Ressourcen,** z.B. fachliche und psychosoziale Kompetenz, und genügend externe Ressourcen, z.B. Entscheidungs- und Handlungsspielräume, soziale Unterstützung (→ Kap. IV/10.1), vorhanden sind, können gesteigerte Arbeitsanforderungen als positive Herausforderung erlebt werden.

In diesem Konzept wird Stress grundsätzlich als eine zu bewältigende Aufgabe gesehen. Für Altenpflegerinnen bedeutet dies, dass sie die beruflichen Anforderungen vor dem Hintergrund ihrer individuellen Voraussetzungen bewerten. Stellen sie fest, dass sie aufgrund ihrer Erfahrungen und Kompetenzen den Aufgaben gerecht werden können, bewältigen sie die Arbeitsanforderungen und wachsen an den Herausforderungen, anstatt daran zu erkranken. Diese Konzepte der Stressforschung fordern, die vorhandenen Entscheidungs- und Handlungsspielräume in der täglichen Arbeit auszuschöpfen, um Gesundheit und Wohlbefinden zu erhalten.

IV/10.3.2 Schlüsselqualifikationen und berufliche Kompetenz

Die beruflichen **Kompetenzen** spielen für die Gesunderhaltung eine wichtige Rolle. Je mehr man kann, desto leichter kann man viele Situationen bewältigen, desto weniger Belastungen empfindet man.

Der beste Schutz vor krank machenden Arbeitsbedingungen ist die stete Entwicklung der fachlichen, besonders aber der sozialen und personalen Kompetenz. Diese Kompetenzen ziehen sich als wichtige Grundlage wie ein roter Faden durch die Altenpflegeausbildung. Sie stellen das übergeordnete Lernziel der Ausbildung dar (→ Kap. IV/5).

Unter **Schlüsselqualifikationen** (*SQ*) versteht man ein Netz verschiedener Kom-

petenzen. Wer über diese Kompetenzen verfügt, ist in der Lage, in der Komplexität der modernen Arbeitswelt zu bestehen.

Um fit zu bleiben für die Pflegepraxis, nennen Fink und Goetze (2000) elf Schlüsselqualifikationen. In der Schweiz sind z.B. vergleichbare SQ in den Ausbildungsbestimmungen von 1992 als verbindliche Ausbildungsziele festgelegt. Die Autoren formulieren diese Qualifikationen folgendermaßen:

- **Arbeitsmethode.** Das Modell der vollständigen Handlung in sechs Schritten als Grundlage jeglichen beruflichen Handelns anwenden können
- **Lernfähigkeit.** Fähigkeit, eigenes Lernverhalten zu kennen und zu verbessern sowie die Bereitschaft, Neues zu lernen
- **Identifikation mit dem Betrieb.** Fähigkeit, sich mit dem Betrieb zu identifizieren und sich dabei selbst treu zu bleiben
- **Sicherheitsverhalten.** Das eigene Sicherheitsverhalten kennen und Schwachstellen aufdecken
- **Selbstständigkeit.** Fähigkeit, im Spannungsfeld zwischen Abhängigkeit und Selbstständigkeit persönliche Ziele zu setzen und diese zu verfolgen
- **Teamfähigkeit.** Fähigkeit, zu einem guten Arbeitsklima beizutragen und in einem solchen Klima mit anderen erfolgreich zu arbeiten
- **Veränderungen bewältigen.** Fähigkeit, eine Balance zu finden zwischen dem eigenen Standpunkt und dem Mithalten bei Veränderungen
- **Kommunikation.** Fähigkeit, sicher und authentisch zu kommunizieren
- **Beziehungsfähigkeit.** Fähigkeit, eine professionelle Beziehung zu gestalten im Spannungsfeld von Nähe und Distanz
- **Theoriegeleitetes Handeln.** Fähigkeit, aus theoretischem Wissen praktisches berufliches Handeln abzuleiten
- **Qualitätsorientierung.** Fähigkeit, eigene Beiträge zur Sicherung und Entwicklung des Arbeitsbereichs zu erbringen. 📖 5

IV/10.3.3 Zeitmanagement

Zeitmanagement → Kap. IV/2
Zeit spielt beim Stressgeschehen immer eine Rolle. Eine Zeitplanung hilft, Zeit sinnvoller zu nutzen.

> ❯ Stressmanagement ist auch **Zeitmanagement.**

Es ist empfehlenswert, **Dringendes** und **Wichtiges** auseinander zu halten. Viele Leute verwechseln Dringendes mit Wichtigem. Unter Zeitdruck beschäftigen sie sich dann meist zuerst mit dem Dringenden, häufig Belanglosem, für das Wichtige bleibt nicht mehr ausreichend Zeit. Das verursacht Stress und macht krank.

Altenpflegerinnen sollten sich immer darüber im Klaren sein, welches die wichtigen Dinge sind und dafür sorgen, dass sie für diese genügend Zeit haben. Als Hilfsmittel eignet sich eine Entscheidungstabelle (→ Tab. IV/10.3). Darin lassen sich auf einer Skala die Aufgaben der nächsten Woche oder des nächsten Tages eintragen. Anhand dieser Notizen kann die individuelle Einschätzung auch mit einzelnen Kollegen oder im gesamten Team besprochen werden.

Wenn Altenpflegerinnen entschieden haben, welche Prioritäten sie im Arbeitsablauf setzen, diese Ergebnisse ggf. mit ihrem Team und Vorgesetzten besprochen haben und sich dann tatsächlich für die wesentlichen Aufgaben die nötige Zeit nehmen, bleibt ihnen das in dieser Berufsgruppe häufige, nagende, dauerhaft schlechte Gewissen erspart.

Eine vergleichbare effektive Methode der Zeiteinteilung ist es, den Tag nach Prioritäten zu strukturieren.

Vilfredo Federico Pareto, ein italienischer Ökonom, der in der zweiten Hälfte des 19. Jahrhunderts lebte, war seiner Zeit voraus. Aufgrund zahlreicher Untersuchungen kam er zu dem Ergebnis, dass nicht jede Tätigkeit den gleichen Nutzen bringt. Er stellte das Pareto-Prinzip (80–20-Regel) auf (→ Kap. IV/2.1).

Im Grunde geht es dabei um die Empfehlung, sich zunächst auf Tätigkeiten zu konzentrieren, die – gemessen am Aufwand – den größten Erfolg versprechen. Diese Tätigkeiten gilt es, als erstes und mit voller Kraft anzugehen. Dazu muss man sein Ziel genau kennen. Mit Zielen sind hier nicht die Tätigkeiten gemeint, sondern die Ergebnisse der Arbeit. Tätigkeiten, die zu diesen Zielen wenig beitragen, sind zum Schluss zu erledigen.

	Nicht dringend	Dringend
Wichtig	**C-Aufgaben:** Termin für Erledigung einplanen	**A-Aufgaben:** Sofort und mit voller Aufmerksamkeit tun
Unwichtig	**D-Aufgaben:** Gehören in die Mülltonne	**B-Aufgaben:** Rasch für Erledigung sorgen, delegieren, jedenfalls sich nicht lange damit aufhalten

Tab. IV/10.3 Entscheidungstabelle für das Zeitmanagement.

Schreiben Sie die wichtigsten Dinge auf, die Sie morgens zu erledigen haben, und nummerieren Sie die Reihenfolge. Fangen Sie dann morgens als erstes mit der Aufgabe Nr. 1 an. Bleiben sie solange dabei, bis Sie diese erledigt haben. Fangen Sie dann mit Nr. 2 an. Gehen Sie nicht weiter, bis Sie diese erledigt haben. Gehen Sie zu Nr. 3 über. Es ist nicht tragisch, wenn Sie Ihren Zeitplan nicht erfüllen können. Am Ende des Tages werden Sie wenigstens die allerwichtigsten Dinge erledigt haben. Der Schlüssel zum Erfolg ist, dieses Vorgehen täglich anzuwenden. Überprüfen Sie die relative Wichtigkeit der Aufgaben, die Sie zu erledigen haben. Orientieren Sie sich bei der Wichtigkeit an Ihrem Ziel. Ab sofort gilt: das Wichtigste zuerst. Das Unwichtige zum Schluss.

IV/10.3.4 Soziales Netz als Ressource

Ⓦ Fallbeispiel Wohngruppe

Altenpfleger Moritz Schmitz, Vater von drei schulpflichtigen Kindern, arbeitet im „Haus Wannestadt". Sein persönliches und politisches Engagement sowie häufige Überstunden und Wochenenddienste führen dazu, dass er immer weniger Zeit für Familie und private Interessen hat. Während die Familie zu Hause die Freizeit ohne ihn verbringt und seine Frau die Erziehung und Betreuung der Kinder übernimmt, heißt es für Herrn Schmitz, sich in der Wohngemeinschaft für Demenzerkrankte um die Bewohner zu kümmern.

Starke familiäre und freundschaftliche Beziehungen sind für die Gesunderhaltung berufstätiger Menschen von zentraler Bedeutung. „Altenpflege ist ein Beruf und nicht das ganze Leben". Gelingt es, ein zufriedenstellendes **soziales Netz** aufzubauen und zu erhalten, also Familie und Freundschaften zu pflegen, trägt dies maßgeblich zur seelischen und körperlichen Gesundheit bei. Gesundheitsfördernde Bedingungen im privaten Bereich sind:

- Intaktes Familienleben
- Positive Identifikation mit dem Beruf und berufliches Selbstbewusstsein
- Anerkennung der vielschichtigen Altenpflegetätigkeit durch Familie und Freunde
- Akzeptanz von berufsbedingten Schicht- und Wochenenddiensten in Partnerschaft und Familie
- Ausgewogenes Verhältnis zwischen Arbeit und Beruf
- Hobbys pflegen.

Überlegen Sie, welche Dinge in Ihrem privaten Leben Zufriedenheit und Ausgleich zur Arbeit ermöglichen. Die folgende Strategie kann Ihnen helfen:

- Liste mit Zufriedenheitserlebnissen erstellen
- Erlebnisse in eine Rangfolge bringen, geordnet nach Wichtigkeit
- Vorliegende Liste aufteilen: einmal je nach Zufriedenheitswert und einmal nach Durchführbarkeit.

Die Gestaltung der Arbeitszeit und des Arbeitsumfangs bedeutet einen tiefen Einschnitt in das soziale Leben der Altenpflegerinnen. Sie haben großen Einfluss auf Wohlbefinden, Gesundheit und Sicherheit. Die Arbeitszeitgestaltung in der Altenpflege muss selbstverständlich auch den Erfordernissen des Dienstleistungsunternehmens, (im Beispiel oben die Wohngemeinschaft) gerecht werden. Es muss ein 24-Stunden-Service gesichert sein. Flexible Personaleinsatzmöglichkeiten sind erforderlich.

Für Altenpflegerinnen heißt es, Familie und Beruf unter einen Hut zu bringen. Da die **Vereinbarkeit von Familie und Beruf** Arbeitszufriedenheit und Gesundheit maßgeblich beeinflusst, müssen Altenpflegerinnen ihre Interessen in die Arbeitszeitgestaltung einbringen können. Um Probleme im familiären Bereich zu umgehen, sind Absprachen und eine gründliche Terminplanung auch im Privatleben äußerst wichtig. So kann Zeit fest eingeplant werden, die dann auch ausschließlich mit der Familie verbracht wird. Der Besuch kultureller Veranstaltungen oder anderer Freizeitaktivitäten ist am besten an freien Tagen oder im Anschluss an den Frühdienst zu planen. In Ausnahmefällen ist der Tausch der Dienstzeit möglich.

IV/10.4 Gesundheitsförderndes Verhalten

Ⓢ Fallbeispiel Stationär

Die 20-jährige Janine Guter absolviert das zweite Ausbildungsjahr im „Seniorenzentrum Maxeberg". Sie schätzt die Lebenserfahrung ihrer älteren Kollegin Hermine Brauer und übernimmt gern die Aufgaben, die sie ihr überträgt. Sie kann sich ihr mit allen Fragen und auch persönlichen Anliegen anvertrauen. Janine gelingt es, sich über Wünsche, Erwartungen und Ziele klar zu werden und motiviert an die neuen Aufgaben heran zu gehen. Sie kann sich auf die Unterstützung von Frau Brauer verlassen.

IV/10.4.1 Bewusster Einstieg ins Berufsleben

Um einen **Praxisschock** zu vermeiden, ist es ratsam, dass Altenpflegerinnen die Ausbildung und den Berufseinstieg bewusst angehen.

In der Ausbildung lassen sich die inzwischen gesetzlich vorgeschriebenen **Vor-, Zwischen-** und **Abschlussgespräche** des jeweiligen Ausbildungsblocks nutzen, um mit den Praxisanleitern ehrliche und konstruktive Gespräche zu führen. Auf der Basis von Vertrauen kann es sehr hilfreich sein, folgende Punkte zu klären:

- Was sind meine beruflichen Wünsche, Erwartungen und Ziele?
- Welche Erwartungen werden an mich gestellt? Kann und will ich diesen Erwartungen gerecht werden?
- Was möchte ich lernen?
- Wo liegen meine Interessenschwerpunkte?
- Welche Ängste und Befürchtungen habe ich?
- Wo wünsche ich mir besondere Unterstützung und in welcher Weise benötige ich sie?
- Welche Probleme tauchen auf?

Für den Berufseinstieg ist es wichtig, sich über die persönliche Motivation im Klaren zu sein. So gilt es z. B., eigene Helfermotive oder auch die offenen oder verborgenen Aufträge und Erwartungen aus der Familie, die mit der Berufswahl verbunden sind, zu klären. Die im Folgenden aufgeführten Hinweise und Fragen gelten für Berufseinsteiger und besonders für die immer größer werdende Zahl älterer Mitarbeiter in den Einrichtungen.

IV/10.4.2 Eigene Einstellungen überprüfen und neu ausrichten

In diesem Teil des Kapitels wird es um jede einzelne Altenpflegerin und jeden einzelnen Altenpfleger persönlich gehen. Es ist nicht nur als Lektüre gedacht, sondern soll zur inneren Auseinandersetzung motivieren und anleiten. Die Leser erhalten Anregungen und Tipps, wie sie ihr Verhalten auf die Förderung ihrer Gesundheit ausrichten und eventuell krank machenden Einstellungen zu sich selbst und ihrem Beruf auf die Spur kommen können. Viele der Aufgaben und Fragen lassen sich gut in Zusammenarbeit mit Kollegen bearbeiten.

**IV
10**

> ❯ Es ist ratsam, an Weiterbildungen zur Gesundheitsförderung teilzunehmen. Krankenkassen oder private Anbieter veranstalten Fortbildungen zu vielen der unten angesprochenen Themen.

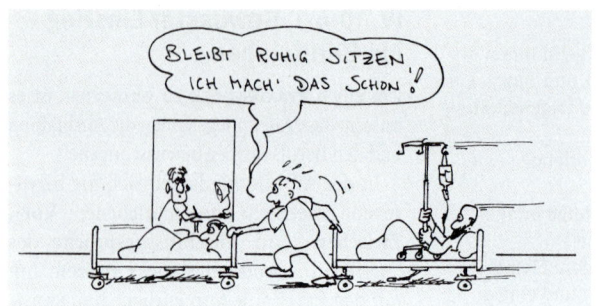

Abb. IV/10.3 Verbreiteter Irrtum: „Perfekte Altenpflegerinnen schaffen alles allein." [S145]

Positive Haltung zu sich selbst und zum Beruf finden

Eine **positive Haltung** zu sich selbst und der Umwelt nach dem Motto: „Ich bin o. k. – du bist o. k." ist ein guter Gesundheitsschutz. Gelingt es Altenpflegerinnen, die Aufgaben und Anforderungen des Berufsalltages als positive Herausforderung zu betrachten, und diese als Chance zu sehen, können sie daran persönlich und beruflich wachsen. 📖 6

Innere Faktoren (→ Kap. IV/9.1), die krank machen können, sind z. B.:
- Überzogener Ehrgeiz
- Anerzogene Einstellungen und Haltungen
- Unbewusste und daher unbewältigte Konflikte, die aus früheren „Negativerfahrungen" stammen
- Identitätsprobleme.

Folgende Fragen und Hinweise können hilfreich sein:
- Aus welchem Grund habe ich einen helfenden Beruf ergriffen?
- Welche biografischen Erfahrungen haben mich dazu geführt?
- Habe ich gelernt, „Nein" zu sagen?
- Nicht nur die Bedürfnisse von Pflegebedürftigen wahrnehmen, sondern zunächst auch die eigenen Bedürfnisse, Wünsche und Gefühle erkennen und akzeptieren
- Keine Scheu empfinden, die Hilfe von Psychotherapeuten in Anspruch zu nehmen.

> ❯ **Berufungs-Check**
> - Würde ich das, was ich für Geld tue, auch ohne Bezahlung tun?
> - Denke ich: „Erst die Arbeit dann das Vergnügen" oder macht mir mein Job unmittelbar Freude?
> - Nutze ich meine wesentlichen Stärken in meiner Arbeit?
> - Bekommt es jemand mit, wenn ich mich anstrenge?
> - Bekomme ich mit, wenn ich mich anstrenge?
> - Bin ich überfordert oder unterfordert?
> - Lerne ich noch etwas dazu?
> - Wenn ich noch mal von vorn anfangen könnte – würde ich den Beruf erneut wählen?

> - Arbeite ich mit Menschen, mit denen ich gern zu tun habe?
> - Freue ich mich am Morgen auf etwas anderes als auf die Pausen und den Feierabend?
> - Trage ich zu einem Wert bei, der größer ist, der über mich hinausweist, der auch weiter Bestand hat, wenn ich nicht mehr dabei bin?
> - Ergibt die Arbeit für mich Sinn? Und für andere auch? 📖 7

Perfektionsansprüche ablegen

Typische Einstellungen, die zur Dauerbelastung führen:
- Starke Menschen brauchen keine Hilfe (→ Abb. IV/10.3)
- Keiner hat das Recht, mich zu kritisieren
- Ich bin vom Pech verfolgt
- Ich muss besser sein als die anderen
- Es ist wichtig, dass alle mich lieben
- Es gibt immer eine perfekte Lösung
- Ich darf niemanden kritisieren.

Es ist notwendig, dass Altenpflegerinnen die Einstellung zu sich selbst und zu ihrer Arbeit überprüfen. Dabei kann auch ein Gespräch mit guten Freunden oder vertrauenswürdigen Kollegen helfen. Diese Bezugspersonen können auch um eine konkrete Einschätzung gebeten werden. Falls die eine oder andere Meinung bei dem Fragenden Stress erzeugt, sollte er sich davon lösen. Be-

sonders empfehlenswert ist es, die eigenen Perfektionsansprüche (möglichst schriftlich) umzuformulieren, z. B. in der folgenden Weise:
- „Ich kann auch Hilfe von Kollegen annehmen" (Ich bitte meine Kollegin Sabine darum, dass sie mir …)
- „Ich bin o. k., auch wenn mich nicht alle lieben" (Ich muss für den Kollegen Karl nicht schon wieder den Wochenenddienst übernehmen, damit er mich mag)
- „Ich darf meine Kollegin Nadine kritisieren, wenn ich mit ihrer Arbeitsweise nicht einverstanden bin."

Eigene Stärken und Schwächen realistisch einschätzen

Die **realistische Einschätzung eigener Stärken und Schwächen** spielt für die Gesunderhaltung eine wesentliche Rolle (→ Abb. IV/10.4). In neueren Gesundheitskonzepten ist definiert, dass Gesundheit entscheidend von der Stärke des persönlichen Kohärenzgefühls abhängt. Das bedeutet, mit sich selbst im Einklang zu sein. Selbstbewusstsein, Vertrauen in die eigenen Fähigkeiten und Ressourcen sowie das Gefühl, Kontrolle über das eigene Leben zu haben, sind gesundheitsförderlich.

Achtsame Altenpflegerinnen fragen sich:
- Was kann ich wirklich gut?
- Was macht mir Freude?
- Was gelingt mir gut?
- Wie kann ich diese Eigenschaften einsetzen und damit etwas in Bewegung bringen?

Manche Menschen empfinden eine anerzogene Hürde, sich mit den eigenen Stärken zu beschäftigen. Altenpflegerinnen sollten sich bewusst machen, worin sie gut sind und dies auch anderen zeigen. Falls sie den Satz „Eigenlob stinkt" verinnerlicht haben, wandeln sie ihn am besten ganz bewusst um in: „Eigenlob stimmt". Sie holen sich auch von ihren Kollegen gezielt Rückmeldung. Auch

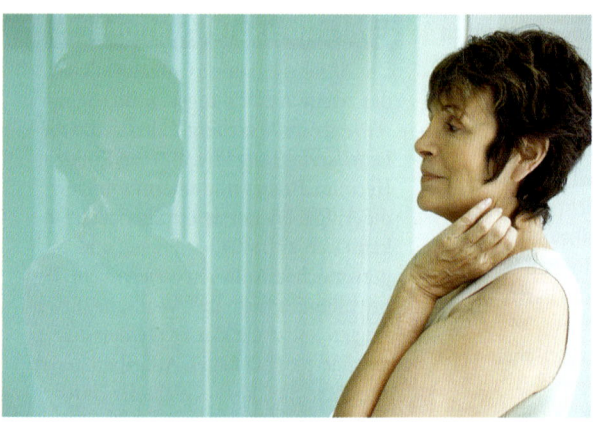

Abb. IV/10.4 Regelmäßig bewusst in sich hinein zu hören hilft, körperliche Alarmsignale zu bemerken. [J787]

IV 10

Feedbackgespräche mit Vorgesetzten sollten zur regelmäßigen Einrichtung werden.

Erfolgreich arbeitende Altenpflegerinnen versuchen Schwächen, die unabänderlich sind, nicht zu vertuschen. Sie akzeptieren diese vielmehr. Das Vertuschen kostet viel Kraft und geht auf Kosten der Gesundheit. Sie stecken ihre Energie in den Ausbau ihrer Stärken. Dort sind sie besser investiert.

Altenpflegerinnen bearbeiten diese Themen ggf. in der Teamsupervisionen, mit Hilfe eines Moderators (→ Kap. IV/11.1.2).

Körperliche Signale wahrnehmen

Ⓢ Fallbeispiel Stationär

Die Helferin Siegrid Ahrend im „Seniorenzentrum Maxeberg" empfindet manchmal Ekel, wenn sie alten Menschen das Essen anreicht. Sie traut sich aber nicht, mit Kollegen darüber zu sprechen. Sie fühlt sich in ihrer Rolle als Helferin oftmals nicht ernst genommen. Wenn sie mitbekommt, dass die Kollegen schlecht über sie reden, zieht sich in ihrem Bauch alles zusammen. Im Laufe der Zeit bekommt sie Magenschmerzen (→ Kap. IV/9.2.2). Sie meldet sich häufig krank. Außerdem trägt sie die Belastung auf dem eigenen Rücken aus. Sie mag niemanden um Hilfe oder Unterstützung bitten. Immer häufiger meidet sie den Kontakt zu Kollegen und geht ihnen auf dem Flur aus dem Weg.

Altenpflegerinnen sollten körperliche und seelische Signale unbedingt ernst nehmen und Zeichen einer Überlastung nicht übergehen. Der Körper lässt sich als Spiegel der Seele verstehen (→ Abb. IV/10.5).

Um sich Zeichen einer Überlastung bewusst zu machen, helfen folgende Fragen:
- Was geht mir unter die Haut?
- Was schlägt mir auf den Magen?
- Muss ich Belastungen auf dem eigenen Rücken austragen?
- Wofür brauche ich ein dickes Fell?
- Welche Belastungen spüre ich körperlich, welche Belastungen machen mich krank?

Altenpflegerinnen sollten sich rechtzeitig mit Ursachen und Wirkungen von Belastungen auseinandersetzen.

Das Verdrängen, das „Nicht-wahrhaben-Wollen" sowie die Vermeidung von Konflikten und Problemen führen nicht selten zur Flucht in den Alkohol, zum Burnout, zu

Der Körper als Spiegel der Seele

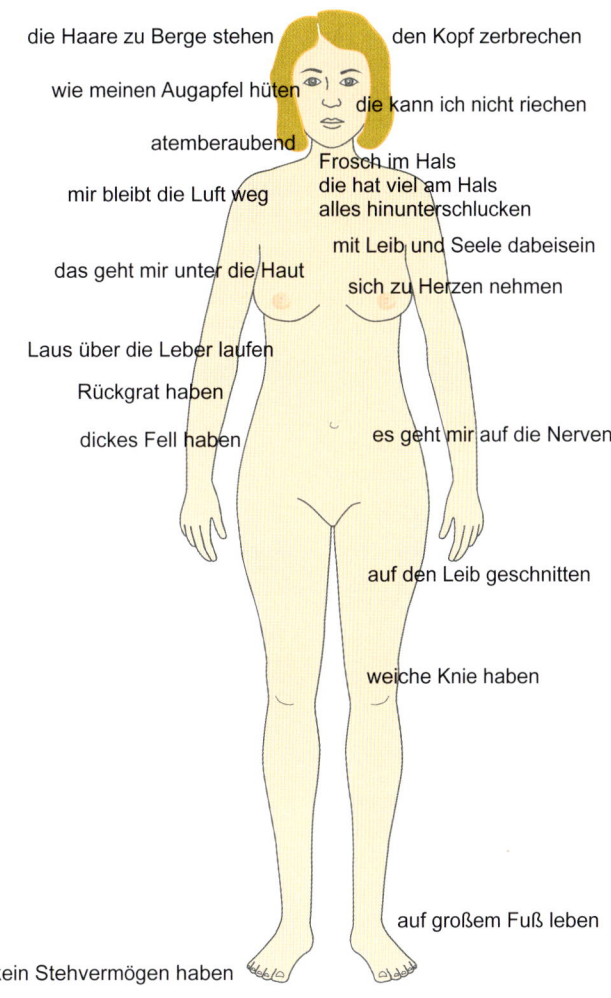

die Haare zu Berge stehen

den Kopf zerbrechen

wie meinen Augapfel hüten

die kann ich nicht riechen

atemberaubend

Frosch im Hals

die hat viel am Hals

alles hinunterschlucken

mir bleibt die Luft weg

mit Leib und Seele dabeisein

das geht mir unter die Haut

sich zu Herzen nehmen

Laus über die Leber laufen

Rückgrat haben

dickes Fell haben

es geht mir auf die Nerven

auf den Leib geschnitten

weiche Knie haben

auf großem Fuß leben

kein Stehvermögen haben

Abb. IV/10.5 Viele Ausdrücke zur Stimmungslage sind mit Körperteilen verknüpft. Dies zeigt, dass Körper und Seele einander bedingen. [L138]

psychosomatischen Erkrankungen und innerer Kündigung (→ Kap. IV/9.2.3).

> ❯ Altenpflegerinnen analysieren sorgfältig, was sie belastet und wo sie die Symptome körperlich spüren.

Die Psychologin *Eva Wlodarek* empfiehlt Altenpflegerinnen, „eine **Sonde ins Innere**" zu schieben, um in sich hineinzuhorchen. Dazu gehört, in der Hektik des Alltags inne zu halten und festzustellen, wie es einem geht:
- Den Körper erspüren
- Wo sind Verspannungen (z. B. im Kopf, Nacken, Magen)?
- Wodurch sind sie entstanden (z. B. durch Zeitdruck, Ärger)?
- Wie ist die Stimmung im Augenblick (z. B. unternehmenslustig, müde, sanft, aggressiv)?

- Besteht der Wunsch, die Gefühle auszudrücken? Falls ja: jetzt oder später?
- Wie lassen sich die Gefühle am besten ausdrücken (z. B. mit Worten, Recken, Strecken, Bewegen)?
- Wem gegenüber sollen die Gefühle zum Ausdruck kommen? Wo gehört der Ärger hin?
- Nach außen zeigen, was drinnen steckt (ohne die Würde des anderen dabei zu verletzen).

Dieser Prozess lässt sich auch kognitiv angehen:
- Belastungssituation sowie den Belastungsfaktor mit Ort, Zeit und Problem beschreiben
- Welche Personen sind an der Situation beteiligt?
- Wie verhalten sich die anderen?
- Wie lauten die eigenen Gedanken?

**IV
10**

- Wie lauten die eigenen Gefühle?
- Wie sieht die eigene seelische und körperliche Reaktion aus?

Falls Altenpflegerinnen merken, dass die Belastungen sie krank machen, entschließen sie sich, etwas zu verändern, indem sie Antworten auf folgende Fragen finden:

- Was möchte ich erreichen?
- Was kann ich dafür tun?

Dazu eignet sich besonders ein Handlungsplan, der es ermöglicht, sich konstruktiv zu verhalten.

Es ist wichtig, die eigenen Ziele und Bedürfnisse im Auge zu behalten und die individuellen Handlungsmöglichkeiten zu betrachten. Falls Altenpflegerinnen unter krankmachenden Belastungen leiden, die sie nicht bewältigen können, sollten sie nicht zögern, den Arbeitsplatz zu verlassen.

> ❯❯ Wichtige Regel: „love it or change it or leave it" (frei aus dem engl.: „Liebe deine Arbeit; falls du sie nicht liebst, verändere sie, falls du sie nicht verändern kannst, verlasse sie"). ▮▮ 9

Ich-Bereich	Wir-Bereich	Es-Bereich
• Bin ich mit mir und meiner Arbeit heute zufrieden? • War mein Einsatz angemessen? • Was hat mir Spaß gemacht? • Habe ich meine eigenen Bedürfnisse heute wahrgenommen und dafür gesorgt, dass sie Platz finden? • Worüber habe ich mich geärgert? • Was hat mich persönlich gefühlsmäßig belastet? • Konnte ich mir für die Dinge, die mir wichtig sind, die nötige Zeit nehmen?	• Wie ist es mir mit meinen Kollegen ergangen? • War ich mit der Verteilung der Arbeit zufrieden? • Konnte ich entsprechend meinen Berufsidealen mit den Bewohnern umgehen? Hatte ich Zeit für das, was mir wichtig ist? • Gefällt mir meine Rolle, die ich im Team habe? • Waren meine Kompetenzbereiche heute klar? • Mit wem hat die Arbeit heute besonders gut geklappt; besonders Spaß gemacht? • Bin ich heute gut behandelt worden von Vorgesetzten, Kollegen …? • Habe ich meine Kollegen gut behandelt? • Über wen habe ich mich heute geärgert? Warum? • Was hätte ich heute sagen oder tun sollen und habe es unterlassen? Was gibt es morgen oder demnächst diesbezüglich zu klären?	• War mein Arbeitspensum heute angemessen? • Konnte ich den Erfordernissen des Tages fachlich gerecht werden? • Wo waren meine fachlichen Stärken heute? • Gab es Neues, das mir Angst gemacht oder mich verunsichert hat? • Was möchte ich künftig lernen?

Tab. IV/10.4 Arbeitstagebuch.

Balance zwischen Nähe und Distanz zu Pflegebedürftigen

Ⓐ Fallbeispiel Ambulant

Die Altenpflegerin Linda Müller wird immer häufiger während der Morgenpflege von dem 74-jährigen Adrian Vogel am Gesäß berührt. Frau Müller nimmt zunächst an, dass es eher zufällig passiert. Als die Berührungen offensichtlicher werden, ist sie irritiert. Da sie sich bislang mit Herrn Vogel gut verstand, traut sie sich nicht, etwas zu sagen. Außerdem geht sie davon aus, dass sie als Altenpflegerin so etwas aushalten muss.

Altenpflege ist Beziehungspflege. Das heißt, dass Altenpflegerinnen sich immer wieder körperlich und emotional auf Pflegebedürftige einlassen müssen, um wirklich gute Arbeit zu leisten. Vor diesem Hintergrund ist es wichtig, dass sie für sich selbst sorgen und sensibel damit umgehen, wie viel Nähe sie zu ihrem Gegenüber zulassen möchten. Es ist notwendig, eine gute Balance zwischen Nähe und Distanz herzustellen.

> ❯❯ Es ist absolut notwendig, dass Altenpflegerinnen ihre Empfindungen ernst nehmen. **Sie sollten sich nicht scheuen, ihre Grenzen zu zeigen.** Dabei bleiben sie wertschätzend im Umgang mit Pflegebedürftigen, aber weisen sie freundlich und

bestimmt darauf hin, was sie nicht möchten. Auch dementen Menschen gegenüber, die sie möglicherweise phasenweise als ihre frühere „Geliebte" ansprechen, ist es notwendig, sich abzugrenzen.

Immer wieder werden Altenpflegerinnen „Beziehungsfallen" gestellt. Pflegebedürftige alte Menschen machen Beziehungsangebote, z. B. weil sie sich einen Enkel-, Tochter-, Partner- oder Freundesersatz wünschen.

Altenpflegerinnen, die sich in ihrer Helferrolle stark aufopfern, um Anerkennung und Liebe zu erringen (→ Kap. IV/10.2.2), sind besonders gefährdet, sich nicht ausreichend abzugrenzen und von Pflegebedürftigen persönlich vereinnahmt zu werden. Die Beziehungsfalle schnappt zu. Wenn Beziehungen zu dicht werden und zu gegenseitiger Abhängigkeit geführt haben, ist es gut, den ehrlichen Austausch mit Pflegebedürftigen darüber zu führen.

Praktikanten oder andere Mitarbeiter, die zeitlich begrenzt in einer Einrichtung arbeiten, beenden solche Situationen leichter, weil der Abschluss des Einsatzes einen sauberen Schnitt macht. Manchmal geben sie dann aber auch Pflegebedürftigen unehrlich gemeinte Versprechungen weiterer Besuche oder Anrufe über die Praktikumszeit hinaus. Viele Altenpflegerinnen, besonders in der Phase des Berufseinstiegs, sehen den einzigen Ausweg dann darin, den Kontakt einfach abzubrechen und die Kollegen

zu den jeweiligen Pflegebedürftigen zu schicken. Diese Art des Beziehungsabbruches kann persönlich sehr unbefriedigend und belastend sein. Für pflegebedürftige Menschen ist sie vielfach kränkend. Daher kann dieser Weg nur eine Notlösung sein. Er ist einzuschlagen, wenn alle Versuche der Problemlösung **mit** dem Pflegebedürftigen gescheitert sind.

> ❯❯ Es ist wichtig, dass Altenpflegerinnen wertschätzend, ehrlich und einfühlsam im Umgang mit Pflegebedürftigen bleiben und gleichzeitig darauf achten, wie viel Nähe und privaten Kontakt sie wirklich möchten. Sie sollten sich stets folgende Fragen stellen:
> - Was tut mir gut?
> - Was kann ich durch- und aushalten?

Arbeitstagebuch

Als Hilfe zur Orientierung im Beziehungsgeflecht eignet sich das Führen eines persönlichen **Arbeitstagebuchs** besonders gut. Darin sollte regelmäßig nach getaner Arbeit Erfreuliches und Belastendes verzeichnet werden.

Für diejenigen, die des Schreibens von Pflegeplanungen und -dokumentationen noch nicht müde sind, empfiehlt es sich auch, ein differenziertes handschriftliches Tagebuch anzulegen.

Aus folgenden drei Bereichen können Altenpflegerinnen sich Fragen stellen (→ Tab. IV/10.4).

IV
10

Die Form des Tage- oder Arbeitsbuchs dient dazu, sich selbst Klarheit und Struktur für die Arbeit zu schaffen. Altenpflegerinnen können es auch nutzen, um darin Dinge festzuhalten, die sie in der nächsten Teamsitzung, Supervision oder Therapie besprechen wollen.

Gelassenheit entwickeln

Gelassenheit kann man nicht verordnen. Altenpflegerinnen können aber lernen, milde mit sich selbst umzugehen und sich vor Augen führen: „Altenpflege ist ein Beruf und nicht das ganze Leben".

Um Ereignissen und Situationen mit Ruhe begegnen zu können, empfiehlt sich die Lektüre folgender Geschichte. Diese hilft, sich der Endlichkeit aller Erscheinungen dieser Welt bewusst zu werden.

> ❯❯ **Der weise Berater**
>
> Ein mächtiger arabischer Herrscher rief seine Berater zusammen und befahl ihnen: „Schafft mir bis morgen früh etwas her, das meinen Seelenfrieden für immer sichert. Gelingt es euch, will ich euch reichlich belohnen, andernfalls werdet ihr sterben." Die Weisen gerieten in Panik. Wie um Himmels Willen sollten sie den Wunsch erfüllen? Lediglich einer von ihnen behielt die Ruhe. Er zog sich in seine Kammer zurück und verschloss die Türe. Nur gelegentlich drang ein leises Hämmern und Klopfen an das Ohr seiner ängstlichen Gefährten.
>
> Am nächsten Morgen wurden alle Weisen zum Kalifen gerufen. „Nun, habt ihr etwas gefunden, was mir für alle Zeiten innere Ruhe beschert?" fragte der Herrscher. Der Weise verneigte sich „Oh ja, Herr", erwiderte er. „Dieser Ring wird Euch geben, was Ihr verlangt. So oft Ihr Euch in Verzweiflung befindet oder in Gefahr seid, durch eine Hochstimmung allzu übermütig zu werden, schaut auf diesen Reif, und Ihr werdet Euren Gleichmut zurückgewinnen." Damit überreichte er dem Kalifen den Ring. Der Herrscher nahm ihn entgegen und las beeindruckt die darin eingravierten Worte: „Alles geht vorüber!"
> (*Eva Wlodarek*)

Konfliktkompetenz erwerben

Zur Erhaltung der eigenen Gesundheit ist die Fähigkeit, mit Konflikten konstruktiv umzugehen, von zentraler Bedeutung. Der Psychologe *Thomas Gordon* hat ein anerkanntes Verfahren zur **partnerschaftlichen Konfliktlösung** entwickelt. Die erlernte Konfliktkompetenz basiert darauf, dass Konflikte ohne persönliche Niederlage der Beteiligten bewältigt werden.

Zur Gesundheitsförderung gehört auch die erlernte Fähigkeit, **innere Konflikte,** d.h. Unstimmigkeiten in der eigenen Person, zu bewältigen.

> ❯❯ **Lern-Tipp**
>
> Horchen Sie in sich hinein. Welche unterschiedlichen inneren Stimmen melden sich zu Wort, wenn Sie mit einer Anforderung, Aufgabe oder Erwartung eines Mitmenschen konfrontiert werden? Stellen Sie sich vor, eine Kollegin bittet Sie wiederholt, für sie den Wochenenddienst zu übernehmen. Sie sagen spontan ja, ärgern sich aber innerlich. Bei genauerem „In-sich-hinein-horchen" spüren Sie verschiedene Stimmen in sich. Es meldet sich in Ihnen z. B. die „Hilfsbereite", vielleicht die „Auf-sich-selbst-Bedachte", die gute „Ehefrau und Mutter" oder die „Arbeitsüberlastete"… mit jeweils eigenen Stimmen. Die eine Stimme meldet sich laut, die andere leise, die eine vorschnell, die andere erst sehr spät oder alle gleichzeitig (→ Abb. IV/10.6).
>
> Gehen Sie mit Ihren inneren Widersprüchen und Stimmen in eine „innere Teamsitzung". Schenken Sie zunächst allen inneren Teammitgliedern (allen unterschiedlichen Stimmen in Ihnen) Gehör. Geben Sie jeder Stimme (jedem „Teammitglied") einen Namen (z. B. wie oben „die Hilfsbereite" …) Schreiben Sie für jede Stimme einen Zettel. Bilden Sie mit Stühlen einen Stuhlkreis und legen Sie auf jeden Stuhl je eine Ihrer Stimmen. Sie sitzen jetzt also im Teamkreis mit der „Hilfsbereiten", der „Auf-sich-selbst-Bedachten", der „guten Ehefrau und Mutter" und der „Arbeitsüberlasteten". Lassen Sie nun die Teammitglieder (Stimmen) in einer Ratssitzung zu Wort kommen. Wichtig: Alle Stimmen werden gleichermaßen beachtet. Kommen Sie gemeinsam zu einer Lösung, sodass alle „Teammitglieder" ihres inneren Teams zufrieden sind.
>
> (Diese Arbeit empfiehlt sich unter Anleitung in einer Supervisionsgruppe, Fortbildung zur Gesundheitsförderung oder Psychotherapie.) 🔒 10 🔒 11 🔒 12

Entlastungsrituale entwickeln

Entlastungsrituale können helfen, zu schwierigen Situationen den nötigen Abstand zu gewinnen. Das Herstellen von Distanz ist nicht zu verwechseln mit der Verdrängung oder Verleugnung von Belastungen. Rituale sind eine Technik zur Gewinnung von Distanz, um dann im Berufsalltag die Belastungen gelassen, reflektiert und gleichzeitig kraftvoll zu bewältigen. Altenpflegerinnen können folgende persönliche Rituale entwickeln:

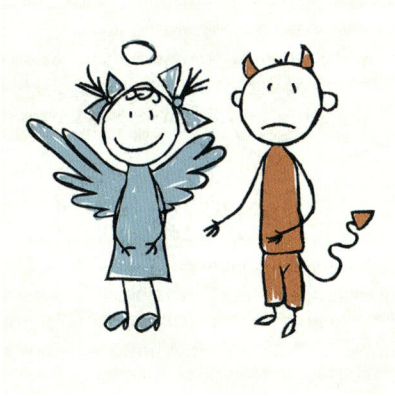

Abb. IV/10.6 Engelchen und Teufelchen wägen bei der Inneren Ratssitzung ihre Standpunkte gegeneinander ab. [J787]

- Feierabend ganz bewusst und selbstbezogen beginnen, etwa mit einer rituell inszenierten Lieblingsbeschäftigung (z. B. Platz im Lieblingssessel, Lieblingsmusik, Spaziergang mit dem Hund, Lieblingsgetränk)
- Alles auf einen Zettel schreiben, was belastet und nicht loslässt. Dann: Zettel zerreißen, verbrennen oder einfach zum Fenster hinausfliegen lassen
- Nach getaner Arbeit alle Belastungen in einen Umschlag oder eine Box in den Spind am Arbeitsplatz stecken und den Schrank verschließen. Symbolisch bleiben so die Probleme sicher verschlossen am Arbeitsplatz und bilden zu Hause keine Belastung
- Persönliche Gesten des Abschieds für verstorbene Bewohner oder bei anderen Verlusten im Pflegealltag finden
- Heimweg bewusst als Distanzierung wahrnehmen, sodass mit der räumlichen Distanz auch eine innere Distanz einhergeht.

IV/10.5 Körperpflege und gesunde Lebensführung

Ⓐ **Fallbeispiel Ambulant**

Die Pflegedienstleiterin Yasmina Özdemir begleitet die Mitarbeiter gelegentlich auf ihren Touren. Während sie die Pflegequalität prüft, fällt ihr in vielen Fällen auf, dass der Arbeitsplatz „Wohnung" ihrer Mitarbeiter nicht den Standards für Gesundheit entspricht. Es fehlen oft z. B. Badelifter, Hebebügel, Aufrichthilfen, Toilettenstühle, höhenverstellbare Betten, Rollstühle.

Um den Anforderungen in der Altenpflege zu begegnen ohne dabei krank zu werden,

IV

10

ist die **Psychohygiene** oder **Selbstpflege** des Einzelnen wichtig.

Selbstpflege ist gesundheitliche Selbstkompetenz und Wahrnehmung von Bedürfnissen, Zumutungen und Entbehrungen.

Zum gesunden Umgang mit Belastungen gehört es in besonderem Maße, an sich selbst zu denken, die eigenen Bedürfnisse ernst zu nehmen und zu leben. Es ist erforderlich, den Körper und die Seele gut zu versorgen sowie behutsam und pfleglich mit den eigenen Kräften und körperlichen Ressourcen umzugehen.

IV/10.5.1 Methoden der Entspannung

Entspannung entspricht dem Kräftesammeln (→ Abb. IV/10.7). Möglichkeiten des Belastungsausgleichs sind z. B. Sport, Lesen, Hobbys, Musik, Schlaf, Spaziergänge. Alle Aktivitäten, die zu Zufriedenheit führen, haben einen entspannenden Effekt. Sie bewirken:
- Senkung des Erregungsniveaus
- Erhöhung der Belastbarkeit
- Abbau psychosomatischer Beschwerden.

Entspannungsmethoden sind in der Regel leicht zu erlernen. Volkshochschulen, Krankenkassen oder andere Institutionen bieten Kurse dazu an. Im Folgenden sind einige bekannte Methoden genannt.

Progressive Muskel-Entspannung

Die **Progressive Muskel-Entspannung** nach Jacobson (→ Kap. I/17.4.2) ist leicht zu erlernen. Dabei wechseln jeweils maximale willkürliche Anspannung und willentliches Loslassen ab. Zunächst Arme, dann auch Beine, Atem-, Bauch-, Gesichtsmuskulatur werden abwechselnd angespannt und entspannt. Die regelmäßige Anwendung führt zur bewussten körperlichen und damit verbunden auch seelischen Entspannung. Letztlich trägt sie zur Angstreduktion bei. Neben Kursangeboten sind dazu auch Hörkassetten, CDs oder andere Medien im Handel erhältlich.

Autogenes Training

Beim **autogenen Training** handelt es sich um eine konzentrative Technik. Mit Hilfe eines Trainers kann diese Technik erlernt werden. Durch Selbstsuggestion wird das vegetative Nervensystem direkt beeinflusst. Selbstsuggestive Sätze wie: „Ich bin ganz ruhig und ganz entspannt", „Es atmet mich", „Meine Arme und Beine sind ganz warm

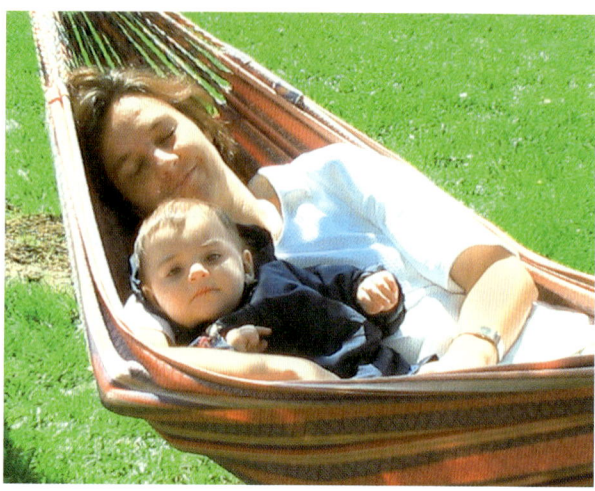

Abb. IV/10.7 Von der Kunst, faul zu sein … [O359]

und ganz schwer", „Wärme durchströmt meinen Körper", die Vorstellung „auf einer Wolke zu schweben" oder das „Gras unter den Füßen zu spüren" führt zu einer gesamtorganisch unterstützten Ruhe. Es steigert die allgemeine Belastbarkeit und bestehende Erregungszustände und Verspannungen werden reduziert.

Yoga

Yoga bezeichnet eine indische Philosophie. Die theoretischen Grundlagen gehen auf Veden zurück, die ältesten indischen Schriften aus der Zeit um 1500 v. Chr. Durch bestimmte geistige und körperliche Übungen soll der Mensch vom Gebundensein an die Last des Körperlichen befreit werden. Im Yoga geht es um die Vereinigung des individuellen Selbst mit dem unendlichen, universellen Selbst. Es gibt verschiedene Formen des Yoga. In der westlichen Welt (v. a. USA, Europa) verbindet man Yoga vorrangig mit körperlichen Übungen (*Asanas* → Abb. IV/10.8). Der Körper soll gestärkt und geübt werden.

Im Fernöstlichen wird Yoga vielfach praktiziert, um zur spirituellen Erleuchtung

zu gelangen. Yoga ist jedoch keine Religion. Die verschiedenen Richtungen des Yoga haben jeweils ihre eigene Philosophie und Praxis. Einige meditative Formen legen den Schwerpunkt auf die geistige Konzentration, andere konzentrieren sich eher auf körperliche Übungen oder beschränken sich auf Askese (*Übungen zur Enthaltsamkeit und zum Verzicht*). Durch das Üben technisch präziser Körperhaltungen hat der Körper die Chance, mit sich „zu sprechen" und so die Sinnfrage aufzuwerfen und Antworten darauf zu finden. Die Übungen verfolgen grundsätzlich einen ganzheitlichen Ansatz, der Körper, Geist und Seele in Einklang bringen soll. Yoga ist somit Tiefenentspannung und Meditation, eine Kombination aus Körperhaltungen, Bewegungsabläufen, inneren Konzentrationspunkten und Atemübungen sowie dem Gebrauch von Mantras (*Meditationsworten*) und Mudras (*Handhaltungen, „Fingeryoga"*). Durch die Übungen wird die „Kundalini-Energie" stimuliert und kann über „Energiezentren" aufsteigen. Yoga kann in Unterrichtseinheiten unter Anleitung eines Yogalehrers erlernt werden.

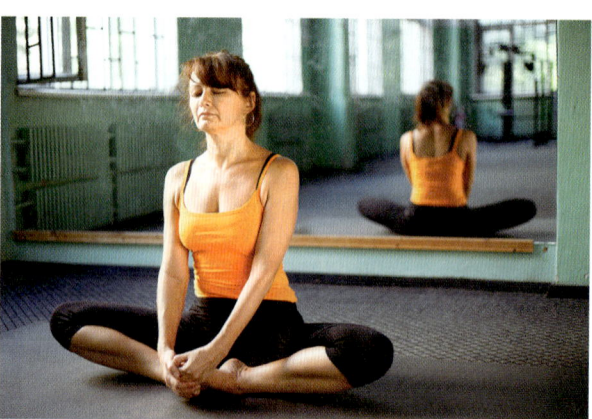

Abb. IV/10.8 Yoga ist nicht nur Sport, sondern hilft auch zur Meditation und zum Ausgleich von Körper und Geist. [J787]

Meditation

Unter **Meditation** versteht man verschiedene Entspannungs-Methoden, die meist mit meditativer Musik verknüpft sind. Sie zielt auf die völlige Hingabe an eine Vorstellung oder ein Gefühl und dient somit der Selbstfindung und Selbstverwirklichung. Es geht dabei nicht nur um religiöse oder philosophische Aspekte. Altenpflegerinnen können mit diesen Techniken ihr berufliches Selbstbild und die eigene Berufsidentität positiv verstärken.

Feldenkrais-Methode

Die **Feldenkrais-Methode** ist eine Form der Körpertherapie, die mit Hilfe spezialisierter Trainer erlernt werden kann. Sie vermittelt Ansätze, den eigenen Körper bewusster wahrzunehmen. Das Verändern von gewohnten Bewegungen bzw. das Wahrnehmen des eigenen Körpers auf angenehme Weise und ohne Leistungsdruck trägt dazu bei, Selbstbewusstsein und Selbstvertrauen zu steigern. So können Altenpflegerinnen z. B. lernen, alle Pflegetätigkeiten in Ruhe und ohne Anstrengung auszuführen. Ungesunde Körper- und Bewegungsabläufe, die man sich im Laufe des Lebens angeeignet hat, werden zunächst beobachtet und erspürt und dann bewusst verändert. 📖📖 13

Shiatsu

Unter **Shiatsu** versteht man eine japanische Ganzkörpermassage zur Erhaltung der Gesundheit. Das Gleichgewicht der Energien soll hergestellt werden. Yin ist die Energie in uns, die nach Tätigkeit drängt. Yang ist die nach Gestaltung verlangende Energie. Shiatsu wird unter geschulter Anleitung erlernt und kann als Partnerübung durchgeführt werden. Durch die Massage mit Fingerdruck, Schütteln von Armen und Beinen, Klopfen mit den Fingern sowie Dehnungen soll das Gesunde im Menschen gestärkt werden. Die im Körper gebundene Energie wird mobilisiert, sodass man sich voller Kraft und in lebendiger Ruhe fühlt. Die tiefe Entspannung bei der Shiatsu-Massage senkt den Blutdruck und die Herzfrequenz. Die Nerven werden beruhigt und der Endorphin-Haushalt angekurbelt. Die Endorphine verringern die Schmerzwahrnehmung, wirken leistungsfördernd und energiesteigernd. Muskelverspannungen lösen sich, Gifte werden aus dem Körper transportiert. Die Vitalität und das Wohlbefinden nehmen zu.

IV/10.5.2 Ernährung, Genussmittel und gesunder Schlaf

Die **Regelmäßigkeit der Nahrungsaufnahme** ist unerlässlich für die Gesundheit (→ Abb. IV/10.9). Pflegende, die im Schichtdienst arbeiten, können in diesem Punkt oft keinen Rhythmus einhalten. Ist die Verteilung der Tageskost erheblich durcheinander gebracht, kommt es nicht selten zu Appetitstörungen, Magenschmerzen und Blähungen. Unkontrollierte Essattacken werden unbewusst zum vermeintlichen „Stresskiller".

Die bewusste und genussvolle Ernährung darf auch im Arbeitsalltag nicht auf der Strecke bleiben.

Auch die Küche stationärer Versorgungseinrichtungen hat durch das Angebot gesunder Kost und ausgewogener Mahlzeiten einen Beitrag zur gesunden Ernährung zu leisten.

Für Pflegende, unabhängig von der Schicht, sollten Pausenzeiten so aufgeteilt sein, dass die Nahrungsaufnahme in Ruhe und ungestört möglich ist. Die Verteilung von Pausenzeiten ist einerseits eine Sache der Organisationsstrukturen, andererseits aber auch eine Sache von Selbstorganisation und Selbstdisziplin der Altenpflegerinnen.

Alkohol wird häufig als „Einschlafhilfe" missbraucht. Mehr als ein bis zwei Gläser vor dem Einschlafen führen jedoch zu einem unruhigen und weniger erholsamen Schlaf. Man fühlt sich am nächsten Tag ausgelaugt, zerschlagen und unkonzentriert oder reagiert mit Kopfschmerzen. Alkohol dient nicht selten auch zur Flucht aus dem Berufsalltag. Wenn Belastungen zu groß werden und innere und äußere Ressourcen zur Bewältigung fehlen, wird der Stress vermeintlich „hinuntergespült". Die Folgen des Alkoholmissbrauchs sind hinreichend bekannt.

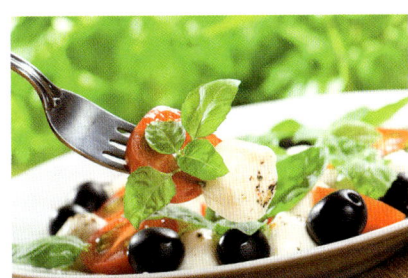

Abb. IV/10.9 Eine bewusste und genussvolle Ernährung darf auch im Arbeitsalltag nicht auf der Strecke bleiben. [J787]

IV/10.5.3 Rückenprävention

Ein angemessen gestalteter **Arbeitsplatz** ist in den meisten stationären Einrichtungen selbstverständlich (→ Kap. IV/9.1.1). **Rückenschonendes Arbeiten** ist im Altenpflegeberuf ein gesundheitliches Muss. Es sollten folgende Hilfsmittel, insbesondere Hebehilfen, am Arbeitsplatz vorhanden sein:

- Liftersysteme z. B. für Transfers ins und aus dem Bett, im Bad
- Rollstühle
- Fahrbare Toilettenstühle
- Aufrichthilfen (z. B. Bettleitern oder Rutschbretter).

Die Pflegenden sollten in rückenschonendes Arbeiten eingewiesen sein.

Das „Kinästhetik®-Programm in der Pflege" (→ Kap. I/19.3.2) zeigt, wie Pflegende Anregungen für einen humanen, respektvollen und schonenden Umgang mit sich selbst und dem Pflegebedürftigen finden. Die richtige Haltung am Pflegebett, in Dusche und Bad oder auch am Computer, kann darüber hinaus in Seminaren erlernt werden. Dabei spielt die adäquate Nutzung von Hilfsmitteln eine wesentliche Rolle. Zum rückenschonenden Arbeiten haben Krankenkassen und andere Fortbildungsveranstalter entsprechende Kurse im Angebot.

Rückenprobleme können eine Folge seelischer Überforderung sein. Besonders wichtig: **„Nicht alles auf dem eigenen Rücken austragen".** Dieses Motto sollte zu einer gesundheitserhaltenden inneren Einstellung werden.

In stationären Einrichtungen ist der Arbeitsplatz in vielen Fällen ausreichend mit Hilfsmitteln ausgestattet. In der ambulanten Pflege sieht es häufig anders aus, viele Haushalte sind nicht an die Bedürfnisse der Pflegebedürftigen sowie der Pflegenden angepasst.

Altenpflegerinnen sollten Angehörige oder die Pflegebedürftigen selbst auf finanzielle Förderungen für Hilfsmittel und bauliche Umbauten hinweisen, die von der Pflegekasse in Anspruch genommen werden können. Manchmal fehlt den Betroffenen schlicht das Wissen oder sie trauen sich nicht, ihre Krankenkasse auf den Bedarf hinzuweisen.

Wiederholungsfragen

1. Was ist der Unterschied zwischen Distress und Eustress? (→ Kap. IV/10.2.1)

IV 10

2. Welche Auswirkungen hat eine Helferpersönlichkeit auf einen Pflegebedürftigen? (→ Kap. IV/10.2.2)

3. Nennen Sie vier Schlüsselqualifikationen von Altenpflegerinnen und beschreiben Sie deren Inhalt. (→ Kap. IV/10.3.2)

4. Was ist der „Berufungs-Check"? (→ Kap. IV/10.4.2)

5. Welchen Zweck erfüllt ein Arbeitstagebuch? (→ Kap. IV/10.4.2)

6. Warum können Entlastungsrituale zur Entspannung führen. Welche dieser Rituale kennen Sie? (→ Kap. IV/10.4.2)

Literaturverzeichnis

1. Website der europäischen NEXT-Studie (nurses' early exit study): www.next. uni-wuppertal.de (letzter Zugriff: 22.6.2016).

2. Berufsgenossenschaft für Gesundheitsdienst und Wohlfahrtspflege (Hrsg.): Älter werden im Pflegeberuf. 2012.

www.bgw-online.de/DE/Medien-Service/Medien-Center/Medientypen/bgw-themen/TP-AAg-11U-Aelter-werden-im-Pflegeberuf.html (letzter Zugriff: 15.7.2016).

3. Eckardt, T.: Stressbewältigung, 4. Folge: Was ist Stress und wie geht man damit um? In: Die Schwester/Der Pfleger, 34. Jg, Heft 9/95.

4. Schmidbauer, W.: Helfen als Beruf. Rowohlt Taschenbuchverlag, Reinbek b. Hamburg, 1992.

5. Fink, B.; Goetze, W.: Fit für die Pflegepraxis durch Schlüsselqualifikationen. Kohlhammer Verlag, Stuttgart, 2000.

6. Berne, E.: Spiele der Erwachsenen. Kindler Verlag, München, 1995.

7. von Hirschhausen, E.: Glück kommt selten allein … Rowohlt Verlag, Reinbek b. Hamburg, 2009.

8. Wlodarek, E.: Mich übersieht keiner mehr. Fischer Taschenbuchverlag, Frankfurt am Main, 2003.

9. Gordon, T.: Familienkonferenz. Die Lösung von Konflikten zwischen Eltern und Kind. Hoffmann und Campe, Hamburg, 1979.

10. Benien, K. (Hrsg.): Schulz von Thun, F.: Schwierige Gespräche führen. Modelle für Beratungs-Kritik- und Konfliktgespräche im Berufsalltag. Rowohlt Taschenbuch Verlag, Reinbek b. Hamburg, 2003.

11. INQA.de – Bundesanstalt für Arbeitsschutz: Fels in der Brandung. Ältere Beschäftigte im Pflegeberuf. Initiative neue Qualität der Arbeit, 2007.

12. Feldenkrais, M. in Kristel, K. H.: Gesund pflegen. Stressbewältigung und Selbstpflege. Urban und Schwarzenberg Verlag, München/Wien/Baltimore, 1998.

B. Dierkes-Zumhasch

IV/11 Supervision und kollegiale Beratung

IV/11.1 Supervision

IV/11.1.1 Grundidee und Ziele

Ⓐ Fallbeispiel Ambulant

Dorothee Zenker ist seit Jahren beim Pflegedienst „Ambulante Pflege Bogendorf" tätig. Häufig kommt sie an ihre körperlichen und psychischen Grenzen. Der Beruf ist auch nicht mehr der, in den sie vor Jahren eingestiegen ist. Immer wieder ist sie gezwungen, sich zu orientieren und flexibel mit neuen Herausforderungen umzugehen. Sie arbeitet dennoch gern und motiviert, weil sie ihre Aufgaben, die Dienstzeiten und die Arbeitsorganisation mitbestimmen kann. Immer wieder entdeckt sie Nischen, die es ihr erlauben, sich mit ihren Fähigkeiten zu entfalten. Regelmäßige Team- und Feedbackgespräche mit Vorgesetzten erlauben ein Klima von Offenheit und Durchschaubarkeit, in dem sie sich wohl fühlt. In regelmäßigen Supervisions-Sitzungen kann sie ihre Handlungen, Erfahrungen und Aufgaben reflektieren und sich ihrer Stärken bewusst werden.

❯ **Supervision:** Sonderform von Beratung für den beruflichen Bereich.

Durch die Reflexion der beruflichen Arbeit während der **Supervision** können die Ratsuchenden neue Perspektiven entwickeln (→ Abb. IV.11.1).

Supervision verfolgt das Ziel der Förderung beruflicher Handlungssicherheit, die Stärkung des professionellen Selbstverständnisses und die Erweiterung der Selbstbestimmung im Berufsalltag. Es geht vornehmlich um Reflexions- und Klärungsprozesse. Damit ist in der Regel ein erheblicher psychohygienischer Effekt verbunden (→ Kap. IV/10.2). Wer sich in seinem Berufsalltag als wirksam(er) erlebt, kann verständlicherweise eine größere Zufriedenheit entwickeln, die sich wiederum auf andere Bereiche förderlich auswirken kann. Nicht zuletzt auf die (psychische) Gesundheit.

Es geht in der Supervision nicht, wie häufig fälschlich angenommen, um Seelenmassage, Beschönigungen, Tröstungen oder Beschwichtigungen. Auf diese Art lassen sich Probleme nicht lösen. Supervision soll

den Blick nicht trüben oder Sachverhalte verklären, sondern die Fähigkeit zur Analyse und Problemlösung schärfen. Es geht also um Erkennen und Begreifen, um Einsehen und Lernen. Supervision kann auch eine Möglichkeit sein, eigene emotionale Verwicklungen mit Bewohnern zu durchschauen und die dadurch verursachten Konflikte zu lösen.

Supervision ist üblicherweise kein einmaliges Ereignis, sondern erfolgt über einen längeren Zeitraum in einem kontinuierlichen Zusammenhang und kann auch als eine Form der Erwachsenenbildung gesehen werden. Sie richtet sich vornehmlich an Menschen, die in Berufen mit hoher psychischer Anforderung und ständig veränderten Anforderungen tätig sind. Dazu zählen insbesondere auch Altenpflegerinnen.

In der Supervision sind die Teilnehmenden von dem unmittelbaren Handlungsdruck befreit und können in relativer Ruhe und Distanz ihre Aufgaben, Handlungen und Erfahrungen am Arbeitsplatz reflektieren. Dabei werden sowohl äußere Gegebenheiten als auch die strukturellen Rahmenbedingungen sowie die persönlichen Sichtweisen in den Blick genommen und in ihrer wechselseitigen Bedingtheit näher untersucht. Hierdurch können sich neue Bewertungen, Bedeutungen und Handlungsperspektiven ergeben.

Solche Erkenntnis- und Lernprozesse können manchmal von starken Gefühlen begleitet sein. Diese reichen von Trauer und Erschrecken bis zu befreiender Heiterkeit. Sie stellen die Ernsthaftigkeit des Supervisionsprozesses nicht in Frage, sondern können als Indizien dafür angesehen werden, dass tief greifende Lern- und Veränderungsprozesse stattfinden.

IV/11.1.2 Teamsupervision

Ⓢ Fallbeispiel Stationär

Die 50-jährige Altenpflegerin Hermine Brauer aus dem „Seniorenzentrum Maxeberg" kennt ihre Stärken und Schwächen. In Teamsitzungen definieren alle Kollegen gemeinsam mit den Vorgesetzten sämtliche Aufgabenbereiche für jedes Teammitglied eindeutig. Wenn es Situationen gibt, in denen sie sich überfordert fühlt, weiß sie, dass sie ihre Kollegen um Hilfe bitten kann. Frau Brauer geht es gut. Sie hat Vertrauen in sich und in das Team. Sie ist selten krank.

❯ **Teamsupervision:** Methode, in der unter professioneller psychologischer Leitung in gemeinsamen Sitzungen die psychologische, soziale und institutionelle Dynamik beruflicher Interaktion bearbeitet wird.

Wenn mehrere oder gar alle Kollegen gemeinsam an einer Supervision teilnehmen, spricht man von einer **Teamsupervision.**

So können Altenpflegerinnen lernen, ihre Kollegen und Vorgesetzen sowie die Zusammenhänge ihres Verhaltens zu verstehen und es zu verändern. Probleme und Konflikte können konstruktiv gelöst werden. Stärken und Schwächen des Einzelnen, individuelle Bedürfnisse und gegenseitige Erwartungen können formuliert werden. Im Idealfall entsteht ein Klima der Kooperation.

Teamsupervision hat für Altenpflegerinnen eine stützende und entlastende und damit psychohygienische Funktion. 📖 1

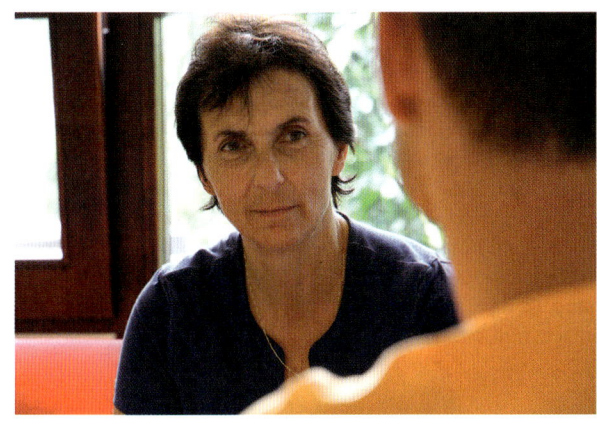

Abb. IV/11.1 Wer allein mit seiner beruflichen Belastung nicht mehr zurechtkommt, sollte sich nicht scheuen, die Hilfe von Psychotherapeuten in Anspruch zu nehmen. [K333]

IV
11

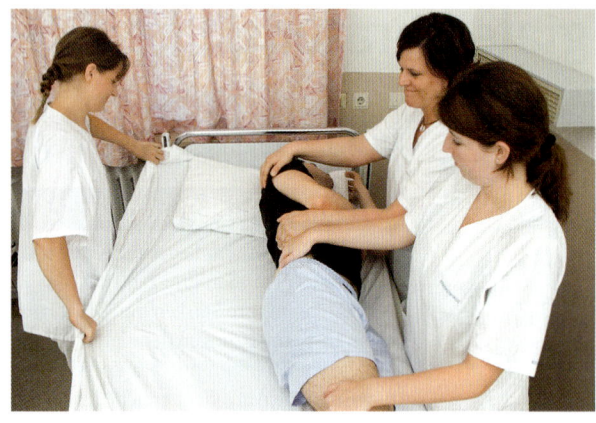

Abb. IV/11.2 Altenpflege ist Teamarbeit. Ohne Sozialkompetenz sind die Aufgaben nicht zu bewältigen. [K115]

Ziel dieser Supervisionsform ist die Verbesserung der kollegialen Zusammenarbeit. Spannungen, Konflikte, Formen der Zusammenarbeit können hier erarbeitet werden.

Teamfähigkeit lernen

> ❯ **Teamfähigkeit:** Kompetenz eines Teammitglieds, zu einem guten Arbeitsklima beizutragen und in einem solchem Klima erfolgreich zu arbeiten.

Die Fähigkeit im Team erfolgreich zusammen zu arbeiten ist erlernbar (→ Abb. IV/11.2).

Nach *Brigitta Fink* und *Walter Goetze* gelten für gute Teams zwei Regeln:
- Gute Teams sorgen dafür, dass die einzelnen Teammitglieder die Möglichkeit haben, ihre jeweiligen unterschiedlichen Fähigkeiten, Kompetenzen, Erfahrungen und Wünsche einzubringen. Die Schwächen des Einzelnen werden mitgetragen. Die Teammitglieder legen zudem Wert auf ein gutes Arbeitsklima
- In einem guten Team wird konstruktive Kritik geübt, und über Spannungen, Meinungsverschiedenheiten und Konflikte gesprochen. 📖📖 2

Gute Teams pflegen ihre Feedbackkultur sorgfältig, weil sie das Arbeitsklima und das Arbeitsergebnis fördert, dem Einzelnen hilft, sich positiv zu entwickeln und gesund zu bleiben.

Im Team übernehmen Altenpflegerinnen Funktionen und Aufgaben. Besteht eine Diskrepanz zwischen dem eigenen Rollen- und Aufgabenverständnis, den Vorstellungen der Kollegen und den Rollen- und Aufgabenerwartungen der Organisation, kommt es zu aufreibenden und nicht selten krank machenden Spannungen und Reibungsverlusten.

Zur Vermeidung von zwischenmenschlichen Spannungen ist im Rahmen von regelmäßigen Teambesprechungen neben der Informationsweitergabe somit auch die Aufgaben- und Rollenklärung unerlässlich.

Teamsupervision kann unter Anwendung gruppendynamischer Übungen eine Klärung der unterschiedlichen Rollen erzielen, z. B. mit Hilfe der Übung „Goldfisch im Glas".

> ❯ **Lern-Tipp**
>
> **Gruppenübung „Goldfisch im Glas"**
> - Ein Teammitglied (die Zentralperson) sitzt als „Goldfisch" in der Mitte eines Kreises, die anderen Gruppenmitglieder sitzen ringsherum
> - Die Zentralperson beschreibt ihre Arbeit. Sie versucht, deutlich zu machen, wie diese Arbeit auszuführen ist
> - Die anderen Teammitglieder beschreiben, welche Anforderungen sie an die Durchführung dieser Arbeit stellen
> - Die Zentralperson sagt, welche Hilfe, Unterstützung und Zuarbeit sie vom Team braucht, um ihre Arbeit gut ausführen zu können
> - Die anderen Teammitglieder teilen der Zentralperson mit, welche Vorgaben sie von ihr benötigen, um die notwendige Unterstützung liefern zu können
> - Die erarbeiteten Informationen werden auf dem Flip-Chart dokumentiert.
>
> Das gewonnene Datenmaterial macht die Rollen, Aufgaben und gegenseitigen Erwartungen im Team transparent. Eine anschließende Diskussion soll zur Rollen- und Aufgabenklärung sowie konkreten Absprachen führen.
>
> Diese Übung können Sie auch als Rollenspiel im Kreis Ihrer Klasse veranstalten. Aus der Diskussion und den daraus gewonnenen Erkenntnissen ergibt sich eine sehr detaillierte Analyse z. B. von Tätigkeiten, die Sie als Altenpflegeschüler in den Praxiseinsätzen zu leisten haben. 📖📖 3

Gutes Arbeitsklima erhalten

Zur Teamfähigkeit gehört auch die Kommunikationskompetenz einschließlich der Problem- und Konfliktlösungskompetenz. *Brigitta Fink* und *Walter Goetze* geben sieben Tipps zur Erhaltung eines **guten Arbeitsklimas**. Die genannten Kompetenzen erfordern viel soziales und persönliches Geschick. Die Teamsupervision bietet eine gute Möglichkeit diese zu erlernen und zu fördern.

Spannungen im Team lassen sich z. B. durch folgendes Kommunikationsverhalten vermeiden:
- **Klar und direkt sein.** Teammitglieder sollen Ihre Standpunkte deutlich machen und zu Ihrer Meinung stehen. Bei der Vermittlung der eigenen Position ist es wichtig, in der „Ich"-Form zu reden. Formulierungen wie „man" oder die Verallgemeinerung mit „wir" sind zu vermeiden
- **Sich in andere hinein versetzen.** Bei Differenzen ist es ein wichtiger Schritt zur Lösung, sich vorübergehend in die Situation des Gegenübers zu versetzen und zu versuchen, die Situation aus dessen Perspektive zu betrachten
- **Ebenen unterscheiden.** Sach- und Beziehungsebene so gut wie möglich auseinander halten (Vier-Ohren-Modell von Schulz von Thun → Kap. I/13.1). Die Beziehungsebene sollte man direkt ansprechen, ohne einen Umweg über „Sachthemen". In Konflikten ist es sinnvoll, nicht allein auf der Beziehungsebene zu (re)agieren, sondern auch die Sachebene zu sehen. Sachliche Kritik am besten nicht als persönlichen Angriff werten
- **Feedback-Regeln beachten.** Äußerungen klar und direkt formulieren, aber ohne unfair zu werden und den Gegenüber zu verletzen
- **Gefühle ausdrücken.** Offen mitteilen, wenn eine Situation unangenehm wirkt, jemand als störend empfunden wird oder sich Verletzungen bzw. unfaire Behandlung zugetragen haben
- **Das eigene Konfliktverhalten kennen.** Sorgfältig überlegen, welches Verhalten in einer Konfliktsituationen angemessen scheint bzw. wie das individuelle „Konfliktrepertoire" aussieht (z. B. sofort losbrüllen oder frustrierter Rückzug?). Gezielt üben, Störungen frühzeitig anzusprechen.
- **Lösungsorientiert denken und handeln.** Es ist besser, die Energie und den Blick auf mögliche Lösungen zu richten, anstatt darauf, keinen Millimeter von der jeweiligen Position abzurücken. 📖📖 2

IV 11

Tipps zum Spannungsabbau

Kollegen können ein Kommunikationsklima pflegen, in dem sich Spannungen leichter abbauen lassen. Es ist auch möglich, die folgenden Strategien unter der Anleitung eines Supervisors umzusetzen:

- **Konflikte ansprechen.** Wenn ein Konflikt zwischen Teammitgliedern besteht, ist es wichtig, ihn direkt anzusprechen. Dabei bringen die Kontrahenten zum Ausdruck, worin ihrer Meinung nach der Konflikt liegt. Kommunikation über Umwege, z. B. eine dritte Person, führen nicht zum Ziel
- **Konflikte analysieren.** Alle Beteiligten überlegen gemeinsam, welche Geschichte der Konflikt hat. Wann war er zum ersten Mal da? Wann taucht er jeweils wieder auf? Wer ist daran beteiligt? Sind es immer die gleichen Personen? Gibt es Seitenwechsel? Welche Gefühle werden bei den Einzelnen ausgelöst? Wichtig ist, dass schon bei der gemeinsamen Beantwortung dieser Fragen Gesprächsregeln gelten, die vorher vereinbart wurden
- **Die andere Position näher kennen lernen.** Die Beteiligten bemühen sich, die jeweils anderen Positionen wirklich kennen zu lernen. Dazu erhalten die Parteien die Möglichkeit, ihre Einschätzung darzustellen, ohne dass sie unterbrochen werden. Wenn Aspekte aufgrund der Schilderungen unklar bleiben, sind sie durch gezielte Fragen zu klären
- **Differenzen klären.** Die Beteiligten stellen gemeinsam dar, in welchen Punkten sie auf der Sachebene übereinstimmen und wo die Unterschiede liegen
- **Lösungen suchen.** Das offene und ergebnisorientierte Gespräch über den Konflikt kann bei den Beteiligten zu einem neuen Verständnis der Situation führen. Daraus können Lösungen entstehen, die alle Beteiligten zufriedenstellen. Es ist nützlich, der Phantasie freien Lauf zu lassen und bereit zu sein, auch unerwartete Ideen in Erwägung zu ziehen.

> Viele Konflikte entspringen der Beziehungsebene. Es empfiehlt sich, solche Probleme unter Anleitung in der Teamsupervision zu erarbeiten.

IV/11.2 Balintgruppen

S Fallbeispiel Stationär

Janine Guter ist Altenpflegeschülerin im zweiten Ausbildungsjahr im „Seniorenzentrum Maxeberg". Sie glaubt, von einer älteren Altenpflegerin bevormundet zu werden, weil diese sie bei komplexen Pflegetechniken begleitet und unterstützt. Janine Guter erlebt dieses Verhalten wie das ihrer Mutter, die sie häufig kommandierte. Sie prüft nicht, ob die ständige Anwesenheit der Anleiterin aus Fürsorge motiviert ist.

Nach einer emotional sehr bewegenden Analyse in der Balintgruppe stellt sich heraus, dass sie das Verhalten der Mutter auf die ältere Kollegin „übertragen" hat. Künftig kann sie freier und unbelasteter mit der Situation umgehen.

> **Balintgruppen:** Ursprünglich für Sozialarbeiter als Strategie zur Fallbesprechung unter der Leitung eines Psychotherapeuten entwickelt. Inzwischen ist die vom ungarischen Psychoanalytiker *Michael Balint* entwickelte Methode auch in der Supervision weit verbreitet.

Für die Gesunderhaltung von Altenpflegerinnen und die Fähigkeit zur konstruktiven Arbeit kann auch die Teilnahme an **Balintgruppen** sinnvoll sein.

Balintgruppen sind Gruppentreffen im Rahmen der beruflichen Weiterbildung für psychosozial oder pflegerisch tätige Menschen. In regelmäßigen Sitzungen können Altenpflegerinnen hier lernen, mit emotionalen Konflikten umzugehen. Das Verständnis zwischenmenschlicher Beziehungen steht im Mittelpunkt. Die aus der Psychoanalyse stammenden Schlüsselbegriffe „Übertragung" und „Gegenübertragung" stehen im Zentrum. Übertragung bedeutet, dass vormals erlebte Eltern-Kind-Beziehungen auf Beziehungen im Berufsleben – hier auf die Beziehung zur älteren Kollegin – übertragen werden. Frühere unbewusste Wünsche, Ängste, aber auch Trauer, Wut und Aggression, die aus früheren Beziehungen herrühren, können in gegenwärtigen Beziehungen aktualisiert werden. Bei der Entstehung des Helfer-Syndroms (→ Kap. IV/10.2.2) kommt dies zum Ausdruck.

In der Balintgruppe ist es möglich, unbewusste Vorgänge in zwischenmenschlichen Beziehungen aufzudecken und so eine Bewusstseinsänderung zu erreichen. Die Teilnehmer sollen ihre Stärken und Schwächen erkennen und ihr berufliches Selbstverständnis ändern.

IV/11.3 Kollegiale Beratung

A Fallbeispiel Ambulant

Linda Müller, Altenpflegerin beim ambulanten Pflegedienst in Bogendorf, trifft beim Altenpflegekongress eine Kollegin, mit der sie seinerzeit die Ausbildung absolvierte. Die Frauen haben sich seit Jahren nicht mehr gesehen und freuen sich über das zufällige Treffen. Sie unterhalten sich über ihre berufliche Entwicklung und merken zu ihrer Überraschung, dass sie beide in der ambulanten Pflege arbeiten – ausgerechnet in benachbarten Städten. Die Kollegin erzählt Linda Müller auch, dass sie seit einiger Zeit mit einigen anderen Kollegen eine „kollegiale Beratung" initiiert hat. „Willst du da nicht auch mitmachen, wir könnten eine kompetente und kritische Stimme noch sehr gut gebrauchen." Linda Müller ist von diesem Gedanken sehr angetan.

> **Kollegiale Beratung:** Strukturiertes Beratungsgespräch in einer Gruppe, in dem ein Teilnehmer von den übrigen Teilnehmern nach einem feststehenden Ablauf mit verteilten Rollen beraten wird. Ziel ist es, Lösungen für eine konkrete berufliche Schlüsselfrage zu entwickeln.

Die **kollegiale Beratung** bietet für Altenpflegerinnen eine lebendige Möglichkeit, konkrete Praxisprobleme des Berufsalltages in einer Gruppe zu reflektieren und gemeinsam Lösungen zu entwickeln. Die Besonderheit dieses Konzepts liegt darin, dass die teilnehmenden Mitglieder sich wechselseitig beraten und die Gruppe eigenständig vorgeht.

IV/11.3.1 Grundidee

Der Psychologe *Kim-Oliver Tietze* nennt vier Merkmale des Kollegialitätsprinzips:
- Kollegial bezieht sich auf die wechselseitige Hilfsbereitschaft der Teilnehmer. In der Gruppe helfen sich die Mitglieder gegenseitig bei der Entwicklung von Lösungen für ihre beruflichen Praxisfragen. Wenn ein Mitglied um Unterstützung für die Bewältigung eines Problems ersucht, weiß es, dass der Raum dafür zur Verfügung steht. Die Hilfsbereitschaft der übrigen Teilnehmer ist verlässlich
- Kollegial bezieht sich auf die Zusammensetzung der Gruppe. Die Gruppe besteht aus Personen, die im Berufsalltag Kollegen sein könnten. Tatsächlich aber arbeiten sie nicht gemeinsam in einer Ein-

IV

11

richtung. Es treffen sich z. B. Pflegende verschiedener Häuser mit vergleichbaren Berufsfeldern

- Kollegial bezieht sich auch auf die Umkehrbarkeit der Beratungsbeziehung. Die Mitglieder beraten sich gegenseitig. Während eines Beratungsprozesses sind die Rollen verteilt, können aber wechseln. Jeder kann die Rolle des Beratenden oder des Ratsuchenden einnehmen
- Kollegial bezieht sich auf die Gleichberechtigung der Gruppenmitglieder. Die Erfahrungen aller Beteiligten sowie ihre Wort- und Ideenbeiträge gelten als gleichwertig. Die Beziehungen zwischen den Teilnehmern sollen symmetrisch sein. Der Status, den der Einzelne außerhalb der Beratungsgruppe innehat, darf im Beratungsprozess keine Rolle spielen. Die kollegiale Beratung verlangt ein Klima der gegenseitigen Wertschätzung und Offenheit. Sie verlangt ferner die Bereitschaft, Erfahrungen und Anregungen aller Beteiligten anzunehmen. 📖🪑 4

IV/11.3.2 Ziele

Das übergeordnete Ziel kollegialer Beratung ist die Verbesserung der beruflichen Praxis von Altenpflegerinnen. Mit ihr lassen sich drei verbundene Ziele erreichen.

Lösungen für konkrete Praxisprobleme

Durch aktive Mithilfe der Beteiligten erhält ein Teilnehmer konkrete Rückmeldungen und praktische Lösungsideen für seinen beruflichen Alltag (*Praxisberatung near-the-job*).

Die Beratung und die nachfolgende Bewältigung von Schwierigkeiten führen zur Verminderung und Vermeidung von Belastungen und beugen neuen Berufsproblemen vor.

Sie steigern die Zufriedenheit sowie Motivation von Altenpflegerinnen und fördern konstruktive Arbeitseinstellungen. Es profitieren die Teilnehmer, deren Probleme aktiv bearbeitet werden, aber auch die übrigen Teilnehmer gewinnen neue Einsichten für ihre Berufspraxis. Sie lernen, sich über Einstellungen und Verhalten Gedanken zu machen.

Reflexion der beruflichen Tätigkeit und der Berufsrolle

Altenpflegerinnen lernen, ihre Berufsrolle zu überdenken, eigene sowie fremde Rollenerwartungen zu reflektieren, die eigene Berufsrolle aus der Distanz betrachten zu können und berufliches Rollenverhalten neu zu bewerten. Eine neue Selbstwahrnehmung kann Handlungs- und Entscheidungsspielräume schaffen.

Ausbau von Schlüsselqualifikationen

Indem Altenpflegerinnen sich in der kollegialen Beratung kontinuierlich mit Praxisproblemen und unterschiedlichen Standpunkten auseinander setzen, entwickeln sie eine Neugier auf und ein Verständnis für andere Positionen. So stärken sie ihre soziale Kompetenz (Schlüsselqualifikationen → IV/10.3.2) Sie lernen gezieltes und erkundendes Fragen sowie einfühlendes Verstehen und aktives Zuhören.

IV/11.3.3 Inhalte der kollegialen Beratung

Die kollegiale Beratung eignet sich, wenn Altenpflegerinnen konkrete Fälle aus der Praxis bearbeiten wollen. Dafür ist es erforderlich, dass die Fälle folgenden Kriterien entsprechen:

- Aktueller Anlass, der auf eine konkrete soziale Situation mit einem oder mehreren konkreten Interaktionspartnern bezogen ist
- Interaktionspartner und das Problem liegen nicht in der Beratungsgruppe selbst. Gruppenmitglieder sind nicht Teil des Problems
- Den Ratsuchenden beschäftigt die Frage derzeit noch. Er kann eine offene Frage stellen, für die er eine Reflexion wünscht und noch keine befriedigende Lösung gefunden hat.

Kollegiale Beratung eignet sich nicht für folgende Themen und Probleme:

- Allgemeine Organisations- und Strukturfragen. Hier sind verantwortliche Führungskräfte gefragt
- Alle Teilnehmer sind gleichermaßen vom Problem betroffen. Dann können Berater und Moderatoren ihre Rollen nicht mit dem nötigen Abstand ausfüllen
- Konflikte oder Spannungen bestehen zwischen den Teilnehmern der Beratungsgruppe
- Private Probleme, die nicht im Bezug zur beruflichen Praxis stehen. Allgemeine Lebensunzufriedenheit oder familiäre Probleme gehören nicht in die kollegiale Beratungsgruppe
- Persönliche oder heikle Themen, die besser in Einzeltherapie oder -beratung zu bearbeiten sind.

Die Gruppe sollte in diesen Fällen frühzeitig erkennen, dass gewisse Fragen abzulehnen sind und auf andere Experten verweisen.

IV/11.3.4 Praxis der kollegialen Beratung

Der Ablauf der kollegialen Beratung besteht aus sechs Phasen, die von der Gruppe durchlaufen werden.

Die Teilnehmer erhalten zu Beginn Rollen zugewiesen und die Gruppe entscheidet über die Methode, mit der der Fall bearbeitet wird.

Einstieg in den Beratungsprozess

- Es gilt, zunächst ein freundliches Umfeld für das Beratungssetting zu schaffen und alle Beteiligten angemessen zu begrüßen
- Es folgt eine Selbstkundgabe in Form eines kurzen „Blitzlichts". Jeder Teilnehmer teilt sein aktuelles Befinden mit
- Absichten, Ziele und Regeln für die Zusammenarbeit werden besprochen und festgelegt
- An alle Teilnehmer geht die Frage nach dem „Oben-auf-Thema". Dies ist das Thema, das den Einzelnen aktuell am meisten auf den Nägeln brennt
- Die Gruppe entscheidet gemeinsam, welche Themen von welchen Teilnehmern in welcher Reihenfolge bearbeitet werden
- Es werden die Rollen verteilt
- Der Moderator erinnert noch mal an die Absichten (z. B. nicht „retten", belehren, schonen, sondern zunächst nur zuhören, verstehen wollen, annehmen und dann konfrontieren).

Verlauf des Beratungsprozesses

Kollegiale Beratung verläuft in sechs Phasen, für die jeweils Leitfragen zur inhaltlichen Orientierung gelten (→ Tab. IV/11.1).

Gesprächshaltung und -regeln

Für das Gelingen des Gruppenprozesses und des Beratungserfolgs gelten die Kommunikationsregeln nach *Ruth Cohn* (TZI). Hier insbesondere:

- Sei dein eigener Chairman; übernimm Verantwortung für dich selbst
- Störungen haben Vorrang. Mit Störungen sind Spannungen oder Probleme gemeint, die hindern, am Gruppenprozess teilzunehmen

IV
11

- Sprich für dich selbst und nicht per „man" oder „wir" sondern „ich"
- Sei zurückhaltend damit, andere zu interpretieren
- Sei zurückhaltend mit Verallgemeinerungen
- Seitengespräche stören den Gruppenprozess. Anliegen sollten in die Gruppe gebracht werden.

Für die Gruppenmitglieder gilt ferner:

- **Schweigepflicht.** Namen, Daten, vertrauliche Informationen über Gruppenmitglieder werden nicht nach außen getragen
- **Vertraulichkeit.** Die Beziehungen untereinander sind spannungsfrei. Die Teilnehmer vertrauen auf die wohlwollende und stützende Haltung aller Gruppenmitglieder
- **Respekt und Wertschätzung.** Die Teilnehmer bringen sich grundsätzliche Wertschätzung entgegen. Dazu gehört vor allem die Toleranz gegenüber den Ansichten, Überzeugungen und Eigenarten der anderen Teilnehmer
- **Verbindlichkeit und Termintreue.** Kollegiale Beratung lebt von der Verbindlichkeit der Teilnehmer. Alle Teilnehmer sollten die verabredeten Termine zuverlässig einhalten und während der gesamten Dauer der Sitzung anwesend sein
- **Aktive Beteiligung der Teilnehmer.** Alle Teilnehmer werden mit ihrer Aufmerksamkeit und Beteiligung gebraucht. Darin zeigen sich auch der Respekt und die Wertschätzung für die anderen Mitglieder
- **Offenheit der Beteiligten.** Alle Teilnehmer sind offen, sich gegenseitig von ihren Arbeitssituationen zu berichten. Es müssen keine prekären Geheimnisse preisgegeben werden, jedoch braucht die Gruppe Informationen, um ein gutes Verständnis für den Fall und den Falldarsteller zu entwickeln. Offenheit bezieht sich auch auf die Bereitschaft, anderen zuzuhören und deren Standpunkte zuzulassen
- **Autonomie des Falldarstellers.** Der Falldarsteller steht im Mittelpunkt und entscheidet selbst über Fokus und Tiefe
- **Kontrakt.** Alle Teilnehmer schließen über die Rahmenbedingungen und Regeln des Umgangs einen Kontrakt, der von allen unterzeichnet wird. Die gegenseitigen Absprachen erhalten so eine größere Verbindlichkeit.

Phase	Leitfrage
Casting	• Welche Fälle sind da? • Wer übernimmt welche Rolle?
Spontanerzählung	• Worum geht es? • Wie sieht der Falldarsteller die Situation?
Schlüsselfrage	• Welchen Klärungswunsch hat der Falldarsteller in Bezug auf seine Situation?
Methodenwahl	• Welche Beratungsmethode wählt die Gruppe? • Welche Beratungsmethode passt zur Schlüsselfrage?
Beratung	• Was geben die Berater dem Falldarsteller in Bezug auf seine Schlüsselfrage mit?
Abschluss	• Was nimmt der Falldarsteller aus der kollegialen Beratung mit?

Tab. IV/11.1 Phasen der kollegialen Beratung.

Rollen in der kollegialen Beratung

In der kollegialen Beratung gibt es keine festen Rollen für die Teilnehmer. Mit jedem Beratungssetting werden die Rollen neu verteilt (→ Abb. IV/11.3). Folgende Rollen gilt es zu besetzen.

Falldarsteller

Der **Falldarsteller** ist der Protagonist der kollegialen Beratung. Sein Fall und seine Schlüsselfrage stehen im Mittelpunkt der Beratung. Er schildert seinen Fall. Zu seinen Aufgaben gehört, dass er die Ausgangssituation schildert und anschließend Verständnis- und Vertiefungsfragen der Berater beantwortet. Er formuliert eine „Schlüsselfrage", für die er einen Klärungswunsch hat. Er beteiligt sich an der Wahl der Beratungsmethoden und hat hier ein Vorschlags- und Vetorecht. Er hört den Beratern zu und lässt die Äußerungen auf sich wirken. Am Ende nimmt er Stellung zu den Äußerungen der Berater und filtert, was für ihn hilfreich war. Er rechtfertigt sich nicht.

Moderator

Der **Moderator** hält engen Kontakt zum Falldarsteller und sorgt dafür, dass die Beratung in dessen Sinne läuft. Er leitet die Beratungsrunde durch die Phasen der Beratung und aktiviert die Gruppe. Er knüpft und verbindet die Gesprächsfäden. Dazu gehört, dass er:

- Die Beratungsprozesse eröffnet und schließt
- Den Beginn jeder Phase verkündet und erläutert, was darin geschieht
- Darauf achtet, dass die Teilnehmer die Rollenvorgaben einhalten
- Darauf achtet, dass alle Beteiligten mitkommen.

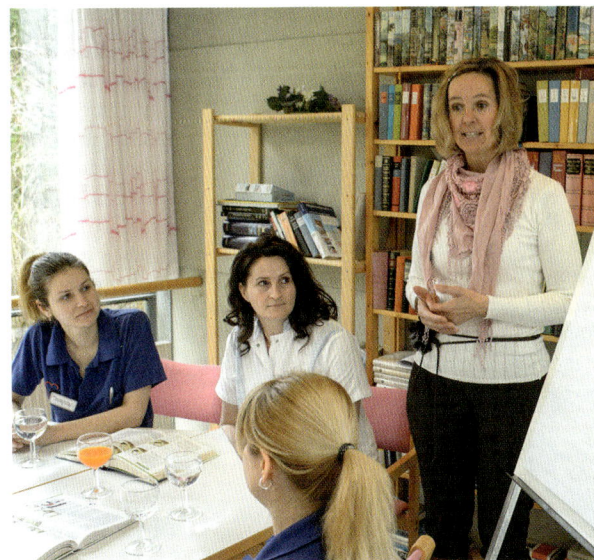

Abb. IV/11.3 Ein Teilnehmer der kollegialen Beratung übernimmt die Rolle des Sekretärs. [K157]

IV 11

Methode	Ziel	Leitfrage
Brainstorming	• Lösungsideen für den Fallerzähler sammeln	• Was könnte man in einer solchen Situation tun?
Kopfstandmethode	• Ideen in die Gegenrichtung der Schlüsselfrage produzieren	• Wie könnte der Falldarsteller die Situation verschlimmern?
Ein erster kleiner Schritt	• Den Anfang für einen Lösungsweg finden	• Was könnte der nächste kleine Schritt für den Falldarsteller sein?
Sharing	• Bezug zu eigenen ähnlichen Erlebnissen herstellen	• An welche eigenen Erfahrungen erinnert mich die Falldarstellung?
Zwei wichtige Informationen	• Die Informationen der Fallschilderung neu gewichten	• Was sind für mich die beiden wichtigsten Informationen?
Resonanzrunde	• Feedback in Bezug auf die Spontanerzählung	• Welche inneren Reaktionen löst die Falldarstellung bei mir aus?
Erfolgsmeldung	• Faktoren beschreiben, die zum Erfolg geführt haben	• Wie hat der Falldarsteller seinen Erfolg erreicht?
„Reflecting Team"	• Eine Beratergruppe findet sich zusammen und tauscht Gedanken und Lösungen aus. Der Falldarsteller kann diesen Prozess mit Distanz betrachten	• Welche Ideen und Gedanken hat eine Beratergruppe zu diesem Fall?

Tab. IV/11.2 Methoden der kollegialen Beratung mit Beratungszielen und möglichen Leitfragen.

Seine besonderen Aufgaben sind:
- Aktives Zuhören
- Hilfe bei der Formulierung der Schlüsselfrage
- Anleitung des Auswahlverfahrens der Beratungsmethode
- Moderation nach Vorgabe der gewählten Beratungsmethode
- Gewährleistung eines Abschlusses durch entsprechende Fragen.

Berater

Die zentrale Aufgabe des **Beraters** ist es, der Spontanerzählung des Falldarstellers zuzuhören und dabei seine Situation nachzuvollziehen. Die Berater stellen Verständnisfragen. Dann beraten sie den Falldarsteller kollegial. Sie entwickeln Gedanken, Ideen, bringen eigene Erfahrungen ein, um den Falldarsteller bei der Beantwortung der Schlüsselfrage zu unterstützen. Die kollegiale Haltung des Beraters ist entscheidend für die Atmosphäre und den Erfolg der gesamten Beratung. Nur wenn der Falldarsteller den Beratern vertrauen kann, können konstruktive Dialoge entstehen und annehmbare Lösungen für die Fälle entwickelt werden.

Prozessbeobachter

Der **Prozessbeobachter** gewährleistet die Qualitätsentwicklung und Qualitätssicherung des Beratungsprozesses. Er nimmt nicht an der Beratung teil, sondern beobachtet das Geschehen von außen. Am Ende gibt er der Gruppe ein Feedback darüber, was im Prozess gut gelungen ist und welches Verhalten einzelner Teilnehmer sich nachteilig auf das Ergebnis der Beratung ausgewirkt hat. Er achtet auf die Einhaltung der Regeln und der vereinbarten Gesprächshaltung der Teilnehmer.

Sekretär

Der **Sekretär** (→ Abb. IV/11.3) notiert möglichst für alle sichtbar die Ideen und Lösungsvorschläge der Berater, damit der Falldarsteller am Ende alle wichtigen Beiträge und das gesammelte Ideenwerk noch mal vor Augen hat. Wichtig ist, dass er diese Aufgabe ohne Deutungen und Umformulierungen erledigt. Der Sekretär entlastet den Falldarsteller. Dieser kann sich voll und ganz auf das Zuhören und sein Problem konzentrieren.

Methoden in der kollegialen Beratung

Für die Zusammenarbeit im Beratungssetting haben sich vielfältige Beratungsmethoden bewährt (→ Tab. IV/11.2).

Wiederholungsfragen

1. Wie lautet die Grundidee hinter der Supervision? (→ Kap. IV/11.1.1)
2. Nennen Sie fünf Tipps zur Verbesserung des Arbeitsklimas. (→ Kap. IV/11.1.2)
3. Nennen Sie Merkmale des Kollegialitätsprinzips, das bei der „kollegialen Beratung" eine zentrale Rolle spielt. (→ Kap. IV/11.3.1)
4. Welche Themen eignen sich nicht zur Bearbeitung in der „kollegialen Beratung"? (→ Kap. IV/11.3.3)
5. Welche Phasen kann man in der „kollegialen Beratung" unterteilen? (→ Tab. IV/11.1)
6. Welche Regeln gelten für die Teilnehmer an der „kollegialen Beratung"? (→ Kap. IV/11.3.4)

Literaturverzeichnis

1. Kristel, H.: Gesund pflegen. Stressbewältigung und Selbstpflege. Urban und Schwarzenberg Verlag, München/Wien/Baltimore, 1998.
2. Fink, B.; Goetze, W.: Fit für die Pflegepraxis durch Schlüsselqualifikationen. Kohlhammer Verlag, Stuttgart, 2000.
3. Berghoff, C.; Kern, N.; Kocs, U.: Gerontologie für die Altenpflegeausbildung. Band 2. Verlag Kieser, Neusäß, 2005.
4. Tietze, K. O.: Kollegiale Beratung – Problemlösungen gemeinsam entwickeln. Rowohlt Taschenbuch Verlag, Reinbek b. Hamburg, 2003.
5. Berufsgenossenschaft für Gesundheitsdienst und Wohlfahrtspflege (Hrsg.): Älter werden im Pflegeberuf. Fit und motiviert bis zur Rente – eine Handlungshilfe für Unternehmen, Hamburg, 2012.
6. Lohmann-Haislah, A.: Stressreport Deutschland. Psychische Anforderungen, Ressourcen und Befinden. Bundesanstalt für Arbeitsschutz und Arbeitsmedizin (baua), Dortmund, 2012.

IV
11

Abbildungsnachweis

Der Verweis auf die jeweilige Abbildungsquelle befindet sich bei allen Abbildungen im Buch am Ende des Legendentextes in eckigen Klammern. Alle nicht besonders gekennzeichneten Grafiken und Abbildungen sind © Elsevier GmbH, München.

A400 Reihe Pflege konkret, Elsevier GmbH, Urban & Fischer Verlag, München

B152 Hackenberg H.M. EKG-Übungsbuch 3. A. Jungjohann Verlag, Ulm und Lübeck, 1995

E118 W. Kohlhammer Verlag, Stuttgart

E165-001 Krohwinkel M. Der Pflegeprozess am Beispiel von Apoplexiekranken, Baden-Baden, Nomos Verlag, 1992

E273 Mir M.A. Atlas of Clinical Diagnosis 2.ed. Elsevier Saunders, Philadelphia, 2003

E282 Kanski J. Clinical Ophtalmology – A Systematic Approach. 5th ed.,Elsevier, Butterworth-Heinemann, 2003

E284 McRae R. Kinninmonth A. Orthopaedics and Trauma 1.ed. Elsevier, Churchill Livingstone, 1997

E288 Forbes CD, Jackson WF. Color Atlas and Text of Clinical Medicine. 3rd ed. Elsevier, Mosby, 2004

E306 Wilkinson J, Shaw S, Orton D. Dermatology in focus. 1st ed. Elsevier Limited, 2005

E307 Youngs R. Stafford N. ENT in focus. 1st ed. Elsevier, 2005

E316 Forbes CD, Jackson WF. Color Atlas and Text of Clinical Medicine. 3rd ed. Elsevier/ Mosby, 2004

E321 Cohen J. Powderly W, Opal S. Infectious Diseases, 3rd ed. Elsevier/Mosby, 2010

E350 Demetris A.J. et al: Surgical Pathology of the GI Tract, Liver, Biliary Tract, and Pancreas, 2nd ed., Elsevier Saunders, Philadelphia 2009

E353 Waugh A. Ross and Wilson ANATOMY and PHYSIOLOGY in Health and Illness, Elsevier/Mosby, 2010

E355 Goldman L. et al. Cecil MEDICINE, 23rd ed., Elsevier Saunders, Philadelphia , 2008

E362 Thibodeau G.A. Patton K.T. Structure and function of the body.14th ed. Elsevier/Mosby, 2011

E370-002 Klatt E. Robbins and Cotran Atlas of Pathology, 2nd ed. Elsevier Saunders, 2010

E371 Patton K. Thibodeau G. Anatomy & Physiology, 7th ed. Elsevier/Mosby, 2010

E382 Coughlin, M. J., Mann, R. A., Saltzmann, C. L.: Surgery oft he foot and ankle. Elsevier/Mosby, 8th ed. 2007

E385 Habif T.P. Clinical Dermatology 5th ed. Elsevier Mosby, 2009

E391 Palay DH. Krachmer JH. Primary Care Ophthalmology, 2nd ed. Elsevier/Mosby, 2005

E397 Ferri F F. Ferri's Color Atlas and Text of Clinical Medicine. Elsevier Saunders, 2009

E413 Young NS. Gerson SL. High KA . Clinical Hematology. 1st ed.Elsevier/Mosby, 2006.

E420 N. J. Talley, S. O`Connor: Clinical Examination A systematic Guide to Physical Diagnosis. Elsevier, 2010

E425 Lewis S. et al. Medical-Surgical Nursing: Assessment and Management of Clinical Problems. 8th ed. Elsevier, 2010

E426 Kanski J.J. Clinical Diagnosis in Ophthalmology 1st ed. Elsevier/Mosby, 2006

E434 Bolognia J.L. Dermatology. 2nd ed. Elsevier/Mosby, 2008

E436 Hopper T. Mosby's Pharmacy Technician, Principles and Practice, Elsevier Saunders, 2011

E437 Salvo S. Mosby`s Pathology for massage therapists, 2nd ed. Elsevier/Mosby, 2009

E438 Swartz M. Textbook of physical diagnosis: History and Examination, 6th ed. Elsevier, 2010

E439 Townsend M. et al. Sabiston Textbook of Surgery, 18th ed. Elsevier, 2007

E441 Shiland B. Mastering Healthcare Terminology, 3rd ed. Elsevier/Mosby, 2003

E450 Lindon G. Encyclopedia of Spectroscopy and Spectrometry, Elsevier Ltd., 2000

E508 Swartz M. Textbook of Physical Diagnosis: History and Examination, 5th ed. Elsevier, 2006

E563 Evans R. Illustrated Orthopedic Physical Assessment. 3rd ed. Elsevier/Mosby, 2009

E652 Rutter P. Community Pharmacy: Symptoms, Diagnosis and Treatment, 2e. Elsevier Churchill Livingstone, 2008

E666 Rosai J, Ackerman LV: Surgical Pathology, 9th ed. Elsevier/ Mosby ,2004

E677 Demicco E. et al.: Diagnostic Pathology of Infectious Disease. Elsevier Saunders, 2010

E708 Marx J. R. S. Hockberger, R. M. Walls: Rosen's Emergency Medicine, Elsevier/Mosby, 7th revised ed., 2009

E763 Shiland B. Mastering Healthcare Terminology, 4th ed. Elsevier, 2010

E799 Callen JP Color atlas of dermatology, Elsevier Saunders,1993

E881 Buttaravoli P. Minor Emergencies, Splinters to Fractures, 2.ed. Elsevier Inc., 2007

E899 Taylor S. et al. Treatments for Skin of Color, 1st ed. Elsevier, 2011

E900 Habif T. Clinical Dermatology 5th ed. Elsevier/Mosby, 2009

E901 Rigel D. et al. Cancer of the Skin Expert Consult, 2nd ed. Elsevier Saunders, 2011

E902 Colin T. Gibson A. 50+ Foot Challenges: Assessment and Evidence-Based Management, 2ed. Elsevier Churchill Livingstone, 2009

E904 Raftery A. Delbridge M. Wagstaff M. Churchill's PocketbooksSurgery 4th ed., Elsevier Churchill Livingstone, 2011

E911 Kumar P. Clark M. Kumar and Clarks Clinical Medicine, 8th ed. Elsevier, 2012

E912 Evans R. Illustrated Orthopedic Physical Assessment 2nd. ed. Elsevier/Mosby, 2001

E913 Cameron M. Monroe L. Physical Rehabilitation for the Physical Therapist Assistant Elsevier Saunders, 2010

E915 Joël Constans: Traité de médecine vasculaire: Tome 2: Maladies veineuses, lymphatiques, microcirculatoires. Thérapeutique, Masson, 2011

E927 Douglas G. Macleod Exploración Clínica, Elsevier, 2011

E928 Harrigan R.A. Emergency Medicine Review, Preparing for the Boards, Saunders, 2010

E929 George B. Anal and perianal disorders, Medicine, 2007

E933 Miller R. Obstructive Lung Disease in The Johns Hopkins Internal Medicine Board Review 2010–2011: Certification and Recertification, Elsevier/Mosby, 2010

E938 Kirchheim Verlag & Co GmbH, Mainz

E939 Habif T. et al. Skin Disease: Diagnosis and Treatment. 3ed. Elsevier Saunders, 2011.

E940 Kanski J.J. Clinical Ophthalmology A Systematic Approach, Elsevier Saunders, 2011

E941 Thankamma A. Specialist Training in Oncology, Elsevier/Mosby, 2010

E971 De la Maza LM, Pezzlo MT, Baron EJ: Color Atlas of Diagnostic Microbiology. Elsevier/Mosby, 1997

E972 Tuggy M. Garcia J. Atlas of Essential Procedures, Elsevier Saunders, 2011

E982 Prier E. in Jacobs L. Finlayson C. Early Diagnosis and Treatment of Cancer: Breast Cancer, 1st ed. Elsevier Saunders, 2011

E983 Gary N Foulks, Douglas Borchman in Leonard. Ocular Disease: Mechanisms and Management Elsevier Saunders, 2010

E994 Stamper M, Liebermann M., Drake M. Becker-Shaffer's Diagnosis and Therapy of the Glaucomas, 8th ed. Elsevier, 2009

F050-001 Dijkstra, A., Buist, G., & Dassen, T.: Nursing Care Dependency. Development of an Assessment Scale for Demented and Mentally Handicapped Patients. In: Scandinavian Journal of Caring Sciences 10 (1996), pp. 137-143

F286 Sato A. Umeno H. Nakashima T. American Journal of Otolaryngologic, Volume 26, Issue 5, p. 219–225

F462 Schön R. Düker J. Schmelzeisen R. Ultrasonographic imaging of head and neck pathology. J Atlas of the Oral and Maxillofacial Surgery Clinics. Elsevier, 2002

F463 Journal of the American Academy of Dermatology, Intravenous immune globulin in the treatment of persistent pemphigoid gestationis 2004 fig.1

F464 Bryant R. A. , Nix D. P. : Acute & Chronic Wounds, 2007

F465 Journal of the American Academy of Dermatology, The American Academy of Dermatology, Inc., Vol.62, 2010

F466 Urology 2008, L. Childs et al.: Adult Urinary Bladder Rhabdomyosarcoma

F469 Daniel P. Davis, Tania Robertson, Steven G. Imbesi. Diffusion-weighted magnetic resonance imaging versus computed tomography in the diagnosis of acute ischemic stroke. J of Emergency Medicine 2006, 31(3): 269–277 fig.1

F470 Bouloux P: Self-Assessment Picture Tests: Medicine, Vol. 3. London, Mosby-Wolfe, 1997, p 11, Fig. 21

F473 Hunter T. Taljanovic M. Overview over Medical Devices. J Current Problems in Diagnostic Radiology, 2001 30 (4):94–139 fig. 22

F479 Surgery (Oxford): Volume 26, Issue 1, January 2008, Pages 17–20, Vascular II; Marcus Brooks, Michael P. Jenkins: Acute and chronic ischaemia of the limb

F483 Assessment and management of gastrointestinal (GI) haemorrhage, The Foundation Years 2008, 4(7):262–267, fig.2

F484 European Journal of Radiology, 2006, M. Häfner: Conventional colonoscopy: Technique, indications, limits: fig.1

F487 Journal of Oral and Maxillofacial Surgery (2011): Calsteman`s Disease of the Neck: Report of 4 Cases with unusual Presentations fig.1

F489 Dr. Stefan Arend / KWA Kuratorium Wohnen im Alter gemeinnützige AG, aus dem Artikel „Der Heimarzt bleibt bis auf weiteres Vision" in Altenheim 7/2009, S. 22–25

F494 Wirbelauer C. Management of the Red Eye for the Primary Care Physician. The American Journal of Medicine. Elsevier, 2006

F507 Blow FC, Gillespie BW, Barry KL, Mudd SA, Hill EM. Brief screening for alcohol problems in the elderly populations using the Short Michigan Alcoholism Screening Test-Geriatric Version (SMAST-G). Alcohol Clin Exp Res. 1998; 22(Suppl):131A.

F508 Yesavage J. A. , Brink T. L., Rose T.L. et al.: Development and validation of a geriatric depression screening scale: A preliminary report. Journal of Psychiatrich Research, 1982-1983, volume 17, issue 1, p. 41, table 1

F512 Lee Combrick-Graham: A Developmental Model for Family Systems. In: Family Process. John Wiley and Sons. Aug 4/2004

F515 Volkert D. Leitlinie Enterale Ernährung der DGEM und DGG: Ernährungszustand, Energie- und Substratstoffwechsel im Alter DOI10.1055/s-2004-828308

F532 McCloskey, J.C., Bulecheck, G.M.(1992). Nursing Interventions Classification (NIC). St. Louis: Mosby p.6

F637 Mahoney, F., & Barthel, D.: Functional evaluation. The Barthel Index. In: Maryland State Medical Journal 14 (1965), pp. 61-65. © Maryland Medicine, the Maryland State Medical Journal of MedChi, the Maryland State Medical Society

F845-001 Aletaha, D., et al.: 2010 Rheumatoid arthritis classification criteria: An American College of Rheumatology/European League Against Rheumatism collaborative initiative. In: Arthritis & Rheumatology 62(9) (September 2010), pp. 2569-2581

F867-001 Aletaha, D., et al.: 2010 Rheumatoid arthritis classification criteria: an American College of Rheumatology/European League Against Rheumatism collaborative initiative. In: Annals of the Rheumatic Diseases 69(9) (September 2010), pp. 1580-1588

F947-001 Chalmers, J., & Johnson, V.: Evidence-Based Protocol. Oral Hygiene Care for Functionally Dependent and Cognitively Impaired Older Adults. In: Journal of Gerontological

F948-001 Nursing 30(11) (November 2004), pp. 5-9

F948-001 Grosser, K. D.: Akute Lungenembolie. Behandlung nach Schweregraden. In: Deutsches Ärzteblatt 85 (1988), S. B587–B594

G022 Brooker C. Nicol M. Alexander`s Nursing Practice 4 ed. Churchill Livingstone, 2011

G023 Goering, Dockrell et al. Mims` Medical Microbiology 5th ed. Elsevier/Mosby 2008

G024 Robinson J.Surgery of the Skin. 2nd ed. Elsevier/Mosby, 2010

G048 Haenel, T. Suizidhandlungen, 1. Aufl. 1989, Springer Verlag (S. 43-51, Tab. 6 „Fragenkatalog nach Pöldinger (1982)")

G112 Horvai A. Bone and Soft Tissue Pathology 1st ed. Elsevier Saunders, 2010

G113 Freeman L. Mosby's Complementary & Alternative Medicine, 3rd ed. Elsevier, 2009

G453 Widmer, L. K., et al.: Venen-, Arterien-Krankheiten, koronare Herzkrankheit bei Berufstätigen, prospektiv-epidemiologische Untersuchung. Basler Studie I–III. 1959–1978, Bern 1981, Hans Huber © Hogrefe

G604 Stamey, T. A.: Urinary incontinence in the female. Stress urinary incontinence. In: Harrison, J. H., Gittes, R. F., & Perlmutter, A. D. (Eds.): Campbell's Urology, 4th edition, Philadelphia 1979, WB Saunders, pp. 2272–2293

G605 NANDA International (Hrsg.): Nursing Diagnoses 2015-17. Definitions and Classification, September 2014, Wiley-Blackwell

G608 UICC: TNM classification of malignant tumours, 8th edition, edited by J. D. Brierley, M. K. Gospodarowicz & C. Wittekind, Chichester 2016, Wiley-Blackwell

J745-028 Erwin Wodicka, Panthermedia.net

J745-034 Jabiru, panthermedia.net

J745-035 Arne Trautman, panthermedia.net

J745-036 melpomen, panthermedia.net

J745-037 Yurij Klochian, panthermedia.net

J745-038 Ron Chapple, panthermedia.net

J745-040 Andreea Chiper, panthermedia.net

J745-041 Svetlana Saratova, panthermedia.net

J745-042 Scott Griessel, panthermedia.net

J745-043 Mirjam Dörr, panthermedia.net

J745-044 Torsten Lorenz, panthermedia.net

J745-045 Michael Schwalbach, panthermedia.net

J745-046 Rüdiger Rebmann, panthermedia.net

J745-047 Stefan Kriegel, panthermedia.net

J747 D. Fichtner / T. Engbert, GraphikBureau, Kroonsgard

J748-027 Spectral-Design, fotolia.com

J748-094 ArTo, fotolia.com

J748-095 Miriam Dörr, fotolia.com

J748-096 Lsantilli, fotolia.com

J748-097 Alterfalter, fotolia.com

J787 Colourbox.com

K115 A. Walle, Hamburg

K157 W. Krüper, Bielefeld

K183 E. Weimer, Würselen

K313 S. Vavra, München

K333 H. Tusch, Zirl; Österreich

K335 M. Hagedorn, Rellingen

K340 A. Rumpf, Ottobrunn

L106 H. Rintelen, Velbert

L119 K. Wurlitzer, Greifswald

L138 M. Kosthorst, Borken

L142 M. Deschner, Berlin

L143 H. Hübner, Berlin

L157 S. Adler, Lübeck

L190 G. Raichle, Ulm

L215 S. Weinert-Spieß, Neu-Ulm

L231 S. Dangl, München

L238 S. Klebe, Aying-Großhelfendorf

M117 G. Grevers, München

M119 P. Bergen, Hildesheim

M121 N. Menche, Langen

M123 Th. Dirschka, Wuppertal

M150 M. Földi, Hinterzarten

M158 K.-L. Krämer, Offenbach

M181 S. Krautzig, Hannover

M183 V. Kurowski, Groß Grönau

M217 I. Heyen, Hopfen am See

M221 R. Mamerow, Hamburg

M270 W. Schädle, Babenhausen

M294 B. Hein, Buch am Buchrain

M297 M. Deschner, Berlin

M315 C. Menebröcker, Duisburg

M341 R. Breuer, Kirchheim

M343 A. Zielke-Nadkarni, Münster

M381 M. Heitz, Hamburg

M390 G. Stuckmann, Winterthur, Schweiz

M477 A. Franzen, Ruppiner Kliniken GmbH , Klinik für Hals-Nasen-Ohrenkrankheiten / Plastische Operationen, Neuruppin

M499 A. Palesch, Coesfeld

M594 K. Menker, Aahaus

M595 P. König, I. Grammer, Freiburg

M613 R. Löbach, Bonn

M625 W.-M. Heffels, Köln

M630 U. Becker, Alften

M636 C. Fichtl, München

M652 S. Gurk, Krefeld

M653 R. Richter, Hamburg

M654 I. Nöbel, Holzkirchen

M655 V. Spanaus, Halle

M656 S. Ehlers, Göttingen

M657 H. Schambortski, Hamburg

O124 K. Kühnel, München

O149 Dr. Grit Wurlitzer, Quedlinburg

O166 M. Asmussen, Aabrenaa, Dänemark

O359 R. Papadopoulos, München

O408 M. Gärtner, Gauting

O425 E.-M. Szabo, Zürich, Schweiz

O622 I. Winata bei E. Bierbach, Schule für Naturheilkunde, Bielefeld

O897 P. Rezac, München

O898 A. Kraut, Reichenbach an der Fils

O905 S. Sneed, Sauerlach

R125 Christophers E. Ständer M. Haut und Geschlechtskrankheiten 7.A., 2003

R168 Gruber G. Hansch A. Interaktiver Atlas der Blickdiagnostik 2. A. München: Elsevier GmbH, Urban & Fischer Verlag, 2005

R243 Neundörfer B. EEG-Fibel 5. A. München: Elsevier GmbH, Urban & Fischer Verlag, 2002

R246 Gruber G. Hansch A. Kompaktatlas Blickdiagnosen 2. A., Elsevier GmbH, Urban & Fischer Verlag, München, 2009

S007-3-23 Sobotta, Atlas der Anatomie des Menschen, Bd. 3, 23. A., Elsevier Urban & Fischer, München, 2010

S008-3-01 E. Moser, Freiburg

S145 T. Braun in Kristel K.-H. Gesund pflegen. Stressbewältigung und Selbstpflege, Urban und Schwarzenberg, München-Wien-Baltimore, 1998

T111 N. Paweletz, DKFZ Heidelberg

T127 P. Scriba, München

T170 E. Walthers, Marburg-Bauerbach

T173 U. Vogel, Tübingen

T195 R. Bühler, Giengen/Brenz

T197 B. Danz, Ulm

T352 C. Bienstein, Institutsleitung Institut für Pflegewissenschaft, Universität Witten-Herdecke

T385 Münchenstift GmbH, München

Gemeinschaftsverpflegung, Bonn, 2. A., 2007

W863 Schweizerischer Zentralverein für das Blindenwesen, SZB

W864 Malteser St. Anna gemeinnützige GmbH

W865 Griep, Heinrich/Renn, Heribert, Pflegesozialrecht, 4. Auflage, Baden-Baden 2009, S. 109, Abbildung 24

W866 Deutscher Berufsverband für Altenpflege e.V. (DBVA)

X217 Bundesverband Medizintechnologie e.V., Berlin

W912-001 Mancia, G., et al.: 2013 ESH/ESC Guidelines for the management of arterial hypertension: The Task Force for the management of arterial hypertension of the European Society of Hypertension (ESH) and of the European Society of Cardiology (ESC). In: Journal of Hypertension 31(7) (July 2013), pp. 1281–1357

W988 Zentralwohlfahrtsstelle der Juden in Deutschland, Frankfurt am Main

W1003 Statistisches Bundesamt (Hrsg.): Pflegestatistik 2013. Pflege im Rahmen der Pflegeversicherung. Deutschlandergebnisse

W1004 Deutsche Kontinenz Gesellschaft e.V., Frankfurt

X221 Robert Koch-Institut, Berlin

X221-003 Robert Koch-Institut und die Gesellschaft der epidemiologischen Krebsregister in Deutschland e.V. (Hrsg.): Krebs in Deutschland 2007/2008. Häufigkeiten und Trends. 8. A., Robert Koch-Institut, 2012

X243 H. G. Beer, L. Filgueira, Labor für experimentelle Mikroskopie, Oberasbach

X330 Barbara Braden and Nancy Bergstrom, Copyright 1988. Reprinted with permission. Permission should be sought to use the tool at www.bradenscale.com

X356 Kursana Residenzen GmbH, Berlin

Basisbeispiele

Ambulant Werner Krüper, Bielefeld, Auto: Colourbox

Stationär Werner Krüper, Bielefeld

Wohngruppe Werner Krüper, Bielefeld Lisa Young, istock.com

Register

Register

Register

Register

Register

Register

Wichtige Blutwerte

Laborgröße	Normwerte bei Erwachsenen		Aussage über/Gehört zu …
Alkalische Phosphatase *(AP, ALP)*	♀ ‹ 105 U/l, ♂ ‹ 130 U/l		Leber, Gallenwege, Knochen
ALT *(ALAT, Alanin-Amino-Transferase)*	♀ ‹ 35 U/l, ♂ ‹ 45 U/l		Leber, Gallenwege
AST *(ASAT, Aspartat-Amino-Transferase)*	♀ ‹ 31 U/l, ♂ ‹ 35 U/l		Leber, Gallenwege, (Muskeln)
Bilirubin (gesamt)	‹ 1,1 mg/dl (‹ 18,8 µmol/l)		Leber, Gallenwege
Blutplättchen *(Thrombozyten, Thrombos)*	150–400/nl (150 000–400 000/µl)		Blutbild
Blutzucker *(BZ, Glukose)*, nüchtern, Plasma	‹ 100 mg/dl (‹ 5,6 mmol/l)		Glukosestoffwechsel
BSG *(Blutkörperchensenkungsgeschwindigkeit, BKS, BSR)*	♀ ≥ 50 J. ≤ 30 mm/1. Stunde, ♂ ≥ 50 J. ≤ 20 mm/1. Stunde		Entzündungen
CEA *(Carcinoembryonales Antigen)*	‹ 5 µg/l, Raucher ‹ 10 µg/l		Tumormarker
Chlorid *(Cl⁻)*	96–110 mmol/l		Mineralstoff
Cholesterin (gesamt)	‹ 200 mg/dl (‹ 5,2 mmol/l)		Fettstoffwechsel
CK *(Kreatinphosphokinase, Kreatinkinase)*	♀ ‹ 170 U/l, ♂ ‹ 190 U/l, CK-MB (Herzform der CK) ‹ 10 µg/l		Herz, Muskeln
CRP *(C-reaktives-Protein)*	‹ 5 mg/l		Entzündungen
Cystatin C	‹ 1,2 mg/l		Nieren
D-Dimere	‹ 0,5 mg/l		Fibrinolyse
Differenzialblutbild	Zellen/nl	% der Leukos	Blutbild
Segmentkernige Granulozyten	3–5,8	50–70	
Stabkernige Granulozyten	0,15–0,4	3–5	
Lymphozyten	1,5–3	25–45	
Eosinophile Granulozyten	‹ 0,25	1–4	
Basophile Granulozyten	‹ 0,05	‹ 1	
Monozyten	0,3–0,5	3–7	
Erythrozyten *(Erys, rote Blutkörperchen)*	♀ 3,5–5,0/pl, ♂ 4,3–5,9/pl		Blutbild
Erythrozyten-Indizes			Blutbild
MCV = mittleres korpuskuläres Volumen	81–96 fl (81–96 µm³)		
MCH = mittleres korpuskuläres Hb	27–34 pg (1,7–2,1 fmol)		
MCHC = mittlere Hb-Konzentration des Ery	32–36 g/dl Ery (19,9–22,3 mmol/l)		
Freies Thyroxin *(fT4)*	9,9–16,2 ng/l (13–21 pmol/l)		Schilddrüse
Freies Trijodthyronin *(fT3)*	2,5–4,4 ng/l (3,9–6,7 pmol/l)		Schilddrüse
Gesamteiweiß	65–85 g/l		
γ-Glutamyl-Transferase *(γ-GT, GGT)*	♀ ‹ 40 U/l, ♂ ‹ 60 U/l		Leber, Gallenwege
Hämatokrit *(Hk, Hkt)*	♀ 34–44 %, ♂ 36–48 %		Blutbild
Hämoglobin *(Hb, roter Blutfarbstoff)*	♀ 12–15 g/dl (7,5–9,3 mmol/l), ♂ 13,6–17,2 g/dl (8,4–10,7 mmol/l)		Blutbild
Harnsäure	♀ ‹ 6 mg/dl (‹ 357 µmol/l), ♂ ‹ 7 mg/dl (‹ 416 µmol/l)		Gicht
Harnstoff *(Urea)*	10–50 mg/dl (1,7–8,3 mmol/l)		Nieren
HbA1c	‹ 5,7 % (‹ 41 mmol HbA1c/mol Hb)		Zuckerstoffwechsel
HDL-Cholesterin	Akzeptabel ≥ 40 mg/dl (1 mmol/l), besser ≥ 60 mg/dl (1,6 mmol/l)		Fettstoffwechsel
INR *(international normalized ratio)*	0,85–1,15		Gerinnung
Kalium *(K⁺)*, Plasma	3,5–4,8 mmol/l		Mineralstoff
Kalzium *(Ca²⁺)*	2,1–2,6 mmol/l (8,4–10,4 mg/dl)		Mineralstoff
Kreatinin *(Krea)*	♀ ‹ 0,8 mg/dl (71 µmol/l), ♂ ‹ 1,1 mg/dl (97 µmol/l)		Niere
LDL-Cholesterin	‹ 130 mg/dl (3,4 mmol/l)		Fettstoffwechsel
Leukozyten *(Leukos, weiße Blutkörperchen)*	4–10/nl (4 000–10 000/µl)		Blutbild
Lipase	‹ 60 U/l		Bauchspeicheldrüse
Magnesium *(Mg²⁺)*	0,7–1,0 mmol/l (1,7–2,4 mg/dl)		Mineralstoff
Natrium *(Na⁺)*	136–148 mmol/l		Mineralstoff
PSA *(prostataspezifisches Antigen)*	‹ 4 µg/l		Tumormarker
PTT *(aktivierte partielle Thromboplastinzeit)*	28–40 s		Gerinnung
Quick *(Prothrombin-, Thromboplastinzeit, TPZ)*	70–130 %		Gerinnung
Thrombinzeit *(TZ, Plasmathrombinzeit, PTZ)*	17–24 s		Gerinnung
Transferrinsättigung	16–45 %		Eisenhaushalt
Triglyzeride *(Neutralfette)*	‹ 150 mg/dl (1,7 mmol/l)		Fettstoffwechsel
TSH *(Thyreoidea stimulierendes Hormon)*	0,4–2,5 mU/l, Grauzone bis 4,2 mU/l		Schilddrüse

Quellen: Thomas L. Labor und Diagnose, 8. A. TH Books, Frankfurt a. M., 2012.
Neumeister B, Böhm BO. Klinikleitfaden Labordiagnostik, 5. A., Elsevier, München, 2015

Pflegediagnosen in diesem Buch